Springer-Lehrbuch

J. R. Siewert (Hrsg.)
H. J. Stein (Hrsg.)

Begründet von Martin Allgöwer

Chirurgie

mit integriertem Fallquiz

9., überarbeitete Auflage

Bearbeitung Fallquiz: R. B. Brauer

Mit 1.731 Abbildungen und 159 Tabellen

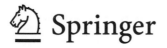 Springer

Univ.-Prof. Dr. med. Dr. h. c. Jörg Rüdiger Siewert
Leitender Ärztlicher Direktor
Vorstandsvorsitzender
Universitätsklinikum Freiburg
Hugstetter Str. 49
79095 Freiburg

Prof. Dr. med. Hubert J. Stein
Klinikum Nürnberg
Klinik für Allgemein-, Viszeral-
und Thoraxchirurgie
Prof.-Ernst-Nathan-Str. 1
90419 Nürnberg

ISBN-13 978-3-642-11330-7   ISBN 978-3-642-11331-4 (eBook)
DOI 10.1007/978-3-642-11331-4

Die Deutsche Nationalbibliothek verzeichnet diese Publikation in der Deutschen Nationalbibliografie;
detaillierte bibliografische Daten sind im Internet über http://dnb.d-nb.de abrufbar.

Springer Medizin
© Springer-Verlag Berlin Heidelberg 1971, 1973, 1976, 1982, 1992, 1998, 2001, 2006, 2012

Planung: Christine Ströhla, Heidelberg
Projektmanagement: Axel Treiber, Heidelberg
Lektorat: Dr. med. Monika Merz, Sandhausen
Umschlaggestaltung: deblik Berlin
Fotonachweis Umschlag: © Medienzentrum Universitätsklinikum Heidelberg
Zeichnungen: Otto Nehren, Ladenburg; Thomas Heller, Tübingen; Bärbel Bittermann, Mannheim
Satz und Reproduktion der Abbildungen: Fotosatz-Service Köhler GmbH – Reinhold Schöberl, Würzburg

Gedruckt auf säurefreiem und chlorfrei gebleichtem Papier

Springer Medizin ist Teil der Fachverlagsgruppe Springer Science+Business Media
www.springer.com

Geleitwort

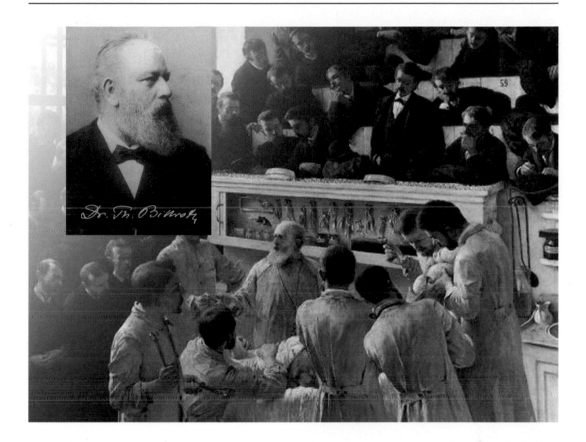

»Student« kommt von »studiren«; studiren müssen Sie fleissig; der Lehrer macht Sie auf das aufmerksam, was ihm das Nothwendigste erscheint; er kann Sie nach verschiedenen Seiten hin anregen; das Positive, was er Ihnen giebt, können sie auch schwarz auf weiss nach Hause tragen, doch dass dies Positive in Ihnen lebendig, dass es Ihr geistiges Eigenthum wird, das können Sie nur durch eigene geistige Arbeit bewerkstelligen; dieses geistige Verarbeiten ist das wahre »Studium«.

Th. Billroth
1. Vorlesung in Allg. Chirurg. Pathologie und Therapie 1887

Vorwort zur ersten Auflage

Das hier vorgelegte Skriptum verfolgt das Ziel, die grundsätzlichen Aspekte der Chirurgie in bezug auf Diagnostik, Pathophysiologie, Indikation und Therapie darzulegen. Die Gewichtung dieser Teilaspekte mag in den einzelnen Kapiteln noch etwas unterschiedlich ausgefallen sein. Die Autoren empfanden es jedoch nicht als Nachteil, dass jeder Fachvertreter eine ihm adäquat scheinende Darstellungsform wählen konnte – es entspricht dies der Realität des täglichen Unterrichts.

Wir übergeben das Werk unseren Studenten und jüngeren Mitarbeitern in dem Wissen, dass manches weiterer Verbesserung bedarf. Dabei hegen wir die Hoffnung, dass Kritik und Verbesserungsvorschläge uns möglichst direkt erreichen.

M. Allgöwer
Basel, Herbst 1971

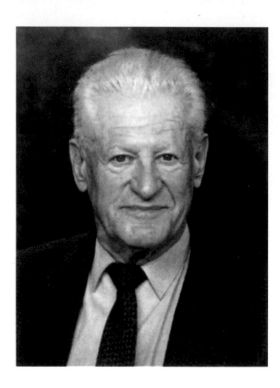

Vorwort zur neunten Auflage

»*Chirurgie ist ein schnelllebiges Fach. Die Halbwertszeit des Wissens ist kurz. Dies macht auch regelmäßige Neuauflagen der Lehrbücher notwendig. Dazu kommen anspruchsvollere Erwartungen der Studentenschaft und eine sich immer weiter entwickelnde Didaktik, die das Lernen leichter und angenehmer machen soll. Moderne Drucktechniken machen zudem eine reichere Bebilderung möglich.*«

So hatte ich das Vorwort zur 8. Auflage begonnen – nichts von dem muss geändert oder überarbeitet werden. Der rasche medizinische Fortschritt macht immer raschere Aktualisierungen von Büchern notwendig. So auch bei der 9. Auflage unseres Lehrbuchs. Hier war eine weitere Aktualisierung wieder einmal nötig. Ich danke den Autoren für die Bereitschaft zur Mitarbeit. Dennoch sind auch diesmal wieder einige Autoren – meist altersbedingt – ausgeschieden und mussten ersetzt werden; dies ist aus Gründen des »Copyrights« manchmal schwierig – erlaubt es moderne Software doch, Übernahmen von Textteilen rasch zu identifizieren und unter »Plagiatsverdacht« zu stellen. Insofern können sich auch Lehrbücher dem Zeitgeist nicht entziehen. Der Generationenwechsel wird somit formal schwieriger und schwieriger. Deshalb danke ich ganz besonders den Autoren, die sich diesem Prozess unterzogen haben.

Apropos »Generationenwechsel«. Dieser macht auch vor den Herausgebern nicht halt. So wie ich dieses Lehrbuch von Herrn Professor Martin Allgöwer schrittweise vor 25 Jahren übernommen habe, soll nun mein langjähriger Partner aus Münchner Zeit, Herr Professor Stein, jetzt in Nürnberg, das Lehrbuch weiterführen. Ihm dafür alles Gute und vor allem Erfolg bei dieser Aufgabe.

Wie immer am Schluss Dank an die Autoren, meinem Mitherausgeber und vor allen Dingen dem Springer Verlag, besonders hervorragend vertreten durch Frau Ströhla und Herrn Treiber.

»*Abschied von der Chirurgie fällt schwer, aber wir leben in unseren Werken fort*«.

Univ.-Prof. Dr. Dr. h.c. J. Rüdiger Siewert
Freiburg, im Frühjahr 2012

Chirurgie

Übersichten helfen
beim schnellen Lernen

Einleitung:
thematischer Einstieg
ins Kapitel

Leitsystem:
schnelle Orientierung
über alle Kapitel und
den Anhang

Inhaltliche Struktur:
klare Gliederung
durch alle Kapitel

Mehr als 1.700 Abbil-
dungen veranschau-
lichen komplexe
Sachverhalte

Cave:
Vorsicht!
Bei falscher Anwen-
dung Gefahr für den
Patienten

Verweise auf Abbil-
dungen, Tabellen und
Kapitel

3

Die Behandlung von Fehlbildungen, Erkrankungen und Verletzungen im Bereich des Kau- und Gesichtsschädels gehören in
das Fachgebiet der Mund-, Kiefer- und Gesichtschirurgie (MKG-
Chirurgie), das sich seit über 100 Jahren aus der Allgemeinen
Chirurgie und der Zahn-, Mund- und Kieferheilkunde zu einer eigenständigen, operativen, organbezogenen Spezialdisziplin
entwickelt hat.

3.1 Traumatologie

Die Behandlung von Verletzungen im Mund-, Kiefer- und
Gesichtsbereich erschöpft sich keinesfalls in der chirurgischen
Versorgung von Weichteil- und Knochenverletzungen. Selbst
bei isolierten, scheinbar problemlosen Kiefer- und Gesichtsverletzungen können andere Organe, wie das Zentralnervensystem, die Augen, die Halswirbelsäule oder Halsweichteile,
mitbetroffen sein. Daher ist bei diesen Patienten ebenso wie
bei der Versorgung Polytraumatisierter zu berücksichtigen,
dass die Behandlung im Rahmen einer Gesamtbehandlung
durchzuführen ist und sich in den allgemeinen Therapieplan
einfügt.

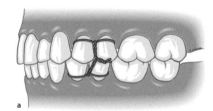

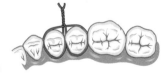

a

b

◻ **Abb. 3.2** Ernst-Ligaturen im Unter- und Oberkiefer. **a** Ansicht von
lateral, **b** Aufsicht. Achterligatur um 2 benachbarte Zähne. Die Verbindung von Ober- und Unterkiefer kann entweder durch Verdrillen
der Drahtenden, durch einen zusätzlichen Draht oder durch Gummizüge erfolgen

❶ **Cave**
**Kontraindiziert ist eine einzelne Ligatur an den bei-
den dem Bruchspalt benachbarten Zähnen, da der
Zahnhalteapparat dieser Belastung nicht standhält.**

Bei **Stückfrakturen des Kinns** kann gelegentlich das ausgesprengte Knochenfragment nach kaudal und dorsal absinken,
infolgedessen verlegt die ihres Widerlagers beraubte Zunge
den Oropharynx (◻ Abb. 3.3).
Zuerst muss bei allen Gesichtsweichteilverletzungen eine
sorgfältige Wundinspektion mit exakter Diagnostik evtl. vorhandener Frakturen erfolgen.

Weichteilverletzungen

Die Notversorgung von Gesichtsweichteilverletzungen bei
gleichzeitig bestehenden Frakturen ist nur selten zweckmäßig,
da in diesen Fällen eine einphasige Sofortversorgung von
Frakturen und Weichteilverletzungen anzustreben ist (von
innen nach außen). Lässt der Allgemeinzustand eine derartige
Sofortversorgung nicht zu, so kann häufig auf eine definitive
Wundversorgung zunächst verzichtet werden, da im Zuge der
endgültigen Versorgung diese Wunden wieder eröffnet werden müssten.

**Notfallmaßnahmen bei Gesichtsweichteil-
verletzungen**
— Tetanusprophylaxe
— Wundtoilette mit Blutstillung, Entfernen von Fremd-
  körpern. Straßenschmutz, Erde, Sand werden aus der
  Kutis ausgebürstet, aus der Subkutis und der Musku-
  latur durch sparsame Exzision entfernt
— Adaptation der Wundränder mit wenigen Situations-
  nähten
— Feuchte Verbände mit einem Desinfektionsmittel
  (Braunol, PVP-Iod)
— Hochdosierte antibiotische Behandlung

Größere Weichteildefekte als Folge einer Ablederung der Haut
oder eines flächenhaften Losreißens der Verbindungen zwischen Haut und Faszie (**Décollement**) werden sofort durch
Hauttransplantation gedeckt. Wegen der Infektionsgefahr
sind hier keine primären Rotations- und Transpositionsplastiken angezeigt. Dagegen sind **durchtrennte Strukturen**, wie Äste des N. facialis und der Parotisgang, sofort
mikrochirurgisch zu vereinigen. Versäumung bedeutet hier
Erschwernis der Wiederherstellung mit oft unbefriedigendem Ergebnis.

❯ **Prinzipiell gilt: Fazialisäste dorsal der Augenwinkelhöhe müssen primär vereinigt werden, ventral dieser Linie nicht, denn in der peripheren Versorgungs-
zone wachsen die verletzten Nervenäste in 2–3 Monaten ins Muskelgewebe ein.**

┌ Praxisbox ─
**Chirurgische Versorgung des N. facialis
und des Parotisganges**
Die Naht des N. facialis erfolgt mit dem Operationsmikroskop, bei der End-zu-End-Anastomose des Parotisganges genügt nach Einführen eines Venenkatheters die
Lupenbrille. Der Parotisausführungsgang (Ductus parotideus, Stenon-Gang) ist auf einer Linie zwischen Tragus
und Mundwinkel zu suchen, wobei er am Vorderrand des
M. masseters in die Mundhöhle einmündet.

Mit Ausnahme von Bagatellverletzungen sollte die Versorgung
von Gesichtsweichteilverletzungen in **Allgemeinnarkose** erfolgen.

Merke: das Wichtigste auf den Punkt
gebracht

Praxisbox: praktisches Vorgehen kurz
beschrieben

Navigation: Seitenzahl und Kapitelnummer für die schnelle Orientierung

◻ Tab. 3.1 Einteilung der Mittelgesichtsfrakturen

Lokalisation	Frakturformen
Zentrales Mittelgesicht	Infrazygomatikale Frakturen Mittelgesicht (Alveolarfortsatzfrakturen, dentoalveolärer Komplex)
	Typ-Le-Fort-I- oder Guerin-Fraktur mit und ohne Sagittalfraktur (◻ Abb. 3.7)
	Zentrale oder pyramidale Frakturen (Typ-Le-Fort-II-Fraktur mit und ohne Sagittalfraktur, ◻ Abb. 3.8)
	Nasenskelettfrakturen (nasomaxillärer und nasoethmoidaler Komplex)
	Irreguläre Frakturen, Teil- und Defektfrakturen
Laterales Mittelgesicht	Laterale Frakturen (zygomatikoorbitaler Komplex)
	Isolierte Jochbeinfrakturen
	Zygomatikomaxilläre Frakturen
	Isolierte Jochbogenfrakturen
	Komplexe Jochbein-Jochbogen-Frakturen
	Orbitarandfrakturen
	Orbitawandfrakturen (»Blow-out-Fraktur«)
	Zygomatikomandibuläre Frakturen

Tabelle: klare Übersicht der wichtigsten Fakten

Exkurs: interessantes Hintergrundwissen

Operative Narbenkorrekturen

Zu den Sekundärmaßnahmen gehören die operativen Narbenkorrekturen, die frühestens 6–9 Monate nach der Verletzung, wenn die Narbenschrumpfung weitgehend abgeschlossen ist, durchgeführt werden sollten. Das Ziel einer Narbenkorrektur besteht nur darin, die ästhetisch störenden Narben unauffälliger zu gestalten. Die operativen Korrekturen erfordern ein hohes Maß an chirurgischer Erfahrung. Es wird versucht, den Verlauf der zu exzidierenden Narbe so abzuwandeln, dass sich dieser möglichst optimal in die mimischen Faltenbildungen einfügt. Die Z-Plastik, der Austausch von an den Wundrändern gestielten, mehr oder weniger spitzwinkeligen Dreiecken, ist dafür die geeignetste Maßnahme. Gleichzeitig wirkt eine Z-Plastik der bei jeder Heilung auftretenden Verkürzung der Narbenstrecke entgegen. Neben der Z-Plastik stehen die VY-Plastik, W-Plastik und verschiedene Schwenklappenplastiken zur Verfügung (► Kap. 9).

3.1.6 Klassifikation der Mittelgesichtsfrakturen

Definition

Das Mittelgesicht reicht von den Zähnen des Oberkiefers bis zum oberen Augenhöhlenrand und zur Nasenwurzel.

Definition: Erklärung zentraler Begriffe

Es umfasst den Oberkiefer, die Siebbeine, Jochbeine, Nasenbeine, Tränenbeine, Keilbeine und den Vomer, wobei für seinen Aufbau ein kompliziertes **Hohlraumsystem** (Augenhöhlen, Nasenhöhlen, Nasennebenhöhlen) kennzeichnend ist. Dieses Hohlraumsystem wird durch ein Rahmenwerk aus kräftigen Knochenpfeilern mit dazwischen geschalteten dünnen Knochenlamellen begrenzt.

In Kürze

Verletzungen der Gesichtsweichteile
- Dreischichtung in Schleimhaut, Muskulatur und Haut; Versorgung immer von innen nach außen; Funktion und Ästhetik; evtl. Sekundärversorgung
- Bei Augenlidern, der Nase oder der Lippenrotweißgrenze sind auch kleinste, nur durch schmale Brücken ernährte Haut- oder Schleimhautanteile zu erhalten
- Strukturierung des Gesichts in Gesichtsfelder oder Areale, Spannungslinien der Haut (RST-Linien)
- Fazialisäste dorsal der Augenwinkelhöhe müssen primär vereinigt werden
- Versorgung von Gesichtsweichteilverletzungen in Allgemeinnarkose

Fallbeispiel

Ein 32-jähriger Patient prallt als nichtangeschnallter Beifahrer bei einem Autounfall mit dem Gesicht gegen die vordere Armaturenkante. Bei Einlieferung in die Klinik zeigen sich neben einer Bewusstseinstrübung ein Brillenhämatom, eine stärkere Blutung aus beiden Nasengängen mit Verdacht auf Liquorrhö, eine Sensibilitätsstörung im Bereich beider Wangen und des Oberkiefers im Sinne einer Hypästhesie sowie eine Breitnase. Auch bei manueller Hilfe ist ein kompletter Zahnreihenschluss nicht möglich.

Fallbeispiele veranschaulichen die Therapie

Zu beachten sind Verfärbungen, Verletzungen sowie Schwellungen der Schleimhäute. Nach Öffnen der Zahnreihen, die man ganz sorgsam mit den Fingern unterstützt, kontrolliert man die Schleimhaut des harten und weichen Gaumens, die Zunge und den Mundboden.

In Kürze: fasst ein Unterkapitel strukturiert zusammen

Sagen Sie uns die Meinung!

Liebe Leserin und lieber Leser,

Sie wollen gute Lehrbücher lesen,
wir wollen gute Lehrbücher machen:
dabei können Sie uns helfen!

Lob und Kritik, Verbesserungsvorschläge und neue Ideen
können Sie auf unserem Feedback-Fragebogen unter
www.lehrbuch-medizin.de gleich online loswerden.

Als Dankeschön verlosen wir jedes Jahr Buchgutscheine
für unsere Lehrbücher im Gesamtwert von 500 Euro.

Wir sind gespannt auf Ihre Antworten!

Ihr Lektorat Lehrbuch Medizin

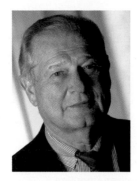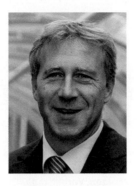

Prof. Dr. med. Dr. h. c. Jörg Rüdiger Siewert

Seit 11.2011	Leitender Ärztlicher Direktor und Vorstands-vorsitzender des Universitätsklinikums Freiburg
Seit 03.2010	Kommissarischer Leitender Ärztlicher Direktor und Vorstandsvorsitzender des Universitätsklinikums Freiburg
Seit 2009	Honorary Professor der international Society of Surgery Adilade Australien (ISS), Society of International Chirurgie (SIC)
2007–2011	Leitender Ärztlicher Direktor und Vorstands-vorsitzender des Universitätsklinikums Heidelberg
Seit 2003	Vorstandsvorsitzender d. Verbandes d. Universitäts-klinika Deutschlands (VUD)
Seit 2001	im Vorstand des Verbandes der Universitätsklinika Deutschlands (VUD)
2003–2005	Präsident der International Society of Surgery (ISS)
2001–2002	Präsident der Deutschen Gesellschaft für Chirurgie
1998–1999	Gründungspräsident der Deutschen Gesellschaft für Viszeralchirurgie
1997–1999	Präsident der International Gastric Cancer Associa-tion (IGCA)
Seit 1993	Mitglied der Deutschen Akademie der Naturfor-scher Leopoldina
1989–1992	Präsident der International Society for Diseases of the Esophagus (ISDE)
1987–2002	Leitender Ärztlicher Direktor des Klinikums rechts der Isar der Technischen Universität München
1982–2007	Ärztl. Direktor der Chirurgischen Klinik und Poliklinik, Klinikum rechts der Isar der Technischen Universität München
1981	Ruf auf die Lehrstühle für Chirurgie an der Tech-nischen Universität München und der Universität des Saarlandes
1977	außerplanmäßige Professur und geschäftsführen-der Oberarzt der Klinik für Allgemeinchirurgie der Universität Göttingen
1972	Habilitation
1972	Facharzt für Chirurgie
1967–1972	Facharztausbildung am Städtischen Rudolf-Virchow-Krankenhaus Berlin und der Universität Göttingen
1965	Promotion zum Dr. med. an der Georg-August-Universität Göttingen
1959–1964	Studium der Humanmedizin an den Universitäten in Berlin und Basel

Gastprofessuren:
University of Illinois/USA,
Memorial Sloan Kettering Institute/USA,
Harvard Medical School Boston/USA,
Johns Hopkins Hospital Baltimore/USA,
University of Hong Kong Medical Center.
Diverse Ehrungen und Auszeichnungen, u. a. mit dem Verdienst-kreuz der Bundesrepublik Deutschland.

Prof. Dr. med. Hubert J. Stein

Seit 2008	Chefarzt, Klinik für Allgemein-, Viszeral- und Thoraxchirurgie, Klinikum Nürnberg
Seit 2006	Professor für Chirurgie, Paracelsus Medizinische Privatuniversität Salzburg, Österreich
2005–2008	Vorstand, Chirurgische Klinik, Landeskrankenhaus Salzburg, Österreich
2003	Apl. Professor Chirurgie, Medizinische Fakultät der TU München
2003	Leitender Oberarzt an der Chirurgischen Klinik und Poliklinik, Klinikum rechts der Isar der TU München (Prof. Dr. med. J. R. Siewert)
2001	Schwerpunktbezeichnung Viszeralchirurgie
1999	Schwerpunktbezeichnung Thoraxchirurgie
1998	Habilitation und Lehrauftrag Chirurgie, Medizinische Fakultät der TU München
1996	Oberarzt an der Chirurgischen Klinik und Poliklinik Klinikum rechts der Isar der TU München (Prof. Dr. med. J. R. Siewert)
1996	Facharzt Chirurgie
1991–1996	Assistenzarzt Chirurgie an der Chirurgischen Klinik und Poliklinik, Klinikum rechts der Isar der TU München (Prof. Dr. med. J. R. Siewert)
1990–1991	Clinical Fellow, Esophageal Surgery, University of Southern California (Prof. T. R. DeMeester), Los Angeles, Ca, USA
1989–1990	Resident, General Surgery, Creighton University (Prof .T. R. DeMeester), Omaha, Ne, USA
1988–1989	Reseach Fellow, Esophageal Surgery, Creighton University (Prof. T. R. Demeester), Omaha, Nc, USA
1987–1988	Assistant Unversitaire, Gastroenterologie, CHUV (Prof. A. L. Blum), Lausanne, Schweiz
1986–1987	Research Fellow, Experimental Surgery, University of the Witwatersrand (Prof. R. A. Hinder), Johannesburg, Südafrika
1987	Promotion zum Dr. med. an der Technischen Universität München
1986	Approbation als Arzt
1980–1986	Studium der Humanmedizin an der Freien Univer-sität Berlin und Technischen Universität München

Gastprofessuren:
Hong Kong University Medical Center, Hong Kong
University of Chile, Santiago, Chile
Flynders University, South Australia, Australia

Inhaltsverzeichnis

Mitarbeiterverzeichnis

Bail, Hermann Josef, PD Dr.
Klinik für Unfall- und Orthopädische Chirurgie
Klinikum Nürnberg Süd
Breslauer Straße 201
90471 Nürnberg

Bartels, Holger, Prof. Dr. med.
Am Lomeweg 5
81827 München

Bartsch, Detlef K., Prof. Dr. med.
Direktor der Klinik für Visceral-, Thorax
und Gefäßchirurgie
Universitätsklinikum Standort Marburg
Baldingerstraße
35033 Marburg

Becker, Horst-Dieter, Prof. Dr. med. Dr. h.c. (em.)
Chirurgie
Universität Tübingen
Waldhörnlestraße 22
72072 Tübingen

Berger, Steffen, Prof. Dr. med.
Universitätsklinik für Kinderchirurgie
Inselspital Bern
Freiburgstrasse 10
CH-3010 Bern

Brauer, Robert B., Prof. Dr. med.
Chefarzt der Abteilung für Chirurgie
Schreiber Klinik
Scheinerstraße 3
81679 München

Büchler, Markus W., Prof. Dr. med.
Ärztlicher Direktor Abteilung für Allgemeine, Viszerale
und Transplantationschirurgie
Universitätsklinikum Heidelberg
Im Neuenheimer Feld 110
69120 Heidelberg

Bumm, Rudolf, Prof. Dr. med.
Chirurg, Viszeralchirurg
Sperberstraße 50a
81827 München

Busemann, Alexandra, Dr. med.
Klinik und Poliklinik für Chirurgie
Universitätsmedizin Greifswald
Friedrich-Löffler-Straße 23b
17475 Greifswald

Busemann, Christoph, Dr. med.
Klinik und Poliklinik für Innere Medizin
Universitätsmedizin Greifswald
Sauerbruchstraße
17475 Greifswald

Detter, Barbara, Leitende Oberschwester
Klinikum rechts der Isar der TU München
Ismaninger Straße 22
81675 München

Diener, Markus, Dr. med.
Klinik für Allgemein-, Viszeral- und Transplantations-
chirurgie
Universitätsklinikum Heidelberg
Im Neuenheimer Feld 110
69120 Heidelberg

Dralle, Henning, Prof. Dr. med.
Direktor der Universitätsklinik und -Poliklinik
für Allgemein-, Viszeral- und Gefäßchirurgie
Universitätsklinikum Halle (Saale)
Ernst-Grube-Straße 40
6120 Halle (Saale)

Eckstein, Hans-Henning, Prof. Dr. med.
Klinik und Poliklinik für Gefäßchirurgie
Klinikum rechts der Isar der TU München
Ismaninger Straße 22
81675 München

Fendrich, Volker, Dr. med.
Klinik für Visceral- Thorax- und Gefäßchirurgie
Universitätsklinikum Standort Marburg
Baldingerstraße
35033 Marburg

Feußner, Hubertus, Prof. Dr. med.
Chirurgische Klinik und Poliklinik
Klinikum rechts der Isar der TU München
Ismaninger Straße 22
81675 München

Fink, Christine, Dr. med.
Klinik für Allgemein-, Viszeral- und Transplantations-
chirurgie
Universitätsklinikum Heidelberg
Im Neuenheimer Feld 110
69120 Heidelberg

Germer, Christoph-Thomas, Prof. Dr. med.
Klinik & Poliklinik für
Allgemein- und Viszeralchirurgie,
Gefäß- und Kinderchirurgie
Universitätsklinikum Würzburg
Oberdürrbacher Straße 6
97080 Würzburg

Göhl, Jonas, Prof. Dr. med.
Chirurgische Klinik
Universitätsklinikum Erlangen
Krankenhausstraße 12
91054 Erlangen

Guenin, Marc-Olivier, Dr. med.
Chirurgische Klinik
St. Clara Spital
Kleinriehenstrasse 30
CH-4016 Basel

Haas, Norbert P., Prof. Dr. med.
Centrum für Muskuloskeletale Chirurgie
Charité Universitätsmedizin Berlin
Augustenburger Platz 1
13353 Berlin

Hackert, Thilo, Dr. med.
Klinik für Allgemein-, Viszeral- und Transplantations-
chirurgie
Universitätsklinikum Heidelberg
Im Neuenheimer Feld 110
69120 Heidelberg

Harder, Felix, Prof. Dr. med.
Emeritierter Vorsteher des Departements Chirurgie
und Chefarzt der Chirurgischen Klinik,
Universitätsspital Basel
Rittergasse 27
CH-4051 Basel

Heidecke, Claus-Dieter, Prof. Dr. med.
Klinik und Poliklinik für Chirurgie
Universitätsmedizin Greifswald
Friedrich-Loeffler-Straße 23b
17475 Greifswald

Hohenberger, Werner, Prof. Dr. med. Dr. h.c.
Chirurgische Klinik
Universitätsklinikum Erlangen
Krankenhausstraße 12
91054 Erlangen

Hölscher, Alice Catherine, Dr. med.
Kinderkrankenhaus Amsterdamer Straße
Kinderchirurgie
Amsterdamer Straße 59
50735 Köln-Riehl

Hölscher, Arnulf H., Prof. Dr. med.
Klinik und Poliklinik für Allgemein-, Viszeral- und
Tumorchirurgie
Universitätsklinikum Köln
Kerpener Straße 62
50937 Köln

Horch, Hans-Henning, Prof. Dr. Dr. h.c. (em.)
Klinik und Poliklinik für Mund-Kiefer-Gesichtschirurgie
Klinikum rechts der Isar der TU München
Ismaninger Straße 22
81675 München

Horch, Raymond E., Prof. Dr. med.
Klinikdirektor
Plastisch- und Handchirurgische Klinik
Universitätsklinikum Erlangen
Krankenhausstraße 12
91054 Erlangen

Jannasch, Olof, Dr. med.
Universitätsklinik für Allgemein-, Viszeral- und
Gefäßchirurgie
Universitätsklinikum Magdeburg
Leipziger Straße 44, Haus 60a
39120 Magdeburg

Junger, Axel, Prof. Dr. med.
Leitender Arzt der Klinik für Anästhesiologie
und operative Intensivmedizin
Klinikum Nürnberg Nord
Prof. Ernst-Nathan-Straße 1
90419 Nürnberg

Kappstein, Ines, Prof. Dr. med.
Krankenhaushygiene Klinikum Traunstein
Kliniken Südostbayern AG
Cuno-Niggl-Straße 3
83278 Traunstein

Kaufmann, Markus, Prof. Dr. med.
Departement Anästhesie
Universitätsspital Basel
Spitalstrasse 21
CH 4031 Basel

Knebel, Phillip, Dr. med.
Klinik für Allgemein-, Viszeral- und Transplantations-
chirurgie
Universitätsklinikum Heidelberg
Im Neuenheimer Feld 110
69120 Heidelberg

Kneser, Ulrich, PD Dr. med.
Plastisch- und Handchirurgische Klinik
Universitätsklinikum Erlangen
Krankenhausstraße 12
91054 Erlangen

Krebs, Peter, Dr. med.
Klinik für Anästhesiologie und operative
Intensivmedizin
Klinikum Nürnberg Süd
Breslauer Straße 201
90471 Nürnberg

Krieglstein, Christian , Prof. Dr. med.
Chirurgische Klinik
St. Elisabeth-Krankenhaus Köln-Hohenlind
Werthmannstraße 1
50935 Köln

Lange, Rüdiger, Prof. Dr. med.
Direktor des Deutschen Herzzentrums
Technische Universität München
Lazarettstraße 36
80636 München

Langer, Peter, Prof. (apl.) Dr. med.
Klinik für Visceral- Thorax- und Gefäßchirurgie
Universitätsklinikum Standort Marburg
Baldingerstraße
35033 Marburg

Leister, Ingo, Priv.-Doz. Dr. med.
Ärztlicher Direktion Verein Krankenhaus Waldfriede e. V.
Argentinische Allee 40
14163 Berlin

Lippert, Hans, Prof. Dr. med. Dr. h.c.
Universitätsklinik für Allgemein-, Viszeral- und Gefäß-
chirurgie
Universitätsklinikum Magdeburg
Leipziger Straße 44, Haus 60a
39120 Magdeburg

Maichle, Barbara
Klinik für Allgemein-, Viszeral- und Transplantations-
chirurgie
Universitätsklinikum Heidelberg
Im Neuenheimer Feld 110
69120 Heidelberg

Miethke, Thomas, Prof. Dr. med.
Institut für Medizinische Mikrobiologie, Immunologie
und Hygiene
Klinikum rechts der Isar der TU München
Trogerstraße 9
81675 München

Neuhaus, Peter, Prof. Dr. med.
Klinik für Allgemein-, Viszeral- und Transplantations-
chirurgie
Charité Universitätsmedizin Berlin Charité
Augustenburger Platz 1
13353 Berlin

Oertli, Daniel, Prof. Dr. med.
Chefarzt Viszeralchirurgie
Universitätsspital Basel
Spitalstrasse 21
CH-4031 Basel

Ott, Katja, Prof. Dr. med.
Klinik für Allgemein-, Viszeral- und Transplanations-
chirurgie
Universitätsklinikum Heidelberg
Im Neuenheimer Feld 110
69120 Heidelberg

Pfitzmann, Robert, PD Dr. med.
Klinik für Allgemein- und Viszeralchirurgie
DRK Kliniken Berlin Mitte
Drontheimer Straße 39–40
13359 Berlin

Raschke, Michael J., Prof. Dr. med.
Unfall-, Hand- und Wiederherstellungschirurgie
Universitätsklinikum Münster
Waldeyerstraße 1
48149 Münster

Rossion, Inga
Klinik für Allgemein-, Viszeral- und Transplantations-
chirurgie
Universitätsklinikum Heidelberg
Im Neuenheimer Feld 110
69120 Heidelberg

Ruppen, Wilhelm, Dr. med.
Departement Anästhesie
Universitätsspital Basel
Spitalstrasse 21
CH-4031 Basel

Schackert, Hans K., Prof. Dr. med.
Abteilung Chirurgische Forschung
Universitätsklinikum Carl Gustav Carus
Fetscherstraße 74
01307 Dresden

Scheidegger, Daniel, Prof. Dr. med.
Departement Anästhesie
Universitätsspital Basel
Spitalstraße 21
CH-4031 Basel

Schelzig, Hubert, Prof. Dr. med.
Klinik für Gefäßchirurgie
Universitätsklinikum Düsseldorf
Moorenstraße 5
40225 Düsseldorf

Schweizer, Paul, Prof. Dr. med. (em.)
Kinderchirurgie, Universität Tübingen
Jasminweg 22
72076 Tübingen

Senninger, Norbert, Prof. Dr. med. Dr. h.c.
Klinik für Allgemein- und Viszeralchirurgie
Universitätsklinikum Münster
Waldeyerstraße 1
48148 Münster

Siewert, J. Rüdiger, Prof. Dr. Dr. h.c.
Leitender Ärztlicher Direktor und Vorstandsvorsitzender
Universitätsklinikum Freiburg
Hugstetter Straße 49
79095 Freiburg

Stein, Hubert, Prof. Dr.
Klinik für Allgemein-, Viszeral- und Thoraxchirurgie
Klinikum Nürnberg Nord
Prof.-Ernst-Nathan-Straße 1
90419 Nürnberg

Thalheimer, Andreas, PD Dr. med.
Klinik & Poliklinik für Allgemein- und Viszeralchirurgie,
Gefäß- und Kinderchirurgie
Universitätsklinik Würzburg
Oberdürrbacher Straße 6
97080 Würzburg

Unterberg, Andreas, Prof. Dr. med.
Geschäftsführender Direktor der
Neurochirurgischen Klinik
Universitätsklinikum Heidelberg
Im Neuenheimer Feld 400
69120 Heidelberg

Urwyler, Albert, Prof. Dr. med.
Departement Anästhesie
Universitätsspital Basel
Spitalstrasse 21
CH-4031 Basel

Vollmar, Brigitte, Prof. Dr. med.
Institut für Experimentelle Chirurgie
Universität Rostock
Schillingallee 69a
18057 Rostock

von Flüe, Markus, Prof. Dr. med.
Leiter Chirurgische Klinik und Chefarzt der Allgemein-
chirurgischen Abteilung St. Claraspital Basel
St. Clara Spital
Kleinriehenstrasse 30
CH-4058 Basel

Wagner, Hermann, Prof. Dr. Dr. h.c. (em.)
Institut für Medizinische Mikrobiologie, Immunologie
und Hygiene
Klinikum rechts der Isar der TU München
Trogerstraße 9
81675 München

Werner, Jens, Prof. Dr. med.
Geschäftsführender Oberarzt
Abteilung für Allgemeine, Viszerale und
Transplantationschirurgie
Universitätsklinikum Heidelberg
Im Neuenheimer Feld 110
69120 Heidelberg

Wittekind, Christian, Prof. Dr. med.
Institut für Pathologie
Universität Leipzig
Liebigstraße 26
4103 Leipzig

Zweckberger, Klaus, Dr. med.
Neurochirurgische Klinik
Universitätsklinikum Heidelberg
Im Neuenheimer Feld 400
69120 Heidelberg

Allgemeine Chirurgie

1

1.1   Prinzipien chirurgischer Diagnostik

A. H. Hölscher, J. R. Siewert

Die chirurgische Diagnostik, bestehend aus Anamnese, klinischer Untersuchung und der meist nachfolgenden technischen Diagnostik, unterscheidet sich in ihren Grundprinzipien grundsätzlich nicht von denen anderer klinischer Fachgebiete. Bei akuten Erkrankungen muss sie schnell und zielführend erfolgen, um die Indikationsstellung zu einer Operation oder dem interventionellen oder konservativem Behandlungsverfahren nicht zu verzögern.

1.1.1   Grundlagen

Die Erhebung einer Anamnese bei Patienten, die bewusstseinseingeschränkt oder intubiert und beatmet eingewiesen werden, kann unmöglich sein oder muss sich auf eine Fremdanamnese (Zeugen, Notarzt) beschränken. Die klinische Diagnostik muss sich bei Vorliegen von Verletzungen, Blutungen, Ileuszuständen oder Sepsis auf das schnelle Erfassen weniger entscheidender Merkmale beschränken. In solchen Situationen muss schnell die Entscheidung zur gezielten Diagnostik erfolgen oder die Indikation zur sofortigen Operation. Dies gilt auch beim Auftreten von postoperativen Komplikationen.

Unter elektiven Bedingungen, z. B. Tumorerkrankungen und Funktionsstörungen, verlieren auch in der Chirurgie und trotz der Verfügbarkeit von vielen hochwertigen diagnostischen Maßnahmen von hoher Qualität, die Befragung und körperliche Untersuchung des Patienten keineswegs an Bedeutung. Nicht weiterführende, unnütze Diagnostik ist kostspielig und kann insbesondere auch mit Risiken und einer Belastung des Patienten verbunden sein.

> **Anamnese und klinische Untersuchung bleiben unverzichtbare Basis des ärztlichen Handelns des Chirurgen.**

Häufig erfasst man mit der Befragung und der sorgfältigen körperlichen Untersuchung die richtige Diagnose. Alle nachfolgenden Zusatzuntersuchungen dienen der Sicherung der Arbeitsdiagnose bzw. dem Ausschluss von Differenzialdiagnosen und der Planung der optimalen Behandlungsstrategie.

Eine eingehende Anamnese und körperliche Untersuchung steht am Anfang einer sich entwickelnden Arzt-Patient-Beziehung und entscheidet oft über das weitere Vertrauensverhältnis.

Anamneseerhebung

Kernpunkt der Anamneseerhebung sind die Erhebung und genaue Differenzierung der **aktuellen Beschwerden** des Patienten. Hier handelt es sich meist um Schmerzen, aber auch um ungewöhnliche Körpererscheinungen: Schwellungen, Blutungen, Stuhlgangsveränderungen u.v.m.

Steht genügend Zeit zur Verfügung können Anamnese und Untersuchung sich am allgemeinen klinischen Vorgehen orientieren (siehe ausführliche Lehrbücher der Anamnese und Krankenuntersuchung) mit einer ausführlichen, strukturierten Eigen- und Systemanamnese.

Chirurgisch essentiell wichtige Fragen sind:
- Aktuelle Beschwerden
- Voroperationen
- Medikamenteneinnahme
- Organfunktionsstörungen (Nierenfunktion, Herzfunktion, Lungenfunktion)
- Allgemeine Belastbarkeit, Körpergewicht

Klinische Untersuchung

Die klinische Untersuchung in der Chirurgie gliedert sich grundsätzlich in Inspektion, Palpation, Auskultation, Perkussion und Funktionsprüfung.

Definition

Beschwerden und Befunde (= Symptome) mit diagnostisch hoher Vorhersagekraft werden als **Leitsymptome** bezeichnet.

Die chirurgische Diagnostik orientiert sich an diesem jeweiligen Leitsymptom des Patienten. Dieses gilt es durch gezielte Anamnese und nähere Analyse der Symptomatologie zu präzisieren mit dem Ziel, zu einer Verdachtsdiagnose im Sinne einer Arbeitshypothese zu kommen. Von dieser Hypothese ausgehend wird die Reihenfolge der weiteren, meist apparativen Diagnostik festgelegt. Dabei ist es von Vorteil, eine **sequenzielle Diagnostik** statt einer »Schrotschussdiagnostik« zu betreiben. Sequenziell bedeutet, dass das Ergebnis eines diagnostischen Verfahrens den jeweils nächsten diagnostischen Schritt bestimmt, während beim anderen Vorgehen viele diagnostische Verfahren parallel und unabhängig voneinander angeordnet und ausgeführt werden. Chirurgische Diagnostik ist insbesondere beim akuten Abdominalschmerz und gastrointestinalen Blutungen dringlich, weil das Ergebnis ausschlaggebend für die Operationsindikation ist. Daher hat die rasche und konsequente Abklärung des Patienten mit solchen chirurgischen Leitsymptomen große klinische Bedeutung.

Technische Diagnostik

Bei der technischen Untersuchung gibt es einen Minimalstandard, der den meisten chirurgischen Maßnahmen vorangestellt werden sollte (◘ Tab. 1.1).

Die weitergehende und entitätspezifische Diagnostik (erweiterte Laboruntersuchungen, Tumormarker, Hormonbestimmungen, Urinuntersuchung, spezielle Sonographie, Endoskopie, Schnittbilddiagnostik, Szintigraphie, PET u.v.a.) wird in den entsprechenden Kapiteln differenziert abgehandelt.

Bei einigen Krankheitsbildern stehen unterschiedliche Therapieverfahren zur Verfügung (Operation, radiologisch-interventionelle Maßnahmen, Endoskopie). Hier muss abgewogen werden, welches Verfahren zielführend und mit geringem Trauma für den Patienten optimal geeignet ist. Die Verfahren sollten nicht konkurrierend, sondern komplementär eingesetzt werden.

Tab. 1.1 Chirurgisch technische Basisdiagnostik

Laborchemisch	Ultraschall- und Röntgendiagnostik	Weitere apparative Diagnostik
Kleines Blutbild: Leukozyten, Erythrozyten, Hämoglobin, Hämatokrit, Thrombozyten	Sonographie[d]	EKG[d]
Blutgerinnung: INR[a], PTT[b], TZ[c]	Röntgenthoraxaufnahme[d]	Lungenfunktionsuntersuchung[d]
Serumelektrolyte: Natrium, Kalium, Kalzium		
Kreatinin, Serumglukose,		
Blutgruppe mit Rhesusfaktor und Kreuzprobe		

[a] INR: international normalized ratio, Thromboplastinzeit, [b] PTT: partial thromboplastin time, [c] TZ: Thrombinzeit, [d] Auf Röntgendiagnostik, EKG und Lungenfunktionsuntersuchung kann bei kleineren chirurgischen Maßnahmen, Kindern und klinisch belastbaren Patienten unter Umständen verzichtet werden

Das einführende Kapitel ist nach 6 wichtigen Leitsymptomen geordnet, die bei chirurgischen Erkrankungen am häufigsten im Vordergrund stehen. Nach Anamnese und Symptomatologie wird jeweils das Grundprinzip der sequenziellen Diagnostik dargestellt.

1.1.2 Akutes Abdomen (akuter Abdominalschmerz)

Zu Definition und Diagnostik, ▶ Abschn. 7.10.

1.1.3 Erbrechen

Definition

Unter Erbrechen versteht man den retrograden Transport von Magen- bzw. Dünndarminhalt durch Speiseröhre und Mund nach außen. Der Vorgang des Erbrechens wird im Allgemeinen durch Übelkeit (Nausea) und immer durch Würgen eingeleitet.

Nicht selten werden mit dem Erbrechen verwechselt:
- **Reflux:** Dabei kommt es infolge einer Inkompetenz der Kardia zum Einstrom von Mageninhalt in die Speiseröhre.
- **Regurgitation:** Dabei öffnet sich auch der obere Ösophagussphinkter und der Mageninhalt kann – ohne Nausea und Würgen – in den Mund eintreten.
- **Rumination:** Es handelt sich um ein meist unwillkürliches, bissenweises Zurückfließen von Nahrung in den Mund. Nach Wiederkauen wird die Nahrung wieder geschluckt.

Erbrechen ist nicht nur ein gastrointestinales Leitsymptom, sondern kann auch auf eine endokrinologische, kardiologisch-pulmonologische, gynäkologische, ophthalmologische, otologische und neurologisch-psychiatrische Ursache hinweisen und eine entsprechende Spezialdiagnostik erforderlich machen.

Anamnese und Symptomatologie

Zu wichtigen anamnestischen Gesichtspunkten, die bei der ursächlichen Abklärung des Erbrechens weiterhelfen, ▪ Abb. 1.1.

> Unterschieden werden muss zwischen akutem und chronischem Erbrechen als Leitsymptom. In beiden Fällen ist es therapeutisch wichtig abzuklären, ob ein Stenoseerbrechen vorliegt.

Klinische Untersuchung

Der Zeitpunkt des Erbrechens in Relation zur Nahrungsaufnahme und das Aussehen bzw. der Geruch des Erbrochenen können Hinweise auf die Lokalisation des Passagehindernisses geben (▪ Tab. 1.2).

Auf ein Erbrechen infolge einer oberen gastroduodenalen Passagestörung weisen folgende klinische Zeichen hin:

Bei einer Magenatonie ist das **Plätscherzeichen** charakteristisch: Bei Perkussion der Bauchwand wird aufgrund der Flüssigkeitsretention im Magen ein plätscherndes Geräusch hörbar. Die Flüssigkeitsansammlung lässt sich auch sonographisch leicht erkennen. Falls keine Magenatonie, sondern verstärkte Peristaltik des Magens bei Magenausgangstenose vorliegt, ist es bei schlanken Patienten möglich, die **Magenperistaltik** durch die Bauchdecken hindurch zu beobachten. Diagnostisch am zielstrebigsten ist die Ösophagogastroduodenoskopie.

> Stenoseperistaltik als sicht- und palpierbare Peristaltik oder als klingende Darmgeräusche bei der Auskultation erkennbar, ist ein wesentliches klinisches Merkmal beim mechanischen Dünndarmileus.

Bei Verdacht auf ein intestinal verursachtes Stenoseerbrechen sollte in jedem Fall eine Abdomenübersichtsaufnahme angefertigt werden. Lässt sich dabei eine klare Dünndarmileuskonstellation (Dünndarmspiegel) nachweisen, so ist keine weitere Diagnostik notwendig, da sich daraus direkt eine Operationsindikation ergibt. Bei unklarem Röntgenbild oder postoperativem Ileus ist eine Gastrografinpassage angezeigt,

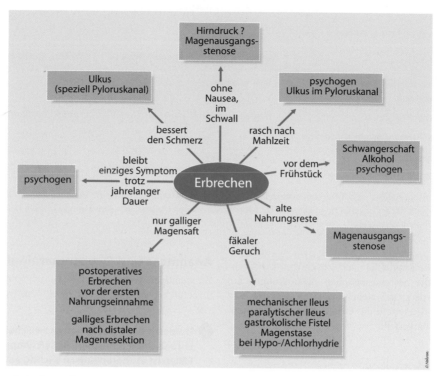

◘ Abb. 1.1 Anamnestische Fragen beim Erbrechen

um ein mögliches Passagehindernis zu lokalisieren oder eine verzögerte Passage (Paralyse) nachzuweisen.

Besteht klinisch kein Verdacht auf ein mechanisches Hindernis, liegt aber gleichzeitig ein akutes Abdomen vor, so sollte die weitere Diagnostik entsprechend dem Leitsymptom akutes Abdomen (► Abschn. 7.10) erfolgen.

Besteht neben dem Erbrechen eine Durchfallsymptomatik, so sind eine Nahrungsmittelintoxikation oder eine bakteriologische, virologische oder protozoische Exposition auszuschließen.

Handelt es sich um ein chronisches Erbrechen, so kann die Passagebehinderung ebenfalls durch eine Röntgenuntersuchung mit Gastrografin, unter bestimmten Voraussetzungen auch mit Bariumbreipassage, lokalisiert werden. Besteht kein mechanisches Hindernis, so sollten funktionelle Ursachen durch Spezialuntersuchungen ausgeschlossen werden.

Apparative Diagnostik

Zum diagnostischen Procedere im Einzelnen, ◘ Abb. 1.2.

◘ Tab. 1.2 Erbrechen bei gastrointestinaler Passagebehinderung in Abhängigkeit von der Lokalisation des Hindernisses

Zeitpunkt des Erbrechens	Passagehindernis	Aussehen und Geruch des Erbrochenen
Bei Nahrungsaufnahme	Ösophaguskarzinom, peptische Stenose, Achalasie	Unverdaute Nahrung, neutral
Während bzw. rasch nach den Mahlzeiten	Ulcus ad pylorum, Differenzialdiagnose Psychoneurose	Angedaute Nahrung, sauer
Bis ca. 1 h postprandial	Syndrome der zuführenden und abführenden Schlinge	Angedaute Nahrung, gallig
Intervalle bis ca. 12 h	Postvagotomiestase, Magenszirrhus, stenosierendes Magenkarzinom, A.-mesenterica-superior-Syndrom	Angedaute Nahrung, gallig-faul
Intervalle >12 h	Magenausgangsstenose, diabetische Gastroparese, Dünndarmileus	Alte Nahrungsreste, faulig-fäkulent

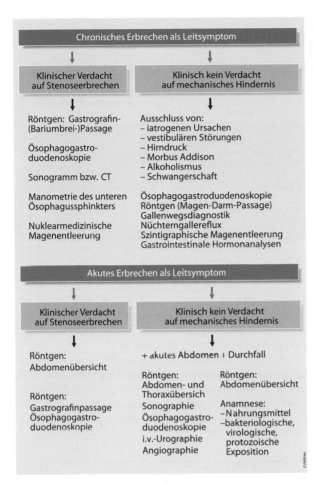

Abb. 1.2 Diagnostische Schritte beim Erbrechen

Erbrechen

Gastrointestinales Leitsymptom, viele Ursachen. Abgrenzung zu Reflux, Regurgitation, Rumination.
Diagnostik: Anamnese (akut oder chronisch, Art, Beziehung zur Nahrungsaufnahme, andere Erkrankungen), klinische Untersuchung (Palpation, Auskultation: Magenatonie, Stenoseperistaltik), Röntgen (Abdomenübersicht: Dünndarmspiegel, Magen-Darm-Passage), CT, Ösophagogastroduodenoskopie u. a.

1.1.4 Dysphagie

Definition

Die **Dysphagie** ist eine schmerzlose Behinderung des Schluckaktes. Schmerzen beim Schlucken werden als **Odynophagie** bezeichnet. Im klinischen Alltag wird Dysphagie aber als Oberbegriff für alle schmerzhaften und schmerzlosen Schluckstörungen verwendet.

Anamnese

Bei der Dysphagie erbringt die exakte Befragung des Patienten fast immer eine recht zuverlässige Verdachtsdiagnose.

Fragen bei ösophagealer Dysphagie

— **Seit wann bestehen die Beschwerden?** Bei einer Dauer von >1 Jahr ist ein Karzinom unwahrscheinlich. Jahrelange Beschwerden sind bei der Achalasie typisch. Die rasche Zunahme der Beschwerden innerhalb weniger Wochen spricht für ein Karzinom.

— **Nehmen die Beschwerden beim Essen zu?** Die Zunahme ist typisch für Divertikel, die sich progressiv füllen. Bei der Achalasie mit starker Ösophagusdilatation tritt die Dysphagie ebenfalls erst nach Auffüllen des Ösophagusreservoirs in Erscheinung. Bei organischen Stenosen führen besseres Kauen und Nachtrinken zu weniger Beschwerden im Verlauf der Mahlzeit.

— **Besteht die Schwierigkeit für feste und flüssige Speisen?** Bei einer Achalasie besteht von Anfang an eine Dysphagie für flüssige und feste Speisen. Beim Karzinom ist das Hindernis »unelastisch« und besteht zuerst nur für feste, später auch für flüssige Speisen. Bei Ösophagusringen kommt es bei sonst völligem Wohlbefinden plötzlich zur Impaktation schlecht gekauter Fleischstücke (sog. Steakhouse-Syndrom).

— **Ist das Steckenbleiben schmerzhaft?** Patienten mit Ösophaguskarzinom verspüren Schmerzen, bis der impaktierte Bissen regurgitiert oder geschluckt werden kann. Viele Ösophaguskarzinompatienten lokalisieren den Schmerz retroaurikulär. Spastische retrosternale Schmerzen sprechen für einen Ösophagusspasmus.

— **Wo spürt der Patient das Hindernis?** Praktisch alle Patienten mit einer Dysphagie verspüren das Hindernis an einem umschriebenen Ort.

— **Gingen der Schluckstörung andere Beschwerden voraus?** Epigastrische Schmerzen, Sodbrennen und Regurgitation sind typische Vorläufer bei peptischen Stenosen. Eine ähnliche Anamnese kann jedoch auch bei einem Adenokarzinom im Endobrachyösophagus erhoben werden. Angina-pectoris-artige Retrosternalschmerzen als Vorboten der Dysphagie sprechen für diffusen Ösophagusspasmus. Gurgeln und Spannungsgefühl im Hals sind Symptome eines Divertikels).

— **Besteht ein Gewichtsverlust?** Bei Achalasie und bei psychosomatischen Dysphagieformen tritt im Vergleich zur Schwere der geschilderten Beschwerden häufig kein Gewichtsverlust auf, während andererseits bei malignen Erkrankungen ein rascher Gewichtsverlust typisch ist.

1

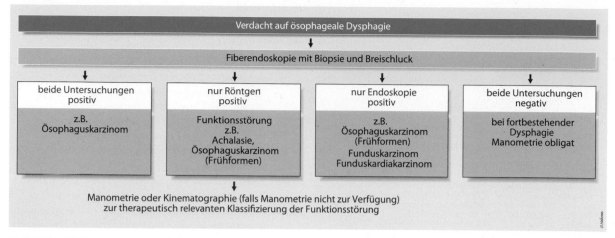

■ **Abb. 1.3** Abklärungsgang bei Verdacht auf ösophageale Dysphagie

Apparative Diagnostik

Zum diagnostischen Procedere bei Dysphagie, ■ Abb. 1.3. Bei der **ösophagealen Dysphagie** stehen maligne Tumoren, bei der **oropharyngealen** Dysphagie Funktionsstörungen an erster Stelle:

- Bei oropharyngealer Dysphagie nimmt der Breischluck den zentralen Platz ein. Divertikel erfordern keine weiteren Untersuchungen.
- Eine ösophageale Dysphagie von mehr als 2 Wochen Dauer ist ein ernstzunehmendes Zeichen und erfordert die Durchführung einer Fiberendoskopie bzw. einer radiologischen Untersuchung. Die Manometrie ist bei Funktionsstörungen der Speiseröhre von Wert.

> Dysphagie ist immer als ein ernstzunehmendes Symptom anzusehen, das rasch einer Abklärung bedarf. Diagnostik der ersten Wahl bei ösophagealer Dysphagie ist die Endoskopie und Biopsie, bei oropharyngealer Dysphagie der Breischluck.

In Kürze

Dysphagie

Immer ein ernstzunehmendes, dringend abklärungsbedürftiges Symptom. Oft durch maligne Erkrankungen hervorgerufen, schmerzhafte Schluckstörung (= **Odynophagie**).

Diagnostik: Anamnese: Dauer, Schmerzcharakter, Ort, Zunahme beim Essen, auch beim Trinken, Gewichtsverlust. Röntgen (Breischluck), Endoskopie mit Biopsie, evtl. Manometrie.

1.1.5 Gastrointestinale Blutung

Definition

Hämatemesis entspricht dem Erbrechen von rotem Blut.

Sie kann auftreten, wenn die Quelle proximal des duodenojejunalen Überganges liegt. Beim Kontakt mit Magensaft wird das Blut innerhalb von Minuten bis wenigen Stunden präzipitiert und braun verfärbt (sog. Kaffeesatz).

Alleiniges Kaffeesatzerbrechen deutet entweder auf eine relativ geringgradige Blutung proximal des Pylorus hin (eine rasche Blutfüllung des Magens provoziert Erbrechen von rotem Blut) oder ist mit einer massiven Blutung distal vom Pylorus vereinbar. Dabei fließt das Blut vorwiegend in Dünndarm und Kolon ab.

Definition

Meläna: Eine Schwarzfärbung des peranal abgesetzten Blutes. Kommt durch bakterielle Umwandlung des Blutes im Kolon zustande.

Leitsymptome

Prinzipiell ist zwischen einer Hämatemesis und Meläna als Leitsymptom zu unterscheiden. Ferner ist zu berücksichtigen, ob ein Patient wegen einer Blutung aus seiner häuslichen Umgebung notfallmäßig in die Klinik kommt, oder ob ein bereits wegen einer anderen Erkrankung stationär behandelter Patient eine Blutung erleidet.

Hämatemesis

> Bei zugewiesenen Patienten ist unverändert das Ulcus duodeni die häufigste Blutungsursache.

Blutungen aus **Ösophagus-** bzw. **Fundusvarizen** und **Ulcera ventriculi** sind am zweithäufigsten. Seltene Ursachen sind die Refluxösophagitis, das Anastomosenulkus nach Magenresektion oder verschlucktes Blut nach Nasenbluten. Magenkarzinome, Polypen und Phlebektasien sind sehr seltene Ursachen.

Bei stationären Patienten ist in erster Linie an akute gastroduodenale Läsionen (sog. Stressulkus) oder Medikamentenulzera zu denken.

Fallbeispiel

Ein 65-jähriger Patient wird in die chirurgische Notaufnahme eingeliefert. Der Patient ist blass, kaltschweißig und tachykard. Er berichtet über das Auftreten von Bluterbrechen und seit 2 Tagen bestehenden epigastrischen Schmerzen. Der Patient hat aufgrund einer Polyarthritis seit 2 Monaten ein nichtsteroidales Antiphlogistikum eingenommen. Auf Befragen verneint der Patient frühere Episoden von dunklem Stuhlgang, eine Ulkusanamnese besteht nicht.

Die klinische Untersuchung zeigt ein geblähtes Abdomen mit lokalem Druckschmerz im Epigastrium, der in die rechte Flanke einstrahlt. Es besteht keine Abwehrspannung oder Peritonismus. Resistenzen sind nicht zu tasten. Der Blutdruck beträgt 90/70 mmHg, der Puls ist 120/min. Die Kontrolle der Blutwerte und Serumparameter ergibt einen Hämoglobinwert von / g/dl.

Weiteres Vorgehen:

A. Infusion geben und Spontanverlauf abwarten.

B. Notfallendoskopie.

C. Diagnostische Laparotomie.

D. Abdomen-CT.

Antwort:

Das Leitsymptom Hämatemesis führt zur Durchführung einer Notfallendoskopie. Dabei findet sich ein exkaviertes Ulkus an der Duodenalhinterwand mit einer arteriell spritzenden Blutung aus einem sichtbaren Gefäßstumpf. Der Endoskopiker stellt die Indikation zur Clipversorgung des Gefäßstumpfes. Es kommt zu einem Blutungsstillstand.

Der Patient wird postoperativ auf die Intensivstation übernommen und es werden insgesamt 4 Erythrozytenkonzentrate substituiert, wobei es zu einem Anstieg des Hämoglobinwertes auf einen Wert von 12 g/dl kommt. Die weitere Überwachung des Patienten während der 2 Folgetage ergibt keine Besonderheiten. Der Patient ist mit Omeprazol suffizient antisekretorisch abgedeckt. Am 3. Tag nach Aufnahme kommt es zu einem massiven Blutdruckabfall des Patienten, die Magensonde fördert frisches Blut. Eine sofortige Notfallendoskopie zeigt ein Blutungsrezidiv aus dem vorbekannten Duodenalulkus an der Bulbushinterwand. Nachdem eine endoskopische Blutstillung jetzt nicht möglich ist, wird der Patient notfallmäßig in den Operationssaal verbracht, wo es nach Duodenostomie gelingt, die Blutungsstelle zu umstechen. Trotz fortlaufender Volumensubstitution verstirbt der Patient 6 h später an Herzversagen und letztlich an den Folgen eines hämorrhagischen Schocks.

Kritik:

Die getroffenen Primärmaßnahmen sind sinnvoll. Das Leitsymptom Hämatemesis lässt eine obere gastrointestinale Blutung vermuten, und die unverzügliche Notfallendoskopie sichert die Diagnose. Der Nachweis des Gefäßstumpfes am Ulkusgrund und die Ulkuslokalisation im nachblutungsgefährdeten Areal an der Duodenalhinter-

▼

wand hätte die Indikation zur elektiven extra- und intraluminalen Gefäßumstechung mit einer Duodenostomie nahe gelegt. Eine Rezidivblutung ist bei älteren Patienten mit einer hohen Letalität belastet. Das Fallbeispiel zeigt, dass eine suffiziente initiale Diagnostik und Klassifikation der vorliegenden Erkrankung die Weichen für den weiteren Verlauf des Patienten stellt.

Meläna

Massive peranale Blutung

Bei zugewiesenen Patienten mit massiver peranaler Blutung sind Blutungsquellen im oberen Gastrointestinaltrakt 5–10-mal häufiger als im Kolon. Unter den Blutungsquellen im Kolon sind **Angiodysplasien**, solitäre **Kolonulzera, ischämische Kolitis** und **Kolondivertikel** (Divertikel im rechten Kolon, keine Divertikulitis!) relativ häufig. Relativ selten treten massive Blutungen beim Kolonkarzinom oder bei entzündlichen Kolonkrankheiten, z. B. Colitis ulcerosa auf.

Subakute peranale Blutung

Häufige Ursachen der subakuten peranalen Blutung sind neben den Analerkrankungen Kolonpolypen, Kolonkarzinome, entzündliche Kolonerkrankungen, speziell die Colitis ulcerosa und solitäre Kolonulzera. In der Mehrzahl der Fälle mit angeblich subakut blutenden Divertikeln finden sich koloskopisch Malignome, Polypen, solitäre Kolonulzera, Gefäßdysplasien und andere Blutungsquellen, die radiologisch nicht gesehen werden. Sehr selten sind Blutungsquellen im Dünndarm lokalisiert (z. B. Meckel-Divertikel oder Tumoren). Erhebliche Blutungen können aus Hämorrhoiden auftreten. Blutende anale Varizen bei portaler Hypertension sind eine extreme Seltenheit.

Bei stationären Patienten gilt es in erster Linie, an die **Folgen therapeutischer Maßnahmen** zu denken:

- blutende Analfissuren oder Druckulzera infolge von Einläufen oder Darmrohr,
- blutende Hämorrhoiden bei multiplen Abführversuchen etc.

Nach Ausschluss sog. posttherapeutischer Blutungsquellen sind hier die gleichen Überlegungen gültig wie bei Patienten, die wegen einer gastrointestinalen Blutung neu aufgenommen werden.

Abschätzen des Ausmaßes und der Prognose einer Blutung

Blutungsintensität

Der **Hb-Wert** zum Zeitpunkt des Behandlungsbeginns gibt nur bedingt Hinweise auf das aktuelle Ausmaß der Blutung (da sich dieser Wert mit zeitlicher Verzögerung einstellt).

> ❯ **Der relevanteste Wert zur Abschätzung der Intensität einer Blutung ist der Konservenverbrauch, der benötigt wird, um über einen bestimmten Zeitraum den Kreislauf stabil zu halten. Er zeigt auch am zuverlässigsten an, ob die Blutung sistiert oder fortbesteht.**

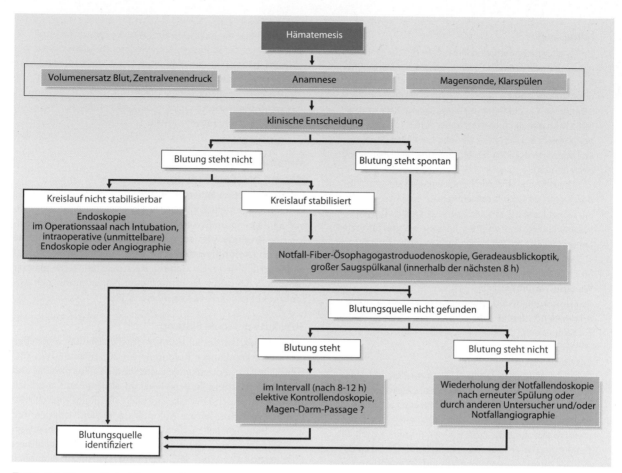

Abb. 1.4 Diagnostik der Hämatemesis

Ein weiterer wichtiger Parameter ist der **Zentralvenendruck (ZVD)**. Da ohnehin ein zentraler Venenzugang therapeutisch notwendig ist, sollte die Registrierung des Venendrucks nicht unterlassen werden. Das Ausmaß der massiven Blutung kann aufgrund der Messung von **Blutdruck** und **Puls** geschätzt werden.

> Bei einem üblicherweise normotonen Patienten zeigen ein Absinken des systolischen Blutdrucks unter 100 mmHg und eine Herzfrequenz von über 100/min einen Volumenverlust von 30% an (sog. Schockindex nach Allgöwer, ▶ Abschn. 1.8).

Prognose

Das Risiko einer gastrointestinalen Blutung ist von verschiedenen Faktoren abhängig, wie Charakteristika des Patienten, Blutungsquelle, Blutungsintensität und Operationszeitpunkt.

Negative Prognosefaktoren der gastrointestinalen Blutung bei Patienten

- Jenseits des 60. Lebensjahres
- Schwere Begleiterkrankungen
- Ausgangs-Hb unter 6–7 g/dl
- Initialer Konservenverbrauch von über 6 Einheiten

Apparative Diagnostik

Das diagnostische Verfahren der 1. Wahl zur Abklärung einer gastrointestinalen Blutung ist die **Endoskopie**. In welcher Form und wann sie eingesetzt wird, richtet sich in erster Linie nach der Intensität der Blutung.

Hämatemesis

Zum diagnostischen Vorgehen bei der Hämatemesis, ◻ Abb. 1.4. Die Vermutungsdiagnose aufgrund anamnestischer Hinweise (z. B. Ulkusanamnese) ist so unsicher, dass sie bei der Diagnostik nur in geringem Maße berücksichtigt werden kann.

Notfallendoskopie

Für die Entscheidung über konservative oder operative Therapie und deren Zeitplanung ist die Kenntnis der Lokalisation und der Natur der blutenden Läsion von ausschlaggebender Bedeutung. Daher sollte die Notfallendoskopie möglichst rasch durchgeführt werden, d. h. bei persistierender Blutung je nach Intensität der stattgehabten Blutung innerhalb der nächsten 6–12 h. Dies führt zu einer Lokalisation der Blutungsquelle. Die Klassifikation der **Blutungsaktivität** wird bei der gastroduodenalen Ulkusblutung nach Forrest vorgenommen (◻ Tab. 1.3).

Tab. 1.3 Klassifikation der Aktivität der gastroduodenalen Ulkusblutung nach Forrest	
Ia	Aktive Blutung, arteriell
Ib	Aktive Blutung, venös
IIa	Keine aktive Blutung, sichtbarer Gefäßstumpf
IIb	Keine aktive Blutung, Blutkoagel oder Hämatinbelag
III	Keine aktive Blutung, kein Zeichen stattgehabter Blutung, aber potenzielle Blutungsquelle, z. B. Ulkus

Neben der reinen Diagnostik sind bei der Endoskopie auch Blutstillungsmaßnahmen durch Sklerosierung, Elektrokoagulation oder Laserstrahlen möglich.

Radiologische Diagnostik

Eine radiologische Diagnostik mit Bariumsuspensionen oder resorbierbaren Kontrastmitteln ist unzuverlässig und zeitraubend. Die Angiographie ist keine primäre diagnostische Methode. Sie hat ihre Indikation bei Suche nach Blutungsquellen im Dünndarm, bei bestimmten postoperativen Blutungssituationen und bei Einzelfällen okkulter Dickdarmblutungen (▶ Abschn. 1.1.5).

Peranale Blutung
Massive peranale Blutung

Zum diagnostischen Vorgehen bei massiver peranaler Blutung, ◘ Abb. 1.5. Bei entsprechenden anamnestischen Angaben (z. B. bekannte Ulkuskrankheit, frühere obere Gastrointestinalblutung), Aspiration von Blut aus der Magensonde (**Cave:** Saugartefakte!) und normaler rektaler digitaler Untersuchung wird zunächst eine **Notfallösophagogastroskopie** durchgeführt. Der Entschluss zur technisch weitaus aufwändigeren Notfallkoloskopie sollte dann gefasst werden, wenn die Wahrscheinlichkeit einer unteren Blutung um ein Vielfaches größer ist als die Wahrscheinlichkeit einer oberen Blutung oder nach negativer oberer Endoskopie.

Das weitere Vorgehen in Fällen negativer oberer und unterer Endoskopie ist die **Notfallangiographie**. Sie zeigt einen

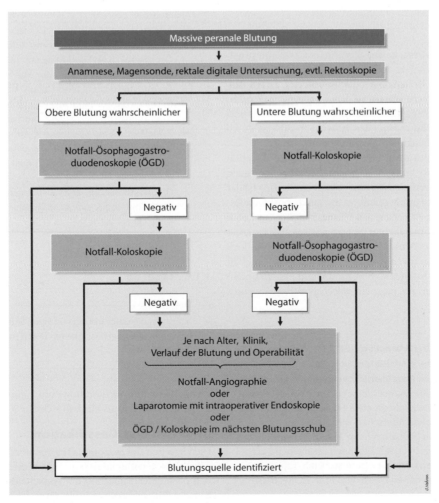

◘ **Abb. 1.5** Diagnostik der massiven perianalen Blutung

1

positiven Befund aber nur bei sehr starker Blutung (über 1,5 ml/min), bei Gefäßdysplasien und/oder Blutungen in ein Divertikel, das das ausgeflossene Kontrastmittel während einiger Minuten zusammenhält. Lohnend ist auch der Versuch einer Lokalisation der Blutungsquelle mit Technetiummarkierten Erythrozyten, die jedoch auch eine Mindestblutungsintensität erfordert. Die Laparotomie mit intraoperativer Endoskopie ist nur beim Verdacht auf eine Dünndarmblutung indiziert.

Subakute peranale Blutung.

Das diagnostische Vorgehen unterscheidet sich nicht grundsätzlich von dem bei der massiven peranalen Blutung, die Blutungslokalisation mit Angiographie oder markierten Erythrozyten ist jedoch wenig erfolgversprechend.

Okkulte Blutung

> **Definition**
> Unter einer okkulten Blutungsquelle versteht man eine im Verborgenen bleibende Blutungsursache bei makroskopisch erkennbarer oberer oder unterer gastrointestinaler Blutung.

Dabei lässt sich die Ursache der Blutung im Gastrointestinaltrakt durch die üblichen endoskopischen Untersuchungen wie Gastroskopie bzw. Koloskopie oder erweiterter Diagnostik wie Angiographie nicht klären, so dass zwar eine makroskopische Blutung vorliegt, die Blutungsquelle aber im Verborgenen bleibt. Die Blutungsquellen lassen sich oft erst durch Wiederholung der Diagnostik klären.

Die okkulte Blutung ist eine charakteristische Situation der Vorsorgeuntersuchung. Der beste z. Zt. zur Verfügung stehende Test zur Verifizierung einer okkulten Blutung ist der **Hämokkulttest**, weil er bei relativ wenig falsch-positiven Resultaten relativ viele Patienten mit Blutungsquellen im Kolon identifiziert. Er beruht auf einer positiven Peroxidasereaktion des Hämoglobins im Stuhl. Peroxidasen finden sich jedoch nicht nur im Blut, sondern – in kleineren Mengen – auch in den Verdauungsrückständen von Gemüse und Fleisch und in den Kolonbakterien, so dass ein falsch-positives Ergebnis möglich ist.

> **Praxisbox**
> **Faustregeln für den Hämokkulttest**
> - Der Test ist bei einer Blutung von über 1,5–2 ml/ 100 g Stuhl im Allgemeinen bei etwa 4/5 der Untersuchten positiv. Es muss angenommen werden, dass mit dem Hämokkulttest etwa 1/5 der potenziell blutenden Läsionen übersehen wird.
> - Die Ausbeute bei Läsionen im Zökum ist wahrscheinlich besser als bei tiefer sitzenden Läsionen, da sich das Blut umso besser mit dem Stuhl mischt, je länger der Transit zwischen Quelle und Anus ist. Bei tiefsit-
> ▼

zenden Läsionen besteht die Gefahr, dass ein kleiner Teil des Stuhls viel Blut und der größte Teil des Stuhls fast kein Blut enthält.
- Bei okkulten Blutungen im oberen Magen-Darm-Trakt ist der Hämokkulttest im Allgemeinen negativ, da die Peroxidase-positiven Bestandteile des Bluts im Dünndarm zerstört werden.
- Bei 2/3 der Patienten mit positivem Hämokkulttest verläuft die weitere Abklärung negativ, so dass hier offenbar (letztlich nur durch die Langzeitbeobachtung dieser Patienten beweisbar) ein falsch-positiver Test vorliegt. Ein Drittel richtig-positiver Testresultate ist jedoch ein Ergebnis, das den Aufwand lohnend erscheinen lässt. Diese Ansicht hat sich auch in einer Kosten-Nutzen-Analyse bestätigen lassen.

In Kürze

Gastrointestinale Blutung
Blutungsintensität: Hb-Wert, ZVD, Blutdruck und Puls, Anamnese.
- **1. Hämatemesis (Kaffeesatz):** Quelle proximal des duodenojejunalen Überganges durch Ulcus duodeni, Ösophagus- bzw. Fundusvarizen und Ulcera ventriculi, bei stationären Patienten: Stressulkus.
  Diagnostik: (Notfall-)Endoskopie: Blutungsaktivität nach Forrest, auch Blutstillungsmaßnahmen durch Sklerosierung, Elektrokoagulation oder Laserstrahlen.
- **2. Meläna:** massive peranale Blutung: oberer Gastrointestinaltrakt, Kolon; subakute peranale Blutung: häufiger Kolon und Rektum, Folgen therapeutischer Maßnahmen.
  Diagnostik: rektale Untersuchung, Rektoskopie, ÖGD, Koloskopie, evtl. Angiographie. Okkulte Blutung: Hämokkulttest.

1.1.6 Ikterus

> **Definition**
> Ikterus ist die Gelbfärbung von Haut, Skleren, Schleimhäuten und Körperflüssigkeiten durch Retention von Bilirubin.

Wenn die Serumkonzentration etwa 3 mg/dl (51 mol/l) übersteigt, wird der Ikterus klinisch sichtbar.

Ursachen und Klassifikation

Die Ursachen des Symptoms Ikterus sind vielfältig. Ihre Einteilung nach pathophysiologischen Gesichtspunkten richtet sich nach der Lokalisation der Ausscheidungsstörung innerhalb des Bilirubinstoffwechsels, der sich klinische Krankheitsbilder und laborchemische Merkmale zuordnen lassen.

Klassifikation des Ikterus

- **Produktionsikterus** (prähepatischer oder hämolytischer Ikterus): Vermehrte Bildung von Bilirubin, z. B. durch Hämolyse.
- **Transportikterus** (intrahepatischer Ikterus): Die Bindung des Bilirubins an Albumin und/oder die Aufnahme in die Leberzelle sind gestört, z. B. durch Drogen oder beim Gilbert[1]-Syndrom.
- **Speicherungs- und Konjugationsikterus** (intrahepatischer Ikterus): Die Bindung des Bilirubins an Trägerproteine in der Leberzelle ist defekt, z. B. beim Rotor[2]-Syndrom. Die Konjugation des Bilirubins mit Glukuronsäure funktioniert nicht, z. B. beim Crigler[3]-Najjar[4]-Syndrom, dadurch bleibt das Bilirubin wasserunlöslich und kann nicht ausgeschieden werden.
- **Exkretionsikterus** (intrahepatischer Ikterus): Verminderte Ausscheidung des Bilirubins in die Gallenkanalikuli, z. B. bei Hepatitis, Leberzirrhose, Dubin[5]-Johnson[6]-Syndrom, Rotor-Syndrom.
- **Kanalisationsikterus** (posthepatischer oder Verschlussikterus): Obstruktion der Gallenwege.

Einige Ikterusformen beeinträchtigen mehrere Schritte des Bilirubinstoffwechsels.

Die Klassifikation des Ikterus nach der Lokalisation des Stoffwechseldefektes unterscheidet prähepatische, intrahepatische (hepatozelluläre), posthepatische und kombinierte Formen.

> **Für den Chirurgen ist die Frage entscheidend, ob der Ikterus durch eine mechanische Obstruktion der Gallenwege (Verschlussikterus) verursacht wird. In diesem Fall wird chirurgisch oder endoskopisch behandelt.**

Anamnese und Symptomatologie

Die Anamnese kann wichtige Hinweise zur Differenzierung des Ikterus liefern. So können Gallensteine oder eine chronische Leberkrankheit in der Vorgeschichte im Zusammenhang mit Geschlecht, Alter, Schmerzanamnese und Trinkgewohnheiten gelegentlich schon einen »Steinikterus« vom »Zirrhoseikterus« unterscheiden lassen. Besondere Sorgfalt verdient die Fahndung nach **Medikamenten**, da viele Arzneimittel, aber auch Haushalts- und industrielle Gifte einen Ikterus induzieren können.

Die maligne Obstruktion führt nicht immer zum sog. schmerzlosen Ikterus, über 60% der Patienten mit malignem Verschluss geben **Oberbauchschmerzen** an, bei den benignen Obstruktion sind es 80%.

---

1 Nicolas A. Gilbert, Internist, Paris, 1858–1927
2 Arturo B. Rotor, Internist, Manila, 1907–1988
3 John F. Crigler jun., Pädiater, Boston, geb. 1919
4 Victor A. Najjar, Pädiater, Boston, geb. 1914
5 Isidore Dubin, Pathologe, Washington, 1913–1981
6 Frank B. Johnson, Pathologe, Washington, geb. 1919

> **Wenn die Oberbauchschmerzen von Schüttelfrost begleitet werden, ist am ehesten an Cholangitis, Leberabszess oder Virushepatitis zu denken.**

Juckreiz kann dem Ikterus wochen- oder monatelang vorausgehen. Als Ursache des Juckreizes wird die Ablagerung von Gallensäuren in der Haut verantwortlich gemacht. Zahlreichen Patienten fällt die **Dunkelfärbung des Urins** früher auf als die Gelbfärbung von Haut und Skleren. Ursache ist der Übertritt von konjugiertem Bilirubin in den Blutstrom infolge des biliären Exkretionsstaus. Das renal ausgeschiedene Bilirubin färbt den Urin braun. Abhängig vom Ausmaß der Cholestase entfärbt sich der **Stuhl**. Er nimmt eine graue bis hellgelbe Farbe an. Bei partieller Obstruktion kann der Stuhl bei gleichzeitiger Ausscheidung von braunem Urin seine normale Farbe behalten.

Sehr oft ist der Ikterus – unabhängig von der Dignität des Grundleidens – begleitet von Appetitlosigkeit, Übelkeit und Schwäche.

Körperliche Untersuchung

Bei der körperlichen Untersuchung erlaubt das Maß der **Gelbfärbung** von Haut und Skleren eine grob quantitative Abschätzung der Hyperbilirubinämie. Vergrößerte, druckdolente Leber und Splenomegalie lassen oft auf eine akute oder chronische Hepatitis, eine Alkoholzirrhose mit akutem Schub oder eine primär biliäre Zirrhose schließen. Wenn weder Milz noch Leber vergrößert sind, kommen sowohl hepatozelluläre als auch extrahepatische Ursachen des Ikterus in Betracht. Die harte, vergrößerte Leber ist oft Ausdruck einer tumorösen Infiltration.

Wenn sich die gestaute Gallenblase prallelastisch tasten lässt, liegt meist ein länger bestehender mechanischer Verschluss der Gallenwege vor. Dieses sog. **Courvoisier[7]-Zeichen** ist jedoch nicht immer eindeutig von einer tumorösen Gallenblase zu unterscheiden.

> **Wichtig ist die Fahndung nach sog. Leberhautzeichen, wie Spider naevi, die auf eine chronische Leberkrankheit schließen lassen.**

Kachexie und derbe Lymphome weisen auf eine maligne Ursache des Ikterus hin. Meist gelingt es mit Anamnese und klinischer Untersuchung, eine Verdachtsdiagnose zu stellen, die die weitere Diagnostik leitet (◻ Abb. 1.6).

Apparative Diagnostik
Labordiagnostik

Für die Differenzierung des Ikterus stehen unzählige Labormethoden zur Verfügung. Für den Chirurgen sind bei der Erstuntersuchung des ikterischen Patienten nur wenige Werte von Belang. Sie grenzen die Frage ein, ob ein Verschluss der Gallenwege vorliegt, ob eine bakterielle Infektion im Spiel ist und – für den Fall einer chirurgischen oder endoskopischen Intervention – ob die Blutgerinnung gestört ist.

---

7 Ludwig G. Courvoisier, Chirurg, Basel, 1843–1918

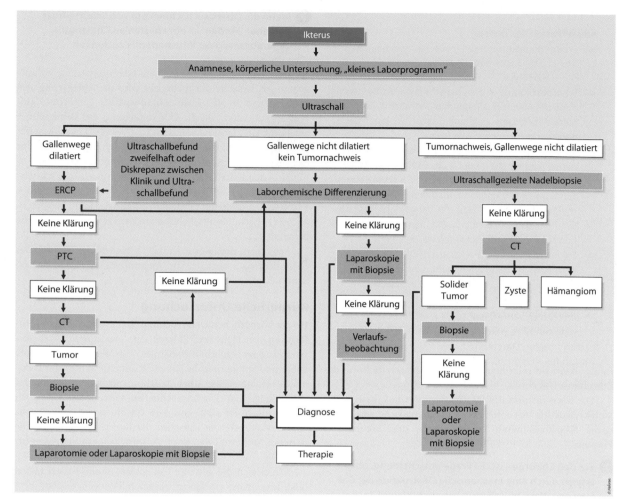

◻ Abb. 1.6 Diagnostisches Vorgehen beim Ikterus

Chemische Labordiagnostik bei der Erstuntersuchung des ikterischen Patienten

– Bilirubin: direkt, indirekt
– Transaminasen: GOT (AST) oder GPT (ALT)
– Alkalische Phosphatase (AP)
– γ-Glutamyl-Transpeptidase (γ-GT)
– Leukozyten
– Thrombozyten
– Prothrombinzeit (Quick)

delbiopsie der Läsion vorgenommen werden. Steine im distalen Ductus choledochus sind im Ultraschallbild schwer zu erkennen, da sie oft von Duodenalluft überlagert sind.

> **Aufgrund ihrer hohen Empfindlichkeit im Auffinden extrahepatischer Verschlüsse fungiert die Ultraschalluntersuchung als Weichensteller für das weitere diagnostische Vorgehen. Sie führt die Patienten mit Verschlussikterus der direkten Cholegraphie zu und schützt andererseits Patienten ohne dilatierte Gallenwege vor dieser Maßnahme.**

Ultraschalluntersuchung

Die Ultraschalluntersuchung des Abdomens ist beim Ikterus obligat. Ihr Ziel ist der Nachweis bzw. Ausschluss einer Dilatation der extra- bzw. intrahepatischen Gallenwege und die Fahndung nach Leberparenchymveränderungen, Tumoren und Steinen im hepatobiliären System.

Wenn die Ultraschalluntersuchung tumoröse Raumforderungen aufdeckt, kann in demselben Arbeitsgang die Feinna-

Computertomographie

Das Computertomogramm (CT) ergibt bei der Differenzierung des Ikterus ähnliche Resultate wie die Ultraschalluntersuchung. Bei zweifelhaftem Ergebnis der Ultraschalluntersuchung ist das CT eine wertvolle Ergänzung, sofern nicht bereits die Indikation zur direkten Cholegraphie gegeben ist. Gelegentlich ist eine Sonographie wegen Meteorismus (z. B. beim akuten Abdomen) oder frischer Bauchwunden mit Verbänden und Drains (z. B. beim postoperativen Ikterus) nicht durchführbar. Diese Probleme werden mit dem alternativen Einsatz des CT gelöst.

Direkte Cholegraphie

Für die röntgenmorphologische Darstellung der Gallenwege stehen die **endoskopisch-retrograde Cholangiopankreatographie (ERCP)** und die **perkutan-transhepatische Cholangiographie (PTC)** zur Verfügung. Die ERCP hat eine höhere technische und diagnostische Trefferquote und weniger Komplikationen als die PTC. Außerdem liefert sie diagnostische Informationen nicht nur für die Gallenwege, sondern auch über das Duodenum, die Papilla Vateri und das Pankreasgangsystem. Deshalb wird die ERCP als primäres Verfahren der direkten Cholegraphie eingesetzt. Die PTC dient als ergänzendes Verfahren bei Misslingen der ERCP.

Magnetresonanzcholangiopankreatikographie (MRCP)

> **In den letzten Jahren hat sich die Magnetresonanzcholangiopankreatikographie (MRCP) zur führenden nichtinvasiven Darstellungsmethode für das pankreatobiliäre Gangsystem entwickeln können.**

Heute stellt die MRCP in bestimmten Indikationsbereichen eine zuverlässige Alternative zur invasiven und mit einer Pankreatitisrate von etwa 1,5% immer noch risikoreichen ERCP dar. Damit kommt ihr auch zur Klärung eines Ikterus eine immer größere Bedeutung zu.

Praxisbox

MRCP

Technische Grundlage der MRCP-Technik ist die selektive Darstellung statischer oder quasistationärer Flüssigkeiten durch stark T2-gewichtete schnelle Spinechosequenzen. Durch diese spezifische Sequenzwahl kommen statische Flüssigkeiten wie die intra- und extrahepatische Gallenwege und der Bauchspeicheldrüsengang ohne Anwendung positiver Kontrastmittel gegenüber den umgebenden Organgeweben signalintens zur Darstellung.

Neben allgemeinen Kontraindikationen zur Kernspintomographie wie Herzschrittmacher und Metallteile in vitalen Bereichen ist speziell für die MRCP das Vorliegen von Aszites zu nennen. Patienten mit orthopädischen Metallprothesen im Schulter-, Knie- und Hüftbereich können in aller Regel problemlos untersucht werden. Die Dauer der Atemanhaltephase für Sequenzen in Atemanhaltemodus liegt bei modernen Geräten bei 3 s. Ist ein Patient nicht in der Lage, Atemkommandos einzuhalten, kann die Untersuchung mit atemgetriggerten Sequenzen durchgeführt werden.

Bei vielen diagnostischen Indikationen – so auch beim Ikterus – hat die MRCP die ERCP als Methode der 1. Wahl abgelöst.

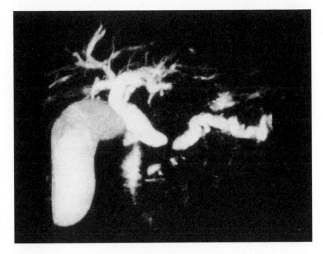

◻ **Abb. 1.7** MRCP beim Pankreaskopfkarzinom zur Abklärung eines Verschlussikterus

So können Gallengangsteine, biliäre Stenosen und chronisch pankreatische Komplikationen wie die Pankreasgangstrikturen und intraduktale Konkremente zuverlässig dargestellt werden (◻ Abb. 1.7).

Da die MRCP im Gegensatz zur ERCP dilatierte Gallengangäste sicher zur Darstellung bringt, eignet sich diese Methode zur Planung endoskopisch therapeutischen Maßnahmen, insbesondere der endoskopischen Gallenwegsdrainage, z. B. beim Ikterus.

Laparoskopie und Leberbiopsie

Die Indikation zur Laparoskopie und Leberbiopsie bei der Ikterusdiagnostik beschränkt sich auf Patienten mit länger bestehender Cholestase, wenn ein mechanischer Verschluss im Bereich der Gallenwege ausgeschlossen ist. In dieser Situation geht es meistens um den Nachweis einer chronischen Hepatitis, einer Leberzirrhose oder fokaler hepatischer Veränderungen.

> **Entscheidend bei der chirurgischen Diagnostik der Gelbsucht ist die Erkennung eines Verschlussikterus und die Klärung, an welcher Stelle und wodurch die Gallenwege obstruiert sind.**

In Kürze

Ikterus
Prähepatisch (Produktion: Hämolyse), intrahepatisch (Transport: Drogen, Konjugation, Exkretion), posthepatisch (Kanalisation oder Verschlussikterus: Obstruktion der Gallenwege). Für den Chirurgen entscheidend, ob die Gelbsucht durch eine mechanische Obstruktion der Gallenwege verursacht wird.

▼

1

Diagnostik:
- Anamnese: Geschlecht, Alter, Schmerzanamnese und Trinkgewohnheiten (»Steinikterus« vs. »Zirrhoseikterus«), körperliche Untersuchung, Courvoisier-Zeichen.
- Labor: Bilirubin, Transaminasen, AP, γ-GT, Leukozyten, Thrombozyten, Quick.
- Ultraschalluntersuchung des Abdomens (Weichensteller für das weitere diagnostische Vorgehen), CT, Cholegraphie (ERCP, PTC), MRCP, evtl. Laparoskopie und Leberbiopsie.

1.1.7 Raumforderungen im Abdomen

Definition

Unter intraabdominaler Raumforderung versteht man nach klinischen Kriterien jede tastbare oder sichtbare Resistenz bzw. Vorwölbung im Abdominalbereich, die der Peritonealhöhle zugeordnet werden kann.

Nach Kriterien bildgebender Verfahren werden intraabdominale Raumforderungen als Kontrastmittelaussparung definiert, die zu einer Veränderung normaler Organkonturen oder einer Verdrängung von Organen und Organsystemen geführt hat.

Ursachen und Klassifikation

Ursache intraabdominaler Tumoren sind bösartige oder gutartige Neubildungen, entzündliche Prozesse oder reparative Vorgänge nach Entzündungen (z. B. Pankreaspseudozysten). Intraabdominale Raumforderungen können nach **klinischen Kriterien** klassifiziert werden, z. B. solide oder zystisch, schmerzhaft oder nicht schmerzhaft, derb oder weich, verschieblich oder nicht verschieblich. Zur Klassifikation intraabdominaler Tumoren können auch die Echogenität in der Sonographie oder die Dichte im CT herangezogen werden.

Anamnese und Symptomatologie

Anamnestisch sind Begleitsymptome und Entwicklungszeit der Raumforderung (schnelles oder langsames Wachstum) wichtig. Bei **Inspektion** und **Palpation** ist auf Schmerzhaftigkeit, Atemverschieblichkeit, pulssynchrones Verhalten, Darmsteifung, Konsistenz des Tumors und begleitende Hautverfärbungen zu achten.

Apparative Diagnostik
Laborparameter

Neben unspezifischen Laborparametern, die lediglich Hinweisfunktion haben, z. B. Erhöhung der BSG, Erhöhung der α_2- und β-Fraktion in der Elektrophorese, Erniedrigung des Serumeisenspiegels und Erhöhung des Ferritinspiegels, können in der klinischen Praxis eine Reihe von Tumormarkern wie CEA, CA 19–9 und α-Fetoprotein wichtige Hinweise geben.

Sonographie und CT

Bei der Fahndung nach intraabdominalen Tumoren nehmen die nichtinvasiven bildgebenden Verfahren Sonographie und CT die führende Stellung ein. Eine Ausnahme sind Tumoren des Magens und des Darmes, die nach wie vor durch Endoskopie und Biopsie sowie Röntgenkontrastmitteluntersuchung diagnostiziert werden. Unter den bildgebenden Verfahren sollte die Sonographie zuerst eingesetzt werden. Bei Verdacht auf Tumorbildung in einem parenchymatösen Organ kann ein CT folgen.

Invasive Verfahren

> Invasive Verfahren sollten möglichst erst dann zum Einsatz kommen, wenn eine definitive Diagnostik mit den oben angeführten Methoden nicht möglich war oder wenn bei einem geplanten operativen Eingriff zur Resezierbarkeit des Tumors Stellung genommen werden soll.

Zu nennen ist die angiographische Darstellung der abdominalen Gefäße in der arteriellen und venösen Phase, die z. B. bei Lebertumoren zur Artdiagnose herangezogen werden kann und hier auch wie bei einigen anderen Tumoren (Pankreaskarzinom) zur Feststellung der Resezierbarkeit des Tumors dient. Einen wichtigen Platz nehmen auch endoskopische Untersuchungen ein, hier v. a. die ERCP und PTC. Durch Ultraschall- oder CT-gezielte Feinnadelpunktion kann die zytologische oder histologische Sicherung der Tumordiagnose erreicht werden. Dieses kann zur Operationsindikation bzw. zur Vermeidung von Eingriffen bei nicht resezierbaren Tumoren entscheidend beitragen.

In Kürze

Raumforderungen im Abdomen
Gut- oder bösartige Neubildungen, Pankreaspseudozysten.
Diagnostik: Ultraschalluntersuchung und CT (entscheidende Untersuchungsmethoden). Anamnese, körperliche Untersuchung, Labor (BSG, Elektrophorese, Serumeisen, Ferritin, Tumormarker), Angiographie u. a., evtl. Feinadelpunktion.

Weiterführende Literatur

Bickley LS (2009) Bates Guide to physical examination and history taking, Lippincott Williams and Wilkins, 6. Aufl

Dahmer J (2006) Anamnese und Befund, Thieme, 10. Aufl

Fetzner UK, Hölscher AH (2009) Diagnose? Leicht gemacht!, Springer CME 6(12): 7–14

Grüne, Schölmerich (2007) Anamnese – Untersuchung – Diagnose, Springer

Hölscher AH (2006) Ösophagus. In: Becker, Encke, Röher: Viszeralchirurgie, Urban & Fischer, 2. Aufl

Hölscher AH, Bäumler D, Bernhardt J (2000) Transkutane Sonographie: Systembezogene, organübergreifende Untersuchung und

sonographische Leitbefunde. In: Weiser HF (Hrsg) Visceralchirurgische Sonographie. Springer, Heidelberg, S 319–355
Prosiegel (2010) Weber. Dysphagie, Springer
Siewert JR, Bumm R, Hölscher AH, Dittler HJ (1989) Obere gastrointestinale Ulkusblutung – Letalitätssenkung durch früh-elektive chirurgische Therapie von Risikopatienten. Dtsch Med Wochenschr 114:447–452
Siewert JR, Hölscher AH, Bumm R (1990) Chirurgische Therapie der gastroduodenalen Blutung. In: Siewert JR, Harder F, Allgöwer M et al. (Hrsg) Chirurgischer Gastroenterologie, 2. Aufl. Springer, Heidelberg, S 821–832
Siewert, Rothmund, Schumpelick (2006) Praxis der Viszeralchirugie, Band: Gastroenterologische Chirurgie. Springer, 2. Aufl
Troidl H, Vestweber KH, Kusche J, Bouillon B (1986) Die Blutung beim peptischen Gastroduodenalulkus: Daten als Entscheidungshilfe für ein chirurgisches Therapiekonzept. Chirurg 57:372–380

1.2 Indikationen und Kontraindikationen zum operativen Eingriff

J. R. Siewert, R. Bumm

Ohne eine korrekte Operationsindikation darf naturgemäß kein chirurgischer Eingriff erfolgen. Der Prozess der Indikationsstellung beginnt in der Regel beim Hausarzt des Patienten, der aufgrund einer Verdachtsdiagnose eine Krankenhauseinweisung vornimmt. Dabei hat er häufig bereits die Entscheidung zu treffen, welcher Art der Therapie (z. B. operativ oder konservativ) der Patient bedarf. Dies wird bei der heute gegebenen Therapievielfalt für den Hausarzt immer schwerer zu entscheiden, obwohl therapeutische Leitlinien inzwischen global verfügbar sind. Die Kliniken – derzeit noch methodisch und organbezogen orientiert – werden künftig den neuen Anforderungen durch Schaffung sog. problemorientierter Zentren gerecht werden müssen. Die Voraussetzungen und Bedingungen für die chirurgische Indikationsstellung bleiben davon unberührt.

1.2.1 Rechtliche Aspekte

Cave

Jeder chirurgische Eingriff erfüllt den formalen Tatbestand der Körperverletzung. Er darf deshalb nur mit ausdrücklicher Einwilligung des Patienten ausgeführt werden.

Die Einwilligung des Patienten ist nur dann wirksam, wenn der Patient über den geplanten Eingriff aufgeklärt ist und diesem zugestimmt hat (sog. informed consent).

Aufklärung

Die Aufklärung über einen chirurgischen Eingriff soll den Patienten in die Lage versetzen, sich in Kenntnis der für ihn wesentlichen Umstände (Prognose seiner Erkrankung ohne Behandlung, Erfolgsaussichten des chirurgischen Eingriffs, nachteilige Folgen und Risiken des Eingriffs, Behandlungsalternativen) für oder gegen die Operation zu entscheiden (◘ Abb. 1.8).

> **Ohne oder gegen den Willen eines Patienten darf der Arzt auch eine dringende, vital indizierte Behandlung nicht durchführen.**

Ist der Patient nicht willens oder fähig, so bedarf es der Einwilligung seines gesetzlichen Vertreters. Bei unaufschiebbaren Notfalleingriffen entscheidet der Arzt entsprechend dem mutmaßlichen Willen des Patienten (z. B. beim Bewusstlosen nach einem Verkehrsunfall).

Die Rechtssprechung stellt an die Aufklärung über die **allgemeinen Operationsgefahren** (z. B. Infektionsrisiko, Thrombose- oder Emboliegefahr, etc.) geringere Anforderungen. Sehr viel strengere Anforderungen stellt die Rechtssprechung dagegen an die Aufklärung über die **eingriffsspezifischen sog. typischen Risiken**. Dies gilt auch für die Aufklärung über sehr seltene Risiken (Wahrscheinlichkeit des Eintritts: 1:10.000–1:20.000). So ist z. B. bei einer beidseitigen subtotalen Schilddrüsenresektion über die Möglichkeit einer doppelseitigen Stimmbandlähmung mit Notwendigkeit der Tracheotomie aufzuklären.

> **Die Intensität der Aufklärungspflicht reduziert sich beim vital indizierten Notfalleingriff.**

Die wesentliche forensische Bedeutung der Aufklärungspflicht liegt in der **Verschiebung der Beweislast** (Weißauer 1980, 1985): Der Kläger, der seinen Schadensanspruch auf einen schuldhaften Behandlungsfehler stützt, muss diesen und seine Ursächlichkeit für den Schaden beweisen. Macht der Kläger aber geltend, er wäre nicht adäquat aufgeklärt worden, muss der Arzt die Aufklärung beweisen.

> **Es empfiehlt sich daher dringend, eine sorgfältige Dokumentation des Aufklärungsgespräches vorzunehmen.**

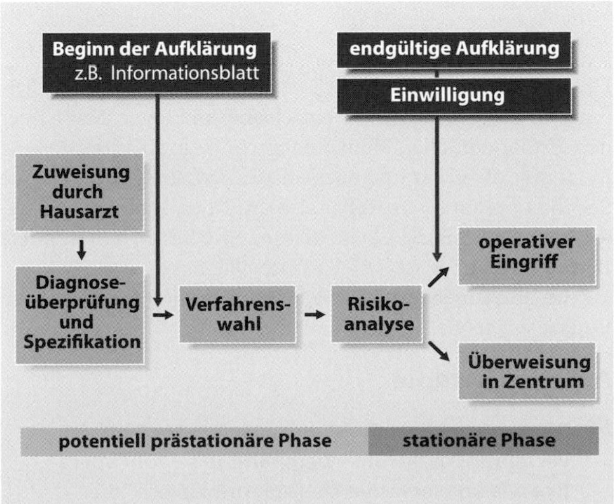

◘ **Abb. 1.8** Indikationsstellung und Patientenaufklärung in der Chirurgie

1

Stufenaufklärung

Darunter versteht man eine Kombination von schriftlicher Aufklärung (z. B. durch Merkblätter über den betreffenden Eingriff) und mündlicher Aufklärung durch den Arzt. Diese Aufklärungsschritte sollten idealerweise zeitlich gestaffelt erfolgen.

Erweiterung des Eingriffs

Ist aufgrund einer präoperativen sorgfältigen Diagnostik erkennbar, dass möglicherweise eine Erweiterung des eigentlich geplanten Eingriffs erforderlich werden kann, so muss der Arzt den Patienten präoperativ darüber aufklären und seine Einwilligung auch dazu einholen.

Ergibt sich erst während der Operation die Indikation für eine Änderung oder Erweiterung des Eingriffes und ist der Abbruch des Eingriffes sowie ein späterer erneuter Eingriff mit zusätzlichen Belastungen und Risiken für den Patienten verbunden, muss der Arzt nach dem mutmaßlichen Willen des Patienten handeln.

Simultaneingriffe

Wenn sich durch die Verbindung zweier oder mehrerer Eingriffe kein höheres medizinisches Risiko ergibt und der Patient darüber aufgeklärt ist, sind Simultaneingriffe erlaubt.

1.2.2   Fachliche Grundlagen

> ─ **Definition** ──────────────────
>
> **Indikationsstellung** ist die ärztliche Entscheidung festzulegen für
> - die richtige Art der Therapie
> - für den genauen Typ bzw. das Stadium der Erkrankung
>
> unter **besonderer Berücksichtigung**
> - der Belastbarkeit des Patienten,
> - des richtigen Zeitpunktes und
> - des geeigneten Ortes.

Die Indikationsstellung ist die wichtigste ärztliche Entscheidung in der Chirurgie. Sie entscheidet in hohem Maße über den Erfolg der Therapiemaßnahme. Die Indikationsstellung muss objektivierbar und nachvollziehbar sein, ggf. durch eine Second opinion überprüfbar sein. Im Notfall kommt der subjektiven Beurteilung eines erfahrenen Chirurgen besondere Bedeutung zu. Sie setzt eine exakte Diagnose voraus.

Im Einzelnen erfolgt die Abwägung der verschiedenen Punkte wie folgt.

Art der Therapie

❯ **Die ärztliche Entscheidung, aus dem verfügbaren Verfahrensspektrum – beinhaltend sowohl operative wie konservative Therapieprinzipien – die richtige Verfahrenswahl zu treffen, ist besonders wichtig.**

Hierbei ist es von Bedeutung, dass der Chirurg das bewährte Verfahrensspektrum kennt und bewerten kann. Er hat den Patienten darüber aufzuklären. Stehen konservative, z. B. endoskopische Verfahren gleichrangig neben chirurgischen Verfahren, muss der Patient auch über diese Möglichkeiten aufgeklärt werden. Die Vor- und Nachteile der einzelnen Verfahren abschätzen zu können, setzt eine stets aktuelle Fortbildung voraus.

In die Verfahrenswahl gehen nicht nur objektive Fakten, sondern auch persönliche Erfahrungen ein. So spielt die Tatsache, welches Verfahren ein Chirurg besonders gut beherrscht, naturgemäß eine große Rolle. Gegebenenfalls muss aber auch eine Weiterverlegung des Patienten in ein Zentrum mit größerer Erfahrung erfolgen.

Typ und Stadium der Erkrankung

Erkrankung und Patient spielen die entscheidende Rolle in der Indikationsstellung. Grundsätzlich muss zwischen gutartigen und bösartigen Erkrankungen im Rahmen der Indikationsstellung unterschieden werden.

Gutartige Erkrankungen

❯ **Für die richtige Therapieentscheidung ist die Individualdiagnose bzw. der spezielle Typ der Erkrankung entscheidend.**

In aller Regel wird ein Patient sich aufgrund seiner Symptome an den Hausarzt wenden. Dieser hat die Aufgabe, orientiert am Leitsymptom eine Arbeitshypothese für die weitere Diagnostik abzuleiten und den Patienten mit einer chirurgischen Diagnose ggf. zur Operation in das Krankenhaus einzuweisen. Inzwischen stehen für viele Krankheitsbilder **therapeutische Leitlinien** der Fachgesellschaften zur Verfügung (▶ Abschn. 1.10). Im Krankenhaus muss dann eine Individualdiagnose bzw. der Typ der Erkrankung festgelegt werden, die für die weitere Verfahrenswahl prägend ist.

> ─ **Praxisbox** ──────────────────
>
> **Beispiele zur Therapieentscheidung**
> - Im Rahmen der Ulkuskrankheit muss z. B. festgelegt werden, ob es sich um ein Ulcus ventriculi, ein präpylorisches Ulkus oder um ein Ulcus duodeni handelt. Die therapeutischen Konsequenzen sind unterschiedlich (▶ Abschn. 7.6).
> - Im Rahmen der Ulkuskomplikationen, z. B. bei der Blutung, bestimmen Blutungsaktivität, Blutungsintensität und Blutungslokalisation die Therapieentscheidung (▶ Abschn. 1.1).
> - Im Rahmen des Gallensteinleidens prägt die Tatsache, ob es sich um einen Gallensteinträger oder um einen Gallensteinkranken handelt, alle weiteren Überlegungen. Gallenblasensteine mit begleitender Entzündung oder begleitenden Komplikationen sind anders zu bewerten als blande Gallensteine.

Insgesamt kann nur auf dem Boden einer sorgfältigen Individualdiagnose und in Kenntnis des genauen Typs der Erkrankung die richtige Therapieentscheidung getroffen werden.

Bösartige Erkrankungen

> Bei Malignomen muss zwischen Eingriffen mit palliativer Intention (Verbesserung der Lebensqualität) und Eingriffen mit kurativer Intention (Verbesserung der Prognose) unterschieden werden.

Um präoperativ entscheiden zu können, mit welcher Intention der Eingriff ausgeführt werden kann, ist die Erfassung sog. **Prognosefaktoren** wichtig. Derartige Prognosefaktoren sind für die verschiedenen Organtumoren erarbeitet worden und werden in den spezifischen Kapiteln dargestellt. Grundsätzlich lässt sich sagen, dass das Tumorstadium zum Zeitpunkt der Diagnose die Prognose am meisten prägt. Hier kommt unter allen Prognosefaktoren dem sog. nodulären Status (**Lymphknotenmetastasen**) die größte Bedeutung zu.

> Durch ein sorgfältiges präoperatives Staging können viele Prognosefaktoren erfasst werden und in die Therapieentscheidung eingehen. Dieses Staging ist heute obligat. Es ermöglicht eine individuelle Indikationsstellung, die in jedem Fall anzustreben ist.

Die Erfassung des wichtigsten Prognosefaktors, nämlich das Ausmaß der Lymphknotenmetastasierung ist bei vielen Tumoren schwierig. Besser erfassbar ist die **Ausdehnung des Primärtumors**. Es besteht in den meisten Fällen eine gute Korrelation zwischen T-Kategorie und N-Kategorie.

Belastbarkeit des Patienten

> Die Belastbarkeit eines Patienten klärt man am besten durch eine Risikoanalyse ab.

Dafür stehen verschiedene Risiko-Scores zur Verfügung (ASA, Appache II, ► Abschn. 1.4.2), die jedoch nur eine sehr globale Erfassung des Risikos erlauben. Geeigneter für die Erfassung des Risikos erscheint die präoperative Analyse der wichtigsten Organfunktionen. Dabei stehen für die verschiedenen Eingriffe unterschiedliche Funktionen im Vordergrund (z. B. bei geplanter Ösophagektomie Störungen in der kardialen und in der Leberfunktion). Eine der Ursachen dafür ist, dass ein Versagen von Herz oder Leber postoperativ nur sehr schwer behandelt werden kann. Entsprechend werden Lungenfunktionsstörungen in Anbetracht der Verfügbarkeit suffizienter Beatmungstechniken geringer eingeschätzt. Einer eingeschränkten Nierenfunktion kommt in Anbetracht wirksamer Therapiemöglichkeiten eine nur untergeordnete Bedeutung zu.

Wesentlichster Gesichtspunkt der präoperativen Risikoabgrenzung ist der Gesamtzustand des Patienten, der sich z. B. im sog. **Karnofsky-Index** (► Abschn. 1.4.2) erfassen lässt und die mentale Kooperationsbereitschaft. Diese Kooperationsbereitschaft wird am nachhaltigsten durch Alkoholismus und zerebrale Durchblutungsstörungen negativ beeinflusst.

Das Alter eines Patienten allein gilt in der Regel nicht als isolierter Risikofaktor.

> In jedem Fall muss sich der Umfang der präoperativen Risikoanalyse am Schweregrad des geplanten Eingriffs orientieren.

Dringlichkeit des operativen Eingriffs

> Absolute Indikation: Der Eingriff muss unverzüglich durchgeführt werden, anderenfalls ist mit dem Tod des Patienten zu rechnen.

Hier unterscheidet man zwischen:
- Eingriffen mit **hoher Dringlichkeit**, z. B. konservativ nicht zu stoppende Blutung → Notfalloperation und
- Eingriffen mit **relativer Dringlichkeit**, z. B. Dickdarmileus.

Bei Eingriffen von absoluter Indikation tritt der Stellenwert der detaillierten Aufklärung zurück, da ein Unterlassen der Operation unmittelbar zum Tode des Patienten führen würde.

Frühelektiv durchgeführte Operationen sind dringliche Eingriffe, die aber auf einen günstigen Zeitpunkt (z. B. im Routineoperationsprogramm am nächsten Morgen) verschoben werden können mit Verfügbarkeit aller technischen Modalitäten und einem geeigneten Operationsteam.

> Relative Indikation: Der operative Eingriff kann durchgeführt werden, weil er für den Patienten einen quantifizierbaren Vorteil bringt.

Er führt potenziell
- zur Heilung eines Patienten (z. B. Cholezystektomie bei Cholezystolithiasis),
- zu einer deutlichen Prognoseverbesserung (z. B. gut resektables Magenkarzinom) oder
- zu einer deutlichen Verbesserung der Lebensqualität (z. B. operative Beseitigung einer Magenausgangsstenose).

Derartige Eingriffe haben in aller Regel Zeit und können elektiv durchgeführt werden. Zu diesen relativen Indikationen zählen auch sog. **kosmetische Indikationen** (z. B. Narbenkorrekturen) und auch sog. **prophylaktische Indikationen:** Die Operation beseitigt vorsorglich einen Herd, der mit großer Wahrscheinlichkeit zu einer Gefährdung des Patienten führen wird, z. B. Präkanzerose.

Bei allen relativen Indikationen muss die Aufklärung besonders sorgfältig durchgeführt werden, um dem Patienten eine echte Entscheidungsfreiheit bezüglich Ort, Operationszeitpunkt und Operateur einzuräumen.

Geeigneter Ort

Dieser Gesichtspunkt ist in den letzten Jahren zunehmend zu größerer Bedeutung gelangt, weil durch die Patientenmobilität und das flächendeckende Krankenhausnetz innerhalb Deutschlands oder auch Europas keine Notwendigkeit besteht, operative Eingriffe vor Ort, d. h. in unmittelbarer Nähe des Wohnortes durchzuführen.

Der **geeignete Ort** meint,

- dass die entsprechende Klinik über eine dem geplanten Eingriff adäquate Ausstattung apparativer und personeller Art verfügt (z. B. Verfügbarkeit einer postoperativen Intensivpflegestation),
- dass der Chirurg über eine ausreichend große Erfahrung für den Eingriff verfügt. Der Chirurg ist für das Ergebnis einer Operation der prägende Prognosefaktor.

Für alle operativen Eingriffe ist in Deutschland der sog. **Facharztstandard** Voraussetzung, d. h. ein Facharzt für Chirurgie muss die Operation durchführen oder sie als Assistent überwachen.

Second Opinion (Zweitmeinung)

Die Einholung einer Second opinion ist in Deutschland vor gewichtigen Eingriffen als Recht der Patienten gesetzlich vorgegeben (SGBV). Als Second-opinion-Instanz eignet sich ein im betreffenden Krankheitsbild erfahrenes unabhängiges Zentrum. Voraussetzung ist eine abgeschlossene Erstmeinung des behandelnden Arztes. Welchen Einfluss die Second opinion auf die Therapieentscheidung des Patienten nimmt, ist derzeit noch offen. Möglicherweise wird sie aber Voraussetzung für die Kostenübernahme durch die Kassen.

Kontraindikation

Eine Kontraindikation zu einer Operation kann sich aus allen genannten Faktoren ergeben. Meist resultiert sie aus einer schweren Zweiterkrankung des Patienten (z. B. einem frischen Herzinfarkt), die einen operativen Eingriff nur mit höchstem Risiko zulassen würde. Kontraindikationen können sich aber auch aus der Erkrankung selbst (z. B. weit fortgeschrittene systemisch metastasierte Tumorerkrankung), aber auch durch den Operateur (z. B. mangelnde Erfahrung) ergeben.

Inoperabilität/Irresektabilität

> **⟩** **Inoperabilität bezieht sich immer auf den Patienten, Irresektabilität auf seine Erkrankung.**

Ergibt die Risikoanalyse eines Patienten ein extrem hohes Operationsrisiko, kann daraus eine Inoperabilität resultieren. Ist ein Tumor technisch nicht mehr mit vertretbarem Risiko resezierbar, resultiert daraus Irresektabilität.

Spontanverlauf einer Erkrankung (sog. natürlicher Verlauf)

> **Definition**
>
> Unter dem Spontanverlauf einer Erkrankung versteht man den natürlichen Verlauf einer Erkrankung ohne therapeutische Beeinflussung.

Das Wissen um den Spontanverlauf verschiedener gutartiger Erkrankungen ist gering, da derzeit fast jede diagnostizierte Erkrankung irgendwann therapeutisch beeinflusst wird. Dennoch liegen zu verschiedenen Erkrankungen epidemiolo-

gische Studien vor, die den Spontanverlauf abschätzen lassen. Der Spontanverlauf maligner Erkrankungen ist dagegen besser abschätzbar.

Die Kenntnis des Spontanverlaufs einer Erkrankung ist von großer Bedeutung für die Entscheidung zu einem chirurgischen Eingriff.

Multimodale Therapie

Multimodale Therapieprinzipien kommen in erster Linie bei bösartigen Tumoren zum Einsatz. Dabei werden neben der Chirurgie v. a. die Chemotherapie und die Strahlentherapie eingesetzt. Bei allen onkologisch-chirurgischen Eingriffen muss die Frage nach der Sinnhaftigkeit eines multimodalen Vorgehens geprüft werden. Derartige multimodale Therapieprinzipien können präoperativ (neoadjuvant) zum Einsatz kommen, aber auch intraoperativ und postoperativ (adjuvante Therapie nach R0-Resektion; additive Therapie nach R1- oder R2-Resektion).

Überlegungen zur multimodalen Therapie müssen deshalb so früh wie möglich, d. h. bereits bei der primären Indikationsstellung in die Therapieplanung einbezogen werden, insbesondere muss die Indikation zu einer neoadjuvanten Therapie bereits initial getroffen werden. In diesem Zusammenhang sind die folgenden Definitionen wichtig:

> **Definition**
>
> **Neoadjuvante Therapie:** Präoperativer Einsatz einer Chemotherapie oder Strahlentherapie zum Zwecke der Tumorreduktion mit dem Ziel, nach Vorbehandlung chirurgisch doch noch eine komplette Tumorentfernung (sog. R0-Resektion) zu erreichen.
> **Adjuvante Therapie:** Postoperative Therapie nach kompletter Tumorentfernung (sog. R0-Resektion) zur Prophylaxe der systemischen Metastasierung.
> **Additive Therapie.** Postoperativer Einsatz von Strahlen- oder Chemotherapie nach inkompletter Tumorentfernung (sog. R1- oder R2-Resektion).

Intraoperative Zusatztherapie

Intraoperativ kann z. B. die Strahlentherapie zur Verbesserung der lokalen Radikalität im Tumorbett oder auch die Applikation verzögert freigesetzter Chemotherapeutika, z. B. als intraperitoneale Therapie zum Einsatz kommen.

Problemorientierte Zentren

Die Notwendigkeit der Festlegung der adäquaten Therapie unter interdisziplinärer Abwägung macht das organisierte Gespräch zwischen den verschiedenen medizinischen Disziplinen mehr und mehr notwendig (z. B. **Tumorboard** bei Krebspatienten). Darüber hinaus muss die Krankenhausstruktur künftig mehr den Patienten und sein Problem ins Zentrum seiner Operation stellen. Dies wird zur Bildung sog. problemorientierter Zentren führen, die unter Nutzung moderner Telekommunikationsmöglichkeiten neben die klassischen Klinikstrukturen treten werden.

In Kürze

Indikationen und Kontraindikationen zum operativen Eingriff

Rechtliche Aspekte: Ohne rechtswirksame Einwilligung ist ein chirurgischer Eingriff formal als Körperverletzung anzusehen. Voraussetzung für die Einwilligung: korrekte Patientenaufklärung (allgemeine Operationsgefahren und eingriffsspezifische, typische Risiken), sorgfältige Dokumentation.

Fachliche Grundlagen: Indikationsstellung: ärztliche Entscheidung (nachvollziehbar, Second opinion)

- Richtige Art der Therapie: Voraussetzung: Kenntnis der Individualdiagnose im Kontext der aktuellen wissenschaftlichen Erkenntnisse (Fortbildung), konservative und operative Therapiemaßnahmen und deren objektive Darstellung gegenüber dem Patienten.
- Typ (therapeutische Leitlinien der Fachgesellschaften) bzw. Stadium der Erkrankung: gut-, bösartig, Staging, Prognosefaktoren, Eingriffe mit palliativer und kurativer Intention, multimodale Therapie: (neo)adjuvante bzw. additive Therapie.
- Belastbarkeit des Patienten: Risikoanalyse, Karnofsky-Index.
- Richtiger Zeitpunkt: absolute Indikation mit hoher oder relativer Dringlichkeit, relative Indikation.
- Geeigneter Ort: Klinik mit adäquater Ausstattung, erfahrener Chirurg, problemorientierte Zentren.

Weiterführende Literatur

Weißauer W (1980) Die ärztliche Aufklärungspflicht und das Konzept der Stufenaufklärung. Notfallmedizin 6:719–721
Weißauer W (1985) Der prozessuale Umweg über die Aufklärungspflicht und die Stufenaufklärung. Klinikarzt 14:748
Problemorientiertes Zentrum: http://www.cancercenter.de/
Therapeutische Leitlinien: http://www.awmf-online.de/

1.3 Grundprinzipien der Operationstechnik

H. Feußner, B. Detter, J. R. Siewert

Die Operationsverfahren der Allgemeinchirurgie setzen eine genaue Kenntnis der zur Verfügung stehenden Instrumente und Nahtmaterialien voraus. Ein optimaler Zugang zum Operationsfeld wird durch eine suffiziente Lagerung des Patienten und standardisierte Operationszugänge und Schnittführungen erreicht. Von besonderer Bedeutung ist die Kenntnis der möglichen Nahttechniken, die sich an den anatomischen Gegebenheiten der zu vereinigenden Gewebe orientieren. Der Nahtvorgang wird mit einem manuell oder instrumentell sicher ausgeführten Knoten komplettiert. Des Weiteren soll auf die zur Verfügung stehenden Drainagen und deren Indikation eingegangen werden.

1.3.1 Grundbegriffe

Additive Therapie Zusätzlich zu einer Tumorresektion durchgeführte onkologische Behandlung (z. B. Chemotherapie, Strahlentherapie), wobei nach dem chirurgischen Eingriff Tumoranteile im Patientenorganismus zurückgelassen werden mussten. Eine klassische Indikation für eine additive Therapie ist z. B. die Durchführung einer Chemotherapie bei Zustand nach reseziertem Kolonkarzinom und bekannten, nichtresektablen Lebermetastasen.

Adjuvante Therapie Zusätzlich zu einer Tumorresektion durchgeführte onkologische Behandlung (z. B. Chemotherapie, Strahlentherapie), wobei der Tumor zuvor nach Befund des Pathologen mikroskopisch und makroskopisch komplett entfernt werden konnte. Eine klassische, in kontrollierten Studien abgesicherte Indikation ist z. B. die Durchführung einer adjuvanten Chemotherapie bei Z. n. komplett reseziertem Kolonkarzinom und dem Nachweis von tumorbefallenen Lymphknoten im Resektionspräparat.

Amputation Spontanes, traumatisches oder operatives Abtrennen eines endständigen Körper- oder Organabschnittes (Extremitätenamputation, Rektumamputation etc.).

Anastomose Angeborene oder erworbene (z. B. operativ geschaffene) Verbindung zweier Hohlorganlumina. Man unterscheidet zwischen End-zu-End-Anastomosen, End-zu-Seit-Anastomosen und Seit-zu-Seit-Anastomosen.

Anus praeter (A. p.) Künstlicher Darmausgang, der fast immer an der vorderen Bauchwand angelegt wird. Man unterscheidet permanente A. p. (z. B. zur Behandlung eines Darmverschlusses durch ein nichtresektables Rektumkarzinom) und temporäre (protektive) A. p. (z. B. vorgeschaltetes Ileostoma zum »Schutz« einer tiefen Rektumanastomose). Der A. p. bezeichnet sich nach dem ausgeführten Darmanteil (Ileostoma, Kolostoma, Aszendostoma, Deszendostoma) und wird weiterhin in endständige Stomata (endständiges Ausführen des Darmanteils aus der Bauchwand) und doppelläufige A. p. (Ausführen eines Darmschenkels mit zu- und abführendem Anteil, häufig verwendet bei protektiven A. p., z. B. Ileostoma) unterteilt.

Bride Strangförmige intraabdominelle Verwachsung, die zumeist im Gefolge von abdominellen Eingriffen auftritt und die Ursache eines postoperativen Ileuszustandes sein kann. Die Durchtrennung der Bride ist bei frühzeitiger Erkennung die kausale Therapie des Ileuszustandes.

Bypass Umgehungsanastomose im engeren Sinne: der künstliche, vorübergehend oder auf Dauer angelegte Umgehungsweg, meist im Sinne des Kollateralkreislaufs verwendet.

Dissektion Zerteilung von Gewebe zur Freilegung von Organstrukturen meist entlang eines vorgegebenen anatomischen »Operationspfades«. Die sachgerechte Dissektion trägt

1

wesentlich zur Erhöhung der Operationsradikalität und zum blutsparenden Präparieren bei.

Ektomie Vollständiges Herausschneiden eines Organs (z. B. Gastrektomie, Cholezystektomie; ► Exstirpation).

Endoskopische Operation Eingriffe innerhalb von Hohlorganen mittels eines durch physiologische Körperöffnungen eingeführten Endoskopes (z. B. Papillotomie, Polypenabtragung). Im weiteren Sinne werden auch Eingriffe in Körperhöhlen, die über entsprechende Trokare durch artifizielle Zugänge (z. B. laparoskopische, thorakoskopische oder arthroskopische Operation) ausgeführt werden, unter diesem Begriff zusammengefasst.

Enterostomie Operative Darmausleitung oder Fistelung zur Körperoberfläche (meist der Bauchwand) zum Zwecke der künstlichen Ernährung oder der Ableitung von Darminhalt. Im weiteren Sinne auch für interne Verbindung zwischen verschiedenen Hohlorganen zum Zwecke der Wiederherstellung oder Verbesserung der Intestinalpassage (z. B. Gastroenterostomie, Ileotransversostomie) benutzt.

Enterotomie Artifizielle, meist operative Eröffnung des Gastrointestinaltraktes (z. B. zur Fremdkörperentfernung, zum Zwecke der Diagnostik, zur Tumorentfernung, zum Darmabsaugen).

Enukleation »Ausschälen« eines abgekapselten Fremdkörpers oder Tumors ohne Mitentfernung benachbarten Gewebes.

Exhairese Herausziehen einer anatomischen Struktur (z. B. Nerv oder Vene).

Exploration Damit ist die z. T. tastende, z. T. visuelle »Erkundung« der Bauchhöhle bei einer Laparotomie zum Ausschluss pathologischer Organveränderungen gemeint. Zur kompletten Exploration bewährt es sich, nach einem festgeschriebenen Schema vorzugehen. Die Eröffnung der Bursa omentalis ist sinnvoll, um retroperitonale Prozesse zu erkennen. Die intraoperative Sonographie eröffnet eine neue Möglichkeit zur Verbesserung der intraoperativen Exploration.

Exstirpation Entfernung eines umschriebenen Gebildes (z. B. Tumor), wobei der Defekt der Spontanheilung überlassen bleibt. Aber auch Entfernung eines ganzen Organs (z. B. Gallenblasenexstirpation).

Exzision Entfernung eines Gewebe- oder Organteils mit einem scharfen Instrument (► Probeexzision), auch die Entfernung eines Tumors zum Zwecke der histologischen Untersuchung.

Gefäßdesobliteration Wiedereröffnung eines Gefäßlumens durch Entfernung von meist atheromatösen Plaques inklusive der Intima aus ganz oder teilweise verschlossenen Blutge-

fäßen mittels spezieller Instrumente nach Inzision des Gefäßes.

Gewebeersatz Ersatz körpereigenen Gewebes durch artifizielle Ersatzstoffe oder körpereigenen Gewebetransfer, aber auch durch autologe oder heterologe Gewebetransplantation.

Implantation Einbringen eines Implantates in den Körper (z. B. Einpflanzung einer Gelenk-, Gefäß- oder Herzklappenprothese, eines künstlichen Herzschrittmachers).

Injektion Relativ rasches Einbringen einer Flüssigkeit (Arzneimittel, Infusionslösung, Blut etc.) in den Körper. Aber auch »kapilläre Gefäßinjektion« (► Ophthalmologie).

Inzision Chirurgisches Einschneiden in das Gewebe, meist im Sinne einer Eröffnung (z. B. eines Abszesses oder Hohlorganes).

Minimalinvasive Operationsverfahren Der Begriff minimalinvasiv bezieht sich in erster Linie auf den Zugangsweg zur jeweiligen Körperhöhle. Hier werden im Gegensatz zu den Zugängen der offenen Chirurgie nur kleine Stichinzisionen verwendet, über die Trokare eingebracht werden, um auf diese Weise endoskopisches Operieren in Körperhöhlen zu ermöglichen.

Neoadjuvante Therapie Vor einer Tumorresektion durchgeführte onkologische Behandlung (z. B. Chemotherapie, Strahlentherapie) mit dem Ziel, den Tumor des Patienten vor einer geplanten Resektion zu verkleinern bzw. eine bessere Gesamtprognose des Patienten zu erzielen. Eine klassische Indikation für eine neoadjuvante Therapie ist z. B. die präoperative Chemotherapie bei einem Patienten mit fortgeschrittenem Magenkarzinom.

Osteosynthese Vereinigung reponierter Knochenfragmente durch Verschraubung, Nagelung, Plattenanlagerung etc.

Punktion Einführen einer Kanüle in einen präformierten (Gelenk, Pleura, Bauchhöhle, Liquor, Blutgefäß etc.) oder pathologischen Hohlraum (z. B. Abszess) zur diagnostischen Analyse des Inhaltes oder aber auch Punktion eines Gewebes zur Gewinnung einer Gewebeprobe (z. B. Abklärung der Dignität bei Tumoren).

Rekonstruktion Wiederherstellung.

Reposition »Zurückführen« eines pathologisch verlagerten Organanteils in seine ursprüngliche anatomische Lage. Die gekonnte Reposition ist eine wesentliche Voraussetzung der konservativen Knochenbruchbehandlung. Aber auch pathologisch intraabdominell verlagerte Organe (z. B. Darmstrukturen in einem Bruchsack bei Leistenhernie) können geschlossen (ohne Operation) oder offen (operativ) reponiert werden.

Resektion Operative partielle oder komplette Entfernung eines Organs (z. B. Darmresektion).

En-bloc-Resektion Entfernung eines Organs oder eines Anteils eines Organs im Zusammenhang mit umgebendem Gewebe, insbesondere der Lymphabflusswege in einem Stück.

Sklerosierung Verhärtung entsprechend einer Sklerose, aber auch Erzeugung einer Sklerosierung durch Injektion sklerosierender Substanzen (z. B. Ösophagusvarizensklerosierung).

Transplantation Verpflanzung lebender Zellen (z. B. Bluttransfusion), von Gewebe oder von Organen (► Organtransplantation):
— Autotransplantation: Verpflanzung körpereigenen Gewebes
— Heterotransplantation: Verpflanzung körperfremden Gewebes
— Xenotransplantation: Verpflanzung von Gewebe einer anderen Spezies

Trepanation Operative Eröffnung einer Mark- oder der Schädelhöhle oder des pneumatisierten Warzenfortsatzes oder einer Nasennebenhöhle. Osteoklastische Trepanation mit permanentem Defekt, osteoplastische Trepanation mit nur temporärer Entfernung eines Knochenstückes.

1.3.2 Instrumentarium

Instrumente

> Die souveräne Beherrschung des chirurgischen Instrumentariums allein garantiert noch nicht den Erfolg eines Eingriffs. Sie ist aber die Voraussetzung für jede langfristig erfolgreiche chirurgische Tätigkeit.

Erforderlich sind im Einzelnen nicht nur genaue Kenntnisse über die für spezifische Zwecke in Frage kommenden Instrumente, sondern auch ihre sichere technische Beherrschung, insbesondere von Spezialinstrumenten. Darüber hinaus muss der Chirurg zumindest prinzipielle Vorstellungen über die Vor- und Nachbereitung sowie über den spezifischen finanziellen Aufwand der einzelnen Verfahren haben.

Diese Forderungen sind bei der fast unübersehbaren Zahl heute verfügbarer Instrumente schwer zu erfüllen. Dennoch sind sie unumgänglich und müssen daher im Rahmen der Aus- und Weiterbildung berücksichtigt werden. Am sinnvollsten wird die Beschreibung des Instrumentariums nach seinen **Hauptfunktionen** strukturiert.

> **Hauptfunktionen der Instrumente**
> — Präparation
> — Exposition
> — Blutstillung
> — Rekonstruktion

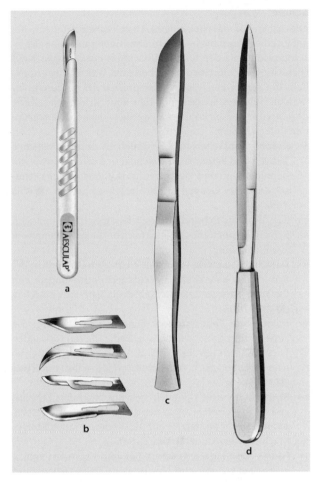

◘ Abb. 1.9 a Skalpell, **b** Skalpellklingen, 4 verschiedene Grundformen; **c** Seziermesser nach Virchow, **d** Amputationsmesser (Instrumente: Aesculap)

Diese prinzipielle Einteilung gilt auch für die laparoskopische Chirurgie. Hier muss jedoch zusätzlich die erforderliche apparative Zusatzausrüstung mit einbezogen werden, die ein integraler Bestandteil der minimalinvasiven Chirurgie ist.

Präparation
Skalpell
Das klassische Dissektionsinstrument der Chirurgie ist das Skalpell (◘ Abb. 1.9a). Aus Sicherheitsgründen werden heute fast nur noch Einwegskalpelle eingesetzt, die prinzipiell in 4 verschiedenen Klingenformen angeboten werden (◘ Abb. 1.9b). Die unterschiedlichen Größen sind nach einem Nummernsystem kodiert. Eine Ausnahme ist nur das Skalpell des Pathologen (◘ Abb. 1.9c). Eine besondere Form des chirurgischen Messers ist das sog. Amputationsmesser, das in unterschiedlichen Größen aus der ursprünglichen Form des Amputationsmessers von Virchow[8] entwickelt wurde (◘ Abb. 1.9d).

---

8 Rudolf Virchow, Begründer der modernen Pathologie, 1821–1902

1

Schere

Die Schere ist das vielseitigste Dissektionsinstrument, das neben einer gezielten Gewebedurchtrennung auch eine gleichzeitige Kontrolle der für die Dissektion notwendigen Kraft (Erfassung der Gewebequalität) erlaubt. Gleichzeitig ermöglicht die Schere ein Auseinanderspreizen des zu durchtrennenden Gewebes, so dass auch sehr feine Strukturen selektiv durchtrennt werden können. Es werden folgende Hauptgruppen unterschieden:

- **Präparationsscheren:** Sie werden in unterschiedlichen Längen und Biegungen verwendet und dienen der Gewebepräparation und Durchtrennung. Ein typischer Vertreter aus dieser Gruppe ist die Metzenbaumschere (◘ Abb. 1.10a).
- Sog. **bipolare Scheren** ermöglichen gleichzeitig mit dem Schneiden auch die Applikation von Koagulationsstrom zur Blutstillung.
- **Gefäßscheren:** Für die speziellen Anforderungen des Schneidens kanalikulärer Strukturen, insbesondere von Gefäßen, wurde eine Reihe Spezialscheren entwickelt (◘ Abb. 1.10b).
- **Mikro- und Federscheren:** Für das mikrochirurgische Anwendungsgebiet werden sog. Federscheren verwendet. Diese Scheren werden gegen den Federdruck betätigt, so dass die Schere nach dem Schnitt wieder selbsttätig öffnet (◘ Abb. 1.10c).
- **Rippenscheren:** Es handelt sich um besonders kräftige, gewinkelte Scheren, mit denen durch eine geeignete Übersetzung die nötige Kraft zum Absetzen von Rippen aufgebracht werden kann (◘ Abb. 1.10d).
- **Faden- und Ligaturscheren:** Sie sind besonders robust gearbeitet. Häufig weist eine Branche einen Wellenschliff auf, der das Ausweichen des Fadens beim Schnitt verhindern soll.
- **Verbandscheren:** Hier handelt es sich um abgewinkelte Scheren, deren untere Branche in einer besonderen Lippe ausläuft. Diese soll beim Unterfahren des Verbandes Führung geben und Hautverletzungen vermeiden (◘ Abb. 1.10e).

Diathermieapplikatoren

Die Dissektion mit dem sog. elektrischen Messer beruht auf der Applikation von Schneidstrom über die differente Elektrode. Diese kann als Nadel, Schwert, Stichel oder Lanzette ausgebildet sein (◘ Abb. 1.11).

Ultraschalldissektor

Für die Dissektion von parenchymatösem Gewebe steht heute der Ultraschalldissektor zur Verfügung: Ein Metallstössel wird mit Frequenzen im Bereich von 20 MHz in axiale Schwingung versetzt, wodurch weiches Gewebe (z.B. Parenchymzellen oder Fett) zerschlagen wird. Die Gewebetrümmer werden gleichzeitig durch koaxialen Sog unter kontinuierlicher Spülung entfernt. Da kanalikuläre Strukturen (Blutgefäße, Gallengänge) intakt bleiben, können sie gezielt umstochen oder unterbunden werden. Auf diese Weise kann sehr blutsparend und gezielt disseziert werden (◘ Abb. 1.12).

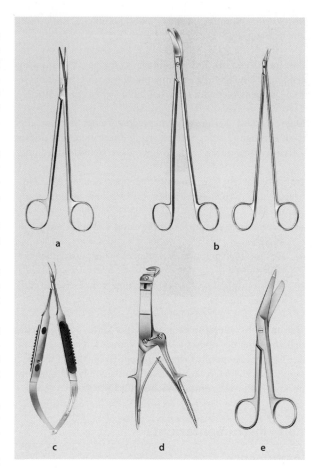

◘ **Abb. 1.10 a** Präparierschere nach Metzenbaum, **b** Gefäßscheren, **c** Mikro- und Federscheren am Beispiel einer Federschere, **d** Rippenschere nach Brummer, **e** Verbandschere nach Lister (Instrumente: Aesculap)

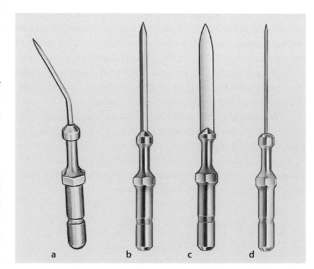

◘ **Abb. 1.11** Diathermie-Applikatoren: **a** Nadelelektrode gebogen, **b** Lanzettelektrode, **c** Messer- oder Schwertelektrode, **d** Nadelelektrode (Instrumente: Aesculap)

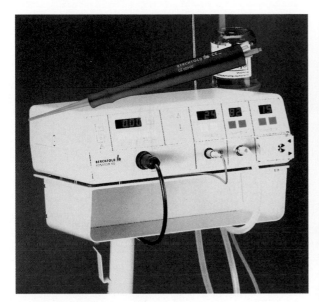

Abb. 1.12 Ultraschallaspirator mit Handstück (Gerät: Berchtold Medizin-Elektronik)

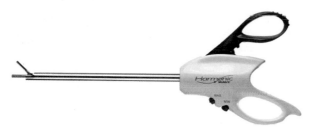

Abb. 1.13 Ultraschallschere für die offene Chirurgie: Wenn Gewebe mit der beweglichen Branche gegen die mit sehr hoher Frequenz oszillierende gerade Branche gedrückt wird, kommt es zunächst zur Denaturierung (Koagulation) und daraufhin zur Durchtrennung (Gerät: Fa. Ethicon)

Das Prinzip wurde für die Entwicklung von Ultraschallscheren weiterentwickelt: In dem scherenartig ausgeformten Instrument wird die zu durchtrennende Gewebsschicht mit der beweglichen Branche gegen den vibrierenden Stössel gedrückt. In kürzester Zeit kommt es zur Eiweißdenaturierung in dem komprimierten, hochgradig dynamisch belasteten Gewebsbereich, die schließlich zur Dissektion führt (Abb. 1.13).

Laser
Eine Gewebedurchtrennung kann auch durch gebündelte elektromagnetische Wellen (Laser) erreicht werden. Abhängig von der Art, in der die optische Strahlung erzeugt und gebündelt wird, unterscheidet man zwischen Gas- (Helium, Krypton, CO_2), Festkörper- (Rubin, Neodym-Yag, Neodym-Gas) und Flüssigkeitslaser (z. B. Dye-Laser). Die Energie wird entweder gepulst oder kontinuierlich abgegeben.

Der Schneideffekt wird durch die Verdampfung des vom Laserstrahl getroffenen Gewebes erzielt. Je nach Typ des Lasers kommt es dabei auch zu einer mehr oder weniger ausgeprägten Koagulation des angrenzenden Nachbargewebes.

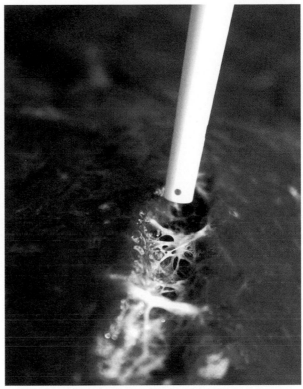

Abb. 1.14 Durch den unter hohem Druck stehenden, sehr feinen Wasserstrahl werden die Parenchymzellen abgeräumt. Bindegewebige und vaskuläre Strukturen bleiben erhalten und können gezielt durch Elektrokoagulation oder Unterbindung/Clipping versorgt werden

Wasserstrahl-Dissektion
Bei der Wasserstrahl-Dissektion wird Wasser mit sehr hohem Druck durch eine Düse gepresst, so dass der dadurch entstehende scharfe Strahl Gewebe durchtrennen kann. Durch entsprechende Anpassung des Druckes können dabei Strukturen wie stärkere Gefäße geschont werden und selektiv mittels Umstechung, Clips, usw. versorgt werden. Die Wasserstrahl-Dissektion eignet sich besonders für parenchymatöse Organe (Abb. 1.14).

Stumpfe Gewebedurchtrennung
Für die stumpfe Gewebedurchtrennung werden Stieltupfer, Präparationsklemmen oder Ligaturklemmen benutzt (Abb. 1.15).

Exposition und Halten
Pinzetten
Man unterscheidet nach der Maulform zwischen chirurgischen und atraumatischen (anatomischen) Pinzetten (Abb. 1.16).

Wundhaken
Man unterscheidet zwischen Ein- bzw. Mehrzinken- sowie flächigen Wundhaken (Abb. 1.17). Selbsthaltende Wundhaken halten die Wunde entweder durch Zug (z. B. Stuhler-Haken) oder durch Spreizen offen (Abb. 1.18).

1

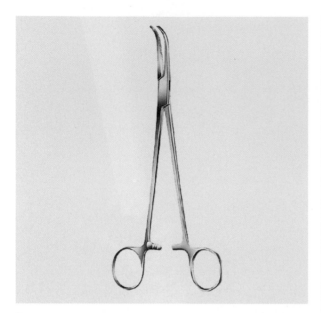

◘ **Abb. 1.15** Ligatur- und Präparationsklemme nach Overholt (Instrumente: Aesculap)

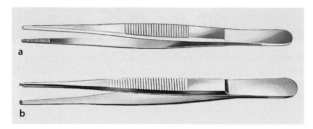

◘ **Abb. 1.16** **a** Atraumatische (anatomische) und **b** chirurgische Pinzetten (Instrumente: Aesculap)

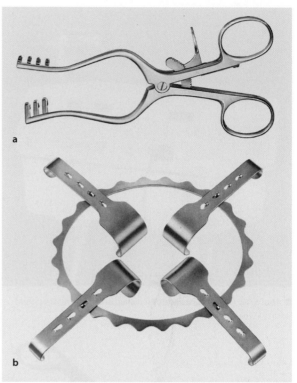

◘ **Abb. 1.18** Selbsthaltende Wundhaken und -spreizer nach **a** Weitlaner, **b** Zenker (Instrumente: Aesculap

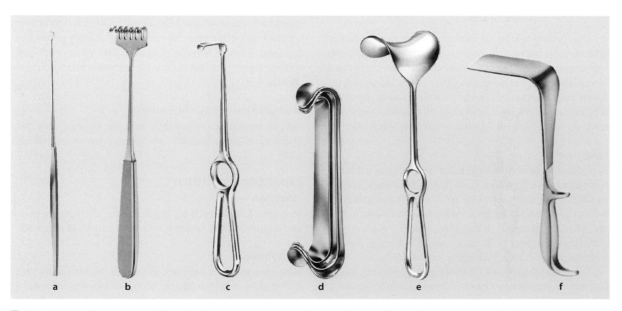

◘ **Abb. 1.17** Wundhaken nach **a** Gillies, **b** Volkmann, **c** Langenbeck, **d** Roux, **e** Fritsche, **f** Doyen (Instrumente: Aesculap)

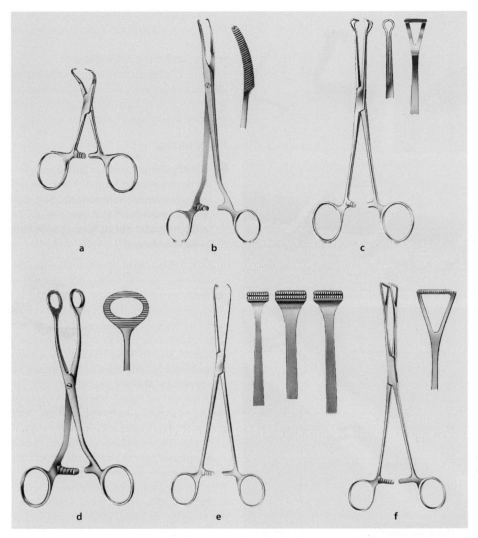

Abb. 1.19 Organ- und Gewebefasszangen nach **a** Backhaus, **b** Mikulicz, **c** Babcock, **d** Collin, **e** Allis, **f** Duval (Instrumente: Aesculap)

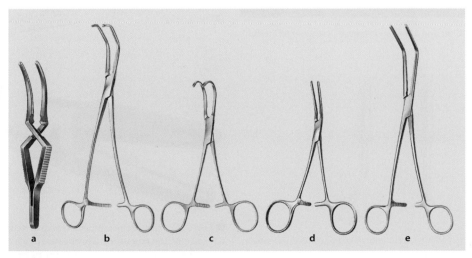

Abb. 1.20 Gefäßklemmen: **a** Bulldog, **b** nach Satinsky, **c** nach Cooley, **d** nach Dardik, **e** nach DeBakey (Instrumente: Aesculap)

1

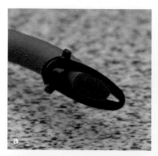
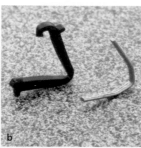

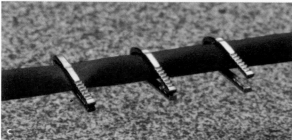

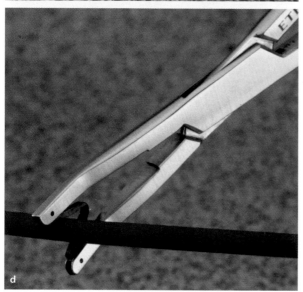

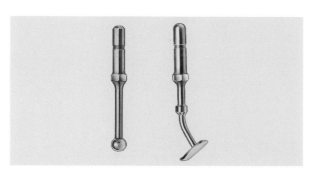

Darmschlingen können auch mittels sog. versenkbarer Retraktoren aus dem OP-Gebiet gehalten werden.

Organ- und Gewebefasszangen

Für jede Gewebeart wurden spezielle Fasszangen entwickelt (◘ Abb. 1.19, zeigt eine Auswahl). Besonders hohe Anforderungen werden an Gefäßklemmen gestellt, die zwar sicher fixieren, aber nur minimal traumatisieren dürfen (◘ Abb. 1.20).

Blutstillung

> Die klassische Form der Blutstillung (► Abschn. 1.3.3) ist nach wie vor die Ligatur bzw. die Umstechung mit geeignetem Nahtmaterial. Sog. Gefäßclips können vorteilhaft sein, wenn es auf Zeitersparnis ankommt oder der zu versorgende Stumpf sehr zart oder sehr kurz ist.

In der Regel werden heute Titan- oder resorbierbare Clips verwendet, die mit entsprechenden Zangen appliziert werden (◘ Abb. 1.21).

Eine sehr wesentliche Rolle spielt die **Thermokauterisation**. Der Koagulationsstrom wird bei der monopolaren Koagulation entweder direkt mit der Spitze des Handstückes, die als Kugel-, Flächen- oder Hakenelektrode ausgebildet ist, über die haltende Pinzette oder berührungslos via Spraykoagulation appliziert (◘ Abb. 1.22).

Eine sehr wichtige Weiterentwicklung dieses Prinzips ist die **impedanzgesteuerte Koagulation**. Durch die computergesteuerte Leistungsabgabe wird bewirkt, dass es während des Koagulationsvorganges im Gewebe nicht zu Karbonisationsvorgängen kommt, die bei der konventionellen Elektrokoagulation die Koagulationsleistung stets begrenzen. Es wird also möglich, sehr viel höhere Energiedichten lokal zu erzeugen, so dass es zu einem regelrechten »Verschweißen« des Gewebes und auch größerer Gefäße kommt. Meist sind in die Applikatoren auch Klingen eingebracht, so dass das koagulierte Gewebe auch durchtrennt werden kann. Mittels impedanzgesteuerter Elektrokoagulation können auch größere Gefäße zuverlässig und schnell disseziert werden (◘ Abb. 1.23).

◘ **Abb. 1.21a–d** Clips und Applikationszange. (Instrumente: Ethicon)

◘ **Abb. 1.22** Verschiedene Koagulationselektroden (Instrumente: Aesculap)

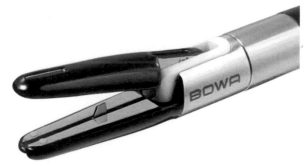

◘ **Abb. 1.23** Maulteil eines impedanzgesteuerten Elektrodissektionsgerätes. Das koagulierte Gewebe wird durch Vorschieben der Klinge (hier in der Mitte der unteren Backe zu sehen) durchtrennt (Gerät: Fa. Bowa)

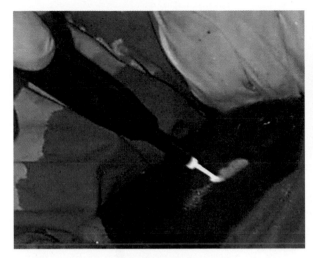

Abb. 1.24 Berührungsfreie Koagulation unter Schutzgas (Argon-beaming)

Für die Blutstillung an parenchymatösen Organen (Flächenhämostase) steht die **Schutzgaskoagulation** zur Verfügung: Dieses Verfahren (z. B. Argon-Beamer) verwendet ionisiertes Inertgas (meist Argon). Die ionisierten Gaspartikel führen bei Gewebekontakt zu einer festen Nekrosebildung, wobei die Verdrängung des Luftsauerstoffes zusätzlich eine Verbrennung des Gewebes verhindert. Da der Gasstrom das Austreten von Blut erschwert, kann eine sog. trockene Koagulation erreicht werden (Abb. 1.24).

Resektion und Rekonstruktion

Neben der Resektion des Präparates mit dem Messer/der Schere oder dem Diathermieapplikator und der Anastomosierung von Hand, d. h. mit Wundnähten, können bei bestimmten Indikationen diese Schritte auch maschinell erfolgen. Mit Hilfe sog. Stapler wird Gewebe geklammert und ggf. auch mit einem integrierten Messer durchtrennt (Abb. 1.25).

Klammernahtapparate

Zur Herstellung von Darmanastomosen werden zirkuläre Klammernahtapparate verwendet (Abb. 1.25a). Für andere Anwendungsbereiche (z. B. Duodenalstumpfverschluss) gibt es lineare Apparate, die nur eine einseitige Klammernahtreihe setzen (Abb. 1.25c).

Klammernahtapparate

Sie besitzen ein gerades oder kreisrundes Magazin, das zahlreiche Titanklammern in 2 oder 3 Reihen angeordnet enthält. Zur Anlage der Gewebeverbindung bzw. Anastomose werden die Klammern durch die miteinander zu verbindenden Wundränder gegen eine Andruckplatte gedrückt. Durch entsprechende Auskehlungen der Andruckplatte werden die Spitzen der Klammern in Form eines B umgebogen und vereinigen so die Geweberänder. Die Größe des B trägt der Mikrodurchblutung Rechnung. In der Regel wird eine dop-

▼

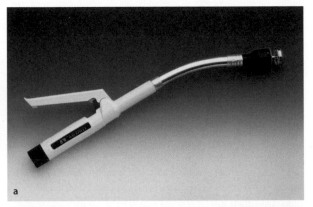

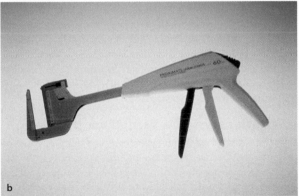

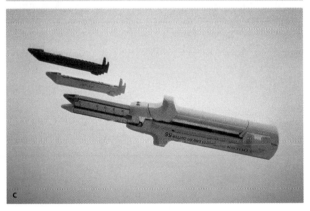

Abb. 1.25 a Zirkuläres Klammernahtinstrument, CDH. **b** Linearstapler, TX. **c** Linearschneider, PLC (Instrumente: Ethicon)

pelte oder 3-fache, zueinander versetzte Klammernahtreihe angelegt. Im gleichen Arbeitsgang schiebt das Gerät eine Schneidevorrichtung nach vorn, so dass überstehendes Gewebe abgeschnitten wird.

Instrumentarium für die laparoskopische Chirurgie

Neben dem eigentlichen Operationsinstrumentarium ist für die Laparoskopie eine Reihe von speziellen technischen Geräten erforderlich, die zweckmäßigerweise in einem sog. Turm zusammengefasst werden (Abb. 1.26).

1

❯ **Die wichtigsten Grundgeräte sind das Kamerasystem mit Lichtquelle und Monitor, ohne die ein laparoskopischer Eingriff nicht durchführbar wäre. Zusätzlich wird eine Pumpe zur CO_2-Insufflation für die Erzeugung des Pneumoperitoneums und eine Saug-Spül-Pumpe für die intraoperative Reinigung des Operationsgebietes benötigt.**

In entsprechender Modifikation sind heute nahezu alle Instrumente der offenen Chirurgie auch für die laparoskopische Chirurgie verfügbar. Zum Zweck der Kraftübertragung über eine relativ lange Strecke (durchschnittlich ca. 50 cm) sind lange Instrumentenschäfte mit den entsprechenden Winkelübertragungen und Handstücken erforderlich.

Als wesentliches zusätzliches Instrument kommt der **Trokar** hinzu, der bei der Applikation der Instrumente auch die Gaszufuhr ermöglichen muss und gleichzeitig durch entsprechende Ventil-Dichtungssysteme Gasverluste vermeiden soll.

Für die Anlage des Pneumoperitoneums ist die sog. **Veress-Kanüle** erforderlich. Die Bildübertragung erfolgt über Stablinsenoptiken (▶ Abschn. 1.3.3, ◘ Abb. 1.27).

Navigationssysteme, Vernetzungssysteme

Es steht außer Zweifel, dass wir derzeit an der Schwelle von bedeutenden Innovationen stehen, die die gesamte technologische Ausrüstung im Operationssaal ändern und erweitern werden. Als Stichwort soll hier nur der Begriff der **computerassistierten Chirurgie (CAS)** genannt werden. Wesentliche Voraussetzung dafür ist die leistungsfähige, interne und externe Vernetzung, der Einsatz von Navigationssystemen und u. U. der Einsatz von Telemanipulatoren.

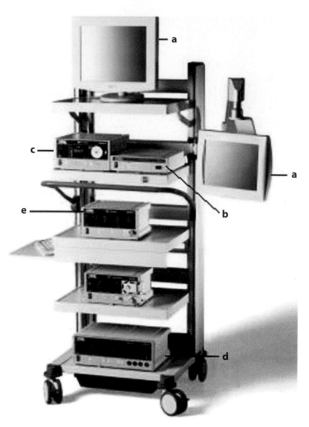

◘ **Abb. 1.26** Laparoskopie-Turm. Alle erforderlichen Geräte sind in einer mobilen Arbeitseinheit zusammengefasst: **a** Monitor, **b** Kamerasteuerteil, **c** Lichtquelle, **d** Video, **e** Insufflator (Fa. Storz)

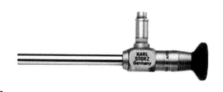

a

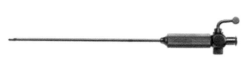

b

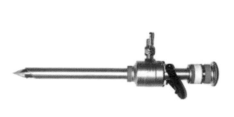

c

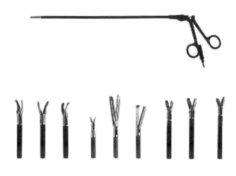

d

◘ **Abb. 1.27** Laparoskopiespezifisches Instrumentarium: **a** Optik, **b** Veress-Nadel, **c** Trokar, **d** Fasszange mit verschiedenen Maulformen

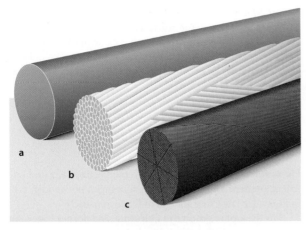

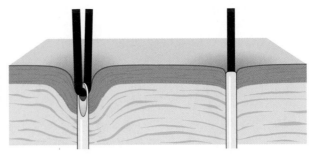

Abb. 1.29 Vorteil der Nadel-Faden-Kombination (rechts)

Abb. 1.28 **a** Mono, **b, c** geflochtenes Nahtmaterial

Nahtmaterialien

Nahtmaterialien sind entweder resorbierbar oder persistieren im Gewebe (nicht resorbierbar). Nach der Fadenbeschaffenheit unterscheidet man zwischen monofilem und geflochtenem Faden (◘ Abb. 1.28).

Diese Eigenschaften beeinflussen die Reißkraft, den Knotensitz, die Handhabung, die Sägewirkung und das Gewebeverhalten. Heute dominieren eindeutig **resorbierbare Nahtmaterialien**, deren ursprünglicher Vertreter das Katgut, ein

aus der Submukosa des Schafdarmes gewonnener Faden, war. Heute werden fast ausschließlich synthetische Polymere (z. B. Polidioxanon) verwendet, die durch Hydrolyse innerhalb von etwa 180 Tagen vollständig abgebaut werden (z. B. Vicryl, Dexon).

> **Nichtresorbierbare Fäden (z. B. Stahl, Seide, Polyester) werden heute nur noch für Spezialindikationen (Haut, Gefäße, Sehnen) verwendet.**

Geflochtenes Nahtmaterial lässt sich meist besser handhaben und knüpfen, weist jedoch eine unerwünschte Dochtwirkung für Keime auf, so dass es z. B. für Hautnähte nicht verwendet wird. Von praktischer Bedeutung ist es zu wissen, dass die Fadenstärke im Allgemeinen nicht metrisch, sondern nach USP (United States Pharmakopoc) angegeben wird (◘ Tab. 1.4).

Nadeln

Prinzipiell unterscheidet man hier zwischen Rundkörper- und schneidenden Nadeln. Variationen und Kombinationen gibt es für fast alle Gewebearten. In praxi werden immer häufiger vorfabrizierte **Nadel-Faden-Kombinationen** verwendet, bei denen der Nadelkörper ohne Kalibersprung in den Faden übergeht. Sog. Abziehnadeln können nach Setzen der Naht ohne Verwendung einer Schere vom Faden abgezogen werden (◘ Abb. 1.29). Neben der Arbeitsersparnis ist der kleinere Wundkanal bei Nadel-Faden-Kombinationen vorteilhaft.

Nadelhalter

Im Wesentlichen sind 2 Grundtypen von Nadelhaltern gebräuchlich, die sich nach Formgebung und Art des Arretiermechanismus unterscheiden (◘ Abb. 1.30).

1.3.3 Operationstechnik

Lagerung

Die Lagerung eines anästhesierten Patienten auf einem Operationstisch soll einerseits einen optimalen Zugang zum Operationsfeld, aber auch ein bequemes Herantreten und Stehen von Operateur und Assistenten ermöglichen. Ggf. müssen Lagerungswechsel berücksichtigt werden.

Tab. 1.4 Gebräuchliche Fadenstärken nach USP (United States Pharmakopoc) und metrischem Maß

USP-Starke	Sterildurchmesser (in 0,01 mm)	Anwendungsbeispiele
10/0	1,3–2,5	Mikrochirurgie (Verwendung von Lupenbrillen bzw. Op-Mikroskopen erforderlich)
9/0	2,5–3,8	Mikrochirurgie
8/0	3,8–5,1	Neurochirurgie
7/0	5,1–7,5	Ophthalmologie
6/0	7,5–10,2	Gefäßchirurgie
5/0	10,2–15,2	Gefäßchirurgie
4/0	15,2–20,3	Gallenwege
3/0	20,3–25,4	Darmnähte, Standardligatur
2/0	25,4–33,0	Magenwand, grobe Ligatur
0	33,0–40,6	Haltefäden
1	40,6–48,3	Faszie an Extremitäten
2	48,3–55,9	Bauchfaszie
3	55,9–63,5	Extrem belastete Gewebe

1

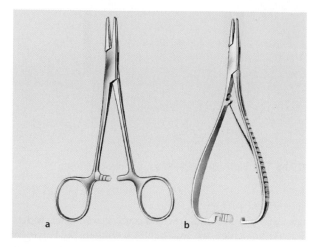

Abb. 1.30 Zwei Grundtypen von Nadelhaltern: **a** Hegar, **b** Matthieu (Instrumente: Aesculap)

> ⊗ **Cave**
> **Die Lagerung muss so sorgfältig vorgenommen werden, dass auch während lang dauernder Eingriffe keine Lagerungsschäden für den Patienten entstehen. Insbesondere ist die Schädigung peripherer Nerven zu vermeiden.**

Die Regeln der Dekubitus- wie der Hypothermieprophylaxen müssen beachtet werden. Die Lagerung erfolgt vor Desinfektion und steriler Abdeckung, aber nach Einleitung der Anästhesie. Die Lagerung muss darüber hinaus dem Anästhesisten einen Zugang zum Nasen-Rachen-Raum und zu wenigstens einem Arm (Blutdruckmessung, Pulskontrolle, Zugang zum Venensystem etc.) freihalten. Typische Lagerungen sind:
- die **Rückenlagerung**, ggf. mit Überstreckung des Abdominalbereiches (⊡ Abb. 1.31),

- die **Seitenlagerung**, ggf. mit Überstreckung des Thorax für laterale Thorakotomien (⊡ Abb. 1.32),
- die sog. **Steinschnittlage** mit angewinkelten und gespreizten Beinen für proktologische oder gynäkologische Eingriffe, wenn gleichzeitig auch vom Abdomen her operiert wird (⊡ Abb. 1.33),
- die **Bauchlagerungen** wie z. B. die sog. Heidelberger Lage, wobei der Patient auf dem Bauch liegt und die Analregion unter Abbeugung der Hüftgelenke angehoben ist (proktologische Eingriffe, ⊡ Abb. 1.34).

Für **unfallchirurgische** Eingriffe werden je nach Art und Lokalisation der Läsion besondere Lagerungen notwendig, z. B. in Form der Lagerung auf einem Extensionstisch.

Für die **laparoskopische Chirurgie** sind bei der Lagerung spezielle Besonderheiten zu beachten, die sich einerseits aus der Art des Zugangs und andererseits aus der Notwendigkeit ergeben, den Monitor möglichst ergonomisch sinnvoll zu platzieren. Dabei muss die korrekte optische Achse beachtet werden. Blickrichtung des Operateurs, das operative Arbeitsfeld und der Monitor müssen in einer optischen Achse liegen. Bei Eingriffen im Bereich des Oberbauchs steht dementsprechend der Monitor (meist inklusive des Turmes) im Bereich der rechten oder linken Schulter, bei Eingriffen im Unterbauch etwa in Höhe der rechten oder linken Hüfte. Der Monitor steht auf der Seite des pathologischen Befundes, während der Operateur und sein 1. Assistent im Allgemeinen auf der kontralateralen Seite stehen.

> ⊗ **Cave**
> **Der Operateur ist immer persönlich für die richtige Lagerung seines Patienten verantwortlich und hat klare Anweisungen schon bei der Operationsanmeldung festzulegen.**

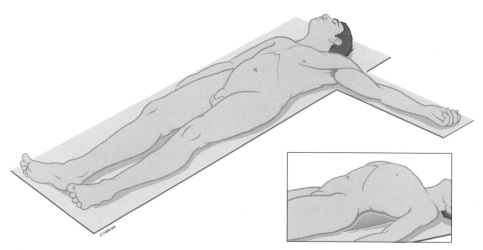

Abb. 1.31 Standard-Rückenlage. Bei Oberbaucheingriffen ist ggf. eine Überstreckung des Abdominalbereichs sinnvoll (kleines Bild)

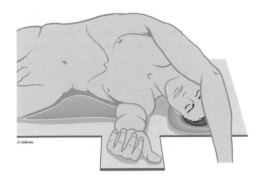

Abb. 1.32 Seitenlagerung

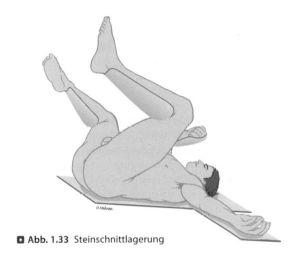

Abb. 1.33 Steinschnittlagerung

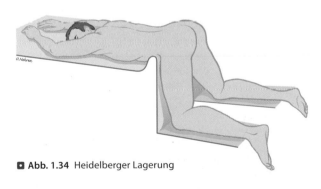

Abb. 1.34 Heidelberger Lagerung

Desinfektion (Asepsis)

Nach vollendeter Lagerung wird das Operationsfeld sorgfältig desinfiziert. Im Bereich der Haut erfolgt dies meist mit kombinierten **Alkohol-Iod-Präparaten** (Schleimhäute ohne Alkohol, bei Allergien und Strumen ohne Iod).

Die ganze Umgebung des desinfizierten Hautbereiches, der Patient und die notwendigen Gerätetische werden, soweit sie mit dem Patienten in Berührung kommen, mit sterilen Tüchern abgedeckt. Für die Dauer des Eingriffes muss das Abdeckmaterial eine Penetration von Keimen zuverlässig verhüten.

Das Operationsteam selbst hat Hände und Unterarme sorgfältig desinfiziert und wird dann »steril« eingekleidet. Als letzter Schritt der Operationsvorbereitung werden sterile Operationshandschuhe angezogen. Selbstverständlich ist das Tragen einer Kopfbedeckung und eines Mundschutzes für jede Person, die sich im Operationsbereich aufhält.

Schnittführung/Zugänge

Die Probleme der **Zugangswege** zum jeweiligen Operationsfeld schienen über Jahrzehnte gelöst. Nach Einführung des endoskopischen Operierens sind sie jedoch neu in die Diskussion gekommen. Retrospektiv muss man feststellen, dass die Belastungen für den Patienten durch aufwändige Zugänge mit Durchtrennung mehr oder weniger großer Anteile, z. B. der Bauchdecke, lange unterschätzt wurden.

> **Ein Großteil der Hospitalisierungsdauer dient ausschließlich der Abheilung dieser Zugangswunden.**

Je kleiner der vorzunehmende operative Eingriff, desto mehr zählen die Belastungen durch den Zugangsweg. Auf der anderen Seite ist jeder Patient gewillt, auch große Zugänge im Rahmen z. B. der onkologischen Chirurgie hinzunehmen, wenn sie zur Verbesserung der Prognose beitragen können.

Hautschnitte

Diese werden möglichst in die Hautfalten oder entsprechend dem Verlauf der sog. **Spaltlinien** der Haut gelegt. Bei der Durchtrennung von Muskeln versucht man, die versorgenden Blutgefäße und Nerven zu schonen. Faszien durchtrennt man möglichst in der Hauptfaserrichtung. Bei der späteren Wiedervereinigung finden Nähte quer zur Hauptfaserrichtung besseren Halt.

Anatomische Voraussetzungen der Laparotomie

Die Bauchmuskulatur ist paarig angelegt. Ihre Ausläufer vereinen sich in der sehr straffen Aponeurose der Linea alba bzw. in den Rektusscheiden, wobei letztere oberhalb des Nabels bzw. der Linea alba semizirkulär ein vorderes und hinteres Blatt aufweist, unterhalb davon dagegen nur ein vorderes Blatt. Während die Blutversorgung der Bauchwand netzartig und reichlich ausgebildet ist, erfolgt die Innervation der Bauchdeckenmuskulatur nur segmental über Ausläufer der Interkostalnerven Th5–12 sowie über die Nn. ileohypogastricus und ileoinguinalis.

Diese anatomischen Gegebenheiten lassen unschwer erkennen, dass schräge bzw. quere, d. h. parallel zur Muskelfaser und zur Innervationsrichtung verlaufende Inzisionen besonders sicher sind und für den Patienten postoperativ mit gemindertem Schmerz verbunden. Zugleich erweisen sich quere Schnitte als kosmetisch günstiger. Der mediane Längsschnitt in der Linea alba ist ebenfalls nervenschonend, hingegen ist die Wiedervereinigung (Bauchdeckennaht) größeren Zugkräften ausgesetzt. Im Folgenden seien die wichtigsten Zugänge kurz aufgeführt (Abb. 1.35).

1

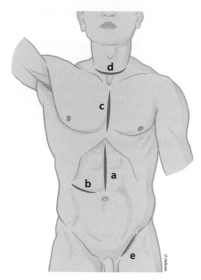

◻ **Abb. 1.35 a** Medianer Längsschnitt, **b** Kostoumbilikalschnitt, **c** mediane Längssternotomie, **d** Kragenschnitt nach Kocher, **e** Inguinalschnitt

Medianer Längsschnitt

Das Abdomen ist bei dieser Schnittführung besonders rasch zu öffnen und es ergibt sich eine gute Übersicht über die gesamte Bauchhöhle. Die Erweiterungsmöglichkeiten reichen von der Symphyse bis zum Xyphoid. Bei der Schnittführung links am Nabel vorbei bleibt die Corda umbilicalis erhalten.

Dies ist der Wahlzugang bei den allermeisten abdominellen Eingriffen, insbesondere bei Notfalleingriffen. Als Nachteil muss die relative Häufigkeit von Narbenhernien in Anbetracht der Zugwirkung auf die mediane Bauchdeckennaht genannt werden.

Quere Bauchschnitte

In Hinblick auf Sicherheit der Wundheilung und postoperativen Wundschmerz sowie Kosmetik sind diese Schnitte zu bevorzugen. Für Eingriffe am rechten Hemikolon sind sie besonders geeignet. Kommen sie im Oberbauch zum Einsatz (Operationen an Pankreas, am Magen oder an der Leber), müssen sie häufig durch eine kleine mediane Inzision erweitert werden, so dass ein umgekehrtes T entsteht. Dieser Zugang eröffnet dann allerdings die beste Übersicht im Bereich des Oberbauches und ist für alle großen Oberbaucheingriffe gleichermaßen geeignet.

Kostoumbilikalschnitt rechts

Dieser Zugang schont die Innervation sowohl der seitlichen Muskulatur wie die des M. rectus und ist kosmetisch günstig, da er entlang der Spaltlinien der Haut verläuft. Beste Indikation ist die Gallenwegschirurgie.

Thorakotomie

Die laterale Thorakotomie stellt den Standardzugang dar. Eingriffe an Lunge und Ösophagus sind übersichtlich ausführbar. Er kann rechts wie links ausgeführt werden. Der Hautschnitt erfolgt in der Regel unterhalb der Mamille und der Skapulaspitze. Der Zugang zum Thorax erfolgt an der Oberkante der 5. oder 6. Rippe unter Schonung der Interkostalgefäße und -nerven.

Mediane Längssternotomie

Dies ist Standardzugang zum vorderen Mediastinum und zum Herzen. Das Sternum wird mit der oszillierenden Säge in ganzer Länge median gespalten.

Weitere Zugänge

Folgende Zugänge sind speziellen Indikationen vorbehalten:
- **Kragenschnitt nach Kocher:** Der Hautschnitt wird 1–2 Querfinger oberhalb der Schlüsselbeine bogenförmig und symmetrisch ausgeführt. Zugang zur Schilddrüse, aber auch zu schwierigen Tracheotomien und in das vordere Mediastinum.
- **Typischer Wechselschnitt:** Der Hautschnitt erfolgt quer, z. B. geeignet für Appendektomien. Faszien und Muskeln können dagegen median und parallel zur Längslinie durchtrennt werden.
- Chirurgie der weiblichen Brustdrüse:
  - **Schnittführung nach Pattey** (radikale Mastektomie mit Ausräumung der Achsellymphknoten): Quer ovale, spindelförmige Umschneidung der Mamma. Die Schulterkulisse bleibt unberührt.
  - **Periareolärschnitte:** Parallel zum Mamillenhof verlaufende quere, bogenförmige Schnitte, die für diagnostische Exstirpationen von Mammatumoren geeignet sind.
- **Inguinalschnitt:** Schnittführung verläuft schräg zwischen Spina iliaca anterior superior und Symphyse (Leistenhernienoperation, diagnostische Lymphknotenexstirpation etc.).

Laparoskopische Zugänge

Im Gegensatz zur konventionellen Chirurgie wird in der sog. minimalinvasiven Chirurgie das Operationsfeld nicht offen exponiert, sondern der Eingriff erfolgt im Allgemeinen in einem geschlossenen Hohlraum.

Praxisbox

Minimalinvasive Chirurgie

Durch Insufflation von Gas (CO_2) in den Peritonealspalt wird intraabdominell der nötige Raum für den Eingriff geschaffen. Instrumente werden dabei über gasdichte Trokare durch die Bauchdecke geführt. Meistens wird das Pneumoperitoneum über eine kleine periumbilikale Inzision angelegt. An der gleichen Stelle erfolgt das Einführen des 1. Trokares. Im Gegensatz zur Veress-Nadeltechnik kann jedoch auch der sog. halboffene Zugang (Hasson) gewählt werden, bei dem mittels einer Minilaparotomie das Peritoneum geöffnet und dann ein selbstabdichtender Trokar eingeführt wird. Diese Technik empfiehlt sich insbesondere dann, wenn intraabdominelle Verwachsungen zu erwarten sind.

Blutstillung

❯ **Die chirurgische Blutstillung kann primäres Operationsziel (epidurales Hämatom, Ösophagusvarizen, Milzruptur etc.) oder technische Notwendigkeit (Durchtrennung blutversorgter Gewebe) zum Erreichen eines bestimmten Operationszieles sein.**

Erstmaßnahme zur Verhütung eines Blutverlustes ist meist die **Kompression.** Sie kann am Ort der Blutung selbst oder im Gefäßverlauf proximal und distal der Blutungsquelle erfolgen.

An den großen Gefäßen erfolgt die definitive Versorgung einer Blutungsquelle durch **Verschluss mittels Naht.** Defekte können durch autologes Gewebe (z. B. Venenwand) oder künstliche Prothesen überbrückt werden. Die Wiedervereinigung kleiner Gefäße bedarf der Methoden der Mikrochirurgie. Gefäße, die für die Organdurchblutung entbehrlich oder nach Beendigung des Eingriffes (z. B. nach Resektion eines Organes) nicht mehr notwendig sind, werden mit einem Faden (**Ligatur**) abgebunden. Befürchtet man ein Abrutschen des Fadens bei kurzem Gefäßstumpf oder großem Gefäßquerschnitt, kann der Faden im Gewebe oder im Gefäß durch eine Naht verankert werden (**Durchstechungsligatur**). Bei großen Arterien kann nicht resorbierbares Nahtmaterial zweckmäßig sein. Gezielte **Elektrokoagulation** vermag kleine Gefäße ausreichend zu verschließen.

Mit Hilfe von **Clips** aus Titanlegierung oder resorbierbarem Kunststoff kann ein blutendes Gefäß ebenfalls verschlossen werden, sofern es gut isolierbar und nicht zu groß ist. Entsprechende Applikatoren sind allerdings wesentlich teurer als Fadenmaterial und es besteht die Gefahr, dass diese Hämoclips im weiteren Verlauf der Operation infolge von Manipulationen wieder abgerissen werden oder abrutschen. In der endoskopischen Operationstechnik haben Clips dagegen eine große Bedeutung erlangt.

Die **Esmarch-Blutleere** erlaubt, an den Extremitäten ohne Blutverlust und anatomisch exakt zu operieren. Hierzu wird die Extremität zunächst hochgelagert, sodann das Blut mittels breiter Gummibinde von peripher nach zentral aus den Gefäßen herausgepresst. Danach wird eine **Blutsperre** angelegt und dann die Gummibinde entfernt. Die Dauer der Blutleere ist zu protokollieren. An den Extremitäten sind Ischämien von mehr als 45 min zu vermeiden.

Das Prinzip lässt sich auch bei Operationen an der Leber (Abklemmen des Lig. hepatoduodenale, sog. Pringle-Manöver) oder an der Milz (Abklemmen des Milzhilus) anwenden. Hier sollte eine Ischämiezeit von mehr als 30 min nicht überschritten werden.

Für großflächige diffuse Blutungen an parenchymatösen Geweben stehen **Hämostyptika** zur Verfügung (Zellulose- oder Kollagenvliese u. U. auch mit Gewebekleber beschichtet).

In Ausnahmefällen müssen Blutungen durch **Kompression mit Tamponade** gestillt werden: Blutung aus Abszessinzisionen z. B. mit Jodoformgaze (nach 2–3 Tagen entfernen, evtl. erneuern), Sengstaken-Sonde bei Ösophagusvarizen (36–48 h), sehr unzugängliche Blutungsquellen bei schlechtem Allgemeinzustand des Patienten durch Tamponade bis zum granulomatösen Verschluss der Blutungsquelle (8–14 Tage) und bei Leberruptur in Form des perihepatischen »packing« (36–48 h).

Nahttechnik

❯ **Die Gewebenaht soll die zu vereinigenden Gewebe:**
- **»Stoß-auf-Stoß« (Vereinigung beider Wundkanten im gleichen Niveau) dauerhaft adaptieren und**
- **eine ausreichende Durchblutung garantieren.**

Beste Bedingungen für die Wundheilung werden erreicht, wenn zueinander gehörende Gewebe exakt, spannungsfrei und unter Vermeidung von Hohlraumbildung vereinigt werden. Die Haut muss aus kosmetischen Gründen genau adaptiert werden. Die Unterfütterung mit Subkutanfett ist möglichst wiederherzustellen, damit die Narbe verschieblich bleibt und z. B. bei zunehmender Adipositas später keine tief eingezogene Grube bildet.

Reihen- und Schichtennaht

❯ **Reihig bezieht sich auf die Nahtreihen, schichtig auf die Gewebeschichten.**

Auch bei der Naht von Hohlorganen (z. B. Darm, Blutgefäße) ist die Adaptierung Stoß-auf-Stoß wünschenswert, weil sie prinzipiell die schnellste Heilung ermöglicht. Um eine separate Vereinigung einzelner Wandschichten zu erreichen, kann der Chirurg mehrreihig nähen, also z. B. die Schleimhaut mit einer Naht adaptieren und dann Serosa und Muskularis zusätzlich mit einer 2. Naht fassen. Diese letztere seromuskuläre Naht ist dann eine **zweischichtige** Naht. Sie ist heute weitgehend verlassen. Besser führt die **Allschichtennaht** zum Erfolg.

In- und evertierende Nahttechnik

Am Darm fürchtet man bei evertierenden Nähten eine Schleimhautinterposition, die zu Fistelbildung führen könnte. Sie wird durch prinzipiell invertierende Nahttechnik oder durch zusätzliche Serosanaht (Lembert) vermieden. Allerdings beweist der Erfolg moderner Klammernahtgeräte, dass bei entsprechender Dauerkompression der Wundränder ein dichter Abschluss auch bei evertierender Adaptierung der Schleimhaut erreicht wird.

❯ **Bei Gefäßen hat andererseits außer der Dichtigkeit des Verschlusses auch eine glatte Intimavereinigung für die Thromboseprophylaxe große Bedeutung, so dass hier eine Evertierung angestrebt wird.**

Fortlaufende und Einzelknopfnähte

Längere Wundränder kann man entweder mit fortlaufender Naht oder durch zahlreiche Einzelknopfnähte vereinigen. Prinzipiell ist eine **fortlaufende Naht** dichter und ist schneller auszuführen. Die **Einzelknopfnaht** beeinträchtigt die Blutversorgung der genähten Wundränder weniger und bietet bei schwer erkennbaren Gewebeschichten insbesondere in der Tiefe des Abdomens den Vorteil, dass man alle Fäden zunächst

1

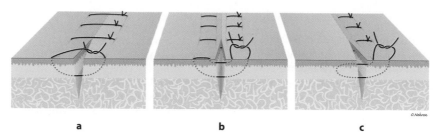

Abb. 1.36 Hautnähte: **a** Einzelknopfnaht, **b** Donati-Naht, **c** Allgöwer-Naht

legen und dann erst in einem 2. Arbeitsgang knoten kann (sog. **Klöppeltechnik**).

Nahtgeräte

Für den **Verschluss von Hohlorganen** durch gerade Naht gibt es seit langem Nahtgeräte (Petz, Friedrich, ▶ Abschn. 1.3.2). Moderne Ausführungen arbeiten mit sehr feinen Einzelklammern aus Titanlegierungen in gegeneinander versetzten Doppelreihen. Sie ermöglichen auch die **Anastomosierung** mit gerader oder zirkulärer Naht. Es gibt auch Klammergeräte für die Naht der Faszie und der Haut (Stapler-Instrumentarium, ■ Abb. 1.25).

Nahtfehler und Gefahren

Nahtfehler
- Mangelnde Wundfestigkeit durch technische Fehler
  - Zu großer Fadenabstand
  - Zu wenig gefasstes Gewebe in Relation zur mechanischen Beanspruchung
  - Unregelmäßige Stichfolge
- Zu enge Stichfolgen können zu einem Durchreißen des Gewebes führen (Briefmarkenphänomen)
- Zu dünnes Nahtmaterial schneidet bei Belastung (z. B. Husten oder Erbrechen bei Nähten der Bauchwand) leichter durch das Gewebe
- Schlechte Knotentechnik ist besonders bei Fäden mit glatter Oberfläche (monofile Fäden) oder mit Neigung zum Quellen (Gore) gefährlich
- Zu hohe Spannung des Fadens führt zur Ischämie des gefassten Gewebes

Bei der Vereinigung der äußeren Haut hat die Beeinträchtigung der Durchblutung durch zu festes Anziehen der Fäden gravierende kosmetische Nachteile, indem es durch ischämische Schädigung der Basalschicht der Epidermis zu quer zur eigentlichen Narbe verlaufenden **Fadennarben** kommt. Bei Keloidneigung kann sogar jeder Einstich der Nadel zu einem störenden Granulom führen. Eine Infektion der Stichkanäle verschlimmert die Narbenbildung.

Zur Vermeidung einer bleibenden Schädigung des Stratum germinativum kann man versuchen, die Fäden frühzeitig (2. postoperativer Tag, wenn eine Schwellung des Gewebes die Fadenspannung erhöht) durch Klebstreifen zu ersetzen. Die fortlaufende Naht kann besonders bei lose geknüpftem Endknoten ein zu festes Anziehen einzelner Schlingen und die Wundschwellung ausgleichen. Versenkte Fäden (**Intrakutannaht**) bringen die besten kosmetischen Ergebnisse. Das Einrollen der Hautränder z. B. an konkaven Körperoberflächen kann auch durch spezielle Rückstichnähte (Donati) verhindert werden (■ Abb. 1.36).

Zur Vermeidung von Sekundärschäden sind vielfältige spezielle Nahttechniken und ausgewähltes Nahtmaterial im Gebrauch. Zur Vermeidung einer Steinbildung werden z. B. am Choledochus und Ureter resorbierbare Fäden verwendet.

Naht- und Wundheilung

Auch mit optimaler Nahttechnik (gleichmäßiger Fadenabstand, genügend weitgreifende Nähte) kann bei künstlicher Verbindung von Faszien, Bändern oder Knochen primär nur ein Bruchteil der normalen Festigkeit des natürlichen Gewebes erreicht werden (ca. 20–30%): Der Kraftanteil konzentriert sich punktförmig auf die Durchtrittsstellen der verwendeten Nahtmaterialien durch das Gewebe. Eine Ruhigstellung der genähten Strukturen für die Zeit der Wundheilung ist daher anzustreben, im Falle der Bauchdecken aber nicht möglich. Husten und Erbrechen sind daher besonders in der Aufwachphase soweit wie möglich zu vermeiden.

Wundheilung
- Hautfäden können nach 7–8 Tagen entfernt werden
- Ausreichende Festigkeit für alltägliche Belastungen (z. B. Duschen, Gymnastik) hat die Hautnaht nach 12–14 Tagen
- Die Bildung, Ausrichtung und Vernetzung der Kollagenfasern in Faszien und Bändern hat nach 6 Wochen 80% der endgültigen Narbenfestigkeit erreicht

Prinzipien der Nahttechnik am Gastrointestinaltrakt

> **Grundsätzlich strebt man auch am Gastrointestinaltrakt eine allschichtige, einreihige Stoß-auf-Stoß-Naht an.**

Dieses Ziel der Nahttechnik ist überall da zu erreichen, wo die Darmwand von außen zugängig ist und dieses Ziel durch Wenden der Anastomose auch im Bereich der Hinterwand erreicht werden kann. Ein solches Wenden der Anastomose, d. h. Naht von außen sowohl im Bereich der Vorder- wie auch der Hinterwand ist an allen beweglichen Teilen des Gastrointestinaltraktes möglich (intraperitoneale Lage). An nur partiell beweglichen Organen (retroperitoneale Lage, z. B. Ösophagus, Duodenum, Rektum) muss die Hinterwand von innen genäht werden.

> ❯ **Naht von außen: Die Standardnahttechnik ist die allschichtige, einreihige Naht!**

Praxisbox

Allschichtige, einreihige Naht

Dabei werden alle Wandschichten des Gastrointestinaltraktes mit Ausnahme der Mukosa gefasst. Die meisten Kollagenfasern, die allein der Naht ausreichend Halt bieten, befinden sich in der Submukosa. Diese muss deswegen großzügig tangential mit gefasst werden. Die Mukosa wird nicht durchstochen, um eine Kommunikation des Nahtmaterials mit dem Lumen des Gastrointestinaltrakts zu vermeiden (◘ Abb. 1.37a).

Diese allschichtige Nahttechnik kann in Form von Einzelknopfnähten, aber auch fortlaufend ausgeführt werden. Immer beginnt eine Naht am Gastrointestinaltrakt mit dem Legen der sog. Eckfäden mesenterial und antimesenterial. Dann wird die Wiedervereinigung der Wundlefzen im Bereich der Vorderwand und nach Wenden der Anastomose auch im Bereich der Hinterwand durchgeführt. Mit dieser Nahttechnik können alle Bereiche des Gastrointestinaltrakts sicher versorgt werden. Wesentliche Voraussetzung für eine ungestörte Wundheilung ist die ausreichende Durchblutung der zu vereinigenden Anteile des Gastrointestinaltrakts. Hierauf ist ebenso besonderer Wert zu legen wie auf eine spannungslose Vereinigung. Eine besondere Deckung der Anastomose ist im Regelfall nicht notwendig.

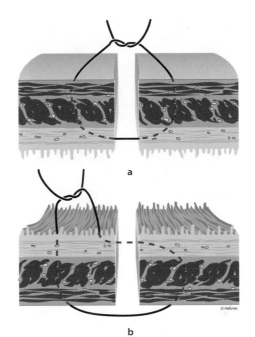

◘ **Abb. 1.37 a** Seromuskuläre Naht auf Stoß, **b** Rückstichnaht (Hinterwandnaht)

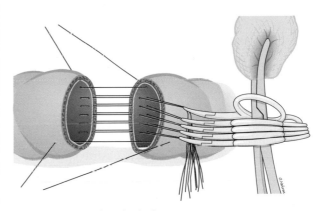

◘ **Abb. 1.38** Sog. Klöppeltechnik

Bei nicht wendbarer Anastomose (retroperitoneal gelegene Anteile des Gastrointestinaltrakts) muss die Hinterwand vom Lumen her versorgt werden. Dafür bedient man sich sog. **Rückstichnähte** (◘ Abb. 1.37b), die zunächst allschichtig beide Wundlefzen erfassen und dann im Sinne eines Rückstiches noch einmal tangential Mukosa und Submukosa ergreifen, um eine exakte Schleimhautadaptation der Hinterwand zu erreichen. Bei schwer zugänglichen Anastomosen können diese Nähte zunächst vorgelegt und erst später geknüpft werden (sog. **Klöppeltechnik**, ◘ Abb. 1.38). Mit dieser relativ simplen Nahttechnik können alle Anastomosen im Bereich des Gastrointestinaltrakts sicher ausgeführt werden. Spezielle Nahttechniken insbesondere bei der Vereinigung parenchymatöser Organe mit dem Gastrointestinaltrakt werden in den entsprechenden Organkapiteln dargestellt.

Knotentechnik

In der Chirurgie kommen im Regelfall 3 unterschiedliche Knotentechniken zur Anwendung, die allerdings durch eine große Zahl an individuellen Modifikationen ergänzt werden können. Die grundsätzlichen sind folgende:

- **Einfacher Knoten:** Gegenseitige Umschlingung der beiden zu vereinigenden Fäden (◘ Abb. 1.39). Dieser Knoten alleine ist nicht ausreichend sitzfest, so dass er in der Regel durch weitere 2 gegenläufige einfache Knoten ergänzt werden muss.
- **Doppelter**, sog. **chirurgischer Knoten:** Dieser beinhaltet eine doppelte Umschlingung der beiden Fadenenden. Dadurch wird eine etwa doppelt so ausgeprägte Reibung zwischen beiden Fäden erreicht. Der primäre Sitz ist entsprechend fester. Muss eine Naht z. B. unter Spannung des

1

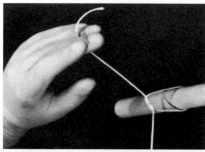

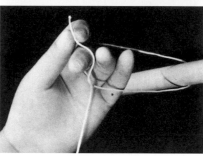

Abb. 1.39 Wird beim einhändigen Knüpfen der Faden in Laufrichtung aus dem Knoten geführt und abwechselnd über den Zeigefinger und den Kleinfinger in die Handfläche gebracht, werden die Knoten mit Sicherheit gegenläufig (aus Braun-Dexon GmbH Melsungen 1975, Der Wundverschluss im OP)

Gewebes, wie bei der Fasziennaht, geknüpft werden, ist es günstiger, mit einem chirurgischen Knoten zu beginnen. Dieser kann leicht in der gewünschten Position gehalten werden. Er wird durch einen weiteren einfachen Knoten abgesichert.

- Sog. **Schifferknoten:** Dieser stellt einen doppelten, einfachen, gegenläufig geschlungenen Knoten dar und ist somit die Weiterentwicklung des einfachen Knotens.

Fäden können auch instrumentell, d. h. mit dem Nadelhalter, geknüpft werden. Das Prinzip der Fadenführung ist identisch (■ Abb. 1.40).

Drainagen

> **Definition**
>
> Drainagen sollen Blut und Sekret aus natürlichen oder pathologischen Hohlräumen nach außen ableiten (Pleura, Peritoneum, Gallenwege, Abszesse).

Da **Gummi** die Bildung von Granulationsgewebe stark stimuliert, wird dieses Material für Gallenwegsdrainagen verwendet, weil eine sichere Verklebung des Drainagekanals gleich nach der Entfernung des T-Drains erwünscht ist. Als möglichst reizarmes Material findet andererseits **Silikon** in der Pleura- oder Peritonealhöhle Verwendung. Der Drain kann auf natürlichem Wege (transnasale Magensonde, transurethraler Dauerkatheter) oder durch entsprechende Inzisionen (Wunde, Gastrostomie, suprapubische Blasendrainage) eingebracht werden. Der Flüssigkeitstransport kann durch Absaugung beschleunigt werden. Drainagen können auch zur Spülung Verwendung finden.

> **›** Drainiert werden grundsätzlich alle Abszesshöhlen, soweit man sie nicht ganz breit spalten kann. Spülungen mit Antibiotikalösungen haben sich bei Osteomyelitis bewährt.

Subkutanbereich

Im schlecht durchbluteten Fettgewebe bleiben längere Zeit Hohlräume bestehen. In Zysten oder Hämatomen können aber schon sehr kleine Bakterienkolonien zu einer Abszessbildung führen, weil die körpereigene Abwehr schlecht angreifen kann. Daher versucht man, mit **Redon-Drainagen**, die aus sehr festem Kunststoff bestehen, zahlreiche Abflusslöcher aufweisen und unter starkem negativem Druck stehen, die Hohlraumbildung zu verhindern. Die gleiche Technik wird in der Extremitätenchirurgie und auch nach Strumaresektion zur Ableitung von Hämatomen und zur Früherkennung von Nachblutungen verwendet. Sie werden nach weitgehender Erfüllung dieser Aufgaben, also nach 2–3 Tagen, entfernt. Aus Gründen der Infektionsprophylaxe werden fast nur noch geschlossene Systeme verwendet (■ Abb. 1.41).

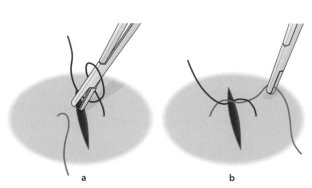

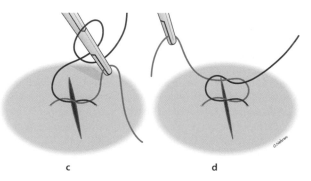

a   b   c   d

Abb. 1.40 Bei Werfen des Fadens im wechselndem Drehsinn um die Spitze des Instruments entstehen beim Instrumentenknoten von selbst gegenläufige Knoten (aus Braun-Dexon GmbH Melsungen 1975, Der Wundverschluss im OP)

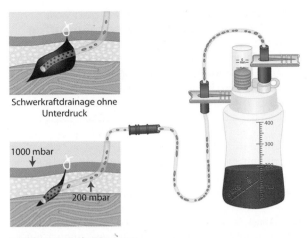

Schwerkraftdrainage ohne Unterdruck

1000 mbar

200 mbar

Abb. 1.41 Redon-Drainage

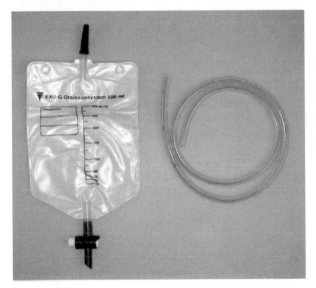

Abb. 1.42 Sog. Robinson-Drainage: *rechts* die Drainage (das perforierte Ende wird in den Situs platziert); *links* Auffangbeutel

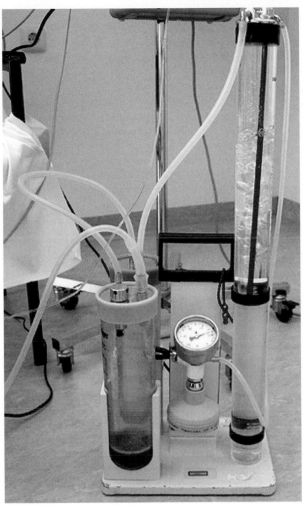

Abb. 1.43 Bülau-Drainage: In dem Standzylinder (*rechts*) wird ein Unterdruck erzeugt, der durch Verschieben der mit der freien Atmosphäre kommunizierenden zentralen Röhre (*rot*) eingestellt werden kann. Zwischen Wasserschloss und Patient ist ein Sekretauffangbehälter zwischengeschaltet

Abdomen

> **Im Peritonealbereich dienen Drainagen neben der Ableitung postoperativen Sekretes in erster Linie der Erkennung von Anastomoseninsuffizienzen (»Spion im Bauch«).**

Diese werden bei Nahtfehlern in den ersten 3 Tagen, bei Insuffizienzen durch Nekrosebildung (Ischämie) bis zum 7. postoperativen Tag offenbar. Nach dieser Zeit können die Drainagen entfernt werden (☐ Abb. 1.42).

Wird die Drainage nur eingelegt, um Nachblutungen oder parenchymatöse Sekretaustritte zu erkennen, kann sie früher (nach 48 h) gezogen werden. Zur Behandlung einer Peritonitis können die Drainagen auch als Zugangsweg für eine intermittierende Peritonealspülung benutzt werden.

Pleurahöhle

Drainagen in der Pleurahöhle erfordern zur Aufrechterhaltung des negativen Druckes eine konstante Saugung (hydrostatisch oder durch Pumpe), solange durch Stichkanäle und Ähnliches noch Luft aus der Lunge in die Pleurahöhle eintreten kann. Ist dies nicht der Fall (z. B. nach Entleerung eines Pleuraergusses oder -empyems), ist die Absicherung des negativen Druckes durch ein Ventil (Wasserschloss: **Bülau-Drainage**, ☐ Abb. 1.43) notwendig.

Magensonde und Blasendrainage

Die **transnasale Magensonde** entlastet den Magen, der auf große intraperitoneale Eingriffe mit einer Atonie reagieren kann. Zur Ableitung des Urins dient die **suprapubische Blasendrainage**.

1

Grundprinzipien der Operationstechnik
Die erfolgreiche Durchführung eines chirurgischen Eingriffes erfordert:

- Exakte anatomische Kenntnisse
- Sichere Operationstechniken: Lagerung (Vermeidung von Nervenschädigung), Asepsis, Schnittführung, Zugänge, Blutstillung, Naht- und Knotentechnik, Drainagen
- Subtile Kenntnis und souveräne Beherrschung des chirurgischen Instrumentariums:
  - Operationsinstrumente (Präparation, Exposition, Blutstillung, Rekonstruktion)
  - Technische Hilfsmittel (v. a. minimalinvasive Technik)

1.4 Pathophysiologische Folgen, Vorbehandlung und Nachbehandlung bei operativen Eingriffen und Traumen

H. Bartels

Die Stoffwechselveränderungen nach großen operativen Eingriffen sind heute messbar geworden. Eine detaillierte Kenntnis dieser ganz spezifischen Reaktionsmuster ist unerlässlich zur Durchführung adäquater perioperativer und postoperativer Therapiemaßnahmen.

Die Risikoabschätzung des Patienten vor geplanten Operationen hat das Ziel, präexistente Erkrankungen aufzudecken. Sie bietet die Möglichkeit, durch funktionelle Vorbehandlung gestörte Organfunktionen zu stabilisieren und das Risiko des Eingriffes zu senken. Sie nimmt damit Einfluss auf die Indikationsstellung und auch Verfahrenswahl und ist Voraussetzung für jedes problemorientierte postoperative Management.

Die postoperative Therapie umfasst Infusions- und Ernährungsregime, die sich an den aktuellen Flüssigkeitsverlusten und der Notwendigkeit, den Organismus mit genügend Bau- und Nährstoffen zu versorgen, orientieren. Besondere Bedeutung kommt einer ausreichenden Schmerzmedikation zu und physikalischen Therapiemaßnahmen zur Vermeidung vor allem pulmonaler Komplikationen.

Zur Absicherung des postoperativen Verlaufes sind das Monitoring vitaler Organfunktionen und die Überwachung des Operationssitus unerlässlich. Nach viszeralchirurgischen Eingriffen sind postoperative Komplikationen ganz überwiegend auf Störungen im Bereich des Operationssitus zurückzuführen. Dabei stellt die septische Komplikation die häufigste und schwerste Belastung des postoperativen Verlaufs dar. Ziel aller Überwachungsmaßnahmen ist es, solche Störungen frühestmöglichst zu erkennen und entsprechende diagnostische und therapeutische Maßnahmen einzuleiten, bevor sekundäre Organversagen auf die bereits eingetretene Komplikation hinweisen.

1.4.1 Pathophysiologische Folgen von Traumen und operativen Eingriffen

> **Definition**
>
> Als **Stressantwort** werden alle endokrinen, metabolischen und immunologischen Reaktionen des Organismus auf Trauma und operativen Eingriff verstanden.

Der chirurgische Patient reagiert auf Trauma und operativen Eingriff mit einer ganz spezifischen Stressantwort. Ist der Insult (Trauma, Operation) nur gering ausgeprägt, erfolgt in der Regel in kurzer Zeit die Wiederherstellung der metabolischen und immunologischen Homöostase. Ist der Insult aber massiv und länger anhaltend, kann dies zu ausgeprägten Veränderungen der endogenen Regulationsprozesse führen mit lebensbedrohlicher Rückwirkung auf den Gesamtorganismus. Immunologisch zeigen sich dann eine **systemische Hyperinflammation** und metabolisch typische Veränderungen, die als Postaggressionssyndrom (**Postaggressionsstoffwechsel**) bezeichnet werden.

> **Definition**
>
> Die Überaktivierung des unspezifischen Immunsystems wird als **systemische Hyperinflammation** (»systemic inflammatory response syndrome«, **SIRS**) bezeichnet.

Beide Phänomene können in einem Netzwerk sich gegenseitig regulierender Feed-back-Mechanismen über die Aktivierung zahlreicher zellulärer Komponenten zu Mikrozirkulationsstörungen auch in initial nicht betroffenen Organsystemen führen oder in eine progrediente Eiweißkatabolie münden (◘ Abb. 1.44).

> ❯ Vorrangig sind daher Therapiemaßnamen gefordert, die die systemische Hyperinflammation (z. B. effektive Schocktherapie) und die Begrenzung des Eiweißkatabolismus beeinflussen (z. B. Ernährungsregime).

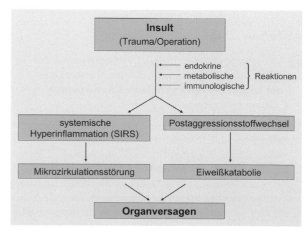

◘ **Abb. 1.44** Pathophysiologische Folgen nach chirurgischem Trauma

Kausale Faktoren

❯❯ Als auslösende Faktoren der ausgeprägten Homöostasestörung nach Trauma und großen operativen Eingriffen werden heute die initiale Gewebeschädigung/Verletzung, der Ischämie (Reperfusionsschaden nach Hypoxämie) und Schockphasen und die intestinale Translokation diskutiert.

Bei der **Translokation** können als Folge einer passageren Minderdurchblutung (z. B. Blutungsschock) Mikroorganismen und deren Toxine die intestinale Mukosabarriere überwinden, aus dem Darmlumen austreten und dann systemisch oder auch in der Darmwand selbst immunologische Vorgänge auslösen.

Durch die genannten Mechanismen werden **Immunmediatoren** (z. B. Zytokine) freigesetzt, neuronale (z. B. Schmerz, Angst) und systemische Reaktionen (z. B. Tachykardie) getriggert und **Barorezeptoren** beispielsweise durch intravasale Flüssigkeitsverschiebungen stimuliert. Die Folge ist eine reaktive Ausschüttung von Hormonen, die der sympathoadrenalen Achse (autonomes Nervensystem, Nebenniere) und der hypothalamohypophysären Achse zuzuordnen sind.

Sympathoadrenale Reaktion

❯❯ Die sympathoadrenale Reaktion ist als zentraler Mechanismus zur schnellen Aktivierung von kardiovaskulären, respiratorischen und metabolischen Reaktionen entscheidend für das Überleben des Organismus.

Bereits sehr früh, d. h. unmittelbar nach einem Trauma oder noch während einer Operation werden **Katecholamine, Glukokortikoide** und **Glukagon** freigesetzt. Neben den direkten kardiopulmonalen Effekten der Katecholamine (z. B. Steigerung von Herzzeitvolumen und Energieumsatz) führt die synergistische Wirkung der Stresshormone zu charakteristischen Veränderungen im Kohlehydrat-, Eiweiß- und Fettstoffwechsel. Dabei wird die Konzentration aller Substrate des Intermediärstoffwechsels im Serum erhöht und Glukose, Aminosäuren und freie Fettsäuren frei verfügbar. Teleologisch ist diese Reaktion des Organismus im Sinne einer **Akutreaktion** auf Aggression durchaus sinnvoll.

Diese Regulationsprozesse sind zur afferenten Signalübertragung auf ein intaktes peripheres Nervensystem angewiesen. Deshalb sind z. B. bei Patienten mit Querschnittläsion oder bei spinalen bzw. epiduralen Anästhesieverfahren Stresshormone in deutlich geringerer Konzentration nachweisbar.

Hypothalamohypophysäre Reaktion

Ebenfalls innerhalb von Minuten nach chirurgischem Trauma kommt es auch zur Aktivierung der hypothalamohypophysären Achse. Dabei setzt der Hypothalamus stimulierende Substanzen (z. B. CRH, ACTH, TRH) frei, die ihrerseits die Hypophyse zur Ausschüttung von trophischen Hormonen für bestimmte Zielorgane anregt. Bei dieser endokrinen Akutreaktion, die eine enge Korrelation zum jeweiligen Ausmaß der Homöostasestörung aufweist, sind u. a. Glukokortikoide, Schilddrüsenhormone, Wachstumshormone, Prolaktin, Testosteron und Vasopressin (antidiuretisches Hormon, ADH) in einer um ein Vielfaches erhöhten Konzentration im Serum nachweisbar.

Vasopressin als potenter Vasokonstriktor bewirkt eine Blutdrucksteigerung. Gleichzeitig sind erhöhte Vasopressin- und Aldosteronspiegel für eine Natrium- und Wasserretention verantwortlich, jeweils im Austausch gegen Kalium- und Wasserstoffionen (Transmineralisation). Hierdurch wird ein effektiv zirkulierendes Plasmavolumen wiederhergestellt.

Postaggressionsstoffwechsel

┌─ Definition ─────────────────────────────────
│ Der Postaggressionsstoffwechsel ist gekennzeichnet
│ durch Katabolie aller im Organismus vorhandenen
│ Substratdepots. Besondere Bedeutung kommt dabei dem
│ Eiweißabbau zu.
└──

Die Reaktionsmuster im Postaggressionsstoffwechsel sind durch das Zusammenspiel der aufgezeigten hormonellen Veränderungen geprägt und stellen eine zunächst sinnvolle physiologische Reaktion dar, um den Organismus mit Bausteinen zur Energiegewinnung und zum Aufbau wichtiger Funktionsproteine zu versorgen.

❯❯ Vereinfacht dargestellt führt der Anstieg von Adrenalin und Noradrenalin zur Glykogenolyse, Lipolyse und – in Kombination mit Glukokortikoiden – auch zur Proteolyse.

Damit steht die **Katabolie** aller im Körper vorhandener Substratdepots im Zentrum der Veränderungen. Durch diese Mechanismen werden bei gleichzeitiger peripherer Insulinresistenz ausreichend hohe Glukosespiegel sichergestellt, die in den glukoseabhängigen Geweben (z. B. zentrales Nervensystem, immunkompetente Zellen, Fibroblasten) die Glukoseaufnahme und den Energiestoffwechsel aufrechterhalten.

Darüber hinaus werden freie Fettsäuren als alternative Substrate in den nicht obligat kohlehydratabhängigen Geweben verfügbar, ebenso Aminosäuren zur Synthese wichtiger Funktionsproteine (z. B. Wundheilung, Akute-Phase-Proteine) und als Voraussetzung für die hepatogene **Glukoneogenese**. Die Aktivierung der hepatogenen Glukoneogenese wird wiederum durch Adrenalin und Glukagon vermittelt und die Synthese von Akute-Phase-Proteinen durch Immunmediatoren und Wachstumshormone stimuliert.

Die für die Glukoneogenese endogen freigesetzten Aminosäuren bedingen aber zwangsläufig einen **Stickstoffverlust**. 1 g Stickstoff entspricht 6,25 g Eiweiß und 30 g Muskelmasse. Die tägliche Stickstoff(Harnstoff)-Ausscheidung eines gesunden Erwachsenen beträgt 12 g. Sie ist im Postaggressionsstoffwechsel aber um den Faktor 3 und beim polytraumatisierten Patienten sogar um den Faktor 4 erhöht.

1

> Die negative Stickstoffbilanz führt zu einer Abnahme des Körpereiweißbestandes und zum Verlust von Funktionsproteinen (z. B. Muskulatur, Enzyme, Strukturelemente) mit klinisch relevanten Auswirkungen auf den Gesamtorganismus.

Das Postaggressionssyndrom weist einen **charakteristischen Zeitverlauf** auf:

- In der Akutphase sind die Stresshormone Adrenalin und Noradrenalin maximal stimuliert und die Insulinsekretion gehemmt. Die Zytokinfreisetzung zeigt sich u. a. in Fieber und Tachykardie (SIRS).
- In der 2. Phase (1.–3. Tag) steht eine ausgeprägte Insulinresistenz im Vordergrund. Die erhöhte Zytokinexpression unterhält eine Akute-Phase-Reaktion mit Steigerung des Energieverbrauches und negativer Stickstoffbilanz.
- Die Insulinresistenz klingt ab dem 4. Tag langsam ab, allerdings bleiben Energieverbrauch und Stickstoffausscheidung für weitere Tage erhöht.

Im Postaggressionszustand kommt es zu einer erheblichen intestinalen Minderdurchblutung und damit auch zu einer Schädigung der Darmmukosa (Translokation), die durch Nahrungskarenz noch verstärkt wird.

Schweregrad und zeitliche Dauer des Postaggressionsstoffwechsels korrelieren mit dem Ausmaß des chirurgischen Eingriffes. Die **Eiweißkatabolie** als biochemisches Korrelat für die progrediente Abnahme von Muskelmasse hat erst nach 2 Wochen ihr Maximum erreicht. Erst nach 3–6 Monaten kann mit einer Wiederauffüllung des Körpereiweißbestandes gerechnet werden. Auch das Körpergewicht erreicht dann erst wieder den präoperativen Ausgangswert.

Therapiemaßnahmen

> Für die Prognose des Patienten ist in der Initialphase die aggressive Behandlung der systemischen Hyperinflammation von vorrangiger Bedeutung. Damit steht eine effektive Schocktherapie mit Volumensubstitution und ausreichender Oxygenierung ganz im Vordergrund.

Ziel dabei ist es, eine ausreichende **nutritive Perfusion** aller Organe wiederherzustellen und Hypotonie- und Hypoxämiephasen auch im weiteren Verlauf zu vermeiden. Die Wirksamkeit einer effektiven Schocktherapie ist heute gut belegt. Neben dieser eigentlichen Kausaltherapie hat der Versuch, die negative Stickstoffbilanz zu beeinflussen, zunächst eher nachgeordnete Bedeutung. Zu entsprechendem Infusions- und Ernährungsregime, systemischem Schmerzmanagement und physikalischen Therapiemaßnahmen (z. B. Frühmobilisation), ► Abschn. 1.4.3.

In Kürze

Pathophysiologische Folgen von Traumen und operativen Eingriffen

- Reaktion auf Trauma und operativen Eingriff mit ganz spezifischen endokrinen, metabolischen und immunologischen Reaktionsmustern (Stressantwort).
- Bei massivem Insult keine Rückkehr zur Homöostase, sondern endogene Regulationsprozesse mit lebensbedrohlicher Rückwirkung auf den Gesamtorganismus: systemische Hyperinflammation (SIRS) und Postaggressionssyndrom.
- Sympathoadrenale und hypothalamohypophysäre Reaktionen verändern Hormonspiegel und Stoffwechsel: Katabolie aller im Körper vorhandenen Substratdepots, Mobilisierung der körpereigenen Energie- und Proteinreserven mit Abnahme des Körpereiweißbestandes (negative Stickstoffbilanz).
- Therapiemaßnahmen müssen neben der initialen effektiven Schockbehandlung spezifisches Infusions- und Ernährungsregime berücksichtigen.

1.4.2 Voruntersuchung und Vorbehandlung bei operativen Eingriffen

Definition

Risikofaktoren sind Gesundheitsstörungen oder Erkrankungen, die den Patienten bei chirurgischen Eingriffen zusätzlich gefährden.

Die **präoperative Risikoabschätzung** gewinnt heute bei immer umfangreicheren Operationen in der Chirurgie zunehmend an Bedeutung. Ihre Zielsetzung dabei ist, die Patienten zu selektieren, bei denen große und größte Eingriffe noch mit vertretbarem Risiko durchgeführt werden können und einen Operationszeitpunkt zu wählen, mit dem geringsten Risiko für den Patienten und der niedrigsten Komplikationswahrscheinlichkeit. Damit dient die präoperative Risikoabschätzung als Entscheidungshilfe bei der Therapieplanung (z. B. Vorbehandlung), nimmt Einfluss auf die Verfahrenswahl (z. B. Sicherheitschirurgie), ermöglicht ein problemorientiertes postoperatives Management (z. B. Nachbeatmung) und hilft die perioperative Morbidität und Mortalität zu senken.

Ziele der präoperativen Risikoabschätzung

- Patientenselektion: Eingriff noch mit vertretbarem Risiko durchführbar?
- Therapieplanung: Vorbehandlung bei funktionellen Störungen
- Einfluss auf die Verfahrenswahl: limitierte Chirurgie, Sicherheitschirurgie beim Hochrisikopatienten
- Problemorientiertes postoperatives Management, z. B. Nachbeatmung, Antikoagulation
- Senkung der perioperativen Mortalität

Bei **Notfalleingriffen** müssen die Rahmenbedingungen, die der Patient mitbringt, akzeptiert werden. Diktiert durch den Zeitdruck ist eine sorgfältige Evaluation der Risikosituation in der Regel nicht möglich. Es gelingt bestenfalls, grob orientierend Organfunktionsstörungen abzuklären und nur in Ausnahmefällen, sie auch zu beeinflussen.

Bei **Elektiveingriffen** muss aber die Chance einer gezielten Operationsvorbereitung genutzt werden. Notwendige Voraussetzung dafür ist, relevante Begleiterkrankungen mit möglichem Einfluss auf den postoperativen Verlauf zu identifizieren und ggf. durch funktionelle Vorbehandlung zu bessern oder sogar auszuschalten.

Risikoabschätzung

Der traditionelle Weg des Versuchs einer präoperativen Risikoabschätzung ist die subjektive Beurteilung des Patientenzustandes durch den Operateur, ggf. unterstützt durch konsiliarärztliche Stellungnahme von Spezialisten für die einzelnen Organfunktionen. Dieser »klinische Eindruck« des Operateurs, der in jedem Fall eine große Erfahrung voraussetzt, kann aber in der Regel eine objektive Evaluation nicht ersetzen. So hat sich in der Vergangenheit gezeigt, dass Chirurgen präoperativ den Zustand ihrer Patienten zu positiv beurteilen. Das gilt in besonderem Maße für die Einschätzung von Hochrisikopatienten.

Am weitesten verbreitet ist heute die präoperative Risikoabschätzung anhand der **ASA-Klassifikation** (American Society of Anaesthesiology), die Patienten entsprechend ihres klinischen Status 5 Risikogruppen zuordnet (◨ Tab. 1.5). Die ASA-Klassifikation fasst den objektiven Befund, den subjektiven Eindruck und das abschließende klinische Urteil zusammen. Ihre Zielsetzung ist die Anwendbarkeit unter anästhesiologischen Gesichtspunkten für ein großes Eingriffsspektrum. Bezogen auf das individuelle Risiko, z. B. eines Patienten mit Ösophaguskarzinom, ist die ASA-Klassifikation aber wenig hilfreich, zumal Art und Größe des geplanten Eingriffs als wesentliche Kriterien keine Berücksichtigung finden.

Andere Versuche, z. B. anhand des Patientenalters, des Ernährungszustandes (anthropometrische Messungen), des Alkoholkonsums oder eines aus mehreren dieser Faktoren zusammengesetzten Klassifikationssystems, Risikogruppen zu definieren, haben sich im klinischen Alltag nicht durchgesetzt. Es bleibt somit festzuhalten, dass z. Zt. das präoperative Risiko für ein breites Spektrum chirurgischer Eingriffe nicht allgemein verbindlich erfasst werden kann. Daher sind bei der Risikoevaluation und zur Erstellung effektiver Präventionsstrategien in gleichem Maße das operationsbezogene Risiko und das patientenbezogene Risiko zu berücksichtigen.

Operationsbezogenes Risiko

Richtlinien zur perioperativen Evaluation für nicht kardiochirurgische Eingriffe sind heute klar definiert. Ein operationsbezogenes **hohes Risiko** (perioperative Mortalität >5%) liegt vor bei Notfalloperationen v. a. bei älteren Menschen, bei chirurgischen Eingriffen an der Aorta und den großen Gefäßen und bei allen ausgedehnten und lang andauernden Operationen mit hohen Flüssigkeitsverschiebungen, Blutverlust und damit verbundener systemischer Entzündungsreaktion. Zu dieser Kategorie gehören zweifelsfrei auch alle Eingriffe am oberen und unteren Gastrointestinaltrakt.

In der Ösophaguschirurgie kommt es darüber hinaus – bedingt durch die Obstruktion des rechten Ventrikels durch das Interpositionsorgan – postoperativ zum Abfall des Cardiac-Index und in 90% der Fälle zu hartnäckigen supraventrikulären Rhythmusstörungen. Damit sind v. a. Patienten mit eingeschränkten kardialen und koronaren Reserven in hohem Maße gefährdet. Um aber auch diesen Patienten einen potentiell kurativen Eingriff mit vertretbarem Risiko zu ermöglichen, bieten sich die Konzepte der limitierten Chirurgie und Sicherheitschirurgie an.

Limitierte Chirurgie

Limitierte Chirurgie bedeutet, wenn onkologisch vertretbar, z. B. bei Hochrisikopatienten mit Adenokarzinom des Ösophagus eine transhiatale Resektion anstelle der transthorakalen Ösophagektomie oder bei Patienten mit frühem Adenokarzinom im Barrett-Ösophagus eine Resektion des distalen Ösophagus mit Jejunuminterposition anstelle der radikalen Ösophagektomie. Mit diesen attraktiven chirurgischen Alternativen konnte bei spezieller Indikationsstellung die postoperative Morbidität deutlich gesenkt werden.

Sicherheitschirurgie

Sicherheitschirurgie trägt v. a. der besonderen Gefährdung von Patienten nach **neoadjuvanter Radio-/Chemotherapie** Rechnung. Immunologische Daten zeigen, dass die T-Lymphozyten, von entscheidender Bedeutung für die körpereigene Infektabwehr, durch die Vorbehandlung supprimiert werden. Diese exogene Immunsuppression bietet eine hinrei-

◨ **Tab. 1.5** Risikoklassifikation nach ASA (American Society of Anaesthesiology)

Klasse	Zustand des Patienten
I	Normaler, gesunder Patient
II	Patient mit leichter Allgemeinerkrankung
III	Patient mit schwerer Allgemeinerkrankung und Leistungsminderung
IV	Patient mit inaktivierender Allgemeinerkrankung, die eine ständige Lebensbedrohung darstellt
V	Moribunder Patient, von dem nicht erwartet wird, dass er die nächsten 24 h überlebt

1

chende Erklärung für den schlechten Verlauf und die hohe Mortalität bei Eintreten von postoperativ septischen Komplikationen.

Etabliert ist die Sicherheitschirurgie heute beim tief sitzenden **Rektumkarzinom** nach neoadjuvanter Radio-/Chemotherapie. Das Vorschalten eines protektiven Ileostomas minimiert die negativen Folgen einer potentiellen Anastomosenkomplikation.

In der **Ösophaguschirurgie** bietet sich als Sicherheitskonzept das zweizeitige Vorgehen mit »Splitting« der Resektionsphase von der Rekonstruktionsphase an. Nach Resektion des Ösophagus und Anlage einer endständigen zervikalen Speichelfistel ist das Risiko einer Kontamination des Mediastinums durch Speichel und Gastrointestinalinhalt ausgeschaltet. Das Ösophagusbett im hinteren Mediastinum kann verkleben, so dass bei Durchführung einer retrosternalen Rekonstruktion zum späteren Zeitpunkt, selbst bei Auftreten einer zervikalen Anastomoseninsuffizienz, eine Mediastinitis unwahrscheinlich wird (Mediastinitisprophylaxe). Damit können die häufig deletären Folgen einer Anastomoseninsuffizienz gerade beim Hochrisikopatienten verhindert werden.

> **Beim Ösophaguskarzinom sollte ein zweizeitiges Vorgehen als Präventionsstrategie bei Patienten mit neoadjuvanter Radio-/Chemotherapie zur Anwendung kommen und auch bei nicht vorbehandelten Patienten, die aber auf dem Boden von präexistenten Begleiterkrankungen eine eingeschränkte Leistungsreserve und damit ein stark erhöhtes Risiko aufweisen.**

Patientenbezogenes Risiko

Das patientenbezogene Risiko erwächst aus der allgemeinen Leistungsfähigkeit sowie Anzahl und Schwere vorhandener Begleiterkrankungen. Bei der Abklärung dieser Risikofaktoren ist die quantitative Erfassung der Organfunktionen, die unmittelbar Einfluss auf den postoperativen Verlauf nehmen, von vorrangiger Bedeutung.

Pulmonale Funktion

> **Chirurgischer Eingriff und Allgemeinanästhesie führen zu charakteristischen Veränderungen der respiratorischen Funktion. Ursache dafür sind Störungen des Atemantriebs, der Lungenmechanik, des Ventilations-Perfusions-Verhältnisses und des pulmonalen Gasaustausches.**

Oberbauch- und Zweihöhleneingriffe bedeuten darüber hinaus ein zusätzliches Risiko. Es kommt zu einer drastischen Reduktion sämtlicher Lungenvolumina und zur Abnahme der pulmonalen Compliance. **Vitalkapazität** und **funktionelle Residualkapazität** sind bis zu 70% reduziert und erreichen erst nach 10–12 Tagen ihr Ausgangsniveau.

Diese auch beim Lungengesunden zwangsläufig auftretenden Veränderungen sind aber bei Patienten mit pulmonaler Vorerkrankung umso stärker ausgeprägt und von ungleich höherer klinischer Bedeutung. Der pulmonale Risikopatient

ist postoperativ sehr viel schlechter in der Lage, ausreichend tief einzuatmen und damit auch effektiv abzuhusten. Folgen dieser Veränderungen können dann **Hypoxämie, Sekretretention** und **Pneumonie** sein.

> **Damit ergeben sich bei der präoperativen Abklärung durch**
> - **Anamnese (Nikotinabusus, COPD, Asthma bronchiale),**
> - **körperliche Untersuchung (Adipositas, Kyphoskoliose, Muskelerkrankungen),**
> - **Auskultationsbefund der Lunge und/oder einer Dyspnoe**
> **jeweils Indikationen für eine schrittweise Evaluation der Lungenfunktion.**

Kardiovaskuläre Funktion

Perioperativ treten eine Reihe von Veränderungen mit negativer Rückwirkung auf die kardiovaskuläre Funktion auf. Kältezittern (Erhöhung des Sauerstoffverbrauchs), Restwirkung von Anästhetika (negativ inotrope Wirkung), Angst, Schmerz, Hypoxämie, erhöhte Atemarbeit und Blutdruckabfall sind Faktoren, die eine kardiale Dekompensation auslösen können.

 Cave
Grundsätzlich stellt die kardiale Komplikation eine der schwersten Belastungen des postoperativen Verlaufs dar. Die Gefährdung ist aber ungleich höher bei Patienten mit spezifischen Vorerkrankungen und eingeschränkter kardialer und koronarer Leistungsreserve.

Hauptprädiktoren für erhöhtes kardiovaskuläres Risiko sind entsprechend heute gültigen Richtlinien instabile Koronarsyndrome, dekompensierte Herzinsuffizienz, signifikante Rhythmusstörungen und schwere Herzklappenfehler. Diese Patienten und auch Patienten mit stabiler Angina pectoris, stattgehabtem Herzinfarkt und Diabetes mellitus benötigen präoperativ Spezialuntersuchungen und daraus resultierend eine Optimierung ihrer funktionellen Leistungsfähigkeit bis hin zur koronaren Revaskularisation.

> **Insofern erfordert ein erfolgreiches perioperatives Management des kardialen Risikopatienten schon im Vorfeld eine sorgfältige Kommunikation zwischen Chirurgen, Anästhesisten und Kardiologen hinsichtlich eingriffsspezifischer Besonderheiten (z. B. Ösophagusresektion), Dringlichkeit des geplanten Eingriffes und Notwendigkeit einer spezifischen Vorbehandlung.**

Hepatorenale Funktion

Bei Patienten mit **Leberfunktionsstörungen** ist im Vergleich zu »lebergesunden« Kontrollkollektiven die postoperative Morbidität und Mortalität deutlich erhöht. Die zugrunde liegenden Pathomechanismen sind neben einer Prädisposition für septische Komplikationen durch Immunsuppression und verminderte Infektabwehr kardiale Probleme (Rhythmusstörungen, toxische Kardiomyopathie), zirrhosebedingte Störungen (Aszites, Enzephalopathie) und erhöhte Blutungsneigung auf dem Boden eingeschränkter Thrombozyten- und Gerinnungsfunktion.

Als häufigste Ursache für eine Leberschädigung muss heute der chronische **Alkoholismus** gelten. Alkoholabusus beeinflusst den postoperativen Verlauf auch dahingehend, dass bei Entzugssymptomatik und dabei zwangsläufig eingeschränkter Kooperation (z. B. Abhusten) die Inzidenz postoperativer Pneumonien ansteigt.

> **Präexistente Leberfunktionsstörungen können sich einer laborchemischen Routinediagnostik entziehen.**

Der hepatische Metabolismus ist charakterisiert durch seine hohe Funktionsreserve. Erst bei Vorliegen einer Zirrhose werden spezifische Muster einer fortgeschrittenen Insuffizienz transparent. Die **Leberzirrhose** reflektiert damit das Endstadium einer hepatischen Funktionsstörung und gilt heute allgemein als Kontraindikation für große elektive Chirurgie.

Nierenfunktion

Im Gegensatz zu einer Leberfunktionsstörung ist der Einfluss einer eingeschränkten Nierenfunktion auf den postoperativen Verlauf eher gering. Unter der Voraussetzung, dass prärenale Störungen (z. B. Hypovolämie) adäquat behoben werden, gelingt es in der Regel, eine präexistente Niereninsuffizienz im Stadium der Kompensation zu halten. Ein isoliertes **akutes Nierenversagen** tritt postoperativ heute nur noch in Ausnahmefällen auf und ist therapeutisch sehr viel besser beeinflussbar als z. B. die akute kardiale oder hepatische Dekompensation.

Beim bereits **dialysepflichtigen Patienten** muss der Zeitpunkt eines elektiven Eingriffes die gegebenen Dialyseintervalle berücksichtigen, um eine Überwässerung des Patienten am Operationstag oder postoperative Blutungen auf dem Boden einer dialyseinduzierten Koagulopathie zu verhindern.

Allgemeinzustand und Kooperation

Nach großen viszeralchirurgischen Eingriffen wird den Patienten ein Höchstmaß an Disziplin und Mitarbeit abverlangt.

> **Zur Prophylaxe von pulmonalen und thromboembolischen Komplikationen müssen Therapiemaßnahmen wie Atemtraining, Abhusten, Frühmobilisation u. a. immer wieder durchgeführt werden. Grundvoraussetzung dafür sind aber somatische Belastbarkeit und mentale Kooperationsfähigkeit des Patienten.**

Derzeit stehen noch keine Methoden zur Verfügung, die präoperativ die Mitarbeit des Patienten nach dem Eingriff vorhersagen lassen. Ganz sicher ist diese **Kooperation** aber eingeschränkt beim alten Patienten, bei Demenz/Alzheimer, bei Vorerkrankungen aus dem psychiatrischen Formenkreis (z. B. Depression) und Medikamenten-, Drogen- und Alkoholabusus.

Somit ist die Bemessensgrundlage für die Einschätzung des Allgemeinzustandes des Patienten und seiner Kooperations-

fähigkeit weiterhin der »klinische Eindruck« des erfahrenen Operateurs, der entscheiden muss, ob dem Patienten der entsprechende Eingriff zugemutet werden kann.

Umfang und Spektrum obligater Voruntersuchungen

> **Grundvoraussetzung für jede präoperative Risikoabschätzung ist die ausführliche Anamnese und gewissenhafte körperliche Untersuchung.**

Nur durch die genaue Erhebung der **Anamnese** lassen sich bisherige Medikation, Unverträglichkeiten, Allergien und Konsumgewohnheiten (z. B. Nikotin, Alkohol) erfassen. Diese Informationen liefern auch entsprechende Hinweise für ein problemorientiertes postoperatives Management.

Die **körperliche Untersuchung** kann bisher nicht bekannte Störungen aufdecken, aus denen sich durchaus Konsequenzen für den geplanten Eingriff ergeben mögen. So ist eine periphere arterielle Verschlusskrankheit nicht nur ein lokales, auf die Extremitäten beschränktes Problem, sondern signalisiert auch erhöhtes kardiales Risiko. Viele Risikofaktoren der arteriellen Verschlusskrankheit (z. B. Nikotin, Diabetes) sind auch Risikofaktoren für die koronare Herzerkrankung. Die Angina pectoris als Leitsymptom der koronaren Herzerkrankung kann klinisch verschleiert sein, weil der Patient z. B. wegen hohen Lebensalters oder intermittierender Claudicatio bisher nicht grenzwertig belastbar war.

Somit können streng genommen erst nach Vorliegen der aus Anamnese und körperlicher Untersuchung erhobenen Befunde Umfang und Spektrum obligater Voruntersuchungen bestimmt werden. Aus organisatorischen Gründen empfiehlt es sich aber, routinemäßig eine **Basisdiagnostik** durchzuführen, die heute ohnehin vor chirurgischen Eingriffen gefordert wird und deren Ergebnisse dann in Ergänzung zu Anamnese und Untersuchungsbefund zur Verfügung stehen.

Basisdiagnostik

Ziel der Basisdiagnostik ist es, Erkrankungen aufzudecken, die den Patienten über das eingriffspezifische Risiko hinaus gefährden können. Dies gilt in gleichem Maße für kardiopulmonale Störungen, Leberschädigung (Bilirubin, GPT, alkalische Phosphatase), Niereninsuffizienz (Harnstoff, Kreatinin), Diabetes (BZ), Elektrolytentgleisung (Natrium, Kalium), Anämie (Hb, Hk), Blutungsneigung (Quick, PTT, Thrombozyten) oder latente Infektionen (Leukozyten, CRP).

Basisdiagnostik
- Anamnese, körperliche Untersuchung
- EKG, Röntgen-Thorax
- Blutbild (Hb, Hk, BZ, Leukozyten, Thrombozyten)
- Gerinnung (Quick, PTT, Fibrinogen)
- Serum-Elektrolyte (Natrium, Kalium)
- Bilirubin, GPT, alkalische Phosphatase
- Harnstoff, Kreatinin

1

Nur wenn sich aus Anamnese, Untersuchungsbefunden und der Basis-Labordiagnostik Hinweise auf spezifische Organerkrankungen ergeben, werden nach Rücksprache mit den Spezialisten der entsprechenden Fachgebiete Zusatzuntersuchungen erforderlich.

Erweiterte Diagnostik

Art und Umfang der erweiterten Diagnostik richten sich nach den Erfordernissen des Einzelfalls, insbesondere in Abhängigkeit vom Alter und Allgemeinzustand des Patienten und Art und Größe des vorgesehenen Eingriffs.

Erweiterte Diagnostik

- Lungenfunktion: z. B. BGA, Spirometrie, Volumen, Diffusion, Atemmuskelkraft
- Kardiale Funktion: z. B. Langzeit-EKG, Herzecho, Spiroergometrie, Herzszintigraphie, Koronarangiographie, BMP
- Hepatische Funktion: z. B. Aminopyrin-Atemtest (APT), Leberstanzbiopsie
- Allgemeinzustand: z. B. Karnofsky-Index, Carbohydrat-Deficient-Transferase (CDT)

Lungenfunktion

So ist die Spirometrie als Routinemaßnahme zur präoperativen Abklärung der Lungenfunktion nicht erforderlich. Nur bei begründetem Verdacht auf Vorliegen einer pulmonalen Störung und vor thoraxchirurgischen Eingriffen werden spezifische Lungenfunktionstests benötigt. Dann muss der Pneumologe auch Stellung nehmen, ob ggf. eine funktionelle Vorbehandlung die pulmonale Leistungsfähigkeit präoperativ steigern kann.

Herzfunktion

Die kardiale Leistungsfähigkeit wird heute in **metabolischen Äquivalenzstufen (MET)** angegeben. Das perioperative Risiko, eine kardiale Komplikation zu erleiden, steigt, wenn 4 MET unter Belastung nicht mehr möglich sind. In grober Annäherung bedeuten 4 MET eine symptomfreie Leistungsfähigkeit von mindestens 2 Stockwerken Treppensteigen oder zügigem Gehen in der Ebene.

Ist diese funktionelle Mindestkapazität nicht gegeben, sind BNP (»brain natriuretic peptide«) als neue kardiale Marker zur Risikostratifizierung bei der Herzinsuffizienz erhöht oder finden sich andere Hinweise auf ein erhöhtes kardiales Risiko, muss ein Kardiologe konsiliarisch hinzugezogen werden. Seine Aufgabe ist es dann, Spezialuntersuchungen zu veranlassen und Therapieempfehlungen auszusprechen bis hin zur koronaren Revaskularisation, auch wenn dies den Zeitpunkt der geplanten Operation hinausschiebt. Und er muss aus seiner Sicht das kardiale Gesamtrisiko des Patienten beurteilen, jeweils in Kenntnis über Art des Engriffes, voraussichtliche Eingriffsdauer und eingriffsspezifische Besonderheiten.

Leberfunktion

Ein hepatisches Äquivalent zum Harnstoff- und Kreatininanstieg bei Nierenerkrankungen ist laborchemisch leider nicht verfügbar. Die konventionelle Leberdiagnostik ist nur aussagekräftig bei bereits fortgeschrittenen Störungen. Die **Child-Pugh-Klassifikation** mit zusätzlichen Parametern (z. B. CHE, NH_3, Albumin) ist ein speziell auf Lebertransplantationen zugeschnittener Score.

Zur quantitativen Erfassung der Leistungsreserve bieten sich spezielle Leberfunktionsuntersuchungen, wie z. B. der Aminopyrin-Atemtest (APT) an, mit dem die hepatische Zytochrom-p450-Funktion gemessen wird. Diese Tests erlauben es in der Regel, präoperativ Risikopatienten zu identifizieren. Als Ultima Ratio bleibt bei begründetem Verdacht auf Leberzirrhose, die anders nicht diagnostiziert oder ausgeschlossen werden kann, die histologische Sicherung durch **Leberstanzbiopsie**.

Allgemeinzustand

Die Beurteilung des Allgemeinzustandes des Patienten, seiner Kooperation und Leistungsfähigkeit ist weiterhin der schwierigste Teilaspekt der präoperativen Risikoabschätzung, da objektive Parameter nicht verfügbar sind. Hilfestellung bei der Beurteilung liefert der **Karnofsky-Index**, der bereits in früheren Untersuchungen der relevante Risikofaktor bei der Abschätzung des postoperativen Verlaufes war.

Entscheidende Bedeutung kommt auch der Beurteilung des Alkoholkonsums zu. Anamnestische Angaben von Patienten hinsichtlich ihrer Trinkgewohnheiten sind z. T. unzuverlässig und Bestimmungen der Blut- bzw. Urin-Alkoholkonzentrationen als Screening-Methode wertlos. Alternativ bietet sich die Bestimmung des **Carbohydrat-Deficient-Transferrins (CDT)** an, die bisher vor allem bei forensischen Fragestellungen zur Anwendung gekommen ist.

Funktionelle Vorbehandlung

> **Ein wesentlicher Teilaspekt des Risikomanagements ist die sich daraus ergebende Möglichkeit, durch funktionelle Vorbehandlung präexistente Erkrankungen in ihrem Schweregrad zu beeinflussen oder sogar auszuschalten (◘ Abb. 1.45). Das gilt in besonderem Maße für pulmonale und kardiale Störungen.**

Vorbehandlung bei pulmonalen Erkrankungen

Die Möglichkeiten Patienten mit **restriktiven Ventilationsstörungen** (z. B. Lungenfibrose) durch Vorbehandlung funktionell zu bessern, sind gering. Eine medikamentöse Therapie ist in der Regel nicht wirksam, nur in Ausnahmefällen profitieren diese Patienten von Steroiden. Durch gezielte **Atemgymnastik** kann aber die Kooperation des Patienten verbessert, die Muskelfunktion gestärkt und seine »emotionale« Dyspnoe gesenkt werden. Damit erlernt der Patient bereits präoperativ Techniken (z. B. Vertiefung der Spontanatmung), die postoperativ zur Prophylaxe pulmonaler Komplikationen notwendig werden. Dies erhöht auch seine Bereitschaft postoperativ Atemtraining selbstständig durchzu-

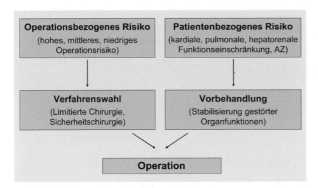

Abb. 1.45 Risikomanagement in der Viszeralchirurgie (*AZ*: Allgemeinzustand)

führen, unabhängig von der Anwesenheit eines Physiotherapeuten.

Im Gegensatz dazu kann bei **obstruktiven Lungenerkrankungen** (z. B. Asthma, COPD) häufig eine funktionelle Verbesserung erzielt werden. Ziel einer antiobstruktiven, mukolytischen und antiinflammatorischen Therapie ist es, Sekrete zu lösen, Superinfektionen zu beherrschen und Atemwiderstand, Lungenvolumina sowie Gasaustausch zu bessern. Die Therapiedauer beträgt in der Regel 1–2 Wochen. Anhand der Lungenfunktionskontrolle entscheidet dann der Pneumologe, ob der Patient ausreichend rekompensiert ist oder ob eine weitere Vorbehandlung angezeigt erscheint.

Vorbehandlung bei kardiovaskulären Erkrankungen

Ein elektiver, nicht kardiochirurgischer Eingriff kann bei Vorliegen von instabiler Angina, dekompensierter Herzinsuffizienz, symptomatischen Rhythmusstörungen und schweren Herzklappenfehlern so lange nicht durchgeführt werden, bis eine klinische Besserung, ggf. erst nach herzchirurgischer Intervention, herbeigeführt ist.

> **Eine präoperative koronare Revaskularisation ist grundsätzlich bei allen Patienten mit koronarer Ischämie in Erwägung zu ziehen.**

Die zur Anwendung kommenden Verfahren (z. B. PTCA, koronare Stents oder primäre Bypass-Chirurgie) richten sich nach angiographisch gesicherten anatomischen und funktionellen Kriterien. Es kann heute davon ausgegangen werden, dass nach erfolgreicher koronarer Revaskularisation das kardiale Risiko nicht mehr höher ist, als bei Patienten ohne koronare Herzerkrankung. Allerdings müssen eine Zeitverzögerung für den geplanten Elektiveingriff bis zu 6 Wochen und postoperativ spezielle Probleme durch konventionelle Antikoagulation bzw. Thrombozytenaggregation in Kauf genommen werden.

Tachykarde Rhythmusstörungen erfordern präoperativ eine elektrische oder pharmakologische Kardioversion.

> **Die Indikation für eine Schrittmacherimplantation ist gegeben bei hochgradigen AV-Blockierungen und symptomatischen Arrhythmien (Synkopen).**

Eine präoperative Sanierung von **Karotisstenosen** wird bei hochgradigen und v. a. symptomatischen Karotisstenosen notwendig. Das erforderliche Zeitintervall zwischen Karotischirurgie und geplantem viszeralchirurgischen Eingriff beträgt heute nur noch einige Tage.

Bei Patienten mit korrekturbedürftigen **Klappenvitien** sollte der kardiochirurgische Eingriff, wenn immer vertretbar, vor der Elektivoperation erfolgen. Postoperativ sind dann allerdings Endokarditisprophylaxe und ggf. eine dauerhafte Antikoagulation zu berücksichtigen.

Bezüglich der **medikamentösen Therapie** bei koronarer Herzerkrankung, Herzinsuffizienz, Rhythmusstörungen und arterieller Hypertonie sei auf spezielle Lehrbücher der Kardiologie und Pharmakologie verwiesen. Grundsätzlich muss aber gelten, dass eine spezifische Medikation konsequent bis zum Zeitpunkt der Operation weitergeführt und auch postoperativ fortgesetzt werden muss. Dies gilt heute in besonderem Maße für die Medikation mit β-Blockern als »Koronarprophylaxe«.

Risikoanalyse

> **Definition**
>
> Risikoanalyse ist die Bewertung der präoperativen Risikosituation des Patienten in Korrelation zum geplanten chirurgischen Eingriff.

Auf dem Boden der dargestellten Basisuntersuchung und erweiterten Diagnostik wird eine präoperative Risikoerfassung möglich. Durch die Messung einzelner Parameter, orientiert an »**Cut off-points**«, die normale und eingeschränkte Organfunktionen differenzieren, und unterstützt durch Stellungnahmen der jeweiligen Fachspezialisten können einzelne Organfunktionen beurteilt werden.

Eine quantitative Aussage über die präoperative Risikosituation des Patienten gelingt dann, wenn die Einzelorganfunktionen ihrer klinischen Bedeutung entsprechend in Regressionsanalysen bewertet werden. Damit sind die Voraussetzungen für einen organbezogenen Risikoscore erfüllt.

Am Modell der Ösophaguskarzinomchirurgie wurde gezeigt, dass das Risiko anhand präoperativ verfügbarer Daten objektiviert und mit einem Summations-Score auch quantifiziert werden kann. Dieses **Scoring-System** ermöglicht die Klassifikation von Patienten mit Ösophaguskarzinom in verschiedene Risikogruppen und erlaubt eine Vorhersage der postoperativen Mortalität. Das Einbeziehen dieses Risikoscores in Entscheidungsprozesse bei der Indikationsstellung zur Resektion und auch zur Verfahrenswahl hat an der eigenen Klinik zu einer Senkung der postoperativen Mortalität von Patienten mit Ösophaguskarzinom auf Werte unter 2% geführt.

1

Voruntersuchungen und Vorbehandlung bei operativen Eingriffen
- **Ziele der präoperativen Risikoabschätzung:** Patientenselektion, Therapieplanung (funktionelle Vorbehandlung), problemorientiertes postoperatives Management und Senkung der perioperativen Morbidität und Mortalität.
- **Operationsbezogenes Risiko:** mögliche Einflussnahme durch limitierte Chirurgie und Sicherheitschirurgie.
- **Patientenbezogenes Risiko** erwächst aus der Anzahl und Schwere vorhandener Begleiterkrankungen.
- **Risikoerhöhung**, v. a. bei Störungen der kardiopulmonalen und hepatogenen Funktion, bei reduziertem Allgemeinzustand und eingeschränkter Kooperationsfähigkeit.
- **Obligate Voruntersuchungen:** ausführliche Anamnese, körperliche Untersuchung, Basisdiagnostik und ggf. erweiterte Diagnostik.
- **Funktionelle Vorbehandlung** zur Besserung oder sogar Ausschaltung präexistenter Erkrankungen, speziell bei pulmonalen und kardiovaskulären Störungen.

1.4.3 Postoperative Therapie

> **Der manifeste Flüssigkeitsverlust nach Trauma und nach großen chirurgischen Eingriffen muss initial durch eine aggressive Volumentherapie aufgefangen werden.**

Ziel dieser Maßnahme in der Akutphase ist die möglichst rasche Wiederherstellung einer ausreichenden nutritiven Perfusion aller Organsysteme und Beeinflussung der systemischen Hyperinflammation (▶ Abschn. 1.4.1). Die sich daran anschließenden Infusions- und Ernährungsregime haben den Basisbedarf an Wasser und Elektrolyten, die Korrektur zusätzlicher Verluste, die Bereitstellung notwendiger Bau- und Nährstoffe sowie den gesteigerten Energiebedarf im Postaggressionsstoffwechsel zu berücksichtigen.

Infusionstherapie

Volumendefizit, erhöhtes Serumkalium und gesteigerte ACTH-Produktion beeinflussen den aldosteronvermittelten Wasser- und Elektrolythaushalt. Die Folgen sind eine Natriumverschiebung in den Intrazellulärraum (**Transmineralisation**) und Wasserverluste im funktionellen Extrazellulärraum. Diese Verluste können allein durch gesteigerte endogene Wasserproduktion (z. B. Lipolyse, Glykogenolyse) nicht therapiert werden.

Der **Basisbedarf** von freiem Wasser liegt postoperativ bei 30–40 ml/kgKG/Tag. Natrium sollte mit 2–3 mval/kgKG/Tag und Kalium mit 1–1,5 mval/kgKG/Tag in Form von Elektro-

◻ Tab. 1.6 Dosierungsrichtlinien für postoperative Infusionstherapie und parenterale Ernährung (70 kg schwerer Patient)

Infusionen	Dosis
Wasser	30–40 ml/kgKG/Tag
Na$^+$	2–3 mval/kgKG/Tag
K$^+$	1–1,5 mval/kgKG/Tag
Kalorien	25–30 kcal/kgKG/Tag
Glukose	5 g/kgKG/Tag
Aminosäuren	1,5 g/kgKG/Tag
Fette	1–2 g/kgKG/Tag

lytlösungen substituiert werden (◻ Tab. 1.6). Unabhängig davon sind zusätzliche Verluste (z. B. Magensonde, Wunddrainage) entsprechend ihrer qualitativen und quantitativen Zusammensetzung als **Korrekturbedarf** mit adaptierten Elektrolytlösungen zu ersetzen.

> **Da infolge der katabolen Vorgänge im Postaggressionsstoffwechsel die Aminosäuren-, Glukose- und Fettsäurespiegel nach operativem Eingriff ohnehin stark ansteigen, muss in dieser Phase die Infusionstherapie lediglich den Basisbedarf und Korrekturbedarf an Wasser und Elektrolyten abdecken.**

Bei normalem Ernährungszustand des Patienten und einer erwarteten **Nahrungskarenz bis zu 7 Tagen** ist diese Infusionstherapie ausreichend. Bei bereits präoperativ reduziertem Ernährungszustand und einer erwarteten Nahrungskarenz >7 Tagen werden darüber hinaus parenterale und enterale Ernährungsregime erforderlich.

Parenterale Ernährung

─ Definition ──────────

Aufgabe der postoperativen Ernährungstherapie ist es, den Organismus bei gesteigertem Energiebedarf mit ausreichenden Bau- und Nährstoffen zu versorgen.

Eine parenterale Ernährung ist immer dann indiziert, wenn die gastrointestinale Funktion eine enterale Ernährung (noch) nicht zulässt. Die Planung der parenteralen Ernährung muss den Basisbedarf an Wasser und Elektrolyten, den Energieumsatz, das Ausmaß der erwarteten Katabolie (negative Stickstoffbilanz) und die Höhe der jeweiligen Kohlehydrat-, Fett- und Eiweißzufuhr berücksichtigen.

Aus dem Fettgewebe als größtem Energiespeicher des Organismus werden postoperativ Fettsäuren freigesetzt, die in der Peripherie zur Energieabdeckung dienen. Die geringen hepatischen Glykogenreserven spielen als Energiequelle nur in kurzfristigen Akutsituationen eine Rolle. **Glukose** muss als lebenswichtige Substanz für das zentrale Nervensystem, immunkompetente Zellen und Fibroblasten in der Leber immer neu synthetisiert werden. Vorläufer dieser Gluconeogenese sind Aminosäuren, die aus den Proteinspeichern der Muskulatur stammen (► Abschn. 1.4.1).

> ❯ Neuere Untersuchungen haben gezeigt, dass die Steigerung des Energieumsatzes postoperativ nur das 1–2-Fache des Ruheumsatzes beträgt.

Der Kalorienbedarf nach Trauma und großen Operationen liegt zwischen 25 und 35 kcal/kgKG und entspricht damit für einen 70 kg schweren Patienten etwa 1.750–2.450 kcal/Tag. Glukose ist das Infusionskohlehydrat der Wahl. Der Mindestbedarf, um die Versorgung glukoseabhängiger Zellen sicherzustellen und Aminosäuren bzw. Körperprotein einzusparen, liegt bei **100–150 g Glukose/Tag**. Eine höhere Zufuhr induziert gesteigerte Fettneubildung in der Leber.

Als Alternative bietet sich der Einsatz von den Nicht-Glukose-Kohlehydraten Sorbit und Xylit an. Der wesentliche Nachteil dieser Zuckeraustauschstoffe liegt aber darin, dass bei vollständiger parenteraler Ernährung eine ausreichende Kalorienzufuhr damit nicht mehr gewährleistet ist.

> ❗ Cave
> Fruktose darf in der Ernährungstherapie wegen der Gefahr einer induzierten Fruktoseintoleranz bei Patienten mit hereditärem Fruktose-1-Phosphataldolasemangel nicht mehr zur Anwendung kommen.

Eiweiß

> ❯ Bei der postoperativen Ernährungstherapie sind v. a. die Proteolyse und negative Stickstoffbilanz zu berücksichtigen.

Das Ausmaß der Katabolie, definiert als Differenz zwischen dem gleichzeitig stattfindenden Eiweißabbau und der Eiweißneosynthese, ist abhängig vom präoperativen Ernährungszustand des Patienten und der Größe des chirurgischen Traumas. Dabei hat sich gezeigt, dass der Eiweißabbau (Proteolyse) postoperativ nicht beeinflusst werden kann. Durch Aminosäurenzufuhr gelingt es lediglich, die Eiweißneosynthese zu steigern. Einen maximalen Effekt weisen dabei **1,5 g Aminosäurelösungen/kgKG/Tag** auf. Eine höhere Aminosäurenzufuhr bewirkt vermehrte Stoffwechselbelastung und Anstieg der harnpflichtigen Substanzen.

Nach großen Eingriffen mit einer mehrtägigen postoperativen Nahrungskarenz ist eine Aminosäurensubstitution in den ersten postoperativen Tagen bereits sinnvoll, auch wenn eine vollständige Deckung des kalorischen Bedarfes nicht möglich ist. Dabei sollten die Aminosäuren zur optimalen Verwertung immer zusammen mit den Energielieferanten Kohlehydrate und Fette infundiert werden.

Fette

Die Lipolyse, d. h. der Abbau von Triglyzeriden in freie Fettsäuren und Glyzerol ist in der Stressantwort beschleunigt.

> ❯ Fettsäuren sind neben Glukose die wichtigsten Energielieferanten. 1 g Fett liefert 9,1 kcal.

Fettemulsionen sind als integrierter Bestandteil der parenteralen Ernährung bisher überwiegend unter dem Aspekt »Energieträger« gesehen worden. Sie sollen bei Ernährungsregimen 30–60% des täglichen Energiebedarfes abdecken. Die empfohlene Dosierung für Erwachsene liegt damit bei **1–2 g Fettemulsion/kgKG/Tag**.

Die nichtenergetische Bedeutung von Fettemulsionen besteht darin, dass **essenzielle Fettsäuren** für den Aufbau von Zellmembranen, Prostaglandinen und Leukotrienen erforderlich sind. Bei primärer Fettstoffwechselstörung mit Hypertriglyzeridämien >300 mg% sollte die Fettzufuhr auf die essenziellen Fettsäuren beschränkt bleiben.

Vitamine, Spurenelemente

Vitamine sind bei der parenteralen Ernährung ebenso unverzichtbar wie bei normaler Nahrungsaufnahme. Bei Patienten, die bereits präoperativ fehl- oder mangelernährt sind, kann nicht mit ausreichenden Vitaminreserven im Organismus gerechnet werden. Bei diesen Patienten sollte eine Vitaminsubstitution mit im Handel verfügbaren Präparaten von Anfang an erfolgen- sonst erst ab der 2. postoperativen Woche.

Der Bedarf an **Spurenelementen** bei der intravenösen Ernährung ist nicht vollständig geklärt. Eine Substitution erscheint aber zumindest im Rahmen langfristiger Ernährungstherapie erforderlich. Der Bedarf wird ebenfalls mit industriell hergestellten Komplettlösungen abgedeckt.

Praktische Durchführung

Das Spektrum der postoperativen Ernährungstherapie wird vom präoperativen Ernährungszustand, der Dauer der Nahrungskarenz und dem Ausmaß der Operation bestimmt.

> **— Praxisbox —**
> **Parenterale Ernährung**
> Bei der praktischen Durchführung der parenteralen Ernährung hat sich folgendes Vorgehen bewährt:
> — Bei normalem Ernährungszustand des Patienten und einer erwarteten Nahrungskarenz <7 Tage kann auf die parenterale Ernährung ganz verzichtet werden. Es wird lediglich der Wasser- und Elektrolytbedarf abgedeckt.
> — Ist die orale Nahrungsaufnahme nach 7 Tagen noch nicht möglich, wird eine **hypokalorische Ernährung** mit handelsüblichen Präparaten durchgeführt.

Derartige Lösungen enthalten Aminosäuren (1 g AS/kgKG/Tag), Kohlenhydrate (2 g KH/kgKG/Tag) und Elektrolyte in einer Mischung, die z. B. als 3-Liter-Konzept eine nahezu ausgeglichene Stickstoffbilanz garantiert. Der nicht exogen abgedeckte Energiebedarf wird dabei aus der **endogenen Lipolyse** sichergestellt. Eine Fettsubstitution ist nicht erforderlich. Der Vorteil der hypokalorischen Ernährung liegt in seiner einfachen Handhabung. Ernsthafte metabolische Nebenwirkungen sind nicht zu erwarten. Der niedrige Kohlenhydratanteil bedingt eine Gesamtosmolarität <800 mosm/l, die eine peripher-venöse Applikation zulässt.

> ❯❯ **Ist von einer Nahrungskarenz >7 Tage auszugehen oder befindet sich der Patient präoperativ in reduziertem Ernährungszustand, wird eine normokalorische Ernährung über zentralvenöse Zugänge erforderlich.**

Auch hierfür stehen vorgefertigte **Komplettlösungen** zur Verfügung. Als additive Energiezufuhr dienen dabei 20%ige Fettemulsionen. Darüber hinaus ist eine Substitution von Vitaminen und Spurenelementen in Erwägung zu ziehen. Der Aufbau der normokalorischen Ernährung erfolgt schrittweise, wobei in den ersten 2 Tagen ein hypokalorisches Konzept zur Anwendung kommen sollte. Für die praktische Durchführung sind **Infusionspumpen** und **engmaschige Kontrollen von Laborparametern** (z. B. Glukose, Harnstoff, Triglyzeride) unverzichtbar.

Die parenterale Zufuhr von Bau- und Nährstoffen ist aber unphysiologisch. Die Reduktion der Proteinsyntheserate als verantwortlicher Mechanismus für den Eiweißverlust kann nicht vollständig kompensiert werden. Die Gefahr metabolischer Komplikationen wie Überernährung und Fettleber lässt sich durch stufenweise Steigerung der Energiezufuhr zwar eingrenzen, aber nicht ganz verhindern. Darüber hinaus belasten **katheterassoziierte Komplikationen** (z. B. Thrombose, Infektion, Septikämie) diese Ernährungsregime.

> ❶ **Cave**
> **Als besonders schwerwiegend gilt heute, dass die parenterale Langzeiternährung zur morphologischen und funktionellen Atrophie der Darmschleimhaut führt und damit der Gefahr einer intestinalen Translokation Vorschub leistet.**

Enterale Ernährung

> ❯❯ **Die enterale Ernährung erhält die Integrität und Funktionsfähigkeit der Intestinalmukosa.**

Aus diesem Grunde sollte postoperativ der enteralen Nahrungszufuhr, wenn immer möglich, der Vorzug gegeben werden. Weitere Argumente für eine enterale Nährstoffzufuhr sind:
- Die Ernährung ist physiologischer.
- Im Vergleich zur normokalorischen parenteralen Ernährung kann der Eiweißverlust über einen Zeitraum von 10 Tagen nahezu halbiert werden.
- Sie ist in Abhängigkeit von der jeweiligen Kostform preisgünstiger (25–30% der Kosten einer parenteralen Ernährung).
- Die Zugangswege bergen im Vergleich zu zentralvenösen Kathetern ein deutlich geringeres Risiko.

> ❯❯ **Bei der enteralen Ernährung sollte die kalorische Zusammensetzung den Empfehlungen der Deutschen Gesellschaft für Ernährung entsprechen (Kohlenhydrate : Fette : Eiweiß = 50:30:20). Die Kalorienmenge der handelsüblichen Sondenkost ist auf 1 kcal/ml begrenzt.**

Damit wird ein tägliches Angebot von 2000 kcal entsprechend 2000 ml Volumenbelastung möglich. Grundsätzlich sind hochmolekulare nährstoffdefinierte Diäten und niedermolekulare chemisch definierte Diäten zu unterscheiden, die jeweils spezielle Zugangswege und Anwendungstechniken erfordern.

Hochmolekulare Diät

Hochmolekulare oder nährstoffdefinierte Diäten (NDD) werden aus natürlichen Nährstoffen hergestellt, erfordern die Verdauungskapazität des gesamten Intestinaltraktes und sind deshalb das geeignete Substrat für eine **gastrale Sondenernährung.** Neben der standardisierten Sondenkost werden von der Industrie auch proteinreiche und hyperkalorische Varianten angeboten.

Niedermolekulare Diät

Niedermolekulare oder chemisch definierte Diäten (CDD) enthalten Hydrolysate natürlicher Eiweiße als Proteinkomponente sowie Oligo- bis Polysaccharide und Fette als Energiekomponente. Es handelt sich um »vorverdaute« natürliche Nährstoffe, die das geeignete Substrat für **Jejunalsonden** darstellen. Die Standardpräparate sind ballaststoffreich.

Praktische Durchführung

> ┌─ Praxisbox ─────────────────────────
> **Enterale Ernährung**
> - Für die gastrale Ernährung stehen Magen- bzw. Duodenalsonden zur Verfügung. Diese Sonden werden transnasal »blind« eingeführt oder endoskopisch platziert. Die Ernährung erfolgt mit hochmolekularen Diäten, entweder als Bolus (z. B. 500-ml-Portionen) oder kontinuierlich.
> - Die gastrale Ernährung nutzt den fermentativen und resorptiven Apparat des gesamten Intestinaltraktes. Voraussetzung dafür ist eine ungestörte gastrointestinale Funktion, die nach großen viszeralchirurgischen Eingriffen wegen der postoperativen Atonie aber in der Regel erst ab dem 3. postoperativen Tag gegeben ist.

Wird eine Sondenernährung über die 2. Woche hinaus erforderlich, bietet sich als Alternative die **perkutane endoskopische Gastrostomie (PEG)** an. Dabei wird in speziellen Techniken nach perkutaner Punktion des Magens eine Ernährungssonde transgastral eingeführt und fixiert.

Für eine enterale Langzeiternährung (z. B. Ösophagektomie ohne primäre Rekonstruktion der Speisepassage) wird intraoperativ eine Ernährungsfistel in das Jejunum eingenäht (**Katheter-Jejunostomie**) und perkutan ausgeleitet. Die Ernährung wird mit niedermolekularen Diäten kontinuierlich und pumpengesteuert durchgeführt. In Hinblick auf Patientenkomfort, Resorptionsbedingungen und Komplikationsrate (z. B. Dislokation, Druckulzera) ist dieser Zugangsweg anderen enteralen Ernährungsformen überlegen.

Der Aufbau der enteralen Ernährung muss schrittweise erfolgen (**Adaptationsphase**). Innerhalb von 3–4 Tagen kann die tägliche Zufuhr auf das angestrebte Gesamtvolumen von 2000 ml gesteigert werden. Zwischenzeitlich bietet sich eine Kombination mit hypokalorischer parenteraler Ernährung an. Eine initiale Verdünnung der Sondennahrung ist heute nicht mehr erforderlich. Die Dauer der Adaptationsphase ist abhängig von der individuellen Toleranz des Patienten. Bei spärlicher Peristaltik, abdomineller Distension oder auch Diarrhö kann durch passagere Reduktion der Substratzufuhr eine Toleranzverbesserung erreicht werden. In dieser Phase ist aber die klinische und sonographische Überwachung des Abdomens anspruchsvoll und die Diagnostik postoperativer Komplikationen häufig erschwert. Als **Kontraindikationen** für die Fortführung einer enteralen Ernährung müssen heute gelten: Darmobstruktion mit relevanter Passagestörung, paralytischer Ileus, schwerer Schockzustand mit Kreislaufinstabilität und gastrointestinale Blutung.

Schmerztherapie

Das subjektive Schmerzerlebnis des Patienten ist **individuell** stark unterschiedlich und hängt nicht regelhaft vom Ausmaß des vorangegangenen chirurgischen Traumas ab. Einflussnehmende Größen sind aber im Allgemeinen **Operationsdauer, intraoperative Lagerung** und auch der gewählte **chirurgischer Zugang**. So werden nach Cholezystektomien über einen Oberbauchlängsschnitt weniger Schmerzen angegeben als nach Transversal- oder Rippenbogenrandschnitten. Für endoskopische Operationstechniken ist gesichert, dass der Analgetikabedarf postoperativ deutlich abnimmt.

Das Schmerzereignis wird auch wesentlich durch **psychische Faktoren** des Patienten wie Erwartungshaltung, Motivation und Emotionslage beeinflusst. Auf diese emotionalen und affektiven Komponenten ist zurückzuführen, dass bei Elektiveingriffen durch ein ausführliches präoperatives Gespräch und entsprechende medikamentöse Narkosevorbereitung (**Prämedikation**) eine signifikante Reduktion des postoperativen Analgetikaverbrauchs erzielt werden kann.

Der Einfluss einer suffizienten postoperativen Analgesie wurde lange unterschätzt. Heute gilt als gesichert, dass **postoperative Schmerzen** u. a.

- die **körperliche Aktivität** des Patienten einschränken (Risiko: Thromboembolien),
- die **Stressantwort** des Organismus unterhalten und verstärken (▶ Abschn. 1.4.1),
- durch **Schonatmung** (Hypoventilation) v. a. nach thorakalen und abdominellen Eingriffen pulmonalen Komplikationen Vorschub leisten (◻ Abb. 1.46),
- und **emotionale Veränderungen** bis hin zu psychischen Krisen und Depressionen induzieren können.

> ❯ Die Schmerztherapie ist heute mit entscheidender Bestandteil jeder postoperativen Behandlung.

Das Spektrum der postoperativen Schmerzbeeinflussung umfasst allgemeine nichtmedikamentöse Maßnahmen und die eigentliche medikamentöse Therapie.

Nichtmedikamentöse Maßnahmen

Zu den Allgemeinmaßnahmen gehört eine schonende **Lagerung** des operierten Patienten unter weitgehender Entlastung der Operationswunde. Nach viszeralchirurgischen Eingriffen hat sich eine Erhöhung des Oberkörpers um 30° bei leichter Beugestellung in den Hüft- und Kniegelenken bewährt. Mobilisationsmaßnahmen müssen sorgfältig vorbereitet und behutsam durchgeführt werden. Abrupte Bewegungen, die immer ein relevantes Schmerzereignis verursachen, sind zu vermeiden. Sonden und Drainagen beeinflussen postoperativ ganz erheblich den Patientenkomfort. Sie sollten so früh wie möglich entfernt werden. Darüber hinaus sollte die Möglichkeit einer **physikalischen Schmerztherapie** durch Kälte- oder Wärmeanwendung genutzt werden.

Medikamentöse Therapie

Voraussetzung für die medikamentöse Therapie akuter perioperativer und posttraumatischer Schmerzen entsprechend den Leitlinien der Deutschen Interdisziplinären Vereinigung für Schmerztherapie (DIVS) ist die **Messung der Schmerzintensität**. Zuverlässige Angaben zur Schmerzintensität und damit auch zur Einschätzung des Analgetikabedarfes und auch des Therapieerfolges kann aber nur der Patient selbst machen.

Idealerweise sollte die Schmerzmessung in regelmäßigen Abständen – mindestens alle 8 h – anhand einer **visuellen Analogskala von 0–10** erfolgen. Als behandlungsbedürftig gelten im Allgemeinen Schmerzen ab einer Intensität von 3–4 (in Ruhe) oder 5 (bei Belastung).

Grundlage eines **Stufenschemas**, das bei der medikamentösen Therapie den interindividuellen Unterschieden hinsichtlich Schmerzerleben, Schmerzstärke und Analgetikabedarf Rechnung trägt, sollte die Gabe eines **Nichtopioidanalgetikums** (z. B. Paracetamol 4-mal 1 g/24 h) zu festen Zeiten sein (**Stufe 1**).

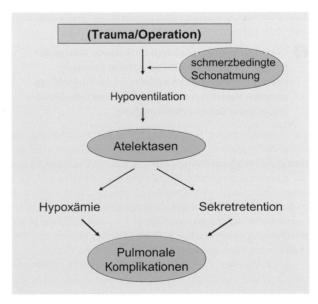

◻ **Abb. 1.46** Pathogenese postoperativer Lungenfunktionsstörungen

1

Ein **Nichtopioidanalgetikum** kann bei kleineren Eingriffen als alleiniges Analgetikum ausreichen, um Schmerzen auf ein adäquates Niveau (Ruheschmerz <3, Belastungsschmerz <5) zu reduzieren.

Bei mittelgroßen bis großen Eingriffen ist in **Stufe 2** die zusätzliche Gabe eines **schwachen Opioides** (z. B. Tramadol) und in **Stufe 3** die zusätzliche Gabe eines **starken Opioides** (z. B. Morphin, Fentanyl) angezeigt.

> **❯** Opioide sind laut S3-Leitlinie heute zentraler Bestandteil der postoperativen Schmerztherapie und dürfen den Patienten nicht aus Angst vor einer möglichen Suchtreaktion vorenthalten werden.

Die generelle Empfehlung ist, im Rahmen eines balancierten Analgesieregimes zusätzlich zur Opioidtherapie immer Nichtopioide als Basismedikation einzusetzen. Dadurch können der tägliche **Opioidverbrauch** um bis zu 20% gesenkt und **Opioidnebenwirkungen** (z. B. Übelkeit, Erbrechen, Darmparalyse, Sedierung, Atemdepression) bis zu 30% gemindert werden.

Die systemische Pharmakotherapie, die der großen Variabilität von Schmerzintensität und Schmerzmittelverbrauch am besten gerecht wird, ist die **intravenöse patientenkontrollierte Analgesie** (patient controlled analgesia, **PCA**).

> **❯** Als Goldstandard gilt heute die patientenkontrollierte Analgesie (PCA): Sie sollte gegenüber kontrollierten Applikationsformen bevorzugt werden.

Dabei verabreicht sich der Patient selbst mittels eines Knopfdruckes eine vorgegebene Dosis des Schmerzmittels (**Bolus**). Handelsübliche PCA-Pumpen ermöglichen eine Programmierung der **Bolusgröße**, der **Lock-out-Zeit**, innerhalb derer trotz Anforderung kein weiterer Bolus appliziert wird und der **Basalrate** (kontinuierliche Dosierung des Analgetikums). Dank der programmierten Kontrollmechanismen ist die i.v.-PCA ein sicheres Verfahren. Bereitstellung, Wartung und Kontrolle der i.v.-PCA erfordern allerdings einen hohen Zeit- und Personalaufwand.

> **❯** Die intravenöse patientenkontrollierte Analgesie hat die Qualität der postoperativen Schmerztherapie entscheidend verbessert. Im Vergleich zu anderen Verfahren ermöglicht sie eine individuell angepasste Schmerzbekämpfung.

Ein weiterer großer Fortschritt in der Schmerztherapie vor allem nach großen viszeralchirurgischen Eingriffen stellt die **thorakale Periduralanalgesie (tPDA)** dar. In Abhängigkeit von der exakten segmentalen Platzierung des Katheters und auch ausreichend langer postoperativer Nutzungsdauer liegen ihre günstigen Effekte neben der analgetischen Wirkung v. a. in einer **verbesserten Koronarperfusion** (kardialer Risikopatient!), **Blockierung sympathischer Reflexe** (Darmparalyse!) und **Reduktion der Stressantwort a**uf das chirurgische Trauma.

Gemeinsames Ziel der nichtmedikamentösen Maßnahmen und der eigentlichen systemischen Analgesie ist es, das aktuelle Wohlbefinden und die Zufriedenheit des Patienten zu verbessern (**Patientenkomfort**) und die Voraussetzung dafür

zu schaffen, dass der Patient **schmerzfrei mobilisiert** und notwendigen postoperativen Behandlungsmaßnahmen (z. B. physikalische Therapie) zugeführt werden kann.

Physikalische Therapie

Bei den physikalischen Behandlungsmaßnahmen stehen die postoperative Atemtherapie und die Frühmobilisation des Patienten ganz im Vordergrund. Zur Pathogenese postoperativer Lungenfunktiosstörungen, ◫ Abb. 1.46. Vor allem nach Oberbauch- und Zweihöhleneingriffen und verstärkt noch durch schmerzbedingte Schonatmung ist der Patient nicht mehr in der Lage, ausreichend tief einzuatmen und effektiv abzuhusten. Zwangsläufige Folgen sind dann Minderbelüftung von Alveolarbezirken und **Atelektasen**. Das bewirkt auf der einen Seite eine **Hypoventilation** noch perfundierter Lungenabschnitte mit Erhöhung des Rechts-Links-Shunts und **Hypoxämie**, und auf der anderen Seite **Sekretretention, Infektion und Pneumonie**. Somit gelten als vorrangige Behandlungsziele der postoperativen Atemtherapie die Ventilationsverbesserung, Sekretmobilisation und das Erlernen spezieller Hustentechniken.

> ┌─ Praxisbox ─────────────────────────────
>
> **Praxisbox: Postoperative Atemtherapie**
> Beim **intubierten Patienten** wird eine Sekretmobilisation durch entsprechende Lagerungsbehandlung und Thoraxkompression mit Unterstützung der Ausatmung erreicht. Das gelockerte Bronchialsekret kann anschließend »blind« durch Katheterabsaugung oder »unter Sicht« durch flexible Bronchoskopie entfernt werden. Damit wird eine Wiedereröffnung vorher nicht ausreichend ventilierter Lungenbezirke möglich.
>
> Ist der Patient bereits **extubiert**, werden apparative Techniken zur Atemvertiefung eingesetzt, die einen exspiratorischen Kollaps der Alveolen verhindern und damit einen Gasaustausch über den gesamten Atemzyklus ermöglichen (z. B. »continuous positive airway pressure«, CPAP). Ein sehr einfaches Trainingsgerät für postoperative **Atemübungen** ist der sog. **Coach**. Der Patient muss gegen einen vorgegebenen Widerstand langsam einatmen und kann dabei selbst das Atemzugvolumen als Therapiekontrolle auf einer Skala ablesen.
>
> **Medikamentöse Maßnahmen** zur Ventilationsvertiefung sind u. a. Inhalation mit Bronchodilatatoren oder Substanzen zur Senkung des Atemwegswiderstandes.
>
> **Hustentechniken**, die pulmonale Risikopatienten bereits präoperativ erlernen sollten, werden in entsprechender Lagerung (Kopfteil erhöht, Hüften gebeugt) und unter vorsichtiger Kompression der Operationswunden durchgeführt. Unterstützend wirkt auch der »**Flutter**«, ein Kugelventil, das exspiratorisch angeblasen wird und oszillierende Bewegungen in das Trachealsystem überträgt.
> └──

Grundvoraussetzung für die adäquate Durchführung der postoperativen Atemtherapie ist wiederum der schmerzfreie und kooperationsfähige Patient. Dies gilt auch in besonderem

Maße für die **Frühmobilisation**. Gerade bei alten und behinderten Patienten (z. B. Paresen, Amputationen) muss die Immobilisationsphase so kurz wie möglich gehalten werde, d. h. postoperativ müssen die Patienten zum frühestmöglichen Zeitpunkt aufgesetzt, vor das Bett gestellt und ggf. mit krankengymnastischer Unterstützung zum Gehen angehalten werden.

> **Diese ersten Rehabilitationsschritte sind wesentlich zur Vermeidung von hypostatischer Pneumonie, Dekubitalulzera und – zusammen mit der medikamentösen Antikoagulation – die entscheidende Maßnahme zur Thromboembolieprophylaxe.**

In Kürze

Postoperative Therapie
- **Infusionstherapie** orientiert sich an dem Basisbedarf von Wasser und Elektrolyten und dem Korrekturbedarf bei zusätzlich aufgetretenen Verlusten. Bei normalem Ernährungszustand des Patienten und einer erwarteten Nahrungskarenz <7 Tagen ist diese Infusionstherapie alleine ausreichend.
- **Parenterale Ernährung:** bei bereits präoperativ reduziertem Ernährungszustand, einer erwarteten Nahrungskarenz >7 Tagen.
- **Enterale Ernährung** ist heute frühzeitig anzustreben. Sie ist im Vergleich zu parenteralen Regimen physiologischer (Intestinalmukosa), effektiver, sicherer (Zugangswege) und preiswerter.
- **Physikalische Therapie** mit postoperativer Atemtherapie und Frühmobilisation des Patienten.
- **Schmerztherapie** mit nichtmedikamentösen Maßnahmen (Lagerung!) und systemisch applizierten Analgetika anhand eines Stufenschemas (Nichtopioide, schwache Opioide, starke Opioide). Bevorzugt heute: patientenkontrollierte Analgesie (PCA).

1.4.4 Postoperativer Verlauf und seine Störungen

Intensivüberwachung und Therapie werden im Rahmen der Viszeralchirurgie u. a. zur Absicherung des postoperativen Verlaufes nach großen Eingriffen (z. B. Ösophagusresektion, Lebertransplantation) benötigt. Unverzichtbarer Bestandteil ist dabei das **Monitoring vitaler Organfunktionen**, die ggf. durch Maßnahmen der Intensivmedizin (z. B. Nachbeatmung, Kreislauftherapie) unterstützt werden müssen. Es gilt die schwere Belastung des Patienten durch Operation und Narkose **schnellstmöglich** überwinden zu helfen und damit die Voraussetzung für ein erfolgreiches Gelingen des Eingriffes zu sichern.

> **Die eigentliche chirurgische Aufgabe ist die Überwachung des Operationssitus.**

Heute sind die Hauptursachen für postoperative Morbidität und Mortalität chirurgische (OP-bedingte) Komplikationen. Ziel aller Überwachungsmaßnahmen ist es, Störungen im postoperativen Verlauf **frühestmöglich** zu erfassen und dann umgehend eine zielgerichtete Diagnostik einzuleiten.

Überwachung der Vitalfunktionen

> **Die postoperative Überwachung hat grundsätzlich die Risikosituation des Patienten, mit den sich daraus ergebenden möglichen Veränderungen und Komplikationen zu berücksichtigen.**

Darüber hinaus sind nach großen chirurgischen Eingriffen in der Regel die vitalen Organfunktionen des Patienten unmittelbar postoperativ gestört:
- Einschränkungen der **Lungenfunktion** resultieren aus Veränderungen der Atemmechanik (z. B. restriktive Ventilationsstörung) und der schmerzbedingten Schonatmung des Patienten.
- Häufigste Ursache für **Herz-Kreislauf-Instabilität** sind Restwirkungen von Anästhetika (negativ inotrope Wirkung), Tachykardie (Hypovolämie, Rhythmusstörung), Schmerz, Agitation, Kältezittern (erhöhter Sauerstoffverbrauch) und Imbalanzen im Säure-Basen- und Wasser-Elektrolythaushalt.
- Darüber hinaus ist die **Niere** postoperativ Zielscheibe einer Reihe von neuroendokrinen Reaktionen mit negativer Rückwirkung auf die glomeruläre und tubuläre Funktion.

Regelüberwachung nach großen viszeralchirurgischen Eingriffen
- Organmonitoring (Vitalfunktionen)
- Klinische Untersuchung (Thorax, Abdomen, Vigilanz)
- Röntgen-Thorax, Sonographie
- Drainagesekrete (quantitativ, qualitativ)
- Laborchemie (z. B. BB, Gerinnung, Elektrolyte, Bilirubin)

Kommen zur Unterstützung und Aufrechterhaltung der gestörten Funktionen invasive Verfahren der Intensivmedizin zur Anwendung (z. B. Beatmung, Volumentherapie, Kardiaka) beinhaltet das Organmonitoring auch immer gleichzeitig die Kontrolle der jeweils durchgeführten Therapie. Bezüglich Indikationsstellung und Durchführung spezieller Therapieverfahren sei auf Lehrbücher der Intensivmedizin hingewiesen.

> **Vorrangiges Ziel im postoperativen Management ist die Vermeidung von Hypoxämie- und Hypotoniephasen.**

Ein kontrolliertes Aufwärmen in Kombination mit ausreichender analgetischer Therapie hilft die Stressantwort zu minimieren. Für die postoperative Nachbeatmung gilt, dass zur Vermeidung von Sekundärkomplikationen (z. B. Pneumonie, Thromboembolie) der Patient **schnellstmöglich** auf assistierte Beatmungsformen und Spontanatmung zurückgeführt wird. Beim extubierten Patienten müssen alle Möglichkeiten der physikalischen Therapie mit dem Ziel einer effektiven Bronchialtoilette zur Anwendung kommen. Die Infusionstherapie hat den Basisbedarf an Wasser und Elektrolyten, den Korrekturbedarf bei eingetretenen Verlusten und darüber hinaus Ernährungsregime zu berücksichtigen, die dem jeweiligen Ausmaß der Katabolie angepasst sind (▶ Abschn. 1.4.3).

Überwachung des Operationssitus

Bei der Überwachung des Operationssitus kommt der wiederholten physikalischen Untersuchung eine zentrale Bedeutung zu. So können durch **Inspektion, Palpation** und **Auskultation** wesentliche Befunde wie Nachblutung, Abwehrspannung, Distension des Abdomens, Peristaltik, Wundinfektion, Hautemphysem u. a. erhoben werden. Darüber hinaus ist der Patient regelmäßig hinsichtlich seiner Atemmechanik, Bewusstseinslage, Kooperationsfähigkeit und Belastbarkeit zu beurteilen.

> **!** **Cave**
> Die Menge und Zusammensetzung von Drainagesekreten muss immer wieder überprüft werden. Auf eine mögliche Dislokation oder Verstopfung durch Blutkoagel ist zu achten.

Dabei geben **laborchemische Analysen** Hinweise auf pathologische Veränderungen wie Blutung (Hb), intestinale Leckage (α-Amylase) oder Gallefistel (Bilirubin). Ein gesteigerter oder blutiger Reflux über die Magensonde lässt eine intestinale Motilitätsstörung erfassen oder kann beweisend für eine intraluminale Blutung sein.

Die **Sonographie** steht weiterhin im Mittelpunkt der Überwachung des operierten Abdomens. Sie erlaubt Beurteilung und Verlaufskontrolle bei Veränderungen an parenchymatösen Organen (z. B. Leberhämatom, Milzläsion) und macht intraabdominelle und intrathorakale Flüssigkeitsansammlungen sichtbar. Die Differenzierung dieser Flüssigkeit (z. B. Blut, Erguss, Intestinalsekret) gelingt durch schallgezielte Punktion.

Die **Röntgenthoraxaufnahme** kann neben der Beurteilung von Herz und Lunge wesentliche Zusatzinformationen liefern wie Zwerchfellhochstand, Erguss, Mediastinalemphysem oder Überblähung des Interpositionsorgans nach Ösophagusersatz.

Spezielle Fragestellungen lassen sich angiographisch bzw. duplexsonographisch (z. B. Transplantatdurchblutung), endoskopisch (z. B. Anastomoseninsuffizienz) oder bronchoskopisch (z. B. tracheale Läsion) überprüfen.

Bei klinisch nicht eindeutigen Situationen müssen die Untersuchungen und Analysen in kurzen Zeitabständen wiederholt werden. Nur so lassen sich Veränderungen rasch erfassen und objektivieren. Häufig liefern **Zusatzinformationen** wie Temperaturverlauf, metabolische Azidose, gesteigerter Insulinbedarf, Laktat-Erhöhung, Kreislaufinstabilität oder Oilgo-Anurie entscheidende Hinweise.

> **❯** Die Kontrolle von Vitalfunktionen und Operationssitus ist nicht voneinander zu trennen und sollte im Idealfall in der gemeinsamen Verantwortung eines erfahrenen Chirurgen liegen.

Postoperative Komplikationen

In der Viszeralchirurgie sind postoperative Komplikationen nicht vermeidbar, auch wenn es wünschenswert wäre, sie zu vermeiden.

> **❯** Der intraoperative Situs gibt die besten Hinweise auf mögliche postoperative Komplikationen. Der erfahrene Chirurg weiß das und informiert darüber.

Ziel aller Überwachungsmaßnahmen ist es, die Komplikation frühzeitig zu erkennen, bevor sekundäres Organversagen auf die bereits eingetretene Katastrophe hinweist. Das bedeutet, dass schon beim ersten **Verdacht** eine zielgerichtete Diagnostik eingeleitet werden muss.

> **!** **Cave**
> In der Regel entstehen Probleme nicht aus der Komplikation selbst, sondern aus dem Umgang mit ihr, d. h. aus der zu spät erfolgten Diagnostik und einem unzureichenden Komplikationsmanagement.

Das Vorliegen einer Komplikation wird bei jedem Abweichen vom erwarteten (normalen) postoperativen Verlauf wahrscheinlich. Solche Warnhinweise oder Symptome, die es immer zu beachten gilt, sind in folgender Übersicht zusammengefasst.

Symptome postoperativer Komplikationen
- Klinische Veränderungen, z. B. Schmerz, Fieber, Paralyse, Compliance, Belastbarkeit (»Der Patient hat immer Recht!«)
- Organinsuffizienz
- Laborchemie, z. B. BB, CRP, Laktat, PCT
- Veränderung der Drainagesekrete (»Spion im Bauch«)

Voraussetzung für eine zielgerichtete Diagnostik ist die Kenntnis, welche Komplikationen häufig und welche selten sind (**Inzidenz** der Komplikation), und wann mit welcher Komplikation zu rechnen ist (**Prävalenz** der Komplikation).

> **Definition**
> **Allgemeine Komplikationen** sind Störungen der Vitalfunktionen bei regelrechtem Operationssitus. **Operationsbedingte Komplikationen** werden definiert als Störungen im Bereich des Operationssitus und benachbarter Areale (eigentliche chirurgische Komplikation).

Eigene Untersuchungen

Eine prospektive Dokumentation und Analyse des postoperativen Verlaufs von über 9.000 Patienten im eigenen Krankengut hat gezeigt, dass nach großen viszeralchirurgischen Eingriffen Komplikationen in ca. 10% der Fälle auftreten (◘ Abb. 1.47). Dabei handelt es sich aber nur in 15% um allgemeine Komplikationen. Dies ist offensichtlich Ausdruck einer heute verbesserten präoperativen Risikoabschätzung und Folge modifizierter Strategien im postoperativen Management.

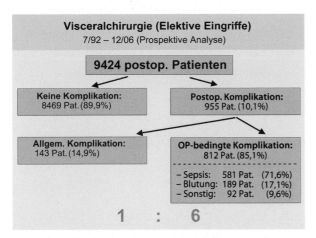

Abb. 1.47 Postoperative Komplikationen nach großen viszeralchirurgischen Eingriffen (eigene Ergebnisse)

Im Gegensatz dazu finden sich chirurgische Komplikationen (OP-bedingte Komplikationen) 6-mal häufiger. Dabei sind septische Komplikationen mit 72% zahlenmäßig absolut führend, vor Blutungen (17%) und sonstigen Störungen wie Ileus, Platzbauch u. a. (11%). Bei der abdominellen Sepsis steht wiederum die Anastomoseninsuffizienz mit Prädilektionsterminen am 7. und 12. postoperativen Tag in 72% der Fälle ganz im Vordergrund. Seltenere Ursachen sind Nachbarorganverletzungen, Galleleckagen und Pankreasfisteln.

Zielgerichtete Diagnostik

Als Konsequenz daraus muss gelten, dass bei jedem Ereignis, das vom erwarteten glatten postoperativen Verlauf abweicht, immer und zuerst eine chirurgische Komplikation ausgeschlossen werden muss, bevor seltenere Differenzialdiagnosen in Erwägung gezogen werden. Das gilt auch nach technisch problemlosen Eingriffen, erst recht aber bei schwierigen oder technisch unbefriedigenden Operationsabläufen.

> Die Diagnostik orientiert sich an der Art des Eingriffes, dem Zeitpunkt des Auftretens der Komplikation und damit an der Wahrscheinlichkeit des zugrunde liegenden Problems.

Grundsätzlich bieten bettseitige Diagnoseverfahren den Vorteil, dass sie einfach durchführbar sind, beliebig oft wiederholt werden können und eine rasche Information liefern. Damit entfällt der häufig aufwändige und risikoreiche Transport in Diagnoseeinheiten mit der Schwierigkeit, Überwachungs- und Therapiemaßnahmen kontinuierlich weiter zu führen. Diese Überlegungen dürfen aber nicht dazu führen, dass notwendige Diagnostik unterbleibt, nur weil sie außerhalb der Intensivstation erfolgen muss.

> Der einfachste Nachweis einer Anastomoseninsuffizienz gelingt über die Differenzierung von Wundsekreten und Drainageflüssigkeiten.

Die Diagnose ist gesichert, wenn sich Intestinalsekret direkt oder als Marker ein Farbstoff über die Zieldrainage entleert.

Darüber hinaus kann die laborchemische Analyse mit Bestimmung der α-Amylase Hinweise auf die Höhenlokalisation der Leckage im Gastrointestinaltrakt geben.

Der »Blauschluck« und auch die **Gastrografindarstellung** als bettseitige Untersuchungsmethode können lediglich im Sinne einer »Ja-Nein-Antwort« das Vorliegen einer Leckage oder Anastomoseninsuffizienz beweisen bzw. ausschließen. Sie stellen aber keine echte Alternative zur Endoskopie dar, zumal die lokale Durchblutungssituation als entscheidender Gesichtspunkt nicht beurteilt werden kann.

Die **Endoskopie** liefert die wesentliche Information über die Vitalität von Anastomosen. Es kann die Schleimhautdurchblutung direkt beurteilt werden, wie ausgedehnt eine Anastomoseninsuffizienz oder -dehiszenz ist und welche Heilungstendenz sie im Verlauf zeigt. Darüber hinaus kann endoskopisch eine innere Wundtoilette, z. B. durch Abziehen von Belägen oder Nekrosen erfolgen und in gleicher Sitzung Ernährungssonden oder Sonden/ Drainagen zum Absaugen von Intestinalinhalt aus dem Insuffizienzbereich platziert werden.

Die Bedeutung der **Ultraschallsonographie** liegt darin, dass in Kenntnis des Operationssitus gezielt nach freier Flüssigkeit und freier Luft gefahndet werden kann und bei konservativem Behandlungsversuch eine Verlaufskontrolle möglich wird.

Für die **Computertomographie** gilt die gleiche Fragestellung wie bei der Sonographie. Der Vorteil dieses Verfahrens liegt aber in der von der Erfahrung des Untersuchers unabhängigen objektiven Befunddokumentation, semiquantitativen Dichtemessung (DD: Hämatom, Abszess) und darin, dass eine Beurteilung auch dann möglich ist, wenn die sonographische Befundung (z. B. Adipositas, Bauchwanddefekt) nicht gelingt.

Die **Angiographie** ist die Untersuchungsmethode der Wahl bei Blutungskomplikationen. Neben der genauen Blutungslokalisation bietet sie v. a. die Möglichkeit der gleichzeitigen interventionellen Blutstillung durch Embolisation oder Überbrückung der entsprechenden Gefäßabschnitte mit gecoverten Stents.

Wenn es aber nicht gelingt, mit den angegebenen Diagnoseverfahren ein morphologisches Korrelat für die klinische Situation des Patienten zu liefern, bleibt als Ultima Ratio die **diagnostische Laparotomie**.

> Die Relaparotomie ist eines der wichtigsten diagnostischen und/oder therapeutischen Prinzipien in der Viszeralchirurgie: Sie anzuwenden bedarf keiner Entschuldigung. Vielmehr kann die unterlassene Relaparotomie ein Problem sein.

Eigene Untersuchungen

In dem dargestellten Krankengut konnte bei 497 Patienten mit abdomineller Sepsis im postoperativen Verlauf allein durch bettseitige chirurgische Diagnostik in 69% der Fälle die genaue Ursache der vorliegenden Störung gesichert werden (Abb. 1.48). Nur in 35% der Fälle waren dazu als externe Untersuchungen CT und Angiographie erforderlich. Knapp

1

Chirurgische Diagnostik bei abdomineller Sepsis (497 Patienten)
7/92 – 12/06 (Prospektive Analyse)

Bettseitige Diagnostik

| Sekret aus Drainage (Intestinalsekret ?) Ultraschall (Flüssigkeitsnachweis ?) Endoskopie (Vitalität ? Fistel ?) Anastomosenkontrolle m. Gastrografin | 301 Pat. **(60,6%)** |

Externe Diagnostik

| CT (Flüssigkeitsnachweis ?) / Punktion | 149 Pat. | **(35,4%)** |
| Interventionelle Angiographie | 27 Pat. | |

| **Diagn. Laparotomie** | 20 Pat. | **(4,1%)** |

◻ **Abb. 1.48** Diagnostisches Vorgehen bei abdomineller Sepsis (eigene Ergebnisse)

5% der Patienten mussten zur Diagnosesicherung relaparotomiert werden. Diese Zahlen unterstreichen einmal mehr die Notwendigkeit des chirurgischen Know-how bei der Überwachung des postoperativen Verlaufes.

> ❯❯ Nur der Chirurg kennt die eigentlichen Schwachstellen seiner Operation. Er weiß, was an möglichen Komplikationen passieren kann und wann diese Ereignisse erfahrungsgemäß auftreten. Er beherrscht die geeigneten Diagnoseverfahren und verfügt auch über entsprechende Therapieoptionen.

Komplikationsmanagement

Die **Anastomoseninsuffizienz** stellt die häufigste, weitaus schwerwiegendste und am meisten gefürchtetste Komplikation in der Viszeralchirurgie dar. Sie ist unverändert die häufigste Ursache der postoperativen Morbidität und Mortalität. Bedingt durch die Besonderheiten im GI-Trakt mit seinen vor allem **tryptischen und infektiösen** Eigenschaften führt eine Anastomoseninsuffizienz, verzögert diagnostiziert und nicht adäquat interveniert, zwangsläufig zur Kontamination des Mediastinums und der Bauchhöhle. Die therapeutischen Konsequenzen sind meist »selbst evident«, wenn die Diagnose gestellt ist. Das Spektrum der Therapieoptionen hat sich heute durch Fortschritte in der **interventionellen Radiologie** und **Endoskopie** grundsätzlich erweitert. Je nach Lokalisation der Anastomoseninsuffizienz sind perkutane Abszessdrainagen, intraluminale Zieldrainagen, Galleableitung nach außen (z. B. nasobiliäre Sonden), Fibrinklebung, Anastomosen-Clip-Verschluss, Stentplatzierung und bei septischen Arrosionsblutungen die Angiographie mit interventioneller Blutstillung verfügbar.

> ❯❯ Primäres Behandlungsziel die rasche und suffiziente Drainage aller Verhalte nach außen und Vermeidung einer weiteren Kontamination durch Ableitung von Gastrointestinalinhalt aus dem Bereich der Insuffizienz.

◻ **Tab. 1.7** Anastomoseninsuffizienz: Klinische Klassifikation und therapeutische Konsequenzen

Insuffizienz	Befund	Konsequenz
Grad I	Gut drainiert, ohne Sepsis	Konservative Therapie
Grad II	Ausreichend drainiert, aber mit Sepsis	Ausschaltung aus der Intestinalpassage
Grad III	Unzureichend/nicht drainiert, mit Sepsis	Revision zur Herdsanierung

Das ist geradezu die Voraussetzung für ein erfolgreiches Komplikationsmanagement. Gelingt diese Drainageableitung aber nicht und kommt es zu einer permanenten Reinfektion des Mediastinums oder der Bauchhöhle sind **lokale** Komplikationen wie Mediastinitis, Peritonitis, Arrosionsblutungen und **systemisch** die Entwicklung bis hin zum septischen Multiorganversagen nur schwer zu beeinflussen.

Eine allgemein akzeptierte Definition oder **Klassifikation der Anastomoseninsuffizienz** im Gastrointestinaltrakt liegt bis jetzt nicht vor. In der eigenen Erfahrung hat sich eine einfache Klassifikation bewährt, die nur die beiden wesentlichen Fragen berücksichtigt:

- Ist die Insuffizienz gut drainiert oder drainierbar?
- Liegen Zeichen einer Sepsis vor?

Daraus ergeben sich dann unmittelbar therapeutische Konsequenzen (◻ Tab. 1.7):

- Eine **Insuffizienz Grad I** liegt vor, wenn die Leckage gut drainiert ist, eine wesentliche Kontamination von Mediastinum oder Bauchhöhle nicht stattfindet und damit auch Zeichen einer Sepsis fehlen. In dieser Situation ist der Versuch eines konservativen (nicht operativen) Vorgehens gerechtfertigt.
- Eine **Insuffizienz Grad II** ist gekennzeichnet durch eine ausreichende Drainagesituation, aber klinische und laborchemische Zeichen einer Sepsis. Hier besteht Handlungsbedarf, da von einer persistierenden Infektion und Flüssigkeitsretention im Mediastinum/Abdomen ausgegangen werden muss. Es wird damit eine Neutralisation der Insuffizienz mit Ausschaltung aus der Intestinalpassage (z. B. protektives Stoma) erforderlich.
- Eine **Insuffizienz Grad III**, charakterisiert durch unzureichend drainierte oder nicht drainierbare Insuffizienz und dementsprechend mit Sepsis, bedarf immer einer operativen Revision zur chirurgischen Herdsanierung und Ausschaltung der primären Infektionsquelle, wenn erforderlich sogar auf Kosten einer Diskontinuitätsresektion.

Mit dieser klinischen Klassifikation sind die Behandlungsziele, Therapieprinzipien und Lösungsmöglichkeiten grundsätzlich aufgezeigt. Bezüglich besonderer Gesichtspunkte, die sich in Abhängigkeit von der jeweiligen Lokalisation der Insuffizienz im oberen/unteren GI-Trakt oder biliopankreatischen Bereich ergeben, sei auf spezielle Lehrbücher der Chirurgie hingewiesen.

In Kürze

Postoperativer Verlauf und seine Störungen
Große viszeralchirurgische Eingriffe sind ohne unterstützende Intensivmedizin nicht durchführbar.
- Überwachung von **Vitalfunktionen und Operationssitus:**
  - Ziel: Komplikationen frühzeitig erkennen, bevor sekundäre Organversagen auf die bereits eingetretene Katastrophe hinweisen.
  - Überwachung des Operationssitus (Inspektion, Auskultation, Kontrolle von Drainagesekreten, Sonographie) als eigentliche chirurgische Aufgabe.
- **Postoperative Komplikationen:**
  - Bei den geringsten Anzeichen zielgerichtete Diagnostik (abhängig von der vorangegangenen Operation und dem Zeitpunkt des Auftretens der Komplikation) einleiten.
  - AnastomosenInsuffizienz mit abdomineller Sepsis häufigste und schwerste Belastung des postoperativen Verlaufes.
- **Komplikationsmanagement:** rasche und suffiziente Drainage aller Verhalte nach außen und Verhinderung einer weiteren Kontamination durch Ableitung von Gastrointestinalinhalt aus dem Bereich der Insuffizienz (klinische Klassifikation der Anastomoseninsuffizienz).

Weiterführende Literatur

American Society of Anaesthesiology (2002) Task force on preanaesthesia evaluation. Anaesthesiology 96/2:485–496

Bartels H (2006) Identifizierung von Hochrisiko-Patienten mit abdomineller Sepsis. Visceralchirurgie 41:18–23

Bartels H (2009) Spezielle Gesichtspunkte postoperativer Komplikationen in der Visceralchirurgie. Chirurg 80: 780–789

Bartels H, Stein HJ, Siewert JR (1998) Preoperative risk analysis and postoperative mortality of oesophagectomie for resectable oesophageal cancer. Br J Surg 85:840–844

Bartels H, Lägle F, Kührer I (2008) Perioperative Ernährung. In: Gnant M, Schlag MP (Hrsg) Chirurgische Onkologie. Strategien und Standards für die Praxis. Springer-Verlag Wien/New York, S. 55–66

Eagle KA, Berger PB, Calkins HH et al. (2002) American College of Cardiology (ACC)/American Heart Association (AHA) Guideline update for perioperative cardiovascular evaluation for noncardiac surgery – executive summary. Circulation 105/10:1257–1267

Grass JA (2005) Patient-controlled analgesia. Anaesth Analg 101: 44–61

Heidecke CD, Weighart H, Feith M et al. (2002) Neoadjuvant treatment of oesophageal cancer: immunosuppression following combined radiochemotherapy. Surgery 132:495–501

Leitlinien der Deutschen Interdisziplinären Vereinigung für Schmerztherapie, DIVS (2007) Behandlung akuter perioperativer und posttraumatischer Schmerzen. AWMV-Leitlinien-Register Nr.041/001

Rivers E, Nguyen B, Harstad S et al. (2001) Early GOAL – directed therapy in the treatment of severe sepsis and septic shock. N Engl J Med 345/19:1368–1372

Siewert JR, Stein HJ, Feith M (2003) Surgical approach to invasive adenocarcinoma of the distal Esophagus (Barrett- cancer). World J Surg 27:1058–1061

Siewert JR, Stein HJ, Bartels H (2004) Insuffizienzen nach Anastomosen im Bereich des oberen Gastro-Intestinaltraktes. Chirurg 75: 1063–1070

Siewert JR, Bartels H, Stein HJ (2005) Abdomino-rechts-thorakale Oesophagusresktion mit intrathorakaler Anastomose beim Barrett-Carcinom. Chirurg 76: 588–594

Stein HJ, Feith M, Mueller J (2000) Limited resection for early adenocarcinoma in Barretts Esophagus. Ann Surg 232:733–742

Stein HJ, Bartels H, Siewert JR (2001) Oesophaguscarcinom: Zweizeitiges Operieren als Mediastinitisprophylaxe beim Risikopatienten. Chirurg 72:881–886

Theissen J, Bartels H, Weiss W et al. (2005) Current concept of percutaneous abscess drainage in postoperative retention. J Gastrointest Surg 9/2:280–283

1.5   Wunde, Wundheilung und Wundbehandlung

O. Jannasch, H. Lippert

Jegliche Zerstörung oder Zusammenhangstrennung von Geweben wird als Wunde bezeichnet. Die Unterscheidung erfolgt in akute oder chronische Wunden sowie hinsichtlich ihrer Genese. Die Behandlung akuter Wunden berücksichtigt primär das ursächliche Trauma und erfolgt nach standardisierten chirurgischen Prinzipien. Die Heilung verläuft idealerweise in typischen Wundheilungsphasen. Therapie und Verlauf chronischer Wunden differieren hiervon. Der Schwerpunkt liegt auf der Beurteilung und Behandlung der Grunderkrankung, der Wundbettsanierung sowie der konsequenten Umsetzung des Prinzips der idealfeuchten Wundbehandlung. Für ein optimales Wundmanagement ist eine sorgfältige Wunddokumentation unverzichtbar.

1.5.1   Geschichtlicher Hintergrund

Die Behandlung von Wunden gehört zu den ältesten medizinischen Tätigkeiten überhaupt. Zunächst wurden verschiedene Blätter und Kräuter als Wundauflage verwendet und Extremitäten mit einfachen Ästen ruhig gestellt. Laut dem **Edwin-Smith**[9]**-Papyrus** (ca. 1700 v. u. Z.) setzten bereits die alten Ägypter mit Öl und Honig getränkte Leinentücher ein. Spätestens seit dieser Zeit wurden auch verschiedene Arten von Wunden, entsprechend ihrer Entstehung, unterschieden. Im klassischen Griechenland entwickelte sich die eigentliche medizinische Wissenschaft. Insbesondere die Behandlung von Wunden und Knochenbrüchen zählt zu den größten Leis-

---

9 Edwin Smith, amerikanischer Antikenhändler, 1822–1906, erwarb 1862 den nach ihm benannten Papyrus in Luxor

tungen der griechischen Heilkunde. Aus dieser Zeit sind auch Berichte über die Bedeutung der Wundspülung bekannt, wofür beispielsweise Wein und abgekochtes Regenwasser verwendet wurden.

Während unter **Hippokrates**[10] das offene Zuheilen der Wunde als Dogma galt, führte **Galen**[11] bei verletzten Gladiatoren den primären Verschluss von Wunden ein. Ebenso wird ihm das Ausbrennen der Wunden zur Blutstillung und Desinfektion zugeschrieben. Danach folgte eine lange Zeit des Stillstandes. Im Mittelalter oblag die Behandlung von Wunden, zumindest in Europa, ausschließlich Barbieren und Wundchirurgen. Eine ausführliche Zusammenfassung des damaligen Wissensstandes findet sich in der »Wund-Artzney« von **Lorenz Heister**[12] aus dem Jahre 1719.

Erst Mitte des 18. Jahrhunderts begann die moderne Erforschung der Wundheilung mit den Beobachtungen von **James Lind**[13] zum Wundheilungsverlauf bei Skorbut-Erkrankten. Mit der Einführung der Antiseptik ab Mitte des 19. Jahrhunderts konnte endlich die Rate der Wundinfektionen gesenkt werden. Die Entdeckung der Mikroorganismen lieferte später die Erklärung dafür. Im 20. Jahrhundert wurden durch die fortschreitende Technisierung der Verbandmittelherstellung, die Einführung der Antibiotika, die Umsetzung des Konzeptes der feuchten Wundbehandlung und die Ausbreitung von Biotechnologien die Grundlagen der modernen Wundbehandlung geschaffen.

1.5.2 Wunde

> ┌─ **Definition** ───────────────────────
> Der Begriff Wunde umfasst jegliche Zerstörung oder Zusammenhangstrennung von Geweben an inneren oder äußeren Körperoberflächen mit oder ohne Gewebsverlust.

Die häufigste Ursache ist ein einwirkendes Trauma. Insbesondere bei chronischen Wunden sind jedoch Erkrankungen mit Auswirkungen auf die Zellregeneration kausal verantwortlich.

Epidemiologie

In Deutschland wird die Zahl der Patienten mit **chronischen Wunden** auf 2,5–4 Mio. geschätzt. Für die gesetzlichen Krankenkassen bedeutet dies eine jährliche Belastung von 2–2,5 Mrd. Euro. Etwa 80% der Wunden weisen eine vaskuläre

Ursache auf. Der Anteil von stationären Patienten in Krankenhäusern und Rehabilitationseinrichtungen mit chronischen Wunden wird auf ca. 5% geschätzt.

Hinsichtlich der Häufigkeit **akuter Wunden** gibt es keine verlässlichen Daten. Dies liegt vor allem daran, dass ein Großteil der leichteren Verletzungen nicht ärztlich versorgt und somit zahlenmäßig nicht erfasst wird. Kleinste Verletzungen wie Nadelstiche, Schnitt-, Riss- und Schürfwunden gehören zum täglichen Leben, so dass davon ausgegangen werden kann, dass nahezu jeder Mensch, teilweise mehrmals pro Jahr, eine akute Wunde davonträgt. Die Anzahl der Betroffenen, die eine ärztliche Behandlung auf Grund akuter oberflächlicher Verletzungen und Verbrennungen erhalten, wird jährlich auf mindestens 2,18 Mio. geschätzt. Hinzu müssen die Patienten mit iatrogenen Verletzungen (Operationswunden) gerechnet werden.

Wundarten

Für die Einteilung von Wunden können verschiedene Kriterien verwendet werden.

1. **Zeitrahmen der Heilung:** Wunden, die durch ein Trauma entstanden sind und nach adäquater Versorgung innerhalb von ca. 4 Wochen abheilen, werden als **akute Wunden** bezeichnet. Die Wundheilung läuft dabei typischerweise in nacheinander verlaufenden Phasen ab. Als Sonderform der akuten Wunden gelten die **iatrogenen Wunden**, d. h. unter sterilen Bedingungen gesetzte Verletzungen wie Punktionen, Inzisionen, Laserbehandlungen, Spalthautentnahmen oder Amputationen.
   Wunden die innerhalb von 4 Wochen bis 3 Monaten, trotz adäquater kausaler und lokaler Behandlung, nicht abheilen, werden als **chronische Wunden** bezeichnet. In der genannten Interimsphase werden Defekte daher auch als **komplizierte Wunden** bezeichnet. Chronischen Wunden liegt meist eine Erkrankung zu Grunde, die die Heilung verhindert. Oft kommt es zu Wundkomplikationen und die physiologische Abfolge der Wundheilung wird gestört.
2. **Genese der Wundentstehung:** Diese Einteilung wird primär für die Differenzierung akuter Wunden verwendet. Hierbei werden **mechanische, chemische, thermische und radiogene Wunden** unterschieden. Innerhalb dieser Gruppen werden weitere Unterteilungen hinsichtlich des genauen Entstehungsmechanismus und des typischen Gewebedefektes vorgenommen (◼ Tab. 1.8).
3. **Zugrunde liegende Erkrankung:** Bei chronischen Wunden liegen in der Regel eine oder mehrere Grunderkrankungen vor, die die Heilung behindern. Hauptursachen sind die chronisch venöse Insuffizienz (**Ulcus cruris venosum**), die periphere arterielle Verschlusskrankheit – paVK (**Ulcus cruris arteriosum**), ein Diabetes mellitus und seine Folgeerscheinungen (**diabetische Ulzera**), persistierender Druck auf exponierte Körperstellen (**Dekubitalulzera**). **Mischformen** treten in mehr als 20% der Fälle auf. Auch Wunden, die durch eine radiogene Ursache entstanden sind, neigen durch die Veränderung des Zellstoffwechsels zur Chronifizierung.

---

10 Hippokrates von Kos, berühmtester Arzt des griechischen Altertums, 460–370 v.u.Z.
11 Galenos von Pergamon, antiker griechischer Arzt und Anatom, 129–199
12 Lorenz Heister, deutscher Feldarzt, Anatom und Botaniker, 1683–1758
13 James Lind, britischer Arzt, Pionier der Schiffshygiene, Edinburgh, 1716–1794

◘ Tab. 1.8 Genese und Klassifizierung akuter Wunden

Genese	Wundform
Mechanische Wunden	Schürfwunden Schnittwunden Risswunden Platzwunden Stichwunden (Sonderform: Pfählung) Quetschwunden Oberflächliche Ablederung (Pergament- oder Kortisonhaut) Décollement Bisswunden Schusswunden Traumatische Amputation Hautblasen
Thermische Wunden	Verbrennungen (I.–IV. Grades) Erfrierungen (I.–III. Grades) Wunden nach Stromunfällen
Chemische Wunden	Verätzungen durch Säuren oder Laugen
Radiogene Wunden	Strahlenulkus

4. **Grad der Keimbesiedlung:** Hier wird entsprechend des mikrobiologischen und des klinischen Befundes eine Fünfteilung vorgenommen.
   - **Saubere** oder **aseptische** Wunden weisen keine Keimbelastung auf.
   - In **kontaminierten** Wunden lassen sich Mikroorganismen nachweisen, die sich jedoch (evtl. noch) nicht vermehren.
   - **Kolonisierte** Wunden enthalten Mikroorganismen, die sich vermehren, ohne jedoch eine immunologische und klinische Wirtsreaktion hervorzurufen.
   - In **kritisch kolonisierten** Wunden kommt es zur Vermehrung potenziell pathogener Keime, wobei kritische Mengen überschritten werden können. Es fehlen jedoch die typischen lokalen Zeichen einer Infektion. Andererseits können eine fehlende Heilungstendenz, eine verstärkte Schmerzempfindlichkeit oder eine verstärkte Exsudation auftreten und auf eine beginnende Infektion hinweisen.
   - **Infizierte** Wunden weisen Mikroorganismen im Gewebe auf, die sich vermehren und eine entsprechende immunologische und klinische Wirtsreaktion hervorrufen. Als Schwellenwert gilt eine Zahl von 10^5 Keimen/mm^3 bzw. g Gewebe. Die Wirtsreaktion ist jedoch sehr stark von der Pathogenität der Erreger und der Immunlage des Wirtes abhängig. Unterschieden wird zwischen **lokal begrenzten Infektionen** und solchen mit **systemischer Ausbreitung/Auswirkung.**

1.5.3 Wundheilung

Definition

Der Wiederaufbau von zerstörtem bzw. die Vereinigung von durchtrenntem Gewebe wird als Wundheilung bezeichnet.

Diese verläuft in einer typischen Abfolge, den Wundheilungsphasen.

Wundheilungsphasen

Die Wundheilung ist ein **dynamischer, kaskadenartiger Ablauf**, in dem **katabole** und **anabole Stoffwechselvorgänge** den Fortgang bestimmen. Die einzelnen Etappen werden als Wundheilungsphasen bezeichnet und überlappen sich teilweise. Die Unterteilung ist daher willkürlich, was sich in einer Vielzahl von Bezeichnungen und Zeitzuordnungen wiederspiegelt. Eines der häufig verwendeten Systeme verwendet 4 Phasen.

> **Wundheilungsphasen**
> - Exsudations- oder Entzündungsphase
> - Resorptionsphase
> - Proliferations- oder Granulationsphase
> - Reparationsphase

Der physiologische Ablauf dieser 4 Phasen dauert bei **primär verschlossenen Wunden** ca. 2 Wochen und ist mit der vollständigen Epithelisierung abgeschlossen. Die Reißfestigkeit der Hautnarbe beträgt dann ca. 20% des Endzustandes. Erst der sich anschließende **Maturations-** bzw. **Remodelingprozess** beendet die Wundheilung. Er dauert Monate bis Jahre. In diesem Zeitraum wird das gefäßreiche Granulationsgewebe (rote Narbe) durch ein kapillar- und zellarmes Bindegewebe (weiße Narbe) ersetzt. Eine schrittweise Umstrukturierung der Kollagenfasern ermöglicht die Anpassung des Narbengewebes an die mechanischen Belastungen der betroffenen Körperregion.

Exsudationsphase

Die Exsudations- oder Entzündungsphase umfasst die ersten **8–12 h** nach dem Trauma. Die **Hämostase** im Bereich der Wundfläche und der Austritt eiweißreicher Flüssigkeit führen zum **1. Wundverschluss** (Thrombozyten, Thrombin, Fibronektin, Kollagen). Unterstützt wird dies durch Vasokonstriktoren wie Thromboxane und Prostaglandine. Thrombozyten geben chemotaktische Faktoren ab und locken vor allem Granulozyten und Monozyten in das Wundgebiet. Das primär entstandene Blutkoagel stabilisiert sich und bildet einen widerstandsfähigen Schutz für die Wundoberfläche. Mit zunehmender Exsudation von Gewebeflüssigkeit und der Ausschüttung von Zytokinen und Wachstumsfaktoren beginnt die eigentliche Entzündungsreaktion. Mit fortschreitender Diapedese großkerniger Zellen und Granulozyten wird die resorptive Phase eingeleitet.

1

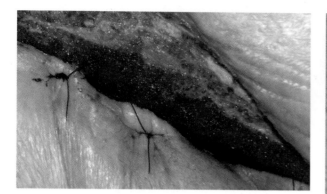

Abb. 1.49 Granulationsgewebe

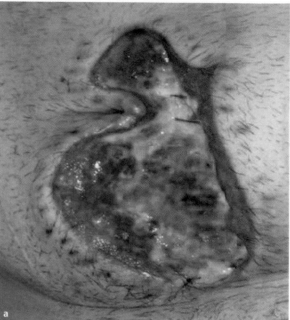

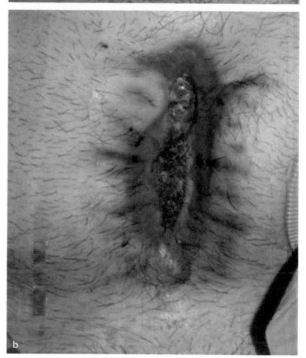

Resorptionsphase

In der resorptiven Phase (**0.–4. Tag**) übernehmen vor allem Makrophagen die wichtige Aufgabe der **Infektionsabwehr**. Sie werden durch eine Transformation aus Monozyten ca. 48 h nach Entstehung der Wunde gebildet. Durch Freisetzung verschiedener Enzyme wie Hydrolasen und Proteasen wird nekrotisches Gewebe aufgelöst. Der Abtransport von Zelldebris und Mikroorganismen erfolgt via Phagozytose. Neben der Aktivierung von T-Lymphozyten zu zellvermittelten Immunreaktionen wird die Proliferation und Migration von Fibroblasten sowie deren Umwandlung in Fibrozyten angeregt. Die Ausschüttung von Interleukinen, Tumornekrosefaktor und »activated macrophage growth factor« (»platelet factor«) leitet die **Neovaskularisation** ein.

Proliferationsphase

Etwa ab dem **4. Tag** beginnt die proliferative Phase, die durch die Bildung des **Granulationsgewebes** bestimmt wird. Dieses gut vaskularisierte Gewebe wird initial durch Fibroblasten und Myofibroblasten gebildet und durch Extrazellulärmatrix verstärkt (**Abb. 1.49**). Entlang des primären Fibrinnetzes lagern sich Kollagenfasern zu Bündeln an und verstärken die mechanische Stabilität der Wunde. Verschiedene Zytokine und der »transforming growth factor« regulieren die Bildung dieses Fasernetzes. Durch Myofibroblasten wird die Wundkontraktion eingeleitet.

Reparationsphase

In der reparativen Phase, ca. **6.–28. Tag**, kommt es zur **Ausreifung der Kollagenfasern** und dem Umbau des Granulationsgewebes in Bindegewebe. Die **Wundkontraktur** setzt sich fort und wird durch einen zunehmenden Flüssigkeitsverlust unterstützt. Keratinozyten leiten vom Wundrand kommend die **Epithelisierung** ein (**Abb. 1.50**). Dies wird durch ein komplexes Zusammenspiel von Zell-Zell- und Zell-Matrix-Interaktionen koordiniert. Eine Vielzahl von Wachstumsfaktoren und -inhibitoren übernimmt dabei die Regulation. Durch den Abbau zellulärer Bestandteile bildet sich eine gefäßarme, kollagenreiche Narbe. Die sauber granulierende Wunde des Menschen verkleinert sich im Durchmesser täglich um 1–2 mm vom Wundrand her. In manchen Systematiken umfasst die

Abb. 1.50 a Abdominale, sekundär heilende Wunde. **b** Wundkontraktion und beginnende Epithelisierung nach 12 Wochen

Reparationsphase die Maturation der Wunde. Dieser Vorgang kann allerdings Monate bis Jahre dauern.

Wundheilungsformen

Es lassen sich 2 grundlegende Mechanismen der Wundheilung unterscheiden:

- **Regeneration:** stellt einen gewebespezifischen Ersatz dar.
- **Reparation:** entspricht einem unspezifischen Gewebsersatz, d. h. einer Narbe.

Eine **Regeneration** findet sich bei der **epithelialen Wundheilung**. Voraussetzung ist die Erhaltung des Stratum basale, d. h. der untersten Schicht der Epidermis. Die epitheliale Wundheilung lässt sich daher fast ausschließlich bei **oberflächlichen Hautwunden** beobachten, z. B. Schürfwunden. Sie kann auch unter Krusten (Schorf) stattfinden. Eine Ausnahme bildet die fetale Wundheilung (Wundheilung im Gestationsalter), die auch bei tiefer gehenden Verletzungen narbenfrei verlaufen kann. Dies ist u. a. auf eine nahezu fehlende Entzündungsreaktion, einen geringeren Differenzierungsgrad der Hautzellen sowie ein anderes Zytokin-Wachstumsfaktoren-Profil zurückzuführen.

Eine **reparative Wundheilung** ist meist Folge einer **tiefer gehenden Verletzung**, d. h. über die Epidermis hinausgehend. Das entscheidende Merkmal ist die Bildung von Narbengewebe.

Im chirurgischen Alltag werden die **primäre Wundheilung** (sanatio per primam intentionem) und die **sekundäre Wundheilung** (sanatio per secundam intentionem) voneinander unterschieden. Der Heilungsverlauf unterscheidet sich dabei nur quantitativ (◻ Tab. 1.9).

Eine **primäre Wundheilung** erfolgt bei der Vereinigung von 2 glatten Wundrändern bzw. Wundflächen, typischerweise ohne Bildung größerer Mengen von Narbengewebe. Dies schließt fast alle chirurgisch verschlossenen Wunden mit komplikationslosem Heilungsverlauf ein.

Eine **sekundäre Wundheilung** findet bei den meisten offen belassenen Wunden statt. Pathognomonisch ist die Auffüllung des Defektes mit reichlich Granulationsgewebe. Die Phasen der Wundheilung benötigen einen längeren Zeitraum als bei der primären Wundheilung, laufen prinzipiell aber in der gleichen Reihenfolge ab. Insbesondere in chronischen Wunden können diese Phasen in verschieden Wundbereichen auch parallel ablaufen.

Ausgang für die **Narbenbildung** ist das Granulationsgewebe. Es deckt den Wundgrund ab und dient nach Auffüllung des Gewebedefektes als Grundlage für die Epithelisation. Makroskopisch erscheint die Oberfläche des himbeergeleeroten Gewebes körnig (granuliert) strukturiert (◻ Abb. 1.49). Bestandteile des Granulationsgewebes sind Fibroblasten, neu gebildete Kapillaren und Extrazellulärmatrix (Kollagen, Proteoglykane). Im Verlauf verdichtet sich die Extrazellulärmatrix und ersetzt das Granulationsgewebe, vornehmlich durch Kollagen. Es bildet sich eine zug- und druckfeste, gefäßarme bzw. gefäßfreie Narbe. Die Reifung, d. h. der vollständige Umbau dauert durchschnittlich 6 Monate. Trotz gleicher biochemischer Zusammensetzung unterscheidet sich die entstandene Narbe strukturell von normaler Haut. Dies bewirkt eine verminderte Festigkeit der Narbe. Zusätzlich fehlen Hautanhangsgebilde wie Talg- und Schweißdrüsen.

1.5.4 Störungen der Wundheilung

Der physiologische Ablauf der Wundheilung kann durch allgemeine (systemische) und/oder lokale Faktoren behindert werden. Die hemmenden Wirkungen auf die Wunde sind sehr unterschiedlich und betreffen die initiale Hämostase, die Bildung des Granulationsgewebes, die Epithelisation sowie das anschließende Remodeling der Narbe. Zu den systemischen Faktoren zählen u. a. Alter, Ernährungszustand, Immun- und Hormonstatus, Infektionserkrankungen, Pharmaka und Durchblutungsstörungen.

Anatomische Variationen, Wundkomplikationen und -infektionen sowie direkte Auswirkungen ungenügender Operationstechniken stellen Beispiele für lokale Störfaktoren dar (◻ Tab. 1.10). Je nach Phase der Wundheilung ist die Wirkung der einzelnen Störfaktoren unterschiedlich stark ausgeprägt. Hinsichtlich des zeitlichen Einflusses betreffen einzelne Faktoren nur bestimmte Phasen, während andere einen hemmenden Einfluss über die gesamte Heilungsdauer ausüben (◻ Tab. 1.11).

Wundkomplikationen

> **Definition**
> Störungen des natürlichen Ablaufs der Wundheilung werden als Wundkomplikationen bezeichnet.

◻ **Tab. 1.9** Merkmale der Wundheilungsarten

Stadium	Merkmal	Wundheilungsart		
		Epithelial	Primär	Sekundär
Granulation	Hellrotes, vulnerables zell- und gefäßreiches Gewebe, seröse Wundsekretion	–	+	+++
Epithelisation	Wundverschluss durch Migration von Keratinozyten über das Granulationsgewebe	+++	+	+
Kontraktion	Kontinuierliche zentripetale Wundverkleinerung, Abblassen des Gewebes durch Rückbau der Gefäße	–	+	+++

1

🔲 **Tab. 1.10** Allgemeine und lokale Störfaktoren der Wundheilung

Allgemeine Faktoren	Lokale Faktoren
Hohes Lebensalter (>60 Jahre)	Wundumgebung: Ödem, Schorf, Nekrose
Grund- und Begleiterkrankungen: Herz-Kreislauf-Erkrankungen, Organerkrankungen, Blut- erkrankungen, Urämie, Gefäßerkrankungen, hormonelle Erkrankungen, Autoimmunerkrankungen, dermatologische, neurologische und psychiatrische Erkrankungen, Malignome	Wundzustand: Genese, Lokalisation, Ausdehnung, Weichteiltrauma, Begleit- verletzungen, Verschmutzungsgrad, Wundumgebung
Stoffwechselerkrankungen: Diabetes mellitus, Hyperbilirubinämie	Infektion
Infektionserkrankungen: Tuberkulose, Syphilis, HIV, Sepsis	Störungen der Durchblutung und/oder Nervenversorgung: Gefäßerkrankungen, Stoffwechselstörungen, neurologische Störungen, Strahlenfolgen
Systemische Bindegewebserkrankungen: Marfan-Syndrom, Ehlers-Danlos-Syndrom	Tumoren
Posttraumatische und postoperative Allgemeinfolgen	Postoperative Störungen und Komplikationen: Serome, Hämatome, Ödeme, Nekrosen, Nahtmaterial, Naht unter Spannung, Elektrokoagulation, postoperative Wund- infektion, Wunddehiszenz
Ernährungszustand: Eiweißmangel, Vitaminmangel, Mangel an Mineralstoffen und Spurenelementen, Kachexie, Adipositas	Fehlerhafte Behandlung, artifizielle Störungen: Lokaltherapeutika, Austrocknung, Druck, niedrige Temperatur, mangelnde Ruhigstellung, Artefakte, Sauerstoffmangel, Dener- vierung, Strahlung
Pharmaka: Kortikosteroide, Zytostatika, Immunsuppressiva, Psycho- pharmaka, Antikoagulantien, NSAR, Antibiotika, Fibrinolytika	
Rauchen, Drogen	
Psychosoziale Aspekte	

🔲 **Tab. 1.11** Einfluss von Störfaktoren während unterschiedlicher Wundheilungsphasen

Wundheilungsphase	Beispiele für Störfaktoren	Effekt
Hämostase und exsudative Phase	Mangel an Gerinnungsfaktoren, Thrombopenie, Antikoagulantien, Leber- und Nierenerkrankungen	Verzögerte Blutgerinnung, Behinderung des ini- tialen Wundverschlusses
Resorptive Phase	Chemotherapeutika, Kortikoide, hämatologische und Autoimmunerkrankungen, Diabetes mellitus und Infektionskrankheiten	Hemmung der Einwanderung von neutrophilen Granulozyten, Monozyten und Lymphozyten, verminderte Infektabwehr, Angiogenese und Wundreinigung
Proliferative Phase	Mangelernährung, Minderperfusion des Gewebes, Rauchen sowie Gefäßerkrankungen, mechanische Störungen, stärkere Sekretion, Hautspannung, Wundrupturen und systemische Bindegewebser- krankungen, Alter >60 Jahre	Verminderte Fibroblasteneinwanderung und Kapillarendotheleinsprossung, verminderte Infek- tabwehr, Störung der Remodulation der Kollagen- fasern, Unterbrechung der Reepithelisation der Oberfläche
Reparative Phase	Systemische Bindegewebserkrankungen, Pharmaka, Mangelernährung, Alter >60 Jahre	Behinderung der vollständigen Epithelisierung, fehlende oder verminderte Wundkontraktion

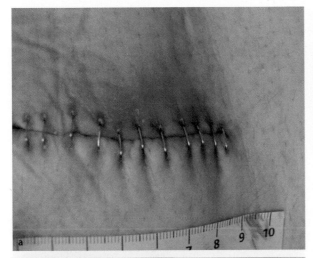

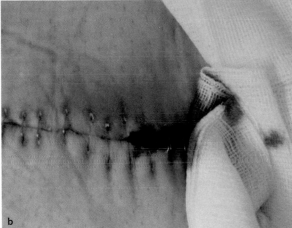

Abb. 1.51 a Rötung und Schwellung der Haut durch Wundhämatom. **b** Spontane Entlastung des Wundhämatoms nach Klammerentfernung

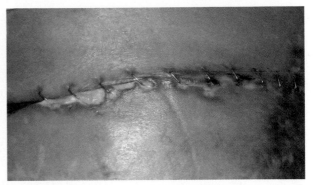

Abb. 1.52 Wundrandnekrose

Sie manifestieren sich in typischen Formen. Serome, Hämatome, Wundrand- und Weichteilnekrosen, Dehiszenzen sowie Infektion treten vor allem in frühen Abschnitten der Wundheilung auf. Hypertrophe Narbenbildung, Keloide oder eine maligne Entartung zählen zu den späteren Komplikationen. Eine genaue zeitliche Zuordnung ist jedoch nicht möglich, insbesondere bei chronischen Wunden.

Definition ─────────────────────

Serome und Hämatome sind Ansammlungen von Lymph- und Gewebsflüssigkeit bzw. Blut in meist präformierten Hohlräumen.

Häufige Ursachen sind traumatische bzw. iatrogene Gewebsschäden, Fremdkörperreize, Nekrosen, unzureichende Blutstillung oder Eiweißmangel. Erste klinische Hinweise bestehen meist in einer zunehmenden Druckschmerzhaftigkeit sowie Schwellung und Rötung des betroffenen Areals. Durch die Ge-

webespannung erscheint die Hautoberfläche oft sehr glatt bzw. spiegelnd. Dunkle Hautverfärbungen können auf ein Hämatom hinweisen. Bei noch nicht verklebten Wundrändern ist eine beginnende oder zunehmende Sekretion oft 1. Symptom eines darunterliegenden Seroms oder Hämatoms. Mittels Sonographie lassen sich bereits kleine Flüssigkeitsverhalte sicher darstellen. Die Therapie besteht in der Entlastung durch sterile Punktion oder Drainage bzw. der Wunderöffnung oder -revision bei ausgedehnten Befunden (Abb. 1.51).

Wundrand- oder Weichteilnekrosen entstehen als Folge einer Minderperfusion des betroffenen Areals. Neben einer primären Ischämie können schlechte Nahttechnik, eine iatrogene Traumatisierung und auch eine inadäquate Schnittführung weitere Ursachen sein. Lokal sind Serome und Hämatome häufige Ursachen für ein Ansteigen des Gewebedruckes und einer folgenden Minderdurchblutung des Kapillarbettes. Systemisch stellen Diabetes mellitus und Arteriosklerose die wichtigsten Risikofaktoren dar. Initial fällt eine Hautverfärbung oder Wundsekretion auf, bis sich eine Nekrose abgrenzt (■ Abb. 1.52). Bei geringfügigen trockenen Nekrosen kann vor einer operativen Sanierung eine Demarkation abgewartet werden.

> **⊗ Cave**
> **Feuchte Nekrosen sind stark infektionsgefährdet und sollten sofort exzidiert werden.**

Die weitere Behandlung richtet sich nach Zustand und Größe des resultierenden Defektes.

Definition ─────────────────────

Wunddehiszenz bedeutet das sekundäre Auseinanderweichen der Ränder einer durch Naht verschlossenen Wunde.

Die Ausprägung kann von einer Dehiszenz der Haut bis zur kompletten Wundruptur reichen (■ Abb. 1.53).

Definition ─────────────────────

Die Wunddehiszenz nach operativen Eingriffen am Abdomen wird **Platzbauch** genannt (■ Abb. 1.54).

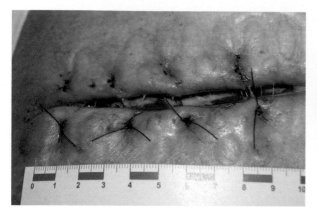

Abb. 1.53 Wunddehiszenz nach Lebersegmentresektion bei HCC in Leberzirrhose

Unterschieden werden 3 Formen:
- **inkomplett:** Haut eröffnet, stehende Fasziennaht
- **komplett:** alle Schichten betroffen
- **inapparent:** Hautnaht geschlossen, dehiszente Fasziennaht

Neben zu engen oder vorzeitig entfernten Nähten, erhöhtem intraabdominellen Druck, lokalen Flüssigkeitsverhalten sowie Wundinfektionen spielen eine Vielzahl systemischer Störfaktoren wie beispielsweise Kachexie, schlecht eingestellter Diabetes mellitus, Urämie und Medikamente eine ursächliche Rolle. Klinisch finden sich eine, meist ab dem 3. postoperativen Tag einsetzende, Wundsekretion sowie zunehmende Schmerzen im Operationsgebiet. Solange tiefe Schichten bzw. die Bauchfaszie intakt sind und sich die Dehiszenz verhältnismäßig klein darstellt, scheint ein konservatives Vorgehen mit sekundärer Wundheilung gerechtfertigt. Große Wunddehiszenzen bzw. ein kompletter oder inapparenter Platzbauch werden chirurgisch revidiert. Ist eine Wundinfektion die Ursache, muss diese saniert werden.

Definition

Eine **Wundinfektion** ist als Versagen der humoralen und zellulären Infektabwehr bei gleichzeitiger Zunahme einer Keimbesiedlung definiert.

Die **chirurgische Wundinfektion** (»surgical site infection«) wird laut der Definition der Centers for Disease Control and Prevention in 3 Gruppen eingeteilt: **oberflächlich, tief** oder **organbezogen.** Sie stellen derzeit mit 25% die zweithäufigste Ursache nosokomialer Infektionen dar. Die Inzidenz nach chirurgischen Eingriffen wird mit ca. 7% angegeben, am höchsten ist sie nach bauchchirurgischen Operationen. Im Allgemeinen gilt eine Zahl von 10^5 Keimen/g Gewebe als therapiebedürftige Infektion, wobei die Virulenz der Erreger und die immunologische Reaktion des Wirtes eine wichtige Rolle spielen. Verschiedene spezifische Risikofaktoren für chirurgisch-postoperative Wundinfektionen sind zu beachten (◘ Tab. 1.12).

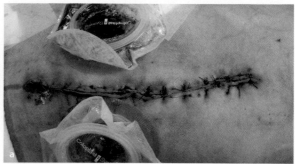

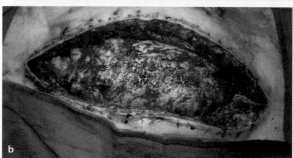

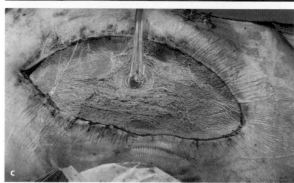

Abb. 1.54 a Putride Wundsekretion als Zeichen eines Platzbauches. **b** Platzbauch nach chirurgischer Revision. **c** Platzbauch mit temporärem Bauchdeckenverschluss durch Vakuumtherapie

Die Behandlungsnotwendigkeit wird meist an Hand des klinischen Bildes getroffen (◘ Abb. 1.55).

> **Die lokale Entzündungsreaktion ist durch die klassischen Zeichen Rötung, Überwärmung, Schmerzen, Schwellung und Funktionsbeeinträchtigung gekennzeichnet.**

Weiterhin sind Geruchsbildung oder Sekretion möglich. Temperaturanstieg oder Schüttelfrost, erhöhte Entzündungsparameter sowie positive Blutkulturen deuten auf eine systemische Ausbreitung hin. Das Keimspektrum variiert je nach Lokalisation und Alter der Wunde. An Extremitäten, Thorax und im Gesichts- und Halsbereich finden sich meist Staphylokokken, während am Abdomen häufiger Mischinfektionen mit Enterobakterien auftreten (◘ Tab. 1.13). Mit zunehmendem Wundalter kann ein Wechsel der Flora eintreten. Gefürchtet ist das Auftreten von gramnegativen Keimen mit einem erweiterten Spektrum an β-Laktamasen (ESBL) sowie multiresistenten

◻ **Tab. 1.12** Ausgewählte Risikofaktoren für chirurgisch-postoperative Wundinfektionen

Risikofaktor		Odds ratio
Adipositas	BMI >35 kg/qm, subkutane abdominale Fettschicht >3 cm	1,6–7
Alter	Für je 10 Jahre	1,2
Rauchen		1,7–3,3
Diabetes mellitus	Bei schlechter Blutzuckereinstellung	2,3–5,3
Mikrobiologischer Zustand	Sauber/kontaminiert Schmutzig/infiziert	1,5–6,4 9,3
Antimikrobielle Prophylaxe	Präoperative Gabe 30–60 min vor Hautschnitt	0,5
Stationärer Aufenthalt vor Operation	Für je 3 Tage	1,1
Operationsdauer	Für jede Stunde	1,5
Malignom		1,7
Notfalleingriff		2,0
Intraoperativer Blutverlust	Zwischen 100–500 ml Mehr als 500 ml	1,7 3,8
ITS-Aufenthalt vor Operation		2,6
Hypalbuminämie	Besonders frühe postoperative Wundinfektion	2,9
Intraoperative Hypothermie	Unter 35,5°C	3–6

ITS: Intensivstation, BMI: Body Mass Index

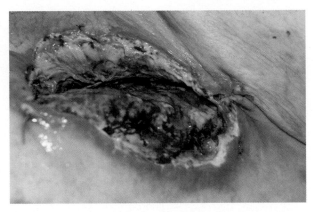

◻ **Abb. 1.55** Wundinfektion in der Leiste mit freiliegenden Gefäßprothesen

grampositiven Keimen (**M**ethicillin-**r**esistenter **S**taphylococcus **a**ureus oder **e**pidermidis-MRSA, MRSE sowie **V**ancomycin-**r**esistente **E**nterokokken-VRE).

Die effektivste Behandlung der manifesten Wundinfektion besteht in der **operativen Wundrevision**. Sollte ein chirurgisches Wunddebridement nicht möglich sein, können autolytische, enzymatische, biologische (Fliegenlarven) oder mechanische (Jet-Lavage) Verfahren sowie silber- oder antiseptikahaltige Wundauflagen zum Einsatz kommen. Eine intravenöse oder orale Antibiotikatherapie sollte bei einem fortgeschrittenen lokalen Befund, einer systemischen Ausbreitung oder zusätzlichen Risikofaktoren (z. B. Immunsupression) erfolgen. Für einen routinemäßigen Einsatz gibt es hingegen keine ausreichende Evidenz. Die Entnahme eines mikrobiologischen Abstriches zur resistenzgerechten Antibiotikaauswahl ist Standard. Für die Initialtherapie ist die Kenntnis des typischen Erregerspektrums hilfreich (◻ Tab. 1.13). Begleitend ist eine Ruhigstellung und Entlastung der Wunden durchzuführen.

Hypertrophe Narben sind Folge einer vermehrten Bildung an **Granulationsgewebe** sowie einer **Störung der Kollagensynthese** und **-differenzierung**. Die entstehende Narbe erhebt sich als wulstige, erythematöse Verdickungen über das Hautniveau. Sie bleibt jedoch auf die eigentliche Wunde beschränkt und bildet sich häufig über Monate oder Jahre zurück. Dieses Phänomen kann oft bei ausgedehnten Verbrennungswunden beobachtet werden. Problematisch sind folgende Narbenkontrakturen mit teilweise erheblichen funktionellen Einschränkungen.

Keloide sind klinisch oft schwer von hypertrophen Narben zu unterscheiden. Histologisch lassen sich jedoch eine differente Kollagenfaserstruktur und extrazelluläre Matrix nachweisen. Keloide **überwuchern die Grenze der ehemaligen Wunde** und zeigen selten eine Rückbildungstendenz.

Allgemeine Risikofaktoren einer überschießenden Narbenbildung sind jugendliches Alter, weibliches Geschlecht, schwarze Hautfarbe, Wundheilungsstörungen sowie bestimmte Körperregionen und Medikamente. Symptome wie Jucken, Brennen, Rötung und Schmerzen treten bei Keloiden häufiger als bei hypertrophen Narben auf. Es gibt derzeit keine standardisierte Behandlungsmethode der Wahl. Etabliert sind die frühzeitige intraläsionale Infiltration von Kortikosteroiden, Radiatio sowie Kryo- und Drucktherapie. Eine chirurgische Exzision sollte nur in therapieresistenten Fällen vorgenommen werden. Ohne medikamentöse Nachbehandlung liegt die Rezidivrate jedoch bei ca. 50%. Wichtig scheint die Prophylaxe durch eine adäquate chirurgische Technik beim Primäreingriff. Die Behandlung mit Imiquimod, Interferonen, topischen Retinoiden, Silikongel oder Laser zeigt vielversprechende Erfolge, größere Studien stehen jedoch aus.

Narbenkarzinome sind selten und vornehmlich auf der Körperoberfläche lokalisiert. Eine **chronische Irritation der Narbe** wird ursächlich verantwortlich gemacht. Dementsprechend werden Narbenkarzinome vermehrt bei instabilen Narben, Brandwunden, chronischen Fisteln und Ulzera sowie Strahlenschäden festgestellt. Hauptsächlich handelt es sich um Plattenepithelkarzinome, seltener um Basaliome. Das chirurgische Vorgehen richtet sich nach onkologischen Kriterien.

1

◘ Tab. 1.13 Erregerspektrum postoperativer Wundinfektionen (KISS, Krankenhaus-Infektions-Surveillance-System, Berechnungszeitraum: Januar 2006–Dezember 2010)

Fachrichtung	Sehr häufige Erreger	%	Häufige Erreger	%
Allgemeinchirurgie	Staphylococcus aureus (MRSA*)	34,0 16,1	KNS Streptococcus spp. Enterococcus spp.	6,3 5,9 3,4
Abdominalchirurgie	Escherichia coli Enterococcus spp.	29,8 24,8	Bacteroides spp. Pseudomonas aeruginosa Enterobacter spp. Klebsiella spp. Proteus spp. Staphylococcus aureus (MRSA*) KNS	6,0 6,0 4,8 4,7 4,3 4,1 28,5 3,2
Traumatologie/Orthopädie	Staphylococcus aureus (MRSA*) KNS Enterococcus spp.	35,5 19,1 16,2 12,8	Escherichia coli Enterobacter spp.	4,6 3,4
Gefäßchirurgie	Staphylococcus aureus (MRSA*) Enterococcus spp. Escherichia coli KNS	39,0 29,0 17,9 12,2 11,2	Pseudomonas aeruginosa Proteus spp. Enterobacter spp.	7,3 5,2 3,3
Herzchirurgie	Staphylococcus aureus (MRSA*) KNS	30,3 18,7 26,1	Enterococcus spp Escherichia coli Enterobacter spp. Pseudomonas aeruginosa	8,4 5,0 5,0 3,6
Gesamt	Staphylococcus aureus (MRSA*) Enterococcus spp. Escherichia coli KNS	21,4 20,2 16,3 15,3 11,7	Pseudomonas aeruginosa Enterobacter spp. Proteus spp.	4,2 4,0 3,3

KNS: koagulasenegative Staphylokokken; *spp.*: Spezies; *MRSA**: Anteil an Staphylococcus aureus

1.5.5 Behandlung akuter Wunden

Für die Behandlung akuter Wunden ist es sinnvoll zwischen
- **oberflächlichen,**
- **penetrierenden** und
- **komplexen** Wunden zu unterscheiden.

Einen Sonderfall stellen die **Wunden bei polytraumatisierten**, d. h. lebensgefährlich verletzten **Patienten** dar.

Die Wunden müssen hinsichtlich ihrer Genese, der Lokalisation, des Alters und Zustandes sowie evtl. vorliegender Begleitverletzungen und Grunderkrankungen evaluiert werden.

Hinsichtlich des **Wundverschlusses** werden 4 Vorgehensweisen unterschieden.
- **Primärnaht:** Die Wunde wird im Intervall von 8 h nach ihrer Entstehung verschlossen.
- **Verzögerte Primärnaht:** Die Wunde wird innerhalb der Resorptionsphase, noch vor der Bildung von Granulationsgewebe verschlossen (etwa bis zum 5. Tag).

- **Sekundärnaht:** Die Wunde wird erst nach Beginn der Proliferationsphase und Bildung von Granulationsgewebe verschlossen (etwa ab dem 6. Tag).
- **Offene Sekundärheilung:** Die Wunde wird offen belassen und der Defekt durch Bildung von Granulationsgewebe und Epithel geschlossen.

Für die Behandlung akuter Wunden sollten einige Grundregeln beachtet werden.

Voraussetzung für einen **primären Wundverschluss** ist das Einhalten der **8-Stunden-Grenze** nach dem Trauma. Abweichungen hiervon sind Einzelfallentscheidungen, z. B. in kosmetisch anspruchsvollen Regionen wie dem Gesicht. Weiterhin sollten kein stärkeres Weichteiltrauma, Verschmutzungen oder gar Zeichen einer Infektion vorliegen. Ebenfalls ausgeschlossen sind Wunden mit einem hohen Infektionsrisiko wie Biss- und Schussverletzungen.

Die **chirurgische Wundbehandlung** erfolgt immer unter **sterilen Bedingungen**. Eine **suffiziente Schmerzbehand-**

lung, z. B. durch eine Lokalanästhesie, ist Voraussetzung für eine **ausgiebige Wundexploration**. Initial sollte eine Desinfektion und je nach Ausmaß der Verschmutzung ein **Debridement** vorgenommen werden. Eine **Wundspülung** ist ebenfalls zu erwägen. Ob hierbei sterile Kochsalzlösung, Leitungswasser oder andere physiologische Spüllösungen verwendet werden, scheint für das spätere Auftreten von Infektionen irrelevant. Bei stärker traumatisierten Wundrändern wird die **Wundrandausschneidung** nach **Friedrich**[14] (1–2 mm im Gesunden) vorgenommen. Ausnahme ist wiederum das Gesicht. Auf Grund der guten Durchblutungsverhältnisse sollte hier auf eine Wundrandausschneidung verzichtet werden. Die **Blutstillung** sollte akribisch betrieben werden, um späteren Komplikationen vorzubeugen.

Den Abschluss bildet die **Wundrandadaptation**, die z. B. mittels Naht, Klammerung oder Klebung erfolgen kann. Bei unklarer Situation kann ggf. eine **adaptierende Naht** erfolgen, um einen Sekretabfluss zu ermöglichen. Dieses Prozedere wird auch bei der **verzögerten Primär-** bzw. bei der **Sekundärnaht** verwendet.

Bei jedem Patienten mit einer frischen Verletzung ist der **Impfstatus** abzuklären. Je nach Impfschutz und Art der Verletzungen erfolgt die Tetanusprophylaxe nach den geltenden Empfehlungen der ständigen Impfkommission des Bundesgesundheitsamtes (STIKO). Ebenfalls ist an Tollwut, eine HIV- oder Hepatitiskontamination zu denken.

Oberflächliche Wunden

> **Definition**
> Oberflächliche Wunden sind auf die Epidermis begrenzt.

Meist handelt es sich um Schürf- oder tangentiale Schnittwunden. Aufgrund der ausgezeichneten Regenerationsfähigkeit der Epidermis heilen diese Wunden **oft ohne Narbenbildung**. Eine einfache Wundspülung und Abdeckung sind meist ausreichend für die Behandlung. Bei Schürfwunden an mechanisch beanspruchten Arealen sind Hydrokolloide sehr beliebt, die in der Werbung gerne als Blasenpflaster angepriesen werden.

Penetrierende Wunden

> **Definition**
> Penetrierende Wunden reichen mindestens bis in die Dermis.

Typische Beispiele sind Stich-, Schnitt-, Riss-, Biss-, Quetsch-, Platz- und Schusswunden. Die Versorgung sauberer Schnitt-, Riss- und Platzwunden erfolgt in der Regel, nach sorgfältiger Inspektion, durch einen **primären Wundverschluss**. Je nach Unfallhergang können auch stärkere Weichteiltraumata oder ein erhöhtes Infektionsrisiko vorliegen. In diesem Fall wird

die **Wunde zunächst offen belassen** und täglich kontrolliert und gereinigt. Pflicht ist dies für Biss- und Schusswunden. Die Wunde muss feucht gehalten werden, wofür sich flüssigkeitsgetränkte Kompressen oder Salbengazen eignen. Moderne okklusive Wundauflagen weisen, mit Ausnahme der Hydrokolloide, keine oder nur gering bessere Heilungsraten auf. Andererseits bieten sie Vorteilen hinsichtlich Schmerzreduktion, Patientenkomfort und Pflegeaufwand. Zusätzlich sollte die Wundregion durch einen Verband oder eine Schienung ruhig gestellt werden. Bleiben Infektionszeichen aus, kann eine **verzögerte Primärnaht** oder später eine **Sekundärnaht** erfolgen. Bei manchen Verletzungen wie Stich- und Schussverletzungen können jedoch auch innere Organe in Mitleidenschaft gezogen werden. In diesem Fall liegt eine komplexe Wunde vor.

Komplexe Wunden

> **Definition**
> Komplexe Wunden zeichnen sich durch ein hohes Maß an Sekundärschäden aus.

Beispielhaft sind traumatische Amputationen, Décollement, Pfählung, offene Frakturen und Verletzungen mit Organ- und Gefäßbeteiligung. Nicht die Wundöffnung, sondern die **Folgen von Minderperfusion, Muskeltrauma und Organversagen** bestimmen den weiteren Verlauf der Behandlung. Ähnliches gilt für Verletzungen im Rahmen eines Polytraumas, bei dem der Erhalt der Vitalfunktionen entscheidend ist.

Verbrennungen

Verbrennungen werden je nach Tiefe der Verletzung in die **Schweregrade 1, 2a, 2b, 3 und 4** eingeteilt (◻ Tab. 1.14). Der Verbrennungsgrad ist initial meist schwer einzuschätzen. Bei ausgedehnten Verbrennungen sollte immer eine Abschätzung der betroffen Körperoberfläche (KOF), z. B. anhand der Neunerregel vorgenommen werden. Sind **mehr als 5% der KOF** betroffen, sollte eine Krankenhauseinweisung erfolgen. Da die meisten Verbrennungen sehr schmerzhaft sind, gehört eine ausreichende Gabe von **Schmerzmedikamenten** zur Grundbehandlung. Um ein »Nachbrennen«, d. h. eine fortschreitende Schädigung tieferer Schichten zu vermeiden, sollten Verbrennungen zunächst **gekühlt** werden. Bei eröffneter Haut, d. h. ab Schweregrad 2, wird die Wunde steril abgedeckt. Um Verklebungen mit dem Wundgrund und folgende schmerzhafte Verbandswechsel zu vermeiden, haben sich hierfür Salbengazen, Hydrokolloide oder bei stärkerer Sekretion Schaumverbände etabliert. Ab Schweregrad 2b ist mindestens die komplette Epidermis zerstört. Nach Abtragung der Gewebsnekrose muss hierbei über eine mögliche Defektdeckung entschieden werden. Gefürchtet sind die ausgedehnten Narbenbildungen nach tieferen Verbrennungen. Insbesondere im Gelenkbereich oder bei großflächigen Verbrennungen drohen Narbenkontrakturen.

Stromverletzungen werden prinzipiell wie Verbrennungsverletzungen behandelt. Betroffene Patienten bedürfen jedoch einer intensiven Diagnostik und Kontrolle, um mög-

---

14 Paul Leopold Friedrich, Chirurg, Greifswald, Marburg, Königsberg, 1864–1916

◻ Tab. 1.14 Schweregrade von Verbrennungen und Erfrierungen

Schweregrad	Klinisches Bild	Gewebeschaden	Besonderheiten
Verbrennungen			
I	Rötung, leichte Hautschwellung	Epidermis, vollständig reversibel	Schmerzhaft
IIa	Blasenbildung	Epidermis und obere Dermis, vollständig reversibel	Starke Schmerzen
IIb		Epidermis und tiefe Dermis, narbige Ausheilung	
III	Schwarz-weiße Nekrosen	Dermis und Subkutis, irreversibel	Keine Schmerzen durch Zerstörung der Nervenenden
IV	Verkohlung	Alle Hautschichten, Faszien, Gefäße, Nerven, Muskeln, Knochen, irreversibel	Keine Schmerzen
Erfrierung			
I	Blass-gefühllose Haut, nach Erwärmung Rötung und leichte Schwellung, Juckreiz	Epidermis, vollständig reversibel	Initial stechender Schmerz (Ischämie)
II	Blasse, kalte Haut, später teils Rötung und Schwellung, Blasenbildung	Epidermis und Dermis, vollständig reversibel	
III	Gangrän mit Induration und blauer oder schwarzer Verfärbung, Krusten- oder Blasenbildung, teils Mumifizierung	Kann alle Hautschichten und tiefer liegende Strukturen betreffen, irreversibel	Tatsächlicher Schaden teilweise erst nach Tagen oder Wochen erkennbar, keine Schmerzen

liche **sekundäre Verletzungen** zu erkennen und zu behandeln.

Erfrierungen

Erfrierungen (◻ Tab. 1.14) werden in Anlehnung an die Verbrennungen in **3 Schweregrade** eingeteilt. Sie sollten immer **sehr schonend erwärmt** werden. Neben der **Schmerztherapie** gehören eine sterile Abdeckung sowie die Polsterung der betroffenen Extremität zur Grundversorgung. Bei Auftreten von Nekrosen sollte, wenn möglich, vor der Amputation eine sichere Demarkierung abgewartet werden.

Chemische Verletzungen

Chemische Verletzungen treten durch Kontakt mit Säuren oder Laugen auf. Bei **Säuren** kommt es zur Eiweißgerinnung (**Koagulationsnekrose**), d. h. es bildet sich ein mehr oder weniger stabiles Gerinnsel, das der Ausbreitung der Verletzung in die Tiefe entgegensteht. Bei **Laugen** löst sich das Gewebe auf (**Kolliquationsnekrose**). Der Ausbreitung des Schadens in tiefere Schichten wird Vorschub geleistet.

> **Die 1. Maßnahme sollte immer eine ausgiebige Spülung mit Wasser sein.**

Nur wenn sicher bekannt ist, um welches chemische Agens es sich handelt, kann eine spezifische Neutralisation versucht werden.

1.5.6 Chronische Wunden

Die Chronifizierung einer Wunde kann eine Wundkomplikation darstellen. Im Unterschied zu den o. g. Komplikationen liegen den chronischen Wunden meist eine oder mehrere Erkrankungen zu Grunde. Dies führt zur Unterbrechung der normalen Abfolge der Wundheilung.

> **Eine venöse Insuffizienz, Makroangio-, Mikroangio- und Neuropathie im Rahmen diabetischer Stoffwechselstörungen oder eine chronische arterielle Verschlusskrankheit sind die Ursachen für den überwiegenden Teil chronischer Wunden.**

Chronische posttraumatische oder postoperative Wunden entstehen bei unzureichender Primärbehandlung des Traumas oder dessen Komplikationen. Eine weitere Gruppe bilden die Druckgeschwüre.

Die Behandlung der zugrunde liegenden Erkrankungen ist entscheidend für den Therapieerfolg. Eine detaillierte Anamnese und Klassifizierung der Grunderkrankung sind daher unverzichtbar (◻ Tab. 1.15). Die lokale Wundbehandlung ordnet sich dem unter, ist aber wichtig für die Lebensqualität des Patienten und oft sehr langwierig. Die durchschnittliche Behandlungszeit bei leitliniengerechter Therapie betrug in einer großen Studie mit mehr als 7000 Patienten 433 Tage (Range 14–1867 Tage).

◘ Tab. 1.15 Einteilung der Grunderkrankung von chronischen Wunden

Chronisch venöse Insuffizienz (nach Widmer)	Diabetisches Fußsyndrom (nach Arlt)	Diabetisches Fußsyndrom (nach Armstrong)	pAVK (nach Fontaine)
Stadium I[a]: reversible Ödeme, Corona phlebectatica	**Typ A:** ischämisch-angiopathische Form	**Stadium 0:** Z. n. Ulkus, Fußfehlstellungen, Hyperkeratosen	**Stadium I:** asymptomatisch
Stadium II: persistierende Ödeme, Induration, Atrophie, Hyperpigmentierung	**Typ B:** neuropathische Form	**Stadium 1:** oberflächliche Läsion	**Stadium II:** Claudicatio intermittens **IIa:** Gehstrecke >250 m **IIb:** Gehstrecke <250 m
Stadium III: Ulcus cruris	**Typ C:** Mischform A + B	**Stadium 2:** tiefergehende Wunde (Muskel, Sehnen)	**Stadium III:** Ruheschmerz
		Stadium 3: tiefer, infizierter Defekt bis auf den Knochen	**Stadium IV:** Gangrän
		Stadium 4: erste Teilnekrosen des Fußes	
		Stadium 5: großflächige Nekrose oder Gangrän	

[a] Für jedes Stadium: A = keine Infektion oder Makroangiopathie, B = Infektion, C = periphere Arteriosklerose, D = Infektion und Makroangiopathie

Lokale (z. B. Debridement, Infektionsmanagement, feuchte Wundbehandlung) und systemische Behandlung (z. B. medikamentöse Einstellung, Revaskularisation, Patientenschulung) müssen aufeinander abgestimmt werden (◘ Abb. 1.56). Ein interdisziplinärer Ansatz ist oft der Schlüssel zum Erfolg. Für die Kontrolle des Heilungsverlaufes ist eine regelmäßige Wunddokumentation und Reevaluation notwendig.

> **Die wichtigste Maßnahme zur Verhinderung von Rezidiven ist die Sekundärprävention durch ein geeignetes Screening bei Risikopatienten sowie die engmaschige Nachsorge.**

Leider ist die Evaluation einzelner Therapiemaßnahmen weiterhin lückenhaft. So gehört beispielsweise die Lagerungsthe-

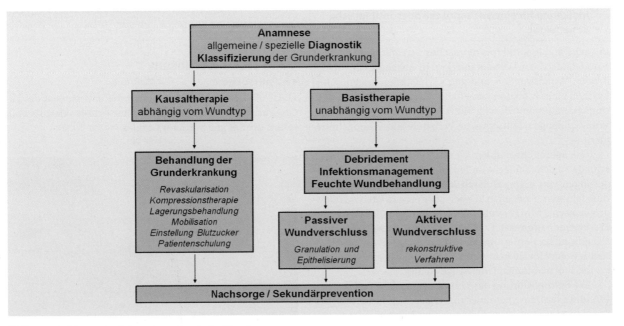

◘ Abb. 1.56 Schema der Behandlung chronischer Wunden

rapie zum Standard der Dekubitusbehandlung, randomisierte Untersuchungen über den Effekt dieser Maßnahme fehlen aber.

1.5.7 Behandlung des Wundbettes nach dem TIME-Prinzip

Unter dem Begriff der »wound bed preparation« hat sich ein Behandlungskonzept etabliert, das unter Beachtung der pathophysiologischen Besonderheiten chronischer Wunden, eine optimale Vorbereitung des Wundbetts auf den Wundverschluss zum Ziel hat.

Das sog. **TIME-Prinzip** setzt 4 Schwerpunkte.

TIME-Prinzip

- Tissue: Behandlung des Wundgewebes
- Inflammation: Behandlung der Entzündung/Infektion
- Moisture: Management des Wundexsudates
- Edge: Behandlung des Wundrandes und der Wundumgebung

Durch die **Entfernung von Nekrosen** wird Mikroorganismen der Nährboden entzogen und die Entzündungsreaktion verkürzt. Das Wunddebridement muss ggf. mehrmals durchgeführt werden. Die Verfahrenswahl konservativ oder operativ ist von Wundart, -größe und -ausdehnung abhängig. Weitere beeinflussende Faktoren sind die Wundheilungsphase, der Zustand des Patienten und die vorliegende Grunderkrankung.

Chronische Wunden sind immer von Mikroorganismen besiedelt.

> **Der alleinige Keimnachweis ist jedoch keine Indikation für eine antiseptische oder antibiotische Behandlung.**

Ein regelmäßiges **mikrobiologisches Screening** gehört aber zum Standard der Wundevaluation. In Abhängigkeit von der lokalen Wundsituation und ggf. vorhandenen systemischen Zeichen einer Infektion kann dann ein **zielgerichtetes Infektionsmanagement** durchgeführt werden. Dies umfasst u. a. Wundspülungen, antiseptische Verbände und Wunddebridement.

Das **Sekret** chronischer Wunden weist qualitative Unterschiede zu dem akuter Wunden auf. Dies betrifft u. a. Veränderungen von extrazellulären Matrixproteinen und Wachstumsfaktoren und einer Dysbalance von Matrix-Metalloproteinasen (MMPs) und ihrer Inhibitoren (TIMPs). Das **Exsudatmanagement** richtet sich daher neben der Keimreduktion, der Förderung der Mikrozirkulation und der Herstellung eines idealfeuchten Wundklimas auch auf die Korrektur des biochemischen Ungleichgewichtes.

Die **Epithelisierung** der Wunde geht in der Regel von den Wundrändern aus. Veränderungen der Wundumgebung im Sinne von Mazerationen, Ödemen oder Hyperproliferationen können daher den Wundverschluss behindern. Ähnlich problematisch wirken sich allergische Reaktionen, z. B. durch Verbandsklebstoffe, aus.

> **Der Evaluation und Pflege der Wundumgebung sollte daher die gleiche Aufmerksamkeit geschenkt werden wie der eigentlichen Wunde.**

Ulcus cruris venosum

■ ■ Pathogenese

Das Ulcus cruris venosum ist Folge einer **chronisch venösen Insuffizienz** oder eines **postthrombotischen Syndroms**. Der venöse Blutstau führt zu einer Mikrozirkulationsstörung. Der Gipfel der Prävalenz des Ulcus cruris venosum liegt jenseits des 70. Lebensjahres.

■ ■ Symptomatik

Klinisch finden sich die Ulzera meist am distalen Unterschenkel, medial häufiger als lateral. Gelegentlich treten zirkuläre Ulzera als sog. Gamaschenulkus auf. Neben Pigmentstörungen und einer Stauungsdermatitis findet sich im fortgeschrittenen Stadium eine Dermatolipofasziosklerose (◘ Abb. 1.57).

■ ■ Diagnostik

Standard zum Nachweis der venösen Insuffizienz ist die **Duplexsonographie**. Differenzialdiagnostisch ist das Ulcus cruris venosum vom Ulcus cruris arteriosum, Vaskulitiden, Kollagenosen, malignen Erkrankungen und seltenen Infektionen wie Pyodermien, Lepra oder Leishmaniosen abzugrenzen.

■ ■ Therapie

Grundlage der Behandlung sind die **Kompressionstherapie** und **Mobilisation**. Zusätzlich sollte eine **Sanierung** des **extrafaszialen Venensystems** und der **Vv. perforantes** erfolgen. Eine **Fasziotomie** bzw. **Fasziektomie** verbessert den Blutabstrom bei Vorliegen einer Dermatolipofasziosklerose. Nach erfolgreicher Therapie treten in bis zu 70% der Fälle Rezidive auf.

Ulcus cruris arteriosum

■ ■ Pathogenese

Etwa 20% der Unterschenkelgeschwüre entfallen auf das Ulcus cruris arteriosum. Ursache ist eine **Arteriosklerosis obliterans großer** und **mittlerer Gefäße**.

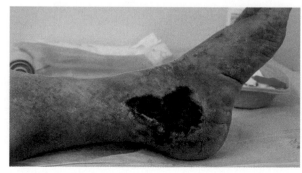

◘ **Abb. 1.57** Ulcus cruris venosum

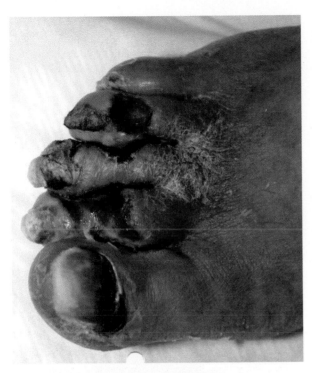

◘ Abb. 1.58 Ulcus cruris arteriosum mit Infektion

▪▪ Symptomatik

Die typische Lokalisation findet sich im Vergleich zum venösen Ulkus weiter distal, d.h. an den Endphalangen und den Köpfchen der Metatarsalia, seltener am lateralen Fußrand, der Ferse, den Interdigitalräumen und den Unterschenkelstreckseiten. Diese Ulzera sind meist schmerzhaft und von Nekrosen begleitet, die bis auf Sehnen und Knochen reichen können (◘ Abb. 1.58). Fast immer finden sich ein **pathologischer Pulsstatus**, eine **Claudicatio intermittens** sowie eine **Befundprogredienz im Verlauf**.

▪▪ Diagnostik

In der Diagnostik steht daher eine **ausführliche Gefäßdiagnostik** im Vordergrund (Pulsstatus, arterielle Verschlussdrücke, Ermittlung des arteriellen brachio-tibialen-Indexes, Doppler- und Duplexsonographie sowie Angiographie).

Die Differenzialdiagnose gleicht der des Ulcus cruris venosum, umfasst aber auch neurologische und orthopädische Erkrankungen. Eine Mischform des Unterschenkelgeschwürs – **Ulcus cruris mixtum** – kommt in ca. 10–15% aller Fälle vor.

▪▪ Therapie

Konservative Maßnahmen umfassen die Ausschaltung von Risikofaktoren, ein Gehtraining, Prostaglandintherapie und Gabe von gerinnungshemmenden Medikamenten. Ein signifikant positiver Effekt der hyperbaren Oxygenierung konnte nicht festgestellt werden. Interventionsradiologische Techniken wie Ballondilatation oder Stentimplantation können in vielen Fällen die Durchblutung wieder herstellen. Die chirur-

gische Therapie folgt dem **I-R-A-N-Schema** (Infektionsmanagement – Revaskularisation/Gefäßrekonstruktion – Amputation – Nachsorge).

Diabetische Ulzera

▪▪ Pathogenese

Als Folge eines **chronisch schlecht eingestellten Blutzuckers** treten bei ca. 10–15% aller Diabetiker Ulzerationen, insbesondere der unteren Extremitäten, auf. Neben einer **arteriellen Angiopathie** ist vor allem die **diabetische Polyneuropathie** für den meist schweren Krankheitsverlauf verantwortlich.

Je nach primär vorliegender Störung wird zwischen der **neuropathischen** und der **neuroischämischen Form** unterschieden. Bei neuropathischen Ulzera liegt eine schwere Störung der Sensibilität vor. Das Vollbild des diabetischen Fußsyndroms mit Knochenbeteiligung wird als **Charcot-Fuß** bezeichnet.

▪▪ Symptomatik

An der Haut finden sich initial eine Purpura, Pigmentstörungen und ein Erythem. Später folgen atrophische Hautdefekte und flache Ulzera. Eine der bekanntesten Manifestationen ist das **Malum perforans** am Os metatarsale 1.

Die **neuropathischen Ulzera** finden sich oft an der Fußsohle und sind wenig schmerzhaft. Die umgebende Haut ist rosig und warm.

Neuroischämische Ulzera finden sich eher an den Zehen, der Ferse und dem Fußrücken. Auf Grund der ungestörten Sensibilität sind sie schmerzhaft. Neben den abgeschwächten oder fehlenden Pulsen findet sich eine blasse, kühle Haut. Die Knochenstruktur ist erhalten.

> ❯ **Das vermehrte Auftreten von Infektionen bei diabetischen Ulzera erklärt auch die hohe Rate an notwendigen Amputationen.**

▪▪ Diagnostik

Die Diagnostik umfasst vaskuläre und neurologische Störungen. In der radiologischen Bildgebung wird primär die Frage nach einer Knochenbeteiligung (Osteitis) gestellt. Differenzialdiagnostisch müssen Läsionen durch arterielle Gefäßerkrankungen, venöse Ulzera, Raynaud-Syndrom, Panaritium, Gicht, Mykosen, Epidermiolysen, alkoholische Polyneuropathie, Malabsorptionsstörungen und Kollagenosen abgeklärt werden.

▪▪ Therapie

Essentiell sind die **Kontrolle** und **Einstellung des Blutzuckers**. Ziel der **Patientenschulung** ist vor allem eine Stoffwechseloptimierung. **Haut-** und **Fußpflege** sind für die lokale Wundkontrolle wichtig. Begleitend sollte die Versorgung mit orthopädischem Schuhwerk erfolgen, um eine Druckentlastung zu gewährleisten. Bei der neuroischämischen Form lehnt sich die Therapie an die Behandlung des Ulcus cruris arteriosum an. Eine hyperbare Oxygenierung scheint die Abheilungschancen zu verbessern und das Amputationsrisiko zu vermindern.

1

Dekubitalulzera

▪ Pathogenese

Die 3 wichtigsten pathogenetischen Faktoren für die Entstehung eines Dekubitalulkus (kurz Dekubitus) sind **Auflagedruck, Druckverweildauer** und **Disposition**. Je größer der Druck auf ein bestimmtes Hautareal wirkt und je länger der Druck anhält, desto schwerer ist die resultierende Minderperfusion. Daher finden sich Dekubitalulzera vor allem bei bettlägerigen und immobilen Patienten sowie an Körperregionen, an denen Knochen direkt unter der Haut liegen (z. B. Sakral- und Fersenbereich, ◨ Abb. 1.59). Nach Schätzungen leiden in Krankenhäusern und Pflegeeinrichtungen ca. 5–14% der Patienten an Dekubitalgeschwüren, bei Menschen in häuslicher Pflege sind es bis zu 40%.

▪ Symptomatik

Die **Klassifizierung der Tiefenausdehnung** des Dekubitus erfolgt in 4 Stadien.

> **Stadieneinteilung des Dekubitalulkus**
> **Stadium 1 Nicht wegdrückbare Rötung:** Bei Fingerdruck nicht abblassende, umschriebene Hautrötung bei intakter Haut, ggf. Ödembildung, Induration, lokale Überwärmung und Verfärbung der Haut
> **Stadium 2 Teilverlust der Haut:** Epidermis und ggf. Teile der Dermis sind geschädigt. Klinisch als Erosion, Hautblase oder flaches Geschwür imponierend
> **Stadium 3 Verlust der Haut:** Verlust aller Hautschichten und Schädigung oder Nekrose des subkutanen Gewebes, die bis auf den darunter liegenden Muskel reichen kann. Klinisch tiefes, offenes Geschwür
> **Stadium 4 Vollständiger Haut- und Gewebeverlust:** Verlust aller Hautschichten mit ausgedehnter Zerstörung, Gewebsnekrose oder Schädigung von Muskeln, Knochen oder unterstützenden Strukturen (Sehnen, Gelenkkapsel)

Initial findet sich meist eine Rötung oder livide Verfärbung. Später kommt es zur Ausbildung einer mehr oder weniger scharf begrenzten Hautnekrose bis sich dann das eigentliche Ulkus zeigt.

> **❯** **Typischerweise reicht die Ausdehnung in der Tiefe weiter, als das betroffene Hautareal ahnen lässt.**

▪ Diagnostik

Finden sich die Ulzera im Bereich der Extremitäten sollte neben der laborchemischen und mikrobiologischen Untersuchung eine Gefäßdiagnostik erfolgen. Differenzialdiagnostisch kommen vor allem im Fußbereich diabetische und gefäßbedingte Ulzera in Frage.

▪ Therapie

Wichtigste Therapiemaßnahmen sind **Druckentlastung, Lagerungstherapie, Mobilisation** und **Hautpflege.** Unterstützend sollte die **Ernährung optimiert** werden. Die **lokale Behandlung** umfasst das Wunddebridement, das Infektions-

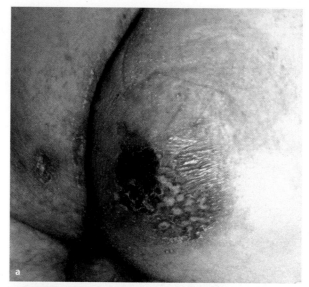

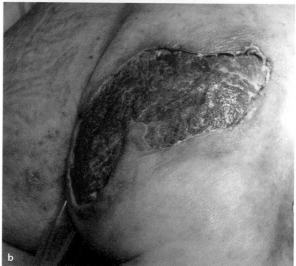

◨ **Abb. 1.59 a** Dekubitus vor Debridement. **b** Dekubitus nach Debridement

management und eine feuchte Wundbehandlung. Eine Wundspülung wird für tiefe oder zerklüftete Ulzera empfohlen. Welche Spüllösung oder -technik optimal ist bleibt unklar. Je nach Ausdehnung des Befundes kommt eine sekundäre Wundheilung oder eine plastisch rekonstruktive Deckung des Gewebedefektes in Frage.

Strahlenulzera und Tumornekrosen

Radiogene oder aktinische Wunden werden im Allgemeinen zu den akuten Wunden gezählt. In den meisten Fällen besteht jedoch zwischen der ursächlichen Wirkung und der Entstehung der eigentlichen Wunde ein längerer Zeitraum (Wochen bis Monate). Durch die lange Nachwirkung der Strahlung heilen diese Wunden nur über einen längeren Zeitraum ab und neigen zu Rezidiven. Der klinische Verlauf ähnelt daher eher dem chronischer Wunden.

Tumoren der Haut bzw. hautnaher Regionen (z. B. Analkarzinom) sowie Narbenkarzinome können bei Ausbildung von Nekrosen zu schwer oder nicht heilenden Wunden führen. Eine ursächliche **Behandlung** ist **chirurgisch, chemotherapeutisch** oder mittels **Strahlentherapie** möglich. Falls diese Optionen nicht in Frage kommen, bleibt eine auf den Einzelfall abgestimmte Wundbehandlung übrig. Kontraindikationen bei Tumorwunden, wie sie beispielsweise für die Vakuumtherapie gelten, sollten sich in der palliativen Situation der Lebensqualität des Patienten unterordnen.

1.5.8 Wundauflagen

Der Einsatz von Wundauflagen richtet sich nach:
- der Menge des Wundexsudates,
- dem Wundtyp bzw. der Beschaffenheit des Wundgrundes,
- der Wundgröße,
- der Wundlokalisation.

Die Materialien können dabei in **inaktive, interagierende** und **bioaktive** Wundauflagen unterteilt werden.

Inaktive Wundauflagen

Inaktive Auflagen sind typischerweise Textilien. Am häufigsten werden Mullkompressen verwendet. In Verbindung mit Ringer- oder Kochsalzlösung kommen sie vor allem zum Feuchthalten von akuten Wunden zum Einsatz. Ähnliches gilt für infizierte Wunden, bei denen sie mit Antiseptika getränkt werden. Trockene Textilkompressen sind weiterhin die häufigste Wundauflage für unauffällige primär oder sekundär verschlossene Wunden.

Interagierende Wundauflagen

Zu den interagierenden Verbänden zählt die große Gruppe der modernen Wundauflagen, die ein idealfeuchtes Wundmilieu gewährleisten.

> **Interagierende Verbände**
> - Aktivkohle: auf Zellulosematrix
> - Alginate: Kalziumalginat
> - Hyaluronan: Mikrogranulat, Faser, Gel, Creme, Spray
> - Hydrofasern
> - Hydrogele
> - Hydrokolloide
> - Imprägnierte Gazen: Salben, Fette, Silikon
> - Kollagen
> - Nasstherapeutika: Polyacrylat
> - Geschlossen- und offenporige Schaumstoffkompressen: Polyurethanschaum
> - Semipermeable Wundfolien
> - Silberhaltige Auflagen: Schaumkompresse, Alginate, Gaze, Hydrokolloid u.a.
> - Vakuumtherapie: Polyurethan- oder Polyvinylalkoholschwamm

Das Prinzip der **idealfeuchten Wundbehandlung** wurde 1962 von **George Winter**[15] inauguriert, der nachweisen konnte, dass Wunden unter okklusiven Folienverbänden schneller abheilen. In größerer Menge wurden anfänglich nur Folien- und Hydrokolloidverbände verwendet. Die Produktliste ist jedoch stark angewachsen und füllt heute alleine ganze Bücher. Die unterschiedlichen Eigenschaften der einzelnen Produkte ermöglichen teilweise eine gezielte Beeinflussung der Wundheilungsphasen. Durch die Einbindung von Silber oder Antiseptika ist der Einsatz bei infizierten oder bakteriell belasteten Wunden möglich. Das Spektrum umfasst auch Wunden mit Methicillin-resistenten Staphylokokken (MRSA, MRSE) und Vancomycin-resistenten Enterokokken (VRE). Eine eindeutige Empfehlung für den Einsatz silberhaltiger Produkte bei infizierten Wunden lässt die Datenlage derzeit nicht zu. Gleiches gilt für die Infektionsprophylaxe gefährdeter Wunden. **Nasstherapeutika** (TenderWet®) ermöglichen eine kontinuierliche Spülung und Reinigung der Wunde und eignen sich gut zum Lösen von Nekrosen. Die **Vakuumtherapie** besitzt mittlerweile ein großes Einsatzspektrum, insbesondere bei der Versorgung größerer Wunden mit extremer Sekretionsmenge, wie dem offenen Abdomen. Obwohl Hinweise für die Verbesserung der Wundheilung existieren, reicht die Evidenz nicht für eine allgemeine Empfehlung aus. Durch die Herstellung von Wundauflagen mit besonderer Passform und unterschiedlicher Größe wurde die Versorgung von Wunden an schwierigen Körperregionen (z. B. Fersen, Handbereich, Sakrum) erleichtert.

Zum Überblick über verschiedene Wundauflagen und ihre Einsatzgebiete, ❑ Tab. 1.16.

Obwohl sich in Zentren der Einsatz moderner Wundauflagen durchgesetzt hat, werden im ambulanten, häuslichen Bereich nur 7–28% der Patienten mit chronischen Wunden mittels feuchter Wundtherapie versorgt. Ein kontroverser Punkt bleibt die Kostensituation. Den höheren Kosten für die einzelnen Wundauflagen stehen ein besserer Patientenkomfort und ein geringerer Pflegeaufwand entgegen. Trotz vielversprechender einzelner Studien konnte anhand der Datenlage in Metaanalysen keine eindeutige Empfehlung für bestimmte feuchte Wundauflagen ausgesprochen werden. Dies liegt zum größten Teil an der Qualität der durchgeführten Studien. Im Vergleich mit konventionellen textilen Verbänden konnte für Hydrokolloide eine beschleunigte Wundheilung nachgewiesen werden.

Bioaktive Wundauflagen

Bioaktive Wundauflagen verwenden u. a. **Wachstumsfaktoren** und **Proteasemodulatoren**, die aus den Verbänden in die Wunde abgegeben werden und die Granulation fördern sollen. Die Applikation von Wachstumsfaktoren bereitet jedoch aus verschiedenen Gründen Schwierigkeiten. Klinisch wurde bisher lediglich **rekombinantes PDGF-BB** in größerem Umfang eingesetzt (Regranex®).

---

15 George D. Winter, englischer Mediziner und Biologe, Pionier der feuchten Wundheilung, London, 1927–1981

1

◻ Tab. 1.16 Einsatz moderner Wundauflagen nach Indikation (Wundtyp und Exsudatmenge)

Indikation	Wundauflage	Besonderheiten
Infektion, kritische Kolonisation	Alginate, Hydrofasern-Silber	Bei Taschenbildungen und tiefen Wunden, bei multiresistenten Keimen
	Aktivkohle, ggf. mit Silber	Bei multiresistenten Keimen, gute Geruchsabsorption
	Gaze-Silber	Bei oberflächlichen Wunden, bei multiresistenten Keimen, meist Kombination mit Saugkompresse notwendig
	Schaumverband-Silber	Bei multiresistenten Keimen, bei mäßig starker Exsudation
	Hydrokolloid-Silber	Bei multiresistenten Keimen, bei geringer bis mäßiger Exsudation
	Nasstherapeutika	Saug-Spülwirkung
Trockene Beläge, Nekrosen	Gele, Hydrogele	Lösung durch Feuchtigkeit oder enzymatische Wirkung
	Nasstherapeutika	Saug-Spülwirkung
Höhlen- und Taschenbildung	Hydrofasern, Alginate	Gut formbar, Alginate mit blutstillenden Eigenschaften
	Gele	Optimale Formanpassung
	Vakuumtherapie	Schwamm formt sich optimal an, aktive Gewebeverformung, umgekehrte Gewebeexpansion
Starke Exsudation	Hydrofasern, Alginate	Alginate mit blutstillenden Eigenschaften, ggf. in Kombination mit Saugkompressen
	Schaumstoffe	Teilweise Anwendung unter Kompressionsverbänden möglich
	Vakuumtherapie	Auch bei größten Sekretionsmengen
Mäßige bis geringe Exsudation	Hydrokolloide	Gut anformbar
	Schaumstoffe	Teilweise Anwendung unter Kompressionsverbänden möglich

Die Haupteinsatzgebiete bioaktiver Wundauflagen sind gegenwärtig die **Verbrennungsmedizin** und die **Behandlung chronischer Wunden**. Insbesondere bei ausgedehnten Verbrennungen muss zur temporären Deckung auf **Hautersatzmaterialien** zurückgegriffen werden. Zur Anwendung kommen **allogener** (konservierte Leichenhaut), **xenogener** (Schweinehaut) oder **künstlicher Hautersatz** (z. B. Epigard®, Biobrane®). Künstliche Hautersatzmaterialien minimieren das Infektionsrisiko. Das Wechselintervall ist abhängig vom Produkt. Im Vergleich mit inaktiven und interagierenden Wundauflagen konnte für einige bioaktive Produkte (z. B. Apligraf®, Injektion von »granulocyte-macrophage colony-stimulating factor«, OASIS® Schweinekollagen Wundmatrix) eine höhere Rate an kompletten Abheilungen bzw. eine kürzere Heilungsdauer nachgewiesen werden. Eine andere Möglichkeit stellt die Nutzung von **Keratinozytenkulturen** dar. Diese werden meist aus patienteneigenem Material gezüchtet und dienen als Epidermis-Ersatz. Die Herstellung ist technisch anspruchsvoll, teuer und erfordert einen hohen Aufwand. Die Einheilungsrate variiert zwischen 20–60 %. Im weiteren Sinne können auch Spalthauttransplantation, lokale Lappenplastiken oder ein freier Lappentransfer als biologische Wunddeckung aufgefasst werden.

Gentherapie

Mithilfe moderner DNS-Chiptechnologie werden Genexpressionsmuster im Rahmen der Wundheilung untersucht. Dies soll den Einsatz gentechnischer Wundtherapeutika ermöglichen. Eine gezielte Gentherapie könnte die Wunde wieder in die Lage versetzen, benötigte Wirkstoffe selbst herzustellen. Mittels **Gentransfer** werden Desoxyribonukleinsäure (DNS) oder Ribonukleinsäure (RNS) in die Zielzelle eingeschleust. Hierfür steht eine breite Palette an Vektoren zur Verfügung. Bisher wird die Gentherapie in der klinischen Praxis noch nicht eingesetzt, u. a. wegen bestehender Sicherheitsbedenken.

1.5.9   Wunddokumentation

Im Rahmen der Zunahme an Patienten mit chronischen Wunden sowie als forensisch geforderter schriftlicher Nachweis, ist die Wunddokumentation essentieller Bestandteil der Wundbehandlung.

> **Eine exakte Wunddokumentation sollte dabei alle relevanten Kriterien erfassen, die die Therapieplanung und Prognoseabschätzung sowie die Kontrolle der Therapie und den Heilungsverlauf betreffen.**

Gerade bei chronischen Wunden kann so, durch die oft komplexen und langwierigen Behandlungsverläufe, eine objektive und effektive Verlaufskontrolle durchgeführt werden. Für die Beurteilung und Interpretation von Wunden wurden verschiedene Klassifikationen entwickelt und eingesetzt. Gemeinsam ist ihnen eine standardisierte Beurteilung der Wunde, die topographische, tektonische und inflammatorische Verhältnisse einschließt. In der Praxis ermöglicht die **Fotodokumentation** zusammen mit einem **standardisierten Beurteilungsbogen** eine optimale Charakterisierung der Wunde, insbesondere bei wechselndem ärztlichem und pflegerischem Personal. Die Verwendung EDV-gestützter Dokumentationssysteme ermöglicht den Aufbau von Wundnetzwerken. Im Deutschen Wundnetz ist es so erstmals gelungen mehr als 7.000 Patienten mit chronischen Wunden leitliniengerecht zu behandeln und dies zu dokumentieren.

In Kürze

Wunde, Wundheilung und Wundbehandlung
Beurteilung und Behandlung von Wunden stellt eine Kernkompetenz aller chirurgischen Fächer dar. Klassifizierung kann u. a. hinsichtlich Genese, Zeitrahmen der Heilung oder der Belastung mit Keimen erfolgen.
- Therapie der akuten Wunden orientiert sich primär an der Genese und erfolgt nach klassischen chirurgischen Prinzipien. Die Heilung verläuft idealerweise in den typischen Wundheilungsphasen.
- Bei chronischen Wunden steht die Evaluierung und Behandlung der Grunderkrankung an 1. Stelle.
- Lokaltherapie sollte Prinzipien der Wundsanierung und idealfeuchten Wundbehandlung folgen. Das große Spektrum an modernen Wundauflagen bietet die Möglichkeit eines individuell angepassten Verbandes. Die Wunddokumentation ist essentieller Bestandteil des Wundmanagements.

Weiterführende Literatur

Dissemond J (2006) Moderne Wundauflagen für die Therapie chronischer Wunden. Hautarzt 57: 881–887

Falanga V (2000) Classifications for wound bed preparation and stimulation of chronic wounds. Wound Rep Reg 8: 347–352

Jannasch O, Tautenhahn J, Dalicho S, Lippert H (2007) Die schwierige Wunde. Ther Umsch 64: 485–94

Kramer A, Daeschlein G, Kammerlander G et al. (2004) Konsensusempfehlung zur Auswahl von Wirkstoffen für die Wundantiseptik. Hyg Med 5: 147–157

Lippert H, (ed.) (2006) Wundatlas: Kompendium der komplexen Wundbehandlung. 2. Aufl., Georg Thieme Verlag, Stuttgart

Riedel K, Ryssel H, Koellensperger E et al. (2008) Pathophysiologie der chronischen Wunde, Chirurg 79: 526–534

Vasel-Biergans A, Probst W (2010) Wundauflagen für die Kitteltasche. 3. Auflage. Stuttgart: Wissenschaftliche Verlagsgesellschaft

1.6 Chirurgische Infektionslehre

T. Miethke, H. Wagner

Trotz Asepsis und Antisepsis sowie eindrucksvoller Fortschritte in der Antibiotikatherapie und in der perioperativen Chemoprophylaxe sind Infektionen in der Chirurgie von großer klinischer Bedeutung. Dies gilt in erster Linie für die primär chirurgisch behandlungsbedürftigen Infektionen wie Abszess, Phlegmone, Empyem, Peritonitis, Gasbrand und Leberbefall bei Echinokokkose oder Amöbiasis. Darüber hinaus kann der Erfolg von lebensrettenden Operationen aufgrund von induzierter Abwehrschwäche durch Infektionen zunichte gemacht werden. Infolge Infektionsbahnung durch langliegende Katheter (Venen, Harnwege) sowie Langzeitbeatmung gehören Pneumonie, Harnwegsinfektionen und Sepsis zu den häufigen Manifestationen der Nosokomialinfektion. Zudem wird heute die antibiotische Therapie durch bakterielle Resistenzentwicklungen zunehmend erschwert. Unter den virusbedingten Krankheiten hat neben den parenteral übertragbaren Hepatitiden die HIV-Infektion den von menschlichem Blut und Körpersekreten für Arzt und Patient ausgehenden Gefahren eine neue Dimension verliehen.

1.6.1 Allgemeine Infektionslehre

Infektionen

Definition
Unter Infektionen versteht man das **Eindringen von Mikroorganismen** durch innere oder äußere Oberflächen des menschlichen Körpers und krankhafte (klinisch manifeste) **lokalisierte oder generalisierte Reaktionen** desselben.

Exogene Erreger Typische Erreger von Infektionskrankheiten, z. B. *Mycobacterium tuberculosis*, kommen stets von außen (exogene Infektion).

Endogene Erreger Bei einer Schädigung der natürlichen Resistenz- und Immunitätslage des Makroorganismus (z. B. durch Trauma, Operation, Karzinom u. a.) können Mikroorganismen aus der normalerweise harmlosen Oropharyngeal-, Intestinal- oder Genitalflora invasiv werden und Infektionen auslösen (endogene Infektion).

Obligat pathogene Erreger Dieser Begriff beschreibt Mikroorganismen, die nicht zur physiologischen Flora gehören und relativ unabhängig von der Abwehrleistung des Wirts eine Infektion auslösen, z. B. *Salmonella typhi* und Typhus.

Fakultativ pathogene Erreger Diese Erreger gehören in der Regel zur physiologischen Kolonisationsflora. Die Erreger werden erst pathogen, wenn infektionsbegünstigende Faktoren des Wirtsorganismus vorliegen. Der Nachweis dieser Mikroorganismen kann, muss aber nicht, mit einer Erkrankung des Wirts zusammenhängen. *Escherichia coli* ist physiologischerweise im Kolon zu finden, erst bei Austritt in die

1

Bauchhöhle, z. B. bei einer Anastomoseninsuffizienz, wird dieser Erreger pathogen.

Opportunistische Erreger Als opportunistische Erreger werden manche als lediglich fakultativ pathogen einzuschätzende Erreger meist exogener Herkunft bezeichnet. Krankheitserscheinungen werden nur bei lokaler/systemischer Abwehrschwäche hervorgerufen.

> **Ein klassisches Beispiel für opportunistische Erreger ist der Befall von Verbrennungswunden durch *Pseudomonas aeruginosa*.**

Ausbreitung der Erreger im menschlichen Körper Bei der **Lokalinfektion** bleibt der Erreger zunächst auf die Eintrittspforte und deren Umgebung beschränkt (Staphylokokkenabszess, Erysipel). Bei der systemischen oder **Allgemeininfektion** gelangen Erreger in die Lymphbahnen und Lymphknoten, die die Region der Eintrittspforte drainieren. Nach der Vermehrung im lymphatischen Gewebe (während der Inkubationszeit) treten die Erreger in die Blutbahn über (Generalisation) und gelangen anschließend in Organe (Organmanifestation). Zu den Allgemeininfektionen gehören Tuberkulose und Syphilis.

> ❗ **Cave**
> **Der Einbruch der Erreger in die Blutbahn verläuft in seiner klinisch schwersten Form als Sepsis (Septikämie, ▶ Abschn. 1.6.8).**

Resistenz und Immunität

Die Abwehrleistung des Makroorganismus gegen Infektionen setzt sich aus den bereits vor der Infektion vorhandenen Immunmechanismen (angeborene Resistenz) als auch aus der sich im Lauf der Infektion entwickelnden, spezifischen Immunantwort zusammen.

> ┌─ **Definition** ─────────────────────
> **Immunität** ist eine Abwehrleistung des Organismus, die durch eine antigenspezifische Reaktion von T- und B-Zellen gekennzeichnet ist und in vielen Fällen zu einem dauerhaften Schutz gegenüber der ursprünglichen Infektion führt. Der Aufbau der spezifischen, adaptiven Immunität wird durch das angeborene Immunsystem entscheidend beeinflusst.

> ┌─ **Definition** ─────────────────────
> Das angeborene Immunsystem besteht aus phagozytierenden Zellen wie Makrophagen und Granulozyten und den für die Antigenpräsentation besonders wichtigen dendritischen Zellen sowie einer Fülle weiterer Komponenten wie dem Komplementsystem, antibakteriellen Peptiden (z. B. Defensinen), Lysozym, Epithelbarrieren, Selbstreinigungsmechanismen und der Infektionsverhütung durch die bestehende Normalflora. Zusammengefasst stellen diese Mechanismen die natürliche Resistenz gegenüber Infektionen dar.

Neueste Erkenntnissen zeigen, dass das angeborene Immunsystem über mehrere Familien von Rezeptoren, wie z. B. den **Toll-like-** und den **NOD-like Rezeptoren** verfügt, über die essenzielle Strukturkomponenten von Mikroorganismen (z. B. Endotoxin) erkannt werden.

Nach der Phase der unspezifischen Abwehr von Krankheitserregern, die sofort gegenüber einem Infektionserreger wirksam ist, folgt die **spezifische Immunantwort**. Diese ist gekennzeichnet durch die Expansion von antigenspezifischen T- und B-Zellen und deren Differenzierung in Effektorzellen wie zytokinsezernierende $CD4^+$-T-Helfer-Zellen, zytolytische $CD8^+$-T-Zellen und antikörpersezernierende B-Zellen. Die Bedeutung der einzelnen Komponenten dieses Systems variiert bei unterschiedlichen Infektionen.

> **Das Zusammenspiel von angeborener Resistenz und adaptiver Immunität ist entscheidend für eine effektive Abwehr von Infektionen.**

Morphologisch unspezifische und spezifische Infektionen

Bei nicht zu zahlreichen in Gewebe oder Blutbahn eingedrungenen Erregern bzw. bei nur gering virulenten Erregern finden Phagozytose und schnelle intrazelluläre Abtötung durch **polymorphkernige Granulozyten (PMN)** statt und der Mensch bleibt klinisch gesund. Ist die intrazelluläre Erregerabtötung erschwert oder die Erregerzahl zu groß, so tritt trotz Anlockung exzessiv hoher PMN-Zahlen (**Chemotaxis**) Zelltod (Gewebenekrose) ein und es bilden sich **Eiterherde** (bestehend aus Erregern, PMN und Detritus).

> **Eiterherde können in Form von Abszess, Phlegmone oder Empyem (▶ Abschn. 1.6.8) auftreten.**

Mit entscheidend für Manifestation und Verlauf sind **infektionsbahnende Faktoren**. Die Summe der infektionsbahnenden Faktoren fasst man unter den Begriff **Prädisposition** zusammen.

Prädisposition (infektionsbahnende Faktoren)
- Ausmaß der traumabedingten Nekrose
- Fremdkörper
- Inokulierte Bakterienzahl
- Funktionsbeeinträchtigung der körpereigenen Abwehr
- Hämostase
- Hypoxie

Zu den morphologisch spezifischen Infektionskrankheiten gehören die toxisch determinierten Krankheiten Gasbrand und Wunddiphtherie sowie durch Granulombildung gekennzeichnete Infektionskrankheiten wie Tuberkulose und Aktinomykose, aber auch bestimmte Parasitosen, Virosen und Mykosen, ◻ Tab. 1.17).

Tab. 1.17 Differenzierung von Infektionserkrankungen nach morphologischen Kriterien

Unspezifische Morphologie	Spezifische Morphologie	Intoxikationen mit spezifischer Morphologie
Abszess (*S. aureus*)	Granulom (*M. tuberculosis*)	Gasbrand (*C. perfringens*)
Phlegmone (*S. pyogenes*)	Gumme (*T. pallidum*)	Diphterie (*C. diphteriae*)
Empyem (Mischflora)	Drusen (*A. israelii*)	

Klinikbezogene mikrobiologische Grundlagen

Infektionen haben für den Chirurgen mehrfache Bedeutung:
- Es gibt eine Reihe von Infektionserkrankungen, die primär chirurgisch zu behandeln sind.
- Komplikationen sind im Bereich von Operationswunden oder Traumen chirurgisch relevante Infektionsprozesse.
- Nosokomiale, operationsferne Infektionen bedrohen regelmäßig den Erfolg chirurgischer Heilmaßnahmen (**Tab. 1.18**).

Nosokomiale Infektionen

Sie entstehen während oder anlässlich eines Krankenhausaufenthaltes. Ein Zusammenhang mit dem primären chirurgisch behandlungsbedürftigen Leiden kann bestehen oder fehlen. Schwer kranke Laparotomierte sind stark gefährdet, Harnwegsinfektionen oder/und Infektionen der tiefen Atemwege zu akquirieren. Zu den vorherrschenden Krankheitsmanifestationen der nosokomialen Infektion gehören außerdem Venenkatheterinfektionen, postoperative Wundinfektionen und Sepsis.

Erreger

Die genannten Krankheitsbilder haben manchmal einen einzigen Erreger, viel häufiger aber mehrere Erreger gleichzeitig (z. B. polybakterielle aerob/anaerobe Mischinfektion) oder

Tab. 1.18 Chirurgisch relevante Infektionen

Primär chirurgisch zu behandelnde Infektionen	Komplikationen im Bereich der Operationswunde	Operationsferne Infektionen
Panaritium	Bauchdecken-abszess	Pneumonie
Furunkel, Karbunkel	Anastomosen-insuffizienz	Harnwegs-infektion
Organabszesse	Osteitis/Osteo-myelitis (nach Osteosynthese)	
Appendizitis		
Spontane Peritonitis		

sind durch Erregerwechsel gekennzeichnet. Die in pyogenen und putriden Infektionsprozessen vorherrschenden Arten kann man als **Leitkeime** auffassen, v. a. wenn sie sich nach ihrer Herkunft (exogen bzw. endogen) und nach ihrer bevorzugten klinischen Manifestation unterscheiden.

> **Die 3 wichtigsten Erreger nosokomialer Infektionen sind *Staphylococcus aureus* (grampositiv) und die beiden aus der Darmflora stammenden gramnegativen Stäbchen *Escherichia coli* (aerob) und *Bacteroides fragilis* (anaerob).**

Als Leitkeime der nosokomialen Infektion gelten neben β-Laktamase-bildenden und daher penicillinresistenten ***Staphylococcus-aureus*-Stämmen** v. a. ***Enterobacteriaceae***, die z. T. hochresistent gegenüber einer Reihe von Antibiotika sind oder während der Therapie werden, als auch ***Pseudomonas aeruginosa,*** der nur mit Reserveantibiotika therapierbar ist.

> **Viele postoperative Infektionen werden durch die physiologische mikrobielle Flora des Magen-Darmtrakts, des Mund-Rachen-Raums sowie der Haut ausgelöst. Die Zusammensetzung der bakteriellen Flora an einem Infektionsort kann daher Aufschluss auf die Infektionsquelle geben (**Tab. 1.19**).**

Erregernachweis

Bei Infektionen durch schnell wachsende Bakterien (Aerobier mit Ausnahme der Tuberkuloseerreger, außerdem Anaerobier) eröffnet der **kulturelle** Erregernachweis aus signifikantem Untersuchungsmaterial, d. h. aus dem Infektionsprozess selbst, die Möglichkeit der Erregeridentifizierung und Resistenzbestimmung und damit einer gezielten Antibiotikatherapie. PCR-Verfahren erlauben den kulturunabhängigen Erregernachweis. Diese Methodik besitzt große Bedeutung bei nicht oder schwer anzüchtbaren sowie langsam wachsenden Erregern, wie z. B. Mykobakterien. Aus der großen Fülle von **Immunreaktionen** besitzen nur einige ausgewählte Methoden krankheitsdiagnostische Bedeutung (Antitoxinnachweis, Nachweis des Legionellen-Antigens im Urin, Nachweis antiviraler Antikörper mit ELISA u. a., Nachweis von Antikörpern gegen Parasiten- und Helminthenantigene).

Meldepflichtige Infektionen

Unter Meldepflicht ist Anzeigepflicht – in der Regel gegenüber dem Gesundheitsamt – für bestimmte Infektionskrankheiten wie Tuberkulose, Syphilis, Milzbrand, Diphtherie, Tollwut

1

◘ Tab. 1.19 Physiologische Keimflora

Mund-Rachen-Raum	Haut	Kolon
Vergrünende Streptokokken	Koagulasenegative Staphylokokken	Verschiedene Anaerobier, z. B. *Bacteroides fragilis*
Koagulasenegative Staphylokokken	*Micrococcus*	*Enterobacteriaceae*, z. B. *Escherichia coli*
Apathogene Neisserien	*Corynebacterium*	Enterokokken
Verschiedene Anaerobier		Streptokokken
Apathogene Treponemen		*Candida*
Candida		

und Virushepatitis zu verstehen. Sie wird durch das Gesetz zur Verhütung und Bekämpfung von Infektionskrankheiten beim Menschen, das **Infektionsschutzgesetz (IFSG)**, geregelt.

In Kürze

Allgemeine Infektionslehre
Erreger: exogen, endogen; obligat oder fakultativ pathogen, opportunistisch.
Symptomatik: Lokalinfektion, Eiterherde (Abszess, Phlegmone, Empyem), Allgemeininfektion bis hin zur Sepsis, Prädisposition (infektionsbahnende Faktoren), Resistenz, Immunität.
Diagnostik: Erregernachweis durch Kultur, PCR-Verfahren, Immunreaktionen.
Komplikationen: Operationsferne nosokomiale Infektionen wie Pneumonie nach bauchchirurgischen Eingriffen bedrohen nicht selten den Erfolg chirurgischer Heilmaßnahmen, nicht zuletzt aufgrund der häufig hohen Antibiotikaresistenz der beteiligten Erreger.

1.6.2 Endogene Infektionen durch Enterobakteriazeen und Anaerobier

---
Definition

Bei endogen eitrigen Infektionen handelt es sich um Entzündungen durch fakultativ pathogene, obligat wie fakultativ anaerobe Bakterien. Putride Infektionen werden durch obligat anaerobe Bakterien verursacht. In beiden Fällen liegen häufig Mischinfektionen vor.

Befallen sind Extremitäten, Stamm sowie Organe der großen Körperhöhlen (z. B. Abdominal-, Lungen-, Hirn-, Leberabszesse). Die hier diskutierten **fakultativ anaeroben** Erreger gehören zur Gruppe der *Enterobacteriaceae* (*Escherichia coli*, *Klebsiella*, *Enterobacter* usw.), während *Bacteroides fragilis*, *Bacteroides melaninogenicus*, *Fusobacterium nucleatum* und *Peptostreptococcus* zu den **obligat anaeroben** Erregern gehören.

▪▪ Symptomatik
Lokaler Krankheitsprozess Klinisch sind eitrige oder putride Infektionen gekennzeichnet durch
- Abszess,
- faulig stinkendes, dünnflüssiges Wundsekret, z. T. mit Gasbildung,
- flächenhaften, nekrotisierenden Gewebezerfall,
- fehlende leukozytäre Abgrenzung zum gesunden Gewebe.

Allgemeinreaktion Je nach Ausdehnung und Sitz des Infektionsprozesses sowie nach Virulenz der Erreger kommt es zu Allgemeinreaktionen wie Fieber, Gewichtsverlust u. a. Die Infektionen erstrecken sich von der einfachen Zystitis bis hin zur Sepsis (◘ Tab. 1.20). Mit Anaerobiersepsis ist v. a. bei Darmkarzinompatienten mit intraabdominellen Infektionsprozessen zu rechnen.

▪▪ Differenzialdiagnose
Bei Extremitätenbefall und Prozessen am Körperstamm sind obige Infektionen gegen Gasbrand (akute Myositis durch *Clostridium perfringens* u. a.) abzugrenzen.

❗ Cave
Der Übergang von putrider Infektion zu Gasbrand, z. B. an infizierten Amputationsstümpfen kein seltenes Ereignis, muss durch häufige klinische und bakteriologische Kontrolle rechtzeitig erkannt werden.

▪▪ Diagnostik
Klinisch wird der Verdacht auf eine Infektion mit endogenen Erregern durch typische Infektionslokalisationen wie Peritonitis, perityphlitischer Abszess, Lungen- und Hirnabszess etc., durch fötiden Eiter, septische Thrombophlebitis, sowie generell bei Malignom nahe gelegt.

❯ Im Wesentlichen beruht die Diagnose einer aerob/anaeroben Mischinfektion auf dem Erregernachweis mittels Anlage einer Kultur und zwar aus geeignetem (signifikantem) Untersuchungsmaterial.

◻ Tab. 1.20 Aerob/anaerobe Mischinfektion

Art der Infektion	Häufigste Erregergruppe	Leitkeim
Cholangitis	Enterobacteriaceae/Enterokokken/obligate Anaerobier	E. coli/Enterococcus faecalis/B. fragilis
Akute Cholezystitis	Enterobacteriaceae	E. coli
Infizierte Pankreaspseudozysten	Enterobacteriaceae	E. coli
Gangränös perforierte Appendizitis	Obligate Anaerobier	B. wadsworthia
Peritonitis	Enterobacteriaceae/obligate Anaerobier	E. coli/B. fragilis
Sepsis	Enterobacteriaceae/selten obligate Anaerobier	E. coli
Hirnabszess	Obligate Anaerobier	B. fragilis/Peptostreptococcus
Zystitis	Enterobacteriaceae	E. coli

Praxisbox

Probenentnahme

In erster Linie geeignet sind durch Punktion oder intraoperativ unter Umgehung der körpereigenen mikrobiellen Flora gewonnene Proben. Dabei sollten nach Möglichkeit mehrere Milliliter entnommen werden, denn sporenlose Anaerobier (Bacteroides, Fusobacterium, Peptostreptococcus etc.) bleiben am ehesten in umfänglichen, in der Spritze verbliebenen Eiterproben vital. Abstrichtupfer sind demgegenüber als Behelf zu betrachten. Sie sollten nur bei geringen Exsudatmengen verwendet werden. Nach Tränkung mit der Untersuchungsflüssigkeit sind die Tupfer sofort in Transportmedien (z. B. Port-a-cul, Portagerm) zu tauchen.

Von der Regel der sofortigen bakteriologischen Verarbeitung darf auch bei Verwendung von Transportmedien nicht abgewichen werden (Gefahr von zu spät erstellten, klinisch wertlosen Befunden). Für die Anzüchtung, Isolierung, Identifizierung sowie Resistenzbestimmung der verschiedenen Erreger werden im Mittel 2, für Anaerobier 2–5 Tage benötigt.

■ ■ Komplikationen

Bei eitrigen oder putriden Wundinfektionen, Anaerobierinfektionen im Kopf-Hals-Bereich, Peritonitis nach Darmperforation und Infektionen bei Karzinompatienten kommt ein Übertritt der Erreger ins Blut mit Fieber, Schüttelfrost und weiteren Zeichen der akut lebensbedrohlichen **Sepsis** (▶ Abschn. 1.6.8) vor. Diagnostisch ist hierbei die Beimpfung eines **aeroben** sowie **anaeroben** Blutkultursystems mit Kubitalvenenblut der Patienten erforderlich. Häufigster Erreger der Sepsis ist *Escherichia coli,* unter den Anaerobiern *Bacteroides fragilis*.

■ ■ Bakteriologische Befunde

Die **Leitkeime** der aerob/anaeroben Mischinfektion finden sich in den verschiedenen Lokalisationen und klinischen Manifestationen mit unterschiedlicher Häufigkeit.

Escherichia coli Dieser Erreger wird innerhalb der *Enterobacteriaceae* am häufigsten isoliert. Wie alle *Enterobacteriaceae* ist *E. coli* ein gramnegatives Stäbchen mit anspruchslosen Wachstumsbedingungen. Es ist der häufigste Erreger der **gramnegativen Sepsis**, innerhalb der *Enterobacteriaceae* wird er am häufigsten bei Peritonitis, Gallengangs- und Harnwegsinfektionen isoliert (◻ Tab. 1.20).

Klebsiella Von medizinischer Bedeutung sind *K. pneumoniae* und *K. oxytoca.* Beide Arten (häufiger *K. pneumoniae*) sind für nosokomiale Pneumonien, Harnwegsinfektionen als auch intestinale Infektionen verantwortlich.

Enterobacter Insbesondere *E. cloacae* als auch *E. aerogenes* werden regelmäßig aus relevanten Proben chirurgischer Patienten isoliert. Die Erreger zeichnen sich häufig durch mehrfache Antibiotikaresistenzen aus.

Citrobacter *C. freundii* und *C. koseri* finden sich als Erreger von Harnwegsinfektionen als auch intestinaler Infektionen.

Proteus *P. vulgaris, P. mirabilis* und *P. penneri* lösen insbesondere Harnwegsinfektionen aus, sind jedoch auch bei intestinalen Infektionen vorzufinden.

Bacteroides fragilis Dieses Bakterium ist der bekannteste Vertreter aus der Gruppe der intestinalen, strikt anaeroben gramnegativen sporenlosen Stäbchen. Als **vorherrschender anaerober Erreger** findet sich die Spezies bei (sekundärer) Peritonitis, bei gangränösen Appendizitisstadien mit Perforation sowie nachfolgender postappendizitischer Peritonitis bzw. bei perityphlitischen Abszessen, außerdem bei Gallenwegsinfektionen und subphrenischen Abszessen. Extraabdominelle Infektionen treten im Bereich der Extremitäten als Gangrän, diabetische Ulzera, Amputationsstumpfinfektionen u. a. auf. **Otogene Hirnabszesse** sind fast stets durch *Bacteroides fragilis* hervorgerufen.

Bilophila wadsworthia Das gramnegative anaerobe Stäbchenbakterium wird bei **Appendizitis** sowie bei **Anaerobierinfektionen unterschiedlicher Lokalisation** (z. B. Skrotalabszess, Schweißdrüsenabszess, mandibuläre Osteomyelitis, Leberabszess mit septischer Aussaat) gefunden. Aufgrund von **β-Laktamase-Bildung** liegt Resistenz gegen Penicilline und bestimmte Cephalosporine vor.

Fusobacterium nucleatum Diese oropharyngeale Anaerobierspezies bildet Buttersäure (→ Geruch von Kultur und infiziertem pathologischen Material) und herrscht in Infektionsprozessen im Kopf-Hals-Bereich sowie in der Lunge vor. Die meisten Isolate sind penicillinempfindlich. Zusammen mit oralen Treponemen sind Fusobakterien für die Angina Plaut-Vincent verantwortlich, einer meist einseitigen, nekrotisierenden Tonsillitis.

Peptostreptokokkusarten *Peptostreptococcus anaerobius* und andere Spezies dieser Gattung von strikt anaeroben grampositiven Kettenkokken sind bei putriden Infektionen in praktisch allen Körperregionen beteiligt (Hirn-, Lungen- und Leberabszesse, Schweißdrüsenabszesse, intraabdominale und pelvine Infektionsprozesse). Im befallenen Gewebe (wie in der Kultur) führen sie zu starker Gasbildung.

❯ **Peptostreptokokkusinfektionen sind daher eine wichtige Differenzialdiagnose gegenüber Gasbrand durch *Clostridium perfringens* u. a.**

Peptostreptokokken sind penicillinempfindlich und die meisten Stämme sind auch gegenüber Metronidazol empfindlich, wobei Resistenzen beschrieben worden sind.

Prevotella bivia Dieser gramnegative sporenlose stäbchenförmige Anaerobier ist Leitkeim der putriden Genitalinfektionen (parametrane Abszesse, Pelveoperitonitis) und – ähnlich *Bacteroides fragilis* – ein häufiger β-Laktamasebildner.

Prevotella melaninogenica Ein anaerobes gramnegatives, sporenloses Stäbchenbakterium, das in der Kultur durch schwarzbraune Pigmentbildung auffällt. Es findet sich häufig bei Infektionen im Kopf-Hals-Bereich und bei Lungenabszes-

sen, seltener in anderen Körperregionen. Die Spezies ist penicillinempfindlich.

▪▪ **Therapie**

❯ **Die chirurgische Sanierung von eitrigen oder putriden Infektionen ist Voraussetzung für eine erfolgreiche Therapie.**

Operative Therapie Im Vordergrund der therapeutischen Maßnahmen steht die unverzügliche operative Sanierung der Infektionsquelle. Dies erfolgt mittels **Inzision, Entfernung von Nekrosen** sowie **Drainage und Spülung** von Abszesshöhlen. Durch offene Wundbehandlung wird dabei die weitere Ausbreitung der Infektion verhindert und der Heilungsvorgang beschleunigt. Solitäre Abszesse in den großen Körperhöhlen (intraabdominell u. a.) können ggf. unter sonographischer Kontrolle durch perkutane Punktion und Drainage behandelt werden.

Antibakterielle Chemotherapie Bei progredientem Verlauf sowie bei Prozessen, bei denen eine chirurgische Intervention unmöglich ist, und bei allen lebensbedrohlichen Verlaufsformen wie Sepsis, Meningitis, Endokarditis, anaeroben Lungeninfektionen und Peritonitis hängt das Schicksal des Patienten von einer wirksamen, d. h. nach Möglichkeit gezielten Chemotherapie ab.

Die antibiotische Therapie der *Enterobacteriaceae* wird zunehmend durch **Antibiotikaresistenzen** erschwert. *E. coli* erweist sich heute nicht selten resistent gegenüber Erst- und Zweitgenerationscephalosporinen als auch Ampicillin, Mezlocillin und Piperacillin. Insbesondere *Klebsiella*-Arten und *E. coli* können durch Bildung von β-Laktamasen gegen Drittgenerationscephalosporine (sog. Extended-spectrum-β-Laktamasen, ESBL) gegen alle Penicilline und Cephalosporine resistent werden. Hinzukommen seit kurzem Carbapenemase-bildende Stämme beider Bakterienarten, die dann panresistent sind. Mehrere häufig vorkommende Anaerobierarten sind penicillinempfindlich, andere wie *Bacteroides fragilis* erfordern den Einsatz von Nitroimidazolpräparaten (z. B. Metronidazol) oder β-Laktamase-festen Anaerobiermitteln (◘ Tab. 1.21).

◘ **Tab. 1.21** Kalkulierte Antibiotikatherapie bei eitrigen oder putriden Infektionen

Antibiotika	Empfindliche Erreger
Piperazillin/Sulbactam oder Tazobactam	Nahezu alle *Enterobacteriaceae*, *Entercoccus faecalis*, alle Anaerobier. **Cave:** ESBL-bildende *E. coli* und *Klebsiella spp.* können resistent sein.
Imipenem	Alle *Enterobacteriaceae*, *Enterococcus faecalis*, alle Anaerobier. **Cave:** Carbapenemasen bei *E. coli*, *Klebsiella spp.*, Pseudomonaden, rasche Resistenzentwicklung bei *Pseudomonas aeruginosa unter Therapie*
Cephalosporine 3. Generation	Nahezu alle *Enterobacteriaceae*, keine Enterokokken, Anaerobier (außer *B. fragilis*). **Cave:** ESBL-Bildner
Metronidazol	Nahezu alle Anaerobier (inkl. *B. fragilis*), nicht wirksam bei *Enterobacteriaceae*, keine Enterokokken
Penicillin G	*Peptostreptococcus*, *Prevotella*, *Fusobacterium*, *Bacteroides* (außer *B. fragilis*), keine *Enterobacteriaceae*, keine Enterokokken

❯ Die kalkulierte Antibiotikatherapie besteht daher aus einem breitwirksamen Penicillin wie Mezlocillin oder Piperacillin in Kombination mit Sulbactam oder Tazobactam. Alternativen bestehen in der Gabe eines Drittgenerationscephalosporins zusammen mit Metronidazol oder der alleinigen Gabe eines Carbapenems, letzteres insbesondere bei Hinweis auf ESBL-positive *Enterobactericeae*. Um das Risiko der Entwicklung von Resistenzen gegenüber Antibiotika zu minimieren, sollte die kalkulierte Therapie durch eine gezielte Antibiotikatherapie sobald wie möglich ersetzt werden.

In Kürze

Endogene Infektionen durch Enterobacteriaceae und Anaerobier
Pathogenese: endogen eitrige Infektionen durch *Enterobacteriaceae* (*E. coli*, *Klebsiella*, *Enterobacter* usw.); putride Infektionen durch Anaerobier.
Symptomatik: lokal: Abszess, faulig, evtl. mit Gas, nekrotisch, ohne leukozytäre Abgrenzung. Allgemeinreaktion von fieberhafter Entzündung bis hin zur Sepsis.
Diagnostik: Lokalisation, Anamnese (Karzinom?), Leitkeime. **Cave:** Differenzialdiagnose Gasbrand.
Therapie: unverzügliche operative Sanierung der Infektionsquelle, evtl. zusätzlich antibakterielle Chemotherapie.

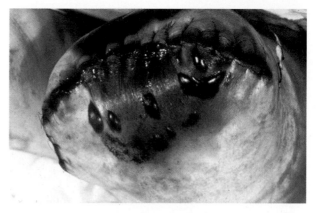

◪ **Abb. 1.60** Gasbrand des linken Oberschenkels nach Amputation mit deutlicher Schwellung, rötlich bis livider Verfärbung der Haut und z. T. blasiger Ablösung (mit freundlicher Genehmigung von Prof. Dr. Disko, München)

1.6.3 Gasbrand

▪▪ Einteilung, Erreger
Gasbrand bzw. Gasödem gehören zu den »klassischen« **clostridialen Toxininfektionen**. Neben *Clostridium perfringens* sind als Erreger dieser Erkrankungen – wenn auch seltener – *Clostridium novyi, Clostridium septicum* und *Clostridium histolyticum* von Bedeutung. Das Vorkommen bzw. der Nachweis dieser Clostridien bedeutet jedoch keineswegs immer die klinische Diagnose Gasbrand: Da z. B. *Clostridium perfringens* in der Darmflora jedes Patienten vorkommt, ist Kontamination von Haut, oberflächlichen Wundschichten usw. häufig.

Definition

Nur Clostridiennachweis zusammen mit Myositis/Myonekrose entspricht dem Befund **Gasbrand** (clostridialer Myositis, ◪ Abb. 1.60).

Bei den genannten Erregern *Clostridium perfringens, Clostridium novyi, Clostridium septicum, Clostridium histolyticum* (◪ Tab. 1.22) handelt es sich um **obligat anaerobe Bakterien**, die im Boden und mit unterschiedlicher Häufigkeit im menschlichen Darm vorkommen. Im Grampräparat stellen sie sich als relativ große plumpe grampositive Stäbchen dar, die mit Ausnahme von *Clostridium perfringens* beweglich sind

und häufig Sporen (subterminal) bilden. *Clostridium perfringens* ist von einer polysaccharidhaltigen Kapsel umgeben und ist der häufigste Erreger des Gasbrandes, während die anderen Clostridien (*C. novyi, C. septicum, C. histolyticum*) nur eine geringere Rolle spielen.

Clostridium perfringens kann mindestens 12 lösliche Antigene, die als **Toxine** wirksam sind, bilden. Anhand des differenten Bildungsvermögens dieser Toxine werden die *Clostridium-perfringens*-Typen A, B, C, D und E unterschieden. In der menschlichen Infektionspathologie sind fast ausschließlich Typ-A-Stämme bedeutsam. Bei der Ätiopathogenese von Wundinfektionen durch *Clostridium perfringens* Typ A ist das wichtigste Toxin – da letal wirksam – eine **Lezithinase**. Diese kalziumabhängige Phospholipase C, ein Zinkmetalloenzym mit einem Molekulargewicht von 53.000, ist in der Lage, membranständiges Lezithin zu spalten und damit die Struktur von Zellmembranen zu zerstören. Daneben sind noch andere Toxine, zu denen eine Kollagenase, ein Hämolysin, eine Hyaluronidase und eine Desoxyribonuklease gerechnet werden, von Bedeutung. Unter der Einwirkung all dieser Toxine und der weiteren Vermehrung des Erregers kommt es zur Zerstörung aller Gewebestrukturen, insbesondere der Muskulatur (**Myonekrose**), mit **Verflüssigung und Gasbildung**. Auch andere Körperzellen, z. B. Leukozyten, Erythrozyten, werden von den Toxinen zerstört.

▪▪ Pathogenese, Klinik
Die Wundinfektion durch *Clostridium perfringens*, *C. novyi*, *C. septicum* und *C. histolyticum* setzt **anaerobe Bedingungen** für die Vermehrung und die damit einhergehende Toxinbildung der Erreger voraus. Dies ist insbesondere in stark gequetschtem und nekrotischem Gewebe, in dem keine adäquate Blutversorgung und damit keine Sauerstoffversorgung mehr gewährleistet sind, und bei in der Wunde liegenden Fremdkörpern der Fall. Auf Grund des in der Umwelt **ubiquitären Vorkommens** der Erreger und ihrer saprophytären Existenz im menschlichen Darm kommt die Kontamination von

Tab. 1.22 Erreger des Gasbrands

Erreger	Eigenschaften
C. perfringens	Anhand des Toxinbildungsvermögens werden Typ A–E unterschieden: Typ A, häufigster Erreger des menschlichen Gasbrandes, stärkstes Toxin Phospholipase C, eine Lezithinase, führt zu Permeabilitätstörungen phospholipidhaltiger Membranen, zerstört Lysosomenmembran, Freisetzung von Enzymen, Inkubationszeit 5–48 h, bei den anderen Clostridien bis zu 6 Tagen
C. novyi	4 verschiedene Toxintypen A–D, Toxine sind nicht identisch zu denen von *C. perfringens*, für 10–20% der Gasbrandfälle verantwortlich
C. histolyticum	Seltenste, aber gefährlichste Form des Gasbrandes
C. septicum	Verantwortlich für Gasgangrän, tödliche Enterokolitis

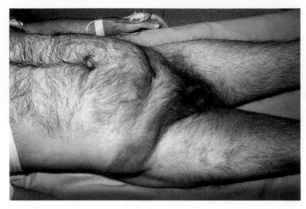

Abb. 1.61 Rechtseitige Gasphlegmone der Bauchwand mit Rötung und deutlich tastbarer Crepitatio, hinweisend auf Gasbildung im Gewebe. Das klinische Bild wurde von einem in die Bauchwand perforierten Zäkumkarzinom verursacht

Wunden häufig vor. In den meisten Fällen tritt jedoch keine Invasion in tiefere Gewebeschichten ein. Die so auf primär nekrotische Bezirke beschränkte **Zellulitis** zeigt in der Regel kaum Ausbreitungstendenzen. In seltenen Fällen kann sich allerdings die stets lebensbedrohliche perakute **Myonekrose**, d. h. der **Gasbrand**, entwickeln mit Ausbreitung der Infektion in gesundes, nicht durch ein Trauma oder andere Einflüsse vorgeschädigtes Muskelgewebe. Gleichzeitig kommt es über die Toxinämie und die Clostridiämie zu Fieber und Schocksymptomatik.

Das **klinische Bild** ist recht charakteristisch: Mehrere Stunden bis Tage nach einem Trauma treten heftiger Wundschmerz, verbunden mit lokaler Schwellung und Blässe, und später Rotfärbung der gespannten umgebenden Haut auf. Allmählich treten Blasen, serosanguinöses Wundexsudat mit charakteristischem Geruch und häufig Krepitationen bei der Palpation auf. Die Patienten sind akut schwer krank. Im Vergleich zur Körpertemperatur besteht eine unverhältnismäßig hohe Tachykardie.

> **Cave**
> Schließlich kommt es zu Schock und ohne Behandlung in 100% der Fälle zum Exitus letalis unter dem Bild multipler Organinsuffizienzen (Koma, respiratorische Insuffizienz, Hämolyse mit Ikterus, Leber- und Niereninsuffizienz).

Die Prognose hängt von der Lokalisation der Primärinfektion ab. An den Extremitäten ist der Gasbrand meist beherrschbar, am Rumpf sehr häufig letal.

> **Cave**
> Bei foudroyantem Verlauf kann der Gasbrand bereits innerhalb von 5 h zum Tode führen.

Neben der Infektion von stark traumatisiertem Gewebe (Verkehrsunfall, Kriegsverletzungen u. a.) können die Erreger

auch nach **abdominalchirurgischen Eingriffen** Bedeutung erlangen (Gasbrand der Bauchwandmuskulatur, nahezu immer tödlich endend). Darüber hinaus sind »darmferne« endogene Gasbrandfälle ohne vorherige Gewebeläsion beschrieben, z. B. an den Extremitäten, wobei die Erreger (u. a. auch *Clostridium septicum*) über ulzeröse Veränderungen in der Darmwand in die Blutbahn gelangen und hämatogen-metastatisch zur Infektion führen.

> **Vom Gasbrand (clostridialer Myositis) ist klinisch und ätiologisch die Gasphlegmone (aerob/anaerobe Mischinfektion), d. h. eine eitrige, gasbildende Infektion ohne progrediente Myositis/Myonekrose, zu unterscheiden.**

Ätiologisch beteiligt sind – meist in Mischinfektionen – gasbildende aerobe und/oder anaerobe Bakterien, z. B. *Klebsiella*, *Peptostreptococcus*, *Bacteroides*. Sogar *Clostridium perfringens* kann an dieser polybakteriellen Infektion beteiligt sein. Die Prognose der Gasphlegmone ist bei wirksamer chirurgischer und antibiotischer Behandlung – im Gegensatz zum Gasbrand – meist gut (Abb. 1.61).

Diagnostik

> **Der mikroskopische Erregernachweis von reichlich clostridialen Zellen im gramgefärbten Muskelquetschpräparat ist pathognomonisch.**

Umgekehrt liegt beim mikroskopischen Nachweis von gramnegativen Stäbchen und grampositiven Kokken, evtl. in Kombination mit clostridialen Zellen, eine aerob/anaerobe Mischinfektion oder Gasphlegmone vor. Die Bestätigung erfolgt durch die kulturelle Erreganzucht und -identifizierung aus den entsprechenden Muskelgewebeproben.

> **Bei Verdacht auf Gasbrand, d. h. progrediente Myonekrose/Myositis, besteht das Untersuchungsmaterial aus frisch vom marginalen Bezirk des progredienten Krankheitsprozesses entnommener Muskulatur.**

Der **Transport** des Untersuchungsmaterials ins Labor muss so schnell wie möglich und in für Anaerobier geeigneten Transportmedien erfolgen. Bei längerer Exposition gegenüber Luftsauerstoff und langen Transportzeiten sterben die Clostridien, v. a. *Clostridium novyi*, schnell ab und lassen sich kulturell nicht mehr nachweisen. Neben der Untersuchung von Gewebeproben ist der Erregernachweis in **Blutkulturen** diagnostisch wertvoll. Auch hier ist die richtige Entnahme der anaeroben Blutkultur (kein Zutritt von Luftsauerstoff) von großer Bedeutung.

Die kulturelle Bestätigung der Gattung *Clostridium* erfordert einen Zeitraum von 1–2 Tagen, die Speziesidentifizierung benötigt weitere 3–5 Tage mit konventionellen Methoden. Allerdings erlaubt die heute in vielen Laboren zur Verfügung stehende Massenspektrometrie die Clostridienidentifizierung in wenigen Minuten.

▪■ Therapie
Blande Wundinfektionen bedürfen der üblichen chirurgischen Behandlung und – ggf. in Abhängigkeit von sonstigen aeroben und anaeroben Mischinfektionserregern – einer wirksamen antibakteriellen Chemotherapie.

❗ Cave
Der Erfolg einer Gasbrand- bzw. Myonekrosetherapie hängt vom frühen Beginn des chirurgischen Eingriffes ab. Die mögliche Applikation hyperbaren Sauerstoffs (3 bar) darf den chirurgischen Eingriff nicht verzögern.

Neben der chirurgischen Behandlung besitzt die antibakterielle Chemotherapie (20 Mio. IE Penicillin-G/Tag) einen hohen Stellenwert.

Chirurgisch wird das gesamte nekrotische Gewebe entfernt und durch **Fasziotomie** für eine zusätzliche Dekompression gesorgt. Alle Wunden bleiben offen. Frühzeitige Amputation vermindert das Risiko des Auftretens einer Allgemeinsymptomatik. Lokale Spülungen mit H_2O_2 (desinfizierend und O_2-Entwicklung in der Wunde) werden durchgeführt. Der Einsatz der hyperbaren Sauerstofftherapie ist umstritten. Möglicherweise kann das Debridement bei zusätzlicher hyperbarer Sauerstoffbehandlung weniger verstümmelnd gehalten werden und die Letalität gesenkt werden.

Der therapeutische Effekt des **polyvalenten Gasbrandantitoxins** ist bei *Clostridium-perfringens-* und bei *Clostridium-septicum*-Gasbrand als fraglich einzuschätzen. Da der *Clostridium-novyi*-Gasbrand durch schnell eintretende Toxinämie gekennzeichnet ist, wird hier die frühzeitige Antitoxingabe nach wie vor für obligatorisch gehalten. Zusätzliche therapeutische Maßnahmen müssen den Gefahren der Hyperkaliämie infolge Gewebenekrose, der Hämolyse und evtl. der Niereninsuffizienz Rechnung tragen.

▪■ Prophylaxe
Das **ubiquitäre Vorkommen** (Darm, Erdboden) der Erreger erschwert die Prophylaxe von Gasbrandinfektionen. Hauptgrundlage der Prophylaxe ist neben obligater Asepsis und Antisepsis die frühzeitige chirurgische Wundbehandlung mit

dem Ziel, den Clostridien kein Milieu zur Vermehrung und Toxinbildung zu bieten.

In Kürze

Gasbrand
Pathogenese: clostridiale Toxininfektion, obligat anaerob.
Symptomatik: charakteristisches Bild, perakute Myonekrose. Unbehandelt tödlicher Verlauf.
Diagnostik: mikroskopischer Erregernachweis, Blutkulturen.
Therapie: Der Erfolg hängt vom frühen Beginn des chirurgischen Eingriffs ab. Penicillin, evtl. hyperbarer Sauerstoff.

1.6.4 Tetanus

▪■ Erreger
Clostridium tetani, der Erreger des Tetanus (Wundstarrkrampf), kommt im Darm von Mensch und Tier sowie im Erdboden vor. Nach Schätzungen der Weltgesundheitsorganisation sterben jährlich Hunderttausende von Menschen, v. a. durch den in Entwicklungsländern häufigen Tetanus neonatorum (→ Nabelwunde), an dieser Krankheit. Infolge von Präventivmaßnahmen (Wundchirurgie, Immunprophylaxe) ist der Tetanus in den Industrieländern eine seltene Erkrankung geworden.

Es handelt sich um ein **obligat anaerobes**, relativ großes (5 μm×1 μm) grampositives Stäbchenbakterium, das beweglich ist und terminale Sporen bildet, wodurch die sporentragende Zelle eine sog. Trommelschlägerform erhält. Die Sporen gehören zu den widerstandsfähigsten biologischen Einheiten (die Überlebenszeit bei feuchter Hitze von 100°C – entspricht dem früher häufig durchgeführten Auskochen von Spritzen – beträgt bis zu 2 h). *Clostridium tetani* bildet verschiedene Exotoxine, u. a. das **Tetanospasmin**, ein aus 2 Untereinheiten bestehendes Protein, das im ZNS Muskelkrämpfe bewirkt.

▪■ Pathogenese, Klinik
Die **ubiquitär vorkommenden** Sporen von *Clostridium tetani* können potenziell in alle Wunden gelangen und dort in Nekrosebezirken oder bei gleichzeitigem Vorliegen von aeroben, sauerstoffzehrenden, anaerobioseerzeugenden Bakterien auskeimen und Tetanospasmin bilden. Von der Wunde aus gelangt das Tetanospasmin, v. a. durch retrograden axonalen Transport und nur z. T. auf dem Blutwege, ins ZNS zu den Vorderhörnern des Rückenmarks. Es kann sich in der gesamten grauen Substanz des Rückenmarks und im Hirnstamm anreichern (**generalisierter Tetanus**). Die Wirkung des Tetanospasmins beruht im Wesentlichen auf einer Blockade der Freisetzung inhibitorischer Transmittersubstanzen. In der Folge kommt es zur unkontrollierten Entladung der motorischen Neurone, was sich klinisch als Krämpfe äußert.

Nach einer Inkubationszeit von wenigen Tagen bis mehreren Wochen entsteht das charakteristische klinische Bild.

1

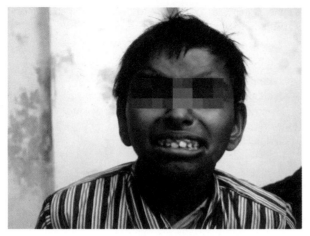

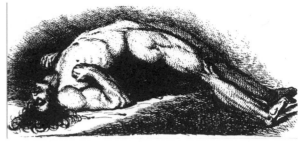

■ **Abb. 1.63** Generalisierter, die gesamte Skelettmuskulatur betreffender Tetanus mit charakteristischem Opisthotonus des Erkrankten, nach einer Zeichnung von C. Bell, 1832

■ **Abb. 1.62** Trismus und Risus sardonicus (mit freundlicher Genehmigung von Prof. Dr. Disko, München)

> ❯ **Erstes klinisches Symptom des Tetanus sind Spasmen in der Kau- und Gesichtsmuskulatur.**

Es kommt zur Kiefersperre (**Trismus**) und zum **Risus sardonicus** (■ Abb. 1.62).

Die Krämpfe können weitere Muskelgruppen des Körpers erfassen und bei voll ausgebildeter spastischer Paralyse durch das Überwiegen der Rückenstreckmuskulatur zum **Opisthotonus** führen (■ Abb. 1.63).

Die Krämpfe, die bei erhaltenem Bewusstsein als quälend schmerzhaft erlebt werden, lassen sich über alle Sinnesmodalitäten auslösen (Berührung, Licht, Schall usw.), wobei die Reizschwelle sehr niedrig liegt. Bei schwerem Verlauf treten auch **Spontankrämpfe** auf. Der Tod tritt infolge Asphyxie durch Lähmung der Schlund- und Atemmuskulatur ein. Leichte lokalisierte Tetanusfälle zeigen lediglich Muskelstarre ohne Krämpfe.

> ❯ **Unbehandelt führt der generalisierte Tetanus meist zum Tode. Das Überstehen des Tetanus lässt keine schützende Immunität zurück, d. h. Zweiterkrankungen sind möglich.**

■ ■ **Diagnostik**
Bei Vorliegen typischer Zeichen kann die Diagnose zweifelsfrei klinisch gestellt werden. Ätiologisch hat die größte Bedeutung der **Tetanospasminnachweis** aus menschlichem Gewebe, in der Regel Wundexzidat. Blut ist als Untersuchungsmaterial weniger geeignet.

Tetanospasminnachweis
Zwei Mäusen wird Gewebematerial implantiert, ein Tier erhält Tetanusantitoxin. Im positiven Fall diffundiert Tetanospasmin aus dem Gewebematerial. Die hoch empfindliche, auf geringste Toxinmengen reagierende Maus entwickelt aszendierenden Tetanus. Das antitoxinbehandelte Tier bleibt erscheinungsfrei. Dadurch ist die Tetanospasminnatur des Toxins aus menschlichem Gewebe bewiesen.

Eine Erregerkultur ist ebenfalls möglich, allerdings gelingt die Anzucht der Bakterien nur selten.

■ ■ **Therapie**
Die großzügige Wundexzision schafft **aerobe** Verhältnisse, und die weitere Vermehrung des Erregers sowie die Toxinbildung werden gestoppt. Neben lokalen Desinfektionsmaßnahmen wird zusätzlich **Penicillin-G** systemisch appliziert. Bei Vorliegen einer begleitenden Mischinfektion muss die Antibiotikatherapie entsprechend erweitert werden. Die Gabe von **humanem Antitoxin** bindet im Blut zirkulierendes und in der Wunde vorhandenes Tetanospasmin, kann aber das schon im ZNS fixierte Tetanospasmin nicht mehr neutralisieren. Die **symptomatische Behandlung** der Krämpfe durch Muskelrelaxanzien sowie die künstliche Langzeitbeatmung in speziellen intensivmedizinischen Einrichtungen schaffen die Voraussetzungen für das Überleben des Patienten. Wichtig sind noch:
− aktive Immunisierung des Kranken mit Tetanustoxoid zum Aufbau einer Immunität,
− Bekämpfung einer bakteriellen Infektion der tiefen Atemwege (Beatmungspneumonie) durch Antibiotika.

> ❯ **Auch bei Einsatz modernster Behandlungsmethoden beträgt die Letalität noch 10–30%.**

■ ■ **Prophylaxe**
Durch das ubiquitäre Vorkommen der Sporen ist jede Wunde als potenziell mit *Clostridium tetani* kontaminiert zu betrachten. Daher ist die **chirurgische Wundbehandlung** – auch bei sog. Bagatellverletzungen – von großer Bedeutung zur Verhütung des Tetanus.

> ❯ **Die wichtigste Tetanusprophylaxe stellt die aktive Immunisierung dar.**

Der Effekt beruht auf der antitoxischen, d. h. toxinneutralisierenden Wirkung der vom Organismus rechtzeitig bereitgestellten Antikörper. Die aktive Immunisierung hat entscheidend zur Abnahme der Tetanusmorbidität und -mortalität beigetragen. Dies trifft auch für den Tetanus neonatorum zu: Die von der immunen Schwangeren – die aktive Immunisierung kann ggf. auch während der Schwangerschaft durchge-

◘ Tab. 1.23 Tetanusprophylaxe im Verletzungsfall, nach Robert Koch-Institut, Epidemiologisches Bulletin 30, 2010

Vorgeschichte der Tetanus-impfung (Anzahl der Impfungen)	Saubere, geringfügige Wunden		Alle anderen Wunden[a]	
	DTaP/Tdap[b]	TIG[c]	DTaP/Tdap[b]	TIG[c]
Unbekannt	Ja	Nein	Ja	Ja
0–1	Ja	Nein	Ja	Ja
2	Ja	Nein	Ja	Nein[d]
3 und mehr	Nein[e]	Nein	Nein[f]	Nein

[a] Tiefe und/oder verschmutzte (mit Staub, Erde, Speichel, Stuhl kontaminierte) Wunden, Verletzungen mit Gewebszertrümmerung und reduzierter Sauerstoffversorgung sowie Eindringen von Fremdkörpern (z. B. Quetsch-, Riss-, Biss-, Stich-, Schusswunden), schwere Verbrennungen und Erfrierungen, Gewebenekrosen, septische Aborte

[b] Kinder unter 6 Jahren erhalten einen Kombinationsimpfstoff DTaP (Diphtherie-, Tetanus-, azellulärer Pertussis-Impfstoff), ältere Kinder Tdap (d. h. Tetanus-Diphtherie-Impfstoff mit verringertem Diphtherietoxoid-Gehalt und verringerter azellulärer Pertussis-Komponente). Erwachsene erhalten ebenfalls Tdap, wenn sie noch keine Tdap-Impfung im Erwachsenenalter (≥18 Jahre) erhalten haben oder sofern eine aktuelle Indikation für eine Pertussis-Impfung besteht

[c] TIG = Tetanus-Immunglobulin, im Allgemeinen werden 250 IE verabreicht, die Dosis kann auf 500 IE erhöht werden. TIG wird simultan mit DTaP/Tdap-Impfstoff angewendet

[d] Ja, wenn die Verletzung länger als 24 h zurückliegt

[e] Ja (1 Dosis), wenn seit der letzten Impfung mehr als 10 Jahre vergangen sind

[f] Ja (1 Dosis), wenn seit der letzten Impfung mehr als 5 Jahre vergangen sind

führt werden – gebildeten plazentagängigen IgG-Antikörper verleihen dem Neugeborenen einen mehrwöchigen Schutz bis zum Aufbau einer eigenen (Impf-) Immunität.

─── Praxisbox ───

Tetanus-Immunisierung

Die Tetanus-Immunität wird üblicherweise durch die im 2. Lebensmonat begonnene **Grundimmunisierung**, bestehend aus 3 Einzelinjektionen Tetanustoxoid im Mindestabstand von 4 Wochen sowie einer 4. Injektion im Alter von 11–14 Monaten, erreicht. Der Impfschutz stellt sich hierbei ca. 1 Woche nach der 2. Injektion ein. Durch Auffrischimpfungen im 1. und 2. Lebensjahrzehnt entsteht eine langjährige Immunität. Danach werden **Auffrischimpfungen** in 10-jährigen Abständen empfohlen. Eine Grundimmunisierung ist in jedem Lebensalter möglich – und nötig, falls kein entsprechender Schutz besteht (Robert Koch-Institut Epidemiologisches Bulletin 30, 2010).

Im Falle einer **Verletzung** ist ein differenziertes Vorgehen bei der Tetanusimmunprophylaxe erforderlich, die aufgrund der häufig unzureichenden Immunität gegen Diphtherie mit einer entsprechenden Immunisierung verbunden werden sollte (◘ Tab. 1.23).

❯❯ Besonders wichtig ist die im Verletzungsfall ggf. durchzuführende Simultanimpfung, d. h. die gleichzeitige Applikation von humanem Tetanus-Immunglobulin (Antikörper zum Sofortschutz) und – an anderer Körperstelle – von Tetanustoxoid (Aufbau einer aktiven Immunität zum zukünftigen Schutz).

Bis zum Eintreten des Tetanusschutzes durch die neu aufgebaute aktive Immunität vergeht allerdings ein Zeitraum von mehreren Wochen. Dieses Intervall wird durch die im Rahmen der Simultanimpfung applizierten Immunglobuline überbrückt, deren Serumspiegel durch Metabolisierung über Wochen hinweg zwar kontinuierlich abfällt, jedoch während der kritischen Aufbauphase der aktiven Immunität ausreichend antitoxisch wirksam bleibt.

Fallbeispiel

Ein 53-jähriger Diabetiker schnitt sich bei der Gartenarbeit mit der Rosenschere durch den Handschuh in das Grundglied des linken Zeige- und Mittelfingers. Da die Wunde kaum schmerzte und nur wenig Blut austrat, säuberte er sie erst nach Beendigung der Gartenarbeit mit Leitungswasser und Seife. In den nächsten 2 Tagen entwickelte sich im Wundbereich eine leichte Schwellung und ein Hämatom: Wegen der geringfügigen, nicht konstanten Schmerzen wurde kein Arzt konsultiert. Nach weiteren 4 Tagen bemerkte der Patient plötzlich auftretende »Anspannungen« und Schmerzen im Kieferwinkel mit intermittierender Kiefersperre. Beim nun erfolgten Arztbesuch zeigte sich eine mäßig gereizte, z. T. geschlossene Schnittwunde. Der Wundbereich war nahezu schmerzfrei. Dagegen wurde die Palpation der Kau- und Gesichtsmuskulatur als äußerst unangenehm empfunden. Zum Stand seiner Tetanusimmunisierung konnte der Patient keine Angaben machen.

▼

1

Weiteres Vorgehen:
A. Kurze Inspektion der Wunde und gegebenenfalls Säuberung wegen eines Verdachts auf Wundinfektion.
B. Hyperbare Sauerstofftherapie wegen der Möglichkeit eines Gasbrandes.
C. Chirurgische Wundbehandlung und Tetanussimultanimpfung.

Antwort: Trotz sofortiger chirurgischer Wundbehandlung und Tetanussimultanimpfung entwickelte sich binnen 48 h eine schwere Tetanussymptomatik, die eine 8-tägige intensivmedizinische Behandlung (komplette Muskelrelaxation, Beatmung, tiefe Sedierung u. a.) erforderlich machte. Erst eine weitere 3-wöchige Nachbehandlung erlaubte es dem Patienten schließlich, sein gewohntes Leben wieder aufzunehmen.

In Kürze

Tetanus (Wundstarrkrampf)
Clostridium tetani, obligat anaerob, ubiquitär. In Entwicklungsländern häufig Tetanus neonatorum.
Symptomatik: Trismus, Risus sardonicus, Opisthotonus, Spontankrämpfe bis Atemlähmung.
Diagnostik: klinisch, Tetanospasminnachweis.
Therapie: großzügige Wundexzision, Penicillin, humanes Antitoxin.
Prophylaxe: aktive Immunisierung, Grundimmunisierung und Auffrischung nach 10 Jahren. Die ubiquitäre Tetanusbedrohung von Wunden und Verletzungen jeder Art wird durch die chirurgische Wundversorgung plus spezifische Immunprophylaxe minimiert.

1.6.5 Aktinomykose

Definition

Die Aktinomykose kommt mit Ausnahme der Inokulation über menschliche Bisse endogen (die Erreger existieren als Saprophyten vorwiegend in der Mundhöhle und im Darm) zustande, z. B. nach Verletzungen (Zahnextraktion) oder in Folge von Durchblutungsstörungen.

Nach Sitz und Verlauf werden die **zervikofaziale** und die seltener vorkommenden **thorakale** (meist nach Aspiration erregerhaltigen Materials aus der Mundhöhle) und **intestinale** Form unterschieden.

■■ Pathogenese, Klinik
Pathologisch-anatomisch ist die Aktinomykose durch **chronisch-destruktive Abszesse** sowie durch spezifische Granulome charakterisiert. Typisch sind indurierte, von fibrösem Wall umgebene Massen mit eitrigem Zentrum. Diese Eiterherde können konfluieren und **Fisteln** bilden. Aus diesen ent-

leert sich im typischen Fall Eiter mit stecknadelkopfgroßen gelben Granula, sog. **Drusen**. Die Drusen bestehen aus Ballen von fadenförmigen verzweigten Bakterien, die wallförmig von Leukozyten umgeben sind.

> **Fisteln und Drusen gelten als pathognomonisch für die Aktinomykose.**

Unbehandelt verläuft diese Erkrankung **chronisch-progredient**, wobei sie sich über Organgrenzen hinweg in benachbartes Gewebe ausbreitet. Durch Einbruch in lebenswichtige Organstrukturen sowie durch (seltene) hämatogene Streuung kann die Aktinomykose zum Tode führen.

■■ Erreger
Als Erreger der menschlichen Aktinomykosen, die zusammenfassend als **Aktinomyzeten** bezeichnet werden, findet man v. a. Bakterien der Gattung *Actinomyces* (am häufigsten *Actinomyces israelii*, seltener *A. gerenscreriae*), sowie seltener andere fadenförmig und verzweigt wachsende grampositive Stäbchenbakterien. Aktinomyzeten bilden keine Exotoxine oder andere toxische Substanzen. Zur Etablierung der Infektion ist einerseits die Zerstörung der mukosalen Barriere (z. B. durch chirurgische Eingriffe) als auch Begleitflora (*Streptococcus species*, *Staphylococcus aureus*; *Aggregatibacter*, früher *Actinobacillus actinomycetemcomitans*; Anaerobier der Gattung *Prevotella* u. a.) von Bedeutung.

> **Echte Aktinomykosen sind nahezu immer mischinfiziert.**

Die Begleitflora begünstigt einerseits durch Verbrauch von Sauerstoff anaerobe Verhältnisse, andererseits bahnt sie durch eigene Virulenzfaktoren die Ausbreitung der Aktinomyzeten.

■■ Diagnostik
Bei mikroskopischem Nachweis sich verzweigender, fadenförmiger grampositiver Bakterien in Eiter/Exsudaten und Gewebeproben werden Kulturen angelegt und unter anaeroben Bedingungen sowie parallel in einer CO_2-angereicherten Atmosphäre bebrütet. Aufgrund der langen Generationszeit kann die Erregeridentifizierung und Empfindlichkeitsprüfung 14 Tage oder mehr erfordern.

■■ Therapie
> **Am wirksamsten erweisen sich chirurgische Maßnahmen in Kombination mit antibakterieller Chemotherapie.**

Aktinomyzeten sind gegen Penicillin-G und vergleichbare Antibiotika gut empfindlich. Jedoch versagt die klassische Penicillin-G-Therapie häufig, vermutlich in Folge der β-Laktamaseaktivität bestimmter Begleitbakterien. Deshalb kommen in erster Linie β-Laktamase-geschützte Penicilline bzw. β-Laktamase-feste Cephalosporine zur Anwendung. Die eingehende bakteriologische Untersuchung unter Einschluss der aeroben und anaeroben Begleitbakterien mit Erstellung spezifischer **Antibiogramme** ermöglicht schließlich das »Umstellen« der kalkulierten Chemotherapie auf eine die jeweils ätiologisch bedeutsamen Erreger erfassenden antibiotischen Behandlung.

In Kürze

Aktinomykose
Pathogenese: meist endogene Infektion, Aktinomyzeten u. a.
Symptomatik: Abszesse, Fisteln, Drusen; chronisch-progredient.
Diagnostik: mikroskopischer Nachweis, Kultur.
Therapie: chirurgische Maßnahmen mit antibakterieller Chemotherapie.

1.6.6 Tuberkulose

■■ Epidemiologie

Die Tuberkulose ging nach dem Ende des Zweiten Weltkrieges in den Industrieländern durch Verbesserung der Lebensumstände und durch Entwicklung antituberkulotisch wirksamer Chemotherapeutika stark zurück. Bedingt durch die weiter ungebremste Ausbreitung von HIV in den Entwicklungsländern als auch durch die sozialen und wirtschaftlichen Umwälzungen in diesen Ländern und insbesondere in den Staaten der ehemaligen Sowjetunion steigen die Krankheitszahlen in den letzten Jahren wieder (in Deutschland sind die Erkrankungszahlen allerdings rückläufig). Die bei HIV-Infizierten reduzierte T-Zellimmunität ermöglicht u. a. die Exazerbation alter tuberkulöser Herde, da Mykobakterien als intraphagozytäre Krankheitserreger nur durch die zellvermittelte Immunität kontrolliert werden können und die »Ausheilung« einer Tuberkulose meist nur durch den Einschluss persistierender Erreger in Granulomen (Tuberkulomen) möglich ist.

■■ Pathogenese

Mykobakterien, schlanke stäbchenförmige Bakterien, zeichnen sich v. a. durch den hohen Lipid- und Wachsgehalt ihrer Zellwand aus, der für viele typische Eigenschaften dieser Bakterien verantwortlich ist, u. a. für die Fähigkeit innerhalb von Makrophagen zu überleben oder für die enorme Resistenz gegen Umwelteinflüsse sowie gegen Laugen und Säuren.

> **Bedingt durch den meist aerogenen Infektionsweg (Tröpfcheninfektion) ist bei der Tuberkulose am häufigsten die Lunge betroffen.**

Je nach Zahl der eingedrungenen Erreger und der Immunitätslage des Wirtsorganismus wird dieses Organ in unterschiedlichem Ausmaß befallen. Neben den typischen Granulomen, die später meist verkalken (auch Hiluslymphknoten), kann es bei schlechter Immunitätslage zur lymphogenen/hämatogenen Streuung (Miliartuberkulose) kommen oder es können ausgedehnte Nekrosebezirke mit Kavernenbildung entstehen (◻ Abb. 1.64, ◻ Abb. 1.65).

Bei sekundärer **hämatogener Aussaat** der Erreger ist Befall prinzipiell aller Organe möglich (Meningitis tuberculosa; Skeletttuberkulose, Urogenitaltuberkulose, Tuberkulose peripherer Lymphknoten u. a.). Die früher häufige Darmtuberkulose, die durch die Aufnahme erregerhaltiger (*Mycobacterium bovis*) Milch tuberkulosekranker Kühe erworben wurde, ist nach Einführung der Pasteurisierung der Milch und der Sanierung der Rinderbestände in den Industrieländern praktisch verschwunden.

■■ Diagnostik

Die Diagnostik der Tuberkulose stützt sich neben klinischen Befunden (Tuberkulin-Hauttest, TB-spezifische Interferon-γ Release Teste, Thoraxröntgen u. a.) in erster Linie auf den Nachweis der Erreger – in Westeuropa fast ausnahmslos *Mycobacterium tuberculosis*. *Mycobacterium africanum* wird vor-

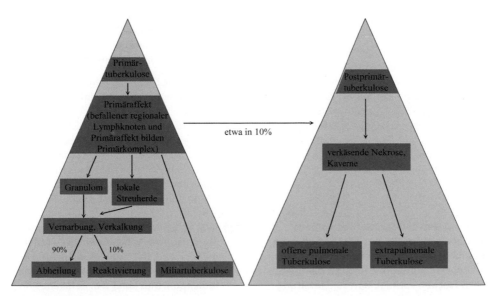

◻ **Abb. 1.64** Stadien der Tuberkulose

1

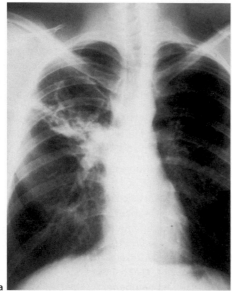

a

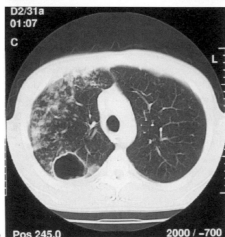

b

Abb. 1.65a,b Tuberkulose mit Kavernenbildung, mit freundlicher Genehmigung von Prof. Dr. Disko, München

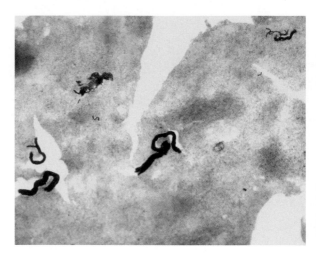

Abb. 1.66 Säurefeste Stäbchen

Die Erregeranzucht, die auch heute als Goldstandard für den Erregernachweis gilt, wurde mit Einführung von Flüssigkulturen (Bactec) wesentlich beschleunigt. Die bisher übliche biochemische Identifikation der Erreger wird immer häufiger mit molekularbiologischen Methoden durchgeführt, z. B. mithilfe von sog. **Gensonden**, die spezifisch mit Nukleinsäuren von Mykobakterien hybridisieren und dadurch den Nachweis der verschiedenen Mykobakterien erlauben. Ein anderes Verfahren ist die **PCR**, die auch ohne Anzucht der Erreger diese in verschiedenen klinischen Materialien schnell nachweist. Eine Resistenztestung setzt in Kultur vermehrte Erreger voraus und erfordert einen Zeitaufwand von bis zu mehreren Wochen.

■■ **Therapie**
Die Behandlung der Tuberkulose erfolgt durch Gabe antimykobakterieller Chemotherapeutika.

❶ **Cave**
Bei der langen Behandlungsdauer (mindestens ein halbes Jahr) ist zur Verhinderung der Selektion resistenter Mutanten sowie zur Minimierung von Rezidiven eine Kombinationstherapie unerlässlich.

Meist wird eine Dreier-/Viererkombination der Antituberkulotika Rifampicin, Isoniazid, Ethambutol, Pyrazinamid und Streptomycin eingesetzt. Leider werden weltweit multiresistente Isolate (d. h. gleichzeitige Rifampicin- und Isoniazidresistenz) sowie »extended drug resistant (XDR)« *Mycobacterium-tuberculosis*-Stämme (diese sind zusätzlich gegenüber weiteren wirksamen Antibiotika resistent) immer häufiger nachgewiesen, eine Entwicklung, die mit großer Aufmerksamkeit verfolgt wird.

❯ Eine operative Behandlung, die nur zusammen mit einer antimykobakteriellen Chemotherapie durchgeführt wird, hat lediglich bei medikamentös alleine nicht beherrschbaren Krankheitsprozessen eine Indikation. Dies kann v. a. befallene Knochen und Gelenke sowie Lungenkavernen betreffen.

wiegend in Westafrika gefunden, *Mycobacterium bovis* in Entwicklungsländern mit infizierten Rindern. Bei der Lungentuberkulose werden zum Erregernachweis morgendliches Sputum, Bronchiallavage und Nüchternmagensaft eingesetzt, bei Befall anderer Organe entsprechende Gewebeproben. Das mikroskopische Präparat auf **säurefeste Stäbchen (Ziehl-Neelsen-Färbung)**, das innerhalb von 30 min erste Hinweise liefern kann, ermöglicht allerdings keine Speziesidentifizierung (**Abb. 1.66**).

❶ **Cave**
Ein negativer mikroskopischer Befund schließt (wegen der geringen Sensitivität der Methode) die Tuberkulose nicht aus. Die Speziesidentifizierung, die bei der üblichen kulturellen Anzucht der Bakterien nach 2–8 Wochen vorliegt, darf zur Einleitung einer Therapie nicht abgewartet werden.

Tuberkulose
Pathogenese: Mykobakterien (in Westeuropa *Mycobacterium tuberculosis*), Tröpfcheninfektion (Lunge), sekundäre hämatogene Aussaat.
Symptomatik: Lunge (Granulome, Miliartuberkulose), Hiluslymphknoten und verschiedene Organe.
Diagnostik: klinisch, Röntgen, Erregernachweis (Ziel-Neelsen-Färbung. säurefeste Stäbchen).
Therapie: Antituberkulotikakombination, evtl. zusätzliche chirurgische Maßnahmen.

1.6.7 Syphilis

■■ **Klinik**

Die Syphilis hat für den Chirurgen im Wesentlichen differenzialdiagnostische Bedeutung. Die hierfür wichtigen Organveränderungen manifestieren sich im Tertiärstadium dieser Infektionskrankheit nach jahre- bis jahrzehntelangem nicht oder nur ungenügend therapiertem Krankheitsverlauf.

Von besonderem Interesse ist die Mesaortitis luica, die zur Ausbildung eines Aortenaneurysmas führen kann. Betroffen ist in erster Linie die Aorta ascendens, seltener die anderen Abschnitte der Aorta. Bei Befall der Aortenklappe kann sich eine Aorteninsuffizienz entwickeln, bei Übergreifen des Entzündungsprozesses auf die Abgänge der Koronararterien eine Koronarinsuffizienz.

Weitere chirurgisch wichtige Manifestationsformen stellen die potenziell in allen Organen auftretenden Granulome (Gumma) dar, die meist zu ausgedehnten Organzerstörungen Anlass geben. Knochenbefall kann zu Deformitäten und Spontanfrakturen führen, Gelenkaffektionen sind durch chronische Ergüsse und Schwellungen charakterisiert. An der Haut kann es durch Aufbrechen der Granulome zu Geschwüren kommen.

❯ **Ausbildung von Gummen in inneren Organen (z. B. Leber) wirft stets das Problem der differenzialdiagnostischen Abgrenzung gegen Tumore/ Metastasen auf.**

■■ **Diagnostik**

Die Diagnose der Syphilis erfolgt serologisch, d. h. durch den Nachweis von Antikörpern gegen das Bakterium *Treponema pallidum*, den Erreger der Syphilis. Zur Anwendung kommen der **TPPA** (*Treponema-pallidum*-Partikelagglutinationstest) als sog. Suchtest, sowie – bei positivem Ausfall des TPPA – der **FTA-Abs-Test** («fluorescent treponemal antibody absorption test») zur Bestätigung der Antikörperspezifität gegen *Treponema pallidum* und damit zur Sicherung der Diagnose. Weitere serologische Parameter dienen der Unterscheidung zwischen aktiver und inaktiver Syphilis: Bei aktiver Syphilis gelingt der Nachweis von 19S-IgM-Antikörpern und von hochtitrigen (unspezifischen) Kardiolipinantikörpern.

■■ **Therapie**

Behandelt wird die Syphilis durch Gabe von Penicillin-G. Bei Penicillinallergie werden Cephalosporine, Tetrazykline und Erythromycin verwendet.

❯ **Eine Therapie ist nur bei aktivem Krankheitsprozess erforderlich – die inaktive Syphilis wird nicht behandelt.**

Der Therapieerfolg wird anhand serologischer Aktivitätsparameter beurteilt: Bei erfolgreicher Therapie kommt es zu einem deutlichen Titerabfall der Kardiolipinantikörper und der 19S-IgM-Antikörper.

Syphilis
Symptomatik: Organveränderungen im Tertiärstadium, Mesaortitis luica, Granulome (Gummen).
Diagnostik: serologisch (TPPA, FTA-Abs-Test), Differenzialdiagnose zu Tumoren/Metastasen.
Therapie: Penicillin.

1.6.8 Sonstige bakterielle Infektionen

Grundlagen
Lokale Infektion

Bakterielle Infektionen mit Eiterbildung können lokalisiert als **Abszess** (❒ Abb. 1.67), **Phlegmone** oder **Empyem** verlaufen. Das jeweilige Erscheinungsbild hängt vom Erreger, dem befallenen Organ sowie der Abwehrleistung des Organismus ab.

Definition

Bei einem **Abszess** handelt es sich um eine eitrige Gewebeeinschmelzung, die von den umgebenden Organstrukturen durch eine Membran abgegrenzt ist.

Ein typischer Abszesserreger ist *Staphylococcus aureus*, der z. B. mittels seines Exotoxins Plasmakoagulase Fibrinpolymere erzeugen und damit eine Membran induzieren kann. Abszesse bilden sich häufig unter Beteiligung der lokalen Bakterienflora, z. B. als Schweißdrüsenabszess, Schwielenabszess, periproktitischer Abszess. Sie können aber auch durch exogen eingedrungene Krankheitserreger und auf hämatogenem Weg in inneren Organen entstehen.

Definition

Als **Phlegmone** wird eine nicht abgegrenzte, sich diffus ausbreitende eitrige Entzündung bezeichnet.

Typische – aber nicht alleinige – Erreger sind **β-hämolysierende Streptokokken**, deren gewebedestruierende Exotoxine die Voraussetzung zur Ausbreitung in den befallenen Organen schaffen. Phlegmonöse Entzündungen können dramatisch

1

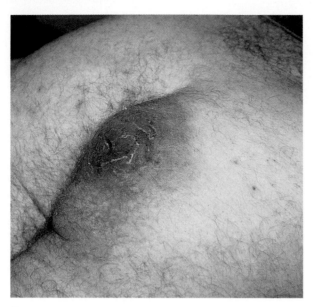

⬛ Abb. 1.67 Abszess der Gluthealregion

verlaufen, z. B. als Hohlhandphlegmone, bei der die Entzündung sehr schnell die Beugesehnenscheiden befallen und sich so rasch eine Unterarmphlegmone entwickeln kann.

Definition

Ein **Empyem** ist eine Eiteransammlung in natürlichen präformierten Körperhöhlen.

Derartige Entzündungen können z. B. als Pleura-, Gallenblasen- oder Gelenkempyem verlaufen. Die Erreger gelangen auf dem Blut- und Lymphweg, kanalikulär oder auch direkt fortgeleitet in diese Organstrukturen. Häufig liegen bakterielle Mischinfektionen (Aerobier/Anaerobier) vor.

■ ■ **Symptomatik**
Die Symptomatik wird v. a. durch die klassischen Entzündungszeichen sowie ggf. durch Allgemeinreaktionen geprägt.

Symptomatik bei bakteriellen Infektionen
- Klassische Entzündungszeichen
  - Rubor
  - Tumor
  - Calor
  - Dolor
  - Functio laesa
- Allgemeinreaktionen
  - Fieber
  - Tachykardie
  - Leukozytose u. a.

■ ■ **Therapie**

❯ Therapeutisch kommen in erster Linie chirurgische Maßnahmen (Inzision, Eiterdrainage u. a.) entsprechend der Regel »ubi pus, ibi evacua« zur Anwendung.

Eine zusätzliche antibiotische Behandlung ist meist nur bei tiefen, ausgedehnten Prozessen und bei Komplikationen erforderlich. Die Indikation zur ausschließlichen antibiotischen Behandlung ist auf wenige Krankheitsbilder beschränkt.

Ausbreitung der Infektion

Nach Einbruch der Erreger in Lymphgefäße entwickelt sich eine **Lymphangitis** (rote Streifen in der Haut) und eine **regionäre Lymphadenitis** (geschwollene, schmerzhafte Lymphknoten). Bei weiterer lymphogener Fortleitung gelangen die Erreger in die Blutbahn, die auch durch direkte Invasion der Blutgefäße erreichbar ist. Mit dem Blut können die Erreger schließlich im gesamten Organismus »ausgestreut« werden.

Allgemeininfektion, Sepsis

■ ■ **Pathogenese**
In den Blutkreislauf gelangte Bakterien und Pilze können bei guter Abwehrlage des Organismus und bei geringer Zahl und Virulenz der Erreger symptomlos eliminiert werden – **Bakteriämie, Fungämie**. Bei schlechter Abwehrlage jedoch und/oder hoher Zahl und Virulenz der Erreger kann sich daraus eine **Sepsis (septische Allgemeininfektion)** entwickeln.

Definition

Bei der **Sepsis** handelt es sich um ein akutes, mit hoher Letalität einhergehendes Krankheitsbild, das durch in den Blutkreislauf gelangte Mikroorganismen und klassischen Entzündungszeichen evtl. deren metastatischer Absiedlung bzw. deren Bestandteile und Toxine hervorgerufen wird.

Bei gleichzeitigem Versagen des Kreislaufs liegt ein **septischer Schock** vor.

Verursacht werden die Symptome der Sepsis durch die aus verschiedensten Körperzellen, u. a. aus Makrophagen, freigesetzten Zytokine. Dies geschieht im Wesentlichen unter der Einwirkung bakterieller Substanzen wie Endotoxin von gramnegativen Bakterien, Peptidoglykan, oder Exotoxine mit Superantigenwirkung, z. B. dem Toxic-shock-Toxin von *Staphylococcus aureus*. Im Rahmen einer Sepsis können sich die Erreger auch in einzelne Organe absiedeln und eitrige Entzündungen, oftmals in Form von Abszessen (**metastatische Abszesse**), auslösen.

Häufigster Sepsiserreger
- im gramnegativen Bereich ist *Escherichia coli*,
- im grampositiven Bereich *Staphylococcus aureus*,
- unter den obligat anaeroben Bakterien *Bacteroides fragilis*,
- bei den Pilzen *Candida albicans*.

▪▪ Symptomatik

Klinisch ist die Sepsis durch hohes Fieber, Leukozytose, aber auch Leuko- und Thrombopenie gekennzeichnet.

⊗ Cave

Unbehandelt versterben die Patienten meist innerhalb kurzer Zeit im Multiorganversagen – Herz-, Kreislauf-, Lungen-, Nierenversagen, Koma, disseminierte intravasale Blutgerinnung (DIC) u. a.

▪▪ Diagnostik

Zur Diagnostik werden mehrfach (mindestens 3) – am aussichtsreichsten in der Phase des Fieberanstieges – aerobe/anaerobe Blutkulturen zum Erregernachweis entnommen.

▪▪ Therapie

Zur Anwendung kommen primär bakterizide Substanzen (in Kombination), die gegen ein breites Erregerspektrum wirksam sind, im Allgemeinen β-Laktame in Kombination mit einem β-Laktamasehemmer, Aminoglykoside, Gyrasehemmer oder Carbapeneme. Nach Vorlage des Antibiogrammes wird die Chemotherapie ggf. umgestellt. Bei Verdacht auf eine Pilzsepsis werden Antimykotika, u. a. Azole wie Flucoanzol, Itraconazol, Voriconazol, Posaconazol oder Echinocandine wie Caspofungin, Micafungin, Anidulafungin und das Polyen Amphotericin B eingesetzt.

⊗ Die antibiotische Therapie der Sepsis muss sofort nach Probennahme eingeleitet werden. Die chirurgische Behandlung/Beseitigung des Sepsisherdes ist von größter Wichtigkeit.

Als Sepsisherd fungieren nicht nur lokale Infektionen, sondern eine Sepsis kann auch von primär mit Bakterien bzw. mit Pilzen besiedelten Regionen des Organismus (z. B. vom Darm, bei Ileus) ihren Ausgang nehmen. Intensivmedizinische Maßnahmen zur Stützung der Organfunktionen sind entsprechend den aktuellen Erfordernissen durchzuführen.

Follikulitis, Furunkel, Karbunkel

▪▪ Definition

Alteration der Haut, Sekretstau in den Ausführungsgängen der Talgdrüsen, Abwehrschwäche (v. a. bei Diabetes mellitus) begünstigen die Entstehung von eitrigen Entzündungen des Haarbalges und der Talgdrüsen. Der verantwortliche Erreger ist fast immer *Staphylococcus aureus*.

> **Definition**
>
> Bleibt die Infektion auf die Haarstrukturen beschränkt, liegt eine **Follikulitis** vor.
>
> Bei Ausbreitung in das angrenzende Gewebe der Haut bildet sich um den Haarbalg herum ein wenige Millimeter durchmessender Abszess, ein **Furunkel**.

Prädilektionsstellen hierfür sind Nacken, Gesicht, Extremitäten und Gesäß.

> **Definition**
>
> Durch Konfluieren mehrerer benachbarter Furunkel entsteht v. a. am Nacken, Rücken und Gesäß eine mehrere Zentimeter große Hautnekrose, ein **Karbunkel**.

▪▪ Symptomatik

Furunkel und Karbunkel äußern sich lokal durch Rötung, Schwellung und erhebliche Schmerzen. Das Allgemeinbefinden kann beeinträchtigt sein (u. a. Fieber) und es besteht, v. a. beim Karbunkel, die Gefahr der Entwicklung einer **Sepsis**.

▪▪ Therapie

Die **Behandlung** besteht – je nach klinischem Bild – in lokal desinfizierenden Maßnahmen, Ruhigstellung, Abszessspaltung. Antibiotika kommen lediglich bei Komplikationen zum Einsatz.

⊗ Cave

Ein Gesichtsfurunkel wird stets konservativ therapiert. Sämtliche Manipulationen können hier zur Erregerverschleppung in die Hirnsinus (Gesichtsvenen → Venen der Augenhöhle → Sinus cavernosus) mit septischer Thrombose und Meningitis führen.

Die Therapie eines Gesichtsfurunkels umfasst: Gabe eines penicillinasefesten β-Laktams (z. B. Cefazolin, Flucloxacillin), Bettruhe, Sprech- und Kauverbot, Flüssignahrung.

Panaritium, Paronychie

> **Definition**
>
> Als **Panaritien** bezeichnet man eitrige Infektionen der Beugeseiten von Finger und Zehen sowie des Nagelbettes, als **Paronychie** (Umlauf) Eiterprozesse am Nagelwall.

▪▪ Pathogenese

Die Erreger, in den meisten Fällen *Staphylococcus aureus*, seltener β-hämolysierende Streptokokken und andere Bakterien, dringen über Verletzungen, Fremdkörper in die Haut ein und verursachen **primär lokalisierte Eiterungen** (Abb. 1.68).

Im weichen Gewebe ist die Tendenz zur Ausbreitung jedoch groß und bei Erreichen vorgegebener »Schienen« (z. B. Sehnenscheiden) entwickeln sich rasch fortschreitende **phlegmonöse Entzündungen**. Bei Einbruch in Lymph- und Blutgefäße kann eine Sepsis entstehen. Je nach Verletzung bzw. Ausbreitung im Gewebe sind unterschiedliche Strukturen betroffen: Panaritium cutaneum, P. subcutaneum, P. tendinosum, P. ossale, P. articulare, P. subunguale u. a.

▪▪ Symptomatik

Die Symptomatik besteht hauptsächlich in heftigen, pochenden Schmerzen. Rötung und Schwellung können gering ausgeprägt sein, z. T. nur kontralateral (Handrückenödem bei volaren Abszessen).

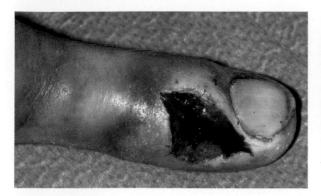

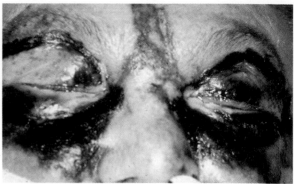

 Abb. 1.68 Panaritium nach Infektion mit *S. aureus* nach Tierbiss, mit freundlicher Genehmigung von Dr. Werber, München

Abb. 1.69 Nekrotisierende Myositis

■■ **Therapie**

> **Therapeutisch muss sofort inzidiert und für Eiter-ableitung gesorgt werden.**

Eine zusätzliche antibiotische Behandlung erfolgt bei tiefen Panaritien und bei Komplikationen – primär mit Fusidinsäure (lokal) bzw. staphylokokkenwirksamen β-Laktamantibiotika (systemisch), nach Vorlage von Erregeridentifizierung (aus Eiter, Gewebeproben) und Antibiogramm mit den im Einzelfall indizierten Chemotherapeutika, z. B. beim Nachweis von **MRSA-Stämmen** mit Resistenz gegen Oxacillin Therapie mit Vancomycin.

Erysipel, nekrotisierende Fasziitis und Myositis
■■ **Definition**

Beim **Erysipel** dringt *Streptococcus pyogenes* (β-hämolysierende Streptokokken der Serogruppe A) über Epitheldefekte in die Haut ein und breitet sich mithilfe seiner gewebezerstörenden Exoenzyme (z. B. Hyaluronidase, Desoxyribonuklease) phlegmonös in den tieferen Schichten der Haut aus.

Bei foudroyantem Krankheitsverlauf entstehen erhebliche Nekrosen im Bereich der Faszie (**nekrotisierende Fasziitis**) sowie in weiten Bereichen der Muskulatur (**nekrotisierende Myositis**, ◘ Abb. 1.69).

■■ **Klinik**

Durch den starken Gewebezerfall als auch durch eine massive Toxinämie (**Toxic-shock-Syndrom, TSS**) kann es hierbei zum tödlichen Multiorganversagen, insbesondere zum Nierenversagen, kommen, das eine intensivmedizinische Behandlung des Patienten erfordert. Das Toxic-shock-Syndrom ist als toxische Komplikation von der durch Erregereinschwemmung verursachten Sepsis eindeutig abgegrenzt. Pathogenetisch bedeutsam sind neben den Exotoxinen v. a. die oberflächlichen M-Proteine der A-Streptokokken, die sie vor Phagozytose durch polymorphkernige Granulozyten schützen.

■■ **Diagnostik**

Die Diagnose erfolgt durch das typische klinische Bild: An den Prädilektionsstellen (Unterschenkel, Gesicht) entwickelt sich eine schmerzhafte gezackte, scharf begrenzte Hautrötung,

die sich rasch ausbreitet. Meist treten Allgemeinsymptome (hohes Fieber u. a.) hinzu. Nach wenigen Tagen beginnt bei unkompliziertem Verlauf mit zentraler Abblassung der Rötung die Heilung. Als Spätfolgen können sich durch obliterierte Lymphgefäße chronische Ödeme (Elephantiasis nostras) entwickeln bzw. – selten – Glomerulonephritiden. Der mikrobiologische Erregernachweis aus dem betroffenen Hautgebiet gelingt meist nicht. Als Rachenabstrich ist er von geringem diagnostischem Wert. Die Bildung von Antikörpern (Antistreptolysin, Antihyaluronidase, Anti-DNAse-B) kann für die Therapieeinleitung nicht abgewartet werden, vermag jedoch retrospektiv die Diagnose zu stützen.

■■ **Therapie**

Das **Erysipel** wird antibiotisch mit hoch dosierter Penicillin-G-Gabe behandelt. Weitere Therapiemaßnahmen umfassen Ruhigstellung und Bettruhe.

> **Bei foudroyantem Verlauf (nekrotisierende Fasziitis, Myositis) ist zusätzlich zur hochdosierten Penicillintherapie in Kombination mit Clindamycin eine chirurgische Spaltung der Faszie als auch Abtragung aller Nekrosen erforderlich.**

Erysipeloid
■■ **Definition**

Bei *Erysipelothrix rhusiopathiae*, dem Erreger des Erysipeloids des Menschen, handelt es sich um ein kurzes schlankes grampositives Stäbchenbakterium, das in erster Linie Erkrankungen bei Schweinen (Rotlauf), seltener bei anderen Tieren verursacht. Beim Umgang mit infizierten Tieren/Fleisch (Landwirte, Metzger, Fischer u. a.) können die Erreger über kleine Läsionen in die Haut eindringen.

■■ **Symptomatik, Diagnostik**

Vor allem an Fingern und Händen entwickelt sich eine **eitrige Entzündung** mit schmerzhafter blau-roter, scharf begrenzter Schwellung und Arthritis der benachbarten Gelenke. Fieber und andere Allgemeinsymptome treten nicht auf. Innerhalb von 2 Wochen heilt die Erkrankung meist spontan ab, doch ist wegen der Gefahr der (seltenen) **Endokarditis** Chemotherapie indiziert.

❯ **Die Diagnose, auch die Abgrenzung zum Erysipel, wird primär klinisch anhand der Anamnese, der Symptomatik und der Lokalisation gestellt.**

Die Isolierung des Erregers aus Wundsekret gelingt nicht immer.

■■ **Therapie**

Therapeutisch wird Penicillin-G in hoher Dosierung verabreicht und die betroffene Hand ruhig gestellt.

Osteomyelitis
Endogene Form
■■ **Pathogenese**

Die akute hämatogene Osteomyelitis manifestiert sich hauptsächlich im Kindes- und Jugendalter und betrifft hier v. a. Femur, Tibia und Humerus.

Im Rahmen einer von Furunkel, Tonsillitis, Wundinfektion und anderen bakteriellen Erkrankungen ausgehenden Sepsis gelangen die Erreger – in der überwiegenden Mehrzahl der Fälle *Staphylococcus aureus*, seltener β-hämolysierende Streptokokken der Serogruppe A und andere Bakterien – in die Metaphysen der langen Röhrenknochen und infizieren die Markhöhle (**Markphlegmone**). Von hier aus durchdringt die Infektion die Knochensubstanz bis zum Periost (**subperiostaler Abszess**) und kann auch die angrenzenden Gelenke (**Empyem**) erreichen. Der nekrotische Knochenabschnitt wird durch Demarkierung zum **Knochensequester**. Bei abgeschwächtem Krankheitsverlauf entsteht lediglich eine abgekapselte Eiterung (**Brodie-Abszess**) in der Meta-/Epiphysenregion. Unbehandelt hat die Erkrankung eine hohe Letalität bzw. führt bei Überstehen häufig zu Defektheilungen oder geht in eine **chronische Osteomyelitis** mit Fisteleiterung über.

■■ **Diagnostik**

❯ **Diagnostisch wegweisend sind Sepsissymptomatik zusammen mit Knochenschmerzen/Gelenkschmerzen.**

Der Verdacht kann durch szintigraphische Untersuchungen erhärtet werden. Röntgenologische Veränderungen (Entkalkungen, Sequester u. a.) treten erst nach 2–3 Wochen auf. Die Erregerisolierung erfolgt aus Blutkulturen, Abszesspunktaten und Gewebeproben.

■■ **Therapie**

❯ **Die Therapie besteht in hochdosierter Gabe gut in den Knochen penetrierender Antibiotika über mindestens 6 Wochen.**

Bis zur Vorlage des Antibiogrammes kommen in erster Linie staphylokokkenwirksame Substanzen in Frage, bei Kenntnis des septischen Herdes primär eine entsprechend kalkulierte Chemotherapie. Daneben erfolgen Ruhigstellung der Extremität und ggf. chirurgische Maßnahmen (Abszesspunktion, Sequesterentfernung u. a.).

Exogene Form
■■ **Pathogenese**

Die **exogene Osteomyelitis/Osteitis** entsteht posttraumatisch, fortgeleitet (z. B. Zahnwurzeleiterung) oder postoperativ.

❯ **Das Erregerspektrum ist vielgestaltig, nicht selten findet man Mischinfektionen unter Beteiligung obligat anaerober Bakterien.**

Die Erkrankung verläuft häufig chronisch-schleichend mit **progredienter Knochendestruktion**, kann jedoch durch **septische Streuung** der Erreger jederzeit einen hochakuten, lebensgefährlichen Verlauf nehmen.

■■ **Diagnostik, Therapie**

Die Diagnose ergibt sich aus der Anamnese, dem Lokalbefund und dem Erregernachweis aus dem Wundgebiet. Differenzialdiagnostisch ist – wie bei allen Knochendestruktionen – neben der Tuberkulose an einen malignen Prozess (primär bzw. metastatisch) zu denken.

Therapeutisch kommen lokale Sanierung mit Sequesterentfernung, Ruhigstellung der Extremität sowie lokale und systemische Antibiotikagabe (entsprechend der Empfindlichkeit der isolierten Erreger) zur Anwendung.

Milzbrand

> **Definition**
>
> Der Milzbrand, eine vorwiegend bei Tieren (Rinder, Schafe, Schweine u. a.) auftretende Erkrankung, wird durch *Bacillus anthracis*, ein grampositives zentral sporenbildendes unbewegliches Stäbchenbakterium, hervorgerufen.

■■ **Pathogenese**

Pathogenetisch bedeutsam sind zum einen der Phagozytoseschutz durch die die Bakterien umschließende Kapsel, zum anderen verschiedene lokal gewebeschädigende Enzyme sowie der aus 3 Proteinen bestehenden Anthrax-Toxin-Komplex. Die Infektion des Menschen verläuft am häufigsten als **Hautmilzbrand**, bei dem die Erreger bzw. ihre Sporen durch Hautverletzungen eindringen – meist beim Umgang mit infizierten Tieren (z. B. Scheren von Schafen) oder mit Fellen/Häuten.

■■ **Symptomatik**

Aus einer Rötung entsteht nach 1–3 Tagen ein Bläschen mit dunklem bis schwarzem Inhalt (**Pustula maligna**), das nach Austrocknung eine schwarze Hautnekrose (**Milzbrandkarbunkel**, ◻ Abb. 1.70) hinterlässt. Durch Demarkierung und Abstoßung der Nekrose erfolgt die Heilung des meist lokal verlaufenden Hautmilzbrandes.

❗ **Cave**
Bei septischer Streuung, die sehr häufig bei Lungenmilzbrand (Einatmung der Sporen) und Darmmilzbrand (Aufnahme der Sporen mit der Nahrung) eintritt, sterben die Patienten rasch unter hohem Fieber, Schock und Atemlähmung (ZNS-Schäden).

▪▪ Diagnostik

Diagnostisch hilfreich sind v. a. die Anamnese (u. a. berufliche Exposition) und bei Hautmilzbrand die typische Pustula maligna (▪ Abb. 1.70). Der Erregernachweis aus Bläscheninhalt/Exsudat, aus Sputum (Lungenmilzbrand), aus Stuhl (Darmmilzbrand) und bei Verdacht auf Sepsis aus Blutkulturen sichert die Diagnose.

▪▪ Therapie

Die Therapie bestand bislang in der Gabe von Penicillin-G sowie in der Ruhigstellung der betroffenen Extremität bei Hautmilzbrand. Allerdings schränkt die Resistenz des Erregers die Bedeutung von Penicillin-G ein, daher wird heute Ciprofloxacin oder Doxycyclin zur Therapie empfohlen. Gleiches gilt bei Penicillinallergie.

> ❗ **Cave**
> Wegen der möglichen Entwicklung einer Sepsis sind chirurgische Maßnahmen beim Milzbrand kontraindiziert.

Wunddiphtherie

> ┌─ **Definition** ──────────────────────
> **Diphtherie** ist eine auf den Menschen beschränkte Infektionskrankheit, durch toxinogenes *Corynebacterium diphtheriae* hervorgerufen, die sich lokal in typischer Weise als Tonsillitis/Pharyngitis mit pseudomembranösen Auflagerungen manifestiert.
>
> Bei der **Wunddiphtherie**, die durch Resorption von Diphtherietoxin ebenfalls zur Parese motorischer Nerven sowie zur toxischen Myokarditis führen kann, liegen schmerzhafte, tief nekrotisierende Wunden mit blau-violetter Verfärbung und Pseudomembranen ohne Heilungstendenz vor.

▪▪ Diagnostik

Die Diagnose wird durch den Nachweis der Erreger aus der Wunde und durch den Nachweis des Toxinbildungsvermögens der isolierten Corynebakterien gestellt.

> ❯ An Wunddiphtherie ist v. a. bei nicht geimpften **Rückkehrern aus Endemiegebieten (tropische Regionen, Russland und GUS-Staaten, Asien u. a.) zu denken.**

▪▪ Therapie

Die **Therapie** besteht in der Gabe von antitoxischem Serum, offener Wundbehandlung und im Versuch der antibiotischen Erregereliminierung (Penicillin-G, Erythromycin).

Eitrige Meningitis

> ┌─ **Definition** ──────────────────────
> Bei der eitrigen Meningitis liegt eine bakterielle Entzündung der harten oder weichen Hirnhaut oder der Rückenmarkhäute vor, meist kombiniert (Meningitis cerebrospinalis).

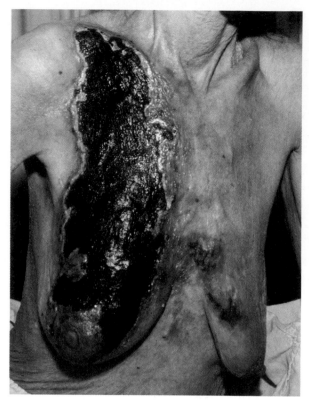

▪ Abb. 1.70 Ausgedehnter Milzbrand der Haut, mit freundlicher Genehmigung von Prof. Dr. Disko, München

Chirurgisch bedeutsam sind
- die aus einem Gesichtsfurunkel entstehende Meningitis,
- die posttraumatische Meningitis (offene Schädel-Hirn-Verletzungen),
- die postoperative Meningitis (HNO-, Schädel- und Gehirnoperationen, auch als Infektion über eine liegende Liquordrainage),
- die Meningitis bei Osteomyelitis des Schädels,
- die hämatogen entstandene Meningitis, z. B. bei Wundinfektionen oder bei Beatmungspneumonien.

▪▪ Diagnostik

Die **Diagnose** ergibt sich aus der klinischen Symptomatik (u. a. Fieber, Nackensteifigkeit, Bewusstseinstrübung) und aus dem Liquorbefund (Trübung, Zellzahl, Bakteriennachweis, Glukose, Laktat, Eiweiß). Der Erregernachweis muss auch von dem für die Meningitis als Ursache vermuteten »Ausgangsherd« bzw. aus Blutkulturen versucht werden.

▪▪ Therapie

Die **Therapie** besteht in der systemischen Gabe von **liquorgängigen Antibiotika**, primär kalkuliert entsprechend dem jeweils zu erwartendem Erregerspektrum, gezielt nach Vorlage von Erregeridentifizierung und Antibiogramm. Zusätzliche intensivtherapeutische Maßnahmen sind entsprechend den Erfordernissen durchzuführen.

> ❯ **Begleitend zur antibakteriellen Chemotherapie muss schnellstmöglich die Behandlung/Beseitigung der Meningitisursache in Angriff genommen werden.**

Wundinfektion nach Tierbiss- und Kratzverletzungen

▪▪ Pathogenese

Nach Tierbiss- und Kratzverletzungen kann es typischerweise nach wenigen Stunden zu einer akuten Entzündung ausgelöst durch *Pasteurella multocida* kommen. Im Bereich der Verletzung entwickelt sich eine serös-blutige oder eitrige Sekretion, die regionären Lymphknoten sind entzündlich vergrößert.

Die seltene Erkrankung betrifft vorzugsweise Tierhalter und -händler, Landwirte, Schlachthauspersonal. *Pasteurellae* sind kleine sporenlose, gramnegative Stäbchenbakterien. Neben Pasteurellen sind oft auch Erreger wie *Staphylococcus aureus* und Anaerobier bei dieser Art von Wundinfektion beteiligt.

▪▪ Therapie

Bei alleiniger Infektion durch Pasteurellen gilt Penicillin G als Mittel der Wahl. Die Wunde wird sofort desinfiziert und chirurgisch mit einer offenen Wundtoilette behandelt. Häufig liegen Mischinfektionen vor, die, abhängig von der Wundsituation, mit einer das Keimspektrum erfassenden Antibiose (z. B. Amoxicillin/Clavulansäure) behandelt werden müssen.

> ❯ **Bei Wunden durch Tierbiss- und Kratzverletzungen muss immer mit einer Wundinfektion gerechnet werden und eine entsprechende chirurgische Therapie als auch die mikrobiologische Untersuchung des Wundsekrets veranlasst werden**

In Kürze

Sonstige bakterielle Infektionen
Symptomatik: Klassische Entzündungszeichen: Rubor, Tumor, Calor, Dolor, Functio laesa. Erscheinungsbild abhängig vom Erreger, befallenem Organ und Abwehrleistung des Organismus: Follikulitis, Furunkel, Karbunkel, Panaritium, Erysipel, Erysipeloid, Osteomyelitis, Milzbrand, eitrige Meningitis u. a.
Therapie: Bei Krankheiten wie Abszessen, Phlegmonen, Empyemen und eitrigen/putriden Infektionen stellen chirurgische Maßnahmen (u. a. »ubi pus, ibi evacua«) die Basistherapie dar. Antibiotikatherapie hat ihren Platz bei chirurgisch allein nicht beherrschbaren, v. a. sepsisbedrohten Verläufen.

1.6.9 Virusinfektionen

Tollwut

▪▪ Pathogenese

Der Erreger der **Tollwut** (Rabies, Lyssa, Hydrophobie), das zu den Rhabdoviren gehörige *Tollwutvirus,* wird durch den Biss infizierter, das Virus im Speichel ausscheidender Tiere (Hunde, Katzen, Füchse u. a.) übertragen.

Nach kurzer Vermehrungsphase in den Zellen der Wunde (z. B. Muskulatur) gelangt das Virus in periphere nervöse Strukturen und innerhalb dieser ins ZNS, wo sich durch Befall der Nervenzellen eine **Enzephalitis** mit den charakteristischen Negri-Körperchen entwickelt.

> ❯ **Die sehr variable Inkubationszeit (Wochen bis Monate) ist umso kürzer, je näher die Viruseintrittsstelle zum ZNS lokalisiert ist.**

▪▪ Symptomatik

Nach uncharakteristischen Prodromi (z. B. lokales Jucken, Brennen im Bereich der Bisswunde, Fieber) treten die typischen Symptome auf: Spasmen im Pharynx-Larynx-Bereich, generalisierte Krämpfe, Hyperventilation, Unruhe, Halluzinationen u. a., aber auch vereinzelt Paresen und Aphasie. Innerhalb weniger Tage kommt es zu zunehmender Bewusstseinstrübung, schließlich zum Koma und zum Tod (oft durch Atemstillstand).

> ❗ **Cave**
> Sobald die Symptomatik begonnen hat, sterben die Patienten – trotz aller therapeutischer Bemühungen.

▪▪ Diagnostik

Erreger- und Antikörpernachweis sind diagnostisch nur bedingt verwertbar: Ein negativer Erregernachweis schließt die Tollwut nicht aus. Antikörper werden erst sehr spät im Krankheitsverlauf gebildet.

▪▪ Prophylaxe

Die chirurgische Versorgung tollwutverdächtiger Verletzungen besteht in der ausgiebigen Spülung der Wunde mit Wasser und in der Reinigung mit Seife/Detergens (Inaktivierung des lipidhaltigen Virus). Anschließend wird wie üblich desinfiziert. Danach werden die Wunde und die Umgebung mit homologem Rabies-Immunglobulin infiltriert, ggf. exzidiert und **nicht geschlossen.** Eine intramuskuläre passive Immunisierung sowie die **postexpositionelle aktive Immunisierung** sind anzuschließen. Stark gefährdete Personen (Jäger, Waldarbeiter, Tierärzte u. a.) werden präexpositionell aktiv immunisiert.

> ❗ **Cave**
> Schon bei Verdacht auf eine Tollwutinfektion müssen entsprechende Maßnahmen ergriffen werden.

Hepatitis

▪▪ Definition

Die infektiöse Hepatitis wird durch verschiedene Viren hervorgerufen:
- Die durch das *Hepatitis-A-Virus* und das *Hepatitis-E-Virus* bedingten Erkrankungen, die fäkal-oral übertragen werden, heilen meist folgenlos aus.
- Die parenteral übertragenen Hepatitiden, verursacht durch das *Hepatitis-B-Virus, Hepatitis-D(Delta)-Virus und Hepatitis-C-Virus*, können neben einem überwiegend gut-

artigen Verlauf aber auch einen letalen Ausgang nehmen und bei chronischem Verlauf zur Entwicklung einer **Leberzirrhose** oder eines **hepatozellulären Karzinoms** führen.

Die Bedeutung des *Hepatitis-G-Virus* als Auslöser einer Hepatitis ist bislang unklar. Obwohl bei bis zu 2% aller Blutspender nachweisbar, scheint es nach derzeitigem Wissen bestenfalls in Einzelfällen für eine Hepatitis verantwortlich zu sein.

■ ■ Diagnostik

Durch serologische Untersuchungen kann im Falle der Hepatitis B (HBs-Antigen, anti-HBs, HBe-Antigen, anti-HBe) die chronische von der akuten Verlaufsform unterschieden werden. Zusätzlich stehen für die Diagnostik der Hepatitis B als auch der Hepatitis C PCR-Verfahren zur Verfügung, um zwischen akuter und chronischer Verlaufsform zu unterscheiden, sowie den Erfolg therapeutischer Interventionen (z. B. PEG Interferon-α-Ribavirintherapie bei Hepatitis C) zu beurteilen.

■ ■ Bedeutung im Rahmen des Hospitalismus

Die Erreger gelangen über die Schleimhäute und kleinste Hautläsionen in den Organismus, wobei schon geringste Mengen Blut (z. B. Blutreste an Kanülen) eine ausreichende Infektionsdosis enthalten können. Unter Berücksichtigung dieser Erkenntnisse ergeben sich entsprechende Konsequenzen für den Umgang mit Blut/Blutprodukten und infizierten Patienten, die denen bei Aids bzw. HIV-infizierten Patienten gleichen. Eine zusätzliche Schutzmaßnahme gegen Hepatitis B (und damit nachfolgend auch gegen Hepatitis D) stellt die aktive Immunisierung und die nach Virusaufnahme

in den Organismus ggf. erforderliche passive Immunisierung (als passive/aktive Simultanimpfung) dar. Gegen Hepatitis C gibt es derzeit **keine Immunprophylaxe. Zum** Vorgehen bei Stichverletzungen, ◻ Tab. 1.24.

❯ Bedingt durch die Übertragbarkeit mittels Blut und Blutprodukten sind Patienten, wie die in der Krankenversorgung Tätigen, in besonderem Maße gefährdet an Hepatitis B und D oder an Hepatitis C zu erkranken. Deswegen ist die Impfung gegen Hepatitis B empfohlen.

Aids

┌─ **Definition** ─────────────────────────
Aids, die durch Infektion mit HI-Viren erworbene T-Zell-Immunschwäche, ist eine bis heute unheilbare, aber durch moderne Kombinationstherapie (reverse Transkriptasehemmer plus Proteasehemmer) doch behandelbare chronische Erkrankung.
└──

Wegen dieser Prognose, wegen der Übertragbarkeit durch Blut und Blutprodukte (daneben auch durch Genitalsekrete und andere Körperflüssigkeiten) und wegen der **fehlenden Immunprophylaxe** (keine Schutzimpfung) hat diese Infektionskrankheit für Patienten wie für die im medizinischen Bereich Tätigen eine besondere Bedeutung.

❯ Umsichtiges – nicht hysterisches – Verhalten beim Umgang mit *HIV*-positiven Patienten und mit Blut/Blutprodukten sowie eine zuverlässige Diagnostik dieser Erkrankung sind von größter Wichtigkeit.

◻ **Tab. 1.24** Vorgehen bei Stichverletzungen

Verdacht auf	Maßnahmen	
HIV	Sofort nach Verletzung umgehende Abklärung des Infektionsrisikos	Blutfluss durch Druck auf das umliegende Gewebe fördern (≥1 min) Intensive antiseptische Reinigung der Wunde *HIV*-Status des Patienten ermitteln Ggf. systemische, medikamentöse Postexpositionsprophylaxe des Stichverletzten (z. B. empfohlen bei perkutaner Verletzung mit Injektions- oder Hohlraumnadel) Serologischer Antikörpernachweis beim Stichverletzten[a]
HBV/HCV	Sofort nach Verletzung umgehende Abklärung des Infektionsrisikos	Wie bei möglicher *HIV*-Exposition *HBV/HCV*-Status des Patienten ermitteln, *HBV*-Impfstatus des Stichverletzten ermitteln Sofortige aktive/passive Immunisierung gegen *HBV* bei nicht vorhandenem oder unklarem Impfschutz des Stichverletzten
	Serologische Bestimmung	Anti-HBs bei geimpften Stichverletzten, aber unklaren Angaben zum Impferfolg Anti-HBc bei fehlender Impfung des Stichverletzten[a] Bestimmung von Anti-*HCV*[a] sowie der Transaminasen[b] Bei *HCV*-positiven Patienten *HCV*-PCR beim Stichverletzten 2 Wochen nach Verletzung zur Einleitung einer möglichen Frühtherapie

[a] Sofort und nach 6 Wochen, 3, 6, 12 Monaten; [b] Alle 2 Wochen für 3 Monate

■■ **Symptomatik**

Die Erkrankung verläuft zunächst inapparent oder mononukleoseähnlich. Nach einer bis zu Jahren dauernden Phase der Latenz, in der der Infizierte klinisch gesund ist, zeigt sich eine Periode der Lymphadenopathie und allgemeiner Symptome, gefolgt von Infektionen durch opportunistische Erreger, wie *Pneumocystis carinii*, Toxoplasmen, Mykobakterien usw. Der Erkrankte hat nun das Vollbild von Aids entwickelt.

■■ **Diagnostik**

Methodisch kommt meist ein **ELISA** zum Nachweis von Antikörpern gegen das HI-Virus zur Anwendung. Mit den neuesten Tests lassen sich die ersten Antikörper häufig bereits 3 Wochen nach Infektion nachweisen (**Serokonversion**). Während dieses Zeitraumes fällt beim infizierten Patienten, der die Erkrankung schon jetzt übertragen kann, der Test negativ aus (**falsch-negatives** Untersuchungsergebnis).

❯ Die Diagnostik der *HIV*-Infektion erfolgt routinemäßig durch Nachweis von Antikörpern im Patientenserum.

Aufgrund der enormen Bedeutung, die der Nachweis von *HIV*-Antikörpern für den Patienten hat, muss die Untersuchung durch Wiederholung bestätigt werden. Deshalb wird im positiven Fall das Ergebnis mithilfe eines weiteren Verfahrens, dem **Western-Blot**, überprüft. Durch Bestätigung des Antikörpernachweises aus einer 2. Serumprobe wird die Möglichkeit der Serumverwechslung (ungenügende Beschriftung der Probe, Vertauschung im Labor u. a.) ausgeschlossen. Führen alle Untersuchungen zu übereinstimmenden Ergebnissen, kann die Diagnose *HIV*-Infektion gestellt werden.

Der direkte Virusnachweis durch Anzucht des Virus oder die Messung des p24-Antigens ist zwar in vielen Fällen möglich, ist heute aber durch die **PCR** ersetzt, die durch semiquantitativen Aufbau eine Messung der Virusmenge oder Viruslast im Serum des Patienten ermöglicht.

Zu **Verhaltensregeln** gegenüber *HIV*-positiven Patienten, ► Abschn. 1.7.2. Zu Maßnahmen bei Stichverletzungen, ◘ Tab. 1.24.

In Kürze

Virusinfektionen
Tollwut (Rabies): durch Biss infizierter Tiere, Spasmen, Krämpfe, Tod. Diagnostik nur bedingt verwertbar. Deswegen schnellste chirurgische Wundbehandlung plus passive/aktive Tollwutimmunisierung schon bei Verdacht auf Tollwut.
Hepatitis, Aids: große Gefahren für Patient und Arzt durch parenteral (Blut, Sekrete) übertragbare Viruskrankheiten wie Hepatiden (B, D, C) und HIV-Infektionen. Bei Hepatitis B (und D) Schutzimpfung empfohlen, bei Hepatitis C und *HIV*-Infektion/Aids fehlende Immunprophylaxe. Nach Stichverletzung sofortige Reaktion mit umgehender Abklärung des Infektionsrisikos.

1.6.10 Parasitäre Erkrankungen

Echinokokkose

┌─ **Definition** ─────────────────────────────
Bei der Infektion des Menschen unterscheidet man die **zystische** Echinokokkose, verursacht durch *Echinococcus granulosus* (Hundebandwurm), von der **alveolären** Echinokokkose, verursacht durch *Echinococcus multilocularis* (Fuchsbandwurm).
└──

■■ **Pathogenese**

Nach oraler Aufnahme der Eier (kontaminierte Lebensmittel, Kontakt mit infizierten Tieren) dringen die im Darm ausschlüpfenden Larven in die Schleimhaut und in Blutgefäße ein.

Bei *Echinococcus granulosus* entwickeln sich aus den Larven vorwiegend in der Leber (◘ Abb. 1.71), z. T. auch in der Lunge (in anderen Organen seltener) bis zu kindskopfgroße, flüssigkeitsgefüllte Blasen (**Hydatiden**), die von Bindegewebe eingekapselt werden. Durch Verdrängung angrenzender Strukturen entstehen je nach Lokalisation der Blasen unterschiedliche Symptome (Oberbauchschmerzen, Ikterus u. a.).

❗ **Cave**
Eine Ruptur der Hydatiden kann zum allergischen Schock und/oder zur metastatischen Absiedlung (sekundäre Hydatidose) führen.

Die Larven von *Echinococcus multilocularis* befallen primär fast ausschließlich die Leber. Es kommt zu einem **infiltrativ destruierenden Wachstum** – ähnlich einem malignen Tumor – mit schleichender progredienter Zerstörung der Leber unter Ausbildung multipler kleiner Bläschen. Ein Einbruch in die Blutgefäße führt zur Metastasierung in alle Organe. Die Symptomatik besteht v. a. in Oberbauchschmerzen, Ikterus und zunehmender Leberinsuffizienz.

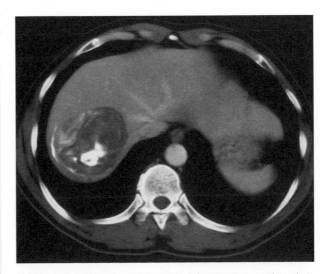

◘ **Abb. 1.71** Solitäre Leberzyste durch *Echinococcus granulosus* (mit freundlicher Genehmigung von Prof. Dr. Disko, München)

> **Unbehandelt endet diese Erkrankung nach mehreren Jahren fast immer tödlich.**

Diagnostik

Zur Diagnose werden neben klinischen Befunden in erster Linie bildgebende Verfahren (Sonographie, Computertomographie u. a.) kombiniert mit Antikörpernachweis im Patientenserum herangezogen. Die Feinnadelbiopsie (Gewinnung von Erregerbestandteilen zum DNA-Nachweis mittels PCR-Methodik) wird wegen der möglichen Erregeraussaat kontrovers beurteilt und deshalb nicht generell empfohlen.

Therapie

Alleinige Chemotherapie mit Albendazol, alternativ Mebendazol führt in seltenen Fällen zum Absterben des Parasitengewebes, meist wird jedoch lediglich eine Wachstumshemmung erreicht.

Bei der **zystischen Echinokokkose** kann durch Exstirpation der Hydatide(n) in toto häufig eine Heilung erreicht werden.

> **! Cave**
> **Die Ruptur der Blase(n) muss dabei unbedingt vermieden werden.**

Bei der **alveolären Echinokokkose** ist nur die radikale Leberteilresektion im Gesunden kombiniert mit einer Chemotherapie (Albendazol oder Mebendazol) kurativ wirksam. Bei ausgedehnter Leberzerstörung kann ggf. eine Lebertransplantation erfolgen. Die bei inoperablen Fällen als alleinige Maßnahme verbleibende Chemotherapie kann bei *Echinococcus multilocularis* in den meisten Fällen das Parasitenwachstum stoppen, eine Heilung ist jedoch nicht möglich.

Amöbiasis

> **Definition**
>
> Das Protozoon **Entamoeba histolytica**, der Erreger der menschlichen Amöbiasis, kann nach oraler Aufnahme eine schwere Kolitis mit tiefen Darmwandgeschwüren (Komplikation: Peritonitis) verursachen, die sich durch blutig-schleimige Diarrhöen (**Amöbenruhr**) äußert.

Klinik

Die Amöben penetrieren in die Blutgefäße der Darmwand und gelangen mit dem Blutstrom in die Leber (sehr viel seltener in andere Organe), wo sie über fokale Nekrosen Abszesse verursachen (Abb. 1.72).

Diese äußern sich v. a. durch Oberbauchschmerzen und Lebervergrößerung. Unbehandelt können derartige Abszesse in benachbarte Organe (z. B. Lunge) oder in Blutgefäße einbrechen, woraus eine **hämatogene Aussaat** der Erreger mit Besiedlung weiterer Organe resultiert.

> **Bei schwerem Verlauf kann die Amöbiasis zum Tode führen.**

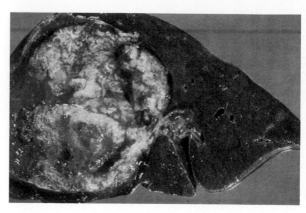

◻ Abb. 1.72 Leberabszess durch *Entamoeba histolytica* (mit freundlicher Genehmigung von Prof. Dr. Disko, München)

Diagnostik

Der mikroskopische/immunologische Erregernachweis, durch den bei der intestinalen Amöbiasis die Diagnose aus Stuhl gestellt wird, gelingt bei der Untersuchung von Abszesspunktaten meist nicht. Leberabszesse und andere extraintestinale Manifestationen werden durch Antikörpernachweis im Patientenserum verifiziert. Mittels bildgebender Verfahren (Sonographie, Computertomographie u. a.) wird die Abszesslokalisation ermittelt. Eine Amöbiasis ist in erster Linie bei **Tropenrückkehrern** differenzialdiagnostisch zu bedenken.

Therapie

Die Behandlung erfolgt durch Gabe amöbenwirksamer Chemotherapeutika, v. a. durch Nitroimidazole (z. B. Metronidazol).

> **Bei großen Leberabszessen und bei Komplikationen (z. B. Perforation, Ruptur) ist ein entsprechendes chirurgisches Vorgehen (Punktion, Inzision, Drainage u. a.) erforderlich.**

Askariasis

Definition

Die Askariasis, der Befall mit dem zu den Nematoden gehörenden Parasiten *Ascaris lumbricoides* (Spulwurm), ist weltweit verbreitet, in den Tropen eine der häufigsten Helminthiasen.

Entwicklung

Aus den oral aufgenommenen Eiern des *Ascaris lumbricoides* schlüpfen im Dünndarm Larven, die in die Blutgefäße des Darmes einbrechen und mit dem Blutstrom zunächst zur Leber, schließlich in die Lungen gelangen. Die Askariden verlassen das Kapillarsystem der Lunge und wandern, in den Alveolen beginnend, den Bronchialbaum aufwärts. Hierbei können sich bei begleitender Bluteosinophilie entzündliche Infiltrate bilden (eosinophiles Lungeninfiltrat). Über die Trachea und den Ösophagus erreichen die Larven den Dünndarm, wo sie zu adulten Nematoden heranreifen.

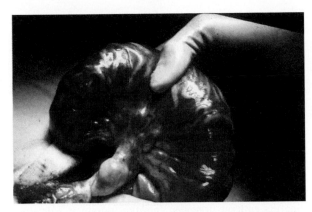

Abb. 1.73 Befall des Darms durch *Ascaris lumbricoides* (mit freundlicher Genehmigung von Prof. Dr. Disko, München)

■■ Symptomatik

Symptomatisch stehen Abdominalschmerzen, Durchfall und Erbrechen im Vordergrund. Gelegentlich entwickeln sich bei massivem Befall ein Askarideniileus (■ Abb. 1.73), bei Einwandern in die Gallenwege ein Verschlussikterus, bei Eindringen in den Pankreasgang eine Pankreatitis, bei Perforation der Dünndarmwand eine Peritonitis mit in der Bauchhöhle vorhandenen Würmern und andere Komplikationen.

■■ Diagnose

Die Diagnose erfolgt durch mikroskopischen Nachweis der Eier im Stuhl, bei Komplikationen durch die jeweils geeigneten Methoden (z. B. Röntgen).

■■ Therapie

Primär wird die antihelminthische Chemotherapie angewendet, in erster Linie unter Verwendung von Albendazol, alternativ Mebendazol.

> ❯ Abdominelle Komplikationen wie Askarideniileus, Verschlussikterus, Pankreatitis oder Perforation des Dünndarmes bedürfen in der Regel der chirurgischen Behandlung.

In Kürze

Parasitäre Erkrankungen
Echinokokkose: Hundebandwurm (*E. granulosus*) oder Fuchsbandwurm (*E. multilocularis*). Hydatiden in Lunge und v. a. Leber, nach Möglichkeit Exstirpation, **Cave:** Ruptur der Blasen.
Amöbiasis: *Entamoeba histolytica* (v. a. Tropen), Kolitis, sog. Amöbenruhr, hämatogene Aussaat, Leberabszess. Chemotherapie, evtl. chirurgische Maßnahmen.
Askariasis: *Ascaris lumbricoides,* eosinophiles Lungeninfiltrat, gastroenterologische Symptome. Mikroskopischer Nachweis der Eier im Stuhl. Chemotherapie, bei Komplikationen chirurgische Therapie.

Weiterführende Literatur

Bundesministerium für Gesundheit (2000) Gesetz zur Verhütung und Bekämpfung von Infektionskrankheiten beim Menschen (Infektionsschutzgesetz, IFSG)
Köhler W, Eggers HJ, Fleischer B et al. (2001) Medizinischen Mikrobiologie, 8. Aufl. Urban & Fischer, München
Mandell GL, Bennett JE, Dolin R (2010) Principles and practice of infectious diseases, 7. Aufl. Churchill Livingstone, Philadelphia
Robert Koch-Institut (2010) Empfehlungen der Ständigen Impfkommission (STIKO) – Stand: Juli 2010. Epidemiologisches Bulletin Nr. 30
Simon C, Stille W (2006) Antibiotika-Therapie Klinik und Praxis der antiinfektiösen Behandlung, 11. Aufl. Schattauer, Stuttgart
Thomas L (2005) Labor und Diagnose, 6. Aufl. TH-Books, Frankfurt

---

1.7 Ursachen und Prävention postoperativer Wundinfektionen

I. Kappstein

Postoperative Infektionen im Operationsgebiet (sog. Wundinfektionen) gehören zu den häufigsten nosokomialen (krankenhauserworbenen) Infektionen. Sie können je nach ihrer anatomischen Lokalisation lediglich oberflächlich und harmlos sein oder bis in die Tiefe des Operationsgebietes reichen und mit schwerer, langwieriger Erkrankung des Patienten verbunden sein. In diesem Kapitel werden die wichtigsten pathogenetischen Prinzipien bei der Entstehung sowie etablierte Maßnahmen zur Prävention (sog. Hygienemaßnahmen) von Wundinfektionen erörtert.

1.7.1 Entstehung von Wundinfektionen

> ❯ Infektionen im Zusammenhang mit diagnostischen und therapeutischen medizinischen Maßnahmen (nosokomiale oder krankenhauserworbene Infektionen) sind auch bei einem – im Sinne der Infektionsprävention – einwandfreien Arbeiten nicht immer zu verhüten und sind somit nicht an sich beweisend für einen Fehler bei der Behandlung des Patienten.

Infektionen sind immer möglich. Daraus folgt, dass man die Patienten aufmerksam beobachten und bei **Wundinfektionszeichen** (Rötung, Schwellung, Überwärmung Schmerzen, Wundheilungsstörung, Sekretion und/oder sog. Spannungsblasen, als möglicher Hinweis auf Staphylococcus aureus-Infektion) die erforderliche **Diagnostik** einleiten muss: Bestimmung von Körpertemperatur und unspezifischen Entzündungsparametern (insbesondere C-reaktivem Protein, Leukozytenzahl, Differenzialblutbild) sowie Veranlassung von mikrobiologischen Untersuchungen und ggf. bildgebende Verfahren. Auf diese Weise kann man schwere infektiöse Komplikationen verhüten, die sich in vielen Fällen erst aus primär relativ harmlosen und begrenzten Infektionen entwickeln, deren Verlauf keineswegs

1

»schicksalhaft« vorbestimmt ist. Von Anfang an foudroyant verlaufende Infektionen, auf die man therapeutisch gar nicht schnell genug reagieren kann, sind sehr selten.

> ❱ Die meisten postoperativen Infektionen im Operationsgebiet werden während des Eingriffs erworben.

Notwendige Bedingung für die Entstehung postoperativer Infektionen im Operationsgebiet ist die perioperative **bakterielle Kontamination** des Operationsgebietes. Darüber hinaus ist es entscheidend, inwieweit ein Missverhältnis zwischen den natürlichen lokalen und systemischen Abwehrfunktionen auf der einen Seite und dem Erreger mit seiner durch **Keimzahl** und/oder **Virulenz** gegebenen aktuellen Pathogenität auf der anderen Seite besteht. Bei Vorhandensein von Fremdkörpern sind wesentlich geringere Keimzahlen ausreichend, um eine Infektion zu erzeugen. Insbesondere im Zusammenhang mit **großen Fremdkörpern**, wie Gelenkimplantaten, können auch Bakterien zu Infektionen führen können, deren natürliche Virulenz eher gering ist und die deshalb früher als apathogen eingestuft wurden (v. a. koagulasenegative Staphylokokken).

Bei Auftreten gehäufter Infektionen mit dem gleichen Erreger – im Fall von Streptokokken-A-Infektionen aber auch schon bei Einzelfällen wegen der potenziellen ausgeprägten Virulenz dieser Erreger – muss sofort die **Ursache** geklärt werden, um die Entwicklung eines Ausbruchs so frühzeitig wie möglich zu erkennen.

> ❱ Die wichtigste Maßnahme zum Schutz vor operationsassoziierten Ausbrüchen ist die kontinuierliche sorgfältige Beobachtung des Erregerspektrums postoperativer Wundinfektionen.

Erregerspektrum

In den meisten Fällen werden postoperative Wundinfektionen von Bakterien verursacht, aber auch Pilze, v. a. C. albicans, kommen vor. Insgesamt am häufigsten sind in allen operativen Fachgebieten **Staphylokokken**, in erster Linie **S. aureus**. Auch koagulasenegative Staphylokokken (z. B. S. epidermidis) können – besonders im Zusammenhang mit großen Fremdkörpern – postoperative Infektionen im Operationsgebiet verursachen. Abhängig vom operativen Fachgebiet spielen auch Enterobakterien, wie E. coli, ferner Enterokokken und gramnegative Anaerobier, v. a. Bacteroidesspezies, eine Rolle.

Erregerreservoire

> ❱ Die körpereigene Flora des Patienten stellt das Haupterregerreservoir dar.

Exogene Reservoire, wie die Körperflora des Operationspersonals oder Keime aus der unbelebten Umgebung im Operationssaal, sind sehr viel seltener die Ursache endemischer postoperativer Infektionen. Bei Ausbrüchen jedoch sind diese exogenen Reservoire ggf. von Bedeutung.

Endogene perioperative Erregerreservoire
Körpereigene Flora

Die meisten Wundinfektionen entstehen durch Keime der körpereigenen Flora des Patienten. So lässt sich die Hautflora auch bei sorgfältiger präoperativer Desinfektion des Operationsfeldes nicht vollständig eliminieren. Dies gilt besonders für die tieferen Hautschichten. Bei Darmoperationen ist meist die typische Mischflora aus gramnegativen Enterobakteriazeen, Enterokokken und gramnegativen Anaerobiern für Infektionen im OP-Gebiet verantwortlich.

Systemische Streuung

Die Erreger können auch aus einer vom Ort des operativen Eingriffs entfernt liegenden Infektion stammen. Von dort können sie auf hämatogenem (oder lymphogenem) Weg in die Wunde gelangen, wo sie intra- oder postoperativ günstige Bedingungen für Absiedlung und Wachstums finden.

Nasale Besiedlung mit S. aureus

Eine nasale Besiedlung mit S. aureus kann Ursache für eine postoperative Wundinfektion sein.

> ❱ Die Nase gilt als Hauptreservoir des Menschen für S. aureus, von wo die restliche Körperhaut besiedelt wird.

Daneben ist eine weitere Hypothese, dass es im Rahmen von Intubationsnarkosen bei Patienten, die nasopharyngeal besiedelt sind, durch die Manipulationen an der Schleimhaut bei In- und Extubation zu einer Einschwemmung von S. aureus in die Blutbahn kommen und anschließend intra- oder postoperativ eine Absiedlung im Operationsgebiet als Locus minoris resistentiae stattfinden kann.

Exogene perioperative Erregerreservoire
Luft

Als Erregerreservoir ist die Luft im Operationssaal nach heutiger Auffassung ohne Bedeutung. Die Luftkontamination (mit normalerweise sehr niedrigen Keimzahlen) wird heute auch in der Implantationschirurgie in Anbetracht der physiologischen endogenen Erregerreservoire des Patienten (mit im Gegensatz zur Luft sehr hohen Keimzahlen) als nicht relevant für die Entstehung postoperativer Infektionen angesehen.

In sehr seltenen Fällen wurden Ausbrüche postoperativer Infektionen auf eine aerogene Übertragung der ursächlichen Erreger zurückgeführt. Dabei fanden sich Personen, die unbemerkt und trotz Beachtung der Regeln der Asepsis potenziell pathogene Keime streuten. Es gibt jedoch keine Möglichkeit, diese in den meisten Fällen asymptomatischen Streuer präventiv zu ermitteln (z. B. durch routinemäßige Personaluntersuchungen).

Hautflora des Personals

Durch die ständige Abgabe von abgeschilferten Epithelien, insbesondere bei körperlicher Bewegung oder durch Reibung der Kleidung an der Haut, stellt die Haut des Personals in der Operationsabteilung ein potenzielles Erregerreservoir dar. Hautschuppen sind sehr klein (Durchmesser ca. <20 µm) und deshalb so leicht, dass sie zu den schwebenden Partikeln gehören. Da die Haut mikrobiell besiedelt ist, werden häufig mit den Epithelien auch Mikroorganismen in die Luft freigesetzt.

> **Die meisten Keime in der Luft eines Operationssaales stammen von den anwesenden Personen und die Luftkeimzahl ist maßgeblich von der Anzahl und der körperlichen Aktivität dieser Personen abhängig.**

Nasopharyngealflora des Personals

Die Abgabe potenziell kontaminierter Tröpfchen aus dem Nasen-Rachen-Raum wird durch die **chirurgische Maske** (Mund-Nasen-Schutz) zwar reduziert, aber nicht vollständig aufgehoben. So ist aus verschiedenen Untersuchungen bekannt, dass das Ausmaß der Freisetzung von Nasopharyngealflora des Operationsteams davon abhängig ist, wie viel gesprochen wird. Dabei kommt es vorwiegend zur Abgabe großer respiratorischer Tröpfchen und nicht zu einer Aerosolbildung. Das bedeutet, dass eine Erregerübertragung aus dem Nasen-Rachen-Raum, wenn sie überhaupt stattfindet, nicht aerogen erfolgt, sondern durch **Sedimentation von Tröpfchen** aus dem Nasen-Rachen-Raum des Operationsteams in den Operationssitus.

Hände des Personals

Transiente und residente Flora der Hände sind wegen der unmittelbaren Nähe der Hände zum Operationssitus als Erregerreservoir von großer Bedeutung. Die **präoperative Händedesinfektion** hat deshalb das Ziel, die transiente Flora zu eli-

minieren und die residente Flora weitgehend zu reduzieren. Die sterilen OP-Handschuhe leisten einen zusätzlichen Beitrag zur Senkung des Kontaminationsrisikos der Wunde.

Haare des Personals

Das Haar wird durch die Kopfhaut kontaminiert, spielt aber bei der Streuung von Mikroorganismen in die Luft des OP-Saales wahrscheinlich keine Rolle.

Flächen und Gegenstände

Die sog. unbelebte Umgebung im Operationssaal kommt als Erregerreservoir für postoperative Infektionen nur in Betracht, wenn Gegenstände, die nicht regelrecht sterilisiert oder die anschließend rekontaminiert wurden, in direkten oder indirekten Kontakt mit dem Operationssitus kommen. Flächen in größerer Distanz (z. B. Wände, Fußboden, Geräte) spielen bei der Entstehung postoperativer Infektionen keine Rolle, weil eine Aufwirbelung bereits sedimentierter Mikroorganismen unter normalen Bedingungen einer Operation nicht zustande kommt.

Risikofaktoren
Kontaminationsklassen operativer Eingriffe

Seit Jahrzehnten werden je nach Art des Eingriffs verschiedene Kontaminationsklassen operativer Eingriffe unterschieden, die lange Zeit allein zur Stratifizierung der Patienten in Gruppen mit unterschiedlichem postoperativen Wundinfektionsrisiko verwendet wurden (◘ Tab. 1.25).

◘ **Tab. 1.25** Kontaminationsklassen operativer Eingriffe

Kontaminationsklasse	
Sauberer (aseptischer) Eingriff	Keine physiologische mikrobielle Besiedlung und keine Entzündung oder Infektion im Operationsgebiet, weder Respirations- noch Gastrointestinal- oder Urogenitaltrakt eröffnet
	Primärer Wundverschluss und, falls erforderlich, geschlossene Drainagen
	Keine Kontamination des Operationsgebietes durch ortsständige Flora oder Infektion (z. B. Schilddrüsen-, Herz-, Gelenkoperation)
Sauber-kontaminierter (bedingt aseptischer) Eingriff	Operationsgebiet mit physiologischer mikrobieller Besiedlung, z. B. Eröffnung des Respirations-, Gastrointestinal- oder Urogenitaltraktes unter kontrollierten Bedingungen ohne ungewöhnliche Kontamination
	Kontamination des Operationsgebietes mit wenig virulenter Flora in mäßiger Keimzahl (z. B. Oropharynx-, Gallenwegs-, vaginale Operation)
Kontaminierter Eingriff	Größerer Bruch in der aseptischen Technik oder deutlicher Austritt von Darminhalt oder Vorliegen einer akuten, aber nichteitrigen Entzündung im Operationsgebiet oder frischer Verletzungswunde
	Erhebliche Kontamination des Operationsgebietes durch endogene Standortflora oder exogene Erreger (z. B. Dickdarmoperation, Operation bei frischer Unfallwunde), Eingriffe mit Eröffnung des Urogenitaltraktes bei kolonisiertem Urin oder mit Eröffnung der Gallenwege bei kolonisierter Gallenflüssigkeiten
Schmutziger oder infizierter (septischer) Eingriff	Eitrige Infektion im Operationsgebiet, Perforation im Gastrointestinaltrakt oder ältere Verletzungswunde mit devitalisiertem Gewebe
	Massive Kontamination des Operationsgebietes durch endogene Standortflora oder exogene Erreger (z. B. Operation nach Darmperforation, bei eitriger Cholezystitis, operative Versorgung einer älteren Verletzungswunde)

1

◼ **Tab. 1.26** CDC[a]-Risiko-Index für postoperative Wundinfektionen

Ermittelt aus	Risikopunkte
1. ASA[b]-Klassifikation	Klasse 3 = schwere systemische Störung (→ 1 Risikopunkt)
	Klasse 4 = schwere und lebensbedrohliche systemische Störung (→ 1 Risikopunkt)
	Klasse 5 = moribunder Patient (→ 1 Risikopunkt)
2. OP-Kontaminationsklasse	Kontaminiert (→ 1 Risikopunkt)
	Septisch (→ 1 Risikopunkt)
3. Operationsdauer	Operation > ›T‹ Stunden (→ 1 Risikopunkt)
Bestehend aus 4 Risikokategorien	Risiko-Score 0 = kein erhöhtes Risiko
	Risiko-Score 1 = mäßiges Risiko
	Risiko-Score 2 = mittleres Risiko
	Risiko-Score 3 = hohes Risiko

[a] *CDC*: Centers for Disease Control and Prevention (Atlanta, USA); [b] *ASA*: American Society of Anesthesiologists; [c] *›T‹*: Zeit, nach der 75% der entsprechenden Eingriffe beendet sind (z.B. Hysterektomie: 2 h, Kolonoperation: 3 h, koronare Bypass-OP 5 h)

◼ **Tab. 1.27** Risikofaktoren für postoperative Wundinfektionen

Endogene Risikofaktoren	Höheres Lebensalter: reduzierte Abwehrfunktionen
	Extremes Übergewicht: Infektionen im Bereich der Inzision durch reduzierte Durchblutung, größeres Wundgebiet, größere operationstechnische Probleme durch das adipöse Gewebe
	Begleitkrankheiten: mehrere schwere Krankheiten
	Nasale Besiedlung mit S. aureus
	Infektion entfernt vom OP-Gebiet an einer anderen Körperstelle
	Kontaminationsklasse des Eingriffs
	Hypothermie während des Eingriffs
Exogene Risikofaktoren	Dauer des präoperativen Aufenthaltes: Je länger, umso schwerer die Erkrankungen und umso größer die Möglichkeit der Besiedlung mit potenziell-pathogenen, auch (multi-)resistenten Erregern
	Präoperative Haarentfernung durch konventionelle Rasur am Abend vor der Operation
	Spezielle Operationstechniken, z.B. erhöhtes Sternuminfektionsrisiko bei koronarer Bypassoperation unter Verwendung der A. mammaria interna, möglicherweise wegen daraus resultierender schlechterer Sternumdurchblutung
	Dauer der Operation: Je länger die Operation, umso höher das Expositionsrisiko für die Wunde und umso größer die Möglichkeit der Gewebetraumatisierung wegen längerer Manipulationen am Gewebe
	Allogene Bluttransfusionen, wenn die Leukozyten nicht weitgehend durch Filtration eliminiert sind

CDC-Risiko-Index

Die Centers for Disease Control and Prevention (CDC, Atlanta, USA) haben Anfang der 1990er-Jahre einen Risikoindex vorgestellt, der zusätzlich zu den Kontaminationsklassen weitere Risikofaktoren berücksichtigt (◼ Tab. 1.26).

Er ermöglicht durch die Stratifizierung in 4 verschiedene Risikokategorien einen aussagefähigen Vergleich der Wundinfektionsraten zwischen den Operateuren einer Klinik sowie mit anderen Abteilungen und Krankenhäusern. Generell kann man die Risikofaktoren in **endogene** und **exogene** Faktoren unterteilen (◼ Tab. 1.27) wobei es sich überwiegend um potenzielle – also nicht in kontrollierten Studien gesicherte – Risikofaktoren handelt.

Multiresistente Erreger (MRE)

In den vergangenen Jahrzehnten hat die Häufigkeit multiresistenter Erreger, insbesondere Methicillin-(Oxacillin-)resistenter S. aureus-Stämme (**MRSA**), weltweit sehr zugenommen. Heute wird dafür vorwiegend der Selektionsdruck durch (Breitspektrum-)Antibiotika verantwortlich gemacht. Ein weiterer Faktor für die Verbreitung von MRE ist eine mangelhafte Umsetzung der Infektionspräventionsmaßnahmen bei der direkten Patientenversorgung, wodurch es zu Erregerübertragungen zwischen den Patienten kommen kann.

> **Nosokomiale Erregerübertragungen kommen überwiegend durch Kontakt (v. a. über die kontaminierten Hände des Personals und über kontaminierte Gegenstände bzw. Instrumente im weiteren Sinne) zustande.**

Dies gilt für alle MRE, die zwar nicht virulenter als empfindliche Bakterienstämme sind, aber für die u. U. nur wenige (und v. a. keine Basis-)Antibiotika bei einer ggf. erforderlichen antimikrobiellen Behandlung wegen einer Infektion zur Verfügung stehen. Für MRSA trifft dies heute allerdings weniger zu als für Enterobakteriazeen (z. B. Extended-Spektrum-Betalaktamase-Bildner [ESBL]), weil es für die Behandlung von MRSA-Infektionen inzwischen mehrere neue Antibiotika gibt (z. B. Linezolid, Tigecyclin).

Isolierung bei MRSA-Patienten

Nationale und internationale Leitlinien empfehlen meist immer noch strikte Isolierungsmaßnahmen: Unterbringung in einem Einzelzimmer, das der Patient nicht verlassen soll, sowie umfangreiche Schutzkleidung für das Personal bei Betreten des Zimmers. Angesichts der Bedeutung, die der »Isolierung« von Patienten mit MRSA zugemessen wird, tritt jedoch in den Hintergrund, dass die Grundlage für die Prävention jeder Erregerübertragung eine gute Standardhygiene, also v. a. Händehygiene ist. Denn die strikten Regeln, die im Falle von MRSA angeblich unverzichtbar sind, haben vorrangig das Ziel, das Personal ständig daran zu erinnern, dass eine Übertragung des Erregers verhindert werden muss. Es sind also an sich supportive Maßnahmen, mit denen die aus zahlreichen Untersuchungen bekannte mangelnde Beachtung der Händehygiene kompensiert werden soll. Mit diesen Barrieremaßnahmen soll sichergestellt werden, dass der MRSA des Patienten nach Ablegen der Schutzkleidung im Zimmer des Patienten bleibt und nicht mit dem Personal, v. a. an dessen Händen, zu anderen Patienten gelangen kann. Die Forderung nach strikter Isolierung von Patienten mit MRSA ist also nicht stringent, sondern vielmehr Ausdruck der Resignation vor der fehlenden sog. Compliance eines Teils des medizinischen Personals, die Standards der Infektionsprävention adäquat zu erfüllen, und darf nicht so verstanden werden, als sei die Effektivität dieser Maßnahmen bei der Prävention von MRSA im Vergleich zu einer guten Standardhygiene belegt.

Konzept »Standardhygiene statt Isolierung«

Isolierungsmaßnahmen können nur bei dem Teil der Patienten angewendet werden, der als MRSA-besiedelt identifiziert ist. Ein wesentlicher Teil der Patienten mit MRSA wird jedoch a) bereits unerkannt besiedelt stationär aufgenommen, b) hat einen solchen Stamm unbemerkt via Übertragung während des Aufenthaltes erworben oder c) weist unter dem Selektionsdruck von Antibiotika im Verlauf der Behandlung unerwartet einen positiven Befund auf. Somit muss unter dem Aspekt der Infektionsprävention die Qualität der Versorgung aller Patienten während der gesamten Behandlung geeignet sein, Erregerübertragungen zu verhindern. Dies gilt natürlich nicht nur für MRSA, sondern für **jeden** Erreger.

> **Auf eine gute Standardhygiene muss im Umgang mit jedem Patienten zu jeder Zeit Wert gelegt werden.**

Wie bei der Prävention von HBV-, HCV- und HIV-Übertragungen muss das Konzept Anwendung finden, dass **jeder** Patient als **potenziell** besiedelt angesehen werden muss und dass demzufolge die Prävention von Erregerübertragungen schon beginnen muss, wenn ein Patient in die (ambulante oder stationäre) Behandlung kommt, und nicht erst, nachdem ein MRE nachgewiesen wurde. Dem Personal muss vermittelt werden, dass Erregerübertragungen in den meisten Fällen durch einfache Maßnahmen vermeidbar sind und dass die **Standardhygiene** – auch bei Ausbrüchen – die größte Bedeutung hat. Demzufolge ist bei Nachweis von MRSA der Einsatz von situationsbezogenen patientennahen Barrieremaßnahmen (Händedesinfektion, Einmal-Handschuhe, Schutzkittel und ggf. Mund-Nasen-Schutz), abhängig von den individuellen Gegebenheiten, wie bei der Versorgung anderer Patienten auch sinnvoll. Mit anderen Worten: Das Personal kann Patienten mit MRSA in der normalen Arbeitskleidung versorgen und legt spezielle Schutzkleidung erst dann an, wenn es die am

Patienten beabsichtigte Tätigkeit erfordert: z. B. Ablegen des Arztkittels und Anlegen einer Schürze sowie von Einmal-Handschuhen vor einem Wundverbandswechsel oder zusätzlich Anlegen eines Mund-Nasen-Schutzes vor dem endotrachealen Absaugen eines intubierten, beatmeten Patienten. Es gelten demnach die Regeln der Standardhygiene wie bei jedem Patienten, also v. a. die häufige Händedesinfektion.

Personaluntersuchungen (z. B. Nasenabstriche) sollten speziellen epidemiologischen Situationen vorbehalten bleiben (z. B. bei Verdacht auf einen Ausbruch). Der Patient seinerseits kann sich, wenn er mobil ist, frei im Krankenhaus bewegen und braucht keinen Mund-Nasen-Schutz zu tragen, wenn er nasal mit MRSA besiedelt ist. Zur Dekolonisierung bei nasaler Besiedlung werden die Patienten mit Mupirocin-Nasensalbe behandelt. Antiseptische Körperwaschungen sind sehr zeit- und personalintensiv und hinsichtlich ihrer mittel- oder langfristigen Effektivität nicht belegt. In der OP-Abteilung sind die gleichen Maßnahmen wie bei allen anderen Eingriffen adäquat. Alle darüber hinaus gehenden Maßnahmen (z. B. Einteilung der Eingriffe bei Patienten mit MRSA immer am Ende des OP-Tages) sind nicht plausibel: Da die Wahrscheinlichkeit einer Übertragung von MRSA im Operationssaal nicht größer ist als bei empfindlichen Stämmen von S. aureus (oder anderen Erregern, wie z. B. E. coli), sind zusätzliche Maßnahmen nicht gerechtfertigt.

> **Wichtig ist auch ein psychologischer Effekt: Der Verzicht auf strikte Isolierungsmaßnahmen im Umgang mit Patienten, bei denen MRSA nachgewiesen wurde, führt zur Entängstigung der Patienten, deren Angehöriger sowie des Personals.**

Für das Personal ist dies beispielsweise auch mit der Erfahrung verbunden, dass jeder dazu beitragen kann, die Qualität der Patientenversorgung zu verbessern, und dass man mit einfachen Mitteln einen für alle sichtbaren Erfolg haben kann, und der Patient erfährt, dass er keine Angst vor einem »gefährlichen« Erreger haben muss. Hinweise (oder gar Belege) dafür, dass durch das Konzept »Standardhygiene statt Isolierung« das Risiko für die Mitpatienten steigen würde, MRSA zu erwerben, gibt es nicht.

In Kürze

Entstehung von Wundinfektionen

Entstehungsmechanismen nosokomialer Infektionen wichtig für effektive Präventionsmaßnahmen. Auch bei optimaler Praktizierung der Maßnahmen der Infektionsprävention bei der Krankenversorgung nur ein (kleinerer) Teil der Krankenhausinfektionen vermeidbar.

- **Erregerspektrum:** Bakterien (v. a. Staphylokokken wie S. aureus und S. epidermidis, E. coli), Pilze (C. albicans). Besondere Probleme mit multiresistenten Erregern (MRSA).
- **Erregerreservoir:** Patient (körpereigene Flora), exogen (Personal, Gegenstände, Luft).

Zu Risikokategorien, ⬛ Tab. 1.25, ⬛ Tab. 1.26, ⬛ Tab. 1.27.

1

1.7.2 Prävention von Wundinfektionen

Maßnahmen beim Personal

Das Personal muss je nach Aufgabengebiet verschiedene teils organisatorische, teils konkrete Maßnahmen beachten, die der Infektionsprävention dienen sollen (sog. Hygienemaßnahmen), von denen aber die meisten in ihrer Effektivität nicht durch aussagefähige Untersuchungen belegt sind

(◘ Tab. 1.28). Viele dieser Maßnahmen sind Rituale, die dem Personal von Generation zu Generation weitergegeben, aber nie wirklich hinterfragt wurden bzw. werden.

Chirurgische Händedesinfektion

Mit der chirurgischen (oder präoperativen) Händedesinfektion soll die Elimination der transienten und eine weitgehende Reduktion der residenten Hautflora erreicht werden. Sie wird

◘ **Tab. 1.28** Maßnahmen beim OP-Personal

Bereichskleidung	Vor Betreten der Operationsabteilung in der Umkleide Kasak, Hose, Haube und Bereichsschuhe anziehen (verdeckt darunter getragene saubere private Kleidung, z. B. T-Shirt mit kurzen Ärmeln, möglich)
	Nach Verschmutzung wechseln
	Vor Verlassen der Abteilung ausziehen (soll sehr sauber sein, weil sie unmittelbar unter dem sterilen OP-Kittel getragen wird, und soll deshalb nicht außerhalb der Operationsabteilung getragen werden)
	Bereichsschuhe aus praktischen Erwägungen (nicht aus Gründen der Infektionsprävention) erforderlich, weil sie häufig während der Eingriffe kontaminiert werden und maschinell gewaschen werden können
Schmuck und Armbanduhren	Schmuck an Händen und Unterarmen nicht mit den Anforderungen an die Infektionsprävention im OP zu vereinbaren (beeinträchtigt ebenso wie Nagellack und künstliche Fingernägel die Händedesinfektion und muss vor dem Operieren ohnehin abgelegt werden)
	Halsketten, Ohrringe und auch Nasenringe (sowie sonstiges Bodypiercing) aus der Sicht der Infektionsprävention irrelevant und deshalb – ebenso wie Brillen – auch im OP möglich
Hände-desinfektion	Vor Betreten des OP-Flurs, d. h. noch im Umkleideraum, durchführen
	Als wichtigste Regel der Standardhygiene auch bei der (prä- und postoperativen) Patientenversorgung in der OP-Abteilung von großer Bedeutung
	Muss vom gesamten Personal (also auch der Anästhesie oder der Kardiotechnik) berücksichtigt werden
Kopfschutz	Soll das Haar vollständig bedecken (für Vollbartträger zusammenhängender Kopfbartschutz)
	Soll verhindern, dass Haare in das Operationsfeld gelangen
	Kein Einfluss auf die Luftkeimzahl im OP-Saal
	Außerhalb der OP-Säle ohne konkreten Nutzen im Sinne der Infektionsprävention (trägt aber dazu bei, dass das Personal immer ordentlich aussieht)
Mund-Nasen-Schutz (Maske)	Nur im Operationssaal während der Operation bei allen anwesenden Personen sinnvoll, auf dem Flur und in den Nebenräumen nicht erforderlich (Bedeutung von Masken für die Infektionsprävention in aller Regel bei weitem überschätzt)
	Masken für das Operationsteam sinnvoll, um den Operationssitus so gut wie möglich zu schützen (außerdem bieten sie Schutz vor verspritzendem Blut)
	Muss dicht am Gesicht anliegen und Mund und Nase vollständig bedecken
	Masken müssen während der Operation nicht routinemäßig, z. B. alle 2 h, gewechselt werden, denn das Risiko einer Kontamination des steril gekleideten OP-Personals und/oder des offenen OP-Situs beim Maskenwechsel ist größer als der postulierte Nutzen frischer Masken
	Zwischen 2 Eingriffen entweder anbehalten oder ablegen und entsorgen. Nicht herunterhängen lassen, da die Innenseite durch die Nasen-Rachen-Flora kontaminiert ist. Nach längerem, aber nicht notwendigerweise nach jedem kurzen Eingriff wechseln
	Für das Reinigungspersonal, das zwischen den Eingriffen den Operationssaal säubert, nicht erforderlich
Sterile Operations-kleidung	OP-Team erhält sterile Kittel und Handschuhe nach der chirurgischen Händedesinfektion
▼	Bei Kittelwechsel während der Operation, erst den Kittel, dann die Handschuhen ausziehen, um Kontamination der Hände zu vermeiden (nach kurzer Händedesinfektion neuen Kittel und Handschuhe anziehen lassen)

Tab. 1.28 (Fortsetzung)	
Sterile Handschuhe	Bei starker Beanspruchung der Handschuhe (z. B. erhöhte Perforationsgefahr in der Traumatologie) grundsätzlich mit doppelten Handschuhen operieren)
	Tragen von doppelten Handschuhen reduziert das Risiko einer Kontamination mit bzw. Inokulation von Blut
	Wechsel der Handschuhe nach Perforation und ggf. nach septischem Teil einer Operation (dazwischen kurze Händedesinfektion)
Verhalten während der Operation	Türen des Operationssaales während der Operation möglichst immer geschlossen lassen, weil sonst die RLT-Anlage ihre Funktion nicht erfüllen kann
	Während der Operation Anzahl der im OP-Saal anwesenden Personen soweit wie möglich reduzieren und unnötigen Personaldurchgang vermeiden
Ablegen der OP-Kleidung	Nach dem Eingriff Kittel, Handschuhe und Maske im OP-Saal in die jeweiligen Entsorgungsbehälter ablegen
	Schuhe bei sichtbarer Kontamination ebenfalls im OP-Saal auszuziehen

von allen steril gekleideten Personen des unmittelbaren Operationsteams vor Betreten des Operationssaales durchgeführt (☐ Tab. 1.29). Die Dauer der chirurgischen Händedesinfektion ist von 5 min noch in den 1980er Jahren über 3 min seit Beginn der 1990er Jahre auf mittlerweile nur noch 1,5 min zurückgegangen. Dies beruht darauf, dass die längeren Desinfektionszeiten nicht mit einer signifikant höheren Keimzahlreduktion verbunden sind. Aber nur sukzessive war es offenbar möglich, kürzere Zeiten für denkbar zu halten und zu

untersuchen. Klinische Studien über den Einfluss unterschiedlicher Zeiten bei der chirurgischen Händedesinfektion auf die Häufigkeit von postoperativen Wundinfektionen gibt es nicht, weil derartige Studienprotokolle nicht realisierbar wären. Die kürzeren Desinfektionszeiten stellen eine wesentliche Erleichterung für das OP-Team dar, nicht nur, weil dadurch Zeit gespart wird, sondern vor allem weil die Haut langfristig weniger belastet wird.

Tab. 1.29 Chirurgische Händedesinfektion	
Erster operativer Eingriff	
Verwendung von alkoholischen Einreibepräparaten	1 min Waschen der Hände und Unterarme bis zum Ellenbogen mit Flüssigseife (nur vor dem 1. Eingriff des Tages bzw. bei Verschmutzung oder Resten von Hautpflegemitteln)
	Nur die Fingernägel und Nagelfalze, nicht die Haut mit der Nagelbürste reinigen
	Haut mit einem sauberen Einmal- oder Baumwolltuch gründlich abtrocknen
	Danach das Händedesinfektionsmittel während 1,5 min in der angegebenen Reihenfolge in ausreichender Menge in die Haut einreiben, so dass die Haut gut benetzt ist: – 30 sec Hände und Unterarme bis unterhalb der Ellenbogen – 30 sec Hände und unteres Drittel der Unterarme (Handschuhbereich) – 30 sec nur noch Hände und Handgelenke – Desinfektionsmittel einreiben, bis die Haut trocken ist
Verwendung antiseptischer Seifen (z. B. Polyvidon-Iodseife)	1 min Waschen der Hände und Unterarme bis zum Ellenbogen (Nagelbürste s. oben)
	Danach z. B. weitere 3 min Waschen mit antiseptischer Seife (Dauer nicht untersucht, Schema s. oben)
	Zum Schluss die Seife unter fließendem Wasser abspülen
	Mit sauberem Baumwolltuch gründlich abtrocknen
Aufeinanderfolgende Eingriffe	
Händewaschen	In der Regel nicht erforderlich (nur bei Verschmutzung bzw. deutlichen Resten von Hautpflegemitteln)
Händedesinfektion	s. oben

Maßnahmen beim Patienten

Im Rahmen der Operationsvorbereitung werden noch auf der Station (in der Regel am Tag vor der Operation) sowie unmittelbar präoperativ in der OP-Abteilung verschiedene Vorkehrungen getroffen, mit denen die Voraussetzungen für die Operation unter dem Aspekt der Infektionsprävention erfüllt werden sollen (◘ Tab. 1.30, ◘ Tab. 1.31).

Die Maßnahmen bei Operationen von Patienten mit sog. septischen Eingriffen (◘ Tab. 1.25) sowie von Patienten mit meldepflichtigen übertragbaren Krankheiten gemäß §§ 6, 7 Infektionsschutzgesetz (z. B. Salmonellose, Tuberkulose) oder von Patienten mit Kolonisierung bzw. Infektion durch multiresistente Erreger (z. B. MRSA, ESBL-Bildner) unterscheiden sich davon nicht. Insbesondere ist weder die Durchführung solcher Eingriffe am Ende des OP-Tages zwingend noch müssen postoperativ spezielle Desinfektionsmaßnahmen vorgenommen werden. Die während des Eingriffs verwendeten Materialien und Gegenstände werden, wie nach jedem Eingriff üblich, entweder entsorgt oder für den Transport zur Aufbereitung bereitgestellt (◘ Tab. 1.32).

Maßnahmen bei blutassoziierten Virusinfektionen
Schutz des Personals vor infizierten Patienten

> Auch Patienten, von denen man (noch) nicht weiß, dass eine mit Blut und Körperflüssigkeiten übertragbare Infektion (Hepatitis-B/C- oder HIV-Infektion) vorliegt, können infektiös sein Daher ist es notwendig, bei allen Patienten die gleichen Vorsichtsmaßnahmen zu beachten.

◘ **Tab. 1.30** Präoperative Vorbereitung des Patienten auf der Station

Körperpflege	Am Vortag baden oder duschen, dabei auf gründliche Reinigung bestimmter Körperregionen wie Nägel oder Bauchnabel achten sowie ggf. farbigen Nagellack entfernen (Beurteilung der peripheren Durchblutung)
	Verwendung antimikrobieller Seife ohne Einfluss auf die Häufigkeit postoperativer Infektionen, so dass für die Körperwaschung am Tag vor dem Eingriff normale Seife verwendet werden kann
Bettzeug	Bett nur frisch beziehen, wenn die Bettwäsche nicht mehr sauber ist
	Gilt auch für sog. septische Patienten und Patienten mit MRSA und anderen MRE
Verbände	Evtl. vorhandene Verbände erneuern, wenn sie nicht mehr frisch sind
Haarentfernung	Haare lassen sich ebenso gut desinfizieren wie die Haut, deshalb möglichst keine Haarentfernung durchführen
	Wenn konventionelle Rasur, dann unmittelbar präoperativ, da minimale, d. h. nicht notwendigerweise sichtbare, Hautläsionen unvermeidbar sind
	Am besten Haarschneidemaschine verwenden, dann auch Haarentfernung am Vortag möglich, da dabei kurze Stoppeln stehen bleiben und keine Hautläsionen entstehen
	Auch Anwendung von Haarentfernungscreme am Vortag möglich (evtl. zuvor Allergietestung durchführen)
Transport in die Operationsabteilung	Patient in der Regel nur mit frischem Operationshemd ohne Unterwäsche bekleidet (saubere persönliche Unterwäsche möglich, wenn sie bei der OP nicht stört)
	Nach Umlagerung vom Bett auf den OP-Tisch über mechanische Hebevorrichtung die Auflagefläche ringsum wischdesinfizieren (z. B. mit alkoholischem Flächendesinfektionsmittel)

◘ **Tab. 1.31** Maßnahmen beim Patienten in der Operationsabteilung

Nach Übergabe an das OP-Personal	In der Regel Haarschutz und bei Regionalanästhesie meist auch Maske (beides verzichtbar, denn zum Infektionsschutz nicht erforderlich)
Hautdesinfektion	Meist vom Operateur nach der chirurgischen Händedesinfektion, aber vor Anziehen des Operationskittels und der Handschuhe vorgenommen
	Wenn erforderlich (z. B. bei Notfalloperation), die Haut über dem Operationsgebiet zuvor abwaschen (z. B. mit Polyvidon-Iodseife)
	Großflächige Desinfektion des Operationsfeldes mit einem geeigneten Hautdesinfektionsmittel, z. B. Polyvidon-Iod-Alkohol-Lösung, während z. B. 3 min, dabei das Desinfektionsmittel mit reichlich getränkten Tupfern auf der Haut verreiben und Tupfer mehrfach wechseln (Dauer nicht untersucht)
Abdecken des Patienten	Sterile Tuchabdeckung durchgeführt von 2 Personen, die schon den sterilen Kittel und die sterilen Handschuhe angezogen haben (die Handschuhe müssen anschließend nicht notwendigerweise gewechselt werden)
	Mehrweg- oder Einwegtücher möglich

◨ Tab. 1.32 Maßnahmen nach der Operation

Instrumenten-entsorgung	Instrumente trocken in die Entsorgungscontainer legen
	Routinemäßiges Einlegen in Desinfektions- oder Reinigungslösung nicht erforderlich und auch hinsichtlich der Lebensdauer der Instrumente nicht empfehlenswert
Wäsche- und Abfallentsorgung	Wäsche und Abfall noch im Operationssaal in die entsprechenden Transportsäcke bzw. –behälter geben (ggf. bei meldepflichtigen übertragbaren Krankheiten Wäsche, die mit infektiösem Patientenmaterial kontaminiert ist, zur sog. infektiösen Wäsche bzw. entsprechenden Abfall zum sog. infektiösen Abfall)
Extubation	Meist in der Ein-/Ausleitung durchgeführt, aber auch im Operationssaal möglich
Transport in den Aufwachraum	Transport in den Aufwachraum (auch bei Patienten mit MRSA und anderen MRE) durch Anästhesiepersonal in der OP-Bereichskleidung
	Umkleiden vor der Rückkehr in die Operationsabteilung nur erforderlich, wenn die Bereichskleidung verschmutzt wurde
Transport auf die Station	Für den Rücktransport des Patienten nicht notwendigerweise frisches Bett erforderlich
	Nur wenn das Patientenbett beim Transport in die Operationsabteilung nicht mehr sauber war, die Bettwäsche teilweise oder vollständig erneuern, bevor der frischoperierte Patient wieder in sein Bett kommt
	Auch das Bettgestell nur dann reinigen, wenn es verschmutzt ist
	Zum Umlagern das saubere Bett z. B. in den Aufwachraum schieben, ohne dass zuvor Desinfektionsmaßnahmen, z. B. an den Rädern, durchgeführt werden müssen

Das Tragen von **doppelten Handschuhen** reduziert das Risiko einer Kontamination mit bzw. Inokulation von Blut: Bei Beschädigungen ist nicht immer auch der innere Handschuh betroffen und im Falle eines Nadelstichs wird durch das Abstreifen des Blutes am Handschuhmaterial die inokulierte Blutmenge vermindert. Schnitt- und Stichverletzungen müssen durch umsichtiges und konzentriertes Arbeiten im Umgang mit scharfen und spitzen Gegenständen vermieden werden. Anstelle des manuellen Fassens und Führens der Nadel muss eine Operationstechnik mit vermehrtem **instrumentellen Arbeiten** angewendet werden. Wenn mit Verspritzen von Blut in die Umgebung zu rechnen ist, müssen Schutzbrillen getragen werden, um Bindehautkontakt zu vermeiden.

Schutz der Patienten vor infizierten Operateuren

 Cave
Übertragungen von HBV oder HCV von infizierten Operateuren auf Patienten sind wiederholt publiziert worden.

Meist wurden dafür intraoperative Verletzungen der Operateure verantwortlich gemacht, wodurch es zu einem Kontakt ihres Blutes mit Blut bzw. Gewebe der Patienten gekommen ist und damit eine Virusübertragung wahrscheinlich wurde. Teilweise sind derartige Verletzungen durch eine modifizierte Operationstechnik vermeidbar, manche Eingriffe sind aber auch besonders verletzungsträchtig.

In einigen Fällen war es jedoch nicht möglich, Übertragungen auf intraoperative Verletzungen der Operateure zurückzuführen. Stattdessen scheinen unbemerkte und nicht blutende Hautschäden sowie – ebenfalls nicht sichtbare – Beschädigungen der OP-Handschuhe ursächlich gewesen zu sein, die z. B. beim sehr festen Knüpfen oder beim Verschluss von Sternotomien entstanden sind. Als entscheidender Risikofaktor wurden in diesen Fällen sehr hohe Viruskonzentrationen der Operateure – bis zu 10^9 Genomäquivalenten/ml (Gäq/ml) Serum – betrachtet, deren Blut bzw. Gewebsflüssigkeit somit sehr infektiös war.

 Infiziertes Personal muss v. a. bei sog. übertragungsträchtigen Eingriffen besondere Vorsichtsmaßnahmen beachten.

Übertragungsträchtige operative Eingriffe bzw. intraoperative Situationen

- Operationen in beengtem Operationsfeld
- Operationen mit unterbrochener Sichtkontrolle
- Lang dauernde Operationen (mit dadurch bedingten Handschuhschäden)
- Sternotomieverschluss (und vergleichbare Situationen mit starker Beanspruchung der Hände beim Knüpfen)

In manchen Fällen sind (vorübergehende) Einschränkungen des Tätigkeitsspektrums erforderlich. Da Infektionen mit HBV oder HCV häufig klinisch inapparent verlaufen, müssen Operateure regelmäßig (z. B. einmal jährlich) die diagnostischen Marker untersuchen lassen, um eine Serokonversion so früh wie möglich zu entdecken und nicht unbemerkt zu einem vermeidbaren Risiko für die Patienten zu werden. Bei Viruskonzentrationen $<10^3$ Gäq/ml ist das Übertragungsrisiko erfahrungsgemäß gering. Eine HBV-Infektion ist allerdings durch die aktive Impfung vermeidbar und somit für jeden Operateur als Pflicht zu betrachten.

1

Perioperative Antibiotikaprophylaxe

❯❯ **Ziel der perioperativen Antibiotikaprophylaxe ist die Keimzahlreduktion und die Wachstumshemmung potenziell pathogener Bakterien im Operationsgebiet, um das Risiko einer Infektion im Operationsgebiet zu reduzieren.**

Jede Antibiotikagabe hat Auswirkungen auf die Normalflora und kann zur Entwicklung bzw. **Selektion resistenter Erreger** führen. Außerdem erhöht ein unangemessener Gebrauch von Antibiotika zur perioperativen Antibiotikaprophylaxe (zu lang und/oder zu breit) die Antibiotikakosten beträchtlich. Die perioperative Antibiotikaprophylaxe sollte **möglichst kurz und »schmal«** sein. Es sollen Basisantibiotika mit Wirksamkeit gegen S. aureus und normale Enterobakteriazeen (z. B. E. coli) sowie ggf. Anaerobier verwendet und möglichst nur eine einzige Dosis (und keine Antibiotikagabe mehr nach Ende der Operation) verabreicht werden.

❗ **Cave**
Breitspektrumantibiotika sind ungeeignet, da sie keine ausreichende Wirksamkeit gegen S. aureus haben, dem häufigsten Erreger von Wundinfektionen unabhängig von der chirurgischen Fachdisziplin.

Praxisbox

Anwendungshinweise für die perioperative Antibiotikaprophylaxe

Intraoperativ müssen hohe Serumspiegel vorhanden sein, weil nur so hohe interstitielle Spiegel erreicht werden. Die Antibiotikagabe muss somit vor der Bildung von Koageln und Hämatomen erfolgen, weshalb die Gabe vor Beginn der Operation erforderlich ist, da Antibiotika bei späterer Gabe nicht sicher, wenn überhaupt, in Koagel etc. penetrieren können. Außerdem müssen dauerhaft hohe Serumspiegel während des gesamten Eingriffs aufrecht erhalten werden. Deshalb sind bei langen Operationen oder bei hohem Blutverlust wiederholte Gaben notwendig.

Die Antibiotikagabe muss unmittelbar vor Beginn der Operation erfolgen, d. h. vor einer potenziellen Kontamination des Gewebes. Die Gabe wird als Kurz-

▼
---

infusion vorgenommen, in der Regel über eine Dauer von 15–20 min. Es wird die übliche therapeutische Dosis verabreicht, in der Regel als Einmal-Gabe. Bei wiederholter Gabe soll das Dosierungsintervall der 2- bis 3-fachen Halbwertszeit entsprechen (z. B. bei Basiscephalosporinen alle 2–3 h).

Auswahl der Antibiotika

❯❯ **Für die Standardprophylaxe ist die Wirksamkeit gegen S. aureus und (normale) Enterobakteriazeen, wie z. B. E. coli erforderlich.**

Insofern sind Basiscephalosporine oder Aminopenicillin-β-Laktamaseinhibitor-Kombinationen gut geeignet. Beispiele für die entsprechenden operativen Fachgebiete sind die Herz- und Gefäßchirurgie, Thoraxchirurgie, Orthopädie, Unfallchirurgie und Neurochirurgie. Wenn eine Beteiligung von **Anaerobiern** möglich ist, kommt die Kombination mit Metronidazol, β-Laktamaseinhibitor oder Clindamycin in Frage, z. B. in der Allgemeinchirurgie, Gynäkologie/Geburtshilfe, Urologie, Hals-Nasen-Ohren-Chirurgie und Zahn-Mund-Kiefer-Chirurgie.

Abhängig von der speziellen Resistenzsituation der Klinik bzw. Abteilung müssen ggf. andere als die Standardsubstanzen angewendet werden. Dies gilt ebenso bei Patienten mit β-Laktamallergie. Dann eignet sich z. B. Clindamycin (in Kombination mit einem Aminoglykosid, wenn Enterobakteriazeen berücksichtigt werden müssen).

Reinigung, Desinfektion und Sterilisation

Reinigung, Desinfektion und Sterilisation sind verschiedene Methoden der Dekontamination, die abhängig davon, welchen Grad der mikrobiellen »Reinheit« man erreichen muss, angewendet werden müssen.

Risikokategorien für Gegenstände

Die Wahl der Dekontaminationsmethode hängt davon ab, welches potenzielle Risiko für den Patienten von einem Gegenstand ausgeht. Unabhängig von der Methode muss für eine vollständige Trocknung gesorgt sein (◘ Tab. 1.33).

◘ Tab. 1.33 Risiko-Kategorien für Gegenstände

Nichtkritische Gegenstände: Reinigung	Kontakt mit intakter Haut, aber nicht mit Schleimhäuten (z. B. Blutdruckmanschette, Stethoskop, Bettgestell, Möbel, Waschbecken, Wände, Fußboden)
	Infektionsrisiko nicht vorhanden oder vernachlässigbar gering
Semikritische Gegenstände: Reinigung und Desinfektion	Kontakt mit Schleimhäuten oder nicht intakter Haut (z. B. Beatmungs-, Narkosezubehör, Endoskope)
	Infektionsrisiko bei Kontamination mit potenziell-pathogenen Mikroorganismen
Kritische Gegenstände: Reinigung und Sterilisation	Kontakt mit dem Blutgefäßsystem und/oder sterilem Gewebe (z. B. Kanülen, chirurgische Instrumente, intravasale Katheter, Blasenkatheter, Implantate)
	Hohes Infektionsrisiko bei Kontamination mit Mikroorganismen aller Art

Reinigung

> **Definition**
>
> Unter Reinigung versteht man die Beseitigung sichtbarer Verunreinigungen (z. B. Schmutz, Staub, organisches Material).

Dabei wird gleichzeitig ein großer Anteil an Mikroorganismen beseitigt.

> **Eine gründliche Reinigung ist der erste und wichtigste Schritt bei der Dekontamination von Gegenständen, weil eine anschließend erforderliche Desinfektion oder Sterilisation nur erfolgreich sein kann, wenn zuvor alle Rückstände entfernt worden sind.**

Desinfektion

> **Definition**
>
> Als Desinfektion bezeichnet man die weitgehende oder vollständige Eliminierung potenziell pathogener Mikroorganismen (außer bakterieller Sporen).

Bei Instrumenten sollen wegen der höheren Sicherheit – und auch aus Gründen des Personalschutzes – vollautomatisch-thermische Verfahren bevorzugt werden, weil die mechanische Komponente mit intensiver Spülung zusätzlich einen wesentlichen Beitrag zur Reduktion der Erreger leistet (◘ Abb. 1.74, ◘ Tab. 1.34).

Für die Dekontamination von Flächen kommt nur die **Wischdesinfektion** in Frage, wobei Reinigung und Desinfektion in einem Arbeitsgang erfolgen.

> ❗ **Cave**
>
> Das Versprühen von Desinfektionsmitteln oder das Verdampfen von Formaldehyd als »Raumdesinfektion« sind längst überholte Maßnahmen, die der Vergangenheit angehören müssen, weil sie ineffektiv und toxikologisch problematisch sind.

Sterilisation

> **Definition**
>
> Sterilisation ist die vollständige Elimination aller mikrobiellen Zustandsformen (inkl. bakterieller Sporen), also sowohl der potenziell pathogenen Mikroorgansimen als auch apathogener Keime.

Abhängig von der Hitzeverträglichkeit des Materials kann eine Sterilisation mit verschiedenen Verfahren erreicht werden, von denen die **Dampfsterilisation (Autoklavieren)** die sicherste Methode ist.

Flächendesinfektionsmaßnahmen in der OP-Abteilung

In den Operationssälen kommt es häufig zu einer Kontamination in der Umgebung des Operationstisches. Deshalb werden

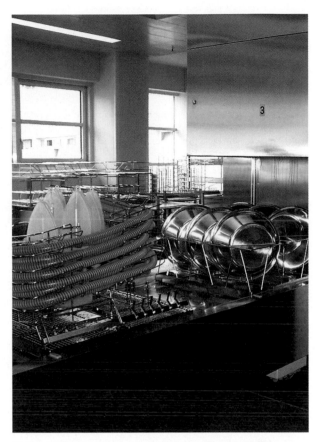

◘ **Abb. 1.74** Taktbandanlage einer Zentralen Sterilgut-Versorgungsanlage (ZSVA). Vollautomatische Reinigung, thermische Desinfektion (z. B. bei 90°C für 5 min) und Trocknung von chirurgischen Instrumenten, Beatmungsschläuchen, Waschschüsseln usw.

Flächendesinfektionsmaßnahmen durch Zusatz eines Desinfektionsmittels zum Wischwasser routinemäßig durchgeführt. In der Operationsabteilung werden dieselben Desinfektionsmittel und Anwendungskonzentrationen wie im übrigen Krankenhaus eingesetzt.

Dies gilt auch nach sog. septischen Eingriffen (inklusive bei MRE), nach Operationen bei Patienten mit blutassoziierten Virusinfektionen sowie bei meldepflichtigen übertragbaren Krankheiten (z. B. Tuberkulose, Salmonellose), bei denen über das übliche Maß hinausgehende Desinfektionsmaßnahmen nur durchgeführt werden müssen, wenn dies vom zuständigen Gesundheitsamt im konkreten Fall angeordnet wurde. Einwirkzeiten müssen nicht abgewartet werden: Sobald die Flächen getrocknet sind, können die Vorbereitungen für den nächsten Eingriff beginnen.

1

❏ **Tab. 1.34** Reinigung, Desinfektion, Sterilisation

Reinigung	Gründliche Reinigung erster und wichtigster Schritt bei der Dekontamination von Gegenständen und Flächen
	Beseitigung sichtbarer Verunreinigungen (z. B. Schmutz, Staub, organisches Material) und eines großen Teils der vorhandenen Mikroorganismen
	Reinigungseffekt durch Zusammenwirken von mechanischer Reinigung und schmutzlösender Wirkung der Reinigungsmittel
	Anzahl an Mikroorganismen zusätzlich durch Trocknung reduziert
	In vielen Fällen sind Reinigungsmaßnahmen für eine adäquate Dekontamination von Gegenständen oder Flächen ausreichend
Desinfektion	Ziel im klinischen Alltag: Reduktion der Zahl potenziell pathogener Keime auf einer Fläche oder einem Gegenstand in dem Maße, dass eine Erregerübertragung nicht mehr möglich ist
	Thermostabile Materialien:
	Physikalisch-thermische Verfahren in vollautomatischen Reinigungs- und Desinfektionsmaschinen
	Seltener Dampfdesinfektion gereinigter und verpackter Gegenstände in Autoklaven
	Thermolabile Gegenstände:
	Vollautomatische maschinelle chemo-thermische oder rein chemische Verfahren
	Manuelle Verfahren der Instrumentendesinfektion mit chemischen Desinfektionsmitteln
	Wegen höherer Sicherheit (und Personalschutz) vollautomatische Verfahren bevorzugen
Sterilisation	*Thermostabile Materialien*:
	Feuchte Hitze: Dampfsterilisation = Autoklavieren
	Trockene Hitze: Heißluftsterilisation
	Thermolabile Gegenstände:
	Plasmasterilisation
	Gassterilisation mit Formaldehyd- und Ethylenoxid
	Sog. Kalt-Sterilisation:
	Mit bestimmten chemischen Desinfektionsmitteln unter definierten Bedingungen ebenfalls Sterilisation möglich (d. h. Eliminierung aller vorhandenen Mikroorganismen bis hin zu bakteriellen Sporen)
	Rekontamination möglich (fehlende Verpackung)
	Erhöhte Störanfälligkeit
	Möglichst nur dann anwenden, wenn die sicheren vollautomatischen Verfahren nicht zur Verfügung stehen

In Kürze

Prävention von Wundinfektionen
- Entscheidend für die Prävention ist die systematische Beachtung der Standardhygiene, also v. a. der Händehygiene, durch alle Personen, die in die Patientenversorgung involviert sind.
- Maßnahmen bei Patienten und Personal, v. a. bei blutassoziierten Virusinfektionen (doppelte Handschuhe, Verletzungen vermeiden, regelmäßige Blutuntersuchungen, HBV-Impfung).
- Perioperative Antibiotikaprophylaxe: »Kurz und schmal«, intraoperativ hohe Serumspiegel, z. B. Basis-

cephalosporine, Aminopenicillin-β-Laktamaseinhibitor-Kombinationen, bei Anaerobiern Kombination mit Metronidazol, β-Laktamaseinhibitor oder Clindamycin.
- Dekontamination von Gegenständen durch gründliche Reinigung, Desinfektion (für Instrumente vollautomatisch-thermische Verfahren, für Flächen Wischdesinfektion) und Sterilisation (Elimination aller mikrobiellen Zustandsformen v. a. durch Dampfsterilisation (Autoklavieren).

1.7.3 Wundverbandswechsel

Da nicht jede Wunde primär heilt oder nicht primär verschlossen werden kann, müssen Ärzte in der chirurgischen Ausbildung frühzeitig darin unterrichtet werden, wann ein Wundverband sinnvoll ist und wie Wundverbände bei offenen und infizierten Wunden sowie in den unterschiedlichen Heilungsphasen so durchgeführt werden, dass Kontaminationen ausgeschlossen sind. Der Zustand der Operationswunde ist ein wichtiges Ergebnis von Operationen. Der Verbandswechsel gibt dem Operateur Gelegenheit, postoperativ mit dem Patienten in Kontakt zu bleiben, indem über den Zustand der Wunde und den Fortgang der Heilung gesprochen wird. Diese Kommunikation hilft dem Patienten auch, über eine unerwartet lange Phase der postoperativen Wundheilung hinwegzukommen.

Primärer Wundverschluss

Bei primär heilenden Operationswunden sind Verbandswechsel nicht mehr erforderlich, wenn der am Ende der Operation gelegte Verband **48 h** danach entfernt wird. Bei primärem Wundverschluss ist eine Wunde ohne Drainage nach spätestens 48 h nicht mehr kontaminationsgefährdet. Die Wunden können offen bleiben oder mit einem Pflasterstreifen bedeckt werden. Sie müssen aber weiterhin **beobachtet** und darauf kontrolliert werden, dass die Wundheilung ungestört abläuft und nicht z. B. sekundäre Dehiszenzen entstehen.

> Jede Wunde jedoch, die, obwohl primär verschlossen, nicht an jeder Stelle primär verheilt, und alle Wunden, die bis zu einem sekundären Verschluss offen gelassen werden, benötigen einen Verband zum Auffangen des Wundsekrets und zum Schutz vor Kontamination.

Jede Flüssigkeit zum **Spülen von Wunden** muss steril sein. Leitungswasser ist nicht keimfrei und kann sog. Wasserbakterien, z. B. Pseudomonas spp., enthalten. Beim Duschen infizierter Wunden mit Leitungswasser kann es also zu einer sekundären Kontamination der Wunde kommen, wenngleich der damit erzielte mechanische Spüleffekt positiv ist, weil Sekretreste und nekrotisches Gewebe auf schonende Art gründlich entfernt werden.

Praxisbox

Wundverbandswechsel

- Wenn die Wundflächen groß sind und damit das Risiko der Kontamination der Arbeitskleidung besteht, Arztkittel vorher ablegen und z. B. Einmalschürze umbinden.
- Händedesinfektion durchführen und Einmal-Handschuhe anziehen.
- Verband bis auf die wundabdeckenden Kompressen entfernen und vorsichtig in einen gut erreichbaren Abfalleimer entsorgen.

▼

- Danach die wundabdeckende Kompresse mit steriler Pinzette abnehmen und ebenfalls ohne Kontamination der Umgebung sofort entsorgen.
- Handschuhe ausziehen und Händedesinfektion durchführen, anschließend mit No-Touch-Technik weiterarbeiten, d. h. kein Kontakt der Wunde mit den Händen, sondern nur mit sterilen Instrumenten.
- Reinigung der Wunde wie im individuellen Fall erforderlich (z. B. Kompressen mit Kochsalzlösung tränken und die Umgebung der Wunde sauber wischen).
- Antiseptikum auf die Wundfläche auftragen und trocknen lassen.
- Frische Wundauflagen auflegen und geeignet fixieren.
- Arbeitsfläche des Verbandswagens z. B. mit alkoholischem Flächendesinfektionsmittel wischdesinfizieren.
- Abschließend nochmals Händedesinfektion und Dokumentation des Zustands der Wunde im Krankenblatt.

Nach Möglichkeit soll beim Verbandswechsel zu zweit gearbeitet werden, weil dadurch das aseptische Arbeiten erleichtert wird. Unabhängig davon, ob die Wunden infiziert sind oder nicht, soll der Verbandswagen zum Patienten mitgenommen werden. Denn man hat im Zimmer des Patienten praktisch nie eine geeignete Ablagefläche zur Verfügung, auf der man z. B. ein Tablett mit den notwendigen Materialien abstellen kann (wenn das Verbandsmaterial in diesen Fällen nicht ohnehin in die Kitteltaschen gesteckt und dann letztlich auf dem Patientenbett abgelegt wird). Diese Improvisation wird auf die Patienten eher unprofessionell wirken. Ein solches Vorgehen ist darüber hinaus mit den Erfordernissen eines unter aseptisch Kauteln durchzuführenden Verbandswechsels nicht zu vereinbaren.

Aseptischer Verbandswagen

Obwohl eine verbreitete Gepflogenheit, ist es dennoch nicht sinnvoll, für »aseptische« (nichtinfizierte) und »septische« (infizierte) Wunden 2 verschiedene Verbandswagen vorzuhalten. Denn dieses System impliziert die Möglichkeit der Kontamination der dort gelagerten Utensilien bei der Versorgung infizierter Wunden und die nachfolgende Übertragung der Erreger dieser Wunden auf andere Patienten. Eine Kontamination muss jedoch nicht nur bei nichtinfizierten Wunden vermieden werden, sondern kann selbstverständlich auch bei bereits infizierten Wunden nicht toleriert werden. Diese Zusammenhänge sind an sich unbestritten, dass aber dennoch vielerorts an einer Trennung zwischen »aseptischen« und »septischen« Patienten festgehalten wird, ist nur ein Beispiel für die mangelnde Folgerichtigkeit, die Empfehlungen von »Hygienemaßnahmen« zugrunde liegen kann (▶ Abschn. 1.7.1). Als Vertreter einer medizinischen Disziplin, die selten mit »harten« Daten (wie bei naturwissenschaftlich orientierten Fächern) argumentieren kann, sondern sich zu einem beträchtlichen Teil auf die meist als »weich« bezeichneten epidemiologischen Daten stützen muss, scheint die Krankenhaushygiene für Denkbarrieren und Fiktionen besonders anfällig zu sein.

1

Antiseptische Wundbehandlung

Primär heilende Wunden müssen nicht in regelmäßigen Abständen mit einem Antiseptikum behandelt werden. Man entfernt also ca. 48 h postoperativ den noch im Operationssaal gelegten Verband, säubert die Wunde ggf. und kann anschließend noch einmal ein Antiseptikum auf die Wunde geben. Sind Drainagen vorhanden, ist eine regelmäßige antiseptische Behandlung an deren Austrittsstelle sinnvoll, bis die Hautdefekte nach ihrer Entfernung wieder verschlossen sind. Nahtmaterial und Hautklammern werden mit sterilen Instrumenten nach gründlicher Desinfektion der Naht entfernt.

> **In Kürze**
>
> **Wundverbandswechsel**
> - Primärer Wundverschluss: nach 48 h kein Verband mehr nötig, aber weiterhin Kontrolle (Infektion, Dehiszenzen).
> - Möglichst aseptischer Verbandswechsel: Verbandswagen (keine Trennung in septisch und aseptisch nötig), möglichst zu zweit, sterile Spülflüssigkeit für die Wunde (kein Leitungswasser), regelmäßige antiseptische Behandlung bei Drainagen.

1.7.4 Surveillance postoperativer Wundinfektionen

Das **Infektionsschutzgesetz (IfSG)** fordert im § 23 die sog. Surveillance nosokomialer Infektionen in der operativen Medizin (auch im ambulanten Bereich).

> **Definition**
>
> Surveillance bedeutet Überwachung und hat im epidemiologischen Kontext von Krankenhausinfektionen eine erweiterte Bedeutung, die man als kontinuierliche systematische Beobachtung, Analyse, Interpretation und Berichterstattung umschreiben kann.

Aus den Ergebnissen der Surveillance können ggf. Maßnahmen zur Lösung von Infektionsproblemen abgeleitet werden. Für die Überwachung der postoperativen Infektionen im Operationsgebiet sollte ein typischer operativer Eingriff ausgewählt werden, der häufig durchgeführt wird und mit einem relevanten postoperativen Infektionsrisiko assoziiert ist. Die Auswahl einer solchen sog. Indikatoroperation kann jede chirurgische Abteilung individuell treffen. Es werden dann nur die Patienten beobachtet, bei denen dieser Eingriff vorgenommen wurde.

Berechnung der Infektionsraten

Für die Berechnung der postoperativen Wundinfektionsraten wird die Anzahl der Wundinfektionen nach bestimmten operativen Eingriffen (z. B. Cholezystektomie) auf alle Patienten

Tab. 1.35 Stratifizierte Wundinfektionsraten

Risiko-Score	Anzahl der Operationen	Anzahl der Wundinfektionen	Stratifizierte Wundinfektionsrate
0	42	1	2,4%
1	55	2	3,6%
2	37	3	8,1%
3	24	4	16,7%
Alle Operationen	158	10	6,3%

bezogen, bei denen dieser Eingriff während des Beobachtungszeitraumes (z. B. 1 Jahr) durchgeführt wurde: Die Rate gibt die **Inzidenz von Wundinfektionen** für alle Patienten an, bei denen die Indikatoroperation durchgeführt wurde, und wird in Prozent angegeben.

Stratifizierung nach Risikokategorie

Für einen aussagefähigen späteren Vergleich von Wundinfektionsraten mit den Ergebnissen zurückliegender Zeiträume oder mit Referenzdaten wird ebenfalls eine Inzidenzrate berechnet, aber nur auf die jeweilige Risikokategorie gemäß CDC-Risiko-Index (**Tab. 1.26**) bezogen. Für diese sog. **stratifizierte Wundinfektionsrate** wird die Anzahl der Wundinfektionen bei den Patienten der einzelnen Risikokategorien durch die Gesamtzahl der Patienten mit der Indikatoroperation in der jeweiligen Risikokategorie dividiert. Für Vergleiche zieht man nur die Infektionsraten derselben Risikokategorie heran, um nur Patienten mit vergleichbarem Risiko einander gegenüber zu stellen (**Tab. 1.35**).

1.7.5 Baulich-technische Maßnahmen zur Prävention postoperativer Infektionen

Bauliche Konzeption von Operationsabteilungen

Operationsabteilungen werden baulich und organisatorisch vom übrigen Krankenhausbereich durch Vorräume (sog. Schleusen für Personal-, Material- und Geräte) abgetrennt. Die bauliche Konzeption muss ein störungsfreies Ineinandergreifen der verschiedenen Organisationsabläufe ermöglichen.

Raumlufttechnische Anlagen (RTL-Anlagen)

Moderne RLT-Anlagen in Operationsabteilungen führen keimarme bis nahezu keimfreie Luft in die angeschlossenen Räume. In Deutschland wurden RLT-Anlagen für OP-Abteilungen jahrzehntelang so geplant, dass sämtliche Räume der Abteilung (also auch Flure, Diktatkabinen und Aufenthaltsräume) 3-stufig gefiltert wurden, d. h. mit Grobfilter, Feinfilter und endständigem Schwebstofffilter, der 99,97% aller schwebenden Partikel (<5 µm) zurückhält. Dieser hohe lufttechnische Aufwand ist jedoch nur in den Operationssälen gerechtfertigt. Für die Notwendigkeit spezieller strömungstechnischer Vorkehrungen in OP-Sälen (LAF = Laminar Air Flow oder TAV = turbulenzarme Verdrängungsströmung) gibt es jedoch keine Grundlage. Mit der letzten Fassung der DIN 1946/4 (RLT-Anlagen in Gebäuden und Räumen des Gesundheitswesens) von 2008 wurde aber von dem zuständigen DIN-Ausschuss (fast ausschließlich bestehend aus Technikern und Vertretern der einschlägigen Industrie) ein RLT-Konzept vertreten, das eine solche aufwändige Technik für alle Operationen (im Gegensatz zu sog. Eingriffen) und damit für jeden OP-Saal (sog. Raumklasse Ia im Gegensatz zu Raumklasse Ib im sog. Eingriffsraum) fordert. Damit wird die DIN 1946/4 (2008) den heutigen wissenschaftlichen Erkenntnissen über die Rolle der Luft als Erregerreservoir für postoperative Wundinfektionen nicht gerecht. Aus diesem Grunde hat sich die Kommission für Krankenhaushygiene und Infektionsprävention (KRINKO) beim Robert-Koch-Institut von dieser DIN-Norm in einer Stellungnahme distanziert (Epidemiologisches Bulletin 4/2010; www.rki.de): »Die Studienlage zum infektionsprophylaktischen Effekt von (...) RLT-Anlagen mit (...) TAV zeigt gegenwärtig (Stand: 12/2009) keinen Vorteil in Bezug auf die Prävention von postoperativen Wundinfektionen/Infektionen im Operationsgebiet (Kategorie III, keine Empfehlung, ungelöste Frage). Eine Differenzierung in Raumklasse Ia und Ib ist somit unter diesem Gesichtspunkt nicht gerechtfertigt.« Eine DIN-Norm ist keine Rechtsvorschrift, sondern eine Regel der Technik. Als solche muss sie zu den verschiedenen Fragestellungen darstellen, welche technischen Möglichkeiten vorhanden sind bzw. welche Gegebenheiten ggf. aktuell erforderlich sind, sofern der Sachverstand im DIN-Ausschuss dazu Stellung nehmen kann. Medizinische Sachverhalte gehören jedoch nicht zur Kompetenz eines Ausschusses für technische Regelwerke, und das bedeutet, dass die Frage, welche Art von RLT-Anlage (incl. Filterung und Strömungstechnik) ausreichend bzw. erforderlich ist, von Medizinern auf dem Boden der wissenschaftlichen Erkenntnisse beantwortet werden muss.

Weiterführende Literatur

Jarvis WR (Hrsg) (2007) Bennett & Brachman's Hospital infections, 5. Aufl. Wolters Kluwer Lippincott Williams & Wilkins , Philadelphia
Kappstein I (2009) Nosokomiale Infektionen – Prävention, Labor-Diagnostik, Antimikrobielle Therapie, 4. Aufl. Georg Thieme Verlag, Stuttgart
Mayhall CG (Hrsg.) (2004) Hospital epidemiology and infection control. 3. Aufl., Lippincott Williams & Wilkins, Philadelphia

1.8 Chirurgisch relevante Schockformen

P. Krebs, J. Bail, A. Junger

In der Umgangssprache wird der Begriff »Schock« für sehr unterschiedliche körperliche und psychische Zustände gebraucht. Diese reichen vom körperlich schwer Verletzten bis hin zum psychisch »Schockierten«, aber körperlich Unversehrten, z. B. nach einem schweren psychischen Trauma (Verlust eines Angehörigen). Im Jahr 1737 beschrieb der französische Chirurg Le Dran[16] die Symptomatik von Patienten mit schweren Schusswunden als »Choc«.

In medizinischen Sprachgebrauch versteht man unter **Schock** einen lebensbedrohlichen physischen Zustand unterschiedlicher Genese, der mit einer kritischen Beeinträchtigung der Organperfusion (Mikro- und Makrozirkulation) und konsekutivem Missverhältnis zwischen Sauerstoffangebot und Sauerstoffbedarf einhergeht.

Je nach Ursache können folgende Schockformen unterschieden werden:

- Hypovolämischer Schock
- Hämorrhagischer Schock
- Septischer Schock
- Neurogener Schock
- Anaphylaktischer Schock
- Kardiogener Schock

All diese Schockformen können im Zeitverlauf über das klinische Bild einer generalisierten inflammatorischen Reaktion, einem sog. Systemischen Inflammatorischen Response Syndrom (engl. **Systemic Inflammatory Response Syndrome, SIRS**), zu einem Multiorganversagen (**MOV**) führen, das mit einer sehr hohen Sterblichkeit einhergeht.

Am Anfang dieses Kapitels wird zunächst diese systemische inflammatorische Antwort (SIRS) und das daraus resultierende Multiorganversagen näher beschrieben, bevor die für das Fachgebiet der Chirurgie besonders relevanten Schockformen dargestellt werden.

Zu den unterschiedlichen Schockformen, ◘ Tab. 1.36

1.8.1 Systemisches inflammatorisches Response Syndrom (SIRS)

▪▪ Definition

Im Jahre 1992 wurde im Rahmen einer Konsensuskonferenz des American College of Chest Physicians und der Society of Critical Care Medicine (ACCP/SCCM) eine Definition dieses klinischen Syndroms erarbeitet.

Ein SIRS wird rein deskriptiv beschrieben und liegt vor, wenn mindestens 2 der folgenden Bedingungen erfüllt sind.

---

16 Henri François Le Dran, Chirurg, Paris, 1685–1770

1

◘ **Tab. 1.36** Schockformen

Schockform	Ursache	Besonderheiten	Therapie
Hypovolämisch	Dehydratation, z. B. Durchfälle, Verbrennungen	Hypovolämie periphere Vasokonstriktion und Zentralisation blasse, kühle Haut Blässe, Kaltschweißigkeit	Therapie der Grunderkrankung, z. B. Ileus, Pankreatitis Ausgleich des Volumenmangels (Infusionen)
Hämorrhagisch	Starke Blutung, z. B. Trauma, Operation	s. o. zusätzlich Anämie	Chirurgische Blutungskontrolle Volumentherapie, u. a. Blutprodukte unterstützend Normalisieren der Hämostase
Septisch	Infektion (Bakterien, Viren, Pilze)	Inflammatorische Effekte im Bereich der Mikrozirkulation (Vasodilatation und Ödembildung) mit relativer Hypovolämie und Hypotonie Störung der Gewebeoxygenierung	Herdsanierung, antimikrobielle Therapie (Antibiotika) sowie differenzierte Volumen- und Katecholamintherapie
Neurogen	Periphere oder zentrale neurologische Schädigung, z. B. Hirnstammschädigung oder akuter Querschnitt	Störung der Kreislaufregulation mit Vasodilatation und konsekutiver relativer Hypovolämie	Therapie der neurologischen Störung sowie differenzierte Volumen- und Katecholamintherapie
Anaphylaktisch	Anaphylaktische und anaphylaktoide Reaktion, z. B. Antibiotika, Latexallergie, Röntgenkontrastmittel	IgE-Antikörper-vermittelte oder direkte Freisetzung von Histamin, Serotonin, Bradykinin mit Vasodilatation und relativer Hypovolämie Quaddelbildung und Gewebsödem Bronchospasmus	Entfernung der auslösenden Substanz (Allergen) und Stoppen der überschießenden Immunreaktion (Adrenalingabe, Antihistaminika), differenzierte Volumen- und Katecholamintherapie
Kardiogen	– Myokardiales Pumpversagen, z. B. Myokardinfarkt, Myokarditis, – rhythmogenes Pumpversagen, z. B. Tachykardien, Asystolie, – mechanische Pumpversagen, z. B. Vitien, Lungenembolie	Erniedrigter systolischer Blutdruck (RR ≤90 mmHg) Vermindertes Herzzeitvolumen (Herzindex ≤2,2 l/min/m² Körperoberfläche) Erhöhter linksventrikulärer Füllungsdruck (LVEDP >15 mmHg)	Therapie der Grunderkrankung, z. B. Lyse bei Herzinfarkt Wiederherstellen einer ausreichend kardialen Pumpfunktion (Inotropika, Diuretika)

Bedingungen für das Vorliegen eines SIRS (SIRS; mindestens 2 Kriterien)

▬ Fieber (≥38°C) oder Hypothermie (≤36°C)
▬ Tachykardie (Herzfrequenz ≥90/min)
▬ Tachypnoe (Frequenz ≥20/min) oder Hyperventilation (paCO2 ≤4,3 kPa/≤33 mmHg)
▬ Leukozytose (≥12.000/mm³) oder Leukopenie (≤4.000/mm³) oder ≥10% unreife Neutrophile im Differenzialblutbild

■■ **Ätiologie**

Während eine lokale Entzündungsreaktion auf eine bestimmte Körperregion beschränkt bleibt, handelt es sich bei dem SIRS um eine systemische Entzündungsreaktion des Körpers, also eine komplexe systemische inflammatorische Wirtsreaktion auf eine Noxe unterschiedlicher Genese.

Das SIRS kann u. a. durch folgende Erkrankungen getriggert werden: Neben lokalen Entzündungen (z. B. Pneumonien, Wundinfektionen, Darmperforation mit Peritonitis) kommen schwere Traumata (Polytraumen), Schock, Verbrennung, schwere Blutungen, Ischämien, große Operationen (z. B. Herzoperationen) und auch nekrotisierende Pankreatiden in Frage.

■■ **Pathophysiologie und Klinik**

Durch die jeweilige endogene oder exogene Noxe kommt es zur lokalen Aktivierung von zellulären Bestandteilen (Lymphozyten, Makrophagen) und humoralen Kaskadensystemen (Gerinnungssystem, Kinin-Kallikrein-System, Komplementsystem) und konsekutiv zur Freisetzung von inflammatorischen Mediatoren und Zytokinen (u. a. TNF, IL6, NO). Diese lokale Entzündung stellt eine physiologische Abwehrreaktion dar und dient der Wiederherstellung der Integrität des Organismus.

Damit sich die Entzündungsreaktion nicht unkontrolliert ausbreitet, versucht der Körper nun mithilfe seiner anti-inflammatorischen Systeme, z. B. durch die Freisetzung von entzündungshemmenden Mediatoren (IL4, IL10) und Hormonen (Kortisol), dem kompensatorisch entgegenzuwirken um die Entzündung zu begrenzen. Diese generalisierte Immunreaktion wird als **CARS** (Compensatory Anti-inflammatory Response Syndrome) bezeichnet und birgt das Risiko der verminderten Immunkompetenz und Infektabwehr.

Versagt die Antiinflammation so kommt es zu einer überschießenden Entzündungsreaktion, die sich im gesamten Organismus ausbreitet, häufig mit Tachykardie, Fieber und Blutdruckabfall einhergeht und dann als **SIRS** bezeichnet wird. Diese generalisierte unkontrollierte Inflammation ist für den Organismus schädlich. Das gleichzeitige Ablaufen beider Reaktionen wird als **MARS** (Mixed Antagonistic Response Syndrome) bezeichnet.

> ❯ Jegliche Inbalance zwischen diesen pro- und antiinflammatorischen Systemen ist potentiell gefährlich.

Proinflammatorische Mediatoren führen in der **Mikrozirkulation** u. a. zur Gerinnungsaktivierung und zur Leukozytenadhäsion im Bereich des Endothels. Durch die vermehrte Freisetzung und Synthese von NO kommt es zur Vasodilatation. Die gleichzeitig eintretende vaskuläre Permeabilitätsstörung hat ein perivaskuläres und interstitielles Ödem zur Folge. Dieser Flüssigkeit-Shift ins Gewebe und die weitgestellten Arteriolen führen zu einer relativen Hypovolämie auf Ebene der **Makrozirkulation** und zum Abfall des arteriellen Blutdrucks.

▪▪ Diagnostik
Die Diagnose wird anhand der oben beschriebenen 3 klinischen Zeichen und des Differenzialblutbildes gestellt.

> ❯ Die SIRS-Kriterien sind sehr unspezifisch und müssen sehr sorgfältig im klinischen Kontext interpretiert werden.

Die Kriterien wurden primär entwickelt, um für zukünftige Studien kritisch Kranke objektiver klassifizieren zu können.

▪▪ Therapie
Die Therapie hängt von der primären Noxe und Schockform ab und wird in den jeweiligen Unterkapiteln besprochen.

1.8.2 Multiorganversagen

Definition

Unter einem Multiorganversagen (**MOV**) oder auch Multi Organ Dysfunction Syndrome (**MODS**) versteht man das gleichzeitige oder sequentielle Versagen von mindestens 2 lebenswichtigen Organsystemen.

▪▪ Ätiologie
Meist geht dem Multiorganversagen ein schweres SIRS voraus, das durch eine primär lokal begrenzte Noxe getriggert wurde

(► Abschn. 1.8.1). Im fortgeschrittenen Verlauf kann es dann zu einer Kreislaufinstabilität kommen und zu einer kritischen Minderperfusion verschiedener Organe mit einem **Missverhältnis zwischen Sauerstoffangebot und Sauerstoffverbrauch**. Wie bereits oben dargestellt, führt die generalisierte Entzündungsreaktion zu einer Endothelzellschädigung und Permeabilitätszunahme (**capillar leak**) in der Mikrozirkulation mit Entwicklung von interstitiellen Ödemen, welche die Sauerstoffversorgung weiter beeinträchtigen.

▪▪ Pathophysiologie und Klinik
Die Klinik des Multiorganversagens hängt von den jeweils betroffenen Organen ab. Die Mortalität steigt mit der Anzahl der betroffenen Organe dramatisch an (bei 3 oder mehr Organsysteme über 80%!).

Herz und Kreislauf Zirkulierende Mediatoren und Endotoxine haben vasodilatatorische (z. B. NO) und direkt negativ inotrope (TNF) Effekte. Hieraus resultieren massive Blutdruckabfälle bis hin zur therapieresistenten Vasoplegie und eine erheblich eingeschränkte Pumpfunktion (**septische Kardiomyopathie**). Nicht nur die systolische Pumpfunktion ist dabei beeinträchtigt, sondern auch die diastolische Funktion (Relaxierung) ist durch das interstitielle intramyokardiale Ödem reduziert. Die Therapie gestaltet sich rein symptomatisch und besteht aus einer differenzierten Katecholamin- und Volumentherapie.

Lunge Das klassische Lungenversagen äußert sich durch eine akute respiratorische Insuffizienz mit Hypoxämie. Je nach Auswirkung der Hypoxämie unterscheidet man anhand des p_aO_2/FiO_2-Quotienten zwischen einem **Acute Lung Injury** (200–300 mmHg, **ALI**) und dem **Acute Respiratory Distress Syndrome** (≤200 mmHg, **ARDS**) mit morphologischem Umbau des Lungengewebes. Im Röntgenbild finden sich bilaterale Infiltrate und Zeichen eines intraalveolären Lungenödems. Die ödembedingten massiven Atelektasen führen zu einem erheblichen intrapulmonalen Shunt und zur Hypoxämie. Mit lungenprotektiven Beatmungsverfahren (niedrige Atemzugvolumina mit PEEP, positive end-expiratory pressure), negativer Bilanzierung und ggf. extrakorporalen Lungenersatzverfahren (ECMO) wird versucht die Funktion der Lunge bis zur Selbstheilung zu unterstützen.

Niere Das **akute Nierenversagen (ANV)** per se geht mit einer deutlich erhöhten Mortalität einher. Durch Vasodilatation, verminderten Blutdruck, Minderperfusion sowie durch verschiedene Mediatoren kommt es zum Abfall der renalen Filtrationsrate. Bei abnehmender Urinausscheidung steigen die nierenpflichtigen Substanzen im Plasma an (Kreatinin, Harnstoff). Durch den Einsatz von Nierenersatzverfahren (Hämofiltration bzw. -dialyse) kann der Funktionsausfall auch längerfristig kompensiert werden.

Leber und Gastrointestinaltrakt Im Splanchnikusgebiet führt die Perfusionsstörung mit Ödembildung und Gewebeischämie zur hepatischen Dysfunktion und Verlust der Darmintegrität.

1

Vor allem der Gastrointestinaltrakt spielt im Rahmen des MOV eine wichtige Rolle. Durch die Darmischämie kommt es zur Schädigung der Mukosa und zur Translokation von Bakterien aus dem Darmlumen in das Gefäßsystem.

❯ **Die daraus resultierende Bakteriämie oder Toxinämie kann sowohl für die Entstehung als auch für die Aufrechterhaltung eines Multiorganversagens verantwortlich sein.**

Die Zeichen einer gestörten Leberintegrität (Plasmabilirubin >2,0 mg/dl, Gerinnungsstörungen, Hypoglykämien) sind meist erst relativ spät im Krankheitsverlauf zu beobachten und prognostisch ungünstig.

Therapeutisch ist die Optimierung des Sauerstoffangebotes durch eine zielgerichtete Kreislauftherapie entscheidend. Zudem wird eine frühe enterale Ernährung über entsprechende Sonden (Magensonde, Gastroduodenalsonde) angestrebt. Die Erwartungen an die in den letzten Jahren entwickelten Leberersatzverfahren (z. B. Albumindialyse) haben sich nur zum Teil erfüllt.

Gerinnung Im Rahmen der inflammatorischen Reaktion kommt es zur generalisierten überschießenden Aktivierung des Gerinnungssystems mit Verbrauch von Gerinnungsfaktoren und gesteigerter Fibrinolyse. Diese **disseminierte intravasale Koagulopathie** oder auch kurz **DIC** (Disseminated Intravascular Coagulation) genannt, führt zu einer verstärkten Blutungsneigung und endet schlussendlich in einem Zusammenbruch der Blutgerinnung. Neben der Behandlung des ursächlichen Grundleidens spielt die Transfusions- und Hämotherapie v. a. mit Gerinnungspräparaten eine entscheidende Rolle.

Nervensystem Bereits früh im Rahmen einer kritischen Erkrankung kommt es zu einer zerebralen Dysfunktion mit Abnahme der kognitiven Leistung. Häufig sind zerebrale Symptome wie Verwirrtheit und Somnolenz die ersten Zeichen einer kritischen Erkrankung. Bei längerem intensivpflichtigen Krankheitsverlauf ist bei vielen Patienten zudem eine **Critical Illness Polyneuropathie (CIP)** mit schlaffer Parese festzustellen, die schwierig zu therapieren ist und mit einer schlechten Prognose einhergeht. Neben der Vermeidung von Muskelrelaxantien und Glukokortikoiden spielt hier die möglichst flache Sedierung und die frühe Mobilisierung eine entscheidende Rolle.

■■ **Diagnostik**

Die Diagnose wird organspezifisch gestellt und ergibt sich aus dem Gesamtbild der Einzeldiagnosen. Als globaler Parameter für eine allgemeine Sauerstoffunterversorgung in den verschiedenen Organen (Hypoxämie) wird häufig die Serum-Laktatkonzentration bestimmt. Es muss allerdings bedacht werden, dass eine erhöhte Laktatkonzentration sowohl von einer gesteigerten Produktion in den verschiedenen Organen aufgrund eines gesteigerten anaeroben Stoffwechsels, als auch durch einen verminderten Laktatabbau in der Leber verursacht sein kann.

Zur Beurteilung von Schweregrad und Verlauf eines MOV werden verschiedene Score-Systeme eingesetzt. Von den verschiedenen existierenden Scoring-Systemen soll an dieser Stelle nur auf den **Sequential Organ Failure Assessment (SOFA) Score** näher eingegangen werden. Er beinhaltet mit nur 6 einfachen Parametern wesentlich weniger Variablen als sonstige Scores und ist somit relativ einfach anwendbar (◻ Tab. 1.37). Obwohl der SOFA-Score primär zur Beschreibung von Organdysfunktionen und -ausfällen entwickelt wur-

◻ **Tab. 1.37** Bewertungssyteme des SOFA-Scores (Sequential Organ Failure Assessment Score)

Parameter	1 Punkt	2 Punkte	3 Punkte	4 Punkte
Respiration				
p_aO_2/FiO_2 [mmHg]	<400	<300	<200[1]	<100[1]
Koagulation				
Thrombozyten [10^3 mm^3]	<150	<100	<50	<20
Leber				
Bilirubin [mg/dl]	1,2–1,9	2,0–5,9	6,0–11,9	>12,0
Herz-Kreislauf-System Hypotension[2]	MAP <70 mmHg	Dopamin ≤5 oder Dubutamin (jede Dosis)	Dopamin >5 oder Adrenalin ≤0,1 oder Noradrenalin ≤0,1	Dopamin >15 oder Adrenalin >0,1 oder Noradrenalin >0,1
ZNS				
Glasgow-Koma-Skala	13–14	10–12	6–9	<6
Niere				
Kreatinin [mg/dl]	1,2–1,9	2,0–3,4	3,5–4,9	>5,0
oder Urinausfuhr [ml/Tag]			<500	<200

[1] mit Beatmungsunterstützung; [2] Katecholamine: Verabreichung für mindestens 1 h, Dosis in µg/kg×min

de, konnte eine gute Korrelation mit dem Outcome nachgewiesen werden.

▪▪ Therapie

Die wesentlichen intensivmedizinischen Grundprinzipien in der Therapie des Multiorganversagens sind die Therapie der Grunderkrankung sowie die symptomatische Therapie der einzelnen Organversagen. Letzteres beinhaltet die verschiedenen organunterstützenden Maßnahmen (z. B. Beatmung, Katecholamintherapie) sowie die einzelnen Organersatzverfahren (z. B. Dialyse, ECMO). Ein weiterer wesentlicher Aspekt ist die Optimierung des globalen Sauerstoffangebots u. a. durch die frühzeitige und zielgerichtete Kreislauftherapie mit Volumengabe und medikamentöser Kreislaufunterstützung.

1.8.3 Hypovolämischer Schock

▪▪ Definition

Der Begriff hypovolämischer Schock (◘ Tab. 1.36) bezeichnet verschiedene Schockformen, denen ein intravasaler Flüssigkeitsverlust gemeinsam ist.

Beim Gesunden hat der Körper einen Wasseranteil von ca. 50–75%:

- Kinder 60–75%
- Frauen 50–55%
- Männer 60–65%

Das Körperwasser verteilt sich zu ca. 65% auf den intrazellulären Raum, zu ca. 28% auf das Interstitium und zu ca. 7% auf den intravasalen Raum. Wasser kann zwischen diesen Räumen verschoben werden, so dass eine Änderung des Wasseranteils in einem der Kompartimente mit einer gewissen Verzögerung auch eine Änderung in den anderen Kompartimenten nach sich zieht. Der Körper kann auf unterschiedliche Art Flüssigkeit (sog. Volumen) verlieren.

> **Definition**
> Unter einem hypovolämischen Schock versteht man einen Schockzustand, bei dem das zirkulierende Blutvolumen aufgrund eines Flüssigkeitsverlustes stark reduziert ist.

Unter den Begriff hypovolämischer Schock fallen
- der Dehydratationsschock durch fortgeschrittenen Flüssigkeitsmangel (z. B. Exsikkose, Ileus),
- der hämorrhagische Schock (durch Blutung),
- der traumatisch-hypovolämische Schock (traumatisch bedingter Flüssigkeitsverlust, z. B. bei Verbrennung).

▪▪ Ätiologie

Dehydratationsschock Verschiedene Krankheitsbilder können zu einer protrahierten Exsikkose führen:
- **Äußere** Flüssigkeitsverluste können durch Polyurie, Erbrechen und Durchfälle (Diabetes insipidus, Diuretikaüberdosierung, akutes Nierenversagen) und durch vermehrtes Schwitzen (Hyperthermie, Fieber) bedingt sein.

- **Innere** Flüssigkeitsverluste von durchaus mehreren Litern entstehen durch Sequestration (bei z. B. Ileus, Pankreatitis oder Leberzirrhose)
- Eine über längere Zeit zu geringe **Flüssigkeitszufuhr** ist einem Verlust gleich zu setzten. Neben Patienten mit gastrointestinalen Erkrankungen können hiervon besonders Kinder und Alte betroffen sein. Hierdurch kann es zu einer kritischen Reduktion des intravaskulären Volumens mit nachfolgendem Schock kommen.

Hämorrhagischer Schock

> **Definition**
> Ein hämorrhagischer Schock ist auf eine akute Blutung zurückzuführen.

Sowohl bei traumatischer wie atraumatischer Blutung kann es sich um eine innere oder äußere Blutung handeln.
- Häufige **nichttraumatische** Blutungen sind: gastrointestinale Blutung, Gefäßruptur bei Aneurysma oder Dissektion, peripartale Blutung, Gefäßarrosion durch Tumore
- **Traumatisch** bedingte Blutungen entstehen durch spitze oder stumpfe Gewalteinwirkung. Hierbei kann die Blutung durch eine direkte Verletzung größerer Blutgefäße bedingt sein. Aber auch eine ausgedehnte Verletzung von Weichteilen und Knochen kann ohne direkte Verletzung großer Gefäße zu dramatischen Blutverlusten führen. Beim polytraumatisierten Patienten können gleichzeitig mehrere Blutungsquellen bestehen.

Traumatisch-hypovolämischer Schock Durch Verbrennungen, Verbrühungen oder Verätzungen können große Teile der Körperoberfläche verletzt werden. Über diese großflächigen Wunden der Haut und der darunter liegenden Gewebe können große Mengen an Flüssigkeit verloren gehen.

▪▪ Pathophysiologie und Klinik

Beim Schock kommt es zu einer Minderdurchblutung und somit zu einem Sauerstoffmangel lebenswichtiger Organe. Zunächst führt der Sauerstoffmangel zur Störung der Zellfunktion, d. h. zu reversiblen Funktionsstörungen einzelner Organe. Bei fortbestehender Mangelversorgung mündet dies in einen Zelluntergang, also in irreversible strukturelle Organschädigungen.

Veränderung der Makrozirkulation im Schock Wie bei allen Schockarten haben wir es auch beim hypovolämischen Schock mit einem Abfall des Herzzeitvolumens zu tun.

> ❯ **Wenn das Herzzeitvolumen sinkt, so wird pro Minute weniger Sauerstoff durch den Körper gepumpt und es sinkt auch der systemarterielle Blutdruck.**

Der Körper reagiert auf einen Schock initial über das Herzkreislaufsystem, das renale System und über das neuroendokrine System.

Beim Gesunden transportiert das arterielle Blut pro Zeit deutlich mehr Sauerstoff, als der Körper in dieser Zeit verstoffwechselt. Die Sauerstoffausschöpfung liegt normal unter 25–30%, woraus eine zentralvenöse Sättigung ($ScvO_2$) von >70% resultiert. Ein vermindertes Sauerstoffangebot führt zunächst zu einer erhöhten Sauerstoffextraktion, so dass die $ScvO_2$ unter 70% fällt. Die $ScvO_2$ ist sicherlich ein Globalparameter, der keine Aussage über die Sauerstoffextraktion eines spezifischen Organs, sondern nur des Körpers als Ganzem zulässt. Jedoch kann damit ein generalisiertes Krankheitsbild wie ein Schock in seiner Schwere erfasst und ggf. die Therapie u. a. danach gesteuert werden.

Der **Blutdruckabfall** wird über Barorezeptoren in linkem Vorhof, Aortenbogen, Karotissinus und Lungenstrombahn registriert. Über den Nucleus tractus solitarii führt die geringere »Feuerrate« der Barorezeptoren zu einem Anstieg des Sympathotonus und gleichzeitig zu einer Aktivitätsminderung des Parasympathikus. Hierdurch schlägt das Herz schneller und kräftiger (positiv inotrope und positiv chronotrope Wirkung) wodurch sich das Sauerstoffangebot wieder erhöht. Über eine Gefäßengstellung im Splanchnikusgebiet, der Haut und Skelettmuskulatur wird das Blut innerhalb des Gefäßsystems zu den »lebenswichtigeren« Organen Herz, Lunge und Gehirn umverteilt. Durch die Vasokonstriktion im präkapillären und postkapillären Gefäßen sinkt nicht nur das im jeweiligen Organ befindliche Blutvolumen. Durch den verminderten hydrostatischen Druck im Kapillarbett wandert in begrenztem Umfang Flüssigkeit vom extravaskulären Raum in die Kapillaren, d. h. das Blutvolumen wird über eine Art Autotransfusion erhöht. Diese Erhöhung des intravasalen Volumens führt zu einem Anstieg der kardialen Vorlast und somit zu einem höheren Schlagvolumen, was das Herzzeitvolumen wieder erhöht. Durch die Vasokonstriktion im arteriellen Bereich wird der systemvaskuläre Widerstand gesteigert, was zu einer Stabilisierung des Blutdrucks führt.

In den **Nieren** wird im Schock vom juxtaglomerulären Apparat vermehrt Renin freigesetzt. Durch den hierdurch erhöhten Angiotensin-II Spiegel wird die arterioläre Vasokonstriktion weiter verstärkt und durch den höheren Aldosteronspiegel wird vermehrt Natrium und Wasser aus dem Primärharn rückresorbiert. Dies bewirkt ein erhöhtes Blutvolumen.

Über das **neuroendokrine System** wird aus der Hypophyse vermehrt antidiuretisches Hormon (ADH) ausgeschüttet. Auch hierdurch wird mehr Wasser aus dem Primärharn rückresorbiert und das intravaskuläre Volumen steigt.

Veränderung der Mikrozirkulation Bereits durch den Schock selbst, bei dem das Herzzeitvolumen reduziert ist, sind der systemische und somit auch der **kapilläre Blutfluss** verringert. Durch die kompensatorische Umverteilung des Blutes aus dem Splanchnikusgebiet, der Haut und Skelettmuskulatur wird dort der kapilläre Blutfluss zusätzlich gedrosselt. Bei fortbestehendem Schock und vermindertem Blutfluss im Kapillargebiet werden die Versorgung der Zellen mit Sauerstoff und die Entsorgung von Stoffwechselprodukten gestört. Die unterversorgten Zellen müssen die notwendige Energie für Ihren Stoffwechsel durch anaerobe Glykolyse bereitstellen. Die hierbei anfallenden sauren Valenzen werden bei verminderter Durchblutung nicht ausreichend abtransportiert,

es entwickelt sich eine **Gewebeazidose**. In dieser Situation sind nicht nur die Zellen von z. B. Darm, Nieren oder Muskel in ihrer Funktion gestört, sondern auch die Zellen der Kapillaren selbst, hier v. a. die Endothelzellen. Die Störung der Endothelfunktion, die auch durch eine erhöhte Konzentration von Histamin, Bradykinin, Prostanoiden und anderen Zytokinen bedingt wird, führt zu einem Anschwellen der Endothelzellen und einem **kapillären Leck**. Dies hat 2 Folgen: Einerseits kommt es durch eine schlechtere Sauerstoffdiffusion aufgrund der längeren Diffusionsstrecke durch die Kapillarwand zu einer konsekutiv weiteren Verschlechterung der Sauerstoffversorgung der Organe. Andererseits entwickelt sich ein interstitielles Ödem und das intravaskuläre Volumen nimmt weiter ab. Durch die niedrige Fließgeschwindigkeit und die ödembedingte Hämokonzentration im Kapillarbett verschlechtern sich nun auch noch die Fließeigenschaften des Blutes, was bis zur **Stase im Kapillargebiet** führen kann.

Besonderheiten des Dehydratationsschocks Beim Verlust von Wasser kommt es durch Volumenverschiebung auch zu einem verminderten Plasmavolumen, jedoch gehen primär keine Blutzellen verloren. Somit kommt es zu einer Hämokonzentration mit einem Anstieg des Hämatokrit. Hierdurch verschlechtern sich die Fließeigenschaften des Blutes und die kapilläre Durchblutung wird zusätzlich verschlechtert.

Besonderheiten des hämorrhagischen Schocks Der hämorrhagische Schock (◐ Abb. 1.75) ist besonders dadurch gekennzeichnet, dass nicht nur Wasser, sondern auch Blutzellen und Gerinnungsfaktoren verloren gehen. Es verringert sich durch den Abfall der Hämoglobinkonzentration die Sauerstofftransportkapazität des Blutes. Bis zu einem gewissen Maß wird dies durch verbesserte Fließeigenschaften des Blutes bei niedrigem Hämatokrit kompensiert, führt jedoch im weiteren Verlauf zu einem verringerten zellulären Sauerstoffangebot (Diese Grenze kann von Patient zu Patient unterschiedlich sein. Sie liegt etwa bei einem Hämatokrit von 20–30%).

Durch den Sauerstoffmangel im Gewebe entwickelt sich wie oben beschrieben eine metabolische Azidose.

Ein weiteres Problem ist die sich entwickelnde Gerinnungsstörung. Durch den Verlust von Blutzellen gehen nicht nur Erythrozyten verloren (Anämie), wodurch die Sauerstofftransportkapazität des Blutes sinkt, sondern auch Thrombo-

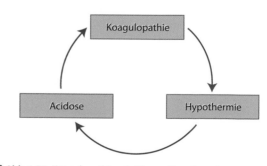

◐ **Abb. 1.75** Koagulopathie – Azidose – Hypothermie

◻ Tab. 1.38 Schockstadien (Erwachsene) nach dem ATLS-Konzept

Parameter	Stadium 1	Stadium 2	Stadium 3	Stadium 4
Blutverlust (ml)	<750	750–1.500	1.500–2.000	>2.000
Blutverlust (%)	<15	15–30	30–40	>40
Puls (Schlag/min)	<100	100–120	120–140	>140
Blutdruck	Normal	Normal	Erniedrigt	Erniedrigt
Pulsdruck	Normal/erhöht	Erniedrigt	Erniedrigt	Erniedrigt
Atemfrequenz (Zug/min)	14–20	20–30	30–35	>35
Diurese (ml/h)	<30	20–30	5–15	<5
Bewusstseinsstörung	Gering	Ängstlich	Ängstlich/verwirrt	Verwirrt/lethargisch
Volumenersatz	Kristalloide/Kolloide		Kristalloide/Kolloide und »Blutprodukte«	

zyten und Gerinnungsfaktoren und es kommt zu einer Verlustkoagulopathie. Durch die bestehende metabolische Azidose werden Gerinnungsmechanismen gehemmt und das Ausmaß der Gerinnungsstörung nimmt zu. Eine intakte Gerinnung ist jedoch essentiell, um die Schockursache, nämlich die Blutung selbst stillen zu können. Wenn dann, z. B. bedingt durch die gestörte Thermoregulation und meist auch die Infusionstherapie, zusätzlich die Körpertemperatur sinkt, verschlechtert dies wiederum die Gerinnung. Das Schockgeschehen selbst, aber auch die Gewebeschädigung (gerade bei ausgedehnten Knochen- oder Weichteilverletzungen) kann eine disseminierte intravasale Gerinnungsstörung auslösen, wie sie im Abschnitt Multiorganversagen dargestellt ist (► Abschn. 1.8.2).

Eine im **ATLS-Konzept** (Advanced Trauma Life Support, ◻ Tab. 1.38) vom American College of Surgeons vorgestellte Einteilung erlaubt eine grobe Einschätzung der Schockschwere.

Besonderheiten des traumatisch-hypovolämischen Schocks
Beim traumatisch-hypovolämischen Schock liegt durch eine sehr großflächige Verletzung der Haut durch Verbrennung oder Verätzung ein Mischbild der pathophysiologischen Zusammenhänge vor. Zum einen kann die ausgedehnte Gewebeverletzung einer Verbrennung durch Auslösung einer systemischen Entzündungsreaktion im Sinne eines SIRS einen Schock bedingen (traumatischer Anteil). Zum anderen wird die Permeabilität der kapillären Gefäßwände (kapilläres Leck) erhöht und es kommt sowohl durch eine Ödembildung als auch durch Flüssigkeitssequestration über die Wundfläche zu einem Verlust intravasalen Volumens (hypovolämischer Anteil).

■■ Diagnostik
Für die Diagnose eines Schocks muss man zuerst einmal daran denken, dass ein Patient einen Schock haben könnte. Wenn dann die Symptome eines Schocks erkannt sind und die Diagnose richtig gestellt ist, muss im Weiteren dann aber auch die Ursachen des Schocks, also die zugrunde liegende Erkrankung oder Verletzung identifiziert werden.

> ❯ **Die Diagnose eines Schocks wird in der Regel bereits klinisch gestellt.**

Ergänzend kommen apparative und laborchemische Befunde hinzu, die die Diagnose bestätigen. Zentralvenöser Katheter, arterielle Kanüle und Blasenkatheter sind wichtige Instrumente sowohl für die Diagnostik als auch die Therapie bei einem Schock.

Die pathophysiologischen Veränderungen schlagen sich bei verschiedenen Organsystemen nieder.

Schockzeichen – Kreislauf Die Patienten entwickeln eine Tachykardie und eine verringerte Blutdruckamplitude. Später kommt es dann zum Blutdruckabfall. Es resultiert ein **schneller, schwacher Puls**.

❗ **Cave**
Bei Patienten unter Betablocker- oder Herzschrittmachertherapie kann, ebenso wie bei Ausdauersportlern, die Herzfrequenz auch im schweren Schock »normal« sein!

Durch die periphere Vasokonstriktion und Zentralisation haben die Patienten eine blasse, kühle Haut. Es kommt zu einer verstärkten Schweißbildung, auf der kühlen Haut ist auch der Schweiß kühl. Es resultieren **Blässe und Kaltschweißigkeit**.

❗ **Cave**
Wenn die periphere Sauerstoffsättigung einen zu niedrigen Wert (unter 90%) anzeigt, kann dies einerseits Ausdruck einer Hypoxämie sein, andererseits kann der Wert durch die schlechte periphere Perfusion im Schock (Sättigungsmessclip am blassen, kalten Finger) bedingt sein, während die arterielle Sättigung ggf. noch normal ist.

1

Die Bewertung einer zu niedrigen peripheren Sättigung kann nur im klinischen Kontext erfolgen. Im Zweifel muss zur Kontrolle eine arterielle Blutgasanalyse erfolgen.

Der Schockindex, welcher den Quotienten aus Herzfrequenz (1/min) und systolischem Blutdruck (mmHg) beschreibt ist in der klinischen Praxis zur Beurteilung der Schockschwere von untergeordneter Bedeutung.

Im EKG bildet sich die Tachykardie ab, zudem können Rhythmusstörungen Ausdruck des kardialen Sauerstoffmangels sein.

Schockzeichen – Blut Im Labor zeigt sich im Schock häufig eine **metabolische Azidose mit Laktatanstieg**. Von besonderer Bedeutung für die Einschätzung der Schockschwere und zur Therapiesteuerung sind pH-Wert, Basenüberschuss und Hämatokrit:
- Beim hämorrhagischen Schock ist der **Hämatokrit erniedrigt**, da Erythrozyten verloren gegangen sind und die übrigen Erythrozyten durch von extravasal nach intravasal umverteiltes Volumen verdünnt wurden. In der Frühphase einer starken Blutung, wenn diese Verdünnung noch nicht erfolgt ist, kann trotz eines großen Blutverlustes der Hämatokrit noch normal sein.
- Beim hypovolämischen Schock ohne Blutung kommt es zu einer Hämokonzentration, so dass der **Hämatokrit ansteigt**.

> **Die zentralvenöse Sättigung fällt im Schock unter 70%.**

Analysen der Gerinnungsfunktion können eine Koagulopathie objektivieren und als Verlaufsuntersuchung helfen, die Therapie zu steuern.

Schockzeichen – Niere Durch die stärkere renale Wasserretention und der wegen der eingeschränkten Nierenperfusion niedrigeren Primärharnbildung kommt es im Schock zu einer **Oligurie** oder **Anurie**. Die Diurese muss bei einem Patienten im Schock zur Diagnostik und für die Therapiesteuerung erfasst werden. Hierzu wird meist ein Blasenkatheter gelegt.

Schockzeichen – Gehirn Als ein sehr frühes Zeichen eines Schocks kann die Gehirnfunktion beeinträchtigt sein. **Unruhe, Angst, Aufregung, Verwirrtheit, Schläfrigkeit und Bewusstlosigkeit** können Ausdruck eines kritisch reduzierten zerebralen Sauerstoffangebots sein.

Diagnose der Schockursache Für eine gezielte Behandlung der Schockursachen müssen diese zunächst diagnostiziert werden. Auf die Diagnose spezieller Krankheitsbilder, welche zu einem hypovolämischen Schock führen können, wird in den einzelnen Kapiteln gezielt eingegangen.

Beispiel

Ein Patient hat einen Verkehrsunfall erlitten. Er ist blass, kaltschweißig, hat einen Blutdruck von 90/50 mmHg, eine Herzfrequenz von 110/min, ist verwirrt und unruhig. Bei der klinischen Untersuchung wird ein instabiler Beckenring festgestellt.

Das beschrieben Bild eines Schocks könnte sich natürlich alleine durch die Beckenfraktur erklären. Es müssen aber auch weitere Blutungsquellen ausgeschlossen werden (externe Blutung oder innere Blutung in Thorax, Bauch, Retroperitoneum oder Extremitäten).

Die neurologischen Symptome Unruhe und Verwirrtheit könnten ebenfalls durch den hämorrhagischen Schock alleine erklärt werden, jedoch muss auch ein Schädel-Hirn-Trauma als Ursache in Erwägung gezogen werden.

> **Ein Schock als generalisiertes Krankheitsbild zieht Funktionsstörungen verschiedener Organe nach sich. Es muss aber bei jedem Patienten und jedem Symptom kritisch überlegt werden, ob wirklich »nur« der Schock oder evtl. auch noch eine weitere, organspezifische Ursache dahinter stecken.**
>
> **Das Schockgeschehen muss immer im klinischen Gesamtzusammenhang gesehen und behandelt werden.**

Therapie
Die Therapie des Schocks hat stets 2 Anteile, die kausale Therapie und die symptomatische Therapie.

Kausale Therapie

Definition

Die kausale Therapie behandelt direkt die Schockursache.

Sie ist für den Patienten im Schock überlebenswichtig. Die Schockursache muss frühzeitig erkannt und dann sofort und gezielt behandelt wird. Hierdurch kann die Überlebenschance des Patienten maßgeblich erhöht werden.

Die Schockformen werden nach ihrer jeweiligen Ursache klassifiziert und erfordern hierdurch auch eine unterschiedliche kausale Therapie, welche in den jeweiligen Kapiteln genauer besprochen wird:
- Hypovolämischer Schock: Ausgleich des Volumenmangels, Therapie des Grunderkrankung (z. B. Ileus, Pankreatitis)
- Hämorrhagischer Schock: chirurgische Blutungskontrolle, unterstützend normalisieren der Hämostase
- Septischer Schock: Herdsanierung und Antibiose
- Neurogener Schock: Therapie der neurologischen Störung
- Anaphylaktischer Schock: Entfernung der auslösenden Substanz (Allergen) und Stoppen der überschießenden Immunreaktion
- Kardiogener Schock: Wiederherstellen einer ausreichenden kardialen Pumpfunktion

Symptomatische Therapie

> **Definition**
>
> Die symptomatische Therapie, soll unabhängig von der Schockursache die Sauerstoffversorgung des Gewebes wiederherstellen und den Patienten für die weitere Diagnostik und Therapie stabilisieren.

Die kausale Therapie darf aber nicht durch die symptomatische Behandlung verzögert werden. Je nach klinischer Situation setzt diese symptomatische Therapie an verschiedenen Punkten an:

Das im ATLS-Konzept vorgestellte Behandlungsprinzip »treat first what kills first« (Behandle zuerst die Störung, die am schnellsten zum Tod führt) hat sich in der Versorgung schwerverletzter Patienten im klinischen Alltag bewährt. Bei dieser standardisierten Form des prioritätenorientierten Vorgehens werden Störungen der Vitalfunktionen in einer festen Reihenfolge identifiziert und bei Bedarf sofort behandelt. Diese ursprünglich für Traumapatienten entworfene Behandlungsstrategie kann in ggf. angepasster Form, für alle Patienten im Schock, egal welcher Genese (auch bei nichtchirurgischen Erkrankungen) angewendet werden:

- A: Airway maintenance with cervical spine protection (Atemwegssicherung unter Halswirbelsäulenstabilisierung)
- B: Breathing and Ventilation (Atmung und Gasaustausch)
- C: Circulation with hemorrhage control (Kreislaufstabilisierung mit Blutungskontrolle)
- D: Disability: Neurologic status (»Behinderung«: neurologischer Zustand)
- E: Exposure/Environmental control: (Entkleidung/richtige Umgebungsbedingungen)

Wenn ein ausreichend großes und eingespieltes Behandlungsteam vor Ort ist, sollten die Punkte A–E nach Möglichkeit gleichzeitig abgearbeitet werden (Während z. B. noch der Patient intubiert wird, wird gleichzeitig eine Stabilisierung oder Kompression des Beckens zur Blutungskontrolle angelegt). Nach jedweder Intervention wird der Zustand des Patienten nach dem gleichen Schema umgehend reevaluiert und ggf. ein nicht adressiertes Problem reevaluiert.

- **A: Airway maintenance with cervical spine protection (Atemwegssicherung unter Halswirbelsäulenstabilisierung:** Da ein verlegter Atemweg innerhalb weniger Minuten zum Tod führen kann, muss sofort zu Beginn der Versorgung eine ungehinderte Luftpassage durch Mund-Nasen-Rachenraum, Kehlkopf und tiefe Atemwege sichergestellt sein. Hier kann eine verbesserte Lagerung mit Anheben des Unterkiefers (Esmarch-Handgriff) oder verschieden Atemwegshilfsmittel (supraglottische Atemwegshilfen, Endotrachealtubus, Koniotomiekanüle) notwendig sein. Das zu bevorzugende Atemwegshilfsmittel ist hierbei der orotracheale Tubus und die Koniotomiekanüle (»patent airway«). Hierbei sind die Atemwege vor einer Aspiration oder einer mechanischen Verlegung weitge-

hend geschützt. Ggf. muss der Patient hierfür narkotisiert werden.

- **B: Breathing and Ventilation (Atmung und Gasaustausch):** Allein ein gesicherter Atemweg garantiert nicht unbedingt eine suffiziente Atmung und Gasaustausch. Zur Erhöhung der inspiratorischen Sauerstoffkonzentration erhält der Patient z. B. eine Sauerstoffmaske mit 12 l O_2/min vor Mund und Nase. Dies ist eine schnelle, nebenwirkungsarme und billige Maßnahme bei allen Schockformen. Manche Patienten atmen jedoch nicht ausreichend. Der Sauerstoff aus der Maske kommt dann nicht in die Alveolen, auch wenn der Atemweg frei ist. Der Patient muss u. U. mechanisch ventiliert werden, wodurch Sauerstoff in die Alveole gelangt und CO_2 heraus. Es ist sicherzustellen, dass dieser Gasaustausch in der Lunge stattfinden kann. Beim traumatischen Schock sollte in dieser Phase die Entlastung eines Pneumothorax oder Hämatopneumothorax erfolgen. Durch die Verbesserung der Füllung des Herzens hat diese Maßnahme auch eine Auswirkung auf die Zirkulation (siehe C).
- **C: Circulation with hemorrhage control (Kreislaufstabilisierung mit Blutungskontrolle):** Die Stillung der einem hämorrhagischen Schock zugrunde liegenden Blutung ist die überlebensnotwendige kausale Therapie. Hier können oft einfache Maßnahmen vorübergehend ausreichen (Kompression einer Wunde, grobe Reposition und Schienung von Frakturen, Verkleinerung des Beckenvolumens bei einer Beckenfraktur mit einer Beckenschlinge oder -zwinge). Andererseits kann aber auch eine sofortige Operation notwendig sein (v. a. bei intrathorakaler oder intraabdomineller Blutung).
- Die symptomatische Kreislauftherapie besteht im Wesentlichen aus Volumentherapie und ggf. medikamentöser Therapie.

 Cave

Bei einem hämorrhagischen Schock und einer noch aktiven, also ungestillten starken Blutung, sollte ein systolischer Blutdruck von 80–90 mmHg nicht überschritten werden. Bei einer zu aggressiven Volumentherapie mit kristalloiden oder kolloidalen Lösungen wird die Blutung durch den Blutdruckanstieg verstärkt und die Blutgerinnung durch die Verdünnung von gerinnungsaktiven Blutbestandteilen (Dilutionskoagulopathie) weiter verschlechtert.

Um den Sauerstofftransport von der Alveole zu den Zellen zu verbessern, müssen Herzzeitvolumen und Blutdruck verbessert werden.

Durch Steigerung des zirkulierenden Blutvolumens wird die kardiale Vorlast erhöht, wodurch sich, außer bei kardialer Dekompensation, das Schlagvolumen und der Blutdruck erhöhen. Hierdurch wird der O_2-Transport von den Alveolen zu den Körperzellen verbessert. Die schnellste und einfachste Methode dies, wenn auch nur kurzzeitig zu erreichen, ist die **Schocklage** (Trendelenburglage) bzw. das Hochlegen der Beine des Patienten. Hierdurch wird Blut aus der unteren Körperhälfte in Richtung Herz, Lunge und Gehirn umverteilt, wodurch sich dort das zirkulierende Blutvolumen erhöht. Eine weitere notwendige Volumengabe erfolgt intravenös (wenn dies nicht möglich ist intraossär). In der Regel sind balancierte kristalloide oder kolloidale Lösungen geeignet.

Der Einsatz **hyperonkotischer, hyperosmolarer Infusionslösungen** kann eine hilfreiche Option in der Behandlung des hämorrhagischen Schocks sein. Durch eine Wasserverschiebung von extravasal nach intravasal bedingen diese einen intravasalen Volumeneffekt, der das Infusionsvolumen deutlich übersteigt. Gerade Patienten mit begleitenden zerebralen Verletzungen scheinen durch einen antiödematösen und wahrscheinlich immunmodulierenden Effekt von dieser Behandlung zu profitieren. Bei einem hämorrhagischen Schock mit Anämie und Verlustkoagulopathie wird häufig die frühzeitige **Transfusion** von Blutprodukten (Erythrozyten, Thrombozyten, Plasma, Gerinnungsfaktoren) notwendig.

Beim schweren Volumenmangelschock kann, wie bei allen anderen Schockformen auch, der Einsatz von **positiv inotropen Medikamenten** (z. B. Dobutamin, Adrenalin) oder Vasopressoren (z. B. Noradrenalin) notwendig sein.

- **D: Disability, Neurologic status (»Behinderung« Neurologischer Zustand):**

  Die orientierende neurologische Untersuchung ist bei Verletzten alleine schon notwendig, um evtl. Schädel-Hirn-Verletzungen zu erfassen und entsprechend zu behandeln. Unabhängig von solchen Verletzungen sollten aber alle Patienten im Schock regelmäßig neurologisch evaluiert werden, da der neurologische Status ein sehr guter Verlaufsparameter ist, um die Wirksamkeit der Schocktherapie einschätzen zu können.

- **E: Exposure/Environmental control: (Entkleidung/Richtige Umgebungsbedingungen):**

  Die vollständige körperliche Untersuchung und die hierfür notwendige Entkleidung ist bei allen Schwerverletzten obligat.

  Da eine **Hypothermie** die Überlebenswahrscheinlichkeit eines Patienten im hypovolämischen Schock deutlich senkt, muss bei der Behandlung durch entsprechende Wärmemaßnahmen konsequent eine Auskühlung vermieden werden (Wärmematten und –decken, Infusionswärmer, Zudecken des Patienten, sofern dies Diagnostik und Therapie nicht erschwert).

Besonderheiten der Therapie beim traumatisch-hypovolämischen Schock: Die Behandlung des traumatisch-hypovolämischen Schock, also bei ausgedehnten Verbrennungen oder Verätzungen ist im entsprechenden Kapitel ausführlich dargestellt.

Neben der chirurgischen Versorgung der betroffenen Hautareale ist eine ggf. notwendige, rechtzeitige Atemwegssicherung (bei Verbrennung im Gesicht oder Inhalationstrauma), eine suffiziente Schmerztherapie, sowie der Schutz vor Unterkühlung notwendig. Ebenso wichtig ist eine frühe (bereits präklinisch begonnene) intravenöse Flüssigkeitstherapie zur Vermeidung eines intravasalen Volumenmangels. Solange für die Steuerung dieser Flüssigkeitstherapie kein entsprechendes Monitoring zur Verfügung steht, kann der Flüssigkeitsbedarf nach der Parkland-Baxter-Formel abgeschätzt werden.

Der Flüssigkeitsbedarf in den ersten 24 h nach einer Verbrennung liegt bei 4 ml/kgKG pro Prozent verbrannter Körperoberfläche (hierbei werden nur Areale berücksichtigt, die 2.- und 3.-gradig verbrannt sind).

Für die Infusion soll körperwarme, balancierte kristalloide Lösung verwendet werden. Die Hälfte des errechneten Bedarfs soll gleichmäßig über die ersten 8 h nach Verbrennung verabreicht werden. Der Rest soll gleichmäßig über die weiteren 16 h gegeben werden. Diese Formel erlaubt jedoch nur eine grobe Abschätzung des Volumenbedarfs. Sobald es möglich ist, sollte die Volumentherapie nach der Diurese mit einem Zielwert von 0,5–1 ml/kgKG/h gesteuert werden.

1.8.4 Septischer Schock

▪▪ Definition

Neben dem hypovolämisch-hämorrhagischen Schock ist in den operativen Fachgebieten der septische Schock (◻ Tab. 1.36) aufgrund einer generalisierten Inflammation als Folge einer primären oder sekundären Infektion (infektiöser Stimulus) von besonderer Bedeutung.

> **Die Sepsis ist die häufigste Todesursache bei intensivpflichtigen Patienten.**

Laut den Leitlinien der Deutschen Sepsis-Gesellschaft e.V. (DSG) und der Deutschen Interdisziplinären Vereinigung für Intensiv- und Notfallmedizin (DIVI) wird empfohlen, die Sepsiskriterien des deutschen Kompetenznetzwerkes Sepsis (SepNet) für die klinische Diagnose der schweren Sepsis bzw. des septischen Schocks zu verwenden. Hierbei handelt es sich um modifizierte Diagnosekriterien für die Sepsis, die schwere Sepsis und den septischen Schock ACCP/SCCM-Konsensus-Konferenz-Kriterien.

Kriterien für Sepsis, schwere Sepsis und septischen Schock

1. **Nachweis der Infektion:** Diagnose einer Infektion über den mikrobiologischen Nachweis oder durch klinische Kriterien.
2. **Severe inflammatory host response (SIRS, mindestens 2 Kriterien):**
   - Fieber (≥38°C) oder Hypothermie (≤36°C) bestätigt durch eine rektale oder intravasale oder vesikale Messung
   - Tachykardie (Herzfrequenz ≥90/min)
   - Tachypnoe (Frequenz ≥20/min) oder Hyperventilation (p_aCO_2 ≤4,3 kPa/≤33 mmHg)
   - Leukozytose (≥12.000/mm³) oder Leukopenie (≤4.000/mm³) oder ≥10% unreife Neutrophile im Differenzialblutbild

▼

3. **Akute Organdysfunktion (mindestens 1 Kriterium)**
   - Akute Enzephalopathie: eingeschränkte Vigilanz, Desorientiertheit, Unruhe, Delirium
   - Relative oder absolute Thrombozytopenie: Abfall der Thrombozyten um mehr als 30% innerhalb von 24 h oder Thrombozytenzahl ≤100.000/mm^3. Eine Thrombozytopenie durch akute Blutung oder immunologische Ursachen muss ausgeschlossen sein.
   - Arterielle Hypoxämie: p_aO_2≤10 kPa (≤75 mmHg) unter Raumluft oder ein p_aO_2/FIO_2-Verhältnis von ≤33 kPa (≤250 mmHg) unter Sauerstoffapplikation. Eine manifeste Herz- oder Lungenerkrankung muss als Ursache der Hypoxämie ausgeschlossen sein.
   - Renale Dysfunktion: Eine Diurese von ≤0,5 ml/kgKG/h für wenigstens 2 h trotz ausreichender Volumensubstitution und/oder ein Anstieg des Serumkreatinins >2-fach oberhalb des lokal üblichen Referenzbereiches.
   - Metabolische Acidose: base excess ≤–5 mmol/l oder eine Laktatkonzentration >1,5-fach oberhalb des lokal üblichen Referenzbereiches

Sepsis: Kriterien 1 und 2
Schwere Sepsis: Kriterien 1, 2 und 3
Septischer Schock: Kriterien 1 und 2 sowie für wenigstens 1 h ein systolischer arterieller Blutdruck ≤90 mmHg bzw. ein mittlerer arterieller Blutdruck ≤65 mmHg oder notwendiger Vasopressoreinsatz, um den systolischen arteriellen Blutdruck ≥90 mmHg oder den arteriellen Mitteldruck ≥65 mmHg zu halten. Die Hypotonie besteht trotz adäquater Volumengabe und ist nicht durch andere Ursachen zu erklären.

Definition

Von einer **Sepsis** spricht man dann, wenn eine Infektion nachgewiesen wurde und zusätzlich ein SIRS besteht.

Unter einer **schweren Sepsis** versteht man eine Sepsis mit Zeichen der Organdysfunktion.

Vom **septischen Schock** spricht man, wenn zusätzlich zur Sepsis trotz adäquater Volumentherapie eine signifikante Hypotonie vorliegt, die nur mit Hilfe von Vasopressoren zu therapieren ist.

▪▪ Ätiologie

Häufige Ursachen im Bereich der Chirurgie sind Abszesse, intraabdominelle Infektionen (Cholezystitis, perforierender Sigmadivertikulitis, sekundär nach resezierenden Darmeingriffen) sowie nosokomiale Infektionen (Wundinfektionen, Pneumonien, Katheterinfektionen). Neben Bakterien (grampositiv und gram-negativ), und Pilzen (Candida, Aspergillen) können auch Toxine und Viren (Herpes, CMV) eine Sepsis auslösen.

▪▪ Pathophysiologie und Klinik

Die durch die inflammatorischen Effekte im Bereich der Mikrozirkulation (Vasodilatation und Ödembildung) bedingte relative Hypovolämie führt zu einer profunden Hypotonie und diese wiederum zu einer Aktivierung des Sympathikus. Die mit der Sympathikusaktivierung einhergehende Ausschüttung von Katecholaminen (Adrenalin, Noradrenalin) verursacht eine kompensatorische Steigerung des Herzzeitvolumens (β-Rezeptoren im Myokard) und führt häufig zu einer nicht effektiven Vasokonstriktion mit Zentralisation (α-Rezeptoren and den Gefäßen). Auf der anderen Seite können Bakterienbestandteile und Toxine direkt am Myokard eine negativ-inotrope Wirkung (septische Kardiomyopathie) entfalten und somit eine adäquate Steigerung des Herzzeitvolumens verhindern. Je nach Überwiegen der einzelnen Effekte können klinisch 2 Formen des septischen Schocks unterschieden werden:

- **Hyperdyname Form (häufig):** Diese Form ist häufig in der Frühphase einer Sepsis zu beobachten und geht mit einer hyperdynamen Kreislaufsituation (Tachykardie und moderate Hypotonie) einher. Ein niedriger peripherer Gefäßwiderstand und ein zum Teil extrem hohes Herzzeitvolumen (über 5 l/min) prägen diese Form des septischen Schocks. Die Haut ist meist warm, trocken und gut durchblutet. Im weiteren Verlauf kommt es zu weiteren massiven Flüssigkeitsverschiebungen in das Interstitium mit extremen Ödemen und Gewichtszunahme.
- **Hypodyname Form:** Ist das Herzkreislaufsystem z. B. aufgrund von kardialen Vorerkrankungen oder einer ausgeprägten septische Kardiomyopathie nicht in der Lage das Herzzeitvolumen adäquat zu steigern, kommt es zur Zentralisation. Die Haut ist in diesem Fall meistens blass, kühl und feucht. Diese klinische Form des septischen Schocks hat eine sehr ungünstige Prognose.

Ein weiterer wesentlicher Aspekt der systemischen Inflammation ist eine **Störung der Gewebeoxygenierung**, die gekennzeichnet ist durch eine verminderte Sauerstoffextraktion und Sauerstoffverwertungsstörung auf der Ebene der Mitochondrien mit Entkopplung der oxidativen Phosphorylierung. Bei nicht erfolgreicher Therapie führen beide Formen zu einem Multiorganversagen mit letalem Ausgang.

▪▪ Diagnostik

Im Wesentlichen wird die Diagnose einer Sepsis, schweren Sepsis und septischem Schock anhand klinischer und laborchemischer Parameter gestellt. Eine besondere Bedeutung kommt dem mikrobiologischen Keimnachweis (Blutkultur, Wundabstrich) zu, der allerdings nur in ca. 30% der Fälle gelingt, da diese Patienten häufig antibiotisch vorbehandelt sind.

Als klinische Parameter spielen neben den SIRS-Kriterien (Temperatur, Tachykardie, Tachypnoe) der Wundbefund, die septische Enzephalopathie (Verwirrtheit und Somnolenz) und evtl. septische Hauterscheinungen eine wichtige Rolle. Hilfreiche Laborparameter sind Leukozyten- und Thrombozytenzahlen, C-reaktives Protein (CRP), Procalcitonin (PCT) und Serumlaktat.

1

■■ **Therapie**

Die kausale und symptomatische Sepsistherapie umfasst folgende wesentliche Punkte, wobei die möglichst **frühzeitige** Therapieeinleitung absolut entscheidend ist und sich günstig auf die Mortalität auswirkt:

- **Kausale Therapie** der auslösenden Grunderkrankung: z.B. die chirurgische **Sanierung des Fokus**, die antimikrobielle Therapie einer Pneumonie oder der Wechsel eines infizierten Katheters.
- **Adäquate antimikrobielle Therapie:** Initial sofortige breite Abdeckung in hoher Dosierung mit einer Kombination verschiedener Antibiotika (**kalkulierte Therapie**). Nach Vorliegen eines Antibiogramms mit Resistenzprüfung Deeskalation und umstellen auf eine gezielte Therapie. Auch eine nur um wenige Stunden verzögerte Gabe führt zu einem signifikanten Anstieg der Mortalität!
- Zeitnahe auf Zielparameter gerichtete **Kreislauftherapie** zur Optimierung des Sauerstoffangebotes (sog. Early Goal Directed Therapy). Für die hämodynamische Stabilisierung werden folgende Zielkriterien empfohlen:
  - Volumenzufuhr zur Einstellung eines ZVD von 8–12 mmHg
  - Anheben des arteriellen Mitteldrucks auf ≥ 65 mmHg durch Volumengabe und/oder Noradrenalin
  - bei einer zentralvenöse Sauerstoffsättigung (aus dem ZVK) unter 70%
    - ggf. Transfusion von Erythrozytenkonzentraten bis zu einem Hämatokrit >30%
    - Einsatz von positiv inotropen Substanzen (Dobutamin) zur Steigerung des Herzzeitvolumens
- Lungenprotektive **Beatmung** mit kleinen Tidalvolumina (6 ml/kg Körpergewicht) sowie einem adäquaten PEEP
- Frühzeitige **enterale Ernährung** über Sonden zur Vermeidung einer Zottenatrophie mit konsekutiver Translokation von Bakterien aus dem Darmlumen in die Blutbahn
- Bei sehr hohem Katecholaminbedarf evtl. 200–300 mg/d Hydrokortison
- Ein Abfall des Laktats und eine Anstieg der Diurese (≥0,5 ml/kgKG/h) weisen auf ein Ansprechen der Therapie hin und sind prognostisch als günstig zu bewerten

1.8.5 Neurogener Schock

■■ **Definition**

Beim neurogenen Schock (◨ Tab. 1.36) kommt es, bedingt durch eine Störung der Kreislaufregulation zu einem Abfall des Tonus der glatten Gefäßmuskulatur und zu einer relativen Hypovolämie.

■■ **Ätiologie**

Zu einer solchen Störung der Kreislaufregulation kann es im Wesentlichen durch 2 Mechanismen kommen:

- Eine **direkte Schädigung der Zentren der Kreislaufregulation** im Hirnstamm (Nucleus tractus solitarii, retikulärer Ventrolateralkern, transtegmentaler Tractus) durch

- Durchblutungsstörungen (z. B. bei Basilaristhrombose oder Vasospasmus)
- Druckerhöhung (durch Einblutung, Hirnödem oder Tumore)
- Entzündliche Prozesse (Enzephalitis)
- Eine **Störung der Nervenleitung vom Hirnstamm zu Herz und Blutgefäßen.** Diese Leitungsstörung im Bereich der Medulla oblongata oder des Rückenmarks kann bedingt sein durch
  - Verletzungen (akuter Querschnitt, dies ist die häufigste Ursache eines neurogenen Schocks)
  - Durchblutungsstörungen
  - Totale Spinalanästhesie

■■ **Pathophysiologie und Klinik**

Die Steuerung des Tonus der glatten Gefäßmuskulatur beim Gesunden erfolgt über den humoralen Weg und neurale vegetative Leitungsbahnen. Der normale Tonus der Gefäßmuskulatur ist von einem Gleichgewicht zwischen Sympathikus und Parasympathikus abhängig. Kommt es zu einer Störung der zentralen Kreislaufregulation und einer Inbalance zwischen sympathischem und parasympathischem Einfluss, so kann ein Abfall des Gefäßtonus bis hin zur Vasoplegie resultieren. Durch die Weitstellung der Blutgefäße entsteht eine relative Hypovolämie mit verringertem venösen Rückstrom und einem entsprechenden Abfall der kardialen Vorlast.

Wie bei allen Schockformen sinkt das zelluläre Sauerstoffangebot und es resultieren die klinischen Zeichen der Funktionsstörung verschiedener Organe (Vigilanzminderung, Verwirrtheit, verringerte Harnausscheidung, metabolische Azidose).

> ❯ **Da jedoch dem neurogenen Schock eine Dysregulation der Zirkulation zugrunde liegt, können manche klinischen Zeichen eines hypovolämischen Schocks fehlen.**

Durch den Ausfall des Sympathikus kann die Herzfrequenz normal oder vermindert sein (fehlende Tachykardie) und die Gefäße der Haut stellen sich nicht eng (fehlende blasse, kaltschweißige Haut).

■■ **Diagnostik**

Die Diagnose des neurogenen Schocks wird klinisch und anhand der Anamnese gestellt. Bildgebende Verfahren wie Röntgen, Computertomographie und Kernspintomographie (ggf. auch eine Liquoruntersuchung) können die Diagnose erhärten und die Ursache der Funktionsstörung ggf. darstellen und so für die weitere Behandlung wegweisend sein.

■■ **Therapie**

Da ein neurogener Schock meist durch ein Wirbelsäulentrauma mit Beteiligung des Rückenmarks bedingt ist, stellt die **chirurgische Entlastung des Myelons** bei relevanter Einengung eine wichtige Maßnahme dar.

Die **Stabilisierung der Vitalfunktionen** im neurogenen Schock erfordert als sofortige Basismaßnahmen Sauerstoffgabe, Atemwegssicherung, ggf. künstliche Beatmung, die Anlage großlumiger venöser Zugänge (z. B. 2×14–16 G). Die Vasoplegie muss medikamentös, z. B. mit Noradrenalin, adressiert werden. Es kann (beim Erwachsenen) in Einzelboli von 5–10 µg gegeben werden. Wegen der kurzen Wirkdauer muss es dann jedoch alle 2–5 min erneut verabreicht werden. Wenn es der Versorgungsablauf zulässt, sollte Noradrenalin kontinuierlich über eine Spritzenpumpe gegeben werden. Um eine Bradykardie zu behandeln, kann z. B. Atropin (0,5–1 mg i.v. beim Erwachsenen) eingesetzt werden.

Ein Patient im neurogenen Schock hat nicht zwingend Flüssigkeit verloren, jedoch sollte auch bei diesen Patienten eine **Infusionstherapie** erfolgen. Zum einen, weil evtl. bereits 500–1.000 ml kristalloide Lösung ausreichen, um den Kreislauf zu stabilisieren. Zum anderen bestehen bei Patienten, bei denen der neurogene Schock auf eine Wirbelsäulenverletzung zurück zu führen ist, oft begleitend weitere Verletzungen. Bei diesen Patienten muss also bis zum Beweis des Gegenteils davon ausgegangen werden, dass der Schock neben der neurogenen, auch eine hämorrhagische Komponente hat.

❶ Cave
Beim verletzungsbedingten neurogenen Schock muss immer nach weiteren Verletzungen gesucht und eine mögliche hämorrhagische Komponente des Schocks berücksichtigt werden.

1.8.6 Anaphylaktischer Schock

▪▪ Definition
Beim anaphylaktischen Schock (Tab. 1.36) handelt es sich um eine akute schwere Verlaufsform einer anaphylaktischen oder einer anaphylaktoiden Überempfindlichkeitsreaktion.

> **Definition**
> Als **anaphylaktische** Reaktion wird eine humorale Allergie vom Soforttyp bezeichnet, der eine durch IgE-Antikörper vermittelte Histamin- und Serotoninfreisetzung aus Mastzellen und basophile Granulozyten zugrunde liegt. Voraussetzung für diese Reaktion ist eine Sensibilisierung des Organismus durch bestimmte Allergene.
> Hingegen erfolgt bei der **anaphylaktoiden** Reaktion die Ausschüttung der Mediatoren direkt durch den Kontakt des Allergens mit den jeweiligen Zellen, also nicht antikörpervermittelt.

▪▪ Ätiologie
Im chirurgischen Bereich spielen häufig folgende Allergene eine Rolle:
- Antibiotika
- Latexallergie (u. a. Handschuhe)
- Röntgenkontrastmittel
- Muskelrelaxantien
- Schmerzmittel (z. B. Lokalanästhetika)
- Insektengifte

▪▪ Pathophysiologie und Klinik
Durch die Exposition mit dem jeweiligen Allergen kommt es im Rahmen einer Immunreaktion zur Bildung von IgE-Antikörper, die sich u. a. an Mastzellen, basophilen Granulozyten und Endothelzellen binden. Im Falle einer Reexposition findet eine Antigen-Antikörper-Reaktion statt und es werden verschiedene Mediatorsubstanzen wie Histamin, Serotonin, Bradykinin sowie Leukotriene aus den besetzten Zellen freigesetzt. Bei der anaphylaktoiden Reaktion erfolgt die Stimulation der Freisetzung direkt. Über entsprechende Rezeptoren (z. B. H1- und H2-Rezeptoren) wird die Wirkung an den verschiedenen Zielorganen ausgelöst. Folge ist die Vasodilatation der präkapillären Arteriolen bei gleichzeitiger Konstriktion postkapillärer Venolen. Gleichzeitig steigt die Gefäßpermeabilität, die mit erhöhten Flüssigkeits- und Proteinverlusten ins Interstitium einhergeht, was wiederum zur Quaddelbildung und Gewebsödem beiträgt. Am Ende steht eine relative Hypovolämie mit Tachykardie, die in einem Schockgeschehen enden kann. Weitere Symptome sind Angstzustände, generalisiertes Erythem, Quaddelbildung, Pruritus, Erbrechen, Diarrhö, Bronchospasmus sowie Schwellung der oberen Atemwege mit Erstickungsgefahr!

▪▪ Diagnose
Die Diagnose wird anhand der klinischen Symptome aus dem jeweiligen situativen Kontext heraus gestellt (z. B. Kreislaufzusammenbruch nach Lokalanästhetikagabe).

▪▪ Therapie
❶ Cave
Der Schock kann sich in wenigen Minuten entwickeln. Aufgrund der unmittelbaren Lebensbedrohung stehen die Kreislauftherapie, sowie die Sicherung der Atemwege (frühe Intubation und Beatmung) absolut im Vordergrund.

Die weitere Antigenzufuhr muss unmittelbar gestoppt werden. Neben der Volumentherapie hat die intravenöse vorsichtige Gabe von Adrenalin absolute Priorität. Adrenalin hemmt die weitere Histaminausschüttung, wirkt bronchodilatativ, antiödematös, positiv inotrop und vasokonstriktiv. Die weitere symptomatische Therapie erfolgt dann mit Histaminrezeptorenblockern (H1: Dimetinden, H2: Cimetidin) und Glukokortikoiden (z. B. Dexamethason). Bei Bedarf kommen auch Bronchodilatatoren zum Einsatz (Beta-2-Mimetika).

1.8.7 Kardiogener Schock (Lungenembolie, Fettembolie, Contusio cordis)

▪▪ Definition
Dem kardiogenen Schock (Tab. 1.36) liegt ein akutes kardiales Pumpversagen zugrunde. Hierbei kann zwischen einem **rechts-** und **linksventrikulären** Pumpversagen, sowie einem **systolischen** und **diastolischen** Pumpversagen unterschieden werden. Eine weitere Einteilung unterscheidet das **myokardiale** (Myokardinfarkt, Myokarditis), **rhythmogene** (Tachy-

1

kardien, Asystolie) und **mechanische** Pumpversagen (Klappenvitien, Herzbeuteltamponade).

▪▪ Ätiologie

Relevante Ursachen für den kardiogenen Schock im Fachgebiet der Chirurgie sind der perioperative Herzinfarkt, die akut dekompensierte chronische Herzinsuffizienz, akute Rhythmus- und Reizleitungsstörungen sowie das akute Rechtsherzversagen im Rahmen einer Lungenembolie durch Thromben, Luft oder Fett. Seltenere Gründe sind Klappenvitien oder das diastolische Pumpversagen im Rahmen einer Herzbeuteltamponade. Ein stumpfes Thoraxtrauma kann mit einer Contusio cordis einhergehen, hingegen führt ein spitzes Trauma oft zu einer Perforation.

▪▪ Pathophysiologie und Klinik

Die verminderte kardiale Pumpleistung führt zu einem Abfall des Herzzeitvolumens und somit zu einer verminderten Perfusion der peripheren Organe. Durch die Aktivierung des Sympathikus und der konsekutiven vermehrten Ausschüttung von Katecholaminen versucht der Organismus die Pumpleistung zu steigern (β_1-Rezeptoren) und den Blutdruck durch Vasokonstriktion (α_1-Rezeptoren) anzuheben. Es kommt zu einer Umverteilung des zirkulierenden Blutvolumens zugunsten der absolut vitalen Organe Herz und Gehirn. Durch den Abfall des Sauerstoffangebots mit zunehmender Gewebshypoxie stellt der Organismus in der Peripherie auf anaeroben Stoffwechsel um und es bilden sich vermehrt Laktat und saure Metaboliten, die zu einer metabolischen Azidose führen. Weitere Folgen sind Vasodilatation und Kapillarschaden mit Ödembildung. Durch die Organhypoperfusion wird v. a. bei der Myokardischämie die kardiale Funktion weiter beeinträchtigt und die Schockspirale weiter angetrieben. Es droht das Multiorganversagen.

Bei dem **Linksherzversagen** kommt es zu einem Anstieg des linksventrikulären enddiastolischen Füllungsdrucks und einem Blutrückstau in die Lunge mit einem Lungenödem. Beim **Rechtsherzversagen**, häufig durch eine akut erhöhte Nachlast (Embolie) verursacht, steigt der zentrale Venendruck und das Blut staut sich in der Leber und den Halsvenen. Eine Form des diastolischen Rechtsherzversagens stellt die **Perikardtamponade** dar, welche die adäquate diastolische Füllung des rechten Ventrikels verhindert. Ursache für die Perikardtamponade sind häufig pentrierende Verletzungen (z. B. Stichverletzungen). Wesentlich öfter wird in Mitteleuropa die mangelhafte diastolische Füllung jedoch durch einen **Spannungspneumothorax** verursacht. Dieser resultiert zumeist aus einem bei uns viel häufiger vorkommenden stumpfen Thoraxtrauma mit Rippenfraktur(en).

▪▪ Diagnostik

Entscheidend ist die Diagnostik der **ursächlichen Störung**:
- Myokardinfarkt: EKG, Troponin, Herz-Echokardiographie
- Herzinsuffizienz: Brain Natriuretic Peptide (BNP), Echokardiographie, Röntgenthorax
- Lungenembolie: transösophageale Echokardiographie (TEE), CT

- Spannungspneumothorax: Röntgenthorax, ggf. Sonographie, ggf. Schockraum-CT
- Perikardtamponade: Sonographie, ggf. TEE, ggf. Schockraum-CT

Der kardiogene Schock wird durch folgende **Parameter** beschrieben:
- erniedrigter systolischer Blutdruck (RR $\leq$ 90 mmHg)
- vermindertes Herzzeitvolumen (Herzindex $\leq$ 2,2 l/min/ m^2 Körperoberfläche)
- erhöhter linksventrikulärer Füllungsdruck (LVEDP >15 mmHg)

Neben der möglichst invasiven Blutdruckmessung benötigt man zur Erhebung dieser Parameter einen Rechtsherzkatheter oder eine transösophageale Echokardiographie. Für die HZV-Messung stehen heute noch weitere Verfahren zur Verfügung (PICCO, Doppler). Eine erniedrigte zentralvenöse Sättigung (ZVD), eine metabolischen Azidose (arterielle Blutgasanalyse) und eine erhöhtes Serum-Laktat sind ebenfalls indirekte Hinweise auf ein insuffizientes Herzzeitvolumen.

▪▪ Therapie

Neben der kausalen Therapie erfolgt die symptomatische Behandlung durch die Gabe von positiv inotropen Substanzen wie Adrenalin, Dobutamin, Phosphodiesterasehemmer und Levosimendan. Eine verminderte Nachlast kann durch Noradrenalin angehoben werden, um den Perfusionsdruck in den Koronarien zu sichern. Eine weitere sehr effektive Möglichkeit besteht in der mechanischen Kreislaufunterstützung durch die intraaortale Ballonpumpe (IABP) oder extrakorporale Unterstützungssysteme (ECMO; Ventricular Assit Devices, VAD). Bei der IABP wird durch das aktive Kollabieren eines Ballons in der Aorta descendens in der Systole die Nachlast für den linken Ventrikel gesenkt und durch das Aufblasen in der Diastole die Koronarperfusion verbessert.

Bei traumatischer Ursache (Spannungspneumothorax, Perikardtamponade) ist die kausale Behandlung lebensrettend. Die sofortige Druckentlastung der Thoraxhöhle (z. B. Punktion nach Monaldi oder schnelle Einlage einer Thoraxdrainage beim Pneumothorax, Perikardiozentese oder sofortige Thorakotomie mit Perikardiotomie bei der Perikardtamponade) ist notwendig.

> **In Kürze**
>
> **Chirurgisch relevante Schockformen**
> Schock bezeichnet lebensbedrohlichen physischen Zustand unterschiedlicher Genese, geht einher mit kritischer Beeinträchtigung der Organperfusion (Mikro- und Makrozirkulation) und konsekutivem Missverhältnis zwischen Sauerstoffangebot und Sauerstoffbedarf (metabolische Azidose und Laktatanstieg). Abhängig von Ursache zu unterscheiden (◨ Tab. 1.36):
> ▼

- Hypovolämischer Schock
- Hämorrhagischer Schock
- Septischer Schock
- Neurogener Schock
- Anaphylaktischer Schock
- Kardiogener Schock

Alle Formen können über das klinische Bild einer generalisierten inflammatorischen Reaktion (systemisches inflammatorisches Response Syndrom, engl. systemic inflammatory response syndrome, SIRS) zum Multiorganversagen (MOV) führen, welches mit hoher Sterblichkeit einhergeht.
Therapie: kausal (Behandlung der Schockursache) und symptomatisch (Wiederherstellung der Sauerstoffversorgung, Stabilisierung für weitere Diagnostik und Therapie).

Weiterführende Literatur

Adams HA, Baumann G, Cascorbi I, Ebener C, Emmel M, Geiger S, Janssens U, Klima U, Klippe HJ, Knoefel WT, Marx G, Müller-Werdan U, Pape HC, Piek J, Prange H, Roesner D, Roth B, Schürholz T, Standl T, Teske W, Vogt PM, Werner GS, Windolf J, Zander R, Zerkowski HR (2004) Empfehlungen zur Diagnostik und Therapie der Schockformen der IAG Schock der DIVI. Teil 1: Vorbemerkung, Möglichkeiten und Grenzen des Diagnostischen Instrumentariums. Intensivmedizin und Notfallmedizin 41: 618–626
Adams HA, Baumann G, Cascorbi I, Ebener C, Emmel M, Geiger S, Janssens U, Klima U, Klippe HJ, Knoefel WT, Marx G, Müller-Werdan U, Pape HC, Piek J, Prange H, Roesner D, Roth B, Schürholz T, Standl T, Teske W, Vogt PM, Werner GS, Windolf J, Zander R, Zerkowski HR (2005) Empfehlungen zur Diagnostik und Therapie der Schockformen der IAG Schock der DIVI. Teil 2: Hypovolämischer Schock. Intensivmedizin und Notfallmedizin 42: 96–109
Adams HA, Baumann G, Cascorbi I, Ebener C, Emmel M, Geiger S, Janssens U, Klima U, Klippe HJ, Knoefel WT, Marx G, Müller-Werdan U, Pape HC, Piek J, Prange H, Roesner D, Roth B, Schürholz T, Standl T, Teske W, Vogt PM, Werner GS, Windolf J, Zander R, Zerkowski HR (2005) Empfehlungen zur Diagnostik und Therapie der Schockformen der IAG Schock der DIVI. Teil 3: Kardialer Schock. Intensivmedizin und Notfallmedizin 42: 196–210
Adams HA, Baumann G, Cascorbi I, Ebener C, Emmel M, Geiger S, Janssens U, Klima U, Klippe HJ, Knoefel WT, Marx G, Müller-Werdan U, Pape HC, Piek J, Prange H, Roesner D, Roth B, Schürholz T, Standl T, Teske W, Vogt PM, Werner GS, Windolf J, Zander R, Zerkowski HR (2005) Empfehlungen zur Diagnostik und Therapie der Schockformen der IAG Schock der DIVI. Teil 4: Anaphylaktischer Schock. Intensivmedizin und Notfallmedizin 42: 299–304
Adams HA, Baumann G, Cascorbi I, Ebener C, Emmel M, Geiger S, Janssens U, Klima U, Klippe HJ, Knoefel WT, Marx G, Müller-Werdan U, Pape HC, Piek J, Prange H, Roesner D, Roth B, Schürholz T, Standl T, Teske W, Vogt PM, Werner GS, Windolf J, Zander R, Zerkowski HR (2005) Empfehlungen zur Diagnostik und Therapie der Schockformen der IAG Schock der DIVI. Teil 5: Septischer Schock. Intensivmedizin und Notfallmedizin 42: 531–543
Adams HA, Baumann G, Cascorbi I, Ebener C, Emmel M, Geiger S, Janssens U, Klima U, Klippe HJ, Knoefel WT, Marx G, Müller-Wer-

dan U, Pape HC, Piek J, Prange H, Roesner D, Roth B, Schürholz T, Standl T, Teske W, Vogt PM, Werner GS, Windolf J, Zander R, Zerkowski HR (2005) Empfehlungen zur Diagnostik und Therapie der Schockformen der IAG Schock der DIVI. Teil 6: Neurogener Schock. Intensivmedizin und Notfallmedizin 42: 615–619
American College of Surgeons (2008) ATLS: Advanced Trauma Life Support for Doctors: Student Course Manual. Eigenverlag ACS
Dellinger RP, Levy MM, Carlet JM et al. (2008) Surviving Sepsis Campaign: International guidelines for management of servere sepsis and septic shock. Intensive Care Med 34:17–60
Deutsche Sepsis-Gesellschaft, Deutsche Interdisziplinäre Vereinigung für Intensiv- und Notfallmedizin. Leitlinie: Prävention, Diagnose, Therapie und Nachsorge der Sepsis, AWMF online (http://www.awmf.org/uploads/tx_szleitlinien/079-001l_S2k_Sepsis_Leitlinientext_01.pdf)
Dutton RP (2008) Pathophysiology of Traumatic Shock, ITACCS 18 (1); 12–15
Hagel S, Brunkhorste F (2011) Sepsis. Intensivmed 18:57–73
Sielenkämper A., Prien T., Van Aken H (2001) Der Patient im Schock – Pathophysiologie, Ursachen und therapeutische Grundsätze, Hessisches Ärzteblatt 9: 424–433

1.9 Anästhesie

M. Kaufmann, A. Urwyler, W. Ruppen, D. Scheidegger

Jeder chirurgische Assistent und chirurgisch interessierte Student sollte einige Aspekte der Anästhesie kennen, z. B. welche präoperativen Abklärungen für die Anästhesie von Wichtigkeit sind und welche Risiken bei der Operationsindikation berücksichtigt werden müssen. Genauere Kenntnisse der Lokalanästhetika muss jeder chirurgisch tätige Arzt haben, damit schwerwiegende Komplikationen vermieden werden können. Auch die modernen Überwachungsmethoden eines Patienten während einer Operation müssen allen Beteiligten bekannt sein. Die heutigen Formen der postoperativen Schmerzbekämpfung und die häufigen postoperativen Komplikationen muss jeder Chirurg kennen.

70–80% aller großen Zwischenfälle im Operationssaal beruhen auf menschlichem Versagen. Davon sind etwa 90% durch eine mangelhafte Kommunikation verursacht. Erst in den letzten Jahren wurde realisiert, dass viele Trainingsmethoden zur Erhöhung der Sicherheit, die heute in der zivilen Luftfahrt selbstverständlich sind, auch im Operationssaal angewendet werden können. Deshalb werden wir zum Schluss des vorliegenden Kapitels neue Wege des Trainings und der Kommunikation im Operationssaal aufzeigen.

1.9.1 Präoperative Maßnahmen

Die präoperativen Maßnahmen erfolgen in Zusammenarbeit zwischen Chirurgen und Anästhesisten. Die folgenden Punkte müssen dabei beachtet werden:
- Ambulante oder stationäre Behandlung
- Art der Operation
- Dringlichkeit der Operation

1

- Gesundheitszustand des Patienten
- Möglichkeiten der Optimierung des Gesundheitszustandes des Patienten
- Postoperative Maßnahmen

Die Patienten sollen für die Operation in verschiedener Hinsicht optimal vorbereitet werden. Gezielt ist nach relevanten Krankheiten zu suchen, um den Gesundheitszustand präoperativ zu optimieren.

> ❯❯ **Außerdem gehört die umfassende Information des Patienten über den geplanten Eingriff, die vorgesehene Anästhesietechnik und die postoperative Nachbetreuung zu den präoperativen Maßnahmen.**

Ebenso wichtig für einen erfolgreichen Behandlungsablauf ist die Erstellung einer auf die Bedürfnisse des Patienten ausgerichteten Planung der Anästhesie. Neben der Wahl des Anästhesieverfahrens und der Medikamente werden die notwendigen Überwachungsmaßnahmen (Monitoring) festgelegt. Falls benötigt, ist ein postoperativer Überwachungsplatz bereits vor dem Eingriff zu reservieren, um den Patienten nach erfolgter Operation nicht zu gefährden.

Perioperative Morbidität und Mortalität sind von verschiedenen Faktoren abhängig. Neben Art, Ausdehnung und Dringlichkeit des Eingriffes ist der Allgemeinzustand des Patienten von Bedeutung. Ein Abdominaleingriff stellt im Vergleich zu einer Wundversorgung an der Hand für den Patienten eine größere Belastung dar, weil bei Abdominaleingriffen die Atemmechanik postoperativ beeinträchtigt ist.

Eine Reduktion des Allgemeinzustandes oder eine vorbestehende Erkrankung stellt ein zusätzliches Operationsrisiko dar. Von besonderer Wichtigkeit für den perioperativen Verlauf sind vorbestehende kardiovaskuläre oder pulmonale Erkrankungen. Für die Planung einer Anästhesie sind die Anamnese und der Status die Basis des weiteren Vorgehens. Durch eine gezielte Befragung sowie eine korrekte Untersuchungstechnik können nahezu alle relevanten Probleme des Patienten erkannt werden. Sind Hinweise für Organpathologien oder systemische Erkrankungen vorhanden, müssen gezielte Laboranalysen oder bestimmte Zusatzuntersuchungen veranlasst werden. Bei elektiven Eingriffen ermöglicht eine präoperative Therapie häufig eine Verbesserung des präoperativen Gesundheitszustandes des Patienten. Dadurch können das Auftreten oder das Ausmaß perioperativer Komplikationen vermindert werden. Wegen der begrenzten finanziellen Ressourcen, die dem Gesundheitswesen heute zur Verfügung stehen, und einem ungenügenden Kosten-Nutzen-Verhältnis sind routinemäßige, präoperative Screening-Tests nicht empfehlenswert.

> ❯❯ **Klinisch gesunde Patienten benötigen keine Screening-Tests.**

Die Zahl der Operationen, die an älteren und polymorbiden Patienten durchgeführt werden, ist in den letzten Jahren kontinuierlich angestiegen. Bei diesem Patientengut ist die perioperative Morbidität und Mortalität erhöht. Deshalb werden höhere Ansprüche an die perioperative Betreuung gestellt.

Zur Abschätzung des Überwachungsaufwandes während und nach der Operation hat sich die Klassifikation nach der American Society of Anesthesiologists (ASA) in 6 Klassen weltweit etabliert.

Klassifikation nach der American Society of Anesthesiologists (ASA)

- Klasse I: gesund
- Klasse II: leichte Systemerkrankung
- Klasse III: schwere Systemerkrankung
- Klasse IV: schwere Systemerkrankung, die das Leben dauernd bedroht
- Klasse V: Patient, der erwartungsgemäß mit oder ohne Operation die nächsten 24 h nicht überleben wird
- Klasse VI: Ein als hirntot deklarierter Patient für die Organspende

---

> ❯❯ **Patienten mit einer ASA-Klasse III oder höher müssen präoperativ gezielt abgeklärt werden.**

Bei diesen Patienten soll der Anästhesist so früh wie möglich konsiliarisch hinzugezogen werden. Dadurch können Abklärungen, Änderungen der aktuellen Therapie und die Planung der postoperativen Betreuung in die Wege geleitet werden. Der mündige Patient oder seine Angehörigen müssen in die präoperativen Entscheidungsprozesse miteinbezogen werden.

Anamnese

Genau wie in anderen Spezialfächern der Medizin gibt die Anamnese die wichtigsten Anhaltspunkte über den Gesundheitszustand des Patienten wieder.

> ❯❯ **Ein systematisches Vorgehen verhindert, dass wichtige Aspekte vergessen werden.**

Die Anamnese der wichtigen Organsysteme und weitere anästhesierelevante Informationen über den Patienten müssen erhoben werden.

Praxisbox

Anästhesierelevante Anamnese

- **Herz/Kreislauf:** Belastungsfähigkeit, Herzoperationen, Herzklappenerkrankungen, Myokardinfarkt, Angina pectoris und Hypertonie, Synkopen
- **Lunge:** Dyspnoe, Orthopnoe, Husten, Asthma, Nikotinabusus
- **Leber:** Status nach Hepatitis
- **Blutgerinnung:** starke Blutung nach dem Zähneputzen, unstillbare Blutungen nach Schnittverletzungen, Hämatome nach Bagatelltraumen
- **Niere:** Niereninsuffizienz, Status nach Nephrektomie
- **Neurologie:** ischämische Ereignisse, neurologische Erkrankungen, sensible und/oder motorische Ausfälle, Muskelkrankheiten, Synkopen
▼

- **Stoffwechsel:** Diabetes mellitus, Hypo- oder Hyperthyreose
- **Aspirationsgefahr:** gastroösophagealer Reflux, Ileus, Hiatushernie
- **Allergien:** auf Medikamente, Jod, Pflaster, Latex, andere Auslöser
- **Medikamente:** aktuelle Therapie
- **Anästhesiezwischenfälle** aufgrund früherer Anästhesien beim Patienten und in der Familie (Intubationsprobleme, Porphyrie, maligne Hyperthermie, Todesfälle)
- **Sonstiges:** frühere Blutübertragungen, Zahnprothese/lockere Zähne, Schwangerschaft, Alkohol/Drogenkonsum

Basierend auf den Befunden der Anamneseerhebung werden gezielte Laboruntersuchungen und andere Abklärungen angeordnet. Dadurch kann das Ausmaß von Krankheiten erfasst und der Effekt etwaiger therapeutischer Maßnahmen gemessen werden. Bei Spezialproblemen sind konsiliarisch andere Spezialisten hinzuzuziehen. Fragestellungen an **Konsilarien** sollen sich fokussiert auf die Durchführung und Beurteilung von speziellen Untersuchungen und auf die Möglichkeiten einer präoperativen Verbesserung eines pathologischen Organbefundes durch therapeutische Maßnahmen beschränken. Die Anästhesiefähigkeit und das Anästhesierisiko werden durch den Anästhesisten unter Einbeziehung sämtlicher Aspekte beurteilt.

Status

Der Status ergänzt die anamnestischen Erhebungen durch objektivierbare Befunde. Die folgenden Befunde sollen dabei erhoben werden:

- **Herz/Kreislauf:** Puls, Blutdruck, hepatojugulärer Reflux, Auskultation und Palpation, Punktionsstellen
- **Lunge/Luftwege:** Auskultation, anatomische Besonderheiten der oberen Luftwege,
- orientierender **Neurostatus,**
- **Lokalstatus** für Regionalanästhesien.

Das Ausmaß einer Herzinsuffizienz sowie der Erfolg etwaiger therapeutischer Maßnahmen können beurteilt werden. In der Anästhesie sind außer der Funktion des Herz-Kreislauf-Systems und der Lunge pathologische Befunde des Nervensystems von Bedeutung. Die Dokumentation neurologischer Ausfälle vor dem Anlegen einer Regionalanästhesie ist aus arztrechtlichen Gründen nötig. Der Lokalbefund im Bereiche der geplanten Punktionsstelle einer Regionalanästhesie ist von Bedeutung, wenn aufgrund der Anatomie oder wegen einer lokalen Infektion die Applikation einer Regionalanästhesie kontraindiziert ist.

Screening-Tests

In verschiedenen Kliniken werden routinemäßig Screening-Tests zur Erfassung evtl. vorhandener, aber dem Patienten nicht bekannter Erkrankungen durchgeführt. Weil mit zunehmendem Alter vermehrt pathologische Befunde zu erwarten sind, erfolgen in verschiedenen Krankenhäusern Screening-Tests nach Alterslimit. Ein weiterer Grund für derartige Routineuntersuchungen ist der medicolegale (haftpflichtrechtliche) Aspekt. Der Wert von solchen ungezielten Screening-Untersuchungen ist jedoch gering, weil relevante Diagnosen bereits durch die **Anamnese** und den **Status** erhoben werden können. Deswegen genügt es, eine exakte Dokumentation der Anamnese und des Status zu erstellen.

> **In der Regel werden bei vorliegender Indikation Hämoglobin (Hb), Hämatokrit (Hk), Leukozyten, Thrombozyten, Prothrombin, Natrium, Kalium, Blutzucker, Kreatinin und/oder Harnstoff als Laborparameter bestimmt.**

Auch in höheren Altersgruppen sind routinemäßige Screening-Tests bei altersentsprechend gesunden und leistungsfähigen Patienten **nicht** nötig. Die optimale präoperative Vorbereitung des Patienten sollte heute nach Möglichkeit nur noch mit gezielten Untersuchungen erfolgen.

Gezielte Untersuchungen

Je nach Ergebnis der Anamnese und des Status müssen gezielte Untersuchungen durchgeführt werden. Viele dieser Untersuchungen erfordern einen gewissen Zeitaufwand, so dass es sich gerade bei polymorbiden Patienten lohnt, den **Anästhesisten frühzeitig hinzuzuziehen.** Viele präoperative Abklärungen können bereits anlässlich der 1. Planung der Operation **ambulant** oder durch den **Hausarzt** des Patienten erfolgen. Als Beispiele seien Elektrokardiogramm (EKG) oder selektive Laboruntersuchungen erwähnt.

Blutgerinnungsstörungen lassen sich durch eine gezielte Anamnese erheben. Gibt der Patient auffällige Blutungen beim Zähneputzen, eine verlängerte Blutungszeit nach Schnittwunden oder die Bildung von Suffusionen und Hämatomen nach Bagatelltraumen an, muss nach einer Blutgerinnungsstörung gesucht werden.

Einen 1. Anhaltspunkt auf eine mögliche Ätiologie erhält man durch die Bestimmung der **Thrombozytenzahl und des Prothrombins.** Es gilt zu beachten, dass die Wirkung von Thrombozytenaggregationshemmern wie Aspirin allerdings dadurch nicht erfasst werden kann. Will man den Einfluss von nichtsteroidale Antirheumatika auf die Blutgerinnung ausschließen, so müssen diese Medikamente **10 Tage vor dem elektiven Eingriff abgesetzt** werden. Ist der Patient antikoaguliert, ist das Sistieren der Antikoagulation unter Laborkontrolle bei den meisten elektiven Eingriffen indiziert. Eine vorübergehende Gerinnungshemmung durch (evtl. niedermolekulares) Heparin kann notwendig sein.

Für komplexere Erkrankungen, wie manifeste koronare Herzkrankheit (KHK), Lungenfunktionsstörung mit ausgeprägter Einschränkung der Belastbarkeit und endokrine Erkrankungen, sind die entsprechenden Spezialisten rechtzeitig hinzuzuziehen, damit die notwendigen weiterführenden Untersuchungen durchgeführt werden können.

Die Notwendigkeit einer präoperativen kardiologischen Abklärung bei Patienten mit Verdacht auf KHK hängt im Wesentlichen von folgenden Faktoren ab:

1

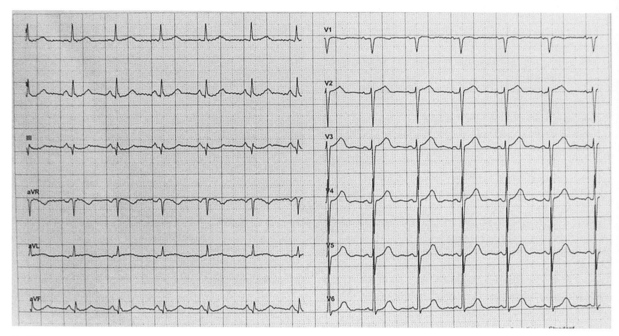

■ **Abb. 1.76** Normales EKG: Sinusrhythmus, Linkslage, unauffällige Repolarisation

— Dringlichkeit des Eingriffes: bei Notfalleingriff oft nicht möglich,
— Vorhandensein von klinischen Prädiktoren wie bekannte koronare Herzkrankheit, Herzinsuffizienz, zerebrovaskuläre Erkrankungen, Diabetes mellitus, Niereninsuffizienz,
— funktionelle Kapazität/Belastungsfähigkeit (Atemnot nach Steigen von weniger als 2 Stockwerken),
— Art des chirurgischen Eingriffes (z. B. Gefäßeingriffe, Thorakotomien, Laparatomien, große orthopädische Eingriffe).

Bei Patienten mit einer **stabilen KHK** und erhaltener Belastungsfähigkeit darf – außer vor großen Eingriffen – die kardiale Risikostratifizierung, definitive Abklärung und Therapieanpassung auch erst postoperativ erfolgen, z. B. bei einem abnormalen EKG, einem normokarden Vorhofflimmern, einer milden Angina pectoris oder einer suboptimal eingestellten Hypertonie.

Patienten nach perkutaner koronarer Intervention und Stenting sollten sich während den folgenden 1–2 Monaten (12 Monate bei beschichteten Stents) keinen elektiven Eingriffen unterziehen. Bestehen Hinweise auf gravierende Rhythmusstörungen, z. B. wegen Synkopen, ist ein **24 h-EKG** indiziert (■ Abb. 1.76).

Bei instabiler Angina pectoris oder schlechter funktioneller Kapazität sollten weiterführende Abklärungen wie **Belastungselektrokardiogramm, Echokardiographie, Dipyridamolszintigraphie** und evtl. eine **Koronarangiographie** durchgeführt werden (■ Abb. 1.77).

Je nach Befund kann durch Anpassung der Therapie der kardiale Zustand des Patienten verbessert werden. Je nach Ausmaß und Lokalisation von Koronarstenosen ist eine **PTCA** (perkutane transluminale Koronarangioplastie) indiziert oder

sogar eine Revaskularisierung durch einen **aortokoronaren Bypass** vor dem ursprünglich geplanten Eingriff nötig.

Bei Patienten mit einer **limitierten Lungenfunktion** – restriktive Lungenerkrankung, COLD (chronisch-obstruktive Lungenerkrankung), Asthma – lässt sich durch eine Testung

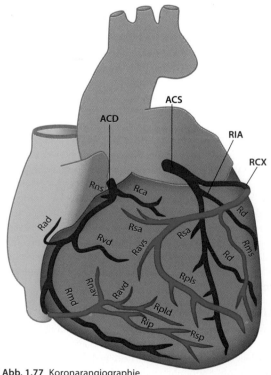

■ **Abb. 1.77** Koronarangiographie

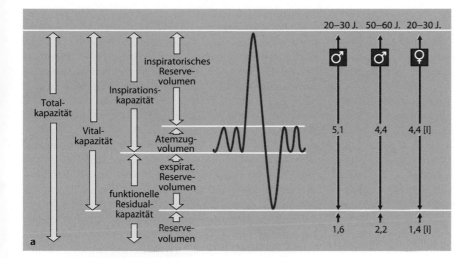

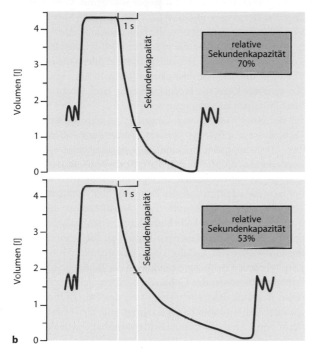

Abb. 1.78 Schema Lungenfunktion. **a** Übersicht Lungenvolumina mit altersabhängigen Veränderungen. **b** Einsekundenkapazität (FEV1) in Relation zur Vitalkapazität Normal>70%, erniedrigt bei obstruktiven Lungenerkrankungen

der **Lungenfunktion** abschätzen, ob eine broncholytische Therapie (Inhalation mit β_2-Stimulanzien, Steroidtherapie) die pulmonalen Reserven des Patienten verbessern kann (**Abb. 1.78**).

Eine präoperative **Blutgasanalyse** gibt Auskunft darüber, welche Werte postoperativ anzustreben sind. Besonders gefährdet sind Patienten mit Schlaf-Apnoe-Syndrom, weil sie durch einen geringen Überhang von Anästhetika postoperativ für eine Apnoe gefährdet sind. Derartige Patienten müssen deshalb während den ersten 24 h postoperativ mit der Pulsoxymetrie und entsprechend geschultem Personal kontinuierlich überwacht werden.

In Kürze

Präoperative Maßnahmen
- Zusammenarbeit von Chirurg und Anästhesist: Art und Dringlichkeit der OP, ambulant oder stationär, Zustand des Patienten, optimale Vorbereitung des Patienten, postoperative Maßnahmen, notwendige technische und apparative Ausrüstung.
- Zur Abschätzung der perioperativen Betreuung: Einteilung in ASA-Klassen, Anamnese (systematisches Vorgehen), Status, evtl. Screening-Test.
- Labor- und weitere präoperative Untersuchungen: gezielt nach pathologischen Befunden in der Anamnese und im Status sowie nach den Operationsindikationen.
- Verschiebung des Operationstermins bei elektiven Eingriffen, falls der Allgemeinzustand des Patienten durch therapeutische Maßnahmen verbessert und dadurch die Inzidenz von Komplikationen reduziert werden kann.

1.9.2 Präoperative Verordnungen

Nüchternheit

Cave
Im Rahmen einer Allgemeinanästhesie verlieren die Patienten ihre Schutzreflexe, so dass bei vollem Magen die Gefahr einer Regurgitation und Aspiration besteht.

Untersuchungen haben gezeigt, dass Erwachsenen bis 3 h und Kindern bis 2 h vor der Operation die Einnahme von klarer Flüssigkeit (Tee, kohlenhydrathaltige klare Getränke, Mineralwasser) ohne Gefahr erlaubt werden kann. Bei Notfallein-

1

griffen muss mit dem Chirurgen zusammen das Risiko einer Anästhesie beim nichtnüchternen Patienten mit möglicher Aspiration gegen die Gefahren einer Aufschiebung der Operation diskutiert und abgewogen werden. Auch der Patient muss über die Entscheidung und deren Folgen informiert werden.

Selbstverständlich müssen auch für **Regionalanästhesieverfahren** und sog. **Stand-by-Überwachungen** in Lokalanästhesie die gleichen Regeln eingehalten werden. Adverse Reaktionen auf das Anlegen einer Regionalanästhesie (allergische Reaktionen, Krampfanfall durch versehentliche intravasale Applikation eines Lokalanästhetikums, hohe Spinalanästhesie), unvollständige Regionalanästhesie oder eine unerwartete Verlängerung der Operation können direkt zum Verlust der Schutzreflexe des Patienten führen oder die Umstellung auf eine Allgemeinanästhesie mit entsprechender Gefahr zur Folge haben. Bei Nichteinhalten der Nüchtern-Regel ist der Patient in derartigen Situationen unnötigerweise für eine Aspiration gefährdet. Für Notfälle mit vollem Magen ergeben sich Konsequenzen hinsichtlich besonderer Vorbereitung des Patienten. Der Magen kann durch die **Einlage einer Magensonde** vor der Einleitung der Anästhesie entleert werden.

> ❯❯ **Nüchternzeit 6 h für feste Nahrung, 2–3 h für klare Flüssigkeit!**

Medikamente

Nach der präoperativen Visite verordnet der Anästhesist dem Patienten die präoperative Medikation. Herz- und Kreislaufmedikamente wie β-Blocker, Kalziumantagonisten, ACE-Hemmer und Nitrate werden je nach Befunden, geplanter Operation und Anästhesietechnik in einer angepassten Dosierung weiterverordnet.

> ❯❯ **Patienten mit Herz-Kreislauf-Erkrankungen sind auch intra- und postoperativ therapiebedürftig.**

Wird die Therapie unterbrochen, besteht die Gefahr einer perioperativen Exazerbation der Grundkrankheit, mit allen ihren Risiken. Eine bestehende Therapie mit β-Blockern sollte perioperativ unbedingt weitergeführt werden um die Inzidenz von koronaren Ereignissen zu reduzieren. Weil ein operativer Eingriff für den Patienten immer mit zusätzlichem Stress verbunden ist, wird im Allgemeinen präoperativ ein anxiolytisches Medikament verordnet. Benzodiazepine, z. B. Midazolam (7,5 mg oral für gesunde Erwachsene), haben sich bewährt.

> ❯❯ **Kardiale Medikamente, insbesondere β-Blocker, sollten in der Regel perioperativ weitergegeben werden!**

Antikoagulation

Weil Regionalanästhesieverfahren, insbesondere rückenmarksnahe Anästhesien nur bei normaler Gerinnung appliziert werden dürfen, ist der Gerinnungssituation in der perioperativen Phase besondere Beachtung zu schenken. Die Einnahme von nichtsteroidalen, entzündungshemmenden Medikamenten (NSAID) stellt keine Kontraindikation zur Durchführung einer rückenmarksnahen Anästhesie dar. Wegen der erhöhten Blutungsgefahr soll hingegen unter Therapie mit Clopidogrel auf rückenmarksnahe Anästhesien verzichtet werden. Eine orale Antikoagulation wird gemäß Absprache zwischen dem Chirurgen und Anästhesisten aufgehoben, falls dies vom Patienten her möglich ist. Bei einer Therapie mit **Kumarinderivaten** wird die Antikoagulation durch Absetzen des Medikamentes über mehrere Tage oder durch Gabe von Vitamin K über mehrere Stunden, aufgehoben. Dies stellt das übliche Vorgehen für Wahleingriffe dar. Lediglich bei Notfalleingriffen kann die Kumarinwirkung durch die Applikation von Vitamin-K-abhängigen Gerinnungsfaktoren innerhalb von Minuten aufgehoben werden. Die Antikoagulation mit Heparin hat die Vorteile, dass mit Protamin ein sofort wirksames Antidot vorhanden ist, und dass nach Absetzen des Heparins die Gerinnung bereits 3–4 h später wieder im Normbereich liegt. Bei Herzklappenträgern oder Patienten mit kurz zurückliegender Thromboembolie, die eine dauernde Antikoagulation benötigen, ist deshalb präoperativ eine Umstellung von Kumarinderivaten auf Heparin parenteral oder alternativ eine Therapie mit niedermolekularem Heparin s.c. vorzusehen. Postoperativ kann die Heparinisierung nach Absprache mit den Chirurgen wieder begonnen werden.

Bei einer Vielzahl von Eingriffen ist eine **perioperative Thromboseprophylaxe** indiziert. Damit dem Patienten am Operationstag gefahrlos eine Regionalanästhesie appliziert werden kann, empfiehlt sich die Einmal-Thromboseprophylaxe mit niedermolekularem Heparin jeweils am Vorabend. Bei Notfalleingriffen soll der Zeitpunkt der Applikation der Thromboseprophylaxe mit dem Anästhesisten diskutiert werden. Während im Falle einer Allgemeinanästhesie Heparin sofort verabreicht werden kann, soll für Regionalanästhesien wegen der Gefahr einer Blutung die Thromboseprophylaxe erst nach der Applikation der Regionalanästhesie erfolgen. Zwischen der Gabe von niedermolekularen Heparinen in prophylaktischer Dosis und der Durchführung regionalanästhesiologischer Verfahren soll ein Mindestzeitraum von 12 h nicht unterschritten werden. Nach Verabreichung von Rivaroxaban beträgt dieser Zeitraum mindestens 18 h.

In Kürze

Präoperative Verordnungen
- Nüchternzeit von 6 h für feste Nahrung, 2–3 h für klare Flüssigkeit.
- Herz- und Kreislaufmedikamente , insbesondere β-Blocker, sollten in der Regel perioperativ weitergegeben werden.
- Gerinnungssituation ist in der perioperativen Phase besonders zu beachten, v. a. bei rückenmarksnahen Anästhesien. Umstellen von Kumarinderivaten auf Heparin (z. B. bei Herzklappenträgern).
- Perioperative Thromboseprophylaxe.

1.9.3 Anästhesieverfahren

Stand-by-Anästhesie

Bestimmte Eingriffe werden in Lokalanästhesie, jedoch in Anwesenheit eines Anästhesisten (Stand-by) durchgeführt. Diese Maßnahme kann sinnvoll sein, wenn der Allgemeinzustand des Patienten schlecht ist und er deshalb eine kontinuierliche Überwachung benötigt. Eine andere Indikation für einen Stand-by kann durch eine Erweiterung des Eingriffes gegeben sein, so dass auf eine allgemeine Anästhesie gewechselt werden muss. Deshalb gelten für jeden Stand-by die genau gleichen Vorbereitungsregeln wie für eine Allgemein- oder Regionalanästhesie (Nüchternzeit einhalten).

Regionalanästhesie
Lokal- oder Leitungsanästhesie durch den Operateur

Lokalanästhetika sind potenziell gefährliche Substanzen. Weil in der Chirurgie oft Eingriffe in Lokal- oder Leitungsanästhesie ohne Einbeziehung des Anästhesisten durchgeführt werden, sollen in diesem Kapitel wichtige Grundkenntnisse der Lokalanästhetika, Gefahren sowie Komplikationen und deren Therapie vermittelt werden.

Chemisch synthetisierte Lokalanästhetika weisen immer die gleiche Grundstruktur auf: Sie haben einen lipophilen aromatischen Teil und einen hydrophilen Aminorest (Abb. 1.79).

Die beiden Teile sind durch eine Zwischenkette verbunden. Diese Zwischenkette ist in unterschiedlicher Weise an den aromatischen Teil gebunden, entweder durch eine Ester- oder eine Amidbindung und bestimmt die Einteilung der Lokalanästhetika in **Ester- und Amidtypen**. Der Prototyp der Esterlokalanästhetika ist das Procain, derjenige des Amidtyps das Lidocain. Der Hauptunterschied zwischen einem Ester- und Amidtyp-Lokalanästhetikum liegt nicht in seiner anästhetischen Wirkung, sondern in der Art, wie das Medikament metabolisiert wird. Die Esterverbindungen werden im Plasma durch die Pseudocholinesterase hydrolysiert. Dadurch entsteht u. a. der Metabolit Paraaminobenzoesäure, ein bekanntes Allergen. Die Amidverbindungen werden primär in der Leber durch mikrosomale Enzyme metabolisiert.

> **Allergische Reaktionen sind für Lokalanästhetika vom Amidtyp extrem selten.**

Amidtyp-Lokalanästhetika werden langsamer abgebaut als Estertyp-Lokalanästhetika. Die Plasmakonzentration der Amidtyp-Lokalanästhetika bleibt somit länger hoch und eine systemische Toxizität ist häufiger als bei Estertyp-Lokalanästhetika. Die Gefahr einer Kumulation ist bei Amidtyp-Lokalanästhetika ebenfalls größer als beim Estertyp.

Die Wirkung der Lokalanästhetika erfolgt durch die Beeinflussung der **Ionenpermeabilität der Zellmembran** der Nervenzelle. Um diesen Effekt auszuüben, muss das Lokalanästhetikum zuerst in das Axoplasma eindringen, um die Natrium- und Kaliumkanäle von innen reversibel zu blockieren. Die wirksame Form des Medikamentes am Rezeptor ist der ionisierte Zustand, während zur Durchdringung der nichtionisierte Zustand vorliegen muss. Der **pKa-Wert des Lokal-**

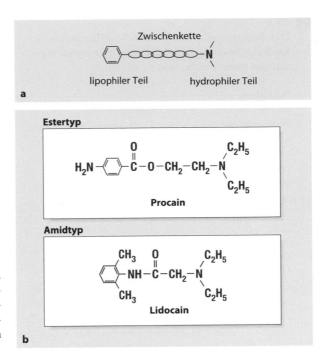

 Abb. 1.79 Molekulare Grundstruktur der Lokalanästhetika. Strukturformel von Procain (Estertyp) und von Lidocain (Amidtyp)

anästhetikums, der angibt, wie viel der aktiven Form eines Lokalanästhetikums (Kation, K_a) in Abhängigkeit vom Gewebe-pH vorhanden ist, und der pH-Wert des Gewebes bestimmen, wie viele Moleküle durch die Zellmembran dringen und die Ionenkanäle besetzen.

Zusammenfassend ergibt sich folgende Wirkungsweise: Das Lokalanästhetikum wird zunächst an den Rezeptor in der Nervenmembran gebunden. Dadurch werden die Natriumkanäle verschlossen und der Einstrom für Natriumionen herabgesetzt. Durch den Verlust der Membrandurchlässigkeit für Natrium kann keine Zellmembrandepolarisation mehr erfolgen. Es setzt eine **Nervenblockade** ein. Die Wahl des Lokalanästhetikums hängt vom Operationsort, von der Dauer der Operation, der Art der Regionalanästhesie, der Patientengröße und vom Zustand des Patienten ab.

 Cave
Außer den seltenen allergischen Reaktion können toxische Reaktionen durch eine versehentliche intravasale Injektion, schnelle Resorption oder durch Überdosierung verursacht werden.

Sie sind gekennzeichnet durch Reaktionen des zentralen Nervensystems (Taubheitsgefühl perioral, metallischer Geschmack auf der Zunge, Benommenheit, Schwindel, Sehstörungen, Ohrensausen, tonisch/klonische Krämpfe, Atemstillstand) und des Herz-Kreislauf-Systems (Blutdruckabfall, Rhythmusstörungen).

> ❗ **Cave**
> **ZNS-Reaktionen treten vor den lebensbedrohlichen kardialen Wirkungen auf und sind deshalb als Warnzeichen einer Intoxikation zu werten.**

Praxisbox

Technik der Injektion von Lokalanästhetika

Toxische Reaktionen können durch richtige Technik weitgehend vermieden werden. Bei der Injektion muss unbedingt eine intravenöse oder intraarterielle Applikation vermieden werden, da sonst innerhalb Sekunden toxische Blutspiegel erreicht werden können. Deshalb sollte vor jeder Injektion eine Aspiration auf Blut durchgeführt werden. Findet die Injektion des Lokalanästhetikums in blutreiches Gewebe statt, können ebenfalls durch schnelle Resorption hohe Blutspiegel erreicht werden. Durch die Zugabe von Vasokonstriktoren, wie z. B. Adrenalin in einer Konzentration von 1:200.000 kann die Resorption vermindert sowie die Wirkungsdauer der Nervenblockade verlängert werden. Dabei ist zu beachten, dass für die Lokalanästhesie im Versorgungsgebiet einer Endarterie, wie z. B. Finger wegen der Gefahr einer Gewebsnekrose auf den Zusatz eines Vasokonstriktors verzichtet werden muss. Eine weitere wichtige Maßnahme zur Verhinderung einer toxischen Reaktion ist die Einhaltung der Maximaldosierung (◘ Tab. 1.39).

Intravenöse Regionalanästhesie

Dabei wird das Lokalanästhetikum in das Gefäßsystem zu dessen Verteilung in der Körperregion gespritzt. Da dafür eine Blutleere notwendig ist, ist die Anwendung auf den Arm und den Unterschenkel begrenzt. Für den Erfolg der Anästhesie ist sowohl ein genügendes Volumen zur Auffüllung und Verteilung im Gefäßsystem, als auch eine genügende Konzentration notwendig, um zumindest die sensorischen Nervenfasern zu blockieren.

Praxisbox

Technik der intravenösen Regionalanästhesie

Zuerst wird eine dünne Verweilkanüle in eine Vene nahe des Operationsgebietes eingelegt (◘ Abb. 1.80). Danach wird die Extremität durch Elevation und Auswickeln mit einer Esmarch-Binde entleert. Am Oberarm wird dann eine vorher angelegte pneumatische Blutsperremanschette 100 mmHg über dem systolischen Blutdruck aufgeblasen. Für die untere Extremität wird die Manschette am Unterschenkel angelegt und muss auf 350–400 mmHg aufgeblasen werden. Vorteilhaft ist die Verwendung einer 2-kammerigen Manschette. Zuerst wird jeweils die proximale Kammer unter Druck gesetzt. Nach Entfernung der Esmarch-Binde wird das Venensystem über die Verweilkanüle mit dem Lokalanästhetikum (Prilocain 0,5% ohne Zusätze) aufgefüllt. Bei Erwachsenen sind am Arm 40 ml, am Bein 60 ml notwendig. Bei Schmerzhaftigkeit der
▼

Manschette wird nach 30–45 min die distale Kammer aufgeblasen und anschließend die proximale Kammer entlüftet. Der Manschettendruck verschiebt sich dann in das bereits anästhesierte Gebiet. Etwa 5–10 min nach der Injektion kann mit der Operation begonnen werden. Bei dieser Technik sollte die Operation nicht viel länger als 1 h dauern.

> ❗ **Cave**
> **Beim Ablassen der Manschette muss der Patient genau beobachtet werden, um toxische Reaktionen sofort zu erkennen und zu behandeln. Der Beobachtungszeitraum nach Ablassen der Manschette muss mindestens 10 min betragen, da viele Symptome wie Bradykardie, Übelkeit oder Blutdruckabfall erst nach einigen Minuten auftreten.**

Bei der Anwendung der intravenösen Anästhesie besteht die Gefahr der **Manschettenruptur** mit der Folge der sofortigen Freisetzung des Lokalanästhetikums bevor eine Diffusion ins Gewebe erfolgt ist. Deshalb muss vor der Applikation des Lokalanästhetikums immer ein **2. intravenöser Zugang** gelegt werden, damit etwaige toxische Reaktionen sofort behandelt werden können.

Blockade des Plexus brachialis

Die Plexusblockade bietet sich als Methode der Wahl bei Operationen und Manipulationen der Schulter, des Armes und der Hand an (◘ Abb. 1.81).

Der Plexus brachialis wird klassischerweise mit 3 verschiedenen Zugängen blockiert:
- Für Schultereingriffe wird der **interskalenäre** Zugang am Hals gewählt,
- für Eingriffe am Arm der **Supra- oder Infraklavikulärblock**
- und für Eingriffe am Vorderarm oder auch der Hand wird die **axilläre** Plexusblockade verwendet.

Die Ultraschall-basierte Nervenidentifikation führt zu rascherer und zuverlässigerer Blockade. Die Technik des axillären Zugangs wird auch oft von Chirurgen selbst eingesetzt. Dabei

---

 Tab. 1.39 Maximaldosen der meist verwendeten Lokalanästhetika

Lokalanästhetikum	Maximal Dosierung	
	Ohne Adrenalinzusatz	Mit Adrenalinzusatz
Lidocain	4 mg/kgKG	7 mg/kgKG
Mepivacain	4 mg/kgKG	7 mg/kgKG
Bupivacain	2 mg/kgKG	3 mg/kgKG
Prilocain	8 mg/kgKG	8 mg/kgKG

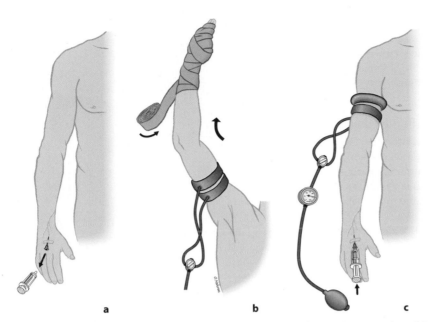

Abb. 1.80 Intravenöse Regionalanästhesie. **a** Legen der intravenösen Verweilkanüle am Handrücken. **b** Emporheben des Armes mit angelegter, lockerer Doppelmanschette, Auswickeln der Gefäße von distal nach proximal mit Esmarch-Binde, Aufblasen der proximalen Manschette. **c** Füllen des Venensystems distal der aufgeblasenen proximalen Manschette mit dem Lokalanästhetikum

muss beachtet werden, dass die notwendigen Mengen an Lokalanästhetikum so hoch sind, dass bei einer versehentlichen intravasalen Injektion toxische Reaktionen auftreten. Deshalb muss man die Kenntnisse, Geräte und Medikamente zur Therapie toxischer Reaktionen beherrschen, falls man diese Anästhesieform ohne Anästhesist einsetzt.

> Bei Plexusanästhesien soll das Lokalanästhetikum langsam verabreicht werden, d. h. nicht >10 ml/min. Außerdem soll wiederholt aspiriert werden, um eine versehentliche Platzierung der Nadel im Gefäßsystem zu erkennen, weil sich im Bereiche des Plexus axillaris reichlich Gefäße befinden.

Toxische Reaktion und ihre Behandlung

Die Anlage eines **venösen Zugangs** vor Applikation einer potenziell toxischen Dosis eines Lokalanästhetikums ermöglicht die rechtzeitige Therapie einer toxischen Reaktion. Zudem ist die Beherrschung der Technik der **kardiopulmonalen Reanimation** notwendig, d. h. die entsprechenden technischen Einrichtungen und die Kenntnisse zur Beatmung, Intubation und Defibrillation des Patienten müssen vorhanden sein. Außer Sauerstoff muss auch eine Absaugvorrichtung bereitgestellt werden. Als **Notfallmedikamente** sind Barbiturate oder Benzodiazepine zur Therapie eines Krampfanfalles sowie Adrenalin und Atropin zur Therapie schwerer Kreislaufzwischenfälle auf Vorrat zu halten. Bei einem refraktären kardiotoxischen Herzkreislaufstillstand kann zusätzlich zur kardiopulmonalen Reanimation die i.v.-Gabe einer 20%-Lipidlösung erwogen werden (Bolus von 1,5 ml/kgKG.

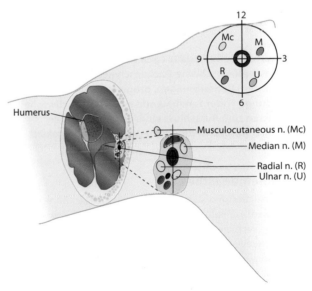

Abb. 1.81 Anatomie Plexusblockade (aus Döberl u. Eriksson, 1980)

Patientenüberwachung

Zur Überwachung des Patienten ist ein der Situation angepasstes Monitoring notwendig.

> Bei Infiltrationsanästhesien und Nervenblockaden mit kleinem Volumen (Faustregel: <25% der Maximaldosierung) ist eine spezielle Patientenüberwachung beim gesunden Patienten (ASA-Klassen I und II) nicht indiziert.

Werden große Mengen Lokalanästhetika infiltriert, wie z. B. bei einer axillären Plexusblockade, ist ein Monitoring, bestehend aus EKG, Pulsoxymetrie und nichtinvasiver Blutdruckmessung, angezeigt. Bei polymorbiden Risikopatienten ist eine Überwachung durch den Anästhesisten zu erwägen (Stand-by).

Spinalanästhesie, Periduralanästhesie

Bei der **peridurale Anästhesie** erfolgt eine Blockade von Spinalwurzeln durch Injektion eines Lokalanästhetikums in den Periduralraum. Davon abzugrenzen ist die **Spinalanästhesie**, durch die eine Blockade des Rückenmarks durch Injektion eines Lokalanästhetikums in den Subarachnoidalraum erfolgt (◘ Abb. 1.82, ◘ Abb. 1.83).

Der Wirkungseintritt der Periduralanästhesie ist in der Regel langsam, die Wirkungsdauer mittellang bis lang. Die Spinalanästhesie wirkt in der Regel schnell und die Wirkungsdauer ist kurz. Die Spinalanästhesie führt zu einer ausgeprägten **Muskelrelaxierung**. Es werden relativ geringe Mengen an Lokalanästhetika benötigt, so dass systemische Reaktionen auf Lokalanästhetika vernachlässigt werden können. Die Periduralanästhesie erreicht die Blockade von jeweils 1–2 spinalen Dermatomen/ml Lokalanästhetikum. Es sind höhere Volumina an Lokalanästhetikum zu verabreichen.

Bei beiden Anästhesieformen müssen Blutdruck, Herzfrequenz, EKG und Anästhesieausdehnung kontinuierlich überprüft werden.

> ❗ **Cave**
> Neurologische Ausfälle nach rückenmarksnahen Anästhesien (schwere Rückenschmerzen, Blasen-darmfunktionsstörungen, progressive Sensibilitätsstörungen oder zunehmende motorische Schwäche) müssen zum Ausschluss eines raumfordernden Hämatoms frühzeitig (<6 h) radiologisch abgeklärt werden!

Allgemeinanästhesie

Dem Anästhesisten steht ein ganzes Armentarium verschiedener Medikamente für Mono- oder Kombinationsanästhesien zur Verfügung. Die Überwachung des Patienten wird entsprechend seinem Gesundheitszustand und der geplanten Operation festgelegt. Ebenso richtet sich die Wahl der Medikamente nach dem Gesundheitszustand des Patienten und nach der Art der Operation. Wenn für die Operation eine Muskelrelaxation nötig ist, ist eine **Intubationsanästhesie** durchzuführen. In geeigneten Situationen kann die Ventilation auch über eine konventionelle Maske oder durch die Verwendung einer **Larynxmaske** sichergestellt werden. Die so im Alltag erworbene hohe Professionalität im Umgang mit dem Luftweg des Patienten, die Fertigkeiten im Kreislaufmanagement (Zugangsverfahren, Schockbehandlung, Reanimation) und die teamorientierte Patientenversorgung qualifizieren Anästhesisten auch für den präklinischen Notarztbereich (◘ Abb. 1.84).

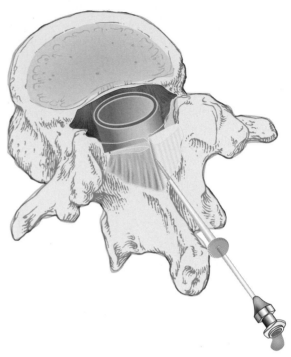

◘ **Abb. 1.82** Anatomie Spinalanästhesie (aus Döberl u. Eriksson, 1980)

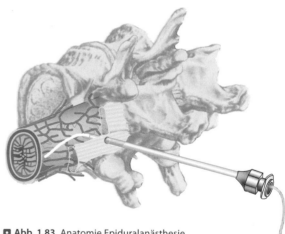

◘ **Abb. 1.83** Anatomie Epiduralanästhesie

Kombinierte Anästhesietechniken

In bestimmten Fällen ergeben sich günstige Synergieeffekte durch die **Kombination einer Regional- mit einer Allgemeinanästhesie**. Für Oberbaucheingriffe kann z. B. eine thorakal eingelegte Periduralanästhesie bereits intraoperativ für die Analgesie eingesetzt werden.

> ❯ Kombinationsanästhesien haben den Vorteil, dass der Patient postoperativ durch das Fortführen der Regionalanästhesie analgetisch therapiert werden kann (▶ Abschn. 1.9.5).

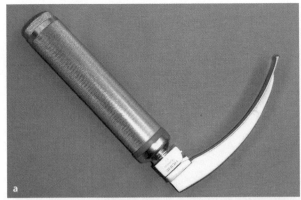

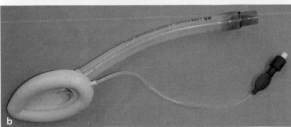

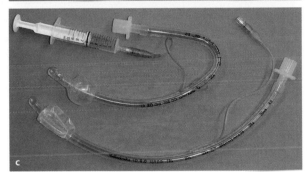

Abb. 1.84 a Laryngoskop, **b** Larynxmaske, **c** Tubus

Spinalanästhesie, Periduralanästhesie: Injektion subarachnoidal (schnell und kurz, ausgeprägte Muskelrelaxation) bzw. peridural. **Cave:** neurologische Ausfälle.

Allgemeinanästhesie: Mono- und kombinierte Techniken, Intubation, evtl. (Larynx-)Maske

Monitoring

Alle technischen Entwicklungen und Neuerungen der letzten Jahrzehnte haben nichts daran geändert, dass unsere 5 Sinne meist die besten, immer verfügbaren Instrumente zur Beurteilung des Patientenzustandes sind. Sie erlauben jedem Arzt grundlegende Vitalfunktionen ohne Hilfsmittel zu beurteilen (Tab. 1.40).

Im Rahmen einer Anästhesie stehen erweiterte Monitoring-Möglichkeiten zur Verfügung. Zur Optimierung der Patientensicherheit wurden in den letzten Jahren von Land zu Land leicht abweichende, minimale Monitoring-Standards definiert, die bei jeder Anästhesie eingehalten und durchgeführt werden müssen.

Monitoring-Standards

- **Standard I:** Qualifiziertes Anästhesiepersonal muss bei jeder Anästhesie beim Patienten anwesend sein, um eine kontinuierliche Überwachung und sofortige therapeutische Maßnahmen zu ermöglichen. Dies gilt für Allgemeinanästhesie- wie Regionalanästhesieverfahren. In speziellen Situationen (z. B. Radiotherapie) ist eine Remote-Überwachung zulässig.
- **Standard II:** Bei allen Anästhesieverfahren muss die Oxigenation, die Beatmung und der Kreislauf des Patienten kontinuierlich überwacht werden.

Die Überwachung der **Oxigenation** soll eine genügende Sauerstoffkonzentration im Inspirationsgas und damit im Blut si-

In Kürze

Anästhesieverfahren
Regionalanästhesie: Stand-by-Anästhesie bei Lokalanästhesie
- **Lokal- oder Leitungsanästhesie** (Ester- und Amidtypen, z. B. Procain und Lidocain), Nervenblockade durch Verschiebung der Ionenpermeabilität der Zellmembran, selten allergische Reaktionen. **Cave:** toxische Reaktionen, ZNS-Reaktion als Warnzeichen (intravasale Injektion, schnelle Resorption, Überdosierung).
- **Intravenöse Regionalanästhesie:** Esmarch-Manschette, mindestens 10 min Nachbeobachtung, zweiter i.v.-Zugang.
- **Plexusblockade:** 3 Zugänge zum Plexus brachialis, langsame Verabreichung (≤10 ml/min), venöser Zugang und Notfallbereitschaft.

▼

Tab. 1.40 Beurteilung des Patientenzustandes

Atmet der Patient?	Hat der Patient einen Kreislauf?
Atembewegungen (paradox?, obstruktiv?)	Patient ansprechbar (Hirnperfusion?)
Atemfrequenz (Norm >12/min)	Palpabler Puls, normale Herzfrequenz (50–100/min)
Auskultationsbefund (gleichseitig?)	Peripherie warm (Vasokonstriktion?)
Zyanose (p_aO_2 wahrscheinlich <80–90 mmHg)	Diurese (Cardiac output)

1

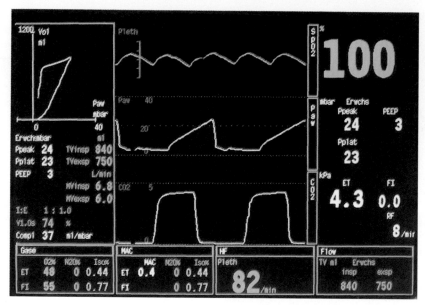

Abb. 1.85 Monitoring

cherstellen. Dazu werden Sauerstoffmessgeräte im Inspirationsschenkel des Beatmungsgerätes eingesetzt, die Oxigenation des Blutes kontinuierlich mittels Pulsoxymeter gemessen und die Hautfarbe (Zyanose?) klinisch beurteilt.

> **Zur Überwachung der Beatmung dient in jedem Fall die klinische Beurteilung (Thoraxexkursionen, Auskultation).**

Bei intubierten Patienten müssen **Beatmungsdruck** (Diskonnektionsalarm) und das **endexspiratorische CO_2** (Kapnographie) gemessen werden. Die regelmäßige Palpation des Pulses und eine kontinuierliche Überwachung mittels Pulsoxymeter sind zuverlässige Methoden der **Kreislaufüberwachung**. Der Kreislauf wird mittels EKG monitorisiert und Herzfrequenz und **Blutdruck** sollen mindestens 5-minütlich gemessen werden. Die **Körpertemperatur** muss gemessen werden, falls Änderungen möglich oder zu erwarten sind. Die in- und exspiratorische **Anästhesiegasmessung** gewährleistet eine kontinuierliche Überwachung der Applikation der volatilen Anästhetika. Die Anästhesietiefe kann mittels Monitoring des **BIS-Index** (Bispectral Index, mittels EEG ermittelter rechnerischer Wert) überwacht werden.

> **Minimale Anästhesie-Sicherheitsstandards:**
> ▬ **Dauerpräsenz einer qualifizierten Anästhesieperson**
> ▬ **Klinische Überwachung und Pulsoxymetrie bei jedem Patienten**
> ▬ **Blutdruck-, EKG- und Temperatur-Monitoring**
> ▬ **Kapnographie, Oxymetrie und Beatmungsdruckmessung bei jedem intubierten Patienten**

Charakteristik wichtiger Anästhesie-Monitoring-Verfahren

Neben dem EKG-Monitor (◘ Abb. 1.85) und der automatischen Blutdruckmessung stehen die nachfolgenden Verfahren zur Verfügung.

Pulsoxymetrie

Diese Überwachungsmethode ist eine der wesentlichsten Fortschritte in der Patientenüberwachung der letzten Jahre und hat unterdessen auch außerhalb von Anästhesie und Intensivmedizin Verbreitung gefunden. Die Geräte berechnen die **arterielle O_2-Sättigung**, indem sie die Variationen der Absorption von rotem (misst reduziertes Hämoglobin) und infrarotem Licht (misst Oxyhämoglobin), verursacht durch die Pulsationen des arteriellen Blutes, messen. Die Sättigung wird typischerweise mit einem Clip am Finger gemessen. Eine Sättigung von 90% entspricht dabei bei normaler Sauerstoffdissoziationskurve ungefähr einem pO_2 von 60 mmHg (8 kPa) im arteriellen Blut.

Kapnographie (CO_2-Monitoring)

Die kontinuierliche Messung der **CO_2-Konzentration** in der Exspirationsluft von beatmeten Patienten erlaubt 2 wichtige Aussagen:

▬ Der Patient wird beatmet (qualitative Aussage), da nur aus der Lunge andauernd CO_2 abgeatmet werden kann. Eine relativ sichere **Lagekontrolle eines Endotrachealtubus** (tracheal vs. ösophageal) ist damit möglich.

▬ Da sich das CO_2 in der Alveole äußerst schnell mit dem CO_2-Spiegel im kapillären Blut äquilibriert, korreliert die CO_2-Konzentration am Ende der Exspirationsphase (endtidaler, alveolärer Gasanteil) eng mit dem arteriellen CO_2 und kann damit zur **Steuerung der Beatmung** eingesetzt werden (quantitative Aussage).

Indirekt erlaubt die Kapnographie auch ein Kreislaufmonitoring: Veränderungen des pulmonalen Blutflusses bei Reanimationsbemühungen oder bei plötzlicher Verlegung der pulmonalen Strombahn werden beurteilbar.

> ❯❯ Hypermetabole Zustände wie die maligne Hyperthermie (MH) können frühzeitig dank des steten Anstiegs der endexspiratorischen CO_2-Konzentration erkannt werden.

Diese seltene, gefürchtete Anästhesiekomplikation nach Triggerexposition (volatile Inhalationsanästhetika, Succinylcholin) kann bei empfindlichen Patienten unbehandelt zum Tode führen. Die Behandlung besteht aus sofortigem Stopp der Triggersubstanzen, Hyperventilation mit O_2 und sofortige Applikation von Dantrolen als spezifisches Antidot.

Anästhesiegasmessung

Verschiedene neuere Absorptions- oder Spektroskopieverfahren erlauben es heute, die **in- und exspiratorische Gaskonzentration** kontinuierlich zu messen. Da diese Medikamente eine sehr enge therapeutische Breite und ein beträchtliches Nebenwirkungspotenzial haben, kommt einer andauernden Messung der Medikamentenkonzentration eine wesentliche Bedeutung zu. Die Überdosierungsgefahr bei apparativen oder menschlichen Fehlern wird damit reduziert und die Präzision der Anästhesieführung wird verbessert. Die Gefahr einer sog. **Awareness** (Wachzustand während der Anästhesie) wird dadurch vermindert.

EKG

Das Elektrokardiogramm war eines der ersten technischen Hilfsmittel in der Patientenüberwachung. Es hat in den letzten Jahrzehnten nicht an Bedeutung verloren und dient intraoperativ hauptsächlich folgendem Zweck:
- Früherkennung von Rhythmusstörungen, einer relativ häufigen Komplikation bei Allgemeinanästhesien,
- Früherkennung von myokardialen Ischämien.

> ❯❯ Typischerweise werden intraoperativ die Ableitungen II und V_5 monitorisiert: Diese Kombination hat eine hohe Sensitivität für ischämische Ereignisse.

Automatische, nichtinvasive Blutdruckmessung

Die Einführung von Mikroprozessor-gesteuerten Oszillotonometriegeräten hat die manuelle Messung des Blutdrucks zum Anästhesiemonotoring praktisch verdrängt.

Temperatur

Der intraoperativen Temperaturmessung kommt eine große Bedeutung zu. Im Alltag viel häufiger als eine **Hyperthermie** ist eine **Hypothermie**: Klimatisierte, »tiefgekühlte« Operationssäle, Flüssigkeitsverluste und exponiert-ungeschützte Patienten führen notwendigerweise zu einem steten Abfall der Körpertemperatur. Dieser Temperaturverlust hat negative Auswirkungen auf den Patienten (häufiger postoperative Infekte, Gerinnungsstörungen) und kann häufig nur mit Mühe und technischen Hilfsmitteln in einem akzeptablen Rahmen gehalten werden.

Diurese

Die kontinuierliche Erfassung der **Urinproduktion** lässt Rückschlüsse nicht nur auf die Nierenfunktion, sondern, für den Anästhesisten viel wichtiger, auf die Kreislauffunktion zu. Häufig ist eine suffiziente Diurese (>0,5 ml/kgKG/h) der beste Hinweis auf ein für den individuellen Patienten genügendes Herzminutenvolumen. Dies gilt trotz der Tatsache, dass die Urinausscheidung durch viele Faktoren (renaler Blutfluss, GFR-Autoregulation, hormonelle Faktoren, positive Druckbeatmung usw.) beeinflusst wird.

Neuromuskuläre Funktion

Die potenziellen Probleme, die mit einer unkontrollierten, respektiv verlängerten Relaxation von Patienten verbunden sind, haben dazu geführt, dass neben klinischen Merkmalen auch die elektrische **Stimulation der peripheren motorischen Nerven** (typischerweise N. ulnaris) zur Beurteilung der neuromuskulären Funktion herangezogen werden können.

Weitere Monitoring-Verfahren

Komplexere Patienten und spezielle Anästhesie- oder Operationsverfahren bedingen im Alltag den Einsatz von weiteren, aufwändigeren Monitoring-Verfahren.

> **Spezifisches Monitoring**
> - Arterielle Blutgasanalysen
> - Invasive arterielle Blutdruckmessung (meist A. radialis)
> - Zentraler Venendruck (ZVD)
> - Pulmonaliskatheter (pulmonalarterieller Druck, Wedge-Druck, Herzminutenvolumen)
> - Transösophageale Echokardiographie (TEE) durch den Anästhesisten
> - Transkranielle Dopplersonographie (zerebrale Blutflussmessung in der A. cerebri media)
> - Bulbus-jugularis-Sauerstoffsättigung
> - Somatosensorische, evozierte Potenziale (Eingriffe an der Wirbelsäule)

Ambulante Anästhesie

Eine große Zahl von chirurgischen Eingriffen kann heute ambulant durchgeführt werden. Typische Patienten gehören den ASA-Klassen I und II an und sind zwischen 6 Monaten und 70 Jahren alt. Ausnahmsweise können aber auch ASA-III-Patienten für kleinere Eingriffe akzeptiert werden, sofern ihre medizinischen Probleme stabil und optimal behandelt sind. Die Operation sollte **nicht länger als 90 min** dauern und nicht mit massivem Blutverlust oder großen Flüssigkeitsverschiebungen verbunden sein. Der **postoperative Schmerz** muss mit oralen Analgetika behandelbar sein. Entscheidend für die erfolgreiche Durchführung von ambulanten Eingriffen sind eine sorgfältige präoperative Evaluation mit guter Patienteninformation und eine enge Kommunikation zwischen dem behandelnden Chirurgen und dem zuständigen Anästhesisten.

1

Voraussetzung für ambulante Eingriffe

- Absprache zwischen Anästhesist und Chirurg
- Kooperativer Patient, ASA-Klasse <III
- Patient nüchtern, postoperative Betreuung gewährleistet
- Eingriffsdauer <90 min
- Operativer Eingriff mit wenig Blutverlust/Flüssigkeitsverschiebungen
- Keine postoperativen Komplikationen zu erwarten
- Nur moderate postoperative Schmerzen zu erwarten

Prämedikation

Die psychische Belastung für ambulante Patienten unterscheidet sich nicht wesentlich von der stationärer Patienten. Der grundsätzliche Verzicht auf eine Prämedikation aus Gründen einer früheren Entlassbarkeit ist daher fragwürdig, zumal kurzwirksame Benzodiazepine wie Midazolam die Entlassung nicht signifikant verzögern. Eine Prämedikation z. B. mit Midazolam (Erwachsene: 7,5–15 mg oral, 1–2 h präoperativ) ist daher bei ängstlichen Patienten zu empfehlen.

Nüchternheit präoperativ

Wegen der Gefahr einer pulmonalen Aspiration von Mageninhalt müssen alle Patienten, ob ambulant oder stationär, eine **präoperative Nüchternheit von 6 h Dauer** aufweisen. Dies gilt für feste Speisen. Klare Flüssigkeiten wie Tee oder Wasser dürfen bis 2–3 h vor dem Eingriff getrunken werden. Bei zweifelhafter Anamnese oder gastroösophagealem Reflux ist die präoperative Gabe von Ranitidin (Erwachsener: 150 mg oral, 2 h präoperativ) sinnvoll. Dies reduziert die Menge des Nüchternsekretes und erhöht den pH des Magensaftes signifikant.

Anästhesiemethoden

Die Anästhesie für ambulante Eingriffe hat denselben Standards zu genügen, wie die Anästhesie bei größeren Eingriffen für stationäre Patienten. Es gibt kein »ideales« Anästhesieverfahren für ambulante Patienten, da die Art des Eingriffes und die Merkmale des Patienten für die Wahl des geeigneten Verfahrens entscheidend sind.

Eine typische Allgemeinanästhesietechnik ist die Verwendung der **Larynxmaske** für kürzere Eingriffe bei geeigneten Patienten. Lokal- und Regionalanästhesieverfahren mit kurzwirkenden Lokalanästhetika sind in erfahrenen Händen eine gute Alternative für Operationen an den Extremitäten oder der unteren Körperhälfte. Dazu gehören insbesondere die intravenöse Regionalanästhesie am Arm (i.v.-Block) oder die Spinalanästhesie bei älteren Patienten.

Postoperative Überwachung

Unter idealen Umständen ist die postoperative Zeit bis zur Krankenhausentlassung in 2 Phasen aufgeteilt:

- In einer 1. Periode wird der Patient in einem regulären **Aufwachraum** betreut. Eine engmaschige kardiopulmonale Überwachung (mindestens Pulsoxymeter) und die sofortige Behandlung von etwaigen Komplikationen sind dort gewährleistet.
- Nach Erreichen der sog. Verlegungsfähigkeit wird der Patient in eine **Betreuungszone** verlegt, in der eine losere Überwachung, ein Kontakt mit Angehörigen, eine 1. Flüssigkeitsaufnahme und eine definitive Mobilisierung möglich ist. Die Entlassung des Patienten nach Hause darf nur durch eine qualifizierte Person erfolgen, die den Patienten kennt und das Einhalten von Entlassungskriterien überprüfen kann.

Entlassungskriterien

- Stabile kardiopulmonale Situation seit mehr als einer halben Stunde
- Zeitlich, örtlich und psychisch orientiert
- Keine Blutung im Operationsgebiet
- Keine neuen oder unklaren Beschwerden
- Keine oder nur minimale Übelkeit seit mehr als einer halben Stunde
- Extremitätenchirurgie: normale Durchblutung und Sensomotorik
- Spontandiurese erfolgt (nach rückenmarksnaher Regionalanästhesie)
- Mobilisiert seit mindestens 10 min
- Schmerz erträglich und mit oralen Analgetika behandelbar
- Begleitperson für Transport nach Hause vorhanden (Patient darf nicht selbst fahren!)
- Patient mündlich und schriftlich über weiteres Verhalten informiert, Notfallnummer bekannt

Typische Komplikationen nach ambulanten Eingriffen

❯ **Die häufigsten Komplikationen nach ambulanten Eingriffen sind persistierende Übelkeit und Erbrechen, starke Schmerzen, Atemwegsprobleme, Blutung im OP-Gebiet, Miktionsprobleme und verstärkte Sedation.**

Eines der Hauptprobleme, die **postoperative Übelkeit**, ist multifaktorieller Genese:

- Patientenfaktoren (anamnestische Kinetosen, postoperatives Erbrechen etc.),
- Medikamenteneffekte (Opiate, N_2O),
- chirurgische Faktoren (Laparoskopie, Strabismus, Orchidopexie) und
- postoperative Faktoren (Hypotension, Schmerz) sind mitverantwortlich.

Dieses Problem kann in vielen Fällen gut beeinflusst werden. Gewisse Anästhesieverfahren zeichnen sich durch eine geringe postoperative Inzidenz von Nausea und Erbrechen aus, so z. B. Regionalanästhesieverfahren und Propofolanästhesien. Bei Risikopatienten kann eine intraoperative Prophylaxe mit tiefdosiertem Droperidol oder eine Prophylaxe und Therapie mit 5-HT3-Antagonisten (Ondansetron, Tropisetron, Granisetron) angezeigt sein.

Monitoring

Minimale Sicherheitsstandards: klinische Beurteilung durch die eigenen 5 Sinne, Puls(oxymetrie), EKG, RR, Körpertemperatur, Beatmungsdruck, endexspiratorischer CO_2 (Kapnographie). Zusätzlich spezifisches Monitoring, z. B. Blutgasanalyse, ZVD, Pulmonaliskatheter, TEE.

Ambulante Anästhesie

- Verschiedene Voraussetzungen, z. B. ASA-Klasse <III, Eingriffsdauer <90 min, keine postoperativen Komplikationen und nur moderate Schmerzen zu erwarten, präoperativ nüchtern und geeignete Prämedikation.
- Postoperative Überwachung: Aufwachraum und anschließende Betreuungszone, Einhalten der Entlassungskriterien (in Begleitung, Patient darf nicht selbst fahren).
- Komplikationen: Übelkeit und Erbrechen, starke Schmerzen, Luftwegsprobleme, Blutung im OP-Gebiet, Miktionsprobleme und verstärkte Sedation.

1.9.4 Postoperative Schmerztherapie

Grundlagen

Definition

Unter Schmerz versteht man »Ein unangenehmes Sinnes- und Gefühlserlebnis, das mit aktueller oder potenzieller Gewebeschädigung verknüpft ist oder mit Begriffen einer solchen Schädigung beschrieben wird« (International Association for the study of pain, IASP, pain terminology, 2011)

Fast alle Patienten leiden postoperativ unter Schmerzen, da praktisch jede Operation zu einem lokalen Gewebeschaden mit der Freisetzung von **schmerzauslösenden Substanzen** wie **Histamin, Prostaglandinen, Serotonin, Bradykinin** und **Substanz P** führt. Trotz der Entwicklung von neuen Analgetika, neuen pathophysiologischen Erkenntnissen und neuen Behandlungsmethoden ist die postoperative Schmerzbehandlung auch heute noch meist insuffizient. Die Hauptgründe der ungenügenden Behandlung sind eine ungenügende Kenntnis der Pharmakodynamik und eine unbegründete Angst vor der Verursachung einer **Opiatabhängigkeit** beim Gebrauch der stark wirksamen Analgetika.

Bedeutung der postoperativen Schmerztherapie

Da die postoperative Schmerztherapie den Outcome unter Umständen entscheidend mit beeinflussen kann, kommt ihr eine wesentliche Bedeutung zu. So führt eine ungenügende postoperative

▼

Schmerztherapie vermehrt zu respiratorischen, kardialen und endokrinologischen Komplikationen; höhere Infektraten und häufigere thrombembolische Ereignisse sind weitere negative Folgen ungenügender Schmerztherapie. Zudem vermindert eine gute postoperative Analgesie nicht nur unnötiges Leiden, sondern trägt auch wesentlich zum positiven Gesamteindruck bei, den der Patient vom Krankenhausaufenthalt mit nach Hause nimmt. Entscheidend sind insgesamt die Wahl der für den individuellen Patienten richtigen Schmerztherapietechnik und deren optimale Durchführung. Dies kann durch den nachbehandelnden Arzt, in der Regel durch den Anästhesisten oder im Idealfall durch ein spezifisches Team, den »acute pain service«, geschehen.

> **Schmerztherapie sollte auf einem Verständnis der zugrunde liegenden Pathophysiologie beruhen.**

Die vielfältig verknüpften neuronalen Leitungsbahnen versorgen das Zentralnervensystem mit Informationen über schädliche oder schmerzhafte Stimuli. Um eine Analgesie zu bewirken, kann dieser Informationsfluss an verschiedenen Orten unterbrochen werden. Informationen über somatische oder viszerale Schmerzstimuli werden hauptsächlich über 2 Nerventypen weitergeleitet:

- Die Aδ-Fasern sind dünne, myelinisierte Neurone, die dominant mechanische Reize weiterleiten,
- C-Fasern sind unmyelinisierte Neurone, die mechanische, thermische und chemische Reize weiterleiten.

Diese beiden Fasern geben ihren Input über die Spinalwurzeln an das Rückenmarkshinterhorn weiter. Vom Hinterhorn gehen die Afferenzen weiter via Hinterstrangbahnen und Tractus spinothalamicus. Diese neuronalen Zellen sind reich an Opiatrezeptoren. In diesem komplexen Netzwerk, interagierend mit absteigenden Bahnen, werden die Afferenzen weiter verstärkt oder abgeschwächt. Diese Modulation der Afferenzen findet auf praktisch allen Stufen der Schmerzbahn, insbesondere aber auch schon im Rückenmark, statt (◘ Abb. 1.86).

Zu den Folgen des postoperativen Schmerzes gehören:

- **Kardiovaskulär:** Der erhöhte Sympathikotonus führt zu Tachykardie, Blutdruckerhöhung und insgesamt einer erhöhten Herzarbeit. Dies birgt das Risiko einer kardialen Ischämie bei einer vorbestehenden KHK in sich. Dazu trägt auch die veränderte Gerinnungssituation mit Gefahr von Thrombosen und erhöhter Plättchenaggregation bei.
- **Pulmonal:** Eingriffe im oberen Abdominalbereich oder im Thorax führen zu einer Abnahme von Vitalkapazität (VC), Zugvolumen, Residualvolumen und funktioneller Residualkapazität (FRC). Die diaphragmale Funktion ist beeinträchtigt. Es resultiert eine reduzierte pulmonale Compliance mit erschwerter Tiefatmung, der Gefahr von Atelektasen und Sekretretention bedingt durch einen schlechteren Hustenstoß. Ein postoperativer Ileus verschlechtert die respiratorische Situation weiter.
- **Gastrointestinal:** Ileus, Übelkeit und Erbrechen sind häufige postoperative Erscheinungen.
- **Endokrin:** Der postoperative Schmerz führt zu einem Anstieg des Sympathikotonus, einer hypothalamischen Stimulation, einem erhöhten Spiegel von vielen Hormonen (Ka-

1

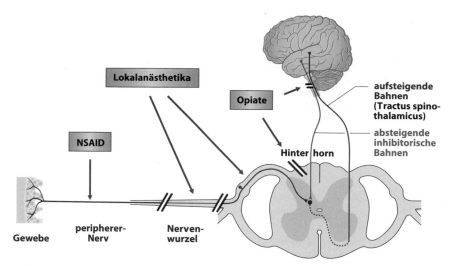

Abb. 1.86 Angriffspunkte von Opiaten, Lokalanästhetika und nichtsteroidalen antiinflammatorischen Medikamenten (NSAID). Verschiedene Techniken und Medikamente können nach dem Be-

darf des Patienten einzeln oder in Kombination zur Schmerztherapie eingesetzt werden

techolaminen, Kortisol, ACTH, ADH, GH, Glukagon, Aldosteron, Renin, Angiotensin) und einem gleichzeitigen Abfall von anabolen Hormonkonzentrationen (z. B. Insulin). Dies hat u. a. eine Salz- und Wasserretention zur Folge, der Blutzucker, die Ketonkörper und der Laktatspiegel steigen und ein kataboler Zustand kann daraus resultieren.

– **Psychologisch:** Der postoperative Schmerz ist nicht selten ein wesentlicher Grund für die geäußerte oder versteckte **Angst der Patienten** in Zusammenhang mit einem operativen Eingriff. Diese Belastungssituation kann die Beziehung zwischen dem Betreuerteam und dem Patienten wesentlich beeinträchtigen.

> Der postoperative Schmerz ist häufig unterbehandelt! Dies kann für den Patienten sehr gefährlich sein.

Formen der postoperativen Schmerztherapie
Nichtopiatanalgetika

Nichtsteroidale antiinflammatorische Substanzen (NSAID) wirken hauptsächlich peripher durch eine **Hemmung der Prostaglandinsynthese**. Diese Substanzen wirken v. a. bei entzündlichen Schmerzen, können jedoch auch bei weniger starken postoperativen Schmerzen oder in Kombination mit Opiatanalgetika eingesetzt werden. Vorteilhaft verglichen mit der Opiatanalgesie ist das Fehlen von typischen Opiatnebenwirkungen wie Atemdepression, Toleranz und Sedation. Eine mögliche Komplikation ist eine vermehrte postoperative **Blutungsneigung** (Hemmung der Thrombozytenaggregation) oder die Beeinträchtigung einer vorbestehenden **eingeschränkten Nierenfunktion** (◘ Tab. 1.41). Eine länger dauernde Therapie mit gewissen COX-Inhibitoren kann die Inzidenz von kardiovaskulären Komplikationen bei Risikopatienten erhöhen (z. B. Rofecoxib, Diclofenac).

NSAID's haben unmittelbar postoperativ sogar eine bessere analgetische Wirkung als Opiate. Es ist daher sinnvoll, bei schweren postoperativen Schmerzen NSAID's und Opiate zusammen zu verabreichen.

Systemische Opiatanalgetika

Systemisch verabreichte Opiate produzieren Analgesie durch einen agonistischen Effekt an den **Opiatrezeptoren** im Zentralnervensystem (◘ Tab. 1.42). Opiate können zu diesem Zweck peroral, subkutan, intramuskulär oder intravenös verabreicht werden. Leider sind die üblichen Standardverordnungen für den individuellen Patienten oft ungenügend, da aufgrund einer hohen interindividuellen Variabilität der Opiatbedarf für eine bestimmte klinische Situation sehr unterschiedlich sein kann. Zusätzlich ist nach s.c.- oder i.m.-Verabreichung die Opiatspiegel von Patient zu Patient sehr variabel und diese Applikationsform wird von Patienten nicht besonders geschätzt. Orale Opiatgaben sind eine Alternative, benötigen aber einen funktionierenden Gastrointestinaltrakt.

Intravenöse Gaben auf der anderen Seite produzieren voraussagbare Plasmakonzentrationen und erlauben eine Titration entsprechend den Bedürfnissen des Patienten. Die Gefahr von schweren Nebenwirkungen bei unsachgemäßer intravenöser Opiatverabreichung hat dazu geführt, dass in der Vergangenheit diese Form der Schmerztherapie mehrheitlich dem Anästhesiebereich und den Intensivstationen vorbehalten war. Erst die Entwicklung und erfolgreiche klinische Erprobung der **Patienten-kontrollierten Analgesie (PCA)** hat diese Form der Schmerztherapie auch für den Patienten außerhalb von spezialisierten Überwachungsbereichen zugänglich gemacht. Bei der PCA kann der Patient mithilfe einer speziellen, Mikroprozessor-kontrollierten Spritzenpumpe per Knopfdruck die intravenöse Verabreichung einer vorbestimmten Dosis eines Opiatanalgetikums auslösen und so die Dosierung dem subjektiv empfundenen Leidensdruck anpassen.

◻ Tab. 1.41 Nichtopioid-Analgetika: pharmakologische Werte bei Erwachsenen (ausgewählte Analgetika)

Generic name	Acetylsalicylsäure	Paracetamol	Ibuprofen	Ketorolac	Metamizol
Handelsname (Beispiele)	Aspirin®, Aspegic®	Panadol®, Dafalgan®, Perfalgan®	Brufen®	Tora-Dol®	Novalgin®
Dosierung per os	325–1000 mg	500–1000 mg	200–600 mg	10 mg	500–1000 mg
Max. Tagesdosis per os	4x1000 mg	4x1000 mg	4x600 mg	4x10 mg	4x1000 mg
Dosierung i.v.	500 mg	1000 mg	-	10–30 mg	1000 mg
Max. Tagesdosis i.v.	3x1000 mg	4x1000 mg	-	3x30 mg	4x1000 mg
Wirkeintritt nach ca.	20 min	20–45 min	15–30 min	Rasch	Rasch
Max. Wirkeffekt	2 h	0.5–1 h	1–2 h	0,5–0,75 h	1–1,5 h
Wirkdauer	4–6 h	4–6 h	4–6 h	4–5 h	4–6 h
Nebenwirkungen					
– Magen-Darm: Verdauung	+++	–	++	+++	–
– Magen-Darm: Blutung	+++	–	+	++	–
– Blutbildung	Tc-Hemmung	–	Tc-Hemmung	Tc-Hemmung	Agranulozytosen
– Niere	+	–	+	++	–
– Leber	++	+++	+	+	–
– Allergie	+++		+	+	+++
– Bemerkungen		Cave: Kombination mit »over the counter« – Paracetamol (Gefahr von Intoxikationen). Fragliche Kardiotoxizität wird diskutiert			Lebensbedrohliche Agranulozytosen bei kurzfristigem Einsatz sehr unwahrscheinlich

PCA-Pumpensysteme sind, vorausgesetzt richtig programmiert, sehr sicher.

> **Starke, andauernde postoperative Schmerzen → Patienten-kontrollierte Analgesie als mögliche Therapieoption.**

Verschiedene Opiate eignen sich für den Einsatz mit der PCA, so z. B. **Morphin**. Da der unmittelbare postoperative Schmerz stark von der Anästhesietechnik abhängig ist, kann eine initiale Aufsättigung mittels einer sog. Loading-Dose durch den behandelnden Arzt vor dem Einsatz der PCA-Pumpe sinnvoll sein. Die klinische Überwachung des Patienten muss sichergestellt sein, so dass die schwerwiegendste Komplikation, eine **Atemdepression**, rechtzeitig erkannt und behandelt werden kann. Neben dieser, bei korrektem Einsatz der Methode unwahrscheinlichen Komplikation, kommt es relativ häufig zu Nausea, Sedation, Urinretention und Pruritus unter der Opiattherapie. Bei gefährdeten Patienten kann die prophylaktische, simultane Verabreichung eines Antiemetikums (z. B. 5-HT-Antagonisten) sinnvoll sein. Nach 2–3 Tagen postoperativ ist in der Regel der Übergang zu einer konventionellen Form der Schmerztherapie möglich.

Spezielle Analgesietechniken des Anästhesisten
Kontinuierliche Epiduralanalgesie mit Lokalanästhetika (± Opiaten)

— **Indikation:** Schmerztherapie nach größeren Operationen unterhalb des Schultergürtels. Individuelle Optimierung durch Patienten-kontrollierte Verfahren analog der PCA möglich. Kombination von Lokalanästhetika und Opiaten ermöglicht Dosisreduktion dank synergistischer Wirkungsverstärkung.

— **Kontraindikation:** Lokalanästhesie- oder Opiatallergie, keine hypotensiven Episoden tolerierbar.

— **Vorteil:** Sehr starke bis komplette Analgesie, kaum Opiatnebenwirkungen.

— **Nachteil:** Hypotensionsgefahr, Urinretention, evtl. Nausea und Pruritus. Postoperative Komplikationen (z. B. Nahtinsuffizienz) können durch die Analgesie im Operationsgebiet unbemerkt bleiben.

1

◻ Tab. 1.42 Opiate: Pharmakologische Werte bei Erwachsenen (ausgewählte Opiate)

Opiat	Morphin	Methadon	Fentanyl	Nalbuphin
Analgetische Potenz	1	1–1,5	100–125	1
Dosierung in mg/kgKG i.v.	0,05–0,1	0,05–0,1	0,001	0,2
Dosierung in mg/kgKG p.o.	0,2	0,12	–	–
Repetitionsdosis nach	3–5 h	3–5 h	30–60 min	5 h
Wirkungseintritt bei i.v.-Gabe	Sofort	Sofort	Sofort	Sofort
Max. Wirkeffekt nach i.v.-Gabe	30 min	10–30 min	3–5 min	3–5 min
Wirkdauer	3–5 h	3–5 h	30–60 min	5 h
Eliminationshalbwertszeit	3 h	10–120 (!) min	3,5 h	3 h
Metabolisierung	Leber und Niere	Leber	Leber	Leber
Ausscheidung	Galle und Niere	Galle und Niere	Galle und Niere	Galle und Niere
Nebenwirkungen				
Atemzentrum	Nach 15 min max. Dämpfung			
Sedation	Dosisabhängig			
Nausea/Erbrechen	++	++	++	++
Thoraxrigidität			++	
Miosis	+	+	+	
Bradykardie			++	
Kardiovaskuläre Kompensation	Bei allen gedämpft			
Darmmotilität	Bei allen gedämpft			
Tonus der Gallenwege	++	++	++	++
Tonus der Bronchialmuskulatur	++	++	++	++
Histaminfreisetzung	++			
Interaktion mit anderen Medikamenten	Mit allen sedativ wirkenden Medikamenten Verstärkung der Wirkung			
Antagonisierung	Naloxon (Narcan®) bei allen Präparaten außer bei Buprenorphin, Wirkungsdauer max. 60 min			
Bemerkungen	Buprenorphin kann gemäß neuerer Studien mit reinen µ-Antagonisten kombiniert werden			

Epidurale oder subarachnoidale Opiatverabreichung

– **Indikation:** Schmerztherapie nach größeren Operationen unterhalb des Schultergürtels, sofern eine Frühmobilisierbarkeit erwünscht ist.
– **Kontraindikation:** Opiatallergie, Risikopatienten für Atemdepression: Schlaf-Apnoe-Patienten, Adipositas permagna, schwere COLD.
– **Vorteil:** Gute Analgesie bei erhaltenen motorischen, sensorischen und sympathischen Funktionen.
– **Nachteil:** Atemdepressionsgefahr, Nausea und Pruritus, Spezialüberwachung in den ersten 12–24 h in der Regel erforderlich (speziell nach subarachnoidal applizierten, langwirksamen Opiaten wie Morphin).

 Cave
Die zusätzliche Gabe von parenteralen Opiaten bei rückenmarksnaher Opiatapplikation soll nur mit großer Zurückhaltung durchgeführt werden.

Periphere Nervenblockaden

– **Indikation:** Eingriffe an den Extremitäten, evtl. im Bereich von thorakalen Dermatomen.
– **Kontraindikation:** Frühe neurologische Beurteilung erforderlich, zirkuläre Gipsverbände.
– **Vorteil:** Sehr starke bis komplette Analgesie, Vasodilatation (evtl. verbesserter kutaner Blutfluss).
– **Nachteil:** Andauerndes motorisches und sensorisches Defizit, erfordert Kathetertechnik.

Postoperative Schmerztherapie
- Schmerz durch lokalen Gewebeschaden (Histamin, Prostaglandine, Serotonin, Bradykinin und Substanz P). Meist insuffizient behandelt. Nachteilige Effekte starker Schmerzen (erhöhter Stress, kardiale und pulmonale Belastung, katabole Effekte, negative psychologische Auswirkungen).
- Nichtopiatanalgetika wie NSAID (Blutungsneigung, Nierenfunktion), systemische Opiatanalgetika (oft zu niedrig dosiert). Patienten-kontrollierte Analgesie (PCA), z. B. mit Morphin, mit klinischer Überwachung (Nausea, Sedation, Urinretention, Pruritus, **Cave:** Atemdepression).
- Spezielle Analgesietechniken: kontinuierliche Epiduralanalgesie mit Lokalanästhetika, epidurale oder subarachnoidale Opiatverabreichung, periphere Nervenblockaden.

1.9.5 Häufige postoperative Komplikationen

Durch die Fortschritte in der Anästhesie wurde es möglich, längere und schwierigere operative Eingriffe durchzuführen. Die unmittelbar perioperative Mortalität veränderte sich kaum. Die schweren Komplikationen ereigneten sich erst nach Tagen und wurden zunächst als Ereignisse angesehen, die nichts mit der Anästhesie oder Operation zu tun hatten. Neben den Folgen der tiefen Venenthrombosen, mit möglichen Embolien, sind es v. a. **pulmonale und kardiale Komplikationen**, die für die immer älter werdenden chirurgischen Patienten für einen schlechten Outcome verantwortlich sind. Eine deutliche Verbesserung in der Behandlung solcher Komplikationen erfolgte erst, als in den chirurgischen Lehrbüchern die pathophysiologischen Grundlagen für solche unerwünschte Verläufe erklärt wurden und dadurch eine evidenzbasierte Behandlung zur Routine wurde.

Kardiale Komplikationen

Die Häufigkeit und die pathophysiologischen Grundlagen kardialer Komplikationen bei allgemeinchirurgischen Patienten sind heute bekannt. Ein Myokardinfarkt, die gefährlichste kardiale Komplikation, tritt bei Patienten mit hohem Risiko in 3–5% der Fälle auf. Normalerweise sind diese Infarkte subendokardial und asymptomatisch, aber sie beeinflussen die Mortalität in der postoperativen Periode massiv. Hämodynamische, mechanische und entzündliche Veränderungen, sowie eine verstärkte Blutgerinnung in der perioperativen Phase sind in den meisten Fällen für diese Minderdurchblutung des Myokards verantwortlich.

> Kardiale Komplikationen treten meist in den ersten 48 h nach einer Operation auf, da es in dieser Zeit zu metabolischem Stress und einer sympathischen Hyperaktivität kommt.

Idealerweise sollten kardiale Risikopatienten postoperativ während dieser 48 h intensiv überwacht werden. Durch den Kostendruck und den Mangel an Intensivbetten ist dies aber heute nicht möglich. Alle kardialen Risikopatienten sollten heute perioperativ mit β-Blockern behandelt werden, sofern keine absolute Kontraindikation besteht. Groß angelegte, kontrollierte Studien konnten zeigen, dass dadurch die kardiale Komplikationsrate gesenkt werden kann.

Pulmonale Komplikationen

Nebst den glücklicherweise selteneren Lungenembolien ist die **Lungenatelektase** die häufigste pulmonale Komplikation (◼ Abb. 1.87). Sie führt zu einem Rechts-links-Shunt und dadurch zu einer Hypoxämie. Vor allem bei älteren Patienten, die längere Zeit unbeweglich in einer Position verweilen müssen, kommt es in den unten liegenden Lungenabschnitten zu Atelektasen. Diese Atelektasen führen, falls sie unbehandelt bleiben, zu einer **Pneumonie**.

Untersuchungen mittels Computertomographie haben gezeigt, dass sich bei einer Allgemeinanästhesie schon nach 45 min Atelektasen in den abhängigen Lungenpartien bilden. Die frühe Mobilisation frisch operierter Patienten ist eine wirksame Therapie, um solche nicht mehr belüftete Lungenanteile wieder zu eröffnen. Dort, wo dies aufgrund der Operation nicht möglich ist, werden heute einfache Atemhilfsgeräte eingesetzt, die den Patienten zu einer forcierten Inspiration zwingen und dadurch die atelektatischen Lungenanteile wieder am Gasaustausch teilnehmen lassen. Bei Thorax- und Abdominaleingriffen muss auf eine gute postoperative Schmerzbehandlung geachtet werden. Wenn die Schmerzen postoperativ ungenügend behandelt sind, kann der Patient keine forcierte Inspiration vornehmen und die verschlossenen Lungenanteile bleiben zu und es wird zu einer Pneumonie kommen.

Sicherheit in der Anästhesie

> Eine Anästhesie ohne Risiko gibt es nicht!

Die Anästhesie hat in den letzten 15 Jahren enorme Fortschritte gemacht und die Gefahr, an einem Anästhesiezwischenfall zu sterben, ist gering geworden. Das Risiko entspricht etwa dem, als Passagier bei einem Flugzeugabsturz in der zivilen Luftfahrt umzukommen. Die technischen Verfeinerungen haben aber in den letzten 3–5 Jahren nicht mehr zu einer weiteren Abnahme des perioperativen Risikos geführt. Auch in der zivilen Luftfahrt wurde versucht, mit immer neueren technischen Hilfsmitteln die Sicherheit von Flugzeugen zu verbessern. Es ist aber heute bekannt, dass 70–80% aller Flugzeugabstürze in der zivilen Luftfahrt durch menschliches Versagen bedingt sind. Zurzeit gibt es nur wenige Angaben, wodurch kritische Ereignisse im Operationssaal bedingt sind. Die wenigen Arbeiten auf diesem Gebiet zeigen aber, dass in unserem Fach das **menschliche Versagen** in bis zu 80% Ursache der schweren Zwischenfälle ist.

Obwohl das Risiko an einer Operation zu sterben in den letzten 20 Jahren stark abgenommen hat, haben größere Untersuchungen in Kalifornien 1974, in New York 1984 und in

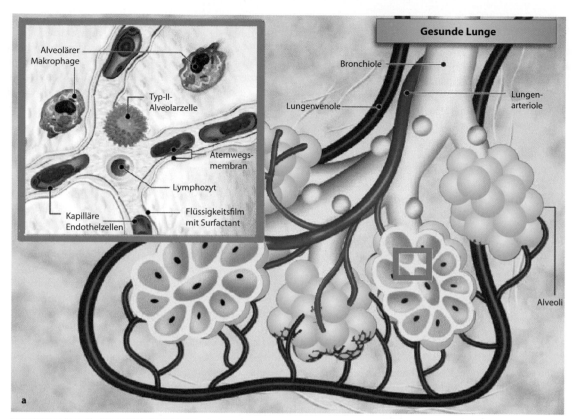

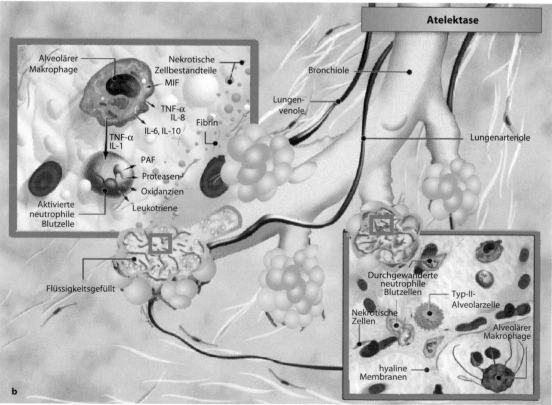

◘ Abb. 1.87 a Gesunde Lunge, **b** Atelektase

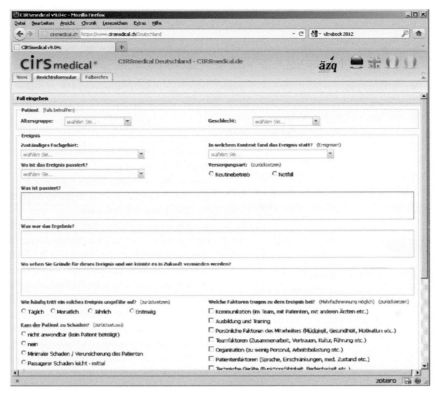

Abb. 1.88 »CIRS« (Critical Incident Reporting System) – Lernen aus Fehlern (https://www.cirsmedical.ch/Deutschland, zugegriffen am 5.1.2012)

Colorado und Utah 1992 gezeigt, dass die Anzahl von Zwischenfällen (»adverse events«), d. h. Patienten, die unbeabsichtigt während ihrer Behandlung zu Schaden gekommen sind, über die Jahre stabil hoch geblieben ist, obwohl dieses Thema in der Öffentlichkeit und in der medizinischen Literatur einen viel höheren Stellenwert erhalten hat.

In diesen Untersuchungen kamen solche unerwünschten Zwischenfälle in beinahe 4% aller Hospitalisationen vor. Diese Zahl konnte in Untersuchungen in England und Australien bestätigt werden. 70% dieser Zwischenfälle haben zu keinen oder nur zu kurzzeitigen Beschwerden bei den betroffenen Patienten geführt. Bei 7% sind aber bleibende Schäden aufgetreten und 14% sind an den Folgen gestorben.

In den zu diesem Thema verfassten Expertenberichten aus den USA, England und der Schweiz wurden zur Verminderung dieser Adverse Events anonyme Fehlermeldesysteme als erste Maßnahme vorgeschlagen. Im Bericht des Institute of Medicine »To err is human« werden solche Meldesysteme, die in der zivilen Luftfahrt schon lange verwendet werden, ultimativ gefordert, insbesondere weil gezeigt werden konnte, dass beinahe die **Hälfte** dieser Adverse Events meist auf der Basis von kritischen Zwischenfällen (critical incidents) grundsätzlich vermeidbar gewesen wären. Wenn man bedenkt, wie viele größere Krankenhäuser in Deutschland mehr als 100.000 Patienten pro Jahr ambulant und stationär behandeln, wird sichtbar, wie relevant dieses Problem in Wahrheit ist und welche Kostenfolgen (Verlängerung des Krankenhausaufenthalts, bleibende Morbidität, reduzierte Erwerbsfähigkeit, Haftpflicht) für das Gesundheitswesen und die Gesellschaft daraus resultieren.

Solche einzelne Adverse Events werden häufig als Fehlhandlung oder Versagen von Einzelnen dargestellt (human error). Analysen von Critical Incidents wie auch Erfahrungen aus der Fliegerei, der Nuklear- und Ölindustrie oder anderen komplexen Systemen haben aber deutlich gezeigt, dass solche Ereignisse fast immer multifaktoriell verursacht sind: Arbeitsbelastung, Kommunikations-, Ausbildungs- und Überwachungsprobleme, ungenügende Ressourcen, Teamfaktoren, inadäquate Umgebung und auch Patientenfaktoren sind meist entscheidend mitbeteiligt.

Lernen aus Fehlern

Da schwere Adverse Events relativ selten sind, macht es nur bedingt Sinn, die Systemsicherheit durch die akribische Analyse von seltenen Einzelereignissen zu verbessern, wenn tagtäglich bei der Arbeit im Gesundheitswesen häufig Vorstufen, die Critical Incidents (CI) passieren (Abb. 1.88).

Solche CI haben das Potenzial unter bestimmten Umgebungsbedingungen ein Adverse Event zu werden. Durch die hohe Frequenz von CI im klinischen Alltag stellt deren Untersuchung eine viel größere und fundiertere Basis für Bemühungen zur Erhöhung der Systemsicherheit dar. Solche Incidents decken kleine und große Sicherheitslöcher im System auf, deren Schließung zur Erhöhung der Gesamtsicherheit

1

beiträgt. Die Critical-incident-Technik zeichnet sich mit anderen Worten dadurch aus, dass durch das Sammeln von Informationen über kritische Zwischenfälle Erkenntnisse für Korrekturen gewonnen werden können und damit künftige Fehler vermieden werden. Kritische Zwischenfälle werden in der Regel kurzfristig durch die direkt Involvierten an der Front gut memoriert. Eine Sammlung von solchen Ereignissen kann strukturiert untersucht werden, Folgerungen daraus können u. a. auch verwendet werden, um die positiven Faktoren eines Systems zu verstärken. Diese Technik ist bereits mehr als 60 Jahre alt und wurde anfänglich hauptsächlich in der Fliegerei eingesetzt. Anonyme Critical-incident-Reportingsysteme wie z. B. http://www.CIRSmedical.org haben das Potenzial, Schwachstellen aufzuzeigen und die lokale Fehlerkultur zu beeinflussen.

In Kürze

Häufige postoperative Komplikationen
- Kardiale Komplikationen: in den ersten 48 h (metabolischer Stress, sympathische Hyperaktivität).
- Pulmonale Komplikationen: Lungenembolien, Lungenatelektase, Pneumonie. Frühe Mobilisation und Atemtherapie.
- Meist menschliches Versagen, Erhöhung der Sicherheit durch »CIRS« (Critical-incident-Reportingsysteme) Lernen aus Fehlern.

Weiterführende Literatur

Barash PG, Cullen BF, Stoelting RK, Cahalan M (2009) Clinical anesthesia. Lippincott, Philadelphia

Cousins MJ, Bridenbaugh PO (1988) Neural blockade in clinical anesthesia and management of pain. Lippincott, Philadelphia

Döberl A, Eriksson E (1980) Atlas der Lokalanästhesie. Springer, Heidelberg

Duggan M, Kavanagh BP (2005) Pulmonary atelectasis. A pathogenic perioperative entity. Anesthesiol 102:838–854

Eagle KA et al. (2002) ACC/AHA guideline update for perioperative cardiovascular evaluation for noncardiac surgery: executive summary. A report of the American College of Cardiology/American Heart Association Task Force on Practice Guidelines. J Am Coll Cardiol 39:542–553

Helmreich RL, Schaefer HG (1994) Team performance in the operating room. Lawrence Erlbaum, Hillsdale

Hines RL, Marschall K (2008) Stoelting's Anesthesia and co-existing disease. Churchill Livingstone, New York

Miller RD (2004) Anesthesia. Churchill Livingstone, New York

Stoelting RK (2005) Pharmacology and physiology in anesthetic practice. Lippincott, Philadelphia

Vanstrum GS (1989) Anesthesia in emergency medicine. Little & Brown, Boston

West JB (2000) Respiratory physiology – The essentials, 9. Aufl. William & Wilkins, Baltimore

Wilkins EW Jr (1989) Emergency medicine – scientific foundations and current practice. Williams & Wilkins, Baltimore

1.10 Klinische Studien und Forschung in der Chirurgie

1.10.1 Klinische Studien

M. K. Diener, Ph. Knebel,
Chr. Fink, I. Rossion, B. Maichle,
M. W. Büchler/B. Vollmar

Die klinische Forschung in der Chirurgie kann grob in 3 Bereiche gegliedert werden: grundlagen-, krankheits- und patientenorientierte Forschung. Dieses Kapitel soll vor allem den letztgenannten Bereich aus chirurgischer Sicht darstellen und zugehörige Inhalte verdeutlichen.

Neue operative Verfahren werden bis heute oft nicht über einen wissenschaftlich belegbaren Weg in die Krankenversorgung eingeführt. Um fundierte und nachprüfbare Aussagen über den Erfolg eines neuen Verfahrens machen zu können, müssen vermehrt klinische Studien entsprechend international anerkannter Standards durchgeführt werden. Hierzu sind in der Chirurgie, wie auch in anderen medizinischen Fachbereichen, spezielle methodische Kenntnisse zur Planung, Durchführung und Auswertung zwingende Voraussetzung.

Die Fragestellungen im chirurgischen Fachbereich sind äußerst vielfältig und beziehen folgende Gebiete mit ein: Ursachen von Krankheiten, Risikoabschätzung, Diagnostik einschließlich klinischer Entscheidungsfindung, Abgrenzung von Normalität, Operationsmethoden, perioperative Behandlung, Prognosen und Kosten-Management.

Die patientenorientierte Forschung in der Chirurgie stellt besondere Herausforderungen. Im Gegensatz zur pharmakologischen Forschung stehen hier der Chirurg und sein Können im Mittelpunkt. Daraus ergeben sich bei der Bewertung von chirurgischen Therapieverfahren spezielle Ansätze.

Dieses Kapitel soll in die Rationale und Methodik der patientenorientierten klinischen Forschung einführen und den aktuellen Stand der Evidenzbasierten Medizin (EBM) in der deutschen Chirurgie darstellen.

Evidenzbasierte Chirurgie (EBC)

Chirurgische Therapiekonzepte sollten auf objektiver und systematisch bewerteter wissenschaftlicher Erkenntnis (Evidenz) beruhen. Um diese grundlegende Forderung der EBM auch in der Chirurgie umzusetzen, wird Evidenz aus Studienergebnissen benötigt.

Für 5–20% aller Therapien in der Chirurgie fehlt zurzeit jegliche gesicherte externe Evidenz. 60–70% beruhen zwar auf überzeugender klinischer Forschung, ohne jedoch durch experimentellen Ansatz und prospektiv randomisiertes kontrolliertes Studiendesign (RCTs) gestützt zu sein. Nur 10–20% aller Maßnahmen basieren auf Ergebnissen aus RCTs.

> ❯ Evidenzbasierte Chirurgie integriert bei der Entscheidung über die Versorgung einzelner Patienten die beste verfügbare externe Evidenz mit der persönlichen Erfahrung des Chirurgen unter Berücksichtigung des Patientenwunsches.

Die praktische Anwendung der EBC sieht 5 Teilschritte vor:

1. **Formulierung einer beantwortbaren Frage:** Für den Aufbau einer adäquaten Fragestellung ist die Anwendung der sog. PICOT-Regel sinnvoll, d. h. das medizinische Problem des Patienten (Population), die in Frage kommende Intervention, die zu vergleichende Kontrollgruppe (Control group), der passende Endpunkt (Outcome) und Zeitpunkt (Time) sollten in der Fragestellung definiert werden.

2. **Literatursuche:** Grundlage hierfür ist die Zugangsmöglichkeit zu elektronischen Suchmaschinen medizinischer Datenbanken wie Medline der National Library of Medicine (kostenlose Suchplattform auf www.pubmed.org). Eine Literatursuche, die mit dem Anspruch auf Vollständigkeit durchgeführt wird, z. B. als Grundlage für eine systematische Übersichtsarbeit, sollte zusätzlich Datenbanken wie Embase (www.embase.com) und die Cochrane Library (www.thecochranelibrary.com) berücksichtigen.

3. **Kritische Beurteilung der aufgefundenen Studien (Evidenz):** Nach epidemiologischen Prinzipien wird die methodologische Qualität (interne Validität) und die resultierende Aussagekraft der Ergebnisse und deren Anwendbarkeit (externe Validität) überprüft. Von entscheidender Bedeutung ist hierbei, ob eine relevante klinische Fragestellung mit dem geeigneten Studiendesign methodisch korrekt untersucht wurde. Die hierarchische Anordnung des Studiendesigns (Levels of Evidence) beruht auf dessen jeweiliger Robustheit gegenüber zufälliger und systematischer Verzerrungen und dient zur Einschätzung der potentiellen Validität (◻ Tab. 1.43).

4. **Anwendung der Evidenz:** Im 4. Schritt der EBC sollte die aufgefundene Evidenz und deren kritische Beurteilung mit der bestehenden klinischen Expertise verknüpft werden. Bei der Anwendung des Fachwissens ist auf die individuelle Patientensituation und dessen Wünsche zu achten. Die partizipative Einbindung des mündigen Patienten in den Prozess der chirurgischen Entscheidungsfindung ist an dieser Stelle sinnvoll.

5. **Reflektion und Beurteilung des eigenen Handelns:** Die abschließende Beurteilung der Wirksamkeit der Schritte 1–4 sollte sowohl aus Patientenperspektive als auch aus Sicht des Chirurgen erfolgen und – falls angebracht – eine weitere Prozessoptimierung anstreben.

Studiendesigns

Patientenorientierte Studien in der Medizin lassen sich nach den folgenden 4 Kategorien unterscheiden:
- Beobachtende oder experimentelle Studien
- Prospektive oder retrospektive Studien
- Längsschnitt- oder Querschnittstudien
- Kontrollierte oder unkontrollierte Studien

Bei **Beobachtungsstudien** werden Merkmale von Patienten erhoben, die ein bestimmtes Charakteristikum aufweisen (z. B. ob diese eine positive Anamnese für ein hereditäres, nicht polypöses Kolonkarzinom haben). **Experimentelle Stu-**

◻ **Tab. 1.43** Levels of Evidence

Level	Studiendesign zur Therapie
1a	Systematische Übersichtsarbeit randomisiert kontrollierter Studien
1b	Randomisiert kontrollierte Studie
1c	Alles-oder-Nichts-Prinzip
2a	Systematische Übersichtsarbeit von Kohortenstudien
2b	Kohortenstudie; randomisiert kontrollierte Studie niederer Qualität
2c	Ergebnisforschung: ökologische Studien
3a	Systematische Übersichtsarbeit von Fall-Kontroll Studien
3b	Fall-Kontroll Studie
4	Fallserie
5	Expertenmeinung

dien hingegen weisen den Patienten einer Intervention zu (z. B. laparoskopische versus offene Therapie) und schreiben damit auch dem Operateur die chirurgische Technik vor. Im Gegensatz dazu werden in Beobachtungsstudien die vom Chirurgen gewählte Intervention und deren Ergebnis erfasst, ohne dass in die Interaktion zwischen Patient und Chirurg eingegriffen wird.

Bei **retrospektiven Studien** wird auf Daten zurückgegriffen, die bei Studienbeginn schon vorliegen, bei **prospektiven Studien** entstehen diese Daten erst nach Studienbeginn.

In **Querschnittstudien** werden die Merkmale der Patienten zu einem bestimmten Zeitpunkt erhoben, während in **Längsschnittstudien** dies mehrfach über die Zeit hinweg erfolgt. In Längsschnittstudien können somit zeitliche Veränderungen erfasst werden (z. B. die Inzidenz einer Erkrankung), wohingegen in Querschnittstudien ein Ist-Zustand zu einem bestimmten Zeitpunkt beschrieben werden soll (z. B. die Prävalenz einer Erkrankung). Experimentelle Untersuchungen sind immer Längsschnittstudien.

Bei **kontrollierten Studien** werden Beobachtungen über Zustände oder Veränderungen einer Gruppe von Personen, die ein interessierendes Charakteristikum aufweist, denen einer Kontrollgruppe gegenübergestellt, die diese Eigenschaft nicht auszeichnet. In **unkontrollierten Studien** werden Unterschiede oder Veränderungen ohne Kontrollgruppe intraindividuell erfasst, beispielsweise vor und nach einer Intervention als »Vorher-Nachher-Vergleich«.

In den folgenden Abschnitten soll auf die wichtigen Designs in der patientenorientierten Forschung eingegangen werden. Diese Ausführungen dienen nur als grobe Orientierung, es können nicht die methodischen Anforderungen der jeweiligen Designs umfassend dargestellt werden.

1

Systematische Übersichtsarbeiten und Meta-Analysen

Systematische Übersichtsarbeiten (SR) mit oder ohne quantitative Zusammenfassung in Form von Meta-Analysen (MA) gehören zu den jüngsten und derzeit sehr populären Studienformen in der Chirurgie, um einen umfassenden Überblick zu einem Forschungsthema zu gewinnen. Leider ist die methodische Qualität sehr unterschiedlich und die hohen Anforderungen der Cochrane Collaboration (CC) oder des PRISMA Statements werden nur von wenigen chirurgischen Arbeiten erfüllt. Die Erstellung der Übersichten folgt einer einheitlichen Struktur und muss hohen formalen Kriterien gerecht werden. Die Abfassung eines SR entspricht somit einer eigenständigen Forschungsleistung mit den Punkten: Fragestellung, Literatursuche, Studienauswahl und Qualitätsbeurteilung nach Protokoll, Ergebnisteil und praktischer Schlussfolgerung. Für die Klinik sind diese Arbeiten im Rahmen der EBM und für die Erstellung von Leitlinien von besonderer Bedeutung. Ein SR von RCTs hoher Homogenität stellt die derzeit höchste Evidenzstufe im Bereich der Therapiestudien dar.

Randomisiert kontrollierte Studie

Eine experimentelle Studie im eigentlichen Sinne ist eine Interventionsstudie mit Randomisierung; sie wird auch als randomisiert kontrollierte Studie (RCT) bezeichnet. Um zu aussagekräftigen Ergebnissen aus solchen Studien zu gelangen, muss neben der **Strukturgleichheit** auch die **Beobachtungsgleichheit** gewährleistet sein, d. h. auch nach der zufälligen Zuteilung der Personen zu den Behandlungsgruppen sollten die weiteren Bedingungen der Studie für alle gleich sein. Beobachtungsgleichheit kann durch **Verblindung** erzielt werden.

Definition

Doppelblindheit bedeutet, dass weder Patient noch Arzt wissen, mit welcher von 2 oder mehr zu vergleichenden Therapien behandelt wird.

Studien, bei denen nur die Patienten nicht wissen, welcher Therapiegruppe sie angehören, werden als **einfachblind** bezeichnet.

Studien, bei denen nur die behandelnden Ärzte nicht wissen, welcher Therapiegruppe sie angehören, werden als **observerblind** bezeichnet.

Ist die Zuordnung sowohl Ärzten als auch Patienten bekannt, nennt man die Studie offen.

Beim Vergleich von Medikamenten mit unterschiedlichen Applikationsarten kann Doppelblindheit durch die »**Double Dummy Technik**« erreicht werden. Diese besteht darin, dass alle Patienten der Studie beide Applikationsarten entsprechend ihrer Gruppenzugehörigkeit erhalten, die eine als aktive Substanz (Verum), die andere als Placebo.

Um die Vergleichbarkeit der Gruppen auch bei der statistischen Auswertung aufrecht zu erhalten, ist es notwendig, alle eingeschlossenen, d. h. randomisierten Patienten entsprechend ihrer Gruppenzugehörigkeit in die statistische Analyse

einzubeziehen: Das bedeutet, es müssen auch solche Patienten in die Auswertung eingehen, bei denen das Prüfprotokoll (also insbesondere Vorschriften zur Einnahme der zu prüfenden Präparate oder Einnahme von nicht erlaubten Begleittherapien) nicht eingehalten wurde, die vorzeitig aus der Studie ausgeschieden oder die nicht zu allen vorgesehenen Kontrolluntersuchungen erschienen sind. Eine solche Analyse bezeichnet man als »**Intention-to-Treat-Analyse**« (ITT).

Die Erstellung von RCTs erfolgt im Rahmen wissenschaftlicher Vorgaben, wie z. B. dem CONSORT-Statement. Chirurgische RCTs weisen einige Besonderheiten gegenüber den Arzneimittelstudien auf. Eine Randomisierung in der Chirurgie ist in der Regel kurz vor der eigentlichen Intervention vorzunehmen und orientiert sich an der Grundbedingung von RCTs, der »**Clinical Equipose**«. Nur wenn in einer spezifischen Situation beide Behandlungsverfahren nach aktueller Evidenzlage gleichwertig sind, kann ein Patient zufällig einem von beiden zugeteilt werden.

Der **Behandlungsgleichheit** kommt eine besondere Bedeutung, insbesondere zur Vermeidung von zufälligen und systematischen Fehlern zu, sie ist die eigentliche Hauptaufgabe für die Chirurgie. Neben der klassischen Randomisierung auf Patientenbasis können weitere Verfahren herangezogen werden, wie faktorielle (mehrfache Randomisierungen) oder »**Expertise Based**« Designs. Das »Expertise Based« Design, bei dem Patienten dem Chirurgen mit der höchsten Erfahrung in der jeweiligen randomisierten Operationstechnik zugeteilt werden, ist besonders für den Vergleich von chirurgischen Interventionen/Operationen geeignet. Die Umsetzung stellt aber in multizentrischen Studien oft eine große Herausforderung dar.

> ❯ Bei der Einführung von neuen Verfahren oder neuen Materialien in der Chirurgie sollte in der Regel stets ein RCT zur Evaluation des tatsächlichen Nutzens erfolgen.

Auch die Berücksichtigung der Lernerfahrung des Chirurgen ist heute, wenn auch methodisch durchaus anspruchsvoll, in RCTs quantitativ darzustellen und sollte bei der Interpretation der Ergebnisse berücksichtigt werden. Die rasante Entwicklung neuer biometrischer Methoden wird in Zukunft die Bedeutung von RCTs in der Chirurgie weiter hervorheben.

Multizentrische Studien

Einige chirurgische Erkrankungen treten relativ selten auf, so dass die Rekrutierung einer adäquaten Zahl an Studienpatienten an einem Zentrum langwierig bzw. unmöglich ist. In solchen Situation können oft nur multizentrische Studienprojekte eine ausreichende Fallzahl generieren. Jedoch ist hierbei, wie bereits angesprochen, die Gefahr einer schlechteren Standardisierung der zu vergleichenden Therapie größer als in monozentrischen Studien. Auch der Planungs-, Monitor- und Managementaufwand darf in diesem Bereich nicht unterschätzt werden. Dennoch versprechen multizentrische Ansätze bei idealer Planung und Durchführung eine höhere externe Validität und damit verbunden Generalisierbarkeit als monozentrisch geplante Studien (Zentrumseffekt).

Kohortenstudie

In Kohortenstudien stellt das interessierende Merkmal, nach dem die zu vergleichenden Gruppen unterschieden werden, einen (vermutlich) krankheits- oder ereignisauslösenden oder -beeinflussenden Faktor (Expositionsfaktor) dar. Die Blickrichtung erfolgt von der Exposition zur Krankheit oder zum Ereignis (z. B. chirurgische Komplikation) hin, d. h. es wird beobachtet, ob diejenigen Personen, die den Expositionsfaktor aufweisen, seltener (protektiver Faktor) oder häufiger (Risikofaktor) eine bestimmte Erkrankung erleiden, bzw. kein Unterschied in der Krankheitshäufigkeit besteht. Kohortenstudien können prospektiv oder retrospektiv durchgeführt werden.

Fall-Kontroll-Studie

In Fall-Kontroll-Studien wird, umgekehrt zur Kohortenstudie, von der Erkrankung oder dem Ereignis (z. B. Spätkomplikation) auf die Exposition (z. B. Operation) geblickt, d. h. es werden Personen mit einer bestimmten Komplikation (Fälle) mit Personen ohne dieses Ereignis (Kontrollen) dahingehend verglichen, ob sie seltener oder häufiger einem Expositionsfaktor (z. B. einer bestimmten OP-Technik) ausgesetzt waren. Fall-Kontroll-Studien sind immer retrospektiv und erfordern besondere Sorgfalt bei der Auswahl der Vergleichsgruppen. Kohortenstudien sind zumeist sehr zeit- und geldaufwändig, Fall-Kontroll-Studien können demgegenüber häufig mit einem wesentlich geringeren Aufwand durchgeführt werden und sind gerade bei seltenen Erkrankungen/Ereignissen oft das einzige wissenschaftlich realisierbare Studiendesign. Sie haben allerdings den Nachteil, dass sie besonders anfällig für Verzerrungen (Bias) sind, d. h. dass die beobachtete Beziehung zwischen Expositionsfaktor und Erkrankung durch weitere Störgrößen, die »Confounder«, beeinflusst wird.

Spezielle Anforderungen chirurgischer Studien

Die Anforderungen und Schwierigkeiten bei der Durchführung chirurgischer Therapiestudien sind vielseitig. Folgende methodische und situative Anforderungen stellen dabei typische Hürden dar.

Standardisierung der chirurgischen Therapie

Ein wesentlicher und oftmals limitierender Faktor für die Durchführung von chirurgischen Studien ist die fehlende Standardisierung der Therapie. Das handwerklichen Können des einzelnen Chirurgen und seine Erfahrung beeinflussen weit mehr als die Pharmakotherapie das Behandlungsergebnis. Für die Durchführung einer chirurgischen Intervention stehen nicht selten mehrere chirurgische Verfahren zur Auswahl, die je nach Präferenz des Chirurgen oder der jeweiligen Klinik zur Anwendung kommen können. Darüber hinaus können unterschiedliche lokale Standards für die peri- und postoperative Therapie unabhängig von der direkten chirurgischen Maßnahme als wichtige Einflussfaktoren identifiziert werden.

Lernkurve des Chirurgen

Die Frage nach dem optimalen Timing einer chirurgischen Studie ist nicht leicht zu beantworten und hängt maßgeblich davon ab, wie viel wissenschaftliche Vorleistung in diesem Themenfeld bereits erbracht wurde. Idealerweise sollte die Wirksamkeit jeder neuen chirurgischen Therapie bzw. Technik durch eine (randomisiert kontrollierte) Studie beurteilt werden. Findet diese Überprüfung zeitgleich mit der Einführung einer neuen Technik statt, so ist regelmäßig eine gewisse Lernkurve der Chirurgen im Verlauf der Studie zu erwarten, die die Ergebnisse eventuell verzerrt. In Abhängigkeit vom Ausbildungsstand und der einschlägigen Operationserfahrung des einzelnen Chirurgen ist jedoch auch zu einem späteren Zeitpunkt ein Lerneffekt nicht auszuschließen.

Vier Punkte sollten in diesem Kontext bei der Studienplanung bedacht werden:

1. »Clinical Equipoise« (augenscheinliche, jedoch nicht bewiesene Gleichwertigkeit zweier Therapieverfahren) prädisponiert zur Überprüfung der Wirksamkeit in einer randomisiert kontrollierten Studie. Dies sollte aus ethischen und wissenschaftlichen Gründen eher früher als später geschehen.
2. Eine mögliche Verzerrung durch die Lernkurve der Chirurgen sollte bei Studienplanung und Präsentation der Ergebnisse diskutiert werden.
3. Stratifikation der Ergebnisse nach der chirurgischen Expertise kann die Lernkurve relativieren.
4. Da chirurgische Techniken einer ständigen Weiterentwicklung unterworfen sind, kann eine weitere Evaluation nach dem originären Wirksamkeitsnachweis durchaus gerechtfertigt sein (»evaluate early and evaluate often«).

Definition des Studienendpunktes

Für die Definition der Zielparameter sollten patientenrelevante Endpunkte ausgewählt werden sowie anerkannte und standardisierte Definitionen verwendet werden, da letztere die Vergleichbarkeit der Ergebnisse mit anderen Studien ermöglicht. Je nach Studienfragestellung kann bei der Bewertung chirurgischer Methoden jedoch häufig nicht auf bereits etablierte Zielparameter wie Gesamtüberleben oder validierte Patientenfragebögen zurückgegriffen werden. In diesen Fällen ist die Erarbeitung von Konsensusdefinitionen durch nationale oder internationale Expertengruppen hilfreich. Mindestvoraussetzung ist die exakte Definition der verwendeten objektivierbarer Zielparameter im jeweiligen Studienprotokoll.

Bestandteile eines Studienprotokolls

Das Studienprotokoll stellt den Prüfplan und somit das zentrale Dokument einer klinischen Studie dar. In diesem Protokoll werden alle wichtigen Aspekte einer klinischen Studie im Vorfeld festgelegt. Neben der Definition der Fragestellung, der Studienpopulation und des Studiendesigns müssen der statistische Analyseplan und ethische Aspekte beachtet werden. Die klassischen Inhalte eines Studienprotokolls können der Tabelle (◼ Tab. 1.44) entnommen werden.

1

◻ **Tab. 1.44** Inhalte eines Studienprotokolls

Studiensynopse	Zusammenfassung der wichtigsten Eckpunkte der Studie
Hintergrund	Beschreibung der medizinischen Fragestellung, der bereits verfügbaren Evidenz, sowie der Notwendigkeit der Studie
Studiendesign	Definition und Begründung der Auswahl des Studiendesigns, der gewählten Vergleichsgruppen, der Ein-/Ausschlusskriterien, Endpunkte und Fallzahlplanung
Ein-/Ausschlusskriterien	Definition der zu untersuchenden Studienpopulation
Primäre/sekundäre Endpunkte	Definition der Zielparameter, Ablauf und Zeitpunkte der Erhebung
Sicherheitsaspekte	Darstellung möglicher unerwünschter Nebenwirkungen im Rahmen der Studie. Festlegung des Umgangs mit unerwünschten Ereignissen
Statistische Auswertung	Festlegung der Fallzahl und des statistischen Analyseplans, ggf. Definition von Subgruppenanalysen
Ethische Gesichtspunkte	Risiko-Nutzen-Analyse der Studieninterventionen, Abschätzung des Risikos für den Einzelnen und des Benefits für die Grundgesamtheit
Qualitätssicherung	Beschreibung der Qualitätssicherungsprinzipien und -maßnahmen zur Überprüfung der Einhaltung ethischer und methodischer Standards (Good Clinical Practice, Declaration of Helsinki)
Datenmanagement	Beschreibung des Umgangs mit den erhobenen Daten, des Datenflusses, Überprüfung von Vollständigkeit und Korrektheit
Management der Studie	Festlegung der Verantwortlichkeiten von Studienleitung und Kooperationspartner

Studienregistrierung und Protokollveröffentlichung

Die Publikation von Protokollen und die Registrierung der Studien sollten heute selbstverständlich sein. Zur Erhöhung der Transparenz in der klinischen Forschung, sollten Studienprotokolle noch vor Beginn national und international registriert werden (z. B. International Standard Randomised Controlled Trial Number – ISRCTN; http://www.controlled-trials.com). Es ist unethisch, die wissenschaftliche Öffentlichkeit nicht über eine gegenwärtig laufende Untersuchung zu informieren. In der Chirurgie gibt es in der Zwischenzeit eine Vielzahl derartiger Arbeiten, die bei späterer Publikation der Ergebnisse die Hypothesen und Studienplanung transparent machen.

Das Studienzentrum der Deutschen Gesellschaft für Chirurgie (SDGC)

Das Präsidium der Fachgesellschaft hat sich zur Gründung eines eigenen Zentrums für die patientenorientierte Forschung entschlossen. Aufgabe dieser Einrichtung ist die Planung, Durchführung und Auswertung von mono- und multizentrischen chirurgischen Therapiestudien in der Chirurgie unter Verantwortung der Fachgesellschaft nach den Kriterien der sog. guten klinischen Praxis (Good Clinical Practice).

Das SDGC erfüllt darüber hinaus eine wichtige Aufgabe im Bereich der Aus- und Weiterbildung. Weitere Informationen zu laufenden Studienprojekten und Fortbildungsangeboten sind auf der Homepage des SDGC abrufbar (www.sdgc.de).

In Kürze

Klinische Studien
Die Chirurgie ist auf den Einsatz von wissenschaftlich geprüften Therapieverfahren angewiesen. Sie legitimiert Ihren Anspruch in der Krankenversorgung durch Operationen, die einen nachgewiesenen Nutzen in Form von Heilung oder Linderung von Beschwerden haben. Klinische Studien in der Chirurgie haben ein erhebliches Entwicklungspotential. Die Evaluation neuer operativer Verfahren sollte im Regelfall durch randomisiert kontrollierte Studien erfolgen. Die Anwendung anderer Studiendesigns ist besonders zu begründen und sollte die Ausnahme darstellen. Durch neue Studienmethoden und Kreativität bei der Planung und Durchführung lassen sich die bisher als unlösbar oder schwierig geltenden Herausforderungen meistern. Initial helfen systematische Übersichtsarbeiten und Meta-Analysen den aktuellen Stand des Wissens zu beurteilen, die Notwendigkeit weiterer Studien zu begründen und den Transfer von Studienergebnissen in die klinische Praxis zu erleichtern und zu beschleunigen.

Leistungsfähige Strukturen für chirurgische Studien mit fachspezifischer Expertise, wie sie in Deutschland erfolgreich entwickelt werden, helfen den Chirurgen ihren wichtigen Beitrag für die Krankenversorgung auch in der Zukunft sicherzustellen.

Weiterführende Literatur

Devereaux PJ, Bhandari M, Clarke M, Montori VM, Cook DJ, Yusuf S, Sackett DL, Cina CS, Walter SD, Haynes B, Schunemann HJ, Norman GR, Guyatt GH (2005) Need for expertise based randomised controlled trials. BMJ Jan 8;330(7482):88

Diener MK, Seiler CM, Antes G (2007) Systematische Übersichtsarbeiten und Meta-Analysen in der Chirurgie. Chirurg;78(10):938-44

Dixon E, Hameed M, Sutherland F, Cook DJ, Doig C (2005) Evaluating meta-analyses in the general surgical literature: a critical appraisal. Ann Surg. 241 (3): 450–9

Meyer K-H (1999) Klinische Forschung: Denkschrift/Deutsche Forschungsgemeinschaft. Weinheim; New York: Wiley-VCH Verlag

Moher D, Liberati A, Tetzlaff J, Altman DG (2009) PRISMA Group. Preferred reporting items for systematic reviews and meta-analyses: the PRISMA statement. BMJ;339:b2535

Moher D, Schulz KF, Altman DG (2004) Das CONSORT Statement: Überarbeitete Empfehlungen zur Qualitätsverbesserung von Reports randomisierter Studien im Parallel-Design; Dtsch Med Wochenschr 129: T16-T20

Wente MN, Seiler CM, Uhl W, BÜchler MW (2003) Perspectives of evidence-based surgery. Dig Surg 20:263–269

1.10.2 Chirurgische Forschung

B. Vollmar

Die chirurgische Forschung ist integraler Bestandteil der akademischen Chirurgie. Sie ist eine der spannendsten Medizinwissenschaften und analysiert die Ursachen, die Entstehung, den Verlauf und die Behandlung von chirurgischen Krankheiten. Mit dem Ziel, chirurgische Forschung zu definieren, sei eine Arbeit von Francis D. Moore aus dem Jahre 1973 zitiert: Moore stellt die Frage, ob chirurgische Forschung Forschung ist, welche (a) ein Chirurg bewerkstelligt, (b) sich mit chirurgischen Themen befasst oder (c) in chirurgischen Laboratorien durchgeführt wird. Oder definiert sich die chirurgische Forschung gar aus der Kombination aller 3 Aspekte? Wohl kaum! Moore definiert chirurgische Forschung schließlich als Forschung zum Wohle der Versorgung chirurgischer Patienten. Nicht die Forschungsmethodik ist chirurgisch, sondern die Problemstellung befasst sich mit Fragen aus der Chirurgie.

Wesentliches Ziel chirurgischer Forschung ist, die Kenntnisse der Pathomechanismen chirurgischer Krankheitsbilder als Grundlage für die Entwicklung neuer diagnostischer und therapeutischer Methoden zu vertiefen. Somit reicht das Spektrum chirurgischer Forschung von der Grundlagenforschung, der krankheitsorientierten und krankheitsevaluativen Forschung über die epidemiologische Forschung bis hin zur Versorgungsforschung. Strukturell wird eine integrative Organisation dieser verschiedenen Bereiche zur Förderung der Translation favorisiert (◘ Abb. 1.89). Erkenntnisse der molekularen und biomedizinischen Grundlagenforschung sollen möglichst rasch in klinische Diagnoseverfahren und Therapien umgesetzt werden. Umgekehrt sollen klinische Beobach-

tungen als Anregung und Rückkopplung in die Grundlagenforschung einfließen. Grundsätzlich unterscheidet man 2 Bereiche der translationalen Forschung:
a) die Translation von der Grundlagenforschung in die angewandte und patientenorientierte Forschung und
b) die Translation von Ergebnissen aus der klinischen Forschung in die klinische Praxis.

Da die klinische Relevanz einer wissenschaftlichen Beobachtung wesentlich die Wertigkeit chirurgischer Forschung bestimmt, werden primär vertikale Forschungsansätze betrieben. Erkenntnisse, die auf subzellulärer Ebene gewonnen werden, werden zunächst im Zellverband, dann auf der Organebene und in integrativen Modellsystemen, wie transgenen Tieren oder Knock-out-Modellen, analysiert und schließlich klinisch überprüft (◘ Abb. 1.90).

Das Spektrum an notwendigen Disziplinen für die chirurgische Forschung reicht von der Genetik und Molekularbiologie über die sog. »omics«-Methoden, wie »genomics«, »transcriptomics«, »proteomics« und »metabolomics«, die vielfältigen Werkzeuge der Zellbiologie bis hin zu In-vitro-, Ex-vivo- und In-situ-Methoden. Es schließen sich komplexe integrative In-vivo-Modelle zur Untersuchung und Behandlung pathophysiologischer Prozesse am Tier an, gefolgt von der klinischen Evaluation und Überprüfung der Gültigkeit der wissenschaftlichen Erkenntnisse am Patienten (◘ Abb. 1.90).

Diese thematische und methodische Komplexität lässt heute bestenfalls noch die Lösung von Detailfragen durch den einzelnen Forscher und akademischen Chirurgen zu und unterstreicht eindringlich die Notwendigkeit fachübergreifender Zusammenarbeit und Forschungskooperation. Entsprechend hat sich in den letzten beiden Jahrzehnten auch die Forschung in der Chirurgie von einer fachspezifischen zu einer interdisziplinären Forschung gewandelt mit Forschungsansätzen, die sich in beträchtlichem Maße mit denen anderer Fachdisziplinen überschneiden.

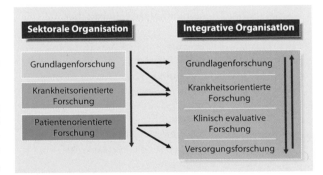

◘ Abb. 1.89 Forschungsstrukturmodelle. Im Gegensatz zu einer sektoralen Organisation in grundlagen-, krankheits- und patientenorientierte Forschung, von der die Denkschrift der DFG zur Klinischen Forschung aus dem Jahre 1999 noch ihren Ausgangspunkt nahm, wird heute im Sinne der translationalen Forschung eine integrative Organisation von Grundlagenforschung, krankheitsorientierter und klinisch evaluativer Forschung bis hin zur Versorgungsforschung favorisiert

1

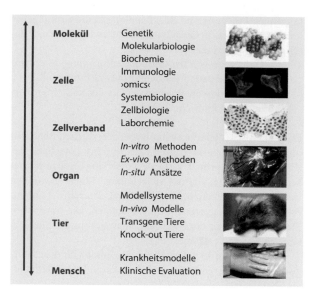

Molekül	Genetik
	Molekularbiologie
	Biochemie
Zelle	Immunologie
	›omics‹
	Systembiologie
	Zellbiologie
Zellverband	Laborchemie
	In-vitro Methoden
	Ex-vivo Methoden
Organ	*In-situ* Ansätze
	Modellsysteme
	In-vivo Modelle
Tier	Transgene Tiere
	Knock-out Tiere
	Krankheitsmodelle
Mensch	Klinische Evaluation

◻ **Abb. 1.90** Darstellung der Forschungsebenen und der wissenschaftlichen Disziplinen. Da die klinische Relevanz einer wissenschaftlichen Beobachtung die Wertigkeit medizinischer Forschung bestimmt, werden primär vertikale Forschungsansätze betrieben. Der sog. »bench-to-bedside«-Prozess ist ein kontinuierlicher Prozess und wird – bei Bedarf und Notwendigkeit der Überprüfung klinischer Sachverhalte im Tier oder in der Zellkultur – auch rückwärts von »bedside-to-bench« beschritten. Das Spektrum an notwendigen Disziplinen ist äußerst vielfältig und reicht von der Genetik und Molekularbiologie über die sog. »omics«-Methoden, den Werkzeugen der Zellbiologie bis hin zu In-vitro-, Ex-vivo- und In-situ-Methoden. Es folgen komplexe integrative In-vivo-Modelle zur Untersuchung und Behandlung pathophysiologischer Prozesse am Tier, gefolgt von der klinischen Evaluation und Überprüfung der Gültigkeit der wissenschaftlichen Erkenntnisse am Patienten

Schwerpunkte chirurgischer Forschung (Tabelle 1)

»Klassische« Themenkomplexe chirurgischer Forschung

- Molekulare Onkologie
- Klinische Onkologie
- Transplantationschirurgie
- Transplantationsimmunologie
- Sepsis
- Entzündung
- Perioperative Pathophysiologie
- Erkrankungen von Leber, Galle und Pankreas
- Endokrine Chirurgie
- Wundheilung
- Tissue Engineering
- Biomaterialien
- Regeneration
- Laparoskopische Chirurgie, inkl. NOTES-Chirurgie (Natural Orifice Transluminal Endoscopic Surgery)
- Robotertechnik und Navigationssysteme

Molekulare Tumorbiologie und klinische Onkologie

Maligne Grunderkrankungen stellen nach den kardiovaskulären Erkrankungen die häufigste Todesursache in der westlichen Welt dar. Trotz weitreichender Erfolge in der Therapie von malignen Tumoren bedingen das aggressive Primärtumorwachstum, das frühzeitige lymphogene und hämatogene Metastasierungspotential und die oftmals späte Diagnosestellung die Notwendigkeit, neue diagnostische und therapeutische Verfahren zu identifizieren. Entsprechend stellt die onkologische Forschung ein zentrales Thema der chirurgischen Forschung dar und widmet sich mehreren Schwerpunktthemen, wie

a) Tumorgenetik,
b) Tumorbiologie mit Tumorwachstum und Metastasierung,
c) Tumorvaskularisation und Angiogenese,
d) Tumorstammzellen und
e) Tumorimmunologie.

Die **Tumorgenetik** beschäftigt sich mit den genetischen Grundlagen bei der Entstehung und der malignen Progression von Tumoren und dient der Identifizierung neuer tumorrelevanter chromosomaler Regionen (Translokations-Bruchpunkte) und Gene, sog. Tumorsuppressorgene und Onkogene. Es ist das Ziel, deregulierte Gene und genomische Aberrationen zu identifizieren, welche z. B. progressions-assoziiert sind, eine Resistenz gegenüber Chemotherapeutika vermitteln oder als diagnostische Marker dienen. Zusätzlich werden Genveränderungen charakterisiert, welche für die Behandlung von Krebs nutzbar sind oder Voraussagen über den Krankheitsverlauf zulassen. Hier kommen Techniken der Chromosomenuntersuchung, der Bestimmung von komplexen Profilen der Genexpression sowie biochemische und molekulargenetische Verfahren zum Einsatz. Für eine effektive genomweite Untersuchung haben sich vor allem Microarray-basierte Verfahren (»Genchip«) bewährt.

Tumorbiologen beschäftigen sich hauptsächlich mit Wachstumsfaktoren, membrangebundenen Rezeptoren und intrazellulären Signalpfaden, und hier vor allem mit Proteinkinasen, GTPasen und Inositoltrisphosphat. Mit dem Ziel, Tumorwachstum und den Vorgang von Invasion und Metastasierung besser zu verstehen, fokussieren diese grundlagenorientierten Projekte auf die Regulation durch Onkogene, Signalkaskaden und Tumorsuppressorgene. Gegenstand aktueller chirurgischer Forschung ist darüber hinaus die Charakterisierung transkriptionaler Regulationsmechanismen mit der Charakterisierung von Promotoren und Transkriptionsfaktoren.

Im Bereich der **Tumorvaskularisation und -angiogenese** führten nachhaltige Bemühungen chirurgischer Forschung zur Identifikation neuer therapeutischer Ziele. So konnte in präklinischen Studien zur Untersuchung diverser anti-angiogener Therapieansätze beim Pankreas- und Kolonkarzinom nachgewiesen werden, dass Substanzen, welche die Proliferation von Endothelzellen inhibieren, auch das Wachstum von soliden Tumoren hemmen. Einige dieser Forschungsergebnisse haben bereits Einzug in die klinische Praxis genommen.

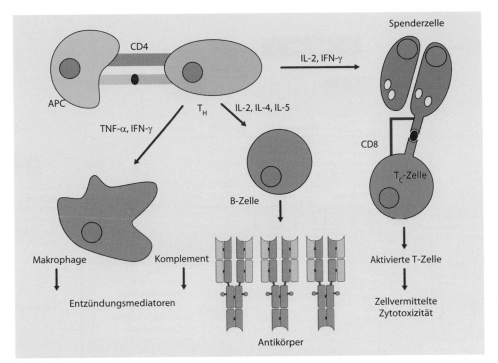

Abb. 1.91 Aktivierung von Immunzellen nach Transplantation. Die T-Helferzellen (TH) werden durch antigen-präsentierende Zellen (APC) zur Freisetzung von Lymphokinen stimuliert. Für die Aktivierung der zytotoxischen T-Zellen (TC) werden die Lymphokine IL-2 und IFN-γ benötigt, während an der Aktivierung von B-Zellen IL-2, IL-4 und IL-5 beteiligt sind. Makrophagen werden durch TNF-α und IFN-γ stimuliert. Die Gesamtheit dieser Zellen stößt das Transplantat durch spezifische zellvermittelte und antikörpervermittelte immunologische Reaktionen oder durch unspezifische entzündliche Reaktionen ab

Die Translation und klinische Implementierung anti-angiogener Strategien sind ein Paradebeispiel erfolgreicher chirurgischer Forschung und mittlerweile integraler Baustein der multimodalen klinischen Tumortherapie.

Mit der Identifizierung von **Tumorstammzellen** wurde deren mögliche Bedeutung für die Entwicklung und Aufrechterhaltung verschiedener menschlicher Krebsarten erkannt. Der wissenschaftliche Schwerpunkt liegt dabei auf der Identifizierung von Zell-Subpopulationen, welche für das Tumorwachstum und die Tumormetastasierung verantwortlich sind. Durch die Verschiedenheit dieser Tumorstammzellen ergeben sich zukünftig völlig neue Ansätze für eine erfolgreiche Krebsbehandlung.

Transplantationsimmunologie

Eine Grundvoraussetzung der Transplantationsmedizin, die allogene Spenderorgane verwendet, stellt die Modulation des Immunsystems dar. Hier waren u. a. die experimentellen Arbeiten des Biologen Sir Peter Medawar aus den 40er-Jahren des 20. Jahrhunderts wegweisend. Diese zeigten, dass die Abwehrfunktion des Immunsystems mit Immunsuppressiva gezielt geschwächt und damit das Transplantat vor Zerstörung geschützt werden kann. Nachdem Medawar bei Hauttransplantationen an den verbrannten Bombenopfern von Coventry die grundlegenden genetisch determinierten Gesetzmäßigkeiten der Abstoßungsreaktion erkannt hatte, wurde die Organtransplantation zu einem Problem der zellulären Immunologie. Experimentell tätige Chirurgen trugen mit tierexperimentellen Untersuchungen zur Organtransplantation wesentlich zur Erforschung der Funktion von Lymphozyten und deren Subpopulationen bei. Durch die Entdeckung der Histokompatibilitäts-Antigene (»major histocompatibility complex«, MHC) und deren genetischer Determinierung lieferten sie entscheidende Erkenntnisse zur Erforschung der Genetik von Mensch und Tier, welche auch das tumorbiologische Verständnis und die onkologische Forschung positiv prägten.

Die chirurgische Forschung hat Pionierarbeit auf dem Gebiet der immunsuppressiven Therapie geleistet. Diese für den klinischen Erfolg der Organtransplantation wichtigen Verfahren der immunsuppressiven Therapie wurden von experimentell tätigen und akademisch aktiven Chirurgen eingeführt: Azathioprin und Cyclosporin durch den Chirurgen Calne (Cambridge) sowie das Antilymphozytenserum durch Sir Michael Woodruff (Edinburgh), Starzl (Denver), Pichlmayr (Hannover) und Brendel (München).

Die heutigen Erfolge der Transplantationsmedizin mit gutem Langzeitüberleben beruhen auf der medikamentösen Möglichkeit der iatrogenen Immunsuppression durch lebenslange Einnahme entsprechender Pharmaka. Aktuelle Aktivitäten auf dem Bereich der Immunsupression zielen auf die Entwicklung neuer, sog. »small molecules« ab, die eine Langzeitimmunsuppression bei geringer Toxizität zum Ziel haben. Fortschritte der Immunsuppression verbinden grundlagenwissenschaftliche Erkenntnisse der Alloimmunität (**Abb. 1.91**)

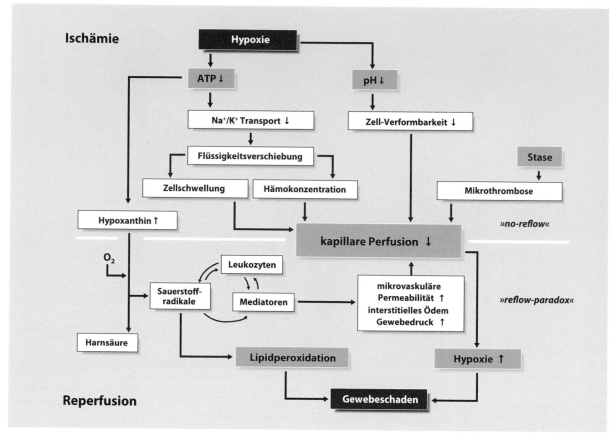

Abb. 1.92 Pathophysiologische Mechanismen des mikrovaskulären Ischämie/Reperfusionsschadens. Der durch Ischämie bedingte Verlust energiereicher Phosphate führt zu Einschränkungen der ATP-abhängigen Ionenpumpen mit konsekutiver transmembranärer Verschiebung von Wasser und Elektrolyten. (Endothel)zellschwellung, reduzierte Deformabilität zellulärer Blutbestandteile und Erhöhung des Mikrohämatokrits führen zur Beeinträchtigung der mikrovaskulären Perfusion mit fehlender kapillarer Reperfusion nach Ischämie, dem sog. »no-reflow« Phänomen. Mit Wiedereinfuhr von Sauerstoff während der Reperfusion kommt es zur Bildung von Sauerstoffradikalen, der Aktivierung von Leukozyten und der Freisetzung einer Vielzahl pro-inflammatorischer, hydrolytischer und proteolytischer Enzyme und Mediatoren. Obgleich es der Reperfusion und Reoxygenierung des Gewebes nach Ischämie zur Verhinderung der Gewebenekrose bedarf, bewirkt das als »reflow-paradox« bezeichnete Phänomen eine Aggravierung des ischämiebedingten Gewebeschadens

mit dem praktischen klinischen Management transplantierter Patienten, ihren Grunderkrankungen und den Nebenwirkungen der Immunsuppressiva.

Ischämie/Reperfusion, Schock und Trauma

Der ischämische Insult mit fehlender nutritiver Versorgung des Gewebes sowie die inflammatorische Antwort auf die Wiederherstellung der Perfusion nach temporärer Ischämie prägen die Pathophysiologie einer Vielzahl chirurgischer Erkrankungen und deren Komplikationen. Die daraus resultierende Organdysfunktion bzw. das drohende Organversagen bestimmen das funktionelle postoperative Ergebnis, in Sonderheit dann, wenn zentrale Organe, wie z. B. die Leber, das Herz oder die Lunge betroffen sind. Das Ischämie/Reperfusions (I/R)-Syndrom von Organen stellt bis heute eine oftmals nur schwer zu behandelnde Komplikation in der Viszeralchirurgie, der Leber- und Pankreaschirurgie und speziell der

Transplantationschirurgie dar. Vergleichbar dem I/R-Syndrom individueller Organe entspricht der protrahierte Schock aufgrund von Sepsis, Blutverlust und Trauma mit nachfolgender Volumensubstitution einer systemischen Ischämie. Entsprechend sind postischämische Organveränderungen zu beobachten, welche im schwerwiegendsten Falle durch ein multiples Organversagen mit hoher Letalität charakterisiert sind.

Intensive chirurgische Forschungsaktivitäten der letzten Jahrzehnte haben zu einer klaren Analyse des Zusammenspiels mikrohämodynamischer, zellulärer und molekularer Mechanismen geführt (■ Abb. 1.92), die aktuell die Etablierung gezielter therapeutischer Interventionen erlaubt. In diesem Zusammenhang kommt der Idee konditionierender Verfahren zur Erhöhung der Ischämietoleranz des Gewebes besondere Bedeutung zu.

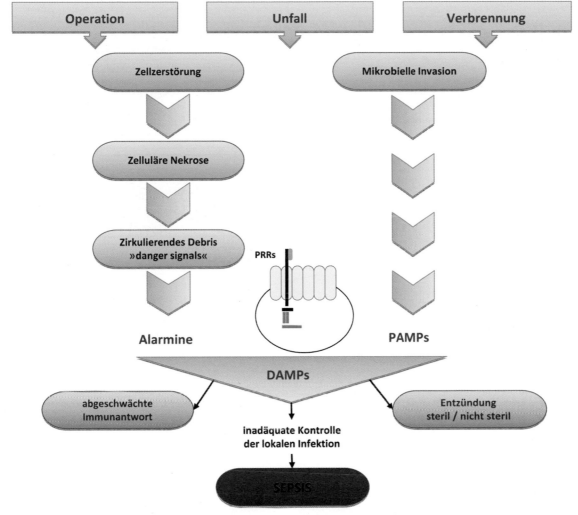

◘ Abb. 1.93 Auslösung der inflammatorischen Antwort bei Sepsis. Endogene Alarmine und exogene PAMPs, welche als sog. DAMPs von Mustererkennungsrezeptoren auf Immunzellen den sog. PRRs erkannt werden, interagieren und lösen eine Inflammation aus (DAMPs = damage-associated molecular patterns; PAMPs = patho-gen-associated molecular patterns; PRRs = pattern-recognition receptors). Die extrem hohen Konzentrationen der DAMPs bei Sepsis führen zur Überstimulation des Immunsystems mit einer unbalancierten Zytokinantwort

SIRS, Sepsis und septischer Schock

Infektionen und Traumata, einschließlich operativer Eingriffe, führen über eine ungehemmte Freisetzung von Mediatoren des Entzündungs-, Gerinnungs-, und Komplementsystems zu einer systemischen inflammatorischen Antwort des Organismus, welche sich in Abhängigkeit von der Zahl, Pathogenität und Virulenz der Erreger, dem Zustand der körpereigenen Abwehrmechanismen und der Reaktion des Wirtsorganismus rasch zu einer Sepsis entwickeln kann. Die Pathophysiologie der chirurgisch bedingten postoperativen Sepsis zeichnet sich durch eine außerordentlich hohe Komplexität mit vielfältig interagierenden Komponenten aus. Jedes operative Trauma geht in Abhängigkeit vom Ausmaß mit einer postoperativen Immundysfunktion einher und stellt daher einen wesentlichen Trigger für die Initiation und Propagation der Sepsis dar. Chirurgische Forschung befasst sich mit zugrunde liegenden Pathomechanismen der Sepsis. Heute weiß man, dass es sich bei der Sepsis um eine sehr komplexe, in verschiedenen Phasen ablaufende, immunologische Reaktion des Körpers auf eine lokale oder generalisierte Infektion handelt (◘ Abb. 1.93, ◘ Abb. 1.94). Trotz enormer Detailkenntnisse über diese Mechanismen gehen die Sepsis und der septische Schock unverändert mit einer inakzeptabel hohen Mortalität einher. Aktuelle Strategien chirurgischer Forschung fokussieren daher auf die Entwicklung neuartiger Therapeutika, welche die Modulation und weniger die Inhibition der Wirtsreaktion zum Ziel haben. Weitere Anstrengungen dienen der Etablierung eines Monitorings der postoperativen Immundysfunktion für die Prävention der chirurgisch bedingten Sepsis.

1

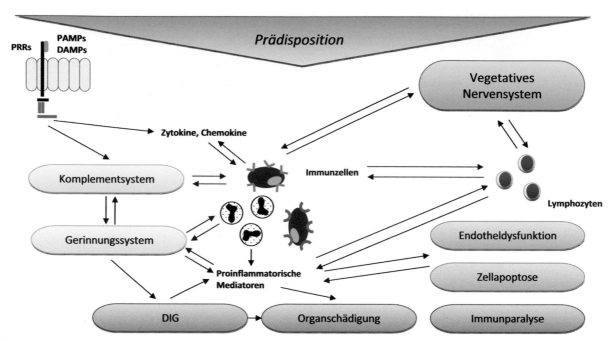

Abb. 1.94 Pathophysiologisches Netzwerk der Sepsis. Dargestellt sind die wesentlichen molekularen, humoralen, zellulären und mikrovaskulären Komponenten, welche multiple Interaktionen ausüben und ganz wesentlich die Komplexität des Krankheitsbildes der Sepsis prägen. Die Identifikation der hier gezeigten zentralen Mechanismen erlaubt, zukünftig gezielt Werkzeuge zu entwickeln, welche weniger auf die Inhibition, sondern eher auf die Modulation der pathophysiologischen Abläufe mit Erreichen einer balancierten Wirts-reaktion abzielen. Besondere Bedeutung wird der Erfassung der individuellen Prädisposition zur Entwicklung einer Sepsis zukommen, welche durch das operative Trauma und Komorbiditäten sowie genetische Faktoren bestimmt ist (DAMPs = damage-associated molecular patterns; PAMPs = pathogen-associated molecular patterns; PRRs = pattern-recognition receptors; DIG = disseminierte intravasale Gerinnung)

Tissue Engineering und Regeneration

Tissue Engineering ist ein vergleichbar junges Fach, welches in den letzten 10 Jahren erheblich und rasch an Bedeutung gewonnen hat. Der Bedarf an Ersatzmaterialien zur Versorgung unterschiedlichster Defekte ist in der Medizin und in Sonderheit der Chirurgie besonders hoch. Gleichzeitig schränkt der Mangel an geeigneten Spenderorganen und Geweben die Organ- und Gewebetransplantation erheblich ein und unterstreicht die Notwendigkeit der Etablierung von Alternativverfahren. Große Forschungsanstrengungen werden unternommen, z. B. die bestehenden Leberunterstützungssysteme zu verbessern bzw. neue Ansätze zu finden, um die Hauptfunktion der Leber, Detoxifikation, Synthese und Regulation, zu erfüllen.

Im Bereich der Herz-, Thorax- und Gefäßchirurgie kommt der Entwicklung funktionalisierter Implantate und der Nutzung von Stammzellen ein besonderer Stellenwert zu. Während hier der Einsatz von künstlichen Unterstützungssystemen und die Implantation von mechanischen, biologischen und (bio)-artifiziellen Klappen fest und ubiquitär etabliert sind, wird die intrakoronare Infusion und/oder intramyokardiale Injektion von Stamm- und Progenitorzellen zur Regeneration postischämischen Myokards erst seit wenigen Jahren erfolgreich eingesetzt. Mit zunehmendem Verständnis der kardialen Entwicklungsbiologie gibt es bemerkenswerte Fort-schritte auf dem Gebiet der Kardiogenese über induzierbare pluripotente Stammzellen.

Auch in der Viszeralchirurgie hat – neben der soliden Organtransplantation – die zellbasierte regenerative Therapie in den letzten Jahren an Bedeutung gewonnen. Von vorrangigem Forschungsinteresse ist die Regeneration von Leber und endokrinem Pankreas. Großes Potential wird hierbei u. a. der Transplantation von aus mononukleären Zellen des peripheren Bluts gewonnenen Hepatozyten- bzw. Betazell-ähnlichen Zellen beigemessen.

Ein weiterer Ansatz des Tissue Engineering von Organen beinhaltet die komplette Dezellularisierung eines Organs und die Re-Besiedelung des biologischen Scaffolds (»Baugerüst«). Der Versuch, eine natürliche Matrix als zukünftiges Organgerüst zu schaffen, nahm seinen erfolgreichen Ausgang bei Herzklappen, Gefäßsegmenten und Harnblasengewebe des Schweins. Aktuelle bahnbrechende Ergebnisse zeigen, dass die Besiedelung dezellularisierter Lungen mit Endothel- und Epithelzellen zur Wiederaufnahme des physiologischen Gasaustausches vergleichbar nativer Lungen führt. Ähnliche Ansätze existieren für die Leber und die Niere. Da diese Organgerüste weniger immunogen sind, kann zukünftig an die Nutzung von Xenotransplantaten zur langfristigen und effizienten Begegnung der Organknappheit gedacht werden.

Ein weiterer zentraler Fokus chirurgischer Forschung ist die Regeneration des muskuloskeletalen Systems. Ziel dieser sich oftmals interdisziplinär mit (Unfall)-Chirurgen und Orthopäden, Zellbiologen und Biomechanikern zusammensetzenden Arbeitsgruppen ist es, das Skelettsystem, d. h. Knochen und Knorpel, sowie Muskel- und Weichteilgewebe auf Zell-, Organ- und Körperebene zu verstehen. Um Heilung positiv beeinflussen und sogar vollständig kontrollieren zu können, müssen die biologischen und mechanischen Wechselwirkungen während der Regeneration im Sinne der zugrundeliegenden Mechanismen verstanden werden. Diesen Aufgaben widmen sich wesentliche Teilbereiche der chirurgischen Forschung. Mögliche Therapieansätze werden in Frakturheilungsmodellen und Modellen zum Weichteiltrauma analysiert.

Biobanking

Das Biobanking sieht die systematische Sammlung von menschlichem Gewebe zum Zwecke der nachfolgenden Forschung vor. Im Gegensatz zu populationsbasierten Biobanken, die für meist großangelegte Populationsstudien angelegt sind und in der Regel Proben von gesunden Probanden sammeln, handelt es sich hier meist um krankheitsspezifische Biobanken, die Proben von Erkrankten zur Diagnose, Therapie und Forschung umfassen und einen aussagekräftigen Vergleich verschiedener Individuen hinsichtlich ihres genetischen Materials, ihrer unterschiedlichen Krankheiten und ihrer Krankheitsverläufe unter dem Einfluss von Umweltfaktoren erlauben. Auf dieser Basis ermöglichen sie eine krankheitsbezogene Genomforschung, die neue Kenntnisse über die Entstehung und den Verlauf von Krankheiten liefert und zur Entwicklung neuer therapeutischer Ansätze oder wirkungsvollerer Methoden der Prävention führen kann. Das klassische Beispiel für Biobanking ist das im Rahmen von Krebsoperationen gewonnene Tumorgewebe mit Aufbau einer sog. Tumorbank (◻ Abb. 1.95).

Die Forschung an humanem Gewebe sieht sich im Spannungsfeld zwischen medizinischem Fortschritt und ethischer Verantwortung und wirft zahlreiche juristische und ethische Fragen auf. Aufgrund dieser hohen ethischen Verpflichtung bedarf es eines spezifischen Regelwerks, eines sog. »code of conduct«, das klare und strikte Regeln definiert, nach denen die Analyse und der Gebrauch von humanem Spendergewebe mit Einbezug der damit verbundenen Patientendaten zu gestalten ist. Die Diskussion um die Nutzung von embryonalen Stammzellen hat das Biobanking wesentlich in den Fokus der Aufmerksamkeit gelenkt. Weniger im Fokus, ethisch wie rechtlich jedoch nicht minder problematisch, ist die Verwendung von adultem Gewebe, wie es bei Operationen anfällt. In der Vergangenheit klaffte hier eine große Lücke, welche aber mit dem Verständnis für die Anforderungen von Ethik, Wissenschaft und Recht geschlossen wurde. Die systematische Entgegennahme von verworfenem Gewebe, wie z. B. Lebertumorgewebe, dessen Konservierung und Bereitstellung in einer Gewebebank und die verblindete Dokumentation der klinischen Patientendaten erlaubt in der Folge Forschung an diesem menschlichen Gewebe, um das komplexe Wechsel-

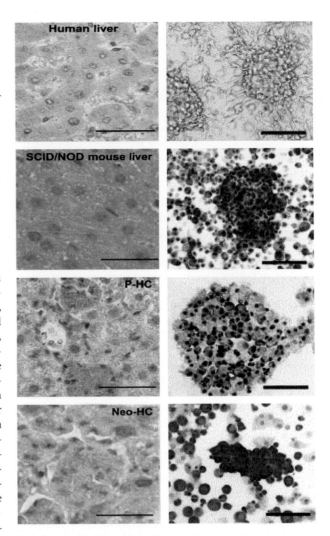

◻ **Abb. 1.95** Struktur und Handlungsabläufe einer Tumorbiobank. Die hinter einer Tumorbank bestehende Logistik mit systematischer Entgegennahme von Gewebe, dessen fachgerechten Konservierung und Bereitstellung in einer Gewebebank sowie die verblindete Dokumentation der klinischen Patientendaten ist äußerst komplex und erfordert aufwändige personelle und infrastrukturelle Maßnahmen mit der Installation entsprechender Hard- und Software

spiel zwischen Erbgut und Umwelt sowie den vielfältigen genetischen und exogenen Faktoren zu klären.

Weitere Themen chirurgischer Forschung

Zahlreiche chirurgische Arbeitsgruppen beschäftigen sich mit dem Thema der Entzündung, insbesondere des Pankreas, der Leber sowie des Magens und des Darms. Es existieren entsprechend zahlreiche Modelle zur Simulation der akuten und chronischen Pankreatitis, der Hepatitis, des entzündungsbedingten Leberversagens sowie der Gastritis und Colitis. Das übergeordnete Ziel dieser Untersuchungen ist, die zugrunde liegenden Mechanismen der entzündlichen Erkrankungen zu erkennen, diese auf Gültigkeit zu überprüfen sowie therapeutische Ansätze zu erarbeiten. So wurden molekulare, zelluläre und humorale Kandidaten als mögliche kausale Faktoren identifiziert und auf deren Basis pharmakologische Strategien erarbeitet.

Klinische Studien

Der Fortschritt in der klinischen Chirurgie ist unabdingbar mit einem Verständnis der den chirurgischen Krankheitsbildern zugrunde liegenden Pathophysiologie und der Erarbeitung von basiswissenschaftlichen Erkenntnissen sowie deren Transfer in die klinische Überprüfung verbunden.

Klinische Studien in der Chirurgie beschäftigen sich in aller Regel mit der Evaluation operativer Verfahren und neuer, oft adjunktiver Therapieansätze. Erhebliche methodische Herausforderungen, die zur Durchführung notwendige Zeitdauer für Studienplanung, Patientenakquisition, Datenauswertung und Ergebnisanalyse und die z. T. mit aufwändigen Verfahren einhergehende Nachuntersuchung der Patienten und der sich daraus ergebende hohe organisatorische, finanzielle und regulatorische Aufwand erschweren die Durchführung randomisierter kontrollierter Studien (randomized controlled trials, RCTs). Da RCTs als Referenzverfahren mit Evidenzniveau 1 für ein klinisches Studiendesign gelten, wurden in Deutschland Netzwerke und Studienzentren geschaffen, die eine koordinierte und qualitative hochwertige Durchführung von RCTs erleichtern sollen. Zu detaillierten Ausführungen zu den Prinzipien, der Klassifikation und der Durchführung klinischer Studien, welche neben RCTs auch vergleichende Kohortenstudien, Fallkontrollstudien und Fallserien beinhalten können, ▶ Abschn. 1.10.1.

In Kürze

Chirurgische Forschung
Die chirurgische Forschung trägt entscheidend zum medizinischen Fortschritt in der Chirurgie bei. Vorrangigstes Ziel der chirurgischen Forschung ist und bleibt die Entwicklung neuer Strategien und Konzepte zur verbesserten Behandlung chirurgischer Patienten. Dies erfordert die Pathogenese und die Pathophysiologie chirurgischer Erkrankungen zu verstehen und lernen zu modulieren. Dazu bedient sich die chirurgische Forschung aller notwendigen technischen und methodologischen Werkzeuge, die aus nahezu allen Bereichen der Lebenswissenschaften stammen und begrüßenswerter Weise oftmals auch in enger Kooperation mit den entsprechenden Partnern durchgeführt werden. Die hohe Begeisterung und Motivation chirurgischer Forscher, Ungeklärtes zu erkennen und zu lösen sowie Neues zu suchen und zu finden, hält die Entität der akademischen Chirurgie aufrecht und bestimmt die wissenschaftliche Leistungsfähigkeit der Chirurgie im Wettbewerb mit anderen Fachdisziplinen.

Danksagung

Die Autorin dankt Frau Anja Gellert für die hervorragende Unterstützung bei der Erstellung der Abbildungen und den wissenschaftlichen Mitarbeitern des Instituts für Experimen-

telle Chirurgie der Universität Rostock für hilfreiche Anmerkungen und Kommentare sowie die Durchsicht des Manuskriptes.

Weiterführende Literatur

Brendel W (1984) Experimental surgery. MMW126:819-20
Deutsche Forschungsgemeinschaft (1999) Klinische Forschung. Denkschrift. Wiley-VCH Verlag
Messmer K (1998) Basic surgical research. Langenbecks Arch Surg; 383:297–9
Moore FD (1973) What is surgical research? Eur Surg Res; 5:245–58
Vollmar B, Menger MD (2010) Does experimental surgery still exist? Chirurg 2010; 81:323–7
Vollmar B (2011) Pathophysiological basis of surgery-linked sepsis. Chirurg 2011; 82:199–207

1.11   Klassifikationen von Tumoren

C. Wittekind

Tumoren zeigen eine ungeheure Vielfalt in ihrem biologischen Verhalten. Diese Vielfalt zeigt sich im klinischen Erscheinungsbild (z. B. Symptomatologie, Therapierbarkeit und klinischer Verlauf) und in ihren pathologischen Eigenschaften (z. B. makroskopischer und mikroskopischer Aspekt, molekularpathologische Eigenheiten). Angesichts dieser biologischen Vielfalt von Tumoren sind Verfahren wichtig, um bestimmte Tumortypen so zu beschreiben, dass eine Vergleichbarkeit wenigstens in einigermaßen klar definierten Eigenschaften gegeben ist. Diese Verfahren zur Charakterisierung von Tumoren werden Tumorklassifikationen genannt. Grob unterscheidet man zunächst gutartige (benigne) und bösartige (maligne) Tumoren. In diesem Beitrag soll aus Platzgründen überwiegend von bösartigen Tumoren die Rede sein.

Innerhalb der Tumoren der einzelnen Organe (Organsysteme) gibt es eine große Zahl unterschiedlicher Tumortypen. Ziel der Tumorklassifikationen muss es sein, die unterschiedlichen Tumortypen sinnvoll in Gruppen einzuordnen, die eine möglichst individualisierte Therapie vorgeben. Der Prozess der Erstellung von Klassifikationen ist ein fließender und andauernden Änderungen durch neue Erkenntnisse unterworfen.

Eine moderne Krebstherapie muss die individuelle Situation eines Patienten berücksichtigen. Voraussetzung hierfür ist eine sorgfältige Klassifikation der Tumoren. Als wesentliche Säulen der Tumorklassifikationen dienen die Lokalisation, Histomorphologie (Typing und Grading) und anatomischer Ausbreitung (Staging). Der größere Teil aller Patienten mit malignen Tumoren wird chirurgisch behandelt. Viele Patienten werden zusätzlich mit einer Chemo-, Radio-, Hormon- oder Immuntherapie behandelt oder erfahren eine Kombination von Radio- und Chemotherapie. Die Wahl der verschiedenen Therapieverfahren muss in erster Linie histologie- und stadiengerecht erfolgen.

▼

Eine vollständige Krebstherapie umfasst nicht nur die Erstbehandlung, sondern auch die anschließende Nachsorge und die Behandlung etwaiger Tumorrückfälle.

Abgesehen von extremen Ausnahmefällen (außer den malignen Tumoren der Haut) führen maligne Tumoren ohne entsprechende Behandlung immer zum Tode. Ihre individuell angepasste Therapie erfordert vom Chirurgen eine sorgfältige Planung des Therapiekonzeptes und eine strikte Einhaltung der Regeln der chirurgischen Onkologie.

1.11.1 Klinisches und biologisches Verhalten von Tumoren

Definition

Tumor bedeutet wörtlich eine abnorme Gewebezunahme. In der Sprache der modernen Medizin versteht man unter einem Tumor eine Neubildung, die durch ein autonomes oder relativ autonomes Wachstum entsteht, das persistiert, wenn der initiierende Stimulus wegfällt.

Tumoren entstehen durch neoplastische Transformation, zu der praktisch Zellen jeglichen Gewebes des Körpers in der Lage sind. Inwieweit es sich bei diesen neoplastisch transformierten Zellen immer um Stammzellen handeln muss oder ob auch andere Zellen, aus denen die Regeneration von Zellen bewirkt wird, dafür in Frage kommen, ist noch nicht endgültig geklärt. Einige Zellen sind für solche neoplastische Transformationen anfälliger als andere. Bei der Transformation sind eine Reihe von genetischen Ereignissen (Mutationen) beteiligt. Durch die Anhäufung von genetischen Veränderungen gelingt es den Zellen, der normalen Wachstumsregulation zu entkommen. Die neoplastischen Zellen maligner Tumoren besitzen zusätzliche für den Organismus letztlich tödliche Eigenschaften, die sie befähigen, invasiv zu wachsen und zu metastasieren.

Gut- und bösartige Tumoren

Nach ihrem biologischen Verhalten kann zwischen gutartigen (benignen) und bösartigen (malignen) Tumoren unterschieden werden.

> **Das entscheidende Kriterium der Malignität ist die Fähigkeit zur Metastasierung!**

Für die Unterscheidung zwischen benigne und maligne gibt es klinische Hinweise (◻ Tab. 1.45). In der großen Mehrzahl der Fälle ist Malignität – abgesehen vom Nachweis von Metastasen – nur durch die mikroskopische Untersuchung des Tumorgewebes (Histopathologie) zu diagnostizieren. Neben den Methoden der konventionellen Histologie und Zytologie müssen bei einem kleinen Teil der Fälle auch immunhistologische, zellbiologische und molekularbiologische Untersuchungsverfahren herangezogen werden.

◻ **Tab. 1.45** Klinische Charakteristika benigner und maligner Tumoren

	Benigne Tumoren	Maligne Tumoren
Makroskopische Begrenzung	Scharf	Unscharf
Kapsel	Meist vorhanden	Fehlend
Wachstum	Expansiv	Infiltrativ-destruierend
Verschieblichkeit	Vorhanden	Fehlend
Wachstumsgeschwindigkeit	Meist langsam	Oft rasch
Metastasierung	Nein	Ja

Histomorphologische, zellbiologische und molekularpathologische Charakteristika maligner Tumoren

— **Konventionelle Histologie**
  – Strukturelle Veränderungen
    – Verringerte bis fehlende Differenzierung
    – Zeichen der gesteigerten und abnormen Proliferation
    – Infiltration des und destruierendes Wachstum im umgebenden Gewebe
    – Lymphgefäß-, Venen- und Perineuralscheideninvasion
    – Zelluläre Veränderungen
  – Unterschiede in Größe und Form der Zellen (Zellpolymorphie)
    – Verschiebung der Kern-Plasma-Relation zugunsten der Kerne
    – Unterschiede in Größe und Form der Kerne (Kernpolymorphie)
    – Unterschiede im Chromatingehalt (Färbbarkeit) der Kerne (Polychromasie)
    – Vermehrte, auch pathologisch ablaufende Kernteilungsfiguren
— **Immunhistologie**
  – Häufigere Expression onkofetaler Antigene (z. B. AFP, α-Fetoprotein; CEA, karzinoembryonales Antigen; β-HCG, humanes Choriogonadotropin)
  – Proliferationsmarker (z. B. Ki 67; AgNOR; PCNA, proliferating cell nuclear antigen).
— **DNS-Analyse**
  – Erhöhung der S-Phase-Fraktion, Aneuploidie
— **Molekularpathologie**
  – Onkogenaktivierungen, z. B. Punktmutationen, Translokationen, Genamplifikation
  – Suppressorgen-Deletionen z. B. p53

Semimaligne Tumoren

Eine seltene Gruppe von Tumoren verhält sich am Ort ihrer Entstehung wie bösartige Tumoren mit invasivem und lokal destruierendem Wachstum. Sie metastasieren jedoch nicht oder extrem selten. Hierzu gehören z. B. das **Dermatofibrosarcoma protuberans** (ein Weichteiltumor) oder **Basalzellkarzinome** der Haut (früher auch Basaliome genannt).

Tumoren fraglicher Dignität

In sehr seltenen Fällen gelingt es mit der histologischen Untersuchung nicht, einen Tumor als benigne oder maligne zu klassifizieren. Man spricht dann von einem Tumor mit fraglicher Dignität. Beispiele sind der **Riesenzelltumor** des Knochens und das **Hämangioperizytom** der Weichteile.

> **In Kürze**
>
> **Klinisches und biologisches Verhalten von Tumoren**
> Benigne und maligne Tumoren (Fähigkeit zur Metastasierung ist entscheidendes Kriterium der Malignität), semimaligne Tumoren, fragliche Dignität.
>   Meist Unterscheidung nur mikroskopisch (histopathologisch): strukturelle Veränderungen, Zellpolymorphie, onkofetale Antigene, Proliferationsmarker, DNS-Analyse, Molekularpathologie.

1.11.2 Ausbreitung maligner Tumoren

> ❯❯ Die Kenntnis der möglichen Ausbreitungswege maligner Tumoren ist Voraussetzung für die Planung der Therapie, insbesondere chirurgischer Eingriffe.

Ausbreitung maligner Tumoren
- **Lokale Ausbreitung**
  - Kontinuierlich
  - Diskontinuierlich – Satelliten
  - Lymphgefäßinvasion (L-Klassifikation)
    - L0: Keine Lymphgefäßinvasion
    - L1: Lymphgefäßinvasion
  - Veneninvasion (V-Klassifikation)
    - V0: Keine Veneninvasion
    - V1: Mikroskopische Veneninvasion
    - V2: Makroskopische Veneninvasion
  - Invasion von Perineuralscheiden (Pn-Klassifikation)
    - Pn0: Keine Perineuralscheideninvasion
    - Pn1: Perineuralscheideninvasion
- **Metastasierung**
  - Lymphogen
  - Hämatogen
  - Durch Implantation
    - Intrakavitär (Brusthöhle, Bauchhöhle)

▼

- Intraluminal (Gastrointestinalrakt, ableitende Harnwege)
- Iatrogene Implantation (örtliche Tumorzelldissemination während der Operation durch Einriss im oder Schnitt durch Tumor)

Manche Primärtumoren breiten sich z. T. jenseits des makroskopisch erkennbaren Randes aus. Diese nur mikroskopisch nachweisbare Ausbreitung erfolgt entweder kontinuierlich oder diskontinuierlich in Form sog. **Satelliten** (Tumorknötchen). Dieses Verhalten erklärt die Notwendigkeit, bei der Entfernung des Primärtumors bestimmte **Sicherheitsgrenzen** einzuhalten, um Primärtumoren lokal vollständig zu entfernen. Der Aspekt des Sicherheitsabstandes ist auch bei der Wahl der Bestrahlungsfelder zu beachten.

> ┌ **Definition** ──────────────────────
> Satelliten sind makroskopisch oder mikroskopisch erkennbare Tumorknötchen im Bindegewebe eines Lymphabflussgebietes in der Umgebung des Primärtumors ohne mikroskopisch erkennbare Reste von Lymphknoten.

Invasion von Lymphgefäßen, Venen und Perineuralscheiden

In einem Tumor bilden sich aufgrund der zunehmenden genomischen Instabilität Gruppen von Zellen heraus, die durch Kohäsionsverlust, zunehmende Zellmotilität und erhöhte Produktion beispielsweise von Proteasen sowie Plasminogenaktivatoren die Fähigkeit erwerben, Gewebe zu zerstören und in Lymph- und Blutgefäße sowie Perineuralscheiden einzudringen. Damit ist eine Voraussetzung für die Metastasierung gegeben.

> ❯❯ Der Einbruch von Tumorzellen in Lymphgefäße oder Venen (den man bei der mikroskopischen Untersuchung von Primärtumoren häufig beobachten kann) bedeutet aber keineswegs, dass tatsächlich eine Metastasierung stattgefunden hat.

Die Befunde von freien Tumorzellen in den Sinus der Lymphknoten (sog. Tumorzellemboli) dürfen nicht als Mikrometastasen bezeichnet werden. Die Diagnose letzterer erfordert den Nachweis von Tumorzellen nicht nur in den Sinus, sondern auch im angrenzenden lymphatischen Gewebe mit einer Stromareaktion. Mikrometastasen sind maximal 2 mm groß.

Das Vorkommen von Tumorzellen in Lymph- und Blutgefäßen ist wahrscheinlich sehr häufig. Allerdings kann der weit überwiegende Teil dieser einzelnen Tumorzellen oder Tumorzellemboli nicht überleben, sondern geht als Folge verschiedener schädigender Einflüsse zugrunde.

Auch der Nachweis isolierter Tumorzellen in Knochenmarksbiopsien, etwa durch Immunhistochemie (z. B. Antikörper gegen Zytokeratine) oder nichtmorphologische Methoden (PCR), ist nicht mit Metastasierung gleichzusetzen, auch nicht mit einer »Mikrometastasierung«. Damit wird nur

gezeigt, dass sich Tumorzellen im Blutkreislauf vom Primärtumor in andere Organsysteme ausgebreitet haben.

> **Von Metastasierung wird erst gesprochen, wenn ein
> Arrest der Tumorzellen im Kapillarbett, Adhärenz,
> Extravasation und Tumorzellproliferation mit Neo-
> vaskularisierung nachweisbar sind.**

Der histologische Nachweis von Lymphgefäß-, Venen- oder
Perineuralrauminvasion in der Umgebung des Primärtumors
weist auf ein **aggressives Verhalten** des Tumors hin und gibt
gewisse prognostische Hinweise, ist aber nicht mit tatsäch-
licher Metastasierung gleichzusetzen. Gleiches gilt für den
Nachweis isolierter Tumorzellen in afferenten Lymphbahnen
oder Lymphsinus eines Lymphknotens oder in Knochenmarksbiopsien.

Lymphogene Metastasierung

Die lymphogene Metastasierung erfolgt regelhaft entsprechend den anatomischen Gegebenheiten des Lymphabflusses:
Zuerst werden die dem Primärtumor nächstgelegen Lymphknoten befallen und erst danach die folgenden, weiter entfernten Lymphknoten.

> **Lymphknotensprünge (»skipping of nodes«), d. h.
> Metastasen in weiter entfernt liegenden Lymph-
> knoten bei freien tumornahen Lymphknoten treten
> nur in etwa 1–3% der Fälle mit Lymphknotenmetas-
> tasen auf.**

Für die Planung des Ausmaßes des chirurgischen Eingriffs ist
die Wahrscheinlichkeit bereits aufgetretener Lymphknotenmetastasen von Bedeutung. Es muss damit gerechnet werden,
dass bei etwa 20–30% aller Patienten die regionären Lymphknotenmetastasen kleiner als 3–5 mm sind. Die Diagnose
solch kleiner Metastasen ist mit bildgebenden Verfahren nur
mit einer beschränkten Trefferquote möglich. Wichtige Hinweise auf die Wahrscheinlichkeit bereits vorhandener Lymphknotenmetastasen ergeben sich aus den Befunden am Primärtumor.

Die Häufigkeit **regionärer Lymphknotenmetastasen** ist
abhängig von:
- **Histomorphologie:**
  - häufig bei Lymphgefäßinvasion,
  - häufig bei Karzinomen hohen Malignitätsgrades,
  - selten bei Sarkomen;
- **Lokaler Ausbreitung des Primärtumors**: Mit zunehmender Infiltrationstiefe, Tumorgröße bzw. Tumormasse
  steigt die Wahrscheinlichkeit einer lymphogenen Metastasierung.

Von Lymphknotenmetastasen können Tumorzellen über lymphovenöse Verbindungen oder über den Ductus thoracicus in
die Blutbahn gelangen und Ausgangspunkt für eine hämatogene Metastasierung werden.

Hämatogene Metastasierung

Zeitpunkt und Häufigkeit hämatogener Metastasierung hängen in erster Linie vom Tumortyp ab.

Tumoren mit früher hämatogener Metastasierung
- Kleinzellige Lungenkarzinome
- Mammakarzinome
- Nierenkarzinome
- Prostatakarzinome
- Osteosarkome
- Andere Sarkome hohen Malignitätsgrades

Demgegenüber treten bei anderen Tumoren, z. B. gastrointestinalen Karzinomen oder solchen des Kopf- und Halsbe-
reiches, hämatogene Metastasen in der Regel erst auf, wenn
der Primärtumor lokal relativ weit fortgeschritten ist und regionäre Lymphknotenmetastasen gesetzt hat. Bei diesen Tumoren erfolgt die hämatogene Ausbreitung in der Regel **kaskadenartig**: Zunächst finden sich solitäre oder einige wenige
Metastasen in einem Organ.

> **Die kaskadenartige hämatogene Metastasierung
> mit zunächst mono- oder oligotoper Metastasierung
> in Leber und Lunge ermöglicht bei rechtzeitiger
> Diagnose die komplette chirurgische Beseitigung
> von hämatogenen Metastasen und damit noch für
> etwa 30% der betroffenen Patienten eine definitive
> Heilung.**

Die Lokalisation hämatogener Metastasen wird in erster Linie
von anatomischen Gegebenheiten bestimmt, d. h. von der Lokalisation des Primärtumors und seinem venösen Abfluss.
Man unterscheidet 4 Haupttypen der hämatogenen Metastasierung (◘ Abb. 1.96), wobei die 1. Metastasenmanifestation
in unterschiedlichen Organen erfolgt.

> **Die klinische Diagnostik von Fernmetastasen muss
> sich nach den Typen der hämatogenen Metastasie-
> rung richten, d. h. es muss berücksichtigt werden,
> wo in erster Linie mit Fernmetastasen zu rechnen ist.**

Neben den anatomischen Gegebenheiten wird die Lokalisation von Fernmetastasen auch durch andere Faktoren mit beeinflusst, etwa die durch molekulare Strukturen an der Tu-
morzelloberfläche festgelegte Affinität einzelner Tumorzell-
klone zu bestimmten Organen oder das sog. **Mikroenviron-
ment** in bestimmten Organen, welches das Anwachsen
bestimmter Tumorzellarten begünstigen kann.

Von Fernmetastasen kann nicht nur eine weitere hämatogene, sondern auch eine lymphogene Ausbreitung erfolgen. So
können z. B. große Lungenmetastasen eines Rektumkarzinoms auch intrapulmonale und hiläre Lymphknotenmetastasen zeigen, ohne dass sonstige Lymphknoten tumorbefallen
wären.

Metastasen durch Implantation

Metastasen können durch Implantation auf 3 Wegen entstehen:
- **Intrakavitäre Metastasierung**: Nach Durchbruch des Primärtumors durch die Serosa können sich Tumorzellen
  in der Pleura- oder Peritonealhöhle ausbreiten und zu

1

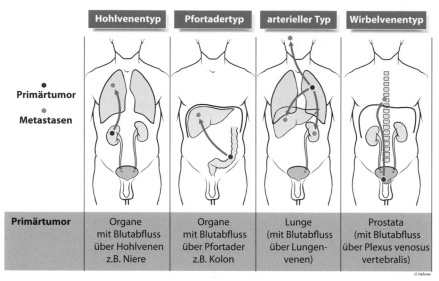

Abb. 1.96 Typen der hämatogenen Metastasierung

Metastasen an der Pleura, am Peritoneum oder z. B. am Ovar führen.

- **Intraluminale Metastasierung:** In der Lichtung von Hohlorganen können sich abgestoßene Tumorzellen an anderen Stellen des Organs einnisten und Metastasen bilden. Wahrscheinlich ist dies in erster Linie dann möglich, wenn Epitheldefekte vorliegen, z. B. operative Wunden wie etwa Anastomosen nach Darmresektion. Die Metastasenbildung an einer unversehrten Schleimhaut wird heute im Allgemeinen als große Seltenheit angesehen, wahrscheinlich handelt es sich bei den meisten berichteten Fällen um eine multizentrische Entstehung neuer Tumoren. Nur bei den Karzinomen des Übergangsepithels von Nierenbecken und Harnleiter scheint die intraluminale Metastasierung (z. B. in die Harnblase) häufiger zu sein.

- **Iatrogene Implantation:** Bei Operationen, bei denen durch Tumorgewebe geschnitten wird (z. B. Entfernung des Primärtumors und eines mitbefallenen Nachbarorgans nicht en bloc, sondern in 2 Teilen) oder bei denen ein Einriss im Tumorbereich erfolgt (z. B. bei Mobilisation eines Rektumkarzinoms), werden im Operationsgebiet örtlich Tumorzellen verstreut. Sie können zum Ausgangspunkt von Implantationsmetastasen werden. Klinisch imponiert ein Teil dieser als lokoregionäres Rezidiv. In gleicher Weise erklären sich Implantationsmetastasen in Operationswunden, die besonders nach laparoskopischer Chirurgie beschrieben worden sind. Auch nach Entnahme von Biopsien können sich im Biopsiekanal in der Subkutis Implantationsmetastasen bilden, allerdings gehört dies zu den extremen Seltenheiten.

In Kürze

Ausbreitung maligner Tumoren
Lokal, Satelliten, Invasion von Lymphgefäßen, Venen, Perineuralscheiden (Hinweis auf aggressives Verhalten).
Metastasierung:
- Lymphogen (nach anatomischen Gegebenheiten)
- Hämatogen (venöser Abfluss, Fernmetastasen): kaskadenartig, oft mono- oder oligotop in Leber und Lunge, chirurgische Heilung in 30% möglich
- Durch Implantation (intrakavitär, intraluminal, iatrogen)

1.11.3 Präkanzerosen und Krebsfrüherkennung

Bei bestimmten Personengruppen und bei Trägern bestimmter histologischer Veränderungen treten maligne Tumoren häufiger auf als bei Personen, die derartige Kriterien nicht erfüllen. Man sprach früher ohne Verwendung einer einheitlichen Nomenklatur von Krebsrisikogruppen oder -patienten, von Risikosituationen oder Präkanzerosen bzw. Präneoplasien. Heute unterscheidet man nach den Vorschlägen der WHO zwischen **präkanzerösen Bedingungen** und **präkanzerösen Läsionen**.

┌─ **Definition** ─────────────────────────
│ Eine präkanzeröse Bedingung ist ein klinisch oder anamnestisch definierter Zustand, bei dem mit erhöhter Häufigkeit mit dem Auftreten von präkanzerösen Läsionen und malignen Tumoren zu rechnen ist.
└───────────────────────────────────────

Beispiele für präkanzeröse Bedingungen sind familiäres Auftreten von Krebsen (von Bedeutung z. B. für kolorektales Karzinom, Mamma-, Ovar- oder Magenkarzinom), angeborene oder erworbene Immunmangelsyndrome, länger bestehende chronische Entzündungen (z. B. Colitis ulcerosa für kolorektale Karzinome) oder berufliche Exposition mit chemischen Karzinogenen (z. B. bei Lungenkarzinomen, Mesotheliom der Pleura, Karzinomen der ableitenden Harnwege).

> **Definition**
>
> Unter einer präkanzerösen Läsion wird eine histopathologisch definierte Gewebeveränderung verstanden, in der maligne Tumoren sich häufiger entwickeln als in dem entsprechenden Normalgewebe.

Die typische präkanzeröse Läsion ist die intraepitheliale Neoplasie (früher: Dysplasie).

> **Definition**
>
> Eine intraepitheliale Neoplasie ist eine neoplastische Epithelproliferation ohne invasives Wachstum, gekennzeichnet durch:
> - zelluläre Atypien,
> - gestörte Differenzierung der Zellen und
> - Abweichung in der Gewebsarchitektur.

Intraepitheliale Neoplasien werden in niedriggradige und hochgradige unterteilt, letztere schließen auch das sog. **Carcinoma in situ** ein. Hierbei finden sich zytologisch alle Kriterien der Malignität, aber die atypischen Zellen sind auf das Epithel beschränkt und haben die **Basalmembran** nicht durchbrochen. Infiltrieren atypische Tumorzellen durch die Basalmembran in das angrenzende Stroma (z. B. kutanes Bindegewebe oder Schleimhautstroma des Gastrointestinaltraktes), liegt im Allgemeinen ein bereits metastasierungsfähiger Tumor vor. Einzige Ausnahme ist das Kolorektum, bei dem mit einer Metastasierung erst nach Infiltration in die Submukosa zu rechnen ist. Von einem »invasiven kolorektalen Karzinom« wird daher erst bei Invasion der Submukosa gesprochen. Invasion des Schleimhautstromas wird in dieser

Lokalisation in Europa der intraepithelialen Neoplasie (Dysplasie) zugeordnet, kann aber auch als Carcinoma in situ bezeichnet werden.

4-Phasen-Konzept der malignen Tumorerkrankung

Wenn man die Entwicklung eines malignen Tumors vom ersten Anbeginn bis zur voll ausgebildeten Erkrankung mit generalisierten Metastasen betrachtet, handelt es sich um einen länger dauernden Prozess, der wahrscheinlich in der Regel Jahrzehnte dauert. Man kann hierbei 4 Phasen unterscheiden (◘ Abb. 1.97). Dieses phasenhafte Geschehen wird auch im molekularen Bereich beobachtet: Im Laufe der Progression treten zunehmend verschiedene genetische Veränderungen auf, wobei deren Akkumulation zum klinisch malignen Verhalten führt.

Krebsfrüherkennung (Krebsvorsorge)

Die Kenntnis präkanzeröser Bedingungen und Läsionen sowie die Entwicklung eines malignen Tumors über eine In-situ-Phase, geben die Möglichkeit, Untersuchungen zur Vorsorge oder Krebsfrüherkennung durchzuführen. Ihre Ziele sind:
- Präkanzeröse Läsionen zu erkennen und zu entfernen und damit die Entstehung von invasiv wachsenden Tumoren zu verhindern
- Krebserkrankungen in einem möglichst frühen Stadium (als sog. Frühkrebse) zu diagnostizieren, da für die betroffenen Patienten in diesen Fällen die besten Ergebnisse zu erwarten sind und Heilungen vielfach auch durch weniger ausgedehnte operative Eingriffe erreicht werden können

Krebsfrüherkennungsuntersuchungen sind in erster Linie bei Personen mit präkanzerösen Bedingungen angezeigt. Sie sind auch bei Personen sinnvoll, bei denen maligne Tumoren in früherem Lebensalter auftreten und bei denen entsprechende Screening-Untersuchungen früher einsetzen müssen. Beispiele für die hierbei angewandten primären diagnostischen Methoden (Screening) sind in der folgenden Übersicht aufgelistet. Bei positiven oder verdächtigen Befunden ist eine entsprechende bestätigende und weiterführende Diagnostik anzuschließen.

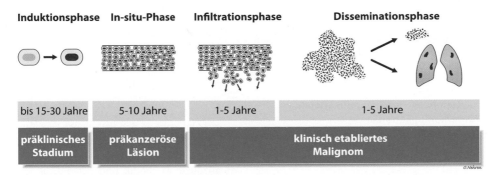

◘ Abb. 1.97 4-Phasen-Konzept der malignen Tumorerkrankung

1

Krebsfrüherkennungsuntersuchungen
- Mammakarzinom
  - Inspektion und Palpation (auch Selbstuntersuchung)
  - Mammographie
- Karzinom des Gebärmutterhalses
  - Kolposkopie
  - Abstrichzytologie
- Kolorektales Karzinom
  - Stuhluntersuchung auf okkultes Blut
  - Rektal-digitale Untersuchung
  - Flexible Koloskopie
- Prostatakarzinom
  - Rektale Palpation
  - PSA (prostataspezifisches Antigen) im Serum

In Kürze

Präkanzerosen und Krebsfrüherkennung
1. **Präkanzerosen**
   - Präkanzeröse Bedingungen: familiäre Häufung, Immunmangelsyndrome, chron. Entzündungen, chemische Kanzerogene.
   - Präkanzeröse Läsionen: Gewebeveränderung (intraepitheliale Neoplasie bzw. Dysplasie, Epithelproliferation ohne invasives Wachstum), niedriggradige und hochgradige (Carcinoma in situ) ohne Durchbrechen der Basalmembran.
   - 4-Phasen-Konzept der Tumorentwicklung.
2. **Krebsfrüherkennung**
Möglichst als Präkanzerose bzw. Frühkrebs (Screening: Mamma, Cervix, Kolon, Prostata), Kenntnis präkanzeröser Bedingungen und Läsionen.

1.11.4 Diagnostik

Im Rahmen dieses Kapitels soll nur kurz auf diagnostische Verfahren eingegangen und überwiegend die Prinzipien der mikroskopischen Diagnostik dargestellt werden.

Symptomatik

Nur selten weisen Beschwerden eines Patienten eindeutig auf einen Tumor oder gar dessen Sitz hin. Vielfach verursachen lokale oder systemische Tumorkomplikationen die ersten Symptome.

Lokale und systemische Tumorkomplikationen
1. **Lokale Tumorkomplikationen**
   - Obstruktion von Hohlorganen, z. B. Luftwege, Gastrointestinaltrakt, Gallengänge, Harnwege

▼

- Exulzeration und Infektion
- Blutung, z. B. Lunge, Harnwege, Gastrointestinaltrakt
- Perforation in seröse Höhlen, z. B. Magen, Kolon
- Fistelbildung, z. B. ösophagotracheal, gastrokolisch, rektovesikal, rektovaginal
- Infiltration von Nerven (Schmerz), z. B. Armplexus, präsakraler Plexus
- Einflussstauung (bei Tumoren im oberen Mediastinum)
- Hirndruck (bei primären Tumoren der Schädelhöhle oder bei Hirnmetastasen)
- Parenchymausfall durch Metastasen, z. B. Leber, Gehirn
- Spontanfraktur (bei primären Knochentumoren oder Metastasen)

2. Systemische Tumorkomplikationen
- Hämatologische Symptome: Anämien verschiedener Genese, hämorrhagische Diathesen verschiedener Genese
- Hormonproduktion bei hormonaktiven Tumoren endokriner Organe
- Paraneoplastische Syndrome (Auswirkungen, die nicht lokal durch den Tumor oder dessen Metastasen bedingt sind)
  - Endokrinopathien z. B. bei kleinzelligem Lungenkarzinom, Pankreas- und Nierenkarzinom
  - Neuro-, Myo- und Dermatopathien (z. T. kombiniert wie Dermatomyositis)
  - Pulmonale Osteoarthropathie, z. B. Trommelschlegelfinger bei Lungenkarzinom
  - Vaskulopathien, z. B. Thrombophlebitis migrans bei Pankreaskarzinom
  - Kardiopathien, z. B. marantische abakterielle Endokarditis

Mikroskopische Tumordiagnostik

> **Jeder maligne Tumor sollte prätherapeutisch mikroskopisch gesichert werden. Für die erforderliche detaillierte Klassifikation des Tumors nach histologischem Typ und Differenzierungsgrad ist die histologische Untersuchung erforderlich, für die Verifikation von Metastasen kann die zytologische Untersuchung ausreichend sein.**

Für die Ergebnisse der prätherapeutischen morphologischen Diagnostik sind entscheidend:
- der Situation angepasste Materialentnahme,
- korrekte Behandlung des entnommenen Materials bis zur Übergabe an den Pathologen (Fixation),
- ausreichende klinische Informationen für den Pathologen,
- adäquate Methodik und persönliche Qualifikation des Pathologen.

Verfahren zur präoperativen mikroskopischen Tumordiagnostik

- **Biopsiemethode**
  - Feinnadelbiopsie
    - Zur zytologischen Untersuchung (Aspirationszytologie)
    - Zur histologischen Untersuchung
  - Stanz-(Grobnadel-)biopsie
  - Inzisionsbiopsie (Zangenbiopsie, chirurgische Inzisionsbiopsie)
  - Exzisionsbiopsie (Probeexstirpation, totale Biopsie, Lymphknotenexzision)
- **Zugangswege**
  - Perkutan
    - Blind
    - Unter Einsatz bildgebender Verfahren (CT, Sonographie, Angiographie)
  - Endoluminal-endoskopisch (z. B. Broncho-, Gastro-Kolo-, Rekto-, Zystoskopie)
  - Thorakoskopie
  - Laparoskopie

Die Aussagekraft von Biopsien ist vom Umfang der Biopsie abhängig. Sie ist am größten bei der Exzisionsbiopsie, geringer bei der Inzisionsbiopsie, am geringsten bei der Feinnadelbiopsie.

> **Wenn möglich, ist primär eine Exzisionsbiopsie anzustreben.**

Bei **Inzisionsbiopsien** sollte nicht nur krankhaftes Gewebe, sondern immer auch angrenzendes Gewebe miterfasst werden, multiple Biopsien sind anzustreben. **Feinnadelbiopsien** (Aspirationszytologie) sind nahezu komplikationslos und können bei entsprechender Zugänglichkeit als primäres Verfahren angewandt werden, bei negativem oder fraglichem Befund sind eingreifendere Biopsieverfahren anzuschließen.

> **Tumorverdächtige Lymphknoten sollen, wenn immer möglich, vollständig entfernt werden.**

Prätherapeutisches Staging

Moderne bildgebende Verfahren (insbesondere die **endoluminale Sonographie**) ermöglichen heute eine relativ verlässliche Bestimmung der lokalen Ausbreitung des Primärtumors. Für die Diagnose von Fernmetastasen werden neben bildgebenden Verfahren wie Sonographie, CT, MRT und PET auch die Thorako- und Laparoskopie mit zunehmendem Erfolg eingesetzt. Hingegen ist die Beurteilung, ob in regionären Lymphknoten Metastasen vorhanden sind, noch unbefriedigend. Das prätherapeutische Staging schließt auch die Beurteilung der Möglichkeit einer kompletten Tumorentfernung (R0-Resektion) mit ein.

> **Zur Planung des therapeutischen Vorgehens bei malignen Tumoren ist eine prätherapeutische Abschätzung der anatomischen Tumorausbreitung (Staging) erforderlich.**

In Kürze

Diagnostik
- Tumorkomplikationen: lokal (z. B. Obstruktion, Blutung, Perforation) oder systemisch (z. B. Anämie, paraneoplastische Syndrome).
- Immer prätherapeutische mikroskopische Sicherung: Biopsie (Feinnadel-, Stanz-, Inzisions- und v. a. Exzisionsbiopsie mit Entfernung tumorverdächtiger Lymphknoten).
- Prätherapeutisches Staging.

1.11.5 Klassifikationen von Tumoren

Die Klassifikationen eines Tumors sollen seine Individualität erfassen und beschreiben. Zu den heutigen Grundelementen der Tumorklassifikationen, wie sie international durch WHO (World Health Organisation) und UICC (Union for International Cancer Council Contre Cancer) festgelegt sind, ◻ Abb. 1.98. Diese Klassifikationen haben mehrere Aufgaben:

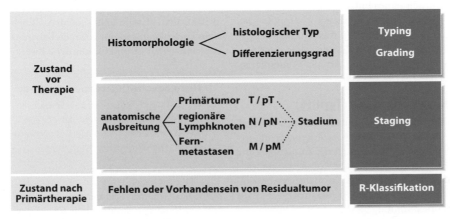

◻ **Abb. 1.98** Grundelemente der heutigen Tumorklassifikation

- Grundlagen für die Planung und Durchführung der Therapie zu schaffen, v. a. in Hinblick auf eine differenzierende histologie- und stadiengerechte Therapie
- Wichtige Daten für die Schätzung der individuellen Prognose zu liefern
- Voraussetzungen für eine aussagekräftige Beurteilung von Behandlungsergebnissen zu schaffen
- Den Vergleich diagnostischer und therapeutischer Leistungen unterschiedlicher Behandlungszentren zu ermöglichen

Tumorlokalisation

Für die Einordnung der Tumorlokalisation ist der Topographieteil der ICD-O-3 (International Classification of Diseases for Oncology, 3. Auflage, 2000) maßgebend, der seit 2003 in deutscher Übersetzung (DIMDI) vorliegt. Er beschreibt die anatomischen Bezirke und Unterbezirke mit einem 3-, z. T. auch 4-stelligen Schlüssel.

> **Fallbeispiel**
> Verschlüsselung der Lokalisation: Als Beispiel sei die Drittel-Unterteilung des Rektum angegeben. Bei diesem Organ sind einige Messregularien zu beachten. Die Abgrenzung erfolgt nach der mit dem starren Rektosigmoidoskop gemessenen Entfernung des unteren Tumorrandes von der Anokutanlinie:
> - C 20.93: oberes Rektumdrittel (12–16 cm)
> - C 20.92: mittleres Rektumdrittel (6,0–<12 cm)
> - C 20.91: unteres Rektumdrittel (<6,0 cm)
>
> Für gewisse Tumoren, die mehr als einen anatomischen Unterbezirk befallen haben, sind umfassende Schlüssel vorgesehen, z. B.:
> - C 21.8: überlappender Tumor von Rektum, Anus und Analkanal
> - C 24.8: überlappender Tumor der Gallengänge
> - C 41.8: überlappender Tumor der Knochen und Gelenke

Exakte Angaben zur Tumorlokalisation sind wichtig, um einen Tumor hinsichtlich seines Entstehungsortes und seiner Ausdehnung richtig zuordnen zu können, insbesondere was die Einteilung nach der anatomischen Ausdehnung betrifft. Zudem lassen sich aus den exakten Zuordnungen der Lokalisation auch Empfehlungen für die Art der Therapie ableiten.

Histologische Klassifikation (Typing)

Eine erste Großunterteilung der Tumoren erfolgt nach dem Ausgangsgewebe (◻ Tab. 1.46). Die weitere Typisierung der Karzinome und Sarkome berücksichtigt die Ähnlichkeit mit dem Normalgewebe. Karzinome und Sarkome, die keinerlei Ähnlichkeit mit dem entsprechenden Normalgewebe erkennen lassen, werden als undifferenziert klassifiziert. Für die histologische Typenbestimmung sind die Empfehlungen der WHO (International Histological Classification of Tumours)

◻ **Tab. 1.46** Histologische Tumortypen/Typing maliger Tumoren

Ausgangs-gewebe	Tumor-gruppen	Tumortypen (Beispiele)
Epithel	Karzinom	Adenokarzinom Plattenepithelkarzinom Übergangszellkarzinom Duktales Karzinom Lobuläres Karzinom
Mesenchymales Gewebe	Sarkom	Osteosarkom Chondrosarkom Leiomyosarkom Rhabdomyosarkom Fibrosarkom
Lymphatisches Gewebe	Malignes Lymphom	Hodgkin-Lymphom Non-Hodgkin-Lymphom
Blutbildendes Gewebe	Leukämien	Akute lymphatische Leukämie Chronische myeloische Leukämie
Keimdrüsen	Germinale Tumoren	Seminom/Dysgerminom Embryonales Karzinom Chorionkarzinom Teratom
Embryonales Gewebe	Embryonale Tumoren	Nephroblastom Neuroblastom

maßgebend, deren Beachtung ein international einheitliches Typing mit dem ICD-O M-Code ermöglicht.

Grading

Innerhalb eines histologischen Tumortyps kann die Ähnlichkeit mit dem Normalgewebe unterschiedlich stark ausgeprägt sein. Dies sind oft auch zytologische Kriterien, wie z. B. Ausmaß der Kernatypien, Zellpolymorphie, Mitosezahl oder bei Sarkomen die Ausbildung von Zwischensubstanzen. Sie bestimmen die Einordnung in Differenzierungsgrade. Traditionell werden 4 Grade unterschieden. Zunehmend wird heute eine Unterteilung in nur 2 Grade bevorzugt, da diese besser reproduzierbar ist und für klinische Zwecke ausreicht.

Histologische Differenzierungsgrade
- G1: gut differenziert, Low Grade
- G2: mäßig differenziert, Low Grade
- G3: schlecht differenziert, High Grade
- G4: undifferenziert, High Grade

Auch das Grading ist in der von der WHO herausgegebenen internationalen histologischen Klassifikation der Tumoren heute international vereinheitlicht.

Staging/TNM-System

Nach internationalen Vereinbarungen erfolgt die Beschreibung der anatomischen Tumorausbreitung heute allgemein nach dem TNM-System. Für maligne Lymphome und Leukämien sind dabei spezielle Regeln vorgesehen. Das TNM-System, von Denoix zwischen 1942 und 1952 entwickelt, wurde von der UICC allmählich ausgebaut und ist seit der 4. Auflage (1987) von allen nationalen TNM-Komitees akzeptiert und weltweit gültig. Zu den einheitlichen Prinzipien des TNM-Systems, ◘ Tab. 1.47.

Von besonderer Bedeutung ist die Unterscheidung zwischen klinischer und pathologischer Klassifikation (TNM vs. pTNM).

Definition

TNM – Klinische Klassifikation beruht auf prätherapeutisch erhobenen klinischen Befunden wie allgemeiner klinischer Untersuchung, bildgebenden Verfahren, Endoskopie, Biopsie und chirurgischer Exploration.

pTNM – Pathologische Klassifikation berücksichtigt zusätzlich Befunde, die beim chirurgischen Eingriff und durch die pathologische Untersuchung gewonnen wurden.

Die Voraussetzungen für eine pTNM-Klassifikation sind für jedes Organ im TNM-Supplement 2003 und bezüglich der

◘ Tab. 1.47 Einheitliche Prinzipien des TNM-Systems, UICC 2010

Beschreibung der Tumorausbreitung durch das TNM-System	
Präfix vor das TNM-System (auch in Kombination)	
p	Pathologisch gesichert
u	Untersuchung klinisch, z. B. Endosonographie, CT, MRT, etc.
c	Clinical = klinisch
y	Vorbehandlung, z. B. nach RTx, CTx
r	Rezidivtumor
m	Multiple Primärtumoren
a	Tumorklassifikation wurde erstmalig bei der Sektion bestimmt
T – Primärtumorgröße	
TX	Primärtumor kann nicht bestimmt werden
Tis	Carcinoma in situ
T0	Kein Nachweis eines Tumors
T1, T2, T3, T4	Abhängig von der Größe, Ausdehnung bzw. Infiltration der entsprechenden Tumorentität
▼	

◘ Tab. 1.47 (Fortsetzung)

Beschreibung der Tumorausbreitung durch das TNM-System		
N – Lymphknotenbefall		
N0	Lymphknoteninfiltration nicht vorhanden bei ausreichender Anzahl von resezierten Lymphknoten	
N1–N3	Zunehmender Anteil von tumorbefallenen Lymphknoten	
NX	Lymphknotenbefall nicht bestimmbar oder nicht ausreichend viele Lymphknoten reseziert	
M – Metastasen		
M (HEP)	Lebermetastase	
M (OSS)	Knochenmetastase	
M (PUL)	Lungenmetastase	
M (PER)	Peritonealmetastase	
M (LYM)	Lymphknotenmetastase außerhalb des regionären Lymphabflusses	
M (BRA)	Hirnmetastase	
M (SKI)	Hautmetastase	
G – Grading		
G1	Gut differenziert	Low Grade
G2	Mäßig differenziert	Low Grade
G3	Schlecht differenziert	High Grade
G4	Undifferenziert	High Grade
L – Lymphgefäßinvasion		
LX	Lymphgefäßinvasion kann nicht bestimmt werden	
L0	Keine Lymphgefäßinvasion	
L1	Lymphgefäßinvasion	
V – Veneninvasion		
VX	Veneninvasion kann nicht bestimmt werden	
V0	Keine Veneninvasion	
V1	Mikroskopische Veneninvasion	
V2	Makroskopische Veneninvasion	
Pn – Perineuralscheideninvasion		
Pn	Perineuralscheideninvasion kann nicht bestimmt werden	
Pn0	Keine Perineuralscheideninvasion	
Pn1	Perineuralscheideninvasion	

1

◘ **Tab. 1.48** Beispiel für die Erfordernisse der pTNM-Klassifikation anhand des kolorektalen Karzinoms

pT	Histologische Untersuchung des durch limitierte oder radikale Resektion entfernten Primärtumors ohne makroskopisch erkennbaren Tumor an den zirkumferenziellen (lateralen), oralen und aboralen Resektionsrändern
	oder histologische Untersuchung des durch endoskopische Polypektomie oder lokale Exzision entfernten Primärtumors mit histologisch tumorfreien Resektionsrändern
	oder mikroskopische Bestätigung einer Perforation der viszeralen Serosa[a]
	oder mikroskopische Bestätigung der Infiltration benachbarter Organe oder Strukturen
pN0	Regionäre Lymphadenektomie und histologische Untersuchung üblicherweise von 12 oder mehr Lymphknoten
pN1	Histologische Bestätigung von Metastasen in nicht mehr als 3 regionären Lymphknoten
pN2	Histologische Bestätigung von Metastasen in mehr als 3 regionären Lymphknoten
pM1	Mikroskopischer (histologischer oder zytologischer) Nachweis von Fernmetastasen

[a] Die mikroskopische Bestätigung einer Perforation des viszeralen Peritoneums durch Tumorgewebe kann durch Untersuchung von Biopsien oder durch Abstrichzytologie von der Serosa über dem Tumor erfolgen.

pN-Klassifikation auch in der TNM-Klassifikation 2010 definiert (◘ Tab. 1.48).

Die **pathologische Klassifikation** ist verlässlicher als die klinische. Sie liefert die zuverlässigen Daten für die Beurteilung der Prognose und für die Analyse chirurgischer Therapieresultate. Die pTNM-Klassifikation ist auch für die Indikation zur postoperativen Radio- und/oder Chemotherapie maßgebend.

Die **klinische Klassifikation** ist wesentlich für die primäre Therapieauswahl und für Vergleiche mit bzw. von nicht-chirurgisch behandelten Patienten.

> Bei jedem Patienten mit einem malignem Tumor ist grundsätzlich zunächst die klinische Klassifikation vorzunehmen und zwar auch dann, wenn später eine pathologische Klassifikation möglich ist.

TNM zur Beschreibung des Krankheitsverlaufes

Im weiteren Krankheitsverlauf können im Rahmen der Nachsorge die zu erhebenden Befunde immer wieder durch eine TNM-Formel charakterisiert werden. Ein Rezidivtumor wird dabei durch das Präfix »r« gekennzeichnet.

Fallbeispiel
»Pathogramm« eines Patienten mit Rektumkarzinom

April 2006: T1N0M0, chirurgische lokale Exzision (transanale »disc excision«), pT1N0M0/R0

Juli 2006: T0N0M0

Oktober 2007: T1N0M0 →
▼

November 2007: rT1N0M0, tiefe anteriore Resektion, rpT1pN1M0/R0

Januar 2008: T0N0M0

April 2008: ↓

Juli 2008: ↓

Oktober 2009: T0N0M1 (Leber), Segmentresektion Leber, T0N0pM1/R0

Januar 2010: T0N0M0
und fortlaufend, letzter Kontakt Januar 2011

Die Klassifikation durch das TNM/pTNM-System erlaubt eine präzise Beschreibung und Dokumentation der anatomischen Tumorausbreitung. Für die einzelnen Organe ergibt sich dabei allerdings eine relativ große Zahl von TNM-Kategorien, beim Magen z. B. 32 (4 T-Kategorien, 4 N-Kategorien und 2 M-Kategorien). Wenn keine großen Patientenzahlen vorliegen, ist es für die Analyse des Krankengutes notwendig, diese umfangreiche Zahl von Kategorien in eine kleinere Zahl von »Stadien« zusammenzufassen. Dabei soll gewährleistet sein, dass jedes Stadium in Bezug auf die Prognose mehr oder weniger homogen ist und dass sich die verschiedenen Stadien entsprechend unterscheiden (◘ Abb. 1.99).

Im Allgemeinen wird zwischen den Stadien I–IV unterschieden, fallweise kommen noch Substadien, bezeichnet mit großen Buchstaben (z. B. IIIA oder IIIB), hinzu. Für In-situ-Karzinome wird die Bezeichnung Stadium 0 angewandt.

Nur bei einigen wenigen Organtumoren werden zur Definition der Stadien **zusätzliche Parameter** berücksichtigt, z. B. bei Tumoren von Knochen, Weichteilen und Prostata der Differenzierungsgrad, bei Tumoren der Schilddrüse der histologische Typ und das Alter, bei trophoblastären Schwanger-

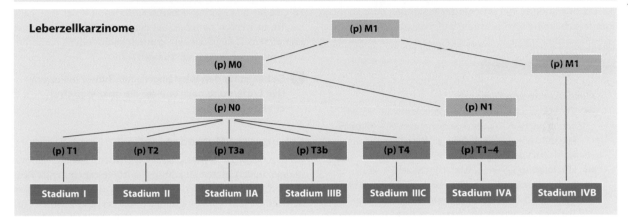

Abb. 1.99 Beispiele für Stadiengruppierungen

schaftstumoren sog. Risikofaktoren und bei germinalen Hodentumoren der Serumspiegel der Tumormarker.

Residualtumor(R)-Klassifikation

❯ Bei der großen Mehrzahl der Tumoren ist eine nennenswerte Chance auf Heilung oder längeres Überleben nur gegeben, wenn nach Abschluss der Erstbehandlung kein Hinweis auf zurückbleibenden Residualtumor besteht (Erreichung einer R0-Situation).

Die R-Klassifikation ist aus historischen Gründen nicht obligater Bestandteil der TNM-Klassifikation. Aufgrund ihrer prognostischen Bedeutung ist sie aber, insbesondere nach chirurgischer Therapie, unerlässlich und daher auch im Dokumentarsystem der Arbeitsgemeinschaft Deutscher Tumorzentren (ADT) als essenzieller Bestandteil der Tumorklassifikation neben der Erfassung der TNM-Kategorien zur Beschreibung des Tumorstatus nach Therapie zwingend vorgesehen.

R-Klassifikation (Residualtumorklassifikation) UICC

- RX: Vorhandensein von Residualtumor kann nicht beurteilt werden
- R0: Kein Residualtumor (exakter: Residualtumor nicht feststellbar)
- R1: Mikroskopisch Residualtumor
- R2: Makroskopisch Residualtumor

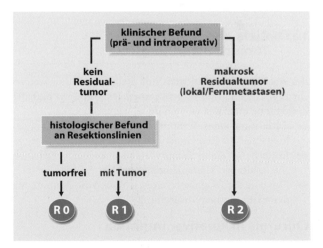

Abb. 1.100 Bestimmung der R-Klassifikation nach chirurgischer Behandlung

Die Designation R0 entspricht einer kurativen Tumorentfernung oder in Fällen, bei denen nur eine Chemotherapie angewendet wurde, einer kompletten Remission.

Nach internistischer oder Strahlentherapie erfolgt die R-Klassifikation in der Regel durch klinische Untersuchungsmethoden einschließlich Biopsie. Nach chirurgischer Therapie ist die R-Klassifikation das Ergebnis einer Zusammenschau von klinischen Befunden und des Befundes der pathohistologischen Untersuchung des Tumorresektates (Abb. 1.100).

1

❯❯ **Ein makroskopischer Residualtumor jeglicher Loka-**
lisation sollte stets mikroskopisch (zytologisch oder
histologisch) gesichert werden!

Bei Tumoren des Gastrointestinaltraktes muss die histolo-
gische Untersuchung im Rahmen der R-Klassifikation in ers-
ter Linie die zirkumferentiellen Resektionsränder (Synonyme:
laterale, radiäre, tiefe Resektionsränder) im Bereich des
Halteapparates (Mediastinum, Retroperitoneum, kleines
Netz, Lig. hepatoduodenale, Lig. gastrocolicum, Mesokolon,
Mesorektum) berücksichtigen, da in erster Linie an diesen
Resektionsrändern, viel seltener an den oralen oder aboralen
Rändern, histologisch Tumorausläufer oder Satelliten nachge-
wiesen werden können.

In Kürze

Klassifikation von Tumoren
- TNM-(klinische) und pTNM-(pathologische) Klassifi-
  kation nach UICC: grundsätzlich zuerst eine klinische
  Klassifikation (wesentlich für primäre Therapieaus-
  wahl und Vergleiche)
- Stadiengruppierung (I–V, 0 = Carcinoma in situ).
- R-Klassifikation (Residualtumorklassifikation): stets
  mikroskopische Sicherung, bei gastrointestinalen
  Tumoren histologische Untersuchung besonders der
  lateralen Resektionsränder

1.11.6 Ziele der operativen Tumorbehandlung

Bei etwa 80% aller Patienten mit malignem Tumor werden
chirurgische Eingriffe vorgenommen. Diese können nach der
Zielsetzung unterteilt werden in:
- Entfernung eines Tumors in kurativer Intention (Erzielung einer R0-Resektion)
- Entfernung eines Tumors im Rahmen der Palliation
  (nichtkurative Therapiemaßnahme)
- Eingriffe zur Diagnostik, eingeschlossen die Bestimmung
  der anatomischen Ausbreitung

Chirurgie in kurativer Intention

Die Voraussetzung jedweder chirurgischen Behandlung in
kurativer Absicht ist die primäre lokale und lokoregionäre Begrenzung, d. h. **Entfernung der malignen Tumoren.**

❯❯ **Maligne Tumoren sind nicht von vornherein »Allge-**
meinerkrankungen«, sondern zunächst mehr oder min-
der lange Zeit auf das Ursprungsorgan (lokal) und die
regionären Lymphknoten (lokoregionär) beschränkt!

Lokalisierte und lokoregionär beschränkte maligne Tumoren,
wie auch jene mit mono- oder oligotoper Fernmetastasierung,
sind Domäne der Chirurgie mit dem Ziel, die nachgewiesenen
Tumoren vollständig (kurative Intention) zu entfernen. Weder
mit einer Strahlentherapie noch durch eine Chemotherapie

können örtliche Tumormanifestationen mit der gleichen
Sicherheit **definitiv beseitigt** werden wie durch eine der jeweiligen Tumorausbreitung angepasste Chirurgie.

❗ **Cave**
Bei Strahlen- und Chemotherapie besteht immer die
Gefahr, dass trotz klinisch kompletter Remission
mehr oder weniger umfängliche – nur histologisch
nachweisbare – vitale Tumorformationen zurück-
bleiben und Ausgangspunkt klinischer Rückfälle
werden.

Es gibt bis heute keine sicheren Kriterien, mit der jene Fälle
bestimmt werden könnten, bei denen die Möglichkeit einer
kompletten Tumordestruktion durch Radio- oder Chemotherapie mit Sicherheit vorauszusagen wäre.

❯❯ **Daher ist für den lokal begrenzten Tumor die opera-**
tive Entfernung nach wie vor die onkologisch si-
cherste Methode.

Chirurgische Methoden

Zu den wichtigsten Fortschritten der chirurgischen Tumortherapie in den letzten 20 Jahren gehört die zunehmende Rea-
lisation einer differenzierten Behandlung in Abhängigkeit von
der individuellen onkologischen Situation des Patienten. Tumoren eines bestimmten Organs werden nicht stets in gleicher
Weise durch einen sog. Standardeingriff behandelt. Man ist
vielmehr bemüht, je nach individueller Situation eine »Chirurgie nach Maß« durchzuführen. Typisches Beispiel dafür ist
das Rektumkarzinom, das früher in kurativer Absicht grundsätzlich durch Rektumexstirpation behandelt. wurde. Heute
steht ein großes Spektrum chirurgischer Eingriffe zur Verfügung, das von der endoskopischen Polypektomie bis zur erweiterten multiviszeralen radikalen Resektion reicht.

❯❯ **Voraussetzung für eine differenzierende histologie-**
und stadiengerechte Chirurgie ist eine Klassifikation
der Histomorphologie und der anatomischen Aus-
breitung des Tumors (▶ Abschn. 1.11.2) und damit
die Integration des Pathologen in das Team der be-
handelnden Ärzte.

Zu den verschiedenen Möglichkeiten kurativer chirurgischer
Eingriffe, Tab. 1.49.

Verzicht auf systematische regionäre Lymphadenektomie

Auf die Mitentfernung des regionären Lymphabflussgebietes
könnte immer dann verzichtet werden, wenn präoperativ Tumorfreiheit der regionären Lymphknoten mit Sicherheit festzustellen wäre. Dies trifft heute bei weitem nicht zu, insbesondere weil auch die modernen bildgebenden Verfahren Metastasen bis zu 3–5 mm Größe (die durchaus nicht selten vorkommen) nicht sicher identifizieren. Die sichersten Hinweise
auf die Wahrscheinlichkeit bereits bestehender regionärer
Lymphknoten ergeben sich aus der **sorgfältigen histolo-**
gischen Untersuchung des Primärtumors. Zum Beispiel liegt
bei kolorektalen Adenokarzinomen und muzinösen Adeno-

◻ Tab. 1.49 Möglichkeiten chirurgischer Eingriffe in kurativer Intention

Klassische Chirurgie	
Radikale Resektion = Entfernung des Tumors weit im Gesunden und en bloc mit dem regionären Lymphabflussgebiet (Lymphbahnen und alle regionären Lymphknoten), z. B. Gastrektomie mit systematischer Lymphadenektomie oder Mastektomie mit Axilladissektion (Level I–III)	
Eingeschränkte Eingriffe	**Erweiterte radikale Resektion**
Limitierte (nicht komplette) Lymphadenektomie, z. B. Kolonsegmentresektion	Erweiterung der Lymphadenektomie: Mitentfernung nicht regionärer Lymphknoten, z. B. paraaortale Lymphknoten bei Magen- oder Kolonkarzinom
Keine Lymphadenektomie, z. B. Exzision eines malignen Melanoms der Haut ohne Lymphadenektomie oder tubuläre Resektion des Kolons	Mitentfernung von Nachbarorganen als sog. multiviszerale radikale Resektion
Eingeschränkte Sicherheitsabstände am Primärtumor, z. B. Tumorexzision eines Mammakarzinoms (brusterhaltende Therapie) oder lokale Exzision oder endoskopische Polypektomie im Rektum	Resektion von Fernmetastasen, sofern mono- oder oligotop, z. B. Leberresektion bei kolorektalem Karzinom

karzinomen der Malignitätsgrade 1 und 2 mit Infiltration nur der Submukosa und bei fehlendem histologischen Nachweis von Lymphgefäßinvasion die Wahrscheinlichkeit bereits vorhandener regionärer Lymphknotenmetastasen bei nur 3%. Immer dann, wenn in solchen Fällen das Operationsrisiko einer radikalen Resektion für den Patienten höher erscheint, sollte man daher das eingeschränkte Verfahren mit sehr geringem Operationsrisiko bevorzugen.

Eingeschränkte Operationen mit knappen Sicherheitsabständen

Solche Operationen in kurativer Absicht sind dann berechtigt, wenn:
- der Tumor auch histologisch relativ scharf gegen die Umgebung begrenzt ist,
- in seinem Umfeld mit nur histologisch erkennbaren Ausläufern oder Satelliten nicht zu rechnen ist,
- in der Umgebung präkanzeröse Läsionen und zusätzliche multifokale Herde fehlen.

Erweiterte Operationen

Wird eine erweiterte Operation wegen des Verdachts auf Infiltration eines Nachbarorganes erwogen, so ist eine **En-bloc-Mitentfernung** des Nachbarorgans (sog. multiviszerale Resektion) erforderlich.

 Cave
Auf Biopsien (intraoperativ) aus dem Gebiet der Adhärenz mit dem Nachbarorgan soll grundsätzlich verzichtet werden, da beim Einschnitt in den Tumor mit einer örtlichen Tumorzelldissemination und lokoregionären Rezidiven zu rechnen ist.

Verfahrensregeln der kurativen Tumorchirurgie

Bei chirurgischen Eingriffen in kurativer Intention sind allgemeine Grundsätze und Verfahrensregeln einzuhalten. Bei strikter Beachtung dieser Grundsätze der onkologischen Chirurgie kann das Risiko lokoregionärer Rezidive erheblich verringert werden.

Verfahrensregeln für Tumorchirurgie
1. **Operationsplanung**
   - Histologisches Typing und Grading an Biopsien
   - Präoperatives klinisches Staging
2. **Intraoperatives Staging**
   - Fernmetastasen?
   - Adhärenz zu Nachbarorganen?
   - Ausdehnung im Ursprungsorgan?
3. **Tumorresektion**
   - Adäquate Sicherheitsabstände:
     - Primärtumor: Beseitigung nur histologisch erkennbarer Tumorausläufer und Satelliten, Beachtung der Grenzen in allen 3 Dimensionen, bei Weichteil- und Knochensarkomen Muskelgruppen- bzw. Kompartmentresektionen
     - Lymphabflussgebiet: Ausdehnung entsprechend vermutlichem Lymphknotenbefall, nahe Resektionslinien tumorfreie Lymphknoten!
   - Verhinderung einer örtlichen Tumorzelldissemination:
     - En-bloc-Entfernung von Primärtumor und Lymphabflussgebiet, ggf. auch von Nachbarorganen (keine Eröffnung von Lymphspalten)
     - »No-touch-Technik«: Ligatur von Venen und Arterien und Abbinden von Hohlorganen vor Tumormobilisation
     - Mitentfernung des Biopsieareals (wo möglich)
     - Cave: Einschnitt oder Einriss im Tumor unbedingt vermeiden!
     - Spülung des Operationsgebietes (physiologische NaCl-Lösung, tumorizide Flüssigkeiten)
     - Instrumenten- und Handschuhwechsel nach Kontakt mit Tumor

Lokoregionäre Rezidive/Qualität der Chirurgie

Das lokoregionäre Rezidiv nach R0-Resektion ist nicht – wie immer noch manchmal behauptet – ein schicksalsbedingtes Ereignis. Lokoregionäre Rezidive sind Folge eines **Zurückbleibens von Tumorzellen** im Operationsgebiet und damit Indikator der Qualität des chirurgischen Ersteingriffs.

Lokoregionäre Rezidive beim Rektumkarzinom

Dass durch striktes Einhalten der Regeln der chirurgischen Onkologie lokoregionäre Rezidive tatsächlich weitgehend verhindert werden können, ist am Beispiel des Rektumkarzinoms in den letzten 10 Jahren bewiesen worden. Die deutsche Multizenterstudie (Studiengruppe kolorektales Karzinom) bestätigte, dass in Abhängigkeit des Chirurgen die Rate lokoregionärer Rezidive nach allein chirurgischer Behandlung tatsächlich <5% liegt, und dass dies nicht durch Auswahl besonders günstiger Fälle und Ausschluss weniger günstiger Fälle zu erklären ist. Es zeigte sich aber auch, dass die Häufigkeit lokoregionärer Rezidive je nach Klinik und je nach Operateur und unabhängig von anderen Einflussfaktoren zwischen <5% und >50% schwankt.

> **Oberstes Ziel chirurgischer Tumoroperationen in kurativer Intention ist die Vermeidung späterer lokoregionärer Rezidive. Damit wird zugleich auch das Überleben entscheidend verbessert.**

Nichtkurative Chirurgie

Indikationen zur nichtkurativen Chirurgie ergeben sich in erster Linie bei **Tumorkomplikationen** wie Stenosen, massiven Blutungen, Verjauchungen, pathologischen Frakturen (bei Knochenmetastasen), in Einzelfällen auch zur Schmerzbehandlung.

> **Verfahren nichtkurativer chirurgischer Therapie**
> 1. **Nichtkurative Tumorresektion**
>   – In erster Linie bei Stenosen im Kolon, selten bei verjauchenden Nekrosen von Lungen- oder Rektumkarzinom
> 2. **Nichtresezierende Verfahren**
>   – Tumordestruktion durch Laser, Kryotherapie, Elektrokoagulation, z. B. Stenosen im Rektum oder Ösophagus
>   – Prothesen/Tuben (meist endoskopisch eingelegt), z. B. Ösophagus, Gallengänge
>   – Tracheostomie, z. B. bei Trachealstenose durch Schilddrüsenkarzinom
>   – Umgehungsanastomosen, z. B. biliodigestive Anastomosen bei Pankreas- oder Gallengangskarzinomen, gastrojejunale Anastomose bei Zökumkarzinom
>   – Stabilisierende Operation (Verbundosteosynthesen, Markraumnagelung, Wirbelsäulenfusion) oder Alloarthroplastiken bei Knochenmetastasen (pathologische Fraktur!)
>   – Schmerztherapie: Nervenblockaden des zervikalen Grenzstranges oder des Ganglion coeliacum, Chordotomie, stereotaktische Hirnoperation
>   – Chirurgische hormonale Beeinflussung, z. B. Orchiektomie bei Prostatakarzinom

Dabei sind auch die zumindest bei manchen Tumorentitäten durch palliative Chemotherapie erreichbaren relativ langen Überlebenszeiten vergleichend zu berücksichtigen.

> **Für nichtkurativ behandelbare Patienten kommen chirurgische Maßnahmen nur dann in Frage,**
> - **wenn die Risiken postoperativer Letalität und Morbidität in einem angemessenen Verhältnis zu einer zu erwartenden Verbesserung der Lebensqualität und/oder Verlängerung der Überlebenszeit stehen und**
> - **wenn interventionelle Methoden unter Berücksichtigung funktioneller Aspekte und der Lebensqualität keine Alternative bieten.**

Ob nichtkurative Tumorresektionen die Überlebenszeit verlängern können, ist umstritten. Während früher vielfach der Nutzen einer »chirurgischen Tumorreduktion«« angenommen wurde, ist man heute diesbezüglich sehr skeptisch und bevorzugt **multimodale Konzepte** mit primärer Chemo- bzw. Radiochemotherapie und dem sekundären Versuch einer R0-Resektion.

Chirurgische Eingriffe zur Diagnostik und zum Staging

Trotz großer Fortschritte bei den bildgebenden Verfahren, in der Endoskopie und bei perkutanen Nadelbiopsien, sind fallweise diagnostische chirurgische Eingriffe immer noch notwendig. Bei **chirurgischen Probeexzisionen** ist stets darauf zu achten, dass der Zugang so gewählt wird, dass er ein evtl. anschließendes operatives Vorgehen nicht stört bzw. die Entfernung des Biopsieareals ermöglicht und somit die Gefahr von Implantationsmetastasen wesentlich verringert.

Bei malignen Lymphomen oder bei Prostatakarzinomen werden fallweise sog. **Staging-Laparotomien** zur Therapieplanung vorgenommen, um die Ausdehnung der Erkrankung exakt bestimmen zu können. Zunehmend wird dies durch ein **laparoskopisches Staging** ersetzt.

> **In Kürze**
>
> **Ziele der operativen Tumorbehandlung**
> - Bei lokaler bzw. lokoregionärer Beschränkung: Entfernung des Tumors in kurativer Intention (Erzielung eine R0-Resektion): »Chirurgie nach Maß«.
> - Nichtkurative (= palliative) Therapiemaßnahme, z. B. bei Tumorkomplikationen.
> - Eingriffe zur Diagnostik und zum Staging (anatomische Ausbreitung): Laparotomie, Laparoskopie.

1.11.7 Multimodale Primärtherapie maligner Tumoren

Das Konzept, die chirurgische Therapie mit anderen Therapiemodalitäten im Sinne einer kombinierten Therapie (mul-

◻ Tab. 1.50 Gründe für eine multimodale Primärtherapie

Lokoregionäre postoperative Strahlentherapie	Im Operationsgebiet zurückgelassene Tumorreste/bei der Operation örtlich disseminierte Tumorzellen
Peri-/postoperative Chemotherapie und/oder Immuntherapie — Systemisch — Lokal über V. portae, intrakavitär (Peritoneum), intraluminal (Harnblase)	Klinisch nicht manifeste disseminierte Tumorzellen und Tumorzellverbände (isolierte Tumorzellen) oder Mikrofernmetastasen
Initiale (präoperative oder neoadjuvante) Radio- und/oder Chemotherapie, gefolgt von chirurgischer Tumorentfernung	Partielle (komplette?) Regression des Primärtumors (und der regionären Lymphknoten) — Bessere Operabilität, erhöhte Chancen einer R0-Resektion — Biologischer Test auf Ansprechen gegenüber der angewandten Chemotherapie (bei Nichtansprechen anderes Schema für postoperative Chemotherapie)

◻ Tab. 1.51 Kurative multimodale Primärtherapie

A. Kurative chirurgische Tumorentfernung/nachfolgende adjuvante Therapie	Durch Strahlentherapie	z. B. lokal fortgeschrittene Plattenepithelkarzinome von Mundhöhle, Oro- und Hypopharynx
	Durch systemische Chemotherapie	z. B. prämenopausales Mammakarzinom mit regionären Lymphknotenmetastasen; fortgeschrittenes Kolonkarzinom mit hohem Lebermetastasenrisiko
	Durch lokale Chemotherapie	z. B. hypertherme Extremitätenperfusion bei malignem Melanom pT3 4
	Durch Radiochemotherapie	z. B. Nephroblastom (ausgenommen Kinder unter 2 Jahre); fortgeschrittenes Rektumkarzinom mit hohem Risiko für ein lokoregionäres Rezidiv
	Durch Hormontherapie	z. B. Tamoxifen bei postmenopausalem Mammakarzinom mit regionären Lymphknotenmetastasen und positivem Steroidrezeptorstatus
B. Initiale (neoadjuvante) Therapie mit nachfolgender kurativer chirurgischer Tumorentfernung	Durch Chemotherapie	z. B. weit fortgeschrittenes Plattenepithelkarzinom des Kopf-Hals-Bereiches
	Durch Radiochemotherapie	z. B. weit fortgeschrittenes Rektumkarzinom
C. Initiale (neoadjuvante) Therapie/ kurative chirurgische Tumorentfernung/ postoperative Therapie	Systemische Chemotherapie/ Chirurgie/systemische Chemotherapie	z. B. Osteosarkom
	Radiotherapie/Chirurgie/ Radiotherapie	z. B. peripheres Plattenepithelkarzinom der Lunge mit Pancoast-Syndrom (Sulcus superior-Tumor)

timodale Therapie) zu ergänzen, beruht im Wesentlichen auf 3 Überlegungen (◻ Tab. 1.50).

Zu Beispielen für heute übliche multimodale Verfahren in der Primärtherapie maligner Tumoren, ◻ Tab. 1.51.

❯ **Für den Chirurgen ist ein Grundsatz wichtig: Multimodale Behandlungskonzepte entbinden nicht von der Notwendigkeit, die Prinzipien der chirurgischen Onkologie strikt einzuhalten (▶ Abschn. 1.11.6).**

Bei vielen Tumorentitäten sind wichtige Fragen der multimodalen Therapie bisher nicht definitiv geklärt. Dies gilt v. a.

für die Identifikation jener Untergruppen von Patienten, die tatsächlich von multimodalen Verfahren profitieren, für die Wahl der Medikamente und ihre Dosierung und für die Dauer der Durchführung der adjuvanten Therapie. Daher ist für viele Tumoren heute eine multimodale Behandlung nicht als Standardverfahren anzusehen. Stets sind auch die hiermit verbundenen Nebenwirkungen zu berücksichtigen. Zur Klärung all dieser Fragen laufen vielfach multizentrische klinische Studien. In Frage kommende Patienten sollten möglichst in großer Zahl solchen Studien zugeführt werden.

In vielen bisherigen Studien über multimodale Behandlungsverfahren wurde die chirurgische Therapie nicht hinreichend definiert und es fällt auf, dass die Ergebnisse der allein chirurgisch behandelten Patienten in solchen Studien ganz auffallend ungünstig sind und nicht dem modernen Standard entsprechen. Daher sollte heute bei Studien über multimodale Therapieverfahren stets besondere Sorgfalt auf die Dokumentation des chirurgischen Vorgehens gerichtet werden, um den »Prognosefaktor Chirurg« zu erfassen.

In Kürze

Multimodale Primärtherapie maligner Tumoren
- Kombinierte bzw. (neo)adjuvante Therapie mit Strahlen-, Chemo-, Radiochemo-, Hormontherapie.
- Trotzdem striktes Einhalten der Prinzipien der chirurgischen Onkologie: Operationsplanung (Typing, Staging, Grading), intraoperatives Staging, Tumorresektion: adäquate Sicherheitsabstände, keine Tumorzelldissemination (Cave: Einschnitt oder Einriss im Tumor).

1.11.8 Prognose

Für die Bewertung der Prognose nach Therapie eines malignen Tumors stehen verschiedene Parameter zur Verfügung (◘ Tab. 1.52).

Die Langzeitprognose ist je nach Tumorlokalisation unterschiedlich. Zum Beispiel liegen die Heilungschancen bei malignen Tumoren der Haut (Basalzellkarzinome, Plattenepithelkarzinome), der differenzierten Schilddrüsenkarzinome und des Hodens zwischen 80 und 90%, jene für Karzinome von Magen, Ösophagus, Pankreas und Lunge <20%.

> Innerhalb der einzelnen Organtumoren wird die Prognose in erster Linie durch die anatomische Ausbreitung des Tumors vor und nach Primärtherapie, also durch pTNM (Stadium) und R (Residualtumor) bestimmt.

Zu weiteren Prognosefaktoren, ◘ Tab. 1.53. Für die einzelnen Organtumoren ist ihre jeweilige Bedeutung unterschiedlich.

Zwischen den einzelnen möglichen Prognosefaktoren bestehen vielfach Wechselwirkungen; z. B. stehen anatomische Ausbreitung und Differenzierungsgrad bei manchen Tumo-

◘ **Tab. 1.52** Parameter für die Beurteilung der Prognose nach chirurgischer Therapie von Tumoren

Frühergebnisse	Letalität (Mortalität) durch Therapie - Postoperative Letalität - Letalität durch frühe Komplikationen nichtchirurgischer Therapie		
	Nichtletale Tumorkomplikation		
Langzeitprognose	Überleben - Gesamt (overall) - Tumorfrei (disease free)		
	Rückfallquote - Lokoregionäre Rezidive - Fernmetastasen		
Beurteilung des Überlebens[a]			
Lebensqualität[b]	Zielkriterien	Tod jeder Art	Beobachtetes Überleben
		Tod mit Tumor	Bereinigtes (tumorbedingtes, adjusted, cancer-related) Überleben
	Berechnung	Direkte Methode	
		Aktuarsmethode (Sterbetafel)	
		Nach Kaplan-Meier - Mit oder ohne Berücksichtigung der Operationsletalität	
	Alterskorrektur (relatives Überleben)	abzüglich »normaler Sterbewahrscheinlichkeit«, d. h. aus der Bevölkerungsstatistik bekannte Rate an Todesfällen bei einer alters- und geschlechtsgleichen Bevölkerung	
	Darstellung	5-Jahres-Überlebensraten mit 95%- Vertrauensbereich (bei manchen Tumoren, z. B. Mamma- oder Prostatakarzinom 10- und 15-Jahre-Überlebensraten erforderlich!)	

[a] Bei allen Angaben über Überleben müssen vollständige Daten über die Berechnungsmethoden vorliegen!
[b] Erfasst durch spezielle Fragebogen über die Befindlichkeit des Patienten

⬛ Tab. 1.53 Prognosefaktoren bei malignen Tumoren

R-Klassifikation/ pTNM-Klassifikation	Stadium
Weitere mögliche Prognosefaktoren	
Tumorabhängig	Histologischer Typ Differenzierungsgrad Lymphgefäß-, Venen-, Perineuralrauminvasion Peritumoröse Entzündung Proliferationsverhalten Ploidie Hormonrezeptoren Tumorassoziierte Antigene Differenzierungsantigene Molekularpathologische Befunde
Patientenabhängig	Alter Geschlecht Dauer der Symptome Leistungszustand (ECOG-Skala, Karnofsky-Index) Komorbidität Immunstatus
Environment-abhängig (therapieabhängig)	Qualität der Therapie einschl. »Prognosefaktor Chirurg«

ren in enger Beziehung, so dass bei gleichem Ausbreitungsstadium des Tumors der Differenzierungsgrad keine prognostischen Unterschiede anzeigt. Die isolierte Betrachtung eines möglichen Prognosefaktors gibt daher keine Information darüber, ob der betreffende Faktor tatsächlich einen unabhängigen Einfluss auf die Prognose ausübt. Nur durch spezielle biometrische Methoden, sog. **multivariate Analyseverfahren**, ist es möglich, unabhängig wirksame Prognosefaktoren zu identifizieren. Prognosefaktoren für kurativ behandelte Patienten sind vielfach unterschiedlich von jenen für nichtkurativ behandelte Patienten, oft sind bestimmte Prognosefaktoren nur bei manchen Patientenuntergruppen wirksam – z. B. bestimmten Stadien oder pTNM-Kategorien – oder nur bei Patienten mit einer bestimmten Behandlungsart.

Die Aufklärung der neben R und pTNM wirksamen Prognosefaktoren ist noch keineswegs abgeschlossen, insbesondere ist die Bedeutung der erst in den letzten Jahren bestimmbaren modernen tumorbiologischen und molekularpathologischen Faktoren noch weitgehend unklar.

Die Identifikation unabhängiger Prognosefaktoren ist nicht nur für die Therapiewahl individuell (differenzierende Therapie je nach Tumoraggressivität) und die Schätzung der Prognose für den einzelnen Patienten von Bedeutung, sondern auch wichtige Vorbedingung einer verlässlichen Analyse von Therapieergebnissen.

In Kürze

Prognose
Insbesondere von der Residualtumorklassifikation (R) und der pTNM-Klassifikation bestimmt. Zusätzliche Prognosefaktoren sind fallweise von Bedeutung, bedürfen aber noch weiterer Klärung.

1.11.9 Tumornachsorge

Moderne Tumortherapie schließt nach der Primärtherapie eine umfassende Patientenbetreuung ein. Diese Tumornachsorge hat zunächst Aufgaben für den betreffenden Patienten zu erfüllen, aber auch solche der allgemeinen Gesundheitspolitik (Krebsprävention im Umfeld) wie auch der Qualitätssicherung der Krebstherapie.

Aufgaben der Nachbetreuung nach chirurgischer Krebsbehandlung
- **Allgemeine Patientenbetreuung im weiteren Verlauf**
  - Medizinische Rehabilitation: Behandlung therapiebedürftiger Nebenwirkungen und Folgeerkrankungen (z. B. Stomapflege, Prothesenbetreuung, Therapie von Verdauungs- und Stoffwechselstörungen, z. B. nach Gastrektomie oder Pankreasresektion, Hautpflege nach Strahlentherapie, Bekämpfung der Inappetenz, Schmerzbekämpfung)
  - Psychosoziale Nachsorge: psychische Betreuung, soziale Rehabilitation (beruflich, wirtschaftlich)
- **Spezielle Nachsorge nach kurativer Operation**
  - Frühdiagnose von lokoregionären Rezidiven und Fernmetastasen
  - Früherkennung von metachronen Karzinomen im erkrankten Organ
- **Krebsprävention im Umfeld**
  - Beratung und Untersuchung von Angehörigen, sofern bei diesen erhöhtes Krebsrisiko zu erwarten ist, z. B. bei Angehörigen von Personen mit kolorektalem Karzinom auf dem Boden einer familiären adenomatösen Polypose oder bei hereditärem Nicht-Polypose-Kolonkarzinom (HNPCC, Lynch-Syndrom)
  - Einleitung arbeitsmedizinischer Untersuchungen bei Diagnose einer möglicherweise beruflich bedingten Krebserkrankung
- **Qualitätssicherung der Krebstherapie**
  - Regelmäßige Verlaufskontrollen (Erfassung von Tumorrückfällen) sind Voraussetzung für die Beurteilung des langfristigen Therapieergebnisses und geben entscheidende Auskunft über die Qualität der Therapie

Für die einzelnen Tumorlokalisationen wurden umfangreiche Nachsorgepläne erstellt, die ein meist viel zu großes Programm an technischen und Laboruntersuchungen empfehlen.

> **Im Vordergrund der Nachsorge muss immer die klinische Untersuchung stehen.**

Derzeit bemüht man sich vielfach, die Nachuntersuchungen für jede Tumorerkrankung auf eine vernünftige und ökonomisch vertretbare Basis zu stellen.

Bei Nachuntersuchungen nach kurativer Behandlung muss die **Früherkennung von lokoregionären Rezidiven** und **Fernmetastasen**, die noch erfolgreich behandelbar sind, im Vordergrund stehen. Dies ist z. B. bei lokoregionären Rezidiven oder Lebermetastasen nach kolorektalem Karzinom oder bei Fernmetastasen von Hodentumoren oder Osteosarkomen der Fall.

Nichtkurativ behandelte Patienten können durch ein standardisiertes Nachsorgeprogramm nicht sinnvoll betreut werden. Hier ist ein individuelles Vorgehen angezeigt, wobei insbesondere auch die psychosoziale Betreuung sowie supportive Therapie und Schmerzbekämpfung von Bedeutung sind.

In Kürze

Tumornachsorge
Nachbetreuung nach der Primärtherapie ist integrierender Teil der Krebsbehandlung: klinische Untersuchung im Vordergrund.

Weiterführende Literatur

Deutsche Krebsgesellschaft (2002) Klassifikation maligner Tumoren des Gastrointestinaltraktes I. Junginger T, Hermanek P, Klimpfinger M (Hrsg.) In: Klassifikation maligner Tumoren. Hermanek P, Junginger T, Klimpfinger M. Wagner G, Wittekind Ch (Hrsg.) Springer, Heidelberg

Deutsche Krebsgesellschaft (2003) Klassifikation maligner Thoraxtumoren. Drings P, Hasse J, Hermanek P, Wagner G (Hrsg.) In: Klassifikation maligner Tumoren. Hermanek P, Junginger T, Klimpfinger M. Wagner G, Wittekind Ch (Hrsg.) Springer, Heidelberg

Deutsche Krebsgesellschaft (2006). Empfehlungen zur Diagnostik und Therapie maligner Erkrankungen. Kurzgefasste interdisziplinäre Leitlinien 2006. Grabe C, Albers P, Beckmann M, et al. (Hrsg.) W. Zuckerschwerdt, München Wien New York

Deutsche Krebsgesellschaft (2007) Klassifikation maligner Tumoren des Gastrointestinaltrakts II. Neuhaus P, Wittekind C (Hrsg.) In: Klassifikation maligner Tumoren. Hermanek P, Junginger T, Klimpfinger M. Wagner G, Wittekind Ch (Hrsg.) Springer, Heidelberg

Grundmann E, Hermanek P, Wagner G (1997) Tumorhistologieschlüssel, 2. Aufl. Arbeitsgemeinschaft Deutscher Tumorzentren (ADT). Springer, Heidelberg

Hermanek P (1995) Prognostic factors of rectum carcinoma. Experience of the German multicentric study (SGCRC). Tumori 81(Suppl): 60–64

ICD-O (2000) International Classification of Diseases for Oncology, 3rd edn. Fritz A, Percy C, Jack A et al. (eds) WHO, Geneva. Deutsche Übersetzung: Internationale Klassifikation der Krankheiten für die Onkologie, Dritte Revision (ICD.O-3), Deutsches Institut für Medizinische Dokumentation und Information, DIMDI

Seeber S, Schütte J (1995) Therapiekonzepte Onkologie, 2. Aufl. Springer, Heidelberg

Siewert JR, Schumpelick V, Rothmund M (2004) Praxis der Viszeralchirurgie. Onkologische Chirurgie. Springer, Heidelberg

UICC (2005) Prognostic factors in cancer, 3. Aufl. Gospodarowicz MK, Henson DE, Hutter RVP et al. (Hrsg) Wiley & Sons, New York

UICC (2010) TNM Classification of Malignant Tumours, 7th ed. Sobin LH, Wittekind Ch (eds.) Wiley & Sons, New York [Deutsche Übersetzung: TNM-Klassifikation maligner Tumoren, 7. Aufl. (2010) Wittekind Ch, Meyer HJ (Hrsg.) Wiley-VCH, Weinheim]

UICC (2012) TNM Supplement. A commentary on uniform use, 4th ed. Wittekind Ch, Compton CC, Brierley J et al. (eds.) BlackwellPublisihing Ltd., Oxford

Wagner G, Hermanek P (1995) Organspezifische Tumordokumentation Arbeitsgemeinschaft Deutscher Tumorzentren (ADT) – Tumordokumentation in Klinik und Praxis, Bd 2. Springer, Heidelberg

1.12 Molekulare Biologie und Genetik in der Chirurgie

H. K. Schackert

Revolutionäre neue Techniken erschlossen in den letzten Jahrzehnten des 20. Jahrhunderts erstmals den Zugang zu den molekularen Grundlagen der belebten Natur. Die molekulare Biologie und Genetik ist seitdem der Motor des Fortschritts in Biologie und Medizin. Das rasch zunehmende Wissen in der molekularen Grundlagenforschung und die Daten aus dem menschlichen Genomprojekt (http://www.ncbi.nlm.nih.gov/genbank/), das zum Ziel hatte, die Basensequenz aller menschlichen Gene zu identifizieren, werden zunehmend in die klinische Praxis übertragen. Fortschritte in Diagnostik und Therapie benigner und maligner Erkrankungen sind die Folge. Dies gilt insbesondere für die molekularen Grundlagen der Tumorentstehung, deren Kenntnis die Voraussetzung für Maßnahmen zur Prädiktion und Prävention hereditärer Tumorerkrankungen sind. Darüber hinaus werden gentherapeutische Ansätze zur Behandlung solider Tumoren entwickelt.

1.12.1 Techniken der molekularen Biologie und Genetik

Drei Techniken revolutionierten die molekularbiologische und molekulargenetische Forschung und sind der Motor des Fortschritts. Es handelt sich um die **Polymerasekettenreaktion (PCR)**, die die spezifische Amplifikation von DNA ermöglicht. Die **DNA-Sequenzierung nach Sanger** erlaubt die Analyse der Basenfolge in der DNA. DNA-Fragmente werden mit Hilfe der **rekombinanten DNA-Technologie** neu zusammengestellt und können gezielt in Zellen eingeschleust und exprimiert werden.

1. **Polymerasekettenreaktion (PCR):** Anfang der 1980er-Jahre entwickelte Kary Mullis die Polymerasekettenreaktion (◘ Abb. 1.101) und wurde dafür 1993 mit dem Nobel-

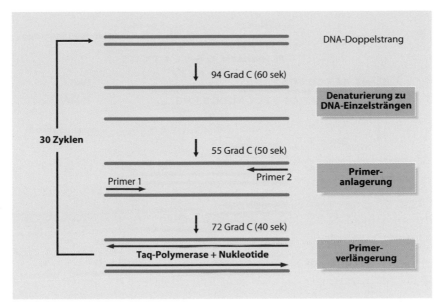

□ Abb. 1.101 Polymerasekettenreaktion (PCR)

preis für Chemie ausgezeichnet. Die Technik erlaubt die spezifische exponentielle Amplifikation eines bis zu mehrere tausend Basen langen DNA-Abschnittes (Template), der durch 2 Primer markiert wird. Die PCR-Primer sind künstlich synthetisierte DNA-Fragmente, meist zwischen 15 und 25 Basen lang, und weisen die komplementäre Basensequenz der beiden Enden der Zielsequenz auf.

─ Praxisbox ──────────────
Technik der PCR
Nach Trennung des DNA-Doppelstranges – z. B. menschlicher genomischer DNA – bei 94°C lagern sich bei 55°C die spezifischen Primer an die komplementären Enden der Zielsequenz an (Annealing). Bei 72°C (Extension) baut die Polymerase Nukleotide ein und verlängert die beiden Primer, so dass jeweils der komplementäre Strang zum vorliegenden Einzelstrang entsteht. Die Verwendung der hitzestabilen Taq-Polymerase des thermophilen Bakteriums Thermus aquaticus erlaubt die Automatisierung des Reaktionsablaufes auf einem Thermocycler. Nach 30 PCR-Zyklen exponenzieller Vervielfältigung steht innerhalb weniger Stunden ein milliardenfach amplifizierter spezifischer DNA-Abschnitt zur Verfügung (□ Abb. 1.101).

❯ **PCR-Produkte sind Ausgangsprodukte für die DNA-Sequenzierung nach Sanger und die rekombinante DNA-Technologie.**

2. **DNA-Sequenzierung nach Sanger:** Frederick Sanger entwickelte in den 1970er-Jahren die nach ihm benannte enzymatische Methode zur Analyse der Basenfolge in DNA-Strängen und erhielt dafür im Jahre 1980 den Nobelpreis für Chemie (□ Abb. 1.102). Das Grundprinzip der Technik

ist dem der PCR ähnlich. Im Gegensatz zur PCR wird jedoch nach Trennung des DNA-Doppelstranges nur ein Primer angelagert und verlängert (**Extension**).

─ Praxisbox ──────────────
Technik der DNA-Sequenzierung
Die Strangverlängerung findet parallel in den 4 Reaktionsgefäßen A, C, G und T milliardenfach statt und enthält neben der DNA-Vorlage (Template) die Polymerase, Pufferlösung und die Desoxynukleotide dATP, dCTP, dGTP und dTTP. Die Zugabe des Didesoxynukleotides ddATP (A*) im Verhältnis 1:200 zum Desoxynukleotid dATP (A) im Reaktionsgefäß A (A*:A=1:200) führt zum seltenen, randomisierten Einbau von ddATP (Terminator) anstelle von dATP in die Strangverlängerung der Reaktion A. Ist dies der Fall, kann der DNA-Strang nicht weiter verlängert werden, was zum irreversiblen Abbruch der DNA-Strangverlängerung führt (Strangabbruch). Es entstehen unterschiedlich lange DNA-Stränge, die alle mit Adenin (A*) enden. In Reaktion C, die ddCTP enthält, brechen alle Stränge nach einem Cytosin ab (C*) und in Reaktion G (ddGTP) und T (ddTTP) brechen die DNA-Stränge jeweils nach einem Guanin (G*) bzw. einem Thymin (T*) ab.

Trennt man nach Abschluss der Sequenzierreaktionen die unterschiedlich langen DNA-Stränge auf einem hochauflösenden Polyacrylamidgel in einem elektrischen Feld auf, wandern kürzere DNA-Stränge schneller als längere. In dem entstehenden Bandenmuster entspricht die Reihenfolge von kürzerer zu jeweils nächstlängerer Bande – den entsprechenden Basen A, C, G oder T zugeordnet – der komplementären DNA-Sequenz des Templates.

▼

1

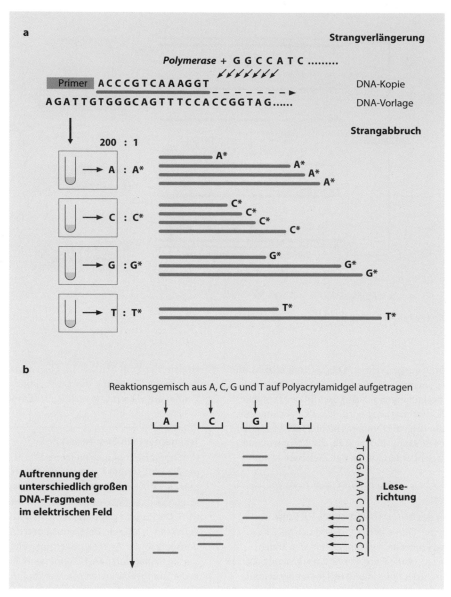

◻ Abb. 1.102 DNA-Sequenzierung nach Sanger

Markiert man die 4 Terminatoren ddATP, ddCTP, ddGTP, ddTTP mit 4 unterschiedlichen Fluoreszenzmolekülen, kann die Sequenzierreaktion in einem Reaktionsgefäß durchgeführt werden. Die Analyse der Strangabbrüche mittels Laserfluoreszenz auf Kapillar-Sequenzierern ermöglicht Leseweiten von über 1.000 Basen.

3. **Rekombinante DNA-Technologie**: Herstellung und Zusammenfügen beliebiger DNA-Fragmente setzt verschiedene Techniken voraus. Gentechnische Arbeiten wurden deshalb erst durch einige bahnbrechende Entdeckungen des 20. Jahrhunderts möglich. Dazu zählen die Aufklä-

rung der DNA-Struktur durch Watson und Crick im Jahre 1953, die Entschlüsselung des genetischen Codes und die Entdeckung von Enzymen, die DNA schneiden und zusammenfügen können. Paul Berg erhielt für die Entwicklung der rekombinanten DNA-Technologie 1980 den Nobelpreis für Chemie. Versehen mit den Anweisungen für Transkription und Translation gelingt es heute, verschiedenste Gensequenzen zu rekombinieren, in Zielzellen einzuschleusen und zu exprimieren. Die rekombinante DNA-Technologie ist z. B. die Basis für die Produktion menschlichen Insulins oder Erythropoietins. Aber auch für die Gentherapie benigner und maligner Erkrankungen ist sie unverzichtbar (Watson et al. 2007).

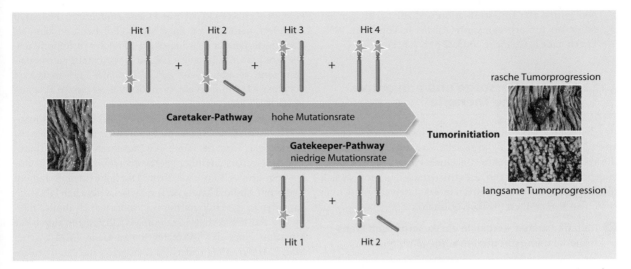

Abb. 1.103 Zwei Wege zur Tumorentstehung am Beispiel hereditärer kolorektaler Karzinome (mod. nach Kinzler u. Vogelstein 1997)

1.12.2 Molekulare Grundlagen der Entstehung maligner Tumoren

Bereits Anfang des 20. Jahrhunderts wurde vermutet, dass Genänderungen in Zellen die Ursache für die Geschwulstentstehung sein könnten. Karl Heinrich Bauer, später Ordinarius für Chirurgie in Breslau und Heidelberg, publizierte im Jahre 1928 die »Mutationstheorie der Geschwulstentstehung – Übergang von Körperzellen in Geschwulstzellen durch Genänderung«, eine aus heutiger Sicht visionäre Idee. Endogene und exogene Faktoren spielen bei der Entstehung jedes Tumors eine unterschiedlich starke Rolle. Molekulargenetische Bestätigungen der Mutationstheorie fanden sich erst Ende des 20. Jahrhunderts.

Alfred. G. Knudson studierte in den 1970er-Jahren die Häufigkeit familiärer und nichtfamiliärer Retinoblastome und schlug als Ergebnis seiner Untersuchungen ein »Zwei-Treffer-Modell« der Tumorentstehung vor. Beide Kopien eines Tumorsuppressorgens, das in seiner normalen Funktion die Tumorentstehung unterdrückt, müssen ausgeschaltet werden. Dieses Modell ist heute beim Studium der **molekularen Karzinogenese** unverzichtbar und lässt sich gleichermaßen auf die Entwicklung hereditärer als auch sporadischer Tumoren anwenden (Knudson 1996). Aufbauend auf dem »two-hit-model« publizierten Fearon und Vogelstein 1990 ein genetisches Modell für die Entstehung des kolorektalen Karzinoms. Das kolorektale Karzinom kann auf unterschiedlichen Wegen entstehen, nämlich dem Gatekeeper-Pathway und dem Caretaker-Pathway.

1. **Gatekeeper-Pathway:** Die molekularen Ereignisse bei der Entstehung eines Tumors sind beim kolorektalen Karzinom detailliert untersucht worden. Das *APC*-Tumorsuppressorgen scheint bei vielen kolorektalen Adenomen das Gatekeeper-Gen zu sein, dessen Ausschaltung mit der Adenomentstehung assoziiert ist. Gatekeeper-Gene sind wichtige Regulatoren des Zellzyklus. Mutationen im *APC*-Gen werden daher nicht selten bereits in kleinen kolorektalen Adenomen beobachtet. Der Verlust beider Wildtyp-Allele ist ein ursächliches molekulares Ereignis bei der Polypentwicklung. Vererbte Mutationen des *APC*-Gens sind die Ursache für die familiäre adenomatöse Polyposis (FAP), die mit sehr hoher Wahrscheinlichkeit in einem Karzinom resultiert. Auf die *APC*-Geninaktivierung folgt sowohl bei sporadischen als auch hereditären Adenomen eine Kaskade von somatischen Mutationsereignissen in Genen, die für die Tumorprogression relevant sind. Die jeweilige Inaktivierung eines Tumorsuppressorgens scheint der betroffenen Zelle einen Wachstumsvorteil gegenüber anderen Zellen zu vermitteln mit der Konsequenz, dass sie klonal expandiert. Mutationen betreffen Protoonkogene und Tumorsuppressorgene, die aktiviert bzw. inaktiviert werden. Offensichtlich ist jedoch nicht nur die Akkumulation der Genmutationen von Bedeutung, sondern auch eine gewisse Reihenfolge der Mutationsereignisse (Kinzler u. Vogelstein 1996). Da die Mutationsrate in diesen Tumoren vergleichsweise gering ist, erstreckt sich die Tumorprogression über viele Jahre (**Abb. 1.103**).

2. **Caretaker-Pathway:** Im Gegensatz zu Gatekeeper-Genen, die wichtige Regulatoren des Zellzyklus sind, können Caretaker-Gene zur Tumorentstehung nur indirekt beitragen. Zu den Caretaker-Genen zählen die Mismatch-Repair-Gene *MSH2*, *MLH1*, *MSH6* und *PMS2*, die in ihrer mutierten Form zum hereditären nicht-Polyposis-assoziierten kolorektalen Karzinom-Syndrom (HNPCC) oder Lynch-Syndrom prädisponieren. Mismatch-Repair-Proteine korrigieren Fehler, die bei der Verdopplung der DNA entstehen. Der mutationsbedingte Funktionsverlust eines Caretaker-Genallels, vererbt oder spontan, gefolgt vom Funktionsverlust des Wildtyp-Allels, führt zur Mismatch-Repair-Defizienz. Daraus resultiert eine hohe Mutationsrate in betroffenen Zellen. Zufällige Mutationen in Gatekeeper-Genen oder anderen tumorrelevanten Zielge-

1

nen führen zur Tumorinitiation und zur nachfolgenden schnellen Tumorprogression (Kinzler u. Vogelstein 1997, Lynch u. de la Chapelle 2003, ◻ Abb. 1.103).

1.12.3 Gezielte Vorsorge und präventive chirurgische Therapie

Bei den klinischen Konsequenzen der prädiktiven molekularen Diagnostik ist v. a. die gezielte Vorsorge zu nennen. Ist die ursächliche Genmutation bei einem erkrankten Familienangehörigen (**Indexperson**) identifiziert worden, eröffnet sich die Möglichkeit einer prädiktiven molekularen Diagnostik bei gesunden Verwandten (**Risikopersonen**).

> **Mutationsträger werden in ein Vorsorge- und Krebsfrüherkennungsprogramm aufgenommen.**

Verwandte, bei denen die familienspezifische ursächliche Genmutation nicht nachweisbar ist, können aus dem speziellen Vorsorgeprogramm entlassen werden. Sie tragen jedoch unverändert das Risiko für eine sporadische Tumorentstehung, das annähernd dem der Allgemeinbevölkerung entspricht.

> **Die prädiktive molekulare Diagnostik muss von einer humangenetischen Beratung begleitet werden.**

Präventive Therapie

> **Präventive Therapie ausschließlich aufgrund einer molekularen Diagnose wird derzeit nur in Form der präventiven Thyreoidektomie bei der multiplen endokrinen Neoplasie Typ 2 durchgeführt.**

Entsprechende präventiv-chirurgische Maßnahmen werden beim HNPCC-Syndrom in Einzelfällen durchgeführt, ohne dass Evidenz aus klinischen Studien vorliegt.

Die restaurative Proktokolektomie bei der familiären adenomatösen Polyposis ist ein Standardverfahren zur Prävention des kolorektalen Karzinoms. Die Indikation wird jedoch ausschließlich aufgrund des eindeutigen Phänotyps gestellt.

1.12.4 Molekulargenetische Diagnostik und Prävention maligner Tumoren am Beispiel des vererbbaren kolorektalen Karzinoms

Jährlich werden in Deutschland ungefähr 70.000 kolorektale Karzinome neu diagnostiziert.

> **Lediglich bei 3–5% dieser Tumorerkrankungen sind vererbbare genetische Faktoren bekannt.**

Der Erbgang ist meist autosomal-dominant. Das Cowden-Syndrom (Gen: *PTEN*), das Peutz-Jeghers-Syndrom (Gen: *STK11*) und das familiäre juvenile Polyposis-Syndrom (Gene: *SMAD4*, *BMPR1A*) sind selten und sind durch hamartomatöse Polypen gekennzeichnet. Die familiäre adenomatöse

Polyposis coli (FAP) ist mit einem eindeutigen Phänotyp assoziiert, nämlich weit mehr als 100 Polypen und kann als attenuierte Form mit weniger als 100 Polypen imponieren. Die familiäre adenomatöse Polyposis wird meist autosomal-dominant vererbt (Gen: *APC*). Die MUTYH-assoziierte Polyposis (MAP) folgt einem autosomal-rezessiven Erbgang (Gen: *MUTYH*).

Das **HNPCC-Syndrom** (hereditäres nicht-Polyposis-assoziiertes kolorektales Karzinom-Syndrom, Lynch-Syndrom) ist die häufigste Form des familiären Darmkrebses. Es wird autosomal-dominant mit inkompletter Penetranz vererbt und umfasst ein großes Tumorspektrum. Das kolorektale Karzinom ist der mit Abstand häufigste Tumor. Bei weiblichen HNPCC-Patienten ist das Endometriumkarzinom jedoch ähnlich häufig wie das kolorektale Karzinom. HNPCC kann durch die Mutation eines der Mismatch-Repair-Gene (MMR-Gene) *MSH2*, *MLH1*, *MSH6* oder *PMS2* ausgelöst werden. Die Proteine, die von diesen Genen kodiert werden, wirken wesentlich bei der Erkennung und Korrektur von Mutationen mit (Mismatch Repair), die bei der Verdopplung der Erbsubstanz vor der Zellteilung auftreten. Die Inaktivierung eines MMR-Gens durch pathogene (meist proteinverkürzende) Mutationen resultiert in einem Zusammenbruch des MMR-Systems (MMR-Defekt) und ist mit Tausenden Mutationen pro Zellteilung assoziiert. Aufgrund der hohen Mutationsrate können HNPCC-assoziierte Tumoren in sehr kurzer Zeit entstehen. Koloskopische Früherkennungsmaßnahmen sollten deshalb jährlich durchgeführt werden.

Das Deutsche HNPCC-Konsortium hat Standards bei der Beratung, Gendiagnostik, Prävention und Behandlung des familiären Darmkrebses entwickelt und etabliert. Es wird seit 1999 von der Deutschen Krebshilfe gefördert und setzt sich aus Zentren an den Universitäten Bochum, Bonn, Dresden, Düsseldorf, Heidelberg und München zusammen (http://www.hnpcc.de und http://cf.uniklinikum-dresden.de/zfd.htm). Auf der Basis der weltweit größten Population von HNPCC-Patienten sind umfangreiche Forschungsprojekte möglich mit dem Ziel, die Standards der Patientenversorgung zu evaluieren und stetig zu verbessern.

Diagnostisches Vorgehen bei HNPCC

Phänotypisch können Patienten mit HNPCC nicht von Patienten mit sporadischem Karzinom unterschieden werden, da keine Polyposis vorliegt und meist nur ein einziger Tumor (Polyp oder Karzinom) diagnostiziert wird. Verschiedene diagnostische Schritte sind nötig, um HNPCC-Patienten zu identifizieren.

Bei Verdacht auf HNPCC: Bethesda-Richtlinien Der Verdacht auf ein HNPCC-Syndrom besteht dann, wenn mindestens ein Kriterium der Bethesda-Richtlinien erfüllt ist (Umar 2004).

Bethesda-Richtlinien bei Verdacht auf HNPPC (Umar 2004).

1. Patient mit kolorektalem Karzinom (CRC), welches vor dem 50. Lebensjahr diagnostiziert worden ist.
2. Patient mit synchronen oder metachronen kolorektalen Karzinomen oder anderen HNPCC-assoziierten Tumoren[1] ohne Altersbeschränkung.
3. Patient mit CRC mit MSI-H typischer Histologie[2], welches vor dem 60. Lebensjahr diagnostiziert worden ist.
4. Patient mit CRC (unabhängig vom Alter), der mindestens einen Verwandten 1. Grades mit einem CRC oder einem HNPCC-assoziierten Tumor[1] hat, der vor dem 50. Lebensjahr diagnostiziert worden ist.
5. 5. Patient mit CRC, der mindestens zwei Verwandte 1. oder 2. Grades mit einem CRC oder einem HNPCC-assoziierten Tumor[1] hat, unabhängig vom Erkrankungsalter.

---

[1] HNPCC-assoziierte Tumoren schließen Tumoren folgender Organe bzw. Gewebe ein: Kolon und Rektum, Endometrium, Magen, Ovar, Pankreas, Ureter und Nierenbecken, biliäres System, Dünndarm, Gehirn (meist Glioblastome wie bei Turcot-Syndrom) und Talgdrüsenadenome und Keratoakanthome (bei Muir-Torre-Syndrom).

[2] Tumorinfiltrierende Lymphozyten, »Crohn's-like lesions«, muzinöse/siegelringzellige Differenzierung oder medulläres Wachstumsmuster

Erfüllt der Indexpatient (Familienangehöriger mit Tumor) eines der Einschlusskriterien, dann kann er nach ärztlicher Aufklärung sein Einverständnis zur genetischen Diagnostik geben (Checkliste: http://cf.uniklinikum-dresden.de/zfd.htm). Den Ablauf der Gendiagnostik regelt das Gendiagnostikgesetz (GenDG), das am 01.02.2010 in Kraft getreten ist (GenDG http://www.gesetze-im-internet.de/gendg/index.html).

Der Verlust der Proteinexpression im Tumor identifiziert das betroffene Gen Der Expressionsverlust eines Mismatch-Repair-Proteins (MSH6) im Tumor weist auf einen Mismatch-Repair-Defekt (Abb. 1.104) hin.

❶ Cave

Bei mehr als 50% aller Patienten, die mindestens ein Bethesda-Kriterium erfüllen, weist der Tumor keinen MMR-Defekt auf. Die Gene, die diese Tumoren auslösen, sind weitgehend unbekannt.

Die Analyse des betroffenen Gens (hier *MSH6*) in peripheren Blutleukozyten identifiziert die vererbbare pathogene Mutation (□ Abb. 1.105) Die spezifische Amplifikation der Exons von *MSH6* und die anschließende Analyse der Basensequenz mittels Sanger Sequenzierung lässt eine Deletion von 2 Basen auf einem Allel des *MSH6*-Gens erkennen. Die Mutation erzeugt einen Frameshift, der zu einer Proteinverkürzung führt.

Wird beim Indexpatienten eine pathogene (meist proteinverkürzende) Mutation identifiziert, kann bei blutsverwandten Angehörigen nach humangenetischer Beratung die prädiktive Gendiagnostik durchgeführt werden Den Angehörigen, die Träger der pathogenen Mutation sind, wird das HNPCC-spezifische Vorsorgeprogramm empfohlen. Angehörige, die die Mutation nicht tragen, sollen das Vorsorgeprogramm für die Allgemeinbevölkerung wahrnehmen (Schmiegel 2008).

Patienten und ihren Angehörigen wird ein spezifisches Vorsorgeprogramm empfohlen Ab dem 25. Lebensjahr (bzw. 5 Jahre vor dem Erstmanifestationsalter eines Tumors in der Familie) werden folgende Vorsorgeuntersuchungen lebenslang empfohlen (□ Tab. 1.54).

Das HNPCC-Vorsorgeprogramm gilt für folgende Personen:

- Mutationsträger und deren leibliche Verwandte, bei denen die Mutation noch nicht durch eine prädiktive Diagnostik ausgeschlossen worden ist.

MSH2	MSH6	MLH1	PMS2

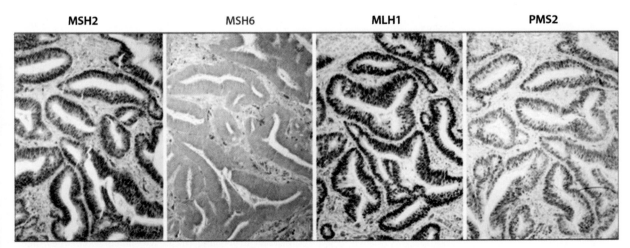

□ **Abb. 1.104** Verlust der Expression von MSH6 im Tumor

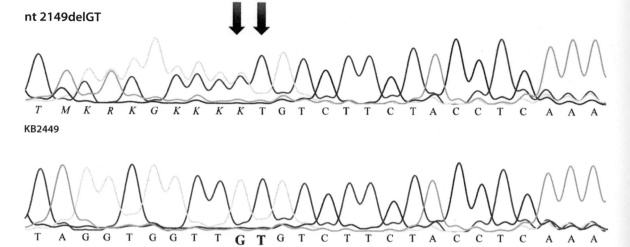

Proteinverkürzende *MSH6*-Keimbahnmutation

nt 2149delGT

KB2449

Wildtypsequenz

Abb. 1.105 Proteinverkürzende *MSH6*-Keimbahnmutation (*Pfeile*)

— Patienten ohne nachweisbare Mutation, die die Bethesda-Richtlinien erfüllen und deren Tumor einen MMR-Defekt aufweist und deren leiblichen Verwandten.

Die strukturierte Diagnostik identifiziert Patienten, die ein hohes Risiko für kolorektale Karzinome und andere HNPCC-assoziierte Tumoren haben. Wir finden bei ungefähr 50% aller Bethesda-positiven Patienten mit einem MMR-defizienten Tumor eine pathogene vererbbare MMR-Genmutation. Die Zahl der prädiktiv getesteten Verwandten ist mit 1,5 Fällen pro HNPCC-Familie jedoch zu gering (persönliche Mitteilung: Deutsches HNPCC Konsortium). Fehlender Informationsfluss in den Familien könnte ein Grund sein. Indexpatienten mit HNPCC muss deshalb empfohlen werden, ihre Verwandten auf das HNPCC-spezifische Vorsorgeprogramm

und die Möglichkeit der prädiktiven Diagnostik aufmerksam zu machen.

Das Deutsche HNPCC-Konsortium hat in einer Studie bestätigt, dass die jährliche koloskopische Vorsorgeuntersuchung bei HNPCC effizient ist und deshalb unverändert weiter empfohlen wird. (Engel 2010). Weitere Untersuchungen zur Effizienz der Vorsorgeempfehlungen sind im Gange.

1.12.5 Gentherapie maligner Tumoren

Wenn Genmutationen ursächlich für die Entstehung maligner Tumoren verantwortlich sind, sollte die Korrektur der Mutationen den malignen Phänotyp rückgängig machen können.

Das *p53*-Tumorsuppressorgen wird während der Progression zahlreicher Tumoren ausgeschaltet und ist deshalb ein therapeutisches Gen der kausalen Gentherapie. Der Transfer des *p53*-Wildtyp-Gens in Tumorzellen kann die Zellzyklusregulation wiederherstellen oder Apoptose auslösen. Überexpression von immunstimulierenden Molekülen wie z. B. IL-2, IL-4 oder GM-CSF nach Transfer des kodierenden Gens in Tumorzellen wird im Rahmen der Immuntherapie erprobt.

Die Suizidgentherapie verwendet bakterielle und virale Gene, die meist mit Hilfe von Viren in die Tumorzellen eingeschleust werden. Die Gene kodieren für Proteine, die ein intravenös verabreichtes wenig toxisches Substrat im Tumor in ein hochtoxisches Chemotherapeutikum überführen. Die bakterielle Cytosindeaminase wandelt das Antimykotikum 5-Fluorcytosin in 5-Fluoruracil um. Die Thymidinkinase des Herpes-simplex-Virus ist an der Umsetzung des Virostatikums Ganciclovir in das toxische Ganciclovirtriphosphat beteiligt. Sämtliche Gentherapieansätze sind im Stadium der klinischen Erprobung (http://www.abedia.com/wiley/index. html). Während das Funktionsprinzip vieler verwendeter

Tab. 1.54 HNPCC-Vorsorgeprogramm

Untersuchung	Frequenz
Körperliche Untersuchung	1x jährlich
Abdomensonographie	1x jährlich
Komplette Koloskopie	1x jährlich
Frauen: Gynäkologische Untersuchung zum Ausschluss eines Endometrium- oder Ovarialkarzinoms, einschließlich transvaginaler Sonographie	1x jährlich
Frauen: Endometriumbiopsie, ab dem 35. Lebensjahr	1x jährlich
Ösophago-Gastro-Duodenoskopie, ab dem 35. Lebensjahr	1x jährlich

Gene weitgehend aufgeklärt ist, stellt der effiziente Gentransfer in den Tumor ein ungelöstes Problem dar. Weniger als 4% aller Gentherapiestudien sind Phase III-Studien.

> **Die Gentherapie ist auch nach über 20 Jahren Forschung und Entwicklung noch kein klinisch anerkanntes Behandlungskonzept maligner Tumoren.**

In der Deutschen Gesellschaft für Chirurgie beschäftigt sich die Sektion Chirurgische Forschung (SCF) mit der Thematik Molekulare Biologie und Genetik in der Chirurgie.

In Kürze

Molekulare Biologie und Genetik in der Chirurgie
- Wichtigste neue Techniken: Polymerasekettenreaktion (PCR), DNA-Sequenzierung nach Sanger, rekombinante DNA-Technik.
- Übertragen der Kenntnisse der molekularen Grundlagen in die klinische Praxis.
- Prädiktive Diagnostik und präventive Therapie hereditärer maligner Tumoren als erste Konsequenzen für die Chirurgie.
- Gentherapeutische Studien durch zunehmendes Verständnis der molekularen Pathogenese benigner und maligner Erkrankungen.

Weiterführende Literatur

Bauer KH (1928) Mutationstheorie der Geschwulst-Entstehung. Übergang von Körperzellen in Geschwulstzellen durch Gen-Änderung. Springer, Berlin

Engel, C, et al. (2010) Efficacy of annual colonoscopic surveillance in individuals with hereditary nonpolyposis colorectal cancer. Clin Gastroenterol Hepatol: 8: 174-182

Fearon ER, Vogelstein B (1990) A genetic model for colorectal tumorigenesis. Cell 61:759-767

Kinzler KW, Vogelstein B (1996) Lessons from hereditary colorectal cancer. Cell 87:159-170

Kinzler KW, Vogelstein B (1997) Gatekeepers and caretakers. Nature 386:761-763

Knudson AG (1996) Hereditary cancer: two hits revisited. J Cancer Res Clin Oncol 122:135-140

Lynch HT, de la Chapelle A (2003) Hereditary colorectal cancer. N Engl J Med 348: 919-932

Schmiegel W (2008) S3-Leitlinie Kolorektales Karzinom. Z Gastroenterol 46: 1-73

Umar A (2004) Revised Bethesda Guidelines for hereditary nonpolyposis colorectal cancer (Lynch syndrome) and microsatellite instability. J Natl Cancer Inst 96:261-268

Watson JD, Gilman M, Witkowski J, Zoller M (2007) Recombinant DNA. W.H. Freeman, New York

Neurochirurgie

*K. Zweckberger, A. W. Unterberg**

* Die Autoren danken Prof. Gratzl und Prof. Merlo, den Autoren der vorangegangenen Auflagen, für die Über-
lassung des Kapitels. Das gesamte Kapitel wurde weitreichend überarbeitet, und wir hoffen damit, einen
aktuellen und umfassenden Überblick über die Neurochirurgie geben zu können.

2

Das Gebiet der Neurochirurgie umfasst die Erkennung, operative, perioperative und konservative Behandlung, Nachsorge und Rehabilitation von Erkrankungen, Verletzungen, Verletzungsfolgen und Fehlbildungen des zentralen Nervensystems, seiner Gefäße und seiner Hüllen, des peripheren und vegetativen Nervensystems (Bundesärztekammer 06/2010).

Obgleich schon vor 3000 v. Chr. Schädeleröffnungen aus religiösem Anlass in den Hochkulturen in Ägypten und Mexiko durchgeführt wurden, ist das Fachgebiet der Neurochirurgie ein junges Feld der Medizin und hat vor allem im 20. Jahrhundert nach der Einführung technischer Errungenschaften in Diagnostik und chirurgischer Behandlung seinen raschen Aufstieg angetreten.

2.1   Neurochirurgische Diagnostik und Therapie

2.1.1   Klinische Diagnostik und Notfalluntersuchung

Klinisch-neurologische Untersuchung

Die Grundzüge der neurologischen Befunderhebung müssen hier mit dem Verweis auf Fachbücher der Neurologie vorausgesetzt werden. Um bei einem neurochirurgischen Notfall, oftmals Patienten mit einem schweren Schädel-Hirn-Trauma, rasch einen Überblick über die klinische Situation zu bekommen, ist ein systematischer Untersuchungsablauf unabdingbar. Dieser Untersuchungsablauf ist auch auf andere zerebrale Notfälle anwendbar. Dabei sind die ersten 3 Punkte als **ABC-Regel** (**A**irway, **B**reathing, **C**irculation) aus der Notfallmedizin gut bekannt.

Neurochirurgische Notfalluntersuchung

Notfalluntersuchung
- Freie Atemwege
- Intubation bei Bewusstlosigkeit (Glasgow Coma Scale, GCS ≤8)
- Kreislauf
  - Karotispuls
  - Herzfrequenz
  - Blutdruck
  - Stillung hämodynamisch relevanter Blutungen
- Ausschluss anderer Komaformen: Diabetes? Alkohol? Intoxikation?
- Neurologische Beurteilung
  - Bewusstseinslage nach Glasgow Coma Scale (GCS)
  - Pupillen
  - Motorik
  - Nackensteifigkeit

Vitale Funktionen

 Cave
Ebenso wie bei anderen Notfällen gilt die primäre Aufmerksamkeit den vitalen Funktionen wie Atmung und Kreislauf.

Eine insuffiziente **Atmung** ist nur selten primär zerebral bedingt. Deshalb ist in solchen Fällen stets zuerst nach einer Störung im Bereich der Atemwege und der Lunge selbst zu suchen (Obstruktion, Aspiration, Pneumothorax).

Ein Zusammenbruch der zentralen **Kreislaufregulation** existiert in der Praxis nicht, da ein solcher erst bei Dezerebrierung auf Höhe der Medulla oblongata ante exitum erfolgt. Die Behandlung des **Kreislaufschocks** hat gegenüber der neurochirurgischen Therapie Priorität. Bereits bei der ersten äußerlichen Untersuchung des Patienten kann festgestellt werden, ob eine kreislaufrelevante Blutung, die gestillt werden muss, vorliegt, und ob es zu Verletzungen des Schädels mit Austritt von Liquor oder Hirngewebe gekommen ist. Es wäre damit die Diagnose eines offenen Schädel-Hirn-Traumas gestellt.

❯ Im engeren Sinne setzt sich die neurochirurgische Notfalluntersuchung aus der Beurteilung der Bewusstseinslage, der Pupillen, der Motorik und der Nackensteifigkeit zusammen.

Bewusstseinslage

Die Beurteilung der Bewusstseins- und Reaktionslage ergibt sich aus dem **Gespräch** mit dem Patienten und der Beobachtung der Reaktion auf **Schmerzreize**. Diese können an der Innenseite des Oberarmes, der Vorderseite des Oberschenkels oder ohne bleibende Spuren durch Druck auf die Fingernägel gesetzt werden. Zur Protokollierung ist die Nomenklatur somnolent, soporös, komatös verwirrend, da sie nicht einheitlich verwendet wird.

❯ Die Beurteilung und Verlaufsbeobachtung der Bewusstseinslage erfolgt gemäß der Glasgow Koma Skala (◻ Abb. 2.1), aus der sich ein Score bilden lässt.

Der Coma-Score erreicht das Maximum von 15 und das Minimum von 3 Punkten. Das Koma ist definiert durch fehlendes Augenöffnen auf Schmerzreize und einem errechneten Score von ≤8 Punkten.

❯ Verlaufsbeobachtungen des Bewusstseins sind in der neurochirurgischen Notfalldiagnostik von entscheidender Bedeutung. Nur so lässt sich eine etwaige neurologische Verschlechterung, die weitere Diagnostik und Therapie bedarf, frühzeitig erkennen.

Pupillenbeurteilung

Die Pupillensymptomatik geht nicht in den oben beschriebenen GCS-Score ein. Sie wird aber diesen Beobachtungen angefügt. Es wird in regelmäßigen Intervallen die Weite beider Pupillen und deren Reaktion auf Licht überprüft. Eine **weite, lichtstarre Pupille** kann durch eine Läsion des N. opticus bedingt sein. In diesem Fall ist die konsensuelle Reaktion bei

		Augen				Bewusstsein					Motorik						Pupillen			
		ge-schlos-sen	auf Schmerz offen	auf Anruf offen	spontan offen	nicht an-sprech-bar	unar-tikul. Laute	Wort-salat	des-orien-tiert	orien-tiert	keine Reaktion	streckt auf Schmerz	beugt auf Schmerz	unge-zielte Abwehr	gezielte Abwehr	führt Befehle aus	rechts		links	
Zeit	Score	1	2	3	4	1	2	3	4	5	1	2	3	4	5	6	Größe	Re-aktion	Größe	Re-aktion
23⁰⁰	15				X					X						X	•	+	•	+
24⁰⁰	12			X					X						X		⊙	+	⊙	+
01⁰⁰	12			X					X						X		⊙	+	⊙	+
02⁰⁰	11–12			X				X–X							X		⊙	+	⊙	+
03⁰⁰	12			X					X						X		⊙	+	⊙	+
05⁰⁰	5	X				X							X				⊙	+	⊙	−

• eng ⊙ mittel ○ weit ■ max. weit

Abb. 2.1 Glasgow Koma Skala (GCS): Einteilung des Bewusstseins unter Einbeziehung der Augenmotilität, der Sprache und der Moto-rik. Punktwerte von 15–3 Punkten. Per Definition sind Patienten mit einem GCS <8 Punkten komatös

Belichtung des kontralateralen Auges erhalten. Häufiger wird eine weite, lichtstarre Pupille beim Patienten mit großer supratentorieller Raumforderung, z. B. nach Schädel-Hirn-Trauma, intrakraniellen Blutungen oder bei malignen In-farkten durch eine Läsion des N. oculomotorius verursacht. Sie entsteht durch Einklemmung des N. oculomotorius am Tentoriumschlitz als Folge der intrakraniellen Drucksteige-rung und nur selten durch direkte Traumatisierung des Ner-ven bei Schädelbasisfrakturen (■ Abb. 2.2).

Motorik

Man unterscheidet zwischen **zentraler** und **peripherer Läh-mung**. Erstere entsteht durch eine Läsion der motorischen Rinde oder deren Efferenz bis zur Vorderhornzelle im Rü-ckenmark, z. B. durch einen in der Zentralregion gelegenen Tumor. Die periphere Parese wird durch eine Schädigung des letzten motorischen Neurons zwischen Medulla und End-platte im Muskel hervorgerufen.

> Da zentral Bewegungen und nicht einzelne Muskeln dirigiert werden, ist bei einer zentralen Lähmung stets eine ganze Körperregion betroffen.

Das typische Beispiel ist die **Halbseitenlähmung (Hemipare-se)**. Das Gesicht der gleichen Seite kann dabei mitbeteiligt sein. Bei einer Monoparese ist nur eine Extremität gelähmt. Bilateral-symmetrische motorische Ausfälle, z. B. eine **Para-plegie** beider Beine, sind fast immer spinal bedingt. Der **Mus-keltonus** kann bei einer zentralen Lähmung sowohl reduziert (schlaff) als auch gesteigert (spastisch) sein. Bei peripheren Lähmungen sind einzelne Muskeln oder Muskelgruppen be-troffen, entweder mit segmentaler Anordnung oder nach dem Innervationsmuster des peripheren Nervs.

> Periphere Lähmungen sind immer schlaff und häu-fig mit einer Sensibilitätsstörung im gleichen Bezirk kombiniert. Die neurologische Untersuchung der Motorik erfolgt stets im Seitenvergleich

Nackensteifigkeit

┌─ **Definition** ─────────────────
│ Als **Meningismus** wird das Symptom der schmerzhaften
│ Nackensteifigkeit bei Reizung und Erkrankung der Hirn-
│ häute bezeichnet.
└──────────────────

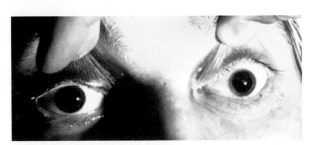

Abb. 2.2 Anisokorie, mit rechts übermittelweiter und links maxi-mal weit dilatierter Pupille

Eine meningeale Reizung kann durch ventrales Flektieren des Kopfes, z. B. bei Patienten mit Meningitis oder einer Subarachnoidalblutung, ausgelöst werden. Bei Patienten mit Nackensteifigkeit wird nur die Ventralflexion des Kopfes behindert, bei einer Halswirbelverletzung hingegen auch die Bewegung zur Seite sowie Rotationsbewegungen.

In der klinischen Untersuchung lassen sich bei Patienten mit Meningismus das **Kernig-Zeichen** (Abwehrspannung und Schmerz beim Strecken des Kniegelenkes von einem in der Hüfte gebeugten Bein), sowie das **Brudzinski-Zeichen** (reflektorisches Flektieren der Kniegelenke bei Ventralflexion des Kopfes) nachweisen.

Durch eine zusätzliche Computertomografie des Schädels (CCT) lassen sich intrakranielle Raumforderungen (Tumor, Blutung) ausschließen. Sie stellt auch die sensitivste Untersuchungsmethode für frische Blutungen, z. B. eine Subarachnoidalblutung dar, so dass eine Lumbalpunktion in diesem Fall meist nicht erforderlich ist. Bei Patienten mit dem Verdacht auf Meningitis, bei denen zuvor im CCT intrakranielle Raumforderungen ausgeschlossen wurden, ist die Lumbalpunktion zur Gewinnung von Liquor und für den Erregernachweis unerlässlich. (▶ Lehrbücher der Neurologie).

 Cave
Eine Lumbalpunktion kann wegen der Erzeugung eines Druckgradienten in der Richtung einer bereits beginnenden axialen Massenverschiebung bei intrakranieller Drucksteigerung höchst gefährlich sein und zur zerebralen oder zerebellären Einklemmung führen.

In Kürze

Klinische Diagnostik und Notfalluntersuchung
Kurzer systematischer Untersuchungsablauf: vitale Funktionen wie Atmung und Kreislauf, Bewusstseinslage nach Glasgow Coma Skala (Koma = GCS ≤8), Pupillen (Weite, Lichtreaktion), Motorik (zentral, peripher, spastisch, schlaff, symmetrisch, Hemiparese, Kraft), Nackensteifigkeit (Meningismus), z. B. bei Meningitis oder Subarachnoidalblutung.

2.1.2 Spezielle neurochirurgische Untersuchungen

Ventrikelpunktion und Anlage einer externen Ventrikeldrainage (EVD)
Eine Ventrikelpunktion kann sowohl aus **diagnostischen** wie auch aus **therapeutischen** Gründen indiziert sein.

 Cave
Vor allem bei Patienten mit intrakranieller Raumforderung und axialer Massenverschiebung (z. B. großer Abszess mit perifokalem Ödem, Tumor) ist eine Lumbalpunktion kontraindiziert.

In diesen Fällen kann über eine EVD Liquor gewonnen und zytologisch wie laborchemisch untersucht werden. Ebenso kann bei Patienten mit schwerem Schädel-Hirn-Trauma oder einer Subarachnoidalblutung mit komatöser Bewusstseinslage (GCS ≤8) die Anlage einer EVD indiziert sein, um den intrakraniellen Druck (ICP) zu messen und gleichzeitig durch die Drainage von Liquor zu senken. Ebenso erlaubt sie die intrathekale Applikation von Chemotherapeutika. Besonders für Patienten, die erwartungsgemäß mehrere Tage bis Wochen drainagepflichtig sein werden, oder immunkompromittiert sind, empfiehlt sich die Verwendung von antibiotikabeschichteten (BactiSeal®), bzw. silberimprägnierten Kathetern (Spiegelberg®), um das Infektionsrisiko so klein wie möglich zu halten.

Praxisbox

Ventrikelpunktion
Als Ort der Ventrikelpunktion wählt man relativ stumme kortikale Zonen präkoronar oder im hinteren Parietalbereich. Die Anlage einer externen Ventrikeldrainage (EVD) erfolgt in der Regel in das Vorderhorn des Seitenventrikels. Nach Bohrlochtrepanation über dem Kocher'schen Punkt (3 cm lateral des Sinus sagittalis superior und 11 cm dorsal des Nasion), Koagulation und Eröffnung der Dura, wird ein Ventrikelkatheter in senkrechter Stichrichtung zur Hirnoberfläche ca. 6 cm stumpf vorgeschoben, bis sich Liquor aus dem Katheter entleert (◘ Abb. 2.3). Bei schwieriger Anlage kann auch eine primäre Probepunktion mit einer Cushing-Kanüle notwendig sein.

Intrakranielle Druckmessung
Der intrakranielle Druck (»intracranial pressure«, ICP) beträgt normalerweise beim liegenden Patienten und Normoventilation im Erwachsenenalter bis 10 mmHg. Druckerhöhungen findet man bei einer Vielzahl neurologischer und neurochirurgischer Krankheitsbilder.

 Die kontinuierliche Überwachung des intrakraniellen Druckes spielt eine besondere Rolle bei Patienten mit schwerem Schädel-Hirn-Trauma, da eine pathologische Drucksteigerung über 20 mmHg zur sekundären Schädigung des Gehirns führen kann.

Methoden der intrakraniellen Druckmessung
Als Goldstandard der intrakraniellen Druckmessung wird nach wie vor die externe Ventrikeldrainage (EVD) angesehen. Auch eine kombinierte Messsonde (Raumedic®) zur kontinuierlichen, digitalen Druckmessung und gleichzeitigen Drainage von Liquor wird derzeit verwendet. Alternativ hat sich, besonders bei engen Ventrikelräumen, die parenchymatöse Messung (Raumedic®, Spiegelberg®, Codman®) bewährt. Auf Grund eines hohen Drifts der Messwerte kann die epidurale oder subdurale Messung heute nicht mehr empfohlen werden.

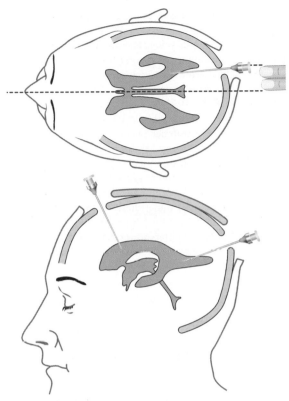

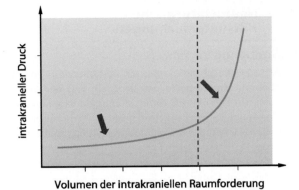

Volumen der intrakraniellen Raumforderung

Abb. 2.4 Exponentieller Anstieg der intrakraniellen Druck-Volumen-Kurve. Eine zunehmende intrakranielle Raumforderung (Blutung/Tumor) wird zunächst durch die intrakraniellen Reserveräume (Ventrikelsystem/venöse Blutgefäße) kompensiert (*blauer Pfeil*), ohne dass der ICP signifikant ansteigt. Sind diese jedoch erschöpft, steigt der ICP exponentiell an (*roter Pfeil*)

Abb. 2.3 EVD Position/Anlage entweder in das Vorder- oder Hinterhorn der Seitenventrikel. Die erste Wahl beim erwachsenen Patienten ist die Punktion des Vorderhorns. Dabei wird das Bohrloch über dem Kocher-Punkt (3 cm lateral des Sinus sagittalis superius und 11 cm dorsal des Nasion) angelegt

Beziehung zwischen zunehmender intrakranieller Raumforderung und intrakraniellem Druck, Massenverschiebung

Das Verständnis der Druck-Volumenbeziehung fußt auf der gleichnamigen Doktrin nach Monro (1783) und Kelly (1824). Diese besagt, dass das Gehirn und das sich darin befindliche Blut nicht komprimierbar sind und dieses in einen festen, nicht dehnbaren Schädel eingeschlossen ist, so dass das Gesamtvolumen konstant bleibt. Mit zunehmendem Volumen einer intrakraniellen Raumforderung (z. B. Hämatom) steigt der ICP vorerst nur wenig an, da Liquor und Blutvolumen aus dem Schädelinnern verdrängt werden. Sind diese Platzreserven erschöpft, steigt der ICP rasch exponenziell an (**Abb. 2.4**). Abhängig von der Lokalisation des raumfordernden Prozesses treten dabei intrakranielle Druckgradienten auf.

Bei supratentoriellen Raumforderungen einer Hemisphäre entsteht zunächst eine Verlagerung von Hirngewebe unter der Falx zur Gegenseite. Im weiteren Verlauf tritt ein axialer Druckgradient zum Foramen magnum hin auf. Es erfolgt die Herniation des medialen Temporallappens zwischen Tentorium und Hirnstamm mit Druckwirkung auf diesen, und dadurch bedingter Bewusstseinstrübung und Kompression des N. oculomotorius (Mydriasis). Bei fehlender Therapie tritt schließlich der ganze Hirnstamm tiefer. Es kommt zur ausge-

prägten tentoriellen Herniation mit Bewusstseinsverlust und Dezerebrationszeichen (Streckbewegungen an Armen und Beinen, spontan oder auf Schmerz). Schließlich werden die Kleinhirntonsillen in das Foramen magnum eingepresst und dadurch die Medulla oblongata komprimiert.

> ❗ **Cave**
> Die Folgen der Herniation sind Atemlähmung und Kreislaufzusammenbruch.

Beziehung zwischen zerebraler Perfusion und intrakraniellem Druck

Der Zusammenhang von Hirndurchblutung (»cerebral perfusion pressure«, CPP), ICP und mittlerem arteriellem Druck (MAP) wird durch folgende Näherungsformel beschrieben:

$$CPP = MAP - ICP$$

Mit zunehmendem intrakraniellen Druck nehmen folglich der zerebrale Perfusionsdruck und die Hirndurchblutung ab. Die gleiche Wirkung hat ebenso ein niedriger MAP und führt, besonders in Kombination, zu einer nicht ausreichenden zerebralen Durchblutung. Die Folge davon kann eine zusätzliche ischämische Schädigung des Hirngewebes sein. Bei Patienten mit schwerem Schädel-Hirn-Trauma wird daher ein CPP von mindestens 60 mmHg gefordert.

> **In Kürze**
>
> **Spezielle neurochirurgische Untersuchungen**
> **Ventrikelpunktion/EVD:** diagnostisch, therapeutisch.
> **ICP-Messung:** ventrikulär, parenchymatös. Überwachung des ICP vor allem bei Patienten mit intrakraniellen Blutungen oder schwerem Schädel-Hirn-Trauma. Erhöhung des ICP durch zunehmende intrakranielle Raumforderungen → Massenverschiebung. **Cave:** Herniation mit Dezerebrationszeichen, Atemlähmung und Kreislaufzusammenbruch.

2

2.1.3 Neurochirurgische Hilfsuntersuchungen

Bildgebende Verfahren

In der Notfalldiagnostik steht als bildgebendes Verfahren die **Computertomografie** des Schädels und der Wirbelsäule im Mittelpunkt. Sie eignet sich besonders, rasch Verletzungen des Knochens (Schädelfraktur, Wirbelkörperfraktur) oder Hämatome (z. B. epidurale Blutung) zu diagnostizieren.

Die **konventionelle Röntgenuntersuchung** des Schädels ist dabei nicht ausreichend. Sie findet jedoch noch Anwendung in der Diagnostik von Wirbelkörperfehlstellungen (Listhese) oder als Screeningverfahren bei Verdacht auf eine HWS-Fraktur (z. B. Dens Fraktur).

Besonders bei nachgewiesenem Frakturverlauf bis in Gefäßkanäle hinein (Foramen vertebrale, Karotiskanal) ist zum Ausschluss einer Gefäßdissektion die Anfertigung einer **CT-Angiografie** (CT-A) mit Gabe von Kontrastmittel indiziert. Mit diesem nichtinvasiven Verfahren kann man auch bei Patienten mit einer Subarachnoidalblutung (SAB) oder atypischen intrakraniellen Blutungen mit Verdacht auf Gefäßmalformationen einen raschen Aneurysma-, bzw. Malformationsnachweis erhalten.

Der Goldstandard zur Diagnose von zerebralen oder spinalen Gefäßmalformationen ist jedoch nach wie vor die **digitale Subtraktionsangiografie (DSA)** mit 3-dimensionaler Rekonstruktion. Bei diesem invasiven Verfahren erfolgt die Kontrastmittelgabe über einen arteriellen Katheter über die Leiste und Sondierung der hirnversorgenden Gefäße.

Bei der Darstellung von intrazerebralen Raumforderungen (hirneigene Tumoren, Metastasen, Infarkte) findet vor allem die **Kernspintomografie (MRT)** mit Gadoliniumgabe ihre Anwendung. Die MRT-Untersuchung liefert Bilder mit der deutlichsten Gewebeauflösung und zeigt daher morphologische Veränderungen am besten. Insbesondere bei der Diagnosestellung verschiedener Tumorentitäten spielt neben der Morphologie an sich, das Kontrastmittelverhalten und auch die Spektroskopie (Dichtemessung) der Pathologie eine wesentliche Rolle. Zur Planung von operativen Resektionen von Tumoren in oder nahe von eloquenten Bereichen ist das funktionelle MRT mit der Darstellung von Funktionszentren (Sprachareal, motorische Zentren) oder auch eine Bahndarstellung (**Fiber-tracking**) hilfreich.

Ebenso wie im CT kann auch im MRT eine Gefäßdarstellung (**MR-Angiografie**) durchgeführt werden. Sie eignet sich besonders gut, Gefäßverläufe in Relation zu pathologischen Strukturen (z. B. Tumoren) darzustellen, kann aber ebenso zur Darstellung von Gefäßmalformationen (Aneurysma) verwendet werden. Sie kommt dabei auf Grund der langen Untersuchungszeit weniger in der Akutdiagnostik, vor allem aber zur Kontrolle nach bereits erfolgter Aneurysmaversorgung durch Coiling zum Einsatz.

Besonders im spinalen Bereich spielt die **Myelografie** nach wie vor eine Rolle. Dabei wird Kontrastmittel über eine Lumbalpunktion in den Subarachnoidalraum injiziert und in die Ausbreitung im diesem röntgenologisch dargestellt. Dadurch lassen sich die Weite des Spinalkanals sowie die Nervenwurzeltaschen darstellen. Bei Nachweis einer Spinalkanalstenose oder einer Kompression einer Nervenwurzel kommt es zum Abbruch der Kontrastmittelfüllung.

Ultraschalldiagnostik

Die **Ultraschall-Echoenzephalografie** findet noch Verwendung bei Kindern in der Beurteilung der Ventrikelweite nach Hydrozephalusoperation. Intraoperativ können durch unterschiedliche Reflexion der Grenzflächen tiefsitzende Strukturen (Zysten/Tumoren) geortet werden. Aufgrund des heute standardmäßigen Einsatzes der zerebralen und spinalen Neuronavigation findet diese Technik selten Anwendung.

Die **Ultraschalldopplersonografie** der Karotiden, der Vertebralarterien und transkraniell auch der intrakraniellen Gefäße misst Flussgeschwindigkeiten und zieht dadurch Rückschlüsse auf Veränderungen der Ströhmungsbahn (z. B. Stenosen, Vasospasmen, Verschlüsse).

Elektrophysiologische Diagnostik

- Ableitung und Aufzeichnung spontaner bioelektrischer Aktivitäten: Funktionsströme des Gehirns (**EEG:** Elektroenzephalogramm, Elektrokortikogramm) und der Muskeln (**EMG:** Elektromyogramm).
- Bestimmung der Leitungsgeschwindigkeit von Nerven (**Elektroneurogramm**), intraoperatives **Monitoring** zum Auffinden bestimmter Hirnnerven (Fazialismonitoring bei Kleinhirnbrückenwinkelprozessen).
- **Ableitung evozierter Potenziale:** Durch Setzen von Sinnesreizen, z. B. somatosensorisch, akustisch oder visuell, lassen sich auch beim Patienten in Narkose bei intakter Leitung die Potenziale am Hirn ableiten und zum Monitoring für Eingriffe in der Nähe der leitenden Strukturen verwenden (z. B. Ableitung akustisch evozierter Potenziale bei der gehörerhaltenden Operation im Kleinhirnbrückenwinkel).

Nuklearmedizinische Diagnostik

Radioaktive Isotope werden zur Untersuchung der Liquorresorptionsstörung intrathekal eingebracht. Es wird ihre Ausbreitung im Liquorraum und die Zeit bis zur Resorption gemessen (**Isotopenzisternographie** zur Diagnostik des Hydrocephalus malresorptivus).

Zur Bestimmung der Perfusion des Gehirns ist es möglich, die Auswaschung eines Isotops aus dem Gewebe zu verfolgen – Bestimmung des **regionalen zerebralen Blutflusses (rCBF)** mittels Xenon-133-clearance.

Die **Positronenemissionstomographie (PET)** kann lokale Stoffwechselveränderungen (z. B. in der Epilepsie- und Tumordiagnostik) aufspüren.

In Kürze

Neurochirurgische Hilfsuntersuchungen
Bildgebende Verfahren: CT Schädel und Wirbelsäule
(evtl. mit Kontrastmittel), Röntgen (Schädel- und WS-
Frakturen), MRT, zerebrale Angiographie (Aneurysmen),
CT- und MR-Angiographie, Myelographie, Ultraschall
(z. B. Dopplersonographie der Karotiden).
Elektrophysiologische Diagnostik (z. B. EEG, EMG, evozierte Potenziale): Funktionsströme des Gehirns, der Muskeln und Nerven und beim intraoperativen Monitoring.
Nuklearmedizinische Diagnostik: durch radioaktive Isotope, z. B. bei Liquorresorptionsstörung, Hydrocephalus malresorptivus, zur Bestimmung der Gewebeperfusion.
Positronenemissionstomographie (PET): lokale Stoffwechselveränderungen.

2.1.4 Grundzüge neurochirurgischer Behandlung

Hirnödem

Definition

Unter **Hirnödem** versteht man die vermehrte Ansammlung von Wasser in den intra- und/oder extrazellulären
Räumen des Gehirns.

■■ **Pathogenese**

Bedingt durch deren unterschiedliche Pathophysiologie lassen sich das **zytotoxische**, das **vasogene** und das **osmotische
Hirnödem** voneinander unterscheiden.

Das **zytotoxische Hirnödem** spielt vor allem bei Patienten
mit schwerem Schädel-Hirn-Trauma und in der Frühphase
nach ischämischem Insult, sowie bei Patienten mit Hypothermie und Intoxikation eine Rolle. Diese Ödemform ist durch
eine primär **intrazelluläre Flüssigkeitsakkumulation** nach
Zusammenbruch des Zellmetabolismus charakterisiert.

Das **vasogene Hirnödem** ist durch eine Schädigung der
Blut-Hirn-Schranke charakterisiert. Unter der Blut-Hirn-
Schranke versteht man eine physiologische Barriere zwischen
dem Blutkreislauf und dem Zentralnervensystem (ZNS). Sie
dient dazu die spezifischen Milieubedingungen (Homöostase) im Gehirn aufrechtzuerhalten und wird in erster Linie von
Endothelzellen, die die kapillären Blutgefäße auskleiden und
über **Tight junctions** eng miteinander verknüpft sind, gebildet. So wird ein selektiver Ein- und Austritt von Substanzen
zum neuronalen Gewebe gewährleistet. Die Blut-Hirn-
Schranke ist durchgängig für fettlösliche Substanzen (z. B.
Anästhetika, Analgetika). Im Übrigen findet ein aktiver ener-
gieverbrauchender Transport statt (Glukose, gewisse Aminosäuren). Durch eine Vielzahl von Noxen kann die Blut-
Hirn-Schranke jedoch gestört werden: Leberversagen, Sepsis,
Röntgenbestrahlung. **Hirntumoren** entwickeln ein eigenes
Kapillarsystem, das keine endotheliale Blut-Hirn-Schranke

aufweist. Im Bereich von malignen Hirntumoren besteht daher eine Schrankenstörung, die die Aufnahme von Kontrastmitteln und Radioisotopen in Hirntumoren erklärt. Über den
hydrostatischen Gradienten kommt Plasma in den Extrazellulärraum und erzeugt einen erhöhten Gewebedruck, Autore-
gulationsverlust, Abnahme der Hirndurchblutung und Azidose. Das Ödem wird bei offener Bluthirnschranke hydrostatisch
erhalten und dehnt sich aus. Chemische Veränderungen wie
die Aktivierung des Kallikrein-Kininogen-Kinin-System und
v. a. der »vascular endothelial growth factor« (VEGF) unterstützen die Ausbildung des Ödems. Das vasogene Hirnödem
ist bei malignen Hirntumoren oder Abszessen typisch. Beim
Schädel-Hirn-Trauma trägt es jedoch nur zu 25% zur Ödembildung bei. Der Hauptanteil von 75% ist zytotoxisch bedingt.

Als **osmotisches Hirnödem** bezeichnet man eine Ansammlung von Flüssigkeit im Hirngewebe bei einem hohen
osmotischen Gradienten über eine intakte Blut-Hirn-Schranke hinweg (SIADH-Syndrom, Urämie).

> **Das Hirnödem führt zur Zunahme des intrakrani-
ellen Volumens und zum Anstieg des intrakraniellen
Drucks.**

■■ **Diagnostik**

Einen ersten Eindruck erhält man bereits in der computerto-
mografischen Untersuchung. Darin zeigt sich das Ödem als
Hypodensität. Eine deutlich sensitivere Darstellung gelingt
jedoch mittels MRT Flair Sequenzen mit z. T. ausgedehnter
Hyperintensität perifokal um Tumoren oder Abszesse.

■■ **Therapie des Hirnödems**

Die Behandlung des Hirnödems orientiert sich an dessen Ursache und der Ödemform. Durch die Gabe von Kortikoiden
kann ein vasogenes Ödem vermindert werden. Bei Patienten
mit einem tumor- oder abszessbedingten vasogenen Hirnödem steht die operative Entfernung der Raumforderung,
sofern dies möglich ist, im Mittelpunkt der Behandlung. Zudem wird versucht, durch die Gabe von osmotisch wirksamen
Substanzen (Mannitol) und Erhöhung des intravasalen osmotischen Drucks eine Flüssigkeitsverschiebung von extra- nach
intravasal zu erzielen.

> **Die Hirnödembehandlung mit Steroiden (Dexa-
methason) wirkt hauptsächlich auf das vasogene
Ödem bei Tumor und Abszess.**

Die **Kortikosteroidtherapie** ist zum Standard in der Behandlung des perifokalen Ödems von Hirntumoren und Hirnabszessen geworden und wird bereits nach Diagnosestellung im
präoperativen Verlauf eingesetzt. Einzig bei Verdacht auf ein
primäres ZNS-Lymphom sollten Steroide erst nach der Biopsie eingesetzt werden, soweit es der klinische Zustand erlaubt,
um eine histopathologische Diagnosestellung nicht zu gefährden.

2

> ❗ **Cave**
>
> **Bei Patienten mit ausgedehntem zytotoxischem Ödem, z. B. nach schwerem Schädel-Hirn-Trauma, ist eine Kortikoidtherapie nicht zielführend, und nach aktueller Studienlage (CSASH-Trial, 2005) auf Grund pulmonaler Nebenwirkungen (Pneumonie, ARDS-Risiko) kontraindiziert.**

Bei diesen Patienten wird primär der erhöhte ICP behandelt.

Eine Abnahme des Hirnödems lässt sich bildgebend durch Reduktion der hyperintensen Areale in den Flair Sequenzen im MRT, bzw. Hypodensitäten im CT und durch einen Rückgang der Mittellinienverlagerung nachweisen. Diesem voraus gehen eine Normalisierung des ICP und eine klinische Besserung des Patienten (z. B. Verbesserung der Vigilanzstörung).

■■ **Behandlung der intrakraniellen Drucksteigerung**

Behandlungsziel ist es den erhöhten ICP unter 20 mmHg zu senken und einen suffizienten zerebralen Perfusionsdruck (CPP) von mindestens 60 mmHg zu gewährleisten. Neben dem Anheben des MAP ist ein Senken des erhöhten ICP wichtig.

> ❯ **Ein erhöhter ICP >20 mmHg verschlechtert die Prognose von Schädel-Hirn-Trauma-Patienten signifikant.**

Ein Algorithmus zur Behandlung eines erhöhten ICP wurde, auch in der Behandlung von Traumapatienten, zu Gunsten einer individuellen Therapie aufgegeben. Eine prophylaktische Therapie ist kontraindiziert.

> ❯ **Alle bewusstlosen Patienten (GCS-Score ≤8 Punkte) werden wegen der Gefahr der Aspiration intubiert und kontrolliert beatmet.**

Als erster Schritt in der Behandlung des erhöhten ICP ist die **Lagerung** mit 30–45 Grad erhöhtem Kopf zur Verbesserung des venösen Rückfluss anzusehen. Dadurch nimmt das intrakranielle Blutvolumen ab und das geschwollene Gehirn kann sich ausdehnen. Der ICP sinkt.

Ähnliches gelingt durch **Hyperventilation** (p_aCO_2 3,3–4,0 kPa). Dadurch nimmt der CO_2 Gehalt im Blut ab. CO_2 ist der Hauptregulator der zerebralen Gefäßkontraktion. Durch Abatmen von CO_2 kommt es zur Vasokonstriktion und zur Abnahme des zerebralen Blutvolumens und dadurch zum Sinken des ICPs. Bei forcierter Hyperventilation besteht daher die Gefahr einer vasospastisch bedingten Ischämie, besonders bei $paCO_2$ <30 mmHg.

Parallel dazu kann eine **Osmotherapie** zur Reduktion des Hirnödems eingesetzt werden. Die Effektivität hängt von der Erzeugung eines osmotischen Gradienten zwischen Blut und Gehirn ab. Mannitol 0,5–1 g/kgKG kann bis zu 12-mal täglich bis zu einer Serumosmolarität von 320 mosm/l gegeben werden (Nierenfunktion!). Die Wirkdauer ist etwa 4 h. Alternativ oder additiv dazu kann ebenso HyperHaes eingesetzt werden.

Durch die Gabe von **Barbituraten** wird der Stoffwechsel von Neuronen und Gliazellen reduziert und dadurch der Verbrauch von Sauerstoff und Nährstoffen reduziert. Die poten-

tiell geschädigten Zellen haben dadurch eine bessere Chance zu überleben. Durch die Reduktion des Stoffwechsels und eine Verminderung des Gefäßtonus sinkt die ICP. Barbiturate weisen jedoch erhebliche kardiovaskuläre und pulmonale Nebenwirkungen auf. Um einen suffizienten CPP zu gewährleisten, ist daher oftmals der Einsatz von Katecholaminen unverzichtbar. Durch eine gleichzeitige EEG-Ableitung kann die Hirnfunktion überwacht werden. Bei besonders kritischen Patienten kann durch die Gabe von Barbituraten ein künstliches Koma mit »burst suppression EEG« erreicht werden.

> ❯ **Bei allen Schritten der Therapie einer intrakraniellen Drucksteigerung muss eine bildgebende Kontrolle mittels CT gewährleistet sein, um sekundär auftretende Hämatome, die zu einem ICP-Anstieg beitragen können, zu erkennen und ggf. operativ zu behandeln!**

> **In Kürze**
>
> **Grundzüge neurochirurgischer Behandlung**
> **Hirnödem:** zytotoxisch, vasogen und osmotisch.
> **Diagnose:** CT, MRT.
> **Therapie** des Hirnödems und anderer intrakranieller Drucksteigerung:
> - OP raumfordernder Läsionen
> - Kortikoidtherapie (Tumoren)
> - Lagerung
> - Osmotherapie
> - Hyperventilation
> - Barbiturate

2.2 Schädel-Hirn-Trauma

2.2.1 Definition

Der Begriff Schädel-Hirn-Trauma (SHT) bezieht sich auf Patienten, die nach einer Gewalteinwirkung am Kopf einen klinisch feststellbaren oder bildgebend nachweisbaren Schaden oder eine Störung der Gehirnfunktion sowie der Hirnnerven aufweisen. Für die Beurteilung einer Schädel-Hirn-Verletzung ist die Schwere der Hirnverletzung von Bedeutung. Eine Platzwunde oder eine alleinige Fraktur spiegelt nicht das Bild eines SHT wieder.

> **Fallbeispiel**
>
> Ein 28-jähriger Dachdecker stürzt bei nasser Witterung vom Baugerüst und fällt 5 m in die Tiefe. Er landet im Garten. Kollegen verständigen den Notarzt. Bei dessen Eintreffen atmet der Patient angestrengt, aber spontan, die Pupillen sind isokor und beidseits mittelweit. Der Patient öffnet nur auf Schmerzreiz die Augen, spricht unver-
>
> ▼

ständlich und beugt die Extremitäten auf Schmerzreize ungezielt. Nach Erstversorgung an der Unfallstelle wird der Patient in den Schockraum der nahegelegenen Unfallklinik eingeliefert.

Weiteres Vorgehen?

A. Wie beurteilen Sie den Zustand des Patienten am Unfallort (GCS)?

B. Welche Erstmaßnahmen müssen am Unfallort erfolgen?

C. Welche Untersuchung würden Sie als Arzt im Schockraum durchführen?

Antwort: Der Patient ist in einem kritischen Zustand (GCS 7). Patienten mit GCS ≤8 sind definitionsgemäß komatös. Am Unfallort sollte der Patient intubiert und der Kreislauf stabilisiert werden. Im Schockraum erfolgt nach weiterer Stabilisierung des Patienten die sofortige Durchführung eines Schädel CTs und eines CTs der HWS.

2.2.2 Beurteilung des Verletzten

Das SHT wird gemäß des GCS-Scores in ein leichtes, mittelschweres und schweres SHT eingeteilt.

> **Einteilung des SHT gemäß des klinischen Schweregrades (GCS)**
> Leichtes SHT: GCS 13–15 Punkte
> Mittelschweres SHT: GCS 9–12 Punkte
> Schweres SHT: GCS 3–8 Punkte

Glasgow-Coma-Skala (GCS)

Der GCS-Score (◘ Abb. 2.1) ist eine einfache Bewertungsskala zur Abschätzung der Bewusstseinslage. Für die 3 Kriterien Augenöffnung, verbale Kommunikation und motorische Reaktion werden Punkte vergeben. Gemessen wird dabei stets die bestmögliche Antwort des Patienten. Der wache, kooperative Patient erzielt dabei einen maximalen Punktwert von 15. Bei 8 Punkten ist die Grenze zum Koma erreicht. Die kleinste zu erreichende Punktzahl ist 3. Zur weiteren Beurteilung gehört die Prüfung der Pupillenreaktion und Motorik, die – falls pathologisch – auf Hirnstammschädigungen (Mittelhirn- oder Bulbärhirnsyndrom) hinweisen kann. Bei komatösen Patienten führen Schmerzreize nicht zum Öffnen der Augen.

> ❯ Patienten mit schwerem SHT (GCS ≤8) sind komatös und in akuter Lebensgefahr.

2.2.3 Epidemiologie und Pathophysiologie

Epidemiologie

Das schwere SHT stellte die häufigste Todesursache im Kindes- und jungen Erwachsenenalter bis 45 Jahre dar. Ein

2. Häufigkeitsgipfel findet sich bei älteren Patienten ab 65 Jahren wegen Stürzen. Das Durchschnittsalter liegt insgesamt bei 39 Jahren. 71% aller Patienten sind männlich. Bis zum Jahre 2020 wird ein Anstieg der weltweiten Traumamortalität von derzeit 5,1 auf 8,4 Mio./Jahr vorausgesagt. Die Inzidenz des SHT aller Schweregrade wird mit 332/100.000 Einwohner/Jahr, die des schweren SHT mit 13/100.000 Einwohner/Jahr für Deutschland beziffert und variiert, z. B. im Vergleich mit Entwicklungsländern stark. Aktuelle Zahlen weisen Stürze mit 52,2%, gefolgt von Verkehrsunfällen mit 26% als Hauptursache auf. Unter den Verkehrsunfällen stellt die Gruppe der Fahrradfahrer mit 42% eine beachtliche Größe dar. Seltene Ursachen sind Sportverletzungen (7,2%), Gewaltdelikte (14,2%) und suizidale Handlungen (0,1%).

Pathophysiologie

Bei einem SHT kann es zur Verletzungen der Haut, der Galea, des Schädelknochens, der Dura und der Gehirnsubstanz kommen. Dementsprechend erfolgt die Einteilung der Verletzungsmuster.

> **Einteilung des SHT unter Berücksichtigung der Mitverletzung von Haut, Knochen und Dura**
> — **Offene Fraktur:** Verletzung der Haut über der Schädelfraktur
> — **Offenes SHT:** Schädelfraktur mit Duraverletzung
> — **Direkt offenes SHT:** Verletzte Haut über einer Schädelfraktur mit Duraverletzung
> — **Indirekt offenes SHT:** Verletzung eines Sinus (z. B. Sinus frontalis) mit Duraverletzung

Die Pathophysiologie des SHT lässt sich in einen **primären** und einen **sekundären Hirnschaden** unterteilen.

> **Pathophysiologie des SHT**
> — **Primärer Hirnschaden:** Kontusionen, Gefäßzerreißungen, Hämatome, diffuser Axonschaden
> — **Sekundärer Hirnschaden:**
>   – **Intrakraniell:** Hämatom, Hirnschwellung, intrakranieller Druck, Vasospasmus, Infektion, Epilepsie
>   – **Extrakraniell:** Hypotension, Hypoxämie, Fieber, Hyponatriämie, Anämie, Koagulopathie

Die initiale Schädigung des Gehirns durch das Trauma wird als Primärschaden bezeichnet. Innerhalb von 24–72 h kommt zum Primärschaden ein Sekundärschaden hinzu. Dieser kann sowohl intra- wie extrakranielle Ursachen haben und steht daher im Mittelpunkt therapeutischer Therapiebemühungen.

— Der **Primärschaden** entsteht im Moment des Traumas und ist durch Kontusionen, Gefäßzerreißungen und Hämatome, sowie durch den diffusen Axonschaden (Scherverletzungen der Axone) charakterisiert. Dieser ist keiner Therapie zugänglich und kann nur durch Präventionsmaßnahmen (Sicherheitsgurt, Airbag, Fahrradhelm) verringert werden.

2

▬ Der **Sekundärschaden** addiert sich über einen Zeitraum von mehreren Stunden bis Tagen dem Primärschaden auf und kann zur erheblichen Zunahme der Kontusionsgröße führen. Er steht somit im Mittelpunkt der Therapie. Durch das Trauma kommt es zu Veränderungen in der Funktion zellulärer Membranen, von Ionen-Kanälen, Axonen, Neurone und Astrozyten, sowie der Durchblutung und der Stoffwechselfunktion. Dadurch wird die Funktion des Gehirns maßgeblich beeinflusst. Zudem tragen raumfordernde Hämatome, zusammen mit der Ausbildung eines Hirnödems zum Anstieg des intrakraniellen Drucks (ICP) und zum Abfall der zerebralen Durchblutung bei. Dadurch kommt es zur Größenzunahme minderperfundierter Areale und zur Ausbildung sekundärer zerebraler Ischämien. Es entsteht ein Circulus vitiosus.

2.2.4 Kopfschwartenverletzung

Bei den Kopfschwartenverletzungen werden Quetsch-, Platz- und Risswunden unterschieden. Da sich hinter jeder scheinbar harmlosen Kopfschwartenwunde eine penetrierende Schädel-Hirn-Verletzung verbergen kann, muss jede Kopfschwartenverletzung **sorgfältig inspiziert** werden.

> ❗ **Cave**
> **Blindes Sondieren sollte wegen der Gefahr von zusätzlichen Verletzungen und einer evtl. Keimverschleppung in den intrakraniellen Raum nicht durchgeführt werden.**

Bei ausgedehnten Verletzungen sollte eine CT-Untersuchung durchgeführt werden.

2.2.5 Schädelfrakturen

Eine auf den Schädel einwirkende mechanische Gewalt kann Frakturen erzeugen. Diese können linienförmig verlaufen (**Fissur, Spalt-, Berstungsbruch**) oder als **Stück-** oder **Trümmerbruch** auftreten.

Für die klinische Beurteilung der Schädelfraktur ist deren Lokalisation wichtig. Es werden Frakturen des **Schädeldachs** und der **Schädelbasis** unterschieden.

Frakturen des Schädeldaches

■■ **Einteilung, Therapie**
Frakturen des Schädeldaches werden entsprechend ihrer Entstehung und Ausdehnung in Biegungs- und Berstungsbrüche eingeteilt:

▬ **Biegungsbrüche** entstehen durch unmittelbare örtliche, oftmals umschriebene Gewalteinwirkung (z. B. Sturz auf das Hinterhaupt),

▬ während **Berstungsfrakturen** durch Kompression des gesamten Schädels zustande kommen.

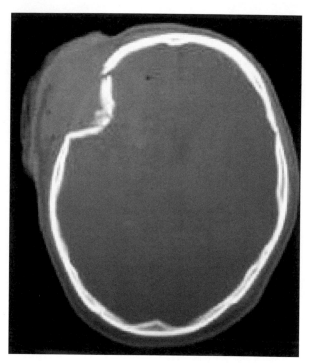

🔲 **Abb. 2.5** Impressionsfraktur rechts frontal mit ausgeprägtem Galeahämatom und intrakranieller Raumforderung durch imprimierte Knochenfragmente

Können intrakranielle Mitverletzungen ausgeschlossen werden, bedürfen diese Frakturen oftmals keiner operativen Behandlung. Anders verhält es sich bei Frakturen mit nachgewiesener Dislokation von Frakturfragmenten nach intrakraniell oder bei einer Verlagerung von Knochenanteilen unterhalb des Niveaus der Schädelkalotte (🔲 Abb. 2.5).

> ❯ **Impressionsfrakturen führen zu einer Druckschädigung des Gehirns und müssen daher operativ gehoben werden. Bei offenen Impressionsfrakturen ist auf Grund der Gefahr einer Infektion die Indikation zur operativen Versorgung umso dringlicher zu stellen.**

Wenn Frakturlinien einen venösen Sinus erreichen (z. B. Sinus sagittalis superior) ist die Gefahr für das Auftreten eines **epiduralen Hämatoms** deutlich erhöht. Sollte es in diesem Bereich zu einer Frakturfragmentdislokation kommen, besteht eine dringliche OP-Indikation zur Hebung der Frakturstücke und zur Versorgung des Sinus.

Wachsende Fraktur Im Kindesalter können die Suturen traumatisch gesprengt und ebenso wie manche Frakturlinien durch die eingeklemmte Dura an der knöchernen Ausheilung gehindert werden. Bei einem geschlossenen SHT mit Verletzung der Dura und Eröffnung des Subarachnoidalraums kann es zur Entstehung einer **wachsenden Fraktur** kommen. Durch die sich entwickelnde **Meningocela spuria traumatica** kommt es zu einer unterschiedlich großen, vielfach pulsieren-

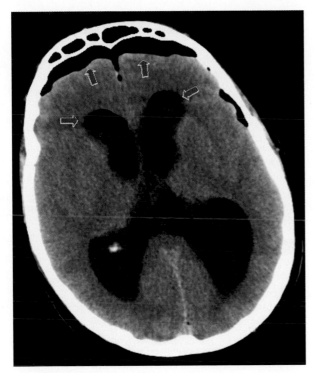

Abb. 2.6 Postoperativer Hydrozephalus mit Luft in beiden Vorderhörnern der Seitenventrikel und bifrontal (*Pfeile*)

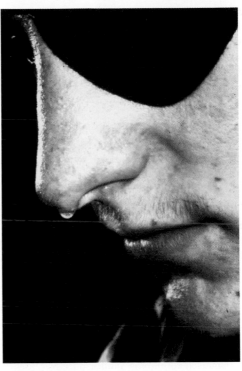

Abb. 2.7 Rhinoliquorrhoe, Austritt von Liquor aus der Nase

den Weichteilvorwölbung (**Hirnprolaps**) und zur Verbreiterung des Frakturspalts über die Zeit. Betroffen sind vor allem Säuglinge und Kleinkinder bis zu einem Alter von 3 Jahren (90%). Dieser Frakturtyp ist extrem selten 0,05–0,6%.

Die Behandlung erfolgt primär chirurgisch mit Verschluss der verletzten Dura. Da der Duradefekt meist größer ist als die Fraktur empfiehlt sich eine Kraniotomie um die Fraktur herum und die Versorgung der Dura, um im Anschluss das Knochenfragment zu reponieren.

Frakturen der Schädelbasis

Aufgrund des komplexen knöchernen Aufbaus der Schädelbasis ist die Bruchfestigkeit an unterschiedlichen Lokalisationen sehr unterschiedlich. Frakturlinien ziehen durch die natürlichen Öffnungen der Schädelbasis, durch die Gefäße und Nerven ziehen. Dabei kann es neben Schädigung der Hirnnerven und deren Äste auch zur Verletzung von Gefäßen kommen.

> **⊘ Cave**
> Zieht eine Frakturlinie in einen Gefäßkanal (Karotiskanal) muss eine Gefäßdissektion ausgeschlossen werden (CT-Angiographie, Doppler-Sonographie).

Kommt es zu einer Mitverletzung und Eröffnung der Nasen-Neben-Höhlen oder des Mastoids sowie der angrenzenden Dura kann Luft in das Schädelinnere gelangen (**Pneumatozephalus**, ⊡ Abb. 2.6) sowie eine Rhino-, bzw. Otoliquorrhoe entstehen (⊡ Abb. 2.7). Bereits kleine intrakranielle Luftan-

sammlungen lassen sich im CT sicher diagnostizieren und deuten eindeutig auf eine Schädelbasisfraktur hin.

> **Klinische Zeichen der Schädelbasisfraktur**
> — Monokel- oder Brillenhämatome
> — Liquorfluss aus Nase, Mund oder Ohren

2.2.6 Offene Schädel-Hirn-Verletzungen

> ┌ **Definition** ─────────────
> Als offene Schädel-Hirn-Verletzungen werden Verletzungen des Gehirns bezeichnet, bei denen unter einer Kopfschwartenverletzung bzw. Weichteilverletzung Knochen und Dura mitverletzt sind.

▪▪ Pathogenese, Einteilung

Die Dura haftet dem Schädelknochen an Kalotte und Schädelbasis fest an und bildet – unverletzt – einen wichtigen Schutz gegen eine Infektion des Gehirns und der Liquorräume. Ist sie im Bereich des Knochendefektes zerrissen, ist die natürliche Schutzbarriere unterbrochen. Liquor und Hirngewebe können austreten, bzw. pathogene Keime nach intrakraniell eindringen.

Besonders bei **frontobasalen Verletzungen** des Schädels, die vorwiegend durch Gewalteinwirkung auf Stirn- und Gesichtsschädel, aber auch bei einem Sturz auf den Hinterkopf entstehen, kommt es durch Fraktur der vorderen Schädelgrube und Verletzung der Dura zu einer Verbindung zwischen den Nasen-Neben-Höhlen und des Subarachnoidalraums. Bei **laterobasalen Verletzungen** sind oftmals Felsenbein oder Mastoid betroffen.

■■ **Symptomatik**

Bei Vorliegen einer Liquorfistel (**Rhinoliquorrhoe**) im Rahmen frontobasaler Verletzungen besteht stets Infektionsgefahr. Bei laterobasalen Verletzungen kann es zur **Otoliquorrhoe** kommen.

■■ **Diagnostik**

❗ **Cave**
Auch bei geringem Verdacht einer Liquorfistel (Rhinoliquorrhoe), muss alles unternommen werden, um die Fistel nachzuweisen und zu verschließen.

Der Nachweis und v. a. die Darstellung der Lokalisation einer Fistel kann sehr schwierig sein. In der **bildgebenden Diagnostik** ist dabei die Anfertigung eines Feinschicht-CTs evtl. eine computertomografische Zisternografie oder eine szintigrafische Untersuchung hilfreich.

Zur Unterscheidung von Liquor oder Nasensekret lässt man in der Frühphase die noch blutige, aus der Nase träufelnde Flüssigkeit auf einen Tupfer oder eine Kompresse tropfen. Es bildet sich bei Liquorbeimengung ein **heller Hof** um eine zentral-blutige Stelle. In der **laborchemischen Untersuchung** gibt der Nachweis von β_2-Transferrin an, dass es sich um Liquor handelt.

■■ **Therapie**

 Sowohl bei Oto-, wie Rhinoliquorrhoe ist auf Grund der Infektionsgefahr eine prophylaktische antibiotische Behandlung indiziert. Bei unbehandelter Oto- oder Rhinoliquorrhoe besteht die Gefahr einer intrakraniellen Infektion und das Entstehen einer eitrigen Meningitis.

Bei der Otoliquorrhoe verschließt sich die Fistel oftmals von selbst. Im Gegensatz dazu verschließt sich die Fistel bei Patienten mit Rhinoliquorrhoe selten spontan und es sollte eine operative Deckung der Fistel erfolgen.

Das wichtigste Ziel der **operativen Behandlung** ist die Entfernung von Fremdkörpern und Gewebetrümmern aus dem Schädelinneren, die Blutstillung, die Hebung oder Entfernung von Knochenimprimaten und ein Verschluss der Dura und der Wunde.

Praxisbox
Frontobasale Deckung einer Liquorfistel
Bikoronarer Hautschnitt. Präparation eines frontal gestielten Galea-Periost-Lappens. Bifrontale Kraniotomie. Schwenken des Lappens nach intradural an die Basis und zusätzliches Abdichten mit Fibrinkleber.

■■ **Spätkomplikationen**

Mögliche Spätkomplikationen sind Schädelosteomyelitis, Meningitis, Enzephalitis, Hirnabszesse, subdurale Empyeme, Bildung einer epileptogenen Narbe, Hydrocephalus malresorptivus und das Entstehen einer Karotis-Kavernosus-Fistel.

Bei der **Karotis-Sinus-Kavernosus-Fistel** entsteht die Fistelbildung zwischen der A. carotis interna und dem Sinus cavernosus. Die Folge ist ein pulsierender Exophthalmus, bedingt durch den erhöhten Blutdruck in den vom Auge abfließenden Venen, die in den Sinus cavernosus münden. Dabei besteht ein subjektives und auskultatorisch feststellbares pulssynchrones Fistelgeräusch. Je nach Schwere der Fistel kommt es zu einer **Chemosis** (Bindehautschwellung) und zu **Doppelbildern**.

In Kürze

Offene Schädel-Hirn-Verletzung
Mitverletzung der Dura.
Frontobasale Schädelverletzung: (Liquorfistel, Rhinoliquorrhoe) mit aufsteigender bakterieller Infektion (eitrige Meningitis).
Therapie: Antibiose, operative Deckung.
Spätkomplikationen: Infektionen (Hirnabszess), Karotis-Kavernosus-Fistel.

2.2.7 Gedeckte Hirnverletzungen

Definition
Im Gegensatz zum offenen SHT, ist bei der gedeckten Hirnverletzung die Dura intakt. Die gängige Einteilung erfolgt anhand der GCS (▶ Abschn. 2.2.2).

Leichtes SHT

Unter einem leichten SHT subsummiert man Patienten mit einem GCS von 15–13 Punkten. Der Begriff des leichten SHT ist ähnlich wie der einer unscharf definierten **Commotio cerebri** (Gehirnerschütterung). Dabei liegt eine kurzandauernde, reversible funktionelle Störung des Gehirns vor. Morphologische Veränderungen treten dabei nicht auf.

■■ **Symptomatik**

Zum Symptomenkomplex können eine kurzandauernde Bewusstlosigkeit von <5 min, gefolgt von Brechreiz, Erbrechen und Kopfschmerzen, sowie eine Erinnerungslücke für vor und nach dem Unfall (retrograde und anterograde Amnesie) zählen. Die vollständige Remission aller Symptome erfolgt in der Regel innerhalb von 5 Tagen.

■■ **Therapie**

Die Behandlung besteht in Bettruhe für 1–2 Tage. Eine medikamentöse Behandlung ist in der Regel nicht erforderlich. In Einzelfällen kann die Applikation leichter Analgetika (**keine**

Salizylate mit hemmender Wirkung auf die Thrombozyten-aggregation) und Antiemetika sinnvoll sein. Mit der Wiederaufnahme der Arbeitstätigkeit kann in der Regel nach 1–2 Wochen begonnen werden.

Mittelschweres SHT

Patienten mit mittelschwerem SHT weisen einen GCS von 12–9 Punkten auf.

▪▪ Symptomatik, Diagnostik

Dabei kommt es oft zu einem **Bewusstseinsverlust bis zu 30 min.** Die Rückbildungsphase ist wesentlich länger und dauert bis zu 30 Tagen. Es können Herdzeichen wie leichte Paresen und Pyramidenbahnzeichen oder Reflexdifferenzen nachweisbar sein. Diese Symptome können vollkommen reversibel sein. Je nach Intensität und Lokalisation kann es jedoch auch zu bleibenden Schäden kommen.

Im CT findet man oftmals **intrakranielle Blutungen** (► Abschn. 2.2.8) oder **Kontusionsherde.**

> **Definition**
>
> Bei einer **Contusio cerebri** liegt immer eine morphologische Schädigung des Gehirns vor.

Diese Schädigung kann durch Prellungsherde (entweder am Ort der Gewalteinwirkung oder als **Contre-coup-Herd**) oder auch durch eine tiefer reichende Gewebezerreißung und eine Rhexisblutung verursacht werden. Je nach Lokalisation am Gehirn können die verschiedensten klinischen Bilder entstehen, z. B. eine kontralaterale Lähmung der Extremitäten bei einer Schädigung des ipsilateralen Gyrus präcentralis. Diese Ausfälle werden **Herdsymptome** genannt. Kontusionelle Hirnschädigungen gehen meist mit einer Subarachnoidalblutung einher, die zu **Nackensteifigkeit** (Meningismus) führen kann.

▪▪ Therapie

Therapeutisch genügt eine alleinige Verordnung von Bettruhe nicht. Die Patienten müssen stationär überwacht werden. Zum Teil ist auch die Aufnahme auf eine Überwachungs-, bzw. Intensivstation notwendig, um den neurologischen Befund und die Vitalparameter der Patienten engmaschig zu kontrollieren.

Schweres SHT

Patienten mit einem schweren SHT sind durch einen GCS von 8–3 Punkten charakterisiert.

❯ **Definitionsgemäß sind Patienten mit einem GCS von ≤8 komatös und müssen intubiert und kontrolliert beatmet werden.**

▪▪ Symptomatik, Diagnostik

Die **Bewusstlosigkeit** der Patienten variiert von einigen Tagen bis Wochen. Bei Patienten mit schwerem SHT liegen häufig ausgedehnte **Kontusionen** und intrakranielle sowie intra-

zerebrale **Blutungen** vor. Raumfordernde intrakranielle Blutungen (z. B. epidurale Hämatome) müssen sofort operativ entlastet werden (► Abschn. 2.2.8) um die Schädigung des Gehirns so klein wie möglich zu halten.

 Cave
Kontusionsherde können in den ersten 24–48 h nach Trauma auf Grund des sekundären Hirnschadens an Größe erheblich zunehmen. Zudem kann es bei Patienten mit schwerem SHT zur raschen Entwicklung eines lebensbedrohlichen Hirnödems kommen.

Zur Evaluierung des ICP ist daher bei allen komatösen Patienten, die neurologisch nicht beurteilbar sind, die Messung des ICP (EVD, parenchymatös) unverzichtbar.

> **ICP-Messung (EVD/parenchymatös)**
> — Bei allen Patienten mit schwerem SHT **und** pathologischem CT
> — Bei allen Patienten mit schwerem SHT **ohne** pathologisches CT, aber (2 von 3 weiteren Symptomen)
> – älter als 40 Jahre
> – abnormale Reaktion auf Schmerzreiz
> – systolischer Blutdruck <90 mmHg

Nur so kann frühzeitig ein **Anstieg des ICP** festgestellt werden und eine entsprechende Diagnostik (CT) und Therapie (operative Evakuation von Blutungen, Therapie des erhöhten ICP) begonnen werden.

❯ **Ein erhöhter und nicht behandelter ICP (<30 mmHg) ist ein bedeutender prognostisch negativer Faktor für das Überleben und die neurologische Erholung der Patienten.**

Klinische Zeichen des erhöhten ICP sind zunehmende motorische Unruhe, Verschlechterung der Bewusstseinslage, Anstieg des systolischen Blutdruckes, Veränderung des Atmungsmusters (langsame, unregelmäßige Atmung, Cheyne-Stokes-Atmung), weite nicht reagierende Pupillen, Bradykardie.

Diffuser Axonschaden (DAI = diffuse axonal injury)

Besonders bei Patienten mit einem Hochgeschwindigkeitstrauma (»**high velocity trauma**«), z. B. nach einem Motorradsturz, kann es zu einem diffusen Axonschaden kommen. Dabei wird der Kopf innerhalb weniger Millisekunden von hoher Geschwindigkeit abgebremst. Die Patienten sind **sofort tief bewusstlos.** In der weißen Substanz der Hemisphären, des Corpus callosum und des Hirnstamms werden Axone gezerrt und zerrissen. Charakteristischerweise kommt es im Corpus callosum und in rostralen Hirnstammanteilen zu Mikro-Einblutungen. Die Beteiligung des Hirnstamms ist dabei meist die Ursache für ein dauerhaftes Koma. Im CT lässt sich dies nur schwer beurteilen. Erst bei Durchführung einer MRT wird das gesamte Ausmaß des Schadens evident.

2

Hirnstammkontusion

Eine spezielle Kontusionsform stellt die Hirnstammkontusion mit folgenden Symptomen dar: tiefe Bewusstlosigkeit; Beuge-, Streckkrämpfe auf Schmerzreiz, z. T. auch spontan; Störung vegetativer Zentren (Atmung, Kreislauf, Temperatur, Wasser- und Elektrolythaushalt); Pupillen z. T. entrundet, träge auf Licht reagierend bis fehlende Lichtreaktion; Kauen, Schmatzen, Gähnen.

Mittelhirnsyndrom

Bei zunehmender **supratentorieller Raumforderung**, bedingt durch eine Blutung oder Progredienz des Hirnödems, kommt es zur Mittelhirneinklemmung und somit zum akuten Mittelhirnsyndrom (Hirneinklemmung im Tentoriumschlitz). Es kommt zuerst zu ungezielten Massenbewegungen, später zur Ausbildung von **Streckkrämpfen**, besonders an den unteren Extremitäten und Beugestellungen der oberen Extremitäten. Beim Vollbild liegt eine tiefe **Bewusstlosigkeit** vor. Die Streckmechanismen können durch Schmerzreize verstärkt oder ausgelöst werden. Im weiteren Verlauf kommt es zu allgemeiner Tonussteigerung, zu Dysregulation von Kreislauf und Atmung und zu vegetativen Entgleisungen. Daneben besteht eine Dissoziation von Augenbewegung und Pupillenreaktion (im schwersten Fall Mittel- bis Weitstellung, Erlöschen des Lichtreflexes).

Bulbärhirnsyndrom

Kann die Raumforderung nicht behoben werden, kommt es in der Regel zum akuten Bulbärhirnsyndrom (**Einklemmung der Medulla oblongata**, da die Kleinhirntonsillen ins Foramen occipitale magnum gepresst werden) mit tiefer Bewusstlosigkeit, fehlenden Streckkrämpfen, fehlender Reaktion auf Schmerzreize, maximal weiten, nicht auf Licht reagierenden Pupillen, zusammengebrochener vegetativer Regulation. Es kommt zum **Atemstillstand** und zum Zusammenbruch der Kreislaufregulation.

 Das Bulbärhirnsyndrom nimmt einen tödlichen Ausgang.

Apallisches Syndrom

Bei Patienten mit apallischem Syndrom (**Coma vigile**, vegetatives Stadium, dezerebriertes Stadium) liegt eine schwere Schädigung der **Großhirnfunktion**, bei erhaltener Zwischenhirn-, Hirnstamm- und Rückenmarksfunktion vor. Beim apallischen Syndrom ist der Patient wach, das Bewusstsein jedoch nur auf einer primitiven Stufe erhalten. Zeichen hierfür sind eine zwar erhaltene **Vigilanz (Wachheit)**, jedoch keine Bewusstseinsinhalte, keine Bewusstseinsbreite und der Verlust aller höheren psychischen Funktionen wie Erkennen, Selbstreflexion und Kritikvermögen. Es handelt sich um ein gedankenleeres, besinnungsloses Wachsein mit massiv eingeschränkter Kommunikationsmöglichkeit. Hirnstammfunktionen wie Schlaf-Wach-Rhythmus, Atmung und Herz-Kreislauf-Funktion sind erhalten. Dazu kommen Saug-, Greif-, Schnauzreflexe. Das apallische Syndrom kann reversibel sein, hinterlässt aber meist Dauerschäden. Etwa 1–2% aller ko-

matösen Patienten nach Schädel-Hirn-Trauma verbleiben in apallischem Zustand.

Spätkomplikationen

Spätfolgen variieren stark entsprechend der Schwere des Traumas und der Lokalisation der Schädigung. Dazu zählen: chronisches Subduralhämatom, Epilepsie (Früh- und Spätepilepsie), Kopfschmerzen, Paresen, posttraumatischer Hydrozephalus, psychische Wesensveränderungen mit Konzentrationsschwäche, Gereiztheit mit fehlender affektiver Kontrolle, Antriebsschwäche, sozialer Unangepasstheit und Unstetigkeit.

> **In Kürze**
>
> **Gedeckte Hirnverletzungen**
> **Einteilung:** leichtes SHT (GCS 15–13), mittelschweres SHT (GCS 12–9), schweres SHT (GCS 8–3).
> **ICP Monitoring** bei komatösen Patienten mit schwerem SHT, diffuser Axonschaden, Hirnstammkontusion, Mittelhirnsyndrom, Bulbärsyndrom, apallisches Syndrom.

2.2.8   Traumatische intrakranielle Hämatome

 Cave
Infolge einer Schädel-Hirn-Verletzung können innerhalb des Schädelinneren Blutungen entstehen, die durch Erhöhung des intrakraniellen Druckes lebensbedrohliche Komplikationen verursachen. Da sie, im Gegensatz zum Hirnödem, einer operativen Therapie zugänglich sind, ist ihre rasche Diagnose und operative Entlastung von entscheidender Bedeutung für die Prognose.

Epidurale Hämatome

■■ Pathogenese

Dem epiduralen Hämatom liegt in der Regel eine Fraktur der Schädelkalotte zugrunde. Es kommt dabei zu einer Sickerblutung aus dem Frakturspalt oder Verletzungen duraler Gefäße. Als prominentes Beispiel gilt dabei die Verletzung der **A. meningea media**.

■■ Symptomatik

Die Symptome variieren nach Größe und Lokalisation der Blutung. Auf Grund der raschen Größenzunahme können sich die Patienten rasch in ihrer Vigilanz verschlechtern. Das oftmals beschriebene **luzide Intervall** ist zwar typisch, tritt aber nur in ca. 10% der Fälle auf. Dabei erlangen Patienten nach initialer Bewusstlosigkeit erneut wieder für kurze Zeit das Bewusstsein, bevor sie dann jedoch wieder, auf Grund der Größenzunahme des Hämatoms, komatös werden. Bei temporo-parietaler Blutverteilung zeigen Patienten oftmals eine

Hemiparese und auf Grund der Raumforderung eine Mydriasis sowie eine rasche Eintrübung.

■ ■ Diagnostik
In der **CT-Diagnostik** stellen sich epidurale Hämatome hyperdens, und auf Grund der Verwachsungen der Dura mit den Suturae der Schädelkalotte bikonvex dar (■ Abb. 2.8).

■ ■ Therapie, Prognose
Gemäß den Guidelines der Brain Trauma Foundation besteht ab einer Hämatomgröße von 30 cm³ die Indikation zur **operativen Evakuation** unabhängig vom Bewusstseinsstatus des Patienten.

Patienten mit einem epiduralen Hämatom einer Größe unter 30 cm³ und mit einer maximalen Dicke von weniger als 15 mm sowie einer Mittellinienverlagerung von weniger als 5 mm und einem GCS von mindestens 8 Punkten ohne neurologische Defizite können **konservativ** behandelt werden. Dabei werden engmaschige klinisch-neurologische Untersuchungen und CT-Kontrollen gefordert. Bei Patienten mit einem GCS <9 Punkten und einer Anisokorie sollte schnellstmöglich das raumfordernde Hämatom operativ über eine Kraniotomie evakuiert werden.

Die Prognose eines isolierten epiduralen Hämatoms ist bei rascher Therapie gut.

Subduralhämatome
Das Subduralhämatom entstammt meist einer abgerissenen **Brückenvene** und breitet sich häufig großflächig zwischen Dura mater und den weichen Hirnhäuten (Arachnoidea) aus.

Daneben werden viele subdurale Hämatome im Bereich größerer Kontusionsherde gefunden, wo sie durch Sickerblutung zustande kommen. Abhängig von der Zeit zwischen dem Unfallereignis und Ausbildung des subduralen Hämatoms unterscheidet man **akute, subakute und chronische subdurale Hämatome.**

Akutes Subduralhämatom

> **Definition**
>
> Tritt das Hämatom innerhalb von **3 Tagen** auf, so handelt es sich um ein akutes subdurales Hämatom (■ Abb. 2.9).

■ ■ Diagnostik
Da sich das Hämatom im Subduralraum unbegrenzt ausdehnen kann, stellt es sich in der CT als **sichelförmige Hyperdensität** dar. Auf Grund des großen raumfordernden Effekts ist dies oftmals mit einer erheblichen **Mittellinienverschiebung** vergesellschaftet.

■ ■ Therapie
Entsprechend der Empfehlungen der Brain Trauma Foundation (BTF-G) besteht eine Indikation zur **operativen Therapie** bei einer maximalen Hämatomdicke in der CT von >10 mm oder einer Mittellinienverlagerung von >5 mm, unabhängig vom GCS des Patienten. Bei allen komatösen Patienten (GCS <9 Punkten) ist eine kontinuierliche ICP-Messung indiziert.

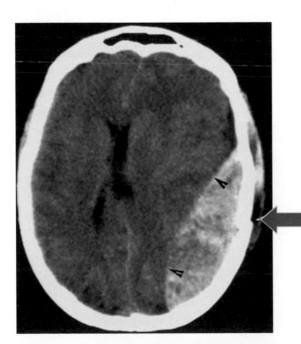

■ **Abb. 2.8** Epiduralhämatom (EDH) links parieto-okzipital mit erheblicher Raumforderung, Kompression der Seitenventrikel und Verschiebung der Mittellinie infolge einer Fraktur (*Pfeil*)

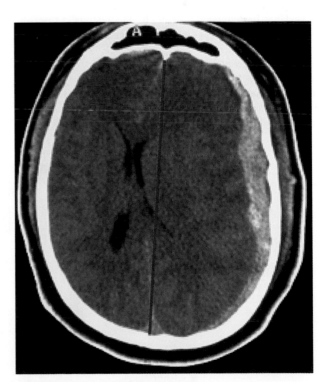

■ **Abb. 2.9** Akutes Subduralhämatom (aSDH) links parietal mit erheblicher raumfordernder Wirkung, Ventrikelkompression und Mittellinienverschiebung (*Linie*)

2

Ebenso besteht bei komatösen Patienten mit einem Hämatomdurchmesser <10 mm und einer Mittellinienverlagerung <5 mm die Indikation zur operativen Therapie, wenn sie sich vom Zeitpunkt des Unfalls bis zur Klinikaufnahme um mindestens 2 GCS-Punkte verschlechtern, wenn der ICP auf mehr als 20 mmHg steigt oder wenn eine Anisokorie bzw. weite, lichtstarre Pupillen vorliegen. Ist eine Operation indiziert, sollte sie auch unverzüglich durchgeführt werden. Die Methode der Wahl ist die Kraniotomie bzw. Kraniektomie mit oder ohne Duraplastik.

▪▪ Prognose

Diese Hämatome sind auch bei schnellem operativem Eingreifen prognostisch ungünstig und mit einer Mortalität von bis zu 70% behaftet. Eine folgenlose Ausheilung ist wegen der meist schweren Hirnkontusion nur selten möglich.

Subakutes Subduralhämatom

> **Definition** ────────────────
> Entwickelt sich das subdurale Hämatom in den ersten **3 Wochen** nach dem Trauma, so spricht man von einem subakuten subduralen Hämatom.

▪▪ Symptomatik, Prognose

Die klinischen Erscheinungen sind uncharakteristisch und bestehen gewöhnlich in einer langsam progredienten intrakraniellen Drucksteigerung und in neurologischen Herdsymptomen. Bezüglich der Rückbildung von neurologischen Ausfällen besteht beim subakuten subduralen Hämatom eine bessere Aussicht als beim akuten subduralen Hämatom.

Chronisches Subduralhämatom

> ❯ **Das chronische Subduralhämatom hat ebenfalls eine traumatische Genese, jedoch liegt das Traumaereignis >3 Wochen, manchmal Monate zurück.**

▪▪ Pathogenese

Typisch ist in der Anamnese nur ein **Bagatelltrauma** erinnerlich oder das Vorliegen eines Traumas wird sogar ganz negiert. Betroffen sind oft ältere Patienten mit eingeschränkter Blutgerinnung (Antikoagulation, Alkoholabusus). Herdsymptome und intrakranielle Druckzeichen entwickeln sich erst im Laufe vieler Wochen. Dies ist darauf zurückzuführen, dass diese hämorrhagischen Ergüsse **langsam** an Volumen zunehmen. Sie entstehen durch Proteinabbau innerhalb eines abgeschlossenen Raumes, dem initialen Hämatom. Frühzeitig bildenden sich Membranen, die das Hämatom umscheiden. Das Hämatom breitet sich meist mit einer Schichtdicke von einigen Zentimetern flächenförmig über eine ganze Großhirnkonvexität aus.

▪▪ Symptomatik, Diagnostik

Die klinische Symptomatik variiert: Kopfschmerzen und Konzentrationsdefizite, bis zu einer Hemiparese und, bei ausgeprägtem Befund, Vigilanzminderung.

In der CT-Diagnostik stellt sich das chronische Subduralhämatom auf Grund des Hämoglobinabbaus als sichelförmige Hypodensität dar (❏ Abb. 2.10). Typisch ist das Vorhandensein von Membranen und frischen Blutanteilen innerhalb des chronifizierten Hämatoms.

▪▪ Therapie, Prognose

Die Therapie der Wahl ist eine Entlastung über ein Bohrloch mit oder ohne Drainage. Die Prognose ist insgesamt günstig.

Intrazerebrale Hämatome

▪▪ Pathogenese

Kontusionsblutungen entstehen aus einer Parenchymverletzung, in die es eingeblutet hat. Seltener kann aber auch eine Gefäßzerreißung, die ein gutes Stück vom eigentlichen Kontusionsherd entfernt ist, zum intrazerebralen Hämatom führen. Treten diese verzögert auf, werden sie als **DTICH** (»delayed traumatic intracerebral hemorrhage«) bezeichnet.

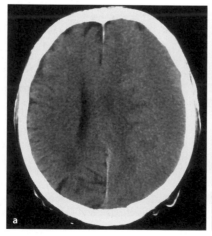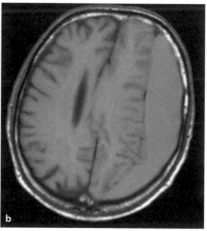

❏ **Abb. 2.10** Chronisches Subduralhämatom (linkshemisphärisch) (cSDH, **a** CT, **b** MRT T1) mit erheblicher Raumforderung und zusätzlicher Mittellinienverschiebung

▪▪ Symptomatik

Die klinische Symptomatik und das neurologische Outcome richten sich nach der Größe und Lokalisation der Blutung. Im Bereich der Zentralregion oder der Stammganglien fallen Patienten oftmals mit einer Hemiparese auf. Liegen Hämatome links temporal kann auch eine Sprachstörung oder ein Krampfanfall auftreten. Bei entsprechender Größe zeigen Patienten zudem eine progrediente Vigilanzverschlechterung, die bis zum Koma reichen kann.

▪▪ Diagnostik

In der CT können sich intrazerebrale Hämatome prinzipiell hypodens, hyperdens und gemischt-dicht darstellen. Sie können in jeder Hirnregion auftreten und sind in der Regel multipel. Typisch ist ein perifokales Ödem, das erheblich zum raschen Anstieg des ICP betragen kann (◘ Abb. 2.11).

▪▪ Therapie, Prognose

Patienten mit Kontusionsblutungen und fortschreitender neurologischer Verschlechterung, einem therapierefraktären Anstieg des ICP und Zeichen einer kritischen lokalen Hirnschwellung (Raumforderung) in der CT sollten, gemäß den Leitlinien der Brain Trauma Foundation **operativ** behandelt werden. Ebenso besteht bei Patienten mit einem GCS von 6–8 Punkten mit frontalen oder temporalen Kontusionen mit einer Größe von >20 cm³ oder einer Mittellinienverlagerung von mindestens 5 mm, sowie bei Patienten mit Kontusion jeglicher Art mit einer Größe von >50 cm³ eine Indikation zur operativen Therapie.

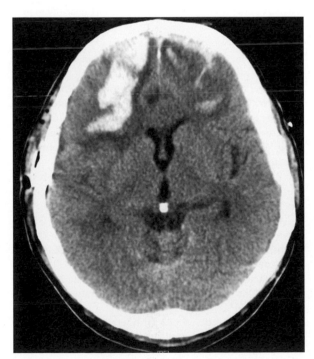

◘ **Abb. 2.11** Traumatisch bedingte, diffuse intrazerebrale Blutungen (ICB). Charakteristischerweise handelt es sich um mehrere Blutungen mit umgebendem Ödem

Patienten mit Kontusionen, jedoch ohne neurologische Beeinträchtigung, ohne kritische Raumforderung in der CT und ohne erhöhten ICP können, unter engmaschigen neurologischen und CT- tomografischen Kontrollen, **konservativ** behandelt werden.

Traumapatienten können auch ohne Kontusionsnachweis in der CT tief bewusstlos sein und an ihrem SHT versterben. Andererseits können selbst großflächige Hirnblutungen und Kontusionen relativ symptomarm bleiben. Die Größe der Kontusion korreliert nicht mit den Behandlungsergebnissen. Vielmehr kommt es auf die Lokalisation und die axonalen Scherverletzungen vor allem im Hirnstamm an.

> **In Kürze**
>
> **Traumatische raumfordernde Hämatome**
> **Epidurale Hämatome:** arteriell, v. a. A. meningea media.
> **Subduralhämatome (Brückenvenen):** akut (3 Tage), subakut (3 Wochen), chronisch (evtl. Monate)
> **Intrazerebrale Hämatome:**
> **Symptomatik:** lebensbedrohliche Erhöhung des intrakraniellen Druckes, Bewusstseinstrübung bzw. Bewusstlosigkeit. Freies Intervall möglich (fortlaufende Beobachtung (GCS) wichtig: in den ersten 12 h stündlich), gleichseitige Mydriasis, kontralaterale Parese mit Pyramidenbahnzeichen.
> **Diagnostik:** CT.
> **Therapie:** Kraniotomie und Hämatomevakuation.

2.2.9 Komplikationen bei Patienten mit Schädel-Hirn-Trauma

Subdurales Hygrom

> ┌─ **Definition** ─
> │ Subdurale Hygrome sind traumatisch bedingte **Liquoransammlungen** außerhalb des Subarachnoidalraumes, die ähnlich raumfordernd wirken können wie subdurale Hämatome.

Mit diesen haben sie die Symptomatik, Diagnostik und dringende operative Versorgung gemeinsam. Als Ursache werden Einrisse der Arachnoidea angenommen, durch die der Liquor cerebrospinalis in den Subduralraum fließen kann. Durch eine Art Ventilmechanismus wird ein Rückstrom des Liquors behindert und es sammelt sich Liquor subdural, der raumfordernd wirken kann.

Posttraumatische Epilepsie

Je schwerer das erlittene Hirntrauma war, desto größer ist das Risiko für das Auftreten einer posttraumatischen Epilepsie. Die posttraumatische Epilepsie wird in eine Früh- und Spätepilepsie eingeteilt:

2

- Zur **Frühepilepsie** werden alle Krampfanfälle gezählt, die **≤1 Monat** nach dem Trauma auftreten. Epileptische Anfälle in der Frühphase sind verdächtig für subdurale oder intrazerebrale Nachblutungen. Daher ist eine CT-Kontrolle notwendig.
- Die **Spätepilepsie** ist vorwiegend durch generalisierte Krampfanfälle gekennzeichnet. Sie tritt etwa ein **halbes Jahr** nach der Verletzung auf. Die Therapie mit Antikonvulsiva ist symptomatisch. Eine prophylaktische Gabe von Antikonvulsiva ist den Guidelines der Brain Trauma Foundation folgend, nicht indiziert.

Posttraumatischer Hydrozephalus

Die zum posttraumatischen Hydrozephalus (◘ Abb. 2.12) führenden Vorgänge sind nicht vollständig geklärt. Neben der Verlegung der Liquorwege durch Blut, kommt auch eine Entstehung durch eine Liquorresorptionsstörung in Frage. Das klinische Bild ist sehr unterschiedlich. Einerseits kann es zu mnestischen Störungen, Koordinationsstörungen und Inkontinenz kommen, das für einen **Hydrocephalus malresorptivus** spricht, anderseits zu Kopfschmerzen, Übelkeit, Erbrechen, Bewusstseinsstörungen, Stauungspapillen, als Zeichen des erhöhten intrakraniellen Druckes beim **Hydrocephalus occlusus**. Die Diagnose lässt sich mit CT/MRT stellen. Therapeutisch kommt die Anlage eines liquorableitenden Stents in Frage.

> **In Kürze**
>
> **Komplikationen bei Patienten mit SHT**
> - **Subdurales Hygrom** (Liquoransammlungen).
> - **Posttraumatische Epilepsie:** Früh- und Spätepilepsie (bis 6 Monate).
> - **Hydrozephalus** (Hydrocephalus malresorptivus, Hydrocephalus occlusus)

2.2.10 Hirnnervenverletzungen

Durch ihren Verlauf an und durch die **Schädelbasis** sind die Hirnnerven bei Schädel-Hirn-Traumata sehr leicht verletzbar. Am häufigsten ist der **N. olfactorius** (Riechnerv) betroffen. Schon bei leichten Traumen kann es zu einem Abriss im Bereich der Siebbeinplatte (Lamina cribrosa) kommen.

Schädigungen des **N. opticus** (Sehnerv) und des Chiasma opticum kommen in etwa 1% der stumpfen Schädel-Hirn-Traumata vor. Bei sekundär einsetzender Verschlechterung des Sehvermögens ist die Indikation zur Freilegung des Sehnervs bei CT-Nachweis einer Kompression gegeben.

Besonders bei Schädelbasisverletzungen werden die **Augenmuskelnerven** verletzt, am häufigsten der N. abducens und seltener der N. trochlearis. Bevor eine direkte Schädigung des N. oculomotorius bei einseitiger Pupillenerweiterung angenommen werden kann, muss eine intrakranielle Blutung und damit ein sekundärer Kompressionseffekt ausgeschlossen werden. Bei frischen Augenmuskellähmungen scheidet eine

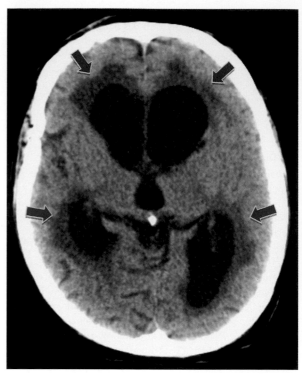

◘ **Abb. 2.12** Posttraumatischer Hydrozephalus. Das innere Liquorsystem (Seitenventrikel, III. Ventrikel) ist dilatiert. Zudem kann man periventrikuläre Liquorabpressungen (Diapedese) erkennen (*Pfeile*). Das Hirngewebe selbst wirkt stark geschwollen. Dieser Patient benötigt, abhängig von dessen Bewusstseinslage (GCS ≤8 Punkten), eine externe Ventrikeldrainage (EVD), um den akuten Liquoraufstau zu entlasten

Operation aus, da häufig spontane Rückbildungen beobachtet werden.

Mitverletzungen des **N. trigeminus** sind bei Schädelbasisfrakturen und Gesichtsverletzungen nicht selten. Meist sind typische Sensibilitätsstörungen im Gesicht zu beobachten.

Eine besondere Bedeutung kommt der sensiblen Versorgung der Hornhaut des Auges durch den **N. ophthalmicus** zu.

Eine Verletzung des **N. facialis** ist häufig auch bei Bewusstlosen erkennbar. Bei Schädigung des Nervs im Bereiche des Felsenbeines kann eine Dekompression erfolgen.

Bei posttraumatischen Ausfällen des Hör- und Gleichgewichtsorgans ist zwischen einer Schädigung des Labyrinths, des Mittelohrs und einer direkten Verletzung des **N. statoacusticus** zu unterscheiden. Im letzten Fall ist auch der N. facialis mitbetroffen. Wenn nicht eine starke Blutung aus dem Ohr vorliegt, wird mit einem operativen Vorgehen zugewartet.

Verletzungen des 9.–12. Hirnnerven werden klinisch sehr selten beobachtet, weil sie durch Frakturen der hinteren Schädelgrube bedingt sind, die oft tödlichen Ausgang zeigen.

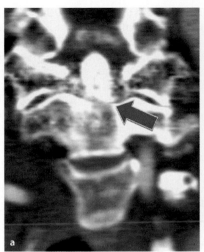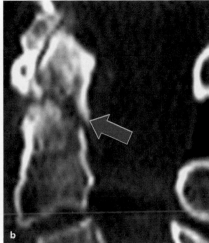

■ **Abb. 2.13** CT der HWS mit **a** koronarer und **b** sagittaler Rekonstruktion und Darstellung einer Densfraktur Typ II (*Pfeil*)

2.3 Rückenmarksverletzungen

Mehr als die Hälfte der Rückenmarkverletzungen sind Folgen eines Verkehrsunfalls. Selten führen Stich- und Schussverletzungen zu Rückenmarkläsionen. Indirekte Gewalteinwirkung, wie Extension, Flexion, Rotation, Distraktion oder Kompression führen zu Frakturen oder Zerreißungen diskoligamentärer Strukturen, die dann ihrerseits Hämatome verursachen können. Dabei kommt es zur Kompression oder im schlimmsten Fall zur Durchtrennung des Rückenmarks.

2.3.1 HWS- Verletzung

HWS-Distorsion

■■ Pathogenese, Symptomatik

Das klassische Verletzungsmuster einer HWS-Distorsion besteht in einer **plötzlichen Beschleunigung** des Kopfes, z. B. bei einem PKW-Auffahrunfall mit einer Retroflexionsbewegung der HWS. Dabei kommt es zu einer Belastung des Muskulatur, der Ligamenta und der Knochen sowie der Gelenke. Oftmals resultieren hieraus Kopf- und Nackenschmerzen, sensible Missempfindungen der Extremitäten und eine Reflexabschwächung sowie vorrübergehend Schwindel und Hörstörung. Dauerschäden entstehen nicht.

HWS Frakturen

■■ Einteilung

Im Bereich der HWS werden folgende Frakturtypen unterschieden:

1. **Densfraktur Typ I–III** (■ Abb. 2.13):
   Typ I: Schrägbruch der Densspitze (stabil, konservative Therapie).
   Typ II: Fraktur läuft am Übergang zwischen Dens und Wirbelkörper; Luxation möglich (instabil, operative Stabilisierung notwendig).

   Typ III: Fraktur läuft durch Denssockel und Axiskörper hinein. Stabil auf Grund großer Spongiosakontaktflächen (konservative Therapie).
2. **Jefferson Fraktur:** Berstungsfraktur des Atlas, die durch axiale Kompression der Wirbelsäule entsteht. Sprengung des Atlasrings an meist 2 Stellen. Über die Stabilität dieser Fraktur entscheidet die Integrität des Lig. transversum. Die Patienten beklagen meist nur Nackenschmerzen.
3. **Hangmans Fraktur:** Durch Hyperextension des Kopfes kommt es zur doppelseitigen Fraktur des Axisbogens mit Spondylolisthese. Durch den klassischen Frakturverlauf durch die Pars interarticularis von HWK 2 auf beiden Seiten kommt es zur Ventralverlagerung des Wirbelkörpers und Dorsalverlagerung des Bogens. Der Spinalkanal ist aufgeweitet und die Patienten meist neurologisch asymptomatisch. 90% heilen unter alleiniger Immobilisation. Die operative Stabilisierung ist nur in Ausnahmen notwendig.
4. **Tear-Drop Fraktur:** Hyperflexion der HWS führt zur Ruptur der Kapsel-Band-Apparates und zum dreieckförmigen Ausriss von Knochenfragmenten an der Wirbelkörpervorderkante. Da meist zusätzlich ein Vertikalbruch des Wirbelkörpers vorliegt gilt diese Fraktur als instabil.

Atlanto-okzipitale Dislokation

Die atlanto-okzipitale Dislokation findet man überdurchschnittlich häufig bei tödlich verlaufenden Autounfällen, insbesondere bei Kindern (wegen des noch weichen Bandapparats). Überlebende Patienten haben zumeist schwere neurologische Defizite mit Hirnnervenausfällen und einer Tetraplegie. In der konventionellen Seitenaufnahme ist der Abstand zwischen Basion und Dens in vertikaler Richtung auf über 5 mm bei Erwachsenen und über 12 mm bei Kindern vergrößert. Das atlanto-okzipitale Gelenk ist auf über 5 mm erweitert und die Distanz zwischen Dens und Atlas beträgt über 3 mm.

2.3.2 Spinale Hämatome

Bei Patienten mit Frakturen, diskoligamentären Verletzungen und neurologischen Defiziten besteht immer der Verdacht auf ein intraspinales Hämatom. Dies ist meist epidural gelegen und kann das Myelon zum Teil erheblich komprimieren.

■■ Therapie

❶ Cave
Eine operative Therapie sollte schnellstmöglich erfolgen, um die Zeit der Kompression des Myelons so kurz wie möglich zu halten.

Abhängig von den unterschiedlichen Frakturmustern und der damit verbundenen Stabilität der Wirbelsäule kommen dabei verschiedenen Techniken zum Einsatz.

Im Bereich der **HWS** kommt eine Hämatomentlastung je nach Lokalisation sowohl von ventral (Diskektomie), wie auch von dorsal (Laminektomie/Hemilaminektomie) in Frage. Nach Entlastung erfolgt die Stabilisierung mithilfe eines Cages, idealerweise in Kombination mit einer ventralen Platte oder eine dorsale Instrumentierung mittels Massa lateralis Schrauben.

Im Bereich des **Thorax** und der **LWS** ist ein ventraler Zugang nur transthorakal oder retroperitoneal möglich und mit einem hohem Risiko behaftet. In der Notfallsituation bietet sich zunächst die Entlastung über eine Laminektomie mit ggf. anschließender Stabilisierung, je nach Frakturausprägung an.

2.3.3 Rückenmarksverletzung

■■ Symptomatik
Die Symptomatologie der Rückenmarkverletzung ist die **partielle** (inkomplette) oder **komplette Querschnittslähmung mit sensiblem Niveau**. Jede akute traumatische Querschnittslähmung ist anfangs schlaff und stets mit einer Blasen- und Mastdarmlähmung verbunden. Je nach Lokalisation der Läsion entstehen bestimmte Bilder der Querschnittslähmung.

Die **zervikale** Querschnittslähmung besteht in einer **Tetraparese** oder **Tetraplegie**. Zudem kann eine Läsion auf Höhe HWK 4 zu einer Lähmung der **Atemhilfsmuskulatur**, des Zwerchfells und zur Intubationspflichtigkeit führen. Wegen der im oberen Halsmark gelegenen lebenswichtigen Zentren werden Läsionen oberhalb des 4. Halswirbels kaum überlebt. Eine häufige traumatische Schädigung des Halsmarks ist in Höhe des Segmentes C7 lokalisiert.

Thorakale sowie im **thorakolumbalen** Übergang gelegene Läsionen führen zu einer **Paraparese** oder **Paraplegie**.

■■ Diagnostik
Entscheidend für die Diagnose ist die klinische neurologische Untersuchung.

❯ Da sich die Symptomatologie bei Rückenmarkläsionen rasch ändern kann, sind häufige Kontrollen des Befundes und dessen Dokumentation erforderlich.

Neben der **klinischen Untersuchung** geben bereits konventionelle **Röntgenaufnahmen** v. a. im seitlichen Strahlengang wichtige Informationen über Frakturen und Dislokationen. In der Notfallsituation ist diese Untersuchung heute jedoch obsolet. Das **Spiral-CT** mit sagittaler und koronarer Rekonstruktion ist die Methode der Wahl, um einen umfassenden und schnellen Überblick über die knöchernen Verletzungsmuster und die Ausbildung von Hämatomen zu bekommen. Um jedoch Aussagen über diskoligamentäre Verletzungen oder über Verletzungen des Rückenmarks selbst zu tätigen, ist das **MRT** die mit Abstand sensitivste Untersuchungstechnik. Mit ihr lassen sich **Zerreißungen von Ligamenta** (Ligamentum transversum) oder ein Ödem im Rückenmark bzw. ein **Myelopathiesignal** als indirektes Zeichen einer Rückenmarksläsion eindeutig nachweisen.

■■ Therapie
Tritt eine **komplette Querschnittslähmung** bereits am Unfallort ein und zeigt bei weiteren neurologischen Untersuchungen keine **sakrale Aussparung** (perianale Anästhesie und Analgesie), so ist deren Prognose auf Remission schlecht und die Lähmung meist irreversibel.

❯ Lässt sich jedoch eine eindeutige sakrale Aussparung trotz einer initial scheinbar kompletten Querschnittsläsion feststellen, so besteht eine eher günstige Prognose.

Stellt sich hingegen das Querschnittsbild erst allmählich oder nach einem freien Intervall ein, dann soll nach entsprechender Diagnostik (CT, MRT, Myelogramm) das betroffene Rückenmarksegment freigelegt, inspiziert und entlastet werden. Die Ursache einer **sekundären Kompression** können ein disloziertes Knochenfragment, ein Bandscheibenvorfall, ein Hämatom im Wirbelkanal oder eine starke ödematöse Anschwellung des Rückenmarks sein. Je nach Stabilität des betroffenen Wirbelsäulenabschnittes und begleitender Frakturen oder diskoligamentärer Verletzungen besteht zudem die Indikation zur operativen Stabilisierung des betroffenen Wirbelsäulenabschnitts.

In den ersten Tagen einer inkompletten Querschnittslähmung kann eine **Ödembehandlung** mit Kortikosteroiden und hyperosmolaren Lösungen gemäß dem NASCIS Schema mit hochdosiertem Methylprednisolon sinnvoll sein. Insbesondere auf Grund der Nebenwirkungen fehlt jedoch bislang eine evidenzbasierte Empfehlung.

■■ Komplikationen und Nachbehandlung

❯ Bei hoher Läsion des Halsmarks kann das traumatische Ödem zur Medulla oblongata aufsteigen und über Atem- und Kreislaufstillstand den Tod verursachen.

Eine traumatische Schwellung des mittleren Halsmarks betrifft die Phreniuskerne (C4) und lähmt das Zwerchfell. Auf Grund dessen werden viele Patienten nach initialer Intubation tracheotomiert und bleiben dauerhaft von einem Respirator abhängig. Da die Willkürmotorik von Rumpf und Extremitäten aufgehoben (Tetraplegie, Paraplegie), die Sensibilität in allen Qualitäten vermindert oder erloschen sind und die Kontrolle von Blasen- und Mastdarmentleerung verloren ging, zeigen sich als häufigste Komplikationen Dekubitalgeschwüre, Harnwegsinfektionen, Pneumonien, Venenthrombosen und Lungenembolien.

Dekubitalgeschwüre lassen sich durch regelmäßiges Umlagern, Dekubitalmatratzen, Wasserkissen, Drehbett etc. verhindern.

> **Praxisbox**
>
> **Blasentraining**
> Die Blase muss zu Beginn künstlich, durch regelmäßiges Katheterisieren entleert werden. Durch Beklopfen der Bauchwand oder durch Streichen an der Innenseite des Oberschenkels wird die Blasenmuskulatur zur Kontraktion angeregt. Durch das Blasentraining kann der Patient im Idealfall seine Blase praktisch fast willkürlich entleeren.

Der Entstehung von **Kontrakturen** an den Extremitäten und Pneumonien wirken frühzeitig einsetzende krankengymnastische Übungen entgegen. Zur Verhinderung von **thromboembolischen Komplikationen** sollte der Patient frühzeitig antikoaguliert werden.

Häufige Todesursachen: Urosepsis, Dekubitalsepsis, Lungenembolie, paralytischer Ileus.

▪▪ Prognose
Die **sofort eingetretene komplette** Querschnittslähmung ist irreparabel.

Bei der **inkompletten** Querschnittslähmung ist anfänglich keine Prognose der Lähmung möglich. Da die Langzeitbehandlung von Querschnittsgelähmten eine spezielle Einrichtung und Pflege erfordert, sollte der Patient möglichst rasch in ein **Rehabilitationszentrum** bzw. **Paraplegikerzentrum** verlegt werden. Ziel der Langzeitbehandlung ist die Hinführung zur Rehabilitation und Resozialisierung. Nach Abschluss der Rehabilitation sollte der Querschnittsgelähmte nach bestimmten Anpassungen des Wohn- und Arbeitsplatzes und mit Hilfsmitteln wieder aktiv am familiären und beruflichen Leben teilnehmen können.

> **In Kürze**
>
> **Rückenmarkverletzungen**
> Häufig durch Verkehrsunfälle. Partielle (inkomplette) oder komplette Querschnittslähmung: Tetraparese oder Tetraplegie (zervikal), Paraparese oder Paraplegie (thorakal, thorakolumbal).
> **Diagnostik**: neurologische Untersuchung, Spiral-CT, MRT.
>
> **Therapie:**
> ▬ Operative Dekompression und ggf. Stabilisation.
> ▬ Kortikosteroide und hyperosmolare Lösungen zur Ödembehandlung (**Cave**: aufsteigende Ödeme bei hohen zervikalen Läsionen).
> ▼

> **Komplikationen:** Dekubitalgeschwüre, Harnwegsinfektionen (Blasentraining), Pneumonien, Venenthrombosen, Lungenembolien. Möglichst rasche Verlegung in ein Rehabilitationszentrum bzw. Paraplegikerzentrum.

2.4 Hirntumoren

2.4.1 Einführung

> **Definition**
> Als Hirntumoren werden Tumoren des neuroektodermalen Gewebes des zentralen Nervensystems bezeichnet.

Man spricht bei diesen Tumoren auch von axialen Tumoren. Als extraaxiale Tumoren werden z. B. Meningeome bezeichnet, die von der Dura ihren Ursprung haben und das Hirngewebe komprimieren. Die Dignität der Hirntumoren variiert und wird nach der WHO in Grad I–IV eingeteilt.

> **Fallbeispiel**
> Nach einem Discobesuch erleidet eine 23-jährige Studentin erstmalig einen Grand-mal-Anfall. In der Neurologischen Klinik wird daraufhin eine MRT des Schädels durchgeführt. In der klinischen Untersuchung ist die Patientin asymptomatisch. In den T2-gewichteten kernspintomografischen Aufnahmen zeigt sich eine ca. 3,5×4 cm große Hyperintensität rechts temporo-polar. Eine Kontrastmittelaufnahme konnte nicht nachgewiesen werden.
> **Weiteres Vorgehen?**
> A. Welche diagnostischen und therapeutischen Möglichkeiten stehen zu Verfügung?
> B. Welche Behandlung würden Sie der jungen Patientin anbieten?
> **Antwort:** Bei der in der Bildgebung beschriebenen Läsion handelt es sich um ein diffuses Astrozytom WHO II. Durch eine stereotaktische Biopsie kann die Diagnose gesichert werden. Bezüglich der Behandlung ist die Patientin prinzipiell über eine operative Resektion, die Möglichkeit einer Radio- oder Chemotherapie und über engmaschige Kontrollen ohne Therapie aufzuklären. In dem beschriebenen Fall würde man eine operative Therapie vorschlagen und empfehlen. Der Tumor ist operativ ohne neurologisches Defizit entfernbar. Dadurch kann das Risiko eines Tumorupgrades zu einem WHO Grad III Tumor und das Weiterwachsen reduziert werden. Eine initiale Radiatio oder Chemotherapie wird bei Grad II Tumoren nicht standardmäßig durchgeführt.

2

2.4.2 Gliome

▪▪ Molekularbiologische Grundlagen

Tumoren der Astrozytenreihe (**Astrozytome**) sind eine sehr heterogene Gruppe. Bislang wurden verschiedene tumorauslösende Reize (Onkogene), die für die Entstehung von Astrozytomen verantwortlich sein könnten, diskutiert.

Astrozytome lassen sich gemäß WHO in
- benigne, differenzierte Tumoren (WHO I),
- mäßig bis wenig differenzierte Tumoren (semimaligne WHO II und maligne WHO III) und
- undifferenzierte (maligne WHO IV) Tumoren einteilen.

Bis zu 70% der WHO II und III Tumoren, sowie sekundäre WHO IV Tumoren, zeigen Veränderungen des zytosolischen Enzyms **Isocitrat-Dehydrogenase (IDH)** im Erbgut. Bei der IDH-Mutation wird überwiegend eine einzige Aminosäure, nämlich Arginin in Histidin auf Position 132 ausgetauscht.

▪▪ Hereditäre Syndrome

In den letzten Jahrzehnten wurden eine große Anzahl von genetischen (z. B. Mutationen und Deletionen) und epigenetischen (z. B. Methylierung) Erscheinungen bei der Entstehung und beim Wachstum von Hirntumoren nachgewiesen.

Eine Reihe von Hirntumoren sind zudem assoziiert mit familiären Tumorsyndromen. Zu erwähnen sind dabei unter anderem **Li Fraumeni** (p53: Astrozytome), **Neurofibromatose Typ I** (NF1: Astrozytome, Ependymome, Meningeome), **Neurofibromatose Typ II** (NF2: beidseitige Akustikusneurinome, Meningeome), **tuberöse Sklerose** (TSC1 und TSC2: subependymale Riesenzell-Astrozytome, Hamartome), **Turcot Syndrom A** (APC: Medulloblastom), **Turcot Syndrom B** (MLH1/MSH2/MSH6/PMS2: Glioblastom) und das **Cowden Syndrom** (PTEN: Astrozytome).

Astrozytome WHO I

▪▪ Pathogenese, Histologie

Pilozytische Astrozytome (WHO I) sind langsam wachsende Tumoren, die vor allem im Kindes- und jungen Erwachsenenalter auftreten. In 50% der Fälle liegen genetische Zugewinne oder aktivierende Mutationen des Proto-Onkogens BRAF vor. Zusätzlich gibt es eine Assoziation zur Neurofibromatose, aber das NF1 Gen ist ebenso wie p53 nicht mutiert. Pilozytische Astrozytome können im Großhirn, Zwischenhirn, der hinteren Schädelgrube und sogar im Rückenmark auftreten. Histopathologisch fallen Bündel bipolarer astrozytärer Tumorzellen, Rosenthal-Fasern und eosinophile granuläre Körper auf.

Neben den pilozytischen Astrozytomen zählen noch **subependymale Riesenzell-Astrozytome** zu den WHO I Astrozytomen.

▪▪ Symptomatik, Diagnostik

Bei der Lokalisation im Kleinhirnbereich werden Patienten vor allem durch Gangunsicherheit (**Ataxie**), im Bereich des Zwischenhirns durch **hypothalamische Funktionsstörungen** (Diabetes insipidus, Hyper- oder Hypokortisolismus, Hyper-

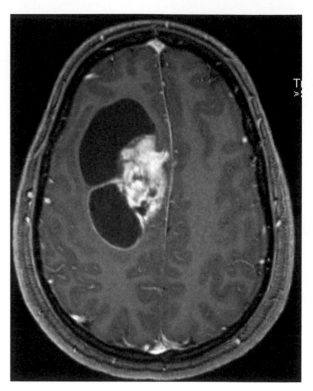

▣ **Abb. 2.14** Pilozytisches Astrozytom (MRT T1 mit KM) mit solidem, kontrastmittelaufnehmendem Tumorknoten und zystischen Anteilen rechts fronto-parietal

oder Hypothyreodismus etc.) auffällig. In der kontrastmittelverstärkten kernspintomografischen Untersuchung lässt sich meist ein stark kontrastmittelaufnehmender Knoten in Assoziation mit einer Zyste nachweisen. Aufgrund des langsamen Wachstums ist der Tumor nur von wenig perifokalem Ödem umgeben (▣ Abb. 2.14).

▪▪ Therapie, Prognose

Die Therapie der Wahl ist die komplette chirurgische Entfernung. Gelingt dies, ist die Prognose äußerst günstig.

Astrozytom WHO II (low-grade glioma)

Zu den Astrozytomen WHO II werden
- das **diffuse Astrozytom**,
- das **Oligoastrozytom** und
- das **Oligodendrogliom** gezählt.

Diffuses Astrozytom

▪▪ Epidemiologie, Histologie

Das **diffus wachsende, niedrig maligne Astrozytom WHO II** tritt vor allem im jungen Erwachsenenalter (30. Lebensjahr) auf. Histopathologisch handelt es sich dabei um einen gut differenzierten Tumor ohne Zeichen von Anaplasie, der jedoch stets das umgebende Gewebe diffus infiltriert. Charakteristisch ist ein Verlust der Heterozygotität (LOH auf Chromosom 10p und 22q).

❶ Cave

Durch den Verlust von p53 (75–90%) entwickeln diese Tumoren ein Upgrade zu malignen Astrozytomen WHO III oder zu Glioblastomen(15–45%!).

■ ■ **Diagnostik, Symptomatik**

In den T1 gewichteten kernspintomografischen Untersuchungen stellen sich low-grade-glioma als hypointense Läsionen dar (DD: Infarkt, MS). Zudem lassen sich in FLAIR-Sequenzen Signalanhebungen, die für tumorinfiltriertes Hirngewebe sprechen, nachweisen (❑ Abb. 2.15).

Je nach Lokalisation und Größe der Tumoren werden Patienten auffällig durch: epileptische Anfälle, eine Hemiparese (parietal), Sehstörungen (okzipital) und durch Kopfschmerzen und Übelkeit (Raumforderung mit Mittellinienverlagerung).

■ ■ **Therapie, Prognose**

Die Therapie der Wahl richtet sich nach der Lokalisation des Tumors. Nach den Heidelberger Richtlinien ist eine radikale Resektion oder zumindest eine stereotaktische oder offene Biopsie empfohlen. Der Tumor sollte bei jedem Patienten histologisch gesichert werden.

> **Vorteile der radikalen Tumorresektion**
> – Vermeidung eines Tumor-Upgrades zu malignen Astrozytomen
> – Bessere Kontrolle epileptischer Anfälle
> – Verbesserung neurologischer Defizite
> – Mögliche Verlängerung des Gesamtüberlebens und des tumorfreien Überlebens

In der aktuellen Literatur wird beschrieben, dass das Ausmaß der Resektion eng mit dem Überleben korreliert. Sogar ein Tumorrest von nur 10 mm³ scheint bereits das Überleben signifikant zu reduzieren.

Diese Erkenntnisse fordern eine **bessere chirurgische Resektion**. Makroskopisch lassen sich benigne Astrozytome oft kaum von gesundem Hirngewebe unterscheiden. Um eine maximale Resektion bei minimaler Morbidität zu erreichen, sind die Verbesserung der chirurgischen Techniken oder die Etablierung neuer Techniken unabdingbar. Dazu zählen:
– die exakte präoperative Planung an Hand von MRT-Untersuchungen und die Durchführung von funktionellen MRT-Untersuchungen und einer Bahnendarstellung (**Fiber-tracking**, ❑ Abb. 2.16) bei eloquenter Tumorlage,
– die Verwendung der intraoperativen Neuronavigation,
– das **intraoperative Monitoring** (Hirnnerven, MEP, SSEP, akustisch evozierte Potentiale),
– die intraoperative MRT zur Kontrolle des Resektionsausmaßes und auch
– die Operation am wachen Patienten (**Wachkraniotomie**).

Es gibt aber gelegentlich auch Argumente, die Resektion erst bei Tumorprogress durchzuführen und den Patienten engmaschig zu überwachen (**watchful waiting**).

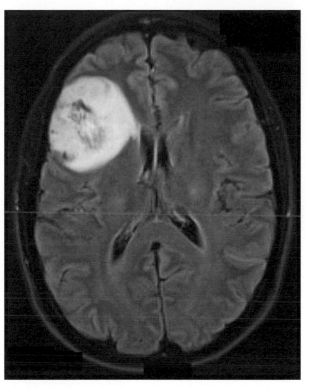

❑ **Abb. 2.15** Astrozytom WHO II rechts frontal. Charakteristischerweise nehmen diese Tumoren kein Kontrastmittel auf. In der MRT mit T2 flair Wichtung kommen diese als hyperintense Raumforderung zur Darstellung

Mittleres Überleben von Gliompatienten unter jeweiliger Standardbehandlung

Gliome	WHO	Mittleres Überleben
– Pilozytisches Astrozystom	I	Kurativer Behandlungsansatz bei vollständiger Resektion
– Diffuses Astrozytom	II	10–15 Jahre
– Anaplastisches Astroytom	III	24–48 Monate
– Glioblastom	IV	15–18 Monate

Argumente für watchful waiting
– Minimale Symptome
– Hohes Risiko auf eine neurologische Verschlechterung durch die OP
– Erstdiagnose
– Zuverlässige MRT-Kontrolle (Compliance)
– Patient zeigt klinisch stabilen Zustand ohne nachgewiesenes Tumorwachstum

2

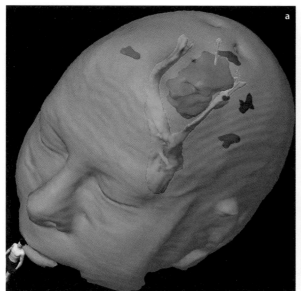

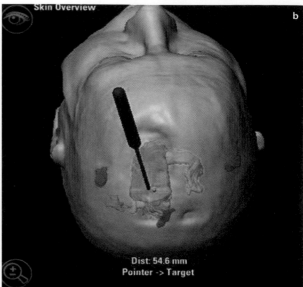

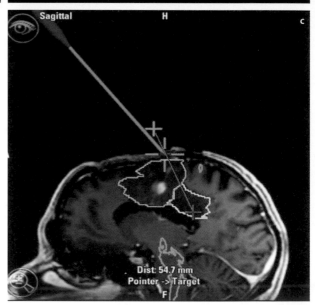

◻ Abb. 2.16 Fiber tracking und Neuronavigation. Durch Anfertigung eines funktionalen MRTs können präoperativ motorische Bahnen (**a**, Fasern der Pyramidenbahn: *grün*) oder Sprachareale individuell bestimmt und dargestellt werden. Diese Informationen werden in die Neuronavigation eingearbeitet (**b, c**). So gelingt eine exakte und maximal radikale chirurgische Tumorresektion (*gelb*) unter Schonung eloquenter Areale (*grün, violett*).

Unter Einbeziehung aktueller Studien können 5 Risikofaktoren identifiziert werden. Lassen sich 2 bei einem Patienten nachweisen, spricht dies für eine schlechte Prognose:

- Alter über 40 Jahre (kein absolutes cut-off)
- Histologie (diffuses Astrozytom < Oligoastrozytom und Oligodendrogliom)
- Neurologische Defizite
- Tumorgröße (>6 cm)
- Überschreiten der Mittellinie oder Midline-Shift

Radiatio Der Einsatz der Strahlentherapie (RTX) beim LLG wird immer wieder diskutiert. Ab einer Dosis von 45–50 Gy konnte in den europäisch/kanadischen Studien ein Wirknachweis erbracht werden. Eine frühzeitige Bestrahlung hat zwar keinen signifikanten Einfluss auf das Gesamtüberleben

(63–66%/5 Jahre), jedoch einen Einfluss auf die Zeit des tumorfreien Überlebens (5,3 vs. 3,4 Jahre). 15% der Patienten entwickeln jedoch Strahlennekrosen und 20% neuropsychologische Defizite.

Chemotherapie Der Einsatz der Chemotherapie erfolgt beim Astrozytomen WHO II individualisiert und ist nicht prinzipiell bei allen Patienten notwendig. In der Regel wird Temozolomid verwendet und die Patienten in Form von Studien (RTX vs. Temozolomid) behandelt. Der Einsatz erfolgt vor allem gemäß 1p 19q Status bei Oligodendrogliomen.

Oligodendrogliome

Oligodendrogliome kommen in der grauen und weißen Substanz vor. Sie entstehen vorwiegend bei Erwachsenen,

v. a. in den zerebralen Hemisphären und dort besonders in den Frontallappen. Im Gegensatz zu Astrozytomen, wachsen Oligodendrogliome charakteristischerweise unter Einbeziehung des Kortex. Oligodendrogliome des Hirnstammes oder des Kleinhirns sind Seltenheiten. Verkalkungen sind häufig.

Man unterscheidet zwischen Oligodendrogliomen (WHO II) und den anaplastischen Formen (WHO III). Etwa 90 % der Oligodendrogliome WHO II und etwa 50–60% der anaplastischen Oligodendrogliome WHO III weisen einen kombinierten Allelverlust auf dem kurzen Arm von Chromosom 1 (1p) und dem langen Arm von Chromosom 19 (19q) auf. Als Ursache dieses kombinierten Allelverlustes von 1p und 19q wurde eine zentromere oder perizentromere Translokation identifiziert. Eine Mutation von p53, wie sie typisch bei Glioblastomen anzutreffen ist, fehlt bei Oligodendrogliomen in den meisten Fällen.

Die Prognose von Oligodendrogliomen WHO II ist mit einem durchschnittlichen Überleben von über 10 Jahren relativ günstig. Der Einsatz einer Chemotherapie erfolgt vor allem gemäß 1p 19q Status mit PCV oder Temozolomid.

Anaplastische Astrozytome WHO III

▪▪ Pathogenese, Histologie

Anaplastische Astrozytome entstehen meistens aus benignen Astrozytomen WHO II.

Histopathologisch lassen sich neben dem Gliafasernachweis mit dem Antikörper GFAP, der allen Astrozytomen gemein ist, als Zeichen der Anaplasie bereits eine vaskuläre Proliferation, Zellpleomorphismus, Kernatypie und eine gesteigerte Proliferationsrate nachweisen.

▪▪ Diagnostik

In der kernspintomografischen Darstellung nehmen die anaplastischen Astrozytome auf Grund der tumorbedingten Schrankenstörung Kontrastmittel auf und zeigen oft ein Mischbild aus niedriggradigen und höhergradigen Tumoranteilen (❑ Abb. 2.17).

▪▪ Therapie, Prognose

Im Mittelpunkt der Therapie steht die **radikale chirurgische Resektion**, zumindest aller kontrastmittelaufnehmender Tumoranteile, soweit dies funktionell möglich ist. Es folgt im Anschluss eine adjuvante Nachbehandlung in Form einer **kombinierten Radiochemotherapie**. Dabei wird jedoch die Strahlendosis mit 55–60 Gy deutlich höher gewählt als bei Astrozytomen WHO II. Diese wird durch eine Chemotherapie (Temozolomid) begleitet. Das durchschnittliche Überleben liegt bei 24–48 Monaten.

Anaplastisches Oligodendrogliom, anaplastisches Oligoastrozytom WHO III

Neben den anaplastischen Astrozytomen WHO III zählen auch anaplastische Oligodendrogliome, sowie deren Mischvariante, das anaplastische Oligoastrozytom, zu den WHO III Tumoren.

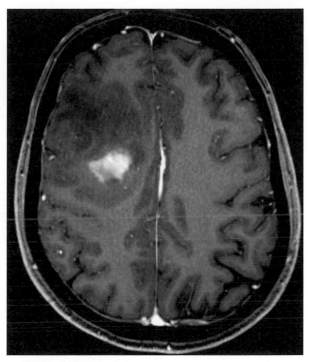

❑ **Abb. 2.17** Astrozytom Grad III. MRT mit T1 Wichtung und nach KM-Gabe mit diffusen, nicht kontrastmittelaufnehmenden und kontrastmittelaufnehmenden Tumoranteilen rechts frontal. Es zeigt sich nur wenig perifokales Ödem

Glioblastom WHO IV (GBM)

▪▪ Definition, Epidemiologie

Das Glioblastom (GBM) entspricht dem Astrozytom WHO IV. Es ist der häufigste maligne Hirntumor. Das durchschnittliche Überleben liegt unbehandelt bei 6–12 Monaten, kann jedoch unter bestimmten Bedingungen signifikant verlängert werden.

▪▪ Symptomatik

Je nach Lokalisation des Tumors werden Patienten mit unterschiedlichen Herdsymptomen auffällig. Auf Grund des raschen Tumorwachstums und des damit verbundenen, oftmals erheblichen perifokalen Ödems zeigen einige Patienten, ähnlich wie Patienten mit zerebralen Metastasen (▸ Abschn. 2.4.4) Zeichen einer intrakraniellen Druckerhöhung.

Zeichen eines erhöhten ICP

- Kopfschmerzen
- Übelkeit
- Brechreiz und Erbrechen
- Vigilanzstörungen
- Anisokorie

Kopfschmerzen treten dabei vor allem morgens auf. Das Erbrechen erfolgt abrupt, schwallartig und ohne einen Zusammenhang mit der Nahrungsaufnahme, jedoch oftmals nach heftigen Kopfschmerzen. 40% der Patienten mit schnellwach-

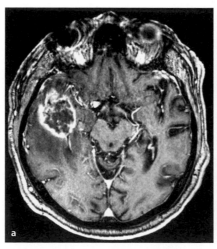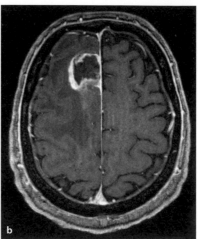

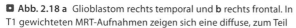
Abb. 2.18 a Glioblastom rechts temporal und **b** rechts frontal. In T1 gewichteten MRT-Aufnahmen zeigen sich eine diffuse, zum Teil girlandenförmige Kontrastmittelaufnahme, eine zentrale Nekrose und perifokales Ödem

senden GBM zeigen bei Diagnosestellung eine Bewusstseinsstörung sowie eine Wesensveränderung mit einem Abstumpfen der Persönlichkeit, Interesselosigkeit, Störung der Orientierung, des Gedächtnisses und der kritischen Reflexion.

▪▪ Diagnostik

In den **kernspintomografischen** Untersuchungen sind GBM durch eine girlandenförmige Kontrastmittelaufnahme und ein ringförmiges Randenhancement gekennzeichnet. Typisch ist zudem eine zentrale Nekrose und ein ausgedehntes perifokales Ödem (■ Abb. 2.18). Bei Überschreiten des Balkens können GBM auch bihemisphärisch wachsen. In diesem Fall spricht man von Schmetterlingsglioblastomen.

Histopathologisch weisen GBM Nekrosen, eine erhebliche Neovaskularisation und extreme Zelltypie auf.

Molekulargenetische Untersuchungen lassen die Differenzierung von 2 Subtypen zu: ein spontan, rasch wachsendes de novo GBM und ein sekundäres GBM, das aus vorangegangenen Läsionen durch fortschreitende Dedifferenzierung entsteht. Die Prognose ist gleich, was sich dadurch erklären lässt, dass obgleich unterschiedliche Gene mutieren, schließlich der gleiche Pathway beschritten wird. Dazu zählen nach heutiger Vorstellung der p53, Rb1 und der Wachstumsfaktor aktivierte PI3/kinaseAkt Pathway. In bis zu 50% findet man zudem eine Überexpression von EGFR. Ebenso ist ein Verlust der Heterozygotität (LOH)10p und 10q charakteristisch.

▪▪ Therapie, Prognose

Bei dem Bemühen, die Prognose der GBM zu verbessern, konnte eindeutig gezeigt werden, dass die **maximal radikale chirurgische Resektion** des Tumors sowohl die Zeit des tumorfreien Überlebens, wie auch das Gesamtüberleben verbessern kann. Der Begriff der radikalen chirurgischen Resektion ist jedoch auf Grund des diffusen, infiltrativen Wachstums dieser Tumoren irreführend. Er bezieht sich auf die kontrastmittelaufnehmenden Tumoranteile. Der chirurgische Ansatz

besteht dabei in einer Tumormassenreduktion, der Diagnosesicherung und der Beseitigung der tumorbedingten Raumforderung. Soweit dies anatomisch möglich ist, sollte eine Resektion von mindestens 95% erreicht werden.

> ❯ **Oberste Therapieprämisse in der neurochirurgischen Behandlung des GBM ist die weitestgehende chirurgische Therapie unter dem Erhalt der neurologischen Funktion und Integrität des Patienten.**

Bei diffusem Tumorwachstum in eloquente Areale oder bei bihemisphärischer Ausdehnung sollte eine offene oder stereotaktisch durchgeführte Biopsie vorgenommen werden, um die Diagnose zu sichern. Im Anschluss folgt die adjuvante Behandlung in Form einer **Radiochemotherapie**.

Um eine maximal radikale chirurgische Resektion unter Erhalt der neurologischen Funktion vornehmen zu können, ist eine **exakte präoperative Planung** mittels MRT und bei Tumoren, die nahe an eloquente Areale heranreichen, auch mittels funktionellem MRT unverzichtbar. Die Operation selbst wird standardmäßig navigationsgestützt durchgeführt. Um intraoperativ das Resektionsausmaß zu kontrollieren, kann entweder ein intraoperatives MRT durchgeführt werden (■ Abb. 2.19) oder der Fluoreszenzfarbstoff 5-ALA (5-Amino-Lävulin-Säure) eingesetzt werden. Dieser wird präoperativ oral dem Patienten appliziert und färbt Tumorgewebe unter einem Blaufilter im Mikroskop violett an (■ Abb. 2.20).

Der chirurgischen Resektion folgt die adjuvante Behandlung mittels Radiochemotherapie gemäß dem STUPP-Schema und meist in Form von Studien. Dabei wird eine Strahlengesamtdosis von bis zu 56 Gy appliziert. Als Chemotherapeutikum wird Temozolomid verwendet, das den Einsatz von BCNU oder ACNU in der Primärtherapie auf Grund deren starker Nebenwirkungen nahezu vollständig verdrängt hat. Die Ergebnisse der E.O.R.T.C.-Studie konnten zudem zeigen, dass sich durch die adjuvante Radiochemotherapie mit Temozolomid die Prognose, vor allem bei Tumoren mit molekular-

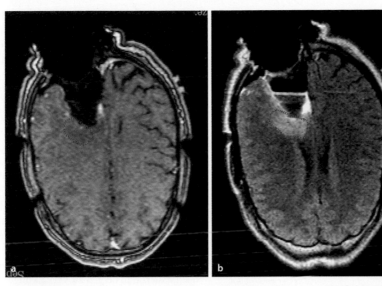

◘ **Abb. 2.19** Intraoperatives MRT mit Tumorrest am Boden der Resektionshöhle (**a** nativ, **b** mit Kontrastmittel). Diese Daten konnten in die Neuronavigation eingearbeitet und der Tumorrest vollständig entfernt werden

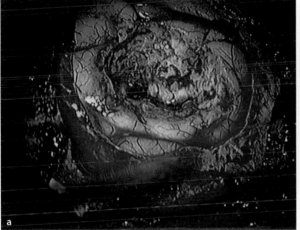 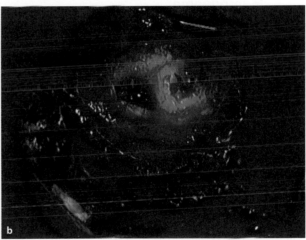

◘ **Abb. 2.20** Intraoperativer Situs nach partieller Tumorresektion: **a** Tumorreste, die unter Weißlicht nicht sichtbar sind, **b** leuchten nach Gabe von 5-Aminolävulinsäure (5-ALA) violett im Blaulichtfilter und können, wenn anatomisch möglich, reseziert werden (W. Stummer, Münster)

genetisch nachgewiesener Methylierung des MGMT-Promotors, erheblich verbessern lässt. Kombiniert mit einer radikalen chirurgischen Resektion kann bei diesen Patienten die Gesamtüberlebenszeit über 2 Jahre betragen.

> **Faktoren für die Gesamtprognose bei Patienten mit GBM**
> - Karnofsky-Index
> - Alter
> - Ausmaß der Resektion
> - Methylierung des MGMT-Promotors

Darüber hinaus wird versucht, die Prognose durch neue Therapien zu verbessern. Dazu zählt das **Einlegen von Carmustin Wafers** (Gliadel) in die Resektionshöhle direkt bei der Operation. Dieses Verfahren findet vor allem in den USA Anwendung. Durch die kontinuierliche Abgabe von BCNU (Bis-Chlorethyl-Nitroso-Urea) konnte ein Überlebensvorteil von 7 Wochen nachgewiesen werden.

Zudem werden eine Vielzahl von Therapieansätzen erprobt: Chemotherapien, onkogene Viren, Immuntherapie, Hyperthermie, etc.

2

2.4.3 Meningeome

▪▪ Definition

Meningeome sind die zweithäufigsten Neoplasien des zentralen Nervensystems und in der Regel langsam wachsende, benigne extraaxiale Tumoren, die von sog. cap cells der Arachnoidea ausgehen. Selten können sie auch malignisieren.

▪▪ Pathogenese, Histologie

Meningeome entstehen **spontan**, sie können aber auch familiär gehäuft oder bei Patienten nach einer Bestrahlung auftreten. Frauen sind mit einer Wahrscheinlichkeitsverteilung von 3:2 deutlich häufiger betroffen. Da ein Teil der Meningeome Östrogenrezeptoren auf deren Oberfläche entwickeln, können

diese Tumoren während der Schwangerschaft oder durch eine Hormonsubstitution in ihrem Wachstum stimuliert werden.

Die häufigste **genetische Mutation** besteht in einer Inaktivierung des Neurofibromatose 2 Gens (NF2) auf Chromosom 22q (Merlin) durch eine Spontanmutation. Andere betroffenen Genloci können MN1, PTEN und ein unbekanntes Gen auf Chromosom 1p13 sein.

Meningeome entstehen aus Zellen der Arachnoidea und wachsen meist in Nähe der venösen Sinus, sind der Dura anheftend und sind oftmals über dem Frontal- und Parietallappen (**Konvexitätsmeningeome,** ▪ Abb. 2.21a), im Bereich des **Keilbeinflügels** (▪ Abb. 2.21b), in der **Olfaktoriusrinne,** im Bereich der Falx cerebelli, der Sylvischen Fissur, im Kleinhirnbrückenwinkel (▪ Abb. 2.21c) und spinal lokalisiert.

Meningeome sind in der Regel graue, glasige Tumoren und vom umgebenden Hirngewebe abgrenzbar. Histopathologisch handelt es sich meist um **uniforme Zellen,** die sich z. T. **zwiebelschalenartig** anordnen. Meningeome sind oft stark vasularisiert und neigen zu Verkalkungen, die mikroskopisch als charakteristische **Psammomkörperchen** sichtbar werden. Sie werden nach WHO in Grad I (<90%), II (7%) und III (2%) eingeteilt.

▪▪ Diagnostik

Aufgrund der ausgeprägten Verkalkung sind Meningeome manchmal bereits auf einem Röntgenbild als homogene, verkalkte Struktur, die der Schädelkalotte anheftet zu sehen oder sie fallen bei einer CT-Untersuchung als homogene Hyperdensität als Nebendiagnose z. B. bei der Abklärung eines Traumas auf. Daneben bleibt die kernspintomografische Bildgebung mit Kontrastmittelgabe die Untersuchungstechnik der Wahl. Charakteristisch sind ein sog. **Duratail** des Tumors an der anheftenden Dura, eine homogene Kontrastmittelaufnahme und, auf Grund des langsamen Wachstums, nur wenig perifokales Ödem (▪ Abb. 2.22). Die starke Vaskularisierung wird in einer zerebralen Angiografie (DSA) besonders ein-

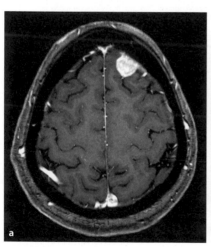
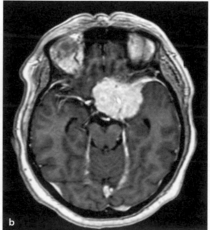
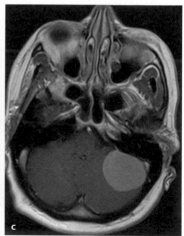

▪ **Abb. 2.21** Axiale kontrastmittelverstärkte MRT (T1) Aufnahmen mit Darstellung von **a** einem Konvexitätsmeningeom links frontal, **b** einem ausgedehnten Keilbeinflügelmeningeom links, **c** einem

Tentoriummeningeom links mit deutlicher Raumforderung in der hinteren Schädelgrube und Bedrängung des IV. Ventrikels

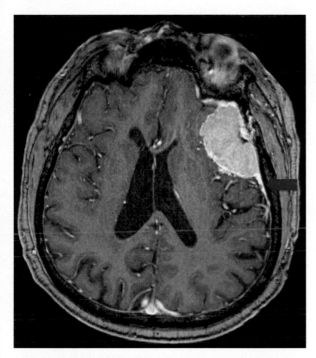

◘ Abb. 2.22 Axiale MRT Aufnahme nach Kontrastmittelgabe (T1) mit Darstellung eines lateralen Keilbeinflügelmeningeoms links mit nach parieto-temporal reichendem Duraltail (*Pfeil*) und nur geringem perifokalem Ödem

◘ Tab. 2.1 Simpson Grading zur Abschätzung der Radikalität der chirurgischen Resektion bei Meningeomen und dem damit verbundenen Risiko eines Rezidivs

Simpson Grade	Ausmaß der Resektion
Grad I	Makroskopisch vollständige Resektion mit Exzision der tumorinfiltrierten Dura und Knochen
Grad II	Makroskopisch vollständige Resektion mit Koagulation der Dura
Grad III	Makroskopisch vollständige Resektion des Tumorknotens, jedoch ohne Koagulation oder Exzision fraglich tumorinfiltrierter Dura
Grad IV	Partielle Resektion
Grad V	Dekompression oder Biopsie

drucksvoll deutlich. In einigen Fällen lassen sich Meningeome vor OP embolisieren.

■ ■ Symptomatik

Auf Grund des langsamen Tumorwachstums zeigen Patienten erst sehr spät Symptome des erhöhten ICP. Die Tumoren können z. T. eine beachtliche Größe erreichen, bevor Patienten die ersten Symptome entwickeln. **Herdsymptome** (Paresen, Hirnnervenausfälle), abhängig von der jeweiligen Tumorlage, sind daher meist die ersten Anzeichen für das Vorliegen einer intrakraniellen Raumforderung.

Konvexitätsmeningeome bleiben oft lange unentdeckt, da sie sehr groß werden können, bevor sie Symptome hervorrufen. Kopfschmerzen werden oft beklagt, im späteren Stadium kommt es zu zunehmenden neurologischen Ausfällen oder fokalen Anfällen.

Keilbeinflügelmeningeome treten z. T. als **Meningeom en plaque** mit einer Hyperostose auf, die zu einem unilateralen Exophthalmus führen kann. Mediale Keilbeinflügelmeningeome haben eine enge Beziehung zu den basalen Gefäßen, der Carotis interna und der A. cerebri media, und können den N. opticus und die anliegenden Frontal- und Temporallappen komprimieren. Die Patienten zeigen entweder Zeichen einer Optikuskompression mit Verschlechterung des Visus, Augenmotilitätsstörungen, v. a. bei Infiltration des Sinus cavernosus, fokale epileptische Anfälle oder progressive neurologische Ausfälle, z. B. Hemiparesen.

Parasagittale Meningeome haben eine enge Beziehung zum Sinus sagittalis superior und zur Falx cerebri. Sie werden eingeteilt nach ihrer Beziehung zum Sinus, also zum vorderen, mittleren und hinteren Sinusdrittel. **Falxmeningeome** des mittleren Sinusdrittels führen zu fokal-motorischen oder sensorischen epileptischen Anfällen oder zu einer schleichenden Hemiparese durch Druck auf die Zentralregion.

Tuberculum-sellae-Meningeome haben eine enge Beziehung zum supra- und perisellären Raum. Mit dem Hypophysenadenom und dem Kraniopharyngeom stellen sie die wichtigen Differenzialdiagnosen des Chiasmasyndroms (bitemporale Hemianopsie) dar. Im Gegensatz zu diesen machen sie selten endokrine Störungen, wohl aber Störungen des Visus und des Gesichtsfeldes mit oft einseitig betonten Ausfällen.

Das **Kleinhirnbrückenwinkelmeningeom** kommt in seiner Symptomatik dem Akustikusneurinom nahe und kann, je nach Lokalisation, zu Ausfällen der Hirnnerven V bis XII führen.

■ ■ Therapie, Prognose

Die **komplette operative Resektion** ist der bedeutendste prognostische Faktor bei diesen Patienten. Dies ist das Ziel des operativen Eingriffes einschließlich der Entfernung der tumorinfiltrierten Dura/Falx und des invasiv veränderten Knochens. Die Dura kann im Anschluss durch eine Duraersatzplastik gedeckt werden.

❯ **Die Mehrzahl der Meningeome ist gutartig und die Patienten können durch eine vollständige operative Resektion kurativ behandelt werden.**

Dieses Vorgehen, obgleich wünschenswert, ist jedoch meist nur bei Konvexitätsmeningeomen möglich. Wenn Tumoren den Sinus cavernosus, die Fissura orbitalis superior oder die Schädelbasis infiltrieren, wird die operative Resektion subtotal verbleiben müssen. In diesen Fällen entwickeln Patienten **Tumorrezidive in bis zu 20–30%!**

Besonders bei Patienten mit ausgedehnten, z. T. multilokulären Tumorenn im Bereich der Schädelbasis, oder bei Tumorenn WHO II oder III, wird eine adjuvante Radiatio angewendet.

Die Prognose richtet sich zum einen nach der histopathologischen Gradierung (WHO), der Tumorlokalisation und ganz entscheidend nach dem Ausmaß der chirurgischen Resektion. Als Anhaltspunkt dafür wird die Simpson-Gradierung (Grad I bis V) verwendet (◘ Tab. 2.1).

In Kürze

Meningeome

Zellen der Arachnoidea (»cap cells«).

Symptomatik: Herdsymptome je nach Lokalisation: Konvexität, Keilbeinflügel (unilateraler Exophthalmus), parasagittal, Falx, Tuberculum sellae, Kleinhirnbrückenwinkel.

Diagnostik: MRT, evtl. zerebrale Angiographie.

Therapie: Radikale chirurgische Exstirpation und ggf. adjuvante Radiatio.

2.4.4 Zerebrale Metastasen

▪▪ Pathogenese, Epidemiologie

Mehr als die Hälfte aller Patienten mit metastasierenden Tumorenn entwickelt zerebrale Metastasen im Laufe ihres Krankheitsverlaufs. Die Inzidenz wird derzeit auf 8–11/100.000 Einwohner geschätzt. Obwohl die Gesamtprognose ganz wesentlich vom jeweiligen Primarius und dem Ansprechen der systemischen onkologischen Therapie abhängt, sind zerebrale Metastasen ein entscheidender Faktor für das Gesamtüberleben, vor allem aber auch für die neurologische Integrität und die Lebensqualität.

Tumoren metastasieren über den Blutweg in das Gehirn. Die Extravasation von Tumorzellen erfolgt dabei auf Ebene der Arteriolen oder der Kapillaren. Metastasen siedeln daher vorzugsweise an der Grenze zwischen Hirnrinde und Marklager. Sie treten vor allem im Bereich des Großhirns, aber auch im Kleinhirn oder im Hirnstamm auf. Neben anderen Faktoren, die die zerebrale Metastasierung begünstigen, stellt der rasche Zugang zum arteriellen Blutkreislauf des Kopfes einen wichtigen Faktor für die Inzidenz der zerebralen Metastasierung dar. Primäre Tumoren der **Lunge** und Tumoren, die früh in die Lunge metastasieren, sowie **Melanome**, haben eine hohe Inzidenz für eine intrakranielle Metastasierung. Prostatakarzinome metastasieren selten nach intrazerebral, dafür aber bevorzugt zum Schädeldach und zur Dura, und vor allem nach spinal.

Häufig nach intrazerebral metastasierende Tumoren

- Bronchialkarzinom, 54–72%
- Mammakarzinom, 20–34%
- Melanom, 13%
- Nierenkarzinom, 9%
- Prostatakarzinom, 7%
- andere, 13%

Bei **Kindern** überwiegen Absiedelungen von Rhabdomyosarkomen und von Keimzelltumoren.

▪▪ Symptomatik

Die Symptome von intrazerebralen Metastasen sind von denen anderer schnell wachsender Tumoren (z. B. Glioblastomen) nicht unterscheidbar. Neben Symptomen einer intrakraniellen Druckerhöhung, Persönlichkeitsveränderungen und epileptischen Anfällen, treten, je nach Lokalisation, entsprechende Herdsymptome hinzu.

▪▪ Diagnostik

Im Gegensatz zur **CT**, in der Metastasen als Hypodensität zur Darstellung kommen und oftmals nur ihr großes Ödem auffällt, zeigt das **MRT** eine deutlich höhere Sensitivität.

> **Die kontrastmittelverstärkte MRT-Bildgebung ist die Untersuchungstechnik der Wahl.**

Mit ihr lassen sich auch kleine Metastasen ab einer Größe von ca. 1–2 mm nachweisen. Charakteristischerweise sind Metastasen von einem ringförmigen Kontrastmittelenhancement mit zentraler Nekrose gekennzeichnet. Auffällig ist zudem ein z. T. ausgedehntes perifokales Ödem (◘ Abb. 2.23).

Die **Positronen-Emissions-Tomografie (PET)** als funktionelles bildgebendes Verfahren, das die Stoffwechselaktivität sichtbar machen kann, eignet sich besonders bei der Differenzierung zwischen einem Rezidiv (aktiv) und einer Strahlennekrose (inaktiv). Wenn eine große supratentorielle Raumforderung bildgebend ausgeschlossen werden konnte, kann durch eine Lumbalpunktion mit anschließender zytologischer Untersuchung bereits eine Tumordiagnostik erfolgen. Dies eignet sich vor allem bei Tumoren mit **unklarem Primarius (CUP)** oder zum Nachweis einer **Meningeosis carcinomatosa**.

> **Bei Nachweis von zerebralen Metastasen ohne bislang bekannten Primarius muss immer eine Staging-Untersuchung des ganzen Körpers folgen.**

Als Staging-Untersuchungen eigenen sich:

- Körperliche Untersuchung und Inspektion der gesamten Haut
- Sonografie des Abdomens
- CT Thorax/Abdomen
- MRT Thorax/Abdomen
- PET
- Ganzkörperszintigrafie
- Kolo-Gastroskopie

▪▪ Therapie

Die Therapie von Patienten mit zerebralen Metastasen erfolgt in Abstimmung mit den behandelnden Onkologen und richtet sich nach der Anzahl der intrazerebralen Raumforderungen, deren Lage und dem klinischen Allgemeinzustand (Karnofsky-Index) sowie der Gesamtprognose des Patienten.

Unabhängig von jeder speziellen Therapie sollte eine **symptomatische Therapie** erfolgen. Allein durch die Gabe von Glukokortikoiden kann durch den Rückgang des z. T. massiven perifokalen Ödems die Lebensqualität der Patienten

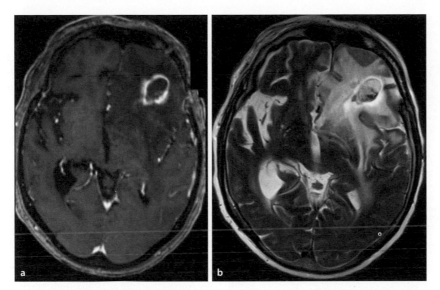

Abb. 2.23 MRT mit Darstellung einer links frontalen Metastase. **a** T1 mit Kontrastmittel: ringförmiges KM-Enhancement mit zentraler Nekrose. **b** T2 mit Darstellung des ausgedehnten perifokalen Ödems

deutlich gebessert werden. Dadurch kann das durchschnittliche Überleben um mehrere Monate verlängert werden. Zusätzlich erfolgt eine **analgetische, antiemetische** und bei zerebralen Krampfanfällen eine **antikonvulsive Therapie**.

Bei ausreichend gutem Allgemeinzustand (Karnofsky-Index >70) sollten solitäre und singuläre Metastasen, wenn möglich **vollständig operativ reseziert** werden. In Einzelfällen können, bei guter anatomischer Lage, auch 2–3 Metastasen entfernt werden. Dadurch lässt sich das Gesamtüberleben signifikant verlängern. Bei multipler zerebraler Metastasierung oder bei chirurgisch nicht erreichbarer Lokalisation sollte eine Biopsie zur Diagnosesicherung vorgenommen werden und anschließend eine fraktionierte **Ganzhirnbestrahlung** erfolgen. Nur dadurch lässt sich eine rasche Entstehung von Rezidiven vermeiden.

Alternativ zur offenen chirurgischen Resektion steht auch die **Radiochirurgie**, vor allem für tiefsitzende kleine Metastasen zur Verfügung. Dabei wird eine Strahlendosis, je nach Tumorgröße von 15–24 Gy einmalig appliziert.

Der zusätzliche Einsatz der **Chemotherapie** richtet sich nach dem Primarius. Sie ist bei zerebralen Metastasen oftmals jedoch wenig effektiv. Bei Patienten mit kleinzelligen Bronchialkarzinomen (SCLC), Mamma-, Chorion- und Keimzellkarzinomen sind sie entscheidende Therapiebestandteile.

▪▪ Prognose
Eine prinzipielle Aussage über die Prognose von Patienten mit zerebralen Metastasen kann nicht getroffen werden. Deren Gesamtüberleben variiert von wenigen Wochen bis Monaten bis hin zu einigen Jahren und ist entscheidend abhängig von folgenden Faktoren:
- Karnofsky-Index
- Alter des Patienten
- Kontrolle des Primarius
- Zeitintervall zwischen Auftreten des Primarius und der Hirnmetastase
- Histologie
- Anzahl und Lage der zerebralen Metastasen
- Metastasen außerhalb des Gehirns
- Ansprechen der Therapie

2.4.5 Lymphome des zentralen Nervensystems

▪▪ Epidemiologie
Die Inzidenz der primären ZNS-Lymphome liegt bei 5/1 Mio. Menschen/Jahr und macht etwa 5% aller primären ZNS Tumoren aus. Primäre ZNS-Lymphome sind extranoduläre Non-Hodgkin-Lymphome (NHL) die sich basierend auf der Immunkompetenz der Patienten untergliedern lassen.

Nach einem stetigen Anstieg der Inzidenz bei jungen, **immunkomprimierten** Patienten **mit HIV oder nach Transplantationen**, findet man nun vor allem einen Anstieg bei **älteren immunkompetenten Patienten** mit jedoch guter Chemosensitivität. Ferner haben Patienten mit vaskulären Kollagenosen (Systemischer Lupus erythematodes, Sjögren-Syndrom und Rheumatoider Arthritis) sowie Patienten mit einer **Ebstein-Barr-Virus-Infektion** (EBV) ein erhöhtes Risiko.

Bei der Mehrzahl der immunkompetenten Patienten mit primären ZNS-Lymphomen handelt es sich um maligne großzellige **B-Zell-Lymphome**. T-Zell-Lymphome sind mit nur 2% selten. Chromosomenanalysen haben bei 60% der Patienten eine Deletion von 6q gezeigt. Dies korreliert mit einem signifikant kürzeren Überleben.

2

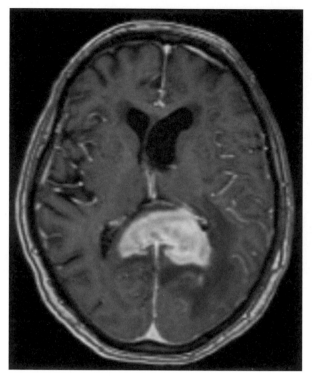

◨ **Abb. 2.24** MRT (T1 mit KM) Aufnahme mit Darstellung eines Lymphoms paraventrikulär im Bereich des hinteren Balkens und charakteristischerweise mit kräftiger, homogener KM-Anreicherung

■■ **Symptomatik**

Bei den primären ZNS-Lymphomen handelt es sich meist um solitäre supratentorielle Läsionen. Bei einem Drittel aller Patienten treten sie multilokulär auf. Neben dem Frontallappen findet man sie vor allem in den tiefliegenden Kernen und periventrikulär.

Auf Grund dieser Lokalisation sind Persönlichkeitsveränderungen häufig. Zudem zeigen Patienten Zeichen des erhöhten intrakraniellen Drucks wie Übelkeit, Erbrechen und Kopfschmerzen und je nach Lokalisation auch eine Herdsymptomatik, wie z.B. eine Hemiparese.

■■ **Diagnostik**

In der CT-Bildgebung findet man eine isodense bis leicht hyperdense Raumforderung, die ein kräftiges und homogenes Kontrastmittelenhancement zeigt. In T1-gewichteten MRT-Aufnahmen erscheint die Läsion iso- oder hypointens. In der T2 Wichtung hingegen erscheint das Lymphom iso- bis hyperintens und mit kräftigem und homogenen Kontrastmittelenhancement (◨ Abb. 2.24).

■■ **Therapie**

Die **neurochirurgische Therapie** ist in der Behandlung von ZNS-Lymphomen sehr limitiert. Sie besteht in der Diagnosesicherung durch Durchführung einer offenen oder stereotaktischen Biopsie. Ebenso ist die **Strahlentherapie**, obgleich sie

das Überleben von 3,3 auf 15,2 Monate verlängern kann, als alleinige Therapie obsolet.

> ❯ Als Goldstandard in der Therapie gilt heute eine **Hochdosis-Methotrexat-basierte (HD-MTX) Chemotherapie** mit Folsäureanaloga und anschließender **Strahlentherapie.**

Mit dieser Therapiekombination kann das durchschnittliche Überleben auf 2–4 Jahre verlängert werden. Sie führt jedoch auch zu einer verzögerten **Neurotoxizität** mit Gedächtnisverlust, Aufmerksamkeitsdefizit, Ataxie und Inkontinenz.

Ein neuer Ansatz, vor allem bei Patienten, die nicht auf HD-MTX ansprechen, stellt eine Therapie mit Cytarabin-Etoposid gefolgt von (I)CHT (Thiotepa, Busulfan, Cyclophosphamid) und einer autologen hämatopoetischen **Stammzelltransplantation** (ASCT) dar. Dies führt zu einer Komplettremission in 47% der Fälle und einem Gesamtüberleben von ca. 5 Jahren. Zudem konnte ein gutes Ansprechen der **intraventrikulären Antikörpertherapie** mit **Rituximab**, einem Antikörper, der sich direkt gegen das B-Zell-spezifische Antigen CD 20 richtet, gezeigt werden, falls die primären ZNS Lymphome den leptomeningealen Antikörper CD 20 exprimieren.

2.5   Intrakranielle Tumoren besonderer Lokalisation

2.5.1   Pinealistumoren

■■ **Definition, Epidemiologie**

Etwa 1% aller intrakraniellen Tumoren finden sich in der Pinealisregion.

> ┌─ **Definition** ─────────────────
> Als Pinealistumoren bezeichnet man Tumoren der Pinealis selbst (**Pineozytom, Pineoblastom**), aber auch Tumoren der Vierhügelplatte und Tumoren des hinteren 3. Ventrikels.

Besonders häufig findet man dort auch Keimzelltumoren.

Pinealistumoren
- Germinome
- Teratome
- Pineoblastome
- Pineozytome
- Gliome
- Pinealiszysten

Das **Germinom** ist davon der häufigste Pinealistumor. Tritt ein Germinom z. B. im suprasellären Raum auf, wird es auch als ektopes Pinealom bezeichnet.

Die von dem Pinealisgewebe selbst ausgehenden Tumoren (**Pineoblastome und Pineozytome**) zeigen unterschiedliche zytologische Varianten und damit auch eine unterschiedliche Prognose (Pinealozytom: 5-Jahres-Überlebens-

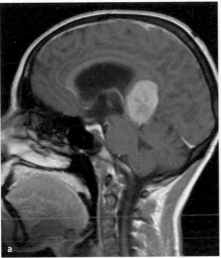
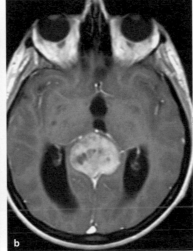

Abb. 2.25 a Sagittale und **b** axiale Darstellung (MRT T1 und KM) eines Pinealistumors mit Verkalkungen und Verschluss des Aquädukts. Infolgedessen bereits ausgeprägter Hydrozephalus mit Dilata- tion der Seitenventrikel und des III. Ventrikels bei schlankem und normal konfiguriertem IV. Ventrikel

wahrscheinlichkeit von ca. 95–90%; Pinealoblastom: je nach Quelle 5-Jahres-Überlebenswahrscheinlichkeit von ca. 10%, durchschnittliches Überleben: 16–25 Monate).

■ ■ Symptomatik
Patienten werden in erster Linie durch einen rasch entstehenden **Verschlusshydrozephalus** mit Anstieg des intrakraniellen Drucks auffällig. Sie beklagen Kopfschmerzen, Übelkeit, Erbrechen und zeigen zudem oftmals eine Vigilanzstörung. Zudem sind Augenbewegungsstörungen und eine **vertikale Blickparese** typisch. Als Vollbild dieser Störung kann es bei Schädigung der Vierhügelplatte zur Ausbildung eines **Parinaud-Syndroms** kommen: Neben der bereits erwähnten vertikalen Blickparese, kann es zur fehlenden Konvergenzbewegung der Augen, Nystagmus und Mydriasis bei fehlendem Pupillenreflex kommen.

■ ■ Diagnostik
Radiologisch zeigen Pinealistumoren typischerweise **Verkalkungen** in CT und MRT, sowie einen Hydrozephalus (**Abb. 2.25**).

Einige Tumoren der Pinealisregion können auf dem Liquorweg metastasieren. Bei der differenzialdiagnostischen Abklärung spielt nicht nur das CT und MRT, sondern auch die **zytologische Untersuchung** des **Liquors** eine Rolle.

> **❯** Der Nachweis von α-Fetoprotein und HCG (human chorionic gonadotropine) kann die Diagnose des Germinoms erleichtern, da 45% der Germinome und embryonalen Karzinome diese Tumormarker produzieren.

■ ■ Therapie
Je nach Verdachtsdiagnose und klinischer Symptomatik des Patienten ist die **operative Resektion** über einen z. B. infra- tentoriellen, suprazerebellären Zugang indiziert. Bei kleinen Pinealiszysten ohne nachgewiesene Größenprogredienz und ohne klinische Symptomatik (Hydrozephalus) können auch **Verlaufsuntersuchungen** (MRT) indiziert sein, ohne dass eine operative Resektion notwendig ist. Ebenso muss die Indikation zur Implantation eines **Liquorshunts** als Alternative zur mikrochirurgischen Tumorresektion angedacht werden. Dies wird aber nur dann empfohlen, wenn eine Exstirpation des Tumors, z. B. bei diffuser Infiltration oder bei sehr alten Patienten nicht möglich ist, oder bei Verdacht auf Keimzelltumoren, die in erster Linie chemotherapeutisch behandelt werden.

2.5.2 Kleinhirnbrückenwinkeltumoren

■ ■ Definition
Als Kleinhirnbrückenwinkel bezeichnet man den Raum zwischen Kleinhirn und Brücke, nahe dem Felsenbein. Er wird rostral vom Tentorium und dem parallel verlaufenden IV. Hirnnerven und dorsal von den kaudalen Hirnnerven (IX–XII) und dem Foramen magnum begrenzt. Durch den Kleinhirnbrückenwinkel ziehen der N. trigeminus (N. V), der N. abducens (N. IV), der N. facialis und der N. vestibulocochlearis (Nn. VII und VIII), sowie die A. cerebelli inferior anterior (AICA).

Häufige Tumoren dieser Region sind Neurinome, Meningeome, Arachnoidalzysten und Epidermoide. Zudem können Tumoren des Glomus jugulare in den KHBW hineinragen.

2

Kleinhirnbrückenwinkeltumoren
- Akustikusneurinom
- Meningeom
- Epidermoid
- Metastatischer Tumor
- Glomus-jugulare-Tumor

Fallbeispiel

Ein 56-jähriger Geschäftsmann beklagt bei Vorstellung in der Sprechstunde eine progrediente Hörminderung auf dem rechten Ohr und berichtet, dass er nur noch links telefonieren könne. Von Seiten der Kollegen der HNO wurde eine Hörminderung von –50 dB rechts, bei bereits leichtgradiger, beginnender Presbyakusis im Hörtest nachgewiesen. Auf Grund zunehmender Schwindelsymptomatik wurde bei dem Patienten eine MRT mit Kontrastmittel durchgeführt. Diese zeigte eine homogene KM-Aufnahme im rechten Kleinhirnbrückenwinkel (KHBW), die bis in den Meatus acusticus internus hineinreicht und zudem den Hirnstamm komprimiert.

Weiteres Vorgehen?
A. Worum handelt es sich mutmaßlich bei der KM-Aufnahme im KHBW?
B. Welche anderen Tumoren des KHBW kommen differenzialdiagnostisch in Frage?
C. Welche Therapie würden Sie empfehlen?
Antwort: Bei der beschriebenen klinischen Symptomatik und dem Bildbefund handelt es sich am ehesten um ein Akustikusneurinom (AKN). Differenzialdiagnostisch können aber auch Neurinome anderer Nerven, (z. B. Trigeminusneurinom), Meningeome oder Glomus-jugulare-Tumoren im KHBW wachsen. Auf Grund der Größe des Tumors und der angenommenen Kompression des Hirnstamms sollte man eine primäre operative Resektion über einen retrosigmoidalen Zugang empfehlen.

Akustikusneurinom (AKN)

■ ■ Definition, Pathogenese

Die häufigste Geschwulst in dieser Region ist das sog. Akustikusneurinom, das eigentlich als **Schwannom des N. vestibularis** zu bezeichnen ist.

Dieser Tumor entsteht in der Verlaufsstrecke zwischen Porus acusticus internus und Hirnstamm, wobei eine intrameatale Entstehung frühzeitig den Porus acusticus internus erweitert und zur Obstruktion der labyrinthären Gefäße und damit zur **Hörstörung** führt. Bei Größenzunahme der Geschwulst werden zudem die angrenzenden Hirnnerven komprimiert, insbesondere der **N. facialis**, und im Verlauf der **N. trigeminus**. Eine Kompression des Pons und des Kleinhirns findet man nur bei sehr großen Tumoren.

■ ■ Symptomatik

Akustikusneurinome haben eine sehr charakteristische Symptomatik. In der Vorgeschichte findet sich eine **einseitige Hörstörung,** manchmal über Monate bis Jahre, die initial auch als **Hörsturz** mit Remission auftreten kann (Irritation der labyrinthären Gefäße). Zudem wird diese Hörstörung oftmals von Schwindel oder einem Tinnitus begleitet.

Obwohl der **N. facialis** sehr früh vom Tumor verlagert wird, tritt seine Funktionsstörung erst spät auf. Allenfalls erkennt man eine Störung der Mimik. Auch Symptome des **Trigeminus** (Störung der Korneasensibilität) werden erst im späten Verlauf festgestellt. Erst nach jahrelanger Verzögerung der Diagnose treten eine Kleinhirnataxie, ein Verschlusshydrozephalus und die den letztlich tödlichen Verlauf bestimmenden Kompressionen des Hirnstammes und der kaudalen Hirnnervengruppe auf.

Differenzialdiagnostisch ist bemerkenswert, dass der zweithäufigste Tumor, das **Kleinhirnbrückenwinkelmeningeom,** häufig nicht von Anfang an eine Hörstörung hervorruft, sondern eher durch Störungen der VII. und V. Hirnnerven auffällt.

■ ■ Diagnostik

❱ **Wie bei allen Neurinomen im zentralen Nervensystem ist auch beim AKN der Eiweißgehalt im Liquor deutlich erhöht.**

Otologische Abklärung Die Diagnose AKN erreicht eine hohe Wahrscheinlichkeit, wenn neben Störungen des VIII. Hirn-

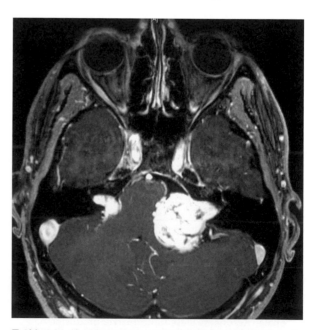

◘ **Abb. 2.26** Akustikusneurinome (AKN) beidseits bei Patienten mit NF II. In dem axialen MRT (T1 mit KM) zeigt sich ein großes AKN mit intrameatalem Tumoranteil und Kompression des Hirnstamms sowie des IV. Ventrikels links, sowie ein kleines v. a. intrameatalgelegenes AKN rechts

nerven auch Symptome des VII. oder V. Hirnnerven aufgetreten sind (Störung des Kornealreflexes). Die frühe klinische Erkennung verlangt eine genaue neurootologische Untersuchung in der Differenzialdiagnose der einseitigen Hypakusis. Zu den otologischen Frühzeichen gehören der einseitige Tinnitus und die einseitige Hörstörung, die durch audiologisch feststellbaren Verlust in den höheren Frequenzen und besonders durch Störung der Sprachdiskrimination gekennzeichnet ist. Heute hat sich besonders die Prüfung des Stapediusreflexes als verlässliche Prüfung der retrokochleären Funktion erwiesen. Zudem kann die **Evoked-response-Audiometrie (ERA)** zur Diagnose einer retrokochleären Störung beitragen.

Neuroradiologie Die Standarddiagnostik ist das kontrastmittelverstärkte MRT. Darin lassen sich in Feinschichttechnik, neben der Darstellung des Tumors auch die Verlagerung der Hirnnerven und Gefäße (AICA) nachweisen. Charakteristischerweise findet man bei AKN-Patienten eine Kontrastmittelaufnahme entlang der Nervengruppe VII, VIII bis in den Porus acusticus internus hinein (◨ Abb. 2.26). Zudem kann man im Feinschicht-CT oder sogar in Röntgenübersichtsaufnahmen nach Stenvers eine knöcherne Erweiterung des Porus acusticus internus feststellen.

▪▪ Therapie

Je nach Größe und Ausdehnung kommen bei der Behandlung des AKN folgende Therapiemöglichkeiten in Frage:
- Mikrochirurgische Extirpation (vor allem bei Tumoren mit einem Durchmesser >2 cm und Kompression des Hirnstamms)
- Strahlentherapie (Radiochirurgie oder fraktionierte Applikation, vor allem bei kleinen Tumoren und Rezidiven **ohne** Hirnstammkompression, Schwellung des Tumorgewebes durch Bestrahlung)
- Watchful waiting (bei intrameatalen Tumoren)

Praxisbox

Akustikusneurinomoperation
Für den operativen Zugang zum Akustikusneurinom gibt es 3 Wege:
- Der Zugang durch die **mittlere Schädelgrube** erreicht den Meatus acusticus internus durch extradurales subtemporales Präparieren und ist nur für die Exzision kleiner, intrameataler Tumoren geeignet.
- Der **translabyrinthäre Zugang** erreicht die Dura der hinteren Schädelgrube durch das sog. Trautmann-Dreieck. Bei diesem Zugang wird allerdings eine evtl. präoperativ noch vorhandene Hörfunktion zerstört.
- Der häufigste Zugang erfolgt über die hintere Schädelgrube als **retrosigmoidale subokzipitale Kraniotomie.** Durch diesen Zugang wird der Kleinhirnbrückenwinkel übersichtlich dargestellt. Es ist möglich, sehr große Tumoren zu extirpieren, aber auch sehr kleine, intrameatale Akustikusneurinome schonend zu entfernen.

▪▪ Nachsorge

Nach Entfernung großer Tumoren kann es auch im postoperativen Verlauf zum **Hydrozephalus** kommen, der durch eine ventrikuloperitoneale Ableitung (Shunt) versorgt werden muss. Die Nähe der Mastoidzellen stellt eine Gefahr für postoperative **Liquorfisteln** und einen Infektionsweg dar. Der meist vorübergehende Ausfall des VII. Hirnnerven erfordert einen besonderen Schutz des Auges, das dann nicht mehr geschlossen werden kann. Es werden Augentropfen (künstliche Tränen) regelmäßig eingebracht, ein Uhrglasverband angelegt oder bei anhaltender Funktionsstörung eine Tarsorhaphie durchgeführt. Eine besondere **Gefährdung der Kornea** besteht, wenn gleichzeitig eine Funktionsstörung des V. Hirnnerven vorliegt. Wenn die Störung des VII. Hirnnerven anhält, kann eine Nervenanastomose geplant werden. Die heute häufigste Methode der Reinnervation des peripheren Fazialis ist die Hypoglossus-Fazialis-Anastomose.

2.5.3 Tumoren der hinteren Schädelgrube (exklusive Brückenwinkeltumoren)

Einteilung

Die hintere Schädelgrube ist ein sehr enger Raum zwischen Tentorium und Foramen magnum, der wichtige zentralnervöse Strukturen enthält: Kleinhirn, Hirnstamm, Hirnnerven und die engen Liquorwege zwischen Aquädukt, IV. Ventrikel und Foramen Magendii. Es bestehen äußerst geringe Kompensationsmöglichkeiten bei Volumenzunahme und dadurch bedingter Erhöhung des intrakraniellen Druckes in der hinteren Schädelgrube, so dass sehr früh Störungen des Liquorabflusses, ein konsekutiver Verschlusshydrozephalus, aber auch Druck auf die zentrale Steuerung von Bewusstsein, Atmung und Kreislauf auftreten.

Tumore der hinteren Schädelgrube
- Zerebelläre Metastasen
- Zerebelläre Astrozytome
- Medulloblastome
- Ependymome
- Hirnstammgliome
- Hämangioblastome
- Plexuspapillome
- Glomus-jugulare-Tumoren

> **Die häufigsten Kleinhirntumoren im Erwachsenenalter sind zerebelläre Metastasen.**

Differenzialdiagnostisch spielt bei Prozessen der Kleinhirnhemisphären und schnellem Anstieg des intrakraniellen Drucks das **Hämangioblastom** eine bedeutende Rolle. Die häufigen Kleinhirntumoren im Kindesalter sind das **gutartige zerebelläre Astrozytom** und das **Medulloblastom,** das als maligner Tumor auch in den Liquorraum metastasieren kann. **Ependymome** kommen im IV. Ventrikel vor. Hirnstammgliome infiltrieren diffus den Pons. Plexuspapillome und Glomus-jugu-

2

lare-Tumoren können Kleinhirn und Hirnstamm sowie die kaudalen Hirnnerven komprimieren.

Neuroradiologie

Tumoren der hinteren Schädelgrube werden oftmals bei der diffenzialdiagnostischen Abklärung von Patienten mit klinischen Symptomen des erhöhten intrakraniellen Drucks (Kopfschmerzen, Übelkeit, Spontanerbrechen, Vigilanzstörung) festgestellt. Zu der **CT**-Untersuchung, in der sich neben einem Hydrozephalus eine Hypodensität im Bereich des Kleinhirns zeigt, ist die **kontrastmittelverstärkte MRT** die Untersuchungstechnik der Wahl um bereits bildgebend mögliche Differenzialdiagnosen einzugrenzen.

Nur selten ist eine **Angiografie (DSA)** erforderlich. Bei Verdacht auf Vorliegen eines Hämangioblastoms ist diese aber hilfreich, da einerseits nur auf diesem Wege die arteriellen und venösen Zu- und Abflüsse genau dargestellt werden können und andererseits zwischen zystischem und Gefäßanteil unterschieden werden kann. Dies ermöglicht eine exakte Planung des intraoperative Vorgehens und die sichere Ausschaltung des Gefäßanteils.

❯ **Bei nichtsolitären Hämangioblastomen, deren Tumorknoten nur angiographisch erkannt werden, oder bei Glomus-jugulare-Tumoren ist die Angiografie für die Planung der Therapie unverzichtbar.**

Glomus-jugulare-Tumoren können sich intra- und extrakraniell aus der Fossa jugularis ausbreiten, sie können multizentrisch sein. Es handelt sich um hypervaskularisierte Tumoren, die durch die A. carotis externa versorgt werden, aber auch intrakranielle Zuflüsse aus der A. cerebelli inferior anterior (AICA) haben können. Es empfiehlt sich bei diesen Tumoren auch eine Darstellung des venösen Systems, v. a. der V. jugularis, mittels venöser Angiografie oder venöse MR-A/CT-A.

Zerebelläre Astrozytome

■ ■ Epidemiologie

Das gutartige zerebelläre Astrozytom (pilozytisches Astrozytom) ist ein typischer Tumor des Kindesalters (20% der kindlichen Hirntumoren). Diese Tumoren sind selten im 1. Lebensjahr und haben die Spitze ihrer Häufigkeit zwischen dem 5. und 10. Lebensjahr.

■ ■ Symptomatik

Als Symptome zeigen sich Zeichen der intrakraniellen Drucksteigerung, Kopfschmerzen und morgendliches Erbrechen.

❶ Cave

Als weitere Zeichen der intrakraniellen Drucksteigerung können Doppelbilder, eine Bewusstseinsstörung und Nackensteifigkeit, auch Bradykardie auftreten. Letztere Zeichen zeigen die drohende Verschlechterung des Zustandes mit drohender Einklemmung und erfordern Notfallmaßnahmen (hochdosierte Glukokortikoide, externe Ventrikeldrainage, umgehende Tumorexstirpation).

Bei 80% dieser kindlichen Patienten findet man als Zeichen einer Liquorzirkulationsstörung eine Stauungspapille, im späteren Verlauf eine Optikusatrophie. Als Zeichen der zerebellären Dysfunktion bemerkt man eine Rumpfataxie. Zeichen der Dysmetrie findet man eher bei älteren Kindern, eine Ataxie tritt erst bei Verschlusshydrozephalus auf. Nystagmus beobachtet man weniger häufig als Ataxie oder Dysmetrie.

■ ■ Diagnostik

Als indirektes Zeichen eines oftmals assoziierten Hydrozephalus findet man bei Säuglingen das Auseinanderweichen der Schädelnähte und pralle Fontanellen. Nach Schluss der Nähte ist eine Demineralisierung der Sella turciae charakteristisch. Direkt lässt sich der Hydrozephalus bildgebend in der CT und MRT nachweisen. Das **kontrastmittelverstärkte MRT** ist heute auf Grund des Strahlenschutzes die Standarduntersuchung. Die CT-Diagnostik ist nur noch in einer vitalen Notfallsituation zu rechtfertigen.

Pilozytäre Astrozytome stellen sich dabei **solide** oder **zystisch** mit Ausgangspunkt vom Kleinhirnwurm dar. Der Tumor ist von unterschiedlicher Dichte oder hypodens. Nach Kontrastmittelgabe zeigt die Geschwulst eine diffuse oder ringförmige Anreicherung.

■ ■ Therapie und Prognose

❯ **Auf Grund einer deutlichen perifokalen Schwellung ist die Anlage einer temporären externen Ventrikeldrainage (EVD) oftmals indiziert. Im Anschluss folgt die vollständige mikrochirurgische Exstirpation des Tumors.**

Bei der Operation wird die **Totalexstirpation** des Tumors angestrebt und oft erreicht. Lediglich bei diffuser Infiltration des Hirnstamms ist die vollständige Exstirpation unmöglich.

Die **Prognose** ist generell gut. In der Regel wird eine rezidivfreie Heilung erreicht.

Medulloblastom

■ ■ Definition, Epidemiologie

Das Medulloblastom ist ein hochmaligner embryonaler Tumor des Kleinhirns. Er tritt vor allem im Kleinkind- und Kindesalter auf und ist in dieser Altersgruppe der häufigste bösartige Hirntumor. Es besteht eine Geschlechterprävalenz für Jungen von 2:1. Medulloblastome werden am häufigsten in der Region des IV. Ventrikels in der Mittellinie nahe dem Velum medullare posterius (Abb. 2.27) gefunden und erstrecken sich nur manchmal in die zerebelläre Hemisphäre.

❯ **Medulloblastome kommen besonders bei jüngeren Patienten bis zum Alter von 20 Jahren vor und machen dort 20% der Hirntumoren aus. Das Medulloblastom ist der häufigste bösartige Hirntumor im Kindesalter.**

■ ■ Histologie

Histologisch handelt es sich um einen sehr zellreichen Tumor mit hohem Mitoseindex. Die Zellkerne bilden z. T. **Rosettenfor-**

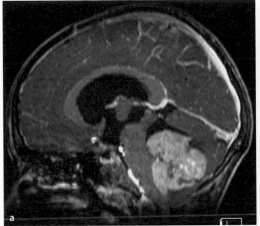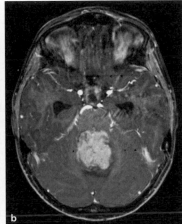

◘ Abb. 2.27 Medulloblastom. Kernspintomografische Darstellung (T1 mit KM, **a** sagittal und **b** axial) bei einem 8-jährigen Jungen: inhomogene Kontrastmittelaufnahme, z. T. knotige Raumforderung im IV. Ventrikel mit zusätzlichem Hydrozephalus

mationen. Immunhistochemisch ist die Expression neuronaler Marker (Synaptophysin, Neurofilament und NeuN) typisch.

▪▪ Symptomatik
Auf Grund des raschen Tumorprogresses äußert sich die Geschwulst mit Zeichen der **intrakraniellen Drucksteigerung**, die früh auftreten, da der Tumor die Liquorwege blockiert und zum Verschlusshydrozephalus führt. Es werden Kopfschmerzen, Erbrechen und Abgeschlagenheit berichtet, die besonders am Morgen auftreten. Bei Übersehen dieser Zeichen beobachtet man im späteren Verlauf Ataxie, Nystagmus und Hirnnervenausfälle (insbesondere der Okulomotorik, so dass Doppelbilder auftreten). Es kommt zu einem **schnellen Fortschreiten der Symptomatik** innerhalb von Tagen. Akute Verschlechterung des klinischen Zustandes mit rascher Vigilanzminderung können durch Einblutung in den Tumor auftreten.

▪▪ Diagnostik
Die wichtigsten Untersuchungen sind die **CT** bzw. die **MRT**. Diese zeigen im Nativscan eine hyperdense oder isodense, teilweise im IV. Ventrikel gelegene Geschwulst, die in der Regel von einer hypodensen Zone, dem Hirnödem, umgeben ist. Als Zeichen des gestörten Liquorabflusses findet sich ein **Verschlusshydrozephalus**, wobei die Ventrikelerweiterung bis in den oberen Anteil des IV. Ventrikels reicht. Nach intravenöser Kontrastmittelgabe zeigt der Tumor meist ein homogenes Enhancement.

▪▪ Therapie, Prognose
❯ **Auf Grund einer drohenden Verlegung des IV. Ventrikels ist die Anlage einer temporären, perioperativen EVD in vielen Fällen erforderlich.**

Therapieziel ist die **vollständige, radikale mikrochirurgische Tumorentfernung**. Sie hat einen direkten Einfluss auf das Überleben.

Zudem ist eine adjuvante **Kombinationstherapie** aus Radiatio und Chemotherapie erforderlich. Dabei wird das Tumorbett bestrahlt sowie eine Ganzhirnbestrahlung und eine spinale Bestrahlung eingeleitet. Diese Radiotherapie ist erforderlich, da die Geschwulst die Tendenz hat, auf dem Liquorwege zu **metastasieren**. Mit zusätzlicher Chemotherapie wird eine noch bessere Prognose erreicht.

Nach chirurgischer Resektion mit anschließender Chemotherapie beträgt die 5-Jahres- Überlebenswahrscheinlichkeit nur 66%. Durch eine vollständige chirurgischer Exstirpation kann diese auf über 90% verbessert werden. Nach unvollständiger Exstirpation oder Absiedelung entlang der Liquorwege ist die 5-Jahres-Überlebenswahrscheinlichkeit auf unter 50% reduziert.

Die genetische Subdifferenzierung erlaubt in Zukunft möglicherweise eine gezieltere Chemotherapie mit z. T. deutlich besserer Prognose.

Ependymome
▪▪ Einteilung, Epidemiologie

> **Definition**
> Ependymome sind Tumoren, die von ventrikelauskleidenden Ependymzellen ausgehen.

Sie lassen sich histopathologisch in WHO II und III (anaplastische) Tumoren unterteilen und können in seltenen Fällen auch als sog. myxopapilläres Ependymom WHO I vorliegen. Etwa die Hälfte der Ependymome tritt bei Kindern auf, die Mehrzahl davon infratentoriell.

▪▪ Symptomatik
Als klinische Zeichen findet man die klassischen Zeichen der intrakraniellen Drucksteigerung.

2

■■ Diagnostik

Die wichtigste Untersuchungsmethode ist die MRT. Ependymome sind gut umschrieben und haben Bezug zum Ventrikelsystem. Oftmals nehmen sie **girlandenförmig** Kontrastmittel auf.

■■ Therapie

Über eine **subokzipitale Kraniotomie** wird versucht, den Tumor zu entfernen. Allerdings sind die innigen Beziehungen auch der vaskulären Versorgung zum Hirnstamm limitierend. Die 5-Jahres-Überlebensrate kann durch eine **adjuvante Radiatio** deutlich erhöht werden. Die therapeutische Bedeutung einer adjuvanten Chemotherapie ist bislang unklar. Die Lebenserwartung ist u.a. abhängig von dem Ausmaß der chirurgischen Resektion und ist bei inkompletter Resektion auf einige Jahre beschränkt.

Hirnstammgliome

> **Definition**
>
> Die Hirnregion zwischen Dienzephalon und zervikalem Rückenmark, bestehend aus Mittelhirn, Pons und Medulla oblongata, wird als Hirnstamm bezeichnet.

■■ Epidemiologie

Hirnstammgliome treten vor allem in der Kindheit und jungen Erwachsenenalter auf (77% <20 Jahre). Sie zählen zu den 3 häufigsten Tumoren im Kindesalter und machen etwa 10–20% aller pädiatrischen Hirntumoren aus.

❯ **Am häufigsten entstehen Hirnstammgliome in der Pons.**

■■ Symptomatik

Tumoren im Bereich des oberen Hirnstamms fallen durch Kleinhirnsymptome und Hydrozephalus auf, während Tumoren im unteren Hirnstamm vor allem durch Ausfall der kaudalen Hirnnerven und Zeichen langer Bahnen in Erscheinung treten.

❯ **Eine Kombination von Hirnnervenausfällen mit Störung der langen Bahnen sind typische Symptome.**

Die **Gangstörung** ist entweder durch eine Parese oder durch die Ataxie verursacht. Daneben beobachtet man Augenbewegungsstörungen und Störungen der Konzentration und Aufmerksamkeit. Die am häufigsten beobachtete Hirnnervenstörung ist die **beidseitige Fazialislähmung**, die bei 25% aller Patienten beobachtet wird. Erst im späteren Verlauf kommen **Schluck- und Sprachstörungen** dazu.

■■ Diagnostik

Die **kontrastmittelverstärkte MRT-Diagnostik** ist das Standardverfahren um Tumoren im Hirnstamm zu diagnostizieren. Ist mit dem Tumor eine Blutung assoziiert, sollte zum Ausschluss einer vaskulären Malformation eine **Angiografie (DSA)** durchgeführt werden. Oftmals bluten Hirnstammgliome aber auch spontan und ohne Nachweis einer Gefäßmalformation ein. In den T1-gewichteten Aufnahmen kommen sie in der Regel homogen und hypointens, in den T2-gewichteten Bildern homogen, aber hyperintens zur Darstellung. Das Kontrastmittelverhalten ist abhängig von der Entität des jeweiligen Glioms. Oftmals fehlt dies gänzlich.

■■ Pathologie

Hirnstammgliome sind eine heterogene Gruppe: Tendenziell scheinen Tumoren des oberen Hirnstamms vor allem niedriggradige Tumoren zu sein (76%), wohingegen im unteren Hirnstammbereich höhergradige Tumoren auftreten. Glioblastome findet man zu fast 100% in der Medulla oblongata. Diffus wachsende Tumoren sind in der Regel maligne (Astrozytom WHO III oder Glioblastom), exophytisch wachsende sind oftmals benigne pilozytische Astrozytome WHO I.

■■ Therapie

Die **operative Behandlung** der Hirnstammgliome kommt selten in Betracht. Ob man auf offenem Wege oder stereotaktisch eine Biopsie gewinnen sollte, um so die Diagnose sichern zu können, ist bereits umstritten. Eine chirurgische Exstirpation ist auf Grund der extrem hohen perioperativen Morbidität in der Regel nicht möglich. Lediglich bei exophytisch wachsenden Tumoren können u. U. Teile entfernt werden.

Die **Radiotherapie** wird generell als nützliche Maßnahme in der Eindämmung der Symptome und der Erhöhung der Lebenserwartung betrachtet. Auf Grund der sensiblen Lage wird sie **hyperfraktioniert** mit einer Gesamtdosis von 45–55 Gy appliziert. Nach Radiotherapie ist die 5-Jahres-Überlebensrate 40%, bei malignen Gliomen ist das mediane Überleben oftmals jedoch nur 6–12 Monate.

Hämangioblastome (HGB)

■■ Definition

Hämangioblastome sind gutartige, umschriebene Tumoren, die teils solide, teils zystisch sind und einen möglichen Knoten in der Wand haben, der die pathologischen Gefäße enthält. Sie treten vor allem in der hinteren Schädelgrube und im Rückenmark auf. Sie entstehen in der Regel spontan. In 20% der Fälle treten sie jedoch im Rahmen einer **Hippel-Lindau Erkrankung** auf. In 6% tritt bei Patienten mit zerebellärem HGB auch ein retinales Hämagioblastom/Angiom auf.

von-Hippel-Lindau-Erkrankung

Seltene, autosomal-dominant vererbte Erkrankung mit multisystemischem Auftreten von Neoplasien:
- Retinale Angiome
- Hämangioblastome (HGB)
- Nierenzellkarzinom
- Phäochromozytose

Diagnosekriterien:
- Ein oder mehrere Hämangioblastome (HGB) im ZNS
- Viszerale Läsionen (Tumor oder Zyste meist in Pankreas oder Niere)
- Familiäre Häufung

Symptomatik

Klinische Zeichen sind intrakranielle Drucksteigerung durch einen Verschlusshydrozephalus und **Kleinhirnsymptome**. Patienten mit sehr tief sitzenden Tumoren können Nackenschmerzen und Nackensteifigkeit haben. Bei Sitz im Vermis tritt eine Rumpfataxie, bei Lokalisation in der zerebellären Hemisphäre treten lateralisierte Kleinhirnzeichen mit Dysmetrie, Ataxie und Intentionstremor auf.

Diagnostik

Bei der Untersuchung spielt neben der **kontrastmittelverstärkten MRT**, die den teilweise zystischen Tumor nachweist, die **Angiografie** des vertebrobasilären Kreislaufes eine große Rolle, da sie Zu- und Abflüsse exakt darstellen kann.

> **Das Hämangioblastom ist der einzige zentralnervöse Tumor, bei dem eine Polyzythämie gefunden wird.**

Die beobachtete **Erythrozytose** hat ihren Ursprung in der nicht regulierten Sekretion von Erythropoetin im Tumorgewebe.

Therapie

Der Tumor kann durch den **operativen Eingriff** in der Regel vollständig entfernt und damit kurativ behandelt werden. Da Hämangioblastome multizentrisch sein können, treten Rezidive in 3–10% auf und erfordern die Reexploration. Der Effekt einer Strahlentherapie ist zweifelhaft.

Plexuspapillome

> **Definition**
>
> Plexuspapillome sind gutartige Tumoren, die vom ventrikulären Plexus choroideus ausgehen und äußerst langsam wachsen.

Symptomatik, Therapie

Sie bleiben lange Zeit asymptomatisch, verursachen jedoch fast immer einen **Hydrozephalus**. Sie stellen die einzige Situation dar, bei der ein Hydrocephalus hypersecretorius bekannt ist. Plexuspapillome müssen in die Differenzialdiagnose der ventrikulären Groß- und Kleinhirntumoren einbezogen werden.

> **Die vollständige chirurgische Exstirpation ist für den Patienten kurativ.**

Glomus-jugulare-Tumoren

> **Definition**
>
> Zu den Chemodektomen gehören die Tumoren des Glomus caroticum und des Glomus jugulare.

Pathogenese, Epidemiologie

Glomus-jugulare-Tumoren entstehen aus Glomuskörperchen im Gebiet des Bulbus venae jugulare und wachsen entlang der Gefäße. Viele haben fingerähnliche Ausdehnungen in die V. jugularis hinein. Der stark vaskulare Tumor erhält seine Hauptblutzufuhr aus der A. carotis externa und dem petrösen Anteil der ACI.

Frauen sind mit einer Häufigkeitsverteilung von 6:1 deutlich häufiger betroffen.

Symptomatik

Patienten mit Glomus-jugulare-Tumoren klagen über einen pulsierenden **Tinnitus** mit zunehmender Hörstörung. Bei einer weiteren Ausbreitung können die kaudalen Hirnnerven, der N. glossopharyngeus, der N. vagus und der N. accessorius, auch der N. hypoglossus betroffen sein und ausfallen.

Diagnostik

> **Es ist eine genaue neurologische und neurootologische Abklärung erforderlich.**

Die **kontrastmittelverstärkte MRT** zeigt die Ausdehnung der Geschwulst. Zusätzlich ist immer eine angiografische Abklärung indiziert. Präoperativ kann eine Tumorteilembolisation durchgeführt werden.

Die Tumoren produzieren und sezernieren zudem **Katecholamine**. Bei hormonell aktiven Tumoren wird der Norepinephrinspiegel erhöht sein, da den Tumoren das Enzym Methyltransferase fehlt, um dieses in Epinephrin umzubauen. Alternativ können diese Tumoren auch Serotonin oder Kallikrein sezernieren. Dies kann zu einem »**carcinoid-like-syndrome**« mit Bronchokonstriktion, abdominellen Schmerzen, hypertensiven Krisen oder einem Flush sowie zu Diarrhoe führen. Während der chirurgischen Manipulation können sie zudem Bradykinin und Histamin ausschütten, das zu Hypotension und Bronchokonstrikition führen kann.

Therapie

Vor geplanter operativer Resektion wird daher bei hormonaktiven Glomustumoren eine zusätzliche medikamentöse Therapie mit **α- und β-Blockern** zur Stabilisierung der Blutdruckschwankungen empfohlen.

2.5.4 Tumoren der Sellaregion

Anatomische und endokrinologische Grundlagen

Die vielfältige Symptomatik dieser Tumoren wird durch die anatomische Situation erklärt. Die aus Vorder- und Hinterlappen bestehende **Hypophyse** liegt innerhalb der knöchernen Sella und ist durch den Hypophysenstiel mit dem Hypothalamus verbunden. Die Hypophysenloge wird von kranial durch das Diaphragma sellae weitgehend abgeschlossen. Darüber liegt das Chiasma opticum. Der Hypothalamus bildet die Seitenwände des basalen Teils des III. Ventrikels. Dieser kann durch Tumoren der Sellaregion verlagert werden. Zu beiden Seiten der Sella befindet sich der paraselläre Raum – Sinus cavernosus, der venöses Blut führt. Darin liegen die A. carotis interna, Augenmuskelnerven (N. oculomotorius, N. abducens und N. trochlearis) sowie der 1. Ast des N. trigeminus. Der Sellaboden ragt in den Sinus sphenoidalis hinein, der in seiner Größe und Ausformung zahlreiche Variationen und Grade der Pneumatisation zeigt.

Das **neuroendokrine System** bedeutet eine humorale Steuerung, die vom zentralen Nervensystem ausgeht. Die Zellen des **Hypophysenvorderlappens** (Adenohypophyse, HVL) bilden 8 Hormone: u. a. das Wachstumshormon (growth hormone, **GH**), Prolaktin, das follikelstimulierende Hormon (**FSH**), das luteinisierende Hormon (**LH**), das thyreoideastimulierende Hormon (**TSH**) sowie das adrenokortikotrope Hormon (**ACTH**).

> **In der Klinik unterscheidet man zwischen hormonaktiven und hormoninaktiven Hypophysenadenomen.**

Die **Kontrolle der Hypophysenfunktion** durch das Gehirn geschieht über die Neurosekretion. In den hypothalamischen, supraoptischen und paraventrikulären Kernen werden Oxytozin und Vasopressin freigesetzt und über den **Hypophysenhinterlappen** (Neurohypophyse, HHL) weitergegeben. Die hypothalamische Kontrolle der Adenohypophyse erfolgt über Releasing-Hormone (z. B. Gonadotropin-Releasing-Hormon, Thyreotropin-Releasing-Hormon, Kortikotropin-Releasing-Hormon, Somatostatin). Außerdem findet sich ein physiologischer Prolactin-Inhibiting-Faktor (PIF).

▪▪ Diagnostik
Endokrinologische Diagnostik In der präoperativen Diagnostik und in der Nachsorge von Patienten mit sellären Prozessen ist jedes der Hypophysenhormone in seinem basalen Spiegel und nach Stimulation zu bestimmen, um die **Reservekapazität der Hypophyse** zu diagnostizieren (► Lehrbücher der Endokrinologie).

❶ **Cave**
In der Praxis und für die Bestimmung der Substitutionsbehandlung ist die Austestung der Nebennieren- und Schilddrüsenachse besonders wichtig, da hier bei Insuffizienz lebensbedrohliche Zustände auftreten können.

Ophthalmologische Diagnostik Bei suprasellärer Ausdehnung der Hypophysentumoren werden zuerst die zentralen kreuzenden Fasern im Chiasma erfasst.

> **Läsionen des Chiasma opticum verursachen eine bitemporale Hemianopsie.**

Im weiteren Verlauf können auch laterale nicht kreuzende Fasern erfasst werden, so dass zusätzliche nasale Gesichtsfelddefekte auftreten können. Diese Störungen sind, je nach Zeitspanne zwischen Auftreten der Defekte und der chirurgischen Dekompression, oft wieder rückläufig.

❶ **Cave**
Beim Chiasmasyndrom findet sich im weiteren Verlauf immer eine Störung des Visus. Dies ist ein Alarmzeichen und fordert die umgehende Entlastung des Chiasmas, um den Visus zu erhalten.

Patienten mit parasellär expandierenden Hypophysentumoren können eine Parese des III. Hirnnerven entwickeln, indem der Nerv in seiner Verlaufsstrecke beim Durchtritt durch die Dura an der Grenze des Sinus cavernosus erfasst wird. Bei dem selten invasiven Wachstum dieser Geschwülste und Ausbreitung in den Sinus cavernosus (Differenzialdiagnose Metastasen, basale Meningeome) werden neben dem III. Hirnnerven auch der IV., V. und VI. Hirnnerv erfasst. Differenzialdiagnostisch kommen bei diesen Hirnnervenstörungen auch Aneurysmen der basalen Hirngefäße in Betracht, zu deren Diagnostik eine angiografische Abklärung erforderlich ist.

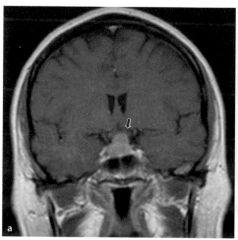
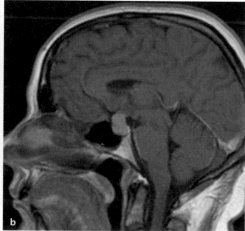

◻ **Abb. 2.28** Hypophysenadenom. In MRT-Aufnahmen (T1 mit KM) zeigt sich charakteristischerweise ein homogenes KM-Enhancement. Durch das Hypophysenadenom wird das Chiasma nervi optici bereits berührt, aber noch nicht angehoben (*Pfeil*)

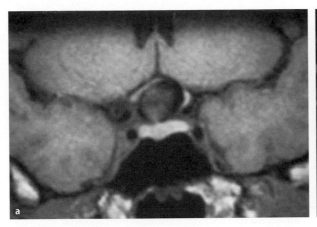 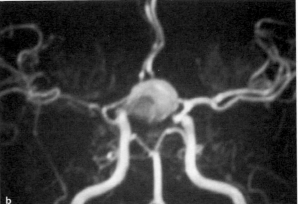

◘ Abb. 2.29 a Koronares MRT und **b** CT-Angiografie mit Darstellung eines Aneurysmas der A. com. anterior als Differenzialdiagnose eines Hypophysenadenoms

Radiologische Diagnostik Röntgenübersichtsaufnahmen zeigen beim Hypophysenadenom eine Vergrößerung und Ausweitung der Sella, eine sog. **Ballonierung** und **Doppelkonturierung** des Bodens (primäre Sellaveränderung). In der weiteren Abklärung kommen **CT, MRT und MR-Angiografie** zum Einsatz.

Mikroadenome (<1 cm Durchmesser) können im MRT in 80–90% der Fälle sicher identifiziert und lokalisiert werden. Auf Grund der starken Vaskularisierung der Hypophyse erscheinen sie hypointens nach Kontrastmittelanreicherung (wash-in wash-out-Phänomen).

Makroadenome haben einen Durchmesser >1 cm. Im MRT findet man bei Kontrastmittelverstärkung eine dichte Zone, die wechselnde Beziehung zur suprasellären Zisterne hat (◘ Abb. 2.28). Bei großen Tumoren ist aus differenzialdiagnostischen Gründen gegenüber einem intrasellären Aneurysma die MR-Angiografie oder DSA indiziert (◘ Abb. 2.29). Wenn es zur Einblutung in den Tumor gekommen ist (sog. Apoplexie der Hypophyse), stellt sich bereits eine dichte intra- und supraselläre Masse im CT-Bild ohne Kontrastmittel dar. Das CT eignet sich zudem um Verkalkungen nachzuweisen (DD: Kraniopharyngeome).

Bei dem **Syndrom der empty Sella** (Zisternenherniation in die Sella oder zystische Umwandlung eines Hypophysenadenoms) sieht man im CT/MRT eine Low-density/-intensity-Zone in der Sella von Liquordichte, während im Kontrast-CT/MRT das Infundibulum posterior gegen das Dorsum sellae verlagert ist. Im MRT lässt sich jedoch eine Abgrenzung zu den basalen Gefäßen und die Beziehung zum Chiasma opticum genauer darstellbar.

▪ ▪ Klassifikation der Sellatumoren

Im sellären, suprasellären und parasellären Raum kommen eine ganze Reihe von Geschwülsten vor, so **Kraniopharyngeome**, **Optikusgliome**, **suprasellläre Germinome**, **Chordome** und **Meningeome**. Sie müssen differenzialdiagnostisch gegenüber den **Hypophysenadenomen** abgegrenzt werden. Diese werden nach ihrer Größe und Ausdehnung eingeteilt.

Invasiv wachsende Adenome können die infra- und parasellären Knochen destruieren.

> **Größe und Ausdehnung der Hypophysenadenome**
> – Intraselläre Mikroadenome: Durchmesser <1 cm
> – Intraselläre Makroadenome: Ausdehnung >1 cm
> – Adenom mit supraselllärer Ausdehnung
> – Adenom mit parasellärer Ausdehnung
> – Invasives Adenom

Nach der endokrinen Funktion der Hypophysenadenome unterscheidet man hormonell inaktive und aktive Adenome. Die **endokrin aktiven Tumoren** entsprechen dem Hormonexzess der wichtigsten hypophysären Hormone.

> **Endokrine Funktion der Hypophysenadenome**
> – Hormonell inaktive Adenome
> – Adenome mit Wachstumshormonexzess (Akromegalie)
> – Adenome mit Prolaktinexzess (Prolaktinome, Amenorrhö-Galaktorrhö-Syndrom)
> – Adenome mit ACTH-Exzess (Morbus Cushing)
> – Adenome mit TSH-Exzess
> – Adenome mit FSH-LH-Exzess
> – Plurihormonale Adenome

Seltenere Geschwülste sind das Adenom mit TSH-Exzess, das Adenom mit FSH-LH-Exzess und plurihormonale Adenome.

Kraniopharyngeome Kraniopharyngeome sind Tumoren epithelialen Ursprungs und werden von Anteilen der Rathke-Tasche abgeleitet. Sie manifestieren sich ausschließlich in der Sellaregion. In ihnen findet keine Hormonproduktion statt. Sie machen 3% aller intrakraniellen Tumoren aus und kommen v. a. bei Kindern und Jugendlichen vor.

2

Kraniopharyngeome können intrasellär, suprasellär und bis in den III. Ventrikel ausgebreitet sein. Sie bestehen aus festen und zystischen Anteilen, sind **gutartig**, neigen jedoch zu **Rezidiven**. Die Zysten sind meist mit Cholesterol-Granula gefüllt, und mitverantwortlich für die postoperative Entstehung einer **aseptischen, chemischen Meningitis**. Mikroskopisch sind Kraniopharyngeome zu 50% verkalkt.

Die **operative Behandlung** erfolgt in der Regel transkraniell, um ihre Beziehung zu den suprasellären Strukturen, insbesondere dem Chiasma und dem III. Ventrikel besser zu übersehen. Trotz operativer Behandlung kommt es häufiger zu Tumorrezidiven und zum Entstehen größerer Zysten. Eine adjuvante Strahlentherapie kann die Prognose bezüglich der Rezidivhäufigkeit verbessern.

▪▪ Endokrine Störungen

Prolaktinome Prolaktinome sezernieren autonom Prolaktin. Die hypothalamische Steuerung der Prolaktinsekretion ist vorwiegend hemmend. Der Prolactin-inhibiting-Faktor verhindert die Ausschüttung des Prolaktins in der Adenohypophyse. Zahlreiche Hormone und endokrine Störungen sowie Medikamente können den PIF-Mechanismus beeinflussen und zu erhöhten Prolaktinspiegeln führen.

Ein **Nüchtern Prolaktinspiegel >150 ng/ml** kann als sicherer Hinweis für das Vorliegen eines Prolaktinoms gewertet werden. Spiegel >1000 ng/ml zeigen einen invasiv wachsenden Tumor an.

Bei Frauen sind die häufigsten klinischen Zeichen **Amenorrhö** und **Galaktorrhö** (Amenorrhö-Galaktorrhö-Syndrom). Spontane **Galaktorrhö** tritt bei etwa 30% der Frauen mit Prolaktinomen und weniger häufig bei Männern auf. Bei Männern kommt es zu **gestörter Libido,** Potenzstörung und Oligospermie. Neben diesen endokrinen Symptomen können größere Prolaktinome die Symptome des suprasellären raumfordernden Prozesses bewirken, also ein Chiasmasyndrom, bei parasellärer Ausdehnung auch Störungen der Okulomotorik. Bei Kompression der Liquorwege im III. Ventrikel kann sogar ein Verschlusshydrozephalus auftreten.

Neben der endokrinologischen Diagnostik findet eine kernspintomografische Abklärung statt.

Morbus Cushing Unter Morbus Cushing versteht man eine Erkrankung, die durch Hypersekretion von **ACTH** hervorgerufen wird. Dadurch kommt es zur bilateralen **Nebennierenrindenhyperplasie**. Unbehandelt ist beim Morbus Cushing die 5-Jahres-Überlebensrate weniger als 50%. Drei Viertel der Patienten sind Frauen.

Die klassischen Zeichen des Morbus Cushing sind Mondgesicht, Stammfettsucht, Büffelnacken, Hypertonie, Striae rubae, häufig haben die Patienten Depressionen, Menstruationsstörungen, Impotenz, Osteoporose und Glukoseintoleranz. Ein sog. **Nelson-Syndrom** kann bei Patienten nach Adrenektomie in der Behandlung eines Morbus Cushing entstehen. Man findet dabei eine Hypersekretion von ACTH durch ein Hypophysenadenom und MSH-Aktivierung, das sich in einer Überpigmentation der Haut äußert.

Akromegalie Akromegalie tritt bei einem Hormonexzess des Human-growth-Hormons (HGH) auf.

> ❯ **Wenn eine Überproduktion von HGH in der Kindheit vor Epiphysenschluss auftritt, kommt es zum Gigantismus.**

Der Hormonexzess führt nicht nur zu kosmetischen Störungen, sondern auch zu Veränderungen im kardiovaskulären System, zur art. Hypertonie, schwerer Arteriosklerose, außerdem zu Diabetes mellitus und Viszeromegalie. Man findet beim Akromegalen groteske Veränderungen der Finger und Zehen, die Gesichtszüge werden grob und Nase, Lippen und Kinn nehmen an Größe zu. Es kommt zur Makroglossie, was zur Behinderung der Atmung führt. Die Knochendichte nimmt zu, und auch die Gelenke hypertrophieren.

> ❯ **Die Lebenserwartung ist durch Hypertonie und den Diabetes mellitus beeinträchtigt.**

Ein Fünftel der Akromegalen haben auch eine Hyperprolaktinämie, so dass bei Frauen eine Oligomenorrhö, Amenorrhö und Galaktorrhö auftritt, bei Männern eine Störung der Libido und Potenz. Große Tumoren können Zeichen der Hypophysenunterfunktion hervorrufen wie Müdigkeit, Blässe, Adynamie und Stressinkontinenz.

Endokrin inaktive Adenome Hormonell inaktive Adenome bewirken Verdrängungs- und Defektsymptome. Die Patienten mit dieser Adenomform haben häufig eine dünne und trockene Haut, der Bartwuchs ist erheblich reduziert, und die Behaarung des Körpers insbesondere in der Schamgegend spärlich. Die Patienten sind antriebsarm, adynam und hypoton. Wenn die Geschwulst über das Diaphragma sellae hinauswächst, tritt ein Chiasmasyndrom auf. Häufig wird bei diesen Patienten die Diagnose erst nach Auftreten von Visusstörungen und Gesichtsfeldausfällen gestellt.

▪▪ Differenzialdiagnose der Hypophyseninsuffizienz

In der Differenzialdiagnose der hypophysären Insuffizienz kommen, neben dem Hypophysenadenom, auch andere intraselläre Prozesse in Frage:
- intraselläres Aneurysma (auszuschließen durch Angiographie),
- Kraniopharyngeom,
- Empty-sella-Syndrom,
- hypophysäre Apoplexie.

Hypophysäre Apoplexie Die hypophysäre Apoplexie ist ein schweres Krankheitsbild, wobei mit **plötzlichen Kopfschmerzen** eine Einblutung in den intra-/suprasellären Tumor stattfindet. Patienten zeigen die Zeichen der hypophysären Insuffizienz, dazu ein Chiasmasyndrom mit Störung des Visus und Gesichtsfeldes. Bei Druck auf die parasellären Strukturen treten Störungen der Okulomotorik auf.

 Cave
Bei der hypophysären Apoplexie besteht eine Notfallsituation, in der eine rasche Diagnostik und operative Entlastung angestrebt werden muss.

Supra-paraselläre Hypophysenadenome Die Differenzialdiagnose der supra-parasellären Hypophysenadenome umfasst eine Reihe von Geschwülsten, die auch in der Differenzialdiagnose der Prozesse genannt werden, die den III. Ventrikel komprimieren. Es handelt sich um

- Kraniopharyngeome,
- basale Meningeome wie das Tuberculum-sellae-Meningeom,
- Optikusgliome,
- supraselläre Germinome,
- Chordome.

■ ■ Therapie der Hypophysenadenome

Konservative Therapie Lediglich für **Prolaktinome** steht eine suffiziente medikamentöse Therapie zur Verfügung. Bei diesen Tumoren wird eine primäre Therapie mit Dopaminagonisten, z. B. Bromocriptin durchgeführt. Dadurch wird die inhibitorische dopaminerge Kontrolle der Prolaktinausschüttung unterstützt. Dopaminagonisten senken den Serumprolaktinspiegel, die Galaktorrhö verschwindet und die Größe, auch stark expansiv wachsender Tumoren ist rückläufig. Es muss aber darauf hingewiesen werden, dass bei Absetzen dieser Therapie der Tumor reexpandieren und eine unkontrollierte Hormonausschüttung wieder auftreten kann.

> ❯ Bei Prolaktinomen ist die medikamentöse Therapie mit Dopaminagonisten die primäre Therapie und hat die chirurgische Exstirpation weitgehend abgelöst.

Die operative Resektion hat ihren Stellenwert bei sehr großen Prolaktinomen, die das Chiasma verdrängen und ein Chiasmasyndrom mit bitemporaler Hemianopsie oder eine akute Visusverschlechterung hervorrufen. Bei diesen Patienten muss das Chiasma notfallmäßig chirurgisch entlastet werden. Oft muss aber zusätzlich eine adjuvante Therapie mit Dopaminagonisten durchgeführt werden, um einen evtl. weiterhin erhöhten Hormonspiegel zu normalisieren.

Strahlentherapie Die Strahlentherapie wird lediglich als ergänzende Maßnahme zur operativen Behandlung bei ausgedehnten und vor allem invasiv wachsenden Tumoren eingesetzt, um eine Tumorkontrolle zu erreichen.

Operative Therapie Die operative Resektion von Hypophysenadenomen ist, abgesehen von Prolaktinomen, die Therapie der 1. Wahl.

Praxisbox

Resektion der Hypophysenadenome
Es existieren 2 operative Zugangswege zum sellären Raum:
1. Man erreicht die Sella turcica über die Nasennebenhöhlen, also auf transsphenoidalem Wege und kann den Sellainhalt hier vom Sellaboden aus darstellen. Dieser Eingriff ist indiziert zur Entfernung intrasel-

▼

---

lärer Mikro- und Makroadenome und zur Entfernung suprasellärer Geschwülste, die symmetrisch mittelliniennah im suprasellären Raum ausgebreitet sind. Dieser Eingriff eignet sich nicht für die Operation parasellärer oder invasiver Tumoren. Auch Kraniopharyngeome und andere intraselläre Tumoren mit geringgradiger suprasellärer Ausdehnung können auf diesem Wege angegangen werden.
2. Durch den transkraniellen subfrontalen oder pterionalen Zugang können auch große suprasellär und parasellär ausgedehnte Tumoren erreicht und mikrochirurgisch von den basalen Hirnstrukturen, dem Chiasma und den angrenzenden Gefäßen gelöst werden. Nachteil dieses Zuganges ist, dass eine moderate Hirnretraktion erfolgen muss. Der transsphenoidale Eingriff vermeidet diese Berührungen mit dem zentralnervösen Gewebe, hat aber als Komplikationsmöglichkeit die postoperative transsphenoidale Liquorfistel, die mit einer Häufigkeit bis zu 5% auftritt.

Peri- und postoperative endokrinologische Behandlung Um einen akuten und damit lebensbedrohlichen Ausfall der kortikotropen Hormonachse zu vermeiden, werden alle Patienten unabhängig vom präoperativen Hormonstatus perioperativ mit Glukokortikoiden substituiert.

Praxisbox

Perioperative Glukokortikoidsubstitution
Die Substitution erfolgt bereits perioperativ. Zunächst wird Hydrokortison intravenös kontinuierlich über 24 h in einer Dosierung von 100 mg/12 h verabreicht. Im Anschluss kann die Hormonsubstitution oralisiert werden und die Dosis von 100 mg/Tag (in 3 Einzeldosen 50-30-20 mg) auf eine Erhaltungsdosis von 30–50 mg/Tag (in 2–3 Einzeldosen: 20-10-0 mg) reduziert werden und so für 4–6 Wochen weiter verabreicht werden. Danach sollte der postoperative Hormonspiegel reevaluiert und die Medikation angepasst, bzw. abgesetzt werden.

Die **Schilddrüsenhormonsubstitution** ist für die perioperative Periode nicht in gleicher Weise von Bedeutung, da Schilddrüsenhormone eine Halbwertszeit von 7 Tagen haben und so die Operationstage ohne Substitution überbrückt sind.

In der perioperativen Periode muss für eine Substitution der nicht essenziellen **gonadotropen Funktion** nicht gesorgt werden.

Die Inzidenz des **Diabetes insipidus** im unmittelbaren postoperativen Verlauf nach Hypophysenoperation beträgt 10–30%. Meist tritt eine Spontanremission innerhalb von 10 Tagen auf. Bei Operation sehr großer Tumoren kann es aber auch zu einer dauernden Störung der ADH-Sekretion, verbunden mit der Notwendigkeit einer medikamentösen Substitution kommen.

❶ Cave
Der Diabetes insipidus muss umgehend behandelt werden, um Störungen der Elektrolyt- und Wasserbalance zu vermeiden.

Dieser wird leicht an der **Polyurie** in der frühpostoperativen Phase erkannt. Das Urinvolumen ist mehr als 150 ml/h, die Serumosmolarität hoch (>295 mmol/l), die Urinosmolarität <300 mmol/l. Differenzialdiagnostisch ist bei Patienten, die intraoperativ eine Osmotherapie bekommen oder an Diabetes mellitus leiden, die osmotische Diurese zu beachten, die durch eine hohe Serumosmolarität und eine hohe Urinosmolarität gekennzeichnet ist. Bei Verdacht auf Diabetes insipidus muss eine genaue Aus- und Einfuhrbilanz durchgeführt werden. Kontrolliert werden die Serumelektrolyte sowie Serum- und Urinosmolarität. Der Flüssigkeitsverlust wird mit isotonen Elektrolytlösungen ersetzt. In der Regel verschwinden Polyurie und Polydipsie innerhalb von 2–3 Tagen und eine weitere Therapie ist nicht erforderlich. Nur wenn eine adäquate Flüssigkeitszufuhr nicht möglich ist, wird eine Substitutionstherapie mit Vasopressin erforderlich. In der Langzeitbehandlung kann Vasopressin auch als Nasenspray verabreicht werden.

Syndrom der inappropriaten ADH-Sekretion (SIADH) Differenzialdiagnostisch unterscheidet man das **Syndrom der inappropriaten ADH-Sekretion (SIADH)**. Dieses ist gekennzeichnet durch eine Hyponatriämie, eine niedrige Serumosmolarität und hohe Urinosmolarität. Dieses Syndrom ist vorübergehend und kann unabhängig vom Diabetes insipidus auftreten. Auch hier wird die Kontrolle des Körpergewichtes, der Urin- und Serumosmolarität und der Serumelektrolyte verlangt. Die Flüssigkeitszufuhr muss eingeschränkt werden. Diese Therapie ist allein ungenügend, wenn eine schwere Wasserintoxikation vorliegt mit einer schweren Hyponatriämie und einer Bewusstseinstrübung. In diesem Falle muss die Diurese mit Diuretika bei gleichzeitiger Elektrolytsubstitution forciert werden. Seit 2009 sind in Deutschland auch **Vaptane** (Tolvaptan) als spezifischer ADH-Antagonist in der Therapie des SIADH zugelassen.

❶ Cave
Eine zu schnelle Substitution der Hyponatriämie kann eine pontine Myelinolyse hervorrufen.

2.5.5   Tumoren des III. Ventrikels

Tumoren des III. Ventrikels stellen eine besondere neurochirurgische Herausforderung bezüglich des operativen Zuganges dar. Im vorderen Anteil des III. Ventrikels findet man Astrozytome, Ependymome und Tumoren, die aus dem suprasellären Raum einwachsen wie Optikusgliome, suprasselläre Meningeome oder Kraniopharyngeome, sowie Kolloidzysten des Foramen Monroi.

Kolloidzysten des Foramen Monroi
■■ Symptomatik, Diagnostik
Die Symptomatik wird durch eine Obstruktion des Foramen Monroi bedingt. Durch die so entstandene Liquorzirkula-

tionsstörung steigt der intrakranielle Druck an und Bewusstseinsstörungen können attackenweise auftreten. Dies wird durch einen intermittierenden Verschluss im Foramen Monroi verursacht. Selten kommt es zu einer sogar tödlich verlaufenden Einklemmungssymptomatik durch einen akuten Verschlusshydrozephalus.

Die **Diagnose** wird durch das MRT gestellt.

■■ Therapie
Der vordere Anteil des III. Ventrikels und damit die Kolloidzyste wird durch eine frontale **Kraniotomie** mit transkortikalem oder transkallosalem Zugang erreicht. Alternativ können heute einige dieser Zysten durch endoskopische Ventrikuloskopie dargestellt und entfernt werden.

2.5.6   Orbitatumoren

■■ Definition
Die häufigsten Orbitatumoren sind Metastasen, Optikusscheidenmeningeome (❏ Abb. 2.30), kavernöse Hämangiome, Neurofibrome, Dermoidzysten, Optikusgliome und Lymphome. Differenzialdiagnostisch kommt das laterale Keilbeinflügelmeningeom, der auch einseitig beobachtete endokrine Exophthalmus und der sog. **Pseudotumor orbitae** in Frage. Darunter wird eine nichtinfektiös-entzündliche Reaktion in mehreren Orbitageweben, die häufig im Bereich der Tränendrüse beginnt und die Muskeln oder das Fettgewebe erfasst, verstanden. Histologisch findet man dabei eine diffuse Ansammlung von Lymphozyten.

■■ Symptomatik
Orbitatumoren können durch eine einseitige Protrusio bulbi, Augenmotilitätsstörungen und eine progrediente Visusreduktion symptomatisch werden.

■■ Diagnostik
Die diagnostische Abklärung erfolgt durch ein Orbita-MRT mit unterdrückter Fettsequenz und kann durch ein Fein-

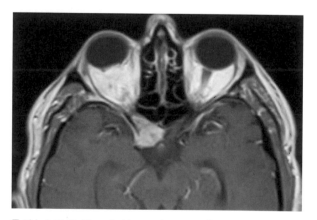

❏ **Abb. 2.30** Optikusscheidenmeningeom rechts mit Tumorausdehnung entlang des N. opticus durch den Canalis nervus opticus bis nach intradural zum Chiasma (MRT T1 mit KM)

schicht-CT zur Beurteilung einer ossären Infiltration ergänzt werden.

▪▪ Therapie

Die Behandlung der genannten Neoplasmen besteht in der operativen Exstirpation. Je nach Lokalisation der Raumforderung kann diese durch einen **supraorbitale-**, **laterale-** oder durch eine **transkranielle Orbitotomie** erreicht werden.

Bei den **Optikusscheidenmeningeomen** erfolgt jedoch je nach Lokalisation und Visus eine genaue Differenzierung in Subtypen. Danach richtet sich die Therapieempfehlung der Operation, Strahlentherapie oder einer ausschließlichen Beobachtung. Der **Pseudotumor orbitae** reagiert auf Behandlung mit **Kortikosteroiden**.

2.5.7 Schädeldachtumoren

▪▪ Definition

Jede Tumorart, die im Skelettsystem vorkommt, kann auch im Schädeldach entstehen. So findet man Osteome, Chondrome, Chondrosarkome, diploische Meningeome, Fibrome und Fibrosarkome, Hämangiome, aneurysmatische Knochenzysten, Plasmozytome, Non-Hodgkin-Lymphome, Lipome, Dermoidzysten, eosinophile Granulome, Chordome und fibröse Dysplasie.

▪▪ Diagnostik

Bei der Diagnose spielt das Feinschicht-CT die größte Rolle. Je nach Verdachtsdiagnose kann eine Angiografie und Embolisation der z. T. stark vaskularisierten Tumoren präoperativ hilfreich sein.

▪▪ Therapie

Schädeldachtumoren werden **operativ** im Gesunden ausgesägt. Je nach Diagnose kann bei malignen Prozessen eine zusätzliche Strahlentherapie indiziert sein. Dies gilt vor allem bei Sarkomen. Bei Osteosarkomen erfolgt zudem eine Chemotherapie.

In Kürze

Intrakranielle Tumoren besonderer Lokalisation
Pinealistumoren (Germinom); Kleinhirnbrückenwinkeltumoren (Akustikusneurinom, Meningeom); Tumoren der hinteren Schädelgrube (Hämangioblastome, Plexuspapillome); Tumoren der Sellaregion (Hypophysenadenome, Kraniopharyngeome, Prolaktinome, endokrin inaktive Adenome); Tumoren des III. Ventrikels, Orbitatumoren, Schädeldachtumoren.
Symptomatik: Hydrozephalus, Hirnnervenstörungen (Augenbewegungs-, Hörstörung u. a.), bitemporale Hemianopsie (Läsionen des Chiasma opticum bei Hypophysentumor), veränderte Hormonproduktion (Morbus Cushing, Akromegalie).
▼

Diagnose: CT, MRT, Liquoruntersuchung: α-Fetoprotein und HCG als Tumormarker beim Germinom, Eiweißerhöhung beim Neurinom), endokrinologische und ophthalmologische Diagnostik.
Therapie: operative Entfernung, adjuvante Strahlentherapie je nach Entität. Medikamentöse Behandlung bei Hormonexzessen bzw. Hormonsubstitution (z. B. Schilddrüsenhormon). Postoperative Komplikationen: z. B. Liquorfistel, Diabetes insipidus (nach Hypophysenoperation 10–30%), SIADH.

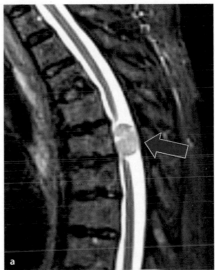

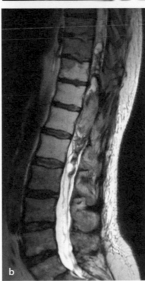

◩ **Abb. 2.31 a** Sagittale MRT T2 mit KM und Darstellung eines thorakalen intraspinalen, extramedullären Neurinoms. **b** Sagittale MRT T2 mit einem intramedullärem Astrozytom BWK10-BWK12 und kranieller Syringomyelie (Z.n. Radiatio)

2.6   Spinale Tumoren

▪▪ Klassifikation

Bei den primären Geschwülsten im Spinalkanal unterscheidet man zwischen **extra- und intramedullären Tumoren**, 3/4 haben ihren Ursprung außerhalb des Rückenmarks.

An 1. Stelle seien die **Neurinome** und **Neurofibrome** (◘ Abb. 2.31) genannt, die teils innerhalb, teils außerhalb des Spinalkanales liegen können (**Sanduhrneurinom**). Bei Patienten mit Morbus v. Recklinghausen treten diese multipel auf.

Meningeome kommen v. a. im thorakalen Bereich und bei Frauen vor. Sie sind scharf abgegrenzt und verdrängen das Rückenmark, ohne es zu infiltrieren (◘ Abb. 2.32).

Die **intramedullären Tumoren** sind histologisch ebenfalls meist gutartig (Ependymome, Astrozytome, seltener Hämangioblastome), lassen sich jedoch nur dann vollständig entfernen, wenn sie eine scharfe Grenze gegen das Markgewebe aufweisen oder zystisches Wachstum zeigen.

> ❯ **Extradurale spinale raumfordernde Prozesse sind häufig: Meist handelt es sich dabei um Metastasen bei Tumorpatienten.**

Es kommt zu einer hämatogenen Metastasierung über den paravertebralen venösen Plexus mit direktem Einwachsen in den angrenzenden Knochen. Spinale Metastasen treten häufig beim Lungenkarzinom, Mammakarzinom, beim Lymphom, beim Prostatakarzinom und beim Myelom auf. In 1/10 der Fälle ist dies die Erstmanifestation der Erkrankung bei noch unbekanntem Primärtumor.

Metastasen komprimieren das Rückenmark meist sekundär, wenn sie sich epidural ausbreiten oder wenn osteolytische Herde zu Spontanfrakturen führen (◘ Abb. 2.33). Nach einem schmerzhaften Vorstadium kann durch beide Mechanismen eine plötzliche Querschnittslähmung auftreten, wobei entweder die spinale Blutversorgung unterbrochen oder ein Achsenknick den Kanal eingeengt haben kann. Einen Altershäufigkeitsgipfel findet man zwischen 40–65 Jahren. Es zeigt sich eine Präferenz der Männer (3:2).

In der **Differenzialdiagnose** spinaler, epiduraler Tumoren sind Chordome und Chondrosarkome zu erwägen. Spinale epidurale und subdurale **Spontanhämatome** sind selten, treten aber bei thrombozytopenischen Patienten oder unter Antikoagulation auf. Selten sind auch infektiöse raumfordernde spinale Prozesse (metastatischer epiduraler Abszess, tuberkulöse Spondylitis).

▪▪ Symptomatik

Für die Ausprägung der Symptome der Rückenmarktumoren sind folgende physiologisch-pathophysiologische Gegebenheiten wichtig:

Die **Blutversorgung des Rückenmarks** erklärt, dass es leicht zur Ausbildung einer relativen Ischämie im Bereich einer sog. Wasserscheide kommen kann. Die besonders gefährdete Zone der Rückenmarkdurchblutung ist der mittlere und obere Thorakalbereich. Hier befindet sich die Wasserscheide zwischen der Versorgung der **A. spinalis anterior** durch die

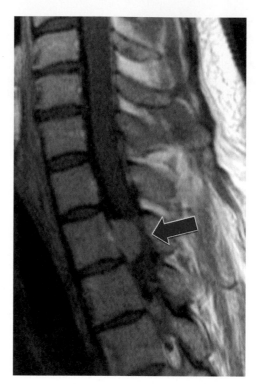

◘ **Abb. 2.32** MRT (T1 mit KM) mit Darstellung eines intraspinalen thorakales Meningeoms (*Pfeil*) mit homogener, flauer Kontrastmittelaufnahme

Vertebralarterien und der stark variablen Versorgung durch die **A. radicularis magna (Adamkiewicz)** TH9–L2.

Extramedulläre Tumoren haben in der Regel ein exzentrisches Wachstum. Der Kompressionseffekt ist also asymmetrisch. Im Frühverlauf beobachtet man daher einen höheren Anteil von Patienten mit **Brown-Séquard-Syndromen** (Symptomenkomplex mit halbseitiger Schädigung des Rückenmarks, bestehend aus einer ipsilateralen, segmentalen schlaffen Parese mit Areflexie und Verlust der Tiefensensibilität und des Vibrationsempfindens, kombiniert mit einer kontralateralen Störung des Schmerzempfindens und des Temperatursinns), wobei der Tractus corticospinalis und die Hinterstränge der Tumorseite betroffen sind, während der Tractus spinothalamicus, der gekreuzte Fasern aufnimmt, kontralaterale sensible Störungen erklärt.

Bei intramedullären **Geschwülsten** kommt es häufig wegen der Unterbrechung der kreuzenden Schmerzfasern zu einer **dissoziierten Empfindungsstörung**.

> ❯ **Extradurale Tumoren sind dadurch gekennzeichnet, dass bei 95% der Patienten als Erstsymptom lokale Schmerzen, evtl. mit radikulärer Ausstrahlung auftreten.**

Die im Folgenden beschriebene **Symptomenfolge** läuft bei extradural metastatischen Prozessen in Zeitraffung ab. Bei langsamem Wachstum ist die Anpassung des Markes an die neuen Platzverhältnisse so ausgeprägt, dass es lange Zeit dem

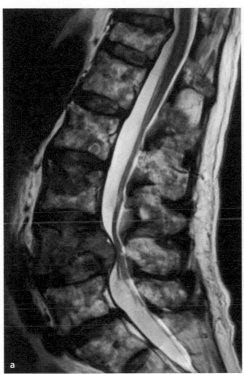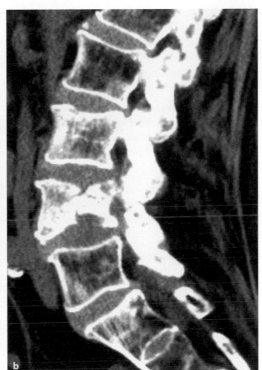

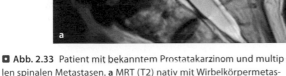

◘ **Abb. 2.33** Patient mit bekanntem Prostatakarzinom und multiplen spinalen Metastasen. **a** MRT (T2) nativ mit Wirbelkörpermetas-tase LWK 4 und Stenose des Spinalkanals. **b** CT-LWS mit Osteolyse von LWK 4

raumfordernden Prozess ohne bleibende Schädigung ausweichen kann.

Zu Beginn klagen die Patienten über lokale **Schmerzen** im betroffenen Wirbelsäulenabschnitt. Später werden die dorsalen Wurzeln in die Kompression einbezogen, worauf die Beschwerden radikulär ausstrahlen und bei intraspinaler Druckerhöhung durch Husten, Niesen oder Pressen verstärkt werden. Bei weiterem Tumorwachstum treten **Strangsymptome** hinzu, die durch die Höhe des Prozesses (zervikal, thorakal, lumbal) bestimmt werden. Häufig sind es zunächst Parästhesien, die kaudal von der Rückenmarkkompression beginnen, des Weiteren sind Berührungs- und Schmerzsensibilität, nicht selten auch die Koordination gestört. Zu diesem Zeitpunkt ist der **Muskeltonus** oft bereits erhöht. Bei zunehmender Kompression schwindet die grobe Kraft kaudal vom betroffenen Rückenmarkniveau. Der **Kraftverlust** sollte bei der klinischen Untersuchung nach einem Graduierungssystem bezeichnet werden. Regelmäßig sind dann pathologische Reflexe (z. B. Babinski-Reflex) zu beobachten. Es nimmt die Spastizität (Tonuserhöhung der Muskeln) weiter zu und alle sensiblen Wahrnehmungen ab.

Zu diesem Zeitpunkt funktionieren Blase und manchmal auch Mastdarm nicht mehr normal. Die Störung besteht in einer Urinretention, d. h. die Blase wird nicht oder nur unvollständig entleert, oder die Miktion gelingt erst nach längerem Bemühen. Dieser Zustand lässt sich durch die Bestimmung des Restharns erfassen.

❗ **Cave**
Patienten können häufig innerhalb kürzester Zeit eine vollständige Querschnittslähmung entwickeln.

Im weiteren Verlauf wird die Lähmung vollständig und schlaff, kaudal von der Kompression werden keine äußeren Reize mehr perzipiert. Die spontane Miktion und Defäkation sind nicht mehr möglich. Prozesse im Thorakalbereich führen zur **Paraparese**, zervikale zur **Tetraparese**. Wird der Conus medullaris komprimiert, so sind Sensibilität und Motorik in den distalen Partien der Beine und im Gesäß gestört. Solche Patienten haben häufig früh eine Funktionsstörung von Blase und Mastdarm.

■■ **Diagnostik**
Die **Anamnese** gibt über die konsekutive Entwicklung der Symptome Auskunft. Auf Grund der **neurologischen Untersuchung** kann zwischen radikulärer und medullärer Kompression unterschieden werden. Eine Graduierung der Reduktion der groben Kraft ist möglich und zeigt die Schwere des Zustandes an. Die Höhe des Prozesses kann anhand des örtlichen Schmerzes, der radikulären Schmerzen und des Sensibilitätsniveaus eingegrenzt werden.

In der Diagnostik hilft das **MRT** des Achsenskeletts mit Kontrastmittelgabe weiter. Bei Patienten mit Karzinomleiden sollte wegen möglicher multipler Metastasen die gesamte Neuroachse untersucht werden. Liquoranalyse und Myelografie kommen nur selten zum Einsatz. In einer additiv durchgeführten **CT-Untersuchung** lässt sich besonders bei Metastasen die Destruktion des Knochens abschätzen. Häufig liegt eine Instabilität vor. Eine im MRT dargestellte fusiforme Auftreibung des Rückenmarkes weist auf intramedulläres Tumorwachstum hin.

> **Extramedulläre intradurale Tumoren haben ein charakteristisches Bild eines scharf abgegrenzten, runden Defektes, einer sog. Tumorkappe (Neurinome, Meningeome). Extradurale Tumoren zeigen eine unscharfe Begrenzung.**

Die häufigsten extraduralen Tumoren sind Metastasen, gelegentlich treten auch Chordome auf.

■ ■ Therapie, Prognose

> **Die Behandlung eines komprimierenden Prozesses im Spinalkanal besteht in der möglichst frühzeitigen Operation.**

Bei extraduralen metastatischen Tumoren wird die palliative operative Dekompression mit der adjuvanten **Radiotherapie** kombiniert. Auf Grund der diffusen Infiltration in Muskel- und Weichteilgewebe gelingt eine radikale Exstirpation selten. Durch die operative Dekompression und Tumorteilresektion erreicht man immerhin bei der Hälfte der Patienten eine anhaltende Besserung der Querschnittssymptomatik und Pflegeunabhängigkeit.

Zurückhaltend ist man bei multipler Metastasierung und einer vollständigen Querschnittslähmung, da sich diese auch nach operativer Dekompression selten zurückbildet. Dies trifft vor allem zu, wenn diese mehr als 6 h besteht. Zudem muss die Dekompression auf Grund ossärer Infiltration und dadurch bedingter Instabilität oftmals mit einer dorsalen Stabilisierung kombiniert werden.

> **Bei langsam wachsenden Geschwülsten kann, auch bei bereits vollständiger Querschnittsläsion, die neurologische Erholung erstaunlich gut sein.**

Nach Entlastungen bei intramedullären oder intraduralen extramedullären Geschwülsten benötigen die Neuralstrukturen aber oft Monate bis zu 2 Jahren für eine funktionelle Erholung.

Praxisbox

Operative Therapie spinaler Tumoren
Zur Freilegung des Rückenmarkes wird eine Laminektomie durchgeführt. Dabei wird eine der Ausdehnung der Läsion im Spinalkanal entsprechende Zahl von Wirbelbögen reseziert. Die Gelenkfortsätze werden nicht tangiert, um die Stabilität nicht zu beeinträchtigen. Zur Entfernung kleiner Geschwülste genügt heute unter mikroskopischer Sicht meist eine Hemilaminektomie oder Laminotomie mit anschließender Laminoplastik. Bei langstreckigen Zugängen kann in Ausnahmefällen auch
▼

---

eine dorsale Stabilisierung zum Erhalt der Stabilität notwendig sein.

Durch die Verwendung des spinalen Monitorings und ggf. der Ultraschallaspiration gelingt es heute auch intramedullär gelegene Tumoren mit nur geringer Morbidität zu entfernen.

Ist durch einen destruierenden, metastatischen Prozess die Stabilität der Wirbelsäule beeinträchtigt, so muss bei Durchführung einer dekompressiven Laminektomie und Tumorresektion gleichzeitig eine Fusionsbehandlung durchgeführt werden (Spondylodese mit ventralem oder dorsalem Zugang).

Fallbeispiel

Ein 22-jähriger Patient beklagte seit etwa 6 Monaten Rückenschmerzen im Bereich der HWS und oberen BWS. Nachdem zusätzlich seit 4 Wochen eine Gangunsicherheit und Dysästhesien in beiden Beinen und Armen, die der Patient keinem Dermatom eindeutig zuordnen konnte, aufgefallen waren, wurde ein MRT veranlasst. Darin zeigte sich eine unregelmäßig Kontrastmittel aufnehmende intraspinale, intramedulläre Raumforderung auf Höhe HWK 7 mit einer zusätzlichen Syringomyelie von HWK 4 bis BWK 5.
Weiteres Vorgehen?
A. Um welchen Tumor kann es sich dabei handeln?
B. Welches Procedere würden Sie dem Patienten empfehlen?
Antwort: Bei dem beschriebenen Tumor handelt es sich mutmaßlich um ein intramedulläres Ependymom. Auf Grund der progredienten klinischen Symptomatik und der nachgewiesenen Syrinx sollte eine mikrochirurgische Entfernung über eine Laminotomie HWK 7, alternativ Laminektomie mit anschließender dorsaler Stabilisierung HWK 6 bis BWK 1, durchgeführt werden. Nach Eröffnung der Dura erfolgen unter ständigem spinalen Monitoring eine streng mittige Myelotomie und die mikrochirurgische Tumorexstripation. Das Ausmaß und die Radikalität der Tumorentfernung hängen von der möglichen Trennung von Tumor und Rückenmark ab. Bei Patienten mit nachgewiesenem Ependymom sollte zudem die gesamte Neuroachse (Kopf und Wirbelsäule) nach weiteren Tumorherden mittels MRT untersucht werden.

In Kürze

Spinale Tumoren
Extra- und intramedulläre Tumoren: Neurinome, Neurofibrome (Sanduhrneurinom), Meningeome, Metastasen.
Symptomatik: Kompressionseffekt (asymmetrisch), dissoziierte Empfindungsstörung (bei intramedullären
▼

Geschwülsten). Symptomenfolge: lokale Schmerzen, radikulär ausstrahlend, Strangsymptome, Parästhesien, Kraftverlust, pathologische Reflexe, Spastizität (Tonuserhöhung), Urinretention, Parese.
Diagnostik: Anamnese, neurologische Untersuchung, MRT, CT.
Therapie: möglichst frühzeitigen Operation.

2.7 Chirurgisch relevante Infektionskrankheiten des ZNS

2.7.1 Meningitiden

■■ **Pathogenese**
Meningitiden können nach Operationen, bei Auftreten von Liquorfisteln und bei liegendem Fremdkörper, z. B. bei ventrikuloatrialer oder ventrikuloperitonealer Ableitung (Shunt-Infektionen), auftreten. Der häufigste Erreger **postoperativer Meningitiden** ist Staphylococcus aureus, aber auch Escherichia coli, Klebsiellen, Pseudomonas und Proteus kommen vor. Streptokokken sind bei Infektion, die durch eine Liquorfistel bedingt sind, häufig. Der führende Keim bei **Shunt-Infektionen** ist Staphyloccocus epidermidis.

■■ **Diagnostik**
Die wichtigsten diagnostischen Tests werden dem Liquorbefund entnommen, wobei üblicherweise die Liquorzellzahl auf >500/mm^3 erhöht ist und eine polymorphkernige Leukozytose vorherrscht.

❯ **In der postoperativen Phase ist es oft schwierig, bei erhöhter Liquorzellzahl zwischen einer noch erwartungsgemäßen Reaktion der Hirnhäute und einer bakteriellen Meningitis zu unterscheiden. In diesem Falle spielt die bei der postoperativen bakteriellen Meningitis zu erwartende Erniedrigung des Glukosespiegels und der erhöhte Laktatspiegel im Liquor differenzialdiagnostisch neben dem Bakteriennachweis im Liquor eine große Rolle.**

■■ **Therapie**
Bei Nachweis oder dem begründeten Verdacht einer Meningitis ist eine frühzeitige adäquate antibiotische Behandlung einzuleiten.

❶ **Cave**
Trotz adäquater Therapie kann es zu einer rezidivierenden Meningitis kommen.

Die rezidivierende Meningitis kann durch eine Liquorfistel, eine Osteomyelitis, eine Mastoiditis, einen kommunizierenden Dermalsinus, einen Fremdkörper (ventrikuloperitonealer Shunt), ein Empyem oder einen Abszess unterhalten sein. Dies erfordert sorgfältige Abklärung, den Verschluss der Liquorfistel, die Drainage von Eiterhöhlen und die Entfernung von Fremdkörpern (vorübergehende Entfernung der Liquordrainage).

2.7.2 Hirnabszesse

┌─ **Definition** ──────────────────────
│ Ein Hirnabszess ist ein lokaler eitriger Prozess im Hirnparenchym.
└──────────────────────────────────────

■■ **Pathogenese**

Ursachen für Hirnabszesse
- Immunsuppression
- Offenes SHT
- Endokarditis
- Streuung einer Infektion (Zähne)
- Drogenabusus

Da die Anzahl von immunsupprimierten Patienten zunimmt, beobachtet man eine Zunahme von Hirnabszessen besonders durch opportunistische Keime. Als immunsupprimiert bezeichnet man nicht nur Patienten mit HIV oder nach Transplantationen, sondern z. B. auch chronisch Alkoholkranke, Diabetes mellitus, Patienten im hohen Lebensalter und Patienten mit malignen Tumoren.

❯ **Hirnabszesse entstehen posttraumatisch nach offener Schädel-Hirn-Verletzung, fortgeleitet aus den paranasalen Sinus, dem Mittelohr oder dem Mastoid oder durch hämatogene Streuung.**

Hauptursachen der Streuung sind chronisch entzündliche Lungenerkrankungen (Empyem, Abszess, Bronchiektasen, Pneumonie), Osteomyelitiden, Septikämie bei Drogenabhängigen, bakterielle Endokarditis und Zahn- und Tonsillarabszesse. Bei etwa 1/3 der Patienten bleibt der streuende Herd unbekannt.

❯ **Besonders gefährdet sind Patienten mit angeborenem Herzfehler mit Rechts-Links-Shunt, da ihr Blut nicht im Kapillarbett der Lunge gefiltert wird.**

Der Abszess im Gehirn beginnt als **lokale Entzündung (Zerebritis)** und bildet nach etwa 14 Tagen eine Kapsel. Dabei hängen die Entwicklung einer Kapsel und deren Einschmelzung von dem pathogenen Organismus und der immunologischen Abwehr ab. Aerobe Bakterien zeigen eine schnelle Entwicklung einer dicken Abszesskapsel, während bei Anaerobiern und Mischinfektionen eine verzögerte Kapselbildung beobachtet wird.

Hirnabszesse können durch eine Vielzahl von Bakterien, Pilzen und Parasiten verursacht werden. Beim immunsupprimierten Patienten findet man auch Nokardien, Aspergillus, Candida albicans und Toxoplasma gondii als Ursachen des Hirnabszesses.

2

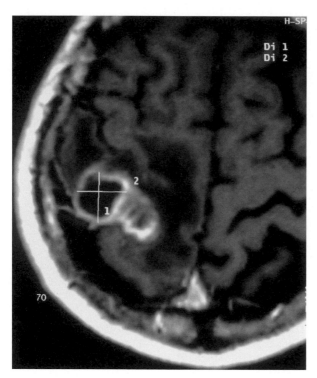

Abb. 2.34 Intrazerebraler Abszess rechts parietal mit zentraler Nekrose, ringförmigem KM-Enhancement und perifokalem Ödem

■■ Diagnostik

Im **CT** bzw. **MRT** (■ Abb. 2.34) findet sich eine hypodense Zone mit **Ring-Enhancement** nach Kontrastmittel und z. T. erhebliches **perifokales Ödem**. Dabei zeigt sich zunächst noch eine Diffusion des Kontrastmittels in den Prozess. Im Laufe der Kapselentwicklung nimmt das Ring-Enhancement zu.

■■ Symptomatik

Häufigstes Symptom eines Hirnabszesses, bei 80% der Patienten, sind zunehmende schwere Kopfschmerzen, die der analgetischen Therapie nicht zugänglich sind.

> Hirnabszesse äußern sich durch Zeichen der intrakraniellen Drucksteigerung und fokale neurologische Symptome, die von der Lokalisation abhängen. Dabei können Hinweise auf eine systemische Infektion fehlen.

Fokale epileptische Anfälle treten etwa bei der Hälfte der Patienten auf. Hohes Fieber ist eher selten, Nackensteifigkeit findet man nur in 1/5 der Fälle. Eine plötzliche Verschlechterung des Zustandes des Patienten ist entweder durch ein **starkes Hirnödem** und entsprechende intrakranielle Massenverschiebung mit Herniation oder durch Ruptur des Abszesses in das Ventrikelsystem oder den subarachnoidalen Raum verursacht.

■■ Therapie

Die **neurochirurgische** Therapie besteht zunächst in einer Entlastung des Abszesses und gleichzeitiger Materialgewin-

nung zum Keimnachweis. Bei oberflächlich gelegenen, chirurgisch gut erreichbaren Läsionen sollte eine vollständige Exstirpation mit der Kapsel erfolgen. Bei tiefliegenden Abszessen oder multipler Streuung ist die navigierte oder stereotaktische Punktion des Abszesses und ggf. die Einlage einer Drainage zu empfehlen.

Unmittelbar danach wird mit der Applikation einer **Breitbandantibiose** in hoher Dosierung begonnen. Nach Keimnachweis, der manchmal 2–3 Tage dauern kann, wird diese gemäß Antibiogramm spezifiziert. Die Einnahme der Antibiotika muss über 6–8 Wochen erfolgen.

Es hat sich gezeigt, dass **Kortikosteroide** einen günstigen Effekt auch bei der Behandlung des perifokalen Ödems haben. Sie müssen dabei mit der antibiotischen Behandlung kombiniert werden. Unter einer Kortikosteroidbehandlung tritt eine verzögerte Kapselbildung auf, die aber keinen ungünstigen Effekt auf die Prognose der Patienten hat.

> Die Suche und Sanierung des Fokus (Zähne, Herzklappen etc.) ist für den weiteren Krankheitsverlauf und die Prognose entscheidend!

■■ Nachsorge, Prognose

Es ist dabei darauf zu achten, dass nicht nur die adäquate antibiotische Therapie stattfindet, sondern dass auch die Ursachen der bakteriellen Streuung, insbesondere Infektionen der Nasennebenhöhlen und des Mastoids entsprechend chirurgisch und medikamentös saniert werden. Die Antibiotika werden bis zur Normalisierung des MRT-Befundes verabreicht. Für die Prognose hat der präoperative neurologische Zustand der Patienten die größte Bedeutung: Patienten, die vor dem therapeutischen Eingriff komatös sind, haben eine signifikant schlechtere Lebenserwartung als wache und orientierte Patienten. Auch bei erfolgreicher Behandlung eines Hirnabszesses können sich im weiteren Verlauf Komplikationen einstellen: Etwa 30% der Patienten behalten **Lähmungen** zurück. Die Inzidenz von epileptischen **Anfällen** ist bei 40% anzusetzen. Bei 10% der Patienten kommt es zum **Rezidiven**. Zudem werden auch **Spätabszesse** beobachtet.

2.7.3 Intrakranialer epiduraler Abszess und subdurales Empyem

■■ Pathogenese

Epidurale Abszesse bilden sich zwischen der Schädelkalotte und der Dura. Häufig tritt zudem eine Osteomyelitis des Schädeldachs auf. **Subdurale Empyeme** finden sich zwischen Dura und Arachnoidea und treten häufig bei Kindern auf.

Diese infektiösen Erkrankungen sind meist Folge eines **Traumas**, einer **Kraniotomie** oder entstehen aus einer fortgeleiteten Infektion aus den **paranasalen Sinus** oder dem **Mastoid**. Bei Kindern beobachtet man die Ausbildung eines subduralen Empyems nach **Meningitis**. Die häufigsten Keime sind dabei Staphylococcus aureus, Haemophilus influenzae und Streptococcus pneumoniae.

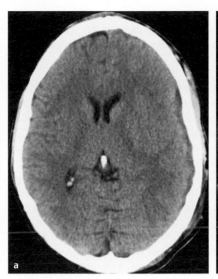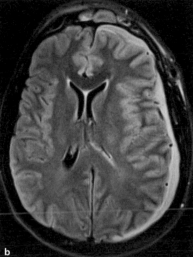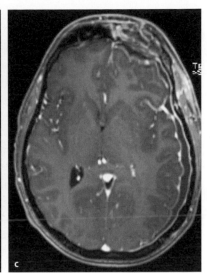

Abb. 2.35 Subdurales Empyem links parietal **a** im CCT, **b** im MRT T2 flair und **c** im MRT T1 mit KM

■ ■ **Symptomatik**

Das **epidurale Empyem** wird symptomatisch durch lokale Entzündungszeichen, erhöhte Körpertemperatur und Nackensteifigkeit.

Patienten mit **subduralem Empyem** werden durch einen deutlich reduzierten Allgemeinzustand, febrile Temperaturen, starke Kopfschmerzen oder Meningismus klinisch auffällig. Im Falle der Fortleitung aus den paranasalen Sinus sieht man zudem eine periorbitale Schwellung, schließlich neurologische Ausfälle und bei 2/3 der Patienten fokale epileptische Anfälle.

■ ■ **Diagnostik**

Beide Prozesse können in der **CT** erkannt werden. Auf Feinschichtaufnahmen der Basis werden auch die entzündlich verlegten Nasennebenhöhlen dargestellt. Es zeigt sich eine deutliche Kontrastmittelaufnahme. Alternativ kann auch eine **MRT-Aufnahme** durchgeführt werden.

❶ **Cave**
Die Lumbalpunktion ist auf Grund einer möglichen Einklemmung gefährlich (Abb. 2.35).

■ ■ **Therapie, Prognose**

Therapeutisch steht die operative Entleerung des Eiters im Mittelpunkt der Therapie. Dies kann über eine Bohrlochtrepanation und Einlegen einer subduralen Drainage für 24–48 h gelingen. Bei epiduralen Prozessen ist das Anlegen einer Spüldrainage möglich. Ist der Prozess gekammert, so wird eine Kraniektomie erforderlich.

❱ **Es ist darauf zu achten, dass auch die primären Herde der Infektion saniert werden.**

Bei adäquater Behandlung besteht nach epiduralem Abszess eine günstige Prognose. Das subdurale Empyem stellt auch heute noch in der Behandlung ein Problem dar. Die Mortalität liegt bei ca. 20%. Bleibende neurologische Ausfälle oder anhaltende epileptische Anfälle sind häufig.

2.7.4 Spinaler epiduraler Abszess

■ ■ **Pathogenese**

Die Ursache spinaler epiduraler Abszesse ist am häufigsten, ähnlich wie beim Hirnabszess, auf eine **hämatogene Streuung** zurückzuführen. Spinale epidurale Abszesse treten auch als **postoperative Komplikationen** nach spinaler Chirurgie oder selten nach Durchführung einer Lumbalpunktion auf. Auf Grund der Zunahme der lokalen Schmerztherapie durch **spinale Infiltrationen** bei Lumbago konnte ein deutlicher Anstieg der Inzidenz nachgewiesen werden.

Die häufigsten Keime sind Staphylococcus aureus, Streptokokken, Escherichia coli und Pseudomonas aeroginosa.

■ ■ **Symptomatik**

Patienten mit akuter Infektion des Epiduralraums beklagen einen **heftigen Initialschmerz** lokal über der Wirbelsäule und sind im reduzierten Allgemeinzustand. Es lassen sich systemische Infektparameter (CRP-Erhöung, Fieber, Leukozytose) nachweisen. Der Schmerz bekommt schließlich eine **radikuläre Ausstrahlung** und die Patienten können **neurologische Ausfälle** mit motorischen und sensiblen Störungen zeigen. Diese können rasch zunehmen, bis sich schließlich das Bild einer kompletten Para- oder Tetraplegie zeigt.

❱ **Es handelt sich dabei oft um einen akuten Verlauf über wenige Stunden.**

2

▪▪ Diagnostik

 Cave

Durch die Lumbalpunktion kann der epidurale Abszess nach intradural verschleppt werden, weshalb darauf unbedingt verzichtet werden sollte.

Die **MRT-Diagnostik** steht daher im Vordergrund. Darin zeigt sich eine kontrastmittelanreichernde Läsion im Epiduralraum, die das Myelon z. T. deutlich verlagert. In der MRT lassen sich zudem bereits vorhandene Schädigungen des Myelons nachweisen (Myelopathiesignal).

Die Materialgewinnung zum Keimnachweis erfolgt während der operativen Entlastung.

▪▪ Therapie

Die epidurale Infektion kann über mehrere Segmente ausgebreitet sein. Die chirurgische Entlastung erfolgt auf Höhe der größten Raumforderung über eine Laminektomie oder Hemilaminektomie. Im Bereich der HWS kann, je nach Abszesslokalisation, auch ein ventrales Vorgehen notwendig werden. Die chirurgische Therapie muss immer mit einer entsprechenden antibiotischen Therapie kombiniert werden.

In Kürze

Chirurgisch relevante Infektionskrankheiten des ZNS
Meningitis: postoperativ, Shunt-Infektion, Liquorfistel (auch rezidivierend)
Diagnostik: Liquorbefund.
Therapie: frühzeitige adäquate antibiotische Behandlung.
Hirnabszesse: posttraumatisch, fortgeleitet, hämatogene Streuung; Zerebritis.
Symptomatik: zunehmender schwerer Kopfschmerz, intrakranielle Drucksteigerung, fokale epileptische Anfälle.
Diagnostik: CT, MRT.
Therapie: operative Entfernung des Abszesses, stereotaktische Punktion, Antibiotika, Kortikosteroide. Sanierung der Ursachen der bakteriellen Streuung.
Kranialer epiduraler Abszess und subdurales Empyem: lokale entzündliche Zeichen, operative Drainage.
Spinaler epiduraler Abszess: hämatogene Streuung, heftigste Initialschmerzen, neurologische Ausfälle, akuter Verlauf über Stunden.
Diagnostik: MRT (Cave: Durch eine Lumbalpunktion können die Keime nach intradural verschleppt werden).
Therapie: chirurgische Freilegung und Drainage.

2.8   Hydrozephalus

▪▪ Definition

Tritt ein Ungleichgewicht zwischen Bildung und Resorption von Liquor auf (**Hydrocephalus malresorptivus**) oder ist der Liquorfluss blockiert (**Hydrocephalus occlusus**), so sammelt sich Liquor in den Ventrikeln an und führt schließlich zu einem Aufstau. Im Unterschied dazu kann auch eine zerebrale Atrophie zu einer Liquoransammlung in den intrakraniellen Räumen auf Grund des Verlustes von Hirnsubstanz führen (**Hydrocephalus e vacuo**).

▪▪ Physiologie der Liquordynamik

Der Liquor cerebrospinalis wird vornehmlich von den Plexus choroidei der Seitenventrikel produziert. Im Ventrikelsystem und in den Subarachnoidalräumen zirkulieren ca. 150 ml Liquor. Die tägliche Produktion liegt bei ca. 500 ml. Von den Seitenventrikeln fließt der Liquor durch die Foramina Monroi in den III. Ventrikel, von hier über den Aquädukt zum IV. Ventrikel und verlässt die Hirnkammern durch das mittelständige Foramen Magendii und die seitlichen Foramina Luschkae. Ein Teil des Liquors gelangt aus der Cisterna magna in den Spinalkanal, während ein kleinerer zu den basalen Zisternen und über die Hirnoberfläche fließt. Die zottigen Arachnoideaausstülpungen entlang des Sinus sagittalis superior, die **Pacchioni-Granulationen**, sind mit für die Resorption verantwortlich.

▪▪ Pathogenese

Ist das Gleichgewicht zwischen Produktion und Resorption des Liquors gestört, so ändert sich zumindest initial der intrakranielle Druck, da die anderen Kompartimente in der knöchernen Schädelkapsel, Gehirn und Blut, nur wenig Reserveraum bieten können. Im späteren Verlauf kann es durch Minderung der Hirnsubstanz, Erweiterung der ventrikulären ependymalen Resorptionsfläche und beim Kind durch Kopfwachstum wieder zum Druckausgleich kommen.

❯ **Ursache eines Hydrozephalus ist meist eine Liquorresorptionsstörung oder Zirkulationsstörung, selten eine Störung durch Liquorüberproduktion.**

Hydrocephalus occlusus Beim Hydrocephalus occlusus findet sich eine **Liquorpassagebehinderung** innerhalb des Ventrikelsystems (◨ Abb. 2.28), vorzugsweise im Bereich des III. Ventrikels oder des Aquädukts, den Engpässen der Liquorwege oder in der Kommunikation mit den Subarachnoidalräumen (Magendii-Verschluss).

In den meisten Fällen behindern mittelliniennahe Tumoren die Liquorzirkulation. Durch Verlegen des Foramen Monroi kann jeder mittelliniennahe Großhirntumor einen Hydrozephalus verursachen. Insbesondere Tumoren, die von der Schädelbasis ausgehen, wie z. B. Kraniopharyngeome, die nach kranial in Richtung des III. Ventrikels wachsen und diesen komprimieren, können zu einem Hydrocephalus occlusus führen. Durch Kompression des Aquädukts, z. B. durch Tumoren im Bereich der Pinealis oder durch eine angeborene Aquäduktstenose, die sich durch einen schleichenden Liquoraufstau meist während der Adoleszenz manifestiert, staut sich der Liquor in beiden Seitenventrikeln und im III. Ventrikel. Durch Tumoren in der hinteren Schädelgrube kann der IV. Ventrikel komprimiert werden. Dadurch resultiert ein Hydrozephalus mit Dilatation der Seitenventrikel und des III. Ventrikels.

Hydrocephalus communicans/malresorptivus Zirkuliert der Liquor frei innerhalb der Ventrikel, während die Blockade perizerebral liegt, spricht man vom **Hydrocephalus communicans**. Diese Form des Hydrozephalus entsteht dadurch, dass Liquor nach Austritt aus dem Ventrikelsystem nicht zu den Orten der Resorption (Pacchioni Granulationen, Nervenwurzeltaschen) gelangt, oder die Resorption an sich gestört ist. Es kommt zum Aufstau von Liquor und zum Anstieg des intrakraniellen Drucks.

Diese Form ist typisch bei Patienten mit **arachnoidalen Verklebungen**, wie man sie häufig nach Subarachnoidalblutungen, Entzündungen (basale Meningitiden) oder vorausgegangenen operativen Eingriffen findet. Ein Hydrocephalus communicans findet man zudem häufig im Kindesalter bei Patienten mit kongenitalen Fehlbildungen, wie Spina bifida, Meningomyelozelen, Enzephalozelen oder bei Vorliegen einer Arnold-Chiari Malformation.

Normaldruckhydrozephalus (NPH) Der NPH ist eine Form des Hydrocephalus communicans im Erwachsenenalter. Die idiopathische Form tritt meist ab einem Alter von 60 Jahren auf. Die genaue Ursache ist nach wie vor unbekannt.

Beim NPH ist der intrakranielle Druck die meiste Zeit normal. Nur nachts werden für kurze Zeit Druckspitzen beobachtet. Klinisch manifestiert sich der NPH durch eine typische Symptom-Trias, die sog. Hakim-Trias, bestehend aus Demenz, Dranginkontinenz und einer Gangataxie. Bei nachgewiesenem NPH (Klinik, CT, MRT) und einer Verbesserung der klinischen Symptomatik durch eine Lumbalpunktion, kann dieser durch die Implantation eines ventrikulo-peritonealen Shunts therapiert werden.

Liquorüberproduktion Eine Ventrikelerweiterung, die auf einer Liquorüberproduktion beruht, kann beim **Plexuspapillom** (gutartiger Tumor vom Plexus choroideus ausgehend) beobachtet werden. Diese Form des Hydrocephalus ist sehr selten.

▪▪ Symptomatik

Hydrozephalus im Säuglingsalter Im Säuglingsalter weicht die Schädeldecke dem zunehmenden intrakraniellen Druck aus. Klinisch fallen Säuglinge mit Hydrozephalus durch eine Zunahme des **Schädelumfangs** (◘ Abb. 2.36) und durch prall gespannte Fontanellen auf. Bei Verdacht auf einen Hydrozephalus muss deshalb regelmäßig der Kopfumfang gemessen und mit Normkurven (Perzentilen-Kurven) verglichen werden. Bei fortschreitendem Hydrozephalus entsteht eine Dysproportion zwischen Hirn- und Gesichtsschädel. Zudem zeigen sich die Fontanellen gespannt. Der Ventrikeldruck drängt nicht nur den Schädel auseinander, sondern komprimiert auch den Hirnmantel. Unbehandelt bleibt die **Entwicklung des Säuglings** zurück. Zusätzlich sind bei fortschreitender Symptomatik die Skalpvenen vermehrt gefüllt und man findet eine Verbreiterung der Schädelnähte. In der klinischen Untersuchung zeigt sich zudem ein **Sonnenuntergangsphänomen** der Augen. Die Transillumination des Kopfes ist positiv, wenn der Hirnmantel weniger als 1 cm misst.

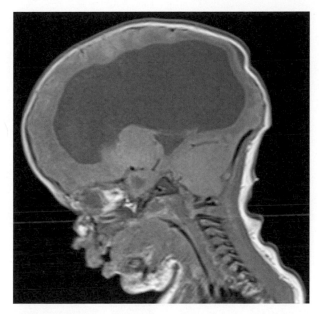

◘ **Abb. 2.36** MRT T1 eines Säuglings Tag 1 nach Geburt (38+3 SSW) mit lumbaler Meningomyelozele und ausgeprägtem Hydrocephalus, schmalem Hirnmantel, Balkenhypoplasie und Tiefstand der Kleinhirntonsillen vor operativer Deckung der Zele und Shuntversorgung

Bei besonderen Fehlbildungen ist zudem die Kopfform oftmals charakteristisch verändert. Bei Säuglingen mit z. B. kongenitaler Atresie der Foramina Luschkae und Magendii kommt es zur Erweiterung der hinteren Schädelgrube (**Dandy-Walker-Syndrom** mit Hydrozephalus, zystischer Erweiterung der hinteren Schädelgrube und Atresie des Kleinhirnwurmes, ◘ Abb. 2.37).

Akuter Hydrozephalus im Erwachsenenalter Die **plötzliche Obstruktion** der Liquorwege (Tumor, Blutung) führt zur Ventrikelerweiterung und intrakraniellen Drucksteigerung. Kopfschmerzen und Erbrechen treten auf. Mit zunehmender Drucksteigerung werden die Patienten bewusstseinsgetrübt.

> ❶ **Cave**
> Da die Symptomatik des akuten Hydrozephalus nicht spezifisch ist und mit vielen plötzlich einsetzenden Erkrankungen einhergehen kann, ist es besonders wichtig, an die Möglichkeit des akut einsetzenden Hydrozephalus oder bei bereits bestehender Hydrozephalusableitung an eine Shunt-Dysfunktion zu denken.

Durch eine einfache intrakranielle Entlastung (EVD, Shuntrevision) kann dem Patienten rasch geholfen werden.

Im **chronischen Verlauf** bestehen neben Kopfschmerzen und Erbrechen auch eine Stauungspapille oder eine beginnende Optikusatrophie und Störungen der Kognition. Schließlich kommt es zu einer spastisch-ataktischen Gangstörung mit zunehmender Paraparese. Als Ursache vermutet man einen Druck auf die kortikospinalen Fasern um die erweiterten Ventrikel.

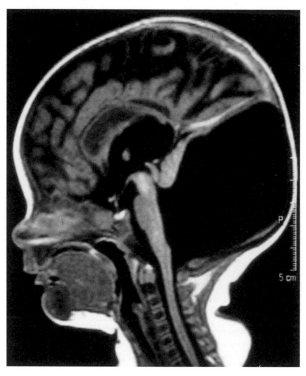

5 cm

Abb. 2.37 Dandy-Walker-Syndrom

■■ **Diagnostik**

Neben der **klinischen Untersuchung** mit den oben beschriebenen Symptomen kommen bildgebende Verfahren zum Einsatz.

Im Säuglingsalter gelingt der Nachweis des Hydrozephalus bereits durch **Sonografie**, da der Schädel noch nicht vollständig verknöchert ist. In einer Röntgen-Übersichtsaufnahme, die heute an Bedeutung verloren hat, findet sich im Kindesalter eine Verbreiterung der Suturen und im Erwachsenenalter eine Entkalkung des Dorsum sellae. Heute haben sich in der Diagnostik die **CT** oder bei zusätzlichen Verdacht von Tumoren vor allem die kontrastmittelverstärkte **MRT** durchgesetzt. Zeigt sich periventrikulär eine Hypodensität bzw. eine Hyperintensität in den Flair-gewichteten Kernspinaufnahmen, spricht dies für eine Liquorabpressung ins Hirngewebe (Liquordiapedese) und für einen dekompensierten Hydrozephalus.

■■ **Therapie**

Bei Liquorzirkulationsstörungen (Hydrocephalus occlusus) soll nach Möglichkeit deren Ursache behoben werden, z. B. die Entfernung des ursächlichen Tumors. Ist eine kausale Behandlung jedoch nicht durchführbar, so stehen symptomatische Verfahren zur Verfügung. Standardmäßig erfolgt heute die Liquorableitung über einen **ventrikulo-peritonealen**, in Ausnahmefällen, z. B. bei abdominellen Voroperationen mit Verwachsungen über einen **ventrikulo-atrialen Shunt**. Vor allem bei Patienten mit Aquäduktstenose kann auch eine endoskopische **Ventrikulozisternostomie** durchgeführt werden. Dabei

wird der Boden des III. Ventrikels zu den basalen Zisternen hin eröffnet und somit ein Umgehungskreislauf hergestellt.

Praxisbox

Ableitung der Hirnventrikel

Von vielen Möglichkeiten hat sich die Ableitung von Liquor aus den Seitenventrikeln in die Bauchhöhle (ventrikulo-peritoneal) oder alternativ in den rechten Herzvorhof (ventrikulo-atrial) bewährt. Die Shuntkatheter sind aus Silikon. Sie können zusätzlich zur Infektionsprophylaxe mit Antibiotika beschichtet oder mit Silber imprägniert sein.

Um die abgeleitete Menge an Liquor zu kontrollieren und somit einer Überdrainage oder Unterdrainage vorzubeugen, werden Ventile in den Shuntkatheterverlauf eingebaut. Bei manchen Ventilen kann man die Druckstufe programmieren und auch im Verlauf perkutan verstellen. Da der physiologische intrakranielle Druck und die Liquordrainagemenge bei horizontaler oder vertikaler Körperposition variieren, können zusätzlich Gravitations-, sog. Schwerkraftventile in senkrechter Position implantiert werden.

■■ **Prognose**

Die Prognose von Patienten mit Hydrozephalus ist bei frühzeitiger und adäquater Therapie günstig. Allerdings ist das Fremdmaterial (Katheter, Ventile) anfällig für Verstopfungen und Infektionen, so dass im Laufe einer langjährigen Behandlung Revisionen nötig werden können.

> **Da bei einem infizierten ventrikulo-atrialen Shunt eine Endokarditis droht und das generelle Risiko für das Auftreten einer Shuntnephritis (IgA) bei atrialer Ableitung erhöht ist, wird die ventrikulo-peritoneale Ableitung bevorzugt.**

Fallbeispiel

Während Ihrer Sprechstunde stellt sich eine 78-jährige Patientin in Begleitung ihres Sohnes vor. Dieser berichtet, dass sich der allgemeine Gesundheitszustand seiner Mutter in den letzten 6 Monaten zunehmend verschlechtert habe. Die Patientin, die bislang täglich einen Spaziergang machte, ist nur noch mit Rollator unsicher mobil. Des Weiteren sei sie, laut Aussagen des Sohnes, harninkontinent und auch die Gedächtnisfunktion habe sich signifikant verschlechtert.

Weiteres Vorgehen?

A. Welche Verdachtsdiagnose würden Sie stellen?

B. Welche weiteren Untersuchungen würden Sie empfehlen?

C. Welche Therapie würden Sie empfehlen?

Antwort: Die wahrscheinlichste Verdachtsdiagnose bei Vorliegen einer Hakim Trias ist ein Normaldruckhydrozephalus bei einer älteren Patientin. Um die klinische Verdachtsdiagnose zu erhärten, sollte zum einen eine Bild-

▼

gebung erfolgen (MRT). Um einen ggf. positiven Effekt einer Dauerdrainage zu überprüfen, kann zudem eine Lumbaldrainage für z. B. 3 Tage angelegt und die klinische Symptomatik genau beobachtet und dokumentiert werden. Profitiert die Patientin von einer Dauerdrainage, sollte ihr die Anlage eines ventrikuloperitonealen Shunts angeboten werden.

In Kürze

Hydrozephalus
- Hydrocephalus occlusus (Zirkulationsstörung durch Verschluss/Einengung der Abflusswege), Hydrocephalus communicans (malresorptivus).
- Hydrozephalus im Säuglingsalter: Zunahme des Schädelumfangs, Disproportion, Sonnenuntergangsphänomen.
- Akuter Hydrozephalus: Kopfschmerzen, Übelkeit, Erbrechen, Vigilanzminderung.
- Chronischer Hydrozephalus: Kopfschmerzen, Erbrechen, Stauungspapille.
- Normaldruckhydrozephalus: Symptomentrias (Hakim-Trias): Demenz, Gangstörung, Inkontinenz.

Diagnostik: CT, MRT.
Therapie: kausale Behandlung, Shunt-Operationen, endoskopische Ventrikulozisternostomie.

2.9 Dysraphien (Spaltmissbildungen)

Definition

Unter Dysraphien versteht man eine Gruppe von angeborenen Fehlbildungen des Schädels, der Wirbelsäule und des Rückenmarks, bei der es zu einem unvollständigen oder fehlendem Schluss der Neuralplatte zum Neuralrohr des Embryos kommt.

Oft haben die betroffenen Kinder zudem Hautveränderungen, Wirbelsäulenverkrümmungen und eine Fehlbildung von Armen und Beinen. Ein Mangel an Folsäure während der Schwangerschaft erhöht das Risiko.

Dysraphien
- Spina bifida occulta
- Spina bifida aperta: Meningozele, Meningomyelozele, Myeloschisis
- Enzephalozele
- Arnold-Chiari-Syndrom, Dandy-Walker-Fehlbildung

Während der **Embryogenese** differenziert sich das Ektoderm medial zur Neuralplatte, während die lateralen Anteile das

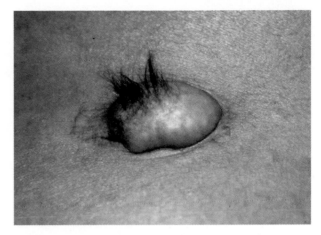

Abb. 2.38 Spina bifida occulta (mit freundlicher Genehmigung von A. Aschoff)

Oberflächenektoderm bilden. Ausgelöst durch die Chorda dorsalis faltet sich die Neuralplatte in der Mitte und bildet die Neuronalrinne. Durch das Zusammenwachsen von Neuronalplatten- und Neuronalrinnenzellen schließt sich die Neuronalrinne wieder. Es entsteht das Neuronalrohr (19.–28. Tag). Bei einem unvollständigen Verschluss des Neuroporus rostralis (26.–28. Tag) oder des Neuroporus dorsalis (28.–30. Tag) entstehen Dysraphien. Spätestens mit dem 32. Tag sollte das Neuronalrohr vollständig verschlossen sein. Aus diesem entstehen Gehirn und Rückenmark.

2.9.1 Spinale Dysraphie

Definition

Eine **Spina bifida** findet man bei 1 von 1.000 Neugeborenen.

Als **Spina bifida occulta** bezeichnet man eine nicht sichtbare Fehlbildung der Wirbelsäule. Charakteristisch ist eine Spaltwirbelbildung, ohne dass Meningen oder das Rückenmark selbst betroffen wären (◻ Abb. 2.38). Die Spaltmissbildung betrifft vor allem die Processus spinosi im Bereich der thorakalen oder lumbalen Wirbelsäule.

Als **Spina bifida aperta** bezeichnet man die offene, sichtbare Form der Fehlbildung. Man unterscheidet 3 Formen:
- **Meningozele:** Bei dieser Form wölben sich die Meningen durch den Wirbelbogenspalt hervor und bilden eine zystische Struktur unter der Haut. Diese ist mit Liquor gefüllt, enthält aber kein Nervengewebe.
- **Meningomyelozele:** Bei dieser Form liegt ebenfalls eine Spaltbildung der Wirbelsäule vor, durch die Meningen, Liquor und Teile des Rückenmarks hindurchtreten und in einer Zyste sichtbar werden. Dadurch verlieren die Nervenstränge an der betroffenen Stelle ihren Schutz und können geschädigt werden (◻ Abb. 2.39).
- **Myeloschisis:** Dies ist die schwerste Form der Spina bifida aparta. Bei ihr liegt das Nervengewebe völlig frei und ist nicht von Haut oder Bindegewebe bedeckt.

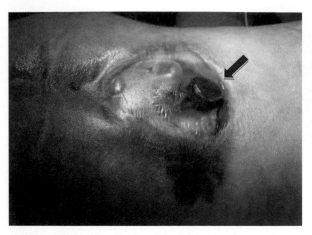

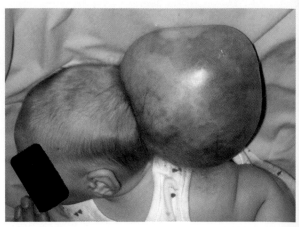

Abb. 2.39 Meningomyelozele mit sichtbarer Plakode: nicht verschlossenes Neuralrohr (Rückenmark), das die Hautoberfläche erreicht (*Pfeil*, mit freundlicher Genehmigung von A. Aschoff)

Abb. 2.40 Enzephalozele bei einem Neugeborenen mit Verlagerung von Hirngewebe in den Zelensack (mit freundlicher Genehmigung von A. Aschoff)

■ ■ **Symptomatik**

Die klinische Symptomatik variiert je nach Schwere der Fehlbildung und reicht von asymptomatisch (Spina bifida occulta) bis hin zu schwersten neurologischen Defiziten mit **Paraplegie** der Beine, **Hydrozephalus** (80 %), **neurogenen Hüft- und Fußdeformitäten, kongenitalen Skoliosen** und einer **Blasensphinkterstörung**. Die kognitive Entwicklung ist, bei adäquater Behandlung eines assoziierten Hydrozephalus, in der Regel nicht beeinträchtigt.

■ ■ **Therapie**

❯ **Auf Grund des Infektionsrisikos und des beeinträchtigten Schutzes des Rückenmarks muss bei der Spina bifida aperta die neurochirurgische Versorgung unmittelbar in den ersten Tagen nach der Geburt erfolgen.**

Dabei erfolgt die Deckung durch Rekonstruktion der Dura und Verschluss mit Muskelgewebe. Seit 2003 wird die **offene Fetalchirurgie** untersucht und angewendet. Zudem wird seit wenigen Jahren ein **minimalinvasives, intrauterines** Operationsverfahren angewandt, bei dem über 3 Trokare und Ersetzten des Fruchtwassers durch Kohlendioxid, die Spina bifida präpariert und mit einem Kunstmaterial abgedichtet wird. So ist das Rückenmark während der weiteren Schwangerschaft und Geburt geschützt und eine etwaige kraniozervikale Fehlbildung könnte sich zurückbilden.

❶ **Cave**
Durch eine ausreichende Folsäuresubstitution könnten in Deutschland die Hälfte aller Fälle von Spina bifida vermieden werden!

2.9.2   Enzephalozelen

Definition

Enzephalozelen sind Spaltmissbildungen, bei denen es zur Herniation von Meningen und Gehirn durch das Schädeldach kommt (■ Abb. 2.40).

Der Defekt ist in der Regel mit Haut bedeckt. Basale Enzephalozelen zeigen sich z. B. im Bereich des Sphenoids und des Epipharynx. Nasofrontale Enzephalozelen findet man in Höhe der Glabella. Enzephalozelen im Bereich der Konvexität sind am häufigsten. Sie finden sich mittelliniennah über die ganze Konvexität verteilt.

■ ■ **Therapie, Prognose**

❯ **Prinzipiell sollen Enzephalozelen operativ behandelt werden, wobei immer ein vollständiger Duraverschluss bzw. eine Durarekonstruktion als Infektionsbarriere erfolgen sollte.**

Bei der **operativen** Versorgung kleiner Zelen an der Basis können diese durch Faszieninterponate gut gedeckt werden. Bei großen Zelen gelingt es oft nicht, das fehlgebildete Hirngewebe zurück zu verlagern. Daher muss dieses dann abgetragen werden, um einen Verschluss der Dura zu erreichen. Die operative Versorgung zur Herstellung der Infektionsbarriere ist dringend notwendig. Nach der Primärversorgung muss häufig ein sekundär zunehmender Hydrozephalus durch die beschriebenen Shunt-Verfahren behandelt werden.

Die **Prognose** ist ungünstig, wenn sich in der Enzephalozele neben Leptomeningen auch Hirngewebe befindet.

2.9.3 Arnold-Chiari-Missbildung

Definition

Unter einer Arnold-Chiari-Malformation versteht man ein Gruppe von Entwicklungsstörungen mit Verlagerung von Kleinhirnanteilen, insbesondere der Kleinhirntonsillen, kaudalwärts durch das Foramen magnum in den Spinalkanal. Gleichzeitig ist die hintere Schädelgrube verkleinert.

Häufig ist diese Fehlbildung mit Myelomeningozelen, Aquäduktstenosen und Syringomyelie kombiniert.

Man unterscheidet 4 Typen:

- **Typ I:** Kaudalverlagerung der Kleinhirntonsillen unterhalb das Foramen magnum (◻ Abb. 2.41). Oftmals ist diese Form mit der Entstehung einer Syringomyelie vergesellschaftet.
- **Typ II:** Kaudalverlagerung des Kleinhirnwurms, des IV. Ventrikels und der unteren Anteile des Hirnstamms. Diese Form ist häufig mit der Entstehung eines Hydrozephalus oder der Bildung von Menigomyelozelen assoziiert.
- **Typ III:** Kaudalverlagerung von Kleinhirn und Hirnstamm in eine zervikale Meningozele. Diese Fehlbildung ist mit einem knöchernen Defekt assoziiert, aus dem sich oftmals die Enzephalozele bildet.
- **Typ IV:** Bei dieser seltenen Form kommt es zu einer Unterentwicklung (Aplasie) des Kleinhirns.

▪▪ Symptomatik

Die Symptomatik der Malformation selbst wird meistens durch den im Vordergrund stehenden **Hydrozephalus** oder die Myelomeningozele überdeckt. Allerdings treten beim Typ II auf Grund der Kaudalverlagerung des Hirnstamms oft Hirnstammsymptome wie Apnoe-Attacken auf. Im Kindes- und Adoleszentenalter stehen spastisch-ataktische Gangstörungen im Vordergrund. Im Erwachsenenalter kann bei der Chiari-I-Malformation ein hustenabhängiger okzipitaler Kopfschmerz mit Ausstrahlung in die oberen Extremitäten beobachtet werden. Dazu kommen häufig Symptome der begleitenden Syringomyelie, wie z. B eine dissoziierte Empfindungsstörung.

▪▪ Therapie

Bei der **operativen** Behandlung steht die Entlastung der hinteren Schädelgrube durch eine kraniozervikale Dekompression und Resektion des Atlasbogens durch eine Laminektomie sowie eine Duraerweiterungsplastik im Vordergrund. Dadurch kommt es zu einer Rückverlagerung kaudalwärts hernierter Hirnanteile und zur Rückbildung des Hydrozephalus und auch einer etwaigen Syrinx. In manchen Fällen ist jedoch die Shunt-Operation zur Entlastung des Hydrozephalus zusätzlich notwendig. Insbesondere bei Kindern steht die akute Behandlung des Hydrozephalus durch eine Shuntoperation als primäre Therapie im Vordergrund.

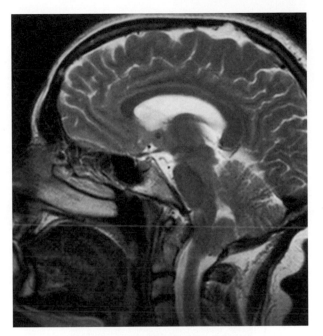

◻ **Abb. 2.41** Arnold-Chiari-Malformation Typ I (MRT T2 nativ) mit Darstellung tiefstehender Kleinhirntonsillen bis unterhalb des Foramen magnum

2.9.4 Syringomyelie

Definition

Als Syringomyelie bezeichnet man eine Störung der freien Liquorzirkulation und Bildung einer liquorgefüllten Zyste im Rückenmark. Steigt diese bis in die Medulla oblongata auf, wird sie als Syringobulbie bezeichnet.

▪▪ Pathogenese

Die Erkrankung kann entweder auf eine Entwicklungsstörung zurückgehen oder aber nach Trauma, Tumor oder Infektion entstehen. Sie ist mit einer Inzidenz von 0,5/100.000 Einwohnern und einer Prävalenz von 6–9/100.000 eine seltene Erkrankung.

Im klinischen Alltag werden kommunizierende und nichtkommunizierende Syringomyelie unterschieden:

- Die **kommunizierende Syringomyelie** steht durch den Obex mit dem kaudalen Anteil des IV. Ventrikels in Verbindung. Diese Form kommt bei der Chiari-Missbildung und im späten posttraumatischen Verlauf vor.
- Die **nichtkommunizierende Syringomyelie** findet man posttraumatisch, bei zystenbildenden intramedullären Tumoren und in Begleitung einer spinalen Arachnitis. Die häufigsten Formen, die klinische Störungen verursachen, sind die Syringomyelie beim Arnold-Chiari-Typ I und nach spinalem Trauma.

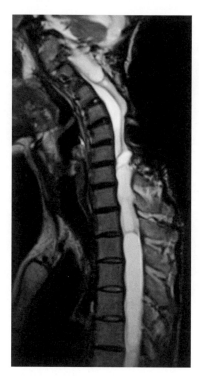

Abb. 2.42 Tetraparetischer Patient mit ausgedehnter Syringomyelie und arachnoidalen Zysten zervikothorakal. Deutlich erkennt man die multiplen arachnoidalen Verwachsungen und die Verlagerung und Auftreibung des Rückenmarks

▪▪ Symptomatik

Diese treten häufig in der 3. und 4. Lebensdekade auf. Man findet eine **dissoziierte Empfindungsstörung** und eine **Schwäche der Arme und Hände** aufgrund einer Störung des periphermotorischen Neurons. Die Störungen sind dabei asymmetrisch ausgeprägt. Der Verlust der Schmerz- und Temperaturwahrnehmung kann am Anfang unbemerkt sein, bis Verbrennungen oder Verletzungen und daraus resultierend chronische Ulzerationen auftreten.

Der Spontanverlauf bei der Syringomyelie ist unvorhersehbar. Es kann zu einer schrittweisen Verschlechterung über Jahre oder Jahrzehnte kommen. Allerdings werden auch stabile Perioden beobachtet.

▪▪ Diagnostik

Die Diagnose der Syringomyelie erfolgt mittels MRT. Dabei kann der Liquor im Kopf und im Rückenmarkskanal nach Kontrastmittelgabe in speziellen Sequenzen dargestellt werden. Beurteilt wird dabei die Pulsation des Liquors in Relation zum Herzschlag des Patienten. So werden auch kleinere Verklebungen, die zur Pulsationseinschränkung des Liquors führen, sichtbar (Abb. 2.42).

▪▪ Therapie

Die neurochirurgische Therapie ist schwierig und richtet sich nach der Ursache der Syrinx. Bei einem Arnold-Chiari-Syn-

drom gelingt es meist schon durch die Durchführung der kraniozervikalen Dekompression einen beachtlichen Rückgang der Syrinx zu erreichen. Bei Tumoren steht dagegen die Beseitigung der Ursache, z. B. die Resektion des Tumors, im Vordergrund. Bei Verwachsungen nach Trauma kann versucht werden über eine (Hemi-)Laminektomie eine Arachnolyse der Verwachsungen vorzunehmen und dadurch den behinderten Liquorfluss wieder freizugeben. Zusätzlich kann es aber auch nötig sein, die Syrinx dauerhaft zu drainieren. Dies gelingt mit einem zysto-arachnoidalen, selten mit einem zysto-peritonealen Shunt.

> **In Kürze**
>
> **Dysraphien (Spaltmissbildungen)**
> ▬ **Spinale Dysraphie:** Spina bifida occulta, Spina bifida aperta (Meningozele, Meningomyelozele, Myeloschisis).
> ▬ **Enzephalozelen:** operative Deckung.
> ▬ **Arnold-Chiari-Malformation:** Typ I–IV.
>
> **Syringomyelie:** dissoziierte Empfindungsstörung, Schwäche der Arme und Hände (asymmetrisch).
> **Diagnostik:** MRT.
> **Therapie:** Entlastung.

2.10   Kraniosynostosen

> ┌─ **Definition** ─────────────────────
> Unter Kraniosynostosen versteht man die vorzeitige Verknöcherung einer oder mehrerer Schädelnähte, die z. T. schon beim ungeborenen Kind beginnt.

Dadurch ist kein normales Schädelwachstum möglich und es tritt ein **kompensatorisches Wachstum** mit der Ausbildung verschiedener Wachstumsdeformitäten auf:
- Die prämature Synostose der Koronarnaht führt zur Entwicklung eines **Brachyzephalus** mit verminderter Schädellänge und vergrößerter Schädelbreite und Höhe.
- Ist die Sagittalnaht betroffen, so ergibt sich ein langer, schmaler Schädel (**Dolichozephalie, Skaphozephalie**).
- Die Synostose der Koronar- und Sagittalnaht führt zur **Oxyzephalie (Turrizephalie, Turmschädel)**.
- Eine einseitige Kraniosynostose der Koronar- oder Lambdanaht führt zur Asymmetrie des Schädels, zum **Plagiozephalus**.

▪▪ Symptomatik

Wird die intrakranielle Drucksteigerung nicht behandelt, können im Spätverlauf Kopfschmerzen und eine Beeinträchtigung des Sehvermögens resultieren. Im Frühverlauf ist eine kosmetische Beeinträchtigung evident. Ein Zurückbleiben der geistigen Entwicklung wird hingegen selten beobachtet.

■■ Diagnostik, Therapie

Der Planung operativer Eingriffe geht eine neuroradiologische Untersuchung mit Studium der Schädelentwicklung voraus. Die zusätzliche CT zeigt die anatomischen Beziehungen, insbesondere im Bereich der Keilbeinflügel und der Orbita, die für ein günstiges kosmetisches Resultat des Eingriffs wichtig sind.

> **Die Behandlung der Kraniosynostose erfordert den chirurgischen Eingriff mit dem Ziel, die kosmetische Abnormalität zu beseitigen.**

Das Resultat ist umso besser, je früher der Eingriff durchgeführt wird. Wegen der Belastung durch den Eingriff und den damit verbundenen Blutverlust, sollte der Säugling optimal erst zwischen dem 6. und 8. Lebensmonat operiert werden. Durch die frühe Korrektur kann sich das Gehirn normal ausdehnen und der Schädel regelrecht verknöchern. Die Eingriffe bestehen in der Regel aus einer Kombination von Osteotomien und Kraniektomien sowie lockerer Rekonstruktion, die noch Raum zur Entwicklung lässt.

2.11 Intrakranielle Aneurysmen und Subarachnoidalblutungen (SAB)

■■ Pathogenese, Epidemiologie

Neben der Ruptur eines Aneurysmas (70–85%) kann es auch durch Blutungen aus Angiomen (5%), Dissektionen und Koagulopathien (10%) zu Blutungen in den Subarachnoidalraum (SAB) kommen. Neben angeborenen und anlagebedingten Aneurysmen, können in 10% aller Fälle Aneurysmen im Rahmen von Entzündungen (mykotische Aneurysmen) und nach Schädel-Hirn-Traumen entstehen.

Die häufigste Ursache einer SAB ist die Ruptur eines zerebralen Aneurysmas, das meistens an der Bifurkation einer der großen hirnversorgenden Arterien des Circulus Willisii lokalisiert ist. Die häufigsten Lokalisationen betreffen den vorderen Kreislaufabschnitt (A. carotis interna, A. cerebri anterior, A. communicans anterior und A. cerebri media). Das Blutungsrisiko für nicht rupturierte Aneurysmen wird mit 1–1,5%/Jahr angegeben. Bei sehr kleinen Aneurysmen mit einem Durchmesser <5 mm liegt es nur bei 0,05%, bei sog. Giant Aneurysmen mit einem Durchmesser von >2,5 cm hingegen bei bis über 6%.

Verteilung der intrazerebralen Aneurysmen

Vordere Zirkulation: 80–85%
- A. cerebri anterior und A. communicans anterior: 30%
- A. carotis interna und A. communicans posterior: 25%
- A. cerebri media: 20%

Hintere Zirkulation: 15–20%
- A. basilaris: 10%
- A. vertebralis und A. cerebelli inferior posterior (PICA): 5%

Bei 15–20% aller Patienten mit einer Aneurysma-assoziierten SAB lassen sich mehrere Aneurysmen nachweisen. Die Inzidenz der intrakraniellen Aneurysmen nimmt mit dem Alter zu und variiert regional und zwischen unterschiedlichen ethnischen Gruppen. In Finnland und Japan liegt die Inzidenz mit 22,5/100.000 weltweit am höchsten. Insgesamt geht man davon aus, dass ca. 4–7% der Gesamtbevölkerung in Mitteleuropa und den USA Träger eines intrazerebralen Aneurysmas sind. Hiervon erleiden ungefähr 5–10/100.000 pro Jahr eine SAB.

Die SAB tritt am häufigsten zwischen dem 40. und 60. Lebensjahr aus völliger Gesundheit heraus auf. Frauen zeigen ein 1,6-faches erhöhtes Risiko. Weitere Risikofaktoren stellen das Rauchen, die arterielle Hypertonie und die Hypercholesterinämie dar. Zudem wird für die SAB eine familiäre Prädisposition beschrieben. Insbesondere Patienten mit einer Bindegewebeschwäche (Ehler-Danlos-Syndrom, Neurofibromatose, fibromuskuläre Dysplasie etc.) haben ein erhöhtes Risiko für die Entstehung von Aneurysmen und damit auch für das Erleiden einer SAB. Zusätzlich dazu wird auch bei Patienten mit autosomal-dominant vererbter polyzystischer Nierenerkrankung, die jedoch nur 2% aller SAB Patienten ausmachen, ein erhöhtes Risiko beschrieben.

Trotz der bekannten Risikofaktoren ist über die eigentliche Genese der Entstehung der Aneurysmen wenig bekannt. Es wird vermutet, dass es durch Schäden in der Gefäßwand (Tunica elastica interna und muscularis) und durch hämodynamische Effekte zur Gefäßaussackung kommt. Dabei scheinen unterschiedliche pulsatile Drücke, wie sie an Gefäßbifurkationen und an den konvexen Seiten der Gefäßbiegungen häufig vorkommen, eine entscheidende Rolle zu spielen. Ein zusätzlich erhöhter arterieller Druck beschleunigt die Veränderungen.

Ähnliche Effekte lassen sich auch bei Patienten mit einer karotikobasilären Anastomose über eine persistierende A. trigemini primitiva nachweisen. Dies stellt aber eine Rarität dar.

■■ Symptomatik

Die Ruptur eines Aneurysmas führt zu einer plötzlichen Einblutung in den Subarachnoidalraum. Das Blutungsereignis kann aus völliger Ruhe heraus, ohne Warnsymptome auftreten oder aber bei körperlicher Anstrengung mit Steigerung des intrakraniellen Drucks, wie beim Heben von schweren Gegenständen, beim Geschlechtsverkehr oder Stuhlgang etc. Selten beschreiben Patienten ein Kopfschmerzereignis gefolgt von Meningismus einige Tage vor der eigentlichen Blutung. Dies ist als Initialblutung zu werten.

Das typische klinische Bild einer SAB ist durch ein starkes Kopfschmerzereignis charakterisiert. Patienten beschreiben einen **Vernichtungskopfschmerz**, die »schlimmsten Schmerzen, die sie jemals hatten«. Assoziiert ist dieser Kopfscherz mit Zeichen des erhöhten intrakraniellen Drucks, wie **Übelkeit und Erbrechen** sowie z. T. einem starker **Meningismus**, der durch eine meningeale Reizung ausgelöst wird und sich manchmal über Stunden entwickelt.

Je nach Schweregrad der Blutung zeigen die Patienten eine **Vigilanzstörung**, die von Unruhe und Agitiertheit und Licht-

2

scheue bis zum Koma reichen kann. Epileptische Krampfanfälle treten in 10% der Fälle und bei nach temporal gerichteten Aneurysmen der A. cerebri media oder A. communicans posterior auf.

> **Fokalneurologische Defizite, wie Paresen oder eine Sprachstörung, finden sich bei Patienten mit einer leichten SAB normalerweise nicht, können jedoch Hinweis auf eine intrazerebrale Einblutung (ICB) sein.**

Das Aneurysma selbst kann auch zu blutungsunabhängigen Lokalphänomenen mit Ausfall von Hirnnerven führen. Ein großes Aneurysma der A. communicans anterior kann zur monookulären Erblindung führen. Ein weiteres prominentes Beispiel ist ein Aneurysma der A. com. posterior am Abgang der A. carotis interna. Dies kann durch Affektion des N. okulomotorius zur Mydriasis bei unter Umständen sonst völligem Wohlergehen des Patienten führen.

Bei etwa 5–25% der Patienten mit einer SAB kommt es zur oftmals beidseitigen Einblutung in den Glaskörper (Terson-Syndrom). Dieses hat eine gute Prognose.

Häufige Symptome der SAB
- Kopfschmerzen
- Meningismus (66%)
- Bewusstseinstrübung (50%)
- Übelkeit und Erbrechen
- Motorische Lähmungen
- Schluckstörungen
- Intraokuläre Blutungen
- Anisokorie

❶ Cave
Patienten mit Verdacht auf eine SAB müssen notfallmäßig in eine neurochirurgische Klinik eingewiesen werden.

Um den Schweregrad der Blutung und den Zustand des Patienten sowie die Prognose einzuschätzen, wurden eine Gradierung nach Hunt & Hess und später der WFNS-Score (World Federation of Neurological Surgeons) eingeführt (◻ Tab. 2.2). Dem WFNS-Score liegt die Einteilung gemäß dem GCS (◻ Abb. 2.1) mit Einbeziehung der motorischen Defizite zugrunde.

■■ Diagnostik
Neben der klinischen Untersuchung spielt die neuroradiologische Diagnostik eine entscheidende Rolle. Der 1. Schritt ist dabei die Durchführung eines **Computertomogramms**. Dies ist eine sensitive Untersuchung für Blut in der Frühphase der SAB. Ihre Sensitivität nimmt aber nach 5 Tagen (85% Nachweis) bzw. 2 Wochen (30% Nachweis) deutlich ab. Dabei kann eine SAB als Zone erhöhter Dichte im Subarachnoidalraum erkannt werden. Es können nicht nur die basalen Zisternen, sondern auch die Sylvische Fissur Zeichen einer subarachnoidalen Einblutung aufweisen. Nach der Verteilung des Blutes in den basalen Zisternen und/oder zusätzlichen intrazerebralen Hämatomen, kann man die Seite und Lokalisation des Aneurysmas vermuten (◻ Abb. 2.43). Computertomografisch werden auch intrazerebrale Hämatome und Einblutungen in das Ventrikelsystem und ein dadurch bedingter Hydrozephalus erkannt. Das Ausmaß der Blutung, das mit der Schwere der SAB, dem Verlauf und der Prognose korreliert, wird gemäß dem Fisher-Score abgeschätzt (◻ Tab. 2.3, ◻ Abb. 2.44).

> **Bei unauffälliger CT-/MRT-Untersuchung muss zum Nachweis/Ausschluss einer SAB bei klinischem oder anamnestischem Verdacht eine Lumbalpunktion durchgeführt werden (betrifft 2% der SAB-Patienten).**

Ein wasserklarer Liquor schließt dabei eine SAB innerhalb der letzten 2–3 Wochen aus. Bei blutig tangiertem Liquor muss ein artifiziell durch die Punktion blutig entstandener Liquor in Betracht gezogen werden, der auch durch eine sog. 3-Gläser-Probe nicht sicher auszuschließen ist. Sicherer, aber ebenso wenig spezifisch für eine SAB ist eine xanthochrome Ver-

◻ Tab. 2.2 Hunt & Hess und WFNS-Score zur Einteilung des Schweregrades der Subarachnoidalblutung

WFNS-Grad	Klinik	GCS	Hunt & Hess
	Asymptomatisches, inzidentielles Aneurysma	15	0
I	Leichter Kopfschmerz und/oder Meningismus, keine neurologischen Ausfälle	15	1 1a (keine meningeale Reizung, aber neurologisches Defizit)
II	Mäßiger bis schwerer Kopfschmerz/Meningismus, keine neurologischen Ausfälle außer Hirnnervenstörungen, keine Bewusstseinsverminderung	13–14	2
III	Somnolenz oder Verwirrtheit und/oder neurologische Ausfälle	13–14	3
IV	Sopor, schwere neurologische Ausfälle, vegetative Störungen	7–12	4
V	Koma, Strecksynergismen, moribunder Patient	3–6	5

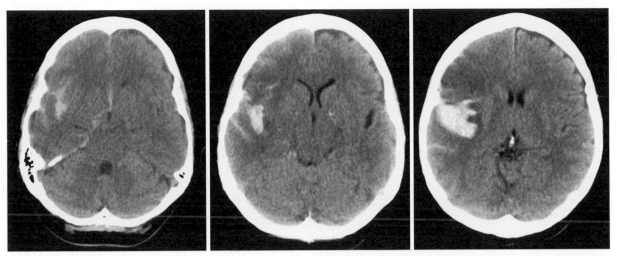

◨ **Abb. 2.43** Subarachnoidalblutung ohne Nachweis eines Hydrozephalus (CCT). Auf Grund der Lokalisation, besonders der zusätzlichen intrazerebralen Blutung ist dies suggestiv für eine Ruptur eines Aneurysmas der A. cerebri media rechts als Blutungsursache

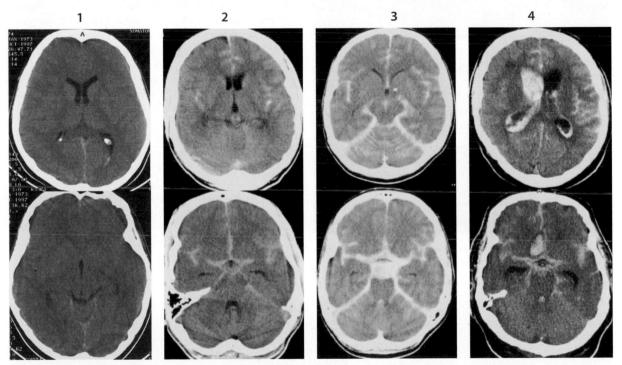

◨ **Abb. 2.44** Verteilung von intrakraniellem Blut im CCT im Rahmen einer Subarachnoidalblutung gemäß dem Fisher Score: Grad 1 (links) – Grad 4 (rechts)

färbung (Gelbfärbung) des Liquors. Dies geschieht durch die Umwandlung von Hämoglobin in Bilirubin und Oxyhämoglobin im Liquor in den ersten Stunden nach einer SAB.

Nach Kontrastmittelgabe und Durchführung einer **CT-Angiografie (CT-A) mit 3D-Rekonstruktion** kann das Aneurysma und assoziierte Gefäßabgänge im 3-dimensionalen Raum dargestellt werden (◨ Abb. 2.45). Die Sensitivität zur Detektion eines Aneurysmas variiert und liegt bei 0,77–0,97 mit einer Spezifität von 0,87–1, sinkt jedoch bei kleinen Aneurysmen unter 3 mm auf 0,4–0,9.

Die **MRT** spielt in der Akutdiagnostik nicht die primäre Rolle. Es ist jedoch ein sehr sensitives Verfahren, um Blut 1–2 Wochen nach dem eigentlichen Blutungsereignis nachzuweisen und darin dem CT sicher überlegen. Des Weiteren spielt es eine wichtige Rolle als nichtinvasive Verlaufskontrolle von Patienten nach Coiling eines Aneurysmas. Nach Clipping hat die MRT aufgrund von Metallartefakten jedoch nur eine deutlich eingeschränkte Aussagekraft.

Die **zerebrale Angiografie in DSA Technik** (digitale Subtraktionsangiografie) ist der Goldstandard zur Detektion,

◻ Tab. 2.3 Fisher-Score zur Beurteilung der Menge von sub-arachnoidalem Blut und/oder zusätzlicher intrazerebraler oder intraventrikulärer Blutclots bei Patienten mit SAB

Fisher-Grad	Befund in der CT
1	Kein Blut sichtbar
2	Diffus Blut sichtbar oder lokalisierte Blutclots von <1 mm in Inselzisterne, Cisterna ambiens, Interhemisphärenspalt
3	Blutclots >1 mm Dicke
4	Intrazerebrale oder intraventrikuläre Blutclots mit und ohne SAB

Darstellung und Lokalisation der Blutungsquelle (◻ Abb. 2.52).Weitere Hinweise aus der Angiographie gewinnt man bezüglich Anomalien des Circulus Willisi, der kollateralen Blutversorgung und bereits initial bestehender Vasospasmen. Aufgrund der Möglichkeit des Vorliegens mehrerer Aneurysmen muss immer eine **Panangiografie** mit selektiver Darstellung aller 4 hirnversorgenden Gefäße durchgeführt werden.

❯ **Gelingt es nicht, trotz nachgewiesener SAB (Klinik, CT, LP), ein Aneurysma als Blutungsursache in der DSA oder CT-A darzustellen, sollte diese Untersuchung in 1–2 Wochen wiederholt werden, da das Aneurysma thrombosiert sein könnte. Es nimmt dann kein Kontrastmittel auf.**

Kann kein Aneurysma nachgewiesen werden, muss eine peri-mesenzephale SAB ohne Aneurysmanachweis in Erwägung gezogen werden.

▪ ▪ Komplikationen

Rezidivblutung Das Nachblutungsrisiko ist am 1. Tag unmittelbar nach der SAB mit 15% am größten. Patienten, die den 1. Tag überleben, haben bei unversorgtem Aneurysma ein kumulatives Blutungsrisiko von fast 40% in den ersten 4 Wochen. Dies ist mit einer primären Mortalitätsrate von 40% vergesellschaftet. Nach den ersten 4 Wochen sinkt das Blutungsrisiko wieder, bleibt aber im Vergleich zu Patienten ohne SAB mit 3%/Jahr erhöht.

Hydrozephalus Bei fast 20% aller Patienten tritt im Laufe der Behandlung ein Hydrozephalus auf. Man unterscheidet dabei zwischen einem akuten und einem chronischen, erst im Verlauf der Therapie auftretenden Hydrozephalus.

Bei der **akuten Form** des Hydrozephalus kommt es durch die Einblutung in das Ventrikelsystem zur akuten Liquorzirkulationsstörung und zum Aufstau von Liquor. Dadurch steigt der intrakranielle Druck an und der Patient wird symptomatisch durch Kopfschmerzen, Übelkeit und Erbrechen. Nimmt der intrakranielle Druck weiter zu, kann der Patient eine aus-

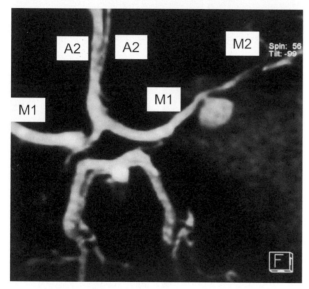

◻ Abb. 2.45 CT-Angiografie eines Aneurysmas an der Bifurkation von M1 und M2 der A. cerebri media links

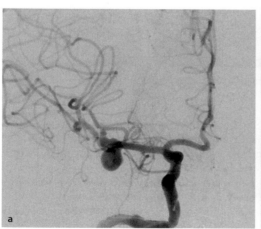
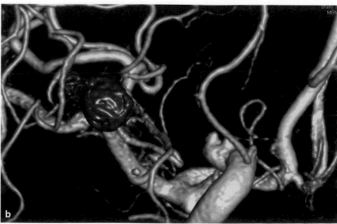

◻ Abb. 2.46 **a** Digitale Subtraktionsangiografie mit **b** 3D-Rekonstruktion: Aneurysma der A. cerebri media links im Bereich der Bifurkation M1/M2

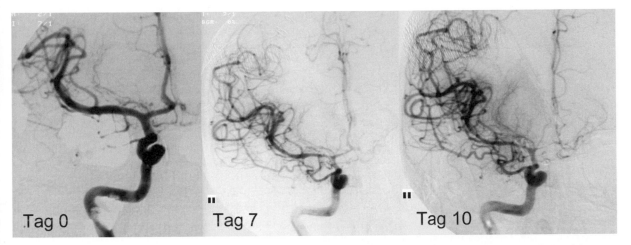

◘ Abb. 2.47 Digitale Subtraktionsangiografie (DSA): im Verlauf mit Zunahme des Vasospasmus v. a. der A. cerebri anterior (A1) und A. media (M1) bei SAB II mit Fisher Grad IV eines Basilarisaneurysmas

geprägte Vigilanzstörung, die das Stadium des Komas erreichen kann, entwickeln, die zur oftmals tödlichen Einklemmung des Mesenzephlon in den Tentoriumschlitz führen kann. Die Patienten fallen dann mit beidseits überweiten, lichtstarren Pupillen auf.

> ● Patienten mit akutem Hydrozephalus müssen schnellstmöglich mit einer externen Ventrikeldrainage (EVD) versorgt werden.

Patienten mit einem subakuten Hydrozephalus nach SAB zeigen nach einer initialen neurologischen Besserung wieder eine deutliche Verschlechterung, die mit einem Liquoraufstau in der CT einhergeht. Diese Form beruht auf einer Liquorresorptionsstörung durch Verklebungen im Subarachnoidalraum durch Blutabbauprodukte.

Vasospasmus

┌─ **Definition** ───────────────────────
│ Unter einem zerebralen Vasospasmus versteht man die reversible Engstellung der zerebralen Gefäße.
└────────────────────────────────────

Er beginnt ab dem 3. Tag nach Blutung und hat ihre maximale Inzidenz zwischen dem 9. und 12. Tag nach Blutung.
Man definiert:

– Vasospasmen, die durch Angiografie oder CT-A nachgewiesen werden, nennt man **angiografischen Vasospasmus** (◘ Abb. 2.47).

– Wenn Patienten neurologische Defizite zeigen, die einem angiografisch nachgewiesenem Vasospasmus zugeschrieben werden können, so spricht man von einem **symptomatischen Vasospasmus**, »delayed ischemic neurological deficit« **(DIND)**. Die Patienten beklagen dabei vermehrt Kopfschmerzen, können aber auch eine Hemiparese oder Sprachstörungen sowie eine Vigilanzverschlechterung entwickeln.

Während sich bei 40–70% sich ein angiografischer Vasospasmus nachweisen lässt, ist er nur bei ca. 15–35% der Patienten symptomatisch, führt dann jedoch als alleinige Ursache zu einer Mortalität von 10% trotz intensiver Therapie.

⊗ Cave
Infolge des Vasospasmus kommt es verzögert zu neurologischen Ausfällen, die reversibel sein können, aber in schweren Fällen zu ischämischen Infarkten, schweren Behinderungen und zum Tod führen können.

Neben der klinischen Verschlechterung der Patienten, kann sich eine Zunahme der Flussgeschwindigkeit in der **transkra-**

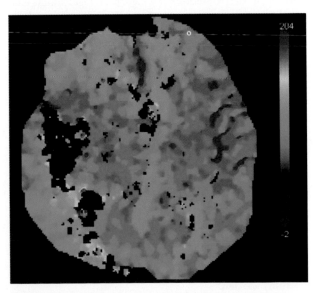

◘ Abb. 2.48 CCT-Perfusion: Perfusionsdefizit im hinteren Mediastromgebiet rechts (*hellgrün/gelb*) im Vergleich zu links (*dunkelgrün/blau*), sowie Perfusionsauslöschungen rechts (*schwarz*), die eingeblutetem und infarziertem Hirngewebe entsprechen

2

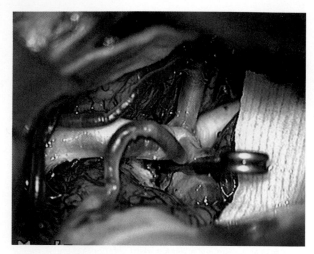

◘ **Abb. 2.49** Clipversorgtes Aneurysma der A. cerebri media rechts. Der Clip sitzt auf dem Hals des Aneurysmas und schließt dieses aus der Zirkulation aus

niellen **Dopplersonografie** zeigen. Diese Untersuchung wird standardmäßig bei allen Patienten mit einer SAB auf einer Intensiv- oder Überwachungsstation durchgeführt. Die Aussagekraft ist jedoch eingeschränkt und ungenau. Ein deutlicher Anstieg im Verlauf ist aber verdächtig auf das Vorliegen eines Vasospasmus. Ergänzend sollte dann eine **CT Untersuchung** mit **Perfusionsdarstellung** durchgeführt werden. Darin lassen sich Perfusionsdefizite bei noch nicht manifesten Infarkten nachweisen (◘ Abb. 2.48). Ebenso kann auch eine invasive Darstellung mittels DSA durchgeführt werden.

Eine spezifische Therapie gegen das Auftreten des Vasospasmus gibt es nicht. Durch die orale Einnahme des Kalziumantagonisten **Nimodipin** (60 mg/4 h/21 Tage) konnte eine signifikante Verringerung für das Auftreten von neurologischen Defiziten (DIND) verbunden mit einer verringerten Anzahl von Patienten mit einem schlechten neurologischen Outcome und zerebralen Ischämien in der CT nachgewiesen werden.

Bei nachgewiesenem symptomatischen Vasospasmus kann durch eine **Triple-H-Therapie** versucht werden der Engstellung und damit verbundenen Minderversorgung des Hirngewebes entgegenzuwirken. Diese Therapie besteht aus Hypertension, Hypervolämie und Hämodilution. Durch diese aggressive Therapie können neurologische Defizite (DIND), bevor es zur Manifestierung von Ischämien kommt, reversibel sein.

❗ **Cave**
In Anbetracht der Risiken sollte eine Triple-H-Therapie (Hypertension, Hypervolämie, Hämodilution) niemals prophylaktisch, sondern nur bei nachgewiesenem symptomatischen Vasospasmus durchgeführt werden.

Manifestiert sich trotz oben dargestellter Therapie der Vasospasmus, kann auch durch **endovaskuläre Verfahren** versucht werden, die spastischen Gefäße zu öffnen. Durch Mikrokathe-

ter können **Nimodipin** oder **Papaverin** intravasal über 30–60 min infundiert werden. Dadurch wird versucht, eine Dilatation der proximalen wie distalen Gefäßabschnitte zu erreichen. Diese Dilatation ist aber temporär begrenzt. Nach wenigen Stunden kann es erneut zu einer Engstellung der Gefäße kommen. Betrifft der Spasmus einen der proximalen, kräftigen Gefäßabschnitte (A. carotis interna, M1 der A. cerebri media, A1 der A. cerebri anterior) kann durch **Angioplastie** versucht werden diesen zu dilatieren. Dabei wird über einen Mikrokatheter ein Ballon über den spastischen Gefäßabschnitt geschoben und aufgeblasen. Durch die Überdehnung der Muscularis der Gefäße sollten diese dauerhaft eröffnet bleiben. Neben dem Risiko einer Gefäßverletzung (2%), eignet sich dieses Verfahren auch nicht zur Behandlung distal gelegener Vasospasmen.

■ ■ **Therapeutische Versorgung des Aneurysmas**
Das primäre Behandlungsziel ist die Behandlung des Aneurysmas und damit die Versorgung der Blutungsquelle, um eine drohende Rezidivblutung zu verhindern. Prinzipiell kann dies **neurochirurgisch** (**Clipping**) oder **endovaskulär** (**Coiling**) erreicht werden. Das **Wrapping** (Umwickelung mit Muskulatur um die Wand zu stärken) oder **Trapping** des Aneurysmas (Verschluss der A. carotis interna) kommen heute nur unter bestimmten Umständen zum Einsatz.

> ┌─ **Praxisbox** ──────────────────────
> **Clipping**
> Prinzipiell ist jedes Aneurysma durch operatives Clipping versorgbar (◘ Abb. 2.49). Beim operativen Clipping wird nach Kraniotomie das Aneurysma dargestellt und durch einen oder mehrere nicht magnetische Clips aus der Zirkulation ausgeschlossen. Gleichzeitig kann Blut aus dem Subarachnoidalraum, das maßgeblich für das Entstehen von Vasospasmen mitverantwortlich ist, herausgespült oder raumfordernde intrazerebrale Blutungen (ICB) evakuiert werden. Neben der Einführung des Operationsmikroskops haben auch die routinemäßige Anwendung von intraoperativer ICG-Angiografie und die Verwendung eines Gefäßmikrodopplers zur deutlichen Verbesserung der operativen Ergebnisse geführt.

> ┌─ **Praxisbox** ──────────────────────
> **Coiling**
> Beim sog. Coiling (◘ Abb. 2.50) wird das Aneurysma von intravasal mit Platincoils verschlossen. Des Weiteren werden derzeit Coils mit höherer Auskleidedichtigkeit erprobt (Hydrogel). Ferner kommen Flow Diverter oder beschichtete Stents zum Einsatz, die es ermöglichen, auch komplexe Aneurysmen endovaskulär zu versorgen.

Beide Verfahren haben ihre Vor- und Nachteile. Ein Clipping ist immer mit einer Kraniotomie verbunden, und z. T. traumatisierend für das bereits geschwollene Gehirn. Insbesondere sind Aneurysmen der hinteren Zirkulation oft nur schwie-

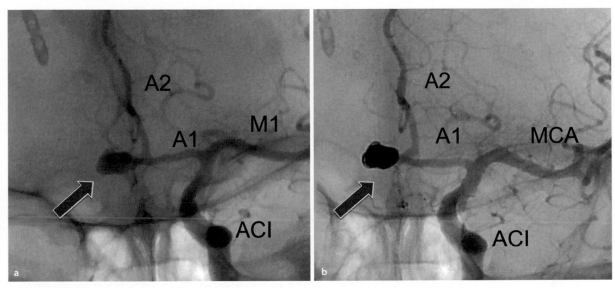

■ **Abb. 2.50** Aneurysma der A. communicans anterior **a** vor und **b** nach Coiling (*roter Pfeil*), Füllung über die ACI links. Es liegt zudem eine externe Ventrikeldrainage von rechts vor (EVD)

rig zu erreichen. Dafür lassen sich jedoch selbst komplexe Gefäßverhältnisse auch unter Einsatz von mehreren Clips oder Fensterclips rekonstruieren.

Das endovaskuläre Vorgehen hat sicher den Charme ohne eine Operation das Aneurysma versorgen zu können. Besonders Aneurysmen der hinteren Zirkulation sind endovaskulär besser zu erreichen. Schwierig ist es aber, weit distal gelegene Aneurysmen oder komplex konfigurierte, mit Gefäßabgängen im Bereich des Aneurysmas oder sehr breitbasigen Aneurysmen zu versorgen. Zudem ist bei dem endovaskulären Verfahren oft die Einnahme von Antikoagulatien notwendig. Des Weiteren wird beobachtet, dass sich die Coils komprimieren können und so der Aneurysmahals wieder frei liegt (Coilcompacting) oder Aneurysmen wieder revaskularisieren und damit erneut eine Rupturgefahr besteht. Aufgrund dessen muss eine regelmäßige Nachkontrolle (MR-A) erfolgen.

> **Welches Verfahren (Clipping oder Coiling) für den einzelnen Patienten das bessere ist, muss individuell und interdisziplinär (Neurochirurgie und Neuroradiologie) entschieden werden.**

❗ **Cave**
Unabhängig von der gewählten Therapieform sollte das Aneurysma auf Grund des Risikos einer Rezidivblutung und entstehender Infarkte möglichst frühzeitig (innerhalb der ersten 72 h nach Blutung) versorgt werden.

■■ **Intensivmedizinisches Management**
Prinzipiell sind alle Patienten mit einer aneurysmatischen SAB in einem **lebensbedrohlichen Zustand** und sollten auf einer Intensiv-oder Überwachungsstation behandelt werden.

Bis zum Zeitpunkt der Aneurysmaversorgung sind die Patienten vor allem durch eine Rezidivblutung oder einem akuten Hydrozephalus gefährdet. Daher steht die Kontrolle des Blutdrucks, des GCS, der Pupillen und der Vigilanz im Mittelpunkt. Stark agitierte Patienten müssen ggf. sediert werden.

❗ **Blutdruckschwankungen sind zu vermeiden – Rupturgefahr!**

Patienten, die auf Grund der ausgeprägten Blutung oder auf Grund eines akuten Hydrozephalus komatös sind (GCS ≤8 Punkte), müssen zum einen intubiert und kontrolliert beatmet werden, zum anderen müssen sie mit einer externen Ventrikeldrainage (EVD) versorgt werden.

Besonders Patienten, die nicht neurologisch beurteilbar sind, benötigen in der Phase drohender Vasospasmen engmaschige Untersuchungen (CT-Perfusion und ggf. DSA).

Des Weiteren können die Hirnsauerstoffsättigung (ptiO$_2$), der zerebrale Metabolismus (Mikrodialyse), der zerebrale Blutfluss (CBF) oder die kortikale Aktivität (ECoG) überwacht werden. Diese Untersuchungen sind aber noch nicht routinemäßig im klinischen Einsatz und z. T. experimentell. Man erhofft sich dadurch früher pathologische Veränderungen zu erkennen und rechtzeitig therapeutisch gegensteuern zu können, bevor sich Infarkte manifestieren.

■■ **Nachsorge**
Patienten, die eine höhergradige SAB überleben, benötigen im weiteren Verlauf meist eine **neurorehabilitative Behandlung** auf Grund fokal-ischämischer oder neurokognitiver Defizite. Bei vollständig geclipptem Aneurysma ist mit keiner Rezidivblutung zu rechnen.

2

Fallbeispiel

Als diensthabender Arzt der Intensivstation nehmen Sie eine 38-jährige Patientin auf. Sie wurde vom Notarzt bei einem GCS von 7 intubiert. Die Pupillen sind isokor und mittelweit. Laut Aussagen des Notarztes sei die Patientin in der Toilette zu Hause zusammengebrochen und habe das Bewusstsein verloren. Zuvor habe sie über heftigste Kopfschmerzen geklagt. In dem bei der Aufnahme durchgeführten CCT zeigen sich eine ausgedehnte Subarachnoidalblutung mit zusätzlicher intrazerebraler Blutung mit Projektion auf die linke Sylvische Fissur sowie ein bereits beginnender Hydrozephalus.

Weiteres Vorgehen?
A. Die Patientin erlitt eine SAB welchen Schweregrades (WFNS)?
B. Laut CCT ist die Blutungsquelle ein Aneurysma ausgehend von welchem Gefäß?
C. Welche Maßnahme würden Sie unmittelbar nach Aufnahme durchführen, um den Hydrozephalus zu behandeln?
D. Welche weitere Diagnostik sollte erfolgen?
E. Welche Therapiemöglichkeiten stehen prinzipiell zur Verfügung und welche würden Sie in diesem konkreten Fall empfehlen?
F. Welche Komplikationen können im weiteren Verlauf häufig auftreten?

Antwort: Die Patientin erlitt eine SAB WFNS Grad IV. Die mutmaßliche Blutungsquelle ist ein Aneurysma der A. cerebri media (MCA) links. Aufgrund der klinischen Symptomatik (komatös) und dem Befund des CCTs (akute Liquorzirkulationsstörung bei SAB) muss umgehend die Anlage einer externen Ventrikeldrainage (EVD) erfolgen, um eine akute, oft tödlich endende Einklemmung zu vermeiden. Danach kann die weitere Diagnostik (DSA) erfolgen. Prinzipiell kann das Aneurysma durch Clipping oder Coiling behandelt werden. Aufgrund der Lage (MCA) und einer zusätzlichen intrazerebralen Blutung würde man eine Versorgung durch operatives Clipping mit gleichzeitiger Hämatomevakuation empfehlen. Hauptkomplikation der SAB ist das Auftreten von zerebralen Vasospasmen und konsekutiven Infarkten sowie eines Hydrozephalus.

In Kürze

Intrakranielle Aneurysmen und Subarachnoidalblutungen (SAB)
Symptomatik: plötzlicher Vernichtungskopfschmerz, Hydrozephalus, Übelkeit, Erbrechen, Meningismus, Vigilanzstörung bis hin zum Koma, fokalneurologische Defizite.
Diagnostik: CT, zerebrale Panangiografie.
Komplikationen: Nachblutung, Hydrozephalus, Vasospasmus.
Therapie: Intensivüberwachung, EVD, Monitoring. Aneurysmaversorgung (Clipping, Coiling).

2.12 Arteriovenöse Malformation (AVM)

Definition

Arteriovenöse Malformationen (AVM) des Gehirns sind kongenitale Prozesse, die in der 4.–8. Embryonalwoche entstehen und bedingt sind durch ein Persistieren der direkten arteriovenösen Verbindungen in einem bestimmten Gebiet, ohne dass ein Kapillarbett dazwischengeschaltet ist.

▪▪ Pathogenese

Diese Malformation findet man im gesamten ZNS, wobei jedoch etwa 80% der Veränderungen supratentoriell vorkommen. Dabei ist als hauptversorgende Arterie (**Feeder**) am häufigsten die **A. cerebri media** betroffen. Die Füllung dieser Malformationen kann entweder durch das kortikale Arteriennetz erfolgen oder durch tiefe Arterien, die üblicherweise den Plexus und basale Strukturen versorgen.

❯ **Im drainierenden System unterscheidet man die oberflächliche Drainage über die kortikalen epizerebralen Venen und die tiefe Drainage zu den inneren Hirnvenen.**

Die an der Füllung der Malformation beteiligten Arterien werden im Laufe der Zeit durch den hohen Blutfluss passiv dilatiert. Dieser ist vor allem durch den arteriovenösen Kurzschluss ohne größeren peripheren Widerstand bedingt. Auch das drainierende Venensystem erweitert sich zunehmend. **Sekundäre Veränderungen** sind die Atrophie des Gehirns in diesem Bereich. Zudem entstehen in den zuführenden Arterien, wie auch in den Venen, häufig sackförmige Aneurysmen. Auch das durale Gefäßsystem, letztlich die A. carotis externa, kann an der Füllung einer arteriovenösen Malformation des Gehirns beteiligt sein.

AVM kommen bei Männern und Frauen gleich häufig vor und werden oft um das Alter von 40 Jahren klinisch evident.

▪▪ Symptomatik

Patienten mit großen AVM haben häufig als Erstsymptom einen **zerebralen Krampfanfall**, kleine AVM zeigen sich häufiger zuerst mit **Blutungen**. Arteriovenöse Malformationen sind wesentlich seltener als Aneurysmen und verursachen weniger als 1/10 der intrakraniellen Blutungen. Je nach Lokalisation und Konfiguration der AVM und der Blutung treten fokalneurologische Defizite oder eine Vigilanzminderung auf. Eine 3. Verlaufsform mit langsam zunehmenden neurologischen **Ausfällen** kommt gelegentlich vor und ist auf eine zunehmende Minderversorgung der umgebenden Hirnpartien durch den Stealmechanismus der AVM zurückzuführen.

Bei Kindern ist die Manifestation häufiger initial eine Blutung, es kann aber auch zu Linksherzversagen wegen der großen hämodynamischen Belastung durch den arteriovenösen Shunt kommen.

❯ **Die Erstblutung verläuft in der Regel benigner als bei aneurysmatischen Blutungen, die Mortalität liegt hier etwa bei 10%. Das Risiko der Rezidivblutung liegt bei ca. 4% pro Jahr.**

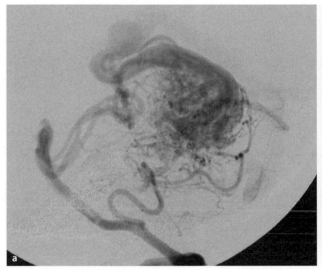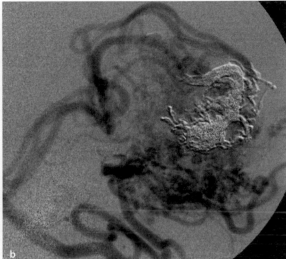

Abb. 2.51 a Arteriovenöse Malformation (AVM) aus der rechten PICA und SUCA, Spetzler-Martin Grad V. **b** Z. n. Teilembolisation mit Onyx

Diagnostik

Der 1. Schritt ist die radiologische Abklärung durch **CT** oder **MRT**. Das CT kann eine intrazerebrale Blutung nachweisen. Wenn dabei **Kontrastmittel-Enhancement** beobachtet wird, so ist das Vorliegen einer AVM wahrscheinlich. Als nächstes wird eine selektive **zerebrale Angiografie (DSA)** durchgeführt, um die **Angiom-Feeder** einzeln darzustellen und auch das drainierende Venensystem genau abzuklären (**Abb. 2.51**).

Einteilung

Die AVM wird entsprechend dem Spetzler-Martin Score in Grad I–V eingeteilt. Bestimmt wird der entsprechende Spetzler-Martin Grad anhand der Größe der AVM, der Lage und dem Bezug zu eloquenten Arealen und der venösen Drainageform. Entsprechend der Einteilung und dem Risikoprofil der AVM wird versucht eine Therapieentscheidung abzuleiten.

Therapie

In der Therapie der AVM stehen verschiedene Möglichkeiten zur Verfügung, die entsprechend der Konfiguration der AVM (Spetzler-Martin Grad) und des klinischen Zustandes des Patienten ihre Anwendung finden. Zu erwähnen sind dabei: die mikrochirurgische Exstirpation, die Radiatio, die Radiochirurgie und die neurovaskuläre Embolisation.

Operative Therapie Die Stellung der Operationsindikation hängt ganz entscheidend von der Graduierung der AVM ab, die versucht, das operative Risiko für den Patienten abschätzbar zu machen:

— Kleine AVMs, mit oberflächlicher venöser Drainage und nicht eloquenter Lage (Grad I und II) können ohne großes Risiko für den Patienten operativ entfernt werden. Ziel ist es, dabei den Nidus vollständig zu exstirpieren, um den arteriovenösen Shunt vollständig auszuschalten.

— AVMs Grad III haben bereits ein deutlich erhöhtes OP-Risiko: Sie haben entweder eine Größe von >6 cm oder aber eine venöse Drainage zu den tiefen Hirnvenen oder liegen in einem eloquenten Areal. Auf Grund der Variabilität dieser Grad III AVMs wurden diese noch in Typ III A (groß) und III B (klein, aber eloquent) untergliedert. Für die Typ III A AVMs wird vor allem eine Embolisation mit anschließender OP, für Grad III B AVMs die Radiochirurgie empfohlen. Das Vorgehen bei Grad III AVMs ist somit multimodal.

— Bei Grad IV und V AVMs hat die chirurgische Therapie keine günstigen Ergebnisse gezeigt. Diese Grade sind aber auch schwierig durch Embolisation oder Radiochirurgie zu behandeln.

Der Zeitpunkt der Operation muss ebenfalls individuell festgelegt werden. Bei Patienten mit Krampfanfällen kann die Operation geplant werden, bei Patienten mit einer raumfordernden Blutung ist sie dringlich. Auch bei diesen Patienten wird empfohlen, wenn das mit der klinischen Gesamtsituation des Pa-

Tab. 2.4 Spetzler-Martin Gradierung der AVM zur Beurteilung des operativen Risikos. Die jeweiligen Punkte der 3 Kriterien werden addiert und bilden einen Gesamtpunktewert von 1–5

Größe des Nidus	Klein (<3 cm) = 1 Mittel (3–6 cm) = 2 Groß (>6 cm) = 3
Eloquente Lage	Nicht eloquent = 0 Eloquent = 1
Venöse Drainage	Oberflächlich = 0 Tief = 1

2

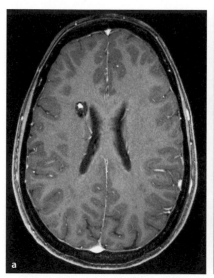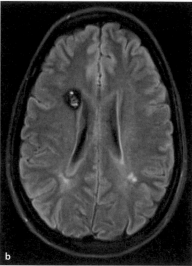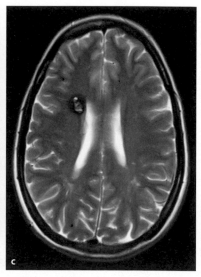

◨ Abb. 2.52 Darstellung eines Kavernoms rechts frontal paraventrikulär in **a** T1 mit KM, **b** T2 flair und **c** T2 mit typischem Hämosiderinsaum als indirekter Hinweis für kleine Einblutungen (Blutabbauprodukt)

tienten vereinbar ist, zunächst konservativ zu behandeln, bis sich die Blutung konsolidiert hat und das Gehirn wieder abgeschwollen ist, und erst dann die Operation durchzuführen.

Bei der Operation selbst wird eine zirkuläre Präparation und Exzision angestrebt. Die großen venösen Drainagegefäße sollten bis zum Ende der Operation erhalten werden, um größere intraoperative Blutungen zu vermeiden. In der Nachsorge ist das Operationsergebnis durch eine Kontrollangiographie zu sichern und ggf. eine neurologische Rehabilitationstherapie durchzuführen.

Embolisation Die **Embolisation** durch selektive Katheterisierung der Feeder-Arterien ist ein bedeutsames Hilfsmittel in der Ausschaltung dieser Missbildungen geworden. Zwar gelingt es selten, den gesamten Nidus einer großen arteriovenösen Missbildung durch eine Embolisation auszuschalten, doch kann eine schrittweise Reduzierung des Blutflusses erreicht werden. Je nach Lage der AVM wird diese Methode alleine oder zur Reduzierung des Shunt-Volumens vor einem operativen Eingriff eingesetzt.

Radiochirurgie Auch **stereotaktisch gezielte radiotherapeutische Verfahren (Radiosurgery)** sind in der Lage, einen Angiomnidus auszuschalten. Diese Behandlung ist jedoch limitiert auf eine Größe des Angiomnidus von wenigen Zentimetern. Diese Behandlung wird eingesetzt bei kleineren, tief liegenden AVM. Vom Zeitpunkt der Bestrahlung an dauert es mindestens 9 Monate bis der Angiomnidus obliteriert ist. Dies kann aber auch bis zu 2 Jahre dauern.

❯❯ Welche Behandlungsform letztendlich für den einzelnen Patienten die beste ist, bleibt eine individuelle Entscheidung. Grob zusammengefasst kann man
▼

sagen, dass eine AVM Grad I und II (nach Spetzler-Martin) chirurgisch, Grad III multimodal, und Grad IV und V durch Embolisation und/oder Strahlentherapie behandelt werden sollten.

2.12.1 Andere Angiome

Zu den zerebralen vaskulären Malformationen gehören auch die folgenden.

Kapilläre Teleangiektasien

Diese bestehen aus Kapillaren mit dazwischenliegendem Hirngewebe. Meistens bleiben diese Missbildungen klinisch stumm und werden erst bei einer Autopsie identifiziert. Selten verkalken diese Strukturen und werden dann auf dem Röntgenbild sichtbar. Intrazerebrale Blutungen aus solch einer Missbildung sind selten.

Venöse Angiome

Diese bestehen aus zahlreichen radial angeordneten Venen und sitzen tief in der weißen Substanz. Eine arterielle Zufuhr ist nicht erkennbar. Meistens bleibt ein venöses Angiom klinisch stumm und wird zufällig bei einer kontrastmittelverstärkten computer- oder kernspintomografischen Untersuchung entdeckt. Nur sehr selten verursacht ein venöses Angiom Anfälle oder eine Blutung und bedarf daher keiner spezifischen Therapie, solange es asymptomatisch ist.

Kavernöse Hämangiome (Kavernome)

Histologisch bestehen Kavernome aus mittel- bis großlumigen pathologischen Gefäßen, deren dünne Wände häufig exzentrisch und fibrosiert erscheinen. Man kann keine eindeutige Differenzierung in arterielle und venöse Gefäße nachweisen.

Makroskopisch sind Kavernome in der Regel kugelige Gebilde, die an eine Maulbeere erinnern. Um das Kavernom herum lassen sich oftmals Einblutungen nachweisen. Die Blutabbauprodukte werden in der MRT als Hämosiderinring nachgewiesen und sind charakteristisch für Kavernome. Teilweise sind diese auch thrombosiert oder verkalkt. Sie lassen sich überall im zentralen Nervensystem nachweisen und können auch multipel vorkommen. Sie messen meist ca. 2–3 cm im Durchmesser.

■ ■ Symptomatik, Diagnostik
Meist bleiben Kavernome klinisch stumm und werden zufällig im MRT entdeckt. Zuführende Arterien und drainierende Venen sind sehr klein und lassen sich angiografisch in der Regel nicht darstellen (◘ Abb. 2.52).

❯ Um Kavernome herum findet sich ein Hämosiderinsaum als Hinweis auf rezidivierende kleine Blutungen, die sich in der MRT charakteristisch abbilden.

Gelegentlich ist das klinische Leitsymptom ein zerebraler Krampfanfall. Raumfordernde Blutungen aus Kavernomen kommen praktisch nicht vor. Anhaltende, schwer beeinflussbare zerebrale Krampfanfälle und zunehmende neurologische Ausfälle rechtfertigen die Indikation zur operativen Entfernung des Kavernoms.

Angiographisch stumme vaskuläre Missbildungen

Atypische (nicht in Stammganglien und innerer Kapsel gelegene) **spontane intrazerebrale Hämatome bei jüngeren Patienten** ohne Bluthochdruckvorgeschichte können durch kleine arteriovenöse Missbildungen verursacht sein. Diese Missbildungen bleiben manchmal angiographisch stumm und werden erst als pathologisches Gefäßknäuel im Operationspräparat oder bei der Obduktion gefunden. Ursache der Nichtdarstellung im Angiogramm kann eine Teilthrombosierung oder eine starke Zusammenpressung der Missbildung auf Grund eines Begleithämatoms, aber auch durch zu kleine Prozesse unterhalb der Auflösungsfähigkeit des Angiogramms (>200 μm) sein.

In Kürze

Arteriovenöse Missbildungen (AVM)
Arterielle Feeder und venöse Drainage, Spetzler-Martin Gradierung I–V.
Symptomatik: zerebraler Krampfanfall, Blutungen, neurologische Ausfälle.
Diagnostik: CT, MRT, selektive zerebrale Angiographie.
Therapie: Therapie gemäß Einteilung nach Spetzler-Martin:
- ▬ Grad I und II: operative Resektion
- ▬ Grad III: multimodal (Katheterembolisation/OP/ Radiochirurgie)
- ▬ Grad IV und V: Katheterembolisation/Radiochirurgie

Andere Angiome: kapilläre Teleangiektasien, venöse Angiome, Kavernome.

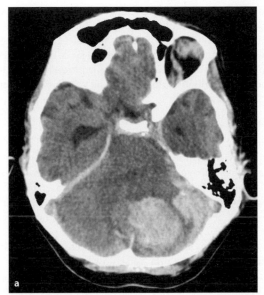

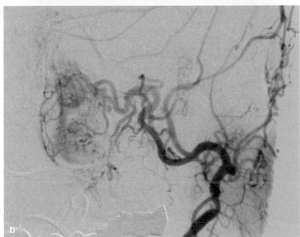

◘ **Abb. 2.53 a** CCT mit links zerebellärer Blutung auf Grund einer Blutung aus einer duralen arteriovenösen Fistel. **b** Die digitale Subtraktionsangiografie (DSA) zeigt die Konfiguration der Fistel und deren Füllung aus der A. carotis externa

2.13 Arteriovenöse Fisteln

2.13.1 Durale arteriovenöse Fisteln

┌─ **Definition** ─────────────────────────
│ Durale arteriovenöse Fisteln sind Läsionen, die sich
│ als multiple Verbindungen zwischen erweiterten
│ Duraarterien und den Wänden der duralen Sinus darstellen.
└──

Es findet sich kein zwischengeschalteter Nidus wie bei den zerebralen AVM (◘ Abb. 2.53). Diese Läsionen werden benannt nach den beteiligten Sinus, wobei häufige Lokalisationen Fisteln im Bereich des Sinus cavernosus, des Sinus petrosus superior und inferior und des Sinus transversus und sigmoideus sind. Man nimmt an, dass diese arteriovenösen Fisteln fast immer erworbene Prozesse sind. Es liegt ein Zusammenhang von primärer Sinusvenenthrombose, nachfolgender Rekanalisation und Eröffnung von Kurzschlüssen in der Sinuswand vor.

▪▪ Symptomatik

Häufigste Symptome dieser arteriovenösen Fisteln sind Kopfschmerzen und ein subjektives, manchmal auch objektiv auskultierbares pulssynchrones Geräusch. Es kann zu subarachnoidalen, subduralen oder sehr selten zu intrazerebralen Blutungen kommen.

▪▪ Therapie

Bei der Therapie muss berücksichtigt werden, dass kleinere Fisteln auch spontan zum Verschluss kommen können. Die Behandlung besteht heute in einer Kombination von Eingriffen der interventionellen Neuroradiologie und der Neurochirurgie. Bei großen arteriovenösen Fisteln können zahlreiche Feeder durch Embolisation ausgeschaltet werden. Oft bleiben dennoch Feeder bestehen oder werden rekanalisiert, so dass auf chirurgischem Wege die Sinus isoliert und die arteriellen Feeder ausgeschaltet werden müssen.

2.13.2 Karotis-Sinus-cavernosus-Fisteln

▪▪ Pathogenese

Karotis-Sinus-cavernosus-Fisteln können spontan oder traumatisch auftreten:

Die **traumatische** Fistel kann direkt durch eine perforierende Verletzung zustande kommen oder durch ein schweres gedecktes Schädel-Hirn-Trauma. Dabei ist der Mechanismus der Fistelentstehung nicht bekannt. Es könnte sich um einen Abriss von intrakavernösen Karotisästen oder um eine Ruptur eines vorbestehenden intrakavernösen Aneurysmas handeln.

Für die Entstehung **spontaner** Fisteln wird auch das Platzen intrakavernöser Aneurysmen oder perikavernöser duraler arteriovenöser Fisteln genannt. Dies würde auch die häufige Beteiligung der Aa. carotis externa an der Fistelfüllung erklären.

▪▪ Symptomatik

Das klinische Zeichen für die Karotis-Sinus-cavernosus-Fistel ist der **pulsierende, progrediente Exophthalmus**. Subjektiv, oft auch auskultierbar, findet sich ein pulssynchrones Geräusch. Das Auge ist gerötet und durch die massive Stauung u. U. immobilisiert. Im weiteren Verlauf treten Sehstörungen auf. Selten kommt es zu profundem Nasenbluten und subarachnoidalen Blutungen.

▪▪ Diagnostik

Der Ort der Fistel wird durch eine ausgedehnte angiographische Untersuchung entdeckt. Diese muss beide Karotiden, auch die Externae und die A. vertebrales beidseits umfassen.

▪▪ Therapie, Prognose

Die meisten Karotis-Sinus-cavernosus-Fisteln können heute durch **Embolisation** auf endovaskulärem Wege ausgeschaltet werden.

Der operative direkte Zugang zum Sinus cavernosus mit Herbeiführung eines **venösen Verschlusses** kommt nur bei speziellen Indikationen in Frage:
- bei rezidivierender Fistelfüllung und vorhergehenden interventionellen Maßnahmen,
- bei äußerst kleinen Fisteln, die nicht spontan thrombosieren und
- bei solchen Fisteln, bei denen auch der Ballonverschluss der Karotis selbst nicht angezeigt ist, da ein ischämisches Defizit wegen des ungenügenden Kollateralkreislaufes zu erwarten ist.

In letzterem Falle ist die Alternative das Anlegen von einem **extra-intrakraniellen Bypass** zur Sicherung der Kollateralversorgung mit anschließendem Fistelverschluss durch Ligatur der zuführenden A. carotis interna.

Nach Ausschaltung der Fistel ist die Prognose günstig, Hirnnervenstörungen und Protrusio bulbi gehen zurück, das lästige Gefäßgeräusch ist verschwunden.

> **In Kürze**
>
> **Arteriovenöse Fisteln**
> **Durale arteriovenöse Fisteln:** Kopfschmerzen, pulssynchrones Geräusch.
> **Therapie:** Embolisation, seltener Operationen.
> **Karotis-Sinus-cavernosus-Fisteln:** pulsierender, progredienter Exophthalmus.
> **Therapie:** Embolisation. Operativer direkter Zugang bei speziellen Indikationen (rezidivierende Fistelfüllung, äußerst kleine Fisteln, ungenügender Kollateralkreislauf).

2.14 Spontane intrazerebrale Hämatome

> ── **Definition** ──────────
> Spontane intrazerebrale Hämatome sind Folge von Blutungen in das Gehirn ohne vorausgehendes Trauma.

▪▪ Pathogenese

Intrazerebrale Hämatome kommen bei älteren **Hypertonikern** und bei **antikoagulierten Patienten** vor, doch kann das gleiche Krankheitsbild auch bei jüngeren Patienten auftreten, wobei ätiologisch dann arteriovenöse Missbildungen in Frage kommen, die nicht immer angiographisch darstellbar sein müssen. Das Krankheitsbild ist meist **apoplektiform**. Etwa 10% der Schlaganfälle sind durch spontane intrazerebrale Hämatome bedingt.

> **Mehr als die Hälfte dieser apoplektiformen Blutungen sind tödlich.**

Die typische **hypertensive Blutung** entsteht nach einer Hyalinose der Gefäßwand mit oder ohne Bildung von Mikroaneurysmen, der Ort ist meist das Knie der lentikulostriären Äste. So breitet sich die hypertensive Massenblutung zunächst in den Basalganglien aus, speziell im Putamen, dann in der inneren Kapsel. Atypische Lokalisationen der spontanen intrazerebralen Hämatome sind der Frontal-, Temporal- oder Okzipitallappen. Die spontane intrazerebrale Blutung ist häufiger supratentoriell (4/5 der Fälle). **Ventrikeleinbrüche** solcher Blutungen sind sehr häufig und treten bei fast der Hälfte der Fälle auf.

Häufige **Koagulopathien** und **Vaskulopathien**, die intrazerebrale Blutungen verursachen, sind: Zustände bei Antikoagulation als Therapie, Erkrankungen mit Thrombozytopenie, Hämophilie und Leukämie. Patienten mit Amyloidangiopathie haben eine Neigung zu rezidivierenden intrazerebralen Hämatomen.

▪▪ Symptomatik

Die klinischen Zeichen einer spontanen intrazerebralen Blutung sind Bewusstseinstrübung und abrupt auftretende neurologische Ausfälle, bei 2/3 der Patienten eine Hemiplegie. Blutungen, entfernt von den Stammganglien, in die Frontal-, Temporal- oder Okzipitalregion, sind seltener mit Bewusstseinstrübung verknüpft. Große pontine Blutungen gehen mit Bewusstlosigkeit einher. Dies ist auch der Fall bei Ventrikeleinbruch der Blutung, wobei auch sekundär eine Bewusstseinstrübung auf Grund des Hydrozephalus eintreten kann. Zerebelläre Blutungen zeigen oft sekundäre Bewusstseinstrübungen.

▪▪ Diagnostik

Als initiale Diagnostik erfolgt eine **CT**. Hier zeigen sich frische Blutungen als hyperdense Zonen, die in ihrer Ausdehnung genau überblickt werden können (❑ Abb. 2.54). Zusätzlich werden Komplikationen wie Ventrikeleinbruch und Hydrozephalus erkannt. Eine nach dem Nativscan durchgeführte kontrastmittelverstärkte Untersuchung weist auf ungewöhnliche Blutungsursachen wie arteriovenöse Malformationen oder Tumoren hin.

Bei atypischer Lokalisation der Blutung sollte eine zerebrale **Angiografie** erfolgen, um Blutungsursachen zu erkennen und gezielt behandeln zu können. Bei Verdacht auf eine eingeblutete Raumforderung (Tumor) kann auch eine **MRT** mit Kontrastmittel hilfreich sein.

▪▪ Therapie

Einig ist man sich, dass ein Hydrozephalus auf Grund einer Blutung mit Ventrikeleinbruch durch Anlage einer externen Ventrikeldrainage (EVD) behandelt werden muss. Im weiteren Verlauf kann auch die Anlage einer dauerhaften Liquordrainage über einen Shunt notwendig sein. Dieser sollte jedoch erst implantiert werden, wenn zum einen eine dauerhafte Drainagepflichtigkeit nachgewiesen und zum anderen die frischen Blutanteile resorbiert sind, die anderenfalls zu einem Verkleben der Shuntventile führen können.

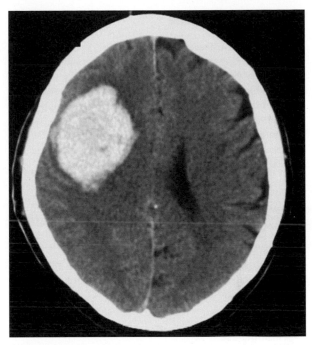

❑ **Abb. 2.54** CCT mit Darstellung einer hypertensiven Stammganglienblutung rechts mit Kompression des Seitenventrikels und geringer Mittellinienverlagerung

Ob, im Vergleich zur konservativen Therapie, die operative Evakuation der Blutung einen Vorteil für das Überleben und das neurologische Outcome des Patienten bringt, wird in der Literatur kontrovers diskutiert. Auf Grund des Mangels an robusten Daten wurde die STICH Studie (Surgical Trial in Intraerebral Haemorrhage) initiiert. Diese bislang größte Studie (1.033 Patienten) zeigte keinen signifikanten Vorteil für Patienten, die in den operativen Arm randomisiert wurden. Kritisch sind der z. T. späte Zeitpunkt der Operation und eine sehr tiefe Lage der Blutung zu werten.

Unabhängig von der oben erwähnten Studie, wird derzeit bei Patienten mit zunehmenden neurologischen Ausfällen im Hinblick auf die Verringerung der zu erwartenden Morbidität, das Hämatom operativ entlastet. Je nach Größe des Hämatoms kann dies gezielt **endoskopisch** oder auch offen durch eine **Kraniotomie** durchgeführt werden.

Bei neurologisch stabilen oder asymptomatischen Patienten mit nicht raumfordernden Blutungen ist eher zur **konservativen** Therapie zu raten.

▪▪ Prognose, Nachsorge

Morbidität und Mortalität der intrazerebralen spontanen Hämatome bleiben weiterhin, trotz Einsatz der modernen diagnostischen Verfahren (CT, Angiographie) und mikrochirurgischer Operationsverfahren hoch. Noch ungünstiger ist die Erwartung bei Hämatomen mit Ventrikeleinbruch. Auch bei Überleben und optimaler Neurorehabilitation bleibt die Morbidität hoch und die Zahl der Patienten, die wieder in ihre normale Umwelt bzw. sogar in ihren Beruf zurückkehren können, ist gering.

2

Spontane intrazerebrale Hämatome
Apoplektiform, Schlaganfall: oft ältere hypertone, antikoagulierte Patienten.
Symptomatik: Bewusstseinstrübung, abrupt auftretende neurologische Ausfälle, bei 2/3 der Patienten Hemiplegie.
Diagnostik: CT, zerebrale Angiografie.
Therapie: EVD, operative Evakuation des Hämatoms bei sekundärer Verschlechterung, ggf. endoskopisch frühzeitige Entlastung bei zerebellären Hämatomen.

2.15 Verschlusskrankheiten der Hirngefäße (zerebrovaskulärer Insult)

Bezüglich der ausführlichen Pathophysiologie, Diagnostik und konservativen Therapie von Patienten mit zerebrovaskulären Insulten dürfen wir auf die Lehrbücher der Neurologie verweisen.

■ ■ Pathogenese
Die Unterbrechung des zerebralen Blutflusses geschieht komplett oder inkomplett durch Thromben oder Embolien. **Venöse Verschlusskrankheiten** müssen sehr ausgedehnt sein, um Infarkte zu produzieren. Häufiger sind **arterielle zerebrale Durchblutungsstörungen**. Nach nicht regulierbarer Störung des arteriellen Blutflusses kommt es zunächst zu funktionellen, neurophysiologisch (mit dem EEG oder Perfusions-CT/MRT) erfassbaren Störungen. Bei weiterer Abnahme der Durchblutung sterben nicht notwendigerweise alle Neurone im ischämischen Bereich. Erst die schwere, anhaltende Ischämie erzeugt den Infarkt. In der Initialphase (bis 24 h) beobachtet man eine Hirnschwellung auf Grund eines intrazellulären Ödems. Die spätere massive Hirnschwellung ist bedingt durch eine extrazelluläre Flüssigkeitseinlagerung.

■ ■ Symptomatik
Dem zerebralen Insult als Folge einer Zirkulationsstörung gehen häufig kürzer dauernde, kortikale Ausfälle voraus, die nach dem klinischen Bild unterschieden werden:
- **Transiente ischämische Attacken (TIA):** Weniger als 24 h dauernde Ereignisse mit herdneurologischen Ausfällen. Es kann sich um Hemiparesen, Aphasien oder Amaurosis fugax bei Durchblutungsstörung der A. carotis interna handeln. Vertebrobasiläre TIA machen sich durch motorische Defekte bis zur Tetraplegie, Visusverluste, homonyme Hemianopsien, Ataxie, Vertigo, Diplopie, Dysphagie und Kombinationen dieser Symptome bemerkbar.
- **PRIND (prologiert reversible ischämische neurologische Defizite):** länger als 24 h anhaltende fokale neurologische Ausfälle mit Rückbildungstendenz innerhalb von 3 Wochen.
- **Progressiver Schlaganfall:** progressive, fokal-ischämische Symptome über einige Stunden. Dies stellt die prognostisch ungünstige Verlaufsform dar.
- **Kompletter Schlaganfall (completed stroke, CS):** Zerebrovaskulärer Insult mit plötzlich aufgetretenem und anhaltendem neurologischem Ausfall. Die Ausprägung der Symptome ist abhängig von dem betroffenen Gefäß und seinem Versorgungsgebiet.

■ ■ Diagnostik
Dopplersonografie der zerebralen Gefäße und **CT** erlauben schnell die Unterscheidung, ob dem Schlaganfall eine intrazerebrale Blutung oder ein Gefäßverschluss zugrunde liegt.

> ❯ Als Standard gilt heute die MRT mit Diffusions- und Perfusionswichtung, die Infarkte eindeutig nachweisen kann, auch wenn diese sich in der CT noch nicht oder nur als Frühzeichen darstellen lassen (❑ Abb. 2.55).

Neben der zerebralen Diagnostik ist stets auch eine **kardiale Abklärung** sowie eine Untersuchung der Karotiden indiziert, da ein Teil der zerebralen Durchblutungsstörungen aus kardialen Embolien resultiert. Parallel zur Behandlung des

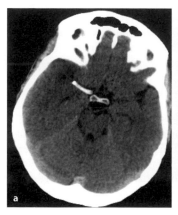
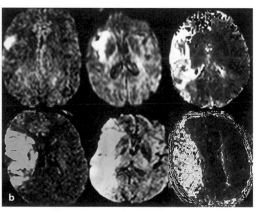

❑ **Abb. 2.55 a** CCT 1 h nach Schlaganfall mit Darstellung von Infarktfrühzeichen (positives Mediazeichen rechts). **b** In der diffusionsgewichteten MRT-Darstellung kommen die betroffenen Areale des rechtsseitigen Mediaterritoriums bereits hyperintens zur Darstellung

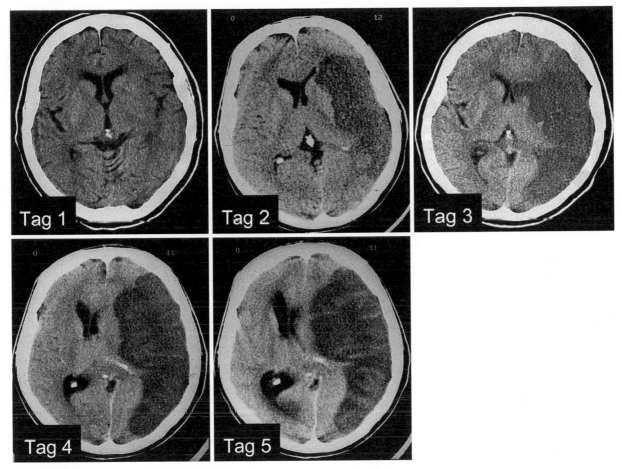

◻ Abb. 2.56 MRT mit Darstellung der Größenausdehnung des Schlaganfalls bei Patienten mit sog. malignem Stroke von Tag 1–5 mit schließlich erheblicher Raumforderung (Ventrikelkompression und Mittellinienverschiebung)

zerebralen Insults muss die Behandlung der Ursache mit einbezogen werden (z. B. Vorhofflimmern, Karotisstenose etc.).

▪ ▪ Therapie
Der zerebrale Schlaganfall ist eine Notfallsituation und sollte auf einer neurologischen Intensivstation oder speziellen Schlaganfallstation behandelt werden. Neben der allgemeinen Intensivtherapie (Kreislauf, Beatmung) steht vor allem die Behandlung des Hirnödems im Mittelpunkt.

> **Neben einer systemischen Antikoagulation wird versucht, durch Lysetherapie (rt-PA) den Gefäßverschluss wieder zu eröffnen.**

Diese kann aber nur in einem Zeitfenster von maximal 4 h nach Stroke und nach Ausschluss von intrazerebralen Blutungen erfolgen.

Bei Feststellung einer hämodynamisch wirksamen Gefäßstenose oder eines Gefäßverschlusses bei Patienten mit flüchtigen, reversiblen oder teilreversiblen neurologischen Herdsymptomen können eine **endovaskuläre Versorgung mit Stents** oder desobliterierende gefäßchirurgische Maßnahmen

(**Thrombendarteriektomie**) indiziert sein. Die **zerebrale Bypasschirurgie** hat sich nach Auswertung neuer Daten für ischämische Schlaganfälle als nicht prognostisch günstig erwiesen und ist nur eine individuelle Therapiemöglichkeit.

Bei raumfordernden, sog. **malignen Infarkten** (◻ Abb. 2.56) mit Beteiligung von mindestens 2/3 des Mediaterritoriums oder Beteiligung von 2 arteriellen Stromgebieten unterschiedlicher Gefäße, hat sich eine **frühzeitige Entlastungskraniektomie** prognostisch als günstig erwiesen (DESTINY I, HAMLET, DECIMAL). Auf Grund der erheblichen Größe und raumfordernden Wirkung dieser Infarkte ist der intrakranielle Druck meist deutlich erhöht und durch konservative Maßnahmen alleine nicht zu kontrollieren. Durch die operative Dekompression in Form einer Hemikraniektomie mit Duraerweiterungsplastik, kann sowohl die Mortalität wie die Morbidität reduziert werden.

2

Verschlusskrankheiten der Hirngefäße (zerebrovaskulärer Insult)
Gefäßverschluss durch Thromben oder Embolien.
Symptomatik: TIA, PRIND, progressiver Schlaganfall, sog. completed stroke.
Diagnostik: Dopplersonographie, CT, MRT (Diffusion/Perfusion).
Therapie: symptomatische Therapie (Intensivmedizin, Hirnödemtherapie). Thrombolyse (rt-PA, endovaskuläre Stents). Dauermedikation mit Thrombozytenaggregationshemmern. Frühzeitige Kraniektomie bei malignem Mediainfarkt.

2.16 Schmerzchirurgie

2.16.1 Grundlagen

Traditionell wird die freie Nervenendigung als Rezeptor des Schmerzes betrachtet. Der sog. schnelle Schmerz wird über das A-Delta-System, der sog. langsame Schmerz über das C-Faser-System geleitet. Letzterer ist diffus, wenig lokalisiert und geht mit einer unangenehmen psychischen Sensation einher. Die Zellkörper der A-Delta- und C-Fasern liegen im **spinalen Ganglion**. Von dort führen Zellfortsätze zur **Hinterwurzel** und zum Hinterhorn. Die Mehrzahl der afferenten Fasern wird unter Kreuzung in der vorderen Kommissur zum gegenseitigen lateralen Quadranten des Rückenmarks geleitet und bildet den **lateralen spinothalamischen Trakt**.

Viele der Neuronen im Hinterhorn enthalten Enkephaline, eine größere Zahl enthält auch Substanz P, die der Haupttransmitter der Afferenz ist. Zu diesem afferenten System kommen im Hinterhorn efferente Fasern (charakterisiert durch Serotonin und Norepinephrin). Diese führen zu einer Beeinflussung der Schmerzmodulation. Der Tractus spinothalamicus teilt sich auf Höhe des Dienzephalons in eine mediale und eine laterale Portion. Der laterale Teil führt zum posterolateralen Thalamuskern und hat sein kortikales Projektionsfeld in der Postzentralregion (Area 1). Der mediale Anteil der spinothalamischen Bahn hat seine Verbindungen zum Hirnstamm und medialen Thalamus mit weiteren Konnektionen zu Hypothalamus und limbischem System.

Nachhaltig beeinflusst wurde das Schmerzverständnis, und damit der therapeutische Ansatz der Schmerzchirurgie, durch den Nachweis von Opiatrezeptoren im Zentralnervensystem und durch die Betrachtung von Schmerzen als Störung eines postulierten **Gate-control-Systems**. Diese Theorie des Schmerzgeschehens berücksichtigt biologische Regelkreise, die Einflüsse auch der efferenten Bahnen und die Schmerzmodulation. So werden auch Vorgänge wie Schmerzkontrolle über Stimulation und Deafferenzierungsschmerzen, d. h. Schmerzen, die sich trotz unterbrochener Schmerzleitung bemerkbar machen, verständlich.

2.16.2 Methoden der Schmerzchirurgie

Nach Art des Vorgehens in der Schmerzbehandlung unterscheidet man neuroablative, neurostimulatorische und lokal pharmakologische Maßnahmen:

- Durch **neuroablative** Maßnahmen versucht man, die Schmerzleitung und Schmerzempfindung auf verschiedenen Niveaus zu unterbrechen (Rhizotomie, Chordotomie, Thalamotomie).
- Durch **neurostimulatorische** Maßnahmen wird auf die Schmerzmodulation auf transkutanem, spinalem oder thalamischem Wege eingewirkt.
- Temporär erfolgversprechende Methoden bei schweren Schmerzsyndromen sind die spinale und intraventrikuläre Anwendung von **Opiaten** über Katheter und Reservoire.

2.16.3 Chronische Schmerzen und multidisziplinäre Schmerzklinik

> **Definition**
> Von chronischen Schmerzen spricht man bei einem Patienten, der täglich Schmerzen über eine Periode von mehr als 6 Monaten hat.

Es gehen in der Regel viele Untersuchungen bezüglich der Ursache der Schmerzen und Behandlungsmisserfolge voraus. Bei diesem **chronischen Schmerzsyndrom** finden sich dann Schlafstörungen, Appetitmangel, Libidoverlust, Konzentrationsstörungen, Abgeschlagenheit und Reizbarkeit. Es liegt eine **Schmerzkrankheit** vor, die in ihrer Symptomatik der Depression ähnlich ist.

In dieser Situation ist eine multidisziplinäre Abklärung und Behandlung im Sinne einer sog. Schmerzklinik oder Schmerzkonferenz sinnvoll, um nicht nur die Ursachen zu behandeln, sondern auch deren Folgen und deren entsprechende Therapie unter Einbeziehung psychotherapeutischer und psychopharmakologischer Mittel zu entsprechen. Die Teilnehmer müssen ein spezielles Interesse und spezielle Erfahrungen mit chronischen Schmerzen haben. Jeder Teilnehmer sollte spezialisierte Verfahren zur Schmerzbeeinflussung einbringen können. Die Gruppe setzt sich in der Regel zusammen aus einem Anästhesiologen, einem Neurologen, einem Psychiater und einem Neurochirurgen.

2.16.4 Chirurgie einzelner Schmerzsyndrome

Trigeminusneuralgie

■ ■ **Pathogenese, Epidemiologie**

Die Ursache der idiopathischen Trigeminusneuralgie ist weiter umstritten. Oftmals wird ein Gefäß-Nerven-Konflikt postuliert: Durch die Pulsation einer kleinen Arterie an der Wurzel des N. trigeminus soll es zur Auslösung der Schmerzen im Dermatom des N. trigeminus kommen.

Die Trigeminusneuralgie ist ein charakteristisches Syndrom, das häufiger bei Frauen (2:1) und bei älteren Menschen (70% der Patienten sind >50 Jahre) auftritt.

■■ Differenzialdiagnose

Die Trigeminusneuralgie ist differenzialdiagnostisch abzugrenzen von zahlreichen anderen kraniofazialen Schmerzsyndromen:

- Glossopharyngeusneuralgie
- Ophthalmischen Schmerzen bei Glaukom
- Schmerzen bei Zahnerkrankungen
- Zuständen nach Nervenverletzungen
- Vaskulären Schmerzsyndromen wie Migräne
- Schmerzen bei Riesenzellarteritis
- Sinusitis
- Symptomatische Schmerzen im Trigeminusbereich bei Druck auf die Trigeminuswurzel durch benigne oder maligne Tumoren oder Gefäßmissbildungen

■■ Symptomatik, Diagnostik

Das uniforme klinische Bild besteht in **blitzartig einseitig einschießenden Gesichtsschmerzen** im 2. und 3. Trigeminusast. Solche Attacken dauern nur Sekunden und treten in unterschiedlicher Häufigkeit auf. Die Schmerzen sind häufig im betroffenen Trigeminusgebiet auslösbar (Triggerzone) und zwar durch Berührung, Druck, Kälte und schießen spontan beim Sprechen und Essen ein. Die Krankheitssymptome treten häufiger im Frühjahr und Herbst auf, sind äußerst quälend und können wegen der Heftigkeit Suizidabsichten bedingen.

Der neurologische Status ist bei der **idiopathischen** Trigeminusneuralgie unauffällig.

> **Cave**
> Findet man Ausfälle im Trigeminusgebiet, z. B. eine abgeschwächte Korneasensibilität, so ist nach Ursachen (z. B. Neoplasmen im Bereich Trigeminuswurzel) für diese symptomatische Trigeminusneuralgie zu suchen.

■■ Therapie

Analgetika haben wenig Einfluss auf die Trigeminusneuralgie. Durch eine Therapie mit **Antikonvulsiva** (Carbamazepin, Gabapentin) ist eine Schmerzfreiheit über längere Zeit erreichbar.

> Bei Versagen dieser Medikamente sollen chirurgische Maßnahmen vorgeschlagen werden.

Da oftmals ein Gefäß-Nerven-Konflikt am Eingang des N. trigeminus in den Hirnstamm als Ursache nachgewiesen werden kann (**neurovaskuläres Kompressionssyndrom**), stellt die Operation nach Janetta eine gute Therapieoption dar. Dabei werden über einen retrosigmoidalen Zugang der Abgang des N. trigeminus aus dem Hirnstamm und ein oder mehrere arterielle Gefäße mit dargestellt. Im Weiteren wird der Nerv zu dem Gefäß hin abgepolstert, z. B. durch Goretex.

Gelingt es jedoch nicht, dadurch eine suffiziente Schmerzreduktion zu erreichen, kann versucht werden, durch eine gezielte Ausschaltung des N. trigeminus mittels einer perkutanen Thermokoagulation Schmerzlinderung zu erreichen. Über eine Punktion im Bereich des Cavum Meckeli wird versucht, die Trigeminuswurzel zu erreichen und durch Elektro-, oder feiner und selektiver durch Thermokoagulation, auszuschalten.

Schmerzen bei malignen Tumoren

Rhizotomien (chirurgische Durchtrennungen) der Hinterwurzeln am Rückenmark werden nur noch selten vorgenommen, weil die Erfolgschancen gering sind, die Durchtrennung in mehreren Segmenten durchgeführt werden muss und damit auch die Blutversorgung des Rückenmarks gefährdet ist.

Aufgrund einer deutlich verbesserten systemischen Schmerztherapie mit **Schmerzpflastern** oder auch **Schmerzpumpen** wird dieses Verfahren nur noch in Ausnahmefällen Verwendung finden.

Schmerzen nach spinalem Trauma

Einige Schmerzsyndrome bei paraplegischen Patienten konnten durch Eingriffe im Bereich der »dorsal root entry zone« (DREZ) beeinflusst werden. Dabei werden die gestörten deafferenzierten spinalen Modulationszentren, die von inhibitorischen Mechanismen befreit sind, ausgeschaltet. In Einzelfällen gelang es so, mit den Nachteilen des **Deafferenzierungsschmerzes** beim Querschnittsgelähmten zurecht zu kommen. Eingriffe zur chirurgischen Ausschaltung solcher Modulationszentren im Rückenmark wird man allerdings nur bei gestörter Rückenmarkfunktion, also beim bereits gelähmten Patienten mit chronischen, medikamentös nicht zu therapierenden Schmerzen durchführen. Auch für diesen Problemkreis kommen heute mehr **Opiate** zur Anwendung, die über spinale oder zentrale **Katheter und Reservoire** direkt an die Rezeptoren herangebracht werden.

Radikulopathien nach Verletzung, Bandscheibenvorfall oder Operation

Die ursächliche Behandlung ist zunächst die **Dekompression der Nervenwurzel**, womit meist auch eine Schmerzbeseitigung erreicht wird. Im späteren Verlauf nach einer Operation oder nach rezidivierenden Bandscheibenvorfällen kann es jedoch zu andauernden Schmerzen und zum **Postnukleotomie-Syndrom** kommen.

Es ist ein Schmerzsyndrom entstanden, das nicht mehr nur ursächlich betrachtet werden kann, z. B. im Sinne, dass ein Bandscheibenvorfall auf eine Nervenwurzel drückt, sondern nun als eigenständige Schmerzkrankheit zu werten ist. In diesen Fällen kann versucht werden, die Schmerzleitung oder die Schmerzmodulation chirurgisch zu beeinflussen.

Bei der **Neurostimulation** wird versucht, in den Regelkreis solcher Schmerzsyndrome einzugreifen und so die Schmerzhemmung zu stimulieren.

> **Praxisbox**
>
> **Rückenmarkstimulation**
> Bei der Rückenmarkstimulation (»spinal cord stimulation«, SCS) werden epidurale Elektroden eingelegt, über
> ▼

2

die eine Dauerstimulation über einen Impulsgeber erfolgt, die der Patient als angenehmes Kribbeln über dem Schmerzareal empfindet. Das Schmerzsignal zum Gehirn wird somit unterdrückt und der Schmerz als solches nicht mehr empfunden. Der Patient erhält einen Handprogrammierer und ist so in der Lage, durch Einstellung gewisser Parameter (Stromstärke, Frequenz, Impulsbreite) die Nervenstimulation selbständig durchzuführen und in ihrer Intensität zu variieren.

In Kürze

Schmerzchirurgie
Neuroablative oder neurostimulatorische Maßnahmen, Medikation mit Opiaten, multidisziplinäre Schmerzklinik.
Trigeminusneuralgie: blitzartig einseitig einschießende Gesichtsschmerzen.
Therapie: Antikonvulsiva, OP nach Janetta, perkutane Thermokoagulation.
Schmerzen bei malignen Tumoren: systemische Schmerztherapie.
Schmerzen nach spinalem Trauma: Eingriffe im Bereich der »dorsal root entry zone« (DREZ).
Radikulopathien nach Verletzung, Bandscheibenvorfall oder Operation: Dekompression der Nervenwurzel, Neurostimulation (SCS).

2.17 Stereotaktische Hirnoperationen und funktionelle Neurochirurgie

2.17.1 Grundlagen

Definition

Stereotaxie beschreibt eine minimalinvasive operative Behandlungsmethode, die es dem Neurochirurgen erlaubt, mittels bildgesteuerter (MRT/CT), computerassistierter Berechnung, mit Hilfe eines Zielgerätes, jeden beliebigen Punkt innerhalb des Gehirns im Submillimeterbereich unter Verwendung des Kartesischen Koordinatensystems zu erreichen.

Um diese Genauigkeit zu erreichen, wird ein Ring auf dem Kopf des Patienten fest verankert, auf dem das Zielgerät (Zielbogen) rigide fixiert/justiert werden kann und über den entsprechende Instrumente/Sonden geführt an ihren Zielort gebracht werden können.

Dieses stereotaktische Vorgehen ist zunächst bei der neurophysiologischen Arbeitsweise am Tier angewendet worden. Konstante geometrische Relationen zwischen Hirnstruktur und Schädelknochen erlauben es, dort exakt Zielpunkte aufzusuchen. Aber erst mit der Methode von Spiegel und Wycis (1950) war es möglich, Zielpunkte im menschlichen Gehirn

genau zu treffen. Sie verwendeten als Referenz das Ventrikelsystem, das sie mit Kontrastmittel darstellten.

> **Das stereotaktische Vorgehen ist heute durch die exakte Visualisierung der Zielregionen mittels computerassistierter Bildfusionen (MRT, CT) hochpräzise und sicher (◘ Abb. 2.57).**

Bevor der Zielpunkt am Patienten angegangen wird, erfolgt eine Überprüfung des Zielbogens hinsichtlich seiner korrekten Einstellung am Zielpunktsimulator (»Phantom«, ◘ Abb. 2.58).

2.17.2 Indikationen

Die **stereotaktische Biopsie** von Tumoren, vor allem bei tiefer und eloquenter Lage, die somit keiner chirurgischen Exstirpation zugänglich sind, hat sich zur Diagnosesicherung vor einer Radio- und/oder Chemotherapie als Standard etabliert.

Durch **funktionelle stereotaktische Eingriffe** werden Regelkreise des Gehirns, die bei bestimmten Erkrankungen gestört sind, normalisiert. Hierfür werden stereotaktisch Elektroden in spezifische Hirnregionen platziert über die kontinuierliche Stromimpulse abgegeben werden (tiefe Hirnstimulation, THS; engl. deep brain stimulation, DBS), die diese in ihrer elektrischen Aktivität verändern. Bewegungsstörungen, wie z. B. Morbus Parkinson, essentieller Tremor und Dystonie werden somit positiv beeinflusst.

Klassische Zielgebiete bei THS
— Nucleus subthalamicus (STN): M. Parkinson
— Ventralis intermedius, Thalamus: essentieller Tremor
— Globus pallidus internus (GPi): Dystonie

Die stereotaktisch positionierten Elektroden werden, ähnlich wie bei einem Herzschrittmacher, mit einem subkutanen Stimulator (Steuereinheit mit Batterie) verbunden. Entsprechende typische Stimulationsorte bei Bewegungsstörungen sind der Globus pallidus internus (GPi) bei Dystonie, der Nucleus subthalamicus (STN) bei M. Parkinson und der Ventralis intermedius (Vim) des Thalamus bei essentiellem Tremor.

Die Indikation für die THS wird heute beim Parkinson-Patienten v. a. beim Versagen der medikamentösen Therapie (L-Dopa) gestellt. Dabei werden die 3 Kardinalsymptome Rigor, Tremor und Akinese (Bewegungsarmut) positiv beeinflusst. Weitere Indikationen für THS sind der essentielle Tremor und die Dystonie. Die THS ist jüngst auch für bestimmte Formen der Epilepsie zugelassen worden.

Derzeit wird intensiv an weiteren Indikationen für die THS, v. a. bei psychiatrischen Störungen, gearbeitet.

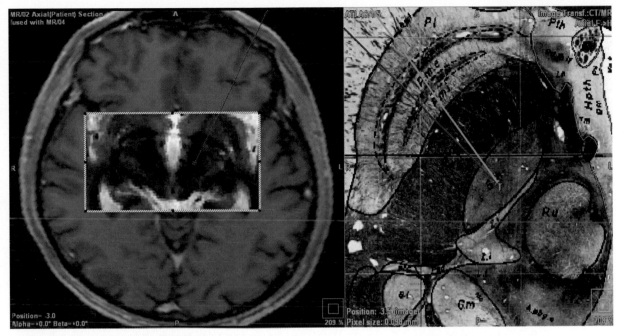

◘ Abb. 2.57 Matching der MRT-Bilder (T1–T2) zur Visualisierung des Nucleus subthalamicus zur Elektrodenanlage (»Tiefe Hirnstimulation«) bei Morbus Parkinson

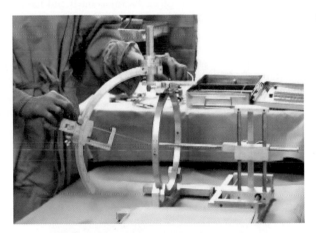

◘ Abb. 2.58 Überprüfung der stereotaktischen Koordinaten am Zielpunktsimulator (»Phantom«)

2.18 Wurzelkompressionssyndrome

2.18.1 Grundlagen

Die Funktion der Wirbelsäule ist ein biomechanisches Zusammenspiel aus Flexion und Extension (v. a. lumbal) und zusätzlicher Rotation (v. a. zervikal).

Bandscheiben sind widerstandsfähig gegen akute Druckbelastung. Es kommt daher selten durch ein einzelnes Trauma zu Diskusruptur und zum Bandscheibenvorfall. Häufige starke Belastung (Mikrotraumen) im Laufe der natürlichen Alterung bedingen aber das Auftreten degenerativer Veränderungen.

> ❯ Es ist wichtig zu wissen, dass im Sitzen eine wesentlich höhere Druckbelastung (140%) auf die Bandscheibe auftritt, als beim Stehen (100%). Die Druckbelastung kann bei Anheben von schweren Gegenständen das 4-Fache des Körpergewichtes erreichen.

2.18.2 Zervikaler Bandscheibenvorfall

■■ Pathogenese

Reduzierung des Wassergehaltes der Bandscheibe und Degeneration des Nukleusanteiles geschehen im Laufe der Alterung. Die Höhe der Bandscheibe nimmt ab. Dadurch sind die Facetten der Wirbelgelenke mehr belastet. **Osteophyten** entstehen im Bereich der Deckplatten und der Gelenkfacetten und engen den Spinalkanal und die Foramina intervertebralia ein.

> ❯ Im Extremfall können prävertebrale Osteophyten zu Schluckstörungen führen oder laterale das Lumen der A. vertebralis schmälern.

Die **Ruptur eines zervikalen Diskus** geschieht häufig durch eine akute Hyperflexion oder Rotation. Der Anulus fibrosus und evtl. auch das Lig. longitudinale posterius reißen. Wegen spezieller Schwachstellen geschieht die Ruptur häufig lateral zum Foramen intervertebrale hin. Entsprechend folgt eine Wurzelkompression, bei mediolateraler Ausdehnung auch die Markkompression. Echte Bandscheibenvorfälle (Soft-disc) sind selten bei Patienten über 50 Jahren. Hier kommen häufiger foraminale und medulläre Kompressionen auf osteophytärer Grundlage vor (Hard-disc).

2

◘ Tab. 2.5 Häufige radikuläre Symptome bei zervikalen Diskushernien

Diskushernie	Komprimierte Wurzel	Schmerzausstrahlung, Parästhesien, sensible Ausfälle	Paresen	Reflexausfälle
HWK 5/6	C6	Oberarm, Radialseite Vorderarm bis Daumen	Flexion im Ellbogen (Bizeps)	Bizepssehnenreflex
HWK 6/7	C7	Oberarm und Unterarm 2.–4. Finger	Extension Ellbogen (Trizeps)	Trizepssehnenreflex
HWK 7/TH 1	C8	Oberarm, ulnarseitig bis Kleinfinger	Finger spreizen und extendieren (kleine Handmuskeln)	

▪▪ Symptomatik

Durch eine heftige Bewegung treten lokal Nackenschmerzen auf, die den Patienten zwingen, die entsprechende Wirbelsäulenpartie steif zu halten (**vertebrale Symptomatik**). Bei Kompression der Wurzel C6 reichen die Schmerzen, Parästhesien und Sensibilitätsausfälle bis zum Daumen, bei Wurzelkompression C7 zu den mittleren Fingern und bei Kompression der Wurzel C8 bis zum Kleinfinger. Die Beschwerden werden durch Flexion des Kopfes zur erkrankten Seite verstärkt. Periphere Lähmungen betreffen den M. biceps (C6), den M. triceps (C7) und die kleinen Handmuskeln (C8). Bei medialen oder mediolateralen Diskushernien treten Zeichen der **medullären Kompression** auf (◘ Tab. 2.5)

Häufig beobachtet man inkomplette Querschnittssyndrome, die aber bei akutem Massenvorfall die vollständige Querschnittslähmung erreichen können. Zur Tetraparese kommen Sensibilitäts-, Blasen- und Mastdarmstörungen hinzu. Speziell dabei beobachtete **Ausfallssyndrome** sind das Brown-Séquard-Phänomen sowie das Central-cord-Syndrom und das Spinalis-anterior-Syndrom:

- Das **Central-cord-Syndrom** ist gekennzeichnet durch eine Schwäche der oberen Extremitäten bei erhaltener Kraft in den Beinen, kombiniert mit einem Verlust des Schmerz- und Temperaturempfindens in den Armen und Händen.
- Beim **Spinalis-anterior-Syndrom**, der akuten Kompression der A. spinalis anterior, beobachtet man den Verlust aller motorischen und sensiblen Funktionen unterhalb des Läsionsniveaus, wobei die Funktion der Hinterstränge ausgespart ist. Während die Soft-disc zu einer akuten Symptomatik führt, äußern sich spondylotische Osteophyten in einer langsam progredienten Symptomatik. Ein durch degenerative Veränderungen sekundär enger zervikaler Spinalkanal führt zur **zervikalen Myelopathie**. Die Symptomatik entspricht der beschriebenen medullären Kompression, doch ist der Verlauf chronisch, evtl. auch episodisch.

▪▪ Diagnostik

Die Diagnostikverfahren der Wahl sind heute **CT** und **MRT**. In der CT kommen besonders gut die osteophytären Knochenanbauten und die degenerativen Veränderungen zur Darstellung (◘ Abb. 2.59), während in der MRT besonders gut die Bandscheibe, der weiche Vorfall (Soft-disc-Prolaps) sowie das Rückenmark selbst abgebildet werden (◘ Abb. 2.60).

Selten findet noch die **zervikale Myelografie** Anwendung, bei der mit wasserlöslichen Kontrastmitteln die Mark- und

Wurzelkompression nachgewiesen werden können. Dies kommt vor allem bei Patienten mit multiplen Voroperationen oder nach zervikaler Stabilisierung zum Einsatz.

▪▪ Differenzialdiagnose

Die Differenzialdiagnosen der zervikalen Myelopathie und Radikulopathie bedürfen einer sorgfältigen neurologischen Abklärung, evtl. mit Hilfe der **Elektromyographie (EMG)**. Manche Diagnose kann erst aus dem Verlauf und der Zusatzdiagnostik gestellt werden:

- Bei der **zervikalen Myelopathie** kommen spinale Tumoren, demyelinisierende Erkrankungen und die amyotrophe Lateralsklerose in Betracht.
- **Radikulopathien** sind gegen Plexusläsionen und Läsionen peripherer Nerven abzugrenzen.

▪▪ Therapie

Zervikale Radikulopathien haben häufig einen **günstigen Spontanverlauf**. Unterstützend werden Analgetika, Muskelrelaxanzien und Physiotherapie verordnet. Versagt die genannte Therapie und bestehen nach 6 Wochen anhaltende, unbeein-

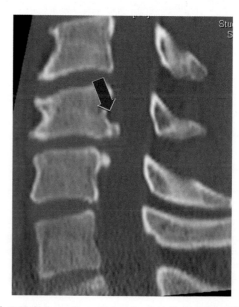

◘ Abb. 2.59 Patient mit zervikalem Bandscheibenvorfall HWK 5/6. In der CT der HWS zeigen sich außerdem ausgedehnte Osteophyten (*Pfeil*), die den Spinalkanal einengen und das Myelon komprimieren

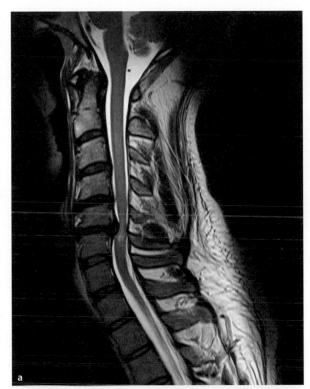
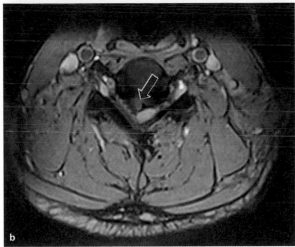

◘ **Abb. 2.60 a** Sagittale und **b** axiale MRT mit Darstellung eines zervikalen Bandscheibenvorfalls auf Höhe HWK 5/6 mediolateral rechts und Myelopathiesignal als Zeichen einer Myelonschädigung (hyperintens in T2 intramedullär)

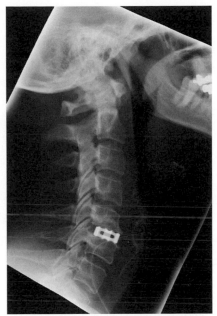
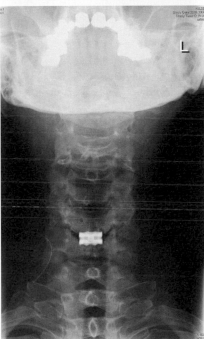

◘ **Abb. 2.61** Postoperative Röntgenkontrolle mit Darstellung eines Titan-Cages als Interponat auf Höhe HWK 5/6

flussbare radikuläre Schmerzen oder/und zunehmende radikuläre Ausfälle und ist die Wurzelkompression radiologisch bewiesen, so kommt die **operative Entlastung** in Frage.

> ❶ **Cave**
> **Zeichen einer akuten Rückenmarkkompression zwingen zur sofortigen operativen Entlastung.**

Dazu zählen höhergradige Paresen ab Kraftgrad 3/5, ein beginnendes oder fortschreitendes Querschnittsyndrom, Zeichen langer Bahnen, nicht medikamentös zu kontrollierende Schmerzen oder ein in der MRT nachgewiesenes Myelopathiesignal als Zeichen einer Schädigung des Rückenmarks.

Je nach Lage des Bandscheibenvorfalls und Ausprägung der osteophytären Veränderungen kommen 2 operative Zugänge in Frage:

- zum einen die **anteriore Diskektomie mit ventraler Fusion**,
- zum anderen die **dorsale Foraminotomie** mit Dekompression der Nervenwurzel durch Sequesterektomie.

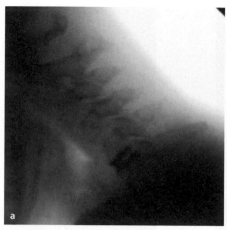
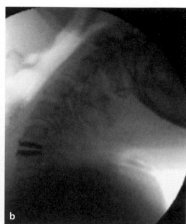

Abb. 2.62 Postoperative Röntgenkontrolle mit Darstellung einer Bandscheibenprothese in **a** Inklination und **b** Reklinationsstellung nach ventraler Diskektomie und Entfernung eines zervikalen Band- scheibenvorfalls. Durch die Verwendung einer Prothese wird versucht, die Bewegung in entsprechendem Segment zu erhalten

Letzte findet vor allem Anwendung bei lateralen, sequestrierten Bandscheibenvorfällen, die isoliert Druck auf eine Nervenwurzel ausüben. Nach Foraminotomie kann der sequestrierte Bandscheibenvorfall geborgen werden und die Wurzel ist frei.

Bei Vorfällen, die vor allem medial liegen oder bei Patienten mit großen osteophytären Anbauten und einer dadurch bedingten Einengung des Spinalkanals sollte eine anteriore Diskektomie durchgeführt werden. Nach mikrochirurgischer Entfernung der Bandscheibe werden die dorsalen Osteophyten abgetragen, das hintere Längsband eröffnet und prolabiertes Bandscheibengewebe entfernt, so dass das Myelon und beide Nervenwurzeln vollständig frei sind. Im Anschluss wird der Bandscheibenraum durch einen Cage aus Titan oder Peek Material ausgefüllt (◻ Abb. 2.61). Ein Beckenkammspann wird auf Grund der oft heftigen postoperativen Beckenschmerzen heute nicht mehr verwendet. Innerhalb von 1–2 Jahren führt dies zur Fusion der angrenzenden Wirbelkörper.

In Einzelfällen kann anstelle eines Cage auch eine künstliche Bandscheibe implantiert werden, die die Funktionalität des betroffenen Segments erhält (◻ Abb. 2.62). Die **zervikale Bandscheibenprothese** eignet sich jedoch nur für jüngere Patienten (<60 Jahre) ohne wesentliche osteophytären Veränderungen.

2.18.3 Lumbaler Bandscheibenvorfall

▪▪ Pathogenese, Epidemiologie
80% der Einwohner in unserem Zivilisationskreis erleiden mindestens eine schwere **Lumbago** (Rückenschmerzen) in ihrem Leben. Diese heilt in der Regel unter Analgetika und Physiotherapie ab. Nur ca. 35% dieser Patienten bekommen zusätzlich **Ischialgien** (radikuläre Ausstrahlung der Schmerzen).

Die **Diskusprotrusion** entsteht in Folge chronischer Strukturveränderungen der Bandscheibe mit Flüssigkeits- und Nährstoffmangel und Gewebedegeneration. Es kommt dadurch zur Vorwölbung der Bandscheibe in Richtung intraspinal.

Reißt schließlich der Anulus fibrosus ein, kann Gewebe des Nucleus pulposus durch den Riss gleiten, es entsteht ein **Diskusprolaps**. Wenn das Lig. longitudinale posterius reißt, kann ein **freier Sequester** den Spinalkanal verlegen.

Etwa 90% der lumbalen Bandscheibenvorfälle gehen von den Bandscheiben auf Höhe LWK 4/5 und LWK 5/SWK 1 aus. Meist kommt es nach einer heftigen Bewegung oder Anreißen von Lasten zu dem klassischen Erstsymptom, dem sog. **Hexenschuss** und einer schmerzbedingten Verspannung der paraspinalen Muskulatur.

Tab. 2.6 Häufige radikuläre Symptome bei lumbalen Diskushernien

Diskushernie	Kompri- mierte Wurzel	Schmerzausstrahlung, Parästhesien, sensible Ausfälle	Paresen	Reflexausfälle
LWK 3/4	L4	Ventraler Oberschenkel bis unterhalb des Knies	Extension Kniegelenk	Patellarsehnenreflex
LWK 4/5	L5	Gesäß, lateraler Ober- und Unterschenkel, Fußrist bis Großzehe	Dorsalflexion Fuß, insbesondere Großzehe	Tibialis-posterior-Reflex (im Seitenvergleich)
LWK 5/SWK 1	S1	Gesäß, (latero-)dorsaler Ober- und Unterschenkel, lateraler Fußrand, Fußsohle bis 3.–5. Zehe	Plantarflexion Fuß, Beckenfixation	Achillessehnenreflex

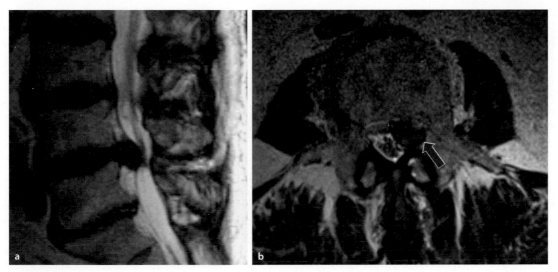

◫ Abb. 2.63 Lumbaler Bandscheibenvorfall LWK 4/5 mediolateral links mit Kompression der Nervenwurzel L5 im Recessus (*Pfeil*): **a** MRT T2 sagittal und **b** axial

■ ■ **Symptomatik**

Radikuläre Kompression Die Bandscheibenerkrankung verläuft schubweise mit freien Intervallen zwischen Schmerzattacken. Hat ein Prolaps eine Größe erreicht, bei der er die Nervenwurzel in ihrem Verlauf zum Foramen intervertebrale bedrängt, so treten zu den vertebralen auch **radikuläre Symptome** gemäß der betroffenen Nervenwurzel auf (◫ Tab. 2.6). Diese können Parästhesien und Sensibilitätsstörungen, Schmerzen, aber auch eine Parese beinhalten. Durch Husten, Niesen und Pressen erhöht sich der intradurale Druck und die Schmerzen werden meist akzentuiert.

Große Diskushernien komprimieren nicht nur die Nervenwurzel, die auf diesem Niveau den Spinalkanal verlässt, sondern auch die nächstuntere, die sich noch im Duralsack befindet. Wird das im Knie gestreckte Bein im Hüftgelenk gebeugt, so bereitet der Zug an den komprimierten Wurzeln Schmerzen, die zum N. ischiadicus ziehen (Zeichen nach **Lasègue**).

Die radikuläre Kompression kann zu einer peripheren Parese führen. Wird die Wurzel L5 betroffen, so ist die Dorsalflexion der Großzehe oder des ganzen Fußes in der Kraft reduziert. Bei schwerer L5-Parese kann die Beckenstabilisierung mitbetroffen sein (sog. **Trendelenburg-Phänomen** bei Glutaeus-medius-Parese).

Wenn die 1. Sakralwurzel komprimiert wird, ist die Plantarflexion des Fußes reduziert. Sofern die Schmerzen des Patienten dies zulassen, sollte der Patient zur Prüfung der rohen Kraft aus dem Bett kommen, da sich die Fußschwächen am deutlichsten beim Zehen- und Fersengang und eine Glutäalparese beim Einbeinstand **(Trendelenburg-Versuch)** manifestieren.

Bei Kompression der Wurzel S1 ist außerdem der **Achillessehnenreflex** meist abgeschwächt oder aufgehoben. Der nur im Seitenvergleich verwertbare **Tibialis-posterior-Reflex** fehlt bei Kompression der Wurzel L5. Der **Patellarsehnenre-flex** ist alteriert, wenn die Diskushernie bei L3–L4 oder L2–L3 liegt. In solchen Fällen verläuft die Schmerzausstrahlung auf der Vorderseite des Oberschenkels, und meist sind Kraft und Volumen des M. quadriceps femoris reduziert. Dann ist das Lasègue-Zeichen negativ, das **umgekehrte Lasègue-Zeichen** (auch Femoralisdehnungsschmerz genannt) in Bauchlage positiv.

Kaudakompression Ein medialer lumbaler Massenvorfall komprimiert die Cauda equina. In diesem Fall tritt eine Schmerzausstrahlung in beide Beine auf. Die Cauda equina kann jedoch innerhalb kürzester Zeit so vollständig komprimiert werden, dass die Wurzeln nicht mehr fähig sind, Schmerzen zu leiten. Im Vordergrund stehen dann beidseitige motorische (Fuß- und Gesäßparesen) und sensible (Gefühllosigkeit von Gesäß und Damm, Reithosenanästhesie) Ausfälle der untersten Lumbal- und Sakralwurzeln. Gleichzeitig sind Miktion und Defäkation gestört und zwar in Form einer Retention.

❶ Cave

Mit Auftreten einer Kaudakompression wird eine lumbale Diskushernie zu einem dringenden Notfall.

■ ■ **Diagnostik**

Die ersten diagnostischen Maßnahmen sind **CT** und/oder **MRT** (◫ Abb. 2.63). In den meisten Fällen liefert die MRT die aussagekräftigeren Bilder mit Darstellung des Prolaps, des komprimierten Duralschlauchs und auch der Nervenwurzeln.

Die **elektromyographische Untersuchung (EMG)** spielt für differenzialdiagnostische Probleme und Verlaufsbeobachtungen in unklaren Fällen eine Rolle.

Eine **Röntgenaufnahme** in Flexions- und Retroflexionsstellung der Wirbelsäule ist zum Ausschluss einer mobilen Listhese (Wirbelgleiten) hilfreich.

2

■■ Therapie

Abhängig von der klinischen Symptomatik können Patienten mit einem lumbalen Bandscheibenvorfall konservativ oder operativ behandelt werden.

Notfallindikation für eine operative Therapie bei lumbalem Bandscheibenvorfall

- Kaudasyndrom
- Isolierte Blasen-Mastdarmstörung
- Hochgradige Paresen mit Kräftegrad ≤3/5

Bei Patienten mit o. g. Symptomatik muss umgehend die operative Entlastung durchgeführt werden, um einen Schaden der nervalen Strukturen durch die bestehende Kompression zu vermeiden.

Bei Patienten mit nur geringer Symptomatik, d. h. gut medikamentös einstellbaren radikulären Schmerzen, Dysästhesien oder einer Parese des Kraftgrades von schlechtestens 4/5 sollten zunächst eine konservative Therapie erhalten. Diese umfasst neben einer suffizienten Analgesie auch physiotherapeutische Übungen und Erholungsphasen. Sollte sich innerhalb von 6 Wochen keine signifikante Besserung oder gar eine neurologische Verschlechterung einstellen, besteht die Indikation zu operativen Behandlung.

Operationsmethoden Eine Laminektomie ist selten notwendig, da man durch interlaminäre Fenestration fast immer zur Hernie vorstoßen und die Wurzel dekomprimieren kann. Nach Entlastung der Nervenwurzel kann der Bandscheibensequester über eine Sequestektomie geborgen werden. Um einem Rezidivprolaps vorzubeugen, wird im Anschluss über eine Nucleotomie der degenerierte Nucleus pulposus in der Regel entfernt. In wenigen Fällen (<8%), nämlich bei völlig freiem Sequester und makroskopisch völlig intaktem Ligamentum dorsale ist eine alleinige Sequestektomie ausreichend. Alternativ zur mikrochirurgischen Technik kann dies, unter besonderen Umständen auch endoskopisch durchgeführt werden.

Daneben gibt es noch weitere Therapiemöglichkeiten, für die jedoch die medizinische Evidenz fehlt und vor allem wirtschaftliche Interessen im Vordergrund stehen. Dazu zählen diverse Lasertechniken und andere.

■■ Komplikationen

Als **operative** Komplikationen kommen Verletzungen prälumbaler großer Gefäße und Wurzelverletzungen mit entsprechenden neurologischen Ausfällen, sowie v. a. der Dura mit Bildung einer Liquorfistel vor.

An Komplikationen im weiteren Verlauf sind die **Spondylodiszitis** und die adhäsive Arachnoiditis zu erwähnen. Bei entzündlicher postoperativer Veränderung im Bandscheibenraum besteht ein heftiger lokaler Schmerz, der durch Druck und Klopfen ausgelöst werden kann. Dazu kommen erhöhte Temperaturen und laborchemische Infektparameter. Die MRT lässt die entzündliche Destruktion an den angrenzenden Deckplatten erkennen.

Die **adhäsive Arachnoiditis** (Arachnoidalfibrose) unterhält die radikuläre Schmerzsymptomatik. Sie ist die Hauptursache des sog. Failed-back-Syndroms, das sich in einem chronischen lumbalen und radikulären Schmerzsyndrom zeigt, das allein durch die wiederholte Wurzeldekompression und Lösung der Narbenstrukturen nicht zu beherrschen ist.

Bei chronischen Schmerzsyndromen haben schmerzchirurgische Verfahren wie die elektrische Stimulationsbehandlung ihre Bedeutung.

■■ Prognose

Die Prognose nach Diskushernienchirurgie ist für Lähmungen, Sensibilitätsausfälle und Miktionsstörungen umso besser, je rascher die Nervenwurzeln dekomprimiert werden. Man erreicht bei ca. 80% der Patienten eine Befreiung von radikulären Symptomen. Die Rezidivhäufigkeit ist bei 5–10%, wobei es sich entweder um wahre Rezidive am gleichen Ort oder Pseudorezidive mit Betreffen der anderen Seite oder einer anderen Höhe handeln kann.

■■ Differenzialdiagnose

Eine lumbale Diskushernie ist bei typischer Symptomatik und Vorgeschichte leicht zu diagnostizieren. Differenzialdiagnostisch wird man an **Wirbeldestruktionen** durch **Metastasen** denken müssen. Seltener kommen epidurale Abszesse oder Blutungen in Betracht. Auch diese Veränderungen werden durch die radiologischen Zusatzuntersuchungen erfasst.

Die **Spondylolisthesis** (Wirbelgleiten bei angeborener Bogenunterbrechung) hat meist nur eine vertebrale Symptomatik. Bestehen jedoch auch Wurzelkompressionserscheinungen, so liegt häufig zusätzlich eine Diskushernie im benachbarten Bandscheibenraum vor.

2.18.4 Spinalkanalstenose

Definition

Eine Spinalkanalstenose (SKS) liegt dann vor, wenn der Durchmesser des Spinalkanales kongenital oder sekundär auf Grund degenerativer Veränderungen reduziert ist.

Die SKS ist eine typische degenerative Erkrankung mit Bandscheibenprotrusion, Facettengelenks- und Ligamenta-flava-Hypertrophie und dadurch bedingte Einengung des Spinalkanals. Auch Tumoren oder Blutungen können vergleichbare Symptome auslösen und müssen bildgebend ausgeschlossen werden.

■■ Symptomatik

Das klassische Symptom der SKS ist die **Claudicatio spinalis** mit einer Reduktion der schmerzfreien Gehstrecke. Bei Kyphosierung der Wirbelsäule, z. B. beim Fahrradfahren, berichten Patienten über eine Besserung der Beschwerdesymptomatik.

Bei zusätzlicher Einengung der Neuroforamina kann es aber auch zu radikulär ausstrahlenden Schmerzen oder Pare-

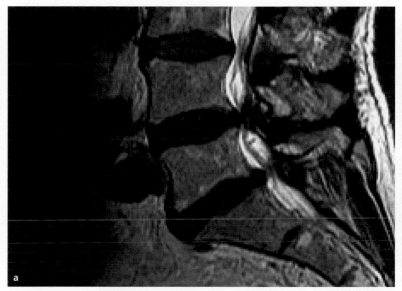

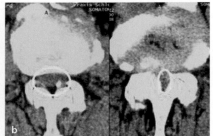

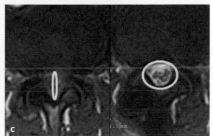

☐ **Abb. 2.64 a, c** Kernspintomografische und **b** computertomografische Darstellung eines Patienten mit degenerativer Lendenwirbelsäule und multisegmentaler Spinalkanalstenose. Durch Bandschei-benprotrusionen, Facettengelenks- und Ligamenta-flava-Hypertrophie kommt es zur Einengung des Spinalkanals und Kompression des Duralschlauchs

sen kommen. Ist die SKS zervikal lokalisiert, können eine Tetraparese, radikuläre Defizite, Zeichen langer Bahnen, eine spinale Ataxie sowie eine Blasen-Mastdarmstörung auftreten.

■■ Diagnostik

Bereits in der **CT** zeigen sich z. T. massive osteophytäre Knochenanbauten und eine Gelenkshypertrophie. In der **MRT** wird besonders die Hypertrophie der Ligamenta und die Kompression der nervalen Strukturen, sowie ggf. bereits eine Rückenmarksschädigung als Myelopathiesignal deutlich (☐ Abb. 2.64). In seltenen Fällen ist auch eine **Myelografie** mit Darstellung des intraduralen Kontrastmittelflusses, dem Abgang der Nervenwurzel und ggf. einem Kontrastmittelstop als Hinweis für eine Enge hilfreich. Zusätzliche **Röntgenaufnahmen** in Flexion- oder Retroflexion können ein Wirbelgleiten bei Verdacht auf eine zusätzliche Listhese nachweisen.

■■ Therapie

Je nach klinischem Befund und radiologischer Ursache kann eine **zervikale** Spinalkanalstenose durch eine ventrale Fusion oder einen Wirbelkörperersatz von ventral (bei ventraler osteophytärer Degeneration) oder durch eine dorsale Dekompression mit und ohne Stabilisierung versorgt werden.

Bei der **lumbalen** Wirbelsäule werden die beidseitige interlaminäre Fensterung oder die Laminektomie als einfache Therapieverfahren favorisiert. Eine zusätzliche dorsale Stabilisierung ist nur bei langstreckiger Dekompression oder bei einer bereits präoperativ bestehenden Instabilität indiziert, z. B. bei Patienten mit Listhesen. Dabei kann diese als **PLIF** (posterior lumbal intervertebral fusion, ☐ Abb. 2.65), **TLIF** (transforaminal lumbal intervertebral fusion) oder **ALIF** (anteriorlumbal intervertebral fusion) erfolgen.

Fallbeispiel

Ein 42-jähriger Patient stellt sich am Wochenende in der Notfallambulanz vor. Der Patient, der als LKW-Fahrer arbeitet, berichtet, dass er seit mehreren Wochen unter progredienten Schmerzen leidet, die von der lumbalen Wirbelsäule ausgehen und dorsal in den rechten Ober- und Unterschenkel ausstrahlen. Er sei mehrfach über den rechten Fuß gestolpert. Zudem beklagt er Dysästhesien im Bereich des dorsalen Unterschenkels und des lateralen Fußrandes. Seit wenigen Stunden seien die Schmerzen nun vollkommen verschwunden. Gleichzeitig seien jedoch eine hochgradige Fußsenkerparese und Miktionsprobleme hinzugetreten.

Weiteres Vorgehen?
A. Welche Verdachtsdiagnose stellen Sie?
B. Welche Diagnostik würden Sie veranlassen?
C. Welche Therapie empfehlen Sie und wann sollte diese durchgeführt werden?

Antwort: Mutmaßlich handelt es sich bei der beschriebenen Symptomatik um einen akuten Wurzeltod bei lumbosakralem Bandscheibenvorfall. Bei dem Patienten muss umgehend eine Bildgebung der Wirbelsäule (MRT/CT) sowie eine Restharnbestimmung erfolgen. Bei dem Patienten muss notfallmäßig eine chirurgische Entfernung des Bandscheibenvorfalls erfolgen, um den komprimierten Duralschlauch zu entlasten. Ein akuter Wurzeltod ist eine absolute Notfallindikation!

2

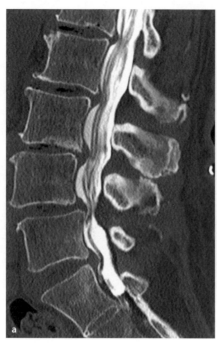

○ **Abb. 2.65 a** Myelografische Darstellung einer degenerativen, multisegmentalen lumbalen SKS mit mobiler Spondylolisthesis.

b Röntgen LWS bei Z.n. operativer Entlastung über eine Laminektomie von LW 3, 4 und 5 sowie dorsaler Stabilisierung (PLIF) von LWK2-5

In Kürze

Wurzelkompressionssyndrome
Zervikaler Bandscheibenvorfall
Symptomatik: Zeichen der radikulären oder medullären Kompression, Ausfallssyndrome, Central-cord-Syndrom.
Diagnostik: MRT, CT, Myelografie.
Therapie: anteriore Diskektomie mit ventraler Fusion, dorsale Foraminotomie.
Lumbaler Bandscheibenvorfall: Bandscheibenprotrusion, Bandscheibenvorfall, freier Sequester.
Symptomatik: radikuläre Lumboischialgien, Paresen, sensible Defizite. Notfall: Kaudasyndrom, akuter Querschnitt, hochgradige Parese, therapierefraktäre Schmerzen.
Diagnostik: MRT, CT, EMG.
Therapie: mikrochirurgische interlaminäre Fensterung, Sequestion- und Nukleotomie. Konservative Therapie.

▼

Spinalkanalstenose: degenerative Einengung des Spinalkanals.
— **Zervikal:** Zeichen langer Bahnen, pathologische Reflexe, Tetraparese, Blasen-/Mastdarmstörung, Claudicatio spinalis.
  Therapie: operativ je nach Lokalisation und klinischer Symptomatik: ventrale Fusion oder Wirbelkörperersatz. Dorsal: Laminektomie mit und ohne Stabilisierung, Foraminotomie.
— **Lumbal:** Claudicatio-spinalis-Symptomatik mit Besserung bei Kyphosierung, z. T. Lumbago und radikuläre Symptome.
  Therapie: Laminektomie oder beidseitige interlaminäre Fensterung, Stabilisierung bei Instabilität (PLIF, TLIF, ALIF)

Weiterführende Literatur

European Manual of Medicine (2010) Neurosurgery: CB Lumenta, J Haase, D Di Rocco, JJA Mooij; Springer Verlag, Heidelberg

Guidelines for the Management of Severe Traumatic Brain Injury (2007) J Neurotrauma Vol 24; Suppl 1

Mendelow AD, Unterberg AW (2007) Surgical treatment of intracerebral haemorrhage. Curr Opin Cirt Care. Apr 13(2): 169–174

Molyneux A, Kerr R, Stratton I, Sandercock P, Clarke M, Shrimpton J, Holman R (2002) International Subarchnoid Aneurysm Trial (ISAT) Collaborative Group. International Subarachnoid Aneurysm Trial (ISAT) of neurosurgical clipping versus endovascular coiling in 2143 patients with ruptured intracranial aneurysms: a randomised trial. Lancet Oct 26; 260(9342): 1267–1274

Moskopp D, Wassmann H (2005) Neurochirurgie; Handbuch für die Weiterbildung. Schattauer Verlag Stuttgart, New York

The International Study Group of Unruptured Intracranial Aneurysms Investigators (ISUIA) (1998) Unruptured intracranial aneurysms – risk of rupture and risk of surgical intervention. N Engl J Med (339): 1725–1733

Mund-, Kiefer-
und Gesichtschirurgie

H.-H. Horch

3

Die Behandlung von Fehlbildungen, Erkrankungen und Verletzungen im Bereich des Kau- und Gesichtsschädels gehören in das Fachgebiet der Mund-, Kiefer- und Gesichtschirurgie (MKG-Chirurgie), das sich seit über 100 Jahren aus der Allgemeinen Chirurgie und der Zahn-, Mund- und Kieferheilkunde zu einer eigenständigen, operativen, organbezogenen Spezialdisziplin entwickelt hat.

3.1   Traumatologie

Die Behandlung von Verletzungen im Mund-, Kiefer- und Gesichtsbereich erschöpft sich keinesfalls in der chirurgischen Versorgung von Weichteil- und Knochenverletzungen. Selbst bei isolierten, scheinbar problemlosen Kiefer- und Gesichtsverletzungen können andere Organe, wie das Zentralnervensystem, die Augen, die Halswirbelsäule oder Halsweichteile, mitbetroffen sein. Daher ist bei diesen Patienten ebenso wie bei der Versorgung Polytraumatisierter zu berücksichtigen, dass die Behandlung im Rahmen einer Gesamtbehandlung durchzuführen ist und sich in den allgemeinen Therapieplan einfügt.

3.1.1   Epidemiologie

Die zunehmende Zahl von Verkehrsunfällen bedingt ein Ansteigen der Kopf- und Gesichtsverletzungen. Bei 71% aller Verkehrsunfalltraumen ist eine Kopfverletzung vorhanden, 70% der Verkehrstoten sterben an einem Schädel-Hirn-Trauma.

Als exponierter Knochen ist der Unterkiefer besonders häufig traumatischen Schädigungen ausgesetzt. Der Anteil der **Unterkieferfrakturen** an Gesichtsschädelverletzungen beträgt nach großen Statistiken 65–70%, wobei er in ca. 50% der Fälle allein betroffen ist. Häufigste Ursachen von Unterkieferfrakturen sind neben den Verkehrsunfällen Rohheitsdelikte (Faustschlag), seltener werden Arbeitsunfälle, Stürze, Sport- und Spielverletzungen beobachtet. Schuss- und Explosionsverletzungen treten als typische Kriegsverletzungen und in Ländern mit freizügigem Waffenrecht gehäuft auf.

Mittelgesichtsfrakturen werden v. a. durch Verkehrs- und Arbeitsunfälle sowie Rohheitsdelikte, weniger durch Sturz oder Fall verursacht. Große statistische Erhebungen zeigen, dass in den vergangenen Jahrzehnten ein starker Anstieg der Mittelgesichtsfrakturen zu verzeichnen ist, wobei 37% das Mittelgesicht und 8% kombinierte Mittelgesichts- und Unterkieferfrakturen betreffen. Somit ist das Mittelgesicht in 45% der Fälle von Gesichtsschädelfrakturen betroffen.

Trotz der Gurtanschnallpflicht in Kraftfahrzeugen scheinen jedoch derartige Verletzungen nur unwesentlich abzunehmen, dagegen haben sich durch die soziale Umstrukturierung der Gesellschaft mit ihrem erhöhten Freizeitangebot deutlich die **Sportunfälle** erhöht. Während in der Literatur für den Zeitraum bis 1986 durch Sportunfälle bedingte Frakturen des Gesichtsschädels zwischen 2,5 und 9,1% angegeben wurden, zeigen neuere Studien, dass inzwischen etwa 14% auf Sportunfälle zurückzuführen sind. Die Mittelgesichtsregion

ist dabei mit 70% doppelt so häufig betroffen wie der Unterkiefer.

Die Gesichtsschädelfrakturen sind zu etwa 20% mit **Weichteilverletzungen** kombiniert. Der Anteil der Fälle mit Commotio cerebri beträgt ebenfalls 20%, während schwerere Formen der Hirnbeteiligung wie Hirnquetschung (Contusio cerebri) und Hirndruck (Compressio cerebri) nur in 1,5% der Fälle vorhanden sind. Hirnkomplikationen und Weichteilverletzungen sind bei Oberkieferfrakturen häufiger als bei Unterkieferfrakturen und am häufigsten bei kombinierten Ober- und Unterkieferfrakturen (59,8% Commotio cerebri, 12,2% Contusio oder Compressio cerebri, 63,5% Weichteilverletzungen).

> ❯ **Entsprechend den Verletzungsmustern werden Verletzungen der Gesichtsweichteile und Gesichtsschädelfrakturen unterschieden.**

3.1.2   Erstversorgung von Gesichtsverletzungen

Unter günstigen Umständen kann die Erstversorgung von Gesichtsverletzungen gleichzeitig die endgültige Versorgung sein. Häufig lässt jedoch der Allgemeinzustand des Patienten (Polytrauma) eine sofortige definitive Primärversorgung nicht zu. In diesen Fällen ist eine provisorische Erstversorgung vorzunehmen und die definitive Versorgung nach Stabilisierung des Allgemeinzustandes einige Tage später anzuschließen.

> ❯ **Die dringliche Primärversorgung ist eine Notversorgung. Sie hat die Aufgabe, die vitalen Funktionen zu sichern und stellt daher eine Fortsetzung der Erste-Hilfe-Maßnahmen dar:**
> - **Sicherung der Atemwege**
> - **Stabilisation des Kreislaufs**
> - **Stillung fortbestehender Blutungen**

Sicherung der Atemwege

Hauptaugenmerk bei der Erstversorgung gilt der freien Atemwegspassage. Sie kann meist durch nasale endotracheale **Intubation** sichergestellt werden. Gleichzeitig ist es hierdurch möglich, aspiriertes Material aus der Trachea und den Bronchien abzusaugen und weitere Aspiration durch Blockung des Tubus zu verhindern. Diese Form der Intubation behindert die anschließende Frakturversorgung einschließlich der ggf. erforderlichen intermaxillären Ruhigstellung in Regelokklusion (regulärer Zahnreihenschluss) nicht. Nur in seltenen Fällen kann die Intubation durch ausgeprägte Weichteilschwellung oder Gewebezerstörung im Mund- und Rachenbereich erschwert oder unmöglich sein, so dass eine **Tracheotomie** vorgenommen werden sollte. Eine primäre Tracheotomie ist zu erwägen, wenn eine Langzeitbeatmung absehbar ist.

Blutstillung

Blutungen aus Weichteilgefäßen (z. B. A. facialis) werden durch Ligatur gestillt. Blutungen aus der A. mandibularis bzw.

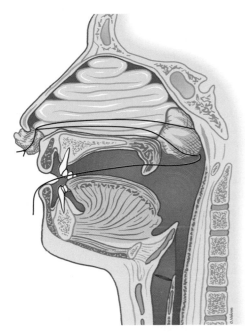

◘ Abb. 3.1 Hintere und vordere Nasentamponade. Die hintere Nasentamponade (Bellocq-Tamponade) besteht auf jeder Seite aus einem walnussgroßen festen Tupfer, der mit 2 kräftigen Fäden armiert ist. Das eine doppelte Fadenende wird an einem dünnen Katheter befestigt, der zuvor durch die Nase eingeführt und zum Mund herausgeleitet wird. Unter Zug am Katheter wird der Tupfer mit den Fingerspitzen oder einer geeigneten Klemme um den weichen Gaumen herum in den Epipharynx geschoben und verschließt eine Choane. Ein Einklemmen des weichen Gaumens, insbesondere der Uvula, ist zu vermeiden, Gefahr der Strangulation mit anschließender Nekrose. Zur festen Adaptation und Fixierung der Tamponade werden die beiden vorderen Fadenenden über einem Tupfer vor dem Naseneingang geknüpft. Die hinteren Fäden werden aus dem Mund herausgeführt und an der Wange fixiert. Sie sind bei der Entfernung der Tamponade hilfreich. Zur Tamponade der vorderen Nase wird ein ausreichend langer, 2–4 cm breiter Salbenstreifen schichtweise in die Nase eingebracht

A. alveolaris inferior sind selten, sie sistieren in der Regel nach Reposition und Ruhigstellung der Unterkieferfragmente. Die Unterbindung oder Koagulation dieses Gefäßes ist problematisch, da das Gefäßnervenbündel allenfalls bei ausgedehnten Knochenzertrümmerungen freiliegt und eine Schädigung des N. alveolaris inferior vermieden werden sollte.

❶ Cave
Bedrohlich und schwierig zu kontrollieren sind Blutungen im Mittelgesicht (A. maxillaris und ihre Endäste, Ethmoidalgefäße).

Die Verletzung der A. maxillaris ist meist im Bereich der Kieferhöhlenhinterwand gelegen. Die Blutung ergießt sich in die Nase und den Epipharynx. Revision und Unterbindung erfordern einen erheblichen instrumentellen und personellen Aufwand, sind technisch schwierig und daher unter Notfallbedingungen kaum durchführbar.

Als Sofortmaßnahme haben sich bei derartigen Blutungen die vordere und hintere **Nasentamponade** (Bellocq[1]-Tamponade) bei gleichzeitiger Kompression des abgerissenen Mittelgesichtes gegen die Schädelbasis bewährt (◘ Abb. 3.1).

Praxisbox

Bellocq-Tamponade

Die Bellocq-Tamponade erfolgt zweckmäßig mit festen, walnussgroßen Kompressen, wobei die Choane von dorsal verschlossen wird. Von vorne erfolgt dann die Tamponade der Nase mit Salbenstreifen, wodurch die Blutungsquelle im Bereich des Foramen sphenopalatinum am Ende der mittleren Muschel von hinten und vorn entweder primär oder sekundär durch Hämatombildung komprimiert wird.

Pneumatische Tamponaden
Da das Einbringen von Tamponaden zeitaufwändig und für den Patienten belastend ist, wurden Alternativen in Form von aufblasbaren Manschetten aus Gummi oder aus Schaumstoff entwickelt. Diese Tamponaden sind zwar bei der Akutbehandlung einfach zu handhaben, ihre Wirkung ist jedoch zweifelhaft. Es gibt immer wieder Fälle, in denen die pneumatische Tamponade eine nasopharyngeale Blutung nicht ausreichend zum Stehen bringt und deshalb durch eine Bellocq-Tamponade ersetzt werden muss.

❯ Eine Unterbindung der A. carotis externa bei Blutungen aus deren peripheren Ästen im Bereich des Mittelgesichtes ist wegen der zahlreichen Anastomosen der Gegenseite und mit Ästen der A. carotis interna unsicher.

Dagegen erfordern fortbestehende Blutungen aus Gefäßen des Zungengrundes oder des Halses häufig ein gezieltes Aufsuchen und Unterbinden der Blutungsquelle, evtl. nach vorausgegangener Angiographie.

Ruhigstellung der Kiefer

Eine behelfsmäßige Ruhigstellung der Kiefer kann erforderlich werden, wenn der Allgemeinzustand des Patienten eine definitive Sofortversorgung nicht zulässt oder aus anderen Gründen eine provisorische Erstversorgung bevorzugt wird.

Die **Stabilisation des Mittelgesichts** sowie des Oberkiefers erfolgt am schnellsten durch einen transversal unter die Zahnreihen des Oberkiefers geschobenen Holzspatel, der durch seitlich angelegte Binden straff gegen den Schädel fixiert wird. Ein Kopf-Kinn-Verband ist weniger zu empfehlen, da er bei dem erforderlichen straffen Sitz eine Kompression des Mundbodens und des Halses und damit eine Behinderung der Atmung und des Schluckens bewirkt.

Zur notfallmäßigen **Ruhigstellung des frakturierten Unterkiefers** dienen Drahtligaturen nach Ernst (◘ Abb. 3.2) mit intermaxillärer Fixation. Dabei sollen nach Möglichkeit dem Bruchspalt benachbarte Zähne nicht einligiert werden. Bei zahnlosem Oberkiefer kann ein monomaxillärer Schie-

---

1 Jean-Jacques Belloq, Chirurg, Paris, 1730–1807.

3

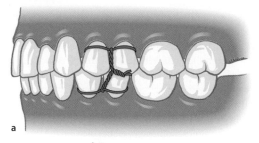

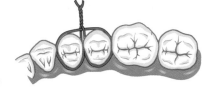

a

b

◘ Abb. 3.2 Ernst-Ligaturen im Unter- und Oberkiefer. **a** Ansicht von lateral, **b** Aufsicht. Achterligatur um 2 benachbarte Zähne. Die Verbindung von Ober- und Unterkiefer kann entweder durch Verdrillen der Drahtenden, durch einen zusätzlichen Draht oder durch Gummizüge erfolgen

nenverband im Unterkiefer als Notmaßnahme zweckmäßig sein.

> **⊘ Cave**
> **Kontraindiziert ist eine einzelne Ligatur an den beiden dem Bruchspalt benachbarten Zähnen, da der Zahnhalteapparat dieser Belastung nicht standhält.**

Bei **Stückfrakturen des Kinns** kann gelegentlich das ausgesprengte Knochenfragment nach kaudal und dorsal absinken, infolgedessen verlegt die ihres Widerlagers beraubte Zunge den Oropharynx (◘ Abb. 3.3).

> **❱** **Die sofortige Reposition und Stabilisation des Kinnfragments durch Schienung oder Osteosynthese ist als Therapie der Wahl anzusehen. Alternativ kommt nur ein Anschlingen des Unterkiefermittelstücks oder der Zunge in Frage.**

Weichteilverletzungen

Die Notversorgung von Gesichtsweichteilverletzungen bei gleichzeitig bestehenden Frakturen ist nur selten zweckmäßig, da in diesen Fällen eine einphasige Sofortversorgung von Frakturen und Weichteilverletzungen anzustreben ist (von innen nach außen). Lässt der Allgemeinzustand eine derartige Sofortversorgung nicht zu, so kann häufig auf eine definitive Wundversorgung zunächst verzichtet werden, da im Zuge der endgültigen Versorgung diese Wunden wieder eröffnet werden müssten.

> **Notfallmaßnahmen bei Gesichtsweichteilverletzungen**
> – Tetanusprophylaxe
> – Wundtoilette mit Blutstillung, Entfernen von Fremdkörpern. Straßenschmutz, Erde, Sand werden aus der Kutis ausgebürstet, aus der Subkutis und der Muskulatur durch sparsame Exzision entfernt
> – Adaptation der Wundränder mit wenigen Situationsnähten
> – Feuchte Verbände mit einem Desinfektionsmittel (Braunol, PVP-Iod)
> – Hochdosierte antibiotische Behandlung

Definitive und verzögerte Versorgung

> **❱** **Bei jedem Kiefer-Gesichts-Verletzten ist zu entscheiden, ob eine sofortige definitive Versorgung notwendig und durchführbar ist, oder ob abgewartet werden kann (verzögerte Versorgung).**

Kieferfrakturen im Bereich der Zahnreihe sind definitionsgemäß **offene Frakturen**. Die dünne, dem Knochen fest anliegende Gingiva des Alveolarfortsatzes reißt bei den meisten Frakturen ein, zudem haben die Bruchflächen über den Desmodontalspalt des im Bruchspalt stehenden Zahnes mit der Mundhöhle Verbindung, so dass kontaminierter Speichel in den Bruchspalt eindringen kann.

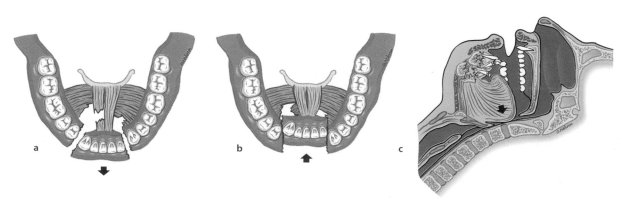

a

b

c

◘ Abb. 3.3 Aussprengung bzw. Zertrümmerung des Unterkiefermittelstücks. **a** Verlagerung des Unterkiefermittelstücks nach rostral und Abriss der Mundboden- und Zungenmuskulatur. Die ihres Widerlagers beraubte Zunge kann nach dorsal zurückfallen, **b** Aussprengung des Unterkiefermittelstücks mit Verlagerung nach dorsal, die Zunge sinkt nach dorsal ab, **c** Unterkiefertrümmerfraktur im Frontbereich und Absinken der Zunge nach dorsal. Dadurch legt sich die Zunge der Rachenhinterwand (*Pfeil*) an. Cave: akute Erstickungsgefahr

❶ Cave

Eine Bruchspaltinfektion ist aber weder durch die Notschienung noch durch die Gabe von Antibiotika sicher zu verhindern.

Wenn auch eine möglichst frühzeitige Versorgung von Gesichtsschädelverletzungen wünschenswert und zur Vermeidung von Bruchspaltinfektionen notwendig ist, so ist eine Sofortversorgung unmittelbar nach dem Unfall nur selten zwingend erforderlich. Ausnahmen sind Frakturen mit ausgedehnten, häufig perforierenden Weichteilverletzungen im Bereich der Lippen und Wangen sowie stärkere, mit den oben beschriebenen Maßnahmen nicht beherrschbare Blutungen aus Mundhöhle und Nase. In den meisten Fällen ist eine **aufgeschobene Primärversorgung** nach eingehender Diagnostik und Stabilisierung des Allgemeinzustandes zweckmäßig.

❯ Bei der definitiven Versorgung von Kiefer-Gesichts-Verletzungen gilt der Grundsatz der Versorgung von innen nach außen. Erst nach Abschluss von Schienung und Osteosynthese darf die endgültige Weichteilversorgung durchgeführt werden.

Dieses Prinzip sollte nur in den seltenen Fällen durchbrochen werden, wenn abzusehen ist, dass eine primäre Frakturversorgung nicht innerhalb der ersten 24 h, in Ausnahmefällen der ersten 48 h nach dem Trauma durchgeführt werden kann.

In Kürze

Erstversorgung von Gesichtsverletzungen
- Vitale Funktionen sichern: Atmung, Intubation, Kreislauf, Blutungsstillung (besonders Blutungen im Mittelgesicht, evtl. Bellocq-Tamponade)
- Definitive und verzögerte Versorgung, Versorgung von innen nach außen (Cave: Bruchspaltinfektion)
- Ruhigstellung der Kiefer: Holzspatel, intermaxilläre Drahtligatur (keine einzelnen Zähne), ggf. sofortige Osteosynthese
- Weichteilverletzung: Tetanusprophylaxe, Wundtoilette, Adaptation der Wundränder, feuchte Verbände, hochdosiert Antibiotika

---

3.1.3 Verletzungen der Gesichtsweichteile

Verletzungen der Gesichtsweichteile sind häufig mit Gesichtsschädelfrakturen kombiniert, seltener handelt es sich um isolierte Schürf-, Riss-, Schnitt-, Quetsch-, Riss-Quetsch- oder Platzwunden. Defektwunden werden außer bei Kriegsverletzungen nur selten beobachtet. Ausgedehnte Schnittverletzungen, Riss- und Quetschwunden kommen in rund 80% der Fälle vor.

Das besondere der Versorgung von Gesichtsverletzungen ist der enge Zusammenhang von **Funktion** und **Ästhetik**.

❯ Von 2 Ergebnissen gleich guter Funktion gilt dasjenige als das bessere, das den geringeren Entstellungsgrad aufweist.

Primärversorgung

❯ Die Primärversorgung sollte zugleich die definitive sein. Für die Versorgung von Gesichtsverletzungen gilt als oberstes Prinzip: operatives Vorgehen von innen nach außen.

Zuerst muss bei allen Gesichtsweichteilverletzungen eine sorgfältige Wundinspektion mit exakter Diagnostik evtl. vorhandener Frakturen erfolgen. Die Behandlung erfolgt dann so, dass zunächst die Reposition und Stabilisierung der die Gesichtsweichteile stützenden und die Ästhetik des Gesichtes bestimmenden Gesichtsschädelknochen vorgenommen werden, anschließend werden intraorale Schleimhautwunden und zuletzt die äußeren Weichteilwunden versorgt. Diese Reihenfolge ist unbedingt einzuhalten, da nur so eine funktionelle und ästhetisch befriedigende Wiederherstellung des Gesichts möglich ist und die für den physiologischen Ablauf der Heilungsvorgänge erforderliche Ruhigstellung garantiert werden kann. Ausnahmen sind lediglich bei lebensbedrohlich verletzten, polytraumatisierten Patienten zulässig, bei denen der für eine definitive Versorgung der Gesichtsverletzungen notwendige Zeitaufwand nicht zu rechtfertigen ist.

❯ Obwohl Gesichtswunden in einem hohen Prozentsatz kontaminiert sind, hat hier das Prinzip der Friedrich[2]-Wundexzision wegen der guten Durchblutung keine Gültigkeit.

In der Regel kann zur Vermeidung von Gewebeverlusten auf eine Wundausschneidung verzichtet werden, sie hat im Einzelfall nur zur Entfernung nekrotischer oder schmutztätowierter Gewebeabschnitte sparsam zu erfolgen.

❯ Im Bereich der Augenlider, der Nase oder der Lippenrotweißgrenze sind auch kleinste, nur durch schmale Brücken ernährte Haut- oder Schleimhautanteile zu erhalten, da sie für die normale Form unverzichtbar sind.

Lediglich bei ausgedehnten Quetschwunden, Explosionsverletzungen und mit Einschränkung bei Bisswunden ist die Schaffung glatter unversehrter Wundränder über den Weg eines radikaleren Debridements (Abtragung oberflächlicher Nekrosen bzw. nicht ernährter Randstreifen) erforderlich. Der daraus resultierende Gewebeverlust zieht die Notwendigkeit plastisch-chirurgischer Maßnahmen nach sich.

Kennzeichnend für die Gesichtsweichteile ist die Dreischichtung in Schleimhaut, Muskulatur und Haut im Wangen-, Lippen-, Nasen- und Lidbereich. Spezifische Strukturen sind (neben Knorpel im Nasen- und Tarsus im Lidbereich) im präaurikulären Wangenanteil der N. facialis mit seinen Aufzweigungen und der Ductus parotideus, die bei Verletzung einer primären mikrochirurgischen Rekonstruktion bedürfen.

---

2 Paul L. Friedrich, Chirurg, Greifswald, Marburg, 1864–1916.

3

Zur Vermeidung ästhetisch störender Narben erfolgt die exakte Adaptation der Wundränder mit atraumatischem Nahtmaterial. Nur wo sich stärkere Hautspannungen ergeben, sind subkutane Nähte angezeigt. Senkrechtes Einstechen der Nadel und gleichmäßiges Erfassen der Wundränder sorgen für eine glatte Wundheilung.

> **Bedeutsam bei der Versorgung von Gesichtsverletzung ist die Strukturierung des Gesichts in Gesichtsfelder oder Areale, weil Narben auffällig sind, wenn sie diese Gesichtsfelder kreuzen.**

Die Narben sind dagegen weitgehend unauffällig, wenn sie innerhalb dieser Areale und gleichzeitig noch parallel zu den sog. **Spannungslinien** der Haut (**RST-Linien**, »relaxed skin tension lines«) verlaufen. Diese RST-Linien sind im Wesentlichen im rechten Winkel zur Zugrichtung der mimischen Muskulatur angeordnet und entsprechen mit zunehmendem Alter den Gesichtsfalten. Verlaufen Narben senkrecht zu diesen Linien, so kann eine breite Narbenbildung nicht ausgeschlossen werden, da die elastischen Kräfte der Haut die Wundränder distrahieren.

Größere Weichteildefekte als Folge einer Ableederung der Haut oder eines flächenhaften Losreißens der Verbindungen zwischen Haut und Faszie (**Décollement**) werden sofort durch Hauttransplantation gedeckt. Wegen der Infektionsgefahr sind hier keine primären Rotations- und Transpositionsplastiken angezeigt. Dagegen sind **durchtrennte Strukturen**, wie Äste des N. facialis und der Parotisgang, sofort mikrochirurgisch zu vereinigen. Versäumung bedeutet hier Erschwernis der Wiederherstellung mit oft unbefriedigendem Ergebnis.

> **Prinzipiell gilt: Fazialisäste dorsal der Augenwinkelhöhe müssen primär vereinigt werden, ventral dieser Linie nicht, denn in der peripheren Versorgungszone wachsen die verletzten Nervenäste in 2–3 Monaten ins Muskelgewebe ein.**

Praxisbox

Chirurgische Versorgung des N. facialis und des Parotisganges

Die Naht des N. facialis erfolgt mit dem Operationsmikroskop, bei der End-zu-End-Anastomose des Parotisganges genügt nach Einführen eines Venenkatheters die Lupenbrille. Der Parotisausführungsgang (Ductus parotideus, Stenon-Gang) ist auf einer Linie zwischen Tragus und Mundwinkel zu suchen, wobei er am Vorderrand des M. masseters in die Mundhöhle einmündet.

Mit Ausnahme von Bagatellverletzungen sollte die Versorgung von Gesichtsweichteilverletzungen in **Allgemeinnarkose** erfolgen. Die Infiltration durch Lokalanästhetika kann die exakte Adaptation der einzelnen Gewebeschichten erschweren, bei ausgedehnten Weichteilverletzungen ist infolge der langen Operationsdauer nur so die erforderliche Relaxation des Operationsgebietes gewährleistet.

Sekundärversorgung

Komplexe Gesichtsverletzungen im Zusammenhang mit einem Polytrauma, schwere Verbrennungen, Weichteilverluste oder Nervenverletzungen können bei der Primärversorgung häufig nicht endgültig versorgt werden, so dass keine Restitutio ad integrum erreicht wird.

Operative Narbenkorrekturen

Zu den Sekundärmaßnahmen gehören die operativen Narbenkorrekturen, die frühestens 6–9 Monate nach der Verletzung, wenn die Narbenschrumpfung weitgehend abgeschlossen ist, durchgeführt werden sollten. Das Ziel einer Narbenkorrektur besteht nur darin, die ästhetisch störenden Narben unauffälliger zu gestalten. Die operativen Korrekturen erfordern ein hohes Maß an chirurgischer Erfahrung. Es wird versucht, den Verlauf der zu exzidierenden Narbe so abzuwandeln, dass sich dieser möglichst optimal in die mimischen Faltenbildungen einfügt. Die Z-Plastik, der Austausch von an den Wundrändern gestielten, mehr oder weniger spitzwinkeligen Dreiecken, ist dafür die geeignetste Maßnahme. Gleichzeitig wirkt eine Z-Plastik der bei jeder Heilung auftretenden Verkürzung der Narbenstrecke entgegen. Neben der Z-Plastik stehen die VY-Plastik, W-Plastik und verschiedene Schwenklappenplastiken zur Verfügung (▶ Kap. 9).

In Kürze

Verletzungen der Gesichtsweichteile

- Dreischichtung in Schleimhaut, Muskulatur und Haut; Versorgung immer von innen nach außen; Funktion und Ästhetik; evtl. Sekundärversorgung
- Bei Augenlidern, der Nase oder der Lippenrotweißgrenze sind auch kleinste, nur durch schmale Brücken ernährte Haut- oder Schleimhautanteile zu erhalten
- Strukturierung des Gesichts in Gesichtsfelder oder Areale, Spannungslinien der Haut (RST-Linien)
- Fazialisäste dorsal der Augenwinkelhöhe müssen primär vereinigt werden
- Versorgung von Gesichtsweichteilverletzungen in Allgemeinnarkose

---

3.1.4 Gesichtsschädelfrakturen

Behandlungsziel der Versorgung von Gesichtsschädelfrakturen ist die anatomisch und funktionell korrekte Wiederherstellung des gebrochenen Knochens in regelrechter Okklusion der Zahnreihen. Ästhetisches Ergebnis und Kaufunktion sind als gleichwertig anzusehen. Die Fixierung und Retention eines gebrochenen Kiefers oder eines Kieferabschnittes kann nur gegen feste Knochen erfolgen. Unterkieferfrakturen können so durch intermaxilläre Fixation gegen den unverletzten Oberkiefer immobilisiert werden. Bei Frakturen des Oberkiefers ist zwar die regelrechte Einstellung anhand des unverletzten Unterkiefers in Regelokklusion möglich, es muss jedoch eine stabile Verbindung zum unverletzten Schädel hergestellt werden. Dies geschieht am besten durch operative Maßnahmen (Osteosynthesen).

> Man unterscheidet Unterkieferfrakturen von den Frakturen des Mittelgesichts. Der Frakturverlauf hält sich nicht immer an die anatomischen Grenzen, entsprechend erweitern sich die klinischen Grenzen des Mittelgesichtes.

3.1.5 Klassifikation der Unterkieferfrakturen

Unterkieferfrakturen entstehen fast ausschließlich an **typischen Schwachstellen**, an denen die Knochenstruktur graziler ist (Gelenkfortsatz) oder eine zusätzliche Schwächung der Knochenstabilität besteht durch
- retinierte Zähne (Weisheitszahn),
- lange Zahnwurzeln (Eckzahn) oder
- pathologische Prozesse (Zysten).

Mehrfachbrüche des Unterkiefers werden häufig beobachtet, wobei es sich meist um die Kombination von direkten und indirekten Frakturen handelt.

Klassifikation der Unterkieferfrakturen
- Frakturen im bezahnten Kiefer
- Frakturen im zahnlosen oder zahnarmen Kiefer
- Frakturen im Milch- oder Wechselgebiss

Einteilung der Frakturen des bezahnten Kiefers
- Frakturen innerhalb der Zahnreihe (Median- oder Paramedianfraktur)
- Frakturen in der Eckzahn- oder Seitenzahnregion
- Frakturen außerhalb der Zahnreihe (Kieferwinkelfraktur)
- Frakturen des Unterkieferastes, ohne Gelenkfortsatzfrakturen (Längsbruch, Fraktur des Processus muscularis)
- Mehrfachbrüche
- Trümmer- und Defektbrüche
- Gelenkfortsatzfrakturen (einschl. Gelenkwalzenfrakturen)

Bei den **Gelenkfortsatzfrakturen** unterscheidet man nach der Lokalisation der Fraktur und der jeweiligen Dislokationsform des kleinen Fragmentes:
- Frakturen ohne Luxation des Gelenkkopfes (intrakapsuläre und extrakapsuläre Fraktur, Fraktur der Gelenkfortsatzbasis). Als Sonderformen sind die Fraktur der Gelenkwalze (Kapitulumfraktur) und der Gelenkpfanne anzusehen.

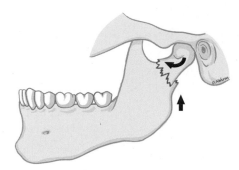

Abb. 3.4 Fraktur der Gelenkfortsatzbasis mit Dislokation des kleinen Fragments nach kranial und Verlust der knöchernen Abstützung

- Luxationsfrakturen (Gelenkkopf verlässt unter Zerreißung der Gelenkkapsel vollständig die Gelenkpfanne). Man unterscheidet hierbei: Luxation nach medial (häufigste Form der Luxationsfraktur), Luxation nach ventral, Luxation nach dorsal, Luxation nach lateral (sehr selten).

Bei Frakturen des Gelenkhalses und der Gelenkfortsatzbasis weicht das kleine Fragment durch Zug des M. pterygoideus lateralis häufig nach ventral und kranial, insbesondere nach medial ab. Bei allen Gelenkfortsatzfrakturen, die mit Dislokation oder Luxation einhergehen, wird das große Fragment nach kranial und dorsal verlagert, da die Abstützung im Gelenk verloren geht (Abb. 3.4).

3.1.6 Klassifikation der Mittelgesichtsfrakturen

Definition
Das Mittelgesicht reicht von den Zähnen des Oberkiefers bis zum oberen Augenhöhlenrand und zur Nasenwurzel.

Es umfasst den Oberkiefer, die Siebbeine, Jochbeine, Nasenbeine, Tränenbeine, Keilbeine und den Vomer, wobei für seinen Aufbau ein kompliziertes **Hohlraumsystem** (Augenhöhlen, Nasenhöhlen, Nasennebenhöhlen) kennzeichnend ist. Dieses Hohlraumsystem wird durch ein Rahmenwerk aus kräftigen Knochenpfeilern mit dazwischen geschalteten dünnen Knochenlamellen begrenzt. Die knöchernen Elemente bilden eine architektonische Einheit aus morphologisch und funktionell ungleichen Teilen, die für die Widerstandskraft und den wahrscheinlichen **Bruchlinienverlauf** bestimmend sind. Dadurch wird eine Klassifizierung nach immer wiederkehrenden Bruchlinien möglich.

Großflächige zentrale Gewalteinwirkungen können zu direkten oder indirekten Frakturen mit Abriss großer Mittelgesichtsfragmente an typischen Stellen führen. Bei Verkehrsunfällen bricht nicht selten der 1. oder 2. Halswirbel beim Aufschlagen des Kopfes gegen die Windschutzscheibe, das Lenkrad oder das Armaturenbrett. Verletzungen des Larynx, Thorax, Beckens, Abdomens oder der Extremitäten sind häufig mit Mittelgesichtsfrakturen vergesellschaftet.

□ Tab. 3.1 Einteilung der Mittelgesichtsfrakturen

Lokalisation	Frakturformen
Zentrales Mittelgesicht	Infrazygomatikale Frakturen Mittelgesicht (Alveolarfortsatzfrakturen, dentoalveolärer Komplex)
	Typ-Le-Fort-I- oder Guerin-Fraktur mit und ohne Sagittalfraktur (□ Abb. 3.7)
	Zentrale oder pyramidale Frakturen (Typ-Le-Fort-II-Fraktur mit und ohne Sagittalfraktur, □ Abb. 3.8)
	Nasenskelettfrakturen (nasomaxillärer und nasoethmoidaler Komplex)
	Irreguläre Frakturen, Teil- und Defektfrakturen
Laterales Mittelgesicht	Laterale Frakturen (zygomatikoorbitaler Komplex)
	Isolierte Jochbeinfrakturen
	Zygomatikomaxilläre Frakturen
	Isolierte Jochbogenfrakturen
	Komplexe Jochbein-Jochbogen-Frakturen
	Orbitarandfrakturen
	Orbitawandfrakturen (»Blow-out-Fraktur«)
	Zygomatikomandibuläre Frakturen
Kombiniertes zentrales und laterales Mittelgesicht	Zentrolaterale Frakturen (Abrissfraktur des gesamten Mittelgesichtes von der Schädelbasis, Typ-Le-Fort-III-Fraktur, □ Abb. 3.10)
Vordere und laterale Schädelbasis	Abriss von Mittelgesicht und vorderer Schädelbasis (frontobasale oder frontomaxilläre Fraktur)
	Fraktur des Schläfenbeins und der Felsenbeinpyramide (laterobasale Fraktur)
Nicht klassifizierbare Frakturen	Irreguläre Frakturen, Trümmerfrakturen, Defektfrakturen, gelegentlich werden auch die Alveolarfortsatzfrakturen den nicht klassifizierbaren Frakturen zugeordnet

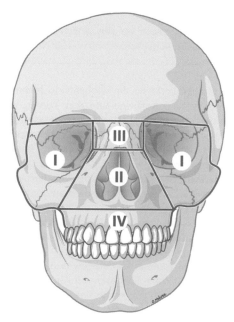

□ Abb. 3.5 Schematische Aufteilung des Mittelgesichts zur Klassifizierung der lokalisierten Mittelgesichtsfrakturen: *I* zygomatikoorbitaler Komplex, *II* nasomaxillärer Komplex, *III* nasoethmoidaler Komplex, *IV* dentoalveolärer Komplex

Nach Stärke und Richtung der direkten oder indirekten Gewalteinwirkung und nach den genannten biomechanischen Bedingungen entstehen die Frakturformen des Mittelgesichtes, die sich weitgehend exakt definieren lassen (□ Tab. 3.1). Sind die Belastungsflächen kleiner, entstehen mehr lokalisierte Frakturen, wie die des zygomatikoorbitalen Komplexes, des nasomaxillären Komplexes, des nasoethmoidalen Komplexes oder des dentoalveolären Komplexes, die sich ebenfalls an anatomischen »Schwachlinien« orientieren (□ Abb. 3.5).

Alle Frakturen können isoliert oder kombiniert mit anderen Frakturen des Gesichtsschädels oder des gesamten Schädels vorkommen.

Nach Spiessl und Schroll (1972) lassen sich folgende, wiederholt zu beobachtende Mittelgesichtsfrakturformen schematisch darstellen.

Formen der Mittelgesichtsfrakturen

- Infrazygomatikale Frakturen: Alveolarfortsatzfrakturen (dentoalveolärer Komplex) mit oder ohne Zahnfrakturen (□ Abb. 3.6) und Le Fort I (□ Abb. 3.7)
- Zentrale oder pyramidale Frakturen (□ Abb. 3.8): Le Fort II (Beteiligung: Kieferhöhle, Orbita, Ethmoid,

▼

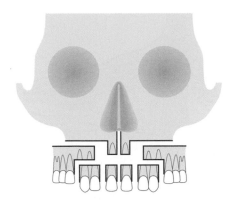

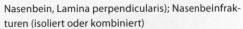

□ Abb. 3.6 Alveolarfortsatzfrakturen; Sagittalfrakturen mit oder ohne Beteiligung der Zähne

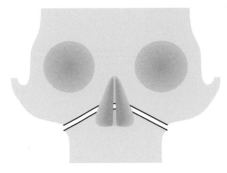

□ Abb. 3.7 Le Fort I oder Guerin. Der Bruchspalt verläuft in Bodenhöhe der Nasen- und Kieferhöhle mit oder ohne Beteiligung des Septums

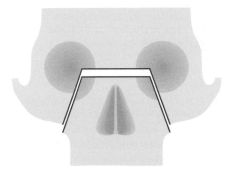

□ Abb. 3.8 Le Fort II. Die Bruchlinie verläuft quer über das knöcherne Nasengerüst, den Processus frontalis des Oberkiefers, das Tränenbein und die Lamina papyracea zur Fissura orbitalis inferior. Sie schließt den Processus zygomaticus des Oberkiefers ein, um schließlich die Facies infratemporalis und den Flügelgaumenfortsatz zu durchtrennen. Beteiligt sind die Nasenhöhle mit der Lamina perpendicularis und dem Vomer, ferner die Orbita und die Kieferhöhle

Nasenbein, Lamina perpendicularis); Nasenbeinfrakturen (isoliert oder kombiniert)
- Laterale Mittelgesichtsfrakturen (□ Abb. 3.9): Jochbogenfraktur; Jochbeinfraktur (Beteiligung: Kieferhöhle und Orbita)
- Zentrolaterale Mittelgesichtsfrakturen (□ Abb. 3.10): Le Fort III (Beteiligung: Orbita, mit oder ohne Kieferhöhle, Ethmoid, Nasenwurzel mit oder ohne Stirnhöhle, Lamina perpendicularis, Jochbein)
- Isolierte Fraktur des Orbitabodens (□ Abb. 3.11): »Blow-out-Fraktur« (Beteiligung: Periorbita und Antrum). Bei direkter Gewalteinwirkung auf den Bulbus bricht der hauchdünne Boden der Orbita (in Richtung Antrum) ein. Dabei sinkt der Bulbus ab und es resultieren infolge der Augachsenänderung Doppelbilder (Diplopie). Keine Stufenbildung am Infraorbitalrand
- Frakturen der vorderen und lateralen Schädelbasis: Man unterscheidet frontobasale (frontomaxilläre) sowie laterobasale Frakturen
- Bei den komplexen frontobasalen Frakturen findet sich stets eine Beteiligung der vorderen Schädelbasis. Es handelt sich um Aussprengungen des gesamten Mittelgesichts mit Einbeziehung der Frontobasis. Die Frakturlinien verlaufen kranial-horizontal durch das Stirnbein, die Stirnhöhle, die Orbitadächer, den hinteren Teil des Orbitabodens sowie durch das Keilbein. Das Mittelgesicht und die vordere Schädelbasis werden so im Ganzen aus dem Verband der Schädelknochen herausgelöst
- Die laterobasalen Frakturen kommen deutlich seltener als die frontobasalen Verletzungen vor, es ist in erster Linie das Schläfenbein mit der Felsenbeinpyramide betroffen. Meist liegt gleichzeitig eine Hirnkontusion vor

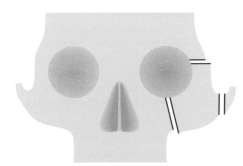

□ Abb. 3.9 Jochbein- und Jochbogenfrakturen. Die Bruchlinien können bei Jochbeinfrakturen durch die Crista zygomaticoalveolaris, den Infraorbitalrand und den Stirnfortsatz des Jochbeins im Bereich der Sutura zygomaticofrontalis verlaufen. Kieferhöhle und Orbita können beteiligt sein

3

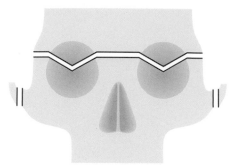

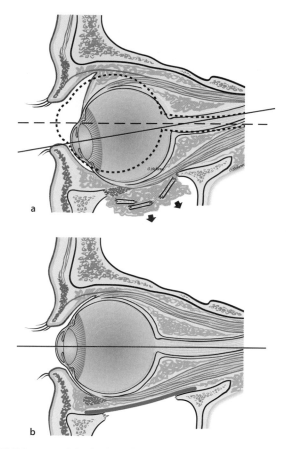

○ **Abb. 3.10** Le Fort III. Die Bruchlinie verläuft durch den interorbitalen Raum, die Lamina papyracea, den Orbitaboden und die laterale Orbitalwand. Von hier erfasst sie den Processus frontalis ossis zygomatici (Sutura zygomaticofrontalis) und den Jochbogen. Der große Keilbeinflügel und der Flügelgaumenfortsatz können mitfrakturiert sein. Beteiligt sind Nasenhöhle mit oder ohne Stirnhöhle, die Siebbeinzellen, die Basis der Lamina perpendicularis und des Vomer sowie die Orbita. Schädelbasis und Kieferhöhlenwände können, müssen aber nicht frakturiert sein

---

Fallbeispiel

Ein 32-jähriger Patient prallt als nichtangeschnallter Beifahrer bei einem Autounfall mit dem Gesicht gegen die vordere Armaturenkante. Bei Einlieferung in die Klinik zeigen sich neben einer Bewusstseinstrübung ein Brillenhämatom, eine stärkere Blutung aus beiden Nasengängen mit Verdacht auf Liquorrhö, eine Sensibilitätsstörung im Bereich beider Wangen und des Oberkiefers im Sinne einer Hypästhesie sowie eine Breitnase. Auch bei manueller Hilfe ist ein kompletter Zahnreihenschluss nicht möglich.

Weiteres Vorgehen?
A: Notversorgung durch Säuberung der Mundhöhle, Sicherung einer freien Atemwegspassage sowie Blutstillung durch Bellocq-Tamponade
B: Weitere präoperative Diagnostik (konventionelle Schädelaufnahmen wie OPG- und NNH-Aufnahme, CCT, evtl. MR- oder CT-Zisternographie, ▶ Abschn. 3.1.8) zur Entscheidung über die Art der Therapie (nur weitere Notversorgung, konservative, operative oder kombinierte Therapie)
C: Sofortige Notschienung des Ober- und Unterkiefers und Ruhigstellung des Mittelgesichtes durch intermaxilläre Fixation

Antwort: Im geschilderten Fall handelt es sich um eine zentrale Mittelgesichtsfraktur nach Le Fort II mit Verdacht auf eine frontobasale Liquorfistel. Nach der provisorischen Erstversorgung und ausreichender Diagnostik mit bildgebenden Verfahren erfolgt die verzögerte operative Versorgung des Mittelgesichtes durch Reposition und Fixation der frakturierten Knochenfragmente mit funktionsstabilen Plattenosteosynthesen. Die Rekonstruktion der Frontobasis ist nur angezeigt, falls abtropfender Liquor cerebrospinalis länger als 36 h nachweisbar ist.

Antworten A und B sind richtig.

○ **Abb. 3.11 a** Orbitabodendefektfraktur mit in die Kieferhöhle disloziertem Orbitagewebe einschließlich einzelner Frakturfragmente sowie Anteile des M. rectus inferior. Kaudalverlagerung des Bulbus mit Abweichung der optischen Achse. **b** Orbitabodenrekonstruktion mit autogenem Knorpel oder Polydioxanon-Folie nach Reposition des Orbitaweichgewebes sowie teilweiser Entfernung dislozierter Orbitabodenbruchstücke. Dadurch Erreichen der korrekten Bulbuslage

3.1.7 Klinische Diagnostik der Gesichtsschädelfrakturen

Diese dient der groben Orientierung über Art und Ausmaß der Verletzungen und soll dem Arzt Hinweise für die weiteren Untersuchungen geben.

❯ **Der Untersuchungsgang bei Gesichtsschädelfrakturen erfolgt stets von extra- nach intraoral.**

— Palpatorisch **sichere Frakturzeichen** sind pathologische Stufenbildungen, pathologische Beweglichkeit, Knochendiastasen und Abknickungen im Bereich des Gesichtsschädels.
— Als **unsichere Frakturzeichen** gelten Druck- und Stauchungsschmerz. Sensibilitätsstörungen durch Verletzungen der in Knochenkanälen verlaufenden Nerven (Nn. infra- und supraorbitales sowie Nn. alveolares inferiores) müssen bedacht und dokumentiert werden.

Extraorale Hauptsymptome

Man achte auf Verfärbungen der Haut, Weichteilschwellungen durch Ödem und Hämatom, Weichteilverletzungen sowie Deformierungen des Gesichts.

Die Symptomatik im Einzelnen:

- **Monokelhämatom.** Differenzialdiagnose:
  - Subkutane Blutung im Bereich des Infraorbitalrandes bei stumpfen Wangen- oder Augentraumen
    - »Blow-out-Fraktur« mit oder ohne Fraktur des Infraorbitalrandes
    - Fraktur des Infraorbitalrandes
    - Jochbeinfraktur
  - Einseitiges Stirnbeintrauma
  - Augenverletzung
  - Einseitige Nasenbeinfraktur
- **Brillenhämatom.** Differenzialdiagnose:
  - Vordere Schädelbasisfraktur (frontobasale Fraktur)
  - Zentrale Mittelgesichtsfraktur (Le Fort II)
  - Zentrolaterale Mittelgesichtsfraktur (Le Fort III)
  - Nasenbeinfraktur
  - Nasoethmoidalfraktur
  - Stirnhöhlenfraktur
- **Abflachung der Jochbeinprominenz.** Jochbeinfraktur, isoliert oder kombiniert mit anderen Mittelgesichtsfrakturen
- Nasenschiefstand, Sattelnase, Breitnase; Nasenbeinfraktur
- »Dish face« (eingedrücktes Mittelgesicht). Zentrale Mittelgesichtsfraktur (Le Fort II) und/oder zentrolaterale Mittelgesichtsfraktur (Le Fort III).
- Pseudohypertelorismus (Vergrößerung des Abstands der inneren Augenwinkel); Nasoethmoidalfraktur, häufig verbunden mit einer zentralen oder zentrolateralen Mittelgesichtsfraktur (Le Fort II oder III); frontobasale Fraktur
- Enophthalmus. Bulbustiefstand bei »Blow-out-Fraktur«, Bulbustief- und -rückstand bei erweiterter Orbita infolge einer kaudolateral dislozierten Jochbeinfraktur
- Exophthalmus. Protrusio bulbi infolge Hämophthalmus externus oder retrobulbärem Hämatom bei Frakturverlauf in der Orbitaspitze meist in Kombination mit Schädelbasis- oder Mittelgesichtsfraktur. Protrusio auch bei Ansammlung von Luft im lockeren Gewebe der Augenhöhle nach Fraktur der Lamina orbitalis mit Einriss der Siebbeinzellenschleimhaut möglich

Enorale Hauptsymptome

Zu beachten sind Verfärbungen, Verletzungen sowie Schwellungen der Schleimhäute. Nach Öffnen der Zahnreihen, die man ganz sorgsam mit den Fingern unterstützt, kontrolliert man die Schleimhaut des harten und weichen Gaumens, die Zunge und den Mundboden.

Funktionsprüfungen

Von Wichtigkeit ist die Prüfung der Funktion des Kiefergelenks. Man fordert den Patienten auf, den Mund zu öffnen, wieder zu schließen und den Unterkiefer nach beiden Seiten zu schieben. Dabei achtet man auf eine eingeschränkte oder aufgehobene Beweglichkeit.

Kiefersperre

Der Mund kann nicht geschlossen werden. Kommt bei Le Fort II und III vor. Der abgesprengte Oberkiefer ist nach hinten abgesunken.

Kieferklemme

Eingeschränkte Mundöffnung. Bei Gelenkfrakturen sowie dislozierter Jochbein-Jochbogen-Fraktur infolge von Hämatom und Zerreißung des Muskels unterhalb der Jochbeinbrücke (Druckmyositis im Kaumuskelraum, Faszienlogensyndrom, ▶ Abschn. 3.4.3).

Okklusionsstörung

Zahnreihenschluss spontan oder bei manueller Hilfe nicht möglich. **Stufenbildung** bei dislozierter Fraktur innerhalb der Zahnreihe. Bei Frakturen hinter der Zahnreihe (z. B. Kieferwinkel) ist die ganze Okklusionsebene verschoben.

Palpation

Handgriffe zur Erkennung von Mittelgesichtsfrakturen, ◧ Abb. 3.12, ◧ Abb. 3.13, ◧ Abb. 3.14, ◧ Abb. 3.15. Handgriffe zur Erkennung von Unterkieferfrakturen, ◧ Abb. 3.16, ◧ Abb. 3.17, ◧ Abb. 3.18, ◧ Abb. 3.19.

Rhinoliquorrhö

> **Bei jeder Le-Fort-II- und -III-Fraktur sowie bei den komplexen nasomaxillären, nasoethmoidalen und frontobasalen Frakturen ist sorgfältig nach einer Rhinoliquorrhö zu suchen.**

Abtropfender Liquor cerebrospinalis ist nahezu beweisend für ein frontobasales Trauma mit Verletzung der Dura mater. Neben bildgebenden Verfahren (MR- und CT-Zisternographie) ermöglichen laborchemische (Nachweis des liquorspezifischen β-II-Transferrins) und nuklearmedizinische Methoden (Verwendung radioaktiver Isotope, wie z. B. [111]In- bzw. ^{99}Tc-DTPA) sowie der Fluoreszeintest eine Differenzierung zwischen Liquor cerebrospinalis und Nasensekret.

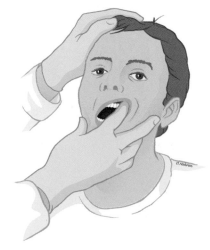

◧ **Abb. 3.12** Palpation der Crista zygomaticoalveolaris

3

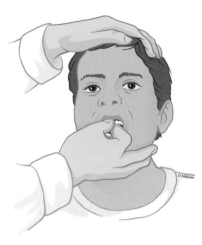

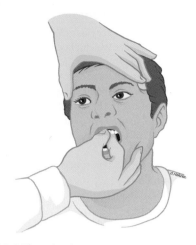

■ **Abb. 3.13** Prüfung der abnormen Beweglichkeit im Frontzahn-
bereich des Oberkiefers

■ **Abb. 3.14** Prüfung der abnormen Beweglichkeit im Frontzahn-
bereich des Oberkiefers und an der Sutura zygomatica frontalis
(Le Fort III)

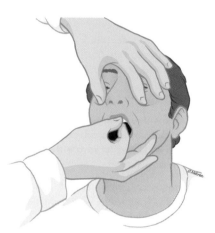

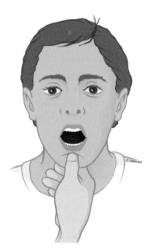

■ **Abb. 3.15** Prüfung der abnormen Beweglichkeit im Frontzahn-
bereich des Oberkiefers bei gleichzeitiger Palpation der Margo infraorbitalis (Le Fort II). In diesem Zusammenhang ist auf ein Orbitalem-
physem zu achten. Bei Palpation »Schneeballknirschen«

■ **Abb. 3.16** Stauchungsprüfung im Bereich der Kiefergelenke

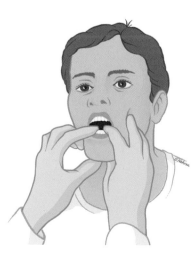

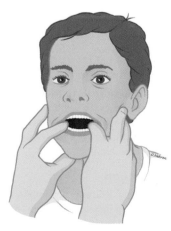

■ **Abb. 3.17** Prüfung der abnormen Beweglichkeit im Frontzahnbe-
reich des Unterkiefers

■ **Abb. 3.18** Prüfung der abnormen Beweglichkeit im Seitenzahn-
bereich des Unterkiefers

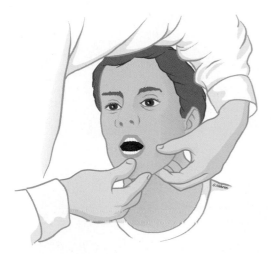

◘ Abb. 3.19 Prüfung der abnormen Beweglichkeit im Kieferwinkelbereich von außen

Geruchs- und Sensibilitätsprüfungen

Wegen der nicht selten Zerreißung der Riechfasern im Bereich der Lamina cribrosa mit nachfolgender **Anosmie** ist bei kombinierten Mittelgesichtsfrakturen (Le Fort II und III) stets eine Geruchsprüfung vorzunehmen. Ebenso sind Sensibilitätsprüfungen der ersten beiden Äste des N. trigeminus und eine Untersuchung der Motorik der mimischen Muskulatur zum Ausschluss einer N.-facialis-Lasion durchzuführen.

3.1.8 Diagnostik mit bildgebenden Verfahren

Bei fehlender klinischer Symptomatik, aber anamnestisch begründetem Frakturverdacht, darf eine Fraktur erst nach der Röntgendiagnostik ausgeschlossen werden. Jede Frakturstelle muss in 2 aufeinander senkrecht stehenden Ebenen dargestellt werden, damit etwaige Dislokationen sicher erfasst werden. Folgende Standardaufnahmen des Schädels sind Teil der klinischen Routinediagnostik:

- **Seitliche Schädelaufnahme:** Rechts-links- oder Links-rechts-Strahlengang. Indikation: vollständige Übersichtsaufnahme des Gehirn- und Gesichtsschädels. Gute Darstellung von Frakturlinien im Bereich der Nasenwurzel bei hohem transversalem Abriss des Mittelgesichts (Le Fort III) und bei Nasenfrakturen sowie im Bereich der Mandibula. Bei Rückenlage des Patienten werden zudem Flüssigkeitsspiegel in den Nasennebenhöhlen (Hämatom, Liquor) gut dargestellt.
- **p.-a.-, a.-p.-Aufnahme:** okzipitofrontaler, frontookzipitaler Strahlengang (Clementschitsch, ◘ Abb. 3.20c). Indikation: für p.-a.-Aufnahme allgemeine Übersicht über den Gehirn- und Gesichtsschädel. Gute Darstellung bei hohem transversalem Abriss des Mittelgesichts (Le Fort III) mit Diastase der Sutura frontozygomatica. Ferner Frakturen des Kieferwinkels und des Unterkieferastes. Besonderheiten: Bei ausgedehnten Weichteilverletzungen ist aus

technischen Gründen die Rückenlage des Patienten naheliegend und deshalb die frontookzipitale (a.-p.-)Aufnahme zweckmäßig. Nachteil: Ober- und Unterkiefer werden weniger scharf abgebildet.

- **Halbaxiale Nasennebenhöhlenaufnahme (NNH-Aufnahme p.-a., a.-p.):** okzipitodental-dentookzipitaler Strahlengang. Indikation: Wichtigste Aufnahme zur Klärung der Frakturen im Mittelgesicht. Gute Darstellung des gesamten Oberkiefers sowie des Orbitalrandes einschließlich der Sutura frontozygomatica und Crista zygomaticoalveolaris und damit der 3 wichtigsten Leitlinien für die Feststellung einer Mittelgesichtsfraktur (Le Fort I, II, III und Jochbeinfrakturen). Ferner vollständige Darstellung der NNH und Flüssigkeitsspiegel im Sinus maxillaris (Hämatom, Liquor).
- **Orthopantomogramm (OPG):** Panorama-Schichtaufnahme. Indikation: Übersichtsaufnahme zur panoramaartigen Darstellung von Ober- und Unterkiefer einschließlich der Kiefergelenke und teilweise des Mittelgesichtes (◘ Abb. 3.20a, b).
- **Orbita-Spezialaufnahme:** okzipitofrontaler Strahlengang. Indikation: Gute Darstellung eines etwaigen Prolaps von orbitalem Weichgewebe in die Kieferhöhle bei isolierten (»Blow-out-Fraktur«) sowie begleitenden dislozierten Orbitabodenfrakturen (»hängender Tropfen«).
- **Axiale Schädelaufnahme:** dentookzipitaler Strahlengang (sog. Henkeltopf-Aufnahme). Indikation: Gute Darstellung von isolierten Jochbogenfrakturen.
- **Mediane Oberkieferaufbiss-Aufnahme:** nasaler Strahlengang. Indikation: Wichtigste Aufnahme zum Nachweis von Sagittalfrakturen des Oberkiefers.
- **Kraniale Computertomographie (CCT):** besonders geeignet zum Nachweis oder Ausschluss intrakranieller Verletzungen sowie zur Beurteilung von allen Gesichtsschädelfrakturen. Sie erlaubt eine präzise Diagnose des vorliegenden Frakturtyps und gibt zusätzlich Auskunft über den Zustand der Weichteile. Insbesondere Kiefergelenkfortsatzfrakturen sowie Orbitaverletzungen sind besonders gut darstellbar (◘ Abb. 3.21).
- **B-Scan-Sonographie:** orientierende Untersuchung bei Verdacht auf Verletzungen im Orbitabereich. Vorteile sind in der Schmerzfreiheit der Untersuchung, der vermeidbaren Strahlenbelastung, der nicht notwendigen Speziallagerung des Patienten, dem geringen Zeitaufwand und darin zu sehen, dass diese mit kleinen, transportablen Geräten durchführbar ist.
- **Magnetresonanztomographie (Kernspintomographie, MRT):** wegen der hervorragenden Weichteildifferenzierung besonders geeignet für die Darstellung der äußeren Augenmuskeln sowie von Diskusverletzungen des Kiefergelenkes.
- **MR- bzw. CT-Zisternographie:** wichtigste Liquorfisteldiagnostik, wobei ein Nachteil der lange als Goldstandard geltenden CT-Zisternographie gegenüber dem MR-Verfahren ist, dass ein Kontrastmittel (z. B. wasserlösliches, nicht ionisches Iotrolan) in den Liquorraum appliziert werden muss, das zu Infektionen oder zu anaphylaktischen

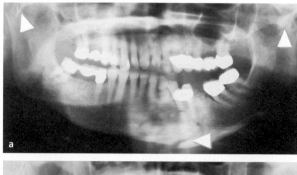

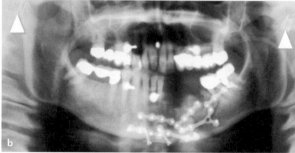

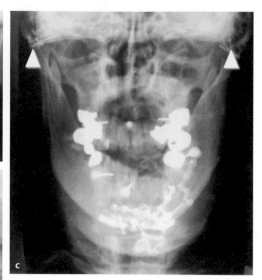

Abb. 3.20 Unterkiefer-Trümmerfraktur und Luxationsfraktur der Kiefergelenkköpfe beidseits. **a** Präoperatives OPG. **b** Postoperative Röntgenkontrolle nach operativer Reposition in anatomisch regel-rechter Stellung und Fixierung der Frakturfragmente durch Mikroplat-ten- bzw. Schraubenosteosynthesen im Bereich beider Kiefergelenk-köpfe (OPG). **c** Postoperative Röntgenkontrolle nach Clementschitsch

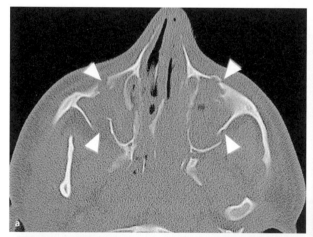

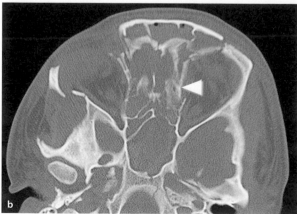

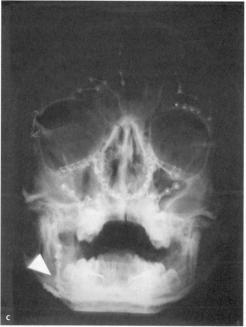

Abb. 3.21 **a** Kombinierte zentrolaterale Mittelgesichtsfraktur beidseits (CCT axial). **b** Mitbeteiligung des nasoethmoidalen Kom-plexes (CCT axial). **c** Nach operativer Reposition in anatomisch regel-rechter Stellung und Fixierung durch Miniplatten- bzw. Mikroplat-tenosteosynthesen auch im Bereich der Kieferwinkelfraktur rechts (p.-a. Schädelaufnahme)

Reaktionen führen kann. Dagegen ist bei der MR-Zisternographie keine Kontrastmittelgabe erforderlich. Eine starke T2-Wichtung kann hier den Liquor weiß darstellen und so mögliche Liquorstraßen sichtbar machen. Allerdings ist eine MR-Diagnostik weniger sensitiv, meist nicht im Rahmen der Notfalldiagnostik und nicht flächendeckend verfügbar. Außerdem kann diese Diagnostik nur bei ausreichender Kooperation des Patienten durchgeführt werden. Bei negativer Bildgebung, aber positivem laborchemischem Nachweis muss trotzdem von einer Liquorfistel ausgegangen werden. Grundsätzlich sollte bei dem Verdacht einer Liquorfistel eine antibiotische Behandlung, z. B. mit einem Breitspektrum-Penicillin, erfolgen.

Dieses Repertoire von bildgebenden Verfahren zur Diagnostik von Gesichtsschädelverletzungen ist selbstverständlich nicht unbedingt bei jedem Einzelfall erforderlich. Es empfiehlt sich nach Anfertigung der Standardaufnahmen die Indikation zur weiteren bildgebenden Diagnostik dem Spezialisten zu überlassen.

3.1.9 Therapie der Gesichtsschädelfrakturen

Die Entscheidung über die Art der Therapie (Notversorgung, konservativ, operativ, kombiniert) hängt von der Lokalisation der Fraktur, ihrem Typ, den Begleitverletzungen, dem Zustand des Gebisses, dem Allgemeinzustand und Alter des Patienten sowie von den zur Verfügung stehenden Behandlungsmöglichkeiten ab.

Notversorgung

Kann eine Fraktur nicht sofort definitiv versorgt werden, ist eine Notversorgung angezeigt. Dafür gibt es 3 Gründe:
- Bei katastrophenbedingtem Massenanfall von Schwerverletzten
- Bei einem längeren Transport in eine Klinik
- Wenn der Allgemeinzustand eine definitive Versorgung verbietet, z. B. wird bei gleichzeitig bestehendem schweren Schädel-Hirn-Trauma (Liquorfistel, andauernde Bewusstlosigkeit) die Frakturversorgung verzögert durchgeführt

> Ziele der Notversorgung sind Linderung der Schmerzen, Eindämmung der Hämatom- und Ödembildung sowie Verhinderung der Infektion. Wichtigste Maßnahme ist die provisorische Ruhigstellung der Fragmente.

Stark dislozierte Unterkieferfrakturen stellt man mit **Ernst-Ligaturen** (Abb. 3.2) intermaxillär ruhig.

Bei mobiler Oberkieferfraktur sollte möglichst eine **kraniomaxilläre Fixierung** vorgenommen werden. Hierbei bleibt die Mundöffnungsbewegung frei, da der kaudale Ansatz der Fixierungshilfen direkt an der Maxilla liegt.

> **Praxisbox**
> **Kraniomaxilläre Fixierung**
> Am besten hat sich ein zahnärztlicher Abdrucklöffel mit extraoralen Bügeln bewährt, der über Gummiligaturen, bilaterale Gipsstege oder elastische Binden zum Kopfteil verbunden wird. Ein elastischer Kopf-Kinn-Verband ist weniger angezeigt, da mit ihm eine Blockierung der Mundöffnung einhergeht, so dass die Gefahr einer Aspiration (Erbrechen, Blutkoagel) oder einer mechanischen Atemwegsverlegung besteht.

❶ Cave
Jede Notschienung, die mit einer Behinderung der Mundöffnung einhergeht, ist wegen der Aspirationsgefahr am bewusstlosen Patienten kontraindiziert und beim bewusstseinsklaren Frischverletzten nur bei kontinuierlicher Überwachung zulässig.

Der **Aspiration** von Blut, Zähnen, Zahnteilen, Knochenteilen oder Zahnprothesen muss vorgebeugt werden. Bei Somnolenz oder Bewusstlosigkeit muss daher eine notärztliche Intubation am Unfallort nach Säuberung der Mundhöhle durchgeführt werden. Da auch bei ansprechbaren Patienten mit Mittelgesichtsfrakturen massive Aspirationen auf dem Wege vom Unfallort in die Klinik auftreten können, die durch nicht erkannte oder in ihrem Ausmaß verkannte Blutungen hervorgerufen werden, ist eine großzügige Indikationsstellung für die endotracheale Intubation zu fordern. Auf die Notwendigkeit des Anlegens temporärer Notverbände und Nasentamponaden wurde bereits hingewiesen.

Spezielle Frakturbehandlung

> Ziel ist die Wiederherstellung der Form und Funktion mit Schwergewicht auf normaler Okklusion, maximaler Mundöffnung und Beseitigung unmittelbarer Frakturfolgen, wie Diplopie und Sensibilitätsstörungen.

Konservative Therapie

Unter dem Begriff konservative Therapie werden alle Behandlungsmaßnahmen zusammengefasst, die eine Reposition und Fixierung der Fragmente ohne operative Maßnahmen anstreben. Die Entfernung eines Zahnes aus dem Bruchspalt oder die Wundversorgung sind dabei als eigenständige operative Maßnahmen anzusehen. Sie werden auch im Rahmen einer konservativen Kieferbruchbehandlung durchgeführt, ohne dass es sich dann um eine operative Versorgung handelt. Die konservative Kieferbruchbehandlung wurde noch bis vor etwa 20 Jahren allgemein bevorzugt, dann wurde sie mehr und mehr zugunsten der operativen Therapie mit Plattenosteosynthesen verlassen.

Die Versorgung hat prinzipiell sofort zu erfolgen. Ausnahme sind **Polytraumatisierte**, bei denen andere Sofortmaßnahmen dringlicher sind. Notfalls sollte die verzögerte Versorgung möglichst innerhalb von 24–48 h, jedoch nicht später

3

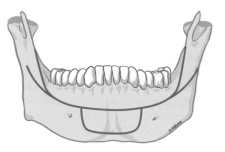

◘ Abb. 3.22 Ideale Lokalisationslinien für die Miniplattenosteosynthese am Unterkiefer

als 10–12 Tage nach dem Trauma angestrebt werden. Nach dieser Zeit ist die Reposition der Fragmente deutlich erschwert und es besteht bereits die Gefahr einer knöchernen Konsolidierung in Fehlstellung.

Im speziellen Fall der **Kieferfraktur** erfolgt die Reposition durch Einstellung der Okklusion und die Fixation durch intermaxilläre Ruhigstellung. Die Reposition wird je nach Schweregrad entweder manuell, evtl. mit Knochenhaken und Drahtzügel, oder mithilfe intermaxillärer Gummizüge durchgeführt. An Fixationsverbänden kommen intraorale Drahtschienen in Betracht. Individuelle indirekte Drahtbogen-Kunststoffschienen, die nach Abformung der verletzten Kiefer auf einem Gipsmodell angefertigt werden, sind einfacher zu applizieren und zu entfernen als die direkt im Mund angefertigten Schienen. Sie sollten immer dann Verwendung finden, wenn eine definitive Sofortversorgung nicht innerhalb der ersten Stunden möglich ist.

Bei stark disloziertem **Mittelgesichtsfrakturen** muss der intraorale Schienenverband mit einem extraoralen kombiniert werden. Dazu verwendet man einen Metallkranz, der mit 4 Schrauben an der Schädelkalotte befestigt wird (»HALO-Bügel«). Er ist absolut stabil und eignet sich deshalb zur apparativen Reposition und Fixation von Mittelgesichtsfrakturen, die operativ nicht zu behandeln sind.

> ❯ Ziel sämtlicher Fixationsverbände ist die intermaxilläre Ruhigstellung für 6–8 Wochen.

Operative Therapie

> ❯ Bei offenen Frakturen mit ausgedehnten Weichteilwunden erfolgt das Vorgehen wieder von innen nach außen: Zuerst Frakturversorgung, dann klaffende Wunden verschließen, Nasennebenhöhlen drainieren.

Der Vorteil der operativen Versorgung besteht in der exakten Reposition und Fixation von frakturierten Knochenfragmenten (Osteosynthese) unter gleichzeitiger Okklusionskontrolle.

Bewährteste Methode ist die funktionsstabile Osteosynthese mit winkelstabilen Mini-, Mikro- oder 3D-Platten, die sowohl im voll bezahnten als auch zahnlosen Kiefer problemlos von einem intraoralen Zugang durchgeführt werden kann. Da diese Plattensysteme mit monokortikalen Schrauben ohne Gefährdung der Zahnwurzeln und des N. alveolaris inferior an

der jeweils biomechanisch günstigsten Stelle des Unterkiefers fixiert werden (◘ Abb. 3.22), können fast alle **Unterkieferfrakturen**, teilweise sogar die hohen Gelenkkopffrakturen, durch diese Plattenosteosynthesen versorgt werden. Das operative Behandlungsverfahren verfolgt nicht nur das Ziel, die knöcherne Reposition und damit auch die Knochenheilung zu verbessern, sondern beeinträchtigt auch das Wohlbefinden der Patienten entscheidend weniger als das konservative Vorgehen. Es ermöglicht die freie Mundöffnung und Übungsstabilität des Unterkiefers. Die Ernährung kann grundsätzlich mit weicher, passierter Kost per os erfolgen. Für die Dauer der Wundheilung kann für 8–10 Tage aus pflegerischen Gründen die Ernährung über eine nasogastrale Dauersonde zweckmäßig sein. 2–3 Wochen nach der Osteosynthese können sich die Patienten allmählich wieder an Normalkost gewöhnen.

Da bei **Gelenkfrakturen** ohne oder mit nur geringer Dislokation des kleinen Fragmentes mit konservativen Behandlungsmethoden in der Regel funktionell zufrieden stellende Ergebnisse erzielt werden, ist die Indikation zur operativen Therapie hier eher nicht gegeben. Ziel der operativen Gelenkfortsatzbehandlung ist die exakte anatomische Reposition und funktionsstabile Osteosynthese der Frakturfragmente, die zu einem guten morphologischen und funktionellen Behandlungsergebnis führen sollen. Da die operative Therapie hierbei jedoch mit erheblichem Aufwand verbunden und nicht frei von Risiken ist, ist ihre Indikation nach wie vor begrenzt.

> ❯ Die Operation kann allerdings inzwischen als Therapie der Wahl bei Gelenkfortsatzfrakturen mit erheblicher Luxation und/oder erheblicher Dislokation des Kieferköpfchens sowie bei isolierten Gelenkwalzenfrakturen gelten.

Der operative Zugang zum Kiefergelenk erfolgt dann in der Regel von einem extraoralen Zugang (sub- bzw. retromandibulär, präaurikulär oder retroaurikulär).

Das Prinzip der definitiven operative Therapie von **Mittelgesichtsfrakturen** besteht darin, das Mittelgesicht nach Reposition in anatomisch regelrechter Stellung an den nächst höheren, nicht frakturierten Schädelteilen durch Plattenosteosynthesen zu fixieren. Die früher üblichen kraniofazialen Drahtaufhängungen wurden zugunsten der bereits beschriebenen funktionsstabilen Plattenosteosynthesen verlassen. Aufgrund mechanischer und anatomischer Untersuchungen der Knochenstrukturen des Mittelgesichtes kann man trotz der feinen, grazilen Strukturen davon ausgehen, dass Mini- bzw. Mikroplatten an fast jeder Stelle des Mittelgesichtes mit ausreichender Stabilität fixiert werden können. Der Vorteil dieser Versorgung liegt darin, dass auf die in der Regel 6–8 Wochen dauernde und den Patienten belastende, intermaxilläre Immobilisierung auch bei Mittelgesichtsfrakturen verzichtet werden kann.

> ❯ Bei der operativen Therapie der Gesichtsschädelfrakturen ist besonders darauf zu achten, dass die den Kaudruck aufnehmenden Stützpfeiler des Mittelgesichtes und damit auch das Trajektoriensystem wiederhergestellt werden.

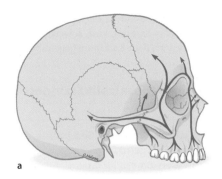

a

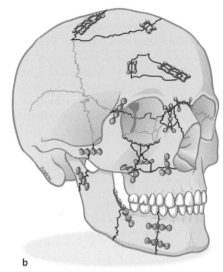

b

⏺ Abb. 3.23 a Trajektoriensystem des Oberkiefers, **b** System der Plattenosteosynthese im Bereich des Mittelgesichts, der frontalen Schädelkalotte und des Unterkiefers in Richtung der Trajektorien

Die Mini- bzw. Mikroplatten werden daher so positioniert, dass sie parallel zum Trajektoriensystem in Längsrichtung der Stützpfeiler angebracht werden (⏺ Abb. 3.23).

Therapie der Jochbein-Jochbogen-Frakturen

Bei dislozierten Jochbeinfrakturen werden die Sutura zygomaticofrontalis und der Infraorbitalrand freigelegt, die Fragmente mit einem Einzinkerhaken perkutan reponiert und mit Mini- bzw. Mikroplattenosteosynthesen fixiert.

Isolierte Jochbogenfrakturen werden ebenfalls durch perkutane Hakenreposition behandelt, ein deutlich hörbares »Knacken« zeigt die erfolgreiche Rückverlagerung der typischen Jochbogenstückfraktur an. Nur in Einzelfällen, wenn auf diesem Wege keine ausreichende Stabilität erreicht werden kann, ist eine Mini- bzw. Mikroplattenosteosynthese von einem extraoralen Zugang aus angezeigt.

Therapie der Orbitabodenfraktur

Die Orbitabodenfraktur ist mit etwa 22% der Mittelgesichtsfrakturen kombiniert, Revision und Reposition erfolgen von einem infraorbitalen, subziliaren bzw. mittleren Unterlidschnitt oder transkonjunktivalen Zugang aus. Nach vorsichtiger Re-

position der Frakturfragmente sowie des evtl. in die Kieferhöhle dislozierten Orbitagewebes wird die Rekonstruktion des Orbitabodens vorgenommen. Hierfür eignen sich autogene Rippenknorpeltransplantate bzw. resorbierbare Implantate aus Polydioxanon (PDS-Folie) oder Polyglaktin (Vicryl). Ophthalmologische Kontrolluntersuchungen zur Beurteilung von Bulbusmotilität, Tiefstand oder Enophthalmus müssen grundsätzlich immer durchgeführt werden. Falls bei einer Orbitafraktur ein Sehverlust mit Verzögerung eintritt und eine Beteiligung des Canalis opticus diagnostisch nachweisbar ist, muss die Dekompression des N. opticus sofort erfolgen.

> **⊗ Cave**
> Da eine Amaurose in Extremfällen auch eine unvorhersehbare Komplikation nach operativer Orbitabodenrevision sein kann, muss bei der operativen Versorgung von Orbitabodenfrakturen absolut schonend und fachgerecht vorgegangen werden und eine dementsprechende Aufklärung erfolgen.

Therapie der Nasenbeinfrakturen

Die Aufrichtung der Fragmente erfolgt mit einem in die Nasenhöhle eingeführten Elevatorium. Gleichzeitig werden die Weichteile von außen mit Daumen und Zeigefinger gestützt. Die innere Abstützung wird durch eine Nasentamponade erreicht. Die äußere Fixation erfolgt durch einen Gipsverband, der die frakturierten Knochenteile an der seitlichen Basis zusammendrückt. Die geschlossene unblutige Technik ist nur dann durchführbar, wenn die Schwellung der Nasenweichteile nicht zu stark ausgeprägt ist.

> **⊙ Im Zweifelsfall** verordnet man zunächst abschwellende Medikamente und führt die Nasenbeinaufrichtung einige, maximal 7 Tage später durch.

Revision der vorderen Schädelbasis (Frontobasis)

Bei komplexen **Mittelgesichtsfrakturen**, die häufig eine interdisziplinäre chirurgische Zusammenarbeit erfordern, hat sich bei gleichzeitiger notwendiger Revision und Rekonstruktion der Frontobasis der operative Zugang über den bikoronaren Bügelschnitt als besonders geeignet erwiesen. Von diesem Bügelschnitt aus gelingt es, große Teile der knöchernen Orbita darzustellen und zu revidieren. Zur Osteosynthese der Fragmente werden Mini- und Mikroplatten verwendet. Der Vorteil des Bügelschnitts liegt darin, dass später keine sichtbaren, im Glabellabereich entstellenden Narben bestehen bleiben.

Die Therapie einer **Liquorrhö** bei frontobasalen Frakturen, die länger als 36 h anhält, besteht in der operativen Revision des Kontusionsherdes und der Duraplastik. Zusätzlich müssen die betroffenen Siebbeinzellen, ggf. auch die Keilbein- und Stirnhöhle, revidiert und zur Nase hin drainiert werden.

> **⊗ Cave**
> Wird die Liquorfistel nicht beseitigt, besteht die Gefahr, dass sich im späteren Verlauf, manchmal sogar noch nach über 10 Jahren, eine Meningitis oder ein Hirnabszess ausbilden.

Obwohl die primäre Rekonstruktion der Frontobasis bei Verwendung der modernen Osteosyntheseverfahren in über 90% zu einem befriedigenden funktionellen und ästhetischen Ergebnis führt, sind bei schwereren Traumen Hypertelorismus, Narbenbildungen sowie Schiefstellung und Sattelbildung der Nase nicht immer zu vermeiden.

Entfernung von Osteosynthesematerial

Nach Mini- bzw. Mikroplattenosteosynthese können die Platten in Ausnahmefällen belassen werden, wenn korrosionsbeständige Vitallium- oder Titanplatten verwendet wurden. In der Regel sollten jedoch die Platten nach etwa 3 Monaten entfernt werden, da diese ästhetisch auffallend sein können und eine evtl. später notwendige Diagnostik mit bildgebenden Verfahren (CT, MRT) durch Artefakte stören.

In Kürze

Therapie der Gesichtsschädelfrakturen
Notversorgung: provisorische Ruhigstellung der Fragmente, Behandlung der Schmerzen, Hämatom- und Ödembildung, Vorbeugung der Aspiration ggf. durch Intubation, Verhinderung der Infektion.
Konservative Therapie:
- **Stark dislozierte Unterkieferfrakturen:** Ernst-Ligaturen; Oberkieferfraktur: kraniomaxilläre Fixierung.
- **Spezielle Frakturbehandlung:** durch Fixationsverbände (intermaxilläre Ruhigstellung für 6–8 Wochen), Ziel ist die normale Okklusion, maximale Mundöffnung und Beseitigung unmittelbarer Frakturfolgen, wie Diplopie und Sensibilitätsstörungen.
- **Kieferfraktur:** Draht-, Kunststoffschienen; stark dislozierte Mittelgesichtsfrakturen: HALO-Bügel.
Operative Therapie:
- Prinzipiell von innen nach außen.
- Funktionsstabile Plattenosteosynthesen, winkelstabile Mini- bzw. Mikroplatten bei Unterkiefer-, Mittelgesichtsfrakturen (Stützpfeiler, Trajektoriensystem) und vorderer Schädelbasis (Cave: Liquorfistel).
- Gelenkfrakturen: Indikation nur bei erheblicher Luxation und/oder Dislokation des kleinen Frakturfragmentes.
- Orbitabodenfraktur, autogene Rippenknorpeltransplantate bzw. resorbierbare Implantate (Cave: Amaurose).
- Nasenbeinfrakturen: Elevatorium, abschwellende Medikamente.
- Entfernung von Osteosynthesematerial nach etwa 3 Monaten.

3.2 Wichtige Tumoren

Keine Körperregion ist Ursprungsort so vieler Tumorentitäten wie der Gesichtsschädel. Allgemeinchirurgisch sind Grundkenntnisse über die Klinik des Basalioms (Basalzellkarzinoms)

und Mundhöhlenkrebses sowie der Speicheldrüsentumoren von Wichtigkeit. Das Sarkom wird, soweit es der diagnostische Aspekt erfordert, dem Karzinom gegenübergestellt.

3.2.1 Basaliom (Basalzellkarzinom)

> **Definition**
> Maligner epithelialer Tumor der Gesichtshaut, der lokal infiltrierend und destruierend wächst, gewöhnlich jedoch nicht metastasiert (Borderline-Tumor).

■ ■ Pathogenese und Epidemiologie

Die Genese der Basaliome wird von einer Vielzahl von Faktoren bestimmt, als wichtigster karzinogener Stimulus ist UV-Licht zu nennen. Weitere Faktoren sind Schäden durch Radiotherapie, chronische Arsenexposition, narbige Hautveränderungen, Tätowierungen und chronische Entzündungen. Basaliome treten möglicherweise als Folge eines Kollisionseffektes im Zusammenhang mit melanozytischen Naevi und seborrhoischen Keratosen auf.

> **Das Basaliom ist mit 65% der häufigste maligne Tumor der Haut.**

Die Inzidenz in Deutschland beträgt ca. 53 Neuerkrankungen pro 100.000 Einwohner und ist abhängig vom geographischen Breitengrad und der damit verbundenen kumulativen Sonnenbestrahlung.

Basaliome kommen zu 80–90% in der **Kopf-Hals-Region** vor. Vor allem die Nase, Stirn, Wangen und die Augen- sowie Präaurikulärregion sind betroffen. Das Basaliom ist ein Tumor des höheren Lebensalters mit einem durchschnittlichen Auftreten zwischen dem 60. und 70. Lebensjahr. Beide Geschlechter sind gleichermaßen betroffen, mit einer gelegentlichen Bevorzugung des männlichen Geschlechts.

Histologie Histogenetisch stammen die Basaliome von unvollständig differenzierten, unreifen Keratinozyten der Epidermis oder den Hautanhangsgebilden ab. Es werden 2 Grundtypen unterschieden: die häufig soliden, undifferenzierten Basaliome und die differenzierten Basaliome, bei denen der Tumor von Talg- und Schweißdrüsen und anderen Hautanhangsgebilden charakterisiert wird. Entsprechend den unterschiedlichen histologischen Mustern lässt sich eine Vielzahl von Basaliomen unterscheiden.

Metastasierung Eine Metastasierung der Basaliome ist sehr selten. Typisch für eine Metastasierung sind große, ulzerierte und therapeutisch vernachlässigte sowie wiederholt traumatisierte und mehrfach insuffizient behandelte Tumoren. Bisher sind nur etwa 170 Fälle eines metastasierenden Basalioms beschrieben. Lunge, Knochen und Lymphknoten sind bevorzugte Metastasierungsorte. Aber auch in der Leber, Milz, Nebenniere sowie im Pankreas, in der Schilddrüse, in den Nieren und anderen Organen sind Metastasen aufgetreten.

■■ Symptomatik

Klinisch können 5 Haupttypen des Basalioms unterschieden werden, die auch in gemischter Form vorkommen können.

Haupttypen des Basalioms

- Noduläres ulzeratives Basaliom (bei fortgeschrittenem Wachstum Übergang in das Ulcus rodens)
- Pigmentiertes Basaliom
- Zystisches Basaliom
- Oberflächliches Basaliom
- Sklerosierendes Basaliom

Neben diesen Haupterscheinungsbildern gibt es noch seltene Varianten wie z. B. das verwilderte Basaliom, das Ulcus terebrans. Diese Basaliomart tritt in etwa 1–2% aller Fälle auf und zeigt sich trotz ausgedehnter chirurgischer Maßnahmen als therapieresistent. Es führt meist zum Tod des Patienten.

> ❯ Äußerst selten können Basaliome auch in der Mundhöhle auftreten und dort als Gingivaschwellung, exophytischer Knoten oder lokales Ulkus imponieren.

Das lokale Wachstum der Basaliome ist durch irreguläre Ausläufer ins Korium, entlang den Faszien, dem Periost, dem Perichondrium und entlang den Nervenscheiden gekennzeichnet. Die Infiltration bleibt klinisch oft unbemerkt und führt zu ungenügender Exzision. 83–96% aller Basaliome infiltrieren aber nicht über die Subkutis hinaus. Bei den tiefer infiltrierenden Tumoren spielt im Gesicht häufig die Lokalisation eine wesentliche Rolle, da bedingt durch die z. T. dünne Haut frühzeitig Strukturen wie Muskulatur und Knorpel betroffen sein können.

■■ Therapie

> ❯ Die Therapie der Wahl ist die Exzision mit ausreichendem Sicherheitsabstand von etwa 5–10 mm.

Die Gefahr bei der Exzision besteht darin, dass Tumoranteile belassen werden. Der Operationserfolg muss daher immer histologisch abgesichert werden.

Praxisbox

Basaliomexzision

Sklerosierende Basaliome, Basaliomrezidive und alle anderen Basaliome mit einem Durchmesser >1 cm sollten in einer 3-dimensionalen histologischen Untersuchungstechnik oder der Schnittrandkontrolle im Paraffinschnittverfahren überprüft werden. Die histologischen Schnittrandkontrollen machen bei großen Basaliomen häufig ein 2-zeitiges Vorgehen notwendig. Im 1. Schritt wird der Tumor entfernt, im 2. Schritt wird nach der Bestätigung tumorfreier Schnittränder der entstehende Defekt durch plastische Primär- oder Sekundäroperationen funktionell wie ästhetisch befriedigend gedeckt.

Neben der operativen Entfernung wird auch die Strahlentherapie, besonders bei älteren Patienten und inoperablen Tumoren, angewendet. Kryo- und Lasertherapie sowie die Kürettage mit Elektrokoagulation sind aufgrund unvollständiger histologischer Untersuchungsmöglichkeiten als zweifelhaft anzusehen.

■■ Prognose

Bei einer Beobachtungszeit von 5 Jahren liegt die Rezidivrate bei 8,7%. Bis zu 94% aller Basaliomrezidive treten im Bereich des Kopfes auf.

In Kürze

Basaliom (Basalzellkarzinomen)
- Häufigster maligner Tumor der Haut, 5 Haupttypen, v. a. Kopf-Hals-Region.
- **Therapie:** Exzision mit ausreichendem Sicherheitsabstand von etwa 5–10 mm.

3.2.2 Karzinome und Sarkome der Mundhöhle und der Kiefer

■■ Definition, Pathogenese

Generell handelt es sich bei den Tumoren der Mundhöhle um epimurale und intramurale Geschwülste. Der wichtigste epimurale Typ ist das **Karzinom**, das von der Mundschleimhaut ausgeht, der intramurale Typ ist das **Sarkom**, das hauptsächlich ossär oder paraossär entsteht.

> ❯ Die differenzialdiagnostische Fragestellung ist daher: Wächst der Tumor in die Tiefe oder aus der Tiefe?

Als Folge der endesmalen Ossifikation des Viszerokraniums kommt der Kieferknochen direkt unter die Schleimhaut zu liegen. Deshalb kann ein Plattenepithelkarzinom verhältnismäßig rasch, in die Tiefe dringend, den Knochen zerstören, wie ein mesenchymaler Tumor umgekehrt rasch die Schleimhautdecke durchbrechen kann. Dennoch lassen sich beide Prozesse inspektorisch wie palpatorisch gut unterscheiden.

■■ Symptomatik, Diagnostik

Das **Karzinom** ist ein derber, flacher Tumor mit granulierter papillomatöser und verhornter Oberfläche. Mit wenigen Ausnahmen liegt (bis zu einem Durchmesser von 3 cm) die Hauptmasse des Tumors anfangs oberflächlich. Im Zentrum, gelegentlich auch an der Peripherie, besteht meist eine Ulzeration mit derber, aufgeworfener Randbildung. Das Ulkus ist charakteristisch für das Plattenepithelkarzinom.

> ❯ Im Röntgenbild ist eine marginale Osteolyse auf der oralen Seite charakteristisch.

Der Destruktionsherd imponiert bei zahnlosem Kiefer als halbrunder Defekt mit unscharfem Rand, bei vorhandenen Zähnen durch Auflösung des knöchernen Zahnfachs.

3

Beim **Kiefersarkom** hingegen imponiert von Anfang an das Tumorvolumen in Form einer diffusen Schwellung der umliegenden Wangenweichteile, einer massiven Vorwölbung oder einer monströsen Auftreibung oder keulenförmigen Verdickung des Kiefers. Ein Ulkus fehlt in der Regel.

Im Röntgenbild tritt aber deutlich die destruktive Komponente hervor. Die osteolytischen Herde liegen mehr im Zentrum des Kiefers und haben entweder marmorierte oder zystische Strukturierung. Typisch ist auch die unterschiedliche Dichte als Folge von Zerstörung auf der einen und pathologische wie reaktive Knochenneubildung auf der anderen Seite. Hier zeigt sich, dass das Röntgenbild für die klinische wie histopathologische Diagnostik der mesenchymalen Tumoren zwar unentbehrlich ist, jedoch nicht überbewertet werden darf.

3.2.3 Plattenepithelkarzinom der Mundhöhle

■■ Pathogenese und Epidemiologie

❯ Als ätiologische Faktoren für das Plattenepithelkarzinom der Mundhöhle werden v. a. das Rauchen und der Genuss von Alkohol mitverantwortlich gemacht.

Das Risiko, an einem Mundhöhlenkarzinom zu erkranken, scheint für starke Raucher bis zu 5-mal größer zu sein als für Nichtraucher. Epidemiologische Studien zeigen, dass das Risiko für starke Trinker 10-mal höher ist als für Personen mit nur mäßigem Alkoholgenuss. Ein synergistischer Effekt scheint darüber hinaus zu bestehen, wenn Alkohol und Tabak gleichzeitig konsumiert werden. Einerseits wird die Inzidenz des Mundhöhlenkarzinoms dadurch erhöht, andererseits entstehen die Tumoren etwa ≥15 Jahre früher als in einer Normalpopulation.

Prädilektionsstellen
In 14.253 Fällen des Armed Forces Institute of Pathology in Washington waren die Prädilektionsstellen für das Mundhöhlenkarzinom: Unterlippe (78%), Zunge (22%), Mundboden (17%), Gingiva (6%), Gaumen (5,5%), Tonsillen (5%), Oberlippe (4%), Wangenschleimhaut (2%) und Uvula (0,5%). Im Oropharynx sind 80% der Plattenepithelkarzinome in den Tonsillen und im Zungengrund lokalisiert. Weicher Gaumen (13%) und Pharynxrückwand (4–5%) treten deutlich zurück. 30% der Zungenkarzinome entstehen in Europa und in den USA am Zungengrund, 70% in den mobilen Anteilen der Zunge.

Bösartige Tumoren der Mundhöhle und des Rachens treten weltweit bei Männern mit 7,9% an 4. Stelle nach Lunge, Magen und Kolon/Rektum, bei der Frau mit 3,9% an 8. Stelle der 10 häufigsten Tumormanifestationen auf. Es gibt ausgeprägte geographische Variationen. In Südasien stellen die Krebse der Mundhöhle und des Pharynx 18% aller neuen Krebserkrankungen, in Westeuropa 3,9%, in Nordeuropa 2%, in Japan 1,5%. Für Deutschland ergibt sich derzeit aus den Daten der Krebsregister der Bundesländer eine jährliche Neuerkrankungsrate von schätzungsweise 13.000 bösartigen Tumoren der Mundhöhle und des Rachens. Histologisch handelt es sich

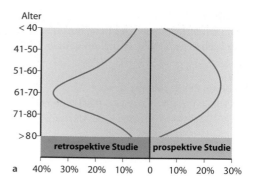

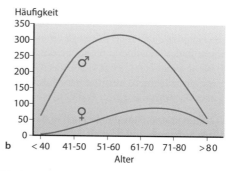

◻ **Abb. 3.24** Altersstruktur bei Patienten mit Plattenepithelkarzinomen der Mundhöhle nach Platz et al. (1988). **a** Altersstruktur in der prospektiven DÖSAK-Studie und in der vergleichenden retrospektiven DÖSAK-Studie, **b** Altersstruktur von Männern und Frauen

dabei in über 90% der Fälle um Plattenepithelkarzinome, die von den Schleimhäuten ausgehen. Bei Männern kann eine Zunahme der Erkrankungs- und Sterbehäufigkeit festgestellt werden.

Alters- und Geschlechtsverteilung
Aufgrund von Daten, die vom DÖSAK (Deutsch-Österreichisch-Schweizerischer Arbeitskreis für Tumoren im Kiefer- und Gesichtsbereich) in einer retrospektiven und prospektiven Studie erfasst wurden und insgesamt auf 2.500 Patienten basieren, ergibt sich bei der Altersverteilung für Patienten mit Plattenepithelkarzinomen der Mundhöhle folgendes Bild (◻ Abb. 3.24): Der Altersgipfel liegt für die retrospektive Studie zwischen dem 6. und 7. Lebensjahrzehnt und hat sich in der prospektiven Studie zwischen das 5. und 6. Lebensjahrzehnt vorverlagert. Das Durchschnittsalter aller Patienten liegt bei beiden Studien zu Beginn des 6. Lebensjahrzehnts. Diese Altersverteilung ist mit amerikanischen Angaben vergleichbar. Der Anteil weiblicher Patienten hat in der prospektiven Studie im Vergleich zur retrospektiven von 24,1% auf 20,7% abgenommen. Das entspricht einem Verhältnis von Männern zu Frauen von 3,8:1. Frauen erkranken durchschnittlich später an einem Plattenepithelkarzinom der Mundhöhle als Männer.

■■ Präkanzerosen
Obwohl Mundhöhlenkarzinome gewöhnlich auf einer anscheinend intakten Schleimhaut entstehen, muss die Krebsinzidenz bei präkanzerösen Veränderungen der Mundschleimhaut deutlich höher als bei unverändertem Epithel eingeschätzt werden. In der Mundhöhle treten derartige Präkanzerosen als

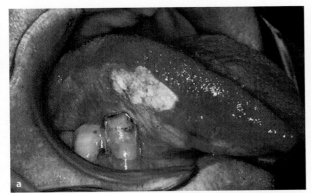
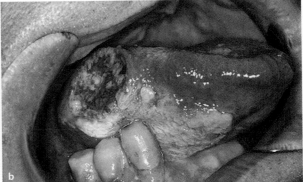

Abb. 3.25 **a** Leukoplakia verrucosa mit hochgradiger Dysplasie am rechten Zungenrand. **b** Nach 1,5 Jahren Übergang in ein ulzeriertes Plattenepithelkarzinom der rechten Zunge mit Metastasierung in die regionären Halslymphknoten bilateral

weißliche Läsion (Leukoplakie), als rötliche Läsion (Erythroplakie) und als Mischform (Erythroleukoplakie) auf.

Definition

Die **Leukoplakie** ist ein weißer Schleimhautfleck, der weder klinisch noch histopathologisch einer anderen Erkrankung zugeordnet werden kann und auf keine physikalische oder chemische Noxe, außer auf Tabakabusus, zurückzuführen ist.

Definition

Die **Erythroplakie (Morbus Bowen[3])** ist eine Läsion der Mundschleimhaut, die als hellroter Fleck erscheint und weder klinisch noch histopathologisch einer anderen definierbaren Erkrankung zugeordnet werden kann.

Die richtige klinische Beurteilung der Leukoplakie und Erythroplakie ist ein wichtiger Faktor für die Früherkennung präkanzeröser Veränderungen und Übergänge zum invasiven Mundhöhlenkarzinom.

Klinisch kann man 2 Formen der **Leukoplakie** unterscheiden: die plan-homogene Leukoplakie (L. simplex) und die gefleckt-getüpfelte Leukoplakie (L. verrucosa, L. erosiva), die sich prognostisch unterscheiden. Die plan-homogene Form ist flach oder leicht erhaben, grau-weiß bis perlweiß. Die gefleckte oder getüpfelte Form zeigt eine raue, körnige, bisweilen zottige Oberfläche mit unscharfer Begrenzung. Histologisch unterscheidet man die plane Wachstumsform, die mit der L. simplex identisch ist, die papillär-endophytische Form und die selten papillomatöse exophytische Form, die mit der verrukösen bzw. erosiven klinischen Form korrespondiert. Leukoplakien mit hochgradiger Dysplasie sowie das Carcinoma in situ müssen als Präkanzerosen im engeren Sinne betrachtet werden. 5–10% aller Leukoplakien sind betroffen, bei der Hälfte davon führt es tatsächlich zu einer malignen Transformation (**Abb. 3.25**).

---
3 John T. Bowen, Dermatologe, Boston, 1867–1941

Im Einzelnen beträgt die Entartungsrate für die plan-homogene Leukoplakie etwa 3%, für die gefleckt-getüpfelte Form 24%, für die erosive Form 38%.

Von den **Erythroplakien** weisen 40–50% bei der histologischen Untersuchung eine hochgradige Dysplasie oder ein Carcinoma in situ auf.

Leukoplakien sind in etwa 10% mit einer histologisch erkennbaren Candidainfektion (Soor) der Oberfläche assoziiert und werden deshalb als **Candidaleukoplakien** bezeichnet.

> **Die Häufigkeit einer Candidainfektion korreliert eindeutig mit dem Dysplasiegrad, so dass eine nachgewiesene Candidabesiedlung sowohl als Risikoindikator als auch als Risikofaktor angesehen werden muss.**

Als weitere Präkanzerose der Mundschleimhaut ist die **Melanosis circumscripta praecancerosa** (Lentigo maligna) als die radiäre, präinvasive Vorstufe des Lentigo-maligna-Melanoms zu nennen.

Therapie Die Behandlung der präkanzerösen Läsionen der Mundschleimhaut besteht in der konventionellen **Exzision** sowie der oberflächlichen Abtragung mit dem **CO_2-Laser** nach histologischer Befundung. Kurzfristige klinische Nachkontrollen sind unbedingt erforderlich.

■ ■ Klassifikation (Staging)

Die Klassifizierung der Plattenepithelkarzinome erfolgt nach dem TNM-System der UICC (**Tab. 3.2**). Lippen und Mundhöhle bilden einen eigenen Bezirk. Der Oropharynx ist ein Unterbezirk des Pharynx. Es wird eine prätherapeutische klinische Klassifikation (TNM) und eine posttherapeutische histopathologische Klassifikation (pTNM) unterschieden. Nach der Definition von TNM und/oder pTNM können diese Befunde für die Festlegung einer Stadieneinteilung (**Tab. 3.3**) verwendet werden. Bei allen resezierten Mundhöhlenkarzinomen sollte neben der posttherapeutischen histopathologischen Klassifikation auch die R-Klassifikation angegeben werden, die sich auf den sog. Residualtumor am Ende der Operation bezieht.

3

◻ Tab. 3.2 Klassifikation von Plattenepithelkarzinomen der Lippen und der Mundhöhle

T: Primärtumor	
TX	Primärtumor nicht zu beurteilen
T0	Kein Hinweis auf Primärtumor
Tis	Carcinoma in situ
T1	Tumordurchmesser <2 cm
T2	Tumordurchmesser 2–4 cm
T3	Tumordurchmesser >4 cm
T4	Jeder Tumor, unabhängig von der Tumorgröße, der Nachbarstrukturen wie z. B. Knochen oder Haut infiltriert
N: Regionäre Lymphknoten	
NX	Regionäre Lymphknoten nicht zu beurteilen
N0	Kein Hinweis auf regionäre Lymphknotenmetastasen
N1	Lymphknotenmetastasen in einem regionären Lymphknoten bis 3 cm Durchmesser auf der ipsilateralen Seite (Tumorseite)
N2/N2a	Lymphknotenmetastasen in einem regionären Lymphknoten zwischen 3 und 6 cm Durchmesser auf der ipsilateralen Seite
N2b	Lymphknotenmetastasen in mehreren regionären Lymphknoten bis 6 cm Durchmesser auf der ipsilateralen Seite
N2c	Lymphknotenmetastasen in einem oder mehreren regionären Lymphknoten bis 6 cm Durchmesser auf der kontralateralen Seite oder bilateral
N3	Lymphknotenmetastasen in einem oder mehreren regionären Lymphknoten über 6 cm Durchmesser
M: Fernmetastasen	
MX	Vorliegen von Fernmetastasen kann nicht beurteilt werden
M0	Keine Fernmetastasen
M1	Fernmetastasen
pTNM: Posttherapeutische histopathologische Klassifikation	
Die pT-, pN- und pM-Kategorien entsprechen T-, N-, und M-Kategorien	

◻ Tab. 3.3 Stadieneinteilung der Plattenepithelkarzinome der Lippen und der Mundhöhle (UICC)

Stadien	TNM		
Stadium 0	Tis	N0	M0
Stadium I	T1	N0	M0
Stadium II	T2	N0	M0
Stadium III	T3	N0	M0
	T1, T2, T3	N1	M0
Stadium IV	T4	N0, N1	M0
	jedes T	N2 oder N3	M0
	jedes T	jedes N	M1

▪▪ Histologie

Histologisch unterschiedliche Formen des Plattenepithelkarzinoms

- Carcinoma in situ
- Hochdifferenzierte verruköse Plattenepithelkarzinome (G1)
- Mäßig bis gut differenzierte Plattenepithelkarzinome (G2)
- Schlecht differenzierte Plattenepithelkarzinome (G3/4)
- Anaplastische Karzinome

Meist sind die Plattenepithelkarzinome der Mundhöhle mäßig bis gut differenziert (G2).

▪▪ Metastasierung

Die Metastasierung der Mundhöhlenkarzinome erfolgt primär in die **regionären Lymphknoten** (◻ Abb. 3.26). Es werden ipsilaterale (auf der Tumorseite) und kontralaterale (auf der gegenüberliegenden Halsseite) Metastasierungen beobachtet. Fernmetastasen treten nur selten auf. Die Sicherung der Metastasierung kann erst durch histologische Untersuchungen erfolgen.

Für die regionären Halslymphknoten werden bei klinisch negativem prätherapeutischem Befund unterschiedliche Angaben über histologische postoperative positive Befunde gemacht. In der prospektiven DÖSAK-Studie wurden 8,8% positive Lymphknoten bei klinisch unauffälligem Hals beobachtet. Dagegen wurden 42% negative Lymphknotenbefunde bei klinisch positivem prätherapeutischem Befund nachgewiesen.

Die Angaben über **Fernmetastasen** schwanken, je nach klinischem oder autoptischem Befund variieren die Angaben zwischen 7,5% und 49%. Aufgrund rein klinischer Befunde muss mit 11–30% Fernmetastasen gerechnet werden. Die

Regionäre Lymphknoten Entsprechend den 3 Filterstationen (Level) im Bereich der Halslymphknoten (◻ Abb. 3.26) werden Lymphknoten des 1.–3. Levels unterschieden. In der prospektiven DÖSAK-Studie waren zu 38% keine Lymphknoten im Bereich des Halses palpabel. Im Level 1 wurden bei 44%, im Level 2 bei 13% und im Level 3 bei 6% der Patienten Lymphknoten palpiert.

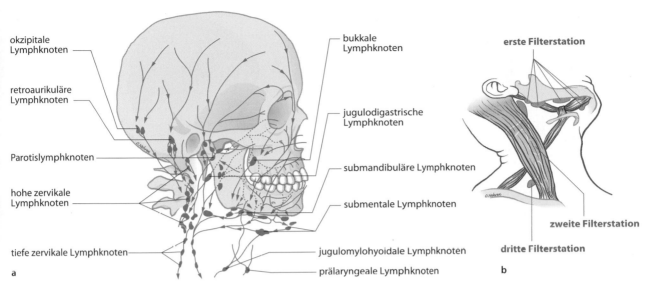

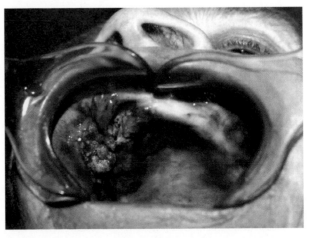

Abb. 3.26 a Lymphknoten und Lymphbahnen der Kopf-Hals-Region, **b** Lymphknotengruppen der 1., 2. und 3. Filterstation

Tumoren der Zunge führen am häufigsten zu Fernmetastasen, bevorzugte Organe für die Metastasen sind die Lunge, gefolgt von Knochen, Leber, Niere, Herz, Schilddrüse und Haut. Da sich die Lymphbahnen im posterioren Bereich der Zunge (Zungengrund) häufig kreuzen, muss in einem erhöhten Ausmaß mit einer beidseitigen oder auch kontralateralen Lymphknotenmetastasierung gerechnet werden.

■■ Zweittumoren

Die Begriffe der **Feldkanzerisierung** und der »**condemned mucosa**« weisen auf die Häufung von Zweitkarzinomen im oberen Aerodigestivtrakt hin. Anhand realistischer klinischer Befunde wurde in letzter Zeit über Zweitkarzinome beim Mundhöhlenkarzinom in einer Größenordnung von 3,2–5,9% berichtet. Dabei handelt es sich überwiegend um Karzinome, die v. a. im Bronchialsystem, Magen, Rektum und Uterus vorkommen.

■■ Symptomatik

Der **Primärtumor** des Plattenepithelkarzinoms ist derb, flach und weist eine granulierte bzw. papillomatöse und verhornte Oberfläche auf. Mit wenigen Ausnahmen liegt im Anfangsstadium (bis zu einem Durchmesser von 3 cm) die Hauptmasse des Tumors oberflächlich. Im Zentrum, gelegentlich auch an der Peripherie, besteht meist eine Ulzeration (■ Abb. 3.27, ■ Abb. 3.28). Sie ist charakteristisch für das Plattenepithelkarzinom. Schmerzen und funktionelle Beeinträchtigungen treten erst im fortgeschrittenen Stadium auf.

> Kleinere Tumoren werden häufig mit entzündlichen Veränderungen der Mundschleimhaut oder Zahnprothesendruckstellen verwechselt.

Mit der Inspektion des Primärtumors ist immer eine Untersuchung des Halses zu verbinden. Vor allem kommt es auf die

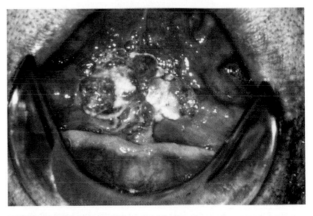

Abb. 3.27 Ulzeriertes Plattenepithelkarzinom des anterioren Mundbodens

Abb. 3.28 Ulzeriertes Plattenepithelkarzinom des rechten Oberkiefers

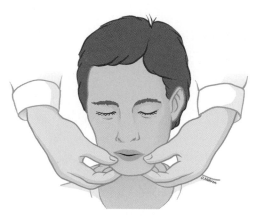

Abb. 3.29 Beidhändige Palpation der Submandibular- und Submentalregion. Der Untersucher steht hinter dem Patienten, der sich in Sitzhaltung befindet und dessen Kopf ventralflektiert ist. Dadurch werden die Muskeln entspannt

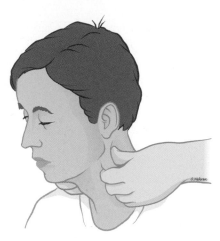

Abb. 3.30 Beidhändige Palpation der jugularen Lymphknotenkette. Die 4 Finger tasten in der Tiefe am Vorderrand des M. sternocleidomastoideus die Scheide des Gefäßnervenstrangs

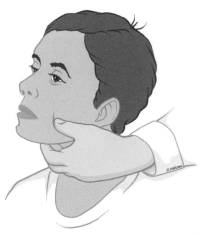

Abb. 3.31 Palpation der Submandibularregion bei Lateralflexion. Muskeln, Hals und Faszie sind entspannt. Die einzelnen Knoten können gut getastet werden

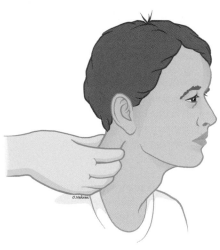

Abb. 3.32 Palpation der »Akzessoriusknoten«

Palpation an, die nach einem bestimmten Schema und in bestimmter Reihenfolge durchzuführen ist:
- Beidhändige Palpation der Submandibular- und Submentalregion. Beide Seiten werden verglichen (◘ Abb. 3.29)
- Beidhändige Palpation der jugularen Lymphknotenkette (◘ Abb. 3.30)
- Einseitige Palpation bei Verdacht auf Submandibularknoten (◘ Abb. 3.31)
- Palpation der »Akzessoriusknoten« (Lnn. cervicales superficiales, ◘ Abb. 3.32)

Probeexzision Die Verifizierung der klinischen Diagnose soll in enger Zusammenarbeit zwischen Operateur und Pathologen erfolgen. Dafür sind 2 Überlegungen maßgebend:
- Das Mundhöhlenkarzinom ist für den erfahrenen Operateur klinisch diagnostizierbar, so dass wegen der Gefahr der Dissemination, Kontamination und Sekundärinfek-

tion die histologische Untersuchung am sichersten erst intra operationem in Form von Schnellschnitten durchzuführen ist.
- Der Operateur kann am besten die Entnahmestelle des verdächtigen Bezirks bestimmen, die ein Höchstmaß an Sicherheit in der histologischen Diagnostik zulässt (repräsentative Biopsie).

■■ **Therapie**

❯ **Für die Behandlung des Mundhöhlenkarzinoms ist die Therapie der ersten Wahl die Operation.**

Darüber hinaus können strahlen- und chemotherapeutische Verfahren eingesetzt werden. Diese Maßnahmen werden entweder solitär oder in unterschiedlichen Kombinationen angewandt. Der Einsatz der Chemotherapie, evtl. in Verbindung mit der simultanen hyperfraktionierten Bestrahlung, wird

z. Zt. in klinischen Studien geprüft. Ihre Rolle bei der Behandlung ist noch nicht endgültig definiert. Dies gilt auch für die Immuntherapie.

Die Behandlung von **Halslymphknotenmetastasen** ist traditionell chirurgisch. Für die Behandlung **okkulter Metastasen** wird neben der Neck dissection die elektive Radiatio empfohlen.

Operateur, Strahlentherapeut und internistischer Onkologe stellen den Behandlungsplan gemeinsam auf. Die Primärtumoren T1 und T2 lassen sich chirurgisch gut beherrschen. Je nach Sitz des Primärtumors kommen in Frage: Lippenkeilexzision, Lippenresektion, Hemiglossektomie, totale Resektion des Zungenkörpers, Resektion bzw. Exartikulation des Kiefers.

> **Der regionäre Lymphknotenbefund spielt bei der Indikationsstellung eine entscheidende Rolle.**

Sind gleichzeitig Lymphknotenmetastasen vorhanden, werden Primärtumor und Lymphknotensystem in einer Operation radikal entfernt. Bei diesen Fällen handelt es sich um kurable TN-Stadien, d. h. um lokal und regionär begrenzte Krankheitsprozesse. Primärtumor und befallenes regionales Lymphabflussgebiet werden in einem anatomisch zusammenhängenden Substrat (**En-bloc-Prinzip**) radikal entfernt. Dies ist z. B. bei Lippen-, Zungen-, Mundboden- und Unterkieferkarzinomen möglich.

Praxisbox

Neck dissection

Die radikale Halslymphknotenausräumung (Neck dissection) ist standardisiert. Das ausgeräumte Operationsfeld enthält dann nur noch die wichtigsten Strukturen, wie A. carotis, Nn. phrenicus, vagus und hypoglossus sowie Plexus brachialis. Die Spätfolgen dieser Radikaloperation sind erstaunlich gering. Lediglich die Kraft der Schultergürtelmuskulatur wird als Folge der gelegentlich indizierten Durchtrennung des N. accessorius geschwächt. Das Anheben des Armes über die Horizontale nach vorn ist dann eingeschränkt. Dieser Zustand kann durch Gymnastik gebessert werden. Im Hinblick auf diese Spätfolgen wird auch die sog. konservative (funktionelle) Neck dissection durchgeführt. Der M. sternocleidomastoideus, die V. jugularis interna und der N. accessorius werden erhalten. Die Frage, ob eine radikale oder konservative Neck dissection durchgeführt werden soll, wird z. Zt. in prospektiven randomisierten Studien untersucht. Indikationen für diese, eine geringere Morbidität erzeugende Variante der Neck dissection sind v. a. der klinisch lymphomfreie Hals sowie mobile Lymphknotenmetastasen ohne extranodales Tumorwachstum.

> **Nach heutigem Wissensstand muss festgestellt werden, dass die onkologisch sicherste Methode immer noch die klassische radikale Neck dissection ist.**

Die funktionelle Neck dissection sollte als »prophylaktische Neck dissection« und zur Behandlung kleiner mobiler Lymphknotenmetastasen Operateuren mit großer Erfahrung vorbehalten bleiben.

Bei kleineren Tumoren (T1–T2) oder bei Patienten mit reduziertem Allgemeinzustand wird die Radikalität der Lymphknotenausräumung u. U. auf eine suprahyoidale bzw. supraomohyoidale Ausräumung eingeschränkt. Hierbei werden die Lymphknoten oberhalb des Zungenbeins bzw. oberhalb des M. omohyoideus unter Einschluss der Gl. submandibularis und des unteren Parotispols entfernt. Diese begrenzten Lymphknotenoperationen sind für den Patienten weniger belastend. Werden befallene Lymphknoten bei der histologischen Untersuchung festgestellt, muss entweder eine Neck dissection nachgeholt oder eine Radiotherapie angeschlossen werden. Bei in der Mittellinie lokalisierten Karzinomen (z. B. anteriores Mundbodenkarzinom) wird in der Regel auf einer Seite eine Neck dissection, auf der anderen Seite eine suprahyoidale Ausräumung vorgenommen. Als Alternative ergibt sich die Möglichkeit, eine beidseitige funktionelle Neck dissection oder beidseitige supraomohyoidale Ausräumung in einem operativen Eingriff gleichzeitig vorzunehmen (einphasiges Vorgehen).

Die **chirurgische Rekonstruktion** der nach Tumorresektion betroffenen Mundhöhlenregion erfolgt bei kleinen Defekten durch primären Wundverschluss, bei größeren durch freie Transplantate, Nahlappen, myokutane Lappen oder gefäßanastomosierte Transplantate. Zur Unterkieferrekonstruktion eignet sich am besten der aus Kompakta und Spongiosa zusammengesetzte autogene Beckenkammspan, der als frei transplantierbarer oder gefäßgestielter Kieferersatz zur Verfügung steht.

Radiotherapie Die Radiotherapie als alleinige kurative Therapie erreicht bei kleinen Plattenepithelkarzinomen (T1) gleich hohe Heilungsquoten wie die operative Behandlung. Je größer der Tumor ist (>2 cm), desto weniger effektiv ist die Radiotherapie. Die operative Behandlung ist dann immer vorzuziehen, wenn der Tumor gut zu erreichen ist. Die therapeutische Bestrahlung manifester Lymphknotenmetastasen ist nur in Kombination mit einer operativen Therapie oder bei Inoperabilität sinnvoll.

Therapeutische Verfahren beim Plattenepithelkarzinom der Mundhöhle

- **Operation des Primärtumors:** Der Primärtumor sollte mit 1 cm Sicherheitsabstand in allen Ebenen entfernt werden, wobei Strukturen z. B. der Haut und der Knochen mit in den Sicherheitsabstand einzubeziehen sind.
- **Operation der regionären Halslymphknoten:** Die regionären Lymphknoten werden entweder mit einer suprahyoidalen Ausräumung oder einer Neck dissection operativ behandelt.
- **Lymphknotenbefund ipsilateral N0:** Bei Tumorsitz in der 1. Etage mit prä- oder postkaniner (Caninus =

▼

Eckzahn) Lokalisation wird eine suprahyoidale Ausräumung durchgeführt, bei Tumorsitz in der 1. Etage
mit postmolarer (Molar = Mahlzahn) Lokalisation
eine radikale Neck dissection. Bei Tumorsitz in der
2. Etage erfolgt keine Operation.
- **Lymphknotenbefund kontralateral N0:** Auf der kontralateralen Seite wird keine Operation durchgeführt.
- **Lymphknotenbefund ipsilateral N1–2:**
  - Lymphknoten der 1. Filterstation: Bei postmolarem
    Primärtumorsitz in der 1. Etage wird eine radikale
    Neck dissection durchgeführt, für alle anderen
    Befunde intra operationem eine Lymphknoten-
    schnellschnittdiagnostik. Bei positiver Histologie
    wird eine radikale Neck dissection vorgenommen,
    bei negativer Histologie und prä- oder post-
    kaninem Primärtumorsitz in der 1. Etage erfolgt
    eine suprahyoidale Blockresektion. Bei negativer
    Histologie und Primärtumorsitz in der 2. Etage
    erfolgt keine Operation.
  - Lymphknoten der 2. und 3. Filterstation: In jedem
    Fall wird eine radikale Neck dissection durchge-
    führt.
- **Lymphknotenbefund kontralateral N1–2:**
  - Lymphknoten der 1. Filterstation: Für alle Befunde
    erfolgt die intraoperative Schnellschnittdiagnostik.
    Bei positiver Histologie wird eine radikale Neck
    dissection vorgenommen, bei negativer Histologie
    und Primärtumorsitz in der 1. Etage eine supra-
    hyoidale Blockausräumung. Bei negativer Histolo-
    gie und Primärtumorsitz in der 2. Etage erfolgt
    keine Operation.
  - Lymphknoten der 2. und 3. Filterstation: In jedem
    Fall wird eine radikale Neck dissection durchge-
    führt.
- **Lymphknotenbefund ipsilateral N3:** In jedem Fall
  wird eine radikale Neck dissection durchgeführt.
  Wenn der oder die Lymphknoten von der A. carotis
  communis oder der A. carotis interna nicht frei ab-
  setzbar sind, gilt die Operation als nicht radikal
  (ausgenommen bei entsprechendem Gefäßersatz).
- **Lymphknotenbefund kontralateral N3:** In jedem Fall
  wird eine radikale Neck dissection durchgeführt. Für
  die Radikalität gilt das gleiche wie für die ipsilateralen
  N3-Lymphknoten.
- **Die Mittellinie überschreitende Primärtumoren:** Bei
  Tumoren, die die Mittellinie überschreiten, muss individuell entschieden werden, ob die Lymphknoten
  beider Seiten, wie bereits beschrieben, behandelt
  werden. Bei evtl. notwendiger doppelseitiger radikaler Neck dissection wird 2-phasig vorgegangen.

Aufgrund einer durchschnittlichen 5-Jahres-Überlebensrate
von etwas über 40% aller Patienten mit Plattenepithelkarzinomen der Mundhöhle werden in Abhängigkeit von der Tumorgröße, der Tumorlokalisation, der Lymphknotenbefunde und

◻ Tab. 3.4 Therapieformen in der prospektiven DÖSAK-Studie über Plattenepithelkarzinome der Lippen, der Mundhöhle
und des Oropharynx sowie in der vergleichbaren retrospektiven Dösak-Studie (nach Platz et al. 1988)

Therapieform	Retrospektive Studie	Prospektive Studie
	5-Jahres-Überlebensrate (%)	
Chirurgie	49,4	50,6
Radiotherapie	11,9	9,2
Chirurgie + Radiotherapie	17,5	18,6
Chemotherapie	0,9	5,9
Chirurgie + Chemo-therapie	5,6	8,1
Radiotherapie + Chemo-therapie	1,2	4,2
Chirurgie + Radiotherapie + Chemotherapie	0,9	1,3
Keine Therapie	12,5	2,1

◻ Tab. 3.5 Überlebensraten des Gesamtkollektivs der
prospektiven DÖSAK-Studie über Plattenepithelkarzinome
der Lippen, der Mundhöhle und des Oropharynx sowie des
Gesamtkollektivs der vergleichbaren retrospektiven Dösak-
Studie (nach Platz et al. 1988)

	Retrospektive Studie (%)	Prospektive Studie (%)
1-Jahres-Überlebensrate	68,7	71,6
2-Jahres-Überlebensrate	53,3	57,2
3-Jahres-Überlebensrate	46,0	50,7
4-Jahres-Überlebensrate	42,7	47,2
5-Jahres-Überlebensrate	40,0	43,5

weiterer Parameter, wie z. B. Fernmetastasen und Allgemeinzustand, radio- und chemotherapeutische Maßnahmen neben
der Operation mit in das Behandlungskonzept einbezogen
(◻ Tab. 3.4). Bis heute liegen aber noch keine gesicherten Erkenntnisse darüber vor, welches dieser Verfahren oder welche
der aufgeführten Kombinationstherapien zu einer tatsächlichen Verbesserung der Überlebensrate führen.

■■ Prognose
Die Prognose von Patienten mit Karzinomen der Mundhöhle
muss als schlecht eingestuft werden (◻ Tab. 3.5). Nach 3 Jahren
lebt lediglich noch die Hälfte aller Patienten. Prognostische
Kriterien in Abhängigkeit von der Therapie für die zu erwar-

tende Überlebenszeit von Patienten mit Mundhöhlenkarzinomen wurden in der retrospektiven DÖSAK-Studie erarbeitet und führten zum therapieabhängigen Prognose-Index (TPI). Dieser Index macht es möglich, aufgrund des Patientenalters, der Tumorgröße, der Tumorinfiltration, des regionären Lymphknotenbefundes und des Fernmetastasierungsgrades eine indirekte Überlebensprognose zu stellen. In Multizenterstudien wird z. Zt. die Bedeutung von tumorassoziierten Proteasen (z. B. Plasminogenaktivator vom Urokinasetyp uPA und sein Inhibitor PAI-1) beim Plattenepithelkarzinom der Mundhöhle als unabhängige Prognosefaktoren wissenschaftlich überprüft.

In Kürze

Plattenepithelkarzinom der Mundhöhle
Ätiologie: v. a. Rauchen, Alkohol.
Präkanzerosen: Leukoplakie; Erythroplakie (Morbus Bowen), Erythroleukoplakie, auch Candidaleukoplakien, Melanosis circumscripta praecancerosa (Lentigo maligna).
Klassifikation (Staging): TNM-System, 3 Filterstationen (Level) der Halslymphknoten; histologisch unterschiedliche Formen, Metastasierung primär in die regionären Lymphknoten, auch Fernmetastasen bzw. Zweittumoren (Feldkanzerisierung, »condemned mucosa«).
Symptomatik und Diagnostik: derbe, flache Ulzeration (ähnlich Zahnprothesendruckstelle), Palpation nach bestimmtem Schema, repräsentative Probeexzision (Gefahr der Dissemination, Kontamination, Sekundärinfektion), Lymphknotenbefund.
Therapie: Die Operation ist die Therapie der ersten Wahl. Exzision bereits der Präkanzerosen. Bei Halslymphknotenmetastasen: Neck dissection (En-bloc-Prinzip), Radiatio.

3.2.4 Kiefersarkom

Grundsätzlich können sämtliche Arten von Sarkomen im Kieferbereich vorkommen. Sie sind jedoch selten, wahrscheinlich bedingt durch die geringe Wachstumsintensität der Kiefer. Ausnahme ist das maligne Non-Hodgkin-Lymphom des Knochens.

Innerhalb des Gesichtsschädels gilt der Unterkiefer als Prädilektionsort. Bevorzugt kommen die maxillären und mandibulären Wachstumszonen in Frage, die knorpelähnliche Mischgewebe beinhalten (embryogenetische Kausalkomponente). Meist handelt es sich um
— Osteosarkome,
— Fibrosarkome,
— Ewing-Sarkome,
— Non-Hodgkin-Lymphome.

Osteosarkom
■■ Epidemiologie
Das Osteosarkom ist mit 3,5–7% der häufigste maligne Knochentumor. Im Kieferbereich kommt es durchschnittlich

etwas häufiger vor als im Gesamtskelett. Es tritt v. a. im 3. und 4. Lebensjahrzehnt auf. Das männliche Geschlecht ist etwas häufiger betroffen als das weibliche. Insgesamt ist die 5-Jahres-Überlebensrate im Kieferbereich mit 35–53% deutlich besser als diejenige im übrigen Skelett, wo sie 5–30% beträgt. Der Unterkiefer ist etwas häufiger betroffen als der Oberkiefer. Bemerkenswert ist die unterschiedliche Prognose in Korrelation mit der Lokalisation. Osteosarkome im Oberkiefer haben eine deutlich schlechtere 5-Jahres-Überlebensrate (25%) als die des Unterkiefers (41%). Dies ist wahrscheinlich auf die Tatsache zurückzuführen, dass sie sich im Oberkiefer lange unentdeckt in der Kieferhöhle entwickeln können und daher wesentlich später bemerkt werden.

■■ Symptomatik
Die klinische **Symptomatik** ist unspezifisch und besteht in Schmerzen und Schwellung. Darüber hinaus können im Unterkiefer häufig Parästhesien oder Taubheit der Lippe hervorgerufen werden, weil die Osteosarkome den N. alveolaris inferior infiltrieren. Im Oberkiefer können fortgeschrittene Osteosarkome zur Verlegung der Nasenwege, zu Nasenbluten und eitrigem Ausfluss sowie Verdrängung eines Auges und Sehstörungen führen. Die Metastasierung erfolgt später als bei den Tumoren des übrigen Skeletts.

■■ Therapie
Da bisher noch keine statistisch gesicherten Erkenntnisse über die Wirkung einer chemotherapeutischen Behandlung der Osteosarkome im Kieferbereich vorliegen, ist die radikal chirurgische Entfernung, d. h. sicher weit im Gesunden, immer noch die wichtigste therapeutische Maßnahme.

Fibrosarkom
■■ Epidemiologie, Histologie
Etwa 10% aller primären Fibrosarkome des Knochens finden sich im Unterkiefer. Im Allgemeinen tritt der Tumor in höheren Altersklassen als das Osteosarkom auf, mit einem Maximum etwa bei 40 Jahren. Histologisch entspricht das Bild mit unterschiedlichem Differenzierungsgrad demjenigen des Tumors in den Weichteilen. Es besteht aus einem Gewebe spindeliger, in Zügen miteinander verflochtener Zellen, die in unterschiedlichem Maße Kollagen bilden.

■■ Therapie
Die Therapie ist im Wesentlichen die radikale chirurgische Entfernung. Nur bei hoch malignen Tumoren ist eine kombinierte Strahlen- und Chemotherapie zusätzlich indiziert. Die 5- und 10-Jahres-Überlebensrate des periostalen Fibrosarkoms des Kiefers liegt bei 38%.

Ewing-Sarkom
■■ Pathogenese, Histologie
Das Ewing-Sarkom unterscheidet sich von den bisher besprochenen Sarkomen dadurch, dass die Stammzelle noch unbekannt ist. Histologisch ist das Ewing-Sarkom aus dicht liegenden, unscharf begrenzten, mittelgroßen Zellen aufgebaut, die rundliche, kaum polymorphe, bläschenförmige Kerne zeigen.

Mitosen sind außerordentlich selten. Typisch ist das teilweise reichliche Vorkommen von Glykogen bei entsprechender Alkoholfixierung, ferner das völlige Fehlen von Retikulinfasern, außer in den gefäßführenden Bindegewebssepten.

■■ Epidemiologie

Dieser primäre Knochentumor mit dem höchsten Malignitätsgrad ist nach dem Osteosarkom der zweithäufigste primär maligne Knochentumor. Es tritt v. a. am Ende des 2. Lebensjahrzehnts auf. In etwa 1–2% der Fälle ist das Gesichtsskelett betroffen, der Unterkiefer dabei häufiger als der Oberkiefer. Das männliche Geschlecht wird etwa doppelt so oft befallen wie das weibliche.

■■ Symptomatik

Die klinischen **Hauptsymptome** bestehen in Schmerzen und Schwellung. Der Tumor wächst außerordentlich schnell, er kann im Oberkiefer zur Verdrängung des Auges und zu Sehstörungen führen.

■■ Therapie, Prognose

> **Das Ewing-Sarkom ist außerordentlich strahlenempfindlich, ferner auch einer Chemotherapie zugänglich.**

Mit entsprechenden Behandlungsprotokollen erreicht die ursprünglich sehr schlechte Prognose (5%) heute Werte bis 40% 5-Jahres-Überlebensrate.

Malignes Non-Hodgkin-Lymphom

■■ Definition

Das maligne Non-Hodgkin-Lymphom (NH-Lymphom) des Knochens ersetzt den alten Namen **Retikulosarkom**, da es die gleichen histologischen und zytologischen Veränderungen und Typen aufweist wie das NH-Lymphom des lymphatischen Apparates und der anderen Organe. Histologisch besteht das maligne NH-Lymphom aus dicht liegenden, mittelgroßen Zellen, die entsprechend dem Typ und dem Malignitätsgrad unterschiedliche Grade von Zell- und Kernpolymorphie aufweisen. Typisch ist die reichliche Produktion von Retikulumfasern, an welchen die Zellen aufgereiht sein können.

■■ Epidemiologie

Etwa 5% betreffen das Gesichtsskelett, wobei der Unterkiefer etwas häufiger betroffen ist. Möglicherweise ist das männliche Geschlecht vermehrt befallen. Alle Altersklassen zwischen 10 und 80 Jahren sind betroffen, mit einer Spitzeninzidenz zwischen 32 und 44 Jahren.

■■ Symptomatik

Die wichtigsten **Symptome** sind Schmerzen, daneben Schwellung, Parästhesien und Zahnlockerungen. Auch Zahnwurzelresorptionen können auftreten.

■■ Therapie, Prognose

Aufgrund ihres langsamen Wachstums können die NH-Lymphome, die auf den Kiefer beschränkt sind, mit Resektion und

postoperativer Radiatio behandelt werden, u. U. mit adjuvanter Chemotherapie. Bei multifokaler Ausbreitung ist eine Kombination von Radio- und Chemotherapie indiziert. Bei Befall der regionären Lymphknoten kommt die Neck dissection in Frage. Das unifokale NH-Lymphom soll mit einer 5-Jahres-Überlebensrate von 44% eine bessere Prognose als das multifokale mit 23% haben. Da allerdings 10 Jahre nach abgeschlossener Therapie noch Rezidive beschrieben werden, sind diese Angaben eher skeptisch zu beurteilen.

> **In Kürze**
>
> **Kiefersarkom**
> Unterkiefer als Prädilektionsort. Osteosarkom (häufigster maligner Knochentumor), Fibrosarkom, Ewing-Sarkom, malignes Non-Hodgkin-Lymphom (Retikulosarkom).
> **Symptomatik:** unspezifisch, Schmerzen, Schwellung, Parästhesien.
> **Therapie:** radikale chirurgische Entfernung, d. h. sicher weit im Gesunden, Ewing-Sarkom äußerst strahlenempfindlich.

3.2.5 Tumoren der Speicheldrüsen

Die Tumoren der Speicheldrüsen sind in ihrer Struktur sehr vielfältig. Sie sind, bezogen auf ihre Histogenese, von hoher Variabilität und zeichnen sich durch eine hohe Differenzierung im Hinblick auf ihre Dignität aus.

■■ Ätiologie und Pathogenese

Virusinduzierte Tumoren zeigen im histologischen Baumuster Ähnlichkeiten mit pleomorphen Adenomen (Mischtumor). Eine Viruslatenz in den Speicheldrüsen ist bei der Zytomegalie und dem Epstein[4]-Barr[5]-Virus nachgewiesen worden. Ob dieser Befund allerdings in kausaler Beziehung zu undifferenzierten Parotiskarzinomen steht, ist noch eine offene Frage. Weiterhin wird eine vorausgegangene Strahlenexposition als ursächlicher Faktor für eine spätere Tumorbildung in den Speicheldrüsen diskutiert. Hinweise sind die hohe Frequenz von Speicheldrüsentumoren bei Überlebenden der Atombombenexplosionen in Japan, die Häufung von Speicheldrüsentumoren nach Bestrahlungen der Kopf-Hals-Region und das simultane Vorkommen von Schilddrüsen- und Speicheldrüsenkarzinomen im Kindesalter nach Strahlenbehandlung.

Pathogenetisch müssen Indifferenzzonen mit hoher regeneratorischer Potenz überwiegend als Ausgangspunkt einer Tumorbildung in den Speicheldrüsen angesehen werden. Hierzu gehören der terminale Gangabschnitt mit den Schaltstück- und Myoepithelzellen. Speziell bei Entzündungen oder Gangobstruktionen lässt sich die besondere proliferative Po-

---

4 Michael A. Epstein, Pathologe, Virologe, Bristol, geb. 1921.
5 Murray L. Barr, Anatom, Ontario, geb. 1908.

tenz dieser Speicheldrüsenregion beobachten. Zu den speziellen Tumorformen dieser Region gehören adenoid-zystische Karzinome und epithelial-myoepitheliale Gangkarzinome. Eine Ausnahme bilden die Azinuszellkarzinome, wobei auch bei dieser Tumorform duktuläre Strukturen zum Bauprinzip gehören, so dass eine Ableitung aus dem terminalen duktalen Gangabschnitt mit zusätzlicher azinärer Differenzierung diskutiert wird.

■■ Histopathologische Klassifikation

Die Einteilung der Speicheldrüsentumoren beruht auf der WHO-Klassifikation (1991), wobei die Hauptgruppe durch die epithelialen Speicheldrüsentumoren gebildet wird. Zu den übrigen Tumorformen gehören die nicht epithelialen (mesenchymalen) Tumoren (z. B. Hämangiome, Lymphangiome, Lipome, Neurinome, Sarkome), periglanduläre Tumoren, maligne Lymphome und Tumormetastasen. Die Häufigkeitsverteilung der einzelnen Tumorarten geht aus ◘ Tab. 3.6 hervor.

■■ Lokalisation

Hinsichtlich der Lokalisation ergibt sich folgende Verteilung: 80% Gl. parotis, 10% Gl. submandibularis, 1% Gl. sublingualis, 9% kleine Speicheldrüsen (5% Gaumendrüsen, 1,5% Lippendrüsen, 1% Wangendrüsen, je 0,5% Zungen-, Mundboden- und sonstige kleine Speicheldrüsen). Von klinischer Relevanz ist die Tatsache, dass der Anteil maligner Tumoren in der Gl. parotis ca. 20% beträgt, in der Gl. submandibularis und den kleinen Speicheldrüsen dagegen 45%.

■■ TNM-Klassifikation

Nach den Empfehlungen der UICC (1987) gilt für die malignen Tumoren nach der 4. Revision der TNM-Klassifikation folgende Einteilung:

Klassifikation der Speicheldrüsentumoren
- T1: Tumor 2 cm in größter Ausdehnung
- T2: Tumor 2–4 cm in größter Ausdehnung
- T3: Tumor 4–6 cm in größter Ausdehnung
- T4: Tumor >6 cm in größter Ausdehnung

Zusätzlich werden die Lymphknoten in den N-Kategorien und die Fernmetastasen in den M-Kategorien erfasst.

Unter **lokaler Ausbreitung** ist die klinische oder makroskopische Infiltration von Haut, Weichteilen, Knochen oder Nerven zu verstehen. Der lediglich mikroskopische Nachweis gilt nicht als Klassifikationsmerkmal. Die Bestimmung der T-Kategorien erfolgt anhand der klinischen Untersuchung und bildgebender Verfahren (Sonographie, Szintigraphie, CT, MRT).

 Cave
Keines der bildgebenden Verfahren kann bei einem Tumorverdacht eine histologische Gewebeuntersuchung (Probeexzision) ersetzen.

◘ **Tab. 3.6** Häufigkeitsverteilung der Speicheldrüsentumoren im Speicheldrüsen-Register 1965–1989 (n = 4836 Fälle)

Tumorart	n	n	%	n	%
Benigne epitheliale Tumoren				3171	65,8
Pleomorphe Adenome		2209	45,8		
Monomorphe Adenome		962	20,0		
– Zystadeno-lymphome	688				
– Speichelgang-adenome	191				
– Basalzelladenome	54				
– Sonstige Adenome	29				
Maligne epitheliale Tumoren				1266	26,0
Azinuszellkarzinome		134	2,7		
Mukoepidermoid-karzinome		256	5,3		
Adenoid-zystische Karzinome		186	3,8		
Adenokarzinome		185	3,8		
Karzinome in pleomorphen Adenomen		258	5,3		
Plattenepithel-karzinome		95	2,0		
Sonstige Karzinome		152	3,1		
Nichtepitheliale Tumoren				222	4,5
Periglanduläre Tumoren und Metastasen				167	3,5
Unklassifizierbare Tumoren				10	0,2
Insgesamt				4836	100,0

Benigne epitheliale Speicheldrüsentumoren
Pleomorphes Adenom
■■ Epidemiologie

Das pleomorphe Adenom ist die **klassische Speicheldrüsengeschwulst** (Mischtumor). Seine Häufigkeit wird im Speicheldrüsenregister in Hamburg mit 45,8% angegeben, im Parotisbereich ist er etwa zu 80% vertreten. Die Feststellung eines Tumors an der Ohrspeicheldrüse bei einem Patienten mittleren Lebensalters (Häufigkeitsmaximum 40–60 Jahre) wird am ehesten ein pleomorphes Adenom vermuten lassen. Männer und Frauen sind gleich häufig betroffen.

3

▪▪ Symptomatik

Die Anamnese ergibt ein langsames, zunächst unbemerkt abgelaufenes Wachstum. Die Tumorentdeckung ist nicht selten zufällig. Der Patient fühlt sich im Allgemeinen kaum verunsichert, zumal Warnsymptome wie Schmerzen, Beeinträchtigung des N. facialis oder Kaubeschwerden auch in fortgeschrittenen Stadien fehlen. In Abhängigkeit von der unterschiedlichen Tumorgröße ist das einzige Symptom die äußerlich erkennbare Geschwulst, die eine **Veränderung der Gesichtssymmetrie** verursacht.

Der Tastbefund ergibt einen solitären, derben, verschieblichen, mitunter höckerigen Knoten unterschiedlicher Größe, der meist am unteren Parotispol lokalisiert ist. Oberflächlich gelegene Tumoren lassen sich gut abgrenzen, tiefer gelegene kaum. Sehr große Tumoren können bis weit hinter den Unterkieferast ziehen (sog. **Eisbergtumoren**) und eine enge Lagebeziehung zur A. carotis interna eingehen.

▪▪ Diagnostik

Eine präoperative Diagnostik zur Dignität des Tumors ist nicht erforderlich, es sei denn, der Patient zeigt Symptome, die an der Gutartigkeit Zweifel aufkommen lassen. Die Diagnose wird deshalb in der Regel durch histologische Schnellschnittuntersuchung gestellt. Bei etwa 3–5% der pleomorphen Adenome wird eine maligne Transformation beobachtet. Zweckmäßigerweise spricht man von der **Entstehung eines Karzinoms in einem pleomorphen Adenom**. Das neu entstandene Karzinom kann die Struktur eines Adenokarzinoms, eines adenoid-zystischen Karzinoms, eines Plattenepithelkarzinoms oder eines undifferenzierten Karzinoms zeigen.

> ❱ **Wichtigstes Symptom für die differenzialdiagnostische Abgrenzung gegenüber einem gutartigen Parotistumor ist die partielle oder totale Fazialisparese. Deshalb muss stets die Fazialisfunktion überprüft werden.**

▪▪ Therapie

Therapeutisch wird in der Gl. parotis die **Tumorexstirpation** durch **konservative Parotidektomie (totale Entfernung der Ohrspeicheldrüse bei Erhalt des N. facialis) oder durch segmentale Drüsenentfernung (laterale Parotidektomie)**, im Bereich der Gl. submandibularis oder Gl. sublingualis die **Totalexstirpation** der Speicheldrüse und schließlich die großzügige Umschneidung des Tumors vorgenommen, wenn dieser innerhalb der kleinen Speicheldrüsen auftritt.

Die Rezidive nach einem pleomorphen Adenom resultieren fast immer daraus, dass z. B. im Ohrspeicheldrüsenbereich keine totale konservative Parotidektomie vorgenommen wurde. Als Operationsfolge nach Parotidektomie ist das sog. **Frey-Syndrom** mit 20–30% als häufigste Komplikation zu nennen. Dieses ist mit Schweißdrüsenabsonderungen, Hautbrennen und Hautrötungen in der Regio parotidea verbunden. Als Synonym wird dieses Erscheinungsbild in der Literatur auch als **Aurikulotemporalissyndrom** oder **gustatorisches Schwitzen** beschrieben.

Monomorphe Adenome

▪▪ Definition, Einteilung

Im Gegensatz zu den pleomorphen Adenomen sind die monomorphen Adenome durch einen relativ gleichmäßigen zellulären Aufbau und durch das Fehlen eines mukoiden oder chondroiden Stromas gekennzeichnet. Man unterscheidet folgende Tumorformen:

- Zystadenolymphome (Whartin-Tumoren)
- Speichelgangadenome
- Basalzelladenome
- Sonstige Adenome (Onkozytome, Talgdrüsenadenome, hellzellige Adenome, Myoepitheliome und duktale papilläre Adenome)

▪▪ Symptomatik

Klinisch unterscheiden sich die monomorphen Adenome in ihrem Verhalten nicht wesentlich von den pleomorphen Adenomen.

Zystadenolymphom

▪▪ Epidemiologie

Die **Zystadenolymphome** machen über 70% der monomorphen Adenome aus und entstehen bevorzugt bei Männern (ca. 90%) jenseits des 50. Lebensjahres. Pathogenetisch wird eine Entstehung dieser Tumoren aus Parenchymeinschlüssen in Lymphknoten diskutiert. Eine bilaterale oder multiple Tumorbildung ist in ca. 10% der Fälle bekannt, auch eine Koinzidenz mit anderen Parotistumoren ist möglich.

▪▪ Symptomatik

In der Anamnese der **Zystadenolymphome** wird ein schmerzfreies, langsames Wachstum angegeben. Sie sind meist am unteren Parotispol lokalisiert, gut begrenzt und können mit einer lateralen Halszyste oder Lymphknotentuberkulose verwechselt werden.

▪▪ Diagnostik

Die **Diagnose** wird durch intraoperative histologische Schnellschnittuntersuchung gestellt, von der Schnittfläche der exstirpierten Geschwulst fließt ein dickrahmiges, grau-braunes bis gelbliches Sekret ab, nach dessen Entleerung die zystische Beschaffenheit des Tumors deutlich wird.

▪▪ Therapie

Therapeutisch wird auch hier die totale Speicheldrüsenentfernung bei Erhalt des N. facialis empfohlen.

> ❱ **Eine maligne Umwandlung des Tumors ist praktisch unbedeutend oder irrelevant.**

Speichelgangadenome

Die Speichelgangadenome bilden die zweithäufigste Gruppe und finden sich in fast 20% aller monomorphen Adenome. 70% sind in der Gl. parotis lokalisiert, 30% in den kleinen Speicheldrüsen (insbesondere in der Oberlippe).

Maligne epitheliale Speicheldrüsentumoren

▪▪ Einteilung

Im Sinne einer stufenweisen Malignitätsskala unterscheidet man: Azinuszellkarzinome, Mukoepidermoidkarzinome, adenoid-zystische Karzinome (hoch differenzierter glandulärer Typ und solider Typ), Adenokarzinome, Karzinome in pleomorphen Adenomen, Plattenepithelkarzinome sowie sonstige Karzinome (undifferenzierte Karzinome).

▪▪ Symptomatik

> Die malignen epithelialen Speicheldrüsentumoren fallen im klinischen Bild nicht nur durch eine z. T. dramatische Volumenzunahme auf, sondern auch durch frühzeitigen Ausfall oder Schwäche des N. facialis.

Neurologische Sensationen werden im Versorgungsgebiet des N. lingualis bei Befall der Gl. sublingualis und Gl. submandibularis durch Sensibilitätsstörungen angegeben.

▪▪ Diagnostik

Die Diagnose erfolgt in der Regel histologisch am fixierten Präparat nach vollständiger Exstirpation des Tumors.

> **❗ Cave**
> Eine Probeexzision gefährdet den N. facialis und kann zu Vernarbungen führen, die die anschließende Tumoroperation behindern.

Eine präoperative Beurteilung der Dignität scheint auch mithilfe der MRT möglich zu sein. Ist die Diagnose eines malignen Speicheldrüsentumors gesichert, muss ggf. in einem 2. Eingriff unter Einbeziehung der gesamten Drüse lokal nachreseziert und eine Neck dissection angeschlossen werden.

Für die verschiedenen Karzinome gelten in Bezug auf klinische Eigenheiten und therapeutische Gesichtspunkte unterschiedliche Besonderheiten.

Azinuszellkarzinom

Das Azinuszellkarzinom kommt überwiegend in der Gl. parotis vor. In 25% der Fälle werden Metastasen in den abführenden Lymphwegen beobachtet. Zu 2/3 sind Frauen betroffen. Die häufigeren hoch differenzierten Tumoren weisen eine insgesamt bessere Prognose auf als die niedrig differenzierten.

▪▪ Therapie

Da der Tumor kaum strahlensensibel ist, sollte neben der Parotidektomie immer eine Neck dissection erwogen werden. Besteht eine enge Lagebeziehung des Tumors zu einem Ast des N. facialis, sollte der entsprechende Nervenanteil reseziert und evtl. sofort mit einem autogenen Nerventransplantat (z. B. vom N. suralis) rekonstruiert werden.

Mukoepidermoidkarzinom

▪▪ Einteilung, Epidemiologie

Das Mukoepidermoidkarzinom wird ebenfalls in eine gering differenzierte und eine hoch differenzierte Form unterteilt. Der Grad der Differenzierung bestimmt in starkem Maße die

Prognose: Sie ist bei hoch differenzierten Tumoren (low grade type) wesentlich besser als bei gering differenzierten (high grade type). Bei der hoch differenzierten Tumorform kommt es bei langsamerem Wachstum nur selten zu Metastasen, Rezidiven und einer Infiltration des N. facialis.

Mukoepidermoidkarzinome sind häufig in den kleinen Speicheldrüsen, insbesondere am **Gaumen** lokalisiert. Die hoch differenzierte Form kommt bevorzugt beim weiblichen Geschlecht vor. Relativ häufig sind diese Tumoren beim jüngeren Menschen anzutreffen.

▪▪ Therapie

Die Therapie richtet sich nach dem Grad der Differenzierung des Tumors. Bei der häufigeren hohen Differenzierung kann meistens der N. facialis geschont und auf eine Neck dissection verzichtet werden. Bei geringerer Differenzierung ist ein radikales operatives Vorgehen angezeigt. Die Radikalität schließt u. U. auch die totale Entfernung des N. facialis mit möglicher Rekonstruktion ein. Daneben muss die Neck dissection durchgeführt werden. Die gleichzeitige Nervenrekonstruktion erfolgt auch dann, wenn post operationem eine Strahlentherapie geplant ist.

Adenoid-zystisches Karzinom

▪▪ Definition

Das adenoid-zystische Karzinom (früher Zylindrom) ist einer der ungewöhnlichsten Tumoren im Speicheldrüsenbereich, der völlig zu Unrecht bisher als semimaligne bezeichnet wurde.

> Trotz eines vielfach jahrelangen Krankheitsverlaufs und eines scheinbar relativ gutartigen histologischen Bildes zeigt dieser Tumor alle Kriterien einer hoch malignen Geschwulst.

Adenoid-zystische Karzinome befallen bevorzugt das weibliche Geschlecht, wobei ca. 70% der Tumoren in den kleineren Speicheldrüsen, hier v. a. am Gaumen, lokalisiert sind.

▪▪ Symptomatik

Eine besondere Eigenart des adenoid-zystischen Karzinoms ist seine Ausbreitung entlang der **Nervenscheiden** und des perivaskulären Gewebes. Insbesondere der N. facialis und N. auricularis magnus dienen als Leitschienen für das weitere Vordringen des Tumors, so dass Fazialisparese und Schmerzen zu den Frühsymptomen auch eines kaum tastbaren adenoid-zystischen Karzinoms gehören.

▪▪ Therapie, Prognose

Sein Wachstum kann nur in Ausnahmefällen dauerhaft beherrscht werden, so dass es auch bei radikalem therapeutischem Vorgehen zu **Rezidiven** kommt, die in den meisten Fällen erst nach **jahrelangem Intervall** auftreten. Während die 5-Jahres-Überlebensraten noch mit 70–75% angegeben werden, liegen die 10-Jahres-Überlebensraten dagegen bei unter 30%. Ein weiteres, wichtiges Merkmal des adenoid-zystischen Karzinoms ist seine Neigung zu **hämatogener Metastasierung**, speziell in die Lunge. Bei genügend langer Beobachtungszeit führt daher dieser Tumor fast in allen Erkrankungsfällen zum Tode. Zu betonen ist, dass pulmonale Metastasen über mehrere Jahre hinweg relativ symptomarm bleiben können.

Therapeutisch ist eine operative Radikalität mit möglichst umfangreicher Resektion des benachbarten Gewebes, insbesondere von Nerven und Gefäßen, wahrscheinlich nur in der Initialphase sinnvoll und zweckmäßig. Diese radikale Tumorexstirpation sollte mit einer postoperativen Radiotherapie kombiniert werden, wobei zunehmend eine Neutronenbestrahlung und perkutane Radiatio bis zu 80 Gy empfohlen werden.

Übrige Karzinome der Speicheldrüsen

Darunter sind die Karzinome der Speicheldrüsen zu nennen, die sich klinisch ebenso wie die vorbeschriebenen malignen epithelialen Tumoren bemerkbar machen und den gleichen Therapiekriterien unterliegen. Wenn es Alter und Allgemeinzustand des Patienten erlauben, sollte neben der radikalen Tumorresektion eine Neck dissection erfolgen. Wegen der relativ guten Strahlensensibilität ist eine Nachbestrahlung indiziert.

In Kürze

Tumoren der Speicheldrüsen
Mischtumoren, vorausgegangene Strahlenexposition, meist Gl. parotis und Gl. submandibularis, TNM-Klassifikation nach Ausdehnung und lokaler Ausbreitung.
- **Benigne epitheliale Speicheldrüsentumoren:** monomorphe (Whartin-Tumoren u. a.) und pleomorphe Adenome. Veränderung der Gesichtssymmetrie, Eisbergtumoren, histologische Schnellschnittuntersuchung (Prüfung der Fazialisfunktion als Abgrenzung zum malignen Tumor).
  Therapie: Tumorexstirpation bei Erhalt des N. facialis, Komplikation: Frey-Syndrom (gustatorisches Schwitzen).
- **Maligne epitheliale Speicheldrüsentumoren:** z. T. dramatische Volumenzunahme mit frühzeitigem Ausfall oder Schwäche des N. facialis (**Cave:** Probeexzision kann N. facialis gefährden); Azinuszellkarzinom, Mukoepidermoidkarzinom (v. a. am Gaumen), adenoid-zystisches Karzinom (maligne Ausbreitung entlang der Nervenscheiden, Rezidive nach jahrelangem Intervall).
  Therapie: radikale Tumorentfernung und Neck dissection mit postoperativer Radiotherapie.

3.2.6 CUP-Syndrom, Metastasen ohne Primärtumor

> Unter dem »Cancer of Unknown Primary Site«-Syndrom (CUP-Syndrom) werden diejenigen Tumorerkrankungen zusammengefasst, bei denen nach Abschluss der primären Diagnostik nur Metastasen, jedoch kein Primärtumor gefunden wird.

■ ■ Epidemiologie

Nicht selten handelt es sich bei der Diagnose CUP-Syndrom somit um einen Zufallsbefund. Männer erkranken etwas häufiger als Frauen, wobei Inzidenz und Prävalenz dieser Erkrankung generell noch unterschätzt werden. Die Inzidenz wird offiziell mit 6–6,7/100.000 für Männer und mit 4–5,3/100.000 für Frauen angegeben. Der Erkrankungsgipfel bei der Diagnosestellung liegt im 6. Lebensjahrzehnt. Mit einer Prävalenz von 3–5% gehört das CUP-Syndrom dabei zu den 10 häufigsten Krebserkrankungen.

■ ■ Therapie, Prognose

Die meisten CUP-Patienten haben mit einer Lebenserwartung von weniger als 12 Monaten eine schlechte Prognose. Trotzdem ist es von großer Bedeutung, Patienten zu identifizieren, die bestimmten Subgruppen zugeordnet werden können und durch spezifische Therapien eine Option auf Langzeitüberleben oder sogar Heilung haben. Die Positronenemissionstomographie (PET) sowie die kombinierte PET/CT-Diagnostik, die die hohe Ortsauflösung und detailreiche Anatomiedarstellung der CT mit den hoch sensitiven Stoffwechselinformationen der PET kombiniert, können genutzt werden, um den Primärtumor oder bisher nicht bekannte weitere Metastasen zu lokalisieren. Eine Indikation zum Einsatz dieser Methode besteht auch dann, wenn eine lokalisierte Tumormanifestation vorliegt und weitere metastatische Absiedlungen vor Einsatz einer potentiell kurativen Behandlungsstrategie ausgeschlossen werden sollen.

Bei Patienten in einem guten Allgemeinzustand wird eine Zweierkombination aus einem Platin-/Taxanderivat gegenwärtig als Standard in der Erstlinien-Therapie angesehen. Alternativ kann bei schlechtem Allgemeinzustand eine Monotherapie mit Gemcitabin erwogen werden. In jüngster Zeit wurden die Behandlungsmöglichkeiten auch durch die Option der »Targeted Therapy«, also die zielgerichtete Anti-Tumor-Therapie, erweitert. Eine klinische Studie dokumentiert, dass sich das mediane Überleben von Patienten mit fortgeschrittenem CUP-Syndrom durch die kombinierte Behandlung mit dem Angiogenesehemmer Bevacizumab und dem Tyrosinkinasehemmer Erlotinib verlängert und die Ansprechrate auf eine platinbasierte Behandlung durch diese beiden Therapeutika gesteigert wird. In weiteren Studien soll geprüft werden, ob sich die Überlebenszeit der Patienten z. B. durch zielgerichtete molekulare Therapieansätze unter Verwendung von z. B. EGFR-Antikörper (Endothelium Growth Faktor Receptor) steigern lässt.

3.3 Lippen-Kiefer-Gaumen-Spalten (LKG-Spalten)

Synonyme: Cheiloschisis, Labium fissum, Labium leporinum, Gnathoschisis, Palatoschisis, Uranoschisis, Palatum fissum, Uranocoloboma.

> Als Entwicklungsanomalie auf genetischer Basis im Bereich der embryonalen Kopfanlage und der ersten beiden Viszeralbögen entstandene angeborene Fehlbildung (kraniofaziale Dysplasie).

▪▪ Häufigkeit

> **LKG-Spalten sind nach den Gliedmaßenfehlbildungen (Klumpfuß) mit einem Anteil von etwa 11–15% die zweithäufigste menschliche Fehlbildung.**

Allgemein kann festgestellt werden, dass die Frequenz von LKG-Spalten sich in den letzten 100 Jahren beinahe verdreifacht hat. Für Mitteleuropa und Skandinavien gilt heute eine Spaltfrequenz von 1:450 Geburten. Es fallen rassische Unterschiede auf, die Spaltfrequenz liegt bei den ostasiatischen Völkern (Chinesen und Japanern) bei 1:250, bei der schwarzen Bevölkerung Nordamerikas bei 1:2.500.

▪▪ Erbprognose

Der Erbgang von LKG-Spalten ist unregelmäßig dominant oder rezessiv. Aus großen Serien von Spaltpatientenkollektiven verschiedener Populationen wurden Risikoziffern für das Wiederauftreten von LKG-Spalten bei Verwandten eines Merkmalträgers ermittelt, wonach eine Prognose für das Wiederholungsrisiko für die Nachkommen gegeben werden kann. Das Risiko, dass phänotypisch gesunde Eltern ein zweites spaltbehaftetes Kind bekommen, ist mit maximal 4–5% Wahrscheinlichkeit anzusetzen. Dieses Risiko erhöht sich allerdings bei bereits 2 vorhandenen Spaltkindern auf 9%. Ist ein Elternteil mit einer Spaltbildung behaftet, dann besteht bereits bei dem 1. Kind ein Spaltrisiko ebenfalls von 4–5%. Ist das 1. Kind schon mit einer Spaltbildung belastet, erhöht sich das Risiko für weitere Schwangerschaften deutlich auf 13–14%. Das höchste Wiederholungsrisiko einer Spaltbildung besteht bei der männlichen Nachkommenschaft spaltbehafteter Mütter. Aufgrund familiärer Hinweise schwanken die Angaben zur Erblichkeit zwischen 15 und 33%.

▪▪ Ätiologie

Die Ätiologie der LKG-Spalten ist uneinheitlich und nach wie vor weitgehend ungeklärt. Es gilt als gesichert, dass sowohl Fruchtschädigungen als auch Genschäden eine kausale Bedeutung besitzen.

Multifaktorielles genetisches System (MGS)
Nach neueren genetischen Untersuchungen wird angenommen, dass ein multifaktorielles genetisches System (MGS) besteht, bei dem additive Polygenie und Exogenie gleichermaßen eine Rolle spielen. Diese Disposition wird durch schädigende Umwelteinflüsse begünstigt, die bei Feten z. B. einen Sauerstoffmangel bewirken können. Als schädigende Umwelteinflüsse werden u. a. chemische Noxen einschließlich Medikamente und Genussgifte (Nikotin und Alkohol), Virusinfektionen, ionisierende Strahlen, Stoffwechselstörungen sowie auch psychische Gründe angesehen. Es können auch sog. dysplastische Faktoren, wie Überreife des Eies, zu niedriges oder zu hohes Alter der Mutter sowie Störungen der Eierstockfunktion an der Entstehung von Spaltbildungen ursächlich beteiligt sein. Weiterhin sind Gametopathien mit Trisomien verschiedener Chromosomen bekannt. LKG-Spalten als Einzelsymptome solcher Trisomien findet man beim Edwards-, Langdon-, Down-, Lejeune- und Patau-Syndrom. Genlokusbestimmungen sind heute Teil intensiver Forschungen.

▪▪ Lokalisation

Lippen- und Kieferspalten liegen, da eine entwicklungsgeschichtliche Beziehung zum lateral des Nasenseptums gelegenen Nasenboden besteht, regelhaft **seitlich**. Deshalb ist auch die Bezeichnung »Hasenscharte« falsch, da lediglich die isolierten Gaumenspalten median liegen. Symmetrie im gespaltenen Gaumenteil besteht auch bei doppelseitiger LKG-Spalte. Mediane Lippen- und Lippen-Kiefer-Spalten sind extrem selten (Inzidenz 1,4–4,9 auf 100.000 Geburten).

▪▪ Pathogenese

Embryonale Entwicklung
Die Entwicklung des Gesichtes und später der Mundhöhle sowie des Gaumens vollzieht sich von der 4.–10. Embryonalwoche (◘ Abb. 3.33). Störungen des Mesenchymdurchbaus zwischen den Gesichtswülsten führen zu Gesichtsspalten. Zum einen handelt es sich um persistierende embryonale Spalten, also um Nichtvereinigung von Geweben (primäre Spaltbildungen), zum anderen um Ein- und Durchriss der eigentlich schon vereinigten Gewebsabschnitte (sekundäre Spaltbildungen). Je später die Hemmung der normalen Entwicklung einsetzt, umso mehr besteht die Chance einer schmalen oder rudimentären Spaltbildung. Zahnanlagen und Lippenrot werden zum gleichen Zeitpunkt in ihrer Entwicklung gestört, weil sie gleichermaßen auf die Labiodentogingivalleiste entwicklungsgeschichtlich zurückzuführen sind.

Im Bereich des Gaumens sind wahrscheinlich Hemmungsfehlbildungen relativ häufig. Im Bereich der Lippe findet man ausgeprägte morphologische Unterschiede bei verschiedenen Ursachen der Spaltentstehung. Klinisch erkennt man primäre Spaltbildungen an der größeren Spaltbreite und an dem bis zum Naseneingang durchlaufenden Lippenrot, bei den sekundären Spaltbildungen besteht eine geringere Spaltbreite, das Lippenrot endet bereits unterhalb des Naseneingangs. Bei den isolierten Gaumenspalten zeigt sich bei breiten Spaltbildungen eine mehr bogenförmig runde ventrale Begrenzung (primäre Spaltbildung) oder bei schmalen Spaltformen eine eher spitze ventrale Begrenzung (sekundäre Spaltbildung). Der isoliert mittelständige Vomer ist mehr oder weniger hypoplastisch und weist eine dünne Form auf. Die Zusammenhänge von Art und Zeitpunkt der Spaltentstehung sowie Schweregrad der Fehlbildung kann nach Pfeifer in teratologischen Reihen dargestellt werden. Danach liegt der kritische Zeitpunkt für die Entstehung von Lippenspalten zwischen der 5.–7. Embryonalwoche, für die Entstehung von Gaumenspalten am Übergang vom 2.–3. Embryonalmonat.

▪▪ Klassifikation und Symptomatik

Man kennt sehr verschiedene Erscheinungsformen und Schweregrade der LKG-Spalten, wobei sich im Hinblick auf die Ätiologie, Morphologie und letztlich auch die Therapie 2 große Gruppen von **Spaltformen** unterscheiden lassen: So unterteilt man in Lippen-Kiefer-Spalten ohne oder mit anschließender Gaumenspalte sowie die sich später entwickelnden isolierten Gaumenspaltformen nach ungestörter Lippen-Kiefer-Entwicklung.

Prinzipiell können die Spalten ein- und doppelseitig sowie total und partiell vorkommen. Daneben können Spaltanteile auch submukös bzw. subkutan vorliegen, es handelt sich dann um sog. verdeckte Spalten. Im Velum ist dabei die Muskulatur bei geschlossener oraler und nasaler Schleimhaut nicht vereinigt. Im Bereich des harten Gaumens besteht eine Knochen-

3

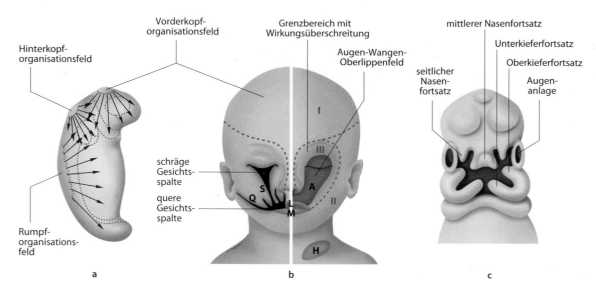

◻ Abb. 3.33 Entwicklung des menschlichen Kopfes und Gesichtes. **a** Induktionszentren und -bereiche mit Überschneidungen der Wirkungsgrenzen nach Holtfreter. **b** Embryonale Organisationsfelder und -grenzen (*I, II, III*) nach Pfeifer. Gebiete mit häufigen Entwicklungsstörungen (*A, H*) sowie Prädilektionszonen für Spaltbildungen (*L, M, Q, S*). *I* Vorderkopf-Organisationsfeld, *II* Hinterkopf-Organisationsfeld, *III* Grenzgebiet der Wirkungsüberschreitungen von I und II. *A* Augen-, Wangen- und Oberlippenfeld, *H* seitliches Halsfeld, *L* laterale Spaltformen der Oberlippe, *M* mediale Spaltformen der Ober- und Unterlippe, *Q* quere Gesichtsspalte, *S* schräge Gesichtsspalte. **c** Gesichtsentwicklung nach Töndury

◻ Tab. 3.7 Internationale Klassifikation der LKG-Spalten (Rom 1967)	
Gruppe 1	*Spaltformen des vorderen (primären) embryonalen Gaumens*
	Lippe rechts und/oder links
	Kiefer rechts und/oder links
Gruppe 2	*Spaltformen des vorderen und hinteren (primären und sekundären) embryonalen Gaumens*
	Lippe rechts und/oder links
	Kiefer rechts und/oder links
	Harter Gaumen rechts und/oder links
	Weicher Gaumen median
Gruppe 3	*Spaltformen des hinteren (sekundären) embryonalen Gaumens*
	Harter Gaumen rechts und/oder links
	Weicher Gaumen median
Gruppe 4	*Seltene Gesichtsspalten*
	Mediane Spalten mit oder ohne Hypoplasie (Aplasie) der Praemaxilla
	Schräge Gesichtsspalten (oroorbital)
	Quere Gesichtsspalten (oroaurikulär)
	Spalten der Unterlippe, der Nase oder andere seltene Spalten

spalte bei oraler und nasaler Schleimhautabdeckung. An der Lippe ist ebenfalls die Vereinigung der Muskulatur bei darüber geschlossener Haut und Schleimhaut unterblieben.

Zur internationalen Klassifikation (◻ Tab. 3.7). Sie besitzt eine embryologische Hauptgliederung und anatomische Unterteilung und geht auf die Ergebnisse einer Chirurgenkonferenz aus 50 Ländern in Rom im Jahre 1967 zurück. Dieses Schema gestattet besonders im Rahmen der modernen digitalen Dokumentation auch die Registrierung einer Vielzahl zusätzlicher Merkmale.

Bei den in Gruppe 4 aufgeführten seltenen **Gesichtsspalten** handelt es sich um atypische Lokalisationen, für die unterschiedliche Einteilungsprinzipien und Häufigkeiten mitgeteilt werden. Nach neueren Angaben muss in Relation zu den LKG-Spalten mit einer Inzidenz der seltenen Gesichtsspalten von 1,43–4,85 auf 100.000 Geburten gerechnet werden.

Sie bilden ein besonderes Arbeitsgebiet der **kraniofazialen Chirurgie** und können die kraniale Region oberhalb der Interorbitalebene ebenso betreffen wie die faziale Region unterhalb dieser Ebene. Durch Gesichtsspalten werden v. a. Orbitadystopien, insbesondere in Form des Hypertelorismus, verursacht. Gleichzeitig können ein Holoprosenzephalon und weitere Anomalien wie eine Polydaktylie oder renale und kardiale Fehlbildungen vorkommen. Auch direkte Bulbusfehlbildungen treten auf.

Begleitfehlbildungen

Begleitfehlbildungen bei LKG-Spalten sind keine Seltenheit. Gaumenspalten sind deutlich häufiger mit anderen und zumeist auch schwereren Defekten kombiniert als Lippen-Kiefer- und Lippen-Kiefer-Gaumen-Spalten, wobei diese nicht selten bei Syndromen beobachtet werden. Insgesamt sind etwa 250 Syndrome bekannt, bei denen LKG-Spalten obligat oder fakultativ als Begleitsymptom vorkommen. Die Häufigkeit zusätzlicher Fehlbildungen wird in der Literatur bei Lippen-Kiefer-Spalten zwischen 5 und 10%, bei LKG-Spalten zwischen 10 und 20% und bei den isolierten Gaumenspalten zwischen 20 und 40% angegeben. Vorwiegend werden Defekte des zentralen Nervensystems, der Extremitäten, der Augen und des Herzens beobachtet. Als Ursache für das gehäufte Vorkommen von weiteren Fehlbildungen wird die nahe beieinander liegende und aufeinander folgende Organdifferenzierung während der Organogenese angenommen, so dass die auslösenden Faktoren nicht selten mehrere Blasteme zugleich treffen.

▪▪ Therapie

> **Die Behandlung von Patienten mit LKG-Spalten ist ein sich über viele Jahre erstreckende Vorgang, bei dem das Ziel der Behandlung die vollständige anatomische und funktionelle Rehabilitation des Patienten sein muss.**

Die besten Voraussetzungen für das Erreichen eines möglichst optimalen Gesamtergebnisses sind heute in einem **interdisziplinären Spaltzentrum** gegeben, in dem ein Mund-, Kiefer- und Gesichtschirurg, Logopäde, HNO-Arzt, Kieferorthopäde, Pädiater sowie die Familie des Kindes ein therapeutisches Team bilden.

Interdisziplinäre Therapie

Das Hauptproblem der komplexen Therapie von LKG-Spalten ist die Entwicklung von Behandlungsmethoden, die zu einem optimalen Kompromiss zwischen den wichtigsten Rehabilitationszielen führen: gute Sprachfunktion, günstiges Wachstum und normale Ausbildung des Gesichtsschädels. Verständlicherweise werden die Behandlungserfolge in dem Behandlungszentrum am besten sein, wo die günstigsten Voraussetzungen für eine derartige Komplextherapie und damit für eine optimale interdisziplinäre Teamarbeit gegeben sind. Die Vertreter der genannten Fachdisziplinen haben nicht nur in gemeinsamer Abstimmung den Patienten während seiner Entwicklung zu überwachen, sie sind auch an der Festlegung der Operationstermine beteiligt, die das Ergebnis entscheidend beeinflussen können. Dabei muss berücksichtigt werden, dass der plastische Verschluss von LKG-Spalten am wachsenden Organismus erfolgt und deshalb alle chirurgischen Maßnahmen, abgesehen von anlagebedingten Wachstumsstörungen, u. U. narbenbedingte Deformierungen im Bereich des Oberkiefers und Mittelgesichtes hinterlassen können. Verständnis für die physiologische Schädelentwicklung, das Verhalten wachsender Gewebe sowie die zeitliche Entwicklung einer normalen Sprache müssen daher die Grundlage für das Vorgehen des Operateurs bilden.

> **LKG-Spalten und isolierte Gaumenspalten müssen sofort nach der Geburt einer frühkieferorthopädischen Therapie zugeführt werden.**

Dabei wird eine Gaumenplatte eingesetzt, die in vielfältigen Variationen bekannt ist und die Mund- und Nasenhöhle von-

einander trennt. Das erleichtert die Nahrungsaufnahme und drängt die Zunge aus ihrer Einlagerung im Bereich der Gaumenspalte in ihre normale Position. Daneben stimuliert diese mobile Platte die gespaltenen Oberkiefersegmente zu einem normgerechten Wachstum (präoperative kieferorthopädische Behandlung).

> **Die postoperative kieferorthopädische Behandlung ist bei totalen LKG-Spalten in allen Fällen notwendig. Sie setzt in der Regel nach Beginn der 2. Dentition ein, also im 8. oder 9. Lebensjahr.**

Operativer Zeitpunkt und Operationsverfahren müssen individuell nach Übereinkunft aller an der Behandlung beteiligten Spezialisten und der Eltern bestimmt werden. Meist wird es möglich sein, die Lippe zwischen dem 3.–6. Lebensmonat operativ zu verschließen.

Praxisbox

Lippenplastik

Die Anwendung der Lupenbrille oder des Operationsmikroskops ermöglicht dabei die notwendige Präparation und Umorientierung der feinen spaltnahen Muskelzüge sowie die subtile Naht selbst. Bei der Intubationsnarkose sind alle anästhesiologischen Besonderheiten des Säuglingsalters zu berücksichtigen. Der Säugling sollte nach Erhalt der Grundimpfung bei guter Gesundheit sein und ein Mindestkörpergewicht von 5 kg haben. Es gibt keinen zwingenden Grund, die Lippe unmittelbar nach der Geburt zu verschließen, da sich das Narkose- und Operationsrisiko nach einer gewissen Entwicklungsperiode ohne Zweifel verringert, so dass dem Säugling bei der Lippenplastik eine Ausdehnung des operativen Eingriffs auf den vorderen Kieferabschnitt mit Nasenbodenbildung bzw. bei doppelseitigen Spalten auf beide Lippenseiten ohne wesentliche Mehrbelastung zugemutet werden kann. Daneben lassen sich infolge Wachstumsfortschritt und Stabilisierung der Gewebe technische Details zum genannten Operationszeitpunkt exakter ausführen, so dass Primärergebnisse erreichbar werden, die in der Mehrzahl spätere Korrekturen überflüssig machen.

Grundsätzlich haben sich für die Lippenplastik gerade, winkelförmig sowie bogen- bzw. wellenförmig gestaltete Schnittführungen in der Hand des Erfahrenen gleichermaßen als geeignet erwiesen. Dies gilt nicht nur für die Primäroperation der Lippe, sondern auch für Sekundäreingriffe.

3

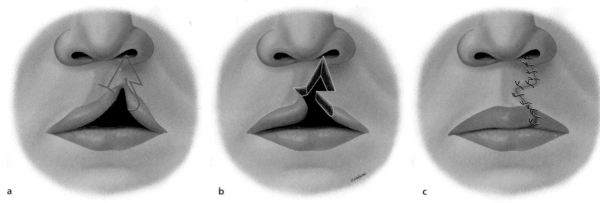

a   b   c

☑ **Abb. 3.34** Lippenplastik nach Tennison/Randall. **a** Aufgezeichnete Schnittführung mit dreieckigem Austauschlappen im lateralen Lippenstumpf. **b** Aufpräparierte Spalte mit erkennbarem Austauschprinzip. **c** Schichtweiser Wundverschluss

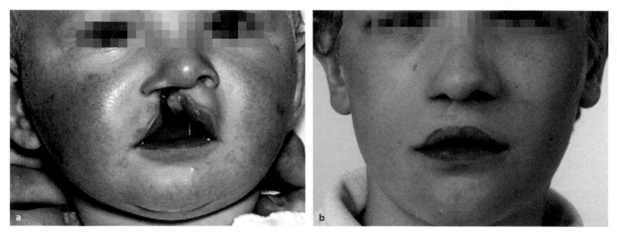

☑ **Abb. 3.35 a** Totale Lippen-Kiefer-Gaumenspalte rechts im Alter von 6 Monaten. **b** Ergebnis nach Lippenplastik in der Technik nach Tennison/Randall im Alter von 14 Jahren

---

Praxisbox

Lippen-Kiefer-Plastik

Im Alter von 3–6 Monaten erfolgt der operative Verschluss der Lippe, der Kieferspalte und unter Umständen gleichzeitig der Verschluss des vorderen Anteils des harten Gaumens. Verwendet wird bei einseitigen Spalten die modifizierte Technik nach Tennison und Randall (☑ Abb. 3.34, ☑ Abb. 3.35), die zu funktionell und ästhetisch guten Spätresultaten führt. Doppelseitige Totalspalten werden in der Technik nach Veau (☑ Abb. 3.36, ☑ Abb. 3.37) einphasig in einer operativen Sitzung verschlossen. Dieses Verfahren bringt die besten Voraussetzungen für notwendige spätere Korrekturen, da es sich auf den Lippenrotverlauf, die Stellung von Kolumella und der Nasenflügelansätze sowie die Ausformung einer ästhetisch günstigen Lippensymmetrie vorteilhaft auswirkt. Ist dieses Vorgehen bei breiten doppelseitigen Totalspalten nicht möglich, dann schließt man die noch offene Spaltseite im Abstand von etwa 6–7 Wochen (2-phasiges Vorgehen). Die totale einseitige ▼

oder doppelseitige Kieferspalte kann zusammen mit der Lippenplastik und der gleichzeitigen Bildung des vorderen Nasenbodens verschlossen werden. Der ein- oder zweischichtige Verschluss der Kieferspalte mit Nasenbodenbildung erfolgt in der Technik nach Veau und Axhausen (☑ Abb. 3.38), wobei lediglich Gewebe aus der unmittelbaren Spaltumgebung verwendet wird. Bei einseitigen Totalspalten sollte gleichzeitig mit der Lippenplastik auch der einschichtige Verschluss der Spalte im Bereich des vorderen Anteils des harten Gaumens mit einem kranial gestielten Vomerlappen erfolgen. Mit dieser Methode sind Restlöcher im anterioren Spaltbereich sicher zu vermeiden, während die Gefahr einer Schädigung des Oberkieferwachstums bei fortgesetzter postoperativer kieferorthopädischer Überwachung und Behandlung nur äußerst gering ist. Bezüglich des Operationszeitpunktes bei seltenen Gesichtsspalten gibt es keine festen Regeln, der Verschluss der Weichteile kann vielfach auch bereits ab dem 3. Lebensmonat erfolgen.

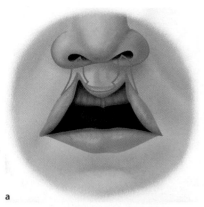
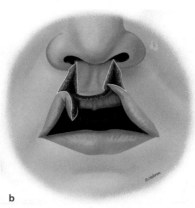
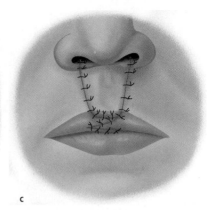

a b c

■ **Abb. 3.36** Lippenplastik bei einer doppelseitigen Lippenspalte nach Veau. **a** Aufgezeichnete Schnittführung. **b** Nach Aufpräparation der beidseitigen Spaltränder Bildung von lateral gestielten Schleim-hautläppchen. **c** Nach schichtweisem Wundverschluss bei einphasigem Vorgehen

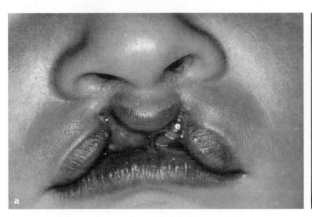

a b

■ **Abb. 3.37 a** Doppelseitige Lippenspalte im Alter von 6 Monaten. **b** Ergebnis nach einphasiger Lippenplastik in der Technik nach Veau im Alter von 2 Jahren

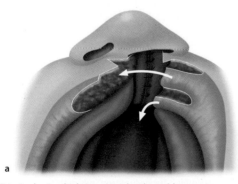
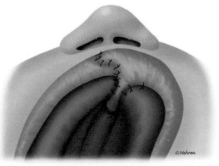

a b

■ **Abb. 3.38** Prinzip des 2-schichtigen Weichteilverschlusses einer Kieferspalte nach Veau/Axhausen. **a** Mukoperiostlappen vom Septum nasi und von der lateralen Kieferspalte bilden die nasale Schicht. **b** Überschüssige Lippenschleimhaut wird in den Spaltbereich eingeschlagen und für die orale Schicht verwendet

Das Ziel der **Gaumenplastik** ist, die pathologische Verbindung zwischen Mundhöhle und Nasenrachenraum anatomisch korrekt zu verschließen und günstige funktionelle Voraussetzungen für eine frühe und möglichst störungsfreie **Sprechentwicklung** zu schaffen. Hierbei spielt der Zeitpunkt der Gaumenplastik eine wesentliche Rolle, da die Diskrepanz zwischen einer möglichst frühen funktionellen Rekonstruktion und der Beeinträchtigung der Kiefer-Gesichts-Entwicklung besonders kompliziert ist. Daher finden einphasige Konzepte mit komplettem Verschluss der Gaumenspalte meist

3

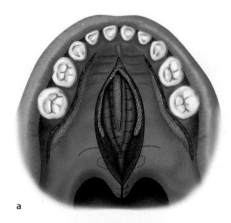

a

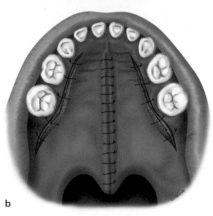

b

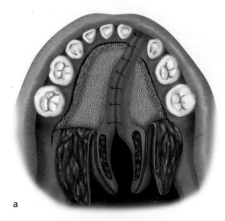

a

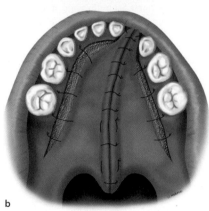

b

◨ **Abb. 3.39** Brückenlappenplastik nach Langenbeck/Ernst/Veau/Axhausen. **a** Die Brückenlappen sind umschnitten und mobilisiert, die nasale Schicht ist unter Verwendung der Vomerschleimhaut im Bereich beider Nasengänge gebildet. **b** Die Brückenlappen sind nach medial verlagert und bilden die orale Schicht. Die seitlichen Entlastungsschnitte sind im Hamulusgebiet locker austamponiert

◨ **Abb. 3.40** Prinzip der Stiellappenplastik in der Modifikation nach Pichler und Veau. **a** Beide Stiellappen sind von der knöchernen Unterlage abpräpariert, die Spaltränder im Velumbereich in ein nasales und ein orales Blatt aufgespalten. Die nasale Schicht im Bereich des harten Gaumens ist unter Verwendung der nasalen Schleimhaut geschlossen. **b** Die nach medial verlagerten Stiellappen bilden die geschlossene orale Schicht. Im Bereich der lateralen Entlastungsschnitte können Adaptationsnähte zur Sicherung gelegt werden

spätestens bis zum 12. Lebensmonat bzw. 2-phasige Verfahren mit Beginn am vorderen harten Gaumen zusammen mit der Lippen-Kiefer-Plastik und endgültigem Verschluss der Restspalte im Bereich des hinteren harten und vollständigen weichen Gaumens ebenfalls bis spätestens zum 12. Lebensmonat mit nachgewiesenen optimalen Sprechentwicklungen berechtigterweise eine breite Anwendung.

> **Praxisbox**
>
> **Gaumenplastik**
> Der häufigste Gaumenverschluss wird nach den Prinzipien der Brückenlappenplastik (◨ Abb. 3.39) oder Stiellappenplastik (◨ Abb. 3.40) oder ihrer Kombination somit im Alter von etwa 9–12 Monaten bei isolierten vollständigen oder unvollständigen Gaumenspalten sowie einseitigen oder doppelseitigen Totalspalten durchgeführt. Nach
> ▼

Rücklagerung der Gaumenweichteile erfolgt zur Verbesserung der anatomisch-funktionellen Gestaltung des weichen Gaumens die Bildung der intravelaren Myoplastik nach Kriens. Hierbei wird nach Lösung der falschen Insertion des M. levator veli palatini und dessen Transposition zur Mitte eine geschlossene Muskelschlinge rekonstruiert. Die so gebildete intakte »Levatorschlinge« führt zu einer normalen Tubenfunktion und damit zu einer Reduzierung der Ohrerkrankungen beim Spaltpatienten.

Isolierte Velumspalten werden im Alter von 9–10 Monaten in einer modifizierten Brückenlappentechnik mit Verlängerung der nasalen Schicht durch Z-Plastiken operiert, einschließlich der intravelaren Myoplastik. **Submuköse Gaumenspalten** werden ebenfalls im Alter von 9–10 Monaten ausschließlich nach der Brückenlappentechnik mit intravelarer Myoplastik verschlossen. Die Indikation zur Operation ist dabei gegeben, wenn die Diagnose durch den anatomischen und funktionellen Befund eindeutig zu stellen ist.

Kieferspaltosteoplastik Die knöcherne Überbrückung des Kieferspaltes mit autogenen Spongiosaspänen oder Spongiosa-compacta-Blöcken, die in der Regel vom Beckenkamm oder der Kinnregion entnommen werden, stellt heute eine nicht mehr wegzudenkende Bereicherung der Behandlungsmöglichkeiten zur Rehabilitation von Spaltpatienten dar. Die altersbezügliche Terminologie unterscheidet (Konsensuskonferenz München 1992):

- Primäre Osteoplastik für frühzeitige Knocheneinpflanzung im Gebiss der 1. Dentition
- Sekundäre Osteoplastik für Knocheneinpflanzung im Wechselgebissalter vor dem Eckzahndurchbruch
- Tertiäre Osteoplastik für Knocheneinpflanzung im permanenten Gebiss

---

Praxisbox

Kieferspaltosteoplastik

Die Operationstechnik besteht in der Bildung des Nasenbodens, Überbrückung der knöchernen Spalte mit dem autogenen Knochentransplantat und der oralen Deckung mit einem vestibulären Schleimhautperiostlappen. In der aktuellen Spaltchirurgie wird überwiegend die sekundäre Kieferspaltosteoplastik vor Durchbruch und Einstellung der Eckzähne im Alter von etwa 8–10 Jahren durchgeführt. Neben der Stabilisierung der Oberkiefersegmente, dem gleichzeitigen sicheren Verschluss von Restspalten bzw. Restlöchern und der Verbesserung der knöchernen Unterlage für Lippe und Nasenflügel auf der Spaltseite, besteht die Möglichkeit des Durchbruchs der spaltseitigen bleibenden Zähne ins Transplantat. Bei gleichzeitiger kieferorthopädischer Behandlung kann so eine geschlossene Zahnreihe erreicht werden. Zahnlücken, die durch fehlende seitliche Schneidezähne bedingt sind, können mithilfe kieferorthopädischer Behandlung nach sekundärer Osteoplastik oder enossaler Zahnimplantate geschlossen werden. Es handelt sich somit um ein Verfahren, mit dem die vollständige dentale Rehabilitation des Spaltpatienten erreicht werden kann.

Korrekturoperationen Ein tiefer Mundvorhof ist eine Voraussetzung für die gute Funktion der Oberlippe. Adhäsionen am Zwischenkiefer oder Einengung durch Schleimhautlappen sollten sobald als möglich durch eine **Vestibulumplastik** behoben werden.

Doppelseitige Lippenspalten sind durch einen zu kurzen Nasensteg charakterisiert (Doggen- oder Schafsnase). Um das knorpelige Nasengerüst im Wachstum nicht zu behindern, kann eine **Nasenstegverlängerung** vorgenommen werden. Dieser Eingriff lässt sich gut mit der Vestibulumplastik etwa im 5.–6. Lebensjahr kombinieren. Erhebliche Entstellungen der Oberlippe sollten ebenfalls vor der Einschulung korrigiert werden.

> **Die Lippenkorrektur erspart den Kindern psychische Belastungen in der Schule.**

Geringgradige Unzulänglichkeiten im Bereich der Lippe lassen sich in einer Sitzung mit der Nasenstegverlängerung beseitigen.

Sprechstörungen

Verbleiben trotz intensiven logopädischen Unterrichts Sprechstörungen, kann eine sprechverbessernde Operation Abhilfe schaffen. So sind für die Beseitigung einer velopharyngealen Insuffizienz die Velopharyngoplastik nach Sanvenero/Rosselli mit einem kranial gestielten Pharynxlappen sowie neuerdings evtl. auch die sog. Levatorplastik, bei der der M. levator veli palatini mit kaudalen Anteilen des M. longus capitis rekonstruiert wird, geeignet. Aus sprechfunktionellen Gründen sollten diese Operationen spätestens im 6.–7. Lebensjahr zur Anwendung kommen, wenn der intensive logopädische Unterricht nicht zum Ziel führt.

Nasendeformitäten

Häufig treten während des Wachstums Nasendeformitäten auf. Die erforderliche Nasenkorrektur sollte deshalb nicht vor dem 16. Lebensjahr vorgenommen werden, um Störungen am wachsenden Knorpel- und Knochenskelett der Nase zu vermeiden. In jedem Fall sollte die Korrektur der äußeren Nase in der gleichen Sitzung mit einer angezeigten Septumkorrektur kombiniert werden. Bei erheblicher funktioneller Beeinträchtigung der Nasenatmung ist eine Septumkorrektur auch zu einem früheren Zeitpunkt in Erwägung zu ziehen.

Dysgnathien

Skelettale Form- und Lageanomalien der Kiefer, sog. Dysgnathien, bei denen eine alleinige kieferorthopädische Behandlung nicht Erfolg versprechend ist, werden durch Umstellungsosteotomien des Ober- bzw. Unterkiefers oder beider Kiefer gemeinsam (bimaxillär) operativ beseitigt.

Am Ende der Gesamtrehabilitation des Spaltpatienten steht die definitive kieferorthopädische oder implantatgetragene prothetische Versorgung evtl. vorhandener Zahnlücken. Während des Wachstums können Zahnlücken durch Anbringen von Zähnen an herausnehmbaren kieferorthopädischen Apparaturen oder durch Interimsbrücken provisorisch geschlossen werden.

▪▪ Prognose

Indizes zur Wachstumsprognose von Spaltbildungen sind nicht erstellt. Unter Berücksichtigung üblicher Richtlinien der Therapie sind die Aussichten auf gute funktionelle, ästhetische und psychische Ergebnisse günstig. Die Voraussetzungen für eine gute Sprache sind schon während der 1. Lebensjahre zu schaffen. Die Prognose einer psychisch ungestörten Entwicklung ist dann günstig, wenn neben guter Sprechfunktion auch ein gutes ästhetisches Ergebnis schon vor der Einschulung des Kindes erreicht wird.

3

Lippen-Kiefer-Gaumen-Spalten
Kraniofaziale Dysplasie, zweithäufigste menschliche Fehlbildung, unregelmäßiger Erbgang, multifaktorielles genetisches System. Spalten ein- und doppelseitig, total und partiell, sog. verdeckte Spalten, Gesichtsspalten, Begleitfehlbildungen.
Therapie: komplexes Behandlungskonzept über viele Jahre, interdisziplinäres Spaltzentrum (LKG- und Vestibulumplastik, Korrekturoperationen, Nasenstegverlängerung). Ziel: optimaler Kompromiss eines ungestörten Sprech- und Lautbildungsvermögens sowie günstiges Wachstum und normaler Ausbildung des Gesichtsschädels.

3.4 Unspezifische pyogene Infektionen

3.4.1 Allgemeines

Entzündungen des Mund-, Kiefer- und Gesichtsbereiches, die ihren Ursprung in Erkrankungen der Zähne und des Zahnhalteapparates (odontogen) haben, bedürfen eines wohlabgestimmten **therapeutischen Konzeptes,** damit dem Patienten auf schnellstem Wege geholfen werden kann (Schmerzlinderung), der Zeitpunkt für die unterschiedlichen Maßnahmen richtig gewählt wird, Folgeerkrankungen und bedrohliche Ausweitung des Entzündungsprozesses vermieden werden und durch die Wahl und richtige Anwendung adjuvanter therapeutischer Möglichkeiten (physikalische, Antibiotika- und Analgetikatherapie) die Heilungsphase unterstützt werden kann. Ätiologie, kausale Pathogenese sowie äußere und innere Krankheitsursachen sind der Hintergrund, vor dem die odontogene Infektion als Gesamterkrankung gesehen werden muss. Erst die Berücksichtigung auch des Krankheitsumfeldes wird im Einzelfall zu einem dauerhaften Therapieerfolg führen.

> ❯ Der therapeutische Grundsatz bei entzündlichen odontogenen Erkrankungen heißt im Fall einer eitrigen Einschmelzung: primäre chirurgische Entlastung des Abszesses (Inzision) mit Gewährleistung einer dauerhaften und suffizienten Abflussmöglichkeit für das entzündliche Exsudat (Drainage: ubi pus, ibi evacua!).

Gerade im Mund-, Kiefer- und Gesichtsbereich bringt die rechtzeitige Eröffnung eines entzündlichen Infiltrates, also die Inzision einer noch nicht eitrig eingeschmolzenen Erkrankung, in vielen Fällen eine merkliche Verkürzung der Krankheitsdauer, da bei gegebener Abflussmöglichkeit die Phase der Abszessbildung übergangen werden kann.

Ätiologie und Pathogenese

Häufig handelt es sich um **Mischinfektionen**, hervorgerufen durch normalerweise in der Mundflora vorhandene Aerobier und Anaerobier. Vorwiegend sind es:

- **Odontogene Infektionen** mit folgenden Ausgangsorten:
  - Retinierte, verlagerte und tote Zähne
  - Apikale Parodontitis
  - Wurzelreste
  - Zysten
  - Schleimhauttaschen bei erschwertem Durchbruch der Weisheitszähne (Dentitio difficilis)
  - Zähne im Bruchspalt
  - Extraktionswunden
- **Nichtodontogen bedingte Infektionen** entstehen durch:
  - Keimverschleppung bei Injektion mit unsteriler Kanüle
  - Infektion eines Hämatoms
  - Akute Sinusitis maxillaris
  - Lymphadenitis, infizierte Atherome und Epidermoidzysten
  - Furunkel
  - Pyodermien des Gesichts
  - Speicheldrüsenentzündungen
  - Bruchspaltostitis bei komplizierten Frakturen

Verlaufsformen unspezifischer pyogener Infektionen
- **Weichteilabszess** mit Abkapselung der Infektion
- **Phlegmone** (»eitrige Zellgewebeentzündung«): Infiltrierende, diffuse, flächenhafte Ausbreitung entlang Muskelfaserbündeln, Sehnen und Faszienblättern in benachbarte Logen des Mundbodens. Die heute seltene Phlegmone entwickelt sich bei ungenügender Abwehrkraft und hochvirulenten Keimen. Der Übergang einer abszedierenden in eine phlegmonöse Entzündung kann – iatrogen – auch dadurch verursacht werden, dass durch Traumatisierung des Gewebes bei einer Abszesseröffnung Keime in benachbarte Spalträume und Logen verschleppt werden. Daher Vorsicht beim Austasten der Abszesshöhle mit der Kornzange
- **Sepsis:** Einbruch hochvirulenter Keime in die venöse Blutbahn und Fortleitung in den Sinus cavernosus bei Eiterungen in der Lippe und Wange via V. angularis oder bei retromaxillärer Eiterbildung via Plexus pterygoideus

Klinisch-anatomische Vorbemerkungen

Die Klinik der odontogenen Abszesse ist durch den komplexen Aufbau des Gesichtsschädels erschwert. Die Schwierigkeit einer **exakten Lokalisierung** dieser Abszesse verleitet häufig dazu, die allein richtige Behandlungsart, nämlich die Inzision, zu umgehen und zum Schaden des Patienten Antibiotika zu verordnen. Akute Symptome, wie diffuse Wangenschwellung, Schläfenödem, Kieferklemme und beginnender Exophthalmus, lassen immer die gleiche Frage stellen:

> ❯ Von wo geht der Abszess aus und wo liegt er?

Die Beantwortung dieser Fragen erfordert spezielle anatomische Kenntnisse. Bekanntlich ist die Wand des Vis-

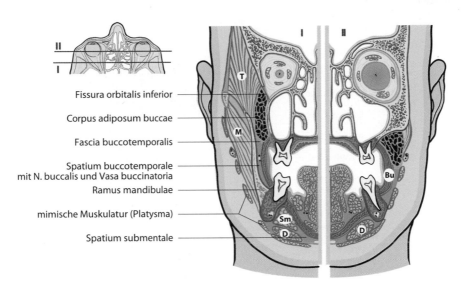

Fissura orbitalis inferior

Corpus adiposum buccae

Fascia buccotemporalis

Spatium buccotemporale
mit N. buccalis und Vasa buccinatoria

Ramus mandibulae

mimische Muskulatur (Platysma)

Spatium submentale

Abb. 3.41 Anatomie der Entzündungsräume im Gesichtsschädel (Frontalschnitt). Die linke Bildhälfte liegt frontaler als die rechte. Der mit der Hirnkapsel im Bereich der vorderen Schädelgrube verwachsene Gesichtsschädel bildet mit seinen sagittalen nasooralen Ansatzrohren des Pharynx den Beginn des Viszeraltraktes. Mangels einer echten somatischen Leibeswand liegt hier das Viszeralrohr an der Oberfläche und bildet zugleich auch die Körperwand.

Die Mundwand (Entstehungsort der Infektionen) umfasst das Cavum oris osseomusculare mit dem Spatium oris submucosum. Das außerhalb der Mundwand gelegene Periviszeralgewebe bildet am Mundboden das paarige Spatium submandibulare (die häufigste odontogene Abszesslokalisation) und das dazwischen liegende Spatium submentale, in dem direkt oder durch submandibuläre Fortleitung Abszesse entstehen können. Durch die Oberflächenfaszie dieser Logen wird das periviszerale Gewebe gegen die Subkutis deutliche abgegrenzt.

Seitlich des Mundraums, parabukkal und paraalveolär, wird das lockere Bindegewebe des Spatium periviszerale durch die oberflächliche mimische Muskulatur unterteilt und nur unvollständig gegen das Subkutangewebe begrenzt. Deshalb ist hier eine Abszessausdehnung bis in die Kutis möglich.

Weiter nach hinten (rechte Bildhälfte) befindet sich das Spatium paraviscerale orale zwischen dem Viszeralrohr und dem R. mandibulae (Spatium maxillomandibulare), und zwar in 2 übereinander liegenden und voneinander durch die Fascia temporobuccalis getrennten Räumen. Unterhalb dieser Faszie gelangt das parabukkale Gewebe in einen Raum, der den N. buccalis und die gleichnamige Arterie enthält. Bei einer eitrigen Dentitio difficilis kann dieses Gewebe einschmelzen und auf diesem Wege ein pterygomandibulärer Abszess entstehen.

In der oberen Etage des maxillomandibulären Raumes liegt der durch eine eigene Faszie isolierte Bichat-Wangenfettkörper, der sich nach aufwärts hinter der lateralen Orbitawand bis in die Fossa temporalis erstreckt. Der einheitliche, wenig vaskularisierte Fettkörper wirkt gegenüber einer entzündlichen Ausbreitung eher hemmend als begünstigend. Ist aber ein Einbruch in den Fettkörper erfolgt, dann ist dadurch die Abszedierung des Fettbindegewebes in der Orbita durch die Fissura orbitalis inferior möglich. *T* M. temporalis, *M* M. masseter, *D* M. digastricus, *Sm* Gl. submandibularis, *Bu* M. buccinator

zeralrohrs im Rumpf durch seröse Höhlen und periviszerales Gewebe beweglich von der somatischen Körperwand getrennt. Im Gesichtsschädel besteht eine derartige Trennung nicht, denn der viszerale Schädel selbst bildet den Beginn der Wand des Viszeralrohrs und ist zugleich auch Körperwand (**Abb. 3.41**, **Abb. 3.49**). Infolgedessen kann diese eine Wand z. B. von einem Mundhöhlenkrebs direkt durchwuchert und perforiert werden.

Ein ähnliches Verhalten könnte man bei odontogenen Abszessen erwarten. Die Klinik lehrt jedoch, dass äußerst selten Gesichts- und Halshaut akut einschmelzen und Spontandurchbrüche nach außen erfolgen. Der Grund dafür liegt einmal in der **örtlich begrenzt bleibenden Ausbreitung des Eiters** in der knöchernen Wand des Mundraums selbst (Ostitis, Osteomyelitis) unter Einbeziehung des submukösen Raums oder außerhalb der Mundwand in der perioralen Bindegewebeschicht unter der mimischen Muskulatur (**Abb. 3.41**).

Zum zweiten kann eine **Fortleitung über das Mundgebiet hinaus** erfolgen: Nach hinten zur Schädelbasis, zum Pharynx (**Abb. 3.42**) und in den Kaumuskelraum (**Abb. 3.43**), nach oben in Kieferhöhle und Orbita (**Abb. 3.41**, **Abb. 3.42**), nach unten in die Submandibularloge.

Wir unterscheiden demn ach **streng örtlich begrenzte und fortgeleitete Abszesse.**

Synopse der Abszesslokalisationen
Örtlich begrenzte Abszessformen:
— Im Mundraum
  – Subperiostaler und submuköser Abszess
  – Vestibulärer Abszess
  – Maxilloretroalveolärer Abszess (einschließlich Dentitio difficilis)
  – Gaumenabszess
  – Sublingualabszess
▼

3

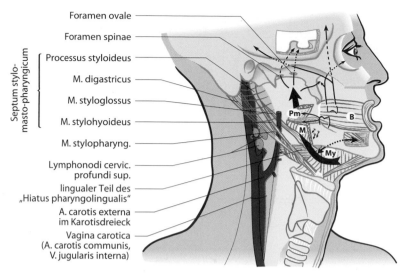

Foramen ovale

Foramen spinae

Processus styloideus

M. digastricus

M. styloglossus

M. stylohyoideus

M. stylopharyng.

Lymphonodi cervic. profundi sup.

lingualer Teil des „Hiatus pharyngolingualis"

A. carotis externa im Karotisdreieck

Vagina carotica (A. carotis communis, V. jugularis interna)

Septum stylomasto-pharyngicum

Abb. 3.42 Anatomie der paraviszeralen Entzündungsräume (*grün*). Laterale, paraviszerale Fläche des kraniozervikalen Viszeraltraktes mit seinem Skelett, der Maxilla, dem Corpus mandibulae und dem Hyoid. Der R. mandibulae (der paraviszeral gelegene Muskelhebel der Mandibula) und sein Muskeldoppelpolster sind zur Darstellung des masseterikomandibulären und pterygomandibulären Ausbreitungsraums quer durchtrennt.

Der kräftige *Pfeil* symbolisiert die häufigste fortgeleitete pyogene Infektion vom Spatium submandibulare in den parapharyngealen Raum. Von parapharyngeal aus kann eine weitere Ausbreitung erfolgen in den Hirnschädel, durch das Foramen ovale (Rete venosum) und das Foramen spinae, in die Fossa sphenopalatina durch die Fissura pterygomaxillaris.

Das Septum stylomastopharyngicum schließt den parapharyngealen Raum nach hinten dicht ab, so dass Eitereinbrüche in die Gefäßnervenscheide und in den retropharyngealen Raum äußerst selten sind. Aus diesem Grund kommt die Fortleitung in das Karotisdreieck fast nie in Betracht. Eine Eiterung in dieser Region ist in der Regel ein Lymphknotenabszess.

Im oralen Gebiet ist eine Ausbreitung des Eiters von submandibulär nach sublingual und umgekehrt möglich (*Doppelpfeil*).

Bei retromaxillärer Ansammlung des Eiters im »Fissurenwinkel« ist der Einbruch in die Orbita durch die Fissura orbitalis inferior, in die Fossa sphenopalatina (von hier aus in die mittlere Schädelgrube durch den Canalis rotundus und die Fissura orbitalis superior) und in die Fossa temporalis bzw. infratemporalis möglich. *B* M. buccinator, *My* M. mylohyoideus, *M* M. masseter, *Pm* M. pterygoideus medialis

---

— Außerhalb des Mundraums
  – Weichteilabszess
  – Perimandibulärer Abszess
  – Wangenabszess

Fortgeleitete Abszessformen:
— Kieferhöhlenempyem
— Nasenbodenabszess
— Orbitaabszess
— Submandibularabszess
— Parapharyngealer Abszess
— Retropharyngealer Abszess
— Abszesse im Kaumuskelraum
  – Pterygomandibulärer Abszess
  – Infratemporaler Abszess
  – Retromaxillärer Abszess
  – Masseterikomandibulärer Abszess

In Kürze

Unspezifische pyogene Infektionen im Mund-, Kiefer- und Gesichtsbereich
Eitrige Einschmelzung, Abszesse, Mischinfektionen: odontogene und nichtodontogene Infektionen, Weichteilabszess mit Abkapselung, Phlegmone (»eitrige Zellgewebeentzündung«), auch iatrogene Ausbreitung, Sepsis möglich.
Therapie: primär chirurgische Entlastung des Abszesses (Inzision) und anschließende Drainage (ubi pus, ibi evacua!).

3.4.2 Örtlich begrenzte Abszessformen

Im Mundraum
Subperiostaler und submuköser Abszess
■ ■ **Pathogenese**

Durchwandert ein entzündlicher Prozess von apikal, d. h. von der Wurzelspitze eines Zahns aus (**apikale Parodontitis**), die Gefäßkanäle des Knochens, dann tritt das anfangs seröse, später eitrige Exsudat unter das Periost (**subperiostaler Abszess**), hebt dieses unter starken Schmerzen vom Knochen ab

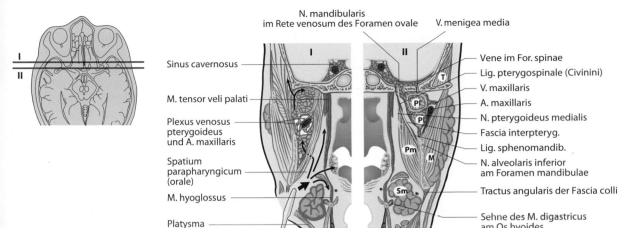

□ Abb. 3.43 Anatomie der Entzündungsräume. Frontalschnitt durch das Spatium craniovertebrale zwischen Gesichtsschädel und Wirbelsäule: Die beiden Kaumuskelräume beiderseits des Kraniopharynx unterhalb der mittleren Schädelgrube.

Die linke Bildhälfte liegt etwas frontaler als die rechte (Skizze). Von den beiden Schichten der Kaumuskulatur streben die oberflächliche (M. masseter und M. temporalis) nach außen, jochbeinwärts, und die tiefe (Mm. pterygoidei) nach medial zum Pterygoid. Zwischen den beiden Schichten liegt das Spatium pterygomandibulare mit dem N. lingualis, dem N. alveolaris inferior, der A. maxillaris und dem Plexus venosus pterygoideus mit der V. maxillaris.

Rechte Bildhälfte: Zwischen den beiden Pterygoidmuskeln erstreckt sich das Septum interpterygoideum mit seinen beiden Bandverstärkungen (dem Lig. pterygospinale Civinini und dem Lig. sphenomandibulare) von der Lingula mandibulae bis zum medialen Rand des Foramen ovale. Es bildet gleichsam eine mediale Leitebene für die beiden Hauptäste des N. mandibularis und für die Venen, die den Plexus pterygoideus durch das Foramen ovale hindurch mit dem Sinus cavernosus verbinden. Es begrenzt den »Kaumuskelraum« nach medial, da die mediale Faszie des M. pterygoideus medialis am Spatium parapharyngicum nur sehr dünn und locker gewebt ist. Der nasale Teil des Spatium parapharyngicum verbindet sich mit dem »Spatium interpterygoideum« oberhalb des Lig. pterygospinale entlang den Ästen des N. mandibularis zum M. pterygoideus medialis und zum Tensor veli palatini. Im oropharyngealen Teil trifft das para-

pharyngeale Bindegewebe durch den »Hiatus pharyngolingualis« (von Hochstetter) zwischen oberem und mittlerem Konstriktor auf das Spatium submucosum pharyngis im Bereich der Tonsille und Vallecula glossoepiglottica. Die Loge der Gl. submandibularis (und der kaudale Teil des Spatium parapharyngicum orale) ist nach oben nur unvollständig abgegrenzt durch den M. styloglossus. Hier, oberhalb der Submandibularloge, kann der retromandibuläre Teil der Parotis das Spatium parapharyngicum erreichen. Oberflächlich sind die beiden Speicheldrüsenlogen durch das Septum interglandulare mit dem Tractus angularis zwischen Kieferwinkel und Sternocleidomastoideus voneinander geschieden.

Linke Bildhälfte (etwas frontaler als die rechte): Submandibulärer Zugang zu allen Entzündungsräumen durch Eröffnung des kaudalen Teils des Spatium parapharyngicum, kranial von der Unterkieferspeicheldrüse, knapp am Unterrand des Unterkiefers: Kaudalwärts gekrümmter Pfeil in der Drüsenloge. Pfeil durch den »Hiatus pharyngolingualis« zur Tonsilla palatina. An der seitlichen Pharynxwand aufsteigender Pfeil im Spatium parapharyngicum orale und nasale bis zur Schädelbasis. Bajonettförmig gebogener Pfeil um den Vorderrand des M. pterygoideus medialis herum in das Spatium pterygomandibulare. Kraniale Pfeilgabel: Medial zum Spatium infratemporale und lateral zum Planum temporale. Sm Gl. submandibularis darüber M. styloglossum unter dem M. sternocleidomastoideus, Pm M. pterygoideus medialis, Pl M. pterygoideus lateralis, T M. temporalis, M M. masseter

und verursacht eine Nekrose. Breitet sich darauf der Eiter unter der Schleimhaut (Spatium submucosum) aus, so bildet sich ein **submuköser Abszess** (□ Abb. 3.44). Sein Symptom ist dann das merkliche Nachlassen des Schmerzes. Der Entleerungsraum für diese Abszessform ist die freie Mundhöhle. Für die Lokalisation wie auch für eine evtl. Ausbreitung des Prozesses entscheidend sind die Lage der Zahnwurzeln und die Ansatzstellen der Mundwandmuskulatur am Ober- und Unterkiefer. Die hier angeführten Abszesse liegen oralwärts dieser Muskelansätze.

■■ Symptomatik

Symptome der submukösen Abszesse:
- Extraoral: diffuse druckdolente Weichteilschwellung (kollaterales Ödem): Gespannte Haut und gelegentliche Temperaturerhöhung, evtl. Begleitlymphadenitis
- Intraoral: Vestibulum bzw. zirkumlinguale Furche verstrichen, angehoben, vorgewölbt. Später Fluktuation, gelegentlich Spontanperforation mit Fistelbildung in die Mundhöhle

Unter Berücksichtigung des Ausgangsortes der Infektion und der speziellen Symptomatik ergibt sich die Systematik (□ Tab. 3.8, auch □ Abb. 3.44).

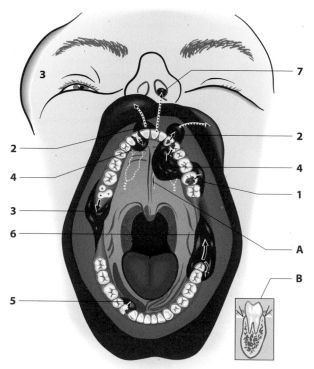

Abb. 3.44 Submuköse Abszessformen: *1* Vestibulärer Abszess im Molarengebiet. *2* Vestibulärer Abszess im Frontzahngebiet (rüsselförmige Oberlippe bei 21 und umschriebene Wangenschwellung mit Lidödem bei Ausbreitung in die Fossa canina, ausgehend von 13). *3* Maxilloretroalveolärer Abszess (Schläfenödem). *4* Gaumenabszess, ausgehend von 22 und palatinaler Wurzel 14. *5* Sublingualabszess (Schwellung der Plica sublingualis). *6* Dentitio difficilis (Schlupfwinkelinfektion bei nicht ganz durchgebrochenem Weisheitszahn). *7* Submuköser Abszess im Vestibulum nasi, ausgehend von einem apikalen Prozess an 11. *A* Paramedianschnitt bei Eröffnung des Gaumenabszesses (Schonung der A. palatina, deren Verlauf auf der linken Gaumenseite eingezeichnet ist), *B* (Insert): Schnittrichtung (auf den Knochen) bei Eröffnung eines submukösen Abszesses auf der lingualen wie vestibulären Seite

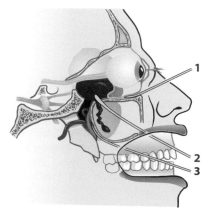

Abb. 3.45 Eröffnung des Orbita- und Retromaxillarabszesses: *1* infraorbital, *2* perantral, *3* Zugang hinter der Crista zygomaticoalveolaris bei Eröffnung eines Retromaxillarabszesses

■ ■ Therapie

❯ Therapeutisch ist zu achten auf: großzügige Inzision, besonders im Unterkieferbereich. Schnitt in Richtung auf den Alveolarfortsatz bis auf den Knochen und Ablösung des Periosts mit dem Raspatorium. Drainage mit gekürztem Absaugkatheter, Gummilasche oder Gazestreifen.

━ Bei **palatinalen Abszessen** erfolgt die Inzision nahe am Zahnfleischrand (paramarginal) oder knapp neben der Mittellinie (paramedial), evtl. mit gleichzeitig spindelförmiger Exzision, damit die Wundränder nicht verkleben.

━ Bei **sublingualen Abszessen** wird ebenfalls parallel zum Alveolarfortsatz inzidiert, sonst besteht die Gefahr der Verletzung größerer Gefäße und des N. lingualis.

Erst nach Abklingen der Entzündung wird die Ursache (beherdeter Zahn, Wurzelrest) beseitigt.

━ Beim **maxilloretroalveolär** gelegenen subperiostalen Abszess inzidiert man im Mundvorhof dorsal der Crista zygomaticoalveolaris bis zum Tuber maxillae unter Knochenkontakt (■ Abb. 3.45). Das Periost wird in Richtung Flügelgaumengrube abgehebelt und die Abszesshöhle mit der Kornzange gespreizt. Drainage mit gekürztem Absaugkatheter oder Gummirohr (5 mm Durchmesser) bzw. Gazestreifen.

Außerhalb des Mundraums begrenzte Abszesse
Perimandibulärer Abszess
■ ■ Pathogenese

Hier umgreift die Schwellung den Unterkieferkörper, so dass der Mandibularrand nicht mehr getastet werden kann. Der Prozess bleibt insofern lokalisiert, als der mandibuläre Ansatz der Fascia colli und der mimischen Muskulatur (einschließlich des Platysma) sowie das Drüsenlager der Submandibularloge einer diffusen Fortleitung entgegenstehen (■ Abb. 3.46). Dadurch kommen monströse Schwellungen zustande, die eine Mundbodenphlegmone vortäuschen können.

■ ■ Symptomatik

━ **Intraorale Symptome:** Kieferklemme; Vestibulum unauffällig und nicht druckschmerzhaft.

━ **Allgemeine Symptome:** Erhöhte Temperatur (38° C) ist stets ein Zeichen für das Vorhandensein von Eiter, BSG und Leukozytenzahl sind erhöht.

■ ■ Therapie

Therapeutisch wäre es in jedem Fall falsch, den Abszess ausschließlich mit Antibiotika behandeln zu wollen.

❯ Immer ist eine Außeninzision am tiefsten Punkt des Abszesses angezeigt, und zwar durch einen Schnitt etwa 2 Querfinger unterhalb des Unterkieferrandes (Cave: R. marginalis des N. facialis).

◻ Tab. 3.8 Abszesse im Mundraum

Lokalisation	Hauptsymptome und Gefahren
Vestibulärer Abszess im Molarengebiet	Schwellung der Wange von Ober- und Unterkiefer
Vestibulärer Abszess im Frontzahn- und Prämolarengebiet vom Oberkiefer (Fossa canina)	Rüsselförmige Oberlippe, verstrichene Nasolabialfalte und Unterlidödem. Im Mundvorhof umschriebene Schleimhautvorwölbung und Fluktuation
	Bei einem subperiostalen bzw. submukösen Abszess besteht im Allgemeinen keine Gefahr einer aszendierenden Thrombophlebitis der Gesichtsvenen
	Wichtig ist die Abgrenzung gegen eine Dermatitis oder einen Furunkel der Oberlippe und des Naseneingangs, da bei diesen beiden Infektionen immer die Gefahr der Sinus-cavernosus-Thrombose via Thrombophlebitis der subkutanen V. angularis besteht (◻ Abb. 3.47 zeigt die venösen Abflüsse von Nase und Lippen als Wege für Keimverschleppung)
Maxilloretroalveolärer Abszess (Weisheitszahngebiet) kranial von Vestibulum und eigentlicher Mundhöhle	Schläfenödem und Kieferklemme infolge – direkter Fortleitung in die Fossa infratemporalis sowie – indirekter Fortleitung durch den Plexus venosus pterygoideus via Foramen ovale in den Sinus cavernosus (Meningitis und Hirnabszess)
	Bei der Dentitio difficilis im Unterkiefer erfolgt eine submuköse Eiterung (Schlupfwinkelinfektion) unter der Schleimhautkapuze des nicht ganz durchgebrochenen Weisheitszahns (◻ Abb. 3.44)
Gaumenabszess von Molaren (palatinale Wurzel), Prämolaren, verlagerten Eckzähnen und 2. Inzisivus	Umschriebene paramediane Vorwölbung der Gaumenschleimhaut
Sublingualabszess (Frontzähne und Prämolaren)	Glasige ödematöse Schwellung der sublingualen Schleimhaut

Meist dringt schon beim Durchtrennen der Halsfaszie der Eiter hervor. Die Drainage der Abszesshöhle erfolgt mit 2 Gummirohren von 5 mm Durchmesser (Erregerbestimmung und Resistenzprüfung). Erst nach Eröffnung des Abszesses ist die antibakterielle Therapie sinnvoll, allerdings erübrigt sich in vielen Fällen eine Antibiotikatherapie. Am 2. postoperativen Tag fällt die Temperatur.

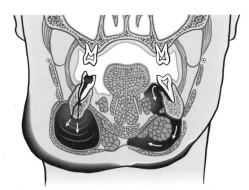

◻ Abb. 3.46 Links: submandibulärer Abszess, der durch Fortleitung aus dem Spatium sublinguale (submuköser Abszess) über eine Muskellücke des Diaphragma oris entstanden ist. Rechts: perimandibulärer Abszess, der unter Verdrängung und entzündlicher Infiltration von Periost, Faszie, Platysma sowie Speicheldrüse und M. mylohyoideus den basalen Abschnitt des Kiefers einbezieht

Es gibt Fälle mit 39–40°C Fieber und reduziertem Allgemeinzustand. Hier sind vor der Abszesseröffnung hohe Dosen eines Breitbandantibiotikums angezeigt, da es sich fast immer um eine Mischinfektion handelt.

❗ Cave
Jeder Versuch einer konservativen Behandlung mit Antibiotika führt zur Entwicklung eines monatelang torpid verlaufenden chronischen Infiltrats. Deshalb keine Anbehandlung mit Antibiotika. Nichtentleerter Eiter kann zur Osteomyelitis des Kieferknochens oder Ausbreitung in die benachbarten Logen führen.

Wangenabszess

■■ Pathogenese
Die Infektion geht häufig von Eckzähnen und Prämolaren des Oberkiefers aus. Der Eiter entleert sich in die Fossa canina und dringt durch die Lücke zwischen den Strahlen der mimischen Muskulatur in die Wange vor (paraviszeral, ◻ Abb. 3.41, Legende).

■■ Symptomatik
Extraorale Symptome überwiegen: Wange stark geschwollen, diffus gerötet und druckschmerzhaft. Differenzialdiagnose: Furunkel; nekrotischer »Pfropf« infolge Haarbalgentzündung (Sykosis) oder vorangegangener Impetigopustel (»Pickel«).

3

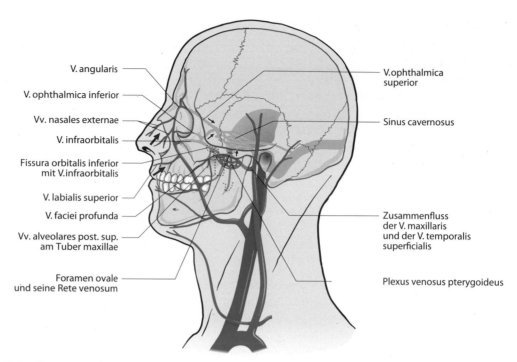

V. angularis

V. ophthalmica inferior

Vv. nasales externae

V. infraorbitalis

Fissura orbitalis inferior
mit V.infraorbitalis

V. labialis superior

V. faciei profunda

Vv. alveolares post. sup.
am Tuber maxillae

Foramen ovale
und seine Rete venosum

V.ophthalmica
superior

Sinus cavernosus

Zusammenfluss
der V. maxillaris
und der V. temporalis
superficialis

Plexus venosus pterygoideus

☐ Abb. 3.47 Das Venensystem des Gesichtsschädels als Ausbreitungsweg für entzündliche Prozesse (von Hochstetter). Fortleitung von Entzündungsprozessen im Bereich von Oberlippe, Wange, Nase sowie Oberkiefer, Tuber maxillae, Fossa pterygopalatina via Gesichtsvene und Plexus pterygoideus zum Sinus cavernosus. **Cave:** Da die Gesichtsvenen ohne Klappen sind, besteht die Gefahr, dass durch direkte Aussaat von infektiösem Material oder durch eine Thrombophlebitis eine Sinusphlebitis bzw. Sinusthrombose entsteht

> **❶ Cave**
> Sinus-cavernosus-Thrombose über Thrombophlebitis der V. angularis (☐ Abb. 3.47).

▪▪ Therapie

Zur Therapie wird dieser Abszess nicht von außen entleert, wozu die Hautrötung verleiten könnte, sondern vom Mundvorhof inzidiert. In ganz seltenen Fällen kommt eine Einschmelzung der Haut vor, und nur dann bietet sich die extraorale Stichinzision an. Die Gegeninzision vom Mundvorhof aus ist aber unerlässlich, ebenso die ausreichende Drainage.

> **In Kürze**
>
> **Örtlich begrenzte Abszessformen**
> ▪ **Im Mundraum:** subperiostaler und submuköser Abszess, vestibulärer Abszess, maxilloretroalveolärer Abszess (einschließlich Dentitio difficilis), Gaumenabszess, Sublingualabszess.
> ▪ **Außerhalb des Mundraums:** Weichteilabszess, perimandibulärer Abszess, Wangenabszess.
> **Symptomatik:** intraorale und allgemeine Symptome.
> **Therapie:** großzügige Inzision, keine Anbehandlung mit Antibiotika.

3.4.3 Fortgeleitete Abszessformen

In Fortführung der Abszesseinteilung, die sich aus der Schichtung des Mundbereichs und damit des Viszeraltrakts ergibt, unterscheiden wir subperiostal-submuköse Abszesse auch in der Kiefer- und Nasenhöhle (☐ Abb. 3.41). Die übrigen fortgeleiteten Abszesse liegen außerhalb der Wand des oronasalen Viszeraltraktes: Orbita, Submandibularloge, Kaumuskelraum und Spatium para- und retropharyngicum (☐ Abb. 3.41, ☐ Abb. 3.43). Nur an einer Stelle des oralen Viszeraltrakts, im Bereich des »Hiatus pharyngolingualis« (von Hochstetter), kann sich der Eiter durch die Wand hindurch ausbreiten, von sublingual in den paraviszeralen Raum und (seltener) auch umgekehrt (☐ Abb. 3.42).

Kieferhöhlenempyem
▪▪ Pathogenese

Nicht selten führen chronische Herde an den Wurzelspitzen der Molaren und Prämolaren oder in den Sinus dislozierte Zahnwurzeln nach einem Extraktionsversuch zu einer akuten **Sinusitis** mit Eiteransammlungen in der Kieferhöhle. Auch offene Verletzungen der Kieferhöhle und Fremdkörper (besonders Holzsplitter) kommen gelegentlich als ätiologischer Faktor in Betracht. Hingegen beobachtet man bei schwersten Gesichtsschädelverletzungen mit Zertrümmerung der Kieferhöhlenwände höchst selten ein Sinusempyem.

▪▪ Symptomatik

> ❯ Odontogene Kieferhöhlenempyeme sind fast immer einseitig, die rhinogenen sind häufig von einer Pansinusitis begleitet.

Gewöhnlich bestehen Fieberanstieg und Kopfschmerz. Druck- und Klopfempfindlichkeit zeigen sich v. a. bei einer bereits vorhandenen Periostitis der vorderen, fazialen Kieferhöhlenwand. Fortdauer des Fiebers und Steigerung der Schmerzen, Schwellung der Wange und Lidödem sind charakteristisch für dieses Stadium. Die Haut über der kranken Höhle ist gespannt, gerötet und stark druckempfindlich.

Ausbreitung Das Empyem kann in die Orbita durchbrechen und hier einen Orbitaabszess, eine Orbitaphlegmone mit Verdrängung des Bulbus, Chemosis und Lidödem hervorrufen.

> ❗ **Cave**
> Nach Fortleitung in die Stirn-, Siebbein- oder Keilbeinhöhle kann ein Durchbruch in den Hirnschädelraum erfolgen.

▪▪ Therapie

Bei jeglichem Übergreifen der eitrigen Entzündung auf die Nachbarschaft (Periostitis, Wangenödem, Orbitaphlegmone und drohende intrakranielle Komplikation) ist sofort in Narkose die breite **Eröffnung der Kieferhöhle** von der Fossa canina aus angezeigt. Durch einen breiten Mukosaschnitt im Vestibulum oris erfolgt die Trepanation der freigelegten Kieferhöhlenwand entweder mit Meißel oder Bohrer (◻ Abb. 3.45). Das Empyem wird abgesaugt, ein weicher Gummidrain eingelegt und am Wundrand festgenäht. Anfangs 2-mal tägliche Spülungen mit Betaisodona-Mund-Antiseptikum oder physiologischer NaCl-Lösung; schon prae operationem hochdosierte Antibiotikatherapie.

Nasenbodenabszess

▪▪ Pathogenese

Rarefizierende Ostitis als Folge eines Granuloms an der Wurzelspitze des 2. Inzisivus bewirkt Durchbruch des knöchernen Nasenbodens. Im Vestibulum nasi entsteht ein submuköser Abszess (◻ Abb. 3.44). Aus dem Granulom kann sich auch eine Zyste bilden, die zu einer allmählichen Vorwölbung des Nasenbodens (**Gerber-Wulst**) führt. Häufig wird der Zysteninhalt sekundär infiziert, so dass sich daraus ein Nasenbodenabszess entwickelt.

▪▪ Symptomatik, Diagnostik

Bei submukösem Abszess ist der Naseneingang gerötet und schmerzhaft. Häufig Spontaneröffnung und Fistelbildung. Vitalitätstest am Inzisivus negativ. Bei Gerber-Wulst eingeschränkte Nasendurchgängigkeit auf der betroffenen Seite. Bei Infektion des Zysteninhalts kommt es zu periodischem Eiterausfluss, weil nach Abnahme der Zystenflüssigkeit jedes Mal ein Spontanverschluss erfolgt. Das Röntgenbild bringt rasch Aufklärung.

▪▪ Therapie

Beseitigung der Ursache durch Sanierung oder Extraktion des schuldigen Zahns bzw. Zystektomie, ggf. Drainage.

Orbitaabszess

▪▪ Pathogenese

Eitrige Einschmelzung der Periorbita in der Spitzenregion (retrobulbär) entweder durch direkten Einbruch durch die Fissura orbitalis inferior (selten, weil diese membranös abgeschlossen ist; ◻ Abb. 3.41) oder indirekt durch die Fissura orbitalis inferior durch Keimverschleppung via V. alveolaris superior posterior, Plexus pterygoideus und V. ophthalmica inferior oder von vorn durch Oberlippen- und Nasenfurunkel via V. angularis und V. ophthalmica superior (◻ Abb. 3.47).

Ausgangsorte der Keimverschleppung sind vereiterte Nasennebenhöhlen, infizierte Alveolen der oberen Molaren post extractionem, eitrige Prozesse bei erschwertem Durchbruch oberer Weisheitszähne (◻ Abb. 3.42), hochverlagerte infizierte Weisheitszähne und retinierte Eckzähne, die unmittelbar unter dem Orbitaboden liegen. Bei indirekter Keimverschleppung auch phlegmonöse Entzündung möglich (orbitale Zellulitis, Periophthalmitis). Aus der Orbita heraus durch die Fissura orbitalis inferior kann Einbruch in die Anschlussräume Fossae pterygopalatina, infratemporalis und temporalis erfolgen. Dieser Weg ist jedoch selten, denn die derbe Membran der Fissura orbitalis inferior bildet eine starke Barriere.

▪▪ Symptomatik

Ödem beider Lider, Chemosis der Konjunktiven, Exophthalmus, Bewegungseinschränkung und Verlagerung des Bulbus (Einschränkung des Blickfelds), starker Druckschmerz über dem Bulbus. Zeichen einer beginnenden Sinus-cavernosus-Thrombose mit Meningitis und Übergreifen auf den Sehnerv.

Orbitaspitzensyndrom Paresen der Hirnnerven II (Zentralskotom, Gesichtsfelddefekte, Optikusatrophie), III (Ptosis des Oberlids), IV und VI (Doppelbilder), V_1 (Sensibilitätsstörung im Stirnbereich).

▪▪ Therapie

> ❯ **Frühzeitige Inzision**, um eine irreversible Schädigung zu verhindern. Fäulnisgeruch des Eiters (Mischinfektion) beruht immer auf einer odontogenen Ursache (◻ Abb. 3.45).

- **Infra- und/oder supraorbitale Abszesseröffnung:** Sorgsame Freilegung des lateralen Infra- und/oder Supraorbitalrandes unter Erhaltung des Septum orbitale. Eindringen mit dem Raspatorium zwischen Periorbita und Knochen in die Orbitaspitzenregion. Nachtastung mit einer kleinen Kornzange. Einlegen eines weichen Gummirohrs.
- **Perantrale Abszesseröffnung (Orbitotomie):** Von der vom Vestibulum oris her eröffneten Kieferhöhle aus wird der dorsale Anteil des Orbitabodens mit einer Präparierzange vorsichtig trepaniert. Drainage via Kieferhöhle mit weichem Gummirohr.

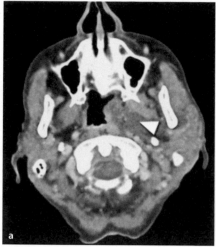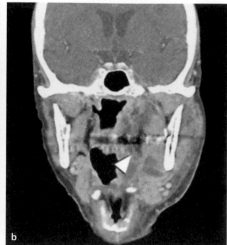

⬛ Abb. 3.48 a Ausgedehnter odontogener Parapharyngealabszess links (CCT axial). **b** Weichteilausdehnung im CCT koronar

Submandibularabszess

■■ Pathogenese

Der Submandibularabszess geht meist von unteren Molaren aus.

■■ Symptomatik

Pralle Vorwölbung im Bereich des Submandibulardreiecks ohne auffallende Rötung und Schmerzhaftigkeit. Unterkieferrand noch tastbar. Kieferklemme infolge kollateraler Mitbeteiligung des M. pterygoideus medialis. Schluckbeschwerden. Erhöhte Temperatur, keine Fluktuation.

■■ Differenzialdiagnose

Akute Speicheldrüsenentzündung (geringere Kieferklemme, eitriges Sekret aus dem Wharton-Gang), Lymphadenitis und Lymphdrüsenabszess (diffuse, schmerzhafte Schwellung und Rötung der Haut oder umschriebener, oberflächlich gelegener Abszess, Fluktuation), perimandibulärer Abszess (Kieferrand nicht tastbar).

■■ Ausbreitung

Die Ausbreitung (⬛ Abb. 3.42) erfolgt in das dorsokranial anschließende Spatium parapharyngicum orale und nasale. Selten erfolgt die Fortleitung nach vorn oberhalb des Mundbodens durch den »Hiatus pharyngolingualis« in die Sublingualloge oder unterhalb des Mundbodens nach vorn medial in die Submentalloge und von hier in den Submandibularraum der Gegenseite (fälschlich: Mundbodenphlegmone) sowie kranialwärts durch die Faszienlücke an der Durchtrittsstelle der Fazialisgefäße in die Wangenweichteile.

■■ Therapie

Prinzipiell genügt Außeninzision mit Eröffnung der Submandibularloge und großlumige Drainage.

Parapharyngealabszess

■■ Pathogenese

Fortgeleitete odontogene Eiterung aus dem Submandibular- und Sublingualraum, ferner direkter Einbruch eines Peritonsillarabszesses oder Invasion der Erreger auf dem Lymphwege.

■■ Symptomatik

Extraoral macht sich der aus einem Submandibularabszess fortgeleitete Parapharyngealabszess äußerlich durch keine zusätzliche Schwellung bemerkbar, weil er tief medial vom Unterkieferast liegt (⬛ Abb. 3.48a,b). Heftiger Druckschmerz bei Palpation medial vom Kieferwinkel.

Intraoral regelmäßig starke Kieferklemme infolge der Beteiligung der Mm. pterygoidei. Vorwölbung des vorderen Gaumenbogens; Schluckbeschwerden. Differenzialdiagnose: Tonsillenabszess (keine Kieferklemme, wenn Durchbruch in den Parapharyngealraum noch nicht erfolgt ist).

Ausbreitung Der parapharyngeale Raum (⬛ Abb. 3.42) ist der Treffpunkt der Ausbreitung odontogener und tonsillogener Eiterungen.

❶ Cave

Kommt es nicht zur Abgrenzung des Prozesses, entwickeln sich lebensbedrohliche Komplikationen durch Fortleitung aufsteigend zur mittleren Schädelgrube oder absteigend ins Mediastinum oder nach hinten in die Gefäßscheide und in den Retropharyngealraum.

■■ Therapie

Zuerst erfolgt Eröffnung des Spatium submandibulare, dann tastet man sich am Hinterrand des M. mylohyoideus vorbei und dringt kraniodorsal in den parapharyngealen Raum vor (⬛ Abb. 3.43), großlumige Drainage.

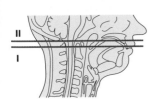

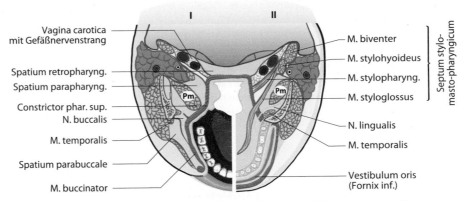

Abb. 3.49 Anatomie der Entzündungsräume im oralen Gesichtsschädel (Horizontalschnitt). Das Viszeralrohr, bestehend aus der Wand des Mundraums und des Oropharynx mit den Entzündungsräumen Kieferkörper und submuköses Füllgewebe.

Der paraviszerale Entzündungsraum außerhalb der Wand des Viszeralrohrs besteht aus dem perioralen, dem para- und dem retropharyngealen Bindegewebe, dem muskulofaszialen »Septum stylomastopharyngicum« und seine Eingliederung in die laterale Wand des Pharynx. Dahinter der Gefäßnervenstrang des Halses mit seinen septalen Verbindungen nach hinten lateral zum Vertebralmassiv und nach vorn medial zum Pharynx. Beide septalen Formationen trennen das Spatium retropharyngicum vom Spatium parapharyngicum.

Die Gl. parotis liegt zwischen der Styloidmuskulatur hinten und der Kaumuskulatur vorn. Das Septum stylomastopharyngicum

schirmt den Gefäßnervenstrang und das Spatium retropharyngicum gegen eine Infektion ab.

Linke Bildhälfte: Am lingualen Teil des »Hiatus pharygolingualis« (von Hochstetter) erfolgt beiderseits des M. pterygoideus medialis der Übergang in das Spatium oris submucosum sublinguale: medial aus dem Spatium parapharyngicum entlang dem M. styloglossus und lateral aus dem Spatium pterygomandibulare entlang dem N. lingualis.

Rechte Bildhälfte (kaudaler als die linke; Schnitthöhen ▶ Skizze): Der einheitliche Entzündungsraum (Spatium paraviscerale orale und Spatium parapharyngicum) und sein Zusammenhang mit dem Spatium pterygomandibulare entlang des N. buccalis. *Pm* M. pterygoideus medialis

Retropharyngealabszess

Dieser kommt sui generis kaum vor. Bemerkenswert ist auch die Seltenheit der Mitbeteiligung des retropharyngealen Raums bei den häufigen parapharyngealen Abszessen verschiedener Genese. Das Septum stylomastopharyngicum und die Gefäßnervenscheide schirmen das Spatium retropharyngicum vom Spatium parapharyngicum ab (■ Abb. 3.49).

▪▪ Therapie

Zugang entweder wie beim Parapharyngealabszess (■ Abb. 3.43) unter Vortastung bis zur Wirbelsäule oder bis zum Trigonum caroticum, wobei die Knochenzange kaudomedial der vom Mastoid und Styloid entspringenden Muskeln in das Spatium retropharyngeale gleitet, großlumige Drainage.

In Kürze

Fortgeleitete Abszessformen
Kieferhöhlenempyem: odontogen = fast immer einseitig; rhinogen = häufig von einer Pansinusitis begleitet. Fieber, Kopfschmerz (**Cave:** Durchbruch in den Hirnschädelraum, breite Eröffnung der Kieferhöhle).
Abszesse z. B. in Nasenboden, Orbita (Orbitaspitzensyndrom, Hirnnervenparesen), submandibular, parapharyngeal (Kieferklemme), retropharyngeal (**Cave:** lebensbedrohliche Komplikationen).
Diagnostik: klinische Untersuchung, Röntgen.
Therapie: Inzision und Abszesseröffnung.

3.4.4 Abszesse im Kaumuskelraum

Faszienlogensyndrom, Kieferklemme und Mittellinienabweichung

Der Kaumuskelraum liegt zwischen der Faszie des M. masseter und der Lamina fibrosa interpterygoidea, die sich an der lateralen Fläche des M. pterygoideus medialis von der lateralen Lamelle des Flügelfortsatzes zur Lingula mandibulae erstreckt (■ Abb. 3.43), so dass der M. masseter außerhalb des Kaumuskelraumes liegt. Im Raum selbst sind locker eingewoben: Der M. pterygoideus externus, die Vasa maxillaria und die Zweige des N. mandibularis, von denen der N. alveolaris inferior in den Canalis mandibulae eintritt und der N. lingualis zum Mundboden verläuft. Dieses lockere Bindegewebe fördert die Ausbreitung von Abszessen bis hinauf zum Planum infratemporale (Infratemporalabszess). Innerhalb des Kaumuskelraums unterscheiden wir 4 Abszesslokalisationen: die pterygomandibuläre, die infratemporale, die retromaxilläre sowie die masseterikomandibuläre.

Infratemporalabszess

▪▪ Symptomatik

Die äußere Begrenzung des Kaumuskelraums (■ Abb. 3.43) ist unnachgiebig. Ein entzündliches Ödem führt zu einer beträchtlichen Erhöhung des Gewebedrucks im Faszienraum. Der M. pterygoideus lateralis schwillt und seine dadurch folgende Verkürzung führt zu einem spontanen Vorschub des Kiefers und, da das Kieferköpfchen der gesunden Seite als Drehpunkt in der Gelenkpfanne bleibt, zu einer stereotypen

Verschiebung des Kinns zur gesunden Seite. Zugleich besteht eine **Kieferklemme**. Da auch die im Faszienraum befindlichen Mm. temporalis und masseter schwellen, kann in wenigen Tagen der Unterkiefer kaum mehr geöffnet werden.

> ❯ Zusammen sind also **Mittellinienabweichungen des Kinns und Kieferklemme** die Folge eines Faszienlogensyndroms und damit sicheres Zeichen für einen entzündlichen Prozess im Kaumuskelraum.

▪▪ Therapie, Prognose

Es gibt seltene Fälle von bleibender Kieferklemme, wenn Abszesse oder chronische entzündliche Infiltrate im Kaumuskelraum nicht genügend eröffnet und drainiert oder ausschließlich mit Antibiotika behandelt wurden. Unterbleibt nämlich die Druckentlastung durch Inzision, so entwickelt sich infolge des chronischen Ödems, der entzündlichen Infiltration und der gestörten Mikrozirkulation im Muskel eine interstitielle Fibrose, die zu einer bleibenden Kieferklemme führt.

▪▪ Differenzialdiagnose

Differenzialdiagnostisch von einem Faszienlogensyndrom abzugrenzen ist die Kieferklemme bei **tumoröser Infiltration** der Kaumuskeln und der Trismus als Frühsymptom eines **Tetanus**, der stets beidseitig ist.

Pterygomandibularabszess

▪▪ Pathogenese

Das Spatium pterygomandibulare liegt zwischen R. mandibulae und der schrägen Wand der Mm. pterygoidei. Hinter dem Tuber maxillae ist der Raum am breitesten.

- Fortgeleitete Infektion aus den angrenzenden Spatien, d. h. sublingual und submandibulär (◻ Abb. 3.42),
- von einer Unterkieferosteomyelitis fortgeleitete Markphlegmone in den Unterkieferast,
- aszendierende Infektion ausgehend von Molaren, insbesondere Weisheitszähnen (Dentitio difficilis und post extractionem),
- iatrogene Infektion eines Hämatoms nach Leitungsanästhesie.

▪▪ Symptomatik

- **Extraorale Symptome:** Druckschmerz auf der Innenseite des Kieferwinkels, Schluckbeschwerden; starke Kieferklemme (Mundöffnung höchstens 3–5 mm möglich), dabei deutliche Abweichung der Unterkiefermitte zur gesunden Seite. Im Spätstadium als Zeichen einer beginnenden Fortleitung in Richtung Schädelbasis (infratemporal) ödematöse Schwellung an der Schläfe.
- **Intraorale Symptome:** Schleimhaut des vorderen Gaumenbogens ödematös geschwollen.

▪▪ Differenzialdiagnose

Tonsillarabszess (keine Kieferklemme!).

▪▪ Ausbreitung

- Nach medial oberhalb des Lig. pterygospinale (Civinini) ins Spatium parapharyngicum (◻ Abb. 3.43),

- nach dorsal zwischen Collum mandibulae und Lig. sphenomandibulare entlang der A. maxillaris in die Parotisloge (höchst selten, da die Parotis eine starke Barriere darstellt),
- nach kranial in das Spatium infratemporale zwischen Planum infratemporale und dem M. pterygoideus lateralis und nach ventromedial in die Fossa pterygopalatina: In beiden Fällen besteht eine Schwellung der Schläfe.

Infratemporaler und temporaler Abszess

▪▪ Pathogenese

Das Spatium infratemporale liegt unmittelbar unter dem Planum infratemporale der Schädelbasis und setzt sich über die Crista infratemporalis in das Planum temporale fort (◻ Abb. 3.43). Als Folge eines fortgeleiteten Abszesses von kaudal aus dem Spatium pterygomandibulare, von vorn unten aus dem retromaxillären Raum und, seltener, von medial aus dem Spatium parapharyngicum.

▪▪ Symptomatik

Ein Schläfenödem (Ödem des M. temporalis) zeigt sich fast immer schon vor einer infratemporalen Eiterbildung. Erst Ödeme der Augenlider, Protrusio bulbi und Meningismus sind sichere Zeichen der Abszessbildung und einer diffusen Ausbreitung gegen die Fissura orbitalis inferior und das Foramen ovale. Starke Kieferklemme.

▪▪ Ausbreitung

- Retromaxillär über die Fissura orbitalis inferior und die Fossa sphenopalatina zur Orbita direkt kranialwärts in die Fossa temporalis,
- nach dorsokranial via Foramen ovale und Foramen spinae zur mittleren Schädelgrube,
- nach dorsal in das Spatium parapharyngicum (◻ Abb. 3.42).

▪▪ Therapie

> ❯ Bei beginnendem Schläfenödem ist die sofortige Eröffnung der Infratemporalregion angezeigt.

Dabei werden das Spatium parapharyngicum und das Spatium pterygomandibulare zwangsläufig mit eröffnet, von denen mindestens eines das Zentrum der Ausbreitung ist (◻ Abb. 3.43). Dabei ist die Inzision von der Schläfenregion aus wegen der Gefahr der Verletzung des N. facialis und ungünstiger Drainage nicht empfehlenswert. Nur bei einem Temporalabszess muss der Muskel oberhalb der Jochbogenwurzel breit freigelegt werden, jedoch mit einer zusätzlichen peroralen Gegeninzision der pharyngeal vorgeschalteten Räume.

Retromaxillärer Abszess

> ❗ Cave
> Dieser ist besonders gefährlich wegen seiner versteckten Lage, des schwierigen Zugangs und seiner Ausbreitung nach medial in die Fossa sphenopalatina und nach oben zur Schädelbasis sowie von dort in den Hirnschädel (◻ Abb. 3.42).

■■ Pathogenese

Ostitische Herde der oberen Molaren sind die häufigste Ursache der direkten Fortleitung. Seltener eine Sinusitis maxillaris oder Oberkieferosteomyelitis. Metastatisch fortgeleitete Eiterung ist via parapharyngeale Lymphgefäße oder venösen Plexus pterygoideus möglich (◘ Abb. 3.47).

■■ Symptomatik

Schläfenödem oder bereits derbes Infiltrat der Schläfe, Lidödem, Verengung der Lidspalte, hohe Temperatur und schlechter Allgemeinzustand.

> ❯ **Anzeichen einer Protrusio bulbi bedeuten stets, dass sich der Prozess in die Fossa sphenopalatina weiter ausbreitet.**

■■ Ausbreitung

Den N. maxillaris entlang nach hinten durch den Canalis rotundus und durch die Fissura orbitalis superior in die mittlere Schädelgrube sowie nach vorn durch die Fissura orbitalis inferior zur Orbitaspitze, schließlich kann der retromaxilläre Eiter nach vorn, entlang des M. buccinator, in die Wange einbrechen (◘ Abb. 3.42).

Praxisbox

Therapie des retromaxillären Abszesses

Die Eröffnung des Abszesses beginnt mit einem senkrechten Schnitt im Vestibulum oris hinter der Crista infrazygomaticoalveolaris (Crista infrazygomatica) und parallel zu ihr bis auf den Knochen des Corpus maxillae (◘ Abb. 3.45). Es ist wichtig, zur Vermeidung einer Verletzung des Corpus adiposum buccae und des Plexus venosus pterygoideus mit dem Raspatorium streng subperiostal zu bleiben.

Der tiefste Punkt des Abszesses liegt versteckt in der Fossa sphenopalatina und ist auf dem direkten Weg nicht immer erreichbar.

In solchen Fälle kann man von submandibulär, medial des Pterygoideus medialis, den Parapharyngealraum breit eröffnen und danach noch um den vorderen freien Rand des Muskels zwischen diesem und der Raphe pterygomandibularis (buccipharyngica) das Gebiet hinter dem Tuber maxillae erreichen (◘ Abb. 3.43). Im Kontakt mit dem Knochen dringt die Kornzange 2–3 cm kranialwärts vor und gelangt so sicher zur Fissura pterygomaxillaris, dem Eingang in die Fossa sphenopalatina. Soll das Spatium infratemporale mit eröffnet werden, tastet man sich noch bis zum Eingang der Fossa sphenopalatina vor. Von dort aus dreht man das Zangenende dorsalwärts und sucht Kontakt mit dem Planum infratemporale der Schädelbasis. Großlumige Drainagen und massive antibakterielle Therapie. Resistenzbestimmung.

Masseterikomandibulärer Abszess

■■ Pathogenese

Bei einer Dentitio difficilis dringt der Eiter subperiostal vom Trigonum retromolare direkt unter den Masseter (◘ Abb. 3.42). Selten entsteht ein Masseterabszess durch den Knochen hindurch aus einer apikalen Ostitis eines beherdeten 2. oder 3. Molaren.

■■ Symptomatik

Umschriebene derbe Schwellung über dem Kieferwinkel; auffallende Druckdolenz infolge starker Gewebespannung, starke Kieferklemme. In der Regel keine Ausbreitung.

■■ Therapie

Schnitt 2 Querfinger unterhalb des Kieferwinkels; längs der Halsfaszie dringt man mit stumpfer Schere bis zum Kieferrand und dann zwischen Masseter und Knochen vor, bis Eiter abfließt, dann großlumige Drainage.

In Kürze

Abszesse im Kaumuskelraum

4 Abszesslokalisationen: pterygomandibulärer Abszess, infratemporaler Abszess (lockeres Bindegewebe fördert die Ausbreitung), retromaxillärer Abszess (besonders gefährlich), masseterikomandibulärer Abszess.

Symptomatik, Diagnostik: Faszienlogensyndrom: Kieferklemme, Mittellinienabweichungen.

Therapie: Sofortige Inzision (schon bei beginnendem Schläfenödem) und (großlumige) Drainage.

3.5 Spezifische Infektion: zervikofaziale Aktinomykose

Definition

Die wichtigste granulomatöse Erkrankung im Kieferbereich ist die Kieferaktinomykose mit lokalen und generalisierten Erscheinungen und Neigung zur Bildung multipler Fisteln.

■■ Ätiologie und Pathologie

Aktinomykosen sind endogene, polymikrobielle Infektionskrankheiten, als deren Primärerreger oder Leitkeime verschiedene fakultativ anaerobe Aktinomyzetenarten fungieren. Die Ätiologie dieser Erkrankung und die Mikrobiologie ihrer Erreger, die jahrzehntelang durch Irrtümer und Unsicherheiten belastet waren, konnten inzwischen weitgehend geklärt werden. Dennoch können die Aktinomykosen im Einzelfall auch heute noch erhebliche diagnostische und v. a. auch therapeutische Probleme aufwerfen.

Der Erreger ist hauptsächlich der in der Mundhöhle als Saprophyt vorkommende **Actinomyces israeli** (grampositiv, anaerob), seltener andere Aktinomyzeten. Da den Aktinomyzeten gewebeaufschließende Fermente (z. B. Hyaluronidase)

3

fehlen, benötigen sie grundsätzlich ein sog. **Begleitkollektiv**, das aus aerob und anaerob wachsenden Bakterienarten gebildet wird. Eine besondere Stellung nehmen dabei Aktinobacillus actinomycetem comitans und Bacteroides-Arten ein. Die Aktinomykose ist durch die Ausbildung eines chronisch-entzündlichen Granulationsgewebes, das Fett speichernde Zellen und Actinomyces-Drusen enthält, gekennzeichnet. Bei der primär akuten Verlaufsform werden die Aktinomyzeten durch die sich rasch ausbreitende Mischinfektion in tiefere Regionen verschleppt. Nach Abklingen der akuten Symptome erfolgt der Übergang in ein chronisches Stadium.

> Begünstigend für die Auslösung sind Zahnextraktion, kariöses Gebiss, Schleimhautverletzungen und Kieferfrakturen.

■■ **Symptomatik**

Zu Beginn der Erkrankung kleine, flache, harte, meist schmerzhafte Schwellung unter der Schleimhaut (subperiostale und submuköse Abszesse). Später Einschmelzung, Fistelbildung und bretthart Infiltration der Weichteile; livide Verfärbung und narbige Einziehung der Haut.

Andere Regionen, wie Wange, Zunge, Pharynx, Speicheldrüsen, Schädelbasis, Meningen, Gehirn oder Mediastinum, können primär oder per continuitatem beteiligt sein. Es treten sogar metastatische Abszesse auf.

■■ **Diagnostik**

Die Diagnose erfolgt aufgrund der klinischen Symptomatik und des bakteriologischen Nachweises der Aktinomyzeten.

> Die Entnahme des Untersuchungsgutes muss unter sterilen Kautelen von extraoral erfolgen, eine Oxidationsschädigung der anaeroben Begleitflora ist durch Verwendung geeigneter Transportgefäße (Port-A-Cul) unbedingt zu vermeiden.

Der Nachweis von Actinomyces-Drusen erfolgt durch die **histologische Untersuchung** des Granulationsgewebes.

■■ **Prognose und Therapie**

Die Erkrankung dauert ggf. Monate oder Jahre, die Prognose hängt weitgehend von der Frühdiagnose ab. Bei Abszessen ist breite **Inzision mit Drainage** indiziert, um Retentionen zu vermeiden, die zu neuer Fistelbildung führen können. Bei hinreichendem klinischem Verdacht oder nach erfolgtem Aktinomyzetennachweis wird zusätzlich zur chirurgischen Intervention eine geeignete **Antibiotikatherapie** eingeleitet, vorzugsweise mit Aminopenizillin und Clavulansäure (Augmentan). Diese Präparate erfassen nicht nur alle pathogenen Aktinomyzeten, sondern auch die meisten wichtigen Begleitbakterien. Bei unkomplizierten Verläufen ist dann eine Behandlungsdauer von etwa 3 Wochen zu veranschlagen, bei Auftreten von Komplikationen auch länger. Zur Erhöhung der Penizillindosis kann zusätzlich zum Augmentan Ampicillin gegeben werden. Die Kombination von Aminopenizillinen mit Metronidazol oder Clindamycin verbreitert das Wirkungsspektrum. Nur in Einzelfällen, bei Anwesenheit resistenter Bacteroides-

Arten, können Cephalosporine wirksamer sein. Die Anwendung von Heterovakzinen und Iodiontophorese zur Behandlung der zervikofazialen Aktinomykose ist heute weitgehend verlassen worden.

Bei **Knochenaktinomykose**: Sequester durch Kürettage der Knochenhöhle entfernen; Antibiotikatherapie (wie oben angegeben).

In Kürze

Zervikofaziale Aktinomykose
Wichtigste spezifische Infektion im Kieferbereich, granulomatöse Erkrankung. Auslöser: Zahnextraktion, kariöses Gebiss, Schleimhautverletzungen, Kieferfrakturen.
Symptomatik: subperiostale und submuköse Abszesse, Fisteln, livide Verfärbung, narbige Hauteinziehung.
Diagnostik: Entnahme des Untersuchungsgutes unter sterilen Kautelen von extraoral (geeigneter Transport: Port-A-Cul).
Therapie: breite Inzision mit Drainage und Antibiotikatherapie (Aminopenizillin und Clavulansäure); Prognose hängt weitgehend von der Frühdiagnose ab.

Weiterführende Literatur

Härle F, Champy M, Terry BC (Hrsg) (1999) Atlas of craniomaxillofacial osteosynthesis – miniplates, microplates, and screws. Thieme, Stuttgart New York

Heberer G, Pichlmayr R (Hrsg) (1995) Kirschnersche allgemeine und spezielle Operationslehre, Bd. II. In: Hausamen JE, Machtens E, Reuther R (Hrsg) Mund-, Kiefer- und Gesichtschirurgie, 3. Aufl. Springer, Berlin Heidelberg New York

Horch HH (Hrsg) (2003) Zahnärztliche Chirurgie, Praxis der Zahnheilkunde, Bd. 9, 4. Aufl. Urban & Fischer, München Jena

Horch HH (Hrsg) (2007) Mund-Kiefer-Gesichtschirurgie, Praxis der Zahnheilkunde, Bd. 10, 4. Aufl, Urban & Fischer, München Jena

Naumann HH, Helms J, Herberhold C, Kastenbauer E (Hrsg) (1992) Oto-Rhino-Laryngologie in Klinik und Praxis, Bd. 2. In: Kastenbauer E (Hrsg) Nase, Nasennebenhöhlen, Gesicht, Mundhöhle und Pharynx, Kopfspeicheldrüsen. Thieme, Stuttgart New York

Neff A, Kolk A, Meschke F, Deppe H, Horch HH (2005) Kleinfragmentschrauben versus Plattenosteosynthese bei Gelenkwalzenfrakturen – Vergleich funktioneller Ergebnisse mit MRT und Achsiographie. Mund Kiefer Gesichts Chir 9:80–88

Pfeifer G (Hrsg) (1991) Craniofacial abnormalities and clefts of the lip, alveolus and palate. Interdisciplinary teamwork, principles of treatment, long term results. Thieme, Stuttgart New York

Platz H, Fries R, Hudec MV (1988) Einführung in die »Prospektive DÖSAK-Studie« über Plattenepithelkarzinome der Lippen, der Mundhöhle und des Oropharynx. Dtsch Z Mund-Kiefer-Gesichts-Chir 12:293–302

Seifert G (1988) Klassifikation der mesenchymalen Tumoren der großen Speicheldrüsen. Dtsch Z Mund-Kiefer-Gesichts-Chir 12:64–73

Wittekind C (Hrsg) (1998) TNM-Klassifikation maligner Tumoren, 5. Auflage. Springer, Berlin Heidelberg New York

Thoraxchirurgie

H. Schelzig

Als um 1900 in Breslau ein gewisser Dr. Ferdinand Sauerbruch[1] sich anschickte, auf Betreiben seines Lehrers Mikulicz[2] eine Unterdruckkammer zur Vermeidung des »schädlichen Pneumothorax« zu konstruieren, wurde dies alsbald als Geburtsstunde der modernen Thoraxchirurgie apostrophiert, inzwischen jedoch von Historikern als einer der bestdokumentierten Irrwege der Chirurgie der Jahrhundertwende enttarnt.

Dass andererseits die damalige Zeit aber für die richtige Lösung reif war, zeigt die fast zeitgleiche Veröffentlichung von Ludolf Brauer (1865–1951) – einem Kollegen Sauerbruchs in Königsberg – der als der Erfinder der Intubationsnarkose bezeichnet wird. Franz Kuhn[3] und Samuel Melzer[4] konstruierten schließlich einen Trachealtubus mit Dichtungs-Cuff zur Überdruckbeatmung des Patienten. Damit wurden Operationen am eröffneten Thorax problemlos ermöglicht.

Ohne die historische Bedeutung Sauerbruchs posthum zu schmälern, darf getrost behauptet werden, dass die Entwicklung der Thoraxchirurgie von da an einen ziemlich deutschen Verlauf nahm: Obschon im Vergleich zum genial einfachen Beatmungstubus Melzers ein technisches Desaster und im Alltagsbetrieb nie praktikabel, wurde die Unterdruckkammer aufgrund des Nimbus ihres Schöpfers zunächst einmal weltberühmt, zumal Sauerbruch sich beharrlich weigerte, die Methode Melzers überhaupt zur Kenntnis zu nehmen. So lange, bis Kuhn und Melzer an die eben erst gegründete Rockefeller University nach New York auswanderten, die unter experimenteller Mitwirkung von Alexis Carrel alsbald zum 1. thoraxchirurgischen Zentrum Nordamerikas wurde, mit Melzer als 1. Präsidenten der heute hoch geachteten AATS (American Association of Thoracic Surgeons).

Dies dürfte für einige Zeit der letzte transatlantische Know-how-Transfer in Sachen Thorax in Ost-West-Richtung gewesen sein, und als Sauerbruch Jahre später mit seiner per Schiff angelandeten Unterdruckkammer in New York eintraf, war er vielleicht der erste, sicher aber nicht der letzte »German Geheimrat«, aus dessen Mund man höflich vernahm, was man selbst schon viel besser wusste und unbekümmert erfolgreich praktizierte. Über eine kurze Zwischenstation im Lenox Hill Hospital Museum landete die Unterdruckkammer alsbald auf einem Schrottplatz der Lower East Side in New York.

Sauerbruch in Good old Germany hielt noch Jahre an seiner Methode fest, wie wir bei seinem genialen Schüler Nissen[5] nachlesen können, übrigens nicht aus technischem Unvermögen, sondern aus politischem Kalkül: Die Intubationsnarkose würde alsbald einen eigenen Mann zu ihrer Durchführung benötigen – dieser gefürchteten Aufsplitterung der Chirurgie musste man eisern begegnen! Nissen gelang zwar 1931 weltweit noch die 1. Pneumonektomie – alle weiteren Pioniertaten der onkologischen Thoraxchirurgie bis zur 1. erfolgreichen

Lungentransplantation fanden von da an jedoch in den USA statt.

Sauerbruch hatte etwas Entscheidendes auf den Weg gebracht – sich selbst aber den weiteren Erfolg verwehrt.

4.1 Historisches

Die Thoraxchirurgie umfasst die Chirurgie der Lunge, des Mediastinums, der Pleura und der Thoraxwand. Das Urproblem der Entwicklung der frühen Thoraxchirurgie: Bei Eröffnung der Pleurahöhle kommt es zum sofortigen **Lungenkollaps**, weil beide Lungenflügel im Pleuraraum unter leichtem Unterdruck entgegen ihrer eigenen Elastizität gleichsam aufgespannt sind. Je nach Compliance der Lunge verkleinert sich ein ganzer Lungenflügel dabei bis auf Faustgröße, nimmt nicht mehr am Gasaustausch teil und wird in der Durchblutung erheblich gedrosselt (Euler-Liljestrand[6]-Reflex).

> ❯ Am spontan atmenden Patienten sind daher Eingriffe an der Lunge prinzipiell nicht durchführbar.

Diese tödliche Gefahr bereitete den befassten Chirurgen (❐ Tab. 4.1) ca. 100 Jahre lang erhebliches Kopfzerbrechen und bewirkte, dass nur sehr kleine, unbedeutende Eingriffe an der Lungenspitze (Tuberkulose) erfolgreich waren, vorausgesetzt, die Lunge war durch Verwachsungen mit der Thoraxwand gegen den Totalkollaps geschützt.

Unter allen Chirurgen des späten 19. Jahrhunderts, die sich eine kleine axilläre Eröffnung des Thorax am spontan atmenden Patienten zutrauten, war Sauerbruch – auf Anregung von Mikulicz – der Erste, der den Lungenkollaps durch Positionierung des gesamten Thorax in einer Unterdruckkammer zu verhindern vermochte, während der Kopf des Patienten zur Atmung frei blieb. Wenngleich physikalisch korrekt, war dieses Verfahren doch nie praktikabel und wurde auch von Sauerbruch selbst schließlich zugunsten der viel einfacheren Maskennarkose mit Überdruckbeatmung aufgegeben. Nicht die oft zitierte **Unterdruckkammer** von Sauerbruch ist somit sein eigentlicher Verdienst, sondern die nachfolgende konsequente Entwicklung der Thoraxchirurgie unter **Überdruckbeatmung** in Deutschland.

Es folgten rasch Verbesserungen der chirurgischen Technik: Zunächst die Resektionen verschiedener anatomischer Lungenanteile, wie der **Pneumonektomie** mit En-bloc-Versorgung der Lungenwurzel (Arterie, Vene, Bronchus) durch Drahtcerclage, so dass der nekrotische Lungenflügel später entfernbar wurde (Nissen). Die selektive Unterbindung bzw. Übernähung der einzelnen Strukturen (Overholt[7]) bewirkte, dass **Lobektomie**, Bilobektomie und später die Segmentresektion erfolgreich durchgeführt werden konnten.

Verschiedene radikale Varianten der Pneumonektomie mit intraperikardialer Versorgung der Gefäße (Rienhoff[8])

---

1 Ernst Ferdinand Sauerbruch, Berlin, München 1875–1951
2 Johann Freiherr von Mikulicz-Radecki, Chirurg, Königsberg, Breslau 1850–1905
3 Franz Kuhn, Arzt, Kassel, 1901
4 Samuel Melzer, 1851–1920, »Anästhesist«
5 Rudolf Nissen, Berlin, Basel, Chirurg, 1896–1981

---

6 Hans von Euler-Chelpin, Biochemiker, Stockholm, 1873–1964 und Göran Liljestrand, Pharmakologe, Physiologe, Stockholm 1886–1968
7 Richard H. Overholt, Chirurg, Boston, 1901–1990
8 W. F. Rienhoff, Baltimore, Chirurg

4

◻ Tab. 4.1 Synopsis zur Geschichte der Thoraxchirurgie

Thoraxchirurgie		
Gurlt, Küster, Schede, Bülau	1863	Erste Anfänge der Thoraxchirurgie mit der Fensterungsoperation bei Empyem
Gluck	1881	Experimente mit Lungenkollaps und Lungenspitzenresektion bei Tuberkulose
Krönlein	1884	Erste Lungenspitzenresektion am Menschen
Kuhn	1901	Endotracheale Intubation
v.Mikulicz, Sauerbruch	1904	Geschichte geschrieben mit der Unterdruckkammer
Brauer	1904	Das Überdruckverfahren favorisiert
Lungenchirurgie am Menschen		
Gluck	1898 (?)	Erste Lobektomie
Sauerbruch, Whitemore	1912	Lungenteilresektionen erfolgreich
Nissen, Davies	1930	Erste erfolgreiche Pneumonektomie am Menschen
Graham	1933	Erste Pneumonektomie bei Bronchialkarzinom
Overholt	1933	Selektive Unterbindung der Hilusstrukturen
Rienhoff	1939	»Radikale« extrapleurale Pneumonektomie bei Bronchialkarzinom en principe
Robinson	1954	Lobektomie als radikale Methode bei Bronchialkarzinom erstmals anerkannt
Price Thomas	1956	Erste parenchymsparende Manschettenresektion bei Bronchialkarzinom anstelle Pneumonektomie
Lungenkrebs		
Adler	1913	In der Weltliteratur exakt 373 Fälle »dieses sehr seltenen Tumors« ausgegraben
	2006	In Deutschland: ca. 40.000 Todesfälle durch Raucherkrebs
Hardy	1968	Tierexperimente zur Lungentransplantation, 2 Versuche am Menschen erfolglos
Cooper	1981	3 erfolgreiche, einseitige Lungentransplantationen am Menschen, seither ca. 200/Jahr weltweit

wurden später ergänzt durch sog. parenchymsparende Resektionen zur Vermeidung der Pneumonektomie durch verschiedene Techniken der Bronchusreanastomosierung. Weltweit hatte nämlich im gleichen Zeitraum ausschließlich durch **Zigarettenrauchen** eine explosionsartige Zunahme des bis dahin bedeutungslosen Lungenkrebses stattgefunden und löste sehr schnell die Ära der Tuberkulosechirurgie der Lunge ab, weil die Indikation zur Operation bei Tuberkulose durch die Wirksamkeit der Chemotherapie immer seltener wurde. Die neue Herausforderung waren die sog. Operationen mit kurativer Zielsetzung bei **Lungenkrebs**.

Die **Lungentransplantation** schließlich, erstmals erfolglos 1968 durch Hardy versucht, ist seit 1981 klinisch ebenfalls erfolgreich (Cooper, 1981). Die endoskopische Chirurgie im Thorax, mit Jacobäus 1895 begonnen, wurde mit neuer Videotechnik in den frühen 1990er-Jahren neu entdeckt und zur Lungenresektion bei pleuranahen Prozessen (Spontanpneumothorax, peripherer Rundherd), sowie zur Tumorexstirpation aus dem Mediastinum eingesetzt. Onkologisch umstritten, obwohl technisch sicher durchführbar, sind nach wie vor die endoskopische Lobektomie/Pneumonektomie bei Bronchialkarzinom sowie der Nutzen der mediastinalen Lymphadenektomie beim Lungenkarzinom.

Entgegen der klassischen Vorstellung von der histologisch nachweisbaren metastatischen Tumorinfiltration entfernter Organe und Lymphknotenmetastasen haben immunhistochemische Markierungsmethoden von Tumoreinzelzellen gezeigt, dass auch im **Frühstadium** der Krebserkrankung schon **einzelne Tumorzellen** – keine Zellverbände – in entfernten Organen, Knochenmark und Lymphknoten enthalten sein können. Neue Kombinationen von Operationstechnik, Chemotherapie, Bestrahlung und schließlich Tumor-

◻ Tab. 4.2 Historische Beschreibung von Anatomie und Physiologie des Thorax

Herophilus von Alexandria	4. Jahrhundert	Beschreibt die »großen Lungenschlagadern«
Harvey	1578–1667	Beschreibt Struktur und Funktion des Lungenkreislaufs
Malpighi	1661	Kontinuierlicher Blutfluss vom rechten zum linken Ventrikel durch Lungenkapillaren beschrieben
Lower	1631–1791	Arterialisierung des Blutes bei der Lungenpassage
Lavoisier Rutherford	1743–1794 1753–1814	Analyse der Atemgase technisch perfekt ausgeführt
Ludwig	1850	Erste Aufzeichnung von Pulsdruckkurven in der Lunge
Krogh	1912	Diffusionsvorgänge im Kapillarbett der Lunge beschrieben
Barcroft, Henderson	1913	O_2-Bindung an Hämoglobin in der Lunge und Freisetzung im peripheren Gewebe
Alby	1880	Den Bronchialbaum der Säugetiere und des Menschen skizziert
Kramer, Glass	1932	»Bronchopulmonale Segmente« beschrieben
Herrnheiser, Kubat	1936	Nomenklatur der Gefäße überarbeitet
v. Euler, Liljestrand	1946	Lokaler Blutfluss der Lunge unterliegt dem Einfluss lokaler O_2- und CO_2-Konzentration ($O_2 \rightarrow$ Vasokonstriktion)
Neil, Adams, Davenport	1949	Allgemein gültige Segmentnomenklatur hergestellt
Boyden	1952	Bronchopulmonale Segmente als »Bronchialeinheit« mit Intersegmentvene definiert

zellklonierung (Targeted Therapy) werden die Zukunft bestimmen.

4.2 Anatomie und Physiologie

Der Thorax ähnelt funktionell einem starren Käfig mit elastischem Boden (**Zwerchfell**). Die Thoraxwand ist durch Rippen und Muskulatur so verstärkt, dass sie dem äußeren Luftdruck standhält bzw. nicht nach innen kollabiert, wenn bei der Einatmung im Pleuraraum ein Unterdruck erzeugt wird. Die Lunge ist von der glatten Pleura visceralis umgeben und gleitet annähernd widerstandslos auf der Innenauskleidung der Thoraxwand, der parietalen Pleura, der sie bei jedem Atemzug nachfolgt. So wird bei der Spontanatmung die Lunge entgegen ihrer Eigenelastizität durch Tiefertreten des Zwerchfells und Erweiterung der Interkostalräume gedehnt und mit ihr die peripheren Alveolarbläschen, so dass der entstehende Unterdruck Luft über die unteren und oberen Atemwege in die Bronchien der Lunge einsaugt, wo auf der kapillären Ebene die O_2-Diffusion über die Alveolar- und Kapillarwand einschließlich der chemischen Bindung im Hämoglobin erfolgt. Zu den physiologischen Abläufen in der Lunge in historischer Abfolge, ◻ Tab. 4.2.

⟩ Äußere Voraussetzungen für eine funktionierende Spontanatmung und deren mögliche Störungen
▼

sind demnach eine mechanisch feste Thoraxwand (Rippenserienfraktur), ein intakter Zwerchfellmuskel (Phrenikusparese), eine stabile Trachea und Bronchialwand (Malazie, Bronchiektasen), sowie eine ausreichend dehnbare Lunge (Fibrose, Emphysem).

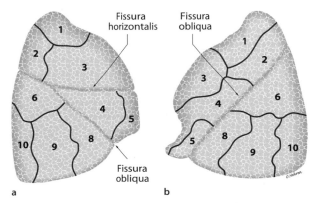

◻ Abb. 4.1 a Rechte Lunge in der Ansicht von lateral. *Oberlappen*: *1* apikales Segment, *2* posteriores Segment, *3* anteriores Segment. *Mittellappen*: *4* laterales Segment, *5* mediales Segment. *Unterlappen*: *6* apikales Segment, *8* anterobasales Segment, *9* laterobasales Segment, *10* posterobasales Segment. **b** Linke Lunge in der Ansicht von lateral. *Oberlappen*: *1* apikales Segment, *2* posteriores Segment, *3* anteriores Segment. *Mittellappen:* *4* laterales Segment, *5* mediales Segment. *Unterlappen*: *6* apikales Segment, *8* anterobasales Segment, *9* laterobasales Segment, *10* posterobasales Segment

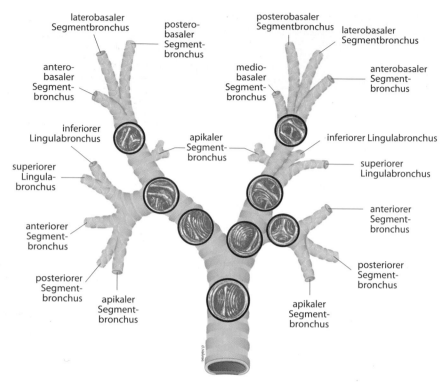

▣ Abb. 4.2 Der Tracheobronchialbaum mit den Öffnungen der Lappen und Segmentbronchien aus bronchoskopischer Sicht

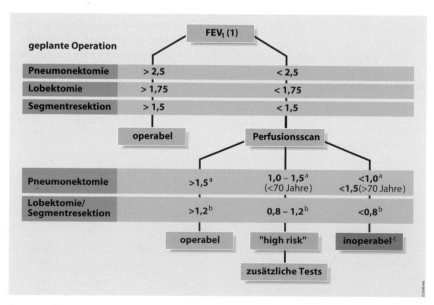

▣ Abb. 4.3 Kriterien der Operabilität bei Bronchialkarzinom nach Loddenkemper (1983), modifiziert nach dem Schema der Deutschen Gesellschaft für Pneumologie und Tuberkulose: [a] Bei Benutzung der Formel für die späte postoperative Funktion; [b] bei Benutzung der Formel für die frühe postoperative Funktion; [c] inoperabel bedeutet, dass bei Lobektomie/Pneumonektomie mit einer Letalität von deutlich >10% bei FEV_1 zwischen 0,8 und 1,0 l/s gerechnet werden muss. Im Einzelfall kann in diesem Grenzbereich eine Keil- bzw. Segmentresektion vertretbar sein

◻ **Tab. 4.3** Lungenvolumina, Atemwegswiderstand und spezifische Atemwegsleitfähigkeit (Conductance) bei 29 Patienten vor und 6 Monate nach Pneumonektomie (Alter =53±7 Jahre, n =9, nach Taube u. Konietzko, 1980)

Messgröße	Dimension	$\bar{x} \mp s$		Statistik	
		Vor OP	Nach OP	t	p<
Inspiratorische Vitalkapazität (IVC)	l	3,6±0,8	2,4±0,5	10,1	0,001
Residualvolumen (RV)	L	2,1±0,9	1,4±0,5	3,3	0,005
Totalkapazität (TLC)	l	5,7±1,1	3,8±0,7	8,2	0,001
Verhältnis RV:TLC (RV%TLC)	%	36±12	38±10	0,8	n.s.
Funktionelle Residualkapazität (FRC)	l	3,3±0,9	2,2±0,6	6,4	0,001
Atemstoß (FEV_1)	$l \times s^{-1}$	2,3±0,7	1,5±0,4	9,7	0,001
Relative Sekundenkapazität (FEV_1%IVC)	%	63±9	64±10	1,1	n.s.
Atemgrenzwert (AGW)	$l \times min^{-1}$	81±36	51±17	6,1	0,001
Atemwegswiderstand (R_{aw})	$mbar \times s \times l^{-1}$	4,1±1,9	4,7±2,8	1,0	n.s.
Spezifische Conductance (sGaw)	$mbar^{-1} \times s^{-1}$	0,09±0,04	0,13±0,07	5,3	0,001

x: Mittelwert, *s*: Standardabweichung, *t*: Testgröße, *p*: Irrtumswahrscheinlichkeit, *n.s.*: nicht signifikant

Zusätzlich existieren noch zahllose Störungen des Gasaustausches durch Veränderungen der Alveolarmembran, des Lungeninterstitiums, der Kapillarmembran, der Dynamik der pulmonalen Mikrozirkulation sowie schließlich eine Unzahl Störungsmöglichkeiten der chemischen O_2-Bindung im Hämoglobin. So gesehen trägt jedes vor der Nase schwebende O_2-Molekül, das mit der Einatmungsluft über die Lungen in den Erythrozyten und von dort mit der Blutbahn in das periphere Gewebe gelangt, sein eigenes kleines Erfolgsgeheimnis!

Anatomisch sind rechter und linker Lungenflügel aus 3 bzw. 2 Lappen aufgebaut, die sich rechts in 10, links in 9 Segmente untergliedern (◻ Abb. 4.1). Das **Lungensegment** stellt die kleinste anatomisch resezierbare Einheit dar mit zentraler Segmentarterie, Segmentvene und Bronchus, sowie venöser Drainage über die Intersegmentvenen (◻ Abb. 4.2). Für die **Atemmechanik** entscheidend sind die Funktionswerte (◻ Tab. 4.3), von denen die **Vitalkapazität**, sowie die **forcierte Einsekundenkapazität** nach maximaler Einatmung (FEV_1) die größte praktische Bedeutung haben.

Diese leicht bestimmbaren Größen werden durch Operationen an der Lunge drastisch beeinflusst, so dass bei jeder Operation geklärt sein muss, ob die nach dem Eingriff verbleibende Lungenrestfunktion mit dem Leben vereinbar ist. Denn unmittelbar postoperativ ist die **Einschränkung der Lungenfunktion** durch

— Schmerz,
— Narkosenachwirkung,
— fehlenden Hustenreflex und
— Sekretstau,

auch nach sog. kleineren Eingriffen, u. U. dramatisch akzentuiert.

❯ **Die präoperative Lungenfunktion, speziell die Höhe der FEV_1, korreliert im Grenzbereich eindeutig mit dem Operationsrisiko und der postoperativ zu erwartenden Leistungsfähigkeit des Parenchyms (◻ Tab. 4.4).**

Die Schlüsselrolle spielt hier die **lokale Lungendurchblutung**: Wird ein normal mit ca. 16% der Gesamtdurchblutung durchströmter linker Oberlappen reseziert, so nimmt die postoperativ zu erwartende Lungenfunktion (FEV_1) grob geschätzt um diesen Betrag ab. Ist der entfernte Lungenlappen oder auch Lungenflügel jedoch schon vor der Operation zerstört und weder belüftet noch durchblutet (funktionelle Autopneumonektomie, z. B. durch Tumor), so ist die postoperative Funktionseinbuße entsprechend geringer (◻ Abb. 4.3).

Besteht ein Lungenabschnitt schließlich aus eitrig infizierter starrer Tumormasse, die die Restlunge komprimiert, so kann sich durch Entfernung dieses Lungenanteils die Gesamt-

◻ **Tab. 4.4** Postoperative Todesfälle in Abhängigkeit vom prognostizierten Atemstoß (FEV_1, nach Loddenkemper 1983)

	L	%	n
FEV_1	>2,0	4,1	74
FEV_1	>1,5–2,0	8,6	151
FEV_1	>1,2–1,5	7,8	103
FEV_1	>1,0–1,2	13,2	30
FEV_1	>0,8–1,0	16,7	12

4

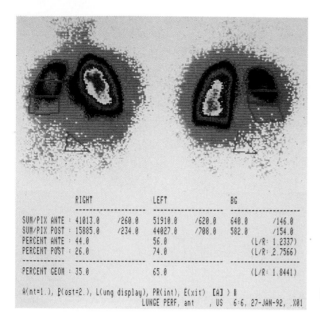

```
                RIGHT         LEFT          BG
              ----------   ----------    ----------
SUM/PIX ANTE : 41013.0  /260.0  51910.0  /620.0  640.0   /146.0
SUM/PIX POST : 15885.0  /234.0  44027.0  /708.0  582.0   /154.0
PERCENT ANTE : 44.0             56.0              (L/R: 1.2337)
PERCENT POST : 26.0             74.0              (L/R: .2.7566)
              ----------   ----------    ----------
PERCENT GEOM : 35.0             65.0              (L/R: 1.8441)

A(nt=1.), P(ost=2.), L(ung display), PR(int), E(xit) [A] ) #
                        LUNGE PERF, ant   , US  6:6, 27-JAN-92, .X01
```

⬛ Abb. 4.4 Präoperative Perfusionsszintigraphie der Lunge mit
Technetium bei Bronchialkarzinom im rechten Unterlappen: Ventral-
(*rechtes Bild*) und Dorsalansicht (*linkes Bild*) lassen eine deutliche Minderperfusion der rechten Lungenseite erkennen. Die anatomische
Entfernung des rechten Unterlappens ist funktionell daher unbedeutend

funktion der Lunge sogar dramatisch verbessern. Die Messung der lokalen Durchblutung durch **Perfusionsszintigraphie** ist im Risikofall demnach die entscheidende präoperative
Messung, die eine annäherungsweise Vorhersage der postoperativen FEV_1 gestattet (⬛ Abb. 4.4). »Wenn's eng wird«, hilft im
Zweifelsfall die unten angegebene Formel, die einen sog. Kor-
rekturfaktor enthält, der berücksichtigt, dass in den ersten
7 Tagen nach der Operation eine u. U. zusätzliche drastische
Einschränkung der FEV_1 resultiert (⬛ Abb. 4.3, ⬛ Tab. 4.4).

4.3 Thoraxchirurgische Diagnostik und operative Technik

4.3.1 Richtlinien der thoraxchirurgischen Diagnostik

Die thoraxchirurgische Diagnostik hat den Zweck, schon präoperativ möglichst zutreffend die Verhältnisse, die man nach
Eröffnung des Thorax vorfindet, zu definieren. Nur so lässt sich
das Operationsrisiko einschätzen und eine stets risikoreiche
Probethorakotomie vermeiden. Ziel der Diagnostik kann es
dabei sein, die Größe einer Bulla und deren funktionelle Relevanz zu definieren, die segmentale Ausdehnung von Bronchiektasen festzulegen, Größe und Ursprungsort eines Medias-
tinaltumors zu definieren oder aber einen malignen Lungen-
tumor entsprechend dem TNM-Stadium möglichst zutreffend
einzuordnen. Insbesondere Infiltrationen benachbarter Organe
(Thoraxwand, Zwerchfell, Perikard, Trachea, Wirbelkörper,

Aorta, Ösophagus) sollten präoperativ erkannt und in die Planung der operativen Strategie mit einbezogen werden.

> **Thoraxchirurgische Diagnostik**
> ▬ Stufendiagnostik beachten: Erst körperliche Untersu-
> chung und bildgebende Verfahren sinnvoll ausreizen,
> dann invasive Untersuchungen nach dem Ergebnis-
> Konsequenz-Prinzip: Ist das Ergebnis für die weitere
> Therapieentscheidung unabdingbar?
> ▬ Beispiele:
> – Bei Palpation supraklavikulärer Lymphknoten ist
> die Mediastinoskopie entbehrlich
> – Im CT nachgewiesene und abgegrenzte Bronchiek-
> tasen erfordern keine invasive Bronchographie
> – Ein solitärer Rundherd, der ohnehin exstirpiert
> wird, muss vorher nicht punktiert werden

> ❯ Die thoraxchirurgische Diagnostik ist invasiv und
> nicht risikofrei, alle nichtinvasiven radiologischen
> Methoden und natürlich die gründliche körperliche
> Untersuchung des Patienten sind daher stets voran-
> zustellen.

Insofern folgt die thoraxchirurgische Diagnostik einer klaren
Stufendiagnostik:
▬ Eine **Mediastinoskopie** ist z. B. überflüssig, wenn schon
supraklavikulär Lymphknoten palpabel sind, die in Lokalanästhesie leicht exstirpiert werden können.
▬ Auch eine **Bronchoskopie** ist bei palpablen Halslymphknoten zunächst überflüssig.
▬ Eine **Punktion** eines einzelnen pulmonalen Rundherdes
ist häufig überflüssig, da beim operablen Patienten unabhängig vom Ergebnis der Punktion (maligne oder nicht)
die Operation ohnehin stattfindet.

> **Schema des Untersuchungsgangs**
> ▬ Anamnese und körperliche Untersuchung: Bei pal-
> pablen Lymphknoten Exstirpation in Lokalanästhesie.
> Ergibt sich hier ein Malignom, ist eine Operation
> nicht indiziert, Ende der Diagnostik.
> ▬ Thoraxübersichtsaufnahme und Thorax-CT:
> – Ergibt sich ein Solitärherd: Extrapulmonale Tumor-
> suche, evtl. OP
> – Bei multiplen Herden: Feinnadelpunktion, bei
> Metastasennachweis extrapulmonale Tumorsuche
> ▬ Bei Verdacht auf Lungenprimärtumor:
> – Funktionelle, kardiopulmonale Operabilität defi-
> nieren, anschließend
> – Bronchoskopie mit Lavage, transbronchialer Punk-
> tion und PE
> – Mediastinoskopie bei Verdacht auf infiltrativen
> Lymphknotenprozess
> – evtl. auch Mediastinoskopie und Pleuroskopie,
> schließlich
> – (endoskopische) Probethorakotomie

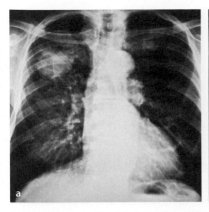
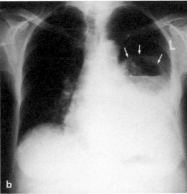
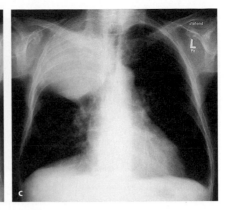

Abb. 4.5 Unterschiedliche Erscheinungsformen des Bronchialkarzinoms in der Thoraxübersicht. **a** Sog. peripherer Rundherd (Adenokarzinom rechter Oberlappen). **b** Bronchialkarzinom mit Nekrosehöhle und Spiegelbildung linker Unterlappen; **c** Bronchialkarzinom mit Totalverschattung des rechten Oberlappens und Verdrängung der Trachea (Plattenepithelkarzinom)

4.3.2 Bildgebende Verfahren

Thoraxübersicht

Man sieht fast alles **in der Lunge** selbst, Einzelheiten im Hilus und Mediastinum sind dagegen schlecht zu differenzieren. Als »Suchmethode« und Verlaufskontrolle ist die Thoraxübersichtsaufnahme bestens geeignet, bei chronischem »Raucherhusten« jedoch oft zu spät angewandt (**Abb. 4.5**, **Abb. 4.6**, **Abb. 4.7**), in Zweifelsfällen immer durch die Durchleuchtung zu ergänzen.

Thorax-CT

»Boomt« wie nie zuvor, da der Untersuchungszeitraum verkürzt (**Spiral-CT**) und spätere 3-D-Rekonstruktionen möglich werden. Lymphknoten im Mediastinum, Tumoreinbrüche in zentrales Bronchialsystem, 3-dimensionale Ausbreitung von Mediastinaltumoren sind oft exzellent darstellbar (**Abb. 4.8**).

> **❶ Cave**
> **Auch die 3-D-Rekonstruktion kann histologisch Tumorgewebe nicht erkennen, da der subjektiv gewählte Dichtewert entscheidet, was dargestellt wird und man auch Spiral-CT-Bilder »nicht histologisch anfärben kann!«**

Entscheidend ist, dass man den einzelnen axialen Schnittbildern die jeweiligen anatomischen **Lungensegmente** zuordnen kann (**Abb. 4.9**). Vor fast jeder Thorakotomie ist daher heute die CT-Untersuchung indiziert: bei einem Spontanpneumothorax, beim pulmonalen Rundherd zum Ausschluss weiterer Rundherde (**Abb. 4.10**), bei Malignom zur Beurteilung mediastinaler Lymphknotenaussaat und Definition der

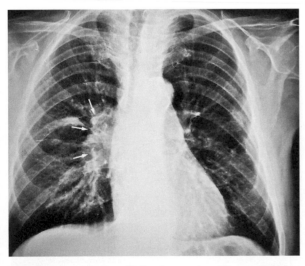

Abb. 4.6 Zentrales Bronchialkarzinom rechter Hilus mit Carinainfiltration (Plattenepithelkarzinom)

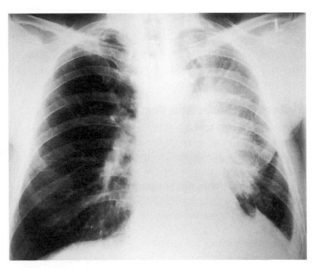

Abb. 4.7 Zentrales Bronchialkarzinom linker Hilus mit Verschluss des Oberlappenbronchus und chronisch destruiertem linkem Oberlappen

4

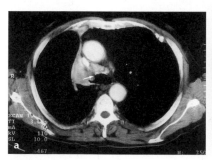
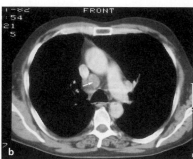
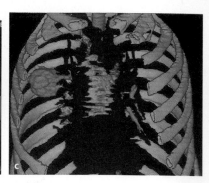

■ **Abb. 4.8** CT bei zentralem Bronchialkarzinom. **a** Deutlich erkennbar der Tumoreinbruch in den rechten Hauptbronchus. **b** Darstellung der mediastinalen Lymphknoten mit exakter Größenbestimmung, jedoch ohne die Möglichkeit der Malignitätsbeurteilung. **c** 3-dimensionale Darstellung eines Bronchialkarzinoms aus Daten (Pixel) der Spiral-CT: *rot*: Herz und große Gefäße, *blau*: Tracheobron-chialsystem, *grün*: Tumorgewebe. **Cave:** Die gewählten Anfärbungen basieren nicht auf histologischen Daten, sondern auf physikalischen Dichtewerten. Was hier grün als Tumor imponiert, entspricht lediglich einer Raumforderung mit höherer Dichte als der des umgebenden Lungengewebes. (Mit freundlicher Genehmigung von Prof. Dr. Brambs, Abt. Radiologie, Universitätsklinik Ulm)

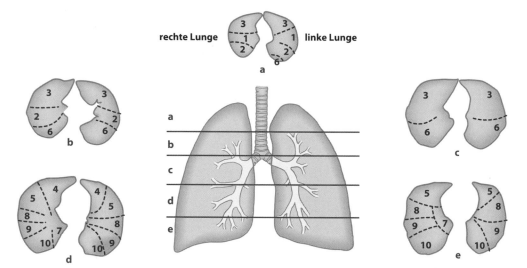

■ **Abb. 4.9** Anordnung der Lungensegmente in axialen CT-Schnittbildern von kranial nach kaudal. Die Kenntnis dieser Segmentzuordnung ist unabdingbare Voraussetzung für jede exakte CT-Diagnostik!

Tumorinfiltration der Umgebung (■ Abb. 4.8), bei Bronchiektasen zur Segmentzuordnung.

Weitere bildgebende Verfahren

Die **Kernspintomographie (MRT)** ist allenfalls dann indiziert, wenn aus einer dezidierten Information über Infiltration von Hohlorganen (z. B. Vorhof, Ventrikel, Aorta, Wirbelkanal) praktische Konsequenzen für die operative Strategie folgen.

Die **mediastinale Phlebographie** ist extrem seltenen Infiltrationsbefunden maligner Tumoren im vorderen oberen Mediastinum vorbehalten (V. brachiocephalica, V. cava superior).

Die **Pulmonalisangiographie** hat ihren Platz bei fulminanter Lungenembolie und evtl. bei Mesotheliom, zur Beurteilung der Vaskularisation der Pleuraschwiele.

Vornehmlich in der Thoraxtraumatologie und Herzchirurgie, gelegentlich auch in der postoperativen Phase der Lun-

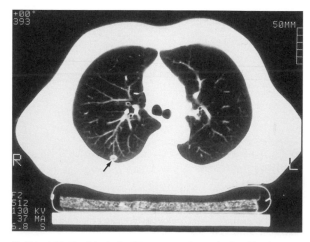

■ **Abb. 4.10** Ein CT mit der Diagnose »pulmonaler Rundherd« (*Pfeil*)

genchirurgie, spielt die **transösophageale Echokardiographie (TEE)** eine bedeutsame Rolle. Neben zahlreichen Befunden innerhalb der Herzhöhlen selbst (▶ Kap. 5) zeigt die TEE bei Aortendissektion den strategisch entscheidend wichtigen proximalen Beginn der Dissektion, sowie bei der Aortenruptur die Lokalisation des Wandeinrisses, und wird vermehrt auch zur Darstellung mediastinaler Lymphknoten verwendet. Unverzichtbar im Untersuchungsgang bei Lungenerkrankungen ist die TEE allerdings nicht.

Auch die transthorakale transkutan bildgebende **Ultraschalluntersuchung** bei Pleuraprozessen, Empyem und Erguss hat gegenüber der CT keinen wirklichen Informationsvorsprung, von Vorteil sind allerdings die vor Ort schnelle Anwendbarkeit und u. U. praktisch einfach zu handhabende Bildunterstützung bei Pleurapunktionen.

4.3.3 Bronchoskopie

Nach Feststellung der funktionellen Operabilität durch Bestimmung der kardiopulmonalen Leistungsreserve besteht das nächste Ziel darin, das TNM-Stadium eines möglichen Malignoms festzulegen. Erst jetzt ist der Zeitpunkt für die Bronchoskopie, die 2 Ziele verfolgt:

1. zytologisch oder histologisch die Artdiagnose eines Tumors zu erfassen,
2. die Ausdehnung des Tumors im einsehbaren Bronchialsystem zur Festlegung der operativen Strategie festzulegen

Bei zentralem Tumor geht eine zytologische Untersuchung des morgendlichen Sputums voraus, die u. U. schon vor der Bronchoskopie eine Artdiagnose des Tumors zulässt.

> **Sputumzytologie: Bei zentralem Tumorsitz bis zu 90% verlässliche zytologische Diagnostik im Morgensputum möglich!**

Spülzytologie, transbronchiale Biopsie und **Probeexzision** unter Sicht sind die diagnostischen Methoden der Bronchoskopie. Handelt es sich um kleine periphere Tumoren, so ist die präzise Histiotypisierung deshalb nicht mit allen Mitteln zu erzwingen, weil die Operationsindikation ohnehin gegeben ist und der Histiotyp intraoperativ per Schnellschnitt festgelegt werden kann. Auch die früher nicht operierten kleinzelligen Tumoren werden heute bis zum Stadium T2N1 reseziert.

❶ **Cave**
Die Bronchoskopie ist keine Suchmethode, wie etwa die Thoraxübersicht oder Computertomographie: Ein negativer bronchoskopischer Befund schließt das Vorliegen eines malignen Tumors niemals aus!

Entscheidend für die operative Taktik bei zentral sitzenden Tumoren (Lobektomie, Bilobektomie, Manschettenresektion, Pneumonektomie) ist die präzise Festlegung der endobronchialen Tumorausdehnung (◘ Abb. 4.11), aus der sich das on-

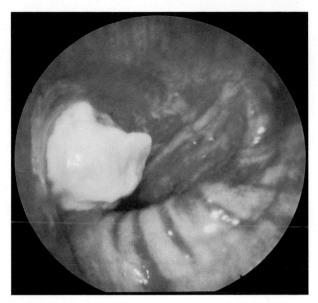

◘ **Abb. 4.11** Bronchoskopische Sicht auf den linken Oberlappenbronchusabgang: Zentral sitzendes Bronchialkarzinom, das aus dem linken Oberlappenbronchus in den linken Hauptbronchus vorwächst. OP-Strategie: Falls möglich, Manschettenlobektomie oder Pneumonektomie, Standard-Lobektomie a priori nicht durchführbar

kologisch sinnvollere Resektionsverfahren ergibt. Da prinzipiell jeder Tumor submukös infiltrierend wachsen kann, lässt sich die zentrale Tumorgrenze oft nur durch tiefe **Stufenbiopsie** sichern.

> **Stufenbiopsie bei Bronchoskopie ermittelt die endobronchiale/endotracheale Tumorausdehnung und definiert die endobronchialen Voraussetzungen für die Wahl des Operationsverfahrens.**

Grundsätzlich sind 2 Geräte verfügbar: das flexible, evtl. in Lokalanästhesie anwendbare, und das starre Bronchoskop, für dessen Anwendung stets eine gut gesteuerte Kurznarkose mit Relaxierung erforderlich ist. Die **flexible** Methode ist besonders geeignet für pneumologische Fragestellungen mit zytologischer Diagnosesicherung aus lokaler Spülflüssigkeit und peripherer, transbronchialer Biopsie unter Durchleuchtung. Die Weiterentwicklung der flexiblen Bronchoskopie, mit der ultraschallgestützten Biopsie (**EBUS, endobronchialer Ultraschall**) hat die diagnostische Reichweite dieser Methode erheblich verbessert. Man hat die Möglichkeit bronchusnahe Lymphknoten oder Tumore ultraschallgesteuert zu biopsieren und ggf. damit den Tumortyp und die lymphogene Metastasierung zu bestimmen (◘ Abb. 4.12). Dem **starren Bronchoskop** bleiben wegen besserer Übersicht und größerem Instrumentierkanal Maßnahmen wie tiefe, multiple Biopsien, Fremdkörperbergung oder das Einbringen und Bergen von endobronchialen Stents (◘ Abb. 4.13). Eine Kombination beider Methoden (flexibles Gerät durch das starre Bronchoskop vorgeschoben) ist jederzeit möglich.

4

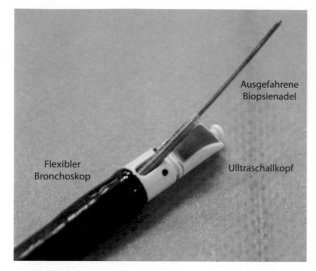

Ausgefahrene
Biopsienadel

Flexibler
Bronchoskop

Ulltraschallkopf

◨ **Abb. 4.12** EBUS (endobronchialer Ultraschall): Das flexible Bronchoskop ist an seiner Spitze mit einem Ultraschallkopf ausgerüstet.
Unter Ultraschallsicht ergibt sich die Möglichkeit trachea- bzw.
bronchusnahe Strukturen (Lymphknoten, Tumor) zu punktieren und
Aspirationszytologie zu gewinnen: eine minimalinvasive Möglichkeit
der Dignitätsbestimmung

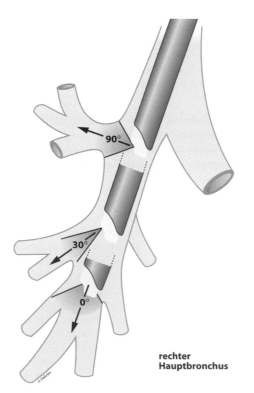

90°

30°

0°

**rechter
Hauptbronchus**

◨ **Abb. 4.13** Das starre Bronchoskop wird bis zur jeweiligen Lappenbronchusgrenze vorgeschoben, der Einblick in die Peripherie erfolgt
mit sog. Winkeloptik. Das flexible Bronchoskop dagegen kann, je
nach Ausführung, bis zur Subsegmentebene passieren. Zur Darstellung der Segmentaufzweigungen aus bronchoskopischer Sicht,
◨ Abb. 4.2

In Kürze

Bronchoskopie
Flexible Bronchoskopie: Diagnostik (Kryobiopsie, Zangenbiopsie, Spülzytologie, Lavage), peribronchiale/trans-
bronchiale Biopsie unter Durchleuchtung, ultraschallgesteuerte transbronchiale Biopsie (EBUS).
Starre Bronchoskopie: Diagnostik, endoluminale Interventionen im zentralen Tracheobronchialsystem (Fremdkörperbergung, endobronchiale Stents).

4.3.4 Mediastinoskopie

Die von Carlens und Maaßen inaugurierte Mediastinoskopie
dient zur Darstellung und Biopsie mediastinaler Lymphknoten. Für diese nicht risikofreie Untersuchung existieren 2 große Indikationsgruppen:

- primäre Erkrankungen mediastinaler Lymphknoten
  (Morbus Hodgkin[9], Non-Hodgkin-Lymphome, Morbus
  Boeck[10] etc.),
- sekundärer Lymphknotenbefall bei malignen intrathorakalen oder extrathorakalen Tumoren.

Während die Mediastinoskopie bei Verdacht auf **primäre
Lymphknotenerkrankung** (Morbus Hodgkin, Morbus Boeck)
generell akzeptiert ist, bestehen in der Beurteilung der Indikation als Staging-Untersuchung bei Bronchialkarzinom erhebliche Unterschiede: Bieten sich im CT keinerlei Anhaltspunkte
für Lymphknotenvergrößerungen, so erscheint die Mediastinoskopie entbehrlich, wenn eine intraoperative radikale Lymphadenektomie ohnehin durchgeführt wird. Erscheint dagegen
im CT eine diffuse Vergrößerung mediastinaler Lymphknoten, die eine Operationsindikation in Frage stellen, so ist diese
Lymphknotenvergrößerung auf jeden Fall durch Mediastinoskopie histologisch abzuklären, bevor aus onkologischer Sicht
Inoperabilität konstatiert wird.

❶ **Cave**
**Entscheidend ist, dass unabhängig von der Indika-
tionsstellung die Mediastinoskopie nur dort durchgeführt wird, wo auch die Komplikationen thorax-
chirurgisch beherrschbar sind.**

Mögliche Komplikationen der Mediastinoskopie
- Blutungen: V. cava superior, A. pulmonalis, Truncus
  brachiocephalicus
- Nervenläsionen: N. recurrens, N. vagus
- Ösophagusläsionen

---

9 Thomas Hodgkin, Pathologe, London 1798–1866
10 Caesar Boeck, Dermatologe, Oslo, 1846–1917

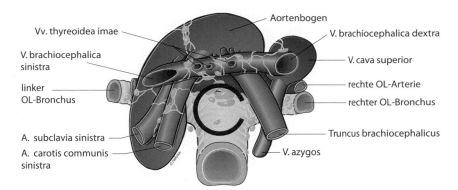

Aortenbogen

Vv. thyreoidea imae

V. brachiocephalica dextra

V. brachiocephalica sinistra

V. cava superior

linker OL-Bronchus

rechte OL-Arterie

rechter OL-Bronchus

A. subclavia sinistra

Truncus brachiocephalicus

A. carotis communis sinistra

V. azygos

Abb. 4.14 Topographie der distalen Trachea bei der Mediastino-skopie: Der *schwarze Kreis* markiert die Position und das Blickfeld

durch das Mediastinoskop auf die unmittelbar prä- und paratracheal gelegenen Lymphknoten

Blutungen aus der V. cava, der A. pulmonalis und dem Truncus brachiocephalicus müssen über **Sternotomie** beherrscht werden. Läsionen des N. vagus bzw. N. recurrens sowie Ösophagus sind bei sorgfältiger Präparation vermeidbar.

Erreichbar mit der Mediastinoskopie (■ Abb. 4.14) sind lediglich Lymphknoten vor und neben der Trachea, nicht aber die Lymphknoten vor dem Aortenbogen und im Bereich des sog. aortopulmonalen Fensters, die eine Mediastinotomie erfordern. Der **retrosternale Mediastinaltumor** ist primär nicht das Ziel der Mediastinoskopie, sondern der **Mediastinotomie** (▶ Abschn. 4.3.5).

> **In Kürze**
>
> **Mediastinoskopie**
> Ziel: histologische Klassifikation mediastinaler Lymph-knoten bei
> - primärer Lymphknotenerkrankung (Morbus Boeck, Morbus Hodgkin etc.),
> - sekundärer Infiltration durch maligne Lungen-tumoren (z. B. Bronchialkarzinom) oder lymphogene Fernmetastasen (z. B. malgine Hodentumoren).

4.3.5 Mediastinotomie

Raumforderungen zwischen Sternumhinterwand und Aortenbogen sind besser über eine kleine parasternale Inzision von ventral aus zu erreichen im Gegensatz zur Mediastinoskopie, die den prätrachealen, retrokavalen und retroaortalen Raum darstellt. Alle Tumoren im vorderen Mediastinum sind mit dieser Methode erreichbar, ebenso die einseitig präaortalen Lymphknoten, die beim Bronchialkarzinom infiltriert sein können. Häufig, nicht obligatorisch, wird ein paraster-nales, kleines Rippensegment (ca. 2 cm) zur besseren Übersicht entfernt, die A. thoracica interna tunlichst geschont, zur Seite verlagert und nicht durchtrennt. Eine Thoraxdrainage bei Wundverschluss ist in der Regel nicht erforderlich, auch wenn ungewollt die linke Pleurahöhle eröffnet wurde.

> **In Kürze**
>
> **Mediastinotomie**
> Ziel: Abklärung retrosternaler und präaortaler Raumfor-derungen sowie solcher im aortopulmonalen Fenster.

4.3.6 Pleuro-/Thorakoskopie

Durch die Videoskopie hat dieses Verfahren erhebliche Neuerungen erfahren. Im Prinzip wird eine Optik (30–60°) durch starre Trokarhülse in den Pleuraspalt eingeführt, und Pleura, Lunge, Mediastinum und Perikard werden entweder im orthograden Strahlengang direkt über ein Okular betrachtet oder über eine aufgesetzte Videokamera auf einen Bildschirm projiziert (■ Abb. 4.15).

Zu rein diagnostischen Zwecken ist auch heute noch die wesentlich weniger aufwändige **direkte Thorakoskopie** mit Biopsie der Pleura üblich. Videogestützte Eingriffe (▶ Abschn. 4.7) machen Probeexzision und Operation in einem Arbeits-gang möglich. Für Bullaresektionen, Exstirpationen solitärer

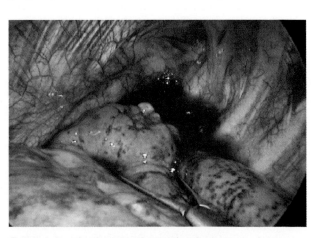

Abb. 4.15 Videoskopische Pleuro-/Thorakoskopie: Bei freiem Pleuraspalt ausgezeichnete Übersicht über viszerale, mediastinale und parietale Pleura für eine Probebiopsie

Rundherde und kleinere Mediastinaltumoren ist die **video-skopische Thoraxchirurgie** heute fest etabliert. Da nach einer Biopsie Blutung und/oder Parenchymleck nie ganz auszuschließen sind, ist vor Beendigung des Eingriffes eine **Thoraxdrainage** obligat.

> **Pleuraerkrankungen sind im CT nicht unterscheidbar. Es hilft nur die histologische Abklärung durch (videogestützte) Thorako-/Pleuroskopie.**

Danach werden unterschieden:
- Entzündliche Pleuraerkrankungen (unspezifisch/spezifisch)
- Primäre Pleuratumoren (z. B. Mesotheliom)
- Pleurakarzinose bei malignen pulmonalen und extrapulmonalen Tumoren.

4.3.7 Offene Lungenbiopsie

Die Entnahme von Lungengewebe zu rein diagnostischen Zwecken ist dann indiziert, wenn alle anderen Methoden (transbronchiale Biopsie, Spülzytologie, transkutane Punktion) keine Diagnose erbringen. Bei freiem Pleuraspalt erfolgt die Lungengewebsentnahme über **videogestützte Thorakoskopie**. Bei verschwielter Pleura bleibt auch heute nur die **offene Minithorakotomie**, in der Regel anterolateral im 5. ICR.

> **Entscheidend ist, dass stets eine repräsentative Gewebeprobe für bakteriologisch-virologische licht- und elektronenmikroskopische, ebenso wie immunhistochemische Untersuchungen gewonnen wird.**

4.3.8 Thorakotomie

Art und Umfang des geplanten Eingriffes bestimmen, wie und wo der Thorax eröffnet wird. Während nahezu alle Eingriffe am offenen Herzen über Sternotomie erfolgen, sind für Eingriffe an Lunge, Ösophagus und Mediastinum **laterale Zugänge** günstiger. Auch die Platzierung der kleinen Inzisionen für die Trokarinsertionen bei videogestützten Eingriffen ist standardisiert. Die Inzisionen erfolgen im Allgemeinen im 5. und 7. bzw. 8. ICR in Form eines gleichschenkeligen Dreiecks. Zugänge zur offenen Lungenchirurgie sind bei allen Eingriffen identisch. Die optimale Übersicht erhält man über eine **anterolaterale Thorakotomie** im 5. ICR (□ Abb. 4.16a). Diese Inzision zerstört wenig Muskulatur (M. latissimus und M. pectoralis bleiben intakt, der M. serratus wird lediglich von der Rippe abgelöst) und ist für die erforderliche Übersicht über alle Lungenstrukturen ausreichend. In Ausnahmefällen kann die 5. bzw. 6. Rippe zur besseren Übersicht inzidiert oder entfernt werden. Auch für alle Mediastinaltumoren ist dieser Zugang ausreichend, mit Ausnahme des malignen Thymoms im Stadium III. Bei sehr seltenen ultraradikalen Eingriffen, z. B. Mesotheliom, erfordert die Zwerchfellresektion mit plastischem Ersatz u. U. eine 2., ebenfalls anterolaterale Thorakotomie im 8. ICR. Eingriffe an der thorakalen Aorta descendens erfor-

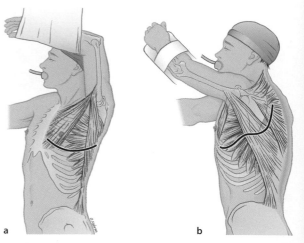

a   b

□ **Abb. 4.16 a** Schnittführung bei anterolateraler Thorakotomie: M. pectoralis und M. latissimus dorsi werden, wenn überhaupt, nur am Rande gekerbt, lediglich der M. serratus anterior wird an seiner Rippeninsertion abgetrennt (muskelschonende, funktionell günstige Inzision, für alle Eingriffe an der Lunge ausreichend). **b** Die posterolaterale Inzision durchtrennt neben dem M. serratus den gesamten M. latissimus dorsi und Teile des M. subscapularis (funktionell ungünstige Inzision, nur für Eingriffe an Ösophagus und thorakaler Aorta erforderlich)

dern eine **posterolaterale Schnittführung** mit kompletter Durchtrennung des M. latissimus (□ Abb. 4.16b).

Die **mediane Sternotomie** erfolgt bei großen, beidseitig lokalisierten Tumoren (z. B. Thymom im Stadium III) sowie im Rahmen der Metastasenchirurgie bei bilateralem Lungenbefall.

Vor Verschluss der Thoraxwand, die durch perikostale Nähte sowie Adaptation der Serratusmuskulatur, Subkutan- und Hautnaht erfolgt, werden jeweils **2 Drainagen** platziert (□ Abb. 4.17a), die postoperative Restblutungen dorsokaudal sowie Luft aus Parenchymlecks ventrokranial ableiten (□ Abb. 4.17b).

Der **postoperativen Schmerzausschaltung** kommt nach lateraler Thorakotomie ein besonderer Stellenwert zu, da der erhebliche Schmerz, vermittelt durch Pleura und Interkostalnerv, die postoperative Tiefatmung behindert. Systemische parenterale Morphinderivate, lokale Infiltrationsanästhesie der Interkostalnerven oder die thorakale Periduralanästhesie werden je nach Eingriff und Patientenwunsch verabreicht. Eine eindeutige Überlegenheit eines der genannten Verfahren ist bis jetzt nicht bewiesen.

In Kürze

Thorakotomie
Anterolateral im 5. ICR, evtl. posterolateral mit anschließender Drainage.
Postoperative Schmerzausschaltung: Periduralanästhesie, interkostale Kryoanalgesie und systemische Kombinationsanalgesie konkurrieren. Überlegenheit eines der genannten Verfahren ist nicht gesichert.

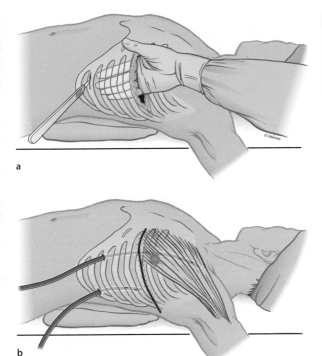

a

b

Abb. 4.17 a Hautinzision für postoperative Thoraxdrainage vor Beendigung des Eingriffs unter Gegenpalpation von innen. **b** Prinzip der postoperativen Drainierung des Pleuraraumes: ventral/kranial für eventuelle Parenchymlecks, dorsal/kaudal für Blut-/Sekretableitung. Das ventrale Drain wird in der Regel am 1.–3. Tag, das dorsale am 2.–5. Tag entfernt

4.3.9 Postoperative Komplikationen

Spezielle Komplikationen nach thoraxchirurgischen Eingriffen betreffen Nachblutungen, Herztamponade, Pneumothorax, akute respiratorische Insuffizienz, Parenchym- und bronchopleurale Fisteln. Die postoperative **Blutung** in die Pleurahöhle sollte sich zumindest partiell über die eingelegten Drainagen entleeren. Für die **Indikation zur Rethorakotomie** ist nicht eine spezielle Höhe des Blutverlustes über die Drainagen entscheidend, sondern das Gesamtbild aus Kreislauf, Thoraxübersichtsaufnahme und Drainagevolumen.

> **Cave**
> Ist der Kreislauf nur durch dauerhafte Zufuhr volumenwirksamer Kolloide aufrechtzuerhalten, darf mit der Rethorakotomie nicht gewartet werden, da sich erfahrungsgemäß die für die spätere respiratorische Lungenfunktion so entscheidende negative Volumenbilanzierung bei Massivtransfusion nicht mehr kontrollieren lässt.

Abgesehen von diffusen Blutungen aus der Thoraxwand (z. B. nach Dekortikation) ist die Blutungsursache häufig banal und schnell behoben. Postoperative Massenblutungen, etwa nach Lungenresektion, sind absolute Raritäten (<0,2%).

> **In Kürze**
>
> **Postoperative Komplikationen**
> **Vorgehen bei Nachblutung:** Kreislaufmessungen, Hämatokritverlauf, Erythrozytenvolumen zur Substitution und Thoraxröntgen entscheiden über die Indikation zur Revision. Der Blutverlust über die Thoraxdrainage allein ist selten ausschlaggebend.

4.3.10 Thoraxdrainage

Die Platzierung einer Thoraxdrainage ist zwar der kleinste, in der Praxis aber auch **wichtigste thoraxchirurgische Eingriff**, der von Chirurgen, Anästhesisten, Intensiv- und Notfallmedizinern durchgeführt wird. Nach Indikation und Technik lassen sich verschiedene Vorgehensweisen ableiten:

— Die **Notfalldrainage** zur Behebung eines akuten, vital bedrohlichen thorakalen Notzustandes (■ Abb. 4.18a),
— die **Zieldrainage** bei Lokalbefund (z. B. Restempyem, gekammerter Pneu etc., (■ Abb. 4.18b),
— die elektiv von **innen** eingelegte Drainage vor Beendigung der Thorakotomie (■ Abb. 4.17a).

Verschiedene postoperative oder posttraumatische Zustände können eine schnelle **Überdruckentstehung** im Thorax bewirken. Die Lunge der betroffenen Seite kollabiert (was zunächst nicht lebensgefährlich ist), bei evtl. entstehendem Überdruck wird allerdings das Mediastinum zur Gegenseite verdrängt, obere und untere Hohlvene werden abgeknickt und eine rasch progrediente tachykarde Schockform resultiert.

> **Cave**
> In dieser Situation ist jede Maßnahme, die den fatalen Überdruck beseitigt, beim spontan atmenden wie auch beim beatmeten Patienten lebensrettend.

Theoretisch genügt eine Verbindung zur Außenluft, die so groß ist, dass ein rascher Druckausgleich zur Atmosphäre erfolgt, weil damit die akute Lebensgefahr zunächst gebannt ist. Die 1. Sofortmaßnahme besteht darin, die Thoraxwand durch eine Hautinzision zu eröffnen. Die weitere Präparation kann notfallmäßig mit dem Zeigefinger erfolgen, die Fasern des M. serratus lassen sich spielend leicht auseinanderdrängen, ebenso die Schichten der Interkostalmuskulatur (■ Abb. 4.18b).

> ┌ **Praxisbox**
> │ **Technik der Notfalldrainage**
> │ Hautschnitt in vorderer Axillarlinie, 4.–5. ICR, Muskulatur und Pleurastumpf mit Schere oder Zeigefinger auseinanderdrängen, Drainage nach kranial dorsal vorschieben, mit U-Naht fixieren.
> │ Der Druckausgleich erfolgt sofort bei Eröffnen der Pleura und Zurückziehen des tastenden Fingers. Falls eine Thoraxdrainage zur Hand ist, wird diese jetzt vorsich-
> │ ▼

4

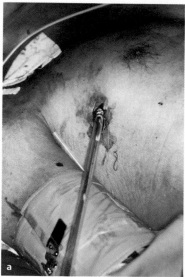

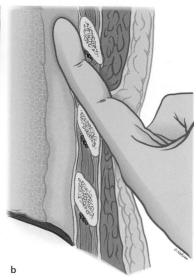

a

b

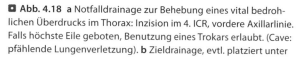

Abb. 4.18 a Notfalldrainage zur Behebung eines vital bedrohlichen Überdrucks im Thorax: Inzision im 4. ICR, vordere Axillarlinie.
Falls höchste Eile geboten, Benutzung eines Trokars erlaubt. (Cave:
pfählende Lungenverletzung). **b** Zieldrainage, evtl. platziert unter

Durchleuchtung, sonographischer oder CT-Kontrolle: sorgfältige
digitale Kontrolle intrapleural und Positionierung des Drains ohne
Trokar, evtl. mittels Kornzange

---

tig vorgeschoben und mit einer Heber-Drainage (»Unterwasserschloss«, ◘ Abb. 4.19) verbunden. Der Gewebe-
kanal um die Drainage herum wird mit einer Tabaksbeutelnaht dicht verschlossen.

Die **Notfalldrainage** (◘ Abb. 4.18a) wird am zweckmäßigsten
dort gelegt, wo die Thoraxwand am dünnsten ist: In der **mittleren bis vorderen Axillarlinie**, zwischen lateraler Wand des
M. pectoralis und Vorderrand des M. latissimus im 4. bzw.
5. ICR. Bei zu tiefer Platzierung könnten bei einer Zwerchfellruptur rechts die Leber, links die prolabierten Baucheingeweide verletzt werden. Die Medioklavikularlinie ist für die Notfalldrainage ungeeignet, da die Thoraxwand hier doppelt so
dick ist und die Drainage abknicken kann.

> ❯ Eine notfallmäßige Drainage ist u. U. am Unfallort zu
> legen, wenn zu befürchten ist, dass auf dem Trans-
> port eines beatmeten Patienten ein Spannungs-
> pneumothorax durch eine bestehende Lungenver-
> letzung mit Parenchymfistel auftreten kann.

Die **Zieldrainage** dagegen soll gekammerte Ergüsse drainieren, Pneu-Resthöhlen entlasten oder Restempyemhöhlen
spülen. Sie wird entweder unter sonographischer oder com-
putertomographischer Kontrolle platziert und häufig als Tho-
raxspüldrainage eingelegt (◘ Abb. 4.18b).

4.4   Thoraxtrauma

Nach der auslösenden Ursache unterscheidet man stumpfe Ge-
waltanwendung von penetrierend perforierenden oder pfäh-

lenden Verletzungen. Am häufigsten ist das stumpfe Begleit-
thoraxtrauma des Mehrfachverletzten, das noch immer eine
Gesamtletalität von annähernd 20% aufweist. Die perforierende Schuss-/Stichverletzung entstammt überwiegend der kriminellen Szene, während bei der stumpfen Verletzung Arbeits-/
Verkehrsunfälle überwiegen.

> ❯ Sicherheitsgurt und Airbag werden wirksam: In
> den letzten Jahren gab es deutlich weniger schwere
> stumpfe Thoraxtraumen bei Verkehrsunfällen.

4.4.1   Stumpfes Thoraxtrauma

■■ Pathogenese

Bei stumpfer Gewalteinwirkung (Anprall bei Verkehrsunfall,
Sturz aus großer Höhe) wird ein Teil der Verformungsenergie
durch die Thoraxwand absorbiert, der Rest durch die Thorax-
eingeweide. Der jugendliche Thorax ist wesentlich stärker
verformbar, als der des alten Patienten.

> ❯ Als Faustregel gilt: Bei jugendlichem Thorax trifft
> durch die Elastizität der Thoraxwand über eine
> stärkere Verformung mehr Energie auf die Thoraxein-
> geweide auf. Beim alten Menschen zerbricht dage-
> gen das Thoraxskelett.

Beim Überrolltwerden finden sich daher beim alten Menschen **Rippenserienfrakturen**, evtl. mit Stückbildung, Sternumfraktur und Lungenkontusion. Beim jugendlichen Patienten ist das Thoraxskelett u. U. völlig intakt, aber eine schwere
Parenchymzerreißung der Lunge bis hin zum Bronchusabriss
eingetreten.

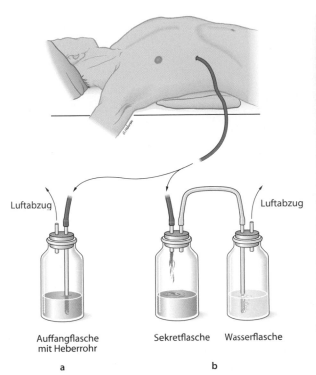

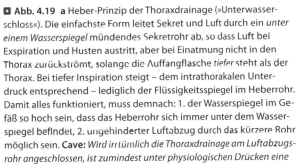

Luftabzug   Luftabzug

Auffangflasche   Sekretflasche   Wasserflasche
mit Heberrohr

a   b

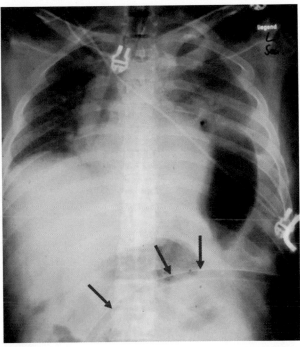

c

Abb. 4.19 a Heber-Prinzip der Thoraxdrainage (»Unterwasserschloss«). Die einfachste Form leitet Sekret und Luft durch ein *unter einem Wasserspiegel* mündendes Sekretrohr ab, so dass Luft bei Exspiration und Husten austritt, aber bei Einatmung nicht in den Thorax zurückströmt, solange die Auffangflasche *tiefer* steht als der Thorax. Bei tiefer Inspiration steigt – dem intrathorakalen Unterdruck entsprechend – lediglich der Flüssigkeitsspiegel im Heberrohr. Damit alles funktioniert, muss demnach: 1. der Wasserspiegel im Gefäß so hoch sein, dass das Heberrohr sich immer unter dem Wasserspiegel befindet, 2. ungehinderter Luftabzug durch das kürzere Rohr möglich sein. **Cave:** *Wird irrtümlich die Thoraxdrainage am Luftabzugsrohr angeschlossen, ist zumindest unter physiologischen Drücken eine*

Drainierung des Thoraxraumes nicht möglich. Deshalb ist stets ärztliche Kontrolle des Thoraxdrains erforderlich! **b** Erleichtert wird der Flüssigkeitsabstrom aus dem Thorax, wenn nicht das Auffanggefäß, sondern eine 2. Flasche das Heberrohr enthält: Das Sekret muss dann nicht, wie in **a** den Druck der Wassersäule über der Heberrohreinmündung verdrängen, sondern kann ungehindert austreten. Neuere Systeme vereinigen Unterwasserventil und Sekretkammern sowie Abzugsrohr in einem »Einmal-Set«. **c** Die Notfalldrainage (hier bei Spannungspneumothorax links) ist keine Zieldrainage. Zu weit kaudaler Zugang kann im Extremfall zu infradiaphragmaler, intraabdomineller Positionierung führen mit Gefahr für Milz, Magen und Darm

Häufigste Traumafolge bei stumpfer Gewalteinwirkung ist die **Lungenkontusion**, deren wahres Ausmaß sich sowohl funktionell, wie auch im Röntgenbild, oft erst nach 4–6 Tagen darstellt und u. U. zur späten respiratorischen Insuffizienz führt. Die für die funktionellen Folgen der Gasaustauschstörung ursächliche diffuse Mikrozirkulationsstörung ist erst teilweise analysiert.

Zweithäufigste Folge ist der **Pneumothorax**, der durch eine Lungenverletzung entsteht, so dass Luft in die Pleurahöhle gelangt. Durch den intrapleuralen Druckanstieg kommt es zum Teilkollaps des Lungenflügels. Akut lebensbedrohlich ist dieser Zustand, wenn durch Ventilwirkung oder Überdruckbeatmung ein deutlich positiver Druck entsteht, der das Herz mit Mediastinum zur Gegenseite verdrängt und den venösen Rückstrom der oberen und unteren Hohlvene behindert (**Abb. 4.20**).

Die **Rippenserienfraktur**, insbesondere mit Stückbrüchen, kann eine **Instabilität eines Thoraxwandsegmentes** bewirken, so dass die Spontanatmung behindert ist.

Cave
Akut lebensbedrohlich, u. U. noch am Unfallort, wird eine solche Instabilität erst in Kombination mit Sternumfraktur und bei evtl. bilateraler Ausdehnung mit akuter Belüftungsstörung der Lunge (z. B. Pneumothorax).

Symptomatik
Hypotension, Tachykardie und Luftnot sind die **Leitsymptome des Pneumothorax**.

Cave
Aufgehobenes Atemgeräusch, perkutorischer Schachtelton, sowie häufig ein deutliches Hautemphysem zeigen den akut lebensbedrohlichen Zustand deutlich an.

4

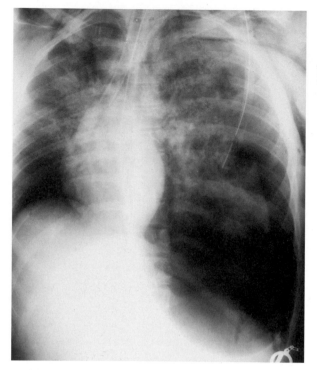

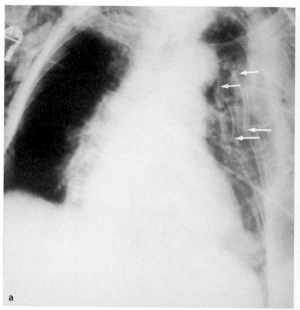

◘ **Abb. 4.20** Basaler Spannungspneumothorax links mit Mediastinalverdrängung und Zwerchfelltiefstand durch Überdruck. Absolute Indikation zur sofortigen Notfallthoraxdrainage

■■ **Diagnostik**

Die Erstuntersuchung des Thoraxverletzten gilt dem thorakalen Notzustand:

— **Inspektion:** Zyanose?
— **Palpation:** Hautemphysem? Rippenfraktur?
— **Auskultation:** Atemgeräusche beidseits identisch oder einseitig aufgehoben?
— **Perkussion:** Schachtelton? (Pneumothorax) oder auffällige Dämpfung? (Blut), Gasaustausch ausreichend? (arterielle Blutgase).

Nach erster körperlicher Untersuchung und Erfassung von Kreislaufgrößen Sofortentscheidung: Notfalldrainage, Notthorakotomie oder Zeit für eine röntgenologische Diagnostik? Wird der Patient nicht in der Notaufnahme geröntgt, sondern in eine Röntgenabteilung verbracht, so beginnt jetzt die gefährlichste Zeitspanne.

❶ **Cave**
Anästhesisten und Chirurgen müssen dabeibleiben, um Kreislaufverhalten und Gasaustausch zu überwachen.

■■ **Therapie**

Bei **Rippenserienfraktur** mit Stückbrüchen und **Lungenkontusion** nach stumpfem Thoraxtrauma (◘ Abb. 4.21) ist die chirurgische Osteosynthese nur im extremen Ausnahmefall indiziert. Stattdessen zunächst »innere Schienung« durch Tra-

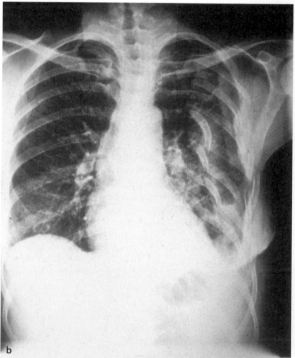

◘ **Abb. 4.21 a** Rippenserienstückbrüche links nach stumpfem Thoraxtrauma (Patient: weiblich, 77 Jahre): »Innere Schienung« durch Beatmungstubus anstelle von Rippenosteosynthesen, permanente Schmerzausschaltung (z. B. thorakale Periduralanästhesie), möglichst rasche Entwöhnung vom Tubus, Pneumonieprophylaxe etc. **b** Rippenserienstückbrüche links C2–C7, Spontanatmung bei adäquater Schmerzausschaltung möglich

chealtubus, sehr bald maximale Schmerzausschaltung, z. B. Periduralkatheter und Entwöhnung vom Respirator.

Mit frühzeitiger Intubation kann man durch Überdruckbeatmung bei gleichzeitiger Lungenverletzung durch Rippenstückbrüche einen akuten **Spannungspneumothorax** auslösen. Schon bei der Intubation muss man deshalb auf den 2. Schritt, die **Thoraxdrainage**, vorbereitet sein.

> Entwickelt sich beim Pneumothorax ein lebensbedrohlicher Zustand, so ist die einzige lebensrettende Sofortmaßnahme die Notfalldrainage im 4. ICR in der vorderen Axillarlinie (▶ Abschn. 4.3.10).

4.4.2 Lungeneinriss/Lungenzerreißung

■■ **Pathogenese**

Lungenverletzungen sind häufig durch Rippenfragmente, direkten Anprall an der Thoraxwand oder plötzliche massive intrapleurale Drucksteigerung bei geschlossener Glottis bedingt. Luft- und Blutaustritt in die Pleurahöhle führt zum **Hämatopneumothorax** (◘ Abb. 4.22).

■■ **Therapie, Komplikationen**

> Eine Thoraxdrainage ist stets erforderlich, eine Thorakotomie mit Übernähung nur bei ausgedehnter Verletzung und massiver Blutung.

Wird der Patient längere Zeit beatmet, so können hartnäckige **Parenchymfisteln** entstehen, die aber zu etwa 90% spontan durch Verklebung unter Sog sistieren. Eine operative Übernähung ist in ca. 5% erforderlich. Ein während der Initialphase nicht vollständig entleerter Hämatothorax kann Anlass zu einer späteren Hämatomausräumung werden, deren Indikation zeitgerecht – nicht erst nach manifester Infektion – unter videoskopischer Kontrolle zu stellen ist.

> Notthorakotomie bei traumatischer Parenchymfistel in Kombination mit Hämatopneumothorax: Nicht das entleerte Blutvolumen ist ausschlaggebend (Koagel entleeren sich nicht über eine Drainage), sondern die Synopsis aus Thoraxübersichtsaufnahme (Zunahme der Verschattung trotz Drainage), Kreislaufverhalten und erst an 3. Stelle das über die Drainage verlorene Blutvolumen.

4.4.3 Bronchusruptur

■■ **Pathogenese**

Mit ca. 1% aller schweren stumpfen Thoraxtraumen ist die Bronchusruptur gerade so selten, dass man sie im Ernstfall übersehen könnte, mit fatalen Folgen. Bei massiver, kurzfristiger, sagittaler Gewalteinwirkung kommt es beim elastischen jugendlichen Thorax zu einer solchen Verformung, dass ohne Rippenfraktur die Trachealbifurkation derart nach dorsal gegen die Wirbelsäule gepresst wird, dass kurzfristig erhebliche

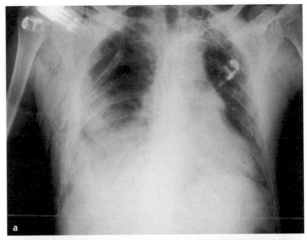
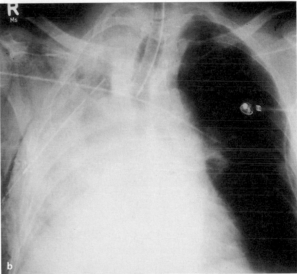
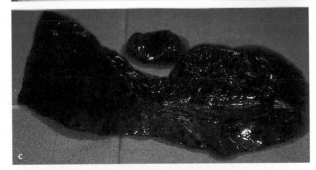

◘ **Abb. 4.22** Zustand nach stumpfem Thoraxtrauma (Patient: männlich, 53 Jahre). **a** Röntgenthoraxaufnahme: rechtsbasaler Hämatothorax mit Lungenkontusion. **b** Nach 60 min: mittlerweile Intubation nach Blutgasverschlechterung, zunehmender Hämatothorax, der sich über die eingelegte Drainage nicht adäquat entleert, Indikation zur Thorakotomie. **c** Vollständige Zerreißung des rechten Unterlappens bis in den Lungenhilus: Unterlappenresektion, Entlassung nach 7 Tagen

Scherkräfte am Abgang der Hauptbronchien entstehen und ein Hauptbronchus komplett aus der Bifurkation ausreißen kann.

> **Pathophysiologie der Bronchusruptur**
>
> — **Inkomplette Bronchusruptur:** Mediastinales Emphysem (bei spontan atmendem Patienten funktionell unbedeutend), unter Beatmung bei ungünstiger Tubuslage u. U. Überdruckbildung mit Spannungsmediastinum.
> — **Komplette Bronchusruptur mit Ruptur der mediastinalen Pleura:** Totalkollaps des Lungenflügels, evtl. Spannungspneumothorax.

Bleibt die dünne mediastinale Pleura darüber intakt, so resultiert ein massives **Pneumomediastinum**. Reißt die Pleura ebenfalls ein, so entsteht eine freie Kommunikation zwischen Bronchiallumen und Pleurahöhle mit sofortigem **Totalkollaps des betroffenen Lungenflügels** (◘ Abb. 4.23). Die Durchblu-

tung dieser nicht belüfteten Lunge wird zwar erheblich gedrosselt, doch entsteht trotzdem eine erhebliche **Hypoxämie** durch intrapulmonalen Shunt.

Wird ein solcher Patient intubiert, stellt sich nach wenigen Minuten heraus, dass ein einseitiger **Spannungspneumothorax** resultiert, dessen sofortige Drainage eine massive Luftfistel anzeigt. Dies kann zur Folge haben, dass in die kontralaterale Lunge keine Luft mehr gelangt, weil diese sich vollständig über das Leck an der Bifurkation nach außen entleert.

> ⊘ **Cave**
> **Überlebt wird dieser Zustand nur, wenn es gelingt, den Beatmungstubus via Trachea in den erhaltenen Hauptbronchus der Gegenseite vorzuschieben.**

Entscheidend ist, dass die Diagnose **zirkuläre Bronchusruptur** rasch gestellt wird.

▪▪ Diagnostik, Therapie

Die beweisende **Bronchoskopie** wird erst bei gesichertem Gasaustausch **nach Intubation** durchgeführt. Die sofortige

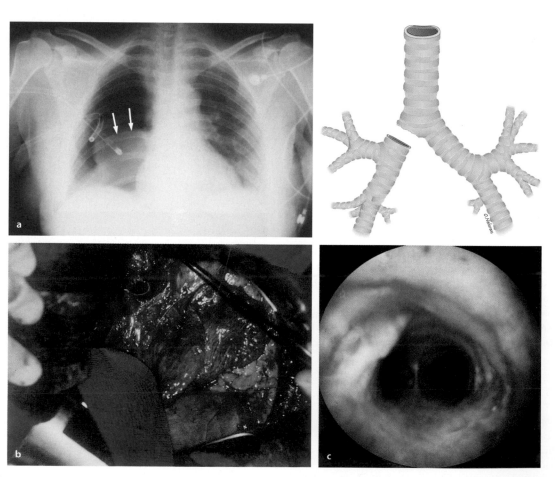

◘ **Abb. 4.23   a** Persistierender Totalkollaps der rechten Lunge, obwohl 2 Thoraxdrainagen (*Pfeile*) platziert sind. Spontanatmung möglich, bei Husten massivste Lungenfistel. Indikation zur Bronchoskopie in Intubationsbereitschaft: Zirkuläre Bronchusruptur rechts, bronchoskopisch »freie Sicht bis zum Zwerchfell«. **b** Anastomose (Reanastomose End-zu-Seit) des rechten Hauptbronchus an die Bifurkationscarina. **c** Bronchoskopische Kontrolle der Anastomose nach 4 Wochen

Thorakotomie und Reanastomosierung des Hauptbronchus durch End-zu-End-Naht erfolgt möglichst unter Verwendung eines Doppellumentubus, der in den intakten kontralateralen Hauptbronchus platziert wird (◻ Abb. 4.23).

> ❗ **Cave**
> **Doppellumentubus griffbereit zur raschen bronchialen Intubation der gesunden Seite. Bei kompletter Ruptur in eine Pleurahöhle entsteht bei trachealer Intubation entweder ein Spannungspneumothorax oder – bei liegender Drainage – eine totale Fistel.**

Die Beatmung mit trachealem Tubus bei kompletter Bronchusruptur ist in der Regel nicht möglich!

4.4.4 Zwerchfellruptur

▪▪ Pathogenese
Bei ca. 2% aller schweren Thoraxtraumen kommt es zum Einriss des linken oder rechten Zwerchfells (◻ Abb. 4.24), wofür kurzfristige hohe Druckunterschiede zwischen Thorax und Abdomen ursächlich sind, so dass stets nach weiteren Verletzungen von Baucheingeweiden zu suchen ist. Insbesondere linksseitig können Dünndarm-, Milz- und Magenanteile in die Pleurahöhle übertreten, wo sie leicht durch eine notfallmäßig zu tief eingelegte Thoraxdrainage verletzt werden können. Rechts verhindert die Leber ein Durchtreten von Baucheingeweiden.

▪▪ Diagnostik, Therapie
Die **Diagnose** wird radiologisch (durch **Gastrografinschluck**) bzw. direkt bei **Notfalllaparotomie** gestellt. Der Zugang bei akuter Ruptur erfolgt wegen möglicher intraabdomineller Begleitverletzungen stets über eine Laparotomie.

4.4.5 Aortenruptur

▪▪ Pathogenese
Das Aortenrohr steht aufgrund anatomischer Fixierung an der perikardialen Umschlagsfalte und am Lig. Botalli bei Thoraxkompression an **2 Prädilektionsstellen** unter erheblichen Scherkräften.

> **Prädilektionsstellen der thorakalen Aortenruptur**
> - A. ascendens am Ansatz der perikardialen Umschlagsfalte (fast immer tödlich durch Perikardtamponade)
> - A. descendens an Insertion des Lig. Botalli, wobei das Ligament selbst überraschenderweise fast immer intakt gefunden wird. Der Riss erfolgt unmittelbar proximal in der distalen Konkavität des Aortenbogens (70% primär letal), 30% freies Intervall zur Operation. Spontanverlauf: entweder 2-zeitige Ruptur oder posttraumatische Aneurysmabildung

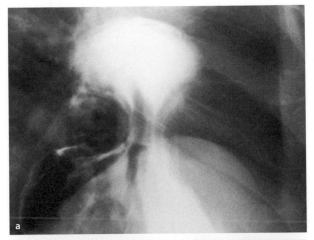
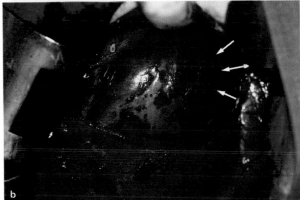
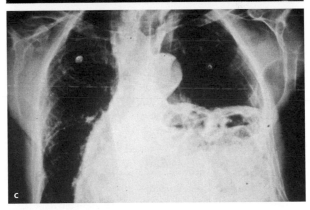

◻ **Abb. 4.24 a** Linksseitige Zwerchfellruptur mit Durchtritt von Magenfundus, OP vom Abdomen aus. **b** Rechtsseitige Zwerchfellruptur mit Leberriss, Notfallthorakotomie bei massivem Hämatothorax. **c** Thoraxübersicht bei linksseitiger Zwerchfellruptur: Man erkennt flüssigkeits- und luftgefüllte Darmschlingen in der linken Thoraxhälfte mit Mediastinal- und Herzverdrängung nach rechts

In ca. 70% der Fälle ist die Verletzung unmittelbar tödlich, wenn eine freie Ruptur mit Massenblutung in das Perikard oder die linke Pleurahöhle auftritt. Bleibt die mediastinale Pleura intakt, so kann sich die mediastinale Initialblutung unter späterer Bildung eines posttraumatischen Pseudoaneurysmas tamponieren.

4

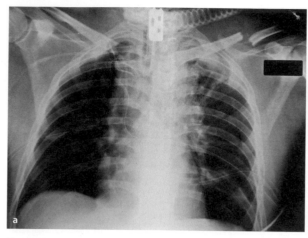

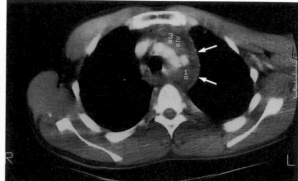

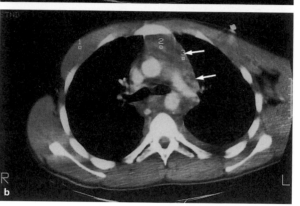

☐ **Abb. 4.25 a** Thorakale Aortenruptur: verbreitertes Mediastinum auf Übersichtsaufnahme. **b** Mediastinales Hämatom an typischer Rupturstelle im Angio-CT (*Pfeile*)

■■ **Diagnostik**

Das klassische Dezelerationstrauma (Anprall am Lenkrad, Sturz vom Baugerüst etc.) und das verbreiterte Mediastinum in der **Thoraxübersichtsaufnahme,** u. U. mit Klavikula- sowie C1/C2-Fraktur links, erfordern unverzüglich die weitere Abklärung mit **Angio-CT,** am besten in Spiraltechnik, mit Möglichkeit der 3-D-Rekonstruktion.

■■ **Therapie**

Offene Operation Die Wahrscheinlichkeit, dass eine initial überlebte Aortenruptur innerhalb der nächsten 48 h von einer 2-zeitigen freien Ruptur gefolgt ist, liegt bei ca. 5%. Andere Traumafolgen, wie Schädel-Hirn-Trauma, intraabdominelle Blutung, offene Frakturen, haben daher Vorrang bei der operativen Versorgung, es sei denn, die 3-D-Rekonstruktion zeigt zweifelsfrei eine zirkuläre Ruptur des gesamten Aortenrohres, die nur durch mediastinale Pleura und Thrombus gehalten wird.

Ansonsten lässt sich die thorakale Ruptur mit »verzögerter Dringlichkeit« operieren, d. h. nach optimaler Vorbereitung des Patienten, evtl. Tage nach Erstversorgung.

> ┌─ **Praxisbox** ─
> **Operation nach Aortenruptur**
> Neben der **Clamp-repair-Methode** – der direkten Naht bzw. häufiger der Protheseninterposition (☐ Abb. 4.25) zwischen proximaler und distal platzierter Aortenklemme – wird ebenso die **offene Methode** mit Herz-Lungen-Maschine favorisiert. Beide Methoden arbeiten gegen das Risiko der Rückenmarkischämie (z. T. direkte Blutversorgung aus der Aorta), die bei beiden Methoden in ca. 10% der Fälle zur postoperativen **Paraplegie** führt. Definitive Vorteile sind für keine der beiden Verfahren statistisch gesichert. Die Clamp-repair-Methode wird vorgezogen bei akuter OP-Indikation – die Herz-Lungen-Maschine bedeutet bei elektiver Indikation Wochen bis Jahre nach dem Unfall u. U. eine Erleichterung (▶ Kap. 5).

Endovaskuläre Therapie In speziell ausgerüsteten Zentren wird die thorakale Aortenruptur heute nahezu ausschließlich durch endoaortale **Stent-Prothesen** therapiert. Über einen Leistenzugang lässt sich unter Durchleuchtung eine zusammengefaltete Stent-Prothese in den Aortenbogen – über die Rupturstelle hinaus nach proximal – vorschieben. Unter Umständen wird – falls zur Abdichtung der Ruptur erforderlich – dabei sogar der Abgang der A. subclavia sinistra »überstentet«, d. h. verschlossen. Ein sog. Subclavian-Steal-Syndrom (▶ Abschn. 6.2.1) folgt daraus in den wenigsten Fällen. Eine spätere Transposition der A. subclavia kann bei Bedarf erfolgen.

Noch auf dem OP-Tisch sichert eine **Kontrollangiographie** die vollständige Abdichtung der Ruptur gegenüber dem Mediastinum (☐ Abb. 4.25). Langzeitergebnisse der Haltbarkeit der Stent-Prothesen jeweils von 5 Jahren liegen allerdings noch nicht vor, eine Paraplegierate von <1% macht dieses Verfahren allerdings äußerst viel versprechend. Ob als Bridging-Verfahren oder definitive Therapie ist z. Zt. letztendlich noch nicht geklärt.

4.4.6 Herzkontusion

Die Symptomatik der Herzkontusion, insbesondere der Vorderwand des rechten Ventrikels, kann von diskreter **Rhythmusstörung** bis zur Symptomatik des akuten **Herzinfarktes** reichen. Durch genaue Langzeit-EKG-Aufzeichnung, CK-Kontrollen und Kreislaufüberwachung muss zwischen reversibler Veränderung der Kontusion und zunehmender Ischä-

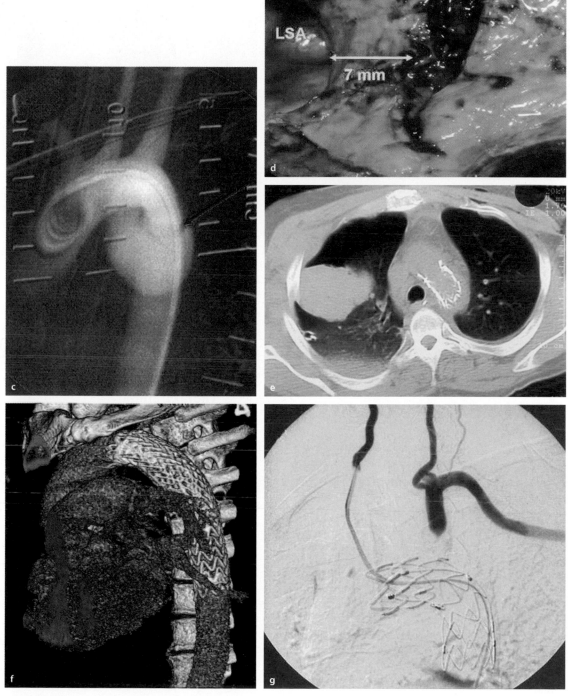

Abb. 4.25 **c** Digitale Subtraktionsangiographie über C-Bogen auf dem Operationstisch bei zirkulärer Aortenruptur. Dargestellt ist ein zirkulärer Kontrastmittelaustritt distal des Abgangs der linken A. subclavia (*Pfeil*). **d** Sektionspräparat eines am Mehrfachorganversagen Verstorbenen: Man erkennt die unmittelbare Nähe der Rupturstelle zum Abgang der linken A. subclavia (*LSA*). **e** Im CT (Axialschnitt) erkennt man die Position des Stent-Grafts in Höhe des Aortenbogens. **f** Die 3-dimensionale Projektion zeigt die unveränderte Position des Stent-Grafts nach 5 Jahren. Von der ursprünglichen Rupturstelle ist nichts mehr zu erkennen. **g** Nachteil der Stent-Methode: Wegen der Nähe der Rupturstelle zum Abgang der linken A. subclavia (■ Abb. 4.25d) muss diese Arterie häufig überstentet werden. Es kommt zu einer Thrombose des Subklaviaabgangs mit Strömungsumkehr in der linken A. vertebralis (Subclavian-Steal-Syndrom, ► Abschn. 6.2.1). Die Notwendigkeit einer Revaskularisation der linken A. subclavia (z. B. Transposition auf die linke A. carotis communis) ergibt sich jedoch bei weniger als 5% aller Patienten)

4

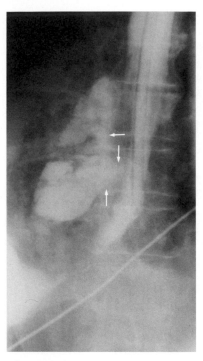

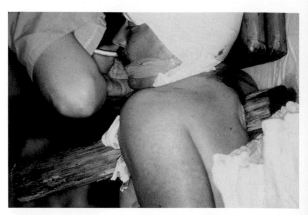

◘ Abb. 4.27 Pfählungsverletzung durch Rundholz (Durchmesser 7 cm) bei 32-jährigem Mann als PKW-Lenker. Zur Bergung des Patienten aus dem Fahrzeug wurde der Pfahl durchtrennt und in situ belassen. Im OP bereitet die Entfernung unter Sicht nach erfolgter Thorakotomie keine Probleme

◘ Abb. 4.26 Ösophagusruptur epiphrenisch links mit Gastrografinaustritt in die linke Pleurahöhle (*Pfeile*). Indikation zum mediastinalen Debridement, falls möglich, direkte Übernähung und Nahtdeckung mit gestielter Omentummanschette

Das gestielte, in den Thorax hochgezogene, große Netz dichtet als Netzmanschette die Nahtstelle ab. Verätzung und Laugennekrosen erfordern u. U. die sofortige, totale Ösophagektomie mit vorübergehender, zervikaler Ausleitung und sekundärem Magenhochzug bzw. Koloninterponat Wochen später.

4.4.8 Penetrierend/perforierendes Thoraxtrauma

Penetrierend/perforierende Traumen sind überwiegend dem kriminellen Milieu zuzuordnen, ergänzt durch seltene Pfählungsverletzungen durch Verkehrsunfälle, Arbeits- und Sportverletzungen.

Pfählungsverletzung

Sofern nicht unmittelbar Herz und große Gefäße betroffen sind, wirken Pfählungsverletzungen im Thorax bisweilen katastrophaler als sie letztlich sind. Weil das pfählende Instrument im Vergleich etwa zur Gewehrkugel ungleich langsamer eintritt und innerhalb des Thorax bis zum Stillstand abgebremst wird, können die Brusteingeweide sich verformen, ausweichen und elastischen Widerstand bieten (◘ Abb. 4.27).

❶ Cave
Grundregeln der Unfallrettung besagen, dass pfählende Instrumente (solange sie nicht die Trachea verlegen) niemals am Unfallort disloziert oder gar herausgezogen werden sollen, da die akute Gefahr der inneren Verblutung besteht.

Erst unter Sicht der Thorakotomie ist eine Entfernung bei schrittweiser Blutstillung möglich.

Stichverletzung

Stichverletzungen zielen nicht selten auf die Herzgegend, treffen aber relativ häufig eben nicht Herzkammern und Vorhöfe, sondern parasternal die A. thoracica (mammaria) interna.

mie bei kontusionsbedingter Koronarthrombose unterschieden werden.

4.4.7 Ösophagusruptur

▪▪ Pathogenese
Die traumatische Ösophagusruptur (◘ Abb. 4.26) gehört sicherlich zu den seltensten Verletzungsfolgen überhaupt. Sie ist wesentlich häufiger nach Erbrechen (**Boerhaave**[11]**-Syndrom**), starkem **Hustenanfall,** sowie nach **Verätzung** durch Säure und Laugen.

▪▪ Symptomatik
Die Symptome der Mediastinitis mit hohem Fieber, Pneumomediastinum im CT und evtl. Entleerung von trübem Magensaft über die Thoraxdrainage sind kaum zu übersehen. Den Beweis liefert die **Ösophagoskopie** bzw. die röntgenologische Darstellung der Magenpassage mit wasserlöslichem Kontrastmittel.

▪▪ Therapie

❯ Antibiotika und großlumige Thoraxdrainage sind der 1., Thorakotomie im 8. ICR mit Versuch der Ösophagusübernähung der 2. Schritt.

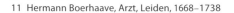

11 Hermann Boerhaave, Arzt, Leiden, 1668–1738

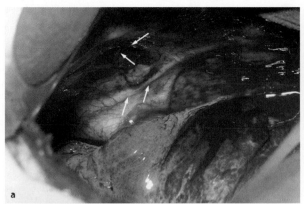

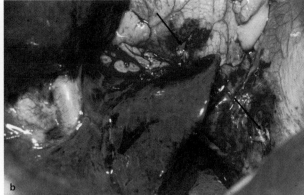

Abb. 4.28 a Schussverletzung parasternal rechts: Man erkennt, dass das Projektil die A. mammaria interna rechts nur wenige Milli- meter verfehlt hat. **b** Fortsetzung des Schusskanals mit Perikard- ritzung und Zwerchfelldurchtritt Richtung Leber (*Pfeile*)

Einstichstellen in der Herzgegend sind – bei Sondierung des Stichkanals bis intrathorakal – beim Kreislaufstabilen die In- dikation zur Echokardiographie, ansonsten stets zur **Sofort- Thorakotomie**. Besteht kein Anhalt für Blutung (Kreislauf und Hb stabil), kann unter Anwesenheit des Chirurgen eine CT-Untersuchung zum Ausschluss eines Hämoperikards er- folgen.

> **❶ Cave**
> **Plötzliche Tamponade, bei Hämoperikard auch 2- zeitig, ist jederzeit möglich, so dass bei der Thorako- tomie die Herzoberfläche intraperikardial sorgfältig abzusuchen ist.**

Die klassische Trias: **Einstichstelle hoch parasternal, Hämato- thorax** und **Kreislaufinstabilität** beruht am häufigsten auf der Verletzung/Durchtrennung der A. mammaria interna, deren heftige Blutung zur sofortigen Thorakotomie zwingt. Nicht jede Stichverletzung erfordert allerdings automatisch die Tho- raxeröffnung: Bei stabilem Kreislauf, konstantem Hb-Wert und geringgradigem Hämatothorax kann eine **Thoraxdraina- ge** unter Intensivüberwachung ausreichend sein.

Schussverletzung

Bei Schussverletzungen ist – falls anamnestisch möglich – zu unterscheiden zwischen Faustfeuerwaffen/Kleinkalibergewehr und Büchsengeschoss (Jagdwaffe, NATO-Sturmgewehr etc.):

- Pistolen- und Revolverprojektile erzeugen einen Schuss- kanal, der maximal so groß ist, wie der Längsdurchmesser des Geschosses.
- Bei überschallschnellen Büchsengeschossen kommt es dagegen zu einem u. U. über faustgroßen Berstungskanal durch Kavitationskräfte, die Kleidungsstücke und Haut tief mit ins Gewebe zerren können.

Für diese Verletzungen gilt zunächst: »**scoop and run**«, d. h. raschester Transport zur Not-Thorakotomie ohne zeitrau- bende Erstmaßnahmen am Unfallort – es gibt bei dieser Ver- letzungsart nicht die »goldene Stunde« wie beim Polytrauma- tisierten.

> **❶ Cave**
> **Lebensrettend ist allein die sofortige Thorakotomie mit vollständiger Revision des Schusskanals, u. U. auch als Zweihöhleneingriff (❏ Abb. 4.28).**

Während Patienten, die am Tatort bereits mit Herzstillstand aufgefunden werden, in der Regel keine Überlebenschance haben, sollten von denen, die mit spontaner Herzaktion den OP erreichen, heute 96% überleben.

In Kürze

Thoraxtrauma
1. Stumpfes Thoraxtrauma
Beim alten Menschen: Rippenserienfrakturen, beim ju- gendlichen Patienten: Lungenparenchymzerreißung. Wahres Ausmaß der Lungenkontusion (funktionell und im Röntgenbild) oft erst nach 4–6 Tagen, Pneumothorax.
Symptomatik akuter Pneumothorax: Hypotension, Tachykardie und Luftnot sind die Leitsymptome. Auf- gehobenes Atemgeräusch, perkutorischer Schachtel- ton sowie häufig ein deutliches Hautemphysem zeigen den akut lebensbedrohlichen Zustand deutlich an.
Diagnostik: Inspektion, Palpation, Auskultation, Per- kussion, evtl. Röntgen in Anwesenheit von Anästhesist und Chirurg.
Therapie: Einzige lebensrettende Sofortmaßnahme ist die Notfalldrainage im 4. ICR in der vorderen Axillar- linie. Intubation mit Bereitschaft zur Thoraxdrainage.
2. Lungeneinriss/Lungenzerreißung
Hämatopneumothorax, Parenchymfisteln.
Diagnostik: Thoraxübersichtsaufnahme, Kreislaufver- halten, verlorenes Blutvolumen.
Therapie: stets Thoraxdrainage, evtl. Notthorakotomie.
3. Bronchusruptur: Komplette oder inkomplette Bron- chusruptur, evtl. mit Ruptur der mediastinalen Pleura: Pneumomediastinum. Totalkollaps des betroffenen

▼

Lungenflügels nach Intubation. Bronchoskopie, Thorakotomie. Doppellumentubus unbedingt griffbereit zur raschen bronchialen Intubation der gesunden Seite.

4. **Zwerchfellruptur:** Rechts- oder linksseitig (eher mit Darm-, Milz- oder Magenanteilen in der Pleurahöhle). Radiologische Diagnostik. Notfalllaparotomie.
5. **Aortenruptur:** 2 Prädilektionsstellen (anatomische Fixierung. A. ascendens an der Perikardinsertion und A. descendens an Insertionsstelle des Lig. Botalli). Stent-Prothesen, Kontrollangiographie.
5. **Herzkontusion:** Diskrete Rhythmusstörungen bis Herzinfarkt.
7. **Ösophagusruptur:** Meist nicht durch Trauma, Zeichen einer Mediastinitis, Ösophagoskopie, Röntgen.
8. **Penetrierend/perforierendes Thoraxtrauma**
   - **Pfählungsverletzungen:** niemals am Unfallort dislozieren!
   - **Stichverletzungen:** Echokardiographie, bei kreislaufinstabilen Patienten Sofort-Thorakotomie (plötzliche Tamponade möglich, Hämoperikard auch 2-zeitig). Klassische Trias: Einstichstelle hoch parasternal, Hämatothorax und Kreislaufinstabilität.
   - **Schussverletzungen:** bei überschallschnellen Büchsengeschossen »scoop and run«, sofortige Thorakotomie.

4.5 Lunge und Bronchialsystem

Ziele thoraxchirurgischer Eingriffe an der Lunge sind:
- angeborene Missbildungen,
- Infektionsfolgen,
- Tumoren.

4.5.1 Angeborene Missbildungen

Angeborene Missbildungen betreffen entweder die Anlage der Gesamtlunge (Dysplasie, Agenesie, Hypoplasie) oder nur das periphere Parenchym (Lungenparenchymdefekt) bzw. die Bronchien oder Gefäße.

Angeborene Missbildungen der Lunge und des Bronchialsystems
- Lungenagenesie
- Lungenhypoplasie
- Lungenparenchymdefekte
- Lungendysplasie
- Lobäremphysem
- Gefäßanomalie
- Bronchialanomalie
- Lungensequester

> **Ca. 80% aller thoraxchirurgischen Eingriffe gelten Tumoren der Lunge, davon ca. 70% den Lungenkarzinomen (Raucherkrebs!).**

Agenesie, Hypoplasie

--- **Definition** ---
Fehlt ein ganzer Lungenlappen und/oder Lungenflügel, so spricht man von **Agenesie** der Lunge.

Der betreffende Bronchus bildet lediglich einen kleinen **Blindsack**. Die Schwere des Krankheitsbildes hängt von der Ausdehnung des Prozesses ab: Ist nur ein Lappen betroffen, wird wegen geringer Beschwerden die Diagnose u. U. erst im mittleren Lebensalter gestellt.

--- **Definition** ---
Eine **Hypoplasie** liegt vor, wenn neben dem Bronchusblindsack noch einige Lungenbläschen ausgebildet sind.

Bei Befall eines Lungenflügels mit entsprechender Mediastinalverziehung kann eine frühzeitige Operation erforderlich sein. Ist nur ein Lappen involviert, erfolgt die bronchoskopische Diagnose evtl. erst nach Jahren.

> **Sowohl bei Agenesie wie Hypoplasie bewirkt eine Sekretretention im Bronchusblindsack rezidivierende Infektionen.**

■■ **Diagnostik, Therapie**
Die Diagnose wird vorwiegend bronchoskopisch gestellt, die Operation reseziert jeweils den gesamten befallenen Bezirk (■ Abb. 4.29).

Parenchymdefekte

■■ **Definition**
Bei Parenchymdefekten liegt die Entwicklungsstörung entweder im Bereich der Alveolar- oder Bronchialwand. Im günstigsten Fall resultieren eine oder mehrere **Lungenzysten**, die zwar am häufigsten solitär sind, aber auch diffus über das ganze Lungenparenchym verteilt sein können. Klinisch auffällig wird eine Solitärzyste, wenn sich durch Ventilmechanismus ein **Überdruck** bildet und im Laufe der Jahre zur Überblähung der Zyste mit Kompression des übrigen Lungengewebes führt.

> **Auch eine Infektion ist möglich, so dass die symptomatische Zyste stets eine Indikation zur Operation darstellt, eine zufällig entdeckte dagegen zunächst beobachtet wird.**

■■ **Therapie**
Der Operateur hat zum Ziel, zunächst nur die Zyste ohne umgebendes Lungengewebe auszuschälen. Nur bei multiplen Vorkommen wird im Extremfall ein ganzer Lungenlappen reseziert.

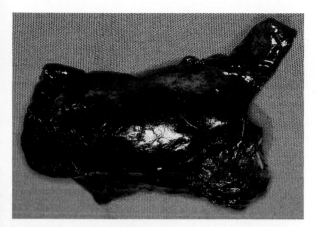

Abb. 4.29 Hypoplasie des nur wenige Zentimeter großen linken Unterlappens (Patientin weiblich, 46 Jahre). Rezidivierende Infekte mit Auswurf führten zur bronchoskopischen Diagnose. Histologisch Bronchusblindsack mit obliterierten Alveolen

Dysplasie

■■ Definition

Die kongenital zystisch adenomatöse Dysplasie beinhaltet eine Proliferationsstörung der terminalen Bronchioli: Alveolen kommen im befallenen Abschnitt gar nicht zur Ausbildung. Nach der Geburt entwickeln sich **multiple Zysten** mit rascher Größenzunahme, so dass der betroffene Abschnitt operativ entfernt werden muss.

■■ Therapie

Problematisch ist die Wahl des Operationszeitpunktes bei Befall eines ganzen Lungenflügels: Nach Pneumonektomie im Kindesalter entwickeln sich erhebliche Thoraxdeformitäten mit Skoliose, Gibbus etc., weshalb die Operation möglichst bis ans **Ende der Wachstumsperiode** zu verschieben ist.

Lobäremphysem

■■ Definition

Im Vordergrund der Fehlentwicklung der Bronchiolenwand steht hier der oft auf einen Lappen begrenzte völlige **Bronchialkollaps**. Die bei diesem Krankheitsbild zunächst normal angelegten Alveolen werden sehr bald nach der Geburt massiv überbläht und bewirken eine schwerwiegende Kompression der Restlunge.

■■ Therapie

Bei diesem klassischen **Atemnotsyndrom des Neugeborenen** ist eine notfallmäßige Lobektomie erforderlich.

Vaskuläre Fehlbildungen: arteriovenöse Fistel

■■ Definition

Infolge fehlerhafter Entwicklung der Lungenkapillaren entstehen anatomische Kurzschlussverbindungen zwischen arteriolären und venösen Gefäßabschnitten, meist solitär, u. U. aber auch multipel über beiden Lungen verteilt, wie speziell beim **Morbus Rendu-Osler**, mit Teleangiektasien im Bereich der Mund- und Darmschleimhaut.

■■ Symptomatik

Zyanose, reaktive Polyzythämie und Trommelschlegelfinger werden heute wegen frühzeitiger Diagnostik kaum mehr beobachtet, ebenso wie **Synkopen** und Schwindelgefühl bei körperlicher Belastung. Metastatische Hirnabszesse und intrapulmonale Blutungen bei Gefäßzerreißung sind ernste **Komplikationen**, die eine dringliche Operationsindikation bei diesem Krankheitsbild stützen (**□** Abb. 4.30).

■■ Diagnostik

❯ **Diagnostisch ist zunächst der häufig peripher subpleural liegende, unter Durchleuchtung pulsierende Rundherd für die Indikationsstellung zur Operation ausreichend.**

Um nicht weitere Herde zu übersehen, ist ein **CT obligatorisch**, die Angiographie der A. pulmonalis nur bei zentralen Prozessen erforderlich.

■■ Therapie

Subpleural gelegene Herde lassen sich mit **Klammernahtgeräten** atypisch, d. h. keilförmig oder tangential ohne nennenswerten Verlust funktionierenden Lungenparenchyms resezieren. Wegen der Möglichkeit heftigster Blutungen wird von videoskopischer Technik abgeraten. Die Vollständigkeit ist entscheidend, da auch unbedeutende, zurückgelassene Kurzschlüsse sich im Laufe von Jahren wieder vergrößern und Anlass zur Zweitoperation werden können.

Bei diffusem Auftreten ist die **Coil-Embolisation** über die A. pulmonalis unter Durchleuchtung vorzuziehen.

Bronchiale Anomalien

Anatomische Variationen der einzelnen Bronchusabgänge werden zufällig bronchoskopisch entdeckt und haben keinen Krankheitswert. Man findet dabei überzählige Segmentbronchien oder Aufzweigungsvarianten des Bronchialsystems.

Bronchialfisteln als anomale Verbindungen zwischen zentralen Bronchien, Trachea und Ösophagus werden durch die Klinik als Aspiration unmittelbar postpartal diagnostiziert und umgehend operativ korrigiert.

Die solitären **bronchogenen Fisteln** dagegen liegen zumeist im Bereich der distalen Trachea bzw. der zentralen Bronchialabschnitte. Sie haben keine Verbindung zu anderen mediastinalen Organen. Im Gegensatz zur Lungenzyste sind sie mit Sekret gefüllt, können wegen ihrer zentralen Lage als Mediastinaltumor imponieren und werden wegen der Gefahr der Sekundärinfektion stets exstirpiert.

Lungensequester

■■ Definition

Sie werden von einer Arterie aus dem großen Kreislauf versorgt, zumeist einem Ast der thorakalen oder häufiger der abdominellen Aorta. Auch die venöse Drainage mündet bisweilen nicht in den Vorhof, sondern in die V. azygos oder hemiazygos. Morphologisch kann ein Sequester als Teil des Unterlappens ein normales Bronchialsystem aufweisen und sowohl akzessorisch extrapulmonales, als auch intrapulmonales Lungengewebe.

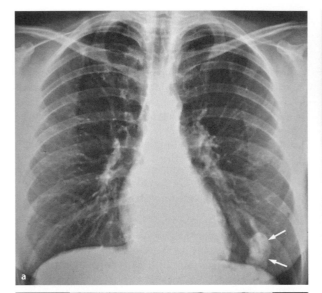

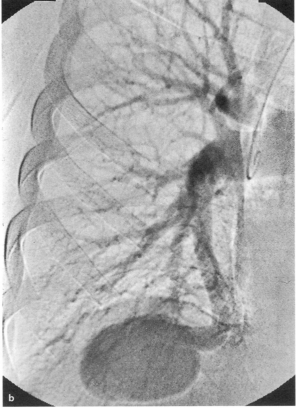

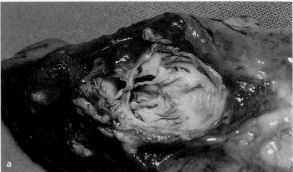

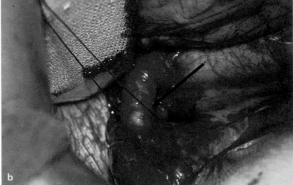

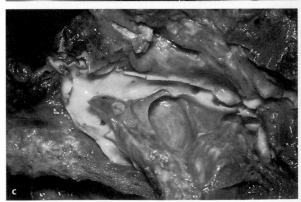

◘ Abb. 4.30 Intrapulmonale arteriovenöse Fistel. **a** Auf der Thoraxübersicht »pulsierender Rundherd« (*Pfeile*, Patient weiblich, 47 Jahre). **b** Angiographischer Nachweis eines enorm erweiterten Zustromgefäßes (Patient männlich, 61 Jahre)

◘ Abb. 4.31 a Aneurysmatisch erweiterte angiomatöse Hohlräume im Operationspräparat des vollständig exzidierten Fistelbereiches (OP-Befund von ◘ Abb. 4.30a). **b** Versorgung eines linksbasalen Lungensequesters durch fingerdicke Arterie, die unmittelbar aus der Aorta descendens entspringt. **c** Lungensequester eröffnet: Auf der Schnittfläche erkennt man die zentrale Versorgung der Arterie mit Karnifizierung des sequestrierten, atypischen Lungengewebes

■■ Symptomatik
Die Symptomatik ist stets identisch: Im Gewebe des Sequesters bilden sich degenerative Hohlräume mit Sekretretention und Infektion, abschnittweise auch **Parenchymverfestigung (Karnifizierung)** des Lungengewebes (◘ Abb. 4.31).

■■ Diagnostik
Rezidivierendes Fieber, Pneumonie, purulentes Sputum, sowie eine **Thoraxübersichtsaufnahme** mit paravertebraler Spiegelbildung und scharf abgegrenzter Verschattung der ba-

salen Segmente sind diagnostisch beweisend, ein angiographischer Nachweis der aus der Aorta aberrierenden Arterie ist für die Indikationsstellung zur Operation nicht erforderlich.

> **⊘ Cave**
>
> **Die sorgfältige Darstellung der zumeist im Lig. pulmonale von subdiaphragmal aufsteigenden Arterie ist unumgänglich, da nach versehentlicher Verletzung der zentrale Arterienstumpf wieder nach kaudal zurückgleiten und zu heftigen Blutungen führen kann.**

In Kürze

Angeborene Missbildungen

1. **Lungenagenesie:** Blindsack, u. U. erst im mittleren Lebensalter symptomatisch.
2. **Hypoplasie:** Mediastinalverziehung, Bronchusblindsack, rezidierende Infektionen, operative Resektion.
3. **Parenchymdefekte:** Lungenzysten, Überdruck, Infektionen. Bei symptomatischen Zysten: Operation.
4. **Dysplasie:** multiple Zysten, Operation möglichst erst am Ende der Wachstumsperiode.
5. **Lobäremphysem:** Atemnotsyndrom (Bronchialkollaps) des Neugeborenen: notfallmäßige Lobektomie.
6. **Arteriovenöse Fistel:** Morbus Rendu-Osler, Zyanose, Synkopen. Röntgen (pulsierender Rundherd), CT. Operation (Klammernahtgeräte), Coil-Embolisation.
7. **Bronchiale Anomalien: bronchiale** Fisteln: Aspirationsgefahr → umgehende operative Korrektur; **bronchogene** Fisteln: Sekretinfektion → Exstirpation.
8. **Lungensequester:** degenerative Hohlräume mit Sekretretention und Infektion, abschnittweise auch Parenchymverfestigung (Karnifizierung). Thoraxübersichtsaufnahme, Operation mit sorgfältiger Darstellung der aufsteigenden Arterie.

4.5.2 Entzündliche Erkrankungen

Pneumonie

Eine bakterielle oder virusinduzierte Pneumonie ist primär keine Indikation zur Lungenresektion. Gezielte Antibiotikabehandlung, medikamentöse Sekretolyse, Atemgymnastik, Bronchialtoilette und, falls erforderlich, vorübergehende Sicherstellung der alveolären Dilatation und des Gasaustausches durch verschiedene Formen der Überdruckbeatmung ist die Behandlung der Wahl.

> **❯ Lediglich pulmonale Restzustände (Nekrosehöhlen, karnifizierte Anteile, Abszesse) oder auch radiologisch verdächtige Narbenbezirke können eine Indikation zum operativen Eingriff darstellen.**

In den letzten 10 Jahren hat sich durch vermehrtes Auftreten immundefizienter bzw. **immunsupprimierter Patienten** eine spezielle Problematik ergeben: Keime mit hohem Durchseuchungsgrad werden unter diesen speziellen Bedingungen pathogen und bewirken oft bizarr nekrotisierende Pneumonieformen, die ohne Defekt nicht ausheilen. Da bei transplantierten Patienten bei Absetzen der Immunsuppression das Organ auf dem Spiel steht, ist eine rasche und vollständige Entfernung des irreversibel geschädigten Lungenparenchyms in diesem Fall die einzige Lösung.

Bronchiektasen

> **┌ Definition ─────────────────**
>
> Bronchiektasen sind **irreversibel erweiterte** Bronchialabschnitte der Segment- und Subsegmentbronchien, wohl nicht anlagebedingt, sondern durch chronisch rezidivierende Infekte mit starkem Hustenreiz verursacht.

Durch die wiederholten intrabronchialen Drucksteigerungen tritt eine Zerstörung elastischer Wandelemente mit sackförmiger, zylinderförmiger oder tubulärer Ausweitung als Endzustand ein. Distale Sekretretention mit chronischer Infektion führt zur Zerstörung der abhängigen Lungensegmente mit spezieller Bevorzugung der dorsobasalen Segmente.

▪▪ Symptomatik

Die typische Symptomatologie (maulvolles Sputum, Zyanose, Uhrglasnägel, Hämoptysen, Amyloidose und reduzierte Lebenserwartung) wird unter Antibiotikaschutz heute nicht mehr gesehen.

▪▪ Diagnostik

In der Diagnostik ist die invasive Bronchographie heute z. T. durch die Möglichkeiten des Spiral-CT mit 3-D-Rekonstruktion verdrängt.

▪▪ Therapie

Die OP-Indikation ist gegeben, wenn rezidivierende pulmonale Pneumonie, Hämoptyse und radiologischer Nachweis zusammenkommen. Voraussetzung ist die genaue präoperative Lokalisation (Spiral-CT, in Ausnahmefällen Bronchographie), sowie die Beherrschung der Segmentchirurgie der Lunge.

Mukoviszidose

▪▪ Definition

Exokrine Drüsen (Pankreas, Bronchialdrüsen) sind bei dieser autosomal-rezessiv vererblichen Krankheit befallen (► Abschn. 7.14). Das Tracheobronchialsystem ist mit äußerst zähem, von den Zilien der Bronchialschleimhaut nicht transportablem Schleim gefüllt.

▪▪ Therapie

Chronische Infekte, bronchiektatischer Umbau mit schließlich multipel infizierten Zysten und respiratorischer Globalinsuffizienz machen chirurgische Interventionen problematisch. Beim gehäuft vorkommenden Pneumothorax ist meist nicht mehr als eine Zystenübernähung mit parietaler Pleurodese möglich. Liegt ausnahmsweise eine lappenbegrenzte Erkrankung vor, kann eine Lobektomie, falls erforderlich bilateral,

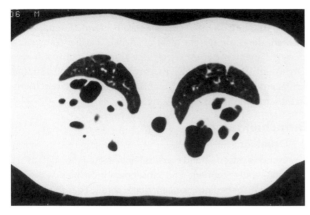

Abb. 4.32 Selektiver Befall beider Oberlappen bei Normalbefund im Unterlappen (Patient weiblich, 17 Jahre, Mukoviszidose). Fötor, massive Expektoration trotz Antibiotikadauertherapie seit 4. Lebensjahr. Mit 17 Jahren sequenzielle Oberlappenresektion links, anschließend obere Bilobektomie rechts. Patientin nach 5 Jahren beschwerdefrei

Beschwerdefreiheit bringen (■ Abb. 4.32). Bei entsprechend massiver Globalinsuffizienz ist heute im 2. Lebensjahrzehnt häufig die beidseitige Lungentransplantation erforderlich.

Mittellappensyndrom

Definition

Das Mittellappensyndrom ist definiert als irreversibel geschädigter Mittellappen, wenn der relativ zarte Mittellappenbronchus an seinem Abgang durch chronischen Druck zerstört und verschlossen wurde.

■■ Symptomatik

Sekretstau, Infektion, Einschmelzung und reaktive Karnifizierung kennzeichnen sodann den klinischen Verlauf. Während früher häufig tuberkulöse Lymphknoten ursächlich für die Bronchuskompression waren, ist heute der Bronchialverschluss durch Tumor wesentlich häufiger.

■■ Diagnostik

Diagnostisch zeigt die **Thoraxübersicht** einen schmalen, verdichteten Parenchymsaum nach ventral im Seitenbild, während die parakardiale Verschattung im a.-p.-Bild nicht pathognomonisch ist.

■■ Therapie

Da die Gewebeschädigung irreversibel ist, lässt sich die Exstirpation des Mittellappens nach vorheriger Bronchoskopie zum Tumorausschluss nicht umgehen (■ Abb. 4.32a,b).

Lungenabszess

Definition

Der Lungenabszess bezeichnet eine eitrige Einschmelzung von Lungengewebe durch pyogene Bakterien oder E. histolytica.

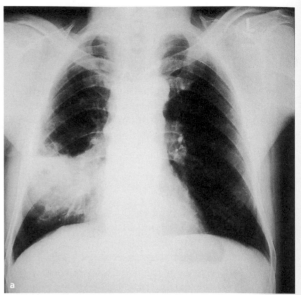
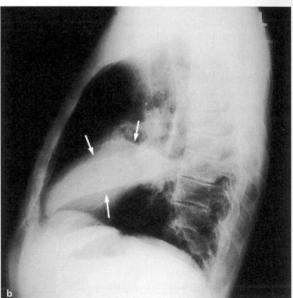

Abb. 4.33 a Verdichtung parakardial rechts in a.-p.-Aufnahme, nach zentral ziehende, streifige Verdichtung – dem dystelektatischen Mittellappen entsprechend. **b** In seitlicher Aufnahme bei Mittellappensyndrom (*Pfeile*)

■■ Pathogenese

Häufigste Ursache ist der bronchogene Infekt (z. B. nach Aspiration), der bevorzugt dorsale Segmente (wie z. B. das apikale Unterlappensegment oder auch das apikoposteriore Oberlappensegment) v. a. der rechten Lunge befällt. Hämatogene Abszesse treten dagegen häufig multipel auf, speziell bei bestehender Lungenstauung. Häufigste Erreger sind Staphylokokken mit subpleuraler Abszedierung, die unter Empyembildung in die Pleurahöhlen perforieren kann.

> ❯ Ursachen des Lungenabszesses: bronchogen, hämatogen, primäre Gangrän, sekundäre Zystenbesiedlung, Tumorzerfall. Annähernd 50% aller Abszesse sind in Wahrheit Tumorzerfallshöhlen!

■■ Symptomatik

Die **Klinik** unterscheidet sich im Frühstadium nicht von der bakteriellen Pneumonie mit Fieber, Schüttelfrost, Schmerz, Hustenreiz und Leukozytose. Bei Anschluss der Abszesshöhle an einen Bronchus wird der Abszessinhalt u. U. abgehustet, was zu einer klinischen Verbesserung führen kann. Erfolgt die Drainage in den Pleuraraum, werden allerdings nach kurzer Zeit die septischen Zeichen mit Fieber, Leukozytose etc. wieder stärker.

■■ Diagnostik

Die **Diagnose** wird stets in der **Thoraxübersichtsaufnahme** gestellt, zunächst als homogene, rundliche Verschattung. Erst wenn sich ein Teil der Abszessflüssigkeit bronchogen oder in den Pleuraspalt entleert, tritt die klassische **Spiegelbildung** auf (◻ Abb. 4.34). Im **obligaten CT** erkennt man die genaue Segmentzuordnung.

■■ Therapie

Therapeutisch sind antibiotische Abdeckung, Lagerungsdrainage und Expektoranzien nur flankierende Maßnahmen. Entscheidend ist die **Bronchoskopie**, die nach Möglichkeit die Abszesshöhle absaugt und so die bronchogene **Drainage** durch Abhusten ersetzt, zumindest aber zytologisches Material gewinnt, um einen malignen Tumor auszuschließen. Bei peripheren Abszessen wird die transpleurale Drainage durch Kathetereinlage unter CT-Kontrolle und evtl. Spülbehandlung durchgeführt.

Gelingt weder die transbronchiale, noch transpleurale Drainage, wird der Herd operativ möglichst gewebeschonend entfernt. Die Resektion eines ganzen Lungenlappens ist ausnahmsweise dann gerechtfertigt, wenn eine irreversible Zerstörung des Lungenparenchyms vorliegt.

Lungentuberkulose

■■ Operative Therapie

Chemotherapie, Lagerungsdrainage, evtl. kombiniert mit Expektoranzien, haben bewirkt, dass die Chirurgie der Tuberkulose heute nur noch 10% der lungenchirurgischen Eingriffe ausmacht (verwiesen sei hier auf internistische Lehrbücher). Diese Eingriffe werden fast stets nach Abklingen der akuten Erkrankung bei negativer Sputumtestung durchgeführt.

> ❯ Primärbehandlung der Lungentuberkulose: Chemotherapie (3er-/4er-Kombination). Operiert werden Spätkomplikationen: Bronchialblutung, Kavernen, Bronchiektasen, Lungendestruktionen nach Nekrose, Tuberkulome.

Die neueste Entwicklung zeigt allerdings wieder schwere Verläufe bei **polyresistenten Tuberkulosestämmen** aus Osteuropa und Asien (Indien), die trotz Chemotherapie den primär gangränösen Zerfall eines ganzen Lungenlappens bewir-

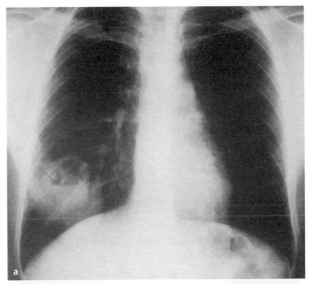
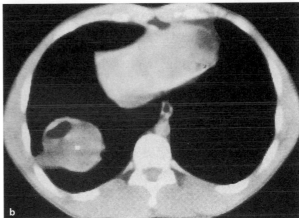

◻ **Abb. 4.34** Lungenabszess im rechten Unterlappen. **a** Spiegelbildung in der Thoraxübersichtsaufnahme im Stehen. **b** Im CT in Rückenlage ebenfalls Luftansammlung ventral

ken können, so dass resezierende Eingriffe auch im akuten, offenen Stadium erfolgen müssen.

Während die früheren Operationsverfahren eine Ruhigstellung der befallenen Lunge anstrebten (sog. **Kollapstherapie** durch Phrenikusausschaltung und Thorakoplastik), steht heute die **Resektion** mit vollständiger Entfernung des Infektionsherdes en bloc mit dem zerstörten, umgebenden Parenchym im Vordergrund. So wird die klinisch aktive Lungenkaverne nach Ausreizen der Chemotherapie, speziell bei einer Ausdehnung über ca. 6–7 cm, durch **Lobektomie** entfernt.

Erscheint bei Patienten im fortgeschrittenen Stadium das Operationsrisiko zu hoch, wird auch heute noch die früher propagierte Kavernenaufklappung mit Thoraxwandfenster **(Thorakostoma)** als Verfahren mit geringstem Risiko gewählt. Diese Behandlungsstrategie ist allerdings stets langwierig, denn oft bildet sich aufgrund der Kaverne eine bronchopleurale Fistel aus, die spontan nicht mehr sistiert und später eine aufwendige operative Korrektur erfordert.

4

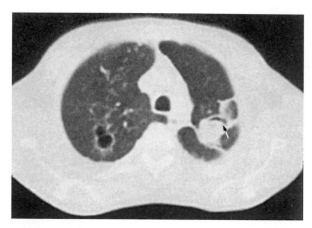

◘ Abb. 4.35 Typische Befundkonstellation bei Aspergillom: kugel-förmige Verschattung mit Luftsichel. Falls antimykotische Behandlung nicht zum Ziel führt: Sanierung durch Resektion wegen Blutungs-gefahr

Auch heute noch problematisch ist die Korrektur einer narbig geschrumpften Lunge bei altem Kavernendurchbruch und chronischer Lungenfistel. Empyemschwiele und ge-schrumpfte Lunge füllen die Thoraxhöhle nicht mehr aus, so dass letztere künstlich verkleinert werden muss, falls ein Er-halt des geschrumpften Lungengewebes für den Patienten funktionell überhaupt von Vorteil ist. Die erforderliche Tho-rakoplastik wird auch kombiniert mit Lungenteilresektionen angewandt.

❗ Cave
Lebensbedrohliche Hämoptysen (>600 ml/24 h) er-fordern sofortige bronchoskopische Lokalisation, im hochakuten Fall Intubation mit Blockade und sofor-tige Resektion.

Selten gelingt nach Angiographie der Versuch der Embolisa-tion der Bronchialarterie. Stärkere Kavernenblutungen entste-hen besonders nach **Aspergillenbesiedlung** (Aspergillom) mit typischem Röntgenbefund als kugelförmige Verschattung mit darüber liegender Luftsichel. Bei akuter Aspergillomblu-tung ist stets eine sofortige Resektion erforderlich (◘ Abb. 4.35). Die angiographische Embolisation ist theoretisch beste-chend, aber selten praktikabel.

Pleuraempyem

┌─ **Definition** ─────────────────────────────
│ Pleuraempyem bezeichnet eine Ansammlung infektiösen
│ Sekrets oder Ergusses im Pleuraspalt mit konsekutiv ent-
│ zündlicher Reaktion der parietalen und viszeralen Pleura
│ und charakteristischem morphologischem Verlauf.
└──

Schon Hippokrates beschreibt, dass ein Empyem, das nicht spontan durch die Thoraxwand nach außen durchbricht, nur durch Inzision zu heilen ist.

▪▪ Pathogenese
Parietale und viszerale Pleura bestehen jeweils aus einer ein-reihigen Schicht polygonaler Mesothelzellen, die einer schma-len fibroelastischen Schicht aufsitzen, die auf der Lungenseite (viszerale Pleura) sich tief zwischen die peripheren Lungen-läppchen einschlägt und daher direkt in Verbindung mit Lymphgefäßen und kleinen Venolen der Lunge steht. Auf die-sem lymphogen/hämatogenen Weg ist eine Infektionsausbrei-tung aus der Lunge in den Pleuraraum möglich (**metapneu-monisches Empyem**).

Ablauf des Empyems (3 Phasen)
━ Exsudative Phase
━ Fibrinös-purulente Phase
━ Vernarbung/Verschwielung

Pathohistologisch entsteht zunächst bei erheblicher entzünd-licher Schwellung des Bindegewebes ein sehr fibrinreiches Exsudat zwischen viszeraler und parietaler Pleura, das zum Großteil auf der parietalen und nur zum geringeren Teil auf der viszeralen Pleura abgelagert wird. Das zunächst dünnflüs-sige Empyem (**exsudative Phase**) wird durch massenhaft ein-strömende Granulozyten, vermischt mit Fibrin biphasisch (fest/flüssig) und erheblich eingedickt in der sog. **fibrinös-purulenten Phase**. Wenn schließlich nach ca. 4–8 Wochen die **Vernarbung** einsetzt, die z. B. bei Tuberkulose sehr extrem ablaufen kann, sind viszerale und parietale Pleura zu einer dicken **Schwiele** verklebt. Interkostalmuskulatur und Zwi-schenrippenräume können von der Narbenbildung so stark miterfasst werden, dass es zu einer völligen Schrumpfung bis zur Verkalkung und Knochenbildung im Interkostalraum kommen kann. Bei extremer Kontraktur der Interkostalräume kann eine erhebliche Skoliose resultieren.

Ursächlich ist am häufigsten der **pulmonale Infekt**, der über die lymphogenen/hämatogenen Verbindungen zur fibro-elastischen Membran in den Pleuraraum gelangt. Dieser Vorgang verläuft zeitversetzt, so dass der ursächliche Infekt bisweilen nicht mehr eruierbar ist. Weitere Infektionsquel-len sind Lungenabszesse, bronchogene Infekte bei Obstruk-tionspneumonie, bei zentralem Tumorsitz und Infekte von Mediastinalorganen ausgehend (spontane oder instrumen-telle Ösophagusruptur). Aufgrund des kranial gerichteten transdiaphragmalen Lymphabflusses kann ein Begleitem-pyem auch bei septischen intraabdominellen Prozessen auftreten. Perforierend penetrierende Thoraxverletzungen kommen natürlich als Infektionsursache ebenfalls in Betracht. Dass bei dieser Verletzungsart in relativ seltenen Fällen ein echtes Empyem auftritt, liegt sicherlich daran, dass bei kor-rekter Vorgehensweise entweder unmittelbar thorakoto-miert oder zumindest ein ausreichend großes Drain eingelegt wird. Primär nicht oder nicht ausreichend drainierte Blut-ansammlungen (Hämatothorax) nach stumpfem Trauma werden nicht selten durch insuffiziente Punktionsversuche infiziert und führen dann 6–10 Wochen nach Trauma zum sog. **Spätempyem**.

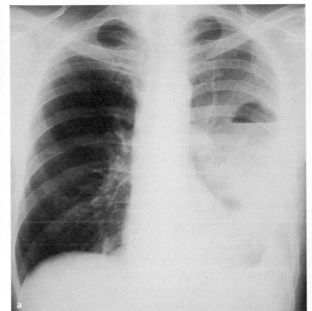

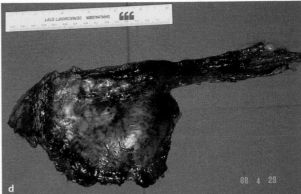

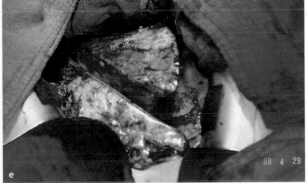

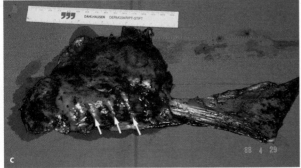

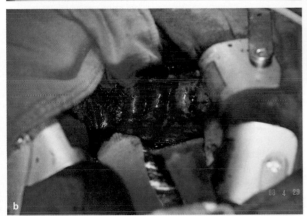

Abb. 4.36 a Pleuraempyem mit Spiegelbildung im Interlobärspalt in der exsudativen Phase: Die Verschattung ist radiologisch vom Erguss kaum unterscheidbar, ausschlaggebend sind klinische Infektzeichen, lokaler Keimnachweis und CT-Befund. **b** Ziel der Operation bei Pleuraempyem: Möglichst geschlossene Entfernung des gesamten Empyemsacks durch zunächst parietale Entschwartung von der Thoraxwand aus, dann vom Oberlappen ausgehend Entschwartung der Lungenoberfläche und schließlich basale Ablösung vom Zwerchfell (diaphragmale Entschwielung). **c** Geschlossen entfernte »Empyemtasche«. Präparatansicht von der Thoraxwand (parietale Entschwielung): Deutlich sind Rippenabdrücke auf der dicken Schwiele zu erkennen. **d** Ansicht der Empyemtasche von der Lunge aus: Die Präparation der viszeralen Schwiele ohne Verletzung der Lunge bzw. ohne versehentliche Empyemeröffnung ist in der Regel schwieriger als von der Brustwand aus. **e** Komplett entschwielter linker Unterlappen

Eine im Rahmen der Lungenchirurgie mit einer Frequenz von ca. 1% beobachtete Empyemform wird durch Bronchusstumpfinsuffizienz bzw. persistierendes Parenchymleck hervorgerufen. Symptomatologie (Aspiration, Seropneu), Diagnostik und Therapie werden bestimmt durch die zugrunde liegende Stumpfinsuffizienz des Bronchusstumpfes (Bronchoskopie, Rethorakotomie mit Stumpfverschluss und plastischer Deckung bzw. Restpneumonektomie).

■ ■ Symptomatik

Häufig überlagern die Symptome der auslösenden Ursache (Pneumonie, Mediastinitis, subphrenischer Abszess, akutes Abdomen etc.) die Klinik des Empyems per se, die extrem variabel sein kann. Hochseptische Zustandsbilder mit u. U. respiratorischer Insuffizienz werden erst dann beobachtet, wenn das Volumen der Eiteransammlung einen deutlichen Druck auf das Mediastinum ausübt. Chronische Verlaufsformen zeigen häufig lediglich Schwäche, Anämie, evtl. Gewichtsreduktion, abgeschwächtes Atemgeräusch.

▪▪ Diagnostik

Bei Verdacht auf Empyem ergibt zunächst die röntgenologische **Thoraxübersicht** eine Verschattung, ähnlich einer Ergussbildung, wenn das Empyem in der exsudativen Phase ist (◘ Abb. 4.36). Je länger die Entstehung zurückliegt, desto eher entsteht ein Mischbild aus gekammerten Flüssigkeitsspiegeln und Teilschwielen. Speziell bei älteren Empyemformen zeigt die **Computertomographie** die Kammerung und Ausdehnung des Prozesses am besten an. Ein CT ist schon deshalb erforderlich, um keinen intrapulmonalen, mediastinalen oder pleuralen Tumor oder Abszess zu übersehen.

> ❯ **Pleuraempyem: Thoraxübersichtsaufnahme, Thorax-CT, Probepunktion unter sterilen Kautelen mit Antibiogramm, evtl. unter sonographischer Kontrolle, sind die entscheidenden diagnostischen Schritte. Mikrobiologisch häufig Nachweis von Mischinfektionen mit Anaerobiern.**

Erreger Streptokokken (dünnflüssiges Empyem) und Staphylokokken sind auch heute noch die häufigsten Erreger, Anaerobier werden zumindest im Verlauf der Empyembehandlung mit ca. 30% nachweisbar, bei Kindern scheint Haemophilus influenzae eine Rolle zu spielen. Spezifische Erreger (Tuberkulose) entziehen sich häufig dem mikroskopischen Nachweis und erfordern die Spezialkultur. Spezielle Erreger können bei immunsupprimierten/-modulierten Patienten (nach Organtransplantation, Aids) beobachtet werden (Pneumocystis carinii etc.).

▪▪ Therapie

Ubi pus, ibi evacua gilt für das Pleuraempyem ganz besonders. Die Therapie richtet sich dabei nach den oben genannten Erkrankungsstadien.

> ❯ **Auch in Frühfällen, in der exsudativen Phase, sind wiederholte Punktionen durch Nadelaspiration nicht sinnvoll, sondern ausschließlich die Minithorakotomie mit weitlumiger Drainage (28–32 Charrière), möglichst mit seitlichem Zulauf für die Spülung (über ca. 10 Tage).**

Häufig ist im späteren Stadium bei Kammerbildung eine **Zieldrainage** erforderlich, d. h. eine Platzierung nach sonographischer Kontrolle, entweder dorsal, im Phrenikokostalwinkel, oder an der Stelle der sonographisch fixierten größten Flüssigkeitsansammlung.

Im **fibrinopurulenten** Stadium kann, wenn ein Verdacht auf bereits erfolgte fibrinöse Kammerbildung besteht, die videothorakoskopische **Adhäsiolyse** die ansonsten erforderliche Thorakotomie u. U. vermeiden. Wie bei allen videoskopisch gestützten Eingriffen muss auch hier die Möglichkeit zum Übergang auf die offene **Thorakotomie** gegeben sein, wenn die Schwielenbildung mit minimalinvasivem Instrumentarium nicht beseitigt werden kann.

Im Stadium III der **Schwielenbildung** ist in jedem Fall die offene **Thorakotomie** erforderlich, wobei nur im Idealfall die Abpräparation der fibrinösen Schwiele sowohl von der Lungenoberfläche, als auch von der Thoraxwand, als geschlossene Empyemtasche ohne erneute Kontamination des Pleuraspaltes gelingt (◘ Abb. 4.36). Oft ist jedoch nur eine offene Entfernung der Schwiele (**Teildekortikation**) möglich, da die viszerale Schwiele sich häufig nicht vollständig lückenlos ablösen lässt. Das Thoraxwandfenster – früher als Ultima Ratio angewandt – ist heute allenfalls bei Spätzuständen nach zentralen Bronchusstumpffisteln indiziert, die trotz plastischer Deckungsmaßnahmen (Hochzug vom Omentum majus, Latissimus-dorsi-Rotationsplastik) nicht zur Ausheilung kommen.

In Kürze

Entzündliche Erkrankungen

1. **Pneumonie:** bakteriell oder virusinduziert. Gezielt Antibiotika, Sekretolyse, Atemgymnastik, Bronchialtoilette. OP evtl. bei Nekrosehöhlen, karnifizierten Anteilen, Abszessen. Schwierig bei immunsupprimierten Patienten.
2. **Bronchiektasen:** irreversibel erweiterte Bronchialabschnitte, Sekretretention mit chronischer Infektion, Spiral-CT, evtl. OP.
3. **Mukoviszidose:** Produktion von zähem, von den Zilien der Bronchialschleimhaut nicht transportablem Schleim. Chronische Infekte, bronchiektatischer Umbau, Pneumothorax; evtl. operative Eingriffe, Lungentransplantation.
4. **Mittellappensyndrom:** irreversibel zerstörtes Lungengewebe durch Mittellappenbronchuskompression: Exstirpation des Mittellappens obligat.
5. **Lungenabszess:** eitrige Einschmelzung (Tumorzerfall ca. 50%). Fieber, Schüttelfrost, Schmerz, Hustenreiz. Röntgen (Spiegelbildung), obligates CT. Bronchogene Drainage durch Bronchoskopie, evtl. operativ.
6. **Lungentuberkulose**
   Ca. 10% der lungenchirurgischen Eingriffe (**Cave:** akut schwere Verläufe bei polyresistenten Tuberkulosestämmen aus Osteuropa und Indien).
   Therapie: Chemotherapie(3er-/4er-Kombination), Lagerungsdrainage, evtl. kombiniert mit Expektoranzien. Operiert werden Spätkomplikationen: Bronchialblutung, Kavernen, Bronchiektasen, Lungendestruktionen nach Nekrose, Tuberkulome. Resektion mit vollständiger Entfernung des Infektionsherdes en bloc (Lobektomie). Massive Hämoptyse: bronchoskopische Blockade/Tamponade, notfallmäßige Resektion.
7. **Pleuraempyem**
   3 Phasen: exsudative Phase, fibrinös-purulente Phase, Vernarbung: Pleuraschwiele. Entstehung: metapneumonisch, posttraumatisch, infektiös (spezifisch/unspezifisch), postoperativ iatrogen.

▼

Diagnostik: Röntgenübersichtsaufnahme, Thorax-CT, Probepunktion unter sterilen Kautelen mit Antibiogramm, evtl. unter sonographischer Kontrolle. Mikrobiologisch häufig Nachweis von Mischinfektionen mit Anaerobiern.

Therapie: chirurgisch: ubi pus, ibi evacua.

- Im Frühstadium: weitlumige Spüldrainage über Minithorakotomie mit pleuraler Spülung (wiederholte »Abpunktionen« durch Nadelaspiration sind nicht ausreichend).
- Nach Kammer- und Schwielenbildung: bisweilen videoskopisch mögliche Ausräumung (Adhäsiolyse).
- Im Spätstadium: Dekortikation mit Entfernung der Empyemtasche.

4.5.3 Benigne Raumforderungen der Lunge

■ ■ **Klassifikation**

Unterschieden werden epitheliale und mesenchymale Tumore, sowie die sog. Hamartome aus verschiedenen Geweben mit unterschiedlichem Reifegrad.

> Auch diese sog. gutartigen Tumoren werden grundsätzlich – allgemeine Operabilität des Patienten vorausgesetzt – durch Operation entfernt, denn sie können wachsen, maligne entarten und sind schließlich oft nicht vom Bronchialkarzinom unterscheidbar.

Häufigster Tumor ist das **Hamartom** in der größtenteils aus Knorpel bestehenden Form des Chondrohamartoms, das im 4.–6. Lebensjahrzehnt vorkommt, bevorzugt Männer befällt, und ebenso wie das seltenere fibroleiomyomatöse Hamartom bei subpleuralem Sitz videoendoskopisch leicht entfernbar ist.

Es existiert eine Reihe seltener, gutartiger Lungentumoren (fibröses Histiozytom, postinflammatorische Pseudotumoren, sklerosierendes Hämangiom, sowie Lymphome, Fibrome, Neuofibrome, Hämangioendotheliome, Klarzelltumoren etc.), die alle erst nach Exstirpation histologisch sicher klassifizierbar sind.

Pulmonaler Rundherd Ein stets wiederkehrender Begriff der radiologischen Praxis ist der sog. Rundherd. Gemeint ist eine mehr oder weniger **rundliche Verschattung**, die histologisch grundsätzlich einem peripheren Bronchialkarzinom, einem Lungensarkom, einem gutartigen Tumor, einer Metastase, oder dem Restzustand einer spezifischen (Tuberkulose) oder unspezifischen Entzündung (atypische Pneumonie) zugeordnet sein kann (◘ Abb. 4.37).

> Insgesamt sind gutartige Tumoren wesentlich seltener als Bronchialkarzinome, weshalb bis zum Beweis des Gegenteils bei Vorliegen eines pulmonalen Rundherdes von einem Bronchialkarzinom auszugehen ist.

Mögliche Klassifikation eines Rundherdes

Auch eine lokale arteriovenöse Fistelbildung kann radiologisch wie ein Rundherd imponieren. Das Problem: Es gibt zahlreiche radiologische Kennzeichen, die eine Klassifizierung einer solchen Verschattung **scheinbar** ermöglichen: Kalkeinlagerungen machen eine entzündliche Genese eher wahrscheinlich, unscharfe Randbegrenzung mit Ausziehungen und Spikulae in die Umgebung sind malignitätsverdächtig etc. Grundsätzlich ist aber eine histologische Diagnose radiologisch niemals möglich. Deshalb bleibt immer nur die Operation, spätestens nach einer radiologischen Kontrolle von 8 Wochen.

Niemand kann ein Röntgenbild histologisch anfärben. Histologische Klassifizierungen sind weder in der Röntgenthoraxübersicht, noch im CT oder Spiral-CT, noch in der MRT möglich.

❶ **Cave**
Daher muss der solitäre Rundherd histologisch abgeklärt, d. h. entfernt werden. Das sog. Zuwarten ist ein besonders schwerwiegender strategischer Fehler!

■ ■ **Weiterführende Diagnostik**

Neuerdings scheint mit der **Positronenemissionstomographie (PET)** durch radioaktiv markierte Glukose eine Unterscheidung zumindest zwischen maligner und nichtmaligner Neubildung in der Lunge möglich. Da aber gleichzeitig eine Speicherung der radioaktiv markierten Glukose in malignem Tumorgewebe und einigen entzündlichen Neubildungen erfolgt, sind Zusatzunterscheidungen durch die Analyse der Kinetik der Glukoseaufnahme erforderlich. Möglicherweise wird in Zukunft eine Unterscheidung zwischen maligner, benigner und entzündlicher Raumforderung in der Lunge möglich sein.

> Der weitere Gang der Diagnostik wird von einer entscheidenden Überlegung geprägt: Jeder Patient mit Bronchialkarzinom hat nur einmal eine reelle Chance auf Heilung durch Operation, nämlich im Frühstadium.

Dieses ist vollständig asymptomatisch und wird allenfalls durch Zufall entdeckt (Reihenuntersuchung, Einstellungsuntersuchung, Thoraxübersicht nach Trauma etc.). Diese wenigen Fälle sind günstige Ausnahmen, denn 85% aller Bronchialkarzinome sind onkologisch – nicht technisch – zum Zeitpunkt der Diagnosestellung inoperabel. Andererseits sind 50% aller Rundherde (beim Raucher bis zu 80%) malignen Ursprungs.

❶ **Cave**
Es zählt demnach zu den besonders schwerwiegenden Fehlern, einem Patienten, bei dem zufällig ein solitärer Lungenrundherd entdeckt wurde, die einmalige Chance einer kurativen Operation durch sog. Zuwarten zu verspielen.

Bei einem Normalkollektiv mit allen Altersgruppen entspricht die Wahrscheinlichkeit einer malignen Ursache 51%. Selektierte man die Raucher über 60 Jahren, ergäbe sich eine wesentlich höhere Malignitätsrate von ca. 80%.

4

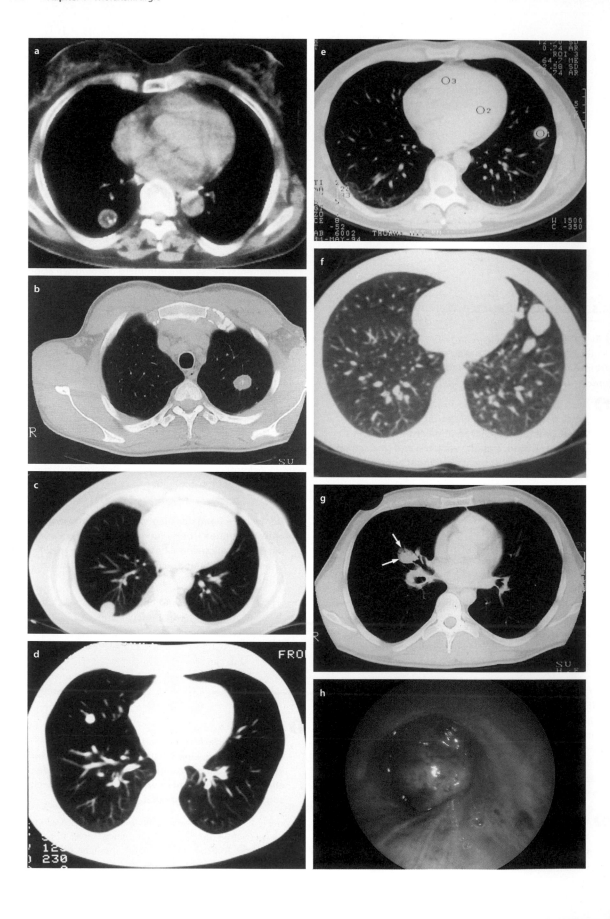

◄ ◘ **Abb. 4.37** Der solitäre pulmonale Rundherd und was dahinter steckt: **Philosophieren erlaubt, Histologie obligatorisch! a** Hamartochondrom im Unterlappen rechts. **b** Tuberkulom linker Oberlappen. **c** Echinokokkuszyste (Komplementbindungsreaktion!) rechter Unterlappen. **d** Postinflammatorischer Pseudotumor, Mittellappen. **e** Pseudolymphom der Lunge linker Unterlappen. **f** Pulmonales AV-Aneurysma Lingula. **g** Karzinom im Mittellappen. **h** Zentral sitzendes Adenom linker Hauptbronchus

❯ Da demnach jeder pulmonale Rundherd operativ abzuklären ist, müssen 2 Fragen umgehend geklärt werden:
   ▬ Ist der Patient funktionell operabel (Thorakotomie)?
   ▬ Entspricht der Befund tatsächlich einem Solitärherd der Lunge?

Thorax-CT (Solitärherd?), **Skelettszintigraphie** (Knochenmetastasen?), **Oberbauchsonographie** (Leberfiliae?) sind in ca. 90% aller Fälle ausreichend, keinen Primärtumor zu übersehen. Bei begründetem Verdacht werden Magen-Darm-Trakt, Schilddrüse, Nieren und Genitalorgane nach möglichem Primärtumorsitz abgeklärt. Langjährige Erfahrung hat gezeigt, dass die Wahrscheinlichkeit, bei diesem Vorgehen einen extrapulmonalen Primärtumor zu übersehen, äußerst gering ist, man aber andererseits dem Patienten ca. 7 Tage invasiver belastender Diagnostik ersparen kann. Eine **Bronchoskopie**, präoperativ, mit flexiblem Gerät leicht ausführbar, ist dagegen unverzichtbar, um nicht intrabronchiale, in der CT u. U. nicht dargestellte Befunde zu übersehen.

❯ Strategischer Fehler, da Ergebnis ohne Konsequenz: Die transkutane Punktion operabler Solitärherde der Lunge!

Die gern praktizierte transkutane Punktion eines solitären Lungenrundherdes bei operablen Patienten ist überflüssig, denn sie ändert nichts an der Indikation zur Operation. Auch wenn der zytologische Befund einem kleinzelligen Karzinom entspräche, wäre dies eine Indikation zur kurativen Operation. Da andererseits je nach Sitz des Rundherdes in bis zu 30% nach Punktion ein therapiebedürftiger Pneumothorax resultiert, ist die Punktion, gleichgültig, ob unter Durchleuchtung oder CT-Kontrolle, ob mit Feinnadel oder Trokar, überflüssig.

❗ Cave
   Streng kontraindiziert sind alle Punktionsversuche bei Verdacht auf Mesotheliom, da hier die Implantation von Impfmetastasen im Stichkanal sicher bewiesen ist.

▪▪ **Operative Therapie**
Die operative Entfernung eines solitären Rundherdes geschieht möglichst videoassistiert endoskopisch, d. h. ohne Thorakotomie, wann immer die Lokalisation innerhalb der Lunge dies zulässt. Als Faustregel gilt: Ist der Rundherd um mehr als seinem Durchmesser entsprechend von der Lun-

genoberfläche und dem Interlobärspalt entfernt, so ist die endoskopische Lokalisation meist nicht möglich, d. h. die offene Operation ist vorzuziehen. Der Herd lässt sich dann in der atelektatischen Lunge leicht tasten und wird entweder exstirpiert, wie z. B. beim Hamartom, oder keilförmig ausgeklemmt und mit Klammernahtgerät atypisch reseziert, d. h. die Resektionslinie verläuft quer durch das Lungenparenchym, ohne typischen anatomischen, z. B. Segmentgrenzen, zu folgen.

Die operative Entfernung eines benignen Lungenrundherdes durch atypische Parenchymresektion ist mit einer Letalität von unter 0,5% behaftet, der stationäre Aufenthalt beträgt 3–8 Tage.

> **In Kürze**
>
> **Benigne Tumoren der Lunge**
> Meist Hamartome; können wachsen, maligne entarten und ähneln Bronchialkarzinomen: erst nach Exstirpation histologisch sicher klassifizierbar.
> **Diagnostik:** pulmonaler Rundherd: 2 Fragen: Operabilität (Thorakotomie)? Tatsächlich Solitärherd der Lunge? Skelettszintigraphie, Thorax-CT, Oberbauchsonographie, Bronchoskopie, evtl. PET. Keine transkutane Punktion (Ergebnis ohne Konsequenz). **Cave:** Streng kontraindiziert sind alle Punktionsversuche bei Verdacht auf **Mesotheliom!**
> **Therapie:**
> ▬ Zuwarten ist ein besonders schwerwiegender strategischer Fehler.
> ▬ Grundsätzlich operative Entfernung: videoassistiert endoskopisch oder Thorakotomie.

4.5.4 Bronchialkarzinom

▪▪ **Epidemiologie**
Epidemiologie und Ätiologie des Bronchial- oder Lungenkarzinoms, als malignem epithelialem Primärtumor der Lunge, sind in der Medizingeschichte beispiellos und für die Ambivalenz des späten 20. Jahrhunderts bezeichnend: Vor 80 Jahren so gut wie unbekannt, ist das Bronchialkarzinom heute die bei weitem häufigste Krebsform des Mannes und in einigen Industrienationen auch der Frau. Im Gegensatz zu historischen Geißelungen der Menschheit durch Pest, Tuberkulose etc. kam das Bronchialkarzinom nicht schicksalhaft, sondern von Menschenhand gemacht und zwar durch Zigarettenrauchen (◘ Abb. 4.38).

Die beispiellose Verbreitung des Bronchialkarzinoms: Aus der gesamten Weltliteratur wurden 1913 exakt 373 Fälle dieses »sehr seltenen Tumors« beschrieben. 1993: 120.000 Sterbefälle durch Bronchialkarzinom in den USA, ca. 45.000 in Deutschland, ca. 400.000 weltweit. Zigarettenrauch ist die am besten untersuchte Krebsnoxe der Welt.

Der kausale Zusammenhang zwischen Zigarettenrauchen und Raucherkrebs (Risiko gegenüber Normalbevölkerung: ca. 50-fach erhöht) ist allgemein anerkannt.

4

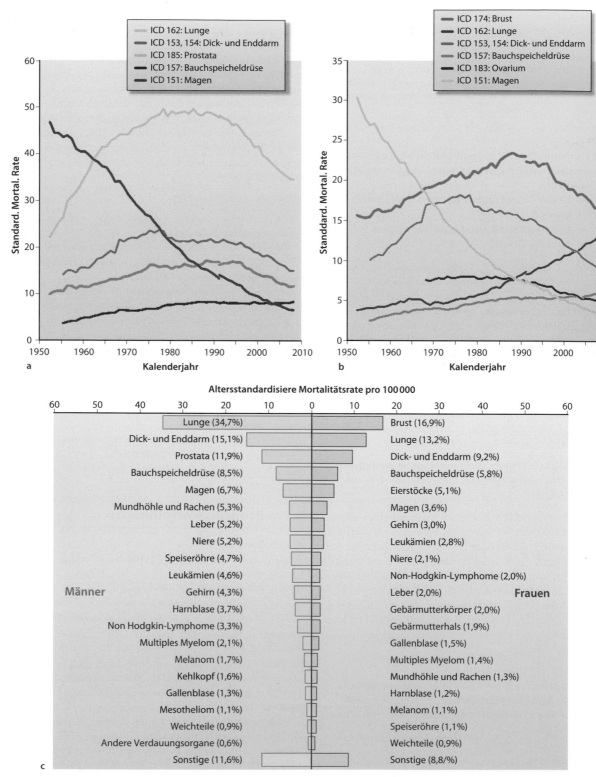

Altersstandardisiere Mortalitätsrate pro 100 000

● **Abb. 4.38** Epidemiologie des Bronchialkarzinoms: **a** Aus völliger Bedeutungslosigkeit Anfang des 20. Jahrhunderts zur häufigsten Todesursache bei Männern mit Krebs in Deutschland. **b** Brustkrebs als Todesursache Nummer 1 bei Krebspatientinnen wird um das Jahr 2020 durch das Bronchialkarzinom abgelöst. **c** Die 20 häufigsten Krebstodesursachen in Deutschland 2008. **d** Das Deutsche Krebsforschungszentrum in Heidelberg geht davon aus, dass die Herzkreislauferkrankungen in 30 Jahren als häufigste Todesursache Deutschlands durch Krebs ersetzt wird

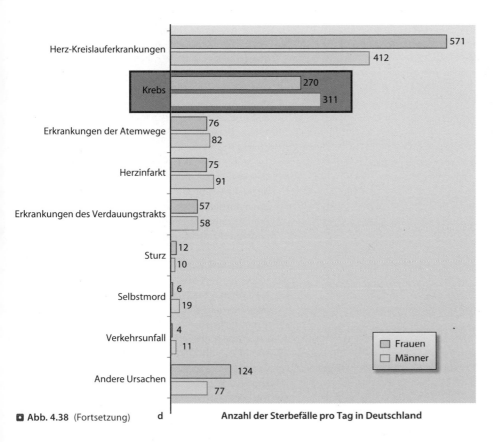

Herz-Kreislauferkrankungen 571 / 412

Krebs 270 / 311

Erkrankungen der Atemwege 76 / 82

Herzinfarkt 75 / 91

Erkrankungen des Verdauungstrakts 57 / 58

Sturz 12 / 10

Selbstmord 6 / 19

Verkehrsunfall 4 / 11

Frauen / Männer

Andere Ursachen 124 / 77

◘ Abb. 4.38 (Fortsetzung) d **Anzahl der Sterbefälle pro Tag in Deutschland**

▪ ▪ Histologische Klassifizierung

Die histologische Einteilung ist richtungweisend für die Therapie.

Histologische Typisierung des Bronchialkarzinoms (UICC 1997)

– **Plattenepithelkarzinom**
  – Spindelzelliges Plattenepithelkarzinom
– **Kleinzelliges Karzinom**
  – Oat-cell-Karzinom (Haferzelltyp)
  – Intermediärzelltyp
  – Kombiniertes Oat-cell-Karzinom
– **Adenokarzinom**
  – Azinäres Adenokarzinom
  – Papilläres Adenokarzinom
  – Bronchioloalveoläres Karzinom
  – Solides Karzinom mit Schleimbildung
– **Großzelliges Karzinom**
  – Riesenzellkarzinom
  – Klarzellkarzinom
– **Adenosquamöses Karzinom**
– **Karzinoidtumor**
– **Bronchusdrüsenkarzinom**
  – Adenoid-zystisches Karzinom
  – Mukoepidermoidkarzinom
  – Andere

Neben der histologischen Klassifikation (**Kleinzeller/Nicht-kleinzeller**) wird das biologische Verhalten des Bronchialkarzinoms stark vom Differenzierungsgrad beeinflusst. Typisch für das Bronchialkarzinom sind die häufigen **Mischformen**, sowohl was Histiotyp, als auch Differenzierungsgrad betrifft. Kleinzellige Anteile z. B. sind in zahlreichen Plattenepithelkarzinomen beschrieben, so dass die Gefahr besteht, bei nur einmaliger, oberflächlicher Biopsie ein letztlich nicht relevantes histologisches Bild als Ausgangsbasis für das gesamte Therapiekonzept zu erhalten.

Über die UICC-Klassifikation hinausgehende Differenzierungen werden immunhistochemisch heute zwar schon durchgeführt (Zytoskeletteigenschaften, Expression verschiedener Peptide), doch sind therapeutische Konsequenzen daraus noch nicht allgemein gültig. Mit entsprechend sensibler Methodik (Zytokeratinexpression) gelingt heute der Nachweis **einzelner Tumorzellen** im Knochenmark und Lymphknoten sowie u. U. mit der Pleuralavage in allen TNM-Stadien, ohne dass bisher eine Unterstadierung erfolgt ist.

> **Klinisch-therapeutisch nach wie vor relevant ist die Unterscheidung zwischen kleinzelligem und nicht-kleinzelligem Tumor (◘ Tab. 4.5, ► Übersicht).**

▣ Tab. 4.5 Stadieneinteilung des nichtkleinzelligen Bronchialkarzinoms (UICC 2009)[a]

Stadium	Tumorgröße	Lymphknoteninfiltration	Metastasen
Stadium 0	Tis	Carcinoma in situ	
Stadium Ia	T1	N0	M0
Stadium Ib	T2	N0	M0
Stadium IIa	T1	N1	M0
Stadium IIb	T2	N1	M0
	T3	N0	M0
Stadium IIIa	T3	N1	M0
	T1–3	N2	M0
Stadium IIIb	T1–3	N3	M0
	T4	N0–3	M0
Stadium IV	T1–4	N0–3	M1

[a] Für Prognose und Therapieentscheidung ebenso bedeutsam wie die histologische Klassifikation ist das Stadium der Erkrankung. Die Stadieneinteilung (Staging) des Bronchialkarzinoms unterscheidet die **Stadien 0–IV**. Eine Anpassung der Stadien an das neue TNM-System wird aktuell diskutiert.

Staging des nichtkleinzelligen Bronchialkarzinoms

Die TNM-Stadierung für das nichtkleinzellige Bronchialkarzinom definiert folgende **T-Stadien**:

- **TX:** Primärtumor kann nicht gesichert werden oder Tumornachweis von malignen Zellen im Sputum oder bei Bronchialspülungen weder radiologisch noch bronchoskopisch sichtbar
- **T0:** Kein Anhalt für Primärtumor
- **Tis:** Carcinoma in situ
- **T1:** Tumor ≤3 cm Größe, allseits von Lunge oder intakter Pleura umgeben, der endobronchial nicht die Lappenbronchusgrenze nach proximal überschreitet
  - **T1a:** Tumor ≤2 cm
  - **T1b:** Tumor ≥2 cm, aber ≤3 cm
- **T2:** Tumor >3 cm, aber ≤7 cm oder Tumor jeder Größe, der die **viszerale** Pleura infiltriert oder eine Atelektase, aber nicht der ganzen Lunge, bis zum Hilus reichend, induziert, der aber in jedem Fall endobronchial >2 cm von der Hauptcarina entfernt ist.
  - **T2a:** Tumor >3 cm, aber ≤5 cm
  - **T2b:** Tumor >5 cm, aber ≤7 cm

▼

- **T3:** Tumor <7 cm, jeder Tumor, der die Lungengrenze überschreitet mit direkter Infiltration der Brustwand, mediastinalen Pleura, des Perikards oder Zwerchfells **oder** <2 cm an die Trachealbifurkation heranreicht, ohne die Carina selbst zu infiltrieren **oder** Obstruktion bzw. Atelektase der gesamten Lunge **oder** Tumorknoten im selben Lappen wie der Primärtumor.
- **T4:** Jeder Tumor, der das Mediastinum, Herz, große Gefäße, Trachea, Ösophagus, Wirbelkörper, **oder** direkt die Hauptcarina infiltriert **oder einen zytologisch positiven Pleuraerguss induziert oder vom Primärtumor getrennte(r) Tumorknoten in einem anderen Lappen derselben Seite**

Für die Beschreibung der Lymphknoteninfiltration werden folgende **N-Stadien** unterschieden:

- **N0:** Lymphknoteninfiltration nicht vorhanden (pN0 bedeutet dagegen, das histologisch in mindestens 10 entnommenen Lymphknoten mikroskopisch keine Tumorinfiltration gefunden wurde.)
- **N1:** Infiltration intrapulmonal, segmentaler, lobärer und hilärer Lymphknoten, mediastinale Lymphknoten frei
- **N2:** Infiltration der im Mediastinum gelegenen ipsilateralen Lymphknoten, Gegenseite frei
- **N3:** Infiltration mediastinaler Lymphknoten der Gegenseite, Infiltration supraklavikulärer Lymphknoten, ipsi- oder kontralateral

Für die Beschreibung der Fernmetastasierung werden **3 M-Stadien** beschrieben:

- **M1:** ipsilaterale Lunge, jedoch anderer Lappen als Primärtumor und/oder kontralaterale Lunge
  - **M1a:** Pleuraerguss
  - **M1b:** Fernmetastasen außerhalb des Thorax

Am Ende der präoperativen Diagnostik sollte ein möglichst genau zutreffendes TNM-Stadium des Tumors erhoben sein. Für die postoperative Prognosebeurteilung letztendlich entscheidend ist allerdings das **pTpN-Stadium**, das der Pathologe anhand des Resektionspräparates erstellt. Bei der Beurteilung des pN0- bzw. pN1-Stadiums ist zu bedenken, dass es sich hier um eine Ausschlussdiagnose handelt, die ausdrücklich belegt, dass die Lymphknoten im Mediastinum tumorfrei sind. Dies ist naturgemäß nur möglich, wenn dem Pathologen eine ausreichende Anzahl mediastinaler Lymphknoten zur Untersuchung vorgelegt wurden.

> **Die vollständige mediastinale Lymphadenektomie ist demnach unverzichtbarer Bestandteil der operativen Behandlung des Bronchialkarzinoms.**

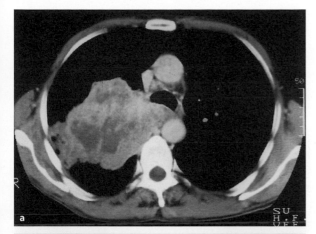

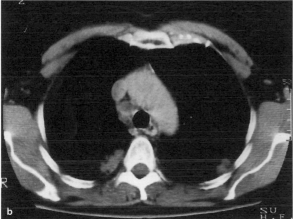

Abb. 4.39 Beitrag des Computertomogramms zum präoperativen Staging des Bronchialkarzinoms. **a** Infiltration der Carina (Hinterwand) äußerst wahrscheinlich: T4-Stadium intraoperativ bestätigt. **b** Lymphknoten >2 cm in tracheobronchialer Position: Die Lymphknotenvergrößerung kann durch Tumorinfiltration, ebenso aber auch durch unspezifische Entzündung bedingt sein, Abklärung nur histologisch möglich

■ ■ **Diagnostik**

❯ **Erster und wichtigster Schritt, in der Praxis häufig viel zu lange hinausgezögert, ist die Thoraxübersichtsaufnahme, die mehr als 95% aller Tumoren sicher erkennen lässt.**

Bei peripherem Tumorsitz muss differenzialdiagnostisch zu nichtmalignen oder metastasierten Rundherden abgegrenzt werden (▶ Abschn. 4.5.3). Die weitere bildgebende und invasive Diagnostik beim Bronchialkarzinom dient der Histotypisierung sowie dem präoperativen Staging. Die **CT** zeigt neben der Ausdehnung des Primärtumors (T-Stadium) sekundäre Lungenveränderungen wie nachgeschaltete Atelektase, Tumornekrose, evtl. auch Abszedierungen. Im Mediastinum gestattet die CT darüber hinaus eine exakte Größenanalyse der Lymphknoten (■ Abb. 4.39) mit hoher Sensitivität, die jedoch eine geringe Spezifität von nur ca. 50% aufweist. Lymphknotenvergrößerungen im Mediastinum bei Vorliegen eines

Bronchialkarzinoms sind zu 50% unspezifisch entzündlich bedingt. Ein Lymphknotenstaging ist mit CT deshalb niemals möglich, allenfalls ist der Hinweis auf eine Lymphknotenvergrößerung ableitbar.

Höhere Spezifität ergibt das **PET (Positronenemissionstomogramm)**, das als Tracer den vermehrten Einbau radioaktiv markierter Glukose bzw. – noch spezifischer – Thymidins durch Tumorgewebe nutzt. **Falsch-positive** Ergebnisse können durch entzündliche (z. B. Tuberkulome) Herde zustande kommen, **falsch-negative** durch eine zu geringe Glukoseaufnahme hochdifferenzierter Tumoren mit sehr kleinem Durchmesser. Eine wichtige Staging-Frage, die früher eine invasive Mediastinoskopie erforderte, scheint allerdings schon heute durch das PET beantwortet: Die präoperative Abklärung **mediastinaler Lymphknoten** (N_2-Situation). Die richtig negative Vorhersagewahrscheinlichkeit des PET (mediastinale Lymphknoten nicht von Tumorinfiltration befallen) ist hier mit 96% sogar höher als die der invasiven Mediastinoskopie (■ Abb. 4.40).

Die **extrapulmonale Metastasensuche** geschieht sonographisch (Leber) bzw. szintigraphisch (Skelettsystem) oder auch mittels PET-CT. Die Schädel-MRT Analyse erfolgt beim kleinzelligen Karzinom stets, beim nichtkleinzelligen nur bei Symptomatik oder beim Adenokarzinom.

Die **Bronchoskopie** (▶ Abschn. 4.3.3) erbringt neben der Histotypisierung auch die exakte endobronchiale Tumorausdehnung, die bereits Rückschlüsse für die operative Strategie gestattet. Mit Hilfe des **endobronchialen Ultraschall (EBUS)** lassen sich paratracheale und parabronchiale Lymphknoten mit Hilfe einer Nadelbiopsie und entsprechender Auswertung des gewonnen Materials als Zytologie beurteilen. Die **Mediastinoskopie** (▶ Abschn. 4.3.4) ist beim nichtkleinzelligen Karzinom dann indiziert, wenn Lymphknotenvergrößerungen im CT einen kontralateralen Tumorbefall (N3) vermuten lassen. Beim kleinzelligen Karzinom dient die Mediastinoskopie zum Ausschluss des Lymphknotenbefalls im Mediastinum vor einer ins Auge gefassten operativen Behandlung.

■ ■ **Operative Therapie**

❯ **Einziges Therapieverfahren mit kurativer Heilungschance ist die radikale Operation.**

Rezidive im Thorax und Fernmetastasen können auch nach sog. radikaler Operationstechnik auftreten und andererseits kommen nur ca. 15% aller Patienten nach Abschluss des präoperativen Stagings für einen kurativen Ansatz durch Operation überhaupt in Frage.

Funktionelle Operabilität Patienten, denen ein oder mehrere Lungenlappen bzw. ein ganzer Lungenflügel entfernt werden soll, müssen postoperativ ein lebenswertes Leben genießen können. Nach der Operation ist dazu eine FEV_1 von ca. 1,3–1,5 l/s erforderlich. Entscheidend neben der **Lungenfunktion** (▶ Abschn. 4.2) ist demnach die **Perfusionsszintigraphie**, die den funktionellen Wert des zu reduzierenden Lungenparenchyms definiert. Speziell bei zentral sitzenden Tumoren kann es vorkommen, dass keine Perfusion des peri-

4

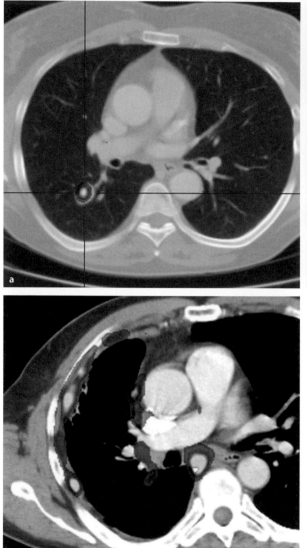

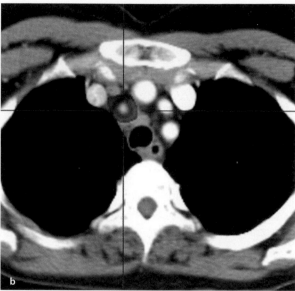

■ **Abb. 4.40 a** Bronchialkarzinom rechter Unterlappen in PET/CT-Fusionstechnik. Die in der CT dargestellte Raumforderung leuchtet aufgrund der Glukose-Mehrspeicherung im Fusionsbild als malignitätsverdächtig auf. Die Intensität der Speicherung ist zu 96% beweisend für das Vorliegen eines Malignoms. **b** Mediastinalfenster, Fusionsbild aus PET und CT. Der in der CT als vergrößert dargestellte prätracheale Lymphknoten leuchtet in der PET-Fusion hell auf und zeigt damit eine Tumorinfiltration an. Weitere Erklärung im Text. **c** PET/CT-Fusionsbild bei Pleurakarzinose. Entlang des Pleuraspaltes parietal und mediastinal zeigt die Aktivitätsanreicherung im PET malignitätsverdächtige Knötchen

pheren Parenchyms mehr stattfindet, so dass die Resektion, abgesehen von der schmerzbedingten Lungenfunktionsein-schränkung, keinen funktionellen Verlust bedeutet.

Technische Operabilität, sog. erweiterte Resektion Sehr selten erreicht die Infiltration eines lungenüberschreitenden Primärtumors ein solches Ausmaß, dass tatsächlich eine Exstirpation aus rein technischen Gründen scheitern könnte. Infiltrierte Anteile von Perikard, Zwerchfell, Brustwand und Herzvorhof lassen sich ohne besonderen technischen Aufwand en bloc mit resezieren (■ Abb. 4.41).

Infiltrationen des Herzens selbst, der Aorta, der Wirbel-körper, der Trachealbifurkation und des Ösophagus (T4) er-fordern exakte Strategie und genaue Prüfung auf onkologische Sinnhaftigkeit. Die Bifurkationsresektion mit einer Letalität von 5–10% sollte nur bei höher differenzierten Tumoren im

Stadium N0 oder N1 durchgeführt werden. Die Zuhilfenahme der Herz-Lungen-Maschine bringt in den seltensten Fällen einen veritablen onkologischen Vorteil, weil in einem so fort-geschrittenen Stadium extrathorakale Faktoren (Fernmetasta-sierung) terminierend wirksam werden.

Keine Zeichen für technische Inoperabilität sind eine N.-recurrens- oder die N.-phrenicus-Parese, ein Horner-Syn-drom, Thoraxwandschmerzen oder ein V.-cava-superior-Syn-drom (obere Einflussstauung).

Onkologische Operabilität – radikale Operation Die stadi-enadaptierten Operationsstandards in der Behandlung des Bronchialkarzinoms sehen vor, dass mit einer Lungenlappen-bzw. Lungenflügelresektion der Tumor vollständig mit seinem Lymphabflussgebiet unter Vermeidung einer intraoperativen Tumorzellaussaat entfernt wird. Dies setzt eine radikale **medi-**

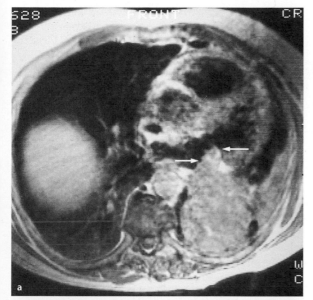

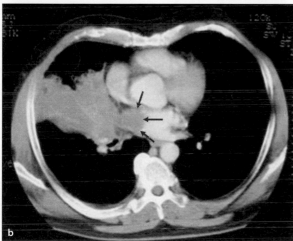

◨ Abb. 4.41 a Infiltration des linken Vorhofs im axialen Schnittbild im MRT: Die Tumorspitze ragt in das Lumen des Vorhofs klar hinein, R0-Resektion durch Vorhofausklemmung intraoperativ möglich. **b** Breite Infiltration des linken Vorhofs im CT-Schnittbild. Aufgrund der Ausdehnung der Resektion nur mit extrakorporaler Zirkulation (EKZ) möglich

astinale Lymphadenektomie voraus, die aus anatomischen Gründen (Aortenbogen) links weniger radikal praktiziert wird als rechts.

Radikale bzw. vollständige Lymphadenektomie
Ob Stagingmaßnahme oder tatsächlich therapeutisch onkologischer Therapieansatz im Sinne eines signifikanten Radikalitätsgewinns, lässt sich nur im Einzelfall entscheiden. Lebensverlängernd, d. h. radikalitätsrelevant, ist die Lymphadenektomie wohl nur in den Fällen, in denen aufgrund unauffälliger Morphologie eine Lymphknoteninfiltration intraoperativ nicht vermutet, sondern erst im Serienschnitt postoperativ am exstirpierten Lymphknotenpräparat nachgewiesen wurde. Sind nämlich alle entfernten Lymphknotenstationen

histologisch befallen, muss man davon ausgehen, dass die Infiltration über die erfassten Stationen hinaus ging (kontralateral, zervikal) und eine radikale Operation nicht möglich war.

Der Pathologe kann nur beurteilen, was ihm vorgelegt wird. »Radikale Operation« besagt demnach lediglich, dass in den Randzonen des Resektates mikroskopisch kein Tumorgewebe gesehen wurde. Die Vollständigkeit einer Lymphadenektomie zu beurteilen, liegt außerhalb der Möglichkeit des Pathologen, denn was nicht entnommen wurde, kann er auch nicht beurteilen.

Zwei Fakten scheinen das Konzept der radikalen Operation z. Zt. zu erschüttern:
- Auch bei kleineren Tumoren (T1, T2) lassen sich bisweilen bereits **Tumorzellen im Pleuraspalt** nachweisen, weil offenbar viel früher als vermutet Tumorzellen durch kleine, in den Pleuraspalt einmündende Lymphwege abgeschwemmt werden. Dies ist ähnlich wie bei der bakteriellen Pneumonie, bei der die Erreger in den Pleuraspalt gelangen und dort zum metapneumonischen Empyem führen. Die Langzeitprognose scheint durch diese zelluläre Aussaat eindeutig ungünstig beeinflusst.
- **Einzelzelldisseminierungen** (immunzytologisch angefärbte, einzelne Tumorzellen) lassen sich bei zahlreichen sog. N0M0-Patienten bereits zur Zeit der Operation im Knochenmark und den Lymphknoten nachweisen. Die konventionelle Mikroskopietechnik sieht diese Einzelzellen nicht. Damit scheint das Konzept des radikalen operativen Eingriffs nach histologischen Kriterien gründlich durchlöchert bzw. eher ein glücklicher Zufallstreffer zu sein als ein standardisierbares Verfahren.

> **Das bedeutet aber andererseits, dass auch in frühen Stadien so radikal wie möglich vorgegangen werden muss: Anatomische Lungenresektion und vollständige mediastinale Lymphadenektomie als Standard!**

Palliative Indikation Ähnlich wie beim Ösophaguskarzinom (Wiederherstellung des Schluckaktes) gibt es auch beim zentralen Bronchialkarzinom eine klare palliative Indikation: Bei tumoröser Lumenverlegung einzelner Bronchusabschnitte kommt es über Sekretretention und sekundäre Infektion mit Anaerobierbesiedlung zur **septischen Verjauchung** u. U. eines ganzen Lungenlappens bzw. eines Lungenflügels mit rezidivierenden hoch septischen Zuständen (◨ Abb. 4.42).

Sehr große Tumoren können darüber hinaus auch ohne direkte Schleimhautinfiltration zentraler Bronchusabschnitte durch Kompression eine **zunehmende Luftnot** bewirken, die bei trachealer oder Bifurkationskompression bis hin zum Ersticken gehen kann. Auch wenn extrapulmonale Metastasen oder Lymphknotenmetastasen einen onkologisch wirksamen Eingriff ausschließen, kann bei entsprechender Patientenaufklärung durchaus die palliative Entfernung eines so geschädigten Lungenanteils indiziert sein.

4

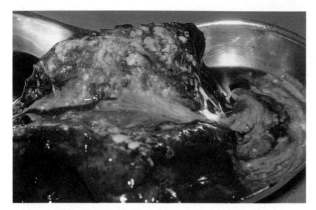

Abb. 4.42 Sog. Verjauchung des rechten Lungenunterlappens bei tumorösem Verschluss des Unterlappenbronchus: Indikation zur palliativen Unterlappenresektion trotz Fernmetastasen

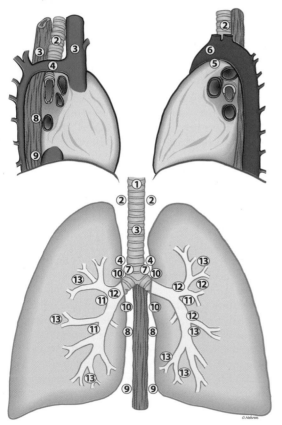

Abb. 4.43 Benennung der Lymphknoten im Mediastinum. Bei intraoperativer Entnahme zu Stagingzwecken kann für die betreffende Lymphknotenstation – anstelle der ausführlichen anatomischen Bezeichnung – die entsprechende Zahl verwendet werden. Mediastinale Lymphknotenstationen: *1* hoch-prätracheal, *2* hoch-paratracheal, *3* prätracheal, *4* tracheobronchial, *5* aortopulmonal, *6* präaortal, *7* Bifurkationsbereich, *8* paraösophageal, *9* ligamentär. Pulmonale Lymphknotenstationen: *10* Hiluslymphknoten, *11* interlobäre Lymphknoten, *12* lobäre Lymphknoten, *13* intersegmentale Lymphknoten

Indikationen zur palliativen Lungenresektion
- Blutung
- Septischer Tumorzerfall
- Luftnot durch Trachea-/Bronchuskompression

Operative Technik Die Operation ist die einzige Behandlung des Bronchialkarzinoms mit zumindest theoretischer Heilungschance, die jedoch an sehr enge Voraussetzungen gebunden ist. Im Stadium I und II sind die Heilungschancen real, im Stadium N2 – zumindest, wenn mehrere Lymphknotenstationen befallen sind – allerdings die Ausnahme. Generell gelten die allgemeinen Regeln der stadienadaptierten Radikalität, d. h. Entfernung des Tumors mit seinem lymphatischen Abflussgebiet. Dies bedeutet bei der Lunge: **Lobektomie, Bilobektomie**, extra-/intraperikardiale **Pneumonektomie**, in jedem Fall mit **mediastinaler Lymphadenektomie** unter standardmäßiger Berücksichtigung der ipsilateralen Lymphknotenstationen vom Zwerchfell bis hoch prätracheal (**Abb. 4.43**).

Früher praktizierte Verfahren

Die früher praktizierte Pneumonektomie »en principe« brachte keine besseren Ergebnisse als die hier genannte stadienadaptierte Verfahrenswahl, so dass sie heute nicht mehr praktiziert wird. Auch die sog. atypische (nicht anatomische) Wedge- bzw. Keilresektion ist heute nicht mehr »state of the art«, da sie auch bei kleinen Tumoren häufiger zu Rezidiven führt als die standardmäßige Lobektomie.

Zur Vermeidung der Pneumonektomie werden seit ca. 20 Jahren die schon länger für benigne Tumoren bekannten bronchoplastischen Eingriffe eingesetzt, d. h. in der Regel als sog. **Manschettenlobektomie** bzw. **Bilobektomie**.

Praxisbox

Manschettenlobektomie

Der in das Bronchiallumen hineinragende Tumor wird dabei en bloc mit einer Bronchusmanschette, in der Regel des Hauptbronchus entfernt und der restliche Lungenanteil wieder zentral anastomosiert, am häufigsten als sog. Manschettenresektion des rechten Oberlappens, weil sich der Bronchus intermedius besonders einfach mit dem Hauptbronchus anastomosieren lässt (**Abb. 4.44**). Bei größeren Serien waren bisher maximal 7–10% aller Patienten für dieses Verfahren geeignet, eine lokale Rezidivrate von 5–17% nach 3 Jahren spricht dafür, dass entweder die Lymphadenektomie nicht radikal genug oder die Sicherheitsabstände der Bronchusresektionsränder zum Tumor nicht selten zu eng gewählt wurden. Bei korrekter Anwendung sind dagegen die Langzeitergebnisse im Stadienvergleich ebenso gut wie die nach Pneumonektomie.

Sog. **Ausbrechertumoren** (T3/T4-Stadien) werden grundsätzlich en bloc reseziert, d. h. ohne Freilegung oder gar Durchtrennung des Tumors. Am häufigsten ist die parietale Pleura bzw. die Brustwand betroffen, so dass diese großzügig

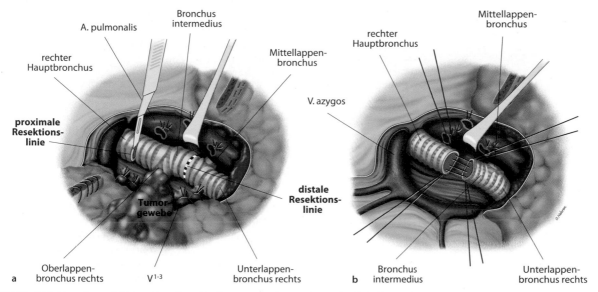

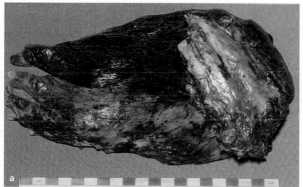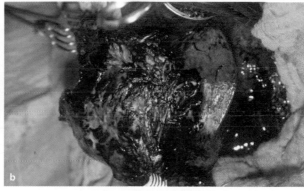

Abb. 4.44 Manschettenlobektomie rechter Oberlappen. **a** Nach Versorgung der Gefäße und Durchtrennung der Parenchymbrücke zwischen Ober- und Mittellappen wird eine Bronchusmanschette entsprechend der Tumorinfiltration, bestehend aus Hauptbronchusanteil und Bronchus intermedius mit dem Skalpell reseziert. **b** Nach Lobektomie und Resektion der Bronchusmanschette wird die Bronchuskontinuität durch Anastomose des Bronchus intermedius mit

der Trachealbifurkation durch Einzelknopfnähte wiederhergestellt (resorbierbares Nahtmaterial der Stärke 4×0). Bei isoliertem Befall des Oberlappenbronchus kann eine keilförmige Exzision aus dem distalen Hauptbronchus bzw. proximalen Anteil des Bronchus intermedius ausreichen. Entscheidend ist die Schnellschnittuntersuchung der Schnittränder

Abb. 4.45 a En-bloc-Prinzip der onkologisch radikalen Resektionstechnik: Bei Infiltration der Thoraxwand wird diese vollständig mit Interkostalmuskulatur und Rippen en bloc mit dem anatomisch zu resezierenden Lungenanteil entfernt. Insbesondere bei ossärer

Infiltration der Rippen sind Sicherheitsabstände von 5–6 cm zu fordern wegen möglicherweise ausgedehnter Markraumkontamination. **b** En-bloc-Resektion der gesamten vorderen Thoraxwand mit M. pectoralis minor und major

unter Durchtrennung der Rippen mitsamt dem Lungenlappen/Lungenflügel entfernt wird (**Abb. 4.45**).

Langzeitergebnisse der operativen Behandlung

Die Letalität der Operation des Bronchialkarzinoms mit »kurativem Ansatz« (Lappenresektion, evtl. Pneumonektomie mit mediastinaler Lymphadenektomie) beträgt 1–7%. Sie ist extrem abhängig von den Grenzen der Indikationsstellung, die der einzelne Operateur an sich selber stellt. Bei der Lobektomie kommen durchaus 1–2% vor, bei der Pneumonektomie 2–4%. Rechnet man alle erweiterten Eingriffe (Vorhofteilre-

sektion, Birfurkationsresektion, Thoraxwandresektion) hinzu, so ergibt sich eine Letalität von ca. 5–7%. Die 5-Jahres-Überlebensraten sind stadiumsabhängig mit ca. 70% im Stadium I, 30–40% im Stadium II und ca. 5–15% im Stadium IIIa (**Abb. 4.46**).

Onkologische Zusatzbehandlung

Zahlreiche Studien der letzten Jahre hatten den Nachweis eines therapeutischen Nutzens neoadjuvanter bzw. adjuvanter Chemotherapie im Visier. Jetzt vorliegende Ergebnisse lassen vermuten, dass sowohl neoadjuvante wie adjuvante Chemo-

4

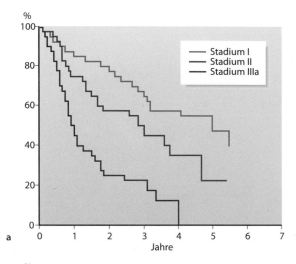

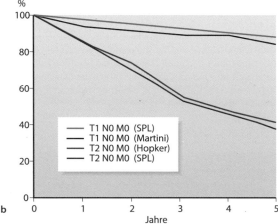

Abb. 4.46 a Stadienbezogene Überlebensraten bei Bronchialkarzinom: Die Operation schließt die routinemäßige Lymphadenektomie mit ein, im Stadium IIIa auch die mediastinale Nachbestrahlung (eigenes Krankengut). **b** Einfluss des Tumorvolumens (T1 vs. T2) im sog. Frühstadium I: Im Stadium T1N0M0 beträgt die Überlebenswahrscheinlichkeit nach 5 Jahren 90%, im Stadium T2N0M0 dagegen nur noch ca. 40% (eigene Ergebnisse)

therapieschemata in Zukunft regelhaft alle operablen Stadien (Ausnahme: Stadium Ia) ergänzen werden. Die **neoadjuvante Therapie** einer platinhaltigen Mehrfachkombination scheint im Stadium IIIa und IIIb die Überlebenszeit zu verlängern. Vereinzelt wird bereits über »**tumorfreie**« **Resektate** berichtet, wenn nach Induktionschemotherapie bei Komplettremission das ursprünglich erforderliche Resektionsausmaß beibehalten wird. Ergebnisse von Langzeitüberlebenden nach Resektionen im Stadium der Vollremission liegen bisher nicht vor. In Evaluation befindet sich z. Zt. die neoadjuvante Therapie auch im Stadium Ib bis II.

Neueste Ergebnisse zeigen darüber hinaus erstmals, dass entgegen früherer Vermutung auch die **adjuvante Chemotherapie** in allen Erkrankungsstadien (Ausnahme T1N0) das Langzeitüberleben verbessern kann, während postoperative Radiotherapie lediglich die Lokalrezidivrate günstig beein-

flusst. Es steht demnach zu erwarten, dass in Zukunft entweder prä- oder postoperative Chemotherapie mehr oder weniger jede Lungenresektionsbehandlung begleiten bzw. komplettieren wird.

Kleinzelliges Bronchialkarzinom

Ätiologisch und epidemiologisch (Verbreitung in den Industrienationen durch Zigarettenrauchen) bestehen keine eindeutigen Unterschiede zur Gruppe der nichtkleinzelligen Karzinome.

❯ **Das histologische Bild und die biologische Aggressivität des Kleinzellers bedingen jedoch eine eigene Behandlungstaktik.**

Die frühere Staging-Strategie mit Einteilung in »limited disease« (auf den Thorax begrenztes Wachstum) und »extensive disease« ist für das differenzierte Therapieregime heute nicht mehr ausreichend. Das Stadium »limited disease« wird heute zumindest erweitert durch »**very limited disease**« mit Begrenzung der Erkrankung auf eine Thoraxhälfte, wobei unilateral bereits eine Stadierung nach den TNM-Kriterien der Nichtkleinzeller erfolgt, weil nur so Wirksamkeitsvergleiche verschiedener Therapiearme diverser Studien möglich sind.

Demnach zielt die präoperative Diagnostik bis zur Mediastinoskopie auf Nachweis bzw. Ausschluss mediastinaler Lymphknotenmetastasen sowie des T-Stadiums, da zumindest unter Studienbedingungen Kleinzeller bis zum Stadium II (T2N1) heute wieder primär inklusive Lymphadenektomie operiert und anschließend chemo-/radiotherapiert werden.

Die Ergebnisse der **chirurgisch/onkologischen Kombinationsbehandlung** sind mit denen der Nichtkleinzeller im Stadium I und II durchaus vergleichbar. Problematisch bleibt die Therapie bei mediastinalem Lymphknotenbefall, wo nur im Ausnahmefall bei radiologischem Verdacht auf Teil- bzw. Vollremission nach Radio-/Chemotherapie eine Resektion als »Re-Staging-Maßnahme« in Frage kommt. Stadien mit hämatogenen Fernmetastasen sind eine Domäne der Chemotherapie, die bis heute Erfolge neuer, studienerprobter Therapieschemata in Zeiträumen von Tagen misst.

Typisches und atypisches Karzinoid (neuroendokriner Tumor Grad I/II)
■ ■ **Definition**
Die Bezeichnung Karzinoid erwies sich in der Vergangenheit als nicht besonders glücklich, denn – aus dem Griechischen halbwegs adäquat übersetzt – bedeutet es »ähnlich wie ein Karzinom«, vielleicht auch »ähnlich, aber nicht ganz so schlimm« wie ein Karzinom. Unbegründeterweise wurde das Karzinoid daher früher sehr in die Nähe der benignen Lungenadenome gerückt und findet sich in Lehrbüchern häufig zwischen gutartigen Lungenadenomen und Lungenkarzinomen besprochen.

❯ **In Wahrheit zählt man das Karzinoid zu den neuroendokrinen Tumoren, so dass hier ein ganz eigener Tumortyp vorliegt.**

Dabei markiert das typische Karzinoid unter allen neuro-endokrinen Tumoren der Lunge das »benigne« Ende, der Kleinzeller das andere, hochmaligne Ende auf derselben Skala. Ausgangspunkt sind die von Feyrter[12] 1938 und von Kulschitzky beschriebenen hellen Zellen innerhalb des Bronchialepithels, die argyrophile Granula enthalten, wie sie in Nerven und endokrinen Zellen ebenfalls bekannt waren, weshalb die Bezeichnung neuroendokrine Tumoren der Lunge gewählt wurde. Das Besondere an diesen Zellen ist das Vorkommen von Serotonin, Kalzitonin, Endothelin und zahlreichen weiteren Peptiden und Peptidvorstufen (**APUD**, Amino-Precursor-Uptake-Derivates).

85% dieser Tumoren werden intrabronchial-zentral und 15% peripher angetroffen mit Präferenz für das weibliche Geschlecht 2:1 und Altersgipfel bei 30–40 Jahren. Sehr selten können sie auch als sog. **pluriglanduläres Syndrom** mit extrapulmonalen neuroendokrinen Tumoren vergesellschaftet sein.

Das **typische Karzinoid** ist an einem völlig uniformen Zellbild schon lichtmikroskopisch diagnostizierbar, wobei die heute zahlreich nachweisbaren Peptide (5-Hydroxytryptamin, Serotonin, Gastrine, Leasingpeptid, Kalzitonin etc.) nicht unbedingt getrennt nachgewiesen werden müssen.

> **Eine Größe über 3 cm und tiefe Infiltration dieses typischen Karzinoids prädestinieren allerdings zum Lokalrezidiv, nach radikaler Operation ist die Prognose jedoch sehr gut.**

Kernpolymorphie, Mitosen und Nekrosen unterscheiden davon das **atypische Karzinoid**, von Arrigoni zuerst beschrieben. Häufiger **peripher** als zentral gelegen, mit einer 70%igen 2-Jahres-Überlebensrate, unterscheidet sich dieses atypische Karzinoid klinisch vom Kleinzeller, obwohl bisher kein immunozytologischer Marker existiert, der beide klar und eindeutig trennen würde.

> **Biologisch verhält sich das atypische Karzinoid wie ein maligner Tumor durch Lymphbahneinbruch und Lymphknoteninfiltration, die beim typischen Karzinoid stets fehlen.**

■■ Diagnostik

Die **Diagnostik** unterscheidet sich nicht vom Bronchialkarzinom (Thorax-CT, Abdomensonographie, Skelettszintigraphie).

❶ Cave
Lediglich bei der obligaten Bronchoskopie ist bei Verdacht auf Karzinoid eine gewisse Zurückhaltung bei der tiefen Biopsie zu empfehlen, da der Tumor zu heftigen Blutungen neigt.

■■ Therapie

Für die operative Therapie gelten dieselben onkologischen Radikalitätskriterien wie beim nichtkleinzelligen Bronchialkarzinom, weil eine exakte Unterscheidung typischer/atypischer Karzinoide anhand der präoperativen Probebiopsie

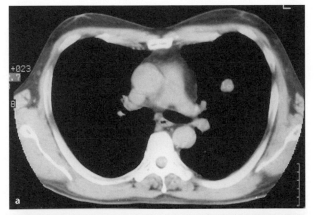

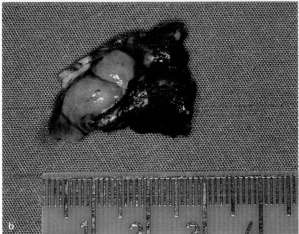

🄓 **Abb. 4.47 a** Karzinoid im linken Oberlappen, radiologisch als peripherer Rundherd imponierend. **b** Zentral im rechten Oberlappenabgang gelegenes Karzinoid. OP: Oberlappenmanschettenlobektomie mit Re-Anastomose zwischen dem Bronchus intermedius und rechtem Hauptbronchus

nicht immer möglich ist. Auch bei peripherem Sitz ist daher die anatomische Resektion mit mediastinaler Lymphadenektomie in jedem Fall der einfachen atypischen Resektion vorzuziehen (🄓 Abb. 4.47). Bei zentralem Sitz ist eine möglichst ausgefeilte Technik der parenchymsparenden bronchoplastischen Resektion gefragt, die Pneumonektomie gilt unter Geübten als Rarität (<5%).

Die **Ergebnisse** der so operativ behandelten Patienten sind bei typischem Karzinoid (neuroendokriner Tumor Grad I) mit 95% 10-Jahres-Überlebensraten ausgezeichnet, beim atypischen Karzinoid entsprechen sie mit 70% 2-Jahres- und 45% 5-Jahres-Überlebensraten in etwa dem nichtkleinzelligen Bronchialkarzinom im Stadium II.

> **Eine genaue immunhistochemische Differenzierung des atypischen Karzinoids vom Kleinzeller ist in jedem Fall erforderlich.**

---

12 Friedrich Feyrter, Pathologe, Göttingen, 1896–1973

4

Bronchialkarzinom

Zigarettenrauchen: 50-fach erhöhtes Risiko. Histologische Klassifizierung (Kleinzeller/Nichtkleinzeller, Adenokarzinom, Plattenepithelkarzinom, häufig Mischformen), Stadieneinteilung (UICC I–IV, TNM).

Diagnostik: präoperative Diagnostik, möglichst genau zutreffendes TNM-Stadium abklären. Erster und wichtigster Schritt, in der Praxis häufig viel zu lange hinausgezögert, ist die Thoraxübersichtsaufnahme, die mehr als 95% aller Tumoren sicher erkennen lässt. CT, PET, Abklärung mediastinaler Lymphknoten, Metastasensuche: sonographisch (Leber) bzw. szintigraphisch (Skelettsystem), Schädel-CT-Analyse (beim kleinzelligen Karzinom und Adenokarzinom), Bronchoskopie.

Therapie: Einziges Therapieverfahren mit kurativer Heilungschance ist die radikale Operation (Stadien I–III), d. h. mit vollständiger mediastinaler Lymphadenektomie. Wegen möglicher zellulärer Aussaat oder Einzelzelldisseminierungen auch in frühen Stadien so radikal wie möglich.
- Funktionelle (Lungenfunktion: Perfusionsszintigraphie), technische (erweiterte Resektion), onkologische Operabilität (radikale Operation, mediastinale Lymphadenektomie, möglichst vollständig).
- Palliative Indikation: bei Blutung, septischer Verjauchung oder zunehmende Luftnot durch Kompression.
- Manschettenlobektomie bzw. Bilobektomie, Pneumonektomie, in jedem Fall mit mediastinaler Lymphadenektomie, Ausbrechertumoren (T3/T4-Stadien) grundsätzlich En-bloc-Resektion.

Onkologische Zusatzbehandlung durch neoadjuvante und adjuvante Chemotherapieschemata (platinhaltigen Mehrfachkombination: evtl. sog. tumorfreie Resektate).

Prognose: 5-Jahres-Überlebensraten von 45–60% im Stadium I, von 5–20% im Stadium IIIa. Postoperative Bestrahlung wird im Stadium N2 empfohlen
- **Kleinzelliges Bronchialkarzinom:** besondere biologische Aggressivität des Kleinzellers.
  Diagnostik: präoperative Abklärung besonders mediastinaler Lymphknotenmetastasen sowie des T-Stadiums.
  Therapie: Behandlungstaktik: chirurgisch/onkologischen Kombinationsbehandlung (bei mediastinalem Lymphknotenbefall nur ausnahmsweise operativ).
- **Typisches und atypisches Karzinoid** (neuroendokriner Tumor Grad I/II): eigener Tumortyp, APUD-Zellen, evtl. Lokalrezidiv (bei >3 cm und tiefer Infiltration), neigt zu heftigen Blutungen (Vorsicht bei tiefen Biopsien).
  Therapie: operative Therapie. Es gelten dieselben onkologischen Radikalitätskriterien wie beim nichtkleinzelligen Bronchialkarzinom, gute Prognose.

4.5.5 Lungenmetastasen

Seit ca. 50 Jahren bekannt, aber erst innerhalb der letzten 30 Jahre praktiziert, ist die Möglichkeit, in selektierten Fällen auch bei hämatogen metastasierten Tumoren durch Resektion, nicht nur des Primärtumors, sondern auch der Lungenmetastasen, einen therapeutischen Vorteil zu erzielen. Für diesen, auf den ersten Blick vielleicht widersinnigen Therapieansatz gelten spezielle Regeln.

Regeln für die Resektion der Lungenmetastasen hämatogen metastasierender Tumoren
- Der Primärtumor muss »beherrscht« sein – kein Rezidiv, keine R1-Resektion
- Extrapulmonale **zusätzliche** Metastasen müssen ausgeschlossen sein, Ausnahme u. U. die solitäre Lebermetastase nach kolorektalem Karzinom
- Die Operation muss das schonendste Verfahren sein, anderweitig nicht kurativ angehbare Herde zu entfernen

■■ **Indikation**

Die Indikation unterscheidet 2 Konzepte:
- Die sog. **adjuvante Metastasenchirurgie** innerhalb eines hochwirksamen Chemotherapiekonzeptes (Hodenteratom, Osteosarkom etc., ◨ Abb. 4.48). Die Resektion entfernt nach Chemotherapie innerhalb der Remission das Tumorrestgewebe aller noch sicht- und tastbaren Metastasen und fördert fast regelhaft nekrotisches Gewebe neben vitalen Tumorresten, die sodann als möglicher Ausgangsort neuer Metastasen nach Ablauf der Remission ausgeschaltet sind. In welchem Ausmaß in dieser Gruppe die Radikalität des Eingriffs mit der Überlebenszeit korreliert, ist bisher nicht geklärt. Nach Möglichkeit wird natürlich **jeder** Herd vollständig entfernt.
- Die **primäre Metastasektomie** bei nicht chemotherapiesensiblen Primärtumoren.

Für die meisten epithelialen wie sarkomatösen Tumoren existiert keine wirkungsvolle Chemotherapie im Stadium hämatogener Aussaat.

❯ **Bei isoliertem Lungenbefall ist daher die radikale Metastasektomie der einzige Ansatzpunkt.**

Neue Details aus der Kinetik der Einzelzelldisseminierung, der Zellinvasion aus der Blutbahn ins Gewebe, der möglichen Zellisolierung im Gewebe über Jahre, lassen vermuten, dass die Konstellation oberflächenständiger Adhäsionsmoleküle (Onkogene, Suppressorgene) über das biologische Verhalten der Tumorzelle entscheiden. Wird die Population zeitgleich entstandener Metastasen chirurgisch entfernt, ist nicht ausgeschlossen, dass
- entweder keine weiteren Tumorzellen mehr vorhanden sind, oder
- die noch vorhandenen Tumorzellen durch die körpereigene Immunabwehr in ihrer Zellteilung gehindert werden und so eine Vollremission erreicht wird.

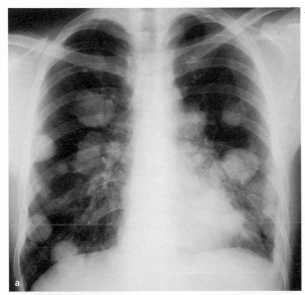

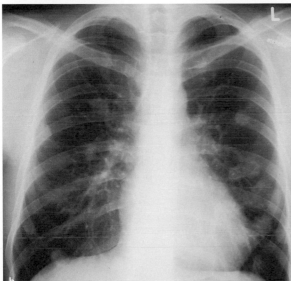

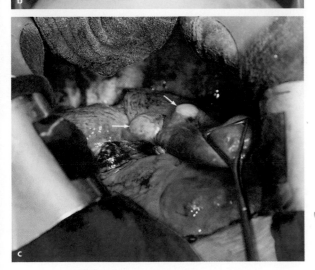

◀ **◻ Abb. 4.48** Diffuse beidseitige Metastasierung bei Hodenteratom (nach Enukleation und abdomineller Lymphadenektomie). **a** Vor Chemotherapie, **b** nach Chemotherapie. **c** Entfernung der Restherde im Remissionsintervall in Atelektase der Lunge

Da letztlich zur Zeit der Operation nie bekannt ist, ob der Patient am Beginn oder am Ende eines Metastasenschubs steht, ist auch die individuelle Prognose sehr unsicher. Trotz einiger inzwischen gesicherter Prognosefaktoren erkennt man präoperativ den »Langzeitüberlebenden« nicht.

> ❯ Deshalb ist prinzipiell jedem Patienten, der die oben genannten Eingriffskriterien erfüllt und vom Allgemeinzustand operabel ist, die Chance der Operation einzuräumen.

▪▪ Diagnostik

Diagnostisch steht die CT heute als **Dünnschicht-Spiral-CT** ganz im Vordergrund.

> ❗ **Cave**
> Es gilt alle metastatischen Herde präoperativ komplett zu erfassen, da in der Vergangenheit die konventionelle CT die tatsächliche Anzahl regelmäßig unterschätzte.

Inwieweit die Spiral-CT in der Lage ist, jeden kleinsten Lymphknoten, Gefäßquerschnitt, Bronchialanschnitt wie ein kleines Granulom aussehen zu lassen, hier einen tatsächlichen Fortschritt darstellt, ist noch nicht bewiesen.

Der **extrapulmonale** Metastasenausschluss geschieht durch

- Sonographie,
- Abdomen-CT,
- Skelettszintigraphie und
- PET-CT

Entscheidend sind weiterhin der sichere Nachweis des kurativ versorgten Primärtumors und der Ausschluss eines Lokalrezidivs.

▪▪ Therapie

┌─ Praxisbox ─────────────────────────

Operative Technik der Lungenmetastasen

Die operative Technik sieht – anders als die Chirurgie des primären Bronchialkarzinoms – anstelle der großen Resektion möglichst **sparsame, atypische Resektionen** unter Mitnahme allenfalls eines 1–2 cm breiten Parenchymsaumes vor. Die große Mehrzahl der peripheren Herde lässt sich tangential ausklemmen und ohne großen Aufwand mit Klammernahtgerät, in konventioneller Klemmentechnik (**◻ Abb. 4.49**) oder mittels Laser entfernen. Entscheidend ist die seitengetrennte Ventilation durch Doppellumentubus, denn der wichtigste Schritt des gesamten Vorgehens ist die **minutiöse Durchtastung der gesamten atelektatischen Lunge** zwischen Daumen und Zeigefinger bzw. Mittelfinger eines geübten Chirurgen, der normale Hilusstrukturen palpatorisch von Metastasen sicher unterscheiden kann.

4

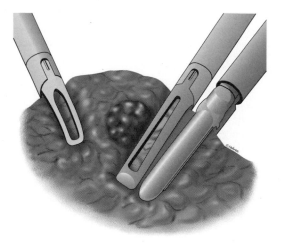

◘ Abb. 4.49 Operative Technik der Metastasenchirurgie: Die atypische, gewebesparende Resektion wird bevorzugt, wann immer technisch möglich

Auch intraoperativ wurden in der Vergangenheit stets **mehr** Herde entdeckt als zuvor im CT demonstriert. Anatomische Resektionen sind mit ca. 5–10% selten erforderlich, andererseits sind im seltenen Ausnahmefall Eingriffe bis zur Manschettenpneumonektomie gerechtfertigt, wenn das individuelle OP-Risiko gering ist und keine therapeutische Alternative bei einer großen, zentral sitzenden Metastase mehr besteht (◘ Abb. 4.50). Nichtradikale Eingriffe bieten gegenüber dem Spontanverlauf keinen nachweisbaren Vorteil für den Patienten und sind daher unbedingt zu vermeiden!

■ ■ **Prognose**

❯ **Prognostisch entscheidend ist in jedem Fall die Radikalität des Eingriffs (R0-Resektion), unabhängig vom Primärtumor (◘ Abb. 4.51).**

Alle weiteren Prognosefaktoren (Anzahl der Metastasen, metastasenfreies Intervall, Metastasengröße, -verteilung etc.) sind immer nur für einen einzigen Primärtumor beurteilbar

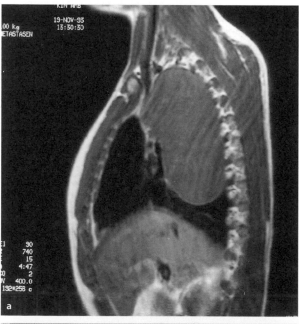

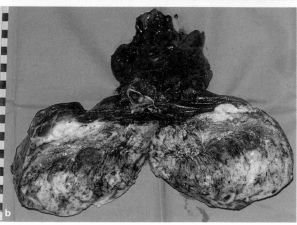

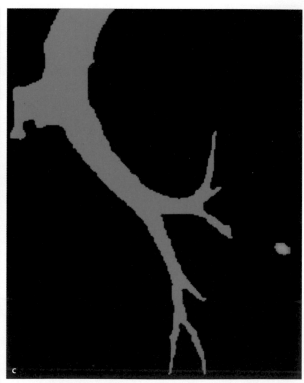

◘ Abb. 4.50 Ausweitung des Eingriffs in Ausnahmefällen. **a** Chemotherapeutisch ausbehandelte, sehr rasch wachsende Osteosarkommetastase mit Stridor durch Bifurkationskompression. **b** Intraperikardiale Pneumonektomie (Präparatgewicht 4,8 kg!). **c** 1 Jahr später Resektion einer linksseitigen Metastase in der Restlunge, seither seit 2 Jahren in Vollremission

Überlebenswahrscheinlichkeit [%]

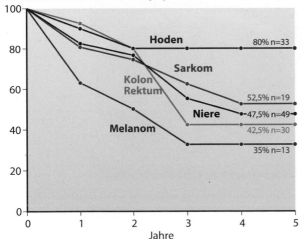

■ **Abb. 4.51** Langzeitüberleben nach Metastasenresektion: 70–90% nach 5 Jahren bei Hodenteratom (chemotherapiesensibel), 25–45% bei nicht chemotherapiesensiblen Primärtumoren (weitere Prognosefaktoren im Text)

und von ganz unterschiedlicher Relevanz: 10 Metastasen, die synchron mit einem Hodenteratom diagnostiziert werden, sind prognostisch wesentlich günstiger als eine Solitärmetastase 3 Jahre nach Entfernung eines Hautmelanoms. Neben dem Primärtumortyp hat insbesondere bei den nicht chemotherapiesensiblen Tumortypen das metastasenfreie Intervall sowie die Metastasenzahl eine eindeutige prognostische Relevanz.

Prognostische Faktoren bei Lungenmetastasen
Bei den **chemotherapiesensiblen Tumoren** (Metastasenchirurgie adjuvant innerhalb des Chemotherapiekonzeptes) ist bisher weder das tumorfreie Intervall, noch die Metastasenzahl als relevanter Prognosefaktor isoliert, sondern ausschließlich die Wirksamkeit der Chemotherapie. Wird bei der Erstoperation nach Chemotherapie kein vitales Tumorgewebe innerhalb der Lungenmetastasen gefunden, liegt die 5-Jahres-Überlebensrate bei 90–95%. Ist auch bei der 2. Lungenoperation nach u. U. mehrfach wiederholten Chemotherapiezyklen noch immer vitales Tumorgewebe in der Histologie der Metastasen nachweisbar, sinkt die 5-Jahres-Überlebensrate auf 30–35%. Wenn also die Chemotherapie die verschiedenen Zelllinien dieser Tumoren nicht abtöten kann, lässt sich auch durch wiederholte Operationen keine Heilung erzielen.

Bei den **nicht chemotherapiesensiblen** Primärtumoren liegen die 5-Jahres-Überlebensraten im Bereich von 15–45% (Ausnahme: Melanom). Hier sind prognostische Untergruppierungen nach Metastasenzahl und tumorfreiem Intervall durchaus relevant, bei Patienten in gutem Allgemeinzustand für die Indikationsstellung allerdings in der Regel nicht ausschlaggebend.

Bei metastasenfreiem Intervall >3 Jahre und Vorliegen einer Solitärmetastase ergab sich in großen Studien der International Registry of Lung Metastases bei den **epithelialen Tumoren** eine mediane Überlebenszeit von 47 Monaten, bei metastasenfreiem Intervall <1 Jahr und >3 Metastasen sank die mediane Überlebenszeit auf 21 Monate.

Prinzipien der Metastasenchirurgie
- Primärtumortyp beherrscht?
- Extrapulmonale Metastasen ausgeschlossen?
- Patient mit niedrigem OP-Risiko (0–2%) operabel?
- Alternativoptionen onkologisch-interdisziplinär berücksichtigt?
- Chirurgische Radikalität technisch möglich und gewährleistet?

In Kürze

Lungenmetastasen
Voraussetzung zur Resektion der Lungenmetastasen hämatogen metastasierter Tumoren: Primärtumor muss »beherrscht« sein (R0-Resektion), keine extrapulmonalen zusätzlichen Metastasen. Bei isoliertem Lungenbefall ist die radikale Metastasektomie der einzige Ansatzpunkt.
Diagnose: Dünnschicht-Spiral-CT (genauer als konventionelle CT). Extrapulmonaler Metastasenausschluss: Sonographie, Abdomen-CT, Skelettszintigraphie, PET-CT. Entscheidend sind weiterhin der sichere Nachweis des kurativ versorgten Primärtumors und der Ausschluss eines Lokalrezidivs.
Therapie: Operation: sparsame, atypische Resektionen mit minutiöser Durchtastung der gesamten atelektatischen Lunge. Sog. adjuvante Metastasenchirurgie inkl. Chemotherapiekonzept oder primäre Metastasektomie.
Prognose: Entscheidend sind in jedem Fall die Radikalität des Eingriffs (R0-Resektion), Anzahl der Metastasen, metastasenfreies Intervall.

4.6 Mediastinum

Anatomisch ist das Mediastinum ein von der mediastinalen Pleura nach ventral und lateral begrenzter Raum, der wie ein Innenhof vorne vom Sternum, dorsal von der Wirbelsäule und seitlich von den Lungen begrenzt wird. In diesem Raum können sich Entzündungen, v. a. aber Tumoren ausbreiten, die erst spät Symptome verursachen.

4.6.1 Entzündliche Erkrankungen

Akute Mediastinitis
■■ **Pathogenese**
Eine akute, bisweilen lebensbedrohliche, eitrige Einschmelzung im Mediastinum ist in der Regel fortgeleitet, am häufigsten von kranial oder aber iatrogen als Perforationsfolge des Ösophagus oder der Trachea. Entzündungsausbreitung per continuitatem oder lymphogen findet sich bei bakteriellen Erkrankungen im Nasopharynx, deren Entzündungsweg sich entlang der vertikal angeordneten Fasziengleitschicht, entlang der Fascia praevertebralis oder praetrachealis nach kaudal ausbreiten und ins Mediastinum absteigen können.

4

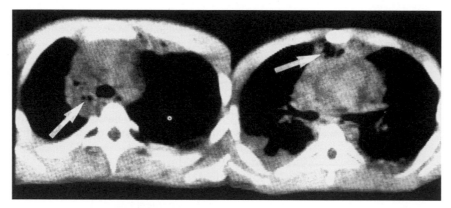

■ **Abb. 4.52** CT-Befund bei akuter Mediastinitis: Flüssigkeit und Lufteinschlüsse in den Faszienlogen weisen auf eitrige Einschmelzung hin

Bei iatrogen ausgelöster oder spontaner (Boerhaave-Syndrom) Perforation des Ösophagus liegt der Ausgangspunkt dagegen im mittleren bis kaudalen Drittel des Mediastinums. Eine Perforation im Tracheobronchialsystem wird dagegen in der Regel durch die akute respiratorische Beeinträchtigung (Mediastinalemphysem) auffällig, weniger durch septische Entzündungszeichen des Mediastinums. Gleichzeitige Pleuraergussbildung zeigt an, dass nicht nur die Ösophaguswand, sondern auch die mediastinale Pleura verletzt wurde.

■■ **Diagnostik**

Diagnostisch zeigt die **Thoraxübersicht** ein verbreitertes Mediastinum. Ein Hautemphysem über dem Jugulum oder der Thoraxwand ist u. U. zu tasten und in der **CT** zeigen sich als sicherstes Zeichen Lufteinschlüsse (■ Abb. 4.52). Bei der Ösophagusperforation bringt der Gastrografinschluck den Beweis der Leckage.

■■ **Therapie**

❯ **Jede Mediastinitis, gleichgültig ob fortgeleitet oder durch Perforation entstanden, soll nach außen drainiert werden.**

Dabei sind die betroffenen Faszienschichten direkt anzugehen: Über den transjugulären Querschnitt am Hals lässt sich jedoch nur das vordere, prätracheale Mediastinum drainieren, für das hintere Mediastinum (z. B. bei Ösophagusperforation) ist eine kleine Thorakotomie mit Mediastinaleröffnung und transpleuraler Ableitung erforderlich. Eine direkte Drainage des Mediastinums von dorsal paravertebral empfiehlt sich wegen der dort kräftigen Muskulatur nicht. In der Regel erfolgt nach Eröffnung des Entzündungsherdes eine mehrtägige Spülung des Mediastinums über 2 Drainagen.

❯ **Entscheidend ist, dass die Ursache beseitigt wird, z. B. Zahnextraktion, Kieferhöhlenspülung bzw. chirurgische Übernähung einer Ösophagusläsion.**

Da eine direkte Naht der verletzten Ösophaguswand oft nicht ausreicht, wird diese durch das transdiaphragmal hochgezogene Netz plastisch gedeckt. Trotz dieser Maßnahmen hat die Ösophagusperforation, insbesondere bei Verätzung durch

Säuren und Kolliquationsnekrose durch Laugen, eine sehr hohe Letalität. In jedem Fall dazu gehört eine intensivmedizinische Behandlung mit breiter antibiotischer Abdeckung, mediastinaler Spülung und langdauernder parenteraler Infusionstherapie. Bei ausgedehnter Ösophaguswandzerstörung bleibt als chirurgische Maßnahme schließlich nur die **Ösophagektomie** mit zervikaler Ausleitung und gastralem Ösophagusverschluss.

Chronische Mediastinitis

■■ **Pathogenese**

Chronisch entzündliche Formen der Mediastinitis können durch Histoplasmose, Aspergillus, Cryptococcus etc. bedingt sein und ebenso als seltene Verlaufsform bei Morbus Hodgkin, Morbus Boeck und Autoimmunerkrankungen auftreten. Der Ausschluss eines primär malignen Prozesses ist oft langwierig und nur durch ausreichende Gewebeentnahme zu führen. Das gesamte mediastinale Bindegewebe kann direkt mit chronischen Entzündungszellen infiltriert sein.

■■ **Therapie**

Eine vollständige chirurgische Exzision ist nur selten möglich, Kortikoidanwendung und antimykotische Behandlung werden symptomatisch angewendet.

4.6.2   Tumoren des Mediastinums

■■ **Klassifikation**

> **Klassifizierung der Mediastinaltumoren**
> 1. **Autochthone Tumoren des Mediastinums**
>   - Vom **mesenchymalen Bindegewebe** ausgehend:
>   - Lipome, Fibrome, Myome, Chondrome, Xanthome, Myxome, Mischformen, Sarkome
>   - Von den **mediastinalen Gefäßen** ausgehend:
>   - Hämangiome, Lymphangiome
>   - Primäre mediastinale Karzinome
>
> ▼

2. **Fissurale Geschwülste und Zysten des Mediastinums**
   - Epidermoidzysten, Dermoidzysten, Teratome, Chorionepitheliome
3. **Zysten versprengter Organanlagen**
   - **Mesothelzysten:**
     - Perikard-Zölom-Zysten, Pleura-Zölom-Zysten
   - **Vorderdarmzysten:**
     - Gastroenterogene Zysten (Ösophagus-, Magen-Darm-Zysten)
     - Bronchialzysten
4. **Von den Nachbarorganen ausgehende Mediastinaltumoren**
   - **Neurogene Tumoren:**
     - Aus Stützgewebe: Neurinome, Neurofibrome, maligne Neurinome, Spindelzellsarkome
     - Aus Ganglienzellen: Ganglioneurome, Neuroblastome, Gliome, Ganglioblastome, Ganglioneuroblastome
     - Vom Grenzstrang: Ganglioneurome des Sympathikus, Sympathoblastome, Sympathikogoniome
     - Phäochromozytome
     - Chemodektome
   - **Ösophagus:**
     - Leiomyome
   - **Vom endokrinen System:**
     - Dystope Schilddrüsentumoren, dystope Nebenschilddrüsentumoren, Thymustumoren
5. **Mediastinaltumoren bei generalisierter Tumorbildung**
   - Neurofibromatose von Recklinghausen
   - Lymphogranulomatose Hodgkin
   - Brill-Symmers-Tumoren
   - Tumoren bei neoplastischen Erkrankungen der weißen Blutkörperchen und des RES (Hämoblastosen):
     - Leukämische Tumoren, aleukämische Tumoren, Blasmozytome, Retotheliome, Retothelsarkome
   - Metastasen anderweitiger maligner Tumoren
6. **Spezifische und unspezifische Pseudotumoren des Mediastinums**

Eine im klinischen Alltag bewährte Untergliederung berücksichtigt anstelle der histologischen Klassifikation die am häufigsten beobachtete Lokalisation.

Einteilung der Mediastinaltumoren nach Lokalisation
Die Häufigkeitsverteilung der einzelnen Tumortypen zeigt die folgende topographische Zuordnung:
1. **Vorderes Mediastinum**
   - Schilddrüsentumoren
   - Thymustumoren
   - Weichteilsarkome

▼

   - Lipome
   - Teratome
   - Dermoide
2. **Mittleres Mediastinum**
   - Perikardzysten
   - Bronchogene Zysten
   - Teratome
   - Lymphome
   - Pleurazysten
3. **Hinteres Mediastinum**
   - Neurogene Tumoren
   - Ösophagustumoren
   - Ösophaguswandzysten

Im vorderen oberen Mediastinum werden insbesondere Tumoren des Thymus angetroffen, auch Lymphome, im mittleren Mediastinum finden sich insbesondere verschiedene Zysten (Dermoidzysten, Mesothelzysten, Bronchialzysten), im hinteren Mediastinum insbesondere neurogene Tumoren aus Stützgewebe (Neurinome etc.), Ganglienzellen (Ganglionneurom) sowie vom Grenzstrang (Sympathikoblastome).

■ ■ **Symptomatik**
Für den klinischen Alltag wichtiger als die theoretische Kenntnis aller Histiotypen ist das Wissen um die praktische Vorgehensweise, um unnötige invasive und kostenintensive Untersuchungen auszusparen. 70% aller Raumforderungen sind Zufallsbefunde, Symptome treten erst spät bei Kompression, Infiltration und Verdrängung von Nachbarorganen auf (■ Tab. 4.6). Obere Einflussstauung, Stridor, Heiserkeit, Zwerchfellparese, Horner[13]-Syndrom, dies alles sind Anzeichen für ausgedehnte

---

13 Johann F. Horner, Ophthalmologe, Zürich, 1793–1853

■ Tab. 4.6 Kompressions-/Infiltrationssymptome bei Mediastinaltumoren

Symptome	Ursache
Stridor	Tracheobronchiale Kompression/Infiltration
Sensibilitäts-/Motilitätsstörung Unterarm und Hand	Plexuskompression/Infiltration
Horner-Syndrom	Ganglion-cervicale-superius-Infiltration
Heiserkeit	N.-recurrens-Infiltration (häufiger links als rechts)
Zwerchfellhochstand	N. phrenicus-Parese
Teilparesen untere Gliedmaßen	Rückenmarkkompression bei Sanduhrtumoren
Livide Gesichtsschwellung, Armödeme	Kompression/Infiltration der V. cava superior (V.-cava-Syndrom)

Tumorkompression/Infiltration, beweisen aber nicht etwa, dass der Tumorbefund technisch inoperabel wäre.

> **Ziel der Diagnostik ist demnach die Feststellung, ob**
> ▬ **ein malignes Lymphom vorliegt,**
> ▬ **der Patient für einen operativen Eingriff geeignet ist.**

■■ **Diagnostik**

Die **bildgebende Diagnostik** beschränkt sich auf Thoraxübersicht und CT, wodurch sich in 70% maligne/benigne Tumoren unterscheiden lassen und wichtige Aussagen über operatives Vorgehen (Infiltration von Nachbarorganen) möglich werden. Bei spezieller Fragestellung (Infiltration von Hohlorganen, insbesondere Vorhof, Spinalkanal, Aorta) scheint die Kernspintomographie von zusätzlichem Nutzen.

Ziel der **invasiven Diagnostik** ist es, die malignen Lymphome von den übrigen Tumoren abzugrenzen, um eine überflüssige Thorakotomie zu vermeiden. Maligne Lymphome sind ganz überwiegend im vorderen bis mittleren Mediastinum, retrosternal und perihilär lokalisiert. Mit bildgebenden Verfahren allein sind sie differenzialdiagnostisch niemals von Geschwülsten des Thymus, die operiert werden, zu unterscheiden. Die erforderliche histologische Abgrenzung bei lokalisiert retrosternalem Tumorsitz erfolgt durch **Mediastinotomie nach Churchill** (▶ Abschn. 4.3.5), bei diffuser prätrachealer Lymphknotenvergrößerung auch durch Mediastinoskopie. Vergrößerte prätracheale Lymphknoten sind beim Thymom sehr selten und sprechen für Lymphom.

Eine transkutane Punktion mit Gewinnung eines kleinen Gewebezylinders reicht in der Regel für die erforderlichen immunhistochemischen Zusatzuntersuchungen nicht aus und bedeutet meist nur unnötigen Zeitverlust. Auch am intraoperativen Präparat ist die schwierige Differenzialdiagnose zwischen lymphozytenreichem, malignem Thymom und malignem Lymphom fast nie möglich. Diese invasive histologische Tumortypisierung ist wegen des Vorkommens der Lymphome nur bei retrosternalen Tumoren erforderlich. Alle übrigen Tumoren des Mediastinums werden primär ohne weitere invasive Diagnostik operiert.

■■ **Therapie**

> **Entscheidend ist, dass mit Ausnahme maligner Lymphome, die durch Radio-/Chemotherapie behandelt werden, die chirurgische Tumorresektion die Methode der Wahl ist.**

┌─ **Praxisbox** ─────────────

Operative Technik

Der Zugang richtet sich nach dem Tumorsitz: Große retrosternale Tumoren, z. B. Thymome, erfordern die Sternotomie mit schrittweiser Auslösung des Tumors aus der Umgebung. Überwiegt bei lokalisierter Tumorausbreitung eine Seitenpräferenz, so ist der Standardzugang für

▼

Tumoren im vorderen Mediastinum die anterolaterale Thorakotomie im 4. bzw. 5. ICR. Neurogene Geschwülste des hinteren Mediastinums werden über einen laterodorsalen Zugang angegangen, ein posterolateraler Zugang mit funktionell ungünstiger kompletter Durchtrennung des M. latissimus ist bei Mediastinaltumoren in der Regel nicht erforderlich.

Thymusgeschwülste
Thymom
■■ **Einteilung**

Zusammen mit retrosternalen Strumaanteilen sind die Thymome die häufigsten retrosternalen Raumforderungen. Histologisch beteiligt sind epitheloide Zellen und Lymphozyten, zumeist ohne eindeutige zelluläre Malignitätskriterien, die deshalb aus dem klinischen Verhalten (Infiltration der Umgebung) abgeleitet werden müssen. Auch die Einteilung der Thymome entspricht diesem klinischen Infiltrationsverhalten.

┌─────────────────────────
Stadieneinteilung der Thymome (Masaoke)

I. Tumor allseits durch Kapsel begrenzt, Kapsel nicht infiltriert

II. Infiltration der Kapsel und des umgebenden Fettgewebes

III. Infiltration von Nachbarorganen (V. cava, Perikard, Aorta etc.) und/oder intrathorakale Metastasen

IV. Extrathorakale Fernmetastasen
└─────────────────────────

■■ **Therapie**

> **Therapie der Wahl ist immer die vollständige Exstirpation, solange keine Fernmetastasen sichtbar sind oder eine diffuse infiltrative Durchsetzung des gesamten Mediastinums vorliegt.**

Im **Stadium I** (Kapsel nicht infiltriert, ◘ Abb. 4.53) und Stadium II (Infiltration des umgebenden Fettgewebes) erfolgt eine En-bloc-Exstirpation, entweder transsternal oder häufiger als linkslaterale Thorakotomie. Eine **En-bloc-Mitresektion** eines oberen Perikardanteiles kann erforderlich sein und die Exstirpation erleichtern. Nn. phrenici und N. recurrens werden peinlich geschont, infiltrierte Wandanteile mediastinaler Venen exzidiert, evtl. alloplastisch ersetzt (◘ Abb. 4.54).

Im Stadium II und III erfolgt auch bei intraperikardial radikaler Operation eine lokale Nachbestrahlung, bei Fernmetastasen die primäre Chemotherapie mit palliativ lokaler Tumorverkleinerung (COPP-Protokoll).

Da in der Praxis die Grenzziehung der technischen Operabilität sehr individuell erfolgt, ist in jedem Fall die Vorstellung in einer thoraxchirurgischen Spezialabteilung ratsam. **Thymuskarzinome** und **-karzinoide** sind seltene maligne Thymusgeschwülste, die rein epithelial bedingt sind bzw. vom APUD-Zellsystem (Karzinoid) ausgehen. Diagnostik und

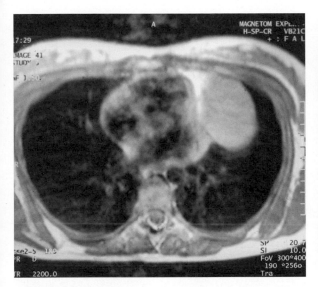

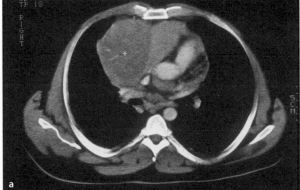

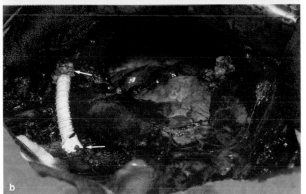

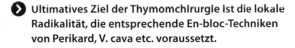

Abb. 4.53 Computertomogramm bei Thymom, Stadium I, mit glatter Abgrenzung zur Umgebung ohne Zeichen lokaler Infiltration

operative Therapie unterscheiden sich nicht vom Thymom, endokrine Besonderheiten (Cushing-Syndrom, Hypoparathyreoidismus etc.) können beim Karzinoid auftreten. Auch nach radikaler Operation scheint eine lokale Nachbestrahlung ratsam.

> **Ultimatives Ziel der Thymomchirurgie ist die lokale Radikalität, die entsprechende En-bloc-Techniken von Perikard, V. cava etc. voraussetzt.**

Thymushyperplasie

Die Unterscheidung zwischen Thymushyperplasie und Thymom ist allenfalls histologisch zu stellen. Die lymphoide oder follikuläre Hyperplasie wird u. U. nach einer Morbus-Hodgkin-Therapie (Rebound-Phänomen) und insbesondere nach Autoimmunerkrankungen gesehen. In welcher Weise die Thymushyperplasie in den onkologischen Ablauf der Autoimmunaggression eingreift, wird z. Zt. intensiv erforscht.

Thymus und Myasthenia gravis

■■ Definition

Gegen Azetylcholinrezeptoren gerichtete **Autoantikörper** reduzieren bei dieser Erkrankung die Anzahl und funktionelle Dichte postsynaptischer Rezeptoren in der Skelettmuskulatur (zum Pathomechanismus sei auf Lehrbücher der Neurologie verwiesen).

■■ Therapie

Aus chirurgischer Sicht entscheidend ist, dass die Rezeptorproteine, die als Vermittler der Autoimmunreaktion gelten, in lymphoiden Thymuszellen enthalten sind. Deshalb wird in Abhängigkeit vom Erkrankungsstadium die Indikation zur Thymusexstirpation gestellt. Dabei findet sich in 60–80% der Fälle eine follikuläre Hyperplasie, in 10–20% ein Thymom und in 10–15% eine normal große Thymusdrüse.

Abb. 4.54 a Thymuskarzinom im Stadium III: Infiltration der V. anonyma sinistra und des Perikards. **b** OP-Situs nach Exstirpation: Der kraniale Perikardanteil ist en bloc mit reseziert, so dass rechtes Herzohr und A. ascendens zur Darstellung kommen, die Kontinuität der en bloc mit resezierten V. anonyma sinistra ist durch Rohrprotheseninterposition wiederhergestellt

> **Die vollständige Entfernung der gesamten Thymusdrüse ist nicht sehr elegant, aber wirksam: Kurze Erkrankungsdauer und histologisch normales Thymusgewebe bei Operation ergeben die besten Langzeitresultate.**

Die **Exstirpation über einen Kocher**[14]**-Kragenschnitt** nur von zervikal hat sich wegen zurückgelassenen Thymusgewebes tief im Mediastinum nicht bewährt. Nur die vollständige und exakte En-bloc-Exstirpation der gesamten Drüse bis auf das Perikard unter Mitnahme des perikardialen Fettes ist erfolgreich (**Abb. 4.55**). Videoskopisch ist dies zwar möglich, aber gute Langzeitergebnisse sind bisher nur nach **kompletter Sternotomie** belegt.

■■ Prognose

Die besten Resultate werden erzielt bei frühzeitiger Indikationsstellung und unauffälligem Thymusgewebe bzw. nur geringer Hyperplasie. Bei längerer Erkrankungsdauer und großem Thymustumor sind die Aussichten auf Heilung wesentlich geringer. Die Letalität des Eingriffes liegt <0,5%. Postoperativ ist

14 Emil T. Kocher, Chirurg, Bern, 1841–1917

4

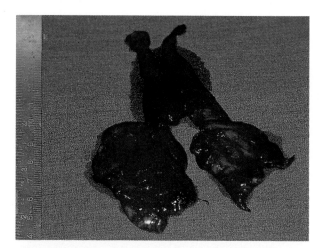

◘ Abb. 4.55 OP-Präparat von komplett exstirpierter Thymusdrüse bei Myasthenia gravis (histologisch follikuläre Hyperplasie)

allerdings intensive Überwachung der neuromuskulären Erregbarkeit (Atemmuskulatur) und gezielte **Substitution** mit Mestinon erforderlich.

Thymuszysten

Die meist kongenital angelegten Thymuszysten sind bis auf Verdrängungserscheinungen am Hals und im Mediastinum lange Zeit asymptomatisch. Sie lassen sich vom zystischen Teratom oft nur histologisch durch Thymuszellen in der u. U. verkalkten Zystenwand unterscheiden und werden bei Diagnosestellung, je nach Größe, transsternal oder videoskopisch exstirpiert.

Struma retrosternalis, Struma endothoracica
▪▪ Definition, Diagnostik

Die z. T. beträchtliche, von einem unteren Schilddrüsenpol ausgehende, **retrosternale Struma** ist zu unterscheiden von der viel selteneren (0,1%) **Struma endothoracica vera**, die sich im Mediastinum ohne jede Beziehung zur eutopen zervikalen Schilddrüse entwickelt. Sie kann sich prinzipiell in allen mediastinalen Kompartimenten ausbilden (Trachea, Larynx, Ösophagus etc.), findet sich jedoch am häufigsten im oberen, vorderen und mittleren, seltener hinteren Mediastinum. Bei zumeist euthyreoter Stoffwechsellage erscheint sie im CT als scharf begrenzte, rundliche Raumforderung. In 25% weist sie Verkalkungen auf und ist deshalb von einem Teratom lediglich durch die Iodszintigraphie zu unterscheiden.

▪▪ Therapie

Die häufiger rechts als links gelegene **retrosternale Struma** lässt sich in der Regel problemlos von einer zervikalen Inzision aus nach kranial bergen, weil ihre Gefäßversorgung von zervikal stammt und sich auch große Gewebsknoten blind digital hervor luxieren lassen (▶ Abschn. 7.2).

Die chirurgische Exstirpation der **Struma endothoracica** bietet in der Regel keine Probleme (◘ Abb. 4.56).

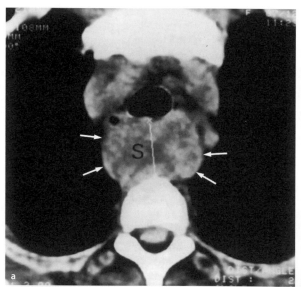

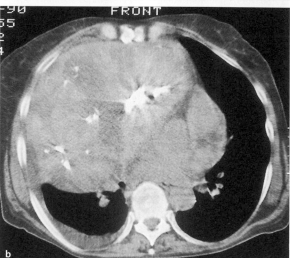

◘ Abb. 4.56 Unterschiedliche Lokalisationen der Struma endothoracica. **a** Retrosternal zwischen Trachea und Ösophagus (*S*), Exstirpation von rechts anterolateral. **b** Endothorakale Riesenstruma mit multiplen Verkalkungen im rechten Mediastinum. Exstirpation über anterolateralen Zugang (3,8 kg)

Dystope Nebenschilddrüsen
▪▪ Definition, Symptomatik

Ca. 80% des dystopen Nebenschilddrüsengewebes findet sich mediastinal in direkter Umgebung des Thymus. Mediastinale Adenome (bei weitem am häufigsten), Hyperplasie und Karzinome sind klinisch wie ein zervikaler Hyperparathyreoidismus auffällig: Nephrokalzinose, Pankreatitis, Skelettveränderungen der Hand im Röntgenbild etc.

▪▪ Diagnostik

Während in der Thoraxübersicht eine Darstellung fast nie gelingt, verspricht das **Kontrastmittel-CT** Erfolg, wenn ein Fettsaum das Adenom aus der Umgebung abhebt. Venöse Katheterisierung mit Lokalisation des Parathormoneinstroms durch mediastinale Venen im Bereich der oberen Hohlvene gibt oft genug nur unscharfe Lokalisationen, während die arterielle selektive Darstellung über die A. thyreoidea inferior oder A. thoracica interna das Adenom direkt zeigen kann.

■■ Therapie

Zur chirurgischen Sanierung des Hyperparathyreoidismus ist eine **vollständige Entfernung** des autonomen Gewebes erforderlich. Die Revision des Mediastinums erfolgt über Sternotomie, u. U. mit kompletter Thymusexstirpation.

Neurogene Tumoren

■■ Definition

Neurogene Tumoren sind insgesamt die größte Gruppe aller Mediastinaltumoren, zu 75% im hinteren Mediastinum gelegen. Man kann sie histologisch und nach Ausgangsmatrix unterscheiden.

Neurogene Tumoren

— **der peripheren Nerven**
- Neurofibrome
- Schwannome
- Maligne Nervenscheidentumoren
- Neurofibromatose (auch maligne)

— **der autonomen Ganglien**
- Ganglioneurome
- Neuroblastome
- Ganglioneuroblastome

— **der Paraganglien**
- Parasympathische Paragangliome
- Sympathische Paragangliome (Phäochromozytome)
- Granularzelltumoren

Tumoren der peripheren Nerven

■■ Definition

Am häufigsten in dieser Gruppe ist das sog. **Schwannom** von den Schwann-Zellen der Nervenscheide, der Interkostalnerven, des N. vagus, des Truncus sympathicus. Meist solitär – bei malignem Auftreten auch in Kombination mit Morbus Recklinghausen – sitzen diese Tumoren dem Nerv gut abgekapselt unmittelbar auf und haben die unangenehme Eigenschaft, gelegentlich durch das Zwischenwirbelloch in Richtung Spinalkanal vorzuwachsen, was im axialen CT, u. U. noch beeindruckender im MRT-Längsschnitt, wie ein sog. Sanduhr-Tumor imponiert (engl. dagegen »dumpbell tumor«, ■ Abb. 4.57). Dieser intraspinale Anteil kann durch Druck auf das Rückenmark distale neurologische Ausfälle bewirken und ist dann notfallmäßig zu operieren. Ansonsten wachsen diese Tumoren oft symptomlos bis zu erheblicher Größe. Sehr selten findet sich ein sog. »melanotisches Schwannom«, das besonders häufig nach intraspinal vorwächst.

Von den Zellen der unspezifischen Nervenscheide, die mehrere Axone mitsamt der individuellen Schwann-Scheide

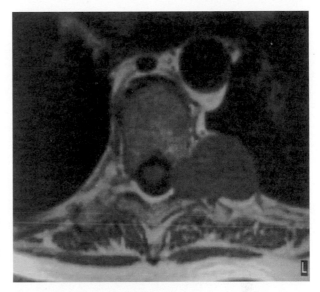

■ **Abb. 4.57** Neurinom: typischer Sanduhrbefund (mit freundl. Genehmigung Prof. Martin Hoffmann, Klinik für diagnostische und interventionelle Radiologie, Universität Ulm)

umgibt, gehen die **Neurofibrome** aus, die daher neben Fibroblasten und Neuriten auch Schwann-Zellen enthalten. Einzeln oder multipel (Morbus Recklinghausen) auftretend, sind diese Tumoren ebenfalls scharf begrenzt, bei multiplem Vorkommen auch mal perlschnurartig auf dem Nerv aufgereiht (■ Abb. 4.58).

Die **malignen Nervenscheidentumoren** können ebenfalls alle Zellelemente (Schwann-Zellen, Fibroblasten, Neuroblasten) enthalten – mit entsprechenden Atypien und infiltrativem Wachstum. Beim Morbus Recklinghausen kommt es häufig innerhalb der 3. Dekade zu maligner Entartung mit u. U. enormen Tumormassen, die verdrängend oder infiltrierend wachsen.

■■ Diagnostik

Die präoperative Diagnostik umfasst die Thoraxübersicht, die CT, und bei intraspinaler Ausdehnung die hochauflösende MRT, die insbesondere intraspinale Abschnitte sehr exakt dokumentiert (■ Abb. 4.57).

❯ **Ein sehr exaktes Abschätzen des intraspinalen Anteils ist für die Operationsplanung entscheidend.**

■■ Therapie

Wenn der intraspinale Anteil nicht vom Mediastinum aus vorsichtig wieder aus dem Wirbelloch hervor luxiert werden und en bloc mit dem Resttumor geborgen werden kann, ist ein einseitiges, sequenziell dorsales und transpleurales, kombiniert neuro-/thoraxchirurgisches Vorgehen indiziert.

Die vollständige operative Entfernung aller genannten Tumoren stößt lediglich beim Morbus Recklinghausen an ihre Grenzen. Ansonsten erzielt die komplette Resektion bei allen benignen Formen Heilung.

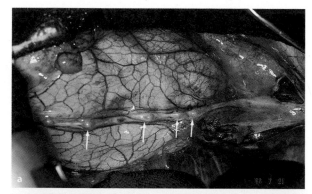

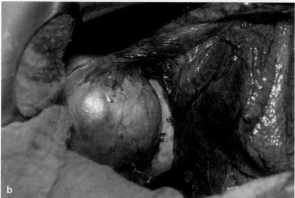

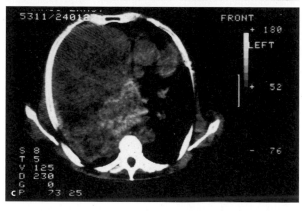

Abb. 4.58 a Aufsicht auf Perikard und N. phrenicus am linksseitig eröffneten Thorax: Man erkennt, auf dem N. phrenicus aufsitzend, blass-weißliche Tumorknoten bei Morbus Recklinghausen, die multiplen Neurofibromen entsprechen. **b** Große, kugelförmige Neurofibrome im paravertebralen Mediastinum bei Morbus Recklinghausen. Exstirpation wegen lokaler Lungenparenchymkompression. **c** Solitäres Riesen-Fibrom ausgehend vom paravertebralen Mediastinum: Präparatgewicht 3,8 kg; Komplett-Exstirpation unter Belassung der rechten Lunge

Bei den malignen Nervenscheidentumoren, die sehr unterschiedliche Differenzierungsgrade aufweisen können, liegt die 5-Jahres-Überlebensrate bei ca. 75%. Wenn sie nicht Richtung Wirbelkanal vorwachsen, können sie über Jahre symptomlos bleiben und beträchtliche Größe erreichen. Bei hoher Differenzierung sind alle Anstrengungen der Totalex-stirpation in jedem Falle lohnend, niedrig differenzierte Tumoren metastasieren auch später noch präferentiell in die Lunge.

Tumoren der autonomen Ganglien

Auch die **Ganglioneurome** enthalten neben Ganglienzellen Nervenfasern, auch selten Schwann-Zellen. Die Diagnostik und Therapie unterscheiden sich nicht von den gutartigen Tumoren der peripheren Nerven.

Neuroblastome dagegen sind die typischen malignen Tumoren im **Kindesalter**, die häufiger noch in der Nebenniere als im Mediastinum (15%) vorhanden sind. Auch hier stehen CT- und MRT-Diagnostik im Vordergrund, die Symptomatik ist durch Hormonaktivität (Katecholamine, Vanillinmandelsäure etc.) charakterisiert. Die Überlebensraten nach 2 Jahren stehen trotz Operation bei Begrenzung auf eine Thoraxhälfte nur bei rund 25%, Heilungen werden nur im Frühstadium bei ca. 50% erzielt.

Speziell undifferenziert und biologisch maligne verhalten sich die **Sympathikoblastome** und **Sympathikogoniome** mit unterschiedlichem Gehalt an embryonalen Zellen (Sympathoblasten). Ausschließlich im Mediastinum finden sich dagegen die weniger malignen **Ganglioneuroblastome**, die zwar auch hormonaktiv sind (Katecholamine), durch radikale Exstirpation aber geheilt werden können, da hämatogene Metastasen so gut wie unbekannt sind.

Paragangliome

Die dem APUD-System zugehörigen neuroepithelialen Zellen lassen sich dem thorakalen Grenzstrang (**chromaffine Zellen**) sowie dem N. vagus (**nichtchromaffine suprakardiale**) als Paraganglien zuordnen. Die chromaffinen Paraganglien (**Phäochromozytome**) liegen daher paravertebral, sind endokrin durch Adrenalin-/Noradrenalinausschüttung aktiv und können die gleiche Symptomatik wie retroperitoneale Phäochromozytome hervorrufen (hypertone Krisen, Tachykardie, Schwitzen, Kopfschmerz, Schwindel). Der Nachweis als Raumforderung im hinteren Mediastinum ist im Allgemeinen im CT möglich, die korrekte Diagnose wird allerdings präoperativ in den seltensten Fällen gestellt. Bei der Exstirpation chromaffiner Paragangliome sind Kautelen (AV-Blockade, RR-Senkung) zu treffen, wie bei der OP retroperitonealer Phäochromozytome bekannt.

Die **vagalen Paragangliome** liegen in unmittelbarer Nachbarschaft der Aorta bzw. Pulmonalarterie, am häufigsten zwischen kaudaler Aortenbogenbegrenzung und Aufzweigung des Hauptstamms der A. pulmonalis (**aortopulmonales Fenster**, ◘ Abb. 4.59). Da histopathologische Malignitätskriterien kaum abzugrenzen sind, gilt allenfalls die Metastasierung als Malignitätsnachweis. Bei eventueller Vaskularisierung direkt aus dem Aortenbogen, insbesondere beim **angiomatösen** Typ, sind diese Tumoren u. U. schwierig zu operieren. Sie neigen zu hartnäckigen Lokalrezidiven, falls keine Exstirpation im Gesunden erfolgt. Lokale Nachbestrahlung, u. U. auch selektive Embolisation versorgender Äste über dem Aortenbogen, kann im Zweifelsfall gerechtfertigt sein.

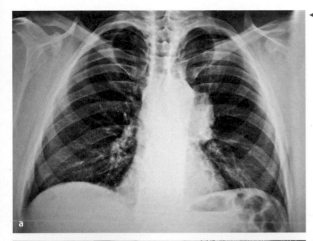

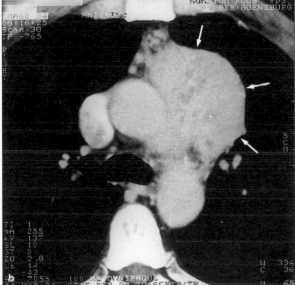

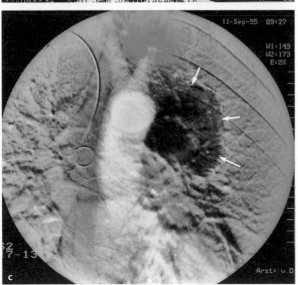

◄ ◘ **Abb. 4.59 a** Paragangliom des N. vagus im aortopulmonalen Fenster (angiomatöser Typ, histologisch als maligne klassifiziert): In der Thoraxübersicht imponiert der Tumor lediglich als solide Hilusvergröberung links. **b** In der axialen Angio-CT-Schicht erkennt man eine stark kontrastmittelaufnehmende Raumforderung, anterolateral dem Aortenbogen aufsitzend. **c** In der Aortenangiographie färbt sich der extrem gefäßreiche Tumor auf der Aortenadventitia entsprechend intensiv an

Keimzelltumoren

■■ Definition

Extragonadale Keimzelltumoren stammen aus pluripotenten Zellen, die während der Embryogenese mit der Thymusanlage ins Mediastinum wandern. Man unterscheidet reife (80%), unreife (1%) und maligne Teratome (19%).

Reife Teratome

Dermoidzysten, wenn zystische Anteile stark überwiegen, sind häufig in Thymusnähe oder unmittelbar kaudal im vorderen bis mittleren Mediastinum lokalisiert. Die glatte Kapsel besteht aus reifem Plattenepithel, innen finden sich verschiedenste Gewebeanteile (Knorpel, Haut, Knochen etc.). Die Diagnose wird häufig als Zufallsbefund gestellt, da Verdrängungssymptome erst sehr spät auftreten, andererseits die Wachstumstendenz nicht sehr ausgeprägt ist.

■■ Therapie

Bei Diagnosestellung besteht die Indikation zur Operation, da weiteres Wachstum, mögliche Infektion und maligne Entartung drohen. Durch komplette Exstirpation wird Heilung erzielt.

Unreife Teratome

Unreife Teratome verhalten sich unterschiedlich: Bei Kindern ist ein deutliches Größenwachstum ohne Infiltration der Umgebung möglich, während bei Jugendlichen gerade eine diffuse Infiltration von Nachbarorganen eine radikale Operation oft nicht mehr zulässt.

Teratokarzinome

Diese malignen Tumoren werden gehäuft bei Männern zwischen dem 20. und 40. Lebensjahr angetroffen. Histologisch lassen sich Seminome, embryonale Karzinome, Chorionkarzinome und endodermale Sinustumoren aus reifen und unreifen Teratomen ableiten.

■■ Therapie

Wie bei allen nichtlymphadenomatösen Raumforderungen im Mediastinum besteht auch hier der primäre Therapieansatz in der vollständigen operativen Tumorentfernung, die allerdings bei der Infiltration der großen Gefäße an ihre Grenzen stößt (◘ Abb. 4.60). Nur ausnahmsweise ergibt sich ein deutlicher onkologischer Vorteil, wenn große Gefäße (Aorta, V. cava superior) in die Resektion mit einbezogen und anschließend alloplastisch ersetzt werden.

4

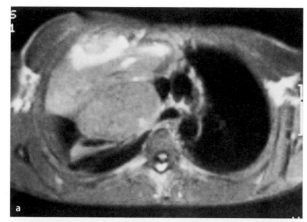

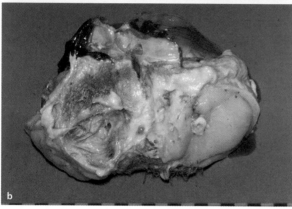

☐ Abb. 4.60 a Teratokarzinom (Patient männlich, 17 Jahre) im vorderen Mediastinum mit diffuser Ausbreitung. **b** Reifes Teratom: Die Schnittfläche zeigt unterschiedlichste Keimzelldifferenzierung, auch Haare sind zu erkennen

Lymphadenopathien

▪▪ Einteilung

Die Lymphknoten des Mediastinums sind bei zahlreichen primären und sekundären neoplastischen und entzündlichen Erkrankungen mit einbezogen. Primär maligne Lymphome, granulomatöse und entzündliche Lymphadenopathien sind voneinander zu unterscheiden (☐ Tab. 4.7).

▪▪ Diagnostik

> ❯ Auch bei erheblicher Größe ist eine operative Therapie der primär malignen Lymphome sowie der granulomatösen Erkrankungen nicht indiziert, andererseits lässt sich die Diagnose niemals radiologisch, sondern immer nur histopathologisch stellen.

Insbesondere die exakte Klassifizierung **maligner Lymphome**, die für adäquate Radiochemotherapie entscheidend sein kann, erfordert immunhistochemische Zusatzuntersuchungen, weshalb ausreichende Gewebeproben zur Verfügung stehen müssen. Eckstein der radiologischen Diagnostik ist die **Computertomographie**, die jede Lymphknotengruppe im Mediastinum auffinden und vermessen kann. Metastatische Lymphknoten-

☐ Tab. 4.7 Lymphome im Mediastinum	
Maligne Lymphome	Morbus Hodgkin
	Non-Hodgkin-Lymphome
	Metastasen
Granulomatöse Lymphadenopathien	Tuberkulose
	Morbus Boeck
	Silikose
	Wegener-Granulomatose
Infektiöse Erkrankungen	Mykosen
	Reaktive unspezifische Lymphadenitis
	Mononukleose
Sonstige	Lupus erythematodes
	Angiofolikuläre Hyperplasie
	Castleman-Krankheit

infiltrationen, insbesondere bei Bronchialkarzinom, Hypernephrom, Ovarialkarzinom u. a. müssen durch extrapulmonale Untersuchungen ausgeschlossen sein.

Für die **histologische/zytologische Abklärung** stehen 3 invasive Methoden zur Verfügung:
- die transtracheale/bronchiale Punktion der Lymphknoten durch EBUS (endobronchiale ultraschallgesteuerte Bronchoskopie),
- die Biopsie unter Sicht durch Mediastinoskopie sowie
- die direkte Freilegung durch parasternale Mediastinotomie.

> ❯ Lymphknoten prätracheal, retrokaval sowie tracheobronchial werden durch Mediastinoskopie oder ultraschallgesteuerte Bronchoskopie mittels Nadelaspiration (EBUS) abgeklärt.
> Präaortale und substernale Raumforderungen durch Mediastinotomie.

Paraösophageale Lymphknoten im hinteren Mediastinum sind, außer evtl. beim Ösophaguskarzinom, selten isoliert erkrankt. Eine diagnostische Abklärung ist, außer mit der Feinnadelpunktion, ohne **Thorakotomie** nicht möglich.

> ❯ Immunhistochemische Zusatzuntersuchungen sind am Punktionsmaterial in der Regel nicht durchführbar: Für die sichere Differenzialdiagnose lymphatischer Erkrankungen ist daher die Zangenbiopsie erforderlich.

In Kürze

Tumoren des Mediastinums

- Als Faustregel gilt: Bei Fehlen von Metastasen ergibt sich beim Tumornachweis mit bildgebenden Verfahren (CT mit Kontrastmittel) die Indikation zur Operation über Sternotomie oder laterale Thorakotomie mit Ausnahme lymphatischer Erkrankungen.
- Da gerade im oberen Mediastinum maligne Lymphome nach Größe und Ausbreitung **nicht**, sondern oft nur durch histologische **Spezialfärbungen** (Tumormarker) von Tumoren des Thymus unterscheidbar sind, ist als 1. Schritt die Probeexzision (Mediastinotomie) angezeigt.

Diagnostik: Thoraxübersicht und CT, Mediastinotomie. Invasive histologische Tumortypisierung wegen des Vorkommens der Lymphome nur bei retrosternalen Tumoren. **Therapie:** Mit Ausnahme maligner Lymphome, die durch Radio-/Chemotherapie behandelt werden, ist die chirurgische Tumorresektion die Methode der Wahl.

1. **Thymusgeschwülste:** Thymome (häufigste retrosternale Raumforderungen): vollständige Exstirpation (Unterscheidung zwischen Thymushyperplasie und Thymom allenfalls histologisch). **Myasthenia gravis:** Autoantikörper gegen Azetylcholinrezeptoren werden durch Rezeptorproteine lymphoider Thymuszellen vermittelt.
2. **Thymuszysten:** meist kongenital, lange Zeit asymptomatisch, Exstirpation.
3. **Struma retrosternalis** (selten Struma endothoracica): häufiger rechts, operative Therapie.
4. **Dystope Nebenschilddrüsen:** mediastinal in direkter Umgebung des Thymus. Kontrastmittel-CT, vollständige operative Entfernung.
5. **Neurogene Tumoren**
Größte Gruppe aller Mediastinaltumoren, 75% im hinteren Mediastinum. Schwannom (Sanduhr-Tumor), Neurofibrome, Nervenscheidentumoren, **Neuroblastome** (typische maligne Tumoren im Kindesalter). Paragangliome: sympathische (**Phäochromozytome**) und parasympathische, oft hartnäckige Lokalrezidive. **Diagnostik:** Thoraxübersicht, CT, MRT (besonders für die intraspinalen Anteile). **Therapie:** ohne vorherige Probeexzision operative Entfernung in toto (intraspinale Abschnitte für die Operationsplanung entscheidend).
6. **Keimzelltumoren:** reife und unreife Teratome, Teratokarzinome.
7. **Lymphadenopathien**
Primär maligne Lymphome, granulomatöse und entzündliche Lymphadenopathien. **Diagnostik:** CT, exakte Klassifizierung nur histopathologisch möglich (Gewebeproben: Punktion, Biopsie, Mediastinotomie). **Therapie:** keine operative Therapie der primär malignen Lymphome sowie der granulomatösen Erkrankungen, adäquate Radiochemotherapie.

4.7 Erkrankungen der Pleura und Brustwand

4.7.1 Spontanpneumothorax

Definition

Pneumothorax bedeutet, dass Luft, beim beatmeten Patienten auch Atemgas, in den Pleuraspalt eindringt und den dort herrschenden Unterdruck aufhebt. Daraufhin kollabiert, zumindest beim nicht verwachsenen Pleuraspalt, der gesamte Lungenflügel partiell oder vollständig.

Solange kein deutlicher Überdruck in der entsprechenden Pleurahöhle entsteht, ist dies in der Regel kein akut lebensbedrohlicher Zustand. Trotzdem ist die entstehende Lungenatelektase so schnell wie möglich durch Drainage mit Wasserschloss zu beseitigen (► Abschn. 4.3.10).

■■ **Pathogenese**

Unter den verschiedenen Formen des Pneumothorax (spontan, symptomatisch, traumatisch, iatrogen) zählen die **idiopathischen Spontanpneumothoraxformen** zu den Erkrankungen der Pleura bzw. des unmittelbar angrenzenden Lungenparenchyms. Pathologisch/anatomisch finden sich ein oder mehrere Pleurabläschen mit ektatischen Alveolen (Bullae) an der Spitze des Oberlappens (S1) bzw. wesentlich seltener des Unterlappens (S6, ◻ Abb. 4.61). Diese **Bullae** können ebenso auch multipel im Lungenparenchym vorkommen und sind durch den unterschiedlichen Wandaufbau histologisch von den Lungenzysten sofort abgrenzbar. Bei Ruptur einer solchen Bulla unter Druckbelastung kommt es zum Luftaustritt über eine in der Regel nur wenige Millimeter große Parenchymfistel, was einen kompletten Lungenkollaps (Pneumothorax) der betroffenen Seite bewirken kann (◻ Abb. 4.62). Da der Unterdruck durch eine Verklebung der Bulla jedoch nicht wiederhergestellt ist, wird eine **Drainage** zum Absaugen der eingedrungenen Luft erforderlich. Bevorzugt sind leptosome Männer zwischen dem 15. und 35. Lebensjahr (Verhältnis Männer/Frauen =5:1).

Der **symptomatische Pneumothorax** beruht auf einer vorbestehenden Lungengerüsterkrankung, am häufigsten dem bullösen Emphysem, dem Asthma bronchiale oder auch lokaler fibrotischer Schrumpfungen mit benachbartem Emphysem. Auch bei generalisierter Gerüsterkrankung (Lymphangiomyomatose, Histiozytose X etc.) wird gehäuft ein Pneumothorax beobachtet. Die Behandlung muss berücksichtigen, dass in dieser Patientengruppe das operative Risiko aufgrund u. U. vorbestehender Globalinsuffizienz oder Obstruktion der Lunge ungleich höher ist als beim jugendlichen Spontanpneumothorax.

Der **iatrogene Pneumothorax** spielt im Krankenhaus eine signifikante Rolle nach Pleurapunktion, Punktion eines Lungenrundherdes, Legen eines zentralvenösen Katheters etc. Beim beatmeten Patienten besteht grundsätzlich die akute Gefahr des Spannungspneumothorax.

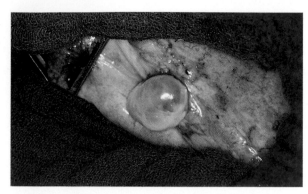

◻ Abb. 4.61 Intakte kongenitale Bulla auf der Lungenspitze bei Spontanpneumothorax. Daneben, nicht sichtbar, winzige Parenchymfistel, durch Ruptur eines benachbarten Bläschens entstanden. OP: Resektion der Lungenspitze und lokale Pleurektomie

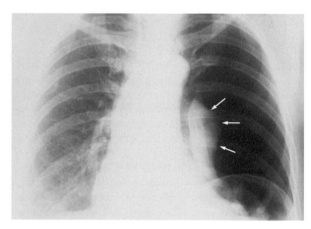

◻ Abb. 4.62 Totalkollaps der linken Lunge bei jugendlichem Spontanpneumothorax. Bei vorbestehenden Pleuraverwachsungen/Verklebungen resultiert lediglich ein Teil- bzw. Mantelpneumothorax

■■ Diagnostik

Bei vorbestehender Global- oder Partialinsuffizienz kann eine akute Atemnot im Vordergrund stehen, die bei Jugendlichen dagegen so gut wie nie beobachtet wird. Hautemphysem und ein bisweilen stechender Pleuraschmerz, der die Patienten zum Arzt führt, sind deutliche Hinweise. **Abgeschwächtes Atemgeräusch** und **hypersonorer Klopfschall** sind nur bei ausgeprägtem Lungenkollaps vorhanden.

> **Für die Diagnosestellung beweisend ist der Pneuspalt bzw. Totalpneumothorax in der Röntgenübersicht der Lunge (◻ Abb. 4.62).**

Bei länger (1–2 Tage) zurückliegendem Ereignis findet sich bisweilen auch nur noch ein apikaler Luftsaum über der Lungenspitze. Für den Spannungspneu (▶ Abschn. 4.4) dagegen charakteristisch ist links das **tiefstehende Zwerchfell** mit Verdrängung des Mediastinums zur Gegenseite, was zu charakteristischen Herz-Kreislauf-Veränderungen mit Tachykardie und Blutdruckabfall bei gestauten Halsvenen führt, beim spontan atmenden Patienten wesentlich seltener als beim beatmeten.

Da bei 15–20% der Patienten weitere Bullae vorhanden sind, ist eine **CT-Untersuchung** durchaus ratsam, denn sie erleichtert beim Nachweis weiterer Blasen die Indikation zur **primären Operation** ohne länger dauernde Drainagebehandlung.

■■ Therapie

Die Therapie verfolgt 2 Ziele:
- die rasche Wiederaufdehnung der Lunge durch Absaugen der eingedrungenen oder noch eindringenden Luft,
- die Verhütung eines Rezidivs durch möglichst breitflächige Verklebung des Pleuraspaltes.

Im Gegensatz zum traumatischen Hämatopneumothorax genügt hier eine **dünne Drainage** (max. 20 Charrière), die beim apikalen Mantelpneu auch entbehrlich ist, wenn klinische Überwachung garantiert ist. Obwohl die Ausdehnung der Lunge meist in wenigen Minuten erreicht ist, wird die Drainage gleichwohl belassen, weil sie eine sterile fibrinöse Pleuritis mit Verklebung der beiden Pleurablätter erzielen soll. Ist dagegen keine Tendenz zur vollständigen Wiederausdehnung erkennbar, so kann gerade diese fibrinöse Entzündung der viszeralen Pleura zu einer funktionellen Fesselung der Lunge führen, die operativ beseitigt werden muss.

> **Die rasche Wiederausdehnung innerhalb von 3 bis max. 5 Tagen ist daher entscheidend.**

Bei 10–20% aller so behandelten Patienten entsteht ein Rezidiv, da weitere winzige Bullae vorhanden sind, die im CT allerdings in der Regel darstellbar sind.

> **Bei verzögerter Ausdehnung und beim Rezidiv wird daher die Indikation zur operativen Behandlung gestellt, die heute nur noch videoskopisch erfolgt.**

Praxisbox

Operatives Vorgehen beim Spontanpneumothorax
Die Bulla wird minimalinvasiv reseziert, die Pleura apikodorsal flächig entfernt (bisweilen auch nur durch Koagulation aufgeraut), um die erforderliche Verklebung zur Rezidivverhütung zu erzielen. Beim älteren emphysematischen Patienten, der in der CT multiple Bullae erkennen lässt, erfolgt eine gewebesparende Resektion der Bullae mit Klammernahtgerät unter Sicht.

4.7.2 Pleuraerguss

■■ Pathogenese

Täglich werden mehrere Liter Flüssigkeit transpleural ausgetauscht, wobei das Starling-Gleichgewicht die entscheidenden Parameter für Filtration (Filtrationsdruck) und Reabsorption (onkotischer »Sog« der Albumine) definiert. Wird dieses Gleichgewicht durch Steigerung des Filtrationsdrucks (z. B. Herzinsuffizienz) oder Nachlassen des intravaskulären onkotischen Drucks bei Hypalbuminämie zu Ungunsten der Reabsorption gestört, kommt es ebenso zum Pleuraerguss wie bei primär gesteigerter Permeabilität (Pleuritis, Pneumonie) oder Verlegung der Pleuralymphbahnen durch Tumor bei Pleurakarzinose.

Ätiologie des Pleuraergusses
- Kardiovaskulär: Herzinsuffizienz, Perikarditis
- Pulmonalvaskulär: Lungeninfarkt
- Hypalbuminämie: nephrotisches Syndrom, Malabsorption, Leberzirrhose
- Infektiös: parapneumonisch, Tbc

■ ■ Diagnostik

❱ **Thoraxübersicht, B-Bild im Ultraschall und CT sind die ersten diagnostischen Schritte, um primäre und sekundäre Pleuratumoren ursächlich auszuschließen.**

Nach der bildgebenden Diagnostik ist die **Punktion mit zytologischer Untersuchung** des zentrifugierten Bodensatzes der nächste Schritt. Er bringt allerdings nur bis zu 50% die zutreffende Artdiagnose (**Cave:** falsch-negatives Ergebnis). Bei bekanntem Primärtumor ist der Malignitätsnachweis ausreichend, bei negativem zytologischem Befund ist Malignität nicht ausgeschlossen, da falsch-negative Befunde häufig sind. Besteht in der CT der Tumorverdacht weiter, erfolgt jetzt die **videogestützte Thorakoskopie** mit gezielter Biopsie.

■ ■ Therapie

Die Therapie (Abpunktion oder Drainageeinlage) richtet sich nach der Ursache: Die einmalige **Punktion** (sterile Handhabung, 3-Wegehahn oder »Rotanda«-Spritze zur Vermeidung des Pneumothorax) ist nur Erfolg versprechend, wenn die Ursache der Ergussbildung damit behoben ist (z. B. Lungeninfarkt, metapneumonisch etc.).

Bei chronisch rezidivierendem Erguss (z. B. Pleurakarzinose) ist stattdessen die **Zieldrainage** unter sonographischer Kontrolle vorzuziehen, durch die nach Ergussdrainage die Verklebungstherapie induziert werden kann.

❱ **Die wirksamste Pleurodese wird durch Instillation von Talkumpuder durchgeführt (sog. Poudrage), alle anderen Mittel zur Instillation (z. B. Antibiotika, Chemotherapeutika) sind weniger stark wirksam.**

Andererseits ist die Schwielenbildung nach Talkumpleurodese so intensiv, dass sie der Pleurakarzinose vorbehalten bleibt.

4.7.3 Primäre Pleuratumoren

■ ■ Einteilung

Bei den primären Pleuratumoren ist das **fibröse Pleuramesotheliom (Pleurafibrom)**, das von der viszeralen Pleura u. U. auch gestielt ausgeht, in der Regel benigne und durch vollständige Exstirpation, evtl. mit kleinem Lungenparenchymsaum, heilbar (◘ Abb. 4.63).

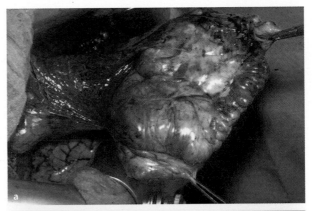
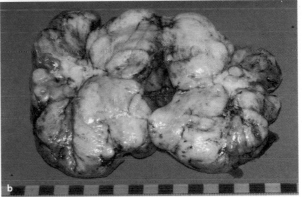

◘ **Abb. 4.63 a** Fibröses Pleuramesotheliom (Pleurafibrom) ausgehend von der viszeralen Pleura des linken Unterlappens. Resektion en bloc mit schmalem Lungenparenchymsaum. **b** Die Schnittfläche zeigt zahlreiche Einzelknoten, die von gemeinsamer Tumorkapsel bedeckt sind

Das **diffuse maligne Pleuramesotheliom**, ausgehend von den polygonalen Deckepithelien der serösen Körperhöhlen (hier viszerale und parietale Pleura) wird heute zu 50% der Fälle mit Asbestexposition in Zusammenhang gebracht. Die Latenzzeit zwischen Exposition und Erkrankung kann bis zu 20 Jahre betragen, die Prognose nach Manifestation der Erkrankung und zweifelsfreier histologischer Diagnosestellung beträgt lediglich 7–14 Monate. Epitheliale, sarkomatöse und gemischte Formen werden histologisch unterschieden, die Prognose ist abhängig vom Stadium der Erkrankung und scheint bei der epithelialen Variante geringfügig günstiger zu sein.

■ ■ Symptomatik

Thoraxschmerz, Erguss, Atemnot, Husten, Gewichtsabnahme sind Hinweissymptome. Die Zeitspanne zwischen Erstsymptom (1. Arztbesuch) bis zur histologischen Diagnosestellung ist mit 5–7 Monaten in der Regel sehr lang.

■ ■ Diagnostik

Die röntgenologische **Thoraxübersicht** zeigt einen in der Regel einseitigen Erguss mit einer Pleuraschwiele (◘ Abb. 4.64a), die in der **CT** als charakteristische, knotenförmige Verdickung der parietalen Pleura, die von kranial nach kaudal zunimmt,

4

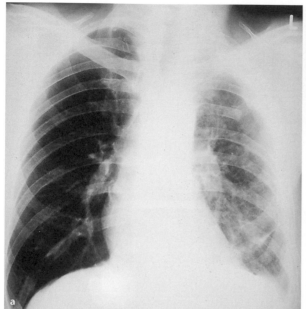

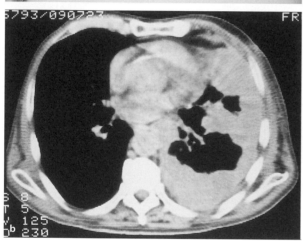

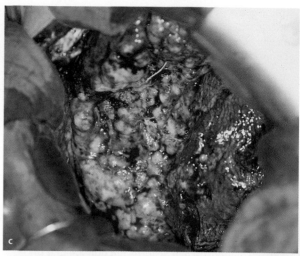

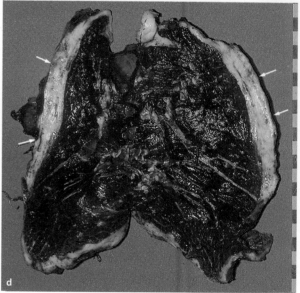

◨ **Abb. 4.64** Malignes Mesotheliom. **a** Thoraxübersicht: Ergussbildung, Pleuraschwiele, Schrumpfung der Thoraxhälfte mit Mediastinalverziehung. **b** Im CT von kranial nach kaudal zunehmende, evtl. sich vorbuckelnde Pleuraschwiele, die auch die mediastinale Pleura einschließt. **c** Aufsicht auf parietale und viszerale Pleura nach Thora-kotomie: Das Mesotheliom wächst diffus-flächig in kleinen bis mittleren Knoten über die gesamte Thoraxinnenauskleidung. **d** Pleuropneumonektomie bei Mesotheliom: Der gesamte Lungenflügel ist von flächigen Tumorwucherungen eingemauert

imponiert (◨ Abb. 4.64b). Beweisender diagnostischer Schritt ist zumeist nicht die Ergusspunktion, da eine zytologische Unterscheidung zwischen Adenokarzinom und Mesotheliom schwer möglich ist, sondern nur die **immunhistologische Färbung** einer Gewebebiopsie im Serienschnitt.

Bei Mesotheliomverdacht ist demnach die **offene Pleurabiopsie** die Methode der Wahl, da ein videoassistierter Zugang wegen der extremen Verschwielung in der Regel nicht möglich ist (◨ Abb. 4.64c).

▪▪ Therapie
Im Stadium I (◨ Tab. 4.8) kann aus palliativen Erwägungen die radikale sog. **Pleuropneumoperikardiodiaphragmekto-**mie durchgeführt werden. Es handelt sich um die extrapleurale Auslösung der gesamten Lungenhälfte zwischen parietaler Tumorschwiele und Thoraxwand, die ebenso vom Mediastinum abgelöst wird (◨ Abb. 4.64d). Eine diffuse Mitbeteiligung des Perikards und der diaphragmalen Pleura erfordert dann die Mitresektion der jeweiligen Perikardhälfte sowie des Zwerchfells.

> ❯ Die Indikationsstellung zu diesem ausgedehnten Eingriff ist problematisch, denn eine Verlängerung der Überlebenszeit ist allenfalls in Einzelfällen möglich, in der Statistik jedoch niemals signifikant nachweisbar.

◼ **Tab. 4.8** Stadieneinteilung des malignen Mesothelioms (nach Boutchard)	
Stadium I	Tumor auf eine Thoraxhälfte beschränkt
Stadium II	Infiltration von Brustwirbelsäule, Mediastinum, mediastinalen Lymphknoten
Stadium III	Tumorinfiltration des Peritoneums **oder** der kontralateralen Pleura, extrathorakale Lymphknoteninfiltration
Stadium IV	Hämatogene Fernmetastasen

Da eine ähnliche **Schmerzpalliation** auch durch parietale und viszerale **Pleurektomie** erreicht werden kann, ist der radikale Eingriff heute die Ausnahme. Chemo-/Radiotherapie sind z. Zt. noch weitgehend unwirksam, werden jedoch in Studien in verschiedensten Kombinationen erprobt.

4.7.4 Sekundäre Pleuratumoren

Hier sind v. a. hämatogene sowie lymphogene **Metastasen** extrapleuraler Primärtumoren zu nennen (Bronchialkarzinom, Mammakarzinom, Ovarialkarzinom, Magenkarzinom etc.), wobei Ergussbildung und Pleuraverschwielung deren Symptomatik bestimmt.

■■ Diagnostik

Diagnostisch ist die Ergusszytologie meist nur im direkten Vergleich zum Primärtumor möglich, ansonsten kann die Differenzialdiagnose zum diffus malignen Pleuramesotheliom schwierig sein. In Zweifelsfällen hilft auch hier nur die **Pleurabiopsie**, die allerdings bei Ergussbildung ohne nennenswerte Schwiele, in diesem Falle videogestützt, erfolgen kann.

■■ Therapie

Die Therapie ist stets symptomatisch.

❯ Bei rezidivierendem Erguss anstelle komplikationsträchtiger, wiederholter Punktionen lieber a priori die Drainagebehandlung und Pleuraverklebung (Pleurodese) durch Talkumpuder.

4.7.5 Brustwandtumoren

❯ Brustwandtumor ist ein Sammelbegriff für alle primären und sekundären metastatischen Geschwülste der gesamten Brustwand von Haut-/Weichteiltumoren bis zu Knorpel-/Knochengeschwülsten, Nerven-/Gefäßtumoren, bis zu den getrennt abgehandelten Pleuratumoren.

Es existieren zahlreiche systematische Einteilungen, die jedoch außer der Unterscheidung zwischen primären und se-

kundären entbehrlich sind, wenn man die histologischen Bestandteile der Brustwand kennt, die ausnahmslos als Tumormatrix in Frage kommen.

Benigne Primärtumoren der Brustwand

Nach der Matrix unterscheidet man hier Fibrome, Lipome, Leiomyome, Hämangiome, Neurofibrome, fibröse Dysplasie, Chondrome, Osteochondrome.

■■ Diagnostik

Die Diagnostik ergibt sich aus der **Palpation** bei oberflächlichen und **CT** bei tiefer liegenden Tumoren.

■■ Therapie

❯ Vor der Resektion ist eine computertomographische Abklärung weiterer Herde (Metastasen) durchzuführen.

Gutartige Geschwülste erreichen nur selten eine Größe, die eine plastische Defektdeckung der Brustwand erfordert.

Maligne Primärtumoren der Brustwand

Alle genannten benignen Tumoren können auch als **Sarkome** auftreten (Fibrosarkom, Chondrosarkom etc.). Besondere Bedeutung verdienen die malignen, da häufig rezidivierenden, **histio- und fibrohistiozytären Tumoren**.

■■ Symptomatik, Diagnostik

Maligne Tumoren sind häufiger **schmerzhaft** als benigne. Neben dem lokalen Tastbefund ist die bildgebende Diagnostik entscheidend (◼ Abb. 4.65).

■■ Therapie

❗ **Cave**
Die Therapie der Wahl ist die Resektion weit im Gesunden. Insbesondere bei Tumoren mit Befall der Rippen ist eine weite Sicherheitszone (bis zu 10 cm) bei der Rippenresektion zu fordern, da intramedulläre Tumorausdehnung sonst unweigerlich zum Rezidiv führt.

Sind erhebliche alloplastische Rekonstruktionen (PTFE, Marlexnetz etc.), evtl. in Kombination mit Muskelverschiebelappenplastiken erforderlich, so empfiehlt sich eine Zusammenarbeit zwischen Thoraxchirurg und plastischem Chirurg. Bei optimaler Methodenkombination ist ein wegen der Größe etwa nicht operabler Befund eine extreme Rarität.

Praxisbox

Alloplastische Rekonstruktion bei Sternumtumoren
Auch bei Sternumtumoren ist eine komplette Resektion mit alloplastischem Wiederaufbau in derselben Sitzung möglich. Zur Anwendung kommt eine als »Marlex-Sandwich« bekannte Methyl-Metacrylatschicht zwischen 2 Marlexschichten, die am Rand als Nahtwiderlager gedoppelt werden.

4

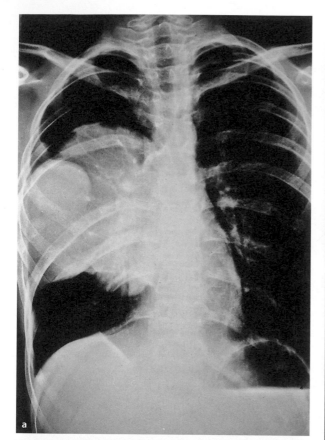

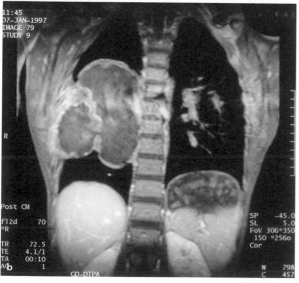

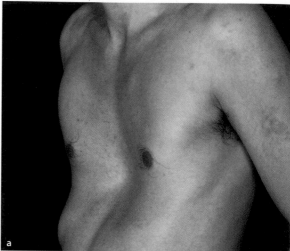

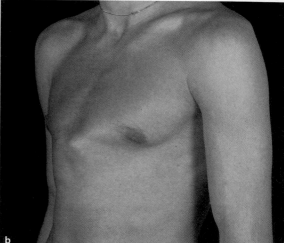

◘ Abb. 4.65 Primäres chondroblastisches Osteosarkom der Thoraxwand mit histologisch gesichertem Ursprung in der 7. Rippe. **a** Die
Thoraxübersichtsaufnahme zeigt die komplette Destruktion der
7. Rippe. **b** Die koronare Schicht im MRT zeigt einen teils nekrotisch
zerfallenden Tumor mit signalintensivem Randsaum. Radikale
En-bloc-Resektion von Thoraxwand und Lungenunterlappen nach
Chemotherapie

◘ Abb. 4.66 a Thoraxwanddeformität: Trichterbrust mit Einsenkung
des Sternums und Verschmälerung des Raumes zwischen Sternumhinterwand und Wirbelsäule, durch Wachstumsstörung des parasternalen Rippenknorpels. 95% der Patienten sind objektiv beschwerdefrei. **b** Thoraxwanddeformität: Kiel-/Kahnbrust: Kielförmige Vortrei-
bung des Brustbeins mit Verbreiterung des retrosternalen Raumes,
ebenfalls durch Wachstumsstörung des parasternalen Rippenknorpels

4.7.6   Deformation der Brustwand

Kongenitale Deformitäten der Brustwand treten entweder als
Trichterbrust (Pectus excavatum, ◘ Abb. 4.66a) oder **Kiel-/
Kahnbrust** (Pectus carinatum, ◘ Abb. 4.66b) auf. Die ursächliche Störung betrifft ganz überwiegend das Knorpelgewebe
der parasternalen Rippenansätze und den Rippenbogen, die
entweder zu einer trichterförmigen Einsenkung oder kielar-
tigen Vorwölbung des Brustbeins führen. Fälschlicherweise
wird a priori bei der Trichterbrust eine kardiopulmonale
Funktionseinschränkung angenommen, was nur bei extremer
Einengung zwischen Sternumhinterwand und Wirbelsäule
zutrifft. Sind Störungen der Lungenfunktion, der maximalen

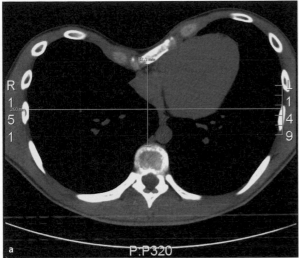

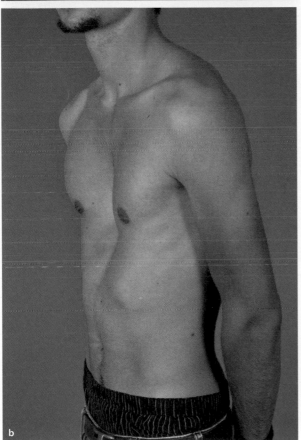

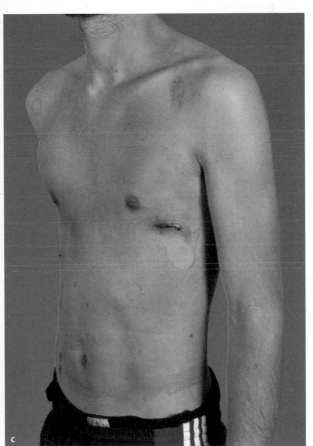

■ Abb. 4.67 Operative Technik der minimalinvasiven Trichterbrust-korrektur: **a** Haller-Index >3,0 (Haller Index: Verhältnis zwischen größtem Querdurchmesser des knöchernen Thorax und dem kürzesten Abstand zwischen Sternum und Wirbelsäule). **b** Klinisches Bild präoperativ. **c** Klinisches Bild postoperativ

O₂-Aufnahme und des pulmonalen Widerstandes nachweisbar oder zeigt sich subjektiv oder objektiv (Haller-Index >3,0, ■ Abb. 4.67) eine ausgeprägte Form der Deformität kann eine Operation in Frage kommen.

■ ■ **Therapie**

Bei angeborener Deformität erfolgt die – zu diesem Zeitpunkt weniger belastende – Korrektur im Kleinkindalter oder vor Beginn der Pubertät. Mit der Möglichkeit der minimalinvasiven Korrektur der Trichterbrust ergibt sich auch die Möglichkeit eine Trichterbrustkorrektur im Erwachsenenalter durchzuführen.

❯ **Die Aufklärung vor einem operativen Eingriff ist besonders umfangreich zu dokumentieren.**

4

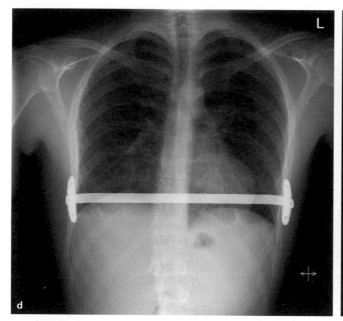

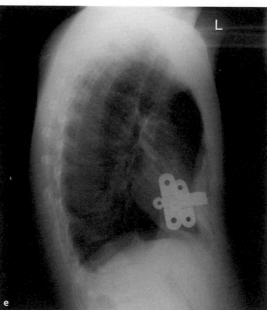

◨ **Abb. 4.67 d, e** Röntgenaufnahme des Brustkorbes postoperativ

Zwei wichtige Aspekte sind dabei zu berücksichtigen:
- Die **Indikation** ist nicht selten eine kosmetische, gestellt nur bei erheblicher psychischer Belastung.
- Die **Operationstechnik** beim Jugendlichen und Erwachsenen kann aufwändig sein, ist in den letzten Jahren aber einem Wandel unterzogen worden. Ist eine offene Operationstechnik notwendig, ist diese durchaus mit Komplikationen vergesellschaftet: nicht unerhebliche Traumatisierung, Heilungsstörungen an den durchtrennten Rippenknorpeln und dem Sternum sind möglich. Zurück bleiben eine ca. 20 cm lange Narbe sowie eine gewisse Resteinsenkung des Brustbeins. Die immer häufiger anwendbare Möglichkeit einer minimalinvasiven Trichterbrustkorrektur mittels eines videoskopisch eingebrachten Metallbügels, der sich an der Brustwand abstützt und die Trichterbrust anhebt, hat zwar das operative Trauma erheblich gesenkt. Jedoch sind auch mit diesem Verfahren sämtliche Risiken eines chirurgischen Eingriffes verbunden (u.a. Infektion, Gefäßverletzungen, speziell Lungen- und Herzverletzungen).

Eine »eingebildete Schwäche von Herz und Lunge« wird durch die Operation in keiner Weise verändert!

Praxisbox

Operative Technik bei Trichterbrust
Die Einsenkung des Sternums wird beseitigt durch Abtrennung der 3.–7. Rippe (inkl. Rippenbogen) unmittelbar parasternal und Exzision eines ca. 1 cm breiten Biegungskeiles, so dass die Rippenansätze nach ventral angehoben werden können. Das Sternum wird knapp unterhalb ▼

---

des Manubriums inkomplett oder komplett durchtrennt und so weit angehoben, dass der Trichter vollständig beseitigt ist. Um ein Wiedereinsinken während der postoperativen Heilungsphase zu verhindern, wird etwa in Höhe der 5. Rippe ein Metallbügel (z. B. nach Rehbein) von links nach rechts unmittelbar substernal eingeschlagen (◨ Abb. 4.68), der nach ca. 9–12 Monaten wieder entfernt werden muss. Postoperativ entscheidend ist eine vollständige medikamentöse Schmerzausschaltung, Atemgymnastik und Kräftigung der Pektoralismuskulatur im weiteren Verlauf, um das kosmetische Ergebnis zu verbessern.

Die **minimalinvasive** Therapie der Trichterbrust beinhaltet das videoskopisch gestützte Einbringen eines Metallbügels, der sich an der vorderen und seitlichen Thoraxwand abstützt und damit das Sternum anhebt (◨ Abb. 4.67d). Eine Entfernung des Bügels wird je nach Ausprägung des Befundes nach 2–4 Jahren angestrebt.

Praxisbox

Operative Technik bei Kiel-/Kahnbrust
Auch bei der Kahnbrust ist es der parasternale Rippenknorpel, der durch vermehrtes Wachstum das Brustbein spitz nach ventral schiebt. Eine kardiopulmonale Beeinträchtigung ist dadurch in keiner Weise gegeben. Die bei rein kosmetischer Indikationsstellung durchgeführte Operation beinhaltet eine Abtrennung der Rippen C3–C7 mit Resektion des Knorpels, Querdurchtrennung des Sternums und Absenkung sowie parasternaler Refixation ▼

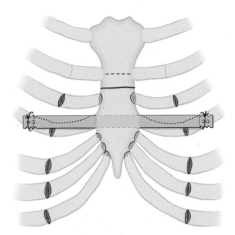

◪ Abb. 4.68 Operative Technik der Trichterbrustkorrektur: Exzision eines parasternalen Rippenkeils am Einbiegungspunkt der Rippe nach dorsal, Abtrennen und parasternale Knorpelexzision der 3.–7. Rippe sowie quere Sternotomie am Abknickpunkt des Sternums. Anheben des Sternums nach ventral, Fixierung in angehobener Position durch quer platzierten Metallbügel und Refixation der parasternalen Rippenansätze am elevierten Sternum

der Rippen. Auch hier empfiehlt sich ein Bügel, der, quer unter dem Sternum eingeschlagen, das Operationsergebnis fixiert und ein Einsinken des instabilen Sternums während der Heilungsphase verhindert.

In Kürze

Erkrankungen der Pleura und des Brustbeins

1. **Spontanpneumothorax**
   Lungenatelektase, ein oder mehrere Pleurabläschen mit ektatischen Alveolen (Bullae), meist an der Spitze des Oberlappens. Bei Ruptur: Lungenkollaps (Pneumothorax), auch durch Lungengerüsterkrankung (Emphysem, Asthma), iatrogener Pneumothorax (nach Punktion, Katheter etc.), Spannungspneumothorax.
   Diagnostik: abgeschwächtes Atemgeräusch, hypersonorer Klopfschall. Röntgen: tiefstehendes Zwerchfell. Beweisend ist der Pneuspalt bzw. Totalpneumothorax in der Thoraxübersicht, CT.
   Therapie: Drainage mit Wasserschloss. Beim Nachweis weiterer Blasen im CT: Indikation zur primären Operation ohne länger dauernde Drainagebehandlung. Wiederausdehnung innerhalb von 3–5 Tagen angestrebt, bei verzögerter Ausdehnung und beim Rezidiv: operative Behandlung (videoskopische Resektion)

2. **Pleuraerguss**
   Diagnostik: Thoraxübersicht, transkutanes Ultraschall-B-Bild, CT-Thorax, Punktion, evtl. videoskopische Thorakoskopie.

▼

Therapie: Punktion bei einmaligem Erguss, Drainagebehandlung bei chronischer Ursache, evtl. später Pleuraverklebung (Pleurodese) bei maligner Ursache mit Talkumpuder.

3. **Primäre Pleuratumoren**
   - Fibröses Pleuramesotheliom (Pleurafibrom): benigne, Therapie: Exstirpation.
   - Diffuses malignes Pleuramesotheliom: epitheliale, sarkomatöse und gemischte Formen. Spontanprognose: 7–16 Monate nach histologischer Erstdiagnose (stadienabhängig). Bei ca. 50% Asbestanamnese nachweisbar.
   Diagnostik: röntgenologische Thoraxübersicht, CT, offene Pleurabiopsie.
   Therapie: Indikation zu ausgedehntem operativen Eingriff, Schmerzpalliation durch parietale und viszerale Pleurektomie.

4. **Brustwandtumoren:** Sammelbegriff für alle primären und sekundären metastatischen Geschwülste, häufiger maligne. **Sarkome:** Resektion weit im Gesunden (besonders bei ossärem Rippenbefall), alloplastische Rekonstruktionen (z. B. Marlex-Sandwich).

5. **Deformation der Brustwand:** Trichterbrust oder Kiel-/Kahnbrust: kongenitale Deformitäten, Knorpelgewebe. Korrektur möglichst im Kleinkindalter oder unmittelbar vor der Pubertät, meist kosmetische Indikation.

Weiterführende Literatur

Heberer G, Schildberg FW, Sunde-Plassmann L, Vogt Moykopf I (1991) Lunge und Mediastinum

Keshamouni V, Arenberg D, Kalemkerian G (2009) Lung Cancer Metastasis. Springer New York

Pass HI, Carbone DP, Johnson DH, Minna JD (2010) Principles and Practice of lung cancer. Lippincott Williams and Wilkins, Baltimore London

Syrigos KN, Nutting CM, Roussos C (2006) Tumors of the Chest. Springer Berlin

Schütte W, Blankenburg T (2007) Diagnostische und therapeutische Konzepte bei Patienten mit Bronchialkarzinom und malignem Pleuramesotheliom. UNI-MED, Bremen

Herzchirurgie

R. Lange

Der Wunsch, Herzchirurg zu werden, stieß während meiner chirurgischen Ausbildung bei meinen Lehrern auf Verwunderung. Ich hatte bereits während der experimentellen Arbeiten zu meiner Dissertation »Feuer gefangen«, war begeistert von der unmittelbaren Reaktion des Herzens auf jegliche Änderung der hämodynamischen Bedingungen. Die Steuerung der Pumpfunktion des gesunden und des kranken Herzens unterliegt faszinierenden Gesetzmäßigkeiten, deren Verständnis und gezielte Einflussnahme eine ständige Herausforderung darstellt.

Heute liegt eine Zeit spektakulärer Pionierleistungen und rasanter technischer Entwicklungen in der Herzchirurgie hinter uns. Noch 1882 hatte Billroth im Namen seiner Fachkollegen eine Operation am Herzen als »Prostitution der chirurgischen Kunst« und »chirurgische Frivolität« bezeichnet! Dem zum Trotz gelang dem Frankfurter Chirurgen Ludwig Rehn 1896 die 1. erfolgreiche Versorgung einer Herzstichverletzung. Damit wurde eine Entwicklungsphase eingeleitet, die 1953 zu der 1. »offenen« Herzoperation mithilfe der Herz-Lungen-Maschine führte, 1961 zum orthotopen Herzklappenersatz, 1964 zur Venenbypassoperation und 1967 zur Herztransplantation.

Das ist Geschichte! Wer das Fach Herzchirurgie heute wählt, um durch bahnbrechende Innovationen schnellen Ruhm zu erlangen, könnte enttäuscht werden. Herzchirurgische Eingriffe sind zur Routine geworden und das Spektakuläre der »Gründerjahre« ist dem Streben nach Optimierung der Ergebnisse und Ausweitung der Indikationen gewichen. Der herzchirurgische Alltag ist von den chirurgisch-technischen Anforderungen einerseits und von der Beeinflussung der pathophysiologischen Zusammenhänge andererseits geprägt. Darin unterscheidet sich die Chirurgie des Herzens nicht von der der Viszeralorgane oder des Skelettsystems.

Dennoch gibt es 2 Besonderheiten, die die Herzchirurgie von anderen chirurgischen Disziplinen unterscheidet:

1. Das Herz kann nach einer Korrektur nicht zum Abschluss der Heilungsphase vorübergehend ruhig gestellt werden oder einige Tage in Atonie verharren. Die Korrektur muss so durchgeführt werden, dass nach Beendigung der extrakorporalen Zirkulation die Pumpfunktion sofort und in vollem Umfang wieder hergestellt ist. Damit nicht genug. Die Korrektur muss auch innerhalb einer bestimmten Zeit erfolgreich beendet sein, da sonst eine Wiederbelebung des ischämisch stillgestellten Herzens nicht mehr möglich ist. Daraus ergibt sich die 1. Besonderheit: Der Herzchirurg arbeitet immer unter Zeitdruck!
2. Aufgrund der sofortigen vollen Beanspruchung des Herzens zeigt sich jedes Problem der Korrektur oder der Myokardprotektion schon beim Versuch der Entwöhnung von der Herz-Lungen-Maschine. Das ist die 2. Besonderheit: In der Herzchirurgie werden Erfolg und Misserfolg dem Chirurgen so unmittelbar aufgezeigt, wie in kaum einer anderen Disziplin.

Dieser Besonderheiten sollte sich jeder junge Mediziner bewusst sein, bevor er den Entschluss zur Herzchirurgie fasst, denn sie verlangen ein großes Maß an persönlichem Einsatz und Durchhaltevermögen. Auf der anderen Seite ist das wissenschaftliche Potenzial in der Herzchirurgie groß und bietet genügend Betätigungsfelder: die Weiterentwicklung der Chirurgie der angeborenen Herzfehler, der minimal-invasiven Verfahren, eines dauerhaften mechanischen Herzersatzes, alternativer Verfahren zur Transplantation und einer »idealen« Herzklappe, sowie die Erforschung der Langzeitprotektion des Herzens und der tief greifenden Einwirkungen der extrakorporalen Zirkulation auf den Organismus.

»Ausgetretene Pfade haben mich nie gereizt«, soll Ludwig Rehn einmal gesagt haben. Der Pfad der Herzchirurgie wurde in diesem Jahrhundert schon ausgetreten, aber bis zur Entwicklung einer Schnellstraße ist noch ein weiter Weg, auf dem innovative und einsatzfreudige Mediziner heute nicht minder gefragt sind als vor 100 Jahren.

5.1 Operationsverfahren und extrakorporale Zirkulation

5.1.1 Offene und geschlossene Herzchirurgie

Ein zentrales Instrument der Herzchirurgie ist die Herz-Lungen-Maschine (◘ Abb. 5.1), mit der die extrakorporale Zirkulation (EKZ) durchgeführt wird. Dadurch ist es möglich, das Herz und die Lunge aus dem Kreislauf auszuschalten und Korrekturen am stillgestellten Herzen durchzuführen. Bei Operationen am **offenen Herzen** werden die Herzhöhlen oder die herznahen großen Gefäße eröffnet (intrakardiale Korrekturen, Klappenersatz etc.). Operationen am **geschlossenen Herzen** beziehen sich auf Eingriffe an den Koronararterien, Perikard und an den intrathorakalen Gefäßen. Nicht alle Eingriffe in der Herzchirurgie müssen mit der Herz-Lungen-Maschine durchgeführt werden, zur Übersicht, ◘ Tab. 5.1.

5.1.2 Extrakorporale Zirkulation (EKZ)

Durch die extrakorporale Zirkulation wird die Pumpfunktion des Herzens und die Gasaustauschfunktion der Lunge vorübergehend ersetzt (◘ Abb. 5.2). Über drainierende Kanülen im rechten Vorhof, in den beiden Hohlvenen oder der V. femoralis fließt das venöse Blut gemäß der Schwerkraft über ein Re-

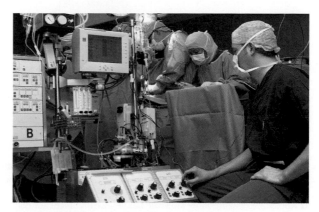

◘ Abb. 5.1 Herz-Lungen-Maschine

◻ Tab. 5.1 Herz-Lungen-Maschine (HLM)

OP ohne HLM	OP mit HLM	Eingriffe mit oder ohne HLM
Persistierender Ductus	Eingriffe am »offenen« Herzen	Minimal-invasive Koronarrevaskularisation
Aortenisthmusstenose	Eingriffe an der thorakalen Aorta	Herzverletzungen
Perikardresektion	Koronarrevaskularisation	Palliative Eingriffe
	Herztransplantation	

servoir. Mittels einer Pumpe wird das Blut durch den Gasaustauscher gepumpt. Dort wird CO_2 aus dem Blut entfernt und O_2 zugesetzt. Das sauerstoffreiche Blut wird dann in die Aorta bzw. die A. femoralis zurückbefördert.

Dieser **kardiopulmonale Bypass** ist **partiell**, solange noch Blut in das Herz fließt und über die Aorta ausgeworfen wird. Wird das gesamte venöse Blut in die Herz-Lungen-Maschine drainiert und die Aorta ascendens abgeklemmt, spricht man von einem **totalen Bypass**. Bei normaler Körpertemperatur ist der notwendige Flussindex etwa 2,5–3,0 l/min/m². Während der extrakorporalen Zirkulation müssen in kurzen Abständen kontrolliert werden:
- Blutfluss,
- systemarterieller und -venöser Druck,
- Temperatur,
- Urinausscheidung,
- Blutgase,
- Elektrolyte,
- Blutzucker,
- Hämatokrit,
- Gerinnungsparameter.

Da das Blut außerhalb des Körpers fließt, kühlt es ab und die Temperatur wird über einen **Wärmetauscher** reguliert. Kurzdauernde Eingriffe werden überwiegend in **Normothermie** (34–36°C) durchgeführt. Da jedoch das Herz während des Stillstandes auf Werte um 10°C gekühlt ist (▶ Abschn. 5.1.3), erfolgen länger dauernde Eingriffe unter **systemischer Hypothermie** (26–32°C). Dadurch wird einer spontanen Wiedererwärmung des Myokards entgegengewirkt, da der Temperaturgradient zwischen Herz und dem umliegenden Gewebe geringer und das aus dem Bronchialkreislauf ins Herz zurückfließende Blut kühler ist. Die Hypothermie führt zu einer Verlangsamung der Stoffwechselprozesse.

Nach der **Van't Hoff-Regel**[1] ist der Logarithmus der Geschwindigkeit einer chemischen Reaktion direkt mit der Temperatur korreliert, so dass z. B. die Reaktionsgeschwindigkeit bei einem Abfall der Temperatur um 10°C um das 2–3-Fache abnimmt.

Dadurch sind bei Hypothermie die **Stoffwechselprozesse verlangsamt** und daher weniger Sauerstoff- und Substratangebot notwendig. Aus diesem Grund kann das Flussvolumen der Herz-Lungen-Maschine in Abhängigkeit von der Temperatur erheblich reduziert werden. Ein Umstand, der auch operationstechnisch von Vorteil ist, da dadurch das Operations-

---

1   Jacobus H. Van't Hoff, Chemiker, Amsterdam, Berlin, 1852–1911

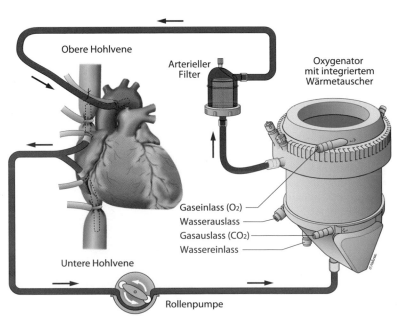

◻ Abb. 5.2 Extrakorporaler Kreislauf: Das venöse Blut fließt aus den Hohlvenen in ein Reservoir. Von hier wird es mit einer Roller- oder Zentrifugalpumpe durch den Oxygenator, den Wärmetauscher und einen Filter zurück in die Aorta befördert

feld blutleerer und somit übersichtlicher wird. Eingriffe bei Neugeborenen und Kleinkindern werden häufig im **hypothermen Kreislaufstillstand** bei 16–20°C durchgeführt.

Pumpsysteme

Überwiegend werden **Rollerpumpen** eingesetzt, bei denen das Schlauchsystem in ein hufeisenförmig angelegtes Pumpengehäuse so eingelegt wird, dass die drehenden Rollen den Schlauch komprimieren und damit seinen Inhalt fortbewegen. Durch entsprechende Steuerungssysteme kann die Bewegung der Rollerpumpe rhythmisch erfolgen und dadurch ein **pulsatiler Fluss** erzeugt werden. In letzter Zeit kommen zunehmend auch sog. **Zentrifugalpumpen** zum Einsatz, konisch geformte Pumpenköpfe, bei denen der Blutstrom durch die Zentrifugalkraft eines rotierenden Kreisels bewegt wird.

Gasaustausch

Im Gasaustauscher (**Oxygenator**) der Herz-Lungen-Maschine wird Blut in die Nähe von sauerstoffhaltigem Gas gebracht und so verteilt, dass eine effektive Diffusion stattfindet. Heute werden überwiegend **Membranoxygenatoren** eingesetzt, bei denen die Phasen Blut und Gas über eine Membran voneinander getrennt sind. Über Diffusion wird das Blut mit O_2 angereichert und CO_2 eliminiert. Bei den verschiedenen Modellen wird das Blut entweder als Film über eine Platte verteilt oder durch ein kapillares Hohlfasersystem geleitet.

Auswirkungen der extrakorporalen Zirkulation

> Die extrakorporale Zirkulation führt immer zu einer pathophysiologischen Reaktion des Organismus.

Durch den mechanischen Transport wird das Blut erhöhten Scherkräften ausgesetzt und kommt in Kontakt mit nichtendothelialen Oberflächen. Erythrozyten werden **hämolysiert**. Fibrinpartikel und winzige Luftblasen kumulieren im zirkulierenden Blut. Durch den Kontakt mit den Fremdoberflächen werden v. a. die Blutplättchen in ihrer Funktion und in ihrer Gesamtzahl reduziert (**Thrombozytopenie**). Verschiedene humorale Systeme wie die Blutgerinnung, das Renin-Angiotensin-System, die Fibrinolyse und das Kallikrein-Bradikinin-System werden aktiviert.

Aufgrund einer **Aktivierung des Komplementsystems** werden die Anaphylatoxine C3a und C5a freigesetzt, die die zelluläre und humorale Immunantwort des Organismus modulieren. Induziert durch eine Aktivierung der Leukozyten werden spezifische **Mediatoren**, wie Zytokine und Adhäsionsmoleküle exprimiert, die zu einer generalisierten Abwehrreaktion des Organismus, vergleichbar mit einer systemischen Entzündungsreaktion führen. Klinisch sieht man Temperaturanstieg, Leukozytose und eine gesteigerte Kapillarpermeabilität (**»capillary leak syndrome«**) mit Ödemneigung und sekundären Organfunktionsstörungen (Lunge, Niere, Gehirn, Darm).

> Alle genannten Effekte sind von der Dauer der extrakorporalen Zirkulation abhängig, besonders stark reagieren Säuglinge, Kleinkinder und ältere Menschen.

5.1.3 Myokardprotektion

Während des intraoperativen Herzstillstandes ist die Koronardurchblutung unterbrochen und der Herzmuskel wird ischämisch. Durch den Substratmangel und die Akkumulation von Stoffwechselprodukten entwickelt sich eine Gewebeazidose mit Schädigung der Zellorganellen bis hin zum Zelltod. Nach etwa 15–20 min eines normothermen, ischämischen Herzstillstandes wäre eine Wiederbelebung des Herzmuskels nicht mehr möglich. Aus diesem Grund werden die Koronararterien unmittelbar nach Abklemmen der Aorta mit einer etwa 4–10°C kalten, kaliumreichen Lösung perfundiert. Dadurch erhöht sich die extrazelluläre Kaliumkonzentration auf Werte um 25–30 mäq/l, was zu einer Depolarisation der Zellmembran und damit zu einem diastolischen Herzstillstand führt (**Kardioplegie**).

Gleichzeitig sinkt die Myokardtemperatur auf Werte um 10–14°C ab. Durch diese Maßnahmen (elektrische und mechanische Inaktivität und Unterkühlung) sind die Stoffwechselprozesse im Myokard soweit reduziert, dass die **Ischämietoleranz** verlängert ist und die Stillstandszeit auf etwa 2 h ausgedehnt werden kann. Einer Wiedererwärmung des Myokards während der Stillstandphase wird durch die systemische Hypothermie und durch äußere Kühlung mit Eiswasser entgegengewirkt. Nach dem Eingriff wird die Abklemmung der Aorta wieder gelöst. Die Koronarperfusion mit Blut führt zu einer sofortigen Wiedererwärmung des Myokards und zur Normalisierung der intra- und extrazellulären Kaliumkonzentration. Während einer **Reperfusionsphase** unter partiellem kardiopulmonalen Bypass ist die Herzarbeit – und damit der myokardiale Sauerstoffverbrauch – zunächst noch verringert, so dass Reparationsvorgänge im Myokard stattfinden können. Erst wenn die Energiespeicher wieder aufgefüllt sind, erfolgt die Entwöhnung von der extrakorporalen Zirkulation.

5.1.4 Assistierte Zirkulation

Unterstützungssysteme werden dann eingesetzt, wenn das Herz die Kreislauffunktion nicht mehr aufrechterhalten kann. Ursache kann ein akuter kardiogener Schock nach Myokardinfarkt oder ein postoperatives Versagen (Low-output-Syndrom) nach Operation am Herzen sein. In diesen Fällen geht man von einem **potenziell reversiblen Myokardversagen** aus. Durch eine mechanische Kreislaufunterstützung wird die Herzarbeit verringert und der Kreislauf sichergestellt, bis sich die Myokardfunktion erholt hat (»bridging to recovery«). Liegt jedoch ein **irreversibles Myokardversagen** mit medikamentös therapierefraktärer Kreislaufinsuffizienz vor, kann in Einzelfällen durch den längerfristigen Einsatz einer mechanischen Kreislaufunterstützung die Zeit bis zum Erhalt eines geeigneten Herzspenderorgans zur Transplantation überbrückt werden (»bridging to transplant«).

Intraaortale Gegenpulsation (IABP)

Bei der intraaortalen Gegenpulsation wird ein Katheter mit einem aufblasbaren Ballon in die thorakale Aorta descendens

5

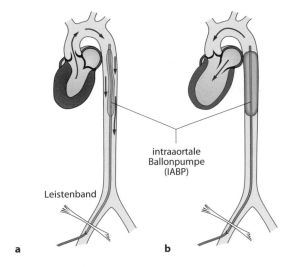

intraaortale
Ballonpumpe
(IABP)

Leistenband

a   b

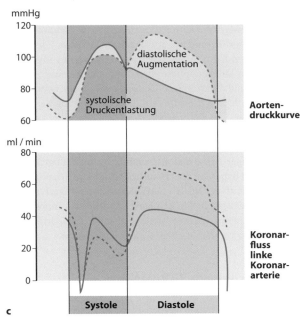

Abb. 5.3 Prinzip der intraaortalen Gegenpulsation (IABP)

> **Prinzip der aortalen Gegenpulsation ist die Steigerung der Koronardurchblutung durch die diastolische Druckerhöhung und die Verminderung der Herzarbeit durch Reduktion der Nachlast.**

Pumpenunterstützung

Während die intraaortale Gegenpulsation nur bei einer ausreichenden Restfunktion des Herzens durchführbar ist, kann mit mechanischen Pumpsystemen der Kreislauf auch bei völligem Erliegen der Herzfunktion aufrechterhalten werden. Zur Pumpenunterstützung wird das Blut aus dem Vorhof oder dem Ventrikel in die Pumpe geleitet und von dort in die Aorta (**Linksherzbypass**) bzw. in die Pulmonalarterie (**Rechtsherzbypass**) zurückbefördert. Dadurch wird die Herzkammer kaum noch mit Blut gefüllt, die Vorlast sinkt und das Myokard wird vollständig entlastet. In den meisten Fällen reicht ein Linksherzunterstützungssystem auch bei Versagen beider Herzkammern aus, da durch Verringerung des linksventrikulären Füllungsdruckes die Nachlast des rechten Ventrikels gesenkt wird und dadurch dessen Schlagvolumen ansteigt.

Zur kurzfristigen Assistenz können **Zentrifugalpumpen** eingesetzt werden (▶ Abschn. 5.1.2). Bei sog. **Membranpumpen** ist eine sackförmige oder diaphragmaähnliche Membran in einem festen Gehäuse montiert. Die Austreibung des Blutes erfolgt durch Kompression der Membran mit Druckluft. Um eine gerichtete Strömung zu gewährleisten, sind bei diesen Systemen ein Ein- und Auslassventil in Form einer Kunstklappenprothese notwendig. Membranpumpen müssen wegen der großen Abmessungen der Pumpengehäuse außerhalb des Patienten positioniert werden.

Bei den **Druckplattenpumpen** wird die Membran nicht pneumatisch, sondern durch einen großflächigen Kolben komprimiert, der elektrisch gesteuert wird. Druckplattenpumpen können technisch klein und flach konstruiert werden, so dass sie sich besonders für eine Implantation eignen (◘ Abb. 5.4). Solche **implantierbaren Linksherzunterstützungssysteme** werden zur längerfristigen Kreislaufunterstützung (mehrere Monate) bei Patienten eingesetzt, die auf ein Spenderherz warten.

Permanenter mechanischer Herzersatz (Kunstherz)

Im Jahre 1983 erfolgte die erste Implantation eines künstlichen Herzens. Beim mechanischen Herzersatz wird das eigene Herz entnommen und die Pumpe in **orthotoper** Position implantiert. Das Funktionsprinzip solcher Kunstherzen entspricht in etwa dem der Membranpumpen für die temporäre assistierte Zirkulation. Die pneumatischen Druckschläuche werden aus dem Thorax geleitet und an eine extrakorporale Antriebs- und Steuereinheit angeschlossen.

Die klinische Erfahrung zeigte jedoch, dass viele **Probleme** des mechanischen Herzersatzes zum gegenwärtigen Zeitpunkt noch nicht befriedigend gelöst sind: Hohe Thromboembolierate aufgrund nichtkompatibler Oberflächenmaterialien, Materialermüdung der implantierten Teile, Infektion aufgrund der Schlauchverbindung nach außen und räumliche

eingeführt. In der Systole des Herzens ist der Ballon kollabiert, so dass der Blutstrom ungehindert fließen kann. In der Diastole wird der Ballon aufgebläht. Dadurch wird das in dem Bereich des Ballons befindliche Blutvolumen verschoben und es entsteht eine Druckerhöhung in der Diastole (2. Pulswelle), die zu einer **Verbesserung der diastolischen Koronarperfusion** führt. Die rasche Entleerung des Ballons am Ende der Diastole bewirkt einen Abfall des Blutdruckes kurz vor der Öffnung der Aortenklappe, wodurch die **Nachlast** der linken Herzkammer sinkt. Durch diese Maßnahmen vermindert sich die Herzarbeit, der Herzmuskel kann sich erholen und der Patient in der Regel nach einigen Tagen wieder von der **Ballonassistenz** entwöhnt werden (◘ Abb. 5.3).

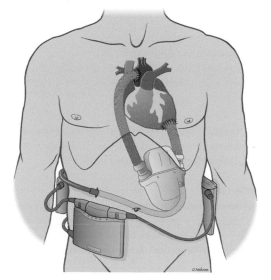

Abb. 5.4 Implantierbares Linksherzunterstützungssystem (Navacor 100)

Fixierung des Patienten durch das extrakorporal mitzuführende Antriebsystem. Die Komplikationsrate war bei den bisher implantierten Kunstherzen so groß, dass der klinische Einsatz bis zur technischen Verbesserung der Systeme vorerst ausgesetzt wurde.

In Kürze

Operationsverfahren, extrakorporale Zirkulation

- Operationen am offenen und geschlossenen Herzen. Extrakorporale Zirkulation (EKZ). Kardiopulmonaler Bypass (partiell), totaler Bypass. Normothermie, länger dauernde Operationen unter systemischer Hypothermie (26–32°C), in einzelnen Fällen auch im hypothermen Kreislaufstillstand unter tiefer Hypothermie (<20°C).
- Auswirkungen der extrakorporalen Zirkulation (pathophysiologische Reaktion: Hämolyse, Thrombozytopenie, Komplementsystemaktivierung, Kapillarpermeabilität) abhängig von der Dauer.
- Myokardprotektion: durch Kardioplegie kann eine Ischämie von mehr als 2 h Dauer ohne irreversiblen Zellschaden vertragen werden.
- Intraaortale Gegenpulsation (IABP): Ballonassistenz, Verbesserung der diastolischen Koronarperfusion, Nachlastsenkung; Pumpenunterstützung, Linksherzbypass, Rechtsherzbypass.
- Assistierte Zirkulation, zeitliche Überbrückung (»bridging to recovery« bzw. »bridging to transplant«).

5.2 Koronare Herzkrankheit (KHK)

▪▪ Anatomie

Die Koronararterien sind die ersten Äste der Aorta. Die Koronarostien liegen im links- und rechtskoronaren Sinus valsalva unmittelbar oberhalb der Aortenklappe. Der linke **Hauptstamm** ist etwa 1 cm lang, bevor er sich in den R. interventricularis anterior und den R. circumflexus teilt. Der **R. interventricularis anterior** verläuft im Sulcus interventricularis anterior in Höhe des Ventrikelseptums zur Herzspitze und versorgt im Wesentlichen die Vorderwand des linken Ventrikels und das Septum. Der **R. circumflexus** verläuft im Sulcus coronarius und versorgt die Lateral- und Hinterwand des linken Ventrikels. Die **rechte Koronararterie** verläuft ebenfalls im Sulcus coronarius und versorgt mit ihren Ästen den größten Teil des rechten Ventrikels, den Sinusknoten und einen Teil der Hinterwand des linken Ventrikels und des hinteren Septums. Die epikardialen Venen entleeren sich in den Sinus coronarius, der in den rechten Vorhof mündet. Das menschliche Herz zeichnet sich darüber hinaus durch zahlreiche interkoronare Kollateralverbindungen aus, die jedoch unter physiologischen Bedingungen keine funktionelle Bedeutung haben. Erst bei länger bestehenden höhergradigen Koronarstenosen können Teile des Myokards über diese Kollateralzirkulation versorgt werden.

▪▪ Regulation der Koronardurchblutung

Die Koronardurchblutung findet überwiegend während der Diastole bei geschlossener Aortenklappe statt. Der Koronarfluss bekommt durch die Kontraktion des Myokards ein **phasisches Muster**: Während der systolischen Kontraktion werden die Blutgefäße durch den hohen transmuralen Druck komprimiert, und der Koronarfluss ist niedrig. Während der diastolischen Relaxation sinkt der intravaskuläre Widerstand, und der Koronarfluss steigt an. Die Höhe des Koronarflusses wird über den Substratbedarf des Myokards reguliert, d. h. dass sich die Myokarddurchblutung im gesunden Herzen dem O_2-Verbrauch des Herzens anpasst (**Autoregulation**). Da das Myokard von einer ununterbrochenen ATP-Produktion abhängig ist, ist der Sauerstoffverbrauch groß. Das Herz, das nur etwa 0,2% des Gesamtkörpergewichts ausmacht, verbraucht 4% des gesamten Sauerstoffs. Aus diesem Grund ist die **Sauerstoffausschöpfung** des arteriellen Blutes hoch und kann Werte von 70% übersteigen. Durch die große Dilatationsfähigkeit der koronaren Widerstandsgefäße verfügt der Herzmuskel zusätzlich über einen funktionell bedeutsamen O_2-Speicher.

> ❯ Das Verhältnis des Widerstandes in den Koronararterien unter Ruhebedingungen zu dem während maximaler Koronardilatation wird als Koronarreserve bezeichnet.

Die Koronarreserve wird über den Tonus der Arteriolen reguliert und beträgt zwischen +300% und +400%. Die wesentlichen Determinanten des **myokardialen O_2-Verbrauchs** sind

- Vorlast,
- Nachlast,

- Kontraktilitätszustand,
- Herzfrequenz.

Die Koronardurchblutung wird über hämodynamische, neurovegetative, reflektorische und humorale Einflüsse reguliert. Aufgrund der Autoregulation der Koronargefäße kommt dem **Perfusionsdruck** zwischen 60 und 160 mmHg bei gesunden Gefäßen nur eine untergeordnete Bedeutung zu. Bei koronarsklerotischen Veränderungen kann er jedoch die limitierende Größe werden.

■■ Pathogenese
Die koronare Herzerkrankung (KHK) ist die häufigste Todesursache in den Industriestaaten der westlichen Welt (6 Mio. Erkrankte in der BRD, 125.000 Todesfälle pro Jahr). Die Ursache ist eine arteriosklerotische Verengung der Koronararterien durch subintimale, atheromatöse Plaques, die sich aus Cholesterol und Cholesterolestern mit einer fibrösen Hülle aus Kollagen- und glatten Muskelfasern zusammensetzen. Darüber hinaus können Kalziumansammlungen, Proteoglykane, elastische Fasern und Makrophagen gefunden werden. Die arteriosklerotischen Plaques liegen hauptsächlich im Anfangsteil der großen Koronararterien und dabei oft im Bereich von Gefäßabgängen. Die **vornehmlich proximale Lokalisation** der arteriosklerotischen Veränderungen ist eine wesentliche Voraussetzung für die chirurgische Revaskularisation!

> **Definition**
> Eine **Koronarinsuffizienz** entsteht aus dem Missverhältnis zwischen dem koronaren O_2-Angebot und dem myokardialen O_2-Bedarf.

Bei der KHK ist die Koronarreserve eingeschränkt, da die Gefäßwand starr und nicht mehr reagibel ist, so dass bei Zunahme des myokardialen O_2-Bedarfs, wie z. B. unter körperlicher Belastung die Durchblutung nicht gesteigert werden kann. Die Folge kann eine **vorübergehende Myokardischämie (Angina pectoris)** sein. Zur **Myokardnekrose (Infarkt)** kommt es in der Regel durch einen thrombotischen Verschluss einer Koronararterie.

■■ Risikofaktoren
Seit den 1960er-Jahren nimmt die Sterblichkeit an der KHK ab. Dabei ist die Identifikation und gezielte Beeinflussung der verschiedenen Risikofaktoren von großer Bedeutung.

> **Risikofaktoren für die Entwicklung einer koronaren Herzerkrankung**
> - Familiäre Belastung
> - Hyperlipidämie
> - Arterielle Hypertonie
> - Nikotinabusus
> - Diabetes mellitus

■■ Symptomatik

> **Leitsymptom der Angina pectoris**
> Retrosternales Drücken, Ziehen, Brennen oder Stechen, ausstrahlend in die linke Schulter oder den linken Arm

Die sog. **stabile Angina pectoris** tritt regelmäßig bei einer bestimmten Belastung auf und bildet sich in Ruhe oder nach Gabe von **Nitroglyzerin** unmittelbar zurück.

> **Definition**
> Von einer **instabilen Angina pectoris** spricht man, wenn die Beschwerden unabhängig von Belastung, also auch in Ruhe, auftreten, oder wenn sie bei immer geringeren Anstrengungen (**Crescendo-Angina**) auftreten.

Nicht immer ist allerdings eine KHK die Ursache für das Symptom Angina pectoris. Auch viele andere Erkrankungen können Ursache eines Brustschmerzes sein, wie Aortenvitien, Aneurysmen der intrathorakalen Gefäße, Erkrankungen im Bereich der anderen intrathorakalen Organe, der Thoraxwand und vegetativ-sympatikotone Störungen (**funktionelle Stenokardien**). Eine enge Korrelation zu körperlicher Belastung spricht dabei immer für eine echte Angina pectoris. Fast beweisend ist das Nachlassen des Schmerzes unmittelbar nach Gabe von Nitroglyzerin (Spray oder Zerbeißkapseln).

■■ Diagnostik
Ein **EKG**, das unter Belastung deszendierende ST-Strecken oder vorübergehende ST-Strecken-Hebungen in Verbindung mit typischer Angina pectoris zeigt, ist fast beweisend für eine KHK. Aber ein negatives Belastungs-EKG schließt eine KHK nicht aus.

> ❯ Beweisend für das Vorliegen einer KHK ist nur die selektive Koronarangiographie.

■■ Komplikationen
Myokardinfarkt

> **Definition**
> Bei dieser schwerwiegenden Komplikation der KHK kommt es durch den akuten Verschluss einer Koronararterie zur Ischämie und zur lokalen Myokardnekrose.

Ursache des akuten Verschlusses ist in der Regel ein Thrombus, der sich aufgrund einer hochgradigen Flussminderung und/oder einer Intimaläsion an der Stelle eines arteriosklerotischen Plaques bildet. Die **Diagnose des akuten Myokardinfarktes** wird aufgrund der
- Anamnese,
- typischen EKG-Veränderungen (ST-Hebungen, neu aufgetretene Q-Zacken),

— Veränderung der Serumenzyme CK und CK-MB (Kreatinkinase-Isoenzym), sowie des Herzmuskelproteins Troponin T

gestellt.

Die Patienten kommen typischerweise mit einer **therapierefraktären Angina pectoris**, oft begleitet von **Luftnot**, zur Notaufnahme. Der Infarkt führt zu einer akuten, lokalen Kontraktionsstörung, die auch nach Ausbildung einer Myokardnarbe persistiert. Folglich ist die Pumpfunktion des Ventrikels in Abhängigkeit von der Größe des Infarktareals eingeschränkt.

Akute und chronische Komplikationen des Myokardinfarktes

> **Mechanische Komplikationen des Myokardinfarktes**
> **Akut:**
> — Kammerwandruptur
> — Ventrikelseptumdefekt
> — Papillarmuskelruptur (akute Mitralklappeninsuffizienz)
> **Chronisch:**
> — Aneurysma des linken Ventrikels
> — Ischämische Kardiomyopathie

Ungefähr 20% der Patienten sterben nach einem akuten Myokardinfarkt innerhalb der ersten Minuten bis Stunden aufgrund von **Kammerflimmern (plötzlicher Herztod)**. Bei etwa 1–3% entwickeln sich akute mechanische Komplikationen wie **Kammerwandruptur, Ventrikelseptumdefekt** oder **Papillarmuskelruptur**.

> ❯ Diese Komplikationen bedürfen einer schnellen operativen Intervention (Notfalloperation), um die lebensbedrohten Patienten zu retten.

Davon zu unterscheiden sind chronische Komplikationen des Myokardinfarktes wie das **Aneurysma des linken Ventrikels** und die Herzinsuffizienz. Das Aneurysma entwickelt sich im Bereich eines infarzierten Myokardareals, in dem nach dem Infarktereignis nekrotische Myozyten durch fibrotisches Gewebe ersetzt werden (**Ersatzfibrose**). Die dadurch entstehende Narbe dünnt sich unter dem intraventrikulären Druck aus und bildet eine aneurysmatische Aussackung. Linksventrikuläre Aneurysmen entwickeln sich zu 80% im Bereich der Anterolateralwand, im Versorgungsgebiet des R. interventricularis anterior.

Die Aneurysmawand bewegt sich während der Systole paradox nach außen, wodurch ein Teil des intraventrikulären Volumens in den Aneurysmasack verschoben wird (**Pendelvolumen**). Dadurch wird insgesamt ein höheres ventrikuläres Füllvolumen notwendig und der enddiastolische Druck steigt an. Die Folge ist eine erhöhte Vorlast des nichtinfarzierten Myokards, das zunächst durch stärkere Kontraktionen das Pendelvolumen kompensiert. Bei großen Aneurysmen (>20–25% der linksventrikulären Wand) reicht diese Kompensation nicht mehr aus. Bei weiterem Anstieg des enddiastolischen

Drucks dilatiert der linke Ventrikel zunehmend und das Schlagvolumen sinkt ab. In dieser Phase entwickeln die Patienten eine chronische Herzinsuffizienz. Darüber hinaus bilden sich häufig durch Verwirbelung und Stase des Blutes in dem Aneurysmasack **Thromben**, die sich ablösen und zu arteriellen Embolien führen können.

> ❗ **Cave**
> **Von den Randgebieten des Aneurysmasackes können außerdem lebensbedrohliche ventrikuläre Rhythmusstörungen ausgehen.**

Eine andere chronische Komplikation des Myokardinfarktes ist die Entwicklung einer **ischämischen Kardiomyopathie**. Aufgrund einer diffusen Vernarbung der Ventrikelmuskulatur nach wiederholten Infarkten, entsteht eine zunehmende Einschränkung der Pumpfunktion des linken Ventrikels mit Abnahme des Schlagvolumens, Dilatation und Entwicklung einer chronischen Linksherzinsuffizienz.

▪▪ Therapie

> — **Praxisbox** —
> **Perkutane transluminale koronare Angioplastie (PTCA)**
> Mitte der 1970er-Jahre entwickelten Grünzig und Hoff einen Ballondilatationskatheter für die Koronararterien. Diese Technik hat die Therapie der koronaren Herzerkrankungen revolutioniert. In der Bundesrepublik Deutschland werden pro Jahr über 100.000 solcher Interventionen durchgeführt.
>
> Bei der PTCA wird ein Ballon in einer Koronarstenose platziert und mit einem Druck von 4–10 atu 20–60 s lang aufgebläht. Die primäre Erfolgsrate der PTCA ist mit >90% gut. Das größte Problem stellt z. Zt. die noch relativ hohe Restenoserate dar, die bei 30–50% nach 6 Monaten liegt.
>
> Durch die zusätzliche Implantation einer **intravaskulären Gefäßstütze (Stent)** konnte die Restenoserate bereits entscheidend verringert (20–30%) werden. In 3–5% der Fälle kommt es bei der PTCA zum akuten Gefäßverschluss, so dass prinzipiell die **Möglichkeit zur sofortigen chirurgischen Intervention** gegeben sein muss.

▪▪ Operationsindikation

Die Entscheidung zwischen operativer Revaskularisation, Fortführung der medikamentösen Therapie oder Behandlung durch PTCA wird von verschiedenen, individuellen Faktoren beeinflusst.

> ❯ **Zur Entscheidungsfindung muss das Verteilungsmuster der Koronarstenosen, die Funktion des Herzens, die Schwere der Symptomatik, die Ansprechbarkeit auf die medikamentöse Therapie und das Vorliegen extrakardialer Erkrankungen berücksichtigt werden.**

Aufgrund der **Anzahl** der betroffenen Koronararterien unterscheidet man eine koronare Ein-, Zwei- oder Dreigefäßerkrankung.

Nutzen der chirurgischen Therapie

Klinische Untersuchungen an großen Patientenkollektiven haben gezeigt, dass die chirurgische Therapie umso nutzbringender für den Patienten ist, je mehr Koronararterien stenosiert sind. Insbesondere bei Patienten mit schwerer Dreigefäßerkrankung und eingeschränkter linksventrikulärer Funktion oder mit einer Stenose des linken Hauptstamms ist die Indikation zur chirurgischen Revaskularisation gegeben, da die Überlebensrate dieser Patienten durch die Operation verbessert wird. Im Gegensatz dazu ist ein Überlebensvorteil der chirurgischen Revaskularisation bei der Ein- und Zweigefäßerkrankung und normaler linksventrikulärer Funktion nicht bewiesen.

5

■ ■ **Operationstechnik**

┌─ Praxisbox ──────────────────────────────────

Operative Revaskularisation

Die klassische operative Revaskularisation erfolgt nach medianer Sternotomie am kardioplegisch stillgelegten Herzen. Als Transplantat für den Bypass werden die V. saphena magna und die A. thoracica interna (Syn.: A. mammaria interna, ◻ Abb. 5.5) verwendet. Die A. thoracica verläuft etwa 2 cm lateral des Sternumrandes und wird unter Durchtrennung zahlreicher Seitenäste in ihrem gesamten Verlauf präpariert. Das verengte Koronargefäß wird distal der Stenosen aus dem epikardialen Fett freigelegt. Dabei kann es bei linearer Wandverkalkung des gesamten Gefäßes schwer sein, einen plaquefreien Bereich für die Anlage eines Bypasses zu finden. Nachdem das Koronargefäß geöffnet ist, wird ein Abschnitt der V. saphena magna oder die A. thoracica interna mit der Koronararterie anastomosiert. Diese Anastomose erfolgt in der Regel mithilfe einer Lupenbrille mit 2,5–4-facher Vergrößerung. Nachdem die Anastomose fertig gestellt ist, wird durch Injektion kardioplegischer Lösung ihre Durchgängigkeit und Dichtigkeit überprüft. Prinzipiell kann der gleiche Bypass-Graft auch noch zur Revaskularisation weiterer Koronararterien verwendet werden (**Sequenzial-Graft**).

└──

┌─ Praxisbox ──────────────────────────────────

Endarteriektomie

Bei sehr starken arteriosklerotischen Veränderungen im gesamten Gefäßverlauf kann eine Endarteriektomie notwendig werden. Dabei wird die atheromatöse Veränderung unter Mitnahme der Gefäßintima und -media ausgeschält. Es verbleibt nur die Adventitia, die dann mit dem Bypass-Graft anastomosiert wird. Nach Fertigstellung aller koronaren Anastomosen werden die Venenbrücken proximal mit der Aorta ascendens anastomosiert. Im Falle der Verwendung der A. thoracica interna erübrigt sich eine proximale Anastomosierung, weil ihr Anschluss an die A. subclavia erhalten bleibt.

└──

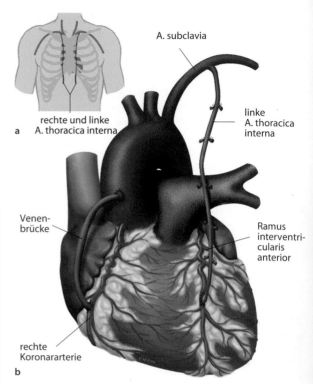

◻ **Abb. 5.5 a** Verlauf der rechten und linken A. thoracica interna ca. 1–2 cm vom Rand des Sternums. **b** Venenbrücke mit proximalem Anschluss an die Aoorta ascendens und distalem Anschluss an die rechte Koronararterie. Die A. thoracica interna entspringt aus der linken A. subclavia. Dieser proximale Anschluss bleibt, wenn möglich erhalten. Distal ist das Gefäß mit dem R. interventricularis anterior anastomosiert

┌─ Praxisbox ──────────────────────────────────

Ostiumplastik

Bei isolierten Stenosen des rechten oder linken Koronarostiums kann eine Erweiterung des Koronarostiums in Form einer Ostiumplastik durchgeführt werden. Dabei wird das Koronarostium von der Aorta her durch eine Längsinzision geöffnet und anschließend mit einem Flicken aus Venenmaterial erweitert.

└──

Da die Haltbarkeit der venösen Bypassgefäße langfristig durch Degeneration begrenzt ist, werden in neuerer Zeit nicht mehr überwiegend Venen, sondern zunehmend arterielle Gefäße in der Bypasschirurgie verwendet. Dabei kommen neben der linken auch die rechte A. mammaria interna, die A. radialis (◻ Abb. 5.6) oder selten auch die A. gastroepiploica zum Einsatz. Darüber hinaus wird die Herzchirurgie an den Koronargefäßen zunehmend mit **minimal-invasiven Techniken** durchgeführt.

❯ Unter minimal-invasiven Techniken versteht man einerseits Operationen über kleine Zugänge und andererseits Operationen am schlagenden Herzen.

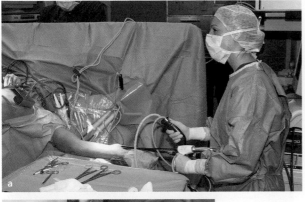

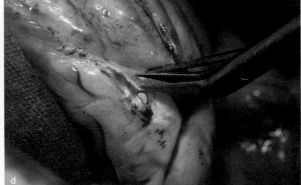

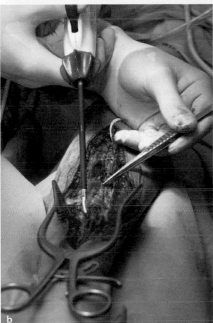

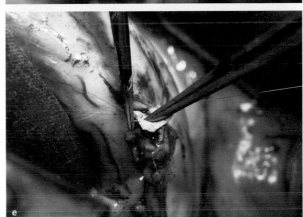

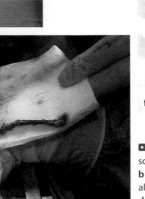

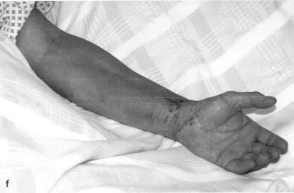

□ **Abb. 5.6** Bypassoperation mithilfe der A. radialis. **a** Endoskopische, minimal-invasive Entnahme der A. radialis zur Bypassversorgung.
b Nichtendoskopische konventionelle Präparation der A. radialis
als Bypassgefäß. **c** Freipräparierte und entnommene A. radialis.
d Inzision der Herzkranzgefäße an der späteren Anastomosenstelle.
e Anastomose der A. radialis am Herzkranzgefäß. **f** Kosmetisches Ergebnis nach minimal-invasiver Entnahme der Armarterie

5

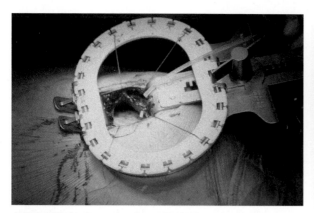

◪ **Abb. 5.7** Intraoperative Ansicht einer links-anterolateralen Mini-thorakotomie zur Revaskularisation des R. interventricularis anterior der linken Koronararterie (MIDCAB)

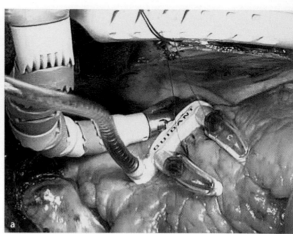

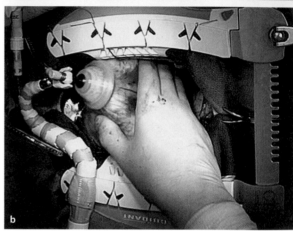

◪ **Abb. 5.8** Bypassoperation am schlagenden Herzen. **a** Ein sog. Stabilisator reduziert im Anastomosengebiet die Bewegung des Herzens. **b** Mithilfe einer Saugglocke kann das Herz in unterschiedliche Positionen gebracht werden

---

┌─ **Praxisbox** ─────────────────────────────

MIDCAB-Eingriffe (»minimal invasive direct coronary artery bypass«)

Bei Anwendung dieser Techniken wird der Brustkorb nicht mehr in jedem Fall durch eine vollständige mediane Sternotomie eröffnet, sondern der Zugang wird danach ausgewählt, welche Gefäße revaskularisiert werden sollen. So kann der R. interventricularis anterior über eine kleine links-, und die rechte Koronararterie über eine rechts-anterolaterale Thorakotomie mit der entsprechenden A. mammaria interna anastomosiert werden. Die Länge der Hautinzision beträgt dabei etwa 6 cm (◪ Abb. 5.7). Die Gefäße werden ohne Herz-Lungen-Maschine am schlagenden Herzen anastomosiert.
└──

┌─ **Praxisbox** ─────────────────────────────

Partielle Sternotomien, OPCAB-Eingriffe (»off pump coronary artery bypass«)

Neben lateralen Thorakotomien werden auch partielle Sternotomien durchgeführt (◪ Abb. 5.13a–f). Um die Bewegung der Kammerwand zu reduzieren, wird das Epikard durch spezielle Stabilisatoren fixiert. In den Fällen, in denen alle 3 Koronargefäße mit einem Bypass versorgt werden müssen, kann eine konventionelle mediane Sternotomie durchgeführt und die Anastomosen am schlagenden Herzen ohne Herz-Lungen-Maschine angelegt werden (◪ Abb. 5.8).
└──

┌─ **Praxisbox** ─────────────────────────────

TECAB-Eingriffe

Eine erst seit 1999 in wenigen Zentren der Welt durchgeführte Technik ist die **TECAB-Operation (»total endoskopic coronary artery bypass«)**. Diese Eingriffe werden mit einem Telemanipulator durchgeführt, wobei die beiden
▼
└──

Arbeitsarme und eine Kamera über 3 jeweils 1 cm lange Inzisionen in den Brustkorb eingeführt werden. Von einer Konsole aus bedient der Chirurg die Manipulatoren und steuert die Kamera (◪ Abb. 5.9). Nach endoskopischer Präparation der A. mammaria interna mit den miniaturisierten Arbeitsarmen wird die Herz-Lungen-Maschine über die Leistengefäße angeschlossen. Für den kardioplegischen Herzstillstand wird die Aorta nicht von außen, sondern von innen durch einen Ballon okkludiert. Der Chirurg anastomosiert dann von der Konsole aus die A. mammaria interna mit dem entsprechenden Koronargefäß.

Die Vielzahl der Operationstechniken verdeutlicht, dass die konventionelle Bypassoperation heute zunehmend von neu entwickelten Techniken abgelöst wird. Dabei wird die Operationsstrategie nach den individuellen Bedürfnissen des Patien-

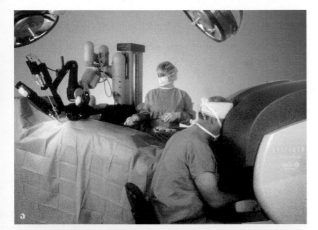

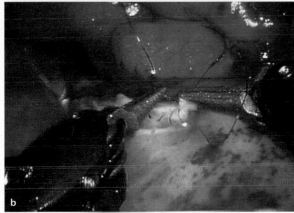

Abb. 5.9 Operation (TECAB) mit einem Telemanipulator (Da-Vinci-System, Intuitive Surgical, Mountainview, CA, USA). **a** Die 3 Arme des Geräts sind in den Thorax des Patienten eingeführt. Eine OP-Schwester steht steril am Patienten, um die Instrumente zu wechseln. Der Operateur sitzt unsteril an einer Konsole und erhält über die Intrathorakale Kamera ein 3-dimensionales Bild, anhand dessen er die Manipulationsarme bewegen kann. **b** Intrathorakale Sicht auf eine Anastomose der A. mammaria mit dem R. interventricularis anterior mithilfe der Telemanipulatorarme

ten und nach den technischen Voraussetzungen der Institution und des Chirurgen ausgerichtet.

■ ■ Prognose und Komplikationen

❯ **Da die KHK fortschreitet, sind die PTCA und die chirurgische Revaskularisation eine symptomatische und keine kausale Behandlung.**

Im Allgemeinen kann man von einer **Verschlussrate der Venenbrücken** von 2–4% pro Jahr während der ersten 5 Jahre und von 5% pro Jahr während der nächsten Jahre ausgehen. Ursächlich liegt einem Verschluss der Venenbrücken in den ersten Monaten nach der Operation entweder ein zu geringer Blutfluss bei schlechten Abflussverhältnissen, eine Verletzung des Venentransplantates während der Präparation oder technische Probleme im Bereich der Anastomose zugrunde. Lang-

fristig entwickelt sich in den Venenbrücken oft eine diffuse Intimahyperplasie mit Kalkeinlagerungen.

Für die **A. thoracica interna** sind die Ergebnisse wesentlich günstiger: Ein Jahr nach der Operation sind noch 95% und nach 10 Jahren noch 85% funktionsfähig.

Die **Operationsletalität** liegt bei 1–3%, bei eingeschränkter linksventrikulärer Funktion bei 5–10%. 10 Jahre nach der Operation müssen etwa 10–15% der Patienten erneut operiert werden. Die **Überlebensrate** der Patienten nach aortokoronarer Bypassoperation beträgt ungefähr 90% nach 5 Jahren, 80% nach 10 Jahren und 50–60% nach 15 Jahren. Sie ist von der Herzfunktion, von der Anzahl der betroffenen Gefäße, von der Persistenz der Risikofaktoren und von der Verwendung der A. thoracica interna abhängig.

■ ■ Operative Therapie postinfarktieller Komplikationen

Die akuten mechanischen Komplikationen nach Myokardinfarkt stellen eine Indikation zu einem Notfalleingriff innerhalb weniger Stunden nach Diagnosestellung dar. Bei der **akuten Mitralinsuffizienz** durch Papillarmuskelruptur muss meistens die Klappe ersetzt werden.

Eine **Ventrikelruptur** nach Infarkt führt in 8–17% der Fälle sofort zum Tode. Bei den Patienten, die zur Operation kommen, handelt es sich um subakute, gedeckte Rupturen. Bei der Operation wird die Ventrikelwand mit verstärkenden Filzstreifen oder durch einen Flicken aus Goretex abgedichtet.

❗ **Cave**
Der akut entstehende Ventrikelseptumdefekt führt ähnlich wie die akute Mitralinsuffizienz sehr rasch zum kardiogenen Schock.

Im akuten Stadium kann es schwierig sein, den Ventrikelseptumdefekt zu verschließen, da das umgebende Gewebe durch die frische Nekrose aufgeweicht und zerfließlich ist. Akute Gefäßkomplikationen nach PTCA werden operativ behandelt, wenn sie nicht interventionell zu beheben sind. Die Letalität liegt bei 5–20% und ist abhängig vom präoperativen Zustand des Patienten und von der Anzahl der betroffenen Koronargefäße.

Ein **Aneurysma des linken Ventrikels** stellt keine Indikation zu einer dringlichen Operation dar.

❯ **Die Indikation zur Resektion eines Ventrikelaneurysmas besteht bei Herzinsuffizienz, bei nicht beherrschbaren Rhythmusstörungen oder thrombembolischen Komplikationen.**

Bei der Operation wird der Aneurysmasack unter extrakorporaler Zirkulation am schlagenden Herzen geöffnet. Bei kleinen Aneurysmen kann der Defekt über filzverstärkte Nähte wieder verschlossen werden. Da durch dieses Vorgehen jedoch bei größeren Aneurysmen die Ventrikelgeometrie gestört wird, wird hier eine sog. **Endoventrikuloplastik** durchgeführt, wie sie erstmals von Jatene und später modifiziert von Dor beschrieben wurde (**Abb. 5.10**). Dabei wird der nach Resektion des Aneurysmas verbleibende Defekt der Ventrikelwand nicht durch eine lineare Naht wieder verschlossen, sondern mit einem Flicken aus Goretex oder Perikard gedeckt,

5

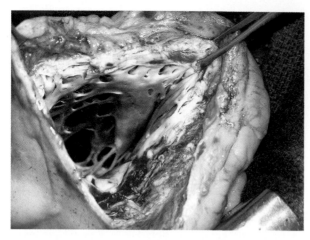

◻ **Abb. 5.10** Ventrikelplastik nach Dor bei Ventrikelaneurysma

der am Endokard anliegt. Die Operationsletalität beträgt nach Aneurysmaresektion etwa 7%.

In Kürze

Koronare Herzkrankheit (KHK)
Pathogenese: vornehmlich proximale Lokalisation der arteriosklerotischen Veränderungen (wesentliche Voraussetzung für die chirurgische Revaskularisation!). Koronarinsuffizienz entsteht aus dem Missverhältnis zwischen dem koronaren O_2-Angebot und dem myokardialen O_2-Bedarf; Koronarreserve eingeschränkt.
Risikofaktoren: familiäre Belastung, Hyperlipidämie, arterielle Hypertonie, Nikotinabusus, Diabetes mellitus.
Symptomatik: Leitsymptom: Angina pectoris mit Besserung durch Nitroglyzerin; stabile oder instabile Angina pectoris (Crescendo-Angina), »funktionelle Stenokardien«.
Diagnostik: Belastungs-EKG (deszendierende ST-Strecken, ST-Strecken-Hebungen), beweisend ist nur die selektive Koronarangiographie.
Akute Komplikationen: Myokardinfarkt: Anamnese, typische EKG-Veränderungen (ST-Hebungen, neu aufgetretene Q-Zacken), Veränderung der Serumenzyme CK, CK-MB sowie des Herzmuskelproteins Troponin T. Therapierefraktäre Angina pectoris, Luftnot, evtl. Kammerflimmern (plötzlicher Herztod), Kammerwandruptur, Ventrikelseptumdefekt, kardiogener Schock, Papillarmuskelruptur.
Chronische Komplikationen: Aneurysma des linken Ventrikels, Ersatzfibrose, Thromben, ischämische Kardiomyopathie.
Therapie:
▬ PTCA evtl. mit Implantation intravaskulären Stents (Möglichkeit zur sofortigen chirurgischen Intervention muss gegeben sein).

▼

▬ Operative Revaskularisation, Endarteriektomie, Ostiumplastik, minimal-invasive Techniken (MIDCAB, partielle Sternotomien, OPCAB, TECAB-Eingriffe).
▬ bei lebensbedrohenden Komplikationen: schnelle operative Intervention (Notfalloperation).
▬ Indikation zur Resektion eines Ventrikelaneurysmas besteht bei Herzinsuffizienz, bei nicht beherrschbaren Rhythmusstörungen oder thrombembolischen Komplikationen.

5.3   Erworbene Herzklappenfehler

▪▪ **Anatomie**

Die Fähigkeit des Herzens, Blut zu pumpen, ist von der uneingeschränkten Funktion der Herzklappen abhängig. Die Atrioventrikular- und die Semilunarklappen, die als Ventile die Druck- und Flussbeziehung zwischen Vorhof und Ventrikel einerseits und zwischen Ventrikel und den Kreisläufen andererseits steuern, sind für die jeweilige Aufgabe optimal angelegt. Jede Klappe durchläuft während eines menschlichen Lebens etwa 2,6 Billionen Verschluss- und Öffnungszyklen.

Die **Trikuspidalklappe** besitzt ein anteriores, ein posteriores und ein septales Segel und die **Mitralklappe** ein großes anteriores (aortales) und ein kleineres posteriores (murales) Segel. Die Segel setzen an dem jeweiligen Anulus fibrosus an der Herzbasis an und treffen an den Kommissuren zusammen. Über die Chordae tendineae ist der freie Rand der Segel mit den Papillarmuskeln verbunden, wodurch ein Zurückschlagen der Segel in den Vorhof während der Ventrikelkontraktion verhindert wird. Verschiedene Erkrankungen führen zu charakteristischen, pathomorphologischen Veränderungen des Mitralklappenapparates mit der Folge einer Funktionsstörung der Klappe (◻ Tab. 5.2).

◻ **Tab. 5.2** Ätiologie und Pathomorphologie der Mitralklappenfunktionsstörung

Ätiologie	Pathomorphologie
Rheumatische Entzündung	Schrumpfung der Segel, der Chordae und Verschmelzung der Kommissuren
Akute Endokarditis	Destruktion der Klappenstrukturen
Myxoide Degeneration	Verdickung und Elongation der Segel, Sehnenfadenabriss
Bindegewebserkrankung (Marfan-Syndrom)	Elongation und Prolaps der Segel
Myokardinfarkt	Papillarmuskelischämie oder -abriss
Angeborene Entwicklungsstörung	Fehlbildung

Die **Aorten- und Pulmonalklappe** sind sog. Taschenklappen und zeichnen sich durch den halbmondförmigen Ansatz der 3 Klappensegel an der Basis des Klappenrings aus. Die dünnen, freien Ränder der Segel besitzen in der Mitte Verdickungen (Noduli Arantii), die sich in der Diastole aneinander legen, um die zentrale Öffnung der Klappe abzudichten. Distal der eigentlichen Klappe befinden sich leichte Ausbuchtungen der Aorten- und Pulmonaliswurzel, Sinus valsalvae, die für die Minimierung von Turbulenzen von Bedeutung sind. Von der Aortenwurzel entspringen die linke und rechte Koronararterie oberhalb der Basis des jeweiligen Klappensegels.

5.3.1 Erworbene Aortenklappenstenose

■■ Pathogenese

Ursache einer erworbenen Aortenklappenstenose ist in etwa 60% eine angeborene Fehlbildung der Klappe in Form einer Kommissurenverschmelzung, einer Segelasymmetrie oder einer bikuspiden Klappenanlage (◘ Abb. 5.11). Durch die abnormen Strömungsbedingungen an dieser fehlgebildeten Klappe kommt es konsekutiv zur **Fibrose** und im späteren Lebensalter (nach dem 30. Lebensjahr) zur **Verkalkung**. Bei etwa 15% der Patienten ist eine rheumatische Entzündung dem Erkrankungsprozess vorangegangen. Der abgeheilte Entzündungsprozess hinterlässt eine Fibrose, Schrumpfung und Verklebung der Segel, die dann sekundär verkalken. Etwa 25% der Aortenstenosen sind durch degenerative, arteriosklerotische Prozesse an den Klappen verursacht.

Ein **kombiniertes Aortenvitium** (Aortenstenose und -insuffizienz) entsteht häufig auf dem Boden einer Aortenstenose, wobei die Segel durch Dilatation der Aortenwurzel oder durch fibrotische Schrumpfung oder Verkalkung schließunfähig werden. In einigen Fällen führt auch eine Klappenentzündung (**Endokarditis**) bei bereits bestehender Aortenstenose zur Insuffizienz. Die häufigsten Erreger einer Endokarditis sind Streptokokken, Staphylokokken und Enterokokken.

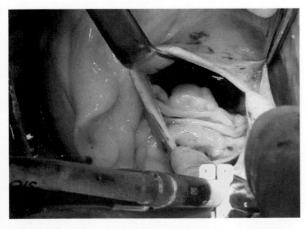

◘ **Abb. 5.11** Intraoperativer Blick auf eine verkalkte, bikuspidale Aortenklappe durch eine Inzision der Aorta ascendens

■■ Pathophysiologie

Die normale Öffnungsfläche der Aortenklappe beträgt 2,5–3,5 cm². Bei einer Öffnungsfläche von <1 cm² ist der Ausflusswiderstand des linken Ventrikels klinisch relevant erhöht. Um das Herzminutenvolumen und den systemischen Blutdruck aufrecht zu erhalten, steigt zunächst kompensatorisch der systolische linksventrikuläre Druck an. Aufgrund der Druckbelastung entwickelt sich eine konzentrische **Hypertrophie**, die Dehnbarkeit (Compliance) der Kammerwand nimmt ab, und der enddiastolische Druck steigt an.

Durch die hohen systolischen Druckwerte und die Zunahme der Myokardmasse ist der Sauerstoffbedarf des Herzens erhöht. Andererseits ist die diastolische Koronarperfusion durch die hohe Kammerwandspannung aber vermindert. Folge dieses Ungleichgewichts sind subendokardiale Infarkte (**Symptom: Angina pectoris**) und ischämiebedingte Rhythmusstörungen bis hin zum Kammerflimmern. Durch den erhöhten Druck im linken Ventrikel unterliegen die Barorezeptoren in der Kammerwand einer vermehrten Stimulation. Dadurch kann es reflektorisch zu einer peripheren Vasodilatation kommen, die aufgrund der kritisch verengten Klappe nicht durch Erhöhung des Herzminutenvolumens beliebig kompensiert werden kann. Aufgrund dieses Mechanismus können Episoden einer zerebralen Minderperfusion auftreten, die mit kurzzeitigem Bewusstseinsverlust (**Symptom: Synkope**) einhergehen.

Wie bei allen Klappenstenosen ist die Blutflusszeit über die verengte Aortenklappe verlängert (**Hahnenkammphänomen in der Karotispulskurve**). Aus diesem Grund führt ein Anstieg der Herzfrequenz (Verkürzung der Systolendauer) und/oder des Herzminutenvolumens zu einem Anstieg des Kammerdrucks (Abflussbehinderung durch die Stenose) und zu einer relativen peripheren Minderperfusion (**Symptom: Dyspnoe und periphere Erschöpfung bei Belastung**). Im fortgeschrittenen Erkrankungsstadium, wenn eine maximale Myokardhypertrophie erreicht ist, kommt es zur Dekompensation, die Ventrikelfunktion nimmt ab, und das enddiastolische Volumen nimmt durch progressive Dilatation des Herzens weiter zu. In dieser Phase kommt es dann zur pulmonalen Stauung bis hin zum biventrikulären Herzversagen.

■■ Diagnostik

Ein niedriger Blutdruck mit kleiner Blutdruckamplitude (**Pulsus parvus et tardus**) ist ebenfalls hinweisend auf eine Aortenstenose. **Auskultatorisch** findet sich das typische **spindelförmige, rauhe Systolikum** mit Punctum maximum im 2. ICR rechts parasternal, das in die Karotiden fortgeleitet wird. Ein frühsystolischer **Austreibungs-Click** kann dem 1. Herzton folgen. Im **EKG** dominieren die Zeichen der Linksherzhypertrophie und als Zeichen der Druckbelastung T-Negativierung in den Ableitungen V₄–V₆. Im **Thoraxröntgenbild** ist das Herz linksbetont (**aortal konfiguriert**) mit poststenotischer Dilatation der Aorta ascendens und prominentem Aortenknopf (◘ Abb. 5.12).

Echokardiographisch sind die Aortenklappensegel häufig fibrotisch verdickt und verkalkt, und bewegen sich kaum. Mit der **Herzkatheteruntersuchung** werden die Druckwerte in den verschiedenen Herzhöhlen manometrisch bestimmt.

5

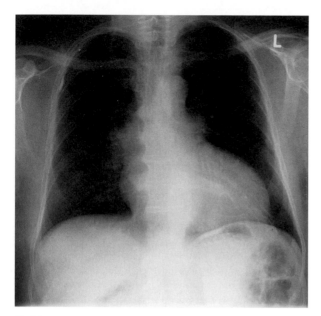

◘ **Abb. 5.12** Aortal konfiguriertes Herz bei hochgradiger Aortenstenose (Institut für Radiologie, Direktor Dr. Martinoff, Deutsches Herzzentrum München)

Eine **Koronarangiographie** sollte wegen der häufig bestehenden pektanginösen Symptomatik zum Ausschluss einer KHK durchgeführt werden.

■ ■ **Symptomatik**
Die Aortenstenose kann selbst bei höhergradiger Verengung der Klappe lange Zeit asymptomatisch bleiben und auch nach Symptombeginn korreliert die Symptomatik in der Regel nicht mit dem Schweregrad der Stenose. Häufig klagen die Patienten über Müdigkeit und eingeschränkte Belastbarkeit. Führendes und erstes Symptom einer Aortenstenose können aber auch sein:

— Schwindelanfälle,
— Synkopen,
— Angina pectoris,
— Rhythmusstörungen.

❯ **Die Indikation zur Operation besteht bei einem Druckgradienten über 40 mmHg zwischen linkem Ventrikel und Aorta ascendens. Einige dieser Patienten sind zwar asymptomatisch, aber durch Arrhythmien vom plötzlichen Herztod bedroht. Bei symptomatischen Patienten, besteht in jedem Fall die Indikation zur Operation.**

In Kürze

Erworbene Aortenstenose
Fibrose, Verkalkung, kombiniertes Aortenvitium, konzentrische Hypertrophie.

▼

Symptomatik: Angina pectoris, Schwindel, Synkope, Rhythmusstörungen, Pulsus parvus et tardus, Dyspnoe.
Diagnostik: Auskultation (spindelförmiges, rauhes Systolikum), Karotispulskurve (Hahnenkammphänomen), EKG, Röntgen, Echokardiographie, Koronarangiographie.
Therapie: Indikation zur Operation bei einem Druckgradienten >40 mmHg

5.3.2 Erworbene Aortenklappeninsuffizienz

■ ■ **Pathogenese**
Die reine Aorteninsuffizienz ist häufig durch einen rheumatischen Entzündungsprozess verursacht. Dabei führt die Entzündung jedoch weniger zur Verkalkung, als zur **Fibrose** und **Schrumpfung** der Klappensegel, die dann schließunfähig werden.

Eine andere Ursache für die Aorteninsuffizienz ist die **Dilatation** des Aortenklappenringes bei angeborenen Aortenwandanomalien wie der zystischen Medianekrose und dem Marfan-Syndrom. Darüber hinaus kann eine Klappenendokarditis durch Zerstörung der Klappensegel zu einer Aorteninsuffizienz führen.

■ ■ **Pathophysiologie**
Die Aorteninsuffizienz führt zu einer Volumenbelastung des linken Ventrikels, die dieser aufgrund des Frank[2]-Starling[3]-Mechanismus zunächst mit einer Erhöhung des Schlagvolumens kompensieren kann. Wenn eine Zunahme des in jeder Diastole zurückströmenden Blutvolumens nicht mehr mit einer Zunahme des Schlagvolumens beantwortet werden kann, kommt es zum Anstieg des enddiastolischen Drucks und zur zunehmenden Dilatation der linken Kammer. Damit steigen – entsprechend dem Laplace-Gesetz – die Wandspannung und der myokardiale Sauerstoffbedarf.

Das **Laplace-Gesetz** definiert die Beziehung zwischen dem Druck in einem zylindrischen Hohlgefäß und der Wandspannung. Danach ist die Wandspannung (T) direkt proportional zum Druck (P) und zum Radius (R) und umgekehrt proportional zur Dicke der Wand (h), **T = P × R/h**. Die Wandspannung wiederum ist mit dem myokardialen Sauerstoffverbrauch direkt korreliert.

Aufgrund der erhöhten Wandspannung kommt es zu einer Zunahme der Wanddicke (kompensatorische Hypertrophie) und damit zunächst zu einer Abnahme des Sauerstoffbedarfs. Dadurch ist das Verhältnis zwischen Wanddicke und Radius des linken Ventrikels zunächst noch ausgeglichen, bei zunehmender Dilatation des linken Ventrikels kommt es schließlich aber zur myokardialen Dekompensation.

---

2 Otto Frank, Physiologe, München, 1865–1944
3 Ernest H. Starling, Physiologe, London, 1866–1927

■■ Symptomatik

Die **chronische Aorteninsuffizienz** kann lange ohne Belastungseinschränkung und Symptome bleiben. Gelegentlich sieht man die Zeichen der **Hyperzirkulation**, wie Schweißneigung, Hitzeunverträglichkeit, Unruhe, Dermographismus, Herzklopfen und Schlaflosigkeit. Die Patienten berichten über pulssynchrones »Dröhnen« im Kopf. Eine drohende kardiale Dekompensation kann sich durch nächtliche **Asthma-cardiale-Anfälle** ankündigen. Bei einer akuten Aorteninsuffizienz kommt es sehr schnell zum Linksherzversagen, da die Entwicklung kompensatorischer Mechanismen nicht möglich ist.

■■ Diagnostik

❯ Ein Leitsymptom der Aorteninsuffizienz ist der Pulsus celer et altus, der durch die große Blutdruckamplitude bei niedrigem diastolischem Wert entsteht.

Äußere Zeichen sind sichtbare Pulsationen der Karotiden, Kapillarpuls nach leichtem Druck auf einen Fingernagel (Quincke) und pulssynchrones Kopfnicken (Musset). **Auskultatorisch** hört man ein diastolisches Decrescendogeräusch über dem 2. ICR rechts oder dem Erb-Punkt (3. ICR links parasternal). Als funktionelle Geräusche kann ein spindelförmiges Systolikum (relative Aortenstenose) und gelegentlich das sog. **Austin-Flint-Geräusch** (Behinderung des vorderen Mitralsegels durch den diastolischen Rückstrom des Blutes) zu hören sein.

Das **EKG** zeigt Linksherzhypertrophiezeichen und im späteren Stadium T-Negativierung über den Vorderwandableitungen. Im **Thoraxröntgenbild** ist das Herz aortal konfiguriert und der Aortenknopf prominent. Durch zunehmende Vergrößerung des linken Vorhofs und des rechten Ventrikels kann es im Spätstadium zur **Mitralisation des Aortenherzens** kommen (verstrichene Herztaille). **Dopplerechokardiographisch** kann der Rückstrom durch die Aortenklappe (Insuffizienzjet) dargestellt werden. Die **Herzkatheteruntersuchung** zeigt den Kontrastmittelrückstrom und gibt Auskunft über die Ventrikelfunktion und Begleiterkrankungen, wie v. a. eine KHK.

■■ Operationsindikation

Der optimale Zeitpunkt für die Operation der Aorteninsuffizienz ist schwierig zu definieren, da die Patienten lange asymptomatisch und sogar relativ gut belastbar bleiben.

❯ Die Operationsindikation besteht bei Patienten mit eingeschränkter Belastbarkeit, aber auch bei asymptomatischen Patienten mit hochgradiger Insuffizienz und deutlich erhöhtem linksventrikulärem Volumen. Bei Patienten mit einer akuten Endokarditis besteht meist eine dringliche Operationsindikation innerhalb weniger Tage nach Diagnosestellung.

Dabei wird die Entscheidung zur Operation entweder aufgrund der hämodynamischen Beeinträchtigung des Patienten und/oder aufgrund der medikamentös nicht beherrschbaren Infektion getroffen.

In Kürze

Aorteninsuffizienz
Pathogenese: Fibrose und Schrumpfung der Klappensegel oder Dilatation des Aortenklappenringes.
Symptomatik: lange ohne Belastungseinschränkung, Hyperzirkulation, Asthma-cardiale-Anfälle. Leitsymptom: Pulsus celer et altus (große Blutdruckamplitude bei niedrigem diastolischem Wert).
Diagnostik: Auskultation (Austin-Flint-Geräusch), EKG, Röntgen, Dopplerechokardiographie, Herzkatheteruntersuchung.
Operationsindikation: bei eingeschränkter Belastbarkeit, bei asymptomatischen Patienten mit hochgradiger Insuffizienz und deutlich erhöhtem linksventrikulärem Volumen. Bei Patienten mit einer akuten Endokarditis besteht meist eine dringliche Operationsindikation innerhalb weniger Tage nach Diagnosestellung.

5.3.3 Operative Therapie der Aortenklappenfehler

Klappenrekonstruktion

Rekonstruktive Operationsverfahren spielen in der Behandlung erworbener Aortenklappenfehler nur eine untergeordnete Rolle. Nur in seltenen Fällen kann bei Vorliegen einer Aortenstenose eine scharfe Trennung (**Kommissurotomie**) verschmolzener Segel oder eine Entkalkung der Klappe durchgeführt werden. In den meisten Fällen ist die Architektur der Klappe soweit zerstört, dass nur eine Klappenersatzoperation in Frage kommt.

Das Gleiche gilt für die insuffiziente Aortenklappe, die zwar zunächst chirurgisch durch Suspension der Segel oder Stabilisierung des Klappenrings gut rekonstruiert werden kann, die aber aufgrund der hohen mechanischen Beanspruchung doch nach kurzer Zeit durch eine Prothese ersetzt werden muss. Die interventionelle Ballondilatation der stenosierten Aortenklappe hat eine hohe Komplikationsrate und ist nur in ganz speziellen Fällen indiziert.

Prothetischer Aortenklappenersatz

Der Zugang zur Aortenklappe erfolgt über eine vollständige oder partielle **mediane Sternotomie**. Die partielle Sternotomie kann in verschiedenen Varianten erfolgen, die in Abhängigkeit von den anatomischen Gegebenheiten und der Erfahrung des Chirurgen angewandt werden (❏ Abb. 5.13, ❏ Abb. 5.14).

Praxisbox

Aortenklappenersatz
Unter extrakorporaler Zirkulation wird die Aorta ascendens am kardioplegisch stillgelegten Herzen quer geöffnet. Beim prothetischen Aortenklappenersatz werden die
▼

5

Segel der Aortenklappe vom Ring abgetrennt. In den meisten Fällen müssen ausgedehnte Verkalkungen entfernt werden, die sich in den Klappenring oder auch auf das anteriore Mitralklappensegel erstrecken können. Erst nach dem vollständigen Debridement kann eine Klappenprothese mit einzelnen, filzverstärkten Nähten am Klappenring fixiert werden (◘ Abb. 5.15, ◘ Abb. 5.16).

Ergebnisse nach Aortenklappenersatz

Die Operationsletalität liegt nach isoliertem Aortenklappenersatz bei 1–4%. Langfristig leben 1 Jahr nach Aortenklappenersatz noch 90% der Patienten, nach 5 Jahren 75% und nach 10 Jahren 60%. Bei ausgedehnten Verkalkungen kann es in sehr seltenen Fällen zu einer Schädigung des Reizleitungssystems (AV-Block III. Grades) kommen.

Transkatheterklappenverfahren

In einer stetig alternden Bevölkerung gibt es eine zunehmende Anzahl von Patienten mit hochgradiger symptomatischer Aortenstenose, deren Operationsrisiko aufgrund hohen Alters und signifikanter Begleiterkrankungen unvertretbar hoch ist. Für diese Patienten sind die **kathetergestützten Verfahren** zur Aortenklappenimplantation eine neue Therapieoption.

Praxisbox

Kathetergestützte Aortenklappenimplantation
Dabei wird eine auf einem Stentgerüst montierte Klappe auf Katheterdurchmesser zusammengefaltet und unter Durchleuchtung in Aortenposition geschoben und entfaltet. Mögliche Zugangswege sind die retrograde transfemorale Katheterklappenimplantation über die A. femoralis in der Leiste oder die antegrade transapikale Katheterklappenimplantation über die Spitze des linken Ventrikels über eine linkslaterale Minithorakotomie.

Da die native Aortenklappe dabei in situ verbleibt, spricht man von kathetergestützter **Aortenklappenimplantation**, im Gegensatz zum chirurgischen **Aortenklappenersatz**, bei dem die native Aortenklappe exzidiert wird. Der Eingriff wird am schlagenden Herzen ohne Herzlungenmaschine durchgeführt und kann bei einigen Patienten sogar ohne Intubationsnarkose erfolgen. Dadurch sollen die Komplikationen vermieden werden, die bei multimorbiden, hochbetagten Patienten als Ursache für das hohe chirurgische Operationsrisiko anzusehen sind: das große Operationstrauma bei Sternotomie, die Folgen der extrakorporalen Zirkulation und die lange Narkosezeit und Nachbeatmungszeit.

Die heute zur Verfügung stehenden Katheterklappenprothesen bestehen aus einem Stent (aus Stahl oder Nitinol) in den eine biologische Prothese (aus Schweine- oder Rinderperikard) eingenäht ist.

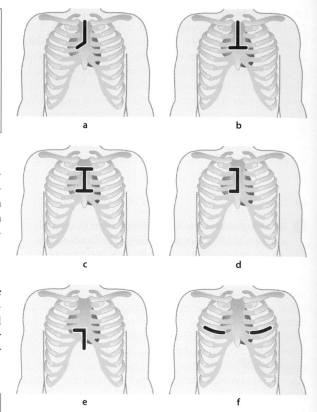

◘ **Abb. 5.13** Thorakotomien, die alternativ zur vollständigen medianen Sternotomie in der minimal-invasiven Herzchirurgie durchgeführt werden: **a** Partielle Sternotomie in Form eines »inversen L« und **b** eines »inversen T« zur Operation an der Aorta ascendens und **c** und **d** eines »I« bzw. eines »inversen C« zur Operation an der Mitralklappe, an der Trikuspidalklappe oder am Vorhofseptum. **e** Untere, partielle Sternotomie zur Revaskularisation der rechten Koronararterie (MIDCAB). **f** Rechtslaterale Minithorakotomie zur minimal-invasiven OP an der Mitralklappe oder der rechten Koronararterie (MIDCAB) und links-anterolaterale Minithorakotomie zur Revaskularisation des R. interventricularis anterior der linken Koronararterie (MIDCAB)

In Kürze

Operative Therapie der Aortenklappenfehler
- In seltenen Fällen Klappenrekonstruktion möglich
- Meist prothetischer Aortenklappenersatz
- Bei erhöhtem Operationsrisiko: Transkatheterklappenverfahren

---

5.3.4 Erworbene Mitralklappenstenose

▪▪ Pathophysiologie

Die physiologische Öffnungsfläche der Mitralklappe beträgt 4–6 cm². Bei einer Öffnungsfläche von <2 cm² entsteht ein transvalvulärer Druckgradient, der bei weiterer Einengung

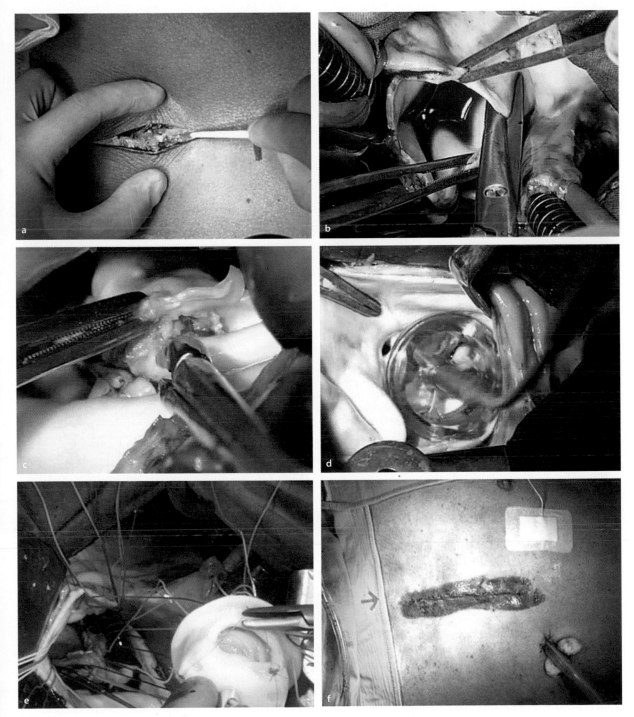

Abb. 5.14 Minimal-invasiver Aortenklappenersatz mit resultierender kleiner nur 7 cm großer Inzision

auf <1 cm^2 auf Werte über 20 mmHg ansteigt (**kritische Mitralstenose**).

Bei einem physiologischen, enddiastolischen Druck von 5 mmHg im linken Ventrikel beträgt dann der Druck im linken Vorhof 25 mmHg. Konsekutiv steigt der Druck in der Lungenstrombahn an. Mit zunehmender Dilatation des linken Vorhofes kommt es in der Regel zu chronischem Vorhofflimmern, und der Vorhof verliert seine Transportfunktion. Ein Anstieg des **Herzminutenvolumens**, wie etwa unter Belastung, führt zu einem weiteren Anstieg des Drucks im linken Vorhof, da der Druckgradient über einen fixierten Widerstand (die stenosierte Klappe) von der Höhe des Flussvolumens abhängt.

5

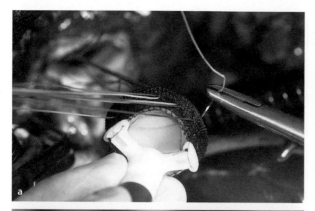

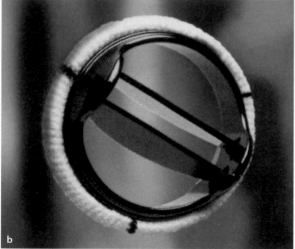

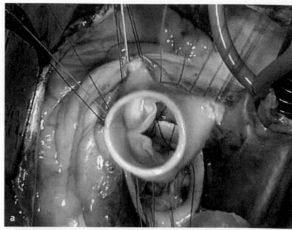

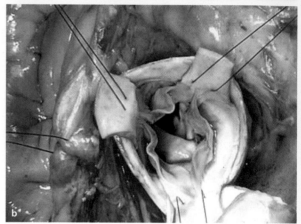

◨ **Abb. 5.15** Aortenklappenersatz mit **a** biologischer Prothese und **b** mit mechanischer Prothese

◨ **Abb. 5.16** Aortenklappenersatz mit Stentless-Prothese

Desgleichen führt auch ein Anstieg de**r Herzfrequenz** (unter Belastung oder bei absoluter Arrhythmie) zu einem weiteren Druckanstieg im linken Vorhof, da durch die verkürzte diastolische Füllungszeit nicht genügend Blut über die verengte Klappe gefördert werden kann.

Wenn der Druck im pulmonalvaskulären Stromgebiet den onkotischen Druck des Plasmas (25–30 mmHg) übersteigt, kommt es zur **Extravasation** von Flüssigkeit über das pulmonalkapilläre System in das Interstitium der Lunge. Diese Flüssigkeit wird zunächst von dem lymphatischen System abgeleitet und erst wenn dessen Kapazität erschöpft ist, kommt es zum **Lungenödem**. Bei lange bestehender Mitralstenose kann der Druck in der Pulmonalarterie die Höhe des Systemdruckes erreichen. Im Endstadium kommt es zum konsekutiven Rechtsherzversagen und zum Lungenödem bei massiver linksatrialer Drucksteigerung.

▪ ▪ Symptomatik
Die **Dyspnoe** tritt zunächst nur in Verbindung mit körperlicher Belastung auf, bei zunehmender Lungenstauung kommt es aber auch in Ruhe zu Husten, Hämoptysen und später Orthopnoe und paroxysmaler nächtlicher Dyspnoe.

❯ **Die klinische Symptomatik der Mitralstenose ist durch die Druckerhöhung und Stase des Blutes »stromaufwärts« der stenotischen Klappe bedingt.**

Leitsymptom der Mitralstenose
Dyspnoe

Während sich in aufrechter Position die Stauung der Lunge mehr auf die Unterlappen konzentriert, verteilt sie sich in liegender Position auf alle Abschnitte. Zusätzlich wird die Lungenstauung im Liegen durch vermehrte Mobilisierung von Ödemflüssigkeit aus den unteren Extremitäten verstärkt.

Bei 10–20% der Patienten sind **arterielle Thrombembolien** das 1. klinische Symptom. Durch die verminderte Bewegung des Blutes in dem flimmernden Vorhof entwickeln sich wandständige Thromben, die sich ablösen und zu embolischen Verschlüssen im Bereich des Gehirns, der Koronararterien oder der Nieren führen können. Insgesamt haben etwa 40% der Patienten eine absolute Arrhythmie bei **Vorhofflimmern**. Die Häufigkeit ist jedoch mit dem Schweregrad des Vitiums korreliert. Im frühen Stadium der Erkrankung haben fast alle Patienten noch Sinusrhythmus, im späten Stadium fast ausschließlich Vorhofflimmern.

■■ Diagnostik

Ein unspezifisches klinisches Zeichen ist die **Facies mitralis**, eine rötlich-bläuliche Verfärbung der Wangen. Eine Zyanose und Halsvenenstauung deutet auf eine konsekutive Rechtsherzinsuffizienz hin. Bei der **Auskultation** hört man einen betonten (paukenden) 1. Herzton, einen frühdiastolischen Mitralöffnungston und ein häufig sehr leises mesodiastolisches Strömungsgeräusch. Bei Dilatation der Pulmonalarterie und pulmonaler Hypertonie kann auch ein leises, frühdiastolisches Decrescendogeräusch (**Graham-Steell-Geräusch**) hörbar sein.

Im **EKG** sieht man die Zeichen der **Rechtsherzhypertrophie** der linksatrialen Belastung (P-mitrale) und häufig Vorhofflimmern. Das **Thoraxröntgenbild** mit Breischluck zeigt im seitlichen Strahlengang die Vergrößerung des linken Vorhofs, mit Verdrängung des Ösophagus nach hinten und rechts und im a.-p.-Strahlengang eine Spreizung der Trachealbifurkation. Die typische **Mitralkonfiguration** des Herzens entsteht durch eine Vergrößerung des linken Vorhofs, die Erweiterung der A. pulmonalis und die Drehung der Herzachse bei Rechtshypertrophie. In späteren Stadien können die Zeichen der Lungenstauung in Form von **horizontalen Kerley-B-Linien** in den Unterfeldern sichtbar werden.

Echokardiographisch sind die Klappensegel fibrotisch verdickt, eingeschränkt beweglich und häufig verkalkt. Mit der **Dopplerechokardiographie** wird der Druckgradient über der Mitralklappe abgeschätzt. In der Regel wird vor einer operativen Intervention eine **Herzkatheteruntersuchung** zur manometrischen Bestimmung der Druck- und Widerstandswerte durchgeführt.

> Der symptomatische Patient sollte operiert werden, da ohne Operation die Gefahr der Thrombembolien besteht. Da heute Mitralklappen häufiger rekonstruiert statt ersetzt werden, kann die Indikation insgesamtfrüh gestellt werden.

In Kürze

Erworbene Mitralstenose
Kritische Mitralstenose (Einengung auf <1 cm^2), Anstieg von Herzminutenvolumen und Herzfrequenz, Extravasation, Lungenödem.
Symptomatik: Dyspnoe (= Leitsymptom), arterielle Thrombembolien, absolute Arrhythmie bei Vorhofflimmern, Facies mitralis.
Diagnostik: Auskultation (Graham-Steell-Geräusch), EKG (Zeichen der Rechtsherzhypertrophie, Vorhofflimmern), Röntgen (Mitralkonfiguration, Kerley-B-Linien), Echokardiographie, Dopplerechokardiographie, Herzkatheteruntersuchung.
Therapie: Symptomatische Patienten sollten (früh) operiert werden, da ohne Operation die Gefahr der Thrombembolie besteht.

5.3.5 Erworbene Mitralklappeninsuffizienz

■■ Pathophysiologie

Bei der Mitralinsuffizienz wird während der Systole ein großer Teil des linksventrikulären Volumens durch die inkompetente Mitralklappe in den Vorhof verschoben. Dieses Rückstromvolumen (**Regurgitationsvolumen**) fließt während der Diastole wieder dem linken Ventrikel zu. Die zunehmende Volumenfüllung bewirkt schließlich, wie bei der Aorteninsuffizienz, eine Dilatation der linken Herzkammer.

In einem späteren Stadium der Erkrankung ist die Kontraktion des linken Ventrikels maximal und er ist nicht mehr fähig, das erhöhte diastolische Blutangebot auszuwerfen. Die Folge ist eine zunehmende Dilatation der Kammer einschließlich des Mitralklappenringes, wodurch die Klappeninsuffizienz weiter zunimmt. Der Druck in der Lungenstrombahn steigt, was zum Lungenödem führen kann und im Endstadium kommt es zum biventrikulären Versagen.

Bei der **akuten Mitralinsuffizienz** ist der Erkrankung keine chronische Adaptation vorausgegangen und der normal große, linke Ventrikel wird plötzlich mit einem erhöhten diastolischen Blutvolumen konfrontiert. Der linksventrikuläre, enddiastolische Druck steigt an. Der ebenfalls normal große linke Vorhof ist wenig dehnbar (verminderte Compliance) und kann das zurückströmende Blut nicht vollständig aufnehmen. Dadurch kann der Druck im Vorhof bis auf >40 mmHg ansteigen und durch den Rückstau in die Lungenstrombahn entwickelt sich rasch ein **Lungenödem**.

> ⊗ Cave
> Die akute Mitralinsuffizienz ist immer eine unmittelbar lebensbedrohliche Erkrankung!

■■ Symptomatik

Die chronische Mitralinsuffizienz kann lange Zeit asymptomatisch verlaufen. Erst bei zunehmender Linksinsuffizienz können sich Beschwerden wie Dyspnoe, Herzklopfen und nächtliche Hustenanfälle einstellen. Die Symptomatik ähnelt dann der einer Mitralstenose.

■■ Diagnostik

Bei der Auskultation hört man einen leisen 1. Herzton und ein systolisches Decrescendogeräusch mit Punctum maximum über der Herzspitze und Fortleitung in die linke Axilla. Im **EKG** sind die Zeichen der Linksherzhypertrophie und das P-mitrale führend. Häufig besteht Vorhofflimmern. Im **Thoraxröntgenbild** ist der Herzschatten **mitralkonfiguriert** (◻ Abb. 5.17). Bei akuter Mitralinsuffizienz stehen die radiologischen Zeichen der pulmonalen Stauung im Vordergrund.

Die direkte Darstellung der Mitralinsuffizienz gelingt mittels **Dopplerechokardiographie**. Insbesondere mit der transösophagealen Untersuchungstechnik kann die Insuffizienz gut beurteilt werden, so dass diese Technik auch intraoperativ nach Klappenrekonstruktion zur Anwendung kommt.

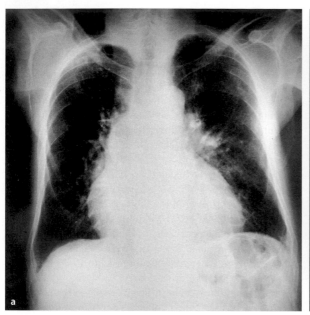

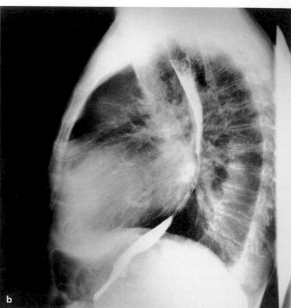

☐ Abb. 5.17 Dekompensiertes Mitralvitium mit deutlicher Kardiomegalie. **a** Die a.-p.-Röntgenaufnahme zeigt den prominenten linken Vorhofschatten und das Pulmonalsegment, sowie zentrale Stauungszeichen. **b** Die seitliche Aufnahme zeigt die Kompression des Ösophagus durch den massiv vergrößerten linken Vorhof (mit freundlicher Genehmigung von Direktor Dr. Martinoff, Institut für Radiologie, Deutsches Herzzentrum München)

> **Die chronische Mitralinsuffizienz wird operiert, wenn die Insuffizienz mittel- bis schwergradig und die Belastbarkeit der Patienten eingeschränkt ist. Dagegen muss bei einer akuten Mitralinsuffizienz meist ein Klappenersatz innerhalb weniger Tage nach Auftreten der Erkrankung oder sogar unmittelbar nach der Diagnosestellung (Notfalloperation) durchgeführt werden.**

5.3.6 Operative Therapie der Mitralklappe

Primär wird immer eine **Rekonstruktion** der pathologisch veränderten Klappe, also eine klappenerhaltende Operation angestrebt. Einerseits können dadurch die Nachteile mechanischer Prothesen vermieden werden und andererseits bleibt der subvalvuläre Halteapparat (Papillarmuskeln und Chordae) erhalten, der für die Geometrie und Funktion des linken Ventrikels von entscheidender Bedeutung ist.

> **Nur wenn eine Rekonstruktion der Klappe nicht möglich ist, wird ein Mitralklappenersatz durchgeführt!**

Operationen an der Mitralklappe werden über eine mediane **Sternotomie** oder über eine rechts-anterolaterale **Thorakotomie** durchgeführt.

Praxisbox

Mitralklappenzugang

Unter extrakorporaler Zirkulation erfolgt am kardioplegisch stillgestellten Herzen der Zugang zur Mitralklappe entweder über eine Inzision des linken Vorhofs oder des Vorhofseptums nach Öffnung des rechten Vorhofs. Mit Hilfe einer in den Thorax eingeführten Kamera kann die rechtslaterale Inzision auf eine minimale Größe verkleinert werden. Der Operateur arbeitet dann nicht mehr unter direkter, sondern indirekter Sicht über den Bildschirm. Durch die Kameraoptik wird die Klappe und der subvalvuläre Bereich vergrößert dargestellt, und Rekonstruktionsmaßnahmen können mit noch höherer Präzision durchgeführt werden. Der nächste Schritt wird auch hier die Verwendung eines computerisierten Telemanipulators sein, wie er bei den **TECAB-Operationen** (»**total endoscopic coronary artery bypass**«) bereits zum Einsatz kommt (▶ Abschn. 5.2). Die weltweit 1. totalendoskopische Mitralklappenrekonstruktion wurde im März 2000 im Deutschen Herzzentrum München durchgeführt (☐ Abb. 5.18).

Mitralklappenrekonstruktion

In den 1950er- und 1960er-Jahren wurde bei reiner **Mitralstenose** eine **geschlossene Kommissurotomie** der Mitralklappe ohne Herz-Lungen-Maschine durchgeführt. Dabei wurde ein Dilatator über die Herzspitze blind bis in die Mitralklappenebene vorgeschoben und die verschmolzenen Kommissuren gesprengt. Als chirurgisches Verfahren ist diese Methode voll-

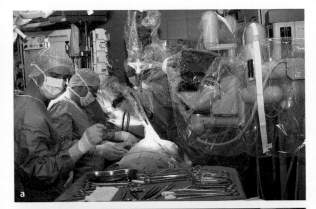

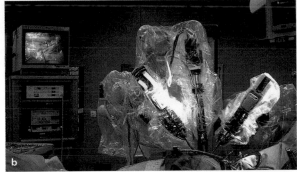

◻ Abb. 5.18 Einsatz eines Telemanipulators (»Roboter-OP«) zur totalendoskopischen Herzoperation

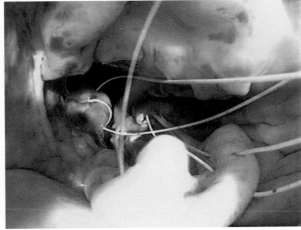

◻ Abb. 5.19 Mitralklappenrekonstruktion mit Sehnenfadenersatz

ständig aufgegeben worden. Sie wird aber interventionell-kardiologisch als **Ballonvalvuloplastie** heute wieder durchgeführt. Der Nachteil geschlossener Verfahren ist die unkontrollierte Sprengung mit der Gefahr, die Klappensegel zu zerreißen. Bei der **offenen Mitralklappenkommissurotomie** werden die verschmolzenen Kommissuren mit einem Skalpell getrennt. Durch Flüssigkeitsinjektion in den linken Ventrikel wird die Dichtigkeit der Klappe intraoperativ überprüft.

Bei einer **Mitralinsuffizienz** kommt je nach der Pathologie der Klappe eine Vielzahl von Rekonstruktionsmaßnahmen zur Anwendung.

> ❯ Ziel der Rekonstruktionsmaßnahmen an der Mitralklappe ist es, eine möglichst breite Kontaktfläche der Klappensegel in der Ebene des Klappenrings zu erreichen.

Ist die Insuffizienz überwiegend durch eine **Dilatation** des Klappenrings mit einer zentralen Schließunfähigkeit der Segel verursacht, so kann der Ring durch die Implantation einer **Ringprothese** verkleinert werden (**Anuloraphie**).

Ist die Insuffizienz durch ein Zurückschlagen (**Prolaps**) der Segel in den Vorhof verursacht, so ist häufig eine Elongation der Segel oder eine Ruptur von Chordae oder des Papillarmuskels verantwortlich. In diesen Fällen werden einzelne, elongierte Chordae durch **Plikatur** verkürzt oder der gesamte Papillarmuskel durch Keilresektion plastisch verkleinert. Rupturierte Chordae können auch durch Perikardstreifen oder

prothetisches Material ersetzt werden oder durch Transposition von einem Segel auf das andere rekonstruiert werden (◻ Abb. 5.19).

Ein **rupturierter Papillarmuskel** kann prinzipiell genäht werden, jedoch ist nach akutem Infarkt das Myokardgewebe so brüchig, dass die Nähte häufig wieder ausreißen und ein Klappenersatz durchgeführt werden muss. Bei **Elongation** eines Segels aufgrund übermäßig vorhandenen Gewebes und/oder abgerissener Sehnenfäden, wird das Segel durch Resektion des prolabierenden Anteils verkürzt (◻ Abb. 5.20).

Sind dagegen Klappensegel bei einem postrheumatischen Vitium **geschrumpft** und durch narbig verklebte Chordae in ihrer **Beweglichkeit** eingeschränkt, entsteht die Schließunfähigkeit der Klappe durch den mangelhaften Kontakt der Segel in der Klappenebene. In diesen Fällen werden die Segel durch Lösen von verklebten und verkürzten Chordae mobilisiert und an den Kommissuren gespalten. Auch durch eine »Segelvergrößerung« mit einem Flicken aus autologem Perikard kann die eingeschränkte Mobilität des Segels verbessert werden.

> ❯ Bei allen Rekonstruktionsmaßnahmen sollte immer eine Ringprothese implantiert werden, um damit die Druck- und Zugbelastung des Klappenringes und der Segel zu reduzieren und einer Degeneration der rekonstruierten Klappe vorzubeugen.

Prognose der Mitralklappenrekonstruktion

Die Ergebnisse der **Mitralklappenrekonstruktion** sind exzellent. Die Überlebensrate der Patienten beträgt 94% nach 5 Jahren und 84% nach 10 Jahren. Bei etwa 20% der Patienten muss innerhalb von 10 Jahren und bei 50% von 20 Jahren ein sekundärer Klappenersatz durchgeführt werden (◻ Abb. 5.21).

Mitralklappenersatz

Bei einer akuten Endokarditis ist häufig die Klappe hochgradig zerstört, so dass rekonstruktive Maßnahmen nicht mehr möglich sind. In seltenen Fällen können aber bei lokalisierten

5

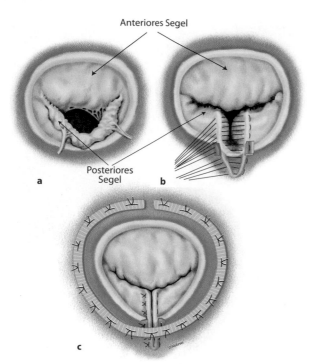

Anteriores Segel

Posteriores
Segel

a   b

c

◘ Abb. 5.20 a Mitralinsuffizienz aufgrund einer Segelelongation, mit konsekutivem Abriss der zentralen Sehnenflächen des posterioren Segels. **b** Der zentrale Anteil des posterioren Segels wird reseziert und die Resektionsränder unter Verkürzung des Klappenrings wieder adaptiert. **c** Die Rekonstruktion wird durch Implantation einer Ringprothese vervollständigt (Anuloraphie)

Entzündungen die Segelanteile, die Vegetationen tragen, reseziert und durch autologes Perikard ersetzt werden.

Praxisbox

Mitralklappenoperation

Beim Klappenersatz werden die Segel am Anulus fibrosus abgetrennt und eine Prothese (29–33 mm) mit einzelnen, filzverstärkten Nähten implantiert (◘ Abb. 5.22). Dabei wird der Halteapparat soweit wie möglich erhalten. Eine intraoperative Komplikation ergibt sich beim versehentlichen Mitfassen der A. circumflexa. Eine seltene, jedoch häufig tödliche Komplikation des Mitralklappenersatzes ist die Ventrikelruptur. Diese kann durch übermäßigen Zug an den Papillarmuskeln oder durch Einbluten in die Myokardmuskulatur nach Resektion extensiver Verkalkungen im Bereich des Klappenringes auftreten.

Zur operativen Therapie der Mitralklappe kommen zunehmend auch **minimal-invasive Operationsverfahren** zur Anwendung (◘ Abb. 5.23).

Als Zugang dient entweder eine partielle mediane **Sternotomie** oder eine kleine rechtslaterale **Thorakotomie** (◘ Abb. 5.13). Die Herz-Lungen-Maschine wird über die Femoralgefäße angeschlossen. Die Aorta wird entweder direkt abgeklemmt oder mit einem intraluminalen

▼

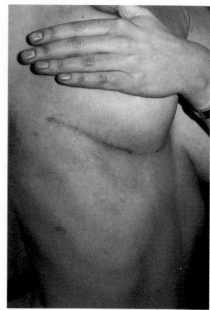

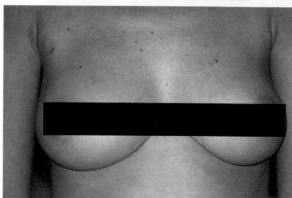

◘ Abb. 5.21 Kosmetisches Ergebnis nach minimal-invasiver Mitralklappenrekonstruktion

Ballonkatheter verschlossen, über dessen distale Öffnung kardioplegische Lösung infundiert werden kann. Vor allem bei rekonstruktiven Maßnahmen kann mithilfe einer in das Perikard eingeführten Mikrokamera die Sicht entscheidend verbessert werden, so dass Inzisionen und Resektionen äußerst präzise durchgeführt werden können (◘ Abb. 5.24).

Prognose des Mitralklappenersatzes

Die Überlebensrate nach **Mitralklappenersatz** ist generell niedriger als nach Mitralklappenrekonstruktion und beträgt etwa 82% nach 1 Jahr, 68% nach 5 Jahren und 55% nach 10 Jahren. Die ungünstigere Überlebensrate nach Klappenersatz gegenüber klappenerhaltenden Operationen ist nicht verwunderlich, wenn man bedenkt, dass der Klappenersatz häufiger bei älteren Patienten mit ischämischer Herzkrankheit, mit ein-

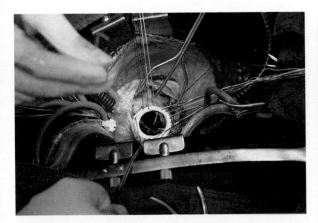

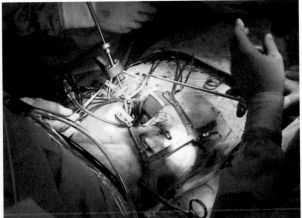

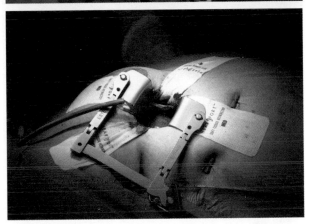

Abb. 5.22 Intraoperativer Situs bei Mitralklappenersatz. Das Perikard ist eröffnet, die Herz-Lungen-Maschine ist angeschlossen, das Herz befindet sich im kardioplegischen Stillstand, der linke Vorhof ist eröffnet und der obere Rand wird mit einem Haken hochgehalten. Die mechanische Mitralklappenprothese wird an einzelnen, durch den Klappenring gelegten Fäden in den linken Vorhof verlagert

geschränkter linksventrikulärer Funktion und in einem späteren Erkrankungsstadium durchgeführt wird (**Abb. 5.25**).

Mehrfachklappenersatz

In den Fällen, in denen mehrere Herzklappen pathologisch verändert sind, müssen diese gleichzeitig operativ behandelt werden. Dabei können Klappen erhaltende und prothetische Verfahren kombiniert werden. Das operative Risiko eines Mehrfachklappenersatzes ist durch die verlängerte Operationszeit, die Addition der Risiken des jeweiligen Klappenersatzes und die komplexere, präoperative Schädigung des Herzens erhöht.

Abb. 5.23 Minimal-invasiver OP-Zugang bei Mitralklappenoperation

> **In Kürze**
>
> **Operative Therapie der Mitralklappe**
> Primär wird Rekonstruktion angestrebt.
> **Mitralklappenrekonstruktionsverfahren:**
> - **Stenosen:** geschlossene Kommissurotomie (Ballonvalvuloplastie), offene Kommissurotomie.
> - **Insuffizienz:** Anuloraphie mit Ringprothese, Chordaersatz, Chordaplikatur, Segelresektion.
>
> **Mitralklappenersatz:**
> **Zugang zur Mitralklappe**
> - mediane Sternotomie
> - minimal-invasive rechts-anterolaterale Thorakotomie.

5.3.7 Trikuspidalklappenfehler

■■ Pathogenese

Eine Funktionsstörung der Trikuspidalklappe tritt selten isoliert auf, sondern meistens in Verbindung mit einer Mitral-

klappenerkrankung. Eine **Trikuspidalstenose** entsteht auf dem Boden einer rheumatischen Klappenentzündung. Die häufigste Ursache einer **Trikuspidalklappeninsuffizienz** ist dagegen eine Dilatation des Klappenringes als Folge einer Vergrößerung des rechten Ventrikels bei pulmonaler Druckerhöhung. Wie bei der Mitralklappe sieht man aber auch prolabierende Segel und abgerissene Sehnenfäden. Eine **akute Endokarditis** der Trikuspidalklappe war früher eine seltene Erkrankung, hat aber mit zunehmendem intravenösen **Drogenabusus** deutlich zugenommen. In seltenen Fällen kann auch ein schweres, stumpfes Thoraxtrauma die Ursache einer Papillarmuskel- oder einer Sehnenfadenruptur sein.

■■ Pathophysiologie

Analog zu den Veränderungen bei Mitralklappenfehlern kommt es bei Funktionsstörungen der Trikuspidalklappe zu einem Anstieg des rechtsatrialen Druckes, der zu einer Einflussstauung des rechten Ventrikels führt.

■■ Symptomatik

Da fast alle Patienten zusätzlich ein Mitralvitium aufweisen, wird die klinische Symptomatik meistens von der Mitralklap-

5

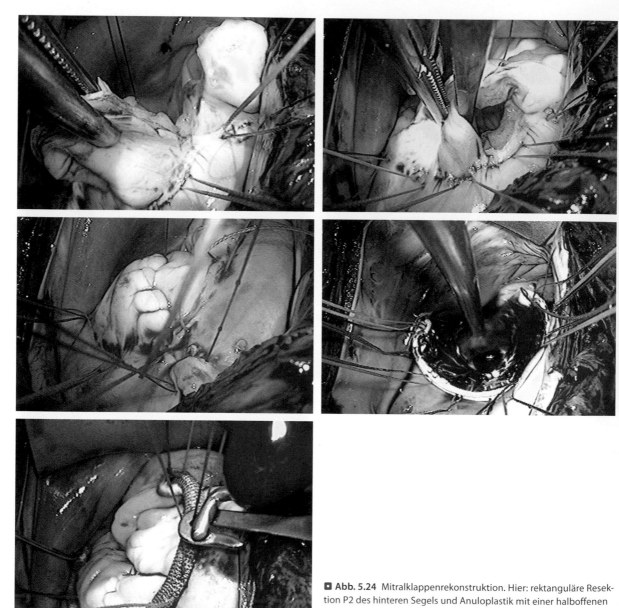

Abb. 5.24 Mitralklappenrekonstruktion. Hier: rektanguläre Resektion P2 des hinteren Segels und Anuloplastik mit einer halboffenen Ringprothese

penerkrankung dominiert. Typisch für die Trikuspidalerkrankung sind

- ein prominenter Jugularvenenpuls,
- eine vergrößerte Leber mit systolischen Pulsationen,
- Aszites und periphere Ödeme.

■■ Diagnostik

Auch bei der **Herzauskultation** überwiegen die Zeichen des Mitralvitiums. Das niederfrequente Geräusch der Trikuspidalinsuffizienz verstärkt sich charakteristischerweise während der Inspiration, wenn der Blutfluss zum Herzen vorübergehend durch den negativen intrathorakalen Blutdruck ansteigt. Die Diagnose wird durch **Herzkatheterisierung** oder **Echokardiographie** gesichert.

Bei Patienten mit Lungenentzündung, septischen Lungenembolien, gestauten Halsvenen und tastbaren Pulsationen der Leber in Verbindung mit hohem Fieber und positiven Blutkulturen ist die Diagnose einer Triuspidalklappenendokarditis höchst wahrscheinlich.

■■ Operative Therapie

> **Die Trikuspidalklappe kann fast immer rekonstruiert werden und ein Klappenersatz ist die Ultima Ratio. Für die Rekonstruktion gelten die gleichen Prinzipien wie für die Mitralklappe.**

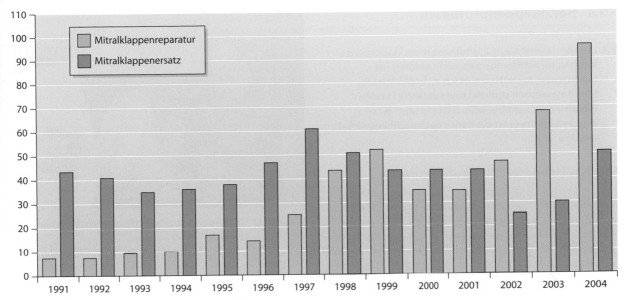

○ Abb. 5.25 Mitralklappenersatz gegenüber Mitralklappenreparatur. Deutliche Zunahme der rekonstruktiven Verfahren (Deutsches Herzzentrum München: 1991–2004)

Praxisbox

Trikuspidalklappenrekonstruktion

Chirurgische Maßnahmen sind auf eine Verkleinerung des Klappenrings gerichtet. Diese erfolgt auf 2 Arten:

- Bei der **Anuloraphie nach De Vega** wird eine 2-fache Nahtreihe entlang des Anulus des anterioren und posterioren Segels platziert und der Klappenring wird durch Anziehen der Nähte, wie bei einem **doppelten Tabaksbeutel**, gerafft (○ Abb. 5.26).
- Eine andere Methode zur Verkleinerung des Trikuspidalklappenringes ist die Implantation einer **Ringprothese**.

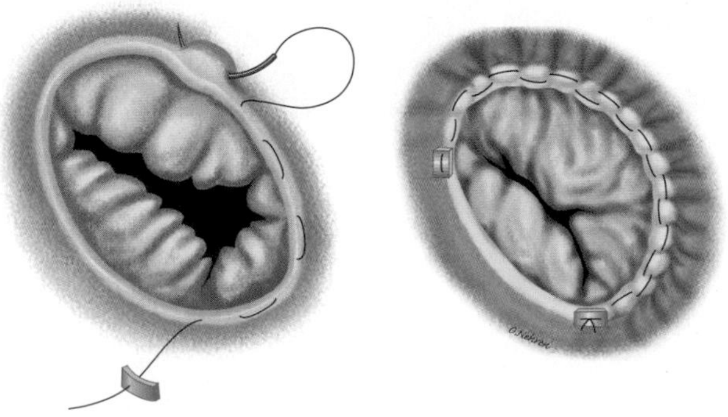

Bei einer **infektiösen Endokarditis** werden Vegetationen tragende Segelanteile **reseziert** und die entstehenden Defekte mit autologem Perikard rekonstruiert oder die Klappe wird bikuspidalisiert. Bei weitgehender Zerstörung der Trikuspidalklappe und des subvalvulären Apparates wird in Fällen fortgesetzten Drogenkonsums auch vereinzelt eine Valvulektomie ohne Klappenersatz durchgeführt. Aufgrund der Entwicklung einer schweren Rechtsherzinsuffizienz wird dieses Verfahren heute jedoch kaum noch angewandt.

In den seltenen Fällen, in denen eine Rekonstruktion der Trikuspidalklappe nicht möglich ist, wird eine **Klappenprothese** implantiert. Beim Trikuspidalklappenersatz kommt es in etwa 5% der Fälle durch Verletzung des Reizleitungssystems zum AV-Block III. Grades.

In Kürze

Trikuspidalklappenfehler
Trikuspidalstenose (nach rheumatischen Klappenentzündung) und Trikuspidalklappeninsuffizienz (Dilatation des Klappenringes, evtl. nach akuter Endokarditis z. B. nach i.v.-Drogenabusus.
Symptomatik: prominenter Jugularvenenpuls, vergrößerte Leber mit systolischen Pulsationen, Aszites, periphere Ödeme.
Diagnostik: Auskultation, Herzkatheterisierung, Echokardiographie.
Therapie: Rekonstruktion fast immer möglich: Anuloraphie nach De Vega (doppelter Tabaksbeutel), Ringprothese. Klappenersatz als Ultima Ratio, bei infektiöser Endokarditis Resektion.

a   b

○ Abb. 5.26 Anuloraphie nach De Vega: **a** Eine 2-fache Nahtreihe wird im Anulus des anterioren und posterioren Segels parallel zueinander ein- und ausgestochen. **b** Durch Anziehen der Nähte wird der Klappenring wie bei einem doppelten Tabaksbeutel gerafft

5.3.8 Herzklappenprothesen

> ❯ Die ideale Herzklappenprothese muss unbegrenzt haltbar, nichtthrombogen, nicht anfällig für Infektionen, technisch einfach zu implantieren, hämodynamisch optimal und subjektiv für den Patienten akzeptabel sein. Diese ideale Herzklappenprothese ist bis heute noch nicht entwickelt worden (◘ Abb. 5.27).

Mechanische Herzklappenprothesen

Zurzeit werden Herzklappenprothesen (◘ Abb. 5.28) implantiert, die nach 2 unterschiedlichen Prinzipien konstruiert sind: Bei **Kippscheibenprothesen** ist eine Scheibe aus pyrolytischem Kohlenstoff in ein Titangerüst montiert. Bei **Zweiflügelklappen**, die weitgehend aus pyrolytischem Kohlenstoff bestehen, sind 2 kleine, halbmondförmige Deckel in Gelenkmulden des Klappenrings gelagert. Öffnen und Schließen der Klappen erfolgt aufgrund der systolisch/diastolischen Druckunterschiede (Öffnungswinkel 85°). Beide Klappenkonstruktionen gewährleisten einen mehr oder weniger zentralen, laminaren Fluss bei einer großen, effektiven Öffnungsfläche.

Die Beurteilung der Klappenprothesen orientiert sich an **konstruktionsabhängigen Kriterien** (hämodynamische Leistungsfähigkeit wie Druckgradient, Rückflussvolumen, Energieverlust, Strömungsprofil, Blutschädigung durch Wandschubspannungen, Geräuschentwicklung) und **materialab-**

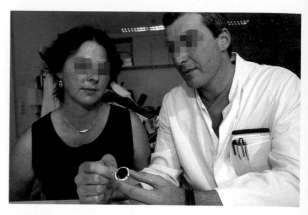

◘ **Abb. 5.27** Die Wahl der individuell richtigen Herzklappenprothese erfolgt im Gespräch mit dem Patienten

hängigen Kriterien (Toxizität, Blutschädigung durch die verwendeten Oberflächen, Thrombogenität, Verschleiß).

Seit Verwendung des pyrolytischen Kohlenstoffs wurden kaum noch Verschleißerscheinungen an mechanischen Klappenprothesen beobachtet, d. h. die Haltbarkeit ist praktisch unbegrenzt. Auch die Hämolyse ist bei den heute verwendeten Prothesen sehr gering.

> ❯ Allerdings wirken alle mechanischen Klappenprothesen thrombogen.

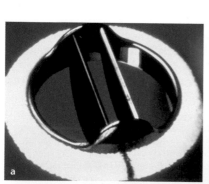

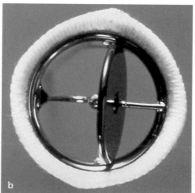

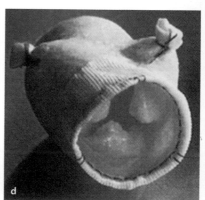

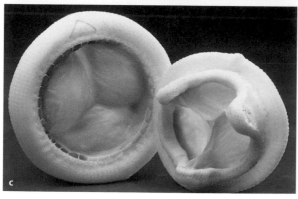

◘ **Abb. 5.28 a** Mechanische Doppelflügelprothese (St. Jude Medical). **b** Mechanische Kippscheibenprothese (Medtronic Hall). **c** Biologische Schweineklappe auf Gerüst montiert (Medtronic »Hancock«). **d** Biologischer Xenograft (Schwein) zum Ersatz der Aortenwurzel (Medtronic »Freestyle«)

Aus diesem Grund ist nach mechanischem Klappenersatz eine lebenslange Behandlung mit Antikoagulanzien erforderlich, die mit oral applizierten **Vitamin-K-Antagonisten** (Kumarinderivate = Marcumar®) durchgeführt wird. Die individuelle Erhaltungsdosis wird in Abhängigkeit von der Prothrombinzeit eingestellt (früher **Quickwert** um 20–30%, heute **INR** (International Normalized Ratio) von 2,0–3,0).

Allerdings werden auch unter optimaler Antikoagulation Thromboembolien nach Klappenersatz beobachtet. Dabei ist die Thromboembolierate bei Prothesen in Mitralposition etwas häufiger als in Aortenposition. Die linearisierte Thromboembolierate liegt für die z. Zt. implantierten mechanischen Prothesen bei 0,8–2% pro Patient und Jahr. Wird die Antikoagulation beispielsweise im Rahmen von anderen chirurgischen Eingriffen oder einer Schwangerschaft unterbrochen, kann es zur Thrombosierung der Klappenprothese kommen. Die Patienten sind dann akut lebensbedroht und die Klappe muss sofort ausgetauscht werden.

Blutungskomplikationen treten unter der Antikoagulation in einer Häufigkeit von etwa 0,1–1,8% pro Patient und Jahr auf. Die Inzidenz von Blutungen ist unabhängig von der Prothesenposition, korreliert aber mit dem Alter des Patienten.

Biologische Herzklappenprothesen

Bioprothesen werden aus chemisch vorbehandeltem, biologischem Gewebe hergestellt. Dabei verwendet man allogene (vom Menschen) und xenogene (vom Tier) Aortenklappen oder Perikard.

Xenogene Herzklappen

Am häufigsten werden Prothesen verwendet, die aus Schweine-Aortenklappengewebe hergestellt werden. Die **Schweineklappen** werden mit gepuffertem Glutaraldehyd konserviert und auf einem unterstützenden Rahmen montiert. Die Glutaraldehydfixation vermindert die antigene Potenz des xenogenen Gewebes und stabilisiert gleichzeitig das kollagene Fasergerüst durch eine intermolekulare Quervernetzung der kollagenen Fibrillen. Da das Gewebe nach der Behandlung nicht mehr vital ist, sind immunologische Prozesse ausgeschlossen.

> ❯ Ein wesentlicher Vorteil der Bioprothesen ist die fehlende Notwendigkeit einer Antikoagulation. Der Nachteil ist ihre begrenzte Haltbarkeit.

Degeneration und Verkalkung führen bei Bioprothesen mit zunehmender Implantationsdauer zur Zerstörung des kollagenen Grundgerüsts. Die Lebensdauer biologischer Herzklappen liegt heute bei 10–15 Jahren. Die Haltbarkeit ist jedoch wesentlich vom Alter des Patienten abhängig, so dass Bioprothesen vorzugsweise bei älteren Patienten (>60 Jahre) eingesetzt werden, da bei diesen die Degenerationsprozesse wesentlich langsamer ablaufen.

Bei bestehendem Kinderwunsch kann in einigen Fällen eine biologische Prothese vorübergehend implantiert werden, bis die Familienplanung abgeschlossen ist. Kumarinderivate können während der Schwangerschaft wegen der Blutungsgefahr und teratogener Nebenwirkungen nicht gege-

ben werden und die Umstellung auf Heparin birgt das Risiko einer Klappenthrombose oder thrombembolischer Komplikationen.

Allogene Herzklappen (Homografts)

Diese stammen entweder von Leichen, denen sie bis zu 48 h nach dem Tod entnommen wurden oder von Organspendern, bei denen das Herz aus bestimmten Gründen nicht für eine Transplantation verwendet werden konnte. Die Klappen sollen so konserviert werden, dass die Endothelzellen vital bleiben, um eine frühzeitige Klappendegeneration zu verhindern. Das übliche Konservierungsverfahren ist die **Kryokonservierung**, eine fraktionierte Kühlung der steril entnommenen Klappen mit flüssigem Stickstoff auf Temperaturen zwischen −40°C und −196°C. Die Klappen werden dann in flüssigem Stickstoff gelagert (**Homograft-Bank**). Alternativ zur Kryokonservierung können die Klappen auch nach unsteriler Entnahme mit Antibiotika »sterilisiert« und in Antibiotikanährlösungsgemischen bei 4°C verwahrt werden (bis zu 4 Wochen). Im Gegensatz zu den mit Glutaraldehyd vorbehandelten Schweineklappen sind allogene Herzklappen **antigen**, so dass auch immunologische Reaktionen möglich sind. Sie unterliegen wie alle biologischen Klappen einer Gewebedegeneration, die vom Ort (Aorten- oder Pulmonalklappe) und der Dauer der Implantation, sowie vom Alter des Patienten abhängt. Die Verwendung von Homografts ist ein unverzichtbarer Bestandteil vieler Korrekturverfahren für angeborene Herzfehlbildungen.

In Kürze

Herzklappenprothesen
Bei Erkrankungen der Herzklappen ist nach Möglichkeit der Erhalt der Klappe durch eine chirurgische Rekonstruktion anzustreben.
Mechanische Herzklappenprothesen: aus pyrolytischem Kohlenstoff, Kippscheiben- oder Zweiflügelprothesen. konstruktions- und materialabhängige Kriterien, praktisch unbegrenzte Haltbarkeit, äußerst geringe Hämolyserate. Hohe Thrombogenität, deshalb immer eine lebenslange Behandlung mit Antikoagulanzien erforderlich (Vitamin-K-Antagonisten: Kumarinderivate = Marcumar®); INR von 2,0–3,0.
Biologische Herzklappenprothesen: aus chemisch vorbehandelten, **allogenen** (vom Menschen) oder **xenogenen** (vom Tier) Aortenklappen oder aus Perikard; keine Antikoagulation notwendig. Nachteil: begrenzte Haltbarkeit (Degeneration und Verkalkung führen mit zunehmender Implantationsdauer zur Zerstörung des kollagenen Grundgerüsts). Lebensdauer 10–15 Jahre (bei älteren Patienten auch länger), vorzugsweise bei älteren Patienten (>60 Jahre).
- **Xenogene** Herzklappen: überwiegend bei Erwachsenen.
- **Allogene** Herzklappen (Homografts): überwiegend zur Korrektur angeborener Herzfehlbildungen.

5.4 Kongenitale Herz- und thorakale Gefäßfehler

▪▪ Pathophysiologie

Eine Störung der embryonalen Entwicklung im 1. Trimenon der Schwangerschaft kann zu Fehlbildungen am Herz- und Gefäßsystem führen. Als mögliche Ursache solcher Störungen werden virale und bakterielle Infektionen, teratogene Substanzen, ionisierende Strahlen, metabolische Erkrankungen und genetische Anomalien diskutiert. Angeborene Herzfehler findet man bei 0,8–1% aller lebend geborenen Kinder. Sie stellen mit 50% die größte Gruppe angeborener Fehlbildungen eines einzelnen Organs dar (Niere: 30%). Wegen der Vielzahl der klinischen Erscheinungsbilder ist eine systematische Einteilung der verschiedenen Anomalien für deren Verständnis hilfreich.

> **❯ Besteht eine Kurzschlussverbindung (Shunt) zwischen großem und kleinem Kreislauf? Wenn sie besteht, welche Richtung nimmt die Blutströmung durch diese Kurzschlussverbindung?**

Da der Blutstrom nach physikalischen Gesetzen dem Druckgefälle folgt und der höhere Druck üblicherweise im Körperkreislauf (»links«) besteht, ist die Strömungsrichtung in der Regel »von links nach rechts« (**Links-rechts-Shunt**).

Liegt aber zusätzlich eine Obstruktion im Bereich des rechten Herzens vor, die einen Ausflusswiderstand für den rechten Vorhof oder die rechte Herzkammer darstellt, steigt der Druck in diesen Herzhöhlen an, übersteigt in manchen Fällen den des linken Herzens, und das Blut strömt dann von »rechts nach links« (**Rechts-links-Shunt**). Ein solcher Rechts-links-Shunt verursacht immer eine **zentrale Zyanose**.

> ---
> **Definition** ---
>
> Eine **Zyanose** ist der »sichtbare Teil« einer Hypoxämie. Bei einer **zentralen** Zyanose ist das Blut bereits in der Aorta ungenügend gesättigt. Eine **periphere** Zyanose entsteht durch erhöhte O_2-Ausschöpfung des Blutes aufgrund unzureichender Perfusion.
> ---

Klinisch erkennt man die **zentrale Zyanose** an einer rotbläulich bis tiefblauen Verfärbung der Haut und Schleimhäute, v. a. der Lippen, Zunge, Mundschleimhaut, Ohren und Nagelbett. Die **periphere Zyanose** zeigt sich in einer mehr rötlich-lividen Farbe an den Fingerendgliedern, Ohren, Wangen und Lippen. Besteht keine intra- oder extrakardiale Kurzschlussverbindung, sind angeborene Herzfehler meistens in Form von Klappen- oder Gefäßanomalien zu finden, die zu einer Drucküberlastung einzelner Herzabschnitte führen. Aufgrund der aufgeführten Merkmale werden Herzfehler folgendermaßen eingeteilt:
- Herz- und Gefäßfehler **ohne** Kurzschlussverbindung (Shunt) zwischen den Kreisläufen,
- Herz- und Gefäßfehler **mit** Kurzschlussverbindungen **und mit** Links-rechts-Shunt,
- Herz- und Gefäßfehler **mit** Kurzschlussverbindungen **und mit** Rechts-links-Shunt.

◻ Tab. 5.3 Palliativoperationen bei kongenitalen Herzfehlern

Ziel der Palliation	Verfahren
Erhöhung der Lungendurchblutung	Arteriopulmonaler Shunt
	Kavopulmonaler Shunt
	RV-Ausflusstrakterweiterung
Verminderung der Lungendurchblutung	Drosselung (»Banding«) der Pulmonalarterie
Verbesserung der arteriovenösen Durchmischung	Vergrößerung des Vorhofseptumdefektes

▪▪ Therapie

Das Ziel der chirurgischen Therapie angeborener Herzfehler ist die Normalisierung der Blutströmung. Dabei sollte der Lungenkreislauf entsprechend der normalen Hämodynamik dem Systemkreislauf vorgeschaltet sein.

> **❯ Angestrebt wird immer eine anatomische Korrektur zu einem möglichst frühen Zeitpunkt. Ist dies nicht durchführbar, muss eine funktionelle Korrektur durchgeführt werden.**

Darüber hinaus ist es nicht immer möglich, einen Herzfehler primär zu korrigieren. Wenn die Größe des Herzens oder der Gefäße unzureichend ist, muss als Vorbereitung auf die definitive Korrektur ein palliativer Eingriff durchgeführt werden. **Palliativoperationen** am Herzen betreffen im Wesentlichen immer die **Lungendurchblutung** (◻ Tab. 5.3). Ist die Durchblutung vermindert, wird sie durch den palliativen Eingriff erhöht. Bei diesen Operationen wird eine **Shunt-Verbindung** zwischen einer Arterie (Aorta, A. subclavia) und der Pulmonalarterie oder zwischen der oberen Hohlvene und der Pulmonalarterie angelegt (◻ Abb. 5.29). Eine andere Möglichkeit, die Lungendurchblutung zu verbessern, ist die Öffnung des rechtsventrikulären Ausflusstraktes bei Herzfehlern mit flusslimitierender Obstruktion.

Ist die Lungendurchblutung dagegen vermehrt (alle Vitien mit Links-rechts-Shunt), wird sie durch Drosselung des Pulmonalarterienstamms mit einem sog. **Bändchen** reduziert (**Banding**). Diese Maßnahme ist notwendig, da sich sonst durch den unphysiologisch hohen Blutfluss und -druck eine Mediahypertrophie im Bereich der Lungenarterien entwickelt, die anfangs noch reversibel ist, schließlich aber in einer irreversiblen, lumeneinengenden Sklerose endet (**obstruktive Lungengefäßerkrankung**). Die Folge ist eine Widerstandserhöhung und damit eine Druckerhöhung in den Lungengefäßen (**pulmonale Hypertonie**).

> **❗ Cave**
> Übersteigt der Lungengefäßwiderstand denjenigen im Systemkreislauf, kommt es aufgrund des dann höheren Druckes in der rechten Herzkammer zur
> ▼

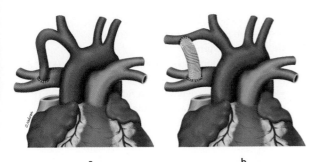
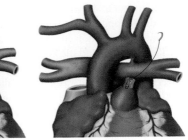

a   b   c   d

◻ **Abb. 5.29** Palliativoperationen bei angeborenen Herz- und Ge-
fäßfehlern: **a** Blalock-Taussing-Shunt (rechte Subklavia – rechte Pulmonalarterie). **b** Modifizierter Blalock-Taussing-Shunt (wie **a** aber mit
Interposition einer Rohrprothese). **c** Zentraler aortopulmonaler
Shunt. **d** Bändelung des Pulmonalarterienstamms

> Umkehr der Shunt-Richtung von rechts nach links, mit der Folge einer Hypoxämie und zentralen Zyanose (Eisenmenger-Reaktion[4]). In diesem Zustand ist der Herzfehler nicht mehr korrigierbar!

Die rechte Herzkammer müsste nach Wegfall des Rechts-
links-Shunts das gesamte Herzminutenvolumen durch die
Lunge fördern, deren Gefäße durch die Pulmonalsklerose zu
eng und nicht mehr erweiterungsfähig sind. Damit wäre unter
Ruhebedingungen nur ein begrenzter Lungendurchfluss möglich, und bei körperlicher Anstrengung könnte keine Zunahme des Herzminutenvolumens erfolgen. Darüber hinaus würde die rechte Herzkammer bei Fehlen des Shunts als Über-
druckventil zunehmend insuffizient werden.

❯ Die Höhe des Lungengefäßwiderstandes (Rp) ist für die Korrigierbarkeit eines Herzfehlers entscheidend. Er wird folgendermaßen berechnet:

$$Rp = \frac{\text{Mitteldruck Pulmonalarterie} - \text{Mitteldruck linker Vorhof}}{\text{Blutzeitvolumen in der Lungenstrombahn}}$$

Eine andere Art von palliativen Eingriffen dient der Verbesserung der **Durchmischung des arteriellen und venösen
Blutes**, wenn der Lungen- und Systemkreislauf nicht hintereinander, sondern parallel geschaltet sind (Transposition der
großen Gefäße). Dabei wird der Shunt im Bereich des Vorhofs
durch eine **Ballon-Atrioseptostomie nach Rashkind** vergrößert.

Praxisbox

Ballon-Atrioseptostomie nach Rashkind
Während der Herzkatheteruntersuchung wird ein Ballonkatheter unter Röntgenkontrolle durch das Foramen ovale in den linken Vorhof geführt. Wenn der Ballon hinter
dem Foramen ovale platziert ist, wird er mit Flüssigkeit
gefüllt und ruckartig zurückgezogen, so dass das Vorhofseptum breit einreißt und damit die interatriale Verbindung vergrößert wird.

---

4 Victor Eisenmenger, Arzt, Wien, 1864–1932

❯ Ohne eine chirurgische Therapie ist die Lebenserwartung der Kinder mit angeborenen Herzfehlern in der Regel eingeschränkt.

Bei den **zyanotischen Herzfehlern** steht die Hypoxie mit reaktiver Polyglobulie und damit der Gefahr zerebraler Embolien und Hämorrhagien im Vordergrund. Bei den Herzfehlern
ohne Zyanose, aber bestehendem Links-rechts-Shunt führt
die Überflutung der Lungenstrombahn zur Herzinsuffizienz
und zur obstruktiven Vaskulopathie der Lungengefäße. Bei
den Herzfehlern **ohne Zyanose und ohne Kurzschlussverbindungen** kommt es durch Obstruktion z. B. im Bereich des
linken Herzens zum Rückstau in das pulmonalvenöse Gefäßsystem. Dies führt zur pulmonalen Stauung, zum Lungenödem und schließlich zur Rechts- und Linksherzinsuffizienz.
Sogenannte **kritische Herzfehler** manifestieren sich bereits im
1. Lebensmonat, andere werden zu unterschiedlichen Zeit-
punkten während der Entwicklung der Kinder erkannt.

Leitsymptome kongenitaler Herz- und Gefäßfehler
- Zyanose
- Herzgeräusch

❯ Ein Kind, das nicht eines dieser Leitsymptome zeigt, leidet nicht an einer angeborenen Herz- und Gefäßfehlbildung.

5.4.1 Kongenitale Herz- und thorakale Gefäßfehler ohne Kurzschluss

Kongenitale Obstruktion des ventrikulären Ausflusstrakts Pulmonalstenose

■■ Definition
Man unterscheidet eine valvuläre, eine supravalvuläre und
eine subvalvuläre Form der Pulmonalstenose.

■■ Pathogenese
Eine isolierte Pulmonalstenose kommt in einer Häufigkeit
von 8–10% aller kardiovaskulären Fehlbildungen vor. Bei

5

der häufigsten Form, der **isolierten valvulären Stenose**, sind die Klappensegel in unterschiedlicher Ausprägung miteinander verschmolzen, wodurch sich die Öffnungsfläche verkleinert. Oft sind die Segel verdickt oder myxomatös verquollen und gelegentlich auch mit der Wand der Pulmonalarterie verklebt. In etwa 20% der Fälle ist die Pulmonalklappe bikuspid angelegt und in 10–15% liegt eine Klappendysplasie vor. In diesem Fall führen die mangelnde Beweglichkeit der dysplastischen Klappensegel und die meistens vorhandene Hypoplasie des Klappenrings zur Stenose. Bei ausgeprägter rechtsventrikulärer Hypertrophie können verdickte Muskelbündel zu einer zusätzlichen Einengung des subvalvulären Ausflusstraktes (**Infundibulumstenose**) führen. Durch Turbulenzen hinter der verengten Klappe kommt es in etwa 70% der Fälle zu einer poststenotischen Dilatation der Pulmonalarterien.

■■ Pathophysiologie

Aufgrund der Ausflusstraktobstruktion kann der rechtsventrikuläre Druck bis auf suprasystemische Werte ansteigen. Eine reaktive Kammerwandhypertrophie führt zu einer Verminderung der Dehnbarkeit (**Compliance**) des rechten Ventrikels und damit zu einem Anstieg des enddiastolischen Kammerdruckes, des rechtsatrialen und des zentralvenösen Drucks (ZVD). Durch eine zunehmende Dilatation des rechten Ventrikels kommt es schließlich zur Erweiterung des Trikuspidalklappenringes mit der Folge einer Trikuspidalinsuffizienz.

■■ Symptomatik

Das Spektrum der klinischen Symptomatik reicht von Symptomfreiheit bis zur schweren Stauungsherzinsuffizienz. Bei kritischer Stenose kann sich eine **periphere Zyanose**, bei gleichzeitig vorliegendem Vorhofseptumdefekt auch eine **zentrale Zyanose** ausbilden.

■■ Diagnostik

Auskultatorisch ist ein systolisches Austreibungsgeräusch im 2. ICR links führend und der 2. Herzton ist konstant gespalten. Im **EKG** sieht man die Zeichen der Rechtsherzhypertrophie. Das **Thoraxröntgenbild** zeigt in der Regel nur dann eine Vergrößerung des Herzschattens, wenn es zu einer rechtsventrikulären Insuffizienz gekommen ist. Das Pulmonalarteriensegment kann aufgrund einer poststenotischen Dilatation prominent erscheinen, die Lungengefäßzeichnung ist aber normal! Die Diagnose kann sehr zuverlässig mithilfe der **Echokardiographie** gestellt werden.

■■ Therapie

Die Indikation zur **Ballonvalvuloplastie** besteht ab einem Druckgradienten von 40 mmHg über dem rechtsventrikulären Ausflusstrakt. In der Behandlung der isolierten valvulären Pulmonalstenose hat die interventionelle Ballondilatation (Valvuloplastie) als Therapie der Wahl eine führende Stellung eingenommen.

Indikation zur chirurgischen Therapie der Pulmonalstenose

- Nichtdurchführbarkeit der Ballonvalvuloplastie (hypoplastischer Klappenring)
- Zusätzliche ausgeprägte infundibuläre Verengung
- Hochgradig dysplastische Klappensegel
- Zusätzlicher Vorhofseptumdefekt

┌─ Praxisbox ─────────────────────────────

Operative Therapie der Pulmonalstenose

Bei der Operation wird unter extrakorporaler Zirkulation die Pulmonalarterie oberhalb der Klappenebene quer geöffnet. Der Chirurg trennt die verschmolzenen Kommissuren mit einem Skalpell (**offene Kommissurotomie**) und löst etwaige Verklebungen der Segel mit der Wand der Pulmonalarterie. Bei dysplastischen Klappensegeln müssen oft verdickte, dysplastische Anteile der Klappe exzidiert werden. Liegt zusätzlich eine ausgeprägte infundibuläre Stenose vor, wird das Infundibulum subvalvulär inzidiert und mit einem Flicken plastisch erweitert. Bei einer weniger ausgeprägten infundibulären Stenose wird die hypertrophierte Muskulatur transatrial und transpulmonal reseziert. In den Fällen, in denen ein hypoplastischer Pulmonalklappenring vorliegt, wird dieser geöffnet und durch transannuläres Einnähen eines Flickens ebenfalls plastisch erweitert. Folge dieser Maßnahmen ist immer eine leichte bis mittelgradige Pulmonalinsuffizienz, die jedoch in der Regel gut toleriert wird.

───────────────────────────────────────

■■ Prognose

Die Letalität nach Ballonvalvuloplastie beträgt nahezu 0%, nach offener Kommissurotomie liegt sie bei 0–6%. Beide Verfahren sind in über 80% der Fälle erfolgreich, weitere Maßnahmen sind nicht notwendig.

Isolierte subvalvuläre Pulmonalstenosen

■■ Pathogenese

Ohne Ventrikelseptumdefekt sind subvalvuläre Pulmonalstenosen sehr selten. Sie entstehen durch Hypertrophie septaler und parietaler Muskelbündel im Infundibulum und können als kurze ringförmige oder langstreckige, muskuläre Stenosen imponieren. Eine proximal des Infundibulums gelegene Stenose (subinfundibulär) führt durch anormale Muskelbündel zu einer Zweiteilung des Ventrikellumens in einen proximalen Anteil mit hohem und einen distalen Anteil mit niedrigem Druck (»**double chambered right ventricle**«).

■■ Therapie

Bei der Operation erfolgt die Resektion der abnormen Muskelbündel entweder vom rechten Vorhof aus (**transatrialer Zugang zum rechten Ventrikel**), oder über eine Längsöffnung des Infundibulums unterhalb der Pulmonalklappenebene (**transventrikulärer Zugang**). Die Inzision des rechten

Ventrikels wird dann entweder direkt wieder verschlossen oder mit einem Flicken plastisch erweitert.

Supravalvuläre Stenosen
■ ■ **Pathogenese**

Supravalvuläre Stenosen der Pulmonalarterie oberhalb der Klappenebene sind als isolierte Anomalie eine Seltenheit. Sie werden häufiger bei anderen Fehlbildungen wie der Fallot-Tetralogie[5] (► Abschn. 5.4.3), dem Noonan-Syndrom oder der Pulmonalatresie beobachtet.

■ ■ **Therapie**

Zentral liegende, supravalvuläre Stenosen werden durch eine Flickenplastik erweitert. Multiple, weit in der Peripherie gelegene Pulmonalstenosen sind operativ nicht korrigierbar. Sie werden interventionell mit einer Ballonangioplastie und Stent-Platzierung versorgt.

Pulmonalatresie mit intaktem Ventrikelseptum

> **Definition**
>
> Morphologisch fehlt bei der Pulmonalatresie mit intaktem Ventrikelseptum eine Verbindung zwischen dem rechten Ventrikel und der Pulmonalarterie.

Diese Fehlbildung betrifft weniger als 1% aller kongenitalen Herzfehler.

■ ■ **Pathophysiologie**

Die **Lungendurchblutung** wird am häufigsten über den offen gebliebenen Ductus arteriosus sichergestellt, kann aber auch über Bronchialarterien oder aortopulmonale Kollateralen erfolgen. Darüber hinaus besteht immer ein **Vorhofseptum-defekt**. In fast allen Fällen ist auch die Trikuspidalklappe nicht normal entwickelt und funktionell insuffizient, wobei der Durchmesser und die Funktion der Klappe mit der Größe des rechten Ventrikels korrelieren.

Die morphologische Ausprägung der Pulmonalatresie mit intaktem Ventrikelseptum unterliegt starken Variationen. In der ausgeprägtesten Form findet man eine atretische Pulmonalklappe, die durch ein Diaphragma komplett verschlossen ist, ein hypoplastisches pulmonales Gefäßsystem und einen unterentwickelten, kleinen rechten Ventrikel. Aufgrund des hohen Druckes in diesem Ventrikel persistieren embryonale Kommunikationen zwischen dem Kavum des rechten Ventrikels und den Koronararterien.

Aufgrund der fehlenden Verbindung zwischen rechtem Ventrikel und Pulmonalarteriensystem ist ein Überleben der Kinder nur möglich, wenn die Durchblutung der Lunge durch den offenen Ductus arteriosus bzw. durch aortopulmonale Kollateralen aufrechterhalten wird.

❯ **Die Kinder entwickeln Symptome, sobald sich der Ductus nach der Geburt zu verschließen beginnt.**

---

5 Etienne L. Fallot, Arzt, Marseilles, 1850–1911

Der Druck im rechten Ventrikel ist meist gleich dem Systemdruck oder übersteigt diesen. Aufgrund der Verbindungen zwischen dem rechten Ventrikel und dem Koronararteriensystem kann es bei suprasystemischen Druckwerten im rechten Ventrikel zu einer retrograden Perfusion der Koronararterien mit sauerstoffarmem Blut kommen.

■ ■ **Symptomatik und Diagnostik**

Bei der klinischen Untersuchung sieht man eine zentrale Zyanose und hört das typische **Maschinengeräusch** des offenen Ductus arteriosus. Das **Thoraxröntgenbild** zeigt eine verminderte Lungengefäßzeichnung. Wenn eine hochgradige Trikuspidalinsuffizienz vorliegt, ist der Herzschatten nach rechts vergrößert. Die endgültige Diagnose wird in der Regel **echokardiographisch** gestellt.

■ ■ **Operative Therapie**

Die initiale chirurgische Therapie der Pulmonalatresie mit intaktem Ventrikelseptum hat zum Ziel, das Wachstum des hypoplastischen rechten Ventrikels und der Pulmonalarterien zu fördern. Aufgrund der großen morphologischen Variationsbreite dieses Krankheitsbildes kann **kein einheitliches chirurgisches Vorgehen** angegeben werden.

Die häufigsten primär palliativen chirurgischen Maßnahmen sind eine **offene Kommissurotomie** der Pulmonalklappe, eine transannuläre, in das rechtsventrikuläre Infundibulum verlängerte Flickenerweiterungsplastik des Ausflusstraktes und die Anlage eines aortopulmonalen Shunts.

Jede weiterführende Korrektur dieses Krankheitsbildes wird bestimmt durch die Größe des rechten Ventrikels, das Vorliegen weiterer assoziierter Fehlbildungen, die Veränderungen der Trikuspidalklappe und das Wachstum der Pulmonalgefäße. In den meisten Fällen sind die Größe des rechten Ventrikels und die Funktion der Trikuspidalklappe nicht ausreichend, um eine anatomische Korrektur mit 2 Herzkammern und hintereinander geschalteten Kreisläufen (**biventrikuläre Korrektur**) zu ermöglichen. In diesen Fällen muss eine **univentrikuläre Korrektur mit Trennung der Kreisläufe** (Fontan-Operation) durchgeführt werden (► Abschn. 5.4.2.6.1).

Kritische Pulmonalstenose des Neugeborenen

> **Definition**
>
> Dieses Krankheitsbild ist gekennzeichnet durch eine hochgradige Pulmonalstenose bei intaktem Ventrikelseptum.

Die Kommissuren der verdickten Segel einer meist bikuspiden Klappe sind bis auf ein kleines Restostium verschmolzen (**Knopflochstenose**). Morphologisch ist die Pulmonalklappe meist bei minimaler Beweglichkeit der Klappensegel in einer »domförmigen« Stellung arretiert.

■ ■ **Pathophysiologie**

Bereits intrauterin führt die pathologische Hämodynamik zur Entwicklung einer ausgeprägten rechtsventrikulären Hypertrophie mit verminderter Compliance des rechten Ventrikels.

Aufgrund des erhöhten Drucks im rechten Vorhof besteht ein Rechts-links-Shunt über das offene Foramen ovale und führt zu einer zentralen Zyanose.

▪▪ Symptomatik und Diagnostik

Klinisch imponieren bereits kurz nach der Geburt die **Zyanose** und das laute **Austreibungsgeräusch**. Auf dem **Thoraxröntgenbild** sieht man einen vergrößerten Herzschatten und durch den Rechts-links-Shunt auf Vorhofebene die verminderte pulmonale Gefäßzeichnung. Die endgültige Diagnose wird **echokardiographisch** gestellt. Eine Herzkatheteruntersuchung ist nur bei geplantem interventionellen Vorgehen erforderlich.

▪▪ Operative Therapie

> ❗ **Cave**
> Die Diagnose einer kritischen Pulmonalstenose verlangt immer eine sofortige Ballon- oder chirurgische Valvulotomie.

In Kürze

Kongenitale Obstruktion des rechtsventrikulären Ausflusstrakts

- **Pulmonalstenose:** valvulär, supra- und subvalvulär (Infundibulumstenose).
  Symptomatik: Symptomfreiheit bis zur peripheren oder zentralen Zyanose (bei gleichzeitig vorliegendem Vorhofseptumdefekt)
  Diagnostik: Auskultation, EKG (Zeichen der Rechtsherzhypertrophie), Thoraxröntgenbild, Echokardiographie
  Therapie: Indikation zur Ballonvalvuloplastie besteht ab einem Druckgradienten von 40 mmHg über den rechtsventrikulären Ausflusstrakt. Operative Therapie der Pulmonalstenose (offene Kommissurotomie), evtl. durch Flicken plastisch erweitern.
- **Pulmonalatresie mit intaktem Ventrikelseptum:** Die Kinder entwickeln Symptome, sobald sich der Ductus nach der Geburt zu verschließen beginnt. Maschinengeräusch.
  Therapie: offene Kommissurotomie, biventrikuläre Korrektur, Fontan-Operation.
- **Kritische Pulmonalstenose des Neugeborenen:** Knopflochstenose, »domförmige« Stellung, rechtsventrikuläre Hypertrophie, Zyanose, lautes Austreibungsgeräusch; Röntgen, Echokardiographie.
  Therapie: sofortige Ballon- oder chirurgische Valvulotomie.

Kongenitale Obstruktion des linksventrikulären Ausflusstrakts

3–10% aller Patienten mit angeborenen Herzfehlern leiden an einer Obstruktion des linksventrikulären Ausflusstraktes, die **valvulär** (60–75%), **subvalvulär** (15–20%) oder **supravalvulär** (5–10%) gelegen sein kann.

Valvuläre Aortenstenose

▪▪ Pathogenese

Die valvuläre Aortenstenose entsteht durch Fehlbildung oder rudimentäre Anlage der Klappensegel. Die Kommissuren können entweder verschmolzen sein oder fehlen. Im Bereich verschlossener Kommissuren ist das Klappengewebe rigide, meist fibrös und nicht selten myxomatös verdickt. In einigen Fällen ist der Aortenklappenring zu klein. Etwa 75% der Kinder mit valvulärer Aortenstenose haben eine asymmetrische oder gar bikuspid angelegte Aortenklappe.

▪▪ Pathophysiologie

Aufgrund der linksventrikulären Obstruktion entwickeln sich eine kompensatorische **Hypertrophie** der Kammerwand und eine poststenotische **Dilatation** der Aorta ascendens. Bei ausgeprägter Hypertrophie und hochgradiger Stenose ist der Koronarfluss vermindert, da die Austreibungsphase des linken Ventrikels verlängert und die Diastole, in der der wesentliche Anteil der Koronarperfusion stattfindet, verkürzt ist. Der hohe intraventrikuläre Druck erhöht seinerseits die Kammerwandspannung, wodurch der myokardiale Sauerstoffbedarf zusätzlich ansteigt. Es kann sich eine konsekutive **Endokardfibrose** entwickeln.

Darüber hinaus ist der Perfusionsdruck in den Koronararterien durch den poststenotisch verminderten systolischen Druck verringert. Dadurch entwickelt sich zunehmend eine **relative Koronarinsuffizienz** mit subendokardialer Ischämie und Myokardfibrose.

> ❗ **Cave**
> Bei plötzlicher körperlicher Belastung mit Anstieg der Herzfrequenz und dadurch bedingter weiterer Verkürzung der Diastolendauer kann eine akute Myokardischämie mit Angina-pectoris-artigen Anfällen und ventrikulären Arrhythmien bis hin zum Herzstillstand auftreten.

Auch Belastungssynkopen werden beobachtet, die auf die Unfähigkeit des linken Ventrikels zurückzuführen sind, bei körperlicher Belastung die Auswurfleistung zu erhöhen und damit eine ausreichende zerebrale Perfusion zu gewährleisten.

▪▪ Symptomatik

Während bei Kleinkindern und Säuglingen (▶ Kap. 10) die Operation aufgrund der sich entwickelnden Herzinsuffizienz dringlich durchgeführt werden muss, sind die älteren Kinder mit diesem Krankheitsbild oft asymptomatisch oder haben nur gelegentlich Beschwerden.

▪▪ Diagnostik

Kinder mit Aortenstenose haben ein lautes systolisches **Herzgeräusch** rechts parasternal.

Symptome in Form verminderter Belastbarkeit treten erst bei stärkeren körperlichen Anstrengungen auf. Angina pectoris und Synkopen sind selten. Im EKG sieht man die Zeichen der linksventrikulären Hypertrophie. Das **Thoraxröntgenbild** zeigt eine meist diskrete Linksverbreiterung und häufig eine poststenotische Dilatation der Aorta ascendens. Das Krankheitsbild wird mittels **Dopplerechokardiographie** umfassend diagnostiziert.

■■ **Operative Therapie**

 Die Indikation zur Operation ist zu stellen, wenn der systolische Druckgradient 75 mmHg übersteigt oder wenn Symptome auftreten.

Bei der Operation kann bei den meisten Kindern eine **offene Kommissurotomie** der Aortenklappe mit befriedigendem Ergebnis durchgeführt werden. Nur in sehr seltenen Fällen ist schon bei der 1. Operation ein Klappenersatz notwendig. Die **offene Kommissurotomie** wird unter extrakorporaler Zirkulation am kardioplegisch stillgestellten Herzen durchgeführt. Die verlöteten Kommissuren werden bis zum Klappenring hin getrennt. Dabei ist es von größter Bedeutung, die Aufhängung der Klappensegel nicht zu verletzen, da sonst die Klappe insuffizient wird.

> **Grundsätzlich sind alle Anstrengungen zu unternehmen, einen Klappenersatz im Kindesalter zu vermeiden.**

Praxisbox

Klappenersatz bei kongenitaler valvulärer Aortenstenose
Ist ein Klappenersatz dennoch notwendig, werden **mechanische Klappen** implantiert. **Biologische Xenograftklappen** kalzifizieren und degenerieren bei Kindern wesentlich schneller als bei Erwachsenen, so dass schon nach wenigen Jahren die Klappe ersetzt werden muss. Andererseits ist zu bedenken, dass bei mechanischen Prothesen eine lebenslange Antikoagulation notwendig ist, die ein Blutungsrisiko für die Kinder darstellt und dass trotz Antikoagulation immer das Risiko von Thromboembolien besteht. Außerdem fibrosiert der kindliche Klappenring nach Implantation einer Klappenprothese und wächst in der Folgezeit nicht ausreichend mit, so dass im späteren Lebensalter eine größere Klappe nicht ohne plastische Erweiterungsmaßnahmen implantiert werden kann.

Darüber hinaus ist es auch möglich, die Aortenklappe durch die autologe Pulmonalklappe zu ersetzen (**Ross-Operation**). Dabei wird die Pulmonalklappe des Patienten aus dem rechtsventrikulären Ausflusstrakt herausgetrennt und in die Aortenwurzel implantiert. Die fehlende Pulmonalklappe wird dann durch einen Homograft ersetzt. Ein solcher **pulmonaler Autograft** in der Aortenposition soll mitwachsen. Da es sich um lebendes, autologes Gewebe handelt, werden im Langzeitverlauf keine wesentlichen strukturellen Schäden erwartet. Die Homograft-Klappe in Pulmonalposition degeneriert wesentlich langsamer, als wenn sie in Aortenposition implantiert wäre, da sie vergleichsweise niedrigeren Druckbelastungen ausgesetzt ist.

Aortoventrikuloplastik nach Konno und Rastan
In einigen Fällen ist der Aortenklappenring der Kinder zu klein, um eine Klappe einer adäquaten Größe zu implantieren. Um den Klappenring zu vergrößern wird eine sog. Aortoventrikuloplastik nach Konno und Rastan durchgeführt. Bei dieser Operation wird der Aortenklappenring in das interventrikuläre Septum hinein gespalten. Der daraus resultierende Septumdefekt wird mit einem großen Flicken aus synthetischem Material gedeckt. Dadurch kann der Aortenklappenring in Abhängigkeit von der Breite des Flickens beliebig erweitert werden. An dem Flicken wird dann die Aortenklappenprothese fixiert. Durch Verlängerung des Flickens wird die Aortenwurzel und mit einem 2 Flicken der rechtsventrikuläre Ausflusstrakt wieder verschlossen.

■■ **Prognose**

Die Letalität der einfachen Aortenklappenkommissurotomie im Kindesalter ist mit 1–2% niedrig (das gilt nicht für die Operation im Säuglingsalter!).

> **Cave**
> **Ein großes Problem nach Kommissurotomie der Aortenklappe besteht in der Tendenz der Klappensegel zu erneuter Fusion.**

Bei mehr als der Hälfte der Patienten wird in den folgenden 20 Jahren nach Aortenklappenkommissurotomie wegen einer erneuten Stenosierung, häufig auch wegen einer signifikanten Aorteninsuffizienz, eine weitere Operation in Form einer nochmaligen Kommissurotomie oder eines Klappenersatzes notwendig.

Subvalvuläre Aortenstenose

Definition

Bei der **lokalisierten**, subvalvulären Aortenstenose führt eine zirkuläre, fibromuskuläre Membran unterhalb der Aortenklappe zur Einengung des linksventrikulären Ausflusstraktes. Darüber hinaus existiert eine **diffuse Form** der Subaortenstenose mit einer langen, tunnelförmigen muskulären Obstruktion, die bis zur Herzspitze reichen kann.

■■ **Pathogenese**

Veränderungen an der Aortenklappe sieht man bei der subvalvulären Aortenstenose in der Regel nicht. Die lokalisierte, membranöse Form ist meist bei der Geburt des Kindes noch nicht vorhanden, sondern entwickelt sich in der Kindheit, wobei die Faktoren, die zu ihrer Entwicklung führen, derzeit noch unbekannt sind. Im Vergleich zur valvulären Aortenstenose ist bei der subvalvulären Form die Funktion des linken Ventrikels häufiger eingeschränkt.

■■ **Symptomatik**

Die klinische Symptomatik entspricht der bei valvulärer Stenose. Jedoch findet sich aufgrund einer linksventrikulären Funktionsstörung früher eine Einschränkung der körperlichen Belastbarkeit.

5

■■ Operative Therapie

⟫ Die Indikation zur Operation wird bereits bei einem systolischen Gradienten >30 mmHg gestellt.

Liegt eine höhergradige Funktionseinschränkung des linken Ventrikels vor, oder hat sich eine Aorteninsuffizienz entwickelt, ist die Operation unabhängig von der Höhe des Gradienten indiziert.

Die lokalisierte membranöse Subaortenstenose wird durch **Resektion** der Membran beseitigt. Dabei wird meistens zusätzlich ein Muskelkeil aus dem hypertrophierten Septum reseziert. Durch die Kombination dieser beiden Maßnahmen wird das Rezidivrisiko entscheidend gemindert. Eine ausgeprägte, diffuse Subaortenstenose kann eine **Aortoventrikuloplastik nach Konno und Rastan** erfordern, wobei über eine Vergrößerung des Septums eine Größenzunahme des Lumens des linken Ventrikels erreicht wird.

Supravalvuläre Aortenstenose

■■ Pathogenese

Diese Fehlbildung ist die seltenste Form der linksventrikulären Ausflusstraktobstruktion. Sie wird häufig beim sog. Williams[6]-Beuren[7]-Syndrom (idiopathisches Hyperkalzämiesyndrom mit Koboldgesicht, geistiger Retardierung und Minderwuchs) oder nach einer Rötelninfektion der Mutter während der Schwangerschaft gesehen.

> **Definition**
> Pathomorphologisch ist die **supravalvuläre Aortenstenose** durch eine intraluminale Verdickung der Aortenwand distal der Aortenklappe und der Koronarostien charakterisiert.

Sie kann fokal oder diffus auftreten. Die fokale Form imponiert häufig als sog. **Sanduhrdeformität**. Die diffuse Form kann sich bis in den Aortenbogen und die supraaortalen Äste erstrecken. Gelegentlich finden sich auch fibrotische Verdickungen im Bereich der Koronararterien.

■■ Pathophysiologie

In Bezug auf die Koronarperfusion unterscheidet sich die supravalvuläre Aortenstenose wesentlich von allen anderen Formen der linksventrikulären Ausflusstraktobstruktion, da die Koronarostien **proximal** der Stenose liegen und dadurch mit einem hohen Druck perfundiert werden.

■■ Symptomatik

Die klinischen Symptome entsprechen weitgehend denen der anderen Formen der kongenitalen linksventrikulären Obstruktion.

6 J.C. Williams, zeitgenössischer Kardiologe, Neuseeland
7 Alois J. Beuren, Kardiologe, Göttingen

■■ Operative Therapie

⟫ Die Indikation zur Operation wird bei einem systolischen Druckgradienten >50 mmHg gestellt.

Bei der Operation wird die Aorta unter extrakorporaler Zirkulation längs geöffnet. Liegt eine sichtbare zirkuläre »Leiste« vor, wird diese reseziert. Die **Aortotomie** wird in den akoronaren und in den rechtskoronaren, ggf. auch in den linkskoronaren Sinus erweitert, und durch Einnähen eines Y-förmig zugeschnittenen Flickens wird der Anfangsteil der Aorta ascendens plastisch erweitert. Rezidive sind bei dieser Form der Ausflusstraktobstruktion selten.

In Kürze

Kongenitale Obstruktion des linksventrikulären Ausflusstrakts

— **Valvuläre Aortenstenose** (60–75%): Hypertrophie der Kammerwand und poststenotische Dilatation der Aorta, Endokardfibrose, relative Koronarinsuffizienz (Cave: akute Myokardischämie mit Angina-pectoris-artigen Anfällen und ventrikulären Arrhythmien bis hin zum Herzstillstand). Bei Kleinkindern und Säuglingen dringliche OP, bei älteren Kindern oft asymptomatisch, lautes systolisches Herzgeräusch. Diagnose durch Dopplerechokardiographie.
Therapie: Operation bei einem systolischen Druckgradienten >75 mmHg oder wenn Symptome auftreten. Offene Kommissurotomie (evtl. erneute Fusion), Klappenersatz (im Kindesalter möglichst vermeiden) durch mechanische Klappen, evtl. auch Homografts, Ross-Operation.
— **Subvalvuläre Aortenstenose** (15–20%): lokalisierte und diffuse Form, Indikation zur Operation wird bereits bei einem systolischen Gradienten >30 mmHg gestellt.
Therapie: durch Resektion der Membran, Aortoventrikuloplastik nach Konno und Rastan.
— **Supravalvuläre Aortenstenose** (5–10%): Sanduhrdeformität, Koronarostien proximal der Stenose.
Therapie: Operation bei systolischen Druckgradienten >50 mmHg: Aortotomie, Y-förmiger Flicken

Aortenisthmusstenose

■■ Pathogenese

Der Aortenisthmus ist der Abschnitt zwischen der linken A. subclavia und der Einmündung des Ductus arteriosus bzw. des Ligaments in die Aorta descendens.

> **Definition**
> Eine Stenose unmittelbar vor Einmündung des Ductus wird als **präduktale** oder **infantile** Aortenisthmusstenose bezeichnet. Dagegen ist die Aortenisthmusstenose bei älteren Kindern oft in Höhe der Einmündung des Ductus oder unmittelbar danach lokalisiert und wird dann als **postduktale** oder **adulte** Form bezeichnet (◘ Abb. 5.30).

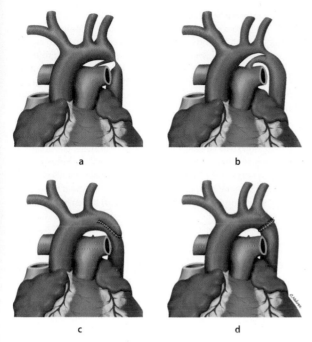

Abb. 5.30 a Postduktale Aortenisthmusstenose (Erwachsenenform). **b** Präduktale Aortenisthmusstenose. **c** Operationsverfahren der Subklavia-Umkehrplastik. **d** Operationsverfahren der Resektion und End-zu-End-Anastomose

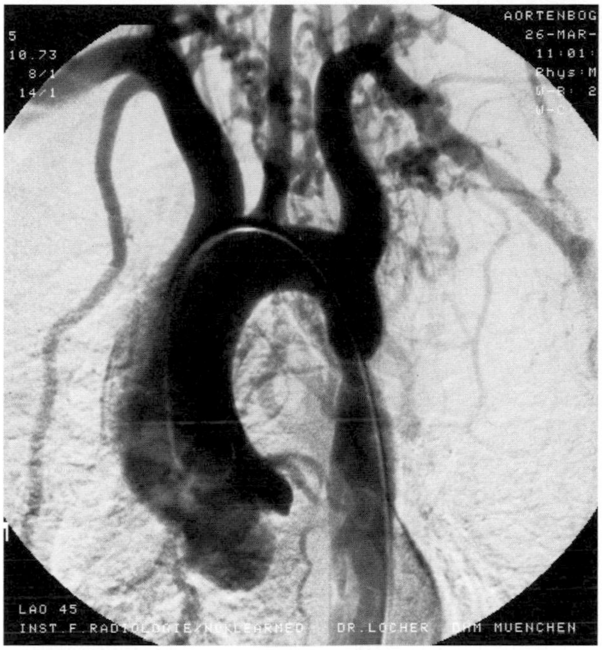

Abb. 5.31 Digitale Subtraktionsangiographie einer postduktalen Aortenisthmusstenose bei einem Erwachsenen mit ausgedehntem Kollateralkreislauf (mit freundlicher Genehmigung von Dr. Martinoff, Institut für Radiologie, Deutsches Herzzentrum München)

Die Häufigkeit der Aortenisthmusstenose beträgt 5–8% aller kongenitalen Herz- und Gefäßmissbildungen. Männliche Kinder sind 4-mal häufiger betroffen als weibliche.

Die **präduktale** Aortenisthmusstenose ist häufiger mit anderen Herzfehlern kombiniert und wird bereits im Säuglingsalter symptomatisch. Diese Form geht sehr häufig mit einer **tubulären Hypoplasie** des Aortenbogens einher.

Morphologisch ist die Aortenisthmusstenose gekennzeichnet durch eine Einfaltung der links-posterolateralen Wand der Aorta descendens im Bereich der Duktusmündung, sowie einer membranartigen Falte aus verdickter Media und Intima mit exzentrisch gelegenem Restlumen. Über die Entstehung der Aortenisthmusstenose ist bekannt, dass das Gewebe in dem stenotischen Gebiet sehr ähnlich dem embryonalen Gewebe aus dem Bereich des Ductus arteriosus ist. Eine zirkuläre Kontraktion und anschließende Fibrose dieses Gewebes in der Aortenwand zum Zeitpunkt des Duktusverschlusses nach der Geburt könnte die Ursache für die Entstehung einer Aortenisthmusstenose sein. In etwa 30% der Fälle liegt neben der Aortenisthmusstenose auch eine bikuspide Aortenklappe vor.

▪▪ Pathophysiologie

Bei der **präduktalen** Aortenisthmusstenose wird die untere Körperhälfte überwiegend über den offenen Ductus arteriosus perfundiert und die Kinder werden symptomatisch, wenn sich der Ductus zu verschließen beginnt. Da zu diesem Zeitpunkt die Kollateralzirkulation noch ungenügend ist, kommt es zu einer Minderperfusion der unteren Körperhälfte mit Niereninsuffizienz und Azidose. Der linke Ventrikel wird zunehmend insuffizient. Patienten mit einer **postduktalen** Aortenisthmusstenose können oft lange Zeit asymptomatisch sein, da sich meist schon intrauterin ein ausgiebiger Umgehungskreislauf entwickelt (**Abb. 5.31**). Typisch ist der Bluthochdruck in der oberen Körperhälfte, der auch nach Korrektur oft persistieren kann, insbesondere wenn die Korrektur der Aortenisthmusstenose zu spät erfolgt.

▪▪ Symptomatik

Etwa die Hälfte der Kinder mit Aortenisthmusstenose wird in den ersten Lebensmonaten mit einer **Herzinsuffizienz** symptomatisch. Man kann links parasternal oder zwischen den Schulterblättern ein Geräusch während der Systole bis in die Diastole auskultieren.

> ❯ Typischerweise sind die Pulse an der oberen Extremität kräftig zu tasten, während die Pulse in den Leisten entweder schwach oder gar nicht tastbar sind.

Ein eindeutiger klinischer Untersuchungsbefund bei Aortenisthmusstenose ist eine Blutdruckdifferenz zwischen oberer und unterer Extremität.

▪▪ Diagnostik

Auf dem **Thoraxröntgenbild** ist der Herzschatten entweder normal groß oder links verbreitert. Etwa in der Hälfte der Fälle ist der Aortenknopf nicht sichtbar. Typische **Rippenusuren** treten in der Regel erst nach dem 6. Lebensjahr mit der Ent-

5

wicklung eines ausgeprägten Umgehungskreislaufs auf und sind dann als flachbogige Aussparungen am Unterrand der dorsalen Rippenanteile sichtbar. Im EKG finden sich allenfalls Zeichen der linksventrikulären Hypertrophie, in den meisten Fällen ist der Kurvenverlauf jedoch normal.

Mit der **Angiographie** kann die Stenose exakt lokalisiert werden und ihre Beziehung zur A. subclavia und zum Ductus arteriosus abgeschätzt werden. Außerdem zeigt diese Untersuchungstechnik sehr gut das Ausmaß der **Kollateralzirkulation** und das eventuelle Vorliegen assoziierter kardialer Fehlbildungen. In letzter Zeit gewinnt auch die **Kernspintomographie** zunehmend an Bedeutung. Da der Aortenisthmus allseits von Lungengewebe umgeben ist, gelingt seine exakte Darstellung echokardiographisch oft nur unvollständig.

▪▪ Operative Therapie

Wenn nicht aufgrund einer Herzinsuffizienz bereits im Säuglingsalter operiert werden muss, ist das **2.–4. Lebensjahr** das beste Alter zur Korrektur, um eine postoperativ verbleibende arterielle Hypertonie zu vermeiden.

> Die Operation ist bei einem systolischen Druckgradienten zwischen oberer und unterer Körperhälfte >30 mmHg und bei einer arteriellen Hypertonie der oberen Körperhälfte indiziert. Darüber hinaus wird aber auch eine Stenose operativ beseitigt, bei der aufgrund einer gut ausgebildeten Kollateralzirkulation kein oder nur ein geringer Druckgradient besteht.

Bei einer Operation nach dem 6. Lebensjahr ist die Gefahr einer irreversiblen Blutdruckerhöhung hoch.

Die 1. erfolgreiche chirurgische Resektion einer Aortenisthmusstenose wurde 1945 von Crafoord und Nylin durchgeführt. Der klassische Zugang zum Aortenisthmus erfolgt über eine links-posterolaterale Thorakotomie durch den 4. ICR. Verschiedene Operationstechniken stehen zur Verfügung: Bei der auch heute noch am häufigsten angewendeten Technik wird die Stenose reseziert und die Aorta **End-zu-End** wieder anastomosiert.

> Dabei ist es wichtig, das gesamte stenotische Segment zu resezieren, da noch verbleibendes Ductus-arteriosus-Gewebe zu einer Restenosierung führen wird!

--- Praxisbox ---

Arteria-subclavia-Umkehrplastik

Alternativ zu der End-zu-End-Anastomose wurde von Waldhausen und Nahrwold 1986 die Technik der A.-subclavia-Umkehrplastik beschrieben (❏ Abb. 5.30c,d). Dabei wird die A. subclavia weit distal durchtrennt und der Gefäßstumpf längs aufgeschnitten, wobei die Inzision in den stenotischen Bereich des Aortenisthmus hinein verlängert wird. Die stenosierende Leiste wird reseziert und der Stumpf der A. subclavia anschließend in Form eines Flickens nach unten geschlagen und mit den Inzisionsrändern im Bereich des Aortenisthmus anastomosiert. Das distale, ligierte Ende der A. subclavia wird in der Regel über Kollateralen wieder perfundiert.

Weitere chirurgische Techniken

Als weitere chirurgische Techniken stehen noch die Interposition einer Gefäßprothese und die Erweiterung des Isthmus durch einen Kunststoffflicken nach Vosschulte zur Verfügung. Die Interposition einer Gefäßprothese kommt in der Regel nur bei älteren Kindern in Betracht, wenn die Resektion so ausgedehnt ist, dass die Gefäßenden nicht mehr spannungsfrei einander genähert werden können (z. B. Rezidiv-Aortenisthmusstenose). Die plastische Erweiterung des Aortenisthmus mit einem prothetischen Flicken ist heute weitgehend verlassen worden. Diese Technik hat im Langzeitverlauf häufig zur Ausbildung eines lokalen Aneurysmas geführt. Bei gleichzeitigem Vorliegen eines hypoplastischen Aortenbogens (Durchmesser des Bogens <50% des Durchmessers der Aorta ascendens) wird die Konkavität des Bogens vom proximalen Absetzungsrand aus retrograd geöffnet und die Aorta descendens in den Bogen hinein anastomosiert.

▪▪ Prognose

Die **Operationsletalität** ist abhängig vom Alter der Patienten und dem Vorliegen assoziierter kardialer Fehlbildungen, liegt aber bei der isolierten Aortenisthmusstenose <1%. Früh postoperative Komplikationen sind akute Blutungen aus der Anastomose und eine Verletzung des N. recurrens.

> **Cave**
> Die gefürchtetste Komplikation ist eine Paraplegie, deren Entstehung auf eine Hypoperfusion des Rückenmarks während der Phase der Abklemmung der Aorta descendens zurückgeführt wird.

Diese Komplikation tritt bei 0,4% der Patienten auf. Im Langzeitverlauf kann es darüber hinaus zur erneuten Stenosierung im Operationsgebiet kommen, wobei die Inzidenz nach Operation in den ersten 3 Lebensmonaten mit etwa 20–25% hoch ist, nach Operation jenseits des 1. Lebensjahres aber auf 5–10% absinkt. Der **Bluthochdruck** der oberen Extremitäten sinkt in der Regel allmählich während der ersten 2–4 Wochen nach der Operation auf Normalwerte. In seltenen Fällen bleibt die Hypertension der oberen Extremitäten trotz Korrektur der Stenose bestehen, insbesondere wenn die Indikation zur Operation erst spät gestellt worden ist.

Über den Wert der interventionellen Aufdehnung der Isthmusstenose mit einem Ballon einschließlich Stent-Platzierung besteht z. Z. keine einheitliche Meinung. Während sie für die primäre Isthmusstenose nicht geeignet erscheint, wird sie von einigen Kardiologen als Methode der Wahl für Rezidivstenosen propagiert.

In Kürze

Aortenisthmusstenose
Präduktale (infantile) oder postduktale (adulte) Form.
Symptomatik: Herzinsuffizienz, Puls- und Blutdruckdifferenz zwischen oberer und unterer Extremität.
Diagnostik: Thoraxröntgenbild (Rippenusuren), Angiographie (Kollateralzirkulation), MRT.

▼

Therapie:
- Operative Korrektur, bevorzugt im 2.–4. Lebensjahr, bei systolischem Druckgradienten >30 mmHg.
- Links-posterolaterale Thorakotomie durch den 4. ICR. Resektion und End-zu-End-Anastomose der Aorta (gesamtes stenotisches Segment muss reseziert werden, da noch verbleibendes Ductus-arteriosus-Gewebe zu einer Restenosierung führt), Arteria-subclavia-Umkehrplastik, Interposition einer Gefäßprothese, Erweiterung des Isthmus durch einen Kunststoffflicken.
- **Cave:** gefürchtetste Komplikation ist eine Paraplegie.

Unterbrochener Aortenbogen

■■ Pathogenese

Embryologisch entsteht der Aortenbogen aus 3 verschiedenen Segmenten. Eine mangelnde Fusion dieser Elemente führt zu dem Bild des unterbrochenen Aortenbogens. Die Perfusion der unteren Körperhälfte wird über einen weit offenen Ductus arteriosus gewährleistet.

Diese Anomalie ist mit etwa 1,5% aller angeborenen Herz- und Gefäßmissbildungen selten. 1959 wurde von Celoria und Patton eine Klassifikation dieses Krankheitsbildes eingeführt.

Klassifikation des unterbrochenen Aortenbogens nach Celoria und Patton
- Beim sog. **Typ A** liegt die Unterbrechung im Bereich des Aortenisthmus, d. h. die linke A. subclavia wird noch aus dem Aortenbogen versorgt.
- Beim **Typ B** findet sich die Unterbrechung zwischen der linken A. carotis und der linken A. subclavia. Dieser Typ ist mit etwa 70% der häufigste und nicht selten mit einer fehlabgehenden rechten A. subclavia aus der deszendierenden Aorta kombiniert.
- Beim **Typ C** liegt die Unterbrechung zwischen dem Abgang des Truncus brachiocephalicus und der linken A. carotis. Dieser Typ ist mit nur 4% sehr selten.

Eine Vielzahl anderer Fehlbildungen ist häufig mit dem unterbrochenen Aortenbogen assoziiert.

■■ Symptomatik

Symptome beginnen meist erst, wenn sich der Ductus arteriosus langsam zu verschließen beginnt. Die Kinder werden dann entsprechend der **Minderperfusion der unteren Körperhälfte** anurisch, azidotisch und zeigen die Befunde einer Minderperfusion der Intestinalorgane (Erhöhung der Leberenzyme, nekrotisierende Enterokolitis, blutige Stühle). Die Pumpfunktion des Herzens ist erheblich eingeschränkt.

■■ Diagnostik

Die Diagnose des unterbrochenen Aortenbogens kann mithilfe der **Echokardiographie** gestellt werden. Von Bedeutung sind dabei der Ort und die Länge der Unterbrechung sowie die genaue Analyse der assoziierten Fehlbildungen. Oft wird jedoch zusätzlich noch eine Herzkatheteruntersuchung zur genauen Darstellung der Abgänge der Kopfarterien und zur Feststellung assoziierter Fehlbildungen durchgeführt.

■■ Operative Therapie

 Die erste Maßnahme nach Diagnosestellung ist die Infusion von Prostaglandin E1 oder E2, um dadurch den Ductus arteriosus zunächst offen zu halten. Die Operation erfolgt dann zum frühestmöglichen Zeitpunkt.

Dabei wird der Thorax durch eine **mediane Sternotomie** geöffnet und im hypothermen Kreislaufstillstand werden die unterbrochenen Segmente des Aortenbogens wieder vereinigt. Die Operationsletalität liegt heute bei optimaler präoperativer Vorbereitung der Patienten <10%. Bei diesem Herzfehler sind häufig weitere Korrekturoperationen notwendig.

In Kürze

Unterbrochener Aortenbogen

Typ A–C (je nach Lokalisation), oft mit anderen Fehlbildungen; ca. 70% Typ B: Unterbrechung zwischen der linken A. carotis und der linken A. subclavia.

Symptomatik: beginnet bei Verschluss des Ductus arteriosus, Minderperfusion der unteren Körperhälfte (Anurie, Azidose, Erhöhung der Leberenzyme, nekrotisierende Enterokolitis, blutige Stühle).

Diagnostik: Echokardiographie.

Therapie: Infusion von Prostaglandin E1 oder E2 (Offenhalten des Ductus arteriosus), Operation zum frühestmöglichen Zeitpunkt.

Arterielle Gefäßringe und pulmonale Gefäßschlinge

■■ Pathogenese

Die Gefäßanomalien resultieren aus einer embryonalen Fehlentwicklung des Aortenbogens und führen zu einer **Kompression** der eingeschlossenen Trachea und/oder des Ösophagus.

Während der Embryonalentwicklung entstehen 6 Paare von Aortenbögen, die die beiden primitiv angelegten ventralen und dorsalen Aortensegmente miteinander verbinden. **Gefäßringe** entstehen dadurch, dass spezifische Segmente dieses rudimentären embryonalen Aortenbogenkomplexes persistieren. Die folgenden Varianten einer Gefäßringbildung sind von klinischer Bedeutung.

Arterielle Gefäßringe und pulmonale Gefäßschlingen
- **Doppelter Aortenbogen:** Bei dieser Fehlbildung entspringen 2 Aortenbögen aus der aszendierenden Aorta, verlaufen auf beiden Seiten der Trachea und

▼

5

des Ösophagus und vereinigen sich hinter diesen Strukturen wieder in der deszendierenden Aorta, häufig unter Bildung einer Aortenisthmusstenose. Dadurch entsteht ein **kompletter Gefäßring**.

- **Rechter Aortenbogen mit linksseitigem Lig. arteriosum:** Der rechtsverlaufende Aortenbogen gibt eine retroösophageal verlaufende linke A. subclavia ab. Das Lig. arteriosum zieht von der deszendierenden Aorta zur linken Pulmonalarterie. Durch diese Strukturen wird der Gefäßring geschlossen.
- **Aberrierende rechte A. subclavia:** Die normal links verlaufende Aorta descendens gibt eine nach rechts hinter den Ösophagus zum rechten Arm ziehende A. subclavia ab. Dadurch entsteht kein kompletter Gefäßring, sondern eine Kompression des Ösophagus. Diese Fehlbildung ist die **häufigste** aller vaskulären Fehlbildungen des Aortenbogensystems und findet sich bei etwa 0,5% aller Menschen und bei 30% der Kinder mit Down-Syndrom.
- **Distaler Abgang des Truncus brachiocephalicus:** Bei dieser Fehlbildung ist der Truncus brachiocephalicus verlängert, zieht vor der Trachea vorbei nach rechts und kann zu einer arteriellen Kompression der Trachea führen.
- **Pulmonale Gefäßschlinge:** Dabei nimmt die linke Pulmonalarterie ihren Ursprung nicht aus dem Pulmonalarterienstamm, sondern aus der rechten Pulmonalarterie. Sie zieht in ihrem Verlauf um den rechten Hauptbronchus nach links und läuft dann zwischen Trachea und Ösophagus, wobei sie eine offene Schlinge bildet, die den Tracheobronchialbaum komprimiert (◘ Abb. 5.32).

■ ■ **Symptomatik**

Nicht alle Aortenbogenanomalien und Gefäßschlingen führen zu klinischen Symptomen. Bei den Kindern mit geschlossenen Gefäßringen kommt es in den meisten Fällen innerhalb

der ersten Wochen bis Monate nach der Geburt zu den Symptomen einer Tracheal- und/oder Ösophaguskompression. Charakteristisch sind **Stridor, Dysphagie** und rezidivierende **bronchopulmonale Infektionen**. Gelegentlich können die betroffenen Kinder die Obstruktion der Trachea durch Hyperextension des Kopfes entlasten und dadurch die Atmung verbessern. Das Problem der Diagnosestellung ergibt sich daraus, dass bei Unkenntnis des Krankheitsbildes die Symptome eher unspezifisch sind und auch bei anderen Erkrankungen im Kindesalter wie Asthma, Aspiration und Infektionen der oberen Luftwege vorkommen können.

❯ **Grundsätzlich sollte immer dann an die Diagnose eines Gefäßrings gedacht werden, wenn bei Säuglingen und Kindern ein Stridor das führende Symptom ist.**

■ ■ **Diagnostik**

Die Diagnosestellung beginnt mit einem **Thoraxröntgenbild** mit Ösophagusbreischluck und einem **CT**. Die Bronchoskopie wird als weitere diagnostische Maßnahme bei manchen Kindern mit unklarer Atemnot durchzuführen sein. Die Herzkatheteruntersuchung ist indiziert, um die anatomischen Details des Gefäßrings genauestens darzustellen und um assoziierte kardiale Fehlbildungen zu diagnostizieren.

┌─ **Praxisbox** ─────────────────

Operative Therapie der Gefäßringe und Gefäßschlinge
Beim **doppelten Aortenbogen** wird der Thorax durch eine links-posterolaterale **Thorakotomie** geöffnet und der kleinere der beiden Bögen an der Einmündung in die Aorta descendens abgetrennt. Das Lig. arteriosum wird in jedem Fall durchtrennt. Der gleiche operative Zugang wird auch für die Operation des rechtseitigen Aortenbogens mit linksseitigem Lig. arteriosum angewandt. Bei dieser Fehlbildung wird lediglich das Lig. arteriosum durchtrennt. Für die Operation des verlängerten Truncus brachiocephalicus wird eine rechtslaterale Thorakotomie durchgeführt und der Truncus am posterioren Sternumrand »aufgehängt«.

Bei der **Gefäßschlinge** wird in der Regel eine mediane Sternotomie durchgeführt und unter extrakorporaler Zirkulation die linke Pulmonalarterie an ihrem Abgang aus der rechten abgetrennt, zwischen Ösophagus und Trachea vorgezogen und in den Pulmonalishauptstamm vor der Trachea wieder reimplantiert (◘ Abb. 5.32).

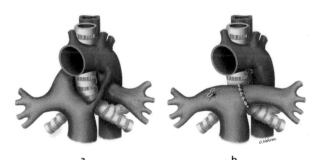

a   b

◘ **Abb. 5.32** Operative Korrektur der pulmonalen Gefäßschlinge. **a** Die linke Pulmonalarterie entspringt aus der rechten und komprimiert den Tracheobronchialbaum. **b** Korrektur mit Durchtrennung des Lig. arteriosum und Reimplantation der linken Pulmonalarterie in den Stamm

---

In Kürze

Arterielle Gefäßringe und pulmonale Gefäßschlinge
Gefäßringe: doppelter Aortenbogen (kompletter Gefäßring), rechter Aortenbogen mit linksseitigem Lig. arteriosum, aberrierende rechte A. subclavia (häufigste Gefäßanomalie), distaler Abgang des Truncus brachiocephalicus, pulmonale Gefäßschlinge.

▼

Symptomatik: Stridor (führendes Symptom), Dysphagie und rezidivierende bronchopulmonale Infektionen.
Diagnostik: Röntgen (Ösophagusbreischluck), CT.
Therapie: Durchtrennung bzw. Resektion der obstruierenden Struktur.

5.4.2 Kongenitale Herz- und Gefäßfehler mit Links-rechts-Shunt

Vorhofseptumdefekt (ASD)

■ ■ Definition

8–10% aller angeborenen Herzfehler sind Vorhofseptumdefekte, wobei man hauptsächlich zwischen Ostium-secundum- und Ostium-primum-Defekt und Sinus-venosus-Defekt unterscheidet:

Einteilung der Vorhofseptumdefekte

— **Ostium-secundum-Defekt (ASD II):** ist mit 80% der häufigste. Seine Größe kann sehr unterschiedlich sein. Im geringsten Falle handelt es sich um ein **persistierendes Foramen ovale**, wie es bei 30% aller Menschen, meist ohne Krankheitswert, vorkommt. Im anderen Extrem kann aber auch das gesamte Septum secundum fehlen.

— **Ostium-primum-Defekt (ASD I):** Gehört in den Fehlbildungskomplex des Atrioventrikularkanals und wird auch als **inkompletter atrioventrikulärer Septumdefekt** bezeichnet.

— **Sinus-venosus-Defekt** (10%): Ist in der Regel im oberen, in seltenen Fällen auch im unteren Anteil des Vorhofseptums, unmittelbar an der Einmündung der jeweiligen Hohlvene in den rechten Vorhof lokalisiert (◘ Abb. 5.33). Bei diesem Typ findet sich fast immer eine Fehleinmündung der rechten oberen Lungenvene meistens in die V. cava superior

■ ■ Anatomie

Während der Embryonalentwicklung bildet sich im Dach des primitiven Vorhofs eine sichelförmige Leiste, das **Septum primum**. Gleichzeitig wächst das **Endokardkissen** durch Verschmelzung zweier Wucherungen des Mesenchyms an gegenüberliegenden Stellen im Atrioventrikular(AV)-Kanal. Das Septum primum wächst durch das Lumen des primitiven Vorhofs herab und verschließt bei seiner Annäherung an das Endokardkissen das **Ostium primum**. Während das Ostium primum obliteriert, löst sich der obere Anteil des Septums ab, so dass eine neue Kommunikation zwischen den Vorhofhöhlen entsteht, das **Ostium secundum**. Dieses wird durch das **Septum secundum** verschlossen, das durch eine Einfaltung des Vorhofdaches im kranialen Anteil entsteht. Vor der Geburt bilden das Septum secundum und das Septum primum ein membranartiges Ventil, durch das das Blut nur von rechts nach links fließen kann. Übersteigt nach der Geburt der Druck im linken Vorhof den Druck im rechten, legen sich die beiden Strukturen aneinander und verschmelzen.

■ ■ Pathophysiologie

Da die Compliance des linken Ventrikels niedriger ist als die des rechten, ist der Füllungsdruck im linken Vorhof höher. Daher fließt das Blut durch einen Vorhofseptumdefekt von links nach rechts (**Links-rechts-Shunt**), mit der Folge einer Zunahme der Lungendurchblutung. Die daraus resultierende Volumenüberlastung des rechten Ventrikels und des pulmonalen Gefäßbettes wird normalerweise lange ohne wesentliche Symptome vertragen. Das Minutenvolumen des großen Kreislaufs ist dabei unverändert. Die Gefahr einer obstruktiven Lungengefäßerkrankung ist beim Vorhofseptumdefekt wesentlich geringer als beim Ventrikelseptumdefekt (VSD).

■ ■ Symptomatik

Viele Kinder sind über Jahre asymptomatisch, andere zeigen eine geringe Leistungseinschränkung. Die Diagnose wird oft erst aufgrund eines **Herzgeräusches** vor der Einschulung gestellt oder anlässlich eines Infektes der oberen Luftwege, der gehäuft auftritt, entdeckt.

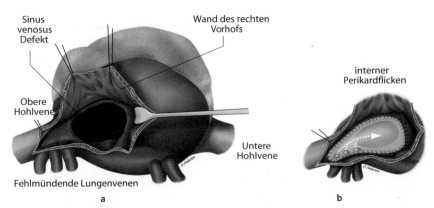

◘ Abb. 5.33 a Korrektur des Sinus-venosus-Defektes mit partieller Fehlmündung der rechten oberen Lungenvenen in die obere Hohlvene. **b** Interner Perikardflicken zur Umleitung des Blutes aus den fehlmündenden Lungenvenen über den Defekt in den linken Vorhof

5

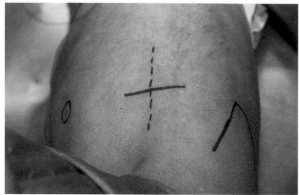

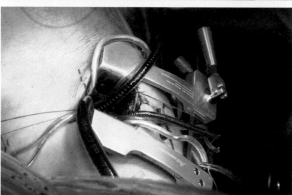

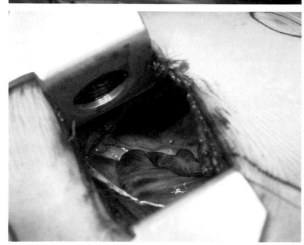

◻ Abb. 5.34 Vorhofseptumdefekt: midaxilläre, muskelschonende, rechtsseitige Thorakotomie bei einem präpubertären Patienten

▪▪ Diagnostik

Bei der **Auskultation** hört man ein leises, niederfrequentes, spindelförmiges **Systolikum** mit Punctum maximum über dem 2./3. ICR links parasternal. Dieses Geräusch entspricht einem relativen Pulmonalstenosegeräusch, das durch das vergrößerte Schlagvolumen des rechten Ventrikels entsteht.

Im **EKG** sieht man meist einen inkompletten Rechtsschenkelblock. Im **Thoraxröntgenbild** bildet der vergrößerte

rechte Ventrikel häufig den linken Herzrand. Durch eine Ektasie der A. pulmonalis ist das Pulmonalsegment prominent und aufgrund des Links-rechts-Shunts ist die Lungengefäßzeichnung vermehrt (**Rezirkulationszeichen**). Echokardiographisch lassen sich Größe und Lokalisation des interatrialen Defektes zuverlässig darstellen. Mit der Dopplerechokardiographie kann die Höhe des Shunt-Volumens abgeschätzt werden.

▪▪ Operationsindikation

Ohne operative Therapie ist die natürliche Lebenserwartung im Mittel auf 50 Jahre reduziert. Im Gegensatz zum VSD verschließt sich der Vorhofseptumdefekt nur selten spontan.

> **❯** Im Kleinkindesalter wird ein Vorhofseptumdefekt nur bei Herzinsuffizienz oder Entwicklungsverzögerung operativ verschlossen. In allen anderen Fällen erfolgt die Operation bei einem bedeutsamen Shunt-Volumen vor der Einschulung.

▪▪ Operative Therapie

Der operative Verschluss wird entweder über eine mediane Sternotomie oder eine kosmetisch vorteilhaftere rechts-anterolaterale Thorakotomie durchgeführt.

Operativer Zugang
Eigene Untersuchungen belegen, dass weibliche Patienten mit ASD, die als Kind eine rechts-anterolaterale Thorakotomie erhalten haben, zufriedener mit dem kosmetischen Ergebnis sind, als Patientinnen, die eine mediane Sternotomie mit resultierender mittig platzierter Narbe erhalten haben. Dennoch zeigt die Untersuchung, dass die rechts-anterolaterale Thorakotomie bei präpubertären Mädchen durch Verletzung von präformiertem Brustdrüsengewebe später zu signifikanten höheren Brustasymmetrien bei den operierten Frauen führen kann. Dies lässt sich durch einen noch weiter lateral gelegenen midaxillären Zugang vermeiden (◻ Abb. 5.34, ◻ Abb. 5.35).

Praxisbox

Operatives Vorgehen bei Vorhofseptumdefekten
Der Ostium-secundum-Defekt wird mit einem autologen Perikard- oder einem Dacron-Flicken, evtl. auch durch direkte Naht verschlossen. Der Sinus-venosus-Defekt wird grundsätzlich mit einem Flicken verschlossen, wobei die Nahtreihe oberhalb der Mündung der rechten oberen Lungenvene verläuft, so dass diese nach Verschluss des Defektes in den linken Vorhof drainiert (◻ Abb. 5.33). Liegt eine partielle Lungenvenenfehlmündung ohne Vorhofseptumdefekt vor, wird ein Teil des Septums zunächst reseziert, um die Lungenvene über das Vorhofseptum nach links leiten zu können. Mündet die rechte obere Lungenvene direkt in die obere Hohlvene, so muss evtl. die Hohlvene plastisch erweitert werden.

Die Operationssterblichkeit liegt beim Ostium-secundumoder Sinus-venosus-Defekt unter 1%. Die Lebenserwartung nach Korrektur entspricht der der Normalbevölkerung.

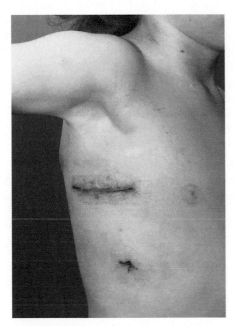

◙ Abb. 5.35 Vorhofseptumdefekt: kosmetisches Ergebnis nach midaxillärer Thorakotomie

In Kürze

Vorhofseptumdefekt (ASD)
Ostium-secundum-Defekt (ASD II), Ostium-primum-Defekt (ASD I) und Sinus-venosus-Defekt, Links-rechts-Shunt.
Symptomatik: oft asymptomatisch, Herzgeräusch, häufige Infekte der oberen Luftwege.
Diagnostik: Auskultation (niederfrequentes, spindelförmiges Systolikum), EKG, Röntgen (Rezirkulationszeichen).
Therapie: operativ. Im Kleinkindalter nur bei Herzinsuffizienz oder Entwicklungsverzögerung, sonst bei bedeutsamen Shunt-Volumen vor der Einschulung. Sternotomie oder kosmetisch vorteilhaftere rechts-anterolaterale Thorakotomie, Verschluss des Defektes meist mit autologem Perikard- oder Dacron-Flicken.

Ventrikelseptumdefekt (VSD)

— Definition —————————————
Ein Ventrikelseptumdefekt ist eine Verbindung zwischen den beiden Herzkammern.

Der isolierte VSD ist mit 20–25% aller angeborenen Herz-Gefäß-Missbildungen die **häufigste Herzfehlbildung**. Man unterscheidet grundsätzlich 4 Typen (◙ Abb. 5.36).

Einteilung der Ventrikelseptumdefekte
- Eine Kommunikation im Bereich der Ausflusskomponente des Septums unterhalb der Aorten- und der Pulmonalklappe bezeichnet man als **subarteriellen Defekt**.
- Verbindungen im Bereich des membranösen Ventrikelseptums, die an das septale Segel der Trikuspidalklappe angrenzen, werden als **perimembranöse Defekte** bezeichnet.
- Eine Verbindung im Einlassteil des rechten Ventrikels wird als **AV-Kanaltyp** oder **Inlet-Defekt** bezeichnet. Bei etwa der Hälfte aller Patienten ist dieser VSD in Kombination mit weiteren angeborenen Herzgefäßfehlern anzutreffen.
- **Muskuläre Defekte** liegen im muskulären Septum und sind definitionsgemäß auf allen Seiten von Muskulatur umgeben. Sie kommen einzeln oder multipel (**Swiss-cheese-Defekt**) vor.

■ ■ Pathophysiologie
Aufgrund des höheren Druckes in der linken Herzkammer fließt während der Systole ein Teil des erhöhten Schlagvolumens aus der linken in die rechte Kammer. Das Shunt-Volumen wird dabei durch die Größe des Defektes und durch den Druck im rechten Ventrikel bestimmt, der seinerseits von der Höhe des Lungengefäßwiderstandes abhängt. Bei hohen Shunt-Volumina entwickelt sich eine progrediente Herzinsuffizienz und eine pulmonale Hypertonie. Bleibt die Shunt-Verbindung bestehen, entwickelt sich eine obstruktive Lungengefäßerkrankung mit **Eisenmenger-Reaktion**.

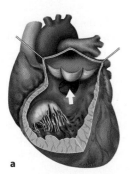
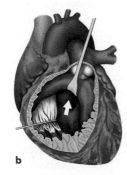
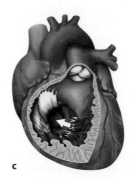
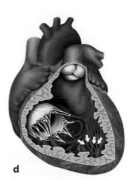

a   b   c   d

◙ Abb. 5.36 Schematische Darstellung der verschiedenen Lokalisationen des VSD. **a** Subarterieller Defekt, **b** perimembranöser Defekt, **c** AV-Kanaltyp oder Inlet-Defekt, **d** muskulärer Defekte

5

> **Ventrikelseptumdefekte können sich innerhalb des 1. Lebensjahres spontan verschließen.**

■■ **Symptomatik**

Bei **kleinen Defekten** (**Links-rechts-Shunt** <30% des Kleinkreislaufvolumens) sind die Patienten oft asymptomatisch und werden nur durch den typischen Geräuschbefund auffällig. Bei **mittelgroßen Defekten** (Links-rechts-Shunt ca. 50%) findet man gelegentlich Atemnot bei stärkerer körperlicher Belastung, jedoch eine normale körperliche Entwicklung.

> **Bei großen Defekten mit einem Links-rechts-Shunt von deutlich >50% zeigen die Kinder schon im Säuglingsalter Atemnot, unzureichende Nahrungsaufnahme, Gedeihstörung und Schwitzen als Zeichen einer Herzinsuffizienz.**

■■ **Diagnostik**

Auskultatorisch hört man ein **Holosystolikum** mit Punctum maximum im 4. ICR links parasternal. Je nach Größe des Defektes klingt dieses Geräusch kurz, scharf und hochfrequent oder tieffrequent und rumpelnd. Palpatorisch stellt man häufig ein **systolisches Schwirren** im 4./5. ICR links parasternal fest. Das **EKG** zeigt bei kleinem VSD einen normalen Kurvenverlauf, bei größeren Defekten die Zeichen der rechtsventrikulären oder biventrikulären Hypertrophie. Im **Thoraxröntgenbild** sieht man je nach der Größe des Defektes einen normalen Befund bis hin zur Verbreiterung des Herzschattens nach links mit einem prominenten Pulmonalsegment und vermehrter Lungengefäßzeichnung.

Echokardiographisch kann der VSD ab einem Durchmesser von 2 mm meist direkt dargestellt werden, wobei die genaue Lokalisation bei multiplen kleinen Defekten gelegentlich schwierig sein kann. Die Höhe des Links-rechts-Shunts und des interventrikulären Druckgradienten lassen sich mit der Dopplerechokardiographie abschätzen.

■■ **Operationsindikation**

> **Die Indikation zum operativen Verschluss wird durch die Größe und die Lage des Defektes bestimmt.**

Beim mittelgroßen VSD mit einem Links-rechts-Shunt >30% und systolischen Druckwerten >30 mmHg im Lungenkreislauf wird der Verschluss in der Regel im Vorschulalter durchgeführt. Bei Säuglingen mit einem großen Defekt und beginnender Herzinsuffizienz soll der Verschluss innerhalb der ersten 3 Lebensmonate durchgeführt werden. Sind diese Patienten jedoch medikamentös gut zu stabilisieren, kann die Operation auch bis zum 6. Lebensmonat heraus gezögert werden.

> **Nach dieser Zeit ist ein Spontanverschluss des VSD weniger wahrscheinlich und die Gefahr der Entwicklung irreversibler Lungengefäßveränderungen nimmt zu.**

Bei einem **VSD mit Aorteninsuffizienz**, wie er besonders bei den subarteriellen Defekten auftritt, ist eine Korrekturoperation immer indiziert – unabhängig von der Größe des Shunt-Volumens.

 Cave
Nachdem es zur Ausbildung einer Eisenmenger-Reaktion gekommen ist, ist der operative Verschluss eines VSD absolut kontraindiziert.

Indikation zur palliativ-operativen Therapie
Grundsätzlich wird der VSD heute primär korrigiert. Nur bei multiplen muskulären Defekten und bei gleichzeitigem Vorliegen bedeutsamer assoziierter kardiovaskulärer Fehlbildungen ist ein palliatives »Banding« der Pulmonalarterie indiziert.

■■ **Operative Therapie**
Für den chirurgischen Verschluss des VSD stehen im Prinzip 3 Zugangswege zur Verfügung:
- **transatrial** durch den rechten Vorhof,
- **transventrikulär** durch den rechten oder den linken Ventrikel,
- **transarteriell** durch die Pulmonalarterie oder die Aorta.

Praxisbox

Operatives Vorgehen bei Ventrikelseptumdefekten
Der häufigste Zugangsweg ist der **transatriale**. Der Defekt wird je nach Größe durch direkte Naht oder durch Einnähen eines Kunststoff- bzw. Perikardflickens verschlossen. Einige seltene Formen der muskulären Defekte im trabekulären Septum, insbesondere die tief liegenden, spitzennahen Defekte können eine zusätzliche Inzision an der Spitze des rechten oder in sehr seltenen Fällen des linken Ventrikels erforderlich machen.

Über die **großen Arterien** können unmittelbar subarteriell gelegene Defekte verschlossen werden. Bei dem **rechtsventrikulären** Zugang erfolgt eine Inzision des rechtsventrikulären Infundibulums, wenn der Defekt vom rechten Vorhof aus oder über die Pulmonalarterie nicht erreicht werden kann.

■■ **Prognose**
Die Operationsletalität liegt bei älteren Kindern mit unkompliziertem, isoliertem VSD um 1%, bei Säuglingen mit Herzinsuffizienz und Operation im 1. Lebensjahr allerdings deutlich höher. **Komplikationen** treten in 3–5% der Fälle auf. Das **Reizleitungssystem** liegt bei einigen Defekten in unmittelbarer Nachbarschaft des Defektrandes, so dass eine Verletzung in seltenen Fällen durch das Legen der chirurgischen Nähte möglich ist. Ebenfalls selten ist ein erneut auftretender Defekt, etwa durch Ausriss der Nähte. 40% solcher Nahtdehiszenzen verschließen sich spontan. Die Indikation zum Reeingriff wird bei einem Shunt-Volumen >30% gestellt.

Ventrikelseptumdefekt (VSD)
Häufigste Herzfehlbildung (subarteriell, perimembranös, AV-Kanaltyp oder Inlet-Defekt, muskuläre Defekte), Links-rechts-Shunt, Eisenmenger-Reaktion.
Symptomatik: je nach Größe des Shunt-Volumens, typischer Geräuschbefund. Bei einem Links-rechts-Shunt von deutlich >50% zeigen die Kinder schon im Säuglingsalter Atemnot, unzureichende Nahrungsaufnahme, Gedeihstörung und Schwitzen als Zeichen einer Herzinsuffizienz.
Diagnostik: Auskultation (Holosystolikum: kurz, scharf oder rumpelnd), palpatorisch: systolisches Schwirren, EKG, Röntgen, Echokardiographie.
Therapie: Indikation zum operativen Verschluss wird durch die Größe und die Lage des Defektes bestimmt, bei VSD mit Aorteninsuffizienz: Korrekturoperation immer indiziert.
Cave: Nach Ausbildung einer Eisenmenger-Reaktion ist der operative Verschluss eines VSD absolut kontraindiziert. Drei Zugangswege: transatrial (meistens), transventrikulär oder transarteriell. Kunststoff- bzw. Perikardflicken. Komplikation: Verletzung des Reizleitungssystems.

Atrioventrikulärer Septumdefekt (AVSD)
▪▪ Pathogenese
Das atrioventrikuläre Septum entsteht embryologisch durch Verschmelzung mesenchymaler Wucherungen (**Endokardkissen**) im AV-Kanal.

> **Definition**
> Ein Defekt in diesem 3. Septum (neben Vorhof- und Ventrikelseptum) wird als atrioventrikulärer Septumdefekt (AVSD) bezeichnet (◘ Abb. 5.37).

4% aller angeborenen Herz- und Gefäßmissbildungen sind AVSD, bei Kindern mit Down-Syndrom sind es 30–40% aller kardialen Defekte. Eine Einteilung der verschiedenen Erscheinungsformen orientiert sich an der Morphologie der Atrioventrikular(AV)-Klappe:
- Bestehen 2 getrennte AV-Klappenöffnungen, deren Segel am Oberrand des Ventrikelseptums fixiert sind, spricht man von einem **partiellen AVSD (PAVSD)** oder auch von einem Vorhofseptumdefekt vom Ostium-primum-Typ. Bei dieser Form des AVSD besteht keine interventrikuläre Verbindung.
- Liegt eine gemeinsame AV-Klappenöffnung vor und fehlt eine gemeinsame Fixierung der Segel am Septum, so spricht man von einem **kompletten AVSD (CAVSD)**.

Die gemeinsame AV-Klappe hat in der Regel 5 Segel, 3 laterale, die an der freien Wand ansetzen und 2 septale, die den Defekt überbrücken. Für die chirurgische Korrektur ist es wichtig zu wissen, dass die beiden **Brückensegel**, das ante-

riore und posteriore, Papillarmuskeln sowohl im rechten als auch im linken Ventrikel besitzen. Anhand der Morphologie des anterioren Brückensegels wurde von **Rastelli** eine Einteilung des CAVSD vorgenommen.

Einteilung des CAVSD nach Rastelli
- Beim **Typ A** ist die Brückenbildung minimal. Die Sehnenfäden dieses Segels ziehen zum medialen Papillarmuskel am Ventrikelseptum.
- Beim **Typ B** ist die Brückenbildung ausgedehnter und an der Kommissur setzt ein atypischer apikaler Papillarmuskel an.
- Beim **Typ C** ist die Brückenbildung extrem, und die Kommissur ist mit dem anterioren Papillarmuskel im rechten Ventrikel verbunden.

Der **linksventrikuläre Ausflusstrakt** ist beim CAVSD typischerweise zwischen dem anterioren Brückensegel und der vorderen Ventrikelwand eingezwängt und für pathologische Einengungen besonders anfällig.

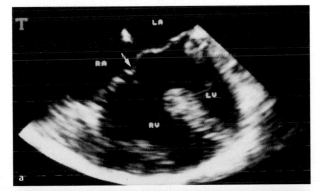

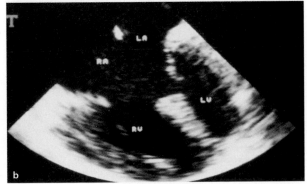

◘ **Abb. 5.37** Darstellung eines CAVSD (kompletter AVSD) in der transösophagealen Echokardiographie. **a** In der Systole ist die gemeinsame Atrioventrikularklappe geschlossen. Der *Pfeil* zeigt auf das »Brückensegel«. Ober- und unterhalb der Klappenebene ist der jeweilige Defekt des Vorhof- und Ventrikelseptums zu erkennen. **b** In der Diastole ist bei geöffneter Klappe der große, zentrale Defekt des Endokardkissens zu erkennen; *RA* rechter Vorhof, *RV* rechter Ventrikel, *LV* linker Ventrikel

5

■■ **Pathophysiologie**

Beim **PAVSD** entsprechen die hämodynamischen Veränderungen im Wesentlichen denen eines großen, isolierten Vorhofseptumdefektes. Darüber hinaus findet man aber in 40% der Fälle noch eine Insuffizienz der linksseitigen AV-Klappe, die durch eine Lücke zwischen den 2 septumnahen Segeln bedingt ist. Durch diese Lücke (**cleft**) fließt Blut während der Systole aus dem linken Ventrikel in den linken Vorhof zurück und führt u. a. zu einer weiteren Erhöhung des Links-rechts-Shunts zwischen den Vorhöfen.

Beim **CAVSD** führt der große Links-rechts-Shunt zwischen den Vorhöfen und den Ventrikeln zu einer Erhöhung des rechtsventrikulären und pulmonalarteriellen Druckes. Als Folge der pulmonalen Druckerhöhung entwickelt sich bei den betroffenen Kindern rasch eine obstruktive Lungengefäßerkrankung. Bei 60% der Patienten ist die AV-Klappe insuffizient.

■■ **Symptomatik**

Die klinische Symptomatik des **PAVSD** unterscheidet sich bei kompetenter Mitralklappe nicht von der des isolierten Vorhofseptumdefektes. Beim **CAVSD** können sich dagegen aufgrund des großen Shunt-Volumens frühzeitig die Zeichen der **schweren Herzinsuffizienz** manifestieren.

■■ **Diagnostik**

Bei der **Auskultation** hört man ein spindelförmiges, niederfrequentes Systolikum über dem 2. ICR links parasternal bei einem breit und fixiert gespaltenen 2. Herzton, sowie ein Mitralinsuffizienzgeräusch über der Herzspitze. Im **EKG** sieht man einen Linkslagetyp. Das **Thoraxröntgenbild** zeigt einen vergrößerten Herzschatten mit prominentem Pulmonalsegment bei kleiner Aorta und vermehrter Lungengefäßzeichnung. **Echokardiographisch** können die genaue Morphologie der gemeinsamen AV-Klappe, sowie die Größe des Vorhof- und Ventrikelseptumdefektes zuverlässig dargestellt werden. Dopplerechokardiographisch lässt sich der Schweregrad der Klappeninsuffizienz abschätzen.

■■ **Operationsindikation**

❯ **Beim PAVSD entwickelt sich nur selten eine pulmonale Druckerhöhung und die Operation kann bis ins Vorschulalter hinausgezögert werden.**

Liegt allerdings eine höhergradige Insuffizienz der linksseitigen Atrioventrikularklappe vor, so ist die Indikation zur operativen Korrektur früher zu stellen.

Der **CAVSD** manifestiert sich häufig in Form einer schweren Herzinsuffizienz im Säuglingsalter. Das Ziel einer entsprechenden medikamentösen Therapie ist es dann die Kinder so weit zu stabilisieren, bis sie möglichst ein Gewicht von etwa 5000–6000 g erreicht haben, bei dem dann die Korrekturoperation durchgeführt werden kann.

❯ **Die Korrektur des CAVSD wird innerhalb des 1. Lebensjahres angestrebt.**

Ein **palliatives Banding** der Pulmonalarterie ist im frühen Säuglingsalter nur noch in den seltenen Fällen von Untergewicht oder Vorliegen assoziierter Fehlbildungen indiziert.

■■ **Operative Therapie**

> ┌─ **Praxisbox** ──────────────────────────
>
> **Operatives Vorgehen bei atrioventrikulären Septumdefekten**
>
> Beim **PAVSD** wird die Lücke zwischen den septumnahen, linksseitigen AV-Klappensegeln durch einzelne Nähte verschlossen. Anschließend wird der Defekt im Vorhofseptum mit einem Flicken gedeckt.
>
> Beim **CAVSD** wird zunächst die interventrikuläre Verbindung mit einem Flicken verschlossen. Anschließend werden die überbrückenden Segel der AV-Klappen dem rechten und linken Ventrikel zugeteilt und an dem Flicken befestigt. Dadurch werden 2 getrennte AV-Klappen konstruiert. Der Defekt im Vorhofseptum wird mit einem weiteren Flicken verschlossen.

Komplikationen der chirurgischen Therapie können in Form eines kompletten AV-Blocks, eines noch verbliebenen interventrikulären Shunts und einer höhergradigen Insuffizienz der AV-Klappen auftreten. Beim PAVSD ist die Operationsletalität vergleichbar mit der bei operativer Korrektur eines ASD. Beim CAVSD mit geringer oder fehlender AV-Klappeninsuffizienz liegt die operative Letalität bei 3–8%.

> **In Kürze**
>
> **Atrioventrikulärer Septumdefekt (AVSD)**
> Endokardkissen, häufig bei Down-Syndrom, partieller (PAVSD) oder kompletter AVSD (CAVSD), Typ A–C nach Rastelli (Brückenbildung).
> **Symptomatik:** besonders bei CAVSD aufgrund des großen Shunt-Volumens frühzeitig Zeichen der schweren Herzinsuffizienz.
> **Diagnostik:** Auskultation (Systolikum), EKG, Röntgen, Echokardiographie.
> **Therapie:** operativ. Beim PAVSD pulmonale Druckerhöhung selten, OP erst im Vorschulalter. Korrektur des CAVSD innerhalb des 1. Lebensjahres: Flicken, u. U. komplizierte Rekonstruktion der AV-Klappen.

Persistierender Ductus arteriosus (PDA)

■■ **Pathogenese**

Der Ductus arteriosus (Ductus Botalli) ist eine physiologische fetale Struktur, die aus dem distalen Anteil des linken 6. Kiemenbogens stammt. Der Ductus zieht vom oberen Anteil der deszendierenden Aorta zum Pulmonalarterienhauptstamm, wo er im Bereich des Ansatzes der linken Pulmonalarterie mündet. Während der fetalen Entwicklung dient der Ductus als **Kurzschlussverbindung**, über die etwa 60% des Auswurfvolumens der rechten Kammer in die deszendierende Aorta geleitet wird. Dadurch wird der Lungenkreislauf partiell umgangen, dessen Strömungswiderstand hoch ist, solange die Lungen nicht belüftet sind.

Mit dem 1. Schrei des Neugeborenen entfalten sich die Lungen und der pulmonale Gefäßwiderstand sinkt in der Folge ab. Durch die veränderten Widerstandsverhältnisse und durch die gestiegene arterielle Sauerstoffsättigung kommt es zur Kontraktion von Muskelfasern in der Media des Ductus arteriosus und im Normalfall zur Obliteration des Lumens innerhalb der ersten 24 h nach der Geburt. Während der folgenden 2–3 Wochen beobachtet man einen fibrösen Umbau der Intima mit Vernarbung der Media, ein Prozess, der schließlich zur Ausbildung des **Lig. arteriosum** führt.

Definition

Verschließt sich der Ductus nach der Geburt nicht, spricht man von einem **persistierenden Ductus arteriosus (PDA)**.

Isoliert tritt diese Fehlbildung bei 12% aller angeborenen Herz- und Gefäßmissbildungen auf. Bei Frühgeburten liegt die Inzidenz deutlich höher und wird mit bis zu 75% für Kinder angegeben, die in der 28.–30. SSW geboren werden.

■■ Pathophysiologie

Ein kleiner PDA ist hämodynamisch unbedeutend, während durch einen großen Ductus ein entsprechend großer Links-rechts-Shunt entsteht, der zur Entwicklung einer obstruktiven Lungengefäßerkrankung führen kann.

> ❯ **Kinder mit einem persistierenden Ductus arteriosus sind unabhängig von der Größe des Shunts immer durch eine bakterielle Endokarditis gefährdet.**

■■ Symptomatik

Bei Vorliegen eines kleinen PDA sind die körperliche Entwicklung und die Leistungsfähigkeit normal. Nur bei großem Links-rechts-Shunt kann es zu Symptomen der Herzinsuffizienz kommen.

■■ Diagnostik

Charakteristisch für den PDA ist ein kontinuierliches, systolisch-diastolisches Geräusch (**Lokomotiv- oder Maschinengeräusch**) über dem 2. ICR links infraklavikulär. Das EKG zeigt in der Regel keine Auffälligkeiten, nur bei großem Links-rechts-Shunt finden sich die Zeichen der linksventrikulären Hypertrophie. In diesen Fällen ist dann auch der Herzschatten im Thoraxröntgenbild als Zeichen der Volumenbelastung des linken Ventrikels verbreitert. **Dopplerechokardiographisch** lässt sich der PDA in jedem Falle nachweisen.

■■ Operationsindikation

In der **Frühgeborenenperiode** kann ein medikamentöser Verschluss des PDA mit dem Prostaglandinsynthesehemmer **Indometacin** versucht werden. **Interventionell** wird eine Spirale aus Stahl in das Gefäß eingeführt, die dann zur Thrombosierung des Lumens mit konsekutivem Verschluss führt.

> ❯ **Die Indikation zum Verschluss eines PDA gilt generell und ist unabhängig von der Hämodynamik.**

Praxisbox

Operatives Vorgehen bei persistierendem Ductus arteriosus

Die **Operation** ist eher dem großen, hämodynamisch bedeutsamen PDA vorbehalten und wird durch eine links-posterolaterale Thorakotomie im 3./4. ICR durchgeführt. Der Ductus arteriosus wird mehrfach ligiert oder durchtrennt und die Stümpfe übernäht (◘ Abb. 5.38). In neuerer Zeit wird die Operation, alternativ zum interventionellen Vorgehen, auch als **minimal-invasiver, endoskopischer Eingriff** durchgeführt, wobei der Ductus dann mit einem Metallclip verschlossen wird. Bei älteren Patienten ist der PDA häufig sehr kurz, dünnwandig oder bereits kalzifiziert, wodurch die einfache Ligatur oder Durchtrennung erschwert oder unmöglich sein kann. In diesen Fällen wird eine mediane Sternotomie durchgeführt und die Duktusmündung durch das Lumen der Pulmonalarterie mit einem Flicken verschlossen.

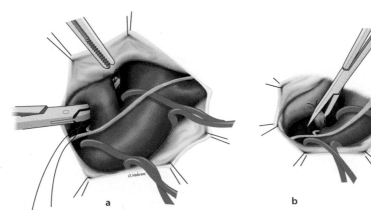

◘ **Abb. 5.38 a** Operation bei persistierendem Ductus arteriosus. Schematische Darstellung des Situs nach links-posterolateraler Thorakotomie. Der PDA ist mit einer Klemme umfahren (**Cave:** N. recurrens!). **b** Proximale und distale Ligatur des PDA mit oder ohne Durchtrennung

5

Komplikationen wie Blutung, Rekurrensparese, postoperative Rekanalisation oder Chylothorax (intrathorakale Ansammlung von Chylos nach intraoperativer Verletzung des Ductus thoracicus) sind selten.

In Kürze

Persistierender Ductus arteriosus (PDA)
Normalerweise Verschluss und Ausbildung des Lig. arteriosum nach der Geburt. Kinder mit einem persistierenden Ductus arteriosus sind unabhängig von der Größe des Shunts immer durch eine bakterielle Endokarditis gefährdet.
Symptomatik: bei großem Links-rechts-Shunt Symptome der Herzinsuffizienz.
Diagnostik: auskultatorisch: Lokomotiv- oder Maschinengeräusch, Dopplerechokardiographie.
Therapie: Die Indikation zum Verschluss eines PDA gilt generell und ist unabhängig von der Hämodynamik. In der Frühgeborenenperiode Versuch des medikamentöser Verschlusses des PDA mit dem Prostaglandinsynthesehemmer Indometacin. Interventionell mit Stahlspirale zur Thrombosierung des Lumens mit konsekutivem Verschluss. Operation beim großen, hämodynamisch bedeutsamen PDA: Thorakotomie oder minimal-invasiver, endoskopischer Eingriff.

Truncus arteriosus

▪▪ Pathogenese

Dieser Herzfehler betrifft etwa 1% aller angeborenen Herzfehlbildungen. Während der Embryonalzeit teilt sich der Truncus arteriosus in die Pulmonalarterie und die Aorta.

> **Definition**
> Ein Entwicklungsdefekt in dieser Phase hat ein Ausbleiben dieser Septierung zur Folge, so dass nur **ein** großes Gefäß aus der Basis des Herzens entspringt. Dieses Gefäß, der Truncus arteriosus, »**reitet**« über einem VSD.

Die Pulmonalarterien entspringen von diesem Gefäß, wobei eine Pulmonalklappe nicht ausgebildet ist. Der Abgang der Pulmonalarterien vom Truncus arteriosus erlaubt eine anatomische Klassifikation der verschiedenen Formen dieser Fehlbildung, von denen die gebräuchlichste Einteilung die nach Collet und Edwards ist.

Klassifikation des Truncus arteriosus

- Der **Typ I** ist mit 50–60% die häufigste Form. Dabei entspringt ein kurzer Pulmonalarterienstamm linksdorsolateral aus dem Truncus und teilt sich in 2 Pulmonalarterien auf.

▼

- Beim **Typ II** entspringen 2 getrennte Pulmonalarterien, deren Abgänge jedoch nahe beieinander liegen, aus dem Truncus arteriosus.
- Beim **Typ III** liegen die beiden Pulmonalarterienabgänge weit voneinander getrennt an der lateralen Wand des Truncus arteriosus.
- Beim **Typ IV** entspringt keine Pulmonalarterie aus der Wurzel des Truncus arteriosus. In diesem Fall wird die Lunge über Bronchialarterien oder aortopulmonale Kollateralen aus der deszendieren Aorta versorgt.

Die Trunkusklappe ist etwa bei der Hälfte der Patienten insuffizient und ihre Segel sind verdickt und deformiert. Sie kann bikuspid, trikuspid oder quadrikuspid angelegt sein. Der VSD liegt unmittelbar unterhalb der Trunkusklappe. Häufig finden sich anormale Abgänge und Verzweigungen der Koronararterien.

▪▪ Pathophysiologie

Der **große Links-rechts-Shunt** steht beim Truncus arteriosus im Vordergrund. Dieser verstärkt sich noch, wenn in der frühen Säuglingsphase der pulmonale Gefäßwiderstand sinkt.

> ⓘ **Cave**
> **Eine obstruktive Lungengefäßerkrankung kann sich bereits nach 6 Monaten entwickeln.**

▪▪ Symptomatik

Die klinische Symptomatik wird durch das Ausmaß der Lungendurchblutung und den Schweregrad der Trunkusklappeninsuffizienz bestimmt. Die Kinder werden in der Regel bereits in der frühen Säuglingsperiode durch Herzinsuffizienz auffällig.

▪▪ Diagnostik

Ein Herzgeräusch fehlt selten, und man hört bei etwa der Hälfte der Kinder ein lautes, rauhes, spindel- bis bandförmiges **Holosystolikum** mit Punctum maximum über dem 3. ICR links parasternal. Eine Trunkusklappeninsuffizienz erzeugt darüber hinaus ein frühdiastolisches Decrescendogeräusch. Das **EKG** zeigt meist einen Rechtstyp und biventrikuläre Hypertrophiezeichen. Im **Thoraxröntgenbild** ist der Herzschatten vergrößert und die Lungengefäßzeichnung meist seitengleich vermehrt. **Echokardiographisch** kann der VSD in Größe und Lage beurteilt werden und das Ausmaß einer Trunkusklappeninsuffizienz quantifiziert werden. Dennoch ist beim Truncus arteriosus eine **Angiokardiographie** wichtig, um den Ursprung und die Größe der Pulmonalarterien, die topographische Beziehung des Truncus arteriosus zum VSD, sowie die Funktion der Trunkusklappe beurteilen zu können.

> ❯ **Für die Abschätzung der Operabilität ist die exakte Bestimmung des Druckes im Lungenstromgebiet mittels Herzkatheterisierung von großer Bedeutung.**

Operative Therapie

!> **Cave**
Unbehandelt versterben 75% der Patienten im 1. Lebensjahr.

Aufgrund der Herzinsuffizienz und der Gefahr der Entwicklung einer obstruktiven Lungengefäßerkrankung wird heute die chirurgische Korrektur innerhalb der ersten Lebensmonate angestrebt. Ein Banding der Pulmonalarterie, das früher als palliativer Eingriff der endgültigen Korrektur vorangestellt wurde, wird wegen der hohen Letalität dieses Eingriffs nicht mehr durchgeführt. Bei deutlich erhöhtem pulmonalem Gefäßwiderstand ist eine Korrektur nicht mehr möglich.

Praxisbox

Operatives Vorgehen beim Truncus arteriosus
Bei der Korrekturoperation wird die Pulmonalarterie am Abgang aus dem Truncus zunächst abgetrennt und die Wand des Truncus an dieser Stelle mit einem Perikardflicken wieder verschlossen. Nach Öffnung des rechten Ventrikels wird der VSD ebenfalls mit einem Flicken verschlossen. Die Pulmonalarterie wird über einen Homograft mit dem rechten Ventrikel verbunden. Bei Vorliegen einer höhergradigen Trunkusklappeninsuffizienz wird die Klappe plastisch rekonstruiert. Bei einigen Patienten muss die Trunkusklappe im späteren Alter durch eine Klappenprothese ersetzt werden.

Die Operationsletalität liegt bei 10–20% und hängt vom Schweregrad bereits vorhandener, pulmonalvaskulärer Veränderungen, vom Lebensalter, der Entwicklung einer Trunkusklappeninsuffizienz und dem Vorliegen assoziierter kardialer Fehlbildungen ab. Nach eigenen Untersuchungen aus dem Deutschen Herzzentrum München leben 10 Jahre nach einer Korrekturoperation noch 61% der Patienten und nach 15 Jahren noch 59%. Die Häufigkeit weiterer Operationen ist gerade bei diesem Herzfehler sehr hoch.

In Kürze

Truncus arteriosus
Klassifikation: Typ I (häufigste Form), großer Links-rechts-Shunt, obstruktive Lungengefäßerkrankung bereits nach 6 Monaten möglich.
Symptomatik: abhängig vom Ausmaß der Lungendurchblutung und dem Schweregrad der Trunkusklappeninsuffizienz, Herzinsuffizienz.
Diagnostik: Auskultation (Holosystolikum), EKG, Röntgen, Echokardiographie, Herzkatheter (exakte Bestimmung des Druckes im Lungenstromgebiet: wichtig zur Abschätzung der Operabilität).
Therapie: immer operativ: Korrekturoperation möglichst in den 1. Lebensmonaten.

Univentrikuläre, atrioventrikuläre Konnektion

Definition

Univentrikuläre, atrioventrikuläre Konnektion bezeichnet einen Herzfehler, bei dem 2 voneinander zu unterscheidende Vorhöfe ihr Blut in eine einzige Herzkammer entleeren.

Funktionell handelt es sich dabei um ein **Einkammerherz**. Die früher gebräuchliche Bezeichnung **univentrikuläres Herz** wurde aber verlassen, da es sich tatsächlich nur in sehr seltenen Fällen um ein Herz mit nur einer Kammer handelt. In der Regel existiert eine zweite, inkomplett ausgebildete, rudimentäre oder hypoplastische Herzkammer.

> **Pathologisch-anatomisch kann der Symptomkomplex der univentrikulären AV-Konnektion entweder durch eine fehlende Anlage des interventrikulären Septums bei 2 normal ausgebildeten Kammern entstehen oder durch eine Hypoplasie der rechten oder linken Herzkammer, meist als Folge einer Fehllage einer oder beider AV-Klappen.**

Die häufigste Form einer univentrikulären AV-Konnektion ist die Trikuspidalatresie.

Trikuspidalatresie

Definition

Bei dieser Herzfehlbildung fehlt eine Verbindung zwischen dem rechten Vorhof und dem rechten Ventrikel.

Nach der Fallot-Tetralogie und der Transposition der großen Arterien ist die Trikuspidalatresie der 3.-häufigste, zyanotische Herzfehler und gleichzeitig die häufigste Form einer univentrikulären AV-Konnektion. Sie tritt in 1–2% aller angeborenen Herz-Gefäß-Fehlbildungen auf. An der Stelle der Trikuspidalklappe existiert eine glatte, fibröse Membran.

Pathophysiologie

Das venöse Blut aus dem Körperkreislauf gelangt ausschließlich auf dem Umweg über einen ASD in den linken Vorhof und nach Zumischung von Lungenvenenblut in den linken Ventrikel. Bei normalem Ursprung der großen Arterien erreicht das Blut dann über einen VSD und eine hypoplastische rechtsventrikuläre Auslasskammer die Pulmonalarterie. Bei zusätzlicher Transpositionsstellung (▶ Abschn. 5.4.3) der großen Arterien fließt dagegen das Blut aus dem linken Ventrikel direkt in die Pulmonalarterie und über den VSD und die rechtsventrikuläre Auslasskammer in die Aorta. Ist das Ventrikelseptum intakt, kann das Blut nur von der Aorta aus über einen offenen Ductus arteriosus oder über aortopulmonale Kollateralen in den Lungenkreislauf gelangen.

> **Die Pathophysiologie des univentrikulären Herzens ist durch die parallele Anordnung des System- und des Pulmonalkreislaufs gekennzeichnet.**

5

Dabei hängt die Verteilung des Blutvolumens zwischen beiden Kreisläufen nur vom Gefäßwiderstand ab. Das zum Herzen zurückkommende pulmonal- und systemvenöse Blut vermischt sich im Herzen und der Grad der Zyanose wird durch die Größe des pulmonalen Blutstroms bestimmt.

▪▪ Symptomatik

Die klinische Symptomatik wird im Wesentlichen durch das Ausmaß der **Lungendurchblutung** bestimmt. Bei verminderter Durchblutung stehen die Symptome der Hypoxie, bei vermehrter die Symptome der Herzinsuffizienz im Vordergrund.

▪▪ Diagnostik

Das Herzgeräusch ist uncharakteristisch und wird durch das Vorliegen assoziierter Defekte, z. B. einer Pulmonalstenose, einem VSD oder einem PDA definiert. Das EKG zeigt eine linksventrikuläre Hypertrophie und später ein ausgeprägtes P-dextrokardiale. Im Thoraxröntgenbild sieht man meist einen großen Herzschatten mit steil abfallender rechter Herzkontur, angehobener Herzspitze, ausgeprägter Herztaille und verminderter Lungengefäßzeichnung. Die Erkrankung kann **echokardiographisch** diagnostiziert werden.

▪▪ Operative Therapie

Ohne therapeutische Intervention sterben 60–70% der Patienten bis zum Ende des 1. Lebensjahres.

> ❯ Eine anatomische Korrektur dieser Fehlbildungen ist nicht möglich. Als chirurgische Option stehen palliative und funktionell korrigierende Verfahren zur Verfügung.

Palliative Verfahren

Bei zu kleinem Vorhofseptumdefekt kann während der Herzkatheteruntersuchung eine **Ballonatrioseptostomie** nach Rashkind durchgeführt werden. Dadurch wird zunächst einmal das Herzminutenvolumen verbessert, da mehr Blut aus dem rechten Vorhof in den linken fließen kann. In der Regel ist bei Kindern mit verminderter Lungendurchblutung auch ein **aortopulmonaler Shunt** erforderlich, um die schwere zentrale Zyanose zu lindern. Etwa 10–15% der Patienten mit stark erhöhter Lungendurchblutung benötigen dagegen ein **Banding** der Pulmonalarterie. Diese Schritte werden als **erste Palliation** bezeichnet.

Zwischen dem 6. und 12. Lebensmonat wird der aortopulmonale Shunt häufig durch eine **partielle kavopulmonale Verbindung** ersetzt. Dabei wird die obere Hohlvene mit der rechten Pulmonalarterie verbunden, so dass das Blut aus der oberen Körperhälfte direkt in die Lunge fließt. Der aortopulmonale Shunt wird dabei unterbunden. Zwischen dem 1. und 2. Lebensjahr kann diesem Schritt eine definitive Palliation folgen.

Praxisbox ────

Rechtsherzbypass (Fontan-Operation)

Fontan und Baudet haben 1971 erstmals über eine Operationsmethode zur Kreislauftrennung bei univentrikulärem Herzen berichtet. Bei der Operation werden entweder der rechte Vorhof oder die beiden Hohlvenen mit der Pulmonalarterie verbunden (**totale kavopulmonale Konnektion**). Heute wird die extrakardiale Modifikation mit einer Goretex-Rohrprothese bevorzugt.

> ❯ Bei der totalen kavopulmonalen Konnektion fließt das Blut aus dem rechten Vorhof direkt in das Lungengefäßsystem allein aufgrund des hydrostatischen Druckgefälles zwischen rechtem und linken Vorhof, ohne die kinetische Energie einer pumpenden Herzkammer.

Der Erfolg dieses Operationsverfahrens ist an definierte Voraussetzungen hinsichtlich der Herzfunktion und des Lungengefäßgebietes gebunden und nicht jeder Patient ist dafür geeignet.

Da der eigentliche Herzfehler durch dieses Operationsverfahren nicht endgültig korrigiert wird, spricht man von einer **definitiven Palliation**.

▪▪ Prognose

Im Langzeitverlauf bleibt die Belastbarkeit der so operierten Patienten eingeschränkt. Häufig finden sich supraventrikuläre und ventrikuläre **Rhythmusstörungen**. Aufgrund eines chronisch erhöhten zentralvenösen Druckes kann sich eine **Eiweißverlustenteropathie** mit Pleuraergüssen, Aszites und allgemeiner Ödemneigung ausbilden.

Double-inlet-Ventrikel

Definition ────

Der sog. **Double-inlet-Ventrikel** stellt eine Fehlbildung dar, die zum Formenkreis des funktionell singulären Ventrikels gehört, und bei dem sich 2 voneinander getrennte Vorhöfe in eine Herzkammer entleeren.

Die Hauptkammer, die das Blut aufnimmt, kann morphologisch einem linken oder einem rechten Ventrikel entsprechen. Das Blut fließt aus der Hauptkammer entweder in eine der beiden großen Arterien oder in beide großen Arterien oder über einen VSD in eine zusätzliche rudimentäre Kammer, die sich als Auslasskammer in eine der großen Arterien entleert.

▪▪ Symptomatik

Das klinische Bild ist ganz wesentlich geprägt von der Morphologie der Fehlbildung. Liegt zusätzlich eine Pulmonalstenose vor, entspricht die Symptomatologie in etwa der einer Fallot-Tetralogie, bei vermehrter Lungendurchblutung eher der eines großes VSD bzw. einer Transposition der großen Arterien mit großem VSD und pulmonaler Hypertonie.

▪▪ Operative Therapie

Zur chirurgischen Korrektur ist in einigen Fällen eine Septierung des gemeinsamen Ventrikels durch Einziehen einer Trennwand aus Perikard oder Dacron möglich, unter der Voraussetzung, dass 2 getrennte AV-Klappen ausgebildet sind. Darüber hinaus entspricht die chirurgische Therapie derjenigen bei Trikuspidalatresie.

In Kürze

Univentrikuläre, atrioventrikuläre Konnektion
Einkammerherz, parallele Anordnung des System- und Pulmonalkreislaufs.

1. **Trikuspidalatresie**
   Symptomatik: je nach Ausmaß der Lungendurchblutung, Hypoxie bzw. Herzinsuffizienz.
   Diagnostik: EKG (P-dextrokardiale), Röntgen, Echokardiographie.
   Therapie: immer operativ. Anatomische Korrektur nicht möglich. Palliative Verfahren: Ballonatrioseptostomie, Rechtsherzbypass (Fontan-Operation/totale kavopulmonale Konnektion); Komplikation: Herzrhythmusstörungen, Eiweißverlusteenteropathie.
2. **Double-inlet-Ventrikel**
   Symptomatik: geprägt von der Morphologie.
   Therapie: selten Septierung des gemeinsamen Ventrikels, meist Vorgehen wie bei Trikuspidalatresie.

5.4.3 Kongenitale Herzfehler mit primärer Zyanose

Fallot-Tetralogie (Tetralogy of Fallot, TOF)

Die TOF wurde erstmals im Jahre 1888 von dem französischen Arzt Etienne Fallot beschrieben. Die Häufigkeit dieser Erkrankung beträgt 10% aller angeborenen Herz- und Gefäßmissbildungen.

Komponenten der Fallot-Tetralogie

- Ventrikelseptumdefekt
- Rechtsventrikuläre Ausflusstraktobstruktion
- Reaktive rechtsventrikuläre Hypertrophie
- Aorta »reitet« über dem Ventrikelseptumdefekt

▪▪ Anatomie

Bei der TOF ist das infundibuläre Septum nach anterior und links verlagert und ein großer VSD liegt subaortal oder im perimembranösen Septum. Die rechtsventrikuläre Ausflusstraktobstruktion betrifft das Infundibulum (Subpulmonalstenose), in vielen Fällen auch die Pulmonalklappe und den Klappenring (valvuläre Pulmonalstenose). Das Infundibulum ist entweder durch hypertrophierte Muskelbündel, die vom Septum zur freien Wand des rechten Ventrikels ziehen, diffus eingeengt oder es liegt eine langstreckige Verengung und Hy-

poplasie vor. Die Pulmonalklappe ist oft bikuspid angelegt oder die verdickten Segel sind mit der Wand der Pulmonalarterie verklebt. Auch der Pulmonalklappenring und die Pulmonalarterien sind in ihrem Kaliber fast immer kleiner als normal.

Bei etwa 5% der Kinder mit TOF ist keine Pulmonalklappe angelegt, die rechtsventrikuläre Ausflusstraktobstruktion ist dann im Wesentlichen durch einen hypoplastischen Pulmonalklappenring bedingt. Ursprungsanomalien der Koronararterien finden sich bei 3–5% der Patienten mit TOF. In den meisten Fällen liegt zusätzlich ein persistierendes Foramen ovale oder ein Vorhofseptumdefekt vor. Andere assoziierte Fehlbildungen sind bei der TOF eher selten.

▪▪ Pathophysiologie und Symptomatik

Das klinische Bild wird im Wesentlichen von dem Grad der rechtsventrikulären Ausflusstraktobstruktion bestimmt. Die muskuläre, rechtsventrikuläre Obstruktion kann primär gering sein, jedoch im Verlauf des Säuglingsalters rasch zunehmen. Die Säuglinge sind in diesen Fällen zunächst azyanotisch und es dominiert ein Links-rechts-Shunt über den VSD (**pink Fallot**). Innerhalb der 1. Lebensmonate nimmt die Rechtsobstruktion zu, es kommt zur Ausbildung eines Rechts-links-Shunts und somit zu einer zentralen Zyanose.

Charakteristisch für die TOF sind sog. **hypoxämische Anfälle**, die durch Phasen einer ausgeprägten zentralen Zyanose, Hypoxämie und Azidose gekennzeichnet sind. Als Ursache wird eine Kontraktion des muskulären Infundibulums durch verstärkte Stimulation der myokardialen β-Rezeptoren nach Freisetzung endogener Katecholamine gesehen.

Auslösend für hypoxämische Anfälle können neben Stressreaktionen auch Umstände sein, die zu einem Abfall des systemischen Gefäßwiderstandes führen. Sie werden akut mit **Morphin, Natriumbikarbonat** und Gabe von kurzwirksamen **β-Blockern** behandelt, um die Hyperkontraktilität im Bereich des Infundibulums zu senken.

> **❶ Cave**
> Jeder hypoxämische Anfall kann grundsätzlich zum Tode führen oder zerebrale Schäden hinterlassen!

Ältere Kinder mit TOF nehmen oft eine charakteristische **Hockstellung** ein, um so unbewusst über eine Erhöhung ihres peripheren Gefäßwiderstandes eine Reduktion des Rechtslinks-Shunts zu bewirken.

Die chronisch ungenügende, arterielle O_2-Sättigung führt zu einer ausgeprägten **Polyglobulie** mit Hämoglobinwerten bis über 20 g/100 ml und Hämatokritwerten über 60%. Folgen der Polyglobulie sind lokale Thrombosen, die zu zerebralen Embolien, Hämorrhagien und Hemiplegien, sowie Hirnabszessen führen können. Die mittlere Lebenserwartung der früher unbehandelten Patienten lag bei 12 Jahren. 25–30% der Kinder starben bereits bis zum Ende des 1. Lebensjahres und 50% bis zum Ende des 5. Lebensjahres.

▪▪ Diagnostik

Bei der körperlichen Untersuchung sieht man eine unterschiedlich stark ausgeprägte, zentrale Zyanose. Die heute

5

kaum noch anzutreffenden älteren Kinder mit TOF zeigen die typischen Folgen der lange bestehenden Zyanose wie

- Trommelschlegelfinger und -zehen,
- Gingivahyperplasie,
- vermehrte Gefäßinjektion der Schleimhäute und Konjunktiven,
- gestaute Netzhautvenen,
- Residuen abgelaufener zerebraler Mikroabszesse.

Auskultatorisch hört man über dem Herzen ein hochfrequentes, rauhes spindelförmiges Systolikum mit Punctum maximum über dem 3. ICR links parasternal. Das **Thoraxröntgenbild** zeigt ein normal großes, aber atypisch konfiguriertes Herz mit angehobener Herzspitze (»**coeur en sabot**« = Holzschuhherz). Die Lungengefäßzeichnung ist vermindert. Das EKG zeigt die typischen Zeichen der rechtsventrikulären Hypertrophie. Bei der **Herzkatheterisierung** findet man Druckausgleich zwischen rechter und linker Herzkammer. Die **Angiographie** gibt außerdem für das chirurgische Vorgehen wichtige Informationen über die Anatomie der Pulmonalstenose und der Pulmonalgefäße.

■■ **Operationsindikation**

Nachdem die O_2-Sättigung meist im frühen Säuglingsalter noch ausreichend ist, entwickelt sich später eine progrediente Hypoxämie.

❯ Bei arteriellen O_2-Sättigungen zwischen 75–80% ist eine chirurgische Behandlung indiziert. Auch der 1. hypoxämische Anfall ist eine Indikation für eine baldige operative Korrektur.

Bei allen anderen Patienten wird eine elektive Korrektur der Erkrankung innerhalb der ersten 18 Lebensmonate angestrebt. In der Regel wird dabei eine **primäre Totalkorrektur** durchgeführt. Die Indikation zu einem zweizeitigen Vorgehen ist bei ausgeprägter Hypoplasie des Pulmonalarteriengefäßsystems gegeben. In diesen Fällen wird zunächst ein **palliativer Eingriff** der endgültigen Korrektur vorangestellt, um das Wachstum hypoplastischer Pulmonalgefäße durch Verbesserung der Lungendurchblutung zu beschleunigen (aortopulmonaler Shunt, operative Erweiterung des rechtsventrikulären Ausflusstraktes, Implantation eines Konduits zwischen rechtem Ventrikel und Pulmonalarterie).

■■ **Operative Therapie**

┌─ Praxisbox ─────────────────────────

Korrekturoperation der Fallot-Tetralogie

Die Korrekturoperation wird bei einem Gewicht von 3000 g vorgenommen werden. Vom rechten Vorhof aus wird der VSD mit einem Perikardflicken verschlossen. Stenosierende Muskelbündel im Infundibulum können transatrial oder transventrikulär reseziert werden. Liegt eine valvuläre Pulmonalstenose vor, werden die verlöteten Klappensegel mit dem Skalpell getrennt. Bei einer höhergradigen Hypoplasie des Klappenringes muss dieser ge-

▼

spalten werden. Das Infundibulum und der Pulmonalklappenring werden dann mit einem **transannulär** verlaufenden Flicken plastisch erweitert. Dieses Vorgehen hat immer eine Pulmonalklappeninsuffizienz zur Folge, die jedoch lange gut toleriert wird und auch im Langzeitverlauf meist keiner weiteren Korrektur bedarf.

❯ Nach der chirurgischen Korrektur der TOF sollte der rechtsventrikuläre, systolische Druck auf unter 70% des linksventrikulären Drucks absinken!

■■ **Prognose**

Die Frühletalität der Korrektur einer TOF liegt heute <2%. Das **Operationsrisiko** wird im Wesentlichen durch das Alter bzw. Gewicht des Kindes, das Vorliegen zusätzlicher kardiovaskulärer Fehlbildungen und durch die Notwendigkeit verschiedener chirurgischer Maßnahmen, wie z. B. der plastischen Erweiterung der rechtsventrikulären Ausflussbahn bestimmt.

Ein **Rezidiveingriff** kann notwendig werden, wenn der VSD nicht dicht verschlossen ist, wenn ein zu hoher Restgradient über dem rechtsventrikulären Ausflusstrakt besteht oder wenn der rechte Ventrikel wegen einer höhergradigen Pulmonalklappeninsuffizienz zunehmend insuffizient wird.

In Kürze

Fallot-Tetralogie (TOF)
4 klassische Komponenten (Ventrikelseptumdefekt, rechtsventrikuläre Ausflusstraktobstruktion, reaktive rechtsventrikuläre Hypertrophie, »reitende« Aorta über dem Ventrikelseptumdefekt).
Symptomatik: je nach Grad der rechtsventrikulären Ausflusstraktobstruktion, zuerst Links-rechts-Shunt (pink Fallot); charakteristisch: hypoxämische Anfälle (**Cave:** Tod oder zerebrale Schäden). Ältere Kinder: charakteristische Hockstellung (Rechts-links-Shunt), Polyglobulie.
Diagnostik: Zyanose (Trommelschlegelfinger, Gingivahyperplasie, vermehrte Gefäßinjektion usw.). Auskultatorisch: Systolikum, Röntgen (Holzschuhherz), Angiographie.
Therapie: chirurgische Behandlung wegen progredienter Hypoxämie, bei arteriellen O_2-Sättigungen zwischen 75–80%. Elektive Korrekturoperation innerhalb der ersten 18 Lebensmonate bzw. Gewicht von 3000 g; möglichst primäre Totalkorrektur.

Transposition der großen Arterien (TGA)

■■ **Anatomie**

10% aller Kinder mit angeborenen Herz- und Gefäßfehlbildungen leiden an einer Transposition der großen Gefäße (TGA). Während beim Truncus arteriosus die Septierung des embryonal gemeinsamen Gefäßschlauches ausgeblieben ist, ist bei der TGA die Rotation der Gefäße ausgeblieben.

Definition

Die Aorta liegt anterior der Pulmonalarterie und entspringt aus dem rechten Ventrikel, während die Pulmonalarterie posterior der Aorta liegt und aus dem linken Ventrikel entspringt (**ventrikuloarterielle Diskordanz**).

Dadurch sind der Körper- und der Lungenkreislauf nicht mehr hintereinander, sondern parallel zueinander geschaltet. Das **venöse** Blut fließt über die Hohlvenen, den rechten Vorhof und die rechte Herzkammer in die Aorta zurück. In gleicher Weise »rezirkuliert« das **arterielle** Lungenvenenblut über den linken Vorhof, die linke Kammer und die A. pulmonalis in die Lungen. Ein Überleben der Patienten ist nur möglich, wenn es zwischen den Vorhöfen oder zwischen den Ventrikeln zu einer Durchmischung des Blutes kommt. Morphologisch werden 3 Gruppen unterschieden.

Formen der Transposition der großen Arterien
- TGA mit intaktem Ventrikelseptum (60%),
- TGA mit VSD (30%),
- TGA mit Pulmonalstenose und mit/ohne VSD (10%).

■■ Pathophysiologie
Durch die parallele Anordnung des kleinen und großen Kreislaufs entsteht eine zentrale Zyanose, deren Ausmaß von der Durchmischung des Blutes über einen Vorhof- oder Ventrikelseptumdefekt abhängt. Patienten mit TGA und intaktem Ventrikelseptum überleben nach der Geburt zunächst nur aufgrund persistierender Querverbindungen in Form eines Foramen ovale oder eines PDA. Dennoch ist die O_2-Sättigung bei diesen Kindern grenzwertig niedrig. Kinder mit TGA und VSD zeigen höhere Sättigungswerte, da eine bessere Durchmischung des Blutes stattfindet und mehr Blut durch das Lungengefäßsystem fließt.

■■ Symptomatik
Die klinische Symptomatik ist überwiegend von der Größe des Shunts zwischen den beiden parallel geschalteten Kreisläufen abhängig. Da intrauterin die pathologische Hämodynamik mit Zufluss des sauerstoffreichen Nabelvenenbluts zur Aorta keine nachteiligen Auswirkungen hat, sind die Kinder bis zur Geburt normal gediehen.

Bei Patienten mit intaktem Ventrikelseptum entwickelt sich jedoch in den 1. Lebensstunden bis -tagen durch eine fortschreitende Verkleinerung der bestehenden Kurzschlussverbindungen eine rasch zunehmende, **zentrale Zyanose**. Dagegen ist die Zyanose bei einem größeren VSD gegenüber der fortschreitenden Herzinsuffizienz eher weniger bedeutsam.

■■ Diagnostik
In Abhängigkeit vom morphologischen Befund findet man bei der Mehrzahl der tief zyanotischen Patienten **auskultatorisch** kein Herzgeräusch, bei Vorliegen eines VSD ein lautes Systolikum am linken unteren Sternalrand und bei Vorliegen einer Pulmonalstenose ein systolisches Austreibungsgeräusch

am linken oberen Sternalrand. Das **EKG** zeigt eine rechtsventrikuläre Hypertrophie, die auf die dauernde Druckbelastung des rechten Ventrikels zurückzuführen ist. Im **Thoraxröntgenbild** sieht man einen großen, typischerweise **eiförmig konfigurierten Herzschatten**.

> **Für die operative Korrektur ist die Kenntnis des Ursprungs und des Verlaufs der Koronararterien von großer Bedeutung. Deren sichere Darstellung gelingt am besten mit der Angiokardiographie.**

■■ Operative Therapie
In der Zeit bis zur operativen Korrektur wird **Prostaglandin E1** infundiert, um einen vorzeitigen Verschluss des Ductus arteriosus zu verhindern. Dabei muss jedoch der Blutabstrom über eine ausreichend große Lücke im Vorhofseptum gesichert sein. Als erste, nichtoperative, palliative Maßnahme wird bei Fehlen eines genügend großen Vorhofseptumdefektes im Rahmen der Herzkatheteruntersuchung eine **Ballon-Atrioseptostomie nach Rashkind** oder in Ausnahmefällen eine chirurgische Teilresektion des Vorhofseptums nach **Blalock-Hanlon** durchgeführt, um die Durchmischung des Blutes mit Sauerstoff zu verbessern.

Folgende korrigierende **Operationsverfahren** stehen heute zur Behandlung der TGA zur Verfügung:
- anatomische Korrektur (»arterial switch«),
- zweizeitige Korrektur (»rapid two-stage arterial switch«),
- intraventrikuläre Korrektur nach Rastelli.

Praxisbox

Anatomische Korrektur (»arterial switch«)
Das **Korrekturverfahren der Wahl** für die TGA mit und ohne VSD ist die Switch-Operation. Bei dieser Operation werden zunächst die Aorta und die A. pulmonalis oberhalb der Klappenebene quer durchtrennt. Die posterior gelegene Pulmonalarterie wird vor die Aorta gezogen. Die Koronararterien werden aus dem proximal verbliebenen Aortenstumpf herausgetrennt und in den Stumpf der ehemaligen A. pulmonalis implantiert. Anschließend wird die Aorta mit diesem Stumpf (**Neoaorta**) verbunden. Da die Pulmonalarterie zunächst hinter der Aorta lag und nun nach anterior verlagert worden ist, muss sie mit einem autologen Perikardflicken verlängert werden. Die Defekte, die nach Heraustrennen der Koronararterien aus dem proximalen Aortenstumpf zurückbleiben, werden ebenfalls mit Perikardflicken verschlossen. Anschließend wird die Pulmonalarterie mit dem Aortenstumpf anastomosiert (◘ Abb. 5.39). Der Ventrikel- oder Vorhofseptumdefekt wird mit einem Flicken verschlossen. Die Letalität der arteriellen Switch-Operation liegt zwischen 5–15%.

🛑 **Cave**
Die anatomische Korrektur ist nur innerhalb der ersten 4 Lebenswochen möglich, da der linke Ventrikel unmittelbar nach Umsetzen der großen Gefäße in der Lage sein muss, den Druck im Körperkreislauf aufrechtzuerhalten.

5

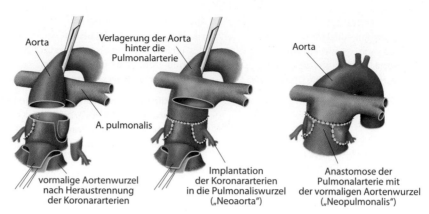

Aorta

Verlagerung der Aorta
hinter die
Pulmonalarterie

Aorta

A. pulmonalis

vormalige Aortenwurzel
nach Heraustrennung
der Koronararterien

Implantation
der Koronararterien
in die Pulmonaliswurzel
(„Neoaorta")

Anastomose der
Pulmonalarterie mit
der vormaligen Aortenwurzel
(„Neopulmonalis")

Abb. 5.39 Operationsschritte bei der arteriellen Switch-Operation zur Korrektur der Transposition der großen Arterien

---

Praxisbox

»Rapid two-stage arterial switch«

Besteht zu lange eine Verbindung des linken Ventrikels mit dem Niederdrucksystem der Lunge, entwickelt sich das linksventrikuläre Myokard unzureichend und ein Versagen der linken Herzkammer nach anatomischer Korrektur ist die Folge. In diesen Fällen kann eine kurzfristige Drosselung der Pulmonalarterie (**Banding**) durchgeführt werden. Durch die Druckbelastung wird das linksventrikuläre Myokard »trainiert« und in einem 2. Eingriff, etwa 1 Woche später, kann die arterielle Switch-Operation erfolgen.

Praxisbox

Intraventrikuläre Korrektur nach Rastelli

Dieses Verfahren wird bei TGA mit VSD und Pulmonalstenose angewandt. Dabei wird das Blut vom linken Ventrikel über den VSD mit einem **tunnelförmigen Patch** zur Aorta geleitet. Der rechte Ventrikel wird über ein extrakardiales, klappentragendes Konduit oder einen Homograft mit der Pulmonalarterie verbunden. Die Letalität dieser Operation liegt bei 10–30%.

In Kürze

Transposition der großen Arterien (TGA)

Ventrikuloarterielle Diskordanz, TGA mit intaktem Ventrikelseptum (50%), TGA mit VSD (25%), TGA mit Pulmonalstenose und mit/ohne VSD (25%).

Symptomatik: von der Größe des Shunts abhängig, nach der Geburt rasch zunehmende Zyanose.

Diagnostik: Auskultation, EKG, Röntgen (eiförmig konfigurierter Herzschatten).

Therapie: operative Korrektur. Vorher Infusion von Prostaglandin E1 (Verhindern eines vorzeitigen Verschluss des

▼

Ductus arteriosus), evtl. Ballon-Atrioseptostomie nach Rashkind. Anatomische Korrektur (»arterial switch«) nur innerhalb der ersten 4 Lebenswochen möglich. Korrekturverfahren der Wahl für die TGA mit und ohne VSD ist die Switch-Operation; intraventrikuläre Korrektur nach Rastelli bei TGA mit VSD und Pulmonalstenose (tunnelförmiger Patch).

Totale Lungenvenenfehlmündungen

Definition

Bei der totalen Lungenvenenfehlmündung besteht keine direkte Verbindung zwischen Pulmonalvenen und dem linken Vorhof, so dass alle Pulmonalvenen direkt oder über ein Sammelgefäß in den rechten Vorhof drainieren.

Anatomie

Die Häufigkeit dieses Krankheitsbildes liegt unter 1% aller angeborenen Herz- und Gefäßfehlbildungen. Die 4 Lungenvenen finden in Folge einer Agenesie der embryonal gemeinsamen Pulmonalvene bei noch bestehenden Verbindungen zwischen Pulmonal- und Systemvenen keinen Anschluss an den linken Vorhof. Sie fließen dann in einem dorsal der Hinterwand des linken Vorhofes gelegenen **Pulmonalvenensinus** zusammen. Morphologisch unterscheidet man aufgrund der topographischen Beziehung zwischen dem Pulmonalvenensinus einerseits und den Systemvenen bzw. dem rechten Vorhof andererseits 4 Arten der totalen Lungenvenenfehlmündungen (**Abb. 5.40**), den

- suprakardialen Typ (40–50%),
- kardialen Typ (30%),
- infrakardialen Typ (13%),
- gemischten Typ (7%).

Die **suprakardiale** Fehlmündung kann in die V. anonyma, die obere Hohlvene oder in die V. azygos erfolgen. Bei der **kardialen** Fehlmündung drainiert das Lungenvenenblut in den

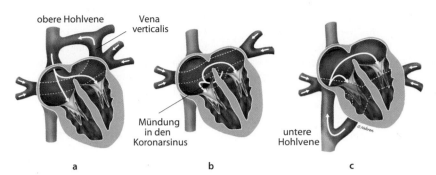

Abb. 5.40 Totale Lungenvenenfehlmündung: **a** suprakardialer Typ; **b** kardialer Typ; **c** infrakardialer Typ

Koronarvenensinus oder in den rechten Vorhof. Beim **infrakardialen** Typ fließt das Lungenvenenblut entweder direkt in die untere Hohlvene oder in die Pfortader, die Lebervenen oder den Ductus venosus Arantii.

> **Voraussetzung für ein Überleben der Kinder ist eine Durchmischung des Blutes, die in der Regel durch ein persistierendes Foramen ovale gewährleistet ist.**

Nicht selten bestehen Abflussbehinderungen des Pulmonalvenenblutes durch Stenosen der Pulmonalvenen an ihrem Zusammenfluss oder einer Stenose des Sammelgefäßes an der Einmündung in das venöse System.

■■ Symptomatik

Die klinische Symptomatik hängt von der Größe der interatrialen Verbindung ab, die ihrerseits den Grad der Durchmischung des Blutes bestimmt, sowie vom Schweregrad einer evtl. vorliegenden pulmonalvenösen Obstruktion. Oft werden die Kinder im 1. Lebensmonat durch **bronchopulmonale Infekte, Trinkschwäche, verzögertes Gedeihen** und eine allmählich zunehmende Zyanose auffällig.

> **Aufgrund des mangelnden Blutangebotes an das linke Herz sind der linke Vorhof und der linke Ventrikel in der Regel unzureichend entwickelt.**

■■ Diagnostik

Ein Herzgeräusch fehlt meist. Im **EKG** stehen die Zeichen der ausgeprägten rechtsventrikulären Hypertrophie im Vordergrund. Im **Röntgenbild** des Thorax findet sich beim suprakardialen Typ eine typische sog. **Schneemannkonfiguration** des Mediastinums, wobei die obere Hälfte der Figur durch die dilatierte rechte und linke obere Hohlvene zustande kommt. Die untere Hälfte des Schneemanns wird vom Herzschatten gebildet. Bei Vorliegen einer pulmonalvenösen Obstruktion findet sich eine vermehrte feinretikuläre Lungengefäß- und eine unscharf begrenzte, perihiläre Lungenvenenzeichnung. Der Herzschatten ist häufig vergrößert. **Echokardiographisch** ist eine zuverlässige morphologische Charakterisierung und Typisierung möglich.

■■ Operationsindikation

Unbehandelt führt die totale Lungenvenenfehlmündung in etwa 75% der Fälle innerhalb des 1. Lebensjahres zum Tode. Bei pulmonalvenöser Obstruktion entsteht frühzeitig eine sekundäre pulmonale Hypertonie mit obstruktiver Lungengefäßerkrankung. Daher stellt die totale Lungenvenenfehlmündung grundsätzlich immer eine Indikation zu einer operativen Korrektur dar. Wenn eine pulmonalvenöse Obstruktion vorliegt, kann eine notfallmäßige Operation erforderlich werden.

> **Für die operative Korrektur ist insbesondere die Größe des linken Vorhofs und der linken Kammer von Bedeutung.**

■■ Operative Therapie

Der Thorax wird durch eine **mediane Sternotomie** geöffnet. Der meist noch offene Ductus arteriosus wird ligiert und durchtrennt. Die Korrektur der Lungenvenenfehlmündung wird im hypothermen Kreislaufstillstand bei kardioplegisch stillgestelltem Herzen durchgeführt.

Das Ziel der chirurgischen Therapie besteht darin, eine größtmögliche Verbindung zwischen dem pulmonalvenösen System und dem linken Vorhof herzustellen, alle anomalen Verbindungen des pulmonalvenösen Systems zum systemvenösen System zu unterbinden und intrakardiale Shunt-Verbindungen zu schließen.

Praxisbox

Operatives Vorgehen bei der totalen Lungenvenenfehlmündung

Suprakardialer Typ: Zunächst wird die linksseitige V. verticalis an ihrer Einmündungsstelle in die V. anonyma ligiert. Anschließend wird das pulmonalvenöse Sammelgefäß an der Vorderwand eröffnet. Die Hinterwand des linken Vorhofes wird an der korrespondierenden Stelle geöffnet und eine lange, weite Anastomose zwischen beiden Strukturen durchgeführt.

Kardialer Typ: Hier erfolgt zunächst die Öffnung des rechten Vorhofs. Wenn eine Fehlmündung in den Koronarvenensinus vorliegt, wird das Vorhofseptum eröffnet. Unter Sicht kann dann das Septum, das den Koronar-

▼

5

venensinus vom linken Vorhof trennt, inzidiert werden. Anschließend wird das Vorhofseptum reseziert und die Vorhöfe mit einem Dacronflicken neu septiert, so dass dann das gesamte Blut des Koronarvenensinus nach links fließt. Liegt dagegen die Mündung der Lungenvenen im rechten Vorhof, so wird ein Teil des Vorhofseptums exziert und das pulmonalvenöse Blut mit einem Perikardflicken über diesen »chirurgischen Vorhofseptumdefekt« in den linken Vorhof geleitet.

Infrakardialer Typ: Diese Patienten sind oft kritisch krank, da sie in einem hohen Prozentsatz pulmonalvenöse Obstruktionen zeigen. Bei der Operation wird der vordere Anteil des hinter dem Herzen gelegenen pulmonalen Sammelgefäßes geöffnet. An der korrespondierenden Stelle wird die Wand des linken Vorhofs inzidiert und beide Strukturen miteinander anastomosiert.

Bei Operationen im Säuglingsalter liegt die operative Sterblichkeit für alle Formen der totalen Lungenvenenfehlmündung bei etwa 5–10%. Die operative Sterblichkeit ist wesentlich höher, wenn die totalen Lungenvenenfehlmündung zusammen mit einem funktionell univentrikulärem Herz vorliegt.

> **In Kürze**
>
> **Totale Lungenvenenfehlmündungen**
> Pulmonalvenensinus, suprakardialer, kardialer, infrakardialer und Mischtyp
> **Symptomatik:** bronchopulmonale Infekte, Trinkschwäche, verzögertes Gedeihen abhängig von der Größe der interatrialen Verbindung. Linker Vorhof und linker Ventrikel oft unzureichend entwickelt (mangelndes Blutangebot). Pulmonalvenöse Obstruktionen beim infrakardialen Typ häufig (Patienten sind oft kritisch krank).
> **Diagnostik:** EKG, Röntgen (typische Schneemannkonfiguration des Mediastinums), Echokardiographie.
> **Therapie:** operative Korrektur, mediane Sternotomie, v. a. Größe des linken Vorhofs und der linken Kammer wichtig. Bei pulmonalvenöser Obstruktion evtl. notfallmäßige Operation erforderlich.

5.5 Erkrankungen des Erregungsbildungs- und Reizleitungssystems

Herzrhythmusstörungen entstehen durch Störung der Reizbildung oder der Reizleitung. Für die chirurgische Behandlung relevant sind bradykarde und tachykarde Rhythmusstörungen. Die spezifischen Strukturen der Erregungsbildung und Erregungsausbreitung sind der Sinusknoten, die Vorhofleitungsbahnen, der AV-Knoten, das His-Bündel, die Tawara-Schenkel und die Purkinje-Fasern. Der normale Herzrhythmus ist ein Sinusrhythmus mit einer Frequenz von 60–

100 Schlägen/min. Für die Herzfunktion ist nicht nur die Frequenz sondern auch die sequenzielle Vorhof- und Kammererregung von Bedeutung, da das Schlagvolumen bei Ausfall der Vorhofkontraktion (Knotenrhythmus, Vorhofflimmern mit langsamer Überleitung, AV-Block) um etwa 20–30% absinkt.

5.5.1 Bradykarde Herzrhythmusstörungen

▪▪ Symptomatik
Da das Herzzeitvolumen im Wesentlichen über die Herzfrequenz und das Schlagvolumen reguliert wird, muss bei einer Bradykardie das Schlagvolumen kompensatorisch ansteigen, um die Organperfusion sicherzustellen. Sinkt der Puls unter 40 Schläge/min, reicht diese Kompensation oft nicht mehr aus. Eine sog. **symptomatische Bradykardie** äußert sich klinisch **akut** durch eine zerebrale Minderperfusion (Synkope und Präsynkope, Schwindelattacken) und **chronisch** durch verminderte kardiale Förderleistung (Herzinsuffizienz, reduzierte Belastbarkeit) sowie durch uncharakteristische Beschwerden (Verwirrtheitszustände, Konzentrationsschwäche, Tagesmüdigkeit). Differenzialdiagnostisch sind andere kardiale und nichtkardiale Ursachen wie tachykarde Rhythmusstörungen, neurologische Erkrankungen und schlafbezogene Atmungsstörungen (Schlaf-Apnoe-Syndrom) auszuschließen.

▪▪ Diagnostik
Die meisten bradykarden Herzrhythmusstörungen können mit einem **Standard-EKG** diagnostiziert werden. Intermittierend auftretende Sinusbradykardien, intermittierender Sinusarrest oder AV-Blockierungen können allerdings nur mit einem **24-h-EKG** entdeckt werden.

▪▪ Indikation

> **❱** **Die Indikation zur Implantation eines Herzschrittmachers wird durch die klinische Symptomatik und nicht durch die vorliegende Herzrhythmusstörung bestimmt!**

> **Indikationen zur Implantation eines permanenten Schrittmachersystems**
> – Symptomatische Sinusbradykardie
> – Sinuatrialer Block
> – AV-Block II. Grades und III. Grades
> – Trifaszikulärer Block
> – Sinusknotensyndrom (Sick-sinus-Syndrom)
> – Karotissinussyndrom
> – Vorhofflimmern mit langsamer Überleitung (Bradyarrhythmia absoluta)

Herzschrittmacher

Die Schrittmachertherapie hat sich seit der Erstimplantation durch Senning im Jahre 1958 von einer rein lebenserhaltenden zu einer individuellen, differenzierten Therapieform entwickelt. Die Technik der Systeme ist entscheidend verbessert worden, wobei einige Meilensteine in der Entwicklung der Herzschrittmachersysteme besondere Erwähnung verlangen: Die Einführung **transvenöser endokardialer Elektroden** löste die früher verwendeten epikardialen Elektroden ab. Das Prinzip der **Demandfunktion** ersetzte die starrfrequente Stimulation des Herzens. Sie ermöglicht eine Bedarfsstimulation, bei der der Schrittmacher den elektrischen Impuls erst bei Unterschreiten einer bestimmten Herzfrequenz abgibt.

Die Frequenz, Impulsbreite, Amplitude und Empfindlichkeit (Sensing) sind bei den heute verwendeten Geräten programmierbar und jederzeit den individuellen Bedürfnissen des Patienten anzupassen. Dabei erfolgt die Informationsübertragung zum Herzschrittmacher über ein kodiertes Magnetfeld oder Radiofrequenzsignal, das von einem Programmiergerät perkutan auf den Schrittmacher übertragen wird. Umgekehrt kann durch **Telemetrie** der Funktionszustand des Schrittmachers abgefragt werden.

Die Entwicklung **sequenzieller Herzschrittmachersysteme** ermöglicht eine sog. **physiologische Stimulation.** Ein sequenzieller Schrittmacher registriert zunächst die physiologische Vorhofaktion. Bleibt diese aus, wird der Vorhof mit einem elektrischen Impuls stimuliert. Wird dieser Impuls nicht auf die Kammer übergeleitet, wird diese ebenfalls elektrisch stimuliert. Bei erhaltenem Vorhofeigenrhythmus bietet somit ein sequenzieller Herzschrittmacher die Möglichkeit der **physiologischen Frequenzadaptation** und darüber hinaus eine **Synchronisierung** der Vorhof- und Kammerkontraktion.

Durch die Einführung von **Lithiumbatterien** als Energiequelle wurde die Schrittmacherlaufzeit auf 5–10 Jahre erhöht. Ein wesentlicher Schritt in der Entwicklung moderner Schrittmachersysteme stellt die **Frequenzadaptation** dar. Bei diesen Systemen werden über spezielle Sensoren und Steuerungsalgorithmen belastungsabhängige Parameter zur Frequenzsteuerung wie die QT-Zeit, das Atemminutenvolumen, die zentralvenöse Temperatur oder die Körperbewegung wahrgenommen und die Stimulationsfrequenz entsprechend der Aktivität des Patienten verändert.

In Deutschland werden jährlich zwischen 26.000–28.000 Herzschrittmacher neu implantiert. Der Impulsgeber stimuliert das Myokard mit Stromstößen einer Spannung von <1 Volt und einer Impulslänge von 0,3–1,5 ms. Die Elektrode besteht aus einem Elektrodenstecker, einer Zuleitung und einem Elektrodenkopf. Der Elektrodenkopf soll sowohl eine **niedrige Reizschwelle (minimale notwendige Stimulationsenergie)** als auch hohe **Empfindlichkeit (Sensing)** ermöglichen. Elektroden mit einer **aktiven Fixierung** werden mit einem korkenzieherähnlichen Schraubenkopf in das Endokard geschraubt. Bei Elektroden mit einer **passiven Fixierung** wird der Kopf mit kleinen, flexiblen Widerhaken im Trabekelwerk des Herzens verankert.

Nur in Ausnahmefällen ist heute noch eine **epimyokardiale Elektrodenimplantation** notwendig, wobei die Elektroden von außen in das Myokard geschraubt oder mit einem Haken im Myokard verankert werden. Die Implantation myokardialer Elektroden kann notwendig werden, wenn kein transvenöser Zugang zur Verfügung steht oder wenn ein Schrittmacher bei Säuglingen und Kleinkindern implantiert werden muss. Myokardiale Elektroden benötigen höhere Stimulationsenergien als endokardiale und zeigen in der Regel nach wenigen Jahren einen beträchtlichen Reizschwellenanstieg.

Internationaler Schrittmacher-Code

Die verschiedenen Schrittmachersysteme und Betriebsarten werden international durch einen Schrittmacher-Code gekennzeichnet (◘ Tab. 5.4). Dabei bezeichnet der 1. Buchstabe den Ort der Stimulation, der 2. den Ort der Wahrnehmung (Sensing), der 3. die Betriebsart, der 4. die Programmierbarkeit und der 5. die antitachykarde Funktion. So bedeutet z. B. die Bezeichnung VVI-Schrittmacher, dass sich der Ort der Stimulation und der Ort der Wahrnehmung im Ventrikel befindet und die Betriebsart inhibiert ist, d. h. bei Wahrneh-

◘ Tab. 5.4 Internationaler Schrittmacher-Code

1.	2.	3.	4.	5.
Ort der Stimulation	**Ort der Wahrnehmung (Sensing)**	**Arbeitsweise**	**Belastungsanpassung**	**Antitachykardiefunktion**
V = Kammer	V = Kammer	I = inhibiert	R = Frequenzanpassung (rate »vatz response«)	B = Burst
A = Vorhof	A = Vorhof	T = getriggert	0 = keine Frequenzanpassung	N = kompetitive Stimulation
D = Vorhof und Kammer	D = Vorhof und Kammer	D = inhibiert und getriggert		S = Scanning
	0 = keine Wahrnehmung	0 = keine Steuerung		E = externe Steuerung
				0 = keine Antitachykardiefunktion

mung einer Eigenaktion wird der Schrittmacherimpuls unterdrückt. Dementsprechend bedeutet der Code DDD bei einem sequenziellen Zweikammerschrittmacher, dass der Ort der Stimulation und der Ort der Wahrnehmung im Vorhof und Ventrikel liegen und dass die Betriebsart entweder inhibiert oder getriggert durch die Vorhofaktion erfolgt.

Praxisbox

Schrittmacherimplantation

Die Implantation wird in der Regel in Lokalanästhesie durchgeführt. Die transvenöse Elektrode wird über die V. cephalica, V. subclavia oder die V. jugularis externa bzw. interna implantiert. Unter Kontrolle mit einem Röntgenbildwandler wird die Elektrode im rechten Vorhofsohr und/oder im rechten Ventrikel platziert. Durch Messung der Reizschwelle, der Stimulationsimpedanz, der R-Wellen-Amplitude und der Anstiegssteilheit (Spannungsänderung pro Zeiteinheit) der registrierten Signale wird die optimale Elektrodenlage bestimmt.

Das Schrittmacheraggregat wird entweder subkutan präpektoral oder subpektoral implantiert. Alternativ erfolgt auch die subkutane Implantation im Bereich des rechten oder linken Oberbauches sowie die submuskuläre Implantation unter dem M. rectus abdominis.

Komplikationen der Schrittmacherimplantation

Die Implantation eines Herzschrittmachers ist heute ein äußerst sicheres Verfahren mit einer Letalität von etwa 0,1%. Schwerwiegende intraoperative Komplikationen können die Perforation der Elektrode durch die Wand des rechten Ventrikels, die Induktion von Kammerflimmern durch den Kontakt der Elektrode mit dem Endokard und die Ausbildung eines Pneumothorax bzw. Hämatothorax durch die Venenpunktion sein.

Nach der Operation wird in 1–5% der Fälle eine Revision der Elektrodenlage wegen einer **Elektrodendislokation** notwendig. **Elektrodenbrüche** werden mit einer Häufigkeit von 1–1,5% pro Patient und Jahr gesehen und machen den Austausch der Elektrode notwendig. In einigen Fällen kann eine starke Fibrosierung des Gewebes um den Elektrodenkopf die Impulsausbreitung so weit behindern, dass eine effektive Stimulation nicht mehr möglich ist. Ein solcher, **chronischer Reizschwellenanstieg** zwingt dann ebenfalls zum Elektrodenwechsel.

❶ Cave
Eine besonders schwerwiegende Komplikation nach Schrittmacherimplantationen ist eine Infektion, die in 0,8–1% der Fälle vorkommt. Infektionen erfordern immer eine vollständige Entfernung des Systems (Endokarditisrisiko!).

▪▪ Postoperative Überwachung
Für jeden Patienten wird nach der Implantation eines Herzschrittmachers ein **Schrittmacherausweis** ausgestellt. Dieser Ausweis enthält die Patientendaten, Angaben über die im-

plantierende Klinik und die technischen Daten des Schrittmachers und der Elektrode. Regelmäßige Kontrollen des Schrittmachers sind erforderlich.

In Kürze

Bradykarde Herzrhythmusstörungen
Symptomatik: akut durch eine zerebrale Minderperfusion (Schwindel, Synkope), chronisch durch verminderte kardiale Förderleistung (Herzinsuffizienz, reduzierte Belastbarkeit, Verwirrtheit).
Diagnostik: Standard-EKG, 24-h-EKG.
Therapie: Die Indikation zur Implantation eines Herzschrittmachers wird durch klinische Symptomatik und nicht durch die vorliegende Herzrhythmusstörung bestimmt.
Herzschrittmacher:
- Transvenöse endokardiale Elektroden, Demandfunktion: Frequenz, Impulsbreite, Amplitude und Empfindlichkeit (Sensing) sind programmierbar, Telemetrie, physiologische Stimulation sequenzieller Herzschrittmachersysteme, Lithiumbatterien.
- Internationaler Schrittmacher-Code: Ort der Stimulation und der Wahrnehmung, Betriebsart, Programmierbarkeit, antitachykarde Funktion.
- Schrittmacherimplantation (Lokalanästhesie, transvenöse Elektrode unter Röntgenkontrolle, Schrittmacheraggregat subkutan).
- Komplikationen: Elektrodendislokation, Elektrodenbrüche, besonders schwerwiegend: Infektion.
- Postoperative Überwachung, Schrittmacherausweis, regelmäßige Kontrolle.

5.5.2 Tachykarde Herzrhythmusstörungen

Supraventrikuläre tachykarde Herzrhythmusstörungen
Präexzitationssyndrome

▪▪ Definition
Beim Wolff[8]-Parkinson[9]-White[10](WPW)- und Lown-Ganong-Levine(LGL)-Syndrom werden basisnahe Abschnitte des Ventrikelmyokards über **akzessorische Leitungsbündel** (Kent, James) erregt.

▪▪ Pathophysiologie

❯❯ Eine Erregung der Kammer über akzessorische Leitungen erfolgt »vorzeitig«, da die physiologische Erregungsausbreitungsverzögerung im AV-Knoten umgangen wird.

---

8 Louis Wolff, Kardiologe, Boston, geb. 1898
9 Sir John Parkinson, Kardiologe, London, geb. 1886
10 Paul D. White, Kardiologe, Boston, 1886–1973

Die Folge sind **paroxysmale, atrioventrikuläre Tachykardien.**

▪▪ Therapie

Behandlungsbedürftige Präexzitationssyndrome, die nicht auf eine medikamentöse Therapie ansprechen, werden heute bis auf wenige Ausnahmen interventionell kardiologisch behandelt. Dabei wird im Rahmen einer **elektrophysiologischen Untersuchung (EPU)** die Lokalisation des akzessorischen Bündels ermittelt (**Katheter-Mapping**). Durch gezielte Übermittlung von Radiofrequenzen über den Katheter wird dann an dieser Stelle lokale Wärme erzeugt und das akzessorische Bündel zerstört (**Katheter-Radiofrequenz-Ablation**).

Ist eine Katheterablation nicht möglich, muss ein chirurgischer Eingriff durchgeführt werden. Dabei wird das akzessorische Bündel durch Abtastung der Herzoberfläche aufgesucht und mit dem Skalpell, durch Elektrokoagulation, Laser oder lokale Kälteapplikation (Kryochirurgie −65 bzw. −180°C), durchtrennt.

Chronisches Vorhofflimmern

▪▪ Operationsindikation

In seltenen Fällen eines therapierefraktären Vorhofflimmerns mit paroxysmalen supraventrikulären Tachykardien ist ein chirurgischer Eingriff indiziert, wenn die Patienten hämodynamisch und subjektiv erheblich beeinträchtigt sind. Das therapierefraktäre Vorhofflimmern tritt häufig bei chronischen Mitralvitien auf.

▪▪ Operation

> Die übliche chirurgische Therapie war die »Maze-Procedure«, die von dem amerikanischen Chirurgen Cox beschrieben wurde.

Das Prinzip dieser Operation beruht darauf, alle Vorhofleitungsbahnen durch zahlreiche **Inzisionen** (maze = Irrgarten) der Wand des rechten und linken Vorhofs soweit zu durchtrennen, dass die vom Sinusknoten ausgehende Erregung nur durch einen schmalen Korridor zum AV-Knoten gelangt. In den letzten Jahren wurden zunehmend alternative Verfahren entwickelt und eingesetzt, um die Maze-Operation schonender, risikoärmer und schneller durchführen zu können.

Hierbei werden die komplexen Vorhofinzisionen der Maze- Operation durch die Anwendung von **thermischen Läsionen** mit bestimmten Ablationsgeräten ersetzt. Die am häufigsten eingesetzten Verfahren sind hierbei Radiofrequenz-, Kryo-, Mikrowellen- und Laserablation. Ein weiterer Vorteil dieser alternativen Verfahren besteht darin, dass die Ablation auch epikardial am schlagenden Herzen durchgeführt werden kann und der Einsatz der Herz-Lungen-Maschine nicht mehr zwingend notwendig ist.

Ventrikuläre tachykarde Herzrhythmusstörungen

┌─ **Definition** ───────────────────────────────┐

Als **Kammertachykardie** bezeichnet man eine heterotope, rhythmische Tachykardie, die von den Kammern ausgeht und zu Kammerflimmern degenerieren kann.

└──┘

▪▪ Pathogenese

Kammertachykardien oder -flimmern können durch eine einzige Extrasystole ausgelöst werden, die einen **Reentry-Mechanismus** im Ventrikelmyokard in Gang setzt. Dabei entsteht eine kreisende Erregung, deren funktionelle Weglänge von der Refraktärzeit und der Leitungsgeschwindigkeit des pathologisch veränderten Myokards abhängt. Ätiologisch liegt in den meisten Fällen ein akuter oder abgelaufener Herzinfarkt oder eine Kardiomyopathie zugrunde. Insbesondere die Randbezirke eines Infarktareals oder eines Ventrikelaneurysmas, in denen gesundes Myokard auf fibrotisch umgebautes Herzmuskelgewebe trifft, können Ausgang von Reentry-Tachykardien sein.

▪▪ Therapie

Die **medikamentöse Therapie** hat den größten Stellenwert in der Behandlung tachykarder Herzrhythmusstörungen.

Die chirurgische Therapie, bei der das Endokard inzidiert oder reseziert wird, oftmals kombiniert mit einer Ventrikelaneurysmaresektion, zeigt eine relativ hohe Operationsletalität (8–15%). Aufgrund dieser eher ungünstigen Ergebnisse und der hervorragenden Alternative in Form von internen Defibrillatoren kommen die chirurgischen Verfahren zur **kausalen Therapie** ventrikulärer Tachykardien heute praktischer kaum noch zum Einsatz.

Implantierbarer automatischer interner Kardioverterdefibrillator (AICD)

Die Implantation eines AICD erlaubt die **symptomatische Therapie** ventrikulärer Tachykardien.

> Das Grundprinzip des AICD ist die kontinuierliche Überwachung des Herzrhythmus (Sensing) und die automatische Terminierung einer lebensbedrohlichen, tachykarden, ventrikulären Herzrhythmusstörung durch Kardioversion (synchronisierte Schockabgabe) oder Defibrillation (Schockabgabe ohne Synchronisation).

Bei den Geräten der neusten Generation ist die Terminierung einer Kammertachykardie nicht nur durch Abgabe eines Elektroschocks möglich, sondern auch durch **antitachykarde Überstimulation** (◘ Abb. 5.41, ◘ Abb. 5.42). Der AICD besteht aus einem Impulsgeber mit Lithiumbatterien, über die ein Kondensator aufgeladen wird. Die Erkennung einer ventrikulären Tachykardie erfolgt nach den Kriterien der Frequenz und der QRS-Morphologie. Im Fall einer solchen Rhythmusstörung wird von den aufgeladenen Kondensatoren ein Elektroschock mit etwa 30 Joule Energie abgegeben. Der Schock wird zwischen einer endokardial, im rechten Ventrikel plat-

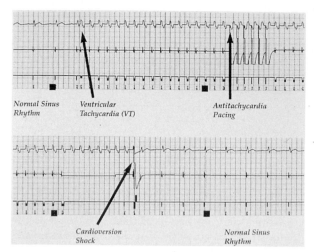

◻ Abb. 5.41 Beispiel einer Kammertachykardie bei einem Patienten mit einem AICD. Die Episode wurde von dem Gerät aufgezeichnet und gespeichert. Der AICD versucht zunächst die Kammertachykardie durch »antitachykarde Überstimulation« zu beenden. Da diese Maßnahme nicht erfolgreich ist, wird anschließend ein synchronisierter Schock (Kardioversion) abgegeben. Danach schlägt das Herz wieder im Sinusrhythmus

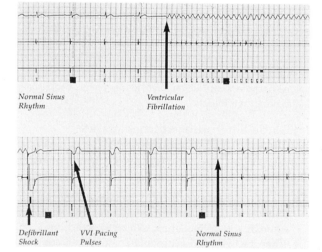

◻ Abb. 5.42 Beispiel einer plötzlichen Episode von Kammerflimmern bei vorher stabilem Sinusrhythmus bei einem Patienten mit einem AICD. Die Episode wurde von dem Gerät aufgezeichnet und gespeichert. Das Kammerflimmern wird durch einen Schock terminiert. Anschließend besteht eine kurze Phase einer »Asystolie«, die durch Schrittmacherimpulse durch den AICD überbrückt wird. Nach wenigen Schlägen stellt sich wieder Sinusrhythmus ein

zierten Elektrode und dem subpektoral platzierten Gehäuse abgegeben.

Der Eingriff muss unter Vollnarkose durchgeführt werden, da intraoperativ die Effektivität des Defibrillatorsystems durch induziertes Kammerflimmern getestet wird.

> Die Indikation zur AICD-Implantation besteht bei rezidivierenden Kammertachykardien, wenn sich eine medikamentöse Therapie bei der EPU als unwirksam erwiesen hat oder aufgrund von spezifischen Nebenwirkungen nicht möglich ist.

Eine Indikation besteht **nicht**, wenn die ventrikuläre Tachykardie im Rahmen einer akuten Myokardischämie oder eines Herzinfarktes aufgetreten ist.

Ergebnisse und Komplikationen der AICD-Implantation
Ähnlich wie bei den Herzschrittmachern sind Elektrodenbrüche, Elektrodendislokation, Aggregatdislokation, -dysfunktion und Infektion die wesentlichen Komplikationen. Eine Infektion sieht man in etwa 2–8% der Fälle, die Inzidenz von Elektrodendislokationen und Elektrodenbrüchen liegt bei 5–15%. Die perioperative Letalität konnte durch die Verwendung rein transvenöser, endokardialer Systeme drastisch gesenkt werden und liegt heute nach internationalen Studien zwischen 0,3–0,8%.

Die Inzidenz des plötzlichen Herztodes liegt nach AICD-Implantation bei 2% nach einem und bei 6% nach 4 Jahren. Vergleichbare Patienten, die medikamentös behandelt werden, zeigen eine Inzidenz von 5–9% nach einem und über 20% nach 4 Jahren. Die hervorragenden Ergebnisse der AICD-Implantation rechtfertigen den Einsatz eines sehr kostenintensiven und aufwändigen Therapieverfahrens unter Beachtung strenger Indikationskriterien.

In Kürze

Tachykarde Herzrhythmusstörungen
1. Supraventrikuläre tachykarde Herzrhythmusstörungen
- **Präexzitationssyndrome:** WPW- und LGL-Syndrom, Erregung der Kammer über akzessorische Leitungsbündel »vorzeitig«.
  Symptomatik: paroxysmale, atrioventrikuläre Tachykardien.
  Diagnostik: elektrophysiologischen Untersuchung (EPU), Katheter-Mapping
  Therapie: Katheter-Radiofrequenz-Ablation, chirurgischer Eingriff.
- **Chronisches Vorhofflimmern:** therapierefraktäres Vorhofflimmern, bei chronischen Mitralvitien.
  Chirurgische Therapie: früher »Maze-Procedure«, zahlreiche Inzisionen; heute alternative Verfahren (Radiofrequenz, Mikrowelle).
2. Ventrikuläre tachykarde Herzrhythmusstörungen
- **Kammertachykardie,** Reentry-Mechanismus
  Therapie: hautsächlich medikamentös, bei Unwirksamkeit oder spezifischen Nebenwirkungen: interne Defibrillatoren (nicht bei Myokardischämie oder Herzinfarkt), kaum noch chirurgische Therapie.

▼

Implantierbarer automatischer interner Kardio-verterdefibrillator (AICD): kontinuierliche Überwachung des Herzrhythmus (Sensing), automatische Terminierung einer lebensbedrohlichen, tachykarden, ventrikulären Herzrhythmusstörung durch Kardioversion (synchronisierte Schockabgabe) oder Defibrillation (Schockabgabe ohne Synchronisation).

5.6 Herztumoren

Herztumoren werden in primäre und sekundäre Geschwülste unterteilt. Die sehr seltenen, primären Tumoren können gutartig oder bösartig sein. Die sekundären Tumoren sind immer Metastasen extrakardialer Primärtumoren. Herztumoren wachsen intraluminal, intramyokardial und epi- oder perikardial.

5.6.1 Primäre Tumoren

❯ Primäre Herztumoren sind selten und 75% davon sind gutartig. Das benigne mesenchymale Myxom ist der häufigste Herztumor.

Andere gutartige Primärtumoren sind das Rhabdomyom (20%) und die nichtmyxomatösen Herztumoren wie das Lipom, das Fibrom und das Hämangiom (30%).

Vorhofmyxom

■■ **Pathogenese**
Die Mehrzahl der Myxome nimmt ihren Ursprung vom interatrialen Septum. Makroskopisch unterscheidet man ovoidrundliche, häufig gekapselte und polypoid-zottenförmige Wachstumsformen. 95% aller Myxome sind im Vorhof lokalisiert, 75% davon im linken Vorhof.

Myxome manifestieren sich bevorzugt in der 5. Lebensdekade. Nur etwa 12% der Patienten sind älter als 70 Jahre und 9% sind jünger als 15 Jahre.

■■ **Symptomatik**
Myxome führen häufig zu unspezifischen Symptomen, die Erkrankungen aus dem rheumatischen Formenkreis vortäuschen. Dazu gehören Fieber, Exantheme, Arthralgien und Myalgien (**Myxomkrankheit**). Spezifische Symptome wie Belastungsdyspnoe, Schwindel, Synkopen und Herzinsuffizienz können durch intermittierende Verlegung des Mitral- oder des Trikuspidalklappenostiums durch den Tumor entstehen, wobei das Auftreten der Symptome mit einer **Änderung der Körperlage** korreliert sein kann (◘ Abb. 5.43). Durch **Embolisierung** von Myxommaterial kann es zu zerebralen Insulten, Verschlüssen von Extremitätenarterien, Myokardinfarkten oder Lungenembolien kommen.

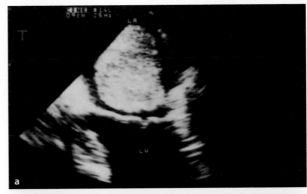
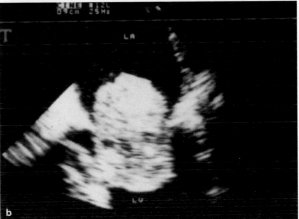

◘ **Abb. 5.43** Darstellung eines Vorhofmyxoms in der transösophagealen Echokardiographie: **a** In der Systole geschlossene Mitralklappe, Tumor im linken Vorhof (*LA*). **b** Sog. funktionelle Mitralstenose durch Prolaps des Tumors in den linken Ventrikel (*LV*) während der Diastole

■■ **Diagnostik**
Mit der **Echokardiographie** (besonders bei transösophagealer Untersuchungstechnik) wird die Größe des Tumors, die Beteiligung einer AV-Klappe und die Lokalisation des Tumorstiels exakt bestimmt und die Diagnose damit gesichert. Eine Herzkatheteruntersuchung ist im Allgemeinen nur zum Ausschluss einer gleichzeitig bestehenden KHK notwendig. Die Computer- oder Kernspintomographie liefern beim Myxom keine weiteren Informationen.

■■ **Therapie**

❯ Die Indikation zur operativen Entfernung eines Myxoms ist immer gegeben.

┌─ Praxisbox ─
Operatives Vorgehen beim Myxom
Der operative Zugang erfolgt über eine mediane **Sternotomie**, unter extrakorporaler Zirkulation wird am kardioplegisch stillgestellten Herzen der rechte Vorhof geöffnet.
▼

Ein linksatriales Myxom wird über eine Inzision des Vorhofseptums entfernt. Bei breitbasigem Ansatz wird ein Teil des
Vorhofseptums reseziert und mit einem Patch aus Perikard
oder Dacron gedeckt. Ist die Mitralklappe infiltriert, muss
eine plastische Rekonstruktion der Klappe, in seltenen Fällen auch ein Klappenersatz, durchgeführt werden. Mit der
vollständigen Entfernung des Myxoms ist die Erkrankung
in der Regel ausgeheilt. Rezidive sind meistens auf eine inadäquate Resektion zurückzuführen (◘ Abb. 5.44).

Maligne primäre Tumoren

Bei den primär malignen Herztumoren stellen **Sarkome** den
größten Anteil. Die häufigsten Vertreter sind das Angio-, das
Rhabdomyo- und das Fibrosarkom. Im Gegensatz zum
Myxom treten maligne Herztumoren überwiegend in der
3.–4. Lebensdekade auf. Hierbei sind **CT** oder **MRT** zur Beurteilung einer intrakavitären, intramyokardialen und perikardialen Tumorausdehnung von Bedeutung.

Die **Prognose** ist trotz aggressivem chirurgischen, radio-
und chemotherapeutischem Vorgehen äußerst ungünstig,
und die meisten Patienten versterben innerhalb eines Jahres
in Folge eines Rezidivs oder einer Metastasierung.

5.6.2   Sekundäre Tumoren

Die Inzidenz solitärer kardialer **Metastasen** ist gering. Allerdings findet man bei 5–17% aller metastasierenden, soliden
Tumoren auch eine kardiale Beteiligung. Primärtumoren, die
in enger Nachbarschaft zum Herzen lokalisiert sind (Ösophagus, Lunge, Brust) infiltrieren das Herz direkt oder metastasieren lymphogen. **Hämatogene** Herzmetastasen stammen
gewöhnlich von malignen Melanomen und Lymphomen. Tumoren mit hämatogener Metastasierungstendenz siedeln bevorzugt ins Myokard, solche mit **lymphogener** Metastasierungstendenz am häufigsten ins Perikard.

Die relative Filialisierungshäufigkeit ist abhängig vom Tumortyp: Primärtumoren mit relativ häufiger Geschwulstab-

siedlung in das Herz sind das maligne Melanom, das maligne
Lymphom, das Mammakarzinom und das Bronchialkarzinom.

> **Eine Sonderstellung nimmt das Hypernephrom ein,
> das über eine endoluminale Ausbreitung durch die
> V. cava inferior bis in den rechten Vorhof wachsen
> kann.**

In Kürze

Herztumoren
1. **Primäre Herztumoren:** 75% gutartig, benignes mesen-
   chymales Myxom ist der häufigste Herztumor.
   - **Vorhofmyxom:** 95% der benignen Myxome
     Symptomatik: sog. Myxomkrankheit, ähnlich rheu-
     matischen Erkrankungen. Auftreten der Symptome
     mit einer Änderung der Körperlage, Gefahr der Em-
     bolisierung.
     Diagnostik: Echokardiographie
     Therapie: Indikation zur operativen Entfernung
     eines Myxoms ist immer gegeben, mediane Sterno-
     tomie, Resektion.
   - **Maligne primäre Tumoren:** meist Sarkome, CT oder
     MRT, Resektion, Prognose ungünstig.
2. **Sekundäre Herztumoren:** Hämatogene Herzmetastasen (Melanome, Lymphomen) häufig im Myokard, lymphogene im Perikard (Mammakarzinom, Bronchialkarzinom, auch direkt), endoluminale Ausbreitung bei
   Hypernephrom.

5.7   Erkrankungen der thorakalen Aorta

5.7.1   Aortenaneurysma

> **Definition**
>
> Der Begriff Aneurysma (▶ Kap. 6) bezeichnet die Aufwei-
> tung eines arteriellen Blutgefäßes. Sind alle Wand-
> schichten betroffen, so spricht man von einem echten
> Aneurysma (**Aneurysma verum**). Besteht die Aneurysma-
> wand nur aus adventitiellem Gewebe, spricht man von
> einem **falschen** Aneurysma.

■ ■ Ätiologie
Nach der Form des Aneurysmas unterscheidet man **sakkuläre**
und **fusiforme** und nach der Ätiologie angeborene und erworbene. Ursache für ein Aneurysma ist eine Schwächung der
elastischen Kräfte der Gefäßmedia, die dann dem intravaskulären Druck nicht mehr standhalten kann. Die Erkrankung
der Gefäßmedia kann zurückzuführen sein auf
- einen genetischen Defekt der extrazellulären Glykoprotein-
  matrix wie beim Marfan[11]-Syndrom,

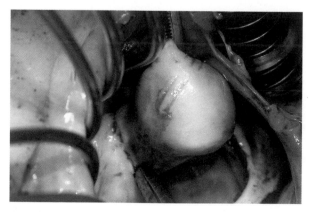

◘ **Abb. 5.44** Extraktion eines Herztumors

---

11 Antoine Bernard Marfan, Pädiater, Paris, 1858–1942

— eine zystische Medianekrose (Gsell-Erdheim),
— degenerative arteriosklerotische Veränderungen,
— eine Infektion.

Bei der traumatischen Aortenruptur treten so hohe lokale mechanische Kräfte auf, dass auch eine gesunde Gefäßmedia zerreißt. Die Syphiliserkrankung als Ursache für ein Aortenaneurysma ist heute selten und praktisch ohne Bedeutung.

> Nach operativer Korrektur eines thorakalen Aneurysmas ist die Langzeitprognose des Patienten im Wesentlichen von der Ätiologie der Erkrankung abhängig.

■■ Diagnostik
Die Diagnose wird mittels Echokardiographie, Computer- oder Kernspintomographie, konventioneller Angiographie oder digitaler Subtraktionsangiographie gestellt. Häufig werden asymptomatische Aneurysmen der Aorta ascendens oder des Bogens durch eine rechtsseitige oder eine obere **Mediastinalverbreiterung** zufällig auf einer Thoraxröntgenaufnahme entdeckt.

Aneurysma der Aorta ascendens
Die Aorta ascendens beginnt am Aortenklappenring und endet vor dem Abgang des Truncus brachiocephalicus. Aneurysmen der Aorta ascendens werden meist im 3.–5. Lebensjahrzehnt klinisch manifest und haben als Ursache häufig idiopathische Mediaerkrankungen. Sie beginnen entweder oberhalb des Abgangs der Koronargefäße oder beziehen zusammen mit einer Ektasie des Klappenrings die ganze Aortenwurzel mit ein. Eine Besonderheit ist das **Aneurysma des Sinus Valsalvae.** Dabei können ein oder alle 3 Sinus betroffen sein. Ätiologisch liegen dieser Form des Aneurysmas Erkrankungen der Gefäßmedia (Marfan-Syndrom, zystische Mediannekrose) oder eine Entzündung der Gefäßwand als Komplikation einer infektiösen Endokarditis zugrunde. Angeborene Aneurysmen des Sinus Valsalvae betreffen häufig nur einen Sinus und werden erst im Erwachsenenalter symptomatisch.

■■ Symptomatik
Das Aszendensaneurysma kann eine erhebliche Größe annehmen, bevor es klinisch in Erscheinung tritt. Manche Patienten klagen über einen unspezifischen retrosternalen Druck. Viele werden jedoch erst symptomatisch, wenn sich aufgrund einer zunehmenden Dilatation des Aortenklappenringes eine **Aorteninsuffizienz** entwickelt, die dann zur Einschränkung der Belastbarkeit führt. Bei erheblicher Größenzunahme kann durch Verdrängung der V. cava superior oder der Pulmonalarterie eine obere Einflussstauung bzw. eine Rechtsherzinsuffizienz entstehen.

■■ Operationsindikation
Die Patienten sind durch Ruptur, Verlegung der Koronarostien, Herzinsuffizienz und periphere Embolien gefährdet.

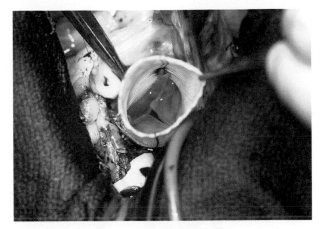

☐ **Abb. 5.45** Yacoub-Operation: aortenklappenerhaltende Operationstechnik bei Aneurysma der Aorta ascendens

> Die Indikation zur Operation besteht bei klinischer Beschwerdesymptomatik, bei Größenzunahme des Aneurysmas und bei Aortenklappeninsuffizienz. Liegt ein Aneurysma im Rahmen eines MarfanSyndroms vor, ist die Indikation dringlich zu stellen, da die Progression der Erkrankung besonders rasch ist.

Asymptomatische Aneurysmen werden zunächst nach 6 Wochen, dann nach 3 Monaten und schließlich in halbjährlichen Abständen kontrolliert. Die Operationsindikation wird bei einem Durchmesser von mehr als 5–6 cm gestellt.

■■ Operative Therapie
Der operative Zugang erfolgt über eine mediane **Sternotomie.** Je nach Ausdehnung des Aneurysmas muss der arterielle Schenkel der Herz-Lungen-Maschine über eine Femoralarterie oder den Aortenbogen angeschlossen werden. In den Fällen, in denen das Aneurysma auf die suprakoronare Aorta ascendens beschränkt ist, kann dieser Abschnitt des Gefäßes durch eine **Rohrprothese** aus gewebtem Dacron-Doppelvelour ersetzt werden (☐ Abb. 5.45).

Liegt eine Erweiterung des Klappenrings mit Aortenklappeninsuffizienz vor, wird ein klappentragendes Konduit (Rohrprothese mit integrierter Herzklappenprothese) implantiert. Die Technik macht die Reimplantation der Koronarostien in die Prothese notwendig (☐ Abb. 5.46).

Die Operationsletalität liegt je nach Ausdehnung des Eingriffs bei 4–10%. Interventionelle Verfahren mit endoluminal platzierten Prothesen kommen im Bereich der Aorta ascendens noch nicht zur Anwendung.

Aneurysma des Aortenbogens
Der Aortenbogen reicht vom Abgang des Truncus brachiocephalicus bis zum Lig. arteriosum. Von topographischer Bedeutung ist die unmittelbare Nähe des Aortenbogens zu Trachea und Ösophagus und der Verlauf des N. recurrens um den distalen Anteil des Aortenbogens.

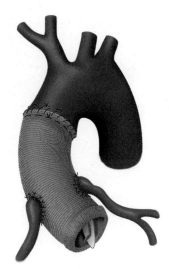

Abb. 5.46 Ersatz der Aorta ascendens mit einem klappentragenden-Konduit. Die Ostien der Koronararterien sind mit der Prothese anastomosiert

▪▪ Symptomatik

Aortenbogenaneurysmen sind häufig asymptomatisch und werden erst infolge einer gedeckten Ruptur diagnostiziert. Dabei verspüren die Patienten akute **stechende Brustschmerzen** mit Ausstrahlung in den Rücken oder in die Arme. Jedoch können Aortenbogenaneurysmen auch durch **Stridor, Atemnot** und **Dysphagie** (Kompression der Luftwege oder des Ösophagus), sowie durch **Heiserkeit** (Druckschädigung des linksseitigen N. recurrens) auffallen. Eine Arrosion eines Bronchus, der Lunge oder des Ösophagus kann in einzelnen Fällen Hämoptysen und Hämatemesis verursachen.

▪▪ Operationsindikation

> Aortenbogenaneurysmen, die rasch an Größe zunehmen oder bereits einen Durchmesser von >5–6 cm erreicht haben, müssen in jedem Fall operativ behandelt werden.

Die Operationsletalität ist jedoch aufgrund der speziellen Lokalisation erhöht, so dass bei der Indikationsstellung mehr noch als bei anderen chirurgischen Eingriffen auch der Allgemeinzustand des Patienten, das Alter und das Vorliegen sekundärer Organveränderungen berücksichtigt werden müssen.

▪▪ Operative Therapie

❶ **Cave**
Während der Operation am Aortenbogen muss die Blutversorgung des Gehirns sichergestellt werden.

Dies kann durch **selektive, antegrade Perfusion** der Kopf-/Halsgefäße oder durch **retrograde Perfusion** über die V. cava superior erfolgen. Bei der antegraden Perfusion fließt das Blut über die rechte und linke A. carotis, dazu müssen diese Gefäße mit Kanülen versorgt werden. Bei der retrograden Perfusion fließt das Blut in umgekehrter Richtung über die obere Hohlvene und fließt über die beiden Aa. carotides wieder ab. Dadurch kann man die Kanülierung der oft stark veränderten Arterien vermeiden.

Eine andere Alternative ist der Eingriff im hypothermen Kreislaufstillstand. Dabei wird der Patient mit der Herz-Lungen-Maschine auf eine Körpertemperatur von 16–20°C gekühlt. Bei dieser Temperatur steht eine Zeit von 30–45 min zur Verfügung, um ohne bleibende Schädigung des Gehirns die Operation am Aortenbogen durchzuführen.

❶ **Cave**
Das Überschreiten einer Stillstandszeit von 60 min hat allerdings schwere zerebrale Schäden bis hin zum Hirntod des Patienten zur Folge.

Demgegenüber steht bei selektiver Perfusion der Kopf-/Halsgefäße, die in milderer Hypothermie (20–25°C) erfolgt, eine längere Zeit für die chirurgische Korrektur zur Verfügung. Diese Korrektur erfolgt durch Ersatz des Aortenbogens mit einer **Rohrprothese**. Dabei werden möglichst alle 3 Abgänge der Kopf-/Halsgefäße in der Kontinuität belassen und in Form einer »Insel« mit der Prothese anastomosiert. Die Operationsletalität variiert zwischen 5 und 25%.

▪▪ Komplikationen

Wesentliche Komplikationen nach Ersatz des Aortenbogens sind eine intraoperative Schädigung des **N. recurrens** und eine **Hirnschädigung** durch Minderversorgung während des Eingriffs oder durch Embolie arteriosklerotischen Materials.

Aneurysma der thorakalen Aorta descendens

Dieser Abschnitt der Aorta erstreckt sich vom Lig. arteriosum bis zum Zwerchfell. In deren Verlauf gehen zahlreiche Interkostalarterien ab, von denen einige die Blutversorgung des Rückenmarks sicherstellen. Das Deszendensaneurysma ist besonders häufig arteriosklerotischer Genese und manifestiert sich in der 6.–7. Lebensdekade. Bei erheblicher Größenzunahme führen arteriosklerotische Intimaläsionen und eine Verwirbelung des Blutes in dem Aneurysma häufig zur Entwicklung **wandständiger Appositionsthromben**, die das Lumen teilweise verlegen können.

▪▪ Symptomatik und Diagnostik

Auch die Deszendensaneurysmen sind häufig asymptomatisch. Wenn **Schmerzen** auftreten, werden sie charakteristischerweise zwischen den Schultern lokalisiert. **Heiserkeit** kann auf eine Kompression des N. recurrens und **Stridor** und Schluckbeschwerden auf Kompression der Trachea bzw. des Ösophagus hindeuten.

Seltenere Symptome sind Hämoptysis und Hämatemesis durch Arrosion von Luftwegen bzw. Ösophagus. Bei einer Ruptur empfinden die Patienten einen akuten, messerstichähnlichen Schmerz zwischen den Schulterblättern. Das Röntgenbild kann eine typische Konfiguration mit Raumforderung im linken Hemithorax zeigen (■ Abb. 5.47).

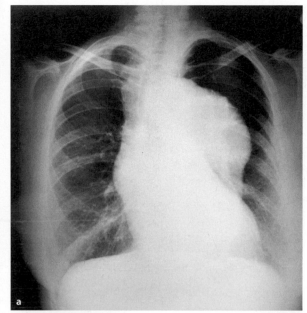

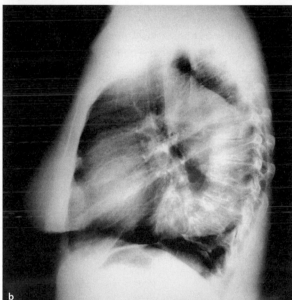

Abb. 5.47 Aneurysma verum der Aorta descendens. **a** Deutliche Raumforderung im linken Thorax in der a.-p.-Röntgenaufnahme. **b** Die seitliche Projektion zeigt die Ausdehnung bis zur Wirbelsäule (mit freundlicher Genehmigung von Dr. Martinoff, Institut für Radiologie, Deutsches Herzzentrum München)

> Eine Operationsindikation besteht bei großen, verdrängend wachsenden Aneurysmen, bei Lumeneinengung durch Thromben, bei rascher Progredienz und bei klinischer Symptomatik.

■■ Operative Therapie

Der operative Zugang zur Aorta descendens erfolgt über eine links-posterolaterale **Thorakotomie** im 3.–4. ICR. Der aneu-

rysmatisch erweiterte Abschnitt der Schlagader wird durch eine Rohrprothese ersetzt. Der Ersatz eines kleinen Abschnitts der Aorta wird unter einfachem Abklemmen durchgeführt. Dabei ist zu bedenken, dass dadurch die Nachlast des Herzens erheblich erhöht wird (**Cave**: Herzinsuffizienz!) und dass der Perfusions- und Druckabfall distal der Klemme zu einer Minderversorgung des Rückenmarks und der Nieren führen kann.

⊘ Cave
Bei Operationen an der thorakalen Aorta descendens besteht immer das Risiko einer postoperativen Paraparese oder Paraplegie.

Um bei ausgedehnten Eingriffen während der Abklemmung die Perfusion des Rückenmarks sicherzustellen, kann mit einer Zentrifugalpumpe ein atrioarterieller Linksherzbypass (linker Vorhof zur A. femoralis) oder mit der Herz-Lungen-Maschine ein venoarterieller **Bypass** (V. zur A. femoralis) durchgeführt werden. Eine andere Alternative ist die Operation im Kreislaufstillstand bei tiefer Hypothermie (**Rückenmarksprotektion durch Kälte!**).

Größere Interkostalarterien, die in der Regel aus der Rückwand der Aorta abgehen, werden in der Kontinuität belassen und in Form einer »Insel« mit der **Rohrprothese** anastomosiert. In den Fällen, in denen sich das Aneurysma über das Zwerchfell hinaus bis in die abdominale Aorta erstreckt, wird eine 2. Thorakotomie weiter distal durchgeführt und die Inzision in das Abdomen hinein verlängert, wobei die distalen Rippen und das Zwerchfell durchtrennt werden. Die Aorta wird in ihrem retroperitonealen Verlauf so weit verfolgt, bis sie wieder normale Weite hat, um die Rohrprothese anzuschließen.

■■ Interventionelle Therapie

In neuester Zeit werden die operativen Methoden an der Aorta descendens zunehmend durch interventionelle, **endoluminale Platzierung von Prothesen** ersetzt (▶ Kap. 6). Hierbei wird ein Katheter durch die A. femoralis communis bis über das Aneurysma platziert und eine Prothese (Stent) freigesetzt. Diese Prothese verankert sich sowohl vor, als auch hinter dem Aneurysma und schaltet den erkrankten Bereich der Aorta descendens aus. Bei Bedarf können mehrere Prothesen hintereinander eingesetzt werden. Dieses Verfahren findet auch bei Dissektionen der Aorta descendens (Typ B) und bei traumatischen Läsionen Anwendung (**Abb. 5.48**).

Die Operationsletalität liegt bei 5–15%. Die Inzidenz einer postoperativen Paraplegie oder Paraparese liegt bei 2–5% und ist von der chirurgischen Technik und der individuellen Gefäßversorgung des Rückenmarks abhängig. Bei der endoluminalen Stent-Platzierung handelt es sich um ein sehr hilfreiches und viel versprechendes Verfahren, das im Gegensatz zur konventionellen Operation eine deutlich geringere Letalität und Komplikationsrate aufweist.

Traumatische Aortenruptur

■■ Pathogenese

Unter dem Eindruck extremer, lokaler Scherkräfte können die Wandschichten der Aorta einreißen. Die akute traumatische

5

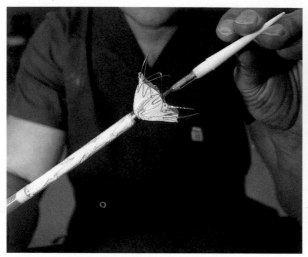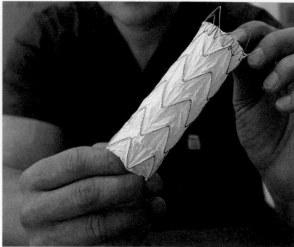

⬛ **Abb. 5.48** Interventionelle Behandlung von Aortenaneurysmen. Innere Gefäßstütze der großen Hauptschlagader (Aortenstent). Die Platzierung erfolgt mittels Katheter über die A. femoralis

Ruptur ist in etwa 70% der Fälle am **Beginn der deszendierenden** thorakalen Aorta lokalisiert.

Der Unfallmechanismus ist ein Aufprall des Brustkorbs mit hoher Geschwindigkeit. Durch das Lig. arteriosum und die Kopf-/Halsgefäße ist der Aortenbogen mit dem Thorax **verankert** und folgt daher einer schnellen Dezelerationsbewegung des Brustkorbs nach einem Aufprall. Die trägere Blutflüssigkeit im distalen Ende des Aortenbogens und dem Anfangsteil der deszendierenden Aorta bewegt sich allerdings noch nach anterior, während die anderen Strukturen bereits dezelerieren. Daher treten die größten Scherkräfte meistens am Übergang des Bogens in die Aorta descendens auf.

Ist die Ruptur **komplett** und schließt alle Wandschichten, einschließlich der Adventitia und der mediastinalen Pleura mit ein, ist sie **sofort tödlich**. Bleiben jedoch die letztgenannten Strukturen intakt, so ist die Ruptur **gedeckt**, und es kommt zum sickerhaften Austritt von Blut und zur Entwicklung eines linksseitigen **Hämatothorax**.

Nur in 10% der Fälle findet eine Aortenruptur im Bereich der **aszendierenden** Aorta statt. Dabei führen vertikal einwirkende Kräfte eher zu einer Ruptur der aszendierenden Aorta und des Bogens und horizontal einwirkende Kräfte eher zu einer Ruptur der deszendierenden Aorta. In seltenen Fällen kann eine traumatische Aortenruptur auch im distalen Anteil der thorakalen Aorta nahe dem Zwerchfelldurchtritt oder im Bereich der Aorta abdominalis auftreten.

▪▪ Symptomatik und Diagnostik

Patienten, die nach einer Aortenruptur die Klinik erreichen, weisen in der Regel andere schwere Verletzungen intraabdomineller Organe oder des Kopfes auf. Nur selten klagen diese Patienten über einen spezifischen, zwischen den Schulterblättern gelegenen Schmerz. In der Regel weist die Thoraxröntgenaufnahme auf die Diagnose hin.

❗ **Cave**
Ein verbreitertes Mediastinum und/oder ein linksseitiger Hämatothorax nach Thoraxtrauma sind immer verdächtig auf eine traumatische Aortenruptur!

Einige Patienten zeigen hohe Blutdruckwerte an den oberen Extremitäten oder eine Querschnittslähmung, die nicht durch Verletzung der Wirbelsäule zu erklären ist. Auch eine Ischämie der unteren Körperhälfte kann auf eine Aortenruptur hinweisen. Eine Prellmarke vor dem Sternum kann den Verdacht auf eine Aortenruptur lenken.

❯ **Neben der Thoraxröntgenaufnahme ist eine präzise Diagnosestellung mittels transösophagealer Echokardiographie möglich.**

Dieses Verfahren erspart einen evtl. risikoreichen Transport des Schwerverletzten in die Röntgenabteilung. Nur in unklaren Fällen muss ein Kontrastmittel-CT oder eine digitale Subtraktionsaortographie durchgeführt werden.

▪▪ Operative Therapie

❯ **Als Therapie der Wahl gilt heute die endoluminale Platzierung von Stent-Prothesen (▶ Kap. 6).**

Sollte wegen einer **akuten Blutung** eine Operation notwendig sein, wird der Thorax bei einer Ruptur in klassischer Lokalisation (Anfangsteil der Aorta descendens) über eine linksposterolaterale Thorakotomie geöffnet. Die operative Versorgung der Aorta ascendens erfolgt über eine mediane Sternotomie. Je nach Ausdehnung der Zerreißung kann die Aorta entweder End-zu-End wieder vernäht werden oder es muss eine Rohrprothese interponiert werden.

❗ **Cave**
Die schwerste Komplikation ist die postoperative Querschnittslähmung.

Aortenaneurysma
Falsches oder echtes Aneurysma (verum), sakkulär oder
fusiform, Verlauf hängt wesentlich von der Ätiologie der
Erkrankung ab.
Symptomatik: häufig asymptomatisch, Schmerzen
(charakteristischerweise zwischen den Schultern),
Dyspnoe, Stridor, Heiserkeit (N. recurrens).
Diagnostik: Echokardiographie (transösophageal), CT,
MRT, konventionelle Angiographie, digitale Subtraktions-
angiographie, zufällig auf einer Thoraxröntgenaufnahme
entdeckt (Mediastinalverbreiterung).
- **Aneurysma der Aorta ascendens:** Sinus Valsalvae,
  erst asymptomatisch, Aorteninsuffizienz.
  Therapie: bei entsprechender Symptomatik:
  Operation (Sternotomie, Rohrprothese).
- **Aneurysma des Aortenbogens:** zunächst oft
  asymptomatisch; evtl. gedeckte Ruptur mit
  stechenden Brustschmerzen.
  Therapie: Ersatz des Aortenbogen mit einer Rohrprothese. **Cave:** intraoperative Schädigung des N. recurrens und Hirnschädigung (Schutz durch selektive,
  antegrade oder retrograde Perfusion der Kopf-/Hals-
  gefäße oder hypothermer Kreislaufstillstand).
- **Aneurysma der thorakalen Aorta descendens:** oft
  durch Arteriosklerose (wandständige Appositionsthromben).
  Therapie:
    operativ, Thorakotomie, Rohrprothese. **Cave:** Herz-
    insuffizienz und postoperative Paraparese oder
    Paraplegie (Rückenmarksprotektion durch Kälte)
  - besser: interventionelle, endoluminale Platzierung
    von Prothesen (geringere Letalität und Komplika-
    tionsrate)
- **Traumatische Aortenruptur:** komplett: sofort tödlich, bei Sickerblutung: Hämatothorax. Verbreitertes
  Mediastinum und/oder linksseitiger Hämatothorax
  nach Thoraxtrauma (Thoraxröntgenaufnahme, transösophageale Echokardiographie)
  Therapie: endoluminale Platzierung von Stent-Prothesen (**Cave:** postoperative Querschnittslähmung).

5.7.2 Aortendissektion

Definition

Eine Dissektion der Aorta entsteht, wenn die Gefäßintima
einreißt und Blut in die Gefäßmedia eintritt.

■■ Klassifikation
Da das Blut unter hohem Druck steht, kommt es zu einer lon-
gitudinalen Aufspaltung der Media über weite Strecken.

> Bei der Dissektion entstehen funktionell 2 Gefäß-
lumina, ein wahres Lumen, das von der normalen
Gefäßintima begrenzt wird und ein falsches Lumen,
das von der Media und Adventitia begrenzt wird.

Die Stelle, an der die Intima ursprünglich eingerissen ist, bezeichnet man als **Entry**. Über dieses Entry strömt das Blut
zunächst in das falsche Lumen ein und kann zur Verdrängung
oder vollständigen Verlegung des wahren Lumens führen.
Meistens hält der Intimaschlauch dem Druck im falschen Lumen nicht stand und es kommt zu weiteren Einrissen weiter
distal des Entrys, durch die das Blut aus dem falschen Lumen
wieder in das wahre Lumen übertritt (**Reentry**). Entsprechend
der Lokalisation des Entry wurde von **De Bakey** et al. 1965
eine Klassifikation der Aortendissektion aufgestellt.

Klassifikation der Aortendissektion nach De Bakey
- **Typ I:** Das Entry liegt im Bereich der Aorta ascendens,
  die Ausdehnung des wahren und falschen Lumens
  (Doppellumen) reicht aber über die Aorta ascendens
  in den Aortenbogen und weiter in die Aorta descen-
  dens hinein.
- **Typ II:** Das Entry liegt ebenfalls im Bereich der Aorta
  ascendens, das Doppellumen ist jedoch auf die as-
  zendierende Aorta begrenzt.
- **Typ III:** Das Entry liegt im Bereich der proximalen
  Aorta descendens und das Doppellumen betrifft die
  Aorta distal des Aortenbogens.

Da die Dissektion vom Entry aus jedoch nicht nur **antegrad**,
sondern auch **retrograd** fortschreiten kann, ist die Situation
mit einem Entry in der Aorta descendens und der retrograden
Ausbildung eines Doppellumens in die Aorta ascendens bei
dieser Klassifikation nicht berücksichtigt. Aus diesem Grund
schlugen Dailey et al. von der Stanford University eine Klassifikation der Dissektion in die Typen A und B vor. Diese Einteilung bezieht sich nicht auf die Lokalisation des Entrys, sondern auf die Ausdehnung des Doppellumens (◨ Abb. 5.49).

> Stanford-Klassifikation der Aortendissektion: Beim
Typ A liegt der Intimaeinriss in der Aorta ascendens,
bei Typ B in der Aorta descendens.

■■ Ätiologie
Eine Aortendissektion kommt bei degenerativer Erkrankungen der Gefäßmedia (Marfan-Syndrom, Gsell-Erdheim),
fortgeschrittener Arteriosklerose oder bei einer arteriellen
Hypertonie vor. Bei bereits bestehendem Aneurysma verum
der Aorta steht die Gefäßintima unter hoher Wandspannung
(Laplace-Gesetz, ▶ Abschn. 5.3.2), dies kann zu einem Einriss
mit konsekutiver Dissektion führen. In diesem Fall spricht
man vom **dissezierenden Aortenaneurysma**.

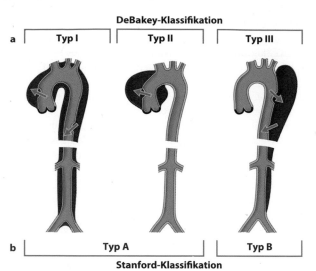

DeBakey-Klassifikation

a   Typ I   Typ II   Typ III

b   Typ A   Typ B
Stanford-Klassifikation

☐ **Abb. 5.49** Aortendissektion. **a** De Bakey-Klassifikation (Typ I–III). **b** Stanford-Klassifikation (Typ A und B)

■■ **Präoperative Komplikationen**

🛇 **Cave**
Die akute Aortendissektion ist eine lebensbedrohliche Erkrankung.

Nur etwa die Hälfte der Patienten mit akuter Dissektion überleben die ersten 48 h nach dem initialen Ereignis. Nach 2 Wochen leben nur noch 20% und nach 3 Monaten nur noch 10%.

— **Ruptur:** Die Rupturgefahr ist bei Typ-B-Dissektionen deutlich geringer als beim Typ A. Bei einer Ruptur im Bereich der Aorta ascendens tritt Blut in den Perikardbeutel aus und führt entweder zum sofortigen Tod des Patienten oder zur Entwicklung eines Hämoperikards mit Perikardtamponade. Rupturen im Bereich des Aortenbogens und der Aorta descendens sind weniger gefährlich, da sie in der Regel gedeckt sind und zu einem periadventitiellen Hämatom mit Sickerblutung führen.

— **Aortenklappeninsuffizienz:** Durch retrograde Dissektion bis auf den Aortenklappenring werden die an der Intima aufgehängten Aortenklappensegel durch das falsche Lumen in Richtung Gefäßmitte verdrängt. Dadurch entsteht eine Verziehung der Klappengeometrie, die Klappensegel werden schlussunfähig und die Klappe insuffizient.

— **Ischämie:** Durch das falsche Lumen kann es prinzipiell an jedem Gefäßabgang aus der Aorta zu einer Verlegung des wahren Gefäßlumens mit konsekutiver Ischämie des nachgeschalteten Organs kommen. Auch ein kompletter Intimaabriss im Bereich von Gefäßabgängen ist möglich. Die schwerwiegendsten Komplikationen entwickeln sich bei Verlegung der Koronarostien, der Kopf-/Halsgefäße, der rückenmarkversorgenden Arterien sowie der Intestinal- und Extremitätenarterien.

— **Dilatation und Aneurysma:** In den seltenen Fällen, in denen eine akute Aortendissektion nicht sofort operativ ver-

sorgt wird, kommt es in der Regel langfristig zur Dilatation des falschen Lumens und zur Ausbildung eines **chronisch, dissezierenden Aortenaneurysmas**. Solche chronischen Aneurysmen sind günstiger zu operieren, da sich die Gewebestrukturen bereits durch Vernarbung verfestigt haben und Prothesen sicherer verankert werden können als bei einem akuten Prozess.

🛇 **Cave**
Die akute Dissektion der Aorta ascendens ist lebensbedrohlich (Ruptur, Aortenklappeninsuffizienz, Organischämie) und muss sofort nach Diagnosestellung operativ behandelt werden.

■■ **Symptomatik**
Die Symptomatik kann durch die akute Ausdehnung der Aorta oder durch die Ausbildung sekundärer Organkomplikationen bestimmt werden. Typisch ist ein stechender, in die Schulterblätter ausstrahlender Schmerz (**wie »mit einem Dolch durchstoßen«**). Darüber hinaus kann aber auch ein Myokardinfarkt oder die Aortenklappeninsuffizienz die Symptomatik bestimmen. Eine intrakardiale Aortenruptur kann zur Ausbildung einer Perikardtamponade und zum kardiogenen Schock führen. Bei Verlegung der Karotiden können zerebrale Symptome das klinische Bild bestimmen. Sind die Baucharterien betroffen, steht ein akutes Abdomen, bei den Rückenmarksarterien eine akute Querschnittslähmung und bei den Nierenarterien eine akute Oligo-Anurie im Vordergrund. Eine komplette Verlegung des wahren Lumens der distalen Aorta von der Bifurkation durch das falsche Lumen führt zum **Leriche[12]-Syndrom** (blassgraue Marmorierung der gesamten unteren Körperhälfte).

■■ **Operative Therapie**
Alle Typ-A-Dissektionen werden über eine **mediane Sternotomie** operiert und alle Typ-B-Dissektionen über eine **linkslaterale Thorakotomie**.

Akute Aortendissektion Typ A
■■ **Diagnostik**
Die Diagnostik wird von der primären Symptomatik bestimmt.

⧁ **Die Differenzialdiagnose akuter Myokardinfarkt muss mittels EKG und Bestimmung der Serumenzyme dringlich abgeklärt werden.**

Mit der **transösophagealen Echokardiographie** lassen sich die Lokalisation und Ausdehnung des Doppellumens und das Entry darstellen und eine Aortenklappeninsuffizienz und ein Hämoperikard diagnostizieren. Bei stabilen Patienten kann evtl. mithilfe eines kontrastmittelunterstützten CT oder MRT geklärt werden, welche Gefäßabgänge in die Dissektion einbezogen sind, wie weit die Dissektion nach distal reicht und welche Organe (Darm, Niere) evtl. nicht perfundiert werden (☐ Abb. 5.50).

---

12 Henri Leriche, Chirurg, Lyon, Straßburg, 1879–1956

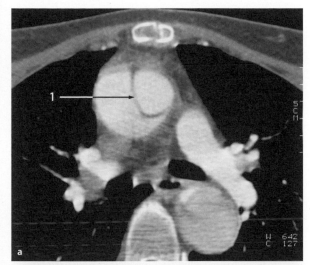

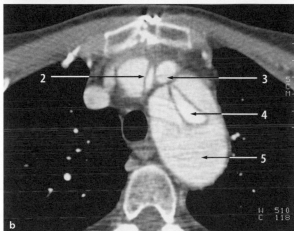

■ Abb. 5.50 Computertomogramm bei einer akuten Aortendissektion: **a** *Pfeil 1* zeigt auf die Dissektionsmembran in der Aorta ascendens, mit Ausbildung eines wahren und eines falschen Lumens. **b** Dissektionsmembran im Truncus brachiocephalicus (*Pfeil 2*) und in der linken A. carotis (*Pfeil 3*). Doppellumen im Aortenbogen. Das kleinere, kontrastmitteldichtere Lumen ist das wahre (*Pfeil 4*) und das größere das falsche Lumen (*Pfeil 5*) (mit freundlicher Genehmigung von Prof. Dr. Kauffmann, Radiologische Universitätsklinik Heidelberg)

■ ■ Operative Therapie

┌─ Praxisbox ─────────────────────────────────

Operatives Vorgehen bei akuter Aortendissektion Typ A

Der Thorax wird über eine **mediane Sternotomie** geöffnet und die Herz-Lungen-Maschine über die Femoralarterie und den rechten Vorhof angeschlossen. Unter extrakorporaler Zirkulation bei milder systemischer Hypothermie (26 °C) wird zunächst die Aorta ascendens vor dem Truncus brachiocephalicus abgeklemmt und geöffnet. Das Ausmaß der Dissektion in Bezug auf den Aortenklappenring und die Lokalisation des Entry werden beurteilt.

▼
└──

Während eines kurzdauernden Kreislaufstillstands (1–2 min) wird die Aortenklemme eröffnet und der Aortenbogen inspiziert. In jedem Fall muss der Teil der Aorta, in dem der Intimaschlauch eingerissen ist, reseziert und ersetzt werden. Die doppelten Wandschichten werden mit einem speziellen Gewebekleber adaptiert und mit Filzstreifen vernäht.

Je nach **Ausdehnung der Verletzung** des Intimaschlauches muss ein suprakoronarer Aszendensersatz, ein Ersatz des Aortenbogens oder ein Ersatz der Aortenwurzel mit einem klappentragenden Konduit durchgeführt werden.

In neuester Zeit wird bei akuter Typ-A-Dissektion auch ein **klappenerhaltender Ersatz** der Aortenwurzel durchgeführt. Dabei werden die Sinus bis auf den Klappenring herausgetrennt und eine Gefäßprothese so zurechtgeschnitten, dass sie die Sinus ersetzt und die Kommissuren in die Konstruktion der Neoaortenwurzel mit einbezieht. Die Koronarostien werden dann wie beim klappentragenden Ersatz der Aorta ascendens reimplantiert. Die Operationstechnik entspricht dabei dem Vorgehen beim Aneurysma verum. Die akute Aortendissektion ist technisch jedoch wesentlich schwieriger zu operieren, da die Gewebe sehr zerreißbar sind und alle Nahtreihen durch einfaches oder doppeltes Unterlegen von **Teflonfilzen** abgedichtet werden müssen. Wegen der **hohen Blutungsneigung** werden die Anastomosen häufig noch zusätzlich durch Ummantelung einer Manschette aus Teflonfilz verstärkt.

Die Hospitalletalität für diese sehr heterogene Patientengruppe liegt bei 5–30%. Die häufigsten Todesursachen sind Blutungen, akutes Herzversagen und zerebrale Schädigung.

Akute Aortendissektion Typ B

■ ■ Diagnostik

Beim Typ B ist die Gefahr einer Ruptur geringer, und es steht mehr Zeit zur Diagnostik zur Verfügung. Mit Hilfe der **transösophagealen Echokardiographie** kann unter Einsatz des Dopplers häufig eine Differenzierung von wahrem und falschem Lumen und eine Lokalisierung von Entry und Reentry durchgeführt werden. Mittels **Computer- oder Kernspintomographie** können die Gefäßabgänge und die Ausdehnung der Dissektion genau beurteilt werden.

■ ■ Operationsindikation

Im akuten Stadium sind die Ergebnisse der chirurgischen Behandlung nicht besser als die der konservativen, medikamentösen Therapie, und daher besteht zunächst keine primäre Operationsindikation.

> **Die Indikation zum chirurgischen Eingriff ergibt sich bei persistierenden thorakalen Schmerzen, die auf eine progrediente Expansion der Aorta hinweisen, beim Nachweis einer gedeckten Ruptur und bei Verlegung lebenswichtiger Äste der abdominellen Aorta.**

◾◾ Operative Therapie

Die Operationstechnik entspricht der beim Aneurysma verum. Bei chronischen Dissektionen liegt die Operationsletalität <10%. Bei akuten Dissektionen mit Hämatothorax oder Verlegung wichtiger Gefäßabgänge wird sie mit 25–60% beziffert. Die Inzidenz einer Querschnittslähmung ist mit 5–10% hoch.

Praxisbox ─────────────────

Rüsselprothesentechnik

Ist die gesamte Aorta aneurysmatisch erweitert, so wird ein schrittweiser Ersatz der Hauptschlagader notwendig. Dabei wird zunächst über eine mediane Sternotomie die Aorta ascendens und der Aortenbogen ersetzt. Der 2-zeitige Ersatz der Aorta descendens wurde durch die von Borst 1983 eingeführte Rüsselprothesentechnik erheblich erleichtert. Dabei wird vor Ersatz des Aortenbogens ein Prothesenrohr als »Rüssel« in die Aorta descendens vorgeschoben. Der proximale Anteil dieses Prothesenrüssels wird mit der Aorta descendens anastomosiert. Der distale Anteil liegt frei in dem Aneurysma. Bei einem Zweiteingriff erspart diese Technik die proximale Anastomose, und die Hauptschlagader kann so segmentweise vollständig ersetzt werden.

◾◾ Interventionelle Therapie

Wie beim Deszendensaneurysma werden auch bei der akuten Typ-B-Dissektion zunehmend interventionelle Verfahren eingesetzt. Hierbei wird ein Katheter durch die A. femoralis communis bis über die Dissektionsstelle platziert und eine Prothese (Stent) freigesetzt.

◾◾ Postoperative Kontrolle

Nach chirurgischer Versorgung wird distal der implantierten Gefäßprothese das wahre Lumen durchströmt. Dennoch legt sich in der Regel der Intimaschlauch nicht vollständig wieder an Media und Adventitia an, sondern das falsche Lumen wird durch thrombosiertes Blut verschlossen.

> **Die Gefahr einer erneut auftretenden, weiter distal gelegenen Dissektion ist grundsätzlich gegeben, und die Patienten müssen in regelmäßigen Abständen mittels Echokardiographie oder Computertomographie nachuntersucht werden.**

In Kürze

Aortendissektion
Bei fortgeschrittener Arteriosklerose oder arteriellen Hypertonie, wahres und falsches Lumen, Entry und Reentry, dissezierendes Aortenaneurysma. Klassifikation: Typ I–III: nach Lokalisation bzw. Typen A und B: nach Ausdehnung des Doppellumens (Stanford-Klassifikation): beim Typ A liegt der Intimaeinriss in der Aorta ascendens

▼

(OP über mediane Sternotomie), bei Typ B in der Aorta descendens (OP über linkslaterale Thorakotomie).
Symptomatik: Typisch ist ein stechender, in die Schulterblätter ausstrahlender Schmerz (wie »mit einem Dolch durchstoßen«), zerebrale Symptome, Oligo-Anurie, Leriche-Syndrom, Aortenklappeninsuffizienz, Organischämie, Aortenruptur mit Perikardtamponade, kardiogenem Schock (**Cave:** akute Aortendissektion ist lebensbedrohend und muss sofort operiert werden!).
- **Akute Aortendissektion Typ A:**
  Diagnostik: Differenzialdiagnose akuter Myokardinfarkt muss mittels EKG und Bestimmung der Serumenzyme dringend abgeklärt werden. Transösophageale Echokardiographie.
  Therapie: operative Therapie, mediane Sternotomie, Resektion und Ersatz. Je nach Ausdehnung der Verletzung: Abdichtung mit Teflonfilzen, wegen der hohen Blutungsneigung zusätzlich Ummantelung der Anastomosen mit einer Manschette.
- **Akute Aortendissektion Typ B:**
  Diagnostik: transösophageale Echokardiographie, Gefahr einer Ruptur geringer, genaue Beurteilung der Gefäßabgänge und der Ausdehnung der Dissektion durch CT oder MRT.
  Therapie: keine primäre Operationsindikation, OP bei persistierenden thorakalen Schmerzen, gedeckter Ruptur oder Verlegung lebenswichtiger Äste der abdominellen Aorta (**Cave:** Querschnittslähmung). Rüsselprothesentechnik, interventionelle Therapie. Postoperative Kontrolle.

5.8 Erkrankungen des Perikards

Das Perikard besteht aus einem parietalen und einem viszeralen Blatt, zwischen denen seröse Flüssigkeit für eine reibungslose Bewegung des Herzens sorgen. Akute und chronische Entzündungsprozesse führen zu makroskopisch serösen, fibrinösen, hämorrhagischen oder eitrigen Perikarditiden.

5.8.1 Akute Perikarditis

Die Erkrankung tritt entweder ohne erkennbare Ursache auf (idiopathische Perikarditis) oder als Begleitsymptom zahlreicher systemischer Erkrankungen, wie
- Myokardinfarkt (Dressler-Syndrom),
- Herzinsuffizienz,
- rheumatischen Stoffwechsel- und Kollagenkrankheiten,
- viralen Entzündungen (insbesondere Coxsackie B),
- chronischem Nierenversagen (urämische Perikarditis),
- malignen Tumorleiden.

In der Folge herzchirurgischer Eingriffe kommt es ebenfalls häufig zur Perikardreaktion (**Postkardiotomiesyndrom**). Ein eitriger Perikarderguss entsteht nach perforierenden, purulenten oder karzinogenen Prozessen im Bauchraum und im Mediastinum sowie als Komplikation einer bakteriellen Endokarditis.

▪▪ Symptomatik

Oft stehen die Symptome der Grunderkrankung im Vordergrund. Eine zunehmende Ansammlung von Flüssigkeit im Herzbeutel führt zur Drucksteigerung und zur Beeinträchtigung der Füllung des Herzens durch Kompression der Vorhöfe.

> **Symptome der akuten Perikardtamponade**
> — Gestaute Halsvenen
> — Hypotonie mit kleiner Blutdruckamplitude
> — Tachykardie
> — Blassgraues Hautkolorit
> — Zentralisation mit kalten marmorierten Extremitäten
> — Oligo-Anurie

❶ Cave
Die akute Perikardtamponade ist akut lebensbedrohlich. Der Perikarderguss muss sofort entlastet werden.

▪▪ Diagnostik

Auskultatorisch hört man gelegentlich ein »kratzendes« Perikardreiben während Systole und Diastole. Im **EKG** zeigt sich eine ST-Hebung als Zeichen eines Außenschichtschadens. Im **Thoraxröntgenbild** ist der Herzschatten vergrößert (**Boxbeutelform**). Mittels transthorakaler Echokardiographie ist ein Perikarderguss in jedem Falle präzise zu diagnostizieren.

▪▪ Therapie

Zur Therapie gehören nichtsteroidale Antiphlogistika, Kortikosteroide und evtl. Antibiotika.

❯ **Bei den geringsten Zeichen einer Tamponade oder Infektion muss in jedem Fall die Entlastung durch Punktion oder Drainage des Herzbeutels erfolgen.**

Praxisbox

Perikardpunktion

Dieser Eingriff wird in halbsitzender Stellung vom **Larrey-Punkt** aus vorgenommen (Winkel zwischen Schwertfortsatz und dem 7. Rippenknorpel links). Dabei wird zunächst das Perikard vorsichtig mit einer Nadel punktiert und anschließend über Seldinger-Technik ein sog. **Pigtailkatheter**, d. h. eine weiche Kanüle in den Perikardbeutel vorgeschoben. Die häufigste Komplikation ist dabei die versehentliche Punktion des Ventrikels oder die Verletzung einer Koronararterie.

Praxisbox

Perikarddrainage (Perikardiotomia inferior)

Die operative Drainage des Herzbeutels ist bei infizierten Ergüssen und nach herzchirurgischen Eingriffen indiziert. Dazu wird die Haut ca. 6–8 cm in der Verlängerung des Processus xiphoideus inzidiert und nach Präparation der Schichten das Perikard geöffnet. Der Erguss wird abgesaugt und eine weiche Drainage in den Herzbeutel eingelegt.

5.8.2 Chronische Perikarditis

Diese Erkrankung ist durch einen chronischen Erguss gekennzeichnet, der idiopathisch oder im Zusammenhang mit anderen Erkrankungen wie chronischem Nierenversagen (urämischer Perikarditis), Strahlentherapie, malignen Tumorleiden und Tuberkulose auftritt. Die chronische Flüssigkeitsansammlung kann chirurgisch durch eine sog. **Fensterung** oder subtotale Resektion des Perikards in die Pleurahöhle abgeleitet werden und wird dort von der Pleura parietalis resorbiert (innere Drainage).

Konstriktive Perikarditis (Panzerherz) Durch Verschwielung, Verklebung und Kalkeinlagerung des Perikards kann es zu einer Umklammerung des Herzens mit Behinderung der Vorhof- und Ventrikelfüllung kommen. Die Ätiologie ist in vielen Fällen nicht geklärt (früher häufig Tuberkulose). Prinzipiell können aber alle Erkrankungen, die eine chronische Perikarditis auslösen, auch zur Entwicklung einer konstriktiven Perikarditis führen.

❯ **Durch die Füllungsbehinderung aller Herzhöhlen kommt es zum gleichförmigen Anstieg des links- und rechtsatrialen Druckes auf Werte von 15–25 mmHg.**

Der Druckverlauf der rechten Herzkammer zeigt ein typisches **Dip-and-Plateau-Muster**. Dies entsteht durch eine rasche, ungestörte frühdiastolische Füllungsphase (Dip) und einen abrupten Füllungsstopp aufgrund der Umklammerung durch das Perikard (Plateau).

▪▪ Symptomatik

Da die Pumpfunktion des Herzens vermindert ist, stehen klinisch die Zeichen der **Belastungsdyspnoe** und der oberen und unteren **Einflussstauung** (Völlegefühl, Hepatomegalie, Aszites, periphere Ödeme) im Vordergrund. Durch einen enteralen und renalen Eiweißverlust kann es zu einer ausgeprägten **Hypoproteinämie** mit Verringerung der Albumin- und γ-Globulin-Fraktionen kommen.

▪▪ Diagnostik

Bei der klinischen Untersuchung kann das **Kussmaul**[13]-**Zeichen** (respiratorische Verstärkung der Halsvenendistension und Pulsus paradoxus) positiv sein. **Auskultatorisch** ist in

---
13 Adolf Kussmaul, Internist, Heidelberg, Straßburg, 1822–1902

einigen Fällen ein frühdiastolischer Perikardextraton zu hören (Korrelat der schnellen, frühen Füllung, »Dip«). Das **EKG** zeigt nicht selten eine ubiquitäre Niedervoltage und Vorhofflimmern. Der Herzschatten muss in der **Thoraxröntgenaufnahme** nicht unbedingt vergrößert sein, typisch sind aber oft massive Kalkeinlagerungen (**Kalkschalen**). Zur Vorbereitung auf eine Operation ist in der Regel eine **Herzkatheteruntersuchung** mit Analyse der intrakardialen Druckwerte notwendig.

■ ■ Operative Therapie

❯ **Symptomatische Patienten profitieren meist nur kurzfristig von einer medikamentösen Therapie und sollten der operativen Behandlung zugeführt werden.**

Praxisbox

Operatives Vorgehen

Dabei wird der Thorax entweder über eine **mediane Sternotomie** oder über eine **laterale Thorakotomie** geöffnet. Die Perikardschwiele wird vorsichtig vom Myokard gelöst, wobei es schwierig sein kann, die richtige Schicht zu identifizieren. Reichen die Kalkschwielen bis in das Myokard, kann es bei der Präparation zu lebensbedrohlichen Myokardeinrissen kommen.

Postoperativ werden die Patienten mit Kalzium und Digitalispräparaten behandelt, einer eher historischen als geprüften Therapie, um insbesondere in den ersten Stunden nach der »Entpanzerung« der Ventrikel der Gefahr einer Überdehnung zu begegnen.

Die Operationsletalität liegt heute bei 5–10%. Dabei ist das postoperative Risiko entscheidend durch die präoperative Beeinträchtigung des Herzens bestimmt.

❗ **Cave**
In 75% der Fälle ist die postoperative Todesursache ein akutes oder subakutes Herzversagen!

In Kürze

Erkrankungen des Perikards
1. **Akute Perikarditis:** idiopathisch, als Begleitsymptom zahlreicher systemischer Erkrankungen, Postkardiotomiesyndrom.
   Symptomatik: akute Perikardtamponade: gestaute Halsvenen, Hypotonie mit kleiner Blutdruckamplitude, Tachykardie, blassgraues Hautkolorit, Zentralisation mit kalten marmorierten Extremitäten, Oligo-Anurie (**Cave:** die akute Perikardtamponade ist akut lebensbedrohlich, der Perikarderguss muss sofort entlastet werden).
   Diagnostik: Auskultatorisch (»kratzendes« Perikardreiben), EKG (ST-Hebung), Röntgen (Boxbeutelform des Herzens), Echokardiographie.
   ▼

   Therapie: medikamentös und Entlastung durch Punktion (Larrey-Punkt, Pigtailkatheter) oder Drainage des Perikards (Perikardiotomia inferior).
2. **Chronische Perikarditis:** Fensterung oder subtotale Resektion des Perikards, Flüssigkeitsansammlung kann in die Pleurahöhle abgeleitet werden und wird dort von der Pleura parietalis resorbiert (innere Drainage)
   Konstriktive Perikarditis (Panzerherz): Füllungsbehinderung aller Herzhöhlen, Druckverlauf der rechten Herzkammer: »Dip-and-Plateau-Muster«.
   Symptomatik: Belastungsdyspnoe, Einflussstauung, Hypoproteinämie
   Diagnostik: Kussmaulzeichen, Auskultation (Extraton), EKG, Röntgen (Kalkschalen), Herzkatheteruntersuchung (intrakardiale Druckwerte)
   Therapie: operativ bei symptomatischen Patienten (meist nur kurzfristiges Anschlagen der medikamentösen Therapie): vorsichtiges Lösen der Perikardschwiele vom Myokard (**Cave:** lebensbedrohliche Myokardeinrisse). Postoperativ: wegen Gefahr des Herzversagens: Kalzium und Digitalis.

5.9 Herztransplantation

5.9.1 Indikation

Die 1. erfolgreiche Transplantation eines menschlichen Herzens wurde am 02.12.1967 von Christian Barnard in Kapstadt durchgeführt. Dieser ersten Pionierleistung sind über 40.000 Herztransplantationen gefolgt. In Deutschland wurde diese Operation erstmals 1969 von Sebening, Klinner und Zenker in München durchgeführt.

❯ **Die Indikation besteht bei terminaler, medikamentös-therapierefraktärer Herzinsuffizienz, wenn die Lebenserwartung der Patienten voraussichtlich nur noch einige Monate beträgt.**

46% der Patienten, bei denen eine Herztransplantation notwendig wird, befinden sich im Endstadium einer KHK, einer sog. **ischämischen Kardiomyopathie.** Bei diesen Patienten ist die Funktion des Herzens durch rezidivierende Myokardinfarkte, die zu einer weitgehenden Vernarbung des Myokards geführt haben, höchstgradig eingeschränkt.

Bei weiteren 44% ist die Grunderkrankung eine **dilatative Kardiomyopathie.** Diese Erkrankung, die sich bereits im jungen Lebensalter manifestieren kann, führt zu einer hochgradigen Einschränkung der Pumpfunktion und zur Dilatation der Herzhöhlen. Die Ursache bleibt im Einzelfall häufig ungeklärt. In einigen Fällen geht der myokardialen Funktionseinschränkung eine Myokarditis voraus. Auch chronischer Alkoholabusus kann zu einer Kardiomyopathie führen.

Weitere Erkrankungen, die bei 10% der Patienten eine Herztransplantation notwendig machen, sind eine **hypertroph-obstruktive Kardiomyopathie,** chirurgisch nicht korrigierbare angeborene Herzfehler, gutartige Herztumoren und das Endstadium einer Herzklappenerkrankung. Die obere Altersgrenze für Empfänger eines Spenderherzens liegt im Ermessen des Transplantationszentrums zwischen 60 und 70 Jahren. Eine untere Altersbegrenzung besteht nicht, so dass diese Operation auch im Säuglingsalter durchgeführt werden kann.

5.9.2 Symptomatik

Hämodynamisch ist die Herzfunktion der Patienten messbar eingeschränkt, die Auswurffraktion des linken Ventrikels liegt <20% und der Herzindex (Herzminutenvolumen pro m^2 Körperoberfläche) deutlich <2 l/min/m^2. Die Patienten sind nicht mehr belastbar, viele sogar in Ruhe symptomatisch.

> **Typische Symptome der fortgeschrittenen Herzinsuffizienz**
> - Dyspnoe
> - Orthopnoe
> - Nykturie
> - Periphere Erschöpfung
> - Unterschenkelödeme
> - Konzentrationsschwäche

Der klinische Zustand der Patienten ist charakteristischerweise wechselhaft, so dass sich Phasen besseren Befindens mit akuten kardialen Dekompensationen ablösen.

Bei Patienten mit rasch progredienter Herzinsuffizienz, die zum finalen Kreislaufversagen führt, wird in ausgesuchten Fällen ein mechanisches Pumpsystem implantiert, um die Zeit bis zur Transplantation zu überbrücken (»**bridging to transplant**«, ▶ Abschn. 5.1.4).

5.9.3 Kontraindikation

 Cave
Die bedeutendste Kontraindikation für eine Transplantation ist ein erhöhter pulmonaler Gefäßwiderstand.

Da der rechte Ventrikel des gesunden Spenderorgans nicht an hohe Widerstandswerte im Lungenstromgebiet adaptiert ist, kann es kurz nach der Implantation des Spenderherzens zum **akutem Rechtsherzversagen** kommen. Präoperativ wird daher bei allen Patienten die Höhe des Lungengefäßwiderstandes bestimmt (Berechnung, ▶ Abschn. 5.4). Bei deutlich erhöhten Werten wird untersucht, ob es sich um einen sog. **fixierten Widerstand** handelt oder ob die pulmonale Strombahn auf gefäßdilatierende Substanzen wie Nitrate, Prostaglandine oder Stickoxyd reagiert.

> **Ein pulmonaler Gefäßwiderstand >400 dyn × s × cm^{-5}, der sich medikamentös nicht senken lässt, schließt eine Transplantation aus.**

Tab. 5.5 Indikation und Kontraindikation der Herztransplantation

Indikation	Kontraindikation
Terminale Herzinsuffizienz (keine andere medikamentöse oder chirurgische Behandlung zielführend)	Fixierter pulmonaler Gefäßwiderstand (>400 dyn × s × cm^{-5})
Lebenserwartung wenige Monate	Indirekte Kreuzprobe (>15% zytotoxische Antikörper)
Symptomatik bei geringster Belastung	Direkte Kreuzprobe positiv
	AB0-Inkompatibilität
	Symptomatik bei geringster Belastung
	Chronische Infektion
	Generalisierte arterielle Verschlusskrankheit
	Irreversible Organfunktionsstörung
	Maligne Tumorerkrankung
	Instabile psychosoziale Situation
	Suchtproblem

Andere Kontraindikationen sind eine irreversible Funktionseinschränkung der **Nieren**, der **Leber** oder der **Lunge**. Eine maligne Tumorerkrankung muss mindestens 5 Jahre zurückliegen und ohne Rezidive ausgeheilt sein. Die Patienten sollen in einer stabilen psychosozialen Situation leben, mit festen Beziehungspersonen und Einsicht in eine lebenslange medizinische Behandlung. Daher verbietet sich eine Transplantation bei fortbestehender Alkohol-, Medikamenten- oder Drogenabhängigkeit. **Chronische Infektionen** sind ebenfalls eine absolute Kontraindikation, da die Immunsuppression zu einer veränderten Abwehrlage des Patienten führt und damit entzündliche Erkrankungen exazerbieren würden.

In seltenen Fällen findet man bei einem potenziellen Organempfänger **präformierte zytotoxische Antikörper (sog. Kreuzantigene**, die durch Exposition mit Mikroorganismen, Nahrungsbestandteilen oder Arzneimitteln gebildet werden und die mit menschlichem Gewebe reagieren), die eine Transplantation ausschließen, wenn sie wiederholt und in höherer Konzentration nachgewiesen werden. Aufgrund der bisherigen Erfahrungen muss auch die AB0-Blutgruppe zwischen Spender und Empfänger übereinstimmen (**Tab. 5.5**).

5.9.4 Organspende

Die Voraussetzung für die Entnahme funktionstüchtiger Organe zur Transplantation ist der Hirntod des Menschen.

Definition
»Der Hirntod wird definiert als Zustand des irreversiblen
Erloschenseins der (integrativen) Gesamtfunktion des
Großhirnes, des Kleinhirns und des Hirnstamms bei einer
durch kontrollierte Beatmung noch aufrechterhaltenen
Herz-Kreislauf-Funktion. Der Hirntod ist der Tod des Men-
schen«.

Diese Kriterien des Hirntods wurden am 29.06.1991 vom wissenschaftlichen Beirat der Bundesärztekammer aufgestellt.
Die Organentnahme ist möglich, wenn der Verstorbene zu
Lebzeiten seine Einwilligung durch einen **Organspendeausweis** gegeben hat und/oder wenn die Angehörigen nach seinem Tod der Organspende zustimmen. Die Spenderherzen
werden nach Größe, Gewicht und Blutgruppe den Empfän-
gern auf der Transplantationsliste nach den Kriterien **Wartezeit** und **Dringlichkeit** zugeteilt.

Da die maximale Konservierungszeit eines Herzens mit
etwa 5 h wesentlich kürzer ist als die einer Niere (30 h), ist eine
Histokompatibilitätstestung im HLA-System, wie bei der Nierentransplantation aus organisatorischen Gründen nicht
möglich.

> **Sind bei der präoperativen Vorbereitung des Organ-
> empfängers jedoch präformierte zytotoxische Anti-
> körper gefunden worden, muss zwischen dem
> Serum des Empfängers und Zellen des Spenders vor
> der Transplantation eine direkte Kompatibilitäts-
> testung (Kreuzprobe) durchgeführt werden.**

Eine Altershöchstgrenze für Herzspender existiert nicht, bei
älteren Spenderherzen muss jedoch eine KHK ausgeschlossen
werden. Vor der Organentnahme wird in jedem Fall eine sorgfältige Anamnese und klinische Untersuchung des Spenders
durchgeführt. Ein Röntgenbild des Thorax und ein Echokar-
diogramm dienen dem Ausschluss kardialer Erkrankungen.
Früher bestandene Kontraindikationen zur Verwendung eines
Spenderorganes, wie vorangegangenes Thoraxtrauma oder
ein Zustand nach Reanimation und längerfristiger arterieller
Hypotension bestehen heute nicht mehr, und die Entscheidung zur Verwendung des Spenderherzens orientiert sich allein an der **aktuellen Funktion** des Organs.

> ❶ **Cave**
> **Das Vorliegen einer Sepsis oder einer malignen
> Erkrankung ist jedoch unter allen Umständen eine
> absolute Kontraindikation für die Verwendung eines
> Organes.**

Nach Hirntod kommt es innerhalb von Stunden zu einem Er-
liegen der neurohumoralen Steuerung des Organismus. Durch
Fehlen des antidiuretischen Hormons entwickelt sich ein **Dia-
betes insipidus** (»Wasserruhr«) mit Ausscheidungsmengen
>20 l/Tag und schwerwiegenden Elektrolytentgleisungen. Der
Ausfall des adrenokortikotropen Hormons (ACTH), der
Schilddrüsenhormone und des Wachstumshormons führt zu
**Störungen der Kreislaufregulation, des Elektrolythaushalts
und des Blutzuckers.**

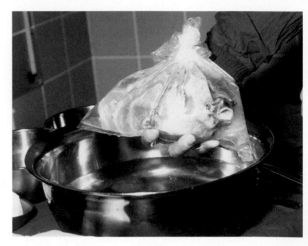

☐ **Abb. 5.51** Ankunft des Spenderherzens im Operationssaal

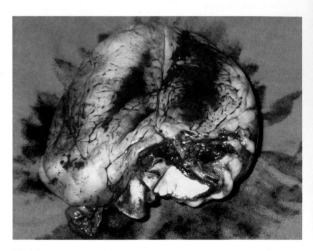

☐ **Abb. 5.52** Massiv dilatiertes Herz eines Patienten mit Kardiomyopathie nach Explantation

> **Aus diesen Gründen steht nur ein begrenzter Zeit-
> raum für die Entnahme des Spenderherzens zur
> Verfügung, bis es zum nicht mehr beherrschbaren
> Kreislaufversagen beim Organspender kommt.**

Praxisbox
Organentnahme
Bei der Entnahmeoperation wird das Koronarsystem mit
3–4 l einer kardioplegischen Konservierungslösung gespült
und anschließend das Herz entlang der Vorhof-Kammer-
Grenze exzidiert. Zur endgültigen Entscheidung über die
Verwendbarkeit wird es auf mögliche pathologische Veränderungen insbesondere der Koronararterien, der Herzklappen und der Scheidewände untersucht. Zum Transport
wird das Organ in der kalten kardioplegischen Konservierungslösung in sterilen Kunststoffbeuteln verpackt und in
einer eisgefüllten Kühlbox in das Krankenhaus transportiert, in dem die Transplantation stattfindet (☐ Abb. 5.51).

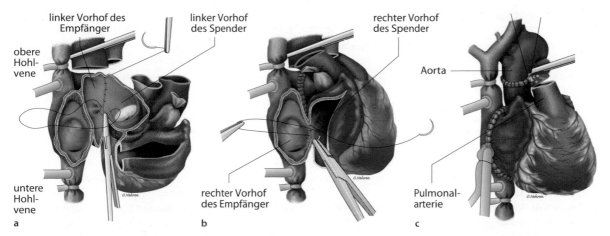

□ Abb. 5.53 Orthotope Herztransplantation. **a** Anastomose der linken Vorhöfe. **b** Anastomose der rechten Vorhöfe. **c** Anastomose der Aorta und der Pulmonalarterie

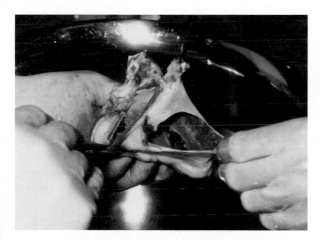

□ Abb. 5.54 Intraoperative Aufnahme eines Spenderherzens vor Implantation. Man schaut durch die beiden aufgeschnittenen Vorhöfe in den jeweiligen Ventrikel, eine Pinzette spannt das Vorhofseptum, ein Faden markiert das linke Herzohr

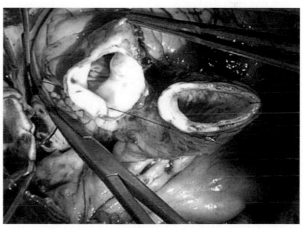

□ Abb. 5.55 Anastomosierung der A. pulmonalis und der Aorta ascendens zwischen Spender und Empfänger

---

Praxisbox

Orthotope Implantation

Bei dieser Technik wird das Spenderorgan in **anatomischer Position** implantiert. Bei der Ankunft des Explantationsteams ist der Brustkorb des Empfängers bereits durch eine mediane Sternotomie geöffnet und in dem Moment, in dem das Spenderherz im Operationssaal eintrifft, wird das kranke Herz unter extrakorporaler Zirkulation entlang der Vorhof-Kammer-Grenze exidiert (□ Abb. 5.52). Danach bleiben nur noch die Rückwände der Vorhöfe, einschließlich der Einmündung der System- und Lungenvenen und die Stümpfe der beiden großen Gefäße zurück. Mit den in situ belassenen Anteilen der Empfängervorhöfe werden die Vorhöfe des Spenderherzens anastomosiert (□ Abb. 5.53, □ Abb. 5.54). Anschließend werden die Aorta und die Pulmonalarterie von Spender- und Empfängerherzen miteinander vernäht (□ Abb. 5.55).

Praxisbox

Bikavale Anastomosentechnik

Alternativ kann auch eine bikavale Anastomosentechnik durchgeführt werden, wobei nur das Vorhofgewebe um die Einmündung der rechten und linken Lungenvenen als Trichter belassen wird und dieser Trichter jeweils mit einer ausgeschnittenen Öffnung im linken Vorhof des Spenderherzens anastomosiert wird. Der rechte Vorhof des Empfängers wird bei dieser Technik ganz entfernt und die Hohlvenen werden direkt miteinander anastomosiert. Diese Implantationstechnik ist technisch aufwändiger, soll aber die Geometrie der AV-Klappenebene besser erhalten.

5.9.5 Heterotope Implantation

Eine heterotope Herztransplantation (sog. **Huckepack-Herz**) wurde erstmals 1974 von Christian Barnard durchgeführt. Bei dieser Operationstechnik wird das Spenderherz nicht in anatomischer Position, sondern parallel zum Empfängerorgan implantiert. Voraussetzung ist, dass das Spenderherz mit den Hohlvenen und dem **vollständigen** linken Vorhof entnommen wird. Die Vorhöfe und die großen Gefäße der beiden Herzen werden dann miteinander verbunden, wobei das Spenderherz rechts neben dem Empfängerherz liegt. Diese Methode wurde unter folgenden pathophysiologischen Überlegungen entwickelt:

- Bei einem Versagen des Spenderherzens durch eine schwere Abstoßungsreaktion soll das Herz des Empfängers mit seiner Restfunktion ein Überleben des Patienten ermöglichen.
- Bei hohem pulmonalem Gefäßwiderstand soll das verbleibende Herz des Empfängers die pulmonale Zirkulation so lange aufrechterhalten, bis das Spenderherz an die veränderten Widerstandsverhältnisse adaptiert ist.

Trotz dieser theoretischen Vorteile konnte aber die heterotope Herztransplantation die in sie gesetzten Erwartungen nicht erfüllen. Die Überlebensrate der Patienten nach heterotoper Herztransplantation war deutlich niedriger als nach orthotoper Transplantation, da die hämodynamischen Ausgangsbedingungen ungünstiger waren und langfristig meist nur eines der beiden Herzen funktionstüchtig blieb. Die Methode bleibt deswegen heute nur noch Ausnahmesituationen vorbehalten.

5.9.6 Immunsuppression

Die Unterdrückung des Immunsystems des Empfängers ist eine Voraussetzung für jede Organtransplantation.

> Eine »ideale« Immunsuppression müsste jegliche Abstoßungsreaktion des Spenderherzens verhindern und gleichzeitig die Immunkompetenz des Empfängers gegenüber Infektionen und Neoplasien aufrechterhalten.

Leider ist diese »ideale« Immunsuppression bis heute nicht entwickelt. Die Patienten bewegen sich nach Transplantation auf einem schmalen Grad zwischen Schutz vor Abstoßungsreaktionen auf der einen Seite und der Gefahr unkontrollierbarer Infektionen und maligner Tumorerkrankungen auf der anderen Seite.

Die **Standardimmunsuppression** nach Herztransplantationen wird mit 3 Medikamenten (Ciclosporin A, Azathioprin, Kortison) durchgeführt. Dabei spielt das Ciclosporin A die entscheidende Rolle, da erst nach seiner Einführung im Dezember 1980 ein langfristiges Überleben transplantierter Herzen möglich wurde. **Ciclosporin A** blockiert die T-Zellproliferation und die Ausschüttung von Interleukin 1 und 2 aus aktivierten Makrophagen und Helfer-T-Lymphozyten.

Es ist selektiver als andere Immunsuppressiva, da es die Bildung von zytotoxischen T-Lymphozyten verhindert, aber die der Suppressor-T-Lymphozyten steigert. Seit Einführung des Ciclosporins in die Behandlung herztransplantierter Patienten hat die Inzidenz lebensbedrohlicher Infektionen deutlich abgenommen, und das Erregerspektrum hat sich zugunsten viraler Infekte verschoben. Die potenziellen **Nebenwirkungen** sind allerdings beträchtlich: Nephrotoxizität, Bluthochdruck, ZNS-Toxizität, Leberdysfunktion, Hirsutismus, lymphoproliferative und solide maligne Tumoren.

Zur Immunsuppression wird Ciclosporin A durch **Azathioprin** (6-Mercaptopurin) ergänzt. Diese Substanz verhindert die zelluläre Abstoßung durch die T-Lymphozyten, ohne die Produktion von Antikörpern zu behindern. Seine bedeutendste **Nebenwirkung** ist die Knochenmarksdepression, die sich in Leukopenie, Anämie und Thrombozytopenie äußern kann.

Als 3. Immunsuppressivum wird **Kortison** gegeben. Kortikosteroide hemmen die Synthese von DNA, RNA und Proteinen und den Glukose- und Aminosäurentransport über die Zellmembranen der Lymphozyten, sowie die chemotaktische Funktion und Phagozytose der Makrophagen und Neutrophilen. In höheren Dosierungen führen sie zur Lymphozytendegeneration und -lyse und damit zur Lymphopenie. Damit ist das Kortison das unspezifischste aller Immunsuppressiva. Die zahlreichen **Nebenwirkungen** einer Steroidtherapie sind erhöhtes Infektionsrisiko, neuropsychiatrische Störungen und gastrointestinale Störungen, Diabetes mellitus, cushingoider Habitus, Impotenz, Wachstumsretardierung bei Kindern, Osteoporose und aseptische Knochennekrose.

> **Aufgrund der Nephrotoxizität des Ciclosporin A unmittelbar nach der Transplantation wird die Dosis anfangs nur langsam bis zu einer therapeutischen Erhaltungsdosis von 200–300 ng/ml Plasma gesteigert, so dass erst nach ca. 1 Woche wirksame Blutspiegel erreicht werden.**

Um diese Zeit der verminderten Immunsuppression zu überbrücken, wird in der Regel ein **Antithymozytenglobulin (ATG)** appliziert, das von Kaninchen oder Pferden gewonnen wird, die mit menschlichen Lymphozyten inkubiert wurden. Die Applikation von ATG führt zu einem Abfall der T-Zell-Population auf unter 10% des normalen Wertes. Nebenwirkungen sind Schüttelfrost, Fieber und anaphylaktoide Reaktionen.

Darüber hinaus steht zur Behandlung therapierefraktärer Abstoßungen noch das **OKT3** zur Verfügung, ein monoklonaler Anti-T-Zell-Antikörper, der die zirkulierenden T-Lymphozyten weitgehend aus dem Blut entfernt. Eine klinisch mittlerweile etablierte Substanz ist das **Tacrolimus (FK 506)**, das die Aktivierung der B-Zellen und die Transkription des IL-2-Gens hemmt, was zu einer Hemmung der Proliferation zytotoxischer T-Lymphozyten führt.

5.9.7 Akute Abstoßungsreaktion

Trotz wirksamer Immunsuppression werden Abstoßungsreaktionen des transplantierten Organes nicht immer verhindert. Sie treten insbesondere in der Anfangsphase nach der Transplantation auf und sind nach dem 1. Jahr seltener zu beobachten.

> ❯ Zur Erkennung von akuten Abstoßungsreaktionen werden Gewebeproben mit einer Biopsiezange aus dem rechten Ventrikel entnommen (Myokardbiopsie).

Die histologischen Veränderungen werden nach der Working Formulation for the Standardization of Nomenclature in the Diagnosis of Heart Rejection der International Society for Heart and Lung Transplantation (**ISHLT**) klassifiziert. Diese geht auf eine Klassifikation der amerikanischen Pathologin Bilingham zurück (❑ Tab. 5.6). Die Myokardbiopsien sind für die Patienten belastend, aber z. Zt. noch die zuverlässigste Methode zur Beurteilung des transplantierten Herzens.

Unspezifische klinische Zeichen einer akuten Abstoßung können erhöhte Temperaturen, Leistungsschwäche und Rhythmusstörungen sein. Häufig sind die Patienten aber nicht symptomatisch. Intensive Forschungsbemühungen konzentrieren sich auf alternative, nichtinvasive Methoden zur Erkennung von Abstoßungsreaktionen, wie die Analyse myokardialer EKG-Ableitungen, Bestimmung der verschiedenen T-Zell-Subpopulationen (zytoimmunologisches Monitoring), Myokardszintigraphie und Echokardiographie.

Leichte Abstoßungsreaktionen (Grad 1A und B) werden nicht behandelt, sondern engmaschig kontrolliert. Bei **mittleren bis schweren Reaktionen** werden 1000 mg Methylprednisolon i.v./Tag über 3 Tage verabreicht. Bei schweren therapierefraktären Abstoßungen muss evtl. zusätzlich ATG oder OKT3 gegeben werden. Aufgrund der intensiveren Immunsuppression ist die Infektionsgefahr während der Behandlung von akuten Abstoßungsreaktionen besonders hoch.

5.9.8 Prognose und Ergebnisse

Nach der Transplantation ist die Leistungsfähigkeit der vormals schwer kranken Patienten in der Regel normal oder allenfalls geringgradig eingeschränkt. Nach der Statistik der **ISHLT** von 2005 leben von insgesamt 66.751 Patienten 1 Jahr nach Herztransplantation noch 80,6%. Nach 5 Jahren leben noch 67,2%, nach 10 Jahren 48,5% und nach 14 Jahren 34,0% der Patienten.

> ❯ Die Todesursachen im 1. Jahr sind Rechtsherzversagen, akute Abstoßungen und schwere Infektionen.

Während akute Abstoßungsreaktionen und Infektionen vornehmlich im 1. Jahr vorkommen, entwickelt sich in der Folgezeit eine **chronische Form der Abstoßung (Transplantatvaskulopathie)**, eine diffuse Proliferation der Intima der Koronargefäße, die rasch fortschreitet und schließlich zum Verschluss der Koronargefäße führt. Aufgrund des diffusen Charakters dieser Veränderungen ist eine PTCA oder eine chirurgische Revaskularisation, wie bei der nativen Arteriosklerose, nur selten erfolgreich. Die Ätiologie dieses Prozesses ist nicht restlos geklärt. Unter anderem sind immunologische Prozesse am Gefäßendothel für seine Entstehung verantwortlich. Etwa 50% der Herzen zeigen nach 5 Jahren eine signifikante Vaskulopathie.

Nach dem 1. postoperativen Jahr beträgt die jährliche Sterberate etwa 4% pro Jahr. Statistisch errechnet sich eine zu erwartende **Überlebenswahrscheinlichkeit** für das gesamte Kollektiv herztransplantierter Patienten von 18,5 Jahren. Die Todesursachen sind Organversagen bei chronischer Abstoßung, maligne Tumoren und Infektionen. Nach einer 2. Herztransplantation ist die Überlebensrate deutlich schlechter als nach der primären Transplantation.

Ethische und soziale Aspekte

Die zur Verfügung stehenden Spenderorgane reichen nicht aus, um alle Patienten auf der Warteliste rechtzeitig mit einem geeigneten Organ zu versorgen. Etwa 20% der Patienten versterben, bevor ein Spenderherz zur Verfügung steht. Durch die Verabschiedung des Transplantationsgesetztes durch den Deutschen Bundestag am 01.12.1997 steht die Herztransplantation jetzt auch juristisch auf einem festen Fundament. Durch das neue Transplantationsgesetz wurden die Vorgehensweisen festgelegt. Insbesondere wurde im Transplantationsgesetz festgehalten, »dass die Wartezeit für alle Patienten gleich sein sollte«. Die derzeit durchschnittliche Wartezeit für ein Herz beträgt 8–12 Monate. In besonderen Fällen ist es möglich, Patienten bei dringlicher Indikation zur Herztransplantation bei Eurotransplant auf eine höhere Dringlichkeitsstufe zu setzen. Hierzu ist es notwendig, einen Antrag bei Eurotransplant nach vorgegebenen Kriterien zu stellen, dieser Antrag wird von einem Auditkomitee überprüft und befürwortet oder abgelehnt.

Die Zurückhaltung der Bevölkerung hinsichtlich der Organspende ergibt sich einerseits aus ethischen und religiösen Gesichtspunk-

Grad	**Histologische Reaktion**
0	Keine Abstoßung
1	A = Fokales (perivaskuläres oder interstitielles) Infiltrat ohne Myozytenschädigung
	B = Diffuses aber spärliches Infiltrat ohne Myozytenschädigung
2	Nur ein Fokus, aber mit aggressiver Infiltration und/oder fokaler Myozytenschädigung
3	A = Multifokale, aggressive Infiltrate und/oder myozytäre Schädigung
	B = Diffuser Entzündungsprozess mit Myozytolysen
4	Diffuse, aggressive, polymorphe Abstoßung mit Myozytolysen ±Infiltrat ± Ödem ± Einblutung ± Vaskulitis

❑ **Tab. 5.6** Klassifikation der akuten Abstoßungsreaktion (Working Formulation der ISHLT)

▼

ten und andererseits aus einer Unsicherheit über die rechtmäßige Verwendung der Organe. Dabei steht auch immer die Frage nach der Definition des Hirntods im Mittelpunkt der Diskussion. Manche Kritiker definieren den Hirntod nicht als den Tod des Menschen, sondern akzeptieren lediglich das irreversible Erloschensein der Hirnfunktion. Mit Hinweis auf das Recht auf leibliche Integrität, eigenes Sterben und Totenruhe wird eine Organentnahme von einigen grundsätzlich abgelehnt und von anderen an die freiwillig und bewusst zu Lebzeiten durch einen Organspenderausweis dokumentierte Bereitschaft des Organspenders gebunden.

Die **Hirntodfeststellung** ist z. Zt. an fest vorgeschriebene diagnostische Maßnahmen gebunden: Zunächst muss zweifelsfrei sein, dass keine anderen Organstörungen wie Kreislaufschock, Vergiftung, Unterkühlung, Stoffwechselentgleisung oder Medikamentenwirkung eine **reversible Hirnfunktionsstörung** verursacht. Erst dann werden durch eine fachneurologische Untersuchung das Vorliegen einer tiefen Bewusstlosigkeit (Koma) und der Ausfall aller Hirnstammreflexe (Hirnstammareflexie) und der Spontanatmung (Apnoe) überprüft. Diese klinische Untersuchung wird im Abstand von 12 h 2-mal durchgeführt.

> Darüber hinaus ist in allen Fällen einer primär infratentoriellen Hirnschädigung die zusätzliche Durchführung einer Elektroenzephalographie (EEG) zwingend vorgeschrieben, die eine isoelektrische Stille in allen Ableitungen zeigen muss.

Durch weitere apparative Untersuchungen kann das Erlöschen früher, akustisch oder somatosensibel evozierter Potenziale oder mittels Angiographie der Ausfall der Hirndurchblutung nachgewiesen werden. Nach dem derzeitigen Wissensstand ist mit diesen Untersuchungen die eindeutige und über jeden Zweifel erhabene Feststellung eines irreversiblen Ausfalls aller Gehirnfunktionen möglich.

5.9.9 Ausblick

Durch die Verbesserung der medikamentösen Therapie in den letzten 5 Jahren ist es zu einer deutlichen Abnahme der transplantationspflichtigen Patienten gekommen. Durch zu-

nehmende Erfahrung im Bereich der sog. Kunstherzen und technische Weiterentwicklung ist zu erwarten, dass in absehbarer Zeit Alternativen zur Herztransplantation entwickelt werden (◘ Abb. 5.56).

In Kürze

Herztransplantationen
Indikation bei terminaler, medikamentös-therapierefraktärer Herzinsuffizienz, wenn die Lebenserwartung der Patienten voraussichtlich nur noch einige Monate beträgt (Endstadium einer KHK, sog. ischämischen Kardiomyopathie, dilatative oder hypertroph-obstruktive Kardiomyopathie).
Symptomatik: fortgeschrittenen Herzinsuffizienz: Dyspnoe, Orthopnoe, Nykturie, periphere Erschöpfung, Ödeme.
Kontraindikationen: erhöhter pulmonaler Gefäßwiderstand (>400 dyn×s×cm^{-5}, der sich medikamentös nicht senken lässt), irreversible Funktionseinschränkung von Nieren, Leber oder Lunge, chronische Infektionen, evtl. »präformierte zytotoxische Antikörper« (sog. Kreuzantigene).
Therapeutisches Vorgehen: evtl. Implantation von mechanischem Pumpsystem: »bridging to transplant«, Wartezeit und Dringlichkeit, Kreuzprobe, Organentnahme (Kardioplegie), orthotope Implantation, extrakorporaler Zirkulation, bikavale Anastomosentechnik, sehr selten heterotope Implantation (sog. Huckepack-Herz).
Organspende: Voraussetzung: Hirntod, Organspendeausweis oder Zustimmung der Angehörigen. Entscheidung zur Verwendung des Spenderherzens orientiert sich allein an der aktuellen Funktion des Organs (Sepsis oder maligne Erkrankung ist eine absolute Kontraindikation), begrenzter Zeitraum für die Entnahme des Spenderherzens.
Immunsuppression: »ideale« Immunsuppression (Verhindern jeglicher Abstoßungsreaktion, gleichzeitig Aufrechterhalten der Immunkompetenz). Standardimmunsuppression: 3 Medikamente (Ciclosporin A, Azathioprin, Kortison), viele Nebenwirkungen, evtl. Antithymozytenglobulin (ATG), OKT3, Tacrolimus (FK 506)
Akute Abstoßungsreaktion: Kontrolle in regelmäßigen Abständen (Myokardbiopsie), ISHLT-Klassifikation. Evtl. unspezifische klinische Zeichen (Fieber, Leistungsschwäche, Rhythmusstörungen). Bei leichten Abstoßungsreaktionen: Kontrolle. Bei mittleren bis schweren Reaktionen: 1000 mg Methylprednisolon i.v./Tag über 3 Tage (Infektionsgefahr!). Chronische Form der Abstoßung: Transplantatvaskulopathie.

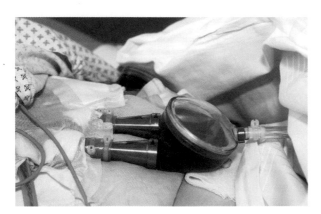

◘ **Abb. 5.56** Kunstherz (»Berlin heart«)

5.10 Postoperative Intensivüberwachung und Therapie

5.10.1 Generelle Maßnahmen

> **Die Besonderheit der herzchirurgischen Intensivmedizin ist die Behandlung der Folgen der extrakorporalen Zirkulation.**

Zur Überwachung und Steuerung der Organfunktionen und Erkennung folgenschwerer Komplikationen werden auf der Intensivstation die Kreislauffunktionsparameter wie **arterieller Blutdruck und zentraler Venendruck** kontinuierlich blutig gemessen und registriert (◘ Abb. 5.57).

Frühpostoperativ werden **Röntgenbilder** des Thorax durchgeführt, um etwaige Blutungen in den Brustraum, Pleuraergüsse oder Atelektasen entdecken zu können. Das **EKG** wird kontinuierlich auf dem Monitor registriert und ein 12 Ableitungen umfassendes EKG in regelmäßigen Abständen geschrieben. Auch die **Körpertemperatur** wird mittels einer Temperatursonde über den Blasenkatheter kontinuierlich registriert.

Bei Aufnahme auf die Intensivstation ist der Patient durch die systemische Hypothermie während der extrakorporalen Zirkulation (EKZ) oft noch unterkühlt und zentralisiert. Die periphere Vasokonstriktion ist eine Reaktion auf die EKZ und maskiert anfangs eine gleichzeitig bestehende intravasale Hypovolämie, die Folge einer erhöhten Kapillarpermeabilität und eines Flüssigkeitsverlustes in das interstitielle Gewebe ist. Wenn die normale Körpertemperatur erreicht ist, lässt die Vasokonstriktion nach, und Flüssigkeit muss substituiert werden, um einen konsekutiven Blutdruckabfall zu verhindern. Die intraoperative Ischämie während des kardioplegischen Herzstillstandes kann darüber hinaus zu einer vorübergehenden Einschränkung der Myokardfunktion führen.

> **Die Hämodynamik nach extrakorporaler Zirkulation ist durch periphere Vasokonstriktion, intravasale Hypovolämie und eine reduzierte Herzfunktion gekennzeichnet.**

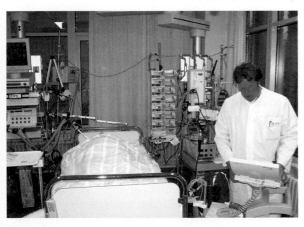

◘ **Abb. 5.57** Herzchirurgisches Intensivbett

5.10.2 Spezifische Therapie

Blutungen

Blutungen nach Herzoperationen sind entweder auf **chirurgische Blutungsquellen** oder auf **Gerinnungsstörungen** zurückzuführen. Bei einigen Patienten ist die Blutgerinnung bereits präoperativ durch die Medikation mit Thrombozytenaggregationshemmern oder durch einen Gerinnungsfaktorenmangel bei eingeschränkter Lebersyntheseleistung (Leberstauung bei chronischer Rechtsherzinsuffizienz) gestört. Während der EKZ wird die Gerinnbarkeit des Blutes durch Heparin aufgehoben und dessen Wirkung nach der Operation mit Protamin antagonisiert. Diese Antagonisierung ist nicht immer vollständig und betrifft insbesondere nicht die Wirkung des Heparins auf die Thrombozytenaggregation.

Durch die Hämodilution, die Traumatisierung der Blutbestandteile und die Blutsubstitution mit Erythrozytenkonzentraten kommt es darüber hinaus gelegentlich zum Abfall des Serumspiegels einiger Gerinnungsfaktoren und zur Thrombozytopenie. Die Blutgerinnung normalisiert sich in der Regel in den ersten Stunden bis Tagen nach der Operation spontan. Nur in Einzelfällen ist eine Substitution von Gerinnungsfaktoren oder Thrombozyten notwendig.

> **⊕ Cave**
> **Eine gefürchtete Komplikation bei postoperativer Blutung ist die Entwicklung einer Herzbeuteltamponade. Sie stellt die Indikation zur sofortigen operativen Revision dar.**

Low-cardiac-output-Syndrom

> ─ **Definition** ─
>
> Beim sog. **Vorwärtsversagen**, dem Low-cardiac-output-Syndrom, ist das Herzminutenvolumen hochgradig vermindert und es kommt zum Blutdruckabfall, kompensatorischer Vasokonstriktion, Oligurie und metabolischer Azidose.

Verschiedene Ursachen können nach Herzoperation zu einer solchen Kreislaufdepression führen:
- intravasale Hypovolämie,
- Myokardinfarkt,
- Herzrhythmusstörungen,
- Perikardtamponade,
- mangelnde Protektion des Myokards während des kardioplegischen Herzstillstands,
- fehlerhaft funktionierende Klappenprothesen,
- nicht oder unzureichend korrigierte Klappenvitien und
- mangelnde Adaptationsmöglichkeit des Herzens an intraoperativ veränderte Kreislaufverhältnisse.

> **Wenn keine chirurgisch zu behandelnden Ursachen vorliegen, konzentriert sich die Therapie des Low-cardiac-output-Syndroms auf die Beeinflussung der Vorlast und der Nachlast des Herzens.**

5

Eine erniedrigte Vorlast des Herzens (Hypovolämie) und eine erhöhte Nachlast (Anstieg des pulmonalen und systemischen Gefäßwiderstandes) führen gleichermaßen zu einer Verminderung des Schlagvolumens. Die **Vorlast** wird durch Volumensubstitution angehoben. Dadurch werden die Herzkammern besser gefüllt und das Schlagvolumen steigt an (Frank-Starling-Mechanismus). Die **Nachlast** der Herzkammern wird durch die Gabe von **Nitroglyzerin**, Nitroprussid-Natrium und Prostaglandinen gesenkt, die den peripheren und/oder pulmonalvaskulären Widerstand vermindern. Um isoliert den Lungengefäßwiderstand zu senken, kann man darüber hinaus **Stickoxyd** (NO) der Atemluft beimengen oder mit reinem Sauerstoff beatmen.

Auf der anderen Seite werden beim Low-cardiac-output-Syndrom alle Versuche unternommen, die Kontraktion des Myokards zu verbessern. Dies erfolgt mit **inotropen Substanzen** wie Dopamin, Dobutamin, Suprarenin und Phosphordiesterasehemmern (Enoximon, Amrinon). Bei einer Sepsis ist der periphere Widerstand vermindert und es wird Noradrenalin infundiert, um den Gefäßtonus zu erhöhen. Unterstützend zur medikamentösen Therapie kann eine **intraaortale Gegenpulsation (IABP)** zur Reduktion der Nachlast und der Verbesserung der Koronarperfusion durchgeführt werden. Liegt eine reversible Einschränkung der Pumpfunktion vor, kann bei therapierefraktärem Herz-Kreislauf-Versagen mithilfe einer mechanischen Kreislaufunterstützung die erforderliche Zeit bis zur Erholung des Myokards überbrückt werden (▶ Abschn. 5.1.4).

Herzrhythmusstörungen

❶ Cave
Herzrhythmusstörungen beeinträchtigen die kardiale Pumpfunktion und können zu lebensbedrohlichem Kammerflimmern führen.

Sie müssen daher nach Herzoperationen in jedem Falle spezifisch behandelt werden. Intermittierendes **Vorhofflimmern** wird bei ca. 60% der Patienten nach Herzoperationen beobachtet und kann durch Gabe von β-Blockern oder durch elektrische Kardioversion meist erfolgreich behandelt werden. Eine **Sinustachykardie** ist häufig Folge eines Volumenmangels oder Zeichen einer Infektion.

Ventrikuläre Extrasystolen müssen immer besonders ernst genommen werden, weil sie zur Kammertachykardie oder zum -flimmern führen können. Spezifisch werden ventrikuläre Rhythmusstörungen durch Gabe von Lidocain oder Amiodaron behandelt. In den 1. Tagen nach Herzoperationen treten Rhythmusstörungen aber auch besonders häufig als Folge einer Änderung des Serumkaliumspiegels auf. Durch intraoperative Hämodilution ist die Urinausscheidung in den 1. Stunden nach der Operation hoch, so dass es bei inadäquater Substitution leicht zur **Hypokaliämie** kommen kann.

 Die Folge der Hypokaliämie ist eine erhöhte Irritabilität des Myokards mit der Gefahr ventrikulärer Rhythmusstörungen oder Kammerflimmern.

Dagegen kann eine **Hyperkaliämie** in Folge mangelhafter Ausscheidung zur **Bradykardie**, zum AV-Block oder zur Asystolie führen. Sie wird durch Gabe von Diuretika, Kalzium oder Glukose/Insulin behandelt. Bei unzureichender Eigenfrequenz des Herzens wird das Myokard über intraoperativ gelegte temporäre Schrittmacherelektroden elektrisch stimuliert.

Lungenfunktionsstörungen

Viele Patienten mit Herzerkrankungen haben bereits präoperativ eine eingeschränkte Lungenfunktion. Postoperativ können Pleuraergüsse, Pneumothorax, Atelektasen oder eine Pneumonie die Lungenfunktion beeinträchtigen. Nach EKZ wird sie durch die Entwicklung von **Mikroatelektasen** und damit verbundenen intrapulmonalen Shunt-Verbindungen und durch interstitielle Flüssigkeitseinlagerung aufgrund einer erhöhten **Membranpermeabilität** zusätzlich verschlechtert. Auch eine eingeschränkte Herzfunktion kann nach der Operation zur pulmonalen Stauung führen.

Die **postoperative Beatmung** wird mit einem geringen PEEP (6–8 cmH$_2$O), großen Atemzugvolumina (12–15 ml/kg) und niedriger Atemfrequenz (8–10/min) durchgeführt. Damit lässt sich in der Regel eine gute Blutoxygenierung mit Verminderung von Mikroatelektasen, intrapulmonalem Shunt-Volumen und pulmonaler interstitieller Wassereinlagerung erreichen.

Die **Überwachung der Atmung** besteht in der Messung von Atemfrequenz, Atemvolumina, Beatmungsdruck und inspiratorischer Sauerstoffkonzentration, sowie in der wiederholten Analyse der arteriellen Blutgase und der kapillären Sauerstoffsättigung über einen Pulsoxymeter. Um einer postoperativen Pneumonie vorzubeugen, wird der Mobilisation und Entfernung des Trachealsekrets besondere Aufmerksamkeit gewidmet und ggf. bronchoskopisch gezielt Schleimpfropfen aus dem Tracheobronchialsystem entfernt. Bei lebensbedrohlicher Störung des pulmonalen Gasaustausches wird in einigen Fällen eine vorübergehende **extrakorporale Membranoxygenation (ECMO)** durchgeführt.

Störungen des Flüssigkeitshaushaltes und der Nierenfunktion

Obwohl der Patient nach einem Eingriff mit der Herz-Lungen-Maschine meist eine positive Flüssigkeitsbilanz von 1000–3000 ml aufweist, liegt doch in den 1. postoperativen Stunden eine therapiebedürftige, **intravasale Hypovolämie** vor. Die Menge der **postoperativen Flüssigkeitssubstitution** wird durch die Höhe des Vorhofdruckes bestimmt. In der Regel werden etwa 30–35 ml/kgKG/24 h verabreicht. Bei der **Bilanzierung** werden die Urinausscheidung, der Flüssigkeitsverlust über die Drainagen und die Magensonde, sowie die Perspiratio insensibilis berücksichtigt.

Intraoperativ ist die **Nierenfunktion** durch die veränderten Perfusionsverhältnisse und durch hämolytische Blutbestandteile beeinträchtigt. Daher zeigen postoperativ alle Patienten einen vorübergehenden Anstieg der Harnstoff- und Kreatininwerte. Bei bereits präoperativ bestehender höhergradiger Einschränkung der Nierenfunktion oder als Folge eines postoperativen Low-cardiac-output-Syndroms kann es zum **Nierenversagen** kommen, das durch kontinuierliche arteriovenöse Ultrafiltration oder intermittierende Dialyse behandelt wird.

ZNS-Störungen

Während der EKZ ist auch die Perfusion des **zentralen Nervensystems** verändert. In einigen Fällen, insbesondere bei älteren Patienten, kann sich nach der Operation eine **Postperfusionspsychose (Durchgangssyndrom)** mit Verwirrtheit, Somnolenz oder Wahnvorstellungen entwickeln.

> ❶ **Cave**
> Eine gefürchtete Komplikation nach Herzoperation ist eine fokale Schädigung des Gehirns.

Durch Lösen von Kalkpartikeln oder Thromben kann es zum **embolischen Verschluss einer Hirnarterie** kommen. Die Folgen sind lokalisierte Ausfälle mit Parese einzelner Gliedmaßen, Hemiparese, Aphasie, Blindheit und fokale Krämpfe.

> ❯ Zur Erkennung neurologischer Komplikationen sind die Beobachtung des Bewusstseinszustandes, der Pupillenweite und etwaiger motorischer und sensibler Auffälligkeiten bedeutsam.

Bei präoperativ bestehender Stenose im Bereich der Karotiden kann es unter EKZ zur Hypoperfusion in den versorgenden Hirnarealen mit Ausbildung einer Hemiparese kommen.

5.10.3 Prophylaktische Maßnahmen und Weiterbehandlung

Nach EKZ besteht immer eine generelle **Ödemneigung**. Aus diesem Grund gehört auch in der weiteren Behandlung der Patienten tägliches Wiegen und Flüssigkeitsbilanzierung zur wichtigen postoperativen Routine. Mit Diuretika wird in den 1. Tagen nach der Operation das initial erhöhte Körpergewicht allmählich wieder auf das präoperative Niveau reduziert. Später ist es wichtig, die Patienten immer wieder zum Husten und Expektorieren retinierten Sekrets anzuhalten. Bei bettlägerigen Patienten wird die **Sekretmobilisierung** durch krankengymnastische Behandlung unterstützt.

Um eventuellen **Komplikationen** wie Mediastinitis, Sternuminfektion, Sepsis oder Kunstklappenendokarditis vorzubeugen, wird eine perioperative **Antibiotikaprophylaxe** durchgeführt. Die postoperative **Thromboseprophylaxe** erfolgt mit Heparin. Bei Patienten mit mechanischen Herzklappenprothesen wird eine Erhöhung der partiellen Thromboplastinzeit (PTT) auf das 2- bis 3-Fache des Normalwertes angestrebt. Die **Antikoagulanzientherapie** mit Kumarinderivaten wird erst einige Tage nach der Operation begonnen, wenn keine Nachblutungsgefahr mehr gegeben ist. Patienten, nach koronarer Bypassoperation erhalten **Thrombozytenaggregationshemmer** in Form von Azetylsalizylsäurepräparaten, um der Gefahr eines thrombotischen Koronarbypassverschlusses entgegenzuwirken.

In Kürze

Postoperative Intensivüberwachung und Therapie
Generelle Maßnahmen: Besonderheit der herzchirurgischen Intensivmedizin ist die Behandlung der Folgen der extrakorporalen Zirkulation (EKZ). Kontinuierliche Kontrolle: Kreislauffunktionsparameter (arterieller Blutdruck, ZVD), frühpostoperativ Röntgenbilder des Thorax, EKG, Körpertemperatur. Die Hämodynamik nach extrakorporaler Zirkulation ist durch periphere Vasokonstriktion, intravasale Hypovolämie und eine reduzierte Herzfunktion gekennzeichnet.

Spezifische Therapie:
- **Blutungen** (chirurgische Blutungsquellen, Gerinnungsstörungen auch durch Thrombozytenaggregationshemmer): evtl. Gabe von Gerinnungsfaktoren, Thrombozyten. **Cave:** Herzbeuteltamponade (Indikation zur sofortigen operativen Revision).
- **Low-cardiac-output-Syndrom** (Vorwärtsversagen, Kreislaufdepression durch verschiedene Ursachen): Beeinflussung der Vorlast (Volumensubstitution) und der Nachlast (z. B. Nitroglyzerin), inotrope Substanzen, intraaortale Gegenpulsation (IABP).
- **Herzrhythmusstörungen:** Vorhofflimmern: β-Blocker, elektrische Kardioversion. Ventrikuläre Extrasystolen (Hypokaliämie). **Cave:** lebensbedrohliches Kammerflimmern.
- **Lungenfunktionsstörungen** (Mikroatelektasen, erhöhte Membranpermeabilität): postoperative Beatmung, Überwachung der Atmung, evtl. vorübergehende extrakorporale Membranoxygenation (ECMO).
- **Störungen des Flüssigkeitshaushaltes und der Nierenfunktion** (intravasale Hypovolämie): postoperative Flüssigkeitssubstitution (nach Höhe des Vorhofdruckes), ca. 30–35 ml/kgKG/24 h, Bilanzierung, Kontrolle der Nierenfunktion.
- **ZNS-Störungen** (Postperfusionspsychose: Durchgangssyndrom, fokale Schädigung des Gehirns, embolische neurologische Komplikationen): Beobachtung des Bewusstseinszustandes, Pupillenweite und etwaiger motorischer und sensibler Auffälligkeiten.

Prophylaktische Maßnahmen und Weiterbehandlung: Therapie der Ödemneigung, Sekretmobilisierung, Antibiotikaprophylaxe, Thromboseprophylaxe (Antikoagulanzientherapie mit Kumarinderivaten erst einige Tage nach der Operation).

5

Weiterführende Literatur

Borst HG, Klinner W, Oelert H (Hrsg) (1996) Kirschnersche allgemeine und spezielle Operationslehre, Bd IV, Teil 2: Herzchirurgie, 2. Aufl, Springer, Heidelberg

Braunwald E, Ross J, Sonnenblick EH (1967) Mechanism of contraction of the normal and failing heart. Little Brown, Boston

Castaneda AR, Jonas RA, Mayer JE, Hanley FL (1994) Cardiac surgery of the neonate and infant. Saunders, Philadelphia

De Simone R, Lange R, Hagl S (1995) Atlas of transesophageal echocardiography and intraoperative imaging. Springer, Heidelberg

Greenfield LJ (Hrsg) (1993) Surgery: scientific principles and practice. Lippincott, Philadelphia

Hombach V (Hrsg) (1998) Kardiovaskuläre Chirurgie. Schattauer, Stuttgart

Kirklin JW, Barratt-Boyes BG (2003) Cardiac surgery, 3. Aufl. Churchill Livingstone, Edinburgh

Mavroudis C, Backer CL (Hrsg) (2003) Pediatric cardiac surgery, 3. Aufl. Mosby Year Book, St. Louis

Neuhaus B (Hrsg) (1994) Innere Medizin. Biermann, Zülpich

Schuhmacher G, Bühlmeyer K (1989) Diagnostik angeborener Herzfehler. In: Zölch KA (Hrsg) Beiträge zur Kardiologie, Bd 13. Perimed, Erlangen

Schwarz SI (Hrsg) (1984) Principles of surgery. McGraw-Hill, New York

Stark J, de Leval MR (1994) Surgery for congenital heart defects. Saunders, Philadelphia

Wilcox BR, Anderson RH (1992) Surgical anatomy of the heart. Gower Medical Publishing, London New York

Gefäßchirurgie

H.-H. Eckstein

Die moderne Gefäßmedizin befindet sich in einer faszinierenden Entwicklung. Stichworte sind die Therapie thorakaler und abdominaler Aortenaneurysmen mit endovaskulär applizierten Stentprothesen, die Therapie der Mehretagen-AVK durch ein- oder zweizeitige Kombinationsverfahren aus konventioneller Gefäßchirurgie und endovaskulärer Therapie (sog. Hybrid-Verfahren) sowie die z. T. dramatisch verbesserte nichtinvasive Diagnostik (Ultraschall, MR- und CT-Angiographie, 3-D-Rekonstruktionen), die den Fortschritt in der Therapie überhaupt erst möglich gemacht hat. Hinzu kommen pharmakologische Neuentwicklungen wie beispielsweise die Statine, neue Thrombozytenfunktionshemmer und Antikoagulantien, die das Spektrum der Primär- und Sekundärprophylaxe der Atherosklerose deutlich erweitern.

Parallel zu dieser Entwicklung verursacht der demographische Wandel unserer Gesellschaft eine überproportionale Zunahme der Folgeerkrankungen der Atherosklerose und damit eine ständig steigende Anzahl gefäßkranker Menschen. Neben der Aneurysma-Erkrankung werden insbesondere akute und chronische periphere Durchblutungsstörungen (oft in Kombination mit einem Diabetes mellitus), sowie arteriosklerotische Veränderungen der Halsschlagadern, der Aorta, der Nierenarterien und der Viszeralgefäße immer häufiger diagnostiziert. Die gefäßrekonstruktive Therapie dieser Erkrankungen ist heute das zentrale Betätigungsfeld der Gefäßchirurgie. Weitere Bereiche beinhalten die Prophylaxe und Therapie der chronisch-venösen Insuffizienz (CVI), die Shunt-Chirurgie für dialysepflichtige Patienten und – deutlich seltener - Gefäßverletzungen. Die Behandlung angeborener Gefäßmissbildungen tritt heutzutage in den Hintergrund.

Die skizzierten Entwicklungen haben dazu geführt, dass die Gefäßchirurgie seit vielen Jahren ein eigener Schwerpunkt innerhalb des Gebietes Chirurgie ist und in der seit dem Jahre 2005 gültigen Muster-Weiterbildungsordnung die Gefäßchirurgie mit einem eigenen Facharzttitel mit 4-jähriger fachspezifischer Weiterbildung etabliert ist. Der »traditionelle Gefäßchirurg« wird dabei künftig abgelöst werden durch einen umfassend ausgebildeten, invasiven Gefäßtherapeuten, der sowohl offen-chirurgische Gefäßoperationen als auch endovaskuläre Techniken beherrscht.

6.1 Grundlagen

6.1.1 Geschichte der Gefäßchirurgie

Bereits Ende des 19. und zu Beginn des 20. Jahrhunderts wurden durch E. Jeger und A. Carrell weitreichende experimentelle und klinische Vorarbeiten auf dem Gebiet der Anastomosentechnik und des Gefäßersatzes geleistet. Die Etablierung einer rekonstruktiven Gefäßchirurgie war jedoch erst möglich, nachdem erkrankte Gefäße angiographisch dargestellt und die Blutgerinnung durch die klinische Anwendung des Heparins therapeutisch beeinflusst werden konnte.

Die moderne rekonstruktive Gefäßchirurgie ist demnach kaum älter als 50 Jahre. Meilensteine waren die Erstbeschrei-

bung des Prinzips der **Thrombendarteriektomie (TEA)** durch dos Santos (1946), die Implantation eines Bypasses mit körpereigener Vene durch J. Kunlin 1948 (**autologer Gefäßersatz**) sowie die Rekonstruktion zentraler Gefäßverschlüsse durch Leichengefäße (**homologer Gefäßersatz**). Seit etwa 1960 wurden zunehmend prothetische Gefäßersatzmaterialien (Teflon, Dacron, PTFE) entwickelt, die auch heute noch breite klinische Anwendung finden (**alloplastischer Gefäßersatz**).

Das Prinzip der indirekten Embolektomie eines akuten Gefäßverschlusses durch einen aufblasbaren **Ballonkatheter** wurde 1963 vorgestellt. Entscheidende Innovationen der letzten Jahre betreffen endovaskuläre Verfahren wie die **perkutane transluminale Dilatation** (1974), die Implantation von **Stents** in periphere Gefäße (1975) sowie die Therapie arterieller Aneurysmen durch stentgestützte **Endoprothesen** (1988/1991, ◪ Tab. 6.1).

◪ **Tab. 6.1** Geschichte der Gefäßchirurgie (Jahre)	
1912	Nobelpreis für Grundlagenforschung in der Gefäßchirurgie für Alexis Carrell
1913	Ernst Jeger publiziert sein Werk »Die Chirurgie der Blutgefäße und des Herzens«
1927–1929	Entwicklung der Angiographie durch E. Moniz und R. dos Santos
1913–1935	Entdeckung und klinische Anwendung des Heparins
1946	Erste Thrombendarteriektomie der A. femoralis durch Jean Cid dos Santos
1948	Femoro-poplitealer Venen-Bypass durch Jean Kunlin (Paris)
1950/51	Rekonstruktion eines Aortenverschlusses und eines Aortenaneurysmas mit Leichengefäßen durch Oudot und Dubost
1953/54	Karotis-TEA (M. de Bakey/Houston sowie Eastcott, Pickering und Rob/London)
1954	Dacron-Interponat zur Ausschaltung eines Aortenaneurysmas durch M. de Bakey
1976	Konservierte Umbilikalvene zum peripheren Gefäßersatz durch Dardik
1963	Thomas Fogarty stellt seinen Embolektomie-Katheter vor
1974	Perkutane Dilatation einer Oberschenkelarterie durch den Schweizer Andreas Grüntzig
1975	Stentgestützte perkutane Dilatation durch Julio Palmaz (San Antonio, Texas, USA)
1988/91	Endovaskuläre Ausschaltung eines Aortenaneurysmas durch N. L. Volodos (Ukraine) und J. Parodi (Buenos Aires)

6.1.2 Epidemiologie

Die Häufigkeit arterieller und venöser Gefäßerkrankungen kann anhand der vaskulären Hauptdiagnosen im Rahmen von Krankenhausbehandlungen abgeschätzt werden (◘ Tab. 6.2). Hinzu kommen in Deutschland ca. 200.000 ambulant durchgeführte Varizen-Operationen, eine steigende Anzahl von ambulant behandelten Patienten mit peripheren Durchblutungsstörungen sowie ca. 75.000 Dialyse-Patienten, die jederzeit auf einen funktionstüchtigen Shunt angewiesen sind. Da arterielle und venöse Gefäßerkrankungen im Alter häufiger auftreten, wird aufgrund der fortschreitenden »Überalterung« unserer Gesellschaft (demographischer Wandel) und einer steigenden Prävalenz des Diabetes mellitus (aktuell 6–7%, in den USA sogar 8%) die Anzahl gefäßkranker Patienten weiter zunehmen.

6.1.3 Erkrankungen der Arterien – Grundlagen

Verschlussprozesse der Arterien

Die **Arteriosklerose** ist eine Systemerkrankung, die neben den Koronararterien und den intrakraniellen Gefäßen am häu-

◘ **Tab. 6.2** Vaskuläre Hauptdiagnosen in deutschen Krankenhäusern im Jahr 2009 (Quelle: Diagnosedaten der Krankenhauspatientinnen und -patienten 2009, Statistisches Bundesamt)

Hauptdiagnosen	ICD-Code	n
Verschluss und Stenose präzerebraler Arterien ohne Hirninfarkt	I65.-	36.193
Diabetes mellitus mit peripheren vaskulären Komplikationen	E.10-14.5	13.154
Atherosklerose (Aorta, Nierenarterie, PAVK)	I70.-	174.407
Aortenaneurysma und -dissektion	I71.-	26.272
Sonstiges Aneurysma	I72.-	9.170
Sonstige periphere Gefäßkrankheiten	I73.-	3.631
Arterielle Embolie und Thrombose	I74.-	20.182
Sonstige Krankheiten der Arterien und Arteriolen	I77.-	5.213
Thrombose, Phlebitis und Thrombophlebitis	I80.-	44.919
Sonstige venöse Embolie und Thrombose	I82.-	4.067
Varizen der unteren Extremitäten	I83.-	103.354
Sonstige Venenkrankheiten	I87.-	4.355
		n=444.917

figsten Aufzweigungsstellen im Bereich der extrakraniellen A. carotis, der A. femoralis, der Aorta sowie der Beckenarterien befällt. Plaqueablagerungen können hämodynamisch relevante oder embolisierende Stenosen verursachen oder – bei weiterer Progression – zu einem akuten oder chronischen arteriellen Gefäßverschluss führen. Eine sehr häufige Lokalisation ist der Übergang von der A. femoralis superficialis in die A. poplitea. Vermutlich bedingt die externe Kompression der Gefäße im Adduktorenkanal eine zusätzliche Akzeleration der Atherosklerose.

Arterielle Aneurysmen

■■ Definition

> **Definition**
>
> Bei einem **Aneurysma** handelt es sich um eine lokalisierte Gefäßerweiterung um das mindestens 1,5-Fache des originären Lumens bzw. des Lumens oberhalb des Aneurysmas.

Arterielle Aneurysmen betreffen die abdominelle und thorakale Aorta, die Beckenarterien sowie die femoro-poplitealen Gefäße. Seltenere Lokalisationen sind die supraaortalen Gefäße, die Nierenarterien und die Viszeralgefäße. **Venöse** Aneurysmen sind Raritäten.

Aneurysmen können **spindelförmig (fusiform)** oder **sackförmig (sakkiform)** geformt sein, häufig liegen Mischformen vor.

Bei einem **echten** Aneurysma (**Aneurysma verum**) sind alle Wandschichten von der Gefäßerweiterung betroffen, bei einem **falschen** Aneurysma (**Aneurysma spurium**) liegen eine umschriebene Läsion der Gefäßwand mit einem pulsierenden extravasalen Hämatom vor (z. B. Punktionsaneurysma der A. femoralis nach Herzkatheteruntersuchung).

■■ Pathogenese

> **In >90% liegt ätiologisch eine Arteriosklerose zugrunde.**

Anastomosenaneurysmen nach prothetischem Gefäßersatz entstehen im Rahmen der arteriosklerotischen Grunderkrankung oder als sog. Nahtaneurysma mit partiellem Ausriss der Anastomose (Aneurysma spurium). Seltene Ursachen sind bakterielle Infektionen (**mykotisches Aneurysma**), angeborene Texturstörungen der Gefäßwand (Marfan-Syndrom, Ehlers-Danlos-Syndrom) und Aneurysmen bei Vaskulitis (◘ Tab. 6.3).

> **Definition**
>
> Bei mykotischen Aneurysmen liegt eine bakterielle Infektion vor mit konsekutiver aneurysmatischer Erweiterung der Arterie.

Der Begriff »mykotisch« ist historisch und bezieht sich auf die gelegentlich pilzähnliche Form derartiger Aneurysmen.

◻ Tab. 6.3 Ätiologie arterieller Aneurysmen

Ätiologie	Krankheit	Häufigkeit
Degenerativ	Atherosklerose, sekundäre Expansion nach Aortendissektion	<10%
Mechanisch	Anastomosenaneurysma nach prothetischem Gefäßersatz, poststenotisch, traumatisch (selten)	<10%
Angeborene Texturstörungen der Gefäßwand	Marfan-Syndrom, Ehlers-Danlos-Syndrom, zystische Medianekrose »Erdheim Gsell«	Selten
Entzündlich	Bakteriell (mykotisch, historischer Begriff), Syphilis (Mesaortitis luetica), inflammatorisch	Selten
Vaskulitis/Arteriitis	Lupus erythematodes, Takayashu, Polyarteriitis nodosa, Morbus Behcet etc.	Sehr selten

---

Mykotische Aneurysmatypen

- Infiziertes Aneurysma ausgehend von einer septischen Endokarditis (grampositive Kokken)
- Infiziertes Aneurysma ausgehend von einer Bakteriämie ohne Endokarditis (z. B. Salmonellen)
- Bakterielle Infektion vorbestehender arteriosklerotischer Aneurysmen (Staphylokokken u. a.)
- Infiziertes Aneurysma spurium (z. B. Punktionsläsionen bei i.v.-Drogenabhängigen, Staph. aureus)

6.1.4 Klinische und apparative Diagnostik arterieller Erkrankungen

Anamnestische Fragen bei gefäßkranken Patienten

- Liegen Risikofaktoren für eine Atherosklerose bzw. eine arterielle Gefäßkrankheit vor? (Nikotinabusus, arterielle Hypertonie, Hyperlipidämie, Diabetes mellitus)
- Liegen Risikofaktoren für eine venöse Gefäßkrankheit vor? (Gerinnungsstörungen, Immobilisation, familiär gehäufte Varikosis, Phlebothrombose in der Vorgeschichte)
- Ist bereits eine vaskuläre Erkrankung bekannt und/oder sind bereits konservative oder operative vaskuläre Behandlungen erfolgt?
- Sind die Beschwerden plötzlich eingetreten oder schon seit längerer Zeit bekannt?

Körperliche Untersuchung

Die systematische körperliche Untersuchung beinhaltet die Inspektion und Palpation der Extremitäten, die systematische Erhebung des Pulsstatus und die Auskultation wichtiger Schlagadern.

Inspektion

Diese dient der Erkennung und Beurteilung der **trophischen Situation**. Hierbei sollen **Nekrosen** an Akren und Fersen (trocken, schwarz, markiert) von einer **Gangrän** (feucht, infiziert, Foetor gangraenosum, nicht demarkiert) unterschieden werden (◻ Abb. 6.1).

Chronische arterielle Durchblutungsstörungen sind oft gekennzeichnet durch Haarlosigkeit am Unterschenkel oder Nägelschäden. Beim diabetischen Fuß-Syndrom finden sich nicht selten Druckulzera im Bereich der Fußsohle (sog. **Malum perforans**).

Eine Varikosis im Bereich der V. saphena magna/parva stellt beim stehenden Patienten eine Blickdiagnose dar, im Falle einer Variko- oder Thrombophlebitis imponiert eine entzündlich veränderte Induration der betroffenen Vene. Chronisch-venöse Abflussstörungen können zu typischen Hautveränderungen vornehmlich im Bereich des distalen Unterschenkels oder Innenknöchels führen (Hämosiderinablagerungen, **Stauungsekzem**). Bei langjähriger chronisch-venöser Insuffizienz zeigen sich nicht selten ein florides **Ulcus cruris** oder eine Ulkusnarbe (◻ Abb. 6.1). Akute tiefe Venenthrombosen führen zu einer unterschiedlich stark ausgeprägten Schwellung der betroffenen Extremität (Seitenvergleich!).

Palpation

Palpatorisch lassen sich **Temperaturunterschiede** der Extremitäten feststellen. Die **Kapillarperfusion** lässt sich durch leichten Druck auf die Großzehe beurteilen. Kontrolliert werden müssen der **Puls** der A. femoralis (Leistenregion), der A. poplitea (Kniekehle), der A. tibialis posterior (Innenknöchel) und der A. dorsalis pedis (Fußrücken). Ein abgeschwächter oder fehlender Puls ist häufig der wichtigste Hinweise auf das Vorliegen eines vorgeschalteten akuten oder chronischen arteriellen Gefäßverschlusses (◻ Abb. 6.2).

> **Sind die peripheren Pulse auf beiden Seiten gleich kräftig, liegt mit hoher Sicherheit keine PAVK vor.**

An der oberen Extremität werden typischerweise die A. radialis und A. ulnaris getastet, weitergehend auch die A. brachialis

6

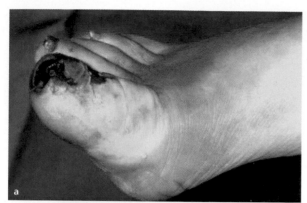

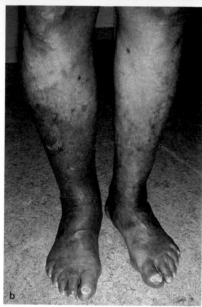

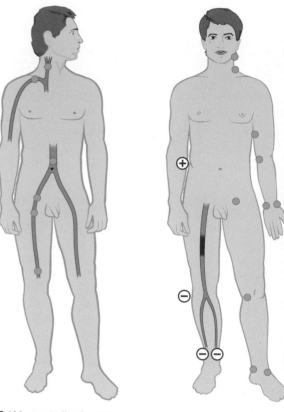

⬛ Abb. 6.2 Stellen für Auskultation und Pulspalpation am arteriellen Gefäßsystem

⬛ Abb. 6.1 a Diabetische Gangrän rechte Großzehe. **b** Chronischvenöse Insuffizienz beidseits, rechts stärker als links

---

┌─ **Praxisbox** ─────────────────────────────

Ratschow'sche Lagerungsprobe
Mit Hilfe der Ratschow'schen Lagerungsprobe kann eine orientierende Beurteilung der Durchblutung der unteren Extremitäten im Seitenvergleich erfolgen. In Rückenlage muss der Patient die Beine deckenwärts strecken und dann durch schnelle Kippbewegungen der Füße (»Gas geben«) oder alternativ »Fahrrad fahren« die Wadenmuskulatur betätigen. Nach Eintreten von Wadenschmerzen wird der Patient bei herabhängenden Beinen aufgesetzt. Beim gefäßgesunden Patienten kommt es innerhalb von max. 20 sec zu einem Wiedereintritt der kapillären Perfusion (sog. reaktive Hyperämie) und im weiteren Verlauf zu einer raschen Wiederauffüllung der Fußrückenvenen. Eine Verzögerung der reaktiven Hyperämie auf >30–60 sec ist – insbesondere im Seitenvergleich – beweisend für das Vorliegen einer arteriellen Perfusionsstörung. Die Untersuchung kann mit einer Doppler-Druckmessung im Bereich der A. tibialis post. und A. dorsalis pedis kombiniert werden (sog. Belastungs-Doppler-Sonographie).

───

(Ellenbeuge) und die A. axillaris (Achselhöhle). Am Hals kann die A. carotis communis leicht am Vorderrand des M. sternocleidomastoideus palpiert werden.

Ein abdominales Aortenaneurysma kann supraumbilikal und leichter Rechtslagerung des Patienten als pulsierender Tumor ertastet werden.

Auskultation

> **Bei der Auskultation weist ein systolisches Geräusch auf eine höhergradige Gefäßstenose hin.**

Dieses Stenosegeräusch erlaubt es Verengungen der großen, zugänglichen Gefäßen zu diagnostizieren, wie an der Bifurkation der A. carotis, der A. renalis, der Bifurkation der Aorta, an den Iliakalarterien, der A. femoralis, der A. femoralis superficialis und der A. poplitea. Das stetig hörbare sog. **Maschinengeräusch**, das systolisch lauter und diastolisch leiser auskultierbar ist, tritt bei arterio-venösen Fisteln auf.

Faustschlussprobe

Die Faustschlussprobe entspricht der oben genannten Ratschow-Probe an den oberen Extremitäten. Der Patient wird aufgefordert mit erhobenen Armen in schneller Folge beide Fäuste zu öffnen und zu schließen bis Schmerzen in den Unterarmmuskeln auftreten. Geprüft wird dann an den herabhängenden Armen, ob die reaktive Hyperämie, als Zeichen der kapillären Reperfusion, und die Füllung der Handrückenvenen zeitgerecht und seitengleich auftreten.

Nichtinvasive apparative Untersuchungsverfahren
Blutdruckmessung

Standarduntersuchung ist die Messung des **Blutdrucks nach Riva Rocci** an beiden Armen. Ein Unterschied von mehr als 20 mmHg beider Arme muss an eine höhergradige Verengung proximaler Gefäße denken lassen (z. B. Stenose der A. subclavia).

Bestimmung des Knöchel-Arm-Index (Ankle-Brachial-Index, ABI)

Zur Bestimmung des ABI erfolgt zunächst eine systolische Blutdruckmessung an der A. brachialis. Danach wird mit Hilfe einer 10–12 cm breiten Blutdruckmanschette der systolische Blutdruck im Bereich des Innenknöchels (A. tibialis posterior) und über der Fußrückenarterie (A. dorsalis pedis) mit einer Doppler-Sonde (8–10 MHz) gemessen. Der jeweils niedrigste Wert einer Extremität wird mit dem systolischen Blutdruckwert an der A. brachialis verglichen und ein Quotient gebildet. Quotienten <0,9 sind beweisend für das Vorliegen einer peripheren arteriellen Verschlusskrankheit (PAVK, ◻ Tab. 6.4).

Sonographie

Bei der **Abdomen-Sonographie** können neben den Ober- und Unterbauchorganen (Leber, Gallenblase, Pankreas, Adnexe)

◻ **Tab. 6.4** ABI-Wert und Schweregrad der PAVK

ABI-Wert (Ankle-Brachial-Index)	Schweregrad der PAVK
>1,3	Falsch hohe Werte (Verdacht auf Mediasklerose)
>0,9–1,3	Normalbefund
0,75–0,9	Leichte PAVK
0,5–0,75	Mittelschwere PAVK
<0,5	Schwere PAVK (kritische Extremitätenischämie)

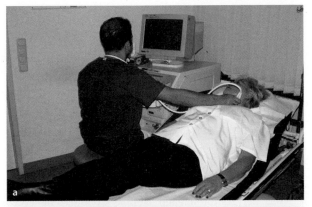

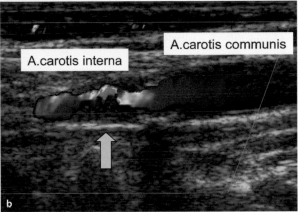

◻ **Abb. 6.3 a** Duplex-Sonographie der Halsschlagadern. **b** Höhergradige Stenose der A. carotis interna

und den Nieren die abdominale Aorta, die Beckenarterien und die Nieren- und Viszeralarterien dargestellt werden. Besonders einfach ist die sonographische Darstellung und Größenbestimmung eines abdominalen Aortenaneurysmas (AAA).

Das Prinzip der **Doppler-Sonographie** besteht darin, dass von einer Dopplersonde Ultraschallsignale auf den Blutfluss gerichtet werden, und die reflektierten Signale aufgrund des Blutfluss und des sog. Doppler-Shifts in ein akustisches Signal umgewandelt werden. Hierdurch kann neben der Richtung des Blutstroms (bei graphischer Aufzeichnung) akustisch auch die Blutstromgeschwindigkeit und die Flusskurve eingeschätzt werden. Ein sog. triphasischer Flow ist beweisend für eine gute arterielle Perfusion, ein monophasischer Fluss spricht hingegen für vorgeschaltete Stenosen oder Verschlüsse.

Bei der sonographischen Untersuchung der Halsschlagadern und der Leistenstammgefäße kommt heutzutage die **farbkodierte Duplex-Sonographie (FKDS)** zum Einsatz, bei der die Doppler-Sonographie und die einfache grauwertbasierte B-Bild-Sonographie kombiniert werden. Neben der akustischen Abschätzung des Stenosegrads können hierdurch lokale Strömungsgeschwindigkeiten, morphologische Veränderungen und Plaquestrukturen genau dokumentiert werden (◻ Abb. 6.3, ◻ Abb. 6.4). Im Abdomen können mit der FKDS auch Stenosegrade im Bereich der Organarterien und Perfusionsverhältnisse, z. B. im Bereich der Nieren abgeschätzt werden.

6

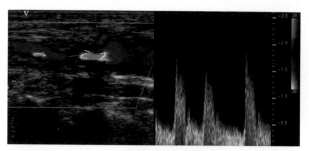

Abb. 6.4 Duplex-Sonographie: Abgangsstenose der A. carotis interna

Bei der **transkraniellen Doppler-Sonographie (TCD)** werden transossär im Bereich der Schläfe oder durch das Foramen occipitale die Strömungssignale über der A. cerebri media oder der A. basilaris abgeleitet.

Laufbandergometrie

Zur Objektivierung der klinischen Symptome und der Gehstrecke sowie zur Behandlungskontrolle sind Belastungsuntersuchungen indiziert, insbesondere die Gehstreckenmessung auf der Ebene mittels Metronom sowie die Laufbandergometrie. Erforderlich ist die Messung des ABI in Ruhe und anschließend die Bestimmung der Gehfähigkeit (z. B. auf einem Laufband mit 3,2 km/h und 10–12% Neigung). Dokumentiert werden die schmerzfreie und maximale Gehstrecke, die Gehzeit und der Knöcheldruck nach Belastung. Eine Abnahme des ABI um 20% ist beweisend für die Diagnose einer PAVK. Sofern kein Laufband zur Verfügung steht, kann die Gehübung unter Aufsicht durch schnelles Gehen im Flur auf einer definierten Strecke erfolgen.

Invasive apparative Untersuchungsverfahren
Intraarterielle Angiographie

In der Vergangenheit war die intraarterielle Angiographie das wegweisende bildgebende Verfahren bei arteriellen Gefäßerkrankungen. Zunehmend sind dies heute aber die MR-Angiographie oder alternativ die CT-Angiographie. Eine intraarterielle Angiographie wird heute zumeist mit einer therapeutischen Intervention (Ballondilatation, Stentimplantation) kombiniert.

> ── Praxisbox ──
>
> **Intraarterielle Angiographie**
> In Lokalanästhesie erfolgt die Punktion der A. femoralis communis und das Einbringen eines weichen Führungsdrahtes und einer sog. Gefäßschleuse, über welche dann über einen weichen Draht Angiographie- und Ballonkatheter sowie ggfs. auch Stents als innere Gefäßstützen eingebracht werden können. Die Darstellung der Gefäße erfolgt üblicherweise mit jodhaltigem Kontrastmittel als digitale Subtraktionsangiographie (DSA). Sind die Leistenpulse nicht tastbar, wird die A. brachialis als Zugang verwandt.

Zu den selten auftretenden Komplikationen zählen eine durch jodhaltiges Kontrastmittel hervorgerufene Hyperthyreose, allergische Reaktionen auf Kontrastmittel, Hämatome, auch retroperitoneal gelegen, im Punktionsbereich, Aneurysma spurium und periphere Embolien. Mögliche Kontrastmittelunverträglichkeiten müssen unbedingt anamnestisch im Vorfeld abgeklärt werden.

> **!** **Cave**
> **Eine Angiographie mit jodhaltigem Kontrastmittel bei Patienten mit eingeschränkter Nierenleistung (Kreatinin >2,5 mg%) ist kontraindiziert.**

Magnetresonanz-Angiographie (MRA)

Die MRA (bzw. Kernspin-Angiographie) ist wie die computertomographische Angiographie (CTA) ein nichtinvasives bildgebendes Verfahren, das mit üblichen MR-Tomographen hochwertige Gefäßrekonstruktionen erlaubt. Als Standard in der Darstellung der Becken-Bein-Gefäße gilt die kontrastangehobene MRA (ce-MRA).

> ── Praxisbox ──
>
> **ce-MRA**
> Hierbei werden – ähnlich wie bei der DSA – zunächst in 3 Schritten die aorto-iliakale, femorale und die krurale Region nativ untersucht und nach Bestimmung der optimalen Boluszeit (Testbolus) die Messungen nach Kontrastmittelgabe (nicht jodhaltig!) wiederholt und voneinander subtrahiert. Die erhaltenen Subtraktionsbilder werden als Maximumintensitätsprojektionen errechnet und bedürfen keiner Nachbearbeitung.

Die Vorteile der MRA liegen in der schnellen und einfachen Akquisition aussagekräftiger und übersichtlicher angiographischer Bilder ohne potentiell nephrotoxische Kontrastmittel und ohne Strahlenexposition (wie jeweils bei der DSA notwendig). Als nachteilig gelten die Kontraindikationen der MRT (magnetische Metallimplantate, Herzschrittmacher). Ebenso kommt es zur Überschätzung des Stenosegrades bei verkalkten Stenosen gerade an dünnkalibrigen Gefäßen (Abb. 6.5).

Computertomographie

Die **kraniale Computertomographie (CCT)** ist entscheidend zum Nachweis oder Ausschluss ischämischer oder hämorrhagischer Läsionen des Gehirns. Die MRT eignet sich ebenfalls zur Darstellung, insbesondere mit gewichteten (Diffusion, Perfusion) Aufnahmen.

CT-Angiographien (CTA) gestatten als sog. Mehrzeilercomputertomographien eine 3-dimensionale Darstellung von extra- und intrakraniellen Hirngefäßen, der Aorta sowie der Iliakal- und Femoralgefäße. Die Aufnahmen werden mit und ohne Kontrastmittel in Abständen von 1–5 mm angefertigt und dann für eine 3-dimensionale Rekonstruktion genutzt (sog. Spiral-CT, Abb. 6.6). Das nichtinvasive Verfahren dauert nicht lange, benötigt aber mit 150–200 ml eine große Menge Kontrastmittel.

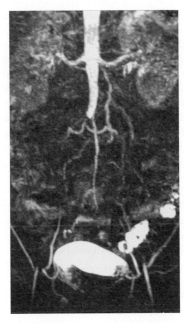

Abb. 6.5 MRA mit Darstellung eines infrarenalen Aortenverschlusses: 54-jährige Patientin, 30 Zigaretten täglich über 25 Jahre

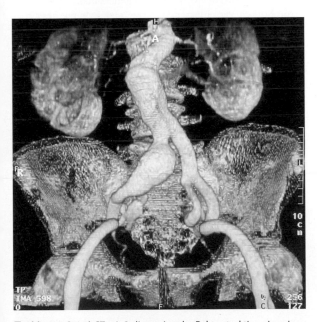

Abb. 6.6 Spiral-CT mit 3-dimensionaler Rekonstruktion eines infrarenalen Aortenaneurysmas mit Beteiligung der A. iliaca communis rechts, ausgeprägte Elongation und Knickbildung der Aorta und der Beckenarterien: 75-jährigerMann, Therapie durch aorto-iliakales Interponat

6.1.5 Therapieprinzipien bei Erkrankungen der Arterien

Die Behandlung akuter und chronischer arterieller Gefäßerkrankungen untergliedert sich in 3 Säulen, die häufig kombiniert zum Einsatz gelangen.

Konservative Therapie

Die konservative Therapie beinhaltet die medikamentöse und nichtmedikamentöse Behandlung der vaskulären Risikofaktoren (Primär- und Sekundärprävention), die Evaluierung eines etwaigen Herzinfarkt- oder Schlaganfallrisikos, die Risikoabschätzung vor einer geplanten offenen OP oder endovaskulären Therapie (PTA) sowie gezielte medikamentöse Strategien zur Beeinflussung des Gerinnungssystems und der peripheren Perfusion.

Die **Primär-** und **Sekundärprävention** der Atherosklerose beinhaltet ein absolutes Nikotinverbot für Raucher (ggfs. unter Zuhilfenahme von Nikotin-Pflastern oder Selbsthilfegruppen). Ein Diabetes mellitus sollte entsprechend der gültigen Leitlinien eingestellt werden. Das HbA1c sollte hierbei <7% sein. Der arterielle Hypertonus muss bei allen Patienten auf Normalwerte eingestellt werden. Unabhängig vom Vorliegen einer etwaigen Hypercholesterinämie empfehlen alle aktuellen Leitlinien für Atherosklerose-Patienten die Gabe von Statinen. Es wird hierbei eine Senkung des LDL (low density lipoproteins) auf <100 mg/dl, mindestens jedoch <130 mg/dl angestrebt. Zur Primär- und Sekundärprophylaxe der Atherosklerose sollen außerdem alle Patienten Thrombozytenfunktionshemmer erhalten (Acetylsalicylsäure 85–325 mg oder Clopidogrel 75 mg täglich).

Die PAVK soll im Stadium der Claudicatio intermittens – insbesondere bei infrainguinalen Verschlussprozessen – zunächst konservativ behandelt werden, solange keine erhebliche Einschränkung der Lebensqualität vorliegt (z. B. extrem kurze schmerzfreie Gehstrecke bzw. sog. Zimmergehstrecke). Im Vordergrund steht ein sog. kontrolliertes Gehtrainings, welches aufgrund der verbesserten Herzauswurfleistung und der zunehmenden Kollateralisierung zu einer Verlängerung der schmerzfreien Gehstrecke führen kann. Idealerweise wird der Patient in eine sog. Gefäßsportgruppe integriert. Da die PAVK ein Marker für ein hohes Herzinfarkt- und Schlaganfallrisiko im weiteren Verlauf ist, sollten alle Patienten hinsichtlich einer KHK und einer Atherosklerose der extrakraniellen hirnversorgenden Gefäße untersucht werden. Vasoaktive Substanzen wie z. B. Prostaglandine werden bei Patienten mit chronischer kritischer Extremitätenischämie eingesetzt, bei denen eine interventionelle oder operative Therapie nicht möglich ist. Die i.v.-Prostaglandingabe kann über 2–4 Wochen durchgeführt werden. Eine Hämodilution kann erwogen werden, wenn der Hämatokrit deutlich erhöht ist.

Endovaskuläre Therapie

Endovaskuläre Verfahren sind heute integraler Bestandteil der Therapie gefäßkranker Patienten. Folgende Verfahren werden angewandt.

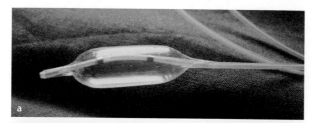

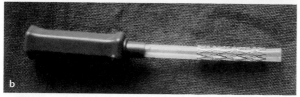

◘ Abb. 6.7 a Dilatationskatheter und **b** Stent zur endovaskulären Therapie von Gefäßstenosen (Stent auf Plastikröhrchen zur besseren Illustration)

Perkutane transluminale Angioplastie (PTA) und Stents

> **Praxisbox**
>
> **Perkutane transluminale Angioplastie (PTA) und Stents**
> Im Rahmen der intraarteriellen Angiographie wird die Gefäßverengung mit einem flexiblen Führungsdraht passiert und der arteriosklerotische Plaque durch einen Dilatationsballon aufgeweitet. Der Plaque wird dabei in die Gefäßwand gepresst. Bei unzureichender Dilatation, lokaler Komplikation (z. B. Plaquedissektion) oder extremer Kalzifikation wird die PTA mit der Implantation eines Stents kombiniert. Es existieren ballonexpandierbare und selbstexpandierbare Stents (◘ Abb. 6.7).

Die PTA mit und ohne Stent zeigt die besten Resultate bei der Behandlung kurzstreckiger Stenosen in großkalibrigen Gefäßen (z. B. aorto-iliakal, ◘ Abb. 6.8).

Die **intraoperative transluminale Angioplastie (ITA)** kommt bei kombinierten Eingriffen aus offener Gefäßrekonstruktion und endovaskulärer Therapie zur Anwendung.

Besonders bei Arterien mit einem Querdurchmesser von weniger als 5–6 mm, besteht ein erhöhtes Risiko einer **Restenose** nach Ballondilatation. Diese Restenosen entstehen durch induzierte Reparaturmechanismen im Bereich der inneren Gefäßwandschicht (Intima). Diese sog. **neointimale Hyperplasie** wird derzeit intensiv erforscht. Die medikamentöse Beschichtung von Ballonen und Stents (sog. **drug eluting balloons/stents**) stellen neue Therapieoptionen zur Prophylaxe der Restenose dar.

> **Definition**
>
> Die Kombination aus einem selbst- oder ballonexpandierbaren Stents mit einer Dacron- oder PTFE-Prothese wird als Stentprothese oder Stentgraft bezeichnet.

Hiermit können Aneurysmen (z. B. Aorta) endovaskulär behandelt werden.

Lysetherapie

Bei arteriellen Gefäßverschlüssen kommt eine **lokale Lyse** zur Anwendung. Hierbei wird r-TPA (seltener auch Urokinase) in thrombotisch verschlossene Gefäße oder Bypässe über spezielle Lysekatheter (sog. Endloch- oder Seitlochkatheter) appliziert. Die Maßnahme kann kombiniert werden mit der Aspiration thrombotischen Materials (**Aspirationsthrombektomie**). Idealerweise gelingt es ursächliche morphologische Stenose- oder Verschlussprozesse zu »demaskieren« und danach eine endovaskuläre oder konventionell-operative Therapie zu veranlassen. Das Risiko einer lokalen Blutung (z. B. in der Leiste) liegt bei lokaler Applikation und der damit geringen systemischen Wirkung <5%.

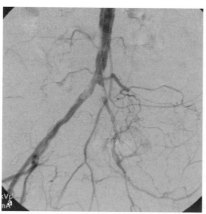
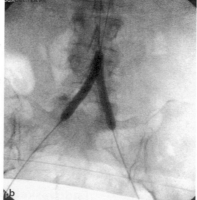
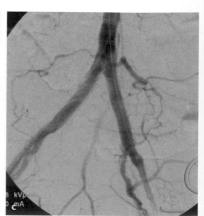

◘ Abb. 6.8 Angiographische Darstellung einer hochgradigen Stenose der A. iliaca communis rechts und einer filiformen längerstreckigen Stenose der A. iliaca communis links. Simultane PTA und Stent-Implantation (8 mm) der A. iliaca communis beidseits (Kissing-ballon-Technik). 70-jährige Patientin, schmerzfreie Gehstrecke 50–100 m bei Oberschenkel- und Wadenschmerzen beidseits, links stärker als rechts. Postinterventionell beschwerdefrei

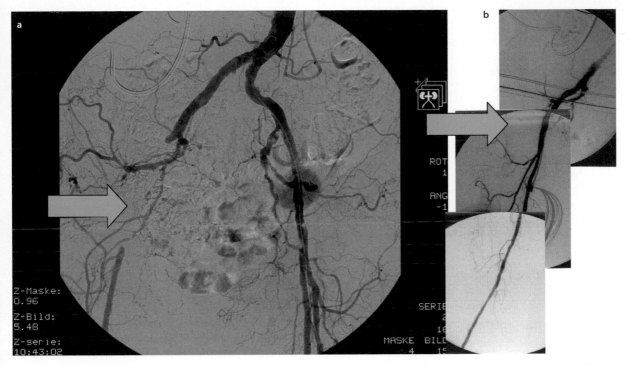

◻ Abb. 6.9 a 64-jähriger Mann mit einem Verschluss der A. iliaca externa rechts. Therapie: retrograde TEA über die rechte Leiste, **b** vollständige Rekanalisation

Konventionelle operative Therapie
Thrombendarteriektomie (TEA)

┌─ Praxisbox ─────────────────────────────

Thrombendarteriektomie (TEA)

Bei der TEA wird der arteriosklerotische Plaque nach erfolgter Längsarteriotomie im Bereich der Lamina elastica interna (zwischen Tunica intima und Tunica media) oder häufiger im Bereich der Lamina elastica externa (zwischen Tunica media und Adventitia) ausgeschält (lokale Desobliteration). Die längseröffnete Arterie wird danach direkt verschlossen (Direktnaht) oder mit einem alloplastischen (Dacron, PTFE) oder autologen (Eigenvene, z. B. V. saphena magna) Patch rekonstruiert.

└──

Eine **offene** bzw. **direkte** TEA findet Anwendung im Bereich großkalibriger Arterien wie z. B. der extrakraniellen A. carotis und der Femoralisbifurkation. Bei der **indirekten** oder **retrograden** TEA der A. iliaca externa oder A. iliaca communis wird über die Leiste mit Hilfe von sog. Ringstrippern das Gefäß desobliteriert, ◻ Abb. 6.9).

Bypass

Längerstreckige arterielle Gefäßverschlüsse werden durch die Anlage eines Bypasses überbrückt. Im aorto-iliakalen Bereich kommen überwiegend alloplastische Bypassmaterialien zum Einsatz (Dacron, PTFE), in der peripheren Bypasschirurgie wird dem autologen Bypass mit körpereigener Vene bevorzugt. Als Bypassmaterial kommt zumeist die ipsilaterale V. saphena magna, seltener die V. saphena parva oder Armvenen (z. B. V. cephalica) zum Einsatz. Aufgrund der Venenklappen muss ein Venenbypass in umgekehrter Richtung (sog. **reversed Bypass**) eingesetzt werden. Alternativ kann die Vene auch in ihrer vorgegebenen Flussrichtung implantiert werden. Hierzu müssen allerdings die Venenklappen mit sog. Klappenstrippern bzw. Valvulotomen zerstört werden (**orthograder Venenbypass**). Verbleibt die V. saphena magna im subkutanen Gefäßbett, spricht man von einem sog. **In-situ-Venenbypass**, bei dem ebenfalls die Venenklappen mechanisch zerstört werden müssen. Langstreckige Venenbypasse werden bei femoro-poplitealen Verschlussprozessen ggfs. bis zum distalen Unterschenkel (kruraler Bypass) oder bis zum Fußrücken (pedaler Bypass) implantiert.

Die Platzierung von Bypässen erfolgt in der Regel im anatomischen Gefäßbett (anatomisch geführter Bypass). Seltener werden Bypasse extraanatomisch verlegt (z. B. bei Infektionen). Beispiele sind der iliako-femorale Cross-over-Bypass zur Überbrückung eines Beckenarterienverschlusses oder der axillo-bifemorale Bypass bei aorto-iliakalem Verschluss.

Anastomose

Die Nahtstelle eines Bypasses an die eigene Schlagader oder Vene wird als proximale bzw. distale Gefäßanastomose bezeichnet. Hierzu wird zumeist nicht resorbierbares monofiles Fadenmaterial verwandt (z. B. Polypropylen). Bei der Lokalisation der Anastomosen wird darauf geachtet, dass ein ungehinderter Blutzustrom (»run-in«) und ein ungehinderter Abstrom in die Peripherie (»run-off«) herrschen.

6

Interponat

Beim Vorliegen eines Aneurysmas wird der betroffene Gefäßabschnitt durch eine Gefäßinterponat vom Blutstrom ausgeschaltet. Auch hier kommen die körpereigene Vene (autologer Gefäßersatz) oder prothetisches Gefäßersatzmaterial (z. B. Dacron) zum Einsatz.

Embolektomie/Thrombektomie

Das klassische Verfahren zur Therapie eines akuten embolischen oder thrombotischen arteriellen Gefäßverschlusses ist die (indirekte) Embolektomie/Thrombektomie mit einem aufblasbaren Ballonkatheter (sog. Fogarty-Katheter). Hierbei wird über die A. femoralis oder die A. brachialis ein Ballonkatheter in das akut verschlossene Gefäß nach distal oder proximal eingeführt und danach der mit NaCl aufgefüllte Ballon vorsichtig mitsamt des Blutgerinnsels aus der Arterien herausgezogen.

Hybridverfahren

Operative gefäßrekonstruktive Maßnahmen und endovaskuläre Verfahren können simultan im Rahmen eines sog. Kombinationseingriffs bzw. Hybridverfahrens durchgeführt werden. Ein typisches Beispiel ist der einseitige Beckenarterienverschluss mit kontralateraler hochgradiger Stenose der Beckenarterie. Hier wird die Beckenarterienstenose interventionell therapiert und im Anschluss ein extraanatomischer femoro-femoraler oder Cross-over-Bypass angelegt.

6.1.6 Erkrankungen der Venen – Grundlagen

Venenerkrankungen betreffen die oberflächlichen und die tiefen Venen. Die Spannbreite der primären Varikosis der subkutan verlaufenden oberflächlichen Venen reicht von der lediglich kosmetisch störenden **Besenreiservarikosis** bis zur schweren **chronisch-venösen Insuffizienz (CVI)** mit Ausbildung venöser Ulzera bevorzugt im Bereich des Innenknöchels.

Definition

Die Entzündung und Thrombosierung einer oberflächlichen Vene wird als **Thrombophlebitis** bezeichnet, im Fall einer Varikosis sprechen wir von einer **Varikophlebitis**.

Im Bereich des tiefen Venensystems stellt die **Phlebothrombose** (bzw. tiefe Venenthrombose, TVT) die häufigste Erkrankung dar. Die sog. Virchow-Trias (Änderung des Gleichgewichtes von Blutströmung, Wandbeschaffenheit und Blutzusammensetzung) gilt auch heute noch als typische Risikokonstellation. Besonders gefürchtet sind **Lungenembolien**, die gelegentlich das 1. Symptom einer TVT darstellen. Bei ca. 50% aller TVT kommt es zu einer sekundären Rekanalisation der Thrombose. Aufgrund des chronisch geschädigten venösen Klappenapparats resultiert bei diesen Patienten zumeist eine sog. **tiefe Leitveneninsuffizienz**.

6.1.7 Therapieprinzipien der Erkrankungen der Venen

Auch bei den Venenerkrankungen gelangen konservative, endovaskuläre und traditionell-chirurgische Verfahren zur Anwendung.

Kompressionstherapie und **Mobilisation** stellen sowohl bei der Varikosis als auch der Phlebothrombose die wichtigste Säule der konservativen Therapie dar. Die individuell angepasst externe Kompression mittels geeigneter Strümpfe oder Bandagen sowie die aktive Betätigung der Wadenmuskulatur (sog. Wadenmuskelpumpe) gewährleisten die Verbesserung des venösen Rückstroms zum Herzen und damit eine Entstauung der betroffenen Extremität. Dieses konservative Therapieprinzip kommt auch beim Ulcus cruris venosum zum Einsatz. Eine medikamentöse Therapie der Varikosis (z. B. Rosskastanienextrakte) ist wissenschaftlich nicht belegt.

Beim Vorliegen einer Phlebothrombose muss zusätzlich eine therapeutische **Antikoagulation**, zunächst mit unfraktioniertem oder niedermolekularem Heparin, im Verlauf mit oralen Antikoagulantien (z. B. Marcumar) eingeleitet.

Endovenöse Verfahren haben in den letzten Jahren das Therapiespektrum der primären Varikosis bereichert. Hierzu gehören die Obliteration mittels Radiowellen oder Laser sowie die sog. Schaum-Sklerosierung. Bei der Phlebothrombose kommt heutzutage nur noch in Einzelfällen eine lokale oder systemische Thrombolyse in Betracht.

Die klassische operative Therapie der Varikosis beinhaltet das **Stripping** der V. saphena magna oder V. saphena parva (nach Babcock), die gezielte Unterbindung oder Durchtrennung von Perforansvenen und die **Seitenastexhairese (Phlebektomie)**.

 Die Indikation zu einer venösen Thrombektomie wird beim Vorliegen einer tiefen Venenthrombose heutzutage selten gestellt.

6.1.8 Gefäßverletzungen

Verletzungen großer Blutgefäße sind relativ selten. Insgesamt werden im Rahmen von Polytraumata in maximal 10% Gefäßverletzungen beobachtet.

Direkte Gefäßverletzungen

Verursacht werden sie bei Stich- oder Schnittverletzungen sowie im Rahmen von Knochenfrakturen. In der Regel liegen offene Verletzungen, von außen nach innen vor, die mit hohen Blutverlusten einhergehen. Die Kranken können aufgrund solcher Verletzungen verbluten, da eine spontane Hämostase nicht erwartet werden kann. Deshalb müssen direkte Gefäßverletzungen, sobald wie möglich versorgt werden.

Indirekte Gefäßverletzungen

Hierbei handelt es sich um geschlossene Verletzungen, die durch Überdehnung, Quetschung oder Prellung hervorgerufen werden. Betroffen ist zunächst die Intima. Klinisch auffäl-

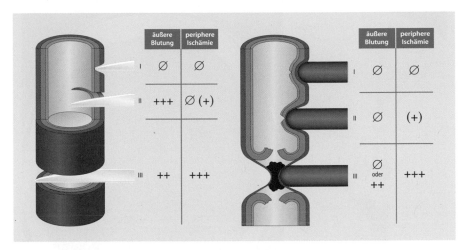

◘ Abb. 6.10 Mechanismen der Gefäßverletzungen (nach Vollmar): scharf (direkt) und stumpf (indirekt)

lig wird im Verlauf ein Gefäßverschluss (Ischämie). Dies ist besonders bei Organen mit niedriger Ischämietoleranz von Bedeutung (Gehirn, Nieren und andere parenchymatöse Organe). Die Gefahr des Verblutens ist im Unterschied zur direkten Gefäßverletzung gering (◘ Abb. 6.10).

Prinzipien der Therapie

❶ Cave
Sowohl die direkte als auch die indirekte Gefäßverletzung gelten als medizinischer Notfall.

Sowohl die Blutung als auch die akut aufgetretene Ischämie bei Verletzungen größerer Arterien sind dabei grundsätzlich zu rekonstruieren, in Einzelfällen auch durch interventionelle Maßnahmen (Einbringung von Stents per Katheter). Nur am Unterschenkel oder am Unterarm kann man ein spritzendes Gefäß meist ohne schwerwiegende Folgen ligieren. Bei Mehrfachverletzungen muss das operationstaktische Vorgehen je nach individueller Lage konzipiert werden. In der Regel sollte zunächst die Wiederherstellung der Perfusion angestrebt werden, hiervon kann abgewichen werden bei kompensierter Ischämie oder bei sehr instabilen Gelenk- oder Knochenverhältnissen.

Venenverletzungen können in der Regel ligiert werden. Ausnahmen davon sind V. cava superior, V. cava inferior oberhalb der Einmündung der Nierenvenen, V. femoralis communis und V. poplitea. Diese Segmente sollten, wenn irgend möglich, rekonstruiert werden.

6.2 Erkrankungen der Arterien

6.2.1 Zerebrovaskuläre Erkrankungen

❯ 80–90% aller zerebralen Ischämien entstehen durch embolische oder thrombotische Gefäßverschlüsse der extra- oder intrakraniellen hirnversorgenden Arterien.

Klinisch relevante Gefäßläsionen befinden sich am häufigsten im Bereich der Karotisbifurkation, seltener im Abgangsbereich der A. subclavia, der A. vertebralis oder des Truncus brachiocephalicus. Intrakranielle Gefäßverschlüsse können embolisch (kardiale Embolie, arterio-arterielle Embolie) oder durch lokal stenosierende, zumeist atherosklerotische Gefäßwandveränderungen, z. B. im Bereich der intrakraniellen A. carotis interna oder der A. cerebri media entstehen.

Hämodynamisch verursachte Schlaganfälle werden aufgrund der guten Kollateralisationsmöglichkeiten extrakranieller Gefäßverschlüsse selten beobachtet. Wichtigster präformierter **Kollateralkreislauf** ist dabei der **Circulus arteriosus Willisii**, der den rechten und linken vorderen Hirnkreislauf sowie das vertebro-basiläre System miteinander verbindet. Er ist jedoch nur in 25% komplett angelegt. Zu den häufigen Varianten zählen die Hypoplasie/Aplasie der A. communicans posterior und der A. cerebri anterior. Relativ häufig ist außerdem ein embryonaler Abgang der A. cerebri posterior aus der A. carotis interna (20%).

▪▪ Diagnostik

Die klinische Diagnostik stützt sich auf die Anamnese, die klinisch-neurologische Untersuchung (Ischämie im vorderen oder hinteren Hirnkreislauf?) sowie die Erfassung der Gefäßrisikofaktoren und sonstiger Manifestationen der Atherosklerose (KHK, PAVK).

❯ Das Symptom »Schwindel« ist unspezifisch!

Die wichtigste apparative Untersuchung ist die **Doppler-** und **Duplex-Sonographie.** Hiermit können in >80% der Fälle der Stenosegrad und die Plaquemorphologie einer extrakraniellen Karotisstenose zuverlässig bestimmt werden. Mit Hilfe der **transkraniellen Doppler-Sonographie (TCD)** können zusätzlich intrakranielle Stenosen/Verschlüsse, die Kollateralverhältnisse sowie die hämodynamische Relevanz einer extrakraniellen Gefäßstenose eingeschätzt werden.

Zur weitergehenden Gefäßdiagnostik stehen MR-Angiographie, CT-Angiographie sowie bei unklaren Befunden die

6

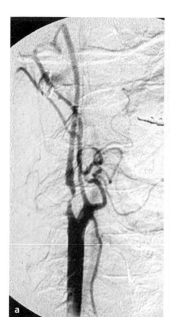
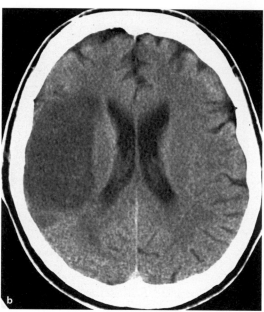

☑ Abb. 6.11 a 72-jähriger Patient mit angiographischer 90%iger Abgangsstenose der A. carotis interna rechts und **b** akutem Mediainfarkt rechts

intraarterielle Katheterangiographie zur Verfügung. Zum Nachweis ischämischer Läsionen des Gehirns kommen Schädel-CT und Schädel-MRT zur Anwendung.

Stenose/Verschluss der A. carotis interna

▪▪ Definition

Verengungen der extrakraniellen A. carotis interna (Karotisstenose, Karotisverschluss) entstehen in >90% der Fälle atherosklerotisch. Bevorzugte Lokalisation sind der Karotisbulbus und der Abgangsbereich der A. carotis interna.

▪▪ Pathogenese

Seltene Ursachen extrakranieller Karotisstenosen sind die fibromuskuläre Dysplasie (FMD), Karotisdissektionen, radiogene Karotisläsionen und höhergradige Rezidivstenosen nach zuvor erfolgter operativer oder endovaskulärer Therapie. Risikofaktoren sind ein höheres Lebensalter, arterielle Hypertonie, Nikotinabusus und Hyperlipoproteinämie.

▪▪ Epidemiologie

Ca. 90% aller ischämischen Schlaganfälle betreffen das Stromgebiet der A. carotis (Deutsche Schlaganfall-Datenbank 2003). Etwa 20% dieser Hirninfarkte liegen extrakranielle Gefäßläsionen (Stenose oder Verschluss bevorzugt der A. carotis interna) zugrunde. Die Inzidenz Karotis-assoziierter Schlaganfälle beträgt in Deutschland damit etwa 30.000 (☑ Abb. 6.11).

Die Prävalenz extrakranieller Karotisstenosen (Stenosegrad >50%) beträgt in der Erwachsenenbevölkerung 1–3% und steigt ab dem 65. Lebensjahr auf 8% an. Dies bedeutet für Deutschland eine Anzahl von >1 Mio. Menschen mit einer extrakraniellen Karotisstenose.

▪▪ Risiko eines karotisbedingten Schlaganfalls

Die **arterio-arterielle Embolie** (Plaquebestandteile, Thromben) stellt den häufigsten Pathomechanismus einer karotisbedingten zerebralen Ischämie dar:

Bei klinisch asymptomatischen >50%igen Stenosen beträgt das Risiko eines Schlaganfalls nur 1–2%/Jahr, für >80%ige Stenosen 2–5%/Jahr. Die jährliche Verschlussrate einer 80–99%igen Stenose beträgt >10%, in ca. 25% dieser Fälle kommt es zu einer **zerebralen Ischämie**, jeweils in der Hälfte der Fälle zu einer **transitorisch ischämischen Attacke (TIA)** oder zu einem **Schlaganfall**.

Eine vorausgegangene Symptomatik ist beim Vorliegen einer hochgradigen 70–99%igen Stenose mit einem Schlaganfallrisiko von 17% (nach Amaurosis fugax) bzw. >40% (nach einer TIA) innerhalb von 2 Jahren verbunden. Bei einem zusätzlichen kontralateralen Karotisverschluss steigt das Risiko sogar auf 69% an.

> **Fallbeispiel**
>
> Bei einem 76-jährigen männlichen Patienten war es aus Wohlbefinden heraus zu einer plötzlichen Sprachstörung gekommen. Bei der neurologischen Untersuchung zeigte sich eine partielle motorische Aphasie, die sich in den nächsten Tagen langsam besserte. Im CT des Schädels fand sich ein ischämischer Teilinfarkt im Versorgungsgebiet der linksseitigen A. cerebri media. In der Duplex-Sonographie und der intraarteriellen Karotis-Angiographie konnte eine >90%ige Stenose der A. carotis interna links nachgewiesen werden. 10 Tage nach dem Schlaganfall
>
> ▼

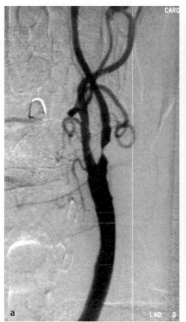
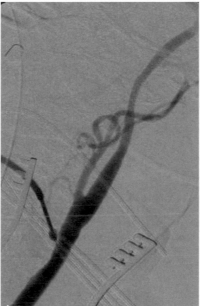
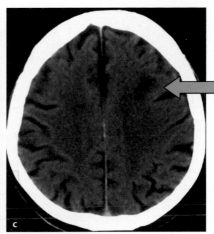
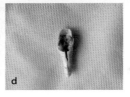

◘ Abb. 6.12 a 76-jähriger Patient mit einer 90%igen Stenose der A. carotis interna links. **b** Operative Therapie mit Eversions-TEA, intraoperative Angiographie. **c** Präoperatives CCT mit Nachweis eines kleinen Mediainfarktes. **d** Stenosierender Plaquezylinder mit frischen Thrombusauflagerungen

> erfolgte die operative Desobliteration der Karotisstenose. In der intraoperativen Angiographie der A. carotis interna zeigte sich nach erfolgter Karotis-TEA eine wiedereröffnete A. carotis interna. Im arteriosklerotischen Präparat waren z. T. frische Thrombusauflagerungen nachweisbar (◘ Abb. 6.12).

■ ■ Klassifikation und Symptomatik

Die **Stadieneinteilung** der extrakraniellen Karotisstenosen unterscheidet asymptomatische (Stadium I, ◘ Abb. 6.13) von symptomatischen Stenosen. Im Stadium II ist es zu einer reversiblen Ischämie mit vorübergehenden Erblindung (Amaurosis fugax, Mikroembolie in das Stromgebiet der A. ophthalmica), oder einer hemisphärischen TIA gekommen. Dem Stadium III wird die sog. Crescendo-TIA als unmittelbarer Vorbote eines Schlaganfalls, der sich schrittweise entwickelnde Schlaganfall (stroke-in-evolution) und der bereits manifeste Schlaganfall (completed stroke) zugeordnet. Im Stadium III kann nur eine sofortige Karotis-TEA einen definitiven Schlaganfall mit permanentem neurologischem Defizit abwenden.

❶ Cave

Im Stadium III kann nur eine sofortige Karotis-TEA einen definitiven Schlaganfall mit permanentem neurologischen Defizit abwenden.

Im Stadium IV werden alle Patienten mit bereits erlittenem karotisbedingtem Schlaganfall zusammengefasst. Das **Ausmaß des neurologischen Defizits** kann dabei durch die modifizierte Rankin-Skala quantifiziert werden). Grundsätzlich handelt es sich in den meisten Fällen um eine fokale (d. h. topographisch zuzuordnende) neurologische Symptomatik.

■ ■ Stenosegrad, Stenoseform

Das Ausmaß der **Lumenreduktion** wird durch den Stenosegrad angegeben. In der Angiographie wird hierzu der in den einzelnen Projektionen geringste noch durchflossene Querdurchmesser in der Stenose bestimmt und mit dem Durchmesser der nicht erkrankten A. carotis interna oberhalb der Stenose verglichen (sog. **distaler Stenosegrad**) verglichen. Da der Stenosegrad ein wichtiges Indikationskriterium darstellt, müssen der Stenosegrad und die angewandte Untersuchungsmethode (Ultraschall, Angiographie) exakt angegeben werden (◘ Abb. 6.14).

┌─ **Definition** ─────────────────────────
│ Subtotale Stenosen der A. carotis interna mit deutlich
│ verzögerter orthograder Darstellung in der selektiven
│ Karotis-Angiographie werden als **Pseudookklusionen**
│ (»**near occlusion**«), nachgeschaltete extra- oder intrakra-
│ nielle Karotisstenosen als **Tandemstenosen** bezeichnet.
└──

Knick- bzw. Schlingenbildungen (**Kinking** bzw. **Coiling***)* sind häufig asymptomatisch. Eine operative Rekonstruktion ist nur angezeigt bei klinischer Symptomatik und/oder hochgradiger Stenosierung (Knickstenosen). Ein Kinking kann in seltenen Fällen bei Kopfwendebewegungen (z. B. beim Einparken) eine hämodynamische Insuffizienz verursachen (Schwindel).

6

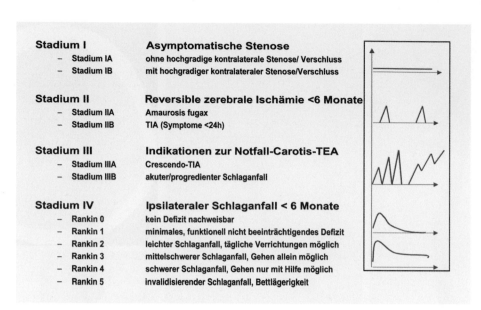

Stadium I	Asymptomatische Stenose	
– Stadium IA	ohne hochgradige kontralaterale Stenose/ Verschluss	
– Stadium IB	mit hochgradiger kontralateraler Stenose/Verschluss	
Stadium II	**Reversible zerebrale Ischämie <6 Monate**	
– Stadium IIA	Amaurosis fugax	
– Stadium IIB	TIA (Symptome <24h)	
Stadium III	**Indikationen zur Notfall-Carotis-TEA**	
– Stadium IIIA	Crescendo-TIA	
– Stadium IIIB	akuter/progredienter Schlaganfall	
Stadium IV	**Ipsilateraler Schlaganfall < 6 Monate**	
– Rankin 0	kein Defizit nachweisbar	
– Rankin 1	minimales, funktionell nicht beeinträchtigendes Defizit	
– Rankin 2	leichter Schlaganfall, tägliche Verrichtungen möglich	
– Rankin 3	mittelschwerer Schlaganfall, Gehen allein möglich	
– Rankin 4	schwerer Schlaganfall, Gehen nur mit Hilfe möglich	
– Rankin 5	invalidisierender Schlaganfall, Bettlägerigkeit	

◘ Abb. 6.13 Stadieneinteilung extrakranieller Karotisstenosen

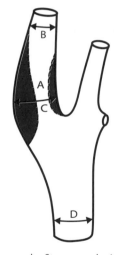

◘ Abb. 6.14 Berechnung des Stenosegrades in der Angiographie: lokaler Stenosegrad (C–A, C×100%), distaler Stenosegrad (B–A, B×100%)

▪▪ Operative Therapie

Das Prinzip der **Karotis-Thrombendarteriektomie (Karotis-TEA)** beruht auf der lokalen Desobliteration des stenosierenden arteriosklerotischen Plaques. Standardverfahren sind die **konventionelle Karotis-TEA** und die **Karotis-Eversions-TEA**.

> ┌─ Praxisbox ─────────────
> **Konventionelle Karotis-TEA**
> Bei der konventionellen Karotis-TEA erfolgt eine Längs-arteriotomie, nach erfolgter TEA wird das Gefäß ent-we-der direkt vernäht oder aber (bevorzugt) mit Hilfe eines Venen- oder eines Kunststoffpatches rekonstruiert,
> ◘ Abb. 6.15.

> ┌─ Praxisbox ─────────────
> **Eversions-TEA**
> Bei der Eversions-TEA wird die A. carotis interna am Abgang aus der A. carotis communis abgesetzt, die TEA erfolgt durch ein Umstülpen der äußeren Wandschichten um den stenosierenden Plaque. Danach wird die desobliterierte A. carotis interna in die A. carotis communis reinseriert, ◘ Abb. 6.16.

Bei Rezidivstenosen, radiogenen Stenosen und Karotisaneurysmen muss der erkrankte Arterienabschnitt reseziert und durch ein Venen- oder ein Protheseninterponat rekonstruiert werden.

Da nur ein Teil der Patienten aufgrund der guten intrakraniellen Kollateralisation während der Abklemmphase hämodynamisch gefährdet ist, muss ein **intraluminaler Shunt** nur in etwa 20% aller Operationen eingelegt werden (◘ Abb. 6.17).

Eine ausreichende zerebrale Perfusion kann intraoperativ überprüft werden mit Hilfe der **transkraniellen Doppler-Sonographie (TCD)** der A. cerebri media sowie der Ableitung **somato-sensorisch evozierte Potentiale (SSEP)** oder eines EEGs. Eine intraoperative Kontrolle der **Karotisrekonstruktion** (intraoperative Angiographie/Duplex-Sonographie) wird empfohlen.

Karotisdesobliterationen werden häufig in Allgemeinnarkose durchgeführt, eine Leitungs- oder Lokalanästhesie ist jedoch ebenfalls möglich.

▪▪ Perioperative Komplikationen

Das perioperative Risiko (Schlaganfall/Tod) wird im Wesentlichen vom klinischen Stadium bestimmt. In der Literatur zeigt sich übereinstimmend ein höheres Risiko bei symptomatischen Stenosen im Vergleich zu asymptomatischen Steno-

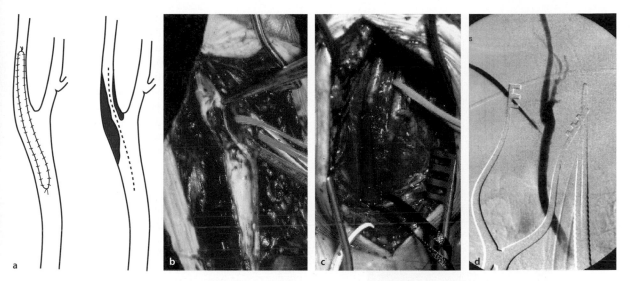

◘ Abb. 6.15 a–c Prinzip und operative Technik der konventionellen Karotis-TEA mit Patchplastik (Dacron). **d** Kontrollangiographie nach Karotis-TEA

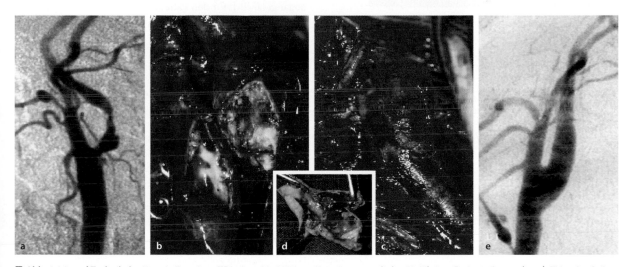

◘ Abb. 6.16 a–d Technik der Karotis-Eversions-TEA einer 80–90%igen Karotisstenose links. 73-Jähriger Patient, Zustand nach TIA. **e** Im Präparat weiche atheromatöse Ablagerungen

sen. Weitere morphologische und klinische Risikofaktoren sind: weibliches Geschlecht, hohes Lebensalter, arterielle Hypertonie (systolisch >180 mmHg), PAVK, ein kontralateraler Karotisverschluss und eine ipsilaterale intrakranielle Karotisstenose. In Deutschland werden seit 2003 alle Karotis-TEAs im Rahmen einer verpflichtenden nationalen Qualitätssicherung systematisch erfasst. Hierbei konnte eine stetige Absenkung der perioperativen Schlaganfallrate/Letalität von 2,0% auf zuletzt 1,2% bei asymptomatischen Stenosen und 2,3% bei symptomatischen Stenosen beobachtet werden (◘ Abb. 6.18).

Zerebrale Blutung Das perioperative Risiko einer parenchymatösen zerebralen Blutung liegt bei ca. 0,5%. Gefährdet sind Patienten mit höchstgradiger Stenose und schlechten intrazerebralen Kollateralen. Prinzipiell sollte postoperativ ein engmaschiges RR-Monitoring erfolgen.

Allgemeine und lokale Komplikationen Schwere allgemeine und lokale Komplikationen treten eher selten auf. So wurden bei >25.000 in Deutschland dokumentierten Karotis-Rekonstruktionen (Qualitätssicherung 2010) schwere respiratorische Komplikationen in 0,8%, kardiale Komplikationen in 1,5% und OP-pflichtige Nachblutungen in 2,5% der Fälle beobachtet. Permanente Hirnnervenläsionen (N. hypoglossus, N. vagus/Rekurrensparese) werden in <1% nach Karotis-TEA diagnostiziert.

▪▪ Indikationen zur Karotis-TEA
Auf dem Boden mehrerer prospektiv-randomisierter Studien (s.u.) wurden in den letzten Jahren in nationalen und internationalen Leitlinien evidenzbasierte Indikationen zur Karotis-TEA und zum Karotis-Stent formuliert. Die perioperative Komplikationsrate darf dabei bei symptomatischen Stenosen

6

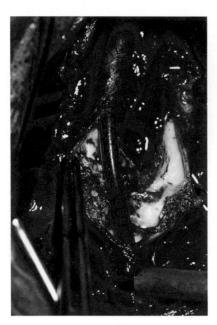

◘ Abb. 6.17 Intraluminaler Shunt zwischen A. carotis communis und A. carotis interna (TEA noch nicht erfolgt)

Studien zur Therapie symptomatischer Carotisstenosen (Stadium II und IV) Im European Carotid Surgery Trial (ECST) und im North American Symptomatic Carotid Endarterectomy Trial (NASCET) wurden insgesamt >3.000 Patienten mit symptomatischen extrakraniellen Karotisstenosen (TIA, Amaurosis fugax, nicht-invalidisierender Schlaganfall bzw. Stadium II und IV) entweder operativ oder konservativ mit Thrombozytenfunktionshemmern behandelt. In beiden Studien wurden Patienten randomisiert, bei denen sich sich die behandelnden Ärzte nicht sicher waren, ob die OP oder die konservative Therapie besser sei (sog. Unsicherheitsprinzip). Die zusammengefassten Ergebnisse dieser Studien zeigen, dass das Schlaganfallrisiko der nichtoperierten Patienten bei zunehmendem Stenosegrad ansteigt und die Karotis-TEA damit besonders bei höhergradigen Stenosen sinnvoll ist. Trotz einer perioperativen Schlaganfallrate und Letalität von 7,1% betrug die absolute Risikoreduktion (ARR) eines ipsilateralen Schlaganfalls nach 5 Jahren bei ≥70%igen Stenosen 16% und bei 50–69%igen Stenosen ca. 5%. Bei <50%igen Stenosen war die OP nicht von Vorteil, bei <30%igen Stenosen sogar gefährlich für den Patienten.

Der prophylaktische Effekt der Karotis-TEA ist dauerhaft, das Risiko eines postoperativen Schlaganfalls betrug insgesamt nur 1–2%/Jahr (alle ipsilateralen Schlaganfälle) bzw. <0,5%/Jahr (invalidisierender ipsilateraler Schlaganfall).

6% und bei asymptomatischen Stenosen 3% nicht überschreiten, wenn der prophylaktische Wert der Karotis-TEA nicht gefährdet werden soll (z. B. Leitlinie der American Heart Association, AHA 2011). Die Interdisziplinäre Deutsche Leitlinie zur Karotisstenose 2012 wird erst nach Drucklegung des Buches publiziert werden. Sie wird dann auf der Website der AWMF (Arbeitsgemeinschaft Wissenschaftlich-Medizinischer Fachgesellschaften) zugänglich sein (http://www.awmf.org/leitlinien.html).

Studien zur Therapie asymptomatischer Karotisstenosen (Stadium I) Die nordamerikanische Asymptomatic Carotid Atherosclerosis Study (ACAS) war die erste große randomisierte Studie, die den schlaganfallprotektiven Effekt der Karotis-TEA bei Patienten mit 60–99%iger asymptomatischer Karotisstenose untersucht hat. Nach einem mittleren Follow-up von 2,7 Jahren wurde ein ipsilaterales 5-Jahres-Schlaganfall-

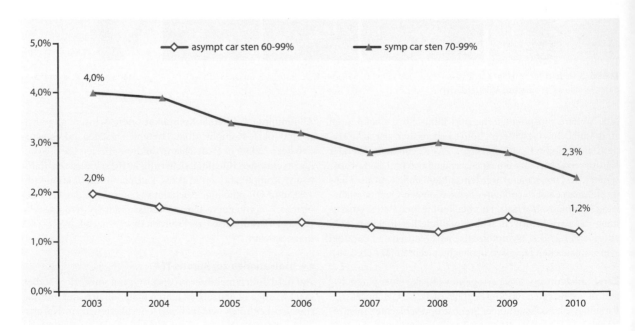

◘ Abb. 6.18 Perioperative Schlaganfallrate und Letalität der Karotis-TEA in Deutschland 2003–0210

risiko für die chirurgische Gruppe von 5,1% ermittelt (inkl. der perioperativen Schlaganfallrate/Letalität von 2,3%). In der konservativ behandelten Gruppe (Azetylsalizylsäure, Behandlung der Risikofaktoren) betrug das 5-Jahresrisiko eines ipsilateralen Schlaganfalls 11% (absolute Risikoreduktion, ARR 5,9%, relative Risikoreduktion 53%). Diese Ergebnisse wurden durch den europäischen Asymptomatic Carotid Surgery Trial an >3.000 Patienten bestätigt. Die ARR betrug für den kombinierten Endpunkt »jeder Schlaganfall oder perioperativer Tod« nach 5 Jahren im chirurgischen Studienarm 6,4% (inkl. der perioperativen Schlaganfallrate/Letalität von 3,1%), im konservativen Arm hingegen 11,8%. Dieser Unterschied war statistisch hochsignifikant. Männer hatten dabei einen größeren Benefit von der Karotis-TEA als Frauen (ARR 8,2% vs. 4,1% entsprechend einer NNT = numbers needed to treat von 12 bzw. 24). Frauen profitierten von der OP erst nach 3 Jahren, Männer hingegen schon nach 18 Monaten. Im Gegensatz zur ACAS-Studie konnte im ACST-Trial auch die Rate tödlicher oder invalidisierender Schlaganfälle durch eine prophylaktische Karotis-TEA im Vergleich zur alleinigen konservativen Therapie signifikant gesenkt werden (3,5% vs. 6,1%, p=0.004).

Da das Risiko eines Schlaganfalls beim Vorliegen einer höhergradigen asymptomatischen Stenose nur bei 1–4%/Jahr liegt, fällt der Benefit für die operativ behandelten Patienten geringer aus als bei der symptomatischen Stenose. Deshalb sollten weitere Kriterien berücksichtigt werden, die ein erhöhtes Schlaganfall-Risiko im natürlichen Verlauf vermuten lassen. Hierzu gehören:

- Stenosegrad >80% (aufgehobene CO_2-Kapazität),
- progredienter Stenosegrad,
- kontralaterale Karotisstenose/Karotisverschluss,
- Nachweis eines stummen Hirninfarkts im CCT,
- Lebenserwartung ≥5 Jahre
- perioperative Komplikationsrate (Schlaganfall, Tod) <3%.

▪▪ Nachsorge

Die Nachsorge nach Karotis-TEA beinhaltet die medikamentöse Sekundärprophylaxe der Atherosklerose mit **Thrombozytenfunktionshemmern** (z. B. ASS 100 mg täglich) und die konsequente Behandlung der **Gefäßrisikofaktoren**.

> ❯ **Aufgrund der hohen Koinzidenz mit der KHK sollte auch eine koronare Abklärung erfolgen.**

Da klinisch relevante Rezidivstenosen selten sind ist eine sonographische Kontrolluntersuchung erst nach 6 Monaten angezeigt, danach in 1–2-jährigen Abständen.

▪▪ Karotis-Stenting

Die **perkutane stentgestützte Angioplastie** stellt eine alternative Behandlungsform extrakranieller Karotisstenosen dar. In mehreren randomisierten Studien wurde die Karotis-TEA mit dem Karotis-Stent überwiegend bei symptomatischen Patienten miteinander verglichen. Hierbei zeigen sich übereinstimmend etwas höhere Komplikationsraten (Schlaganfall/ Letalität) nach Karotis-Stenting, wohingegen im mittelfristigen Verlauf von 2–4 Jahren nach beiden Verfahren ein nahe-

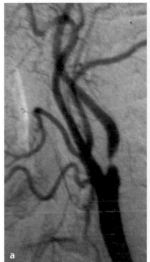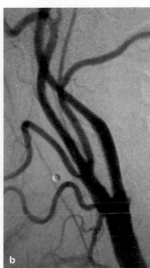

◻ **Abb. 6.19　a** Hochgradige Rezidivstenose nach Karotis-TEA links vor 3 Jahren. **b** Angiographie nach PTA und Stent in der A. carotis interna

zu identischer schlaganfallpräventiver Effekt zu beobachten war. Langzeitergebnisse (>5 Jahre) liegen bisher nur vereinzelt vor. Für asymptomatische Karotisstenosen werden aktuell große vergleichende Studien durchgeführt (Karotis-TEA vs. Karotis-Stent in ACST-2, Karotis-TEA vs. Karotis-Stent vs. alleinige konservative Therapie in SPACE-2).

Seltene Läsionen der A. carotis interna
Rezidivstenosen nach Karotis-TEA

Es werden echte Rezidivstenosen (myointimale Hyperplasie) und arteriosklerotische De-novo-Stenosen (Spätrezidive) unterschieden. Frühe bzw. intermediäre Rezidivstenosen (<2 Jahren) sind selten symptomatisch. Die Indikation zur Therapie stellt sich nur bei höchstgradiger Rezidivstenose und/oder bei Symptomen. Methode der Wahl ist das Venen- oder Protheseninterponat. Ggfs. ist auch eine stentgestützte PTA möglich (◻ Abb. 6.19).

Karotisdissektion

Eine Dissektion der extrakraniellen A. carotis kann spontan auftreten oder traumatisch bedingt sein (direktes Trauma oder Überdehnungsmechanismus bei Hyperextension des Halses). Bei der Spontandissektion kommt es zu einem Intima-Einriss im Abgangsbereich der A. carotis interna oder wenige Zentimeter distal. Die Dissektion dehnt sich häufig nach kranial aus mit hochgradiger Stenosierung oder Verschluss der A. carotis interna unter Ausbildung eines Wandhämatoms. Typische Angiomorphologie (»string sign«, ◻ Abb. 6.20) Spontane Rekanalisation möglich. Betrifft eher jüngere Patienten.

▪▪ Symptomatik

U. a. Schmerzen, Horner-Syndrom, Halbseiten-Symptomatik möglich.

6

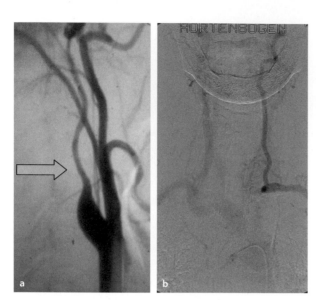

☐ **Abb. 6.20** Dissektion der rechten A. carotis interna. **a** Typische fadenförmige Verengung oberhalb der Karotisbifurkation. **b** Fehlende Darstellung der A. carotis interna intrakraniell, distale Wiederauffüllung des Karotissiphons

■■ **Therapie**

Konservativ mit Antikoagulation (Heparin, Marcumar). Spontanrekanalisation möglich. Im weiteren Verlauf können sich kleine Aneurysmen ausbilden, die im Einzelfall operiert werden müssen (Venen-Interponat). Die endovaskuläre Therapie mittels Stent ist eine therapeutische Alternative.

Fibromuskuläre Dysplasie (FMD)

Seltene nichtatheromatöse degenerative Erkrankung, Frauen bevorzugt betroffen. In 65% beidseitig, in >40% Mitbeteiligung der A. renalis (Hochdruck?). Typischer perlschnurartiger angiomorphologischer Befund, Spontanverlauf unklar, Stenosierung, aneurysmatische Umwandlung (selten). Fraglich erhöhtes Risiko einer Karotisdissektion.

■■ **Therapie**

Konservativ, operativ (Interponat) nur bei symptomatischer Läsion.

Radiogene Karotisläsionen

10–25 Jahre nach Radiatio (z. B. Schilddrüsen-CA) auftretende Stenose/Verschluss. Häufig in Zusammenhang mit atherosklerotischen Läsionen.

■■ **Therapie**

Operativ (Interponat) oder endovaskulär (Stent).

Stenosen/Verschlüsse der A. carotis communis

Isolierte höhergradige atherosklerotische Stenosen oder Verschlüsse der A. carotis communis sind selten und aufgrund der guten Kollateralversorgung meistens asymptomatisch.

■■ **Therapie**

Eine operative Therapie ist notwendig bei embolisierenden Stenosen und schlecht kollateralisierten Verschlüssen. Möglich sind die offene TEA sowie Bypass-Verfahren, ggfs. auch die endovaskuläre Therapie (PTA, Stent).

Stenosen/Verschlüsse des Truncus brachiocephalicus

Höhergradige Stenosen/Verschlüsse sind selten. Die Indikation zur OP wird gestellt bei embolisierenden Stenosen und bei schlecht kollateralisierten Verschlüssen. Die Verfahrenswahl richtet sich nach der Lokalisation und der Stenosemorphologie (z. B. Ausmaß der Verkalkung). Standardverfahren ist der aorto-trunkale oder aorto-karotidale Bypass. Der proximale Anschluss erfolgt an der Aorta ascendens (partielle Sternotomie notwendig). Ggfs. auch endovaskuläre Therapie (PTA, Stent) möglich.

Vertebrobasiläre Insuffizienz

┌─ **Definition** ─────────────────────────
│ Durchblutungsstörungen im hinteren Hirnkreislauf
│ werden unter dem Sammelbegriff der vertebrobasilären
│ Insuffizienz (VBI) zusammengefasst.
└──────────────────────────────────────

Ursächlich kommen Stenosen oder langstreckige Verschlüsse der A. vertebralis und der A. basilaris in Frage. Isolierte Abgangsstenosen einer A. vertebralis bleiben klinisch zumeist asymptomatisch, da die kontralaterale A. vertebralis die Blutversorgung des hinteren Kreislaufes komplett übernehmen kann. Embolien in den hinteren Kreislauf sind selten.

■■ **Symptomatik**

Entsprechend der abhängigen Hirnregionen (Kleinhirn, Brücke, Hirnstamm) können insbesondere Schwankschwindel, Ataxie, Seh- und Schluckstörungen, Hirnnervenlähmungen, seltener auch Paresen oder bilaterale Sensibilitätsstörungen auftreten.

 Cave
Der akute Verschluss der A. basilaris stellt einen unmittelbar lebensbedrohlichen Zustand dar.

■■ **Diagnostik**

Die Diagnostik verlangt eine subtile klinisch-neurologische Untersuchung inkl. Erfassung der Gefäßrisikofaktoren sowie die extra- und transkranielle Doppler-und Duplex-Sonographie. Gegebenenfalls sind weitere bildgebende Verfahren der vertebrobasilären Strombahn (Angiographie, MR-Angiographie, CT-Angiographie) nötig.

■■ **Therapie**

Die Indikation zur rekanalisierenden Therapie richtet sich nach der klinischen Symptomatik. Der akute Verschluss der A. basilaris wird einer systemischen oder lokalen Thrombolysebehandlung zugeführt. Abgangsstenosen der A. vertebralis werden nur aktiv behandelt, wenn eindeutige klinische Zei-

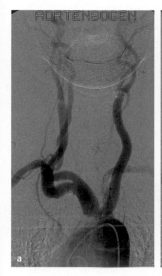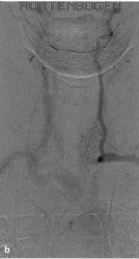

Abb. 6.21 Chronischer Verschluss der A. subclavia links. Auffüllung der distalen A. subclavia über eine Strömungsumkehr in der linken A. vertebralis (Patient asymptomatisch)

chen einer VBI vorliegen. Technisch kommt die Transposition der A. vertebralis in die A. carotis communis in Frage, ggfs. auch die stentgestützte PTA der A. vertebralis. Mittels PTA können im Einzelfall auch Stenosen der A. basilaris behandelt werden.

Subclavian-Steal-Syndrom

┌─ Definition ─────────────────────────
│ Beim Subclavian-Steal-Syndrom kommt es zu einer pha-
│ senweisen oder permanenten Strömungsumkehr in der
│ ipsilateralen A. vertebralis.
└──────────────────────────────────────

Aufgrund des Druckabfalls distal des Verschlusses der A. sub-clavia wird der hintere Hirnkreislauf »angezapft« zur Durch-blutung des ipsilateralen Arms. Typisch sind der abgeschwäch-te oder fehlende ipsilaterale Radialispuls sowie eine Blut-druckdifferenz um 40–50 mmHg. Neben einer VBI können auch Claudicatio-ähnliche Schmerzen im betroffenen Arm auftreten.

┌─ Definition ─────────────────────────
│ Eine asymptomatische Strömungsumkehr wird als Sub-
│ clavian-Steal-Phänomen bezeichnet (■ Abb. 6.21).
└──────────────────────────────────────

■ ■ Therapie

❯ **Eine Behandlung der Läsion der A. subclavia ist angezeigt bei klinischen Symptomen.**

Stenosen der A. subclavia werden dilatiert, ggfs. auch mit einem Stent versorgt. Beim chronischen Verschluss der A. subclavia wird diese mit dem kurzen Stumpf vor dem Ab-gang der A. vertebralis in die A. carotis communis einge-pflanzt (Transposition, supraklavikulärer Zugang am Hals). Nur selten ist ein Bypass von der A. carotis communis zur dis-talen A. subclavia erforderlich. Schwere perioperative Kom-plikationen sind sehr selten, eine Lymphfistel (linke Halsseite bevorzugt bei topographischer Nähe zum Ductus thoracicus) tritt in 2–3% der Fälle auf. Die Langzeitergebnisse sind sehr gut mit einer Offenheitsrate nach PTA/Stent von 80–90%, nach Transposition/Bypass der A. subclavia von >90% nach 5 Jahren.

In Kürze

Zerebrovaskuläre Erkrankungen
Extrakranielle arteriosklerotische Gefäßläsionen (Karotis-stenose, Karotisverschluss) oder intrakranielle Gefäßver-schlüsse (embolisch, thrombotisch).
Diagnostik: Anamnese, klinisch-neurologische Unter-suchung, Doppler- und Duplex-Sonographie, CCT, MRT, Angiographie (intraarteriell, MRA, CTA).
▬ **Karotisstenose**
20% aller ischämischen Schlaganfälle (atherosklero-tisch, FMD), 4 Stadien: Stenosegrad, Ausmaß des neurologischen Defizits (z. b. Crescendo-TIA), Indika-tionen zur Karotis-TEA nach Leitlinien der AHA.
Therapie: Karotis-TEA (konventionelle TEA mit/ohne Patch, Eversions-TEA), evtl. Venen- oder Prothesenin-terponat, intraluminaler Shunt. Intraoperative Kon-trollverfahren (TCD, SSEP, EEG), intraoperative Angio-graphie/Duplex-Sonographie. Alternative Therapie: Stent-gestützte Karotis-PTA (wird in Studien unter-sucht). Sekundärprophylaxe: Thrombozytenfunk-tionshemmer, koronare Abklärung.
▬ **Vertebrobasiläre Insuffizienz:** Durchblutungsstö-rungen im hinteren Hirnkreislauf.
Symptomatik: Schwankschwindel, Ataxie, Seh- und Schluckstörungen. **Cave:** akuter Verschluss der A. ba-silaris unmittelbar lebensbedrohend.
Therapie: Thrombolyse, Stent-gestützte PTA, Trans-position der A. vertebralis in A. carotis communis.
▬ **Subclavian-steal-Syndrom**
Strömungsumkehr, fehlender ipsilateraler Radia-lispuls, Armclaudicatio, Symptome der vertebrobasi-lären Insuffizienz.
Therapie: PTA, Stent, Transposition der A. subclavia in A. carotis communis, Bypass.

6.2.2 Erkrankungen der Aorta

Die häufigste Erkrankung der Aorta ist das abdominale Aor-tenaneurysma (AAA, ■ Abb. 6.22). Im Bereich der thorakalen Aorta gliedern sich Aortenerkrankungen in thorakale Aorten-aneurysmen (TAA), thorakoabdominale Aortenaneurysmen (TAAA) und Aortendissektionen.

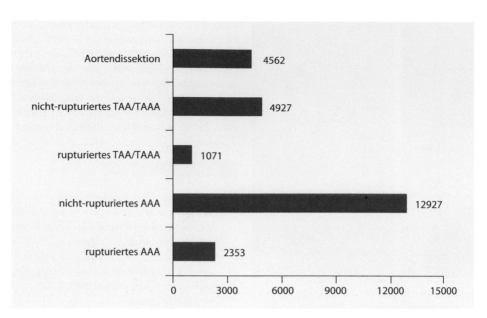

◘ Abb. 6.22 Erkrankungen der Aorta in deutschen Krankenhäusern 2009 (nur Hauptdiagnosen, Statistisches Bundesamt 2009)

┌─ **Definition** ──────────────────────────────
│ Der Begriff des akuten Aortensyndroms beinhaltet alle
│ symptomatischen thorakalen Aortenaneurysmen und
│ -dissektionen, sowie das penetrierende Aortenulkus
│ (PAU), das intramurale Hämatom (IMH) und die trauma-
│ tisch bedingte Aortenruptur.
└──

Arteriosklerotische oder embolisch bedingte Verschlüsse der abdominalen Aorta werden in den Kapiteln PAVK (▸ Abschn. 6.2.5) und akute Extremitätenischämie (▸ Abschn. 6.2.6) besprochen.

Abdominales Aortenaneurysma (AAA)

▪▪ Definition

Ein arterielles Aneurysma ist definiert als eine Erweiterung der Arterie um das 1,5-Fache. Da der infrarenale Aortendurchmesser durchschnittlich 2 cm beträgt, wurde in epidemiologischen Untersuchungen ein abdominelles Aortenaneurysma ab einem Querdurchmesser von 3,0 cm definiert. Hierbei muss allerdings berücksichtigt werden, dass der Aortendurchmesser mit dem Alter zunimmt und bei Männern etwas größer ist als bei Frauen. Im klinischen Alltag wird bei einem Durchmesser von 3–4 cm daher häufig auch von einer **aneurysmatischen Erweiterung der infrarenalen Aorta** oder einer **abdominellen Aortenektasie** gesprochen.

▪▪ Epidemiologie

Die Prävalenz eines abdominellen Aortenaneurysmas (AAA) mit einem maximalen Querdurchmesser von mindestens 3,0 cm beträgt in Screening-Untersuchungen 5,5% (4–8%) bei >65-jährigen Männern und 1,3% (0,5–1,5%) bei >65-jährigen Frauen. In einem Viertel aller AAAs beträgt der AAA-Durchmesser ≥4 cm, in ca. 10% ≥5,0 cm. Im Jahr 2007 waren in Deutschland 16,3 Mio. Menschen älter als 65 Jahre (ca. 7 Mio. Männer und 9 Mio. Frauen). Auf dem Boden dieser Prävalenz liegt demnach bei ca. 100.000 aller >65-jährigen Männer ein ≥4 cm durchmessendes AAA vor und bei ca. 35.000 aller >65-jährigen Männern ein AAA mit einem Durchmesser von ≥5 cm vor. Bei den >65-jährigen Frauen ergibt sich eine Gesamtzahl von ca. 30.000 AAAs ≥4 cm und 10.000 AAAs ≥5 cm.

Die durchschnittliche Größenzunahme des AAA beträgt 2–3 mm/Jahr. Sie ist höher bei Rauchern, kann individuell aber erheblich schwanken. Das Rupturrisiko eines AAA <4 cm liegt bei unter 2%/Jahr, steigt jedoch ab einem Querdurchmesser von >5 cm exponentiell an (◘ Abb. 6.23). Trotz der geringeren AAA-Prävalenz bei Frauen haben diese bei einem AAA-Durchmesser von 5–6 cm ein 3-fach erhöhtes Rupturrisiko im Vergleich zu Männern.

▪▪ Risikofaktoren

Folgende klinische Risikofaktoren konnten für die **Entwicklung eines AAA** identifiziert werden:
- zunehmendes Lebensalter,
- familiäre AAA-Belastung (ca. 20% aller AAA),
- aktueller oder vorbestender Nikotinabusus,
- sowie das Vorliegen einer KHK und einer arteriellen Hypertonie.

Protektiv wirken aufgrund vermutlicher genetischer Gründe das weibliche Geschlecht, afrikanische Abstammung und ein Diabetes mellitus.

Risikofaktoren für eine **drohende Ruptur** sind
- neben dem maximalen Querdurchmesser
- eine rasche Zunahme des Querdurchmessers (>0,5–1 cm/Jahr),
- eine familiäre Belastung,

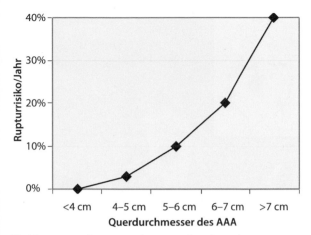

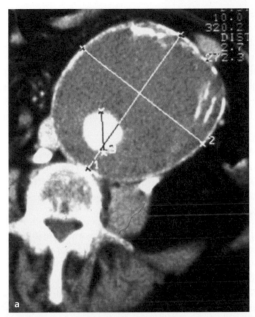

◘ Abb. 6.23 Durchmesser und Rupturrisiko infrarenaler Aortenaneurysmen

— eine exzentrische Morphologie und
— ein fortgesetzter Nikotinabusus.

Eine Überexpression von MMP9 sowie ein alpha1-Antityp-
sin-Mangel wurden ebenfalls mit einem steigenden Rupturrisiko in Zusammenhang gebracht.

> **Die Letalität des rupturierten AAA liegt insgesamt
> bei >80% und bei den Patienten, die lebend das
> Krankenhaus erreichen (in Deutschland n=2.353 Pa-
> tienten im Jahr 2009) immer noch bei >50%.**

Da viele dieser Patienten leblos oder im Kreislaufschock aufgefunden werden, wird häufig die Aortenruptur zu spät oder
gar nicht erkannt (◘ Abb. 6.24).

Auch als Todesursache wird das rupturierte Aortenaneurysma zu selten genannt, da viele Aneurysmarupturen nicht
als solche diagnostiziert werden. Pro Jahr versterben in den
USA 15–30.000 Patienten an einer Aortenaneurysmaruptur.
Vergleichsweise wäre demnach in der BRD mit jährlich 6–
12.000 Fällen zu rechnen.

▪▪ Diagnostik
Bei sehr schlanken Patienten lässt sich ein AAA als pulsierender Tumor oberhalb des Nabels tasten. Die Basisdiagnostik
erfolgt mittels **B-Bild-Sonographie** in 2 Ebenen, ggfs. auch
Farbduplex-Sonographie. Bei einem Gesamtdurchmesser
von >4,0 cm sollte eine radiologische Schnittbilddiagnostik
mittels **CT-Angiographie (CTA)** mit einem Abstand von maximal 5 mm (besser 1–3 mm!) erfolgen, um die exakte Ausdehnung des Aneurysmas und die Möglichkeit einer endovaskulären Therapie objektiv einschätzen zu können.

Eine konventionelle Angiographie ist heute nur noch ausnahmsweise angezeigt (z. B. bei geplanter vorheriger Dilatation einer Nierenarterienstenose oder beim Vorliegen multipler zusätzlicher Nierenpolarterien).

Auch beim rupturierten AAA (rAAA) sollte – sofern
hierdurch kein relevanter Zeitverlust entsteht – immer eine
CTA angestrebt werden, um die Möglichkeit einer endovasku-

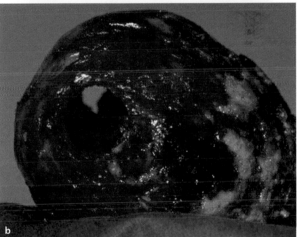

◘ Abb. 6.24 Abdominelles Aortenaneurysma. **a** Durchmesser
>8 cm im CT. **b** Operativ entfernter Thrombus aus dem Aneurysma

lären Therapie abschätzen zu können. Weiterführende diagnostische Schritte orientieren sich an den Begleiterkrankungen, der
Dringlichkeit und dem individuell gewählten Therapieverfah-
fahren.

❶ Cave
**Bei Zeichen einer Aortenruptur (Retroperitoneum,
Pleurahöhle u. a.) muss unverzüglich operiert
werden, da andernfalls keinerlei Überlebenschancen bestehen.**

▪▪ Symptomatik
Stadium I: Mehr als 80% aller AAA sind symptomfrei und
werden zufällig im Rahmen einer klinischen Untersuchung
oder (häufiger) einer Oberbauchsonographie entdeckt.

Stadium II: Das sog. Stadium II umfasst symptomatische, aber noch nicht rupturierte AAA (5–10% der Patienten). Das Beschwerdebild zeigt – allein oder kombiniert – folgende Symptome:

- lokaler Druckschmerz,
- Rückenschmerzen (Druck auf Wirbelkörper oder Diskus),
- Harnstau (lokale Expansion, sehr selten) oder
- distale Embolisationen in die Beingefäße (sehr selten).

> ❶ **Cave**
> Patienten mit einem symptomatischen AAA müssen umgehend stationär überwacht und behandelt werden, da die genannten Symptome unmittelbare Vorläufer einer freien oder gedeckten Ruptur sein können.

Dem Stadium II werden auch seltene Symptome und Komplikationen zugeordnet wie z. B. Wirbelkörperarrosionen und aorto-kavale Fisteln. Arterio-arterielle Embolien stellen eine ebenfalls sehr seltene Komplikation eines AAA dar.

Stadium III: Bei 5–10% aller AAA-Patienten kommt es zu einer freien oder gedeckten Ruptur. Insbesondere bei einer freien Ruptur in die Bauchhöhle zeigen die vital bedrohten Patienten die typischen Zeichen eines hämorrhagischen Schocks (Tachykardie, Dyspnoe, akute ggfs. heftige Bauch- und/oder Rückenschmerzen und Hypotonie, ◨ Abb. 6.25).

> ❶ **Cave**
> Nur eine sofortige Notfall-OP bietet hier die Chance aufs Überleben.

Primäre aorto-duodenale Fisteln mit den massiver oberer HGI-Blutung sind Raritäten, ebenso eine Ruptur in die V. cava inferior.

■■ Therapie

Beim asymptomatischen AAA beeinflussen folgende Faktoren die Behandlungsindikation:

- **Maximaldurchmesser:** Das Rupturrisiko eines AAA steigt mit zunehmendem Durchmesser exponentiell an und beträgt bei >5,5 cm durchmessenden AAA >10%/Jahr. Eine OP ist daher ab einem Durchmesser von 5,0–5,5 cm (bei Frauen ab 4,5–5,0 cm) angezeigt. Kleinere AAA haben ein Rupturrisiko von <2%/Jahr und können nach eingehender Aufklärung in aller Regel zunächst konservativ behandelt werden.
- **Lebensalter bzw. individuelle Lebenserwartung:** >60% aller initial kleineren AAA (4,0–5,5 cm Durchmesser) müssen innerhalb von 5–10 Jahren aufgrund einer Progression oder Symptomatik operiert werden. Die individuell angenommene Lebenserwartung sowie die Begleiterkrankungen (KHK, COPD, Niereninsuffizienz) müssen somit bei der Indikation berücksichtigt werden.
- **Weitere klinische Faktoren:** Beim Vorliegen einer positiven Familienanamnese, aktivem Nikotinabusus, schwerer COPD, schneller Progression (>0,6 cm/Jahr) und einer exzentrischen AAA-Morphologie ist das Rupturrisiko erhöht.

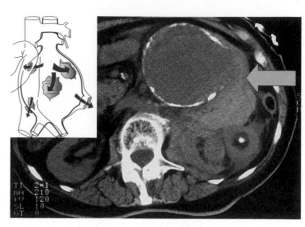

◨ **Abb. 6.25** Rupturiertes infrarenales Aortenaneurysma im CT, tödlicher Ausgang (mögliche Rupturlokalisationen, kleines Bild)

- **Behandlungswunsch des Patienten:** Die vom Patienten subjektiv empfundene Einschränkung der Lebensqualität durch das AAA und der hieraus erwachsene Behandlungswusch sollte bei der Indikationsstellung unbedingt berücksichtigt werden.

■■ Therapieverfahren

Für die Therapie eines AAA stehen 2 Standards zur Verfügung. Beim **offenen Ersatz (open repair, OR)** wird die infrarenale Aorta durch eine Rohr- oder Bifurkationsprothese ersetzt, bei der **endovaskulären Therapie (endovascular aortic repair, EVAR)** wird das AAA durch die Implantation einer Stentprothese über die Leistenarterien ausgeschaltet. Die Auswahl des Verfahrens richtet sich nach der AAA-Morphologie, dem individuellen OP-Risiko und der Präferenz des Patienten. Mittlerweile kann EVAR auch bei komplexen AAAs mittels Spezialprothesen durchgeführt werden.

In mehreren randomisierten Studien konnte gezeigt werden, dass EVAR mit einer signifikant niedrigeren perioperativen Mortalität und Morbidität, einem geringeren intraoperativen Blutverlust sowie einem kürzeren Intensiv- und Klinikaufenthalt verbunden ist. Die häufigste Komplikation ist die unvollständige Abdichtung zwischen Stentprothese und Aneurysmasack (sog. Endoleckagen). Beim offenen Aortenersatz kommt es etwas häufiger zu kardiopulmonalen Komplikationen, Nachblutungen sowie Kolon- und Extremitätenischämien. Die größere Sicherheit der endovaskulären Therapie hat dazu geführt, dass in Deutschland mittlerweile >50% aller AAA mittels EVAR versorgt werden, in gefäßchirurgischen Zentren beträgt dieser Anteil sogar 70%.

Im mittelfristigen Verlauf (ab dem 4. Jahr) zeigen sich für die o. g. Verfahren keine Unterschiede hinsichtlich der Überlebensraten. Allerdings müssen nach EVAR häufiger Sekundärinterventionen durchgeführt werden. Begründet ist dies vor allem im Auftreten persistierender oder neu aufgetretener Endoleckagen durch z. B. Prothesenmigration oder -kinking (1–5%/Jahr). In ca. 1% aller Patienten kommt es so-

Tab. 6.5 Vor- und Nachteile der endovaskulären (EVAR) und offen-chirurgischen (OR) Therapie des AAA hinsichtlich des peri- und postoperativen Ergebnisses (↑↑ = signifikant überlegen)

	EVAR	OR	Überlegenheit
Perioperative Letalität	0,5–2%	2–5%	EVAR ↑↑
Letalität nach durchschmittlich 4 Jahren	30%	30%	EVAR = OR
Dauer des Klinikaufenthalts	3–9 Tage	9–18 Tage	EVAR ↑↑
Dauer der Intensivtherapie	0–3 Tage	2–7 Tage	EVAR ↑↑
Intraoperativer Blutverlust	300 ml	1.400 ml	EVAR ↑↑
Kardiale Komplikationen	<5%	>10%	EVAR ↑↑
Pulmonale Komplikationen	<5%	>10%	EVAR ↑↑
Renale Komplikationen	<5%	>5%	EVAR ↑↑
Extremitätenischämie	1%	2–5%	EVAR ↑↑
Kolonischämie	1%	2%	EVAR ↑↑
Reinterventionen (Endoleckage, Ananstomosen-aneurysma, Prothesenschenkelverschluss)	>10%	<10%	OR ↑↑
AAA-Ruptur im Verlauf	1–2%	<1%	OR ↑↑
Narbenhernien	Keine	6%	EVAR ↑↑

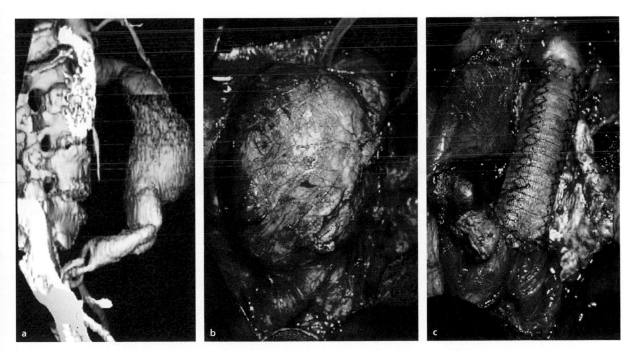

Abb. 6.26 69-jähriger Mann mit einem asymptomatischen infrarenalen Aortenaneurysma. **a** Präoperatives Aorten-CT und **b** intra-operativer Befund. **c** Behandlung durch Implantation einer Rohrprothese

gar zu einer Ruptur des AAAs nach EVAR. Bei der OR über-wiegen Laparotomie-assoziierte Komplikationen wie z. B. Narbenhernien. Spätkomplikationen (Protheseninfekte, Ana-stomosenaneurysmata, Prothesenschenkelverschlüsse) sind selten (**Tab. 6.5).

■ ■ Indikationen zur Operation im Stadium II und III
Die freie oder gedeckte Ruptur eines AAA stellt eine absolute Notfallindikation dar, von der nur abgesehen werden darf bei ausdrücklich hinterlegtem Patientenwunsch oder einem in-fausten Tumorleiden.

6

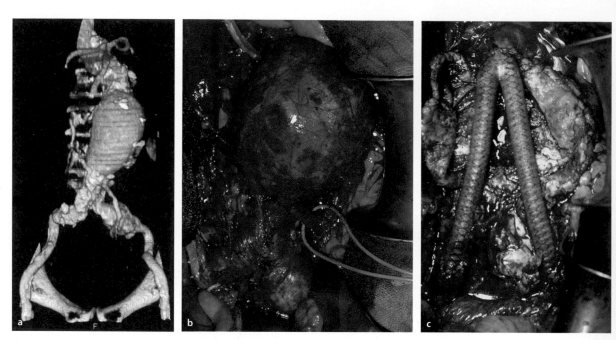

□ **Abb. 6.27** Asymptomatisches infrarenales Aortenaneurysma und Aneurysma der linken A. iliaca communis bei einem 68-jährigen Mann. Therapie: Implantation einer Bifurkationsprothese (A. mesenterica inf., angezügelt)

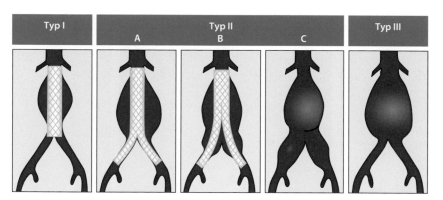

□ **Abb. 6.28** Klassifikation infrarenaler Aortenaneurysmen nach Allenberg: Die Typen I, IIA, IIB sind für eine endovaskuläre Therapie geeignet. Typ IIC und Typ III nur bei Verwendung sog. fenestrierter Stentprothesen (▶ a. S. 506)

Praxisbox

Offene Therapie des AAA

Bei der offenen OP wird der Situs durch eine mediane Laparotomie oder links retroperitoneal eröffnet. Nachdem die infrarenale Aorta und die Beckenarterien abgeklemmt worden sind, kann auf das Aneurysma zugegriffen werden. Rückblutende Lumbalarterien werden durchstochen und je nach Ausdehnung des AAA ein aorto-aortales Interponat (Rohr, Tube, □ Abb. 6.26) oder ein aorto-biilikales Interponat (□ Abb. 6.27) angelegt. Sobald die Anastomosen durchgängig sind, wird das Aneurysma um die Prothese platziert (Infektionsprophylaxe der Prothese). Eine eigentliche Entfernung des Aneurysmas erfolgt nicht. Die Prothesen bestehen überwiegend aus kollagenbeschichtetem, primär dichtem Dacron.

Praxisbox

Endovaskuläre Therapie des AAA

Bei der endovaskulären Therapie (Endovascular Aortic Repair, EVAR) werden zunächst die A. femoralis com. auf beiden Seiten über kleine suprainguinale Schnitte freigelegt. Unter Bildwandlerkontrolle wird dann nach angiographischer Darstellung des AAA die Stentprothese unterhalb der Nierenarterien aus einer Schleuse freigesetzt. In aller Regel kommen heutzutage modulare Systeme zum Einsatz, bei denen in weiteren Schritten weitere Stentprothesen zur Abdichtung der A. iliaca communis bds. implantiert werden.

EVAR ist von morphologische Voraussetzungen abhängig und kann aktuell bei 50–70% aller AAA-Patienten durchgeführt

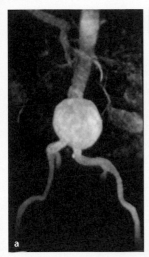
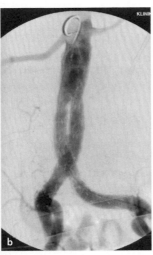

Abb. 6.29 Sakkiformes infrarenales AAA bei einem 77-jährigen Mann. **a** Präoperative MR-Rekonstruktion, Therapie: EVAR (**b** aorto-biiliakal). Entlassung nach 4 Tagen

werden (Typ I, Typ IIA, Typ IIB nach Allenberg, ◘ Abb. 6.28, ◘ Abb. 6.29, ► a. S. 506).

⊘ Cave
Als schwerwiegende Komplikation gilt die Prothe-seninfektion (bis 0,5% Häufigkeit bei nichtruptu-rierten, bis 1% Häufigkeit bei rupturierten Aneurys-men der Aorta).

■■ Screening, Verlaufskontrolle
Eine **abdominale Sonographie** zum Screening eines AAA ist angezeigt bei:
– 60–85 Jahre alten männlichen Patienten,
– 60–85 Jahre alten Patientinnen, bei denen Risikofaktoren für eine kardiovaskuläre Erkrankung bekannt sind,

– ab 50 Jahre unabhängig vom Geschlecht, bei positiver Familienanamnese für ein AAA.

Jährlich sonographisch untersucht werden sollten AAA mit einem 3–4 cm großen Durchmesser, bei einem 4–4,5 cm großen Durchmesser halbjährlich An eine gefäßchirurgische Abteilung sollten die Patienten verwiesen werden, bei denen der Durchmesser über 4,5 cm groß ist.

Thorakales und thorakoabdominelles Aorten-aneurysma (TAA, TAAA)

┌ Definition ──────────────────────
Zu den thorakalen Aortenaneurysmen (TAA) zählen die Aneurysmen der Aorta ascendens, des Aortenbogens und der Aorta descendens. Thorakoabdominelle Aorten-aneurysmen (TAAA) sind solche der thorakalen und ab-dominellen Aorta (Crawford-Klassifikation, ◘ Abb. 6.30).

Häufigste Ursachen sind die Atherosklerose, angeborene Bin-degewebserkrankungen (Marfan-Syndrom, Ehlers-Danlos-Syndrom, Loeys-Dietz-Syndrom) sowie zurückliegende Aor-tendissektionen mit sekundärer Expansion. Ab einem Quer-durchmesser von 5,5–6 cm steigt die Rupturwahrscheinlich-keit deutlich an.

⊘ Cave
Die freie Ruptur eines TAA/TAAA ist mit einer Letali-tät von >90% assoziiert.

■■ Symptomatik
TAA werden zumeist zufällig entdeckt (Thoraxröntgen, Echo-kardiographie, CT aus anderen Gründen). Seltene Symptome sind Hämoptysen, Heiserkeit (bei Druck auf N. laryngeus recur-rens), Schluckbeschwerden oder Rückenschmerzen. Männer sind deutlich häufiger betroffen als Frauen. Beim TAAA kommt es gelegentlich zu Rücken- oder Bauchschmerzen, ◘ Abb. 6.31.

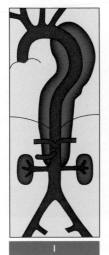
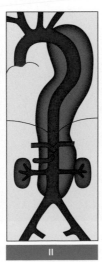
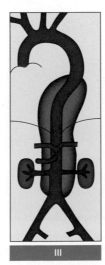
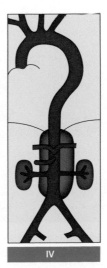

Abb. 6.30 Klassifikation des thorakaoabdominalen Aortenaneurysmas nach Crawford

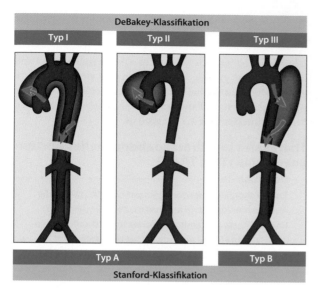

DeBakey-Klassifikation

| Typ I | Typ II | Typ III |

| Typ A | | Typ B |

Stanford-Klassifikation

◘ **Abb. 6.31a,b** Aortendissektion. **a** DeBakey-Klassifikation (Typ I-III). **b** Stanford-Klassifikation (Typ A und B)

▪▪ Diagnostik

Erste Hinweise auf ein asymptomatisches TAA/TAAA liefert eine zumeist zufällig entdeckte Verbreiterung de Mediastinums in einer Thoraxröntgenaufnahme oder ein pathologischer echokardiographischer Befund. Beim Verdacht auf das Vorliegen eines TAA/TAAA sollte umgehend eine CTA erfolgen mit dünnen Schichtabständen. Die Umfelddiagnostik erfasst die gründliche Abklärung von Niere, Oberbauchorgane, Lunge und Herz (ggfs. inkl. Herzkatheter).

▪▪ Operative Therapie

Eine OP-Indikation ergibt sich im Bereich der Aorta ascendens ab einem Querdurchmesser von 5 cm, im Bereich der Aorta descendens von 5,5–6 cm, bei Patienten mit Marfan- oder Ehlers-Danlos-Syndrom bereits etwas früher. Symptomatische Aneurysmen müssen dringlich behandelt, eine Ruptur stellt eine absolute Notfall-Indikation dar.

Während Aneurysmen der aszendierenden Aorta nur mittels OR (mit/ohne Aortenklappenersatz) ausgeschaltet werden können, werden TAA der Aorta descendens mittlerweile in >90% mit Stentprothesen versorgt (**thoracic endovascular aortic repair, TEVAR**). Liegt eine Mitbeteiligung des Aortenbogens kann bei älteren und multimorbiden Patienten ein Eingriff mit Herz-Lungen-Maschine (HLM) durch eine Kombination aus TEVAR und extraanatomischem Bypass (z. B. Anlage eines karotido-karotidalen Bypasses von rechts nach links) umgangen werden (sog. supraaortale Hybrid-OP). Im eigenen Krankengut wurde dieser Eingriff in den vergangenen 6 Jahren bei 38 Patienten mit häufig symptomatischen TAA im Bereich des distalen Aortenbogens mit einer perioperativen Letalität von 6% durchgeführt (◘ Abb. 6.32).

Auch beim TAAA kommen vermehrt Stentprothesen mit Seitenarmen (»branches«) und Fenestrierungen für Viszeral- und Nierenarterien zur Anwendung (sog. **fenestrated endovascular aortic repair**, FEVAR). Vorteile der endovaskulären Therapie sind eine deutlich niedrigere Rate an spinalen Ischämien und sonstigen Komplikationen. Die offene oder endovaskuläre Behandlung des TAAA bleibt jedoch komplex und sollte prinzipiell in einem multidisziplinären Aortenzentrum erfolgen.

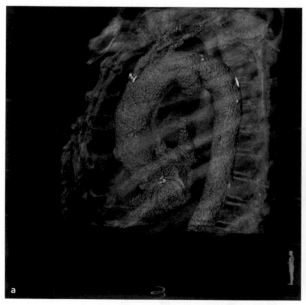

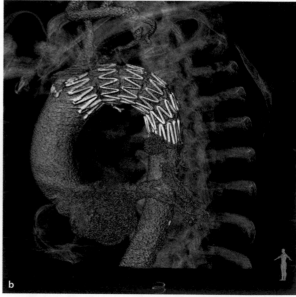

◘ **Abb. 6.32 a** 78-jähriger Mann mit sakkiformen Aneurysma des Aortenbogens (Innenseite). Subjektiv Druckgefühl und Schluckbeschwerden. Präoperative und postoperative CT-Angiographie mit 3-D-Rekonstruktion. **b** Therapie: zunächst Bypass von der rechten A. carotis communis (ACC) auf die linke ACC und linke A. subclavia. Danach Stentprothese mit Überstenten der proximalen A. subclavia und ACC links

Aneurysmen der Aorta ascendens und/oder des proximalen Aortenbogens müssen unter Verwendung der HLM herzchirurgisch versorgt werden.

■■ Perioperative Komplikationen

Die **offene Rekonstruktion** eines TAA/TAAA ist mit einer Krankenhaus-Sterblichkeit von 5–20% assoziiert. Hinzu kommt beim ausgedehnten TAAA eine Paraparese-/Paraplegie-Rate von 5–10%!

Wird das TAA oder TAAA **endovaskulär** operiert ist die Komplikationsgefahr niedriger. Insbesondere die Paraplegie-Rate sinkt auch bei »Überstenten« multipler Interkostalarterien auf ca. 5%.

Akutes thorakales Aortensyndrom

┌─ Definition ─────────────────────────────

Das akute thorakale Aortensyndrom beschreibt die Gesamtheit aller symptomatischen thorakalen Aortenerkrankungen: akute Aortendissektion (AOD), intramurales Hämatom (IMH), penetrierendes Aortenulkus (PAU), symptomatische/rupturierte TAA und traumatische Aortentranssektionen.

Aortendissektion

■■ Definition, Pathogenese

Bei der akuten Aortendissektion kommt es zu einem Einriss (»Entry«) und einer plötzlichen ante- und/oder retrograden Unterblutung der aortalen Intima. Hierdurch kann sich ein 2. Aortenlumen (sog. Falschkanal) entwickeln, das typischerweise einen größeren Durchmesser hat als das originäre wahre Lumen (»true lumen collapse«).

Derartige Falschkanäle können zu akuten Abgangsverschlüssen der Koronarien (Myokardinfarkt), der supraaortalen Gefäße (Schlaganfall), der Interkostalarterien (Paraplegie), der Nierenarterien, Vizeralgefäße und Beckenarterien führen. In vielen Fällen kommt es im Verlauf der thorakalen oder abdominellen Aorta zu einem sog. Re-entry, bei dem das falsche Lumen durch einen weiteren Einriss der Intima Anschluss an das wahre Lumen findet.

┌─ Definition ─────────────────────────────

Das **intramurale Hämatom (IMH)** stellt eine eine lokal begrenzte Aortendissektion dar.

Das IMH kann starke Rückenschmerzen verursachen. Die Diagnose wird mittels einer CT-Angiographie gestellt.

Gleiches gilt für das **penetrierende Aortenulkus (PAU)**, bei dem es zu einer ebenfalls akuten zirkumskripten Einblutung in die Aortenwand kommt.

┌─ Definition ─────────────────────────────

Differenzialdiagnostisch abgegrenzt wird hiervon die **aortale Plaqueruptur**, bei der ein lokal umschriebener Einriss im Bereich einer verkalkten Aortenwand mit lokaler gedeckter Wandruptur vorliegt.

Diese morphologisch unterschiedlichen Befunde werden typischerweise in der thorakalen, seltener in der abdominalen Aorta beobachtet.

> **Ungefähr. 2/3 aller Aortendissektionen nehmen von der Aorta ascendens ihren Ursprung, etwa 1/3 entstehen unterhalb des Abgangs der linken A. subclavia.**

Akute Aortendissektionen können auf dem Boden genetisch bedingter Bindegewebsstörungen des aortalen Wandaufbaus (insbes. in der Tunica media) sowie spontan ohne erkennbare Ursache entstehen.

Seltene angeborene und autosomal-dominant vererbte **Bindegewebserkrankungen** mit Gefäßbefall:

– **Marfan-Syndrom:** Charakteristischer Habitus (lange, schmale Finger, Großwuchs, Kyphoskoliose, Trichterbrust etc.), Linsenluxation in 70%, kardiovaskuläre Manifestation in 95% (u. a thorakales Aortenaneurysma, Aortenklappeninsuffizienz, Aortendissektion).

– **Ehlers-Danlos-Syndrom:** typische Überdehnbarkeit der Haut und der Gelenke, »brüchige Haut« Ursächlich sind mehrere genetische Defekte des Kollagenstoffwechsels. Gefäßkomplikationen in 4% der Fälle (Spontanrupturen, Aneurysma, Aortendissektion).

– **Loeys-Dietz Syndrom:** Charakteristisch ist die Triade arterielle Dilatation/Elongation, Hypertelorismus und bifide Uvula oder Gaumenspalte. Die Gefäßveränderungen (insbesondere der Aorta ascendens!) gelten als besonders aggressiv, das durchschnittliche Todesalter dieser Patienten beträgt 26 Jahre.

■■ Klassifikation

Die Klassifikation der akuten Aortendissektion nach de Bakey (Typ I–III) ist heute weitgehend durch die Stanford-Klassifikation ersetzt, die sich an der Ausdehnung des »falschen Lumens« orientiert.

– Bei der **Typ-A-Dissektion** befindet sich der Falschkanal immer oberhalb der linken A. subclavia im Aortenbogen und/oder der Aorta ascendens. Die Dissektion kann dabei antegrad oder retrograd entstanden sein. Zusätzlich kann die thorakale Aorta betroffen sein.

— Die **Typ-B-Dissektion** betrifft hingegen immer nur die thorakale Aorta unterhalb der linken A. subclavia (▶ Abb. 5.49).

■■ Symptomatik

Akute Aortendissektionen gehen mit heftigsten thorakalen Schmerzen einher, häufig mit Ausstrahlung zwischen die Schulterblätter (Differenzialdiagnose: Myokardinfarkt, Lungenembolie, Pneumothorax). Typische Komplikationen der Aortendissektion sind Rupturen (insbesondere bei A-Dissektionen) und Organischämien.

> **🛈 Cave**
> Die akute Aortendissektion Typ A stellt eine unmittelbar lebensbedrohliche Erkrankung dar. Unbehandelt beträgt die Letalität >90%. Todesursachen sind Rupturen, Perikardtamponaden und akute Koronararterienverschlüsse.

Typ-B-Dissektionen können nach der initialen zumeist heftigen Schmerzsymptomatik symptomarm verlaufen, sofern keine ischämischen Komplikationen auftreten.

■■ Diagnostik

Beim V. a. auf eine Aortendissektion muss unverzüglich ein Spiral-CT der Aorta angefertigt werden (Alternative: MRT), um Lokalisation der Dissektion, eine etwaige (gedeckte) Ruptur und Organischämien zu erkennen.

■■ Therapie

Akute A-Dissektionen stellen einen herzchirurgischen Notfall dar. B-Dissektionen können initial unter intensiv-medizinischer Überwachung konservativ behandelt werden (RR-Senkung, Analgesie), eine Indikation zur sofortigen operativen Therapie stellt sich nur aufgrund einer thorakalen Aortenruptur (selten), ischämischer Organkomplikationen oder nicht beherrschbarer Schmerzen.

Bei der Typ A Dissektion stellt der konventionelle Aortenersatz den Therapie-Standard dar. Bei der Typ-B-Dissektion ist eine offene Aorten-OP sehr komplikationsträchtig und schwierig. Endovaskuläre Verfahren haben jedoch auch hier das therapeutische Spektrum erweitert (Aufdehnung des wahren Aortenlumens durch die Implantation einer Stentprothese, endovaskuläres Fenstern des Falschkanals mit Ballonkathetern, Stenting subtotaler Verschlüsse der Mesenterial- oder Nierenarterien). TEVAR ist angezeigt beim Auftreten von Organischämien (spinale Ischämie, renoviszerale oder Extremitätenischämie) sowie bei therapierefraktären Rückenschmerzen und/oder einem nicht einzustellenden arteriellen Hypertonus. Eine relative Indikation besteht bei einer frühen Expansion des Falschkanals auf >2 cm und/oder einer Ektasie der Aorta descendens auf >4 cm. Der Stellenwert von TEVAR bei der unkomplizierten AOD Typ B wird im Vergleich zur konservativen Therapie aktuell in vergleichenden Studien untersucht.

Das **penetrierende Aortenulkus (PAU)** und das **intramurale Hämatom (IMH)** stellen seltene Pathologien dar, die in Abhängigkeit von klinischer Symptomatik, Lokalisation und Größe konservativ oder endovaskulär behandelt werden.

■■ Nachsorge/Therapie der chronischen Aortendissektion

Eine chronische Aortendissektion kann konservativ behandelt werden, solange keine sekundäre aneurysmatische Erweiterung der Aorta (Spiral-CT-Kontrolle) und keine Organischämie beobachtet wird. Chronische Expansionen der thorakalen Aorta auf einen Querdurchmesser von >6 cm werden durch konventionellen Aortenersatz oder endovaskulär versorgt.

Patienten mit angeborenen Gefäßerkrankungen (Marfan-, Ehlers-Danlos-Syndrom, etc.) müssen in 6-12-monatigen Abständen mittels Spiral-CT kontrolluntersucht werden. Dies gilt auch für Familienangehörige.

Thorakale Aortenruptur (traumatische Aortentranssektion)

■■ Pathogenese

Die traumatische Aortentranssektion wird durch extreme horizontal einwirkende Scherkräfte (z. B. Hochrasanztrauma) verursacht und am häufigsten im Bereich des Übergangs vom Aortenbogen in die Aorta descendens beobachtet. Eine Überlebenschance besteht nur solange nicht alle Wandschichten der Aorta betroffen sind. Insbesondere thorakal verletzte Polytrauma-Patienten sollen daher unbedingt mittels sofortigem CT von Thorax und Abdomen untersucht werden. In seltenen Fällen entwickelt sich bei erhaltener Adventitia ein chronisches posttraumatisches TAA, welches gelegentlich erst nach vielen Jahren entdeckt wird.

■■ Diagnostik

> **🛈 Cave**
> Bei jedem schweren Thoraxtrauma muss obligat ein Thorax-CT, ggfs. auch eine CT-Angiographie durchgeführt werden.

Therapie des akuten thorakalen Aortensyndroms

Die Therapie des akuten thorakalen Aorten-Syndroms richtet sich nach der zugrundeliegenden Pathologie. Während die akute AOD Typ A immer notfallmäßig unter Einsatz der HLM offen operiert werden muss, da andernfalls die Prognose aufgrund verschiedenster Komplikationsmöglichkeiten (Perikardtamponade, Koronararterienverschluss, Schlaganfall u.a.) extrem schlecht ist (Letalität 1%/Stunde in den ersten 2 Tagen) können unkomplizierte AOD Typ B konservativ behandelt werden.

Bei der traumatischen Aortentranssektion ist TEVAR heutzutage die Methode der 1. Wahl, da im Vergleich zum OR eine deutlich niedrigere perioperative Letalität und Paraplegierate erzielt werden kann.

Erkrankungen der Aorta

- **Abdominelles Aortenaneurysma (AAA):** Stadium I–III, vor allem infrarenale Aorta, hohe Zahl nicht erkannter Rupturen.
  Diagnostik: abdominelle Palpation, Sonographie, CT-Angiographie (Goldstandard).
  Therapie: elektive OP bei Querdurchmesser >5 cm. Individuelle Faktoren berücksichtigen (Alter, Komorbidität, OP-Risiko, Patientenwunsch). Das symptomatische AAA muss innerhalb der nächsten Tage, das rupturierte AAA notfallmäßig operiert werden. Konventionelle OP mit Rohr- oder Bifurkationsprothese, endovaskuläre Therapie mit Stent-Prothesen (EVAR, endovascular aortic repair).
  Komplikationen: Nachblutung, periphere Embolie, kardiopulmonale Komplikationen, Nierenversagen, Protheseninfektion, Endoleckage. Verlaufskontrolle durch wiederholte abdominelle Sonographie.
- **Thorakales Aortenaneurysma (TAA), thorakoabdominelles Aortenaneurysma (TAAA):** 90% aller Patienten: Stadium I.
  Diagnostik: Thoraxröntgen, CT-Angiographie.
  Therapie: operativ. Querdurchmesser von >6 cm (konventioneller Aortenersatz, Stent-Prothesen).
  Komplikationen: hohe Krankenhaussterblichkeit, Paraplegie, Nierenversagen. Endovaskuläre Therapie: komplikationsärmer, »Überstenten« von Interkostalarterien möglich.
- **Aortendissektion:** Unterblutung der aortalen Intima (Falschkanal), Aorta ascendens, Aortenbogen, Aorta descendens. Ursachen: Arteriosklerose, spontan, Marfan-Syndrom, Ehlers-Danlos-Syndrom, Stanford-Klassifikation, Entry-Reentry.
  Symptomatik, Diagnostik: heftigste thorakale Schmerzen, Organischämie (Rückenmark, viszeral, renal, Schlaganfall, koronar etc.), Ruptur (Schock!). Spiral-CT.
  Therapie: Akute A-Dissektion stellt einen herzchirurgischen Notfall dar. Typ-B-Dissektion konservativ oder operativ (endovaskulär) bei auftretenden Komplikationen.
- **Thorakale Aortenruptur:** meist Dezelerationstrauma (z. B. Verkehrsunfall) mit unmittelbar tödlichem Ausgang. Prädilektionsstelle: Aortenisthmus bzw. proximale Aorta descendens.
  Diagnostik: bei partiellen Einrissen oft »zufällige« Diagnose. Bei jedem schweren Thoraxtrauma muss ein Thorax-CT gemacht werden.
  Therapie: sehr großzügige Indikation zur Notfalltherapie (freie Ruptur mit unmittelbar tödlichem Ausgang!), thorakale Endoprothese, Rohrprothese.

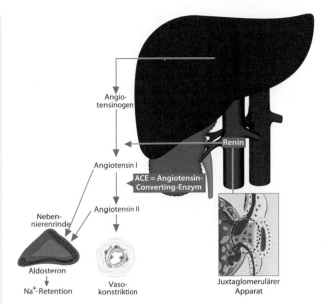

Abb. 6.33 Pathophysiologie des Goldblatt-Mechanismus bei renovaskulärer Hypertonie

6.2.3 Verschlussprozesse der Nierenarterien

■■ Pathogenese

Mindestens 80% aller Nierenarterienstenosen (NAST) entwickeln sich auf dem Boden einer obliterierenden Athero-sklerose. Weitere Ursachen sind die fibromuskuläre Dysplasie (FMD), arterielle Embolien, Aortendissektion (spontan, traumatisch) und thrombosierte Nierenarterienaneurysmen.

Die Verschlussprozesse der Nierenarterien können Ursache einer renovaskulären Hypertonie und/oder einer schrittweisen Funktionsminderung der betroffenen Niere bis hin zur vaskulären Schrumpfniere sein (renovaskuläre Insuffizienz).

Charakteristisch für den renovaskulären Hochdruck sind **hohe diastolische Werte**. Die Stenose der vorgeschalteten Nierenarterie, die einen Druckabfall im Arteriensystem der Nieren erzeugt, löst den sog. **Goldblatt1-Mechanismus** aus:

Durch Hypertrophie der juxta-glomerulären Zellen wird vermehrt Renin ausgeschüttet, welches zu einer vermehrten Überführung von Angiotensinogen in Angiotensin I führt. Dieses wird in Angiotensin II umgewandelt und führt direkt zur systemischen peripheren Vasokonstriktion. Eine gesteigerte Aldosteronbildung in der Nebenniere bewirkt darüber hinaus eine verstärkte Natriumretention, welche ihrerseits den Hochdruck unterhält. Dieser Mechanismus soll die Durchblutung des Nierenparenchyms normalisieren. Eine medikamentöse Behandlung kann den Goldblatt-Effekt verstärken (■ Abb. 6.33).

■■ Diagnostik

Die Duplex-Sonographie ist die Basisuntersuchung, mit der die Nierengröße und die Dicke des Nierenparenchyms im Seitenvergleich bestimmt werden können (verringert bei vaskulärer

---

1 Harry Goldblatt, Physiologe, Cleveland, USA, 1891–1977

6

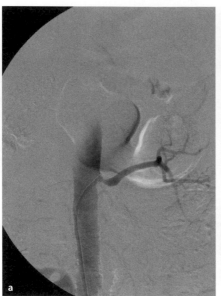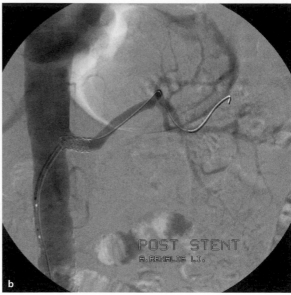

◨ **Abb. 6.34** Renovaskuläre Hypertonie bei einem 56-jährigen Mann. Therapie: PTA und Stent A. renalis links

Insuffizienz). »In geübter Hand« können der Stenosegrad einer NAST sowie die parenchymatöse Perfusion zuverlässig bestimmt werden. Zur Bestimmung der Nierenfunktion kann außerdem die Funktionsszintigraphie zur Anwendung kommen.

> ❯ **Goldstandard zur Darstellung der Nierenarterien ist die intraarterielle Angiographie, mit deren Hilfe die Lokalisation und Morphologie einer NAST am besten definiert werden kann.**

Beim Vorliegen einer Niereninsuffizienz kann alternativ die MR-Angiographie zum Einsatz angewandt werden (Vorteil: kein ionisches Kontrastmittel).

▪▪ Therapie
Die Basistherapie erfasst die Kontrolle der vaskulären Risikofaktoren, inkl. einer medikamentösen Prophylaxe der Atherosklerose (Thrombozytenfunktionshemmer, Statine). Invasive Gefäßrekonstruktionen werden überwiegend **endovaskulär** behandelt. FMD-Stenosen können mit alleiniger PTA gut therapiert werden, insbesondere Abgangsstenosen der A. renalis (sog. ostiumnahe bzw. ostiale Stenosen) müssen zusätzlich mit einem Stent versorgt werden.

> ❗ **Cave**
> **Die Rate an Restenosen liegt bei 10–20% innerhalb von 6 Monaten (sonographische Kontrolle wichtig! ◨ Abb. 6.34).**

Die **operative Therapie** ist angezeigt bei Patienten, die ohnehin an der Aorta konventionell operiert werden müssen (Aortenaneurysma, Aortenverschluss). Weitere Indikationen sind Rezidivstenosen nach PTA/Stent, beidseitige langstreckige Stenosen, beidseitige Ostiumstenosen. Methoden sind: TEA des Abgangs der A. renalis, aorto-renaler Bypass (Vene, Pro-

these). Die Indikation zum endovaskulären oder operativen Vorgehen sollte **interdisziplinär** gestellt werden (Gefäßchirurgie, interventionelle Radiologie, Nephrologie).

Indikationen zur invasiven Therapie
- Höhergradige NAST und medikamentös nicht suffizient einstellbare arterielle Hypertonie
- Höhergradige NAST und anderweitig nicht erklärte Niereninsuffizienz (Bei Diabetikern liegt zumeist eine parenchymatös verursachte Insuffizienz vor, der Effekt einer NAST-Korrektur wäre gering!)
- Beim Vorliegen einer asymptomatischen NAST muss individuell entschieden werden. Da es bei >20% aller hochgradigen NAST innerhalb von 2 Jahren zu einem Nierenarterienverschluss kommt, sollte eine invasive Therapie erwogen werden bei jüngeren und mobilen Patienten. Voraussetzung ist die entsprechende operative/interventionelle Expertise.

▪▪ Komplikationen, Prognose
In ca.1% aller Fälle kommt es bei der Nierenarterien-PTA zu einem akuten Verschluss mit konsekutivem Organverlust. Die Letalität liegt <1%, perioperativ bei ca. 2%. Eine Normalisierung oder Verbesserung der renovaskulären Hypertonie ist bei FMD-Stenosen in >70% der Fälle zu erwarten, bei arteriosklerotischen Stenosen in ca. 50%. Bei diesen häufig etwas älteren Patienten liegt oft ein sog. renal fixierter Hypertonus vor (die Revaskularisation sichert in diesen Fällen die Nierenfunktion!).

Bei renovaskulärer Insuffizienz gelingt es ebenfalls in 50–70% der Fälle die Nierenfunktion auf Dauer zu verbessern bzw. zu erhalten.

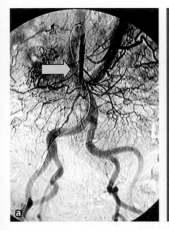
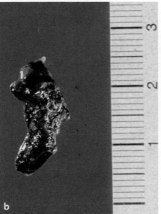
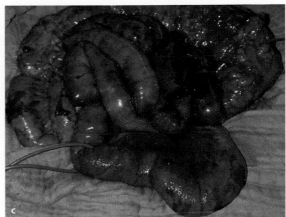

Abb. 6.35 76-jährige Patientin, absolute Arrhythmie bei Vorhof- flimmern. Akuter embolischer Verschluss der A. mesenterica sup. mit ausgeprägter Dünndarmischämie. **a** Präoperative Angiographie mit Verschluss der A. mesenterica sup. einige Zentimeter unterhalb des Abgangs aus der Aorta. **b, c** Notfalllaparotomie mit Embolektomie und Resektion der irreversibel ischämischen Darmanteile. Patientin überlebt

---

In Kürze

Verschlussprozesse der Nierenarterien
Nierenarterienstenosen (NAST): meist durch Athero- sklerose.
Symptomatik: renovaskulärer Hochdruck (hohe diasto- lische Werte), Goldblatt Mechanismus,
Diagnostik: intraarterielle oder MR-Angiographie.
Therapie: endovaskulär (PTA, Stent). Wegen Restenosen (10–20%): sonographische Kontrollen. Operative Therapie bei sonstiger Aorten-OP, Rezidivstenosen und langstre- ckigen, ostialen Stenosen.

6.2.4 Mesenteriale Ischämie

Akute mesenteriale Ischämie

■ ■ Definition
Bei der akuten mesenterialen Ischämie kommt es innerhalb von Stunden, zu einer irreversiblen Durchblutungsstörung mesenterialer Organe. In 85% der Fälle ist das Stromgebiet der **A. mesenterica sup. (AMS)** betroffen (Infarzierung des Dünn- darms und des proximalen Dickdarms). Seltener ist das Stromgebiet des Truncus coeliacus gefährdet (Magen, Leber, Gallenblase, Pankreas).

■ ■ Pathogenese
In etwa 40% liegt eine **kardiale Embolie** vor (absolute Ar- rhythmie, Myokardinfarkt, Klappenvitien, Endokarditis, pro- thetischer Herzklappenersatz, dilatative Kardiomyopathie, **⬛** Abb. 6.35).

In ca. 20% kommt es zu einer akuten **arteriellen Throm- bose** des Hauptstamms der AMS (Patienten mit vorbeste- hender schwerer Arteriosklerose, vorbestehende Angina ab- dominalis).

Definition
Die **nicht okklusive mesenteriale Ischämie (NOMI)** stellt eine Sonderform dar, bei der es zu einer funktionell-spas- tischen Perfusionsstörung des gesamten mesenterialen Stromgebietes kommt.

Prädisponierend sind Langzeit-Intensivtherapie (Katecho- lamine!), kardiogener Schock, Sepsis sowie vorausgegangene größere kardiochirurgische oder aortale Gefäßrekonstruk- tionen.

In etwa 15% liegt eine **Mesenterialvenenthrombose** vor mit konsekutiver Perfusionsstörung. Ursächlich können u. a. Hyperkoagulopathie, Leberzirrhose, Tumorleiden sein. Seltene Ursachen einer mesenterialen Ischämie sind Aortendissekti- onen, Vaskulitiden, Viszeralarterienaneurysmen (**⬛** Tab. 6.6).

■ ■ Symptomatik
Das typische Bild der akuten mesenterialen Ischämie wird charakterisiert durch **plötzlich einsetzende abdominelle Schmerzen, Übelkeit/Erbrechen und Diarrhoe.** Dem Akut- ereignis folgt nach etwa 6 h das sog. **stille Intervall** mit gerin- geren, eher dumpfen Schmerzen sowie einer einsetzenden

⬛ Tab. 6.6 Ätiologie der akuten mesenterialen Ischämie

Ätiologie	Häufigkeit
Akute Embolie der A. mesenterica sup.	Ca. 40%
Akute Thrombose der A. mesenterica sup.	Ca. 20%
Akute Mesenterialvenenthrombose	Ca. 15%
Nicht okklusive mesenteriale Ischämie (NOMI)	Ca. 25%

Darmparalyse als Ausdruck einer Erschlaffung der Darmmuskulatur. Nach 12–24 h kommt es zu einem transmuralen Mesenterialinfarkt, der klinisch durch die Zeichen einer **diffusen Peritonitis** (Durchwanderung, ggfs. Perforation), einem ausgeprägten paralytischen Ileus und übelriechender blutiger Stuhlabgänge gekennzeichnet ist (Endstadium).

> ❗ **Cave**
> **Am Ende dieses deletären Ablaufs stehen die Sepsis und das Multiorganversagen.**

Die **akute Mesenterialvenenthrombose** zeigt ein variables klinisches Bild mit geringeren, eher dumpfen Schmerzen, die gelegentlich sogar fehlen können.

■■ **Diagnostik**

Entscheidend sind die frühe Verdachtsdiagnose bzw. das »Daran denken« (Anamnese, Begleiterkrankungen, körperliche Untersuchung) und eine gezielte apparative Notfall-Diagnostik.

Hierzu gehören die **CT-Angiographie** der Aorta und der Mesenterialgefäße, alternativ die MRT. In geübter Hand kann auch in der Duplex-Sonographie bereits der Verdacht eines Verschlusses der AMS gestellt werden. Die größte Zuverlässigkeit liefert die **intraarterielle Angiographie (a.-p. und seitlicher Strahlengang)** mit deren Hilfe ein Mesenterialarterienverschluss zweifelsfrei diagnostiziert werden kann. Leukozytose (>15.000/mm^3), erhöhtes Blutlaktat und metabolische Azidose (Laktatazidose) kennzeichnen die bereits fortgeschrittene Ischämie.

■■ **Therapie**

Die Therapie der akuten mesenterialen Ischämie zielt auf die Wiederherstellung der arteriellen Perfusion ischämischer, aber potentiell lebensfähiger Darmanteile, auf die Resektion infarzierter Darmanteile und auf die Vermeidung einer erneuten Ischämie.

> ❗ **Cave**
> **Die klinischen Zeichen einer Peritonitis und/oder der angiographische Nachweis eines akuten Verschlusses der A. mesenterica sup. stellen Indikationen zur notfallmäßigen Laparotomie dar.**

Da das Erholungspotential ischämischer, aber noch nicht infarzierter Darmabschnitte nur unzuverlässig vorausgesagt werden kann, muss vor einer Darmresektion prinzipiell die Möglichkeit einer **Revaskularisierung** überprüft werden (Embolektomie, Thrombektomie, ggfs. aorto-mesenterialer Bypass). Hiervon ausgenommen sind Patienten mit irreversibler Gangrän im Stromgebiet der AMS (kompletter Dünndarm, rechtes Hemikolon), bei denen der chirurgische Eingriff als diagnostische Laparotomie abgeschlossen wird.

Eine **NOMI** kann durch intraarterielle Gabe von Spasmolytika behandelt werden, bei der **akuten Mesenterialvenenthrombose** wird zunächst antikoaguliert (Heparin i.v. oder NM-Heparin).

Bei der **Second-look-Laparotomie** handelt es sich um eine weitere Laparotomie nach erfolgter Darmresektion und/oder Revaskularisation (nach 24–48 h).

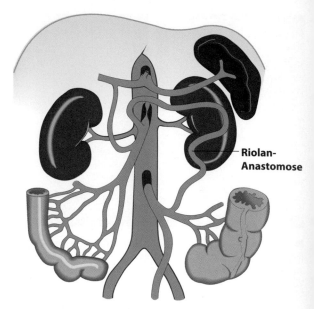

❑ **Abb. 6.36** Ostiumstenosen und -verschlüsse bei chronischen intestinalen Durchblutungsstörungen

■■ **Prognose**

Die Letalität des akuten Mesenterialarterienverschlusses und der NOMI liegt bei 50–80%, diejenige der akuten Mesenterialvenenthrombose bei 20–40%.

Chronische mesenteriale Ischämie (Angina abdominalis)

■■ **Pathogenese, Symptomatik**

Chronische Durchblutungsstörungen des Darms und der Bauchorgane sind häufiger als angenommen. So können Ulzera am Magen bei älteren Menschen auch mit lokalen ischämischen Veränderungen der Magenwand in Zusammenhang gebracht werden. Die als **Angina abdominalis sive intestinalis** bezeichnete Darmdurchblutungsstörung wird durch atherosklerotische Stenosen und Verschlüsse der 3 unpaarigen Viszeralarterien (Truncus coeliacus, A. mesenterica sup., A. mesenterica inf.) ausgelöst (❑ Abb. 6.36). Auch wenn bei allen 3 Arterien Stenosen oder Verschlüsse vorliegen, ist die Ruhedurchblutung des Darms durch Kollateralgefäße oft noch gewährleistet. Eine Steigerung der Durchblutung, die nach Nahrungsaufnahme das 10–20-Fache der Ruhedurchblutung beträgt, ist durch die Beschränkung der Durchflussreserve allerdings nicht möglich. Dadurch kommt es zur **relativen Durchblutungsnot** des Darms, ein Schmerzsyndrom, das diese Patienten daran hindert, viel Nahrung zu sich zu nehmen. Darüber hinaus kommt es zur Verwertungsstörung im Sinne eines **Malabsorptionssyndroms**.

> ❗ **Cave**
> **Beide Ursachen können die Patienten bis zur Kachexie abmagern lassen.**

■■ Diagnostik

Wichtigste Untersuchung ist die **Angiographie im seitlichen Strahlengang**. Hiermit können Stenosen und Verschlüsse insbesondere des Truncus coeliacus und der A. mesenterica sup. (AMS) objektiviert werden. Der wichtigste Kollateralkreislauf zwischen der AMS (A. colica media) und der A. mesenterica inf. (A. colica sinistra) Ist die **Riolan-Anastomose**, die ebenfalls angiographisch nachgewiesen werden kann.

Vor einer etwaigen revaskularisierenden Maßnahme muss eine intensive gastroenterologische Diagnostik erfolgen (Endoskopie von Magen und Dickdarm, Tumor-Ausschlussdiagnostik, Stuhluntersuchungen etc.).

■■ Therapie

Stenosen oder Verschlüsse der Viszeralarterien bleiben oft asymptomatisch. Dies betrifft insbesondere den isolierten Verschluss bzw. Stenose des Truncus coeliacus, der daher zumeist nicht behandelt werden muss.

> Die Indikation zur invasiven Therapie sollte nur bei zweifelsfrei symptomatischen Patienten gestellt werden.

Zirkumskripte Stenosen des Truncus coeliacus und der AMS können dabei **endovaskulär** behandelt werden (PTA/Stent). Längerstreckige Stenosen oder Verschlüsse müssen operativ überbrückt werden. Nicht selten liegt zusätzlich eine höhergradige Stenose der Aorta vor, die in gleicher Sitzung mit behandelt werden kann.

Operative Verfahren sind die Thrombendarteriektomie der Aorta, des Truncus coeliacus und/oder der AMS, die Transposition der AMS in die infrarenale Aorta sowie Bypass-Anlagen (z. B. aorto-mesenterialer Bypass). Die Indikation zur Revaskularisation der A. mesenterica inf. ergibt sich aufgrund der guten Kollateralisation des linken Hemikolons über die A. iliaca interna eigentlich nur im Rahmen der operativen Therapie aorto iliakaler Aneurysmen.

In Kürze

Mesenteriale Ischämie
- **Akute mesenteriale Ischämie:** Embolie oder Thrombose von A. mesenterica sup (AMS)/Truncus coeliacus, NOMI, Mesenterialvenenthrombose.
  Symptomatik: abdominelle Schmerzen, Übelkeit/Erbrechen, Diarrhoe, nach 6 h »stilles Intervall«, diffuse Peritonitis, paralytischer Ileus, übelriechende blutige Stuhlabgänge, Sepsis, Multiorganversagen.
  Diagnostik: frühe Verdachtsdiagnose entscheidend. Anamnese, Angiographie der Mesenterialgefäße (a.-p. und seitlicher Strahlengang), Spiral-CT, MRT und Duplex-Sonographie, Labor.
  Therapie: notfallmäßige Laparotomie, evtl. Revaskularisierung (Embolektomie, Thrombektomie, ggf. aortomesenterialer Bypass), Darmresektion und Second-look-Laparotomie. NOMI: intraarterielle Gabe

von Spasmolytika, ggf. Laparotomie. Akute Mesenterialvenenthrombose: zunächst Antikoagulation, ggf. Laparotomie.
- **Chronische mesenteriale Ischämie (Angina abdominalis)**
  Symptomatik: Malabsorptionssyndrom, evtl. bis zur Kachexie, postprandiale Schmerzen.
  Diagnostik: Angiographie, Kollateralkreislauf (Riolan-Anastomose).
  Therapie: zirkumskripte Stenosen des Truncus coeliacus und der AMS: interventionell (PTA/Stent). Operative Verfahren: Thrombendarteriektomie, Transposition der AMS, Bypassanlagen.

6.2.5 Periphere arterielle Verschlusskrankheit (PAVK)

■■ Definition

Die PAVK ist die chronische Manifestation der Arteriosklerose in den Arterien der oberen und der unteren Extremität. Ein Knöchel-Arm-Index (Ankle-Brachial-Index, ABI) von <0,9 (höchster gemessener Wert) gilt als beweisend (◘ Tab. 6.4). Das klinische Bild reicht vom asymptomatischen Patienten (Stadium I), über belastungsabhängige Beschwerden (Stadium II) bis hin zur amputationsbedrohten Extremität (Stadium III und IV). In >90% aller PAVK-Patienten sind die unteren Extremitäten betroffen.

■■ Epidemiologie

Im großen Querschnittsuntersuchungen lässt sich mit Hilfe des Knöchel-Arm-Index (s.u.) in 18–29% aller >65-jährigen Patienten eine PAVK nachweisen. Die Prävalenz steigt dabei altersabhängig kontinuierlich an. Bei 70% dieser Patienten bestehen subjektiv noch keine Symptome, bei 25% eine Claudicatio intermittens und bei maximal 5% eine kritische Extremitätenischämie. Die Prävalenz der Claudicatio intermittens steigt von 3% ab dem 40. Lebensjahr auf >6% ab dem 60. Lebensjahr. In jüngeren Altersgruppen ist die Claudicatio bei Männern häufiger, in den höheren Altersstufen bestehen kaum noch geschlechtsspezifische Unterschiede. Ca. 25% aller Patienten mit Claudicatio intermittens zeigen einen progredienten Krankheitsverlauf mit Interventionsbedarf in etwa 5% und einem Amputationsrisiko von 1–2% innerhalb von 5 Jahre. Die Inzidenz der kritischen Extremitätenischämie (Stadium III und IV nach Fontaine) liegt nach Angaben einer transatlantischen Expertengruppe bei 0,5–1% der Gesamtbevölkerung. In Deutschland werden derzeit ca. 180.000 Patienten mit einer PAVK oder einem vaskulär bedingten diabetischen Fuß-Syndrom behandelt, bei mehr als 80.000 Patienten liegt eine kritische Extremitätenischämie vor.

▪▪ Risikofaktoren und Begleiterkrankungen

❯ **Die wichtigsten Risikofaktoren für die Entstehung einer PAVK sind langjähriger Nikotinabusus, arterielle Hypertonie, Hypercholesterinämie und Diabetes mellitus.**

Männer sind häufiger betroffen. Bei jedem 3. PAVK-Patienten liegt eine koronare Herzkrankheit und bei ca. 25% eine Durchblutungsstörung im Bereich der hirnversorgenden Gefäße vor. Männer sind 2- bis 3-mal häufiger betroffen als Frauen. Moderater Alkoholkonsum wirkt protektiv.

▪▪ Prognose des PAVK-Patienten

Die Lebenserwartung des PAVK-Patienten wird durch die atherosklerotischen Co-Manifestationen wie z. B. das Vorliegen einer KHK und durch die Schwere der PAVK bestimmt. Generell ist der Nachweis einer PAVK ein Marker für ein erhöhtes kardiovaskuläres Risiko. Dies schlägt sich in einer jährlichen Sterberate von 5–10% bei der Claudicatio intermittens und ca. 20% beim Vorliegen einer kritischen Extremitätenischämie nieder.

❯ **Die kritische Extremitätenischämie hat mit einem 5-Jahresüberleben von bestenfalls 50% damit eine schlechtere Prognose als viele maligne Erkrankungen, wie z. B. das Kolonkarzinom!**

Nach einer Extremitätenamputation (sog. **Major-Amputation**) liegt die Lebenserwartung sogar nur bei ca. 50% nach 2 Jahren.

PAVK der unteren Extremitäten

▪▪ Symptomatik

Die PAVK wird entsprechend der klinischen Symptomatik in 4 Stadien unterteilt. Während im deutschen Sprachraum die Klassifikation nach Fontaine üblich ist, wird in Nordamerika die Klassifikation nach Rutherford angewandt. Beide Klassifikationen sind aber direkt vergleichbar (◨ Tab. 6.7)

Wie bereits ausgeführt besteht bei der Mehrzahl der PAVK-Patienten keine klinische Symptomatik (**Stadium I**).

Das **Stadium II** ist gekennzeichnet durch belastungsabhängige Schmerzen im Bereich der minderperfundierten

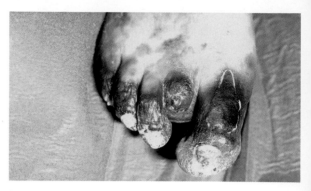

◨ **Abb. 6.37** Periphere AVK mit Nekrosen aller Zehen (Stadium IV nach Fontaine, Stadium 6 nach Rutherford)

Muskulatur. Das häufigste Symptom ist hierbei die sog. Wadenclaudicatio bei Verschlüssen/Stenosen der A. femoralis (sog. **Schaufensterkrankheit**). Bei weiter proximalen Läsionen kommt es zu Schmerzen im Bereich der Oberschenkel- oder Gesäßmuskulatur. Entsprechend der auf dem Laufband gemessenen schmerzfreien Gehstrecke wird das Stadium II weiter untergliedert (◨ Tab. 6.7). Seit einigen Jahren wird zusätzlich der individuelle Leidensdruck bzw. die individuell eingeschränkte Lebensqualität als Kriterium herangezogen (»life style limitations«).

Die **Stadien III** und **IV** werden im klinischen Alltag unter dem Begriff der **chronischen kritischen Extremitätenischämie (»critical limb ischemia«, CLI)** zusammengefasst. Das Stadium III ist dabei charakterisiert durch nächtliche ischämische Ruheschmerzen (z. B. im Bereich des Vorfußes) über mindestens 2 Wochen, im Stadium IV ist es bereits zu akralen Nekrosen oder Ulzerationen gekommen (◨ Abb. 6.37).

▪▪ Differenzialdiagnose

In der Differenzialdiagnose der PAVK sind zumeist chronisch-degenerative muskuloskelettale Krankheitsbilder zu berücksichtigen (Gonarthrose, Koxarthrose, LWS-Syndrom etc.), die im Gegensatz zur PAVK allerdings eher mit sog. Anlaufschmerzen verbunden sind. Eine weitere wichtige Differenzialdiagnose stellt die Spinalkanalstenose dar, die ebenfalls zu

◨ **Tab. 6.7** Stadieneinteilung der PAVK nach Rutherford und Fontaine

Stadium	Nach Fontaine	Stadium	Rutherford-Kategorien (USA)
I	Asymptomatisch	0	asymptomatisch
IIa	Schmerzfreie Gehstrecke >200m	1	Milde Claudicatio intermittens
IIb	Schmerzfreie Gehstrecke <200m	2	Mäßige Claudicatio intermittens
		3	Schwere Claudicatio intermittens
III	Ischämische Ruheschmerzen	4	Ischämische Ruheschmerzen
IV	Trophische Störungen (Ulkus, Gangrän)	5	Geringfügiger Gewebeuntergang (minor tissue loss)
		6	Schwerer Gewebeuntergang (major tissue loss)

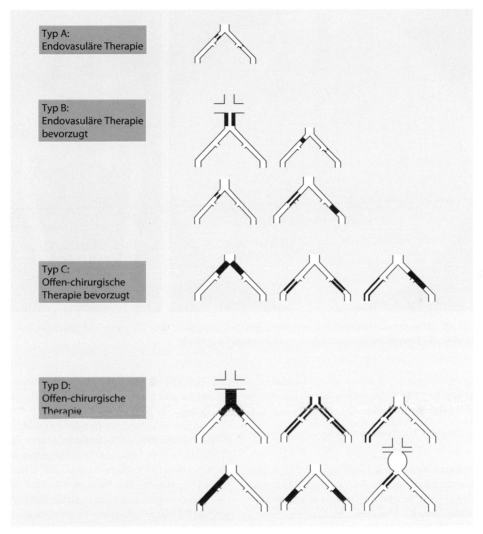

Abb. 6.38 TASC-Klassifikation der aorto-iliakalen Verschlüsse (nach TASC II 2007)

belastungsabhängigen Beschwerden führt. Hier helfen gelegentlich nur eine Schnittbildgebung mittels MRT und eine neurologische Untersuchung weiter. Weitere Differenzialdiagnosen stellen die Polyneuropathie (z. B. beim Patienten mit Diabetes mellitus oder langjährigem Alkoholabusus) und seltene Muskelerkrankungen, ein chronisches Kompartment-Syndrom oder die schwere chronisch-venöse Insuffizienz dar.

■■ Diagnostik
Bei der klinischen Untersuchung erfolgt im Seitenvergleich
- die Palpation der peripheren Pulse (A. dorsalis pedis, A. tibialis posterior bzw. A. radialis und A. ulnaris),
- die Inspektion der Extremitäten inkl. Beurteilung der Hauttrophik (intakte Haut, Ulzerationen, Gangrän, verminderter Haarwuchs etc.) sowie
- die Palpation (Hauttemperatur, Kapillarpuls) nach Zehenkompression.

Die wichtigsten nichtapparativen Untersuchungen stellen die **Faustschlussprobe** für die obere Extremität, die **Lagerungsprobe nach Ratschow** für die untere Extremität sowie die Laufbandergometrie dar (▶ Abschn. 6.1.4).

Die klinische Untersuchung wird durch die Messung der **Doppler-Drucke** bzw. des **ABI** und einen standardisierten **Laufbandtest** unterstützt. Bei schwersten Verkalkungen der Unterschenkelarterien (Mediasklerose) ist eine Messung des ABI nicht möglich, da eine Kompression der Arterien durch die Blutdruckmanschette nicht gelingt und damit falsch-hohe Werte gemessen würden.

Die weitere apparative Diagnostik richtet sich nach dem klinischen Beschwerdebild. Im Stadium II und obligat im Stadium III und IV muss eine Angiographie erfolgen, um die exakte Lokalisation und das Ausmaß der PAVK exakt abschätzen zu können. Die MRA stellt heute in vielen Kliniken die Methode der 1. Wahl dar. Die intraarterielle DSA kommt diagnostisch nur noch ausnahmsweise zur Anwen-

6

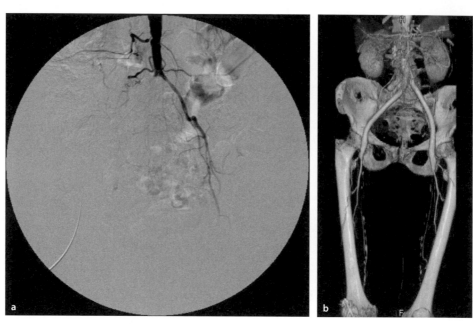

Abb. 6.39 54-jährige Patientin mit distalem Aortenverschluss und Verschluss der A. femoralis superficialis beidseits (Stadium IIb, 30 Zigaretten/Tag). Therapie: aorto-bifemoraler Bypass auf die A. profunda femoris beidseits

dung, wird jedoch obligat im Rahmen von Katheterinterventionen angewendet. Die CTA stellt eine diagnostische Ausweichmethode dar (z. B. Patienten mit Herzschrittmacher, Abb. 6.39).

Therapie

Behandlungsindikationen Die Behandlung der PAVK gliedert sich in eine medikamentöse und nichtmedikamentöse konservative Therapie (▶ Abschn. 6.1.5) sowie offene und endovaskuläre rekanalisierende Verfahren. Im Stadium II kommen rekanalisierende Verfahren bei hohem Leidensdruck und bei günstiger Lokalisation und Morphologie (z. B. aortoiliakal oder femoral) zum Einsatz. Endovaskuläre Verfahren sollten immer dann bevorzugt werden, wenn ein stabiles funktionelles Ergebnis mittels Dilatation und/oder Stenting zu erzielen ist. Bypass-Operationen sind bei langstreckigen Verschlüssen und einem ansonsten guten Allgemeinzustand des Patienten zu bevorzugen. Stenosen/Verschlüsse im Bereich der Femoralisbifurkation sollten prinzipiell operativ behandelt werden, um den Ausstromtrakt der A. profunda femoris möglichst weit offen zu halten. Ein Stenting der Leistengefäße ist kontraindiziert.

> Im Stadium III und IV muss immer eine Revaskularisation angestrebt werden, um möglichst dauerhaft eine Gliedmaßenamputation zu vermeiden.

Behandlungsstrategie bei aorto-iliakalen Läsionen Bei kurzstreckigen Stenosen und Verschlüssen der distalen Aorta sowie bei bis zu 10 cm langen Läsionen der A. iliaca communis oder der A. iliaca externa stellen endovaskuläre Verfahren die Methode der 1. Wahl dar, sofern die Leistenarterien nicht

betroffen sind (Abb. 6.38). Die 5-Jahresoffenheitsraten nach Dilatation und Stenting kurzstreckiger Beckenarterienläsionen beträgt >90%.

Langstreckige unilaterale oder bilaterale oder Verschlüsse der abdominalen Aorta bzw. der A. iliaca communis (TASC C- und D-Läsionen) höhergradigen Stenosen im Bereich der distalen A. iliaca externa und A. femoralis communis sollten offen operativ behandelt werden. Je nach Lokalisation kommen orthotope oder extraanatomische Bypassanlagen (aorto-bifemoral, aorto-femoral, iliaco-femoral) allein oder in Kombination mit einer offenen oder retrograden TEA der A. iliaca externa und A. femoralis communis zum Einsatz. Auch hier liegen die 5-Jahresoffenheitsraten bei <90% (Abb. 6.39).

Behandlungsstrategie bei femoro-poplitealen Läsionen Auch bei der Behandlung von Stenosen oder Verschlüssen im Bereich der Femoralisbifurkation (Abb. 6.40), der A. femoralis superficialis (AFS) und der A. poplitea kommen offen operative und endovaskuläre Verfahren zum Einsatz. Kurzstreckige (<10 cm) Läsionen der AFS oder der A. poplitea können zumeist dilatiert werden, bei morphologisch unzureichendem Ergebnis kommt zusätzlich ein Stent in Betracht (Abb. 6.41). Läsionen der A. femoralis communis sowie Abgangsstenosen der AFS oder der A. profunda femoris sollten prinzipiell offen deobliteriert werden (Femoralis-TEA, Abb. 6.42). Massive Verkalkungen können ebenfalls ein unüberwindliches Hindernis für einen Ballonkatheter darstellen.

Bei langstreckigen Verschlüssen der AFS und/oder der A. poplitea sollte ein femoro-politealer Bypass auf die supra- oder infragenuale A. poplitea angelegt werden. Die körper-

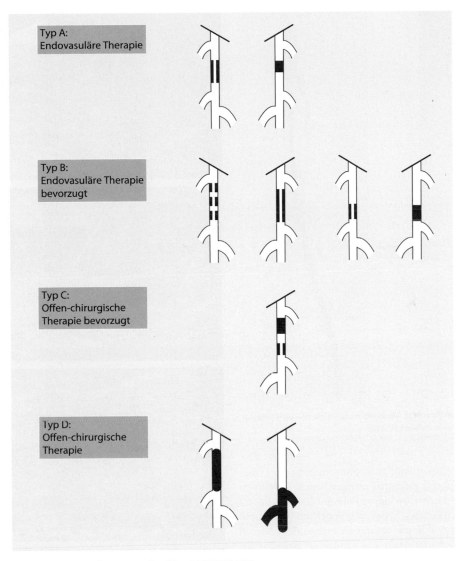

Typ A:
Endovasuläre Therapie

Typ B:
Endovasuläre Therapie
bevorzugt

Typ C:
Offen-chirurgische
Therapie bevorzugt

Typ D:
Offen-chirurgische
Therapie

■ Abb. 6.40 TASC II Klassifikation A-D femoro-popliteal (nach TASC II 2007)

eigene Vene (ipsilaterale V. saphena magna) ist dabei das By-pass-Material der 1. Wahl (Durchmesser mindestens 5 mm), alternativ kann die kontalaterale V. saphena magna, V. saphena parva oder prothetisches Gefäßersatzmaterial (Dacron oder PTFE, 6–8 mm Durchmesser) verwendet werden. Die 5-Jahresoffenheitsraten femoro-poplitealer Venenbypasse liegt bei 60–80%, bei Verwendung eines Prothesen-Bypasses (alloplastischer Gefäßersatz) bei 50-60% (■ Abb. 6.43, ■ Abb. 6.44, ■ Tab. 6.8).

Besonderheiten der femoro-poplitealen Region Läsionen der distalen AFS stellen die häufigste Lokalisation der PAVK dar, da es hier durch den Adduktorenkanal zusätzlich zu einer chronischen mechanischen Belastung kommt. Sofern supragenuale Kollateralen offen sind, vermag die A. profunda femoris (APF) auch langstreckige Verschlüsse der AFS hämodynamisch gut zu kompensieren.

> **Die APF muss daher immer geschont werden, da sie das wichtigste Kollateralgefäß der unteren Extremität darstellt.**

Behandlungsstrategie bei kritischer Extremitätenischämie (»critical limb ischaemia«, CLI) und therapeutisches Vorgehen Oft treten bei der CLI ausgedehnte Gefäßverschlüsse (Leiste bis Unterschenkel, **Mehretagen-PAVK**) auf. Da die betroffene Extremität amputationsbedroht ist, müssen alle rekanalisierenden Verfahren allein oder in Kombination ausgeschöpft werden.

Über 60% der der Patienten leiden am Spätsyndrom des Diabetes mellitus mit sensomotorischer diabetischer Neuropathie.

Insbesondere die Rekonstruktion feinlumiger peripherer Gefäße (2–3 mm Durchmesser) ist auch für technisch versierte Chirurgen eine Herausforderung. Ebenso die endovasku-

6

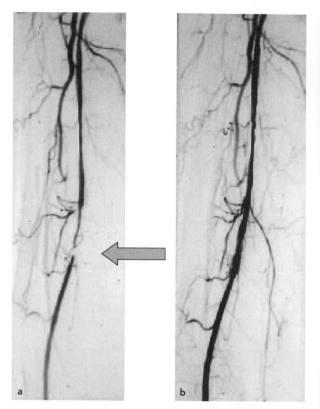

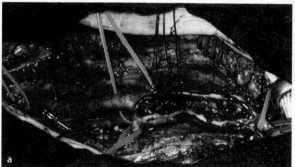

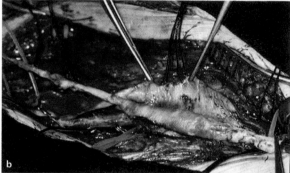

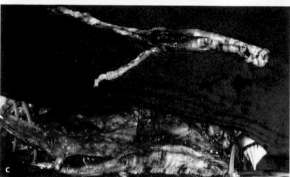

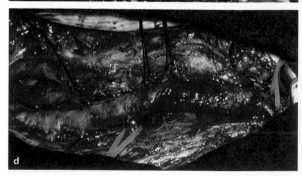

◘ **Abb. 6.41a,b** Kurzstreckige Stenose der A. femoralis superficialis, erfolgreiche PTA (5 mm Ballonkatheter)

läre Therapie, die heutzutage auch transpopliteal oder über einen pedalen Zugang retrograd erfolgen kann. Es werden hierbei sehr feine Drähte und lange Ballons (<20 cm Länge!) eingesetzt. Für den distalen Bypass eignet sich am besten eine körpereigene Vene, z. B. die V. saphena magna der anderen Seite oder eine Vene des Arms. Die Erfolge der Bypass-Chirurgie mit einem Prothesen-Bypass sind am Unterschenkel deutlich geringer als bei der Rekonstruktion mit körpereigener Vene (Offenheitsrate nach 3–5 Jahren 20% vs. 50% beim Venen-Bypass). Zur Behandlung der CLI ist die Rekonstruktion eines Unterschenkelgefäßes ausreichend (A. tibialis post., A. tibialis ant., A. fibularis).

Je nach Verschlusslokalisation kommen verschiedene Bypass-Verfahren zum Einsatz (◘ Tab. 6.8, ◘ Tab. 6.9). Hierbei sollte immer die Möglichkeit einer simultanen endovaskulären Therapie (z. B. bei vor- und nachgeschalteten Stenosen) überprüft werden.

Die **arterielle Gefäßrekonstruktion** stellt den wichtigsten Schritt bei der Behandlung der CLI dar. Additive Maßnahmen beinhalten die Wundtherapie (z. B. mittels Vakuum-Versiegelung), die Amputation nekrotisch-demarkierten Gewebes (sog. Grenzzonenamputation, z. B. Zehen, Vorfuß etc., ◘ Abb. 6.45) inkl. einer entlastenden orthopädischen Schuhversorgung, einer gezielte medikamentösen Behandlung mit Antibiotika und ggfs. auch vasoaktiven Substanzen zur Erniedrigung des peripheren Widerstandes (z. B.

◘ **Abb. 6.42** Prinzip der Thrombendarteriektomie (TEA) der Leistenstammgefäße. **a** Längsinzision in der A. femoralis communis, **b** TEA des arteriosklerotischen Plaques im Bereich der A. femoralis communis und der proximalen A. femoralis sup. und A. profunda femoris, **c** Situs nach Desobliteration, **d** Rekonstruktion der Femoralisbifurkation durch direkte Naht

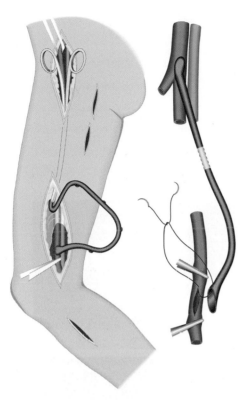

Abb. 6.43 Femoro-popliteale Bypassführung unter Verwendung der autologen V. saphena magna oder eines Kunststofftransplantates

Tab. 6.8 Therapie bei femoro-poplitealen Verschlüssen

Verschlussarten	Therapie
Kompletter Verschluss der AFS	Supragenualer femoro-poplitealer Bypass (sog. P I-Bypass)
Kompletter Verschluss der AFS + hochgradige Stenose der A. profunda femoris	Lokale TEA und Erweiterungsplastik (Profundaplastik)
Kompletter Verschluss der AFS + Stenose/Verschluss der A. iliaca externa	Lokale TEA und retrograde TEA der A. iliaca externa
Kompletter Verschluss der AFS + Stenose/Verschluss der supragenualen A. poplitea	Infragenualer femoro-poplitealer Bypass (sog. P III-Bypass)
AFS: A. femoralis superficialis	

Prostaglandine). In Einzelfällen sind auch plastisch-rekonstruktive Weichteildeckungen sinnvoll, z. B. bei großen Fersenulzera.

Bei bettlägerigen Patienten mit ggfs. Gelenkkontrakturen und/oder ausgeschöpften Revaskularisierungsoptionen muss die Indikation zur **primären Ober- oder Unterschenkelamputation** gestellt werden.

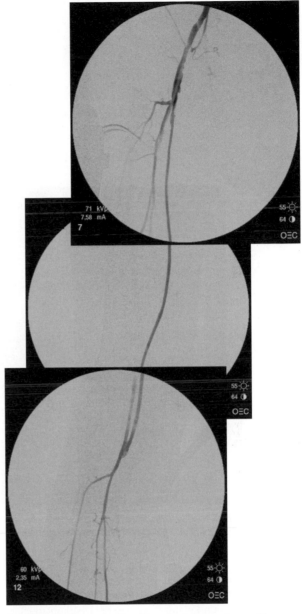

Abb. 6.44 Chronischer Verschluss der A. femoralis sup., überbrückt mit einem kniegelenksüberschreitenden femoro-poplitealen Venenbypass

PAVK der oberen Extremitäten

■ ■ **Definition**
Die PAVK betrifft nur in ca. 5% der Fälle die obere Extremität. Die häufigsten Läsionen sind dabei Verschlüsse oder Stenosen der A. subclavia, seltener der A. axiallaris oder A. brachialis.

❯ **Verschlüsse der Unterarmarterien sind häufiger embolisch verursacht oder Folge einer entzündlichen Gefäßerkrankung.**

▣ Tab. 6.9 Bypassverfahren bei kritischer Extremitätenischämie

Verschlussart	Bypass
Proximaler Verschluss der Unterschenkelgefäße	Popliteo-kruraler Bypass
Mehretagenverschluss von A. femoralis sup., A. poplitea und proximalen Unterschenkelarterien	Femoro-kruraler Venenbypass
Komplettverschluss aller Unterschenkelgefäße bei erhaltenem Fußbogen	Popliteo-pedaler Bypass (Vene!)
Komplettverschluss aller Unterschenkelgefäße bei erhaltenem Fußbogen + hochgradig veränderten femoro-poplitealen Gefäßen	Femoro-pedaler Bypass (Vene!)

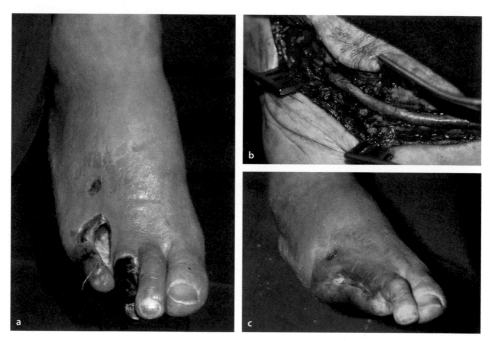

▣ Abb. 6.45 a PAVK IV bei einem 56-jährigen Mann. **b** Therapie durch Anlage eines Venenbypasses von der A. femoralis zur distalen A. tibialis posterior. **c** Nach 1 Woche Amputation der 3. und 5. Zehe, Abheilung

▪▪ Symptomatik

Das häufigste Symptom ist die belastungsabhängige Claudicatio der Unterarmmuskulatur, besonders bei Überkopfarbeiten. Akrale Nekrosen oder Ruheschmerzen werden seltener beobachtet. Bei proximalen Stenosen der A. subclavia kann zusätzlich ein sog. **Subclavian-Steal-Syndrom** mit belastungsabhängigem Schwindel auftreten.

▪▪ Diagnostik

Die klinische Untersuchung beinhaltet die Palpation und Inspektion der Arme und Hände, die Erfassung des Pulsstatus, die Messung des Blutdrucks und des Doppler-Verschlussdrucke im Seitenvergleich. Als angiographische Verfahren kommt die MRA heutzutage am häufigsten zur Anwendung, hierbei sollte eine kostoklavikuläre Enge durch Untersuchung in Ruhe und nach Elevation immer ausgeschlossen werden.

▪▪ Therapie

Die Behandlung erfolgt stadienabhängig. Die häufigen Stenosen der proximalen A. subclavia lassen sich in aller Regel sehr gut **endovaskulär** versorgen (PTA, ggfs. Stent), bei längerstreckigen Verschlüssen oder Rezidivstenosen kann die **Transposition** der A. subclavia in die A. carotis communis oder die Anlage eines **karotido-subklavialen Bypasses** erfolgen. Periphere Bypässe sollten am Arm nur bei Ruheschmerzen oder akralen Läsionen angelegt werden.

Ist eine Verbesserung der Revaskularisierung nicht machbar, kann mit Hilfe einer **thorakoskopischen Sympathektomie** die Durchblutung der Akren zunehmen. Im Rahmen einer Thorakoskopie werden am Grenzstrang des Brustraumes die 2.–5. Ganglien exstirpiert.

❶ Cave
Nach Resektion des 1. Ganglions kann ein Horner-Syndrom (Miosis, Ptosis) auftreten.

Periphere arterielle Verschlusskrankheit (PAVK)
Arteriosklerose in den Extremitätenarterien, oft mit KHK oder zerebraler Ischämie.
Symptomatik: Claudicatio intermittens (Leitsymptom), kritische Extremitätenischämie (CLI).
- **PAVK der unteren Extremitäten:** Stadieneinteilung nach Fontaine (Schaufensterkrankheit = Stadium II), Gehstreckenverkürzung, Ruheschmerzen, akrale Nekrosen.
  Diagnostik: Dopplerdrucke, Perfusionsverschlussdruckindex (ABI), Laufbandtest, intraarterielle Katheterangiographie (Goldstandard), MR-Angiographie.
  Therapie:
  - Konservativ: Gehtraining, Behandlung der Risikofaktoren, Thrombozytenfunktionshemmer.
  - Endovaskulär/interventionell: PTA mit/ohne Stent bei kurzstreckiger Stenose/Verschluss.
  - Operativ: TEA, Bypass (Vene, Prothese) bei langstreckigen Verschlüssen, evtl. Amputation.
  - Begleitende Maßnahmen: differenzierte Wundtherapie, Antibiotika (vor allem Weichteilinfektionen), plastisch-rekonstruktive Maßnahmen, orthopädische Schuhversorgung, medikamentöse Begleittherapie (z. B. Prostaglandine).
- **PAVK der oberen Extremitäten**
  Symptomatik: Schmerzen, akrale Nekrosen, Subclavian-Steal-Syndrom.

6.2.6 Akute Extremitätenischämie

▪▪ **Definition**

Definition
Die akute Extremitätenischämie stellt eine plötzlich einsetzende arterielle Perfusionsstörung dar, die unbehandelt zum Gewebsuntergang und Gliedmaßenverlust führen kann.

Die akute Extremitätenischämie wird abgegrenzt von der **chronischen Extremitätenischämie** bei PAVK, die im Stadium III und IV zu einer **kritischen Extremitätenischämie** führen kann.

Akute Ischämie der unteren Extremitäten
▪▪ **Pathogenese**
50–70% aller akuten Ischämien der unteren Extremitäten werden durch **arterielle Embolien** verursacht, in >30% liegt eine akute **arterielle Thrombose** vor (◻ Tab. 6.10).

Arterielle Embolie 80–90% aller peripheren Embolien haben eine kardiale Ursache. Bei **absoluter Arrhythmie bei Vor-**

◻ **Tab. 6.10** Ursachen der akuten Extremitätenischämie

Kardiale Emboliequellen	Absolute Arrhythmie bei Vorhofflimmern
	Myokardinfarkt
	Klappenvitium/Klappenersatz
	Dilatative Kardiomyopathie
Nichtkardiale Emboliequellen	Aortenaneurysma
	Aneurysmen der A. iliaca, A. femoralis, A. poplitea
	Tumoren (Aortensarkom, Bronchialkarzinom sehr selten!)
	Paradoxe Embolie bei offenem Foramen ovale
Arterielle Thrombose	Arteriosklerotische Stenose (femoral, popliteal, iliakal, selten Aorta)
	Anastomosenstenosen nach Bypass-OP/Bypassverschluss
	Thrombosiertes Aneurysma (A. poplitea!, seltener A. femoralis)
	Restenosen nach PTA/Stent
Seltene und nichtatherosklerotische Ursachen	Entrapment-Syndrom der A. poplitea
	Knöcherne Verletzungen (Becken, untere Extremitäten)
	Dissektionen (Trauma, Aortendissektion)
	Iatrogene Läsionen (Repositionsmanöver, Hüftendoprothetik, etc.)
	Phlegmasia coerulea dolens (▶ Abschn. 6.3.5)
	Intraarterielle Injektion von Barbituraten, Zytostatika etc.
	Hyperkoagulopathien (Heparin-induzierte Thrombopenie HIT, AT III-Mangel, Protein-C-Mangel
	Ergotaminhaltige Präparate zur Therapie der Migräne (Ergotismus)

hofflimmern können Thromben aus dem linken Vorhof, besonders bei intermittierendem Vorhofflimmern, embolisieren. Beim **akuten Myokardinfarkt** kommt es in bis zu 5% zu einer arteriellen Embolie, zumeist innerhalb der ersten Tage/Wochen, bei Ausbildung großer akinetischer Myokardanteile oder eines Vorderwandaneurysmas auch im Intervall. Besonders gefährdet sind Patienten mit transmuralen Vorderwandinfarkten, bei denen sich in 30% Thromben im Bereich des Infarktareals bilden.

10–20% aller peripheren Thrombembolien werden durch **nichtkardiale Emboliequellen** verursacht (aorto-iliakale und periphere Aneurysmen). Aneurysmen und ulzerierende Läsio-

nen des aorto-iliakalen Abschnitts sind häufiger mit Mikroembolien (»blue toe syndrome«, »trash foot«) assoziiert. Seltene Ursachen sind: periphere Embolien durch Tumoren
(Bronchialkarzinom, Lungenmetastasen mit Anschluss an
den Lungenkreislauf, primäres Aortensarkom) sowie para-
doxe Embolien bei offenem Foramen ovale.

> **Die häufigsten Lokalisationen einer arteriellen Embo-
> lie sind die Femoralisbifurkation und die A. poplitea,
> seltener die Iliakal- und Aortenbifurkation.**

Arterielle Thrombose Aufgrund einer Zunahme der PAVK
wird die akute Extremitätenischämie in >30% durch eine arterielle Thrombose verursacht. **Arteriosklerotische Stenosen**
der distalen Aorta, A. iliaca, A. femoralis und A. poplitea,
Anastomosenstenosen nach Bypass-Operationen und erneute Stenosen nach PTA/Stent (entstanden durch myointimale
Proliferation) prädisponieren zur akuten Extremitätenischämie, insbesondere bei gleichzeitig vorliegender Herzinsuffizienz und Hypovolämie (Exsikkose, Polyglobulie).

Das akut thrombosierte **Aneurysma der A. poplitea** (häufig mit periokklusiver Embolie) stellt eine weitere, häufig nicht
erkannte Ursache einer akuten Extremitätenischämie dar. Bei
jüngeren Patienten kann ein Entrapment-Syndrom der
A. poplitea zur Stenose und akutem thrombotischen Verschluss führen (▶ Abschn. 6.2.8).

▪▪ Pathogenese

> **Während Haut und Subkutangewebe eine kom-
> plette Ischämie bis zu 24 h tolerieren können,
> zeigen Skelettmuskeln und periphere Nerven schon
> nach 4–6 h irreversible Schäden (Degeneration von
> Nervenfasern).**

Die **Ischämietoleranz** einer Extremität wird durch die Dauer
der Ischämie und durch die Lokalisation des Gefäßverschlusses, durch Ausmaß und Qualität vorbestehender Kollateralgefäße, durch das Herzminutenvolumen (»cardiac out-
put«) und die Blutviskosität definiert. Revaskularisierende
Maßnahmen können demnach auch nach Überschreiten eines
Zeitfensters von 4–6 h erfolgversprechend sein.

Bei einer kompletten Muskelischämie lassen sich im venösen Blut des betroffenen Beins deutlich erhöhte Konzentration von K^+, Laktat, Myoglobin und zellulärer Enzyme (LDH,
SGOT, Kreatinin-Phosphokinase) nachweisen. Als Ausdruck
des anaeroben Stoffwechsels kommt es zu einem signifikanten
Abfall des pH-Werts, zu einem Aussetzen der Na^+/K^+-Pumpe
und zur Rhabdomyolyse.

❶ Cave
**Diese metabolischen Veränderungen können
sowohl bei fortgeschrittener Extremitätenischämie
als auch nach erfolgter Revaskularisation schwere
systemische Komplikationen zur Folge haben (metabolische Azidose, Hyperkaliämie, Myoglobinurie
u. U. mit akutem Nierenversagen durch, Lungenversagen).**

Ursächlich sind hierbei u. a. freigesetzte O_2-Radikale, die zu
einer weiteren Schädigung von Zellmembranen und intrazellulären Strukturen mit konsekutiven Funktionseinschränkungen führen können (sog. **Reperfusionsschaden**).

▪▪ Symptomatik
Die klassischen Symptome einer akuten Extremitätenischämie wurden 1954 von Pratt in der sog. **P-Regel** zusammengefasst.

P-Regel der akuten Extremitätenischämie
- Plötzlich auftretender Schmerz (**pain**)
- Blasse Extremität (**pale**)
- Gefühlsstörung (**paraesthesia**)
- Pulsverlust (**pulselessness**)
- Motorische Störungen (**paralysis**)
- Bei fortgeschrittener Ischämie: allgemeine Erschöp-
  fung bis hin zur Schocksymptomatk (**prostration**)

Ein weiteres Leitsymptom ist die im Seitenvergleich **kühle Extremität**.

Die Höhe des Pulsverlustes lässt im Seitenvergleich auf die
Lokalisation der Gefäßokklusion schließen.

❶ Cave
**Ein erhaltener Puls schließt jedoch einen akuten
Verschluss nicht aus, da Pulsationen bei frischen
Thromben weitergeleitet werden können (sog. Auf-
laufpuls).**

Die Schwere einer akuten Extremitätenischämie wird nach
den TASC-Empfehlungen unter Berücksichtigung der Rever-
sibilität und der Prognose für das betroffene Bein einzelnen
Stadien zugeordnet (❏ Tab. 6.11, ❏ Abb. 6.46)

▪▪ Diagnostik
Nach Vollmar ist die Unterscheidung zwischen einer sog. blassen und einer sog. blauen Ischämie von prognostischer Bedeutung.

Die **blasse Ischämie** zeigt Leichenblässe, die Venen
sind kollabiert. Es liegt eine Blockade der arteriellen Strombahn vor ohne dass es im Bereich der Peripherie und des
venösen Abstroms zu einer Thrombose gekommen ist. Die
blasse Ischämie kann Stunden bis Tage anhalten, die Prognose für die betroffene Extremität ist bei adäquater Therapie
günstig.

Bei der **blauen (zyanotischen) Ischämie** liegt eine fleckförmige Blaufärbung der Extremität durchsetzt von blassen
Hautarealen vor. Dieses klinische Bild gilt als Hinweis auf eine
beginnende Stase der Perfusion im Bereich der Kapillaren und
des venösen Abstromgebiets. Kommt es nach Erheben und
Ausstreichen des Beins nicht zu einer Entfärbung und einem
Kollabieren der Venen kann von einer bereits (partiell) eingesetzten Stagnationsthrombose des Kapillarbetts und des venösen Gefäßschenkels ausgegangen werden, die Prognose ist
ungünstig. Differenzialdiagnostisch muss das Vorliegen einer

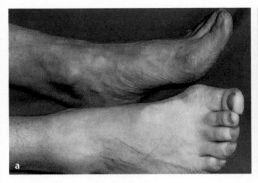

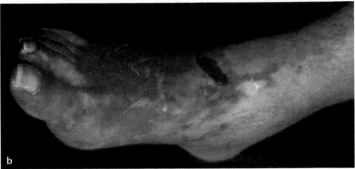

Abb. 6.46 Klinisches Bild der akuten Extremitätenischämie: **a** sog. blasse Ischämie und **b** sog. blaue Ischämie, irreversibel bei nicht erkannter Embolie in der A. poplitea, konsekutive Unterschenkelamputation

Tab. 6.11 Stadien der akuten Extremitätenischämie, adaptiert nach TASC 2007

	Stadium I	Stadium IIa	Stadium IIb	Stadium III
Prognose der Extremität	Nicht unmittelbar bedroht	Marginal bedroht bei sofortiger Therapie	Unmittelbar bedroht – sofortige Revaskularisation notwendig	Irreversible Ischämie
Sensorik	–	Minimal eingeschränkt (Zehen)	Eingeschränkt, Ruheschmerzen	Komplett aufgehoben
Motorik	–	–	Eingeschränkt	Komplett aufgehoben
Doppler-Signal				
Arteriell	Nachweisbar	Häufig nicht mehr nachweisbar	Nicht nachweisbar	Nicht nachweisbar
Venös	nachweisbar	Nachweisbar	Nachweisbar	Nicht nachweisbar

venösen Insuffizienz bedacht werden. **Spannungsblasen**, völliger **Verlust von Sensibilität und Motorik** und Übergang der **Paralyse** zu schmerzhaft gespannten und verdickten Muskelgruppen (ischämisches Muskelödem mit Rigidität) sind Zeichen des einsetzenden **irreversiblen ischämischen Gewebsuntergangs**.

> **Die klinische Differenzialdiagnose Embolie/Thrombose ist wichtig für das weitere diagnostische und therapeutische Vorgehen.**

Bei vorbehandelten Patienten (Gefäß-OP/Intervention) muss die Offenheit der Rekonstruktion überprüft werden (Sonographie) und geklärt werden, ob Antikoagulantien eingenommen worden sind (z. B. Absetzen des Marcumar vor geplantem Zahnersatz, Tab. 6.12).

Im Anschluss an die klinische Untersuchung erfolgen zunächst eine **Doppler-Sonographie** der peripheren Arterien sowie eine **Messung des Knöchelarteriendrucks**. Bei bekanntem oder vermutetem Aneurysma der A. poplitea muss eine Duplex-Sonographie angeschlossen werden. Wenn zeitlich vertretbar, sollte beim V. a. eine arterielle Thrombose eine **Angiographie** durchgeführt werden, um Verschlusslokalisation sowie Ein- und Ausstromverhältnisse objektivieren zu können.

> **Bei eindeutigen Zeichen einer Embolie kann auf eine Angiographie verzichtet werden.**

Angiographische Zeichen einer arteriellen Thrombose sind Gefäßverkalkungen in der Leeraufnahme, der Nachweis von Kollateralen und der Nachweis unregelmäßig konfigurierter atheromatöser Stenosen, Ulzera und Verschlüsse in benachbarten Gefäßregionen.

Die **Labordiagnostik** beinhaltet die Erfassung des kleinen Blutbildes, der Nieren-Retentionswerte, der Elektrolyte, der Thrombozytenzahl, des Fibrinogens, der partiellen Plasmathrombinzeit und des Quick-Wertes bzw. der INR. Weitergehende Untersuchungen können bei V. a. das Vorliegen einer Koagulopathie notwendig sein (Fibrinogen, AT III, Protein-C, Protein-S, HIT-Diagnostik).

■■ **Therapie**
❗ **Cave**
Die sofort zu veranlassenden Sofortmaßnahmen beinhalten das Tieflagern der betroffenen Extremität, die Anlage eines Wattestiefels (lokale Wärme) und die orale oder i.v.-Gabe von Analgetika (i.m.-Injektionen unbedingt vermeiden, um eine etwaige Thrombolysetherapie nicht unmöglich zu machen).

6

□ Tab. 6.12 Differenzialdiagnose arterielle Embolie vs. arterielle Thrombose

	Symptome
Arterielle Embolie	Plötzlicher Schmerzbeginn
	Kontralateral periphere Pulse tastbar
	Häufig schwere Ischämie
	Nachweis einer möglichen Emboliequelle (kardial)
	Z. n. peripherer Embolie
Arterielle Thrombose	Claudicatio intermittens bekannt (PAVK)
	Atherosklerose-Risikoprofil
	Z. n. arterieller Thrombose
	Z. n. Bypass-OP
	Z. n. PTA/Stent
	Aneurysma der A. poplitea/A. femoralis bekannt

Zur Prophylaxe weiterer Embolien und zur Vermeidung von Stagnationsthrombosen erhält der Patient 5.000 IU **Heparin** als Bolus. Danach wird Heparin in therapeutischer Dosierung appliziert (20.000–30.000 IU/24 h über Perfusor, PPT 40–60 sec. Alternative: niedermolekulares (NM)Heparin in therapeutischer Dosierung). Über einen peripheren Zugang wird zur Verbesserung der Rheologie physiologische NaCl-Lösung i.v. infundiert.

> **Das vorrangige Ziel der Rekanalisation eines akuten Gefäßverschlusses kann erzielt werden durch offen-chirurgische und durch endovaskuläre Verfahren.**

Beim klinischen Verdacht auf das Vorliegen eines embolischen Gefäßverschlusses wird mit Hilfe eines aufblasbaren Ballonkatheters (sog. **Fogarty-Katheter**) das betroffene Gefäß wieder eröffnet. Nach operativer Freilegung der A. femoralis in der Leiste, ggfs. in örtlicher Betäubung, können sowohl aorto-iliakale Embolien als auch Verschlüsse der femoro-poplitealen Gefäße behandelt werden (**Prinzip der indirekten Embolektomie**). Bei distalen embolischen Verschlüssen muss die A. poplitea operativ freigelegt werden, um die Unterschenkelarterien selektiv thrombektomieren zu können. Eine sehr gute Alternative kann hier die sog. **lokale Thrombolyse/Aspirationslyse** sein, bei der lokal thrombolytische Medikamente (Urokinase, r-TPA) über einen Angiographiekatheter in den Thrombus infiltriert werden und simultan thrombembolisches Material aspiriert werden kann. Die lokale Thrombolyse ist besonders erfolgreich bei akut verschlossenen Prothesen-Bypässen.

Definition

Beim akuten Leriche[2]-Syndrom handelt es sich um einen akuten, zumeist embolischen Verschluss der distalen Aorta, der mit einer schweren Ischämie der unteren Körperhälfte einhergeht (□ Abb. 6.47).

Die Patienten sind vital gefährdet und müssen notfallmäßig revaskularisiert werden. Der Eingriff erfolgt über beide Leisten, ggfs. auch über eine direkte Freilegung der Aorta (trans- oder retroperitoneal).

Bei der **akuten arteriellen Thrombose** besteht aufgrund einer vorbestehenden PAVK häufig eine kompensierte Ischämie (Stadium I, Stadium IIa). Nach Durchführung einer diagnostischen Angiographie kann in Abhängigkeit von der Verschlusslokalisation, etwaiger zuvor durchgeführter Rekonstruktionen (Bypass, PTA/Stent) sowie der Dauer und der Schwere der Ischämie eine individuell optimale Therapie veranlasst werden.

Therapieoptionen beim **längerstreckigen thrombotischen Verschluss** sind konventionelle operative Verfahren (konventionelle Thrombektomie, ggfs. mit intraoperativer Dilatation/Stent, Bypass-Anlage, Bypass-Thrombektomie bei akut verschlossenem Bypass u. a.). Eine Alternative ist insbesondere im Stadium I und Stadium IIa die kathetergeführte lokale Thrombolyse, ggfs. mit simultaner Aspiration, PTA und/oder Stentimplantation. Konventionelle operative Verfahren und endovaskuläre Verfahren können auch kombiniert simultan im OP durchgeführt werden (intraoperative Angiographie notwendig!).

Liegt eine **irreversible Extremitätenischämie** (Stadium III) vor und/oder ein septisch-toxisches Krankheitsbild aufgrund eines fortschreitenden Gewebeuntergangs (Rhabdomyolyse, ggfs. mit Nierenversagen, kardio-respiratorischer Insuffizienz, metabolischer Azidose etc.) muss notfallmäßig eine **primäre Oberschenkelamputation** vorgenommen werden (»life before limb«). Eine primäre Amputation ist ebenfalls indiziert bei bettlägerigen, moribunden Patienten.

■ ■ **Komplikationen**

Nach notfallmäßiger Revaskularisation muss der Patient intensiv-medizinisch überwacht werden. Rezidivembolien treten besonders häufig innerhalb der ersten Tage auf (Morbus embolicus). Die Letalität der akuten Extremitätenischämie liegt bei 5–20%. Bei ebenfalls etwa 20% der Patienten erfolgt primär oder nach erfolgloser Therapie eine Gliedmaßenamputation (Ober- oder Unterschenkelamputation).

Das **Kompartment-Syndrom** stellt eine besondere Komplikationsmöglichkeit dar: Nach erfolgter Revaskularisation kann es zu einem ausgeprägten postischämischem Weichteilödem des betroffenen Beins kommen mit Druckschädigung peripherer Nerven oder einer erneuten peripheren Perfusionsstörung. Man spricht dann von einem **sekundären** bzw. postischämischen Kompartment-Syndrom (□ Abb. 6.48). Besonders häufig ist nach einer akuten Ischämie die Tibialis-an-

---

2 Rene Leriche, franz. Chirurg, Lyon/Straßburg, 1879–1955

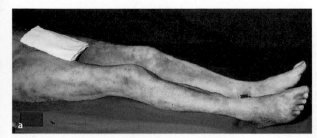

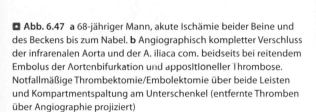

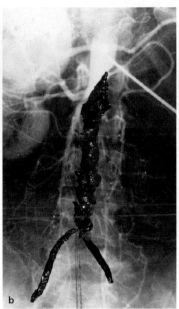

Abb. 6.47 a 68-jähriger Mann, akute Ischämie beider Beine und des Beckens bis zum Nabel. **b** Angiographisch kompletter Verschluss der infrarenalen Aorta und der A. iliaca com. beidseits bei reitendem Embolus der Aortenbifurkation und appositioneller Thrombose. Notfallmäßige Thrombektomie/Embolektomie über beide Leisten und Kompartmentspaltung am Unterschenkel (entfernte Thromben über Angiographie projiziert)

terior-Loge mit Gefährdung des N. peroneus profundus betroffen. Selten wird vor einer gefäßrekonstruktiven Maßnahme ein sog. **primäres** Kompartment-Syndrom beobachtet, das nach zunächst kompletter Ischämie durch eine spontane partielle Rekanalisation entsteht.

Ein postischämisches Kompartment-Syndrom wird durch eine offene Faszienspaltung (Dermato Fasziotomie) des betroffenen Kompartments behandelt.

> ! **Cave**
> Unbehandelt droht ein irreversibler Nervenschäden mit erheblicher Funktionseinschränkung, z. B. Fußheberschwäche/Spitzfuß bei einer Parese des N. peroneus profundus.

■■ **Nachbehandlung**
Nach einer kardialen Embolie muss auf Dauer eine Therapie mit **Antikoagulanzien** erfolgen (Marcumar oder NM-Heparin in therapeutischer Dosierung). Bei PAVK wird als Basistherapie Aspirin 100 mg täglich oder Clopidogrel empfohlen.

Akute Ischämie der oberen Extremitäten

■■ **Pathogenese**
Die akute Ischämie der oberen Extremität ist zu 90% durch **kardiale Embolien**, selten durch Embolien aus Subklaviaaneurysmen verursacht. Sehr selten liegt ein thrombosiertes Subklaviaaneurysma oder ein akuter Verschluss, insbesondere der linken A. subclavia bei der Aortendissektion vor.

■■ **Symptomatik**
Nach kurzzeitiger kritischer Durchblutung stellen sich die meisten Patienten mit kompensierter Ischämie vor. Aufgrund der ausgezeichneten Kollateralisationsmöglichkeiten der obe-

ren Extremität und der geringeren Muskelmaße des Arms tritt eine komplette Ischämie nur dann auf, wenn es auch zu peripheren Embolien in der Hohlhandbogen oder die Digitalarterien gekommen ist.

■■ **Diagnostik**
Die klinische Untersuchung beinhaltet die Überprüfung der **kapillaren Perfusion** der Finger sowie die Überprüfung der **Sensomotorik** der Hand. Die Erhebung des **Pulsstatus** der A. axillaris, der A. brachialis, A. cubitalis, der A. radialis und der A. ulnaris dient zur Bestimmung der Verschlusslokalisation. Ein kontralateral unauffälliger Pulsstatus sowie das Vorliegen von Herzrhythmusstörungen sprechen für eine kardiale Embolie. **Dopplersonographisch** lässt sich ebenfalls die Verschlusslokalisation sichern, duplexsonographisch sollte das Vorliegen eines Subklaviaaneurysmas ausgeschlossen werden. Auf eine präoperative Angiographie kann bei einer arteriellen Embolie mit typischer Anamnese verzichtet werden.

■■ **Therapie**

> ❯ Die **Embolektomie/Thrombektomie ist die Methode der Wahl.**

Eine konservative Therapie ist aufgrund der exzellenten Behandlungsergebnisse der OP und der niedrigen Komplikationsrate nur bei multimorbiden Patienten oder länger zurückliegender, gut kompensierter Ischämie zu erwägen. Bei kardialer Embolie müssen die Patienten antikoaguliert werden.

Die Freilegung der **Ellenbeugenarterie** erfolgt in Lokalanästhesie. Von hier aus kann sowohl eine proximale Embolektomie (Einstromsicherung) als auch eine selektiven Embolektomie aller 3 Unterarmarterien durchgeführt werden.

6

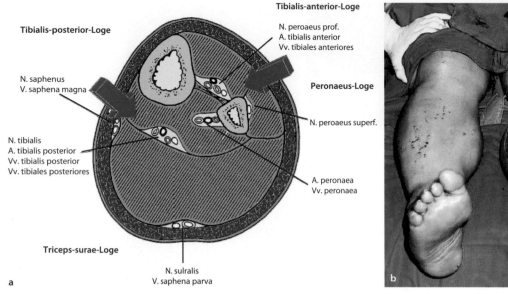

Tibialis-posterior-Loge

Tibialis-anterior-Loge

N. peroaeus prof.
A. tibialis anterior
Vv. tibiales anteriores

N. saphenus
V. saphena magna

Peronaeus-Loge

N. tibialis
A. tibialis posterior
Vv. tibialis posterior
Vv. tibiales posteriores

N. peroaeus superf.

A. peronaea
Vv. peronaea

Triceps-surae-Loge

N. sulralis
V. saphena parva

a

b

Abb. 6.48 a Prinzip der Kompartmentspaltung am Unterschenkel. **b** Intraoperativer Situs nach Faszienspaltung aller 4 Kompartimente bei einem 32-jährigen Patienten, der im Schneidersitz bewusstlos (Drogenabusus) und mit einer massiven Schwellung aufgefunden worden war. Im Rahmen einer schweren Ischämie sollte zumindestens die Tibialis-anterior-Loge eröffnet werden

In Kürze

Akute Ischämie der oberen und unteren Extremitäten
Arterielle Embolien und Thrombosen. Sonderform: akutes Leriche-Syndrom (akuter distaler Aortenverschluss).
Symptomatik: P-Regel (pain, pale, paraesthesia, pulselessness, paralysis, prostration), Auflaufpuls. Blasse oder blaue (zyanotische) Ischämie, Spannungsblasen (Cave: irreversibler ischämischer Gewebsuntergang).
Diagnostik: Dopplersonographie, Angiographie, Labor.
Therapie: Tieflagern der betroffenen Extremität, Wattestiefel, Analgetika (keine i.m.-Injektionen!), (indirekte) Embolektomie/Thrombektomie, Bypass, Thrombolysetherapie. Bei septisch-toxischem Krankheitsbild evtl. notfallmäßig primäre Oberschenkelamputation (life before limb).
Komplikationen: Kompartmentsyndrom, erneute Embolie (Morbus embolicus).
Nachbehandlung: Antikoagulanzien, Thrombozytenfunktionshemmer.

6.2.7 Periphere arterielle Aneurysmen

■■ Lokalisation

Häufigste Lokalisation peripherer Aneurysmen sind die **A. poplitea** sowie die **A. femoralis communis** und **superficialis** (**Abb. 6.49**). Ein bilaterales Vorkommen der Aneurysmen wird in Autopsiestudien in >35% beschrieben. Zu etwa 30% sind diese Aneurysmen mit dem Auftreten von infrarenalen AAA korreliert. Aneurysmen der distalen **A. subclavia** können auf dem Boden einer poststenotischen Dilatation im Rahmen einer kostoklavikulären Enge entstehen (**Tab. 6.13**).

Gefahren der peripheren Aneurysmen
— Embolischer Verschluss der Ausstrombahn, wobei der im Aneurysma bildende Randthrombus als Emboliequelle gilt
— Thrombose des Aneurysmas mit begleitender Ischämie des zu versorgenden arteriellen Stromgebietes

■■ Diagnostik

Die Diagnosestellung des Aneurysmas erfolgt mit Hilfe der **Duplex-Sonographie**, die eine weitgehende exakte Bestimmung der Aneurysmagröße, des durchflossenen Lumens und des vorliegenden Thrombussaums zulässt. Neben der klinischen Beurteilung der arteriellen Durchblutung der betroffenen Extremität mit Erhebung der schmerzfreien Gehstrecke, des Pulsstatus und des Perfusionsverschlussdruckindex ist die Durchführung einer **Angiographie** (DSA oder MRA) zur Beurteilung des arteriellen Ausstroms obligatorisch.

■■ Therapie

Die operative Versorgung erfolgt durch Ausschaltung des Aneurysmas und Interposition einer Gefäßprothese oder eines Venensegments. An der unteren Extremität erfolgt dies vorzugsweise mit autologen Bypassmaterialien. Im Bereich der oberen Extremität kann auch alloplastisches Material ver-

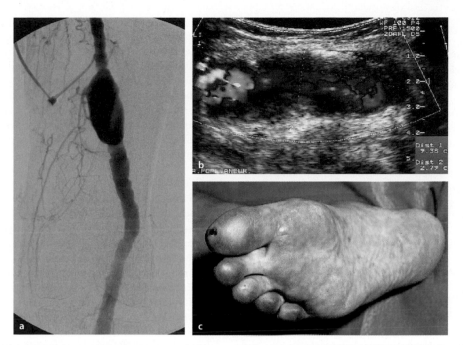

▫ Abb. 6.49 72-jähriger Patient mit teilthrombosiertem, embolisierendem Aneurysma der A. poplitea rechts, Durchmesser 2,8 cm. **a** Präoperative Angiographie, **b** Duplex-Sonographie der rechten Kniekehle, **c** klinisches Bild mit Mikroembolien in rechter Zehenreihe (sog. Blue-toe-Syndrom), Therapie durch Anlage eines femoro-poplitealen Veneninterponats

▫ Tab. 6.13 Ätiologie arterieller Aneurysmen

Degenerativ	Atherosklerose	>90%
	Sekundäre Expansion nach Aortendissektion	–
Mechanisch	Anastomosenaneurysma nach prothetischem Gefäßersatz	<10%
	Poststenotisch	–
	Traumatisch	–
Angeborene Texturstörungen der Gefäßwand	Marfan-Syndrom	Selten
	Ehlers-Danlos-Syndrom	–
	Zystische Medianekrose, Erdheim-Gsell	–
Entzündlich	Bakteriell (mykotisch = historischer Begriff)	Selten
	Syphilis (Mesaortitis luetica)	–
	Inflammatorisch	–
Vaskulitis/Arteriitis	Lupus erythematodes, Takayashu-Arteriitis	Sehr selten
	Polyarteriitis nodosa, Morbus Behçet	–

wandt werden. Poplitealaneurysmen sollten ab einem Querdurchmesser von 2,2 cm elektiv therapiert werden, da distale Embolien subklinisch stattfinden können und hierdurch der sog. arterielle run-off schrittweise verschlechtert wird.

Aneurysmen der **extrakraniellen A. carotis** sind selten. Die operative Behandlung erfolgt üblicherweise durch Anlage eines Venen- oder Protheseninterponats. Eine seltene Sonderform ist ein **Aneurysma spurium** nach Karotisdissektion. Ein derartiges falsches Aneurysma kann deutlich oberhalb der Karotisbifurkation liegen und dann operativ schwierig zu behandeln sein. Bei symptomatischen Patienten (zerebrale Embolie, zerebrale Perfusionsminderung) kann heute die Implantation eines Stents erwogen werden (interdisziplinäres Konsil!).

Aneurysmen der **Viszeralarterien** und der **Nierenarterien** sind sehr selten. Eine Behandlungsindikation gibt es bei symptomatischen Aneurysmen (Embolisation) und bei deutlicher Größenzunahme >3 cm Querdurchmesser (Rupturgefahr).

> **In Kürze**
>
> **Periphere arterielle Aneurysmen**
> Fusiform, sakkiform, echtes oder falsches Aneurysma,
> meist durch Arteriosklerose, selten mykotische Aneurysmen.
> **Lokalisationen:** A. poplitea, A. femoralis communis, selten: A. subclavia, A. carotis, Viszeralgefäße, A. renalis.
> **Diagnostik:** klinische Beurteilung, Duplex-Sonographie,
> Angiographie (DSA oder MRA), CT-Angiographie.
> **Therapie:** operative Versorgung durch Ausschaltung des
> Aneurysmas und Interposition einer Gefäßprothese oder
> eines Venensegments (V. saphena magna).

6.2.8 Kompressionssyndrome

Kompressionssyndrom der oberen Thoraxapertur

■■ Definition

Das neurovaskuläre Kompressionssyndrom der oberen Thoraxapertur kann zu einer Affektion der A. subclavia und/oder des Plexus brachialis (**Thoracic-outlet-Syndrom, TOS**) oder aber zu einer Behinderung des venösen Einstroms mit Phlebothrombose (**Thoracic-inlet-Syndrom, TIS**) führen.

■■ Pathogenese

Auch beim Gesunden liegt zwischen 1. Rippe und Klavikula (d. h. im Übergangsbereich vom Thorax in den extrathorakalen Raum) eine anatomisch bedingte Enge für A. und V. subclavia und Plexus brachialis vor. Eine weitergehende Verengung kann verschiedene Ursachen haben.

In ca. 10% liegt als überzählige Rippe eine sog. **Halsrippe** (ausgehend vom 7. Halswirbelkörper) vor, die zu einer Kompression des Plexus brachialis und/oder der A. subclavia führt. Eine Kompression des Gefäßnervenbündels kann auch durch den M. scalenus anterior (Krafttraining?), seltener durch den M. scalenus minimus verursacht werden. Etwas weiter distal kann die Sehne des M. pectoralis minor bei Elevation des Arms zu einer Gefäß-Nerven-Kompression führen (sog. **Pectoralis-minor-Syndrom oder Hyperabduktionssyndrom**). Weitere seltene Ursachen sind: Exostosen, Fusionen zwischen Rippen, überschießende Kallusbildung nach Klavikulafrakturen. Eine falsche Körperhaltung mit unzureichend aufgerichtetem Oberkörper verstärkt die physiologische Enge zwischen 1. Rippe und Klavikula.

■■ Symptomatik

> **Vaskuläres Leitsymptom einer kostoklavikulären Enge ist der Kraftverlust insbesondere bei Überkopfarbeiten.**

Seltener kommt es zu einer **akuten Ischämie** aus einem poststenotischen Subklavia-Aneurysma oder einem akuten Verschluss der A. subclavia. Eine akute Einstrombehinderung (Thoracic-inlet-Syndrom) durch eine Phlebothrombose der A. subclavia (Paget[3]-von-Schrötter[4]-Syndrom) ist gekennzeichnet durch eine akute Armschwellung mit sehr rascher Ausbildung eines im Schulterbereich unter der Haut erkennbaren venösen Kollateralkreislaufs.

Eine **Kompression des Plexus brachialis** kann ebenfalls zu einer Armschwäche, gelegentlich auch zu Sensibilitäts- und motorischen Einschränkungen führen. Einige Patienten klagen zusätzlich über schwierig zu lokalisierende Schulter-Arm-Schmerzen.

■■ Diagnostik

Bereits inspektorisch und palpatorisch lassen sich im Seitenvergleich Unterschiede in Armumfang, Hautkolorit, Hauttemperatur sowie Sensibilität und Kraft erfassen. Obligatorisch ist die Durchführung des **Adson-Tests[5]** mit Abduktion des Oberarms über die horizontale und Dorsalflexion des Halses mit Wendung zur betroffenen bzw. zur kontralateralen Seite. Ein alleiniger Pulsverlust ist allerdings nicht beweisend für das Vorliegen einer kostoklavikulären Enge!

In der konventionellen **Röntgenaufnahme** der oberen Thoraxapertur kann eine knöcherne Halsrippe erkannt werden (in seltenen Fällen liegt nur ein bindegewebiges Rudiment vor). Prinzipiell sollte eine **MR-Angiographie** in Neutralstellung und Hyperabduktion durchgeführt werden, bei venöser Problematik eine **Phlebographie** des betroffenen Arms. Eine Affektion des Plexus brachialis erfordert eine differenzierte neurologische Untersuchung (Differenzialdiagnosen u. a. Sulcus-ulnaris-Syndrom, Karpaltunnelsyndrom). Bei unklaren Befunden oder V. a das Vorliegen eines Subclavia-Aneurysmas sollte eine CT-Angiographie veranlasst werden.

■■ Therapie

Patienten mit leichten Symptomen und fehlendem Nachweis bereits eingetretener vaskulärer Läsionen oder neurologischem Defizit können zunächst konservativ mittels Physiotherapie behandelt werden. Krafttraining der oberen Extremitäten muss vermieden werden.

> **Beim Vorliegen struktureller Läsionen (arterielle Stenose, Aneurysma, Venenthrombose, Plexusläsion) oder persistierenden Beschwerden ist die Resektion der 1. Rippe (ggfs. mit Resektion einer Halsrippe) die Methode der Wahl.**

Die Resektion der 1. Rippe erfolgt über einen transaxillären Zugang (alternativ auch von supraklavikulär). Läsionen der A. subclavia können simultan behandelt werden (endovaskulär, Bypass, Interponat bei Aneurysma). Eine venöse Thrombektomie ist nur bei dem extrem seltenen Fall einer **Phlegmasia coerulea dolens** am Arm angezeigt. Während arterielle Symptome hierdurch sehr gut behandelt werden können, wird eine

---

3 Sir James Paget, Chirurg, London, 1814–1899
4 Leo Ritter von Schroetter-Kristelli, Internist und Laryngologe, Wien, 1837–1908
5 Alfred W. Adson, Neurochirurg, Rochester, 1887–1951

vorbestehende neurologische Symptomatik nicht immer gebessert.

■ ■ Komplikationen

In 10–20% kommt es zu überwiegend passageren, intraoperativen Nervenläsionen im Bereich des Plexus brachialis oder sensibler Nerven im Bereich der Thoraxwand (Hakenzug!).

Entrapment-Syndrom der A. poplitea

■ ■ Pathogenese

Das Entrapment-Syndrom der A. poplitea, ist eine häufige Ursache einer Claudicatio intermittens bei jüngeren Patienten.

Bei Belastung der Wadenmuskulatur (insbesondere Plantarflexion) kommt es zu einer ausgeprägten Kompression der A. poplitea. Ursächlich sind abnormal verlaufende Muskel- oder Sehnenzügel, ein hypertrophierter medialer Kopf des M. gastrocnemius oder M. soleus (selten). Klassisch ist die angeborene Lageanomalie der A. poplitea, die sich um den medialen Kopf des M. gastrocnemius herumschlingt. Da die Fossa poplitea bei kräftiger Muskulatur auch beim Gesunden eine relative anatomische Enge darstellt, ist ein isolierter Pulsverlust bei maximaler Plantarflexion/Dorsalflexion noch nicht beweisend für ein popliteales Entrapment-Syndrom.

■ ■ Diagnostik

Erster Schritt ist die Erhebung des Pulsstatus im Seitenvergleich in Ruhe und bei Belastung (Plantarflexion, Dorsalextension). Diese Untersuchung wird dopplersonographisch unter Bestimmung des ABI beidseits (Ruhe/Provokation) wiederholt. Die Objektivierung der Verdachtsdiagnose erfolgt mit Hilfe der FKDS (farbkodierten Duplex-Sonographie) und einer Angiographie (z. B. MR-Angiographie) in Ruhe und nach Provokation.

■ ■ Therapie

> **Die operative Freilegung und Entlastung der A. poplitea über einen dorsalen Zugang stellt die Therapie der Wahl dar.**

Hierbei werden die komprimierenden Strukturen durchtrennt und ggfs. Teile des M. gastrocnemius reseziert. Liegen bereits vaskuläre Läsionen (Stenose, Verschluss, Aneurysma) vor, ist die Anlage eines Veneninterponats angezeigt.

In Kürze

Kompressionssyndrome
- **Kompressionssyndrom der oberen Thoraxapertur:** neurovaskulär, Halsrippensyndrom, kostoklavikuläre Enge.
  Symptomatik: Schwäche bei Überkopfarbeiten, Plexusirritationen mit unspezifischen Armschmerzen und Dysästhesien, Axillarvenenthrombose (Paget-von-Schroetter-Syndrom).

▼

Diagnostik: vergleichende klinische Untersuchung, Adson-Test, Angiographie, CT, fachneurologische Untersuchung.
Therapie: Je nach Schweregrad der Ausfälle: Krankengymnastik bzw. chirurgische Behandlung (transaxilläre Resektion der 1. Rippe, thorakoskopische Sympathektomie).
- **Entrapment-Syndrom der A. poplitea**
  Symptomatik: Claudicatio intermittens, besonders bei jüngeren Männern.
  Diagnostik: Pulsstatus bei Provokationsstellungen, Duplex-Sonographie, Angiographie.
  Therapie: operative Entlastung der A. poplitea, ggfs. Gefäßrekonstruktion mittels Venen-Interponat.

6.2.9 Funktionelle Durchblutungsstörungen

■ ■ Definition

Der Begriff funktionelle Durchblutungsstörungen umfasst eine heterogene Gruppe vasospastischer und (seltener) vasodilatativer Durchblutungsstörungen im Bereich der kleinen Finger- und Zehenarterien.

> **Definition**
> Beim **primären Raynaud-Syndrom**[6] kommt es zu durch Kälte, Feuchtigkeit oder Nikotinabusus ausgelösten, plötzlich einsetzenden Vasospasmen im Bereich der Fingerarterien.

Klinisch imponiert das Krankheitsbild mit einer 10–5 min anhaltenden und gelegentlich sehr schmerzhaften Leichenblässe der betroffenen Finger (Digitus mortuus), gefolgt von zyanotisch verfärbter Haut und massiver Rötung als Ausdruck einer ausgeprägten reaktiven Hyperämie. Junge Frauen mit eher niedrigem Blutdruck sind am häufigsten betroffen.

> **Definition**
> Das **sekundäre Raynaud-Syndrom** ist die Folge kleiner und kleinster peripherer Embolisationen und lässt sich in Verschlüssen digitaler Arterien angiographisch nachweisen.

Auch Systemerkrankungen, vor allem Sklerodermie und Lupus erythematodes, können zu multiplen peripheren Arterienverschlüssen im Sinne eines sekundären Raynaud-Syndroms führen. Klinisch imponieren schwere akrale Durchblutungsstörungen, ggfs. unter Ausbildung sehr schmerzhafter Nekrosen (■ Abb. 6.50).

---

6 Maurice Raynaud, Internist, Paris, 1834–1881

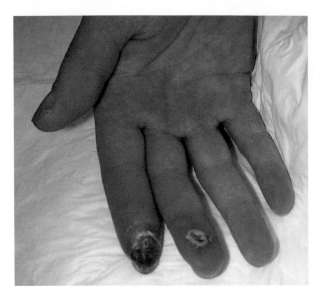

◘ Abb. 6.50 29-jährige Patientin mit akralen Nekrosen rechts. Anamnestisch i.v.-Drogenabusus. Verdacht auf Kollagenose. Therapie: Thorakoskopische Sympathektomie, trockene Wundbehandlung

---
Definition

Pernionen (Frostbeulen) sind die Folge schwerer akraler Kälteschäden.

Auch hier liegt eine Perfusionsstörung kleiner distaler Arterien vor. Klinisch bestehen Kälte- und Druckempfindlichkeit sowie chronische Schmerzen. Komplikationen sind Blasenbildung und Ulzera.

Definition

Bei der **Akrozyanose** kommt es bei Kälteexposition zu zyanotischen akralen Verfärbungen an Händen und Füßen, gelegentlich auch an Ohren und Nase.

Betroffen sind fast ausschließlich junge Frauen mit niedrigem Blutdruck. Im Gegensatz zum Raynaud-Syndrom treten keine Vasospasmen auf, sondern eine Stase im venöskapillären Abschnitt (Kapillarmikroskopie). Trophische Störungen sind extrem selten. Die Therapie ist rein symptomatisch, die Symptome verlieren sich mit zunehmendem Alter.

Definition

Bei der **Erythromelalgie** handelt es sich um eine sehr seltene Form funktioneller Durchblutungsstörungen mit einer erhöhten akralen Durchblutung.

Klinisch imponieren brennende, schmerzhafte Sensationen im Bereich der Füße oder Hände. Wärme verstärkt die Beschwerden. Typisch ist eine intensive Rötung.

■■ Therapie
Die Therapie funktioneller Durchblutungsstörungen beinhaltet zunächst die Vermeidung extern auslösender Noxen (Kälte, Feuchtigkeit, Nikotin). Pharmakologisch kommen lokal oder systemisch vasodilatatorisch wirksame Medikamente zum Einsatz (Nitro-Präparate, Kalziumantagonisten). Liegen trophische Störungen vor, wird mittels DSA die akrale Perfusion überprüft und mittels i.a.-Gabe von Vasodilatatoren die lokale Perfusionsreserve überprüft. Mit Hilfe einer thorakoskopisch durchgeführten thorakalen Sympathektomie der Ganglien Th2–5 kann eine dauerhafte Vasodilatation erzielt werden. Amputationen im Finger- und Handbereich, stellen eine Ultima Ratio dar.

> **In Kürze**
>
> **Funktionelle Durchblutungsstörungen**
> **Raynaud-Syndrom:** anfallsweise typische Farbveränderung der Akren, symmetrisch oder asymmetrisch (sekundäre Raynaud-Krankheit bei anderen Erkrankungen oder z. B. Migränemitteln), Pernionen.
> **Therapie:** prophylaktische Maßnahmen, Vasodilatanzien, evtl. thorakoskopische thorakale Sympathektomie.

6.2.10 Vaskulitiden

Definition

Bei einer Vaskulitis handelt es sich um eine primär oder sekundär auftretende entzündliche Erkrankung der Blutgefäße, die systemisch oder lokal auftreten kann.

■■ Klassifikation, Pathogenese
Je nach Größe der betroffenen Arterien werden Großgefäß-, Mittel- und Kleingefäßvaskulitiden unterschieden (Chapel-Hill-Klassifikation, 1992). Zumeist besteht eine enge Beziehung zu einer immunologischen Grundkrankheit (z. B. medikamentös-induzierte allergische Vaskulitis) oder zu Erkrankungen aus dem rheumatologischen Formenkreis (Schönlein-Henoch-Purpura, Wegenersche Granulomatose, Churg-Strauss Syndrom, rheumatoide Arthritis, Lupus erythematodes, Sjögren-Syndrom, Polyarteriitis nodosa, Kawasaki Syndrom u. a.).

Takayasu-Arteriitis

Definition

Die Takayasu-Arteriitis ist eine Großgefäßvaskulitis mit Befall des Aortenbogen und der hier abgehenden Gefäße, seltener auch der Pulmonalarterien.

Betroffen sind typischerweise junge Frauen, bei fortschreitender Entzündung kommt es zu Stenosen und Verschlüssen, gelegentlich zu einem Pulsverlust an den Armen (**Pulseless-disease**).

▪▪ Symptomatik, Diagnostik

Zum Krankheitsbild gehören allgemeine Symptome (Fieber, Nachtschweiß, Gewichtsverlust) und solche, die auf dem jeweiligen Perfusionsdefizit beruhen (Claudicatio, neurologische Symptome, arterielle Hypertonie bei Beteiligung der Nierenarterien). Die klinische Verdachtsdiagnose muss durch bildgebende Verfahren (DSA, CTA, MRA) bestätigt werden.

▪▪ Therapie

Therapeutisch kommen Antiphlogistika, Kortison und Immunsupressiva zum Einsatz, gefäßrekonstruktive Maßnahmen (PTA, Stent, Bypassverfahren) sind angezeigt bei bedrohlichen Perfusionsstörungen und/oder erfolgloser konservativer Therapie.

Arteriitis temporalis (Horton-Riesenzellarteriitis)

▪▪ Definition

Die **Arteriitis temporalis** ist eine zumeist jenseits des 50. Lebensjahres auftretende Vaskulitis, die häufig assoziiert ist mit einer **Polymyalgia rheumatica**. Die Riesenzellarteriitis gehört zu den Kopfschmerzerkrankungen, die eine sofortige medikamentöse Therapie mit **Kortison** erfordern, um Komplikationen zu vermeiden.

❗ Cave

Unbehandelt droht etwa ein Drittel der Betroffenen zu erblinden.

▪▪ Symptomatik, Diagnostik

Weitere Krankheitszeichen sind: Müdigkeit, Abgeschlagenheit, Nachtschweiß, Gewichtsverlust, Ohren-, Zahn-, Hals- und Rachenschmerzen, Muskelschmerzen und Bewegungseinschränkungen im Bereich des Schultergürtels und Morgensteifigkeit von mehr als 1 Stunde. Oft zeigt sich eine **druckschmerzhafte, lokal verdickte A. temporalis.**

Typische Laborzeichen sind eine stark erhöhte Blutsenkung (Sturzsenkung) sowie ein deutlich erhöhtes C-reaktives Protein (CRP).

Thrombangiitis obliterans (TAO, Morbus Winiwarter-Buerger)

▪▪ Definition

Bei der TAO kommt es zu einer chronischen Entzündung des Endothels in Venen (Thrombophlebitis migrans und saltans) und kleinen und mittleren Arterien. Betroffen sind typischerweise <40-jährige Männer, mit suchtartigem Nikotinabusus.

▪▪ Symptomatik

Es kommt zu chronischen Verschlüssen im Bereich der Unterschenkel- und Fußarterien sowie des Unterarms und der Hände. Typisch sind angiographisch nachweisbare korkenzieherartige kleinste Kollateralgefäße. Atherosklerotische Wandveränderungen fehlen. Die Patienten werden typischerweise erst im Stadium der kritischen Extremitätenischämie vorstellig mit akralen Nekrosen oder Ulzera.

▪▪ Therapie

Therapeutisch gilt ein absolutes Nikotinverbot, die Gabe von Thrombozytenfunktionshemmern und Antiphlogistika (ggfs. inkl. Kortikosteroiden) und Prostanoiden. Gefäßrekonstruktive Maßnahmen sind nur sinnvoll, wenn größere Arterien (z. B. A. femoralis) betroffen sind. Ultima Ratio ist die Durchführung einer Grenzzonen- oder Extremitätenamputation.

In Kürze

Vaskulitiden

- **Thrombendangitis obliterans (TAO, Morbus Winiwarter-Buerger):** rezidivierende Phlebitiden, Labor, Angiographie, suchtartiger Nikotinabusus.
Therapie: absolutes Nikotinverbot, Thrombozytenaggregationshemmer, Kortikoide, Immunsuppressiva. Operative Möglichkeiten: lumbale oder thorakale Sympathektomie.
- **Aortenbogensyndrom (Takayasu-Syndrom, Pulseless-disease):** allgemeine Symptome, Prepulseless-Phase, Pulseless-Phase, kardiale Mitbeteiligung und Nierenarterienbefall.
Therapie: Kortikoide, Kombination mit Vasodilatatoren und Salizylaten. revaskularisierende Maßnahmen.
- **Arteriitis temporalis:** mit Polymyalgia rheumatica assoziiert, Kopfschmerzen, Gewichtsverlust, Riesenzellarteriitis, Gefahr des Visusverlustes.
Diagnostik: Labor: BSG (sog. Sturzsenkung), CRP.
Therapie: bei klinischem Verdacht sofort Kortikosteroide, Antiphlogistika.

6.3 Erkrankungen der Venen

6.3.1 Primäre Varikosis

▪▪ Definition, Einteilung

> **Definition**
>
> Bei der primären Varikosis handelt es sich um eine degenerative Erkrankung der Venenwand im oberflächlichen Venensystem der Beine, bei der sich unter dem Einfluss verschiedenen Realisationsfaktoren (z. B. Schwangerschaften, Orthostasebelastung) im Laufe des Lebens in unterschiedlicher Ausprägung und Schweregrad Krampfadern (Varizen) entwickeln.

In Abhängigkeit vom jeweils betroffenen venösen Stromgebiet erfolgt bei der primären Varikosis eine morphologische Unterscheidung in

- Stammvarizen,
- Seitenastvarizen und
- Perforansvarizen.

◘ Tab. 6.14 Stadieneinteilung (Refluxstrecke der Stammvenen, modifiziert nach Hach 1994)

Vena saphena magna (VSM)	Stadium	Vena saphena parva (VSP)
Insuffizienz der Mündungsklappen	I	Insuffizienz der Mündungsklappen
Insuffizienz der Venenklappen mit retrogradem Blutstrom bis oberhalb des Knies	II	Insuffizienz der Venenklappen mit retrogradem Blutstrom bis zur Wadenmitte
Insuffizienz der Venenklappen mit retrogradem Blutstrom bis unterhalb des Knies	III	Insuffizienz der Venenklappen mit retrogradem Blutstrom bis zur Knöchelregion
Insuffizienz der Venenklappen mit retrogradem Blutstrom bis zur Knöchelregion	IV	–

Chirurgisch weniger relevant sind **Besenreiservarizen und retikuläre Varizen**, die aus kosmetischer Indikation einer Sklerosierungstherapie zugeführt werden können.

Im klinischen Alltag hat sich die am distalen Insuffizienzpunkt orientierte Stadieneinteilung der **Stammveneninsuffizienz der V. saphena magna/parva nach Hach** bewährt (◘ Tab. 6.14). Isolierte Seitenastvarizen sind selten, zumeist sind sie Folge einer Stammvenen- oder einer isolierten Perforansveneninsuffizienz.

Die am häufigsten betroffenen **Perforansvenen** sind nach ihren Erstbeschreibern oder ihrer Lokalisation benannt: Cockett I, II, III (im Bereich der hinteren Bogenvene ca. 6 cm, 13–14 cm, 16–17 cm oberhalb der Fußsohle), 24-cm-Perforansvene, Sherman und Boyd (unterhalb des Kniegelenkes), Dodd und Hunter (oberhalb des Kniegelenkes) sowie die dorsal gelegenen Gastroknemius-, Soleus- und peronealen Perforansvenen.

> **❯** In >70% aller Patienten mit primärer Varikose besteht eine familiäre Veranlagung.

Präsdisponierende Faktoren sind außerdem: Schwangerschaft, Übergewicht, stehende Tätigkeit.

Während Besenreiservarizen und Retikulärvarizen nur kosmetische Relevanz haben, kann die Stammvarikosis (◘ Abb. 6.51) der V. saphena magna (VSM) und/oder V. saphena parva (VSP) zu einer chronisch-venösen Insuffizienz führen.

▪ ▪ Diagnostik, Einteilung

Erster Schritt ist **klinische Untersuchung** am stehenden Patienten. Hierbei können inspektorisch und palpatorisch z. B. Hautveränderungen, druckdolente Faszienlücken (insuffiziente Perforansvenen) sowie eine etwaige Teilthrombosierung bzw. ein Reflux in der betroffenen Vene erfasst werden.

Apparative Standarduntersuchung ist die **farbkodierte Duplex-Sonographie**, mit deren Hilfe unter Valsalva-Provokation Klappeninsuffizienzen und Refluxstrecken sowie das tiefe Venensystem beurteilt werden können. Die aszendierende Pressphlebographie ist heute nur noch indiziert, wenn mit der Sonographie kein sicherer Befund erhoben werden kann.

Weitere funktionelle Untersuchungsverfahren (Lichtreflexionsrheographie, Venenverschlussplethysmographie u. a.) können notwendig sein, um eine bereits eingetretene sekundäre

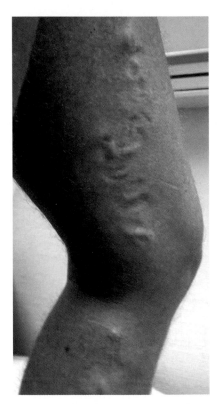

◘ Abb. 6.51 Stammvarikose der V. saphena magna bei einem 35-jährigen Mann. OP-Indikation

Insuffizienz des tiefen Venensystems im Sinne eines sog. Rezirkulationskreislaufs zu dokumentieren. In diesen Fällen muss auch nach erfolgreicher Exhairese oberflächlicher Varizen mit einer persistierenden Schwellneigung gerechnet werden.

Unbedingt notwendig ist die Erhebung des **peripheren Pulsstatus**. Bei gemischt arteriell-venösen Ulzera stehen dann Abklärung und Verbesserung der arteriellen Perfusion mittels Angiographie und ggf. arterieller Rekonstruktion im Vordergrund.

Die **Einteilung** der primären Varikosis orientiert sich am Beschwerdebild und dem individuellen Lokalbefund (◘ Tab. 6.15).

Tab. 6.15 Einteilung der klinischen Ausprägung einer Varikosis (Interdisziplinäre Leitlinie zur Diagnostik und Therapie der Krampfadererkrankung, 2010)

Grad	Klinische Ausprägung
1	Krampfadern. Keine (nennenswerten) Beschwerden; keine Komplikationen
2	Krampfadern. Beschwerden (Dysästhesien, Juckreiz, Schweregefühl, Spannungsgefühl, leichte Schwellneigung, Wadenkrämpfe, Schmerzen usw.); keine Komplikationen
3a	Krampfadern. Beschwerden (wie Grad 2, stärker ausgeprägt); Komplikationen: trophische Hautstörungen (Induration, Pigmentierungen, Dermatitis, Ekzem, Atrophie); Narbe eines Ulcus cruris, Varikophlebitis
3b	Krampfadern; Beschwerden (wie Grad 3a); Komplikationen (wie Grad 3a, stärker ausgeprägt); florides Ulcus cruris

Indikation zur Operation

Unbehandelt führt eine klinisch relevante Varikosis im Bereich der V. saphena magna und/oder V. saphena parva häufig zu Komplikationen (chronisches Ödem, trophische Hautveränderungen, Ulcus cruris, tiefe Leitveneninsuffizienz, Varikophlebitis). Wesentlicher pathogenetischer Faktor ist dabei die Störung der venösen Hämodynamik mit Entwicklung einer venösen Hypertension. Darüber hinaus besteht ein erhöhtes Risiko für das Auftreten einer tiefen Beinvenenthrombose, insbesondere im zeitlichen Zusammenhang mit dem Vorliegen einer Varikophlebitis und Varikothrombose.

Der Operation ist deshalb der Vorzug zu geben bei allen Formen der kompletten oder inkompletten Stammvarikosis der V. saphena magna oder V. saphena parva, bei Insuffizienz der Perforansvenen und großer Seitenäste, beispielsweise der V. saphena acc. lateralis. Eine OP-Indikation sollte immer dann erwogen werden, wenn hierdurch die zu erwartende Progression der Grundkrankheit gebremst und mögliche Komplikationen verhindert werden können.

> Die OP-Indikation ist immer gegeben, wenn klinisch relevante Symptome auftreten, wie Schwellung, Gefühl der Beinschwere, abgelaufene Varikophlebitis oder Varizenblutung.

Bei jüngeren Patienten ist eine Operation anzuraten, da die Komplikationsrate gering ist und die postoperativen Ergebnisse dauerhaft überzeugend sind. Bei älteren, an weiteren Erkrankungen leidenden Patienten sollte konservativ behandelt werden, falls die Kompressionstherapie tatsächlich konsequent verfolgt werden kann.

Therapie

Die Wahl des Behandlungsverfahrens erfolgt individuell. Invasive Varizeneingriffe können sowohl ambulant als auch stationär durchgeführt werden. Dabei darf der ambulante Eingriff für den Patienten kein zusätzliches Risiko im Vergleich zur stationären Versorgung darstellen. Die therapeutischen Möglichkeiten umfassen allein oder in Kombination:
- konservative Maßnahmen,
- Sklerosierungstherapie,
- endovenöse Verfahren,
- offene operative Verfahren.

Konservative Therapie/Prävention Grundsätzlich ist in jedem Stadium der Erkrankung eine konservative Therapie ohne Ausschaltung der Varizen möglich.

> Dabei ist zu beachten, dass der Effektivität konservativer Maßnahmen in bestimmten Situationen (z. B. bei alten und/oder multimorbiden Patienten) Grenzen gesetzt sind.

Keine der unten genannten konservativen Maßnahmen kann Varizen beseitigen oder deren Entstehung verhindern. Die konservative Therapie umfasst:
- Kompressionsverbände und -strümpfe,
- Physikalische Entstauungsmaßnahmen (manuelle Lymphdrainage, apparative intermittierende Kompression, Balneotherapie, Gefäßsport)

Sklerosierungstherapie (Verödung) Das Prinzip der Verödungsbehandlung besteht darin, durch Injektion einer gewebetoxischen Flüssigkeit einen lokalen Gefäßwandschaden zu erzeugen, der zu einer Obliteration und Fibrosierung der Varize führt.

Bei der **Flüssigsklerosierung** mit z. B. Polidocanol kommen kleinste Injektionskanülen zum Einsatz. Konzentration und Menge richten sich nach dem Kaliber der zu verödenden Vene. Die Flüssigsklerosierung kommt besonders bei Besenreisern, Retikulärvarizen und Seitenastvarizen zum Einsatz.

Bei der **Schaumsklerosierung** wird Raumluft oder eine Mischung aus Kohlendioxid und Sauerstoff verwendet (Verhältnis 1 Teil Flüssigkeit : 4 Teile Gas), um das Sklerosierungsmittel in der insuffizienten Vene zu verteilen. Das maximale Schaumvolumen pro Bein und Sitzung beträgt 10 ml. Die Schaumsklerosierung ist auch für insuffiziente Stammvenen und Seitenastvarizen geeignet.

Endovenöse thermische Verfahren Die endovenösen Verfahren werden in der Regel ohne zusätzliche Crossektomie durchgeführt. Mit der **Radiofrequenzobliteration (RFO)** und der **endovenösen Lasertherapie (ELT)** liegen 2 thermische Verfahren, die über entsprechende Behandlungssonden zu einer endovenösen Obliteration der insuffizienten Vene führen.

Praxisbox

Radiofrequenzobliteration (RFO), endovenöse Lasertherapie (ELT)
Bei beiden Verfahren werden über distal eingeführte Schleusen (Lokalanästhesie) spezielle Sonden in die be-
▼

troffene Stammvenen eingeführt. Unter sonographischer Kontrolle wird dann die Venenwand intraluminal auf ca. 120°C bei der RFO und 700°C bei der ELT erhitzt und dadurch die Vene von proximal nach distal obliteriert. Um das umliegende Gewebe vor thermischen Schäden zu schützen muss zuvor ein perivenöser Flüssigkeitsmantel (z. B. Tumeszenzlösung) angelegt werden.

Seltene Komplikationen: Induration oder Phlebitis der Stammvene, Ekchymosen, Hautverbrennung Thrombuspropagation am sapheno-femoralen/-poplitealen Übergang in das tiefe Venensystem mit Phlebothrombose und Lungenembolie.

Operative Therapie Das Prinzip der operativen Behandlung der primären Varikosis besteht in der Exhairese erkrankter Venenabschnitte. Hierdurch kommt es zu einer Unterbrechung des Refluxes mit dem Ziel der Normalisierung des venösen Abstroms über tiefe und oberflächliche Venen mit intakten Venenklappen und einer Unterbrechung einer pathologischen Rezirkulation venösen Blutes innerhalb variös veränderter Venen. Es sollen heute nur noch die erkrankten Venenabschnitte ober- und unterhalb des distalen und proximalen Insuffizienzpunktes entfernt werden (sog. stadiengerechte Exhairese).

Praxisbox

Crossektomie
Über einen kleinen Leistenschnitt erfolgt die Ligatur und Durchtrennung der V. saphena magna auf Höhe der Einmündung in die V. femoralis, inkl. der Unterbindung aller einmündenden Seitenäste (Prophylaxe des Crossenrezidivs!). Die Darstellung der Einmündung der V. saphena parva in die V. poplitea erfolgt über einen kleinen Schnitt in der Kniekehle (Bauchlage!). Sie kann technisch anspruchsvoll sein, da die »Parva-Crosse« anatomisch variabel angelegt ist. Aufgrund schlechterer Langzeitergebnisse im Vergleich zur Stripping-OP ist die alleinige Crossektomie der V. saphena magna oder V. saphena parva nur bei einer isolierten proximalen Klappeninsuffizienz (Stammvarikosis Stadium I) indiziert.

Praxisbox

Stripping der Stammvene
Das Standardverfahren zur Behandlung der Stammvarikosis folgt dem bereits 1907 beschriebenen Prinzip der Stripping-OP nach Babcock. Hierbei werden flexible Metall- oder Kunststoffsonden in die V. saphena eingeführt und unter palpatorischer Kontrolle in die Leiste bzw. Kniekehle vorgeschoben. Nach Durchtrennung der proximalen V. saphena magna wird der erkrankte Venenabschnitt komplett herausgezogen (Stripping). Zur Begrenzung des Eingriffs, zur Prophylaxe etwaiger Sensibilitätsstörungen im Innenknöchelbereich (N. saphenus!) und

▼

---

zur Präservation gesunder Venenabschnitte (evtl. notwendig für späteren Koronar- oder peripheren Bypass!) ist eine stadienadaptierte Stammvenenexhairese heutzutage Standard. Das Stripping kann prinzipiell ante- und retrograd erfolgen, wobei das Stripping nach distal nach Angaben einiger Autoren mit einer geringeren Rate an Sensibilitätsstörungen im Innenknöchelbereich assoziiert ist. Technische Weiterentwicklungen stellen das invaginierende Stripping und das Kryostripping dar.

Praxisbox

Perforansvenendissektion
Die Unterbindung kann in Kombination mit dem Venenstripping, als isolierter Eingriff in Lokalanästhesie über kleine separate Inzisionen oder aber videoassistiert als subfasziale endoskopische Perforansvenendissektion erfolgen (Cave: Nervenschäden).

Praxisbox

Seitenastexhairese (Mini-Phlebektomie)
Seitenastvarizen können über kleinste Stichinzisionen und kleine Häkchen exstirpiert und/oder ligiert werden (Varady-Technik). Eine Naht dieser kleinen Hautschnitte ist nicht notwendig, die Adaptation mit Klebestreifen führt zu einem sehr guten kosmetischen Ergebnis.

■■ **Rezidivvarikosis**

Unter dem Begriff Rezidivvarikosis werden Krampfadern verstanden, die nach einer zuvor erfolgten offenen oder endovaskulären Therapie aufgetreten sind. Beim sog. Crossenrezidiv liegt ein erneuter Reflux im Bereich eines zu lang belassenen Stumpfes der proximalen V. saphena magna oder über einen Seitenast der V. saphena magna vor. Einige Autoren diskutieren auch die Möglichkeit einer Rezidivvarikosis auf dem Boden einer Neoangiogenese im Bereich des V. saphena-magna-Stumpfes. Die Häufigkeit eines proximalen oder distalen Rezidivs nach erfolgter Stripping OP der V. saphena magna oder der V. saphena parva liegt, je nach Untersuchungszeitraum, bei 10–20%. Bei den meisten Patienten liegt jedoch kein Rezidiv im engeren Sinne vor, sondern ein Fortscheiten der Grundkrankheit. Die Indikationsstellung zur Behandlung von Rezidivvarizen orientiert sich an Lokalisation, Ausmaß und klinischem Beschwerdebild. Insbesondere in der Kniekehle kann eine Rezidiv-OP ein technisch aufwändiger Eingriff sein.

■■ **Nachbehandlung**

Alle Patienten mit OP-Dauer >30 min sollen perioperativ Low-dose-heparinisiert bis zur vollständigen Mobilisation bzw. Entlassung des Patienten aus der stationären Behandlung. Zur Vermeidung postoperativer Weichteilhämatome und -ödeme sowie zur Thromboseprophylaxe ist eine konsequente postoperative Kompressionstherapie (Kompressionsklasse II) über 1–3 Wochen entscheidend.

Komplikationen

Schwere Komplikationen sind in der Varizen-Chirurgie sehr selten: Tiefe Beinvenenthrombose, operationspflichtige Nachblutung, intraoperative Läsionen der A. femoralis/A. poplitea und/oder der V. femoralis/poplitea, versehentliches Stripping der tiefen Vene, Läsion des N. femoralis oder N. tibialis treten in einer Häufigkeit von max. 1:1.000–1:10.000 auf. Diffuse Weichteilhämatome werden vergleichsweise häufiger beobachtet. Die Häufigkeit von zumeist passageren Läsionen oberflächlicher Hautnerven (N. saphenus, N. suralis) kann durch ein distales Stripping, sowie durch das Belassen des distalen (ggfs. suffizienten) Anteils der V. saphena reduziert werden.

6.3.2 Sekundäre Varikosis

Definition

Von der primären Varikose ist die sekundäre Varikose zu unterscheiden, die auf dem Boden obliterierender Prozesse im tiefen Venensystem entstehen kann. Im Anschluss an eine Phlebothrombose besteht oft zusätzlich eine Insuffizienz der tiefen Venen (sog. Leitveneninsuffizienz), welche zu einer zusätzlichen Volumen- und Druckbelastung des venösen Systems führt.

Diagnostik, Therapie

Die Diagnostik entspricht derjenigen der primären Varikosis. Die Indikation zur operativen Therapie sollte ebenfalls im Sinne einer primären oder sekundären Prophylaxe des Ulcus cruris gegeben sein, sofern durch die Exhairese der Sekundärvarizen keine zusätzliche Beeinträchtigungen des kollateralen Abstroms zu erwarten ist. Diese Patienten müssen zumeist auch nach einer Varizenoperation auf Dauer mit Kompressionsstrümpfen behandelt werden.

In Kürze

Erkrankungen der Venen
Primäre Varikosis: verschiedene Varizentypen: Stammvenenvarizen (VSM, VSP, »Stammvarikose«), Perforansvarizen, Seitenastvarizen, Besenreiservarizen, Leitveneninsuffizienz betrifft tiefe Venen.
Symptomatik: Schwellneigung, Schweregefühl, Dysästhesien, trophische Hautstörungen (bis Ulcus cruris).
Therapie:
— Frühzeitige Behandlung sinnvoll. Kompressionsstrümpfe (Aufklärung des Patienten).
— Indikation zur Operation bei Stammvarikose, Perforansveneninsuffizienz, klinisch evidenten Beschwerden, Prophylaxe des Ulcus cruris.
— Operative Therapie: Crossektomie, mündungsnahe Ligatur der VSP, Stripping der Stammvene (OP nach Babcock), Perforansvenendissektion, Seitenastexhairese, Varady-Technik, alternative OP-Verfahren (Radiowellenobliteration, Lasertherapie).

▼

Komplikationen: selten, Blutungen, Sensibilitätsstörungen, Rezidivvarikose bei ca. 10% nach 5 Jahren.
Nachbehandlung: Frühmobilisation und Kompressionstherapie.

6.3.3 Chronisch-venöse Insuffizienz

Definition, Pathogenese

Definition

Die Summe der Erkrankungen infolge einer primären Varikosis und Phlebothrombose werden als chronisch-venöse Insuffizienz (CVI) bezeichnet.

Aus pathophysiologischer Sicht liegt eine chronische epi- und/oder subfasziale venöse Hypertonie ausgelöst durch eine primäre oder sekundäre Venenklappeninsuffizienz vor. Die Einteilung in klinische Schweregrade orientiert sich an Hautveränderungen im Knöchelbereich.

Epidemiologie, Symptomatik

Jedes Jahr werden in Deutschland ca. 30.000 Patienten mit einer Varikosis mit Ulzerationen stationär behandelt, hinzu kommen vermutlich deutlich mehr ambulante Patienten. Ein **Ulcus cruris venosum** ist Ausdruck einer fortgeschrittenen CVI. Insgesamt findet sich bei ca. 1% aller Erwachsenen ein florides oder abgeheiltes Ulcus cruris, welches in bis zu 80% auf dem Boden einer venösen Hypertonie entstanden ist. 60–80% der chronischen Ulzera, die nicht von alleine heilen, beruhen auf einem Ulcus cruris venosum. Nur 10–20% sind arteriell bedingt, etwa 10% sind gemischt arterio-venöse Ulzera, etwa 10% sind anderer Genese (Traumen, Infektionen). Die Rezidivhäufigkeit ist hoch.

Nach 2–15 Jahren bilden 40–60% der Patienten mit Thrombose ein **postthrombotisches Syndrom (PTS)** aus, in bis zu 10% der Fälle unter Ausbildung eines Ulcus cruris venosum. Phlebographisch ist nachzuweisen, dass die tiefen Beinvenen nur mäßig rekanalisiert und die Klappen deutliche geschädigt sind. Bei diesen Patienten sind Haut, Unterhaut, Faszien sowie Muskeln aufgrund einer dauerhaften Stauungshypoxie, gefolgt von einem **Kompartmentsyndrom** fibrosiert. Je nach Ausmaß der Erkrankung treten leichte Schwellungen, aber auch starke Beeinträchtigungen der Trophik in Form eines Stauungssyndroms am distalen Unterschenkel mit ggfs. zirkulären Ulzerationen auf.

Klassifikation der chronisch-venösen Insuffizienz
— Stadium I: Phlebödem und Corona phlebectatica
— Stadium II: trophische Störungen mit Dermatoliposklerose, Atrophie blanche u. a.
— Stadium III: florides oder abgeheiltes Ulcus cruris

◼◼ Diagnostik

Nach Anamnese und körperlicher Untersuchung erfolgt die apparative Diagnostik mit **Doppler- und Farbduplex-Sonographie**. Überprüft werden müssen:

- die Venenklappenfunktion des oberflächlichen und tiefen Venensystem,
- die Durchgängigkeit des oberflächlichen und tiefen Venensystems,
- nicht funktionsfähige Perforansvenen,
- Refluxstrecke.

Sollten die sonographischen Befunde nicht aussagekräftig genug sein, wird zur Klärung eine **aszendierende Pressphlebographie** durchgeführt. .

◼◼ Therapie

Die Grundprinzipien der **konservativen Therapie** gelten auch beim klinischen Vollbild einer CVI: langes Sitzen und Stehen vermeiden, Betätigung der Wadenmuskelpumpe (intensives Gehen, Laufen, Radfahren), Wärme (Sonne, Sauna) vermeiden, kalte Güsse und kaltes Abduschen der Beine sowie Kompressionsbehandlung. Der Druck sollte beim Gehen höher sein als in Ruhe. Am gebräuchlichsten sind Kompressionsstrümpfe oder -strumpfhosen der Klasse II (=23 mmHg), ggfs auch III (=32 mmHg).

Invasive Therapie Individuell abgestimmt kommen alle o. g. Verfahren zum Einsatz (Stripping der V. saphena magna, endovenöse Verfahren, Seitenastexhairese, Perforansvenendissektion). Die Therapie des Ulcus cruris beinhaltet lokale Kompression, chirurgisches Debridement und bei Vorliegen eines chronischen Kompartmentsyndroms auch Fasziotomie und Faszienresektion mit nachfolgender Hauttransplantation.

> **In Kürze**
>
> **Chronisch-venöse Insuffizienz (CVI)**
> Ursachen: primäre Varikose (80%), Z. n. Phlebothrombose (nach 2–15 Jahren. Corona phlebectatica paraplantaris, Stadium II: bleibende Ödeme, Dermatoliposklerose, Stadium III: Ulcera cruris, Gamaschenulkus.
> **Diagnostik:** Anamnese, körperliche Untersuchung, Sonographie, aszendierende Pressphlebographie.
> **Therapie:** Sitzen, Stehen und Wärme vermeiden. Gehtraining, Kompressionstherapie. Operative Entfernung der erkrankten Venen (Crossektomie, Saphenektomie, endoskopische Perforansdissektion, ggl. Verödung (Sklerosierung).

6.3.4 Thrombophlebitis/Varikophlebitis

◼◼ Definition

Bei einer **Thrombophlebitis** liegt eine schmerzhafte Entzündung oberflächlicher Venen vor mit konsekutiver Thrombosierung des Lumens. Liegt zusätzlich eine Varikosis vor, spricht man von einer **Varikophlebitis**.

Der Begriff **Phlebothrombose** bezeichnet Thrombosen in den tiefen Venen.

 Cave

Gelegentlich kommt es zu einer Thrombuspropagation von der V. saphena magna oder V. saphena parva (selten auch von insuffizienten Perforansvenen) in das tiefe Venensystem mit dem Risiko einer Lungenembolie.

Die bakterielle Superinfektion einer Thrombophlebitis mit klinischen Entzündungszeichen wird als **septische Thrombophlebitis** bezeichnet (häufig Staphylokokken).

Sehr lang einliegende i.v.-Katheter oder Ports können sich ebenfalls bakteriell infizieren.

◼◼ Symptomatik

Bei einer Thrombophlebitis kommt es zu einer schmerzhaften, druckdolenten Rötung und Schwellung der betroffenen oberflächlichen Vene. Konsekutiv tritt eine Thromboserung auf, die die Schmerzen noch verstärkt. Die Symptomatik bleibt zumeist lokal, Fieber und sonstige Infektzeichen treten nur ausnahmsweise auf.

> **Symptome der Thrombophlebitis/Varikophlebitis**
> - Geröteter und druckschmerzhafter oberflächlicher Venenstrang
> - Lokale Schwellung
> - Lokale Überwärmung
> - Selten: Fieber, allgemeine Infektzeichen

◼◼ Therapie

Neben lokal abschwellenden Maßnahmen (Kühlung, Hochlagerung, leichte Kompression) kommen Analgetika, Antibiotika (bei septischer Phlebitis) und chirurgische Maßnahmen zum Einsatz.

Die einfachste und häufig unmittelbar schmerzlindernde Maßnahme besteht in einer unter Kryoanalgesie durchgeführten Stichinzision der thrombosierten, ggfs. varikös veränderten Vene (sog. **Sigg'sche Inzision**) und vorsichtigem Exprimieren der lokalen Thromben. Danach ist eine konsequente Kompressionstherapie angezeigt. Liegt eine Varikophlebitis der V. saphena magna oder V. saphena parva vor, sollte die Indikation zu einer prophylaktischen Crossektomie (Prophylaxe einer Lungenembolie) mit ggfs. simultanem Stripping der betroffenen Vene überprüft werden. Alternativ kommt hier auch eine passagere Antikoagulation (Marcumar oder niedermolekulares Heparin) in Betracht.

Thrombophlebitis/Varikophlebitis
Schmerzhafte Entzündung oberflächlicher Venen mit konsekutiver Thrombosierung. Varikophlebitis, wenn zusätzlich eine Varikosis vorliegt.
Symptomatik: Entzündung der Venenwand, Rötung, Überwärmung, Druckschmerz, verhärteter Venenstrang. Thrombusaszension durch flottierende Thromben (Cave: Lungenembolie).
Therapie:
- Zirkumskripte Varikophlebitis: Inzision nach Sigg in Kryoanalgesie und vorsichtiges Exprimieren der oberflächlichen Thromben. Kompressionsverband, Bewegung und ggf. systemisch Antibiotika.
- Aszendierende Thrombophlebitis mit flottierenden Thromben im Mündungsbereich der V. saphena magna/parva, absolute OP-Indikation zur Crossektomie.

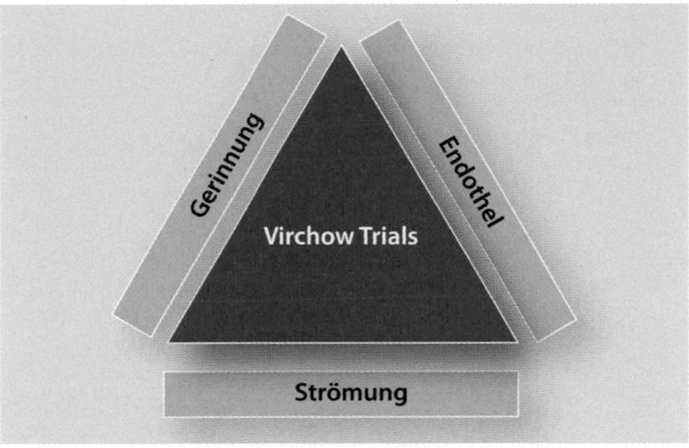

Abb. 6.52 Virchow-Trias: Faktoren für die Auflösung einer Venenthrombose

6.3.5 Phlebothrombose

■ ■ **Pathogenese, Epidemiologie**

Definition

Bei der Phlebothrombose (tiefe Venenthrombose, TVT) handelt es sich um eine partielle oder vollständige Verlegung der Leit- und/oder Muskelvenen durch Blutgerinnsel.

Ursächlich ist eine Änderung des Gleichgewichtes der sog. (Virchow[7]-Trias), bestehend aus Blutströmung, Wandbeschaffenheit und Blutzusammensetzung (■ Abb. 6.52)

Die **deszendierende Form** beginnt in der Beckenvene (links häufiger als rechts) und setzt sich fort in die tiefen Leitvenen des Ober- und Unterschenkels. Gelegentlich findet sich als mechanische Ursache eine Engstelle der V. iliaca communis links im Bereich der überkreuzenden rechten Beckenarterie (May-Thurner-Beckenvenensporn).

Die aufsteigende oder **aszendierende Form** der TVT beginnt in den Unterschenkelvenen und schreitet nach kranial bis in die Beckenvenen fort. Ursache ist z. B. eine länger anhaltende Immobilisation (Bettruhe, Ruhigstellung einer Extremität). In 10% der Fälle tritt eine beidseitige TVT auf.

Die **obere Extremität** ist nur in etwa 2% aller Phlebothrombosen betroffen. Nicht immer kann ein Grund für die Entstehung einer TVT gefunden werden.

Die Inzidenz der TVT beträgt in der Erwachsenenbevölkerung ca. 100/100.000/Jahr, bei ca. 1/3 dieser Thrombosen tritt eine Lungenembolie (LE) auf (in Autopsiestudien sogar >50%). Das Risiko einer TVT und das Risiko einer LE steigen mit dem Lebensalter an, beide Geschlechter sind gleich häufig betroffen. Für Deutschland kann von einer Anzahl von ca.

80.000 Phlebothrombosen/Jahr und ca. 40.000 Lungenembolien/Jahr ausgegangen werden.

Risikofaktoren für eine TVT
- Immobilisierung (Operationen, Traumata, Lähmungen, lange Flugreisen)
- Höheres Lebensalter
- Hormonsubstitution, besonders bei Raucherinnen
- Schwangerschaft
- Fettleibigkeit
- Tumorleiden
- Herzinsuffizienz
- Andere chronische Venenerkrankungen, einschließlich vorangegangener Thrombosen
- Thrombophilie (AT III-, Protein-C-, Protein-S-Mangel, APC-Resistenz etc)

Hispanics und Asiaten haben ein 2- bis 4-fach niedrigeres Risiko als Kaukasier und Afro-Amerikaner.

■ ■ **Symptomatik**
Die aszendierende Phlebothrombose ist initial **symptomarm**. Erst die schrittweise Blockade von Zuflüssen aus Seitenästen führt zu einer zunehmenden Schwellung und weiteren klinischen Symptomen.

Leitsymptome der Phlebothrombose
- Schwellung und Überwärmung der betroffenen Extremität
- Bläuliche Hautverfärbung (Zyanose)
- Spannungsgefühl und z. T. ziehende Schmerzen im Bein, besonders beim Auftreten und Gehen
- Einschießender Beinschmerz beim Husten und Pressen
- Verstärkte Venenzeichnung und deutliche venöse Kollateralen (sog. Prattsche Warnvenen)

Die Gefahr einer klinisch relevanten **Lungenembolie** besteht überwiegend in der Frühphase einer iliofemoralen

---

7 Rudolf von Virchow, Begründer der modernen Pathologie, 1821–1902

◻ Tab. 6.16 Bestimmung der klinischen Wahrscheinlichkeit einer TVT, nach Wells 1995

Score	Klinische Charakteristik
1	Aktive Krebserkrankung
1	Lähmung oder kürzliche Immobilisation der Beine
1	Bettruhe (>3 Tage), große Chirurgie (<12 Wochen)
1	Schmerz/Verhärtung entlang der tiefen Venen
1	Schwellung des ganzen Beines
1	Unterschenkelschwellung >3 cm gegenüber Gegenseite
1	Eindrückbares Ödem am symptomatischen Bein
1	Kollateralvenen
1	Frühere, dokumentierte TVT
−2	Alternative Diagnose mindestens ebenso wahrscheinlich wie TVT

Phlebothrombose, kaum bei isolierter Unterschenkelvenenthrombose. Unbehandelt beträgt das Lungenembolierisiko 30%.

■■ Diagnostik
Jeder klinische Verdacht auf das Vorliegen einer Phlebothrombose soll umgehend soweit abgeklärt werden, dass eine therapeutische Entscheidung erfolgen kann. Da Anamnese und körperliche Untersuchung allein relativ unsichere Indikatoren sind, kann die klinische Wahrscheinlichkeit anhand geeigneter Skalen abgeschätzt werden. Bewährt hat sich hierzu der Risikoscore nach **Wells** (Erstbeschreibung 1995, ein Score ≥2 bedeutet eine hohe, ein Score <2 eine niedrige Wahrscheinlichkeit einer Phlebothrombose, ◻ Tab. 6.16).

Beim Vorliegen einer **niedrigen klinischen Wahrscheinlichkeit** einer TVT und einem **negativen D-Dimer-Test** (D-Dimer ist ein Spaltprodukt des Fibrins) kann eine TVT ausgeschlossen werden.

Beim Vorliegen einer **hohen klinischen Wahrscheinlichkeit** einer TVT und/oder einem **positivem D-Dimer-Test** ist die **Kompressionssonographie** die diagnostische Methode der Wahl. Hiermit wird im ilio-femoro-poplitealen Bereich eine Sensitivität und Spezifität von >90% erreicht. Ggf. kann die Sonographie jederzeit wiederholt werden. Die **Phlebographie** ist ebenfalls geeignet, eine TVT nachzuweisen bzw. auszuschließen, ihre Anwendung sollte aber unklaren Fällen vorbehalten bleiben. MR- und CT-Phlebographie kommen nur ausnahmsweise zum Einsatz.

Die Abklärung einer **Thrombophilie** (hetero- oder homozygoter Faktor-V-Leiden-Defekt, homo- oder heterozygote Prothrombin-20210-Mutation, Antiphospholipid-Antikörper-Syndrom, Antithrombin-, Protein-C-, Protein-S-Mangel)

hat keine Bedeutung für die Diagnostik und initiale Therapie einer TVT und kann nur ausnahmsweise die Entscheidung über die Dauer der Antikoagulation beeinflussen.

❗ Cave
Bei einer akuten ilio-femoralen TVT sollte eine lokale Ursache abgeklärt werden, z. B. ein Tumor sowie speziell bei jüngeren Patienten eine anatomische Variante oder Fehlanlage der Venen.
Bei idiopathischer TVT sollte die Abklärung auf ein möglicherweise zugrunde liegendes Malignom erfolgen, wegen des altersabhängig gehäuften Auftretens vorzugsweise ab der 5. Lebensdekade.

■■ Therapie

❯ Die Therapie der Venenthrombose hat zum Ziel, eine Lungenembolie, ein Fortschreiten der Thrombose sowie das postthrombotische Syndrom (PTS) zu verhindern.

Folgende Maßnahmen stehen einzeln oder in Kombination zur Verfügung:
- Antikoagulation,
- Kompressionstherapie und Frühmobilisation,
- medikamentöse Thrombolyse,
- operative Thrombektomie (◻ Abb. 6.53)

Antikoagulation Bei einer gesicherten TVT ist die **sofortige Antikoagulation** erforderlich. Bei hoher klinischer Wahrscheinlichkeit sollte mit der Behandlung unmittelbar begonnen werden, noch bevor die Ergebnisse der diagnostischen Tests vorliegen. Für die initiale Behandlung der TVT mit Antikoagulanzien sind unfraktioniertes Heparin (UFH), niedermolekulares Heparin (NMH) und Fondaparinux erprobt, die durch eine Aktivitätsverstärkung von Antithrombin wirken.

❯ NMH und Fondaparinux sind sicherer und mindestens genauso wirksam wie UFH.

Sie stellen deshalb sowie wegen der fehlenden Notwendigkeit routinemäßiger Laborkontrollen mit konsekutiven Dosisanpassungen und wegen ihrer praktikableren Anwendbarkeit derzeit die Antikoagulantien der ersten Wahl dar. Bei schwerer Niereninsuffizienz (Kreatinin-Clearance ≤30 ml/min) und im Rahmen gefäßrekanalisierender Maßnahmen sollte aufgrund des Risikos einer Akkumulation weiterhin UFH eingesetzt werden.

NMH führen wesentlich seltener zu einer **Heparin-induzierten Thrombozytopenie** (HIT) Typ II als UFH. Sofern keine Vorbehandlung erfolgte, sind Kontrollen der Thrombozytenzahl bei beiden Heparinarten bei einer Behandlungsdauer von mehr als 5 Tagen für 2 Wochen ausreichend. Bei Anwendung von Fondaparinux ist aufgrund der sehr seltenen Assoziation einer Immunthrombozytopenie keine regelhafte Thrombozytenzahlkontrolle notwendig.

Die Akuttherapie einer TVT wird fortgesetzt mit Heparin oder oralen Antikoagulantien (◻ Tab. 6.17).

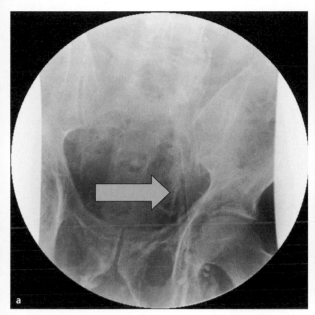

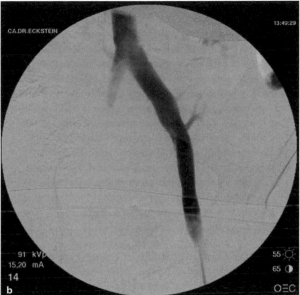

Abb. 6.53 Akute Mehretagenthrombose unklarer Ätiologie bei einem 62-jährigen Mann. **a** Kontrastmittelumspülter Thrombus in der linken Beckenvene. Therapie: operative Thrombektomie. **b** Phlebographisch rekanalisierte Beckenvene

Tab. 6.17 Empfohlene Dauer der Antikoagulation nach TVT oder Lungenembolie

Indikation	Dauer
Erstes Ereignis bei transientem Risikofaktor, z. B. OP	3 Monate
Bei idiopathischer Genese, distal	3 Monate
Bei idiopathischer Genese, proximal dann bei geringem Blutungsrisiko und gutem Monitoring	>3 Monate zeitlich unbegrenzt
Bei aktiver Krebskrankheit	3–6 Monate NMH danach NMH oder Cumarine
Rezidiv bei idiopathischer Genese	Zeitlich unbegrenzt
Risiko-Nutzen-Analyse bei zeitlich unbegrenzter Antikoagulation	Regelmäßig

Kompressionstherapie und Frühmobilisation Die sofortige **Kompressionstherapie** (Verband oder Strumpf) dient der Behandlung der Akutsymptome einer TVT. Die langfristige Kompressionsbehandlung mit einem Anlagedruck von 30–40 mmHg reduziert die Inzidenz des PTS um etwa die Hälfte.

Die **Immobilisierung** galt früher als fester Bestandteil der Behandlung einer TVT. Da hierdurch jedoch weder die Frequenz noch der Schweregrad von Lungenembolien vermindert werden kann, wird eine immobilisierende stationäre Betreuung heute nur noch indiziert, wenn begleitende Krankheitssymptome dazu zwingen oder eine OP oder Thrombolyse geplant wird.

> **TVT-Patienten jedweder Lokalisation und Morphologie sollen nicht immobilisiert werden, es sei denn zur Linderung starker Schmerzen.**

Bei Patienten mit Kontraindikationen für eine Antikoagulation oder rezidivierenden LE trotz bestehender suffizienter Antikoagulation kann die passagere Implantation eines sog. **Cava-Filters** angezeigt sein.

Medikamentöse Thrombolyse Die **medikamentöse Thrombolysetherapie** durch intravenöse oder lokoregionäre Gabe von Urokinase oder rt-PA kommt aufgrund der guten Ergebnisse der o. g. konservativen Therapie und eines Risikos einer Hirnblutung von bis zu 1% nur noch selten zum Einsatz. Eine thrombolytische Behandlung kleinerer, umschriebener, isolierter Unterschenkelvenenthrombosen ist nicht sinnvoll.

> **Je frischer die Phlebothrombose, desto besser sind die Rekanalisationsraten.**

Bei Phlebothrombosen, die älter als eine Woche sind, sinken die Raten drastisch.

Operative Thrombektomie Die operative Therapie wird erwogen bei akuten iliofemoralen Thrombosen (<10 Tage), bei massiver Schwellung, bei jüngeren Patienten sowie bei rezidivierenden Lungenembolien.

6

Praxisbox

Technik der operativen Thrombektomie
Der Patient wird 30° aufrecht gelagert (sog. Anti-Trendelenburg[8]-Lagerung) und mit einem positiv-endexspiratorischen Druck von 5–10 cm H20-Säule beatmet. Über die Leiste wird die V. femoralis freigelegt. Nach Venotomie erfolgt die Thrombektomie nach proximal mit einem Ballonkatheter (Fogarty-Katheter), Thromben aus dem Bein werden manuell oder mit Hilfe einer Esmarch-Binde exprimiert. Prinzipiell sollte intraoperativ eine Kontrollphlebographie erfolgen (C-Bogen), um Restthromben ausschließen zu können. Findet sich ein sog. Beckenvenensporn, kann dieser mittels stentgestützter Dilatation behandelt werden. Postoperativ werden die Patienten über mindestens 6 Monate antikoaguliert.

Durch die OP gelingt es in ca. 2/3 der Fälle eine Rekanalisation des tiefen Venensystems zu erreichen. In Studien konnte gezeigt werden, dass nach erfolgreicher OP das Risiko eines PTS geringer ist als nach konservativer Therapie.

Phlegmasia coerulea dolens

Definition

Sehr seltener lebensbedrohlicher Notfall einer Maximalform einer Phlebothrombose mit Thrombosierung des gesamten venösen Querschnitts einer Extremität.

▪▪ Symptomatik, Diagnostik
Klinisch zeigt sich eine massive, extrem schmerzhafte Schwellung der betroffenen Extremität mit ausgeprägter zyanotischer Hautverfärbung. Die peripheren Pulse sind nicht mehr tastbar, ein Doppler-Signal nur schwach oder gar nicht mehr ableitbar. Durch das massive Ödem kommt es zu einer arteriellen Minderperfusion mit den Zeichen einer akuten Extremitätenischämie (Verlust von Sensibilität und Motorik).

 Cave
Es besteht eine absolute Notfallsituation, unbehandelt kommt es zu einem Multiorganversagen mit einer Letalität von >50%.

Es besteht eine absolute Indikation zur venösen Thrombektomie, Faszienspaltung und intensivmedizinischen Therapie.

Thrombose der V. subclavia/V. axillaris
Eine TVT im Bereich der V. subclavia und/oder V. axillaris (Paget-von-Schrötter-Syndrom; Thrombose par effort; Thoracic-inlet-Syndrom, TIS) kann verschiedene Ursachen haben.

Ursachen einer TVT im Bereich der V. subclavia/ V. axillaris

- Kostoklavikuläre Enge (Thoracic-inlet-Syndrom)
- Zentralvenöse Katheter und Implantate, z. B. i.v.-Ports
- Klavikula-, Oberarmfraktur
- Tumorkompression und/oder Lymphknotenmetastasen
- Mediastinale Tumoren
- Z. n. Radiatio
- Thrombophilie

▪▪ Symptomatik
Zumeist plötzlicher Krankheitsbeginn mit schmerzhafter Armschwellung, Zyanose und typischer periklavikulärer vermehrter Venenzeichnung. Liegt zusätzlich eine Thrombose der V. cava superior vor, kommt es zu ausgeprägten Ödemen im Hals-Gesichtsbereich (besonders bei gesenktem Oberkörper).

▪▪ Diagnostik
Die klinische und apparative Diagnostik entspricht derjenigen der Phlebothrombose im Bereich der Bein- und Beckenvenen (Duplex-Sonographie, ggf. Phlebographie).

 Cave
Bei klinischem Verdacht auf ein paraneoplastisches Syndrom oder zentrale Tumoren ist eine Tumordiagnostik (Thorax-CT) anzuschließen.

▪▪ Therapie
Sofortige Antikoagulation mit NMH in therapeutischer Dosierung und Anlage eines Kompressionsverbandes. Die medikamentöse Antikoagulation soll für mindestens 3(–6) Monate fortgesetzt werden (üblicherweise mit oralen Antikoagulanzien). Außerdem soll die Kompressionstherapie für ebenfalls 3–6 Monate fortgesetzt werden. Eine medikamentöse Thrombolyse oder operative Thrombektomie kommt nur ausnahmsweise zur Anwendung. Beim Nachweis einer kostoklavikulären Enge ist die transaxilläre Resektion der 1. Rippe (ggf. inklusive Halsrippe) im Intervall nach ca. 3 Monaten angezeigt.

Thrombose der V. cava inferior
Die Thrombose der unteren Hohlvene ist meist durch eine Tumorerkrankung, seltener durch eine Aszension aus der Beckenvene bedingt. Die Folge ist eine Anschwellung beider Beine. Die Therapie muss individuell abgestimmt werden. Zur Thrombektomie wird die V. cava inferior transabdominell freigelegt und offen und über die V. femoralis beidseits thrombektomiert.

---

8 Friedrich Trendelenburg, Chirurg, Rostock, Bonn, Leibzig, 1844–1924

Phlebothrombose
- Aszendierende oder deszendierende Form (beginnt an der Beckenvene, meist links, Beckenvenensporn nach May-Thurner). Sonderform: Phlegmasia coerulea dolens (gesamte Extremität).
- Virchow-Trias (Flussverhalten, Wandläsion, Gerinnungsfähigkeit).
- Ursache: Immobilisation, hormonelle Empfängnisverhütung, Schwangerschaft und Wochenbett, Nikotinkonsum, Varikosis, Thrombophilie (Faktor-V-Leiden, APC-Resistenz) u. a.

Symptomatik: Schwellung, Schmerzen, Zyanose, Pratt-Warnvenen. Gefahr einer klinisch relevanten Lungenembolie überwiegend in der Frühphase einer iliofemoralen Phlebothrombose.

Diagnostik: Methode der Wahl: farbkodierte Duplex-Sonographie, evtl. Phlebographie.

Therapie: Antikoagulanzien (Heparin), Kompressionstherapie, medikamentöse Thrombolyse. Operative Thrombektomie. Anschließend Cumarintherapie (INR 2,0–3,0). Thrombose der V. subclavia/V. axillaris (Paget-von-Schrötter-Syndrom, Thrombose par effort, Thoracic-inlet-Syndrom, TIS)
- **Symptomatik:** schmerzhafte Anschwellung, Zyanose, vermehrte Venenzeichnung, v. a. im Schulterbereich, Parästhesien, Muskelschwäche.
- **Diagnostik:** Duplex-Sonographie, Phlebographie, Thrombophilie-Screening.
- **Therapie:** Antikoagulation (i.v.-Heparinisierung oder s.c.-Gabe von NM-Heparin), Kompressionstherapie, evtl. operativ

6.4 Nierenersatztherapie

Die Zahl der Patienten mit Nierenersatztherapie (Dialyse, Nierentransplantation) steigt kontinuierlich an mit ca. 55.000 Patienten im Jahr 1995 und >90.000 Patienten im Jahr 2009. 75% dieser Patienten sind dialysepflichtig, 25% nierentransplantiert. Die **Ursachen der chronischen Niereninsuffizienz** verteilen sich u. a. auf
- den Diabetes mellitus (30%) und
- die vaskuläre Nephropathie, inkl. Nierenarterienläsionen (20%).

Die terminale Niereninsuffizienz ist häufig mit einer PAVK und/oder einer KHK assoziiert.

Ca. 5% aller dialysepflichtigen Patienten werden mittels **Peritonealdialyse** behandelt, alle anderen benötigen eine jederzeit funktionstüchtige arterio-venöse Fistel, zwischen einer Arterie und Vene angelegt (**Hämodialyseshunt**). Der Shunt soll einen Blutfluss von mindestens >200 ml/min gewährleisten sowie für die Punktion leicht zugänglich sein. Es kann von einer jährlichen Anzahl von 1,5 Eingriffen (OP oder Katheterintervention)/Patient/Jahr ausgegangen werden, insgesamt somit >100.000 Eingriffe/Jahr in Deutschland.

Im Jahr 2009 wurden für Deutschland folgende interdisziplinäre Empfehlungen zum Gefäßzugang zur Hämodialyse publiziert.

■ **Patienten-Überweisung**

Bei allen Patienten mit chronischer Niereninsuffizienz müssen frühzeitig die oberflächlichen Venen geschont werden, Blutentnahmen dürfen nur am dominanten Arm vorgenommen werden. Jeder niereninsuffiziente Patient, der sich für die Hämodialyse entschieden hat, sollte die Therapie mit einem funktionierenden Gefäßzugang beginnen. Potenzielle Hämodialysepatienten sollten einem Chirurgen bzw. Nephrologen zur Vorbereitung der Anlage eines Gefäßzugangs vorgestellt werden, sobald die glomeruläre Filtrationsrate (GFR) <30 ml/min beträgt.

■ **Präoperative Untersuchungen**

Vor der Anlage eines Gefäßzuganges sollten eine klinische Untersuchung sowie eine Ultraschalluntersuchung der Arterien und Venen des Armes erfolgen. Eine weitergehende Bildgebung der zentralen Venen ist sinnvoll bei Patienten mit zentralvenösen Implantaten in der Vorgeschichte (Katheter, Ports, Schrittmacher).

■ **Gefäßzugänge**

Strategien zur Anlage des Gefäßzugangs:
- Der Gefäßzugang muss einen ausreichenden Blutfluss bieten, denn nur so ist eine adäquate Hämodialyse möglich.
- Native a.v.-Fisteln sollten Prothesenshunts vorgezogen werden und Prothesenshunts den Kathetern.
- Die a.v.-Fistel am Arm sollte der bevorzugte Gefäßzugang sein und so distal wie möglich angelegt werden.
- Die Reifung der Fistel sollte überwacht werden, um falls erforderlich, frühzeitig korrigierend eingreifen zu können.

Vor jeder Shuntanlage muss die Durchblutung der ipsilateralen Hand mittels eines modifiziertem **Allen-Test** überprüft werden: Konsekutiv werden A. radialis und A. ulnaris digital komprimiert und hierbei die Perfusion der Hand überprüft. Eine signifikante Minderung der Perfusion deutet auf einen nicht vollständigen oder verschlossenen Hohlhandbogen (Arcus palmaris) hin. Diese Patienten sind gefährdet, durch die Anlage einer a.v.-Fistel ein sog. Steal-Syndrom der Hand mit u. U. bedrohlicher Minderperfusion zu entwickeln.

Gefäßzugang der 1. Wahl: Anlage einer nativen a.v.-Fistel
Die Shunt-Anlage wird im Allgemeinen ambulant in Lokalanästhesie durchgeführt.

Arterio-venöse Fisteln zwischen A. radialis und V. cephalica am Handgelenk sind 1. Wahl zur Anlage eines Gefäßzugangs, da diese in immerhin 60–80% nach 2 Jahren funktionstüchtig sind (**Cimino-Brescia-Fistel**, ◘ Abb. 6.54). Nachteilig sind die hohe Rate von Frühverschlüssen (5–30%). Thrombo-

6

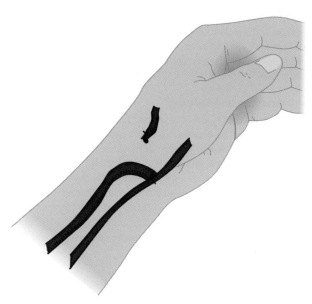

Abb. 6.54 Cimino-Fistel mit sog. terminolateraler Anastomose

sen und Infektionen sind selten. Gute Offenheitsraten sind zu erwarten bei Patienten mit einem präoperative Durchmesser der V. cephalica von >2 mm. Ist eine handgelenksnahe a.v.-Fistel nicht möglich, kann am mittleren Unterarm eine weiter proximale Anastomose zwischen A. radialis und V. cephalica angelegt werden.

Wenn die peripheren Gefäße ungeeignet sind, ist die Anlage einer brachiokubitalen Fistel (**Gratz-Fistel**) in der Ellenbeuge möglich. Hierdurch kann ein hoher Blutfluss und eine sehr effiziente Dialyse erzielt werden. Die Inzidenz thrombotischer und infektiöser Komplikationen ist ebenfalls gering, Hauptnachteile dieser Hochfluss-Fistel sind das Risiko der distalen Hypoperfusion, die zu einer symptomatischen Handischämie führen kann, sowie das hyperzirkulatorische Herzversagen.

Gefäßzugang der 2. Wahl: Anlage eines Prothesenshunts
Falls die Anlage einer nativen Fistel nicht möglich ist, kann man sich für die Implantation von Shuntprothesen aus Polyurethan, Polyester (Dacron®) und Polytetrafluorethylen als Gefäßzugang entscheiden. Nachteilig ist die hohe Inzidenz an Stenosen im Bereich der venösen Anastomose, die unbehandelt häufig zur Shuntthrombose führen. Die primäre Offenheitsrate prothetischer Implantate variiert zwischen 60–80% nach 1 Jahr und bei 30–40% nach 2 Jahren.

Als morphologisches Korrelat dieser Stenosen findet sich feingeweblich eine Intimahyperplasie durch Einwanderung und Proliferation glatter Muskelzellen sowie vermehrte Matrixablagerungen. Die Ätiologie der Intimahyperplasie ist multifaktoriell.

Gefäßzugang der 3. Wahl: zentralvenöse Katheter Es gibt wenige Indikationen für getunnelte 1- oder 2-lumige zentralvenöse Katheter als dauerhaften Gefäßzugang. Die Kathe-

ter werden entweder in die obere Hohlvene (**Sheldon-Katheter**) oder in den rechten Vorhof implantiert (**Demers-Katheter, Ash-Split-Katheter**). Zentralvenöse Katheter können indiziert sein bei Patienten mit schwerer zugangsbedingter Ischämie der oberen Extremität, schwerer Herzinsuffizienz, einem disseminierten Karzinom oder als Überbrückung bis zur operativen Anlage einer a.v.-Fistel. Häufig auftretende Komplikationen der zentralvenösen Katheter sind Stenosen der zentralen Venen und die Ausbildung von Thrombosen, die den Katheter verschließen.

> **❯ Permanente zentrale Venenkatheter kommen nur in Betracht, wenn ein anderer permanenter Zugang oder die Peritonealdialyse nicht möglich sind.**

▪ Komplikationen
Beim klinischen oder sonographischen Verdacht auf eine hämodynamisch signifikante **Shuntstenose** sollte schnellstmöglich eine Bildgebung erfolgen. Für venöse Abflussstenosen ist die perkutane transluminale Angioplastie die Therapie der 1. Wahl.

Thrombosen der a.v.-Fisteln oder Prothesenshunts können ebenfalls endovaskulär mittels Katheterdilatation oder offen-chirurgisch behandelt werden. Bei rezidivierenden Shuntthrombosen aufgrund venöser Stenosen im Anastomosenbereich sollte eine weiter proximal gelegene Shunt-Neuanlage erwogen werden.

> **❶ Cave**
> **Shuntthrombosen müssen umgehend operativ oder endovaskulär rekanalisiert werden,**

Weitere mögliche Komplikationen von a.v.-Fisteln und Prothesenshunts sind Infektionen, Aneurysmen und Handischämien. **Shuntaneurysmen** und **Shuntinfektionen** erfordern zumeist die Resektion und Shunt-Neuanlage.

Die **shuntinduzierte Handischämie** sollte durch die klinische Untersuchung erkannt und ihre Ursache sowohl durch nichtinvasive Bildgebung als auch durch eine Angiographie identifiziert werden. Therapeutische Möglichkeiten bestehen in der Verbesserung des arteriellen Einstroms, der Drosselung des Shuntflusses und/oder der Verbesserung der distalen Blutzufuhr. Wenn diese Maßnahmen nicht greifen, sollte die Shuntligatur in Betracht gezogen werden.

▪ Peritonealdialyse
Die kontinuierliche ambulante peritoneale Dialyse (CAPD) stellt eine alternative Methode der Dialyse dar.

┌─ **Praxisbox** ─────────────────────

Kontinuierliche ambulante peritoneale Dialyse (CAPD)
Bei dieser Methode wird operativ ein Zugangskatheter in die Bauchhöhle eingebracht. Zur Dialyse wird das Peritoneum der Patienten als semipermeable Membran und die Bauchhöhle als Behältnis für das Dialysat genutzt. Über den einliegenden Katheter wird das Dialysat in die

▼

> Bauchhöhle geleitet. Bei der CAPD wird das Dialysat in Abständen von 4–6 h, ausgetauscht. Bei der intermittierenden Peritonealdialyse erfolgt dieser Vorgang nur nachts, die Patienten bleiben am Tage somit mobil.

Die Peritonealdialyse wird in Deutschland derzeit nur von ca. 5% der Dialysepatienten angewendet. Die schwerwiegendste Komplikation der Peritonealdialyse ist eine Peritonitis. In diesem Fall muss der Peritonealkatheter entfernt werden.

6.5 Hereditäre Gefäßerkrankungen

Hereditäre Gefäßerkrankungen sind insgesamt selten und betreffen Arterien häufiger als Venen. Klinisch besonders relevant sind vererbte Bindegewebserkrankungen mit Befall der Aorta (Marfan-Syndrom, Ehlers-Danlos-S Typ IV, Loeys-Dietz-Syndrom), die Aortenisthmusstenose, die atypische Coarctatio aortae sowie Hämangiome und Angiodysplasien.

6.5.1 Aortenisthmusstenose und atypische Coarctatio aortae

■■ **Definition**
Ca. 5% aller angeborenen kardiovaskulären Defekte betreffen den distalen Aortenbogen. Die Stenose des Aortenisthmus liegt zumeist distal des Abgangs der linken A. subclavia. Als Begleitanomalien treten Ventrikelseptumdefekte und Aortenklappenfehler auf.

■■ **Diagnostik**
Heutzutage erfolgt die Diagnose nur noch ausnahmsweise im Erwachsenenalter.

> **Pathognomonisch ist eine Blutdruck-Differenz zwischen oberer und unterer Extremität.**

Eine Behandlungsindikation besteht bei einem mittleren Druckgradienten zwischen oberer und unterer Extremität von >30 mmHg sowie bei Zeichen der Linksherzinsuffizienz.

■■ **Therapie**
Zur Therapie im Neugeborenenalter, ▶ Kap. 5.

Die offen-operative Therapie bei Erwachsenen erfolgt durch Resektion der Stenose und Interposition einer Kunststoffprothese. Alternativ kommen mittlerweile auch Stents und Stentprothesen zum Einsatz.

■ **Atypische Coarctatio aortae**

Definition

> Von einer atypischen Aortencoarctation wird gesprochen bei Stenosen im Bereich der thorakalen oder abdominalen Aorta.

Leitsymptom der suprarenalen Stenosen ist die meist **juvenile Hypertonie**. Die Therapie dieser sehr seltenen Erkrankung erfolgt offen-chirurgisch oder endovaskulär.

6.5.2 Gefäßmalformationen (Angiodysplasien)

■■ **Pathogenese**
Vaskuläre Malformationen der Kapillaren, Arterien, Venen und Lymphbahnen sind stets schon bei Geburt vorhanden und zeigen auch im weiteren Leben keine Regressionstendenz. Sie präsentieren sich in der Kindheit oder im Erwachsenenalter und exazerbieren häufig während der Pubertät oder einer Schwangerschaft bzw. nach Thrombosen oder Infektionen.

Pathogenetisch wird für alle vaskulären Malformationen eine systemisch oder lokal vermehrte Ausschüttung von **Wachstumshormon** und eine dadurch verursachte Anregung von embryonalen Niduszellen vermutet. Das Ziel einer jeden Therapie muss es somit sein, den Nidus der Malformation in toto zu entfernen.

Die Untergruppe der **arteriovenösen Malformationen** (ca. 10%) neigt dabei in besonderer Weise zu einem progressiven Verlauf. Arteriovenöse Malformationen können durch destruierendes lokales Wachstum und aufgrund eines zunehmenden Shuntvolumens mit Beeinträchtigung des Herzens klinisch apparent werden. Da auch Low-flow-Malformationen Shuntvolumina von 3–8 l/min verursachen können, stellt die Ausschaltung einer hämodynamisch relevanten a.v.-Fistel das wichtigste Behandlungsziel dar.

■■ **Diagnostik**
In der Diagnostik arteriovenöser Malformationen spielen neben der Anamnese und der klinischen Untersuchung die farbkodierte Duplexsonographie und die Bildgebung mittels MRT und MR-Angiographie die entscheidende Rolle. Hierdurch können eine (nahezu) gleichzeitige Darstellung der infiltrierten Weichteile und eine Angiographie der zu- und abführenden Gefäße mit Darstellung des arteriovenösen Nidus erfolgen. Die konventionelle Katheterangiographie ist spezifischen Fragestellungen bzw. der therapeutischen Intervention selbst vorbehalten. Weitere Untersuchungen wie konventionelle Röntgenaufnahmen (Knochenbeteiligung, Beinlängendifferenz), Echokardiographie (Myokardhypertrophie), Szintigraphie (Shuntvolumenmessung, Malformationsscreening), CT-Bildgebung (progressive dilatative Angiopathie) sind je nach Beschwerdebild und speziellem Malformationstyp angezeigt.

■■ **Therapie**
Die Therapie gliedert sich allein oder in Kombination in die 3 Arme:
- konservativ-abwartend,
- offen-chirurgische Resektion,
- endovaskuläre Embolisation/Sklerosierung.

Eine **konservative** Behandlung ist angezeigt, bei geringem Beschwerdebild und/oder kathetertechnisch bzw. chirurgisch schwer zugänglichen Malformationen.

Eine alleinige **offen-chirurgische Resektion** kann bei lokal umschriebenen Malformationen (z. B. an den distalen Extremitäten) angewandt werden. Nicht immer gelingt es jedoch den Nidus auszuschalten, wodurch das Risiko eines Rezidivs deutlich zunimmt.

Dies trifft naturgemäß auch für die **endovaskuläre Embolisation** zu, die als alleinige Therapie, z. B. bei diffus infiltrierenden Prozesse in Frage kommt.

Ein **kombiniertes chirurgisch-endovaskuläres Vorgehen** stellt eine Alternative dar, bei der kleine arterielle Gefäße (sog. feeder) mit Embolisation und coils verschlossen werden können und größere Malformationen im Anschluss operativ entfernt werden.

> **❗ Cave**
> **Vaskuläre Malformationen neigen zum Rezidiv.**

Alle Therapieformen haben daher oft nur einen palliativen Charakter. Hierüber müssen die Patienten aufgeklärt werden.

- **Klippel[9]-Trénaunay[10]-Syndrom**

Beim **Klippel-Trénaunay-Syndrom** bestehen bräunlich-rötlich verfärbte flächige Nävusbildungen verbunden mit einer Varikosis. Manchmal findet sich eine Hypo- oder Avalvulie des tiefen Venensystems, das auch hypoplastisch oder überhaupt nicht angelegt sein kann. Multiple Aneurysmabildungen der tiefen Venen, auch persistierende primitive Venen, gehören dazu, desgleichen der sog. Riesenwuchs der betroffenen Extremitäten. Arteriovenöse Fisteln fehlen völlig.

Eine Therapie ist nur symptomatisch möglich.

- **Angiodysplasien vom Typ F. P. Weber[11]**

Angiodysplasien vom Typ F. P. Weber weisen immer arteriovenöse Fisteln an den betroffenen Extremitäten auf. Klinisch imponieren das Bild eines Riesenwuchs der betroffenen Extremität und erhabene, gelegentlich bräunlich verfärbten flächigen Hautnävi.

6.5.3 Hämangiome

▪▪ Definition
Hämangiome sind kleine vaskuläre Tumoren, die sich von Gefäßmalformationen unterscheiden. So zeigen Hämangiome eine Endothelzellproliferation, während in Gefäßmalformationen reife Endothelzellen zu finden sind.

> **❯ Außerdem neigen Hämangiome zur spontanen Regression, während Gefäßmalformationen sich nie spontan zurückbilden.**

---

9 Maurice Klippel, Neurologe, Paris, 1858–1942
10 Paul Trénaunay, Neurologe, Paris, geb. 1875
11 Frederick P. Weber, Arzt, London, 1863–1962

Es werden oberflächliche von tiefliegenden Hämangiomen unterschieden. Infantile Hämangiome finden sich bei ca. 6% aller Kinder. Diese Hämangiome proliferieren sehr rasch ab der 2.–4. Lebenswoche, nach 6 Monaten ist das Wachstum zumeist abgeschlossen. Die Regression erfolgt typischerweise in der Zeit bis zum 7. Lebensjahr.

▪▪ Therapie
Da sich die Mehrzahl aller infantilen kutanen Hämangiome spontan zurückbildet, kann in >80% der Fälle abgewartet werden. Bei den übrigen Patienten kommen medikamentöse Verfahren (**Betablocker** topisch und/oder systemisch) sowie der gepulste **Farbstofflaser** und der **Nd-YAG-Laser** zur Anwendung, Eine **operative Therapie** ist nur in Ausnahmefällen angezeigt.

6.6 Tumoren des Gefäßsystems

6.6.1 Primäre Gefäßtumoren

Primäre Gefäßtumore sind nicht häufig. Die histologische Einteilung berücksichtigt zahlreiche Zwischenstufen zu Hämangiomen und Angiodysplasien. Zu den Malignomen zählen die Hämangioblastome (z. B. Hämangioendotheliom, Hämangioperizytom, Hämangiosarkom) und das Leiomyosarkom der V. cava bzw. anderer retroperitoneal gelegener Venen. Gemeinsam ist allen der hohe Malignitätsgrad. Die Gefäßtumoren werden mittels einer ausgedehnten Kontinuitätsresektion behandelt. Da die Tumoren in der Regel früh hämatogen metastasieren, hat die Therapie in den meisten Fällen nur palliativen Charakter.

6.6.2 Paragangliom (Glomus-Tumor)

▪▪ Pathogenese

> **Definition**
> Paragangliome sind zumeist gutartige, neuroendokrine Tumoren, die aus einem autonomen Ganglion entstehen.

Ursprung kann das parasympathische oder das sympathische Nervensystem sein. Je nach Lokalisation sind 10–40% der Paragangliome bösartig und können metastasieren. Es besteht eine familiäre Häufung. Je nach betroffenem Ganglion unterscheidet man
- Paragangliome im Bereich der Karotisbifurkation (Glomus caroticum),
- im Bereich des Foramen jugulare (Glomus jugulare),
- im Mediastinum (Glomus aorticum),
- im Retroperitoneum (retrooperitoneales Paragangliom) sowie
- im Bereich der viszeraler Organe, z. B. der Harnblase.

▪▪ Symptomatik
Aus gefäßchirurgischer Sicht ist das **Glomus caroticum** (Glomus-Tumor der Karotisbirfukation) relevant, die am ehesten

durch eine progrediente schmerzlose Schwellung im lateralen Halsdreieck auffällig werden. Lokale Beschwerden bestehen nur ausnahmsweise. In 10–20% tritt der Glomus-Tumor der Karotisbifurkation bilateral auf.

▪▪ Diagnostik

Neben der klinischen Untersuchung sind eine farbkodierte Duplex-Sonographie und eine CT-Angiographie angezeigt. Die intraarterielle Angiographie dient zum Nachweis versorgender Gefäße aus der Karotisbifurkation (oder A. carotis externa) heraus. Hierbei kann simultan eine präoperative Embolisation der nutritiven Gefäße erfolgen. Differenzialdiagnostisch kommt eine laterale Halszyste oder ein Lymphom in Betracht.

▪▪ Therapie

Grundlage der Behandlung ist die operative Resektion. Gelegentlich ist hierbei eine gefäßrekonstruktive Therapie im Bereich der Karotisgabel notwendig. Da die Paragliome familiär gehäuft auftreten, sollten Verwandte ebenfalls untersucht werden. Läsionen des N. vagus, N. hypoglossus und/oder des Grenzstrangs (Cave: Horner-Syndrom) treten häufiger auf als nach einer Karotis-TEA.

6.7 Erkrankungen der Lymphbahnen

▪▪ Physiologie, Pathogenese

Die Lymphflüssigkeit ist gelblich-weiß und füllt die interzellulären Zwischenräume. Zum Lymphsystem gehören Kapillaren, Lymphknoten, Milz, Tonsillen und Thymus. Täglich werden bis zu 2 l Lymphe produziert, die aus verschiedenen Endprodukten des Stoffwechsels bestehen. Die Lymphe wird über feinste Lymphbahnen via direkter lymphovenöser Anastomosen und Ductus thoracicus in das tiefe Venensystem abtransportiert.

Das Lymphgefäßsystem fördert die proteinreiche Lymphe aus der Peripherie in Richtung Körperstamm und Herz. Hierzu gibt es auch im Bereich der Lymphkollektoren kleine Klappen, die den Lymphfluss nach zentral kanalisieren. Lymphödeme entstehen, wenn es dem Körper nicht gelingt, die sog. lymphpflichtige Last in der gegebenen Zeit abzutransportieren. Neben dem primären Lymphödem (s.u.) kommt eine Vielzahl verschiedener Ursachen in Betracht, wie z. B. akute und chronische Infektionen, Operationen (mit Unterbindung von Lymphbahnen) und Bestrahlungen (sog. sekundäres Lymphödem, s.u.).

▪ Akute Lymphangitis

> **Definition**
> Bei einer akuten Lymphangitis liegt eine akute Entzündung eines Lymphgefäßes vor, welches durch die Haut als roter Streifen sichtbar ist.

Hinzu kommen eine lokale Überwärmung und eine Druckschmerzhaftigkeit. Eine akute Lymphangitis entsteht zumeist auf dem Boden einer akralen Eintrittspforte (Panaritium, Rhagade). Häufig findet sich zusätzlich eine Schwellung der regionären Lymphknoten (z. B. in der Leiste).

▪▪ Therapie

Die Therapie besteht in der Behandlung der Eintrittspforte, Ruhigstellung, Antibiose und lokal abschwellende Maßnahmen (Ruhigstellung, Hochlagern, leichte Kompression).

▪ Primäres Lymphödem

Das seltene primäre Lymphödem beruht auf einer **Fehlanlage der Lymphbahnen** und/oder Lymphknoten. Das weibliche Geschlecht ist häufiger betroffen. Es ist charakterisiert durch einen allmählichen Beginn mit langsam zunehmender Schwellung unter Ausbildung eines Fußrückenödems. Typischerweise ist die Haut auf dem Rücken der Fußzehen nicht in Falten abhebbar (Stemmer'sches Zeichen). Hinzu kommt eine frühzeitige Schwellung im Knöchelbereich mit Bildung tiefer Hautfalten in Höhe des oberen Sprunggelenks. Die klinische Maximalform wird als **Elephantiasis** bezeichnet.

Primäre Lymphödeme können durch Erysipele und Dermatomykosen kompliziert werden. Auf dem Boden eines länger bestehenden Lymphödems können sich **Angiosarkome** entwickeln (Stewart-Treves-Syndrom).

▪ Sekundäres Lymphödem

Sekundäre Lymphödeme entstehen auf dem Boden einer erworbenen Lymphabflussstörung. In Betracht kommen als Ursache u. a.: Traumafolgen, Neoplasien (z. B. Mammakarzinom im Bereich der oberen Extremität, ein rezidivierendes Erysipel bzw. rezidivierende Lymphadenitis- und/oder Lymphangitis, Bestrahlungsfolgen sowie sonstige chirurgische Eingriffe. In tropischen Ländern können Parasitosen Lymphödeme verursachen.

▪▪ Diagnostik, Therapie

Die Diagnose erfolgt in erster Linie im Rahmen einer gründlichen Anamnese und klinischen Untersuchung. Ausnahmsweise kann auch eine Lymphangiographie (mit wasserlöslichem Kontrastmittel) erwogen werden. Eine akute Phlebothrombose muss sonographisch ausgeschlossen werden. Die Therapie des primären und des sekundären Lymphödems stützt sich auf eine systematische physikalische Entstauungstherapie mittels Kompression (Verbände oder individuell angepasster Strumpf der Kompressionsklasse III), manuellen Lymphdrainagen und Mobilisation. Eine milde medikamentöse Therapie mit Diuretika kann initial erwogen werden, jedoch nicht als Dauertherapie. Chirurgische Verfahren (autogene Transplantation von Lymphbahnen von der gegenseitigen Extremität) kommen nur ausnahmsweise zur Anwendung.

Weiterführende Literatur

[1] American College of Chest Physicians Evidence-Based Clinical Practice Guidelines (2008) Antithrombotic Therapy for Venous thromboembolic disease. 8. Aufl. Chest;133: 454–545

[2] Hollenbeck M, Mickley V, Brunkwall J, Daum H, Haage P, Ranft J, Schindler R, Thon P, Vorwerk D (2009) Gefäßzugang zur Hämodialyse. Interdisziplinäre Empfehlungen deutscher Fachgesellschaften. Nephrologe 4: 158–176

[3] Leitlinien zur Diagnostik und Therapie der peripheren arteriellen Verschlusskrankheit, PAVK (2009). AWMF-Register Nr. 065/003

[4] Tendera M, Aboyans V, Bartelink ML et al. (2011) ESC Guidelines on the diagnosis and treatment of peripheral artery diseases: Document covering atherosclerotic disease of extracranial carotid and vertebral, mesenteric, renal, upper and lower extremity arteries. The Task Force on the Diagnosis and Treatment of Peripheral Artery Diseases of the European Society of Cardiology (ESC). Eur Heart J

[5] Leitlinie zur Diagnostik und Therapie der Krampfadererkrankung der Deutschen Gesellschaft für Phlebologie, der Deutschen Gesellschaft für Gefäßchirurgie, des Berufsverbandes der Phlebologen e.V. und der Arbeitsgemeinschaft der niedergelassenen Gefäßchirurgen Deutschlands e.V. (2010) www.phlebology.de

[6] Moll FL, Powell JT, Fraedrich G, Verzini F, Haulon S, Waltham M, van Herwaarden JA, Holt PJ, van Keulen JW, Rantner B, Schlösser FJ, Setacci F, Ricco JB (2011) European Society for Vascular Surgery Management of abdominal aortic aneurysms clinicalpractice guidelines of the European Society for Vascular Surgery. Eur J Vasc Endovasc Surg: Jan;41 Suppl 1: S1–S58

[7] Setacci c, de Donato G, Teraa M, Moll FL, Ricco JB, Becker F, Robert-Ebadi H, Cao P, Eckstein HH, De Rango P, Diehm N, Schmidli J, Dick F, Davies AH, Lepäntalo M, Apelqvist J (2011) Treatment of critical limb ischaemia. Eur J Vasc Endovasc Surg; 42 suppl 2, 43–59

6

Chirurgie-Fallquiz

R. B. Brauer

Liebe Leserin, lieber Leser,

passend zur neuen Approbationsordnung ist im Lehrbuch »Siewert/Stein: Chirurgie« ein Fallquiz mit 40 authentischen Fällen aus einer chirurgischen Klinik enthalten, wie sie Ihnen im PJ oder während der ärztlichen Tätigkeit täglich begegnen können. Jeder Fall gliedert sich in 4 Schritte. Auf der **ersten Seite** finden Sie die **Anamnese** des Falles. Auf der **zweiten** und **dritten Seite** werden die primären und weiterführenden **diagnostischen Schritte** erklärt. Die Fallbeschreibung schließt auf der **vierten Seite** mit den Möglichkeiten zur **Therapie**. So können sie den Ablauf, den Sie später in jeder Klinik oder Praxis beherrschen müssen, üben und Ihr Wissen anwenden und vertiefen. Nachfolgend vier typische Seiten zur Orientierung:

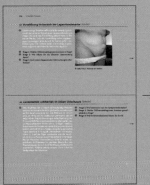 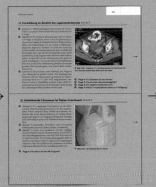 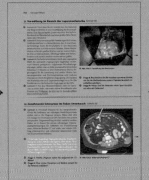 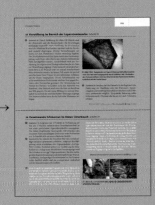

Schritt I:
- ❶ Erstkontakt mit dem Patienten, Anamnese.
- ❷ Welche Differentialdiagnosen kommen in Frage, welche weiteren diagnostischen Schritte werden eingeleitet?

Schritt II:
- ❶ Antworten zu Differentialdiagnosen und Maßnahmen.
- ❸ Darstellung erster diagnostischer Befunde und von Verdachtsdiagnosen.
- ❷ Welche weiterführende Diagnostik ist sinnvoll, wie lautet die endgültige Diagnose?

Schritt III:
- ❶ Antworten zur weiterführenden Diagnostik und Diagnosestellung.
- ❸ Darstellung der Diagnose.
- ❷ Welche Therapie ist jetzt angebracht.

Schritt IV:
- ❶ Antworten zur Therapie.
- ❸ Darstellung des weiteren Vorgehens und Abschluss des Falls.

Erklärung der Symbole:

- ❷ Frage
- ❶ Antwort
- ❸ Befunde und weitere Informationen zum Fall

Wir wünschen viel Spaß und Erfolg!

Ihr
Springer Lehrbuch-Team

1 Plötzlich auftretender stechender Brustschmerz Schritt I

Ein 33-jähriger Patient stellt sich in einer kalten Februarnacht in der chirurgischen Notaufnahme vor. Er berichtet, dass er beim Anziehen eines Pullovers plötzlich einen stechenden, atemabhängigen Schmerz rechts thorakal verspürt habe.

Frage 1: Welche Maßnahmen treffen Sie als Erstes?

Frage 2: An welche Differenzialdiagnosen denken Sie schon nach der Anamnese?

Frage 3: Welche weitere diagnostische Untersuchung ordnen Sie an?

2 Zufallsbefund im Oberbauch Schritt I

Bei einem 65-jährigen gesunden Biologielehrer wird routinemäßig vom Hausarzt eine Oberbauchsonographie durchgeführt. Auffällig ist eine rundliche, aber solide Struktur von ca. 4–5 cm Durchmesser im Oberbauch, die nicht zugeordnet werden kann. Auch auf gezieltes Nachfragen hin gibt der Patient an, keine Beschwerden gehabt zu haben.

Frage 1: Welche Untersuchungen helfen Ihnen weiter?

Frage 2: An welche Differenzialdiagnosen denken Sie schon nach der Anamnese?

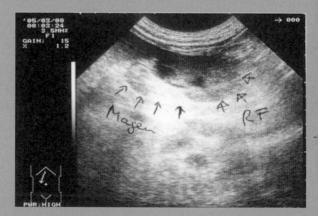

■ **Abb. F2.1** Oberbauchsonographie; ca. 4×5 cm großer Tumor im Oberbauch

1 Plötzlich auftretender stechender Brustschmerz Schritt II

❶ Antwort 1: Auskultation: rechts kein Atemgeräusch bei regelrechtem Vesikuläratmen links. Bestimmen der O_2-Sättigung mit 91%. Gabe von 4 l/O_2 über O_2-Brille. Legen eines venösen peripheren Zuganges.

❶ Antwort 2: Pneumonie, bronchopulmonaler Infekt, Lungenembolie, Pleuraerguss, Pneumothorax.

❶ Antwort 3: Rö-Thorax in 2 Ebenen.

❷ Frage 4: Welche Diagnose kann aufgrund des Röntgenbildes gestellt werden?

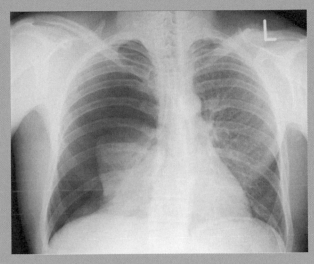

◘ **Abb. F1.1** Röntgen-Thorax p.-a.

2 Zufallsbefund im Oberbauch Schritt II

❶ Antwort 1: Computertomographie Abdomen/Becken und Endosonographie. Die Endosonographie hat aber in diesem Fall durch die nur schmale Gewebebrücke keine zusätzliche Information gebracht.

❶ Antwort 2: Kolonkarzinom, Magenkarzinom, Weichteiltumor, angiomatöser Tumor, Lymphom.

❷ Frage 3: Welche Differenzialdiagnose stellen Sie?

❷ Frage 4: Sind noch weitere Untersuchungen erforderlich? Wenn ja, welche? Wenn nein, warum nicht?

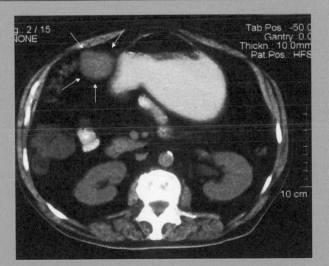

◘ **Abb. F2.2** Computertomographie. Darstellung eines ca. 4 cm großen, gut vaskularisierten Tumors mit einzelnen Thrombosierungen. Die Begrenzung ist von allen Seiten glatt, die Magenvorderwand wird leicht vom Tumor imprimiert. Unauffällige Darstellung von Leber, Milz, Pankreas und großen Gefäßen

1 Plötzlich auftretender stechender Brustschmerz Schritt III

Antwort 4: Aufgrund des Röntgenbildes und der Anamnese wird die Diagnose eines Spontanpneumothorax mit beginnendem Mediastinal-Shift gestellt.

Die rechte Lunge ist vollständig kollabiert. Diskreter Mediastinal-Shift nach links. Verstärkte Gefäßzeichnung links. Kein Nachweis eines Pleuraergusses. Z. n. Klavikulafraktur links. Ein Pneumothorax ist definiert als ein Eindringen von Luft in den Pleuraspalt. Dadurch wird der dort herrschende Unterdruck aufgehoben.

Bei unserem Patienten handelt es sich um einen idiopathischen Spontanpneumothorax: kleine Pleurabläschen oder ektatische Alveolen (Bullae) v. a. an der Spitze des Oberlappens können spontan oder bei Druckbelastung rupturieren. Die nur wenige mm große Parenchymfistel kann zu einem kompletten Kollaps der Lunge führen. Besonders betroffen sind leptosome Männer zwischen dem 15. und 35. Lebensjahr.

Frage 5: Welche Behandlungsmaßnahmen führen Sie jetzt durch?

Frage 6: Wie sieht der weitere stationäre Behandlungsverlauf aus?

2 Zufallsbefund im Oberbauch Schritt III

Antwort 3: Aufgrund der CT geht der Tumor möglicherweise von der Magenwand aus und wächst nach extraluminal. Es kann sich um ein Leiomyom, GIST oder Sarkom handeln.

Antwort 4: Ja, es sollte gastroskopiert werden.
Die Gastroskopie zeigt, dass der Tumor nicht nach intraluminal wächst und die Magenwand von außen imprimiert. Die Magenmukosa ist nicht durchbrochen.

Frage 5: Welches Therapieverfahren schlagen Sie vor?

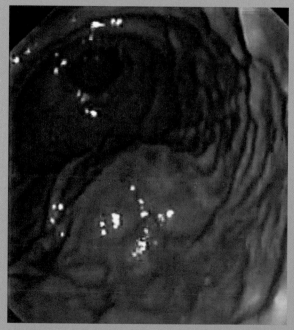

Abb. F2.3 Gastroskopie. Rundliche Imprimierung des Magen an der großen Kurvatur von außen ohne Durchbrechung der Mukosa

1 Plötzlich auftretender stechender Brustschmerz Schritt IV

❶ Antwort 5: Notfallmäßiges Legen einer Bülau-Drainage in den 4. ICR rechts durch eine Minithorakotomie in Lokalanästhesie. Kontinuierlicher Sog mit 20 cm H_2O durch eine Bülau-Pumpe mit Wasserschloss.

❶ Antwort 6: Nach der Platzierung der Bülau-Drainage muss die Lage der Drainage und die vollständige Entfaltung der Lunge durch einen erneuten Rö-Thorax überprüft werden. Stationäre Aufnahme für 3–5 Tage mit Sog an der Drainage, bis die Pleurablätter durch eine sterile fibrinöse Pleuritis verklebt sind. Zum Entfernen wird die Drainage abgeklemmt und nach wenigen Stunden erneut ein Rö-Thorax durchgeführt. Die Drainage darf nur in der Exspirationsphase entfernt werden, da durch Überdruck im Thorax beim Ausatmen keine Luft eindringen kann. Ein Thorax-CT ist durchaus ratsam, da bei 15–20% der Patienten weitere Bullae vorhanden sind (Indikation zur thorakoskopischen Bullaresektion).

Weitere Informationen zum Krankheitsbild ▶ Kap. 4.7

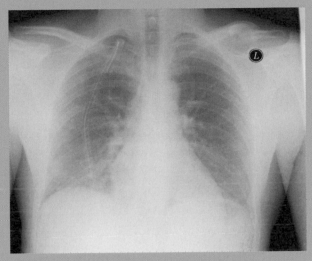

▣ Abb. F1.2 Rö-Thorax ca. 30 min nach dem Legen der Bülau-Drainage. Die Lunge hat sich komplett entfaltet

2 Zufallsbefund im Oberbauch Schritt IV

❶ Antwort 5: Bei V. a. auf einen benignen oder nur niedrig malignen Weichteiltumor der Magenwand ist die Indikation zur Resektion gegeben – auch ohne Kenntnis der Dignität. Bei diesem Patienten wurde eine laparoskopisch-gastroskopisch assistierte »Wedge«(Keil)-Resektion des Tumors von der Magenwand minimal-invasiv durchgeführt und zusätzlich laparoskopisch übernäht. Der resezierte Tumor wurde durch einen 3 cm langen Hautschnitt entfernt und zur histologischen Untersuchung eingeschickt.

Die histologische Untersuchung ergab: Magenteilresektat mit einem im max. Durchmesser 4 cm großen mesenchymalen Tumor.

Weitere Informationen zum Krankheitsbild ▶ Kap. 7.6.5

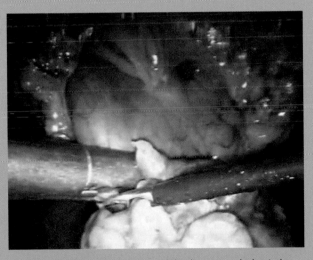

▣ Abb. F2.4 Magenwandtumor wird durch einen endoskopischen Stapler reseziert

3   Akute Oberbauchbeschwerden   Schritt I

Ein 35-jähriger Mann stellt sich mit akut einsetzenden Oberbauchbeschwerden in der Chirurgischen Poliklinik vor. Seine Freundin berichtet, dass er seit 3 h wiederholt grünlich erbricht und keinen Schluck Tee bei sich behalten könne. Anamnestisch wurde vor 6 Monaten eine Rechtshemikolektomie bei einem Zökumkarzinom auf dem Boden eines Morbus Crohn durchgeführt; UICC-Klassifikation: pT4, N0 (0/13), M0, R0. Der Bauch ist etwas vorgewölbt und stark druckschmerzhaft.

Frage 1: Welche Erstmaßnahmen ergreifen Sie?

Frage 2: An welche Differenzialdiagnosen denken Sie schon nach der Anamnese?

Frage 3: Welche weiteren diagnostischen Untersuchungen ordnen Sie an?

4   Zunehmender Bauchumfang seit 3 Jahren   Schritt I

Eine 43-jährige Lehrerin bemerkte in den letzten 3 Jahren einen langsam zunehmenden Bauchumfang. Ihr behandelnder Gastroenterologe und Gynäkologe und auch die Patientin selbst führten die Zunahme des Bauchumfanges auf die Geburten ihrer 3 Kinder zurück. Die Patientin begann wieder als Lehrerin zu arbeiten. Erst auf die Nachfrage ihrer Schüler, ob sie schwanger sei, wurde sie erneut beim Arzt vorstellig.

Frage 1: An welche Differenzialdiagnosen denken Sie schon nach der Anamnese?

Frage 2: Welche weiteren diagnostischen Untersuchungen führen Sie durch bzw. veranlassen Sie?

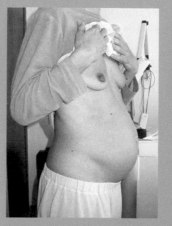

◻ **Abb. F4.1** Patientin im Stehen

3 Akute Oberbauchbeschwerden Schritt II

❶ **Antwort 1:** Komplettierung der klinischen Untersuchung mit Auskultation des Abdomens. Sie hören klingende, etwas hochgestellte Darmgeräusche. Sie legen einen mittelgroßen venösen peripheren Zugang und nehmen Blut zur Laboruntersuchung (Blutbild, Serumwerte, Gerinnung) ab. Infusion von Ringer-Lösung zur Flüssigkeitssubstitution. Sie ordnen orale Flüssigkeits- und Nahrungskarenz an und legen zur Entlastung eine Magensonde.

❶ **Antwort 2:** Gastroenteritis, Dünndarmileus, Gallensteinileus, Tumorrezidiv, Darmstenose.

❶ **Antwort 3:** Durch die Oberbauchsonographie können Sie eine Pendelperistaltik einer Dünndarmschlinge und zahlreiche flüssigkeitsgefüllte Dünndarmschlingen darstellen. Zusätzlich wird eine Röntgenaufnahme des Abdomens im Stehen durchgeführt.

Da das ausgeprägte klinische Beschwerdebild nicht hinreichend mit der Abdomenübersichtsaufnahme korreliert und der Patient an einem Karzinom voroperiert wurde, erfolgte zusätzlich noch ein Abdomen/Becken-CT. Im Mittelbauch zeigt sich eine ca. 8 cm messende Stenose des Dünndarms mit maximaler Weitstellung und Sekretfüllung der vorgeschalteten Darmschlingen.

❓ **Frage 4:** Welche Verdachtsdiagnose können Sie aufgrund der klinischen Untersuchung und der vorliegenden Bildgebung stellen?

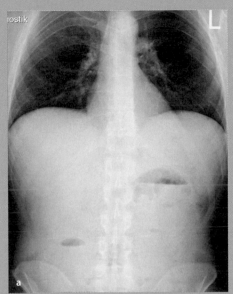
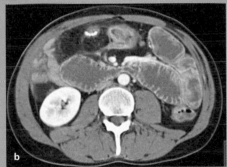

▣ **Abb. F3.1 a** Rö-Abdomen im Stehen. Einzelne Spiegel im linken Ober- und rechten Unterbauch. Kein Nachweis freier intraabdominaler Luft, **b** Abdomen-CT mit i.v.-Kontrastmittel. Darstellung einzelner distendierter und auch kollabierter Dünndarmschlingen mit Kalibersprung

4 Zunehmender Bauchumfang seit 3 Jahren Schritt II

❶ **Antwort 1:** Adipositas, Schwangerschaft, Aszites, Colon irritabile, Tumor.

❶ **Antwort 2:** Klinische Untersuchung. Sie tasten einen sehr großen prall-elastischer Tumor, der das gesamte Abdomen ausfüllt. Darmperistaltik können Sie nur im linken oberen Quadranten auskultieren. Zur weiteren Diagnostik führen Sie eine Oberbauchsonographie durch, bei der Sie einen großen soliden Tumor schallen, der nahezu das gesamte Abdomen ausfüllt. Um eine Organzugehörigkeit bzw. Aussage zur Morphologie des Tumors treffen zu können, ist ein MRT oder CT des Abdomens erforderlich. In diesem Fall wurde ein CT des Abdomens/Beckens durchgeführt.

❓ **Frage 3:** Welche Verdachtsdiagnose können Sie aufgrund der Anamnese, der klinischen Untersuchung und der Bildgebung stellen?

❓ **Frage 4:** Welche weiteren diagnostischen Maßnahmen helfen Ihnen weiter?

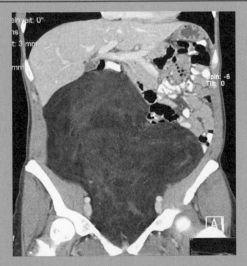

▣ **Abb. F4.2** CT von Abdomen und Becken

3   Akute Oberbauchbeschwerden   Schritt III

Antwort 4: Es handelt sich am ehesten um einen mechanischen Ileus.

Unter einem Ileus versteht man eine Störung der peristaltisch regulierten Fortbewegung des Darminhaltes. Der mechanische Ileus ist die häufigste Form des Darmverschlusses (ca. 60%) und ist lebensbedrohlich. Als Ursache des mechanischen Ileus findet sich in den meisten Fällen eine Darmkompression oder Abknickung durch Adhäsionen oder Briden nach vorangegangenen Operationen. Diese Operationen können u. U. schon mehrere Jahrzehnte zurückliegen.

Frage 5: Über welche weiteren erforderlichen Behandlungsmaßnahmen müssen Sie den Patienten jetzt informieren?

4   Zunehmender Bauchumfang seit 3 Jahren   Schritt III

Antwort 3: CT-Befund: peritoneal gelegener, großer fettdichter Tumor im vorderen Peritoneum von unterhalb der Leber bis in das kleine Becken reichend, die Darmschlingen zur Seite drängend.

Vom klinischen Befund und den CT-Bildern ist von einem intraabdominellen Sarkom auszugehen. Das Sarkom scheint auf den CT-Bildern abgekapselt zu sein, ohne zu infiltrieren. Aufgrund der Häufigkeitsverteilung großer Statistiken handelt es sich bei intraabdominellen und retroperitonealen Weichteiltumoren am ehesten um ein Liposarkom.

Antwort 4: Zur exakten Diagnosesicherung kann eine perkutane Gewebestanze zur Diagnosesicherung beitragen. Allerdings besteht die Möglichkeit einer Tumorzellverschleppung im Punktionskanal. Daher ist bei einer Stanze der Biopsiekanal so zu wählen, dass die Punktionsstelle mit reseziert werden kann.

Frage 5: Welche verschiedenen Therapieoptionen stehen zur Verfügung?

Frage 6: Welche Behandlungsmaßnahmen führen Sie jetzt durch?

3 Akute Oberbauchbeschwerden Schritt IV

❶ **Antwort 5:** Bei einem diagnostizierten mechanischen Ileus besteht die dringende Indikation zur Laparotomie mit Adhäsiolyse, Bridendurchtrennung, ggf. Darmresektion oder Anlage eines temporären künstlichen Darmausganges. Da die Ausdehnung der Operation präoperativ unklar ist, wird eine mediane Laparotomie durchgeführt.

❷ In diesem Fall hat eine solitäre Bride zum Abknicken einer Dünndarmschlinge mit konsekutivem Dünndarmverschluss geführt. Dadurch wurden die Mesenterialgefäße komprimiert und die Darmdurchblutung behindert (führt ohne Therapie zur Nekrose der Darmwand). Diese Sonderform nennt man Strangulationsileus. Die Bride wurde durchtrennt und der aufgestaute Dünndarminhalt nach oral in den Magen ausgestrichen und über die Magensonde abgesaugt. Der klinische Befund besserte sich postoperativ rasch und nach 3 Tagen konnte schrittweise mit der Oralisierung begonnen werden.

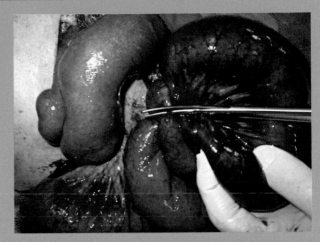

◪ **Abb. F3.2** Dünndarmbride mit Strangulationsileus

Weitere Informationen zum Krankheitsbild
▶ Kap. 7.10.3 und 7.7.6

4 Zunehmender Bauchumfang seit 3 Jahren Schritt IV

❶ **Antwort 5:** Bei V. a. ein intraabdominelles Weichteilsarkom steht im Prinzip nur die chirurgische Resektion als Therapieverfahren zur Verfügung. Chemo- und Radiochemotherapie (bei ca. 20% erfolgreich) sowie Hyperthermie werden bei Sarkomen in den Extremitäten eingesetzt, wenn dadurch eine Extremitäten-erhaltende Resektion durchgeführt werden kann.

❶ **Antwort 6:** Der breit der Blase aufsitzende Tumor ließ sich durch eine mediane Laparotomie in einer Pseudokapsel ausschälen. Histologie: 3400 g schweres, 32×23×6 cm großes Resektat. Oberfläche fein bekapselt, glatt glänzend. Gelbbräunliche Schnittfläche fein lobuliert und reich vaskularisiert. Nekrotische oder regressive Areale waren nicht erkennbar. Diagnose: Großes, gut differenziertes Liposarkom intraabdominal (»Lipoma like liposarkoma«) G1, pT2b, pNx, pMx, R0. Der postoperative Verlauf war unauffällig und die Patientin konnte am 8. postoperativen Tag nach Hause entlassen werden.

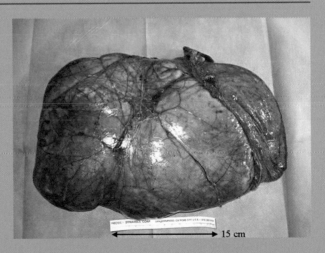

◪ **Abb. F4.3** Makroskopiepräparat unfixiert nach Tumorexstirpation

❷ Die Prognose ist sehr gut. Eine adjuvante Therapie ist nicht erforderlich. CT-Kontrollen in 3- bis 6-monatigen Abständen sind wegen möglicher Lokalrezidive (auch nach vielen Jahren noch) indiziert. Tumormarker sind derzeit nicht bekannt.

Weitere Informationen zum Krankheitsbild
▶ Kap. 1.1.7, 7.7.10 und 7.8.7

5 Akute Oberbauchschmerzen Schritt I

Sie werden konsiliarisch in die Notaufnahme der internistischen Klinik gerufen. Der Kollege stellt Ihnen einen 42-jährigen Vietnamesen mit akut einsetzenden Oberbauchbeschwerden mit Punctum maximum im Epigastrium vor. In der Anamnese lässt sich trotz Sprachschwierigkeiten heraushören, dass vor 6 Jahren ein Ulkus bestanden hätte, das aber abgeheilt sei. Vor wenigen Tagen nahm er aufgrund von Bauchschmerzen Aspirin ein. Bei der klinischen Untersuchung ist der Bauch bretthart und nicht eindrückbar. Die Laborwerte sind einschließlich der Entzündungswerte wie CRP im Serum und Leukozyten im Blutbild völlig unauffällig.

Frage 1: Unter welchem Symptomenkomplex können Sie das klinische Erscheinungsbild zusammenfassen?

Frage 2: Welche Differenzialdiagnosen kommen in Frage?

Frage 3: Welche Untersuchungen veranlassen Sie?

6 Zunehmender Druck rechter Oberbauch Schritt I

Ein 68-jähriger Grieche stellt sich beim Hausarzt zur Routineuntersuchung vor. Er berichtet über zunehmenden Druck im rechten Oberbauch, Appetitlosigkeit und Gewichtsabnahme seit 2 Jahren. Bei der Ultraschalluntersuchung des Oberbauches fällt eine große Raumforderung im rechten Leberlappen auf. Die Nieren, Milz und Gallenblase sind sonographisch unauffällig. In den Unterlagen des Hausarztes finden sich Hinweise, dass er vor 30 Jahren eine Hepatitis B durchgemacht hatte, die aber folgenlos ausgeheilt sei.

Frage 1: An welche Differenzialdiagnosen denken Sie schon nach der Anamnese?

Frage 2: Welche weitere diagnostische Untersuchung ordnen Sie an?

5 Akute Oberbauchschmerzen Schritt II

Antwort 1: Die akut einsetzenden Oberbauchschmerzen mit dem Untersuchungsbefund des brettharten Bauches wird unter dem Begriff des akuten Abdomens zusammengefasst. »Akutes Abdomen« ist eine durch Zeitnot diktierte vorläufige Bezeichnung für eine zunächst nicht exakt differenzierbare akute schmerzhafte Erkrankung der Bauchhöhle bis zu deren endgültiger diagnostischen Klärung.

Antwort 2: Perforiertes Magen- oder Duodenalulkus, perforierte Sigmadivertikulitis, perforierte Cholezystitis, Harnverhalt mit übervoller Blase, perforierte Appendizitis.

Antwort 3: Als Erstmaßnahme ist eine Röntgenuntersuchung des Abdomens im Stehen und Liegen erforderlich.

Der radiologische Befund der Abdomenübersichtsaufnahme ergab keinen eindeutigen Nachweis von freier Luft.

Frage 4: Welche weitere diagnostische Maßnahme ist jetzt indiziert?

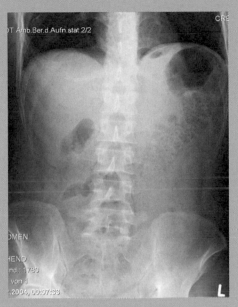

☐ **Abb. F5.1** Abdomen leer im Stehen und Liegen

6 Zunehmender Druck rechter Oberbauch Schritt II

Antwort 1: Leberabszess, Leberhämatom, Leberbiliom, fokal noduläre Hyperplasie, Lebersarkom, Hämangiom, hepatozelluläres Karzinom, Angiom, Leberzyste, Echinokokkuszyste, Lebermetastase.

Antwort 2: MRT oder CT der Leber mit arterieller und venöser Kontrastmittelphase und ggf. Biopsie zur histologischen Sicherung. Befund: gut kontrastierter arteriell gut versorgter Tumor im rechten Leberlappen der Segmente 5–8 mit einem mittleren Durchmesser von 19 cm. Der rechte und linke Pfortaderast sind ebenfalls nach links mit dem restlichen Lebergewebe verdrängt. Kein Nachweis von Lymphknotenmetastasen. Entnahme einer Stanzbiopsie zur histologischen Sicherung.

Frage 3: Welche Verdachtsdiagnose kann aufgrund der Computertomographie gestellt werden?

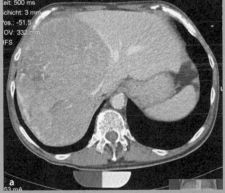

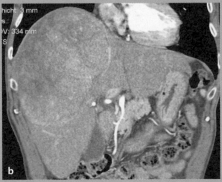

☐ **Abb. F6.1a,b** Leber-CT, **a** arteriell und **b** venös

5   Akute Oberbauchschmerzen Schritt III

Antwort 4: Falls die Möglichkeit besteht, notfallmäßig ein CT durchzuführen, kann durch diese Untersuchungstechnik die Differenzialdiagnosen weiter eingegrenzt werden. Ansonsten wäre bei der eindeutigen Klinik auch eine diagnostische Laparotomie durchaus indiziert. In diesem Fall wurde notfallmäßig ein CT des Abdomens/Beckens mit oraler, rektaler und intravenöser Kontrastierung durchgeführt (sog. Dreifachkontrast).

Befund Abdomen/Becken-CT: deutlicher Nachweis von freier Luft v. a. im rechten Oberbauch, geringe Mengen von freier Luft auch im Bereich des Leberhilus und periduodenal. Wandverdickung des postpylorischem Anteiles des Duodenums.

Frage 5: Welche Diagnose stellen Sie?
Frage 6: Welche Therapie führen Sie durch?

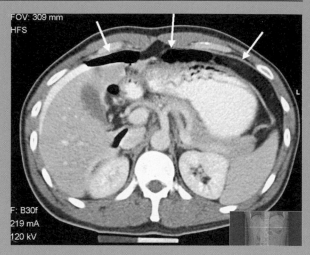

☐ **Abb. F5.2** Abdomen/Becken-CT

6   Zunehmender Druck rechter Oberbauch Schritt III

Antwort 3: Es handelt sich CT-morphologisch am ehesten um ein hepatozelluläres Karzinom.

Die histologische Untersuchung bestätigt die morphologische Verdachtsdiagnose eines hepatozellulären Karzinoms (HCC). Allerdings kann das Grading und die weitere Differenzierung nicht allein von der Biopsie zweifelsfrei festgestellt werden.

Zu den primären Leberkarzinomen gehört das HCC der Hepatozyten (90%) und das cholangiozelluläre Karzinom (CCC) ausgehend von den intrahepatischen Gallenwegen (10%). Am HCC versterben weltweit 300.000–1 Mio. Menschen pro Jahr, Männer sind deutlich häufiger betroffen als Frauen. Die chronische Hepatitis-B-Virusinfektion (HBV) ist in diesen Gebieten endemisch und 80% der HCC-Patienten konnten mit HBV assoziiert werden. Zwischen den einzelnen Populationen bestehen erhebliche Unterschiede hinsichtlich des Risikos, an HCC zu erkranken, die durch die Exposition zu weiteren Karzinogenen, spezielle Nahrungsgewohnheiten, Alkohol- und Nikotinkonsum, genetische Voraussetzungen sowie durch Art und Dauer der Infektion mit HBV erklärt werden.

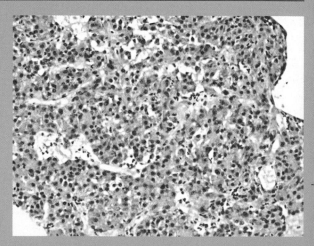

☐ **Abb. F6.2** Leberstanzbiopsie: hochdifferenziertes, hepatozelluläres Karzinom

Frage 4: Welcher Tumormarker ist charakteristisch für das HCC?
Frage 5: Welche verschiedenen Therapieoptionen stehen zur Verfügung?
Frage 6: Welche Behandlungsmaßnahmen führen Sie jetzt durch?

5 Akute Oberbauchschmerzen Schritt IV

Antwort 5: Es besteht der dringende Verdacht auf ein perforiertes Magen- oder Duodenalulkus.

Antwort 6: Notfallmäßige Laparotomie. Nach kurzer Aufklärung des Patienten wird im OP eine Längslaparotomie des Oberbauches mit Linksumschneidung des Bauchnabels durchgeführt, da durch diesen operativen Zugang alle intraabdominellen Organe erreicht werden können. Es entleert sich eine gelbliche Flüssigkeit im Oberbauch. Nach Spülung zeigt sich eine 8×10 mm große Perforation im Duodenum, aus der trübes Sekret quillt. Es wird ein bakteriologischer Abstrich entnommen. Als erste Maßnahme wird eine Ulkusexzision durchgeführt und histologisch untersucht, um eine maligne Perforation auszuschließen. Befund: Ulkusperforation pylorisch mit fokaler eitriger Peritonitis. Kein Anhalt für Malignität.

Antwort 7: Anschließend wird eine Magensonde durch den Anästhesisten gelegt, so dass die Sonde aboral des Ulkus zu liegen kommt. Das Ulcus duodeni wird durch zahlreiche Einzelnähte quer vernäht, damit keine Stenose entstehen kann. Die Operation wird durch eine ausgiebige Lavage und Einlage einer Robinson-Drainage abgeschlossen. Unser Patient ging am 9. postoperativen Tag nach Hause. Wichtig ist die postoperative Medikation mit PPI.

► Kap. 7.6.4

6 Zunehmender Druck rechter Oberbauch Schritt IV

Antwort 4: Typisch und fast schon beweisend ist ein erhöhter Serumspiegel von α-Fetoprotein. Bei diesem Patienten war der Tumormarker mit 53,3 µg/ml erhöht (Normalwert 6 µg/ml).

Antwort 5: Chirurgische Resektion, Thermoablation, Chemoembolisation, systemische Chemotherapie, Bestrahlung. Die chirurgische Therapie ist der alleinige kurative Therapieansatz beim HCC, alle anderen Verfahren sind palliativ.

Antwort 6: Hemihepatektomie rechts mit Resektion der Segmente V+VI+VII+VIII. Der Patient konnte nach 9 Tagen wieder nach Griechenland reisen. Die histologische Aufarbeitung ergab ein hepatozelluläres Karzinom mit 25 cm Durchmesser. Mittelgradig differenziert, z. T. nekrotisch mit Einbruch in die V. hepatica. Tumorfreier Absetzungsrand der A. hepatica und des Ductus choledochus. Tumorklassifikation nach UICC: pT3, pNO, MX, RO, G2.

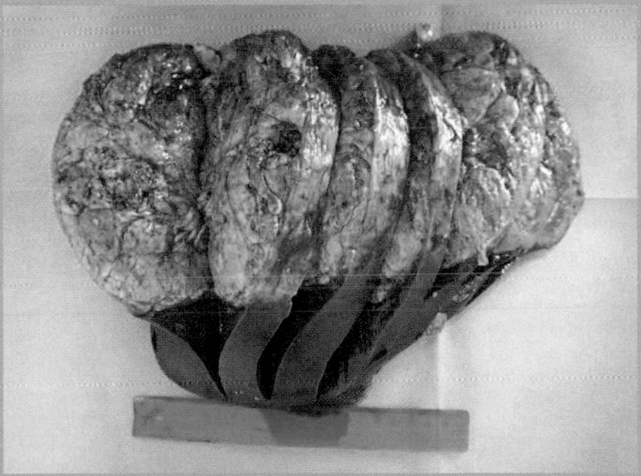

Abb. F6.3 HCC (pT3, pNO, RO, G2)

Weitere Informationen zum Krankheitsbild ► Kap. 7.11.5

7   Zunehmende Bauchschmerzen und Völlegefühl Schritt I

Eine 65-jährige Hausfrau stellt sich in der chirurgischen Klinik vor mit seit 4 Monaten zunehmenden Bauchschmerzen und Völlegefühl. In den letzten Wochen hatte die Patientin immer weniger Appetit, verbunden mit einem vermehrten Sättigungsgefühl. Bei der Anamnese berichtet sie v. a. über ihr erfülltes Eheleben. Bei der Intensivierung Ihrer Anamnese teilt die Patientin Ihnen noch mit, dass sie zuletzt nur noch kleine Essensportionen zu sich nehmen konnte. In den letzten Tagen spürte sie erst wieder etwas Erleichterung nach dem sie 2-mal erbrochen habe.

Frage 1: Welche Differenzialdiagnosen kommen in Frage?

Frage 2: Welche diagnostische Untersuchung hilft Ihnen weiter?

8   Ausstrahlende Oberbauchbeschwerden Schritt I

Eine 65-jährige, adipöse Frau stellt sich bei Ihnen mit Oberbauchbeschwerden vor. Sie klagt seit einigen Monaten über Schmerzen, die vom Epigastrium ausgehend in den rechten Oberbauch ziehen und gelegentlich sogar unter den rechten Rippenbogen ausstrahlen. Insbesondere nach dem Essen seien die Beschwerden besonders schlimm. Auch hätte ihr Appetit nachgelassen. Vor 20 Jahren sei sie mal wegen eines Magengeschwürs behandelt worden.

Frage 1: An welche Differenzialdiagnosen denken Sie schon nach der Anamnese?

Frage 2: Welche weiteren diagnostischen Untersuchungen führen Sie als erstes durch?

7 Zunehmende Bauchschmerzen und Völlegefühl Schritt II

❶ **Antwort 1:** Entsprechend der Anamnese handelt es sich um einen stenosierenden Prozess des oberen Intestinaltraktes. Insbesondere die Kombination von Völlegefühl, frühem Sättigungsgefühl und Erbechen lässt vermuten, dass der stenosierende Prozess sich im Magen befindet. Daher kommt als Differenzialdiagnose Magenkarzinom, Magenulkus, stenosierendes präpylorisches Ulkus oder Tumorkompression von außen in Frage.

❶ **Antwort 2:** In diesem Fall ist eine Ösophagogastroduodenoskopie (ÖGD) indiziert.

❷ **Frage 3:** Welchen Befund erheben Sie aufgrund des endoskopischen Bildes?

❷ **Frage 4:** Durch welche endoskopischen Maßnahmen können Sie die Differenzialdiagnosen weiter eingrenzen?

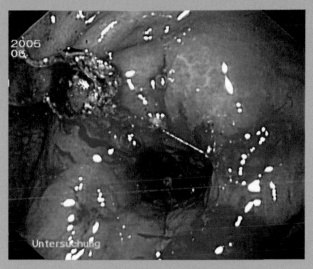

◨ **Abb. F7.1** ÖGD-Befund einer präpylorischen Stenose

8 Ausstrahlende Oberbauchbeschwerden Schritt II

❶ **Antwort 1:** Als Differenzialdiagnosen kommen grundsätzlich ein Ulcus ventriculi, Ulcus duodeni, Cholezystolithiasis, Magenkarzinom und Kolonkarzinom und ein Pankreasprozess in Frage.

❶ **Antwort 2:** Bei der klinischen Untersuchung finden Sie einerseits einen lokalisierbaren Druckschmerz unter dem rechten Rippenbogen, aber auch Druckschmerz im Bereich des Epigastriums. Die abgenommenen Laborparameter sind alle im Normbereich. Durch die Oberbauchsonographie erhalten Sie folgendes Bild.

❷ **Frage 3:** Welchen Befund erheben Sie anhand des Ultraschallbildes?

❷ **Frage 4:** Müssen Sie noch weitere diagnostischen Maßnahmen durchführen bevor Sie der Patientin eine Therapie anbieten können?

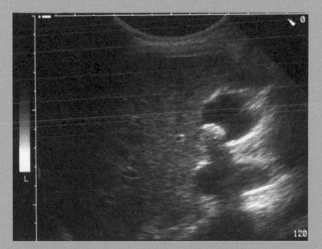

◨ **Abb. F8.1** Oberbauchsonographie rechtsseitig

7 Zunehmende Bauchschmerzen und Völlegefühl Schritt III

Antwort 3: Das endoskopische Bild entspricht einer hochgradigen präpylorischen Stenose des Magens, die für das Völlegefühl und Sättigungsgefühl einschließlich der Bauchschmerzen verantwortlich sein kann. Vom endoskopische Bild kann nicht unterschieden werden, ob es sich um einen entzündlichen Prozess im Rahmen einer Ulkuserkrankung oder um einen malignen Prozess handelt. Endoskopiebefund: Ösophagus bis auf eine kleine axiale Hiatushernie ohne Refluxläsion. Im Magen findet sich noch reichlich grüne Flüssigkeit mit Gemüseresten. Der Pylorus ist konzentrisch ödematös verdickt mit Stenose über eine Länge von ca. 15 mm, die mit dem Endoskop gerade noch passierbar sind. Endoskopisch kein eigentliches Ulkus. Duodenum unauffällig.

Antwort 4: In diesem Fall sind mehrere endoskopische Biopsien der Stenose absolut erforderlich. Aus der Stenose werden tiefe Zangenbiopsien an mehreren repräsentativen Stellen entnommen und zur histopathologischen Untersuchung eingeschickt.

Sie bekommen nach 2 Tagen folgendes Untersuchungsergebnis: Mukosabiopsien aus dem Pylorusbereich mit fokalen Infiltraten eines niedrig differenzierten Andenokarzinoms mit Siegelringzellen (G3). Befund vereinbar mit einem primären Magenkarzinom diffuser Typ. Eine Biopsie ohne Nachweis eines Karzinoms könnte letztendlich einen malignen Prozess nicht völlig ausschließen. In diesem Fall wäre eine Kontrollbiopsie in einem angemessenen Zeitraum (z. B. 2–4 Wochen) indiziert. Die endoskopische Untersuchung kann auch noch durch eine Endosonographie ergänzt werden, um die Wanddicke des Magens zu beurteilen: Befund Endosono: der Magen ist randvoll mit Speiseresten und Flüssigkeit. Mit dem Schallkopf kann die Stenose nicht überwunden werden. Unter Auflegen des Schallkopfes zeigt sich eine zirkuläre Wandverbreiterung über 10 mm mit fehlender Abgrenzbarkeit der Schichten.

Frage 5: Welche weitere bildgebende Untersuchung ist zur Komplettierung des Stagings noch erforderlich?

Frage 6: Welche Diagnose stellen Sie?

Frage 7: Welche Therapieverfahren kommen in Frage?

8 Ausstrahlende Oberbauchbeschwerden Schritt III

Antwort 3: In der Oberbauchsonographie finden Sie eine normal große Gallenblase mit einem großen Konkrement. Die Gallenblasenwand ist nicht verdickt. Das sonographische Bild ist mit der Diagnose einer chronischen Cholezystolithiasis vereinbar.

Antwort 4: Ein chronisches Ulcus ventriculi oder duodeni kann eine ähnliche klinische Symptomatik verursachen wie eine chronische Cholezystolithiasis. In diesem Fall ist eine ÖGD dringend anzuraten, um ein begleitendes

florides Ulkus auszuschließen. Hier war das Ulkus folgenlos abgeheilt und die ÖGD als unauffällig befundet worden. Da bei der klinischen Untersuchung der Druckschmerz im rechten Oberbauch gut lokalisierbar war, wurde von einer Koloskopie abgesehen. Bei nicht so eindeutig lokalisierbarem Lokalbefund sollte eine Koloskopie zusätzlich noch durchgeführt werden.

Frage 5: Welche Therapie empfehlen Sie der Patientin?

7 Zunehmende Bauchschmerzen und Völlegefühl Schritt IV

❶ Antwort 5: Zur Komplettierung des Stagings ist ein Abdomen/Becken-CT erforderlich.

Befund: deutliche Dilatierung des Magens. Im Bereich des Magenausgangs findet sich eine tumoröse Wandverdickung. CT-morphologisch nur kleine Lymphknoten kleinkurvaturseitig. Leber homogen gemustert. Keine Filiae.

❶ Antwort 6: Pylorusstenose bei diffusem Magenkarzinom

❶ Antwort 7: Unsere Patientin erbricht nach der Nahrungsaufnahme, daher ist eine Wiederherstellung der Passage erforderlich. Da das Magenkarzinom durch die bildgebenden Verfahren als resektabel eingeschätzt wurde und keine Fernmetastasen vorlagen, wurde eine subtotale Magenresektion durchgeführt mit Wiederherstellung der Passage durch eine Gastrojejunostomie End-zu-Seit mit Rekonstruktion nach Roux-Y. Histopathologie: schlecht differenziertes Adenokarzinom im Pylorus, diffuser Typ nach Lauren, UICC-Klassifikation: pT2b, pN0 (0/20), M0, R0, G3.

Weitere Informationen zum Krankheitsbild ▶ Kap. 7.6.6

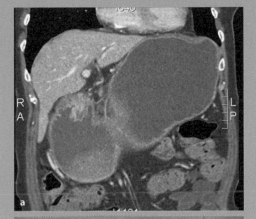
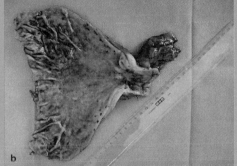
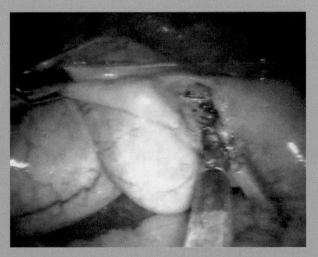

▫ Abb. F7.2 a Abdomen/Becken-CT, **b** Operations-präparat

8 Ausstrahlende Oberbauchbeschwerden Schritt IV

❶ Antwort 5: Um die Patientin von ihren Beschwerden zu befreien, hilft nur die Cholezystektomie. Dieser Eingriff kann laparoskopisch oder offen durchgeführt werden. Vorteile der laparoskopischen Cholezystektomie liegen i. Allg. bei geringeren Schmerzen und einem kürzerem stationären Aufenthalt von <3 Tagen. Laparoskopische Cholezystektomien sind nicht anzuraten bei ausgedehnten Verwachsungen im Oberbauch durch Voroperationen oder V. a. Choledocholithiasis. Die cholestatischen Enzyme wie Bilirubin, GGT und AP müssen im Normbereich sein, andererseits müssen durch eine MRCP, Endosonographie oder ERCP Konkremente im Ductus choledochus ausgeschlossen werden. Gallengangsrevisionen sind laparoskopisch nur sehr eingeschränkt möglich.

Weitere Informationen zum Krankheitsbild ▶ Kap. 7.12.2

▫ Abb. F8.2 Gallenblase intraoperativ

9 Schluckbeschwerden und Regurgitation von Speiseresten Schritt I

Ein 74-jähriger Mann stellt sich vor, mit zunehmenden Schluckbeschwerden. Jedes Mal nach dem Essen und Trinken regurgitieren nach kurzer Zeit Essensreste in den Mund. Seine Familienmitglieder hätten sich schon über seinen schlechten Atem beschwert. Er berichtet auch, dass gelegentlich Tabletten nach dem Schlucken wieder im Mund auftauchen.

Frage 1: Welche Untersuchungen helfen Ihnen weiter?

Frage 2: An welche Differenzialdiagnosen denken Sie schon nach der Anamnese?

Frage 3: Welche weiterführenden Untersuchungen zur Abklärung der Differenzialdiagnosen wären denkbar?

10 Loch im Bauch Schritt I

In den Schockraum wird ein 43-jähriger adipöser Mann notfallmäßig nach einem Streit in einem Wirtshaus eingeliefert. Beim Entkleiden des Patienten finden Sie im linken Oberbauch ein kleines kreisrundes Loch. Der Patient ist noch kreislaufstabil, kann aber zum Ereignis keine Angaben machen.

Frage 1: Welche Verdachtsdiagnose haben Sie?

Frage 2: Welche Maßnahmen führen Sie als Erstes durch?

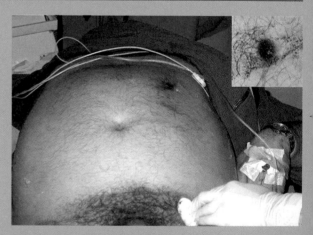

◧ **Abb. F10.1** 43-jähriger Patient im Schockraum

9 Schluckbeschwerden und Regurgitation von Speiseresten Schritt II

❶ **Antwort 1:** Gastroskopie und Kontrastmittelbreischluck
❶ **Antwort 2:** Achalasie, Hiatushernie, paraösophageale Hernie, Refluxösophagitis, Ösophagustumor, Pulsionsdivertikel (Zenker-Divertikel, epiphrenisches Divertikel) Traktionsdivertikel, funktionelle Divertikel u. a.
❶ **Antwort 3:** Röntgen-Thorax (Mediastinalverbreiterung, bei Achalasie); Manometrie, Langzeit-pH-Metrie (Hiatushernie, Refluxösophagitis), bei Malignomverdacht Biopsien und CT von Hals/Thorax.

Die Kontrastmittelaufnahme zeigt eine sackförmige mit Kontrastmittel gefüllte Ausbuchtung im Bereich des zervikalen Ösophagus.

❓ **Frage 4:** Welche (Verdachts-)Diagnose stellen Sie?
❓ **Frage 5:** Sind noch weitere Untersuchungen notwendig? Wenn ja, welche und warum?

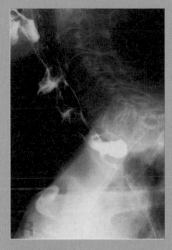

◻ **Abb. F9.1** Kontrastmittelbreischluck. Kontrastmittelaufnahme des Ösophagus

---

10 Loch im Bauch Schritt II

❶ **Antwort 1:** Es besteht der dringende Verdacht auf eine Verletzung von inneren Organen durch eine Schussverletzung in den Oberbauch.
❶ **Antwort 2:** Es handelt sich um einen lebensbedrohlichen Notfall. Laborabnahme, Bestellen von Blutkonserven, Legen von großvolumigen Zugängen, orientierende Oberbauchsonographie, Drehen des Patienten auf der Suche nach einem Austrittsloch.

❓ **Frage 3:** Welche Aussage können Sie zur Richtung des Schusskanals machen?
❓ **Frage 4:** Welche Untersuchung hilft Ihnen rasch weiter?

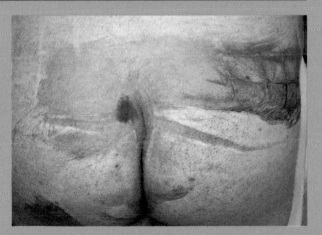

◻ **Abb. F10.2** Rückseite des Patienten

9 Schluckbeschwerden und Regurgitation von Speiseresten Schritt III

❶ Antwort 4: Aufgrund des Ösophagusbreischluckes kann die Diagnose eines Zenker-Divertikels gestellt werden.

❶ Antwort 5: Es sollte eine Ösophagogastroduodenoskopie (ÖGD) zur Bestätigung der Diagnose durchgeführt werden. Diese ist auch zum Ausschluss eines malignen Prozesses erforderlich.

❀ Durch Ösophagusbreischluck und ÖGD kann die Diagnose eines Zenker-Divertikels gestellt werden. Das Zenker-Divertikel liegt praktisch immer an der pharyngealen Hinterwand im Bereich der dreieckigen Killian-Muskellücke oberhalb des horizontalen Faserbündels des M. cricopharyngeus. Ursache ist ein intraluminaler Überdruck im Hypopharynx.

❷ Frage 6: Ist eine Operationsindikation gegeben? Warum?

❷ Frage 7: Welches Therapieverfahren schlagen Sie vor? Warum?

10 **Loch im Bauch** Schritt III

❶ Antwort 3: Die Kugel ist vom Eintrittsort im linken Oberbauch bis in das kleine Becken linksseitig vorgedrungen und stecken geblieben. Möglicherweise ist das Hämatom an der linken Gesäßhälfte durch die Penetration des Geschosses bedingt.

❶ Antwort 4: Der Patient liegt im Schockraum in der Regel auf einem Röntgentisch. Durch eine Abdomenübersichtsaufnahme a.-p. und ggf. eine seitliche Aufnahme könnte die Kugel lokalisiert werden.

❷ Frage 5: Mit welchen Verletzungen müssen Sie rechnen?

❷ Frage 6: Welche Maßnahmen veranlassen Sie als Nächstes?

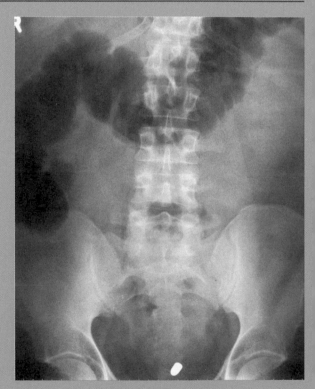

☐ **Abb. F10.3** Rö-Abdomen leer im Liegen

9 Schluckbeschwerden und Regurgitation von Speiseresten Schritt IV

❶ **Antwort 6:** Bei zervikalen Divertikeln ist immer eine OP-Indikation gegeben. Der Grund liegt in der Aspirationsgefahr (v. a. nachts) und an der störenden klinischen Symptomatik mit Dysphagie und Mundgeruch.

❶ **Antwort 7:** Im Vordergrund steht neben der Divertikelabtragung die Therapie der zugrunde liegenden Funktionsstörung des oberen Ösophagussphinkers durch Myotomie.

Als Therapieverfahren sollte die Abtragung des Divertikels mit Myotomie oder eine Divertikolopexie mit Myotomie (kleine Divertikel) oder bei selektiertem Patientengut (meistens ältere Patienten oder bei hohem operativem Risiko) auch eine transorale endoluminale Schwellenspaltung (höhere Rezidivgefahr) durchgeführt werden.

In diesem Fall wurde eine Divertikelabtragung mit zervikaler Myotomie durchgeführt.

Weitere Informationen zum Krankheitsbild ▶ Kap. 7.4.2

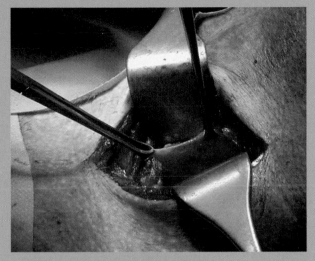

◻ **Abb. F9.2** Abtragung eines Zenker-Divertikels und Myotomie. An 2 Allis-Klemmen wird das präparierte Zenker-Divertikel vor der Abtragung mit einem Stapler hochgehalten

10 Loch im Bauch Schritt IV

❶ **Antwort 5:** Durchschussverletzung des Jejunums, der linken Kolonflexur, des Magens, des Pankreas, der A. und V. iliaca. Verletzung des Colon sigmoideum, des Rektums und des linken Harnleiters.

❶ **Antwort 6:** Es handelt sich hierbei um einen absoluten Notfall, bei dem weiterführende Diagnostik zu keinem weiteren Gewinn führen würde. Die Indikation zur Notfalllaparotomie ist absolut gegeben.

➌ Bei der Laparotomie wurden 9 Löcher im Dünndarm gefunden, der Ureter auf der linken Seite fehlte auf einer Länge von 10 cm. Die Kugel wühlte sich durch das kleine Becken, ohne die Beckengefäße, das Colon sigmoideum oder das Rektum zu verletzen. Es erfolgten 3 Dünndarmsegmentresektionen und eine Psoas-Hitch-Plastik zur direkten Verbindung des rechten Ureterrestes mit der Harnblase. Ein Anus praeter wurde nicht angelegt. Die Kugel konnte nach Umdrehen des Patienten durch eine kleine Inzision im Hämatom der linken Gesäßhälfte geborgen werden. Der Patient wurde nach 3 Wochen aus der stationären Behandlung entlassen und hat als Spätfolge eine gestaute linke Niere durch eine Stenose der Psoas-Hitch-Plastik.

Weitere Informationen zum Krankheitsbild ▶ Kap. 7.10.4

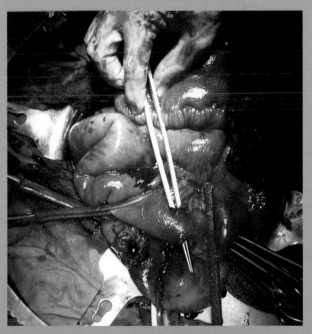

◻ **Abb. F10.4** Intraoperative Darstellung eines Dünndarmloches

11 Nachlassende Leistungsfähigkeit und Dyspnoe Schritt I

Eine 47-jährige Patientin stellt sich bei Ihnen vor mit seit einigen Monaten zunehmend reduzierter Leistungsfähigkeit, Dyspnoe, Darmkoliken und Verdauungsbeschwerden. Außer den üblichen Kinderkrankheiten war die Patientin immer gesund, ein Trauma ist der Patientin nicht erinnerlich. Allerdings war sie nie besonders sportlich und kam früher außer Atem als andere. Die Patientin raucht nicht und trinkt keinen Alkohol. Der Hausarzt hat bereits ein EKG veranlasst ohne pathologischen Befund. Die Patientin bringt ein aktuelles Rö-Bild vom Thorax p.-a. mit.

Frage 1: Welche Differenzialdiagnosen kommen in Frage?
Frage 2: Welche weiteren diagnostischen Untersuchungen ordnen Sie an?

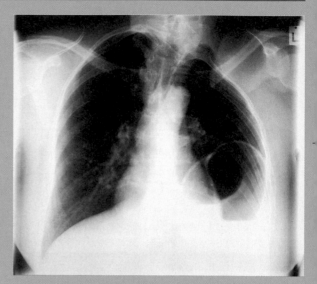

■ **Abb. F11.1** Rö-Thorax im Stehen

12 Risswunde prätibial Schritt I

Eine 67-jährige Frau stellt sich mit dieser Wunde am rechten Schienbein in der chirurgischen Notaufnahme vor.

Frage 1: Wie gehen Sie vor?

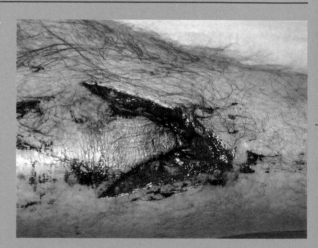

■ **Abb. F12.1** Wunde prätibial

11 Nachlassende Leistungsfähigkeit und Dyspnoe Schritt II

❶ Antwort 1: Die Atemnot kann durch eine nicht erkannte Herzinsuffizienz, KHK oder rezidivierende kleine Lungenembolien bedingt sein. Kardiologisch ist die Patientin bereits abgeklärt worden. Im Rö-Thorax steht eine Luftblase eines Hohlorganes auffällig hoch im linken Thorax. Die Lungenlappen sind komprimiert oder nicht angelegt. Es müssen jetzt folgende Differenzialdiagnosen geklärt werden: linksseitiger Zwerchfellhochstand durch Relaxatio diaphragmatica, angeborener Zwerchfelldefekt, Missbildungen der Lunge, Enterothorax, Zwerchfellhernie, Colon irritabile.

❶ Antwort 2: Zu den weiterführenden Untersuchungen gehören die Durchführung einer Gastrografinpassage und einer Schichtbildaufnahme des Thorax/Abdomen (Thorax/Abdomen-CT oder MRT).

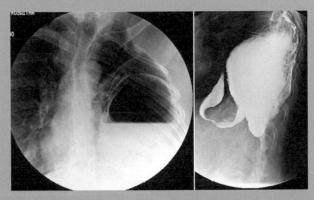

◻ **Abb. F11.2** Röntgendurchleuchtung

❓ Frage 3: Welchen pathologischen Befund erheben Sie aufgrund der vorliegenden Rö-Durchleuchtung mit Gastrografin?

❓ Frage 4: Welche weiteren Differenzialdiagnosen kommen aufgrund dieser Aufnahmen nicht mehr in Frage?

12 Risswunde prätibial Schritt II

❶ Antwort 1: Komplettierung der Anamnese und der klinischen Untersuchung. Vor ca. 3 h rutschte die Patienten beim Heraufsteigen einer Kellertreppe mit dem rechten Fuß ab und stürzte auf das rechte Schienbein. Ihre Freundin brachte sie dann mit dem Taxi in die chirurgische Notaufnahme. An Begleiterkrankungen ist ein nichtinsulinpflichtiger Diabetes mellitus II bekannt und ein medikamentös behandelter Hypertonus. Bei der klinischen Untersuchung ist die arterielle Perfusion, Motorik, Sensibilität ohne pathologischen Befund (DMS o.p.B.). Durch die klinische Untersuchung ergeben sich keine Hinweise für eine Fraktur. Die Patientin kann ihr verletztes Bein voll belasten.

❓ Frage 2: Welche wichtige Frage bei frischen offenen Verletzung müssen Sie noch abklären?

❓ Frage 3: Ist eine Röntgenuntersuchung erforderlich?

❓ Frage 4: Welche Diagnose stellen Sie?

❓ Frage 5: Welche Behandlungsmaßnahmen ergreifen Sie?

11 Nachlassende Leistungsfähigkeit und Dyspnoe Schritt III

Antwort 3: Die Röntgendurchleuchtung mit Gastrografin zeigt, dass die Gasblase offensichtlich zum Magen gehört und das große Anteile des Magens im Thorax liegen. Ob ein Zwerchfell angelegt ist, oder ob es sich um eine Zwerchfellhernie handelt, kann nicht eindeutig durch diese Aufnahmen beurteilt werden.

Antwort 4: Da das Zwerchfell nicht dargestellt werden kann, kommen bis auf das Colon irritabile und die kardia-len Erkrankungen immer noch alle anderen Differenzial-diagnosen in Frage

Frage 5: Welchen Befund erheben Sie aufgrund der MRT?
Frage 6: Welche Verdachtsdiagnose stellen Sie jetzt?
Frage 7: Welche Therapie empfehlen Sie der Patientin?

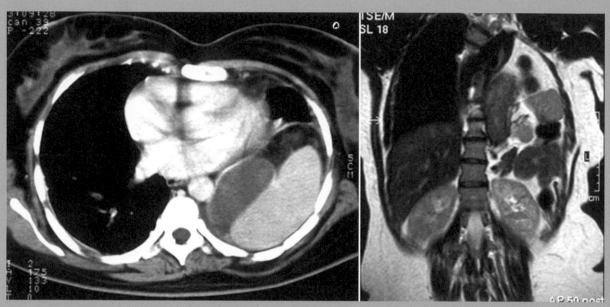

□ **Abb. F11.3** Thorax-MRT

---

12 Risswunde prätibial Schritt III

Antwort 2: Bei allen frischen offenen Verletzungen müs-sen Sie den Tetanusimpfstatus abklären. Allgemein emp-fiehlt man bei frischen Verletzungen eine Auffrischimp-fung von 0,5 ml Tetanol (aktive Impfung), falls die letzte Auffrischimpfung >5 Jahre, aber <10 Jahre zurückliegt. Falls die letzte Impfung >10 Jahre zurückliegt oder die Patientin sich nicht mehr an die Impfung erinnert, wird eine Simultanimpfung von Tetanol und Tetagam (passive Impfung) durchgeführt.

Antwort 3: Durch die klinische Untersuchung können Sie keine Fraktur oder Fissur sicher ausschließen. Durch den Unfallmechanismus wäre eine knöcherne Verletzung durchaus denkbar. In diesem Fall wurde der rechte Unter-schenkel mit angrenzenden Gelenken zum Frakturaus-schluss in 2 Ebenen geröntgt.

Antwort 4: Diagnose: prätibiale Platzwunde mit triangel-förmiger Lappenbildung.

Antwort 5: Zunächst wird die Wunde gesäubert. Zur Verfügung stehen sterile physiologische Kochsalzlösung und Schleimhautdesinfektionsmittel (z. B. Octenisep). An-schließend führen Sie eine Desinfektion der umgebenden Haut mit PVJ-Lösung (**Cave:** Schilddrüsenfunktion, Jod-allergie) und decken mit sterilen Tüchern ab. Nach einer lokalen Infiltrationsanästhesie mit 10 ml Mepivacain in das umgebende Gewebe und einer Einwirkzeit von 15 min führen Sie Einzelknopfnähte zur Adaptation mit 3–0 mono-filer Hautnaht durch. Als Wundauflage eignet sich bei dieser verschmutzten Wunde PVJ-Gaze, anschließend sterile Kompressen. Die Wundauflagen können Sie mit Wattebinden fixieren. Elastische Binden können bei zu fester Wicklung die Durchblutung komprimieren.

Frage 6: Wie sieht die weitere Behandlung aus?
Frage 7: Wie schätzen Sie die weitere Prognose ein?

11 Nachlassende Leistungsfähigkeit und Dyspnoe Schritt IV

Antwort 5: Im Thorax befinden sich große Anteile des Magenfundus, einschließlich der Milz und der linken Kolonflexur. Eine Relaxatio diaphragmatica (z. B. durch Atrophie des Zwerchfells, Verletzung des N. phrenicus oder Phrenikusparese) kann von einer Hernie aufgrund dieser Bilder nicht differenziert werden.

Antwort 6: V. a. angeborene Zwerchfellhernie (z. B. Bochdalek-Hernie). Für einen angeborenen Defekt spricht auch die verminderte Ausbildung des knöchernen Thorax auf der linken Seite. Die eindeutige Klärung kann aber nur intraoperativ erfolgen.

Antwort 7: Laparotomie durch einen Rippenbogenrandschnitt. Intraoperativ zeigt sich ein weitgehend normal angelegtes Zwerchfell mit einem dorsal gelegenen Defekt von ca. 10×5 cm Größe, durch den große Anteiles des Magenfundus, die Milz und die linke Kolonflexur herniert sind. Die Reposition der intrathorakal gelegenen Organe gelingt mühelos. Verschluss der Hernie durch primäre Naht und Verstärkung durch ein nicht resorbierbares Kunststoffnetz.

Die komprimierten Lungenlappen entfalten sich spontan durch die Überdruckbeatmung. Einlage einer Bülau-Drainage und einer Bauchdrainage. Die Patientin wurde 17 Tage nach der Operation nach Hause entlassen mit einer verbesserten Lungenfunktion. Die abschließende Diagnose lautet: Enterothorax durch angeborene Zwerchfellhernie (Bochdalek-Hernie).

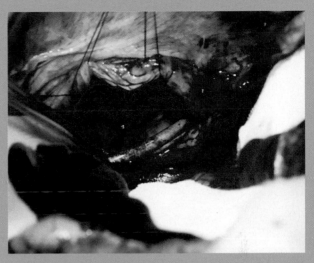

Abb. F11.4 Intraabdomineller Situs mit angeborenen Zwerchfelldefekt

Weitere Informationen zum Krankheitsbild ▶ Kap. 7.5.2

---

12 Risswunde prätibial Schritt IV

Antwort 6: Sie müssen der Patientin mitteilen, dass alle 2 Tage eine Wundkontrolle mit Verbandswechsel durch einen Chirurgen oder Hausarzt erforderlich ist. Bei der verschmutzten Wunde ist auch die orale Gabe eines Breitbandantibiotikums für 5–7 Tage empfehlenswert.

Antwort 7: Die Prognose ist schwierig bei Verletzungen an der Tibiavorderkante aufgrund des gering ausgeprägten Kapillarnetzes. Komplizierend wirkt noch die Mikroangiopathie bei Diabetes mellitus II, wodurch die Wundheilung und lokale Infektabwehr vermindert wird. Falls der Lappen der Platzwunde nekrotisch werden sollte oder infiziert, kann eine stationäre Behandlung erforderlich sein. Nach 12–14 Tagen werden die Hautfäden entfernt.

Weitere Informationen zum Krankheitsbild ▶ Kap. 1.5 und 1.6.4

13 Verkehrsunfall mit Kopfverletzung Schritt I

Ein 48-jähriger Fahrzeuglenker wird vom Notarzt nach einem schweren Auffahrunfall eingeliefert. Der Patient ist ansprechbar, aber zur Person und Zeit nicht orientiert. Der Kopf ist mit einer elastischen Binde eingewickelt. Der Notarzt berichtet über eine große klaffende, stark blutende Wunde.

Frage 1: Beschreiben Sie den klinischen Befund in Abb. F13.1.

Frage 2: Welche Untersuchungen veranlassen Sie als Nächstes?

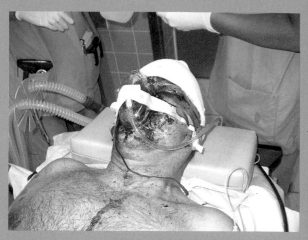

◨ **Abb. F13.1** Patient im Schockraum

14 Postprandiales retrosternales Druckgefühl Schritt I

Ein 87-jähriger sehr rüstiger ehemaliger Pilot stellt sich bei Ihnen mit seit 3 Jahren zunehmendem postprandialen Druckgefühl v. a. retrosternal vor. Er berichtet, dass er nur noch kleine Portionen essen könnte. Falls er aus Versehen große Portionen auf einmal isst, muss er das Essen nach kurzer Zeit wieder erbrechen. Seit diese Beschwerden aufgetreten sind, hat der Patient einige wenige kg an Gewicht verloren.

Frage 1: An welche Differenzialdiagnosen denken Sie schon nach der Anamnese?

Frage 2: Welche weiteren zielgerichteten diagnostischen Untersuchungen ordnen Sie an?

13 Verkehrsunfall mit Kopfverletzung Schritt II

❶ Antwort 1: Patient ist mit einer Sauerstoffmaske versorgt und atmet offenbar spontan. Auffällig ist getrocknetes Blut im Gesichtsbereich mit ausgedehnter Schwellung und Einblutung in die Augenlider im Sinne eines Monokelhämatoms. Die Augen sind geschlossen. Der Kopf ist mit einem Kompressionsverband versorgt.

❶ Antwort 2: Es besteht der dringende V. a. ein schweres Schädelhirntrauma. Daher ist die notfallmäßige Indikation zur Durchführung eines CCT zu stellen. Zusätzlich muss bei diesen hochenergetischen Unfällen die HWS untersucht werden. Eine übersehene Dens- oder Atlasfraktur kann bei bestimmten Bewegungen zu einer Tetraplegie führen. Die HWS kann konventionell in 2 Ebenen noch im Schockraum geröntgt werden. Da bei dem Patient aber auf jeden Fall ein CT durchgeführt wird, kann die HWS auch CT-morphologisch abgeklärt werden.

❷ Frage 3: Welchen Befund erheben Sie aufgrund des CCT und welche Konsequenz ziehen Sie daraus?

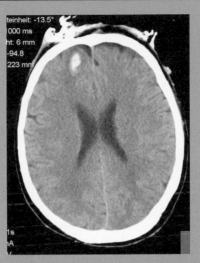

▫ **Abb. F13.2** CCT nativ

14 Postprandiales retrosternales Druckgefühl Schritt II

❶ Antwort 1: Ösophagustumor, Ösophagusdivertikel, Magen/Duodenalulkus, Hiatushernie, Achalasie.

❶ Antwort 2: Zur Abklärung der Differenzialdiagnosen ist eine Ösophagogastroduodenoskopie (ÖGD) und ein Ösophagusbreischluck erforderlich. Durch die ÖGD konnte ein Magenulkus bzw. Ulcus duodeni ausgeschlossen werden. Anschließend wurde ein Ösophagusbreischluck durchgeführt mit insgesamt mehr als 30 Einzelbildern. Das repräsentativste Bild sehen Sie in der Abb. F14.1.

❷ Frage 3: Welche Verdachtsdiagnose können Sie aufgrund der Anamnese und des Ösophagusbreischluckes bereits stellen?

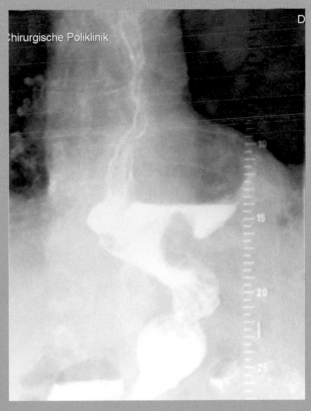

▫ **Abb. F14.1** Ösophagusbreischluck

13 Verkehrsunfall mit Kopfverletzung Schritt III

❶ Antwort 3: CCT-Befund: rechts frontal zeigt sich ein ca. 2×1 cm großes hämorrhagisches Hirnparenchymkontusionsareal. Ansonsten unauffällige Darstellung des Hirnparenchyms. Es liegt kein Hirnödem, Mittellinienshift oder größere Einblutung vor. Daher ist keine Indikation zu einer neurochirurgischen Intervention (z. B. Drucksonde oder Hämatomausräumung) gegeben. Zunächst sollte in 24 h eine Verlaufskontrolle durch ein CCT nativ durchgeführt werden. Bei Bewusstseinstrübung ist ein sofortiges Kontroll-CCT indiziert. (Nicht abgebildet: Orbitabodenfraktur links bei Monokelhämatom.)

❓ Frage 4: Sie haben nach dem CCT den Verband am Kopf entfernt. Beschreiben Sie den Befund.

❓ Frage 5: Wie behandeln Sie diese Verletzung? Welches Nahtmaterial und welche Nahttechnik verwenden Sie?

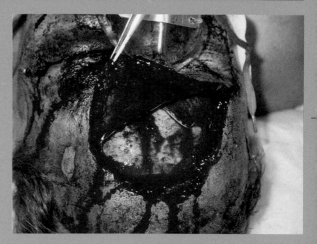

◻ Abb. F13.3 Kopfwunde nach Entfernen des Verbandes

14 Postprandiales retrosternales Druckgefühl Schritt III

❶ Antwort 3: Der Befund des vorliegenden Ösophagusbreischlucks zeigt eine große Hiatushernie. Große Anteile des Magens hernieren paraösophageal durch den Hiatus. Nach dem radiologischen Befund kann man präoperativ die Diagnose einer paraösophagealen Hiatushernie stellen.

⟳ Man spricht von einer Hiatushernie, wenn Kardia oder Magenanteile durch den Hiatus oesophageus aus dem Bauchraum in den Thorax verlagert sind. Unterschieden werden axiale von paraösophagealen Hernien sowie Mischformen. Die häufigste Form ist eine axiale Hernie oder Gleithernie. In diesem Fall prolabiert der Magen axial also in der Längsachse des Ösophagus in das hintere Mediastinum. Bei den paraösophagealen Hernien kommt es nicht zu einer Verlagerung der Kardia in das Mediastinum sondern nur zur Verlagerung von Fundusanteilen paraösophageal. Bei paraösophagealen Hernien findet man in 80% der Fälle einen gemeinsamen Durchtritt von Ösophagus und Aorta (Hiatus communis) durch das Zwerchfell. Die paraösophageale Hernie neigt zu Progression und zu mechanischen Komplikationen. So können eine venöse Stauung des Magenfundus bis Ulzera oder sogar Magenwandnekrosen auftreten. Durch die Verdrehung des Magens kann es wie bei unserem Patienten zu Passagestörungen kommen. Die Stauung von Nahrung im thorakalen Magenanteil kann durch Verdrängung auch pektanginöse Beschwerden auslösen. Die dritte Form der Hiatushernie ist die weitaus häufigere Form der Mischhernie, die sich zunächst aus einer axialen Hernie entwickelt. Ursache der Hiatushernie ist die mit dem Alter zunehmende Bindegewebsschwäche, die zu einer Erweiterung des Hiatus führen kann.

❓ Frage 4: Welche Therapie bieten Sie unserem Patienten an?

13 Verkehrsunfall mit Kopfverletzung Schritt IV

❶ **Antwort 4:** Es handelt sich um eine ausgedehnte, stark blutende, frontal gelegene Kopfplatzwunde mit zerklüfteten Wundrändern. Der Knochen der Schädelkalotte liegt frei ohne Nachweis für eine Fraktur oder Fremdkörper.

❶ **Antwort 5:** Auch so eine Wunde kann in Lokalanästhesie versorgt werden. In diesem Fall wurde die Kopfplatzwunde nach Infiltration von 35 ml Mecain versorgt. Mit monofilem Faden der Stärke 3–0 wurden tiefgreifende Einzelknopfnähte durchgeführt, um eine möglichst feste Adaptation zu gewährleisten und gleichzeitig eine Blutstillung zu erreichen. Eine Wundexzision ist im Bereich der Kopfschwarte nur selten indiziert und die Wunden heilen in der Regel völlig unproblematisch bei exzellentem Kapillarnetz. Entfernung der Hautfäden nach 7–8 Tagen.

Weitere Informationen zum Krankheitsbild ▶ Kap. 1.5 und 2.2

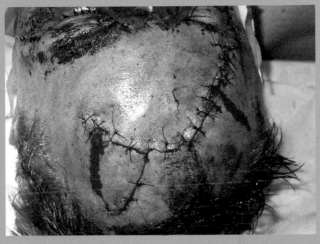

◘ **Abb. F13.4** Kopfwunde nach Naht

14 Postprandiales retrosternales Druckgefühl Schritt IV

❶ **Antwort 4:** Die reine axiale Hiatushernie ohne Refluxösophagitis stellt keine chirurgische Indikation dar. Paraösophageale Hiatushernien und Mischhernien stellen aber aufgrund der mechanischen Komplikationen eine Operationsindikation dar, auch bei dem fortgeschrittenen Alter des Patienten wegen der Beschwerden und Beeinträchtigung der Lebensführung.

Es wird eine Hiatoplastik mit Fundophrenikopexie minimal-invasiv (durch Laparoskopie) vorgenommen. Der prolabierte Magenanteil wird reponiert und die Zwerchfellschenkel unter partieller Bruchsackabtragung präpariert. Anschließend wird der Hiatus durch Nähte zunächst dorsalseitig (hintere Kommissur) und anschließend ventralseitig verkleinert (vordere Kommissur). Damit der Magen nicht wieder herniert, werden Fundusanteile im Sinne der Fundophrenikopexie mit einzelnen Nähten am Zwerchfell fixiert (**Cave:** Herzbeuteltamponade). Der stationäre Aufenthalt liegt bei ca. 5–7 Tagen.

Weitere Informationen zum Krankheitsbild ▶ Kap. 7.5.1

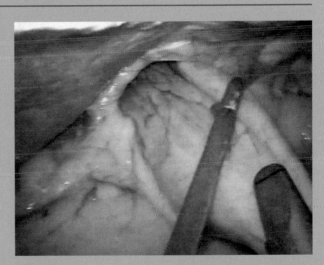

◘ **Abb. F14.2** Intraoperative Reposition des Fundus aus dem Mediastinum bei der Laparoskopie

15 **Sturz vom Gerüst** Schritt I

Ein 39-jähriger Abbrucharbeiter stürzte bei der Arbeit von einem Gerüst aus etwa 1 m Höhe auf die linke Hüfte und den linksseitigen Thorax. Der Verletzte wird zu Fuß von einem Arbeitskollegen in die chirurgische Notaufnahme gebracht.

Frage 1: Welche Maßnahmen treffen Sie als Erstes?

Frage 2: Was müssen Sie bei einem Arbeitsunfall besonders beachten bzw. veranlassen?

16 **Unterschenkelverletzung nach Sturz** Schritt I

Ein 47-jähriger Mann wird von den Sanitätern notfallmäßig eingeliefert. Die Sanitäter berichten, dass der Patient alkoholisiert mit dem linken Fuß zwischen Bahnsteig und S-Bahn geraten und mit eingeklemmtem Fuß auf den Bahnsteig gestürzt sei. Danach konnte er nicht mehr aufstehen und schrie um Hilfe. Das linke Bein wurde auf einer Vakuumschiene temporär ruhiggestellt. Beim Lösen der Schiene gibt der Patient starke Schmerzen im Unterschenkel an.

Frage 1: Welchen Befund können Sie erheben?

Frage 2: Welche Verdachtsdiagnose stellen Sie?

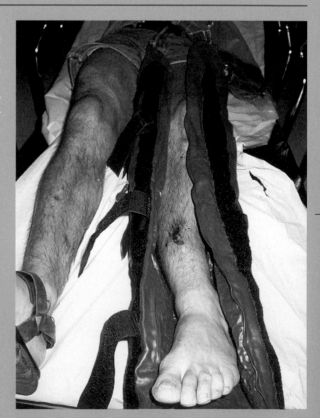

Abb. F16.1 Patient bei Einlieferung

15 Sturz vom Gerüst Schritt II

❶ **Antwort 1:** Nach Komplettierung der Anamnese erfahren Sie, dass der Unfall während der Arbeitszeit erfolgt ist. Wesentliche unfallbedingende Vorerkrankungen bestehen nicht. Bei der klinischen Untersuchung stellen Sie eine schmerzbedingte Bewegungseinschränkung der linken Hüfte fest und eine 2 cm große Prellmarke auf Höhe des Trochanter majors.

❶ **Antwort 2:** Bei allen Arbeitsunfällen muss, wenn der Patient berufsgenossenschaftlich versichert ist, ein berufsgenossenschaftliches Heilverfahren eingeleitet werden. Für Sie bedeutet es, dass Sie das Unfallereignis, den Unfallzeitpunkt und Unfallort einschließlich Diagnose und eingeleiteter Therapie auf einem Formblatt (D13) festhalten. Durch die Meldung übernimmt die Berufsgenossenschaft (BG) die Kosten für die Behandlung des Unfallverletzten, ggf. Reha-Maßnahmen oder Rentenansprüche.

❓ **Frage 3:** Welche weiteren diagnostischen Maßnahmen sind jetzt angezeigt?

16 Unterschenkelverletzung nach Sturz Schritt II

❶ **Antwort 1:** Klinisch erkennt man eine Fehlstellung in der Achse des Unterschenkels mit einer offenen Wunde an der Tibiavorderkante und lokaler Weichteilschwellung.

🔄 Zu den sicheren Frakturzeichen gehört die Achsenfehlstellung. Die Functio luesa sowie die lokale Schwellung sind Bestandteile der unsicheren Frakturzeichen. Die Weichteilverletzung kann nach Gustilo und Anderson eingeteilt werden. Eine Wunde <1 cm, Durchspießung von innen, geringe Muskelkontusion, einfache Frakturform entspricht Grad I. Die Erhebung des Pulsstatus (A. tibialis posterior, A. dorsalis pedis und A. poplitea) und die Prüfung auf Sensibilität und Motorik ist unerlässlich. Bei einer Fraktur dieser Art muss auch ein Kompartmentsyndrom ausgeschlossen werden. Beim geringsten Verdacht müssen die Kompartmentdrücke gemessen werden.

❶ **Antwort 2:** Vom klinischen Bild her handelt es sich am ehesten um eine I.-gradig offene Unterschenkelfraktur.

❓ **Frage 3:** Welche Sofortmaßnahmen ergreifen Sie?

❓ **Frage 4:** Welche Röntgenaufnahme fordern Sie beim Radiologen an?

15 Sturz vom Gerüst Schritt III

❶ **Antwort 3:** Durchführung eines Rö-Thorax p.-a., köcherner Hemithorax, Rö-Beckenübersicht und linkes Hüftgelenk axial.

Der Röntgenbefund ergibt eine Aufhellungslinie im Pfannendach links ohne sicheren Frakturnachweis. Der Arbeiter hat immer noch starke Schmerzen im linken Hüftgelenk.

❷ **Frage 4:** Welche weiteren diagnostischen Möglichkeiten sind erforderlich, um eine Fraktur auszuschließen?

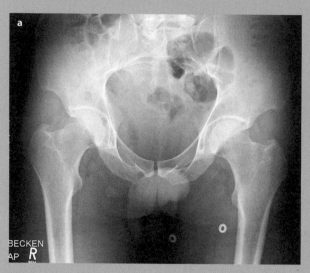
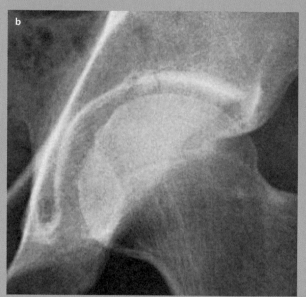

◻ **Abb. F15.1** Rö-Becken **a** Beckenübersicht, **b** Vergrößerung des Azetabulums

16 Unterschenkelverletzung nach Sturz Schritt III

❶ **Antwort 3:** Steriles Abdecken der Wunde. peripherer venöser Zugang, systemische Antibiose mit Breitspektrumantibiotikum (1,5 g Cefuroxim i.v.), Analgetikum (z. B. Dipidolor 15 mg i.v.).

❶ **Antwort 4:** Röntgen des linken Unterschenkels in 2 Ebenen mit angrenzenden Gelenken.

❷ **Frage 5:** Wie klassifizieren Sie die Fraktur, wenn Sie Ihrem Oberarzt am Telefon die Fraktur beschreiben müssen und wie wird die Fraktur nach der AO-Klassifikation eingeteilt?

❷ **Frage 6:** Welche Therapie empfehlen Sie dem Patienten und wann führen Sie diese durch?

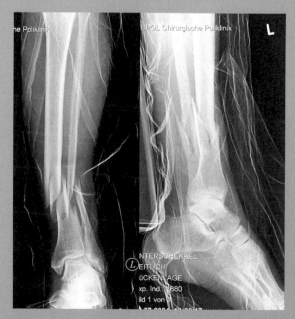

◻ **Abb. F16.2** Rö-Bild des linken Unterschenkels in 2 Ebenen

15 Sturz vom Gerüst Schritt IV

❶ **Antwort 4:** Zum sicheren Ausschluss einer Fraktur bei Diskrepanz des klinischen zum radiologischen Befund sind Schichtbildaufnahmen erforderlich. In diesem Fall wurde ein Becken-CT durchgeführt. Dadurch konnte eine Stufe im Azetabulum links verifiziert und die Diagnose einer unverschobenen Azetabulumfraktur links gestellt werden.

❸ Die Therapie besteht in einer symptomatischen Schmerztherapie mit NSAR und Physiotherapie. Mit einer Früharthrose im linken Hüftgelenk muss gerechnet werden. Im Verlauf sollte zusätzlich noch ein MRT der linken Hüfte durchgeführt werden, da das Risiko einer Hüftkopfnekrose links in den nächsten 2 Jahren erhöht ist. Dann müsste eine Totalendoprothese implantiert werden.

> Weitere Informationen zum Krankheitsbild ► Kap. 8.8
> Einteilung der Frakturen nach der AO-Klassifikation ► Kap. 8.2

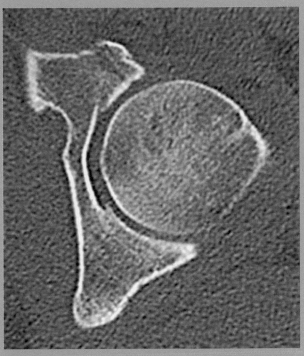

◻ **Abb. F15.2** Im CT zeigt sich eine Stufe im gelenktragenden Anteil des Azetabulums von ca. 1 mm

16 Unterschenkelverletzung nach Sturz Schritt IV

❶ **Antwort 5:** I.-gradig offene komplette Unterschenkel-Etagenfraktur mit einem segmentalen Zwischenfragment links. Nach der Einteilung der AO handelt es sich um eine 42 C2.2 Fraktur.

❶ **Antwort 6:** Indikation zur sofortigen Osteosynthese mit UTN (ungebohrter Tibianagel) 345×8 mm aus Titan mit distaler und proximaler dynamischer Verriegelung.

> Weitere Informationen zum Krankheitsbild ► Kap. 8.12

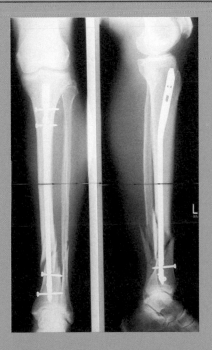

◻ **Abb. F16.3** Rö-Bilder post OP, linker Unterschenkel

17 Spannungsgefühl im Analbereich Schritt I

Eine 39-jähriger selbstständiger Ingenieur klagt seit fast 2 Tagen über zunehmenden Druck und Spannungsgefühl im Analbereich. Insbesondere beim Sitzen sind die Schmerzen unerträglich geworden. Blutabgang habe er nicht bemerkt. Vorerkrankungen sind nicht bekannt.

Frage 1: Welche Differenzialdiagnosen kommen aufgrund der Anamnese in Frage?

Frage 2: Wie führen Sie die klinische Untersuchung durch?

18 Rechtsseitige Unterbauchbeschwerden Schritt I

Eine 23-jährige Studentin hat sich in der chirurgischen Poliklinik mit rechtsseitigen Unterbauchbeschwerden, zuletzt an Intensität zunehmend, vorgestellt.

Frage 1: Wie gehen Sie vor? Welche Details der Anamnese sind Ihnen wichtig, welche Ergebnisse der klinischen Untersuchung führen Sie zusammen?

Frage 2: An welche Differenzialdiagnosen denken Sie schon nach der Anamnese?

Frage 3: Welche weiteren diagnostischen Untersuchungen ordnen Sie an?

17 Spannungsgefühl im Analbereich Schritt II

❶ **Antwort 1:** Differenzialdiagnosen: Hämorrhoiden, peri-proktitischer Prozess, Marisken, Analfissur, Sphinkter-tenesmen, Analpolyp, Analvenenthrombosen, Rektum- oder Analprolaps, Analkarzinom, anales malignes Mela-nom, Rektumkarzinom.

❶ **Antwort 2:** Unser Patient setzt sich in Steinschnittlage in den Rektoskopiestuhl. Das Skrotum wird vom Patienten nach oben gehalten. Bei der klinischen Untersuchung ist das Gewebe kugelig, stark druckdolent und relativ hart. Die rektale Untersuchung ist für den Patienten in der Regel recht schmerzhaft, erlaubt aber die Differenzialdiagnose eines tiefsitzenden Rektumkarzinoms oder eines Anlakar-zinoms abzuklären. Falls diese Untersuchung aufgrund der Schmerzen nicht möglich ist, sollte nach Rückgang der Be-schwerden eine Rektoskopie durchgeführt werden.

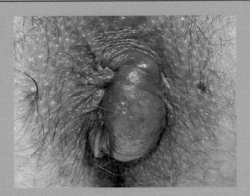

◼ **Abb. F17.1** Lokalbefund im Rektoskopiestuhl

❷ **Frage 3:** Welche der Diagnose ist aufgrund der Anamnese, der Inspektion und der klinischen Untersuchung am wahr-scheinlichsten?

❷ **Frage 4:** Welche Therapiemöglichkeiten bestehen?

❷ **Frage 5:** Welche Therapie empfehlen Sie dem Patienten und wie führen Sie die durch?

18 Rechtsseitige Unterbauchbeschwerden Schritt II

❶ **Antwort 1:** Komplettierung der Anamnese und der kli-nischen Untersuchung. Die Beschwerden der Patientin haben vor 36 h periumbilikal begonnen und sich dann in den rechten Unterbauch verlagert. Die letzte Untersuchung bei der Gynäkologin liegt schon über 1 Jahr zurück. Es sei eine Zyste am rechten Ovar gefunden worden. Die klinische Untersuchung wird ergänzt durch Palpation und Auskulta-tion des Abdomens. Sie hören normale Darmperistaltik in allen 4 Quadranten. Die Patientin gibt eine lokalisierbare Abwehrspannung (Peritonismus) im McBurney-Punkt (lateraler Drittelpunkt auf einer Linie zwischen Spina iliaca anterior superior und Nabel) an. Temperatur rektal 38,5 °C, axillär 37 °C. Zusätzlich führen Sie eine obligate rektale Untersuchung durch und legen einen peripheren venösen Zugangs mit Infusion von Ringerlaktat.

❶ **Antwort 2:** Gastroenteritis, Appendizitis, Adnexitis, Sal-pingitis, Extrauteringravidität, stielgedrehte oder ruptu-rierte Ovarialzysten, Ureterkonkremente, Pyelonephritis, Zystitis.

❶ **Antwort 3:** Laborabnahme mit Blutbild, Serumwerten (CRP). Untersuchung des Urinsediments. Es besteht eine Leukozytose von 13.000/µl (Normalwert 4000–9000/µl) und eine CRP von 3,3 mg/dl (Normalwert <0,5 mg/dl). Durch eine orientierende Oberbauchsonographie können Sie freie intraabdominelle Flüssigkeit ausschließen. Die Ovarialzyste ist im rechten Ovar zu sehen. Ein Kokarde als sonographisches Zeichen einer Appendizitis lässt sich so-nographisch nicht darstellen.

❷ **Frage 4:** Welche Verdachtsdiagnose können Sie aufgrund der klinischen Untersuchung, der Anamnese und der Laborparameter bereits stellen?

❷ **Frage 5:** Reichen Ihnen die vorliegenden Ergebnisse, um der Patientin ein Therapieverfahren anzubieten?

17 Spannungsgefühl im Analbereich Schritt III

Antwort 3: Der Befund entspricht einer Perianalvenenthrombose oder auch thrombosierten Hämorrhoidalknoten.

Sie treten auf bei überwiegend hartem Stuhlgang, nach Heben von schweren Lasten, in der Endphase der Schwangerschaft, bei Durchblutungsstörungen vergrößerter Hämorrhoiden oder auch schlagartig ohne erkennbare Ursache. Ursache ist eine lokale Thrombose des venösen Abflusses des venösen Plexus haemorrhoidalis inferior am äußeren Ende des Analkanals am Übergang vom verhornenden zum nichtverhornenden Plattenepithel. Klinisch imponiert eine stark druckdolente, manchmal juckende, livide verfärbte kugelige Resistenz. Ein Analkarzinom oder ein anales malignes Melanom oder entzündlich veränderte Mariske müssen abgegrenzt werden.

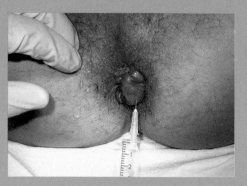

Abb. F17.2 Lokalanästhesie der Haut der Analvenenthrombose

Antwort 4: Bei Analvenenthrombosen, die nicht älter als 2–4 Tage sind, empfiehlt man die chirurgische Entleerung des Thrombus durch radiäre Stichinzision. Alternativ steht eine antiphlogistische Behandlung (z. B. Diclofenac Supp.) zusammen mit Heparin oder koritikoidhaltigen Externa zur Verfügung. Unbehandelt ist mit der Rückbildung einer solchen Thrombose in ca. 10 Tagen zu rechnen. Bei häufigen Rezidiven liegt meist ein Hämorrhoidalleiden vor, und es sollte nach Abheilung eine Verödungsbehandlung, Sklerosierung oder Operation er Hämorrhoiden erwogen werden.

Antwort 5: Nach erfolgter Untersuchung im Rektoskopiestuhl wird mit 2–4 ml Lokalanästhetikum oberflächlich die Haut der Analvenenthrombose infiltriert. Nach der Einwirkzeit von ca. 5 min wird mit einem Stichskalpell ein radiäre Inzision bzw. Exzision durchgeführt.

Frage 6: Was erwarten Sie nach der Inzision?

Frage 7: Wie erklären Sie dem Patienten die weiteren Verhaltensmaßregeln nach dem Eingriff?

18 Rechtsseitige Unterbauchbeschwerden Schritt III

Antwort 4: Die Leukozytose ist nicht sehr ausgeprägt, auch der CRP-Wert ist nur gering erhöht. Eine Adnexitis oder stielgedrehte Ovarialzyste kann ähnliche klinische Beschwerden verursachen wie eine Appendizitis. Die berechnete Wahrscheinlichkeit während seines Lebens an einer Appendizitis zu erkranken beträgt bei Männern 8,6% und bei Frauen 6,7%. Frauen werden fast doppelt so häufig appendektomiert wie Männer. Die Gesamtrate an negativen Appendektomien liegt bei ca. 20%.

Antwort 5: In diesem Fall wurde die Patientin noch einem Gynäkologen in der Klinik vorgestellt, der eine Erkrankung im gynäkologischen Bereich für sehr unwahrscheinlich hielt.

Frage 6: Welche therapeutische Strategie empfehlen Sie der Patientin?

17 Spannungsgefühl im Analbereich Schritt IV

❷ **Antwort 6:** Nach der Inzision bzw. ovalären Exzision lassen sich mehrere thrombosierte Blutkoagel exprimieren. Festsitzende Thromben werden mit einem scharfen Löffel entfernt.

❷ **Antwort 7:** Nach dem Eingriff werden Vorlagen appliziert und mit einem Netzhöschen fixiert. Essenziell ist für den weiteren Heilverlauf eine konsequente Analhygiene. Nach jedem Stuhlgang sollte entweder ein Sitzbad mit Kamillosan genommen oder der Analbereich ausgeduscht werden. In der Regel ist der Patient sofort nach dem Eingriff schmerzfrei. Falls Zweifel an der Dignität des Prozesses besteht, sollte entweder eine Biopsie oder später nach Abheilung eine Rektoskopie durchgeführt werden. Bei häufigen Rezidiven ist auf jeden Fall eine Rektoskopie zur Beurteilung und ggf. Therapie möglicher Hämorrhoiden erforderlich. Bis zur Abheilung vergehen ca. 3–5 Tage.

Weitere Informationen zum Krankheitsbild ▶ Kap. 7.9.4

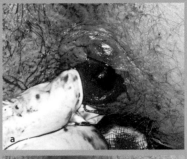
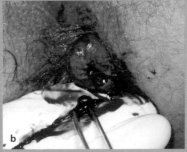

◻ **Abb. F17.3a,b** Analvenenthromben **a** nach lokaler ovalärer Exzision; **b** Entfernung

18 Rechtsseitige Unterbauchbeschwerden Schritt IV

❷ **Antwort 6:** Bei nicht eindeutigem klinischen Befund und mäßig ausgeprägtem Beschwerdebild kann nach 24 h unter stationären oder ambulanten Bedingungen eine Kontrolluntersuchung bzw. Verlaufskontrolle erfolgen. Bei bestehenden Beschwerden ist wie in diesem Fall eine diagnostische Laparoskopie anzuraten, wodurch der Appendix und andere Unterbauchorgane sehr gut visualisiert werden können. Bei der Laparoskopie unserer Patientin zeigte sich aber eine ulzerophlegmonöse Appendizitis mit lokaler Peritonitis. Die gynäkologischen Organe waren gut einsehbar und unauffällig.

❸ Die akute Appendizitis ist die häufigste chirurgische Erkrankung des Gastrointestinaltraktes, die einer operativen Therapie bedarf. Männer haben öfter eine Appendizitis als Frauen. Die laparoskopische Appendektomie kann mit gleicher Sicherheit durchgeführt werden wie die offene Appendektomie. Die Wundinfektionsrate ist niedriger bei der laparoskopischen Appendektomie, es treten aber gehäuft intraabdominelle Abszesse auf. Der größte Vorteil ist die laparoskopische Exploration der Bauchhöhle, bei der in bis zu 98% der Fälle die Ursache für das klinische Beschwerdebild geklärt werden kann.

Weitere Informationen zum Krankheitsbild ▶ Kap. 7.8

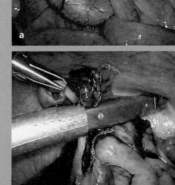

◻ **Abb. F18.1a,b** Appendizitis **a** bei der Laparoskopie, **b** Laparoskopische Appendektomie

19 Anhaltende Kopfschmerzen mit Gleichgewichtsstörungen Schritt I

Ein 64-jähriger Patient stürzt in der Nacht vom Faschingsdienstag zu Hause beim Toilettengang und verletzte sich am Hinterkopf. Die okzipitale 4 cm lange Kopfplatzwunde wurde in Lokalanästhesie genäht. Da auf konkrete Nachfragen keine Bewusstlosigkeit vorgelegen hatte, erfolgte keine weitere Diagnostik. In den nächsten Tagen hatte der Patient immer wieder Kopfschmerzen und nahm Aspirin ein. 14 Tage später stellt er sich erneut vor mit rechtsbetonten Gleichgewichts- und Koordinationsstörungen.

Frage 1: Welche diagnostische Maßnahmen müssen Sie jetzt anordnen?

Frage 2: An welche Differenzialdiagnosen denken Sie schon nach der Anamnese?

20 Schmerzhafte Schwellung der rechten Leiste Schritt I

Ein 63-jähriger Patient stellt sich bei Ihnen vor, da er seit 3 Monaten eine schmerzhafte Schwellung in der rechten Leiste bemerkt hat. Insbesondere beim Husten tritt eine Vorwölbung auf, die aber im Liegen wieder verschwindet. Vom Beruf ist er selbstständiger Getränkehändler.

Frage 1: Welche Verdachtsdiagnose haben Sie?

Frage 2: Welche Differenzialdiagnosen kommen in Frage?

Frage 3: Wie führen Sie die klinische Untersuchung durch?

Frage 4: Sind weiterführende diagnostische Maßnahmen erforderlich?

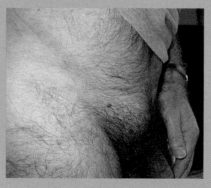

■ **Abb. F20.1** 63-jähriger Patient mit Leistenschwellung rechts

19 Anhaltende Kopfschmerzen mit Gleichgewichtsstörungen Schritt II

❶ Antwort 1: Aufgrund der Anamnese und der klinischen Untersuchung müssen Sie von der Möglichkeit eines Prozesses im Bereich des Gehirns ausgehen. Als schnellste und weitgehend ubiquitär verfügbar ist das kraniale CT (CCT). Es besteht also die dringende Indikation zur Durchführung eines CCT ohne Kontrastmittel.

❶ Antwort 2: In Frage kommen eine intrazerebrale Blutung, ein Gehirntumor oder ein zerebraler Insult.

❷ Frage 3: Welchen Befund erheben Sie aufgrund des vorliegenden CCT.

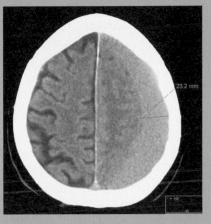

◻ Abb. F19.1 CCT

20 Schmerzhafte Schwellung der rechten Leiste Schritt II

❶ Antwort 1: Typisch für die Anamnese bei einem Leistenbruch ist die Vorwölbung beim Husten oder Pressen durch den erhöhten intraabdominalen Druck.

❶ Antwort 2: In Frage kommen alle Differenzialdiagnosen, die zu einer Weichteilschwellung kommen können: Sarkom, Lipom, Lymphome, Aneurysma.

❶ Antwort 3: In der Regel steht der Patient vor dem sitzenden Untersucher. Der Untersucher führt beim Mann seinen Zeigefinger über die Skrotalhaut und den Anulus inguinalis externus in den Leistenkanal ein. Beim Husten und Pressen des Patienten spürt man das Anprallen des Bruchsackes gegen den Finger. Bei großen Hernien spürt der Untersucher auch den Anprall beim Husten, nur durch flaches Auflegen der Hand in der entsprechenden Inguinalregion. Beim Mann muss auch der Hoden inspiziert werden und auf lokale Erkrankungen wie Skrotalhernie, Hydrozele, Orchitis, Epididymitis, Hodentumor oder Hodentorsion untersucht werden.

❶ Antwort 4: In der Regel ist keine weiterführende Diagnostik erforderlich. Die Diagnosestellung erfolgt durch die klinische Untersuchung.

❷ Frage 5: Welche Formen der Inguinalhernie gibt es?

❷ Frage 6: Können diese Formen durch die klinische Untersuchung unterschieden werden?

❷ Frage 7: Welche Therapien stehen zur Verfügung?

19 Anhaltende Kopfschmerzen mit Gleichgewichtsstörungen Schritt III

Antwort 3: Befund CCT: ausgedehntes linksseitiges subdurales Hämatom über die gesamte linke Konvexität des Hirns. Maximale Ausdehnung 25 mm mit Mittellinienshift um ca. 7 mm nach rechts und Kompression des linken Seitenventrikels.

Das Subduralhämatom entsteht durch eine abgerissene Brückenvene und breitet sich großflächig zwischen Dura mater und den weichen Hirnhäuten (Arachnoidea) aus. Unterschieden werden akute, subakute und chronische subdurale Hämatome. Tritt das Hämatom innerhalb von 3 Tagen auf, so handelt es sich um ein akutes subdurales Hämatom. Entwickelt sich ein Hämatom 3 Wochen nach einem Trauma, wie bei unserem Patienten, so handelt es sich um ein chronisches subdurales Hämatom. Die klinische Symptomatik besteht in einer zunehmenden intrakraniellen Drucksteigerung mit neurologischen Herdsymptomen. Die Prognose bei chronischen ist besser als bei akuten subduralen Hämatomen. Das Trauma bei chronischen Subduralhämatomen liegt >3 Wochen, manchmal auch Monate zurück.

Frage 4: Welche Maßnahmen müssen Sie jetzt veranlassen?

20 Schmerzhafte Schwellung der rechten Leiste Schritt III

Antwort 5: Man unterscheidet indirekte (65%), direkte (20%) und kombinierte Formen (15%). Die indirekte Leistenhernie gelangt indirekt durch den Leistenkanal (offener Processus vaginalis testis), lateral der epigastrischen Gefäße, die direkte Leistenhernie stößt direkt nach außen, medial der epigastrischen Gefäße. Männer sind häufiger betroffen als Frauen.

Antwort 6: Die direkte Leistenhernien kann i. Allg. nicht klinisch von der indirekten Leistenhernie unterschieden werden. Allerdings ist diese Unterscheidung für die Indikation zur Therapie nicht relevant.

Antwort 7: Aufgrund der Inkarzerationsgefahr besteht die Indikation zum Hernienrepair. Für die früher z. T. verordneten Bruchbänder gibt es fast keine Indikationen mehr. Zur operativen Versorgung stehen eine Vielzahl von verschiedenen Operationsverfahren zur Verfügung. Das derzeit am häufigsten durchgeführte Verfahren ist die Operation nach Shouldice unter Neubildung der Hinterwand des Leistenkanals aus dem M. transversus und der Fascia transversalis.

Bei der Operation nach Lichtenstein wird die Hinterwand des Leistenkanals durch ein Kunststoffnetz spannungsfrei verstärkt. Mit Verbreitung der minimal-invasiven Techniken haben sich auch laparoskopische und extraperitoneale Techniken entwickelt, bei denen in ein Kunststoffnetz zur Verstärkung eingebracht wird.

Frage 8: Welche Hernienform liegt bei unserem Patienten vor?

Frage 9: Welche chirurgische Technik würden Sie bei unserem Patienten favorisieren?

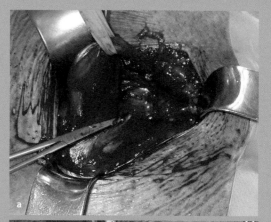

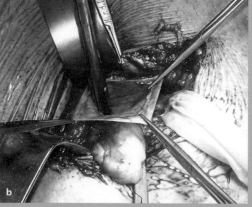

Abb. F20.2a,b Intraoperativer Situs. **a** Darstellung des Samenstranges, **b** Darstellung des Bruchsackes

19 Anhaltende Kopfschmerzen mit Gleichgewichtsstörungen Schritt IV

❶ Antwort 4: Die Therapie besteht in einer raschen Druckentlastung. Je akuter die Verlaufsform dieser Hämatome,
desto dringlicher die Operation (**Cave:** massive intrakranielle Drucksteigerung mit lebensbedrohlicher Mittelhirneinklemmung). In diesem Fall wurde eine Bohrlochtrepanation frontal und parietookzipital links mit Eröffnung der
Dura und Ausspülen des Hämatoms vorgenommen. Es
entleerte sich ein gelbbräunliches (maschinenölfarbiges)
Hämatom. Postoperativ wurde ein CCT zur Verlaufskontrolle durchgeführt. Befund: subdurales Hämatom ist bis auf
geringes Restblut nicht mehr nachweisbar. Kein Mittellinienshift mehr nachweisbar. Luft links frontal kalottennah
(11 mm).

Weitere Informationen zum Krankheitsbild ▶ Kap. 2.2.7

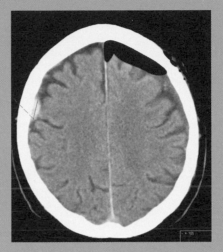

▣ Abb. F19.2 CCT nach der Trepanation

20 Schmerzhafte Schwellung der rechten Leiste Schritt IV

❶ Antwort 8: Es handelt sich um eine indirekte Leistenhernie. Intraoperativ ist der Bruchsack zwischen den
Kremasterfasern zu erkennen (Abb. F36.2a). Der Bruchsack wurde eröffnet und eine Stiel-Klemme in den Her-
niensack eingeführt, um das Prolabieren von Darm während des Verschlusses und Abtragen des Bruchsackes zu
verhindern (Abb. F36.2b).

❶ Antwort 9: In diesem Fall kommt die Operationstechnik
nach Shouldice oder Lichtenstein in Frage. Bei Patienten
>45 Jahre hat sich die Operation nach Lichtenstein durch-
gesetzt mit der etwas niedrigeren Rezidivrate durch Verstärkung der Hinterwand des Leistenkanals durch ein
Netz.

Weitere Informationen zum Krankheitsbild ▶ Kap. 7.17.2

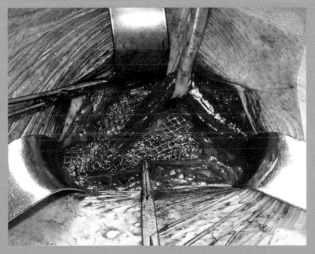

▣ Abb. F20.3 Verstärkung der Hinterwand des Leistenkanals durch
ein Netz

21 Zunehmendes Sodbrennen seit 18 Monaten Schritt I

Seit ca. 18 Monaten leidet ein 40-jähriger etwas adipöser Verkäufer unter zunehmendem Sodbrennen, v. a. bei Stress oder beim Bücken. Anfangs hat der Patient 20 mg PPI (Protonenpumpeninhibitoren)/Tag eingenommen. Unter dieser Medikation war er nicht vollständig beschwerdefrei. Vor ca. 9 Monaten wurde die Dosis auf 40 mg PPI/Tag erhöht. Seitdem sind die Beschwerden rückläufig, aber auch unser dieser Medikation ist er nicht immer beschwerdefrei. Die Vorstellung erfolgt, weil der Patient nicht ständig Medikamente einnehmen möchte.

Frage 1: Welche Ursache kann die Refluxkrankheit haben?

Frage 2: Welche Folgen können entstehen?

Frage 3: Welche weiteren Therapieoptionen stehen zur Verfügung?

22 Blutiger Husten, Leistungsabfall, Gewichtsabnahme Schritt I

Ein 73-jähriger ehemaliger Polizist stellt sich mit blutigem Husten bei Ihnen vor. Im letzten halben Jahr hat er einen deutlichen Leistungsabfall bemerkt mit Gewichtsabnahme und zunehmender Atemnot. Beim Auskultieren hören Sie auf der rechten Seite ein vermindertes Atemgeräusch. Gedämpfter Klopfschall bei der Perkussion. Sie führen eine Röntgenaufnahme des Thorax p.-a. durch. Nebenerkrankungen: generalisierte Arteriosklerose mit pAVK IIb beidseits, Depression, arterielle Hypertonie, Nikotinabusus, Hyperlipidämie.

Frage 1: Welche Differenzialdiagnosen kommen in Frage?

Frage 2: Welche weiterführende Untersuchung veranlassen Sie, um die Differenzialdiagnosen abzuklären?

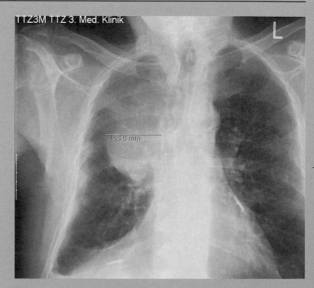

◘ **Abb. F22.1** Rö-Thorax p.a.

21 Zunehmendes Sodbrennen seit 18 Monaten Schritt II

Antwort 1: Die Refluxkrankheit ist Folge eines pathologischen gastroösophagealen Refluxes. Es handelt sich hierbei um die häufigste gutartige Erkrankung des oberen Gastrointestinaltraktes. Ursache ist die Inkompetenz des unteren Ösophagussphinkters. Der Sphinkter erschlafft zu einem Zeitpunkt außerhalb des Schluckaktes und lässt dann einen gastroösophagealen Reflux zu (»transient sphincter relaxations«). Eine andere Ursache besteht darin, dass der intraabdominelle Druck den Druck des Sphinkters übersteigt z. B. bei geringem Sphinktertonus. Durch das Vorhandensein einer Hiatushernie wird das klinische Bild noch verstärkt.

Antwort 2: Durch den ständigen Säure und Gallereflux kann eine Ösophagitis entstehen die in 4 Stadien eingeteilt wird. Durch die Abheilung kann das Plattenepithel des Ösophagus durch Zylinderepithel ersetzt werden. Falls die Zylinderepithelnarben die gesamte Zirkumferenz umgeben, spricht man von einem Endobrachyösophagus der vom Erstbeschreiber als Barrett-Ösophagus bezeichnet wurde. Der Barrett-Ösophagus wird als Präkanzerose bezeichnet und das Entartungsrisiko wird mit ca. 10% angegeben.

Antwort 3: Grundsätzlich sollten auch die konservativen Maßnahmen ausgeschöpft werden, wie Gewichtsreduktion, Schlafen mit erhöhtem Oberkörper, Hochstellen des Kopfendes des Bettes und Verzicht auf alkoholische und koffeinhaltige Genussgetränke in Verbindung mit der Einnahme von PPI. Falls wie in diesem Fall keine Beschwerdefreiheit eintritt, ist die Anlage einer Fundoplikatio zu erwägen.

Frage 4: Welche weiteren Untersuchungen ordnen Sie an zur Abklärung, ob ein operatives Verfahren in Frage kommt?

22 Blutiger Husten, Leistungsabfall, Gewichtsabnahme Schritt II

Antwort 1: Differenzialdiagnostisch kommt eine Pneumonie, Pleuraerguss, Tuberkulose oder Bronchialkarzinom in Frage.

Antwort 2: Zur weiteren Differenzierung ist ein Thorax-CT und die Durchführung einer Bronchoskopie mit Probeexzision indiziert. Die Bronchoskopie ergab eine Tumorinfiltration des rechten Bronchialsystems. Die histologische Aufarbeitung der Probeexzision ergab ein gering differenziertes, nichtkleinzelliges Karzinom (G3) des rechten Oberlappens. Daher sprechen die Befunde am ehesten für ein nichtverhornendes Plattenepithelkarzinom.

Frage 3: Welche Diagnose stellen Sie?

Frage 4: Welches Tumorstadium nach UICC des nichtkleinzelligen Bronchialkarzinoms klassifiziert diesen Befund?

Frage 5: Welche Therapiemöglichkeiten kommen in Frage?

Frage 6: Welche Prognose bezüglich der Lebenserwartung stellen Sie fest?

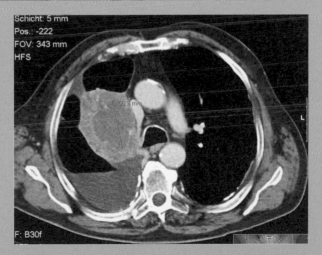

Abb. F22.2 Thorax-CT, repräsentativer Schnitt. Ausgedehnter Pleuraerguss rechts mit Kompressionsatelektase des Oberlappens. Innerhalb der Atelektase ist eine ca. 6 cm große hypodense Veränderung erkennbar, diese reicht bis an die rechte Pulmonalarterie heran, die infiltriert erscheint. Mediastinale Lymphknoten. Bildmorphologisch V. a. großes zentrales Bronchialkarzinom rechts hilär mit nachgeschalteter Oberlappenatelektase und großem Begleiterguss

21 Zunehmendes Sodbrennen seit 18 Monaten Schritt III

❶ **Antwort 4:** Gastroskopie, Manometrie, Ösophagusbreischluck, 24-h-pH-Metrie. Die Gastroskopie ergab eine Refluxösophagitis Stadium Ib (längskonfluierende peptische Schleimhautläsionen) mit einer kleinen axialen Hiatushernie. Die Manometrie ergab einen unzureichenden Verschlusstonus des unteren Ösophagussphinkters. Der Ösophagusbreischluck zeigte eine leichte Störung der ösophagealen Motilität und eine kleine axiale Hiatusgleithernie

Die 24-h-ph-Metrie zeigte v. a. nachts (0.00 und 4.00 Uhr) bis zu halbstündige andauernde Refluxphasen.

❓ **Frage 5:** Wie klären Sie den Patienten über das Prinzip der operativen Therapie auf einschließlich der Risiken und Erfolgsaussichten?

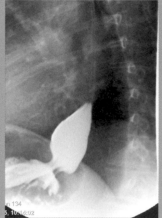

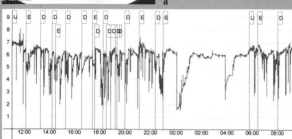

❑ **Abb. F21.1** **a** Ösophagusbreischluck, **b** 24-h-ph-Metrie

---

22 Blutiger Husten, Leistungsabfall, Gewichtsabnahme Schritt III

❶ **Antwort 3:** Diagnose: gering differenziertes, nichtverhornendes Plattenepithelkarzinom (G3 rechter Lungenoberlappen), Bronchialkarzinom.

❶ **Antwort 4:** Die Stadieneinteilung (Staging) des Bronchialkarzinoms unterscheidet die Stadien 0–IV. In diesem Fall, handelt es sich um einen sehr großen zentral sitzenden Tumor, der möglicherweise bereits die rechte Pulmonalarterie infiltriert (T4). Zusätzlich finden sich zahlreiche Lymphknoten im Mediastinum (N1). Stadium IV mit T4, N1, Mx nach UICC.

❶ **Antwort 5:** Bei diesem fortgeschrittenem Tumor kommt nur eine palliative Chemotherapie, Radiochemotherapie oder »best medical care« in Frage. Ein Heilung oder wesentliche Lebensverlängerung lässt sich in diesem Stadium nicht erreichen. Ziel der Therapie ist es, eine möglichst lange Zeit weitgehend schmerzfrei bei bestmöglicher Lebensqualität leben zu können.

❶ **Antwort 6:** Prognosen bezüglich Lebenserwartung sind immer schwer zu erstellen. Die geschätzte Lebenserwartung liegt bei ca. 6 Monaten.

❓ **Frage 7:** Als Notarzt werden Sie von der Ehefrau alarmiert, dass Ihr Mann sich in einem Zimmer eingeschlossen habe und einen Suizid angekündigt habe. Nach dem Eintreffen lassen Sie die Tür aufbrechen und finden den Patienten wie

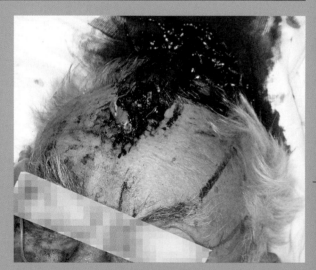

❑ **Abb. F22.3** Patient in der Wohnung

in der ❑ Abb. F22.3 auf dem Boden liegen. Neben der rechten Hand liegt eine 9 mm Pistole. Die Herzfrequenz liegt bei 20/min. Was tun Sie?

21 Zunehmendes Sodbrennen Schritt IV

Antwort 5: Therapieprinzip der Fundoplikatio ist die Bildung einer Antirefluxbarriere am Mageneingang. Durch Verwendung der Magenfundusvorderwand wird eine Falte um den terminalen Ösophagus herumgeschlungen und an der Vorderwand miteinander vernäht. Dadurch wird der intragastrale Druck des Magens, der auf den unteren Ösophagusspinkter wirkt, neutralisiert. Diese Operation wird in erfahrenden Zentren laparoskopisch durchgeführt mit einer in 90% der Fälle effektiven und dauerhaften Refluxverhütung.

Grundsätzlich müssen Sie über die üblichen operativen Risiken einschließlich Wundheilungsstörung, Blutung, Verletzung von Gefäßen, Nerven (N. vagus) und Nachbarorganen aufklären. Weiter kann es zu einer Verhinderung des physiologischen Refluxes wie Aufstoßen bzw. Behinderung des Erbrechens, unangenehmen Blähungsgefühlen im Oberbauch, Manschettenproblemen (Rezidiv, Schluckstörungen) oder zu einer Denervierung des Magens kommen.

In diesem Fall wurde eine laparoskopische Fundoplikatio durchgeführt und unser Patient ging nach 4 stationären Tagen ohne Einnahme von PPI beschwerdefrei nach Hause.

Weitere Informationen zum Krankheitsbild ▶ Kap. 7.4.5

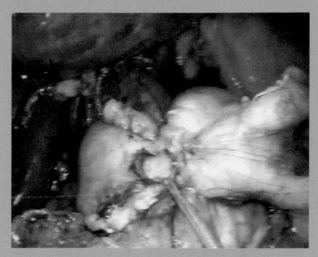

Abb. F21.2 Intraoperative Bildung der Manschette

22 Blutiger Husten, Leistungsabfall, Gewichtsabnahme Schritt IV

Antwort 7: Richtig, sie führen keine Reanimation durch. Die Prognose ist völlig infaust. Gehirnmasse ist bereits aus der Schädeldecke ausgetreten, die Gesamtprognose bei dem bekannten Tumorleiden ist sehr schlecht. Sie legen einen intravenösen Zugang und verabreichen dem Patienten Morphine. Anschließend steht die Sorge um die Ehefrau im Vordergrund. Nach Eintritt des Todes innerhalb weniger Minuten benachrichtigen Sie den Hausarzt zur Durchführung der Leichenschau. Sie selbst dürfen die Leichenschau nicht durchführen, da eine Wiederholung der Untersuchung nach 2 h zwingend vorgeschrieben ist und Sie für Ihren nächsten Einsatz bereit sein müssen. Die Leichenschau kann zum Beispiel vom betreuenden Hausarzt durchgeführt werden, der die Untersuchung zwei mal mit zwei Stunden Abstand durchführen muss, bevor die Todesbescheinigung ausgefüllt werden darf.

Weitere Informationen zum Krankheitsbild ▶ Kap. 4.5.4 und 1.11

23 **Sturz nach Foulspiel** Schritt I

Ein 54-jähriger Mann wird vom Notarzt nach einem Sturz beim Fußballspielen eingeliefert. Der Mann ist ansprechbar und kreislaufstabil. Das linke Bein ist in einer Vakuumschiene fixiert. Keine internistischen Begleiterkrankungen, keine Einnahme von Antikoagulanzien.

Frage 1: Beschreiben Sie den Befund.
Frage 2: Welche Verdachtsdiagnose stellen Sie?
Frage 3: Welche Erstmaßnahmen führen Sie durch?

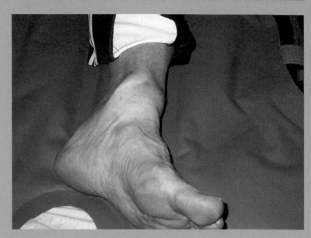

Abb. F23.1 54-jähriger Mann in der Notfallaufnahme mit fixiertem linken Bein

24 **Abgestürzt** Schritt I

In den Schockraum wird ein 30-jähriger junger Mann vom Notarzt eingeliefert. Der Patient ist ansprechbar, wach und orientiert und gibt starke Schmerzen im Bereich der Brust- und Lendenwirbel an. Die Halswirbelsäule ist durch einen Stiffneck versorgt. Die Notarztbesatzung hat Ketanest und Dormicum appliziert, da der Patient aufgrund der Schmerzen sehr unruhig war. Auf Ihre Frage zum Unfallhergang berichtet der Patient, dass er den Haustürschlüssel vergessen habe. Als er versuchte, in 5 m Höhe über den Balkon in die eigene Wohnung im 3. Stock zu klettern, sei er abgestürzt und auf den Gehweg gefallen.

Frage 1: Mit welchem Verletzungsmuster müssen Sie rechnen?
Frage 2: Welche Untersuchungen veranlassen Sie?

23 Sturz nach Foulspiel Schritt II

❶ **Antwort 1:** Sichere Frakturzeichen mit Fehlstellung des oberen Sprunggelenkes (OSG). Blasse Hautfärbung im Bereich des vorstehenden Knochens.

❶ **Antwort 2:** Klinisch V. a. eine Sprunggelenksluxationsfraktur links.

❶ **Antwort 3:** Vorsichtige Abnahme der Vakkuumschiene mit Inspektion und klinischer Untersuchung auf Durch-

blutung und Sensibiliät. Motorik ist schmerzhaft eingeschränkt. Überprüfung der Analgesie und Anlage eines peripheren i.v.-Zuganges.

❓ **Frage 4:** Mit dem klinischen Verdacht einer Sprunggelenksluxationsfraktur und nach Komplettierung der klinischen Untersuchung ist was Ihre nächste Maßnahme?

→

24 Abgestürzt Schritt II

❶ **Antwort 1:** Bei einem Sturz von 5 m Höhe auf harten Untergrund müssen Sie mit einer knöchernen Verletzung der unteren Extremitäten, der gesamten Wirbelsäule, der oberen Extremität und des Schädel rechnen. Zusätzlich könnte eine Verletzung innerer Organe vorliegen.

❶ **Antwort 2:** Durch die initiale Untersuchung im Schockraum und die Frage nach dem Unfallmechanismus grenzen Sie das Verletzungsmuster ein. Der Patient gibt an, mit den Füßen zuerst auf dem Boden aufgeschlagen zu sein. Sie führen eine zielgerichtete klinische Untersuchung des gesamten Körpers (»Bodycheck«) durch. Am Kopf finden Sie keine äußeren Verletzungen, keinen Blutaustritt oder Liquorrhö aus Nase, Ohren oder Mund. Die Pupillen sind isokor und seitengleich. Die gesamte BWS und LWS ist sehr klopfschmerzhaft. Die Extremitäten werden passiv komplett durchbewegt. Wichtig ist jetzt die Überprüfung, ob ggf. eine Schädigung des Rückenmarks vorliegt. Falls der Patient alle Extremitäten willkürlich bewegen kann und die Sensibilität nicht eingeschränkt ist, ist diese grob neurologische Untersuchung für die Akutsituation ausreichend. Die Ferse des rechten Beines ist stark geschwollen und auf Druck schmerzhaft. Bei der orientierenden Oberbauchsonographie können Sie die Milz nicht sicher darstellen und eine retroperitoneale oder intraperitoneale Blutung nicht ausschließen. Sie nehmen den kompletten Laborstatus ab (Hb 13,8 mg/dl), legen einen Blasenkatheter (Urin ist klar) und schicken auch Urin zur Laborkontrolle ein. Aufgrund des Sturzes aus großer Höhe führen Sie eine CT von HWS, BWS und LWS durch. Durch die mo-

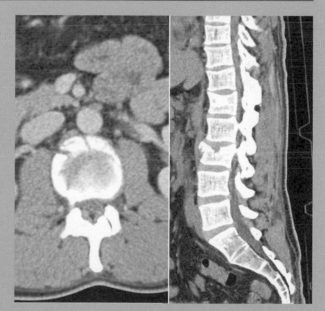

◻ **Abb. F24.1** CT von BWS und LWS

dernen CT-Anlagen sind solche Untersuchungen in wenigen Minuten durchgeführt und geben Ihnen alle Informationen, die Sie benötigen.

❓ **Frage 3:** Welche Verletzung erkennen Sie auf dem CT?

→

23 **Sturz nach Foulspiel** Schritt III

Antwort 4: Der Weichteilmantel im Bereich des Sprunggelenkes ist durch die Fehlstellung stark gefährdet. Indikation zum sofortigen manuellen Repositionsversuch. Die Reposition gelingt durch gleichzeitigen leichten Zug an der Ferse und nach oben und in axialer Richtung. Das Repositionsergebnis wird auf einer röntgendurchlässigen Schiene fixiert. Erst danach wird der Patient zum Röntgen geschickt, da erfahrungsgemäß bis zum Erstellen der Rö-Bilder einige Zeit vergeht und der Weichteilmantel sonst weiter geschädigt wird. Unfallchirurgie ist Weichteilchirurgie, daher ist auf die Schonung der Weichteile bereits präoperativ zu achten. Nach der Reposition werden die Röntgenuntersuchungen des linken OSG in 2 Ebenen und des Rö-Thorax zur OP-Vorbereitung angeordnet.

Frage 5: Welche Diagnose stellen Sie aufgrund der Röntgenbilder (Einteilung nach AO) und der Klinik?

Frage 6: Welche Therapie führen Sie bei dem Patienten durch?

Frage 7: Wie sieht die Nachbehandlung aus?

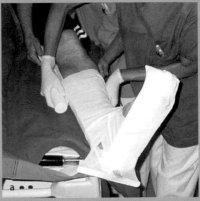
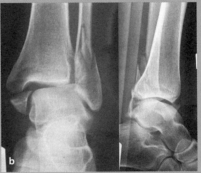

Abb. F23.2 a Temporäre Fixierung des Repositionsergebnisses auf einer röntgendurchlässigen Schiene; **b** Röntgen linkes OSG in 2 Ebenen nach Reposition

24 **Abgestürzt** Schritt III

Antwort 3: Frische LWK-3-Berstungsfraktur. Die hinteren Wirbelkörperelemente der Wirbelsäule sind intakt. Die Wirbelsäulenhöhe ist um 1/3 gemindert. Zusätzlich alte BWK-12- und LWK-1-Fraktur mit Höhenminderung beider Wirbelkörper. Zusätzlich unauffällige Darstellung der mitabgebildeten Lungenanteile. Regelrechte Darstellung der parenchymatösen Oberbauchorgane, kein Nachweis freier intraperitonealer Flüssigkeit, keine freie Luft, unauffälliges CT des Abdomen und Thorax.

Frage 4: Handelt es sich um eine stabile oder instabile Fraktur?

Frage 5: Klassifizieren Sie die Fraktur nach AO.

Frage 6: Welche Therapie führen Sie bei der Patienten durch?

23 Sturz nach Foulspiel Schritt IV

❶ Antwort 5: Die Röntgenbilder zeigen eine luxierte trimalleoläre Sprunggelenksfraktur mit kleinem Volkmann-Dreieck (AO 44-B2.2)

❶ Antwort 6: OP-Vorbereitung: EKG, Labor, Rö-Thorax, OP-Aufklärung und Anästhesie-Aufklärung über Notfall-OP. Operation sollte innerhalb von 6 h nach dem Trauma erfolgen, da sonst die Weichteilspannung zu Wundheilungsproblemen führen kann. Intraoperativ wurde primär die Reposition der Fibula mit einer Knöchellambotklemme durchgeführt. Fixierung des Repositionergebnisses mit einer interfragmentären Zugschraube. Anschließend erfolgte die Osteosynthese mit einer 6-Loch-1/3-Rohrplatte aus Titan als Neutralisationsplatte. Der Innenknöchel wurde nach der Reposition mit 2 Spongiosaschrauben aus Titan fixiert. Da das Volkmann-Dreieck deutlich weniger als 20% der Gelenkfläche einnahm, wurde auf eine Schraubenfixierung verzichtet.

❶ Antwort 7: Ruhigstellung für 6 Wochen in einem gespaltenem Unterschenkelcast mit 15 kg Teilbelastung. Nach 3 Wochen Belastungssteigerung um jeweils 15 kg bis nach ca. 6 Wochen Vollbelastung erreicht wurde und der Cast entfernt werden konnte. Die Freigabe der Vollbelastung erfolgt erst nach vorheriger Röntgenkontrolle. Die Platte und Schrauben werden nach 12–18 Monaten entfernt.

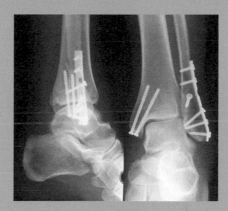

◻ **Abb. F23.3** Postoperative Röntgenkontrolle

► Kap. 8.13

24 Abgestürzt Schritt IV

❶ Antwort 4: Eine Instabilität liegt vor, wenn der verletzte Wirbelsaulenabschnitt durch Kräfte aus unterschiedlichen Richtungen (axiale Belastung, Flexion, Extension) deformiert werden kann. Bei Zerreißung der Bänder und des Diskus besteht z. B. eine Instabilität. Ein Instabilität liegt auch vor, wenn 2 Säulen der 3 Säulen der Wirbelsäule verletzt sind. Zur Beurteilung einer Stabilität müssen anamnestische Angaben, klinische und radiologische Befunde gemeinsam bewertet werden. Bei unserem Patienten liegt eine inkomplette Berstungsfraktur des LWK 3 vor. Durch den Verlust an Tragfähigkeit resultiert Instabilität.

❶ Antwort 5: Eine Berstungsfraktur gehört zur Gruppe der A3-Frakturen nach AO. Sie entsteht durch axiale Kompressionsbelastung, die durch Flexionsmomente ergänzt werden.

❶ Antwort 6: Bei unserem jungen Patienten wird die Indikation zur offenen Reposition und Retention (dorsale Spondylodese) mit Fixateur interne (USS, 6-mm-Schanzschrauben) von LWK 2 auf LWK 3. Die Schrauben werden im nichtfrakturierten Teil des LWK 3 verankert, um die Wirbelsäule nicht unnötig über mehrere Segmente zu versteifen. Postoperativ wird die Lage der Schanz-Schrauben durch konventionelle Röntgenaufnahmen und CT kontrolliert. Der Fixateur interne kann nach ca. 18 Monaten entfernt werden.

Weitere Informationen zum Krankheitsbild ► Kap. 8.16

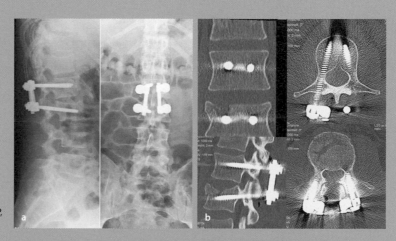

◻ **Abb. F24.2a,b** LKW post OP, **a** Röntgen, **b** CT

25 Vorwölbung im Bereich der Laparotomienarbe   Schritt I

Eine 68-jährige Hausfrau stellt sich bei Ihnen in der Sprechstunde vor, da Sie im Bereich einer Laparotomienarbe seit einigen Monaten eine Vorwölbung getastet habe. In den letzten Wochen habe die Vorwölbung weiter zugenommen, insbesondere wenn Sie auf die Toilette gehen oder Husten muss. Vor 3 Jahren wurde eine mediane Laparotomie aufgrund eines Kolonkarzinoms durchgeführt.

Frage 1: Welche Differenzialdiagnosen kommen in Frage?

Frage 2: Wie führen Sie die klinische Untersuchung durch?

Frage 3: Sind weitere diagnostische Untersuchungen erforderlich?

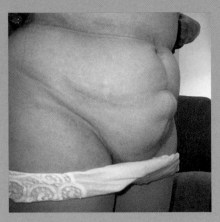

◾ **Abb. F25.1** Patientin im Stehen

---

26 Zunehmende Schmerzen im linken Unterbauch   Schritt I

Eine 55-jährige, seit 17 Jahren dialysepflichtige Patientin stellt sich bei Ihnen in der chirurgischen Notaufnahme mit starken Bauchschmerzen vor. Die Patientin ist 165 cm groß, ca. 90 kg schwer (Adipositas permagna) und ist aufgrund der Begleiterkrankungen rollstuhlpflichtig. Bei Ihrer ausführlichen Anamneseerhebung erfahren Sie, dass die Bauchschmerzen bereits seit ca. 14 Tagen bestehen. Bisher wurde die Patientin durch die Dialysepraxis ärztlich betreut. Der CRP-Wert im Serum schwankte in den letzten Tagen zwischen 6–10 mg/dl (Normalwert <0,5 mg/dl). Heute im Lauf des Tages verstärkten sich die Bauchschmerzen mit Punctum maximum im linken Unterbauch. Bei der klinischen Untersuchung stellen Sie einen ausgedehnten Peritonismus im gesamten Bauch fest, mit Punctum maximum im linken Unterbauch. Die Beine sind angewinkelt. Medikamentenanamnese: Plavix 1-0-0 bei hochgradiger Karotisstenose.

Frage 1: Wie bezeichnet man den Symptomenkomplex?

Frage 2: Welche Differenzialdiagnosen kommen grundsätzlich in Frage?

Frage 3: Welche Erstmaßnahmen führen Sie durch?

25 Vorwölbung im Bereich der Laparotomienarbe Schritt II

❶ **Antwort 1:** Differenzialdiagnostisch kommt ein Lipom, Aszites, Lymphom, Tumorrezidiv oder eine Narbenhernie in Frage.

❶ **Antwort 2:** Die klinische Untersuchung wird im Stehen und Liegen durchgeführt. Durch Tasten bei gleichzeitigem Pressen oder Husten der Patientin lässt sich in den meisten Fällen eine Narbenhernie von den anderen Differenzialdiagnosen abgrenzen. Klinisch ist meist ein Bruchring (Faszie) tastbar. Die Hernierung findet also innerhalb des Bruchringes statt. Falls der Bruchsackinhalt immer leicht reponibel ist, ist die Diagnose einer Narbenhernie leicht zu stellen. In dem Fall war die Narbenhernie sehr groß mit einem Durchmesser >10 cm. Bei kleinen Narbenbrüchen kann sich die klinische Untersuchung deutlich schwieriger gestalten. Die Patienten geben eher einen lokalen Druckschmerz an.

❶ **Antwort 3:** Klinisch kann meist eindeutig die Diagnose einer Narbenhernie gestellt werden. Bei onkologischen Patienten sollte ein Tumorrezidiv im Rahmen der Tumornachsorge durch ein CT oder MRT ausgeschlossen sein. Dieses ist auch in Einzelfällen indiziert, wenn starke Beschwerden bestehen und durch die klinische Untersuchung kein eindeutiger Befund erhoben werden kann.

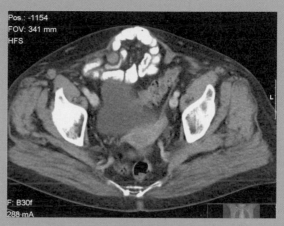

◻ Abb. F25.2 Abdomen-CT mit Narbenhernie. Der Bruchsack mit dem Dünndarminhalt liegt direkt unter der Haut

❷ **Frage 4:** Wie definieren Sie eine Hernie?
❷ **Frage 5:** Wann besteht Inkarzerationsgefahr?
❷ **Frage 6:** Wie entstehen Narbenhernien?
❷ **Frage 7:** Welche Therapieoptionen stehen zur Verfügung?

26 Zunehmende Schmerzen im linken Unterbauch Schritt II

❶ **Antwort 1:** Der ausgeprägte Peritonismus mit der abdominellen Abwehrspannung kombiniert mit den angewinkelten Beinen entspricht dem Vollbild eines akutem Abdomens. Bei einem akuten Abdomen ist rascher Handlungsbedarf gegeben zur Diagnosestellung und Therapie. Jede Zeitverzögerung kann die Überlebenschance vermindern.

❶ **Antwort 2:** Pankreatitis, Perforation eines intestinalen Hohlorganes (Appendix, Kolon, Magen, Duodenum).

❶ **Antwort 3:** Legen eines peripheren venösen Zugangs. Aktuelle Bestimmung der Laborparameter, einschließlich der Entzündungsparameter. Aktueller CRP-Wert wird mit 21 mg/dl bestimmt. Die Oberbauchsonographie führt zu keinem verwertbaren Ergebnis aufgrund der ausgeprägten Adipositas. Eine Rö-Aufnahme des Abdomens im Stehen zeigt keinen Hinweis für freie intraabdominelle Luft.

❷ **Frage 4:** Wie sichern Sie jetzt die Diagnose?

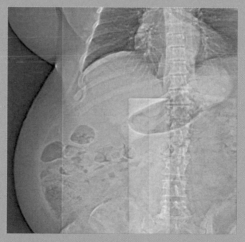

◻ Abb. F26.1 Rö-Abdomen leer im Stehen

25 Vorwölbung im Bereich der Laparotomienarbe Schritt III

Antwort 4: Unter einer Hernie versteht man das Austreten von Eingeweideteilen in eine Ausstülpung des Peritonealsackes. Eine Hernie besteht immer aus einer Bruchpforte, Bruchsack und Bruchinhalt (meistens großes Netz, Dünndarm oder Dickdarm)

Antwort 5: Inkarzerationsgefahr besteht eigentlich immer. Gefährdet sind aber v. a. kleine Hernien, da z. B. eine Dünndarmschlinge durch die Bruchpforte in den Bruchsack hineinrutschen und inkarzerieren können. Dieser Mechanismus ist bei sehr großen Brüchen wie bei unserer Patientin eher unwahrscheinlich. Allerdings bilden sich Narbenhernien nicht zurück, sondern werden immer größer.

Antwort 6: Narbenhernien können durch eine ungeeignete Wahl des operativen Zugangsweges begünstigt werden. Auch können postoperativ aufgetretene Wundheilungsstörungen, Infekte oder zu frühe postoperative körperliche Belastung (<3 Monate) zu einer Narbenhernie führen. Begünstigend für die Entstehung sind starker Husten, Immunsuppression und Kortisoneinnahme oder mehrere Operationen durch den gleichen Zugangsweg. Die Inzidenz von Narbenhernien nach Laparotomie liegt bei ca. 3%. Die Rezidivrate von Narbenhernien liegt sogar bei fast 20%.

Antwort 7: Von den Therapieverfahren steht die Operation an erster Stelle. Alternativ stehen Bruchbänder oder Korsetts zur Verfügung, die aber nur in Ausnahmefällen ihre Anwendung finden.

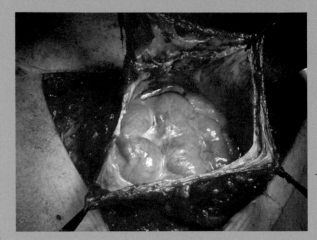

■ Abb. F25.3 Darstellung des Bruchsackes

Frage 8: Beschreiben Sie die einzelnen operativen Schritte, wie Sie die Narbenhernie unserer Patientin dauerhaft verschließen möchten.

Frage 9: Wann darf die Patientin wieder Sport durchführen oder sich belasten?

26 Zunehmende Schmerzen im linken Unterbauch Schritt III

Antwort 4: Prinzipiell könnten Sie bei entsprechender Klinik die Indikation zur sofortigen Notfalllaparotomie stellen und so die Diagnose sichern. Wenn aber eine CT-Anlage vor Ort ist kann die OP-Zeit durch eine präzise präoperative Diagnosestellung deutlich verkürzt werden. Daher ist in diesem bei extrem schwierigen Untersuchungsbedingungen die Indikation zur Durchführung eines Abdomen/Becken-CT mit oraler und rektaler Füllung (Gastrografin) und reduzierter intravenöser Gabe von Kontrastmittel indiziert.

CT-Befund: Ausgeprägte Sigmadivertikulose. Wandverdickung im oralen Anteiles des Sigmas. Hier ist der Darm konglomeratartig verbacken. An dieser Stelle breitet sich Kontrastmittel zwischen den Dünndarmschlingen aus (*kurzer Pfeil*). Zusätzlich zeigen sich mesenteriale Lufteinschlüsse (*langer Pfeil*).

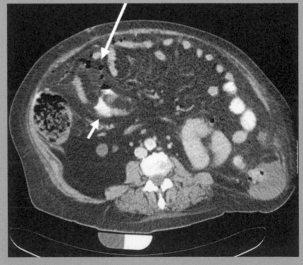

■ Abb. F26.2 Abdomen/Becken-CT

Frage 5: Welche Diagnose stellen Sie aufgrund des CT-Bildes?

Frage 6: Über welche Operation und Risiken müssen Sie die Patientin aufklären?

25 Vorwölbung im Bereich der Laparotomienarbe Schritt IV

❗ Antwort 8: Durch Eröffnung der alten OP-Wunde wird der Bruchsack und die Faszienränder des Bruchringes großzügig dargestellt. Nach Eröffnung des Bruchsackes wird der Inhalt des Bruchsackes reponiert und der Bruchsack zumeist abgetragen. Direkte Verwachsungen von Darm mit dem Peritoneum werden vorsichtig abgelöst. Der Bruchpfortenverschluss kann durch eine Fasziendoppelung nach Mayo oder durch eine einfache fortlaufende Naht durchgeführt werden. Anschließend wird zur Verstärkung der allgemeinen Bindegewebsschwäche ein Netz zur Verstärkung aufgelegt. Dabei kann ein nichtresorbierbares Netz (z. B. Prolene) oder ein partiell resorbierbares Netz verwendet werden. In diesem Fall wurde ein partiell resorbierbares Netz (Vypro II) mit zahlreichen Eckfäden auf der Faszie ausgespannt. Durch Palisadennähte mit nichtresorbierbarer Prolenenaht wird das Netz gegen Einrollen oder Verrutschen gesichert. Die Verwendung von Netzen bei Hernien verhindert nicht das Auftreten von Rezidiven, aber dadurch wird etwa die Rate an Rezidiven um 50% gesenkt. Da mit etwas Bildung von seröser Flüssigkeit zu rechnen ist, wird eine Redon-Drainage eingelegt. Der Hautverschluss kann durch Naht oder Klammern erfolgen.

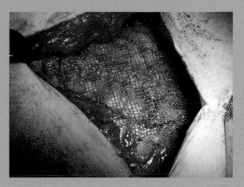

▣ Abb. F25.4 Netzplastik mit Vypro-II-Netz partiell selbstresorbierend. Das Netz wird aufgespannt durch Eckfäden. Mit 2 fortlaufenden Palisadennähten wird das Netz lateral des Faszienverschlusses zusätzlich auf der Faszie fixiert

❗ Antwort 9: Duschen darf die Patientin in der Regel nach der Entfernung der Hautfäden oder der Klammern. Spazierengehen und vorsichtig Fahrradfahren ist schon nach 2 Wochen postoperativ möglich. Körperliche Belastung sollte frühestens nach 6 Wochen oder besser erst nach 3 Monaten erfolgen.

Weitere Informationen zum Krankheitsbild ► Kap. 7.17.4

---

26 Zunehmende Schmerzen im linken Unterbauch Schritt IV

❗ Antwort 5: Aufgrund der CT-Bilder in Verbindung mit der seit 2 Wochen andauerndem Krankheitsverlauf ist von einer perforierten Sigamdivertikulitis auszugehen. Das rektal eingebrachte Gastrografin tritt zwischen den einzelnen Jejunumschlingen durch eine weite Perforation aus. Es handelt sich um einen absoluten Notfall.

❗ Antwort 6: Sie müssen die Patientin über eine notfallmäßige mediane Laparotomie aufklären. Aufgrund der Bildgebung muss mindestens eine Sigmaresektion durchgeführt werden. Zusätzlich gehört zur Aufklärung die Möglichkeit der Anlage eines künstlichen Darmausganges und die Erfordernis von ggf. Folgeoperationen. Bei den vorliegenden Begleiterkrankungen mit dialysepflichtiger Niereninsuffizienz, hochgradiger Karotisstenose) ist das Gesamtrisiko deutlich erhöht und ein postoperativer Aufenthalt auf der Intensivstation erforderlich.

⬣ Nach kompletter medianer Laparotomie vom Xiphoid bis zur Symphyse entleerte sich ca. 3 l putrides Sekret. Es erfolgte eine Lavage des Abdomens mit 5 l Ringerlösung. Nach Auflösung des Dünndarmkonglomerates zeigte sich eine ca. 10 mm große Perforationsstelle im mittleren Anteil des Sigmadarmes. Auf den Dünndarmschlingen fanden sich fibrinöse Beläge, die z. T. ablösbar waren im Sinne einer fibrinösen Peritonitis. Operativ wurde ca. 25 cm des Colon sigmoideum reseziert und die Anastomose der Deszendorektostomie durch eine Handnaht versorgt. Da Anastomosen im entzündeten Gebiet eine höhere Insuffizienzrate aufweisen, wurde noch ein protektives doppelläufiges Ileostoma angelegt. Nach abschließender Lavage konnte der Bauchdeckenverschluss erfolgen. Ein »second look« war nicht erforderlich. Nach 5 Wochen konnte die Patientin in eine Reha-Einrichtung verlegt werden. Die Ileostoma-Rückverlagerung wurde 3 Monate später durch einen kleinen operativen Zugang erfolgreich durchgeführt.

Weitere Informationen zum Krankheitsbild ► Kap. 7.8

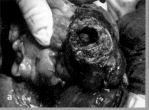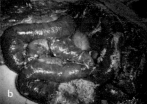

▣ Abb. F26.3 a Perforation des Sigmas bei Sigmadivertikulitis, **b** fibrinöse Peritonitis

27 Schmerzen im Oberschenkel beim Gehen Schritt I

Ein 71-jähriger Patient stellt sich bei Ihnen in der chirurgischen Poliklinik vor und klagt über ziehende Schmerzen im linken Oberschenkel beim Gehen. Er muss immer wieder stehen bleiben und kann erst nach einigen Minuten weitergehen, bis er wieder stehen bleiben muss. Die Beschwerden haben vor ca. 1 Jahr begonnen und langsam zugenommen.

Frage 1: Welche Angaben zur Anamnese erfragen Sie noch?

Frage 2: Welche Verdachtsdiagnosen kommen in Frage?

Frage 3: Welche klinischen diagnostischen Möglichkeiten verwenden Sie, um Ihre Diagnose zu sichern?

28 Akute Thoraxschmerzen und stechende Bauchschmerzen Schritt I

Eine 65-jährige Bäuerin stellt sich bei Ihnen vor, mit akut einsetzenden thorakalen Schmerzen, die in den Rücken nach hinten ausstrahlen. Zugleich klagt die Patientin über stechende Bauchschmerzen, die in die linke Flanke ziehen. Temperatur axillär 38,5 °C. Eine Blutkultur ist positiv mit Pneumokokken. Der CRP-Wert lag bei 30 mg/dl. Als Begleiterkrankung hat die Patientin seit Jahren einen schwer einstellbaren Hypertonus und eine Adipositas.

Frage 1: An welche Differenzialdiagnosen denken Sie?

Frage 2: Welche diagnostischen Maßnahmen ergreifen Sie?

27 Schmerzen im Oberschenkel beim Gehen Schritt II

Antwort 1: Von Bedeutung ist die Angabe, ob der Patient bereits beim Losgehen Beschwerden hat, wie z. B. bei Lumbago oder Lumboischialgie oder erst nach einer bestimmten Gehstrecke. Zu erfragen ist auch die Länge der Gehstrecke, die schmerzfrei zu bewältigen ist. Die meisten Patienten können die Gehstrecke relativ exakt angeben. Wichtig sind noch die Angabe von Begleiterkrankungen, Genussmittel, Voroperationen und Medikamenteneinnahme. Bei ihrem Patienten betrug die schmerzfreie Gehstrecke nur noch 150 m. An Begleiterkrankungen lag eine Adipositas, ein Diabetes mellitus Typ II mit einem Nikotinabusus von 30 Zigaretten/Tag vor. Der Hypertonus wurde durch Concor 5 mg eingestellt.

Antwort 2: Es handelt sich um eine pAVK links vom Oberschenkeltyp.

Antwort 3: Beim liegenden Patienten kontrollieren Sie zuerst die Hautfarbe und Temperatur des kranken Beines mit der Gegenseite. Sie achten auf Hautulzera und Nekrosen. Im nächsten Schritt werden die arteriellen Pulse überprüft, angefangen von der A. femoralis communis, A. poplitea und A. tibialis posterior und A. dorsalis pedis (A. tibialis anterior). Falls alle Pulse tastbar sind, liegt höchstens eine pAVK I vor. Bei unserem Patienten war der Leistenpuls links bereits abgeschwächt tastbar, die A. poplitea und Fußpulse links nicht tastbar. In Ergänzung kann noch die Lagerungsprobe nach Ratschow durchgeführt werden.

Neben der Entdeckung einer pAVK kann auch der Kompensationsgrad (Kollateralen) miterfasst werden. Der Patient führt bei senkrecht nach oben gestreckten Bein ca. 40 kreisende Fußbewegungen durch. Beim gesunden Patienten tritt nur eine mäßiges Abblassen von Fußrücken und -sohle auf und am wieder abgesenkten Bein eine reaktive Hyperämie innerhalb von 3–5 s. Bei unserem Patienten trat eine deutliche Abblassung der Haut mit Ischämieschmerzen auf. Am anschließend herunterhängendem Bein trat erst nach 10–15 s eine verzögerte reaktive Hyperämie auf.

Frage 4: Welche apparativen diagnostischen Möglichkeiten verwenden Sie, um die Diagnose zu sichern?

Frage 5: Nach welcher Einteilung erfolgt die pAVK und welchen Grad der pAVK hätte unser Patient.

28 Akute Thoraxschmerzen und stechende Bauchschmerzen Schritt II

Antwort 1: Herzinfarkt, Angina pectoris, Lungenembolie, Magen/Duodenalulkus, Sigmadivertikulitis, Kolitis etc.

Antwort 2: Bei unserer Patientin wurde durch EKG und Herzenzyme (CK-MB, TNT) ein Herzinfarkt ausgeschlossen. Es erfolgte eine Gastroskopie und eine Koloskopie, bei der der Verdacht auf eine Kolitis gestellt wurde. Die Rückenschmerzen wurden durch eine Lumbago erklärt.

Die Kolitis wurde mit der systemischen Gabe von Antibiotika über insgesamt 2 Wochen ohne Erfolg therapiert. Die Beschwerden haben aber eher im thorakalen Bereich zugenommen.

Frage 3: Welches diagnostische Verfahren hilft Ihnen jetzt weiter?

27 Schmerzen im Oberschenkel beim Gehen Schritt III

❶ Antwort 4: An apparativen Möglichkeiten steht die Bestimmung der peripheren Dopplerverschlussdrücke an erster Stelle. Mit dem Doppler wird der Puls der A. dorsalis pedis und A. tibialis posterior gesucht und eine Blutdruckmanschette über dem Unterschenkel aufgepumpt, bis das Dopplersignal nicht mehr darstellbar ist. Der Druck, bei dem nach dem Ablassen der Manschette das Signal wieder ertönt wird für alle Fußpulse bestimmt (A. tibialis posterior und A. dorsalis pedis bds). Der Quotient aus Dopplerverschlussdruck (<0,5–0,8) und systolischem RR-Wert ergibt einen weiteren Hinweis für eine pAVK. (Ausnahme bei manifestem Diabetes mellitus mit Mediasklerose). Bei unserem Patienten wurde ein Blutdruck von 140 mmHg und Verschlussdrücke auf der linken Seite von 70 mmHg und auf der rechten Seite von 120 mmHg gemessen. Für den Dopplerverschlussdruck für die rechte Seite errechnet sich also 0,85 und für die linke Seite der pathologische Wert von 0,5.

Im nächsten Schritt steht die Duplexsonographie, mit der bereits sehr schnell die Diagnose und der Stenosegrad bestimmt werden kann. Häufig kann auch schon entschieden werden, welches Therapieverfahren geeignet ist. Als Goldstandard, v. a. für die Operationsplanung steht aber die digitale Substraktionsangiographie (DSA) noch im Vordergrund. Alternativ kann aber auch eine MR-Angiographie durchgeführt werden, v. a. bei chronischer Niereninsuffizienz oder anderen Kontraindikationen. Allerdings ist die Detailauflösung nicht so exakt wie bei der DSA.

❶ Antwort 5: Die Symptome der Durchblutungsstörungen der pAVK werden nach Fontaine und Ratschow eingeteilt
Stadium I: Nachweisbare Stenosen oder Verschlüsse ohne Symptome (Ruhe- oder Belastungsdurchblutung ungestört).

Stadium II: Claudicatio intermittens (die Durchflussreserve ist eingeschränkt und reicht für die Steigerung bei Belastung nicht mehr aus) IIa=Gehstrecke >200 m; IIb=Gehstrecke <200 m.
Stadium III: Ruheschmerz in den Akren und an der Ferse; beim Liegen im Bett treten nach wenigen Minuten Schmerzen (Ischämie) in der Wade ohne Belastung auf, die häufig beim Herunterhängen aus dem Bett wieder verschwinden.
Stadium IV: Auftreten von Nekrosen (trocken) oder Gangrän (feucht, infiziert)
Unser Patient hat bei einer schmerzfreien Gehstrecke von 150 m eine pAVK IIb links.

❓ Frage 6: Bei unserem Patienten wurde eine DSA (◻ Abb. F3.1) durchgeführt. Welche Gefäßproblematik verursacht seine Beschwerden?

❓ Frage 7: Welche therapeutischen Optionen stehen für unseren Patienten zur Verfügung?

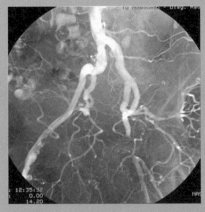

◻ **Abb. F27.1** DSA

---

28 Akute Thoraxschmerzen und stechende Bauchschmerzen Schritt III

❶ Antwort 3: Offensichtlich war die Diagnose nicht korrekt. In diesem Fall ist zur weiteren Abklärung die Durchführung eines CT-Thorax absolut indiziert.

❓ Frage 4: Beschreiben Sie den Befund im CT.
❓ Frage 5: Wie lautet die Diagnose?

❓ Frage 6: Welche Vorerkrankungen begünstigen die Entstehung dieser Erkrankung?
❓ Frage 7: Welche Therapiemöglichkeiten haben Sie?

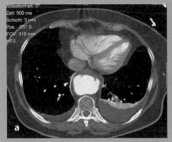
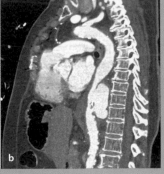

◻ **Abb. F28.1a,b** Thorax-CT; a horizontaler Schnitt, b sagittale Rekonstruktion

27 Schmerzen im Oberschenkel beim Gehen Schritt IV

Antwort 6: Kompletter Verschluss der A. femoralis communis links. Arteriosklerotische Plaques auf der Gegenseite.

Antwort 7: An erster Stelle gehört zu den konservativen Maßnahmen die Reduktion bzw. Ausschluss der Risikofaktoren. In diesem Fall kompletter Verzicht auf Nikotin, gute Einstellung des Diabetes mellitus und des Hypertonus einschließlich der Gewichtsreduktion und Gehtraining zur Kollateralenbildung. In unserem Fall wurde in Ergänzung zu den konservativen Maßnahmen eine Thrombendarterektomie der A. femoralis communis durchgeführt. Verschluss der Arteriotomie mit einem Dacron-Patch.

Alternativ stehen interventionelle Revaskularisationsverfahren zur Verfügung, bei denen durch PTA und Stent-Applikation auch kurzstreckige Verschlüsse rekanalisiert werden können. Im Bereich der Leiste besteht aber die Möglichkeit der Abknickung des Stents, so dass hier der Operation der Vorzug zu geben ist.

Weitere Informationen zum Krankheitsbild ▶ Kap. 6.2

28 Akute Thoraxschmerzen und stechende Bauchschmerzen Schritt IV

Antwort 4: CT-Befund: Im distalen Anteil der thorakalen Aorta zeigt sich nach dorsal ein ca. 4,2×3,9×6 cm großes Aneurysma spurium im Sinne einer gedeckten Aortenperforation. Diese reicht nach dorsal bis unmittelbar an die Wirbelsäule heran (Th9–Th11). Abstand des kraniales Anteiles zur linken A. subclavia 5 cm. Zusätzlich findet sich eine deutliche Aortensklerose. Kein Nachweis eines entzündlichen Prozesses.

Antwort 5: Diagnose: Thorakales Aortenaneurysma mit Plaqueruptur. Durch die sagittale Rekonstruktion mit der nach dorsal reichenden Plaqueruptur kann das klinische Beschwerdebild gut erklärt werden. Das pulsierende Aneurysma spurium drückte pulssynchron auf die Wirbelsäule und verursachte die Thorax- und Rückenschmerzen, die bis in die linke Flanke ausstrahlten. Durch die Temperaturerhöhung und die gleichzeitig bestehende entzündliche Darmveränderung wurden die Kliniker fehlgeleitet. Allerdings besteht auch die Möglichkeit, dass das Aneurysma entzündlicher Genese sein kann.

Antwort 6: Arteriosklerose, nach akuter/chronischer Aortendissektion, Trauma, rein entzündlich, zystische Mediasklerose, Syphilis.

Antwort 7: Thorakale Aortenläsionen stellen eine seltene, aber akut lebensbedrohliche Erkrankung dar. Die Therapieoptionen sind konservativ (medikamentöses Senken des systolischen und v. a. des diastolischen Blutdruckes kombiniert mit einer Analgesie), offen chirurgisch (Einsatz einer Gefäßprothese durch Thorakotomie) oder minimal-invasiv mittels Stentgraft-Implantation.

Die offene chirurgische Therapie ist assoziiert mit einer hohen Mortalitäts- und Paraplegieraten von 5–20% und ersetzt den erkrankten Anteil des thorakalen Aneurysmas durch eine z. B. PTFE-Prothese (durch das erforderliche Abklemmen der thorakalen Aorta kommt es zu einer Minderperfusion des Rückenmarkes). Die Erfolgsrate der Stent-Implantation wird mit 90–100% angegeben, mit einer Para-

plegierate von 0–6%. Das Einführungsinstrumentarium bei der Stent-Implantation wird über eine Schleuse, die in der A. femoralis communis liegt, bis in die thorakale Aorta vorgeschoben. Die korrekte Lage wird über ein Bildwandler-Röntgengerät permanent überprüft. In der richtigen Position wird der Stent freigegeben, der sich dann selbstständig entfaltet und nur noch angedrückt werden muss. Das Aneurysma wird also nicht entfernt, sondern nur vom Blutstrom ausgeschaltet. Weitere mögliche Komplikationen sind sog. Endoleaks, bei denen der Stent nicht vollständig abdichtet wird und ein Teil des Blutstromes noch durch das Aneurysma strömt. In diesen Fällen muss nachgebessert werden und ein weiterer Stent appliziert werden. In diesem Fall sind 3 Stents durch die rechte A. femoralis durch eine 20F-Schleuse vorgeschoben worden (Excluder-System TAG 26/10).

Bei unserer Patientin verschwanden die Rückenschmerzen nahezu vollständig innerhalb des postinterventionellem Verlaufes. Die Entzündungswerte wie CRP gingen auf <7 mg/dl zurück.

Weitere Informationen zum Krankheitsbild ▶ Kap. 6.2

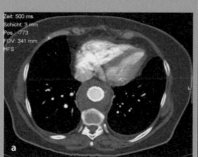
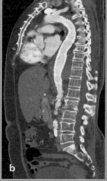

◻ **Abb. F28.2a,b** Lage der Stents im thorakalen Aneurysma, **b** im rekonstruierten sagittalen Schnitt

29 Prall-elastische Schwellung des Knies Schritt I

Ein 65-jähriger, etwas ungepflegter Mann stellt sich bei
Ihnen in der chirurgischen Notaufnahme vor, mit einer
prall-elastischen, stark schmerzhaften rötlichen Schwellung auf der Vorderseite des rechten Kniegelenks. Bei der
klinischen Untersuchung ist das Kniegelenk frei beweglich
und stark überwärmt. Die Schwellung über der Patella tastet sich prall-elastisch. Auffällig ist die begleitende teigige
Schwellung des gesamten Unterschenkels. Er berichtet über
einen Sturz auf die rechte Kniescheibe vor einigen Tagen.
Der kleinen Risswunde habe er keine besondere Bedeutung
geschenkt. Seit gestern schmerzt das Bein zunehmend und
jeder Druck auf die Vorderseite des Knies führt zum Aus-
stoß von Schmerzschreien.

Frage 1: Welche Differenzialdiagnosen kommen in Frage?

Frage 2: Welche Untersuchungen veranlassen Sie oder
führen Sie durch?

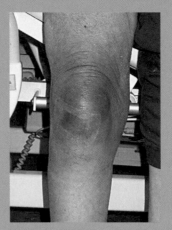

◧ **Abb. F29.1** Klinischer Befund im Stehen

30 Verkehrsunfall mit Beinverletzung Schritt I

Ein 48-jähriger Lastwagenfahrer wird verletzt vom Hub-
schrauber in den Schockraum Ihrer Klinik eingeliefert.
Der Notarzt berichtet, dass der Verletzte ungebremst auf
einen mit Margarine beladenen anderen Lastwagen auf-
gefahren sei und sich das Fahrgestell des Anhängers durch
das Führerhaus gebohrt hatte. Erst nach über 1 h konnte
der eingeklemmte Fahrer durch Aufschweißen des Führer-
hauses geborgen werden. Der Unfallverletzte ist kreislaufstabil. Bei der klinischen Untersuchung finden Sie folgenden pathologischen Befund.

Frage 1: Welche Standarduntersuchungen und Erstmaßnahmen führen Sie nach der Einlieferung dieses mehrfachverletzten Patienten durch?

Frage 2: Nach kompletter Abklärung Ihres Patienten verbleibt der Befund in Abb. 6.1. Beschreiben Sie das Ergebnis
Ihrer Inspektion Ihrem Oberarzt am Telefon.

Frage 3: Welche wichtigen klinischen Parameter überprüfen Sie bei Ihrer Untersuchung?

Frage 4: Welche weiteren diagnostischen Maßnahmen veranlassen Sie, um die Verletzung des rechten Beines weiter
abzuklären?

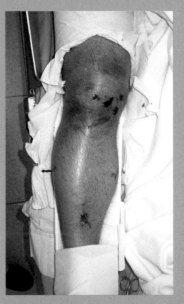

◧ **Abb. F30.1** Klinisches Bild des rechten Beines

29 Prall-elastische Schwellung des Knies Schritt II

❶ **Antwort 1:** Patellafraktur, Kniegelenksempyem, Unterschenkelphlegmone, Bursitis praepatellaris.

❶ **Antwort 2:** In Ergänzung zur klinischen Untersuchung erfolgt eine Blutabnahme mit Entzündungsparametern (Blutbild mit Leukozyten und CRP im Serum). Ausschluss einer Patellafraktur durch Röntgenaufnahme des rechten Kniegelenkes in 2 Ebenen und Patella tangential.

❓ **Frage 3:** Befunden Sie das Röntgenbild.

❓ **Frage 4:** Das Blutbild ergab eine Leukozytose von 21.230/μl (Normalwert 4000–9000/μl). Die Bestimmung des CRP im Serum ergab einen Wert von 26,0 mg/dl (Normalwert <0,5 mg/dl), Kreatinin 1,4 mg/dl (Normalwert 0,7–1,3 mg/dl), Kalium 2,8 mmol/l (Normalwert 3,5–5,0 mmol/l). Stellen Sie aufgrund des klinischen Befundes, des Röntgenbildes und der vorliegenden Laborparameter eine Diagnose.

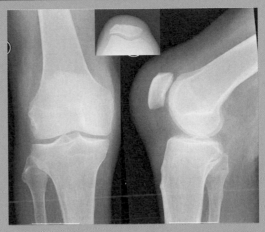

◻ **Abb. F29.2** Rechtes Kniegelenk in 2 Ebenen mit Patella tangenzial

30 Verkehrsunfall mit Beinverletzung Schritt II

❶ **Antwort 1:** Rö-HWS in 2 EB, kurzer Bodycheck, Rö-Thorax, Rö-Becken, Oberbauchsonographie zum Ausschluss einer intraabdominellen Verletzung. Komplette Laborabnahme einschließlich Blutgruppe und Kreuzen von Blutkonserven, Legen eines Blasenkatheters, ZVK und ggf. eines arteriellen Zuganges.

❶ **Antwort 2:** Auffällig ist die Achsenfehlstellung (sicheres Frakturzeichen) des rechten Unterschenkels zum Oberschenkel. Im Zweifelsfall bietet sich der Vergleich mit der Gegenseite an. Eine eventuelle abnorme Beweglichkeit sollte in diesem Fall nicht überprüft werden. Zusätzlich ist das Bein im Bereich des Kniegelenkes und des Unterschenkels geschwollen. Es finden sich zahlreiche Schnitt- und Risswunden auf Höhe der Kniescheibe und des Unterschenkels.

❶ **Antwort 3:** Essenziell ist die Überprüfung der Durchblutung der gesamten unteren Extremität. Man untersucht die Pulsation der A. femoralis communis, A. poplitea, A. dorsalis pedis (A. tibialis anterior) und der A. tibialis posterior. In diesem Fall war der Puls der A. dorsalis pedis nicht sicher tastbar, so dass die Perfusion dopplersonographisch überprüft wurde. Bei der Überprüfung der Sensibilität und Motorik gibt unser bewusstseinsklarer Patient ein Sensibilitätsdefizit im Bereich der gesamten Wade an. Die Spitz-stumpf-Diskriminierung ist nicht mehr möglich. Bei der klinischen Untersuchung ist der Weichteiltonus des rechten Unterschenkels deutlich härter als auf der Gegenseite.

❶ **Antwort 4:** Idealerweise würde man sich den rechten Unterschenkel mit angrenzenden Gelenken in 2 Ebenen wünschen. Da aber unser Patient als Notfall im Schockraum liegt, kommt auf einer Röntgenplatte nur der proximale Unterschenkel mit Kniegelenk in 2 Ebenen zur Abbildung.

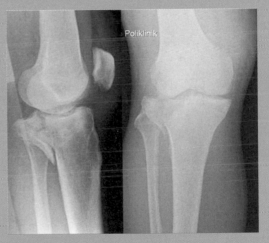

◻ **Abb. F30.2** Röntgenbild des rechten proximalen Unterschenkels mit Kniegelenk in 2 Ebenen (Behelfstechnik)

❓ **Frage 5:** Befunden Sie das Röntgenbild und versuchen Sie eine Einteilung nach der AO-Klassifikation.

❓ **Frage 6:** Welches Osteosyntheseverfahren empfehlen Sie dem Patienten?

❓ **Frage 7:** Worin besteht der Unterschied zwischen Titan- und Stahlimplantaten?

❓ **Frage 8:** Bei der initialen Untersuchung haben Sie eine deutliche posttraumatische Schwellung im Bereich des gesamten rechten Unterschenkels in Verbindung mit einem Sensibilitätsdefizit bemerkt. Bei der erneuten klinischen Kontrolle ist der Unterschenkel an der medialen und lateralen Seite prall-elastisch. An was denken Sie sofort?

29 Prall-elastische Schwellung des Knies Schritt III

Antwort 3: Kein Nachweis einer frischen Läsion oder über die Altersnorm hinausgehende degenerative Veränderungen. Nebenbefundlich deutlich verdickter Weichteilschatten über der Patella (ca. 2 cm).

Antwort 4: Eine Fraktur konnte durch das Röntgenbild ausgeschlossen werden. Nebenbefundlich wird durch das Röntgenbild ein 2 cm dicker Weichteilschatten präpatellar dargestellt, der der präpatellaren prall-elastischen, überwärmten Weichteilschwellung entspricht. Die Laborparameter sprechen für eine hochakute bakterielle Entzündung durch eine ausgeprägte Leukozytose und einen hohen CRP-Wert. Der beginnende Anstieg der Retentionsparameter und die beginnende Elektrolytentgleisung sprechen für eine bereits beginnende septische Komponente. Da die Schmerzen und die Schwellung praktisch nur präpatellar

bei der klinischen Untersuchung imponierten, ist zum jetzigen Zeitpunkt ein Kniegelenksempyem unwahrscheinlich. Die kleine, vor wenigen Tagen zugezogene Risswunde wurde kontaminiert und führte zu einer Bursitis praepatellaris. Die teigige Schwellung des Unterschenkels ist durch eine begleitende Unterschenkelphlegmone im Rahmen der Entzündungsreaktion zu werten. Diagnose: Verdacht auf eitrige Bursitis praepatellaris mit Unterschenkelphlegmone.

Frage 5: Welche Therapieentscheidung treffen Sie?
Frage 6: Welche weiteren Maßnahmen sind erforderlich?
Frage 7: Beschreiben Sie dem Patienten, wie die Operation durchgeführt wird und wie der weitere Behandlungsablauf sich gestalten könnte.

30 Verkehrsunfall mit Beinverletzung Schritt III

Antwort 5: Laterale Tibiakopftrümmerfraktur rechts mit Ausriss der Eminentia intercondylaris. Einteilung nach der AO-Klassifikation: AO 31 C3.1.

Antwort 6: Die Gelenkfläche dieser schweren Gelenkverletzung muss durch ein offenes Osteosyntheseverfahren wiederhergestellt werden. Durch einen lateralen Zugang wird mit Repositionszangen und temporären Einbringen von K-Drähten versucht, die Fragmente der Gelenkfläche möglichst anatomisch unter gleichzeitiger visueller Kontrolle des Gelenkspaltes wiederherzustellen. Fixiert wird dieses Ergebnis mit von lateral nach medial eingebrachten Spongiosaschrauben. Damit die Gelenkfläche unter Belastung nicht absinkt, wird allogene Knochenspongiosa zur Unterstützung eingebracht. Unterstützt wird der laterale Tibiakopf durch eine winkelstabile Plattenosteosynthese aus Titan. In diesem Fall wurde eine Platte des Less Invasive Stabilization Systems (LISS) verwendet, mit eigenen Gewinden in den Plattenlöchern, die mit dem Gewinde der Schraubenköpfe eine feste Einheit bilden und so in Trümmerzonen einen besseren Halt bieten.

Antwort 7: Stahlimplantate bestehen aus einer hoch belastbaren, nichtrostenden Nickel-Stahl-Legierung. Patienten mit einen Nickelallergie können durch Rötung des betreffenden Weichteilbereiches allergisch auf diese Implantate reagieren, so dass diese entfernt werden müssen, evtl. sogar noch vor der knöchernen Konsolidierung. Daher ist anamnestisch immer eine mögliche Nickelallergie vorher abzuklären. Bei längerem Verbleib der Nickel-Stahl-Implantate tritt eine sog. Metallose auf. In Schraubenlöchern und Plattenlagern findet man schwarze metallhaltige Beläge im Knochen, die bei Metallentfernungen mit abgetragen werden. Bei Titanplatten ist keine direkte allergische Reaktion bekannt, auch gibt es keine Metallose. Dafür sind Titanplatten weniger stabil und deutlich teurer.

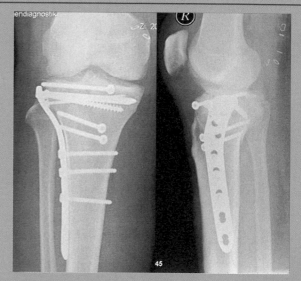

Abb. F30.3 Röntgenbild des rechter proximalen Unterschenkels mit Kniegelenk in 2 Ebenen (postoperativ)

Antwort 8: Die posttraumatische Weichteilschwellung (ca. 2 h nach dem Unfall) verbunden mit dem Sensibilitätsdefizit als Folge des hochenergetischen Traumas und der Trümmerfraktur lässt sofort an ein Unterschenkelkompartmentsyndrom denken.

Frage 9: Wie entsteht ein Kompartmentsyndrom?
Frage 10: Wie kann man im Zweifelsfall entscheiden, ob ein behandlungsbedürftiges Kompartmentsyndrom vorliegt?
Frage 11: Wie behandelt man ein Kompartmentsyndrom am Unterschenkel?
Frage 12: Welche Prognose stellen Sie bezüglich der zu erwartenden Funktionsfähigkeit des rechten Kniegelenkes?

29 Prall-elastische Schwellung des Knies Schritt IV

❶ **Antwort 5**: Sofortige OP-Vorbereitung zur Bursektomie der Bursa praepatellaris mit radikalem Débridement und Lavage.

❶ **Antwort 6**: Zusätzlich sollte unter kontrollierten Bedingungen der Kaliumwert im Serum wieder langsam angehoben werden (10 mval KCl/h i.v.).

❶ **Antwort 7**: Die Bursektomie erfolgt durch einen Längsschnitt über der Patella. Das entzündete Gewebe einschließlich der eitrigen Bursa praepatellaris wird nach Möglichkeit in toto entfernt. Durch eine ausgedehnte Lavage werden Bakterien und entzündetes Gewebe entfernt. Nach ausführlichem Débridement und Drainage erfolgt der adaptive Wundverschluss.

💬 Bei unserem Patienten entleerte sich nach dem Hautschnitt ca. 50 ml putrides Sekret (Staphylococcus aureus). Während der 4-tägigen stationären Behandlung wurde zunächst eine systemische Antibiose mit Cephalosporinen durchgeführt, danach auf eine orale Medikation umgestellt (CRP bei Entlassung 5,1 mg/dl). Die Drainage wurde am 2. postoperativen Tag entfernt und die Hautfäden durch den Hausarzt nach 12 Tagen gezogen. Das Kniegelenk sollte während dieser Zeit nicht übermäßig beansprucht werden. Die histomorphologische Aufarbeitung der Bursa ergab eine akute phlegmonöse Bursitis ohne Anhalt für Malignität.

Weitere Informationen zum Krankheitsbild ► Kap. 8.2.8 und 8.11

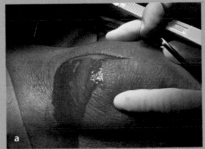 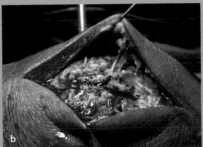

🔲 **Abb. F29.3 a** Entleerung von Eiter aus der Bursa, **b** eitrige Bursitis praepatellaris

30 Verkehrsunfall mit Beinverletzung Schritt IV

❶ **Antwort 9**: Durch schwere Weichteilschädigungen mit Zerstörung von Gewebe, Einblutung und Ödemen erhöht sich der Druck in den Faszienlogen des Unterschenkels. Zuerst wird der venöse Abfluss komprimiert mit konsekutiver Erhöhung des Druckes innerhalb der Faszie. Im weiteren Verlauf treten motorische und Sensibilitätsdefizite auf, und erst relativ spät sind die arteriellen Pulse nicht mehr tastbar. Durch die Hypoxie tritt innerhalb weniger Stunden (<4–6 h) ein irreversibler Dauerschaden an Nerven und Muskulatur auf.

❶ **Antwort 10**: Ergänzend zur bereits durchgeführten klinischen Untersuchung kann in allen Muskelkompartments der Druck direkt gemessen werden. Mit einer dicken Braunüle wird direkt in das Kompartment gestochen und ein geeichter Drucksensor eingeführt. Die Messungen führt man am besten mehrfach durch in allen Kompartments. In diesem Fall betrug der Kompartmentdruck 2 h nach dem Unfall schon 25 mmHg.

❶ **Antwort 11**: Bei Verdacht bzw. Diagnose eines Kompartmentsyndroms müssen notfallmäßig die Faszien aller Kompartments komplett von oben bis unten gespalten werden (4 beim Unterschenkel), da die Folgen einer Muskelnekrose mit Funktionsverlust schwerwiegend sein können, aber nach einer Faszienspaltung bis auf eine Narbe keine Folgen verbleiben. Zur Auswahl steht die parafibulare oder die bilaterale Fasziotomie (medialer und lateraler Zugang). Bei

unserem Patienten wurde simultan mit der Osteosynthese der Tibiakopffraktur die bilaterale Spaltung aller Unterschenkelkompartmente durchgeführt. Die Muskulatur quoll durch die Faszieninzisionen hindurch, so dass die Spaltung absolut indiziert war.

❶ **Antwort 12**: Die Funktionsfähigkeit wird sicher deutlich eingeschränkt sein. Neben Schmerzen muss mit einer Früharthrose in den ersten Jahren gerechnet werden. Bei Auftreten einer Arthrose mit starken Schmerzen kann eine Totalendoprothese des Kniegelenkes im Verlauf implantiert werden.

Weitere Informationen zum Krankheitsbild ► Kap. 8.12

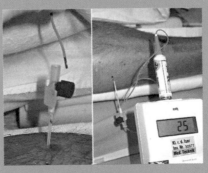

🔲 **Abb. F30.4** Kompartmentdruckmessung

31 Intermittierende Oberbauchbeschwerden Schritt I

Ein 40-jähriger Ehemann einer Krankenschwester stellt sich notfallmäßig mit intermittierenden, z. T. gürtelförmigen Oberbauchbeschwerden in der chirurgischen Notaufnahme vor. Im Rahmen des Erstkontaktes werden folgende Befunde erhoben: Seit ca. 6 Wochen besteht eine Leistungsminderung mit einem Spannungsgefühl im Bereich des rechten Unterbauches. Der Stuhlgang wird ohne Blutauflagerungen oder Mukus beschrieben, keine Stuhlunregelmäßigkeiten, kein Nachtschweiß, kein Gewichtsverlust. Keine Medikamenteneinnahme. Der Vater des Patienten ist im Alter von 50 Jahren an einem Kolonkarzinom verstorben. Bei der klinischen Untersuchung ist das Abdomen weich, es besteht kein Peritonismus. Die orientierende Oberbauchsonographie ergibt keinen Nachweis von freier intraabdomineller Flüssigkeit; bei ausgedehntem Meteorismus besteht eine erheblich eingeschränkte Beurteilbarkeit. Die initial abgenommenen Laborwerte ergeben einen Hb-Wert von 7,8 g/dl, einen Hämatokrit von 28,1% mit einem MCH von 22 pg und MCV von 81 fl, Leukozyten sind 7910/µl.

Frage 1: Welche Differenzialdiagnosen kommen in Frage?

Frage 2: Wie gehen Sie vor, welche Untersuchungen veranlassen Sie bzw. führen Sie durch?

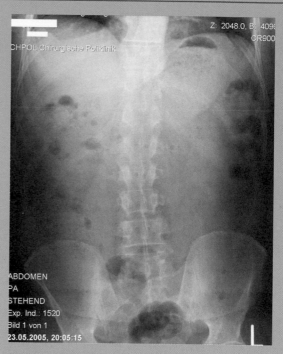

Abb. F31.1 Rö-Abdomen im Stehen

32 Oberarmquetschung Schritt I

Ein 45-jähriger Monteur wird auf einer Baustelle von einem an einem Kran befestigten Stahlträger am linken Oberarm getroffen. Durch die Wucht wird der Arm zwischen dem Stahlträger und einer Betonwand gequetscht. Der herbeigerufene Notarzt bringt den Patienten umgehend in den Schockraum Ihrer Klinik. Bei der Einlieferung ist der Unfallverletzte wach, aber sehr agitiert und zur Person und Zeit nicht orientiert. Er gibt starke Schmerzen trotz der Analgesie mit Ketanest und Dormicum an. Bei der Entfernung des provisorischen Verbandes findet sich ein ausgedehnter tiefer Weichteildefekt mit starker Blutung. Die Aa. radialis und ulnaris auf der linken Seite sind schwach tastbar. Die Sensibilität und Motorik kann nicht sicher überprüft werden.

Frage 1: Mit welchen Verletzungen müssen Sie bei der Anamnese des Unfallhergangs rechnen?

Frage 2: Welche weiteren diagnostischen Untersuchungen ordnen Sie an?

Frage 3: Was tun Sie gegen die Schmerzen?

Frage 4: Welche Operationsverfahren kündigen Sie den OP-Schwestern im OP an?

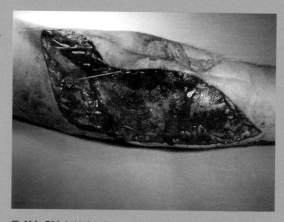

Abb. F32.1 Linker Arm nach Entfernung des Verbandes und Wundsäuberung

31 Intermittierende Oberbauchbeschwerden Schritt II

❶ **Antwort 1:** Sehr auffällig ist der Hb-Wert von 7,8 g/dl, der mit einem MCH-Wert von 22 pg auf eine Blutungsanämie aufgrund einer oberen oder unteren gastrointestinalen Blutung hinweist.

❶ **Antwort 2:** Befund Rö-Abdomen: Kein Ileus, keine freie Luft. Nachweis von Koprostase im Kolon. In diesem Fall ist zunächst eine Gastroskopie und anschließend nach entsprechender Spülung des Kolons eine Koloskopie erforderlich.

ÖGD-Befund: Unauffällige, glatte, gut entfaltbare Magenschleimhaut. Unauffälliger, passierbare Pylorus und Bulbus duodeni. Im gesamten einsehbaren Gebiet keine Erosionen oder Entzündungszeichen als Zeichen einer stattgehabten Blutung.

Koloskopiebefund: Inspektion des Anus: unauffällig. Palpation: normaler Sphinktertonus. Koloskopie: im Bereich des ileokolischen Überganges zeigt sich ein stenosierend wachsender, zerklüfteter Tumor. Das übrige Kolon ist unauffällig.

❓ **Frage 3:** Welche Verdachtsdiagnose stellen Sie?

❓ **Frage 4:** Wie können Sie Ihre Diagnose sichern?

❓ **Frage 5:** Sind noch weitere ergänzende Untersuchungen sinnvoll oder erforderlich, bevor eine Therapie dem Patienten empfohlen werden kann?

32 Oberarmquetschung Schritt II

❶ **Antwort 1:** Quetschung großer Weichteile mit Decollement (Haut, Subkutangewebe), Muskelquetschung, Verletzung der Vv. mediana cubiti und brachiocephalica, ungeklärte Nervenquetschung, ungeklärte arterielle Gefäßverletzung, ungeklärte knöcherne Verletzung.

❶ **Antwort 2:** Aufgrund der stark blutenden Wunde wird nur eine orientierende Röntgenuntersuchung des linken Unterarmes mit Ellenbogengelenk in 2 Ebenen durchgeführt zum Ausschluss einer knöchernen Verletzung.

❶ **Antwort 3:** Bei den extrem starken Schmerzen und einer bevorstehenden chirurgischen Maßnahme ist die Indikation zur Intubation im Schockraum gegeben. Anschließend wird der Patient so schnell wie möglich in einen Operationssaal gebracht.

❶ **Antwort 4:** Sie planen ein Weichteildébridement, eine Wundreinigung, Blutstillung und ggf. Gefäß und Nervenexploration. Mit 2-mal 3 l physiologischer Kochsalzlösung wird die großflächige Wunde gereinigt und zerquetschte Weichteile entfernt. Bei der Exploration sind die motorischen Nerven offensichtlich nicht durchtrennt. Blutende Venen werden ligiert. Die arterielle Gefäßverletzung wird durch eine intraoperative DSA überprüft. Nach Abschluss der Operation ist auch die Erstellung des D 13 erforderlich, damit der Unfall an die Berufsgenossenschaft gemeldet werden kann und etwaige Nachsorge, Rehabilitation und Rentenansprüche geltend gemacht werden können.

❓ **Frage 5:** Ist bei traumatischer Quetschung mit konsequtivem Verschluss der A. ulnaris eine Revaskularisation in diesem Fall indiziert?

❓ **Frage 6:** Sie mussten große Anteile zerquetschter Hautanteile resezieren. Der Weichteilmantel lässt sich nicht verschließen. Es verbleibt ein Defekt von ca. 20×10 cm. Was schlagen Sie vor?

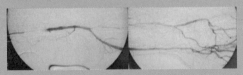

◨ **Abb. F32.2** Intraoperative DSA. Mit einem Butterfly-Katheter wird die A. brachialis punktiert und mit dem DSA-Bildwandler Rö-Kontrastmittel eingespritzt. Die A. radialis stellt sich dar mit Abfluss nach distal. Die A. ulnaris füllt sich v. a. über den Hohlhandbogen

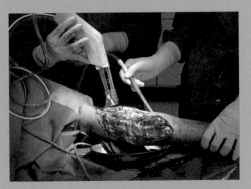

◨ **Abb. F32.3** Debridement und Jet-Lavage mit pulsierenden Strahl einer physiologischen NaCl-Lösung

31 Intermittierende Oberbauchbeschwerden Schritt III

Antwort 3: V. a. ein stenosierendes Zökumkarzinom. Zökumkarzinome werden leider erst sehr spät entdeckt, da sie praktisch nicht zu Stuhlunregelmäßigkeiten führen, wie z. B. Rektumkarzinome, und die Blutauflagerungen sich mit dem Stuhl vermischen.

Antwort 4: Die Diagnosesicherung erfolgt durch die Entnahme von Probeexzisionen (PE) während der Koloskopie. Es werden immer mehrere PE entnommen, um ein repräsentatives Ergebnis zu bekommen. Histopathologische Untersuchung von 6 Proben (max. 0,3 cm): neben regelrechter Dickdarmschleimhaut auch Anteile eines invasiv wachsenden, tubulären Adenokarzinoms vom kolorektalen Typ. Ausgedehnte Blutungen und Fibrinthromben und oberflächliche Exulzeration.

Antwort 5: Zur Komplettierung der Staging-Untersuchung gehört noch die Abklärung der Leber und der Ausschluss weiterer tumoröser Prozesse. Prinzipiell würde eine Oberbauchsonographie ausreichen, in der Regel wird wegen der besseren Darstellung eine CT des Abdomens und des Beckens durchgeführt.

Frage 6: Welchen Befund erheben Sie aufgrund der durchgeführten Abdomen/Becken-CT?

Frage 7: Wie ist die genaue Bezeichnung der Operation, die Sie dem Patienten empfehlen?

Frage 8: Welche wichtigen Aspekte der Aufklärung sollten Bestandteil dieses Gespräches sein?

Frage 9: Der Pathologe bekommt postoperativ das Operationspräparat und erhebt folgenden Befund: mittelgradig differenziertes Adenokarzinom des Zökums mit Infiltration des perikolischen Fettgewebes und der Serosa. UICC-Klassifikation (6. Auflage 2002): pT3, pN2 (4/26), pN0, lokal R0, G2, Mx. Was sagt Ihnen diese Bezeichnung der UICC-Klassifikation?

Frage 10: Ist eine Nachbehandlung sinnvoll?

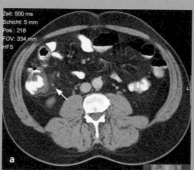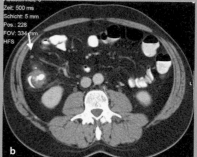

Abb. F31.2a,b Abdomen/Becken-CT

---

32 Oberarmquetschung Schritt III

Antwort 5: Bei unverletzter A. radialis und guter Füllung des distalen Anteiles der A. ulnaris über den Hohlhandbogen besteht keine Indikation zur Revaskularisation. Zumal eine Revaskularisation in einem zerquetschen Weichteilareal durchgeführt werden müsste.

Antwort 6: Die Weichteilwunde ist gequetscht, so dass im Verlauf noch mit einigen oberflächlichen Nekrosen zu rechnen ist, die sich noch demarkieren könnten. Zusätzlich ist mit einer Infektion der Wunde zu rechnen. In den letzten Jahren hat sich die Vaku-Seal-Technik in solchen Situationen bewährt. Ein Polyurethan-Schwamm wird auf den Weichteildefekt aufgebracht, mit einer Folie versiegelt und über eine Saugvorrichtung mit Pumpe ein Vakuum erzeugt. Durch das Vakuum von ca. 70–100 mmHg wird Wundflüssigkeit und tote Zellen abgesaugt und das Gewebe zur Granulation angeregt. Dadurch ist eine Wundkonditionierung für weitere Maßnahmen möglich. Der Wechsel eines solchen Vakuumverbandes erfolgt alle 3–5 Tage.

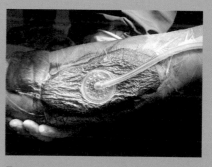

Abb. F32.4 Vakuseal-Versiegelung zur Konditionierung des Wundgrundes

Frage 7: Wie oft muss der Vaku-Seal-Verband schätzungsweise gewechselt werden?

Frage 8: Wie können Sie den Weichteildefekt von ca. 10×20 cm decken?

31 Intermittierende Oberbauchbeschwerden Schritt IV

Antwort 6: Abdomen/Becken-CT: Darstellung einer tumorösen Wandverdickung im Bereich des Colon ascendens mit angrenzenden vergrößerten Lymphknoten (*Pfeil*) im Sinne einer lokoregionären Lymphadenopathie. Leber und Lunge, soweit in diesem CT dargestellt, sind unauffällig befundet.

Antwort 7: Erweiterte (radikuläres Absetzen der A. ileocolica und der A. colica media) Rechtshemikolektomie mit Ileotransversostomie. Folgende Kriterien sind bei der Resektion zu beachten: Mitentfernung der drainierenden Lymphknoten und Lymphabflusswege zusammen mit den arteriellen Gefäßen und dem Tumor in einem Paket. Wichtig ist auch die ausreichende Durchblutung und Vitalität der verbliebenen Darmanteile. Nur bei gut durchblutetem Darm heilen Anastomosen ohne Probleme. Bei der erweiterten Rechtshemikolektomie findet man im Resektionspräparat die radikulär abgesetzte A. ileocolica mit 10 cm Ileum einschließlich des Zökums und der rechten Kolonflexur und der A. colica media. Die Anteile des Omentum majus werden mitreseziert. Die Anastomose der Ileotransversostomie erfolgte End-zu-Seit in fortlaufender Nahttechnik. Die Anlage eines vorübergehenden künstlichen Darmausganges zum Schutz der Anastomose war nicht erforderlich. Postoperativ wurde unser Patient für 2 Tage auf der Intensivstation überwacht, ab dem 5. Tag begann der Kostaufbau und die Entlassung nach Hause erfolgte am 9. postoperativen Tag. Eine sonst übliche Anschlussheilbehandlung wurde vom Patienten nicht gewünscht.

Antwort 8: Bei dem Patienten liegt ein lokal fortgeschrittener maligner Tumor vor. Auch die beste präoperative Bildgebung kann den Operateur intraoperativ vor eine nicht vorhergesehene Problematik stellen. Daher muss jeder Patient über die Möglichkeit einer Anlage eines künstlichen Darmausganges informiert werden. Auch ist es wichtig innerhalb des Aufklärungsgespräches über die mögliche intraoperative Erweiterung im Sinne des Eingriffes zu sprechen. Aufklärung über Infektion, Blutung, Gefäß- und Nervenverletzung, Thrombose, Lungenembolie, Harnleiterverletzung, Lagerungsschäden, Wundheilungsstörung, Drainagenlage, Anastomoseninsuffizienz und eine mögliche Nachbehandlung gehören auch zu diesem Gespräch sowie der postoperative Aufenthalt auf der Intensivstation.

Antwort 9: p: steht für Befunderhebung durch den Pathologen. T3: der Tumor erfasst alle Wandschichten, N2: 4 von 26 gefundenen Lymphknoten waren mit Tumorzellen durchsetzt, R0: Die oralen und aboralen Resektionsgrenzen waren tumorfrei, also weder makroskopisch noch mikroskopisch sind Tumoranteile lokal im Situs verblieben. G2: entspricht einem mittelgradig differenzierten Tumor, Mx: der Pathologe kann natürlich an Hand seines Präparates nicht feststellen, ob Fernmetastasen vorliegen oder nicht. Diese Angabe kann der Kliniker durch das Staging (CT) ergänzen. In diesem Fall lag ein M0-Stadium vor, also keine Fernmetastasen.

Antwort 10: Bei nodalem Befall von mehr als 3 Lymphknoten sinkt die 5-Jahres-Überlebensrate von 60 auf 30%. Bei unserem Patienten wurden insgesamt 4 tumorbefallene Lymphknoten gefunden, so dass eine sog. adjuvante Therapie absolut indiziert wäre, um die Rezidivrate und die Mortalität signifikant zu senken.

Weitere Informationen zum Krankheitsbild ▶ Kap. 7.8 und 1.11

---

32 Oberarmquetschung Schritt IV

Antwort 7: Der Wechsel des Vaku-Seal-Verbandes wurde 3-mal durchgeführt, bis die Wunde ausreichend gereinigt wurde. Zusätzlich musste der Wundrand noch nachreseziert werden.

Antwort 8: In diesem Fall wurde eine Meshgraft-Deckung durchgeführt. Vom linken Oberschenkel (Außenseite) wurde ein 6×12 cm großer Hautstreifen mit einem »Elektrohobel« entfernt. Anschließend erfolgte das »Meshen« 1:3. Dadurch erhält man eine oberflächliche Hautschicht; die gitterförmig eine 3-mal so große Flächen decken kann. Nach 5–6 Tagen kann bereits der erste Verbandwechsel durchgeführt werden. Die endgültige belastungsstabile Deckung erfolgt durch Epithelialisierung der gitterförmigen Spalthaut. Der Defekt am Oberschenkel ist auch nach einigen Wochen wieder belastbar. Eine oberflächliche Narbe bleibt allerdings zurück.

Weitere Informationen zum Krankheitsbild
▶ Kap. 1.5, 8.2.6 und 9.7

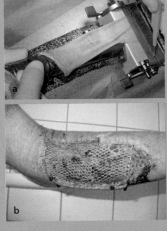

◻ **Abb. F32.5 a** Spalthautgewinnung, **b** Spalthautdeckung am 5. Tag nach der OP

33 Motorradunfall Schritt I

Die Rettungsleitstelle kündigt in der chirurgischen Notaufnahme die Einlieferung einer 46-jährigen Motorrollerfahrerin an für den Schockraum an. Sie informieren Ihr Team, bestehend aus Anästhesisten, chirurgischen Kollegen und Krankenschwestern. Zusätzlich reservieren Sie ein Bett auf der Intensivstation und informieren den OP. Nach 10 min trifft der Notarzt mit seinem Team ein. Er berichtet bei der Übergabe, dass die Patientin beim Eintreffen bereits primär nicht ansprechbar war. Auffällig war die Schnappatmung. Pupillen sind immer isokor gewesen. Die Patientin habe einen Motorradhelm getragen. Der Notarzt berichtet, dass er sofort intubiert habe. Bei der Lagerung sei ihm aufgefallen, dass insbesondere der linke Arm und das linke Bein abnorm beweglich sei. Am linken distalen Oberschenkel finden Sie eine tiefe Wunde. Im Gesicht seien auch mehrere Verletzungen. Einer der Rettungsassistenten teilt Ihnen noch mit, dass der Motorroller völlig zusammengeschoben sei.

Frage 1: Unter welchem Begriff werden die Verletzungen zusammengefasst und wie lautet die Definition?

Frage 2: Wie viele Punkte erreicht die Patientin vermutlich im Glasgow Coma Score?

Frage 3: Als Unfallchirurg leiten Sie den Schockraum. Was veranlassen Sie als erstes?

Frage 4: Welche konventionellen Röntgenuntersuchungen ordnen Sie an?

Frage 5: Welche weiterführenden diagnostischen Maßnahmen veranlassen Sie?

34 Sturz mit Beinverkürzung Schritt I

Eine 80-jährige sehr rüstige Dame wird beim abrupten Bremsen der Trambahn auf den Boden geschleudert. Nach dem Sturz kann die Patientin nicht mehr alleine aufstehen. Die vom Trambahnfahrer alarmierten Sanitäter bringen die Patientin zu Ihnen in die Notaufnahme. Bei der klinischen Untersuchung ist das links Bein etwas verkürzt im Vergleich zur Gegenseite. Die Patientin gibt Druck und Bewegungsschmerzen im Bereich des linken Hüftgelenkes an. Auftreten oder Gehen ist nicht mehr möglich. An Vorerkrankungen wird eine Hyperthyreose und Hypertonie angegeben.

Frage 1: Welche Verdachtsdiagnose stellen Sie schon nach der klinischen Untersuchung?

Zur Abklärung erfolgt eine Röntgen-Beckenübersicht ggf. mit Ergänzung einer Cross-table-Aufnahme. Bei Bestätigung einer Fraktur sollte in der gleichen Sitzung ein Röntgen-Thorax p.-a. im Rahmen der Anästhesievorbereitung durchgeführt werden.

Frage 2: Welche Diagnose stellen Sie aufgrund der vorliegenden Röntgenbilder?

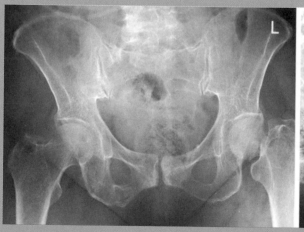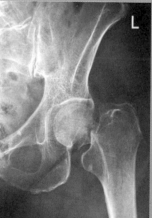

Abb. F34.1 Röntgenbild: Beckenübersicht und Cross-table links

33 Motorradunfall Schritt II

Antwort 1: Die Verletzungen der Patientin wird unter dem Begriff Polytrauma zusammengefasst. Das Polytrauma bezeichnet gleichzeitige Verletzungen mehrerer Körperregionen oder Organsysteme, von denen mindestens eine oder die Kombination aller Verletzungen für den Patienten lebensbedrohlich sind.

Antwort 2: GCS = 3 Punkte. Die Patientin war beim Eintreffen des Notarztes bewusstlos und hat nicht auf Schmerzreize reagiert (für Augen, Bewusstsein und Motorik jeweils 1 Punkt).

Antwort 3: Vor dem Umlagern wird die HWS seitlich geröngt. Anschließend Komplettierung der klinischen Untersuchung nach dem vorsichtigen Umlagern der Patientin im Block (ungeklärte Wirbelsäulenverletzung). Innerhalb von wenigen Minuten machen Sie sich ein Bild vom Kopf bis Fuß. Die Pupillen sind isokor und reagieren seitengleich auf Licht. Deutliche Weichteilschwellung im Gesicht. Der Thorax ist deformiert und Sie spüren Krepitation bei leichter Thoraxkompression. Beide Unterarme sind im distalen Bereich abnorm beweglich und in Fehlstellung. Bei der passiven Bewegung der unteren Extremität fällt Ihnen eine völlige Instabilität der gesamten linken Beines auf. Der Anästhesist sorgt während Ihrer Untersuchung für die Beatmung und teilt Ihnen mit, dass die Patientin sich beatmen lasst und der Kreislauf stabil ist. Blut zur Bestimmung der Standardparameter und der Blutgruppe wurde abgenommen. Sie führen eine orientierende Oberbauchsonographie durch und finden keine freie Flüssigkeit im Abdomen. Die Milz ist nicht verletzt und der Morrison-Pouch ist frei. Ein Kollege legt einen Blasenkatheter ohne Hinweis für eine Makrohämaturie.

Antwort 4: Sie ordnen eine Rö-Thorax a.-p. die Beckenübersichtsaufnahme und die HWS im a.-p.-Strahlengang an. In Behelfstechnik werden beide Unterarme und das linke Bein konventionell und die gesamte Wirbelsäule geröntgt.

Antwort 5: Die Patientin war primär bewusstlos mit Schnappatmung. Daher ist ein CCT unbedingt erforderlich. In Ergänzung wird noch ein Thorax-CT durchgeführt, um die Ausmaße der Thoraxtraumas festzustellen.

Frage 6: Welche Verletzungen können Sie anhand der vorliegenden Bilder feststellen?

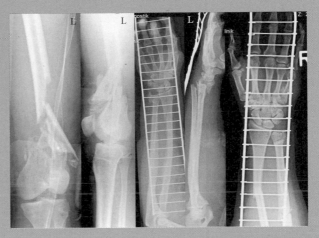

▫ **Abb. F33.1** Konventionelle Röntgenaufnahme beider Unterarme und des linken Beines in Behelfstechnik

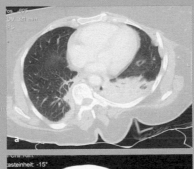

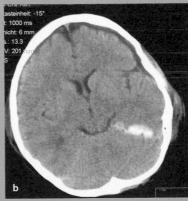

▫ **Abb. F33.2 a** CCT, **b** CT-Thorax

34 Sturz mit Beinverkürzung Schritt II

Antwort 1: Entsprechend der typischen Anamnese mit einem Sturz auf eine harte Unterfläche und einer resultierenden Beinverkürzung, verbunden mit Druckschmerz in der korrespondierenden Hüfte, ist am ehesten mit einer pertrochantären Femurfraktur oder Schenkelhalsfraktur zu rechnen.

Antwort 2: Diagnose: dislozierte mediale Schenkelhalsfraktur links.

Frage 3: Nach welchen Einteilungen klassifizieren Sie diese Fraktur?

Frage 4: Welche Behandlungsmöglichkeiten stehen Ihnen zur Verfügung?

Frage 5: Welche Therapie empfehlen Sie der Patientin?

33 Motorradunfall Schritt III

Antwort 6: Kleine traumatische Subarachnoidalblutung, Thoraxkontusion beidseits mit Rippenserienfraktur (Th2–8 li + 4–6 re). Komplette Unterarmfraktur links, distale Unterarmfraktur rechts. Offene distale Femurtrümmerfraktur links. Zusätzlich hatte die Patientin eine vordere Azetabulumfraktur links und eine Querfortsatzfraktur LWK 3–4.

Frage 7: Welche operativen Maßnahmen führen Sie noch am Unfalltag durch?

Frage 8: Die Angehörigen der Patientin möchten wissen, wie die Weiterbehandlung aussehen könnte?

34 Sturz mit Beinverkürzung Schritt III

Antwort 3: Einteilung: intra(medial)-, extrakapsulär (lateral). Extrakapsuläre Frakturlinien (laterale Schenkelhalsfraktur) haben eine relativ gute Prognose bezüglich Femurkopfnekrosen, da die Blutversorgung des Femurkopfes (A. circumflexa femoris lateralis und medialis) wenig oder nur gering beeinträchtigt ist. Bei medialen Schenkelhalsfrakturen tritt eine Traumatisierung des kopfhaltenden arteriellen Gefäßnetzes auf, in Verbindung mit der intrakapsulären Drucksteigerung und Kompression der Arterien.

Einteilung nach Pauwels: nach dem Neigungswinkel der Frakturebene zur Horizontalebene. Mit zunehmender Steilheit der Frakturlinie nimmt die Stabilität ab: Pauwels I ≤30°, Pauwels II ≤50°, Pauwels III ≤70°.

Einteilung nach Garden: nach dem radiologischen Grad der Dislokation zwischen Kopf und Schenkelhals im a.-p.-Röntgenbild. Diese Einteilung erlaubt eine Abschätzung der Prognose der zu erwartenden avaskulären Nekrose des Femurkopfes. Garden I entspricht Pauwels I. Garden II zeigt noch keine Abknickung und ähnelt Pauwels II. Garden III zeigt eine partielle Dislokation durch axialen Muskelzug mit Varusabknickung. Die Garden-IV-Einteilung bezeichnet eine komplette Fragmentdislokation mit dem höchsten Risiko einer Kopfnekrose.

AO-Einteilung: findet bei Schenkelhalsfrakturen kaum Verwendung.

Bei unserer Patientin handelt es sich um eine mediale (intrakapsuläre) Schenkelhalsfraktur Typ Pauwels III oder Garden IV bzw. nach AO 31–B3.

Antwort 4: Konservativ können Garden- I- oder Pauwels-I-Frakturen durch Entlastung und Physiotherapie behandelt werden. Bei der operativen Therapie werden Schenkelhalsfrakturen durch eine direkte Verschraubung kopfhaltend operiert. Das Hüftgelenk wird nur eröffnet, um das intrakapsuläre Hämatom zu entlasten. Dabei kann das eigene Hüftgelenk erhalten werden. Diese Verschraubung muss innerhalb einer sog. 8-h-Grenze zur Erhaltung des Femurkopfes durchgeführt werden (Risiko der Kopfnekroserate ca. 30%). Bevorzugt werden jüngere Patienten oder sehr rüstige Patienten durch eine direkte Verschraubung behandelt, um eine Totalendoprothese zu vermeiden.

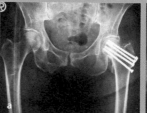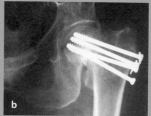

Abb. F34.2a,b Röntgenbild nach der osteosynthetischen Versorgung mit 4 kanülierten Schrauben a direkt, b 4 Wochen später

Bei erhöhtem Nekroserisiko des Kopfes und außerhalb der 8-h-Grenze wird bei sonst sehr mobilen Patienten eine Totalendoprothese implantiert. Um das Operationstrauma bei sehr alten Patienten zu reduzieren, wird bei noch nicht ausgebildeter Coxarthose auch nur eine Kopfprothese implantiert.

Antwort 5: Eigentlich müssten Sie der Patientin bei einer Garden-IV-Fraktur die Implantation einer Totalendoprothese empfehlen. In diesem Fall bat die Patientin und die Angehörigen ausdrücklich um den Versuch einer femurkopferhaltenden Operation. Über die Nekroserate des Femurkopfes von 30% und die konsekutive Folgeoperation wurde die Patientin ausführlich aufgeklärt. Es erfolgte eine offene Verschraubung mit 4×7,0 mm kanülierten Stahlschrauben und Entlastung des intrakapsulären Hämatoms innerhalb von 5 h nach dem Unfall.

Frage 6: Die Patientin wurde 7 Tage nach der Operation in eine Anschlussheilbehandlung entlassen, 4 Wochen später treten während einer Übung zunehmend Schmerzen in der linken Hüfte auf. Eine Röntgenkontrolle ergibt folgenden Befund (◻ Abb. 34.2b). Was ist passiert?

Frage 7: Welche therapeutische Option verbleibt?

33 **Motorradunfall** Schritt IV

Antwort 7: Das verbesserte Ergebnis der Behandlung von schwerstverletzten Polytrauma-Patienten in den letzten Jahrzehnt ist begründet in der Integration der Stabilisierung der Vitalfunktionen in die primäre operative Versorgung.

Durch die Oberbauchsonographie und die anschließend durchgeführte Abdomen-Becken-CT konnte eine intraabdominelle Verletzung nahezu sicher ausgeschlossen werden. Die kleine Subarachnoidalblutung führt initial nicht zu einer akut therapiebedürftigen Druckentlastung. Die Rippenserienfraktur wird durch die Beatmung ausreichend stabilisiert. Daher kann die sog. 2. Operationsphase begonnen werden zur primären Stabilisierung der Extremitätenverletzungen, so dass die Patientin gelagert werden kann und weitere Schädigung vermieden wird.

Sie führen eine Plattenosteosynthese an der Radiusschaftfraktur rechts durch, einen Fixateur externe am linken Unterarm und einen Kniegelenk-überbrückenden Fixateur externe an der linken unteren Extremität.

Antwort 8: Nach der operativen Primärversorgung wird die Patientin zur Fortsetzung der Stabilisierung der Vitalfunktion auf die Intensivstation übernommen. Aufgrund des schweren Thoraxtraumas ist mit einer längeren Beatmungszeit zu rechnen. Zur besseren Pflege des Tracheobronialsystems wird am 1. Tag nach dem Trauma eine temporäre Tracheotomie vorgenommen. Die Arme werden in Schlauchverbänden zur weiteren Abschwellung über Herzhöhe gelagert. Das linke Bein wird am Fixateur externe aufgehängt. CCT werden zur Verlaufskontrolle der Subarachnoidalblutung engmaschig durchgeführt. Beatmungszeit ca. 1 Woche, definitive Versorgung der Femurfraktur in 1–2 Wochen. Rehabilitation nach Abschluss des stationären Aufenthaltes. Mit Spätschäden ist zu rechnen.

Weitere Informationen zum Krankheitsbild ▶ Kap. 8.1

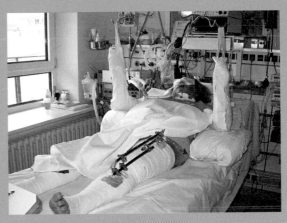

Abb. F33.3 Patientin auf der Intensivstation

34 **Sturz mit Beinverkürzung** Schritt IV

Antwort 6: In diesem Fall trat innerhalb von 4 Wochen eine zunehmende Varusfehlstellung des linken Hüftgelenkes auf, bei Lockerung des Osteosynthesematerials. Für eine Beurteilung einer möglichen Kopfnekrose ist es noch zu früh im Verlauf.

Antwort 7: Es wird die Indikation zur Revision gestellt mit Implantation einer Totalendoprothese (TEP). Operation: Eröffnung und Erweiterung des alten Operationsschnittes und Entfernung des dislozierten Osteosynthesematerials. Implantation einer Hybrid-Hüftgelenkstotalendoprothese (Hybrid bedeutet zementierter Schaft und unzementierte Pfanne) links (PMMA, SL-Schaft 11,25; Allofit 52 mm (Durchmesser der Pfanne) zementfreie Pfanne, 36II PE (Polyethylen) Inset, 36 L(Large)-Kopf und autogener distaler Spongiosastöpsel (im Schaftbereich, damit der Zement nicht im Schaft abrutscht).

Der Trochanter major muss durch eine Drahtzerklage fixiert werden, da er durch die Schraubenlöcher der Osteosynthese bereits durchlöchert ist und frakturiert.

Normalerweise dürfen Patienten nach Implantation einer zementierten TEP sofort voll belasten. In diesem Fall muss auf die Refixation des Trochanter majors Rücksicht genommen werden und daher wurde eine Teilbelastung von 20 kg bis halbes Körpergewicht für die nächsten 6 Wochen erlaubt. Auf keinen Fall sollte eine Beübung über 90-Grad-Flexion in den ersten 6 Wochen erfolgen oder das gestreckte Bein von der Unterlage angehoben werden.

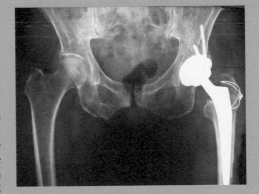

Abb. F34.3 Röntgenbild mit TEP

Weitere Informationen zum Krankheitsbild ▶ Kap. 8.9.1

35 Zunehmender Halsumfang Schritt I

Ein 31-jähriger Arbeiter bemerkte in den letzten 6 Monaten, dass seine Hemden am Hals immer enger wurden.
Aufgrund der Orthopnoe und Belastungsdyspnoe erfolgte
die Vorstellung beim Hausarzt. Körpergröße 2,00 m, RR
170/80 mmHg, Puls 84/min (regelmäßig). Der klinische
Befund wird in ◘ Abb. F35.1 dargestellt.

Frage 1: An welche Differenzialdiagnosen denken Sie
schon nach der Anamnese?

Frage 2: Welche diagnostischen Untersuchungen führen
Sie durch oder veranlassen Sie?

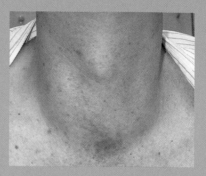

◘ **Abb. F35.1** Klinischer Untersuchungsbefund

36 Schlangenbiss Schritt I

Ein 40-jähriger arbeitsloser, über das Sozialamt versicher-
ter Mann berichtet, dass er heute ein Terrarium gesäubert
hat, in dem 2 Aspisvipern (2–3 Jahre alt, letzte Fütterung
4 Wochen zuvor, Größe 50–60 cm) lagen. Eine der Vipern
biss den Patienten in den Handrücken im Bereich des
Daumengrundgelenkes der rechten Hand. Der Patient fing
die Schlange ein und erledigte noch weitere Säuberungsar-
beiten, bis nach einer halben Stunde Schmerzen und eine
zunehmende Schwellung des rechten Armes auftraten. Zusätzlich kam es zu einer schweren Allgemeinsymptomatik
mit Erbrechen, Schwitzen, Durchfall und Schwindel. Der
Patient ist exsikkiert, Kreatinin im Serum ist etwas erhöht.

Von den Nebenerkrankungen erfahren Sie, dass ein
chronischer Alkoholabusus vorliegt und 1983 aufgrund
eines Traumas eine Nephrektomie rechts durchgeführt
wurde.

Frage 1: Welche Differenzialdiagnosen kommen in Frage?

Frage 2: Wie gehen Sie vor?

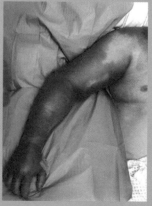

◘ **Abb. F36.1** Rechte obere
Extremität

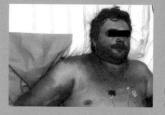

◘ **Abb. F36.2** Schulter, Hals
und Kopfbereich

35 Zunehmender Halsumfang Schritt II

❶ Antwort 1: Basedow-Struma, hyperthyreote Knotenstruma, Schildddrüsenkarzinom, Jodmangelstruma, Trachealstenose.

❶ Antwort 2: Bei der klinischen Untersuchung tastet sich eine deutlich vergrößerte Schilddrüse. Es erfolgte eine Laborabnahme (NW = Normalwert) von TSH basal (0,03 mU/l; NW: 0,1–4,0), FT_4 (26 pmol/l; NW 7,6–23 pmol/l), FT_3 (9,7 pmol/l; NW 3,5–6,5 pmol/l) zur Bestimmung der Stoffwechsellage. Zum Ausschluss einer Autoimmunkrankheit wurden die Schilddrüsenautoantikörper untersucht: zur Differenzierung einer Rezeptorstimulation (Morbus Basedow) oder -blockade (Hypothyreose) die TSH-Rezeptor-AK (<1,0 U/l; NW <1,5 U/l), zum Nachweis einer Hashimoto-Thyreoiditis die mikrosomalen Schilddrüsenautoantikörper TPO-AK (<20 U/ml; NW <50 U/ml) und die Thyreoglobulin-Autoantikörper hTg-AK (390 U/m; NW <50 U/ml).

Zusätzlich erfolgt eine Schilddrüsensonographie zur Abklärung der Schilddrüsenmorphologie und eine Schilddrüsenszintigraphie mit 72 MBq Tc-99m-Pertechnetat zur Beurteilung der Schilddrüsenfunktion. Die Tracheazielaufnahme wird als unauffällig befundet.

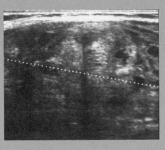

▫ **Abb. F35.2** Schilddrüsensonographie

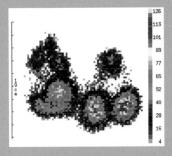

▫ **Abb. F35.3** Schilddrüsenszintigraphie

❷ Frage 3: Versuchen Sie aufgrund der Sonographie eine Aussage zur Morphologie der Schilddruse zu machen?

❷ Frage 4: Beschreiben Sie das Ergebnis der Schilddrüsenszintigraphie.

❷ Frage 5: Welche schilddrüsenspezifische Stoffwechsellage liegt vor? Ist eine medikamentöse Behandlung indiziert? Wenn ja, mit welchem Medikament?

---

36 Schlangenbiss Schritt II

❶ Antwort 1: Differenzialdiagnosen: Sepsis, Lymphangitis mit Lymphadenitis und Intoxikation, Allergie.

❶ Antwort 2: Die Erstbehandlung erfolgt mit Prednisolon, Antihistaminika und Volumengabe. Innerhalb von 2 Tagen massive Zunahme der Schwellung des rechten Armes mit Ausdehnung auf die kontralaterale Thoraxseite. Der Patient wurde kreislaufinstabil und musste unter Gabe von Katecholaminen auf die Intensivstation verlegt werden. Nun ist die Gabe von Antiserum dringend erforderlich.

☻ Da der Patient bezüglich der genauen Vipernart nicht mehr befragt werden kann, stellt die Polizei eine Liste aller Schlangen des Patienten zusammen. Es sind insgesamt 40 verschiedene Schlangen, die der Patient zu Hause hatte. Dem Patienten wird 4 Amp. Vipera TAB (gegen europäische Vipern) und 8 Amp. Crofab (gegen nordamerikanische Klapperschlangen) und 3 Amp. Antivenin gegen Vipera russelli (Antiserum aus Indien) appliziert. Im Verlauf erwähnenswert: Thrombozytopenie bis zu 62.000/µl, Bilirubin maximal 8,3 mg/dl, γ-GT 333 U/l, GPT 258 U/l.

❷ Frage 3: Von den Laborwerten ist die Kreatininkinase auf 2163 U/l deutlich erhöht (Normalwert <174 U/l) und die Schwellung und Rötung des Armes hat weiter zugenommen. Der Patient ist weiterhin intubiert und beatmet. Sie werden als Chirurg konsiliarisch zu dem Fall hinzugezogen. Was müssen Sie tun?

35 **Zunehmender Halsumfang** Schritt III

❶ **Antwort 3:** Das Binnenreflexmuster des vorliegenden Schilddrüsenlappens ist sehr inhomogen. Die gesamte Schilddrüse ist knotig (nodös) durchbaut. Das Gesamtvolumen beträgt 130 ml (rechts ca. 86 ml, links ca. 44 ml; Normalvolumen <25 ml).

❶ **Antwort 4:** In der Schilddrüsenszintigraphie zeigen sich mehrere fokale Mehr- und Minderbelegungen beidseits. Gesamt-Uptake 4,9%.

❶ **Antwort 5:** Es liegt eine hyperthyreote Stoffwechsellage vor, die einige der Beschwerden des Patienten erklären kann. Vor einer Therapie sollte unbedingt eine euthyreote Stoffwechsellage erreicht werden. Bei unserem Patienten wurde eine orale Therapie mit Carbimazol mit 20 mg/Tag für 2 Wochen eingeleitet und im weiteren Verlauf die SD-Hormone einschließlich Leberwerte und Blutbild kontrolliert. Nach 2 Wochen musste eine Dosisanpassung auf 30 mg/Tag durchgeführt werden.

❸ Erst nach 4 Wochen konnte eine euthyreote Stoffwechsellage erreicht werden. In dieser Zeit ist eine Jodkontamination durch andere Medikamente oder Kontrastmittel absolut zu vermeiden. Bei dringenden Indikationen sollte eine Irenatblockade der Schilddrüse durchgeführt werden.

❓ **Frage 6:** Welche Diagnose stellen Sie aufgrund der vorliegenden Befunde?

❓ **Frage 7:** Über welche Therapieoptionen klären Sie den Patienten auf?

❓ **Frage 8:** Welche Therapie empfehlen Sie dem Patienten? Wie gestaltet sich die Nachbehandlung?

36 **Schlangenbiss** Schritt III

❶ **Antwort 3:** Die massive Weichteilschwellung mit Lymphödem kann zu einem Kompartmentsyndrom führen. Die Sensibilität und Motorik kann bei einem beatmeten Patienten nicht überprüft werden. Die massive erhöhte Erhöhung (>2000 U/l) des Enzyms Kreatinkinase aus der Muskulatur zeigt eine beginnende Muskelnekrose an. Daher ist die dringende Indikation zur Faszienspaltung und Nekrosektomie von der Hand über den Arm bis zur Muskulatur des M. pectoralis major gegeben. Zusätzlich werden Muskelbiopsien aus verschiedenen Lokalisationen entnommen und zur histologischen Untersuchung eingeschickt.

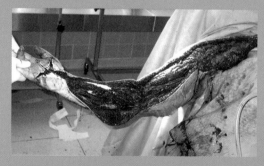

⬛ **Abb. F36.3** Fasziotomie von Schulter und Hals

❸ Die Muskeln, Sehnen, Gefäße und Nerven können nicht offen gelassen werden, da es sonst zur Nekrose dieser wichtigen Strukturen kommt. Es wird eine temporäre Weichteildeckung mit Materialien durchgeführt, die nicht mit dem Gewebe verkleben. In diesem Fall wurden Vaku-Seal-Schwämme zurechtgeschnitten und mit einem Klammergerät an der Haut fixiert. Die Dehiszenz nach der Faszienspaltung schwankte von 3–5 cm im gesamten Verlauf. Alle 2 Tage erfolgte eine erneutes Débridement der Wunde mit Wechsel der Wundauflagen. Nach 1 Woche zeigten die verschiedenen Schlangenantiseren Wirkung und die Weichteilschwellung der gesamten oberen rechten Extremität ging langsam zurück. Erst nach 7 Tagen konnte der Patient wieder extubiert werden. Erst zu diesem Zeitpunkt bekamen Sie die genauen Hinweis, dass es sich um eine Vipera aspis gehandelt haben muss. Die Angaben vorher waren sehr vage, da der Patient befürchtete, dass ihm die Schlangen weggenommen werden würden. Letztlich konnte ihm nur durch die Gabe fast aller verfügbaren Antiseren das Leben gerettet werden.

❓ **Frage 4:** Wie kann der Verschluss der Faszienspaltung chirurgisch durchgeführt werden?

35 Zunehmender Halsumfang Schritt IV

Antwort 6: Multifokale Autonomie in einer Struma multinodosa Grad II mit hyperthreoter Stoffwechsellage.

Antwort 7: Aufgrund der stoffwechselrelevanten Autonomie ist eine definitive Therapie der Schilddrüse indiziert. Grundsätzlich stehen die Radiojodtherapie und die operative Schilddrüsenresektion als Therapieverfahren zur Wahl.

Bei der Radiojodtherapie wird radioaktives ^{131}Jod (γ-Strahlung) in Form einer Kapsel eingenommen, in der Schilddrüse aufgenommen, gespeichert und in die Schilddrüsenhormone eingebaut. Die erforderliche Radiojodmenge wird bestimmt durch die Menge des vorhandenen Schilddrüsengewebes. Bei der hyperthyreoten Struma wird zum Schutz des nichtautonomen Gewebes eine Therapie unter supprimiertem TSH angestrebt, damit das Radiopharmazeutikum nur vom autonomen Gewebe aufgenommen werden kann und dieses selektiv mit einem kleinen Randsaum zerstört wird. In Deutschland muss die Radiojodtherapie innerhalb eines stationären Aufenthaltes von 3–7 Tagen erfolgen. Die Patienten sind weitgehend isoliert, bis die Restaktivität auf 15 µSv/h gefallen ist. Bei ausgeprägter Autonomie kann eine Hypothyreose entstehen.

Die am weitesten verbreitete Therapie ist die operative Schilddrüsenresektion. Voraussetzung ist eine euthyreote Stoffwechsellage. In dem Fall werden durch eine ca. 8–10 cm lange Inzision 2 Querfinger oberhalb des Jugulums die erkrankten Schildrüsenanteile reseziert. Bei unserem Patienten wurde eine subtotale Schilddrüsenresektion beidseits durchgeführt. Intraoperativ wird versucht, den N. recurrens auf jeder Seite darzustellen, um eine intraoperative Verletzung oder Dehnung zu vermeiden. Hauptrisiken der operativen Resektion ist eine Verletzung des N. recurrens (einseitige Verletzung = Heiserkeit; beidseitige Verletzung = Stridor), Nachblutung oder eine Hypokalzämie mit Tetanie bei Resektion der Nebenschilddrüsen. Der stationäre Aufenthalt beträgt in der Regel 3 Tage.

Antwort 8: Es gibt aufgrund der Vorbefunde keinen Hinweis auf Malignität oder eine entzündlich bedingte Schilddrüsenerkrankung. Wir empfehlen eine subtotale Schilddrüsenresektion beidseits. Präoperativ wird die Stimmbandfunktion durch den HNO-Arzt überprüft. Nach Entfernung aller nodulären Anteile der Schilddrüse werden ca. 2–4 ml dorsales Schilddrüsenvolumen zurückgelassen. Die Größe des Parenchymrestes ergibt sich individuell und wird im Operationsbericht in mm/Seite angegeben. Postoperativ wird neben Blutbild auch der Kalziumwert im Serum überprüft. Neben der üblichen Stimmbandkontrolle postoperativ durch phonieren von »Aida« oder »Löwenbräu« durch den frischoperierten Patienten, ist eine HNO-Kontrolle der Stimmbänder obligat. Die histologische Untersuchung ergab eine Struma nodosa beidseits mit teils ausgeprägten regressiven Veränderungen. Am vorliegenden Material kein Anhalt für Malignität oder spezifische Entzündung.

Nach der stationären Entlassung werden nach ca. 14 Tagen die Schilddrüsenhormone kontrolliert. In der Regel werden medikamentös Schilddrüsenhormone eingenommen, um TSH zu supprimieren und ein Rezidiv zu vermeiden. Trotzdem wird in der Literatur eine Rezidivrate von 2–80% angegeben.

Weitere Informationen zum Krankheitsbild ▶ Kap. 7.1

36 Schlangenbiss Schritt IV

Antwort 4: Beim Wundverschluss nach Fasziotomie wird auch nach Weichteilabschwellung die Faszie nie verschlossen. Verschlossen wird nur der Weichteilmantel, respektive die Haut.

In diesem Fall wurden die Platzhalter bzw. die Schaumstoffauflagen bei jedem Wechsel immer kleiner geschnitten, so dass der Defekt entsprechend immer kleiner wurde. Zur Auswahl steht dann die primäre Adaptation der Wunde möglichst ohne Weichteilspannung. Falls die Weichteilspannung zu groß wäre, müsste der Defekt dauerhaft z. B. mit Spalthaut (vom ipsilateralen Oberschenkel) gedeckt werden. In diesem Fall konnte der Weichteilmantel nach ca. 14 Tagen primär verschlossen werden, aber mit einer geringen Weichteilspannung. Die Wunden heilten primär. Die Schlangen musste der Hobbyzüchter an einen Zoo abgeben.

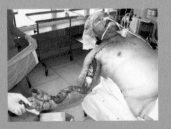

☐ **Abb. F36.4** Temporäre Weichteildeckung mit Vaku-Seal

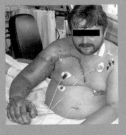

Weitere Informationen zum Krankheitsbild ▶ Kap. 8.6.9   ☐ **Abb. F36.5** Patient nach der Therapie

37 Schwellung in der Achselhöhle Schritt I

Ein 30-jähriger selbstständiger Elektrotechniker bemerkte vor ca. 4 Wochen eine Schwellung in der rechten Achselhöhle. Er fühle sich gesund und leistungsfähig. Gewichtsverlust, Fieber oder Nachtschweiß sei ihm nicht aufgefallen, auch keine Infekt- oder Blutungsneigung. Er nimmt keine Medikamente ein, Vorerkrankungen sind nicht bekannt. Sie erheben folgenden körperlichen Untersuchungsbefund: 192 cm großer und ca. 95 kg schwerer Patient in gutem Allgemeinzustand. Karnofsky-Index 100%. Herz und Lungen auskultatorisch normal, Leber und Milz nicht palpabel. In der rechten vorderen Axillarlinie tasten Sie eine ca. 4×3 cm große verschiebliche Raumforderung. An den üblichen peripheren Lymphknotenstationen finden Sie keine Auffälligkeiten.

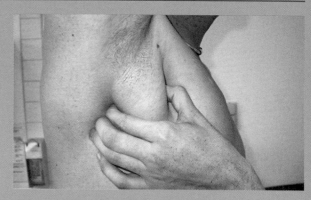

☐ **Abb. F37.1** Klinischer Untersuchungsbefund

Frage 1: Welche Differenzialdiagnosen klären Sie ab?

Frage 2: Welche weiteren diagnostischen Untersuchungen führen Sie durch oder ordnen Sie zur weiteren Abklärung an?

38 Stechender Schmerz im Fuß Schritt I

Ein 48-jähriger Motorradfahrer stellt sich bei Ihnen nachmittags in der chirurgischen Notaufnahme vor. Er berichtet, dass er vor 2 Tagen in Südtirol beim Abstellen seines Motorrades einen plötzlichen Schmerz im Fuß gespürt habe. Der Schmerz sei wie ein Peitschenhieb oder Messerstich in den Fuß gefahren. Seitdem könne er nicht mehr laufen, sondern nur noch humpeln. Seine Frau hat ihn mit dem Auto in die Klinik gebracht.

Frage 1: Welche Verdachtsdiagnose stellen Sie?

Frage 2: Durch welche Untersuchungen können Sie Ihre Verdachtsdiagnose erhärten?

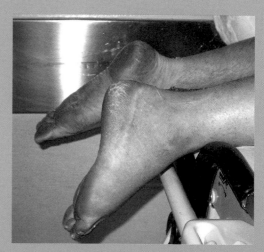

☐ **Abb. F38.1** Klinischer Befund bei Versuch der maximalen Spitzfußstellung

37 Schwellung in der Achselhöhle Schritt II

❶ Antwort 1: Zytomegalie(CMV)-, Epstein-Barr-Virusinfekt, Lymphadenitis durch lokalen Infekt im rechten Arm, akute/chronische lymphatische Leukämie, Tumormetastase eines Mammakarzinoms beim Mann, Tumormetastase eines unbekannten Primärtumors.

❶ Antwort 2: Laborabnahme mit Differenzialblutbild, Serumwerten und Elektrophorese und Serologie für Toxoplasmose, Epstein-Barr- und Zytomegalievirusinfektion.

✚ Die laborchemischen und serologischen Untersuchungen waren alle unauffällig bzw. negativ für Toxoplasmose und EBV, Zytomegalie-IgG-Titer mit 1:11.000 und IgM Titer <6,0 U/ml als Hinweis für eine abgelaufene CMV-Infektion. Eine Oberbauchsonographie war ebenso unauffällig bis auf eine kleine Nierenzyste rechts. Da dieser Befund unbedingt abgeklärt werden muss, erfolgte noch ein Hals-Thorax-CT.

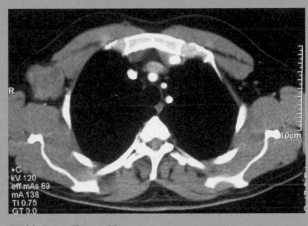

◘ Abb. F37.2 Thorax-CT

❓ Frage 3: Beschreiben Sie diesen Befund im CT.
❓ Frage 4: Welche Therapie empfehlen Sie dem Patienten?

38 Stechender Schmerz im Fuß Schritt II

❶ Antwort 1: Die Anamnese alleine weißt deutlich darauf hin, dass es sich um eine Achillessehnenruptur handelt. In der Regel sind es degenerative Rupturen aufgrund ungewohnter Belastungen beim Sport (Basketball, Fußball, Volleyball) oder sonstiger Freizeitaktivitäten. Auffällig ist der akute starke Schmerz oft in Verbindung mit einem Geräusch wie ein Peitschenhieb, wenn die gespannte Achillessehne reißt. Häufig ist es noch möglich, einen Spitzfuß ohne Belastung zu machen aufgrund der unverletzten Sehne des M. plantaris.

❶ Antwort 2: Bei der klinischen Untersuchung lässt sich häufig eine Delle im Bereich der Achillessehne tasten. Der Fähigkeit, einen Spitzfuß zu machen ist vermindert (◘ Abb. F14.1).

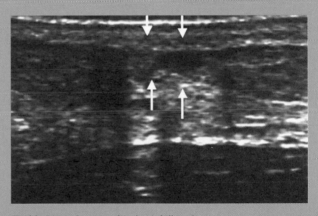

◘ Abb. F38.2 Sonographie der Achillessehne

✚ Die manuelle Kompression der Wade führt zum Zug an der Achillessehne mit Plantarflexion des Fußes. Folgt der Fuß nicht in Plantarflexion, ist der Thompson-Test positiv als Hinweis für eine Achillessehnenruptur. Zusätzlich kann noch der Zehenspitzenstand überprüft werden, der bei einer Achillessehnenruptur nicht möglich ist. Morphologisch ist eine Darstellung der Rupturstelle auch durch Ultraschall möglich. Bei gleichzeitiger passiver Bewegung können die rupturierten Anteile der Sehne identifiziert werden und die Höhe der Ruptur dargestellt werden.

❓ Frage 3: Welche Behandlungsmöglichkeiten bieten Sie dem Patienten an?

37 Schwellung in der Achselhöhle Schritt III

Antwort 3: CT-Befund: Nachweis mehrerer pathologisch vergrößerter Lymphknoten rechts axillär. Die Ausdehnung des größten Herdes beträgt 5 cm im Durchmesser. Kein Nachweis pathologisch vergrößerter Lymphknoten links axillär. Kein Nachweis metastasenverdächtiger intrapulmonaler Rundherde. Beurteilung: hochgradiger Verdacht auf eine Metastasierung bei unbekanntem Primärtumor.

Antwort 4: Es besteht die dringende Indikation zur histologischen Sicherung des Lokalbefundes. Die Gewebegewinnung kann durch eine CT-gezielte Biopsie oder durch eine diagnostische Lymphknotenextirpation erfolgen. In diesem Fall ist absolut der chirurgischen Entfernung dieses Lymphknotenpaketes den Vorzug zu geben, da ausreichend Material zur histologischen Sicherung gewonnen werden kann, keine wichtigen Strukturen (Nervenplexus, A. subclavia) in der Nähe liegen und keine Tumorzellverschleppung stattfindet. Die Operation wird in Rückenlage in Vollnarkose mit ausgelagertem rechten Arm durchgeführt. Nach Darstellung des Lymphknotenpaketes werden alle Gefäße und Lymphbahnen sorgfältig ligiert und anschließend durchtrennt, um Lymphfisteln zu vermeiden.

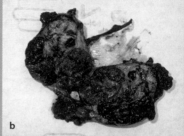
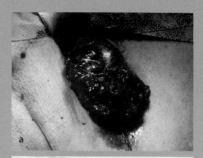

◻ **Abb. F37.3a,b** Operationssitus

Frage 5: Nach der Entfernung des Lymphknotens und Abschluss der Operation schneiden Sie das Lymphknotenpaket längs mit einem Skalpell auf (◻ Abb. F37.3a,b). Welche Verdachtsdiagnose haben Sie?

Frage 6: Welche weiteren Maßnahmen sind jetzt erforderlich?

38 Stechender Schmerz im Fuß Schritt III

Antwort 3: Zur Verfügung steht die primär funktionelle Therapie für Patienten, bei denen sich sonographisch in 20-Grad-Flexion eine vollständige Adaptation der Sehne erreichen lässt, und für ältere Patienten mit schlechten Hautverhältnissen. Die konservative Behandlung erfolgt in ca. 30-Grad-Spitzfußstellung durch Unterschenkel-Cast (**Cave:** Thrombosegefahr), Spezialschuh mit Absatzerhöhung (3 cm) oder abnehmbare Unterschenkelfixierungen (z. B. Vacoped) in Spitzfußstellungen. Die Gesamtbehandlungsdauer beträgt ca. 6–8 Wochen. Nach 4–6 Wochen wird der Absatz bzw. die Spitzfußstellung reduziert.

Die primär operative Behandlung wird allen sportlich aktiven jüngeren Patienten empfohlen. Sie ist auch indiziert bei allen offenen Rupturen und bei sonographisch nicht vollständiger Adaptation. In Bauchlage wird in Narkose oder auch wie bei unserem Patienten in Lokalanästhesie eine Längsinzision durchgeführt. Die Sehnenenden werden vorsichtig dargestellt und mit einer Durchflechtungsnaht mit einem resorbierbaren Faden (z. B. 2-0 PDS) adaptiert.

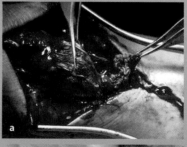
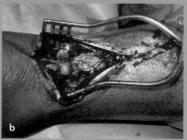

◻ **Abb. F38.3a,b** Achillessehnenruptur; **a** intraoperativ; **b** Achillessehne genäht mit lateraler Trap-Naht (2–0 PDS)

Frage 4: Wie sieht eine mögliche Nachbehandlung nach der operativen Versorgung aus?

Frage 5: Wann ist Sportfähigkeit bzw. Arbeitsfähigkeit wieder gegeben?

37 Schwellung in der Achselhöhle Schritt IV

❶ Antwort 5: Richtig, vom rein makroskopischen Anschnitt haben Sie den Verdacht auf eine Lymphknotenmetastase eines malignen Melanoms gestellt. Mikroskopischer Befund: es finden sich ausgedehnte Tumorinfiltrate mit sehr großen pleomorphen Tumorzellen mit großen Zellkernen und prominenten Makronukleolen. Immer wieder Nachweis von Mitosen und Abschnitte mit Nekrosen. Ausgedehnte Abschnitte mit Nachweis von braunen Pigment, das zum Großteil in den Tumorzellen zum Liegen kommt.

❶ Antwort 6: Mit der Bestätigung des histologischen Befunde müssen Sie die schwierige Aufgabe übernehmen, den Patienten über die Diagnose zu informieren. Als nächster Schritt ist eine umfassende Suche nach dem Primärtumor erforderlich. Wenn Sie auf der Haut keinen verdächtigen Primärtumor entdecken, könnte der Primärtumor auch im Gastrointestinaltrakt verborgen sein. Auf jeden Fall ist ein ausgiebiges Tumor-Staging erforderlich. Das weitere Staging, als auch die Behandlung wird durch eine dermatologische Klinik durchgeführt, daher überweisen Sie den Patienten so schnell wie möglich an eine entsprechende Klinik.

Leider sind nur wenige adjuvante Konzepte bei einem bereits metastasierten malignen Melanom erfolgreich. Die 5-Jahres-Überlebensrate liegt bei ca. 5%.

Weitere Informationen zum Krankheitsbild ▶ Kap. 7.19

38 Stechender Schmerz im Fuß Schritt IV

❶ Antwort 4: 1.–2. Woche Plantarflexion 15° mit Sohlenkontakt max. 20 kg, 3.–4. Woche Neutralstellung, Belastungssteigerung/Woche um 10–15 kg. Im Bett Spezialschuh abnehmen und assistierte Bewegungen durchführen, Fahrradergometrie. 5.–6. Woche: flache Laufsohle mit zunehmender Vollbelastung, Muskelkräftigung. 6.–7. Woche Entfernung des Vacoped, Beginn von propriozeptivem Training, Wackelbrett etc. 7.–12. Woche Absatzerhöhung von 20 mm

Zu beachten ist, dass bei Verwendung eines Vacoped-Schuhs die Applizierung von niedermolekularem Heparin s.c. 1-mal/Tag über 4 Wochen erforderlich ist. Nebenbei muss angemerkt werden, dass es für die Nachbehandlung zahlreiche verschiedene Protokolle gibt, die aber alle gute Ergebnisse liefern. Entscheidend ist die Frühmobilisation und die Begleitung durch die Physiotherapie.

❶ Antwort 5: Sehnen sind bradytrophes Gewebe und heilen sehr langsam. Mit Sport kann in der 13.–16. Woche wieder schrittweise begonnen werden. Die Arbeitsfähigkeit ist in Abhängigkeit des Berufes zwischen der 3. und der 16. Woche gegeben.

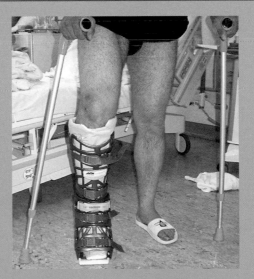

◘ Abb. F38.4 Patient am 1. postoperativen Tag mit Vacoped

Weitere Informationen zum Krankheitsbild ▶ Kap. 8.13

39 **Akute Oberbauchschmerzen** Schritt I

Ein Manager einer großen Medizinproduktefirma stellt sich 3 Tage vor seinem 41. Geburtstag mit akut aufgetretenen Oberbauchschmerzen vor. Die Beschwerden haben seit dem Beginn vor einem Tag stetig zugenommen. Stuhlgang habe er zuletzt gestern gehabt mit Diarrhö und etwas dunklen Blutauflagerungen. Bei der klinischen Untersuchung ist das Abdomen relativ weich und eindrückbar. Ihr Patient gibt aber diffusen Druckschmerz im gesamten Abdomen an mit Punctum maximum im medialen Oberbauch ohne eigentlichen Peritonismus. Die Darmgeräusche sind lebhaft. Temperatur axillär 37,2 °C, rektal 38,9 °C. Vorerkrankungen sind nicht bekannt. Aufgrund der Schmerzen hat er eine Tablette Aspirin 500 mg eingenommen. Er teilt Ihnen noch mit, dass er beruflich sehr engagiert ist, viel Flugreisen unternehmen muss und häufig unter Stress steht. Nikotingenuss wird verneint.

Frage 1: An welche Differenzialdiagnosen denken Sie schon nach der Anamnese?

Frage 2: Welche weiteren diagnostischen Untersuchungen ordnen Sie an?

40 **Messerstichverletzung** Schritt I

Ein 26-jähriger Student feierte am Samstag Abend mit Freunden in einem Diskothekengelände. Morgens um 5.45 Uhr verabschiedete er sich, um die erste S-Bahn nach Hause zu erreichen. Auf dem Weg rempelte er aus Versehen einen unbekannten Mann an. Dieser bedrohte ihn zunächst nur verbal und verfolgte ihn bis zu einem Aufzug, zückte ein Messer und stach mehrfach in die linke Körperhälfte. Der Täter konnte unerkannt entkommen. Der Student schleppte sich auf die Straße und rief mit dem Handy erst seine Freundin und dann den Notarzt an. Dann sah er Blut auf den Gehweg tropfen und daraufhin musste er sich auf den Boden legen, weil ihm schummrig vor den Augen wurde. Kurz darauf wird der Student kreislaufstabil, aber etwas blass und alkoholisiert vom Notarzt in den chirurgischen Schockraum gebracht. Der Notarzt berichtet Ihnen von 4 Messerstichwunden in der linken Körperhälfte.

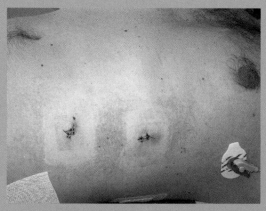

Abb. F40.1 Stichwunden nach der primären Versorgung

Frage 1: Wie gehen Sie vor?

Frage 2: Welche weiteren diagnostischen Untersuchungen ordnen Sie an?

39 Akute Oberbauchschmerzen Schritt II

Antwort 1: Gastroenteritis, Colon irritabile, Diarrhö, Ulcus ventriculi/duodeni

Antwort 2: Laborabnahme mit Blutbild, Serumwerten (CRP). Untersuchung des Urinsediments. Die Laboruntersuchungen sind unauffällig bis auf eine Leukozytose von 16.000/µl (Normalwert 4000–9000/µl) und eine Erhöhung des CRP-Wertes auf 7,0 mg/dl (Normalwert <0,5 mg/dl). Sie führen eine orientierende Oberbauchsonographie durch, bei der Sie keine freie Flüssigkeit im Abdomen finden. Niere, Leber, Gallenblase und Harnblase sind unauffällig. Bei der rektal-digitalen Untersuchung finden Sie ganz geringe Blutauflagerungen auf dem Handschuh. Zusätzlich ordnen Sie eine Röntgenuntersuchung des Abdomens im Stehen an. Befund: kein Nachweis freier intraabdomineller Luft, kein Anhalt für Ileus. Eine stehende Dünndarmschlinge ist nicht dilatiert.

Zum Ausschluss eines Ulcus ventriculi oder duodeni führen Sie noch eine Gastroduodenoskopie durch. Dabei wird nur der Befund einer kleinen axialen Hiatushernie und ein leicht entzündliches, vergröbertes Schleimhautrelief des Bulbus duodeni erhoben. Kein Hinweis auf ein Ulcus oder eine Refluxösophagitis.

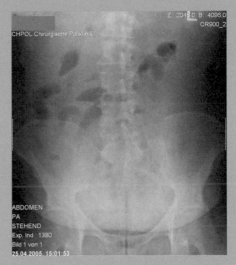

Abb. F39.1 Rö-Abdomen im Stehen

Frage 3: Inzwischen haben die Beschwerden des Patienten weiter zugenommen. Wie gehen Sie weiter vor?

40 Messerstichverletzung Schritt II

Antwort 1: Primär steht die Kreislaufstabilisation im Vordergrund, der aber mit einem Druck von 120/80 mmHg und einer Herzfrequenz von 80/min beruhigend normal ist. Abnahme von Blutbild, Serumwerten, Blutgerinnung, Blutgruppe und Kreuzblut zur Bereitstellung von Blutkonserven (Hb bei Aufnahme 15,2 g/dl). Unser Patient ist ansprechbar, aber geschockt und kann relativ genaue Angaben zur Messerstecherei machen. Die Stichwunden werden digital oder mit einer sterilen Pinzette sondiert. Befund: Messerstich 1: ventral li. paraaxillar, Höhe 11. Rippe, ca. 2 cm lang, mindestens 2 cm tief. Messerstich 2: ventral li. paraaxillar über Beckenkamm ca. 1 cm lang, mindestens 1 cm tief. Messerstich 3: hintere Axillarlinie 2 cm lang, mindestens 5 cm tief. Messerstich 4: hintere Axillarlinie, Höhe Beckenschaufel, mindestens 7 cm tief. Das Abdomen ist weich, keine Resistenzen tastbar, Darmgeräusch ohne pathologischen Befund.

Antwort 2: Da eine Verletzung innerer Organe nicht ausgeschlossen werden konnte, wird notfallmäßig ein Abdomen/Becken-CT ohne Kontrastmittel durchgeführt. Befund: Stichverletzung des linken Nierenunterpols. Fraktur der 8. Rippe li. lateral und Kontusionsareal im Unterpol der Milz. Differenzialdiagnostisch: Perfusionsdefizit nach Stichverletzung, die den Milzhilus erreicht hat und dort zu einer Verletzung eines Milzarteriensegmentastes geführt hat. Ein weiterer Stichkanal im Bereich des M. glutaeus maximus und auf Höhe der 12. Rippe im Bereich des M. latissimus dorsi.

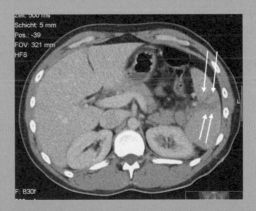

Abb. F40.2 Abdomen-CT nativ nach der Messerstichverletzung

Da unser Patient kreislaufstabil war und die CT keinen eindeutigen Nachweis einer intraabdomineller Verletzung ergab, wurde er nach der Wundversorgung zur Überwachung auf die Intensivstation verlegt. Da der Hb-Wert über die nächsten 12 h konstant blieb, erfolgte die Verlegung auf Normalstation.

Frage 3: Die Kontrolle am 2. postoperativen Tag ergab einen Hb-Abfall auf 11,2 g/dl. Welche Ursachen kann dieser plötzliche Hb-Abfall haben?

Frage 4: Was tun Sie?

39 Akute Oberbauchschmerzen Schritt III

⊕ Antwort 3: In diesem Fall konnte durch die zielgerichtete Diagnostik ein Magen-/Duodenalulkus ausgeschlossen werden. Eine Koloskopie war ohne entsprechende Vorbereitung des Patienten nicht sinnvoll. Die starken Beschwerden des Patienten und der deutliche CRP-Anstieg müssen aber abgeklärt werden. Daher ist an dieser Stelle die Durchführung eines CT-Abdomen/Becken mit oraler, rektaler und intravenöser Kontrastierung indiziert.

❓ Frage 4: Welchen Befund erheben Sie aufgrund des rekonstruierten Bildes?

❓ Frage 5: Welche Verdachtsdiagnose haben Sie?

❓ Frage 6: Welche Therapie empfehlen Sie dem Patienten?

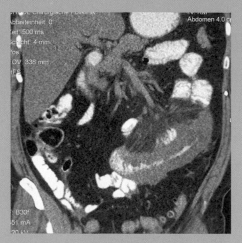

◘ **Abb. F39.2** Abdomen-CT

---

40 Messerstichverletzung Schritt III

⊕ Antwort 3: Differenzialdiagnostisch kommen in Frage: intraabdominelle Blutung, Fehlabnahme oder Infusionsabnahme, hohe intravasale Verdünnung durch kristalloide Infusion.

⊕ Antwort 4: Überprüfung des Kreislaufs, Kontrollabnahme des Blutbildes, visuelle Überprüfung des Hautkolorits und der Konjunktiven und gleichzeitige Ultraschallkontrolle des Abdomens. Ihr Assistent hält den Schallkopf auf den Oberbauch und zeigt Ihnen Abb. F40.3 auf dem Monitor.

❓ Frage 6: Welchen Befund erheben Sie aufgrund des Sono-Bildes und des CT?

❓ Frage 7: Welche Verdachtsdiagnose stellen Sie?

❓ Frage 8: Welche Maßnahmen veranlassen Sie?

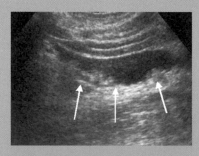

◘ **Abb. F40.3** Oberbauchsonogramm

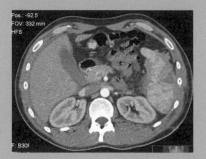

◘ **Abb. F40.4** Abdomen/Becken-CT am 2. Tag nach der Messerstichverletzung

39 Akute Oberbauchschmerzen Schritt IV

Antwort 4: Befund Abdomen/Becken-CT: umschriebene Verdickung einer Dünndarmschlinge mit entzündlicher Begeleitreaktion und lokoregionärer Thrombosierung des zugehörigen Astes der V. mesenterica superior.

Antwort 5: Verdachtsdiagnose: segmentale Mesenterialvenenthrombose mit Dünndarmsegmentischämie. Differenzialdiagnostisch kommt eine entzündliche Stenose wie beim Morbus Crohn (Ileitis terminalis), ein Lymphom oder eine primäre Thrombose der V. mesenterica superior in Betracht.

Antwort 6: Als Therapie kommt nur die notfallmäßige mediane Laparotomie mit Linksumschneidung des Bauchnabels in Frage. Der intraabdominelle Situs zeigt ein 25 cm langes Jejunumsegment mit hämorrhagischer Infarzierung bei segmentaler Thrombose der V. mesenterica inferior. Es erfolgte eine Dünndarmsegmentresektion mit ca. 10 cm Abstand von der Demarkierung und eine End-zu-End-Anastomose des Dünndarms. Intraoperativ erfolgte noch eine Doppleruntersuchung der V. und A. mesenterica superior. Nach Verlegung auf Normalstation wurde ab dem 4. postoperativen Tag wieder mit dem schrittweisen Kostaufbau begonnen. Histopathologischer Befund: Schleimhaut über eine Länge von 15 cm dunkelrot-braun zerfallend, Gefäße im Mesenterium mit dunkelrot-braunem Material obliteriert (ausgedehnte hämorrhagische Infarzierung und Nachweis von frischen venösen Thromben). Kein Anhalt für Malignität.

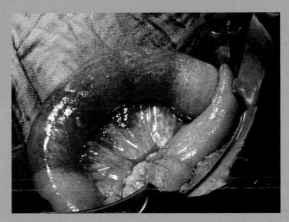

Abb. F39.3 Intraabdomineller Situs mit einem venös infarzierten Dünndarmsegment

Die Kausalität dieser segmentalen Dünndarmthrombose bleibt vorerst offen. Diskutiert werden könnten häufige und lange Flugreisen in Verbindung mit unzureichender Trinkmenge oder eine primär erhöhte Thromboseneigung wie z. B. eine APC-Resistenz.

Weitere Informationen zum Krankheitsbild ► Kap. 6.2.4

40 Messerstichverletzung Schritt IV

Antwort 6: Das sonographische Bild identifizieren Sie als einen typischen Befund für freie intraabdominelle Flüssigkeit. Bei freier intraabdomineller Flüssigkeit finden Sie einen schwarzen Schatten, der eine glatte Kontur zum Peritoneum ergibt und sich auf der Seite der Dünndarmschlinge gewellt darstellt. Daraufhin veranlassen sofort ein Abdomen/Becken-CT mit i.v.-Kontrast, um die Ursache abzuklären.

Befund Abdomen/Becken-CT: Bestätigung der freien intraabdominellen Flüssigkeit um die Leber und die Milz. Die Milzläsion ist im Verlauf größer geworden.

Antwort 7: Dringender Verdacht auf akute Blutung aus der Milz durch einen Messerstich.

Antwort 8: Indikation zur notfallmäßigen Splenektomie. Nach Oberbauchlaparotomie durch einen linksseitigen Subkostalschnitt finden Sie >1 l altes Blut im Bauch. Die Splenektomie wird schrittweise durchgeführt unter Durchtrennung des Lig. splenocolicum und der Aa. gastricae breves. Mit Umstechungsligaturen wird der Milzhilus schrittweise durchtrennt, um den Pankreasschwanz nicht zu verletzen.

Eine Splenektomie ist nicht folgenlos. Die fehlende Sequestration der Thrombozyten führt zu einem deutlichen Anstieg über 700.000/µl. Bei dieser Thrombozytose empfiehlt man die Gabe von Aspirin 100 mg/Tag. Auch besteht eine erhöhte Infektionsgefahr gegenüber bekapselten Bakterien wie Streptococcus pneumoniae, Haemophilus influenzae und Meningokokken. Dementsprechend empfiehlt die Impfkommission am Robert-Koch-Institut entsprechende Risikopatienten durch Impfung zu schützen. Die Impfung gegen Str. pneumoniae besteht in einer einmaligen Injektion eines Polysaccharidimpfstoffes, der alle 6 Jahre aufgefrischt werden sollte. Bei elektiver Splenektomie sollte die 1. Impfung vor der geplanten Operation durchgeführt werden, bei Notfalleingriffen erst ca. 2 Wochen nach dem Eingriff; wenn sich der Patient von den Operationsfolgen erholt hat. Die Impfung gegen H. influenzae Typ B sollte ebenfalls nach Möglichkeit vor der Splenektomie erfolgen. Über Auffrischimpfungen liegen noch keine ausreichenden Daten vor. Die Impfung gegen Meningokokken erfolgt zunächst mit einem konjugiertem Impfstoff, gefolgt von einer 2. Impfung mit 4-valentem Polysaccharidimpfstoff im Abstand von 6 Monaten. Auch hier liegen noch keine validen Daten über Auffrischimpfungen vor.

Weitere Informationen zum Krankheitsbild ► Kap. 7.16.7

Viszeralchirurgie

7.1   Schilddrüse

H. Dralle

Die Grundlagen der heutigen Resektionsverfahren der Schilddrüse (Enukleation, Resektion, Thyreoidektomie) wurden im Wesentlichen bereits Ende des 19. Jahrhunderts durch Chirurgen wie Theodor Billroth, Theodor Kocher, Johannes von Mikulicz-Radecki und Riedel gelegt. Nach Kocher's Erkennung der »Cachexia strumipriva« als Postthyreoidektomiefolge standen vor allem die Beherrschung von Blutungen und die Vermeidung von Rekurrensparese und Hypokalzämie im Mittelpunkt der chirurgischen Forschung und klinischen Praxis. Nachdem die Probleme der Schilddrüsensubstitution und intraoperativen Blutungen als weitgehend gelöst betrachtet werden können, bleiben auch heute noch Rekurrensparese und Hypokalzämie das beherrschende Thema der Komplikationsvermeidung bei Schilddrüsenoperationen.

Bei der benignen Struma, sowohl Knoten-bedingt als auch infolge von Autoimmunprozessen (M. Basedow, Thyreoiditis), werden heute auch bei fehlendem Malignomnachweis bevorzugt Thyreoidektomien durchgeführt, nachdem sich gezeigt hat, dass die Rezidivrate nach subtotaler Resektion und vor allem das daraus folgende Risiko der Reoperation unverhältnismäßig hoch ist. Die Erweiterung des Resektionsausmaßes ist jedoch an eine subtile Recurrens- und Nebenschilddrüsen-schonende Präparation gebunden, um einer erhöhten Verletzungsrate dieser Strukturen vorzubeugen. Minimalinvasive Operationsverfahren an der Schilddrüse wurden in den vergangenen Jahren vor allem zur Verbesserung des kosmetischen Ergebnisses entwickelt, haben jedoch in westlichen Ländern bislang nur begrenzte Bedeutung erlangt.

Erhebliche Differenzierung hat die Chirurgie der verschiedenen Formen der Schilddrüsenkarzinome erfahren, vor allem was das Ausmaß der Lymphknotenchirurgie anbelangt. Da die Inzidenz der papillären Karzinome in den meisten Ländern aufgrund der verbesserten Diagnostikverfahren, insbesondere der Sonographie, in den letzten Jahren z. T. erheblich gestiegen ist, ist eine chirurgische Strategie erforderlich, die ein tumortyp- und tumorstadiengerechtes Vorgehen mit einer Recurrens- und Nebenschilddrüsen-schonenden Technik verbindet. Nach interdisziplinärem Fachkonsens ist danach eine Thyreoidektomie bei papillären Mikrokarzinomen und minimalinvasiven follikulären Karzinomen nicht regelhaft erforderlich. Bei lymphogen metastasierten und organüberschreitenden Karzinomen wird demgegenüber heute international in Verbindung mit einer Thyreoidektomie eine sog. Kompartment-Resektion empfohlen.

7.1.1   Chirurgische Embryologie, Anatomie und Pathologie

Die **Schilddrüsenanlage** entwickelt sich im frühen Embryonalstadium aus dem endodermalen Epithel des Vorderdarms. Unter weiterer Differenzierung wandert die Anlage in mittelständiger Position vom hinteren Zungengrund (Foramen caecum) nach kaudal vor die Trachea (Ductus thyreoglossus) und

bildet hier ihre beiden, über den Schilddrüsenisthmus, die primäre Schilddrüsenanlage, verbundenen Seitenlappen. Störungen der primären Morphogenese können sowohl mit einer funktionellen Insuffizienz als auch mit charakteristischen Lageanomalien der Schilddrüse (Zungengrund, Ductus thyreoglossus, Lobus pyramidalis, Mediastinum) oder Hemiagenesis oder sogar Aplasie verbunden sein.

Weitere chirurgisch-praktische Bedeutung hat der entwicklungsgeschichtliche Zusammenhang von Kiemenbogenarterien und **N. recurrens**, der bei gestörter Entwicklung die bei ca. 0.5 % der Schilddrüsenoperationen beobachtete Assoziation eines sog. non-recurrenten N. laryngeus inferior rechts mit einer aus dem Aortenbogen links entspringenden, retroviszeral verlaufenden A. subclavia rechts (sog. A. lusoria) erklärt (Abb. 7.3). Ein non-recurrenter N. laryngeus inferior auf der linken Seite ist dagegen eine absolute Rarität, die ausschließlich bei komplettem Situs inversus vorkommt.

Die Schilddrüse liegt unter den kurzen geraden Halsmuskeln (Mm. sternohyoidei, sternothyreoidei und omohyoidei). Sie wird von einer Organkapsel eingefasst und ist von der allgemeinen, die Viszeralorgane des Halses (Pharynx, Larynx, Trachea, Ösophagus) umschließenden Organfaszie umgeben.

> ⚠ **Cave**
> Um Verletzungen der die Schilddrüse versorgenden Gefäße mit konsekutiven Blutungen zu vermeiden, sollte immer schichtgerecht zwischen Organkapsel und viszeraler Organfaszie präpariert werden.

Die **arterielle** Versorgung der Schilddrüse (Abb. 7.1) erfolgt über 2 Hauptarterien, die sich jeweils in einen vorderen und hinteren (A. thyreoidea superior) bzw. einen oberen und unteren Ast (A. thyreoidea inferior) aufteilen. Die obere Schilddrüsenarterie versorgt neben dem kraniomedialen Anteil der Schilddrüse meist die ipsilaterale obere Nebenschilddrüse, die untere Schilddrüsenarterie den kaudodorsalen Anteil der Schilddrüse und die untere und obere Nebenschilddrüse. Anastomosen zwischen beiden Arterien kommen vor. Die A. thyreoidea superior ist der 1. Ast der A. carotis externa, die A. thyreoidea inferior ein Ast des Truncus thyreocervicalis.

> ⚠ **Cave**
> Die rechte A. thyreoidea inferior kann auch direkt aus dem Truncus brachiocephalicus abgehen (A. thyreoidea ima) und bei Nichtbeachtung dieser Variante zu erheblichen Blutungen führen.

Die **venöse** Drainage der Schilddrüse erfolgt über 3 Venen: V. thyreoidea superior (verläuft mit der gleichseitigen A. thyreoidea superior) und V. thyreoidea media, die beide in die V. jugularis interna münden, und die V. thyreoidea inferior, die in die V. brachiocephalica mündet (Abb. 7.1).

> ⚠ **Cave**
> Bei Verletzungen der inferioren Venen können profuse Blutungen aus der vom Hals schwer erreichbaren Brachiozephalvene (sog. Quervene) auftreten.

Der **Lymphabfluss** der Schilddrüse folgt einerseits einer vertikalen Achse ventral und paratracheal nach kranial (sog. Del-

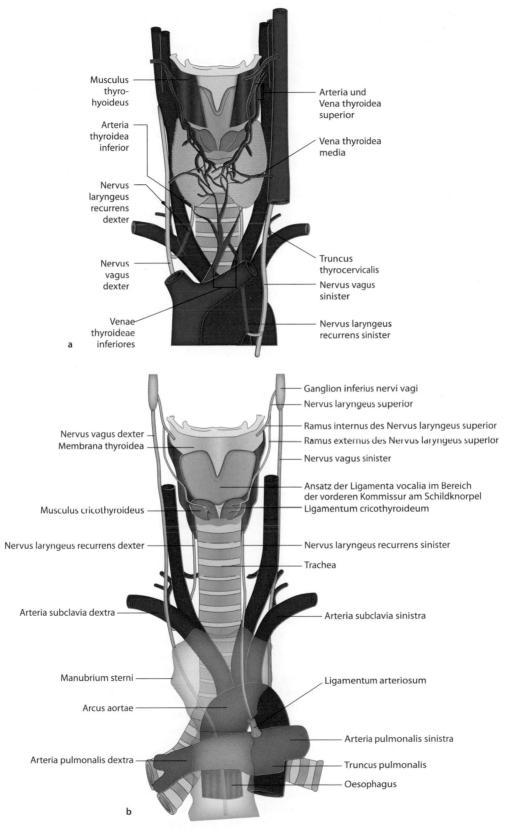

Musculus thyro-hyoideus

Arteria thyroidea inferior

Nervus laryngeus recurrens dexter

Nervus vagus dexter

Venae thyroideae inferiores

Arteria und Vena thyroidea superior

Vena thyroidea media

Truncus thyrocervicalis

Nervus vagus sinister

Nervus laryngeus recurrens sinister

a

Nervus vagus dexter
Membrana thyroidea

Musculus cricothyroideus

Nervus laryngeus recurrens dexter

Arteria subclavia dextra

Manubrium sterni

Arcus aortae

Arteria pulmonalis dextra

Ganglion inferius nervi vagi

Nervus laryngeus superior

Ramus internus des Nervus laryngeus superior

Ramus externus des Nervus laryngeus superior

Nervus vagus sinister

Ansatz der Ligamenta vocalia im Bereich der vorderen Kommissur am Schildknorpel

Ligamentum cricothyroideum

Nervus laryngeus recurrens sinister

Trachea

Arteria subclavia sinistra

Ligamentum arteriosum

Arteria pulmonalis sinistra

Truncus pulmonalis

Oesophagus

b

Abb. 7.1 Gefäß- und Nervenversorgung der Schilddrüse

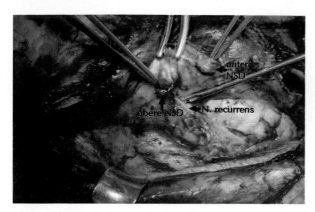

☐ Abb. 7.2 Normalposition der oberen und unteren Nebenschilddrüse (rechts)

phi-Lymphknoten) sowie, und in der Hauptsache, nach kaudal zervikal (sog. zentrales Kompartment) und mediastinal-infrabrachiozephal (sog. mediastinales Kompartment, ☐ Abb. 7.2), und andererseits einer horizontalen Achse nach lateral, ventral und lateral der Halsgefäßscheide (V. jugularis interna, A. carotis communis).

Die **Nebenschilddrüsen**, regelhaft 2 auf jeder Seite, selten mehrzählig (5 oder, sehr selten, mehr als 5), noch seltener unterzählig (3), liegen meist der Organkapsel der Schilddrüse außen an, selten innerhalb der Schilddrüsenorgankapsel oder sogar intrathyreoidal.

❶ Cave
Nicht nur zur Vermeidung von Blutungen, auch zur sicheren Erkennung der Nebenschilddrüsen ist bei Schilddrüsenoperationen auf eine subtile Abpräparation der Organfaszie von der Schilddrüsenorgankapsel zu achten.

Die oberen Nebenschilddrüsen liegen meist kraniodorsal der Kreuzungsstelle von A. thyreoidea inferior und N. recurrens, die unteren Nebenschilddrüsen ventrokaudal der Kreuzungsstelle (☐ Abb. 7.2). Die unteren Nebenschilddrüsen haben eine wesentliche größere Lagevariabilität als die oberen Nebenschilddrüsen. Aufgrund ihrer embryologischen Wanderung können sie in Höhe der Karotisgabel bzw. innerhalb der Karotisscheide, entlang des N. vagus im Mediastinum, oder, bei atypischen Lagen am häufigsten, im zervikalen oder mediastinalen Thymus liegen.

Die der Schilddrüse benachbarten Kehlkopfnerven, **N. laryngeus inferior recurrens** und **N. laryngeus superior** haben wie die Nebenschilddrüsen eine überragende Bedeutung für die komplikationsvermeidende Schilddrüsenchirurgie. Die Nn. reucrrentes gehen auf beiden Seiten vom N. vagus ab, umschlingen aufgrund der unterschiedlichen Gefäßanatomie jedoch rechts die A. subclavia und links den Aortenbogen (☐ Abb. 7.1), bevor sie in der Ösophagotrachealrinne zum Kehlkopf ziehen und dort unterhalb des Unterrandes des M. constrictor pharyngis inferior in den Kehlkopf eintreten.

Der während der Schilddrüsenoperation gefährdetste Bereich des N. recurrens ist der Verlaufsabschnitt zwischen der Kreuzungsstelle von A. thyreoidea und N. recurrens und der Einmündung des Nerven in den Kehlkopf, da hier die Schilddrüse an der Trachea fixiert ist (Lig. berry) (☐ Abb. 7.3c)und der Nerv direkt der Organkapsel im hinteren Bereich der Schilddrüse anliegt. Im Bereich der Kreuzungsstelle kann der Nerv die A. thyreoidea inferior unter- oder überkreuzen oder zwischen dem oberen bzw. unteren Ast der Arterie verlaufen (☐ Abb. 7.3a). Am häufigsten ist die antevaskuläre Position des Nerven. Die Intaktheit der Nervenfunktion kann intraoperativ heute mithilfe des Neuromonitoring festgestellt werden.

❶ Cave
Der N. recurrens ist bei Schilddrüsenoperationen am meisten in seinem Verlaufsabschnitt zwischen der Kreuzungsstelle mit der A. thyreoidea inferior und seiner Kehlkopfeinmündung gefährdet.

Innervation des N. recurrens
- Sensibel innerhalb des Larynx alle Strukturen unterhalb der Stimmlippen
- Motorisch alle Muskeln des Kehlkopfes mit Ausnahme des M. cricothyreoideus (Ramus anterior und Ramus posterior)

Der **N. laryngeus superior** entspringt kranial im Hals aus dem Ganglion inferius des N. vagus, verläuft medial der A. carotis interna nach kaudal, wo er sich oberhalb des Oberhorns des Zungenbeins in einen externen und internen Ast aufteilt (☐ Abb. 7.1). Der externe Ast hat eine enge Lagebeziehung zur A. thyreoidea superior und zum oberen Schilddrüsenpol, so dass beim Absetzen der oberen Polgefäße auf die Schonung des Ramus externus sorgfältig zu achten ist.

Innervation des N. laryngeus superior
- Ramus externus: motorisch die M. constrictor pharyngis superior und M. cricothyreoideus
- Ramus internus: sensibel die Kehlkopfstrukturen bis auf Höhe der Stimmlippen

❶ Cave
Eine Lähmung des N. recurrens führt zur gleichseitigen Stimmlippenlähmung, eine Lähmung des Ramus externus des N. laryngeus superior zum Aussetzen der höheren Töne beim Sprechen und Singen. Beidseitige Stimmlippenlähmungen sind häufig mit der Notwendigkeit einer Tracheotomie verbunden.

Pathologisch sind hinsichtlich operationsrelevanter Schilddrüsenerkrankungen folgende Entitäten voneinander abzugrenzen:
- benigne Schilddrüsenknoten: Zysten, Kolloidknoten, hyperplastische Knoten, Adenome,
- Thyreoiditiden: Hashimoto, De Quervain, Riedel,
- M. Basedow,

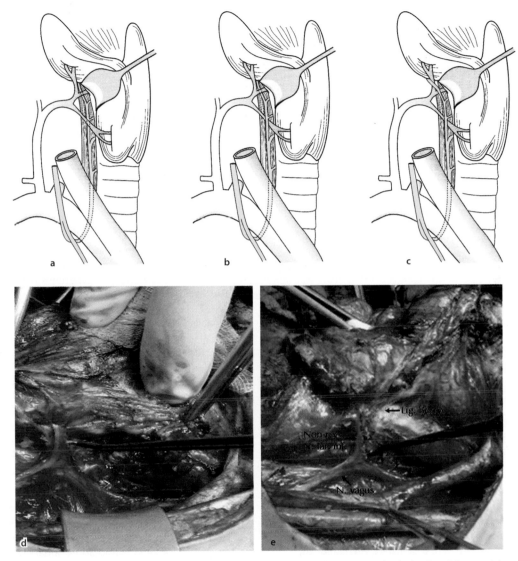

Abb. 7.3 Anatomische Varianten der Kreuzungsstelle von A. thyreoidea inferior und N. recurrens (rechts). **a, b, c** Schemazeichnung. **d** und **e** Non-recurrenter N. laryngeus inferior rechts

▬ die verschiedenen Formen der Schilddrüsenmalignome: papilläre (PTC), follikuläre (FTC), wenig differenzierte (PDTC), undifferenzierte (UTC) und medulläre (MTC) Karzinome, maligne Lymphome, Sarkome und andere seltene Malignome.

Die histopathologische Differenzierung von Adenom, minimalinvasivem FTC und follikulärer Variante des PTC erfordert die Untersuchung multipler Schnittstufen und ggf. immunhistochemischer Zusatzuntersuchungen. Zytologisch sind follikuläre Tumoren (follikuläre Neoplasien) in aller Regel nicht zu differenzieren, so dass der zytologische Befund einer follikulären Neoplasie aus einer Feinnadelpunktion in aller Regel die Indikation zur operativen, d. h. histologischen Klärung nach sich zieht.

> Da follikuläre Schilddrüsenknoten zytologisch in aller Regel nicht weiter differenziert werden können, bedeutet der zytologische Befund einer follikulären Neoplasie die Indikation zur histologischen, d. h. operativen Klärung.

7.1.2 Diagnostik

Die Diagnostik asymptomatischer und symptomatischer Schilddrüsenerkrankungen verfolgt grundsätzlich 2 Ziele:
1. Die Klärung der Schilddrüsenerkrankung (Diagnose),
2. die Klärung der Therapiewürdigkeit (Therapieempfehlung).

In Ländern wie Deutschland mit noch partiellem Jodmangel sind gutartige Schilddrüsenknoten immer noch überaus häufig, so dass für die Selektion verdächtiger, d. h. operationswürdiger Knoten, eine differenzierte Diagnostik erforderlich ist. Der laborchemische Nachweis einer Schilddrüsenüberfunktion ist bei gegebener Operationsindikation darüber hinaus mit einer operationsvorbereitenden Normalisierung der Stoffwechsellage durch Thyreostatika verbunden.

> **Diagnostische Verfahren zur Indikationsstellung zur Operation und Planung des Resektionsausmaßes**
> - Anamnese
> - Klinische Untersuchung
> - Laborchemie
> - Bildgebung
> - Zytologie
> - Stimmlippenfunktion

Anamnese

Von Bedeutung sind vor allem Art und Dauer schilddrüsenbezogener Beschwerden (lokal, systemisch bei Über- oder Unterfunktion), Größenzunahme der Schilddrüse bzw. von Knoten unter oder ohne vorangegangene Schilddrüsenhormon- oder Jodidsubstitution, und Familiarität benigner oder maligner Schilddrüsenerkrankungen.

Klinische Untersuchung

Die Palpationsuntersuchung der Schilddrüse und Halslymphknoten sollte aus psychologischen Gründen bevorzugt von vorn, nicht von hinten erfolgen (◘ Abb. 7.4).

> ❯❯ Auch wenn die Sonographie der Palpation eindeutig überlegen ist, kommt der chirurgischen Palpation eine unverändert wichtige Bedeutung zu, um die Seitendominanz und individuelle Bedingungen der Schilddrüse (zystisch, weich, hart, verschieblich, fixiert; kurzer, dicker, schlanker, langer Hals; Voroperationen bzw. Narben) orientierend zu erfassen.

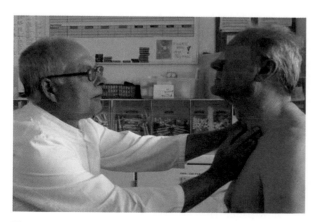

◘ **Abb. 7.4** Klinische Untersuchung der Schilddrüse und des Halses von vorn

Laborchemie

Die Laborchemie dient der Klärung der Schilddrüsenfunktion. Obligat ist die Bestimmung des regulierenden Hormons TSH, bei Überfunktionen ergänzt durch die Bestimmung der freien Hormone T3 und T4. Des Weiteren sollten Kalzitonin zum Ausschluss bzw. Nachweis eines medullären Karzinoms und Kalzium zum Ausschluss bzw. Nachweis eines primären Hyperparathyreoidismus bestimmt werden. Der Tumormarker Thyreoglobulin hat eine Bedeutung für die Nachsorge differenzierter Schilddrüsenkarzinome, nicht jedoch bei der primären Abklärung von Schilddrüsenknoten. Bei Autoimmunthyreopathien werden zusätzlich die Schilddrüsenautoantikörper bestimmt (TPO bei Thyreoiditis, TRAK bei M. Basedow).

Bildgebung

Die **Schilddrüsenszintigraphie** hat für die Indikationsstellung und Operationsplanung, von ektopen Lokalisationen der Schilddrüse abgesehen (z. B. Zungengrundstruma oder mediastinale Struma), heute nur noch in Verbindung mit der Sonographie eine eingriffsrelevante Bedeutung, z. B. bei der funktionellen Differenzierung solitärer Knoten (»kalt« bzw. »heiß«, ◘ Abb. 7.5, ◘ Abb. 7.6, ◘ Abb. 7.7).

Demgegenüber hat sich die **Sonographie** zum obligaten Standardverfahren sowohl zur Abklärung von Schilddrüsenerkrankungen, als auch zur Operationsvorbereitung entwickelt.

Die Sonographie mit hochauflösenden Schallköpfen kann bildmorphologische Risikofaktoren bei knotigen Läsionen erfassen (Echoarmut, Mikroverkalkungen, unscharfe Randbegrenzung), das Knoten- und Schilddrüsenvolumen bestimmen, und auffällige Lymphknoten im zentralen und lateralen Halsbereich erkennen (◘ Abb. 7.6).

> ❯❯ Für die Operationsplanung ist die Sonographie der Schilddrüse und Halslymphknoten unverzichtbar. Die präoperativ ergänzende Durchführung einer eingriffsbezogenen Sonographie durch das Operationsteam wird daher empfohlen.

Eingeschränkt ist die Aussagekraft der Sonographie bei Trachealstenosen und zervikal retroviszeraler Ausdehnung bzw. retrosternaler oder intrathorakaler Lage, so dass hierbei Schichtbildverfahren (bevorzugt MRT) zum Einsatz kommen (◘ Abb. 7.5). Da die Sonographie ein erheblich vom Untersucher abhängiges Verfahren ist, kommt der möglichst 2-dimensionalen Bilddokumentation mit seitengetrennter Beschreibung der Schilddrüse und der knotigen Läsionen (Größe, Volumen) wesentliche Bedeutung für die Befunddeskription zu.

Feinnadelpunktion und Zytologie

Punktionszytologische Untersuchungen sollten bei allen suspekten Läsionen der Schilddrüse und ggf. auch der Lymphknoten insbesondere dann vorgenommen werden, wenn primär ein nichtoperatives Vorgehen geplant ist, oder wenn aufgrund der Klinik und/oder Bildgebung dringender Malignitätsverdacht besteht. Stanzbiopsien werden aufgrund ihres fehlenden zusätzlichen Informationsgewinns heute nur noch

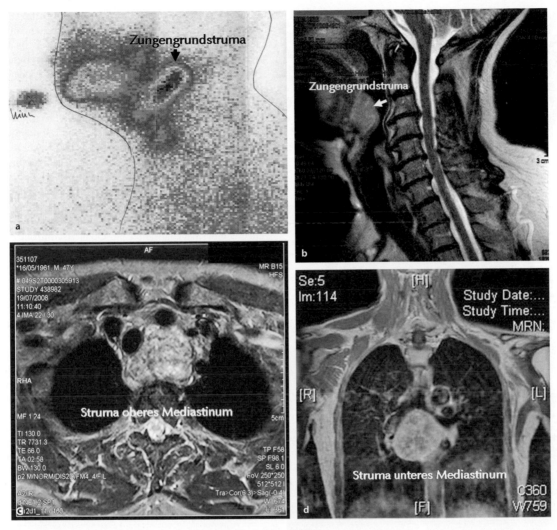

◘ Abb. 7.5 Bildgebung ektoper Strumen durch **a** Szintigraphie und **b, c, d** MRT

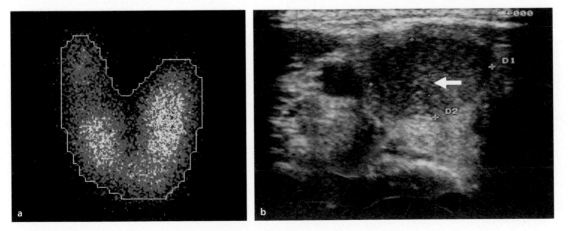

◘ Abb. 7.6 **a** Szintigraphie und **b** Sonographie eines kalten Knoten (rechts) mit Mikroverkalkung (*Pfeil*)

7

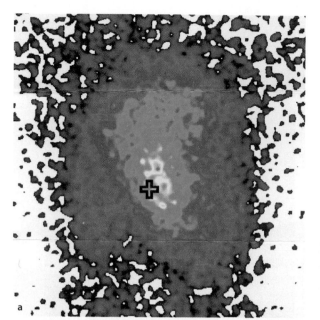

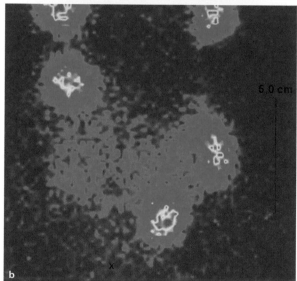

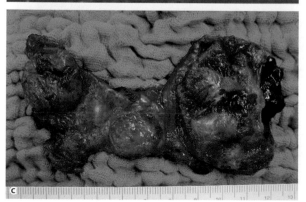

◻ **Abb. 7.7** Solitärer heißer Knoten (autonomes Adenom, links) und multinoduläre Knotenstruma mit heißem und kaltem Knoten. **a, b** Szintigraphie, **c** Operationsbefund

in Ausnahmefällen durchgeführt. Die zytologische Diagnose benigner Zellveränderungen kann bei entsprechend unauffälliger Klinik ein abwartendes Vorgehen begründen. Bei follikulärer Neoplasie, Malignitätsverdacht oder -nachweis ist jedoch stets die Indikation zum operativen Vorgehen gegeben.

Stimmlippenfunktion

Da in seltenen Fällen auch bei unauffälliger Stimme Störungen der Stimmlippenfunktion vorliegen können, sollte nicht nur bei Stimmstörungen, Malignitätsverdacht, tracheal einengenden Strumen und bei voroperiertem Situs regelhaft eine präoperative Laryngoskopie durchgeführt werden. Bei präoperativem Vorliegen einer Rekurrensparese muss das operative Vorgehen diesen Befund in die Resektionsstrategie entsprechend einbeziehen. Ebenso ist die postoperative Durchführung einer Laryngoskopie zur Qualitätskontrolle oder bei Vorliegen einer Rekurrensparese zur Einleitung geeigneter Therapiemaßnahmen (konservativ oder interventionell/operativ) Standard der Schilddrüsenchirurgie.

7.1.3 Benigne Schilddrüsenerkrankungen

Operationsindikationen

Eine Operationsindikation bei präoperativ als benigne eingestufter Schilddrüsenerkrankung ist grundsätzlich immer dann gegeben, wenn konservative Therapiemaßnahmen keine ausreichende Erfolgsaussicht besitzen oder wenn ein klinischer oder bildgebender Malignitätsverdacht nur auf operativem Wege geklärt werden kann. Da insbesondere bei asymptomatischen Knotenstrumen vielfach nichtoperative Therapiemöglichkeiten (Thyroxinsubstitution, Radiojodtherapie) bestehen, kommt der individuell differenzierten Diagnostik und adäquaten präoperativen Information des Patienten entsprechende Bedeutung bei der Therapieentscheidung zu.

> **Operationsindikationen bei benigner Struma**
> - Symptomatische Struma mit lokalen Verdrängungserscheinungen, insbesondere Trachealeinengung und/oder -verlagerung
> - Malignitätsverdacht (klinisch, bildgebend, zytologisch)
> - Retroviszerale, retrosternale, mediastinale oder ektope Struma
> - Autonome und hyperthyreote Knotenstruma, insbesondere bei Kombination von heißen und kalten Knoten
> - Symptomatische Thyreoiditis trotz konservativer Therapie
> - M. Basedow nach erfolgloser thyreostatischer Therapie oder Nebenwirkungen derselben

Resektionsverfahren

Ziel der operativen Behandlung benigner Schilddrüsenerkrankungen ist sowohl die dauerhafte Beseitigung der zu-

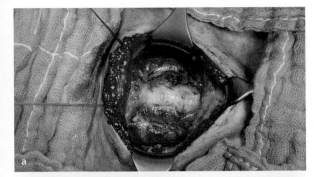

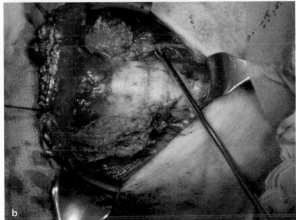

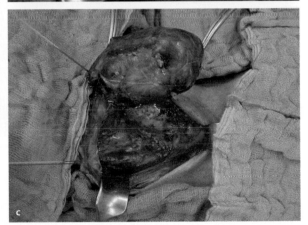

◘ Abb. 7.8 Resektionsverfahren: Isthmusresektion, subtotale Resektion, Hemithyreoidektomie

grundeliegenden Erkrankung als auch die Vermeidung von Komplikationen, insbesondere Rekurrensparese und Hypoparathyreoidismus. Mit zunehmender Kenntnis der Risikofaktoren und Häufigkeit von Rezidiverkrankungen und gleichzeitig Entwicklung schonenderer Operationsverfahren (Lupenbrille, Neuromonitoring) hat sich weltweit mit Ausnahme des Schilddrüsensolitärknoten die Thyreoidektomie als Verfahren der Wahl sowohl bei der multinodulären als auch der immunogenen Struma gegenüber den sog. funktionserhaltenden Resektionsverfahren durchgesetzt (◘ Abb. 7.8). Da die Thyreoidektomie jedoch immer noch ein etwas

höheres komplikatives Risiko als die subtotalen Resektionen besitzt, sind im Einzelfall das potentielle individuelle Rezidivrisiko und das Komplikationsrisiko hinsichtlich des zu wählenden Resektionsverfahrens sorgfältig abzuwägen. Sowohl bei der Thyreoidektomie, als auch bei subtotalen Resektionen ist eine Nerven- und Nebenschilddrüsenidentifikation die sicherste Voraussetzung ihrer bestmöglichen Schonung. Bei kompletter Ischämie sollten Nebenschilddrüsen in kleine Stückchen zerteilt in eine Muskelloge des M. sternocleidomastoideus autotransplantiert werden, eine prophylaktische Autotransplantation wird jedoch nicht empfohlen.

Definition

Eine vollständige Lappenresektion (**Hemithyreoidektomie**) liegt dann vor, wenn der gesamte ipsilaterale Schilddrüsenlappen einschließlich Schilddrüsenisthmus und Lobus pyramidalis entfernt wurde, eine **Thyreoidektomie**, wenn das gesamte Organ entfernt wurde. **Fast-totale Resektion** bedeutet das Belassen von weniger als 1 ml/Seite, **subtotale Resektion** das Belassen von 1–4 ml/Seite.

Das Verfahren der unilateralen Hemithyreoidektomie kombiniert mit der subtotalen Resektion der Gegenseite wurde erstmals von Riedel[1] beschrieben und ist im angloamerikanischen Raum als Verfahren nach Hartley[2] und Dunhill[3] bekannt geworden.

Bei bilateraler Struma und präoperativ intakten Stimmlippen sollte die Resektion immer zuerst auf der befunddominanten Seite erfolgte, um bei einer Rekurrensläsion auf der dominanten Seite nach erfolgter Resektion den Eingriff abbrechen zu können. Das intraoperative Neuromonitoring stellt derzeit die beste Methode dar, die intakte Nervenfunktion nach Resektion der 1. Seite festzustellen. Bei weiterhin gegebener Resektionsindikation der kontralateralen Seite kann diese Seite nach Erholung der Nervenfunktion dann in einem 2. Eingriff angegangen werden.

❯ Schilddrüsenresektionen bei bilateraler Struma sollten sowohl bei Primär- als auch Rezidivoperationen immer auf der befunddominanten Seite beginnen, um bei initialer Rekurrensläsion nach Erholung der Nervenfunktion die 2. Seite in einem späteren Eingriff anzugehen.

Minimalinvasive Schilddrüsenresektionen können bei kleiner Struma vor allem mit dem Ziel einer Verbesserung des kosmetischen Ergebnisses über einen kleinen zervikalen oder extrazervikalen Zugang (axillär) durchgeführt werden, bei letzterem mit dem Vorteil einer fehlenden Halsnarbe. Das Resektionsziel sollte jedoch nicht der Zugangswahl untergeordnet werden und insbesondere nicht mit einem erhöhten ope-

---

1 Bernhard Riedel, Chirurg, Jena, 1846–1917.
2 Frank Hartley, Chirurg, New York, 1856–1913.
3 Thomas Dunhill, Chirurg, Melbourne, 1876–1957.

rativen Risiko verbunden sein, so dass ein entsprechendes Training gleichermaßen in der endoskopischen Chirurgie und der offenen Schilddrüsenchirurgie Voraussetzung für die Durchführung minimalinvasiver Schilddrüsenoperationen ist.

Besonderheiten der operativen Behandlung
Euthyreote Knotenstruma
▪▪ Pathogenese

Pathogenetisch sind Struma (allgemeiner Begriff für jede Art der Schilddrüsenvergrößerung) und Knoten mit Jodmangel verknüpft, aber auch zahlreichen genetischen Entstehungsursachen, die bei weitem noch nicht alle geklärt sind, so dass eine kausale Therapie der Knotenstruma bis heute nicht möglich ist. Schilddrüsenknoten, darunter sowohl hyperplastische Knoten und Zysten als auch gutartige Neoplasien (Adenome) repräsentieren eine überaus heterogene Gruppe morphologischer Fehldifferenzierungen, für die bislang unklar ist, welches Malignitätspotential im Einzelnen besteht.

Aus klinischer Sicht sind lediglich Risikofaktoren erkennbar, bei denen mit einem erhöhten Risiko maligner Tumoren zu rechnen ist, z. B. frühere Halsbestrahlung, familiäre Schilddrüsentumoren oder Erkrankungen, bei denen gehäuft Schilddrüsentumoren vorkommen können, z. B. familiäre Polyposis, Cowden-Syndrom (autosomal-dominante Erkrankung mit multiplen Hamartomen und Risiko für Brustkrebs und Schilddrüsenkarzinom) u.a. Im Einzelfall kommt daher der Anamneseerhebung und individuellen Diagnostik durch Sonographie und Feinnadelpunktion entscheidende Bedeutung für die Therapiewahl zu.

▪▪ Therapie

Hauptindikationen zur operativen Behandlung der Knotenstruma sind ausbleibender medikamentöser Behandlungserfolg, lokale Beschwerden (Druckgefühl, Luftnot, Schluckbeschwerden, selten Schmerzen), Trachealkompression, ektope Lage (Zungengrund, retroviszeral, retrosternal/mediastinal) und Malignitätsverdacht (klinisch, bildgebend, zytologisch). Das individuelle Resektionsverfahren richtet sich vor allem nach der Ausdehnung der Knotenstruma, aber auch nach dem individuellen Risiko des Eingriffs (resektionsbezogen und patientenbezogen).

Bei **solitären Knoten ohne Struma** ist die Hemithyreoidektomie das Verfahren der Wahl, bei **multiplen Knoten** die (fast-totale) Thyreoidektomie. Aufgrund des beträchtlichen Rezidivrisikos werden Teilresektionen und vor allem Knotenresektionen heute nur dann durchgeführt, wenn das Risiko einer vollständigen Lappenresektion oder Thyreoidektomie zu hoch ist oder Patienten ausdrücklich einen Teilerhalt nicht knotig veränderten Schilddrüsengewebes wünschen. Auf das in diesem Fall bestehende Rezidivrisiko sollte der Patient angemessen hingewiesen werden. Bei nichttotaler Thyreoidektomie sollte außerdem eine intraoperative Schnellschnittuntersuchung durchgeführt werden, um bei erkennbarem Zufallsbefund eines Malignoms in gleicher Sitzung eine typ- und stadiengerechte Operation zu ermöglichen.

Bei **autonomer Knotenstruma mit Hyperthyreose** wird präoperativ bis zur klinisch und laborchemischen Euthyreose eine thyreostatische Vorbehandlung durchgeführt. Die früher teils geübte sog. Plummerung mit hohen Jodiddosen ist verlassen worden, da sie keine wesentlichen Vorteile gegenüber der Thyreostatikavorbehandlung hat. Bei **jodinduzierter Thyreotoxikose** muss unter Umständen aus vitaler Indikation auf das Erreichen einer Euthyreose verzichtet werden. Unter kombinierter intensivmedizinischer Therapie und Durchführung einer Thyreoidektomie sind die Behandlungsergebnisse dieses heute fast nur noch bei medikamentöser Behandlung mit jodhaltigen Antiarrhythmika auftretenden Krankheitsbildes jedoch sehr gut.

Rezidivstrumen bedürfen aufgrund des erhöhten Komplikationsrisikos einer sehr präzisen Indikationsstellung, d. h. nichtoperative Therapieverfahren sollten interdisziplinär in die Therapieentscheidung einbezogen worden sein. Operativ ist in jedem Fall die dominante Seite als erste anzugehen, um bei Eintreten einer Rekurrensläsion rechtzeitig ein ggf. zweizeitiges Vorgehen zu ermöglichen. Bei nichttotaler Thyreoidektomie empfiehlt sich wie bei Ersteingriffen außerdem die Durchführung einer Schnellschnittuntersuchung.

Kalter Knoten
▪▪ Diagnostik

Die Diagnose eines sog. kalten Knotens setzt einen entsprechenden szintigraphischen Befund voraus. Nicht jeder kalte Knoten bedarf einer operativen Behandlung, so dass spezielle Risikofaktoren hinzukommen müssen, um die Indikation zur operativen und histologischen Klärung zu stellen.

> **Risikofaktoren kalter Knoten**
> - Größe über 2 cm
> - Größenzunahme, insbesondere unter thyreosuppressiver Medikation
> - Frühere Halsbestrahlung
> - Klinische Malignitätszeichen (derber Knoten, fehlende Verschieblichkeit, Lymphknotenvergrößerungen, Heiserkeit)
> - Sonographisch echoarm, Mikroverkalkungen, unscharfe Randbegrenzung
> - Zytologisch suspekt (follikuläre Neoplasie, Malignomverdacht)

▪▪ Therapie

Bei Vorliegen von Risikofaktoren ist das operative Verfahren der Wahl die ipsilaterale Hemithyreoidektomie und intraoperative Schnellschnittuntersuchung. Die bereits zytologisch schwierige Differenzierung follikulärer Tumoren ist auch im Schnellschnitt schwierig oder nicht möglich, jedoch können andere Neoplasien in der Regel im Schnellschnitt erkannt werden, so dass trotz der genannten Einschränkungen eine Schnellschnitthistologie beim suspekten Knoten zu empfehlen ist.

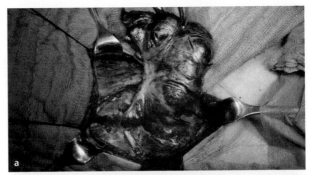
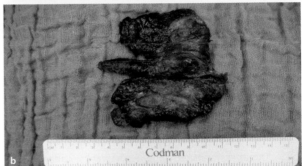

◘ Abb. 7.9 Totale Thyreoidektomie bei M. Basedow

M. Basedow

▪▪ Symptomatik, Diagnostik

Die Diagnose eines M. Basedow gründet sich auf die typischen klinischen Symptome Hyperthyreose, »schwirrende« Struma (infolge der krankheitsbedingten Hypervaskularisation) und (nicht immer vorhanden) endokrine Orbitopathie. Laborchemisch wird der M. Basedow gegenüber den anderen Immunthyreopathien (Thyreoiditis) durch den Nachweis erhöhter TSH-Rezeptorautoantikörper (TRAK) diagnostiziert.

▪▪ Therapie

Beim M. Basedow ist die chirurgische Therapie grundsätzlich eine sog. Second-line-Entscheidung nach erfolgloser Thyreostatikabehandlung oder Nebenwirkungen einer solchen.

> ❯ **Als sog. definitive Therapie muss die Operation immer mit der Möglichkeit einer Radiojodtherapie abgewogen werden.**

Bevorzugt wird die Operation als Definitivtherapie bei großer Struma, Vorliegen einer M Basedow-assoziierten endokrinen Orbitopathie, einem M. Basedow im Kindes- und Jugendalter und bei Kontraindikationen der Radiojodtherapie (z. B. Schwangerschaft, Kinderwunsch, ◘ Abb. 7.9).

── Praxisbox ──────────────────

Thyreoidektomie bei M. Basedow

Resektionsverfahren der Wahl ist die (fast-totale) Thyreoidektomie. Vorteil dieses Vorgehens gegenüber der subtotalen Resektion ist das fehlende Rezidivrisiko, das Nichtmehrauftreten der früher nach Teilresektionen gefürchteten thyreotoxischen Krise und eine möglicherweise günstige Beeinflussung der endokrinen Orbitopathie. Die Thyreoidektomie bei M. Basedow ist chirurgisch anspruchsvoll und setzt eine spezielle operative Erfahrung mit der Präparation von Rekurrensnerven und Nebenschilddrüsen voraus. Insbesondere ist das Risiko eines postoperativen Hypoparathyreoidismus beim M. Basedow nach Thyreoidektomie deutlich höher als bei der Knotenstruma.

Thyreoiditis

Ebenso wie beim M. Basedow handelt es sich bei den verschiedenen Formen der chronischen Thyreoiditis (Hashimoto, de Quervain, Riedel) um Autoimmunthyreopathien, die in der Regel nur dann operativ behandelt werden, wenn die konservative Therapie erfolglos ist oder Malignitätsverdacht besteht. Vor allem bei der zunehmend häufiger diagnostizierten Hashimoto-Thyreoiditis wurde eine erhöhte Inzidenz papillärer Karzinome nachgewiesen, so dass bei entsprechendem klinischen oder sonographischen Verdacht die Indikation zur Thyreoidektomie gegeben ist.

Postoperative Hormonsubstitution

Das Konzept der früher empfohlenen sog. Rezidivprophylaxe hat in den letzten Jahren einen anderen Stellenwert erhalten, nachdem sich gezeigt hat, dass Rezidive nach Schilddrüsenteilresektionen in etwa gleicher Häufigkeit mit oder ohne Jodid- und/oder Schilddrüsenhormonsubstitution auftreten.

◘ Tab. 7.1 Physiologischer L-Thyroxin-Bedarf (Faustregel, bezogen auf primäre Hypothyreose)

Altersgruppe	L-Thyroxin in µg/kgKG
Neugeborene	10–15
Kinder 8–12 Monate	8–10
Kinder 2–10 Jahre	4–6
Jugendliche	2–3
Erwachsene	1,5
Ältere Menschen	1–1,2
Schwangere	1,8–2

> Nach bilateraler Resektion und nach Thyreoidektomie sollte am 1. postoperativen Tag mit der körpergewichtsadäquaten Thyroxinsubstitution (◘ Tab. 7.1) begonnen werden. Bei postoperativem Nachweis eines reoperationspflichtigen differenzierten Schilddrüsenkarzinoms erfolgt die Nachoperation sofort (<1 Woche postoperativ) oder nach 3 Monaten mit anschließender Radiojodtherapie.

In Kürze

Benigne Schilddrüsenerkrankungen

1. »Kalter« Solitärknoten: erhöhtes Malignitätsrisiko insbesondere bei auffälliger Klinik (Größenzunahme, Knoten >2 cm, derb, fixiert, Heiserkeit), Sonographie (Echoarmut, Mikroverkalkungen, unscharfe Randbegrenzung) und Zytologie (follikuläre Neoplasie, Malignomverdacht).
   Therapie: Resektionsverfahren der Wahl: Hemithyreoidektomie, Schnellschnitt
2. »Heißer« Solitärknoten (autonomes Adenom): Operationsindikation bei großen Knoten mit Hyperthyreose.
   Therapie: Resektionsverfahren der Wahl: Hemithyreoidektomie oder subtotale Lobektomie.
3. Euthyreote und autonome Knotenstruma: thyreostatische Vorbehandlung bei Hyperthyreose. Operationsindikation bei Malignitätsverdacht, lokalen Verdrängungserscheinungen und ektoper Lage (retroviszeral, retrosternal, mediastinal).
   Therapie: Operationsverfahren der Wahl: (fast-totale) Thyreoidektomie oder bei erhöhtem Komplikationsrisiko subtotale Resektion bzw. OP nach Riedel.
4. Rezidivstruma: präzise Operationsindikation und Ausschluss nichtoperativer Therapieoptionen wegen deutlich erhöhten Komplikationsrisikos (jeweils 5–10% Rekurrensparese und Hypokalzämie gegenüber 1–3% beim Primäreingriff).
   Therapie: Operationsverfahren der Wahl: uni- oder bilaterale (fast-totale) Restthyreoidektomie.
5. Immunthyreopathie (M. Basedow, Thyreoiditis): Operation stets als Second-line-Therapie nach erfolgloser oder Nebenwirkungen zeigender konservativer Behandlung oder bei Malignitätsverdacht. Bei Hyperthyreose thyreostatische Operationsvorbehandlung. Die Operation bei Riedel-Thyreoiditis ist extrem schwierig und sollte nur von sehr erfahrenen Chirurgen durchgeführt werden.
   Therapie: Operationsverfahren der Wahl: (fast-totale) Thyreoidektomie.

7.1.4 Maligne Schilddrüsentumoren

■ ■ Definition

Die am häufigsten vorkommenden Schilddrüsenmalignome (95%) leiten sich vom Follikelepithel der Schilddrüse ab [Thy-

reozytenkarzinome: papillär (PTC), follikulär (FTC), wenig differenziert (PDTC), undifferenziert (UTC), ◘ Abb. 7.10]. Medulläre Karzinome machen einen Anteil von ca. 5 % aller Schilddrüsenmalignome aus und entwickeln sich aus den sog. parafollikulären neuroendokrinen C-Zellen. Primäre maligne Lymphome der Schilddrüse, Sarkome und andere Malignome sind überaus selten. Differenzierte Schilddrüsenkarzinome (PTC, FTC) produzieren als Tumormarker Thyreoglobulin, die Metastasen sind meist radiojodaufnehmend. Medulläre Karzinome produzieren Kalzitonin und CEA und nehmen kein Radiojod auf, eine Radiojodtherapie kommt daher nicht in Betracht.

■ ■ Klassifikation

Die chirurgisch bedeutsamen T- und N-Kategorien der TNM-Klassifikation (◘ Tab. 7.2) haben sich in zahlreichen Studien als prognoserelevant erwiesen. Sie sollten daher unter ergänzender Angabe der Primärtumorgröße und der Anzahl befallener und entnommener Lymphknoten Bestandteil der chirurgischen Dokumentation sein, um der nachbehandeln-

◘ **Tab. 7.2** TNM-Klassifikation der Schilddrüsenkarzinome; gilt nicht für andere Malignome der Schilddrüse, UICC 2010, 7. Auflage

TNM-Stadium	
T0	Kein Primärtumor nachweisbar
T1a	Intrathyreoidaler Tumor ≥1 cm
T1b	Intrathyreoidaler Tumor 1–2 cm
T2	Intrathyreoidaler Tumor >2–4 cm
T3	Intrathyreoidaler Tumor >4 cm oder Tumor mit minimaler extrathyreoidaler Invasion, z. B. perithyreoidal, M. sternocleidomastoideus
T4a	Extrathyreoidal infiltrierender Tumor (z. B. subkutan, Larynx, Trachea, Ösophagus, N. recurrens); bei UTC: Tumor auf die Schilddrüse beschränkt-
T4b	Extrathyreoidal infiltrierender Tumor (z. B. prävertebrale Faszie, mediastinale Gefäße, Umwachsen der Karotis); bei UTC: Tumor mit Extrathyreoidaler Ausbreitung
m	Multifokal
N0	Keine regionären Lymphknotenmetastasen (LKM), wenn 6 oder mehr LK entnommen und tumorfrei
N1a	LKM im zentralen Kompartment
N1b	LKM im ipsi- oder kontralateral lateralen oder mediastinalen Kompartment
M0	Keine Fernmetastasen
M1	Fernmetastasen

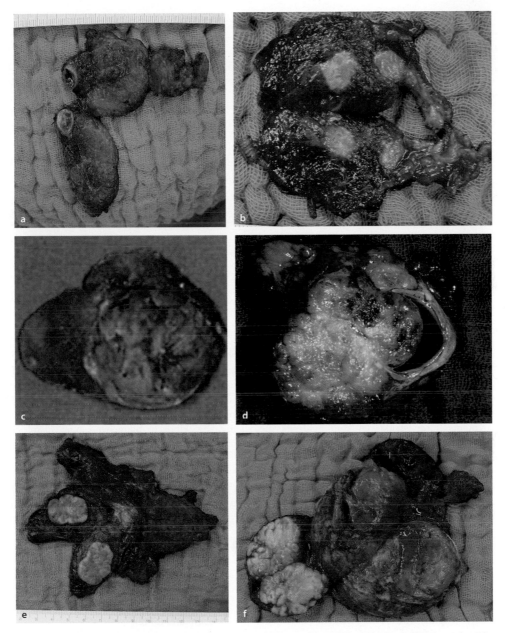

◘ Abb. 7.10 Haupttypen der Schilddrüsenkarzinome (PTC, FTC, MTC, UTC). **a** Papilläres Mikrokarzinom. **b** Multifokales intrathyreoidales PTC mit Lymphknotenmetastasen. **c** Minimalinvasives FTC. **d** Breit-invasives FTC mit Tracheainfiltration. **e** Intrathyreoidales MTC. **f** UTC mit großer Lymphknotenmetastase

den Klinik die für die Nachsorge wesentlichen Informationen zu übermitteln, also z. B. solitäres, nodal-positives intrathyreoidales papilläres Schilddrüsenkarzinom rechts (2.5 cm), pT2N1b [7/35] MxR0V0.

Lokoregionäre Lymphknoten Die Bedeutung lokoregionärer Lymphknotenmetastasen insbesondere bei den bevorzugt lymphogen metastasierenden papillären und medullären Karzinomen war lange umstritten. Heute kann als gesichert angesehen werden, dass sie nicht nur eine überragende Be-

deutung für das regionale Rezidivrisiko haben, sondern auch für das Langzeitüberleben von Bedeutung sind. Im Zuge dieser Erkenntnis hat die Lymphknotendissektion beim PTC und MTC daher neue Bedeutung erlangt. International sind derzeit 4 Klassifikationen der lokoregionalen Lymphknoten beim Schilddrüsenkarzinom gebräuchlich (◘ Tab. 7.3). Für die Stadieneinteilung und das operative Vorgehen ist vor allem eine exakte Seitenzuordnung der befallenen Kompartmente erforderlich, diesem Erfordernis wird am Ehesten die Kompartmentklassifikation gerecht.

7

◻ Tab. 7.3 Klassifikation der lokoregionären Lymphknoten beim Schilddrüsenkarzinom

Kompartment-Klassifikation (Dralle et al. 1994)	US-amerikanische Klassifikation (Robbins et al. 2008)	UICC-Klassifikation (Wittekind et al. 2003)	Japanische Klassifikation (Qubain et al. 2002)
Kompartment 1 (1a zervikozentral rechts, 1b zervikozentral links)	Ohne Seitenzuordnung: Level 1 (submental, submandibulär), Level 6 (zentral), Level 7 (zentral kaudal)	Ohne Seitenzuordnung: LK-Gruppen 1 und 2 (submental, submandibulär) und 8 (zentral)	Ohne Seitenzuordnung: Regionale LK-Gruppen 1–4
Kompartment 2 zervikolateral rechts Kompartment 3 zervikolateral links	Ohne Seitenzuordnung: Level 2A, 2B (kranial, jugulär), Level 3 (Mitte jugulär), Level 4 (kaudal jugulär), Level 5A, 5B (lateral jugulär)	Ohne Seitenzuordnung: LK-Gruppen 2, 3 (kranial jugulär), 4 (Mitte jugulär), 5 (kaudal jugulär), 6 (dorsal lateral) und 7 (lateral supraklavikulär)	Ohne Seitenzuordnung: Regionale LK-Gruppen 5–7
Kompartment 4 (4a oberes infrabrachiozephales Mediastinum rechts, 4b links)			

Kompartment-Klassifikation Die Kompartment-Klassifikation (◻ Tab. 7.3, ◻ Abb. 7.11) ermöglicht im Gegensatz zu den anderen aufgeführten Klassifikationen eine eindeutige Seitenzuordnung und definiert aufgrund chirurgisch-anatomischer Leitstrukturen die zentralen, lateralen und mediastinalen Kompartments. Grenzstrukturen sind beidseits die Karotiden (lateral: laterale Kompartments, kaudal: mediastinale Kompartments). Das mediastinale Kompartment liegt unterhalb der V. brachiocephalice sinistra und ist operativ nur über einen transsternalen Zugang zu erreichen.

■ ■ **Terminologie der Resektionsverfahren**
Die überwiegend im angloamerikanischen Raum verwendeten Resektionsbegriffe orientieren sich an der Tumorbiologie und –chirurgie der plattenepithelialen Kopf-Hals-Tumoren, die sich jedoch sehr wesentlich von derjenigen der Schilddrüsenkarzinome unterscheiden. Für die Resektionsterminologie der Schilddrüsenkarzinome wird hinsichtlich der Lymphknotendissektion daher empfohlen, die Kompartment-Klassifika-

tion zugrundezulegen: Kompartmentresektion zentral, rechtslateral, linkslateral, bzw. transsternal mediastinal (◻ Abb. 7.12). Prophylaktische Kompartmentresektion bedeutet die Lymphknotendissektion bei fehlendem Nachweis von Lymphknotenmetastasen, therapeutische Kompartmentresektion diejenige bei klinisch, bildgebend oder histologisch nachgewiesenen Metastasen.

■ ■ **Chirurgische und adjuvante Therapie**
Grundprinzip der chirurgischen Therapie (◻ Tab. 7.4) ist wie bei anderen Organmalignomen die radikale Entfernung des Primärtumors und etwaig befallener Lymphknoten.

❯ **Aufgrund der beim PTC und MTC nicht selten multifokalen Ausbreitung und der beim PTC und FTC zur Ermöglichung der postoperativen Radiojodtherapie erforderlichen Thyreoidektomie ist die totale Thyreoidektomie das Standardverfahren bei Schilddrüsenkarzinomen.**

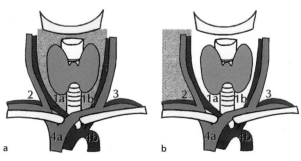
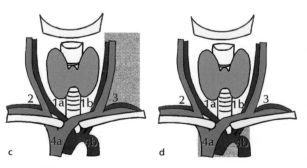

◻ Abb. 7.11 Kompartmentklassifikation der lokoregionären Lymphknoten beim Schilddrüsenkarzinom. **a** Zentrales (K1a, rechts; K1b, links). **b** Rechts-zervikolaterales (K2). **c** Links-zervikolaterales (K3) und **d** infrabrachiozephal mediastinales Kompartment (K4a, rechts; K4b, links)

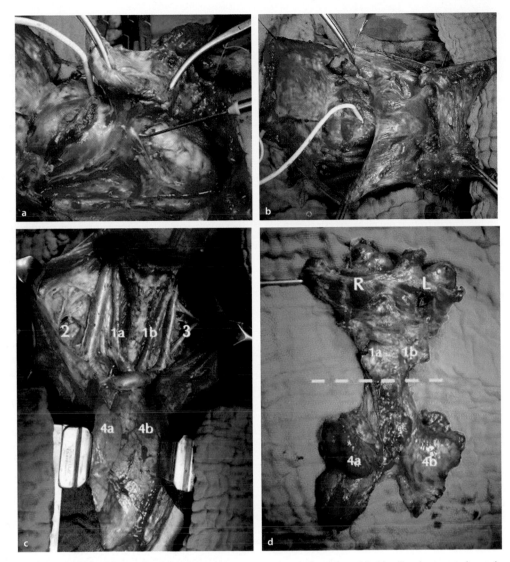

◘ Abb. 7.12 Kompartmentresektion beim Schilddrüsenkarzinom. **a** Zentrale Kompartmentresektion: En bloc-Thyreoidektomie und zentrale Lymphknotendissektion. **b** En bloc-Resektat. **c** Vier-Kompartment-Resektion. **d** En bloc-Resektat zentrales und mediastinales Kompartment

◘ Tab. 7.4 Chirurgische und adjuvante Therapie beim PTC und FTC

	PTC <10 mm, solitär, organbegrenzt N0M0	PTC solitär >10 mm Oder größenunabhängig multipel oder extrathyreoidal N0/1M0/1	FTC minimalinvasiv ohne Angioinvasion N0M0	FTC breit-invasiv oder minimalinvasiv mit Angioinvasion N0/1M0/1
Chirurgie	Resektion oder Thyreoidektomie	Thyreoidektomie und zentrale, sowie befallsorientiert laterale und ggf. mediastinale Kompartmentresektion	Resektion oder Thyreoidektomie	Thyreoidektomie, befallsorientierte Kompartmentresektion
Radiojodtherapie	–	+	–	+

◻ Tab. 7.5 Chirurgische und adjuvante Therapie beim PDTC, UTC und MTC

	PDTC	UTC	MTC <5 mm N0M0	MTC >5 mm N0/1M0/1
Chirurgie	Thyreoidektomie und zentrale, sowie befalls-orientiert laterale und ggf. mediastinale Kompartmentresektion	Thyreoidektomie und ggf. befallsorientierte Kompart-mentresektion bei intra-thyreoidalem UTC	Thyreoidektomie und zentrale Kompartment-resektion	Thyreoidektomie und zentrale sowie beidseits laterale Kompartment-resektion
Radiojodtherapie	+	–	–	–

Abweichungen hiervon betreffen die nichtmetastasierten papillären Mikrokarzinome und minimalinvasiven follikulären Karzinome ohne Angioinvasion, bei denen insbesondere bei postoperativem Zufallsbefund auf eine Thyreoidektomie verzichtet werden kann.

Beim **PTC** über 10 mm (◻ Tab. 7.4) ist umstritten, ob auch bei fehlenden Hinweisen für Lymphknotenmetastasen eine prophylaktische Lymphknotendissektion erforderlich ist. Bei entsprechender chirurgischer Erfahrung wird dies empfohlen, jedoch unter Berücksichtigung eines etwas erhöhten Risikos bezüglich eines postoperativen Hypoparathyreoidismus.

Beim primär hämatogen metastasierenden **FTC** wird eine routinemäßige Lymphknotendissektion nicht empfohlen. Transsternale Mediastinaldissektionen werden bei allen Schilddrüsenkarzinomen unabhängig vom Tumortyp nur dann empfohlen, wenn prä- bzw. intraoperativ eindeutig infrabrachiozephal mediastinale Lymphknotenmetastasen vorliegen und keine progredient systematische Metastasierung erkennbar ist.

Beim **UTC** (◻ Tab. 7.5) mit extrathyreoidaler Invasion, die häufigste Situation bei diesem prognostisch sehr ungünstigen Tumor, sollte vor allem bei zervikoviszeraler Beteiligung von komplikationsträchtigen Eingriffen Abstand genommen werden.

Beim sporadischen **MTC** mit basalen Kalzitoninwerten unter 200 pg/ml kann in der Regel auf die primäre kontralaterale Kompartmentresektion verzichtet werden, da bei Kalzitoninwerten dieser Höhe das Risiko kontralateral-lateraler Metastasen kaum besteht.

Komplettierungsoperation beim postoperativen Karzinomzufallsbefund Auch unter weitestgehender Ausnutzung der heutigen präoperativen (Sonographie, Zytologie, Kalzitoninbestimmung) und intraoperativen Diagnostik (Schnellschnitt) sind postoperative Zufallsbefunde eines Karzinoms nicht gänzlich zu vermeiden.

▶ Als Faustregel gilt, dass Komplettierungsoperationen bei Schilddrüsenkarzinomen nur dann im risikoreichen Zeitraum zwischen 1 Woche und 3 Monaten postoperativ durchgeführt werden sollten, wenn begründete Hinweise für Resttumor bestehen.

Selbst dann ist jedoch eine Einzelfallentscheidung über Zeitpunkt und Ausmaß der Nachoperation notwendig, um das Risiko von Seiten des Tumors und seitens möglicher operativer Komplikationen angemessen abzuwägen. Die Therapieentscheidung und Durchführung der Nachoperation sollte in hiermit erfahrenen Zentren erfolgen.

▪▪ Nachbehandlung
Die Art und zeitliche Abfolge der Nachsorge und Nachbehandlung richtet sich nach der Art und Ausdehnung des Primärtumors und dem Ergebnis der Primäroperation. Bei differenzierten Karzinomen ist eine postoperative Radiojodtherapie unter TSH-Stimulation (endogen nach Absetzen der Thyroxinsubstitution oder exogen nach Stimulation mit rekombinantem TSH) obligat. Bei medullären Karzinomen ist eine Kontrolle des Kalzitonin und CEA erforderlich. Beim UTC wird postoperativ eine externe Radiatio durchgeführt. Bei Nachweis resektabler Lokalrezidive oder Lymphknotenmetastasen differenzierter oder medullärer Karzinome sollte primär ein chirurgisches Vorgehen gewählt werden.

In Kürze

Maligne Schilddrüsentumoren
Therapie: Die chirurgische Therapie hat das Ziel, unter Ausnutzung aller verfügbaren Diagnostikverfahren (präoperativ: Sonographie, Zytologie, Kalzitoninbestimmung, intraoperativ: Schnellschnitt) eine einzeitige karzinomtyp- und stadiengerechte Radikaloperation zu ermöglichen. Beim postoperativen Karzinom-Zufallsbefund sollte nur im begründeten Ausnahmefall (Resttumor) im risikoreichen Zeitintervall (zwischen 1 Woche und 3 Monaten postoperativ) eine Nachoperation erfolgen. Resektable Lokalrezidive und Lymphknotenmetastasen differenzierter und medullärer Karzinome sind eine Domäne der Chirurgie.

Weiterführende Literatur

Bauch J, Bruch HP, Heberer J, Jähne J (Hrsg) (2011) Behandlungsfehler und Haftpflicht in der Viszeralchirurgie, Springer, Heidelberg, 195–207

Brauckhoff M, Dralle H (2009) Zervikoviszerale Resektionen beim organüberschreitenden Schilddrüsenkarzinom, Chirurg, 80, 88–98

Clark OH, Duh QY, Kebebew E (Hrsg) (2005) Textbook of endocrine surgery, Elsevier Saunders, Philadelphia, 3–361

Drake RL, Vogl W, Mitchell AWM (2007) Gray's Anatomie. Urban und Fischer, München, 932–1000

Dralle H (2007) Inzidentalome der Schilddrüse: Überdiagnostik und -therapie gesunder Schilddrüsenkranker? Chirurg, 78, 677 – 686

Dralle H (2007) Inzidentalome der Schilddrüse: Überdiagnostik und -therapie gesunder Schilddrüsenkranker? Chirurg, 78, 677–686

Dralle H (2009) Die Recurrens- und Nebenschilddrüsenpräparation in der Schilddrüsenchirurgie, Chirurg 80, 352–363

Dralle H, Lorenz K (2010) Intraoperatives Neuromonitoring bei Schilddrüsenoperationen. Chirurgische Standards und gutachterliche Aspekte, 81, 612–619

Dralle H, Machens A (2010) European endocrine surgery in the 150-year history of Langenbeck's Archives of Surgery, Langenbecks Arch Surg (Suppl. 1) 395, 43–55

Dralle H, Machens A, Lorenz K (2008) Hereditäre Schilddrüsenkarzinome. Chirurg, 79, 1017–1025

Dralle H, Lorenz K, Machens A (2009) Chirurgie der Schilddrüsenkarzinome, Chirurg, 80, 1069–1082

Dralle H, Lorenz K, Machens A, Nguyen Thanh P (2009) Postoperativer Zufallsbefund Schilddrüsenkarzinom: Chirurgisches Konzept, Dtsch Med Wochenschr, 134, 2517–2520

Lorenz K, Gimm O, Holzhausen HJ, Kittel S, Ukkat J, Nguyen Thanh P, Brauckhoff M, Dralle H (2007), Riedel's thyroiditis: Impact and strategy of a challenging surgery, Langenbecks Arch Surg, 392,405–412

Siewert JR, Rothmund M, Schumpelick V (Hrsg) (2007) Praxis der Viszeralchirurgie, Bd 3 Endokrine Chirurgie, Springer, Berlin, 27–179

7.2 Nebenschilddrüse

H. Dralle

Die Geschichte der Nebenschilddrüsenchirurgie beim Hyperparathyreoidismus (HPT) ist ein Spiegelbild sowohl der Besonderheiten dieses Organs (Organgröße, Einorgansystem in multitoper Lage, embryologisch bedingte Varianz, Häufigkeit von Mehrdrüsenerkrankungen) als auch der Geschichte der Chirurgie selbst, insbesondere der Chirurgie der letzten Jahre mit der Entwicklung minimalinvasiver zervikal- und thorakal-endoskopischer Zugänge, und der intraoperativen Hormonbestimmung als »biochemischen Schnellschnitt«.

Nach der Erstbeschreibung der Nebenschilddrüsen (NSD) durch Richard Owen (1862) und Ivar Sandström (1880) war der Wiener Chirurg Felix Mandl 1925 der erste, der eine erfolgreiche Parathyreoidektomie durchführte und 1933 die wesentlichen, auch heute noch gültigen Prinzipien der Nebenschilddrüsenchirurgie formulierte: Lokalisation der Nebenschilddrüsen, die Unterscheidung normaler von pathologisch veränderten Nebenschilddrüsen, die Vermeidung von Verletzungen der Umgebungsstrukturen und postoperativer Tetanien. Die 1. zervikalendoskopische Parathyreoidektomie erfolgte durch Michel Gagner (1995), Paolo Miccoli bahnte der weltweit am häufigsten angewendeten Methode der videoassistierten minimalinvasiven Parathyreoidektomie den Weg, und Charles Proye publizierte die 1. ,1991 erfolgreich durchgeführte, thorakoskopische Para-
▼

thyreoidektomie bei einer 82-jährigen Patientin mit einem mediastinalen Nebenschilddrüsenadenom. Nußbaum beschrieb als erster den intraoperativen Parathormonschnelltest als sichere Methode zur Feststellung einer erfolgreichen Parathyreoidektomie (1988), einer Methode, die sich gegenüber der unsicheren Schnellschnittdiagnostik weltweit als Standardverfahren bei der Durchführung minimalinvasiver Parathyreoidektomien etabliert hat.

Während in den letzten Jahren durch die Entwicklung verfeinerter Bildgebungsverfahren (hochauflösender Ultraschall, MIBI-SPECT-Szintigraphie) die Lokalisation singulärer Nebenschilddrüsenadenome wesentlich verbessert wurde, ist die sichere bildgebende Lokalisation primärer Mehrdrüsenerkrankungen (MDE, 10–15%) weiterhin unbefriedigend. Die Erfolgsrate der Parathyreoidektomie beim einfachen HPT (lokalisiert, typische Lage, singuläres Adenom) erreicht fast 100%. Komplizierte Parathyreoidektomien (MDE, atypische Lage, Reoperation, NSD-Karzinom) stellen dagegen unverändert hohe Anforderungen an die chirurgische Expertise.

7.2.1 Chirurgische Embryologie, Anatomie und Pathologie

Die Nebenschilddrüsen (NSD) entwickeln sich in der frühen Embryonalzeit aus dem endodermalen dorsalen Anteil des pharyngealen Vorderdarms. Während die **oberen NSD** aus dem dorsalen Anteil der 4. Schlundtasche mit der Schilddrüse deszendieren und dorsal des oberen Schilddrüsenpols meist kraniodorsal der Kreuzungsstelle von A. thyreoidea inferior und N. recurrens zu liegen kommen, wandern die **unteren NSD** vom dorsalen Bereich der 3. Schlundtasche zusammen mit dem, aus dem ventralen Bereich der 3. Schlundtasche stammenden, Thymus nach kaudal und kommen meist kaudoventral der Kreuzungsstelle von unterer Schilddrüsenarterie und Rekurrensnerv oder am unteren Schilddrüsenpol zu liegen (◘ Abb. 7.13).

Die unteren NSD können ektop an jeder Stelle ihres kaudal gerichteten Deszensus zu liegen kommen, z. B. im zervikalen Anteil des Lig. thyreothymicum, im mediastinalen Thymus, in Herznähe, im aortopulmonalen Fenster oder bei gestörtem Deszensus in der Karotisscheide bevorzugt in Höhe der Karotisgabel.

> **Wegen ihres geringeren Deszensusweges haben die oberen NSD eine geringere Lagevarianz als die unteren NSD.**

Ektop finden sich obere NSD oberhalb des oberen Schilddrüsenpoles, paraösophageal oder selten intrathyreoidal. Die seitenbezogen gleichseitige Position der NSD ist häufig, asymmetrische Lagen aber nicht selten.

Die **Vaskularisation** der oberen und unteren NSD erfolgt meist über Äste der A. thyreoidea inferior, die oberen NSD werden häufig zusätzlich über die A. thyreoidea superior versorgt, die unteren NSD erhalten insbesondere bei lateroventraler Position am unteren Schilddrüsenpol ihre Durchblutung nicht selten allein von thyreoidalen Kapselgefäßen.

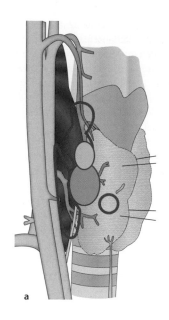
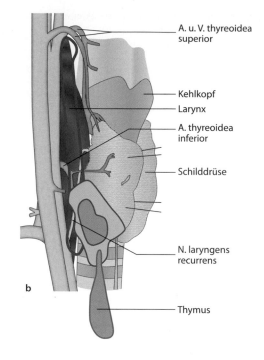

a   b

A. u. V. thyreoidea
superior

Kehlkopf
Larynx

A. thyreoidea
inferior

Schilddrüse

N. laryngens
recurrens

Thymus

 Abb. 7.13 Lagevarianten der Nebenschilddrüsen

> Bezogen auf die Kreuzungsstelle von A. thyreoidea inferior und N. recurrens liegen die oberen NSD bevorzugt kraniodorsal, die unteren NSD mit größerer Lagevarianz als die oberen kaudalventral derselben. Die obere und untere NSD wird bei typischer Lage hauptsächlich von der unteren Schilddrüsenarterie versorgt.

Normale NSD haben in der Regel eine Größe von 5×3×1 mm und ein Gewicht von durchschnittlich 30–40 mg. Bei erhaltener Durchblutung sind NSD beim Kind gelblich-rot, beim Erwachsenen mehr gelblich, bei reduzierter Durchblutung nehmen sie typischerweise eine braunschwarze Farbe an, und sind spätestens dann vom umgebenden Gewebe gut abgrenzbar. Überzählige NSD (≥5) finden sich relativ häufig (ca. 25%), unterzählige (≤3) sehr selten, so dass bei einer bilateralen NSD-Exploration und Auffinden von nur 3 NSD in aller Regel davon auszugehen ist, dass eine der NSD nicht aufgefunden wurde.

> **! Cave**
> Da unterzählige NSD (≤3) extrem selten sind, bedeutet das Nichtauffinden einer 4. Drüse in aller Regel, dass diese der Präparation entgangen ist.

Pathologisch sind insbesondere im Schnellschnitt Hyperplasien von Adenomen nicht zu unterscheiden, selbst die Erkennung von NSD-Karzinomen ist schwierig und in der Regel an eindeutige Malignitätszeichen gebunden (Invasion von Umgebungsstrukturen, Metastasen). Für die chirurgisch wichtige Fragestellung der Abgrenzung eines Adenoms von einer potentiell mehrere NSD betreffenden Hyperplasie ist daher die Schnellschnittdiagnostik in der Regel nicht hilfreich.

> Da NSD-Adenome von Hyperplasien im Schnellschnitt nicht differenzierbar sind, wird heute beim Hyperparathyreoidismus zur intraoperativen Erfolgskontrolle die intraoperative PTH-Schnellbestimmung eingesetzt.

7.2.2 Diagnostik

> **Definition**
> Hyperparathyreoidismus (HPT) bedeutet die Mehrsekretion von Parathormon (PTH).

Die Ursache liegt entweder primär in den NSD (**glandulärer primärer HPT, pHPT**) oder es handelt sich um eine sekundäre Störung des Kalziumphosphatstoffwechsels (Niere, Darm, Knochen), die zu einer regulativen PTH-Hypersekretion der NSD führt (**extraglandulär sekundärer HPT, sHPT**).

Da es sich beim pHPT und sHPT um 2 vollkommen unterschiedliche Krankheitsbilder handelt, werden die wesentlichen Diagnostikverfahren in den entsprechenden Abschnitten besprochen. Die zentrale Aufgabe der NSD, d. h. die Regulation der extrazellulären Kalziumhomöostase über die Produktion und Sekretion von PTH mit Steuerung über einen negativen Rückkopplungsmechanismus, ist sowohl beim pHPT als auch beim autonomen sHPT gestört. Beim (noch) nicht autonomen sHPT und beim postoperativ reaktiven HPT liegt dagegen eine regulative Form des HPT innerhalb des physiologischen Regelkreises vor. Die verschiedenen Determinanten der Kalziumphosphathomöostase sind daher Ziel der Differenzialdiagnose beim HPT.

7.2.3 Primärer Hyperparathyreoidismus

Definition

Beim asymptomatischen oder symptomatischen normo- oder hyperkalzämischen pHPT liegt sporadisch oder hereditär eine relative oder absolut inappropriate (inadäquate PTH-Sekretion in Relation zum Serumkalziumspiegel) PTH-Mehrsekretion infolge eines gestörten Kalzium-Sensing-Rezeptors der NSD-Hauptzellen vor.

■■ **Differenzialdiagnosen**

Die für die chirurgische Therapie wichtigsten endokrinologischen Differenzialdiagnosen der Hyperkalzämie sind vor allem die Tumorhyperkalzämie, aber auch seltenere Ursachen wie das Vorliegen einer familiär hypokalziurischen Hyperkalzämie (FHH), einer Hyperkalzämie bei PTH-related-Peptide (PTHrP)-produzierenden Tumoren (z. B. neuroendokrinen Pankreastumoren) oder einer medikamentösbedingten Hyperkalzämie, Differenzialdiagnosen, bei denen insgesamt eine Parathyreoidektomie als kausale Therapie nicht in Betracht kommt.

■■ **Laborchemische Diagnostik**

Die laborchemische Diagnostik umfasst routinemäßig die Bestimmung des Serumkalzium, PTH, Phosphat, Urinkalzium und Kreatinin. Die bezogen auf den Serumkalziumspiegel inappropriate PTH-Sekretion ist die entscheidende Bezugsgröße für die Diagnose eines pHPT, unabhängig davon, ob eine Hyperkalzämie vorliegt oder Kalziumspiegel im oberen Normbereich gemessen werden. Wiederholungsuntersuchungen sind im letzteren Fall zu empfehlen. Bei anamnestisch familiärem Vorkommen eines pHPT sollte syndrombezogen neben der Abklärung weiterer Endokrinopathien eine MEN 1-, MEN 2- oder HRPT2-Gendiagnostik durchgeführt werden. Bei bekannter Keimbahnmutation des HRPT2-Gens ist mit einem deutlich erhöhten NSD-Karzinomrisiko zu rechnen (◘ Tab. 7.6).

■■ **Symptomatik**

Unter Berücksichtigung nicht nur der klassischen Symptome wie Nephrolithiasis und Osteopathie können auch Leistungsminderung, Müdigkeit, depressive Verstimmung, gastrointestinale und kardiovaskuläre Symptome durchaus typische Zeichen eines pHPT sein, so dass vollkommen **asymptomatische Formen** selten sind und meist nur den Beginn einer langsam fortschreitenden Symptomentwicklung darstellen.

■■ **Operationsindikation**

Wenn keine spezifischen Kontraindikationen zur Operation vorliegen, stellt daher wegen des signifikanten kardiovaskulären Langzeitrisikos (Koronarsklerose) auch der sog. asymptomatische pHPT eine Operationsindikation dar. Beim **symptomatischen pHPT** ist aufgrund zahlreicher Untersuchungen von einer signifikanten Symptombesserung nach Parathyreoidektomie auszugehen, so dass die Operationsindikation in dieser Situation unstrittig ist.

🛇 **Cave**

Die hyperkalzämische Krise (Kalzium >3.5 mmol/l) ist immer eine Notfallsituation, bei der nach entsprechender intensivmedizinischer Therapie in aller Regel (Ausnahme: metastasiertes Nebenschilddrüsenkarzinom) eine dringliche Operationsindikation besteht.

◘ **Tab. 7.6** Chirurgisch relevante Formen des pHPT

Pathogenese	Vorkommen von Mehrdrüsenerkrankungen (MDE) und NSD-Karzinomen
Sporadisch (somatische Mutationen des Kalzium-Sensing Rezeptors)	Doppeladenome ca. 2–4%, Mehrdrüsenhyperplasien ca. 10–15%, Karzinome <1%
Hereditär (Keimbahnmutationen des Kalzium-Sensing-Rezeptors oder anderer Gene)	
– MEN 1 – (Menin-Gen)	MDE >90%, Karzinome extrem selten
– MEN 2a – (RET-Protoonkogen)	MDE ca. 25% und häufiger, Karzinome extrem selten
– Familiärer pHPT – (verschiedene noch nicht lokalisierte Genmutationen)	MDE ca. 50–70%, Karzinome extrem selten
– Konnataler pHPT – (autosomal-rezessive Vererbung)	Fast immer MDE, Karzinome nicht bekannt
– HPT-Kiefertumor-Syndrom – (ca. 20% HRPT2-Genmutation)	MDE ca. 20%, Karzinome in ca. 10%

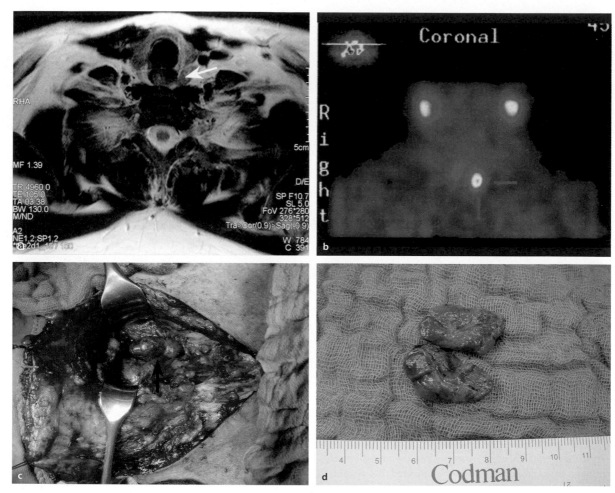

Abb. 7.14 pHPT-Rezidiv, NSD-Adenom links oben nach kaudal paraösophageal disloziert (*Pfeil*). **a** MRT, **b** Szintigraphie, **c** Operationsbefund, **d** Resektat

■ ■ **Lokalisationsdiagnostik**

Die Indikation zur zielgerichteten bildgebenden Lokalisation des vermuteten NSD-Adenoms besteht insbesondere bei beabsichtigtem minimalinvasiven Vorgehen oder vor einem zervikalen Rezidiveingriff (■ Abb. 7.14).

Grundsätzlich sollte auch bei geplant-offenem Vorgehen eine zervikale Sonographie durchgeführt werden, um zu klären, ob gegebenenfalls Schilddrüsenknoten mit gleichzeitiger Indikation zur Schilddrüsenresektion vorliegen. Vor minimalinvasiven Eingriffen hat sich zusätzlich zur Sonographie die **MIBI-SPECT-Szintigraphie** bewährt, da durch sie ektope Adenome, z. B. im Mediastinum, die außerhalb des zervikalen Zugangs liegen, gut erkannt werden. Bei mediastinalen Adenomen wird heute ein thorakoskopisches Vorgehen bevorzugt (■ Abb. 7.15), so dass sich die MIBI-SPECT-Szintigraphie als nicht sehr kostenintensives Verfahren zur Lokalisation zervikaler und ektoper NSD etabliert hat. Einschränkungen für die Treffsicherheit der NSD-Szintigraphie ergeben sich bei sehr kleinen Adenomen, bei Mehrdrüsenerkrankungen, bei retroviszeraler Lage, und bei multinodulären Strumen.

> ❯ **Der routinemäßige Einsatz der MIBI-SPECT-Szintigraphie nicht nur vor geplant minimalinvasivem Vorgehen und vor zervikalen Reoperationen dient der Erkennung ektoper Adenomlokalisationen und hilft dadurch, erfolglose Halsexplorationen zu vermeiden.**

Eine negative Lokalisationsdiagnostik bei eindeutiger biochemischer Diagnose eines pHPT bedeutet keineswegs eine Einschränkung der Operationsindikation. Bei entsprechender operativer Erfahrung sind die Erfolgsaussichten der dann meist konventionell-offen geplanten Parathyreoidektomie kaum schlechter, als bei bildgebender Lokalisation. Unter besonderen Indikationen (Reoperation, dyskordante Lokalisationsbefunde) können darüber hinaus weitere Lokalisationsverfahren zum Adenomnachweis eingesetzt werden (z. B. MRT, bilaterale Jugularvenenblutentnahme), so dass heute in den meisten Fällen eine präoperative Lokalisation gelingt.

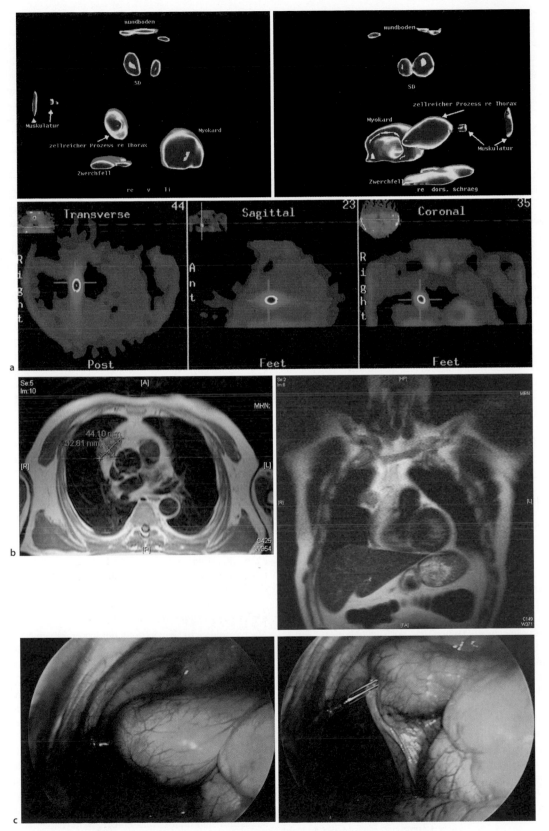

7

■■ **Operationsstrategie**

Die operative Strategie beim pHPT verfolgt in zeitlicher Reihenfolge folgende Ziele:

a. die uni- oder bilaterale Exploration mit Aufsuchen und Darstellung der vergrößerten, bei Verdacht oder Nachweis einer Mehrdrüsenerkrankung aller, d. h. auch der makroskopisch unauffälligen NSD,

b. die Resektion der pathologisch veränderten Nebenschilddrüse(n) und

c. die Erfolgssicherung, d. h. Bestätigung der Entfernung des pathologischen Gewebes durch intraoperativen Schnellschnitt und wenn möglich durch intraoperativen PTH-Schnelltest.

Nicht vergrößerte NSD sollten weder biopsiert noch entfernt werden.

> ❯ **Um Häufigkeit und Risiko postoperativer Hypo-kalzämien zu senken, sollten normalgroße, makros-kopisch bzw. lupenoptisch unauffällige Neben-schilddrüsen unabhängig von der im Einzelfall vor-liegenden Pathogenese des pHPT gut durchblutet in situ belassen und auch nicht biopsiert werden.**

Ein **minimalinvasiver Zugang** ist von Vorteil, wenn es sich um einen Ersteingriff handelt, die Lokalisationsdiagnostik (Sonographie, MIBI-SPECT-Szintigraphie) einen eindeutigen Befund ergab, keine Verdachtsmomente für eine Mehrdrüsenerkrankung bestehen, und keine Schilddrüsenpathologie vorliegt, die einen Simultaneingriff an der Schilddrüse erfordert. Es sind mehrere minimalinvasive Zugänge beschrieben worden, die ein fokussiertes Vorgehen erlauben. Der bekannteste ist der Zugang nach Miccoli (suprajuguläre Zervikotomie von 1,5–2 cm, videoassistierte Exploration und Parathyreoidektomie).

■■ **Intraoperativer PTH-Schnelltest (IOPTH)**

Aufgrund der kurzen Halbwertszeit des PTH (ca. 4 min) hat sich der IOPTH weltweit als Goldstandard der minimalinvasiven Parathyreoidektomie etabliert und wird daher von vielen Zentren auch bei konventionell-offener Parathyreoidektomie routinemäßig eingesetzt. Hauptziel des IOPTH ist, nach erfolgter Parathyreoidektomie auszuschließen, dass hyperaktives NSD-Gewebe übersehen bzw. noch nicht entfernt wurde (Ausschluss/Nachweis einer MDE). Bei nicht auffindbarem Adenom eignet sich der IOPTH außerdem zur Seitenlokalisation durch simultane Blutentnahmen aus beiden Jugularvenen und von peripher.

┌─ **Praxisbox** ──────────────────────
│ **Intraoperativer PTH-Schnelltest (IOPTH)**
│ Anwendungsindikationen sind die intraoperative Erfolgs-
│ kontrolle nach Parathyreoidektomie und die Seitenlokali-
│ sation bei nicht auffindbarem Adenom.
│   Als Erfolgskriterien haben sich das sog. Miami-Krite-
│ rium (≥50%-Abfall des PTH 10 min nach Parathyreoidek-
│ ▼

tomie im Vergleich zum höchsten PTH-Wert vor Resektion) oder das Halle- bzw. Wien-Kriterium (≥50%-Abfall
oder mittlerer PTH-Normbereich 10 min nach Parathyreoidektomie im Vergleich zum präoperativen PTH) bewährt.
Die Blutentnahme zum IOPTH erfolgt hierbei aus einer
peripheren Vene. Bei gesuchter Seitenlokalisation wird
zusätzlich aus dem tiefsten Punkt beider Jugularvenen
Blut entnommen.
└────────────────────────────────────

┌─ **Praxisbox** ──────────────────────
│ **Parathyreoidektomie beim pHPT**
│ Unabhängig von der Zugangswahl (minimalinvasiv oder
│ konventionell-offen) und Grunderkrankung sind die Ziele
│ der Operation beim pHPT:
│ 1. Exploration (uni- oder bilateral) und Identifizierung der
│   vergrößerten Nebenschilddrüse(n) (❑ Abb. 7.16). Bei
│   Nichtauffinden gesuchter NSD werden die embryolo-
│   gisch ableitbaren extopen Lokalisationen aufgesucht
│   (❑ Abb. 7.17).
│ 2. Parathyreoidektomie der vergrößerten Nebenschild-
│   drüse(n). Eine Autotransplantation der am wenigsten
│   vergrößerten NSD erfolgt nur bei Vorliegen einer Vier-
│   drüsenhyperplasie. Auf Biopsien normaler NSD sollte
│   verzichtet werden. Die Kryopräservation von NSD-
│   Gewebe ist Spezialfällen (z. B. Reoperationen mit
│   Resektion der »letzten« Drüse) vorbehalten.
│ 3. Erfolgssicherung der Parathyreoidektomie durch intra-
│   operative PTH-Schnellbestimmung (sog. biochemi-
│   scher Schnellschnitt) vor und nach Resektion und
│   schnellschnitthistologische Gewebesicherung. Ob bei
│   eindeutigem Vorliegen einer Eindrüsenerkrankung
│   (Adenom) nicht nur bei minimalinvasiver, sondern
│   auch konventionell-offener Operation in jedem Fall
│   eine intraoperative PTH-Schnellbestimmung durchge-
│   führt werden sollte, wird unterschiedlich beurteilt, auf-
│   grund eigener Erfahrung jedoch empfohlen, um insbe-
│   sondere Doppeladenome nicht zu übersehen.
└────────────────────────────────────

■■ **Postoperativer Verlauf**

Nach erfolgreicher Entfernung des hyperaktiven NSD-Gewebes kommt es zu einer sofortigen Normalisierung des Kalzium- und Parathormonspiegels. Subnormale Kalzium- und Parathormonwerte finden sich bei unzureichendem NSD-Restgewebe (Menge, Durchblutung). Subnormale Kalziumwerte verbunden mit primär normalisierten, dann bis in den überhöhten Bereich ansteigenden PTH-Werten signalisieren eine physiologisch-reaktive (regulative) Hyperparathyrinämie, die nur dann als pathologisch zu werten ist (persistierender pHPT), wenn das Kalzium im oberen Grenzbereich liegt oder weiterhin erhöht ist. In diesem Fall empfiehlt sich nach entsprechender Lokalisationsdiagnostik eine Reparathyreoidektomie. Bei subnormalen Kalziumwerten mit oder ohne Hypokalzämiesymptomatik sollte eine im weiteren Verlauf kontrollierte Kalzium- und Vitamin-D-Substitution erfolgen (z. B.

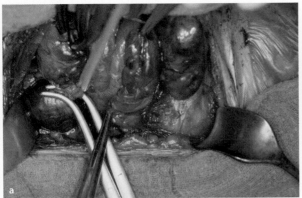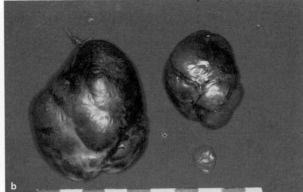

⬛ Abb. 7.16 Subtotale Parathyreoidektomie bei primärer asymmetrischer nodulärer Nebenschilddrüsenhyperplasie (Mehrdrüsenerkrankung). **a** Intraoperativer Befund, **b** Resektate

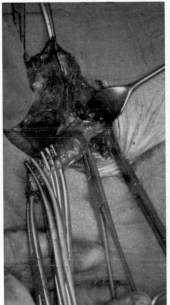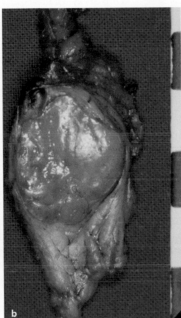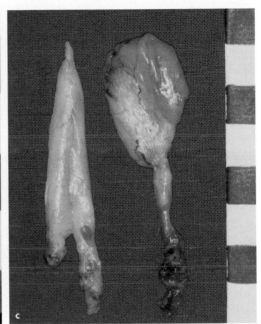

⬛ Abb. 7.17 Zervikale Thymektomie bei intraligamentärem NSD-Adenom. **a** Intraoperativer Befund, **b** und **c** Resektate

mit 3×1 g Kalzium oral/die, 2×0,5 μg 1,25-Dihydroxycholecalciferol).

7.2.4 Nebenschilddrüsenkarzinom

Die Diagnose von NSD-Karzinomen ist vor allem intraoperativ schnellschnitthistologisch außerordentlich schwierig und nur durch lokale Invasion oder Metastasen zu sichern. Verdachtsmomente ergeben sich bei präoperativ sehr hohen Kalzium- und PTH-Werten (nur selten sind NSD-Karzinome sekretorisch inaktiv) oder bei intraoperativ großem Tumor (>3 cm) mit festen Adhäsionen zum umgebenden Gewebe oder Lokalinvasion (⬛ Abb. 7.18). Die schwierige Erstdiagno-

se ist ein wesentlicher Grund der hohen Rezidivrate. Lymphknotenmetastasen sind selten.

> **❗ Cave**
> Bei präoperativ sehr hohen Kalzium- (>3,5 mmol/l) und PTH-Werten (>500–1000 pg/ml) und intraoperativ großem Tumor, festen Adhäsionen zur Umgebung oder Lokalinvasion sollte das Vorliegen eines NSD-Karzinoms in Betracht gezogen werden.

■ ■ Operationsstrategie
Die Operationsindikation ist fast immer durch das Vorliegen einer erheblichen primären Hyperkalzämie zweifelsfrei gegeben. Entscheidend für das operative Vorgehen ist das »Daran

7

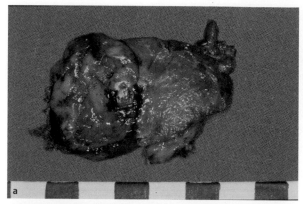

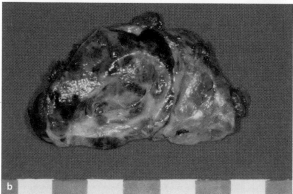

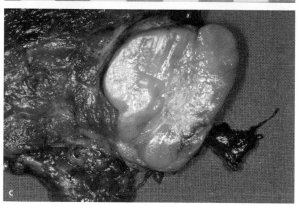

◘ Abb. 7.18 Nebenschilddrüsenkarzinome, Makroskopie

denken«. Im Zweifelsfall bzw. eindeutiger Lokalinvasion ist das Vorgehen der Wahl die ipsilaterale En-bloc-Hemithyreoidektomie und Parathyreoidektomie. Der Wert einer prophylaktischen Lymphknotendissektion ist nicht gesichert.

> ❯ **Entscheidend ist das Vermeiden einer Tumorkapselverletzung als wahrscheinlich häufigster Ursache lokaler Weichgewebsrezidive.**

■ ■ Postoperativer Verlauf

Aufgrund der erheblichen Hyperkalzämie sind die übrigen NSD meist supprimiert, so dass eine postoperative Kalzium- und Vitamin-D-Substitution erforderlich ist. Lokale Weichge-

websrezidive, nicht selten mit Infiltration des ipsilateralen N. recurrens, sind überaus häufig und erfordern nicht selten multiple Reoperationen. Bei Tumorpersistenz ist eine entsprechende medikamentöse Kalziumsenkung erforderlich. Der Effekt einer Radiotherapie ist wegen der Seltenheit der Erkrankung nicht gesichert, ebenso wenig sind effektive Chemotherapieverfahren evaluiert.

7.2.5 Sekundärer und tertiärer Hyperparathyreoidismus

■ ■ Definition

Beim **sHPT** führen extraglanduläre, meist renale Ursachen zur reaktiven glandulären Anpassungshyperplasie. Beim renalen sHPT besteht sowohl eine endokrine Funktionsstörung der Niere (unzureichende Bildung des Vitamin-D-Hormons 1,25-Dihydroxy-Vitamin-D3, Calcitriol) als auch exokrine renale Störung mit Phosphatstau und reaktiver Hypokalzämie, die als Folge des sich daraus entwickelnden sHPT zur renalen Osteopathie und Gefäßverkalkung führt. Außerdem findet sich beim sHPT eine ossäre Resistenz gegenüber PTH.

Beim sog. tertiären (**tHPT**) liegt eine Autonomisierung der glandulären PTH-Sekretion trotz adäquater Wiederherstellung der Nierenfunktion (Nierentransplantation) vor.

■ ■ Diagnostik

Als sHPT-Folge treten Kochenveränderungen (renale Osteopathie, Knochenschmerzen) auf (◘ Abb. 7.19), aber auch extraskelettale Verkalkungen (»metastatisch« und dystroph in vorgeschädigten Geweben viszeral, periartikulär und vaskulär) und kardiovaskuläre Veränderungen (infolge PTH-Erhöhung mit direkter Wirkung auf das kardiovaskuläre System, Hypertension und vaskulären Kalziumphosphatablagerungen). Sehr selten ist die sog. Kalziphylaxie (kalzifizierende urämische Arteriolopathie), die mit Durchblutungsstörungen bis hin zu Gangrän der Extremitäten verbunden ist und eine hohe (>50%) Letalität besitzt. Fester Bestandteil der laborchemischen Diagnose des sHPT sind die Bestimmung von Kalzium, Phosphat, Parathormon und alkalischer Phosphatase.

■ ■ Operationsindikation

Operationsindikationen beim sHPT
- Hyperkalzämie: nicht medikamentös bedingt und nach erfolgter Nierentransplantation
- Schwere renale Osteopathie: radiologisch oder histologisch-bioptisch gesichert
- Extraskelettale Verkalkungen
- Kalziphylaxie
- Medikamentös unbeeinflussbare Hyperphosphatämie
- Therapieresistenter Pruritus
- PTH >800 pg/ml, bei PTH >100–<800 pg/ml Ausschluss einer adynamen Knochenerkrankungen, bei PTH <100 pg/ml keine OP-Indikation

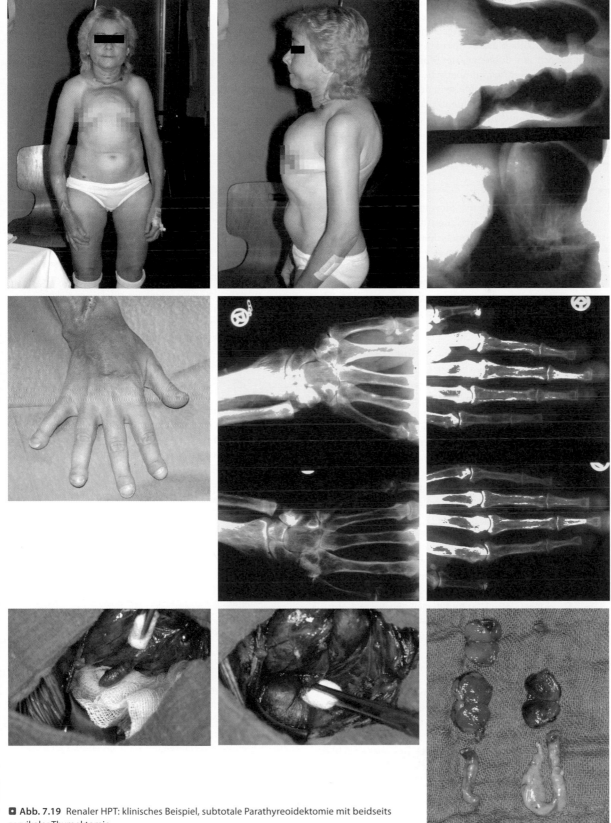

▫ **Abb. 7.19** Renaler HPT: klinisches Beispiel, subtotale Parathyreoidektomie mit beidseits zervikaler Thymektomie

Nach erfolgreicher Nierentransplantation stellt eine persistierende Hyperkalzämie prinzipiell eine Operationsindikation zur Vermeidung von Schädigungen des transplantierten Organs dar. Hinsichtlich des Zeitpunkts der Parathyreoidektomie ist jedoch ein differenziertes Vorgehen zu empfehlen: Während die schwere symptomatische Hyperkalzämie in der frühen Posttransplantationsphase in der Regel eine unmittelbare Operationsindikation bedeutet, kann bei einer Hyperkalzämie <3,0 mmol/l zunächst ca. 1 Jahr der weitere Spontanverlauf abgewartet werden. Bei anhaltender Symptomatik und/oder Hyperkalzämie ist jedoch eine Parathyreoidektomie zum Schutz des Transplantats erforderlich.

■ ■ Operationsstrategie
Da beim sHPT eine regulative Störung vorliegt, die das gesamte vorhandene NSD-Gewebe betrifft und damit ein focussiertes Vorgehen nicht in Betracht kommt, ist eine spezielle präoperative Lokalisationsdiagnostik mit Ausnahme der Sonographie (Ausschluss/Nachweis resektionsindizierender Schilddrüsenpathologie) und evtl. einer MIBI-SPECT-Szintigraphie (Nachweisversuch mediastinal gelegener NSD-Hyperplasien) nicht erforderlich.

┌─ Praxisbox ─────────────────────────────────

Parathyreoidektomie (PTX) beim sHPT und tHPT

Beim sHPT kommen 3 hinsichtlich Morbidität und Letalität weitgehend gleichwertige Verfahren zur Anwendung: subtotale oder totale PTX mit zervikaler Thymektomie ohne Autotransplantation (Auto-Tx), und totale PTX mit zervikaler Thymektomie und Auto-Tx. Vor geplanter Nierentransplantation sollte das Verfahren der totalen PTX ohne Auto-Tx nicht angewendet werden. Bei subtotaler PTX sollte ein ausreichender Rest der kleinsten Drüse erhalten und clipmarkiert werden. Die totale PTX mit Auto-Tx in die shuntfreie Unterarmmuskulatur wird wegen der ungünstigen Erfahrungen mit Transplantatresektionen beim Rezidiv zunehmend seltener angewendet.

Beim tHPT mit Dominanz oder alleinigem Vorliegen einzelner hyperaktiver NSD kommt in entsprechenden Fällen auch ein fokussiertes Vorgehen mit Belassen der nicht betroffenen Drüsen infrage.

Die Notwendigkeit der routinemäßigen Kryopräservation von NSD Gewebe wird unterschiedlich beurteilt. Empfehlenswert ist sie wohl nur bei totaler PTX ohne Auto-Tx.

└──

Die **intraoperative PTH-Schnellbestimmung** hat beim sHPT und tHPT das Ziel auszuschließen, dass signifikante Mengen (überzählige Drüsen in ca. 25%!) hyperaktiven NSD-Gewebes verblieben sind. Eine sichere Prognose über den weiteren Funktionsverlauf des verbliebenen NSD-Gewebes erlaubt die intraoperative PTH-Bestimmung jedoch nicht. Ebenso wenig sind gesicherte Schwellenwerte des PTH, vergleichbar denjenigen beim pHPT, festlegbar.

■ ■ Postoperativer Verlauf
Die Parathyreoidektomie beim sHPT führt meist innerhalb weniger Wochen zu einer raschen Beschwerde- und Symptombesserung, vor allem hinsichtlich Juckreiz, Knochen- und Skelettveränderungen, weniger häufig bzgl. der extraossären Verkalkungen und der Hypertension. Zum Ausgleich der postoperativen Hypokalzämie und des sog. »hungry bone«-Syndroms ist bei den meisten Patienten unter entsprechender Kontrolle eine längerfristige Kalzium- und Vitamin-D-Substitution erforderlich.

In Kürze

Nebenschilddrüsen

━ **Primärer HPT:** meist sporadische, selten hereditäre, primär glanduläre Überfunktion. Die Operationsindikation ist bei allen Formen mit Ausnahme seltener patientenseitiger Gegenanzeigen bei milder Hyperkalzämie gegeben. Bei ca. 80–85% liegen Einzeladenome, 2–4% Doppeladenome, 10–15% Mehrdrüsenhyperplasien, <1% Karzinome vor.
Operationsverfahren der Wahl: minimalinvasive oder konventionell offene Parathyreoidektomie bei benignem pHPT, ipsilaterale Thyreoidektomie und Parathyreoidektomie beim Karzinom.

━ **Sekundärer HPT:** extraglandulär meist renal bedingte regulative Hyperplasie aller vorhandenen NSD (in ca. 25% überzählige Drüsen). Operationsindikationen sind therapierefraktäre symptomatische Hyperkalzämien in Verbindung mit deutlich erhöhtem PTH (>800 pg/ml).
Operationsverfahren der Wahl: in Abhängigkeit von der Möglichkeit zur Nierentransplantation subtotale oder totale PTX mit zervikaler Thymektomie ohne AutoTx oder totale PTX mit zervikaler Thymektomie und AutoTx.

━ **Tertiärer HPT:** Autonomisierung eines renalen HPT nach Nierentransplantation. Operationsindikation bei schwerer Posttransplantations-Hyperkalzämie frühelektiv, bei milder Hyperkalzämie (<3,0 mmol/l) erst nach erfolglosem konservativen Therapieversuch.
Operationsverfahren der Wahl: subtotale PTX mit zervikaler Thymektomie ohne AutoTx oder Resektion der dominanten Drüsen mit Belassen normaler NSD.

━ **NSD-Karzinom:** schwierige intraoperative Diagnose. Daran denken, wenn präoperativ hohes Kalzium (>3,5 mmol/l) und PTH (>500–1000 pg/ml) und/oder intraoperativ großer Tumor (>3 cm) mit fester Adhärenz zur Umgebung. Operationsindikation grundsätzlich gegeben.
Operationsverfahren der Wahl: ipsilaterale En-bloc-Hemithyreoidektomie und Parathyreoidektomie, Tumorkapseleinriss unbedingt vermeiden.

7

Weiterführende Literatur

Bauch J, Bruch HP, Heberer J, Jähne J (Hrsg) (2011) Behandlungsfehler und Haftpflicht in der Viszeralchirurgie, Springer, Heidelberg, 195–207

Bergenfelz AOJ, Hellmann P, Harrison B, Sitges-Serra A, Dralle H (2009) Positional statement of the European Society of Endocrine Surgeons (ESES) on modern techniques in pHPT surgery. Langenbecks Arch Surg, 394, 761–764

Gimm O, Lorenz K, Nguyen Thanh P, Schneyer U, Bloching M, Howell VM, Marsh DJ, The BT, Krause U, Dralle H (2006) Das familiäre Nebenschilddrüsenkarzinom. Chirurg, 77, 15–24

Lorenz K, Dralle H (2003) Chirurgie des Hyperparathyreoidismus. Chirurg, 74, 593–616

Lorenz K, Dralle H (2010) Intraoperative Parathormonbestimmung beim primären Hyperparathyreoidismus. Chirurg, 81, 636–642

Lorenz K, Nguyen Thanh P, Dralle H (2002) Diversification of minimally invasive parathyroidectomy for primary hyperparathyroidism: minimally invasive video-assisted parathyroidectomy and minimally invasive open videoscopically magnified parathyroidectomy with local anesthesia. World J Surg, 26, 1066–1070

Lorenz K, Ukkat J, Sekulla C, Gimm O, Brauckhoff M, Dralle H (2006) Total parathyroidectomy without autotransplantation for renal hyperparathyroidism: Experience with a qPTH-controlled protocol. World J Surg, 30, 743–751

Randolph G (Hrsg.) (2003) Surgery of the thyroid and parathyroid glands. Saunders, Philadelphia, 489–590

Siewert JR (2006) Chirurgie, 8. Aufl, Springer-Verlag, 515–522

7.3 Brustdrüse

D. Oertli, F. Harder

Die onkologische Chirurgie des Mammakarzinoms befindet sich in einer faszinierenden Entwicklungsphase, sowohl im diagnostischen als auch im therapeutischen Bereich. Neue Möglichkeiten in Molekularbiologie und Genetik, Bildgebung, bei den adjuvanten Therapien, der selektiven, minimal-invasiven und plastischen Chirurgie verändern noch geltende Standards rapide und nachhaltig.

Zu Beginn des 20. Jahrhunderts galt das Mammakarzinom als rein lokal fortschreitende Erkrankung. In den 1960er-Jahren begann sich die Vorstellung zu etablieren, dass das Mammakarzinom eine von Anfang an systemische Erkrankung darstelle. Diese generelle Auffassung ist so nicht mehr haltbar. Bei kleinen Mammakarzinomen kann es zu 10-Jahres-Heilungen in der Größenordnung von 90% kommen. Sie zeigen häufiger eine bessere Gewebsdifferenzierung als große Karzinome und verhalten sich dementsprechend weniger aggressiv (sog. Spektrum-Hypothese nach Hellmann). So gibt es Formen, die durch rein lokale Maßnahmen heilbar sind. Hier sind eine primär radikale, rein lokale Chirurgie und Radiotherapie erforderlich, die mit einer Organerhaltung vereinbar sind. Ist dieser Weg nicht gangbar, so bietet die rekonstruktive, plastische Chirurgie heute eine ganze Reihe ausgezeichneter Möglichkeiten ohne und mit Prothesenimplantation.

▼

Die TNM-Kriterien für das Mammakarzinom wurden 2002 durch immunhistochemische und molekularbiologische Befunde verfeinert und ausgebaut. Zusätzliche molekularbiologische Charakteristika des Primärtumors wie die HER2/neu-Expression sowie Genomanalysen (BRCA-Gen-Mutation) ermöglichen eine feinere Risikoabschätzung und erlauben therapierelevante Entscheidungen. Damit sind nicht nur präzisere Vorhersagen des Krankheitsverlaufs möglich, sondern auch die Abschätzung einer Erkrankungswahrscheinlichkeit gesunder Individuen in der Risikokonstellation.

In Zukunft gewinnen neoadjuvante Chemo- und Radiotherapie mehr an Bedeutung. Die individuelle Reaktion des Tumorgewebes auf diese präoperativ eingesetzten Therapien lässt sich makroskopisch, histologisch und molekularbiologisch evaluieren. Deshalb können auch Schlüsse für die weitere lokale und systemische Therapie gezogen werden. Die über Jahrzehnte als Standard geforderte Axillaausräumung beim invasiven Karzinom ist der gezielten Sentinel-Lymphknotenbiopsie (SLK-Biopsie, Wächterlymphknotenbiopsie) gewichen. Nur bei SLK-Befall folgt die Axillarevision. Die brusterhaltende Behandlung wird, was die Radiotherapie angeht, von einem individuell angepassten Strahlenvolumen profitieren können, Immun- und Gentherapie dürften zum Einsatz kommen. Bildgebendes und genetisches Screening für bestimmte Risikogruppen werden sich etablieren.

Die Behandlung des Mammakarzinoms integriert eine beachtliche Zahl von Fachgebieten. Deren Vertreter müssen sich vor Behandlungsbeginn auf das jeweils bestmögliche Gesamtkonzept einigen. Wird etwa mit einer plastisch-chirurgischen Maßnahme gerechnet, so ist es unumgänglich, dass der Vertreter der plastischen Chirurgie die Patientin präoperativ gesehen und mit ihr die Behandlungsmöglichkeiten besprochen hat. Eine neoadjuvante Therapie muss vielleicht der Operation vorangestellt werden. Dies alles zu koordinieren, dazu dient das unumgängliche interdisziplinäre Tumorboard. Eingespielte Prozesse und Erfahrung sind hier Voraussetzungen für gute Langzeitergebnisse.

7.3.1 Anatomie

Die Brustdrüse ist eine modifizierte Schweißdrüse, die aus der Milchleiste hervorgegangen ist und sich von der Axilla zur Inguina hin ausdehnt. Sie liegt zwischen der 2. und 6. Rippe in der Medioklavikularlinie und reicht horizontal vom Sternumrand bis zur vorderen Axillarlinie. Ein sehr unterschiedlich ausgeprägter Ausläufer der Drüse dehnt sich zur Axilla hin aus. Die Drüse ist von einer feinen Faszie umgeben, die eine schwer zu erkennende Dissektionsebene zur dünnen, subkutanen Fettschicht bietet.

Die Drüse ist aus etwa 15–20 **Drüsenlappen** aufgebaut, die ihrerseits aus Drüsenläppchen (= **Lobuli**) bestehen, deren Einheit sich aus 10–100 Endsprossen (**Azini**) zusammensetzt, ◻ Abb. 7.20.

Diese münden via intralobuläre Gänge zum terminalen Gangsegment, welches das Drüsenläppchen (Lobulus) an den Milchgang des Drüsenlappens anschließt. Die **Milchgänge**

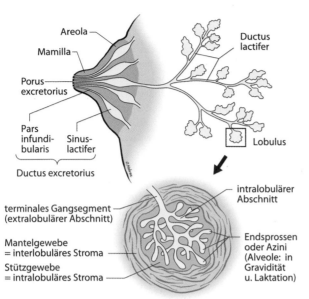

7

□ Abb. 7.20 Gangstrukturen, Drüsenläppchen und Azini der weiblichen Brust, nach Bässler R (1978) Pathologie der Brustdrüse. Springer, Heidelberg

erweitern sich zu den Milchsinus unterhalb der erektilen Brustwarze. Die einzelnen Drüsenlappen sind makroskopisch schwer auseinanderzuhalten. Das feine Bindegewebe zwischen den Drüsenlappen strahlt in die **Cooper[4]-Bänder** aus, über die die Drüse an Haut und Pektoralismuskulatur aufgehängt ist.

_____
4 Sir Astley P. Cooper, Chirurg, Anatom, London, 1768–1841.

Blutversorgung, Lymphabfluss

Die Durchblutung der Brustdrüse erfolgt vorwiegend von medial und nimmt ihren Ursprung aus der A. mammaria interna, aber auch aus den Aa. thoracoacromialis, subcapitalis und aus den lateralen thorakalen Ästen der A. axillaris. Subkutane Venenplexus ziehen v. a. nach medial und zur Klavikula hin wie in der früher diagnostisch noch eingesetzten Thermographie klar zu erkennen war. Der venöse Abfluss geschieht aber auch über interkostale Venen in die Vv. mammaria interna und axillaris.

Die **Lymphe** fließt vorwiegend über die axillären und auch über die parasternalen Lymphknoten ab. Die axillären Lymphknoten werden eingeteilt in:

- Level I: kaudal der Sehne des M. pectoralis minor,
- Level II: überdeckt vom M. pectoralis minor,
- Level III: kranial des Oberrandes des M. pectoralis minor (□ Abb. 7.21).

Ein geringer Teil der Lymphe drainiert auch über die interpektoralen Lymphknoten (**Rotter-Lymphknoten**).

Nervenäste der Axilla

Vier Nervenäste haben in der chirurgischen Anatomie eine Bedeutung (□ Abb. 7.22): der N. thoracicus longus, das thorakodorsale Gefäß-Nerven-Bündel, der N. pectoralis lateralis und interkostobrachiale Nervenäste.

Der **N. thoracicus longus** verläuft in einer Rinne zwischen dem M. serratus anterior und dem M. subscapularis und wird in der Axillaspitze am Unterrand der V. axillaris sichtbar. Er innerviert den M. serratus anterior. Der Ausfall des N. thoracicus longus bewirkt ein Abstehen des medialen Randes der Skapula (Scapula alata).

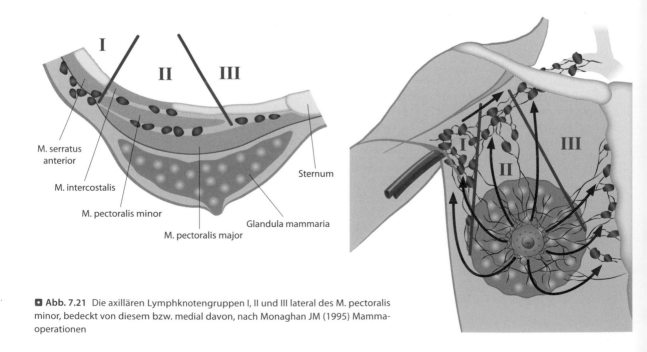

□ Abb. 7.21 Die axillären Lymphknotengruppen I, II und III lateral des M. pectoralis minor, bedeckt von diesem bzw. medial davon, nach Monaghan JM (1995) Mammaoperationen

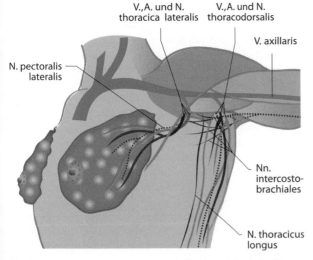

N. pectoralis lateralis

V., A. und N. thoracica lateralis

V., A. und N. thoracodorsalis

V. axillaris

Nn. intercosto-brachiales

N. thoracicus longus

Abb. 7.22 Wichtige Strukturen der Axilla, die bei der Axilladissektion möglichst zu erhalten sind, nach Stone MD, Cadey B (1990) Techniques of lumpectomy and axillary dissection. In: Breast cancer strategies for the 1990's. I Surg Clin N Amer 70: 885–900 und Monaghan JM (1995) Mammaoperationen

Das **thorakodorsale Gefäß-Nerven-Bündel** tritt lateral des N. thoracicus hinter der V. axillaris hervor und verläuft zunächst auf der ventralen Fläche des M. subscapularis, um sich auf der ventralen Fläche des M. latissimus dorsi in der Axilla aufzufächern.

> **Dieses Gefäß-Nerven-Bündel ist für die motorische Innervation und für die Durchblutung des M. latissimus dorsi entscheidend. Seine Integrität ist bei der Verwendung eines muskulokutanen Latissimus-dorsi-Lappens von Bedeutung.**

Der Ausfall des N. thoracodorsalis erschwert die Bewegung des Armes nach rückwärts.

Mit der A. thoracica lateralis, die aus der A. axillaris entspringt, verläuft ein feiner motorischer Nervenast (**N. pectoralis lateralis**), der von dorsolateral her in den M. pectoralis major einstrahlt. Dieser Ast ist bei der Axilladissektion leicht verletzbar. Sein Ausfall kann bei schlanken Patientinnen zu einer sichtbaren **Teilatrophie** des lateralen M. pectoralis mit diskreter Konturänderung in diesem Bereich führen.

Ein bis drei unterschiedlich stark ausgeprägte rein sensible **interkostobrachiale Nervenäste** ziehen von der lateralen Thoraxwand quer durch die Axilla in ein dorsomediales Hautareal des Oberarms. Besonders bei befallener Axilla können diese Nerven nicht geschont werden. Ihre Durchtrennung führt zu einem sensiblen Ausfall in diesem Hautareal und löst auch unterschiedlich stark empfundene lästige **Schmerzen** aus, die mehrere Wochen andauern können.

> **Die Schonung der interkostobrachialen Äste ist, falls es die Tumorsituation erlaubt, empfehlenswert.**

Fehlanlagen

> **Fehlanlagen**
> - **Amastie:** Die Brustdrüsenanlage fehlt vollständig oder ist hypoplastisch
> - **Athelie:** Fehlen der Brustwarze
> - **Polythelie und Polymastie:** Vorliegen multipler Brustwarzen (Milchleiste) oder überzähliger Brustdrüsen
> - **Dysthelie:** Spaltwarze, Flachwarze

Eine gewisse Asymmetrie beider Mammae ist die Regel. Schwere Asymmetrien können durch Augmentations- bzw. Reduktionsmammaplastiken angeglichen werden.

7.3.2 Wachstumsstörungen

Bei Knaben und Mädchen ist die Brustanlage bis zur Pubertät identisch. Um das 10. Lebensjahr beginnt eine progressive Größenzunahme, häufig asymmetrisch.

> ⓘ **Cave**
> **In der Pubertät darf der entstehende Drüsenkörper (Knotenbildung!) nicht biopsiert werden, da dadurch Asymmetrien ausgelöst werden können.**

Ein überschießendes Wachstum, eine massive **Hypertrophie** in der Pubertät, kann infolge Schmerzhaftigkeit und statischer Störungen äußerst selten einmal eine plastische Korrektur erfordern.

Gynäkomastie

▪▪ Definition

Die Vergrößerung der Brustdrüse beim Mann, die **Gynäkomastie**, kennt 2 Häufigkeitsgipfel: die Pubertät und das 7. Lebensjahrzehnt. Diese Schwellung kann evtl. mit Sekretion einhergehen (Östrogenüberschuss, Gonadenunterfunktion, Klinefelter-Syndrom).

▪▪ Diagnostik

Die Abklärung umfasst einen **Hormonstatus**. Besonders beim 2. Häufigkeitsgipfel, um 65 Jahre, ist nach den eingenommenen Medikamenten (Spironolacton, Isoniazid, Digitalis, trizyklische Antidepressiva, Reserpin, Gonadotropine, Steroide etc.) zu suchen, die eine Gynäkomastie fördern können. Weitere auslösende Faktoren im höheren Alter sind Leberzirrhose, Hodentumor, Nebennierentumor und Östrogenbehandlung beim Prostatakarzinom.

> **Bleibt die Ätiologie unklar, so müssen Biopsie oder Exzision erfolgen.**

> **In Kürze**
>
> **Wachstumsstörungen**
> bei massiver Hypertrophie: plastische Korrektur.
> **Gynäkomastie:** Schwellung der Brustdrüse, evtl. mit Sekretion. **I**n der Pubertät (keine Biopsie): durch Östrogenüberschuss, Gonadenunterfunktion, Klinefelter-Syndrom. Im 7. Lebensjahrzehnt: durch Medikamente, Tumoren.
> **Diagnostik:** Hormonstatus, Biopsie.
> **Therapie:** ggf. Exzision.

7.3.3 Veränderungen von Brustwarze und Warzenhof

Zu den auffälligsten Veränderungen gehören die pathologische Sekretion aus der Mamille, erworbene und kongenitale Anomalien der Brustwarze, infektiöse und maligne Veränderungen.

Pathologische Sekretion

▪▪ Diagnostik

Das Sekret kann ein- oder beidseitig, ohne oder mit palpablem Knoten, gräulich, klar oder blutig, dünnflüssig oder breiig in Erscheinung treten. Bei der Palpation kann häufig Sekret aus dem Bereich der Mamille selbst oder aus einem Quadranten der Drüse ausgestrichen werden, was möglicherweise eine organische Ursache für den Ausfluss grob lokalisieren lässt. Zytologie und Galaktographie (Mammographie mit Kontrastmittelfüllung via den sezernierenden Ausführungsgang) führen nur selten weiter und erlauben etwa die Entdeckung eines **Milchgangpapilloms** oder einer **Duktektasie**.

▪▪ Pathogenese

1. **Galaktorrhö:** Unter Galaktorrhö versteht man eine Milchsekretion außerhalb der Schwangerschaft und der normalen Laktationsphase. Sie kann Folge mechanischer Reize sein, wird gelegentlich auch während der Menarche und Menopause angetroffen. Selten wird die Galaktorrhö durch ein Prolaktinom der Hypophyse oder einen Prolaktin-produzierenden Tumor (z. B. Bronchuskarzinom) hervorgerufen. Weitere **Ursachen** können sein:
   - Medikamente (Phenothiazide, trizyklische Antidepressiva, Antihypertonika, α-Methyldopa, Reserpin). Auch Absetzen einer oralen Antikoagulation kann eine Galaktorrhö auslösen.
   - Niereninsuffizienz, Herpes zoster, Thoraxtrauma, Verbrennungen.
   - organische Veränderung, meist Papillom.
2. **Duktektasie:** Die Milchgangserweiterung (▶ Abschn. 7.3.4) wird relativ häufig angetroffen, vielfach bilateral mit der Produktion eines dicken, gräulich-rahmigen Sekrets, das aber auch bluttingiert sein kann. In der Mammographie können grobschollige Verkalkungen in dilatierten Milchgängen erkennbar sein.

3. **Milchgangspapillome:** Diese manifestieren sich in der Regel durch seröse, wässrige, serös-blutige oder blutige Sekretion aus der Brustwarze bei Frauen mittleren Alters. Ein Palpationsbefund fehlt meist. Das Papillom liegt vorwiegend retro- oder periareolär in den großen Milchausführungsgängen.
   Die Therapie besteht in der Exzision des Papilloms mit dem umliegenden Gewebe. Die Papillome sind meist solitär und gutartig. Peripher gelegene Milchgangspapillome sind dann eher maligne, führen aber in der Regel nicht zu einer pathologischen Sekretion.
4. **Karzinom:** Sowohl das **duktale In-situ-Karzinom (DCIS)** wie auch invasive Karzinome können mit meist blutiger Sekretion verbunden sein.
5. **Sekretion ohne erkennbare Ursache:** Trotz gründlicher klinischer, apparativer und bioptischer Untersuchung kann zuweilen die Ursache für eine pathologische Sekretion nicht geklärt werden. Die Brust muss dann bei persistenter oder intermittierend auftretender Sekretion engmaschig überwacht werden.

▪▪ Therapie

Liegen Erklärungen für eine **Galaktorrhö** vor, so sind diese auszuschalten (mechanische Stimuli, Medikamente etc.) und die Reaktion darauf abzuwarten. Ein erkennbarer Herd ist direkt anzugehen oder eine Revision über den innerhalb der Brustwarze identifizierten Ausführungsgang vorzunehmen (Sondierung intraoperativ).

> ❯ **Insbesondere bei Frauen jenseits des Laktationsalters wird eine Duktektomie durchgeführt.**

Hohlwarze

Sie ist kongenital angelegt (dann in der Regel beidseitig) oder infolge einer Duktektasie, eines Karzinoms oder eines chirurgischen Eingriffs erworben und dann einseitig.

> **In Kürze**
>
> **Pathologische Sekretion der Brustwarze**
> ▬ **Galaktorrhö**, z. B. Medikamente, Niereninsuffizienz.
> ▬ **Duktektasie.**
> ▬ **Milchgangspapillom:** Therapie: Exzision.
> ▬ **Karzinom** (duktales In-situ-Karzinom, DCIS): Therapie: ggf. Duktektomie.

7.3.4 Veränderungen der Brust im frühen Erwachsenenalter

> ❯ **Schmerz und Knotenbildung sind bei der jungen Frau so häufig, dass sie fast als physiologisch zu betrachten sind.**

Biopsien dieser palpablen Knoten zeigen häufig wenig pathologische Veränderungen, Bezirke mit Fibrose oder Sklerosierung.

Fibroadenom

Das Fibroadenom ist derb, gut abgrenzbar, nicht schmerzhaft und gewöhnlich bei jungen Frauen zu finden. Seine Größe variiert nicht mit der Zyklusphase.

> ❯ Typischerweise ist das Fibroadenom 2–3 cm groß und mobil und in ca. 10% der Fälle multipel. 13% aller palpablen Befunde entfallen auf Fibroadenome. Bei Frauen bis zum 20. Lebensjahr machen sie aber 60% aller Palpationsbefunde aus.

Als Riesenfibroadenome bezeichnet man solche, die >5 cm im Durchmesser sind.

Phylloidestumoren

Dabei handelt es sich um eine separate Gruppe der Fibroadenome. Sie finden sich bei Frauen zwischen dem 35. und 50. Lebensjahr, sind außerordentlich zellreich und weisen Zellatypien und Pleomorphismus auf. Der Begriff Zystosarkoma phylloides ist nicht zutreffend, da der Phylloidestumor auch eine epitheliale Komponente aufweist. Zudem entspricht das maligne Potenzial des Phylloidestumors nicht jenem eines Sarkoms.

> ❯ Phylloidestumoren sollten speziell bei älteren Patientinnen mit einem Sicherheitsrand von 1 cm exzidiert werden (evtl. Quadrantenresektion). Ein Viertel aller Phylloidestumoren rezidivieren innerhalb von 10 Jahren. Axilläre Metastasen stellen eine große Seltenheit dar.

Zystenbildung

Beinahe 10% aller Frauen entwickeln Mammazysten, die etwa 15% aller scharf begrenzten Knotenbildungen ausmachen.

> ❯ Am häufigsten treten Zysten in der Perimenopause auf.

Eindeutig kommen sie bei der Ultraschalluntersuchung zur Darstellung.

Sklerose

Diese Fehlentwicklung der bindegewebigen Involution kann zu gebietsweiser exzessiver Fibrosierung oder Sklerosierung führen. Man unterscheidet die sklerosierende Adenose, sternförmige Narbenbildung und komplexe sklerosierende Veränderungen im Sinne der sklerosierenden Papillomatose oder der Milchgangsadenome. Die mammographische Abgrenzung zu malignen Veränderungen ist schwierig und erfordert gelegentlich Biopsien.

Duktektasie

Die mit dem Alter zunehmende Duktektasie (subareoläre Gangdilatation) kann zu Sekretion, spaltartiger Mamillenretraktion und tastbarer Knotenbildung führen. Bei störender Sekretion kann eine chirurgische Korrektur erforderlich sein. Charakteristisch ist eine Vermehrung der Zellen, die die Gänge des Lobulus auskleiden. Die früher auch als Papillomatose bezeichnete Veränderung zeigt unterschiedliche Grade der Hyperplasie. Bei Auftreten von Atypien spricht man von atypischer Hyperplasie.

Mastalgie

Über 50% aller Frauen berichten bei Befragung über Episoden von Brustschmerz meist geringeren Ausmaßes.

> ❯ Man unterscheidet eine zyklische und eine nichtzyklische Mastalgie.

Bei der Mehrheit der Frauen verschwindet der Schmerz, der aufgrund einer beängstigenden Ungewissheit verstärkt empfunden wird, nach gründlicher Untersuchung und entsprechender Information der Patientin.

> ❯ Brustschmerz ist sehr selten mit einem Mammakarzinom vergesellschaftet.

Zyklische Mastalgie

Am häufigsten ist eine hormonabhängige zyklische Mastalgie anzutreffen, welche im 3. Lebensjahrzehnt am häufigsten auftritt. Sie konzentriert sich meist auf den oberen äußeren Quadranten und ist sehr berührungsempfindlich.

Ätiologisch wird ein **Prostaglandin-E1-Mangel** mit resultierender verstärkter Prolaktinwirkung diskutiert. Mehr als 80% der Frauen bedürfen keiner Behandlung, wohl aber einer Aufklärung und Beruhigung. Für Frauen mit persistierenden Schmerzen werden verschiedene **Medikamente**, alle mit gewissen Nebenwirkungen, eingesetzt:

- Diuretika mit sehr fragwürdiger Wirkung unter der Vorstellung, dass eine gewisse Wasserretention schmerzauslösend sein könnte,
- Progesteron zur Verbesserung einer Corpus-luteum-Insuffizienz,
- Tamoxifen (als Standardbehandlung zu diesem Zweck nicht vorgesehen) zur Eindämmung einer dominierenden Östrogeneinwirkung,
- Bromocriptin (Dopaminagonist) zur Korrektur einer Hyperprolaktinämie,
- Danazol (Antigonadotropin) zur FSH- und LH-Suppression sowie
- in erster Wahl essenzielle Fettsäuren aus dem Nachtkerzenöl der Primel (Gamolensäure), unter der Vorstellung, einen entsprechenden Mangel mittelfristig verbessern zu können.

Nichtzyklische Mastalgie

Die nichtzyklische Mastalgie tritt sowohl in der Prä- wie auch in der Postmenopause auf. Sie ist häufiger chronisch, einseitig und weniger typisch im oberen äußeren Quadranten lokalisiert. Vielfach rührt der Schmerz von der Muskulatur und dem Skelettsystem her. Bei unklarer Ätiologie ist eine effektive Therapie noch unbefriedigender als bei der zyklischen Mastopathie. Es werden dieselben Mittel wie dort zur Behandlung eingesetzt.

Auslösende Faktoren können Schmerzen im Bereich der Knorpel-Knochen-Grenze des Thorax (Tietze-Syndrom), zervikale und thorakale Spondylose, Gallensteine, exogene Östrogenzufuhr, thorakales Outlet-Syndrom sein. Ein gut sitzender Büstenhalter tags und nachts oder entzündungshemmende Medikamente können einige dieser Mastalgieformen bessern helfen.

In Kürze

Veränderungen der Brust im frühen Erwachsenenalter
sehr häufig Schmerz und Knotenbildung bei jungen Frauen.

- **Fibroadenom, Phylloidestumoren:** Exzision speziell bei älteren Patientinnen mit einem Sicherheitsrand von 1 cm, evtl. Quadrantenresektion.
- **Zysten:** 10% aller Frauen, v. a. Perimenopause, Ultraschalluntersuchung.
- **Sklerose, Duktektasie:** mammographisch, evtl. chirurgische Korrektur.
- **Mastalgie:** zyklische (hormonabhängige) und nichtzyklische Mastalgie. Therapie: konservativ.

7.3.5 Entzündliche Erkrankungen

Eitrige Entzündungen
Mastitis

Die Mastitis ist eine Komplikation der Laktation und heilt gewöhnlich unter Antibiotikatherapie aus. Sie manifestiert sich durch die klassischen klinischen Entzündungszeichen.

Als Ursache der **Mastitis** müssen meist Verletzungen der Mamille, die für Staphylokokken eine Eintrittspforte darstellen, angesehen werden. Abstillen ist nicht notwendig. Pumpen oder Auspressen genügt, während sich der Säugling auf der kontralateralen Seite ernährt. Wichtig ist eine sorgfältige Wundpflege der verletzten Mamille.

Abszess

Gelegentlich kann die Mastitis in einen **Brustdrüsenabszess** ausmünden. Ein solcher muss vermutet werden, wenn eine behandelte Mastitis in 4–5 Tagen nicht ausheilt (Ultraschalllokalisation, Punktion). Diese Abszesse können submamillär (Ausgangspunkt evtl. von Talgdrüsen), subkutan, intra- oder retromammär liegen und müssen bei erfolgloser Punktion selten auch inzidiert und offen drainiert werden. Differenzialdiagnostisch muss das inflammatorische Karzinom abgegrenzt werden (im Zweifelsfall Biopsie).

Mammaabszesse außerhalb der Laktation betreffen vorwiegend ältere Patientinnen und sind im Zusammenhang mit Duktektasie zu finden. Die Erreger dieser periareolären Abszesse sind in der Regel Bacteroides und anaerobe Entero- und Streptokokken, die mit entsprechenden Antibiotika anzugehen sind. Die Tuberkulose und die Lues der Mamma sind heute extreme Seltenheiten geworden.

> **! Cave**
> **Punktionen und evtl. Inzisionen können in dieser periareolären Region zu narbigen Veränderungen oder gar Fistelbildung führen.**

Anfänglich präsentieren sich diese Abszesse als kleine, pralle, periareoläre Masse. Narbenbildung kann zu Deformitäten im Warzenbereich führen. Versagt die resistenzgerechte Antibiotikatherapie, so sollte die kleinstmögliche Inzision gesetzt werden.

Nichteitrige Entzündungen

Pilzinfekte und sterile posttraumatische Fettgewebsnekrosen sind sehr selten. Sie können wegen ihrer Beschaffenheit palpatorisch mit einem Malignom verwechselt werden. Eine Feinnadelbiopsie kann aufschlussreich sein. Ein als Fettgewebsnekrose interpretierter Knoten sollte nach 6–8 Wochen kontrolliert werden. Ist er nicht regredient, sollte er exzidiert werden. Auch die Mammographie erlaubt nicht immer eine Abgrenzung gegenüber einem Karzinom.

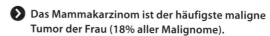

In Kürze

Entzündliche Erkrankungen
Eitrige Entzündungen:

- **Mastitis:** Komplikation der Laktation, klassische Entzündungszeichen, Antibiotikatherapie.
- **Brustdrüsenabszess:** Ultraschall, Punktion, außerhalb der Laktation bei Duktektasie.
  Therapie: kleinstmögliche Inzision.

Nichteitrige Entzündungen: wegen schwieriger Abgrenzung zum Karzinom: Kontrolle der Fettgewebsnekrosen nach 6–8 Wochen, evtl. Feinnadelbiopsie.

7.3.6 Mammakarzinom

■ ■ Häufigkeit

> **❯ Das Mammakarzinom ist der häufigste maligne Tumor der Frau (18% aller Malignome).**

Die Inzidenz beträgt in westlichen Ländern im Mittel ca. 70–100 Neuerkrankungen/100.000 Frauen pro Jahr. Im 4. Lebensjahrzehnt ist das Mammakarzinom die häufigste Todesursache überhaupt, Unfälle inbegriffen. 9% aller Frauen entwickeln in ihrem Leben ein Mammakarzinom. Vor dem 20. Lebensjahr ist das Mammakarzinom extrem selten. Eine steile altersabhängige Zunahme der Erkrankungswahrscheinlichkeit erfolgt etwa nach dem 30. Lebensjahr. Während bei 35-jährigen Frauen die jährliche Inzidenz bei 50/100.000 Frauen liegt, steigt sie bei 70-jährigen Frauen auf etwa das 6-Fache, nämlich auf 300/100.000 Frauen an (Mittelwerte für weiße Population).

■ ■ Risikofaktoren

Klinisch relevante Risikofaktoren des Mammakarzinoms
- Zunehmendes Alter
- Familiäre Belastung, v. a. ein Auftreten vor dem 35. Lebensjahr bei Mutter oder Schwester, besonders bei bilateraler Erkrankung
- Nulliparität
- Vorausgegangenes Mammakarzinom der anderen Brust
- Gewisse gutartige Erkrankungen der Brust wie atypische Hyperplasie

Ein **mäßig erhöhtes Risiko** findet sich
- bei sehr früher Menarche (vor dem 12. Lebensjahr),
- bei Strahlenbelastung junger Frauen (multiple Durchleuchtungen früher bei Tuberkulose),
- nach Strahlenexposition bei Atombombenexplosionen,
- nach Strahlenbehandlung wegen postpartaler Mastitis,
- bei Übergewicht älterer Frauen.

Alkohol, Ernährungsfaktoren (Fett, Cholesterin), orale Kontrazeption, Hormonsubstitution und gutartige Brusterkrankungen werden in ihrer Bedeutung als Risikofaktoren (Dauer der Einwirkung, Altersabhängigkeit) kontrovers diskutiert.

Genetik

Mutationen im BRCA-I- und -II-Gen sind bei 5–10% der Patientinnen mit Mammakarzinom nachweisbar. Das Vorhandensein des BRCA-I-Gens bei blutsverwandten Frauen einer Index-Patientin lässt eine Erkrankungswahrscheinlichkeit von bis zu 80% bis zum 70. Lebensjahr erwarten. Ebenfalls erhöht ist das Risiko an Ovarialkarzinom zu erkranken, beim BRCA-I höher als beim BRCA-II Gen. Weitere prädiktive Gene werden wohl künftig entdeckt werden. Sie werfen ethische Fragen auf und implizieren prophylaktische Maßnahmen (Chemoprophylaxe, prophylaktische Chirurgie).

■ ■ Histologie

Invasive Mammakarzinome Nach ihrem Entstehungsort in der Drüse sind die Karzinome in **duktale Karzinome** (90%) und **lobuläre Karzinome** eingeteilt. Häufig finden sich auch Mischformen. Bei den duktalen Karzinomen machen die sonst nicht weiter spezifizierten invasiven Karzinome etwa 70% aus, die medullären Karzinome weitere 5%, die tubulären, muzinösen, papillären und kribriformen Karzinome je 2–3%. Weitere 3% entfallen insgesamt auf sehr seltene Formen wie Siegelringkarzinom und inflammatorisches Karzinom.

> Die tubulären, papillären und kribriformen Karzinome sind höher differenziert, haben eine deutlich bessere Prognose und weisen im Vergleich zu den anderen Typen einen sehr seltenen Lymphknotenbefall auf.

Duktales Carcinoma in situ (DCIS) Dieses Karzinom ist präinvasiv. Es weist eine Proliferation maligner Mammaepithelien auf, beschränkt sich auf das Milchgangsystem und respektiert die Basalmembran.

> In Gegenden, wo mammographische Screening-Programme existieren, liegt die Häufigkeit des DCIS bei bis zu 20%, sonst eher bei 5% der entdeckten Mammakarzinome.

Charakteristisch sind im Mammogramm feinste **gruppierte Mikroverkalkungen**. Das DCIS geht von den extralobulären Milchgängen (□ Abb. 7.20) aus und kann sich in diesen bis zur Mamille ausbreiten. Man unterscheidet verschiedene Typen:
- Die Gänge können von einem soliden Zapfen atypischer Zellen ganz ausgefüllt werden, wobei zentral Nekrosen auftreten (Komedo-Typ, prognostisch der ungünstigste Typ des DCIS).
- Daneben finden sich kribröse und papilläre Formen.

Bei den heute vorwiegend mammographisch entdeckten DCIS ist ein axillärer Lymphknotenbefall nicht zu erwarten, weshalb hier die SLK-Biopsie entfällt. Die langzeitige Prognose der kleinen heutigen DCIS-Befunde ist im Gegensatz zu den früher palpatorisch entdeckten größeren DCIS noch unklar.

Lobuläres Carcinoma in situ Das lobuläre Carcinoma in situ (LCIS) stellt ebenfalls eine präinvasive Form des Mammakarzinoms dar. Das maligne Potenzial des lobulären Carcinoma in situ ist bedeutend geringer als jenes des duktalen. Im Wesentlichen gilt es als Marker eines erhöhten Erkrankungsrisikos und ist als solches nicht behandlungsbedürftig. Es findet sich häufig als Zufallsbefund in Biopsien, da es mammographisch nicht sichtbar ist. In 70% der Fälle tritt es multizentrisch und in 30–40% bilateral auf.

Erysipeloides Mammakarzinom (inflammatorisches Karzinom) Seine Häufigkeit liegt bei 1–2% der infiltrierenden Mammakarzinome. Dieses undifferenzierte Karzinom breitet sich rasch in Lymphspalten der Kutis und Subkutis infolge tumorbedingter Blockierung der Lymphabflusswege aus.

Leitsymptome des erysipeloiden Mammakarzinoms
- Rötung
- Schwellung
- Peau d'orange
- Schmerz im befallenen Quadranten oder in der ganzen Brust

Ein Tumor ist in etwa der Hälfte der Fälle abgrenzbar. Im Gegensatz zum **Abszess** (der praktisch ausschließlich während der Laktation auftritt und besser abgrenzbar ist), fehlen hier Fieber und Leukozytose.

 Cave
Eine bioptische Unterscheidung dieser beiden pathologischen Entitäten ist unbedingt erforderlich.

Paget-Karzinom Milchgangkarzinome können nach Invasion der Mamillenepidermis zu Schwellung, Rötung, ekzemartiger Veränderung und Exulzeration der Mamille und zu den histologisch typischen, in ihrer Herkunft aber unklaren großen, hellen Paget-Zellen führen. Das Paget-Karzinom macht 1–2% der Mammakarzinome aus.

Cave
Typisch ist die Verwechslung mit einem banalen Ekzem und dadurch bedingter langwieriger Salbenbehandlung.

Sarkome, Lymphome Sie machen weniger als 1% aller bösartigen Mammatumoren aus.

■ ■ Ausbreitung

Das Mammakarzinom ist mehrheitlich ein relativ langsam wachsender Tumor. Das fortgeschrittene Mammakarzinom

befallene Lymphknoten [%]

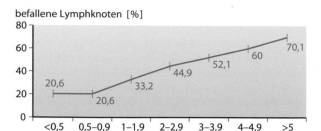

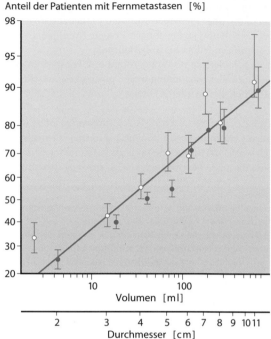

Abb. 7.23 Prozentualer Befall axillärer Lymphknoten in Korrelation zum Durchmesser des Primärtumors in Zentimetern, nach Seer-Daten, NCI Survival Epidemiology and End Results Programme, 1989

infiltriert lokal die Haut (Einziehung, Exulzeration) und/oder die Pektoralismuskulatur. Über die Lymphabflussbahnen werden die axillären, die interpektoralen und die höher liegenden lateralen Stationen bei Tumoren der äußeren Quadranten, die parasternalen Lymphknoten entlang der A. mammaria interna bei Tumoren der inneren Quadranten befallen. An Häufigkeit überwiegen bei weitem die Tumoren **im oberen äußeren Quadranten** (ca. 50% der Fälle). Am seltensten sind sie im unteren inneren Quadranten zu finden.

> **Zwischen der Tumorgröße und der Häufigkeit des Lymphknotenbefalls mit Karzinomzellen besteht eine direkte Korrelation.**

So finden sich bei Tumoren mit einem Durchmesser von 0,5–0,9 cm 20%, bei solchen von 1,0–1,9 cm fast 30% tumorbefallene Lymphknoten (Abb. 7.23).

Dabei ist davon auszugehen, dass der Lymphknotenbefall weniger ein chronologisches Ereignis im Laufe der Entwicklung des Mammakarzinoms als vielmehr einen Marker eines

Anteil der Patienten mit Fernmetastasen [%]

Abb. 7.24 Wahrscheinlichkeit, mit der die Patientinnen zum Zeitpunkt der Diagnosestellung eines primären Mammakarzinoms einer bestimmten Größe (Durchmesser in cm bzw. Volumen in mm, logarithmisch aufgetragen) Metastasen aufweisen, nach Koscielny S (1984) Breast cancer: relationship between the size of the primary tumor and the probability of metastatic dissemination. Br J Cancer 49:709–715

primär aggressiveren Karzinomtyps mit systemischer Tumoraussaat darstellt. Unter anderem geht dieser Sachverhalt aus der über die Zeit konstant höheren Sterberate nodal-positiver Frauen hervor.

Fernmetastasen treten v. a. in der Lunge, im Skelett (Becken, Wirbelsäule, Femur, Schädelkalotte), Leber und Hirn auf. Später können Metastasen in fast allen viszeralen Organen auftreten. Die Tatsache, dass noch Jahre nach lokal erfolgreich behandelten kleinen Karzinomen Fernmetastasen manifest werden, weist auf die **frühe Aussaat** bei der Entwicklung des Mammakarzinoms hin. Die Wahrscheinlichkeit, dass bei Diagnosestellung Metastasen vorliegen, korreliert also auch mit der Tumorgröße (Abb. 7.24).

▪▪ Stadieneinteilung

Unter verschiedenen klinischen und pathologisch-anatomischen Stadieneinteilungen hat sich heute die **TNM-Klassifikation der UICC** beim Mammakarzinom durchgesetzt.

Ohne hier auf Details eingehen zu wollen (verwiesen sei auf die regelmäßig aktualisierte Originalpublikation der UICC, Tab. 7.7), kann eine einfache Modifikation wie folgt wiedergegeben werden: Die Einzelbefunde werden in Stadien zusammengefasst. Erwähnt sei hier nur, dass T0 und T1N0 das Stadium I ausmachen, T0–T2 mit N1 das Stadium II (Abb. 7.25).

Tab. 7.7 TNM-Klassifikation des Mammakarzinoms	
TNM-Klasse	**Tumorgröße**
T0	Kein Tumornachweis
T1	Tumor <2 cm im Durchmesser
T2	Tumor 2–5 cm im Durchmesser
T3	Tumor >5 cm im Durchmesser
T4	Tumorfixation an Brustwand oder Haut
N0	Tumorfreie axilläre Lymphknoten
N1	Mobile befallene Lymphknoten
N2	Fixierte Lymphknoten
N3	Befallene Lymphknoten der A. mammaria interna
M0	Keine Fernmetastasen
M1	Fernmetastasen

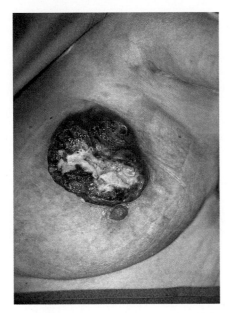

Abb. 7.25 Stadieneinteilung: Exulzeriertes Mammakarzinom links entsprechend einem T4-Tumor der TNM-Klassifikation

> Die wichtigsten prognostischen Faktoren sind regionaler Lymphknotenbefall, Tumorgröße und der Hormonrezeptorstatus (Östrogen- und Progesteronrezeptoren).

Die seltenen histologischen Typen wie papilläre, tubuläre, medulläre und andere seltene Karzinome haben eine deutlich bessere Prognose als die weniger differenzierten Karzinome. Der Differenzierungsgrad, die S-Phase-Fraktion, der »labelling-index«, die Ploidie, der Epidermal growth factor, das Kathepsin D und die Expression des HER2/neu-Onkogens stellen weitere Risikofaktoren dar, die bezüglich ihrer Bedeutung unabhängige Risikoparameter in klinischer Evaluation sind.

■ ■ **Allgemeine Diagnostik**

Die Untersuchung umfasst eine gründliche Familien-, System- und Genitalanamnese, eine korrekte klinische Untersuchung des Lokalbefundes und bei der über 35-jährigen Patientin mit relevantem, suspektem Befund in der Regel eine erste **Mammographie**. Zur Abklärung gehören zudem – ganz speziell bei der jüngeren Frau – die **Ultraschalluntersuchung** der Brust (Vermeidung einer Strahlenbelastung; sehr strahlendichtes »undurchsichtiges« Drüsenparenchym, das eine feine mammographische Abbildung erschwert, sonographisch besser darstellbar; erlaubt u. a. gleich auch die Unterscheidung Zyste oder solide Veränderung), die **Feinnadelbiopsie** und Zytologie jedes soliden Palpationsbefundes, die **Stanzbiopsie** zur Bestätigung eines Karzinomverdachts mittels Histologie und in Spezialfällen (Rezidivverdacht in der bestrahlten, brusterhaltend behandelten Mamma, Hochrisiko-Mamma, bei Vorliegen eines Implantates, bei Verdacht auf Multizentrizität eines Karzinoms) ein **MRT** der Brust.

In der Familienanamnese interessiert besonders das etwaige Auftreten von Mammakarzinomen (Risikobeurteilung) und Karzinomen anderer Organe. In der persönlichen Anamnese interessiert speziell die **Genitalanamnese**: Menarche, Zyklus, Geburten, Laktation, Hormonbehandlungen, Kontrazeptiva, letzte Menstruation (Menopause), frühere Brusterkrankungen und -behandlungen und eine detaillierte Beschreibung der Brustproblematik.

■ ■ **Brustuntersuchung**

Die klinische Untersuchung der Patientin erfolgt bei völlig entblößtem Oberkörper im Stehen oder Sitzen und anschließend im Liegen (■ Abb. 7.26).

Bei aufrechtem Oberkörper Hier beginnt die Untersuchung mit einer sorgfältigen **Inspektion** bei frei hängenden Armen. Dabei wird auf Symmetrie in Form, Größe, Farbe, Oberflächenbeschaffenheit von Brust, Warzenhof und Mamille geachtet. Beim langsamen Erheben der Arme muss diese **Symmetrie** bei der sich bewegenden Brust erhalten bleiben. Bei

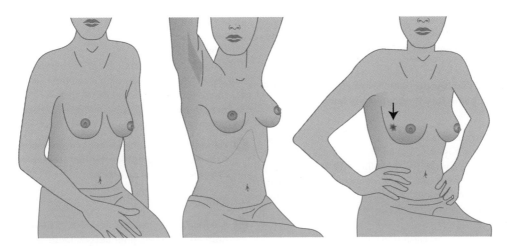

Abb. 7.26 Inspektion der Mamma bei sitzender Patientin

7

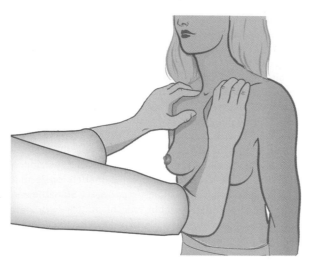

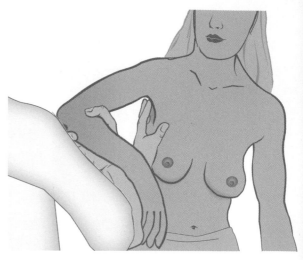

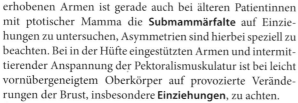

◨ **Abb. 7.27** Möglichkeit der Palpation von Mamma und Axilla bei der sitzenden Patientin mit völlig entspannter Brustmuskulatur. Palpation der supraklavikulären Lymphknotenstationen

◨ **Abb. 7.28** Untersuchung der Axilla bei der sitzenden Patientin

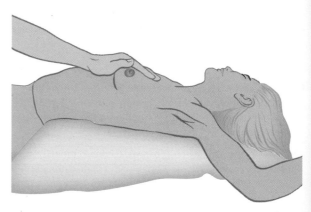

◨ **Abb. 7.29** Untersuchung von Mamma und Axilla im Liegen: Lagerung der Patientin, nach Wilson JL (1975) Breast. In: Dunphy JE, Vay LW (Hrsg) Surgical diagnosis and treatment. Lange Medical Publications, Los Altos CA

erhobenen Armen ist gerade auch bei älteren Patientinnen mit ptotischer Mamma die **Submammärfalte** auf Einziehungen zu untersuchen, Asymmetrien sind hierbei speziell zu beachten. Bei in der Hüfte eingestützten Armen und intermittierender Anspannung der Pektoralismuskulatur ist bei leicht vornübergeneigtem Oberkörper auf provozierte Veränderungen der Brust, insbesondere **Einziehungen**, zu achten.

Die **Palpation** bei der noch stehenden oder sitzenden Patientin kann unter Umständen deshalb noch von Vorteil sein, weil bei z. B. auf der Schulter des Untersuchers locker aufliegendem, nach vorn gerade ausgestrecktem Arm die entsprechende Pektoralismuskulatur und die Brusthaut vollkommen entspannt sind (◨ Abb. 7.27).

Dabei lassen sich Feinheiten in der Mamma und am Eingang in die **Axilla** besonders gut palpieren. In der Supraklavikulargrube wird nach **Lymphknoten** gesucht. Schließlich ergreift der Untersucher mit der gleichseitigen Hand (linke Hand ergreift den linken Unterarm, ◨ Abb. 7.28) den Unterarm der Patientin beim Ellbogen und tastet mit der freien Hand unter leichter Abduktion und Bewegung des Oberarmes bei völlig entspannter Muskulatur die Axilla ab.

❗ **Cave**
Der axilläre Lymphknotenbefall wird zu je etwa 30% falsch-positiv und falsch-negativ beurteilt.

Im Liegen Die zu untersuchende Seite wird bei flach liegender Patientin mit einem Kissen leicht angehoben, damit die Brust der Thoraxwand gleichmäßig oben aufliegt (◨ Abb. 7.29). Bei angehobenem Arm tastet man zunächst leicht und oberflächlich die Brust systematisch ab und versucht dann, die Grenze des Drüsenkörpers und den Axillarfortsatz zu erfassen.

❯ **Verschieblichkeit von Haut und Drüse sowie Resistenzen sind zu beachten.**

Vorsichtiger Druck in Richtung auf die Mamille führt vielleicht zu **Sekretaustritt**. Man wird sogleich feststellen können, dass die Untersuchung in verschiedenen Körperstellungen dem Untersucher jeweils ein ganz anderes Bild bietet und dass diskrete Befunde gelegentlich nur in einer der beiden Positionen zu erfassen sind. Oberflächliche Befunde lassen sich ferner unter Benutzung eines **Gleitmittels** (z. B. Öl) wesentlich leichter erfassen. Die Untersuchung der Axilla wird ebenfalls im Liegen in analoger Art und Weise wiederholt.

❯ **Auf das evtl. Bestehen eines Lymphödems des Armes (durch Lymphknotenmetastasen erschwerter Lymphabfluss) ist zu achten.**

▪▪ **Klinisches Bild**

❯ **Am häufigsten manifestiert sich das Mammakarzinom als tastbarer, eher derber, kaum verschiebbarer Knoten, der von der Frau selbst entdeckt worden ist.**

Solange der Befund lokal nicht weit fortgeschritten ist, kann rein klinisch die Karzinomdiagnose nicht eindeutig gestellt werden. Fortgeschrittene Tumoren zeigen Hauteinziehung, Plateau-Phänomen, Fixation an der Haut oder an der Unterlage, Peau d'orange als Ausdruck eines lokalen Hautödems infolge Lymphabflussstörung oder Exulzeration. Mamillenveränderungen und pathologische Sekretion als erste Zeichen der Erkrankung sind sehr selten. Immer wieder wird das Mammakarzinom auch erst aufgrund auftretender Fern- oder Axillametastasen entdeckt, wobei in seltenen Fällen der Primärtumor zunächst unerkannt bleibt.

▪▪ Röntgenuntersuchungen

Die **Mammographie** ist eine Weichteiluntersuchung der Brust in 2 Ebenen. Sie ist indiziert bei der jährlichen Überwachung der kontralateralen Brust bei behandeltem Mammakarzinom (Risiko des kontralateralen metachronen Karzinoms 0,7% pro Jahr) und bei sonst erhöhtem Mammakarzinomrisiko, bei Abklärung unklarer Palpationsbefunde der Brust oder Axilla sowie bei suspekten Hautveränderungen. Sie hat ein Auflösungsvermögen erreicht, das feinste zentrale, suspekte Mikrokalzifikationen zu erfassen erlaubt. Bei der sehr dichten, jugendlichen Brust sind die Abbildungsverhältnisse weniger günstig. Ohne speziell definiertes hohes Karzinomrisiko sollte vor dem 35. Lebensjahr von der Mammographie hier zugunsten der **Ultraschalluntersuchung** abgesehen werden.

Lässt die Mammographie eine karzinomverdächtige **nichtpalpable Läsion** erkennen (suspekter gruppierter Mikrokalk), so führt die weitere Abklärung über eine **stereotaktische Biopsie** (bildgesteuert). Zur Vorbereitung einer chirurgischen Exzisionsbiopsien wird eine **Lokalisationsmammographie** durchgeführt. Dabei wird ein feiner Metalldraht mit Widerhaken an der Spitze bildgesteuert an den nichtpalpablen Herd herangeführt. Dieser Draht dient dem Operateur während der Gewebsentnahme als Leitgebilde.

Mit der **Präparatradiographie** vergewissert man sich intraoperativ, dass die entnommene Gewebeprobe die radiologisch verdächtige (nicht tastbare) Struktur tatsächlich enthält, bevor das Gewebe histologisch untersucht wird. Auf diese Weise wird eine falsch-negative Histologie vermieden. Die zusätzlich zur Präparatemammographie durchgeführte Schnellschnitt-Untersuchung der Resektionsränder senkt die sekundäre Reexzisionsrate (Weber et al. 2008).

Die **Galaktographie** kommt bei spontaner Sekretion aus der Mamille außerhalb Gravidität und Laktation zur Anwendung. Mit dieser Untersuchung wird versucht, Duktektasien, Gangabbrüche oder Kaliberschwankungen darzustellen und damit die ursächliche Pathologie der Sekretion zu lokalisieren. Diese Untersuchung ist aber wenig empfindlich und häufig nicht zufriedenstellend ausführbar.

> **Fallbeispiel**
>
> Eine Patientin, 68-jährig zur Zeit der Diagnose. Die Familienanamnese und die persönliche Anamnese sind bland. Menarche im 15. Lebensjahr, Menopause mit 49 Jahren, 2 gesunde Kinder. Kein Medikament, speziell keine Hormone. Keine Operation.
>
> Die Patientin stellte in einer Selbstuntersuchung der rechten Brust einen Knoten fest, der abgeklärt wurde. Es handelt sich um einen palpablen Tumor von 1–2 cm Größe im unteren äußeren Quadranten rechts, der zur Haut und zur Unterlage gut verschieblich war. Die Feinnadelpunktion ergab einen Verdacht auf ein invasives Karzinom. In der Mammographie erkannte man eine typische sternförmige Verdichtung (◘ Abb. 7.30). Die klinische Untersuchung ergab eine normale kontralaterale Mamma und unauffällige Lymphknotenstationen. Die Tumorektomie ergab ein invasiv-duktales Karzinom Stadium pT1 im Gesunden reseziert, Durchmesser 12 mm. Die SLK-Biopsie ergab in der histologischen Schnellschnitt-Untersuchung einen tumorfreien axillären Lymphknoten, weshalb auf die Axilladissektion verzichtet worden ist. Es handelte sich somit um ein pT1c pN0(SLN) cM0 G2 R0 (Östrogenrezeptoren 254 fmol/ml und Progesteronrezeptoren 178 fmol/mg).
>
> Zur Vervollständigung der Behandlung des organerhaltenden Procederes erfolgte über 6 Wochen die Brustbestrahlung. Eine Tamoxifentherapie (20 mg) bei positiven Steroidhormonrezeptoren wurde eingeleitet und für 5 Jahre weitergeführt. 8 Jahre postoperativ ist die Patientin rezidivfrei mit unauffälligen Mammographien.

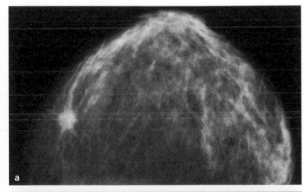

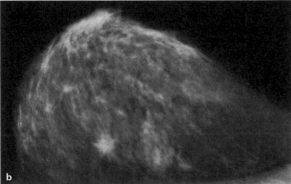

◘ **Abb. 7.30** Präoperative Mammographien der rechten Brust. **a** Kraniokaudaler Strahlengang, **b** mediolateraler Strahlengang: Karzinom im unteren äußeren Quadranten rechts

▪▪ Ultraschalldiagnostik

> ❯ Die nebenwirkungsfreie und beliebig wiederholbare Ultraschalluntersuchung ist ganz besonders dazu geeignet, zwischen soliden Knoten und flüssigkeitsgefüllten Zysten zu unterscheiden.

Besonders bei jungen Frauen mit dichtem Drüsenparenchym, wo die Mammographie gelegentlich wenig aussagekräftig ist, wo auch eine radiologische Untersuchung außer bei erheblichem Mammakarzinomrisiko nicht indiziert ist, bietet die ultrasonographische Untersuchung Zusatzinformationen. Sie ist ferner äußerst wertvoll während der Schwangerschaft und Laktation, bei peripheren Läsionen, zur Unterscheidung zwischen einer soliden oder zystischen Veränderung (Fibroadenom versus Zyste), zum Erfassen eines Abszesses und bei Status nach Augmentationsmammoplastik.

> ❯ Die Ultraschalluntersuchung ist nicht geeignet zur Früherfassung eines Mammakarzinoms, zum Abbilden von Mikrokalzifikationen und zur Beurteilung einer frisch entnommenen Gewebeprobe, wo die Präparatmammographie den präoperativ dargestellten mammographischen Befund zu bestätigen hat.

Hingegen lassen sich Lokalisationsdrähte auch ultraschallgesteuert in ultrasonographisch sichtbare Befunde einbringen.

▪▪ Feinnadelbiopsie

> ❯ Jeder auffällige Palpationsbefund sollte zytologisch untersucht werden. Eine nicht zu einem suspekten Befund passende Zytologie (negatives Ergebnis) muss als falsch-negativ interpretiert werden und die Abklärung weitergeführt werden.

Diese sollte mittels Stanzbiopsie oder allenfalls chirurgisch erfolgen. Vor jeder chirurgischen Maßnahme sind beide Mammae radiologisch abzubilden, um möglichst Art und Ausdehnung eines suspekten Befundes erfassen zu können. Moderne stereotaktische Mammographiegeräte ermöglichen äußerst präzise gezielte Stanz-, Feinnadel- und Exzisionsbiopsien sowie präoperative Drahtlokalisationen bei nichtpalpablen Befunden.

▪▪ Chirurgische Biopsie

Die chirurgische Biopsie ist bei stark karzinomverdächtigen Befunden oder nicht eindeutiger Vorabklärung (Palpation, Bild, Zytologie) indiziert. Bei starkem Karzinomverdacht soll sie in Allgemeinnarkose erfolgen. Chirurgische Biopsien in Lokalanästhesie sollten nur bei kleinen, oberflächlichen, peripheren Tastbefunden durchgeführt werden.

> ❯ Die Biopsie sollte in Form einer primären Exzisionsbiopsie mit einem einzigen Gewebeblock übersichtlich und fadenmarkiert erfolgen.

Dieses Gewebe muss hinsichtlich seiner Lageverhältnisse innerhalb der Mamma so **markiert** sein (mit Clips oder mit Fäden), dass etwa bei mit Karzinomzellen befallenem Schnittrand

(Schnellschnitt) eine gezielte, in demselben Eingriff durchgeführte **Nachresektion** möglich ist. Ob die definitive Behandlung bei erst intraoperativ möglichem Karzinomnachweis in demselben Eingriff erfolgen soll, d. h. ob ein einzeitiges gegenüber einem zweizeitigen Verfahren durchzuführen ist (Diskussion der Therapieoptionen und des einzuschlagenden Verfahrens mit der Patientin erst nach diesem ersten Eingriff und dem Eintreffen der Histologie), ist abhängig vom Wunsch der Patientin nach entsprechend eingehender präoperativer Diskussion mit dem Operateur.

> ❯ Sowohl ein- als auch zweizeitige Verfahren sind in dieser für die Patientin sehr belastenden Ungewissheit möglich.

Während ein 1-zeitiges Vorgehen im Falle einer brusterhaltenden Behandlung (Ergänzung der Tumorektomie durch eine Axilladissektion) gut möglich ist, sollte dies im Falle einer notwendig werdenden Mastektomie nicht forciert werden. Dieser Eingriff sollte einer Patientin möglichst erst nach definitiv feststehender Histologie und Ausdehnung des Tumors (was heute mehrheitlich ohne chirurgische Biopsie möglich ist) erklärt und empfohlen werden.

Praxisbox

Vorgehen bei der chirurgischen Biopsie

Die chirurgische Biopsie wird nach Möglichkeit durch konzentrisch auf den Warzenhof gelegte bogenförmige Inzision, die den **Langer-Spaltlinien** der Haut folgt, durchgeführt. Die so entstehenden Narben sind weniger auffällig als radiäre Inzisionen. Das entnommene Material ist so zu handhaben, dass nicht nur eine räumliche Orientierung für den Pathologen möglich ist, sondern auch weitere Charakteristika des Tumors bestimmt werden können (Hormonrezeptoren, Ploidie, S-Phase-Fraktion, HER2/neu, Epidermal growth factor, Kathepsin-D etc.). Zu diesem Zweck ist das Gewebe **eisgekühlt** zu transportieren oder muss den Pathologen innerhalb von Minuten (mit Rohrpost) erreichen.

▪▪ Präoperative Abklärung

Bei feststehender Diagnose eines operablen Mammakarzinoms müssen folgende Untersuchungen präoperativ vorliegen: **beidseitige Mammographie** in 2 Ebenen, **Thoraxröntgenbild**, routinemäßige **Blutchemie**, Hämoglobin, Leukozyten.

Weiterführende Untersuchungen sind vor Feststehen des histopathologisch definierten Tumorstadiums wenig sinnvoll (TNM-Klassifikation, ◘ Tab. 7.7). Es hat sich gezeigt, dass z. B. die Knochenszintigraphie beim operablen Mammakarzinom in nur 1–2% positiv ausfällt. Abdominaler Ultraschall, evtl. CT des Schädels können alle bei berechtigtem Verdacht, bei fortgeschritteneren Stadien, gezielt noch postoperativ – bei nodalem Befall – durchgeführt werden. Natürlich sollen diese Untersuchungen präoperativ dann durchgeführt werden, wenn berechtigter klinischer Bedarf auf eine stattgefundene Metastasierung besteht, die zu einer anderen Behandlung des Primärtumors führen würde.

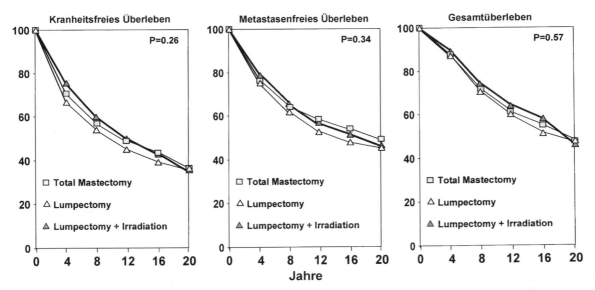

Abb. 7.31 Langzeitresultate der NSAPB-O6-Studie, einer randomisierten kontrollierten Studie, die die Brusterhaltung mit oder ohne postoperativer Radiotherapie mit der Mastektomie verglichen hat. Sie zeigt ein identisches Langzeitüberleben bei Patientinnen mit Brusterhaltung verglichen mit der radikaleren Mastektomie. (Fisher et. al. 2002)

■■ **Allgemeine Therapie des operablen Mammakarzinoms**

❯ **Die chirurgische Behandlung ist die Therapie der Wahl bei Mammakarzinomen sicher bis zum TNM-Stadium II.**

Es ist zu unterscheiden zwischen alleiniger **Mastektomie** oder kombiniert mit sofortiger oder später durchzuführender **Rekonstruktion** (ohne oder mit Implantaten) einerseits und **brusterhaltenden** Verfahren, dann aber in Kombination mit **obligatorischer Bestrahlung** der erhaltenen Brustdrüse. In beiden Fällen kommt eine **SLK-Biopsie**, ggf. gefolgt von einer **Axilladissektion** (bei tumorbefallenem Sentinel-Lymphknoten), zur Durchführung.

❯ **Indikation und Durchführung der Systembehandlung sind unabhängig vom lokalen Behandlungsverfahren.**

Standards in der adjuvanten Systemtherapie werden laufend reevaluiert und in einer jährlich in St. Gallen (Schweiz) stattfindenden Konsensuskonferenz von einem internationalen Expertengremium neu vorgeschlagen.

Bei sehr alten Patientinnen mit frühen Tumorstadien und hohem Operationsrisiko kann eine eingeschränktere brusterhaltende Behandlung in seltenen Ausnahmefällen eingeschlagen werden (z. B. alleinige Tumorektomie weit im Gesunden).

❯ **Zwischen der Mastektomie und der brusterhaltenden Behandlung besteht bei Stadiengleichheit kein Unterschied im (krankheitsfreien) Überleben.**

Mindestens 5 große randomisierte Studien haben diese Ebenbürtigkeit eindeutig nachgewiesen. Die brusterhalten-den Verfahren weisen im Vergleich zur Mastektomie eine **erhöhte Lokalrezidivrate** auf. Im eigenen Krankengut betrug diese Rate allerdings nur 4% während eines mittleren Beobachtungszeitraumes von 71 Monaten (Mechera et al. 2009). Risikofaktoren für die Entstehung eines Lokalrezidives waren der R1-Resektionsstatus und das gleichzeitige Vorliegen eines lobulären Carcinoma in situ zusammen mit dem invasiven Karzinom. Bei korrekter Durchführung der klinischen und radiologischen Nachsorge und bei chirurgischer Behandlung eines entdeckten ipsilateralen Brustrezidivs hat das Rezidiv **keine Einwirkung auf das Gesamtüberleben** (■ Abb. 7.31).

■■ **Mastektomie**

┌─ **Praxisbox** ────────────────────────
Modifiziert radikale Mastektomie
Sie ist hier das am weitesten verbreitete Operationsverfahren (■ Abb. 7.32). Die Mastektomie besteht aus der Entfernung der ganzen Brustdrüse mit der sie bedeckenden Haut und Brustwarze inkl. der darunter liegenden Faszie des M. pectoralis major unter deutlicher Hautlappenbildung nach kranial und kaudal. Die Mm. pectoralis major und in der Regel auch minor werden beide erhalten. Die resultierende Hautnarbe hat einen beinahe horizontalen Verlauf von lateral-kranial nach medial-kaudal. Die Axilla wird ggf. durch dieselbe Inzision ausgeräumt. Diese Schnittführung bietet gute Voraussetzungen für eine etwaige Rekonstruktion. Die Sofortrekonstruktion wird heute vermehrt praktiziert.

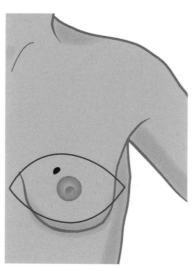

Abb. 7.32 Schnittführung bei der modifiziert radikalen Mastektomie (Entfernung der gesamten Drüse, Bildung großer Hautlappen, Belassen von M. pectoralis major, meist auch minor, Axilladissektion in der Regel der Lymphknotenstationen I und II)

Praxisbox

Radikale Mastektomie nach Halsted

Sie unterscheidet sich von der beschriebenen Methode durch eine weitere Umschneidung der Brust, durch ausgedehnte Mobilisation und weitgehende Entfettung der belassenen Hautlappen, durch eine Entfernung der Mm. pectoralis major und minor sowie ausgedehnte Ausräumung der Axilla unter Einbezug der Lymphknotengruppe III (**Abb. 7.21**). Ein primärer Wundverschluss ist nicht immer möglich.

Die Langzeitergebnisse dieser stark verstümmelnden Operation sind nicht besser als die der modifiziert radikalen Mastektomie, wie dies in mehreren internationalen Studien der 1960er-Jahre gezeigt werden konnte. Diese über viele Jahrzehnte fast ausschließlich angewandte Standardoperation ist heute nicht mehr gerechtfertigt und wird nur noch bei lokal ausgedehntem Befund angewendet. Sie stellt aber eine klassische, die Tumortherapie prägende, typische **En-bloc-Operation** dar.

>> **Prinzip der onkologischen Chirurgie bei soliden Tumoren: Das Karzinom wird mit den umliegenden gesunden Strukturen und den drainierenden Lymphknoten in einem Gewebsblock (en bloc) entfernt.**

Praxisbox

Supraradikale Mastektomie (erweiterte Mastektomie)

Dabei wurden zusätzlich zur modifiziert radikalen Mastektomie noch die parasternalen, mediastinalen Lymphknoten ausgeräumt.

Dieses Verfahren lieferte keine besseren Langzeitresultate als die modifiziert radikale Mastektomie und wurde deshalb wieder aufgegeben.

Praxisbox

Einfache Mastektomie

Sie besitzt eine Zwischenstellung zwischen der modifiziert radikalen Mastektomie (Mastektomie ohne M. pectoralis major, mit Axillaausräumung) und einer brusterhaltenden Methode einnimmt, jedoch unter Verlust der ganzen Brust und ohne Auskunft über den axillären Lymphknotenstatus und ohne Prävention des Axillarezidivs. Die Indikation zur einfachen Mastektomie beim Mammakarzinom ist kaum mehr gegeben, Mit den heutigen Anästhesieverfahren kann eine axilläre Revision bei einer operablen Patientin immer vorgenommen werden.

Praxisbox

Hautsparende Mastektomie

Die sog. Skin-sparing-Mastektomie schont den gesamten Hautmantel der Brust. Durch periareoläre Inzision werden der Nippel-Areola-Komplex und das gesamte Brustdrüsengewebe reseziert. Der Volumendefekt wird in der Regel in gleicher operativer Sitzung durch myokutane Lappenplastik wiederhergestellt.

Diese neuere, schonendere Operationsmethode ergibt ausgezeichnete kosmetische Resultate, darf aber nur angewendet werden, wenn die Haut nicht tumorinfiltriert ist.

Fallbeispiel

Die Patientin ist zur Zeit der Tumordiagnose 68 Jahre alt. Die Familienanamnese ist unergiebig. Persönliche Anamnese: Menstruation mit 13, Menopause mit 49 Jahren. Appendektomie mit 20 Jahren. Keine Medikamente, keine Hormone. Frühere Mammapathologie nicht bekannt.

Seit 2 Jahren verfolgt die Patientin jetzt selbst ein Knötchen in der rechten Mamma, das an Größe zugenommen hat und jetzt auch schmerzt. Die klinische Untersuchung ergibt einen harten Tumor von 25×30 mm der rechten Brust, druckdolent, teils exulzeriert, mit multiplen Satellitenknötchen. Die Lymphabflussgebiete und die kontralaterale Brust sind unauffällig. Thoraxröntgen, Ultraschall des Abdomens (Lebermetastasen) und Skelettszintigraphie sind unauffällig. Es handelt sich um ein cT4b cN0 cM0 (Stadium III B).

Eine Induktions-Chemotherapie mit Endoxan, Doxorubicin und 5-FU wird eingeleitet. Dabei stellt man eine Tumorprogredienz mit zunehmenden Schmerzen in der rechten Brust fest. Nach 3 Zyklen erfolgt die Mastekto-

▼

mie und Axillarevision rechts. Der große Gewebedefekt wird plastisch-chirurgisch mit einem Ankerlappen (Kombination eines TRAM- und VRAM-Flaps, ◘ Abb. 7.33) gedeckt. Die histopathologische Diagnose lautet auf ein wenig differenziertes invasiv-duktales Mammakarzinom mit einem Stadium pT4 pN2 pM1 (18 von 18 untersuchten Lymphknoten positiv mit Übergreifen des Wachstums auf das perinodale Fettgewebe; Fettgewebsmetastasen am Latissimusrand; Metastasen und Lymphangiosis carcinomatosa in der Latissimus-Skelettmuskulatur!). Die Durchflusszytometrie ergibt eine aneuploide DNS-Stammlinie (DNS-Index 1.6) und einen mäßig hohen Anteil von Zellen in der S-Phase (4,3%). Östrogen- und Progesteronrezeptoren: positiv, keine Überexpression von HER2/neu.

Als Nachbehandlung erfolgt wegen des loko regional ausgedehnten Tumorbefalls eine Strahlentherapie der Brustwand und der supraklavikulären und axillären Lymphabflussgebiete. 20 mg Tamoxifen werden verordnet. Die Patientin ist heute, 6 Jahre postoperativ, rezidivfrei.

Dieser Fall zeigt einen völlig überraschenden Verlauf und die Grenzen der plastischen Deckung mit einem myokutanen Lappen.

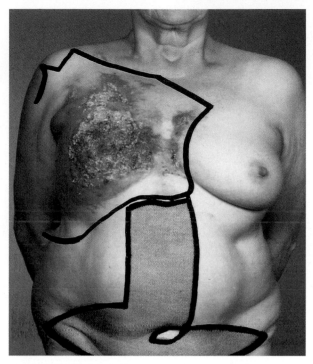

◘ **Abb. 7.33** Aufnahme vor Mastektomie und Axillarevision rechts. Der große Gewebsdefekt wird plastisch-chirurgisch mit einem Ankerlappen (Kombination aus TRAM- und VRAM-Flaps) gedeckt

Komplikationen nach Mastektomie Die postoperativen Komplikationen nach Mastektomie sind der seltene Wundinfekt, die häufig verlängerte Wundsekretion nach Axilladissektion, was eine Redon-Drainage über mehrere Tage erfordert und nicht immer eine später ambulant mehrfach zu punktierende Serombildung verhindern kann. Ausgedehnte Axilladissektion der Lymphknotenstationen I–III erhöht die Wahrscheinlichkeit eines Lymphödems des Armes. Lokaler Infekt und zusätzliche Axillabestrahlung erhöhen diese Gefahr noch.

■ ■ **Brusterhaltende Behandlung**

Indikation

❯ Bei Mammakarzinomen bis zu einem Durchmesser von ca. 3–4 cm (entscheidend sind das Verhältnis zwischen Brustgröße und Tumorgröße und nicht der absolute Tumordurchmesser, aber auch die topographische Lage des Tumors), die die umliegenden Strukturen nicht einbeziehen, kann eine lokale Tumorexzision mit kontrollierten, gesunden Schnitträndern bei nachfolgender Radiotherapie der Brust allein und in der Regel ohne Axillabestrahlung, das lokale Tumorgeschehen unter Erhaltung der Brust ebenso gut beherrschen wie eine Mastektomie.

Die brusterhaltende Behandlung ist insgesamt komplexer als die Mastektomie. Sie verlangt eine korrekte Indikation, eine optimale chirurgische Durchführung, eine postoperative Radiotherapie sowie eine Nachsorge. Bei optimaler Selektion geeigneter Stadien und Patientinnen und korrekt durchgeführter brusterhaltender Behandlung ist langfristig in einem sehr hohen Prozentsatz ein äußerst befriedigendes kosmetisches Resultat im Vergleich zur Mastektomie mit ebenbürtiger Langzeitprognose zu erzielen (◘ Abb. 7.34).

Kontraindikation Absolute Ausschlussgründe, die gegen die Durchführung einer brusterhaltenden Behandlung sprechen, sind die **Multizentrizität** eines Tumors mit diffuser Ausbreitung im Drüsenkörper, ein **exulzeriertes Mammakarzinom**, das **inflammatorische Karzinom**, vorangegangene **Radiotherapie** im Bereich der erkrankten Brust oder die Ablehnung sowie die Unmöglichkeit der Durchführung einer Radiotherapie und das Fehlen eines interdisziplinären Teams mit entsprechender Erfahrung.

Relative Kontraindikationen sind ein ungünstiges Größenverhältnis zwischen Tumordurchmesser und Brustvolumen (auch je nach Lage des Tumors innerhalb der Brust), eine zentrale Lokalisation hinter Brustwarze und Warzenhof, so dass diese Strukturen mit entfernt werden müssten, was auch für das Paget-Karzinom gilt, eine vorangegangene kontralaterale Mastektomie, makroskopisch oder histologisch befallene Schnittränder und ein ipsilaterales Brustrezidiv nach vorangegangener brusterhaltender Behandlung.

Keinerlei Kontraindikationen stellen hingegen das Alter der Patientin, das Vorliegen eines synchronen kontralateralen, ebenfalls brusterhaltend behandelbaren Karzinoms und verschiebliche, befallene axilläre Lymphknoten dar.

7

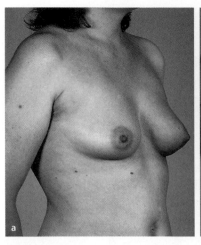
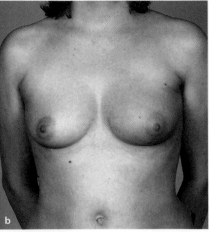
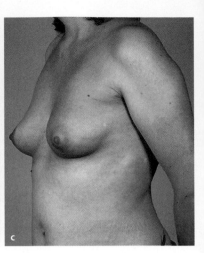

◨ Abb. 7.34 Brusterhaltung: Kosmetisch ausgezeichnetes Resultat nach brusterhaltender Therapie eines pT2 pN0 invasiv-duktalen Karzinoms zwischen dem oberen und unteren äußeren Quadranten links. Klinisches Resultat anlässlich der 2-Jahreskontrolle dieser 37-jährigen Patientin

---

Praxisbox

Vorgehen bei brusterhaltender Operation

Generell werden Tumoren bei der brusterhaltenden Behandlung auf dem direktesten Weg unter guter Sicht durch eine bogenförmige, konzentrisch auf den Warzenhof verlaufende Hautinzision reseziert. Die Exzision aus der Drüse erfolgt dann in einer radiären Richtung unter histologischer Schnellschnittkontrolle der Resektionsränder. Diese Schnittführung im Drüsenkörper erlaubt es, v. a. auch bei der jüngeren Patientin mit festerem Drüsenkörper, nach Mobilisation desselben den entstandenen Defekt besser zu verschließen. Die **Pektoralisfalte** sollte niemals mit einem Schnitt gekreuzt werden. Der Zugang zum Tumor und zur Axilla soll durch 2 separate Inzisionen erfolgen (◨ Abb. 7.35).

Ein ipsilaterales Brustrezidiv bedeutet in der Regel die Amputation der Brust.

❶ Cave
Eine alleinige Tumorexzision ohne Strahlentherapie beim Mammakarzinom ist nicht statthaft.

Kriterien, die künftig einen günstigen Verlauf nach alleiniger chirurgischer Behandlung ohne adjuvante Strahlentherapie erwarten lassen, werden in Studien abgeklärt. Bei allen nodalpositiven Patientinnen in der Prämenopause, bei nodal-negativen prämenopausalen Hochrisikopatientinnen (Differenzierungsgrad, Rezeptorstatus, HER2/neu-Expression, S-Phase-Fraktion, Ploidie, Kathepsin D und andere Faktoren) wird eine **systemische Chemotherapie** eingesetzt. Risikopatientinnen in der Prämenopause können auch von einer Ausschaltung der Ovarialfunktion profitieren (LH-RH-Analogon, laparoskopische Ovarektomie, Ovarienbestrahlung). Postmenopausale Patientinnen erhalten in der Regel in jedem Fall den **Östrogenantagonisten Tamoxifen** über 5 Jahre, bei hohem Risiko jedoch auch Chemotherapie. Die klassische Chemotherapie besteht aus 6 Zyklen CMF, einer Kombination von **Cyclophosphamid**, **Methotrexat** und **5-Fluorouracil**.

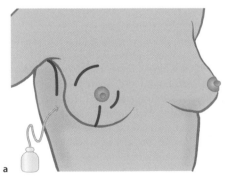
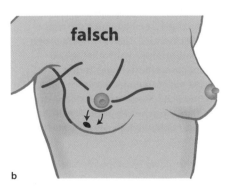

◨ Abb. 7.35 a Korrekte und **b** zu meidende Schnittführung bei der brusterhaltenden Behandlung. Radiäre Exzision des Tumors aus dem mobilisierten Drüsenkörper

▪▪ Therapie der Axilla

❯ **Der nodale Status stellt den wichtigsten prognostischen Faktor beim Mammakarzinom dar. Er ist richtungsweisend für adjuvante, lokale und systemische Maßnahmen.**

Konzept der Sentinel-Lymphknotenbiopsie (SKL-Biopsie) Aufgrund besserer Aufklärung der Bevölkerung und des vermehrten Gebrauches der Routinemammographie asymptomatischer Frauen nimmt der mittlere Tumordurchmesser immer mehr ab. Es werden nebst DCIS häufiger gut differenzierte Tumoren gefunden, die seltener zu einer axillären Metastasierung führen. Trotzdem muss bei jeder Patientin mit invasivem Karzinom der nodale Status bekannt sein, weil der axilläre Lymphknotenbefall der **stärkste prognostische Faktor** darstellt. Heute etabliert sich immer mehr die **selektive** Axillaausräumung nur in jenen Fällen, wo Hinweise auf axillären Lymphknotenbefall bestehen. Hier führt die intraoperative histologische Untersuchung des sog. **Sentinel-Lymphknotens** (Sentinel Lymph Node, Wächterlymphknotens) weiter.

❯ **Das Konzept des Sentinel Node bedeutet, dass dieser Lymphknoten der hauptdrainierende Lymphknoten einer Organeinheit darstellt. Lymphogen metastasierte Tumorzellen siedeln sich deshalb zuerst im Sentinel Node ab, bevor sie sekundäre und tertiäre Stationen befallen.**

Erweist sich also der axilläre SLK beim Mammakarzinom intraoperativ als tumorfrei, so ist anzunehmen, dass die übrigen axillären Lymphknoten ebenfalls gesund sind. Somit ist das axilläre Staging abgeschlossen (◻ Abb. 7.36). Auch das Vorliegen von Mikrometastasen im SLK ist keine Indikation mehr eine axilläre Lymphadenektomie anzuschließen (Langer et al. 2009a).

Diese Hypothese wurde in unzähligen kontrollierten Studien bewiesen und gilt übrigens auch für das kutane Melanom. Die SLK-Methode erlaubt es also, die **Axilla** (Level I und II) **selektiv**, nur bei Nachweis von Mammakarzinomzellen im Wächterlymphknoten **auszuräumen** (Köchli et al. 2005). Die Lokalisation und Entfernung des SLK gelingt mittels Färbemethoden und Isotopenmarkern, die peritumoral oder retroareolär in den Lymphgefäßplexus der Mamma präoperativ injiziert werden und intraoperativ mit einem Geigerzähler bzw. unter optischer Kontrolle der Blaufärbung aufgesucht und entfernt werden (Langer et al. 2009b). Die Anatomie des Lymphabflusses bei der Mamma erlaubt mit sehr hoher Zuverlässigkeit ein solches Verfahren (◻ Abb. 7.37).

❯ **Kann der Sentinel-Lymphknoten nicht gefunden werden oder verfügt der/die Chirurg(in) nicht über die entsprechende Erfahrung inklusive Validierung der Methode, so muss die Axilladissektion erfolgen.**

Axilladissektion Die Axilladissektion bedeutet die chirurgische Entfernung der axillären Lymphknoten im Level I und II unter Schonung der neurovaskulären Strukturen, ◻ Abb. 7.22.

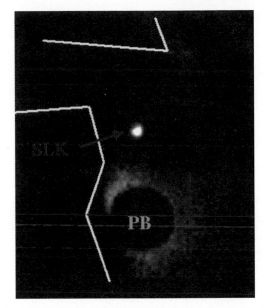

◻ **Abb. 7.36** Therapie der Axilla: Die präoperative Lymphoszintigraphie lässt einen einzelnen Sentinel-Lymphknoten (*SLK*) axillär erkennen. Die Radioaktivität über der peritumoralen Applikationsregion wurde mit einer Bleiplatte (*PB*) abgedeckt

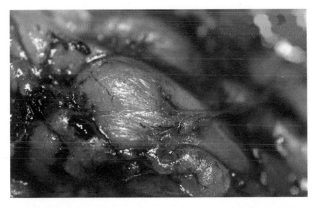

◻ **Abb. 7.37** Therapie der Axilla: Intraoperatives Erscheinungsbild eines Sentinel-Lymphknotens nach Injektion peritumoral mit Lymphazzurin

❯ **Hauptziel der Axillaausräumung ist die Prophylaxe eines axillären Tumorrezidives bei positiven axillären Lymphknoten.**

Über die Ausdehnung der Axillarevision gehen die Meinungen auseinander. Zur reinen Stadieneinteilung ist eine vollständige Dissektion der Stationen I und II nicht notwendig (hier greift die SLK-Biopsie), wohl aber zur wirksamen Rezidivprophylaxe bei tumorbefallener Axilla. Die Axillaausräumung bis zum Level II, v. a. aber bis zum Level III, zieht eine gewisse **langfristige Morbidität** nach sich (Langer et al. 2007). Diese besteht aus Sensibilitätsstörungen, v. a. im Innervationsgebiet der interkostobrachialen Nerven, einer gewissen eingeschränkten Schulterfunktion, einer möglichen Atrophie der lateralen Anteile des M. pectoralis durch Verletzung des N. pectoralis lateralis, einem Lymphödem des Armes und ganz selten gar motorischen Störungen. Die Kombination einer axillären Strahlentherapie mit einer ausgedehnten Lymphknotendissektion führt in einem sehr hohen Prozentsatz (30–50%) zu einem deutlichen bis schweren Lymphödem des Armes und ist deshalb zu vermeiden.

■■ Prognose

> **Die prognostischen Parameter sind der axilläre Lymphknotenstatus, die Tumorgröße, der histologische Grad und der Hormonrezeptorstatus.**

Weniger gewichtige prognostische Faktoren sind Menopausenstatus, Alter und Gefäßinvasion.

In klinischer Evaluation sind derzeit folgende prognoserelevanten Faktoren:
- Wachstumsfaktoren: Epidermal-growth-factor-Rezeptor (EGFR)- und HER2/neu-Onkogen,
- Faktoren, die die Fähigkeit der Invasivität eines Tumors beeinflussen: Kathepsin D, Kollagenaseaktivität,
- Faktoren, die die Wachstumsrate mitbestimmen: p53-Onkogen und S-Phase-Fraktion,
- Fähigkeit zur Zelladhäsion: CD44-Glykoprotein.

Erst die Zukunft wird weisen, welche Bedeutung als unabhängige Prognosefaktoren diese und andere Größen haben werden.

■■ Selbsthilfegruppen

Für die betroffenen Frauen bedeuten die Diagnose eines Mammakarzinoms und die darauf folgende Behandlung eine schwere Krisensituation, verbunden mit Angstzuständen, depressiver Verstimmung, verändertem Selbstwertgefühl, Beziehungsproblemen und sexuellen Schwierigkeiten. Eine völlig offene, klare und wiederholte Diskussion zwischen Arzt und Patientin – möglichst im Beisein des Lebenspartners – vermag diese schwierige Situation zu lindern. Bewährt haben sich ferner gut geführte Selbsthilfegruppen mit ausgewählten erfahrenen, betroffenen ehemaligen Patientinnen, die auf Wunsch der Patientin früh postoperativ mit ihr Kontakt aufnehmen und ihr auf dem Weg in die Zukunft, zunächst auch schon mit rein praktischen Hinweisen für das tägliche Leben, entscheidend helfen können (»reach to recovery«, »vivre comme avant«).

Mammakarzinom bei alten Patientinnen

Die absolute Minimalbehandlung eines abgegrenzten Tumors bei einer biologisch sehr alten Risikopatientin kann in einer Tumorektomie bestehen. Zwar sprechen diese Tumoren häufig auf Tamoxifen an, doch ist die Rezidivrate nach alleiniger Tamoxifentherapie so hoch, dass sekundäre chirurgische Eingriffe häufig sind, was letztlich die Lebensqualität erheblich mindert.

> **Die Verbindung einer chirurgischen Exzision mit Tamoxifen oder Aromatasehemmer ist empfehlenswert.**

Mammakarzinom und Schwangerschaft

Therapiebestimmend in dieser Situation ist der Zeitpunkt der Diagnosestellung während der Schwangerschaft.

> **Cave**
> **Die Behandlung ist dadurch limitiert, dass Strahlenbehandlung und Chemotherapie während der Schwangerschaft kontraindiziert sind.**

Wird die Diagnose im 1. Trimenon gestellt, so muss mit der Patientin und ihrem Ehemann entschieden werden, ob ein Schwangerschaftsabbruch erfolgen soll, worauf die Behandlung wie außerhalb einer Schwangerschaft geplant wird. Wird die Diagnose im letzten Trimenon gestellt, so steht ebenfalls die gesamte therapeutische Palette zur Verfügung, da Radio- und Chemotherapie nach der Geburt eingeplant werden können. Bei Auftreten des Karzinoms im mittleren Trimenon hängt die Behandlung vom Wunsch der Weiterführung der Schwangerschaft ab. Während der Schwangerschaft kommt lediglich die Amputation mit Axilladissektion in Frage. Wird ein Mammakarzinom postpartal während der Laktationsperiode entdeckt, so sollte mit Bromocriptin abgestillt werden, worauf eine stadienentsprechende Standardtherapie des Mammakarzinoms folgt.

Unklar bleibt die Frage, ob eine weitere Schwangerschaft nach behandeltem Mammakarzinom Einfluss auf dessen Verlauf hat. Entscheidend jedoch ist in diesem Falle, die Patientin exakt über die zu erwartende Prognose an sich zu informieren.

Lokal fortgeschrittenes Mammakarzinom, inflammatorisches Karzinom

In diesen Fällen ist eine neoadjuvante Chemotherapie zur lokalen Tumorreduktion und gleichzeitigen Behandlung zu erwartender Fernmetastasen angezeigt (◘ Abb. 7.38). Danach erfolgt die radikale oder modifiziert radikale Mastektomie, häufig kombiniert mit plastischer Deckung, worauf eine weitere systemische Behandlung oder eine lokale Bestrahlung erfolgt. Fallweise muss auch eine primäre chirurgische Therapie erwogen werden (Resektion, evtl. mit Brustwand, und plastische Deckung).

Mammakarzinom beim Mann

> **Ein Prozent aller Mammakarzinome entfällt auf Männer. Der Häufigkeitsgipfel liegt im 7. Jahrzehnt.**

Das Karzinom manifestiert sich in der Regel durch einen palpablen Knoten, axilläre Lymphknoten oder blutige Sekretion aus der Mamille. Eine Infiltration der Haut und der Muskulatur ist hier häufiger als bei der Frau, was sich schon aus den engen räumlichen Verhältnissen erklären lässt. Diese Mammakarzinome sind in der Regel duktale Karzinome. Sie sind häufiger Östrogenrezeptor-positiv als bei der Frau. Die Stan-

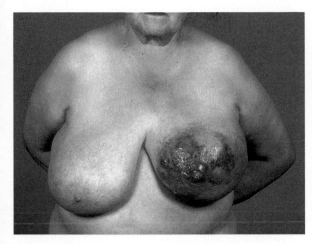

◻ Abb. 7.38 Besonderheiten: Inflammatorisches Mammakarzinom links bei einer 73-jährigen Patientin

dardtherapie des männlichen Mammakarzinoms besteht in der Amputation der Brust und Axilladissektion wie bei der Frau (◻ Abb. 7.39).

Prospektive Studien bezüglich der Systemtherapie fehlen aufgrund der Seltenheit dieser Erkrankung. In der Regel gelten hier aber dieselben Prinzipien wie bei der Frau. 50% der männlichen Mammakarzinompatienten sterben innerhalb von 5 Jahren nach Diagnosestellung.

Lokalrezidiv

Das Brustwandrezidiv nach Mastektomie hat eine ungünstigere Prognose als das Brustrezidiv in der erhaltenen Brust, wo mit einer 5-Jahres-Überlebensrate nach Erkennen des Lokalrezidivs von etwas über 60% gerechnet werden kann. In beiden Fällen besteht die Therapie nach Möglichkeit (lokale Ausdehnung, Status einer evtl. bestehenden Systemerkrankung) in der lokalen chirurgischen Resektion im Gesunden, d. h. beim Brustwandrezidiv häufig Brustwandresektion, beim Brustrezidiv aber Amputation. Eine zusätzliche Strahlenbehandlung ist im Falle des ipsilateralen Brustrezidivs wegen vorangegangener Strahlentherapie nicht möglich, wohl aber beim Brustwandrezidiv. In jedem Falle ist eine genaue, komplette Definition der systemischen Tumorausbreitung notwendig. Eine systemische Behandlung ist die Regel.

Metastasiertes Mammakarzinom

❯ **Die Fernmetastasen betreffen in erster Linie das Skelett, die Lunge, die Leber und das Gehirn.**

Operativ angegangen werden frakturgefährdete Metastasen im tragenden Skelett (Ausräumen der Metastase, Stabilisierung durch Osteosynthese und Knochenzement, bei gelenknahem Befall im Hüftbereich Totalendoprothese, Spezialprothese), Metastasen in der Wirbelsäule, die durch Kompression oder Einbruch neurologische Konsequenzen haben können (Dekompression und Stabilisierung, evtl. Bestrahlung), sowie

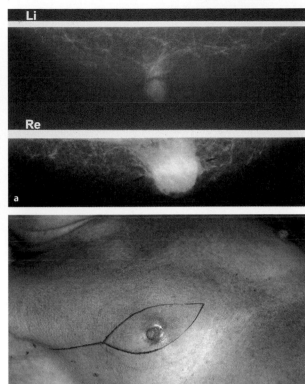

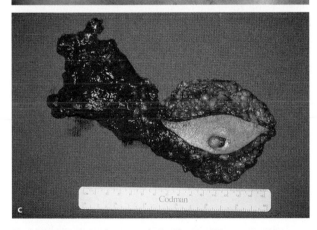

◻ Abb. 7.39 Mammakarzinom beim Mann. **a** Präoperative Mammographie. **b** Intraoperative Inzisionsplanung. **c** Operationspräparat: Hautspindel, Brustdrüse und anhaftendes axilläres Fettgewebe

solitäre Lungenmetastasen, die >1 Jahr nach Behandlung des Primärtumors auftreten.

Ausgewählte Patientinnen mit isolierten Leber- oder Lungemetastasen können von einer chirurgischen Metastasenresektion profitieren. Auch hier erfolgt eine zusätzliche Systembehandlung. Die anderen nicht frakturgefährdeten ossären Lokalisationen werden in der Regel radiotherapeutisch oder mittels Chemo- oder Hormontherapie angegangen, Hirnmetastasen werden bestrahlt.

7

Mammarekonstruktion

Noch immer muss heute bei ca. 20–25% der Patientinnen eine Form der **Mastektomie** chirurgisch vorgenommen werden, wie z. B. bei größeren Tumoren, ungünstigem Brustvolumen/ Tumorgrößen-Verhältnis, multizentrischem Befall in einer Brust, Vorliegen der Brustkrebsgene BRCA-1 und BRCA-2 oder in Fällen, in denen eine Strahlentherapie nicht durchführbar ist. Die Brust kann hierbei entweder mitsamt der darüber liegenden Haut (Mastektomie) oder als hautsparende Mastektomie (Skin Sparing Mastectomy oder Nipple Sparing Mastectomy) entfernt werden. Dabei werden der ganze Hautmantel, manchmal gar auch der Warzenhofkomplex erhalten. Diese Technik bedingt einen sofortigen Wiederaufbau der Brust, d. h. das Auffüllen des Hautmantels, um einer Retraktion der Haut vorzubeugen.

Es kommen folgende Möglichkeiten zum **Wiederaufbau der Brust** in Frage:
1. Silikonprothese
2. Hautexpander oder Expanderprothese
3. Eigengewebe
4. Kombination aus Silikonprothese und Eigengewebe

Die **silikongefüllten Prothesen** werden direkt unter die Haut, besser aber unter dem Brustmuskel eingebracht. Mögliche langfristige Komplikationen dieser Implantate wie z. B. Faltenbildung der Prothese selbst, Asymmetrie und v. a. Kapselbildung als Reaktion um die Prothese, können deren Austausch notwendig machen. Dies beobachtet man besonders dann, wenn zuvor die rekonstruierte Brust bestrahlt werden musste. Eine Wiedergeburt der komplikationsträchtigen alleinigen Prothesenrekonstruktionen ging mit der Popularisierung der hautsparenden Mastektomie einher.

Praxisbox

Hautexpander oder Expanderprothesen

Bei Status nach Mastektomie, bei welchem also die Haut über der Brustdrüse mit entfernt worden ist, und die Resthaut der Brustwand flach anliegt, muss im Hinblick auf eine Prothesenrekonstruktion zunächst ein »Hautbeutel« geschaffen, der Hautmantel also vorgedehnt werden. Dazu dienen 1- oder 2-kammerige Silikonprothesen, welche über ein Injektionsventil bis zum gewünschten Volumen mit Kochsalz gefüllt werden. Nach adäquater Dehnung müssen die Expander gegen eine möglichst volumen- und formentsprechende definitive Silikonprothese ausgetauscht werden.

Praxisbox

Wiederaufbau der Brust mittels Eigengewebe

Beim Wiederaufbau mittels Eigengewebe wird versucht, Form und Volumen ohne oder mit nur wenig Fremdmaterial zu erreichen. Haut-Muskel-Lappen können z. B. vom Rücken (Latissimus-dorsi-Hautmuskellappen) gewonnen werden. Dabei wird der Lappen gestielt an seinem thora-
▼

---

kodorsalen Gefäßpedikel in den Defekt geschwenkt. Häufig ist das so gewonnene Gewebevolumen ungenügend und die Einlage einer Silikonprothese ist zusätzlich notwendig. Damit bleiben die oben erwähnten Nachteile der Implantate bestehen. In der Bauchregion findet sich in aller Regel deutlich mehr Haut- und Fettgewebe, welches sich für eine Rekonstruktion eignet. Diese Art des Wiederaufbaus bietet viele Vorteile: Silikonprothesen können vermieden werden, das transferierte Gewebe ist weich und modellierbar. Es kann jedoch größere Schwankungen des Körpergewichts sichtbar mitmachen. Diese Art des Wiederaufbaus kann unter Mitnahme des Bauchmuskels (M. rectus abdominis) erfolgen (TRAM, transverse rectus-abdominis-muscle-Lappen) oder aber unter vollständiger Schonung der Bauchmuskulatur (DIEP, deep inferior-epigastric-perforator-Lappen). Mit dem DIEP lässt sich eine Schwächung (Bulging, Hernie) der Bauchwand verhindern. Die chirurgische Technik ist beim DIEP anspruchsvoller, die Operation dauert länger. TRAM und DIEP werden als freie oder mikrovaskuläre Lappen gehoben. Mittels mikroskopisch unterstützter Gefäßnaht zwischen Lappenstiel (z. B. A. und V. epigastrica inferior) und den Empfängergefäßen im Bereiche des Brustbeines (z. B. A. und V. mammaria interna) oder im Bereiche der Axilla können diese freien Lappen anatomisch optimal plaziert werden. Je nach körperlicher Konstitution können zur Eigengewebsrekonstruktion auch Haut und Fettgewebe im Bereich der Schenkelinnenseite (TMG: transverse myocutaneous-gracilis-Lappen) oder im Bereich des Gesäßes (SGAP, IGAP: superior oder inferior gluteal-artery-perforator-Lappen) entnommen werden.

Entgegen früherer Vorgehensweisen wird heute aus Furcht vor einem Lokalrezidiv keine langdauernde Verzögerung des Wiederaufbaues der Brust mehr beachtet. Es wird der technisch einfacher durchführbare, für die Patientin häufig mit psychologischem Gewinn verbundene, sofortige Wiederaufbau, wenn immer möglich angestrebt. Sollte nach diesen Eingriffen eine ausgeprägte Asymmetrie der Brüste vorliegen, kann in einem 2. Schritt die gesunde Gegenseite angeglichen werden (z. B. Vergrößerung, Verkleinerung) und können Formkorrekturen vorgenommen werden. Bei allen oben erwähnten Methoden wird der Brustwarzen- und Hofkomplex in der Regel sekundär nach einigen Monaten unter örtlicher Betäubung rekonstruiert. Frauen, welche auf eine Rekonstruktion aus verschiedenen Gründen verzichten möchten, tragen in der Regel eine **Exoprothese**. Diese besteht aus Silikongummi, hat eine ähnliche Konsistenz und ein vergleichbares Gewicht wie eine normale Brust und wird 6–8 Wochen nach erfolgter Wundheilung, ausgewählt. Bis dahin erhalten die frisch operierten Patientinnen schon bei Krankenhausentlassung eine ultraleichte Schaumstoffeinlage in den Büstenhalter, damit von Anfang an eine mehr oder weniger normale Kontur bestehen bleibt.

In Kürze

Mammakarzinom

Häufigster maligner Tumor der Frau, meist im oberen äußeren Quadranten (ca. 50%), duktal (90%) und lobulär, atypische Hyperplasie.

Risikofaktoren: Alter, familiäre Belastung, Nulliparität, vorausgegangenes Mammakarzinom.

Klassifikation: duktales Carcinoma in situ (DCIS, präinvasiv, durch mammographisches Screening); lobuläres Carcinoma in situ (LCIS, präinvasiv, selten, Zufallsbefund in Biopsien); Sonderformen: erysipeloides Karzinom, Paget-Karzinom, Sarkome, Lymphome.

Stadieneinteilung: TNM-Klassifikation.

Fernmetastasen: v. a. Skelett, Lunge, Leber, Hirn.

Diagnostik: Anamnese, klinische Untersuchung, Brustuntersuchung (auch von der Frau selbst durchführbar): bei aufrechtem Oberkörper Inspektion (Symmetrie, Submammärfalte, Einziehungen), Palpation (Axilla, Lymphknoten). Im Liegen: Verschieblichkeit von Haut und Drüse sowie Resistenzen, Lymphödem, Sekretaustritt. Mammographie, Ultraschall, Feinnadelbiopsie, chirurgische Biopsie: übersichtlich und fadenmarkiert, mögliche Nachresektion (ein- als auch zweizeitige Verfahren).

Therapie: Chirurgische Behandlung ist Therapie der Wahl bei Mammakarzinomen (sicher bis zum TNM-Stadium II): Mastektomie (radikal, en bloc, supraradikal, hautsparend) kombiniert mit sofortiger oder später durchzuführender Rekonstruktion (ohne oder mit Implantat). Brusterhaltende Verfahren mit obligatorischer Bestrahlung, Sentinel-Lymphknotenbiopsie, ggf. Axilladissektion, adjuvante systemische Chemotherapie: Tamoxifen, Cyclophosphamid, Methotrexat, 5-Fluorouracil. Hormontherapie mit Tamoxifen oder Aromatasehemmer. Trastuzumab (Herceptin) bei HER-2/neu positiven Tumoren und erhöhtem Rezidivrisiko.

Prognose: abhängig vom regionalen Lymphknotenbefall, Tumorgröße und Hormonrezeptorstatus (Östrogen- und Progesteronrezeptoren).

Haagensen CD (Hrsg) (1971) Diseases of the breast. Saunders, Philadelphia London Toronto

Harder F, Laffer U, Lüscher N, Torhorst J (1988) Indikation zur brusterhaltenden Behandlung des Mamma-Ca. Aktuel Chir 23:7–13

Harris JR, Henderson IC, Hellman S, Kinner BW (1987) Breast diseases. Lippincott, Philadelphia

Langer I, Güller U, Berclaz G, Köchli OR, Schaer G, Fehr MK, Hess T, Oertli D, Bronz L, Schnarwyler B, Wight E, Uehlinger U, Infanger E, Burger D, Zuber M (2007) Morbidity of sentinel lymph biopsy (SLN) alone versus SLN and completion axillary lymph node dissection after breast cancer surgery. A prospective Swiss multicenter study on 659 patients. Ann Surg 245: 452–61

Langer I, Güller U, Viehl CT, Moch H, wight E, Harder F, Oertli D, Zuber M (2009a) Axillary lymph node dissection for sentinel lymph node micrometastases may be safely omitted in early-stage breast cancer patients: long-term outcomes of a prospective study. Ann Surg Oncol 16: 366–74

Langer I, Güller U, Hsu-Schmitz SF, Ladewig A, Viehl CT, Moch H, Wight E, Harder F, Oertli D, Zuber M (2009b) Sentinel node biopsy is associated with improved survival compared to level I & II axillary lymph node dissection in node negative breast cancer patients. Eur J Surg Oncol 35: 805–13

Köchli OR, Langer I, Berclaz G et al. (2005) Sentinel-Lymphknotenbiopsie beim Mammakarzinom – Konsensus Statements der Schweizerischen Arbeitsgruppe Sentinel beim Mammakarzinom und der Arbeitsgemeinschaft Gynäkologische Onkologie. Schweiz. Aerztezeitung 86: Nr. 1, 48–56

Mechera R, Viehl CT, Oertli D (2009) Factors predicting in-breast tumor recurrence after breast conserving surgery. Breast Cancer Res Treat 116: 171 7

Sobin LH, Wittekind CH (2002) TNM classification of malignant tumors, 6th edn. Wiley, Hoboken NJ

Veronesi U, Cascinelli N, Mariani L et al. (2002) Twenty-year follow-up of a randomized study comparing breast-conserving surgery with radical mastectomy for early breast cancer. N Engl J Med 347(16): 1227–1232

Weber WP, Engelberger S, Viehl CT, Zanetti-Dällenbach R, Kuster S, Dirnhofer S, Wruk D, Oertli D, Marti WR (2008) Accuracy of frozen section analysis versus specimen radiography during breast conserving surgery for nonpalpable lesions. World J Surg 32: 2599–606

Wise L, Johnson H (1994) Breast cancer: controversies in management. Futura, Armonk New York

Weiterführende Literatur

ABC of breast diseases (1994, 1995). Br Med J Series, Bd 309, Bd 310

Fisher B, Anderson S, Bryant J et al. (2002) Twenty-year follow-up of a randomized trial comparing total mastectomy, lumpectomy, and lumpectomy plus irradiation for the treatment of invasive breast cancer. N Engl J Med 347(16): 1233–1241

Frischbier HJ, Lohbeck HU (Hrsg) (1977) Frühdiagnostik des Mammakarzinoms. Klinische, röntgenologische, thermographische und cytologische Untersuchungsmethoden und ihre Wertigkeit. Lehrbuch und Atlas. Thieme, Stuttgart

Gallager HS, Leis HP Jr, Syndermann RK, Urban JA (Hrsg) (1978) The breast. Mosby, Saint Louis/MO

Goldhirsch A, Wood WC, Gelber RD et al. (2003) Meeting highlights: updated international expert consensus on the primary therapy of early breast cancer. J Clin Oncol 21(17): 3357–3365

7.4   Speiseröhre

J. R. Siewert, H. J. Stein

Die Chirurgie des Ösophagus stand lange Zeit im Schatten der rasanten Entwicklung der Chirurgie des übrigen Verdauungstraktes, da sie sich erst sinnvoll entwickeln konnte, als durch die Einführung der Intubationsnarkose eine geplante und sichere Thoraxchirurgie möglich wurde. Konsequenterweise hat die Speiseröhrenchirurgie erst nach dem 2. Weltkrieg eine rasche Entwicklung genommen: Dies, obwohl sie noch über Jahrzehnte durch eine hohe Morbidität und Mortalität belastet war. Die Folge davon war, dass Erkrankungen der thorakalen Speiseröhre, insbesondere das Ösophaguskarzinom, in vielen Kliniken als chirurgisch nicht erfolgreich behandelbar betrachtet und die Patienten meist palliativ bestrahlt wurden. Erst in den letzten 3 Jahrzehnten ist die Ösophaguschirurgie zumindest in Zentren so standardisiert und sicher geworden, dass sie als sinnvolle Therapie auch für die Behandlung des Speiseröhrenkrebses allgemein akzeptiert ist. Wie in vielen Bereichen der onkologischen Chirurgie ist auch hier der operative Eingriff häufig eingebunden in multimodale Therapiekonzepte.

Interessant ist, dass es schon vor dieser modernen Phase der Ösophaguschirurgie nicht an Versuchen gefehlt hat, sich diesem Organ chirurgisch zu nähern. Die 1. Resektion eines Ösophaguskarzinoms überhaupt hat bereits 1877 (Czerny, Heidelberg) stattgefunden. Allerdings handelte es sich um ein zervikales Karzinom. Ähnliche Versuche waren zuvor bereits von Billroth (1871) unternommen worden. Knapp ein Jahrzehnt später versuchte Mikulicz (Breslau 1886) die Resektion eines thorakalen Ösophaguskarzinoms durch extrapleurales Vorgehen. Der Versuch scheiterte.

Einen ganz anderen Weg ging Denk (Wien 1913). Er erinnerte sich der Embryogenese der Speiseröhre, während derer sich die Speiseröhre aus 2 Anteilen (aus der Nabelschleife vom Abdomen her und aus der Schlundtasche vom Hals aus) bildet und entfernte das Organ auf diesem durch die Embryogenese vorgegebenen Weg erstmals von zervikal und abdominal her transmediastinal, »blind«, ohne Eröffnung der Thoraxhöhle. Dieses Vorgehen hat bis heute seine Bedeutung behalten und hat im modernen Verfahrensspektrum der Ösophaguschirurgie seinen festen Platz.

Als eigentlicher Vater der modernen Ösophaguschirurgie gilt Torek (New York), der bereits 1913 (!) die erste transthorakale Ösophagektomie – also noch in der Vor-Intubationsära – vornahm. Seine Patientin überlebte diesen Eingriff dank multipler Pleuraadhäsionen, die sie vor dem letalen »Lungenkollaps« bewahrten. Der Eingriff endete mit einer zervikalen Speichelfistel und einer Magenfistel. Eine Rekonstruktion fand nicht mehr statt, obwohl die Patientin noch 13 Jahre überlebte (☐ Abb. 7.40).

Das Karzinom ist und bleibt die große Herausforderung der Ösophaguschirurgie. Dennoch gehören auch gutartige Erkrankungen zu ihren Aufgaben. Hier ist an allererster Stelle die häufige und volkswirtschaftlich wichtige Refluxkrankheit zu nennen. Die moderne Antirefluxchirurgie begann 1956 mit Rudolf Nissen (damals New York, später Basel), als er die bis heute effek-
▼

tivste Operationsmethode, die Fundoplicatio, beschrieb. Die Herausforderung der Antirefluxchirurgie ist heute nicht mehr die Verfahrenswahl, sondern die Indikationsstellung in Anbetracht einer erfolgreichen konservativen Therapie. Im Gegensatz zur Ulkuskrankheit gewinnt aber die Antirefluxchirurgie durch überzeugende Langzeitergebnisse und dank der Entwicklung minimal-invasiver Operationstechniken wieder – nicht zuletzt unter wirtschaftlichen Gesichtspunkten – ständig an Boden.

7.4.1   Atresie

Zur Atresie der Speiseröhre, ▶ Kap. 10.

7.4.2   Divertikel

> **Definition**
>
> Unter einem Divertikel versteht man eine Ausbuchtung der gesamten Ösophaguswand (Traktionsdivertikel) oder ihrer Schleimhaut (Pulsionsdivertikel, sog. Schleimhauthernie oder Pseudodivertikel).

▪▪ Pathogenese

Pulsionsdivertikel entstehen als Folge eines erhöhten intraluminalen Druckes, sind praktisch ausschließlich proximal der sog. digestiven Sphinkteren (oberer und unterer Ösophagussphinkter) lokalisiert und werden deshalb auch juxtasphinktere Divertikel genannt. Sie bestehen typischerweise nur aus

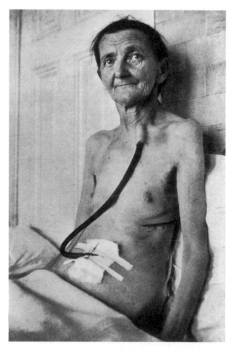

☐ **Abb. 7.40** Patientin von Torek, Zustand nach Ösophagektomie (1913)

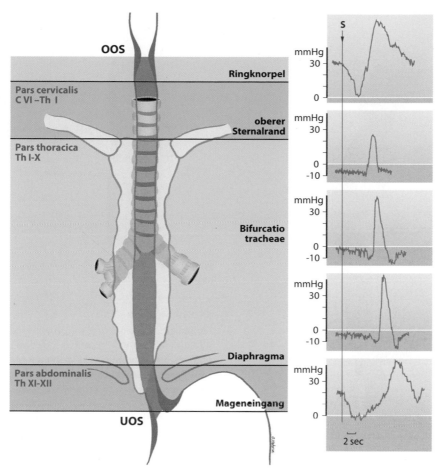

Abb. 7.41 Topographische Anatomie der Speiseröhre (links) und primäre propulsive Peristaltik der tubulären Speiseröhre mit zeitge- rechter schluckreflektorischer Erschlaffung des oberen (OOS) und unteren (UOS) Ösophagussphinkters (rechts)

Schleimhaut, die durch ein muskelschwaches Areal der Spei seröhrenwand prolabiert (sog. Schleimhauthernie).

Traktionsdivertikel entstehen durch Zug von außen oder auf dem Boden embryonaler Fehlentwicklungen.

Darüber hinaus gibt es auch **funktionelle Divertikel**. Es handelt sich hierbei um passager auftretende Ausbuchtung der Ösophaguswand, z. B. im Rahmen eines diffusen Spasmus.

■ ■ Lokalisation, Klassifikation

Unter topographischen (**⬛** Abb. 7.41) und pathogenetischen Gesichtspunkten sind **zervikale** (Hypopharynx) und **epi- phrenische Divertikel** (beides Pulsions- bzw. juxtasphinktere Divertikel) von den **parabronchialen Divertikeln** (in der Regel in Höhe der Trachealbifurkation lokalisiert) zu unter- scheiden. Zur typischen Lokalisation und Häufigkeitsvertei- lung dieser Divertikel, **⬛** Abb. 7.42.

Hypopharynxdivertikel (Zenker[5]-Divertikel) Hierbei handelt es sich um das typische Beispiel eines Pulsionsdivertikels. Es entwickelt sich praktisch immer an der pharyngealen Hinter-

wand im Bereich der dreieckigen Killian[6]-Muskellücke ober- halb des horizontalen Faserbündels des M. cricopharyngeus (**⬛** Abb. 7.43). Das sog. Laimer[7]-Dreieck ist aboral der Pars trans- versa des M. cricopharyngeus lokalisiert und praktisch niemals Durchtrittsstelle zervikaler Divertikel. Ursächlich verantwort- lich für den intraluminalen Überdruck im Hypopharynx, der zur Ausbildung des Divertikels führt, ist eine Funktionsstörung des oberen Ösophagussphinkters (unvollständige oder ausblei- bende schluckreflektorische Erschlaffung, Koordinationsstö- rungen zwischen Sphinkterschluss und Pharynxentleerung).

Epiphrenisches Divertikel Hierbei handelt es sich ebenfalls um ein **Pulsionsdivertikel**. Es entsteht im distalen Viertel der Speiseröhre (bis zu 10 cm oral der Kardia) und ist ebenfalls Folge eines erhöhten intraluminalen Drucks oral des unteren Ösophagussphinkters. Eine chronische oder intermittierende **Funktionsstörung des unteren Ösophagussphinkters** ist hier der wesentlichere pathogenetische Faktor. Da eine physio- logische Muskellücke fehlt, sind diese Divertikel relativ selten.

5 Friedrich A. von Zenker, Pathologe, Erlangen, Dresden, 1825–1898.

6 Gustav Killian, Laryngologe, Berlin, Freiburg, 1860–1921.
7 Eduard Laimer, zeitgen. Anatom, Österreich.

7

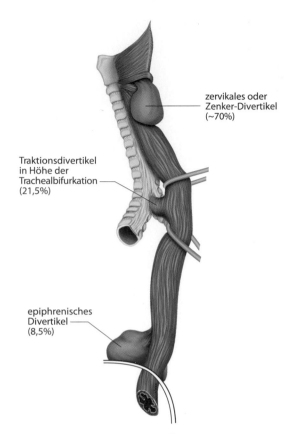

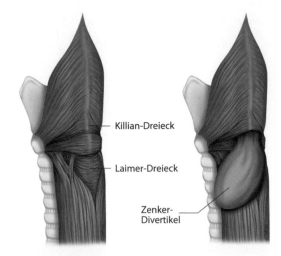

□ **Abb. 7.43** Anatomie und typische Lokalisation des Zenker-Divertikels

□ **Abb. 7.42** Typische Lokalisation der Ösophagusdivertikel und ihre Häufigkeitsverteilung

Parabronchiale Divertikel Sie sind als angeborene Fehlbildungen zu verstehen, die durch unvollkommene Trennung der Luft- und Speiseröhre bei persistierender fibröser Gewebebrücke zwischen beiden Organen durch sekundäre Zugwirkung entstehen (Traktionsdivertikel).

■■ Symptomatik

Dysphagie, Regurgitation unverdauter Nahrung, Globusgefühl und seltener eine rezidivierende Aspiration, sind die wesentlichen Symptome eines **zervikalen Ösophagusdivertikels. Parabronchiale Divertikel** sind meist asymptomatisch. Patienten mit **epiphrenischen Divertikeln** berichten über Regurgitation, Dysphagie und/oder retrosternale Schmerzen. Diese Symptome sind häufig Ausdruck der zugrunde liegenden Motilitätsstörung und nicht des Divertikels.

■■ Diagnostik

Zum Divertikelnachweis ist in aller Regel die **Röntgenuntersuchung** am besten geeignet (□ Abb. 7.44).

> ❯ Insbesondere beim Vorliegen von Pulsionsdivertikeln sollte eine Abklärung der Pathogenese erfolgen, um eine kausale Therapie zu ermöglichen.

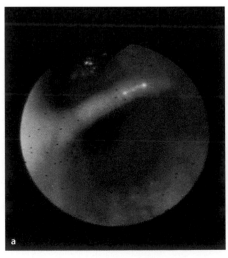
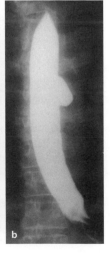

□ **Abb. 7.44** Darstellung de Ösophagus durch **a** Endoskopie und **b** Röntgen

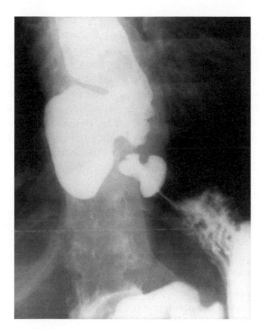

Abb. 7.45 Epiphrenisches Divertikel

chirurgische Indikation ebenfalls gegeben. Dagegen ist das parabronchiale Traktionsdivertikel nur in Ausnahmefällen therapiebedürftig.

Beim **zervikalen Divertikel** ist die entscheidende chirurgische Maßnahme die Therapie der zugrunde liegenden Funktionsstörung des oberen Ösophagussphinkters durch zervikale Myotomie. Ist das Divertikel klein, kann es belassen werden. Ist es groß, kann es nach oral hin fixiert (**Divertikulopexie**) oder abgetragen werden (**Divertikulektomie**; ■ Abb. 7.46). Die Ergebnisse sind überzeugend gut, Komplikationen sehr selten (Speichelfistel, Rekurrensparese, Rezidive <1%). Bei großen Divertikeln und Patienten mit hohem operativen Risiko kann alternativ auch eine transorale endoluminale Spaltung der Schwelle zwischen Ösophagus und Divertikel erwogen werden.

Der Erfolg der Operation des **epiphrenischen Divertikels** hängt auch von der gleichzeitigen Mitbehandlung der Funktionsstörung des unteren Ösophagussphinkters ab. In der Regel wird diese durch eine extramuköse Myotomie behandelt. Die Abtragung epiphrenischer Divertikel und distale Myotomie des Ösophagus erfolgt heute in der Regel minimalinvasiv auf thorakoskopischem oder laparoskopischem Wege.

Beim zervikalen Divertikel ist der kausale Zusammenhang mit einer Funktionsstörung des oberen Ösophagussphinkters so überzeugend, dass diese im Einzelfall nicht mehr nachgewiesen werden muss. Bei den epiphrenischen Divertikeln (■ Abb. 7.45) dagegen ist die Manometrie des Ösophagus zur Identifizierung der Funktionsstörung obligat.

■■ **Therapie**

❯ Das zervikale Divertikel stellt in der Regel unabhängig vom Beschwerdebild eine chirurgische Indikation dar.

Beim epiphrenischen Divertikel ist die Indikation relativ. Bestehen jedoch auf das Divertikel oder die zugrunde liegende Motilitätsstörung zurückzuführende Beschwerden, ist die

In Kürze

Divertikel
Pathogenese: Pulsionsdivertikel (zervikal oder epiphrenisch, Öffnungsstörung des proximalen oder distal gelegenen Sphinkters), Traktionsdivertikel (durch Zug von außen oder auf dem Boden embryonaler Fehlentwicklungen).
Symptomatik: Dysphagie, Regurgitation, Globusgefühl, evtl. rezidivierende Aspiration.
Diagnostik: Röntgenuntersuchung.
Therapie: Pulsionsdivertikel: Myotomie des Sphinkters mit oder ohne Abtragung des Divertikels oder endoskopische Schwellenspaltung. Traktionsdivertikel nur in Ausnahmefällen therapiebedürftig.

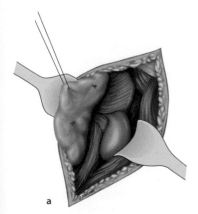
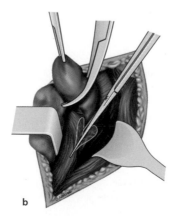
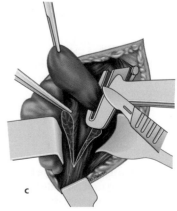

a   b   c

Abb. 7.46 Therapie des Hypopharynxdivertikels durch zervikale Myotomie und Divertikelabtragung

7.4.3 Verletzungen

Verätzung durch Säuren und Laugen

> **Definition**
>
> Die ingestive Verätzung ist eine reversible oder irreversible Veränderung des Kolloidzustandes von Gewebe des Gastrointestinaltraktes, hervorgerufen durch Verschlucken von Säuren oder Laugen.

Säureeinwirkung auf lebendes Gewebe bewirkt eine **Koagulationsnekrose**, d. h. eine Schorfbildung, die zunächst einen gewissen Schutz gegen eine weitere Penetration der chemischen Substanz darstellt. **Laugenverätzungen** führen zur **Kolliquationsnekrose**, d. h. zu einer Verflüssigung des Gewebes, die eine weitere Penetration der chemischen Substanz in die Organwand begünstigt.

> ❶ **Cave**
> Daher haben Laugenverätzungen grundsätzlich als gefährlicher zu gelten.

■■ **Klassifikation**

Im Hinblick auf die Verätzungstiefe hat sich folgende Klassifikation durchgesetzt:

> **Klassifikation der Ösophagusverätzungen**
> — Verätzung I. Grades: Entspricht einer oberflächlichen Schädigung der Mukosa mit isolierten kleinen Schleimhautdefekten und toxischem bzw. entzündlichem Schleimhautödem
> — Verätzung II. Grades: Die Mukosa ist zerstört, Submukosa und Muskularis sind zumindest partiell geschädigt. Endoskopisch finden sich Ulzerationen und Blutungen, eine Ausheilung kann nur noch über Narbengewebe erfolgen
> — Verätzung III. Grades: Vollständige Nekrose aller Organwandschichten. Diese Veränderungen können nicht mehr ad integrum ausheilen, eine mehr oder minder ausgedehnte Strikturbildung ist die Folge. Die Nekrosen können zu einer Wandperforation mit Ausbildung einer Mediastinitis führen.

■■ **Diagnostik**

Anamnestische Angaben sind oft nicht zuverlässig und sollten durch eine Fremdanamnese ergänzt werden. Am sichersten ist die **toxikologische Analyse** des Asservats.

Die Diagnostik beginnt am sichersten mit einer **Röntgendarstellung** der Speiseröhre mittels wasserlöslichem Kontrastmittel, wie z. B. Bronchografin, das im Falle einer Aspiration unschädlich ist.

> ❱❱ Die Röntgenaufnahme kann hinsichtlich der Ausdehnung und Tiefe der Verätzung keine zuverlässige Aussage machen, deckt aber mögliche bereits eingetretene Perforationen auf.

Da für alle weiteren therapeutischen Maßnahmen die Verätzungstiefe entscheidend ist, sollte die **Endoskopie** so früh wie möglich durchgeführt werden. Die Abgrenzung oberflächlicher Verätzungsfolgen wie Schleimhautreizung, Ödem etc. ist einfach. Sehr viel schwieriger gestaltet sich die Unterteilung schwerer Verätzungsformen. Dazu bedarf es großer endoskopischer Erfahrung. Bei gleicher Morphologie, d. h. Schleimhautnekrose, Blutung und Ulzeration, ist eine Differenzierung in zweit- und drittgradige Verätzung nur bedingt möglich. Bestenfalls lassen sich schwere und schwerste Verätzungsformen endoskopisch unterscheiden.

■■ **Therapie**

Die Akuttherapie besteht primär in einer **Schocktherapie mit Volumenersatz**, ggf. frühzeitiger Intubation und Beatmung sowie im Ausgleich von metabolischer Azidose und nachweisbaren Gerinnungsstörungen. Nach Röntgen und Endoskopie kann eine nasogastrale Sonde eingelegt werden.

> ❶ **Cave**
> Eine Magenspülung oder das Verabreichen von Emetika ist kontraindiziert.

Für die therapeutischen Überlegungen ist die Kenntnis der Abheilung einer Verätzung in verschiedenen Stadien wichtig.

> **Abheilung einer Verätzung**
> — **Akutes Initialstadium** (Nekrosephase, bis zum 4. Tag): Die Gewebenekrosen werden nach bakterieller und hämorrhagischer Infiltration der darunter liegenden Gewebe durch Leukozyten demarkiert. Plasmazellen und Fibroblasten formieren sich am Grund der sich in Abstoßung befindlichen Nekrosen.
> — **Folgestadium** (Granulationsphase, bis 4. Woche): Bei der weiteren Abstoßung nekrotischen Materials kann es zu meist geringgradigen Blutungen kommen. Vom Rand her erfolgen Gefäßeinsprossung, Fibroblastenimmigration und Ausbildung eines Granulationsgewebes. Nach dem 10.–12. Tag werden kollagene Fasern eingebaut. Es findet eine fibröse Umwandlung statt. Die Organwand zeigt in der Granulationsphase die geringste Festigkeit (Cave: Bougierung).
> — **Spätstadium** (Vernarbungsphase, bis 4. Monat): Nach der 4. Woche beginnt die Neubildung einer dünnen, schuppigen Epithelschicht. Das neu gebildete kollagene Faser- und Narbengewebe retrahiert und führt häufig zu Lumeneinengungen bis hin zur Obliteration. 80% aller Strikturen manifestieren sich innerhalb der ersten 8 Wochen.

Leichte Verätzungen heilen innerhalb von 8–14 Tagen aus. Eine spezifische Therapie ist nicht erforderlich.

Die endoskopisch gesicherte **schwere Verätzung** bedarf einer spezifischen Therapie:

— Die Wirksamkeit der **Kortisontherapie** ist aufgrund zahlreicher experimenteller Untersuchungen und klinischer Erfahrungsberichte unumstritten. Dabei muss die Dosierung initial hoch sein und die Behandlung genügend lange durchgeführt werden (6–12 Wochen). Die Applikation eines Antibiotikums verkürzt die Nekrosephase und beschleunigt die reparativen Vorgänge. Sie ist ferner bei Prophylaxe und Therapie einer Durchwanderungsmediastinitis von Bedeutung.

- Der Beginn der **Frühbougierung** liegt zwischen dem 6. und 12. Tag. Die Bougierung sollte konsequent in 2–4-tägigem Abstand und lange genug durchgeführt werden. Dabei hat sich die Bougierung über eine Führungssonde am besten bewährt.

- Hochgradige Strikturen machen eine **Dauerbougierung** notwendig. Diese kann von dem Patienten selbst erlernt werden. Kommt der Patient auf Dauer mit der Selbstbougierung nicht zurecht, muss die chirurgische Indikation zum **Speiseröhrenersatz** überprüft werden. Da es sich um eine gutartige Grundkrankheit handelt, steht die Koloninterposition unter Erhalt des Magens im Vordergrund. Wird der Entschluss zur Speiseröhrenersatzoperation gefasst, sollte auch die Ösophagektomie erfolgen, da die Verätzungsstriktur langfristig als Präkanzerose gilt.

- Die schwerste Verätzungsform mit kompletter Wandnekrose bedarf einer primären operativen Behandlung, d. h. der **Ösophagektomie**, die am besten transmediastinal ausgeführt wird. Die Rekonstruktion der Speiseröhre erfolgt sekundär nach Überwindung der akuten Initialphase.

Ruptur und Ösophagusperforation

Nach Art der Wandläsion sind Rupturen von Perforationen des Ösophagus zu unterscheiden.

Definition

Unter einer **Ösophagusruptur** versteht man eine meist traumatisch bedingte, großflächige Wandberstung der Speiseröhre am Ort des geringsten Widerstandes.

Bei der **Ösophagusperforation** handelt es sich um eine primäre, meist traumatisch bedingte, umschriebene Durchbohrung oder Durchspießung aller Wandschichten infolge lokaler Gewalteinwirkung.

▪▪ Ätiologie und Klassifikation

Unter ätiologischen Gesichtspunkten ist folgende Einteilung sinnvoll:

Ätiologische Klassifikation der Ösophagusverletzungen

- Sog. Spontanruptur des Ösophagus, besser postemetogene Ruptur des Ösophagus (Boerhaave[8]-Syndrom)
- Traumatische Ösophagusruptur, z. B. Barotrauma
- Traumatische Ösophagusperforation (instrumentell, durch Fremdkörper, durch externe Gewalt)
- Sonderformen, sog. sekundäre Perforationen durch Druckläsionen, Ulkusperforation, Tumorperforation

---

Bei der sog. Spontanruptur (**Boerhaave-Syndrom**) handelt sich nicht um eine echte spontane Ruptur, da diesem Ereignis zeitlich und ursächlich praktisch immer ein heftiges Erbrechen vorausgeht. Charakteristisch ist, dass eine bis dahin scheinbar völlig gesunde Speiseröhre rupturiert. Morphologisch findet man dementsprechend völlig reaktionslose schlitzartige Wanddefekte unterschiedlicher Länge, die keine Zeichen abgelaufener pathologischer Veränderungen erkennen lassen.

> ❯ **Ort der sog. Spontanruptur ist in 95–98% der Fälle der subdiaphragmale Ösophagus, und zwar links dorsolateral. Das männliche Geschlecht ist bevorzugt.**

▪▪ Symptomatik

Die klinische Symptomatik des Boerhaave-Syndroms ist durch die Entwicklung einer **Mediastinitis** gekennzeichnet. Die Symptome beginnen in der Regel akut und dramatisch mit **vernichtendem Spontanschmerz** unmittelbar nach dem Erbrechen. Rasch treten Allgemeinsymptome mit Dyspnoe, Zyanose und späterem Kreislaufzusammenbruch hinzu. Obligat ist die Entwicklung eines **Pneumothorax** oder einer **Ergussbildung**.

> ❯ **Besonders typisches Zeichen des Boerhaave-Syndroms ist ein Mediastinalemphysem (◘ Abb. 7.47).**

▪▪ Diagnostik

Die Diagnose ist beim Vorliegen der klassischen Trias (explosionsartiges Erbrechen, plötzlicher retrosternaler Vernichtungsschmerz und Mediastinalemphysem) klinisch bereits mit großer Wahrscheinlichkeit zu stellen, muss jedoch röntgenologisch gesichert werden. Ein Mediastinalemphysem lässt sich bereits auf der Thoraxübersichtsaufnahme erkennen (◘ Abb. 7.47).

> ❯ **Als Frühsymptom gilt das sog. V-Zeichen, das einer Luftsichel im Winkel zwischen mediastinaler und diaphragmaler Pleura entspricht.**

Eine Mitbeteiligung der Pleura (Ruptur der Pleura mediastinalis) lässt sich am **Pleuraerguss**, selten an einem **Pneumothorax** erkennen.

▪▪ Therapie

> ❯ **Die Diagnose einer frischen Ösophagusruptur bedeutet die Operationsindikation.**

Die **Letalität** der unbehandelten Boerhaave-Ruptur beträgt annähernd 100% und kann durch ein rein konservatives Vorgehen nur unwesentlich gesenkt werden. Die chirurgische Therapie beinhaltet den **Primärverschluss der Rupturstelle** mit nachfolgender Deckung, z. B. durch einen gestielten Zwerchfelllappen, besser durch eine Fundoplastik. Bei ausgedehnter Ruptur oder verspäteter Diagnose muss u. U. die **Ösophagektomie** erwogen werden.

---
8 Herrmann Boerhaave, Arzt, Leiden, 1668–1738.

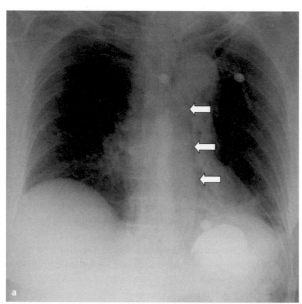

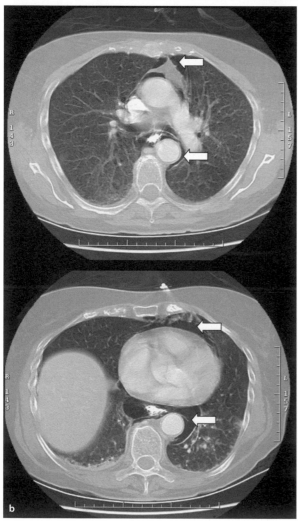

■ Abb. 7.47 Mediastinalemphysem

■ ■ Prognose

Überlebt der Patient die Operation ist seine Prognose gut. Erfolgt die Operation innerhalb der ersten 24 h, beträgt die Letalität unter 5%.

Ösophagusperforation

■ ■ Epidemiologie, Pathogenese

Perforationen der Speiseröhre sind etwa 5-mal so häufig wie Rupturen. 80% der Ösophagusperforationen entstehen durch Instrumenteneinwirkung, 8% durch Fremdkörper, 5% durch Stich- und Schussverletzungen und weitere 5% im Rahmen schwerer Thoraxtraumen (bis hin zur Ruptur).

> **Instrumentelle Ösophagusperforationen erfolgen am häufigsten bei Dilatationen und Bougierungen pathologischer Speiseröhrenverengungen, d. h. iatrogen im Rahmen therapeutischer Maßnahmen.**

Grundsätzlich kann die Perforation in allen Speiseröhrenabschnitten erfolgen, doch ist der zervikale Teil (51%) deutlich bevorzugt. Im thorakalen Abschnitt ist die rein endoskopische Perforation eher selten. Auf den terminalen Ösophagus entfallen etwa 30% der Perforationen.

■ ■ Symptomatik und Diagnostik

Die Folgen aller Ösophagusperforationen sind prinzipiell gleichartig: Infektiöses Material dringt ins Mediastinum, gelegentlich in die Pleurahöhle ein, wo es unbehandelt zu einer **eitrig-phlegmonösen Mediastinitis** bzw. zum **Pleuraempyem** führen kann. Eine Temperaturerhöhung mit Leukozytose muss als Spätsymptom gelten. Häufig entwickelt sich ein Mediastinalemphysem bzw. ein Hautemphysem.

> **Bei nur geringstem Verdacht auf eine Ösophagusperforation hat umgehend eine Röntgendarstellung der Speiseröhre mit wasserlöslichem Kontrastmittel (z. B. Gastrografin) zu erfolgen.**

Mit dieser Maßnahme soll v. a. die Lokalisation und das Ausmaß der Perforation dargestellt werden. Wichtig ist, ob die Perforation auch die Pleura mediastinalis betroffen hat und damit infizierter Speichel auch in die Pleurahöhle eingetreten ist.

■ ■ Therapie

Während früher die operative Versorgung instrumenteller Ösophagusperforationen in der frühen Phase (innerhalb von 12–24 h) unumstritten war, macht sich z. Zt. ein Trend zur konservativen Therapie bemerkbar. Vor allem **instrumentelle Perforationen** können bei frühzeitiger Diagnose mit antibiotischer Abschirmung, Nulldiät und parenteraler Ernährung primär konservativ behandelt werden. Dieses Vorgehen ist v. a. bei den zervikalen abgedeckten und den gedeckten Perforationen der distalen Speiseröhre vertretbar.

Intrathorakale und **ausgedehnte Perforationen**, insbesondere wenn sie mit einer Verletzung der Pleura mediastinalis einhergehen, werden nach wie vor besser chirurgisch behandelt, wobei die Operation so rasch wie möglich, d. h. wenigstens innerhalb der ersten 24 h erfolgen soll. Ziele der chirurgischen Therapie sind die Naht der Perforation und deren Deckung durch einen Pleuralappen, im distalen Bereich durch eine **Fundoplastik** (◘ Abb. 7.50b). Mediastinum und Pleura werden mechanisch ausgiebig gereinigt und gut drainiert.

Liegt eine Tumorperforation vor, kann auch unter Notfallbedingungen die **subtotale Ösophagektomie** notwendig werden, weil der Verschluss einer Tumorperforation schwierig oder unmöglich sein kann.

In Kürze

Verletzungen der Speiseröhre

1. **Verätzungen:** Koagulations- (Säure) oder Kolliquationsnekrose (Lauge). Verätzungstiefe (Endoskopie!) entscheidend:
   - Schwere Verätzung: nach initial konservativer Behandlung konsequente Bougierungsbehandlung zur Vermeidung einer Striktur.
   - Schwerste Verätzungsform mit kompletter Wandnekrose: primär operative Behandlung, d. h. Ösophagektomie mit sekundärer Rekonstruktion der Speisepassage.
2. **Ösophagusperforation:** primäre, meist traumatisch oder instrumentell bedingte umschriebene Durchbohrung oder Durchspießung aller Wandschichten infolge lokaler Gewalteinwirkung. Abgrenzung zur postemetogenen sog. Spontanruptur des Ösophagus (Boerhaave-Syndrom) und der sekundären Perforation (z. B. Ulkusperforation, Tumorperforation).
   - **Diagnostik:** Röntgendarstellung (wasserlösliches Kontrastmittel).
   - **Therapie:** instrumentelle Perforationen bei frühzeitiger Diagnose primär konservativ mit antibiotischer Abschirmung, Nulldiät und parenteraler Ernährung. Fast immer operativ beim Boerhaave-Syndrom und den sekundären Perforationen.
   - **Prognose:** frühe Diagnose und Behandlung sind entscheidend.

7.4.4 Achalasie und andere primäre Motilitätsstörungen

Achalasie

Definition

Bei der Achalasie handelt es sich um eine neuromuskuläre Erkrankung der glatten Ösophagusmuskulatur, gekennzeichnet durch das Fehlen der Peristaltik in der tubulären Speiseröhre und eine fehlende oder inkomplette schluckreflektorische Erschlaffung des unteren Ösophagussphinkters.

Die Achalasie ist die häufigste chirurgisch relevante primäre Motilitätsstörung der Speiseröhre. Kardiospasmus und idiopathischer Megaösophagus sind Synonyma, die nicht mehr verwendet werden sollten.

■■ Pathogenese, Pathophysiologie und Klassifikation
Die Pathogenese der Achalasie ist unklar. Vermutlich liegt sie in der **Denervierung der Ösophagusmuskulatur**. Funktionell entscheidend ist der Ausfall intramuraler Ganglienzellen. Histologisch ist eine Verminderung der Ganglienzellen im tubulären Ösophagus und auch im Sphinktergebiet nachweisbar. Darüber hinaus wurden eine sog. Waller[9]-Degeneration der Vagusfasern und eine Reduktion von Ganglienzellen im motorischen Nucleus dorsalis des N. vagus (Nucleus ambiguus) beschrieben.

Das relativ späte Erkrankungsalter (20.–40. Lebensjahr) macht eine erworbene Erkrankung wahrscheinlich. Das Vorkommen einer symptomatischen Achalasie im Rahmen der Chagas-Krankheit in Südamerika lässt als Ursache auch ein neurotoxisches Virus oder Autoimmunprozesse möglich erscheinen.

Merkmale der Achalasie in der Ösophagusmanometrie

- Fehlende schluckreflektorische Relaxation des hypertonen oder normotonen unteren Ösophagussphinkters
- Komplette Aperistaltik der tubulären Speiseröhre
- Erhöhter Ruhedruck in der tubulären Speiseröhre im Vergleich zum Magen

---

Im natürlichen Verlauf führt die Öffnungsstörung des unteren Ösophagussphinkters zu einer zunehmenden Dilatation des tubulären Ösophagus. Dies erlaubt eine Klassifikation in 3 Schweregrade (◘ Abb. 7.48):
- Beim Stadium I besteht noch keine Dilatation der tubulären Speiseröhre,
- im Stadium II ist die Dilatation deutlich,
- im Stadium III extrem.

Eine Sonderform ist die sog. **hypermotile Achalasie** (»vigorous achalasia«). Diese ist durch hypertone, aber ausschließlich simultane Kontraktionen der tubulären Speiseröhre gekennzeichnet. Dabei handelt es sich wahrscheinlich um eine Übergangsform zwischen dem diffusen Ösophagusspasmus und der Achalasie bzw. eine Frühform der Achalasie.

> **Wichtig ist der Ausschluss einer sog. Pseudoachalasie. So kann z. B. ein Kardiakarzinom durch submuköse Infiltration des unteren Ösophagussphinkters eine Achalasie imitieren.**

Auch Pankreaskarzinome, kleinzellige Bronchialkarzinome und andere maligne Tumoren können durch noch nicht geklärte paraneoplastische Mechanismen das klinische, radiologische und manometrische Bild einer Achalasie imitieren.

---

9 Augustus v. Waller, Physiologe, Birmingham, 1816–1870.

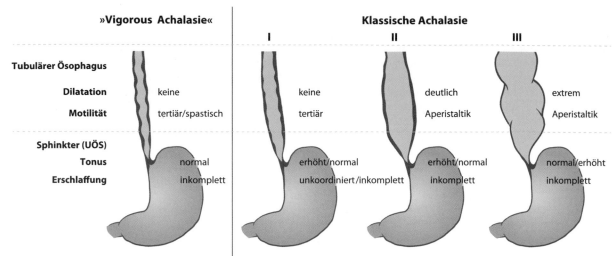

	»Vigorous Achalasie«	Klassische Achalasie		
		I	II	III
Tubulärer Ösophagus				
Dilatation	keine	keine	deutlich	extrem
Motilität	tertiär/spastisch	tertiär	Aperistaltik	Aperistaltik
Sphinkter (UÖS)				
Tonus	normal	erhöht/normal	erhöht/normal	normal/erhöht
Erschlaffung	inkomplett	unkoordiniert/inkomplett	inkomplett	inkomplett

◘ **Abb. 7.48** Klassifikation der Achalasie

▪▪ Symptomatik

Leitsymptom ist die **Dysphagie**. Bei starker Speiseröhrendilatation kommt es nachts zu einer passiven **Regurgitation** von Speichel und Nahrungsresten.

Das Ausmaß der Dysphagie ist wechselhaft und von psychischen Faktoren abhängig. In der Regel adaptiert sich der Patient an die Schluckbehinderung, so dass ein Gewichtsverlust nur langsam eintritt. Eine Kachexie ist ungewöhnlich.

▪▪ Diagnostik

Die rascheste Abklärung gelingt radiologisch durch einen **Röntgenkontrastschluck** (◘ Abb. 7.49). Charakteristisch sind:
- Speiseröhrendilatation mit Flüssigkeitsspiegel,
- fehlende Luftblase im Magenfundus,
- fehlende propulsive Peristaltik,
- Einengung des gastroösophagealen Überganges (sog. Stundenglasstenose)

> ❯ Die direkte Erfassung der Motilitätsstörung im Bereich der Speiseröhre und des unteren Ösophagussphinkters mittels Manometrie beweist die Achalasie.

Im tubulären Ösophagus findet sich neben der Dilatation nicht selten eine Retentionsösophagitis mit Speiseresten bzw. Hefe-, Soor- und Bakterienkolonien. Das enge Segment im Bereich des unteren Ösophagussphinkters lässt sich mit einem **Fiberendoskop** meist gut passieren.

▪▪ Therapie

Bei asymptomatischen Patienten und Patienten mit gut kompensierten Symptomen ist keine Behandlung notwendig.

> ❯ Bei symptomatischen Patienten ist bei einer Achalasie in Stadium I und II die primäre pneumatische Dilatation des unteren Ösophagussphinkters angezeigt.

Führen 2, höchstens 3 Dilatationen nicht zum gewünschten Erfolg, sollte die Indikation zur chirurgischen Myotomie gestellt werden.

> ❯ Bei einer Achalasie im Stadium III erbringt meist erst die Myotomie eine Besserung der Dysphagie.

Aufgrund der schlechten Langzeitergebnisse mit pneumatischer Dilatation bei jüngeren Patienten (<30 Jahre) ist bei diesen Patienten die **primäre chirurgische Myotomie** in jedem Stadium die Therapie der Wahl. Die medikamentöse Therapie mit Nitraten oder Kalziumantagonisten und die endoskopische Injektion von Botulinustoxin haben sich nicht bewährt.

> ❯ Ziel der chirurgischen Myotomie ist die Längsspaltung der terminalen Ösophagusmuskulatur auf einer Länge von 4–5 cm (◘ Abb. 7.50a).

Durch die Myotomie wird eine lang dauernde sichere Eröffnung des enggestellten Segments erreicht und die Speisepas-

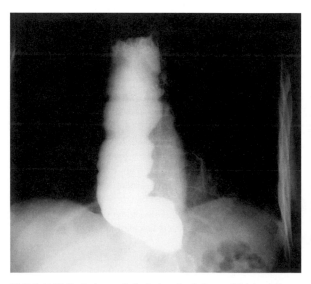

◘ **Abb. 7.49** Typisches radiologisches Erscheinungsbild der Achalasie

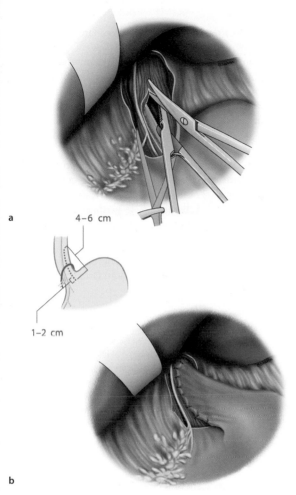

a

4–6 cm

1–2 cm

b

Abb. 7.50 a Myotomie des distalen Ösophagus bei Achalasie.
b Deckung der Myotomie durch Fundoplastik

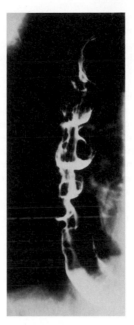

Abb. 7.51 Röntgenaufnahme eines Nussknackerösophagus

sage wiederhergestellt. Eine Verbesserung der Speiseröhren-
motilität dagegen ist durch die Myotomie nur in Frühstadien
erreichbar.

Die Myotomie führt zu einer Zerstörung des unteren Ösophagussphinkters und hat daher in 10–15% der Fälle einen
pathologischen gastroösophagealen Reflux zur Folge. Dieser
kann weitestgehend durch eine sog. Fundoplastik verhindert
werden (**Abb. 7.50b**).

Heute wird die **Myotomie und Fundoplastik** in der Regel
minimalinvasiv auf **laparoskopischem Wege** durchgeführt.
Dies führt zu einer deutlichen Reduktion der eingriffsbe-
dingten Hospitalisations- und Rekonvaleszenzdauer.

■■ **Ergebnisse**
Während bei bis zu 80% aller Patienten nach pneumatischer
Dilatation im weiteren Verlauf erneute Dilatationen zur Therapie einer Dysphagie notwendig werden, führt die Myotomie
bei ca. 90% aller Patienten zu einer dauerhaften Verbesserung
der Symptomatik. Komplikationen sind bei beiden Therapieverfahren selten.

Weitere primäre Motilitätsstörungen

Neben der klassischen Motilitätsstörung Achalasie sind noch
weitere primäre Funktionsstörungen der Speiseröhre beschrieben. Es handelt sich hierbei um den idiopathischen diffusen Ösophagusspasmus, den sog. **Nussknackerösophagus**
(**Abb. 7.51**) oder Ösophagus mit hypertensiver Peristaltik
und eine Gruppe von schwer klassifizierbaren Motilitätsstörungen.

Idiopathischer diffuser Ösophagusspasmus
Der idiopathische diffuse Ösophagusspasmus ist eine seltene Motili
tätsstörung, die durch repetitive simultane Kontraktionen intermittierend mit normaler Peristaltik gekennzeichnet ist.

Die eigentliche Erkrankungsursache ist unbekannt. Wie bei der
Achalasie bestehen Hinweise auf eine Denervierung der Ösophagusmuskulatur. Leitsymptom ist die Dysphagie, die intermittierend auftritt und durch Aufregung oder hastiges Essen verstärkt wird. Häufig
sind auch retrosternale Schmerzen.

Typisch für den diffusen Ösophagusspasmus in der Röntgenkontrastdarstellung ist der Korkenzieherösophagus mit Pseudo-
divertikelbildung und partieller Retention des Kontrastmittels in der
Speiseröhre. Manometrisch lassen sich spastische repetitive Kontraktionen im tubulären Ösophagus mit erhöhter oder normaler Amplitude nachweisen. Der Ruhedruck im unteren Ösophagussphinkter und
dessen schluckreflektorische Erschlaffung sind in der Regel normal.

Die Therapie des diffusen Ösophagusspasmus ist konservativ.
Schmerzanfälle können mit Buscopan i. v., Nitrolingual oder Adalat
sublingual kupiert werden. Nur in seltenen Ausnahmefällen kann
eine lange extrasphinktere Myotomie notwendig werden.

Nussknackerösophagus
Der sog. Nussknackerösophagus ist gekennzeichnet durch peristaltische Kontraktionen mit extrem hoher Amplitude (>180 mmHg) in
der Manometrie.

▼

7

Das Leitsymptom bei diesen Patienten ist der retrosternale Schmerz mit oder ohne Dysphagie. Therapeutisch kommen Muskelrelaxanzien, Nitrate, Kalziumantagonisten und Psychopharmaka zum Einsatz. Eine chirurgische Intervention ist praktisch niemals indiziert.

Schwer klassifizierbare Funktionsstörungen
Bei den schwer klassifizierbaren Funktionsstörungen handelt es sich um Motilitätsstörungen, die weder die Kriterien der Achalasie noch die des idiopathischen diffusen Ösophagusspasmus oder des Nussknackerösophagus erfüllen. Meist werden die Patienten mit retrosternalen Schmerzen oder nichtobstruktiver Dysphagie symptomatisch. Zur weiteren Abklärung dieser schwer klassifizierbaren Motilitätsstörung hat sich die Langzeitmanometrie bewährt. Sie erlaubt die Quantifizierung der Abnormalität und eine direkte Korrelation von Dysmotilität und spontan auftretenden Symptomen. Therapeutisch kommen je nach Befund Prokinetika oder Spasmolytika zum Einsatz. Eine chirurgische Therapie ist praktisch nie indiziert.

In Kürze

Primäre Motilitätsstörungen der Speiseröhre
1. **Achalasie:** neuromuskuläre Erkrankung der glatten Ösophagusmuskulatur (Fehlen der Peristaltik und der schluckreflektorischen Erschlaffung des unteren Ösophagussphinkters).
   – **Symptomatik:** Dysphagie, Regurgitation.
   – **Diagnostik:** Röntgen, Endoskopie, Manometrie.
   – **Therapie:**
      – Stadium I und II: pneumatische Dilatation, endoskopische Botulinustoxininjektion in den unteren Ösophagussphinkter.
      – Stadium III und bei Patienten <30 Jahre: chirurgische Myotomie des unteren Ösophagussphinkters, meist minimalinvasiv (laparoskopisch).
2. **Andere Funktionsstörungen** (idiopathischer diffuser Ösophagusspasmus, schwer klassifizierbare Funktionsstörungen): Therapie meist konservativ, chirurgische Intervention nur in absoluten Ausnahmefällen.

7.4.5   Refluxkrankheit

Definition

Die Refluxkrankheit ist Folge eines pathologischen gastroösophagealen Refluxes und äußert sich in Ösophagitis und/oder subjektiven ösophagealen Symptomen.

Sie tritt entweder primär als eigenständiges Krankheitsbild oder sekundär als Folge einer organischen Erkrankung oder iatrogenen Schädigung von Speiseröhre und/oder Magen auf. Die Refluxkrankheit ist laut epidemiologischen Untersuchungen die häufigste gutartige Erkrankung des oberen Gastrointestinaltraktes.

■ ■ Pathogenese
Primäre Refluxkrankheit   Zwei Pathomechanismen kommen bei der primären Refluxkrankheit zum Tragen:
- Eine **unzeitgemäße Erschlaffung des unteren Ösophagussphinkters**, d. h. der Sphinkter erschlafft zu einem Zeitpunkt außerhalb eines Schluckaktes und lässt dann einen gastroösophagealen Reflux zu. Diese sog. transient sphincter relaxations sind der häufigste Auslöser der physiologischen Refluxepisoden, die bei jedem Menschen v. a. postprandial auftreten.
- Der **intraabdominelle Druck überwindet den myogenen Sphinkterdruck**, d. h. er übersteigt den myogenen Sphinkterdruck und es kommt zum Reflux. Dieser Mechanismus wird umso wahrscheinlicher, je geringer der Druck im unteren Ösophagussphinkter ist. Dies ist die häufigste Ursache der primären Refluxkrankheit.

❯ In der Pathogenese der primären Refluxkrankheit spielt die Inkompetenz des unteren Ösophagussphinkters die wichtigste Rolle.

Stellenwert der Hiatushernie
Bei der überwiegenden Mehrzahl aller Patienten mit axialer Hiatushernie bestehen kein Reflux und keine Ösophagitis. Reflux und Refluxösophagitis können zudem auch ohne axiale Hiatushernie auftreten. Andererseits zeigt die klinische Erfahrung, dass ein klinisch manifestes Stadium einer Refluxkrankheit relativ selten ohne begleitende axiale Hiatushernie beobachtet wird. Insgesamt ist man somit der Meinung, dass der axialen Hiatushernie keine kausale Bedeutung bei der Entwicklung der primären Refluxkrankheit zukommt, dass sie aber bei gleichzeitig vorliegender Insuffizienz des unteren Ösophagussphinkters den Verlauf einer Refluxkrankheit ungünstig beeinflussen kann.

Sekundäre Refluxkrankheit

Definition

Unter sekundärem Reflux versteht man einen Reflux, der als Folge einer organischen Erkrankung von Kardia, Speiseröhre und/oder Magen bzw. nach Eingriffen an diesen Organen entsteht.

Als typisches Beispiel kann die **Sklerodermie** gelten. Die glatte Muskulatur des Ösophagus wird bei dieser Erkrankung bindegewebig umgebaut. Dieser Umbau betrifft auch den unteren Ösophagussphinkter, der damit seine Funktion verliert. Eine schwere Refluxkrankheit ist die Folge. Andere Möglichkeiten sind die Zerstörung des unteren Ösophagussphinkters durch operative Eingriffe (Myotomie, Kardiaresektion etc.) oder das Versagen der Sphinkterfunktion als Folge einer Magenentleerungsstörung bei Pylorus- oder Duodenalstenose.

Refluxösophagitis und Endobrachyösophagus (Barrett-Ösophagus)
■ ■ Definition, Histologie
Die Refluxösophagitis ist eine fakultative Folge des pathologischen Refluxes. Sie ist morphologisch definiert. Mikroskopisch besteht sie in einer entzündlichen Infiltration der Lamina propria mit Granulozyten, makroskopisch sind Epithel-

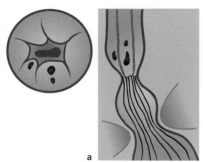 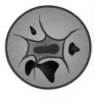 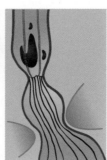 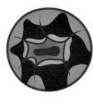 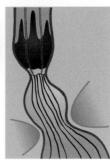

a b c

◘ Abb. 7.52 Klassifikation der Refluxösophagitis. **a** Stadium I: erosive, oberflächliche, nichtkonfluierende Schleimhautveränderungen. **b** Stadium II: längs konfluierende peptische Läsionen. **c** Stadium III: zirkulär konfluierende peptische Läsionen. Stadium IV: Komplikationen der Refluxkrankheit wie Stenose, Ulkus etc.

defekte, Erosionen, lineare Nekrosen und Ulzera typische Refluxfolgen.

Endoskopisch wird die Ösophagitis über das **Ausmaß der Epitheldefekte** klassifiziert. Es lassen sich 4 Schweregrade unterscheiden (◘ Abb. 7.52).

Die Abheilung der Epitheldefekte kann zum Ersatz des zugrunde gegangenen Plattenepithels durch Zylinderepithel führen (**Zylinderepithelmetaplasie**). Dies entspricht dem sog. Endobrachyösophagus.

> **Definition**
>
> Bedecken Zylinderzellnarben die gesamte Zirkumferenz des distalen Ösophagus über eine Länge von mindestens 3 cm und lässt sich histologisch ein sog. spezialisiertes intestinales Zylinderepithel nachweisen, spricht man von einem **Endobrachyösophagus** oder, nach dem erstbeschreibenden Chirurgen, von einem **Barrett[10]-Ösophagus**.

Kürzere Ausläufer einer Zylinderepithelmetaplasie im distalen Ösophagus mit spezialisiertem intestinalem Epithel werden als »Short-segment-Barrett-Ösophagus« bezeichnet. Abzugrenzen sind diese Veränderungen vom histologischen Nachweis einer intestinalen Metaplasie unmittelbar unterhalb des ösophagogastralen Übergangs, die im Gegensatz zum Barrett-Ösophagus im Zusammenhang mit einer Helicobacter-pylori-assoziierten Gastritis entstehen können.

Der Barrett-Ösophagus ist keine Komplikation der Refluxkrankheit, sondern eine typische Form der Ausheilung von Epitheldefekten des Plattenepithels in der Speiseröhre. Es darf davon ausgegangen werden, dass er in aller Regel erworben ist. Die angeborene Form ist extrem selten.

Der Barrett-Ösophagus ist klinisch von großer Relevanz (◘ Abb. 7.53, ◘ Abb. 7.54):
- An der Übergangszone zum Plattenepithel können Ulzera auftreten, die schließlich zu einer peptischen Stenose führen können. Diese **Übergangsulzera** sind häufiger als die eigentlichen Barrett-Ulzera, die definitionsgemäß ringsum von Zylinderepithel umgeben sind.

10 Norman R. Barrett, Chirurg, London, 1903–1979.

- Im Endobrachyösophagus besteht eine deutlich erhöhte Neigung zur Entwicklung von **Adenokarzinomen**. Das Entartungsrisiko beträgt ca. 0,5–1,0% pro Jahr.

❶ Cave
Der Barrett-Ösophagus stellt eine Präkanzerose dar.

▪ ▪ Pathophysiologie
Ausmaß und Schweregrad der Refluxösophagitis hängen ab von der Kontaktzeit zwischen Regurgitat und Ösophagusschleimhaut (Quantität des Refluxes), von der Zusammensetzung des Regurgitats (Qualität des Refluxes) und von defensiven Faktoren der Ösophagusschleimhaut (◘ Abb. 7.55).

Kontaktzeit zwischen Regurgitat und Ösophagusschleimhaut (Quantität des Refluxes)
Die Kontaktzeit des refluierenden Materials mit dem Ösophagusepithel hängt nicht nur vom Grad der Kardiainsuffizienz, sondern auch von der Selbstreinigungsfunktion der Speiseröhre ab. Die normale Speiseröhre reagiert auf Reflux mit peristaltischen Kontraktionen, die das refluierte Material rasch wieder in den Magen zurückbefördern. Im Rahmen der Refluxkrankheit treten tertiäre, nichtperistaltische Kontraktionen auf, die die Selbstreinigung verzögern oder ganz aufheben. Die Intensität des Refluxes wird darüber hinaus auch von der Füllung des Magens mit Luft (Aerophagie) und Nahrung (verzögerte Magenentleerung) bestimmt.

Zusammensetzung des Regurgitats (Qualität des Refluxes)
Salzsäure ist in der Lage, eine Ösophagitis auszulösen. Der Prozess wird bei gleichzeitiger Anwesenheit von Pepsin beschleunigt. Eine besondere Bedeutung kommt offenbar auch den Gallensäuren zu. Die korrosive Wirkung eines Salzsäure-Pepsin-Gemisches wird durch den Zusatz von Gallensäuren verstärkt. Refluxbeschwerden und Ösophagitis können sogar bei Achlorhydrie als reine Folge eines Galllerefluxes auftreten. Dies bedeutet, dass eine Pylorusinkompetenz mit pathologischem duodenogastralen Reflux das Auftreten einer Refluxösophagitis begünstigt.

Defensive Faktoren der Ösophagusschleimhaut
Die Refluxkrankheit kann, ähnlich wie die Ulkuskrankheit, zyklisch verlaufen. Sie erfährt spontane Remissionen von unterschiedlicher Dauer. Der entscheidende Grund für den phasenhaften Krankheitsverlauf dürfte in einem zyklischen Zusammenbruch von defensiven Schleimhautfaktoren liegen.

7

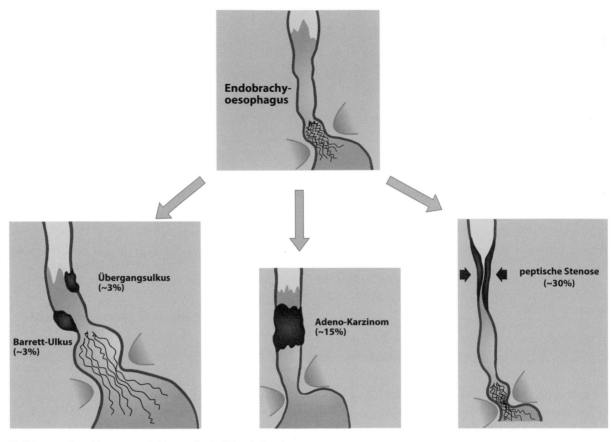

☑ **Abb. 7.53** Komplikationsmöglichkeiten des Endobrachyösophagus

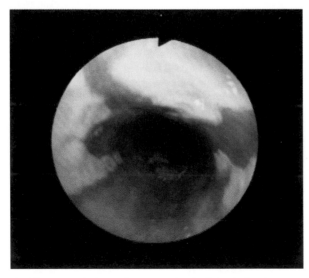

☑ **Abb. 7.54** Endoskopie der Speiseröhre. Endobrachyösophagus mit Barrett-Ulzera und Karzinom

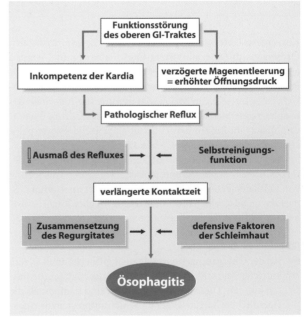

☑ **Abb. 7.55** Pathophysiologie der Refluxösophagitis (*GI-Trakt*: Gastrointestinaltrakt)

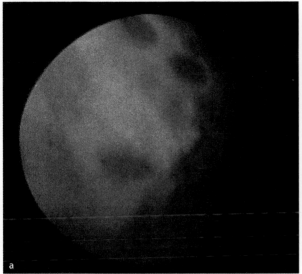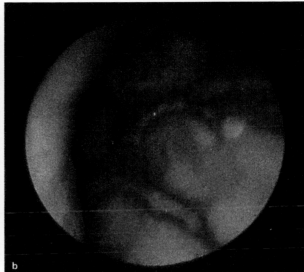

Abb. 7.56 Endoskopie der Speiseröhre. **a** Refluxösophagitis Stadium I, **b** Refluxösophagitis Stadium III

■■ **Symptomatik**

❯ **Sodbrennen ist das klassische Symptom der Reflux-krankheit.**

Es wird durch Bücken, Liegen, Nahrungsaufnahme, Alkohol-konsum und Rauchen, seltener durch physische und psychische Belastungen, aber auch durch Medikamente wie Anticholinergika, Koronardilatanzien, zyklische Antidepressiva und Bronchospasmolytika ausgelöst oder verstärkt. Seltener und uncharakteristischer sind sog. epigastrische Schmerzen, die aber ebenfalls an eine Refluxkrankheit denken lassen müssen.

■■ **Diagnostik**

Endoskopie Als erster diagnostischer Schritt bei sog. typischen Refluxsymptomen hat sich die Endoskopie bewährt. Lässt sich bei dieser Untersuchung eine Ösophagitis nachweisen (■ Abb. 7.56), so darf mit hoher Sicherheit davon ausgegangen werden, dass es sich um eine Refluxösophagitis handelt. Die Diagnose der Refluxkrankheit ist damit gesichert. Erscheint die Ösophagusschleimhaut makroskopisch unauffällig, empfiehlt es sich, mehrere **Biopsien** aus dem distalen Ösophagus zu entnehmen, um eine mikroskopische Reflux-ösophagitis nachweisen bzw. ausschließen zu können.

Langzeit-Impedanz-pH-Metrie Dabei handelt es sich um die sicherste Methode zur **Objektivierung eines pathologischen Refluxes**. Die Impedanz-pH-Metrie ist insbesondere dann indiziert, wenn endoskopisch eine Refluxösophagitis nicht nachweisbar ist, die Beschwerden des Patienten aber dennoch für eine Refluxkrankheit verdächtig sind.

Manometrie Die Manometrie ist in erster Linie geeignet **Funktionsstörungen der Speiseröhre** auszuschließen, sie kann aber auch zur Diagnostik der Kardiainsuffizienz heran-

gezogen werden, wenn eine chirurgische Therapie in Erwägung gezogen wird.

Radiologie Die röntgenologische Diagnostik der Refluxkrankheit ist unzuverlässig. Das Vorhandensein und die Größe einer axialen Hiatushernie kann jedoch am besten mit einer Röntgenkontrastdarstellung dokumentiert werden.

■■ **Therapie**

Konservative Therapie Die Therapie der Refluxkrankheit ist zunächst immer konservativ. Sie kann mit sog. **allgemeinen Maßnahmen** beginnen (Gewichtsreduktion, Hochstellen des Kopfendes des Bettes, Vermeidung von Kaffee und Alkohol, etc.). Der nächste Schritt ist die Verordnung eines **Protonenpumpeninhibitors** (z. B. Omeprazol). Bei der floriden Refluxösophagitis führen Protonenpumpeninhibitoren in etwa 85–90% der Fälle innerhalb von 3–6 Monaten zur Ausheilung der Entzündung. Kommt es unter dieser Therapie nicht zu einer Ausheilung, so muss die Dosierung der Protonenpumpeninhibitoren entsprechend erhöht werden. Unter genügend hohen Dosen kann eine Heilung der floriden Refluxösophagitis in praktisch allen Fällen erzielt werden.

Nach Absetzen der Medikation kommt es jedoch bei bis zu 50% der Patienten mit Refluxösophagitis innerhalb weniger Wochen zu einem Rezidiv, so dass bei diesen Patienten von einer chronischen Erkrankung ausgegangen werden muss. Zur Rezidivprophylaxe ist bei diesen Patienten oft eine Dauermedikation mit Protonenpumpenhemmern erforderlich. Eine derartige Dauertherapie ist teuer und häufig nicht ohne Nebenwirkungen.

Chirurgische Therapie Eine chirurgische Therapie der Refluxkrankheit sollte bei allen Patienten erwogen werden,
 ▬ die unter einer adäquaten konservativen Therapie nicht beschwerdefrei werden,

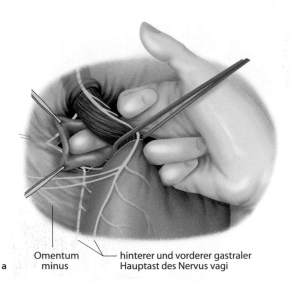

Omentum
minus

a

hinterer und vorderer gastraler
Hauptast des Nervus vagi

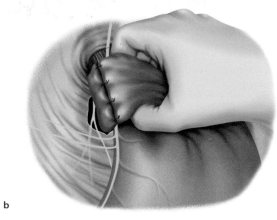

b

◘ Abb. 7.57 Fundoplicatio

▬ bei Patienten, deren Refluxösophagitis nicht abheilt bzw.
rezidiviert und
▬ bei Patienten, die zur Rezidivvermeidung auf eine Dauertherapie mit Protonenpumpenhemmern angewiesen
sind.

Kosten-Nutzen-Analysen zeigen, dass eine Antirefluxoperati-
on v. a. bei jüngeren Patienten mit rezidivierender Ösophagitis
kostengünstiger und effektiver ist als eine medikamentöse
Dauertherapie.

⟩ **Therapieprinzip ist die Rekonstruktion einer Antirefluxbarriere am Mageneingang.**

Dies kann durch eine **Ventilbildung** im Bereich des terminalen Ösophagus erfolgen. Diese Ventilbildung ist in der Lage,
den auf den unteren Ösophagussphinkter einwirkenden Öff-
nungsdruck (intragastraler Druck) des Magens zu neutralisieren. Die beste Ventilbildung erfolgt durch körpereigenes
Material, d. h. durch die **Fundoplicatio.**

Praxisbox

Technik der Fundoplicatio

Bei der Fundoplicatio wird eine aus der Magenfundusvorderwand gebildete Falte betont locker um den terminalen
Ösophagus herumgeschlungen. Nach Ausmaß dieser Manschettenbildung werden die 360°-Fundoplikatio (Fundoplikatio nach Nissen) von weniger ausgeprägten Man-
schettenbildungen unterschieden (z. B. 270°-Fundoplikatio
nach Toupet). Der Eingriff wird in der Regel (◘ Abb. 7.57)
minimalinvasiv laparoskopisch durchgeführt.

▪ ▪ Ergebnisse

Die Fundoplicatio führt in über 90% der Fälle zu einer effektiven und dauerhaften Refluxverhütung. Allerdings unterbindet sie auch den physiologischen Reflux. Diese Situation wird
von manchen Patienten als unangenehm empfunden (Behinderung des Aufstoßens bzw. Verhinderung des Erbrechens).
Daraus kann sich selten auch ein unangenehmes Blähungsge-
fühl im Oberbauch entwickeln.

Komplikationen und Probleme nach Fundoplicatio
Bei etwa 6–8% aller Kranken erzielt die Fundoplicatio nicht den gewünschten Erfolg. In aller Regel handelt es sich in diesen Fällen um
sog. Manschettenprobleme. Ursache eines Refluxrezidivs ist meist
eine Auflösung der Manschette. Zum anderen kann sich die Manschette auskrempeln (sog. Teleskopphänomen) und damit zu einem
Refluxrezidiv, ggf. auch zu einer Passagestörung führen. Dabei handelt es sich um die unangenehmste Komplikation nach Fundoplicatio. Selten wird eine Manschette zu eng angelegt oder es kommt bei
der Manschettenbildung zu einer Denervierung des Magens.

Beispiel

Ein 38-jähriger Patient stellt sich mit seit Jahren bestehendem Sodbrennen und retrosternalen Schmerzen vor.
Dysphagie und Regurgitation wird verneint. Das Sodbrennen tritt nach Einnahme größerer Mahlzeiten verstärkt auf, besteht aber auch im Nüchternzustand und
nachts. Hochlagern des Kopfendes des Bettes und Selbst-
medikation mit Antazida habe nur vorübergehend Erleichterung gebracht. Der Patient fühlt sich durch die
Beschwerden in seiner Lebensführung beeinträchtigt.
Sonstige Erkrankungen bestehen nicht.

Untersuchungsbefund: Der Patient ist mäßig adipös,
der körperliche Untersuchungsbefund ist sonst unauffällig. Die Endoskopie zeigt eine Refluxösophagitis mit kleiner axialer Hiatushernie. Die Diagnose Refluxkrankheit
wird gestellt und eine 4-wöchige medikamentöse Therapie mit Protonenpumpenhemmern wird eingeleitet.

Therapie und Verlauf: Unter der medikamentösen
Therapie ist der Patient beschwerdefrei. Eine Kontrollen-
doskopie zeigt ein komplettes Abheilen der Ösophagitis.
Nach Beendigung der Therapie kommt es jedoch inner-
halb weniger Tage zu einem erneuten Auftreten von
Sodbrennen und retrosternalen Schmerzen mit einem

▼

Rezidiv der Ösophagitis. Es wird nun eine Dauertherapie mit Protonenpumpenhemmern eingeleitet. Mehrfaches Unterbrechen der Dauertherapie durch den Patienten führt immer wieder zu einem sofortigen Rezidiv der Beschwerden. Aufgrund einer Besorgnis über die Langzeitnebenwirkungen der medikamentösen Säuresuppression wünscht der Patient nun eine dauerhafte Therapie seiner Refluxkrankheit. Eine Fundoplicatio wird erwogen. Die präoperative Diagnostik mittels 24-h-Impedanz-pH-Metrie und Manometrie bestätigt den Befund einer primären Refluxkrankheit mit pathologischem Säurereflux in allen Messphasen aufgrund einer Insuffizienz des unteren Ösophagussphinkters. Drei Tage nach laparoskopischer Fundoplicatio verlässt der Patient beschwerdefrei das Krankenhaus. Vier Jahre nach Durchführung des Eingriffes ist der Patient weiterhin beschwerdefrei, benötigt keinerlei Medikamente und geht allen beruflichen und privaten Tätigkeiten ohne Einschränkung nach.

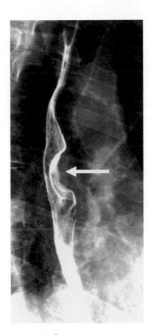

◻ Abb. 7.58 Leiomyom des Ösophagus (röntgenologische Darstellung)

In Kürze

Refluxkrankheit
Häufigste Erkrankung des oberen Gastrointestinaltrakts. Ursache: Insuffizienz des unteren Ösophagussphinkters. Führt zu Ösophagitis und zum Zylinderepithelersatz (sog. Endobrachyösophagus oder Barrett-Ösophagus: hohes Entartungsrisiko!).
Symptomatik: Sodbrennen, evtl. uncharakteristische epigastrische Schmerzen.
Diagnostik: Endoskopie mit wiederholten Biopsien, Langzeit-pH-Metrie, Manometrie, Radiologie bei speziellen Fragestellungen.
Therapie:
- Zunächst immer konservativ, Stufenschema: allgemeine Maßnahmen, Protonenpumpenhemmer, zur Vermeidung von Rezidiven oft Dauermedikation.
- Alternative zur konservativen Therapie und bei häufigen Rezidiven: chirurgische Therapie, d. h. Rekonstruktion der defekten Antirefluxbarriere am gastroösophagealen Übergang mittels Fundoplicatio (laparoskopisch, >90% der Fälle effektive Refluxverhütung).

7.4.6 Tumoren

Gutartige Tumoren

Definition
Eine gutartige Geschwulst der Speiseröhre ist durch ein expansives, aber nur verdrängendes Wachstum und das Fehlen einer Metastasierung gekennzeichnet.

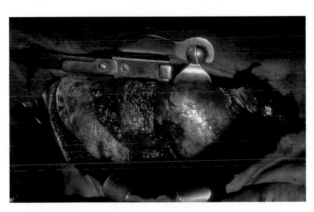

◻ Abb. 7.59 Leiomyom des Ösophagus, Operationssitus

Unter klinischen Gesichtspunkten kann man zwischen **intramuralen** und **intraluminalen** gutartigen Tumoren unterscheiden.

> **Das Leiomyom ist mit Abstand der häufigste intramurale Tumor im Bereich der Speiseröhre (77,4%).**

Nur 11,6% entfallen auf **Lipome** und **Fibrome. Hämangiome** und **neurogene Tumoren** sind bereits exzessiv selten. Entsprechend der Verteilung der glatten Muskulatur in den distalen 2/3 der Speiseröhre finden sich **Leiomyome** fast ausschließlich in diesem Bereich (◻ Abb. 7.58, ◻ Abb. 7.59). Sie sind in der Regel solitär, nur selten multipel. Ein eigentliches Entartungsrisiko besteht nicht. Anlass zur chirurgischen Therapie ist viel häufiger die diagnostische Unsicherheit. Gestielte intraluminale Tumoren sind noch seltener als die intramuralen. Häufigste Form ist das **Fibrolipom**.

7

■■ **Chirurgische Therapie**

Die Indikation zur chirurgischen Therapie gutartiger Tumoren ergibt sich weniger aus der Gefahr der malignen Entartung dieser Tumoren als vielmehr aus der Schwierigkeit der präoperativen Festlegung der **Dignität** der Tumoren.

> **Intraluminale Tumoren können oft endoskopisch entfernt werden, intramurale Tumoren dagegen nur chirurgisch.**

Der **Zugang** richtet sich nach der Lokalisation des Tumors. In aller Regel lassen sich gutartige Tumoren stumpf aus der Speiseröhrenwand aushülsen, ohne dass es dabei zu einer Verletzung der Speiseröhrenmukosa kommt. Häufig kann dies thorakoskopisch erfolgen. Letalität und Morbidität sind extrem gering.

> **In Kürze**
>
> **Gutartige Tumoren der Speiseröhre**
> Leiomyom (am häufigsten). Selten Lipome, Fibrome u. a. OP-Indikation: v. a. zur Feststellung des Tumordignität. Intraluminale Tumoren können oft endoskopisch entfernt werden, intramurale Tumoren dagegen nur chirurgisch (oft thorakoskopisch).

Ösophaguskarzinom

> **Definition**
>
> Unter dem Begriff des Ösophaguskarzinoms werden die epithelialen malignen Neubildungen in allen Bereichen der Speiseröhre unabhängig vom histologischen Typ zusammengefasst. Überwiegend handelt es sich dabei um Plattenepithelkarzinome oder Adenokarzinome.

> **Beispiel**
>
> Ein 69-jähriger Patient stellt sich zur endoskopischen Routinekontrolle bei bekannter Refluxösophagitis mit Endobrachyösophagus vor. Der sehr differenzierte Patient hat eine seit mehr als 20 Jahren bestehende Refluxkrankheit mit Sodbrennen und Regurgitation, die vom Hausarzt intermittierend mit H2-Blockern und seit 5 Jahren mit Protonenpumpenhemmern behandelt wurde. Vor 4 Jahren zeigte sich endoskopisch erstmals ein Barrett-Ösophagus von 5 cm Länge. Aufgrund des erhöhten Risikos der malignen Entartung erfolgt bei dem Patienten seither in jährlichem Abstand eine Kontrollendoskopie. Seit der letzten Kontrolle vor 1 Jahr sind keine neuen Beschwerden, insbesondere keine Dysphagien aufgetreten. Der Patient ist starker Raucher, ein regelmäßiger Alkoholgenuss wird verneint.
>
> Untersuchungsbefund: Der Patient befindet sich in gutem Allgemeinzustand, die körperliche und labor-
>
> ▼

chemische Untersuchung ist gänzlich unauffällig. In der Endoskopie findet sich am oralen Rand eines Ausläufers des bekannten Barrett-Ösophagus eine unscharf begrenzte Epithelverfärbung. Die histologische Aufarbeitung der Biopsien aus diesem Gebiet zeigt hochgradige Epitheldysplasien mit einzelnen Zellverbänden eines Adenokarzinoms. Endosonographisch ist der Tumor auf die Submukosa begrenzt. Vergrößerte Lymphknoten sind in der Endosonographie und in der Computertomographie nicht zu erkennen. Die weitere Diagnostik ergibt keinen Anhalt für Fernmetastasen.

Therapie und Verlauf: Bei dem Patienten erfolgt eine abdominothorakale Ösophagektomie mit Lymphadenektomie im hinteren unteren Mediastinum und entlang des Truncus coeliacus. Die Rekonstruktion der Speisepassage erfolgt durch Schlauchmagenhochzug und intrathorakale Anastomose. Die histopathologische Aufarbeitung des Präparates zeigt ein mäßig differenziertes Adenokarzinom des distalen Ösophagus mit Infiltration bis in die Submukosa. Die Abtragungsränder oral, aboral sowie in der Tiefe sind tumorfrei. Die entfernten Lymphknoten sind alle tumorfrei (histopathologisches Tumorstaging: pT1sm, pN0, R0, G2). Der postoperative Verlauf war komplikationslos, so dass der Patient nach Abschluss des Kostaufbaus am 10. postoperativen Tag entlassen werden konnte. Der Patient erscheint regelmäßig zur Tumornachsorge und ist seit 5 Jahren beschwerdefrei ohne Anhalt für Rezidiv oder Metastasierung.

■■ **Pathologie**

Entsprechend der normalen Wandauskleidung können **Plattenepithelkarzinome** entlang der gesamten Speiseröhre auftreten. **Adenokarzinome** treten dagegen überwiegend im Bereich von erworbenen Zylinderepithelmetaplasien im distalen Ösophagus auf, können aber auch selten einmal auf dem Boden von kongenitalen Zylinderepithelinseln oder aus submukösen Schleimdrüsen in proximalen Abschnitten der Speiseröhre entstehen (Abb. 7.60).

> **Cave**
>
> **Aufgrund der reichen submukösen lymphatischen Drainage der Ösophagusschleimhaut metastasieren Ösophaguskarzinome früh lymphogen.**

So bestehen bereits bei bis zu 30% der Patienten mit Submukosa begrenzten Karzinomen und bei über 70% der Patienten mit nicht wandüberschreitenden Tumoren **Lymphknotenmetastasen**. Die Lymphknotenmetastasierung folgt der Embryogenese und wird bestimmt durch die Tumorlokalisation, d. h. überwiegend kranialwärts bei Tumoren oberhalb der Trachealbifurkation und überwiegend kaudalwärts bei Tumoren unterhalb der Trachealbifurkation. Bei Tumoren auf Höhe der Trachealbifurkation erfolgt der Lymphabfluss bidirektional nach kranial und kaudal (◼ Abb. 7.61, ◼ Abb. 7.62).

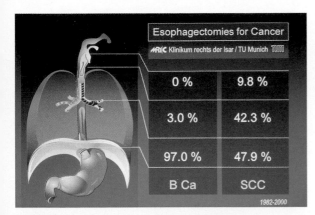

Esophagectomies for Cancer

Abb. 7.60 Häufigkeit der Lokalisation von Ösophaguskarzinomen (*BCa* : Barrett-Karzinom, *SCC*: Plattenepithelkarzinom)

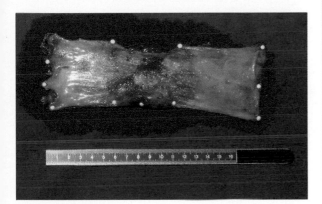

Abb. 7.61 Operationspräparat eines Ösophaguskarzinoms (Plattenepithelkarzinom)

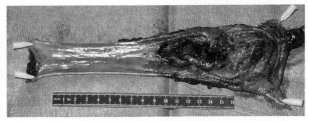

Abb. 7.62 Operationspräparat eines Adenokarzinoms der Speiseröhre

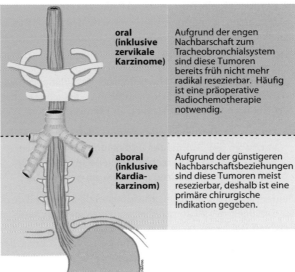

oral (inklusive zervikale Karzinome) Aufgrund der engen Nachbarschaft zum Tracheobronchialsystem sind diese Tumoren bereits früh nicht mehr radikal resezierbar. Häufig ist eine präoperative Radiochemotherapie notwendig.

aboral (inklusive Kardiakarzinom) Aufgrund der günstigeren Nachbarschaftsbeziehungen sind diese Tumoren meist resezierbar, deshalb ist eine primäre chirurgische Indikation gegeben.

Abb. 7.63 Topographisch anatomische Klassifikation der Ösophaguskarzinome

> Typisch für das Ösophaguskarzinom ist weiterhin eine lymphogene longitudinale Schleimhautmetastasierung und intramurale, submuköse Karzinomausdehnung v. a. nach proximal.

Der venöse Abfluss der Speiseröhre erfolgt proximal über die Vv. thyreoideae, V. azygos oder V. hemiazygos in die obere V. cava, distal über die V. coronaria ventriculi in die Pfortader. **Fernmetastasen** treten demzufolge
- bei Tumoren der oberen Ösophagushälfte v. a. in der Lunge,
- bei Tumoren der unteren Ösophagushälfte v. a. in der Leber auf.

Skelettmetastasen und Metastasen in anderen Organen folgen mit deutlichem Abstand.

■■ Klassifikation

Weltweit am weitesten verbreitet ist die Einteilung der Ösophaguskarzinome nach ihrer **Lokalisation** im oberen, mittleren und unteren Drittel der Speiseröhre. Da die Grenzen dieser Drittel nicht durch exakte anatomische Merkmale gekennzeichnet sind, liegt der Einteilung eine gewisse Subjektivität zugrunde. Aus morphologischer und therapeutischer Sicht bevorzugen wir daher eine Einteilung anhand des Bezugs zum Tracheobronchialsystem.

Einteilung der Ösophaguskarzinome
- Unterhalb der Trachealbifurkation (infrabifurkale Karzinome)
- Karzinome mit Bezug zur Trachealbifurkation oder Trachea (suprabifurkale Karzinome oder Karzinom ad bifurcationem)
- Rein zervikale Karzinome (**Abb. 7.63**)

> Während Karzinome unterhalb der Trachealbifurkation in der Regel reseziert werden können, sind Karzinome auf Höhe der Trachealbifurkation und oberhalb davon aufgrund der engen Nachbarschaftsbeziehung zwischen Ösophagus und Trachea bzw. linkem Hauptbronchus häufig nicht mehr radikal resezierbar.

Ösophaguskarzinome, die sich auf den zervikalen Ösophagus beschränken, d. h. Karzinome, die sich zwischen dem oberen Ösophagussphinkter und der oberen Thoraxapertur befinden, stellen aus therapeutischer Sicht eine weitere, gesondert zu betrachtende Gruppe dar.

Neben dieser topographisch-anatomischen Einteilung ist die morphologisch deskriptive und histopathologische Klassifikation von wesentlicher prognostischer Bedeutung. Die Klassifikation der Eindringtiefe des Primärtumors, Lymphknotenmetastasierung und Fernmetastasen erfolgt anhand der Richtlinien der UICC/AJCC, ◘ Tab. 7.8.

■■ Epidemiologie, Ätiologie und Pathogenese

Epidemiologisch und ätiologisch unterscheiden sich Plattenepithelkarzinome ganz wesentlich von Adenokarzinomen des Ösophagus und ösophagogastralen Übergangs.

Plattenepithelkarzinom Die Ätiologie des Plattenepithelkarzinoms ist im Wesentlichen unbekannt, jedoch sprechen viele Faktoren für **exogene Noxen** als Hauptursache.

> ❯ **Ein Zusammenhang zwischen dem Plattenepithelkarzinom des Ösophagus und Alkoholabusus, Rauchen und dem Verzehr verschiedener nitrosaminhaltiger Nahrungsmittel gilt heute als gesichert.**

Dementsprechend bestehen **große regionale Unterschiede** in der Inzidenz des Plattenepithelkarzinoms der Speiseröhre. Gebiete mit hoher Inzidenz (100–500 Plattenepithelkarzinome/100.000 Einwohner und Jahr) befinden sich in China, der ehemaligen Sowjetunion, in Südafrika, Chile und im Iran. In Deutschland ist das Plattenepithelkarzinom der Speiseröhre mit einer Inzidenz von ca. 4–5 Neuerkrankungen/Jahr auf 100.000 Einwohner eher selten. Das mediane Alter zum Zeitpunkt der Diagnose liegt in unserem Krankengut bei ca. 55 Jahren. Männer sind ca. 7-mal häufiger betroffen als Frauen.

Die Bedeutung von **Präkanzerosen** für das Entstehen von Plattenepithelkarzinomen des Ösophagus ist umstritten.

> ❯ **Ein erhöhtes Risiko für die Entwicklung eines Plattenepithelkarzinoms ist für Patienten mit Verätzungsstrikturen, Achalasie und dem sog. Plummer[11]-Vinson[12]-Syndrom beschrieben.**

Die klinische Relevanz dieser Korrelationen ist aber unklar. Von wesentlicher Bedeutung ist jedoch, dass Plattenepithelkarzinome des Ösophagus bei bis zu 10% der Patienten mit einem **Zweitkarzinom** überwiegend im Hals-Nasen-Ohren-Bereich oder der Lunge einhergehen.

Adenokarzinom Im Gegensatz zum Plattenepithelkarzinom ist das Adenokarzinom eine **Erkrankung der westlichen Welt**. Epidemiologische Studien zeigen, dass 90% aller Adenokarzinome des Ösophagus bei Männern weißer Hautfarbe auftre-

---

11 Henry St. Plummer, Internist, Endokrinologe, Minnesota, 1874–1937.
12 Porter P. Vinson, Chirurg, Rochester, 1890–1969.

◘ **Tab. 7.8** UICC-Klassifikation der Karzinome des Ösophagus und ösophagogastralen Übergangs und Stadieneinteilung (7. UICC-Klassifikation, update 2010)

T-Primärtumor[a]	
T1a	Tumor infiltriert Lamina propria/muscularis mucosae
T1b	Tumor infiltriert Submukosa
T2	Tumor infiltriert Muscularis propria
T3	Tumor infiltriert Adventitia
T4a	Tumor infiltriert Pleura / Perikard/ Zwerchfell
T4b	Tumor infiltriert andere benachbarte Strukturen (z. B. Aorta, Herz, Wirbelsäule)

N-Lymphknoten	
N0	Keine Lymphknotenmetastasen
N1	1–2 Lymphknotenmetastasen
N2	3–6 Lymphknotenmetastasen
N3	7 oder mehr Lymphknotenmetastasen

M-Fernmetastasen	
M0	Keine Fernmetastasen vorhanden
M1	Fernmetastasen vorhanden

Stadieneinteilung			
Stadium IA	T1	N0	M0
Stadium IB	T2	N0	M0
Stadium IIA	T3	N0	M0
Stadium IIB	T1–2	N1	M0
Stadium IIIA	T4a	N0	M0
	T3	N1	M0
	T1–2	N2	M0
Stadium IIIB	T3	N2	M0
Stadium IIIC	T4a	N1–2	M0
	T4b	Jedes N	M0
Stadium IV	Jedes T	Jedes N	M1

[a] Die pTNM-Klassifikation entspricht den Kategorien T, N und M

ten. Das mediane Alter zum Zeitpunkt der Diagnose liegt bei etwa 65 Jahren und damit ca. 10 Jahre über dem der Patienten mit Plattenepithelkarzinom. Im Gegensatz zum Plattenepithelkarzinom sind Nikotin- und Alkoholabusus als Risikofaktoren für die Entstehung eines Adenokarzinoms im Ösophagus umstritten.

Beunruhigend ist, dass das Adenokarzinom der Speiseröhre in den letzten Jahren deutlich **an Häufigkeit zunimmt.**

Während vor 40 Jahren ein Adenokarzinom der Speiseröhre als Rarität galt, übertrifft seine Häufigkeit heute an vielen Zentren der westlichen Welt bereits die des Plattenepithelkarzinoms. Die Ursachen für diese Entwicklung sind unklar.

> **Der Barrett-Ösophagus, der als Folge einer chronischen Refluxkrankheit entsteht, ist als Präkanzerose des Adenokarzinoms im Ösophagus unumstritten.**

Ein Barrett-Ösophagus kann bei bis zu 90% der Patienten mit Adenokarzinom des distalen Ösophagus nachgewiesen werden. Prospektive Langzeitbeobachtungsstudien zeigen für Patienten mit Barrett-Ösophagus ein im Vergleich zur Normalbevölkerung 30–125-mal höheres Risiko für die Entwicklung eines Adenokarzinoms des Ösophagus. Ob dieses erhöhte Risiko ein endoskopisches Überwachungsprogramm (Surveillance-Endoskopie) rechtfertigt und in welchen Abständen Überwachungsendoskopien durchzuführen wären, ist jedoch nach wie vor umstritten.

Tumorbiologie des Barrett -Karzinoms
Neuere tumorbiologische Untersuchungen zeigen, dass die maligne Transformation beim Adenokarzinom der Speiseröhre, ähnlich wie beim Kolonkarzinom, schrittweise erfolgt. So konnte in prospektiven Verlaufskontrollen bei einzelnen Patienten eine zunehmende genomische Instabilität mit Abnormalitäten im Zellzyklus, Auftreten von aneuploiden Zellfraktionen und eine Progression von geringgradiger Dysplasie über eine hochgradige Dysplasie bis hin zum invasiven Karzinom dokumentiert werden. Mutationen im Tumorsuppressorgen p53, eine Überexpression des »epidermal growth factor receptor« und eine verminderte Expression des Zelladhäsionsmoleküls E-Cadherin scheinen zentral am Prozess der malignen Transformation und Invasion von Tumorzellen beteiligt zu sein. Die klinische Bedeutung dieser Einzelbeobachtungen ist jedoch noch unklar.

■ ■ Symptomatik

> **Das Symptom »Dysphagie« stellt in der westlichen Welt in den meisten Fällen den Ausgangspunkt der Diagnosestellung dar.**

Da eine Dysphagie in der Regel erst auftritt, wenn 2/3 des Ösophaguslumens vom Tumor verlegt sind oder das Lumen weniger als 11 mm weit ist, ist die Dysphagie in der Regel ein **Spätsymptom**. Gewichtsverlust, Kachexie, Schmerzen und Heiserkeit sind weitere Symptome, die in aller Regel bereits ein fortgeschrittenes Tumorstadium anzeigen. **Frühsymptome** wie retrosternales Brennen oder Globusgefühl sind unspezifisch und führen in der Regel nicht zur Diagnosestellung. So besteht zum Zeitpunkt der Diagnose bei etwa 70% der Patienten bereits ein wandüberschreitender Tumor mit Lymphknoten- und/oder Fernmetastasen. **Frühkarzinome** werden in der westlichen Welt in der Regel nur als Zufallsbefunde oder im Rahmen von Überwachungs-Untersuchungen bei Patienten mit bekanntem Barrett-Ösophagus diagnostiziert.

■ ■ Diagnostik

> **Die erste Maßnahme zur Abklärung eines Patienten mit Dysphagie ist die Endoskopie.**

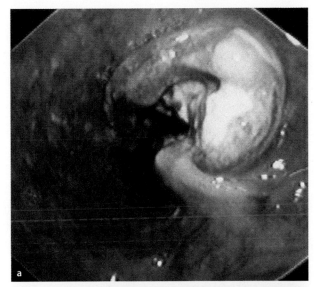

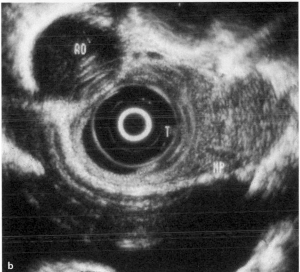

◘ Abb. 7.64 Karzinom der Speiseröhre. **a** Endoskopie, **b** EUS (Endosonographie)

Endoskopie Im Vergleich zur Röntgenkontrastdarstellung bietet die Endoskopie den Vorteil, dass durch eine **Probebiopsie** ein Tumor sofort histologisch gesichert werden kann und anhand des Wachstumstyps die lokale Tumorausbreitung bereits relativ genau vorhersagbar ist (◘ Abb. 7.64). Die Endoskopie wird deswegen zunehmend der Röntgenkontrastdarstellung als initiale Diagnostik bei Patienten mit Verdacht auf Ösophaguskarzinom vorgezogen.

> **Nach histologischer Sicherung eines Ösophaguskarzinoms erfolgt die weiterführende Abklärung der Fernmetastasierung, der lokalen Resektabilität des Tumors und der physiologischen Operabilität des Patienten (Risikoanalyse).**

Differenzialdiagnose Kardiakarzinom
Schwierigkeiten kann die Abgrenzung des Adenokarzinoms im distalen Ösophagus gegen das eigentliche Kardiakarzinom und das von subkardial den distalen Ösophagus infiltrierende Magenkarzinom bereiten.

- Von einem Adenokarzinom im distalen Ösophagus (oder Adenokarzinom des ösophagogastralen Übergangs Typ I, AEG Typ I oder Barrett-Karzinom) spricht man, wenn sich das Tumorzentrum oder die Tumormasse im distalen Ösophagus befindet. In der Regel lässt sich in der Umgebung dieser Tumoren auch ein Barrett-Ösophagus mit spezialisiertem intestinalem Epithel nachweisen.
- Beim eigentlichen Kardiakarzinom (oder Adenokarzinom des ösophagogastralen Übergangs Typ II, AEG Typ II) befindet sich das Tumorzentrum bzw. die Tumormasse unmittelbar im Bereich des ösophagogastralen Übergangs.
- Beim subkardialen Magenkarzinom, das den distalen Ösophagus infiltriert (Adenokarzinom des ösophagogastralen Übergangs Typ III, AEG Typ III), liegt das Tumorzentrum bzw. die Tumormasse unterhalb des ösophagogastralen Übergangs.

Diese Einteilung hat für die Wahl des Operationsverfahrens hohe Relevanz: Während Typ-II- und -III-Karzinome in der Regel eine transhiatale erweiterte Gastrektomie benötigen, erfordert das Typ-I-Karzinom eine subtotale Ösophagektomie.

Metastasensuche Die Abklärung von **Fernmetastasen** beinhaltet eine gründliche körperliche Untersuchung mit der Suche nach tastbaren Lymphknoten im Bereich des Halses, der supraklavikulären Region und der Axillen. Die Abklärung von **Lungenmetastasen, Lebermetastasen und Lymphknotenmetastasen** erfolgt durch eine Computertomographie von Hals/Thorax/Abdomen/Becken, welche mit modernen Geräten heute in einem Untersuchungsgang erfolgen kann.

Die Kombination der Positronenemissionstomographie (PET) mit einer CT-Untersuchung (sog. PET-CT) erhöht nochmals die Sensitivität und Spezifität für den Nachweis von Fernmetastasen (◘ Abb. 7.65).

Tumormarker Tumormarker sind im Rahmen der präoperativen Diagnostik unspezifisch und wenig sensitiv, eignen sich, falls erhöht, jedoch zur Verlaufskontrolle. Beim Plattenepithelkarzinom hat sich hierfür das SCC (Squamous-cell-carcinoma-Antigen), beim Adenokarzinom das CEA (karzinoembryonales Antigen) bewährt.

Weitere Untersuchungen Mittels **endoskopischem Ultraschall** lässt sich die Tumorinfiltrationstiefe und lokale Resektabilität in erfahrenen Händen mit einer Genauigkeit von ca. 85% vorhersagen. Die Beurteilung des mediastinalen und abdominalen Lymphknotenbefalls ist aber auch mit der Endosonographie nur mit einer Genauigkeit von ca. 70% möglich.

Bei Tumoren mit Bezug zum Tracheobronchialsystem muss vor einer geplanten Resektion eine Infiltration der Trachea und der Hauptbronchien mittels **Tracheobronchoskopie** ausgeschlossen werden. Zusätzlich empfiehlt es sich, bei Patienten mit Plattenepithelkarzinom eine konsiliarische **HNO-ärztliche Spiegeluntersuchung** zum Ausschluss von Zweittu-

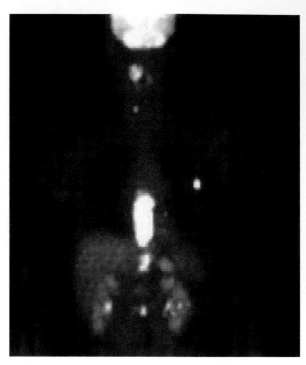

◘ **Abb. 7.65** PET zum Nachweis von Fernmetastasen und tumorfernen Lymphknotenmetastasen beim Ösophaguskarzinom

moren durchführen zu lassen. Bei Verdacht auf Vorliegen einer Peritonealkarzinose sollte dies mittels **diagnostischer Laparoskopie** bewiesen oder ausgeschlossen werden.

■ ■ **Indikationsstellung**

❯ **Die Operation eines Ösophaguskarzinoms ist immer dann sinnvoll, wenn aufgrund der präoperativen Diagnostik eine komplette Entfernung des Tumors möglich erscheint und dem Patienten aus funktioneller Sicht ein Zweihöhleneingriff zugemutet werden kann.**

Für die Therapieentscheidung ist es wichtig, Tumoren oberhalb der Trachealbifurkation von solchen unterhalb der Trachealbifurkation zu unterscheiden (◘ Abb. 7.63):

- Tumoren oberhalb der Trachealbifurkation: In Anbetracht der engen Lagebeziehung zwischen proximaler Speiseröhre und Tracheobronchialsystem sind in diesem Bereich meist nur Tumoren, die die Ösophaguswand noch nicht überschritten haben, radikal resezierbar (T1, T2). Fortgeschrittene Tumoren (T3, T4) bedürfen einer präoperativen Vorbehandlung, z. B. durch Radiochemotherapie. Bildet sich der Tumor unter dieser Therapie zurück, kann die chirurgische Resektion sekundär indiziert sein.
- Tumoren unterhalb der Trachealbifurkation: Die hier gelegenen Ösophaguskarzinome sind häufig auch noch bei Wandüberschreitung (T3/T4a) radikal resezierbar. Sie stellen deshalb in der Regel eine primäre Operationsindikation dar. Nur wenn eine ausgedehnte Lymphknoten-

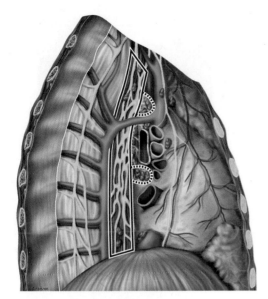

■ **Abb. 7.66** Standardösophagektomie (Resektionsausmaß)

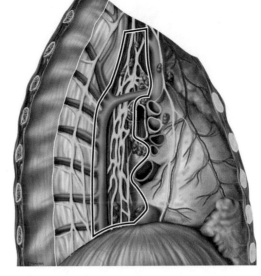

■ **Abb. 7.67** En-bloc-Ösophagektomie (Resektionsausmaß)

metastasierung vorliegt wird eine präoperative Vorbehandlung (z. B. Chemotherapie) durchgeführt.

■■ **Risikofaktoren des Patienten (Risikoanalyse)**

Die Ösophagektomie mit Speiseröhrenersatz ist eine große, eingreifende Operation, die eine sorgfältige präoperative Risikoabschätzung beim Patienten erfordert.

> **Risikoanalyse vor einer Ösophagektomie**
> – Allgemeinzustand (Karnofsky-Index, WHO-Performance-Status)
> – Pulmonale Funktion (von besonderem Interesse ist der sog. Atemstoßtest. Ist dieser unter 70% der altersentsprechenden Norm eingeschränkt, kann eine Thorakotomie nur noch ausnahmsweise erfolgen)
> – Kardiale Funktion
> – Hepatische Funktion (hier hat in erster Linie die Existenz einer Leberzirrhose als Kontraindikation gegen eine Ösophagektomie zu gelten)

■■ **Chirurgische Therapie**

Die verschiedenen zum Einsatz kommenden Verfahren unterscheiden sich in Hinblick auf die extraluminale Radikalität der Ösophagektomie bzw. den chirurgischen Zugang:

– Bei der **Standardösophagektomie** erfolgt eine transthorakale Entfernung allein der Speiseröhre ohne regionale Lymphadenektomie (■ Abb. 7.66).

– Bei der **En-bloc-Ösophagektomie** erfolgt eine transthorakale Ösophagektomie mit sorgfältiger intramediastinaler regionaler Lymphadenektomie (sog. Mediastinektomie, ■ Abb. 7.67).

– Bei der **transmediastinalen (transhiatalen) Ösophagektomie** erfolgt eine transabdominale – transzervikale –

stumpfe Auslösung der Speiseröhre aus dem Mediastinum ohne Thorakotomie (■ Abb. 7.68). Eine Lymphadenektomie kann bei diesem Verfahren nur im unteren Mediastinum und im Bauchraum sowie im Bereich des Halses ausgeführt werden.

– Zur **kompletten Lymphadenektomie** beim Ösophaguskarzinom gehört nicht nur die Ausräumung der mediastinalen Lymphknoten, sondern auch die Lymphknotenexstirpation im Bereich des abdominellen Lymphabflussgebietes (Lymphknoten im Bereich des Truncus coeliacus, sog. 2-Feld-Lymphadenektomie) und bei Tumoren des proximalen Ösophagus, ggf. des Halses (sog. 3-Feld-Lymphadenektomie).

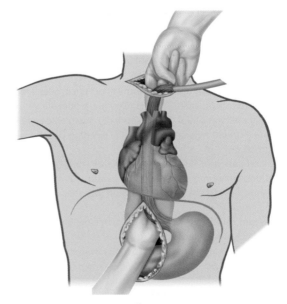

■ **Abb. 7.68** Transmediastinale Ösophagektomie

7

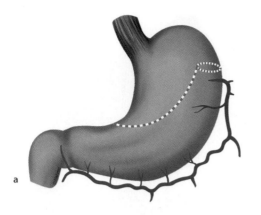

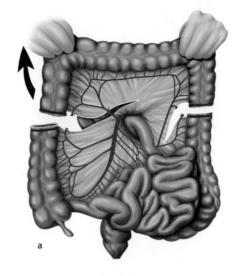

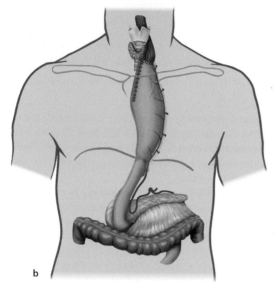

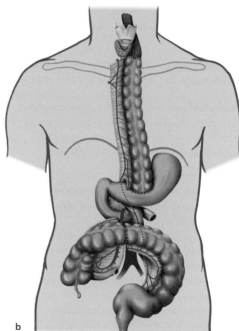

■ **Abb. 7.69** Speiseröhrenersatz durch Interposition eines Magenschlauchs

■ **Abb. 7.70** Speiseröhrenersatz durch Kolon (linke Kolonflexur mit Colon transversum, ggf. mit rechter Kolonflexur, gestielt an der A. colica sinistra)

Praxisbox

Chirurgische Verfahrenswahl beim Ösophaguskarzinom

Thorakale Ösophaguskarzinome bedürfen in aller Regel einer transthorakalen Ösophagektomie, wobei diese unter onkologischen Gesichtspunkten durch eine Lymphadenektomie ergänzt werden sollte (En-bloc-Ösophagektomie).

Distal gelegene Ösophaguskarzinome – in der Regel Adenokarzinome – stellen eine Indikation für die abdominothorakale Ösophagektomie mit intrathorakaler Anastomose dar.

Bei **rein zervikalen Karzinomen** kann eine limitierte zervikale Ösophagusresektion mit Rekonstruktion durch freies Dünndarminterponat erwogen werden. Bei den zervikalen bzw. distalen Ösophaguskarzinomen muss zusätzlich jeweils eine Lymphadenektomie im Halsbereich bzw. im Bereich des Truncus coeliacus erfolgen.

Die Letalität aller Formen der Ösophagektomie liegt in erfahrenen Kliniken unter 5%. Bei guter Selektion des Patientengutes kann die Mortalität unter 2% gesenkt werden.

Mögliche postoperative **Komplikationen** sind: Nachblutung, Entwicklung eines Chylothorax (Verletzung des Ductus thoracicus), Rekurrensparese (Verletzung des N. vagus bzw. N. recurrens), Anastomoseninsuffizienzen und später Entwicklung einer Anastomosenstriktur. Von besonderer Problematik im Zusammenhang mit der Ösophagektomie ist die Entwicklung postoperativer respiratorischer Insuffizienzen bzw. die Entwicklung einer Pneumonie.

Rekonstruktion der Speisepassage Die Rekonstruktion der Speisepassage kann durch Interposition von Magen, Kolon oder ausnahmsweise Dünndarm erfolgen.

> Am technisch einfachsten und deshalb am verbreitesten ist der Ersatz der Speiseröhre durch den Magen.

Dieses kann entweder in Form der **Interposition des gesamten Magens** oder besser durch die **Bildung eines Magenschlauches** parallel zur großen Kurvatur erfolgen (◘ Abb. 7.69). Anastomosierung zwischen interponiertem Magen und Speiseröhrenstumpf kann hoch intrathorakal in der Pleurakuppe oder im Bereich des Halses extrathorakal erfolgen. Eine Pyloroplastik ist nur bei der Interposition des gesamten Magens notwendig.

Steht der Magen aufgrund von Voroperationen oder anderen Begleiterkrankungen zum Speiseröhrenersatz nicht zur Verfügung, ist das **Kolon** das Ersatzorgan der 2. Wahl. Hier empfiehlt sich die isoperistaltische Interposition des Colon transversum mit linker Kolonflexur, wobei die Gefäßversorgung über die A. colica sinistra gewährleistet wird (◘ Abb. 7.70).

Steht das linke Hemikolon nicht zur Verfügung, kann auch der Speiseröhrenersatz mit dem rechten Hemikolon durchgeführt werden.

Der **Dünndarm** kommt nur ganz ausnahmsweise für einen kompletten Ersatz der Speiseröhre in Frage, da seine Gefäßversorgung nur selten eine ausreichend lange Stielung erlaubt.

Nach limitierter zervikaler Resektion der Speiseröhre beim zervikalen Ösophaguskarzinom erfolgt die Rekonstruktion mit einem freien Dünndarminterponat und mikrovaskulärem Gefäßanschluss an die Halsgefäße.

Beispiel

Ein 56-jähriger Patient stellt sich mit seit mehreren Wochen zunehmenden Dysphagien vor und berichtet, er könne jetzt nur noch Flüssigkeit und breiförmige Kost zu sich nehmen. Der Patient berichtet jetzt über einen erheblichen Gewichtsverlust (10 kg in 6 Wochen) sowie einen allgemeinen Kräfteverfall. In der Vorgeschichte findet sich ein langjähriger Alkoholkonsum (3–4 Halbe Bier sowie »einige« Schnäpse pro Tag) und ein ausgeprägter Nikotinabusus (40–60 Zigaretten pro Tag seit mehr als 30 Jahren). Der Patient gibt an, seit 2 Jahren »trocken« zu sein, raucht jedoch nach wie vor und lebt in schlechten sozialen Verhältnissen.

Untersuchungsbefund: Deutlich reduzierter Allgemein- und Ernährungszustand (55 kgKG bei einer Körpergröße von 179 cm). Haut und Schleimhäute wirken blass. Übriger klinischer Befund unauffällig. Laborchemisch findet sich eine geringe Anämie sowie eine mäßige Erhöhung der γ-GT und GPT. In der Ösophagoskopie stellt sich ein subtotal stenosierender Tumor der Speiseröhre von 20–26 cm ab Zahnreihe dar. Die entnommenen Biopsien zeigen ein invasives Plattenepithelkarzinom. Endosono-

▼

graphisch infiltriert der Tumor alle Wandschichten und bricht in das Mediastinum aus. Die paraösophagealen Lymphknoten stellen sich in der Endosonographie und Computertomographie vergrößert dar. Die Bronchoskopie ergibt keinen Anhalt für Infiltration in das Tracheobronchialsystem, jedoch zeigt sich knapp oberhalb der Bifurkationshöhe eine deutliche Pellotierung der Trachealhinterwand durch den Tumor. Eine Leber-, Lungen- oder Skelettmetastasierung kann mittels Röntgenübersichtsaufnahme der Lunge, Computertomographie, Oberbauchsonographie und Skelettszintigraphie ausgeschlossen werden. Sämtliche Tumormarker sind negativ. Die Abklärung der funktionellen Operabilität zeigt außer einer geringen restriktiven Ventilationsstörung und einer Fettleber ein altersentsprechendes Operationsrisiko.

Therapie: Aufgrund des lokal fortgeschrittenen Befundes und der Tumorlokalisation oberhalb der Trachealbifurkation erscheint eine komplette Tumorresektion durch alleiniges chirurgisches Vorgehen unwahrscheinlich. Bei dem Patienten erfolgt somit zunächst eine kombinierte neoadjuvante Radiochemotherapie mit dem Ziel, durch eine Tumorverkleinerung die Chance auf eine komplette Resektion zu erhöhen. Die kombinierte Radiochemotherapie wird vom Patienten gut toleriert. Im Restaging 4 Wochen nach Abschluss der Vorbehandlung zeigt sich eine deutliche Reduktion der intraluminalen Tumormasse. Im Bereich des ehemaligen Tumors stellt sich endoskopisch nur noch eine Narbe dar. Die Endoskoppassage ist frei möglich. Die paraösophagealen Lymphknoten sind jedoch sowohl endosonographisch als auch in der Computertomographie nach wie vor vergrößert.

Bei dem Patienten erfolgt nun eine transthorakale subtotale Ösophagektomie. Die Speisepassage wird durch Schlauchmagenhochzug und eine zervikale Ösophagogastrostomie wiederhergestellt. Die histopathologische Aufarbeitung des Präparats zeigt ein mäßig differenziertes Plattenepithelkarzinom mit deutlich regressiven Veränderungen bei Zustand nach Radiochemotherapie und tumorfreien Abtragungsrändern. Der Tumor durchsetzt jedoch alle Wandschichten, Metastasen finden sich in 6 paraösophagealen Lymphknoten (histopathologisches Tumorstaging: ypT3, ypN1, R0, G2).

Der initiale postoperative Verlauf ist durch eine milde Entzugssymptomatik protrahiert. Der Patient kann aber am 7. postoperativen Tag auf die Normalstation verlegt und 2 Wochen nach dem Eingriff voll enteral belastet nach Hause entlassen werden.

■ ■ **Ergebnisse und Prognose**

Die Ergebnisse der chirurgischen Behandlung des Ösophaguskarzinoms sind nicht so schlecht, wie häufig behauptet wird. Unter der Voraussetzung, dass eine **komplette Tumorentfernung** gelingt, beträgt die 5-Jahres-Überlebensrate 40%, bezogen auf alle operierten Ösophaguskarzinome immerhin noch mehr als 20% (◘ Abb. 7.71).

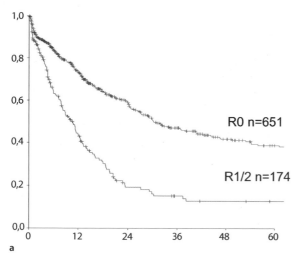

a

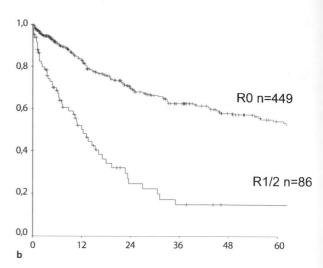

b

◻ Abb. 7.71 a Überlebenswahrscheinlichkeit nach R0-, R1- oder R2-Resektion eines Plattenepithelkarzinoms. **b** Überlebenswahrscheinlichkeit nach R0- bzw. R1/R2-Resektion eines Adenokarzinoms

im distalen Ösophagus (Daten aus der Chirurgischen Klinik und Poliklinik, Klinikum rechts der Isar der TU München, 1982–2004)

> **Die individuelle Prognose des Ösophaguskarzinoms wird in erster Linie durch das Tumorstadium zu Beginn der Therapie geprägt. Dabei kommt dem Lymphknotenbefall größte prognostische Bedeutung zu.**

In Hinblick auf die **Prognose** besteht ein Unterschied zwischen Plattenepithel- und Adenokarzinom nur im Stadium I. Die 5-Jahres-Überlebensrate bei Patienten mit Plattenepithelkarzinomen im Stadium I beträgt ca. 50%, während die 5-Jahres-Überlebensrate bei Patienten mit Adenokarzinom in diesem Tumorstadium noch bei ca. 80% liegt. Dieser Unterschied ist vermutlich auf die beim Plattenepithelkarzinom früh eintretende **Lymphknotenmetastasierung** zurückzuführen. Für alle anderen Tumorstadien bestehen keinerlei prognostische Unterschiede zwischen Plattenepithel- und Adenokarzinom.

■ ■ **Palliative Therapie des Ösophaguskarzinoms**

> **Die einfachste und rascheste palliative Therapie des Ösophaguskarzinoms ist die Überbrückung des Tumors durch einen endoskopisch eingelegten Kunststoff- oder Maschendrahttubus (sog. Stent).**

Auf diese Weise gelingt es, das Ösophaguslumen bis an das Lebensende des Patienten freizuhalten. Nur im Ausnahmefall kann der Tumor die Prothese überwachsen. Leider sind Komplikationen (Prothesenperforation, Prothesendislokation, Bolusimpaktation, gastroösophagealer Reflux etc.) relativ häufig. Eine der möglichen Alternativen ist die **Tumorvaporisierung** durch den Laser. Auf diese Weise gelingt es, eine intraluminale Tumorreduktion im Bereich der Speiseröhre durchzuführen. Allerdings wächst der Tumor rasch nach, so dass solche Lasertherapien bis an das Lebensende regelmäßig (4–6 Wochen) wiederholt werden müssen. Ein Versuch, diese Tumorneubildung zu verlangsamen, ist die Anwendung der **intraluminalen Strahlentherapie** (Afterloadingprinzip).

Eine **perkutane Strahlenbehandlung** gemeinsam mit einer systemischen Chemotherapie kann ebenfalls als palliative Therapie des Ösophaguskarzinoms mit gutem Erfolg durchgeführt werden.

Alle palliativen Maßnahmen führen nicht zu einer Verbesserung der Prognose des Patienten, sondern können nur die die Lebensqualität beeinträchtigende Dysphagie günstig beeinflussen.

In Ausnahmefällen (z. B. Tracheoösophagealfistel) kann auch eine chirurgische **Bypass-Operation** in Form eines Magen- oder eines Kolon-Bypasses durchgeführt werden.

In Kürze

Ösophaguskarzinom
Überwiegend Plattenepithelkarzinome (Risikofaktoren: exzessiver Alkohol- und Nikotinabusus) und deutlich zunehmend Adenokarzinome (Risikofaktor: Barrett-Ösophagus und chronischer gastroösophagealer Reflux).
Symptomatik: uncharakteristische Symptome, Leitsymptom: Dysphagie.
Diagnostik: Endoskopie und Biopsie. Abklärung der Fernmetastasierung, der lokalen Resektabilität des Tumors und der physiologischen Operabilität des Patienten (Risikoanalyse) erforderlich.
Therapie:
— Komplette chirurgische Resektion: in den Stadien T1–T2/T3.
— Präoperative (»neoadjuvante«) Vorbehandlung, z. B. durch Radiochemotherapie oder Chemotherapie bei lokal fortgeschrittenen Tumoren, anschließende chirurgische Resektion.

▼

- Palliative Therapie bei Patienten mit Fernmetastasen oder Tumoreinbruch ins Tracheobronchialsystem: Überbrückung des Tumors bzw. der Tumorfistel durch einen endoskopisch eingelegten Maschendraht-, Metall- oder Plastik-Stent; evtl. endoluminale Tumorvaporisierung durch Laser, perkutane kombinierte Radiochemotherapie, endoluminale Strahlentherapie (sog. Afterloading), chirurgische Bypass-Operation, Ernährungsfistel.

Weiterführende Literatur

Fuchs KH, Stein HJ, Thiede A (1997) Gastrointestinale Funktionsstörungen. Diagnose, Operationsindikation, Therapie. Springer, Heidelberg

Siewert JR, Rothmund M, Schumpelick V (Hrsg) (2010) Siewert JR (Band-Hrsg) Praxis der Viszeralchirurgie: Onkologische Chirurgie, 3. Aufl, Springer, Heidelberg

Siewert JR, Schumpelick V, Rothmund M (Hrsg) (2011) Schumpelick V (Band-Hrsg) Praxis der Viszeralchirurgie: Gastroenterologische Chirurgie, 3. Aufl, Springer, Heidelberg

7.5 Zwerchfell

J. R. Siewert, H. J. Stein

Die ersten chirurgischen Bemühungen um das Zwerchfell erfolgten im Rahmen der Kriegschirurgie, in der es darum ging, Zwerchfellverletzungen zu behandeln (Ambroise Paré, Paris 1510–1590). Erst 300 Jahre später wurde das Zwerchfell anatomisch im Rahmen erster planmäßiger wissenschaftlicher Autopsien erobert. Hier sind die Namen des Anatomen Giovanni Morgagni (Padua, 1682–1771) und des Prager Chirurgen Victor Alexander Bochdalek (1801–1883) zu nennen. Nachdem die anatomischen Voraussetzungen erarbeitet waren, konnte die sich entwickelnde Chirurgie auch Eingriffe am Zwerchfell planen und durchführen (Henry Bowditch, 1847 in Boston). Zunächst galten die chirurgischen Bemühungen den Verletzungen und anatomischen Fehlbildungen. Erst sehr viel später und überwiegend nach dem 2. Weltkrieg begann die Chirurgie auch das Krankheitsbild der Hiatushernie zu erobern. Diese Eingriffe wurden extrem populär, bis sie durch die moderne Antirefluxchirurgie abgelöst wurden. Derzeit ist eine alleinige Hiatushernienkorrektur nur noch bei den paraösophagealen und großen Mischhernien indiziert.

Das Zwerchfell ist eine **fibromuskuläre Struktur**, die den Brustraum vom Bauchraum trennt und beim Menschen einen wesentlichen Teil der Atemmuskulatur bildet. Es setzt sich aus den folgenden 3 Muskelgruppen zusammen:

- Pars sternalis
- Pars costalis
- Pars lumbalis (mit Crus mediale und laterale).

Öffnungen zwischen den einzelnen Muskelgruppen ermöglichen den Durchtritt von Aorta (Hiatus aorticus), V. cava (Foramen V. cavae) und Ösophagus (Hiatus oesophageus).

Die **arterielle Gefäßversorgung** des Zwerchfells erfolgt über die Aa. phrenicae aus der A. mammaria interna und der Aorta abdominalis. Dorsale Zwerchfellabschnitte werden variabel auch aus direkten Ästen der thorakalen Aorta versorgt. Die **motorische Versorgung** erfolgt durch die Nn. phrenici aus dem Plexus cervicalis. Sensorische Äste stammen aus den Interkostalnerven.

7.5.1 Hiatushernien

> **Definition**
>
> Unter einer Hiatushernie versteht man die Verlagerung von Kardia, kleineren oder größeren Magenabschnitten und evtl. benachbarten Strukturen durch den Hiatus oesophageus aus dem Bauchraum in den Thorax bzw. das Mediastinum.

▪▪ Pathogenese

Pathogenetischer Hauptfaktor ist eine mit fortschreitendem Alter zunehmende **Bindegewebsschwäche**, die zu einer Lockerung der Fixation von Kardia und Magenfundus sowie zu einer Erweiterung des Hiatus oesophageus führt. Als Stabilisatoren von Kardia und Magenfundus sind die Membrana oesophagophrenica, die retroperitoneale Fixation des Magenfundus, das Lig. gastrophrenicum und die A. gastrica sinistra anzusehen.

▪▪ Klassifikation und Symptomatik

> **Klassifikation der Hiatushernie (◻ Abb. 7.72)**
> - Axiale Hiatushernie
> - Paraösophageale Hiatushernie
> - Mischform

Die häufigste Hiatushernie ist die **axiale Hernie** oder **Gleithernie**: axial, weil sie der Längsachse des Ösophagus folgt – Gleithernie, weil ein partiell retroperitoneal gelegenes Organ (Ösophagus, Magenfundus) in das hintere Mediastinum prolabiert.

> ❯ Die axiale Hernie oder Gleithernie findet sich mit zunehmendem Alter immer häufiger, oft als asymptomatischer Zufallsbefund. Bei Patienten jenseits des 70. Lebensjahres ist zu 70% mit einer axialen Hiatushernie zu rechnen.

Bei 10% der Hiatushernien steht nicht die axiale Lockerung der Kardia im Vordergrund, sondern eine Verlagerung von Fundusteilen bis hin zum ganzen Magen (»upside-down-stomach«) in Mediastinum und Thorax (◻ Abb. 7.73).

Bei 80% der rein **paraösophagealen Hiatushernien** findet man einen Hiatus communis, d. h. einen gemeinsamen

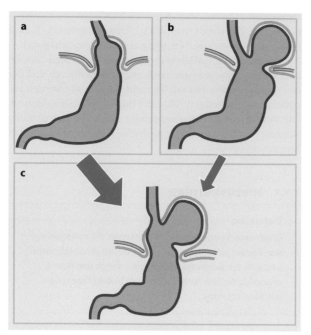

◘ **Abb. 7.72** Klassifikation der Hiatushernien: **a** axiale, **b** paraösophageale und **c** gemischte Hiatushernie

Durchtritt von Ösophagus und Aorta durch das Zwerchfell. Es handelt sich um eine angeborene Fehlbildung. Die paraösophageale Hiatushernie neigt zur Progression und zu mechanischen Komplikationen, die bei der axialen Hiatushernie praktisch nie auftreten.

> ❯ **Mechanische Komplikationen können bei der paraösophagealen Hiatushernie eine venöse Stauung bis hin zur Strangulation des Magenfundus mit den Folgen einer Stauungsgastritis (Anämie!), peptische Ulzera oder gar einer Magenwandnekrose sein.**

Durch die Torquierung des Magens kann es auch zu Passagestörungen kommen. Eine daraus resultierende Stauung von Nahrung und Sekreten im intrathorakalen Magenanteil kann aufgrund mechanischer Verdrängungen zu »pektanginösen« kardialen Symptomen Anlass geben. Mitunter findet man in Höhe des Hiatus oesophageus, d. h. des Bruchschnürringes, ein Ulcus ventriculi (»riding ulcer«, ◘ Abb. 7.74, ◘ Abb. 7.75).

Die **gemischte Hiatushernie** entsteht meist aus einer zunächst rein axialen Gleithernie, bei der sich im weiteren Verlauf zunehmend mehr Magenabschnitte durch den deutlich erweiterten Hiatus oesophageus nach paraösophageal verlagern.

> ❯ **Entscheidender Unterschied zur paraösophagealen Hernie ist die Intrathorakalverlagerung auch der Kardia. Reine paraösophageale Hernien sind selten, Mischhernien dagegen häufig.**

Bei allen Hiatushernien können Zeichen einer begleitenden Refluxösophagitis (Sodbrennen, epigastrische Schmerzen) vorkommen.

■■ **Diagnostik**
Mithilfe der **Röntgendiagnostik** kann die topographische Anatomie der Kardiaregion am sichersten dargestellt werden. Auch **endoskopisch** kann die Diagnose einer axialen Hiatushernie sicher gestellt werden. Die Differenzierung zwischen

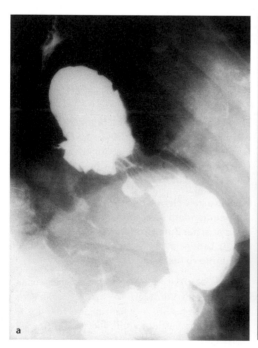
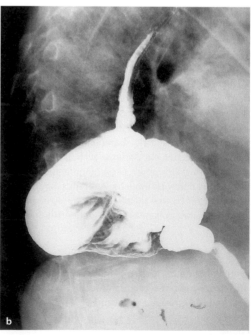

◘ **Abb. 7.73** Röntgenkontrastdarstellung einer **a** paraösophagealen Hernie sowie **b** eines kompletten »Upside-down-Magens«

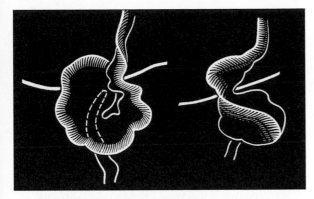

Abb. 7.74 Torquierung des Magens bei großer paraösophagealer Hernie oder Mischhernie

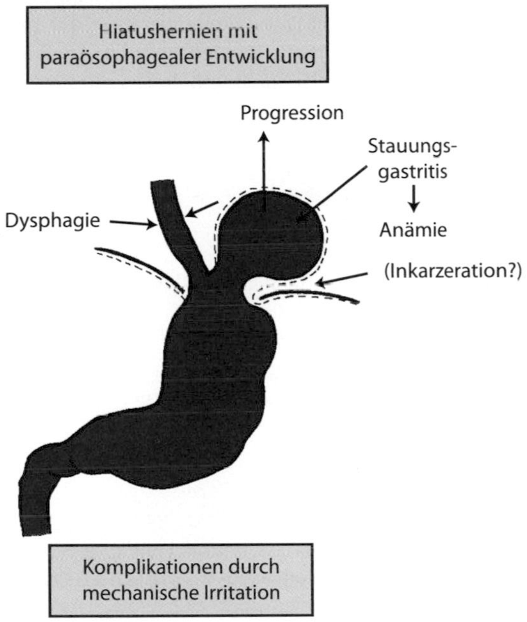

Unumstritten ist die Indikation im Falle von Komplikationen, aber auch unter prophylaktischen Gesichtspunkten (Vermeidung von wahrscheinlichen Komplikationen) ist die Sanierung der paraösophagealen und Mischhernien zu empfehlen.

Da die **axiale Hiatushernie** nur bei gleichzeitiger Refluxkrankheit eine Operationsindikation darstellt, steht als Therapie die Fundoplicatio (▶ Abschn. 7.4.5) kombiniert mit einer Hiatoplastik ganz im Vordergrund.

> **Therapieziel bei der paraösophagealen und Mischhernie ist die bleibende Reposition des prolabierten Magens.**

Der Bruchsack sollte in toto reseziert werden, die Bruchlücke muss sicher, dauerhaft und spannungsfrei eingeengt (**Hiatoplastik**) und der Magen intraabdominell fixiert werden (**hintere Gastropexie, Fundophrenicopexie**). Beim Hiatus communis oder einer großen Bruchlücke kann dies technisch schwierig sein. Nur in Ausnahmefällen sollte der Bruchlückenverschluss am Hiatus oesophageus jedoch mit Fremdmaterial (Netzplastik) erfolgen.

Hiatushernien mit paraösophagealer Entwicklung

Progression

Stauungsgastritis

↓

Anämie

(Inkarzeration?)

Dysphagie

Komplikationen durch mechanische Irritation

Abb. 7.75 Schematische Darstellung der möglichen mechanischen Komplikation einer paraösophagealen Hernie

einer reinen paraösophagealen Hernie und einer Mischhernie gelingt endoskopisch dagegen nur schwer.

> **Hiatushernien sind eine Domäne der Röntgendiagnostik (Ösophagusbreischluck).**

Wichtig ist immer der Ausschluss bzw. Nachweis einer begleitenden **Refluxkrankheit**. Beim endoskopischen Nachweis einer Ösophagitis kann die Refluxkrankheit als bewiesen gelten, andernfalls ist eine Langzeit-pH-Metrie indiziert (▶ Abschn. 7.4).

■■ Therapie

> **Während die axiale Hiatushernie als solche praktisch niemals eine chirurgische Indikation darstellt, gelten symptomatische paraösophageale Hiatushernien und Mischhernien als Operationsindikation.**

In Kürze

Hiatushernien

Formen: Axiale Hernie, paraösophageale Hernie, Mischform.

Pathogenese: mit fortschreitendem Alter zunehmende Bindegewebsschwäche, dadurch Lockerung der Fixation von Kardia und Magenfundus sowie Erweiterung des Hiatus oesophageus.

Symptomatik: häufig symptomlos, evtl. Zeichen einer Refluxösophagitis. Paraösophageale Hernie: mechanische Komplikationen, Stauungsgastritis (Anämie), Ulzera bis hin zur Nekrose, pektanginöse Beschwerden.

Diagnostik: Röntgendiagnostik (Breischluck).

Therapie:

- Axiale Hernie: konservativ, bei ausgeprägter Refluxkrankheit Fundoplicatio.
- Paraösophageale Hernien, Mischhernien: chirurgische Therapie: Reposition des Bruchinhalts, Resektion des Bruchsackes, sicherer Verschluss der Zwerchfelllücke und Fixierung des Magens intraabdominell.

7.5.2 Extrahiatale Hernien und Defekte

Bevorzugte Lokalisation für **extrahiatale Hernien** sind kongenital schwache Areale, wie das vordere Trigonum sternocostale (Morgagni[13]-Hernie) und das hintere Trigonum costolumbale (Bochdalek[14]-Hernie). Durch diese Defekte können Dünn- und Dickdarm prolabieren. Sie werden häufig nur zufällig entdeckt (■ Abb. 7.76).

---

13 Giovanni B. Morgagni, Anatom, Padua 1682–1771.
14 Victor A. Bochdalek, Chirurg, Prag, 1801–1883.

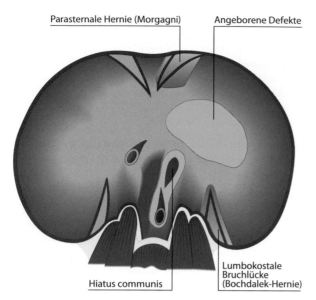

Parasternale Hernie (Morgagni)   Angeborene Defekte

Hiatus communis

Lumbokostale
Bruchlücke
(Bochdalek-Hernie)

Abb. 7.76 Extrahiatale Bruchlücken des Zwerchfells (von abdominal gesehen)

Angeborene Zwerchfelldefekte finden sich im Centrum tendineum mit Bevorzugung des linken Zwerchfells. Selten findet man im pädiatrischen Krankengut eine totale Aplasie (▶ Kap. 10). Die Atrophie des Zwerchfells, die zur **Relaxatio diaphragmatica** führt, kann bereits beim Neugeborenen als Folge mangelhafter Muskeleinsprossung in die pleuroperitoneale Membran und nach geburtstraumatischer Phrenikusparese vorkommen. Bei Erwachsenen werden asymptomatische Formen als Zufallsbefund entdeckt, sie können oft Folge einer Phrenikusparese sein. Eine chirurgische Indikation ist nur bei überzeugender Symptomatik gegeben. Das Verfahren der Wahl ist die transthorakale Duplikatur und Raffung des Zwerchfells. Diese Maßnahme kann lediglich die Organverlagerung, nicht aber die diaphragmale Funktion beeinflussen.

In Kürze

Extrahiatale Hernien und Defekte
Extrahiatale Hernien (Morgagni- , Bochdalek-Hernie):
evtl. Prolaps von Dünn- und Dickdarm.
Angeborene Zwerchfelldefekte (Centrum tendineum,
v. a. linksseitig), Relaxatio diaphragmatica (Zwerch-
fellatrophie). Indikation zur OP bei deutlicher Symptomatik.

7.5.3   Zwerchfellverletzungen

▪▪ Verletzungsformen
Zwerchfellrupturen entstehen v. a. beim stumpfen Bauchtrauma. Sie sind überwiegend links lokalisiert, weil das rechte Zwerchfell durch die Leber geschützt ist.

▪▪ Symptomatik
Häufig werden rechtsseitige Zwerchfellrupturen aufgrund der Tamponade der Leber nicht entdeckt. Eine linksseitige Zwerchfellruptur kann ebenfalls klinisch symptomlos verlaufen. Insbesondere bei polytraumatisierten Patienten, die beatmet werden müssen, erfolgt die Diagnose einer Zwerchfellruptur meist verzögert.

▪▪ Therapie

> **Die Diagnose der Ruptur ergibt gleichzeitig auch die Indikation zur chirurgischen Therapie, weil eine teilweise oder komplette Verlagerung intraabdominaler Organe in den Thorax nicht zu vermeiden ist.**

Frische Zwerchfellrupturen werden transabdominal angegangen und durch direkte Naht verschlossen. Ältere Zwerchfellrupturen werden besser transthorakal freigelegt, um auf diese Weise eine übersichtliche Freipräparation der prolabierten Abdominalorgane zu ermöglichen. Ist ein Direktverschluss des Zwerchfells nicht möglich, kommen alloplastische Materialien (z. B. nicht resorbierbares Netz) zum Einsatz.

In Kürze

Zwerchfellverletzungen
Pathogenese: v. a. bei stumpfem Bauchtrauma, überwiegend linksseitig.
Diagnostik: Ösophagusbreischluck.
Therapie: Reposition der verlagerten Bauchorgane, sicherer chirurgischer Verschluss der Ruptur.

Weiterführende Literatur

Siewert JR (2008) Hiatushernien und Rezidive, Chirurg 79
Siewert, JR; Schumpelick, V; Rothmund, M (Hrsg.) (2011) Praxis der
Viszeralchirurgie: Gastroenterologische Chirurgie, 3. Aufl., Springer, Heidelberg

---

7.6   Magen und Duodenum

K. Ott, J. R. Siewert, R. Bumm

Der Vater der modernen Chirurgie, Theodor Billroth, hat die Ära der Abdominalchirurgie mit der 1. erfolgreichen Magenresektion 1882 wegen eines Antrumkarzinoms eingeleitet. Noch heute gilt die Magenresektion als das Gesellenstück der Chirurgie und stellt den letzten Schritt in der Ausbildung des chirurgischen Assistenten zum Facharzt dar.

Über 70 Jahre stand die konventionelle Magenresektion – ganz im Sinne Billroths – im Zentrum der Magenchirurgie: egal, ob ein Ulkus oder ein Magenkarzinom entfernt wurde. Dann trennten sich die Wege. Die Ulkuschirurgie entwickelte sich zu einer sog. bionomen Operation, die den Magen erhalten und
▼

nur die Säure reduzieren sollte. Ausdruck dieser Entwicklung sind die verschiedenen Techniken der Vagotomie. Obwohl die Ulkuschirurgie immer sicherer und erfolgreicher wurde, ist sie heute als Folge neuer Erkenntnisse in der Pathogenese der Ulkuskrankheit (Helicobacter pylori) durch eine potente konservative medikamentöse Therapie fast vollständig aus dem chirurgischen Alltag verdrängt worden. Nur bei den Komplikationen ist der Chirurg unverändert gefordert.

Die Chirurgie des Magenkarzinoms dagegen wurde immer radikaler und aufwändiger. Sie entdeckte die sog. 3. Dimension, nicht nur im Bereich des Tumorbettes, sondern auch im Bereich der Lymphabflusswege. Die systematische Lymphadenektomie wurde als wichtiges Therapieprinzip entwickelt. Auf diese Weise wurde das sog. chirurgische Fenster für eine erfolgreiche Therapie zumindest in den Tumorstadien I und II des Magenkarzinoms geöffnet. Multimodale Therapieprinzipien sind in den fortgeschritteneren Stadien derzeit Standard. Aktuelle epidemiologische Entwicklungen – wie die Zunahme der Kardiakarzinome, der diffusen Karzinome und komplexe multimodale Therapiestrategien – machen die Magenkarzinomchirurgie zu einer unverändert großen Herausforderung für den Chirurgen.

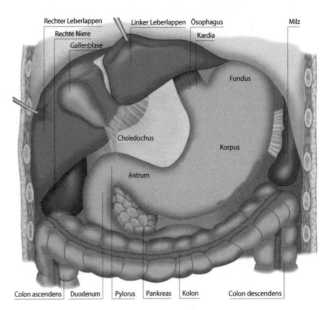

◻ Abb. 7.77 Allgemeine Topographie des Magens

7.6.1 Anatomie, Physiologie und Pathophysiologie

Der Magen ist ein Organ mit Reservoir-, Verdauungs- und Transportfunktion. Er hat die Aufgabe, die Speise zu speichern und nach Durchmischung, Andauung und Zerkleinerung portioniert an das Duodenum weiterzugeben.

Chirurgische Anatomie

Der Magen stellt eine sackartige Erweiterung des oberen Verdauungstraktes zwischen dem unteren Ösophagussphinkter und dem Pylorus dar. Als anatomische Bezirke werden Kardia, Fundus, Korpus und Antrum unterschieden (◻ Abb. 7.77).

> ❯ Aus onkologischer Sicht erfolgt die Aufteilung in ein oberes, mittleres und unteres Magendrittel.

Der Magen ist an seinen beiden Polen, der Kardia und dem gastroduodenalen Übergang, im Retroperitoneum fixiert. Die anatomische Basis der **Magenmotilität** bildet die Muscularis propria, an der eine äußere longitudinale, eine mittlere zirkuläre und eine innere schräg verlaufende Schicht unterschieden werden. Die longitudinale Schicht bildet 2 breite Bänder entlang der großen und der kleinen Kurvatur. Senkrecht dazu verläuft die Ringmuskelschicht, die jedoch den Bereich des gastroösophagealen Übergangs auslässt.

Blutversorgung

Für die chirurgische Präparation sind die kleine und die große Kurvatur als Eintrittsstellen der Magendurchblutung besonders wichtig (◻ Abb. 7.78). Die **Vaskularisation** erfolgt minorseitig über die A. gastrica dextra (aus der A. hepatica propria) und A. gastrica sinistra (aus dem Truncus coeliacus)

und majorseitig über die A. gastroepiploica dextra (aus der A. gastroduodenalis) und A. gastroepiploica sinistra (aus der A. lienalis).

Innervation

Die neurale Versorgung des Magens verläuft über das autonome Nervensystem. Die wichtige parasympathische Innervation erfolgt über den **N. vagus**.

Magenmotilität
Physiologie

> ❯ Der Magen weist hinsichtlich seiner Motilität eine funktionelle Zweiteilung auf (◻ Abb. 7.79). **Der Magenfundus führt überwiegend tonische Wandbewegungen aus, das Antrum zeigt eine ausgeprägte phasische Aktivität.**

Gelangt aufgenommene Nahrung in den Magen, so kommt es im Fundusbereich zunächst zu einer nerval vermittelten, sog. **rezeptiven Relaxation**, die die entscheidende Voraussetzung für die Reservoirfunktion des Magens darstellt. Nach Nahrungsaufnahme wird der Mageneingang durch Druckanstieg im unteren Ösophagussphinkter stärker verschlossen und der Fundus kann dann einen **tonischen** Druck auf den Mageninhalt ausüben. Der antrale Teil des Magens zeigt eine kontinuierliche **phasische** Aktivität, die der Durchmischung des Mageninhaltes dient. Im weiteren Verlauf wird der inzwischen isoosmotisch gewordene Mageninhalt portionsweise in das Duodenum abgegeben. Dieser Vorgang beruht auf der koordinierten Motilität von Antrum, Pylorus und Duodenum, die auch den Reflux von Duodenalinhalt in den Magen verhindert. Flüssige Bestandteile werden von Korpus und Antrum schneller entleert als feste, für deren Entleerung vorwiegend das distale Antrum verantwortlich ist.

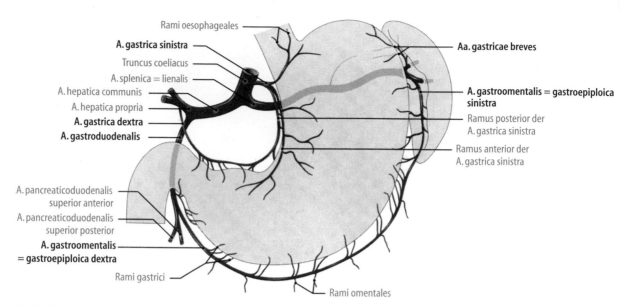

Abb. 7.78 Arterien aus dem Truncus coeliacus zur Versorgung des Magens und der Nachbarorgane, Ansicht von vorn

Magenbewegungen in der Nüchternphase
Auch in der Nüchternphase kommt es zu starken propulsiven Magenbewegungen, die ihren Ausgang vom sog. Magenschrittmacher – gelegen im Korpus nahe der großen Kurvatur – nehmen. Die dort ca. 3-mal/min erzeugten elektrischen Impulse, der sog. interdigestive myoelektrische Komplex, verlaufen über den gesamten Magen-Dünndarm-Bereich in aboraler Richtung hinweg.

Pathophysiologie

Die Pathophysiologie der Magenmotilität lässt sich in Entleerungsstörungen und in Störungen durch einen duodenogastraler Reflux einteilen.

- **Magenentleerungverzögerung:** Eine Verzögerung der Magenentleerung kommt v. a. bei mechanischen Hindernissen am Magenausgang, aber auch bei Innervationsstörungen wie beim Diabetes mellitus vor. Folge einer mangelhaften Magenentleerung sind Erbrechen und bei längerem Bestehen Ernährungsstörungen. Eine ausgeprägte Stase kann selten zu einem Ulcus ventriculi führen.
- **Beschleunigte Magenentleerung:** Normalerweise werden im Duodenum kleine, vom Magen kommende, saure Nahrungsportionen durch die Alkalisekretion des Pankreas, der Leber und des Duodenums vollständig neutralisiert. Bei beschleunigter Magenentleerung kann dieser Mechanismus gestört sein, so dass es zu einer Übersäuerung des Duodenums mit der Gefahr eines Ulcus duodeni kommt.
- Die Ursache eines **gesteigerten duodenogastralen Refluxes** ist in einer ungenügenden Pylorusfunktion sowie in einer unkoordinierten Antrum- und Duodenalmotilität zu suchen. Ein kontinuierlicher Kontakt der Magenmukosa mit Duodenalsaft (Gallensäure, Pankreassekret) kann ulzerogen wirken.

> **Definition**
>
> Durch sturzartige Entleerung von flüssigen Bestandteilen, die einen hohen osmotischen Druck aufweisen, z. B. nach Magenresektion, kann es zum **Dumpingsyndrom** kommen (▶ Abschn. 7.6.4).

Magensekretion
Physiologie

Die **Magensekretion** hat die Aufgabe, den Verdauungsprozess, der mit der Durchmischung der aufgenommenen Nahrung mit Speichel eingeleitet wurde, fortzusetzen. Die Sekretionsleistung des Magens umfasst die luminale Sekretion von Schleim, Elektrolyten, Säure, Pepsinogen, des Intrinsic factors und auch die luminale Freisetzung des im Antrum ge-

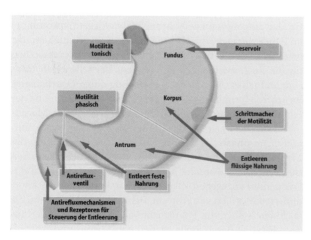

Abb. 7.79 Funktionelle Gliederung der Magen-Duodenum-Motilität

bildeten Gastrins und der Gewebshormone Somatostatin und Histamin.

Bildungsorte

Die Säurebildung erfolgt in den Parietalzellen (Belegzellen) der Korpusschleimhaut. Diese befinden sich, von schleimbildenden Zellen umgeben, überwiegend im Bereich des mittleren Drittels der Korpusschleimhautdrüsen. Der Unterschied zwischen der Wasserstoffionenkonzentration im Magenlumen und der im Interstitium oder im Blut beträgt 3×10^6:1. Eine Antagonisierung erfolgt durch eine Inhibition der Protonenpumpe (sog. PPI).

Das Pepsinogen wird vorwiegend in den im unteren Drittel der Korpusschleimhautdrüsen lokalisierten Hauptzellen gebildet und in Gegenwart von Säure in aktives Pepsin umgewandelt. Der Intrinsic factor wird wie die Säure in den Parietalzellen gebildet. Er führt oral aufgenommenes Vitamin B_{12} (Extrinsic factor) durch Komplexbildung in eine im terminalen Ileum resorbierbare Form über.

Die **Regulation** der Säuresekretion unterliegt einem komplexen Steuerungsmechanismus, dessen Funktion vom Ausmaß der Schleimhautdurchblutung, von zentralen und lokalen nervalen Stimuli, von Gewebshormonen und humoralen Faktoren abhängt. Nach der sog. Dreikomponententheorie besitzt die Parietalzelle je einen Rezeptor für Azetylcholin, Histamin und Gastrin. Jeder dieser 3 Faktoren kann für sich allein die Parietalzelle zur Säuresekretion stimulieren, eine Addition dieser Stimuli verstärkt die Säurebildung. Der spezifische Antagonist des Azetylcholinrezeptors ist Atropin: Durch eine Vagotomie wird die Stimulierbarkeit des Rezeptors reduziert. Der Histaminrezeptor kann durch H_2-Blocker antagonisiert werden. Die Gastrinsekretion lässt sich durch eine Antrektomie beeinflussen.

Phasen der Säuresekretion

Es werden 3 Phasen unterschieden:

- Die **zephale** Phase ist rein vagal vermittelt und wird bereits vor der Nahrungsaufnahme durch psychische Reize wie Betrachten, Riechen oder Schmecken der aufzunehmenden Nahrung ausgelöst.
- Die **gastrale** oder **antrale** Phase beginnt mit dem Nahrungseintritt in den Magen und wird vorwiegend humoral über Gastrin und nerval über cholinergische Impulse gesteuert. Auslösendes Moment dieser Gastrinfreisetzung ist dabei die durch die Nahrungsaufnahme bedingte Magendehnung.
- Die **intestinale** Phase der Magensekretion beschreibt eine Stimulation der Säuresekretion durch den Eintritt der Nahrung in den Dünndarm. Der physiologische Stellenwert dieser 1–3 h postprandial einsetzenden Sekretion ist unbekannt.

Pathophysiologie

Die Säuresekretion ist **gesteigert** entweder beim Überwiegen der stimulatorischen Prinzipien (z. B. Gastrinom), bei ungenügendem Abbau der stimulatorischen Prinzipien (z. B. Leberzirrhose, Niereninsuffizienz) und beim Ausfall der inhibitorischen Mechanismen (z. B. Dünndarmresektion).

Eine **verminderte** Säuresekretion findet sich bei Reduktion der Parietalzell- und Hauptzellmasse nach resezierenden Eingriffen und im Gefolge entzündlicher oder immunologischer Prozesse (Gastritis, perniziöse Anämie).

Funktion des Duodenums

> **Hauptaufgaben des Duodenums**
> - Neutralisation der Säure
> - Herbeiführung der Isotonizität des Duodenalinhaltes
> - Beginnende Verdauung
> - Resorption

Die **Verdauung** im Duodenum wird durch die Sekretion von Cholezystokinin (CCK), Sekretin und pankreatischem Polypeptid (PP) stimuliert und durch die Stimulation der Pankreassekretion und der Gallenblasenkontraktion unterstützt. Im Duodenum findet bereits eine Resorption von Monosacchariden, Aminosäuren, kurzkettigen Fettsäuren, Eisen und Kalzium statt.

 Das Wissen über die Funktionen des Duodenums ist wichtig für die Entscheidung über die Erhaltung oder Ausschaltung der Duodenalpassage bei resezierenden Eingriffen.

7.6.2 Fehlbildungen und Stenosen

Pylorusstenose

Eine typische Fehlbildung im **Säuglingsalter** (1.–3. Woche nach der Geburt) ist die Pylorusstenose, die vorwiegend bei Knaben vorkommt. Die Ätiologie ist unbekannt. Klinisch steht das schwallartige, nichtgallige Erbrechen nach jeder Mahlzeit im Vordergrund. Die Folgen sind Gewichtsabnahme, Exsikkose und Alkalose. Im Abdomenleerbild findet sich eine große Magenblase, die Pylorusstenose kann durch Kontrastmittelröntgen dargestellt werden. Die Therapie besteht in der Myotomie des Pylorus (▶ Kap. 11).

Duodenalatresie

Der **komplette Verschluss** des Duodenallumens, hat seine Ursache in einer unvollständigen Rekanalisation des Duodenallumens während der Embryonalentwicklung vom 3. Monat an. Den sog. **Membranstenosen** liegt bei gleicher Ursache ein inkompletter Verschluss der Lichtung durch eine dünne Membran zugrunde, meist mit einer zentralen Öffnung. Symptomatik und Diagnostik entsprechen der Pylorusstenose außer der typischen **Gallebeimengung** zum Erbrochenen, da die Atresien meist aboral der Papille liegen.

Bei kompletter Stenose besteht die Therapie in einer Umgehungsanastomose durch Duodenojejunostomie. Membranstenosen können evtl. endoskopisch abgetragen werden.

 Pylorusstenose und Duodenalatresie werden im frühen Säuglingsalter symptomatisch und müssen frühzeitig erkannt und operiert werden.

Pancreas anulare

> **Definition**
>
> Das Pancreas anulare ist eine ringförmige Anordnung von Pankreasgewebe um die Pars descendens des Duodenums.

Ursache ist auch hier eine entwicklungsgeschichtliche Störung der embryonalen Pankreasanlage. Patienten mit Pancreas anulare können zeitlebens asymptomatisch bleiben. Das Auftreten einer Stenosesymptomatik bevorzugt die 3.–4. Lebensdekade. Die Diagnostik erfolgt durch ERCP (endoskopische retrograde Cholangiopankreatikographie) und CT. Die Therapie der Wahl besteht bei symptomatischen Patienten in einer Umgehungsanastomose.

Volvulus

> **Definition**
>
> Ein Volvulus des Magens besteht dann, wenn das Organ um mindestens 180° gedreht ist.

Diese Drehung kann um die Längs- oder Querachse erfolgen. Ursache ist ein abnorm langer Bandapparat der peritonealen Fixation. Der akute Volvulus äußert sich als akutes Abdomen mit Stenosesymptomatik, der chronische Volvulus führt zu Oberbauchbeschwerden und Brechreiz. Die operative Therapie besteht in der Derotation und Gastropexie (▶ Abschn. 7.10).

Divertikel

> **Definition**
>
> Divertikel sind Ausstülpungen der Magen- oder Duodenalwand, wobei sich meist die ganze Wand, gelegentlich aber auch nur einige Schichten durch die Längsmuskulatur nach außen stülpen.

Ähnlich wie am Ösophagus werden **Pulsionsdivertikel** von **Traktionsdivertikeln**, die durch Nachbarschaftsprozesse hervorgerufen werden, unterschieden. Die häufigste Divertikellokalisation am **Magen** ist subkardial, weitere Lokalisationen sind präpylorisch und an der großen Kurvatur.

Am **Duodenum** können je nach Lage des Divertikels **extra- und intraluminale Divertikel** unterschieden werden. Bei letzteren handelt es sich um taschenartige Mukosaduplikaturen innerhalb des Lumens, die aus angeborenen, mehr oder weniger hochgradigen Membranverschlüssen des Duodenums entstehen. Die extraluminalen Divertikel liegen zu 95% an der Konkavseite des Duodenums und sind am häufigsten juxtapapillär, also in unmittelbarer Nähe zur Papille lokalisiert.

▪▪ Symptomatik

Die meisten Divertikel bleiben asymptomatisch. Durch ventilartige Verlegung des Divertikelhalses kann es jedoch zu Druckgefühl und epigastrischen Schmerzen kommen.

Komplikationen bei Magen- und Duodenaldivertikeln

- Divertikulitis bzw. Ulkus im Divertikel
- Divertikelperforation
- Divertikelblutung
- Duodeno- oder gastrokolische Fistel
- Extrahepatische Cholestase (Duodenum)
- Pankreatitis (Duodenum)

▪▪ Diagnostik

> **Die Diagnose wird röntgenologisch (▪ Abb. 7.80) oder endoskopisch gestellt.**

▪▪ Therapie

Die Therapie ist nur bei symptomatischen Divertikeln indiziert und besteht in der laparoskopischen Divertikelabtragung. Intraluminale Duodenaldivertikel können endoskopisch abgetragen werden.

Weitere Duodenalstenosen

Differenzialdiagnose der Duodenalstenosen

- Ulcus duodeni (postpylorische Magenausgangsstenose)
- Tumorstenosen
- Duodenalatresie und Membranstenosen
- Pancreas anulare
- Arteriomesenteriale Kompression
- Paraduodenale Hernie
- Chronische Pankreatitis
- Morbus Crohn

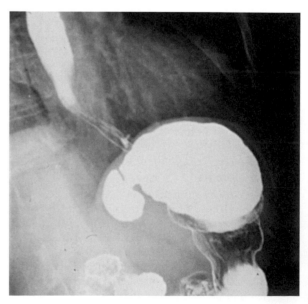

▪ **Abb. 7.80** Fundusdivertikel, Bariumkontrastmittelaufnahme

Eine seltene Ursache ist der **Morbus Crohn**, insbesondere mit isoliertem Befall des Duodenums. Dagegen sind Duodenalstenosen in Zusammenhang mit einer **chronischen Pankreatitis** häufiger. Die Ursachen für diese Stenosen liegen in einer chronischen Duodenalwandentzündung, die vom Pankreaskopf übergreift und zu einer Muskeldestruktion mit Lumenstenosierung führt. Bei erfolglosem konservativen Therapieversuch sind zur kausalen Therapie pankreaskopfresezierende Verfahren (duodenumerhaltende Pankreaskopfresektion bzw. partielle Duodenopankreatektomie, Operation nach Whipple mit oder ohne Erhalt des Pylorus) oder symptomatisch die Gastrojejunostomie indiziert.

Weitere seltene Ursachen
Bei der seltenen **arteriomesenterialen Kompression** handelt es sich um eine Stenose des Duodenums in der Zwinge zwischen Aorta und A. mesenterica superior. Dieses Krankheitsbild ist gekennzeichnet durch lageabhängige intermittierende Obstruktionssymptome des oberen Gastrointestinaltraktes. Da die Ausdünnung der retroperitonealen Fettlager eine pathogenetisch wichtige Voraussetzung ist, werden fast nur Personen mit asthenischem Habitus symptomatisch. Entsprechend zielt die konservative Therapie auf eine Erhöhung des Körpergewichtes, die chirurgische Therapie besteht in der heute überwiegend laparoskopisch durchgeführten Duodenojejunostomie.

Die **paraduodenale Hernie** wird hervorgerufen durch einen Bruchsack, der von der retroperitonealen Eintrittspforte des Duodenums am Treitz-Band[15] ausgeht. Die Einklemmung von Darmschlingen in diese Hernie kann zu einer Duodenalkompression und zum Ileus führen. Die Therapie besteht in der Reposition des Dünndarms und dem Verschluss der Bruchpforte.

Duodenalstenosen durch Ulzera oder Tumoren werden in den entsprechenden Kapiteln beschrieben.

In Kürze

Fehlbildungen und Stenosen von Magen und Duodenum
Angeborene Stenosen: Pylorusstenose, Duodenalatresie, Pancreas anulare, Volvulus.
Sekundäre Duodenalstenosen: Ulcus duodeni, Tumoren, chronische Pankreatitis, Morbus Crohn, arteriomesenteriale Kompression, paraduodenale Hernie.
Divertikel: Magen (Korpushinterwand oder präpylorisch), Duodenum (juxtapapillär oder Bulbus duodeni)

7.6.3 Verletzungen

Fremdkörper

┌─ **Definition** ──────────────────────────────
│ Fremdkörper im Magen sind nahrungsfremde Gegenstände, die aufgrund ihrer Ausmaße oder ihrer Beschaffenheit zum Verhalt oder zu Wandverletzungen führen können.
└──

15 Wenzel Treitz, Pathologe, Prag, 1819–1872.

■■ **Ätiologie**
Versehentliches Verschlucken tritt vorwiegend im Kindesalter auf. Durch Unachtsamkeit können jedoch auch von Erwachsenen kleinere Gegenstände verschluckt werden. Absichtliches Verschlucken von z. T. gefährlichen Gegenständen findet sich bei psychisch Kranken, Betrunkenen, Gefangenen oder Drogenkurieren. Iatrogene Fremdkörper, die verschluckt werden, sind z. B. ein kleines Instrumentarium beim Zahnarzt, Gebissteile oder abgerissene Magensonden.

Die engste Stelle im Gastrointestinaltrakt ist der Ösophagusmund, nicht Kardia oder Pylorus. Beim Kind verlassen ca. 90%, beim Erwachsenen etwa 60% der verschluckten Fremdkörper den Verdauungstrakt spontan. Die mittlere Passagezeit beträgt ca. 5 Tage.

> **Die 3 Komplikationen durch Fremdkörper sind Blutung, Obstruktion und Perforation.**

■■ **Diagnostik**
Die Diagnostik umfasst die genaue Anamnese, die Inspektion des Rachens, des Halses und des Abdomens. Bei der Inspektion sollte auf Sekundäreffekte der Fremdkörper wie Auslösung von Blutungen, Obstruktionen oder Perforationen geachtet werden.

> **Zum Fremdkörpernachweis in Ösophagus und Magen ist das Röntgenübersichtsbild von Thorax und Abdomen in 2 Ebenen der 1. Schritt.**

Damit können die Lage und Anzahl schattengebender Fremdkörper bestimmt und Hinweise für einen Ileus oder eine Perforation gewonnen werden. Bei nichtschattengebenden Fremdkörpern oder Verdacht auf Penetration der Magenwand ist eine Röntgenuntersuchung mit wasserlöslichem Kontrastmittel hilfreich.

■■ **Therapie**
Jeder peroral in den Magen gelangte Fremdkörper kann endoskopisch aus dem Magen entfernt werden, vorausgesetzt, er hat seine Form nicht verändert und die Wand nicht perforiert. Daher steht der **gastroskopische Extraktionsversuch** ganz im Vordergrund der Behandlung.

> **Nur bei erfolglosen endoskopischen Bemühungen oder Komplikationen besteht eine Indikation zum operativen Vorgehen.**

Dabei wird der Fremdkörper über eine **Gastrotomie** entfernt, eventuelle Blutungen werden umstochen, Perforationen übernäht.

Traumatische Magenperforation

Traumatische Läsionen oder Rupturen des Magens sind wegen seiner geschützten Lage im Oberbauch selten. Sie treten auf bei stumpfem oder penetrierendem Oberbauchtrauma, grundsätzlich auch bei endoskopischen Maßnahmen, z. B. Fremdkörperextraktionen oder bei Fehlintubationen.

■■ Diagnostik

Diese besteht in einer Abdomenleeraufnahme oder bei komplexeren Verletzungsmustern einer CT des Oberbauchs mit oralem Kontrastmittel.

■■ Therapie

Abgesehen von einem konservativen Behandlungsversuch einer gedeckten, asymptomatischen Perforation besteht die Therapie in der Exzision der Wundränder und Übernähung.

Verätzungen

> Die Magenläsionen finden sich abhängig vom Füllungszustand des Organs und der Lagerung des Patienten zum Zeitpunkt der Ingestion besonders kleinkurvaturseitig entlang der Magenstraße und präpylorisch.

Die Einwirkung der chemischen Substanz führt zu einem Pylorusspasmus unterschiedlicher Dauer und dadurch zur Ansammlung der Substanz im Antrum und distalen Corpus ventriculi. Bei Voroperationen am Magen, z. B. Billroth-II-Resektion, können bei sehr viel schnellerer Passage der Substanz frühzeitig Schädigungen tieferer Darmabschnitte erfolgen.

■■ Diagnostik

Die radiologische Untersuchung mit Thorax- und Abdomenleeraufnahme, Kontrastmitteldarstellung oder CT mit oralem Kontrastmittel kann nur eine Aussage hinsichtlich einer Perforation machen. Für die Beurteilung der Ausdehnung und Tiefe der Verätzung ist die **Endoskopie** unerlässlich. Endoskopische Befunde und weitere Einzelheiten, ► Abschn. 7.4.3.

■■ Therapie

> Eine primäre Operationsindikation besteht bei der gesicherten Perforation und bei der endoskopisch nachgewiesenen schwersten Verätzung.

Zeigt sich bei der Laparotomie eine komplette transmurale Magenverätzung, wird der Patient gastrektomiert. Der Duodenal- und distale Ösophagusstumpf werden blind verschlossen. Zervikal wird eine Speichelfistel angelegt sowie abdominal eine Ernährungssonde (Jejunokath) eingenäht. Bei der Ausdehnung der transmuralen Verätzung auf Ösophagus, Duodenum (Pankreas) oder Dünndarm muss je nach Lokalbefund zusätzlich die Ösophagektomie, die partielle Duodenopankreatektomie oder eine Dünndarmresektion vorgenommen werden. Die Rekonstruktion der gastrointestinalen Passage wird erst zu einem späteren Zeitpunkt ausgeführt, wenn sich der Patient von der Verätzung erholt hat und das Gewebe für eine Reanastomosierung geeignet erscheint.

In Kürze

Verletzungen des Magens
Ingestierte Fremdkörper: primär endoskopische Entfernung, Gefahr der Perforation, Blutung oder Obstruktion.
Verätzung: häufigste Verletzung des Magens, meist mit suizidaler Absicht. OP-Indikation bei schwersten Verätzungen, ► Abschn. 7.4.3.

7.6.4 Ulkuskrankheit

┌─ **Definition** ─────────────────────
Eine **Erosion** ist ein umschriebener, oberflächlicher, die Lamina muscularis mucosae nicht überschreitender Schleimhautdefekt.

Unter einem **gastroduodenalen Ulkus** versteht man einen Schleimhautdefekt, der über die Lamina muscularis mucosae hinaus in tiefere Wandschichten reicht und in die Bauchhöhle perforieren bzw. in benachbarte Organe penetrieren kann.
└─────────────────────────────────────

■■ Pathogenese

In der Ätiologie des Ulcus ventriculi et duodeni gibt es Gemeinsamkeiten, aber auch wesentliche Unterschiede. Beide Ulzera repräsentieren das Resultat verschiedener pathophysiologischer Mechanismen (◻ Abb. 7.81).

> Die Helicobacter-pylori-induzierte Gastritis ist ein wesentlicher Faktor für die Ulkusgenese.

Die aggressiven Faktoren sind in 1. Linie **Säure** und **Pepsin**. Die protektiven Faktoren der Magenschleimhaut umfassen im Rahmen der sog. **Mukosabarriere**

- die dem Lumen zugewandte Epithelschicht mit ihrer Fähigkeit zur raschen Erneuerung,
- die über dem Epithel liegende Schleimschicht,
- die Schleim- und Bikarbonatsekretion des Deckepithels,
- die Mukosadurchblutung und
- humorale protektive Faktoren wie Prostaglandine.

Helicobactergastritis **Helicobacter pylori**, ein begeißeltes gramnegatives Spiralbakterium, ist ein ureaseproduzierender Keim, der auf dem Magenepithel unter der darüber liegenden Schleimschutzschicht wächst.

> Bei ca. 95% der Patienten mit Duodenalulzera und etwa 70% der Patienten mit Magenulzera ist eine Kolonisation der Magenmukosa mit Helicobacter pylori nachweisbar, die nahezu immer mit einer antralen Gastritis (chronische Gastritis Typ B) auftritt.

Der ulzerogene Wirkmodus dieses Bakteriums resultiert aus dessen schädigendem Einfluss auf das Oberflächenepithel und der Störung der Schleimproduktion. Im Vergleich zu Magengesunden ist bei Patienten mit einer Helicobacter-pylori-positiven Gastritis das Risiko für peptische Ulzera um das

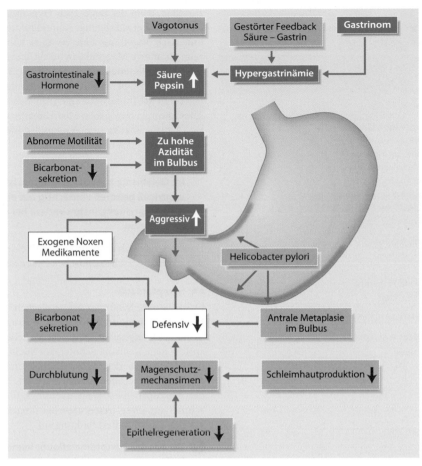

Abb. 7.81 Pathogenese des Ulcus duodeni. Überwiegen aggressiver Faktoren und/oder Mangel defensiver Faktoren tragen zur Ulkusentstehung bei

10-Fache erhöht. Die pathogenetische Rolle von Helicobacter pylori wird weiterhin dadurch verdeutlicht, dass die Ulkusabheilung durch Keimelimination beschleunigt wird und die Rezidivrate durch Eradikation des Keims deutlich reduziert werden kann.

Prävalenz

In Deutschland liegt die Seroprävalenz des Helicobacter pylori bei Erwachsenen zwischen 30–60%, die Prävalenz des gastroduodenalen Ulkus aber <2%. Diese geringe Anzahl an Helicobacter-pylori-positiven Patienten, die ein Duodenalulkus entwickeln und die Voraussetzung der säurebedingten gastralen Metaplasie für die Entwicklung des Helicobacter-pylori-positiven Duodenalulkus zeigen, dass Helicobacter pylori zwar ein wesentlicher ulzerogener Faktor ist, der jedoch für sich allein nicht zur Entstehung eines Ulkus führt.

Magensäurehypersekretion

❯ **Das bereits 1910 von Schwarz formulierte Prinzip »Ohne Säure kein Ulkus« hat für die Ätiologie des Ulcus duodeni unverändert zentrale Bedeutung.**

Kollektiv gesehen sezernieren **Ulcus-duodeni-Patienten** sowohl basal als auch nach Stimulation signifikant mehr Säure und Pepsin als Magengesunde oder Ulcus-ventriculi-Patienten. Im Einzelfall erlaubt die Kenntnis der Magensekretion jedoch nicht, zwischen diesen Gruppen zu differenzieren, da sich die Werte der Säuresekretion erheblich überlappen.

Beim **Ulcus ventriculi** ist die pathogenetische Bedeutung der Magensäure weniger geklärt. Einerseits treten Ulzera im Magen trotz verminderter Säuresekretion auf, andererseits führt eine Therapie mit Säureblockern zu Beschwerdefreiheit und Abheilung des Schleimhautdefekts. Der Säure, dem Pepsin und zahlreichen anderen Faktoren kommt nach modernem pathophysiologischem Verständnis eine permissive Rolle bei der Induktion eines gastroduodenalen Ulkus in der durch Helicobacter pylori vorgeschädigten Schleimhaut zu (❏ Tab. 7.9, ❏ Abb. 7.81).

Ulcus ventriculi

■ ■ **Pathogenese**

❯ **Ulcera ventriculi finden sich vorwiegend im Bereich der kleinen Kurvatur des Magens. Sie entstehen meist an der Grenze zwischen Antrum- und Korpusschleimhaut.**

7

 Tab. 7.9 Pathogenetische Faktoren des Ulcus duodeni und des Ulcus ventriculi

Faktor	Ulcus duodeni	Ulcus ventriculi
Helicobacter pylori	+	++
Hypersekretion von Magensäure (erhöhte Parietalzellmasse, erhöhte basale und maximale Säuresekretion, gesteigerte nächtliche Säuresekretion, erhöhter Vagotonus, erhöhte vagale Histaminfreisetzung, gesteigerte Sensibilität der Parietalzelle gegenüber Gastrin)	+	0
Gesteigerte Pepsinsekretion	+	0
Motilitätsstörungen:		
– verzögerte Magenentleerung, duodenogastraler Reflux		+
– beschleunigte Magenentleerung	+	0
Antiphlogistika (NSAR, evtl. Kortikosteroide)	+	+
Rauchen	+	+
Alkohol	0	+
Stress, Trauma	+	+
Gestörte Mukosabarriere:		
– Durchblutung, Epithelregeneration, Mukusproduktion	0	+
– verminderte Prostaglandinsynthese	+	0
Genetische Faktoren	+	+

0: keine, +: erhöht, ++: stark erhöht, NSAR: nichtsteroidale Antirheumatika

Nur etwa 10% aller Magenulzera liegen im Fundus. In diesen Fällen ist die Fundusschleimhaut in antrumartige Schleimhaut umgewandelt, so dass die Geschwüre wiederum ihren Sitz im Grenzgebiet zur sezernierenden Schleimhaut haben. Entsprechend der Lokalisation und Pathogenese werden nach Johnson 3 Gruppen von Magengeschwüren unterschieden.

Einteilung des Ulcus ventriculi nach Johnson
- Typ I: Lokalisation des Ulkus an der kleinen Kurvatur, Magensaft subazid
- Typ II: Ulcus ventriculi in Gegenwart eines Ulcus duodeni, Magensaft hyperazid
- Typ III: Präpylorisches Ulkus, Magensaft hyperazid

Das sog. **pylorische oder präpylorische Ulkus** (Typ III nach Johnson) scheint eine besondere pathogenetische Einheit dar-

zustellen, da in der Regel zwar Hyperazidität vorliegt, dieses Geschwür aber auf alleinige Säurereduktion schlecht anspricht und nach Vagotomie eine deutlich höhere Rezidivneigung zeigt als andere Magenulzera oder Ulcera duodeni.

Akute Magenulzera im Sinne sog. **Stressulzera** können nach großen Operationen und Traumen, insbesondere bei Patienten auf Intensivstationen, entstehen. Auch unter einer Therapie mit ulzerogenen Medikamenten, z. B. nichtsteroidalen Antirheumatika wie Azetylsalizylsäure, können relativ schnell Magenulzera auftreten.

> ❗ **Cave**
> Im Gegensatz zum Ulcus duodeni ist ein Ulcus ventriculi generell verdächtig auf ein ulzeriertes Magenkarzinom, insbesondere bei atypischer Lokalisation.

Daraus ergibt sich die Notwendigkeit einer besonders sorgfältigen endoskopisch-bioptischen Diagnostik.

■■ Symptomatik
Das klassische Symptom des peptischen Ulkus ist der **epigastrische Schmerz**, der beim Ulcus ventriculi tendenziell mehr in der Mitte angegeben wird. Von typischen Ulkussymptomen spricht man, wenn der Schmerz im **Nüchternzustand** auftritt, beispielsweise in den frühen Morgenstunden, und nach Nahrungsaufnahme oder Antazida sistiert. Nur etwa die Hälfte der Ulkuspatienten klagt allerdings über typische Ulkusschmerzen, diese treten eher bei jungen Patienten und bei solchen ohne Zweiterkrankung auf.

> ❯ Die Art der Symptome erlaubt keine sichere Differenzierung zwischen beiden Geschwürtypen.

Weitere Symptome bei etwa 50% der Patienten sind Übelkeit und Erbrechen. In einem Teil der Fälle sind sie Ausdruck einer Magenausgangsstenose.

■■ Diagnostik
Die Methode der Wahl ist die **Endoskopie** (Ösophagogastroduodenoskopie, ÖGD (■ Abb. 7.82, ■ Abb. 7.83) mit Biopsie.

Die Endoskopie hat den entscheidenden Vorteil, dass das Ulkus durch Biopsien hinsichtlich seiner Dignität und die Mukosa auf Helicobacter-Besiedelung abgeklärt werden kann. Die Mehrfachbiopsie aus Ulkusgrund und -rand ist zwingend erforderlich (bis zu 10 Biopsien). Zudem kann bei blutenden Ulzera sofort therapeutisch interveniert werden: Unterspritzung mit Suprarenin (1:1.000) und/oder Fibrinkleber sowie Versorgung mit Clips bei sichtbarem Gefäßstumpf. Kontrollendoskopie und Biopsie sind auch nach Rückbildung des Ulkus unerlässlich: auch dann, wenn endoskopisch nur noch eine Narbe nachweisbar ist. Die klassische Methode der **Kontrastmittelröntgenuntersuchung** ist heutzutage zur Diagnostik eines Ulkus obsolet. Sie ist nur dann indiziert, wenn es um das Ausmaß und die Lokalisation einer Magenausgangsstenose geht (■ Abb. 7.84).

Zur Diagnostik der Helicobacter-pylori-Infektion eignen sich v. a. die **histologische Untersuchung** von Mukosabiopsien und der **Ureasetest** (HU-Test), mit dem sich dieser Keim

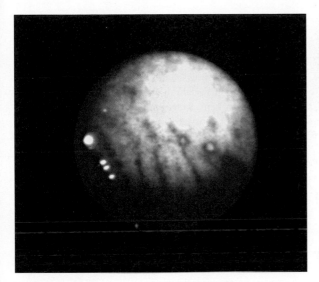

Abb. 7.82 Magenerosionen, endoskopisches Bild

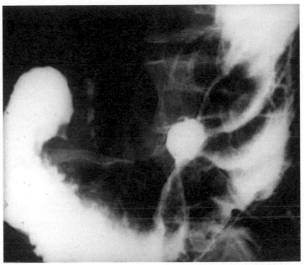

Abb. 7.84 Ulcus ventriculi, Kontrastmittelröntgenuntersuchung

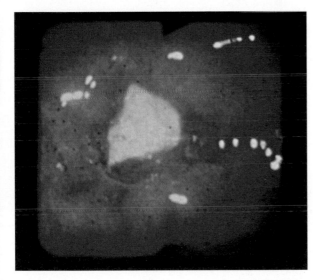

Abb. 7.83 Ulcus ventriculi, florides Stadium, endoskopisches Bild

in Biopsien durch seine Ureaseaktivität auch kurzfristig nachweisen lässt. Weitere Möglichkeiten zum Nachweis von Helicobacter pylori sind Kultur, Serologie, C^{13}-Atemtest und die Polymerasekettenreaktion (PCR).

> **Jedes Ulcus ventriculi muss bioptisch hinsichtlich seiner Dignität abgeklärt werden. Bei jedem Ulkus muss eine Untersuchung auf Helicobacter-pylori-Infektion erfolgen.**

▪▪ Konservative Therapie

> **Die Therapie des Ulcus ventriculi ist außer bei Komplikationen oder Karzinomverdacht zunächst immer konservativ.**

Ziel aller Therapiemaßnahmen sind Beschwerdefreiheit des Patienten, Verkürzung des natürlichen Heilverlaufes und Verhinderung von Rezidiven.

Allgemeine Maßnahmen umfassen u. a. den Verzicht auf Rauchen, da Nikotinabusus die Ulkusabheilung verzögert. Die medikamentöse Therapie des Ulcus ventriculi ist abhängig vom Vorhandensein einer gastralen Helicobacter-pylori-Infektion. Dabei ist das therapeutische Prinzip zum einen die Hemmung der Säuresekretion und zum anderen die Eradikation von Helicobacter pylori, da dadurch die Rezidivneigung deutlich reduziert wird.

Praxisbox

Konservative Therapie des Ulcus ventriculi
Die effektivste Form ist eine 1-wöchige Behandlung mit Omeprazol (1–2-mal 20 mg/Tag), Clarithromycin (2-mal 250 mg/Tag) und Metronidazol (2-mal 400 mg/Tag). Mit dieser **Tripletherapie** werden Eradikationsraten und Ulkusabheilungsraten von 95% erreicht.

Als Alternative kann die sog. **duale Therapie** mit Omeprazol und Amoxicillin für die Dauer von 14 Tagen durchgeführt werden. Der Protonenpumpenhemmer sollte nach der Eradikationstherapie von 1 Woche v. a. bei Ulcera ventriculi für 2–3 Wochen weitergegeben werden, um durch eine insgesamt 3–4-wöchige Behandlung die vollständige Ulkusabheilung zu gewährleisten. Als Nebenwirkungen sind jedoch Antibiotikaallergien und Resistenzentwicklungen zu beachten.

Helicobacter-pylori-negative Ulzera
Sie treten v. a. im Rahmen der Einnahmen von nichtsteroidalen Antirheumatika auf. In diesem Fall wird mit dem Absetzen der Antirheumatika und der Verordnung von Säureblockern, wie Omeprazol oder H_2-Blockern behandelt.

Weitere beim Ulcus ventriculi wirksame Medikamente sind Carbenoxolon-Natrium und Sucralfat. Eine medikamentöse Langzeitbehandlung mit Säureblockern als Rezidivprophylaxe ist nur indiziert bei Abbruch oder Unwirksamkeit der Eradikationstherapie.

■ ■ **Chirurgische Therapie**

> **Indikationen zur Operation eines Ulcus ventriculi**
>
> ▬ **Malignomverdacht:** Eine verzögerte Heilungstendenz muss Zweifel an der Benignität eines Ulcus ventriculi aufkommen lassen, auch wenn bioptisch zunächst kein Tumorgewebe nachweisbar ist. Wenn das Ulkus trotz adäquater medikamentöser Therapie innerhalb von 12 Wochen nicht vollständig abgeheilt ist, besteht eine Operationsindikation.
> ▬ **Vermeidung von Komplikationen:** Da Komplikationen, insbesondere die Blutung, für die meist älteren Patienten mit Ulcus ventriculi eine hohe Gefährdung darstellen, sollte bei multiplen Geschwüren, bei Riesenulzera oder bei vorausgegangenen Ulkuskomplikationen die Operation erwogen werden.
> ▬ **Leidensdruck:** Eine Operation sollte bei Patienten in Betracht gezogen werden, die unter adäquater konservativer Therapie nicht beschwerdefrei werden.

Das operative Therapieprinzip beim Ulcus ventriculi, einschließlich des präpylorischen Ulkus, ist die **Magenresektion**, d. h. die Entfernung des Ulcus ventriculi (histologische Untersuchung!).

❯ **Zur Behandlung des Ulkusleidens werden fast ausschließlich distale Magenresektionen vorgenommen. Sie werden je nach Lokalisation des Ulkus als 1/3-, 2/3- oder subtotale Resektion ausgeführt.**

Bei der Resektion wird
- die Zahl der Belegzellen durch die Entfernung eines Teils von Korpus und Fundus reduziert,
- das Antrum als Bildungsort des Gastrins entfernt,
- im Falle des Ulcus ventriculi der Locus minoris resistentiae an der Antrum-Korpus-Grenze der kleinen Kurvatur mitsamt dem Ulcus ventriculi eliminiert,
- durch Skelettierung der kleinen Kurvatur über die Resektionsgrenze hinaus der Magenrest teilweise vagotomiert,
- die basale (BAO) und maximale (MAO) Säuresekretion um 85–90% reduziert.

Unabhängig vom Ausmaß der Resektion wird die distale Magenresektion nach der Art der Anastomosierung des Magenrestes mit dem Dünndarm bezeichnet. Im Wesentlichen sind hier die **Gastroduodenostomie** (Magenresektion vom Typ Billroth[16] I) und die **Gastrojejunostomie** (Magenresektion vom Typ Billroth II) zu nennen.

Beim Ulcus ventriculi ist die **Magenresektion nach Billroth I** mit Erhaltung der Duodenalpassage das Verfahren der Wahl, weil diese bei gleicher Effektivität wie die anderen Resektionstypen die geringsten Nebenwirkungen und damit die besten Langzeitergebnisse aufweist. Im Vergleich zu den nichtresezierenden Verfahren wie der Vagotomie hat die Billroth-I-Resektion beim Magengeschwür den Vorteil deutlich geringerer Rezidivulkusraten.

Praxisbox

Technik der Magenresektion

Die Ulkusoperation umfasst in der Regel eine distale Resektion. Nach partieller Skelettierung der großen Magenkurvatur und nahezu vollständiger Präparation der kleinen Kurvatur werden das Duodenum postpylorisch und der Magen schräg von der kleinen zur großen Kurvatur hin durchtrennt (◘ Abb. 7.85a).

Bei der **Billroth-I-Resektion** erfolgt eine Verkleinerung des Magenquerschnitts bis zur Größe des Duodenallumens (◘ Abb. 7.85b). Abschließend wird die Gastroduodenostomie End-zu-End ausgeführt (◘ Abb. 7.85c).

Bei der **Billroth-II-Resektion** sind die ersten Resektionsschnitte gleich: Der Duodenalstumpf wird jedoch blind verschlossen (◘ Abb. 7.86a). Die Rekonstruktion des Speiseweges erfolgt durch die Anastomosierung des Magenrestes End-zu-Seit mit der ersten hochgezogenen Jejunalschlinge, die seitlich eröffnet wird (◘ Abb. 7.86). Damit ist die Duodenalpassage ausgeschaltet und die Speise entleert sich direkt in das Jejunum. Distal der Gastrojejunostomie wird zusätzlich eine Seit-zu-Seit-Verbindung der beiden Jejunalschlingen vorgenommen, eine sog. Braun[17]-Fußpunktanastomose (◘ Abb. 7.86b). Dadurch wird das gallehaltige Duodenalsekret kurzschlussartig abgeleitet und zum großen Teil der Durchfluss durch den Magenrest vermieden. Diese Maßnahme dient der Verhinderung des sog. Galleerbrechens und soll die Ausbildung einer durch Gallereflux bedingten Gastritis verringern. Zudem ist der gallige Reflux mit auslösend für das sog. Magenstumpfkarzinom, das 15–20 Jahre nach B II-Resektion auftreten kann.

Die **Roux[18]-Y-Rekonstruktion** nach distaler Magenresektion beinhaltet eine Durchtrennung der 1. Jejunalschlinge, das aborale Ende wird Seit-zu-Seit mit dem Magenstumpf verbunden (sog. abführende Schlinge). Die zuführende Jejunalschlinge wird dann weiter distal mit der abführenden Jejunalschlinge anastomosiert (Y-Konfiguration, ◘ Abb. 7.87). Dadurch wird ein Gallereflux nahezu vollständig ausgeschaltet.

---

16 Theodor Billroth, Chirurg, Zürich/Wien, 1829–1894.

17 Heinrich Braun, Chirurg, Göttingen, 1847–1911.
18 Caesar Roux, Chirurg, Lausanne, 1857–1934.

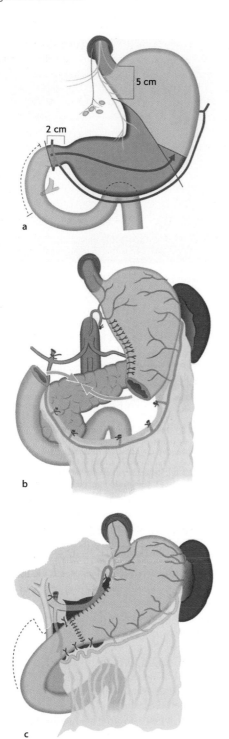

a

b

c

▣ Abb. 7.85 Magenresektion nach Billroth I. **a** Schematische Darstellung des Resektionsausmaßes, **b** nach Resektion und Verkleinerung des Magenquerschnittes, **c** abschließende Situation nach Gastroduodenostomie

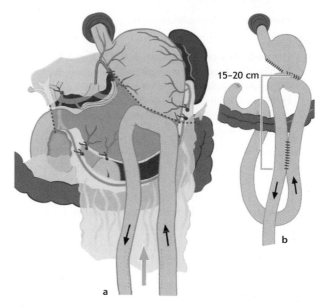

a

b

▣ Abb. 7.86 Magenresektion nach Billroth II. **a** Schematische Darstellung des Resektionsausmaßes und der Schlingenführung, **b** abschließende Situation nach antekolischer Gastrojejunostomie mit Braun-Fußpunktanastomose

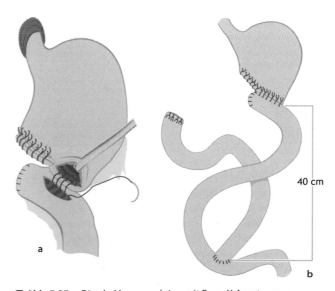

a

b

▣ Abb. 7.87 a Distale Magenresektion mit Roux-Y-Anastomose. Nach Aufsuchen der 1. Jejunalschlinge wird diese durchtrennt und das nach oral führende Ende der Schlinge blind verschlossen. Es wird zunächst eine End-zu-Seit-Anastomose (Gastrojejunostomie) zum Magen ausgeführt (abführende Schlinge). **b** Distale Magenresektion und Rekonstruktion mit Gastrojejunostomie End-zu-Seit in Roux-Y-Konfiguration. Die zuführende Schlinge vom Duodenalstumpf ist ca. 40 cm distal der Gastrojejunostomie End-zu-Seit eingepflanzt

■ ■ **Postoperative Komplikationen**

> ❗ **Cave**
> **Die gefährlichste Komplikation der Magenresek-
> tion ist die Duodenalstumpfinsuffizienz mit nach-
> folgender lokaler oder diffuser Peritonitis, deren
> Häufigkeit heute allerdings durch den Einsatz
> moderner automatischen Klammernahtgeräte
> unter 1% liegt.**

Die seltene **Anastomoseninsuffizienz** der Gastroduodeno-
bzw. der Gastrojejunostomie kann oft konservativ beherrscht
werden. Obwohl die dadurch bedingte Mortalität heute gering
ist, liegt darin immer noch der entscheidende Unterschied zu
den risikoärmeren nichtresezierenden Verfahren, wie der Vagotomie. Weitere Komplikationen sind intraluminale **Nachblutung** aus der Gastroenterostomie oder **Passagestörung**
durch Verlegung der Anastomose.

Die Magenresektion führt beim Ulcus ventriculi in etwa
95% der Fälle zu einer dauerhaften Heilung der Ulkuskrankheit.

■ ■ **Folgekrankheiten nach Magenresektion**

> **Folgekrankheiten nach Magenresektion**
> ▬ Postoperative Rezidivulzera
> ▬ Dumpingsyndrom
> ▬ Syndrom der zu- bzw. abführenden Schlinge
> ▬ Refluxösophagitis
> ▬ Atrophische Gastritis
> ▬ Magenstumpfkarzinom
> ▬ Malnutrition, Malabsorption
> ▬ Anämie
> ▬ Knochenveränderungen

Postoperative Rezidivulzera

> ┌─ **Definition** ─────────────────────
> Ein postoperatives Rezidivulkus ist definitionsgemäß
> eine im Anschluss an einen chirurgischen Eingriff wegen
> gastroduodenaler Ulkuskrankheit erneut auftretende
> oder eine über 6 Monate postoperativ persistierende
> Ulzeration in Magen, Duodenum oder Jejunum.

Postoperative Rezidivulzera nach Magenresektion sind überwiegend Anastomosenulzera. Nach Billroth-I-Resektion sind
sie vorwiegend im Duodenum, nach Billroth II im Jejunum
direkt an der Anastomose lokalisiert, sog. **Ulcus pepticum
jejuni** (◘ Abb. 7.88). Die Penetration eines Ulcus pepticum
jejuni in das Querkolon kann eine **gastrokolische Fistel** auslösen, die zu Diarrhöen mit Beimengung unverdauter Nahrungsbestandteile und einer Malabsorption mit Anämie und
Kachexie führen kann. Die Raten für postoperative Rezidivulzera nach Resektion werden mit 1–5% angegeben.

Operationstechnische Ursachen, wie ein zu großer Rest-
magen, Anastomosenstenosen oder Schlingenprobleme, ste-

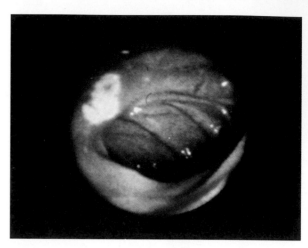

◘ **Abb. 7.88** Ulcus pepticum jejuni, endoskopisches Bild

hen in der Pathogenese der postoperativen Ulzera im Vordergrund. Die Behandlung besteht in der Korrektur dieser Probleme, z. B. in Form einer Nachresektion, ggf. in einer trunku-
lären Vagotomie. Seltene Ursachen sind ein übersehenes
Zollinger-Ellison-Syndrom oder andere hormonelle Erkrankungen, wie Hyperparathyreoidismus.

Dumpingsyndrom

> ┌─ **Definition** ─────────────────────
> Unter einem Dumpingsyndrom versteht man postpran-
> dial auftretende abdominale Symptome wie Nausea,
> Völlegefühl, Bauchbeschwerden und Diarrhöen, zusam-
> men mit systemischen Reaktionen wie Schwäche, Kollaps,
> Schwitzen und Palpitationen (▶ Abschn. 7.6.1).

Das **Frühdumpingsyndrom** ist auf eine beschleunigte Speise-
entleerung in das Jejunum zurückzuführen. Der Speisebrei
bewirkt dort durch einen starken osmotischen Effekt einen
raschen Flüssigkeitseinstrom in das Darmlumen mit entsprechender Distension und einen konsekutiven Abfall des Plas-
mavolumens.

Das Frühedumpingsyndrom entsteht aufgrund von 3 ursächlichen Mechanismen:
▬ der überstürzten Magenentleerung mit ihren mechanischen Folgen (Dehnung),
▬ dem Eintritt hyperosmolarer Lösung in den Dünndarm
  und
▬ der zu raschen Kohlenhydratresorption.

Das seltenere **Spätdumpingsyndrom** tritt 60–90 min postprandial auf und wird durch eine reaktive Hypoglykämie verursacht.

Dumpingbeschwerden im Sinne des sehr unterschiedlich
ausgeprägten Frühdumping werden deutlich häufiger nach
Gastrojejunostomie (15–40%) als nach Gastroduodenostomie
(5–30%) beobachtet.

❯ Die Behandlung besteht in 1. Linie in diätetischen Maßnahmen: Nur wenn diese vollständig ausgeschöpft sind, kann eine Reoperation in Betracht kommen.

Syndrom der zu- bzw. abführenden Schlinge Das »**afferent loop syndrome**« wird durch eine hochgradige Stenosierung im Anastomosenbereich nach Billroth-II-Resektion (ohne Braun-Anastomose) ausgelöst. Dadurch kommt es zu einer Stauung von Pankreas- und Gallensekret in der zuführenden Schlinge, die sich bei erhöhtem Druck explosionsartig in den Magen entleert und Galleerbrechen provozieren kann. Das »**efferent loop syndrome**« resultiert aus einer Stenose im Bereich der abführenden Schlinge nach Billroth-II-Resektion, hervorgerufen durch innere Hernien, Narben oder Adhäsionen. Klinisch stehen krampfartige Beschwerden und Erbrechen im Vordergrund.

❯ In beiden Fällen erfolgt die Korrektur durch Neuanlage der Gastrojejunostomie bzw. Stenoseresektion.

Refluxösophagitis Die postoperative Refluxösophagitis äußert sich in den Symptomen
- retrosternaler Schmerz,
- saures oder bitteres Aufstoßen oder sogar
- Dysphagie.

Sie lässt sich zumindest manometrisch indirekt häufiger nach einer Billroth-I- als nach einer Billroth-II-Resektion nachweisen. Für die Entwicklung dieser Refluxkrankheit ist dabei vorwiegend der regurgitierte alkalische Dünndarminhalt, weniger ein saurer Reflux verantwortlich. Die Behandlung besteht in Säureblockern oder gallensäurebindenden Substanzen wie Cholestyramin.

Atrophische Gastritis

❯ Etwa 5–10 Jahre nach einer Magenresektion findet sich bei 80–90% der Operierten im Magenstumpf eine atrophische Gastritis unterschiedlichen Ausmaßes.

Die große Mehrzahl der magenresezierten Patienten ist trotz ausgedehnter histologischer Veränderungen jedoch beschwerdefrei. Nur etwa 10% klagen über behandlungsbedürftige Symptome, wie epigastrisches Brennen, Völlegefühl und Galleerbrechen. Ursache der genannten Beschwerden ist offenbar nicht die atrophische Stumpfgastritis, sondern der enterogastrale Reflux, der in der Mehrzahl der Fälle mit dem endoskopischen Bild einer Hyperämie der Magenschleimhaut (sog. Magenerythem) einhergeht.

Magenstumpfkarzinom Die chronisch-atrophe Stumpfgastritis mit intestinaler Metaplasie wird als **fakultative Präkanzerose** angesehen. Nach retrospektiven Analysen kommt das Magenstumpfkarzinom häufiger nach Operation wegen Ulcus ventriculi als wegen Ulcus duodeni und öfter nach Billroth-II- als nach Billroth-I-Resektion vor.

❗ **Cave**
Auf dem Boden der atrophischen Gastritis kann sich 15–20 Jahre nach Magenresektion ein Magenstumpfkarzinom entwickeln.

■ ■ **Allgemeine Probleme nach Magenresektion**
Weitere mögliche Probleme, die einen Patienten nach Magenresektion belasten können, sind Malnutrition, Anämie und Knochenveränderungen. Ein **Gewichtsverlust** nach Magenresektion wird als Folge einer ungenügenden Aufnahme und Verdauung der Nahrung bzw. ihrer gestörten Resorption aus dem Darm angesehen. Die Ursachen von Malnutrition und Malabsorption sind vielfältig. Die meisten dieser Störungen sind in der Regel von geringerem Ausmaß und werden nur selten zu einem klinischen Problem.

20 Jahre nach Magenresektion ist bei etwa der Hälfte der Patienten eine **Anämie** nachweisbar, der ein Eisenmangel-, ein Vitamin-B_{12}-Mangel oder ein Folsäuredefizit zugrunde liegen kann. Die Ursache besteht in einer mangelnden Aufnahme dieser Substanzen mit der Nahrung und einer gestörten Resorption aufgrund der reduzierten Säurekonzentration, der fehlenden Duodenalpassage und der beschleunigten Passage durch den Darm. Die Anämie kann durch orale oder i.v.-Gabe von Eisen und regelmäßigem Ersatz von Vitamin B_{12} behandelt werden.

Knochenveränderungen Nach Magenresektion sind Knochenveränderungen meist nur diskret ausgeprägt. Sie werden aber langfristig, z. T. sogar in Form eines vermehrten Auftretens von Frakturen, bei bis zu 40% aller Patienten beschrieben. Als Faktoren für das Auftreten von Osteomalazie und Osteoporose nach Magenresektion sind vorwiegend eine verminderte Aufnahme und Malabsorption von Kalzium und Vitamin D verantwortlich gemacht worden.

Ulcus duodeni
■ ■ **Pathogenese**
Das Geschwür des Zwölffingerdarms ist etwa 5-mal häufiger als das des Magens. Während das Magenulkus Männer und Frauen gleich oft betrifft, erkranken Männer 2–3-mal häufiger an einem Ulcus duodeni als Frauen.

❯ Duodenalulzera sind fast ausschließlich auf den Bulbus duodeni beschränkt, weiter distal gelegene Ulzera sind selten und weisen auf ein Zollinger-Ellison-Syndrom hin.

Wie im Magen können auch im Duodenum infolge von Stress, d. h. nach großen Operationen und Traumen, bei schweren Verbrennungen oder anderen lebensbedrohlichen Krankheitsbildern, sog. **Stressulzera** auftreten. Von diesen akuten Ulzera sind die rezidivierenden Geschwüre der Ulkuskrankheit abzugrenzen.

Eine endokrine Ursache der Ulcera duodeni liegt beim **Zollinger-Ellison-Syndrom**[19, 20] (ZES) vor. Dieses nach den

---

19 Robert M. Zollinger, Chirurg, Ohio, 1903–1992.
20 Edwin H. Ellison, Chirurg, Ohio, 1918–1970.

7

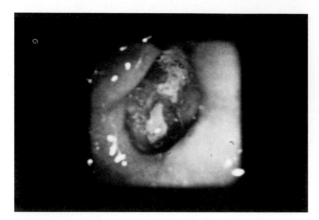

◨ **Abb. 7.89** Ulcus duodeni, endoskopisches Bild

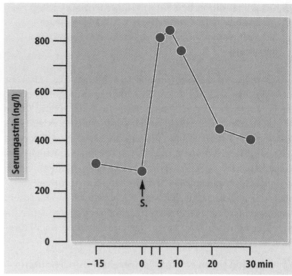

◨ **Abb. 7.90** Typisches Verhalten des Serumgastrins bei einem Patienten mit Zollinger-Ellison-Syndrom (S. i.v.-Sekretininjektion)

Erstbeschreibern genannte Syndrom ist definiert als die Kombination von atypischen Ulcera duodeni und Hypersekretion von Magensäure, ausgelöst durch einen gastrinproduzierenden Tumor (Gastrinom) des Pankreas oder Duodenums. Der klinische Verdacht erhebt sich bei multiplen oder atypischen (postbulbär) gelegenen Ulzera, Kombination mit Diarrhöen, Ulkuskomplikationen, häufigen Rezidiven oder Rezidivulzera nach operativer Behandlung eines bisher als regulär angesehenen Ulkus.

▪▪ Symptomatik

Die Symptomatik des Ulcus duodeni entspricht der des Ulcus ventriculi. Der **epigastrische Schmerz**, wird beim Ulcus duodeni mehr im rechten Oberbauch lokalisiert. Beim Ulcus duodeni werden Schmerzen im Nüchternzustand häufiger als beim Ulcus ventriculi beschrieben.

▪▪ Diagnostik

Die endoskopische Diagnostik beim Ulcus duodeni ist die gleiche wie beim Ulcus ventriculi (◨ Abb. 7.89).

> **Das typische Ulcus duodeni erfordert jedoch keine bioptische Abklärung der Dignität, da Duodenalkarzinome eine ausgesprochene Rarität sind.**

Biopsien sind nur bei Riesenulzera oder anderweitig auffälligen Geschwüren im Bulbus (aufgeworfener Rand, unregelmäßiger Grund) vorzunehmen. Bei jedem Ulcus duodeni sollte jedoch eine Untersuchung auf Helicobacter-pylori-Infektion des Magens erfolgen.

Im Vergleich zu endoskopisch-bioptischen Verfahren spielen **Funktionstests** bei der Erstdiagnostik eines unkomplizierten peptischen Ulkus eine untergeordnete Rolle. Wenn sich jedoch der klinische Verdacht auf ein ZES ergibt, wird man auf eine **Serumgastrinbestimmung** nicht verzichten können. Die Indikation zur Durchführung dieser nicht besonders aufwändigen Verfahren sollte trotz der Seltenheit des ZES relativ großzügig gestellt werden, da sich die Symptomatik bei Patienten mit ZES nicht immer von der bei »normalen« Ulkuspatienten unterscheiden muss.

Gastrinbestimmung und Sekretintest

Gastrin wird im Nüchternserum bestimmt. Die Normalwerte liegen bei jugendlichen Normalpersonen bei 20–50 ng/l, mit steigendem Lebensalter und abnehmender Säuresekretion können Serumgastrinspiegel bis 100 ng/l gemessen werden. Zur Diagnostik eines ZES führen massiv erhöhte Serumgastrinwerte (>1000 ng/l). Bei weniger eindeutig erhöhten Serumspiegeln und zum sicheren Beweis wird ein Sekretintest angeschlossen. Bei diesem Provokationstest führt die Sekretininjektion im Falle eines ZES zu einem charakteristischen Anstieg (>100%) des Serumgastrins (◨ Abb. 7.90).

Als Erfolgskontrolle der Vagotomie sind bei Ulcus-duodeni-Patienten prä- und postoperative Magensekretionsanalysen bzw. intragastrale pH-Metrien sinnvoll. Dadurch kann postoperativ die durch die Vagotomie erzielte Säurereduktion und damit der Erfolg der Operation objektiviert werden.

▪▪ Konservative Therapie

> **Auch beim Ulcus duodeni ist die primäre Behandlung konservativ.**

Die medikamentöse Behandlung unterscheidet sich im Wesentlichen nicht von derjenigen beim Ulcus ventriculi und besteht ebenfalls in der Hemmung der Säuresekretion und der Eradikation von Helicobacter pylori.

▪▪ Chirurgische Therapie

> **Eine Indikation zur operativen Behandlung beim Ulcus duodeni besteht bei Versagen der konservativen Therapie.**

Dieses ist heute nur sehr selten gegeben und vorwiegend auf eine mangelnde Compliance der Patienten zurückzuführen. Dabei sollte immer die Einnahme nichtsteroidaler Antirheumatika ausgeschlossen werden. Grundsätzlich sprechen für eine Operation jugendliches Alter, schlechte Compliance des Patienten sowie Ulkusrezidive.

> **Der überwiegende Teil aller Rezidivulzera (95%) tritt nach Operationen wegen Ulcera duodeni auf.**

Die Therapie der Wahl beim Ulcus duodeni ist die **Vagotomie**, d. h. die Durchtrennung der präganglionären efferenten parasympathischen Fasern des N. vagus (◘ Abb. 7.91). Dadurch wird die vagal vermittelte Säuresekretion des Magens vermindert. Diese Operation hat sich von einem Standardverfahren bis in die 1970er-Jahre, zu einer heute äußerst selten durchgeführten Therapieform gewandelt.

Unterschieden werden 3 verschiedene Formen der Vagotomie:

- die trunkuläre Vagotomie (TV),
- die selektiv-gastrale Vagotomie (SGV)
- und als Verfahren der Wahl zur elektiven chirurgischen Behandlung des Ulcus duodeni die proximal-gastrische Vagotomie (PGV).

Praxisbox

Chirurgische Therapie des Ulcus duodeni

Die **trunkuläre Vagotomie (TV)** umfasst die Durchtrennung des vorderen und hinteren Vagusstammes am Ösophagus unterhalb des Zwerchfells (◘ Abb. 7.92a) und führt zu einer nahezu vollständigen vagalen Denervation des Magen-Darm-Traktes. Die resultierende erhebliche Stase des Mageninhaltes macht immer eine Drainageoperation notwendig. Darunter versteht man die Erweiterung des Magenausgangs durch eine sog. **Pyloroplastik**, um einer Verzögerung der Magenentleerung entgegenzuwirken. Alternativ kann dazu auch eine **Gastroenterostomie (GE)** zwischen Magen und Jejunum angelegt werden. Wegen der hohen Rate an Nebenwirkungen wird die trunkuläre Vagotomie heute nur noch zur Behandlung des Ulcus pepticum jejuni nach Magenresektion angewendet und häufig thorakoskopisch ausgeführt.

Bei der **selektiv-gastralen Vagotomie (SGV)** werden alle zum Magen führenden Äste der Nn. vagi durchtrennt, so dass der Magen total vagal denerviert ist (◘ Abb. 7.92b). Auch bei dieser Form der Vagotomie ist wegen der Beeinträchtigung der Magenentleerung ein Drainageverfahren angezeigt.

Bei der auch laparoskopisch durchgeführten **proximal-gastrischen Vagotomie (PGV)** wird nur der proximale Teil des Magens denerviert, um eine selektive Unterbrechung der zu den säureproduzierenden Magenanteilen führenden Vagusfasern zu erreichen (◘ Abb. 7.92c). Der vordere und hintere R. antralis des N. vagus (N. Latarget)[21] wird dabei erhalten. Dieses gewährleistet eine intakte Antrummotilität, so dass nur eine geringe Störung der Magenmotorik mit einem nahezu normalen Entleerungsverhalten resultiert. Eine Drainageoperation ist nicht notwendig.

---
21 Andre Latarget, anatom, Lyon, 1877–1947.

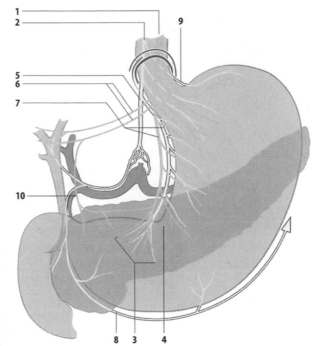

◘ **Abb. 7.91** Chirurgische Anatomie des N. vagus. *1* anteriorer Stamm, *2* posteriorer Stamm, *3* Endigung des Latarget-Astes, *4* rekurrente Zweige, *5* zöliakaler Ast, *6* Nn. hepatopylorici, *7* Latarget-Nerven, *8* N. gastroepiploicus, rechts, *9* posteriorer gastraler Ast, *10* N. pyloroduodenalis

Die PGV führt zu einer Reduktion der Säuresekretion von 40–80%. Durch diese Verminderung kommt es bei ca. 80% der Ulcus-duodeni-Patienten zu einem andauernden Schutz vor Ulkusrezidiven. Bei Ulcera ventriculi, insbesondere den präpylorisch lokalisierten, liegen diese Heilungsraten deutlich niedriger, so dass die PGV auch wegen der dabei notwendigen Ulkusexzision nicht das adäquate Verfahren ist. Eine Kombination beider Verfahren ist die sog. **combined operation**, bei der die SGV mit einer Antrektomie verbunden wird. Diese Methode führt trotz der sparsamen Resektion zu einer sehr sicheren Verhütung von Rezidivulzera.

■ ■ **Postoperative Komplikationen**

Diese sind nach PGV sind sehr selten. Sie resultieren vorwiegend aus der intraoperativen Verletzung angrenzender Organe, wie Ösophagus (Peritonitis) und Milz (Nachblutung).

Folgekrankheiten nach Vagotomie

Ein entscheidender **Vorteil** der PGV gegenüber den Resektionsverfahren ist die deutlich geringere Langzeitmorbidität. Die typischen Folgeerscheinungen wie Magenretention, Dumping oder Diarrhö, werden relativ selten und nur in leichten Formen bzw. vorübergehend beobachtet. Das Hinzufügen einer Pyloroplastik erhöht die Rate dieser Nebenwirkungen jedoch deutlich. Ein **Nachteil** der PGV ist dagegen die höhere Rate an Rezidivulzera, die sich bei einer Nachbeobachtungszeit von 10 Jahren auf 15–20% beläuft. Ein großer Teil dieser Geschwüre verläuft jedoch asymptomatisch, und die meisten Rezidive lassen sich aufgrund der schon vorhandenen Säurereduktion gut konservativ behandeln.

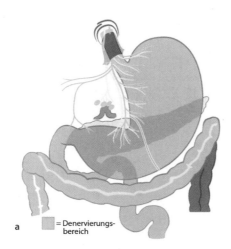

a   ■ = Denervierungs-
        bereich

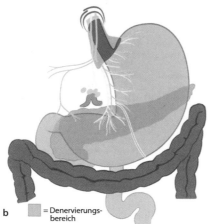

b   ■ = Denervierungs-
        bereich

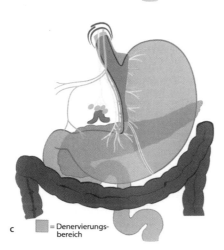

c   ■ = Denervierungs-
        bereich

⬛ Abb. 7.92 Formen der Vagotomie (Denervierungsbereich *blau*).
a Trunkuläre Vagotomie (TV): Durchtrennung der Vagusstämme
knapp unterhalb des Zwerchfells und oberhalb des Abgangs der
hepatopylorischen Äste bzw. des R. coeliacus. **b** Selektiv-gastrale
Vagotomie (SGV): Durchtrennung aller zum Magen führenden Äste
der Nn. vagi unterhalb des Abgangs der Rr. hepatopylorici, damit
Schonung der Rr. hepatopylorici und des R. coeliacus. **c** Proximal-
gastrische Vagotomie (PGV): Selektive Unterbrechung der zu den
säureproduzierenden Magenanteilen führenden Vagusfasern unter
Erhaltung des vorderen und hinteren R. antralis

Ulkuskomplikationen
Blutung
■ ■ Pathogenese, Klassifikation

Die Blutung (Klassifikation nach Forrest) ist die häufigste
Ulkuskomplikation und tritt bei ca. 20% der Patienten mit
Ulkuskrankheit auf, v. a. bei älteren Patienten und insbeson-
dere unter Therapie mit nichtsteroidalen Antirheumatika.
Blutungen sind in bis zu 20% der Fälle die Erstmanifestation
der Ulkuskrankheit (⬛ Abb. 7.93).

**Klassifikation der Blutungsaktivität des gastro-
duodenalen Ulkus nach Forrest**

- **Typ Ia:** Aktive arterielle Blutung
- **Typ Ib:** Aktive venöse Blutung
- **Typ IIa:** Keine aktive Blutung, sichtbarer Gefäßstumpf
- **Typ IIb:** Keine aktive Blutung, Blutkoagel oder Häma-
  tinbelag
- **Typ III:** Keine aktive Blutung, kein Zeichen stattge-
  habter Blutung, aber potenzielle Blutungsquelle,
  z. B. Ulkus

■ ■ Diagnostik

Die Diagnostik der gastroduodenalen Ulkusblutung ent-
spricht der des Ulcus ventriculi. Am Ende der diagnostischen
Phase muss die Frage der Aktivität und der Lokalisation der
Blutung sowie der Helicobacter-pylori-Status geklärt sein.

■ ■ Chirurgische Therapie

Die **Indikationsstellung zur chirurgischen Therapie** wird
durch Aktivität, Intensität und Lokalisation der Blutung sowie
durch patientenbezogene Faktoren, wie Lebensalter oder Begleiterkrankungen, beeinflusst.

> ❯ Hinsichtlich der Blutungsaktivität sind v. a. die
> Forrest-Ia-Blutung und die Forrest-IIa-Situation mit
> Nachweis eines thrombosierten Gefäßstumpfes
> (hohes Rezidivblutungsrisiko) von Bedeutung.

In Bezug auf die **Blutungsintensität** ist entscheidend, dass
Patienten mit einem Ausgangs-Hb unter 6 g/dl und einem
initialen Verbrauch von mehr als 6 Konserven eine besonders
schlechte Prognose haben.

Prä- und postpylorische Hinterwandulzera und Magenulzera mit einer **Lokalisation** subkardial an der kleinen Kurvatur bringen wegen ihrer direkten Nachbarschaft zu großen
arteriellen Gefäßen (A. gastrica dextra bzw. sinistra) die Gefahr einer massiven Blutung mit sich.

> ❯ Ulzera der Duodenalhinterwand sind wegen ihrer
> engen Lagebeziehung zur A. gastroduodenalis
> (massive arterielle Blutung) weit gefährlicher als
> Ulzera der Vorderwand (Perforation und lokale
> Peritonitis).

Patienten jenseits des 60. Lebensjahres und solche mit **Begleiterkrankungen** sind durch eine Blutung stärker gefährdet als andere und bedürfen daher einer besonders akti-

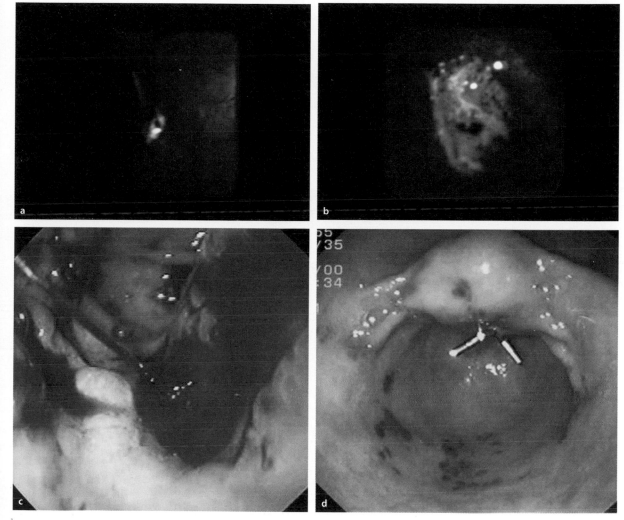

◘ Abb. 7.93 a Endoskopisches Bild eines Ulkus mit sichtbarem Gefäßstumpf (Forrest IIa). **b** Endoskopisches Bild eines Ulkus mit rotem Fleck (Forrest IIb). **c** Spritzende Blutung aus Ulkus im Duodenum (Forrest Ia), endoskopisches Bild. **d** Endoskopische Blutstillung mit Clips

ven Indikation zur Blutstillung. Patienten >60 Jahre haben bei der Ulkusblutung eine 10-fach höhere Letalität als die <60 Jahren.

Eine wesentliche Voraussetzung für die richtige Indikationsstellung ist die Kenntnis des sog. **Spontanverlaufs** der gastroduodenalen Ulkusblutung: In durchschnittlich 65% der Fälle kommt die Blutung spontan endgültig zum Stillstand. Etwa 5% der Patienten bluten massiv weiter oder zeigen eine Sickerblutung, so dass eine Blutstillung (endoskopisch oder operativ) unter Notfallbedingungen notwendig wird. Bei den übrigen Patienten (etwa 30%) steht die Blutung vorübergehend, um später wieder einzusetzen. Diese sog. frühen Blutungsrezidive treten vorwiegend (90%) in den ersten 2–3 Tagen nach der Erstblutung auf und sind mit einer hohen Letalität verbunden. Die Häufigkeit der Rezidivblutung nimmt mit Intensität und Aktivität der Erstblutung sowie dem Alter des Patienten zu.

> **Aus den genannten Fakten ergeben sich 2 Operationsindikationen:**
> — **die Operation der persistierenden Blutung (trotz endoskopischer Intervention),**
> — **die Operation als Prophylaxe der Frührezidivblutung.**

Bei **persistierender Blutung** sollte eine **endoskopische Blutstillung** durch Unterspritzung der Blutungsquelle (Suprarenin 1:1.000 und Fibrinkleber) unbedingt versucht werden. Gelingt dies nicht, so schließt sich direkt die Operation an. Bei erfolgreicher endoskopischer Blutstillung wird täglich endoskopisch kontrolliert, bei wieder auftretender Blutung ist die Operation indiziert.

Die Operation als **Prophylaxe der Frührezidivblutung** ist angezeigt bei Patienten, die der oben genannten Risikogruppe zuzuordnen sind. Diese Einstellung ergibt sich aus der Tatsa-

7

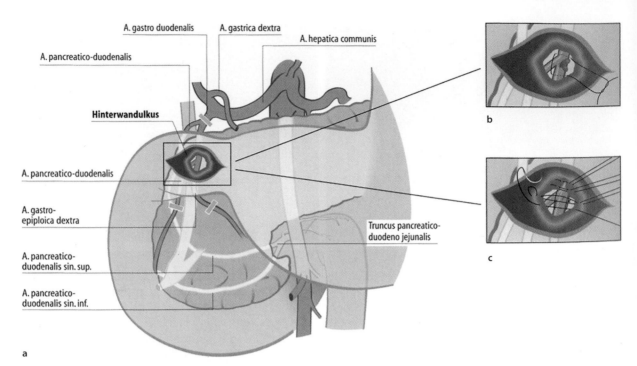

a

Abb. 7.94 a Versorgung der Ulcus-duodeni-Blutung durch chirurgische Neutralisierung des Versorgungsgebiets der A. gastroduodenalis mittels Umstechung. Beachte: zusätzliche Umstechung der A. gastroduodenalis und der A. gastroepiploica außerhalb des Duodenums (*blaue Balken*). **b** Die A. gastroduonenalis wird von intraluminal umstochen. **c** Vorlegen der Einzelknopfnähte zur Exterritorialisierung des Ulkusgrundes

che, dass das Risiko einer Operation im Intervall nach guter Vorbereitung deutlich geringer ist als bei einem Eingriff unter Notfallbedingungen bei erneuter Blutung. Aufgrund der zeitlichen Charakteristik der Rezidivblutung sollte der Zeitpunkt der Intervalloperation innerhalb von 36 h nach Blutungsbeginn liegen.

Für die Planung der chirurgischen Blutstillung ist die präoperative endoskopische Lokalisation der Blutungsquelle von entscheidender Bedeutung. Die Therapie der Grundkrankheit ist sekundär und wird heute in der Regel mit begleitender medikamentöser Behandlung angestrebt

---

Praxisbox

Technik der chirurgischen Blutstillung beim blutenden Ulkus

Beim **Ulcus duodeni** wird das in aller Regel an der Bulbushinterwand liegende gut tastbare Ulkus durch eine Duodenotomie der Vorderwand freigelegt und das blutende Gefäß im Ulkusgrund umstochen. Zur sicheren Vermeidung einer Rezidivblutung erfolgt zusätzlich die extraluminale Ligatur der 3 zuführenden Gefäße (◘ Abb. 7.94).

Die chirurgische Blutstillung des **Ulcus ventriculi** erfordert immer eine vollständige transmurale Exzision des Ulkus (◘ Abb. 7.95). Der Grund dafür liegt in dem submukösen Verlauf arterieller Gefäße in der Magenwand,

▼

---

die bei alleiniger Umstechung erneut bluten können. Zum anderen sollte durch die histologische Untersuchung des exzidierten Ulkus ein Karzinom ausgeschlossen werden. Aus technischen Gründen, z. B. bei Riesenulzera oder subkardialen Ulzera, kann die Magenresektion nach Billroth I vorteilhafter sein als eine ausgedehnte Ulkusexzision.

■■ Konservative Therapie

Für die konservative Therapie stehen wirksame Medikamente zur Prophylaxe zur Verfügung. Es wird eine rasche Eradikation von Helicobacter pylori angestrebt und eine intravenöse Säureblockade in erster Linie mit Omeprazol eingeleitet.

❯ **Indiziert ist die konservative Therapie nach spontaner oder endoskopischer Blutstillung, bei der Risikogruppe (hohe Intensität und Aktivität der Erstblutung sowie hohes Alter), während der Vorbereitung zur Intervalloperation und bei Patienten, die nicht dieser Risikogruppe zuzuordnen sind.**

Einen wichtigen Beitrag leistet die konservative Behandlung in der Prophylaxe von **Stressulkusblutungen**. Blutungen aus diesen meist multiplen akuten gastroduodenalen Läsionen sind chirurgisch schwierig zu stillen und dabei mit einer hohen Letalität behaftet.

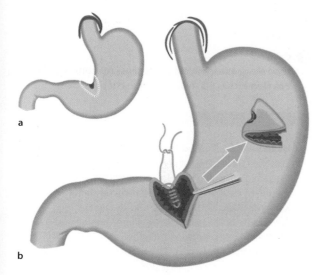

a

b

◘ Abb. 7.95 Operative Versorgung des perforierten Ulcus ventriculi, die in gleicher Weise beim blutenden Ulkus angewendet werden kann. **a** Exzision des perforierten Ulkus, **b** querer Verschluss der Exzisionsstelle

Perforation

Perforationen eines Ulkus treten bei bis zu 5% der Patienten mit gastroduodenalem Ulkus auf.

▪▪ Symptomatik

Plötzlich einsetzende, heftige Schmerzen im Epigastrium, meist mit Ausstrahlung in die Schulter und den Rücken, sind die klassischen Symptome (zu weiterer Symptomatik und Diagnostik, ▶ Abschn. 1.1, ▶ Abschn. 7.10).

▪▪ Therapie

❯ Die freie Perforation eines Ulcus duodeni oder ventriculi ist eine absolute Operationsindikation.

Die Ergebnisse der chirurgischen Behandlung der Ulkusperforation sind entscheidend abhängig vom **Ausmaß der Peritonitis** und damit vom Zeitintervall zwischen der Perforation und der chirurgischen Intervention.

Letalität bei Perforation
Liegt zum Zeitpunkt der operativen Versorgung das Perforationsereignis <6 h zurück, so beträgt die Letalität 1,5%. Ist die Zeitspanne jedoch >12 h, so erhöht sich die Letalität auf über 30%. Von Bedeutung für die Prognose der Ulkusperforation sind wie bei der Blutung das Alter des Patienten und das Vorhandensein gravierender Zweiterkrankungen. So verdoppelt sich die Letalität bei Patienten etwa ab dem 60. Lebensjahr.

Die Ziele der operativen Behandlung beim perforierten Ulcus ventriculi und duodeni sind

- die Beseitigung der Perforation und damit der Peritonitisursache,
- die Behandlung der Peritonitisfolgen, d. h. der lokalen oder diffusen Peritonitis.

Die gleichzeitige Therapie der Grundkrankheit ist wie bei der Ulkusblutung sekundär und nur in Ausnahmefällen indiziert.

Zur Beseitigung der Perforation stehen einerseits die Übernähung mit sparsamer oder ausgedehnterer Ulkusexzision und andererseits die Magenresektion zur Verfügung (◘ Abb. 7.85, ◘ Abb. 7.86, ◘ Abb. 7.87, ◘ Abb. 7.95).

Praxisbox

Technik der chirurgischen Therapie des perforierten Ulkus
Beim typischen perforierten **Ulcus duodeni** an der Bulbusvorderwand wird das Geschwür in der Regel sparsam quer exzidiert und der Defekt durch Naht verschlossen (sog. **Übernähung**). Dieses Verfahren ist auch laparoskopisch durchführbar.

Nur bei sehr ausgedehnten Ulzera oder Geschwüren mit breitbasiger Penetration, z. B. in das Pankreas, ist aus technischen Gründen eine Resektion des Magenausganges (Bulbus duodeni und Pylorus) erforderlich. Dabei wird in Form einer sog. **Anastomosierungsplastik** mit End-zu-End-Anastomose zwischen Duodenum und Antrum rekonstruiert. Eine Magenresektion nach Billroth II ist nur sehr selten notwendig.

Beim **Ulcus ventriculi** wird zur histologischen Sicherung in der Regel eine ausgedehntere Exzision des Ulkusbezirks als beim Duodenalgeschwür angestrebt (◘ Abb. 7.95). Die entsprechende Übernähung des Defektes stellt bei dem weiten Magenlumen kein Problem dar. Wie bei der Ulkusblutung kann mehr aus technischen Gründen, z. B. bei Riesenulzera oder bei subkardialen Geschwüren, selten jedoch zur Behandlung der Grundkrankheit, eine Magenresektion notwendig sein.

Magenausgangsstenose

▪▪ Pathogenese

Eine benigne Magenausgangsstenose resultiert aus der narbigen Abheilung präpylorischer, pylorischer oder postpylorischer Ulzera. Die Stenose ist selten im eigentlichen Pyloruskanal lokalisiert (10%), sondern findet sich vorwiegend postpylorisch im Duodenum (70%).

Ulcera ventriculi sind in etwa 20% der Fälle Ursachen von Obstruktionen im Bereich des distalen Magens. Unter pathogenetischen Gesichtspunkten muss unterschieden werden zwischen:

- **florider** Magenausgangsstenose (Folge einer entzündlichen Reaktion mit begleitendem Ödem im akuten Ulkusschub) und
- **narbiger** Magenausgangsstenose (Narbenbildung nach Abheilung der peptischen Läsion).

Diese Differenzierung ist besonders wichtig für die Wahl zwischen konservativer und chirurgischer Therapie.

7

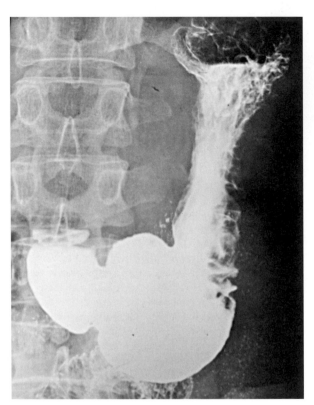

Abb. 7.96 Bariumkontrastmittelaufnahme bei Magenausgangsstenose mit starker Dilatation des Magens und großen Speiserestmengen

■■ **Therapie**

In jedem Fall muss eine Magenausgangsstenose zunächst durch Dekompression des dilatierten Magens (Magensonde), Ausgleich des Wasser- und Elektrolythaushaltes und totale parenterale Ernährung behandelt werden (■ Abb. 7.96).

▶ **Die benigne Magenausgangsstenose ist nie als ein chirurgischer Notfall anzusehen, so dass genügend Zeit für die Schaffung elektiver Operationsbedingungen bleibt.**

Nach 5–7 Tagen kann anhand des klinischen Verlaufes sowie des gastroskopischen und radiologischen Befundes über das weitere Vorgehen entschieden werden. Dabei ist das Versagen der konservativen Therapie jenseits des 5.–7. Tages eine Indikation zur Operation, wenn sich die endoskopische Dilatationsbehandlung als nicht effektiv erwiesen hat. Bei Patienten, die eine Rückbildung der Obstruktion unter konservativer Therapie zeigen, wird die medikamentöse Therapie zu Ende geführt.

Die **chirurgische Therapie** besteht bei zugrunde liegenden Ulcera duodeni in der Stenosenresektion und Anastomosierungsplastik, evtl. mit proximal gastrischer Vagotomie. Bei Ulcera ventriculi kann die chirurgische Therapie grundsätzlich auch auf eine Stenosenresektion mit anschließender konservativer Behandlung beschränkt werden. In vielen Fällen bietet die Magenresektion nach Billroth I

jedoch weiterhin die Maßnahme mit den besten Langzeitresultaten.

❗ **Cave**
Jede Magenausgangsstenose muss bis zum Beweis des Gegenteils als maligne angesehen werden.

Ulcus ventriculi und duodeni

gestörtes Gleichgewicht protektiver und aggressiver Faktoren (v. a. Helicobacter pylori, Hypersekretion von Pepsin und HCl). Ulcera ventriculi vorwiegend an der kleinen Kurvatur, Ulcera duodeni v. a. im Bulbus duodeni.
Symptomatik: epigastrische (Nüchtern-)Schmerzen, evtl. Übelkeit und Erbrechen, evtl. Blutungssymptomatik.
Diagnostik: Endoskopie und Biopsie (beim Ulcus ventriculi Karzinomausschluss, bei Ulcus ventriculi und duodeni Abklärung einer Helicobacterinfektion), Röntgen.
Komplikationen: Blutung, Perforation, Magenausgangsstenose.
Therapie:
— Primär medikamentöse Behandlung: Eradikation von Helicobacter pylori, Hemmung der Säuresekretion durch Protonenpumpenhemmer.
— OP bei Versagen der konservativen Therapie: Verfahren der Wahl beim Ulcus ventriculi: Magenresektion nach Billroth I; beim Ulcus duodeni: proximal-gastrische Vagotomie.
— Postoperative Komplikationen:
  – Nach Magenresektion: Rezidivulzera, Dumpingsyndrom, »afferent/efferent-loop-syndrome«, Refluxösophagitis, atrophische Gastritis, Magenstumpfkarzinom, Gewichtsverlust, Anämie, Knochenveränderungen.
  – Nach Vagotomie:. Ulkusrezidive, Magenentleerungsstörung.

7.6.5 Gutartige Tumoren

┌ Definition ──────────────────────────
Unter einem gutartigen Tumor versteht man eine autonome, expansiv wachsende Gewebsneubildung, die lokal begrenzt bleibt, nicht infiltrierend oder destruierend wächst und keine Metastasen entwickelt.
└──────────────────────────────────

Bei den gutartigen Tumoren des Magens und des Duodenums besteht die klinische Bedeutung in der Differenzialdiagnose, der Erfassung von Beschwerden und Komplikationen und der Möglichkeit der malignen Entartung. Gutartige Tumoren sind polypöse Gebilde, die entweder vom Epithel (epitheliale Tumoren) oder von den tieferen Abschnitten der Magen- oder Duodenalwand (nicht epitheliale, mesenchymale Tumoren) ausgehen (■ Tab. 7.10).

□ **Tab. 7.10** Wichtige gutartige Magen- und Duodenaltumoren

	Epitheliale Tumoren	Mesenchymale Tumoren
Neoplastisch	Adenom	Gastrointestinale Stromatumoren
Nicht neoplastisch	Hyperplasiogener Polyp, Drüsenkörperzyste, Brunnerom (Duodenum)	Lipom, Hämangiom, entzündlich-fibromatöser Polyp, Peutz-Jeghers-Polyp, Lymphfollikelhyperplasie
Endokrin	Gastrinom	

1. **Adenom:** Der wichtigste benigne Tumor ist das Adenom, das eine tubuläre (»flat adenoma«), tubulopapilläre oder papilläre (villöse) Struktur haben kann. Das Adenom stellt eine echte Neoplasie dar, es kann maligne entarten und wird deshalb als **Präkanzerose** eingestuft.

> **Die nichtneoplastischen epithelialen Tumoren haben dagegen praktisch keine Entartungstendenz. Sie können meist in Form von Drüsenkörperzysten auch als Polyposis besonders im Magen auftreten.**

2. **Gastrinom:** Ein seltener endokriner Tumor ist das Gastrinom, das sich in etwas weniger als der Hälfte der Fälle in der Duodenalwand entwickelt (▶ Abschn. 7.6.4). Gastrinome liegen zu 80–90% im Gastrinomdreieck, das durch Duodenum, Pankreaskopf und Lig. hepatoduodenale gebildet wird. Trotz einer Größe von nur wenigen Millimetern können Gastrinome endokrin hochaktiv sein und ein Zollinger-Ellison-Syndrom auslösen. Etwa 60% der Gastrinome sind maligne und führen zu Metastasen.

3. **Gastrointestinale Stromatumoren:** Gastrointestinale Stromatumoren (GIST) des Magens (□ Abb. 7.97). sind nicht selten. Unabhängig vom feingeweblichen Bild entwickeln diese mesenchymalen Tumoren auf der Kuppe der Vorwölbung häufig eine Erosion bzw. Ulzeration, die durch das expansive Wachstum des Tumors im Sinne einer Druckschädigung der Mukosa zu verstehen ist. Diese führt häufig zu einer oberen gastrointestinalen Blutung und damit erst zur Diagnose. Nichtepitheliale Magentumoren wachsen häufig mehr extragastral als intragastral, so dass endoskopisch die Größenerfassung des Tumors oft ein falsches Bild gibt.

■ ■ **Diagnose**

Die Diagnostik der benignen gastrointestinalen Tumoren besteht in **Endoskopie** und **Biopsie**, da eine makroskopische Dignitätsdiagnose nicht möglich ist.

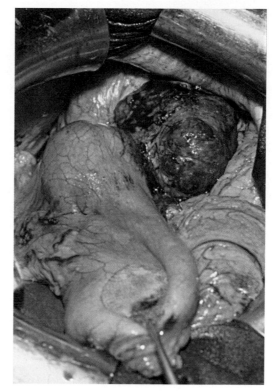

□ **Abb. 7.97** GIST des Magens, intraoperative Aufnahme

■ ■ **Therapie**

> **Adenome, neuroendokrine Tumore und GIST müssen wegen der Gefahr der malignen Entartung entfernt werden.**

Sie können bis zu einer Größe von ca. 2 cm endoskopisch polypektomiert werden, größere Läsionen werden reseziert. Ein GIST des Magen muss lokal exzidiert werden, was meistens laparoskopisch möglich ist. Die genaue pathohistologische Aufarbeitung – Mitoseindex, Proliferationsindex (Ki-67) und Größe des Tumors – führt dann erst zur Einstufung gering, mittelgradig oder hochmaligne. Wenn der GIST in toto entfernt wurde, ist eine Nachresektion mit Lymphadenektomie nicht erforderlich.

In Kürze

Gutartige Magentumoren
Diagnostik: Endoskopie, Biopsie.
Therapie: zwingend operative Entfernung von Adenomen, neuroendokrinen Tumoren und gastrointestinale Stromatumoren (mögliche maligne Entartung).

7.6.6 Magenkarzinom

Das Magenkarzinom ist trotz abnehmender Inzidenz nach wie vor von großer klinischer Bedeutung. Seine Epidemiologie ändert sich: Es werden zunehmend mehr Karzinome im proximalen Drittel und vom diffusen Wachstumstyp diagnostiziert

■ ■ **Pathologische Anatomie**
Magenfrühkarzinom

Definition

Das Frühkarzinom (»early gastric cancer«) ist definiert als Karzinom, das nur die Mukosa bzw. die Submukosa infiltriert, unabhängig vom Nachweis von Lymphknotenmetastasen.

Früh bezieht sich somit nicht auf den zeitlichen Ablauf der Karzinomentstehung, sondern auf die Infiltrationstiefe.

Unter endoskopisch-makroskopischen Aspekten wird das Magenfrühkarzinom entsprechend der **japanischen Klassifikation** eingeteilt (◘ Abb. 7.98). Am häufigsten findet es sich im distalen Magen (51% der Fälle). Der proximale Magen ist seltener betroffen. Nach der **Infiltrationstiefe** werden die Frühkarzinome in Mukosakarzinome und Submukosakarzinome eingeteilt. Die Infiltration der lymphgefäßreichen Submukosa ist prognostisch bedeutend, da sie die entscheidende Voraussetzung für die Entwicklung von **Lymphknotenmetastasen** ist.

> ❱ Lymphknotenmetastasen kommen beim Mukosatyp in nur 4–5% der Fälle, beim Submukosatyp jedoch in bis zu 22% der Fälle vor (therapeutische Relevanz!).

Die Mehrzahl aller Frühkarzinome ist größer als 2 cm im Durchmesser, so dass ihre endoskopische Diagnostik möglich ist. Selten treten Magenfrühkarzinome multizentrisch auf (5–12%).

Magenkarzinom

Definition

Von einem eigentlichen Magenkarzinom spricht man, wenn die Karzinominfiltration die Submukosa überschritten und die Muscularis propria bzw. tiefere Wandschichten erreicht hat.

Aufgrund des **makroskopischen Erscheinungsbildes** kann man **4 Typen** des Magenkarzinoms unterscheiden (Klassifikation nach Borrmann[22], ◘ Abb. 7.99). Das makroskopische Erscheinungsbild korreliert aufgrund des Wachstumstyps mit der Prognose (5-Jahres-Überlebensrate 35–40% bei Typ I und II; 10% bei Typ III und IV).

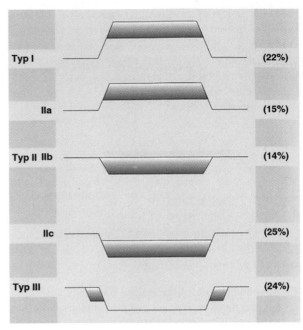

◘ **Abb. 7.98** Endoskopische Klassifikation des Magenfrühkarzinoms. Typ I: vorgewölbte Form; Typ II: oberflächliche Form; Typ IIa: erhabene Form; Typ IIb: ebene Form; Typ IIc: eingesenkte Form; Typ III: exkavierte Form

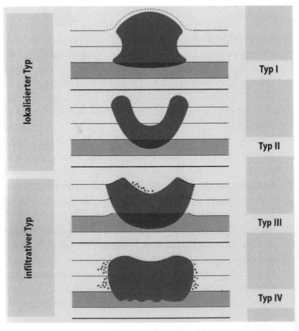

◘ **Abb. 7.99** Klassifikation der makroskopischen Form des Magenkarzinoms nach Borrmann

---

22 Robert Borrmann, Pathologe, Bremen, 1870–1943.

Das Magenkarzinom ist in der Regel ein Adenokarzinom. Entsprechend dem **Zellbild** können auch undifferenzierte Karzinome unterschieden werden. Alle Tumortypen können durch starke Schleimbildung zu Gallertkarzinomen oder durch überwiegende Bindegewebebildung zum Szirrhus werden. Siegelringzellen weisen auf ein diffuses Karzinoms (entsprechend der Laurén-Klassifikation) hin.

Konventionelle Klassifikation

Diese geht auf die Vorschläge der WHO aus dem Jahre 2000 zurück und berücksichtigt Architektur und Ausmaß der Schleimbildung. Derzeit gilt folgende Einteilung:
- Papilläres Adenokarzinom
- Tubuläres Adenokarzinom
- Muzinöses Adenokarzinom
- Siegelringzellkarzinom
- Adenosquamöses Karzinom
- Plattenepithelkarzinom
- Kleinzelliges Karzinom
- Undifferenziertes Karzinom

Laurén-Klassifikation

Laurén[23] hat 1965 zwischen 2 Karzinomtypen unterschieden
- Intestinaler Typ
- Diffuser Typ

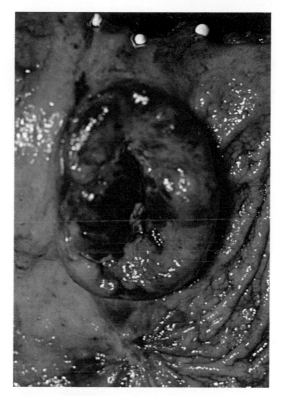

◘ **Abb. 7.100** Magenkarzinom, intestinaler Typ (Borrmann III)

Etwa 40% der Magenkarzinome entsprechen dem intestinalen Typ, ca. 60% dem diffusen, 10–15% der Karzinome sind nach Laurén nicht klassifizierbar.
- **Intestinaler Typ:** Dieser ist makroskopisch gewöhnlich **scharf abgrenzbar**, die Ausbreitung in der Magenwand erfolgt in geschlossenen Zellformationen. In aller Regel entspricht er den makroskopischen Typen Borrmann I und II. Die Bezeichnung intestinaler Typ soll die morphologische Ähnlichkeit mit Strukturen des Intestinums hervorheben. Das Überwiegen des intestinalen Typs in bestimmten Altersgruppen und in Endemiegebieten hat dazu geführt, diesen Karzinomtyp auch als **epidemischen Tumortyp** zu bezeichnen (◘ Abb. 7.100).
- **Diffuser Typ:** Diese Bezeichnung betont die Wachstumsart des Tumors und insbesondere sein Verhalten zum Stroma. Makroskopisch erscheint dieser Tumortyp als Borrmann III oder IV. Er ist weniger scharf abgegrenzt und breitet sich häufig **großflächig** in der Magenwand aus (◘ Abb. 7.101). Im Gegensatz zum intestinalen Typ ist das diffuse Karzinom von Vorschädigungen der Mukosa und vom Lebensalter offenbar unabhängig, scheint jedoch von genetischen Faktoren beeinflusst zu werden und wird daher auch als **endemischer Tumortyp** bezeichnet. Bezeichnend für diesen Typ sind Siegelringzellen und eine ausgeprägte Desmoplasie (vermehrte Bindegewebsbildung) in der Magenwand durch den Tumor.

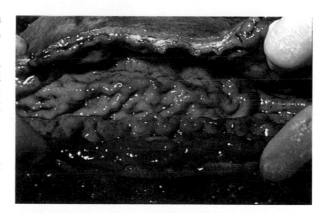

◘ **Abb. 7.101** Magenkarzinom, diffuser Typ

Dieses führt zum Bild des szirrhösen Magenkarzinoms (»leather bottle stomach«).

🛑 **Cave**
Von chirurgisch-therapeutischer Wichtigkeit ist, dass beim diffusen Karzinomtyp die makroskopisch feststellbaren Tumorgrenzen nicht den mikroskopischen entsprechen. Erst ca. 6–8 cm vom makroskopischen Tumorrand entfernt kann man bei einem diffusen Karzinom sicher sein, gesundes Gewebe anzutreffen.

23 Pekha Laurén, Pathologe, Turku, Finnland, geb. 1922.

7

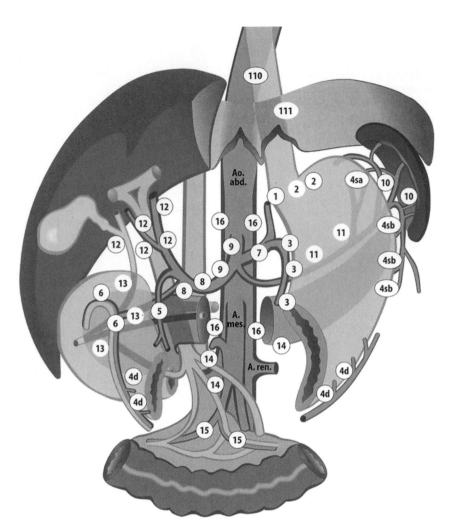

◘ Abb. 7.102 Abflusswege des Magens entsprechend der Klassifikation der Japanese Gastric Cancer Society. *1–6* Kompartiment I, *7–12* Kompartiment II, *13–16* Kompartiment III: *1* rechts parakardial, *2* links parakardial, *3* kleine Kurvatur, *4* große Kurvatur, *4sa* Aa. gastricae breves, *4sb* A. gastroepiploica sinistra, *4d* A. gastroepiploica dextra, *5* kranial des Pylorus, *6* kaudal des Pylorus, *7* A. gastrica sinistra, *8* A. hepatica communis, *9* Truncus coeliacus, *10* Milzhilus, *11* A. lienalis, *12* Lig. hepatoduodenale, *13* hinter dem Pankreaskopf, *14* Mesenterialwurzel, *15* A. colica media, *16* Aorta abdominalis, *110* paraösophageal kaudal, *111* Zwerchfell

Im Gegensatz dazu lässt sich beim **intestinalen** bzw. **expansiven Typ** eine genauere makroskopische Tumorabgrenzung vornehmen. Der Wachstumstyp ist entscheidend für die Festlegung des luminalen Resektionsausmaßes.

▪▪ Metastasierungswege
Embryologie der Lymphabflusswege
Die Anatomie der Lymphabflusswege des Magens ist auf den ersten Blick verwirrend. Dies hat seine Ursache in der embryonalen Entwicklung des Magens aus der Nabelschleife und seiner Rotation während der Embryogenese. Die Lymphabflusswege sind zunächst streng mittelständig angelegt und erfahren im Verlaufe der Entwicklung eine Torquierung analog der Magendrehung.

Die von der Japanese Gastric Cancer Society vorgeschlagene systematische Auflistung der Lymphabflussstationen wurde in den letzten Jahren verbindlich (◘ Abb. 7.102). Aus chirurgischer Sicht ist es sinnvoll, dieses Lymphabflussgebiet in 3 Kompartimente zu unterteilen.

> **Lymphabflusskompartimente des Magens**
> — **Kompartiment I:** alle direkt an der großen und kleinen Kurvatur des Magens lokalisierten Lymphknoten, Lymphabflussstationen 1–6 (◘ Abb. 7.103a)
> — **Kompartiment II:** alle Lymphabflussstationen im Bereich des Truncus coeliacus, A. hepatica propria und A. lienalis (◘ Abb. 7.103b)
> — **Kompartiment III:** paraaortale und mesenteriale Lymphabflussstationen (◘ Abb. 7.103c)

Die lymphogene Metastasierung des Magenkarzinoms erfolgt über lange Zeit schrittweise über diese Lymphabflussstationen.

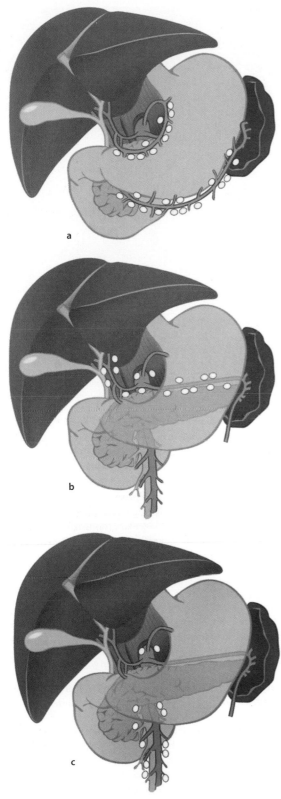

□ Abb. 7.103 Lymphabflusswege des Magens, aufgeteilt in entsprechende Kompartimente: **a** Kompartiment I, **b** Kompartiment II, **c** Kompartiment III (aus Siewert 1989)

> **⊘** Aus prognostischer Sicht entspricht eine Lymphknotenmetastasierung bis in das Kompartiment III bereits einer Fernmetastasierung, d. h. die Prognose ist genauso schlecht wie beim Vorliegen viszeraler Fernmetastasen.

Durch direkte Gefäßeinbrüche kann beim Magenkarzinom zudem eine **hämatogene Metastasierung** erfolgen, diese betrifft in erster Linie die Leber. Darüber hinaus kann es, wenn der Primärtumor die Serosa des Magens überschritten hat, zu einer **Peritonealkarzinose** oder zu Abklatschmetastasen im Bereich des Peritoneums, z. B. der Ovarien (sog. **Krukenberg-Tumoren**), kommen. Die Peritonealkarzinose ist oft ein Zeichen für ein diffuses Karzinom.

■ ■ Klassifikation (Staging)

Für das Staging des Magenkarzinoms liegen Empfehlungen der UICC (Union Internationale Contre Cancer) aus dem Jahre 2010 vor, □ Tab. 7.11. Die UICC verwendete klinische und pathologische Kriterien als Grundlage ihrer Klassifikation. Aus den Kategorien Primärtumor (pT), regionale Lymphknoten (pN) und Fernmetastasierung (pM) ergibt sich die **Stadiengruppierung**, □ Tab. 7.12. Zusätzlich sollte bei allen resezierten Magenkarzinomen neben der pathologischen Stadieneinteilung auch die R-Kategorie angegeben werden, die sich auf den sog. Residualtumor am Ende der Operation bezieht.

> **R-Klassifikation des Residualtumors**
> - R0: kein Residualtumor
> - R1: mikroskopischer Residualtumor
> - R2: makroskopischer Residualtumor

Außerdem spielt nach **präoperativer Chemotherapie** das Ansprechen auf die Therapie eine zunehmend größere Rolle und wird in der Regel im pathologischen Befund mit angegeben. Der Grad der Regression korreliert mit der Prognose der Patienten. Patienten mit CR und SR (<10%) residueller Tumor werden als Ansprecher bezeichnet.

> **Regressionsgrading der TU München**
> - Kompletter Response (CR): keine Tumorzellen erkennbar
> - Subtotaler Response (SR): in <10% des Tumorbettes morphologisch intakte neoplastische Zellen
> - Partieller Response (PR): in 10–50% des Tumorbettes morphologisch intakte neoplastische Zellen
> - Geringer Response (MR): in >50% des Tumorbettes morphologisch intakte neoplastische Zellen
> - Kein Response (NR): keine histologischen Regressionszeichen

■ ■ Epidemiologie

Das Magenkarzinom ist in Deutschland die 8-häufigste Krebserkrankung bei Frauen (7.590/Jahr) und die 5-häufigste bei Männern (11.640/Jahr). Trotz rückläufiger Inzidenz ge-

7

□ **Tab. 7.11** TNM-Klassifikation des Magenkarzinoms (UICC 2010)

Klassifikation	Definition
T: Primärtumor	
T0	Kein Anhalt für Primärtumor
Tis	Carcinoma in situ: intraepithelialer Tumor ohne Infiltration der Lamina propria
T1a	Tumor infiltriert die Mukosa oder Muscularis mucosae
T1b	Tumor infiltriert die Submukosa
T2	Tumor infiltriert Muscularis propria
T3	Tumor infiltriert Adventitia bzw. Subserosa
T4a	Tumor perforiert die Serosa
T4b	Tumor infiltriert Nachbarstrukturen
N: Regionäre Lymphknoten	
N0	Kein Anhalt für regionäre Lymphknoten-metastasen
N1	Metastasen in 1–2 regionären Lymphknoten
N2	Metastasen in 3–6 regionären Lymphknoten
N3a	Metastasen in 7–15 regionären Lymph-knoten
N3b	Metastasen in ≥16 regionären Lymph-knoten
M: Fernmetastasen	
MX	Fernmetastasen können nicht beurteilt werden
M0	Kein Anhalt für Fernmetastasen
M1	Nachweis von Fernmetastasen
pTNM: Pathologische Klassifikation	
Die pT-, pN- und pM-Kategorien entsprechen T-, N- und M-Kategorien	
pN0	Regionäre Lymphadenektomie und histo-logische Untersuchung üblicherweise von 15 oder mehr Lymphknoten

□ **Tab. 7.12** Stadieneinteilung des Magenkarzinoms (UICC 2010)

	T	N	M
Gruppe 0	Tis	0	0
Gruppe IA	1	0	0
Gruppe IB	1	0	0
	2	0	0
Gruppe IIA	2	0	0
Gruppe IIB	3	0	0
	1, 2	1	0
Gruppe IIIA	1, 2	2	0
	3	1	0
Gruppe IIIB	4a	0	0
	3	2	0
Gruppe IIIC	4a	1, 2	0
	4b	Jede N	0
	Jedes T	N3	0
Gruppe IV	Jedes T	Jedes N	1

Die **endemische Form** des Magenkrebses (entsprechend dem diffusen Typ nach Laurén) nimmt in seiner Häufigkeit nicht wesentlich ab und scheint eher durch individuelle genetische Faktoren als durch Umwelteinflüsse bedingt zu sein.

Die **epidemische Form** (entsprechend dem intestinalen Typ nach Laurén) wird deutlich von Umwelteinflüssen geprägt. Der Rückgang des Magenkarzinomrisikos bezogen auf die Gesamtpopulation ist größtenteils auf das Seltenerwerden dieses Tumortyps zurückzuführen.

Prädisposition bei Helicobacter-pylori-Infektion
Epidemiologische Studien haben zudem ein 6-fach höheres Karzinomrisiko bei einer länger als 10 Jahren bestehenden Helicobacter-pylori-Infektion gezeigt. Es scheint bewiesen, dass ein Interleukin-1-Polymorphismus in Verbindung mit einer Helicobacter-pylori-Infektion zur Karzinomentstehung prädisponieren kann. Die WHO hat Helicobacter pylori als ein Typ-1 Karzinogen eingestuft.

hört das Magenkarzinom mit zu den häufigsten tumorbedingten Todesursachen. Das mittlere Erkrankungsalter liegt für Männer bei 71, für Frauen bei 75 Jahren. Seit über 30 Jahren ist in Deutschland wie auch in den anderen Industrienationen ein stetiger Rückgang der Neuerkrankungen zu beobachten. Die Inzidenz ist zwischen 1990 und 2004 bei Frauen um 38%, bei Männern um 30% zurückgegangen. Derzeit beträgt die Mortalität des Magenkarzinoms in Deutschland pro Jahr ca. im Mittel für Männer 10,0 und für Frauen 6,2 auf 100.000 Einwohner und war in den letzten Jahren stetig rückläufig.

Zunehmend häufig werden Karzinome im proximalen Magendrittel und im Bereich der Kardia gefunden, die nach der neuen TNM-Klassifikation jedoch bei einer Lokalisation bis 5 cm unterhalb der Kardia und gleichzeitiger Ösophagusinfiltration als Ösophaguskarzinome klassifiziert werden. Dank optimierter Chirurgie mit meist D2 Lymphadenektomie und dem Einsatz von neoadjuvanter Therapie konnten die Überlebenszeiten auch für lokal fortgeschrittene Tumoren verbessert werden. Die EORTC-Studie 40594, in die vor allem aus 2 deutschen Zentren rekrutiert wurde, bei der ca. 53% der Tumoren im proximalen Drittel lokalisiert waren

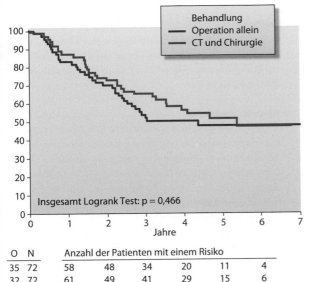

O	N	Anzahl der Patienten mit einem Risiko					
35	72	58	48	34	20	11	4
32	72	61	49	41	29	15	6

Abb. 7.104 Das Gesamtüberleben beträgt 64,6 Monate median für die neoadjuvant therapierten Patienten, 52,5 für die primär resezierten Patienten, mod. nach EORTC-Studie 40594, 2010

und in beiden Armen in mehr als 92% eine D2 Lymphadenektomie durchgeführt wurde, zeigt sehr gute Überlebensdaten, **Abb. 7.104**.

▪▪ Symptomatik

Magenkarzinome werden häufig erst im fortgeschrittenen Stadium symptomatisch. Das größte Problem in der Frühdiagnostik des Magenkarzinoms ist die fehlende Symptomatik.

Auf der anderen Seite zeigt die Erfahrung mit Frühkarzinomen, dass selbst diese bereits symptomatisch werden können.

❗ Cave
Die Konsequenz daraus muss sein, dass auch ein vager Hinweis auf eine Magenerkrankung zur endoskopischen Abklärung Anlass geben muss (Völlegefühl, Leistungsknick, Oberbauchbeschwerden, Gewichtsverlust etc.).

▪▪ Diagnostik

In der Diagnostik (**Abb. 7.105**) ist die Endoskopie zielführend. Ein verbessertes präoperatives Staging (endoluminaler Ultraschall, Computertomographie, Laparoskopie) lässt das Tumorstadium präoperativ exakt erfassen und ermöglicht eine stadiengerechte Therapie.

Endoskopie

▶ **Mit einer Treffsicherheit von nahezu 100% ist die Endoskopie richtungsweisend für Diagnostik und Therapie des Magenkarzinoms.**

Schwierigkeiten können sich lediglich beim Vorliegen eines Ulcus ventriculi in Hinblick auf die bioptische Verifizierung eines Malignoms ergeben. Hier müssen Biopsien in ausreichend großer Zahl und ggf. wiederholt entnommen werden.

Sonographie Durch den **endoluminalen Ultraschall (EUS)** ist eine exakte Festlegung der Infiltrationstiefe des Primärtumors möglich (diagnostische Treffsicherheit bis zu 85%). Die Beurteilung von Lymphknotenmetastasen ist endosonographisch schwieriger (diagnostische Treffsicherheit 65–75%).

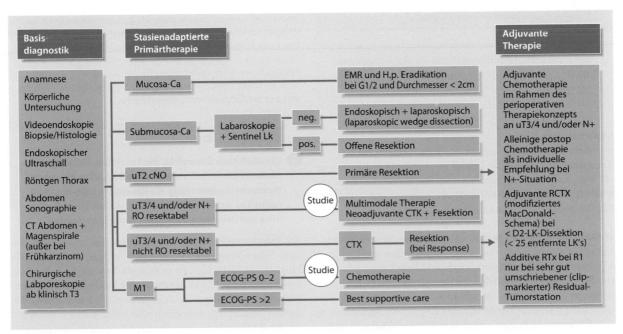

Abb. 7.105 Aktuelle Diagnostik beim Magenkarzinom und therapeutische Konsequenzen, mod. nach Ott et al., Klinikarzt 37 (7+8), 2008

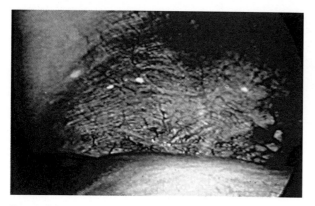

◘ **Abb. 7.106** Diagnostische Laparoskopie mit Peritonealkarzinose

> Bei Frühkarzinomen ist der Ausschluss der Fern-
> metastasierung durch die perkutane Sonographie
> ausreichend. Bei allen anderen Formen muss auf-
> grund des Metastasierungsmusters und zur Opera-
> tionsplanung eine Computertomographie (CT) des
> gesamten Abdomens durchgeführt werden.

Fallbeispiel

Ein 45-jähriger Mann in gutem AZ und EZ fühlt sich seit
6 Wochen nicht mehr so leistungsfähig wie zuvor. Nur auf
Befragen schildert er ein uncharakteristisches Druckgefühl
im Oberbauch. Unter H_2-Blockern, die vom Hausarzt zunächst verordnet werden, bessern sich die Beschwerden,
ohne jedoch zu einer völligen Wiederherstellung zu führen.
Weiteres Vorgehen?
A. Fortfahren in der Therapie mit H_2-Blockern, evtl. Dosis
erhöhen
B. Röntgenuntersuchung des Magens
C. Endoskopie
Antwort: Die hier geschilderte Situation stellt eine absolute Indikation zur Endoskopie dar. Ein Magenkarzinom
muss bei dieser Anamnese ausgeschlossen oder bewiesen werden.

Laparoskopie Einen zunehmend höheren Stellenwert im
präoperativen Staging nimmt die Laparoskopie ein (ab T3-
Tumoren). Mit ihrer Hilfe gelingt es, eine Peritonealkarzinose
(◘ Abb. 7.106) auszuschließen oder nachzuweisen. Eine zusätzlich durchgeführte abdominelle Lavage zeigt außerdem
das Vorliegen freier Tumorzellen an.

Weitere Untersuchungen Eine Koloskopie oder Skelettszintigraphie etc. werden nur unter bestimmten Indikationen
notwendig. Die Tumormarker haben bislang keinen gesicherten Platz in der Diagnostik des Magenkarzinoms erobert. Die
verbesserte präoperative Möglichkeit der Feststellung des Tumorstadiums durch intraluminalen Ultraschall, Laparoskopie
und CT ermöglicht eine zunehmend differenziertere Indikationsstellung zur Therapie.

Fallbeispiel

Ein 60-jähriger Patient mit histologisch durch Biopsie
gesichertem Magenkarzinom im mittleren Drittel wird
zur Operation eingewiesen. Der Patient ist in einem reduzierten AZ und EZ.

Weiteres Vorgehen?
A. OP-Vorbereitung und Gastrektomie
B. Zunächst parenterale Ernährung zur Verbesserung des
AZ und EZ. Nach eingetretener Besserung Operation
C. Weitere präoperative Diagnostik (EUS, CT, evtl. Laparo-
skopie) zur Festlegung des Tumorstadiums und ggf. Ein-
leitung einer stadiengerechten Therapie (z. B. präopera-
tive Chemotherapie)
Antwort: Im geschilderten Fall ist eine weitere präopera-
tive Diagnostik nötig.

■■ **Chirurgische Therapie, Indikationsstellung**
Dennoch hat die Therapie für einzelne Untergruppen in den
letzten Jahren erhebliche Fortschritte gemacht (multimodale
Therapiekonzepte mit prä- oder perioperativer Chemotherapie
sowie postoperativer Strahlentherapie oder adjuvanter Chemotherapie erweiterte extra- und intraluminale chirurgische
Radikalität mit systematischer Lymphadenektomie, verbesserte Risikoanalyse), so dass eine weitere Verbesserung der
Prognose für die Zukunft erhofft werden kann.

> Entscheidenden Durchbruch könnte allerdings nur
> die Frühdiagnostik bringen – Frühkarzinome sind
> heilbar! Die uncharakteristische bzw. häufig ganz feh-
> lende Symptomatologie steht dem aber entgegen.

Indikationsstellung
Traditionell bedeutet die Diagnose Magenkarzinom zugleich die Indikation zur chirurgischen Intervention. Auch die palliative Resektion eines Magenkarzinoms kann für die weitere Lebensqualität des
Patienten als sinnvoll angesehen werden. In Zentren, in denen die
Möglichkeiten einer multimodalen Therapie (neoadjuvante oder
perioperative Chemotherapie) gegeben sind, erfolgt die Indikationsstellung zur Chirurgie heute differenzierter.

Die Therapie des Magenkarzinoms ist heute individuell und
stadienspezifisch (◘ Abb. 7.105).

> Unumstritten sinnvoll ist die Resektion des Magenkar-
> zinoms immer dann, wenn es gelingt, eine komplette
> Tumorexstirpation (sog. R0-Resektion: kein Residual-
> tumor) zu erreichen. Nur in diesen Fällen kann die Prog-
> nose des Patienten signifikant verbessert werden.

Frühkarzinome können endoskopisch mit einer Mukosa-
oder Submukosaresektion therapiert werden. Dies bietet die
Möglichkeit eines exakten pathologischen Stagings. Im Falle
eine Submukosainfiltration muss eine Resektion mit Lymphadenektomie erfolgen. Auch endoskopisch R1-resezierte Patienten müssen laparoskopisch oder offen reseziert werden.

Ergibt das präoperative Staging Hinweise darauf, dass eine
R0-Resektion nicht möglich ist, d. h. dass mit großer Wahr-

scheinlichkeit bei der Resektion ein mikroskopischer oder makroskopischer Tumorrest zurückgelassen werden muss, sollte eine **prä- bzw. perioperative Chemotherapie** erwogen werden. Das Magenkarzinom kann grundsätzlich als chemosensibel angesehen werden. Zwei große randomisierte europäische Studien haben einen Überlebensvorteil von jeweils ca. 13% im 5-Jahresüberleben nach perioperativer Chemotherapie im Vergleich zur alleinigen Resektion gezeigt. Daher ist die perioperative Chemotherapie in Europa derzeit Standard (■ Abb. 7.107). Eine perioperative Chemotherapie sollte allerdings nur bei Patienten in gutem Allgemeinzustand (Karnofsky-Index >80) durchgeführt werden.

Die Indikation zur palliativen Tumorresektion (R1- oder R2-Resektion) ist zurückhaltend und individuell zu stellen und nur bei Tumorblutung und Tumorobstruktion sinnvoll. Eine palliative Resektion verbessert die Prognose eines Patienten nicht.

■ ■ Chirurgische Therapie, Verfahrenswahl

Unterschieden wird zwischen dem
- **luminalen** (das Organ betreffenden) und dem
- **extraluminalen** (die dem Organ anhängenden Strukturen betreffenden) Resektionsausmaß.

Hinsichtlich des **luminalen** Resektionsausmaßes unterscheidet man beim Magenkarzinom zwischen
- der **subtotalen Gastrektomie** (4/5-Resektion),
- der **totalen Gastrektomie** und
- der **transhiatal erweiterten Gastrektomie** (■ Abb. 7.108).

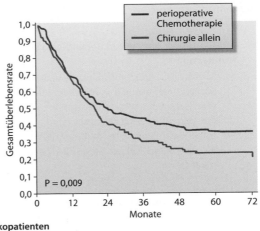

Zahl Risikopatienten

perioperative Chemotherapie	250	168	114	79	52	38	27
Chirurgie allein	253	155	80	50	31	18	9

■ **Abb. 7.107** Perioperative Chemotherapie beim lokal fortgeschrittenen Magenkarzinom, MAGIC Studie: ECF (Epiribicin, Cisplatin, 5-FU) perioperative versus Chirurgie alleine (p =0,009; 5-Jahresüberlebensraten 36% versus 23%, Cunningham et al. 2006)

> **Extraluminal muss jede Form der Gastrektomie immer durch die Lymphadenektomie der Kompartimente I und II (sog. erweiterte Lymphadenektomie) ergänzt werden.**

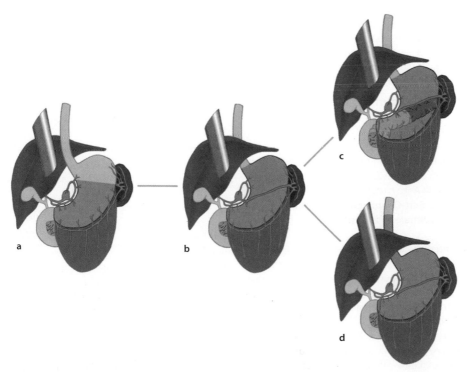

■ **Abb. 7.108** Resektionsausmaß beim Magenkarzinom. **a** Subtotale Magenresektion, **b** totale Gastrektomie, **c** erweiterte totale Gastrektomie mit Pankreaslinksresektion und Splenektomie, **d** transhiatal erweiterte totale Gastrektomie unter Mitnahme des distalen Ösophagus

Magenfrühkarzinom

> **Indikation zur operativen Behandlung des Magen-frühkarzinoms**
> — Subtotale Gastrektomie mit Lymphadenektomie im Kompartiment I und II: in Anbetracht der häufigen Lokalisation des Magenfrühkarzinoms im distalen 2/3 des Magens im Regelfall ausreichend
> — Totale Gastrektomie: bei multizentrischem Vorkommen des Magenfrühkarzinoms bzw. bei proximaler Lokalisation

Bei der Entscheidung über das Resektionsausmaß ist auch hier die Information über den Wachstumstyp (Laurén-Klassifikation) wichtig.

Magenkarzinom

Das Resektionsausmaß orientiert sich an der Klassifikation nach Laurén, der T-Kategorie und der Lokalisation des Tumors.

> **Standardindikation für die operative Behandlung des fortgeschrittenen Karzinoms**
> — Antrumkarzinom: subtotale Gastrektomie (4/5-Gastrektomie)
> — Karzinome des Korpus: totale Gastrektomie
> — Proximale Karzinome (Fundus) sowie beim Karzinom mit Infiltration des ösophagogastralen Übergangs: transhiatal erweiterte Gastrektomie, unter Mitresektion eines Teiles des distalen Ösophagus
> — T4-Karzinome: sofern eine R0-Resektion erreicht werden kann u. U. multiviszerale Resektion (Kolonresektion, Pankreaslinksresektion)

In allen Fällen schließt der Eingriff die systematische Lymphadenektomie der Kompartimente I und II ein (D2-Lymphadenektomie).

■■ Rekonstruktion nach Gastrektomie (Magenersatz)

Zur Verfügung stehen 2 grundsätzlich verschiedene **Rekonstruktionsprinzipien** (■ Abb. 7.109):
— die direkte **End-zu-Seit-Ösophagojejunostomie** und
— die **ösophagoduodenale Interposition**.

Entscheidender Unterschied ist die Duodenalpassage. Diese wird bei der direkten Ösophagojejunostomie aufgegeben, während sie bei der ösophagoduodenalen Interposition erhalten bleibt.

Beide Rekonstruktionsprinzipien wurden im Laufe der Jahre durch eine Fülle von Variationen ergänzt. Wesentlichste Gesichtspunkte der verschiedenen Modifikationen sind die Bildung eines Reservoirs und die Vermeidung des intestino-ösophagealen Refluxes. Die Verfahrenswahl orientiert sich an den ursprünglichen Funktionen: Reservoirfunktion Relaxation, Sekretion von Säure und Pepsin, gesteuerte Magenent-

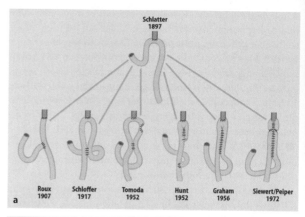

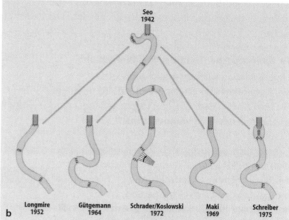

■ Abb. 7.109 a Magenersatz nach dem Prinzip der Ösophagojejunostomie mit Modifikationen. **b** Magenersatz durch Jejunuminterposition in verschiedenen Modifikationen

leerung sowie Verhütung eines gastroösophagealen und duodenogastralen Refluxes (zu Einzelheiten, ▶ Abschn. 7.6.1).

Die Funktionen des Magens sind von unterschiedlicher Wertigkeit:
— Reservoirfunktion und Antirefluxbarrieren stehen im Vordergrund.
— Die Magenentleerung und Zusatzfunktionen sind von geringerer Wichtigkeit.
— Die Sekretion tritt dagegen in ihrer Bedeutung zurück.

Der **Magenersatz** sollte deshalb verschiedenen Gesichtspunkten Rechnung tragen:
— **Reservoirbildung:** Ein mechanisches Reservoir ohne gesteuerte Entleerung kann aus 2 miteinander anastomosierten Dünndarmschlingen gebildet werden. Eine solche Reservoirbildung führt zu einer Verbesserung der Lebensqualität des Patienten, da er in der Lage ist, größere Mahlzeiten zu sich zu nehmen.
— **Refluxvermeidung:** Ein alkalischer intestinoösophagealer Reflux kann zu schweren postoperativen Problemen führen (alkalische Refluxösophagitis), die eine regelrechte Nahrungsaufnahme unmöglich machen können. Seiner

Vermeidung kommt deswegen besondere Bedeutung bei der Magenersatzbildung zu.

Praxisbox ───

Technik der Refluxvermeidung bei Magenersatz

Ein intestinoösophagealer Reflux kann grundsätzlich auf zweierlei Weise vermieden werden:

1. Eine mechanische Ableitung des Duodenalinhaltes kann durch eine ausreichend lange End-zu-Seit-Roux-Y-Anastomose oder durch eine ebenfalls ausreichend lange Interposition (40–50 cm) eines Dünndarmsegments zwischen Ösophagus und Duodenum erreicht werden.
2. Zur Verhinderung eines intestinoösophagealen Refluxes nach Gastrektomie kann auch eine mechanische Klappe in Form der Ösophagojejunoplicatio gebildet werden (mechanische Ventilbildung).

Duodenalpassage

Ob die Erhaltung der Duodenalpassage für den Patienten von Wert ist, wird bis heute kontrovers diskutiert. Trotz einiger pathophysiologischer Vorteile (Erhaltung der pankreatikocibalen Synchronie, verbesserte Glukoserückresorption, verbesserte Eigenresorption) ergibt sich in der Gesamtbilanz für den Patienten kein nennenswerter Vorteil. Ein klinisch relevanter Einfluss auf die Entwicklung von Folgekrankheiten nach Gastrektomie lässt sich ebenfalls nicht nachweisen. Aussagekräftige evidenzbasierte Studien zum Vergleich der konkurrierenden Rekonstruktionsverfahren sind nicht vorhanden. In der klinischen Routine ist der Erhalt der Duodenalpassage seltener als eine Roux-Y-Rekonstruktion.

Aus den theoretischen Überlegungen kann sich z. B. folgende **Verfahrenswahl** ergeben (◻ Abb. 7.110):

- subtotale Gastrektomie: B-II-Rekonstruktion,
- totale Gastrektomie mit intraabdominaler Anastomose: Ösophagojejunostomie mit Pouch-Bildung, Roux-Y-Rekonstruktion (◻ Abb. 7.111),
- erweiterte Gastrektomie mit intramediastinaler Anastomose: Ösophagojejunostomie; Roux-Y-Rekonstruktion. Bei intramediastinaler Anastomose ist eine Pouch-Bildung aus anatomisch-funktionellen Gründen nicht durchführbar.

▪ ▪ Operationsrisiko

Die Letalität der totalen Gastrektomie liegt <3%, in erfahrenen Zentren noch darunter.

Wesentlichster Gefahrenpunkt ist die ösophagoenterale Anastomose, die insuffizient werden kann. Die Inzidenz der **Anastomoseninsuffizienz** wurde durch den Einsatz von Klammernahtgeräten (Stapler) signifikant gesenkt. Die Letalität einer derartigen Insuffizienz ist auch heute hoch (ca. 30%). Andere Komplikationen sind selten (Duodenalstumpfinsuffizienz, Thromboembolie, Pneumonie etc.).

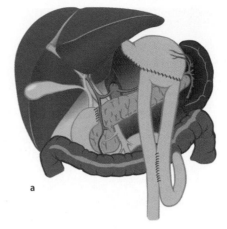

a

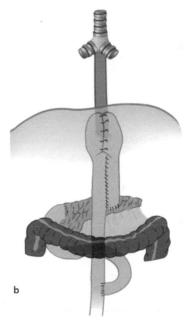

b

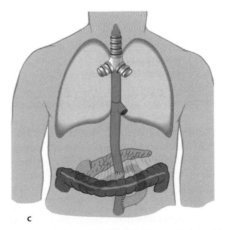

c

◻ **Abb. 7.110** Standardrekonstruktion nach **a** subtotaler Magenresektion (Billroth II), **b** totaler abdominaler Gastrektomie (Ösophagojejunoplicatio mit Pouch), **c** transmediastinal erweiterter totaler Gastrektomie (Ösophagojejunostomie nach Roux-Y)

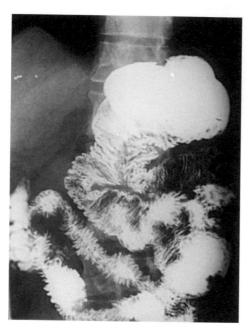

◘ **Abb. 7.111** Totale Gastrektomie, Rekonstruktion mit Ösophagojejunoplicatio, postoperative Bariumkontrastmittelaufnahme

▪ ▪ Folgekrankheiten nach Gastrektomie

Folgekrankheiten nach Gastrektomie
- Malnutrition, Malabsorption
- Dumpingsyndrom
- Alkalische Refluxösophagitis
- Anämie

Postoperative Malnutrition Ursächlich werden Malabsorption bzw. unzureichende Kalorienaufnahme (Malnutrition) diskutiert. Im Durchschnitt liegt das Gewicht gastrektomierter Patienten um 15–20% unter ihrem Idealgewicht.

Die Erfahrung zeigt, dass die Malnutrition ursächlich im Vordergrund steht. Ursachen einer derartigen Malnutrition können Folgekrankheiten wie Dumping oder alkalische Refluxösophagitis sein, die jedoch bei entsprechender Operationstechnik vermieden werden können. Häufig klagen Patienten nach Gastrektomie über ein **fehlendes Hungergefühl**.

Dumpingsyndrom Es ist nach totaler Gastrektomie insgesamt seltener und klinisch weniger relevant als nach distaler Resektion. Die Häufigkeit des Dumpingsyndroms nach Gastrektomie liegt bei etwa 10–30%. Die Therapie besteht in einer entsprechenden Diät.

Alkalische Refluxösophagitis Eine alkalische Refluxösophagitis sollte bei den heute zur Verfügung stehenden Magenersatztechniken nicht mehr vorkommen. Entwickelt sie sich dennoch, muss eine **Umwandlungsoperation** (z. B. Roux-Y-Anastomose) durchgeführt werden. Die konservative Therapie der alkalischen Refluxösophagitis ist schwierig und unbefriedigend.

Anämie Am häufigsten handelt es sich um eine Eisenmangelanämie, seltener um eine megaloblastische Anämie. Eine Anämie kommt bei bis zu 50% aller Patienten nach totaler Gastrektomie vor. Die Therapie der Anämie ist einfach.

> ❯ **Zur Vorbeugung einer perniziösen Anämie dient die lebenslange parenterale Gabe von Vitamin B_{12} (1.000 mg i.m. alle 4 Monate).**

▪ ▪ Prognose

Das mediane Überleben für alle Patienten mit Magenkarzinom beträgt nach Diagnose nur 23 Monate. Die Überlebenszeiten von Patienten mit Magenkarzinom werden durch bestimmte prognostische Faktoren geprägt.

> ❯ **Das Ausmaß der Lymphknotenmetastasierung ist der entscheidende prognostische Faktor.**

- **Infiltrationstiefe des Primärtumors (pT):** Die Infiltrationstiefe ist für die weitere Metastasierung verantwortlich. Beim Erreichen der Submukosa beginnt die Lymphknotenmetastasierung. Infiltrationstiefe des Primärtumors und Ausmaß der Lymphknotenmetastasierung korrelieren miteinander.
- **Lymphknotenmetastasierung (pN):** Eine Metastasierung bis pN2 kann durch eine radikale Operation mit D2-Lymphadenektomie durch einen günstigem Quotienten von befallenen zu resezierten Lymphknoten prognostisch günstig beeinflusst werden.
- **Fernmetastasierung (pM):** Eine Lymphknotenmetastasierung bis in das Kompartiment III hat eine gleich schlechte Prognose wie das Vorliegen von viszeralen Fernmetastasen. Die Prognose ist in diesen Fällen außerordentlich schlecht: Die medianen Überlebenszeiten liegen unter 1 Jahr.
- **Größe des Primärtumors:** Tumoren <5 cm Durchmesser haben eine bessere Prognose als größere Tumoren.

Zur Gesamtprognose aller Patienten mit Magenkarzinom in Form einer 5-Jahresüberlebenskurve, ◘ Abb. 7.112. Individuell prägt das Tumorstadium (UICC 1987) zu Beginn der Therapie die Prognose (◘ Abb. 7.113).

> ❯ **Der wichtigste tumorunabhängige Prognosefaktor ist die Möglichkeit einer kompletten (R0-)Resektion des Tumors.**

Der Wert postoperativer Maßnahmen (Chemotherapie, Immuntherapie, Strahlentherapie etc.) ist derzeit noch umstritten. In Metaanalysen besteht ein Trend zur Prognoseverbesserung. Eine Strahlentherapie kann bei inadäquater Lymphadenektomie zum Einsatz kommen.

Bei lokal fortgeschrittenen Tumoren (cT3 und oder N positiv) wird derzeit in der Regel eine perioperative Chemotherapie eingeleitet. Bei chemotherapierten Patienten ist das Ansprechen auf die Chemotherapie neben den oben genannten ein weiterer Prognosefaktor.

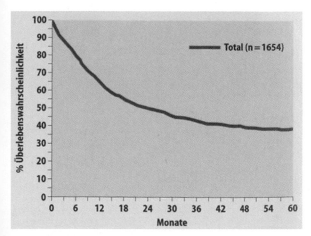

Abb. 7.112 Gesamt-5-Jahresüberlebensrate beim Magenkarzinom (GCCS 1992)

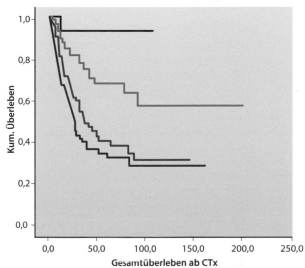

Abb. 7.114 Überleben in Abhängigkeit vom Ansprechen auf die neoadjuvante Chemotherapie. *Grau*: Regressionsgrad 1a (n =17), *Hellblau*: Regressionsgrad 1b (n =73), *Schwarz*: Regressionsgrad 2 (n =107), *Blau:* Regressionsgrad 3 (n =177) (p<0,001)

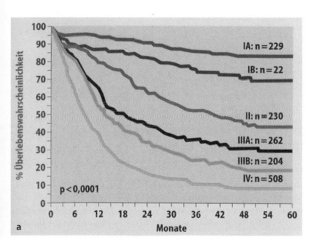

Definition

Von Ansprechen auf die präoperative Chemotherapie spricht man **klinisch**, wenn der Residualtumor im CT und Endoskopie um mehr als 50% des Ausgangsbefundes zurückgegangen ist und **histopathologisch**, wenn im Tumor weniger als 10% residueller Tumor im Vergleich zum Tumorlager vorliegen.

Ansprecher haben im Vergleich zu Nichtansprechern eine signifikant verbesserte Prognose (■ Abb. 7.114).

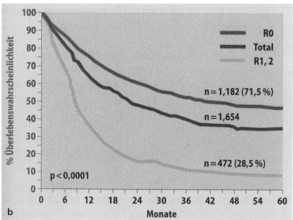

Abb. 7.113 Überleben beim Magenkarzinom. **a** UICC-Stadien/resezierte Patienten (n =1.654). **b** Residualtumor R-Kategorie (GCCS 1992)

In Kürze

Magenkarzinom
Histologische Unterscheidung in intestinalen (epidemischen, scharf abgrenzbaren) und diffusen (endemischen, großflächigen) Typ (Laurén), nach Infiltrationstiefe in Magenfrühkarzinom und Magenkarzinom. Häufigste Lokalisation im distalen Magen; lymphogene Metastasierung über 3 Kompartimente.
Symptomatik: uncharakteristisch bzw. fehlend im Frühstadium, daher jeden Verdacht abklären!
Diagnostik: endoskopisch (ca. 100%), Sonographie, Röntgen, präoperativ: Laparoskopie.
Therapie:
- **Magenfrühkarzinom:** subtotale Gastrektomie mit Lymphadenektomie Kompartiment I und II.
- **Magenkarzinom:** abhängig von der T-Kategorie und Laurén-Klassifikation subtotale Gastrektomie bzw.

▼

totale oder erweiterte Gastrektomie mit Rekonstruktion durch End-zu-Seit-Ösophagojejunostomie oder ösophagoduodenale Interposition, ergänzt durch Lymphadenektomie der Kompartimente I, II und evtl. III. Bei lokal fortgeschrittenen Tumoren präoperative Chemotherapie.
- **Postoperativ:** Malnutrition, Anämie (Vitamin B_{12}), Dumpingsyndrom, alkalische Refluxösophagitis.

Prognose:
- Im Frühstadium (UICC-Stadien Ia + b): heilbar (allerdings Diagnose von nur 8% in diesem Stadium), auch endoskopische oder laparoskopische Therapieverfahren möglich.
- Stadium II und Stadium IIIa: Prognoseverbesserung durch radikale Chirurgie mit erweiterter Lymphadenektomie und ggf. Chemotherapie (ca. 40% 5-Jahres-überleben).
- Höhere Stadien (knapp 50% aller Patienten): nur noch palliative Therapie zur Verbesserung der Lebensqualität bei relativ kurzer Überlebenszeit.

7.6.7 Primäre Magenlymphome

Magenlymphome sind zum größten Teil (>95%) Marginalzonen-B-Zell-Lymphome vom MALT-Typ (MALT-Lymphome; MALT, mucosa associated lymphoid tissue) und diffuse großzellige B-Zell-Lymphome. Die Prognose und Therapie wird vom Malignitätsgrad der Lymphome und dem Lymphomstadium (◘ Tab. 7.13) bestimmt.

▪▪ Epidemiologie, Ausbreitung
Das Durchschnittsalter zum Zeitpunkt der Erstmanifestation liegt bei **55 Jahren**, das männliche Geschlecht ist durchschnittlich 1,5-fach häufiger betroffen als das weibliche. Non-Hodgkin-Lymphome (NHL) treten in 25–40% primär **extranodal** auf. Das zentrale Nervensystem repräsentiert die häufigste Lokalisation von extranodalen NHL, gefolgt von Magen, Darm und Haut. Obwohl primäre Magenlymphome nur 3% der gesamten Magenneoplasien ausmachen, ist der Magen die häufigste von Lymphomen betroffene Region des Gastrointestinaltrakts (75%), gefolgt von Dünndarm inkl. Duodenum (9%), der Ileozökalregion (7%) und dem Rektum (2%). In 6% der Fälle sind mehr als eine Lokalisation des GI-Trakts befallen.

Zum Zeitpunkt der Diagnose ist die Erkrankung häufig lokal fortgeschritten. Der mittlere Durchmesser der Tumoren liegt bei 9 cm (max. 30 cm), 50% der Tumoren haben bereits die Serosa erreicht. Ein Befall der Lymphknoten findet sich bei 30–70% der Patienten. Am häufigsten sind Korpus und Antrum befallen, wohingegen der Magenfundus seltener betroffen ist.

◘ **Tab. 7.13** Stadieneinteilung der gastrointestinalen Lymphome

Ann-Arbor-System	TNM-Klassifikation	Ausbreitung des Lymphoms
E I1[a]	T1 N0 M0	Mukosa, Submukosa
E I2	T2 N0 M0	Muscularis propria, Subserosa
E I2	T3 N0 M0	Serosapenetration
E I2	T4 N0 M0	Per-continuitatem-Infiltration benachbarter Organe
E II1	T1–4 N1 M0	Befall regionaler Lymphknoten (Kompartiment I+II)
E II2	T1–4 N2 M0	Befall entfernter Lymphknoten (Kompartiment II, einschließlich retroperitonealer, mesenterialer und paraaortaler Lymphknoten)
E III	T1–4 N3 M0	Befall von Lymphknoten auf beiden Seiten des Zwerchfells
E IV	T1–4 N0–3 M1	Diffuser oder disseminierter Befall extragastrointestinaler Organe

[a] E: primär extranodale Lokalisation

Zuordnung der NHL zu MALT-Lymphomen
Primäre NHL lassen sich erst in jüngster Zeit eindeutig histopathologisch den Lymphomen des MALT zuordnen. Dabei wurden gastrointestinale Manifestationen ausgeschlossen, da eine Abgrenzung von den nodalen Lymphomen erfolgen sollte. Dies führte naturgemäß zu stark voneinander divergierenden Zahlen der Inzidenz- und Stadieneinteilung der primären NHL des Magens.

Die Inzidenz der primären Magenlymphome wird mit 7–10/1 Mio. Einwohner/Jahr angegeben. Sie haben einen Anteil von ca. 9% an allen nodalen- und extranodalen Lymphomen. Nach Literaturangaben wird über eine Verdopplung der Inzidenz von primären MALT berichtet. Diese statistischen Angaben sind jedoch möglicherweise das Ergebnis der genaueren Diagnose und Änderungen der Definition des primären Magenlymphoms.

▪▪ Pathogenese
Obwohl der gesunde Magen primär kein MALT besitzt, sind die meisten primären Lymphome des Magens **MALT-Lymphome**. Sie entstehen fast immer auf dem Boden eines sekundären MALT-Systems, das sich bei einer Immunreaktion im Rahmen einer **chronischen Helicobacter-Gastritis** entwickelt und oft B-Follikel in der Mukosa ausbildet. Der Übergang von einer antigenabhängigen Lymphomproliferation in ein autonomes Wachstum erfolgt fließend. Dies macht das unter-

schiedliche Ansprechen der MALT-Lymphome und der DGBZL (diffuses großzelliges B-Zell-Lymphome) in den verschiedenen Stadien auf die Helicobacter-pylori-Eradikation verständlich.

Niedrigmaligne NHL des MALT unterscheiden sich in ihrem biologischen Verhalten wesentlich von nodalen Lymphomen. Im Gegensatz zu deren Neigung zu einer Dissemination bleiben die primären Lymphome des MALT lange lokalisiert und disseminieren nicht. Dieses Homing-Verhalten erklärt die im Allgemeinen günstige Prognose der MALT Lymphome gegenüber den nodalen NHL. MALT-Lymphome zeigen ein über lange Zeit **organgebundenes Wachstum** in Folge einer lokalen Antigenstimulation bzw. von Homing-Phänomenen. Falls es zu einem Auftreten des Lymphoms in anderen Organen kommt (etwa 30%), die Metastasierung ist hier eher unwahrscheinlich, sind zunächst andere MALT-Organe betroffen, wie die Tonsillen oder der übrige Gastrointestinaltrakt (v. a. der Dünndarm). Erst mit zunehmender Progression ist mit einem Befall von Lymphknoten oder mit einer Generalisation (Knochenmarkinfiltration) zu rechnen.

> **Zahlreiche Daten zeigen übereinstimmend die hohe Bedeutung des Helicobacter pylori, sowohl für die Entstehung als auch für die Progression des MALT-Lymphoms.**

▪▪ Histologische Klassifikation

Wegen Unterschieden in Prognose und Therapie sind niedrig- und hochmaligne B-Zell-Lymphome des MALT abzugrenzen. Die sehr häufigen **B-Zell-MALT-Lymphome** müssen von den sehr seltenen (1–2%) und meistens aggressiv verlaufenden **gastralen T-Zell-Non-Hodgkin-Lymphomen** (NHL) oder noch selteneren Lymphomtypen immunhistochemisch abgegrenzt werden.

> **Die primären Lymphome des Magens werden in ihrer großen Mehrheit heute als niedrig- und hochmaligne B-Zell-Lymphome des MALT eingeordnet.**

Klassifikation der primären Lymphome des Magen-Darm-Traktes

– B-Zell-Lymphome (98%)
  – Marginalzonen-B-Zell-Lymphom vom MALT-Typ (indolent)
  – Follikuläres Lymphom (Grad I–III)
– Mantelzelllymphom (lymphomatöse Polypose)
  – Diffuses großzelliges B-Zell-Lymphom (DGBZL) mit/ohne MALT-Komponente (aggressiv)
  – Burkitt-Lymphom
  – Immundefizienz-assoziierte Lymphome
– T-Zell-Lymphome
  – Enteropathie-assoziiertes T-Zell-Lymphom (EATZL)
  – Peripheres T-Zell-Lymphom (nicht EATZL)

▪▪ Symptomatik

Die Symptomatik ist unspezifisch und wird häufig mit anderen Erkrankungen des Magens in Verbindung gebracht, wie peptische Ulzera, Dyspepsie oder Magenkarzinomen. Das häufigste Symptom ist mit bis zu 93% Schmerz im Epigastrium. Die Zeit von den 1. Symptomen bis zur endgültigen Diagnose kann Monate bis Jahre betragen. Weitere häufige Symptome sind Anorexie, Gewichtsverlust, Übelkeit und/oder Erbrechen, okkulte gastrointestinale Blutungen, frühes Sättigungsgefühl. Bis zu 20% der Patienten werden durch eine Magenblutung symptomatisch. Die klinische Untersuchung ist in der Regel unauffällig, nur selten ist eine Raumforderung im Oberbauch tastbar. In fortgeschrittenen Stadien können periphere Lymphome nachweisbar sein. Die Laboruntersuchungen sind ebenfalls in der Regel unauffällig, abgesehen von einer Anämie bei chronischen Blutungen.

▪▪ Diagnostik

> **Im Vordergrund der Diagnostik steht die endoskopisch-bioptische Beurteilung des Magens.**

Ein sorgfältiges Biopsieprotokoll ist von besonderer Bedeutung, da bis zu 20% der Lymphome niedrig maligne und hoch maligne Anteile aufweisen können. In der Regel wird eine Zweitgastroskopie erforderlich sein. Es werden je 10 Biopsate aus unauffälligen und 10 Biopsate aus auffälligen Arealen entnommen.

In mehr als 80% wird vom Untersucher ein malignomverdächtiger Befund beschrieben. Makroskopisch ist die Unterscheidung eines malignen Lymphoms des Magens von einem Karzinom oder einem Ulcus ventriculi nicht möglich. Makroskopisch kann sich ein Magenlymphom als verdickte Schleimhautfalten, fissurale Ulzeration, umschriebene oder ausgedehnte polypöse oder ulzeröse Veränderungen oder auch nur als gastritische Veränderung manifestieren.

> **Entscheidend bei der Diagnose des Magenlymphoms sind die Biopsien und der histologische Befund, wobei die Diagnosestellung eines Magenlymphoms auf der Histomorphologie der WHO-Klassifikation basiert.**

Durch die modernen immunhistologischen und molekularpathologischen Verfahren ist die Diagnose eines Magenlymphoms heute sehr sicher.

Präoperatives Staging des primären Magenlymphoms

– Obligate Staginguntersuchungen
  – Körperliche Untersuchung, einschließlich peripherer Lymphknotenstationen
  – Sonographie Abdomen und Lymphknoten
  – CT Abdomen
  – Gastroskopie
  – Endosonographie

▼

- Fakultative Staginguntersuchungen
  - CT-Thorax[1]
- Routinelaboruntersuchungen
  - Blutbild
  - LDH-Bestimmung
  - Knochenmarkspunktion[1]
  - Ileokoloskopie
  - Dünndarmbildbebung (MRT nach Sellink-Kapsel-endoskopie-Enteroskopie)

---

[1] Bei DGZBL obligat, bei MALT-Lymphom fakultativ.

■■ Therapie

Die Therapie der Magenlymphome hat sich in den letzten Jahren grundlegend gewandelt. Dabei wurde die Rolle der Chirurgie zunehmend in den Hintergrund gedrängt. Die Therapie der Magenlymphome erfolgt individualisiert in Abhängigkeit vom histologischen Typ und Stadium (❏ Tab. 7.14).

❱ **Entsprechend der deutschen S3-Leitlinien stellt ebi MZBZL (Marginalzonen-B-Zell-Lymphom) des MALT im Stadium I die alleinige Helicobacter-pylori-Eradikation die Therapie der Wahl da. Auch im Stadium II ist eine initiale Eradikationsbehandlung gerechtfertigt.**

Entsprechend Metaanalysen kann eine komplette Lymphomregression durch die Eradikationstherapie bei 78% der Patienten erzielt werden. Diese Therapieform setzt engmaschige endoskopisch-bioptische Kontrolluntersuchungen über mindestens 6 Monate voraus.

❏ **Tab. 7.14** Therapie des Magenlymphoms

Stadium	MALT	DLBCL
I 1/2	Hp-Eradikation	Rituximab-Chemotherapie + Radiotherapie
	Hp-Eradikation fraglich, wenn Persistenz, Progress oder Rezidiv: Radiotherapie (Operation)	(Operation + Chemotherapie) (Hp-Eradikation)
	Minimale histologische Residuen: »watch-and-wait«	
II 1/2	Radiotherapie (Operation) (Hp-Eradikation)	Rituximab-Chemotherapie + Radiotherapie (Operation + Chemotherapie)
III/IV	(Rituximab)-Chemotherapie	Rituximab-Chemotherapie + Radiotherapie

Hp: Helicobacter pylori

Bleiben minimal histologische Residuen nach einer Eradikationstherapie zurück, werden bei diesen Patienten nicht mehr onkologischen Therapien durchgeführt, sondern es wird eine Watch-and-wait-Strategie mit regelmäßigen endoskopischen Kontrollen empfohlen, da der Krankheitsverlauf langfristig günstig ist.

Für Patienten mit MALT-Lymphom im Stadium I/II, nicht auf die Eradikation ansprechen, ist die Strahlentherapie die Therapie der Wahl.

GI Lymphome sprechen auf eine alleinige Chemotherapie in >80% der Fälle an. Hochmaligne Lymphome sind mit einer Chemotherapie potentiell heilbar. Eine Chemotherapie in kurativer Intention nach dem CHOP-Protokoll ist Therapie der Wahl bei den aggressiven DGBZL aller Stadien. Bei niedrigmalignen Lymphomen wirkt die Chemotherapie nicht kurativ, sondern lediglich zytoreduktiv. Die Wirksamkeit hat sich durch die Einbeziehung von Rituximab deutlich gesteigert.

■■ Prognose und Nachsorge

Prognosekriterien

- Prätherapeutische Prognosefaktoren
  - Helicobacter pylori-Positivität
  - Lymphomausbreitung (Stadium)
  - Resektabilität des Tumors
  - Histologie, speziell Grading niedrig- oder hochmaligne
  - Lebensalter
  - Karnofsky-Index
  - Infiltrationstiefe
- Posttherapeutische Prognosebeurteilung
  - Frühzeitiges Erreichen einer kompletten Remission nach Chemotherapie
  - Günstige Prognose haben die Patienten, die bereits nach 2 Zyklen eine Vollremission aufweisen
- Risikofaktoren des Stadiums I2
  Neben allgemeinen Prognosekriterien ließen sich speziell für das Stadium I2 weitere Faktoren ermitteln, die einen ungünstigen Einfluss auf den weiteren Krankheitsverlauf haben.
  - Tumorgröße >5 cm
  - Magenwandüberschreitender Tumor oder Infiltration des mesogastralen Fettgewebes
  - Multilokalität
  Diese Kriterien gelten nach den Ergebnissen der Multivarianzanalyse als unabhängige Prognosefaktoren.

Die Therapie von Magenlymphomen ist stets kurativ ausgerichtet. Die 5-Jahresgesamtüberlebensrate ist abhängig vom Grading und vom Ausbreitungsstadium und liegt für die niedrigmalignen MALT-Lymphomen bei 91% und für die primär hochmalignen Lymphome bei 56%. Rezidive nach kompletter Remission sind selten. Die Nachsorge ist daher nicht nur auf die Erfassung eines Rezidivs, sondern auf die frühzeitige Diagnose eines Magenkarzinoms ausgerichtet, dessen relatives Risiko bei Patienten mit MALT-Lymphom erhöht ist.

In Kürze

Primäre Magenlymphome
Symptomatik: unspezifisch (Schmerzen, Gewichtsverlust, Übelkeit), Magenblutung.
Diagnostik: in 1. Linie Endoskopie mit Biopsie. Präoperatives Staging: Endosonographie, CT von (Hals/Thorax/) Abdomen, HNO-Untersuchung, (Knochenmarksbiopsie), Koloskopie, Thoraxröntgen, LDH-Bestimmung.
Therapie: Stadienadaptiert: Stadium I, ggf. auch II: Eradikationstherapie, bei Nichtansprechen Strahlentherapie, aggressive DGBZL in allen Stadien: Chemotherapie nach CHOP-Protokoll und Antikörper Rituximab.

Weiterführende Literatur

Bumm R, Frimberger E, Harder F (2002) Gutartige Erkrankungen von Magen und Duodenum. In: Siewert JR, Harder F, Rothmund M. Praxis der Viszeralchirurgie, Bd 1, Springer, Heidelberg, S 337–438

Cunningham D, Allum WH, Stenning SP, Thompson JN, Van de Velde CJ, Nicolson M, Scarffe JH, Lofts FJ, Falk SJ, Iveson TJ, Smith DB, Langley RE, Verma M, Weeden S, Chua YJ (2006) MAGIC Trial Participants. Perioperative chemotherapy versus surgery alone for resectable gastroesophageal cancer. N Engl J Med 355: 11–20

Koch P, Probst A, Berdel WE et al. (2005) Treatment results in localized primary gastric lymphoma: data of patients registered within the German multicenter study (GIT NHL02/96). J Clin Oncol; 23: 7050–7059

McColl KE (1997) Helicobacter pylori: clinical aspects. J Infect 34: 7–13

Ott K, Lordick F, Herrmann K, Krause BJ, Schuhmacher C, Siewert JR (2008) The new credo: induction chemotherapy in locally advanced gastric cancer: consequences for surgical strategies. Gastric Cancer 11: 1–9

Ott K, Sendler A, Tannapfel A, Lordick F, Siewert JR (2010) Das Magenkarzinom. In: Siewert JR, , Rothmund M. Schumpelik V (Hrsg) Praxis der Visceralchirurgie, Bd. Onkologische Chirurgie. Springer, Heidelberg, S 521–562

Siewert JR (Hrsg) (1989) Breitnersche Operationslehre, Bd 4, Oesophagus, Magen, Duodenum 2, 2. Aufl. Urban & Schwarzenberg, München

Siewert JR, Böttcher K, Stein H, Roder JD and the German Gastric Carcinoma Study Group (1998) Relevant prognostic factors in gastric cancer. Ann Surg 228:449–461

7.7 Dünndarm

A. H. Hölscher, A. C. Hölscher

Die Hauptaufgaben des etwa 3–5 m langen Dünndarms sind der Transport, die Verdauung und die Resorption. Gleichzeitig stellt der Dünndarm das größte endokrine Organ des Körpers dar und hat zusätzlich als Immunorgan eine hohe antiinfektiöse Bedeutung. Die Erkrankungen können grob in morphologisch bedingte Störungen wie Divertikelbildungen, in entzündliche Darmerkrankungen wie Morbus Crohn und in Neoplasien wie gastrointestinale Stromatumoren eingeteilt werden. Durchblutungsstörungen, Fremdkörper oder Strahlen können weitere Dünndarmkrankheiten verursachen.

Der Dünndarm ist aufgrund seiner Lage mitten im Gastrointestinaltrakt der Diagnostik schwer zugänglich. Die wesentlichen Untersuchungsmethoden sind das Röntgen mit selektiver Kontrastmittelpassage, die Kapselendoskopie und die A.-mesenterica-Angiographie. Mit der konventionellen direkten Endoskopie über den Magen bzw. das Kolon können nur die oberen bzw. die unteren Dünndarmabschnitte dargestellt werden. Hinsichtlich der chirurgischen Behandlung haben in erster Linie der Dünndarmileus und entzündliche Darmerkrankungen Bedeutung, während Tumorerkrankungen sehr selten zu operieren sind.

7.7.1 Anatomie

Der Dünndarm wird unterteilt in Duodenum, Jejunum und Ileum. Da das 20 cm lange retroperitoneal liegende Duodenum entwicklungsbedingt und funktionell den Oberbauchorganen zuzuordnen ist, wird klinisch der intraperitoneale Abschnitt von der **Flexura duodenojejunalis (Treitz-Band)** bis zur **Bauhin-Klappe** als Dünndarm bezeichnet. Dieser sehr mobile Anteil hat einen Durchmesser von 3–4 cm und eine Länge von ca. 3 m, von der 40% auf das Jejunum und 60% auf das Ileum entfallen. Bei Resektion entlang des Mesenteriums streckt sich der Dünndarm auf ca. 5 m Länge. Die Dünndarmwand zeigt die übliche Schichtung des Gastrointestinaltraktes mit Mukosa, Lamina muscularis mucosae, Submukosa, Ring- und Längsmuskulatur und Serosa. Die für Resorption und Sekretion wichtige **Mukosaoberfläche** wird durch die Kerckring-Falten, Zotten und Mikrovilli beim Erwachsenen auf ca. 200 m² vergrößert.

Der Mesenterialansatz des Dünndarms verläuft von links oben nach rechts unten (❑ Abb. 7.115). Dieses ist für die Interpretation der Röntgenbilder mit sog. Spiegelbildungen wichtig (▶ Abschn. 7.10.3). Die arterielle Durchblutung kommt aus der **A. mesenterica superior**. Das venöse Blut fließt über die V. mesenterica superior ab, die hinter dem Pankreas in Konfluenz mit der V. lienalis die V. portae bildet. Die Lymphgefäße verlaufen über 2–3 Lymphknotenstationen zur **Cysterna chyli**, die in den Ductus thoracicus mündet. Die Innervation erfolgt durch vagale parasympathische Nerven und sympathische Fasern, die aus dem 10. Thorakalsegment des Rückenmarks stammen.

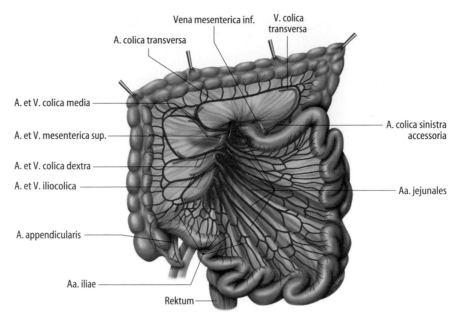

Abb. 7.115 Anatomie des Dünndarms mit Gefäßversorgung des Dünndarms und Dickdarms

7.7.2 Physiologie und Pathophysiologie

Die 3 wichtigsten Funktionen des Dünndarms sind:
- Nahrungstransport
- Digestion
- Resorption

Weitere Aufgaben sind Enzym- und Mukussekretion, Immunität und Hormonproduktion. Der **Nahrungstransport** erfolgt durch die propulsive Peristaltik. Die Durchmischung mit den Verdauungsenzymen wird durch segmentale Kontraktionen und Pendelbewegungen hervorgerufen. Die durch Speichel, Magensaft und Pankreasenzyme vorverdaute Nahrung wird bei der **Digestion** durch Amylasen und Proteinasen aus dem proximalen Jejunum weiter aufgespalten.

Verschiedene Substanzen werden in unterschiedlichen Abschnitten des Dünndarms resorbiert (◘ Abb. 7.116). Der obere Dünndarm gilt als Hauptort der **Resorption**, in dem Wasser, Elektrolyte und die Energieträger durch die Mukosa in das Blut und die Lymphgefäße aufgenommen werden. Das **Ileum** kann diese Resorption ebenfalls gewährleisten. Es stellt eine Reserve dar, die bei krankhaften Veränderungen oder Resektion des Jejunums beansprucht wird. Das Ileum ist jedoch der einzige Ort für die aktive Resorption von Gallensäuren und Vitamin B_{12} über Verbindung von intrinsic und extrinsic factor.

Definition
Die Kombination von intraluminaler Digestion und transmukosaler Resorption wird als **Nahrungsassimilation** bezeichnet.
▼

Die **Malassimilation** umfasst als Oberbegriff Maldigestion und Malresorption und kann durch unterschiedlichste akute oder chronische Erkrankungen des Dünndarms ausgelöst werden.

Beim **Maldigestionssyndrom** sind pankreatische Verdauungsenzyme, Gallensäuren oder digestive Dünndarmenzyme vermindert oder fehlen.

Das **Malresorptionssyndrom** ist charakterisiert durch eine defekte Membranfunktion, reduzierte Resorptionsfläche oder Passagestörung.

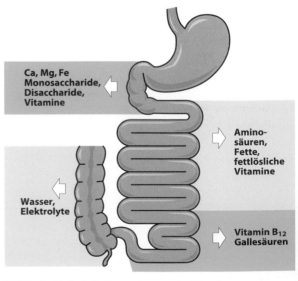

Abb. 7.116 Typische Resorptionsorte im Dünndarm

Der Dünndarm sezerniert **gastrointestinale Hormone**, die vorwiegend sekretorische und motilitätswirksame Effekte haben. Die wichtigsten sind **Motilin, Cholezystokinin (CCK)** und **Sekretin** vom Duodenum sowie **Enteroglukagon, Neurotensin und Peptid YY** vom Ileum.

Die **Immunfunktion** des Dünndarms ist erkennbar an den zahlreichen IgA-produzierenden Plasmazellen der Mukosazotten. IgA wird sowohl in die Blutbahn als auch in das Darmlumen abgegeben. Die immunologische Funktion der Zellen wird durch die Lymphozyten in den **Peyer-Plaques** des Ileums gewährleistet.

7.7.3 Leitsymptome

Akute sind von chronischen Leitsymptomen zu differenzieren. Heftige **kolikartige Abdominalbeschwerden**, lokalisiert oder diffus, sind das Zeichen der Passagestörung des Dünndarms beim Ileus (▶ Abschn. 7.10.3). In typischer Weise ist dieses kombiniert mit **Erbrechen** und **Meteorismus**. Andauernde Beschwerden sprechen mehr für entzündliche Erkrankungen, v. a. in der Kombination mit Fieber. Akute Gastroenteritis oder chronische Erkrankungen gehen häufig mit **Diarrhöen** einher.

> ❯ Sowohl Ileus als auch schwere Entzündungen des Dünndarms können zum Schock und Sepsis führen. Gastrointestinale Blutung ist ein weiteres wichtiges Symptom und kann akut als peranale Blutabsonderung oder chronisch als Teerstuhl in Erscheinung treten.

Chronische Dünndarmerkrankungen mit Malassimilation können zu Gewichtsverlust führen.

7.7.4 Klinische Untersuchung

Bei der **Inspektion** des Abdomens ist von wesentlicher Bedeutung, ob der Patient abdominal voroperiert ist, also eine Operationsnarbe aufweist. Ist das nicht der Fall, so ist ein Dünndarmileus durch Adhäsionen sehr unwahrscheinlich. Ein meteoristisch geblähter Bauch und beim schlanken Patienten sichtbare Konvulsionen erweiterter Dünndarmschlingen sind leicht erkennbar.

> ❯ Die Bruchpforten (Leiste, Nabel, Narben) müssen wegen möglicher Inkarzerationen besonders beachtet werden.

Durch **Palpation** wird das Schmerzmaximum lokalisiert, die Schmerzintensität und eventuelle Abwehrspannung der Bauchdecken festgestellt und Resistenzen durch Abszesse oder Tumoren erfasst.

Bei der **Auskultation** weist der gesunde Dünndarm immer leise sonore Geräusche auf mit mäßiger Frequenz. Pathologisch sind sowohl fehlende Darmgeräusche (sog. Totenstille) durch Paralyse, z. B. bei Peritonitis, als auch Hyperperistaltik (sog. hochgestellte Peristaltik) mit frequenten metallischen Klängen beim mechanischen Ileus.

7.7.5 Apparative Diagnostik

Während Ösophagus, Magen, Duodenum einerseits und Kolon andererseits endoskopisch sehr gut beurteilt werden können, ist der Dünndarm nur schwer durch Spiegelung erreichbar. Daher steht die indirekte Diagnostik im Vordergrund.

Die beiden wichtigsten Untersuchungen in der **Akutsituation**, insbesondere des **Ileus**, sind die Sonographie und die Abdomenleeraufnahme (◻ Tab. 7.15, ▶ Abschn. 7.10.3). Durch eine Gastrografinpassage kann die Durchgängigkeit des Dünndarms überprüft und ein eventueller Stopp lokalisiert werden. Diese Maßnahme hat gleichzeitig eine stark laxierende Wirkung, so dass sich ein Ileus unter günstigen Bedingungen lösen kann.

In der **elektiven Situation** wird zur Bildgebung bei Morbus Crohn oder Tumorverdacht in erster Linie das Doppelkontrastverfahren nach Sellink über eine Duodenalsonde

◻ **Tab. 7.15** Apparative Diagnostik von Dünndarmerkrankungen

Methode	Ziele
Sonographie	Dilatierte, flüssigkeitshaltige Dünndarmschlingen
	Freie Flüssigkeit
	Peristaltik
Abdomenleeraufnahme	Dünndarmspiegel
	Freie Luft
Dünndarm-Kontrast-Röntgen – Gastrografinpassage (akut) – Sellink (elektiv)	Stenosen, Dilatationen
	Tumoren (endoluminal)
	Divertikel
	Fisteln
	Schleimhautoberfläche
CT, MRT	Dünndarmtumoren
	Schlingenabszesse
	Wandverdickungen, Konglomerate
Intestinoskopie bzw. Kapselendoskopie, Push-Endoskopie	Blutungsquellen
	Tumoren
	Mukosabiopsie
Laparoskopie	Entzündungen, Stenosen, Tumoren
Angiographie	Verschluss/Stenose von Mesenterialarterien
	Blutungsquellen
Erythrozyten-Szintigraphie	Intestinale Blutung nachweisbar >2 ml/min

eingesetzt (◘ Abb. 7.117). Tumoren lassen sich auch mit CT oder MRT nachweisen.

Blutungen aus dem Dünndarm stellen hinsichtlich der Lokalisation ein großes Problem dar. In der Akutsituation wird zur Lokalisation in erster Linie die Angiographie eingesetzt, die auch interventionelle Möglichkeiten bietet. Die Szintigraphie mit Technetium markierten Erythrozyten kann die Blutungsquelle dagegen nur grob lokalisieren. Bei chronischen Blutungen hat die Kapselendoskopie eine Erweiterung des Spektrums gebracht, da durch die Passage der Kapsel der gesamte Dünndarm beurteilt werden kann. In gleicher Weise kann über die sog. Push-Endoskopie der gesamte Dünndarm eingesehen werden. Mit der konventionellen Intestinoskopie lässt sich dagegen von oral nur der obere Dünndarm intubieren und von aboral nur das distale Ileum.

Bei **Angina abdominalis** kann die mesenteriale Angiographie Aufschluss geben über Stenosen oder Aneurysmen der Mesenterialarterien.

> **Weitere Untersuchungsverfahren des Dünndarms**
> — Analyse von Stuhlproben auf okkultes Blut, Fettgehalt, Stickstoffgehalt
> — $^{14}CO_2$-Exhalationstest für bakterielle Überbesiedelung
> — D-Xylosetest, der die Absorptionskapazität des Dünndarms misst
> — ®-Carotintest zur Beurteilung einer Malabsorption
> — Schilling-Test als Vitamin-B$_{12}$-Malabsorptionstest

Sehr spezifische Laboruntersuchungen des Dünndarms gibt es nicht.

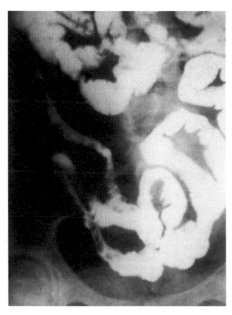

◘ **Abb. 7.117** Röntgenkontrastuntersuchung des Dünndarms mit hochgradigen, langstreckigen Stenosen des Ileums bei Morbus Crohn

7.7.6 Typische Dünndarmoperationen

> **❯** Da der Dünndarm der Hauptort der Resorption ist, sollte so sparsam wie möglich reseziert werden.

Dabei ist zwischen gutartigen und bösartigen Erkrankungen zu differenzieren. Bei benignen Veränderungen kann das Mesenterium darmnahe abgesetzt und die Läsion knapp reseziert werden (◘ Abb. 7.118). Es geht nur darum, gesunde gut durchblutete Ränder für die Anastomose zu erreichen. Maligne Tumoren erfordern dagegen ausreichende Sicherheitsabstände und eine En-bloc-Resektion mit dem möglicherweise befallenen Lymphabflussgebiet (◘ Abb. 7.118).

Adhäsiolyse, Bridenlösung

Die häufigste Ursache des Dünndarmileus sind auf Voroperationen beruhende Verwachsungen mit Briden, die den Darm verschließen. Diese Adhäsionen werden gelöst und der Darm befreit, so dass er wieder durchgängig ist. Nur bei manifester Schädigung der Darmwand oder der Durchblutung bei Stran-

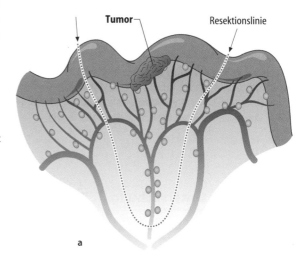

a

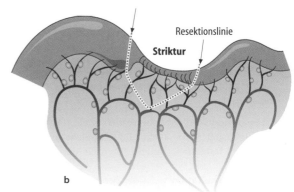

b

◘ **Abb. 7.118** Dünndarmresektion. **a** Knappe Resektion einer benignen Stenose ohne Lymphadenektomie. **b** Onkologische Dünndarmresektion mit weitem Sicherheitsabstand und Lymphadenektomie durch keilförmige Skelettierung des Mesenteriums

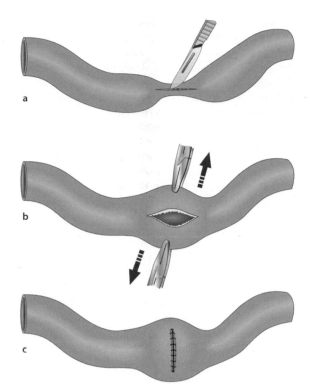

◻ Abb. 7.119 Strikturoplastik einer kurzstreckigen Stenose **a** Längs-inzision, **b** quere Erweiterung, **c** Quervernähung

gulationsileus muss zusätzlich der entsprechende Darm-abschnitt entfernt werden.

Strikturoplastik

Bei kurzstreckigen Dünndarmstenosen im Rahmen des Morbus Crohn kann durch diese Technik darmerhaltend vorge-gangen werden (◻ Abb. 7.119).

Dünndarmresektion

Am intraperitoneal gelegenen Dünndarm finden sich bei ei-ner äußerlich nicht erkennbaren Unterteilung in Jejunum und Ileum keine definierten Abschnitte, die aufgrund ihrer Blut-versorgung, ihrer topographischen Lage in der Bauchhöhle oder ihrer Lymphabflusswege unterschiedliche Resektions-typen erfordern.

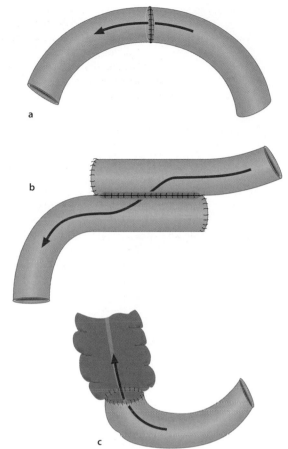

◻ Abb. 7.120 a End-zu-End-Jejunojejunostomie bzw. Ileoileostomie, **b** Seit-zu-Seit-Dünndarmanastomose, **c** Ileoaszendostomie (*Pfeile* markieren Richtung der Peristaltik)

> **Praxisbox**
>
> **Technik der Dünndarmresektion**
> Die dargestellten und unter Grundprinzipien erläuterten Teilentfernungen (◻ Abb. 7.118) werden als Segment-resektionen bezeichnet. Bei ausgedehnten Schädi-gungen, z. B. intestinalen Ischämien, kann eine subtotale bzw. totale Dünndarmresektion erforderlich sein (► Ab-schn. 7.7.11). Die Rekonstruktion der verbleibenden Darmenden nach unterschiedlich ausgedehnten Resek-tionen erfolgt in der Regel End-zu-End in einreihiger (Ein-
> ▼

> zelnähte) oder fortlaufender Nahttechnik mit Verschluss des entstandenen Mesenterialschlitzes (◻ Abb. 7.120a). Grundsätzlich ist auch eine Seit-zu-Seit-Anastomose möglich, die mit sog. Klammernahtgeräten hergestellt wird und eine breite Verbindung ergibt (◻ Abb. 7.120b). Umgehungsanastomosen (Seit-zu-Seit) vor stenosie-renden Tumoren werden nur angelegt, wenn diese nicht resezierbar sind.

> **Praxisbox**
>
> **Ileozökalresektion**
> Bei der Ileozökalresektion werden die terminalen 5–10 cm des Ileums mit der Bauhin-Klappe und die ersten 10–15 cm des Zökum/Colon ascendens entfernt. Die Rekonstruktion wird als End-zu-End- oder End-zu-Seit-Ileoaszendostomie ausgeführt. Zum Ausgleich der unterschiedlichen Lumenweite kann das Ileum schräg abgesetzt werden (◻ Abb. 7.120c).

7

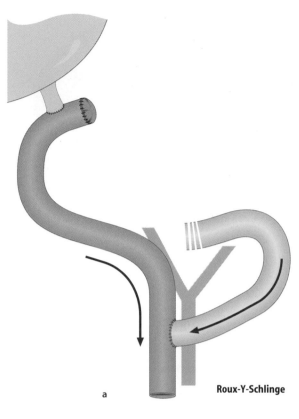

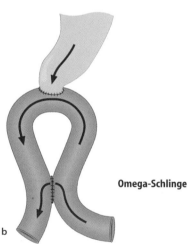

Roux-Y-Schlinge

a

Omega-Schlinge

b

◘ **Abb. 7.121 a** Typische Roux-Y-Schlinge für eine biliodigestive Anastomose. Die Schlingenformation entspricht dem Buchstaben Y. **b** Andere Schlingenführungen des Dünndarms werden mit weiteren Buchstaben symbolisiert: Omegaschlinge mit Braun-Fußpunkt-Anastomose, bei der Billroth-II-Magenresektion oder J-Pouch (► Abschn. 7.8)

┌─ Praxisbox ─────────────────────────────

Schlingenbildung

Der Dünndarm eignet sich aufgrund seiner Länge, Mobilität und Gefäßversorgung sehr gut zur intestinalen Sekretableitung und zum Organersatz. Dazu wird am häufigsten eine sog. Roux[24]-Schlinge gebildet. Der obere Dünndarm wird durchtrennt und das Mesenterium unter genauer Beachtung der Gefäßarchitektur radiär inzidiert (◘ Abb. 7.121a). Das aborale Darmende wird mit dem abzuleitenden Organ anastomosiert, z. B. Gallengang, Pankreasgang, Magen oder Ösophagus. Durch End-zu-Seit-Einpflanzung des oralen Darmendes in den aboralen Schlingenteil wird die Darmkontinuität wieder hergestellt und es entsteht eine selbstentleerende Schlinge. Diese ist bei einer Länge von 40 cm am oberen Ende weitgehend refluxfrei.

Anstelle einer ausgeschlossenen Einzelschlinge kann auch eine Doppelschlinge, eine sog. Omega-Schlinge, mit Braun[25]-Fußpunktanastomose verwendet werden (◘ Abb. 7.121b). Dabei wird der höchste Punkt der Schlinge mit dem entsprechend abzuleitenden Organ, z. B. Magen anastomosiert. Am tiefsten Punkt der Schlinge, dem sog. Fußpunkt, wird eine Seit-zu-Seit-Enteroenterostomie angelegt, um die Galle im Kurzschluss abzuleiten und die dauernde Gallebenetzung der Magenschleimhaut zu verhindern.

Zum Magenersatz kann ein ca. 30 cm langes vaskularisiertes Dünndarmsegment aus der Kontinuität des Darms herausgelöst und zwischen Ösophagus und Duodenum eingesetzt werden mit End-zu-End-Anastomose des verbliebenen Darms. Zum Ersatz des distalen Ösophagus und der Kardia kann ein ca. 15 cm langes gefäßgestieltes Jejunumsegment in ähnlicher Weise zwischen Ösophagus und Magenkorpus interponiert werden (sog. Merendino-Operation). Sog. freie Jejunuminterponate, bei denen auch die versorgenden Gefäße abgesetzt werden, kommen beim Ersatz des zervikalen Ösophagus zum Einsatz. Sie erfordern einen mikrovaskulären Anschluss der mesenterialen Gefäße an zervikale Arterien und Venen (► Abschn. 7.4).

└───

┌─ Praxisbox ─────────────────────────────

Ileostoma

Muss der Dünndarminhalt vorübergehend oder endgültig nach außen abgeleitet werden, so wird ein Ileostoma angelegt. Dabei wird zwischen endständigem und doppelläufigem Stoma unterschieden. **Endständig** bedeutet, dass der orale Dünndarmanteil mit dem Ende durch eine gesonderte Öffnung der Bauchdecken geführt und zirkulär in die Haut eingenäht wird (◘ Abb. 7.122a). Dieses wird z. B. nach totaler Resektion von Kolon und Rektum
▼

└───

---

24 César Roux, Chirurg, Lausanne, 1857–1934.
25 Heinrich Braun, Chirurg, Göttingen, 1847–1911.

oder nach Dünndarm-/Dickdarmteilresektion ohne Rekonstruktion bei Peritonitis vorgenommen. Um ein endständiges Ileostoma gut mit einem Stomabeutel versorgen zu können, ist es wichtig, ein prominentes Stoma zu bilden, dass das Hautniveau um mehrere Zentimeter überragt (◨ Abb. 7.122b).

Bei einem **doppelläufigen Ileostoma** wird die Schlinge nicht durchtrennt, sondern nach darmnahem Anschlingen durch eine Bauchdeckenöffnung hervorgezogen und mit einem sog. Reiter fixiert (◨ Abb. 7.122a). Dieser Stab wird zwischen Darmwand und Mesenterialansatz quer eingebracht und hält die Schlinge für ca. 10 Tage in Position, bis sie in den Bauchdecken eingeheilt ist und der Reiter entfernt werden kann. Das doppelläufige Ileostoma leitet den Darminhalt vor dem Übertritt in das Kolon ab. Es wird daher als **protektives** Stoma bezeichnet und v. a. zum Schutz tiefer Rektumanastomosen eingesetzt. Es kann nach deren sicherem Abheilen (6–12 Wochen) zurückverlagert werden.

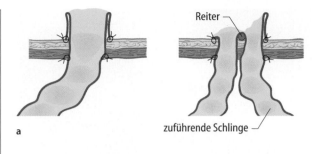

a

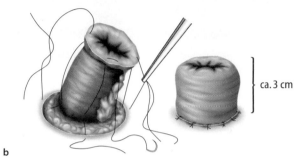

b

◨ **Abb. 7.122 a** Schema eines endständigen und eines doppelläufigen Ileostomas, **b** Bildung eines prominenten endständigen Ileostomas

7.7.7 Angeborene Erkrankungen, Missbildungen und Lageanomalien

Zu Atresien, Lageanomalien, ▶ Kap. 10.

Meckel[26]-Divertikel

■■ **Definition**
Entwicklungsgeschichtlich ist dieses Divertikel ein Residuum des Ductus omphaloentericus und hat eine Inzidenz von etwa 2%. Es liegt zwischen 20 und 100 cm oral der Ileozökalklappe im Ileum antimesenterial und hat im Gegensatz zu anderen Divertikeln ein **eigenes kleines Mesenterium**. Die Basis des Meckel-Divertikels kann sehr breit, aber auch schmal und fast gestielt sein. Selten ist seine Schleimhaut durch solche des Magens, Duodenums oder Kolons ersetzt.

■■ **Symptomatik**
Meist wird das Meckel-Divertikel als Zufallsbefund bei Laparotomien entdeckt. Es kann aber auch durch nachstehende Komplikationen symptomatisch werden:
– Entzündung, wie bei Appendizitis
– Ileus durch Strangulation, Invagination, Volvulus (◨ Abb. 7.126a)
– Ulkusbildung mit Blutung oder Perforation
– Nabelfistel als Folge eines unvollständigen Verschlusses des Ductus omphaloentericus

■■ **Diagnostik**
Das Meckel-Divertikel kann durch **Röntgenkontrastuntersuchungen** des Dünndarms nachgewiesen werden oder bei Schleimhautmetaplasie durch **Technetium-Szintigraphie**.

> ❯ Bestätigt sich bei Laparotomie wegen Appendizitisverdacht dieser nicht, so muss das terminale Ileum durchgemustert werden, um ein entzündetes Meckel-Divertikel auszuschließen.

■■ **Therapie**
Die Therapie besteht in der **Divertikelabtragung** mit Klammernahtgerät oder Handnähten. Das unkomplizierte Meckel-Divertikel sollte auch bei der zufälligen Entdeckung entfernt werden, um spätere Probleme zu vermeiden.

Divertikulose

■■ **Definition**
Dabei handelt es sich um **falsche Divertikel**, die in der Regel multipel an der Mesenterialseite des oberen Jejunums, z. T. auch Duodenums, lokalisiert sind (◨ Abb. 7.123).

■■ **Symptomatik**
Aus den Divertikeln kann es **bluten** und sie können bei starker Ausprägung zu **Resorptionsstörungen** mit Fettstühlen führen sowie zu Anämie durch Vitamin-B_{12}-Mangel oder Eisenmangel. Ferner können diese Nicht-Meckel-Divertikel chronische Entzündungen, Perforationen, Ileus oder Volvulus verursachen.

■■ **Therapie**
Diese Komplikationen erfordern eine chirurgische Therapie durch Resektion des betroffenen Dünndarmabschnittes.

---

26 Johann E. Meckel, Anatom, Chirurg, Halle, 1781–1833.

7

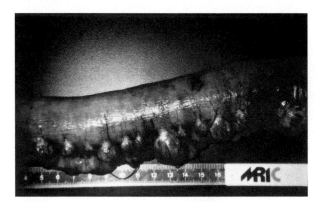

◻ **Abb. 7.123** Divertikulose des Jejunums. Segmentresektion bei Durchblutung

Blindsacksyndrom

Definition

Das Blindsacksyndrom entsteht durch **bakterielle Besiedelung** in einem von der Passage ausgeschlossenen Dünndarmsegment.

▪▪ Pathogenese

Ursachen des Blindsacksyndroms sind Kurzschlussverbindungen des Darms durch breite Fisteln beim Morbus Crohn, Bildung von langen Blindsäcken nach Seit-zu-Seit-Anastomosen oder Umgehungsanastomosen oder multiple bzw. große Dünndarmdivertikel.

▪▪ Symptomatik

Durch die bakterielle Überwucherung in den Blindsäcken kann es zu Entzündungen mit Bauchschmerzen, Übelkeit und Fieber kommen. Bakterielle Enzyme können in den Blindsäcken Gallensäuren vorzeitig dekonjugieren und damit die Fettresorption verhindern und Diarrhöen sowie Resorptionsstörungen auslösen.

▪▪ Diagnostik

Das Blindsacksyndrom wird durch **Röntgenkontrastuntersuchungen** dargestellt.

▪▪ Therapie

Die beste Therapie besteht in der operativen Beseitigung durch Resektion der entsprechenden Schlinge und End-zu-End-Anastomose.

In Kürze

Angeborene Erkrankungen, Missbildungen und Lageanomalien
- **Meckel-Divertikel:** eigenes kleines Mesenterium, Komplikationen: Entzündung, Ileus, Ulkus, Nabelfistel.

▼

Diagnostik: Röntgenkontrastuntersuchungen, Szintigraphie, Laparotomie.
Therapie: Divertikelabtragung.
- **Divertikulose:** Blutungen, Resorptionsstörungen.
Therapie: Resektion des betroffenen Dünndarmabschnittes.
- **Blindsacksyndrom:** bakterielle Besiedelung, Diarrhöen, Resorptionsstörungen. Röntgenkontrastuntersuchungen.
Therapie: Resektion

7.7.8 Entzündliche Dünndarmerkrankungen

Unspezifische Enteritis, Yersinia-Enteritis

❯ Diese Form der Enteritis ist deshalb von chirurgischer Bedeutung, weil sie häufig die Differenzialdiagnose zur Appendizitis darstellt.

▪▪ Pathogenese

Unspezifische Enteritiden können viral oder bakteriell (z. B. Salmonellen, Shigellen, E. coli) bedingt sein. Eine besondere Form ist die **Yersinia-Enteritis**, die durch Yersinia enterocolitica ausgelöst wird.

▪▪ Symptomatik

Die Yersinia-Enteritis und z. T. auch andere Enteritiden gehen einher mit schmerzhaften mesenterialen Lymphknotenschwellungen am terminalen Ileum, Fieber, Erbrechen, Diarrhö und allgemeinem Krankheitsgefühl.

▪▪ Diagnostik

Im **Ultraschall** findet man z. T. vermehrt flüssigkeitsgefüllte Ileumschlingen mit Hyperperistaltik und manchmal freier Flüssigkeit im Douglas-Raum.

▪▪ Therapie

Meist klingen die Beschwerden spontan ab. Manchmal erfordert ein spezieller Keimnachweis wie Yersinia eine **Antibiotikatherapie**.

 Cave
Sollte sich bei Laparotomie unter Appendizitisverdacht eine mesenteriale Lymphadenopathie finden, so ist zum Erregernachweis und zum Ausschluss eines Morbus Crohn eine Lymphknotenentnahme mit histologischer Untersuchung angezeigt.

Typhus abdominalis Eine spezielle Form der Enteritis ist der **Typhus abdominalis**, der 2–3 Wochen nach Typhusinfektion des Darms entsteht. Diese Enteritis kann auf dem Boden von Geschwürbildungen selten eine **Perforationsperitonitis** verursachen, die zur Laparotomie zwingt.

Morbus Crohn

▪▪ Definition

Enteritis oder Enterocolitis regionalis Crohn[27] ist eine Erkrankung des Gastrointestinaltraktes, die hauptsächlich junge Erwachsene und am häufigsten das terminale Ileum betrifft. Sie ist charakterisiert durch eine subakute oder chronisch nekrotisierende und vernarbende Entzündung. Die Ulzeration der Mukosa ist begleitet von einer unverhältnismäßigen entzündlichen Reaktion der übrigen Darmwand. Dieser Prozess führt häufig zu Stenosen und kann Fisteln hervorrufen.

Diese chronisch-entzündliche, unspezifische granulomatöse Darmerkrankung kann alle Abschnitte des Magen-Darm-Traktes segmental befallen (◘ Abb. 7.124). Die charakteristischen **epitheloidzelligen Granulome** sind in etwa 40% der Fälle nachweisbar. Das Entzündungsstadium variiert: frisch exulzerierende, nekrotisierende sowie vernarbende stenosierende Darmabschnitte wechseln ab.

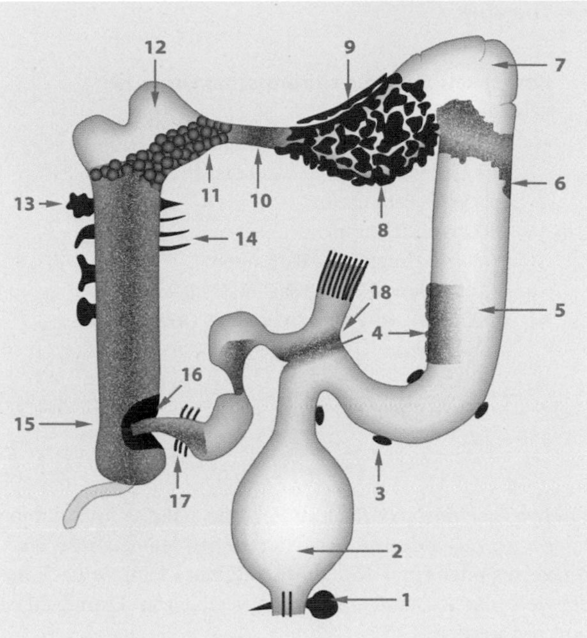

▪▪ Epidemiologie, Ätiologie

Die Erkrankungswahrscheinlichkeit ist bei beiden Geschlechtern gleich: 3–6 Neuerkrankungen/100.000 Einwohner werden jährlich registriert, am häufigsten im 2. und 3. Lebensjahrzehnt. Das terminale Ileum ist am häufigsten befallen. Ein alleiniger Dünndarmbefall findet sich in etwa 30% der Fälle, in 40% ist eine Manifestation am Ileokolon vorhanden. Ein alleiniger Kolonbefall liegt in etwa 20% vor und anorektale Erkrankungen in 5%.

Eine genetische Disposition wird vermutet, da **familiäre Häufungen** bekannt sind. Die exakte Ätiologie des Morbus Crohn kann noch immer nicht mit Sicherheit angegeben werden. Neben Autoimmunmechanismen werden als Auslöser bakterielle bzw. virale Infektionen und Nahrungsbestandteile diskutiert. Eine Assoziation mit bestimmten HLA-Typen besteht nicht. Männer mit dem HLA B27-Antigen haben ein erhöhtes Risiko zusätzlich zu Morbus Crohn einen Morbus Bechterew[28] zu entwickeln. Eine bakterielle virale oder parasitäre Genese des Morbus Crohn wird immer wieder diskutiert, der sichere Nachweis steht jedoch noch aus. Eine veränderte Immunlage wird angenommen, konnte aber bisher noch nicht genau definiert werden. Psychische Faktoren scheinen für das Auftreten und den Verlauf eine Rolle zu spielen.

▪▪ Symptomatik, Komplikationen

❯ **Beim Auftreten der Trias: Abdominalschmerzen, Diarrhö und reduzierter Allgemeinzustand ist an den Morbus Crohn zu denken.**

Die Aktivität der Erkrankung kann am besten an den Parametern Schmerz, Fieber, Zahl der Stühle, Blutsenkungsreaktion und C-reaktives Protein erfasst werden (Aktivitätsindex des Morbus Crohn).

Symptome befallener Magen-Darm-Abschnitte und extraintestinaler Manifestationen sind zu unterscheiden und

27 Burril B. Crohn, Arzt, New York, geb. 1884.
28 Wladimir M. von Bechterew, Neurologe, St. Petersburg, 1857–1927.

◘ **Abb. 7.124** Klinische, endoskopische und radiologische Zeichen eines Morbus Crohn des Dünn- oder Dickdarms. *1* Anale Läsionen, *2* normales Rektum, *3* diskrete Ulzera, *4* fleckförmige Erkrankung umgeben von normaler Schleimhaut, *5* aphtöse Ulzeration, *6* exzentrische Beteiligung, *7* normale Schleimhaut umgeben von erkrankter Schleimhaut, *8* schlangenförmige Ulzeration, *9* intramurale lineare Ulzeration, *10* Striktur, *11* Pflastersteinrelief, *12* Taschen von normalem Darm als Folge der Kontraktion der erkrankten gegenüberliegenden Wand, *13* pleomorphe tiefe Ulzeration: zusammengesetzt, hornförmig, kragenknopfförmig und sackförmig, *14* Fissuren: dornenförmige tiefe Spikula, *15* rechtsseitige Erkrankung mit Kontraktion des Zökums, *16* prominente Ileozökalklappe, *17* Dünndarmerkrankung, *18* Fisteln

werden von der Aktivität der Krankheit mit bestimmt. Am häufigsten macht sich die Erkrankung anfänglich durch abdominale Schmerzen, Diarrhöen, Gewichtsverlust, febrile Temperaturen, anorektale Fistelbildung, Abszesse und Blutungen bemerkbar (◘ Abb. 7.124). Selten manifestiert sich der Morbus Crohn primär als akute Erkrankung mit Symptomen einer Appendizitis oder als septisches Krankheitsbild. Kennzeichnend für die Erkrankung ist der **phasische Verlauf**. Später treten Symptome der Malassimilation mit Steatorrhöen, Vitaminmangelerscheinungen und Anämie auf.

Typische extraintestinale Manifestationen des Morbus Crohn

— Am Bewegungsapparat: Arthritis, Spondylitis
— An der Haut: Erythema nodosum
— An den Harnwegen: Oxalatsteine, kolovesikale Fistel
— An der Gallenblase: Cholesteringallensteine bei vermehrtem Gallensäureverlust im Stuhl
— Am Auge: Iritis

7

■■ Therapie

Komplikationen, die chirurgisches Eingreifen erfordern

▬ **Notfallindikation:** Akute Komplikationen, die unverzüglich chirurgische Behandlung erfordern (ca. 25% der Crohn Patienten):
  – Darmperforation
  – Massive intestinale Blutungen
  – Ausbildung eines toxischen Megakolons
▬ Verzögerte (oder aufgeschobene) Dringlichkeit
  – Stenosen
  – Abszesse
  – Fisteln
  – Ileus

Ein Ileus bei Morbus Crohn als Folge hochakuter Entzündung oder nach Ausbildung einer fixierten narbigen Stenose, eines Abszesses oder eines Konglomerattumors kann je nach der Schwere des Zustandsbildes mit verzögerter Dringlichkeit operiert werden.

Eine chronische Komplikation sind Fistelbildungen. Dabei sind folgende **Fistelformen** in der Reihenfolge ihrer Häufigkeit möglich:
▬ Perianale Fisteln
▬ Enteroenterale Fisteln
▬ Enterokutane Fisteln
▬ Enterovesikale Fisteln
▬ Enterogenitale Fisteln
▬ Retroperitoneale Fisteln

❶ Cave
Kolorektaler Befall des Morbus Crohn ist wahrscheinlich mit einem etwas erhöhten Karzinomrisiko belastet.

■■ Diagnostik

Die Diagnose erfolgt mittels **Kontrastmitteldarstellung** in Form einer fraktionierten Dünndarmpassage nach Sellink sowie **endoskopischer Untersuchungen mit Biopsie** aus dem terminalen Ileum (◘ Abb. 7.117).

❯ Typisch sind u. a. segmentale Stenosen, Ileumbefall, Pseudodivertikel und Pseudopolypenbildung (sog. entzündliche Polypen), Ulzeration und Spikulabildung im Röntgenbild (◘ Abb. 7.124).

Differenzialdiagnostisch kommt bei Crohnbefall des Kolons in erster Linie eine Colitis ulcerosa in Frage. Des Weiteren muss an eine Yersiniainfektion, Tuberkulose und Aktinomykose gedacht werden.

■■ Therapie

Die chirurgische Behandlung des Morbus Crohn bleibt dessen **Komplikationen** vorbehalten.

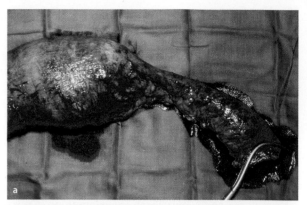
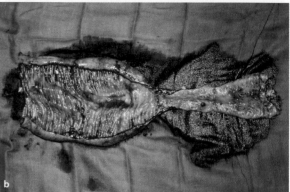

◘ Abb. 7.125 Segmentresektat einer hochgradigen narbigen Morbus-Crohn-Stenose des Dünndarms mit prästenotischer Dilatation. **a** Geschlossen, **b** geöffnet

❯ Die Chirurgie beim Morbus Crohn ist nicht kurativ. Prinzipiell sollte sparsam reseziert werden, aber jede Anastomose sollte am makroskopisch gesund erscheinenden Darm erfolgen und es dürfen wegen des Rezidivrisikos keine Strikturen zurückbleiben.

Resektionen sind bei lang gezogenen Stenosen, Perforationen, Blutungen, Fisteln und entzündlichen Konglomerattumoren indiziert und müssen sehr sparsam durchgeführt werden, da mit weiteren Schüben zu rechnen ist (◘ Abb. 7.118, ◘ Abb. 7.125). Kurze narbige Stenosen können durch eine Erweiterungsplastik behoben werden (◘ Abb. 7.119). Bei dieser sog. **Strikturoplastik** wird der stenosierte Darmanteil längs inzidiert und quer vernäht. Abdominelle Drainagen werden in der Regel vermieden, weil sie zu neuen Fistelbildungen Anlass geben können.

Die weitere internistische Behandlung umfasst Diät, Glukokortikoide, Sulfasalazin oder Aminosalizylsäure (5-ASA) sowie Metronidazol zur Reduktion der Keimzahl bei kolorektalem Befall. Azathioprin kommt zum Einsatz, wenn Steroide allein oder in Kombination mit 5-ASA keine Remission erzielen. Immunsuppressiva und Ciclosporin oder monoklonale Antikörper gegen Tumornekrosefaktor α (TNFα) werden ebenfalls eingesetzt, werden jedoch noch kontrovers diskutiert.

Anorektale Fisteln bei Morbus Crohn sind möglichst konservativ zu behandeln. Entscheidend ist eine Retention mit Abszess zu verhindern (▶ Abschn. 7.9).

> **Beispiel**
>
> Ein 32-jähriger Patient mit Anamnese eines Morbus Crohn berichtet über Bauchschmerzen und Durchfall seit einigen Wochen. Klinisch besteht eine Resistenz im mittleren Unterbauch. Die Computertomographie zeigt einen Konglomerattumor des Dünndarms und des Colon sigmoideum. Die Sellink-Passage zeigt Stenosierungen des Ileums und einen Kontrastmittelübertritt in das Sigma. Bei der Laparotomie findet sich ein entzündlicher Konglomerattumor des Ileums mit Einbeziehung des Sigmas. Es wird eine Ileozökalresektion und eine Sigmasegmentresektion en bloc ausgeführt. Die Präparation des Konglomerattumors zeigt eine Fistelbildung zwischen distalem Ileum und Colon sigmoideum. Dadurch sind die Durchfälle des Patienten zusammen mit den Bauchschmerzen erklärt.

Colitis ulcerosa

Bei der Colitis ulcerosa kann durch Zurückfließen von Koloninhalt in das terminale Ileum eine sog. **Back-wash-Ileitis** ausgelöst werden (▶ Abschn. 7.8).

Darmtuberkulose

■■ Symptomatik

Diese ist heute in unseren Gegenden sehr selten. Sie befällt als Sekundärmanifestation der Lungentuberkulose vorwiegend die Ileozökalgegend, heilt unter Stenosenbildung aus und macht sich durch Abdominalschmerz, Durchfälle sowie Blutungen bemerkbar.

■■ Therapie

Sie wird tuberkulostatisch behandelt. Eine Operationsindikation besteht nur bei lokalen Komplikationen wie Blutungen, Ileus und Perforationen.

In Kürze

Entzündliche Dünndarmerkrankungen
- **Unspezifische Enteritis/Yersinia-Enteritis:** Differenzialdiagnose zur Appendizitis. Cave bei Typhus abdominalis: Perforationsperitonitis. **Diagnostik:** Ultraschall. **Therapie:** Antibiotika.
- **Morbus Crohn:** Enterocolitis regionalis, segmentale granulomatöse Darmerkrankung (terminales Ileum). **Symptomatik:** Trias: Abdominalschmerzen, Diarrhö, reduzierter Allgemeinzustand. Phasischer Verlauf (Ileumbefall, Pseudodivertikel, sog. entzündliche Polypen), Fisteln, extraintestinale Manifestationen.

▼

Diagnostik: Röntgen (segmentale Stenosen, Ulzeration, Spikulabildung), fraktionierte Dünndarmpassage nach Sellink mit Kontrastmittel, endoskopische Untersuchungen mit Biopsie.
Therapie: sparsame Resektion, chirurgische Behandlung der Komplikationen, nicht kurativ: Strikturoplastik.

7.7.9 Dünndarmfisteln

Definition

Eine pathologische Verbindung des Dünndarms mit der Haut (äußere, »enteroathmosphärische«) oder einem anderen Hohlorgan (innere) wird als Dünndarmfistel bezeichnet.

Typisch sind die **inneren** Fisteln beim Morbus Crohn. **Äußere** Fisteln entstehen vorwiegend nach chirurgischen Eingriffen durch Anastomoseninsuffizienzen oder Abszessen. Weitere Ursachen können Fremdkörper wie Nahtmaterialien oder Tumoren sein.

Es ist zwischen kleinen, gering sezernierenden sog. Low-output-Fisteln mit <200 ml/Tag und großen sog. High-output-Fisteln mit >200 ml/Tag zu unterscheiden.

> ❯ Je weiter oral die Fisteln liegen, desto stärker ist der Flüssigkeits- und Elektrolytverlust.

■■ Therapie

Während Low-output-Fisteln unter lokaler Drainage und parenteraler Ernährung meist spontan abheilen, erfordern High-output-Fisteln in der Regel die operative Revision im stabilen Intervall.

Die stets individualisierten Behandlungsverfahren umfassen:
- Parenterale Ernährung
- Komplikationsbehandlung, z. B. Abszessausräumung, Abszessdrainage
- Interventionell: Fibrin-, Histoacrylinjektion, Gelschaumembolisation
- Übernähung, Klebung, Deckung mit azellulärer Matrix, Hauttransplantat
- VAC-Therapie, ggf. mit Katheterisierung der Fistel, ggf. mit Fisteladapter aus thermoplastischem Elastomer
- Komplette Exploration und Resektion des fisteltragenden Segmentes

7.7.10 Tumoren des Dünndarms

Die Häufigkeit von Tumoren ist zwischen Pylorus und Ileozökalklappe sehr viel geringer als im übrigen Magen-Darm-Trakt. Nur 1–5% der gastrointestinalen Tumoren entfallen auf

7

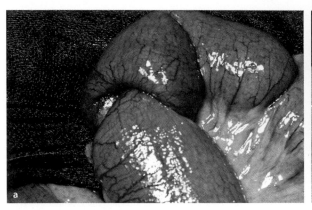
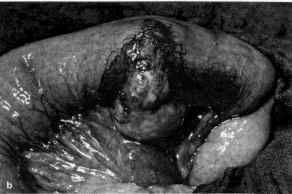

Abb. 7.126 Invagination des Jejunums mit Ileus bei Dünndarm- metastase eines Melanoms. **a** Invagination. Der orale Jejunumanteil mit der Metastase ist in den aboralen Anteil eingestülpt. **b** Nach Desinvagination wird die Metastase sichtbar

den Dünndarm. Dünndarmtumoren finden sich in großen Autopsiestatistiken bei 0,03–1,5%, d. h. 60-mal seltener als kolorektale Tumoren. Protektive Faktoren für diese geringe Inzidenz sind wahrscheinlich

- die schnelle Passage und die flüssige Konsistenz des Dünndarmchymus,
- die geringe Bakterienbesiedelung im Vergleich zum Kolon,
- die hohe Resistenz der Schleimhaut gegenüber Kanzerogenen und
- der hohe Zellturnover der Dünndarmmukosa.

> **Leitsymptome von Dünndarmtumoren**
> - Vorwiegend abdominelle Beschwerden durch Passagestörungen (80%)
> - Seltener gastrointestinale Blutung

Ein inkompletter oder kompletter Ileus wird meist durch Invagination des Tumors hervorgerufen und die Diagnose erst bei einer Notfalllaparotomie gestellt (◨ Abb. 7.126). Eine intraluminale Blutung bleibt vorwiegend okkult und äußert sich oft erst durch Anämie. Durch das lange diagnostische Intervall werden die meisten Tumoren spät entdeckt und die Prognose der malignen Dünndarmtumoren ist schlecht. Die 5-Jahres-Überlebensrate liegt bei ca. 30%.

Die Diagnostik der Wahl ist die **Doppelkontrastdarstellung** nach Sellink oder das **CT**, evtl. auch die mesenteriale Angiographie. In Zweifelsfällen ist die diagnostische Laparoskopie oder Laparotomie indiziert.

> ❯ Dünndarmtumoren sind selten. Ungeklärte rezidivierende Bauchschmerzen können durch stenosierende Dünndarmtumoren hervorgerufen werden und erfordern eine konsequente Diagnostik.

> **Beispiel**
> Eine Patientin beklagt rezidivierende abdominelle Beschwerden in der Mitte des Bauches, z. T. mit Übelkeit und Erbrechen. Die klinische Untersuchung ergibt ein etwas meteoristisches Abdomen ohne wesentlichen punktuellen Druckschmerz und ohne Resistenzen. Laborwerte, Röntgen-Abdomenleeraufnahme und Ultraschall sind unauffällig. Bei der Sellink-Passage zeigt sich im mittleren Jejunum eine tumoröse Aussparung mit Stenose. Bei der Computertomographie besteht ebenfalls ein Tumorverdacht im mittleren Dünndarm. Die Laparotomie ergibt ein großes Dünndarmadenom mit Zeichen der Invagination. Dadurch sind die oben genannten rezidivierenden abdominellen Beschwerden zu erklären. Es wird eine Dünndarmsegmentresektion mit entsprechender Lymphadenektomie und End-zu-End-Anastomose ausgeführt.

Benigne Tumoren

Gutartige Tumoren des Dünndarms sind 10-mal häufiger als Malignome. Häufigste epitheliale Tumoren sind villöse oder tubuläre **Adenome** (◨ Abb. 7.127). Bei den mesenchymalen Neoplasien stehen **Leiomyome** und **Lipome** im Vordergrund, gefolgt von Schwannomen, Fibromen und Angiomen. Sehr selten ist der Dünndarm Lokalisation einer Endometriose.

▪▪ Symptomatik

Die Symptome der genannten Tumoren sind uncharakteristisch und entsprechen den oben genannten Beschwerden.

▪▪ Therapie

Die Therapie besteht in der Segmentresektion des tumortragenden Darmabschnittes. Besteht intraoperativ keine Schnellschnittmöglichkeit zur Klärung der Dignität, so sollte eher die onkologische Resektion mit Lymphadenektomie erfolgen.

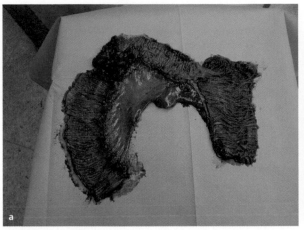
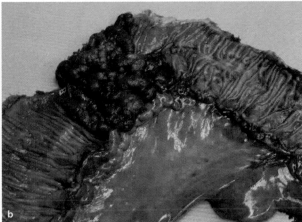

◻ Abb. 7.127 Stenosierendes Adenom des distalen Ileums im Resektat einer Ileozökalresektion. **a** Gesamtpräparat, **b** stenosierender Tumor

Peutz-Jeghers-Syndrom

Das Peutz[29]-Jeghers[30]-Syndrom (intestinale Polyposis) befällt v. a. Jejunum und proximales Ileum, selten auch Magen und Kolon. Die polypoiden **Hamartome** werden als autosomal-dominantes Leiden vererbt. Sie sind kombiniert mit **Pigmentflecken** an Haut und Schleimhäuten im Gesicht und Lippenbereich. Die Diagnose der Erkrankung wird um das 20. Lebensjahr gestellt. Eine maligne Entartung ist sehr selten.

■ ■ Diagnostik

Bei Auftreten von Beschwerden (Passagestörungen, Invagination, Blutung) wird die Diagnose mittels fraktionierter Dünndarmpassage gestellt. Eine Operationsindikation besteht nur beim Auftreten von Komplikationen.

■ ■ Therapie

Eine Operationsindikation besteht nur beim Auftreten von Komplikationen.

Semimaligne Tumoren
Karzinoide
■ ■ Definition, Symptomatik

Die Karzinoidzellen stammen von den enterochromaffinen Zellen des APUD-Systems (**A**mine **P**recursor **U**ptake and **D**ecarboxylation) von Feyrter[31], die heute als **neuroendokrine Zellen** bezeichnet werden. Die semimalignen Tumoren finden sich außer im Ösophagus im gesamten Gastrointestinaltrakt mit folgender Verteilung: 50% im Appendix, 30% im Dünndarm, besonders im terminalen Ileum z. T. multizentrisch, 10% im Rektum und 10% extraintestinal, v. a. im Bronchialsystem. Karzinoide zeigen ein außerordentlich langsames Wachstum, können aber metastasieren. Das Auftreten von Metastasen korreliert mit der Größe des Tumors, insbesondere bei Durchmesser >2 cm ist die Frequenz erhöht. Metastasen fin-

29 Johannes L. Peutz, Internist, Rotterdam, 1886–1957.
30 Harold Jeghers, Internist, Boston, geb. 1904.
31 Feyrter, Pathologe, Göttingen, 1896–1973.

den sich in den regionalen Lymphknoten und in der Leber. Nur ca. 30% der Karzinoide treten klinisch in Erscheinung, entweder durch Ileussymptome oder das sog. **Karzinoidsyndrom**.

> **Definition**
>
> Unter einem Karzinoidsyndrom versteht man einen anfallsweise auftretenden Flush, der durch Alkohol oder Katecholamine provoziert werden kann und von gesteigerter intestinaler Motilität mit explosionsartigen Diarrhöen begleitet ist.

Ausgelöst wird das Syndrom in erster Linie durch 5-Hydroxytryptamin (Serotonin) und andere vom Karzinoid produzierte vasoaktive Substanzen wie Histamin, Kallikrein und Prostaglandine. Diese werden in der Leber inaktiviert, so dass solitäre Dünndarmkarzinoide dadurch nicht manifest werden. Erst die Lebermetastasierung führt zur Freisetzung des Serotonins über die Lebervenen in den systemischen Kreislauf mit dem entsprechenden klinischen Bild. Weitere Effekte im Rahmen des Karzinoidsyndroms sind Ödeme, Asthma, Arthralgien, Malabsorption und als Spätfolgen Endokardfibrose und Trikuspidal- oder Pulmonalstenose (◻ Abb. 7.128).

■ ■ Diagnostik

Die **Diagnose** wird durch erhöhte 5-Hydroxyindolessigsäure, dem Abbauprodukt des Serotonins, im 24-h-Urin gestellt. Da Karzinoide Somatostatinrezeptoren besitzen, kann der Nachweis szintigraphisch mittels markiertem Somatostatin erfolgen (sog. MIBI-Szintigraphie).

■ ■ Therapie

> **❯ Die Therapie besteht in der Resektion des Tumors im Sinne einer radikalen Tumoroperation.**

Wird allerdings in einer resezierten Appendix zufälligerweise ein Karzinoid von <2 cm Durchmesser entdeckt, so genügt bei

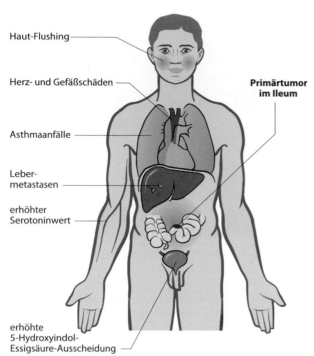

Haut-Flushing

Herz- und Gefäßschäden

Asthmaanfälle

Leber-
metastasen

erhöhter
Serotoninwert

**Primärtumor
im Ileum**

erhöhte
5-Hydroxyindol-
Essigsäure-Ausscheidung

☐ **Abb. 7.128** Charakteristika des Karzinoidsyndroms

vollständiger Entfernung im weiteren Verlauf eine regelmäßige Kontrolle auf 5-Hydroxyindolessigsäure alle 2 Jahre. Größere Karzinoide sollten durch eine Ileozökalresektion mit
Entfernung der regionalen Lymphknotenstationen behandelt
werden. Lebermetastasen werden, auch wenn nicht radikal
möglich, soweit wie möglich entfernt, um mittels Tumorzell-
reduktion (**Debulking**) die tumorspezifischen Allgemeinsymptome besser beherrschen zu können. Zusätzlich werden bei
weiter bestehenden Symptomen 5-Hydroxytryptamin-Anta-
gonisten (Methysergid) oder Somatostatin verabreicht.

Gastrointestinale Stromatumoren (GIST)
▪▪ Definition
Gastrointestinale Stromatumoren gehen von nichtneuronalen
gastrointestinalen Schrittmacherzellen, den sog. **Cajalzellen**,
aus. Diese weisen immunhistochemisch sowohl neuronale
Charakteristika als auch solche von glatten Muskelzellen auf.
GIST des Dünndarms zeigen vergleichbare Symptome wie
andere intestinale Tumoren. Ein immunhistochemischer
Marker der GIST ist die Expression von c-KIT, einer membran-
ständigen Rezeptortyrosinkinase (CD 117). Der Anteil bös-
artiger Tumoren wird bei GIST mit 20–30% angegeben.

> **Wichtige Dignitätskriterien sind Tumorlokalisation
> und Größe, Mitosezahl und Nachweis von c-KIT-Mu-
> tation. Intestinale Tumoren >5 cm mit hoher Mitose-
> zahl sind in der Regel maligne.**

Tumoren des **Magens**, der häufigsten GIST-Lokalisation (50–
70%) sind meist benigne, während GIST des Ösophagus und
des Kolons überwiegend maligne sind. Die Dünndarmlokali-
sation nimmt eine Zwischenstellung ein.

▪▪ Therapie
> **Die Therapie der Wahl ist die Dünndarmresektion
> mit Sicherheitsabstand.**

Bei Malignität ist ein Lymphknotenbefall nur selten (2–6%) zu
erwarten, jedoch Lebermetastasen in 50–60% und peritoneale
Metastasen in 20%. Mit der Verfügbarkeit des c-KIT-Antago-
nisten Imatinib steht eine effektive medikamentöse Therapie
fortgeschrittener und metastasierter GIST zur Verfügung.

Maligne Dünndarmtumoren
▪▪ Definition
Nur 1–3% aller Malignome des Magen-Darm-Traktes finden
sich im Dünndarm. Am häufigsten ist das Adenokarzinom
mit 45%, gefolgt vom Lymphom mit 20% und Leiomyosarkom
mit 10%. Weitere Malignome sind die neuroendokrinen Karzinome, zu denen auch die malignen Karzinoide gehören.
Neuroendokrine Tumoren (NET) des Dünndarms finden sich
am häufigsten in den terminalen 60 cm des Ileums.

> **Bei einer Größe >2 cm muss in 90% mit Lymphkno-
> tenmetastasen und über 50% mit Fernmetastasen
> gerechnet werden.**

▪▪ Symptomatik, Diagnostik
Symptome und **Diagnostik** unterscheiden sich nicht von den
gutartigen Tumoren, solange kein massives extramurales
Wachstum oder Metastasen vorliegen. Diese fortgeschrittenen Tumoren werden durch Computertomographie am besten erfasst. Endgültig wird die Malignomdiagnose meist erst
bei der Laparotomie gestellt (☐ Abb. 7.126).

▪▪ Therapie
Die **Therapie** besteht in der Dünndarmsegmententfernung
zusammen mit den drainierenden Lymphbahnen (☐ Abb.
7.125). Bei organüberschreitenden Tumoren kann eine multiviszerale Resektion en bloc mit infiltrierten Nachbarstruk-
turen sinnvoll sein. Wenn kein Residualtumor zurückbleibt.
Ist dieses nicht möglich, jedoch können dann sog. Umgehungsanastomosen zur Wiederherstellung der Passage zur
Anwendung kommen.

In Kürze

Tumoren des Dünnndarms
Selten, Leitsymptome: vorwiegend abdominelle Beschwerden durch Passagestörungen (80%), seltener gastrointestinale Blutung. Diagnostik der Wahl: Doppelkontrastdarstellung, CT; im Zweifel: Laparoskopie, Laparotomie.
- **Benigne Tumoren:** Adenome, Leiomyome, Lipome
u. a.
Therapie: Segmentresektion mit Schnellschnittmöglichkeit zur Klärung
- **Peutz-Jeghers-Syndrom:** Hamartome, autosomal-
dominant, Kombination mit Pigmentflecken.
▼

- **Semimaligne Tumoren:**
  - **Karzinoide:** APUD- bzw. neuroendokrine Zellen, Metastasen, Karzinoidsyndrom: anfallsweise Flush (z. B nach Alkohol oder Katecholaminen), explosionsartige Diarrhöen.
    Diagnostik: Serotonin (5-Hydroxyindolessigsäure im Urin), MIBI-Szintigraphie.
    Therapie: radikale Resektion, evtl. Debulking.
  - **Gastrointestinale Stromatumoren (GIST):** Cajalzellen, Dignitätskriterien: Lokalisation, Größe, Mitosezahl, Nachweis von c-KIT-Mutation: >5 cm mit hoher Mitosezahl sind in der Regel maligne.
    Therapie der Wahl: Dünndarmresektion mit Sicherheitsabstand.
- **Maligne Dünndarmtumoren:** neuroendokrine Tumoren (NET), am häufigsten im terminalen Ileum.
  Symptomatik: wie gutartige Tumoren.
  Therapie: Dünndarmsegmententfernung mit den drainierenden Lymphbahnen.

7.7.11 Gefäßerkrankungen des Dünndarms

Im Vergleich zu akuten und chronischen Gefäßerkrankungen der Extremitäten, des Herzens oder des Gehirns sind Durchblutungsstörungen des Darmmesenteriums relativ selten.

Die Gefäßversorgung im Splanchikusgebiet erfolgt über Truncus coeliacus, A. mesenterica superior und A. mesenterica inferior (◘ Abb. 7.115). Diese 3 Gefäßgebiete sind über zahlreiche Kollateralen miteinander verbunden. So bestehen Gefäßarkaden, die die vordere und hintere duodenopankreatische Arkade mit einem Ast der A. mesenterica superior verbinden. Die **Riolan-Arkade**, stellt eine Verbindung her zwischen A. colica sinistra aus der A. mesenterica inferior mit einem Ast der A. colica media, die aus der A. mesenterica superior entspringt.

Angina intestinalis
■■ **Definition**

Atheromatöse Stenosen und Verschlüsse finden sich typischerweise am Arterienabgang bei weitgehend intaktem peripherem Stromgebiet der viszeralen Gefäße.

■■ **Symptomatik**

Die Angina intestinalis zeichnet sich aus durch **postprandiale Schmerzen** und **Gewichtsabnahme**. Vielfach ist ein supraumbilikales Gefäßgeräusch zu hören, auch häufig verbunden mit Diarrhöen. Diese Symptomatik ist Ausdruck einer chronischen Durchblutungsstörung, vergleichbar zur peripheren arteriellen Verschlusskrankheit.

■■ **Diagnostik, Therapie**

Nach angiographischer Lokalisation der Stenose kann diese durch Exzision und Reimplantation der Arterie oder durch Bypass behoben werden.

Akute intestinale Ischämie
■■ **Definition**

Der **Mesenterialinfarkt** beruht entweder auf einem akuten, meist thrombotischen Verschluss einer vorbestehenden arteriosklerotischen Stenose oder einer Embolie. Letztere resultiert häufig aus einer Mitralstenose mit Vorhofflimmern oder einem kürzlich durchgemachten Myokardinfarkt.

■■ **Symptomatik**

Perakute Abdominalschmerzen bei Vorhofflimmern, initial klinisch weiches Abdomen und hyperperistaltische, später aperistaltische Darmmotorik mit progredienten peritonitischen Zeichen sind typisch für die akute intestinale Ischämie.

■■ **Diagnostik**

Im Labor findet sich immer eine hohe Leukozytenzahl und eine Zunahme des Serumlaktates. Die Diagnose wird mittels Angiographie oder CT gestellt.

■■ **Therapie**

Bei Nachweis einer Embolie an der Mesenterialwurzel ist die Laparotomie zur Embolektomie, ggf. verbunden mit Darmresektion, indiziert. Die gezielte Embolektomie mit nachfolgender Darmerholung gelingt jedoch nur in wenigen Fällen.

> **Meistens und besonders bei den arteriosklerosebedingten Durchblutungsstörungen bleibt nur eine Resektion des geschädigten Darms.**

Bei grenzwertiger Vaskularisation von Darmabschnitten und bestehender Unsicherheit, ob noch eine Erholung möglich ist, kann eine **Second-look-Operation** nach 24 bzw. 48 h indiziert sein. Nach diesem Zeitraum zeigt der Dünndarm entweder eine Erholung oder eine definitive Schädigung, die reseziert werden muss. Akute intestinale Ischämien haben wegen des zu langen Zeitintervalls, das in der Regel zwischen dem akuten Ereignis und der Diagnose verstreicht, eine schlechte Prognose. Bei sehr alten Patienten mit komplettem Dünndarminfarkt muss der Sinn einer Resektion zusammen mit den Angehörigen überdacht werden.

Nichtokklusive mesenteriale Ischämie Eine spezielle Form ist die sog. **nichtokklusive mesenteriale Ischämie (NOMI = non occlusive mesenteric ischemia)**. Dabei sind die Gefäße im Splanchikusgebiet in der Regel normal, die Patienten haben jedoch meist gravierende Begleiterkrankungen. Die NOMI ist die Konsequenz einer erheblich verminderten Perfusion der Mesenterialgefäße, die entweder durch eine Linksherzinsuffizienz, ausgeprägte Hypotonie, z. B. bei Schock, Sepsis oder Hypovolämie, z. B. bei Dehydratation oder Blutung bedingt ist. Neben der konventionellen chirurgischen Versorgung werden Vasodilatatoren eingesetzt, die über arterielle Katheter gezielt appliziert werden.

Mesenterialvenenthrombose
■■ **Definition**

Diese ist eine seltene Form der intestinalen Gefäßobstruktion. Als **prädisponierende Faktoren** gelten: kardiovaskuläre und

7

pulmonale Begleiterkrankungen, Nierenerkrankungen und Antithrombinmangel.

■ ■ Symptomatik, Diagnostik

Die Mesenterialvenenthrombose kann sowohl langsam und symptomarm über Wochen verlaufen, aber auch als akutes schweres Krankheitsbild in Erscheinung treten.

Die Diagnose des venösen mesenterialen Darminfarktes wird selten präoperativ gestellt. Eingesetzt werden die Duplexsonographie und CT mit Gefäßkontrastierung. Im Angiogramm fehlt die venöse Phase. Kontrastmittelreflux in die Aorta und Vasospasmus der A. mesenterica superior können festgestellt werden.

■ ■ Therapie, Prognose

Venöse Thrombosen im Zusammenhang mit Zirrhose, Sepsis, Voroperationen oder Trauma sind mit hoher Letalität verbunden, während jene in Assoziation mit **Koagulopathien** (z. B. Antithrombinmangel) nach Resektion und Sofortantikoagulation eine bessere Prognose haben.

> ❯ Auch hier gilt das Prinzip der streng limitierten Darmresektion und bei zweifelhafter Vitalität eine Second-look-Operation nach 12–24 h.

Ein guter Gradmesser und prognostischer Faktor ist die **Serumlaktatbestimmung.**

Kurzdarmsyndrom

> **Definition**
>
> Durch einen Funktionsausfall größerer Darmabschnitte oder einen zu kurzen Dünndarm nach ausgedehnten Resektionen ist die verbleibende Resorptionsoberfläche zu gering, um Flüssigkeit, Elektrolyte und Nahrungsbestandteile aufzunehmen. Es entsteht ein Malassimilationssyndrom (▶ Abschn. 7.7.3).

Die Ursachen für Funktionsausfall eines normal langen Dünndarms sind Morbus Crohn, Bestrahlungsfolgen oder chronischer Ileus bei Peritonealkarzinose. Ausgedehnte Dünndarmresektionen resultieren vorwiegend aus intestinalen Ischämien, Morbus Crohn, Volvulus oder rezidivierendem Strangulationsileus. Die untere Grenze der Dünndarmlänge zur Vermeidung einer Malassimilation liegt bei 70–100 cm.

■ ■ Symptomatik

> **Hauptsymptome des Kurzdarmsyndroms**
> - Diarrhöen
> - Fettstühle
> - Eiweißmangelödeme
> - Gewichtsabnahme
> - Leberfunktionsstörung

Zusätzlich können Gallen- und Nierensteine und Osteoporose auftreten. Gastroduodenale Ulzera entstehen durch gesteigerte Magensäuresekretion, da weniger **GIP (Gastrointestinal-inhibitory-Polypeptid)** mit sekretionshemmender Wirkung gebildet wird.

■ ■ Therapie

Die Therapie des Kurzdarmsyndroms besteht in der heimparenteralen Ernährung über Broviac-Katheter oder Port-Systeme und diätetische Einstellung. Die Diarrhöen müssen durch Motilitätshemmer, z. B. Loperamid, gebremst werden. Zur Säurehemmung des Magens werden H_2-Blocker oder Protonenpumpenhemmer eingesetzt. Die beste kausale Therapie ist die **allogene Dünndarmtransplantation**, die sich jedoch nur für jüngere Patienten eignet.

> **In Kürze**
>
> **Gefäßerkrankungen des Dünndarms**
> - **Angina intestinalis:** postprandiale Schmerzen, Gewichtsabnahme.
>   **Diagnostik:** Angiographie.
>   **Therapie:** Resektion, Bypass.
> - **Akute intestinale Ischämie (Mesenterialinfarkt):** perakuteAbdominalschmerzen, Vorhofflimmern, progrediente peritonitische Symptome.
>   **Diagnostik:** Angiographie, CT.
>   **Therapie:** Resektion des geschädigten Darms, Second-look-Operation.
> - **Nichtokklusive mesenteriale Ischämie (NOMI):** verminderte Perfusion der Mesenterialgefäße.
>   **Therapie:** Vasodilatatoren über arterielle Katheter.
> - **Mesenterialvenenthrombose:** langsam, symptomarm, aber auch akut; evtl. bei Koagulopathien.
>   **Diagnose:** Duplexsonographie, CT.
>   **Therapie:** streng limitierte Resektion und Sofortantikoagulation, bei zweifelhafter Vitalität eine Second-look-Operation. Gradmesser und prognostischer Faktor: Serumlaktat.
> - **Kurzdarmsyndrom:** untere Grenze 70–100 cm, Malassimilationssyndrom. Diarrhöen, Fettstühle, Eiweißmangelödeme, Gewichtsabnahme, Leberfunktionsstörung.
>   **Therapie:** heimparenterale Ernährung, allogene Dünndarmtransplantation (v. a. jüngere Patienten).

7.7.12 Fremdkörper

Diese bleiben besonders an der Flexura duodenojejunalis und an der Ileozökalklappe hängen, ferner auch in Divertikeln und verwachsungsbedingten Stenosen.

■ ■ Symptomatik, Diagnostik

Die Symptome hängen von der Art der Komplikationen ab (Ileus, Penetration und Peritonitis bei Perforation). Die Diagnose kann mittels Röntgenbild, z. T. auch mit Ultraschall erfolgen.

■■ Therapie

Bei blandem Abdomen kann zunächst ballastreiche Kost verabreicht werden, verbunden mit kontinuierlicher Überwachung und Stuhlkontrolle. Bei Entwicklung eines akuten Abdomens ist eine sofortige Laparotomie unumgänglich.

7.7.13 Strahlenenteritis

Besonders im Bereich des kleinen Beckens können postoperativ dort fixierte Dünndarmschlingen im Laufe einer radioonkologischen Behandlung aktinische Schäden erleiden.

■■ Symptomatik

Diese manifestieren sich akut in Form von Nekrosen und Ulzera, evtl. mit Perforation. Im späteren Verlauf bilden sich narbige Stenosen mit chronischem Subileus aus, u. U. stellt sich ein Malabsorptionssyndrom ein.

■■ Therapie

Haben sich erhebliche oder bedrohliche Symptome entwickelt, so wird eine Darmresektion nicht zu umgehen sein. Es ist auf gesunde Resektionsränder zu achten, da bei Anastomose strahlengeschädigten Darmgewebes die Gefahr einer Nahtinsuffizienz besteht.

7.7.14 Verletzungen des Dünndarmes

Zu Verletzungen des Dünndarms, ► Abschn. 7.10

Weiterführende Literatur

Bland, Sarr, Büchler (2011) Surgery of the Small Bowel. Springer, Heidelberg

Brücher BLDM (2001) Maligne Dünndarmtumoren. In: Siewert JR, Harder F, Rothmund M (Hrsg) Praxis der Viszeralchirurgie. Springer, Heidelberg

Di Mizio, Scaglione (2007) Small-Bowel Obstruction. Springer, Heidelberg

Hölscher AH, Ritter C von (1984) Morphologie und bakterielle Fehlbesiedelung der Roux-Schlinge. In: Bünte H, Grill W, Langhans P, Siewert JR (Hrsg) Die Roux-Schlinge. Edition Medizin, Weinheim, S 5–16

Hölscher AH, Bäumler D, Bernhard J (2000) Transkutane Sonographie: Systembezogene, organübergreifende Untersuchung und sonographische Leitbefunde. In: Weiser HF, Byrd M (Hrsg) Viszeralchirurgische Sonographie. Springer, Heidelberg, S 319–362

Lehmann FS, Leutenegger A, Keller U (2001) Erkrankungen des Dünndarms. In: Siewert JR, Harder F, Rothmund M (Hrsg) Praxis der Viszeralchirurgie, Gastroenterologische Chirurgie. Springer, Heidelberg

Ponsky, Rosen (2010) Atlas of Surgical Techniques for the Upper Gastrointestinal tract and Small Bowel, W.B. Saunders

Schmidt J, Herfarth C (2001) Morbus Crohn. In: Siewert JR, Harder F, Rothmund M (Hrsg) Praxis der Viszeralchirurgie, Gastroenterologische Chirurgie. Springer, Heidelberg

7.8 Kolon

C.T. Germer, A. Thalheimer

Die chirurgische Behandlung von Erkrankungen des Kolons erfolgt flächendeckend in zahlreichen Krankenhäusern unterschiedlicher Größe. Genaue Kenntnisse der Anatomie, der klinischen Symptomatik von Kolonerkrankungen und die zur Diagnostik am besten geeignete bildgebende Diagnostik sind somit für eine suffiziente Behandlung dieser häufigen Krankheitsbilder unerlässlich. Auch ausreichende Kenntnisse über die allgemeine Operationsmethoden am Kolon sind für das Verständnis der chirurgischen Behandlung maßgeblich. Durch die Erweiterung der operativen Möglichkeiten um die laparoskopische Technik konnten in den letzten Jahren im Bereich der Kolonchirurgie bedeutende Fortschritte erzielt werden.

Die in diesem Kapitel dargestellten entzündlichen Erkrankungen des Kolons wie Appendizitis und Divertikulitis sind sehr häufige Krankheitsbilder, deren Diagnostik und Therapie auch von Nicht-Chirurgen beherrscht werden müssen. Auch die Darstellung der chirurgischen Behandlungsmöglichkeiten bei chronisch-entzündlichen Darmerkrankungen unterstreicht den Stellenwert der operativen Therapie in einem interdisziplinären Gesamtkonzept. Dies gilt insbesondere auch für die operative Therapie von gut- und bösartigen Veränderungen des Kolons. Durch die Resektion primärer Kolonkarzinome kann eine Heilung des Patienten erreicht werden. Wie bei vielen anderen onkologischen Erkrankungen muss in diesem Zusammenhang allerdings auf die Notwendigkeit einer intensiven interdisziplinären Zusammenarbeit hingewiesen werden. Grundlage dafür ist aber die Kenntnis der notwendigen Therapie, die in diesem Kapitel vermittelt wird.

7.8.1 Anatomie und Funktion

Das Kolon kann in 5 Abschnitte unterteilt werden:
a. Coecum
b. Colon ascendens
c. Colon transversum
d. Colon descendens
e. Colon sigmoideum

Coecum, Colon ascendens und Colon descendens sind aufgrund ihrer sekundär retroperitonealen Lage mit dem Retroperitoneum verwachsen und somit nicht frei beweglich. Colon transversum und Colon sigmoideum hingegen sind mit ihrem jeweiligen Mesokolon am Retroperitoneum aufgehängt, frei beweglich und somit intraperitoneal gelegen. Liegt ein Coecum mobile vor, so ist dies meist auch intraperitoneal gelegen. Der Übergang von Kolon zu Rektum wird durch den Übergang des intraperitonealen Colon sigmoideum in das extraperitoneal gelegene Rektum definiert. Dies erfolgt etwa in Höhe des Promontoriums bzw. ca. 16 cm ab ano, gemessen mit einem starren Rektoskop.

Die Kolonwand wird aus einer äußeren Längsmuskelschicht, die sich im Wesentlichen in Tänien bündelt, und

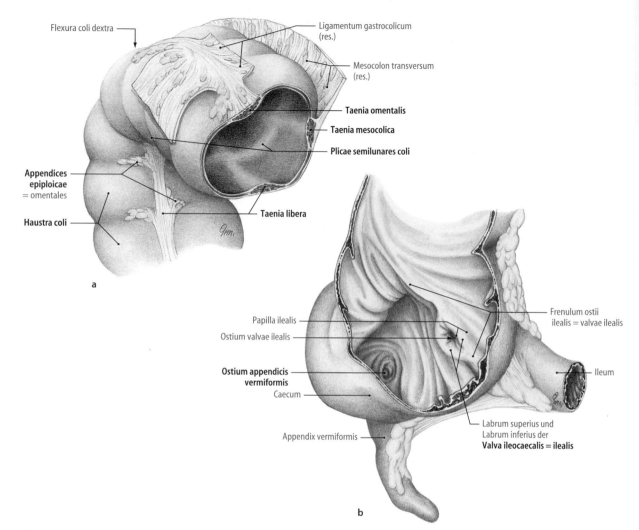

Flexura coli dextra

Ligamentum gastrocolicum (res.)

Mesocolon transversum (res.)

Taenia omentalis

Taenia mesocolica

Plicae semilunares coli

Appendices epiploicae = omentales

Haustra coli

Taenia libera

a

Papilla ilealis

Ostium valvae ilealis

Ostium appendicis vermiformis

Caecum

Appendix vermiformis

Frenulum ostii ilealis = valvae ilealis

Ileum

Labrum superius und Labrum inferius der **Valva ileocaecalis = ilealis**

b

☐ Abb. 7.129 a Bereich der rechten Flexur mit Darstellung der Tänien. **b** Ileocoecaler Übergang des Coecums und der anhängen- den Appendix vermiformis (aus Tillmann, Atlas der Anatomie, Springer Verlag)

einer darunter liegenden Ringmuskelschicht gebildet. Lumenwärts schließt sich gefäß- und kollagenreiche Submukosa an, gefolgt von der Darmmukosa. Alle intraperitonealen Abschnitte des Kolons sind zirkulär von einer Serosa überzogen, die sekundär retroperitonealen Abschnitte zeigen den Serosaüberzug nur an den zur Abdominalhöhle gerichteten Stellen (☐ Abb. 7.129).

Die **arterielle Versorgung** des Kolons erfolgt aus den Stammarterien der A. mesenterica superior und inferior. Das rechte Hemikolon erhält hierbei seine Blutversorgung aus der A. ileocolica (Coecum und Colon ascendens), aus einer inkonstant angelegten A. colica dextra (Colon ascendens und rechte Flexur) sowie aus der A. colica media, die über einen Ramus dexter wiederum mit der A. colica dextra selbst in Verbindung steht. Das linksseitige Hemikolon erhält seinen Blutzufluss aus Ästen der A. mesenterica inferior. Die Hauptabgänge sind die A. colica sinistra, die Aa. sigmoideae und die A. rectalis superior (☐ Abb. 7.130).

Zwischen Ästen der A. mesenterica superior und A. mesenterica inferior existieren Verbindungen, die gemeinsam eine arkadenförmige Kollateralisierung bilden. In Bezug auf die Kollateralkompensation ist die **Riolan-Anastomose** als Verbindung zwischen A. colica media und A. colica sinistra am Bedeutendsten. Sie verläuft in einem gewissen Abstand vom Kolonrahmen zentral im Mesokolon. Als zusätzliche Verbindung verläuft in Nähe des Kolonrahmens die Randarkade nach Drummond, die für die resezierenden Verfahren am linken Hemikolon von einer gewissen Bedeutung ist, da hierüber auch die Perfusion der Anastomosen gesichert werden kann. Eine 3. inkonstante Verbindung, die in ca. 10% vorhanden ist, ist die sog. Anastomose von Williams und Klop. Hierbei handelt es sich um eine relativ kurze, retroperitoneal lokalisierte, in der Wurzel des Mesokolons gelegene Gefäßverbindung zwischen Ästen der A. mesenterica superior und A. mesenterica inferior bzw. A. colica sinistra.

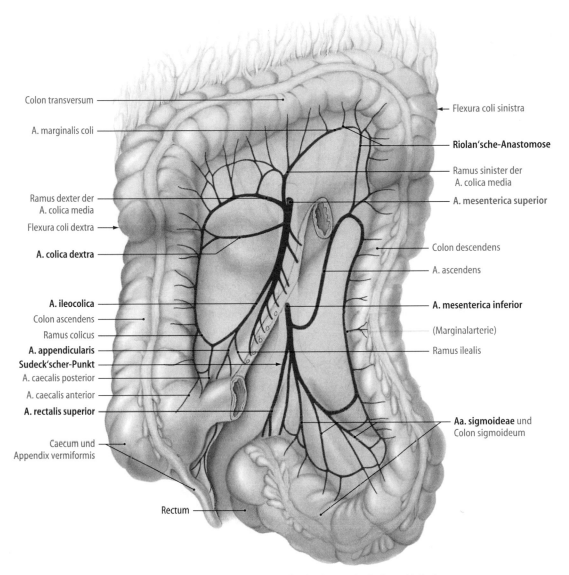

Colon transversum

A. marginalis coli

Ramus dexter der
A. colica media

Flexura coli dextra

A. colica dextra

A. ileocolica

Colon ascendens

Ramus colicus

A. appendicularis

Sudeck'scher-Punkt

A. caecalis posterior

A. caecalis anterior

A. rectalis superior

Caecum und
Appendix vermiformis

Rectum

Flexura coli sinistra

Riolan'sche-Anastomose

Ramus sinister der
A. colica media

A. mesenterica superior

Colon descendens

A. ascendens

A. mesenterica inferior

(Marginalarterie)

Ramus ilealis

Aa. sigmoideae und
Colon sigmoideum

◘ **Abb. 7.130** Arterielle Blutversorgung des Dickdarms (aus Tillmann, Atlas der Anatomie, Springer-Verlag)

Die **Lymphabflusswege** folgen der arteriellen Versorgung der Kolonabschnitte.

Der **venöse Abfluss** geschieht über die V. mesenterica inferior aus dem linken Hemikolon und der V. mesenterica superior aus dem rechten Hemikolon, die im Zusammenfluss mit der V. lienalis die V. portae bilden.

Die **nervale Innervation** des Kolonrahmens erfolgt durch eine komplexe vegetative Verschaltung über sympathische Fasern des lumbalen und thorakalen Bereichs, sowie parasympathischen Fasern aus dem N. vagus (bis zur linken Kolonflexur) bzw. aus dem sakralen Nervenplexus (ab der linken Kolonflexur).

Zwei Motilitätsmuster sorgen dafür, dass der Dickdarm einerseits durchmischt (segmentale Kontraktion), andererseits auch nach aboral vorwärtsbewegt wird (Massenbewegung = langstreckige segmentale Kontraktion des Kolons).

Diese Kontraktionen führen zu Druckspitzen von bis zu >60 mmHg. Die bessere Gleitfähigkeit des eingedickten Stuhls wird durch eine kontinuierliche Sekretion von Schleim aus Becherzellen gewährleistet. Das Kolon ist der wesentliche Ort der Flüssigkeitsresorption von intraluminal. Bis zu 2000 ml Wasser mit den entsprechenden Konzentrationen an Natrium und Kalium können in der Kolonpassage resorbiert werden.

Auch die Sekretion von **Enterohormonen**, wie GLP-1 und PYY erfolgt u. a. in bestimmten Abschnitten des Kolons und folgt einem komplexen Reizmuster nervaler und mechanischer Stimuli.

7.8.2 Untersuchungsmethoden

Anamnese und klinische Untersuchung

Eine systematisch erhobene Anamnese sowie eine genaue klinische Untersuchung ergeben zusammen wichtige Hinweise auf das Vorliegen einer bestimmten Pathologie.

Wichtig erscheinen im Rahmen der Anamneseerhebung folgende Dinge:

- Veränderungen der Stuhlgewohnheiten: Anzahl der Stuhlentleerungen, Konsistenz, Farbe, Form
- Blutbeimengungen (Meläna, Hämatochezie)
- Vorliegen von Flatulenz, Meteorismus, Koliken, Obstipation, Diarrhoe

> **Definition**
>
> Unter **Obstipation** versteht man die Notwendigkeit von kontinuierlich oder wiederholt auftretendem starken Pressen beim Stuhlgang, dem Vorliegen harten Stuhls, dem Gefühl der inkompletten Entleerung oder dem Vorliegen von weniger als 3 Defäkationen pro Woche. Besteht dieser Zustand über einen Zeitraum von insgesamt 3 Monaten der vorangegangenen 12 Monate liegt eine **chronische Obstipation** vor.

> **Definition**
>
> **Diarrhoe** bezeichnet das Vorliegen von flüssigem und ungeformtem Stuhl mit einer Stuhlfrequenz von >3/Tag und einem Stuhlgewicht von >400 g/Tag.
> Unter **paradoxer Diarrhoe** versteht man eine anfängliche Obstipation mit sich anschließender Diarrhoe als Hinweis auf eine Kolonobstruktion mit Hypersekretion proximal der Engstelle.

Wichtig sind die Feststellung vorangegangener Operationen und das Vorliegen von B-Symptomatik (Gewichtsverlust, Leistungsknick, nächtliches Schwitzen). Im Hinblick auf familiäre Kolonkarzinomsyndrome (▶ Abschn. 7.8.6) ist die Familienanamnese integraler Bestandteil der Anamneseerhebung.

Die Abdominaluntersuchung verläuft standardisiert und folgt der Reihenfolge Inspektion, Auskultation, Perkussion und Palpation. Es ist auf Narben, Bruchpforten und pathologische Auskultationsbefunde (hochgestellte Darmgeräusche, verminderte Darmperistaltik, sog. Totenstille des Abdomens) zu achten. Weiterhin sind Meteorismus, Resistenzen und Abwehrspannung (sog. bretthartes Abdomen als klinisches Zeichen eines akuten Peritonismus) zu untersuchen.

> **Praxisbox**
>
> **Digitale Untersuchung des Anorektums:**
> Die digitale Untersuchung des Anorektums gehört obligatorisch zu jeder Abklärung kolorektaler Erkrankungen und umfasst die Beurteilung der letzten 10 cm des Rektums. Die Untersuchung findet am besten in Linksseitenlage mit
> ▼

angezogenen Knien statt. Die Austastung erfolgt bei erschlaffter Bauchmuskulatur und beim Pressen. Gleichzeitig werden Prostata, Portio und Ovarien beurteilt.

Apparative Untersuchungsmethoden: Konventionelle Röntgenübersichtsaufnahme des Abdomens

Die Abdomenleeraufnahme im Stehen und in Linksseitenlage dient der Beurteilung des Luftgehaltes von Dünn- und Dickdarm in der Initialdiagnostik bei V. a. Ileus. Auch der Nachweis freier intraabdomineller Luft als Zeichen einer Hohlorganperforation kann mit dieser Methode ohne große zeitliche Verzögerung gelingen (Abb. 7.131).

Kolonkontrastmitteluntersuchungen

Diese diagnostische Methode hat aufgrund des breiten Einsatzes der Endoskopie und Computertomographie deutlich an Bedeutung verloren. Bei Verdacht auf Kolonperforation erscheint diese Untersuchung kontraindiziert. Sie spielt noch eine Rolle in der Diagnostik funktioneller Störungen des Kolons.

Sonographie des Abdomens

Die Sonographie erlaubt eine gute Beurteilbarkeit des Oberbauches und des kleinen Beckens, kann aber durch vermehrten

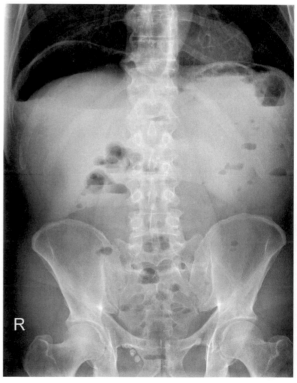

 Abb. 7.131 Konventionelle Röntgenaufnahme des Abdomens mit Nachweis einer freien Luftsichel unter dem rechten Zwerchfell als Zeichen einer Hohlorganperforation

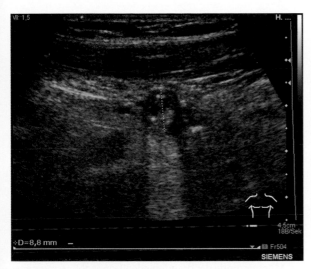

Abb. 7.132 Sonographie des rechten Unterbauches bei klinischem V. a. Appendicitis acuta. Im Querschnitt über dem M. psoas Verdickung auf 7–8 mm, intraluminal echogenes Material mit Schallschatten. Distaler Abschnitt mit unregelmäßiger, unscharfer Wandstruktur

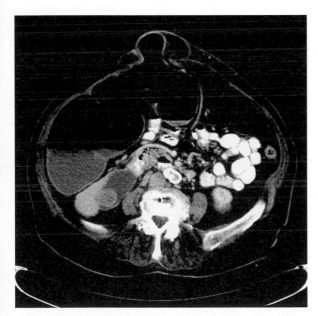

Abb. 7.133 CT Abdomen bei einer 89-jährigen Patientin mit dem klinischen Bild eines Ileus. Darstellung einer inkarzerierten Nabelhernie mit Anteilen des Colon transversum im Bruchsack. Massive prästenotische Auftreibung des rechten Hemikolon mit Flüssigkeitsspiegel im Sinne eines Ileus

Gasgehalt erheblich gestört werden. Vorteile der Sonographie sind fehlende Strahlenbelastung, weitläufige Verfügbarkeit und schnelle Durchführung. Der Einsatz in der Kolondiagnostik ist eingeschränkt. Sie spielt aber in geübten Händen sicherlich eine Rolle in der Diagnostik der akuten Appendizitis und auch Divertikulitis (**Abb. 7.132**).

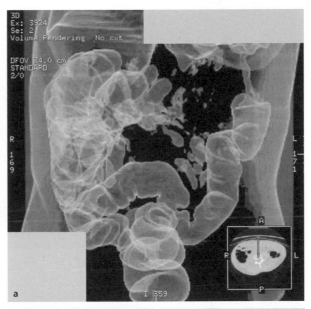

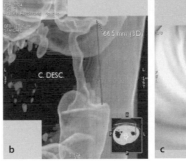

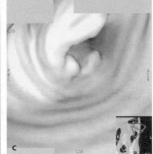

Abb. 7.134 Virtuelle Koloskopie bei stenosierendem Kolonkarzinom an der linken Kolonflexur. **a** Übersicht, **b** Detaildarstellung der Tumorstenose, **c** rekonstruierte virtuelle Innenansicht des Colon descendens

Computertomographie des Abdomens

Die CT gibt eine vollständige Übersicht über den ganzen Abdominalraum. Sie wird im Allgemeinen als Abdomen-/Becken-CT mit Applikation von intravenösem, oralem und transrektalem Kontrastmittel durchgeführt. In der modernen Viszeralmedizin ist die CT des Abdomens eine außerordentliche wichtige Untersuchungsmethode, da es möglich wird Kolonobstruktionen, Perforationen, Blutungen und komplexe Organzusammenhänge bildlich zu erfassen (**Abb. 7.133**).

Somit muss ein Abdominalchirurg heutzutage in der Lage sein, CT-Bilder des Abdomens selbständig zu interpretieren. Zunehmend erfolgt mit der CT auch die radiologische Intervention intraabdomineller Pathologien mittels Abszess- oder Verhaltdrainage.

Durch den Einsatz ultraschneller CT-Geräte in Kombination mit peranaler Luft oder CO_2-Insufflation ist es mittlerweile möglich, sog. virtuelle Koloskopien durchzuführen (**Abb. 7.134**).

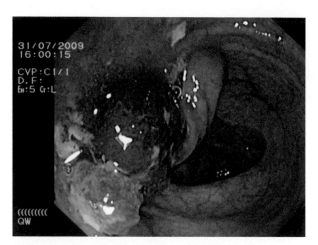

Abb. 7.135 Kolonpolyp im Rahmen einer endoskopischen Abklärung eines positiven Hämocult-Tests

Der Nachteil der Methode liegt in der noch geringen Auflösung, in der fehlenden Information über entzündliche Wand-/Schleimhautveränderungen sowie der fehlenden Möglichkeit einer invasiveren Diagnostik (z. B. Polypektomie, Biopsie).

Magnetresonanztomographie des Abdomens

Die MRT des Abdomens spielt in der Diagnostik von Kolonerkrankungen eine nur untergeordnete Rolle. Sie findet gelegentlich Einsatz in der Beurteilung chronisch entzündlicher Darmerkrankungen. Hohen Stellenwert findet die MRT des Beckens in der Stagingdiagnostik von Rektumkarzinomen.

Digitale Substraktionangiographie

Hiermit ist die Beurteilung der viszeralen Perfusion möglich. Einsatz findet die Angiographie in der Diagnostik der ischämischen Kolitis und im Rahmen der Lokalisationsdiagnostik unklarer unterer GI-Blutungen. Hierbei ist neben der reinen Diagnostik in Einzelfällen durch den Einsatz einer superselektiven Embolisierung auch ein therapeutischer Ansatz möglich. Bei operationspflichtiger unterer GI-Blutung kann durch die präoperative angiographische Markierung mit z. B. Blaulösung die Lokalisation der Blutung intraoperativ entscheidend erleichtert werden.

Flexible Endoskopie

Als Goldstandard der intraluminalen Beurteilung des Kolonrahmens gilt nach wie vor die flexible Endoskopie mit der neben der suffizienten Schleimhautbeurteilung auch invasive Diagnostik (Biopsien) und Therapie (In-toto-Polypektomie, lokale Mukosaresektion) durchgeführt werden können (Abb. 7.135).

7.8.3   Operationsverfahren am Kolon

Grundsätzlich sind Resektionen bei malignen Erkrankungen von solchen bei benignen Erkrankungen zu unterscheiden. Ferner Resektionen mit Rekonstruktion der Darmkontinuität

von solchen mit temporärem oder definitivem doppelläufigem oder endständigem Stoma und schließlich rein palliative Umgehungsoperationen.

Grundsätzlich sind bei **onkologischen Resektionen** die Grundlagen der onkologischen Chirurgie zu beachten.

> **Grundlagen der onkologischen Chirurgie**
> — Radikuläre Unterbindung der versorgenden arteriellen Äste
> — Ausgedehnte systematische Lymphadenektomie
> — Ausreichender Sicherheitsabstand
> — Präparation ohne ausgedehnte manuelle Manipulation, sog »No-touch-isolation«-Technik

Die Beachtung der arteriellen Gefäßversorgung spielt aus 2 Gründen eine entscheidende Rolle:
— Mitentfernung der drainierenden Lymphabflusswege entlang der versorgenden Arterienästen en bloc mit dem tumortragenden Kolonabschnitt
— Beachten der ausreichenden Gefäßversorgung und damit intakten Vitalität der zurückgelassenen Darmsegmente (wichtig für die Heilung der Anastomosen)

Basierend auf diesen Voraussetzungen sind am Kolon folgende typische Operationsverfahren zu unterscheiden.

Ileocoecalresektion

Dieses Verfahren kommt bei lokalisierten, gutartigen Veränderungen (z. B. entzündliche Veränderungen beim M. Crohn) im Bereich des ileocoecalen Überganges zur Anwendung. Eine radikale Lymphadenektomie ist nicht Bestandteil dieses Operationsverfahrens, somit handelt es sich hierbei nicht um eine radikale onkologische Operationsmethode.

Hemikolektomie rechts

Es handelt sich hierbei um das typische Operationsverfahren bei Karzinomen im Bereich des Coecums und Colon ascendens. Hierbei werden die A. ileocolica und die A. colica dextra (falls vorhanden) zentral ligiert und eine systematische Lymphadenektomie durchgeführt. Die Passagewiederherstellung erfolgt mittels termino-terminaler (End-zu-End) oder latero-terminaler (Seit-zu-End) Ileotransversostomie.

Bei Sitz des Karzinoms im Bereich der rechten Flexur muss aufgrund des erweiterten Lymphabflussgebietes das Resektionsausmaß ebenfalls erweitert werden. Durch zusätzliche Ligatur der A. colica media und Resektion des Colon transversum bis über die linke Flexur hinaus erhält man dann eine sog. erweiterte Hemikolektomie rechts (Abb. 7.136).

Hemikolektomie links

Dieses Verfahren kommt bei Karzinomen im Bereich des Colon descendens und Colon sigmoideum zur Anwendung. Die zentrale Absetzung der A. mesenterica inferior sowie die systematische Lymphadenektomie sind wesentliche Schritte dieses Verfahrens. Die Rekonstruktion der Passage erfolgt mittels termino-terminaler Transversorektostomie.

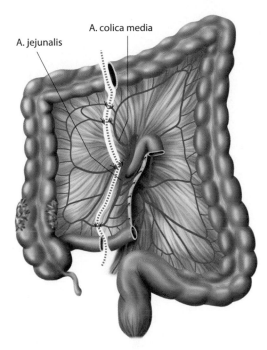

Abb. 7.136 Ausmaß der Resektion bei Hemikolektomie rechts

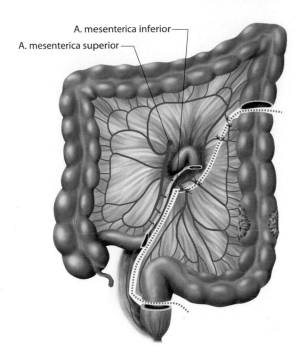

Abb. 7.137 Schema der vollständigen Hemikolektomie links

Auch hier ist die Erweiterung im Sinne einer erweiterten Hemikolektomie links mit Resektion des Colon transversum und der rechten Flexur durch zentrale Ligatur der A. colica media möglich. Dies ist bei Karzinomlokalisation im Bereich der linken Flexur notwendig (**Abb. 7.137**).

Colon-transversum-Resektion

Diese Operation wird nur noch sehr selten durchgeführt. Hier entfällt das Querkolon im Strömungsbereich der A. colica media. Bei radikalen Tumoroperationen wird heute eher die erweiterte Hemikolektomie rechts oder links je nach Tumorlokalisation eher zur rechten oder linken Flexur empfohlen.

Sigmaresektion

Dieser Eingriff wird typischerweise bei der operationspflichtigen Sigmadivertikulitis, also bei entzündlichen Veränderungen des Colon sigmoideums verwendet. Hierbei erfolgt die Skelettierung des Darmsegmentes darmnah unter Erhalt der A. mesenterica inferior.

Bei Vorliegen eines Sigmakarzinoms ist die zentrale Unterbindung der A. mesenterica inferior und die komplette Resektion des Mesosigmas im Sinne einer systematischen Lymphadenektomie zwingend. Man spricht dann von einer radikalen oder onkologischen Sigmaresektion.

Subtotale Kolektomie

Dieses Operationsverfahren findet in der onkologischen Chirurgie Anwendung bei Karzinomen mit Lokalisation im Colon transversum. Nach Entfernung beider Flexuren ist aufgrund der anatomischen Situation mit eingeschränkter arterieller Perfusion der verbleibenden Kolonsegmente ge-

legentlich auch die Resektion des Restdickdarms notwendig. Eine weitere Indikation ist das Vorliegen eines synchronen Zweitkarzinoms im Kolonrahmen an anderer Lokalisation als das Erstkarzinom. Die Rekonstruktion erfolgt dann typischerweise mittels einer latero-terminalen Ileorektostomie.

Proktokolektomie

> **Definition**
>
> Die Entfernung des gesamten Dickdarms und des Rektums bezeichnet man als **Proktokolektomie**.

Der anale Sphinkterapparat wird hierbei belassen.

> **Definition**
>
> Beinhaltet der Eingriff auch die komplette Entfernung der Rektumschleimhaut ab Linea dentata von transanal her, spricht man von einer **Proktokolomukosektomie**.

Dieser Eingriff kann bei therapieresistenter Proktocolitis ulcerosa und bei familiärer Polyposis coli, einer obligaten Präkanzerose, notwendig sein. Die kontinenzerhaltende Rekonstruktion mit einer ileoanalen Pouchrekonstruktion wird immer angestrebt. Hierbei wird ein Neo-Reservoir aus dem terminalen Ileum gebildet und im Sinne einer Ileo-Pouch-analen-Anastomose rekonstruiert. Die temporäre Anlage eines Schutzileostomas ist hierbei notwendig (**Abb. 7.138**).

7

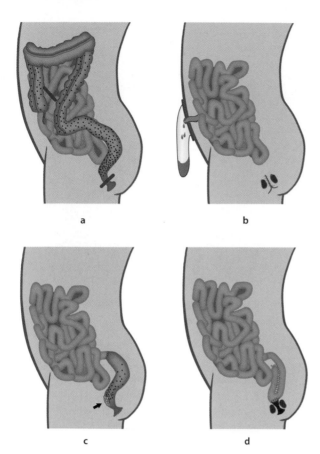

a   b

c   d

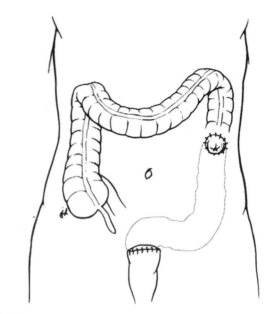

◻ Abb. 7.139 Schematische Darstellung einer Diskontinuitätsresektion nach Hartmann mit Resektion des Sigmas, Blindverschluss des Rektumstumpfes und Ausleitung des proximalen Darmabschnittes als Deszendostoma (nach Breitner, Operationslehre, Springer-Verlag)

◻ Abb. 7.138 a Totale Proktokolektomie mit **b** terminalem Ileostoma. **c** Alternativ: bei erhaltenem Rektum ileorektale Anastomose. Gefahr der Karzinomentwicklung bei persistierender Kolitis im Rektumstumpf. **d** Proktokolektomie mit transanaler Mukosektomie und ileoanaler J-Pouch-Anastomose

Diskontinuitätsresektion nach Hartmann

Definition

Bei diesem Operationsverfahren erfolgt die Entfernung des Colon sigmoideums unter Blindverschluss des Rektumstumpfes und Ausleitung eines endständigen Deszendostomas.

Dieser Eingriff findet noch gelegentlich Anwendung bei multimorbiden Patienten mit perforierter Sigmadivertikulitis und dem Vorliegen einer schweren eitrigen oder kotigen Peritonitis. Eine spätere Rekonstruktion der Darmpassage mit Erhalt der Kontinenzfunktion ist möglich, wird allerdings in über der Hälfte der Fälle aufgrund der Allgemeinsituation des Patienten nicht mehr durchgeführt (◻ Abb. 7.139).

Palliative Umgehungsoperationen

Bei ausgedehnten, inoperablen Malignomen des Kolons mit subtotaler oder totaler Obstruktion des Darmlumens und drohendem oder manifestem Ileus kann in seltenen Fällen eine palliative Umgehungsoperaton (sog. Bypass) notwendig werden. Als Beispiel sei eine Seit-zu-Seit Ileotransversostomie bei irresektablem Prozess im rechten Hemikolon genannt.

Ileo- und Kolostomien

Hierbei handelt es sich um künstliche Darmausgänge durch die Bauchdecke, die als definitive Lösung bei Verlust des Kontinenzorgans oder als temporäre Lösung bis zur Abheilung verschiedener Prozesse in der Bauchhöhle angelegt werden.

Temporäre Stomata werden insbesondere bei septischen und entzündlichen Prozessen im Abdomen und bei Verletzungen des Rektums oder Perineums mit Sphinkterverletzung (Pfählungsverletzung, Manipulationen) angelegt. Auch bei der Rekonstruktion der Darmpassage mittels Anastomosen im tiefen Rektum im Rahmen onkologischer Operationen ist in der Zwischenzeit die zeitlich befristete Vorschaltung durch ein doppelläufiges Ileostoma Standard (◻ Abb. 7.140).

Ileo- oder Kolostomata können endständig oder doppelläufig angelegt werden. Die Stuhlabgabe erfolgt unkontrolliert, der Stuhl wird mit verschiedenen Beutelsystemen aufgefangen.

Die Stomaanlage kann zu Früh- und Spätkomplikationen führen: Zurücksinken des Stomas in die Bauchhöhle (Zug, Mangeldurchblutung), Abszess- und Fistelbildung, narbige Stenosen, parastomale Hernien und Prolaps sind Komplikationen, die einer chirurgischen Sanierung bedürfen. Auch Komplikationen im Rahmen der Rückverlagerung temporärer Stomata (Anastomoseninsuffizienz, Bauchwandhernie) sind zu beachten.

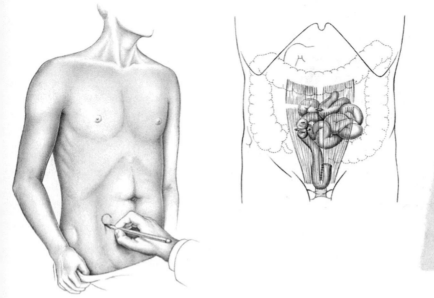

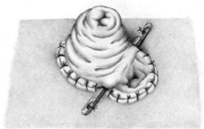

☑ **Abb. 7.140** Schematische Darstellung der Anlage eines doppelläufigen Ileostomas

Laparoskopische Kolonoperationen

Grundsätzlich können heute alle oben genannten Eingriffe auch laparoskopisch durchgeführt werden. Insbesondere bei Eingriffen im Rahmen gutartiger Erkrankungen hat der Stellenwert der Laparoskopie deutlich an Bedeutung zugenommen.

❯ Bei der Sigmadivertikulitis ist die laparoskopische Sigmaresektion mittlerweile ein Standardverfahren.

Der Stellenwert der laparoskopischen Operationsverfahren beim Kolonkarzinom ist allerdings weiterhin Gegenstand der Diskussion. Unter Berücksichtigung strenger Einschlusskriterien (Karzinomlokalisation im Colon ascendens, Colon descendens und Colon sigmoideum, Ausschluss lokal sehr weit fortgeschrittener Karzinome) sind laparoskopische Resektionen mit gleichen Ergebnissen im Kurz- und Langzeitverlauf im Vergleich zu den offenen Resektionen durchführbar.

Die **kombiniert laparoskopisch/endoskopischen Resektionsverfahren** (sog. Rendevous-Verfahren) werden v. a. bei endoskopisch nicht abtragbaren breitbasigen Adenomen im Kolonrahmen eingesetzt. Dabei werden die Adenome koloskopisch lokalisiert und anschließend laparoskopisch über eine Kolonsegmentresektion abgetragen.

7.8.4 Entzündliche Erkrankungen des Kolons

Akute Appendizitis

■■ Epidemiologie

Die akute Appendizitis tritt in Europa und Nordamerika mit einer Häufigkeit von ca. 100-200/100.000 Einwohner auf und ist damit die häufigste Ursache der akuten abdominellen Operationspflichtigkeit. In der Altersgruppe zwischen 10 und 20 Lebensjahren ist die Appendizitisinzidenz am höchsten, wohingegen bei Kleinkindern (0–4 Jahren) die akute Appendizitis eher selten zu beobachten ist. Es liegt eine Prädominanz für die Appendizitiserkrankung für das männliche Geschlecht vor. Die Ratio Männer : Frauen beträgt 1,4:1.

■■ Ätiologie und Pathogenese

Für die Entwicklung einer Appendizitis werden unterschiedliche Ursachen diskutiert. Zunächst gilt die Stenose oder komplette Obturation der Appendixlichtung als häufigste Krankheitsursache. Ursachen der Obturation können sein: narbige Veränderungen, Kotsteine, Tumoren, Polypen, Endometriose, eingedickter Schleim, lymphoide Hyperplasie oder Fremdkörper wie Obstkerne.

Weiterhin können bakterielle, virale und parasitäre Infektionen eine wichtige Rolle spielen.

■■ Symptomatik

Führendes klinisches Symptom bei allen Patienten mit einer Appendizitis ist der **abdominelle Schmerz**. Die typischen klinischen Schmerzpunkte sind in der Abbildung dargestellt (☑ Abb. 7.141). Bei ca. 50% der Patienten finden sich kolikartige Oberbauchschmerzen, begleitet von Erbrechen. Typisch ist das Vorliegen eines kolikartigen periumbilikalen Schmerzes mit Intensivierung innerhalb der nächsten 24 h und anschließender Verlagerung der Schmerzempfindung in den rechten Unterbauch. Weitere Symptome sind Appetitlosigkeit, Völlegefühl und Übelkeit. Eine Temperaturerhöhung mit Temperaturdifferenz zwischen rektal und axillär >1°C lässt sich häufig feststellen.

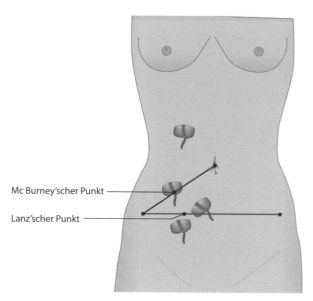

Mc Burney'scher Punkt

Lanz'scher Punkt

Abb. 7.141 Typische Schmerzpunkte bei V. a. Appendicitis acuta

Diagnostik

Untersuchungsgang bei Appendizitisverdacht
1. Obligat:
   – Anamnese, klinische Untersuchung
   – Temperaturmessung: Temperaturerhöhung, ggf. Temperaturdifferenz
   – Laboruntersuchung: Leukozytose, CRP-Erhöhung
   – Urinuntersuchung: Harnwegsinfekt?
   – Sonographie: Kokardennachweis? Freie Flüssigkeit?
2. Optional:
   – Gynäkologische Untersuchung
   – Abdomenleeraufnahme
   – Abdomen-CT

Klinische Untersuchung Eine suffiziente klinische Untersuchung ist zur Diagnostik der akuten Appendizitis maßgeblich. Die betroffenen Patienten zeigen häufig eine trockene Zunge mit Foetor ex ore und präsentieren die oben genannten Schmerzlokalisationen. Eine Schmerzverstärkung lässt sich durch tiefes Eindrücken der Bauchdecke erreichen. Bei fortgeschrittenen Entzündungen sind die gebückte Haltung oder das Anziehen der unteren Extremität typisch.

Cave
Ein vorübergehendes Nachlassen des Schmerzes kann durch eine Entlastung nach freier Perforation bedingt sein.

Während bei normal gelegener Appendix eine Appendizitis zu Schmerzhaftigkeit bei rektaler Palpation des Douglas-Raums führen kann, ist bei hochgeschlagener Appendix der rektale Befund häufig völlig normal. Diese variable Lage der Appen-

dix führt auch dazu, dass Lokalisation und Intensität der Druckschmerzhaftigkeit bei der abdominalen Palpation sehr unterschiedlich sein können und mit dem Grad der Entzündung nicht übereinstimmen müssen.

Labor Bei der routinemäßigen Laboruntersuchung findet sich eine Leukozytose, ggf. in Kombination mit einer CRP-Erhöhung. Eine begleitende Entzündung der Blasenwand in nächster Umgebung des primären entzündlichen Prozesses oder des Ureters im Falle einer retrozökalen Appendizitis kann zum Auftreten von Erythrozyten im Urinsediment führen.

Bei Frauen sollte zum Ausschluss einer Gravidität (auch extrauterin) HCG im Serum bestimmt werden. Standardisiert ist die Erhebung eines Urinstatus, um differenzialdiagnostisch einen Infekt der ableitenden Harnwege auszuschließen.

Bildgebende Verfahren Sonographie des Abdomens: Das diagnostische Kriterium der akuten Appendizitis ist die direkte Darstellung der pathologisch veränderten Appendix, insbesondere der pathognomonischen **Kokarde.** Diese ist im Querschnitt der verdickten Appendix eine aus konzentrischen Lagen aufgebaute Zielscheibenstruktur von durchschnittlich 12 mm Durchmesser. Weitere sonomorphologische Kriterien der akuten Appendizitis sind das Fehlen von Kompressibilität und Peristaltik sowie die fehlende Abgrenzbarkeit (Abb. 7.142).

Computertomographie: Bei unklarer Befundlage ist die CT des Abdomens zur Verifizierung einer akuten Appendizitis zu erwägen. Insbesondere bei Vorliegen eines Abszesses um die Appendix, dem sog. **perityphlitischen Abszess,** mit evtl. notwendiger CT-gesteuerter Anlage einer Drainage kann dieses Verfahren im Einzelfall notwendig werden. Aufgrund der Strahlenbelastung sollte die CT bei Kindern und Frauen im gebärfähigen Alter allerdings vermieden werden.

> **Die Diagnose einer akuten Appendizitis sowie die Indikation zur Operation basieren eindeutig auf klinischen Zeichen und nicht auf Labor- oder Sonobefunden!**

Differenzialdiagnosen
Die Reihe möglicher Differenzialdiagnosen der akuten Appendizitis ist lang und lässt sich grundsätzlich in chirurgische, gynäkologische, urologische und sonstige Differenzialdiagnosen unterteilen:
- **Chirurgische DD:** Meckel-Divertikulitis, Kolondivertikulitis, Psoasabszess, retroperitoneales Hämatom, Lymphadenitis, intestinale Obstruktion
- **Gynäkologische DD:** extrauterine Gravidität, rupturierte oder stielgedrehte Ovarialzyste, Adnexitis
- **Urologische DD:** Nephrolithiasis, Pyelonephritis
- **Sonstige DD:** Gastroenteritis, Porphyrie, Ileitis terminalis

Therapie
Konservative Therapie Bei V. a. akute Appendizitis mit blander Symptomatik kann bei Vorliegen eines deutlich erhöhten OP-Risikos in Einzelfällen eine abwartende Haltung einge-

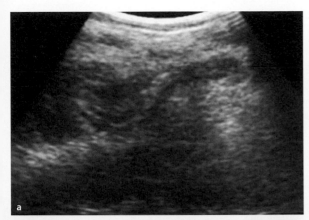

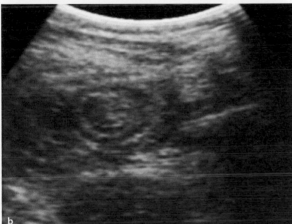

Abb. 7.142 Sonographisches Bild einer akuten Appendizitis mit **a** Nachweis einer tubulären Struktur mit verdickter echoarmer Wand im Längsschnitt. **b** Darstellung des typischen Kokardenphänomens im Querschnitt

nommen werden. Hier steht dann die antibiotische Therapie der akuten Appendizitis im Vordergrund. Die Sicherheit und Durchführbarkeit ohne Erhöhung des Risikos für den Patienten konnte gezeigt werden. Grundvoraussetzung für das konservative Vorgehen ist die engmaschige Überwachung des Patienten.

Bei regional starker Entzündung, ggf. mit Ausbildung eines **perityphlitischen Abszesses** ist die primär konservative Therapie mit antibiotischer Abschirmung indiziert. Bei Nachweis eines Abszesses wird die interventionsradiologische Anlage einer Drainage notwendig.

! Cave
Bessern sich die Symptome nicht innerhalb von 24–48 h, dann ist die Operation indiziert.

Operative Therapie

┌─ Definition ──────────────────────
│ Die operative Entfernung der Appendix wird als
│ Appendektomie bezeichnet.
└───────────────────────────────────

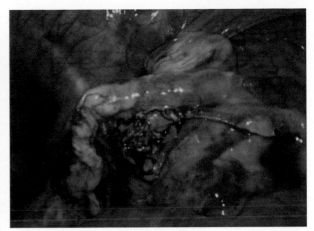

Abb. 7.143 Intraoperativer Befund einer phlegmonösen Appendizitis mit umgebender peritonitischer Reaktion

Dieser Eingriff kann mit vergleichbaren Ergebnissen sowohl offen als auch laparoskopisch durchgeführt werden.

┌─ Praxisbox ──────────────────────
│ **Offene Appendektomie**
│ Über einen schräg verlaufenden Querschnitt im rechten
│ Unterbauch (sog. Wechselschnitt) gelangt man nach
│ Durchtrennung der Externusaponeurose, stumpfem
│ Auseinanderdrängen der Muskulatur des M. obliquus
│ externus, Durchtrennung der Internusaponeurose mit
│ anschließendem Auseinanderdrängen der Fasern des
│ M. obliquus internus und Durchtrennung der Fascia
│ transversalis in den Bauchraum. Klassischerweise wird die
│ Appendix an der Basis ligiert und abgetragen, der Stumpf
│ mittels einer Tabaksbeutelnaht im Coecum versenkt. An-
│ schließend erfolgt wieder der Bauchdeckenverschluss in
│ jeweiliger Faserrichtung.
└───────────────────────────────────

Der Vorteil der **laparoskopischen Appendektomie** liegt in der Möglichkeit der gleichzeitigen Durchführung einer diagnostischen Laparoskopie mit z. B. Beurteilung der inneren Genitale bei der Frau.

Bei zweifelhafter Indikation kann die Laparoskopie Klarheit schaffen und die Appendix im Bedarfsfall direkt laparoskopisch abgetragen werden (**Abb. 7.143**). Die laparoskopische Appendektomie zeigt im Vergleich zum offenen Vorgehen vergleichbare Ergebnisse mit besserer Kosmetik, allerdings auch höheren Operationskosten (**Abb. 7.144**).

> Die OP-Letalität nach Appendektomie beträgt deutlich unter 1%, steigt im Falle einer perforierten Appendizitis mit Peritonitis drastisch an.

Nach erfolgreich durchgeführter Appendektomie schließt sich ein zügiger postoperativer Kostaufbau an.

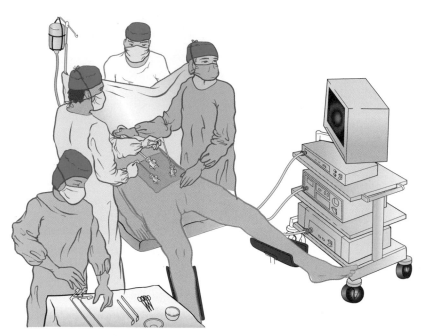

Abb. 7.144 Lagerung des Patienten, Installation der Apparaturen, Position von Operateur, erster Hand, Operationsschwester und Anästhesist

Seltene Erkrankungen der Appendix

Neurogene Appendikopathie

Neuromartige Proliferation in der Appendixwand, nur durch den Pathologen diagnostizierbar. Symptome ähnlich wie bei akuter Appendizitis.

Mukozele

Schleimretention nach Obliteration des Lumens im basalen Abschnitt der Appendix.

Neuroendokriner Tumor der Appendix

Die Hälfte aller NET ist in der Appendix lokalisiert. Sofern sie kleiner als 2 cm und durch Appendektomie im Gesunden entfernt worden sind, ist eine weitere Behandlung nicht notwendig.

Adenokarzinom der Appendix

Chirurgische Behandlung wie beim Coecumkarzinom. Hemikolektomie rechts. Diese muss, sofern die Diagnose erst einige Tage nach der Appendektomie als Zufallsbefund erfolgt, nachgeholt werden.

Divertikulose und Divertikulitis

▪▪ Definition

Das Divertikel des Kolons ist ein sog. Pseudodivertikel, d. h. die Divertikelwandung besteht nicht aus allen Wandschichten. Es entsteht durch eine Ausstülpung von Mukosa und Submukosa durch kleine Gefäßlücken in der Darmwand (▪ Abb. 7.145).

Divertikel finden sich im gesamten Kolon, mit stark erhöhter Frequenz jedoch im **Sigma** und **Colon descendens**. Sie nehmen mit zunehmendem Alter zu und finden sich nach dem 70. Lebensjahr bei **>70%** der Individuen. Die Häufigkeit der Divertikel in zivilisierten Ländern wird mit schlackenarmer Kost und Druckerhöhung im Darmlumen, besonders im Sigmabereich, in Zusammenhang gebracht. Träger nichtentzündlicher Divertikel sind in der Regel symptomlos. Die Divertikulose des Kolons ist eine der häufigsten gutartigen Veränderungen des Gastrointestinaltraktes.

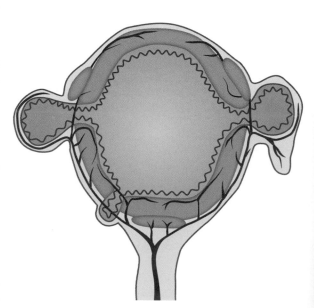

Abb. 7.145 Schematische Darstellung einer typischen Divertikulose des Dickdarms. Ausstülpungen von Mukosa und Submukosa durch Lücken der Darmwand, sog. Pseudodivertikel. Enge Lagebeziehung zwischen Divertikel und Darmwandgefäß

Definition

Unter dem Begriff der **Divertikelkrankheit** werden alle Krankheitsbilder zusammengefasst, die von Dickdarmdivertikeln ausgehen.

Die wichtigsten Formen sind die **akute** und die **chronisch rezidivierende Divertikulitis** sowie die **Divertikelblutung**.

▪▪ Symptomatik

70% der Patienten mit Divertikulose bleiben asymptomatisch und entwickeln keine Komplikationen. Die häufigste Komplikation ist die **Divertikulitis**, die bei 15–25% der Patienten mit Divertikeln auftritt und typischerweise in **Schüben** verläuft. Entzündet sich ein Divertikel (wobei pathophysiologisch nicht mehr von Stuhl/Kotsteinretention im Divertikel, sondern von erhöhtem intraluminalem Druck im betroffenen Kolonsegment, Mikroperforation und entzündlicher Umgebungsreaktion ausgegangen wird), so kann eine **Peridivertikulitis**, ein Übergreifen der Entzündung auf ein ganzes Sigmasegment und das zugehörige Mesenterium, auch unter Ausbildung von **Fisteln** in Nachbarorgane, oder eine durch das umgebende Gewebe gedeckte **Perforation** entstehen.

❗ **Cave**

Selten kommt es zu einer freien Perforation einer Divertikulitis mit dem klinischen Bild eines akuten Abdomens und notfallmäßiger Operationspflichtigkeit.

Nichtentzündete Divertikel können sich lediglich durch eine **peranale Blutung** manifestieren (Nachbarschaft der kleinen Mesenterialarterie und des Divertikels in derselben subserösen Muskellücke). Blutungen aus Divertikeln sistieren in 70–80% spontan, sind aber durch eine hohe Rate an Rezidivblutungen gekennzeichnet.

Temperaturanstieg, Schmerzen, Druck- und Klopfdolenz im linken Unterbauch, Palpieren einer walzenförmigen Resistenz sowie gelegentlich ausstrahlende Schmerzen in Leisten- und Blasengegend sind klassische Symptome der **Sigmadivertikulitis**.

▪▪ Klassifikation der Divertikulitis

Grundlegend werden Divertikuliden entsprechend ihrer klinischen Symptomatik und der bildmorphologischen Darstellung in **unkomplizierte** und **komplizierte** Formen der Divertikulitis unterteilt. Eine exakte Klassifikation der Erkrankung ist Voraussetzung für eine stadiengerechte Therapie der Divertikulitis. Eine solche Stadieneinteilung sollte klar definiert sein, das gesamte Spektrum der Erkrankung umfassen und prätherapeutisch anwendbar sein.

Die international gebräuchlichste **Klassifikation nach Hinchey** erfasst lediglich die perforierten Stadien der Divertikelkrankheit anhand des intraoperativen Befundes, wodurch nur ein Teil der Manifestationsformen der Erkrankung klassifiziert wird und eine prätherapeutische Stadieneinteilung unmöglich ist.

Für den klinischen Alltag eignet sich eine Klassifikation, welche von **Hansen und Stock** vorgeschlagen wurde.

Klassifikation der Divertikulitis nach Hansen und Stock

- Stadium I: Unkomplizierte Divertikulitis
- Stadium IIa: Komplizierte Divertikulitis mit phlegmonöser Weichteilreaktion
- Stadium IIb: Komplizierte Divertikulitis mit gedeckter Perforation
- Stadium IIc: Komplizierte Divertikulitis mit freier Perforation (eitrige oder kotige Peritonitis)
- Stadium III: Chronisch-rezidivierende Divertikulitis

Hierbei werden in 1. Linie die Befunde der klinischen Untersuchung und der Computertomographie des Beckens mit rektaler Kontrastierung berücksichtigt. Diese Stadieneinteilung stellt eine Grundlage für die stadiengerechte Therapie der Divertikulitis dar.

▪▪ Diagnostik

Untersuchungsgang bei Verdacht auf Divertikulitis

- Anamnese, klinische Untersuchung: Druckdolenz linker Unterbauch? → tastbare sog. Walze? → Peritonismus? Abwehrspannung?
- Temperaturmessung: Temperaturerhöhung
- Laboruntersuchung: Leukozytose, CRP-Erhöhung
- Abdomenleeraufnahme im Stehen und Linksseitenlage: freie Luft?
- Abdomen-CT: Wandverdickung? Abszess? Divertikelnachweis?
- Im Intervall Koloskopie/Sigmoidoskopie: Stenose? Engstellung der Divertikelhälse?

Als **bildgebende Verfahren** kommen die Abdomenübersichtsaufnahme, die Sonographie und die Computertomographie mit rektaler Kontrastmittelfüllung infrage. Der Kolonkontrasteinlauf spielt bei der Diagnostik und Stadieneinteilung der Divertikulitis bis auf wenige Ausnahmen keine Rolle mehr, da er nur intraluminäre Befunde und nicht die wichtigen Umgebungsveränderungen zeigt.

Abdomenübersichtsaufnahme Die Abdomenübersichtsaufnahme erfolgt als bildgebendes Verfahren bei Vorliegen eines akuten Abdomens und kann bei Nachweis intraabdominaler Luft auf das Vorliegen einer Perforation hinweisen. Die Diagnosestellung einer akuten komplizierten Divertikulitis gelingt in aller Regel nicht mit diesem Untersuchungsverfahren.

Sonographie Die Sonographie erlaubt die Diagnosestellung einer Divertikulitis mit hoher Sensitivität und Spezifität, insbesondere durch die unmittelbare Zuordnung des morphologischen Befundes mit dem Ort der Schmerzen. Ultraschall-

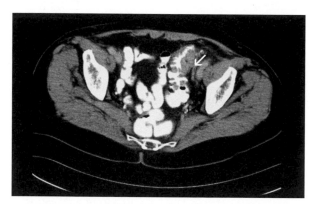

 Abb. 7.146 CT des Abdomens mit rektaler KM-Füllung: Darstellung einer hochgradigen Peridivertikulitis (*Pfeil*) mit Nachweis einer extraluminalen Luftblase als Zeichen einer gedeckten Perforation (Hansen & Stock Stadium IIb)

zeichen der Divertikulitis sind Darmwandverdickung, Peridivertikulitis, Abszessnachweis.

Computertomographie Die Computertomographie mit oraler und rektaler Kontrastmittelgabe ist bei Verdacht auf das Vorliegen einer komplizierten Divertikulitis das bildgebende Verfahren der Wahl, da sie das extraluminäre Entzündungsausmaß am besten zu quantifizieren vermag. Damit stellt die CT die Grundlage der oben dargestellten Stadieneinteilung der Divertikulitis dar (Abb. 7.146).

Koloskopie Für die Initialdiagnostik und Stadieneinteilung der akuten Divertikulitis spielt die Endoskopie keine Rolle. Die Koloskopie sollte erst nach überstandener Divertikulitis nach ca. 6–8 Wochen bzw. vor geplanter Operation zum Ausschluss eines Malignoms durchgeführt werden. Bei der chronisch-rezidivierenden Divertikulitis erlaubt die Koloskopie die endoluminalen Veränderungen, z. B. Stenosen, nachzuweisen und andere Erkrankungen, z. B. Tumor oder Morbus Crohn, auszuschließen.

! Cave
Bei Perforationsverdacht ist die Koloskopie kontraindiziert!

■■ Therapie
Die **asymptomatische** Divertikulose bedarf keiner Therapie.

Die **unkomplizierte** Form der Divertikulitis (Schmerz im linken Unterbauch, evtl. Fieber, Entzündungswerte im Labor, keine entzündlichen Veränderungen in der Bildgebung) wird primär mit einer antibiotischen Therapie und Nahrungskarenz behandelt.

Die **Indikation zur chirurgischen Therapie** besteht bei allen Formen der komplizierten Divertikulitis und als Individualentscheidung bei der chronisch rezidivierenden Divertikulitis. Die Entscheidung zur Operation sollte bei den komplizierten Divertikulitiden unabhängig von der Anzahl der Entzündungsschübe getroffen werden. Die früher verbreitete Lehrmeinung, dass die OP-Indikation nach dem 2. Schub ei-

ner komplizierten Divertikulitis besteht, kann so heute nicht mehr vertreten werden. Somit besteht bereits nach dem 1. Schub einer komplizierten Divertikulitis die Indikation zur Resektion.

! Cave
Bei freier Perforation mit diffuser Peritonitis ist die sofortige Notfall-Laparotomie unausweichlich.

Lokale intraabdominelle **Abszesse** im Rahmen einer Divertikulitis können bei fehlenden klinischen Zeichen einer Peritonitis im Einzelfall auch mit einer CT-gesteuerten Drainage entlastet werden.

Bei den operativen Verfahren zur Behandlung der akuten Divertikulitis sind das einzeitige und das zweizeitige Vorgehen zu unterscheiden.

Beim **einzeitigen Vorgehen** erfolgt die Resektion des divertikeltragenden Darmabschnittes mit anschließender Wiederherstellung der Darmpassage (primäre Anastomose) in einer Sitzung. Aufgrund der Häufigkeit der Divertikel im Colon sigmoideum handelt es sich in den allermeisten Fällen um eine Sigmaresektion. Grundsätzlich kann die einzeitige Resektion laparoskopisch oder primär offen durchgeführt werden. Unterschiede zwischen beiden Verfahren ergeben sich in der Operationszeit, den Kosten und der Länge des stationären Aufenthaltes.

Als Standardverfahren hat sich mittlerweile die laparoskopische Sigmaresektion etabliert.

Praxisbox

Sigmaresektion

Offene oder laparoskopische Mobilisation des linken Hemikolons, Mobilisierung der linken Kolonflexur. Darstellung des Ureters. Mobilisation des oberen Rektumdrittels unter Schonung der vegetativen Fasern des Plexus hypogastricus superior. Darmwandnahes Skelettieren des Mesosigmas unter Mitnahme des rektosigmoidalen Übergangs. Versorgung der mesenterialen Gefäße. Resektion des divertikeltragenden Darmsegmentes. Bei der laparoskopischen Technik Bergung des Resektates über eine kurze suprasymphysäre Inzision (Pfannenstiel-Schnitt). Wiederherstellung der Darmpassage mittels termino-terminaler Deszendorektostomie in Double-Stapling Technik nach peranalem Einführen eines zirkulären Klammernahtgerätes.

Das **zweizeitige Vorgehen** ist bei Vorliegen einer freien Perforation mit einer schweren eitrigen oder kotigen Peritonitis indiziert. Die operative Strategie beinhaltet in 1. Sitzung lediglich die Primärresektion mit Ausleitung eines endständigen Deszendostomas sowie den Rektumblindverschluss, um die Herstellung einer Anastomose bei Vorliegen einer Peritonitis zu vermeiden. Dieses OP-Verfahren bezeichnet man als Diskontinuitätsresektion nach Hartmann. Die Wiederherstellung der Darmkontinuität mit Wiederanschluss des Colon descendens an das Rektum erfolgt in 2. Sitzung zu einem späteren Zeitpunkt.

Postoperative Komplikationen

Die Komplikationsraten zwischen laparoskopischem und offenem Verfahren unterscheiden sich nicht wesentlich. In 1–4% ist mit einer Anastomoseninsuffizienz zu rechnen, in 2% mit Nachblutungen. Wundinfekte und konservativ beherrschbare postoperative Darmatonien können in bis zu 15% der Fälle auftreten. Die postoperative Letalität nach Sigmaresektion im Rahmen der operativen Therapie einer Divertikulitis beträgt ca. 1%. Bei Vorliegen einer schweren Peritonitis aufgrund einer frei perforierten Divertikulitis erhöht sich diese Rate dramatisch bis zu 20%.

Chronisch entzündliche Darmerkrankungen

■■ Epidemiologie, Pathogenese

Die **Colitis ulcerosa** und der **Morbus Crohn** als Vertreter der chronisch entzündlichen Darmerkrankungen sind in Deutschland mit einer Inzidenz von 6/100.000 Einwohner selten. Für die Colitis ulcerosa wird ein Häufigkeitsgipfel zwischen 20 und 35 Jahren angegeben, beim M. Crohn findet sich eine Häufung sowohl zwischen dem 15. und 30. Lebensjahr als auch zwischen 50 und 70 Jahren.

> **Die Pathogenese beider Erkrankungen ist unklar, wobei eine Dysregulation der intestinalen Immunantwort weiterhin als eine wichtige Hauptthese angesehen wird.**

Die Colitis ulcerosa bleibt auf das Kolon beschränkt, während der M. Crohn den gesamten GI-Trakt von Mund bis After befallen kann. Prädilektionsstelle des M. Crohn ist das terminale Ileum, allerdings hat der Kolonbefall in den letzten Jahren zugenommen und kommt als sog. Crohn-Kolitis mittlerweile annähernd genauso häufig vor. Ein Befall des oberen GI-Traktes ist selten.

Colitis ulcerosa

■■ Symptomatik

Leitsymptom der Erkrankung sind blutige Diarrhöen (Hämatochezie) mit meist deutlich gesteigerter Stuhlfrequenz. Weiterhin finden sich vermehrter Stuhldrang, das Gefühl der inkompletten Stuhlentleerung, Tenesmen, nächtliche Defäkation und Fieber.

> ❗ **Cave**
> **Die klinische Symptomatik kann abrupt einsetzen und dadurch kaum von infektiösen Kolitiden unterschieden werden.**

Üblicherweise beginnt die Erkrankung im Rektum und breitet sich nach oralwärts aus. In der Hälfte der Patienten bleibt sie auf Rektum und Sigma begrenzt. Bei der **Pancolitits ulcerosa** kann es zu einer retrograden Mitbeteiligung des distalen Ileums kommen, der sog. Backwash-Ileitis (Abb. 7.147).

Die Colitis ulcerosa manifestiert sich meist schubweise, selten zeigt sich allerdings auch eine kontinuierlich aktive Erkrankung. Die Erkrankung kann mit Arthralgien, Augensymptomen, M. Bechterew, Chole- und Nephrolithiais, Osteoporose oder primär sklerosierender Cholangitis als extraintestinale Manifestationen einhergehen.

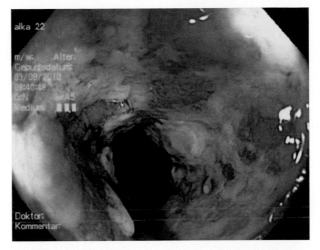

Abb. 7.147 Colitis ulcerosa mit typischer entzündlich geröteter, ödematöser Schleimhaut und kleinherdigen Ulzerationen

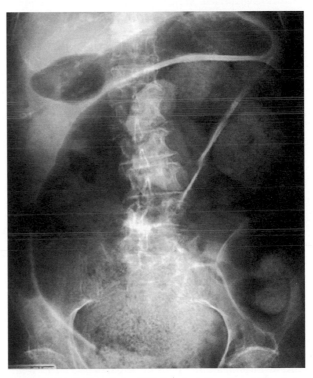

Abb. 7.148 Radiologisches Bild eines toxischen Megakolons bei Colitis ulcerosa. Darstellung eines undeutlich erweiterten Colon transversum und Colon descendens auf über 5 cm mit unregelmäßigen Wandkonturen

■■ Komplikationen

1. **Toxisches Megakolon:** Im Rahmen eines schweren Schubs der Colitis ulcerosa kann es zu einer Paralyse des Kolons mit massiver Dilatation und bakterieller Translokation mit Sepsis kommen. Das toxische Megakolon ist eine lebensbedrohliche Situation und bedarf einer raschen Therapie (Abb. 7.148).

2. **Untere gastrointestinale Blutung:** Akute schwere Blutungen sind selten (<5%), allerdings sind sie für ca. 10% der Notfallkolektomien verantwortlich.
3. **Kolorektales Karzinom:** Das Risiko eines kolorektalen Karzinoms ist bei der Colitis ulcerosa im Vergleich zur Normalbevölkerung signifikant erhöht und zeigt eine Karzinomrate von fast 20% nach 30 Jahren. Das Risiko steigt mit der Ausdehnung und der Dauer der Erkrankung an.

▪▪ Diagnostik

Endoskopie Zur primären Diagnostik gehört bei der Colitis ulcerosa zwingend die komplette Ileokoloskopie mit Biopsie in allen Kolonabschnitten. Beim akuten Schub empfiehlt sich aufgrund der erhöhten Perforationsgefahr nicht die totale Koloskopie. Hier reicht die flexible Sigmoidoskopie zur Diagnosesicherung aus, nach Abklingen der akuten Symptomatik muss sich dann die komplette Koloskopie anschließen.

Bei langjährigem Verlauf sind regelmäßige Koloskopien zur frühzeitigen Detektion intraepithelialer Neoplasien essenziell.

Ultraschall Die Sonographie spielt zur Verlaufsbeurteilung bei Kindern eine gewisse Rolle, ansonsten kommt der Ultraschall im Rahmen endosonographischer Untersuchungen des Rektums (Colitis ulcerosa assoziiertes Rektumkarzinom) zum Einsatz.

▪▪ Therapie
Konservative Therapie

❯ **Grundsätzlich werden alle Formen der chronisch entzündlichen Darmerkrankungen zunächst konservativ-medikamentös behandelt.**

In der konservativen Therapie der Colitis ulcerosa werden medikamentös Kortikosteroide und 5-Aminosalizylsäure (5-ASA) oder Salazosulfapyridin und evtl. auch Immunsuppressiva eingesetzt. Wegen der häufigen Lokalisation in Rektum und Rektosigma haben Steroide, Sulfasalazin und 5-ASA in Form von Rektalschaum große Bedeutung gewonnen.

Ein leichter bis mittelschwere Schub einer Colitis ulcerosa wird primär mit 5-ASA (Mesalazin) behandelt. Eine lokalisierte schwere Entzündung des Rektums bei Colitis ulcerosa wird meist primär mit topischen Steroiden behandelt. Wenn generalisierte Infektzeichen auftreten oder wenn eine Pankolitis diagnostiziert wird, müssen die Steroide systemisch appliziert werden.

5-ASA topisch oder oral kann in der Akutphase nützlich sein, gehört aber in der Regel in die Remissionserhaltungstherapie. Sog. **Non-responder** (d. h. Patienten, die nach Gabe von ASA und Steroiden keinen Therapieerfolg aufweisen) können mit Mercaptopurin, Ciclosporin (Immunsuppressiva) oder Sandoglobulin (Immunoglobulin) behandelt werden.

Operative Therapie

❯ **Bei der Colitis ulcerosa gilt im Gegensatz zum M. Crohn, dass die Erkrankung durch eine komplette Entfernung des Dickdarms chirurgisch geheilt werden kann.**

Eine einfache Einteilung operativer Therapieoptionen bei der Colitis ulcerosa unterscheidet die notfallmäßige und elektive Chirurgie.

> **Indikationen für die notfallmäßige Operation bei der Colitis ulcerosa**
> - Toxisches Megakolon
> - Kolonperforation
> - Massive Hämorrhagien
> - Sepsis
> - Fulminante, medikamentös therapierefraktäre Krankheitsaktivität

In diesen Notfallsituationen muss es Ziel der operativen Therapie sein, durch die Entfernung des erkrankten Dickdarms den Komplikationen der Erkrankung zu begegnen. Als Methode der Wahl wird hier die **subtotale Kolektomie mit Anlage eines endständigen Ileostomas** empfohlen. Zudem profitiert der Patient in der Akutsituation von einer kurzen Operationsdauer, weshalb hier auch auf das primär laparoskopische Vorgehen verzichtet werden sollte.

> **Indikationen für die elektive Operation bei Patienten mit einer Colitis ulcerosa sind**
> - Medikamenten-refraktäre Symptome
> - Komplikationen aufgrund Nebenwirkungen der Medikation
> - Symptomatische Stenosen
> - Dysplasien und Neoplasien
> - Extraintestinale Manifestationen der Colitis ulcerosa
> - Retardiertes Wachstum im Kindesalter

Als Standardoperation in der elektiven Situation ist heutzutage die **Proktokolektomie mit IPAA** (Ileum-Pouch anale Anastomose) etabliert. Hierbei wird das gesamte Kolon inklusive Rektum unter Erhalt der fäkalen Kontinenz entfernt. Diese Operationsmethode beinhaltet im Wesentlichen 4 Phasen:
- Entfernung des intraabdominal lokalisierten Kolons,
- Rektumresektion unter Erhalt der vegetativen Nerven und des analen Sphinkterapparates,
- Konstruktion eines Ileum-Reservoirs und
- Anastomosierung des Ileum-Reservoirs mit dem Analkanal.

Dieser Eingriff wird in der Mehrzahl der Fälle mit der Anlage eines doppelläufigen Schutzileostomas, welches nach 2–3 Monaten zurück verlagert werden kann, kombiniert. Grundsätzlich kann dieser Eingriff in der elektiven Situation auch laparoskopisch durchgeführt werden.

Morbus Crohn des Kolons (Crohn-Colitis)

■■ Symptomatik

Leitsymptom der Erkrankung sind krampfartige Bauchschmerzen mit schleimigen, selten blutigen Durchfällen. Bei Vorliegen von fistulierenden Prozessen im Bereich des Rektums kann es zu den klassischen Symptomen von Analfisteln wie Schmerzen im Analbereich, Entzündung, Abszedierung und Obstipation kommen. Auch rektovaginale und rektourethrale Fisteln sind nicht selten bei fistulierenden Entzündungen im Rahmen einer Morbus-Crohn-Erkrankung zu beobachten. Ein schweres perianales Fistelleiden kann zu einer ernsthaften Beeinträchtigung des Kontinenzorgans führen.

■■ Therapie

> ❱ Da im Gegensatz zur Colitis ulcerosa eine chirurgische Sanierung der Erkrankung nicht möglich ist, steht im Vordergrund die konservativ-medikamentöse Therapie.

Ein perineales Fistelleiden muss entsprechend der individuellen Situation gemäß der Grundzüge der Analfisteln-Therapie behandelt werden. Resezierende Eingriffe des Kolons sind nur in Ausnahmefällen bei Auftreten von Komplikationen (Stenosen, interenterische Fisteln, intraabdominale Abszesskonglomerate) indiziert. Hierbei gilt immer, das Resektionsausmaß möglichst gering zu halten.

Ischämische Kolitis

┌─ **Definition** ──────────────────────────
│ Unter einer ischämischen Kolitis versteht man eine entzündliche Veränderung der Kolonschleimhaut auf dem Boden einer Mangeldurchblutung.
└──

■■ Pathogenese

Diese kann durch den embolischen oder thrombotischen Verschluss viszeraler Arterien im Stromgebiet der A. mesenterica superior oder inferior, venöser Thrombosen, Darmverschluss mit Erhöhung des intraluminalen Drucks und sog. Low-flow-Zustände (kardiale Dekompensation, Hypovolämie, Katecholamintherapie) verursacht werden.

Die durch die Mangeldurchblutung verursachte Desintegrität der Mukosa führt zu einer Translokation von Darmkeimen in die Darmwand mit sukzessiver Entzündungsreaktion. Grundsätzlich sind diese Vorgänge reversibel.

❶ **Cave**
Bei Persistenz der Mangeldurchblutung kann sich eine Fibrose der Darmwand mit Ausbildung einer entzündlichen Stenose bis hin zur seltenen Form einer Enterocolitis necroticans ausbilden.

Generell sind 3 Zustandsbilder zu unterscheiden.

Ischämische Gangrän des Kolons Rasch progredient, blutige Stühle, septisch-toxischer Schockzustand. Die Abdomen-Leeraufnahme zeigt eine Überdehnung des Kolons, Luft im Mesenterium- und Portalbereich, freie Luft im Abdomen. Die arterielle Blutgasanalyse weist eine schwere metabolische Azidose auf und das Serumlaktat ist stark erhöht. Sehr häufig kommt die sofort vorzunehmende Laparotomie zu spät, die **Letalität ist hoch.**

Ischämische Kolitis Uncharakteristische Beschwerden im linken Abdomen, leicht sanguinolente Stühle, evtl. Tenesmen und Durchfälle. Das **C-reaktive Protein (CRP)** im Blut ist angestiegen und das Serumlaktat kann erhöht sein. Primär wird ein konservatives Vorgehen nach koloskopischer Kontrolle eingeschlagen mit Applikation von 5-ASA-Einläufen. Entwickelt sich eine fixierte, klinisch-relevante narbige Stenose, ist die Resektion indiziert.

Ischämische Stenose des Kolons Lang gezogene, schlauchförmige fixierte Stenosen, die nur selten zum Kolonileus führen. Erst wenn sich Komplikationsrisiken einstellen (Blutung, Perforation, Obstruktion), stellen sie eine Indikation zur Resektion dar.

Pseudomembranöse Kolitis

┌─ **Definition** ──────────────────────────
│ Hierbei handelt es sich um eine antibiotikainduzierte entzündliche Erkrankung des Kolons, die durch ein Zytotoxin des Clostridium difficile ausgelöst wird.
└──

Grundsätzlich können alle Antibiotika diese Durchfallerkrankung induzieren, besonders häufig findet man dies allerdings bei Lincomycin, Clindamycin, Ampicillin, Tetrazyklin und Cephalosporinen. Bevorzugt sind Patienten mit einer verminderten Resistenz betroffen.

■■ Symptomatik

Der Krankheitsbeginn liegt 2 Tage bis 3 Wochen nach Gabe eines Antibiotikums, einschließlich einer singulären perioperativen Antibiotikaprophylaxe.

Im Vordergrund der klinischen Symptomatik stehen wässrige Durchfälle, Abdominalkrämpfe und Temperaturerhöhung.

❶ **Cave**
Lebensbedrohliche Komplikationen wie toxisches Megakolon, Perforation, Peritonitis und septisch-toxisches Kreislaufversagen sind bekannt.

Meist verläuft die Krankheit ohne systemische Komplikationen.

■■ Diagnostik

Die Diagnose wird durch Koloskopie mit endoskopischer Biopsie und Nachweis von Clostridium difficile oder dessen Zytotoxin im Stuhl gestellt.

■■ Therapie

In schweren Fällen müssen zur Bekämpfung von Clostridium difficile oral **Vancomycin** und **Metronidazol** verabreicht werden.

7.8.5 Gutartige Kolontumoren und Polypen

> **Definition**
>
> Polypen sind Vorwölbungen im Darmlumen, die sich über das Schleimhautniveau hinaus erheben.

Man unterscheidet neoplastische Polypen (Adenome) von nicht neoplastischen Polypen.

Kolonpolypen
1. **Neoplastische Polypen:**
   – benigne: tubuläres Adenom, tubulovillöses Adenom, villöses Adenom
   – maligne: Frühkarzinome
2. **Nichtneoplastische Polypen:** hyperplastische Polypen, Hamartome, juvenile Polyposis, Peutz-Jeghers-Syndrom, entzündliche Polypen

Neoplastische Polypen: Adenome

Tubuläre Adenome stellen mit 75–80% die Mehrzahl der Adenome. Sie sind gestielt oder breitbasig aufsitzend. Ihre Prädilektionsstelle ist das Rektosigmoid.

Zwischen dem Adenomdurchmesser und dem Vorliegen maligne entarteter Schleimhautanteile besteht eine Korrelation bei einem Durchmesser von <1 cm von weniger als 1%, bei >2 cm von über 10%.

Die Entartung macht sich zunächst durch Atypien, dann durch Einbruch in die Lamina muscularis mucosae und schließlich durch Invasion der Submukosa (invasives Karzinom) bemerkbar. Nicht alle kolorektalen Karzinome entstehen aus Polypen. Kleine ulzerierende Karzinome können auch in Form kleiner flacher, blasser, scheibenförmiger Veränderungen von 5–15 mm entstehen.

Das **villöse Adenom** findet sich v. a. im Rektum. In mehr als 30% findet man Zeichen der Entartung. Es fühlt sich weich und schwammig an, kann sich relativ breit ausdehnen und neigt zum Rezidiv.

> **❶ Cave**
>
> Je nach Größe können erhebliche Wasser-, Elektrolyt- und Eiweißverluste (mit der Gefahr einer Hypokaliämie mit Rhythmusstörungen!) als Folge einer verstärkten Sekretion aus einem villösen Adenom entstehen.

Tubulovillöse Adenome sind Mischformen der beiden Typen.

■■ **Therapie**

Adenome werden endoskopisch diagnostiziert und bis zu einem Durchmesser von 2 cm auch auf diesem Weg entfernt sowie stets histologisch untersucht. Gelingt die endoskopische Entfernung nicht, so muss eine transabdominale Resektion im Bereich des Kolons erfolgen. Diese gelingt neuerdings häufig durch eine **kombiniert endoskopisch/laparoskopische Kolonsegmentresektion**. Hierbei wird zunächst das Adenom endoskopisch lokalisiert und anschließend transabdominell laparoskopisch mittels Kolonsegmentresektion reseziert. Sollte sich endoskopisch aufgrund des makroskopischen Bildes des Adenoms ein Malignitätsverdacht ergeben, so ist in dieser Situation auch die onkologische Kolonresektion indiziert.

Die häufig tiefsitzenden villösen Adenome können transanal lokal oder mittels der **transanal endoskopischen Mikrochirurgie (TEM)** entfernt werden. Dabei kann der Tumor mithilfe eines Operationsrektoskopes und mittels mikrochirurgischen Instrumenten im CO_2-geblähten Rektum entfernt werden.

Nichtneoplastische Polypen

Hyperplastische Polypen sind klein (3–5 mm) und multipel und haben keine Entartungstendenz.

Hamartome werden auch als juvenile Adenome bezeichnet.

Entzündliche Polypen (Pseudopolypen) finden sich als Schleimhautregenerate bei entzündlichen Darmerkrankungen. So werden Pseudopolypen beim M. Crohn, bei der Divertikulitis und bei 10% aller Colitis-ulcerosa-Patienten angetroffen.

Intestinale Polyposis-Syndrome

■■ **Definition**

Polyposis-Syndrome werden durch das Verteilungsmuster und die Anzahl der Polypen im Gastrointestinaltrakt charakterisiert und können in familiäre und nicht familiäre Formen unterschieden werden. Familiäre Formen sind meist autosomal-dominant, selten autosomal-rezessiv vererbt und können wiederum in eine Gruppe mit adenomatösen Polypen und in eine Gruppe mit hamartomatösen Polypen unterteilt werden.

Familiäre Polyposis Syndrome mit Adenomen
Familiäre adenomatöse Polyposis (FAP)

■■ **Definition**

Die FAP ist das häufigste kolorektale Polyposissydnrom und ist definiert über das Vorhandensein von mehr als 100 kolorektalen Adenomen. Es handelt sich um eine obligate Präkanzerose mit einem durchschnittlichen Kolonkarzinom-Erkrankungsalter von 40 Jahren. Die Trias einer Kolonadenomatosis mit gutartigen Osteomen und Epidermoidzysten, welche früher als **Gardner-Syndrom** bezeichnet wurde, ist nur eine der vielfältigen Formen extrakolischer Manifestationen einer FAP. Ursächlich ist eine heterozygote Keimbahnmutation im APC-Gen auf Chromosom 5.

> **❯** 97% aller Patienten mit einer FAP haben auch Polypen im oberen Gastrointestinaltrakt.

Hier stellen insbesondere Adenome des Duodenums häufig ein therapeutisches Problem dar.

■■ **Diagnostik, Therapie**

Entscheidend für die frühzeitige Therapie von FAP-Patienten sind die frühe Identifikation von Mutationsträgern und die sich daraus ergebende frühzeitige Initiierung der Vorsorgemaßnahmen. Bei Mutationsträgern wird eine erste Rektosigmoidoskopie im Alter von 10 Jahren mit jährlichen Kontrollen empfohlen. Die Indikation zur prophylaktischen Proktokolektomie mit ileoanalem Pouch muss dann abhängig von Anzahl und Verteilung der Kolonadenome gestellt werden.

Attenuierte familiäre adenomatöse Polyposis (aFAP)

Die Diagnose ist durch die phänotypische Variabilität des Syndroms erschwert. Der Verlauf ist weniger aggressiv, das Erkrankungsalter der Patienten höher. Die klinische Diagnostik basiert auf dem Vorhandensein von 100 oder weniger Kolonadenomen bei einem Erkrankungsalter von 20–25 Jahren. Kolonkarzinome treten ca. 15 Jahre später als bei der FAP auf, die maligne Penetranz der Erkrankung beträgt ca. 30–50%.

MUTYH-assoziierte Polyposis (MAP)

Die MAP ist klinisch von der aFAP nur schwer zu differenzieren. Meist treten 20 bis mehrere hundert Adenome bei einem mittleren Diagnosealter von 45 Jahren auf.

> **❯** **Das Lebenszeitrisiko einer Karzinomentwicklung liegt bei der MAP bei 100%.**

Die MAP ist autosomal-rezessiv vererbt und durch die Mutation im MUTHY-Gen (kodiert ein DNA-Reparaturenzym) bedingt. Ähnlich wie bei der FAP und der aFAP ist die Erhebung einer gründlichen Familienanamnese entscheidend. Mehrere Geschwister mit multiplen Polypen bei gesunden Eltern sind verdächtig auf das Vorliegen einer MAP.

Familiäre Polyposis Syndrome mit Hamartomen
Peutz-Jeghers-Syndrom (PJS)

Dieses hamartomatöse Polyposis-Syndrom ist selten und zeigt ein geringeres Karzinomrisiko als die bisher genannten Syndrome. Klinisch steht das synchrone Auftreten von Adenomen im Kolon und großen Hamartomen im Dünndarm im Vordergrund. Pathognomonisch sind labiale Hyperpigmentierungen (❑ Abb. 7.149).

Die teils großen hamartomatösen Dünndarmpolypen können nicht selten zu einer akuten Intussuszeption im Kindesalter mit sich anschließender Notfalllaparotomie und Dünndarmteilresektion führen. 30% der Patienten mit einem

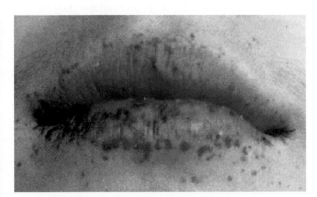

❑ Abb. 7.149 Typische labiale Hyperpigmentierungen bei einem jugendlichen Patienten mit einem Peutz-Jeghers-Syndrom

PJS sind bis zum Alter von 10 Jahren mindestens einmal laparotomiert worden.

Familiäre juvenile Polyposis

Die familiäre juvenile Polyposis ist ebenfalls sehr selten und charakterisiert durch das Auftreten von >5 juvenilen Polypen im Kolorektum oder multiplen juvenilen Polypen im gesamten GI-Trakt oder >1 juvenilen Polypen bei positiver Familienanamnese für familiäre juvenile Polyposis. Dies unterstreicht die Wichtigkeit der ausgiebigen Familienanamnese zur Diagnostik der familiären Polyposis-Syndrome.

7.8.6 Kolonkarzinom

■ ■ Epidemiologie

Kolorektale Karzinome sind im Zunehmen begriffen (Inzidenz über 20/100.000 in mehreren westeuropäischen Ländern, in Finnland 10/100.000, in den USA über 30/100.000). Sie stellen derzeit die 2.-häufigste Krebstodesursache in Industrienationen dar. Die niedrigsten Karzinomraten finden sich in Südafrika, Asien und Südamerika, die höchsten in den USA, Australien und Westeuropa. Männer sind häufiger vom Rektumkarzinom betroffen als Frauen, die dagegen häufiger rechtsseitige Kolonkarzinome aufweisen. Nach dem 40. Lebensjahr steigt das Risiko, die Inzidenz verdoppelt sich alle 5 Jahre bis zum 60. Lebensjahr. Die Mehrzahl der Karzinome entsteht aus Adenomen. Kolonkarzinome, v. a. rechtsseitig, haben deutlich mehr als die Rektumkarzinome zugenommen. Man konstatiert eine Verlagerung der Karzinome nach oral, so dass die Feststellung, dass 75% der kolorektalen Karzinome sich im Rektosigma befinden, nicht mehr zutrifft.

Eine positive Korrelation zwischen Fett- und Fleischkonsum sowie eine negative zwischen ballaststoffreicher **Ernährung** und der Inzidenz der kolorektalen Karzinome steht fest. Ein direkter kausaler Zusammenhang konnte nicht bewiesen werden. Übersiedler aus risikoarmen in risikoreiche Wohngebiete nehmen **innerhalb einer Generation** die Inzidenz am neuen Wohnort an, woraus die Bedeutung der Umweltfaktoren, v. a. auch der Ernährung, abgeleitet wird.

Hereditäre Karzinome 5–10% der kolorektalen Karzinome sind erblich bedingt. Die häufigste Form des hereditären kolorektalen Karzinoms tritt im Rahmen des sog. **Lynch-Syndroms** (früher: HNPCC, Hereditary Non-Polyposis Colon Cancer) auf. Seltener sind erblich bedingte Kolon- und Rektumkarzinom im Rahmen einer FAP, aFAP oder MAP (▶ Abschn. 7.8.5) zu beobachten.

Das Lynch-Syndrom wird durch einen genetischen Defekt der zelleigenen DNA-Reparaturmechanismen verursacht und führt zu einer Prädisposition nicht nur für Kolonkarzinome, sondern generell zur Entwicklung verschiedenster maligner Tumoren. Kolorektale Karzinome treten als häufigste Lokalisation auf. Endometriumkarzinome, Magenkarzinome, Dünndarmkarzinome und Karzinome der ableitenden Harnwege, Blase und Prostata können ebenfalls auftreten. Der Erbgang ist autosomal-dominant, d. h. erstgradig verwandte Angehörige eines Patienten haben ein 50%iges Risiko, ebenfalls ein Anlageträger zu sein. Das Lebenszeitrisiko für das Kolonkarzinom beträgt bis zu 80%.

Ein Lynch-Syndrom gilt als sehr wahrscheinlich, wenn alle Amsterdam-Kriterien oder eines oder mehrere der Bethesda-Kriterien nachzuweisen sind.

> **Amsterdam-Kriterien zum Vorliegen eines HNPCC (Punkte 1–5 müssen erfüllt sein)**
> 1. Mindestens 3 Familienmitglieder mit kolorektalem Karzinom und/oder Endometrium-, Dünndarm- oder urothelialem Karzinom von Nierenbecken oder Ureter
> 2. Mindestens 2 aufeinander folgende Generationen betroffen
> 3. Ein Familienmitglied erstgradig verwandt mit den beiden anderen
> 4. Ein Erkrankter zum Zeitpunkt der Diagnose <50 Jahre
> 5. Ausschluss einer familiären adenomatösen Polyposis (FAP)

> **Bethesda-Kriterien bei Verdacht auf HNPCC (1 der Punkte muss erfüllt sein)**
> − Patienten mit Krebserkrankung in Familien, die die Amsterdam-Kriterien erfüllen
> − Patienten mit 2 HNPCC-assoziierten Karzinomen, einschließlich synchroner und metachroner kolorektaler Karzinome oder assoziierter extrakolonischer Karzinome[a]
> − Patienten mit kolorektalem Karzinom und einem erstgradigen Verwandten mit kolorektalem oder assoziierten extrakolonischen Karzinom und/oder einem kolorektalen Adenom. Eine der Krebserkrankungen wurde im Alter <45 Jahren diagnostiziert, das Adenom <40 Jahren
> − Patienten mit kolorektalem Karzinom oder Endometriumkarzinom, diagnostiziert im Alter <45 Jahren
> − Patienten mit rechtsseitigem Kolonkarzinom mit einem undifferenzierten (solid/kribriformen) Zelltyp in der Histopathologie, diagnostiziert im Alter <45 Jahren[b]
> − Patienten mit kolorektalem Karzinom vom Siegelringzelltyp, diagnostiziert im Alter <45 Jahren[c]
> − Patienten mit Adenomen, diagnostiziert im Alter <40 Jahren

[a] Endometrium-, Ovarial-, Magen-, Dünndarm- oder hepatobiliäres Karzinom oder Übergangsepithelkarzinom des Nierenbeckens oder des Ureters
[b] Solid/kribriform – definiert als schwach differenziertes oder undifferenziertes Karzinom bestehend aus irregulären, soliden Haufen großer eosinophiler Zellen, die keine drüsenartigen Bestandteile aufweisen
[c] Bestehend aus >50% Siegelringzellen

Besteht aufgrund der **Stammbaumanalyse** der Verdacht auf ein Lynch-Syndrom, kann man mithilfe von molekulargenetischen Tests die charakteristischen Genveränderungen nachweisen. Diese sind nicht nur für den Karzinompatienten selber (Resektionsausmaß, Nachsorge), sondern auch für das Vorsorgeprogramm in der Familie bedeutend.

■■ Symptomatik

Die Symptome können je nach Lokalisation des Tumors recht verschieden sein.

Bei Befall des **rechten Kolons** finden sich vermehrt Anämie, okkulte Blutung, Gewichtsverlust, Schmerzen im rechten Unterbauch, palpabler Tumor und Stuhlunregelmäßigkeiten.

Tumoren im **linken Kolon** weisen kolikartige Schmerzen, Obstipation und Meteorismus auf. Dazu kommen Blut- und Schleimabgang.

Blutabgang per anum lässt bis zum Beweis des Gegenteils nicht an ein Hämorrhoidalleiden, sondern an ein Karzinom denken.

> **Cave**
> »Blinddarmreizung«, Ileus und Anämie beim älteren Menschen müssen den Verdacht auf ein kolorektales Karzinom wecken.

Komplikationen progredienter kolorektaler Karzinome sind Ileus, Blutung, Perforation mit kotiger Peritonitis, Infiltration der Bauchwand mit Abszessbildung sowie Einbruch in benachbarte Organe und Fistelbildung (z. B. Vagina).

■■ Vorsorge, Diagnostik und Indikation

Diagnose und chirurgische Indikation werden mangels echter Frühsymptome im Allgemeinen erst zu spät gestellt. Daher ist Vorsorge besonders wichtig.

Die Suche nach okkultem Blut im Sinne einer Screening-Untersuchung kann bei asymptomatischen Patienten eine **Darmkrebsfrüherkennung** erlauben. In Risikogruppen (FAP: ab 10. Lebensjahr, Lynch-Syndrom: ab 25. Lebensjahr) erfolgt die jährliche flexible **Koloskopie**.

In der Normalbevölkerung hat sich die Darmkrebsfrüherkennung noch nicht ausreichend etabliert.

> ❯ Ab dem 50. Lebensjahr sollte die **jährliche Vorsorgeuntersuchung** mit klinischer und rektaler Untersuchung, Hämocculttest und ggf. flexibler Endoskopie erfolgen.

Über die Frequenz und das Ausmaß der Koloskopie wird diskutiert, wobei 5–10-jährige Intervalle empfohlen werden.

> ❯ Neben der detaillierten Anamneseerhebung ist die **rektal digitale Untersuchung** weiterhin unerlässlicher Bestandteil der klinischen Diagnostik.

Die flexible Koloskopie ist im Bereich der **apparativen Diagnostik** die wichtigste Methode zur Erkennung und Diagnosesicherung eines Kolonkarzinoms. Die komplette Koloskopie des gesamten Kolonrahmens muss aufgrund der Möglichkeit des Vorliegens von Zweitkarzinomen (5–10%) gefordert werden. Sollte aufgrund eines stenosierenden Tumorwachstums eine initiale Koloskopie nicht möglich sein, so ist entsprechend der Empfehlungen der Fachgesellschaften eine postoperative Koloskopie spätestens nach Ablauf von 3–6 Monaten durchzuführen. Ist die Diagnose eines Kolonkarzinoms gesichert, wird für die Planung des weiteren therapeutischen Vorgehens die Abklärung des sekundären Tumorwachstums (sog. Staging) notwendig. Verfahren der Wahl zur Sicherung oder zum Ausschluss von Metastasen ist heutzutage die abdominelle Computertomographie mit Kontrastmittel. Bei unklaren Befunden in der Leber ist eine weitere bildgebende Diagnostik mittels MRT oder KM-Sonographie anzuschließen. Die konventionelle radiologische Bildgebung des Thorax in 2 Ebenen ist zur Darstellung von möglichen pulmonalen Filiae möglich. Meist wird im Rahmen der präoperativen Staging-Untersuchung die CT des Abdomens mit einer computertomographischen Darstellung des Thorax kombiniert.

Bei Nachweis eines histologisch gesicherten Kolonkarzinoms ohne Fernmetastasen ist grundsätzlich die Indikation zur operativen Resektion gegeben. Nur in begründeten Einzelfällen kann von dieser Therapie abgewichen werden.

■■ Klassifikation

Unter verschiedenen Kriterien wurden in der Vergangenheit mehrere, sich teils auseinander ergebende Klassifikationen etabliert.

Entscheidend für die Einschätzung der Prognose und der Notwendigkeit adjuvanter Therapieansätze ist bis heute die **TNM-Klassifikation** (◘ Tab. 7.16). Aus dieser Klassifikation werden von der **UICC** (Union internationale contre le Cancer, ◘ Tab. 7.17) verschiedene Tumorstadien abgeleitet. Auch die

◘ **Tab. 7.16** Darstellung der aktuellen TNM-Klassifikation des Kolonkarzinoms (modifiziert nach der 7.Auflage der TNM-Klassifikation, 2009)

T - Primärtumor	
TX	Primärtumor kann nicht beurteilt werden
T0	Kein Anhalt für Primärtumor
Tis[1]	Intraepithelial oder Infiltration der Lamina propria (ohne feststellbare Ausbreitung durch die Muscularis mucosae in die Submukosa)
T1	Tumor infiltriert Submukosa
T2	Tumor infiltriert Muscularis propria
T3	Tumor infiltriert durch die Muscularis propria in die Subserosa oder in das nicht peritonealisierte perikolische oder perirektale Gewebe
T4[2]	Tumor infiltriert direkt in andere Organe oder Strukturen und/oder perforiert das viszerale Peritoneum
T4a	Tumor perforiert viszerales Peritoneum
T4b	Tumor infiltriert direkt in andere Organe oder Strukturen
▼	

◘ **Tab. 7.16** (Fortsetzung)

N - Regionäre Lymphknoten	
NX	Regionäre Lymphknoten können nicht beurteilt werden
N0	Keine regionären Lymphknotenmetastasen
pN0	Regionäre Lymphadenektomie und histologische Untersuchung üblicherweise von 12 oder mehr Lymphknoten ohne Befund
N1	Metastase(n) in 1–3 regionären Lymphknoten
N1a	Metastase in 1 regionären Lymphknoten
N1b	Metastasen in 2–3 regionären Lymphknoten
N1c[3]	Tumorknötchen bzw. Satellit(en) im Fettgewebe der Subserosa oder im nichtperitonealisierten perikolischen/perirektalen Fettgewebe ohne regionäre Lymphknotenmetastasen
pN1c	Wenn ein solches Tumorknötchen vom Pathologen als vollständig durch Tumor ersetzter Lymphknoten (im Allgemeinen mit glatter äußerer Kontur) angesehen wird, dann sollte es als Lymphknotenmetastase klassifiziert werden und jedes Tumorknötchen sollte einzeln als Lymphknotenmetastase gezählt und in der Klassifikation berücksichtigt werden
N2	Metastasen in 4 oder mehr regionären Lymphknoten
N2a	Metastasen in 4–6 regionären Lymphknoten
N2b	Metastasen in 7 oder mehr regionären Lymphknoten

M - Fernmetastasen	
MX	Fernmetastasen können nicht beurteilt werden
M0	Keine Fernmetastasen
M1	Fernmetastasen
M1a	Metastase(n) auf ein Organ beschränkt (Leber, Lunge, Ovar, nichtregionäre Lymphknoten
M1b	Metastasen in mehr als einem Organ oder im Peritoneum

[1] Tis liegt vor, wenn Tumorzellen innerhalb der Basalmembran der Drüsen (intraepithelial) oder in der Lamina propria nachweisbar sind, ohne dass eine Ausbreitung durch die Muscularis mucosae in die Submukosa feststellbar ist.

[2] Direkte Ausbreitung in der Kategorie T4b schließt auch die mikroskopisch bestätigte Infiltration anderer Segmente des Kolons auf dem Weg über die Serosa ein, z. B. die Infiltration des Colon sigmoideum durch ein Coecumkarzinom. Ein Tumor, der makroskopisch an anderen Organen oder Strukturen adhärent ist, wird als T4 klassifiziert. Ist bei der histologischen Untersuchung in den Adhäsionen kein Tumorgewebe nachweisbar, soll der Tumor in Abhängigkeit von der Tiefe der Wandinfiltration als pT1–pT3 klassifiziert werden.

[3] Tumor deposits« (Satelliten) sind makroskopische oder mikroskopische Nester oder Knötchen im perikolischen Fettgewebe des Lymphabflussgebietes des Primärtumors ohne histologisch erkennbare Residuen eines Lymphknotens. Sie können einer kontinuierlichen Ausbreitung, einer Veneninvasion (V1, V2) oder komplett metastatisch durchsetzten Lymphknoten entsprechen. Wenn solche Tumorknötchen bei Läsionen, die sonst als T1 oder T2 klassifiziert werden, nachgewiesen werden, ändert sich die T-Klassifikation nicht, aber die Knötchen werden als N1c/pN1c beurteilt.

◻ **Tab. 7.17** Klassifikation der UICC-Stadien des Kolonkarzinoms

Stadium 0	Tis	N0	M0
Stadium I	T1, T2	N0	M0
Stadium IIA	T3	N0	M0
Stadium IIB	T4a	N0	M0
Stadium IIC	T4b	N0	M0
Stadium III	Jedes T	N1, N2	M0
Stadium IIIA	T1, T2	N1a	M0
	T1	N2a	M0
Stadium IIIB	T3, T4a	N1	M0
	T2, T3	N2a	M0
	T1, T2	N2b	M0
Stadium IIIC	T4a	N2a	M0
	T3, T4b	N2b	M0
	T4b	N1, N2	M0
Stadium IVA	Jedes T	Jedes N	M1a
Stadium IVB	Jedes T	Jedes N	M1b

Klassifikation nach Dukes findet in diesem Zusammenhang auch heute noch gelegentlich Anwendung.

Das Ausmaß der operativ erreichten Radikalität wird durch die **Residualtumor-Klassifikation** beschrieben (R0: Tumorfreiheit, R1: mikroskopischer Nachweis von Tumorrest an den Resektaträndern, R2: makroskopisch sichtbarer Tumorrest).

Die histopathologische Beurteilung des Kolonkarzinoms ist die Grundlage für die postoperative TNM-Klassifikation. Erweitert wurden die Angaben zu Primärtumor, Nodalstatus und Metastasierung noch durch Angaben über die Infiltration von Lymphgefäßen (**L-Klassifikation**) und peritumoralen Venen (**V-Klassifikation**). Auch das Grading, also die Differen-

zierung der Kolonkarzinome entsprechend ihres mikroskopisch sichtbaren Wachstums, ist wichtiger Teil der histopathologischen Begutachtung.

■ ■ **Therapie**

Die Therapie des Kolonkarzinoms besteht in der primären Resektion des Tumors und seines Lymphabstromgebietes.

Die früher noch meist durchgeführte orthograde Darmspülung ist heutzutage nicht mehr Standard. Spätestens seit Einführung des sog. FAST-TRACK Konzeptes mit Verzicht auf präoperative Darmvorbereitung, restriktive Volumentherapie intraoperativ, suffiziente perioperative Analgesie mittels Periduralkatheter sowie zügiger Mobilisierung und Kostaufbau postoperativ hat sich die perioperative Betreuung der Patienten nachhaltig geändert.

Grundlage der chirurgischen Therapie bilden die generellen Grundlagen der onkologischen Chirurgie.

> **Grundlagen der onkologischen Chirurgie**
> − Ausreichende distale und proximale Resektionsränder
> − Stammnahe Ligatur der versorgenden Gefäße
> − No-touch-Technik
> − En-bloc Resektion des Tumors mit Lymphabstromgebiet
> − Tumorfreie Absetzungsränder

Kolorektale Eingriffe werden generell unter **perioperativer Antibiotikaprophylaxe** durchgeführt, wodurch die Häufigkeit septischer Komplikationen verringert werden kann.

Je nach Tumorlokalisation wird eine der typischen **Resektionen** (▶ Abschn. 7.8.3) durchgeführt. Zur Übersicht über die Standardverfahren in Bezug zur Tumorlokalisation und der **mit zu resezierenden Lymphabflussgebiete**, ◻ Tab. 7.18. Für die korrekte pN-Klassifikation von Kolonkarzinomen sollten nach den Richtlinien der UICC mindestens 12 Lymphknoten mit reseziert werden.

◻ **Tab. 7.18** Darstellung aller gebräuchlichen onkologischen Resektionen bei verschiedenen Lokalisationen eines Kolonkarzinoms (mod. nach Herfarth, 1994)

Indikation/Sitz des Primärtumors	Standardoperationen	Lymphabflussgebiet/ zentrales Gefäß
Coecum und Colon ascendens	Hemikolektomie rechts	A. ileocolica, A. colica dextra
Rechte Flexur und proximales Colon transversum	Erweiterte Hemikolektomie rechts	A. ileocolica, A. colica dextra und A. colica media
Colon transversum	Erweiterte Hemikolektomie rechts oder links je nach Lokalisation zur rechten oder linken Flexur	A. colica media/dextra/sinistra
Colon descendens und Sigma	Hemikolektomie links	A. mesenterica inferior aortennah
Linke Flexur	Erweiterte Hemikolektomie links	A. colica media und A. mesenterica inferior, A. colica sinistra
Sigma	Erweiterte Sigmaresektion	A. mesenterica inferior aortennah
Mehrfachkarzinome	Subtotale Kolektomie	Entsprechend der Ausdehnung

❯ **Grundsätzlich können alle onkologischen Eingriffe beim Kolonkarzinom auch auf laparoskopischem Weg erfolgen.**

Zahlreiche Studien konnten die Machbarkeit dieser Methode zeigen, die onkologischen Ergebnisse waren zwischen laparoskopischem und offenem Verfahren vergleichbar. Ein prognostisch ungünstiger Verlauf ist allerdings für Patienten festzustellen, die aufgrund technischer Schwierigkeiten konvertiert werden mussten. Daher wird empfohlen lokal sehr weit fortgeschrittene Karzinome (T4), Karzinome im Colon transversum und Mehrfachkarzinome primär offen zu operieren.

Die 5-Jahres-Überlebensrate nach Kolonchirurgie beträgt bei R0-resezierten Patienten 70% oder mehr. Es ist in den meisten Fällen eine **echte Heilungschance** vorhanden.

Bei Vorliegen resektabler Lebermetastasen können Kolon- und Leberresektion in einer Sitzung erfolgen. Dies ist für den Patienten allerdings im Einzelfall sehr belastend. Meist werden die Eingriffe in einem Abstand von mehreren Wochen durchgeführt. Bei Vorliegen primär irresektabler Lebermetastasen kann durch die Einleitung einer additiven Chemotherapie versucht werden, sekundäre Resektabilität zu erreichen. Ist dies nicht möglich, besteht aus onkologischen Gesichtspunkten auch keine Indikation zur Resektion des Kolonkarzinoms, da die Lebenszeitprognose des Patienten durch die Fernmetastasierung bestimmt wird. Nur bei Vorliegen von Komplikationen durch den Primärtumor, z. B. Stenosierung des Darmlumens oder Blutung, besteht in dieser Situation die Indikation zur palliativen Resektion des Kolonkarzinoms trotz inkurabler metastasierter Situation.

■■ **Postoperative Komplikationen**

Neben allgemeinen findet sich als spezifische Komplikation der **Kolonchirurgie** v. a. die **Anastomoseninsuffizienz** (begünstigende Faktoren: reduzierter Allgemeinzustand des Patienten oder Immunsuppression, schlechte Durchblutung der zu anastomosierenden Darmschenkel, technisch unbefriedigende Nahttechnik, Anastomose auf Spannung, Notfalleingriff bei Ileus oder Perforation). Anastomoseninsuffizienzen erfordern in der Regel die Relaparotomie und die Anlage eines protektiven Enterostomas. Routinemäßige Anastomosenkontrollen werden in der Regel nicht durchgeführt.

■■ **Adjuvante Therapie**

Unter adjuvanter Therapie versteht man die postoperative Behandlung mit Chemotherapie.

❯ **Grundsätzlich ist bei allen nodalpositiven Kolonkarzinomen eine adjuvante Chemotherapie indiziert.**

Entsprechend der aktuellen Literatur basiert diese Chemotherapie auf 5-FU/Leukovorin und platinhaltigen Agenzien (z. B. FOLFOX-Schema zur adjuvanten Chemotherapie). In Einzelfällen kann auch im Stadium UICC II eine adjuvante Chemotherapie erwogen werden. Hier sind insbesondere Risikosituationen (T4-Karzinome, Tumorperforation, niedrige Tumordifferenzierung, junge Patienten) zu diskutieren. Die neoadjuvante Chemotherapie ist beim Kolonkarzinom im Gegensatz zum Rektumkarzinom nicht gebräuchlich. Auch die Radiotherapie hat in der Therapie des Kolonkarzinoms keine Bedeutung.

■■ **Nachsorge**

Die Nachsorge dient der frühzeitigen Rezidiverkennung, der Erfassung metachroner Metastasen, der Entfernung von Polypen und der frühzeitigen Erkennung postoperativer Komplikationen. Entsprechend der Behandlungsleitlinien der Fachgesellschaften folgt die Nachsorge einem halbjährlichem Rhythmus (siehe auch S3-Leitlinien Kolorektales Karzinom von 2007).

7.8.7 Andere Kolonerkrankungen

Endometriose des Dickdarms

■■ **Definition**

Versprengtes und funktionierendes Endometriumgewebe findet sich außerhalb des Uterus.

■■ **Symptomatik**

Als Symptome finden sich **Stenosebeschwerden** in Form von Obstipation, Abdominalschmerz, Erbrechen und Gewichtsverlust, die häufig, aber nicht ausschließlich, menstruationsabhängig sind. Endometrioseherde sind vorwiegend im kleinen Becken anzutreffen (Rektum, Sigma). Sie können alle Darmwandschichten durchwachsen und zu Menses-synchronen Blutungen führen.

■■ **Therapie**

Die Therapie erfolgt **primär konservativ**: Danazol hemmt LH/FSH. Bei Versagen ist die chirurgische Behandlung durch Entfernen der Endometrioseherde indiziert. Diese sind relativ derb mit der Darmwand verwachsen, lassen sich jedoch in der Regel ohne Lumeneröffnung entfernen. Bei ausgedehntem Befall und Stenosebildungen sind Segmentresektionen nicht zu umgehen.

Colon irritabile

■■ **Definition, Symptomatik**

Krampfartige, häufig mit Schleimabgängen häufig verbundene stark wechselnde Beschwerden. Sie gehen vielfach mit psychosomatischen Problemen einher.

■■ **Diagnostik**

Diese funktionelle Dickdarmerkrankung lässt bei der klinischen Untersuchung oft eine walzenförmige Resistenz im Bereich des Kolonrahmens feststellen. Organische Leiden müssen durch bildgebende und endoskopische Untersuchungen ausgeschlossen werden.

■■ **Therapie**

Die Behandlung ist schwierig und berücksichtigt als erstes die persönlichen psychischen Probleme des Patienten. Weiter werden ballastreiche Ernährung, Spasmolytika, Quellmittel und Sedativa verabreicht.

Dolichokolon

> **Definition**
>
> Radiologisch erkennbar stark elongiertes Colon descendens und Sigma, das zu Subileusbeschwerden führen kann.

▪▪ Therapie

Eine chirurgische Therapie ist ganz selten angezeigt und kommt nur bei schwerster Obstipation (0–2 Stuhlentleerungen pro Woche, digitales Ausräumen des Stuhles) oder bei Volvulus in Frage. Die Operation besteht in der Resektion, notfalls bei Vorliegen eines Megarektums und Megakolons in der totalen Proktokolektomie.

Im Falle des Megarektums und Megakolons muss durch Kolontransitzeitmessung, anorektale Manometrie (fehlender rektoanaler Inhibitionsreflex) und durch Full-thickness-Biopsien im terminalen Rektum (9 cm) ein **Morbus Hirschsprung (Aganglionose)** ausgeschlossen werden.

Kolonvolvulus

> **Definition**
>
> Es handelt sich um eine Torsion des Dickdarms um seine Mesenterialachse mit partiellem oder vollständigem Verschluss des Darmlumens und mehr oder weniger ausgeprägte Strangulation der Durchblutung.

▪▪ Epidemiologie, Pathogenese

Dickdarmobstruktionen, die auf einen Kolonvolvulus zurückzuführen sind, machen nur etwa 2–3% der Fälle aus. Davon entfallen 2/3 auf das Sigma, 1/3 auf das Coecum. Die übrigen Lokalisationen (Transversum, linke Flexur) sind äußerst selten. Eine Prädisposition besteht bei elongiertem Darm mit langem Mesenterium. Etwa 2/3 der Volvulusfälle betreffen das Sigma, 1/3 das Zökum. Die übrigen Lokalisationen (Transversum, linke Flexur) sind äußerst selten. Der ileozökale Volvulus kann auch Folge einer intestinalen Nonrotation (embryogenetischer Stillstand der Darmdrehung in der 8. Fetalwoche) sein. Dabei liegt der gesamte Dünndarm rechts der Wirbelsäule und das ganze Kolon links davon. Das Ileum mündet von rechts nach links ins Kolon.

▪▪ Symptomatik, Diagnostik

Kolikartige Schmerzen mit Stuhlverhärtung und balloniertem Abdomen, klingende Darmgeräusche. Die Abdomenleeraufnahme weist beim Sigmavolvulus ein umgekehrtes, weit hochsteigendes U mit 2 Flüssigkeitsspiegeln auf. Die Gastrografinaufnahme zeigt einen spitz zulaufenden Stopp (»bec de flute«). Der Einlauf kann durch Luftentlastung therapeutisch wirken und die Reposition auslösen. Der Coecumvolvulus zeigt im Abdomenleerbild im Stehen eine grotesk geblähte Kolonschlinge im linken oberen Quadranten oder im Mittelbauch mit einem einzigen breiten Flüssigkeitsspiegel.

> ❯ Die Bariumpassage von Dünndarm und Kolon kann die intestinale Nonrotation bestätigen, außer bei akuten Beschwerden, die eine Laparotomie erfordern.

▪▪ Therapie

Liegt kein Verdacht auf eine **Gangrän** vor, so erfolgt die Reposition endoskopisch oder mit dem Darmrohr durch Entlastung, gefolgt von einer späteren elektiven Resektion. Gelingt dies nicht oder liegt Verdacht auf Gangrän der Darmwand vor, so erfolgt die notfallmäßige Laparotomie: Reposition und wenn möglich gleich auch Resektion (sonst Rezidivgefahr).

Ogilvie-Syndrom (Pseudoobstruktion oder Kolonileus)

▪▪ Definition

Es handelt sich um eine rasch progrediente massive Blähung des rechten Kolons, die unbehandelt zur Darmperforation führen kann. Ätiologisch wird ein Überwiegen sympathikotoner Impulse mit nachfolgender Hemmung der Peristaltik angenommen. Ursächlich können Operationen im Bereich Wirbelsäule-Becken oder Polytraumata sein, aber auch retroperitoneale Prozesse wie Hämatome oder Raumforderungen können der Erkrankung zugrunde liegen. Auch chronische Erkrankungen wie chronische Bronchitis oder chronisch intestinale Ischämie sind in Einzelfällen mit einer Pseudoobstruktion des Kolons assoziiert.

▪▪ Diagnostik

Radiologisch erkennt man ein massiv überblähtes Colon ascendens und transversum (bis 25 cm!), ohne dass im Gastrografineinlauf irgendein mechanisches Hindernis erkennbar wäre. Die Behandlung besteht in der endoskopischen Entlastung. Eine notfallmäßige Operation ist nur bei Misslingen der Entlastung oder bei Coecumruptur indiziert.

Idiopathische Obstipation

▪▪ Symptomatik, Diagnostik

Patienten mit idiopathischer Obstipation haben eine spontane Darmentleerung erst nach >1 Woche, sind resistent gegen alle konservativen Behandlungsversuche, zeigen in der Abdomenleeraufnahme eine nur schwache Gasdistension bei häufig elongiertem Kolon und stark gesenktem anorektalem Inhibitorreflex mit reaktiver Hypertonie. Die Kolonpassagezeit, die mit einem sog. Radiomarkertest bestimmt werden kann, ist stark verzögert, mit Liegenbleiben der Marker im rechten Hemikolon.

▪▪ Therapie

Eine operative Therapie durch subtotale Kolektomie mit ileorektaler Anastomose oder totaler Proktokolektomie (mit ileo-J-Pouch-analer Anastomose) kann in seltenen invalidisierenden Fällen erforderlich werden.

Angiodysplasie

▪▪ Definition

Die intestinale Angiodysplasie betrifft häufiger das rechte als das linke Kolon und ist v. a. im Alter zwischen 60 und 70 Jahren anzutreffen.

▪▪ Symptomatik, Diagnostik

Sie kann Ursache rezidivierender intestinaler Blutungen sein. Das Gefäßkonvolut ist endoskopisch erkennbar und kann auch durch selektive Angiographie dargestellt werden. Es entspricht im Kolon einer submukösen arteriovenösen Missbildung, im Coecum auch einer hereditären hämorrhagischen Angiektasie.

▪▪ Therapie

Kann eine Angiodysplasie als Blutungsquelle identifiziert werden, so ist die endoskopische Behandlung oft erfolgreich, wobei als blutstillende Maßnahme Sklerosierung, Elektrokoagulation, Laserkoagulation oder Argon-Plasmakoagulation zur Anwendung kommen können. Bei Versagen der endoskopischen Therapie ist die Resektion des betroffenen Darmabschnittes vorzunehmen.

Strahlenschäden

▪▪ Symptomatik

Als Folge einer radioonkologischen Behandlung maligner Tumoren im Beckenbereich können neben Schäden am Dünndarm auch solche am Kolorektum entstehen. Diese strahlenbedingte **Proktokolitis** kann zu umschriebenen Stenosen, Obstruktionen, Perforationen und Fistelungen sowie zur strahleninduzierten Neoplasie nach Jahren führen. Die Spätschäden an der Darmwand sind auf eine Strahlenvaskulitis mit Gefäßwandverdickung, Sklerosierung, Hyalinisierung und vollständige Verschlüsse zurückzuführen.

▪▪ Therapie

Nicht immer ist eine Resektion des befallenen Darmabschnitts mit Anastomosierung möglich, so dass eine proximale Kotableitung temporär oder definitiv angelegt werden muss. Die Anastomosenheilung im bestrahlten Bereich ist unsicher und sollten mit proximaler Ableitung temporär geschützt werden. Nach Möglichkeit sollten Darmschnitte von außerhalb der maximalen Bestrahlungszone miteinander vereinigt werden. Eine temporäre proximale Ableitung ist ratsam. Die gestielte Omentumplombe (das Omentum majus wird an der A. gastroepiploica dextra gestielt und retrokolisch ins kleine Becken verlagert) leistet bei Eingriffen im kleinen Becken in diesem Zusammenhang gute Dienste. Die Spätschäden an der Darmwand sind auf eine Strahlenvaskulitis mit Gefäßwandverdickung, Sklerosierung, Hyalinisierung und vollständige Verschlüsse zurückzuführen.

Die Resektion des befallenen Darmabschnittes mit Ersatz eines von proximal her verlagerten, unbestrahlten Darmteils bietet die sicherste Heilungschance bei Strahlenschäden.

Weiterführende Literatur

Meßmer, Jähne, Neuhaus (2011) Was gibt es Neues in der Chirurgie, ecomed Medizinverlag

Siewert JR, Rothmund M, Schumpelik V (2010) Praxis der Viszeralchirurgie, Bd Onkologische Chirurgie, 3. Aufl, Springer

Siewert JR, Rothmund M, Schumpelik V (2006) Praxis der Viszeralchirurgie, Bd Gastroenterologische Chirurgie, 2. Aufl, Springer

S3-Leitlinie kolorektales Karzinom, http://www.awmf.org

7.9 Rektum und Anus

M. O. Guenin, M. von Flüe

Anorektale Erkrankungen sind häufig. Diagnostisch ist das Anorektum sehr gut zugänglich, so dass mit wenig invasiven Untersuchungsmethoden praktisch sämtliche Erkrankungen morphologisch und funktionell definiert werden können. Mithilfe des anorektalen Labors können die defäkationssteuernden Parameter objektiv erfasst werden. Damit können die spezifischen Erkrankungen gezielt angegangen werden. Mithilfe aktueller Untersuchungsmethoden, wie z. B. der analen Sonographie, der MRT oder der Positronenemissionstomographie (PET) können gutartige anale Erkrankungen, wie Abszesse, Fisteln, Muskeldefekte und Tumoren bildlich mit ausgezeichnetem Auflösungsvermögen dargestellt werden. Bei den bösartigen Erkrankungen lässt sich schon präoperativ ein exaktes Tumor-Staging durchführen. In Abhängigkeit vom Tumorstadium kann deshalb die Indikation zu einer neoadjuvanten (präoperativen) Therapie objektiv gestellt werden. Eine weitere Bedeutung kommt dem anorektalen Labor bei der Indikationsstellung zur sphinktererhaltenden Chirurgie zu. Durch präoperative Erfassung des analen Sphinkterapparates ist das Risiko einer postoperativen Dekompensation besser abschätzbar.

Gutartige anorektale Erkrankungen umfassen insbesondere das Hämorrhoidalleiden, gefolgt vom analen Abszess und von Fistelerkrankungen. Defekte des Sphinktermuskels mit Stuhlinkontinenz sind selten und betreffen meist Frauen im gebärfähigen Alter oder Menschen im fortgeschrittenen Alter. Bei all diesen Erkrankungen werden in der Regel befriedigende chirurgische Behandlungsergebnisse erreicht. Bei den bösartigen Erkrankungen kommt das Rektumkarzinom häufiger als das Analkarzinom vor. Beim Rektumkarzinom kann je nach Tumorstadium mittels Rektumresektion und unter Berücksichtigung der onkologisch-chirurgischen Prinzipien eine kurative Situation erreicht werden. Dank zunehmenden Wissens über das Wachstumsverhalten und Metastasierungsmuster in diesem anatomischen Gebiet konnte in den letzten Jahren die Anzahl der den Patienten belastenden Sphinkterresektionen erheblich gesenkt werden. Beim Analkarzinom kann die Situation meist mit einer kombinierten Radiochemotherapie beherrscht und somit eine Operation, d. h. Resektion des anorektalen Apparates, vermieden werden.

7.9.1 Anatomie

Rektum

Das Rektum ist 15 cm lang und beginnt am Promontorium. Es verläuft entlang des Sakrums und des Steißbeins und endet am M. levator ani, der an dieser Stelle in den M. puborectalis übergeht (◘ Abb. 7.150). Das Rektum wird in 3 Teile eingeteilt. Das obere Drittel reicht von 12–15 cm ab Linea anocutanea gemessen, das mittlere Drittel von 7,5–12 cm und das distale Drittel von 4–7,5 cm. Dorsal bleibt das Rektum in seinem ganzen Verlauf bis zum Promontorium retroperitoneal, wogegen anterior die peritoneale Umschlagfalte, d. h. der **Douglas-**

7

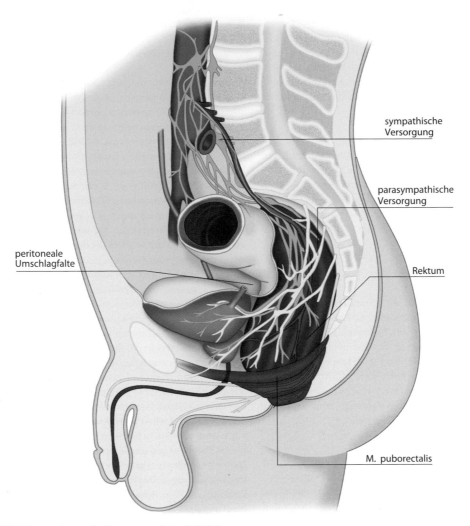

sympathische
Versorgung

parasympathische
Versorgung

Rektum

peritoneale
Umschlagfalte

M. puborectalis

▶ Abb. 7.150 Rektum mit neuraler Versorgung (laterale Sicht)

Raum, bis 10 cm ab Linea anocutanea reicht. Das extraperitoneale Rektum ist vorne und hinten durch eine endopelvine Faszie überzogen. Dorsal ist dies die Fascia visceralis des Rektums, die das Mesorektum zusammenhält, d. h. das Fettgewebe, worin auch die A. und V. rectalis superior und die lymphovaskuläre Strombahn verlaufen. Ventral heißt diese endopelvine Faszie **Denonvillier-Faszie**, die Samenblasen, Prostata und die am Samenblasen-/Prostataübergang verlaufenden parasympathischen (S3 und S4), von lateral einstrahlenden Nerven (verantwortlich für die Peniserektion) überzieht.

Die A. rectalis superior (▶ Abschn. 7.7) entstammt der A. mesenterica inferior und verläuft im Mesorektum. Die A. rectalis media stammt aus der A. iliaca interna, verläuft auf dem M. levator ani und strahlt, beidseitig von lateral kommend, ins mittlere Rektum ein. Die A. rectalis inferior verläuft kaudal des M. levator ani und strahlt ebenfalls von lateral in den Analkanal ein.

Die **Lymphabflusswege** folgen der arteriellen Gefäßversorgung. Oberhalb des Levator ani fließt die Lymphe somit hauptsächlich über das Mesorektum nach paraaortal, in unmittelbarer Nähe des M. levator ani, kaudal davon fließt sie nach lateral zu den iliakalen bzw. inguinalen Lymphknotenstationen.

Die **Innervation** erfolgt über sympathische Fasern des lumbalen Bereichs. Parasympathische Fasern stammen aus dem sakralen Nervenplexus. Der anale Sphinkter wird aus den Segmenten S3 und S4 versorgt, die den N. pudendus bilden. Dieser verläuft im sog. **Alcock[32]-Kanal** und strahlt unterhalb des M. levator ani von lateral in den Analkanal ein. Die parasympathische Innervation der Blase entspringt in den Segmenten S2–S4. Die sympathischen postganglionären Fasern entstammen dem Grenzstrang. All diese Fasern verlaufen unter der parietalen präsakralen Faszie zur Blase.

❶ Cave
Die Verletzung dieser präsakralen Nerven kann einerseits zur Blasenlähmung führen, andererseits auch zur Impotenz.

───────────────

32 Thomas Alcock, Chirurg, London, 1784–1833.

Kontinenzorgan

Der Analkanal ist ca. 4 cm lang und ist von Anoderm bzw. Rektummukosa (Grenze: Linea dentata, ◘ Abb. 7.151) ausgekleidet. Als unterste Schicht folgt der M. sphincter ani internus, der autonom innerviert ist und zu 80% den Sphinkter-Ruhedruck aufrechterhält. Zwischen Sphincter ani internus und externus folgt dann der sog. intersphinktäre Raum, der auf Höhe der Linea dentata die Proktodäaldrüsen (Lokalisation der intersphinktären kryptoglandulären Infektion) enthält.

Lateral folgt der M. sphincter ani externus. Dieser Muskel besteht von kranial nach kaudal aus 3 Portionen: kranial der M. puborectalis, der U-förmig nach ventral offen ist und durch ventralen Zug den sog. anorektalen Winkel aufrechterhält. Dieser Muskel stellt den für die Kontinenz wichtigsten Anteil des Levator ani dar. Weiter kaudal folgt die mittlere Portion, der M. anococcygeus, der dorsal ins Lig. anococcygeum ausläuft. Darunter folgt die subkutane Portion des Sphincter ani externus.

Die Linea dentata liegt ca. 2 cm oberhalb der Linea anocutanea. Proximal der Linea dentata finden sich 6–14 längliche Falten, bekannt als **Columnae Morgagni**. An der Basis dieser Columnae münden die proktodäalen Drüsenkanäle. In diesem Bereich besteht auch die Übergangszone zwischen dem Plattenepithel des Anoderms und dem hochzylindrischen Epithel, der Rektummukosa. Diese Zone heißt deshalb auch Übergangszone oder kloakogene Zone, weil verschiedene epitheliale Zonen nebeneinander existieren.

Beckenboden

Der M. levator ani ist eine breite trichterförmige Muskelplatte, die den Beckenboden bildet und durch S4 innerviert wird. Dieser Muskel beginnt am M. puborectalis und strahlt lateral zum Ileum hoch und ventral zum Os pubis, wo er inseriert. Von Bedeutung ist, dass er Rezeptoren enthält, die bei maximaler Rektumfüllung als Empfindungsschwelle für das maximal tolerable Rektumvolumen agieren.

7.9.2 Funktion

> Das anorektale Organ hat die Fähigkeit, den Rektuminhalt wahrzunehmen, zu definieren, zurückzuhalten und schließlich auszuscheiden.

Dazu bedarf es der Orchestration von Kontinenz (Sphincter ani internus und externus), anorektalem Winkel, einer genügenden Rektumkapazität (Compliance, d. h. Dehnbarkeit), der rektalen Empfindung, der Stuhlform und der neuralen Integrität von Sphinkter, Rektum und Beckenboden.

Kontinenz

Die anorektale Kontinenz kommt durch das Zusammenspiel des **autonom** innervierten M. sphincter ani internus und des **somatisch** innervierten M. sphincter ani externus mit dem **M. puborectalis** zustande. Letzterer leistet den Hauptbeitrag zur Erhaltung der Kontinenz.

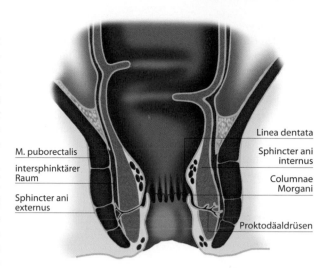

◘ **Abb. 7.151** Analkanal

Seine Kontraktion bedingt eine akute Verkleinerung des Winkels zwischen oberem Analkanal und tiefem Rektum, des sog. **anorektalen Winkels**. Die Bedeutung dieses Winkels für die Kontinenzerhaltung ist fraglich. Früher glaubte man, dass die Verkleinerung des anorektalen Winkels zu einem klappenartigen Verschluss des anorektalen Übergangs führe (indem die Rektumvorderwand durch zusätzliche Erhöhung des intraabdominalen Druckes klappenförmig den oberen Analkanal verschließt). Videodefäkographische Untersuchungen unter Valsalva-Manöver zeigten aber, dass es dabei zu keinem Kontakt zwischen der vorderen Rektumwand und der Spitze des Analkanals kommt. Gleichzeitige Aufnahmen der EMG-Aktivität des Sphinkters weisen aber eine eindeutig erhöhte Aktivität des externen Sphinkters und des M. puborectalis auf.

Der autonome innere anale Sphinkter ist in einem **kontinuierlich tonischen Zustand**. Seine hauptsächliche Reflexantwort ist die Relaxation, d. h. bei Füllung des Rektums kommt es zu einer Senkung des Ruhetonus, also zu einer Erschlaffung des Sphincter ani internus. Dieser Reflex heißt **rektoanaler Inhibitionsreflex**. Die Empfindung des vollen Rektums ist ein weiterer wichtiger Punkt zur Erhaltung der Kontinenz. Die Diskrimination zwischen Stuhl und Gas ist abhängig von einer neural-integren Übergangszone (hochsensitiv). Bei analem Durchtritt von Stuhl oder Gas bis zur Übergangszone kommt es über die zahlreichen sensorischen Rezeptoren an der Linea dentata zu spinalen Reflexmechanismen, die eine Kontraktion des Sphincter ani externus auslösen und den Stuhl in die Rektumampulle zurückschieben, bis es infolge des vollen Rektums zur Auslösung des rektoanalen Inhibitionsreflexes infolge Rektumdistension kommt.

Defäkation

Die einwandfreie Defäkation setzt voraus, dass der elektrische Tonus, der die Beckenbodenkontraktion aufrechterhält, unterbrochen wird. Dies kann durch Pressen erreicht werden. Der anorektale Winkel wird dadurch geöffnet, so dass er von einem Ruhezustand von zwischen 90 und 100° einen Öffnungsgrad von zwischen 140 und 160° erreicht. Ausgelöst durch den rektoanalen Inhibitionsreflex sinkt der Ruhetonus im Analkanal und mithilfe von Bauchpresse und intrarektaler Druckerhöhung kommt es zur Überwindung des Sphinkterdruckes und alsdann zur Entleerung des Rektums.

Die Stuhlpassage durch den Anus wird ermöglicht durch eine Reflexhemmung des Sphincter ani internus (Rektumdistension) und teilweise des Sphincter ani externus. Am Schluss der Defäkation nimmt die elektrische Aktivität von Sphinkter und Beckenboden akut zu und stellt den anorektalen Ausgangswinkel wieder her.

7.9.3 Untersuchungsmethoden

Anamnese

> ❯ Die Mehrheit der Patienten mit anorektalen Erkrankungen beklagen Schmerzen, Pruritus ani, Blutabgang per anum und konsekutiv Defäkationsschwierigkeiten.

Patienten mit diesen Symptomen sind exakt nach ihren Stuhlgewohnheiten zu befragen, d. h. Anzahl der Stuhlentleerungen pro Tag, Stuhlkonsistenz, Unterscheidung zwischen Stuhl und Gas, Kontinenzgrad (Kontinenz für Gas, flüssigen Stuhl und festen Stuhl), Warnperiode zwischen Stuhlempfindung und Exkretion. Die Fragen nach imperativem Stuhldrang, nach konkomitierender Urininkontinenz und der Integrität der Sexualfunktion (Kohabitationsschmerzen, Erektion, Ejakulation) geben Hinweise für den funktionellen Zustand des Beckenbodens.

Untersuchungsverfahren

Bei der **klinischen Untersuchung** erfolgt primär die perianale **Inspektion**. Dabei ist auf perianale Narbenbildungen, Rhagaden, Mariskaen, Kondylome, ekzematöse Veränderungen, Fisteln, perianale Stuhlverunreinigung und anale Deformation zu achten.

> ❯ Die Untersuchung des Patienten mit anorektalen Erkrankungen erfolgt entweder in flacher Linksseitenlage mit 45°-Stellung des Oberkörpers (zur Längsachse der Liege) und mit maximal flektierten Oberschenkeln oder in Steinschnittlage (❏ Abb. 7.152).

Der 2. Untersuchungsschritt besteht in der **digitalen Palpation**: Der ganze Analkanal wird zirkulär ausgetastet und nach Druckschmerzhaftigkeit gesucht. Es folgt eine Beurteilung des Sphinkterruhetonus und des Sphinkterdrucks, indem der Patient angehalten wird, den Sphinkter zu kontrahieren, wobei die Stärke des M. puborectalis beurteilt wird. Es folgt die Austastung der Rektumampulle auf der Suche nach intrarektalen Tumoren, retrorektalen Resistenzen, die Beurteilung der Prostata und schließlich die Beurteilung des untersuchenden Fingers, d. h. Farbe des Stuhls, Blut- oder Eiterauflagerungen.

Die **Anorektoskopie** sucht im Analkanal nach Hämorrhoiden, Fistelöffnungen, Kondylomen, Neoplasien und Ulzerationen, die sich sowohl beim Morbus Crohn als auch

beim Analkarzinom finden lassen. Intrarektal wird nach Polypen und Karzinomen gesucht. Blut und/oder Eiter im Lumen sind Zeichen dafür, dass der Darm an irgendeiner Stelle erkrankt ist. Lässt sich im Rektum kein Befund finden, ist die **flexible Sigmoidoskopie bis 60 cm** indiziert, da die diagnostische Ausbeute an benignen und malignen Neoplasien bei dieser Untersuchung 4-mal größer ist als bei der starren Rektoskopie.

Die **anorektale Sonographie** stellt mittels eines mit 7 Mhz rotierenden Schallkopfes das Anorektum sonomorphologisch dar. Diese Untersuchung hat eine Fokustiefe von 2,5 cm und in diesem Bereich ein hohes Auflösungsvermögen. Dabei können Läsionen, d. h. Abszesse, Fisteln, Muskeldefekte, Neoplasien und postoperative Zustände exakt definiert und lokalisiert werden. Diese Untersuchung hat einen besonderen Stellenwert zur Beurteilung der Penetrationstiefe von anorektalen Neoplasien und zur Festlegung, ob ein sphinktererhaltender Eingriff noch möglich ist. Weiter können mithilfe der Endosonographie gezielte Biopsien im Anorektum gewonnen werden sowie sonographisch gesteuerte gezielte Drainageeinlagen erfolgen.

> ❯ Bei Patienten mit Gerinnungsstörungen, Antikoagulanzien- oder Zytostatikamedikation und Leber- oder Nierenerkrankungen sollte keine ambulante Biopsie durchgeführt werden.

Wie bei den Erkrankungen des Kolons, gehören auch **Abdomenleeraufnahme** im Stehen und **Kontrastmitteluntersuchungen** zum Abklärungsalgorithmus von Rektumerkrankungen (Ausschluss eines Ileus, einer akut toxischen Kolondilatation oder Visualisierung von spezifischen Schleimhautprozessen).

Die **Defäkographie** dient der Abklärung von Funktionsstörungen des Beckenbodens. Das Rektum wird mit einer Bariumpaste (Palybar) gefüllt, deren Konsistenz stuhlähnlich ist. Der Patient wird auf einem strahlendurchlässigen Toilet-

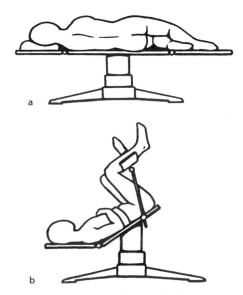

❏ **Abb. 7.152 a** Linke Seitenlage, **b** Steinschnittlage

tensitz platziert und der Defäkationsakt wird mit einer ferngesteuerten Kamera mit schneller Bildsequenz im seitlichen Strahlengang festgehalten. Zuvor wird der Dünndarm mit einem wasserlöslichen Kontrastmittel (Gastrografin) gefüllt, um das Tiefertreten des Douglas-Raumes (Enterozele) während der Defäkation beurteilen zu können. Die Dynamik des Defäkationsaktes wird auf Videoband aufgenommen. Beurteilt werden folgende physiologische Parameter:

- Aufrichtung des anorektalen Winkels (beim Pressen),
- definierte Senkung des Beckenbodens,
- trichterförmige Öffnung des Analkanals,
- Aufhebung der Puborektalisimpression in Höhe des anorektalen Übergangs,
- Kontraktion des Rektums.

Die **dynamische Videodefäkographie** kann eine während der Defäkation entstehende Entero- und/oder Rektozele visualisieren, die Diagnose eines inneren Rektumprolapses stellen, eine »Outlet obstruction« infolge Nichtrelaxation des M. puborectalis während der ganzen Defäkation und eine unvollständige Rektumkontraktion darstellen. Die Untersuchung ist aber wegen der nötigen Kontrastmittelgabe (zur Darstellung von Dünn- und Dickdarm) für den Patienten belastend. Zusätzlich muss mit einer relativ hohen Dosis an Bestrahlung gerechnet werden und die Muskulatur selber wird nicht dargestellt. Deswegen gilt sie heutzutage als obsolet und wird durch die **MR-Defäkographie** ersetzt.

> **Die MRT kann sowohl für die dynamische wie auch für die topographische Untersuchung des Beckenbodens benutzt werden.**

Bei der dynamischen Untersuchung (MR-Defäkographie) kann die ganze Beckenbodenmuskulatur in Ruhe und während der Defäkation beurteilt werden. Dies ermöglicht die Visualisation von Entero-/Rekto- oder Zystozelen. Zusätzlich ist eine 3-dimensionale Rekonstruktion des Sphinkterapparates in Ruhe und während der Defäkographie möglich. Aktuelle Studien zeigen vergleichbare Resultate mit der klassischen Defäkographie. Wie bei der klassischen Defäkographie werden der Anorektalwinkel, die Senkung des Beckenbodens, die Öffnung des Analkanals und die Rektozelen beurteilt. Zusätzlich können aber Muskelläsionen vom Sphinkterapparat und die Senkung von Harnblase oder vom Uterus festgestellt werden.

Bei der topographischen Untersuchung ermöglicht das MRT die Darstellung von komplexen Fisteln, die meistens nicht erreichbar sind mit der endoanalen Sonographie.

Weitere spezielle Untersuchungsmaßnahmen sind **mikrobiologische Stuhluntersuchungen** (Stuhlproben am besten rektoskopisch entnommen). Diese sind angezeigt bei Diarrhöen, entzündlichen Darmerkrankungen und Pruritus ani. Eine weitere wichtige Stuhluntersuchung ist die Suche nach okkultem Blut (Erfassung des Dickdarmkrebses: Bei 1.000 getesteten Personen und 30–40% positiven Resultaten kann man damit rechnen, etwa 1 Karzinom und 5 Adenome zu entdecken). Auch die bakteriologische Untersuchung von Eiter und Exsudaten ist unabdingbar.

Das **anorektale Labor** beurteilt die neuromuskuläre Funktion des Anorektums und ist speziellen Indikationen vorbehalten, z. B. zur diagnostischen Beurteilung von Patienten mit Inkontinenz, Megarektum-, Megakolonprolaps und Defäkationsunfähigkeit im Sinne einer »Outlet obstruction« (Beckenbodenausgangsverschluss).

Die **anale Manometrie** (Druck-Transducer oder Perfusionskatheter mit luftfreien wassergefüllten Druckwandlerelementen) misst den analen Ruhedruck und den Druckanstieg bei willkürlicher Kontraktion. Durch Dehnung eines intrarektal gelegenen Ballons (10, 30, 50 ml Luft) und gleichzeitiger analer Druckmessung kann der rektoanale Inhibitionsreflex ausgelöst werden (Dehnung des Rektums bewirkt reflektorische Erschlaffung des inneren Sphinkters und damit Druckabfall im Analkanal). Dieser Reflex fehlt beim Morbus Hirschsprung[33] (Aganglionose). Mithilfe spezieller Untersuchungen können die Rektumkapazität, d. h. das maximal tolerable Volumen, die Dehnbarkeit der Rektumwand (Compliance) und die Empfindungsschwelle des Rektums (Füllung) getestet werden.

Die **Elektromyographie (EMG)** lokalisiert normal funktionierende Muskelstrukturen des Beckenbodens und die **N.-pudendus-Latenzzeitmessung** prüft, ob eine neurale Ursache für die Kontinenzstörung verantwortlich ist. Diese Untersuchung geschieht mit einer speziellen Fingertipelektrode, die den N. pudendus am Austrittspunkt aus dem Alcock-Kanal lateral beidseits auf Höhe der Tuberosis ischii stimuliert und die Muskelkontraktion mit Sensoren, die an der Fingerbasis angebracht sind, registriert. Da aber diese Untersuchungen operateurabhängig sind, wird sie immer weniger angewendet.

7.9.4 Gutartige anorektale Erkrankungen

Rektumprolaps

> **Definition**
>
> Der Rektumprolaps ist **vollständig**, wenn die gesamte Rektumwanddicke nach extraanal verlagert ist. Der Prolaps ist **partiell (innerer Rektumprolaps)**, wenn die Rektumvorderwand in den Analkanal hinein prolabiert.

Der Rektumprolaps manifestiert sich meist zusammen mit einem dorsal gelegenen solitären Rektumwandulkus.

Ätiologisch werden eine Beckenbodenschwäche und ein mobiles Rektum (laterale Ligamentschwäche) angenommen. Häufig geht der Prolaps auch mit einer Stuhlinkontinenz einher. Der Prolaps kann über eine Traumatisierung der Schleimhaut zu Blutung und Ulzeration mit vermehrter Schleimproduktion führen.

▪▪ Diagnostik

Die Diagnose kann einfach gestellt werden, wenn während der Defäkation oder gar beim Gehen oder Stehen das Rektum

---

33 Harald Hirschsprung, Pädiater, Kopenhagen, 1830–1916.

nach außen prolabiert. 50% der Patienten klagen über Stuhlinkontinenz, die zeitweise das einzige Symptom sein kann.

Bei der Untersuchung kann der Prolaps im Stehen oder auf der Toilette durch Pressen provoziert werden. Durch Auseinanderziehen des Analrings ist ein klaffender Anus feststellbar. Die Rektoskopie lässt bei Vorfinden eines solitären Rektumulkus einen inneren Rektumprolaps vermuten.

> **Alle verdächtigen Läsionen (Ulzera) müssen biopsiert werden.**

Große Polypen, Mukosaprolaps und fortgeschrittene Hämorrhoiden können einen Rektumprolaps vortäuschen. Eine MR-Defäkographie ist nur bei V. a. inneren Rektumprolaps sinnvoll.

Bei persistierender Inkontinenz sollte postoperativ eine Sphinktermanometrie durchgeführt werden, um die Indikation zur Sphinkterplastik oder sakrale Neurostimulation zu bestimmen (in der Regel 6 Monate postoperativ).

■ ■ **Therapie**
Die Therapie erfolgt chirurgisch, indem das Rektum von abdominal her bis auf den Beckenboden mobilisiert, hochgezogen und mittels unresorbierbaren Fäden oder Netze am Promontorium verankert wird (**Rektopexie**). Bei resultierendem Dolichosigma (dolichos = lang) und langjähriger Obstipationsanamnese ist zusätzlich eine **Sigmasegmentresektion** (Operation nach Frykman-Goldberg) indiziert. Dieser Eingriff kann sowohl »offen«, wie auch laparoskopisch durchgeführt werden. Ältere Hochrisikopatienten können von perineal her operiert werden (totale Rektumresektion nach Altemeier oder partielle Rektumresektion nach Delorme).

Die Hälfte der inkontinenten Patienten wird innerhalb von 6 Monaten wieder kontinent. Die übrigen stellen die Indikation für eine weitere chirurgische Therapie (sakrale Neurostimulation, Sphinkterrekonstruktion). Bis zu 80% der operierten Patienten bleiben kontinent.

Analprolaps (Mukosaprolaps)

┌─ **Definition** ─────────────────────────
│ Die Mukosa des proximalen Analkanals bzw. distalen Rektums mitsamt der Linea dentata und des Anoderms erscheint segmentär oder zirkulär nach außen prolabiert.
└──────────────────────────────────────

Klinisch ist nie die ganze Rektumwand daran beteiligt. Oft imponieren prolabierende Hämorrhoiden als Mukosaprolaps.

■ ■ **Symptomatik**
Klinisch kann der Analprolaps bei Schwellung der Mukosa und des Anoderms schwerste Schmerzen, Blutungen, Nässen und Juckreiz veranlassen. Zusätzlich können Defäkationsschwierigkeiten im Sinne einer »Outlet obstruction« (Ausgangsverschluss) bestehen.

■ ■ **Diagnostik**
Eine Proktoskopie ist häufig schmerzbedingt unmöglich, jedoch lässt sich der Analprolaps klinisch eindeutig vom vollständigen Rektumprolaps unterscheiden.

■ ■ **Therapie**
Die Therapie des Analprolapses ist zunächst **konservativ**, außer wenn die Vitalität der Mukosa gefährdet ist (**Cave:** Gangrän!). In der Regel kann mittels Bettruhe, feuchten Kochsalzumschlägen, systemischer antiinflammatorischer Therapie (NSAR) und Applikation eines lokalen Hydrokortikoids eine gute Abschwellung der Schleimhaut erzielt werden. Nach Abschwellung wird entweder eine Mukosektomie an 3 Stellen im Sinne einer **geschlossenen Hämorrhoidektomie nach Ferguson**, oder eine **Hämorrhoidopexie nach Longo** durchgeführt. Bei der Hämorrhoidektomie nach Ferguson muss darauf geachtet werden, dass zwischen den einzelnen Resektionsstellen genügend Anoderm belassen wird (**Cave:** Analstriktur).

❶ **Cave**
Die notfallmäßige Operation des Analprolapses im akuten Stadium birgt die Gefahr, zu viel Anoderm zu resezieren (Risiken: Striktur, Diskriminationsstörungen).

Hämorrhoiden

┌─ **Definition** ─────────────────────────
│ Hämorrhoiden sind vaskuläre Kissen an der analen Übergangszone, bestehend aus Arteriolen, Venolen und arteriovenösen Verbindungen, die in den distalen Analkanal prolabieren, wodurch es zu Schwellung, Vergrößerung, Fibrosierung und schließlich Ulzeration und Blutung kommt.
└──────────────────────────────────────

Von den **inneren Hämorrhoiden** sind die **äußeren Hämorrhoiden** zu unterscheiden, die häufig thrombosieren und infolge akuter Schmerzen zum chirurgischen Notfall werden können.

■ ■ **Pathogenese**
Pathogenetisch kommen Hämorrhoiden dadurch zustande, dass die vaskulären Kissen der Übergangszone, die via Venen zwischen zirkulärer und longitudinaler Muskulatur drainiert werden, nicht mehr richtig abfließen können (Obstruktion durch Stuhlmassen, Entzündung, Schwangerschaft, portale Hypertension). Entsprechend der Aufteilung der A. rectalis superior in 3 Äste bei 3, 7 und 11 Uhr in Steinschnittlage entstehen Hämorrhoiden hauptsächlich an diesen 3 Stellen (Abb. 7.153). Gefäßthrombosierung und daraus resultierende Schmerzen führen zur **Hypertonie des analen Sphinkters**, die die Schmerzen zusätzlich verschärft. Es entsteht ein Circulus vitiosus, in dem der hypertrophe spastische innere Sphinkter zur **zunehmenden Kongestion** der analen Kissen führt.

■ ■ **Epidemiologie**
Die Inzidenz und Prävalenz des Hämorrhoidalleidens ist in der zivilisierten westlichen Welt gegenüber den Entwicklungsländern eindeutig erhöht. Eine Erklärung dafür könnte die faserreiche Nahrungszufuhr in Entwicklungsländern sein. Obstipation, sitzende Tätigkeit, fettreiche Mahlzeiten, reichlich Alkohol sowie psychischer Stress sind weitere prädisponierende Faktoren.

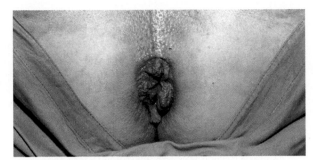

Abb. 7.153 Hämorrhoiden: 3 Knoten um 3-7-11 Uhr in Steinschnittlage bei Hämorrhoiden Grad III

■ ■ Symptomatik und Diagnostik

> **Leitsymptome des Hämorrhoidalleidens**
> — Blutung
> — Schmerz
> — Sekretion
> — Pruritus ani

Das klinische Erscheinungsbild unterscheidet 4 Grade (□ Abb. 7.154):
— Grad I: Hämorrhoidalpolster, die beim Pressen nicht unterhalb die Linea dentata prolabieren.
— Grad II: Polster, die beim Pressen unterhalb die Linea dentata ins Proktoskop prolabieren, jedoch spontan wieder reponieren.
— Grad III: Polster, die beim Pressen oder bei der Defäkation nach außen prolabieren und digital reponiert werden können.
— Grad IV: Die Hämorrhoiden bleiben extraanal und schwellen zunehmend an (**Cave:** Gangrän!).

> **❯** Die Diagnose der inneren Hämorrhoiden ist nur proktoskopisch zu stellen.

■ ■ Therapie

Grad-I- und Grad-II-Hämorrhoiden werden in der Regel konservativ behandelt, Grad III und IV operativ:
— Bei den **Grad-I-Hämorrhoiden** stehen diätetische Maßnahmen zur Stuhlregulation sowie regelmäßige Analhygiene im Vordergrund.
— **Grad-II-Hämorrhoiden** können entweder **sklerosiert** (submuköse Instillation von 5%igem Phenolmandelöl) oder mit einer **Gummibandligatur** (um die Basis eines Hämorrhoidalknotens wird ein straffes Gummiband gelegt) behandelt werden.
— **Grad-III- und -IV-Hämorrhoiden** werden chirurgisch behandelt.

> **❗ Cave**
> Die manuelle anale Dilatation oder die laterale Sphinkterotomie sind für die Hämorrhoidenbehandlung obsolet, Langzeitresultate zeigen eine hohe Rezidivrate mit vermehrtem Inkontinenzrisiko.

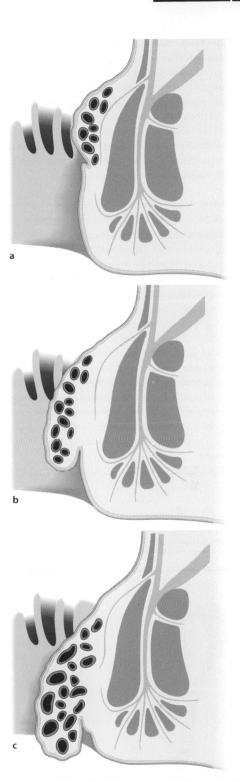

Abb. 7.154 Einteilung der Schweregrade bei Hämorrhoidalleiden. **a** Grad I: Mäßige Vergrößerung des Corpus cavernosum recti, ausschließlich im Proktoskop sichtbar. **b** Grad II: Mit zunehmender Größe Austreten der Hämorrhoidalknoten während der Defäkation aus dem Analkanal nach Spontanremission. **c** Grad III: Prolabierende Hämorrhoiden während der Defäkation verbleiben danach außerhalb des Analkanals und müssen manuell reponiert werden

7

Die **Hämorrhoidektomie** ist indiziert bei schwer prolabierenden Hämorrhoiden (Grad III und IV), die einer manuellen Reposition bedürfen, bei Patienten ohne Therapieerfolg nach konservativer Therapie und bei Hämorrhoiden, die durch Ulzerationen, Fissuren, Fistelbildung und großen hypertrophierten Analpapillen kompliziert sind. Dem Chirurgen stehen aktuell 2 operative Techniken zur Verfügung: Die klassische **Resektionen nach Ferguson oder Milligan-Morgan** oder die Anopexie/Hämorrhoidopexie nach Longo, auch **Stapler-Hämorrhoidektomie** genannt.

Praxisbox

Technik der Hämorrhoidektomie nach Ferguson

Die Hämorrhoidektomie nach Ferguson (◨ Abb. 7.155) wird üblicherweise in **Steinschnittlage** durchgeführt. Es erfolgt eine peridurale Anästhesie und der Analkanal wird mit einem Operationsspekulum eingestellt, wodurch der Hämorrhoidalknoten zugänglich wird. Der Hämorrhoidalknoten, meist bestehend aus einem inneren und äußeren hämorrhoidalen Anteil, wird von perianal nach intraanal elliptoid umschnitten und unter Schonung des M. sphincter ani internus **submukös exzidiert**, so dass der feine längliche M. analis canalis (**Treitz**) sichtbar wird. Die Basis dieses hämorrhoidalen Stiels wird oberhalb der Linea dentata ligiert und der Defekt wird mit einem resorbierbaren Faden in fortlaufender Nahttechnik verschlossen, unter Fassen des M. analis canalis, um eine Kanalbildung in der Tiefe zu verhindern.

Das exzidierte Gewebe wird histologisch untersucht, um eine Neoplasie oder entzündliche Darmerkrankung auszuschließen. Eine gleichzeitige laterale Sphinkterotomie wird nur durchgeführt im Zusammenhang mit einer chronischen Analfissur. Postoperativ ist auf eine gute **Analhygiene** durch Ausduschen der analen Region zu achten. Der Stuhl ist mittels eines natürlichen Laxativums (z. B. Metamucil) weich zu halten.

Praxisbox

Anopexie (Stapler-Hämorrhoidektomie) nach Longo

Bei der Anopexie nach Longo wird eine zirkuläre supraanale Mukosaresektion durchgeführt, dabei wird der submuköse Venenplexus mit durchtrennt, dies mit einem speziellen Staplergerät, welches transanal eingeführt wird. (◨ Abb. 7.156) Da die Operationswunde tiefer liegt, in einem Bereich mit weniger sensiblen Nervenästen, haben Patienten in der postoperativen Phase weniger Schmerzen.

❗ **Cave**
Schwere Komplikationen sind beschrieben worden: **Sphinkterläsionen und Fournier-Gangrän.**

Wenn die **äußeren Hämorrhoiden** bei der Analhygiene stören, sollten sie entfernt werden. Thrombosierte äußere Hämorrhoiden können innerhalb der ersten 24 h nach Thrombose in Lokalanästhesie inzidiert und thrombektomiert werden. Dies bringt sofortige Schmerzlinderung. Nach Ausheilung der äußeren Hämorrhoiden können Mariken verbleiben.

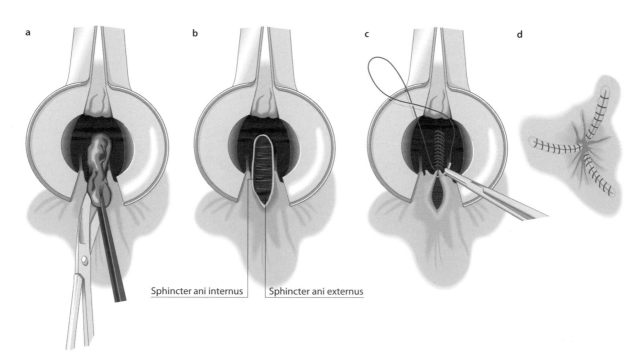

Sphincter ani internus   Sphincter ani externus

◨ **Abb. 7.155** Technik der geschlossenen Hämorrhoidektomie nach Ferguson. **a** Umschneiden und Resektion des Hämorrhoidalknotens. **b** Status nach Resektion. **c** Naht des Anoderms. **d** Endzustand

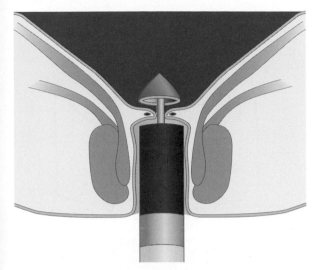

◘ Abb. 7.156 Stapler-Hämorrhoidektomie nach Longo

Analfissur

Definition

Längliche Ulzeration im Anoderm des unteren Analkanals, die meist dorsal gelegen ist.

Diese tritt akut oder chronisch auf. Der Unterschied besteht darin, dass bei der **akuten** Form der M. spincter ani internus gut sichtbar ist und meist keine Vorpostenfalte (**Mariske**) und keine hypertrophische Analpapille ausgebildet sind. Die **chronische** Form weist am Grund des Risses Granulationsgewebe auf, proximal davon in Höhe der Linea dentata kann sich eine hypertrophische Analpapille ausbilden, am distalen Ende der Fissur eine Mariske.

▪▪ Ätiologie

Die Ätiologie ist unbekannt. Häufig wird harter Stuhl als Ursache angegeben. Der anale Ruhedruck ist praktisch immer erhöht als Folge eines schmerzinduzierten reflektorischen Sphinkterspasmus.

❯ In bis zu 10% der Fälle liegt unter einer Fissur ein intersphinktärer Abszess oder eine Intersphinktärfistel vor.

▪▪ Symptomatik und Diagnostik

Die Hauptsymptome bestehen in akuten Schmerzen, Defäkationsstörungen, Blut am Toilettenpapier und Pruritus. Liegt eine Fissur **lateral**, ist u. a. an einen **Morbus Crohn** zudenken.

Die klinische Diagnose ist eindeutig und alleine durch Auseinanderziehen des Analrings zu stellen. Bei der Frau ist die anteriore Fissur häufiger als beim Mann. Eine Proktoskopie ist aus Schmerzgründen selten möglich und **nicht zu forcieren**.

❗ Cave

Bei nicht abheilender Fissur sollte an Analkarzinom, syphilitisches Ulkus, perianalen Morbus Crohn und perianalen Morbus Paget gedacht werden.

▪▪ Therapie

Die **akute** Fissur wird in der Regel konservativ mit lokalanästhesierendem Gel, lokalen Muskelrelaxanzien (Nitoglycerin-Salbe, Nifedipine-0,2%-Salbe oder Botulinum-Toxin), sorgfältiger Analhygiene und Weichhaltung des Stuhls (z. B. Metamucil) behandelt. Die **chronische** Fissur (z. B. bei schmerzinduzierter Hypertonie des inneren analen Sphinkters) oder die therapieresistente akute Fissur (nach 4 Wochen konservativer Therapie) sind Indikation für eine kurze **laterale innere Sphinkterotomie**. Postoperativ heilt die Fissur innerhalb von 4–6 Wochen aus. Geringfügige Kontinenzstörungen treten in etwa 5% der Fälle auf.

Praxisbox

Technik der lateralen inneren Sphinkterotomie

Der Patient liegt in Steinschnittlage, der Eingriff kann entweder in lokaler Anästhesie oder in periduraler Anästhesie durchgeführt werden. Der Analkanal wird mit dem Operationsproktoskop eingestellt (◘ Abb. 7.157), so dass links lateral (vom Patienten gesehen) operiert werden kann. Es erfolgt eine zirkuläre Inzision der Haut links lateral und der intersphinktäre Raum zwischen Sphincter ani internus und externus wird mit der Schere gespreizt. Etwa 1 cm des M. sphincter ani internus wird auf eine Kocher-Sonde aufgeladen (nie höher als Linea dentata!). Der Sphinkterteil auf der Kocher-Sonde wird mit dem Messer quer inzidiert. Nach Revision der Blutstillung wird das Anoderm mit resorbierbarem Fadenmaterial vernäht. Postoperativ ist auf gute Analhygiene (Duschen!) und auf Weichhaltung des Stuhles zu achten.

Anorektale Abszesse und Fisteln

▪▪ Definition

Abszesse und Fisteln des Anorektums stellen die akute und die chronische Phase desselben Leidens dar.

▪▪ Pathogenese

Die Mehrzahl der Abszesse und daraus folgenden Fisteln entstehen im Intersphinktärspalt, ausgehend von den Proktodäaldrüsen (kryptoglandulärer Infekt). Als Eintrittspforte für die Erreger (E. coli, Staphylococcus aureus oder Proteus mirabilis) dienen die **Krypten der Linea dentata**. Morbus Crohn, Diabetes mellitus, Colitis ulcerosa, komplizierte Divertikulitis oder Salpingitis oder sogar eine verschleppte Appendizitis können Ursache für atypisch verlaufende anorektale Fisteln sein.

▪▪ Klassifikation

Die Klassifikation der Fisteln und Abszesse berücksichtigt die Lagebeziehung des Hauptganges zum äußeren Sphinkter und zur Puborektalisschlinge (◘ Abb. 7.158):

- Von **intersphinktärer Fistel** spricht man, wenn der intersphinktäre Abszess nach perianal ausfließt.
- Eine **transsphinktäre Fistel** bedeutet **Durchbruch des äußeren Sphinkters** unterhalb der Puborektalisschlinge. Diese führt zum ischiorektalen Abszess.

7

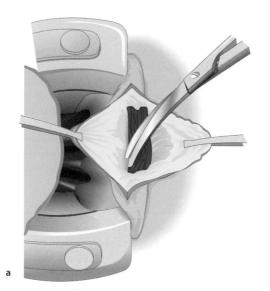

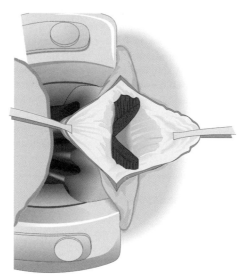

b

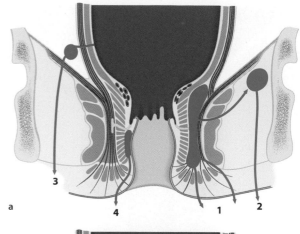

a

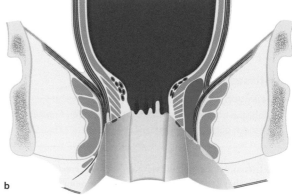

b

■ **Abb. 7.158** **a** Typische Lage und Ausbreitung anorektaler Abszesse und Fisteln: *1* intersphinktär; *2* transsphinktär (ischiorektal); *3* extrasphinktär; *4* submukös. **b** Therapeutische Maßnahmen: Abszesseröffnung und Fistelspaltung bzw. -exzision

■ **Abb. 7.157** Laterale Sphinkterotomie bis zur Linea dentata. **a** Operatives Vorgehen bei der lateralen Sphinkterotomie. Der M. sphincter ani internus wird bis zur Höhe der Linea dentata präpariert. **b** Operatives Vorgehen bei der lateralen Sphinkterotomie. Der M. sphincter ani internus wird bis zur Höhe der Linea dentata eingekerbt

— Der **extrasphinktäre** oder **supralevatorische Abszess** liegt oberhalb der Puborektalisschlinge und kann Ursache für eine **suprasphinktäre Fistel** sein, die in die Ischiorektalgrube verlaufen kann.

❯ Suprasphinktäre Fisteln können als Folge fehlerhafter chirurgischer Freilegung einer Analfistel entstehen.

■■ Symptomatik

Die Symptome des **akuten Abszesses** sind pochende Schmerzen, Status febrilis und Defäkationsstörung. Bei der Untersu-

chung kann der akute Abszess als umschriebene Schwellung des Analrandes oder als diffus gerötete Auftreibung einer Gesäßhälfte erscheinen (■ Abb. 7.159). Er ist äußerst druckschmerzhaft. Die digitale Untersuchung des Analkanals gelingt schmerzbedingt selten.

Der **chronische intersphinktäre Abszess** äußert sich in periodisch auftretenden oder anhaltenden analen Schmerzen mit Druckschmerzhaftigkeit des Analkanals und geringgradiger Resistenz im Analkanal.

Eine **Analfistel** äußert sich durch konstante oder intermittierende eitrige Absonderung durch die äußere Öffnung nach perianal oder nach intraanal. Die innere Öffnung lässt sich als verhärteter schmerzhafter Bezirk im Analkanal palpieren.

■■ Diagnostik

Die endoanale Sonographie ist hilfreich zur Lokalisation von Abszessen und zur Klassifikation von Fistelverläufen (Operationsplanung!).

■■ Therapie

Beim **akuten Abszess** erfolgt eine **operative Entlastung** (Inzision, Kürettage, evtl. bakteriologische Untersuchung des Eiters).

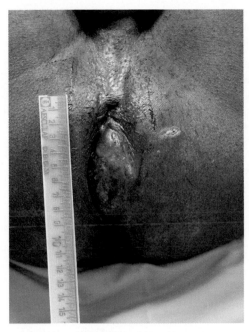

 Abb. 7.159 Perianalabszess. Großer Abszess von 12–6 Uhr in Steinschnittlage

⊗ Cave
Anlässlich der Abszessinzision identifizierte Fisteln dürfen nur im Falle einer einfachen intersphinktären Fistel, die die Linea dentata nicht übersteigt, wegen der Gefahr der Sphinkterverletzung gespalten werden.

Liegt die **Fistel trans- oder extrasphinktär**, ist eine Fadeneinlage zur optimalen **Drainage** der Fistel indiziert (Totalsanierung später).

Die **chronische intersphinktäre Fistel** kann bis zur Linea dentata gespalten und ohne Inkontinenzrisiko einer Per-secundam-Heilung überlassen werden.

Bei der **trans- oder extrasphinktären Fistel** wird mit einer gezielten Fistelexzision, Kürettage des transsphinktären Anteiles, Vernähen des Sphinkterdurchbruchs und in seltenen Fällen Decken der inneren Fistelöffnung mittels eines gut durchbluteten intrarektalen Mukosa-Muskel-Verschiebelappens (Mukosa und M. sphincter ani internus) eine sichere Ausheilung mit geringer Rezidivrate erzielt. Dabei kann mit einem Erfolg von ca. 70–90% gerechnet werden. Als weniger invasiv und dadurch auch mit weniger Risiken für den Kontinenzapparat ist der FistulaPlug® (◘ Abb. 7.160). Es handelt es sich um einen »Stöpsel« aus Kollagen, der in der Fistel platziert wird. Der Erfolg liegt zwischen 50 und 70%.

Rektovaginale Fisteln
■■ Pathogenese
Rektovaginale Fisteln sind in ca. 80% der Fälle Folgen von Geburtstraumen. Weitere Ursachen sind: Komplikation bei Morbus Crohn, Komplikation nach Hysterektomie oder tiefer

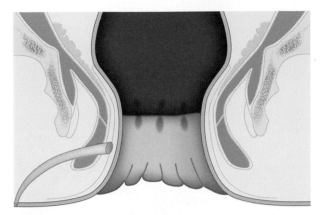

◘ Abb. 7.160 FistulaPlug®

anteriorer Rektumresektion, Entzündung im Bereich des Rektums, Tumoren oder Radiotherapie. Diese Fisteln führen oft zu einer schweren Reduktion des Sexuallebens.

■■ Symptomatik
Spontanabgang von Stuhl oder Wind durch die Vagina. Rezidivierende Blasenentzündungen. Fisteln infolge von Geburtstraumen sind zur Hälfte der Fälle von Sphinkterläsionen begleitet.

■■ Therapie
Sie ist abhängig von der Ursache der Fistel. **Tumorfisteln** müssen nach onkologischen Prinzipen **reseziert** werden, mit oder ohne Rektumamputation, dies je nach Höhe des Tumors. **Crohn-Fisteln** sollten so konservativ wie möglich behandelt werden, evtl. mit Anlage eines **Entlastungsstomas** bei schwerer Proktitis. Bei hohen rektovaginalen Fisteln ist meistens ein transabdominaler Zugang nötig. Bei tiefen Fisteln kann entweder transrektal, transperineal oder transvaginal operiert werden (◘ Abb. 7.161). Das Verschlussprinzip ist, dass die verschiedenen Schichten nicht direkt übereinander verschlossen, sondern **leicht verschoben** werden, um eine bessere Heilung zu erzielen. In gewissen Fällen muss ein **Muskel-Verschiebelappen** als Interponat eingebaut werden.

❯ Rektovaginale Fisteln benötigen z. T. komplexe chirurgische Therapien um einen Verschluss zu erreichen.

Analer Morbus Crohn
■■ Epidemiologie
Die anale Beteiligung bei Morbus Crohn (► Abschn. 7.7.8, ► Abschn. 7.8.6) tritt in etwa bei 50–70% der Patienten mit Kolonbeteiligung eines Morbus Crohn auf. Bei Ileitis Crohn und Ileokolitis Crohn ist die Inzidenz geringer (10–30%).

■■ Symptomatik
Klinisch sind am häufigsten Fissuren, Fisteln, Abszesse und ödematöse Mariske zu sehen. Ulzerationen, Hautödeme, rektovaginale Fisteln sind seltener.

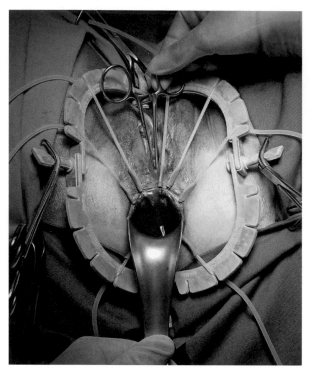

Abb. 7.161 Rektovaginale Fistel. Status nach anteriorer Rektumresektion: Die Klemme geht durch die Fistel von der Vagina bis ins Rektum

> Laterale Analfissuren, multiple anale Läsionen, ödematöse Marisken, schmerzlose Ulzerationen, hohe Analfisteln und ausgedehnte fistulöse Abszedierungen lassen an einen Morbus Crohn denken.

■■ Therapie

> Die Therapie muss so konservativ wie möglich sein und, wenn notwendig, mit dem kleinstmöglichen Eingriff.

Die **Analfissur** wird durch eine vorsichtige **manuelle Sphinkterdehnung** therapiert. **Abszesse** werden nur operativ inzidiert.

Tiefe Analfisteln (kaudal), die ca. 2/3 aller Fälle ausmachen, können, wenn sie intersphinktär liegen, gespalten werden. Liegen sie transsphinktär, ist die Fadeneinlage das geeignetere Verfahren. Später, im entzündungsfreien Intervall, kann eine übersichtliche Fistelexzision riskiert werden. Handelt es sich um eine **hohe Fistel**, ist vor einer Freilegung der Fistel Vorsicht geboten, da nur in etwa 50% der Fälle Heilung eintritt und die Komplikationsrisiken (**Inkontinenz!**) zu hoch sind. Fadeneinlage und systemische Metronidazolbehandlung können hier Entzündungsfreiheit bringen. Nur selten gelingt eine anhaltende Abheilung. Ein schweres, kompliziertes anorektales Fistelleiden, das durch lokalchirurgische Maßnahmen nicht beherrscht werden kann, stellt die Indikation zur Proktokolektomie (▶ Abschn. 7.8.6).

❗ Cave
Die Hämorrhoidektomie beim Morbus Crohn hat eine hohe Komplikationsrate und ist kontraindiziert.

Fallbeispiel
Eine 25-jährige Patientin sucht die proktologische Sprechstunde auf mit starken analen Schmerzen, Diarrhö, Gewichtsverlust, intermittierend abdominalen Schmerzen. Die proktologische Untersuchung kann infolge einer analen Fissur, die lateral rechts gelegen ist, nicht durchgeführt werden.
Weiteres Vorgehen?
A. Vorerst Schmerztherapie, lokale Applikation eines anästhesierenden Gels und postprimäre laterale innere Sphinkterotomie.
B. Konservative Behandlung der Fissur, Koloskopie und selektive Dünndarmpassage zum Ausschluss einer Ileokolitis Crohn.
C. Lokale Unterspritzung und Exzision der Fissur.
Antwort: Bei dieser Patientin besteht der hochgradige Verdacht auf eine perianale Manifestation einer Ileokolitis Crohn. Somit ist die konservative Therapie der Fissur anzustreben und baldmöglichst Abklärung von Dünndarm und Kolon, damit eine spezifische Therapie mittels Steroiden und evtl. 5-ASA eingeleitet werden kann.

Pilonidalsinus

— Definition —
Mit Pilonidalsinus (pilus = Haar, nidus = Nest) wird ein chronischer subkutaner Sinus, der Haare enthält und in der Rima ani gelegen ist, beschrieben.

■■ Pathogenese
Ätiologisch wird eine kongenitale und eine erworbene Theorie diskutiert. Die meisten Autoren akzeptieren heutzutage, dass der Pilonidalsinus durch eine Infektion der Haarfollikel in der sakrokokzygealen Region entsteht, die schließlich in einem chronischen Abszess mit epithelialer Auskleidung der Abszesshöhle resultiert. Der pathogenetische Stellenwert der Haare wird kontrovers diskutiert. Einerseits kann ein Pilonidalsinus bei beinahe haarlosen Personen entstehen und andererseits leiden stark behaarte Menschen häufiger unter dieser Erkrankung.

■■ Symptomatik
Klinisch äußert sich diese Erkrankung meist in einem akuten Abszess in der Rima ani oder als chronisch sezernierende Fistel.

> In über 80% der Fälle sind Männer zwischen dem 16. und 25. Lebensjahr betroffen.

■■ Therapie
Der akute Abszess wird inzidiert. Die longitudinale **Inzision** sollte lateral der Rima ani durchgeführt werden. Sämtliche

Haare sind zu entfernen. Der Patient wird angewiesen, die Wunde zu duschen und nachwachsende Haare peinlichst zu epilieren.

Der pilonidale Sinus im chronischen Stadium wird durch spärliche **Exzision** der Fistelöffnungen mit Bürstenkürettage der Haare und des Débris saniert (**Verfahren nach Lord**). Die Erfolgsrate beträgt über 80% bei einem mittleren Nachbeobachtungsintervall von $3^1/_2$ Jahren. Misslingt diese Methode und bedarf es einer größeren Exzision mit primär nicht verschließbarer Wunde, ist eine plastische Deckung mittels Z-Plastik oder Verschiebelappens angezeigt.

 Cave
Ein Karzinom im chronischen Pilonidalsinus ist selten. Meist handelt es sich um hochdifferenzierte Plattenepithelkarzinome (deshalb immer Histologie!).

Anale Manifestationen von sexuell übertragbaren Krankheiten und Aids

Da das Anorektum zunehmend für erotische Praktiken gebraucht wird, steigt die Inzidenz der sexuell übertragbaren Krankheiten. Monogame Homosexuelle haben kein erhöhtes Risiko gegenüber monogamen Heterosexuellen.

Bakterielle Erreger

Von den bakteriellen Erregern sind Neisseria gonorrhoeae (Gonorrhö), Chlamydia trachomatis und Shigellen zu nennen, die allesamt mit einer **eitrigen Proktitis** bzw. mit **Kryptenabszessen** und Ulzerationen einhergehen können. Therapeutisch sind insbesondere Ceftriaxon und Doxicyclin (Gonorrhö), Tetracyclin (Chlamydia trachomatis), und Ciprofloxacin (Shigellen) wirksam.

Haemophilus Ducrey (Kankroid) und Donovania granulomatosis (Granuloma inguinale) sind seltenere bakterielle Infektionen, die mit schmerzhaften anorektalen und genitalen **Ulzera** bzw. schmerzhafter **Lymphadenopathie** einhergehen können. Erythromycin und Tetracyclin sind die Therapie der Wahl. Entamoeba histolytica und Giardia lamblia können ebenfalls anorektal übertragen werden.

> Auch die Syphilis (Treponema pallidum) gehört in die Differenzialdiagnose anorektaler Erkrankungen.

Viren

Der Herpes simplex kommt bei Homosexuellen in 6% der Fälle mit schwerer Proktitis vor. Papillomaviren (Condyloma acuminata) sind ein Risikofaktor für anale Plattenepithelzinome und sind häufig mit HIV assoziiert. Das Hepatitis-B- und HI-Virus können anorektal übertragen werden.

Aids-induzierte anorektale Erkrankungen

Die globale Epidemie Aids hat zu einer Plethora von kolorektalen Manifestationen geführt.

> Die akute Zytomegalievirus-Ileokolitis ist die häufigste Indikation zur notfallmäßigen Laparotomie bei homosexuellen Aids-Patienten (massive multifokale kolorektale Ulkusblutung bzw. Ulkusperforation).

Die **Kryptosporenkolitis** und die **Isosporenkolitis** können sich mit **blutiger Diarrhö** und Gewichtsverlust manifestieren, bevor die HIV-Erkrankung diagnostiziert ist. Die Diagnose erfolgt durch eine Rektumbiopsie. Ähnlich erscheinen ca. $^1/_3$ der Aids-Patienten mit **Condylomata accuminata, anorektaler Sepsis oder Proktitiden** vor Diagnose des HIV (human immunodeficiency virus) in der proktologischen Sprechstunde.

Von den bösartigen Tumoren ist das **Kaposi-Sarkom** der häufigste Tumor bei Aids-Patienten. Zwischen 43 und 77% der homosexuellen und bisexuellen männlichen Patienten mit Aids haben ein Kaposi-Sarkom. Es handelt sich um einen malignen Tumor, hervorgehend von endothelialen Zellen, die sich als indolente Hautläsionen manifestieren. Die Anzahl der kutanen Kaposi-Sarkome scheint mit gastrointestinaler Beteiligung zu korrelieren. Diese können vom Mund bis zum Anus verteilt sein und zu Meläna, Hämatochezie, Blutung, Obstruktion und Perforation führen. Die Diagnose ist mit Endoskopie und Biopsie zu stellen. Die Therapie erfolgt mittels **Zytostatika**. Die Todesursache bei Aids-Patienten mit Kaposi-Sarkom ist meist durch eine oder mehrere opportunistische Infektionen verursacht. Eine Operation ist selten notwendig. Indikationen können Blutung, Obstruktion oder Invagination sein. Das mediane Überleben der Aids-Patienten mit Kaposi-Sarkom beträgt zwischen 18 und 22 Monaten, unabhängig von der Therapieart.

Anorektale maligne Lymphome (Non-Hodgkin-Lymphom) und **Analkarzinome** sind zusätzliche Risikoerkrankungen bei Aids.

 Cave
Anorektale Operationen bei Patienten mit HIV-Erkrankung und Aids sind mit einem erhöhten Komplikationsrisiko verbunden.

Viele Autoren haben eine direkte Korrelation zwischen Wundheilung und entweder der absoluten Leukozytenzahl oder der CD4$^+$(Helferzell-T-Lymphozyten)-Zellzahl gezeigt. Somit empfiehlt sich, bei symptomatischen HIV-positiven Patienten eine aggressive anorektale Chirurgie zu limitieren. Im Falle von asymptomatischen HIV-positiven Menschen können anorektale Operationen mit einem vertretbaren Risiko durchgeführt werden.

Fournier-Gangrän

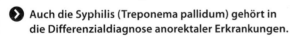
— **Definition** —
Die Fournier-Gangrän ist eine häufig letal verlaufende Entzündung entlang der Beckenbodenfaszien. Sie breitet sich in wenigen Stunden im ganzen Perineum, inklusiv Skrotum und Penis bis zur Bauchdecke aus.

■■ Pathogenese
Ursache sind anogenitale Infekte oder Traumen. Seltene Fälle sind auch als postoperative Komplikationen beschrieben worden. Es handelt sich um gemischte Darmkeime.

7

▪▪ Symptomatik

Die Symptomatik beginnt meistens mit starken perinealen Schmerzen. Es gibt oft eine starke Diskrepanz zwischen Klinik und Schmerzen. Mit dem Fortschreiten des Infektes bildet sich »Luft« im subkutanen Gewebe und es kommt zur Hautnekrose.

▪▪ Therapie

Beim Fournier-Gangrän muss ein **Débridement** des ganzen nekrotischen Gewebes vorgenommen werden. Trotz Einsatz von Breitspektrumantibiotika ist die Prognose mit einer Mortalität bis zu 30% schlecht.

Anale Inkontinenz

> **Definition**
>
> Anale Inkontinenz bedeutet Verlust der Kontrolle für Gas, flüssigen oder festen Stuhl, bedingt durch ein sensorisches muskuläres Defizit oder durch ein mechanisches Hindernis am anorektalen Übergang.

▪▪ Pathogenese

In abnehmender Häufigkeit sind perineales Geburtstrauma, chirurgisches Trauma (Status nach Fistelchirurgie, analer manueller Dilatation, subkutaner Sphinkterotomie, Hämorrhoidektomie, Fissurexzision), Beckenbodendeszensus und neurologische Defekte (Diabetes mellitus, Meningomyelozele, zentrale Diskushernie, multiple Sklerose, Aids, sakrale Invasion einer Beckenneoplasie) Ursache für eine Stuhlinkontinenz. Weitere, weniger häufige Gründe sind Status nach durchgeführter Rektopexie mit persistierender Inkontinenz nach totalem Rektumprolaps, idiopathischer Beckenbodenneuropathie, Megarektum und Pfählungsverletzungen.

▪▪ Diagnostik

Die exakte **Anamnese** ist entscheidend für die Bestimmung von **Inkontinenzgrad** und Leidensdruck des Patienten, am besten mittels Fragebogen (▶ Abschn. 7.8.4).

Nach digitaler Palpation und **Proktoskopie** erfolgt die **anale Sonographie** zur Suche und Lokalisation eines Sphinkterdefektes. Die **Videodefäkographie** kann eine rektale Ursache der Inkontinenz ausschließen. Die anale Manometrie objektiviert die Sphinkterfunktion. Mittels Pudendus-Latenzzeitmessung wird eine Pudendusneuropathie festgestellt.

▪▪ Therapie

> ❯ Ein klarer Sphinkterdefekt wird genäht (muskelüberlappende Nahttechnik = Overlapping-Plastik). Gute Langzeitresultate: >80% normale Kontinenz.

Im Falle einer **Pudendusneuropathie** (idiopathische Inkontinenz) hat sich in den letzten Jahren gezeigt, dass mit einer vorderen und hinteren **M.-levator-ani-Raffung** eine Verbesserung der Inkontinenz erzielt werden kann. Eine **Dauerstimulation** der sakralen Nerven (Höhe S2–3) kann ebenfalls zu einer Verbesserung der Sphinkterfunktion führen: Dazu wird eine Elektrode in der Nähe der S2- oder S3-Wurzel implan-

tiert. Das Stimulationsgerät entspricht einem modifizierten Pace-Maker und wird in der Subkutis implantiert. Damit kann dann eine Verbesserung der Inkontinenz erreicht werden. Sollte dies immer noch nicht der Fall sein, bietet sich die M.-gracilis-Transposition mit elektrischer Stimulation an.

> **Praxisbox**
>
> **M.-gracilis-Transposition mit elektrischer Stimulation**
> Der linke M. gracilis wird am Pes anserinus abgehängt und bis auf seinen Gefäßnervenstiel am proximalen Oberschenkel freipräpariert, subkutan um den Analkanal gezogen und mit seinem distalen sehnigen Anteil am Tuber ossis ischii fixiert. Am Neneneintrittspunkt wird eine Stimulationselektrode implantiert, die subkutan an eine Batterie, die in der subkostalen Region links gelegen ist, angeschlossen wird. Diese Batterie erlaubt eine chronische elektrische Stimulation des M. gracilis, um diesen von einem »schnell zuckenden« zu einem »langsam zuckenden« Muskel umzupolen (verhindert die schnelle Ermüdung). Verspürt der Patient Defäkationsdrang, kann er mittels eines Magnetes die Batterie ausschalten, so dass der Muskeltonus abnimmt und die Defäkation möglich wird.

> **In Kürze**
>
> **Gutartige anorektale Erkrankungen**
> 1. **Rektumprolaps:** vollständig oder partiell, Blutung, Ulzeration. Alle verdächtigen Läsionen (Ulzera) müssen biopsiert werden.
>   **Therapie:** Rektopexie, evtl. Sigmasegmentresektion, Beckenbodenplastik.
> 2. **Analprolaps (Mukosaprolaps):**
>   **Therapie:** zunächst konservativ, bei Gefährdung der Vitalität der Mukosa (**Cave:** Gangrän) Operation (Risiken: Striktur, Diskriminationsstörungen).
> 3. **Hämorrhoiden:** innere und äußere, Grad I–IV (**Cave:** Gangrän); Blutung, Schmerz, Sekretion, Pruritus ani, Analvenenthrombose, Mariske.
>   **Diagnostik:** innere Hämorrhoiden proktoskopisch.
>   **Therapie:** operative Sklerosierung, Gummibandligatur, Hämorrhoidektomie, Anopexie, Analhygiene.
> 4. **Analfissur:**
>   **Therapie:** initial konservativ (4 Wochen), laterale innere Sphinkterotomie.
> 5. **Anorektale Abszesse und Fisteln:** akute und chronische Abszesse.
>   **Diagnostik:** endoanale Sonographie.
>   **Therapie:** Abszessinzision, -spaltung (**Cave:** Sphinkterverletzung!).
> 6. **Rektovaginale Fisteln:** komplexe chirurgische Therapien.
> 7. **Analer Morbus Crohn:** Fissuren, Fisteln, Abszesse, ödematöse Mariske.
>
> ▼

Therapie: so konservativ wie möglich, manuelle Sphinkterdehnung (Cave: Hämorrhoidektomie ist kontraindiziert).

8. **Pilonidalsinus:**
Therapie: Inzision bzw. Exzision (Cave: Plattenepithelkarzinom, deshalb immer Histologie).

9. Anale Manifestationen von sexuell übertragbaren Krankheiten und Aids:

10. Bakterielle Erreger: eitrige Proktitis, Kryptenabszesse, Ulzera, schmerzhafter Lymphadenopathie.
Therapie: Antibiotika.

11. Viren, Aids: Ileokolitis, blutige Diarrhö, Condylomata accuminata, anorektale Sepsis, Proktitiden, Kaposi-Sarkom.
Therapie: Zytostatika. Anorektale Operationen bei Patienten mit HIV-Erkrankung und Aids sind mit einem erhöhten Komplikationsrisiko verbunden.

12. **Fournier-Gangrän:** häufig letal verlaufende Entzündung entlang der Beckenbodenfaszien.
Therapie: Débridement des nekrotischen Gewebes.

13. **Anale Inkontinenz:** Pudendusneuropathie, Anamnese, Inkontinenzgrad, Proktoskopie.
Therapie: Overlapping-Plastik, M.-levator-ani-Raffung, Dauerstimulation der sakralen Nerven.

7.9.5 Rektumkarzinom

Rektumkarzinome sind in den meisten Fällen **Adenokarzinome**. Bedingt durch die größtenteils extraperitoneale Lage des Rektums und als funktionelle anorektale Einheit nimmt das Rektum eine Sonderstellung in der kolorektalen Pathologie ein und lässt eine separate Diskussion des Rektumkarzinoms rechtfertigen.

▪▪ Epidemiologie
In der Schweiz treten jährlich ca. 2.600 neue Fälle mit Rektumkarzinom auf im Vergleich zu ca. 42.000 neuen Fällen in den USA. Die Inzidenz in Europa und Nordamerika beträgt etwa 15 Fälle/100.000 Einwohner. Der Altersgipfel liegt im 6. und 7. Lebensjahrzehnt, im Alter <40 Jahren finden sich relativ häufiger fortgeschrittene Stadien.

Hohe alimentäre Fettzufuhr, schlackenarme Kost und auch genetische Faktoren sollen eine Rolle bei der Entstehung des Rektumkarzinoms haben (familiäre Polyposis mit obligater maligner Entartung). Für die Entstehung ist auch im Rektum die Adenom-Karzinom-Sequenz anerkannt.

▪▪ Penetration und Ausbreitung
Von einem fortgeschrittenen invasiven Karzinom spricht man, wenn die Lamina muscularis mucosa penetriert ist. Beim Erreichen der **Submukosa** liegt das Risiko einer Lymphknotenmetastasierung bereits bei 10–20%, da die Karzinomzellen Anschluss an die venöse und lymphatische Drainage finden.

Das Rektumkarzinom penetriert direkt durch die ganze Rektumwanddicke und wächst primär weniger in **longitudinaler** Richtung. Eine transperitoneale Ausbreitung entsteht meist erst dann, wenn der Tumor per continuitatem durch das Peritoneum durchgewachsen ist. Auch besteht das Risiko, dass abgeschilferte maligne Zellen eines Rektumkarzinoms sich in analen Wunden, z. B. nach Hämorrhoidektomie, Fistelektomie oder Fissurektomie, implantieren können.

Die **lymphatische Drainage** und somit der lymphatische Metastasierungsweg erfolgt entlang der Rektalis-superior-Gefäße nach oben entlang der Rektalis-media-Gefäße nach lateral und zu den iliakalen und inguinalen Lymphknoten kaudal. Durch Blockade der Lymphgefäße der einen Richtung kann es zur Lymphflussumkehr und zum Befall der iliakalen bzw. inguinalen Lymphknoten kommen (vermehrtes Risiko beim wenig differenzierten und undifferenzierten Karzinom). Die Invasion der inguinalen Knoten entsteht meist erst bei Tumorinvasion unterhalb des Levators (Linea dentata). Neuere Studien haben gezeigt, dass eine distale intramurale Metastasierung selten 2 cm überschreitet. Selbst beim schlecht differenzierten Karzinom profitiert der Patient nicht von einem distalen Sicherheitsabstand von >3 cm.

Fernmetastasen entstehen durch Aussaat via die Blutbahn. Die Inzidenz der Gefäßstreuung korreliert mit der Penetrationstiefe und dem Differenzierungsgrad des Primärtumors. Die häufigste Lokalisation der Fernmetastasen ist die **Leber**, gefolgt von der Lunge.

▪▪ Stadieneinteilung
Die **Astler/Coller-Klassifikation** beschreibt eine feinere Unterteilung in der Tiefenpenetration innerhalb der Rektumwand als die **Dukes-Klassifikation**, beide werden heutzutage kaum noch angewendet. Die **TNM-Klassifikation** (Tumor-Node-Metastasis) ist am besten evaluiert und findet heute generelle Akzeptanz. Das ideale Staging-System sollte eine Entscheidungshilfe für die chirurgische Verfahrenswahl bieten.

Zukünftig wird auch die Bestimmung des DNA-Gehaltes durch Flow-Zytometrie immer mehr an Bedeutung gewinnen. Ein Zusammenhang zwischen Penetrationstiefe, nodalem Status, Gefäßinfiltration zur DNS-Ploidie besteht (diploide Karzinome scheinen weniger aggressiv als polyploide). Die folgenden Ausführungen basieren auf dem TNM-System (◻ Tab. 7.19, ◻ Tab. 7.20).

▪▪ Symptomatik
Die meisten Rektumkarzinome bleiben lange Zeit symptomlos.

🛇 Cave
Blut im Stuhl ist so lange ein Hinweis auf ein Rektumkarzinom, bis dieses endoskopisch/bioptisch ausgeschlossen ist.

Zusätzliche Symptome sind Veränderung der **Stuhlgewohnheiten** (Symptom des falschen Freundes = anstelle gewollten vermeintlichen Gasabgangs entweicht Stuhl). Liegt das Karzinom im distalen Rektum, kann ein Gefühl der inkompletten Entleerung bestehen oder der Stuhl wird bleistiftförmig.

◘ Tab. 7.19 TNM-Klassifikation des Rektumkarzinoms, 2010

T-Primärtumor		
Tx		Primärtumor kann nicht beurteilt werden
T0		Kein Anhalt für Primärtumor
Tis		Carcinoma in situ (infiltriert nicht die Muscularis mucosa)
T1		Tumorinfiltration in Submukosa
T2		Tumorinfiltration in Muscularis propria
T3		Tumorinfiltration durch die Muscularis propria in die Subserosa oder in nicht peritonealisiertes perirektales/perikolisches Gewebe
T4		Tumorinfiltration in andere Organe oder Strukturen und/oder Tumorperforation des viszeralen Peritoneums
	T4a	Tumorperforation in das viszerale Peritoneum
	T4b	Tumorinfiltration in andere Organe oder Strukturen
N-Regionäre Lymphknoten		
Nx		Regionäre Lymphknoten können nicht beurteilt werden
N0		Keine regionären Lymphknotenmetastasen
N1		1–3 regionäre Lymphknotenmetastasen
	N1a	1 Lymphknotenmetastase
	N1b	2–3 Lymphknotenmetastasen
	N1c	Satelitten (tumor deposits) im subserösen Fettgewebe oder im nicht peritonealisierten perikolischen/perirektalen Fettgewebe
N2		Mindestens 4 regionäre Lymphknotenmetastasen
	N2a	4–6 Lymphknotenmetastasen
	N2b	Mindestens 7 Lymphknotenmetastasen
M-Fernmetastasen		
Mx		Fernmetastasen können nicht beurteilt werden
M1		Fernmetastasen
	M1a	Metastasen in nur einem Organ (Leber, Lunge, Ovar, nichtregionäre Lymphknoten)
	M1b	Metastasen in mehr als einem Organ oder im Peritoneum

■ ■ **Diagnostik und Einteilung**
Klinisch können Karzinome bis 8–10 cm ab Linea anocutanea mit dem Finger untersucht werden. Dabei sind von Bedeutung: Lokalisation des Tumors (Höhe und Quadrant), die Ausdehnung und Verschieblichkeit gegenüber der Unterlage.

◘ Tab. 7.20 UICC-Stadien (Union Internationale Contre le Cancer) des Rektumkarzinoms, 2010

UICC-Stadium	TNM-Stadium
I	T1–T2, N0, M0
IIA	T3, N0, M0
IIB	T4a, N0, M0
IIC	T4b, N0, M0
III	Jedes T, N1–2
IIIA	T1–T2, N1a, M0 **oder** T1, N2a, M0
IIIB	T3–T4a, N1, M0 **oder** T2–T3, N2a, M0 **oder** T1–T2, N2b, M0
IIIC	T4a, N2a, M0 **oder** T3/T4b, N2b, M0 **oder** T4b, N1–2, M0
IVA	Jedes T, jedes N, M1a
IVB	Jedes T, jedes N, M1b

— Beim klinischen **Stadium I (nach Mason)** liegt ein **mobiler Tumor** vor, der auf die Schleimhaut limitiert ist und gegenüber der Muskularis in der Submukosa verschieblich ist.
— Das klinische **Stadium II** bedeutet einen gegenüber der Umgebung des Rektums **beweglichen Tumor**, nicht aber gegenüber der Rektumwand (Muscularis propria eingebrochen).
— Im klinischen **Stadium III** hat der Tumor alle Wandschichten durchwachsen, die Beweglichkeit des Rektumschlauchs durch den Tumor ist **leicht behindert**.
— Im klinischen **Stadium IV fixiert der Tumor** das Rektum.
— Das klinische **Stadium V** bedeutet generalisierte Tumorkrankheit mit Fernmetastasen.

Nach erfolgter **Rektoskopie** mit Biopsie des Tumors folgt die **endorektale Sonographie**, wobei die Penetrationstiefe des Tumors und Ausdehnung gegenüber der gesunden Rektumwand festgestellt werden können (korrektes Staging bei erfahrenen Untersuchern in ungefähr 90% der Fälle). Eine Lymphknotenbeteiligung kann mit einer diagnostischen Sicherheit von etwa 70% angegeben werden. Die MRT bringt vergleichbare Resultate und wird deswegen beim Rektumkarzinom immer häufiger angewendet.

Die CT bringt gegenüber der **endorektalen Sonographie oder der MRT** für die lokoregionäre Beurteilung keine diagnostische Verbesserung.

❯ **Zum Ausschluss von Leber- und Lungenmetastasen ist routinemäßig eine Sonographie des Abdomens mit einem konventionellem Thoraxröntgenbild, evtl. ein PET-CT durchzuführen.**

Bei Verdacht auf T4-Tumoren im mittleren und distalen Rektum können ein intravenöses Pyelogramm und eine Zystoskopie indiziert sein. Eine totale **Koloskopie** zum Ausschluss von Polypen bzw. eines synchronen Kolonkarzinoms hat in jedem Fall zu erfolgen.

Bei der **Labordiagnostik** ist zu nennen: weißes und rotes Blutbild u. a. zur Feststellung einer Anämie, Leberparameter als Hinweise auf eine mögliche Metastasierung, karzinoembryonales Antigen (CEA), CA 19-9 als Grundlage für den weiteren postoperativen Verlauf (postoperativer initialer Abfall, bei erneutem Anstieg hochgradiger Rezidivverdacht).

Handelt es sich aber um ein fortgeschrittenes Karzinom (Infiltration der Muscularis propria), ist die Sphinkterfunktion und Morphologie mit **analer Manometrie** und **Sonographie** zu prüfen.

> **Im Falle eines gut oder mäßig differenzierten uT2-Karzinoms (u = ultrasound, endosonographisch) mit intaktem Sphinkter und einem möglichen distalen Sicherheitsabstand >1 cm ist die Indikation zur totalen mesorektalen Rektumresektion mit Kolon-Pouch-analer-Rekonstruktion gegeben.**

Im Falle eines uT3- oder uT4-Karzinoms oder uN+ wird eine präoperative Radiochemotherapie durchgeführt, um nach einem Intervall von 6 Wochen, intakte Sphinkterfunktion vorausgesetzt, eine totale Rektumresektion durchzuführen.

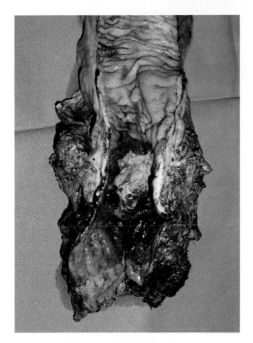

◘ **Abb. 7.162** Rektumkarzinom. Präparat einer Rektumamputation; ca. 3 cm über der Linea dentata beginnt das exulzerierte Adenokarzinom des Rektums

▪▪ Präoperative Vorbereitung

Dazu zählen die orthograde kolorektale **Lavage** (diese wird immer wieder diskutiert und wird deswegen nicht mehr in jedem Zentrum durchgeführt), perioperative antibiotische Kurzzeitprophylaxe, Thromboembolieprophylaxe und die **Aufklärung** über potenzielle Komplikationen, wie Impotenz bei Männern (enge Beziehung zwischen Rektumvorderwand und parasympathischen Nervenfasern S4 auf Höhe der Samenblasen). Wenn eine abdominoperineale Resektion nicht ausgeschlossen ist oder ein protektives Kolostoma geplant ist, muss präoperativ durch den **Stomatherapeuten** die Lokalisation an der Bauchwand angezeichnet und der Patient über die Konsequenzen und den Einfluss eines Stomas auf den Lebensstil informiert werden.

▪▪ Operative Therapie

Bei **Tumoren des proximalen Rektums** wird eine **anteriore Rektumresektion** durchgeführt mit Anastomose von Colon descendens und mittlerem Rektum auf Höhe der peritonealen Umschlagfalte (Handanastomose, transanale Klammernahtanastomose mit zirkulärem Stapler).

Fortgeschrittene Karzinome des extraperitonealen **mittleren und distalen Rektumdrittels** verdienen aus onkologischen und funktionellen, d. h. kontinenzerhaltenden Gründen, besondere Beachtung.

> **Von Bedeutung sind hier der distale Sicherheitsabstand (mindestens 1 cm), eine totale mesorektale und weit laterale Rektumresektion und eine möglichst vollständige Resektion des lymphovaskulären Stiels aortennah (◘ Abb. 7.162, ◘ Abb. 7.163).**

Die iliakale pelvine **Lymphadenektomie** wird nicht routinemäßig durchgeführt, da sie eindeutig eine höhere Morbidität zur Folge hat, ohne die lokoregionare Rezidivrate und das Langzeitüberleben zu verbessern. Die Anastomose nach totaler Rektumresektion erfolgt koloanal entweder in Höhe des proximalen Analkanals mit Klammernahtgerät oder in Höhe der Linea dentata transanal mittels Handnaht. In der Regel wird der koloanalen Anastomose ein **Kolonreservoir** vorgeschaltet mit dem Ziel, die Reservoirkapazität zu erhöhen, um imperativen Stuhldrang und hohe Stuhlfrequenzen zu vermindern (◘ Abb. 7.164).

Tumoren im distalen Drittel, also Tumoren, deren Unterrand weniger als 3 cm von der Linea dentata entfernt sind und auch große wanddurchbrechende und undifferenzierte Karzinome des ganzen distalen Drittels, eignen sich nicht für einen kontinenzerhaltenden Eingriff. Diese Tumoren können vorbestrahlt und/oder mit einer **abdominoperinealen Rektumamputation** (► Abschn. 7.9.6) behandelt werden. Eine zusätzliche Indikation zu dieser Operation kann sich bei lokalen Rezidivtumoren nach tiefer vorderer Resektion ergeben. Bei bestrahlten Patienten hat dieser Eingriff eine höhere Morbidität und kann technisch schwierig sein. Die rezidivfreie Zeit beträgt nur in Ausnahmefällen mehr als 2 Jahre.

> **Frühkarzinome oder villöse Adenome im distalen und mittleren Rektum eignen sich für eine kontinenzerhaltende lokale Exzision.**

Im Falle des Karzinoms gilt es, die tumorpathologischen Parameter zu berücksichtigen, die eine lokale Exzision erlauben,

d. h. Durchmesser von <3 cm mit tumorfreiem Resektionsrand und Sicherheitsabstand von 1 cm, Differenzierungsgrad vom Karzinom, endosonographisch maximal uT1-Karzinom. Als Methoden stehen die lokale »full thickness excision« (Exzision der ganzen Rektumwand), die transanal endoskopische Mikrochirurgie (TEM, ◘ Abb. 7.165) und die parasakrale hintere Rektotomie (Mason) zur Anwendung (▸ Abschn. 7.9.6).

▪▪ Additive Therapie

Eine **präoperative Radiochemotherapie** führt bei Adenokarzinomen des Rektums im Stadium pT3, N0/N+ zu einer Senkung der Lokalrezidivrate, aber in der Regel nicht zu einer Verbesserung der Überlebenschancen. Präoperativ sollte die applizierte Strahlendosis 50,4 Gray nicht übersteigen. Die perioperative Morbidität ist gering erhöht und kann nach abdominoperinealer Rektumamputation vermehrt zu perinealen Wundheilungsstörungen führen. Infolge nicht 100%iger präoperativer Staging-Sicherheit besteht das Risiko der Überbehandlung wegen »Over staging« des Tumors. Unter »Down staging« versteht man eine Stadienminderung als Folge einer onkologisch wirksamen präoperativen Tumortherapie.

Die **postoperative Radiochemotherapie** ab TNM-Stadium II bewirkt ebenfalls eine Verminderung der lokoregionären Rezidivrate, aber keine Verbesserung der Überlebenszeiten. Dabei ist die perioperative Morbidität insbesondere nach koloanaler Rekonstruktion höher als nach präoperativer Radiochemotherapie. Inkontinenzrisiko, Fibrosierung des anastomosierten Darmstücks und erhöhte Wundinfektrate schmälern das funktionelle Resultat.

Eine adjuvante Chemotherapie wird bei lymphknotenpositiven Tumorstadien empfohlen. Diese wird meistens mit Xeloda® (Capecitabin) plus Oxaliplatin durchgeführt (**XELOX**-Schema).

Solitäre **Lebermetastasen** werden anlässlich der Erstoperation nur **synchron** entfernt, wenn sie mit einer Keilexzision saniert werden können. Routinemäßig werden anlässlich der Erstoperation mittels intraoperativer Sonographie zusätzliche Tumoren in der übrigen Leber ausgeschlossen. Eine größere Leberresektion wird nach vorgängiger CT- und PET(Positron enemissionstomographie)-Kontrolle (Ausschluss weiterer Leber- und extrahepatischer Tumormanifestationen) 3 Monate später durchgeführt. Die ideale Indikation für eine geplante Leberresektion ergibt sich bei weniger als 4 Metastasen, gut differenziertem Primärtumor ohne Lokalrezidiv, genügendem Sicherheitsabstand von mindestens 1 cm peritumoral und Fehlen von portalem Lymphknotenbefall.

Bei **inoperablen Rektumkarzinomen** können **palliativ** auch transanale, kryochirurgische Eingriffe, Laserresektion, Elektrokoagulation oder ein Entlastungsstoma zur Anwendung kommen.

▪▪ Prognose

Als postoperative **Komplikationen** können auftreten: Anastomoseninsuffizienz, Miktionsstörungen, Störungen der Sexualität (Impotenz), präsakrale Abszesse und bei Sphinktererhaltung mögliche partielle anale Inkontinenz.

Die **Tumornachsorge** erfolgt entsprechend der beim Kolonkarzinom (▸ Abschn. 7.8). Zusätzlich wird 3-monatlich eine endorektale Sonographie während der ersten 12 Monate und anschließend 6-monatlich durchgeführt.

Die lokoregionäre **Rezidivrate** beträgt 10–20% und mehr. Das 5-Jahresüberleben beträgt bei T3N0-Tumoren zwischen 65 und 80% und bei T3N+-Tumoren zwischen 25 und 45%.

Fallbeispiel

Ein 43-jähriger Patient kommt mit Pruritus ani, zeitweise Blut im Stuhl seit 2 Monaten, Obstipation und Entleerungsstörungen bei der Defäkation in die proktologische Sprechstunde. Die digitale Untersuchung ergibt eine ca. 3 cm große Resistenz 6 cm ab ano links lateral. Die Biopsie ergibt ein mäßig differenziertes Adenokarzinom und endosonographisch Verdacht auf Infiltration der Muscularis propria ohne Anhaltspunkte für Lymphknotenvergrößerung.

Weiteres Vorgehen?

A. Präoperative Radiotherapie und transanale lokale Exzision des Tumors.

B. Koloskopie, Sphinktermanometrie, anschließend intraoperative Sonographie, totale Rektumresektion und koloanale Rekonstruktion.

C. Abdominoperineale Rektumamputation und evtl. postoperative Radiotherapie.

D. Präoperative Radiochemotherapie mit totaler mesorektaler Exzision (TME), anschließend Rekonstruktion mit Kolon-Pouch-analer-Anastomose?

Antwort: Infolge einer Infiltration der Muscularis propria ergibt sich eine Indikation zur neoadjuvanten Therapie. 6 Wochen nach Abschluss der Therapie soll dann die Resektion, sphinktererhaltend, durchgeführt werden.

In Kürze

Rektumkarzinom

Meist **Adenokarzinome**, TNM-Klassifikation.

Symptomatik: lange Zeit symptomlos, Blut im Stuhl ist so lange ein Hinweis auf ein Rektumkarzinom, bis dieses endoskopisch/bioptisch ausgeschlossen ist, Veränderung der Stuhlgewohnheiten.

Diagnostik: Rektoskopie, endorektale Sonographie, zum Ausschluss von Leber- und Lungenmetastasen: Sonographie des Abdomens, evtl. PET-CT, Thoraxröntgenbild, Koloskopie.

Therapie: Rektumresektion mit distalem Sicherheitsabstand (mindestens 1 cm), möglichst vollständige Resektion des lymphovaskulären Stiels, möglichst kontinenzerhaltender Eingriff (z. B. bei Frühkarzinomen oder villösen Adenomen im distalen und mittleren Rektum). Additive Therapie, prä- und postoperative Radiochemotherapie.

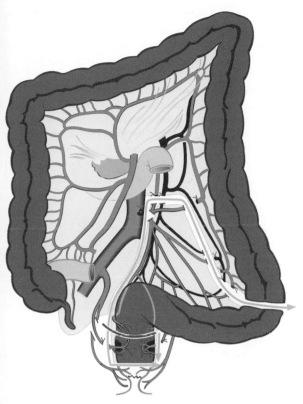

Abb. 7.163 Tiefe vordere Rektumresektion (Anastomose auf Höhe des M. puborectalis oder der Linea dentata)

7.9.6 Typische Operationsverfahren an Rektum und Anus

In der Operationstechnik des Anorektums unterscheidet man Resektionsverfahren bei malignen Erkrankungen von solchen bei gutartigen Erkrankungen. Die chirurgische Resektion des tumortragenden Darmabschnitts mit dem dazugehörigen Lymphabflussgebiet ist die wichtigste und wirkungsvollste therapeutische Modalität in der Behandlung von bösartigen Rektumtumoren. Folgende Ziele werden angestrebt:

- Mittels totaler Exzision des dorsalen Mesorektums und einer weit lateralen Resektion der Aufhängebänder und des supraanalen lateralen Lymphabflussgebiets soll eine kurative Situation mit geringem lokoregionärem Rezidivrisiko und guter Überlebenschance erreicht werden.
- Durch sphinktererhaltende Rektumresektion und physiologische Rekonstruktion der anorektalen Anatomie sollen eine gut kontrollierbare Defäkation und somit gute Lebensqualität erhalten werden. Dabei gilt es die Grenzen, die eine Sphinktererhaltung onkologisch und funktionell erlauben, strikt einzuhalten. Ausgehend von diesen Voraussetzungen sind folgende typische Operationsverfahren zur Entfernung von Rektumtumoren zu unterscheiden:

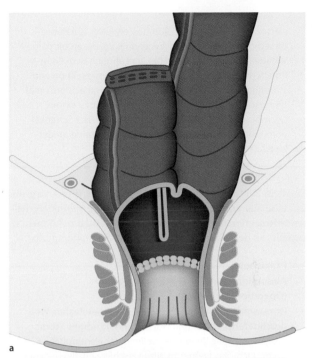

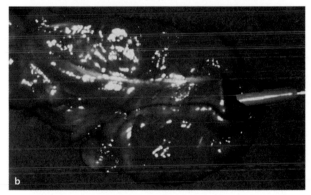

Abb. 7.164 Kolon-J-Reservoir (Kapazitätserhöhung)

Praxisbox

Vordere anteriore Rektumresektion

Die anteriore Resektion ist die Radikaloperation für operable Tumoren im Bereich des rektosigmoidalen Übergangs und des proximalen Rektumdrittels.

Die Vereinigung von Colon descendens und Rektumstumpf erfolgt entweder auf abdominalem Weg durch Handnaht oder transanal von Hand oder mit mechanischen Nähapparaten (□ Abb. 7.163). Der Kontinenzapparat mit der dazugehörigen Rektumampulle bleibt erhalten. Karzinome im mittleren Rektumdrittel, d. h. 7,5–12 cm ab Linea anocutanea, können in der Regel mit einer tiefen vorderen, d. h. einer totalen Rektumresektion kontinenzerhaltend operiert werden. Die Rekonstruktion zwischen Kolon und Analkanal erfolgt mit einem mobili-
▼

7

sierten Kolonsegment (Colon descendens). Zur Kapazitätserhöhung wird zunehmend ein Kolonreservoir vorgeschaltet (◘ Abb. 7.164). Dabei wird ähnlich dem Ileum-J-Pouch (► Abschn. 7.8.5) das nach Rektumresektion endständige Colon descendens 6 cm J-förmig nach proximal umgeschlagen, mittels Klammernahtgerät zu einem Darmbeutel vereinigt und am Apex wird der J-Schenkel von Hand oder mit mechanischem Nähapparat an der Linea dentata anastomosiert.

Liegt ein Rektumkarzinom zu tief oder ist der Tumor zu groß, um eine aus tumorbiologischer Sicht sichere sphinktererhaltende Resektion und Anastomose gewährleisten zu können, so entfällt mit dem Rektum auch der ganze Sphinkterapparat.

Praxisbox

Abdominoperineale Rektumamputation (Operation nach Miles)

Der Eingriff wird auf abdominalem und perinealem Weg durchgeführt, das Sigma wird als **endständiges Stoma** ausgeleitet. Eine Wiederherstellung der Kontinuität ist unmöglich. Das Perineum wird verschlossen. Bei der Frau kann eine Mitresektion der Scheidenhinterwand notwendig sein. Durch eine tägliche Dickdarmspülung über das Kolostoma kann erreicht werden, dass tagsüber ohne Auffangbeutel auszukommen ist. Eine sog. Stomakappe kann als Abdeckung genügen und der Beutel in einem günstigen Fall nur nachts getragen werden.

Praxisbox

Parasakraler transsphinktärer Zugang nach Mason

Der Patient ist in Bauchlage mit flektierter Hüfte, flektierten Knien und gespreizten Beinen gelagert (Heidelberger Lagerung). Eine lokale oder kurze segmentale sphinktererhaltende Tumorresektion ohne oder mit vollständiger Spaltung des äußeren und inneren Sphinkters ist ohne Eröffnung des Abdomens möglich. Für diesen Zugang eignen sich große villöse Adenome mit einer Längenausdehnung >3 cm, die mit der transanal endoskopischen Mikrochirurgie (TEM) nicht entfernt werden können.

Praxisbox

Transanale Tumorresektion

Benigne Tumoren, d. h. große villöse Adenome, können im proximalen und mittleren Rektumdrittel mit der **transanal endoskopischen Mikrochirurgie (TEM)** ohne Laparotomie sehr übersichtlich entfernt werden (◘ Abb. 7.165). Größere zirkuläre Adenome eignen sich nicht für eine transanale endoskopische Abtragung. Sie können evtl. durch einen parasakral suprasphinktären Zugang (◘ Abb. 7.166) angegangen werden.

▼

Bei selektiver Indikation, d. h. bei Hochrisikopatienten können kleine mobile Tumoren (pT1sm1N0, in seltenen Fällen pT2N0, hochdifferenziert, <3 cm Durchmesser) im distalen Rektum transanal in voller Wanddicke reseziert werden, dies mit evtl. Nachbestrahlung. Hier erweist sich die **Endosonographie** zur Beurteilung der Tiefenpenetration und damit der Verfahrenswahl als wertvoll. Die TEM ist im distalen Rektum technisch schwierig und somit eher Tumoren höher als 7 cm ab Linea anocutanea (LAC) vorbehalten.

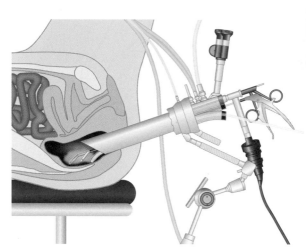

◘ **Abb. 7.165** Transanal endoskopische Mikrochirurgie. Operationsrektoskop mit mikrochirurgischen Instrumenten erlaubt die übersichtliche Tumorresektion im CO_2-gefüllten Rektum

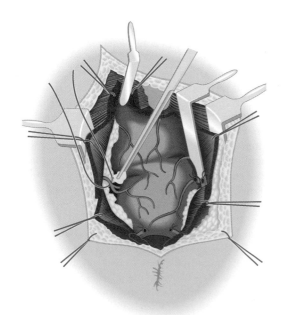

◘ **Abb. 7.166** Aufsicht dorsales Rektum nach Inzision von Lig. anococcygeum und M. glutaeus maximus

7.9.7 Analkarzinom

Analkarzinome sind selten und betreffen nur 3–4% aller anorektalen Karzinome.

Pathogenetisch ist es hilfreich, die Karzinome in **Analrandkarzinome** (unterhalb der Linea dentata) und in **Analkanalkarzinome** (oberhalb der Linea dentata) einzuteilen. Dies deshalb, weil unterhalb der Linea dentata das Anoderm aus Plattenepithel besteht und innerhalb 6–12 mm oberhalb der Linea dentata hochzylindrisches, kuboidales Übergangsepithel oder auch Plattenepithel gefunden wird. Deshalb wird diese Zone auch kloakogene oder Übergangszone genannt. Der Lymphabfluss in diesem Bereich, d. h. unterhalb des M. levator ani, verläuft nach lateral entlang der A. haemorrhoidalis inferior in inguinale und weiter proximal in iliakale Lymphknoten.

Analrandkarzinom

Hierbei sind das Plattenepithelkarzinom, das Basalzellkarzinom, der Morbus Bowen und der perianale Morbus Paget zu unterscheiden.

Plattenepithelkarzinome

▪▪ Symptomatik

Sie werden trotz ihrer oberflächlichen Lokalisation meist erst spät erkannt. Sie erscheinen polypoid oder ulzerös. **Blutung, Schmerzen, Pruritus und partielle anale Inkontinenz** gehören zu den Hauptsymptomen.

▪▪ Therapie

Kleine oberflächliche Karzinome ohne Infiltration der Linea dentata werden **lokal exzidiert**, sofern ein Sicherheitsabstand von 2 cm zum normalen Gewebe eingehalten werden kann. Im Gegensatz zu den Karzinomen des Analkanals gibt es keine Erfahrungen mit der kombinierten Radiochemotherapie beim Analrandkarzinom.

Für fortgeschrittene Karzinome, die die Linea dentata involvieren oder den darunter liegenden Muskel, bleibt nur die **abdominoperineale Rektumamputation**.

▪▪ Prognose

Das 5-Jahres-Überleben variiert zwischen 68 und 100% nach lokaler Exzision bzw. zwischen 35 und 80% nach abdominoperinealer Resektion beim fortgeschrittenen Karzinom.

Andere Malignome

Basalzellkarzinome, Morbus Bowen (langsam wachsendes intraepidermales Plattenepithelkarzinom = Carcinoma in situ) und perianaler Morbus Paget (intraepitheliales Adenokarzinom, entstehend aus den apokrinen Drüsen) sind extrem selten. Die klinische Erscheinung ist ähnlich dem Plattenepithelkarzinom. Auch hier besteht die Therapie in lokaler Exzision weit im Gesunden und bei Rezidiv in einer abdominoperinealen Amputation.

Karzinome des Analkanals

▪▪ Einteilung

Hier sind das Epidermoidkarzinom (Plattenepithelkarzinom, basaloides oder kloakogenes Karzinom, mukoepidermoides Karzinom), das Adenokarzinom und das maligne Melanom zu unterscheiden. Obwohl die verschiedenen Varianten des epidermoiden Analkanalkarzinoms histologisch verschieden sind, weisen sie eine ähnliche Therapieantwort auf.

> **TNM-Klassifikation der Analkanalkarzinome**
> Die **Klassifikation** der Tumoren berücksichtigt die **Penetrationstiefe.**
> - T1: Tumor <2 cm
> - T2: Tumor >2 cm, aber <5 cm
> - T3: Tumor >5 cm
> - T4: Invasion benachbarter Organe
> - N1: Beteiligung der ipsilateralen inguinalen Lymphknoten
> - N2: unilateral iliakale und/oder inguinale Lymphknoten
> - N3: perirektale und inguinale und/oder bilateral iliakale Lymphknoten

▪▪ Symptomatik

Klinisch manifestieren sich die Tumoren mit Blutung, Schmerzen und einer indurierten analen Masse.

 Cave
Häufig werden die Analkanaltumoren als Hämorrhoiden verkannt.

▪▪ Diagnostik

Die **Proktoskopie** mit Biopsie ist diagnostisch. Die **endoanale Sonographie** dient zur Volumenmessung des Tumors und zur Einschätzung der Tiefenpenetration. Eine **inguinale Palpation** nach der Suche von Lymphknotenmetastasen ist obligat.

▪▪ Therapie

> **Therapeutisch hat sich klar gezeigt, dass die Radiochemotherapie die Therapie der Wahl für die meisten Patienten ist.**

Insbesondere profitieren Patienten mit T1- und T2N0-Karzinomen von dieser Therapie, da ein mutilierender Eingriff, wie ausgedehnte lokale Exzision und abdominoperineale Rektumamputation evtl. vermieden werden können, ohne das lokale Rezidivrisiko zu erhöhen oder das Langzeitüberleben zu gefährden.

> **Die Operation sollte den Rezidiven nach Radiochemotherapie reserviert bleiben.**

Bei fortgeschrittenen Karzinomen, d. h. bei primären Tumoren >4 cm kann mit kombinierter Radiochemotherapie bei 38–76% eine lokale Kontrolle erzielt werden. Die abdominoperineale Rektumamputation bleibt hier den Fällen vorbehalten, die eine strahlenbedingte lokale Komplikation (Inkontinenz, Blutung, Tumorzerfall) oder eine Progredienz des Tumors aufweisen.

▪▪ Prognose

Ein prognostischer Vergleich der Therapieverfahren zeigt, dass mit der traditionellen Therapie mit abdominoperinealer Resektion ein 5-JahresÜberleben um 50% erreicht werden konnte. Die Radiotherapie alleine erzielt eine lokale Kontrolle und weist eine 5-Jahres-Überlebesrate von 40–80% auf. Die Behandlung mit kombinierter Radiochemotherapie resultiert in einer »response rate« von ca. 90% und eine 5-Jahres-Überlebensrate von 70–85%.

Adenokarzinom

Das Adenokarzinom des Analkanals ist meist ein distales Rektumkarzinom, das in den Analkanal fortschreitet. Nur beim Frühkarzinom ist eine lokale Exzision gerechtfertigt.

Malignes Melanom

Das maligne Melanom ist sehr selten und betrifft ca. 1–3% aller Melanome. Selten infiltriert das Melanom umgebende Organe, es wächst jedoch submukös nach proximal ins Rektum und befällt perirektale, perianale und mesenteriale Lymphknoten. Fernmetastasen treten früh und schnell, meist in Leber, Lunge und Knochen auf. Therapeutisch sind Melanome weder auf Radiotherapie noch auf Chemotherapie oder Immunotherapie sensibel. Vergleicht man großzügige Lokalexzision mit abdominoperinealer Resektion, ist kein Unterschied im 5-Jahres-Überleben zu finden. Die abdominoperineale Rektumamputation bringt einzig eine bessere lokale Kontrolle und kann somit für Patienten mit geringem Operationsrisiko empfohlen werden.

> **In Kürze**
>
> **Analkarzinom**
> 1. **Analrandkarzinom:** unterhalb der Linea dentata, Plattenepithelkarzinome, oberflächlich, Blutung, Schmerzen, Pruritus und partielle anale Inkontinenz.
>   **Therapie:** lokale Exzision bis hin zur abdominoperinealen Rektumamputation.
> 2. **Analkanalkarzinome:** oberhalb der Linea dentata, Übergangs- oder auch Plattenepithel, selten, Blutung, Schmerzen, Induration, evtl. inguinale Lymphknotenmetastasen.
>   **Diagnostik:** Proktoskopie mit Biopsie, endoanale Sonographie.
>   **Therapie:** meist Radiochemotherapie, bei Rezidiven OP.

7.9.8 Anale Fremdkörper

Anale Fremdkörper werden meistens transanal zu autoerotischen Zwecken eingeführt (Früchte, Steine, Shampooflasche usw.). Diese Objekte können zu verschiedenen Läsionen füh-

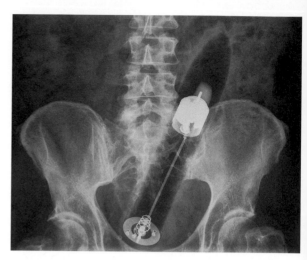

□ Abb. 7.167 Fremdkörper. Im Sigma befindet sich ein transanal eingeführter Fremdkörper

ren, sowohl von der Schleimhaut als auch von der Darmwand (bis zur Perforation). Dazu können noch Sphinkterläsionen entstehen. In seltenen Fällen kann es sich um oral eingenommene Objekte handeln (meistens Knochenfragmente, die sich im Analkanal impaktieren).

▪▪ Diagnostik

Nach sorgfältiger Anamnese und klinischer Untersuchung sollte ein konventionelles Röntgenbild vom Abdomen durchgeführt werden, um die Lokalisation des Fremdkörpers darzustellen und eine eventuelle Perforation zu entdecken (□ Abb. 7.167). Eine transanale Extraktion kann in den meisten Fällen durchgeführt werden, dazu werden verschiedenste Instrumente verwendet (Rektoskop, Forceps, Blasenkatheter usw.).

> ❯ Nach Extraktion sollte immer eine Rektoskopie durchgeführt werden, um Darmwandläsionen darzustellen.

7.9.9 Anale Traumen

Anale Traumen sind meistens iatrogen, wie Geburtstraumen, oder Folge von analen und transanalen Operationen. Es kann sich ebenfalls um Folgen von transanal eingeführten Objekten handeln oder bei Polytraumen im Zusammenhang mit Beckenfrakturen. Die häufigste Ursache für Sphinkterläsionen mit Kontinenzstörungen sind aber Komplikationen bei Vaginalgeburten.

▪▪ Therapie

Falls es der Allgemeinzustand des Patienten erlaubt, sollte sofort eine Revision der Wunden durchgeführt werden, mit einem Débridement von nekrotischem Gewebe. Eine sofortige Rekonstruktion sollte anschließend angestrebt werden.

Zum Schutz der Sphinkterrekonstruktion wird dann ein protektives Stoma angelegt.

Weiterführende Literatur

Bönner Ch, Prohm P, Störkel S (2001) Fournier-Gangrän als seltene Komplikation nach Stapler-Hämorroidektomie. Der Chirurg 72:1464–1466

Bretagnol F, Panis Y, Rullier E, Rouanet P, Berdah S, Dousset B, Portier G, Benoist S, Chipponi J, Vicaut E. (2010) Rectal cancer surgery with or without bowel preparation: The French GRECCAR III multicenter single-blinded randomized trial. Ann Surg 252(5):863–8.

von Flüe M, Rothenbühler JM, Hellwig A et al. (1994b) Die colo-j-pouch-anale Rekonstruktion nach totaler Rektumresektion: funktionelle Aspekte. Schweiz Med Wochenschr 124:1056–1063

Füglistaler P, Guenin MO, Montali I, Kern B, Peterli R, von Flüe M, Ackermann C. (2007) Long-Term Results After Stapled Hemorrhoidopexy: High Patient Satisfaction Despite Frequent Postoperative Symptoms. Dis Colon Rectum 50(2):204–12

Garg P, Song J, Bhatia A, Kalia H, Menon GR (2010) The efficacy of anal fistula plug in fistula-in-ano: a systematic review. Colorectal Dis. 12: 965–970

Gordon HG, Nivatvongs S (2007) Principles and practice of surgery for the colon, rectum and anus. 3. Aufl, Informa Healthcare, New York, London

Guenin MO, Rosenthal R, Kern B, Peterli R, von Flüe M, Ackermann C (2005a) Ferguson hemorrhoidectomy: long-term results and patient satisfaction after Ferguson's hemorrhoidectomy. Dis Colon Rectum 48(8).1523–1527

Halefoglu AM, Yildirim S, Avlanmis O, Sakiz D, Baykan A. (2008) Endorectal ultrasonography versus phased-array magnetic resonance imaging for preoperative staging of rectal cancer.World J Gastroenterol. 14:3504–3510

Heald RJ, Moran BJ, Brown G, Daniels IR (2004) Optimal total mesorectal excision for rectal cancer is by dissection in front of Denonviliers' fascia. Br J Surg 91:121–123

Warshaw JS (2001) Obstetric anal sphincter injury: Incidence, risk factors, and repair. Semin Colon rectal Surg 12:90–97

7.10 Akutes Abdomen, Peritonitis, Ileus und traumatisiertes Abdomen

A. H. Hölscher, H. Bartels, J. R. Siewert

Das akute Abdomen stellt die klassische chirurgische Notfallsituation dar und hat daher große klinische Bedeutung. Es erfordert eine unverzügliche klinische und apparative Diagnostik und eine rasche Entscheidung über operatives oder konservatives Vorgehen. Hauptursachen sind entzündliche oder obstruktive Erkrankungen des Gastrointestinaltraktes, deren Lokalisation und Ausmaß oft erst intraoperativ genau zu erkennen sind. Mit zunehmendem Alter der Bevölkerung werden mesenteriale Durchblutungsstörungen eine häufigere Ursache des akuten Abdomens.

Die Peritonitis nimmt dabei eine Sonderstellung ein, da sie neben der lokalen intraabdominellen Infektion durch schwere

▼

septische Allgemeinreaktionen gekennzeichnet ist. Dieses erfordert eine z. T. wiederholte aggressive chirurgische Intervention. Trotzdem ist die Peritonitis in ihrer generalisierten Verlaufsform mit einer Letalität von 20–60% belastet.

Der 2. typische abdominelle Notfall ist der Ileus, dessen mechanische Form von dramatischen Schmerzen begleitet sein kann. Die Abgrenzung der paralytischen Form ist wesentlich, um Fehler bei der Indikationsstellung zur Operation zu vermeiden.

Eine Traumatisierung des Abdomens gefährdet den Verletzten in 1. Linie durch intraabdominelle Blutungen aus Organrupturen. Das rasche Erkennen und die sofortige Versorgung der Blutung und evtl. Begleitverletzungen stehen daher ganz im Vordergrund des chirurgischen Handelns.

7.10.1 Akutes Abdomen

> **Definition**
>
> Der Begriff »akutes Abdomen« ist eine durch Zeitnot diktierte vorläufige Bezeichnung für eine zunächst nicht exakt differenzierbare akute schmerzhafte Erkrankung in der Bauchhöhle bis zu deren endgültiger diagnostischer Klärung.

Das akute Abdomen ist somit ein Arbeitsbegriff. Der erfahrene Kliniker erkennt darin den unmittelbaren diagnostischen und meist auch therapeutischen Handlungsbedarf, ohne dass zunächst eine Klärung vorliegt.

■■ Klassifikation

Es handelt sich beim akuten Abdomen um einen Symptomenkomplex, nicht um eine endgültige Diagnose. Die unter diesem Begriff zusammengefassten Krankheitsbilder haben folgende unterschiedlich ausgeprägten Symptome gemeinsam.

> **Symptomenkomplex beim akuten Abdomen**
> — Akuter heftiger Bauchschmerz
> — Peritonitis mit Störung der Darmfunktion (Paralyse)
> — Störungen der allgemeinen Kreislaufregulation (Schock)

Das akute Abdomen kann in der Regel einem der 3 folgenden Schweregrade zugeordnet werden:
- **Perakutes Abdomen:** Dieses ist das Vollbild des akuten Bauches mit Vernichtungsschmerz, brettharter Bauchdeckenspannung und volumen- bzw. katecholaminbedürftigem Kreislaufschock. Hier darf die diagnostische Phase nur sehr kurz sein. In aller Regel ist unter intensiver Schockbekämpfung eine rasche diagnostische Laparotomie indiziert (sog. operationspflichtiges Abdomen).
- **Akutes Abdomen:** Dabei besteht zwar ein heftiger Bauchschmerz, dieser ist aber zum Zeitpunkt der klinischen Untersuchung bereits im Abklingen oder für den Patienten zumindest erträglich geworden. Es besteht eine eindeutige peritoneale Symptomatik (druck- oder vibrations-

◘ Tab. 7.21 Symptomatologie und Ursachen beim akuten Abdomen

Organdiagnose	Schmerzentwicklung	Kardinalsymptome	Diagnosesicherung
Akute Appendizitis	Zuerst paraumbilikal, dann in den rechten Unterbauch wandernder Dauerschmerz	Erbrechen, Klopf- und Loslassschmerz, rektaler Druckschmerz, Psoasschmerz, Leukozytose	Klinischer Befund bzw. Verlauf, Sonographie, Laparoskopie
Akute Cholezystitis	Dauerschmerz mit vagem Beginn, Steigerung innerhalb weniger Stunden, in rechte Schulter ausstrahlend	Lokaler Klopf- und Druckschmerz, Leukozytose, Fieber	Sonographie
Bridenileus	Plötzlicher Beginn, kolikartig, anfänglich manchmal lokalisierbar (z. B. im Bereich einer Operationsnarbe)	Erbrechen, Hyperperistaltik	Abdomenleeraufnahme im Stehen oder Seitenlage, Sonographie, Gastrografinpassage
Inkarzerierte Inguinal- oder Femoralhernie	Plötzlicher Beginn, kolikartig, Maximum an Bruchpforte	Erbrechen, Hyperperistaltik, Lokalbefund an Bruchpforte	Lokalbefund, Abdomenleeraufnahme im Stehen
Mechanischer Dickdarmileus	Langsam zunehmend, kolikartig, diffus	Fehlender Stuhl- und Windabgang, Miserere	Abdomenleeraufnahme im Stehen, rektale Untersuchung, vorsichtiger Kolonkontrasteinlauf (Gastrografin)
Perforiertes Gastroduodenalulkus	Plötzlicher Beginn mit oder ohne Ulkusanamnese freies Intervall, lokalisierbar, Ausstrahlung in die rechte Schulter	Bretthartes Abdomen	Abdomenleeraufnahme (im Stehen oder in Linksseitenlage) Luftinsufflation über Magensonde, Gastrografinschluck oder Gastroskopie
Sigmadivertikulitis	Zunehmender Schmerz, besonders im linken, manchmal im mittleren Unterbauch	Deutlicher Druckschmerz, evtl. Abwehrspannung	Sonographie (orientierend) Gastrografineinlauf, CT (bei Verdacht auf Abszess)
Akute Pankreatitis	Plötzlicher Beginn, Dauerschmerz, Vernichtungscharakter, diffus im Oberbauch, gürtelförmig mit Ausstrahlung in den Rücken oder in die linke Schulter	Oberbauchperitonismus, Urin- und Serumamylase- und -lipaseerhöhung, niedriges Serumkalzium	CT (Sonographie)
Mesenterialinfarkt	Plötzlicher Beginn, manchmal kolikartig, häufig freies Intervall, diffus	Diskrepanz zwischen heftigem Schmerzbild, schlechtem Allgemeinzustand, hoher Leukozytose und geringem Peritonismus	Angiographie, CT mit i.v.-Kontrastierung, Laparoskopie
Stielgedrehte Ovarialzyste	Plötzlicher Beginn, lokalisierbar	Keine	Sonographie, Laparoskopie
Extrauteringravidität	Plötzlicher Beginn, häufig mit Kollaps, Unterbauch	Allgemeine Blutungszeichen bis zum Schock, Schwangerschaftstest positiv, retrouterine Hämatozele	Sonographie, transvaginale Punktion, Laparoskopie
Spontane oder sekundäre Milzruptur	Plötzlicher Beginn, diffus	Allgemeine Blutungszeichen bis zum Schock	Sonographie mit Punktion, Peritoneallavage
Perforierte Aneurysmen	Plötzlicher Beginn, bei Bauchaortenaneurysma Dauerschmerz mit Vernichtungscharakter, gürtelförmig in den Rücken ausstrahlend	Allgemeine Blutungszeichen bis zum Schock, pulsierender Abdominaltumor	Sonographie, CT, Angiographie

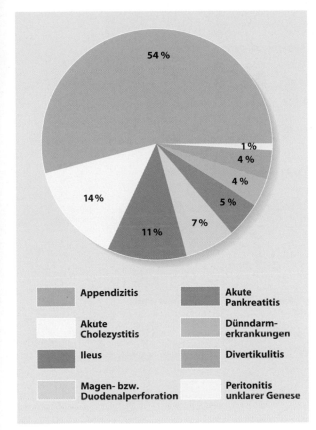

Abb. 7.168 Ursachen des akuten Abdomens (Literaturzusammenstellung und eigenes Krankengut)

empfindliche Bauchdecke) sowie eine volumenbedürftige Kreislaufinstabilität. Hier ist eine rasche konsequente Diagnostik durchzuführen. Die Operationsindikation ergibt sich aus der Diagnose.

– **Unklares oder subakutes Abdomen:** Das klinische Bild ist durch eine eindeutige abdominale Schmerzsymptomatik (fortbestehend oder anamnestisch), eine diskrete peritoneale Mitbeteiligung und eine kompensierte Kreislaufsituation gekennzeichnet. Hier kann die Diagnostik elektiv durchgeführt werden, die Therapie richtet sich nach dem diagnostischen Befund.

▪▪ Ursachen

Hauptursachen des akuten Abdomens sind entzündliche oder obstruktive Erkrankungen intraperitonealer Organe. Weiterhin können Durchblutungsstörungen oder Blutungen in die Bauchhöhle oder das Retroperitoneum ursächlich sein. Zu den typischen Ursachen, ▪ Tab. 7.21. Zu den entsprechenden Häufigkeitsverteilungen, die für die Wahrscheinlichkeit einer Diagnose von Bedeutung sind, ▪ Abb. 7.168.

> **Die wichtigsten Ursachen für ein akutes Abdomen sind Entzündungen, Perforationen, Ileus und viszerale Durchblutungsstörungen.**

▪▪ Diagnostik

Im Allgemeinen gestattet die dringliche Situation des akuten Abdomens der Diagnostik nur wenig Zeit. Sie erzwingt eine sinnvolle Koordination diagnostischer und erster therapeutischer Maßnahmen. Dabei schafft insbesondere eine rasch einsetzende **Schocktherapie** die notwendige Zeit für eine gezielte Diagnostik. Diese hat sich auf die Abklärung weniger für das weitere Vorgehen bedeutender Fragen zu konzentrieren. Vor allem muss entschieden werden, ob die vom Patienten angegebenen akuten Bauchbeschwerden zunächst einen konservativen Behandlungsversuch und damit eine elektive, umfassende Diagnostik gestatten oder ob notfallmäßig ein chirurgisches Vorgehen notwendig ist. Die verfügbare Zeit richtet sich nach der Schwere des Krankheitsbildes.

> **Differenzialdiagnostische Überlegungen zur Ätiologie des akuten Abdomens erfordern eine genaue Analyse des Schmerzes hinsichtlich Lokalisation, Beginn, Verlauf, Charakter und Begleitsymptomen.**

Schmerz Der Schmerz beim akuten Abdomen wird in der Regel spontan empfunden und lässt sich durch die Palpation des Bauches verstärken. Er kann mit dem Phänomen der Abwehrspannung verbunden sein. Grundsätzlich können Schmerzen von allen 3 Organtypen der Bauchhöhle ausgehen.

Schmerztypen in der Bauchhöhle

– Ausgehend von den parenchymatösen Organen: dumpf, viszeral
– Ausgehend von den muskulären Hohlorganen: spastisch bis kolikartig
– Ausgehend vom Peritoneum: brennend, schneidend

⊘ Cave
Oft besteht keine Korrelation zwischen der subjektiv empfundenen Schmerzintensität und der objektiven Bedrohung des Patienten.

Auslösende Ursachen des Schmerzes können alle Formen der **Gewebeschädigung**, wie Spannung, Druck, Reibung, Dehnung, chemische Noxen, bakterielle Toxine und entzündliche Infiltrationen sein. Die Schmerzen werden durch Bewegung und Erschütterung bzw. Lageveränderung verstärkt, weil dadurch weitere peritoneale Reizungen entstehen. Der Patient verhält sich daher ruhig und vermeidet jede unnötige Bewegung. Durch Anziehen der Beine versucht er, die Bauchdecke und damit das Peritoneum parietale zu entspannen.

Der **Eigenanamnese** kommt eine für die weiteren diagnostischen Überlegungen richtungsgebende Bedeutung zu, um eine Arbeitsdiagnose zu erreichen.

5 Fragen sind von Wichtigkeit:

1. **Wie begann der Schmerz?** Hier sind 3 typische Schmerzformen zu unterscheiden (▪ Abb. 7.169):
Einmal der den Patienten mehr oder minder unvorbereitet treffende **akute Vernichtungsschmerz**, z. B. bei einem intraabdominellen Perforationsgeschehen oder bei einer

7

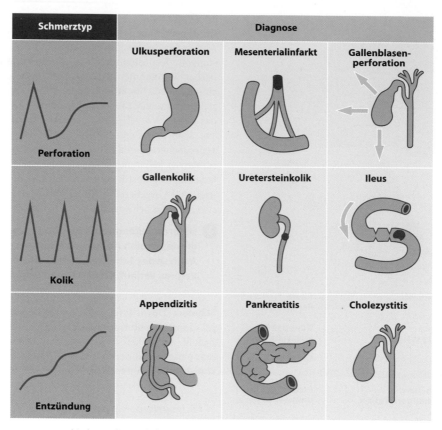

◘ Abb. 7.169 Schmerztypen verschiedener akuter abdominaler Erkrankungen

Kolik. Ganz ähnlich ist der Schmerzbeginn auch beim Mesenterialinfarkt. Charakteristisch für Perforation und Mesenterialinfarkt ist ein kurzes Intervall relativer Beschwerdebesserung nach dem initialen Schmerzereignis, das dann durch zunehmende Schmerzhaftigkeit des gesamten Abdomens abgelöst wird.

Bei der **Kolik** hingegen setzen nach einem kurzen Intervall relativer Schmerzbesserung immer neue Schmerzattacken mit erneuter Vehemenz ein.

Anders gestaltet sich der Schmerzbeginn bei den **akut entzündlichen Erkrankungen.** Hier ist der langsam kontinuierlich zunehmende und in seiner Stärke nur gering wechselnde Schmerz typisch. Phasen einer echten Remission werden hier nicht beobachtet.

2. **Ging dem Schmerz eine Ursache voraus?** Hier gilt es in erster Linie, nach einem zeitlichen Zusammenhang zwischen Schmerzbeginn und Nahrungsaufnahme zu fahnden. Das bekannteste Beispiel ist der Diätfehler als auslösende Ursache für die Gallensteinkolik. Auch die typische Angina abdominalis tritt meistens in Zusammenhang mit der Nahrungsaufnahme auf.

3. **Wann und wo begann der Schmerz?** Die Erfahrung des zeitlichen Ablaufs vom Beginn der Beschwerden bis zum Zeitpunkt der Krankenhauseinlieferung lässt Rückschlüsse auf die Verlaufsform der Erkrankung zu. Wichtig ist die Lokalisation des Schmerzes, wobei besonders darauf zu

achten ist, ob es zu einer Veränderung der Schmerzlokalisation kam.

Der **wandernde Schmerz** ist typisch für die akute Appendizitis, deren Schmerz sich zunächst in das Epigastrium bzw. in die Nabelgegend projiziert, um später mit Übergreifen der Entzündung auf das Peritoneum parietale in den rechten Unterbauch zu wandern. Diese Schmerzwanderung ist charakteristisch für alle entzündlichen Erkrankungen, die zunächst beschränkt auf ein intraabdominelles Organ beginnen (z. B. Sigmadivertikulitis) und dabei anfangs einen viszeralen Schmerz auslösen. Erst nach Übergreifen der Entzündung auf das Peritoneum parietale entsteht der lokalisierbare somatische Schmerz und damit verbunden eine Lokalisationsänderung der Schmerzempfindung.

4. **Wo ist der Schmerz jetzt lokalisiert?** Auch durch diese Frage lassen sich Hinweise darauf gewinnen, ob noch ein viszeraler oder bereits ein somatischer (d. h. peritonitischer) Schmerz vorliegt. Kann der Patient seine Schmerzen mit einem Finger genau lokalisieren, so darf man davon ausgehen, dass bereits eine Mitbeteiligung des Peritoneum parietale erfolgt ist. Zeigt der Patient die schmerzhafte Region des Abdomens mit flach aufgelegter, sich bewegender Hand, so kann noch von einem diffusen viszeralen Schmerz ausgegangen werden. Der Übergang vom **viszeralen** (organbezogenen) zum **somatischen** (pe-

ritonitischen) Schmerz muss als wichtiges diagnostisches Kriterium aufgefasst werden. Er weist darauf hin, dass die Erkrankung die Organgrenzen überschritten und zu einer Mitbeteiligung des Peritoneum parietale geführt hat. Zu diesem Zeitpunkt erleichtert die Schmerztopographie im Allgemeinen die Diagnose.

5. **Welchen Charakter hat der Schmerz? (**□ Abb. 7.169)
   Hier gilt es, durch gezielte Fragen gemeinsam mit dem Patienten den Schmerzcharakter herauszuarbeiten. Der krampfartig spastische Schmerz bzw. eine richtige Kolik werden auf einen intermittierenden oder persistierenden Verschluss eines intraabdominalen Hohlorgans hinweisen, der brennende Schmerz mehr auf Affektionen der intestinalen Schleimhaut und der kontinuierlich zunehmende, schneidende Schmerz schließlich auf eine Peritonitis.

Abwehrspannung (Peritonismus) Dieses Symptom ist Folge einer indirekten Erregung der gesamten Bauchmuskulatur, d. h. des efferenten motorischen Schenkels des Reflexbogens über den durch die peritoneale Reizung erregten somatosensiblen afferenten Schenkel.

> **Definition**
>
> Unter dem klinischen Symptom **Peritonismus** versteht man den Reizzustand des Bauchfells mit Druckempfindlichkeit, unabhängig von allgemeinen Entzündungszeichen wie Fieber und Blutbildveränderungen.
>
> **Peritonitis** bezeichnet das Vollbild der Bauchfellentzündung mit diffuser Abwehrspannung und allgemeinen Entzündungszeichen.

▪▪ Klinische Untersuchung

Zunächst erfolgen Inspektion und Verhaltensbeurteilung des Patienten:

- Ist der Patient ruhig oder wälzt er sich herum?
- Hat er eine abdominale oder thorakale Atmung?
- Wie sind Gesichtsausdruck und Hautkolorit?
- Wie erscheint die Zunge?
- Spricht das Kreislaufverhalten für einen Schockzustand (RR, Puls)?

Selbstverständlich ist jede Palpation wegen der möglichen Schmerzhaftigkeit mit größter Vorsicht vorzunehmen.

> ❯ Brüske Berührungsversuche können ebenso wie kalte Hände des Untersuchers eine Abwehrspannung auslösen und damit zu Fehlbeurteilungen Anlass geben.

Es ist vorteilhaft, mit dem Patienten während der Untersuchung zusätzlich Körperkontakt, in erster Linie durch Sitzen des Untersuchers auf der Bettkante, aufzunehmen, den Patienten durch ein beruhigendes Gespräch abzulenken und zur Entspannung zu bringen sowie stets mit Abtastung des Abdomens fern vom Punkt der maximalen Schmerzangabe zu beginnen.

Lokalbefund Finden sich Operationsnarben? Gibt es einen Klopf- oder Loslassschmerz? Liegt ein Meteorismus vor? Sind Resistenzen tastbar? Sind die Bruchpforten geschlossen oder besteht eine Hernie? Liegt eine Abwehrspannung vor?

> ❯ Abwehrspannung deutet immer auf eine gravierende Erkrankung bzw. ein fortgeschrittenes Krankheitsstadium hin.

Auskultation Sind Darmgeräusche hörbar (hochgestellte Peristaltik)? Besteht eine Hyperperistaltik? Sind Stenosegeräusche nachweisbar? Ist die Atmung frei, liegt ein Atemgeräusch vor? Pleuritisches Reiben? Herztöne?

Rektale und vaginale Untersuchung Ist der Douglas-Raum vorgewölbt bzw. druckschmerzhaft? Finden sich Stuhl oder Blut in der Ampulle?

▪▪ Apparative Diagnostik

Labor- und Kreislaufparameter Aufgrund der bisher erhobenen klinischen Befunde kann in etwa 80% aller akuten Abdominalerkrankungen eine Verdachtsdiagnose gestellt werden. Den Laborbefunden kommt nur ein geringer Stellenwert zu. Wirklich notwendig sind lediglich **Hämoglobin** und **Hämatokrit** zur Erfassung einer akuten Blutung und des Flüssigkeits- und Elektrolytverlustes. Die Leukozytenzahl ist aussagekräftig bei entzündlichen Prozessen und der α-Amylase-Wert ist wichtig zur Erkennung einer Pankreatitis. Im Rahmen akuter Erkrankungen der Gallenwege sind das Bilirubin, die alkalische Phosphatase und das γ-GT von Bedeutung.

Sonographie

> ❯ Die Sonographie steht heute in der apparativen Diagnostik des akuten Abdomens an erster Stelle.

Pathologische Ultraschallbefunde ergeben sich entweder aus der direkten Darstellung des erkrankten Organs oder durch den Nachweis von Sekundärveränderungen. Direkt kann z. B. eine akute Cholezystitis oder ein penetrierendes Aortenaneurysma nachgewiesen werden. Indirekte sonographische Hinweise resultieren aus der bildlichen Darstellung von freier Flüssigkeit oder freier Luft oder ganz allgemein jedes abnormen Inhalts in der freien Bauchhöhle. Dabei besteht die Möglichkeit einer weiteren Differenzialdiagnose durch Gewinnung der Flüssigkeit mittels Punktion.

Der Nachweis freier Luft in der Bauchhöhle und damit einer gastrointestinalen Perforation lässt sich auch sonographisch erbringen. In 30–45°-Linksseitenlage sammelt sich die freie Luft ventrolateral der Leber unter der Bauchdecke an und zeigt sich als kräftiges Vielfachecho mit Schallschattenphänomen.

> ❗ **Cave**
>
> Grundsätzlich sollte sich jedoch nur der sehr erfahrene Sonographiker die Diagnose einer gastrointestinalen Perforation zutrauen.

Auf eine Röntgenuntersuchung sollte nicht verzichtet werden.

7

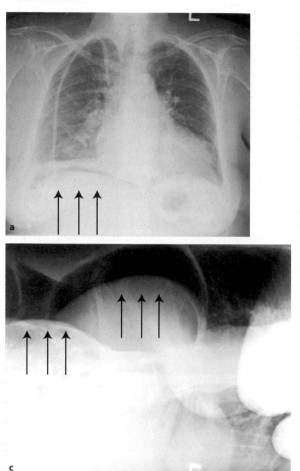

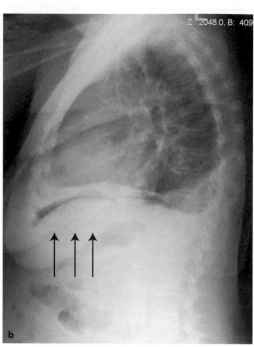

◘ Abb. 7.170 Nachweis freier Luft bei einer 76-jährigen Patientin mit perforiertem Ulcus duodeni. **a** Röntgenaufnahme Thorax a.-p., **b** Thorax seitlich, **c** Linksseitenlage (mit freundlicher Genehmigung von Prof. R. Brauer, TU München)

Diagnostische Treffsicherheit
Die höchste diagnostische Treffsicherheit ist bei Erkrankungen der Gallenblase, insbesondere der akuten Cholezystitis zu erreichen. Für die Pankreatitis liegt die Treffsicherheit etwas niedriger. Bei der akuten Appendizitis kann bei großer Erfahrung und bei Verwendung von speziellen hochauflösenden Schallköpfen in einem hohen Prozentsatz der entzündete Wurmfortsatz dargestellt werden. Die fehlende Darstellung der Appendix bedeutet jedoch keinen Ausschluss einer Appendizitis (hohe Spezifität, mäßige Sensitivität). Bei Perforation oder Abszessbildung nach Appendizitis oder Divertikulitis ist die Darstellung freier oder umschriebener Flüssigkeitsansammlungen möglich.

Weitere Ursachen des akuten Bauches, die sonographisch geklärt werden können, sind Ileus (▶ Abschn. 7.10.3), Nierensteine (aufgestautes Nierenbecken) und Adnexprozesse (z. B. stielgedrehte Ovarialzyste).

Röntgenuntersuchung Für die Diagnostik des akuten Abdomens sollten sowohl eine **Abdomenleeraufnahme** als auch eine **a.-p.-Thoraxübersichtsaufnahme** im Stehen angefertigt werden.

Zu achten ist auf **freie Luft unter dem Zwerchfell** (◘ Abb. 7.170). Entscheidend ist dafür die Thoraxaufnahme, da subdiaphragmale freie Luft dabei besser zur Darstellung kommt als bei der Abdomenaufnahme. Nach Ausschluss anderer Ursa-

chen (Laparotomie oder Laparoskopie, Tubendurchblasung innerhalb der letzten 5–7 Tage) kann freie Luft unter dem Zwerchfell in der Regel nur dem Magen-Darm-Trakt entstammen. Eine seltene Ausnahme ist die Peritonitis mit gasbildenden Erregern. Trotz freier Perforation wird in etwa 10–35% der Fälle eine Luftsichel zunächst vermisst. Bei dringendem klinischen Verdacht empfiehlt sich eine (zusätzliche) Aufnahme mit Lagerung des Kranken auf die linke Seite, da so vorhandene freie Luft zwischen Leber und rechter Thoraxwand oft besser darstellbar ist (◘ Abb. 7.170c). Bleibt der Befund unklar, Gegebenenfalls kann man die Untersuchung nach einem Intervall von etwa 1 h wiederholen, da es dann zu einem stärkeren Luftaustritt gekommen sein kann. Bei fortbestehendem klinischem Verdacht auf eine freie Perforation sollte eine **Gastrografinpayssage** von Ösophagus und Magen, evtl. auch des Kolons, durchgeführt werden. In der überwiegenden Mehrzahl der Fälle sieht man dann den Austritt des Kontrastmittels aus dem perforierten Hohlorgan (ggf. Gastrografinnachweis im Urin durch Röntgen oder durch Zusatz von Salzsäure).

Luft an anderen Stellen des Abdomens, z. B. zwischen den Zwerchfellschenkeln, subhepatisch, perizäkal oder im Bereich der Bursa omentalis bzw. im Retroperitonealraum,

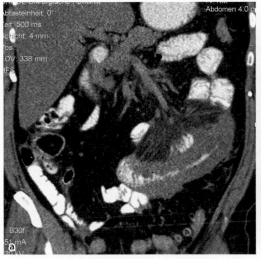
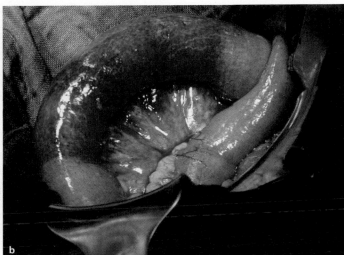

■ **Abb. 7.171** 41-jähriger Patient mit akut aufgetretenen Oberbauchbeschwerden. **a** Im rekonstruierten CT des Abdomens erkennt man eine Verdickung einer Dünndarmschlinge mit entzündlicher Begleitreaktion und Verdacht auf Thrombosierung des entsprechenden Astes der V. mesenterica superior. **b** Blick auf den intraoperativen Situs mit ca. 20 cm hämorrhagisch infarziertem Jejunum. Die abführenden Venen sind thrombosiert. Diagnose: akute Mesenterialvenenthrombose. Therapie: Dünndarmsegmentresektion (mit freundlicher Genehmigung von Prof. R. Brauer, TU München)

spricht für die Perforation eines Hohlorganes in die entsprechenden anatomischen Räume hinein, wie etwa in den Retroperitonealraum.

Luft in den Gallenwegen ist verdächtig für eine Gallenblasenperforation in den Darm. In Zusammenhang mit einem Dünndarmileus ist evtl. die Diagnose eines Gallensteinileus zu stellen. Luft in den Gallenwegen ist normal nach biliodigestiver Anastomose bzw. endoskopischer Papillotomie.

Darüber hinaus wird man die **Gasverteilung in den Darmschlingen** selbst betrachten. Luft ist nur im Magen und Dickdarm physiologisch. Im Dünndarm findet sich Luft nur bei Kleinkindern.

❯ **Jede Luftansammlung im Dünndarm ist somit als pathologisch anzusehen.**

Spiegelbildung im Dünn- und Dickdarm bzw. stehende Schlingen sind für einen Ileus beweisend (▶ Abschn. 7.10.3).

Bei der **a.-p.-Aufnahme des Thorax** ist auf Pleuraergüsse bzw. auf die Zwerchfelllokalisation zu achten. Schließlich lässt die Thoraxaufnahme Infiltrationen des Lungenparenchyms ausschließen sowie die Herzkonfiguration beurteilen. Bei Verdacht auf eine Zwerchfellhernie kann eine Gastrografinpassage weiterhelfen.

Kontrastmittelröntgen Nur wasserlösliche Kontrastmittel sind beim akuten Abdomen statthaft, da sich eine Perforation klinisch nie mit Sicherheit ausschließen lässt.

❗ **Cave**
Bariumbrei ist kontraindiziert, da dieser bei Austritt in die Bauchhöhle zu einer Bariumperitonitis (chemische Peritonitis) führt.

Eine **Gastrografinpassage** beim klinischen und in der Abdomenleeraufnahme eindeutigen mechanischen Dünndarmileus, insbesondere bei Verdacht auf Strangulation, ist nicht nötig. Bei allen unklaren Ileussituationen – v. a. nach abdominalen Operationen – kann die Gastrografinpassage jedoch wertvolle Information geben. Ein vorsichtiger Kolonkontrasteinlauf – ebenfalls mit wasserlöslichem Kontrastmittel – kann auch durch Nachweis multipler Divertikel, ggf. mit entzündlicher Veränderung des Sigmas, eine Sigmadivertikulitis beweisen.

Computertomographie (CT)

❯ **Eine wichtige Indikation für eine notfallmäßig durchzuführende CT im Rahmen des akuten Abdomens ist der Verdacht auf eine akute Pankreatitis.**

Die CT dient neben der Diagnosesicherung auch der Dokumentation morphologischer Veränderungen als Ausgangsbefund für Verlaufsbeobachtungen.

Andere Informationen, die die CT liefern kann, sind z. B. der Nachweis eines Aortenaneurysmas, freier Luft, freier Flüssigkeit (Blut, Aszites) oder Verletzungen parenchymatöser Organe (Leber, Milz, Niere), von Tumoren und deren Komplikationen (Einblutung, Ruptur) und – ganz besonders wichtig – natürlich von Abszessen. Grundsätzlich ist das Spektrum der Diagnosemöglichkeiten durch die CT in etwa dasselbe wie das der Sonographie. Bei guter Kontrastierung des arteriellen bzw. zeitversetzt des venösen Gefäßsystems kann die CT zugleich auch die Frage nach einer mesenterialen Durchblutungsstörung (■ Abb. 7.171) und anderen Perfusionsstörungen bzw. Aneurysmabildungen beantworten.

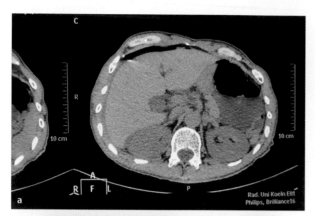

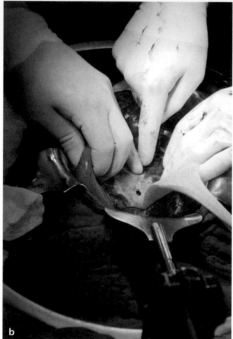

Abb. 7.172 Perforiertes Duodenalulkus **a** CT eines Patienten mit hochakuten Bauchschmerzen. Auf der zuvor angefertigten konventionellen Röntgenaufnahme (Abdomenleeraufnahme) war freie Luft nicht sicher auszuschließen. Im CT zeigt sich eindeutig freie Luft. **b** Intraoperativer Befund: Perforiertes Duodenalulkus. Therapie: Exzision und Naht

Angiographie Eine Indikation zur **Angiographie** ergibt sich in erster Linie bei Verdacht auf eine intestinale Blutung, seltener bei Verdacht auf mesenteriale Durchblutungsstörungen. Die Angiographie hat den Vorteil, dass interventionell radiologisch ein Therapieversuch (z. B. Embolisation einer Blutungsquelle) vorgenommen werden kann.

Endoskopie Die Endoskopie nimmt im Rahmen der Diagnostik des akuten Abdomens keinen zentralen Stellenwert ein. Bei Verdacht auf **Gastroduodenalulkus** sollte dieses jedoch endoskopisch gesichert werden. Eine gedeckte Perforation kann dabei in eine freie Perforation verwandelt werden.

In Operationsbereitschaft ist unseres Erachtens jedoch die Endoskopie statthaft. Zum Ausschluss einer freien Perforation nach festgestelltem tiefem Ulkus sollte eine Abdomenübersichtsaufnahme erfolgen.

Diagnostische Laparoskopie Von immer größerer Bedeutung in der Diagnostik des akuten Abdomens wird die diagnostische Laparoskopie. Sie kann zu einer sicheren Diagnose führen und v. a. auch gleichzeitig in bestimmten Fällen die notwendige Therapie ausführen (z. B. Appendektomie oder Cholezystektomie). Nachteil dieser an sich überlegenen Form der Diagnostik ist die Notwendigkeit einer Allgemeinnarkose und der damit verbundene Aufwand. Allerdings sind inzwischen sog. Minioptiken verfügbar, die in Lokalanästhesie eingeführt werden können. Wenn die Qualität der Übersicht dieser Minioptiken noch verbessert wird, könnte diese Form der Laparoskopie zur Diagnostik der Wahl werden, v. a. auch unter dem Gesichtspunkt von Kosten und Nutzen.

■■ Differenzialdiagnostik
Differenzialdiagnostischen Erwägungen kommt bei der Abklärung des akuten Abdomens eine hohe Bedeutung zu, da die Diagnostik rasch und gezielt erfolgen muss und daraus wichtige klinische Konsequenzen resultieren.

Bei **Peritonismus und Nachweis freier Luft** ist in der Regel von einer Perforation im Gastroduodenalbereich oder im Kolon auszugehen. Bei einer Ulkusperforation findet sich dabei das Punctum maximum des Schmerzes im Oberbauch. Die nachweisbare freie Luft ist mengenmäßig oft nicht sehr ausgeprägt und sonographisch lässt sich fast immer freie Flüssigkeit subhepatisch nachweisen. Bei Kolonperforation besteht der hauptsächliche Schmerz wegen der meist ursächlichen Sigmadivertikulitis vorwiegend im (linken) Unterbauch. Es sind meist große Mengen freier Luft nachweisbar und die größte Menge freier Flüssigkeit findet sich sonographisch im Unterbauch.

Bei Verdacht auf gastroduodenale Ulkusperforation oder Penetration ohne sicheren Nachweis freier Luft sollte eine Gastroskopie zur Darstellung des Ulkus erfolgen. Danach ist eine erneute Röntgenkontrolle zur Erfassung evtl. ausgetretener Luft aus dem Ulkus empfehlenswert. Bei Verdacht auf gastroduodenale Ulkusperforation ist eine Sicherung und Lokalisation der Perforationsstelle mit Gastrografin nicht notwendig. Bei Verdacht auf perforierte Sigmadivertikulitis ist jedoch eine Sicherung der Diagnose und die Lokalisierung der Perforationsstelle mittels Gastrografineinlauf präoperativ empfehlenswert.

Nach vorausgegangener Endoskopie kann es in sehr seltenen Fällen ohne Nachweis einer Perforation zu einer freien Luftansammlung in der Bauchhöhle kommen. Ist der Patient klinisch im Wesentlichen beschwerdefrei, so kann bei röntgenologischem Ausschluss einer Perforation des oberen und unteren Gastrointestinaltraktes evtl. unter konservativer Therapie abgewartet werden.

Die Differenzialdiagnose beim Vorliegen eines **Darmverschlusses** kann anhand der Luftkonfiguration auf dem

Abdomenleerbild, Röntgen-Gastrografinuntersuchungen oder durch Sonographie geklärt werden (▶ Abschn. 7.10.3).

Bei **Schmerzen im mittleren oder rechten Oberbauch** sind die wichtigsten Differenzialdiagnosen Gallenkolik, Ulcus duodeni oder akute Pankreatitis. Diese Differenzierung kann anhand der Laborkonstellation, sonographisch oder endoskopisch rasch geklärt werden.

Ein alltägliches Problem ist die Differenzialdiagnose von **Schmerzen im rechten Unterbauch**, insbesondere bei jungen Frauen.

> **❯ Die Diagnose der akuten Appendizitis ist vorwiegend eine klinische Diagnose, bei Frauen im gebärfähigen Alter sollte jedoch eine Adnexitis ausgeschlossen werden, um unnötige Laparotomien zu vermeiden.**

Weiterführend sind dabei insbesondere die abdominelle Sonographie und die gynäkologische Konsiliaruntersuchung mit vaginaler Sonographie. Bei weiterhin unklaren Fällen sollte eine Laparoskopie erfolgen, da die Diagnostik unklarer Befunde der Peritonealhöhle damit sehr viel besser gelingt als von einem kleinen Zugang bei geplanter Appendektomie.

Eine weitere Differenzialdiagnose bei Schmerzen im rechten Unterbauch sind Erkrankungen des Urogenitalsystems. Bei Nachweis von Erythrozyten im Urin und sonographisch erkennbar aufgestautem Nierenbecken liegt der Verdacht auf Uretersteine nahe und es sollte eine urologische Konsiliaruntersuchung erfolgen.

> **❯ Konsiliaruntersuchungen sollten grundsätzlich mit gezielter Fragestellung sequenziell und nicht aus Verlegenheit angefordert werden.**

> **❶ Cave**
> **Bei akutem Abdomen ohne Nachweis einer Perforation, eines Ileus, einer Ulkuspenetration oder einer intraabdominellen Entzündung oder Blutung sollte auch an seltene Ursachen einer akuten Bauchsymptomatik gedacht werden wie Herzinfarkt oder z. B. Porphyrie.**

Die entsprechende Differenzialdiagnose erfolgt über die typischen EKG- bzw. Laborveränderungen.

■ ■ **Möglichkeiten der operativen Behandlung**
Wird die Indikation zur Operation beim akuten Abdomen gestellt, so empfiehlt sich im Regelfall eine **mediane Ober- oder Unterbauchlaparotomie**, da diese Inzision nach entsprechender Erweiterung Zugang zu allen Teilen der Bauchhöhle erlaubt. Nur bei ganz sicherem Nachweis der Ursache des akuten Abdomens ist ein gezielter Zugang über andere Inzisionen empfehlenswert. Dieses gilt insbesondere für den Verdacht auf Appendizitis, der nur einen kurzen Querschnitt im rechten Unterbauch erfordert. Die operativen Behandlungsmöglichkeiten bei gastrointestinaler Perforation bestehen in dem Verschluss des Wanddefektes und der ausgiebigen Lavage der Bauchhöhle, um Peritonitisfolgen zu verhindern (▶ Abschn. 7.6, ▶ Abschn. 7.10.2). Perforierte Ulzera werden in

der Regel exzidiert und vernäht, bei der perforierten Sigmadivertikulitis ist eine Sigmaresektion indiziert (▶ Abschn. 7.8). Zu den operativen Konsequenzen beim Ileus, ▶ Abschn. 7.10.3.

In Kürze

Akutes Abdomen
Zunächst nicht exakt differenzierbare akute schmerzhafte Erkrankung in der Bauchhöhle (Zeitnot!).
Symptomatik: akuter heftiger Bauchschmerz, Peritonitis (Paralyse), Schock.
Diagnostik: Anamnese: Klärung von Art (Schmerzentwicklung, Dauer, Vernichtungsschmerz), Ursache (Entzündung, Diätfehler), Beginn, Lokalisation (wandernder Schmerz) und Charakter des Schmerzes (krampfartig, dumpf, schneidend, brennend). Klinische Untersuchung, Labor, Sonographie, Röntgen, CT, diagnostische Laparoskopie.
Therapie: ggf. Laparotomie je nach Diagnose und Allgemeinzustand.

7.10.2 Peritonitis

┌─ **Definition** ───────────────────────────
│ Unter Peritonitis versteht man eine durch Mikroorganismen oder physikalisch/chemische Reize induzierte akute Entzündung des »Organs« Peritoneum.
└──

■ ■ **Anatomie**
Das Peritoneum kleidet als seröse Haut die Bauchhöhle aus und bedeckt die intraperitonealen Organe. Parietales und viszerales Peritoneum bilden dabei gemeinsam eine Oberfläche von 2–2,5 m², die damit der äußeren Körperoberfläche entspricht. Der Hauptlymphabfluss erfolgt über die Zwerchfellunterseite in den Ductus thoracicus. Für das pathophysiologische Verständnis der Peritonitis ergeben sich daraus folgende Gesichtspunkte.

Infiziertes Peritonealsekret wird über die Lymphbahnen **direkt in den Blutkreislauf** drainiert. Somit ist die Klinik der Peritonitis durch ein lokales intraabdominelles Geschehen und extraperitoneale Allgemeinreaktionen (abdominelle Sepsis) gekennzeichnet. Die Sepsis kann nur dann beherrscht werden, wenn der intraperitoneale Sepsisherd (Fokus) ausgeschaltet ist und keine permanente Reinfektion des Organismus erfolgt.

> **❯ Die Peritonitis ist durch ein lokales intraabdominelles Krankheitsgeschehen und extraperitoneale Allgemeinreaktionen (abdominelle Sepsis) charakterisiert.**

■ ■ **Klassifikation**
Zu den heute üblichen Klassifikationen der Peritonitis, ▣ Tab. 7.22. Unterschieden werden dabei einmal entsprechend pa-

7

◻ Tab. 7.22 Klassifikation der Peritonitis

Pathogenese	Primäre Peritonitis: Hämatogen bei Tbc, Typhus, Streptokokkeninfekt, Leberzirrhose
	Sekundäre Peritonitis: Durchwanderung bei Ileus, posttraumatisch (z. B. Stichverletzung), postoperativ (z. B. Anastomoseninsuffizienz)
Phänomenologie	Gallig, fibrinös, eitrig, kotig
Ausdehnung	Lokal, generalisiert
Schweregrad der Allgemeinreaktion	Ohne Organversagen, mit Organversagen
Scoring-Systeme	Peritonitis-Score, Intensivmedizin-Score

◻ Tab. 7.23 Therapieprinzipien bei der generalisierten Peritonitis

Beseitigung der primären Infektionsquelle (Peritonitisursache)	Chirurgische Herdsanierung
Therapie der existierenden Peritonitis	Débridement und Spülung
Therapie der Infektionsfolgen (Reinfektion)	Drainage-Ableitung (Standardtherapie)
	Geschlossene Spülung
	Programmierte Relaparotomie
	Offene Spülung (Laparostoma)
Vermeidung von Nebenwirkungen	Bauchdeckenverschluss, intestinale Fisteln

thogenetischer Gesichtspunkte primäre und sekundäre Peritonitisformen. Je nach Ausdehnung und Lokalisation im Abdomen kann die Peritonitis räumlich begrenzt sein (**lokale Peritonitis**) oder die gesamte Bauchhöhle erfassen (**generalisierte Peritonitis**). Diese Differenzierung ist hinsichtlich der unterschiedlichen therapeutischen Konsequenzen von klinischer Bedeutung. Nach dem Schweregrad der Allgemeinreaktion werden Peritonitiden ohne Organversagen (häufig: lokale Peritonitis) und Peritonitiden mit septischem Multiorganversagen (immer: generalisierte Peritonitis) gegenübergestellt.

Heute erfolgt zunehmend die Klassifikation mit Hilfe von **Scoring-Systemen**. Dabei kommen spezifische Peritonitis-Scores zur Anwendung, die den intraabdominellen Befund bei der Beurteilung mit einbeziehen (z. B. Mannheimer Peritonitis-Index) oder intensivmedizinische Scores (z. B. APACHE 2), die den Gesamtzustand des Patienten anhand bioche-

mischer (Labor) und physiologischer (Organfunktion) Daten qualitativ und quantitativ definieren.

▪▪ Therapie
Lokale Therapieprinzipien Bei der chirurgischen Therapie muss zwischen lokaler und diffuser Peritonitis unterschieden werden.

Bei der **lokalen Peritonitis** ist es zu einer lokalen Begrenzung der Entzündung gekommen. Klassisches Beispiel dafür sind akute Appendizitis, Cholezystitis oder Sigmadivertikulitis.

> **Die Therapie der Wahl ist hier ein einzeitiges chirurgisches Vorgehen zur Herdsanierung.**

Mit der Appendektomie bzw. Cholezystektomie oder Sigmaresektion ist die Infektionsquelle, die zur Peritonitis geführt hat, ausgeschaltet.

Herdsanierung bei der lokalen Peritonitis

- Einzeitig chirurgisches Vorgehen, z. B. Cholezystitis, Divertikulitis
- Perkutane Abszessdrainage (PAD), z. B. subphrenischer Abszess
- Kompartmentbildung, z. B. Duodenalstumpfinsuffizienz

Gelingt es nicht, durch ein einzeitiges chirurgisches Vorgehen eine Herdsanierung zu erzielen, muss versucht werden, das infektiöse Material über **Drainagesysteme** dauerhaft nach außen abzuleiten. Drainagen werden heute perkutan unter sonographischer oder CT-Kontrolle platziert (PAD: perkutane Abszessdrainage). Dieses Vorgehen bietet sich v. a. bei postoperativen Folgezuständen (z. B. subphrenischer Abszess) an. Unter der Voraussetzung, dass eine lokal begrenzte Peritonitis vorliegt, kann über diese Drainagesysteme eine Spülbehandlung erfolgen. Bleibt jedoch eine klinische Besserung des Patienten aus, müssen entweder die Drainagesysteme neu platziert werden oder eine operative Revision zur Anwendung kommen.

Ein besonders effektives Drainagesystem stellt die **Kompartmentbildung** dar, die sich z. B. bei der nekrotisierenden Pankreatitis oder der Duodenalstumpfinsuffizienz bewährt hat. Eine Kontamination der gesamten Bauchhöhle kann dadurch verhindert werden, dass operativ ein breiter Sekretabfluss nach außen (Kompartment) geschaffen wird.

Bei der **generalisierten Peritonitis** ist ein aggressiveres Behandlungsregime erforderlich.

Ziel der chirurgischen Therapie ist nicht nur die Versorgung der Peritonitisursache (Herdsanierung), sondern auch die Therapie der kontaminierten Bauchhöhle (existierende Peritonitis) und der Infektionsfolgen (Reinfektion) unter größtmöglicher Vermeidung von Nebenwirkungen (◻ Tab. 7.23).

Herdsanierung Der Schlüssel bei jeder Peritonitisbehandlung liegt in der Versorgung der eigentlichen Peritonitisursache (Herdsanierung).

❗ **Cave**
Die Versorgung der Peritonitisursache (Herdsanierung) ist für den Patienten schicksalhaft.

Nur wenn die primäre Infektionsquelle (z. B. Perforation, Anastomoseninsuffizienz) ausgeschaltet ist, können alle weiteren lokalen und allgemeinen Therapieprinzipien überhaupt zum Tragen kommen. Gelingt die Herdsanierung nicht, sind die Folgen eine permanente Reinfektion des Bauchraumes, Aktivierung von biochemischen Reaktionsketten nach dem Kaskadenprinzip, Sepsis und letztendlich septisches Multiorganversagen. Das operative Vorgehen zur Herdsanierung beschränkt sich auf einige wenige Grundprinzipien.

> **Generalisierte Peritonitis: Operative Taktik zur Herdsanierung**
> - Exzision/Übernähung
> - Resektion (mit/ohne Anastomose)
> - Drainageableitung
> - Extraperitonealisierung, Kompartmentbildung

❯ **Exzision und Übernähung ist die Therapie der Wahl bei Perforationen im oberen Gastrointestinaltrakt (Magenulkus, Duodenalulkus).**

In den ersten Stunden nach dem Perforationsereignis liegt noch keine bakterielle Kontamination der Bauchhöhle vor (chemische Peritonitis), so dass eine chirurgische Folgebehandlung in der Regel nicht erforderlich ist.

Weitaus schwieriger ist die Herdsanierung bei Insuffizienz von ösophagojejunalen Anastomosen, Duodenalstumpfinsuffizienz oder Insuffizienz nach hepatobiliären Eingriffen (**Problem des rechten Oberbauchs**). Einer Resektion sind wegen der engen anatomischen Beziehungen zu Leber und Pankreas Grenzen gesetzt. Behandlungsversuche stellen hier Drainageableitung, Extraperitonealisierung und Kompartmentbildung in Kombination mit endoskopisch oder perkutan platzierten Sonden dar.

Im **Jejunum/Ileum** und **Kolon/Rektum** ist die Herdsanierung durch Resektion mit oder ohne Anastomosierung meistens unproblematisch. Dies ist die Erklärung für die geringere Letalität bei Peritonitiden mit Ausgangspunkt vom unteren Gastrointestinaltrakt.

Therapie der existierenden Peritonitis
Débridement bedeutet dabei Resektion von avitalem Gewebe und Entfernung von Fibrin- und Eiterauflagerungen. Die Bauchhöhle wird mit mehreren Litern körperwarmer Ringer[34]-Lösung ausgewaschen. Ziel dieses Vorgehens ist die Reduktion von Bakterien bzw. die intraoperative Endotoxinelimination. Eine lokale Anwendung von Antibiotika wird heute weitgehend abgelehnt. Bei nur geringem Verschmutzungsgrad der Bauchhöhle wird das Abdomen drainiert und primär verschlossen. Dieses Vorgehen (Standardtherapie) hat z. B.

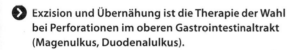

☐ **Abb. 7.173** Fibrinös-eitrige Peritonitis bei einer 65-jährigen Patientin mit perforierter Sigmadivertikulitis. Es erfolgte eine Sigmaresektion mit primärer Anastomosierung der Deszendorektostomie und Anlage eines protektiven Ileostomas. Zusätzlich wurde eine ausgedehnte Lavage mit >10 l Ringer-Lösung durchgeführt. Ein Second-Look war nicht erforderlich. Nach 3 Monaten konnte das Ileostoma zurückverlegt werden (mit freundlicher Genehmigung von Prof. R. Brauer, TU München)

seine Berechtigung bei der frischen Perforationsperitonitis (☐ Abb. 7.173).

❯ **Die Therapie der existierenden Peritonitis umfasst die mechanische Reinigung der infizierten Bauchhöhle.**

Therapie der Infektionsfolgen
In mehr als 30% der Fälle liegt aber nach Débridement und Spülung weiterhin eine bakterielle Restkontamination der Bauchhöhle vor. Das Vorgehen mit einfacher Drainageableitung (Standardtherapie) führt zwangsläufig zu Infektionsfolgen im Sinne von intraabdominellen Abszessen (z. B. subphrenisch, subhepatisch), Schlingenabszessen oder Reinfektionen des gesamten Bauchraumes. Daher sind zusätzliche Verfahren zur aktiven chirurgischen Weiterbehandlung erforderlich.

Gestaffelt nach der Invasivität des Vorgehens werden dabei geschlossene Spülung, programmierte Relaparotomie und offene Spülung (Laparostoma) eingesetzt (☐ Tab. 7.23):
- Bei der **geschlossenen Spülung** werden nach Herdsanierung und Débridement mehrere Spülkatheter intraabdominell platziert. Gespült wird mit hyperosmolaren Lösungen, um einer Flüssigkeitssequestration vorzubeugen. Die Spülmenge beträgt ca. 1 l/h. Gespült wird so lange, bis die Spülflüssigkeit keimfrei ist. Verfahrensspezifische Nachteile der geschlossenen Spülung sind der hohe **Albuminverlust** und die Tatsache, dass der von der Spülung erfasste Anteil der Bauchhöhle im Verlauf weniger Tage stark abnimmt. Es treten dann Flüssigkeitsverhalt, Spülstraßen und Spülseen auf. Damit ist der Reinigungseffekt der gesamten Bauchhöhle nicht mehr gewährleistet.

---

34 Sidney Ringer, Pharmakologe, London, 1836–1910.

7

- Bei der **programmierten Relaparotomie** ist der Heilverlauf der Peritonitis besser zu überwachen. In einem festgelegten Zeitintervall von 24–48 h werden Relaparotomien durchgeführt. Zwischenzeitlich wird das Abdomen mit oder ohne Drainagen verschlossen. Bei den Revisionseingriffen ergibt sich die Möglichkeit, den Erfolg der bisherigen Therapiemaßnahmen (Herdsanierung, Débridement) zu kontrollieren und, wenn notwendig, rechtzeitig zu intervenieren. Dieses Vorgehen macht bei schweren Peritonitisverläufen mehrere Relaparotomien erforderlich. Komplikationen ergeben sich dabei aus dem wiederholten Bauchdeckenverschluss.
- Bei der **offenen Spülung** wird auf den Bauchdeckenverschluss ganz verzichtet. Mindestens 4 weitlumige Zuläufe werden weit dorsal ins Abdomen eingebracht. Der freie Abfluss der Spülflüssigkeit erfolgt über die ventralen Wundränder oder über oberhalb des Darmkonvoluts platzierte Saugdrainagen. Gespült wird mit bis zu 30 l pro Tag. In 1–2-tägigen Intervallen werden Revisionsoperationen durchgeführt. Von den Befürwortern dieses Verfahrens werden als Vorteile der intensive und kontinuierliche Reinigungseffekt des Abdomens angegeben. Der intraabdominelle Druck mit negativer Rückwirkung auf die pulmonale und renale Funktion ist geringer als bei der geschlossenen Behandlung. Darüber hinaus ist das Abdomen leicht zu revidieren, ein zwischenzeitlich »erzwungener« Bauchdeckenverschluss unterbleibt.
- Eine Modifikation der offenen Behandlung ist die Anlage eines primären **Laparostomas**. Bei diesem Therapiekonzept wird bei offenem Abdomen auf die kontinuierliche Spülbehandlung verzichtet. Die Revisionen erfolgen ebenfalls im 24–48-h-Intervall. Nach Ausheilen der Peritonitis wird eine Deckung der granulierenden Wundfläche mit Hauttransplantation oder plastischem Bauchdeckenverschluss angestrebt.

Verminderung von Nebenwirkungen
Alle genannten Therapieverfahren sind mit spezifischen Nebenwirkungen und Risiken verbunden.

Bei der programmierten Relaparotomie wird mit zunehmender Revisionsfrequenz der Bauchdeckenverschluss schwierig. Längsinzisionen sind in diesem Zusammenhang problematischer als Oberbauchquerschnitte. Die hohe Zugspannung an den Wundrändern führt zu lokaler Ischämie, Faszienekrose und Infektion bis hin zur kompletten Bauchwanddehiszenz. Im ungünstigsten Fall liegt dann eine Situation wie bei Anlage eines primären Laparostomas vor. Eine Möglichkeit, die Druckverteilung im Wundbereich günstiger zu beeinflussen, ist das temporäre Einnähen eines Kunststoffnetzes oder Reißverschlusses in die Peritoneum/Faszienebene.

Eine weitere gefürchtete Komplikation ist das Auftreten von Darmfisteln. Das aggressive Débridement der Bauchhöhle kann zu Serosaläsionen und lokalen Einblutungen in die Darmwand führen. Daraus können sich später Perforationen und Darmfisteln entwickeln, die dann erneut Ausgangspunkt für eine Peritonitis sind. Diese Komplikation ist durch schonendes intraoperatives Vorgehen weitgehend vermeidbar.

▼

Im Gegensatz dazu sind Fisteln als Drainagekomplikationen bei der Spülbehandlung bzw. dem Verlust der Bauchdecken nur bedingt beeinflussbar. Sie entstehen auf dem Boden einer chronischen Druckschädigung der peritonitisch veränderten Darmwand durch Fremdkörper. Dadurch ist grundsätzlich die Leistungsfähigkeit der Spülbehandlung im Gegensatz zum »drainagefreien« Vorgehen (bzw. mit Drainagenwechsel) bei der programmierten Relaparotomie eingeschränkt.

Immobilisationsschäden treten zwangsläufig auf, wenn die Grundpflege des Patienten durch aufwändige Therapieverfahren behindert wird. Dies trifft in besonderem Maße für die offene und geschlossene Spülung zu. Der Patient kann nur schwer gelagert und einer physikalischen Therapie zugeführt werden. Dies bedingt zwangsläufig Sekundärkomplikationen wie hypostatische Pneumonie und Dekubitalulzera.

Allgemeine Therapieprinzipien Das Ziel allgemeiner Therapieprinzipien besteht darin, extraperitonealen Folgen der Sepsis vorzubeugen bzw. diese nach ihrer frühzeitigen Erkennung konsequent zu behandeln. Dies ist die Voraussetzung dafür, dass chirurgische Interventionen und Reinterventionen bei der Peritonitis überhaupt durchgeführt werden können. Darüber hinaus muss die Zeitspanne, bis der intraabdominelle Infekt durch chirurgische Maßnahmen beherrscht ist, überbrückt werden. Allgemeine Therapieprinzipien sind Intensivbehandlung, Antibiotika und additive Sepsistherapie.

Intensivbehandlung: Die intensivtherapeutischen Maßnahmen, die bei der Peritonitis – je nach Ausprägung der septischen Allgemeinreaktion – zur Anwendung kommen können, sind in der Übersicht zusammengefasst.

Intensivtherapie bei generalisierter Peritonitis
- Differenzierte Beatmung
- Volumentherapie, rationale Kombination vasoaktiver Substanzen
- Diuretika, Hämofiltration (frühzeitig)
- FFP (fresh frozen plasma), Thrombozyten (Einzelfaktoren – Substitution)
- Parenterales → enterales Ernährungsregime
- Antibiotika, Heparinisierung, Stressulkusprophylaxe

Ziel der aufgeführten Maßnahmen ist die Unterstützung bzw. der Ersatz ausgefallener Organfunktionen (z. B. Lunge, Herz/Kreislauf, Niere), die Substitution bei Mangelzuständen (z. B. Gerinnungsfaktoren, Thrombozyten) und eine ausreichende Substrat- und Energieversorgung (parenterale, enterale Ernährungsregime), kombiniert mit Analgosedierung des Patienten, Stressulkus- und Thromboembolieprophylaxe.

Antibiotika: Über die unspezifische Erregerreduktion durch chirurgisch-mechanische Reinigung der Bauchhöhle hinaus muss bei der bakteriellen Peritonitis eine systemische antimikrobielle Therapie durchgeführt werden. In der Regel ist bei Therapiebeginn das intraabdominelle Keimspektrum nicht bekannt. Dementsprechend ist eine breite, kalkulierte Initialtherapie (Interventionstherapie) zu fordern. Dabei muss der hohe Anteil von Anaerobierinfektionen und – bei verschleppten Peritonitisformen – von Pilzinfektionen Berücksichtigung finden. Um einer Resistenzentwicklung vorzubeugen, ist die breite Initialtherapie entsprechend den Antibiogrammen frühzeitig auf eine gezielte Therapie mit schmalem Wirkungsspektrum (Deeskalationstherapie) einzustellen.

> **Etablierte Therapieprinzipien bei der Peritonitis sind die möglichst frühzeitige chirurgische Herdsanierung, Intensivmedizin und antimikrobielle Therapie.**

Additive Sepsistherapie: Eine wirksame additive Sepsistherapie ist trotz umfangreicher experimenteller und klinischer Forschung auf diesem Gebiet bis heute nicht bekannt. Zukunftsperspektiven sind die Neutralisation bzw. Antagonisierung von Toxinen oder Mediatoren, die für die Entwicklung der Sepsis und des Multiorganversagens verantwortlich sind, die extrakorporale Elimination von Substanzen mit schädigender Rückwirkung auf den Organismus oder eine Immunmodulation des Patienten, um körpereigene Infektabwehrmechanismen zu verstärken. Solange aber die Wirksamkeit dieser Maßnahmen bzw. die pharmakologische Beeinflussung der Sepsis in klinischen Studien nicht ausreichend gesichert ist, bleiben als etablierte Therapieprinzipien bei der Peritonitis nur die möglichst frühzeitige chirurgische Herdsanierung, Intensivmedizin und antimikrobielle Therapie.

In Kürze

Peritonitis
Akute Entzündung des Peritoneums (lokal, generalisiert).
Symptomatik: Abwehrspannung, Peritonismus (Klopf- und/oder Loslassschmerz), mit oder ohne Organbeteiligung, Paralyse, Schock.
Diagnostik: Score-Systeme (abdomineller Befund und Allgemeinreaktion).
Therapie:
- Lokal: Herdsanierung (einzeitiges chirurgisches Vorgehen, Abszessdrainage, Kompartmentbildung).
- Generalisiert: Herdsanierung (Exzision/Übernähung) und Débridement, Drainage.
- Infektionsfolgen: geschlossene oder offene Spülung (Laparostoma).

Eine fortgeschrittene oder verschleppte Peritonitis muss häufig auf der Intensivstation durch programmierte Relaparotomien oder mit offener Spülung der Bauchhöhle therapiert werden.

7.10.3 Ileus

Definition

Unter einem **Ileus** (Darmverschluss) versteht man eine Störung der peristaltisch regulierten Fortbewegung des Darminhaltes. Diese Behinderung bzw. Unterbrechung der Darmpassage kann sowohl durch ein mechanisches
▼

Hindernis, als auch durch eine Beeinträchtigung der Peristaltik aufgrund einer Paralyse verursacht sein.

Kommt es im Rahmen eines mechanischen Ileus zu einer Mitbeteiligung der Gefäßversorgung z. B. durch Rotation, spricht man von einem **Strangulationsileus**. Der unscharf definierte Begriff des **Subileus** beschreibt in der Regel eine inkomplette Passagestörung.

Die in mehreren Organsystemen auftretenden oder den gesamten Organismus schädigenden Folgen des fortgeschrittenen Darmverschlusses werden als **Ileuskrankheit** bezeichnet.

▪▪ Klassifikation und Pathogenese

Mechanischer Ileus Diagnostisch ist in erster Linie zwischen einem mechanischen und einem **paralytischen** Ileus zu unterscheiden (◘ Tab. 7.24).

> **Der mechanische Ileus ist die häufigste Form des Darmverschlusses (ca. 60%) und stellt ein akut lebensbedrohliches Krankheitsbild dar.**

Als Ursache des mechanischen Ileus findet sich in den meisten Fällen eine Darmkompression von außen durch operationsbedingte Adhäsionen und Briden oder durch Hernien. Die Obturation des Darmlumens wird am häufigsten durch ein Tumorwachstum, v. a. ein Kolonkarzinom, hervorgerufen.

Entzündungen, wie Ileitis beim Morbus Crohn[35] oder Colitis ulcerosa sowie Strahlenschäden der Darmwand, können zu Stenosen oder Verschlüssen führen. Seltene Ursachen der Verlegung des Darmlumens sind atypische Darminhalte in Form von Bezoaren, verschluckten Fremdkörpern oder Gallensteinen, die aufgrund einer gedeckten Gallenblasenperfo-

---

35 Burrill B. Crohn, Arzt, New York, 1884–1983.

◘ Tab. 7.24 Ileusklassifikation

Mechanisch	Ohne Störung der Blutzirkulation: Adhäsionen, Briden, Tumor, atypischer Darminhalt, Darmwandschaden
	Mit Störung der Blutzirkulation (Strangulationsileus): Inkarzeration, Invagination, Volvulus
Paralytisch/ funktionell	Toxisch-entzündlich: Peritonitis, Vergiftung
	Metabolisch: Elektrolytstörung, Stoffwechselerkrankung
	Reflektorisch: Ureterstein, volle Blase, Wirbelbrüche, neurologisch-psychiatrisch, »idiopathisch«
Vaskulär	Arterielle Embolie, arterielle Thrombose, Venenthrombose, Vaskulitis, Kollagenosen, chronischer Gefäßverschluss, nichtokklusive mesenteriale Ischämie (NOMI)

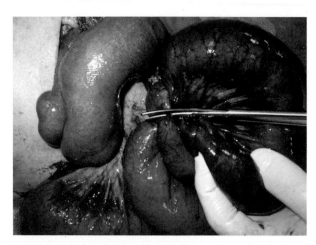

◻ Abb. 7.174 Strangulationsileus durch eine solitäre Bride bei einem 35-jährigen Patienten. Vor 1 Jahr wurde bei diesem Patienten eine Rechtshemikolektomie durchgeführt. Etwa 2 Tage vor der stationären Aufnahme klagte der Patient über heftiges Erbrechen und starke Bauchschmerzen. Durch die Durchtrennung der Bride konnte die Darmpassage wiederhergestellt werden (mit freundlicher Genehmigung von Prof. R. Brauer, TU München)

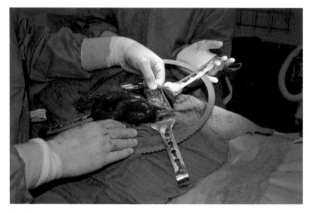

◻ Abb. 7.175 Inkarzerierte Inguinalhernie links. Bei der Exploration und offenen Reposition kommen die prästenotische Dilatation und der aborale, sog. Hungerdarm zur Darstellung

ration in den Darm gelangen. Der mechanische Ileus kann mit oder ohne Störung der Blutzirkulation des betroffenen Darmanteils einhergehen.

❗ Cave
Beim Strangulationsileus kommt es aufgrund einer gleichzeitigen Kompression der versorgenden Mesenterialgefäße zur Behinderung der Darmdurchblutung, die ohne Therapie eine Nekrose der Darmwand zur Folge haben kann.

Folgende Formen sind möglich:
1. **Inkarzeration:** Bei einer Inkarzeration liegt eine Einklemmung von Darmschlingen in Bauchwand- und Mesenteriallücken oder durch Briden vor, mit einer Abschnürung des Darms durch den derben Ring des Bruchsacks oder

des Bridenstranges. Dieses führt sowohl zu einer Behinderung des Abtransportes des Darminhaltes als auch zu einer Störung des venösen Blutabflusses, woraus zwangsläufig ein Stauungsödem resultiert. Die so entstandene Volumenvermehrung im eingeklemmten Darmanteil verstärkt die Minderung der Durchblutung, die Ausbildung von Nekrosen ist die Folge (◻ Abb. 7.174, ◻ Abb. 7.175).
2. **Invagination:** Das zeitliche Aufeinanderfolgen von Obturation und Strangulation ist der entscheidende Entstehungsmechanismus für die Invagination, die am häufigsten bei Kindern auftritt. Dabei ist ein Darmstück in das benachbarte distal gelegene eingestülpt. In den meisten Fällen findet sich eine Invagination von Ileum in das Zökum, sie kann aber auch am Dünn- oder Dickdarm allein entstehen. Die Größe der beteiligten Darmschlingen sowie das Ausmaß von Invagination und Ödembildung bestimmen den Grad der Zirkulationsstörung.
3. **Volvulus:** Beim Volvulus kommt es zu einer Drehung des Darms und des dazugehörigen Mesenteriums um die eigene Achse. Bei Kindern betrifft der Volvulus am häufigsten das Zökum, bei älteren Patienten das Sigma, er kann aber auch am Dünndarm auftreten. Kausal sind ein überlanges Mesenterium, angeborene Malrotationen, Meckel[36]-Divertikel oder Karzinome.

❯ Beim mechanischen Darmverschluss ist die Differenzierung zwischen einem Dünn- bzw. Dickdarmileus von erheblicher Bedeutung, da der Dünndarm Prädilektionsstelle für Strangulationen mit Gefäßbeteiligung ist, während sich am Dickdarm überwiegend Obturationen (Tumoren) ohne Gefäßbeteiligung finden.

Etwa 70–80% aller mechanischen Ileusformen betreffen den Dünndarm, nur 20–30% den Dickdarm.

Paralytischer (funktioneller) Ileus

Definition
Der paralytische Ileus ist eine Störung (Lähmung) der muskulären Funktion der Darmwand.

Es handelt sich um eine weitgehend einheitliche Reaktion auf verschiedene Organerkrankungen, Entzündungsfolgen, Verletzungen, Durchblutungs- oder Stoffwechselstörungen.

Am häufigsten sind **entzündlich-toxische** Ursachen, dabei steht die Peritonitis als Folge von Perforationen des Magen-Darm-Traktes ganz im Vordergrund. Die durch lokale oder generalisierte Peritonitis bedingte Darmlähmung wird durch Reflexmechanismen ausgelöst und unterhalten.

Als **metabolische** Ursachen haben Elektrolytverschiebungen, insbesondere Störungen des Natrium- und Kaliumhaushaltes, z. B. bei Urämie oder diabetischer Azidose, eine Bedeutung, da sie zu einer Änderung der Membranpotenziale und damit zu einer Funktionsstörung der glatten Muskelzelle

---

36 Johann F. Meckel, Anatom/Chirurg, Halle, 1781–1833.

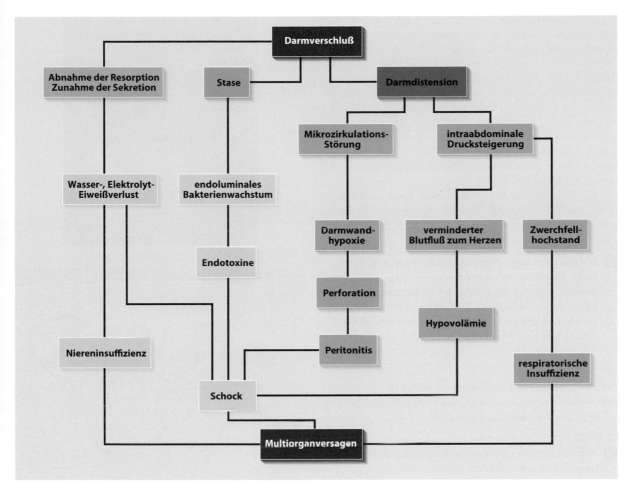

Abb. 7.176 Pathophysiologie der Ileuskrankheit

führen können. Weitere Stoffwechselstörungen, die eine Darmparalyse auslösen können, sind Mangel an Vitamin B, Thyroxin oder Eiweiß.

Schließlich kommen **neurologisch-psychiatrische** und **reflektorische** Ursachen in Frage, z. B. Ureterstein, volle Blase, Wirbelfrakturen, Schädel-Hirn-Traumen oder Hirntumoren. Die Pseudoobstruktion des Kolons (Ogilvie[37]-Syndrom) stellt eine Form des idiopathischen Ileus ohne erkennbare Ursache dar.

Pathogenetisch stellt der **vaskuläre Ileus** eine eigene Einheit dar, er tritt jedoch als paralytischer Darmverschluss in Erscheinung. Dabei liegt die primäre Störung im Bereich der den Darm versorgenden Gefäße, Hauptursachen sind arterielle Embolie und Thrombose sowie Mesenterialvenenthrombose. Die resultierende Darmwandschädigung führt zur Darmlähmung.

Beim **postoperativen Ileus** handelt es sich meist um eine Darmparalyse, die von der physiologischen postoperativen Darmatonie schwer abzugrenzen ist. Mechanische Ursachen, wie Platzbauch oder Darmtorsionen, sind seltener.

Ein **gemischter Ileus** muss angenommen werden, wenn ein protrahierter, verkannter mechanischer Ileus über eine Durchwanderungsperitonitis der Darmwand in eine Darmparalyse übergeht. Diese Form tritt auch auf, wenn in der frühen postoperativen Phase, bedingt durch frische Verwachsungen oder Darmabknickungen, die Darmatonie zu einem echten Darmverschluss führt. Weiter ist zwischen einem sich langsam entwickelnden **chronischen Ileus** (z. B. bei entzündlicher Stenose oder Tumoren) und der **akuten** Form des Ileus zu unterscheiden.

■ ■ **Pathophysiologie**
Im Zentrum der pathophysiologischen Abläufe beim Ileus steht die **Darmdistension** (■ Abb. 7.176). Bei mechanischer Ursache ist sie Folge des Staus vor dem Verschluss, bei Darmparalyse entsteht sie aufgrund unterschiedlicher Noxen durch Sympathikusaktivierung. Durch die Darmdistension kommt es zu einer starken Erhöhung der Wandspannung mit resultierender Mikrozirkulationsstörung und lokaler Hypoxie der Darmwand. Der ischämische Zellschaden manifestiert sich zuerst an der empfindlichen Mukosa und kann zur Nekrose der Darmwand führen.

---

37 Sir Heneage Ogilvie, Chirurg, London, 1887–1971.

Unter physiologischen Bedingungen werden ca. 5–6 l Verdauungssäfte pro 24 h in den oberen Gastrointestinaltrakt sezerniert, etwa 90% werden rückresorbiert. Beim Ileus führt die venöse Stauung in der Darmwand zum Ödem mit starker Zunahme der Flüssigkeitssequestration. Gleichzeitig nimmt aufgrund der verlängerten Diffusionsstrecke und der Passagestörung die Resorption ab. Daraus resultiert ein enormer Verlust von Wasser, Elektrolyten und Eiweiß nicht nur in den intraluminalen (Darmlumen), sondern auch in den interstitiellen und intraabdominalen Raum. Die **Flüssigkeitssequestration** in den Darm potenziert wiederum die Darmdistension (Circulus vitiosus).

Parallel zu diesen Abläufen führt die **Stase** des Darminhaltes durch zunehmende Verschmutzung von oral her zu einem gesteigerten Bakterienwachstum. Dadurch werden vermehrt Endotoxine gebildet.

> **Die Mechanismen, die durch Darmdistension, Sekretions- bzw. Resorptionsstörung und Stase ausgelöst werden, sind durch zahlreiche Rückkoppelungen miteinander verbunden. Sie führen im Endeffekt zum hypovolämisch-septisch-toxischen Schock und konsekutiv zum Multiorganversagen.**

▪▪ Diagnostik

Bei der Erhebung der **Anamnese** ist nach typischen Symptomen wie Übelkeit, Erbrechen, Stuhl- und Windverhaltung, Schmerzen und Zunahme des Bauchumfanges sowie deren Dauer zu fragen.

> **Von wesentlicher Bedeutung für die Beurteilung des Ileus sind durchgemachte Operationen.**

Die **klinische Untersuchung** entspricht der des akuten Abdomens (▶ Abschn. 7.10.1). Neben der Beurteilung des Gesamteindrucks (Hautturgor, Zunge) ist besondere Aufmerksamkeit der Registrierung von OP-Narben und der Erkennung von Hernien (inkarzerierte kleine Schenkelhernie!) zu widmen. Durch die rektale Untersuchung können stenosierende Rektumkarzinome oder eine Blutabsonderung nachgewiesen werden, die auf Invagination, Strangulation oder Mesenterialinfarkt hindeutet.

> **Bei der Auskultation ist zwischen einer Hyperperistaltik (mechanischer Ileus) und einer sog. Totenstille (Paralyse) zu differenzieren.**

In Verbindung mit der klinischen Untersuchung ist die **Sonographie** ein wichtiges diagnostisches Hilfsmittel. Damit können die dilatierten, flüssigkeitsgefüllten Darmschlingen gut erkannt und die Peristaltik beurteilt werden (◘ Abb. 7.177). Freie Flüssigkeit in der Bauchhöhle deutet dabei auf einen fortgeschrittenen Befund hin.

> **Die entscheidende und immer vorzunehmende Röntgenuntersuchung ist die Abdomenleeraufnahme im Stehen (◘ Abb. 7.178).**

Bei nicht stehfähigen Patienten sollte die Aufnahme in Linksseitenlage gemacht werden. Zu achten ist auf Spiegelbildung

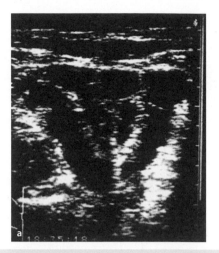

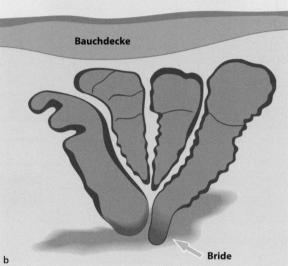

◘ **Abb. 7.177 a** Sonographischer Befund bei Bridenileus. Dilatierte, flüssigkeitsgefüllte Darmschlingen mit indirekten Hinweisen auf die Lokalisation des Verschlusses. **b** Zeichnerische Darstellung

mit Differenzierung von Dünn- und Dickdarm, freie Luft, Luft in den Gallenwegen (Gallensteinileus!) und Fremdkörper.

Gastrografin-Röntgenuntersuchung
Ist der Röntgenbefund nicht eindeutig, so kann die Gabe eines wasserlöslichen Kontrastmittels (Gastrografin) weitere Aufschlüsse geben. Bei Verdacht auf Dünndarmileus erfolgt in diesem Fall eine orale, bei Dickdarmverschluss eine peranale Applikation (Gastrografineinlauf). Damit lässt sich eine Verzögerung der Darmpassage nachweisen oder der Stopp direkt lokalisieren. Gleichzeitig hat Gastrografin einen günstigen laxierenden Effekt. Der sog. hohe Dünndarmileus ist gekennzeichnet durch persistierendes Erbrechen bzw. starken Flüssigkeitsverlust über die Magensonde, aber fehlende Spiegelbildung und kann gut durch Gastrografin dargestellt werden.

Besteht ein entsprechender Verdacht auf mesenteriale Ischämie, so kann eine **Angiographie** oder eine **Computertomographie** sinnvoll sein.

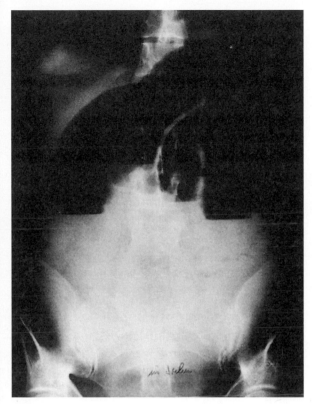

◘ Abb. 7.178 Abdomenleeraufnahme im Stehen. Deutliche Dünndarmspiegel bei Bridenileus

Bei den obligaten **Laboruntersuchungen** ist im Wesentlichen auf die Folgen der Ileuskrankheit zu achten (Hämatokrit, Kreatinin, Harnstoff, Elektrolyte, Säure-Basen-Haushalt, Eiweiß).

■ ■ Konservative Behandlung

Die konservative Behandlung umfasst gleichzeitig viele Maßnahmen der präoperativen Vorbereitung. Im Vordergrund steht die parenterale **Substitutionstherapie**, um den Verlust von Flüssigkeit, Elektrolyten und Eiweiß auszugleichen.

❯ Unverzichtbar ist das transnasale Legen einer Magensonde, die über eine Dekompression des Darms die pathophysiologisch entscheidende Distension reduziert. Menge und Aussehen des ablaufenden Magen-Darm-Inhaltes (z. B. fäkulentes Sekret!) geben gleichzeitig diagnostische Hinweise.

Zur Bilanzierung des Flüssigkeitshaushaltes sollte ein zentraler Venenkatheter und ein Blasenkatheter gelegt werden. Bei paralytischem Ileus ohne bestehende Operationsindikation ist die **Anregung der Darmtätigkeit** indiziert. Dies kann durch Sympathikolyse (Chlorpromazin, Dihydroergotamin), peristaltikanregende Substanzen wie Parasympathomimetika (Distigminbromid, Neostigmin) oder die Applikation hyperosmolarer Substanzen (z. B. Gastrografin) über die Magensonde erreicht werden.

■ ■ Chirurgische Therapie

❯ **Dringliche Operationsindikationen sind das Vorliegen einer Peritonitis und Zeichen eines Strangulationsileus. Die Operation muss auch beim kompletten mechanischen Ileus und beim hohen Dünndarmileus rasch erfolgen.**

Beim tiefen (chronischen) Ileus, z. B. durch ein Kolonkarzinom, kann die Operation verzögert vorgenommen werden, wenn der Darmverschluss nicht bereits zur Dünndarmaufstauung geführt hat.

❗ **Cave**
Für die Prognose ist der Zeitfaktor von entscheidender Bedeutung, da mit zunehmender Dauer der Ileussymptomatik die Letalität ansteigt.

Wichtig ist es, das präoperative Zeitintervall intensiv für eine Vorbereitung des Patienten zu nutzen.

Praxisbox

Verfahrenswahl bei Ileus

Die Operationsverfahren sind abhängig von der Ursache des Ileus. Entscheidend ist dabei die Wiederherstellung der Darmpassage und evtl. der Blutzirkulation der betroffenen Darmabschnitte. Als Zugang wird in den meisten Fällen eine mediane Unterbauchlaparotomie, evtl. mit Linksumschneidung des Nabels, gewählt.

Darmeinklemmungen in Hernien oder durch Briden werden reponiert und die Bruchlücken verschlossen bzw. Adhäsionen durchtrennt. Ein Volvulus wird derotiert und Invaginationen desinvaginiert. Gleichzeitig wird der Darm durch Ausstreifen nach oral oder aboral dekomprimiert oder durch lange Darmsonden bzw. durch Absaugen über eine Enterotomie entlastet.

Ist es durch fortgeschrittene Strangulation bereits zur Darmnekrose gekommen, so muss eine Darmresektion mit End-zu-End-Anastomose erfolgen. Bei vaskulärem Ileus ist je nach Ursache eine Embolektomie oder Thrombektomie der A. mesenterica superior erforderlich. Beim Dickdarmileus besteht der schnellste und am wenigsten belastende Eingriff in der Anlage einer Zökostomie oder einer doppelläufigen Kolostomie, die je nach Ileusursache an Colon transversum oder Sigma vorgenommen wird. Diese Maßnahme ist v. a. bei Patienten in schlechtem Allgemeinzustand mit dekompensiertem Ileus indiziert. Unter günstigen Bedingungen kann bei Tumoren des rechten Hemikolons eine Ileotransversostomie, bei weiter distal sitzenden Karzinomen eine Resektion und End-zu-End-Anastomosierung nach intraoperativer Darmlavage durchgeführt werden. Sind die Voraussetzungen ungünstig (z. B. Peritonitis), so ist evtl. eine Diskontinuitätsresektion (Operation nach Hartmann[38]) das Verfahren der Wahl.

---

38 Henri Hartmann, Chirurg, Paris, 1860–1952.

7

Ileus

Pathogenese: Darmverschluss mechanisch, z. B. durch Briden, Tumor oder Strangulationsileus (Inkarzeration, Invagination, Volvulus) sowie paralytisch (toxisch-entzündlich, metabolisch, reflektorisch), vaskulär (Mesenterialvenenthrombose).

Symptomatik: Übelkeit, Erbrechen, Stuhl- und Windverhaltung, Hyperperistaltik oder sog. Totenstille bei Auskultation des Abdomens.

Diagnostik: Anamnese (durchgemachte OP), Untersuchung (Auskultation), Sonographie, Röntgen (Abdomenleeraufnahme im Stehen, ggf. Linksseitenlage; Spiegelbildung, freie Luft unter dem Zwerchfell), CT, Angiographie, Labor.

Therapie:
- parenterale Substitutionstherapie, Magensonde,
- bei paralytischem Ileus: Anregung der Darmtätigkeit,
- bei Strangulationsileus und hohem Dünndarmileus: rasches chirurgisches Eingreifen wichtig.

7.10.4 Traumatisiertes Abdomen

Definition

Unter einem traumatisierten Abdomen wird der Folgezustand stumpfer oder penetrierender Gewalteinwirkung auf den Bauch verstanden.

Die besondere Problematik eines abdominellen Traumas ist, dass es den Patienten in einen lebensbedrohlichen Zustand versetzen und gleichzeitig erhebliche diagnostische Schwierigkeiten bereiten kann. Schwere Verletzungen der Bauchhöhle oder des Retroperitoneums sind häufig mit Thorax-, Schädel- oder Extremitätenverletzungen kombiniert. Jeder Behandlung muss daher eine Beurteilung der vitalen Gefährdung des Patienten vorausgehen.

■ ■ **Notfalldiagnostik**
Für das praktische Vorgehen ist das Erkennen der Prioritäten und damit in der Regel die Beantwortung folgender 4 Fragen wichtig.

Fragen der Notfalldiagnostik des traumatisierten Abdomens
- Ist der Patient unmittelbar vital bedroht?
- Welche diagnostischen Schritte sind zur Abklärung der Situation sofort erforderlich?
- Muss der Patient umgehend laparotomiert werden?
- Muss der Patient weiter stationär überwacht werden?

Besteht eine vitale Gefährdung des Patienten, so werden in einer Reanimationsphase Kreislauf und Atmung durch entsprechende Zugänge, Intubation, Lagerung etc. stabilisiert (▶ Abschn. 1.4, ▶ Abschn. 1.9).

> **Gleichzeitig erfolgt neben der orientierenden klinischen Untersuchung die wichtigste Notfalldiagnostik in Form einer Sonographie von Thorax und Bauch sowie einem Thoraxröntgenbild.**

Dadurch können die entscheidenden Fragen einer lebensbedrohlichen Blutung in Brust- oder Bauchhöhle und eines Pneumothorax rasch geklärt werden. Ergeben diese Untersuchungen die Indikation zur Notfall-Laparotomie, so muss diese unter laufenden Reanimationsmaßnahmen unverzüglich ausgeführt werden, um die lebensbedrohlichen Verletzungen zu therapieren.

> **Die Sofortlaparotomie ist angezeigt bei nicht beherrschbarem hypovolämischem Schock mit sonographisch nachgewiesener deutlicher intraabdomineller Blutung und bei eindeutiger perforierender Bauchwandverletzung.**

Lässt sich eine unmittelbare vitale Bedrohung ausschließen, so wird der Patient mit weiteren Maßnahmen stabilisiert und eine genaue Diagnostik eingeleitet. Ergibt sich daraus eine Operationsindikation, erfolgt die definitive chirurgische Versorgung.

■ ■ **Elektive Diagnostik**
Bei der **Anamnese**, die bei Bewusstlosen als Fremdanamnese erhoben werden muss, sind Informationen zu Unfallhergang, Spontanschmerzen, Vorerkrankungen und Voroperationen wichtig.

Bei der **klinischen Untersuchung** ist zwischen isoliertem Abdominaltrauma und einem Polytrauma mit abdominaler Beteiligung zu unterscheiden. Bei Schädel-Hirn-Verletzten mit Bewusstlosigkeit ist eine klinische Beurteilung des Abdomens nur unzureichend möglich. Die **Inspektion** erfordert insbesondere die Erfassung von perforierenden Verletzungen, Prellmarken hinsichtlich Ausdehnung und Lokalisation, Hämaturie und transanaler Blutung. Die weitere klinische Untersuchung entspricht der beim akuten Abdomen (▶ Abschn. 7.10.1). Die entsprechenden Kontusionsmarken, Rippenfrakturen oder Beckenbrüche ergeben neben einem Verdacht auf Pneumothorax auch Hinweise auf mögliche Organverletzungen. Abwehrspannung und Dämpfungen weisen auf die Ruptur eines Hohlorganes bzw. auf eine Blutung hin.

Häufig gemeinsam vorkommende Verletzungen sind:
- Rippenfrakturen links und Milzrupturen
- Rippenfrakturen rechts und Leberrupturen
- Beckenfrakturen und Blasen- sowie Urethraverletzungen
- Abdominelle Kontusionsmarken, z. B. vom Steuerrad, und Pankreas-/Duodenalverletzungen sowie Mesenterial- und Dünndarmeinrisse
- Abdrücke vom Sicherheitsgurt am Rumpf und Einriss von Dünndarmabschnitten beim Durchrutschen unter dem lockeren Beckengurt

> Die entscheidende diagnostische Maßnahme zum Nachweis einer intraabdominalen Blutung ist die Ultraschalluntersuchung (Abb. 7.179). Intestinalrupturen können anfänglich sehr symptomarm verlaufen und sind oft schwer zu diagnostizieren.

Sonographisch können auch kleine Flüssigkeitsmengen (ab 50–100 ml) erfasst werden, z. T. gelingt die direkte Darstellung von Verletzungen parenchymatöser Organe. Die Sonographie bietet gleichzeitig die Möglichkeit der ultraschallgezielten Punktion zur Differenzierung der Flüssigkeit (z. B. Blut, Urin, Intestinalsekret). Es ist sinnvoll, die Ultraschalluntersuchung kurzfristig zu wiederholen, um Befundänderungen zu erfassen.

Das Verfahren der **Peritoneallavage** ist ein gleichwertiges Diagnostikum, das jedoch aufgrund der Invasivität nur bei nicht verfügbarer oder unsicherer sonographischer Diagnostik als Alternative anzusehen ist.

Praxisbox

Peritoneallavage

Die Lavage besteht in einer Katheterpunktion des Abdomens (z. B. 3 cm unterhalb des Nabels) und dem Instillieren von Flüssigkeit, z. B. Ringer-Lösung. Die rücklaufende Flüssigkeit wird hinsichtlich ihrer Blutbeimengung beurteilt. Bei Verletzung von Bauchdeckengefäßen im Rahmen des Punktionsvorganges kann diese Untersuchung falsch-positiv sein. Die Lavage kann bei lange andauernden Operationen, z. B. am Schädel, zur kontinuierlichen Erfassung einer abdominalen Blutabsonderung indiziert sein.

---

❶ Cave
Nach multiplen vorausgegangenen Laparotomien und in der Schwangerschaft ist die Peritoneallavage kontraindiziert.

Das **Thoraxröntgenbild** dient beim traumatisierten Abdomen in erster Linie zur Erkennung eines begleitenden Pneumo- oder Hämatothorax sowie einer Mediastinalverbreiterung. Hinsichtlich der Abdominalverletzungen ist auf Zwerchfellrupturen und freie Luftansammlungen unter dem Zwerchfell zu achten. Die **Röntgenleeraufnahme des Abdomens** ist nur bei Verdacht auf Intestinalruptur indiziert, da alle anderen Fragestellungen besser sonographisch erkannt werden können.

Zum sicheren Nachweis der Ruptur eines parenchymatösen Organs und zur Bestimmung der Ausdehnung der Verletzung kann eine **Computertomographie (CT)** des Abdomens angefordert werden. Durch Kontrastmittelgabe lässt sich dabei die Durchblutung bestimmter Strukturen beurteilen. Der Vorteil der CT ist, dass dabei gleichzeitig Schädel, Thorax, Wirbelsäule, Becken und Retroperitoneum mit untersucht werden können. Ganz besonders aussagekräftig ist die CT beim Nachweis einer Pankreasruptur, die aufgrund der Luftüberlagerung durch den Magen sonographisch meist nicht erfasst werden kann.

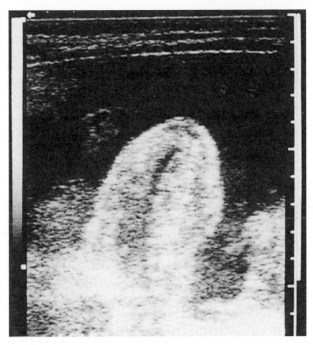

 Abb. 7.179 Sonographischer Befund bei intraabdominaler Blutung. Deutliche Blutansammlung zwischen Bauchdecke und Darmschlingen

Liegt der Verdacht auf eine Pankreasruptur vor, so ist der Ausschluss bzw. die Bestätigung durch **ERCP** zu fordern. Kontrastmitteluntersuchungen in Form einer oralen **Gastrografingabe** sind immer dann angezeigt, wenn die klinische Untersuchung bzw. vorangehende Röntgenleeraufnahme den Verdacht auf eine Intestinalruptur ergeben haben.

❶ Cave
Intestinalrupturen können anfangs sehr symptomarm verlaufen. Es ist deshalb erforderlich, die Patienten immer neu zu beurteilen.

Zum Nachweis von Gefäßverletzungen ist die **Angiographie** die Diagnostik der Wahl. Bei Hinweisen auf eine Blasen- oder Urethraruptur, insbesondere bei Vorliegen von Beckenverletzungen, sollte eine **Urethrographie** bzw. **Zystographie** erfolgen.

> Penetrierende Verletzungen der Bauchhöhle erfordern eine besondere Vorgehensweise.

Ergibt die klinische Untersuchung, Sondierung oder Röntgenkontrastauffüllung des Stichkanals eine Öffnung zum Peritoneum, so ist die diagnostische Laparotomie indiziert. Im Zweifelsfall ist die exakte Revision des Abdomens die sicherste Maßnahme. Schussverletzungen müssen praktisch immer operativ revidiert werden, da die Rasanz eines Geschosses in der Regel ausgedehnte Verletzungen verursacht.

Notfall-Laparoskopie

Gerade das traumatisierte Abdomen wird zunehmend mehr zu einer Indikation für die sog. Notfall-Laparoskopie. Da es hier nur relativ einfache Fragen zu beantworten gilt (freie Flüssigkeit wie Blut, Galle, Dünndarminhalt etc. im Abdomen?) sind Minioptiken häufig ausreichend. Diese können auch unter den Bedingungen der Poliklinik bzw. der Ambulanz in Lokalanästhesie eingeführt werden. Für eine detailliertere Diagnostik (Ursache der Blutung, Ort der Intestinalverletzung etc.) sind größere Optiken und v. a. eine Gasinsufflation im Bereich des Abdomens notwendig. Diese Techniken können nur unter Allgemeinnarkose durchgeführt werden. Sie stehen alternativ zur sog. diagnostischen Laparotomie.

▪▪ Operative Therapie

Der Zugang der Wahl beim traumatisierten Abdomen ist die **mediane Laparotomie**, da sie den Einblick in das gesamte Abdomen erlaubt. Bei einer intraabdominalen Blutung sind die ersten Maßnahmen das Absaugen des Blutes und die Lavage des Abdomens, um die Blutungsquelle zu erkennen.

> **Beim stumpfen Bauchtrauma sind parenchymatöse Organe in folgender Reihenfolge betroffen: Milz 25%, Leber 15% und Nieren 12%.**

Die Organverletzung muss hinsichtlich ihrer Ausdehnung und der Blutungsaktivität genau klassifiziert werden, um das therapeutische Vorgehen festzulegen. Die Blutungen aus kleineren Verletzungen parenchymatöser Organe können meist durch Koagulation gestillt werden. Größere Einrisse erfordern die Übernähung, partielle Resektion oder bei der Milzzerreißung die Splenektomie. Ist die Blutung aus einer Leberruptur durch diese Maßnahmen nicht zu kontrollieren, so kann eine Kompression der Leber durch Bauchtücher (sog. packing) als Erstmaßnahme erfolgen. Die Revision und definitive Versorgung sollte in den nächsten 48 h angeschlossen werden.

In besonderen Notfällen, in denen aufgrund einer massiven Blutung keine Übersicht im Bauchraum zu gewinnen ist, kann eine provisorische Stillung durch Abklemmen der Aorta erreicht werden. Dieses kann auch durch manuelle Kompression der Aorta gegen die Wirbelsäule erfolgen. Entsprechende Gefäßeinrisse müssen dargestellt und versorgt werden. Beim Vorliegen von Rupturen intestinaler Organe (z. B. Dünndarm, Dickdarm) erfolgt die Übernähung nach Anfrischung der Wundränder oder die Resektion des verletzten Bezirkes. In jedem Fall sollte der gesamte Bauchraum genauestens revidiert werden, um Zweitverletzungen auszuschließen. In diesem Rahmen empfiehlt es sich immer, das Pankreas in der Bursa omentalis freizulegen und zu inspizieren. Die Verletzungen von Urogenitalorganen erfordern an der Niere die Übernähung bzw. partielle Resektion und am Ureter bzw. der Blase die Übernähung und entsprechende Entlastung über intraluminale Katheter.

Darmverletzungen (z. B. nach stumpfem Hochrasanztrauma, ◘ Abb. 7.180) können u. U. erst mit zeitlicher Latenz Symptome verursachen und auch in der primären Diagnostik (nicht kontrastiertes CT) nicht erkennbar sein oder im Rahmen anderer verletzter Körperbezirke (z. B. Polytrauma mit SHT-Trauma) übersehen werden. Die Patienten können so auch erst nach Tagen peritonitische Symptome entwickeln.

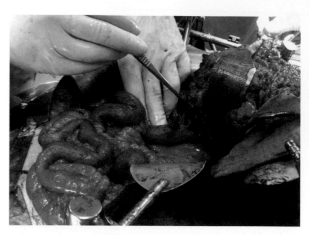

◘ **Abb. 7.180** Kleinkaliber-Schussverletzung mit Zerreißung des Dünndarmes. Der Patient konnte mit Dünndarmsegmentresektion und End-zu-Endanastomose versorgt werden

In Kürze

Traumatisiertes Abdomen

Diagnostik: Abklärung der vitalen Bedrohung. Rasche Diagnose von intraabdominellen Blutungen oder Intestinalrupturen. Sonographie als entscheidende diagnostische Erstmaßnahme (evtl. wiederholen), Peritoneallavage, Röntgen, CT, Angiographie, Notfalllaparoskopie.
Therapie: Mediane Laparotomie, je nach Verletzung. Beim stumpfen Bauchtrauma sind parenchymatöse Organe in folgender Häufigkeit betroffen: Milz 25%, Leber 15% und Nieren 12%.

Weiterführende Literatur

Bartels H, Barthlen W, Siewert JR (1992) Therapie-Ergebnisse der programmierten Relaparotomie bei der diffusen Peritonitis. Chirurg 63:174–180

Barthlen W, Bartels H, Busch R, Siewert JR (1992) Prognosefaktoren bei der diffusen Peritonitis. Langenbecks Arch Chir 377:89–91

Bartels H, Stadler J, Barthlen W et al. (1994) Ursachen des Organversagens bei Sepsis. Zentralbl Chir 119:168–174

Bartels H, Siewert JR (1994) Peritonitis. In: Lavine P (Hrsg) Praxis der Intensivbehandlung, 6. Aufl, Thieme, Stuttgart

Czerwonka, Heise, Kraus. Diagnose des akuten Abdomens. In: Allgemein- und Viszeralchirurgie up to date, 2011 3–20

Hölscher AH (1985) Ultraschalldiagnostik des akuten, nicht traumatisierten Abdomens. Chir Prax 34:29–39

Hölscher et al. (2011) Komplikationen und Komplikationsmanagement in der Ösophaguschirurgie. Zentralbl Chir

Hölscher AH, Bäumler D, Bernhardt J (2000) Transkutane Sonographie: Systembezogene, organübergreifende Untersuchung und sonographische Leitbefunde. In: Weiser HF (Hrsg) Visceralchirurgische Sonographie. Springer, Heidelberg, S 319–355

Keller R et al. (2006) Diagnostic laparoscopy in acute abdomen. Chirurg 77(11): 981–5

Kersting Saeger (2008) Akutes Abdomen. In: Berchtold Chirurgie, Urban & Fischer, 6.Aufl

7

Schildberg et al. (2010) Rational diagnostics of acute abdomen. Chirurg 81(11): 1013–9

Schulthess, Zollikofer (2006) Diseases of the Abdomen and Pelvis. Springer, Heidelberg

Siewert, Harder, Rothmund (2006) Praxis der Viszeralchirurgie: Gastroenterologische Chirurgie. Springer, Heidelberg

Skukas (2006) Advanced Imaging of the Abdomen. Springer, Heidelberg

7.11   Leber

C. F. Krieglstein, N. Senninger

Die Leber ist das zentrale Stoffwechselorgan des Menschen. Die vielfältigen Funktionen der Leber lassen sich unter den Begriffen Synthese, Speicherung, Galleproduktion, Metabolismus, Ausscheidung und Entgiftung zusammenfassen. Ein Funktionsausfall der Leber ist mit dem Leben nicht vereinbar. Die Leber besitzt als einziges parenchymatöses Organ eine extreme Regenerationsfähigkeit. Diese erlaubt chirurgische Resektionen von bis zu 80% der Organmasse. Voraussetzung hierfür ist allerdings, dass das Restlebergewebe eine normale metabolische Leistungsfähigkeit besitzt. Die hohe funktionelle Reserve der Leber überbrückt dabei die Zeit von ca. 3–6 Monaten, die bis zur vollständigen, allerdings nicht anatomiegerechten Regeneration vergeht. Aufgrund dieser Tatsache nimmt die Leberchirurgie eine Sonderstellung in der Chirurgie parenchymatöser Organe ein.

Chirurgisch relevante Erkrankungen bzw. Veränderungen der Leber stammen aus den Krankheitsgruppen Leberzirrhose und portale Hypertension, Traumata, Entzündungen sowie Tumoren. Durch die Lebertransplantation erlangt die Chirurgie eine neue und erweiterte Bedeutung in der Behandlung sog. nicht heilbarer Leberorganerkrankungen.

7.11.1 Allgemeines

Anatomie

Grundlage der Leberchirurgie ist die Kenntnis der **segmentalen Gliederung der Leber nach Claude Couinaud**[39] (■ Abb. 7.181). Sie erlaubt die Durchführung von Leberteilresektionen, ohne dabei die Versorgung der Restleber zu gefährden. Von Wichtigkeit ist auch die **doppelte Gefäßversorgung** der Leber: etwa 75% des Blutflusses stammen aus dem portalvenösen, der Rest aus dem arteriellen Stromgebiet.

> **Die Leber wird nach Couinaud in 8 Segmente eingeteilt. Jedes einzelne Segment zeichnet sich dabei durch gemeinsam versorgende und drainierende Gefäße sowie Gallengänge aus.**

Als Grenzlinien zwischen den Segmenten dienen in der Sagittalebene die 3 Lebervenen sowie in der Horizontalebene die Pfortader. Zur linken Leberhälfte zählen nach Couinaud die Segmente 1–4, zur rechten Leberhälfte die Segmente 5–8.

> **Das Lebersegment 1 (Lobus caudatus) besitzt insofern eine Sonderstellung, als es arterielle und portale Zuflüsse aus beiden Leberhälften erhält und sein Abfluss direkt in die V. cava erfolgt.**

Bei den chirurgischen Techniken der Leberteilentfernung unterscheidet man sog. **typische** von **atypischen Leberresektionen:**

- Bei den **typischen**, auch anatomisch genannten Resektionen, orientiert sich das Ausmaß der Leberteilentfernung überwiegend an den Segmentgrenzen (■ Abb. 7.182).
- Als **atypisch** bzw. nichtanatomisch bezeichnet man Resektionen, die sich nicht an die segmentalen Grenzen der

---

39 Claude Couinaud, französischer Chirurg und Anatom, 1922 2008.

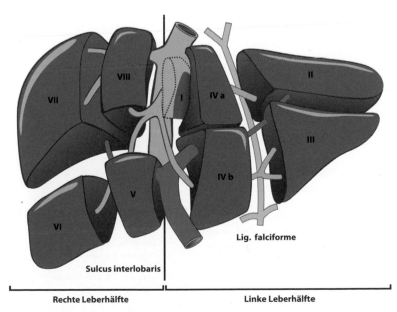

■ **Abb. 7.181** Segmentale Gliederung der Leber nach Couinaud. Lebervenensystem hellblau, Portalvenensystem dunkelblau

7

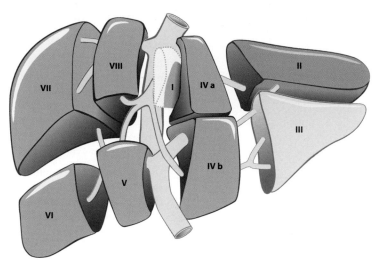

◘ Abb. 7.182 Typische Techniken der Leberresektion. Segmentresektion (II, lila). Hemihepatektomie rechts (V + VI + VII + VIII). Erweiterte Hemihepatektomie rechts (IVb + V + VI + VII + VIII)

Leber halten. Sie orientieren sich z. B. überwiegend an der Lage eines Tumors. Hierzu zählen auch die kleineren, meist diagnostischen, tangentialen bzw. **Keil-Resektionen**.

Die Erfahrungen aus der Transplantationschirurgie tragen wesentlich zur Sicherheit der Leberchirurgie bei. So können auch größere Leberresektionen mit einer Letalität von <5% durchgeführt werden.

Symptomatik

Die Symptome von Lebererkrankungen wie Fieber, Leistungs-, Appetit- und Gewichtsverlust, sind häufig unspezifisch. Ausgelöst durch die Größenzunahme des Organs findet sich gelegentlich ein **Kapselspannungsschmerz** im rechten Oberbauch. Dieser kann auch in die rechte Schulter fortgeleitet werden (Headsche[40]-Zone). Indirekt können Lebererkrankungen durch die Kompression benachbarter Strukturen wie z. B. der Gallenwege mit Cholestase und daraus resultierendem **Ikterus** symptomatisch werden. Infolge ihrer geschützten Lage unter dem rechten Rippenbogen ist die Leber häufig der klinischen Untersuchung nicht oder nur schwer zugänglich. Nur bei deutlicher Organvergrößerung ist sie unter dem rechten Rippenbogen tastbar.

Diagnostik

Röntgenleeraufnahmen[41], d. h. Röntgenaufnahmen ohne Kontrastmittel können indirekte Hinweise auf Lebererkrankungen liefern (◘ Tab. 7.25).

Führend sind in der heutigen bildmorphologischen Leberdiagnostik die **Ultraschalluntersuchung** (mit und ohne Kontrastmittel), die kontrastmittelverstärkte **Computertomographie (CT)** und **Kernspintomographie (MRT)**. Durch Kombination dieser Untersuchungen lässt sich die Treffsicherheit

der Diagnose einer Raumforderung in nahezu 100% der Fälle stellen. Die computerisierte Bearbeitung der digitalisierten Datensätze von CT und MRT erlauben zudem eine Volumetrie und 3-dimensionale Rekonstruktion der Leber einschließlich der arteriellen, portalvenösen und Gallengangsstrukturen. Diese Daten können bei der Planung großer Resektionen hilfreich sein. Die **Positronenemissionstomographie-Computertomographie (PET/CT)** ist die modernste Fusionsbildgebung, bei der die anatomisch hochauflösende Darstellung des Mehrzeilen-Spiral-CT mit der spezifischen molekularen Bildgebung der PET in einem Untersuchungsgang kombiniert wird. Hierdurch können z. B. Ganzkörperuntersuchungen zur Stadieneinteilung metastasierender Tumore in einem einzigen Untersuchungsgang in wenigen Minuten durchgeführt werden.

Ein wichtiges Instrument für die Leberchirurgie stellt die **intraoperative Sonographie** dar. Mit ihr können nicht nur schwer palpable Prozesse entdeckt werden, sondern auch die Segmente anhand der drainierenden und versorgenden Ge-

---

40 Sir Henry Head, Neurologe, London 1861–1940.
41 Wilhelm Conrad Röntgen, Physiker, Würzburg 1845–1923.

◘ Tab. 7.25 Indirekte Hinweise auf Lebererkrankungen in Röntgenleeraufnahmen

Hinweis	Erkrankung
Zwerchfellhochstand	Größenzunahme
Zwerchfellbeweglichkeit eingeschränkt und ipsilateraler Pleuraerguss	Entzündung
Intrahepatische Luftansammlung über Flüssigkeitsspiegeln	Septischer Prozess
Intrahepatische Verkalkungen	Tumoren und parasitären Zysten
Luft in Gallengängen = Aerobilie	Cholangitis

fäße (Farbdoppler-Bild) sowie Gallengänge identifiziert werden. Die Rolle der **Leberangiographie** beschränkt sich heute im Wesentlichen auf die Möglichkeit der Chemoembolisation von Tumorgefäßen.

Nachdem die Treffsicherheit **bioptischer Verfahren** mittels ultraschall- oder computertomographisch gesteuerter **Feinnadelpunktion** auf über 90% angehoben werden konnte, haben diese zur Abklärung verdächtiger Leberbezirke an Bedeutung gewonnen. Als letztlich klärende diagnostische Maßnahme gilt die **explorative Laparoskopie bzw. Laparotomie**. Bei Verfügbarkeit einer intraoperativen Schnellschnittuntersuchung wird häufig in gleicher Sitzung bereits eine definitive chirurgische Therapie möglich.

Trotz der Vielfalt laborchemischer Funktionstests kann bei ausgedehnten Leberresektionen die Funktion des verbleibenden Parenchyms nicht zuverlässig vorausgesagt werden. Wichtig ist die Labordiagnostik zur Unterscheidung eines prä-, intra- und posthepatischen Ikterus.

Differenzialdiagnose des posthepatischen Ikterus
- Choledocholithiasis
- Choledochuskompression durch Lymphome, Pankreatitis, Mirizzi-Syndrom
- Cholangitis
- Papillitis stenosans
- Choledochus-, Papillenkarzinom
- Pankreaskopfkarzinom
- Gallengangsparasiten

> Als Tumormarker haben das α-Fetoprotein (AFP) bei der Diagnose des primären hepatozellulären Karzinoms (HCC) und das karzinoembryonale Antigen (CEA) bei der Verlaufskontrolle kolorektaler Tumore mit Lebermetastasen eine besondere Bedeutung.

Serologische Tests auf Antikörper finden bei den parasitären Erkrankungen Amöbenabszess und Echinokokkose Anwendung.

In Kürze

Allgemeines
Leber hat Sonderstellung unter den parenchymatösen Organen aufgrund ihrer ausgeprägten Regenerationsfähigkeit. Segmentale Gliederung als Grundlage der chirurgischen Resektionstechniken. Doppelte Gefäßversorgung.
Symptome: oft erst bei fortgeschrittenen pathologischen Prozessen, Kapselspannungsschmerz, Ikterus.
Diagnostik: Röntgen, Sonographie, CT, MRT, Angiographie, Biopsie, Labor, Tumormarker.

7.11.2 Portale Hypertension

Definition
Der normale Pfortaderdruck liegt bei 10–12 cm Wassersäule (<10 mmHg). Einen Druckanstieg im Pfortaderstromgebiet auf >25 cm Wassersäule (18 mmHg) bezeichnet man als portale Hypertension.

■ ■ Pathogenese
Dabei unterscheidet man den **Widerstandshochdruck** vom selteneren **Volumenhochdruck**.

Entsprechend der anatomischen Lokalisation wird der **Widerstandshochdruck** in 3 Formen unterteilt: den
- prähepatischen,
- intrahepatischen und
- posthepatischen Block.

Zu Ursachen des Widerstandshochdrucks, ◘ Tab. 7.26.

Ursachen des **Volumenhochdrucks** sind arterioportale oder splenoportale Fisteln bzw. Aneurysmen. Diese können z. B. posttraumatisch oder als Komplikation einer Cholezystektomie oder Splenektomie auftreten.

Umgehungskreisläufe Als Folge der portalen Hypertension fließt das gestaute Pfortaderblut auf unterschiedlichen Kollateralkreisläufen an der Leber vorbei und zum Niederdrucksys-

◘ **Tab. 7.26** Formen und Ursachen des portalen Widerstandshochdrucks

Formen des portalen Widerstandshochdrucks	Ursachen des portalen Widerstandshochdrucks
Prähepatischer Block	Thrombose im Pfortader- (= zentraler Block) und/oder Milzvenenstromgebiet (= peripherer Block), z. B. ausgelöst durch komprimierende Tumoren oder Entzündungen des Pankreaskopfes oder im Rahmen einer Phlebitis. Gelegentlich auch nach Splenektomie
Intrahepatischer Block	
– Präsinusoidale Form	Bilharziose, Sarkoidose
– Postsinusoidale Form	Leberzirrhose (äthylisch, posthepatisch, biliär)
Posthepatischer Block	Venous occlusive disease (VOD) Abflussstörung der Lebervenen z. B. durch Thrombose (Budd-Chiari-Syndrom[42]), Tumorkompression, Rechtsherzinsuffizienz (Zirrhose cardiac)

---

42 George Budd, Internist, London, 1808–1882; Hans Chiari, Anatom und Pathologe, Prag, 1851–1916.

tem der V. cava ab. Es entgeht damit der Entgiftung. Giftstoffe kumulieren und führen bei bis zu 30% der Patienten zur Ausbildung einer **Enzephalopathie**. Die häufigsten Umgehungskreisläufe laufen über:

- gastroösophageale Venen (Ösophagus-, Kardia-, Fundusvarizen),
- Zwerchfellvenen,
- Umbilikal- und Bauchwandvenen (Caput medusae),
- retroperitoneale Venen.

Gefürchtete Komplikationen der Umgehungskreisläufe im Rahmen der portalen Hypertension sind z. T. lebensbedrohliche Blutungen aus den stark gefüllten Kollateralvenen, insbesondere am ösophagogastralen Übergang.

> **Bis zu 30% aller Blutungen des oberen Gastrointestinaltraktes (OGI) stammen aus Ösophagus- bzw. Fundusvarizen.**

Etwa 30% aller Patienten mit Ösophagusvarizen bei Leberzirrhose bluten innerhalb der ersten 2 Jahre nach Diagnosestellung. Circa 70% dieser Patienten versterben innerhalb 1 Jahres nach der 1. Blutung. Bei etwa 60% kommt es innerhalb 1 Jahres zur erneuten Blutung.

Aszitesbildung Die Aszitesbildung im Rahmen des Pfortaderhochdrucks hat vielfältige Ursachen. Neben der Hypoalbuminämie und dem damit reduzierten kolloidosmotischen Druck spielt wohl der inadäquate venöse Abfluss aus der Leber die entscheidende Rolle.

> **Folge der portalen Hypertension ist in bis zu 80% der Fälle eine Splenomegalie, aus der sich ein Hypersplenismussyndrom mit Leukopenie und Thrombozytopenie entwickeln kann.**

Eine Splenektomie ist selten indiziert und schränkt außerdem die Möglichkeiten selektiver Shunt-Operationen ein.

Diagnostik

Zu Verfahren, die in der Diagnostik der portalen Hypertension Anwendung finden, ◻ Tab. 7.27.

Therapie

Chirurgische Maßnahmen bei der portalen Hypertension verfolgen das Ziel, Rezidivblutungen zu vermeiden. Man unterscheidet 2 Strategien: Sperroperationen und portosystemische Shunt-Operationen. Bei beiden Verfahren handelt es sich um **palliative Operationen**, da die eigentliche Ursache der portalen Hypertension nicht beseitigt wird.

Definition

Durch Sperroperationen wird die Gefäßversorgung der blutenden oder blutungsgefährdeten Varizen am ösophagogastralen Übergang unterbrochen.

Eine Vielzahl chirurgischer Verfahren ist für Sperroperationen beschrieben. Sie weisen sämtlich eine hohe Letalität auf. **Hauptnachteil** der Sperroperationen ist, dass der Pfortaderhochdruck nicht gesenkt wird und sich deshalb schnell neue Kollateralen bilden. Rezidivblutungen sind häufig (bis zu 50%). Indikationen zu Sperroperationen sind heute noch die Rezidivblutung nach Shunt-Verschluss und der thrombotische Verschluss der Pfortader oder ihrer großen Äste.

Definition

Shunt-Operationen verfolgen das Prinzip, die gestaute portale Strombahn in das Niederdrucksystem der V. cava umzuleiten und damit dauerhaft druckreduzierend zu wirken.

Rezidivblutungen kann somit erfolgreich vorgebeugt werden. Nachteilig wirkt sich dieses Verfahren bei der Mehrzahl der

---

◻ **Tab. 7.27** In der Diagnostik der portalen Hypertension gebräuchliche Verfahren und ihre Anwendung

Untersuchungsmethode	Untersuchungsziel
Ösophagogastroduodenoskopie	Nachweis von Varizen, äthylischer Gastritis, Ulcera ventriculi et duodeni
Sonographie, Duplexsonographie	Tumornachweis, Stau der Pfortader und Gallengänge, Aszites, Portal- und Lebergefäßfluss
Röntgenkontrastuntersuchungen	Nachweis von Umgehungskreisläufen
– Angiographie	Flussrichtung und Durchgängigkeit der Portalgefäße
– Direkte/indirekte Splenoportographie	Flussrichtung und Durchgängigkeit der Portalstrombahn extra- und intrahepatisch
– DSA (digitale Subtraktionsangiographie)	Größe der V. lienalis und V. renalis links
Computer-/Kernspintomographie	Nachweis von Tumoren Kaliber der Pfortader und Gallengänge, 3D-Rekonstruktion
Leberbiopsie	Stadium der Leberschädigung, Tumorzellklassifikation
Direkte transhepatische Portographie	Bestimmung von Druck, Flussrichtung und Kollateralen
Lebersequenzszintigraphie	Durchblutungsverhältnis Pfortader/A. hepatica

◘ Tab. 7.28 Score nach Child-Pugh

	1 Punkt	2 Punkte	3 Punkte
Quick (%)	>70	40–70	<40
Enzephalopathie	Keine	I–II	III–IV
Aszites (g/Tag)	Keiner	Konservativ behandelbar	Therapie-refraktär
Serumalbumin (g/l)	>3,5	3,5–2,8	<2,8
Serumbilirubin (mg/dl)	<2,0	2,0–3,0	>3,0

Child A = 5–6 Punkte, *Child B* = 7–9 Punkte, *Child C* = 10–15 Punkte

◘ Tab. 7.29 Vor- und Nachteile der verschiedenen Shunt-Verfahren

Shunt-Verfahren	Vorteile	Nachteile
Komplette Shunt-Opera-tionen	Effektive Druck-senkung Technisch einfach Niedrige Throm-boserate	Hohe Enze-phalopathierate
Inkomplette Shunt-Opera-tionen	Niedrige Enzepha-lopathierate	Geringe Druck-senkung Technisch auf-wändig Höhere Throm-boserate

Patienten nach Shunt-Operation dadurch aus, dass die Umgehung des Entgiftungsorgans Leber zur Entwicklung einer **portosystemischen Enzephalopathie** führt.

❯ Die Indikation ist daher zurückhaltend zu stellen. Die blutungsvorbeugende prophylaktische Shunt-Operation ist komplett verlassen. Lediglich die stattgehabte Blutung stellt heute noch eine Operationsindikation dar.

Die Operation erfolgt dann im blutungsfreien Intervall, frühestens jedoch 2 Wochen nach stattgehabter Blutung und wird als **Elektiv-Shunt** bezeichnet. In die Überlegungen zur

Operationsindikation geht auch die Belastbarkeit der Patienten ein. Um diese einschätzen zu können, hat sich der **Child-Pugh Score**[43] bewährt (◘ Tab. 7.28).

Shunt-Operationen erfolgen meist bei Patienten im Child-Stadium A und B. Die Operation bei konservativ nicht beherrschbarer Blutung oder drohender Rezidivblutung innerhalb der ersten 12–24 h nach stattgehabter Blutung, der sog. **Not-Shunt**, weist eine Operationsletalität von ca. 30% auf. Die Letalität dieses Verfahrens liegt deutlich unter der konservati-

---

43 Child CG, Gastroenterologe, 1964, Ann Arbor; Pugh RNH, Gastroenterologe, 1973, London.

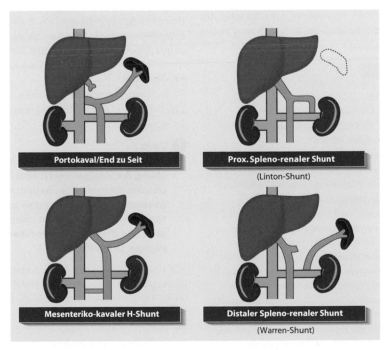

◘ Abb. 7.183 Häufige Formen der portosystemischen Shunt-Operationen

ver Maßnahmen (ca. 60%) und ist in etwa gleich hoch wie bei der Sklerosierung.

Bei den portosystemischen Shunt-Operationen (◘ Tab. 7.29, ◘ Abb. 7.183) werden komplette, d. h. die gesamte Pfortader druckentlastende Verfahren, von inkompletten Shunt-Operationen unterschieden. Bei letzteren werden nur Anteile des Pfortadersystems druckentlastet.

Weitere Therapieverfahren Die Erfolge der **endoskopischen Sklerosierung**, die heute als Standardtherapie in der Behandlung blutender Ösophagusvarizen angesehen werden kann, führen zu einer stark rückläufigen Zahl der Shunt-Operationen.

Eine weitere Alternative zum chirurgischen Vorgehen bietet auch der **transjugulare intrahepatische portosystemische Stent-Shunt (TIPSS)**. Hierbei wird perkutan transjugulär eine intrahepatische Verbindung zwischen Pfortader und der V. cava unter Zuhilfenahme einer metallischen **Endoprothese (Stent)** geschaffen. 2 Jahre nach TIPSS-Einlage liegt die Durchgängigkeitsrate bei ca. 80%. Das TIPSS-Verfahren bietet zudem gegenüber den Shunt-Operationen den Vorteil, dass eine evtl. später notwendige Lebertransplantation nicht wesentlich behindert wird (◘ Abb. 7.183).

▪▪ Prognose
Die **5-Jahres-Überlebensraten nach Shunt-Operation liegen bei ca. 50%**. Die Operationsletalität wird wesentlich durch die Patientenselektion bestimmt. Während **Child-A**-Patienten bei Elektivoperation nahezu keine Operationsletalität aufweisen, findet sich bei **Child-C**-Patienten eine Operationsletalität von teilweise über 50%.

Die fortgeschrittene Leberzirrhose stellt heute eine der wichtigsten Indikationen für die **Lebertransplantation** dar. In der Transplantationsmedizin kommt zur Einschätzung der Schwere der Lebererkrankung auch der MELD-Score (Model for End-Stage Liver Disease) zur Anwendung (► Abschn. 7.18).

In Kürze

Portale Hypertension
Druckanstieg auf >25 cm Wassersäule (18 mmHg) im Pfortaderstromgebiet. Widerstandshochdruck (prä-, intra-, posthepatisch), Volumenhochdruck.
Symptomatik: Aszites, Umgehungskreisläufe (Caput medusae), Cave: lebensbedrohliche Blutungen aus den stark gefüllten Kollateralvenen (Ösophagus- bzw. Fundusvarizen), Splenomegalie, Enzephalopathie.
Diagnostik: Ösophagogastroduodenoskopie, Sonographie, Röntgenkontrastuntersuchungen (Angiographie, DSA), CT, MRT, Leberbiopsie u. a.
Therapie: chirurgische Maßnahmen zur Vermeidung von Rezidivblutungen: Sperroperationen (Nachteil: Bildung neuer Kollateralen), portosystemische Shunt-Operationen (Nachteil: Enzephalopathie). Indikation muss deshalb zurückhaltend gestellt werden. Elektiv-Shunt für Child-Stadium A und B. Alternativen: endoskopische Sklerosierung (Ösophagusvarizen), TIPSS, Lebertransplantation.

7.11.3 Verletzungen

▪▪ Symptomatik
Leberverletzungen werden in **perforierende** und **stumpfe**, in **offene** und **geschlossene Leberverletzungen** eingeteilt.
- **Erstgradige** Leberrupturen sind durch Verletzung der Subsegmente und Kapseleinrisse gekennzeichnet.
- Bei **zweitgradiger** Leberruptur liegt eine Verletzung von Lebersegmenten vor, die in der Regel Segmentgefäße und Segmentgallenwege beinhaltet.
- Die **drittgradige** Leberruptur ist durch eine Leberverletzung mit Beteiligung der Hilusstrukturen gekennzeichnet. Insbesondere können die zentralen Lebervenen, die retrohepatische V. cava und Gallengangsstrukturen beteiligt sein.

Bereits der jeweilige Unfallmechanismus muss an eine Verletzung bzw. Begleitverletzung der Leber denken lassen. In der Notfallsituation stehen zunächst die **intraabdominelle Blutung** mit akutem rechtsseitigem Oberbauchschmerz/Schulterschmerz (Head-Zone) und der **Volumenmangelschock** im Vordergrund. Bei nicht erkannter traumatischer Gallenfistel kann sich zusätzlich im weiteren Verlauf eine gallige Peritonitis mit Abwehrspannung entwickeln.

Bisweilen werden die Folgen eines stumpfen Bauchtraumas mit geschlossener Leberruptur erst infolge einer **Hämobilie** (arterieller Blutabgang über die Gallenwege mit Schmerzen und unterschiedlich ausgeprägtem Ikterus infolge eines arteriobiliären Aneurysmas) Wochen später sichtbar.

▪▪ Diagnostik
In der Notfalldiagnostik führend ist die **Oberbauchsonographie** mit Nachweis der Ruptur im Leberparenchym und/oder freier Flüssigkeit perihepatisch. Aufschluss über das Vorliegen einer Blutung in die freie Bauchhöhle können das **CT** oder die diagnostische **Abdominallavage** liefern.

▪▪ Therapie
Beim kreislaufstabilen Patienten und Abwesenheit von Zeichen einer aktiven Blutung kann konservativ therapiert werden.

 Cave
Entscheidend sind hier jedoch die intensive Überwachung der Vitalparameter und kurzfristige sonographische Kontrollen (zu Beginn mehrfach täglich!). Besonders bei ausgedehnten subkapsulären Hämatomen ist die Gefahr einer zweizeitigen Leberruptur groß und die Operationsindikation deshalb großzügiger zu stellen.

Bei Kreislaufinstabilität kann häufig nur durch eine rasche chirurgische Intervention eine Stabilisierung erreicht werden. Ziele der notfallmäßigen chirurgischen Maßnahmen bei Leberruptur sind:
- definitive Blutstillung,
- suffizienter Verschluss verletzter Gallengänge,
- Entfernung traumabedingter Parenchymnekrosen.

Essenziell hierfür ist die rasche und übersichtliche **Exposition** der verletzten Region. Bei **massiver Blutung** aus der Leber hilft häufig nur das vollständige Abklemmen der Leber aus dem Blutstrom.

Praxisbox ─────────────────────

Vorgehen bei massiver Blutung

In einem 1. Schritt wird der Blutzufluss zur Leber durch Abklemmen der Gefäße im Lig. hepatoduodenale (A. hepatica und V. portae) mit einem Gefäßzügel temporär unterbrochen (fraktioniert bis zu max. 40 min erlaubt). Diesen Schritt bezeichnet man als **Pringle[44]-Manöver**. Im 2. Schritt erfolgt die Blutstillung entweder durch Gefäßrekonstruktion oder Leberresektion. Umstechungen von größeren Gefäßen sind wegen der möglichen Gewebsnekrosen kritisch zu sehen. Schwierig und bisweilen technisch nicht beherrschbar sind Rupturen an der Rückseite der Leber mit Einriss der intrahepatischen V. cava inferior oder der Lebervenen. Hier kann es notwendig sein zusätzlich die V. cava infra- und suprahepatisch abzuklemmen.

Oberflächliche Leberrupturen sind mittels einfacher Kapselnaht zu versorgen. Bei einer **Parenchymverletzung** ohne größere Gefäßbeteiligung werden zunehmend Parenchymversiegelungen mit Fibrinkleber eingesetzt. Darüber hinaus finden lokale Hämostyptika auf resorbierbarem Trägermaterial Anwendung. Bei **tiefen Verletzungen** sollten nur nicht rekonstruierbare Gefäßstümpfe mittels Naht verschlossen und auf unkontrollierte Gewebenähte verzichtet werden, da diese zu ausgedehnten Lebernekrosen führen können. Stattdessen hilft das temporäre Einpacken der Leber in **Bauchtücher** mit leichter Kompression (sog. **packing**). Dieses wird 2–3 Tage später wieder programmiert entfernt oder gewechselt.

■ ■ **Komplikationen**

Typische Komplikationen nach Leberruptur

━ Nachblutung
━ Gallefistel
━ Leberzellnekrose
━ Leberabszess/subphrenischer Abszess

Seltener sind eine **Hämobilie**, die durch traumatische Fistelung zwischen Leberarterie und Gallengangsystem entsteht sowie eine **Bilhämie**, die durch Fistelung zwischen Lebervene und Gallengangsystem entsteht. Das Vorliegen eines Ikterus nach Lebertrauma muss an solche Komplikationen denken lassen. Bei klinischem V. a. auf traumatische Fisteln kann durch Angiographie und ERC (endoskopische retrograde Cholangiographie) die Diagnose erhärtet werden. Die Thera-

---
44 James Hogart Pringle, Chirurg, 1863-1941, Glasgow.

pie der Wahl ist bei der Hämobilie der Fistelverschluss, der häufig interventionell mittels Angiographie gelingt. Bei der Bilhämie hilft die Galleableitung mittels T-Drainage und nur in Ausnahmefällen gelingt der direkte Fistelverschluss.

❯ Da bisher keine suffizienten Leberersatzverfahren existieren, kommt dem Erhalt der Leberfunktion im Rahmen der Behandlung von Verletzungen eine besondere Bedeutung zu. Die Letalität von schweren Leberrupturen kann bis zu 90% erreichen.

In Kürze

Verletzungen der Leber
Perforierende, stumpfe, offene, geschlossene Verletzungen, Leberrupturen häufig mit hohem Blutverlust, können zweizeitig verlaufen, Hämobilie (Wochen später).
Diagnostik: Oberbauchsonographie, CT, diagnostische Abdominallavage.
Therapie:
━ Kurzfristige sonographische Kontrollen (zu Beginn mehrfach täglich!). Wenn operativ, dann rasche und übersichtliche Exposition der verletzten Region.
━ Oberflächliche Leberrupturen: Kapselnaht, Parenchymversiegelungen.
━ Bei massiver Leberverletzung: Pringle-Manöver bis hin zur vollständigen vaskularen Exklusion, um Rekonstruktion zu ermöglichen, ansonsten Bauchtücher zur Kompression (sog. packing).

Komplikationen: Nachblutung, Gallefistel, Leberzellnekrose, Leberabszess/subphrenischer Abszess.

7.11.4 Entzündungen

■ ■ **Ätiologie**

Bei den Leberabszessen unterscheidet man **primäre** von **sekundären** (fortgeleiteten) **Abszessen**. Sie können durch Bakterien (90%) oder Parasiten (10%) ausgelöst werden.

Pyogene Leberabszesse sind Eiteransammlungen in der Leber durch bakterielle Infekte. Sie entstehen als metastatische Keimabsiedlungen bei geschwächter Resistenz entweder:

━ **chologen**, bei z. B. eitriger Cholangitis (ca. 40%),
━ **hämatogen** aus dem **Pfortaderstromgebiet** (sog. pylephlebitische Abszesse), z. B. bei Appendizitis oder Divertikulitis (ca. 20%),
━ **hämatogen** aus dem **arteriellen Stromgebiet** bei Sepsis (ca. 7%),
━ **per continuitatem** bei perforierendem Ulkus duodeni oder perforierendem Gallenblasenempyem (ca. 7%).

Bei etwa einem Viertel der Leberabszesse bleibt die Ursache unklar. Eine umgrenzte Ischämie scheint ebenfalls ein Wegbereiter für pyogene Leberabszesse darzustellen. Meist finden sich bakterielle Mischkulturen mit E. coli und gramnegativen

Keimen, selten Pilze. Pyogene Leberabszesse sind in 60% multipel. Unbehandelt beträgt die Letalität nahezu 100%.

Amöbenabszesse

Amöbenabszesse werden durch portale Mikroembolien der vegetativen Formen der Entamoeba histolytica hervorgerufen und sind sowohl pathogenetisch als auch prognostisch und therapeutisch von den pyogenen Leberabszessen zu unterscheiden.

Durch einen zytolytischen Effekt der im Gefäßlumen inkarzerierten und absterbenden Amöben kommt es zu **Kolliquationsnekrosen** des umliegenden Leberparenchyms. Der Abszessinhalt beim Amöbenabszess ist meist steril und besteht teils aus Blut und teils aus nekrotischem Lebergewebe. Spontanheilungen sind möglich. Unbehandelt hat der Amöbenabszess eine Letalität von <10%. 10–20% der Amöbenabszesse werden entweder spontan oder iatrogen bakteriell superinfiziert und entsprechen dann in allen Konsequenzen den pyogenen Abszessen.

▪▪ Symptomatik

Bei beiden Abszessformen gleicht sich die Symptomatik. Sie erstreckt sich von einem

- **akuten Verlauf,** der durch hohes Fieber, Schüttelfrost, lokale Peritonitis mit Dauerschmerz im rechten Oberbauch und Ausstrahlung in Flanke und Schulter gekennzeichnet ist,
- bis zu einem **schleichenden Verlauf** mit unspezifischen Symptomen wie Übelkeit, Appetitlosigkeit, Gewichtsverlust und anhaltenden unklaren subfebrilen Temperaturen.

Beim **Amöbenabszess** leidet nur ein Drittel der Patienten gleichzeitig an durch Amöben induziertem Durchfall (Dysenterie).

▪▪ Diagnostik

Die apparative Diagnostik erfolgt mittels **Abdomenleeraufnahme** (intrahepatisch Luft mit Flüssigkeitsspiegel, Zwerchfellhochstand oder verminderte Zwerchfellbeweglichkeit, sympathischer Pleuraerguss rechts), **Ultraschall** und **CT**. Gezielte Punktion und **Feinnadelbiopsie** bzw. Gewinnung eines Abstrichs ermöglichen die Diagnose, falls die differenzialdiagnostische Abgrenzung nicht gelingt.

Laborchemisch finden sich Leukozytose und BSG-Beschleunigung, selten Parameter einer Cholestase. Positive serologische Tests beweisen den Amöbenabszess. Der pyogene Abszess wird über den Nachweis von Bakterien in den **Abstrichkulturen** diagnostiziert. **Differenzialdiagnostisch** abzugrenzen sind akute Cholezystitis, Cholangitis, perforiertes Ulkus, Hepatitis, Porphyrie, Neoplasien und Echinokokkose.

❶ Cave

Die Abgrenzung zur Echinokokkose ist insbesondere deswegen wichtig, da hier eine strikte Kontraindikation zur diagnostischen Punktion besteht.

▪▪ Therapie

Die Therapie erfolgt entsprechend der Abszessätiologie.

Über 90% der unkomplizierten Amöbenabszesse heilen unter medikamentöser Therapie erfolgreich aus. Mittel der Wahl ist **Metronidazol**. Die chirurgische Drainage ist nur bei bakterieller Superinfektion indiziert.

Demgegenüber ist die Therapie des pyogenen Abszesses überwiegend chirurgisch. Ziel der chirurgischen Therapie ist die Streuquelle der Bakterien zu beseitigen und die Abszesshöhle zu drainieren. Insbesondere bei solitären Abszesshöhlen gewinnt die nichtoperative, **interventionelle perkutane therapeutische Punktion bzw. Drainage** an Bedeutung. Essenzielle Ergänzung der chirurgischen oder interventionellen Streuherdsanierung und Abszessdrainage ist die hochdosierte und lang dauernde **Antibiotikatherapie**. Bereits intraoperativ oder nach perkutaner Punktion erfolgt eine Therapie mit z. B. Cephalosporinen oder Aminoglykosiden und Metronidazol. Diese kann dann entsprechend dem Antibiogramm modifiziert werden.

> **Die Letalität des drainierten pyogenen Abszesses beträgt dennoch bis zu 25%.**

In Kürze

Entzündungen der Leber
Pyogene Leberabszesse, primär oder sekundär, chologen, hämatogen (Appendizitis, Divertikulitis, Sepsis), per continuitatem, Amöbenabszesse.
Symptomatik: akuter oder schleichender Verlauf.
Diagnostik: Röntgen, Ultraschall, CT, Feinnadelbiopsie, Labor, Bakterienabstrich (Abgrenzung zur Echinokokkose wichtig, da Kontraindikation zur diagnostischen Punktion)
Therapie: je nach Abszessätiologie, evtl. interventionelle perkutane therapeutische Punktion/Drainage, Metronidazol (evtl. Cephalosporine).

7.11.5 Tumoren der Leber

Maligne Primärtumoren der Leber

Der häufigste maligne Primärtumor der Leber ist das **hepatozelluläre Karzinom** (◘ Tab. 7.30).

Prädisponierend sind abgelaufene Hepatitis B, Leberzirrhose (postalkoholisch oder posthepatitisch), Hämochroma-

◘ **Tab. 7.30** Maligne und benigne Tumoren der Leber

Maligne Neoplasien	Benigne Neoplasien
Hepatozelluläres Karzinom	Leberzelladenome
Cholangiozelluläres Karzinom	Fokal-noduläre Hyperplasie (FNH)
Hepatoblastom, Sarkom, Zystadenokarzinom	Kavernöses Hämangiom, Leberzysten

tose, α_1-Antitrypsinmangel, Thorotrastose und Aflatoxinexposition. Das hepatozelluläre Karzinom tritt gehäuft in Mittelafrika sowie dem fernen Osten auf. Die dortige Inzidenz übertrifft die in den westlichen Staaten um etwa das 4-Fache.

Tumoren wie Hepatoblastome, Lebersarkome und Zystadenokarzinome stellen eine echte Rarität dar.

▪▪ Symptomatik

Führend in der Symptomatik des hepatozellulären Karzinoms sind unspezifische Tumorzeichen wie Schwäche, Leistungsknick und Gewichtsverlust. Zunehmendes Druckgefühl, tastbare Vorwölbungen der Bauchdecke und Ikterus sind bereits Zeichen eines fortgeschrittenen Tumorstadiums. Etwa 5% der Tumoren fallen erstmals aufgrund extrahepatischer Metastasen auf. Charakteristisch ist der rasche Verlauf: Bei Diagnosestellung bestehen die Symptome meist erst seit 6–8 Wochen und oft dominieren die Symptome der genannten Grundkrankheiten.

Die Klinik des intrahepatischen cholangiozellulären Karzinoms ist dem hepatozellulären Karzinom vergleichbar.

▪▪ Diagnostik

Die apparative Diagnostik sichert zum einen die lokale Ausdehnung und damit die Operabilität, zum anderen eine evtl. extrahepatische Tumormanifestation. Sie umfasst **Ultraschall**, **CT** (mit Gefäßrekonstruktion) und ggf. **MRT**. Die ultraschallgesteuerte **Feinnadelbiopsie** sichert die morphologische Diagnose. Laborchemisch dominiert meist das Spektrum der Grundkrankheit. Im Falle einer Obstruktion der Gallenwege sind die entsprechenden Cholestaseparameter (Bilirubin, alkalische Phosphatase, γ-GT) erhöht.

> ❯ Das α-Fetoprotein (AFP) ist ein hochspezifischer Tumormarker des hepatozellulären Karzinoms.

Es besitzt eine diagnostische Treffsicherheit von 80–90% und hat sich auch für Screening-Verfahren zur Erfassung größerer Bevölkerungsteile, wie z. B. in Endemiegebieten Chinas bewährt.

▪▪ Therapie

Die besten Überlebensraten werden immer noch durch eine **komplette Resektion** des Tumors (R0) erzielt. Die bei ca. 55% der Patienten gleichzeitig bestehende Leberzirrhose erweist sich hierbei als wesentlicher, die Resektabilität einschränkender Faktor. Andernfalls hat nach Ausschluss extrahepatischen Tumorgewebes nur die **Lebertransplantation** eine relevante Aussicht auf Erfolg. Prognoselimitierend ist nach Transplantation die Gefahr eines Tumorrezidivs in der Transplantatleber. Palliative Maßnahmen wie z. B. Alkoholinstillation in den Tumor, Chemotherapie oder die Sicherung des Galleabflusses, können die Überlebenszeit nur gering verlängern, z. T. die Lebensqualität allerdings deutlich verbessern.

Lokal ablative Verfahren wie die Injektion von Alkohol in den Tumor oder die Thermoablation mit z. B. Radiofrequenzsonden (RFA) haben dann einen Stellenwert, wenn der Tumor chirurgisch nicht therapierbar ist.

Unbehandelt beträgt die mittlere Überlebenszeit nach Diagnosestellung ca. 4 Monate. Nach chirurgisch-kurativer Resektion überleben die Patienten im Durchschnitt 3 Jahre.

Maligne Sekundärtumoren der Leber

Die häufigsten malignen Tumoren der Leber sind **Metastasen**. Sie stammen von unterschiedlichen Primärtumoren. Am häufigsten metastasieren in abnehmender Häufigkeit Karzinome der Bronchien, des Kolons und Rektums, des Pankreas, der Mamma und des Magens in die Leber. Es kommen die gleichen diagnostischen Hilfsmittel wie beim Leberzellkarzinom zum Einsatz. Bei bestimmten Befundkonstellationen kann eine PET/CT-Untersuchung hilfreiche Zusatzinformationen liefern. Ausgedehnte Resektionen sind die Ausnahme. Meist erfolgen die Resektionen der Metastasen als sog. atypische Resektionen mit einem Parenchymsaum gesunden Gewebes (◻ Abb. 7.184).

> ❯ Die Indikation zur Resektion besteht im Wesentlichen bei Metastasen kolorektaler Karzinome. Ein Lokalrezidiv im Bereich des Primärtumors sollte vor Resektion ausgeschlossen werden.

Resektionen von Lebermetastasen sind nur dann sinnvoll, wenn eine weitere systemische Tumoraussaat ausgeschlossen wurde. Ist diese Voraussetzungen erfüllt, so können auch ausgedehnte Leberresektionen onkologisch sinnvoll sein.

Praxisbox

Vorgehen bei Lebermetastasen kolorektaler Karzinome
Für Lebermetastasen des kolorektalen Karzinoms konnte in Studien gezeigt werden, dass weder das **Befallsmuster** der Metastasen (solitär vs. multipel bzw. unilateral vs. bilateral) noch die **Metastasenzahl** (1–3 vs. >4) oder die Größe des **Sicherheitsabstandes** (0–9 mm vs. >10 mm) Einfluss auf die Überlebenswahrscheinlichkeit haben, vorausgesetzt die Resektion der Metastase(n) erfolgte vollständig im Gesunden. Entsprechend kann hier beim Vorliegen multipler Metastasen auch in Etappen reseziert werden. Die rasche Regenerationsfähigkeit der Leber erlaubt es, dass durch zwischen den Resektionen liegende Intervalle mit entsprechender Regeneration der Restleber sehr ausgedehnte Resektionen (bis zu 3/4 des Leberausgangsvolumens) möglich werden. Die **Strategie der Etappenresektion** kann noch dadurch unterstützt werden, dass das nährstoffreiche Pfortaderblut komplett in die zu erhaltende Restleber umgeleitet wird. Hierzu wird auf operativem oder interventionellem Weg der **Pfortaderast** der metastasentragenden Leberhälfte etwa 6–12 Wochen vor der Resektion verschlossen (◻ Abb. 7.185).

Eine Indikation für **palliative Resektionen** größeren Ausmaßes ergibt sich bei metastasierenden endokrinen Tumoren, wie z. B. Inselzellkarzinomen und Karzinoiden. Bei primär nicht resektablen Metastasen können **Etappenkonzepte** (◻ Abb. 7.185) oder **neoadjuvante Chemotherapiekonzepte** die Resektabilität wiederherstellen. Für die chirurgisch nicht

7

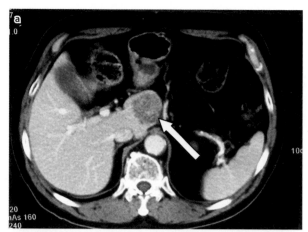

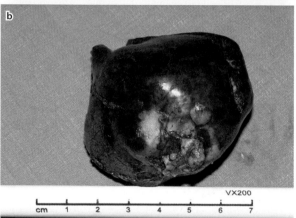

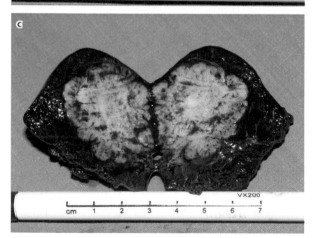

☐ **Abb. 7.184** 53-jähriger Patient, 2 Jahre nach erfolgreicher Sigmaresektion bei Karzinom. Aktuell Tumormarkeranstieg in der Nachsorge (CEA 8 ng/ml). **a** Im CT-Befund findet sich eine Metastase in Lebersegment I (*Pfeil*). **b** Präparat nach Segment-I-Resektion. Die Metastase ist vorderseitig noch durch intaktes Kapselgewebe gedeckt. **c** Mittig aufgeschnittenes Präparat mit zentraler Metastase (fischfleischfarben) und allseitig gesundem Lebergewebe als Zeichen einer Resektion im Gesunden (R0)

therapierbaren Metastasen bleibt die Chemotherapie Mittel der Wahl. Thermoablationsverfahren wie z.B. die Radiofrequenzablation (RFA) befinden sich weiter in der Evaluation. Erfolgversprechend scheinen sog. **multimodale Konzepte**, in denen die Chirurgie mit Chemotherapie und ggf. Thermoablationsverfahren kombiniert wird.

Die mittlere Überlebenszeit bei Diagnosestellung und ohne Resektion ist von der Art des Primärtumors abhängig und liegt zwischen 4–8 Monaten. Nach Resektion solitärer Lebermetastasen beim kolorektalen Karzinom werden 5-Jahres-Überlebensraten von bis zu 45% berichtet.

> **Fallbeispiel**
>
> Bei einer 50-jährigen Frau kommt es 18 Monate nach anteriorer Rektumresektion wegen Rektumkarzinom bei ansonsten gutem Allgemeinbefinden zu einem Serum-CEA-Anstieg.
> **Weiteres Vorgehen?**
> A. Rektoskopie
> B. Sonographie des Abdomens
> C. Röntgenthorax
> **Antwort:** Als wahrscheinlichste Ursachen des Serum-CEA-Anstiegs kommen sowohl ein Lokalrezidiv als auch eine Metastasierung des Rektumkarzinoms in Leber und/oder Lunge in Betracht. Im Rahmen der weiteren Abklärung sollten eine Rektoskopie, eine Sonographie des Abdomens und ein Röntgenthorax veranlasst werden.

> **Fallbeispiel**
>
> Bei einem 45-jährigen Patienten aus der Türkei bestehen seit Monaten zunehmende, rechtsseitige Oberbauchschmerzen mit Druckgefühl. Das Allgemeinbefinden ist ansonsten nicht eingeschränkt. Sonographisch finden sich in der Leber echofreie, scharf begrenzte und teils gekammerte rundliche Veränderungen.
> **Weiteres Vorgehen?**
> A. Sonographisch gesteuerte Feinnadelpunktion zur Histologiegewinnung
> B. Echinokokkus-Serologie
> C. Koloskopie
> **Antwort:** Der geschilderte Befund ist am ehesten vereinbar mit einer Echinokokkuszyste. Deshalb verbietet sich die Feinnadelpunktion (Aussaat von Skolizes) solange, bis serologisch eine Echinokokkose ausgeschlossen wurde.

Benigne Tumoren der Leber

Die meisten benignen Neoplasien erlangen nur durch die Notwendigkeit der Abgrenzung zu malignen Grunderkrankungen Bedeutung. Hamartome, Fibrome, Lipome sowie primäre benigne Karzinoide der Leber sind sehr seltene Tumoren. Von Bedeutung sind hingegen Leberzelladenome, fokale noduläre Hyperplasien und kavernöse Hämangiome.

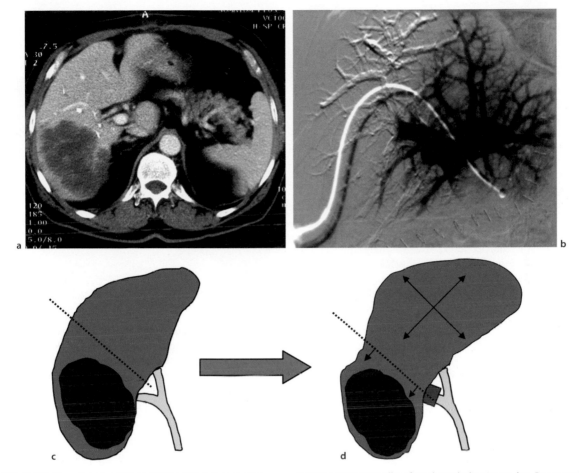

Abb. 7.185 Etappenkonzept bei Leberresektion. Ausgangsbefund (**a, c**): große Metastase rechts, kleine linke Leberhälfte. Restleber bei geplanter Hemihepatektomie (*gepunktete Linie*) relativ zu klein. Induktion von Leberatrophie rechts und Hypertrophie links mittels interventioneller Pfortaderembolisation rechts. Portographie (**b**) zeigt embolisierte rechte Pfortaderäste *hell*, offene linke Pfortaderäste *dunkel*. Ziel nach 6–12 Wochen erreicht (**d**). Dadurch sicherere Resektion da erwartetes Restlebervolumen deutlich größer

Leberzelladenom

Das Leberzelladenom tritt gehäuft bei Frauen im gebärfähigen Alter auf. **Ätiologisch** spielt die Einnahme **östrogenhaltiger Kontrazeptiva** eine Rolle. Die gut vaskularisierten Adenome sind in der Feinnadelbiopsie bisweilen nicht von hochdifferenzierten hepatozellulären Karzinomen zu unterscheiden. Neben der Problematik der Differenzialdiagnose zu malignen Tumoren können Adenome durch monströses Größenwachstum und der damit verbundenen Gefahr einer spontanen Leberkapselruptur mit Blutung in die freie Bauchhöhle chirurgisch bedeutsam werden. Die Therapie besteht in der **Leberteilresektion**.

Fokale noduläre Hyperplasie (FNH)

Die Ätiologie der FNH ist unbekannt. Ein **Größenwachstum unter Einnahme östrogenhaltiger Kontrazeptiva** wurde beschrieben. Im Gegensatz zum Hämangiom und Adenom zeigt das Lebergewebe keinen erhöhten Blutfluss. Symptome – wenn, dann meist durch Hepatomegalie – sind selten. Die FNH ist eine wichtige Differenzialdiagnose zum morphologischen Bild einer grobknotigen Leberzirrhose sowie eines intrahepatisch disseminierten Tumorleidens. Eine chirurgische Therapie ist in der Regel nicht erforderlich.

Kavernöse Hämangiome

Diese sehr blutreichen Tumore können durch gedeckte und sehr dramatisch verlaufende freie **Rupturen** auf sich aufmerksam machen. Sie können ebenfalls monströse Größe erreichen. Die meisten Hämangiome thrombosieren spontan und werden narbig organisiert. Bei Größenzunahme, differenzialdiagnostischen Unsicherheiten sowie natürlich bei Ruptur besteht die Therapie in der Leberteilentfernung.

Leberzysten
Nichtparasitäre Zysten

Die meisten nichtparasitären Leberzysten sind **kongenitaler** Natur. Sie werden häufig begleitet von einer multiplen Zystenbildung, z. B. auch in Nieren und Pankreas. Es handelt sich dabei um dünnwandige Blasen mit serösem Inhalt und meist einschichtiger endothelialer Auskleidung. Leberzysten werden selten symptomatisch. Ursache evtl. Symptome sind lokale Verdrängungserscheinungen infolge Größenzunahme sowie Komplikationen bei Zysteneinblutung, Zystenruptur oder Zysteninfekt.

Gelegentlich entstehen Zysten als eine Abräumreaktion auf dem Boden umschriebener **Parenchymnekrosen** infolge Trauma, Ischämie oder Entzündung. Diesen Zysten fehlt allerdings die epitheliale Auskleidung. Vereinzelt stehen Zysten mit dem intrahepatischen Gallenwegssystem in Verbindung. Bei multiplen Stenosen und zystischen Erweiterungen der intrahepatischen Gallenwege (Perlschnurmuster) spricht man vom sog. **Caroli[45]-Syndrom**. Differenzialdiagnostisch müssen die Zysten gegenüber den seltenen Zystadenomen und Zystadenokarzinomen abgegrenzt werden.

▪▪ Therapie
Große Zysten werden **exzidiert** bzw. großzügig entdacht. Die alleinige Punktion führt meist zum raschen Nachlaufen der Zyste und bringt nur kurzfristige Entlastung. Infizierte Zysten müssen wie pyogene Abszesse behandelt werden. Im Falle einer Verbindung mit dem Gallengangssystem ist eine Drainage der Zyste über eine ausgeschaltete Dünndarmschlinge indiziert.

> ❗ **Cave**
> Eine diagnostische Punktion von Leberzysten ist nur erlaubt, wenn eine parasitäre Genese ausgeschlossen ist.

Parasitäre Zysten
Die häufigste Ursache parasitärer Leberzysten ist eine Ingestion von Eiern des **Echinococcus granulosus (Hundebandwurm, Finne: E. cysticus)** sowie des **Echinococcus multilocularis (Fuchsbandwurm, Finne: E. alveolaris).** Der Mensch ist im Echinokokkuskreislauf Zwischenwirt. Nach oraler Aufnahme wird die Eihülle im Magen aufgelöst und es schlüpfen die Larven des Bandwurmes. Sie penetrieren die Darmwand und gelangen über die Pfortader in die Leber. Selten werden sie darüber hinaus in die Lunge verschleppt. Dort kommt es dann zur Ausbildung der charakteristische **Hydatide:** Die Begrenzung zum Wirtsorgan bildet die faserige **chitinhaltige Perizyste.** Sie umgibt die sog. **Endozyste,** die als Keimschicht die Skolizes und eventuelle Tochterzysten enthält (◻ Abb. 7.186).

▪▪ Symptomatik
Symptome sind anfangs selten und werden zum einen durch das kontinuierliche Größenwachstum der Zyste und zum anderen durch den stark **antigenen Charakter** des Zysteninhaltes hervorgerufen. Sie beinhalten Schmerzen, Druckgefühl im Oberbauch, Inappetenz, biliäre Obstruktion mit Ikterus, evtl. mit Cholangitis, Verdrängung von Nachbarorganen und **anaphylaktischen Reaktionen.**

▪▪ Diagnostik
Laborchemisch imponiert eine Eosinophilie.

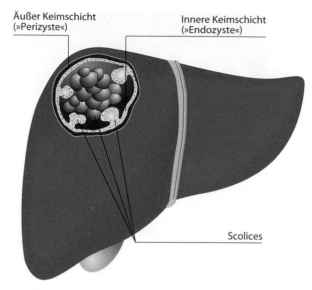

◻ **Abb. 7.186** Aufbau einer Echinokokkuszyste

> ❯ Bewährte serologische Untersuchungen sind indirekter Hämagglutinationstest, indirekter Immunfluoreszenztest, Komplementbindungsreaktion (KBR), Latexagglutinationstest und Casoni[46]-Intrakutantest.

Röntgenologisch finden sich häufig Zystenwandverkalkungen. Im Ultraschall und CT zeigt sich typischerweise die Endozyste mit den Skolizes innerhalb der Perizyste, was – auch bei der seltenen Seronegativität – **pathognomonisch** ist. In Verbindung mit den Laborbefunden ist die korrekte Diagnose in nahezu 100% der Fälle zu stellen.

> ❗ **Cave**
> Strikt kontraindiziert ist die diagnostische Punktion, da dies zu einer letztlich tödlichen Aussaat der Skolizes führen kann.

▪▪ Therapie

> ❯ Während früher die Perizystektomie, also das Ausschälen des gesamten Prozesses in Form einer Leberteilresektion durchgeführt wurde, ist heute die komplikationsärmere Hydatidektomie (Endozystenentfernung) die Therapie der Wahl.

Hierzu wird die Endozyste nach **Devitalisierung der Skolizes** durch Instillation hyperosmolarer Lösungen (Silbernitrat 0,5%, NaCl 20% oder Glukose 40%) samt Inhalt abgesaugt. Standardisiert erfolgt eine präoperative und postoperative medikamentöse Begleittherapie mit z. B. Albendazol.

Die Ergebnisse einer alleinigen medikamentösen Therapie sind unbefriedigend. Die Behandlung mit z. B. Albendazol bleibt den Fällen vorbehalten, bei denen eine chirurgische Therapie nicht möglich ist, weil z. B. eine Zystenruptur vorliegt.

Bildbeschriftung: Äußer Keimschicht (»Perizyste«) — Innere Keimschicht (»Endozyste«) — Scolices

45 Jacques Caroli, Gastroenterologe, 1902–1979, Paris.

46 Tomaso Casoni, ital. Arzt, 1880–1933, Tripolis.

Beim **Echinococcus multilocularis** ist eine chirurgische Therapie mittels Resektion nur dann möglich, wenn sich der Befall auf eine Leberhälfte beschränkt. Bei häufig diffusem Leber- und gelegentlich zusätzlichem Lungenbefall bleibt meist nur eine palliative medikamentöse Behandlung mit z. B. Albendazol.

In Kürze

Lebertumoren

1. **Maligne Primärtumoren der Leber:** hepatozelluläres Karzinom, unspezifische Tumorzeichen.
   Diagnostik: Ultraschall, CT (mit Gefäßrekonstruktion), ggf. MRT, Feinnadelbiopsie, Labor: α-Fetoprotein (AFP) als hochspezifischer Tumormarker des hepatozellulären Karzinoms.
   Therapie: radikale Resektion des Tumors, Chemotherapie, evtl. Lebertransplantation.
2. **Maligne Sekundärtumoren der Leber:** Die Indikation zur Resektion besteht am häufigsten bei Metastasen kolorektaler Karzinome, nach Ausschluss eines Lokalrezidivs des Primärtumors. Befallsmuster, Metastasenzahl, Sicherheitsabstand. Etappenresektion, neoadjuvante Chemotherapiekonzepte, multimodale Konzepte
3. **Benigne Tumoren**
4. **Leberzelladenom:** östrogenhaltige Kontrazeptiva.
   Therapie: Leberteilresektion.
5. **Fokale noduläre Hyperplasie (FNH):** chirurgische Therapie im Allgemeinen nicht erforderlich.
6. **Kavernöse Hämangiome:** Rupturen.
   Therapie: evtl. Leberteilentfernung.
7. **Leberzysten:**
8. **Nichtparasitäre Zysten:** kongenitale Parenchymnekrosen (Perlschnurmuster), Caroli-Syndrom. Diagnostische Punktion nur erlaubt, wenn eine parasitäre Genese absolut ausgeschlossen ist.
9. **Parasitäre Zysten:** Echinokokkose: Hydatide, mit antigenem Charakter, anaphylaktische Reaktionen.
   Diagnostik: Labor, Serologie, Röntgen (Endozyste mit den Skolizes innerhalb der Perizyste pathognomonisch).
   Therapie: Hydatidektomie.

Weiterführende Literatur

Adam R, Lucidi V, Bismuth H (2004) Hepatic colorectal metastases: methods of improving resectability. Surg Clin North Am 84(2):659–671

Bismuth H, Castaing D (1990) Leberanatomie und ihre intraoperative Anwendung. Chirurg 61:679–684

Bismuth H, Adam R, Raccuica JS (1995) Die Lebertransplantation in der Behandlungsstrategie des portalen Hypertonus. Chirurg 66:574–581

Brunicardi FC, Brandt ML, Andersen DK et al. (2006) Schwartz's principles of surgery, 8. Aufl, McGraw-Hill Professional

Cameron JL (2008) Current Surgical Therapy, 9. Aufl, Churchill Livingstone

Gassmann P, Spieker T, Haier J, Schmidt F, Mardin WA, Senninger N. (2010) Prognostic impact of underlying liver fibrosis and cirrhosis after curative resection of hepatocellular carcinoma. World J Surg 34(10):2442–2451

Greenfield LJ, Mulholland MW, Oldham KT et al. (Hrsg) (2001) Surgery: scientific principles and practice, 3. Aufl, Lippincott Williams & Wilkins, Philadelphia

Herfarth C, Schlag P (Hrsg) (1991) Neue Entwicklungen in der Therapie von Lebertumoren, Springer, Heidelberg

Konopke R, Kersting S, Makowiec F, Gassmann P, Kuhlisch E, Senninger N, Hopt U, Saeger HD (2008) Resection of colorectal liver metastases: is a resection margin of 3 mm enough? a multicenter analysis of the GAST Study Group. World J Surg. 32(9):2047–2056

Lehnert T, Otto G, Herfarth C (1995) Therapeutic modalities and prognostic factors for primary and secondary liver tumors. World J Surg 19:252–263

Mulholland MW, Lillemoe KD, Doherty DM et al. (2010) Greenfields' Surgery. Scientific principles and practice, 5rd edn. Lippincott, Williams and Wilkins

Otto G (1995) Sind chirurgische Shunts noch indiziert? Chirurg 66:566–573

Richter GM, Roeren T, Brado M et al. (1995) Portale Hypertension und perkutan transjugulär angelegte portosystemische Stent-Shunts (TIPSS). Chirurg 66:555–565

Sauerbruch T (1995) Endoskopische Therapie von Oesophagusvarizen. Chirurg 66:549–554

Senninger N (1994) Das hepatozelluläre Karzinom – Transplantation oder Resektion? Z Gastroenterol 32(10):6078

7.12 Gallenblase und Gallenwege

C. F. Krieglstein, N. Senninger

Mit einer Prävalenz von ca. 15–30% gehören Steinerkrankungen der Gallenblase zu den häufigsten Erkrankungen in den westlichen Industriestaaten. Die Existenz eines Gallenwegsystems war zwar bereits zu vorchristlicher Zeit bekannt. Dennoch dauerte es bis ins 19. Jahrhundert, bis im Zuge der nunmehr beachteten Asepsis Chirurgen die ersten Operationen am Gallenwegsystem erfolgreich durchführen konnten. Als Meilensteine sind zu nennen: die 1. Cholezystotomie mit Steinextraktion durch John Bobbs 1867 sowie die 1. Cholezystektomie durch Carl Johann August Langenbuch 1882 in Berlin. Die 1. erfolgreiche Choledocholithotomie führte Ludwig Georg Courvoisier 1890 in Basel durch.

In der Folgezeit entwickelte sich das Gebiet der Gallenwegchirurgie sprunghaft in dem Maße, in dem neue diagnostische und therapeutische Methoden entwickelt wurden: 1924 folgte die Cholezystographie, 1932 die intraoperative Cholangiographie, 1950 die perkutane transhepatische Cholangiographie (PTC) sowie die endoskopische retrograde Cholangiopankreatikographie (ERCP) und 1953 die Choleszintigraphie.

Mit Einführung sog. minimalinvasiver Operationstechniken wurde schließlich die klassische Cholezystektomie in offener Technik durch die laparoskopische Cholezystektomie abgelöst. Die Laparoskopie wurde bereits 1901 von Georg Kelling in Berlin entwickelt und publiziert. Die 1. laparoskopische Cholezystektomie wurde schließlich 1909 von Hans-Christian Jacobaeus in Stockholm
▼

durchgeführt. Nach Jahren wechselvoller Entwicklung gelang der Durchbruch und die volle Anerkennung der Methode erst durch Erich Mühe (1986), Philippe Mouret (1987), Francois Dubois und J. Perissat (1988), F. Götz und Hans Troidl (1989). Der parallelen Entwicklung seitens nichtchirurgischer Behandlungsmethoden wird in einem gesonderten Abschnitt Rechnung getragen.

7.12.1 Allgemeines

Anatomie

Die Gallenblase liegt der Unterfläche von Lebersegment V (Lebersegmente nach Couinaud, ◻ Abb. 7.181) an. Über den Gallenblasenfundus und den Ductus cysticus wird die Gallenflüssigkeit in den Ductus hepaticus communis geleitet. Nach der Einmündung des Ductus cysticus in den Ductus hepaticus wird dieser Ductus choledochus genannt.

> ❯ **Das sog. Trigonum cystohepaticum (Calot[47]-Dreieck) liegt zwischen Ductus hepaticus communis, Ductus cysticus und vorderem Leberrand und ist bei der Cholezystektomie, insbesondere in laparoskopischer Technik, ein wichtiger Orientierungspunkt.**

In der Regel unterkreuzt der Ductus choledochus dann das Duodenum und mündet an der **Papilla Vateri[48]** zusammen mit dem Pankreasgang in das Duodenum (Varianten, ◻ Abb. 7.187). Die normale Blutversorgung der Gallenblase erfolgt durch die **A. cystica**, einem Ast der A. hepatica dextra (Varianten, ◻ Abb. 7.188). Die individuelle Anatomie der Gallenwegdrainage und der Blutversorgung ist einer hohen Variationsbreite unterworfen(◻ Abb. 7.187, ◻ Abb. 7.188). In ungefähr der Hälfte der Fälle liegen sog. Normvarianten vor.

Die Gallenblase besitzt eine glattmuskuläre, kontraktionsfähige Wand, die sich in geringerer Dicke auch im Bereich des Ductus choledochus und hepaticus wiederfindet. Sie ist somit kolikfähig und teilt diese Eigenschaften mit anderen Hohlorganen mit glattmuskulärer Wand, wie z. B. Darm und Harnleiter.

---

47 Jean-Francoiss Calot, Chirurg, Paris, 1861–1944.
48 Abraham Vater, Anatom, Witttenberg, 1684–1751.

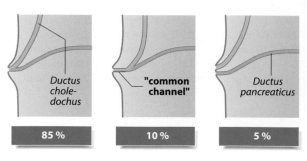

◻ **Abb. 7.187** Anatomische Varianten der Papilla Vateri

> ❯ **Heister[49]-Klappen sind schräg verlaufende Schleimhautaufwerfungen im Ductus cysticus, die die Gallenblasenfüllung begünstigen und deren Entleerung erschweren.**

Die Gallenblase ist mit Schleimhaut aus papillär angeordnetem Zylinderepithel ausgekleidet. Hier findet Schleimbildung und Wasserresorption statt.

Anomalien der Gallenblase und Gallenwege

Anomalien der Gallenblase
Sie sind insgesamt selten. Neben der Agenesie sind Doppel- und sogar Dreifachanlagen bekannt. Sie haben für sich keinen Krankheitswert. Weiterhin kann eine Position der Gallenblase unter dem linken Leberlappen mit Einmündung des Ductus cysticus in den linken Ductus hepaticus vorkommen. Ebenfalls zu dieser Gruppe zu rechnen sind Gallenblasen mit komplett intrahepatischer Lage. Diese können erhebliche operationstechnische Schwierigkeiten bereiten. Auch die fast völlig frei im Abdomen und nur am Ductus cysticus und an der A. cystica aufgehängte, sog. flottierende Gallenblase ist bekannt. Weitere Varianten sind z. B. Septierungen, wie die Sanduhrgallenblase und Divertikelbildungen. Bisweilen können im Zuge von Keimversprengungen in der Gallenblasenwand Inseln von Magen- oder Darmschleimhaut sowie Pankreasdrüsengewebe vorkommen. Diese können Ursache von Entzündungen, Perforation oder Blutungen sein.

---

49 Lorenz Heister, Anatom, Chirurg, Altdorf, Helmstedt, 1683–1758.

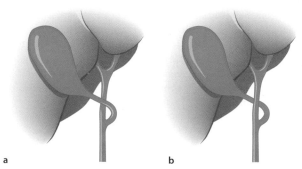

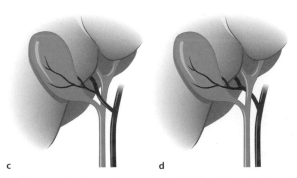

a　　　　　　b　　　　　　c　　　　　　d

◻ **Abb. 7.188** Anatomische Varianten im Verlauf von Ductus cysticus und A. cystica. **a** Zystikusmündung medialseitig mit Überkreuzung des Ductus hepaticus. **b** Zystikusmündung medialseitig mit Unterkreuzung des Ductus hepaticus **c** Verlauf der A. hepatica dextra mit Überkreuzung des Ductus hepaticus. **d** Verlauf der A. hepatica dextra mit Unterkreuzung des Ductus hepaticus

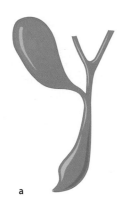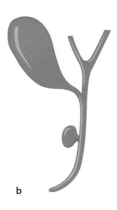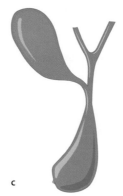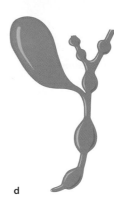

a   b   c   d

Abb. 7.189 Zystische Missbildungen der Gallengänge

Gallengangsatresie und **Choledochuszysten** stellen die häufigsten Anomalien im Bereich der Gallenwege dar.

> **Definition**
>
> Bei der **Gallengangsatresie** liegt eine fehlende Anlage der extrahepatischen Gallenwege vor.
>
> Als **extrahepatische biliäre Atresie (EBA)** bezeichnet man die partiell oder komplett ausbleibende Fusion von extra- und intrahepatischem Gallengangssystem mit der Konsequenz eines zunehmenden Ikterus und Leberversagens.

Bereits im Neugeborenen oder Säuglingsalter diagnostiziert, haben nur diejenigen Patienten eine Überlebenschance, bei denen eine sog. korrigierbare, d. h. partielle Atresie bei vorhandenem Ductus hepaticus communis vorliegt (nur ca. 10% des Kollektivs). Die überwiegende Zahl der kompletten Atresien (ca. 90%) hat ohne **Lebertransplantation** keine Aussichten auf langjähriges Überleben.

> **!** **Cave**
> Da die Leber durch die sich ausbildende biliäre Zirrhose etwa ab der 8. Lebenswoche bereits irreversibel geschädigt sein kann, ist eine frühzeitige Diagnose und die rasche Therapieeinleitung absolute Voraussetzung für einen guten Behandlungserfolg.

Durch **intrahepatische Hepatikojejunostomie nach Longmire**[50] oder auch durch **portoenterale Hepatikojejunostomie nach Kasai**[51] ist es möglich geworden, auch Kinder mit kompletten Atresien in ein transplantationsfähiges Alter zu bringen. Hierbei wird das Leberparenchym zur passageren Abflussbildung für die Galle eröffnet und mit dem drainierenden Darmsegment verbunden. Derzeit beträgt die 1-Jahres-Überlebensrate nach Lebertransplantation bei Kindern mit EBA weltweit >85%.

50 William P. Longmire, Chirurg, Los Angeles, 1913–2003.
51 Morio Kasai, Chirurg, Tohoku/Japan, 1922-2008.

> **Definition**
>
> Bei idiopathischen **Choledochuszysten** handelt es sich um meist im distalen Drittel des Choledochus gelegene, zystische Aussackungen unterschiedlicher Größe bzw. Form, teilweise auch mit Blindsackbildung (**Abb. 7.189**).

Ca. 80% der Patienten werden bereits in der Kindheit symptomatisch. Es besteht eine erkennbare Assoziation mit dem sog. **Caroli-Syndrom** (▶ Abschn. 7.11.5), bei dem sich multiple intrahepatische Gallenwegszysten finden. Führendes Symptom ist der **Ikterus**. Stase und Keimbesiedlung sind die Ursache von Oberbauchschmerzen, tastbarer Raumforderung im rechten Oberbauch und Cholangitis. Die Therapie der Wahl besteht in der Resektion der Zyste und neuer biliodigestiver Anastomose, z. B. **Roux-Y-Choledochojejunostomie**.

Physiologie und Pathophysiologie

Die tägliche Galleproduktion eines Erwachsenen liegt zwischen 500 ml und 800 ml. Die goldgelbe Farbe der Galle ist durch die Abbauprodukte des Hämoglobins Bilirubin und Biliverdin bedingt. Ein wichtiger Bestandteil sind die primären Gallensäuren Cholsäure und Chenodesoxycholsäure, die als gallensaure Na^+- und K^+-Salze mit Glycin, Taurin oder Cystin konjugiert sind. Die Funktion der Gallensäuren besteht in der **Mizellenbildung** mit ingestierten Fetten, so dass diese wasserlöslich und resorbierbar werden. Bei fehlender Galle werden >25% des aufgenommenen Fettes mit dem Stuhlgang ausgeschieden, was zum Durchfall, der sog. **Steatorrhö** führen kann. Mit den Gallensäuren und den Gallenfarbstoffen werden Lezithin, Cholesterin (**Abb. 7.190**) und alkalische Phosphatase, aber auch verschiedene Medikamente, wie z. B. das Digitoxin ausgeschieden.

> **Definition**
>
> Als **enterohepatischen Kreislauf** bezeichnet man den Umstand, dass ca. 95% der Gallensäuren überwiegend im terminalen Ileum, aber auch im Restdünndarm und dem Kolon, nach Dekonjugierung und Dehydroxylierung durch die Darmflora als Desoxycholsäure und Lithocholsäure rückresorbiert werden.

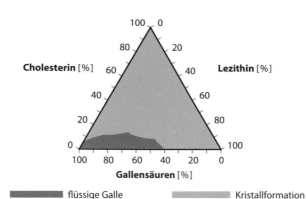

■ **Abb. 7.190** Löslichkeitsdiagramm der Blasengalle

Nur ca. 5% der Gallensäuren gehen mit den Fäzes verloren.

Im nüchternen Zustand fließt bei erhöhtem Tonus des Sphinkter Oddi[52] zunächst Galle in die Gallenblase, wo sie um den Faktor 3–5 eingedickt und auch leicht angesäuert wird (■ Tab. 7.31). Nach Eintreffen eines Sekretionsstimulus kehren sich die Druckverhältnisse um. Die Gallenblase erzeugt dann durch Muskelkontraktion einen intraluminalen Druck bis zu 25 cm Wassersäule, der den Druck im Ductus choledochus übersteigt und so zur Gallenblasenentleerung führt. Der Sphinkter Oddi erschlafft und erlaubt die Passage ins Duodenum. Diese koordinierte mechanische Interaktion zwischen Gallenblase, Gallengängen und Duodenum wird durch hormonelle, vagale und intrinsisch neuronale Stimuli ermöglicht. Störungen dieser Interaktionen können zu sog. **Dyskinesien der Gallenwege** führen, ohne dass dabei morphologische Veränderungen vorliegen.

> **Klassische medikamentöse Beeinflussungen der Gallenwegsmotorik sind z. B. für das Morphin beschrieben.**

52 Ruggero Oddi, Anatom, Bologna, 1864–1913.

■ **Tab. 7.31** Zusammensetzung der menschlichen Lebergalle

Stoff	Menge
Na	140–165,0 mval/l
K	3,8–5,8 mval/l
Cl	93–123,0 mval/l
HCO	15–55,0 mval/l
Ca	1,4–5,0 mval/l
Mg	1,5–3,0 mval/l
Gallensäuren	5–50 mM/Tag
Cholesterin	100–340 mg/100 ml
Phospholipid	100–8 mg/100 ml
Protein	25–500 mg/ml

Morphin kann einen Papillenspasmus mit konsekutiver Drucksteigerung auslösen. Vagolytika wie das Atropin können den intraluminalen Druck durch Erschlaffen des Sphinkters deutlich herabsetzen. Durch ihre resorptive Kapazität und ihre Dehnbarkeit wird die Gallenblase darüber hinaus zu einem Druckregler, der den Druck im Gallengangssystem im Experiment, z. B. beim totalen Choledochusverschluss, nicht über 16 cm Wassersäule ansteigen lässt. Sie kann auch den morphininduzierten Druckanstieg fast vollständig auffangen.

Gallensteinentstehung

Obwohl noch nicht in den letzten Einzelheiten aufgeklärt, spielen bei der Steinentstehung Veränderungen im Lösungsgleichgewicht der Galle durch Konzentrationserhöhung einzelner Komponenten sowie Motilitätsstörungen eine entscheidende Rolle (■ Abb. 7.190). Bekannt ist, dass erhöhte Cholesterinblutspiegel infolge Fettstoffwechselstörung oder chronischer Überernährung nicht nur zu lithogener Galle, sondern auch zu einer Interaktion mit den Aktin- und Myosinfilamenten der Gallenwegswände führen können, was im Experiment in verminderter Kontraktilität resultiert. Von Bedeutung sind auch Bakterien sowie Mukusbestandteile als Nukleationszentren der lithogenen Galle.

Aber auch Konzentrationsverminderungen, z. B. infolge Verlustes an Gallensäuren durch Unterbrechung des enterohepatischen Kreislaufs bei Erkrankungen bzw. Resektionen des terminalen Ileums wirken lithogen. So ist die Inzidenz der Gallensteinentstehung nach Ileozökalresektion um das 15- bis 20-Fache erhöht.

7.12.2 Erkrankungen der Gallenblase

Cholezystolithiasis

Gallenkonkremente sind insgesamt häufig: 5% der Menschen mittleren Alters, 20–40% der Menschen >50 Jahre und nahezu 70% der Menschen über >70 Jahre weisen Gallensteine auf. Das **Geschlechterverhältnis** weiblich : männlich liegt bei nahezu 3:1. Häufig werden Steine zufällig entdeckt und sind, falls klinisch ohne Symptome, auch nicht therapiebedürftig.

> **Die asymptomatische Cholezystolithiasis bedarf im Allgemeinen keiner chirurgischen Therapie.**

Geographische und ethnische Unterschiede

In Japan werden nur bei 3% der Obduzierten Gallenkonkremente gefunden. Auf Java ist das Gallensteinleiden sogar nahezu unbekannt. In Südafrika beträgt die Steinhäufigkeit bei den eingeborenen Bantu 2%, bei der weißen Bevölkerung dagegen 13,5%. Bei Indianerstämmen Amerikas wird die Häufigkeit von Gallensteinträgern mit bis zu 70% angegeben.

■ ■ **Pathogenese**

Gallensteine entstehen durch Ausfällung von ansonsten gelösten Bestandteilen der Gallenflüssigkeit. Bei **Cholesterinsteinen** geschieht dies analog zu dem gezeigten Löslichkeitsdiagramm, ■ Abb. 7.190. **Pigmentsteine** entstehen durch Überschreiten des Löslichkeitsproduktes für Kalzium und Bilirubin.

Die individuelle Prädisposition zu Gallensteinleiden wird durch die 6 F's der angelsächsischen Schule verdeutlicht: female-fair (hellhäutig)-forty-fat-fertile-flatulent dyspepsia.

Von pathogenetischer Bedeutung sind weiterhin Motilitätsstörungen der Gallenwege wie z. B. nach trunkulärer Vagotomie.

■■ Diagnostik

Kontrastgebend im **Röntgen** sind nur Steine mit einem ausreichend hohen Kalziumgehalt (ca. 40% der Konkremente). Die restlichen Steine werden entweder im **Ultraschall** oder als Kontrastmittelaussparungen bei der **Cholezystographie** erfasst.

■■ Komplikationen

Meist werden Steine zufällig entdeckt und sind bei Abwesenheit klinischer Symptome in der Regel auch nicht therapiebedürftig. Die früher öfter vertretene Ansicht, dass Gallensteine das Risiko eines Gallenblasenkarzinoms erhöhen, konnte bisher nicht bewiesen werden. Allerdings werden bei Patienten mit Gallenblasenkarzinom in 70–90% auch Gallensteine nachgewiesen und Patienten mit symptomatischen Gallensteinen weisen eine mehr als 4-mal höhere Inzidenz von Gallenblasenkarzinomen auf, während das Risiko bei asymptomatischen Steine deutlich niedriger ist.

❗ Cave

Vorstellbar ist, dass ein klinisch manifestes Gallensteinleiden die ersten Symptome eines Gallenblasenkarzinoms kaschieren kann.

Von klinischer und therapeutischer Bedeutung sind die Komplikationen des Gallensteinleidens.

Komplikationen des Gallensteinleidens

- Akuter Zystikusverschluss mit Hydrops oder Empyem: offene und gedeckte Perforation, Cholangitis
- Akute und chronische Cholezystitis: offene und gedeckte Perforation
- Abflussbehinderung des Ductus pancreaticus: biliäre Pankreatitis
- Choledocholithiasis: Gallensteinileus, Cholangitis

Gallenblasenhydrops

— Definition —

Beim **Gallenblasenhydrops** handelt es sich um die akute oder chronische, häufig schmerzhafte Überdehnung der Gallenblase infolge Verlegung des Gallenabflusses.

Häufigste Ursachen sind Steine im Bereich des Gallenblasenfundus oder des Ductus cysticus.

■■ Symptomatik

Die Gallenblase ist meist mit farbloser Galle prall gefüllt. Der Patient beschreibt oft eine typische **Gallenkolik**: krampfartige intermittierende, sich bis ins Unerträgliche steigernde Schmerzen im rechten Oberbauch. Diese können zum Rücken und in die rechte Schulter ausstrahlen und sind häufig mit vagalen Reaktionen wie Hypotonie und Kollaps sowie Übelkeit und Erbrechen vergesellschaftet.

■■ Diagnostik

Entzündliche Reaktionen, Leukozytose und Fieber bestehen in der Frühphase noch nicht. Palpatorisch lässt sich die prall gefüllte Gallenblase druckschmerzhaft lokalisieren. Loslassschmerz und Klopfschmerz fehlen jedoch oft. Häufig ist der Hydrops mit Kolik das 1. Signal einer Gallensteinerkrankung. Die beste Diagnosesicherung erfolgt dann **sonographisch** mit Nachweis einer vergrößerten Steingallenblase. Nicht selten aber geben unspezifische Oberbauchschmerzen und postprandiales Druckgefühl Anlass zur Diagnostik.

 Das häufig zitierte Gefühl der Fettunverträglichkeit ist jedoch nicht gallensteinspezifisch.

Laborchemisch finden sich zu diesem Stadium des Steinleidens keine signifikanten Veränderungen. Gelegentlich kann eine leichte Erhöhung der Transaminasen im Serum beobachtet werden.

■■ Therapie

Ist das Leiden erstmals symptomatisch geworden, so steht die **Operationsindikation** fest, denn ab diesem Zeitpunkt muss mit weiteren Komplikationen gerechnet werden. Symptomatisch kann initial mit Spasmolytika und Analgetika behandelt werden. Die Therapie der Wahl ist jedoch die **Cholezystektomie**.

 Zu unterscheiden vom schmerzhaften Hydrops infolge Zystikusverschluss ist der schmerzlose Gallenblasenhydrops in Verbindung mit Ikterus z. B. beim Gallengangsverschluss infolge Pankreaskopftumor, dem sog. Courvoisier[53]-Zeichen (▶ Abschn. 7.12.3).

Die **Technik der laparoskopischen Cholezystektomie** unterscheidet sich von der konventionellen Technik im Wesentlichen durch die Verwendung von kleinen Instrumentierkanälen (Trokare). Die Gesamtoperation wird für den Patienten dadurch weniger belastend. Die postoperativen Schmerzen

---

53 Ludwig G. Courvoisier, Chirurg, Basel, 1843–1918.

7

sind geringer und wegen des kürzeren stationären Aufenthaltes sind die Patienten wieder schneller leistungsfähig.

Indikationen zur laparoskopischen Cholezystektomie Indiziert ist das Verfahren bei symptomatischem Gallenblasensteinleiden. Adipositas ist keine Kontraindikation, im Gegenteil, das Verfahren kann bei übergewichtigen Patienten einfacher sein als die konventionelle Cholezystektomie. Bei schweren Begleitentzündungen, biliodigestiven Fisteln, Verdacht auf Malignität oder dem Vorliegen eines Mirizzi[54]-Syndroms (► Abschn. 7.12.3) ist dagegen die konventionelle Cholezystektomie angezeigt. Das Gleiche gilt für die Choledocholithiasis, es sei denn, dass das Verfahren mit einer endoskopischen Papillotomie und Steinextraktion aus den Gallenwegen kombiniert wird (sog. **therapeutisches Splitting**).

> ❯ **Eine vorausgegangene konventionelle Operation im Oberbauch ist wegen der zu erwartenden Verwachsungen eine relative Kontraindikation für die laparoskopische Cholezystektomie.**

Präoperative Diagnostik Mithilfe der Ultraschalluntersuchung werden **Gallenblasenwandstärke, Zystikuslänge** und **Verlauf des Ductus hepatocholedochus** beurteilt. Eine intravenöse, ggf. retrograde Cholangiographie wird heutzutage selten und nur in unklaren Situationen durchgeführt.

┌─ Praxisbox ─────────────────────────────

Technik der laparoskopischen Cholezystektomie
(◻ Abb. 7.191)

Nach Einbringen des Kamera-Trokars über eine supraumbilikale Mini-Laparotomie erfolgt die Insufflation von CO_2 in die Bauchhöhle (Pneumoperitoneum). Damit wird die Bauchdecke vom Darm abgehoben und die Bauchhöhle kann nun mit dem Laparoskop inspiziert werden. Unter Sichtkontrolle werden an 3 weiteren Positionen (◻ Abb. 7.191a) Trokare und Instrumente eingeführt (z. B. mikrochirurgisches langstieliges Instrumentarium: Schere, Fasszange, Spül-Saug-Vorrichtung). Durch video-optische Übertragung auf einen Fernsehschirm wird der operative Vorgang vielfach vergrößert. Hierdurch ist besonders exaktes Präparieren zur Darstellung des Ductus cysticus und der A. cystica möglich. Mittels einer Fasszange wird die Gallenblase über den Einführungskanal auf Höhe des Nabels, ggf. unter Zuhilfenahme eines speziellen Bergebeutels und Wundspreizers nach außen gezogen.
└──

Die laparoskopische Operationstechnik ist für die unkomplizierte, symptomatische Cholezystolithiasis zum Verfahren der Wahl geworden. Für den laparoskopisch vorgehenden Chirurgen ist jedoch eine ausreichende Erfahrung auch in der konventionellen Technik von entscheidender Bedeutung, da er jederzeit bei Schwierigkeiten auf die konventionelle Operationstechnik umsteigen können muss.

---
54 Pablo Mirizzi, Chirurg, Buenos Aires, 1893–1964.

◻ **Abb. 7.191** Laparoskopische Operationstechnik. **a** Einbringen der Instrumente: *1* Laparoskop, *2* rechte Fasszange, *3* Diathermie-Hakensonde, *4* Spül-Saugvorrichtung. **b** Dissektion des Ductus cysticus und der A. cystica. **c** Clipverschluss des Ductus cysticus und der A. cystica (2,4 s. Abb. **a**; *3* Clipapplikator). **d** Durchtrennung von Gang und Arterie mit der Schere (2,4 s. Abb. **a**; *3* Schere). **e** Elektrokoagulation und Durchtrennung der Adhäsionen am Leberbett (2, 4 s. Abb. **a**; *3* Hakensonde). **f** Extraktion der Gallenblase mittels Fasszange über den paraumbilikalen Arbeitszugang ggf. unter Zuhilfenahme eines Bergebeutels oder Spezialspreizers

---
┌─ Praxisbox ─────────────────────────────

Technik der klassischen konventionellen Cholezystektomie

Als Zugang dient ein Rippenbogenrandschnitt rechts. Falls nach Darstellung der Gallenblase ein Gallenblasenhydrops vorliegt, erfolgt zunächst eine Gallenblasenpunktion. So kann einer Ruptur der Gallenblase während der Präparation vorgebeugt werden. Ein Abstrich der Galle kann zur mikrobiologischen Untersuchung entnommen
▼
└──

werden. Anschließend wird die Gallenblase **antegrad** entfernt: Zunächst Darstellung des Ductus cysticus und der A. cystica. Nach **eindeutiger Identifizierung** beider Strukturen, ggf. mit Darstellung der Einmündung des Ductus cysticus in den Ductus choledochus (Calot-Dreieck), werden sie zwischen Ligaturen durchtrennt. Falls eine intraoperative Cholangiographie geplant ist, so kann diese über eine Sonde erfolgen, die über den Zystikusstumpf in den Choledochus vorgeschoben wird. Anschließend vollständiges Absetzen der Gallenblase und subseröses Herausschälen aus dem Leberbett. Sorgfältige Blutstillung im Leberbett. Der Zystikusstumpf wird etwa 4–5 mm vor dem Choledochus durch Ligatur verschlossen. Dieser Abstand ist groß genug um eine Einengung des Choledochus zu verhindern und klein genug um einer Steinentstehung im Zystikusstumpf vorzubeugen.

Akute Cholezystitis

> **Die akute Cholezystitis betrifft zu 95% Menschen mit Gallensteinen (sog. kalkuläre Cholezystitis). Etwa 20% der Menschen mit Gallenblasensteinen erleiden eine akute Cholezystitis.**

Die pathogenetische Voraussetzung für eine akute Cholezystitis ist der Verschluss des Ductus cysticus mit resultierendem **Gallenstau**.

■■ **Pathogenese**

Das gesamte Spektrum von minimaler Entzündung bis hin zum Gallenblasenempyem mit Perforation kommt vor. Pathogenetisch nimmt die Erkrankung ihren Ausgang von einer staubedingten **Wandischämie**. Hierdurch wird die Mukosa äußerst vulnerabel und kann z.B. durch Steine **Druckerosionen** erleiden. Diese Läsionen wiederum erlauben den Kontakt von **zelltoxischer Galle** mit ungeschütztem submukösem Wandgewebe, was die Entzündung fortschreiten lässt. Die pathogenetische Rolle der Bakterien ist dabei umstritten. Abstriche aus entzündeten Gallenblasen sind in etwa der Hälfte der Fälle steril, in der anderen Hälfte weisen sie meist Keime der Darmflora auf. In sehr seltenen Fällen kann die Persistenz von Salmonella typhi (Dauerausscheider!) eine akute Cholezystitis bedingen.

Die Gallenblasenwand ist ödematös verdickt und hyperämisch. Bei fehlender spontaner Regression der Krankheitsentwicklung oder erfolgloser konservativer Therapie entwickelt die Gallenblasenwand eine **Durchlässigkeit** für die – infizierte(?) – Blasengalle mit Entwicklung einer **galligen Peritonitis**, auch ohne dass eine Gallenblasenperforation vorliegt.

> **❗ Cave**
> Eine akute Cholezystitis kann sich zu einem hochseptischen, lebensbedrohlichen Krankheitsbild entwickeln.

Während 20–40% der Patienten erstmals durch die Attacke einer akuten Cholezystitis auf ihr Steinleiden aufmerksam

werden, finden sich bei ca. 60% sowohl klinisch als auch morphologisch Zeichen einer chronischen, jetzt akut exazerbierten Entzündung.

Eine nicht klar definierte Sonderstellung nehmen ca. 5% der Patienten ein, bei denen eine **akute Cholezystitis ohne Gallensteine** entsteht. In dieser heterogenen Gruppe setzt die Therapie häufig erst verzögert ein, da die Diagnose schwierig ist.

> **Mögliche Ursachen der akalkulären Cholezystitis**
> ▬ Mechanisches Äquivalent zum Gallenstein infolge Cholesterinpolypen
> ▬ Hochvisköse Galle mit Cholesterinkristallen (sog. sludge)
> ▬ Cholesteatose der Gallenblasenwand (sog. Stippchengallenblase)
> ▬ Primäre Zirkulationsstörung infolge Schocks nach Trauma oder nach Verbrennungen
> ▬ Torsion einer flottierenden Gallenblase
> ▬ Langfristige parenterale Ernährung (fehlender Kontraktionsreiz = sog. funktionelle Obstruktion)

■■ **Symptomatik**

> **Eine Befundkonstellation mit Fieber, Leukozytose und Abwehrspannung im rechten Oberbauch sind nahezu beweisend für das Vorliegen einer akuten Cholezystitis.**

Während initial häufig ein typisch kolikartiger Schmerz im rechten Oberbauch mit Ausstrahlung in das rechte Schulterblatt (**Headsche Zone**[55]) berichtet wird, entwickelt sich anschließend ein dumpfer Dauerschmerz mit zunehmender Intensität in Verbindung mit Fieber und Leukozytose.

> **Bei älteren Patienten, bei Patienten unter Steroid- oder nichtsteroidaler antiinflammatorischer Therapie sowie unter Chemo- oder immunsuppressiver Therapie können die Symptome bisweilen kaschiert werden.**

Es findet sich ein Druckschmerz über der bisweilen schmerzhaft palpablen Gallenblase sowie im Epigastrium. Mehr als die Hälfte der Patienten zeigen eine lokale Abwehrspannung mit Klopfschmerz. Etwa ein Viertel der Patienten zeigen einen Loslassschmerz.

> **Als pathognomonisch für die akute Cholezystitis wird das Murphy[56]-Zeichen angesehen (akuter inspiratorischer Arrest bei gleichzeitig tiefer Palpation über der Gallenblase).**

Im Falle diffuser abdomineller Symptome nach anfangs typischem Verlauf, wie z. B. diffuser Atonie, diffuser Abwehr, muss von einer evtl. **freien Perforation** mit Beteiligung weiterer Abdominalquadranten ausgegangen werden.

---

55 Sir Henry Head, Neurologe, London, 1861–1940.
56 John Benjamin Murphy, Chirurg, Chicago, 1857–1916.

Differenzialdiagnose des rechtsseitigen Oberbauch-schmerzes
- Akute Cholezystitis oder Ulcus duodeni
- Retrozökale Appendizitis oder Appendizitis bei Malrotation
- Divertikulitis oder Karzinom der rechten Kolonflexur
- Kopfpankreatitis oder Nephritis, Nephrolithiasis

▪▪ Diagnostik

Führend ist eine **Leukozytose** mit Werten meist unter 25.000 µl Blut. Eine mögliche Verfälschung dieses Wertes durch anderweitige Therapien sowie konstitutionelle Faktoren ist zu beachten. Eine leichte **Bilirubinerhöhung** besteht bei etwa 50% der Patienten und ist zu gleichen Teilen bedingt durch eine Permeabilitätszunahme der Gallenblasenwand, eine begleitende Choledocholithiasis oder Cholangitis. Bei ca. 25% der Patienten besteht auch eine **Hyperamylasämie**, so dass immer auch eine biliäre Pankreatitis bedacht werden muss.

Die am weitesten verbreitete technische Untersuchung zur Sicherung der Diagnose ist die **Ultraschalluntersuchung**. Neben der Cholezystolithiasis kann meist eine Wandverdickung sowie ein entzündlicher Flüssigkeitssaum um die Gallenblase ausgemacht werden, sog. Dreischichtung der Gallenblase. Weiterhin erlaubt die Sonographie eine Beurteilung des intrahepatischen Gallenwegssystems und der Weite des Ductus choledochus, so dass eine Choledocholithiasis ebenfalls erkannt werden kann. Eine Beurteilung ist in der akuten Situation sonographisch meist nicht zuverlässig, da durch Darmgasüberlagerung häufig der Einblick verwehrt ist.

Die **Röntgenübersichtsaufnahme** des Abdomens liefert meist nur differenzialdiagnostische Ausschlusshilfen. Sie kann im Falle des Vorliegens röntgendichter Gallensteine (ca. 15% bei akuter Cholezystitis) und im Falle der Besiedlung der Gallenwege bzw. -blase mit gasbildenden Bakterien durch Darstellung einer **Aerobilie** zur Diagnosesicherung beitragen. Zeigen sich atone, luft- und flüssigkeitsgefüllte Darmschlingen in anderen Segmenten als dem rechten Oberbauch, so ist von einer diffusen Peritonitis auszugehen.

Die Untersuchung mittels CT ist für die akute Cholezystitis nicht erforderlich, es sei denn, es gilt eine unsichere Diagnose abzusichern, eine Pankreatitis auszuschließen oder die Ausdehnung und Provenienz eines Abszesses abzuklären.

▪▪ Therapie

Initial steht die Rehydrierung, Analgesie sowie Antibiotikatherapie im Vordergrund. Dabei haben heute **Cephalosporine** und **Breitspektrumpenizilline** die früher gebräuchlichen Tetrazykline abgelöst.

Die kausale Therapie der akuten Cholezystitis ist die **Cholezystektomie**.

 Cave

Die Cholezystotomie und Steinentfernung ist obsolet, da sie weder den Entzündungsherd beseitigt, noch Rezidivsteinentstehung verhindern kann.

Dieser Eingriff wird in der Regel in Vollnarkose durchgeführt. Nur in Ausnahmefällen, z. B. bei nicht narkosefähigen Patienten, wird er in Lokalanästhesie durchgeführt.

> **In der akuten Entzündungsphase ist die Cholezystektomie erschwert. Frische Adhäsionen, Gewebshyperämie mit diffuser kapillärer Blutung und Brüchigkeit von Gallenblase und angrenzendem Leberparenchym verhindern eine gute Übersicht.**

Operationszeitpunkt

Bestehen keine Zweifel über die Indikation der Cholezystektomie, so ist doch die Frage über den geeigneten Zeitpunkt der Operation erst seit einigen Jahren entschieden. Die konkurrierenden Konzepte favorisieren entweder die **Frühoperation** innerhalb von 48 h nach Klinikaufnahme oder die zunächst konservative Behandlung mit Antibiotika, Nulldiät und Infusionen gefolgt von einer **Intervallcholezystektomie** nach vollständigem Abklingen der Entzündung nach ca. 6 Wochen.

Bei gleicher Letalität invalidisiert der Intervalleingriff den Patienten wesentlich länger. Weiter werden bei Versagen der konservativen Therapie wesentlich häufiger schwere Verläufe infolge Perforation und Verschleppens der Erkrankung beobachtet. Deshalb sollte nach Indikationsstellung früh operiert werden.

▪▪ Komplikationen

Die gefürchteten **Komplikationen** einer akuten Cholezystitis sind die Gallenblasenperforation, der pericholezystitische Abszess (Letalität in beiden Fällen 15–25%) und die Ausbildung innerer und äußerer Gallenfisteln (▶ Abschn. 7.12.4). Die Frühoperation kann diese gefährlichen Komplikationen meist verhindern.

Chronische Cholezystitis

▪▪ Pathogenese

Die chronische Cholezystitis entsteht in der Regel als Folgezustand rezidivierender akuter Cholezystitiden auf dem Boden eines persistierenden Gallensteinleidens.

Der Erkrankungszustand wird dadurch unterhalten, dass sowohl die Entzündung die Entstehung und das Wachstum von Steinen fördert, als auch dass die Steine durch chronische lokale Irritation die Entzündung nicht abklingen lassen. Makroskopisch ist die Gallenblase meist verkleinert. Sie kann sogar als **Schrumpfgallenblase** fast vollständig um einen oft solitären Tonnenstein obliterieren. Mikroskopisch imponieren die Atrophie und bindegewebige Durchwachsung der Muskularis, was schließlich in Aufhebung der Gallenblasenmotilität resultiert. Insbesondere bei verstärkter Cholesterinresorption entwickeln sich Schaumzellen und Fremdkörperriesenzellen um eingespießte Cholesterinkristalle. Bei zusätzlicher Kalkeinlagerung in die Gallenblasenwand spricht man auch von einer **Porzellangallenblase**.

▪▪ Symptomatik

Leitsymptome sind rezidivierende **Gallenkoliken** und postprandiale rechtsseitige Oberbauchschmerzen mit Unwohlsein, Blähungen und subjektiver Erleichterung nach selbstinduziertem Erbrechen. Entzündungszeichen wie Fieber und Oberbauchperitonitis sind keine Charakteristika der chronischen Cholezystitis. Sie weisen entweder auf eine akute Entzündung oder eine Komplikation wie Abszessbildung oder Perforation hin.

Bei den meisten Patienten sind symptomatische Gallensteine bereits seit Jahren bekannt. Bisweilen weisen erst akute Exazerbationen oder eine Choledocholithiasis mit resultierendem Verschlussikterus auf die chronische Cholezystitis hin.

■■ Diagnostik

Es gibt keine typische Laborkonstellation. Normalerweise bestehen weder Leukozytose, Hyperbilirubinämie noch Hyperamylasämie.

Führend in der Diagnostik ist wiederum die **Sonographie** des Abdomens. Sie erreicht eine nahezu 100%ige Sensitivität und Spezifität. Die orale Cholezystographie mit einer Aussagekraft von 90% Sensibilität und nur 75% Spezifität wurde in den Hintergrund gedrängt. Die Wertigkeit der Abdomenübersichtsaufnahme bei der Diagnostik der chronischen Cholezystitis ist ähnlich der der akuten Entzündung: Röntgendichte Steine sind in knapp der Hälfte der Fälle nachweisbar. Eine Aerobilie oder Darmatonie weist auf einen akuten Schub hin.

> **⊗** Bei vermuteter chronischer Cholezystitis ist die präoperative Abklärung des oberen Gastrointestinaltraktes zur Sicherung der Differenzialdiagnose gegenüber chronischen Ulkusleiden obligatorisch.

Eine CT wird nur selten benötigt. Sie dient im Wesentlichen der Abklärung klinisch vermuteter Komplikationen wie Abszess und biliärer Pankreatitis. Neben den genannten Erkrankungen ist bei untypischer Befundkonstellation differenzialdiagnostisch an Pyelonephritis, koronare Herzkrankheit, ösophagealen Reflux und nichtbiliäre Lebererkrankungen mit Kapselspannungsschmerz zu denken. Meist ist hier jedoch die Unterscheidung bereits durch sorgfältige Anamneserhebung möglich.

■■ Therapie

Kausale Behandlung ist die elektive Cholezystektomie, die aufgrund des Fehlens akut-entzündlicher Veränderungen meist komplikationslos durchgeführt werden kann. Bei Patienten <60 Jahren und fehlenden signifikanten Risikofaktoren ist die Operationsletalität nahezu 0%. Beim älteren Patienten (>60 Jahre) liegt die Letalität des Eingriffs bei bis zu 2%. Sie beträgt damit im Vergleich zur akuten Cholezystitis nur etwa ein Drittel.

■■ Komplikationen

> **⊗** Bei der chronischen Cholezystitis können sich offene und gedeckte Perforationen, äußere und innere Fistelbildungen sowie pericholezystitische Abszesse finden.

Aus diesem Kollektiv stammen fast alle Patienten mit letalem Ausgang. Es bleibt offen, ob ein Zusammenhang zwischen chronischer Cholezystitis und der Entstehung eines Gallenblasenkarzinoms besteht.

Benigne Gallenblasentumoren

Häufigkeitsangaben für das Vorkommen benigner Gallenblasentumoren von bis zu 8% bei cholezystektomierten Patienten sind irreführend, da weder die häufigen Cholesterinpapillome noch Schleimhautwucherungen bei chronischer Cholezystitis echte Neubildungen sind. Nach Abzug aller »Pseudoneoplasien« (Doerr) verbleiben nur die Fibrome, Myome, Lipome und das bisweilen stark proliferierende papilläre Adenom; in ihrer Gesamtheit also <5% aller Gallenblasentumoren.

Gallenblasenkarzinom

> **⊗** Die Prognose der malignen Tumoren der Gallenblase ist schlecht, da sie häufig erst sehr spät symptomatisch werden und zum Zeitpunkt der Diagnosestellung meist bereits die Organgrenzen überschritten haben bzw. metastasiert sind.

Sie repräsentieren etwa 2% aller bösartigen Geschwülste des Menschen. Die Geschlechtsverteilung entspricht mit männlich : weiblich 1:3–4 der Verteilung des Gallensteinleidens. Der Altersgipfel liegt in der 7. Dekade.

■■ Symptomatik

Wenn symptomatisch, dann äußert sich das Gallenblasenkarzinom in der Mehrzahl wie eine chronische Cholezystitis oder ein Gallenblasenhydrops. Tastbare Raumforderungen, Ikterus und anhaltendes Druckgefühl im rechten Oberbauch sind meist die klinischen Äquivalente der Inoperabilität. Etwa die Hälfte der Patienten schildern indirekte Tumorzeichen wie Leistungsknick und Gewichtsverlust.

■■ Diagnostik

An technischen Untersuchungen sind die **Sonographie** und das kontrastmittelverstärkte CT zur Abklärung der intrahepatischen Ausdehnung erforderlich. Mit Hilfe einer sonographisch oder computertomographisch gesteuerten **Feinnadelbiopsie** kann bei etwa 80% der untersuchten Patienten bereits präoperativ die Diagnose Karzinom gestellt werden.

■■ Therapie, Prognose

Die Prognose der Gallenblasenkarzinome ist allgemein schlecht. Nur T1-Tumoren, die meist als Zufallsbefunde nach Cholezystektomie wegen Cholezystitis entdeckt werden, haben mit einer 5-Jahres-Überlebensrate von >50% eine bessere Prognose. Entscheidend für das Schicksal der Patienten sind das Ausmaß der Leberinfiltration sowie der hiläre Lymphknotenbefall. Bei negativem Lymphknotenstatus kann eine Leberteilresektion (z. B. Entfernung der an die Gallenblase angrenzenden Lebersegmente IVb und V bis hin zur Hemihepatektomie) kurativ sein. Trotz aller Bemühungen sind die Langzeitergebnisse derart operierter Patienten weiterhin schlecht.

7

Fallbeispiel

Ein 53-jähriger Mann, der bis auf eine 7 Jahre zurückliegende Nierentransplantation immer gesund war, klagt seit 10 Tagen über zunehmende, rechtsseitige Oberbauchschmerzen. Er berichtet, dass er innerhalb dieser Zeit insgesamt 3-mal Schüttelfrost gehabt habe. Das bei stationärer Aufnahme durchgeführte Sonogramm war wegen Darmgasüberlagerung nicht zu verwerten (◻ Abb. 7.192).
Weiteres Vorgehen?
A. ERCP und ggf. Steinextraktion, da ein Gallenblasenhydrops vorliegt
B. MRT und Feinnadelbiopsie, da tumorverdächtiger Befund
C. Explorative Laparotomie bei vermuteter gedeckter Gallenblasenperforation ins Leberbett als Komplikation einer akut exazerbierter chronischer Cholezystitis
D. Laparoskopische Cholezystektomie bei symptomatischer Cholezystolithiasis mit Gallenblasenhydrops
Antwort: In der CT-Aufnahme zeigt sich der Befund einer gedeckt ins Leberbett perforierten Gallenblase bei chronischer Cholezystitis mit Gallenblasenhydrops. Differenzialdiagnostisch muss auch aufgrund der immunsuppressiven Therapie bei 7 Jahre zurückliegender Nierentransplantation ein chologener Abszess in Betracht gezogen werden. Beides stellt eine Indikation zur sofortigen operativen Exploration dar. Intraoperativ gedeckt perforierte Gallenblase ohne Abszess.

Postcholezystektomiesyndrom

┌─ **Definition** ─────────────────────────
│ Unter dem Postcholezystektomiesyndrom subsumiert
│ man die Gesamtheit der Beschwerden, die ursprünglich
│ zur Stellung der Operationsindikation führten und die
│ nach durchgeführter Cholezystektomie fortbestehen.
└───

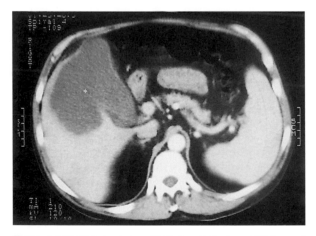

◻ **Abb. 7.192** CT-Befund eines 53-jährigen Patienten mit Fieber und rechtsseitigen Oberbauchschmerzen

Hierbei ist zu unterscheiden zwischen extrabiliären Ursachen, die fälschlich nicht als die eigentlichen Auslöser der Beschwerden erkannt worden waren (meist Ulcera ventriculi oder duodeni, Pankreatitis, rechtsseitige Pyelonephritis, Colon irritabile sowie Refluxösophagitis) und Beschwerden biliärer Genese, die durch die Cholezystektomie unvollständig behandelt wurden (insbesondere fortbestehende Choledocholithiasis und Papillenstenose).

In Kürze

Erkrankungen der Gallenblase
1. **Cholezystolithiasis:** Cholesterin-, Bilirubinsteine (Pigmentsteine), 6 F: female, fair, forty, fat, fertile, flatulent dyspepsia.
   Diagnostik: Röntgen, Ultraschall, Cholezystographie.
   Komplikationen: Cholangitis, Perforation, Pankreatitis, Gallensteinileus
   Therapie: bei Symptomen: chirurgische Therapie.
2. **Gallenblasenhydrops:** meist Zystikusverschluss durch Steine, typische Gallenkolik, auch unspezifische Oberbauchschmerzen und postprandiales Druckgefühl (**Cave:** schmerzloser Gallenblasenhydrops mit Ikterus: Courvoisier-Zeichen bei Pankreaskopftumor).
   Diagnostik: Sonographie, ggf. retrograde Cholangiographie.
   Therapie: Cholezystektomie, laparoskopische Cholezystektomie, evtl. therapeutisches Splitting.
3. **Akute Cholezystitis:** 95% Patienten mit Gallensteinen (sog. kalkuläre Cholezystitis), katarrhalische Entzündung bis hin zum Empyem und der Perforation, initial typische Kolik (Schmerz im rechten Oberbauch mit Ausstrahlung in das rechte Schulterblatt), pathognomonisch: Murphy-Zeichen.
   Diagnostik: Ultraschalluntersuchung, Röntgen (Aerobilie), Labor.
   Therapie: Initial: Rehydrierung, Analgesie, Antibiotika. Cholezystektomie (Früh- oder Intervallcholezystektomie).
4. **Chronische Cholezystitis:** Schrumpfgallenblase, Porzellangallenblase, Gallenkoliken.
   Diagnostik: Sonographie, Röntgen.
   Therapie: elektive Cholezystektomie.
5. **Gallenblasenkarzinom:** schlechte Prognose, da erst sehr spät symptomatisch.
   Diagnostik: Sonographie, Feinnadelbiopsie.
   Therapie: evtl. Leberteilresektion (bei negativem Lymphknotenstatus).

7.12.3 Erkrankungen der Gallengänge

Choledocholithiasis

■■ Pathogenese

> Etwa 8–16% der Patienten mit einer Cholelithiasis weisen neben Steinen in der Gallenblase (Cholezystolithiasis) auch Steine in den Gallengängen (Choledocholithiasis) auf. Bei über 60-jährigen Patienten steigt dieser Anteil sogar auf >25%.

Die Gallengangssteine sind meist wesentlich größer als der Maximaldurchmesser des Ductus choledochus, so dass nach Wanderung eines Konkrementes aus der Gallenblase ein weiteres Größenwachstum im Lumen des Choledochus angenommen werden muss. Man unterscheidet anhand der Pathogenese 3 unterschiedliche Klassen von Choledochuskonkrementen:

- **Begleitsteine** bei Cholezystolithiasis,
- **Residualsteine** nach erfolgter Cholezystektomie bei entweder übersehenem oder nicht entfernbarem Konkrement oder
- **Rezidivsteine**, die definitionsgemäß frühestens 2 Jahre nach erfolgreicher Cholezystektomie auftreten.

Während Begleitsteine bei Cholezystolithiasis sowie die Residualsteine die Grundstruktur der jeweiligen Gallenblasensteine besitzen, bestehen die Rezidivsteine meist aus einem Bilirubin-Kalk-Gemisch. Pathogenetisch ist hier die β-Glucuronidase mitverantwortlich, die sowohl aus dem Gallengangsepithel als auch von Escherichia coli stammen kann. Das unlösliche unkonjugierte Bilirubin präzipitiert in der Gegenwart von Kalzium. Ein weiteres pathogenetisches

Postulat der Rezidivsteingenese ist ein Abflusshindernis, z. B. iatrogene Gallengangsstrikturen nach Gallenwegseingriff, ein anatomisch oder funktionell stenosierter Sphinkter Oddi (z. B. Papillitis stenosans), Tachyoddie (gesteigerte Kontraktionsfrequenz >10/min) und eine sklerosierende Cholangitis. Auch ein zu langer Zystikusstumpf nach Cholezystektomie kann ein Nukleationszentrum für Rezidivsteine darstellen.

■■ Symptomatik

Die Choledochussteine sitzen meist präpapillär, da dort eine physiologische Enge besteht (◻ Abb. 7.193). Hierdurch verursachen sie fast alle infolge intermittierender oder permanenter Einklemmung einen typischen klinischen Symptomenkomplex: Die meisten Patienten schildern rechtsseitige Oberbauchschmerzen, die durch die krampfhaften Kontraktionen der glatten Choledochusmuskulatur zustande kommen. Hält die Passagebehinderung an, kommt es innerhalb eines Tages zu den typischen Zeichen eines Verschlussikterus: Skleren- und Hautikterus, acholischer Stuhl, bierbrauner Urin. Bei Bilirubinanstieg >5 mg/dl kommt häufig ein quälender Pruritus hinzu. Fieber und dumpfe Dauerschmerzen sind hinweisend auf eine häufige Komplikation des Verschlussikterus, die bakterielle Cholangitis.

> Treten bei bekannter Choledocholithiasis zu den typischen Symptomen noch Rückenschmerzen, linksseitige Bauchschmerzen sowie Schock hinzu, dann muss an eine Begleitpankreatitis biliärer Genese gedacht werden.

Differenzialdiagnostisch zur Steingenese sind bei Verschlussikterus stenosierende Tumoren des extrahepatischen Gallen-

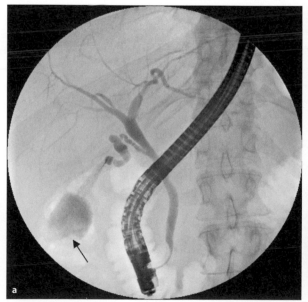

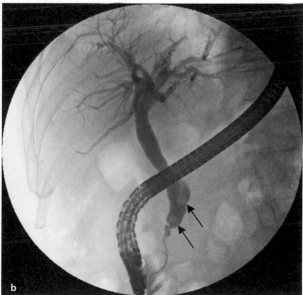

◻ **Abb. 7.193** Endoskopisch retrograde Kontrastmitteldarstellung der Gallenwege (ERC). **a** Gallenwege regelrecht, Gallenblase mit Füllungsdefekt bei Cholezystolithiasis (*Pfeil*). **b** Gallenwege gestaut bei Choledocholithiasis (*Pfeile*), Gallenblase retrograd nicht darstellbar bei Zystikusverschlussstein

gangsystems, des Pankreaskopfes und des Duodenums sowie Parasitenbefall des Choledochus auszuschließen.

Definition

Als **Mirizzi-Syndrom** bezeichnet man den Umstand, dass ein eingeklemmter Zystikusstein durch Druck den benachbarten Ductus choledochus relevant komprimiert.

▪▪ Diagnostik

Es imponiert ein erhöhtes konjugiertes Bilirubin sowie erhöhte Gallengangsenzyme, γ-GT und alkalische Phosphatase. Die Transaminasen steigen meist erst verzögert bei mehrere Tage andauerndem Verschluss an. Deutliche Hyperamylasämie und Hyperlipasämie lassen das gleichzeitige Vorliegen einer biliären Pankreatitis vermuten.

Eine röntgenologische Abdomenübersicht (Konkremente, Aerobilie) sowie insbesondere die Sonographie (Schallschatten, Stau des intrahepatischen und extrahepatischen Gallengangssystems) sind Verfahren der Wahl. Die Beurteilung des distalen Choledochus ist der Sonographie aber meist wegen Darmgasüberlagerung und großem Abstand zur Körperoberfläche verwehrt.

Aus diesem Grunde ist eine Abklärung des Gallengangssystems bei manifesten oder vermuteten Passagestörungen unerlässlich:

- An 1. Stelle ist hier die Magnetresonanz-Cholangiopankreatikographie (MRCP) zu erwähnen.
- An 2. Stelle steht die Endosonographie (EUS).
- An 3. Stelle steht die invasive endoskopische retrograde Cholangiopankreatikographie (ERCP).

Praxisbox

Magnetresonanz-Cholangiopankreatikographie (MRCP)
Es handelt sich um eine nichtinvasive Methode zur Darstellung des Gallengangsystems und der Hauptausführungsgänge des Pankreas mittels Magnetresonanztomographie. Sie zeichnet sich durch eine fehlende Mortalität und Morbidität im Vergleich zur ERCP aus. Es besteht allerdings nicht die Möglichkeit einer diagnostischen oder therapeutischen Intervention.

Praxisbox

Endosonographie (EUS)
Dabei wird ein kleiner Ultraschallkopf mittels Endoskop von innen möglichst nahe an den Gallengang gebracht. Das so erzielte Ultraschallbild ist meist schärfer und genauer.

Praxisbox

Endoskopische retrograde Cholangiopankreatikographie (ERCP)
Mit einem flexiblen Fiberglasendoskop mit seitlicher Optik wird die Papilla Vateri eingestellt, anschließend son-
▼

---

diert und Kontrastmittel injiziert. Retrograd füllen sich nunmehr Gallen- und Pankreasgang (◻ Abb. 7.193). Ausmaß, Lokalisation und wahrscheinlicher Entstehungsmodus der Passagestörung werden so sichtbar.

Diese Technik kann evtl. in gleicher Sitzung mit einer **endoskopischen Papillotomie** verbunden werden (▶ Abschn. 7.12.5). Ist die Papille nicht sondierbar, z. B. bei Papillenkarzinom, kommt die **perkutane transhepatische Cholangiographie (PTC)** zur Anwendung.

Praxisbox

Perkutane transhepatische Cholangiographie (PTC)
Bei der perkutanen transhepatischen Cholangiographie (PTC) wird unter Lokalanästhesie transkutan ein intrahepatischer dilatierter Gallengang angepunktet und anschließend Röntgenkontrastmittel in das Gallenwegssystem eingespritzt.

Auf gleichem Wege ist auch eine **perkutane transhepatische Cholangiodrainage (PTCD)** mittels eingelegten Katheters möglich. Bei Verdacht auf Tumorstenose bzw. Tumorkompression des Gallengangs ist die Durchführung eines kontrastmittelverstärkten CT, ggf. auch MRT mit Gefäßrekonstruktion nötig. Damit kann zum einen die Tumorausdehnung und zum anderen die operative Strategie entworfen werden.

▪▪ Therapie

> ❯ Eine einmal diagnostizierte Choledocholithiasis sollte – auch bei relativer Beschwerdearmut – saniert werden, da relevante Komplikationen wie Cholangitis mit Sepsis und sekundärer biliärer Zirrhose sowie eine biliäre Pankreatitis drohen.

Falls eine chirurgische Choledochusrevision mit Steinextraktion notwendig ist, sollte in gleicher Sitzung die Cholezystektomie erfolgen.

Praxisbox

Technik der Choledochusrevision
Der Gallengang wird in seinem mittleren Drittel freipräpariert. Nach Setzen zweier Haltefäden in die Vorderwand wird der Choledochus dazwischen geschlitzt (Choledochotomie). Zur Revision des Gangs stehen verschiedene Instrumente, wie z. B. Fasszangen, Gallengangsküretten und Bougies zur Verfügung. Nachdem das **Kocher[57]-Manöver** durchgeführt wurde, werden die Konkremente entfernt oder vorsichtig in das Duodenum vorgeschoben oder vorgespült. Unter Kocher-Manöver versteht man die Mobilisierung des Duodenums aus seinen retroperitonealen Verankerungen. Damit ergibt sich die
▼

---

57 Emil T. Kocher, Chirurg, Bern, 1841–1917.

Möglichkeit, Duodenum und Pankreaskopf bimanuell zu palpieren.

Wenn der Gang nach oben und unten palpatorisch frei ist, kann das Ergebnis mittels intraoperativer **Cholangiographie** oder **Cholangioskopie** überprüft werden. Insbesondere ist es erforderlich, die freie Passage über die Papille hinweg ins Duodenum zu überprüfen.

Eine Entscheidungshilfe, ob hier eine Papillotomie durchzuführen ist, kann die intraoperative **Durchflussmanometrie** nach Tondelli/Allgöwer geben ($\blacksquare$ Abb. 7.194). Sie geht von der Annahme aus, dass jede funktionelle Stenose durch Drücke <30 cm H_2O überwindbar ist, dass hingegen bei Drücken >32 cm H_2O ein organisches Hindernis vorliegen muss, so dass die Papillotomie angeschlossen wird.

Zum Ende des Eingriffs wird eine **T-Drainage nach Kehr**[58] in den Gallengang gelegt, da nach der z. T. recht langwierigen Manipulation häufig das Gallengangsepithel erodiert und der Sphinkter temporär spastisch kontrahiert sein kann. Die Galle wird für ca. 5 Tage durch den T-Drain abgeleitet. Bei röntgenologisch dokumentiertem freiem Abfluss der Galle in das Duodenum und unter der Voraussetzung konkrementfreier Gallenwege wird der T-Drain dann am 6. postoperativen Tag nochmals für 24 h unter Körperniveau gehängt, um das topisch reizende Kontrastmittel abfließen zu lassen. Vorgebeugt wird damit dem **cholangiovenösen Reflux** mit Bakteriämie, einer gelegentlichen Komplikation der röntgenologischen T-Drain-Darstellung. Die T-Drainagenentfernung findet schließlich am 7. postoperativen Tag statt.

Im Falle von Residualkonkrementen im Choledochus stellt das T-Drain zusätzlich einen wichtigen therapeutischen Zugang zum Choledochus dar. Zum einen wird das Gallenwegssystem entlastet, zum anderen besteht bei entsprechend großem Drain die Möglichkeit der Steinextraktion mittels sog. **Dormia-Körbchen** (▶ Abschn. 7.12.5).

---

58 Hans Kehr, Chirurg, Berlin, 1862–1916.

$\blacksquare$ $\blacksquare$ Komplikationen

Eine lang dauernde Choledocholithiasis kann zur **Cholangitis**, evtl. mit intrahepatischen disseminierten Abszessen, Choledochusperforation mit Fistelbildung, sekundärer biliärer Zirrhose und bei gleichzeitiger Verlegung des Pankreasgangs zur biliären Pankreatitis führen. Komplikationen der Choledochusrevision beinhalten narbige Gallengangsstrikturen, die mit zeitlicher Versetzung die gleichen Spätfolgen haben können.

Cholangitis

> **Definition**
>
> Die akute Cholangitis ist eine bakterielle Entzündung der Gallenwege.

In der überwiegenden Mehrzahl ist die Cholangitis Folge einer Choledocholithiasis mit Gallenwegsobstruktion und Aszension von Bakterien der Darmflora, jedoch können auch Gallengangstumoren, benigne Gallengangsstrikturen und Parasiten obstruierend wirken. Bakterienbefall der Galle ist bei Patienten mit z. B. Zustand nach Choledochojejunostomie häufig. Cholangitiden entstehen jedoch nur bei zu enger biliodigestiver Anastomose. Bei keimbesiedelter Galle muss ein bestimmter Druck (20 cm H2O) überschritten werden, damit über einen choledochovenösen Rückfluss eine Bakteriämie entsteht.

Die akute Cholangitis ist eine Erkrankung, die primär sowohl lokal als auch systemisch in Erscheinung tritt: lokal mit den Symptomen der ursächlichen Erkrankung, wie z. B. Choledocholithiasis, und systemisch unter dem Bild einer schleichend bis foudroyant verlaufenden Sepsis.

$\blacksquare$ $\blacksquare$ Symptomatik

Während sich häufig ein Druckschmerz über dem Lebervorderrand auslösen lässt, fehlen meist entzündliche Zeichen wie Abwehrspannung und Loslassschmerz. Insgesamt ist der Oberbauchschmerz eher mild, rezidivierend und unterscheidet sich deutlich von der akuten Cholezystitis.

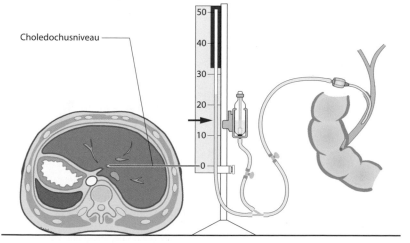

Choledochusniveau

$\blacksquare$ **Abb. 7.194** Durchflussmanometrie nach Tondelli und Allgöwer

7

> **Die klinische Symptomatik der Cholangitis ist als Charcot[59]-Trias bereits 1877 beschrieben worden: intermittierender Schüttelfrost mit Fieber + Ikterus + rechtsseitiger Oberbauchschmerz.**

■■ Diagnostik

In nahezu allen Fällen zeigt sich eine Leukozytose. In 90% eine Hyperbilirubinämie, wobei allerdings bei 1/5 der Patienten die Werte <2,0 mg/dl bleiben und somit klinisch nicht erkennbar sind. Zusätzlich findet sich eine Erhöhung der γ-GT, alkalischen Phosphatase und der Transaminasen.

Führend ist die **Ultraschalluntersuchung**, die erweiterte Gallenwege und ggf. Steine nachweisen kann. Da eine Beurteilung der unteren Choledochusabschnitte nicht möglich ist, kann, sobald der akute septische Schub erfolgreich behandelt ist, die Diagnostik mittels MRCP, ERCP oder PTC ergänzt werden.

■■ Therapie

Die ERCP und die PTC haben im Gegensatz zur MRCP gleichzeitig auch die Option einer therapeutischen Intervention. Bei der ERCP lässt sich in gleicher Sitzung eine **Papillotomie** durchführen, bei Tumoren durch PTC mit retrograder Intubation des Ductus choledochus mit Endoprotheseneinlage eine vorübergehende Entlastung schaffen. Gleichermaßen kann bei der PTC eine perkutane Drainage zur Gallenwegsentlastung gelegt (**PTCD**) oder auch eine Choledochusschienung von extern nach intern über die Stenose hinweg erzielt werden.

> **Bei der akuten Cholangitis ist zuerst die Beherrschung des septischen Zustandes durch Gabe von Antibiotika und Rehydrierung des Patienten anzustreben. Danach die Komplettierung der Diagnostik und die Beseitigung der auslösenden Ursache.**

Scheitern endoskopische Verfahren, so bleibt nur die **chirurgische Intervention**. Sie ist bei den meist älteren Patienten, die durch den schleichenden septischen Verlauf und die oft spät gestellte OP-Indikation in deutlich reduziertem Allgemeinzustand sind, mit einer relativ hohen Letalität von bis zu 25% behaftet.

Bei Steinleiden als Auslöser ist die Operation der Wahl die Cholezystektomie mit Choledochusrevision und T-Drain-Einlage. Bei stenosierenden benignen oder malignen Prozessen im Choledochus ist eine Drainageoperation mittels biliodigestiver Anastomose, z. B. Choledochojejunostomie, indiziert.

■■ Komplikationen

Neben der generalisierten **Sepsis** sind bei der akuten Cholangitis **Leberabszesse**, die entweder chirurgisch oder durch perkutane Punktion drainiert werden müssen, als Komplikationen bekannt. Eine ausgedehnte Leberabszedierung ist mit einer hohen Letalität verknüpft.

---

59 Jean M. Charcot, Neurologe, Paris, 1825–1893.

Gallengangstumoren

Das **Karzinom** der extrahepatischen Gallengänge repräsentiert etwa 0,7% aller malignen Tumoren. Die Metastasierung in Lymphknoten und Leber erfolgt spät. Aufgrund der engen Nachbarschaftsbeziehungen zu den Strukturen im Lig. hepatoduodenale sowie zur Leber sind zahlreiche Tumoren chirurgisch nur eingeschränkt resektabel.

Hierzu zählen insbesondere die 1965 erstmals von dem Internisten Klatskin beschriebenen lokal sklerosierenden Adenokarzinome der Hepatikusgabel (◘ Abb. 7.195). Unbehandelt führen die auch als **Klatskin-Tumoren** bezeichneten Karzinome durch Gelbsucht, Cholangitis und Leberversagen in der Regel zum Tode. In der Literatur wird die Resektabilität dieser Tumoren nur mit 20–55% angegeben.

Das **Gallengangskarzinom** betrifft das obere Choledochus-Drittel zu ca. 60%, das mittlere und untere Drittel zu je ca. 20%. Wenn auch die klinischen Symptome identisch sein können, so ist das Gallengangskarzinom tumorbiologisch vom Pankreaskopfkarzinom mit schlechterer und vom Papillen- und Duodenalkarzinom mit günstigerer Prognose abzugrenzen.

■■ Symptomatik

Die typische klinische Symptomatik ist das sog. **Courvoisier-Zeichen** (schmerzloser Verschlussikterus mit tastbarem Gallenblasenhydrops).

> ❗ **Cave**
> **Anders als beim Verschlussikterus infolge Choledocholithiasis mit kolikartigen Schmerzen, ist Schmerzlosigkeit hochverdächtig auf Malignität (Courvoisier-Zeichen).**

Die weiteren Symptome des Gallenstaus, acholischer Stuhl, bierbrauner Urin und Pruritus, sind identisch zur Steingenese. Im Gegensatz zum steinbedingten Verschlussikterus weisen die Patienten aber in mehr als 50% der Fälle indirekte Tumorzeichen wie Gewichtsverlust, Inappetenz und Leistungsknick auf. Fieber und Schüttelfrost sind Zeichen einer begleitenden Cholangitis oder – bei großen Tumoren – Anzeichen von Tumorzerfall. Das Auftreten von Aszites legt den Verdacht auf eine tumorbedingte Pfortaderthrombose nahe. Passagestörungen der Nahrung mit Distension des Magens und Erbre-

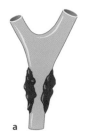
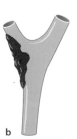
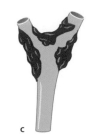

◘ **Abb. 7.195** Klassifizierung der Hepatikusgabelkarzinome, sog. Klatskin-Tumoren, nach Bismuth. **a** Ausdehnung Ductus hepaticus. **b** Befall Ductus hepaticus und ein Seitenast. **c** Befall Ductus hepaticus und beide Seitenäste

chen alter Nahrungsbestandteile sind Anzeichen eines fortgeschrittenen Tumorstadiums mit Ummauerung, Infiltration oder zumindest Kompression des Duodenums. Laborchemisch zeigt sich Hyperbilirubinämie, Erhöhung der γ-GT und alkalischen Phosphatase. Bei Tumorsitz im distalen Drittel findet sich auch Hyperamylasämie. Von diagnostischer Bedeutung sind auch die Tumormarker CEA und das insbesondere bei Pankreastumoren erhöhte CA 19–9.

■ ■ Diagnostik

Die Sonographie dient zur Dokumentation des Staus und der Untersuchung auf Lebermetastasen. Eine Darstellung der extrahepatischen Gallengänge ist mittels **MRCP, ERCP** oder **PTC** möglich (◨ Abb. 7.196). Gegenüber der **MRCP** hat die ERCP den Vorteil, dass Gewebematerial zur histologischen Untersuchung gewonnen und ggf. in gleicher Sitzung eine Endoprothese eingelegt werden kann. **Endosonographie (EUS)**, CT und MRT zeigen die Nachbarschaftsbeziehungen des Tumors und geben Auskunft über den lokalen und retroperitonealen Lymphknotenstatus. Computertomographisch oder sonographisch gesteuerte Feinnadelpunktionen lassen die Diagnose in etwa 70% der Fälle bereits präoperativ sichern. Die konventionelle Angiographie mit Darstellung der Arterien des Truncus coeliacus und der A. mesenterica superior sowie indirekter Splenoportographie ist durch die **CT-** bzw. **MR-Angiographie** abgelöst worden.

■ ■ Therapie

Das therapeutische Ziel ist die Kuration. Falls dies nicht erreichbar ist, werden palliative Maßnahmen zur Beseitigung des Verschlussikterus und eventueller Passagestorungen von Magensäften und Pankreassekret angestrebt. Die Kuration ist nur mit chirurgischen Maßnahmen möglich.

- Die Tumoren des distalen Drittels werden z. B. mit einer **partiellen Duodenopankreatektomie** (z. B. nach **Whipple**) behandelt, d. h. En-bloc-Resektion von Pankreaskopf, Duodenum, Gallenblase mit distalem Choledochus, distalem Magen sowie der benachbarten Lymphknotenstationen.

- Die Tumoren des mittleren Drittels werden mittels **Segmentresektion** des Choledochus und Cholezystektomie angegangen. Die Rekonstruktion erfordert wie bei der OP nach Whipple eine Hepatikojejunostomie zur Galleableitung.

- Problematisch ist die kurative Resektion bei den sog. Klatskin-Tumoren im Bereich der Hepatikusgabel. Die durchschnittliche Resektabilität dieser Tumoren beträgt nur etwa 25%. Eine Lebertransplantation kommt nur in Sonderfällen in Frage. Auch bei systemischer Metastasierung sollte die **palliative Resektion** erwogen werden.

In der palliativen Situation kann zur **Galledrainage** eine **biliodigestive Anastomose** mit oder ohne Resektion erwogen werden. Bei nichtresektablen Tumoren im Leberhilusbereich sollte der Versuch unternommen werden, die Tumorstenose aufzudehnen und durch Einlegen einer Endoprothese die Galledrainage mittels **ERCD (endoskopische retrograde Cholan-**

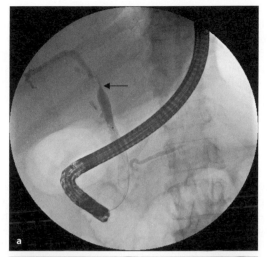

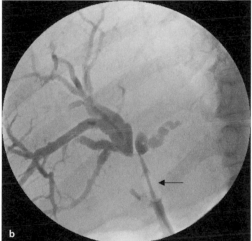

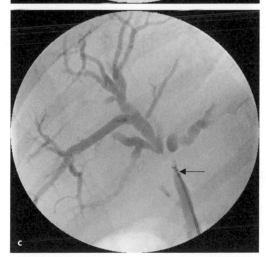

◨ **Abb. 7.196** 58-jährige Patientin mit schmerzlosem Ikterus bei Klatskin-Tumor, Stadium C. In der präoperativen ERC zeigt sich **a** eine Stenose in der Hepatikusgabel (*Pfeil*). **b** Nach Einführen eines Blockkatheters (*Pfeil*) und Kontrastmittel mit Druck zeigen sich Stenose und proximal davon dilatierte Gallengänge. **c** Mit Biopsiezange (*Pfeil*) histologische Sicherung des Gallengangtumors

giodrainage) nach intern zu überbrücken. Gelingt dies nicht, ist die transhepatische Ausleitung des Katheters zur Durchführung regelmäßiger Katheterspülungen essenziell (Verfahren nach Kehr und nach Rodney-Smith bzw. **PTCD, perkutane transhepatische Cholangiodrainage).** Die Verschlussrate beider Kathetersysteme ist jedoch hoch und bedingt einen häufigen Katheterwechsel. Im Falle des Vorliegens einer tumorbedingten Magenausgangs- bzw. Duodenalstenose ist die Anlage einer palliativen Gastroenterostomie angezeigt.

■■ **Prognose**

Die 5-Jahres-Überlebensrate bei Tumoren des oberen Drittels liegt unter 5%, die des mittleren Drittels bei 10–15% und die des distalen Drittels bei 25–30%. Der Einsatz von Chemotherapie und die Bestrahlung hat bisher die Lebenserwartung nicht wesentlich verbessern können. Die Bestrahlung stenosierender Tumoren kann aber einen guten palliativen Effekt durch Verringerung des peritumoralen Ödems erzielen. Die Ergebnisse der lokalen intraoperativen Bestrahlung sowie der lokalen Nachbestrahlung mittels Afterloading-Technik bedürfen noch der Langzeitevaluation.

In Kürze

Erkrankung der Gallengänge
1. **Choledocholithiasis:** Verschlussikterus, Begleitpankreatitis.
   Diagnostik: Labor, Röntgen, Sonographie (MRCP, EUS, ERCP, PTC).
   Therapie: Choledochusrevision, Cholezystektomie.
2. **Cholangitis:** Charcot-Trias: intermittierender Schüttelfrost mit Fieber, Ikterus, rechtsseitigem Oberbauchschmerz.
   Diagnostik: Labor, Ultraschall, ERCP, PTC.
   Therapie: ggf. Antibiotika, Rehydrierung. Papillotomie, Endoprotheseneinlage, Cholezystektomie, Drainage.
3. **Gallengangstumoren:** Courvoisier-Zeichen (Verschlussikterus mit tastbarem Gallenblasenhydrops) Sonographie, EUS, MRCP, CT- bzw. MR-Angiographie.
   Therapie: En-bloc-Resektion, partielle Duodenopankreatektomie (z. B. nach Whipple), palliative Resektion (Klatskin-Tumoren), Galledrainage (ERCD, PTCD).

7.12.4 Seltene Gallenwegserkrankungen

Sklerosierende Cholangitis

┌─ **Definition** ─────────────────────────────
│ Es handelt sich um eine chronisch-progressive Erkrankung, bei der vereinzelte oder multiple Stenosen das Ganglumen einengen und zu chronischem Stau, sekundär-biliärer Zirrhose, portaler Hypertension und Leberversagen führen.
└──

Die Ätiologie der sklerosierenden Cholangitis ist nicht geklärt, eine Autoimmunerkrankung wird diskutiert. In ca. 70% der Fälle ist die Krankheit mit einer Colitis ulcerosa vergesellschaftet. Die Entfernung des Kolons hat keinen Einfluss auf den Verlauf der sklerosierenden Cholangitis.

Die meisten Patienten sind <45 Jahre alt, die Geschlechtsverteilung männlich : weiblich beträgt ca. 3:2.

■■ **Symptomatik**

Die Symptome umfassen zunehmenden Leistungsverlust mit Appetitlosigkeit und Ikterus sowie alle Zeichen der Cholangitis (► Abschn. 7.12.3) und evtl. Pruritus. Ein fortgeschrittenes Stadium der Erkrankung manifestiert sich mit Leberzirrhose und Ausbildung von Ösophagusvarizen.

■■ **Diagnostik**

Führend ist die Gallengangsdarstellung mittels MRCP und ERCP, die meist mehrere konzentrische Stenosen des Gallenwegssystems zeigen. Die Laborwertveränderungen entsprechen denen der Cholangitis. Die definitive Diagnose, insbesondere die Abgrenzung zum Gallengangskarzinom, erfolgt histologisch mittels Biopsie.

■■ **Therapie**

Sie besteht, wie bei der Cholangitis, zunächst in der Beherrschung eines evtl. vorliegenden septischen Zustandsbildes mittels **Antibiotika.** Weiterhin kann durch Gabe von **Steroiden** die Geschwindigkeit der Krankheitsprogredienz verlangsamt werden.

❯ **Die chirurgische Therapie ist palliativ.**

Bei solitären Stenosen im Bereich des Choledochus ist eine **Hepatikojejunostomie** möglich. Bei hilusnahen sowie intrahepatischen Stenosen kommen **Drainageoperationen** nach Kehr und Rodney-Smith in Betracht. Bewährt haben sich wiederholte **Dilatationen** zentraler nichtresektabler Stenosen über einen transkutan ausgeleiteten Gallengangskatheter. Die einzige kurative therapeutische Maßnahme besteht derzeit in der **Lebertransplantation,** bei der die 1-Jahresüberlebensrate bei sklerosierender Cholangitis derzeit bei über 85% liegt.

Gallengangsstrikturen

■■ **Pathogenese**

Strikturen des Gallengangssystems sind überwiegend Folgen iatrogener Verletzungen während einer Operation am Gallengangssystem. Meist bleibt der Schaden während des verursachenden Eingriffs unerkannt. Weitere Ursachen umfassen nicht chirurgische Traumen, rezidivierende bakterielle Cholangitis, sklerosierende Cholangitis und chronische Pankreatitis. Pathogenetisch spielt die fibrosierende Wirkung der Galle auf normales Gewebe eine wichtige Rolle. Zusätzlich wird ein lokaler ischämischer Faktor, sei es aufgrund von staubedingter Wandischämie oder operativer Manipulationen mit Beeinträchtigung der Durchblutung des Choledochus, diskutiert.

■■ **Symptomatik**

Der zeitliche Rahmen zur Ausbildung z. B. posttraumatischer Strikturen variiert stark von unmittelbar postoperativ bis zu 10–15 Jahren nach dem Eingriff. Während die Frühmanifestationen sich als Ikterus, Sepsis und evtl. Gallengangsleck zeigen, beinhalten die Spätmanifestationen sowohl die Symptome der rezidivierenden Cholangitis als auch Beschwerdefreiheit bis zu dem Zeitpunkt, an dem ein prästenotisch entstandener Rezidivstein Komplikationen verursacht.

❗ **Cave**
Einmal symptomatisch geworden, müssen biliäre Strikturen unbedingt korrigiert werden, da neben rezidivierender Sepsis auch biliäre Zirrhose und portale Hypertension drohen.

■■ **Diagnostik**

Es findet sich ein Mischspektrum aus Verschlussikterus mit Hyperbilirubinämie und Erhöhung von γ-GT und alkalischer Phosphatase sowie Cholangitis mit Leukozytose und Transaminasenerhöhung. Diagnostisch führend sind die Gallengangsdarstellungen mittels ERCP und PTC, wobei letztere den Vorteil hat, die Region der späteren Rekonstruktion leberseitig von der Striktur besser darstellen zu können.

❗ **Cave**
Bis zum Beweis des Gegenteils hat jede Gallengangsstenose als maligne zu gelten.

■■ **Therapie**

Kurzstreckige Strikturen können **interventionell** mittels ERC oder PTC, **Ballondilatation** und **Endoprotheseneinlage** angegangen werden. Auch längerstreckige Strikturen können zunächst mit Endoprothesen überbrückt werden. Da die Verschlussraten dieser Verfahren hoch sind, ist chirurgisch eine **Resektion der Striktur** und die Anlage einer **biliodigestiven Anastomose** zu erwägen. Entscheidend für den Erfolg der chirurgischen Gallendrainage über eine biliodigestive Anastomose ist, dass die Anastomose spannungsfrei, weit und mit exakter Mukosaadaptation durchgeführt wird.

❯ Eine biliodigestive Anastomose, insbesondere die direkte Reanastomosierung des Choledochus, sollte postoperativ mehrere Wochen mittels spezieller Katheter (Endoprothese, T-Drain) geschient werden, um eine Anastomosenstriktur zu vermeiden.

Gallenfisteln

Definition
Gallenfisteln sind abnorme Verbindungen zu anderen Strukturen, entweder nach außen zur Haut (äußere Fisteln) oder nach innen mit oder ohne Anschluss an das Darmlumen (innere Fisteln).

Während äußere Fisteln überwiegend Folge eines (chirurgischen) Traumas darstellen, besteht die Ursache der inneren Fisteln zu 90% in einer Perforation der Gallenblase oder des Gallengangs bei langjähriger Cholelithiasis, meist mit anschließendem Steinabgang über den Darm.

■■ **Symptomatik**

Die Symptomatik einer **äußeren Fistel** ist zeitlich und ursächlich traumabezogen: Auftreten einer galligen Peritonitis, eines Cholaskos sowie galliger Drainagen- oder Wundsekretion in Verbindung mit Verschlussikterus. Die häufigsten **inneren Fisteln** bestehen zwischen Gallenblase und Duodenum sowie dem Colon transversum.

❗ **Cave**
Die Hauptgefahr des Fistelleidens besteht in der aszendierenden Infektion mit konsekutiver Cholangitis.

Bei Gallenverlust entstehen Hyponatriämie, metabolische Azidose und Gewichtsverlust.

■■ **Diagnostik**

Während die Diagnose einer äußeren Fistel problemlos anhand des klinischen Bildes und bildgebender Verfahren gelingt, ist dies bei inneren Fisteln auch bei Einsatz von Röntgenkontrastuntersuchung des Darmes nur in etwa einem Viertel möglich. Es handelt sich meist um eine intraoperative Zufallsdiagnose bei Cholezystektomie wegen akuter Cholezystitis, bisweilen auch bei Operation wegen mechanischem Ileus, der durch Gallensteine hervorgerufen wurde.

❯ Innere Gallenfisteln sind schwer zu diagnostizieren. Anamnestisch besteht häufig eine langjährige rezidivierende Cholezystitis. In $1/10$ der Fälle ist der Gallensteinileus Erstmanifestation.

■■ **Therapie**

Bei Fehlen eines Abflusshindernisses können sich **äußere Fisteln** bisweilen spontan verschließen.

Die Therapie besteht in der Übernähung des Lecks nach vorheriger T-Drain-Schienung und Beseitigung eines eventuellen Abflusshindernisses, evtl. auch in der Anlage einer neuen biliodigestiven Anastomose. Bei **inneren Fisteln** und Fistelung von der Gallenblase aus besteht die kausale Therapie in der Cholezystektomie sowie Übernähung des intestinalen Segmentes. Bei Fistelung vom Gallengang wird der betroffene Gangabschnittes reseziert und eine biliodigestive Anastomose angelegt.

❯ Der Gallensteinileus wird ausgelöst durch Lumenverlegung infolge abgegangener Gallensteine, meist im Bereich des terminalen Ileums.

Gallensteinileus

Der Ileus kann die 1. Manifestation eines Gallensteinleidens sein, tritt aber meist im Zusammenhang mit einer als akute Cholezystitis interpretierten Oberbauchsituation auf.

Neben der Anamnese sichert meist schon das **Röntgenübersichtsbild** des Abdomens die Diagnose, wobei Luft in den Gallengängen und der Gallenblase (Aerobilie) und bisweilen der Gallenstein im überblähten Darm sichtbar ist.

In Kürze

Seltene Gallenwegserkrankungen
1. **Sklerosierende Cholangitis**
   Diagnostik: MRCP, ERCP, Biopsie.
   Therapie: Antibiotika, Steroide, chirurgische Therapie ist palliativ (Drainage, Dilatationen), kurativ evtl. Lebertransplantation.
2. **Gallengangsstrikturen:** oft iatrogen. Cave: Sepsis, biliäre Zirrhose, portale Hypertension.
   Therapie: Ballondilatation, Endoprotheseneinlage, Resektion der Striktur, biliodigestive Anastomose (postoperative Schienung).
3. **Gallenfisteln:** Hauptgefahr des Fistelleidens: aszendierende Infektion mit konsekutiver Cholangitis.
4. **Gallensteinileus:** Lumenverlegung infolge abgehender Gallensteine, meist im terminalen Ileum. Röntgenübersichtsbild (Aerobilie). Chirurgische Therapie.

7.12.5 Nichtoperative Verfahren zur Behandlung des Gallensteinleidens

In den letzten Jahren hat sich das Spektrum der nichtoperativen Verfahren zur Behandlung von Gallenblasen- und Gallengangssteinen erheblich erweitert. Die neuen Methoden stellen sowohl eine Ergänzung als auch – zumindest prospektiv – eine Alternative zu den geschilderten operativen Therapiemöglichkeiten dar.

Nichtoperative Behandlungsformen der Gallensteinerkrankung
- Endoskopische Papillotomie und Steinextraktion
- Perkutane transhepatische Steinextraktion
- Medikamentöse Gallensteinauflösung durch Gallensäuren
- Auflösung mittels tertiärem Methylbutyläther
- Auflösung mittels perkutaner oder topischer Stoßwellenlithotrypsie

---

Endoskopische Papillotomie und Steinextraktion

Dieses Verfahren hat bereits seinen festen Platz in der Therapie der Choledocholithiasis. Es ist das Verfahren der Wahl bei Gallengangssteinen und gleichzeitiger Inoperabilität des Patienten, weiterhin als Sofortverfahren bei akuter biliärer Pankreatitis mit inkarzeriertem Gallenstein und bei Residualkonkrementen nach vorhergegangener Choledochusrevision.

Perkutane transhepatische Steinextraktion

Dieses Verfahren hat das gleiche Indikationsspektrum wie die endoskopischen Verfahren. Es findet besonders bei endoskopischen Hindernissen wie z. B. B-II-Magenresektion Anwendung. Eine Sonderform ist die Entfernung von Residualkonkrementen nach Choledochusrevision über ein liegendes T-Drain.

Medikamentöse Gallensteinauflösung mittels Gallensäuren

Dieses Verfahren, bei dem meist Chenodesoxycholsäure und Ursodesoxycholsäure über mehrere Monate oral zugeführt werden (je ca. 7–8 mg/kgKG), ist unter bestimmten Voraussetzungen eine Behandlungsmöglichkeit der reinen, nichtröntgendichten, kleinen Cholesterinsteine. Voraussetzung ist das Fehlen von Lebererkrankungen, Leukopenie und Gallenblasenentzündung. Insgesamt kommen etwa 20% aller Steinträger für einen Therapieversuch in Frage, die Rezidivquote ist allerdings hoch (30–60%).

Auflösung mittels tertiärem Methylbutyläther (MTBE)

Durch topische Applikation nach Punktion der Gallenblase können überwiegend cholesterinhaltige Gallensteine sowohl klinisch als auch experimentell innerhalb von 1–2 Tagen komplett aufgelöst werden. Über die Anwendbarkeit des Verfahrens bei isolierter Cholezystolithiasis, das durch die Gallenblasenpunktion invasiv wird, kann noch nicht abschließend Stellung genommen werden. Es scheint aber bei der Auflösung von nicht extrahierbaren Residualkonkrementen im Choledochus bei liegendem T-Drain wertvoll zu sein.

Zertrümmerung mittels Stoßwellenlithotrypsie

Dieses Verfahren beruht auf der mechanischen Zertrümmerung von Gallensteinen durch entweder perkutan oder direkt endoskopisch applizierte Schallwellen. Vollnarkose ist hierzu nicht erforderlich. Etwa die Hälfte der Patienten benötigt eine i.v.-Analgesie. Derzeit kann ein Therapieversuch mit hoher Erfolgsquote unternommen werden, wenn bei funktionierender Gallenblasenmotorik maximal 3 röntgennegative Steine <30 mm Durchmesser vorliegen.

> **Unter Berücksichtigung der Kontraindikationen Cholezystitis, Verschlussikterus, Cholangitis, Ulzera, Pankreatitis, Gerinnungsstörung, Schwangerschaft, Aneurysmen oder Zysten in der Schallachse profitieren potenziell bis zu 25% der Patienten mit Cholezystolithiasis von der Stoßwellentherapie.**

Weitere Vorteile scheinen aus der Kombination von medikamentöser Steinauflösung und Lithotrypsie zu resultieren. Erste Serien zeigen Steinfreiheit im entsprechenden Kollektiv von 80% nach 10 Monaten.

Weiterführende Literatur

Alonso-Ley F, Rever WB, Pessagno DJ (1958) Congenital choledochal cyst, with a report of 2 and an analysis of 94 cases. Surg Gynecol Obstet 108:1

Beauchamp DR, Townsend CM, Evers BM (2007) Sabiston textbook of surgery, 18. Aufl, Saunders, Philadelphia

Becker T, Lehner F, Bektas H et al. (2003) Chirurgische Therapie hilärer Gallengangskarzinome (Klatskin-Tumoren). Zentralbl Chir 128:928–935

Bismuth H, Castaing D (1990) Leberanatomie und ihre intraoperative Anwendung. Chirurg 61:679–684

Boyer TD, Wright TL, Manns MP (2006) Zakim and Boyer's Hepatology: a textbook of liver disease, 5. Aufl, Saunders, Philadelphia

Brunicardi FC, Brandt ML, Andersen DK et al. (2006) Schwartz's principles of surgery, 8. Aufl, McGraw-Hill Professional

Cameron JL (2008) Current Surgical Therapy, 9. Aufl, Churchill Livingstone

Lierse W, Schreiber HW (1990) Gallenblase, Gallenwege, Pankreas. In: Kremer K, Lierse W, Platzer W, Schreiber HW (Hrsg) Chirurgische Operationslehre, Bd 4. Thieme, Stuttgart New York, S 2–132

Mulholland MW, Lillemoe KD, Doherty DM et al. (2010) Greenfields' Surgery. Scientific principles and practice, 5. Aufl, Lippincott, Williams and Wilkins

Senninger N (1993) Gallenblasenerhaltung bei der blanden Cholezystolithiasis? Chirurgische Pathophysiologie der Gallenblase. Chirurg 64:981–986

7.13 Pankreas

Th. Hackert, J. Werner, M.W. Büchler

Das Pankreas liegt als endo- und exokrine Drüse sekundär retroperitoneal zwischen Duodenum und Milz. Die wichtigste endokrine Funktion ist die Regulation des Zuckerstoffwechsels durch Insulinproduktion, die exokrine Funktion umfasst die Produktion der wichtigsten Verdauungsenzyme (Amylase, Lipase, Protease, Kollagenase) sowie die Bikarbonatproduktion. Die entzündlichen Erkrankungen des Pankreas umfassen die akute Pankreatitis, die meist konservativ behandelt werden kann, sowie die chronische Pankreatitis, die ein relevantes chirurgisches Krankheitsbild darstellt. Eine große Bedeutung kommt zunehmend den zystischen Veränderungen der Bauchspeicheldrüse (v.a. IPMN) als Risikoerkrankungen für die Entwicklung eines Pankreaskarzinoms zu. Diese erfordern eine differenzierte Diagnostik und in vielen Fällen eine chirurgische Therapie. Das Pankreaskarzinom ist ein maligner Tumor des exokrinen Drüsengewebes mit außerordentlich schlechter Prognose, da es meist erst im fortgeschrittenen Stadium entdeckt wird. Die einzige Chance auf ein Langzeitüberleben stellt die radikale chirurgische Resektion kombiniert mit einer adjuvanten Chemotherapie dar. Hiermit können 5-Jahres-Überlebensraten von ca. 25–30% erreicht werden.

7.13.1 Embryologie und angeborene Fehlbildungen

Das Pankreas entsteht – ähnlich wie die Leber mit der Gallenblase – aus endodermalen Knospen des Duodenums. Hierbei bestehen eine kleinere ventrale, sowie eine größere dorsale Anlage, die bereits im Carnegie-Stadium 12 (ca. 4 Wochen, Embryogröße ca. 5 m) gut erkennbar sind. Aus der größeren dorsalen Anlage entwickeln sich Kopf, Korpus und Schwanz des Pankreas, während die kleine ventrale Anlage, die einen engen Bezug zum Gallengang hat, zum Processus uncinatus wird. Im Rahmen der Magen und Duodenalrotation wandert die ventrale Knospe rechtsseitig nach dorsal und verschmilzt dann bis zum Ende des 2. Embryonalmonats von hinten mit der dorsalen Anlage. Ist die ventrale Anlage bei dieser Rotation fixiert, so bildet sich eine komplette zirkuläre »Zwinge« von Pankreasgewebe um die Pars descendens des Duodenums. Diese Anomalie des **Pancreas anulare** tritt sehr selten auf (ca. 7/100.000) und hat meist keinen Krankheitswert. Sollte sie im Sinne einer Duodenalstenose relevant sein, kann durch eine Bypassoperation die Passage wiederhergestellt werden, eine Resektion des Pankreasgewebes am Duodenum ist nicht sinnvoll und notwendig.

Die Gangteile beider Pankreasanlagen verschmelzen im Normalfall so, dass sich der Gang der ventralen Anlage mit dem mittleren und hinteren Anteil der dorsalen Anlage zu einem gemeinsamen Ausführungsgang vereinigt (Hauptgang, Ductus Wirsungianus[60]), der in der Papilla major (Vateri) zusammen mit dem Ductus choledochus ins Duodenum mündet. Der duodenalnah gelegene vordere Anteil der dorsalen Anlage obliteriert in der Regel. Bleibt er als Ausführungsgang durchgängig erhalten, ohne dass eine Verschmelzung der beiden Ganganlagen erfolgt, so mündet er als Minorgang (Ductus Santorini[61]) ca. 2 cm kranial gesondert mit einer Papilla minor ins Duodenum. Diese Anomalie des **Pancreas divisum** stellt die häufigste angeborene Fehlbildung des Pankreas dar (ca. 3–4% der Bevölkerung). Auch wenn sie häufig asymptomatisch bleibt, kann sie durch das relative Missverhältnis des dünnen Minorganges zur größeren Menge des drainierten Gewebes von Pankreaskopf, -korpus und -schwanz zu rezidivierenden akuten Pankreatitiden führen, so dass eine Therapie durch endoskopische oder chirurgische Erweiterung dieser Stenose erfolgen muss.

Im Falle einer normalen anatomischen Situation münden Pankreas- und Gallengang nach ihrer Vereinigung zu einem »Common Channel« gemeinsam in der Papilla major. In der Duodenalwand bildet ein aus spiralförmig angeordneten Fasern bestehendes Schließmuskelsystem (Sphincter Oddi[62]) die sog. Ampulla Vateri[63].

---

60 Wirsung, Johann, deutscher Arzt und Anatom, 1589–1643.
61 Santorini, Giovanni, italienischer Anatom, 1681–1737.
62 Oddi, Ruggero, italienischer Anatom, 1846–1913.
63 Vater, Abraham, deutscher Anatom und Pathologe, 1684–1751.

7

Embryologie und angeborene Fehlbildungen
Pancreas divisum und Pancreas anulare entstehen als
Anomalien der Embryonalentwicklung, haben aber selten
Krankheitswert.

7.13.2 Chirurgische Anatomie

Das Pankreas liegt auf Höhe von LWK1 durch die Embryonal-
rotation im Mesoduodenum sekundär retroperitoneal, ist also
wie das Duodenum nur auf der retroperitonealen Schicht verklebt und kann dort ohne Durchtrennung größerer Gefäße
abgelöst werden (sog. Kocher[64]-Manöver). Das Pankreas besteht

- aus dem Kopf (im duodenalen C bis zur V. mesenterica
  superior), dessen kaudodorsaler Anteil der Processus uncinatus ist,
- dem Korpus (vom Rand der V. mesenterica superior bis
  zur Aorta) und
- dem Schwanz (von der Aorta bis zum Milzhilus).

Damit misst es ca. 15–25 cm und hat ein Gewicht von ca.
70–90 g.

Das Pankreas hat anatomisch enge Lagebeziehungen zur
V. cava, der linken Nebenniere und Niere als retroperitoneale
Strukturen, sowie zur Vena mesenterica superior, Pfortader,
Milzvene und Milz. Daneben bilden Pankreaskorpus und
-schwanz die dorsale Begrenzung der Bursa omentalis, so dass
ein chirurgischer Zugang zu diesen Anteilen in der Regel eine
Eröffnung der Bursa durch das Lig. gastrocolicum oder durch
Ablösung des Omentum majus vom Querkolon erfordert.

Die **arterielle Gefäßversorgung** des Pankreas erfolgt
durch Äste des Truncus coeliacus und der A. mesenterica superior. Im Kopfbereich versorgen die A. pancreaticoduodena-
lis superior anterior und posterior aus der A. gastroduodenalis, im Korpus und Schwanzbereich Äste der A. lienalis das
Pankreas aus dem Truncus-Stromgebiet, von kaudal werden
Kopf und Processus uncinatus aus der A. pancreaticoduo-
denalis inferior anterior und posterior als Äste der A. mesenterica superior versorgt. Der **venöse Abfluss** erfolgt über eine
Vielzahl von Venen, die mit den Arterien verlaufen und über
die V. lienalis und V. mesenterica superior, sowie direkt mün-
dende Äste in die Pfortader drainieren.

Der **Lymphabfluss** des Pankreas verläuft entlang der Gefäße. Neben den unmittelbar am Organ (Ober- und Unterrand
von Korpus und Schwanz, sowie ventral und dorsal des
Kopfes) gelegenen Lymphknoten, sind die Stationen im Ligamentum hepatoduodenale (entlang der Pfortader), sowie an
A. mesenterica superior, Truncus coeliacus, im Milzhilus und
zum Retroperitoneum einschließlich der linken Nebenniere
relevant. Diese müssen bei onkologischen Operationen je

nach Lokalisation des Tumors entsprechend im Sinne einer
Lymphadenektomie mit entfernt werden. Eine klinisch gebräuchliche Einteilung der peripankreatischen Lymphknoten
wurde von der Japanese Pancreas Society etabliert.

Chirurgische Anatomie
Sekundär retroperitoneale Lage in Höhe L1, etwa 15–
25 cm lang und 70–90 g schwer. Blutversorgung über Äste
der Aa. gastroduodenalis, mesenterica superior und lienalis. Venen: parallel zu den Arterien, drainieren hauptsächlich in die Pfortader. Die wichtigsten Lymphknotenstationen liegen im Bereich des Truncus coeliacus, der Mesenterialwurzel und des Ligamentum hepatoduodenale.

7.13.3 Physiologie

Exokrine Pankreasfunktion

Das Pankreas produziert täglich ca. 1 l eines elektrolytreichen,
bikarbonathaltigen und damit alkalischen Sekretes, in dem
die Proteine (Enzyme) gelöst sind. Die Enzyme werden in den
Azinuszellen produziert, das wässrige Sekret in den duktalen
Zellen des Pankreasganges. Die Regulation der Sekretproduk-
tion erfolgt humoral (z. B. Cholezystokinin, Sekretin, Somatostatin) und nerval (N. vagus).

> **Die wichtigsten im Pankreas produzierten Ver-
> dauungsenzyme sind Trypsin, Lipase und Amylase.**

Trypsin ist das Schlüsselenzym der Proteolyse. Es wird als
Trypsinogen sezerniert und vermag nach Aktivierung selbst
im Sinne einer Kaskadenreaktion eine Vielzahl weiterer Pro-
enzyme zu aktivieren (Chymotrypsinogen, Proelastase, Kalli-
kreinogen, Prophospholipase A2 usw.). Lipase hydrolisiert
Triglyzeride in freie Fettsäuren und Monoglyzeride. Amylase
spaltet Stärke, so dass Maltasen und Glukosidasen wirken
können.

Normalerweise sind Pankreasenzyme im Blut (klinisch
relevant: Amylase und Lipase) nur in geringen Mengen nachweisbar, im Falle einer Erkrankung des Pankreas (v. a bei entzündlichen Erkrankungen) sind Konzentrationsänderungen
von diagnostischer Bedeutung. So ist der Nachweis einer
Amylase- und Lipaseerhöhung für die Diagnose einer akuten
Pankreatitis erforderlich. Normalerweise verhindert der
Druckgradient zwischen Ductus Wirsungianus und Ductus
choledochus einen Gallereflux in den Pankreasgange.

Endokrine Pankreasfunktion

Die endokrin aktiven Zellelemente des Pankreas machen nur
ca. 2% der Organmasse aus und sind als Langerhans[65]-Inseln
im gesamten Pankreas verteilt, wobei der Pankreaskorpus und
-schwanz den Hauptteil der Inseln mit verschiedenen hormonproduzierenden Zelltypen enthalten.

---

64 Kocher, Emil Theodor, Schweizer Chirurg, Nobelpreisträger für
   Medizin 1909, 1841–1917.

65 Langerhans, Paul, deutscher Pathologe, 1847–1888.

> **A-Zellen produzieren Glukagon, B-Zellen Insulin, D-Zellen Somatostatin und PP-Zellen die pankreatischen Polypeptide.**

Während Insulin und Glukagon in den Glukosestoffwechsel eingreifen, hemmt Somatostatin die Sekretion von Bikarbonat und Enzymen. Die endokrinen Zellen des Pankreas werden dem DNES-Zellsystem zugeordnet (Diffuses Neuroendokrines System).

> **In Kürze**
>
> **Physiologie**
> Azinuszellen produzieren Verdauungsenzyme (Trypsin, Amylase, Lipase), endokrine Hormone (Glukagon, Insulin, Somatostatin, pankreatische Polypeptide) werden in den Langerhans-Inseln gebildet.

7.13.4 Akute Pankreatitis

■■ **Definition, Inzidenz, Ätiologie**

> **Definition**
>
> Die akute Pankreatitis ist durch abdominelle Schmerzen, die mit einer Amylase- und/oder Lipaseerhöhung auf mindestens das 3-Fache der Norm einhergehen, definiert.

Der Verlauf der Erkrankung variiert von einer milden selbstlimitierenden (80% der Fälle) bis hin zu einer schweren nekrotisierenden Form (20% der Fälle), die auch fulminant verlaufen kann. Die schwere akute Pankreatitis wird heute nach der Atlanta Klassifikation definiert, wobei hier lokale Komplikationen des Pankreas (Nekrosen, Abszessen oder Pseudozysten) sowie systemische Organkomplikationen für die Klassifikation berücksichtigt werden. Die Inzidenz der akuten Pankreatitis beträgt in Westeuropa ca. 20–30 Fälle/100.000 Einwohner und Jahr.

> **Klassifizierung der akuten Pankreatitis**
> - **Akute seröse** (ödematöse, milde) **Pankreatitis:** klinisch milde Verlaufsform, selbstlimitierend, ohne Organkomplikationen, meist Restitutio ad integrum
> - **Akute nekrotisierende** (hämorrhagische, schwere) **Pankreatitis:** klinisch schwere Verlaufsform mit Gewebeuntergang des Pankreas, Organkomplikationen, hohe Letalität, oft Folgeschäden des Pankreas
> - **Akute fulminante Pankreatitis:** klinisch schwerste Verlaufsform mit frühen schweren systemischen Organkomplikationen (SIRS, Sepsis, MOV), höchste Letalität

75-80% aller Fälle der akuten Pankreatitis sind biliär oder alkoholtoxisch verursacht, wobei die Prävalenz der einzelnen Ätiologien zwischen unterschiedlichen Regionen und Ländern stark variieren. Neben diesen beiden häufigsten Ursachen sind viele weitere - jedoch seltene - Auslöser der akuten Pankreatitis bekannt. Diese umfassen mechanische Ursachen (z. B. posttraumatisch nach stumpfem Abdominaltrauma, post-ERCP-Pankreatitis, Kompression durch Pankreaskopftumoren oder Duodenaldivertikel) und metabolische Auslöser (Hyperlipidämie, Hyperkalzämie, Medikamente). Daneben treten ischämische, hereditäre, autoimmune und idiopathische akute Pankreatitiden auf.

> **Häufigste Ursachen der akuten Pankreatitis sind Gallensteine und Alkoholkonsum. Die klinische Verlaufsform kann von selbstlimitierend mild ödematös bis zu schwer nekrotisierend mit hoher Letalität variieren.**

■■ **Symptomatik**
Bei der klinischen Untersuchung bestehen häufig ein- oder beidseitig ausstrahlende Flankenschmerzen, sowie ein noch eindrückbarer, aber diffus druckschmerzhafter Abdominalbefund (»Gummibauch«), begleitend Übelkeit und Erbrechen als Ausdruck einer reflektorischen Magen-Darm-Passagestörung. Bei Aufnahme kann mithilfe der klinischen Untersuchung die Schwere des Krankheitsverlaufs nur sehr unzuverlässig beurteilt werden. Selten vorliegende klinische Zeichen einer schweren akuten Pankreatitis sind das **Grey-Turner[66]-Zeichen** (Flanke) oder das **Cullen[67]-Zeichen** (periumbilikal), die Ausdruck einer ekchymatösen Einblutung sind. Begleitend können Fieber, Dyspnoe als Ausdruck eines begleitenden Pleuraergusses, sowie bei schwerer Erkrankung Schockzeichen mit Hypotonie und Tachykardie bestehen.

■■ **Diagnostik**
Die akute Pankreatitis wird durch abdominelle Schmerzen, die mit einer Amylase oder Lipaseerhöhung auf mindestens das 3-Fache der Norm einhergehen, klinisch diagnostiziert. Daneben sollte bei Verdacht auf eine akute Pankreatitis ein Routinelabor mit Elektrolyten, Retentionswerten, Leber- und Cholestasewerten sowie ein kleines Blutbild mit Hämoglobin, Hämatokrit, Leukozyten und die Basisgerinnungsuntersuchung (Quick, INR, PTT) wie auch das C-reaktive Protein (CRP) bestimmt werden, da dieses als zuverlässiger Prädiktor für einen schweren Krankheitsverlauf (CRP>150 mg/dl) gilt. Zur Basisdiagnostik gehören die Abdominalsonographie zur Beurteilung von freier Flüssigkeit, Status der Gallenwege (Steine, Stase, Entzündung) sowie, falls einsehbar, des Pankreas selbst (Ödem, Kalzifikationen) und ein Röntgenbild des Abdomens leer zum Ausschluss einer Perforation (Differenzialdiagnosen) und Beurteilung einer evtl. begleitenden Darmparalyse; abhängig von der Klinik des Patienten sollte ein Röntgen-Thorax zur Beurteilung des pulmonalen Status, insbesondere von begleitenden Pleuraergüssen erfolgen. Die Kontrastmittel-CT ist für die Diagnose von Pankreasnekrosen

---

66 Turner, George Grey, amerikanischer Arzt, 1877–1951.
67 Cullen, Thomas, kanadischer Arzt, 1868–1953.

7

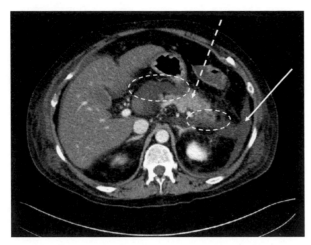

◨ **Abb. 7.197** CT-Befund bei schwerer akuter Pankreatitis. Ausgeprägte Perfusionsstörungen im Pankreaskopf und -schwanz (*gestrichelte weiße Ovale*). Gut perfundiertes Pankreaskorpus (*gestrichelter weißer Pfeil*), Exsudat entlang der parakolischen Rinne links (*weißer Pfeil*)

◨ **Tab. 7.32** Ranson-Score bei akuter Pankreatitis

Parameter bei Aufnahme	Biliäre Pankreatitis	Nichtbiliäre Pankreatitis
Alter	>70 Jahre	>55 Jahre
Leukozyten	>18.000/µl	>16.000/µl
Blutzucker	>220 mg/dl	>200 mg/dl
LDH	>400 U/l	>350 U/l
GOT	>250 U/l	>250 U/l
Parameter nach 48 h		
Abfall des Hämatokrits	>10%	>10%
Anstieg des Blutharnstoff-N	>2 mg/dl	>5 mg/dl
Serumkalzium	<2 mmol/l	<2 mmol/l
Sauerstoffpartialdruck	<8kPa (60 mmHg)	<8kPa (60 mmHg)
Basendefizit (BE)	>5 mmol/l	>4 mmol/l
Flüssigkeitsdefizit	>4 l	>6 l

die Untersuchung der Wahl (◨ Abb. 7.197). Da Nekrosen sich meist erst nach 4–5 Tagen im kompletten Ausmaß ausbilden, kann eine früher angefertigte CT das Nekroseausmaß nicht richtig einschätzen, jedoch zur Verlaufsbeurteilung hilfreich sein, so dass sich in den meisten Zentren heute die KM-verstärkte CT als erweiterte Basisdiagnostik bereits bei Aufnahme des Patienten durchgesetzt hat.

Bei Verdacht auf eine biliäre Genese der akuten Pankreatitis, sollte eine endoskopische retrograde Cholangiopankreatikographie (ERCP) erfolgen, da hier neben der diagnostischen Bestätigung des Verdachts auch eine sofortige therapeutische Intervention mit Sicherstellung des Galleabflusses erfolgen kann und hiermit die einzige kausale Therapie der akuten Pankreatitis möglich ist.

▪▪ Einteilung der Schweregrade
Es existieren verschiedene **Scoring-Systeme** zur Einschätzung und Prädiktion der Schwere des Krankheitsverlaufes, u. a. der Ranson[68] und APACHE II Score (◨ Tab. 7.32). Sie werden aufgrund ihrer Komplexität in der klinischen Praxis jedoch nur selten eingesetzt, können aber das Mortalitätsrisiko des Patienten einschätzen (<1%, wenn weniger als 2 Faktoren positiv; 100%, wenn über 7 Faktoren positiv sind). Heute werden infizierte Nekrosen des Pankreas und des umliegenden Gewebes als entscheidende Faktoren für den Krankheitsverlauf bei Patienten mit akuter Pankreatitis angesehen.

❶ Cave
Der **Verdacht einer Infektion von pankreatischen Nekrosen besteht, wenn ein Patient Zeichen eines septischen Krankheitsbildes entwickelt.**

Bei diesen Patienten sollte eine CT- oder ultraschallgesteuerte Feinnadelaspiration (FNA) der Nekrosen zur Diagnosesiche-

rung durchgeführt werden. Diese Methode ist komplikationsarm. Bei der FNA mit bakteriologischer Untersuchung, Kultivierung des Aspirationsmaterials und Gramfärbung wird eine diagnostische Sensitivität und Spezifität von je ca. 90% erreicht.

▪▪ Differenzialdiagnosen
Differenzialdiagnostisch ist bei der akuten Pankreatitis neben Tumoren des Pankreas auch eine duodenale oder gastrale Ulkuserkrankung zu erwägen, die insbesondere im Komplikationsstadium (v. a. bei Perforation) eine ähnliche Symptomatik hervorrufen kann. Daneben sind symptomatische Cholezystolithiasis, sowie Cholezystitis und Cholangitis relevanten Differenzialdiagnosen. Auch urologische Erkrankungen, v. a. rechtsseitige Koliken oder Pyelonephriden sollten berücksichtigt werden, seltener kommen der akute Myokardinfarkt, Tumoren der rechten Kolonflexur oder chronisch entzündliche Darmerkrankungen, wie auch orthopädische Erkrankungen mit ausstrahlenden Rückenschmerzen in Betracht.

▪▪ Therapie
Die Therapie der akuten Pankreatitis ist in erster Linie konservativ und symptomatisch. Im Vordergrund stehen die ausreichende Schmerzbekämpfung (auch mit Opiatanalgetika, wenn erforderlich) und der Ausgleich des intravasalen Volumenmangels, der durch eine Flüssigkeitsverschiebung ins Interstitium entsteht, durch adäquate Flüssigkeits- und Elektrolytsubstitution (unter Beachtung des zentralen Venendruckes). Eine Magensonde ist generell nicht notwendig, es sei denn es liegt ein paralytischer Subileus bzw. Ileus mit Erbrechen und entsprechendem Aspirationsrisiko vor. Zur Stress-

68 Ranson, John, amerikanischer Chirurg, 1938–1995.

ulkusprophylaxe ist eine Säureblockade indiziert (Protonenpumpeninhibitor bzw. H_2-Blocker). Eine frühe enterale Ernährung über eine Jejunalsonde hat bei schweren Verläufen der akuten Pankreatitis einen positiven Effekt und kann, sofern die Sonde jenseits des Treitz'schen Bandes platziert ist, trotz der häufig bestehenden Darmatonie komplikationsarm erfolgen, muss aber in der klinischen Praxis der individuellen Patientensituation angepasst werden. Ziel der frühzeitigen enteralen Ernährung ist der Schutz der intestinalen Schleimhaut, um eine bakterielle Translokation zu verhindern.

> **Das Postulat einer ausschließlich parenteralen Ernährung in der Frühphase der akuten Pankreatitis ist nicht mehr haltbar.**

Eine prophylaktische Antibiose sollte bei schwerer nekrotisierender Pankreatitis oder bei Temperaturen >38 °C mit pankreasgängigen Antibiotika (z. B. Imipenem, Meropenem) gegeben werden. Im Einzelfall erfordert der Anstieg der Serumglukosekonzentration die Gabe von Insulin. Unter ständiger Überwachung von pO_2 und pCO_2 ist frühzeitig an eine assistierte Beatmung zu denken, daneben kann bei schwerem septischem Krankheitsverlauf eine Kreislaufunterstützung mit Katecholaminen und der Einsatz von Nierenersatzverfahren (Hämofiltration/Hämodialyse) erforderlich werden.

> **Die Therapie der akuten Pankreatitis ist in erster Linie konservativ. Beim Auftreten von Komplikationen wird eine operative Therapie nötig.**

■■ Operative Therapie

Eine interventionelle oder operative Therapie ist erst dann indiziert, wenn es zu einer Verschlechterung des klinischen Befundes kommt, was in der Regel auf eine Infektion des nekrotischen Pankreasgewebes hinweist. Daneben stellen akute Komplikationen wie Hohlorganperforationen, Darmischämien oder akute Blutungen durch eine Gefäßarrosion unmittelbare Indikationen für ein chirurgisches Vorgehen dar.

Indikationen zur chirurgischen Therapie bei akuter Pankreatitis:

- Infizierte Pankreasnekrosen
- Blutung
- Hohlorganperforation
- progrediente septische Verschlechterung trotz Intensivtherapie

---

Die Sterblichkeit in historischen Serien dieser septischen Patienten beträgt 80–100%. Auch trotz moderner interventioneller und chirurgischer Therapie in spezialisierten Zentren muss heute noch mit einer Mortalität von ca. 20% bei diesen Patienten gerechnet werden.

> **Wichtig zur Verbesserung der Prognose ist vor allem die Vermeidung früh im Krankheitsverlauf durchgeführter operativer Interventionen.**

Der optimale Operationszeitpunkt wird heute ca. 3–4 Wochen nach Krankheitsbeginn gesehen, da zu diesem Zeitpunkt einer besseren Demarkierung des nekrotischen vom vitalen Pankreasgewebe besteht, so dass Nekrosen mit geringerem Blutungsrisiko und weniger Gewebeverlust und damit einhergehend geringerer postoperativer exokriner und endokriner Insuffizienz, entfernt werden können.

Ziel der chirurgischen Intervention ist die **Fokussanierung durch Nekrosektomie** der infizierten Pankreasnekrose und damit die Vermeidung einer persistierenden Sepsis.

Praxisbox

Nekrosektomie bei Pankreatitis

Die chirurgische Nekrosektomie wird nach Eröffnung der Bursa omentalis durch das gastrokolische Ligament stumpf unter vorsichtiger Ausräumung des abgestorbenen Gewebes mit dem Finger vorgenommen, wobei vitale Anteile des Pankreas erhalten werden müssen, ohne Blutungen zu induzieren. Nach Nekrosektomie wird intraoperativ eine ausgiebige Lavage aller Exudatstraßen durchgeführt. Um eine wiederkehrende intraabdominelle Sepsis nach einmaliger Nekrosektomie zu verhindern, ist im Anschluss eine weitere Spülung des Abdomens über großlumige Drainagen erforderlich, die ggfs. mit einem »Packing« des Bauchraums kombiniert wird, wobei dann eine schrittweise Entfernung der Drainagen und des eingelegten Mullmaterials erforderlich sind. Auf diese Weise lassen sich die früher üblichen wiederholten Relaparotomien oder die komplette offene Spülbehandlung meist vermeiden.

Praxisbox

Minimalinvasive Techniken

Prinzipiell stehen heute neben der offenen chirurgischen Technik auch minimalinvasive Techniken zur Verfügung, die in den letzten 20 Jahren zur Therapie entwickelt wurden.

Statt einem transabdominell laparoskopischen Vorgehen wird heute zumeist ein retroperitoneoskopischer Zugang zum Pankreas bevorzugt. Hierbei wird primär in die Pankreasnekrose interventionell radiologisch im CT ein Draht als Leitschiene eingelegt. Unter Verwendung dieser Leitschiene wird dann der Zugang dilatiert und die Nekrosektomie mittels Nephroskop, Endoskop oder über eine Inzision im Bereich der Flanke mit konventionellen Instrumenten (VARD, video-assisted retroperitoneal debridement) durchgeführt. Über 2 eingelegte Drainagen erfolgt postoperativ eine kontinuierliche Lavage mit hohem Spülvolumen.

■■ Prognose

Spätfolgen einer akuten Pankreatitis können ein Pankreasabszess sein, der die Sepsis weiter unterhält. Hier ist eine frühzeitige, möglichst interventionelle Drainage notwendig. Weniger gravierend sind in der Regel postakute Pankreaspseudozysten.

Sie machen in der Mehrzahl der Fälle keine interventionelle Maßnahme erforderlich und bilden sich spontan zurück. Eine regelmäßige Nachsorge hinsichtlich der endokrinen und exokrinen Restfunktionsleistung des Organs mit entsprechenden Diätvorschriften und – falls erforderlich – medikamentöser Behandlung (Antidiabetika, Insulin, orale Pankreasenzympräparate) ist angezeigt.

In Kürze

Akute Pankreatitis
Meist biliär oder ethyltoxisch bedingt (ca. 80%), klinischer Verlauf mild und selbstlimitierend (ca. 80%) oder schwer nekrotisierend (ca. 20%).
Therapie: kausal nur bei gallensteinbedingter Cholestase (mittels ERCP und Steinextraktion) möglich, ansonsten insbesondere konservativ mit Flüssigkeitssubstitution, Schmerztherapie und, falls erforderlich, intensivmedizinischer Betreuung. Chirurgische Therapie mit Nekrosektomie und Spülung nur bei nachgewiesenen, infizierten Nekrosen, septischem Krankheitsbild oder rasch progredienter Verschlechterung indiziert. Grundsätzlich so spät wie möglich (3.–4. Woche nach Krankheitsbeginn, da perioperative Morbidität und Mortalität dann geringer). Letalität der schweren, akuten Pankreatitis ca. 20%.

7.13.5 Chronische Pankreatitis

■■ **Definition, Inzidenz, Ätiologie**

Definition

Die chronische Pankreatitis ist eine chronisch-entzündliche Erkrankung mit irreversibler Schädigung des Pankreasparenchyms, welches im Krankheitsverlauf fibrotisch umgebaut wird und darüber hinaus ausgeprägte Kalzifikationen und zystische Veränderungen aufweisen kann.

Im Zuge davon kommt es häufig zu Stenosen des Pankreasgangs und Gallengangs im Pankreaskopfbereich mit konsekutiven Pankreatitisschüben, die ähnliche Symptome wie die akute Pankreatitis hervorrufen. Daneben kann ein Ikterus auftreten. Die chronische Pankreatitis stellt im Langzeitverlauf eine Risikoerkrankung für die Entwicklung eines Pankreaskarzinoms dar. In Deutschland beträgt die Inzidenz der chronischen Pankreatitis 3–4/100.000 Einwohner, meist zwischen dem 30.–60. Lebensjahr, wobei Männer im Verhältnis 9:1 häufiger betroffen sind als Frauen.

Auch bei der chronischen Pankreatitis sind die Ursachen vielfältig. Gesichert ist ein gehäuftes Auftreten der chronischen Pankreatitis bei chronischem Alkoholabusus, der bei ca. 70% der Patienten als Auslöser besteht. Erkrankungen der Gallenwege sind nur selten ursächlich beteiligt. Bekannte weitere Ursachen sind Autoimmunerkrankungen, hereditäre Erkrankungen (z. B. Mukoviszidose), der primäre Hyperpara-

thyreoidismus, Medikamente wie Kortison und Thiazide sowie die Eiweißmangelernährung in tropischen Ländern. Bei ca. 10% aller Fälle bleibt die Ursache ungeklärt (idiopathische chronische Pankreatitis). Mit zunehmendem fibrotischen Untergang des Drüsengewebes kommt es zuerst zu einer exokrinen Insuffizienz (Malabsorption, Maldigestion) und später auch zu einer endokrinen Insuffizienz (Diabetes mellitus).

> ❯ Die chronische Pankreatitis wird häufig durch chronischen Alkoholabusus ausgelöst. Führende Symptome sind starke Schmerzschübe und zunehmende exokrine Pankreasinsuffizienz.

■■ **Symptomatik**
Charakteristisch für die chronische Pankreatitis ist der postprandiale Schmerz, der oft als dumpf bohrender, diffuser Oberbauchschmerz mit Ausstrahlung in den Rücken geschildert wird. Diese Schmerzen können so stark sein, dass die Patienten aus Furcht vor einer erneuten Schmerzattacke kaum noch Nahrung zu sich nehmen und erheblich untergewichtig werden können (Kachexie). Eine Berufsausübung ist oft nicht mehr möglich, die Patienten sind häufig schmerzmittelabhängig, z. T. mit erheblichen Mengen Opiatanalgetika. Die exokrine Insuffizienz äußert sich in dyspeptischen Beschwerden wie Meteorismus, Völlegefühl, Aufstoßen und Nahrungsmittelunverträglichkeiten. Viele der Patienten berichten über voluminöse, übel riechende Fettstühle. Die endokrine Insuffizienz kann sich in einem latenten oder manifesten Diabetes mellitus zeigen.

■■ **Diagnostik**
Laborchemische Veränderungen finden sich bei der chronischen Pankreatitis meist nur im akuten Schub mit Erhöhung der Amylase und Lipase, sowie der Leukozyten und des CRP. Bei Vorliegen einer Cholestase sind neben dem gesamten und direkten Bilirubin meist die AP und GGT erhöht.

> ❯ Insbesondere bei Cholestase kann der Tumormarker CA 19-9 bei der chronischen Pankreatitis ebenfalls erhöht sein, ohne dass eine maligne Erkrankung vorliegt.

Dies kann die Differenzialdiagnose zum Pankreaskarzinom erschweren (▶ Abschn. 7.13.8). Bei bereits bestehender endokriner Insuffizienz findet sich eine erhöhte Blutglukose mit pathologischem Glukosetoleranztest, sowie ggfs. ein erhöhter HbA1c-Wert, der eine bereits länger bestehende diabetische Stoffwechsellage anzeigt. Von zahlreichen Funktionstests zur Beurteilung der exokrinen Funktion ist klinisch v. a. die Bestimmung der Pankreaselastase 1 gebräuchlich, die während der Darmpassage nicht inaktiviert wird und bei exokriner Insuffizienz erniedrigt ist.

Die **Sonographie** kann als orientierende Untersuchung zur Beurteilung v. a. von Verkalkungen und Zysten hilfreich sein, daneben kann eine Cholestase beurteilt werden. Auch die **Endosonographie** wird zunehmend zur Beurteilung dieser Fragestellungen herangezogen, stellt aber eine wesentlich invasivere Methode als der transabdominelle Ultraschall dar.

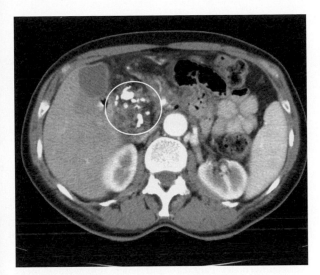

Abb. 7.198 Typischer CT-Befund bei chronischer Pankreatitis. Ausgeprägte Verkalkungen und Auftreibung des Pankreaskopfes (weißer Kreis)

Eine Beurteilung von Stenosen und Unregelmäßigkeiten sowohl des Pankreas, wie auch des Gallengangs ist mittels **endoskopischer retrograder Cholangiopankreatikographie (ERCP)** möglich. Hierbei kann außerdem bei Bedarf eine Dilatation von Stenosen und ggfs. Einlage einer Endoprothese erfolgen.

Die aussagekräftigste Diagnostik ist mithilfe der **kontrastmittelverstärkten CT** möglich. Hier können alle Veränderungen (Auftreibung des Pankreaskopfes, Verkalkungen, Gangstenosen und -dilatationen, Zysten sowie Gefäßbeteiligungen z. B. durch Einengung der Pfortader, Magenausgangs- oder Duodenalstenosen) erfasst werden (**Abb. 7.198**).

▪▪ Therapie

Auch die chronische Pankreatitis kann zunächst **konservativ** therapiert werden, wobei die strikte Vermeidung exogener Noxen (Alkohol- und Nikotinkarenz) an erster Stelle steht. Schmerzen sollten nach dem WHO-Stufenschema unter Verwendung von NSAID und ggfs. Opiaten behandelt werden, daneben muss die Malabsorption durch orale Substitution von Enzymen (Kombinationspräparate aus Lipase, Amylase und Proteasen) zu den Mahlzeiten behandelt werden, ebenso wie eine vorliegende endokrine Insuffizienz die Einstellung mit oralen Antidiabetika oder Insulin erfordert.

Wiederholte Schübe oder eine Cholestase können zunächst als Initialtherapie **endoskopisch**, z. B. durch Sphinkterotomie und/oder Endoprotheseneinlage behandelt werden, was meist zu einer kurzfristigen Besserung v. a. der Schmerzsymptomatik führt, jedoch im Langzeitverlauf oft nicht erfolgreich ist. Daher sollte rechtzeitig im Verlauf der chronischen Pankreatitis die Indikation zur **chirurgischen Therapie** überprüft werden. Diese ist gegeben, wenn unter konservativen Maßnahmen v. a. die Schmerzsymptomatik nicht beherrscht werden kann und sollte hier so rechtzeitig erfolgen,

dass einem dauerhaften Schmerzmittelabusus vorgebeugt wird. Weitere Indikationen für ein operatives Vorgehen sind erfolglose endoskopische Interventionen bei Stenosen von Gallen- und Pankreasgang mit konsekutivem Aufstau, entzündlich bedingte Duodenal- oder Magenausgangsstenosen sowie der Karzinomverdacht, der sich unter Umständen nur durch eine chirurgische Exploration und Resektion ausschließen oder bestätigen lässt.

> **Operationsindikationen bei chronischer Pankreatitis:**
> - Chronischer Schmerz
> - Erfolglose endoskopische Intervention
> - Mechanische Komplikationen (Gallengang-, Pankreasgang-, Magenausgangs-, Duodenalstenose)
> - Malignitätsverdacht

▪▪ Operationsverfahren

Bei der chronischen Pankreatitis wird zwischen **Drainageoperationen**, die das Ziel einer Entlastung des gestauten Pankreasgangs haben, und **Resektionen** unterschieden, bei denen neben der Gangdrainage auch eine Entfernung des erkrankten Gewebes erfolgt. Daneben können **Umgehungsoperationen** zur Ableitung des gestauten Gallengangs (biliodigestive Anastomose) oder als Bypass bei Magenausgangs- und Duodenalstenose (Gastroenterostomie) erfolgen.

Drainageoperationen können bei Stenose des Pankreasgangs im Kopf- oder Korpusbereich mit prästenotischer Dilatation im Pankreasschwanz durchgeführt werden. Hierzu wird der dilatierte Ductus pancreaticus längs eröffnet und mit einer nach Roux[69]-Y ausgeschalteten Jejunumschlinge Seit-zu-Seit anastomosiert.

Unter den **resezierenden Verfahren** stellt die **duodenumerhaltende Pankreaskopfresektion (DEPKR)** in verschiedenen Modifikationen (Beger[70], Frey[71], Bern[72]) ein modernes und gewebesparendes Verfahren dar, das sich seit den 1990er Jahren zunehmend durchgesetzt hat. Idee dieser Resektionstechniken ist die Entfernung des – meist im Pankreaskopf gelegenen – fibrotischen und verkalkten Gewebes, welches für die chronische Schmerzentstehung verantwortlich gemacht wird mit gleichzeitiger Eröffnung des Pankreas- und falls erforderlich auch Gallganges (**Abb. 7.199**). Nach der Resektion erfolgt die Rekonstruktion mit einer nach Roux-Y ausgeschalteten Jejunalschlinge, in die das Pankreassekret und ggfs. auch die Galle freien Abfluss haben. So wird möglichst viel Restgewebe des Pankreas erhalten, um die postoperative exokrine und endokrine Funktion nicht weiter zu verschlechtern und gleichzeitig das Hauptsymptom Schmerz, sowie die Stauung der Gänge, zu beheben.

---

69 Roux, César, Schweizer Chirurg, 1857–1934.
70 Beger, Hans, deutscher Chirurg, geb. 1936.
71 Frey, Charles, amerikanischer Chirurg, geb. 1929.
72 Berner Modifiaktion, benannt nach dem Inselspital Bern, wo das Verfahren von M.W. Büchler entwickelt wurde.

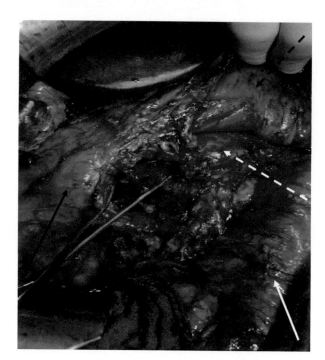

◘ Abb. 7.199 Situs nach duodenumerhaltender Pankreaskopfresektion (Bern). Ausgeschälter Pankreaskopf, Gallengang und Pankreasgang sind weit eröffnet und sondiert. Duodenum (*schwarzer Pfeil*), Magen (*gestrichelter schwarzer Pfeil*), Pankreaskorpus (*gestrichelter weißer Pfeil*), Colon transversum (*weißer Pfeil*).

Die **partielle Duodenopankreatektomie nach Kausch**[73]-**Whipple**[74] sollte bei bestehendem Tumorverdacht erfolgen, ansonsten sind die parenchymsparenden Resektionsverfahren der DEPKR zu bevorzugen. Eine **totale Pankreatektomie** ist bei chronischer Pankreatitis selten und meist ebenfalls bei Patienten mit gleichzeitig bestehendem Karzinomverdacht indiziert.

Die Spätergebnisse nach operativer Therapie der chronischen Pankreatitis hängen sowohl vom angewandten Operationsverfahren, als auch vom Stadium der Erkrankung und der aktiven Compliance des Patienten (insbesondere konsequenter Alkohol- und Nikotinverzicht) ab. Nach DEPKR werden im Langzeitverlauf bei bis zu 80% der Patienten Schmerzfreiheit und eine volle berufliche Rehabilitation erzielt.

> **In Kürze**
>
> **Chronische Pankreatitis**
> Verursacht progredient fibrotisch-kalzifizierenden Umbau des Pankreas mit exo- und endokrinem Funktionsverlust.
> **Symptome:** starke chronische Schmerzen, rezidivierende Schübe, Malabsorption mit Steatorrhoe. Im Spätstadium
> ▼

---

73 Kausch, Walther, deutscher Chirurg, 1867–1928.
74 Whipple, Allen, amerikanischer Chirurg, 1881–1963.

Diabetes mellitus sowie erhöhtes Risiko für Pankreaskarzinom. Cholestase durch Stenosierung des Gallengangs im Pankreaskopfbereich.
Therapie: endoskopische Gangdilatationen und Stenteinlagen möglich, jedoch langfristig meist erneute Probleme. Chirurgische Therapie sollte rechtzeitig erfolgen, umfasst verschiedene Varianten der Pankreaskopfresektion, meist unter Erhalt des Duodenums, sowie ausgedehntere Resektionen und Drainageoperationen. So bei ca. 80% Schmerzfreiheit und soziale und berufliche Rehabilitation möglich.

7.13.6 Verletzungen des Pankreas

▪▪ Ätiologie
Verletzungen des Pankreas sind selten und werden meist durch ein stumpfes Bauchtrauma verursacht, wobei die retroperitoneale Fixierung des Pankreas dazu führt, dass die Wirbelsäule als Hypomochlion eine Pankreasruptur begünstigt. Verletzungen durch Messerstiche oder Schuss sind in Mitteleuropa eher die Ausnahme.

> **Schweregrade der Pankreasverletzungen**
> – Stadium I: Kontusion, intakte Pankreaskapsel
> – Stadium II: oberflächlicher Kapsel- und Parenchymeinriss
> – Stadium III: tiefer Parenchymeinriss ohne Gangverletzung
> – Stadium IV: Parenchym- und Gangruptur

▪▪ Diagnostik
Entscheidend ist, dass bei der entsprechenden Anamnese mit stumpfem oder penetrierendem Abdominaltrauma an die Möglichkeit einer Pankreasverletzung gedacht wird. Die Diagnose wird anhand der Serumamylase und -lipase sowie kontrastmittelverstärkter CT gestellt, in der sich Rupturen des Pankreasparenchyms als Perfusionsausfälle, sowie Einblutungen oder Exsudate erkennen lassen. Besteht der Verdacht auf eine Gangruptur, ist die ERCP richtungsweisend.

▪▪ Therapie
Bei den oft polytraumatisierten Patienten gilt es den Schaden zu begrenzen und so konservativ wie möglich vorzugehen: Parenchymeinrisse (Stadium I, II, III) werden lediglich durch Naht und ausgiebige Drainage versorgt. Kommt es zur Ruptur der Drüse (oft über der Wirbelsäule beim stumpfen Trauma) mit Pankreasgangzerreißung (Stadium IV) ist eine Pankreaslinksresektion angezeigt. Bei komplizierter Ruptur von Duodenum und Pankreaskopf kann in seltenen Ausnahmenfällen die Duodenopankreatektomie lebensrettend sein.

 Cave
Verletzungen des Pankreas sind potenziell lebensbedrohlich und können leicht übersehen werden.

7.13.7 Zystische Veränderungen des Pankreas

■■ **Definition**

Echte zystische Veränderungen des Pankreas müssen von den Pseudozysten, die als Residuen einer akuten oder auch im Verlauf der chronischen Pankreatitis auftreten und harmlos sind, unterschieden werden. Die wichtigsten **zystischen Veränderungen** sind Zystadenome und intraduktal papillär muzinöse Neoplasien (IPMN), die als relativ neue, aber zunehmend diagnostizierte klinische Entität auch chirurgisch bedeutsam sind.

Pseudozysten

┌─ **Definition** ──────────────────────────────
│ Pseudozysten sind flüssigkeits- oder detritusgefüllte Hohlräume ohne Epithelauskleidung im Sinne einer Defektheilung nach nekrotisierender Pankreatitis oder rezidivierenden Schüben einer chronischen Pankreatitis. Benachbarte Organe wie Magen, Kolon und Mesokolon können an der Zystenwand beteiligt sein.
└──

■■ **Symptomatik**

Kleine Zysten und Pseudozysten sind fast immer symptomlos. Bei größeren Zysten kann es zu einem unspezifischen Druckgefühl im Oberbauch kommen, je nach Lage und Größe können die Zysten auch palpabel und symptomatisch werden. Hierbei finden wir nicht selten die Zeichen einer Magenausgangsstenose oder eines Ileus.

! **Cave**
Gefürchtet sind Einblutungen in Pseudozysten, die nicht selten zum Blutungsschock führen können. Eine bakterielle Kontamination kann septische Fieberschübe auslösen.

■■ **Diagnostik**

Im Vordergrund stehen die bildgebenden Verfahren wie Oberbauchsonographie und Computertomographie, mit der die Größenausdehnung und der Kontakt zu Nachbarorganen, sowie der Pseudozysteninhalt (serös/eingeblutet/Zelldetritus) dargestellt werden kann.

■■ **Therapie**

Kleine symptomlose Pseudozysten bedürfen **keiner Therapie**. Sie bilden sich oft spontan zurück. Dies gilt auch für die überwiegende Zahl der sog. postakuten Pseudozysten nach abgelaufener akuter Pankreatitis.

Bei großen und symptomatischen Zysten ist die unter Ultraschall- oder CT-Kontrolle perkutan eingelegte **Drainage** besonders bei frischen dünnwandigen Zysten zur Ableitung indiziert. Verursacht die Zyste Komplikationen und verfügt sie über eine ausreichende Wanddicke (in der Regel ab 6 Wochen nach abgelaufener Pankreatitis), ist an eine **operative Sanierung** zu denken. Je nach anatomischer Lage der Zyste erfolgt die Drainage entweder in den Magen (Zystogastrosto-

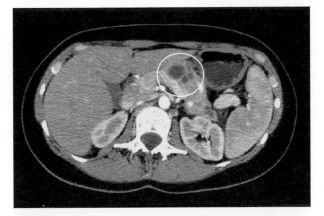

■ **Abb. 7.200** Zystischer Tumor im Pankreaskorpus und -schwanz (*weißer Kreis*), präoperativ Verdacht auf IPMN (intraduktal papillär muzinöse Neoplasie)

mie), ins Duodenum (Zystoduodenostomie) oder bevorzugt in das Jejunum (Zystojejunostomie) mithilfe einer ausgeschalteten Jejunumschlinge nach Roux-Y.

Zystadenome

■■ **Definition**

Bei den Zystadenomen des Pankreas sind seröse und muzinöse Formen zu unterscheiden.

Seröse Zystadenome, die ca. 15% der zystischen Veränderungen ausmachen, betreffen v. a. Frauen über dem 60. Lebensjahr und sind häufig (70%) im Korpus und Schwanz lokalisiert. Sie zeigen keine Entartungstendenz und können daher als meist harmlose Zufallsbefunde mittels Endosonographie oder MRT beobachtet werden. Eine Operationsindikation besteht nur bei bereits großen Befunden (>4 cm Durchmesser) oder Größenzunahme (>2 mm/Jahr) und wird dann befundabhängig als lokale Enukleation oder als formale Resektion (Whipple-Operation/Linksresektion) durchgeführt.

Im Gegensatz dazu sind **muzinöse Zystadenome (MCN)**, die etwas seltener als seröse Zystadenome (12% der zystischen Veränderungen) sind, als Präkanzerosen anzusehen, da sie sich im Verlauf in 30–50% der Fälle zu einem invasiven Karzinom entwickeln. Es sind nahezu ausschließlich Frauen zwischen dem 50.–70. Lebensjahr betroffen, auch die MCN sind meist im Korpus und Schwanz des Pankreas lokalisiert. Die Diagnose erfolgt anhand Ultraschall, Endosonographie und CT (■ Abb. 7.200) oder MRT, wobei die Abgrenzung gegenüber den serösen Zystadenomen anhand der bildgebenden Verfahren (unregelmäßige Binnenstruktur, dicke Wand, septiert) meist gut möglich ist. Alle MCN sollten reseziert werden (■ Abb. 7.201), wobei hier onkologische Prinzipien beachtet werden müssen, d. h. dass in der Regel eine formale Resektion mit Lymphadenektomie erfolgt.

› **Muzinös zystische Adenome stellen als Präkanzerosen eine Operationsindikation dar, serös zystische Adenome sind harmlos und bedürfen in der Regel keiner Therapie.**

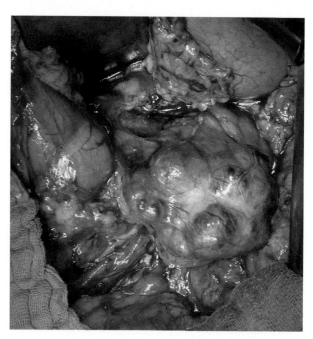

◘ **Abb. 7.201** Intraoperativer Situs (◘ Abb. 7.200). Polyzystischer Tumor im Pankreaskorpus. Durchführung einer Pankreaslinksresektion mit Splenektomie. Histologisch IPMN vom Haupt- und Seitengangstyp mit Carcinoma in situ

Intraduktal papillär muzinöse Neoplasie (IPMN)

▪▪ Definition

IPMN sind schleimhaltige, zystisch imponierende Veränderungen, die von den Pankreasgängen ausgehen und über eine Adenom-Karzinom-Sequenz zu einer malignen Transformation führen können. Insgesamt stellen sie die häufigsten zystischen Veränderungen des Pankreas dar und finden sich zu 65% im Pankreaskopf, 25% im Korpus und nur zu 10% im Schwanz.

Zwei Hauptformen der IPMN werden unterschieden:

1. Der **Hauptgangtyp**, der sich durch eine Aufweitung des Pankreashauptganges (>10 mm) auszeichnet und häufig das gesamte Organ betrifft.
2. Der **Seitengangtyp**, der die vom Hauptgang abzweigenden Seitengänge zystisch erweitert (>10 mm), so dass zwar eine Verbindung zum Hauptgang besteht, dieser selbst aber nicht erweitert ist.

Beide Typen weisen ein unterschiedliches biologisches Verhalten auf.

> ❯ Während sich aus einem Hauptgang-IPMN in 60–90% der Fälle eine invasives Adenokarzinom entwickelt, ist dies bei ca. 25–30% der Seitengang-IPMN der Fall.

Daneben finden sich bei Vorliegen eines IPMN zu 10% synchron Adenokarzinome des Pankreas an anderer Stelle und es besteht bei Patienten mit IPMN eine erhöhte Inzidenz extra-

pankreatischer Malignome (z. B. Mammakarzinome, kolorektale Karzinome, Bronchialkarzinome).

▪▪ Diagnostik

Die Diagnose eines IPMN ergibt sich oft als Zufallsbefund im Rahmen einer Sonographie oder Schnittbildgebung aus anderer Ursache. Zur weiteren Beurteilung kann eine Endosonographie und MRT-Untersuchung mit MRCP zur Beurteilung des Gangbezugs erfolgen. Bei Kontraindikationen für die MRT kann eine kontrastmittelverstärkte CT erfolgen. Die Bestimmung der Tumormarkers CEA und CA 19-9 kann zur Differenzierung zwischen IPMN (CA 19-9 meist normal) und bereits invasivem Karzinom (CA 19-9 meist erhöht) hilfreich sein, insbesondere wenn sich hier im Verlauf ein Anstieg ergibt.

▪▪ Therapie

> ❯ Alle Hauptgang-IPMN sollten aufgrund der hohen Entartungstendenz nach onkologischen Prinzipien reseziert werden.

Dies umfasst in der Regel die partielle Pankreatiko-Duodenektomie mit entsprechender Lymphadenektomie (▶ Abschn. 7.13.8) oder auch die totale Duodenopankreatektomie, die dann meist mit Splenektomie erfolgt, um auch im Bereich des Korpus und Schwanz onkologisch radikal vorzugehen. Die postoperativ obligat auftretende pankreoprive exokrine Insuffizienz und der Diabetes mellitus sind heute gut beherrschbar, so dass eine gute langfristige Lebensqualität besteht.

Bei den **Seitengang-IPMN** muss bzgl. der Therapie differenzierter vorgegangen werden:

- Bei einem Durchmesser von <1 cm besteht die Strategie in jährlichen Kontrollen mit CT oder MRT.
- Bei IPMN über 3 cm Durchmesser sollte analog der Vorgehensweise bei den Zystadenomen eine Resektion erfolgen.
- Im Größenbereich zwischen 1–3 cm wird eine Resektion empfohlen, wenn die IPMN morphologisch Kriterien aufweisen, die ein erhöhtes Malignitätsrisiko vermuten lassen. Dazu gehören u. a. Wandverdickungen (sog. Nodules), erhöhte Tumormarker, eine Größenzunahme im Verlauf oder Symptome wie ein Ikterus oder Pankreatitisschub, was auf eine Kompression der entsprechenden Gänge hinweist. Die Operation eines Seitengang-IPMN kann lokal als Enukleation erfolgen, gelegentlich sind auch ausgedehntere Resektionen (Linksresektion, Segmentresektion, Whipple-Operation) erforderlich.

In Kürze

Verletzungen, zystische Veränderungen des Pankreas
Verletzungen: meist im Rahmen eines stumpfen Bauchtraumas, gefährlich, v. a. bei Gangbeteiligung, müssen dann chirurgisch versorgt werden.

▼

Zystische Veränderungen:

- Seröse Zystadenome: keine Entartungstendenz, selten Operation nötig.
- Muzinösen Zystadenome, IPMN: Vorstufen des Pankreaskarzinoms, deshalb bei allen muzinösen Zystadenomen und Hauptgang-IPMN chirurgische Therapie, bei Seitengang-IPMN OP-Indikation abhängig von Größe und bildmorphologischen Kriterien.

7.13.8 Pankreaskarzinom

■ ■ Definition, Inzidenz, Ätiologie

Das **duktale Adenokarzinom** des Pankreas ist der häufigste bösartige Tumor der Bauchspeicheldrüse und stellt mit einer Inzidenz von ca. 10/100.000 die 4.-häufigste Ursache der krebsassoziierten Mortalität in der westlichen Welt dar. Männer sind ca. 3-mal häufiger betroffen, der Altersgipfel liegt in der 7. Lebensdekade. Seltener finden sich auch Plattenepithel-, Zystadeno-, und Azinuszellkarzinome im Pankreas.

Die Klassifikation erfolgt nach dem TNM-System und der klinischen Stadieneinteilung der UICC (◘ Tab. 7.33).

■ ■ Symptomatik

Die Symptomatik des Pankreaskarzinoms ist aufgrund der retroperitonealen Lage des Organs **sehr uncharakteristisch.** Die meisten Patienten berichten über Appetitlosigkeit, unspezifische Oberbauchbeschwerden, Gewichtsverlust und einen Leistungsknick mit Abgeschlagenheit. Als Leitsymptom des Pankreaskopfkarzinoms gilt der meist schmerzlose Ikterus als

◘ **Tab. 7.33** Stadieneinteilung der Pankreaskarzinome (UICC 2010)

Stadium	T*	N**	M***
Stadium IA	T1	N0	M0
Stadium IB	T2	N0	M0
Stadium IIA	T3	N0	M0
Stadium IIB	T1, T2, T3	N1	M0
Stadium III	T4	Jedes N	M0
Stadium IV	Jedes T	Jedes N	M1

* T1 Tumor <2 cm auf Pankreas begrenzt; T2 Tumor >2 cm auf Pankreas begrenzt; T3 Infiltration jenseits des Pankreas inklusive V. mesenterica sup., V. lienalis, Pfortader; T4 Infiltration von arteriellen Gefäßen (Truncus coeliacus, A. mesenterica superior)
** N0 keine Lymphknotenmetastasen, N1 regionale LK-Metastasen
*** M0 keine Fernmetastasen, M1 Fernmetastasen (z. B. Leber, Peritoneum, Befall tumorferner LK)

Ausdruck eines Gallengangverschlusses mit begleitendem entfärbtem Stuhl und Dunkelfärbung des Urins. Ist die gestaute Gallenblase zusätzlich durch die Bauchdecke palpabel, entspricht dies klinisch dem Courvoisier[75]-Zeichen. Bestehen bereits ausstrahlende Rückenschmerzen, so ist dies meistens ein Zeichen für eine retropankreatische Infiltration und Ausdruck eines fortgeschrittenen Tumors. Auch ein neu aufgetretener Diabetes mellitus oder die Verschlechterung einer bestehenden diabetischen Stoffwechsellage muss an das Vorliegen eines Pankreaskarzinoms denken lassen.

> **Das Pankreaskarzinom hat eine schlechte Prognose, da es durch seine uncharakteristische Symptomatik meist erst im fortgeschrittenen Stadium entdeckt wird.**

■ ■ Diagnostik

Bei Verdacht auf Vorliegen eines Pankreaskarzinoms erfolgt bei entsprechender Anamnese zunächst meist eine **Ultraschalluntersuchung** des Abdomens, bei der ggfs. der Tumor, v. a. aber eine Cholestase und – falls vorhanden – Lebermetastasen dargestellt werden können. In der **Endosonographie** lässt sich insbesondere die Tumorausdehnung, Gefäßinfiltration und Beteiligung von Lymphknoten erfassen.

Bei Vorliegen eines Ikterus zeigt die **ERCP** die entsprechende Gangstenose. Sind hier Pankreas und Gallengang betroffen, so findet sich das sog. Double-Duct-Sign. Häufig erfolgt im Rahmen der ERCP die Einlage eines Endoprothese in den Gallengang zur Entlastung, wobei dies bei operablen Tumoren nicht erforderlich ist. Hier ist eine unverzügliche Operation vorzuziehen, es sei denn die Cholestase hat bereits zu einer Beeinträchtigung der Leberfunktion mit der Gefahr einer Gerinnungsstörung geführt (erniedrigter Quick-Wert und Albumin).

Entscheidend für die Diagnose ist jedoch v. a. die **kontrastmittelverstärkte CT-Untersuchung**, da sich hier Tumorausdehnung, Gefäßbeteiligung, Lymphknotenvergrößerungen, Lebermetastasen, sowie evtl. eine Peritonealkarzinose (Aszites als indirektes Zeichen) erfassen lassen. Eine Kontraindikation für eine Operation ergibt sich hier, wenn arterielle Gefäße (A. mesenterica superior oder Truncus coeliacus, T4-Stadium) vom Tumor erreicht werden oder eindeutig Fernmetastasen (Leber, Peritoneum) vorliegen. Eine Beteiligung der Pfortader stellt dagegen keine Kontraindikation für die Resektion dar, da diese mit guten Resultaten mitreseziert werden kann (◘ Abb. 7.202). Zum ergänzenden Staging sollte eine Röntgenuntersuchung des Thorax erfolgen. Die Tumormarker CA 19-9 und CEA sollten routinemäßig bestimmt werden, da sie als Verlaufsparameter nach erfolgter Resektion zur Nachsorge hilfreich sein können.

> **Eine präoperative Biopsie (endosonographisch oder CT-gesteuert) ist verzichtbar, da sie in ca. 20% der Fälle falsch-negativ ist und ein suspekter CT-Befund in jedem Fall operativ geklärt werden sollte.**

75 Courvoisier, Ludwig, Schweizer Chirurg, 1843–1918.

7

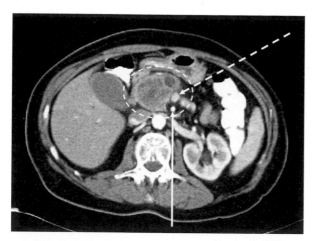

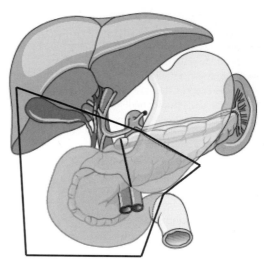

◨ **Abb. 7.202** CT-Befund bei Pankreaskopfkarzinom. Unregelmäßig konfigurierter, hypodenser Tumor (*gestricheltes weißes Oval*). Kein Bezug zur A. mesenterica superior (*weißer Pfeil*), fraglich Kontakt zur Pfortader (*gestrichelter weißer Pfeil*). Intraoperativ resektabler Befund mit pyloruserhaltender partieller Pankreatico-Duodenektomie und Pfortaderteilresektion

◨ **Abb. 7.204** Schema Resektionsausmaß bei klassischer partieller Pankreatico-Duodenektomie (Operation nach Kausch-Whipple)

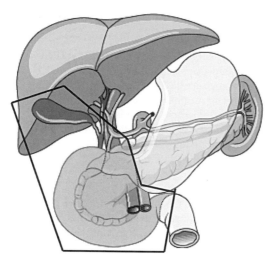

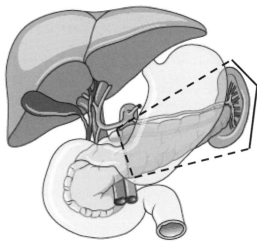

◨ **Abb. 7.203** Schema Resektionsausmaß bei pyloruserhaltender partieller Pankreatico-Duodenektomie (Operation nach Traverso-Longmire)

◨ **Abb. 7.205** Schema Resektionsausmaß bei Pankreaslinksresektion (distale Pankreatektomie) mit Splenektomie

▪ ▪ Therapie

Eine **potenziell kurative Operation** ist aufgrund der meist späten Diagnosestellung nur bei ca. 20% der Patienten möglich. Hierdurch können 5-Jahres Überlebensraten von 25–30% erreicht werden. Chirurgische Standardresektionen können heute in Zentren mit niedriger Morbidität und einer Mortalität von unter 5% durchgeführt werden, ebenso wie erweiterte Eingriffe mit Gefäß-, Multiviszeral- und Rezidivresektionen.

Die adjuvante Therapie hat in den letzten Jahren einen großen Stellenwert in der Therapie des Pankreaskarzinoms gewonnen und die Prognose deutlich verbessert.

❯ **Daher muss die chirurgische Therapie immer in ein interdisziplinäres onkologisches Konzept eingebunden werden.**

Ziel der chirurgischen Resektion beim Pankreaskarzinom muss nach der gültigen S3-Leitlinie aus dem Jahr 2007 die Entfernung des Tumors im Gesunden im Sinne einer R0-Resektion sein. Die Standardresektionen umfassen die **partielle Pankreatiko-Duodenektomie mit oder ohne Pyloruserhalt** (◨ Abb. 7.203, ◨ Abb. 7.204), sowie die **linksseitige Pankreasresektion** (◨ Abb. 7.205) und **die totale Pankreatektomie**, die bei onkologischen Indikationen in der Regel mit Splenektomie durchgeführt werden.

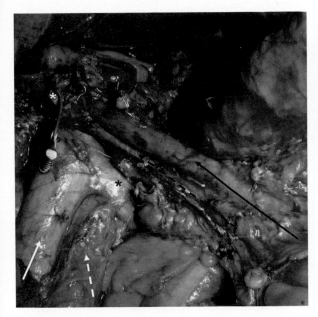

■ **Abb. 7.206** Intraoperativer Situs nach Resektion bei partieller Pankreatico-Duodenektomie. V. cava (*weißer Pfeil*) mit linker Nierenvene (*schwarzer Stern*), Aorta (*gestrichelter weißer Pfeil*), Pfortader (*schwarzer Pfeil*) und akzessorische rechte Leberarterie aus der A. mesenterica superior (*gestrichelter schwarzer Pfeil*). Durchtrennter Ductus hepaticus temporär geklemmt (*weißer Stern*)

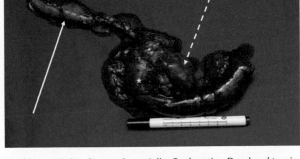

■ **Abb. 7.207** Resektat nach partieller Pankreatico-Duodenektomie. Gallenblase am Ductus choledochus (*weißer Pfeil*), Pankreaskopf (*gestrichelter weißer Pfeil*), Duodenum (*weißer Stern*)

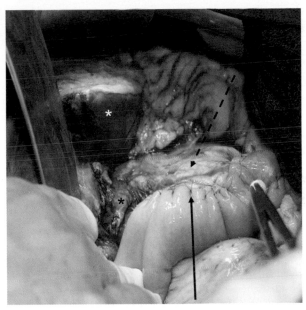

■ **Abb. 7.208** Situs nach Abschluss der Pankreatico-Jejunostomie bei partieller Pankreatico-Duodenektomie. Anastomose zwischen Jejunum (*schwarzer Pfeil*) und Pankreaskorpus (*gestrichelter schwarzer Pfeil*) mit Einzelknopfnähten. Linker Leberlappen (*weißer Stern*) und A. hepatica (*schwarzer Stern*)

Praxisbox ─────────────────

Klassische partielle Pankreatiko-Duodenektomie

Bei der klassischen partiellen Pankreatiko-Duodenekomie (Operation nach Kausch-Whipple) wird das Pankreas über der Pfortader durchtrennt. Dann werden Pankreaskopf, Duodenum, 1. Jejunalschlinge, distaler Magen sowie Gallenblase und Ductus choledochus reseziert (■ Abb. 7.206, ■ Abb. 7.207). Zudem erfolgt eine Lymphadenektomie im Bereich des Lig. hepatoduodenale, sowie rechtsseitig des Truncus coeliacus und der A. mesenterica superior. Die Rekonstruktion erfolgt mit der 2. Jejunalschlinge, die an das Pankreaskorpus (■ Abb. 7.208), den Ductus hepaticus und den Magen anastomosiert wird.

Die **pyloruserhaltende partielle Pankreatiko-Duodenektomie (Operation nach Traverso[76]-Longmire[77])** unterscheidet sich lediglich darin, dass der Magen inklusive Pylorus komplett erhalten wird, was eine physiologischere Nahrungsaufnahme und -passage im postoperativen Verlauf ermöglicht.

❯ Da diese Operation hinsichtlich onkologischer Radikalität der klassischen Whipple-Operation gleichwertig ist, hat sie sich heute weitgehend als Standardeingriff beim Pankreaskopfkarzinom durchgesetzt.

Bei Tumoren des Pankreaskorpus und -schwanz, die über oder links der V. mesenterica superior lokalisiert sind, stellt die **distale Pankreatektomie (Pankreaslinksresektion)** den Standardeingriff dar.

Praxisbox ─────────────────

Distale Pankreatektomie (Pankreaslinksresektion)

Diese umfasst bei onkologischer Indikation auch die Splenektomie. Das Absetzen des Pankreas erfolgt dabei nach Tunneln des Korpus über der V. mesenterica supe-

▼

---

76 Traverso, William, amerikanischer Chirurg, geb. 1938.
77 Longmire, William, amerikanischer Chirurg, 1913–2003.

7

rior bzw. dem Pfortaderkonfluens. Der Schnittrand wird durch Nähte oder bei Durchtrennung mit einem Klammernahtgerät maschinell verschlossen. Darüber hinaus kann er mit Weichgewebe (Jejunalschlinge, Lig. falciforme) gedeckt werden, um so eine Leckage des Pankreasgangs zu verhindern, die jedoch trotz verschiedener Verschlusstechniken bei ca. 30% der Patienten auftritt (siehe Komplikationen). Auch bei der Linksresektion muss eine standardisierte Lymphadenektomie inklusive der peripankreatischen Lymphknoten sowie die Lymphknoten links des Truncus coeliacus und der A. mesenterica superior sowie des Milzhilus (Splenektomie) durchgeführt werden.

Die **totale Pankreatiko-Duodenektomie** kann bei Tumoren, die zentral im Pankreas liegen oder bei mehreren auf Kopf und Korpus/Schwanz verteilten Tumoren notwendig sein und wird entsprechend als Kombination der oben genannten Operationen durchgeführt, wobei in der Regel ein Pyloruserhalt möglich ist.

> Ziel der Operation beim Pankreaskarzinom ist die komplette Entfernung, ggfs. auch mit Resektion der Pfortader oder von Nachbarorganen. Nach der Operation muss eine adjuvante Chemotherapie erfolgen.

Laparoskopische Pankreasresektionen Die Linksresektion wird in vielen Zentren zunehmend laparoskopisch durchgeführt. Dieser Eingriff kann über 4–5 Trokare und Durchtrennung des Pankreas mithilfe eines Klammernahtgeräts erfolgen. Die berichteten Morbiditäts- und Mortalitätsraten entsprechen dem offenen Vorgehen im Wesentlichen. Die zu erwartenden Vorteile der Laparoskopie mit schnellerer Erholung der Patienten, weniger Schmerzmittelbedarf und besserem kosmetischem Ergebnis werden derzeit in mehreren Studien untersucht, ohne dass bislang randomisierte Untersuchungen dazu vorliegen.

■ ■ **Komplikationen**
Ein entscheidender Faktor bei der Pankreaschirurgie ist das Komplikationsmanagement. Die schwerwiegendste Komplikation ist die Entwicklung einer **Pankreasfistel**, die entweder an der Pankreasanastomose (nach partieller Pankreatiko-Duodenektomie) oder am Absetzungsrand (nach Linksresektion) auftritt. Erkennbar ist eine Fistel an erhöhten Amylase- und Lipasewerten in der Drainageflüssigkeit. Meist kann die Fistel unter kontinuierlicher Drainage des Pankreassekrets nach extraabdominell ohne weitere Maßnahmen ausheilen. Sollte sich eine infizierte Flüssigkeitsansammlung im Abdomen bilden, muss eine erneute Drainage (CT-gesteuert) erfolgen. Nur bei Entwicklung lebensbedrohlicher Komplikationen wie einer akuten Blutung durch eine **Gefäßarrosion** oder eine **septische Situation** muss – insgesamt selten – eine Reoperation mit einer Restpankreatektomie zur Kontrolle der Situation erfolgen.

Weitere Komplikationen, wie z. B. postoperative Magenentleerungsstörungen (sog. Delayed Gastric Emptying, DGE) können in den meisten Fällen konservativ therapiert werden.

> **Das interdisziplinäre Komplikationsmanagement ist ein entscheidender Faktor in der postoperativen Betreuung, um potenziell schwerwiegende Komplikationen frühzeitig zu erkennen und zu behandeln.**

■ ■ **Adjuvante Therapie**
Beim Pankreaskarzinom sollte nach Resektion – unabhängig vom Tumorstadium – im Anschluss eine adjuvante Chemotherapie erfolgen, da diese die Prognose der Patienten entscheidend verbessert. Standard ist hierbei der Einsatz von Gemcitabine oder 5-Fluorouracil, andere Substanzen werden im Rahmen von zahlreichen Studien untersucht.

In Kürze

Pankreaskarzinom
Inzidenz ca. 8–10/100.000, 4.-häufigste Ursache krebsassoziierter Mortalität der westlichen Welt, Prognose schlecht bei Langzeitüberleben von 1–5%. Potentiell kurative Resektion bei ca. 20% der Patienten möglich, dadurch 5-Jahres-Überlebensraten von 25–30% erreicht.
Therapie: Standardresektionen wie partielle Pankreatico-Duodenektomie, Linksresektion oder totale Pankreatektomie mit geringer chirurgischer Morbidität und Mortalität von unter 5% in entsprechenden Zentren möglich. Bestmögliche Ergebnisse erzielbar, wenn chirurgische Therapie in interdisziplinäres onkologisches Konzept eingebunden wird. Adjuvante Chemotherapie verbessert Prognose deutlich. Basis ist Gemcitabine- oder 5-Fluorouracil-basierte Therapie, die von Studien um neue Therapeutika, wie z. B. Antikörper ergänzt werden kann.

Weiterführende Literatur

Adler G, Seufferlein T, Bischoff SC, et al. (2007) S3-Guidelines Exocrine pancreatic cancer, Z Gastroenterol 45: 487–523

Büchler MW, Wagner M, Schmied BM, et al. (2003) Changes in morbidity after pancreatic resection: Toward the end of completion pancreatectomy. Arch Surg 138: 1310–1314

Schmidt CM, White PB, Waters JA et al. (2007) Intraductal papillary mucinous neoplasms: predictors of malignant and invasive pathology Ann Surg 246: 644–651

Strobel O, Büchler MW, Werner J (2009) Surgical therapy of chronic pancreatitis: indications, techniques and results. Int J Surg 7: 305–312

Tanaka M, Chari S, Adsay V et al. (2006) International consensus guidelines for management of intraductal papillary mucinous neoplasms and mucinous cystic neoplasms of the pancreas. Pancreatology 6: 17–32

7.14 Endokrine Erkrankungen des Magen-Darm-Traktes und des Pankreas

V. Fendrich, D. K. Bartsch

Die endokrinen Tumoren im Magen, Darm und Pankreas nehmen ihren Ausgangspunkt vom diffusen neuroendokrinen Zellsystem dieser Organe, das Polypeptide und Amine produziert. Sie greifen entscheidend in die Regulation der Verdauung von Nahrungsbestandteilen sowie in den Kohlehydratmetabolismus ein. Diese Zellen, die verstreut in der Schleimhaut von Magen und Darm und zu Inselkomplexen zusammengefasst im Pankreas liegen, zeichnen sich durch die Expression neuroendokriner Marker, wie Synaptophysin oder Chromogranin A aus. Für die meisten Zellen ist auch die Produktion eines speziellen Hormons (z. B. Serotonin, Insulin oder Gastrin) bekannt. Diese verschiedenen Zellsysteme werden unter dem Begriff des gastroentero-pankreatischen Systems (GEP-System) zusammengefasst, das durch einige histochemische und biochemische Besonderheiten charakterisiert ist. So haben diese Zellsysteme häufig die Fähigkeit, Amine aufzunehmen und zu dekarboxylieren (sog. APUD-Konzept: »amine precursor uptake and decarboxylation«). Pathologische Veränderungen dieser Zellen treten nur relativ selten auf, sind aber meist durch die sie begleitende hormonelle Symptomatik sehr charakteristisch.

Neuroendokrine Tumoren (NET) kommen in allen Abschnitten des Gastrointestinaltraktes sowie des Pankreas vor, sie zeigen jedoch je nach Lokalisation, Größe sowie histologischer und funktioneller Differenzierung eine unterschiedliche Häufigkeit, Biologie und Prognose. Die NET des GFP-Systems werden nach ihrem embryologischen Ursprung in »Foregut« (Magen, Duodenum, oberes Jejunum, Pankreas), »Midgut« (mittleres/unteres Jejunum, Ileum, Appendix, Zökum) und »Hindgut« (Kolon, Rektum) Tumoren eingeteilt. Weniger als die Hälfte dieser Tumoren wird durch Sekretion von Hormonen klinisch apparent, wobei oftmals mehrere Hormone sezerniert werden können, eines von ihnen bestimmt jedoch die klinische Symptomatik. Die NET des Gastrointestinaltraktes, die unter dem historischen Begriff Karzinoid bekannt sind, werden inzwischen nach einer neuen WHO-Klassifikation (WHO 2010) eingeteilt, die es gestattet, den verschiedenen Besonderheiten der NET und ihrer prognostischen Einschätzung gerecht zu werden.

7.14.1 Neuroendokrine Tumoren des Gastrointestinaltraktes

▪▪ Nomenklatur und Klassifikation
Der Begriff des **Karzinoids** hatte sich zur Benennung der meistens gut differenzierten Tumoren, die aus dem diffusen neuroendokrinen Zellsystem hervorgehen, eingebürgert. Mit zunehmender Kenntnis der neuroendokrinen Tumoren wurde jedoch klar, dass sie nicht nur gut differenzierte und folglich niedrigmaligne, sondern auch hochmaligne Neoplasien umfassen und damit über den Rahmen dessen, was von Oberndorf 1907 ursprünglich unter dem Namen Karzinoid beschrieben wurde, hinausgehen. Daher wurde der umfassende Begriff des **neuroendokrinen Tumors (NET)** vorgeschlagen, der als gut differenzierter NET dem **Karzinoid** und als gut differenziertes neuroendokrines Karzinom dem **malignen Karzinoid** gleichgesetzt werden kann.

Ein weiteres Problem der alten Nomenklatur und der damit verbundenen Klassifikation ist, dass sie keine Aussage zur funktionellen und prognostischen Einordnung des individuellen Tumors gestatten. Die neue **WHO-Klassifikation** (2010) der gastrointestinalen NET, die in gut differenzierte Tumoren und schlecht differenzierte Karzinome einteilt (NEC G3), trägt dieser Tatsache Rechnung.

▪▪ Epidemiologie
Die globale Inzidenz der GEP-NET ist nicht bekannt, steigt jedoch von Jahr zu Jahr immer mehr an und liegt momentan bei etwa 1/100.000 Einwohner/Jahr. Männer und Frauen sind etwa gleich häufig betroffen. Das Haupterkrankungsalter liegt in der 6. Lebensdekade. Ausnahme sind die NET der Appendix, die häufiger bei Frauen vorkommen und schon bereits bei Kindern beobachtet werden können.

▪▪ Pathophysiologie
Die ileojejunalen NETs des Gastrointestinaltraktes produzieren unterschiedliche Mengen von 5-Hydroxytryptamin (5-HT, **Serotonin**), das dann in 2 Schritten zu 5-Hydroxyindolessigsäure (5-HIES) abgebaut wird und direkt im **Urin** nachweisbar ist. Eine Übersekretion von Serotonin führt zu Diarrhöen mit Malabsorption, Stimulation der intestinalen Motilität, intraabdominellen Krämpfen, Übelkeit und Erbrechen. Neben Serotonin werden im Urin von Patienten mit gastrointestinalen NET zahlreiche **Amine** beobachtet. Vor allem bei NET des Magens findet sich eine Erhöhung des Histamins. Daneben lässt sich v. a. jedoch auch Bradykinin mit seinen Metaboliten nachweisen. Diese **Kinine** scheinen für die Flush-Attacken im Rahmen des sog. Karzinoidsyndroms verantwortlich zu sein.

▪▪ Lokalisation und Häufigkeit
GEP-NET treten in verschiedener Häufigkeit im GI-Trakt auf (☐ Tab. 7.34). NET der Appendix sind oftmals Zufallsbefunde und metastasieren selten. Die NET des Dünndarms und Kolons metastasieren häufig (40–60%), vorwiegend in die mesenterialen Lymphknoten und in die Leber.

Neuroendokrine Tumoren des **Magens** nehmen eine Sonderstellung ein. Sie treten solitär oder multipel auf. Pathogenetisch können eine langjährige Säureblockade, eine chronisch-atrophische Gastritis sowie ein Zollinger-Ellison-Syndrom zugrunde liegen. Je nach Größe und histologischer Klassifizierung sind diese Tumoren benigne bis hochmaligne.

> **❯** Hormonaktive NET des Magens sezernieren Histamin, das insbesondere nach Genuss von gewürzten Speisen zu Flush Symptomen führt.

▪▪ Symptomatik
Die Klinik der NET des Gastrointestinaltraktes hängt im Wesentlichen von der Tumorlokalisation und von der Hor-

□ Tab. 7.34 Häufigkeit und Prognose der NET des Gastro-intestinaltraktes

Lokalisation	Prozen-tualer Anteil	Häufigkeit von Metas-tasen	Gesamt-5-Jahres-Über-lebensrate aller Stadien
Ösophagus	<1	80	30
Magen	23	25	50
Dünndarm	15	65	60
Meckel-Divertikel	<1	50	70
Appendix	21	5	99
Kolon	7	60	65
Rektum	14	20	80
Pankreas	12	70	70

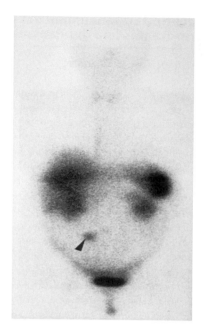

□ Abb. 7.209 Beispiel einer Somastostatinrezeptorszintigraphie (SMS). Neben der physiologischen Anreicherung in Leber, Milz, Nieren und Blase erkennt man eine positive Anreicherung des Tracers (*Pfeil*) auch im rechten Unterbauch als Hinweis auf ein Midgut-NET

monausschüttung ab. Bei etwa 40% der Patienten mit einem NET des Dünndarms entwickelt sich das sog. **Karzinoidsyndrom**. Dies weist auf eine ausgedehnte Lebermetastasierung hin (>30% des Lebervolumens), da das vom Tumor sezernierte Serotonin, das über die Pfortader in die Leber gelangt, dort nicht mehr ausreichend abgebaut wird. Das Karzinoidsyndrom wird durch anfallsweisen **Flush** (durch Vasodilatation bedingte, plötzlich auftretende rotblaue Verfärbung des Gesichts, des Halses und evtl. auch des Oberkörpers und der Extremitäten, verbunden mit Hitzewallung), Übelkeit, Erbrechen, Diarrhöen und krampfartige abdominelle Schmerzen infolge gastrointestinaler Hypermotilität und Bronchokonstriktion mit Asthma charakterisiert. Im weiteren Verlauf treten bei 50% der Patienten **Teleangiektasien** der Haut und eine plaqueartige **Endokardfibrose** des rechten Herzens mit pulmonaler Stenose und Trikuspidalinsuffizienz auf.

Bei Patienten **ohne Karzinoidsyndrom** (ca. 60%) ist die lokale Symptomatik durch Schmerzen bei Subileus-/Ileussituation durch Tumorobstruktion, Abknickung, Stenose und Durchblutungsstörung des Darmes durch Mesenterialfibrose gekennzeichnet.

▪▪ Diagnose

Der **biochemische Nachweis** gelingt durch die Bestimmung von 5-Hydroxytryptamin (Serotonin) im Blut, das dann in 5-Hydroxyindolessigsäure abgebaut und im Urin nachweisbar wird. Die Lokalisationsdiagnostik und das Staging erfolgt mittels **Sonographie** und **CT oder MRT** des Abdomens, der **Röntgenuntersuchung** des Dünndarmes nach Sellink, die **Somatostatinrezeptorszintigraphie** (SMS, □ Abb. 7.209, □ Abb. 7.210) oder die 68 Ga-Dotatoc-PET.

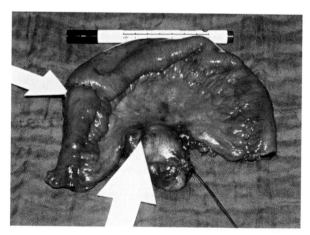

□ Abb. 7.210 Zur SMS-Szintigraphie korrespondierendes Operationspräparat des terminalen Ileums. Im Bereich des Primärtumors (*linker Pfeil*) erkennt man eine deutliche Raffung, die einen Kalibersprung des Darmes und ein Passagehindernis verursacht hat. Zudem zeigt sich eine ausgeprägte Lymphknotenmetastasierung entlang der versorgenden Hauptgefäße (*unterer Pfeil*)

▪▪ Therapie

❯ **Die Resektion des gastrointestinalen Primärtumors, inklusive der Metastasen im Lymphabflussgebiet sowie ggf. auch möglicher Lebermetastasen, ist die initiale und wirksamste Therapie** (□ Abb. 7.211).

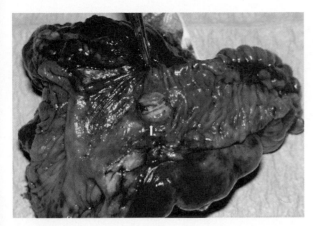

◘ Abb. 7.211 Typischer Befund eines ca. 1 cm großen gelblich-weißen NET (*Pfeil*) im terminalen Ileum

Die Entfernung des Primärtumors ist auch bei ausgeprägter Lebermetastasierung sinnvoll, um mechanischen Komplikationen (z. B. Ileus) vorzubeugen, zudem verbessert es das Gesamtüberleben der Patienten. Auch eine **Tumorreduktion** (sog. **Debulking**), insbesondere von Lebermetastasen, sowie wiederholte palliative Eingriffe sind bei dem langsamen Wachstum dieser Tumoren indiziert. Bei NET der Appendix <1 cm ist eine Appendektomie ausreichend, bei basisnahen NET oder bei Tumoren >2 cm sollte eine Ileozäkalresektion mit Lymphknotendissektion erfolgen. Die Therapie (endoskopisch, offene Exzision oder Resektion) der NET des Magens richtet sich nach der Tumorgröße und Dignität.

❶ Cave
Es ist wichtig, darauf zu achten, dass während der Operation eines NET des Gastrointestinaltraktes mit Leberfilialisierung keine Freisetzung vasoaktiver Substanzen eintritt. Daher sollte perioperativ Somatostatin i.v. verabreicht werden, das die Hormonausschüttung unterbindet.

Bei **nichtresektablen**, diffus metastasierten NET des Gastrointestinaltraktes besteht die Möglichkeit der Hemmung der Serotoninsynthese durch die dauerhafte Gabe von **Somatostatinanaloga**, durch eine Immuntherapie mit α-Interferon oder eine Chemotherapie. In jüngster Zeit werden zunehmend auch neue, sog. targeted therapies wie der Multikinase-Inhibitor Sunitinib und der mTOR-Inhibitor Everolimus nach ersten vielversprechenden Ergebnissen in größeren Studien evaluiert. Lebermetastasen können auch durch die Peptidradioreceptor-Therapie, z. B. mit Y-Dotatoc oder durch transarterielle Chemoembolisation (TACE) angegangen werden. Die Prognose der NET des Gastrointestinaltraktes ist entscheidend abhängig von der Lokalisation des Primärtumors sowie vom Tumorstadium zum Zeitpunkt der Diagnosestellung (◘ Tab. 7.34).

In Kürze

Neuroendokrine Tumoren des Gastrointestinaltraktes (NET)
Produktion von Serotonin (als 5-Hydroxyindolessigsäure im Urin nachweisbar), Histamin, Bradykinin.
Symptomatik: gastrointestinale Symptome, Karzinoidsyndrom (Lebermetastasierung), Flush, Teleangiektasien, Endokardfibrose.
Diagnostik: biochemisch, Sonographie, CT/MRT, Somatostatinrezeptorszintingraphie.
Therapie: Resektion des Primärtumors inkl. des Lymphabflussgebietes und ggf. der Lebermetastasen, ggf. zumindest Tumorreduktion, sog. Debulking. **Cave:** Freisetzung vasoaktiver Substanzen bei Leberfilialisierung. Perioperative Gabe von Somatostatin i.v.; bei nichtresektablen Tumoren: Somatostatinanaloga u. a. medikamentöse Therapieansätze.

7.14.2 Endokrine Pankreastumoren

Mehr als 20% der Tumoren des GEP-Systems sind im Pankreas lokalisiert (◘ Tab. 7.35).

Insulinom

Definition
Insulinome sind insulinproduzierende Tumoren, die von den β-Zellen der Langerhans-Inseln im Pankreas ausgehen und einen **organischen Hyperinsulinismus** verursachen.

Von den Insulinomen abgegrenzt werden muss die **Nesidioblastose**, eine diffuse Hyperplasie des Inselzellapparates bei Neugeborenen meist diabetischer Mütter.

Insulinome sind die häufigsten NET des Pankreas. Über 90% treten solitär auf. Bei multiplen Insulinomen liegt immer eine **multiple endokrine Neoplasie Typ I** (► Abschn. 7.14.3) vor. Etwa 5% der Insulinome sind maligne, sie metastasieren vorwiegend in die Lymphknoten und in die Leber.

▪▪ Symptomatik
Die klinische Symptomatik ist durch die Folgen der **Hypoglykämie** charakterisiert (◘ Tab. 7.36). Durch den Versuch, die Symptome durch Kohlehydratzufuhr zu kompensieren, besteht bei den meisten Patienten bei Diagnosestellung eine erhebliche Adipositas. Das Krankheitsbild ist durch die **Whipple-Trias** charakterisiert.

Whipple-Trias bei Insulinom
- Hypoglykämiesymptomatik (Verwirrtheit, Bewusstseinsstörung, Schock)
- Blutzuckerwerte <45 mg/dl
- Besserung der Symptomatik durch Glukosegabe

◘ Tab. 7.35 Übersicht der endokrinen Pankreastumoren

Tumor	Häufigkeit (%)	Hormon	Klinik
Insulinom	40	Insulin	Hyperinsulinismus
Gastrinom	25	Gastrin	Zollinger-Ellison-Syndrom
Vipom	2	VIP[a]	Verner-Morrison-Syndrom
Glukagonom	1	Glukagon	Diabetes, nekrolytisches Exanthem
Somatostatinom	1	Somatostatin	Steatorrhö, Cholelithiasis, Diabetes
Nichtfunktionelle Tumoren	30	Kein Hormon oder PP[b]	Abdominelle Schmerzen, Ikterus
Andere	1	ACTH, Kortikotropin Parathormon	Cushing-Syndrom, ektopes Hyperkalzämiesyndrom

[a]VIP = vasoaktives intestinales Polypeptid, [b]PP = Pankreatisches Polypeptid, [c]ACTH = adrenokortikotropes Hormon

◘ Tab. 7.36 Symptome und klinische Charakteristika des Insulinoms

Einteilung	Häufigkeit	Symptom
Stoffwechsel	90%	Adipositas
Neurologisch/psychiatrisch	90%	Konzentrationsstörung, Verwirrtheit, Somnolenz, Bewusstlosigkeit, Krampfanfälle, Depression, Psychose
Vegetativ	30–50%	Schweißausbrüche, Übelkeit, Zittern, Müdigkeit, Tachykardie

Differenzialdiagnostisch müssen eine Epilepsie und andere Hypoglykämieformen, insbesondere eine Hypoglycaemia factita (selbst induzierte Hypoglykämie durch Einnahme von oralen Antidiabetika oder Insulin) in Erwägung gezogen werden.

■■ **Diagnostik**

Die Diagnostik stützt sich auf die Whipple-Trias. Laborchemische Beweise für einen organischen Hyperinsulinismus sind neben Blutzuckerwerten (BZ) <45 mg/dl eine erhöhte Insulinsekretion und ein parallel erhöhtes C-Peptid im Serum. Zudem sollte der Sulfonylharnstoff bestimmt werden, um eine Hypoglycaemia factita auszuschließen.

Der **Hungerversuch**, bei dem die Patienten unter stationären Bedingungen nur glukosefreie Flüssigkeit zu trinken bekommen und bis zu 72 h hungern, ist der aussagekräftigste Test. Als Beweis gilt der Abfall des Blutzuckerspiegels mit Hypoglykämiesymptomatik ohne adäquaten Abfall von Insulin und C-Peptid.

❯ **Ein insulinogener Index (BZ/Insulin >0,5) gilt als beweisend für ein Insulinom.**

Dies kann bei hoher Insulinsekretion durch den Tumor schon wenige Stunden nach Testbeginn auftreten.

Der Lokalisationsnachweis mit bildgebenden Verfahren ist schwierig, da die meisten Insulinome <2 cm sind. Dennoch ist es sinnvoll, präoperativ eine **perkutane Sonographie** oder eine **Spiral-CT** durchzuführen, um ggf. ein malignes Insulinom mit Fernmetastasen aufzudecken. Zudem ist eine **Endosonographie** als sensitivstes Verfahren zur Lokalisation eines Insulinoms indiziert, insbesondere wenn ein laparoskopisches operatives Vorgehen geplant werden soll.

■■ **Therapie**

❯ **Die Therapie der Wahl ist die operative Entfernung des Insulinoms.**

Intraoperativ erfolgt zunächst eine komplette Freilegung des Pankreas mit anschließender bidigitaler Palpation. Zusätzlich wird eine **intraoperative Sonographie (IOUS)** durchgeführt. Dieses Vorgehen erlaubt es, mehr als 95% der Insulinome zu identifizieren. Die operative Entfernung bei benignen Tumoren ist meist durch **Enukleation** möglich (◘ Abb. 7.212). Ansonsten kommen **resezierende Verfahren** der Pankreaschirurgie, am häufigsten die milzerhaltende Pankreaslinksresektion zum Einsatz. Diese Verfahren werden heute in Expertenzentren zunehmend laparoskopisch durchgeführt.

Bei malignen, meist metastasierten Tumoren sollte eine Tumorentfernung (**Debulking**) so weit als möglich erfolgen, da die medikamentösen Therapieoptionen zur Behandlung des organischen Hyperinsulinismus begrenzt sind. Allerdings konnten kürzlich mit dem mTOR-Inhibitor Everolimus gute Erfolge bei der Therapie des metastasierten Insulinoms erzielt werden. Auch multiviszerale Resektionen sind, wenn hierdurch mehr als 90% der Tumormasse entfernt werden kön-

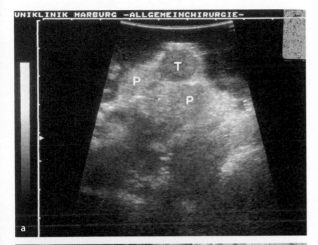

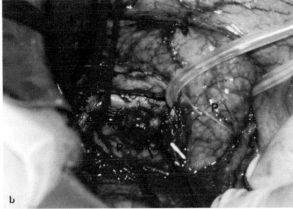

☐ **Abb. 7.212** Insulinom. **a** Intraoperativer Ultraschall eines gut bekapselten, ca. 8 mm großen Insulinoms im Pankreaskopf: *T* Tumor, *P* Pankreas. **b** Intraoperativer Situs, wobei das Insulinom direkt neben der Pfortader als kugeliger kleiner Tumor im Processus uncinatus zu erkennen ist: *Pfeil* Insulinom, *P* Pankreas, *L* Leber, roter Zügel um V. portae

nen, indiziert, da maligne Insulinome meist eine langsame Progression haben.

Nach erfolgreicher Entfernung eines Insulinoms kommt es häufig postoperativ für einige Stunden zu einer reaktiven Hyperglykämie. Danach sind die Patienten bei vollständiger Tumorentfernung geheilt.

Gastrinom

> **Definition**
>
> Gastrinome sind seltene, gastrinproduzierende Tumoren und Ursache des Zollinger-Ellison-Syndroms (ZES).

Gastrinome kommen sporadisch und in etwa 30% der Fälle im Rahmen der **multiplen endokrinen Neoplasie Typ I** (MEN I, ▶ Abschn. 7.14.3) vor. Sporadische Gastrinome liegen in gleicher Häufigkeit im Pankreas und Duodenum, während die überwiegende Mehrzahl der Gastrinome im Rahmen des MEN-I-Syndroms im Duodenum lokalisiert sind. Gastrinome

treten in mehr als 50% der Fälle multipel auf, mehr als 60% sind maligne. Die **Metastasierung** erfolgt frühzeitig in die regionären Lymphknoten, daneben v. a. in die Leber, jedoch auch in Milz, Knochen, Mediastinum und Peritoneum. Viele Gastrinome zeigen ein langsames, progressiv infiltrierendes Wachstum, so dass selbst bei ausgedehnter Metastasierung lange Überlebenszeiten beobachtet werden. Dies trifft insbesondere auf die duodenalen Gastrinome zu.

■ ■ Symptomatik
Die **Trias**
- exzessive Magensäuresekretion,
- rezidivierende Ulzera in Magen, Duodenum und proximalen Jejunum
- in Gegenwart eines nichtinsulinproduzierenden Pankreastumors

wurde 1955 von Zollinger und Ellison als eigenständige Krankheitsentität erkannt.

Eine rezidivierende Ulkuserkrankung liegt bei über 90% der Patienten mit Zollinger-Ellison-Syndrom vor. Schwerwiegende **Komplikationen** wie Ulkusperforation, Penetration und Blutung treten seit Einführung hochpotenter Säurehemmer nur noch selten auf, sind aber bei inadäquater Säuresuppression weiterhin zu beobachten. 30% der Patienten mit ZES weisen zusätzlich schwere sekretorische Diarrhöen oder eine Refluxerkrankung auf.

■ ■ Diagnostik
Die Diagnosestellung eines ZES erfolgt durch den Nachweis erhöhter Werte des **Serumgastrins** bei gleichzeitigem Vorliegen eines sauren Magenmilieus (pH <4). Die Diagnose wird durch einen **Sekretintest** bestätigt. Beim Sekretintest wird nach Bestimmung des basalen Gastrins beim nüchternen Patienten 2 I.E./kgKG Sekretin als Bolus i.v. verabreicht. Bei fast allen Patienten mit Gastrinomen zeigt sich ein Anstieg des Serumgastrins auf mindestens das Doppelte des Ausgangswertes (>200 pg/l).

> ❯ Neben dem Primärtumor muss nach Lymphknoten- und ggf. auch Fernmetastasen v. a. in der Leber gesucht werden.

Für den Nachweis der im Pankreaskopf gelegenen Gastrinome stehen eine Reihe bildgebender Verfahren zur Verfügung, während duodenale Gastrinome sich der Bildgebung meist entziehen. Zu den empfindlichsten Verfahren zum Nachweis eines pankreatischen Gastrinoms zählen die **Somatostatinrezeptorszintigraphie (SMS)** und der **endoskopische Ultraschall**. Beide sind der Spiral-CT, dem MRT und der konventionellen Sonographie deutlich überlegen. Das sensitivste Verfahren zur Lokalisation von Duodenalwandgastrinomen ist die **intraoperative Palpation** der Duodenalwand nach Duodenotomie. Dagegen lassen sich Lebermetastasen mittels konventioneller Sonographie, Spiral-CT und kontrastmittelverstärktem MRT mit relativ hoher Sensitivität und Spezifität diagnostizieren. Aber auch zum Nachweis von Metastasen sind die SMS und das 68Ga-PET-CT die sensitivsten Methoden, da insbesondere auch Fernmetastasen in Knochen und Thorax erkannt werden können.

■■ Therapie

Obwohl bei >50% der Patienten mit ZES zum Zeitpunkt der Diagnosestellung bereits Lymphknotenmetastasen und bei etwa 10% Lebermetastasen vorliegen, ist die operative Behandlung die einzige Option mit kurativem Ansatz.

> **Eine Operationsindikation ist gegeben, wenn keine diffusen Lebermetastasen vorliegen.**

Operationsziel ist nicht nur den Primärtumor oder die Primärtumoren im Pankreas und Duodenum, sondern auch die regionären Lymphknotenmetastasen und ggf. Lebermetastasen zu resezieren.

> **Entscheidend ist es, vor der Operation zu wissen, ob es sich bei dem Patienten um ein sporadisches oder um ein Gastrinom im Rahmen eines MEN-I-Syndroms handelt.**

Dies ist deshalb wichtig, weil bei sporadischen Gastrinomen fast immer mit dem Vorliegen eines solitären Primärtumors zu rechnen ist, wobei dieser im Pankreas oder im Duodenum liegen kann, während bei MEN-I-Patienten überwiegend multiple Duodenalwandgastrinome nachweisbar sind.

Präoperativ und bei Vorliegen eines diffus metastasierten Gastrinoms ist eine **symptomatische Säureblockade mit Protonenpumpeninhibitoren** sehr wirksam. Bei metastasiertem Gastrinom kann zudem eine antiproliferative Therapie mit Somatostatinanaloga, α-Interferon oder auch Chemotherapeutika wie Dacarbacin erfolgreich sein.

■■ Prognose

Die biochemische Heilungsrate nach operativer Therapie eines sporadischen Gastrinoms liegt bei etwa 50%, eines MEN-I-assoziierten Gastrinoms bei 0–50%, allerdings liegen die 10-Jahres-Überlebensraten für sporadische Gastrinome bei 90% und für MEN-I-assoziierte Gastrinome bei 95%.

Vipom

■■ Definition

Verner und Morrison beschrieben 1958 ein Krankheitsbild, das durch profuse wässrige Diarrhöen, Hypokaliämie, Hypo- und Achlorhydrie des Magens beim Vorliegen eines endokrinen Pankreastumors, der **vasoaktives intestinales Polypeptid (VIP)** produziert, charakterisiert ist. Daher wird dieses Syndrom auch als Verner-Morrison-Syndrom, pankreatogene Cholera oder WDAH-Syndrom (»watery-diarrhea-achlorhydria-hypocalemia syndrome«) bezeichnet.

> **Etwa 70% der Vipome sind maligne und zum Zeitpunkt der Diagnosestellung bereits metastasiert.**

Vipome sind fast immer im Pankreas lokalisiert.

■■ Symptomatik

Das dominierende Symptom bei Patienten mit Verner-Morrison-Syndrom sind die profusen, **choleraähnlichen Durch-**fälle, die häufig in Episoden auftreten. Sie sind bedingt durch die Stimulation der intestinalen Flüssigkeitssekretion durch VIP. Der große Flüssigkeitsverlust führt zu Hypovolämie, Exsikkose, Hypokaliämie sowie Hypo- und Achlorhydrie mit Veränderungen im EKG, Adynamie, Muskelschwäche und evtl. zur Nierenschädigung. Etwa die Hälfte der Patienten weist eine diabetische Stoffwechsellage auf.

■■ Diagnostik

Der entscheidende diagnostische Schritt neben der klinischen Symptomatik ist der Nachweis hoher VIP-Spiegel im Serum. Die Lokalisationsdiagnostik der meist >5 cm im Durchmesser großen Tumoren erfolgt mittels **Abdominalsonographie, Spiral-CT** oder **MRT** und **SMS.**

■■ Therapie

> **Die Therapie des Vipoms besteht in der chirurgischen Exstirpation des Tumors meist durch eine formale Pankreasresektion.**

Bei **Lebermetastasierung** ist, wenn möglich, eine Lebermetastasenresektion, ggf. auch eine Radiofrequenzablation indiziert. Bei diffuser Metastasierung kann eine medikamentöse Therapie mit Somatostatinanaloga, eine Chemotherapie mit Streptozotozin eine Peptid-Radio-Rezeptor-Therapie (PRRT) oder eine transarterielle Chemoembolisation die Symptome lindern und die Tumorprogression eindämmen.

Glukagonom

Glukagon-produzierende endokrine Pankreastumoren, die zu einem Glukagonomsyndrom führen, sind sehr selten. Ihre Inzidenz dürfte bei 1 pro 20 Mio. Einwohner/Jahr liegen.

■■ Symptomatik

> **Wesentliche klinische Symptome des Glukagonoms**
> - Migratorisch nekrolytisches Exanthem, begleitet von Schleimhaut- (Glossitis, Vulvitis, Stomatitis) und Nagelveränderungen. Bevorzugte Lokalisation sind das Genitale, Perineum, Leistenregion und Brustregion (❏ Abb. 7.213)
> - Milde diabetische Stoffwechsellage
> - Katabole Stoffwechsellage (Kachexie, Anämie, niedriges Albumin und Cholesterin)
> - Neigung zu Thromboembolien

■■ Diagnostik

Die Diagnosestellung erfolgt durch das typische klinische Bild in Kombination mit einem deutlich erhöhten Glukagonspiegel im Serum. Die Lokalisationsdiagnostik der zumeist großen Tumoren erfolgt mittels Abdominalsonographie, CT oder MRT.

■■ Therapie

Die Therapie der Wahl ist die onkologische **Tumorresektion durch eine formale Pankreasresektion.** Bei Irresektabilität

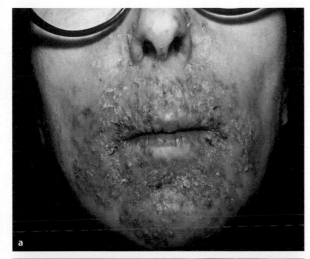

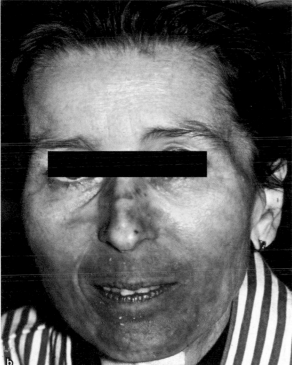

Abb. 7.213 a Ausgeprägtes periorales nekrolytisches Exanthem bei einer Patientin mit Glukagonom. **b** Deutliche Besserung des Exanthems bereits 2 Wochen nach Resektion des Glukagonoms durch Pankreaslinksresektion

werden Somatostatinanaloga oder Chemotherapeutika eingesetzt.

Weitere sehr seltene endokrine Pankreastumoren
Weitere endokrin aktive Tumoren können als Somatostatin-, ACTH-, TRF-, MSH-, ADH-, Parathormon- oder Prostaglandin-produzierende Tumoren vorkommen. Sie sind extrem selten. Ihre Klinik ist je nach Hormonproduktion sehr variabel. Die Lokalisationsdiagnostik und Therapie entspricht der beim Glukagonom und Vipom.

Hormoninaktive neuroendokrine Pankreastumoren und PPome

■■ Definition
Etwa 40-50% der endokrinen Pankreastumoren sind **nichtfunktionell** oder hormoninaktiv. Dies bedeutet, dass sie kein Hormon in ausreichendem Maß sezernieren und somit im Unterschied zu den funktionell aktiven neuroendokrinen Pankreastumoren keine spezifische klinische Symptomatik auslösen. Die meisten Autoren zählen auch die, das pankreatische Polypeptid (PP) produzierende Tumoren (sog. **PPome**) zu den nichtfunktionellen Tumoren, da dieses Hormon keine spezifische Symptomatik induziert und die Tumoren somit klinisch nicht funktionell sind.

■■ Symptomatik
Nichtfunktionelle NET des Pankreas (NF-PNETs) sind zum Zeitpunkt der Diagnose meist groß, mehr als 70% haben einen Durchmesser von >3 cm. **Unspezifische Symptome** wie Gewichtsverlust, abdominelle Beschwerden, Ikterus und eine palpable Tumormasse im Abdomen sind daher häufig. Allerdings werden durch den weitverbreiteten Einsatz moderner CT- und MRT-Diagnostik zunehmend häufiger auch kleinere asymptomatische NF-PNETs diagnostiziert.

■■ Diagnostik
Die präoperative Lokalisation des Primärtumors gelingt durch die **Sonographie** des Abdomens und das **CT/MRT**.

> **Bis zu 80% der nichtfunktionellen endokrinen Pankreastumoren sind maligne.**

Differenzialdiagnostische Überlegungen sollten funktionell aktive NET und das exokrine Pankreaskarzinom einschließen. Die Abgrenzung zu funktionell aktiven NET gelingt durch Hormonbestimmung und entsprechende **Funktionstests**.

Hingegen ist die Abgrenzung zum Adenokarzinom des Pankreas, insbesondere bei Tumoren im Bereich des Pankreaskopfes aufgrund einer ähnlichen Symptomatik sehr schwierig. Erste diagnostische Hinweise liefert das **Kontrastmittel-CT**. Hier stellen sich nichtfunktionelle NET hyperdens dar, ganz im Gegensatz zu Adenokarzinomen, die sich hypodens zeigen. Erhärtet wird der Verdacht auf einen NET durch die SMS oder das 68Ga-PET-CT, die beim NET im Gegensatz zum duktalen Adenokarzinom meist positiv sind.

■■ Therapie
Aufgrund des langsamen Wachstums der nichtfunktionellen NET des Pankreas ist die **chirurgische Resektion** – nach Ausschluss einer diffusen Lebermetastasierung – immer gerechtfertigt. Liegt eine Lebermetastasierung vor, sollte zusammen mit der Pankreasresektion oder danach eine Leberteilresektion erfolgen, wenn dies der Zustand des Patienten erlaubt und ein wesentlicher Teil der Metastasen entfernt werden kann. Bei kleinen NF-PNETs (<2 cm) ist eine Enukleation oder milzerhaltende Linksresektion, die auch laparoskopisch durchgeführt werden können, ausreichend.

Bei den übrigen Patienten sollte eine medikamentöse Therapie mit Somatostatinanaloga oder eine Chemotherapie durchgeführt werden. Hierzu ist seit Januar 2011 zur Behandlung nicht resezierbarer und/oder metastasierter, gut differenzierter pankreatischer neuroendokriner Tumoren der **orale Multikinase-Hemmer Sunitinib** zugelassen, nachdem in einer randomisierten Phase-III-Studie nachgewiesen werden konnte, dass sich das progressionsfreie Überleben (PFS) der Patienten unter Sunitinib im Vergleich zu Patienten unter Placebo mehr als verdoppelte. Für die Behandlung von nichtresektablen Lebermetastasen steht wie bei den anderen PNETs auch die PRRT und TACE zur Verfügung.

Die 5-Jahres-Überlebensrate beträgt trotz der hohen Malignitätsrate >50%.

In Kürze

Endokrine Pankreastumoren

1. **Insulinom (organischer Hyperinsulinismus):** über 90% solitär, evtl. Teil der multiplen endokrinen Neoplasie Typ I, 5% maligne.
   Symptomatik: Whipple-Trias: Hypoglykämiesymptome, Blutzuckerwerte <45 mg/dl, Besserung der Symptomatik durch Glucosegabe.
   Diagnostik: erniedrigter Blutzucker, erhöhte Insulinsekretion und ein parallel erhöhtes C-Peptid, Hungerversuch, insulinogener Index (BZ/Insulin >0,5), Sulfonylharnstoffbestimmung zum Ausschluss einer Hypoglycaemia factita. Sonographie, Spiral-CT, Endosonographie, intraoperative Sonographie (IOUS).
   Therapie: operative Entfernung des Insulinoms.
2. **Gastrinom (Zollinger-Ellison-Syndrom):** solitär oder multipel, MEN Typ I, Metastasierung (Lymphknoten, Leber).
   Symptomatik: Trias: exzessive Magensäuresekretion, rezidivierende Ulzera in Magen, Duodenum und proximalen Jejunum in Gegenwart eines gastrinproduzierenden Tumors im Duodenum oder Pankreas. Komplikationen (selten): Ulkusperforation, Penetration, Blutung.
   Diagnostik: erhöhte Werte des Serumgastrins, Sekretintest (>200 pg/l). Somatostatinrezeptorszintigraphie (SMS), endoskopischer Ultraschall, intraoperative Palpation der Duodenalwand.
   Therapie: Operationsindikation, wenn keine diffuse Fernmetastasierung vorhanden. Präoperativ Protonenpumpeninhibitoren.
3. **Vipom (Verner-Morrison-Syndrom):** vasoaktives intestinales Polypeptid (VIP), choleraähnlichen Durchfälle, hoher VIP-Spiegel im Serum, Abdominalsonographie, Spiral-CT, MRT.
   Therapie: chirurgischen Exstirpation, Pankreasresektion und Lebermetastaen.

4. **Glukagonom:** migratorisch nekrolytisches Exanthem, leichter Diabetes, katabole Stoffwechsellage, Thromboembolien.
   Diagnostik: Sonographie, CT, MRT.
   Therapie: Tumorexstirpation.
5. **Hormoninaktive neuroendokrine Pankreastumoren und Ppome:** nichtfunktionelle Tumoren, unspezifische Symptome.
   Diagnostik: Sonographie, CT.
   Therapie: chirurgische Resektion.

7.14.3 Multiple endokrine Neoplasien (MEN-Syndrome)

Definition
Das multiple Auftreten verschiedener endokriner Neoplasien wird als multiple endokrine Neoplasie (MEN) bezeichnet.

Sie tritt familiär gehäuft auf, kann aber auch sporadisch durch Neumutation auftreten. Man unterscheidet MEN Typ I (Wermer-Syndrom), MEN Typ IIa (Sipple-Syndrom) und IIb und MEN IV bzw. X (Tab. 7.37).

Die **MEN Typ I (Wermer-Syndrom)** ist charakterisiert durch das Auftreten eines primären Hyperparathyreoidismus, endokriner duodenopankreatischer Tumoren (Gastrinom, Insulinom, PPom, nichtfunktionelle Tumoren etc.) und Hypophysenvorderlappenadenome (nichtfunktionell oder Prolaktinome). Seltener kommt es auch zur Entstehung von Nebennierentumoren, NET des Thymus und der Lunge sowie zu Angiofibromen der Mundschleimhaut und zu Lipomen. Die MEN I wird autosomal-dominant vererbt und durch Mutationen im Tumorsuppressorgen Menin auf Chromosom 11q13 verursacht.

Die **MEN Typ IIa (Sipple-Syndrom)** ist durch das Vorliegen eines medullären Schilddrüsenkarzinoms, von uni- oder bilateralen Phäochromozytomen sowie eines primären Hyperparathyreoidismus charakterisiert. Das MEN-IIa-Syndrom wird durch Mutationen im RET-Protoonkogen auf Chromosom 10q verursacht und ist autosomal-dominant vererbt.

Das **MEN-IIb-Syndrom** unterscheidet sich vom MEN-IIa-Syndrom dadurch, dass die Patienten einen marfanoiden Habitus, Skelettanomalien und Ganglionneurome der Zunge aufweisen, aber der primäre Hyperparathyreoidismus fehlt. Das MEN-IIb-Syndrom wird durch Mutationen im Exon 16 des RET-Protoonkogens verursacht, häufig handelt es sich um sog. Neumutationen.

Die **MEN IV (MEN X)** hat sich kürzlich als neue Form der multiplen endokrinen Neoplasien herauskristallisiert, die duch Mutationen im CDKN1B/p27Kip1 verursacht werden. Der exakte Phänotyp ist noch unklar, aber alle bisher identifizierten MEN-4-Patienten wiesen einen pHPT, weniger häufig Hypophysenvorderlappenadenome und noch seltener PNETs auf.

◻ **Tab. 7.37** Multiple endokrine Neoplasien

	MEN 1 (Wermer-Syndrom)	MEN IIa (Sipple-Syndrom)	MEN IIb	MEN IV
Erbgang/ Gendefekt	AD[a]/MEN I-Gen	AD[a]/RET-Protoonkogen	AD[a] oder Neumutation/ RET-Protoonkogen	CDKN1B/p27Kip1
Tumoren (Häufigkeit in %)	pHPT[b] (90–100%)	MTC[e] (100%)	MTC[e] (100%)	pHPT[b] (90–100%)
	NPT[c] (50–70%)	Phäochromozytom (50%)	Sehr aggressiv	NPT (10–20%?)
	v. a. Gastrinom, Insulinom, nichtfunktionelle PET	pHPT[b] (30–40%)	Phäochromozytome (50%)	Hypophysenadenom (20%?)
	Hypophysenadenom (50%)		Mukosale Neurome (Lippen, Zunge, Wangen; 90–100%)	
	Nebennierentumoren (30%)			
	NET[d]: Thymus, Lunge, Darm (10%)			
	Multiple Lipome (10–30%)			
Andere Stigmata	Relativer Kleinwuchs bei Frauen	Kein spezifischer Phänotyp	Marfanoider Habitus	

[a]AD = autosomal-dominant; [b]pHPT = primärer Hyperparathyroidismus; [c]NPT = neuroendokriner Pankreastumor; [d]NET = neuroendokriner Tumor; [e]MTC = medulläres Schilddrüsenkarzinom

■ ■ **Diagnostik**

Bei allen Formen des MEN ist das klinische Erscheinungsbild sehr variabel, in Abhängigkeit von der überwiegenden Hormonproduktion des erkrankten endokrinen Organs. Beim Vorliegen von 2 endokrinen Tumoren, die mit einer MEN assoziiert sind, oder einer positiven Familienanamnese sollte insbesondere bei jungen Patienten (<40 Jahre) an ein MEN-Syndrom gedacht werden. Nach entsprechender genetischer Beratung sollte ein Gentest durchgeführt werden, um die Diagnose zu sichern. Im Falle eines Mutationsnachweises ist nach genetischer Beratung der Familienangehörigen ein prädiktiver Gentest möglich. Sollte hier eine Mutation nachgewiesen werden, können Mutationsträger einem Früherkennungsprogramm zugeführt werden. Bei Trägern einer RET-Protoonkogenmutation, die zum MEN-II-Syndrom prädestiniert ist, ist eine prophylaktische Thyreoidektomie im Kindesalter oder Jugend/jungen Erwachsenenalter indiziert, um das Auftreten eines medullären Schilddrüsenkarzinoms zu verhindern. Der Operationszeitpunkt sollte von der zugrunde liegenden Mutation und dem Kalzitonin-Wert abhängig gemacht werden, da inzwischen eine Genotyp-Phänotyp-Beziehung belegt ist, d. h. mache Mutationen sind »aggressiver« als andere und erfordern daher eine frühere Operation.

- **MEN Typ I (Wermer-Syndrom):** primärer Hyperparathyreoidismus, Gastrinom oder Insulinom, Hypophysenvorderlappenadenome (nichtfunktionell oder Prolaktinom).
- **MEN Typ IIa (Sipple-Syndrom):** medulläres Schilddrüsenkarzinom, Phäochromozytome, Hyperparathyreoidismus.
- **MEN-IIb-Syndrom:** auch medulläre Schilddrüsenkarzinome und Hyperparathyreoidismus, marfanoider Habitus, Skelettanomalien und Ganglionneurome, ohne primären Hyperparathyreoidismus.
- **MEN-IV/X:** Phänotyp noch nicht eindeutig geklärt.

Weiterführende Literatur

Ahlman H, Arnold R, Bartsch DK, Fendrich V, Kann PH, Klöppel G, Klose KJ, Langer P, Rothmund M, Schaefer S, Simon B, Stinner B, Wagner HJ, Wiedenmann B (2007) Endokrine Tumoren des gastroenteropankreatischen Systems In: Siewert JR, Harder F, Rothmund M (Hrsg) Praxis der Visceralchirurgie – Endokrine Chirurgie. Springer, Heidelberg

Aktuelle Leitlinien: Current guidelines of the European Neuroendocrine Tumor Society: http://www.neuroendocrine.net. Zugegriffen: 06/2010

Fendrich V, Michl P, Habbe N, Bartsch DK. Liver-specific therapies for metastases of neuroendocrine pancreatic tumors. World J Hepatol 2010; 2:367–73

In Kürze

Multiple endokrine Neoplasien (MEN-Syndrome)
familiär gehäuft oder Neumutation, variable Symptomatik (je nach Hormonproduktion) und Diagnostik (▶ Abschn. 7.2.3); Gentest, evtl. prophylaktische Thyreoidektomie.

▼

7.15 Nebenniere

P. Langer, D.K. Bartsch

Nebennierentumoren (NNT) sind häufige Tumorerkrankungen, die für den Chirurgen hinsichtlich Differenzialdiagnostik und -therapie eine Herausforderung darstellen und in besonderem Maße eine enge Kooperation mit dem Endokrinologen erfordern. Bereits Autopsiestudien aus den 1960er-Jahren identifizierten nicht erkannte Nebennierentumore in 1,4–8,7% der Fälle. Durch die heutzutage immer häufigere Anwendung hochauflösender bildgebender Verfahren, wie Computertomographie (CT) und Magnetresonanztomographie (MRT) des Abdomens, aber auch durch die mittlerweile weit verbreitete und qualitativ immer bessere Ultraschall-Untersuchung (US) des Abdomens werden immer häufiger Knoten der Nebenniere identifiziert. Diese Tumore findet man bei etwa 3% der Bevölkerung bereits im mittleren Lebensalter. Häufig sind sie asymptomatisch und nichtfunktionell (nicht hormonsezernierend) und werden dann als Inzidentalom bezeichnet. Die andererseits meist kleinen funktionellen Tumoren fallen oft durch die Überproduktion bestimmter Hormone auf und spielen dann eine Rolle in der Differenzialdiagnose der arteriellen Hypertonie. Dies gilt für den primären Hyperaldosteronismus (Conn-Syndrom), das kortisolproduzierende Nebennierenadenom (Cushing-Syndrom) und für das katecholaminproduzierende Phäochromozytom. Das Phäochromozytom ist zudem besonders, da es vom Nebennierenmark ausgeht, extraadrenal im Grenzstrang vorkommen kann, in etwa 10% maligne ist und bilateral auftreten kann. Zudem ist bei diesem Tumor neben der speziellen Funktionsdiagnostik auch eine spezielle perioperative blutdrucksenkende Therapie erforderlich, welche die perioperative Mortalität von noch ca. 50% in den 1950er-Jahren auf mittlerweile ca. 1–3% gesenkt hat. Aus onkologischer Sicht spielt in der Differenzialdiagnostik außerdem das zwar seltene, aber mit einer sehr schlechten Prognose vergesellschaftete Nebennierenrindenkarzinom (ACC, adrenocortical cancer) eine Rolle. Die Abgrenzung maligner von benignen NNT ist dabei teilweise nach wie vor problematisch. Eine weitere Besonderheit der NNT ist die Tatsache, dass sie Teil hereditärer Syndrome sein können (z. B. multiple endokrine Neoplasie Typ I und II, von-Hippel-Lindau-Erkrankung) und dann zum einen eine molekular-genetische Analyse (Mutationsdiagnostik) andererseits aber auch eine humangenetische Beratung der betroffenen Familien und ggf. regelmäßige Vorsorgeuntersuchungen der Mutationsträger erfordern.

Die chirurgische Therapie der NNT erfolgt heute überwiegend durch minimal-invasive videoassistierte Verfahren (laparoskopisch oder retroperitoneoskopisch), welche ausnahmslos bei den kleinen, benignen funktionellen Tumoren zur Anwendung kommen. Nur bei sehr großen NNT und begründetem Malignitätsverdacht ist den konventionellen Operationsverfahren der Vorzug zu geben.

7.15.1 Chirurgische Anatomie

Die Nebennieren liegen paravertebral tief im Retroperitoneum unterhalb der Zwerchfellkuppeln und dem oberen Pol der jeweiligen Niere auf. Sie sind gemeinsam mit der Niere in das perirenale Fett eingebettet, welches von der **Gerota**[78]**'schen Faszie** umhüllt wird. Die hoch **retroperitoneale und infrathorakale Lage** erklärt das späte Auftreten lokaler Tumorsymptome. Eine normale Nebenniere ist lambdaförmig mit einer Länge der Schenkel von ca. 4–5 cm bei einer Dicke von ca. nur 3–5 mm. Sie wiegt ca. 4–6 g. Die arterielle Versorgung ist sehr variabel mit Ästen aus den Zwerchfellarterien, der Aorta und den Nierenarterien, was aber für das chirurgische Vorgehen kaum relevant ist.

> ❯ **Konstant und für den Chirurgen relevant, weil relativ großkalibrig, sind die venösen Abflussgefäße. Die rechte Nebennierenvene ist kurz (3–5 mm) und mündet direkt in die V. cava inferior. Die linke Nebennierenvene ist etwas länger und hat konstant Anschluss an die linke V. renalis (❑ Abb. 7.214).**

Histologisch funktionelle Anatomie

Die Nebenniere besteht aus 2 makroskopisch am Präparat schon erkennbaren Schichten, welche ontogenetisch unterschiedlichen Ursprungs sind. Man unterscheidet Nebennierenrinde (NNR) von Nebennierenmark (NNM). Die **NNR** gliedert sich in 3 Schichten

- die Zona glomerulosa (Aldosteron-Produktion, Conn-Adenom),
- die Zona fasciculata (Kortisol-Produktion, Cushing-Adenom)
- und die Zona reticularis (Sexualhormon-Produktion).

---

78 Dimitrie D. Gerota, Anatom, Bukarest, 1867–1939.

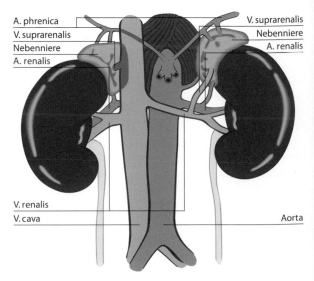

❑ **Abb. 7.214** Anatomie mit Gefäßversorgung der Nebennieren

◨ Tab. 7.38 Nebennieren-Pathologien und Klinik (Beispiele)

Nebennieren-Pathologien	Klinik (Beispiel)
Nichtneoplastische Veränderungen	
– Entzündungen	Autoimmunadrenalitis (häufigste Ursache des M. Addison), Nebennierentuberkulose
– Blutungen	Waterhouse-Friderichsen-Syndrom
– Nekrosen	
– Zysten (endothelial, epithelial, parasitär)	Blande Zysten, Echinokokkose
Hyperplasien	
– Angeborene Enzymdefekte	Adreno-genitales Syndrom
– NNR-Hyperplasie mit Hyperkortisolismus	Morbus Cushing, ektopes ACTH-Syndrom, makronoduläre Hyperplasie (Cushing-Syndrom)
– Bilaterale Hyperplasie mit Hyperaldosteronismus	Primärer Hyperaldosteronismus
Neoplasien	
NNR	
– Adenome	Conn-Adenom, Cushing-Adenom, onkozytäres Adenom
– Karzinome	Nebennierenrindenkarzinom
– Myelolipom	Myelolipom
NNM	
– Phäochromozytom	Benignes und malignes Phäochromozytom
– Ganglioneurom	Ganglioneurom
– Metastasen	Tumoren von Mamma, Lunge, Nieren, Magen, Pankreas

Das **NNM** entwickelt sich aus der Neuralleiste des Neuroektoderms und ist sekundär in die Nebennierenrinde gewandert. Paravertebrale Gangliengewebe (z. B. **Zuckerkandl**[79]**-Organ**) atrophieren gewöhnlich in der Kindheit. Es kann jedoch bei Persistenz zur Tumorentstehung in den Paraganglien entlang der gesamten ehemaligen Neuralleiste führen. Deshalb kann ein Paragangliom-Syndrom (Symptomatik und funktionelle Auswirkungen wie beim Phäochromozytom) charakteristischerweise entlang der großen Gefäßstämme von der A. carotis bis zu den Iliakalgefäßen, der Blase und den Hoden auftreten.

7.15.2 Pathologie der Nebenniere

Bei der klinischen Aufarbeitung von Nebennierenveränderungen steht in der Regel zunächst die Artdiagnose durch Klärung der Funktionalität im Vordergrund (Beispiel: Messung der Katecholamine im 24-h-Sammelurin bei arterieller Hypertonie zum Nachweis bzw. Ausschluss eines Phäochromozytoms). Die Klärung der Morphologie erfolgt danach

---

79 Otto Zuckerkandl, Anatom, Chirurg, Wien, 1849–1910.

durch bildgebende Diagnostik. Die endgültige Diagnose ergibt sich dann aus funktionellen Analysen, Morphologie und histopathologischer Begutachtung.

> ❯ **Grundsätzlich lassen sich die Nebennieren-Pathologien in nichtneoplastische Veränderungen, Hyperplasien und neoplastische Veränderungen untergliedern.**

Zur Übersicht der Nebennieren-Pathologien und der entsprechend zuzuordnenden klinischen Syndrome, ◨ Tab. 7.38. Für den Chirurgen relevant sind im klinischen Alltag allerdings nur die Hyperplasien und Neoplasien.

7.15.3 Chirurgische Diagnostik

NNT sind ein hervorragendes Beispiel für hohe Interdisziplinarität in der Behandlung. Die präoperative Diagnostik wird in aller Regel durch einen endokrinologisch versierten Internisten erfolgen, welcher im Idealfall dann die Indikation zur operativen Therapie gemeinsam mit dem endokrinen Chirurgen stellt. Bei Verdacht auf das Vorliegen eines NNT erfolgt meist zunächst die exakte biochemische funktionelle Diagnostik begleitet von bildgebenden Verfahren. Die grundsätzlichen funktionellen Untersuchungen für die einzelnen funktionellen Syndrome werden dort(▶ Abschn. 7.15.4) erwähnt. Detailliertere Ausführungen hierzu und v. a. die Erläuterung weiterführender differenzialdiagnostischer Tests sind Gegenstand endokrinologischer Lehrbücher. Im Folgenden wird hier kurz auf die wichtigsten bildgebenden Verfahren eingegangen.

Sonographie

Die Sonographie kann orientierend hilfreich sein, hat aber 2 Nachteile. Sie ist sehr abhängig von der Qualität des Untersuchers und den anatomischen Voraussetzungen des Patienten. Erfahrene Untersucher werden mit der immer besseren Auflösung der Sonographie immer häufiger Nebennieren-Inzidentalome identifizieren.

Computertomographie (CT)

Die CT stellt die bildgebende Untersuchung der Wahl dar, da sie mittlerweile flächendeckend verfügbar, schnell durchführbar und von hoher Aussagekraft ist. Mit Einschränkungen erlauben hochauflösende CT-Untersuchungen auch eine Einordnung hinsichtlich der Diagnose des NNT. Die Beurteilung des Tumors zur Umgebung gestattet außerdem eine Aussage zu möglicher Invasion und Beziehung zu Nachbarorganen (❏ Abb. 7.215).

Kernspintomographie (MRT)

Die MRT ist mittlerweile auch immer besser verfügbar und bietet den Vorteil der nicht vorhandenen Strahlenbelastung, ist also v. a. bei jungen Frauen eine gute Alternative zur CT. Die Möglichkeit der Kombination verschiedener unterschiedlicher Verfahren, beispielsweise Schnittbild und MR-Phlebographie, macht diese Untersuchung interessant zu Abklärung großer Befunde mit fraglicher Gefäßinvasion. Große ACC, v. a. auf der rechten Seite (kurze Nebennierenvene) können venöse Tumorthrombuszapfen tragen, die bis in den rechten Vorhof reichen. Die Kenntnis eines solchen Befundes ist präoperativ entscheidend (❏ Abb. 7.216).

Endosonographie (EUS)

Die EUS gewinnt zunehmend an Bedeutung, obwohl sie in noch größerem Maße untersucherabhängig ist als die transabdominale Sonographie. Von einem erfahrenen Untersucher durchgeführt erlaubt die EUS genaue Aussagen zur Lokalisation des Tumors in der Nebenniere, zu verbleibendem, nicht betroffenem Restgewebe und zur Beziehung des Tumors zu umgebenden Strukturen.

Szintigraphie

Wichtigste Untersuchung ist hier die **MIBG-Szintigraphie** (MIBG = Metaiodbenzylguanidin, ▶ Abschn. 7.15.4). Sie besitzt für Phäochromozytome eine Spezifität von 99% und ist in der Diagnostik dieser Tumoren unabdingbar. Sie hat gegenüber der CT den Vorteil, auch extraadrenale Tumoren (Paraganglien) und ggf. Metastasen zu indentifizieren. Deshalb ist sie auch eine wichtige Untersuchung bei der Abklärung ver-

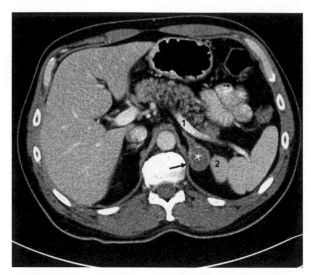

❏ **Abb. 7.215** CT-Abdomen bei einem Patienten mit akuter Sigmadivertikulitis. Zufallsbefund: Inzidentalom der linken Nebenniere (*Sternchen*), gut zu sehen die enge Beziehung zum linken Zwerchfellschenkel (*Pfeil*), zur Milzarterie (*1*) und zur Milz (*2*)

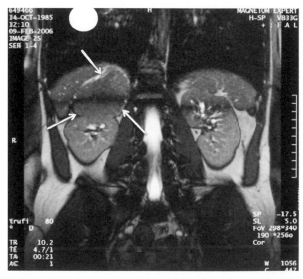

❏ **Abb. 7.216** MRT einer 21-jährigen Patientin mit Dysmenorrhö und Hirsutismus, ca. 8 cm messender Nebennierentumor der rechten Seite (*Pfeile*), der Niere und Leber imprimiert und somit verdächtig auf ein ACC ist

meintlicher Rezidive oder später auftretender Metastasen maligner Phäochromozytome.

Als weitere nuklearmedizinische Untersuchung gewinnt in letzter Zeit das sog. **Dopa-PET** in der Diagnostik der Phäochromozytome immer mehr an Bedeutung.

Selektiver Nebennierenvenenkatheter

Diese meist vom interventionell tätigen Kollegen der Radiologie durchgeführte Untersuchung (oft als selektive Venenblutentnahme, SVE bezeichnet) hat ihren Platz in der funktio-

◨ **Tab. 7.39** Charakteristika der Nebennierentumoren mit endokriner Hypertonie

	Conn-Adenom (primärer Hyperaldosteronismus)	Cushing-Adenom	Phäochromozytom
Ausgangsort	Nebennierenrinde Zona glomerulosa	Nebennierenrinde Zona fasciculata	Nebennierenmark
Größe	1–2 cm, selten >2 cm	3–4 cm, >5 cm meist maligne	>1 cm
Hauptprodukte	Aldosteron	Kortisol	Noradrenalin, Adrenalin, Dopamin
Symptome	arterielle Hypertonie, Hypokaliämie (muss nicht sein), Müdigkeit und Kopfschmerz	Cushing-Habitus, arterielle Hypertonie, Hirsutismus, Diabetes II, Osteoporose, Depression	arterielle Hypertonie, permanent oder paroxysmal, hypertensive Krisen, Tachyarrhythmien, Palpitationen, Kopfschmerz, Schweißausbrüche
Labortests	morgendliche Aldosteron/ Renin-Aktivität	Serumkortisol, Kortisol im 24-h-Sammelurin, ACTH, Dexamethasonhemmtest	Katecholamine in Plasma und 24-h-Sammelurin
Bildgebung	CT oder MRT, Endosonographie	CT oder MRT, Endosonographie	CT oder MRT, Endosonographie
Seitenbestimmung	Orthostase-Test, selektiver Venenkatheter	selektiver Venenkatheter, (makronoduläre Hyperplasie)	MIBG-Szintigraphie, 18-Fluoro-DOPA-PET, selektiver Venenkatheter
Malignomrisiko	nur Fallberichte	bei Tumoren >5 cm bis 50% (dann ACC)	ca. 10%
Bilateralität	bilaterale Hyperplasie bei 20–40%	selten makronoduläre Hyperplasie	bei MEN II
Genetik	Fallberichte bei MEN I-Syndrom	selten bei MEN I-Syndrom	MEN II, VHL, NF1, PGL 1-4

VHL = von-Hippel-Lindau-Syndrom; NF1 = Neurofibromatose Typ 1; PGL 1–4 = Paragangliomsyndrome 1–4

nellen Abklärung beidseitiger NNT. Wichtigste Beispiele sind der primäre Hyperaldosteronismus mit beidseitiger Hyperplasie und die beidseitige makronoduläre Hyperplasie mit Cushing-Syndrom. Durch getrennte Entnahme von Blut aus den Nebennierenvenen lässt sich so eine Seitendominanz beweisen bzw. entkräften und damit eine OP-Indikation erhärten bzw. ausschließen.

Punktionszytologie

Diese Untersuchung ist Ausnahmen vorenthalten und hat ihren Platz v. a. im Nachweis von Metastasen der Nebenniere.

❯ **Vor Punktionen der Nebenniere muss IMMER der Ausschluss eines Phäochromozytoms erfolgen.**

7.15.4 Chirurgisch relevante Erkrankungen der Nebenniere

Drei der unter dem Begriff Nebennierenadenome zusammengefasste Neoplasien spielen eine Rolle in der Genese der arteriellen Hypertonie und gehören damit zu den kausal behandelbaren und chirurgisch quasi heilbaren Hypertonieformen. Dies sind der primäre Hyperaldosteronismus (Conn[80]-Ade

---

80 Jerome W. Conn, Endokrinologe, Ann-Arbor, 1907–1994.

nom), der Hyperkortisolismus, ausgelöst durch ein sog. Cushing-Adenom, und das Phäochromozytom.

Primärer Hyperaldosteronismus, Conn-Syndrom

┌─ Definition ─────────────────────
Der primäre Hyperaldosteronismus (PHA, ◨ Tab. 7.39) ist charakterisiert durch eine autonome Sekretion von Aldosteron. Diese kann einerseits durch eine beidseitige knotige Hyperplasie oder durch ein Adenom einer der Nebennieren ausgelöst werden.
└──────────────────────────────────

■■ **Symptomatik**

In der klinischen Präsentation der Patienten ist das Hauptcharakteristikum das gemeinsame Auftreten von **Hypertonie** und **Hypokaliämie**.

❯ **Allerdings schließt eine Normokaliämie den PHA nicht aus.**

■■ **Diagnostik**

Die endokrinologischen Funktionstests haben die Aufgabe, die erhöhte Aldosteron-Sekretion nachzuweisen (Bestimmung von Aldosteron und Renin). In der Bildgebung (meist CT des Abdomens) werden die kleinen, in der Regel nur

1–2 cm messenden Tumoren der Nebenniere dargestellt. Sollten beidseits Tumoren nachweisbar sein, muss die SVE untersuchen, ob eine Seite dominant ist, also ursächlich den PHA verursacht (▶ Abschn. 7.15.3).

▪▪ Therapie
Chirurgische Therapie ist nur dann sinnvoll, wenn entweder eine der beiden knotig veränderten Nebennieren in der autonomen Sekretion des Aldosterons dominant ist oder wenn das klassische Adenom (Conn-Adenom) einer Seite vorliegt.

Cushing-Adenom
An dieser Stelle ist es wichtig, sich klar an die Nomenklatur zu halten (◘ Tab. 7.39).

Morbus Cushing

> **Definition**
> Von einem **Morbus Cushing**[81] spricht man, wenn ein ACTH-produzierendes Hypophysen-Adenom zu einer Überproduktion von Kortisol durch Stimulation beider prinzipiell gesunder Nebennieren führt.

▪▪ Therapie
Es handelt sich also um eine Krankheit, die der Neurochirurg durch meist **transsphenoidale Resektion** des Tumors der Hypophyse behandelt. Sollte die ACTH-Quelle nicht komplett entfernbar sein (beispielsweise durch einen metastasierten Tumor), kann der seltene endokrin-chirurgische Notfall einer notwendigen **beidseitigen Adrenalektomie** eintreten, um den Patienten vor den Folgen des »akuten« Cushings zu schützen. Dieser Fall kann auch bei einer ektopen ACTH-Produktion beispielsweise im Rahmen eines paraneoplastischen Syndroms durch einen anderen malignen Tumor (Bronchialkarzinom) eintreten.

---

81 Harvey W. Cushing, Neurochirurg, Boston, 1869–1939.

Cushing-Syndrom
▪▪ Definition
Unter Cushing-Syndrom werden mehrere Phänomene subsumiert.

Hierunter fallen beispielsweise das medikamentös ausgelöste Cushing-Syndrom durch hochdosierte Kortisoltherapie wie auch das Cushing-Syndrom durch ein kortisolproduzierendes Adenom der Nebenniere. Ähnlich wie beim PHA kann die sog. makronoduläre Hyperplasie beidseitig zu einer übermäßigen Kortisolproduktion führen.

▪▪ Diagnostik
Die endokrinologischen Tests weisen die Abhängigkeit von der ACTH–Sekretion (Dexamethason-Hemmtest) einerseits und die erhöhte Sekretion von Kortisol (Kortisolausscheidung im 24-h-Sammelurin) oder die aufgehobene Kortisol-Tagesrhythmik nach (Kortisol-Tagesprofil).

▪▪ Therapie
Ähnlich wie beim PHA wird dann nach dominanter Seite vorgegangen. Das heißt, eine Indikation zur **Adrenalektomie** besteht klassischerweise beim einseitigen Cushing-Adenom der Nebenniere und in Ausnahmefällen bei ausgeprägtem Cushing-Syndrom und beidseitiger makronodulärer Hyperplasie.

Phäochromozytom
▪▪ Definition
Das Phäochromozytom (griech.: phaios: dunkel; chroma: Farbe, ◘ Tab. 7.39) spielt aus verschiedenen Gründen eine besondere Rolle unter den Nebennierentumoren. Dieser vom Nebennierenmark ausgehende Tumor ist durch die autonome Produktion von **Katecholaminen** (Metanephrin, Adrenalin, Noradrenalin) auch eine wichtige Ursache der sog. endokrinen Hypertonie. Am häufigsten kommen sie in der Nebenniere vor (adrenales Paragangliom), können aber prinzipiell entlang des gesamten Grenzstranges auftreten.

◘ Tab. 7.40 Hereditäre Tumorsyndrome mit Phäochromozytomen

Tumorsyndrom	Organmanifestation	Häufigkeit Phäochromozytom	Chromosom/Gen
MEN IIa	Medulläres Schilddrüsenkarzinom, Hyperparathyreoidismus	ca. 75%, meist bilateral	10/RET-Protooncogen
Von-Hippel-Lindau-Syndrom	Hämangioblastome, Nierenzellkarzinom, Pankreastumoren	ca. 60%, meist bilateral	3/VHL
Neurofibromatose Typ I	Haut- und Schleimhautfibrome, Café-au-lait-Flecken	ca. 10% bilateral, ca. 6–10% extraadrenal	17/NF1
Paragangliomsyndrom (PGL)	Glomustumoren (Glomus caroticum, Trommelfell, jugulär, vagal), abdominelle und thorakale Paragangliome	Unterschiedlich in Abhängigkeit vom Syndromtyp (PGL 1–4)	1/SDHB, 1/SDHC, 11/SDHD

VHL = von-Hippel-Lindau-Gen, NF1 = Neurofibromatose-Typ-1-Gen, SDH (B–D) = Succinat-Dehydrogenase-subunit B–D-Gene (SDHB, SDHC, SDHD)

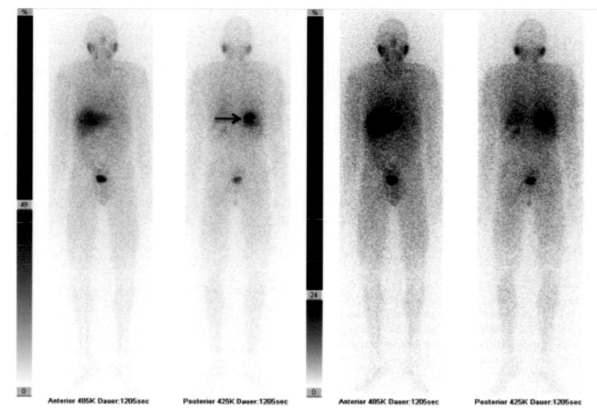

◻ **Abb. 7.217** MIBG-Szintigraphie eines 48-jährigen Mannes mit Hypertonie und deutlicher Erhöhung der Katecholamine im 24-h-Sammelurin, deutliche Anreicherung in Projektion auf die rechte Nebenniere (*Pfeil* in der Dorsalansicht)

> **Das Phäochromozytom wird auch als der 10%-Tumor bezeichnet, denn ca. 10% aller Phäochromozytome sind maligne, ca. 10% kommen bilateral vor, 10% sind extraadrenal gelegen und wieder ca. 10% kommen im Rahmen hereditärer Syndrome vor.**

Oft ist die Unterscheidung benigne vs. maligne schwierig und ca. 10% der initial als benigne eingestuften Phäochromozytome metastasieren im weiteren Verlauf. Hinsichtlich des Auftretens von Phäochromozytomen im Rahmen hereditärer Syndrome, ◻ Tab. 7.40.

■■ Diagnostik

Die Diagnostik muss also bei diesem Nebennierentumor einerseits die Katecholamin-Überproduktion nachweisen (24-h-Sammelurin auf Katecholamine, Katecholamine im Serum) und andererseits einen möglichen hereditären Hintergrund berücksichtigen und nachweisen bzw. ausschließen. Neben der Funktionsdiagnostik (Nachweis der autonomen Katecholamin-Sekretion), kommt der bildgebenden Diagnostik hier große Bedeutung zu. Die MIBG (^{131}Jod-Methylguanidin)-Szintigraphie ist nach dem funktionellen Nachweis eines Phäochromozytoms der nächste Schritt in der Diagnostik (◻ Abb. 7.217). Diese Untersuchung beweist einerseits das Phäochromozytom und ist andererseits in der Lage, extraadrenale Manifestationen zu identifizieren.

🛇 **Cave**
Das hat im Umkehrschluss aber auch zur Folge, dass beim Nachweis z. B. eines Tumors des Spektrums des MEN-II-Syndroms immer auch ein Phäochromozytom ausgeschlossen werden muss, um prinzipiell letal bedrohliche Blutdruckkrisen (z. B. im Rahmen der Operation eines medullären Schilddrüsenkarzinoms bei MEN II) zu verhindern.

■■ Therapie

> **Ist die Indikation zur Resektion eines Phäochromozytoms gestellt, erfordert dieser Tumor eine konsequente perioperative medikamentöse Behandlung.**

┌─ **Praxisbox** ─────────────────────
Perioperative Therapie bei Phäochromozytom
Die perioperative Therapie ist nötig, um intraoperative Blutdruckkrisen durch plötzliche Ausschüttung hoher Katecholamin-Dosen zu verhindern, die früher häufig letal waren. Dies geschieht durch langsam aufsättigende Therapie mit einem α-Blocker (in der klinischen Praxis meist Phenoxybenzamin (Dibenzyran®) bis eine ausrei-
▼

chende Blockade erreicht ist. Die Blockade ist dann ausreichend, wenn der Patient Symptome wie Schwindel beim Aufrichten aus dem Liegen (Orthostase-Reaktion) oder eine verstopfte Nase beklagt. Dieser Zustand wird beim normalgewichtigen Patienten meist bei einer Tagesdosis von ca. 150–180 mg Phenoxybenzamin (verteilt über 3 Gaben) erreicht. Diese α-Blockade ist unabdingbare Voraussetzung vor der Operation des Phäochromozytoms.

Trotz adäquater α-Blockade stellt die Operation des Phäochromozytoms für den Chirurgen aber auch in besonderem Maße für die Kollegen der Anästhesie eine Herausforderung dar. Der Chirurg sollte dem Anästhesisten intraoperativ unbedingt mitteilen, wenn die Nebennierenvene mit einem Klipp verschlossen ist.

❶ Cave
Zu diesem Zeitpunkt setzt die Katecholamin-Freisetzung in den Kreislauf schlagartig aus und der Patient ist sofort erheblichen Blutdruck-Schwankungen ausgesetzt, auf die der Anästhesist vorbereitet sein sollte und reagieren muss.

Nebennierenrindenkarzinom

Nebennierenkarzinome (ACC, adrenokortikales Karzinom) sind sehr selten mit einer jährlichen Inzidenz von ca. 1 Neuerkrankung auf 2 Mio. Einwohner. Bei Diagnosestellung liegt häufig bereits eine Fernmetastasierung vor.

■■ Symptomatik
Die Symptomatik des ACC kann sehr unterschiedlich sein. Oft fallen sie durch unspezifische Symptome, wie Druckgefühl im Oberbauch bzw. in der Flanke, Gewichtsverlust oder unspezifische Schmerzen auf. Mehr als die Hälfte aller ACC sezernieren Kortisol oder Androgene, teilweise auch mehrere Hormone. Die häufigste funktionelle Symptomatik wird durch autonome Glykokortikoidsekretion mit konsekutivem Cushing-Syndrom verursacht.

❯ Im Kindesalter ist das ACC häufigste Ursache eines Cushing-Syndroms.

■■ Diagnostik
Der Nachweis der Malignität kann bei fehlender Metastasierung teilweise schwierig sein, ein gemischtes Sekretionsmuster mit Anteilen von Androgenen oder Östrogenen ist malignitätsverdächtig.

❯ Östrogenproduzierende NNT bei Männern sind immer maligne.

Richtungsweisender Laborparameter in diesem Zusammenhang ist Dihydroepiandrostendion-Sulfat (DHEA-S), gemeinsames Abbauprodukt der Sexualhormone, welches immer mitbestimmt werden sollte.

❶ Cave
Ein großer Nebennierentumor kombiniert mit Zeichen des Hyperkortisolismus oder Zeichen der Hyperandrogenämie (Hirsutismus, Virilisierung, etc.) muss immer den Verdacht auf ein ACC nahelegen.

Ein typisches Zeichen der ACC in der Bildgebung ist neben der Größe ein sog. gemischtes Bild, hervorgerufen durch teilweise solide Anteile und Nekroseareale im Tumor.

Inzidentalom

--- **Definition** ---
Als Inzidentalome der Nebenniere (NNI) werden Tumore definiert, die zufällig im Rahmen bildgebender Diagnostik auffallen, welche nicht zur Abklärung von Nebennierenerkrankungen oder zum Staging bei Tumorerkrankungen erfolgt.

Die Bezeichnung Inzidentalom wird vom engl. incidentally (nebenbei bemerkt) abgeleitet. Mit der immer häufigeren Anwendung hochauflösender bildgebender Verfahren (CT, MRT, Sonographie) werden immer häufiger vermeintlich asymptomatische Tumoren der Nebenniere identifiziert, die dann eine systematische diagnostische Aufarbeitung erfordern.

■■ Diagnostik, Differenzialdiagnose
Nach der Identifikation eines NNI ist die Aufgabe der Diagnostik, 2 Fragen zu beantworten. Erstens, ob es sich um einen funktionell aktiven, bisher klinisch stummen Tumor handelt. Hier kommen bisher inapparente Phäochromozytome und subklinische Cushing- und Conn-Adenome in Frage. Zweitens muss geklärt werden, ob es Hinweise für einen malignen Tumor gibt. Dabei kommen grundsätzlich maligne Tumoren der Nebenniere selbst (zumeist ACC) oder Nebennierenmetastasen bisher noch nicht erkannter Malignome in Betracht. Des Weiteren können selten auch Raumforderungen, die lediglich der Nebenniere anliegen (Pankreasschwanztumore, Lymphknoten, Leiomyome des Magens), einen Nebennierentumor imitieren. Die Diagnostik muss zur Entscheidung führen, ob eine Operationsindikation besteht oder Verlaufskontrollen gerechtfertigt sind. Zur Differenzialdiagnose des NNI, ▢ Tab. 7.41.

Wurde ein NNI identifiziert, muss zunächst die Anamnese sorgfältig wiederholt und gezielt mögliche Symptome von funktionell aktiven Nebennierentumoren abgefragt werden. Bei der anschließenden körperlichen Untersuchung wird nach Stigmata gesucht, welche möglicherweise bisher dem Untersucher entgangen sind. Hierbei ist es hilfreich die Differenzialdiagnosen gedanklich abzuarbeiten (▢ Tab. 7.41). Die Bestimmung des Blutdrucks und der Herzfrequenz sind obligater Bestandteil der Untersuchung.

In der großen Mehrzahl der Fälle wird nach Anamnese und körperlicher Untersuchung kein klarer Hinweis auf ein Syndrom mit hormoneller Hypersekretion bestehen. Durch gezielte und sparsame Diagnostik muss nun zunächst nach sog. subklinischen Syndromen gefahndet werden:

◘ Tab. 7.41 Differenzialdiagnose des NNI

Differenzial-diagnose	Symptomatik/Befund	(%)
Nichtfunktio-nelles Adenom	Keine	76,5
Cushing-Adenom	Cushing-Stigmata, prädia-betische Stoffwechsellage, häufige Infektionen, Akne, Hypertonie etc.	6,2
ACC (adrenokor-tikales Karzinom)	Cushing-Stigmata, Hypertonie, Hirsutismus, Virilisierung Dys- und Amenorrhö etc.)	4,5
Phäochromo-zytom	Hypertonie, Tachykardien, Flush	3,7
Myelolipom	Keine	2,3
Zysten	Keine	1,8
Metastasen	Keine	1,7
Ganglioneurome	Keine	1
Conn-Adenom	Hypertonus, ggf. Hyperkaliämie	0,89
Andere		1,8

1. **Subklinisches Phäochromozytom:** Da auch klinisch inapparente Phäochromozytome bei Nichterkennen zu letalen Verläufen führen können, ist der Phäochromozytom-Ausschluss die vorrangige differenzialdiagnostische Aufgabe. Dabei muss nicht immer eine arterielle Hypertonie vorliegen. Die Bestimmung der Katecholamine und ihrer Metaboliten im 24-h-Sammelurin ist der Labortest der Wahl. Charakteristika der Phäochromozytome in den »Schnittbild«-gebenden Verfahren (sog. swiss-cheese-appaerance) können zwar hilfreich sein, sind jedoch nicht beweisend. Beweisend für ein Phäochromozytom ist allerdings die 123J-Metaiodobenzylguanidin (MIBG)-Szintigraphie, die zum diagnostischen Standard gehört.
2. **Subklinisches Cushing-Syndrom:** Hier fehlen oft typische und offensichtliche Stigmata eines Cushing-Syndroms. Die typischen Folgen, wie prädiabetische oder bereits diabetische Stoffwechsellage, Adipositas, Osteoporose und Hypertonus können jedoch bereits in milder Ausprägung vorhanden sein. Häufig ist die Tagesrhythmik der Kortisol-Sekretion aufgehoben. Da aber die Kortisol-Ausscheidung im 24-h-Sammelurin oft noch normal ist, empfiehlt sich als diagnostisches Verfahren der Wahl der Dexamethason-Kurztest mit 2 mg Dexamethason. Neben der Tatsache, dass durch den Nachweis einer subklinischen Kortisol-Sekretion die Diagnose ermöglicht wird, hat der Nachweis außerdem die Konsequenz, dass peri- und postoperativ Kortisol substituiert werden muss, um eine Addison-Krise zu vermeiden. Es kann bis zu

6 Monaten nach der Operation dauern, bis die verbliebene gesunde Nebenniere, welche bis zur Operation supprimiert war, wieder eine ausreichende Funktion aufgenommen hat.

3. **Normokaliämischer primärer Hyperaldosteronismus (PHA):** 60% der Patienten mit einem PHA weisen eine Normokaliämie auf! Demzufolge wäre es unzuverlässig, die Untersuchung hinsichtlich PHA auf Patienten mit Hypertonus **und** Hypokaliämie zu beschränken. Ein zuverlässiger Test ist die Bestimmung des Verhältnisses von morgendlichem Plasma-Aldosteron zur Plasma-Renin-Aktivität. Durch diesen Test werden falsch negative Befunde durch getrennte Interpretation von Aldosteron und Renin vermieden. Dadurch wird allerdings zunächst nur der PHA bewiesen. Ob eine chirurgische Therapie indiziert ist, muss noch geprüft werden. Die sichere Abgrenzung des unilateralen Conn-Adenoms von der bilateralen Hyperplasie erfolgt durch Bildgebung (CT, MRT oder Endosonographie) und die SVE. Der Routineeinsatz einer SVE ist zu empfehlen, da jeweils ein Viertel der Patienten fälschlich auf einer Seite operiert wird bzw. nicht operiert wird, da die Differenzierung zwischen Hyperplasie und Adenom ohne SVE oft nicht exakt gelingt.

> **Auch wenn bei Nebennierentumoren größer als 6 cm im Durchmesser grundsätzlich immer eine Operationsindikation besteht, sollte die oben aufgelistete hormonelle Evaluation ergänzt durch die Bestimmung von Dihydroxyepiandrostendion-Sulfat (DHEA-S) immer erfolgen.**

Dies hat folgende Gründe:
- Ein Phäochromozytom muss wegen der Gefahr der intraoperativen Blutdruckkrisen und der deshalb obligaten Vorbehandlung immer ausgeschlossen werden.
- Im Falle eines ACC ist der Nachweis einer subklinischen Kortisolproduktion aus 2 Gründen wichtig. Erstens muss perioperativ eine Kortisolsubstitution erfolgen, um eine Addison-Krise zu verhindern. Zweitens kann Kortisol postoperativ als Tumormarker verwendet werden. Dies gilt ebenso für Aldosteron, da bisher 58 Fälle beschrieben wurden, bei denen das ACC Aldosteron produzierte.

Auch nach der hormonellen Evaluation wird in der überwiegenden Mehrzahl der Fälle kein Hinweis für einen funktionellen Tumor vorliegen.

> **Die überwiegende Mehrzahl der NNI sind nichtfunktionelle Adenome (◘ Abb. 7.218).**

Sie liegen in ¾ der Fälle vor (◘ Tab. 7.41). Sie sind in der bildgebenden Diagnostik glatt begrenzt und homogen. Die Diagnose wird nach Resektion gestellt.

Eine weitere Differenzialdiagnose sind die immer gutartigen **Myelolipome**, welche allerdings nur in 0,08–0,2% der Autopsiefälle angetroffen werden. Sie erscheinen in der Bildgebung mit oft rein fetthaltigem Bild, was pathognomonisch ist. In ca. 40% der Fälle sind jedoch auch diese Tumore in der Bildgebung heterogen, sodass ein abwartendes Ver-

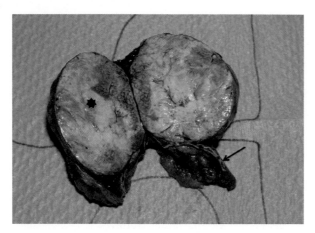

Abb. 7.218 Nichtfunktionelles Adenom der Nebenniere (*Stern*) mit Teilen noch normaler Nebenniere (*Pfeil*)

7

halten dann nur bei den kleinen Tumoren (<4 cm) gerechtfertigt ist.

Eine weitere Differenzialdiagnose nichtfunktioneller Tumoren sind die **Ganglioneurome**. Sie machen allerdings nur ca. 1% der Inzidentalome aus.

▪▪ Malignität

> **Ein Malignitätsverdacht ergibt sich aus der Größe des Tumors, der Morphologie in bildgebenden Verfahren und dem hormonellen Profil.**

Arbeiten aus den 1990er-Jahren zeigten, dass 25% der Inzidentalome >4 cm im Durchmesser maligne sind. Außerdem konnte gezeigt werden, dass bei Tumoren >8 cm die Wahrscheinlichkeit, dass ein maligner Tumor vorliegt, bereits 47% beträgt.

> **Unter Berücksichtigung aller derzeit vorliegenden Daten zur Tumorgröße kommt man zu dem Schluss, dass ein ACC bei Tumoren <4 cm nur in 2% der Fälle, bei Tumoren zwischen 4,1 und 6 cm Durchmesser in 6% und bei Tumoren >6 cm in 25% der Fälle vorliegt.**

Daraus resultiert die Empfehlung, dass jedes NNI >6 cm zum Ausschluss eines ACC reseziert werden **muss**. Jedoch sollte auch bei Tumoren zwischen 4 und 6 cm Größe die Indikation großzügig gestellt werden.

Im Rahmen der **bildgebenden Diagnostik** ist eine klare Differenzierung zwischen benignem und malignem Tumor in der CT nur im Falle eines Myelolipoms möglich, da hier der hohe Fettgehalt beweisend ist. Bei der Kontrast-CT deuten Hounsfield-Einheiten <10 vor der Kontrastmittelgabe und ein Washout >60% auf ein Adenom hin. Malignomverdächtig sind Befunde, die durch Inhomogenität und durch die Koinzidenz von zystischen und soliden Arealen gekennzeichnet sind. Weitere Hinweise kann die sog. chemical-shift-MRT liefern, da maligne Tumore und Phäochromozytome Kontrastmittel längere Zeit anreichern und oft auch einen deutlicheren Signalintensitätsanstieg zeigen.

Eine endokrine Symptomatik besteht bei ca. 40% der Patienten mit ACC. Am häufigsten kommt eine autonome **Glukokortikoidsekretion** vor, gefolgt von androgenbildenden Tumoren, die bei Frauen zu einer Virilisierung führt (Dysmenorrhö, männlicher Behaarungstyp, u. a.).

Bei primären malignen Nebennierentumoren ist das von der Nebennierenrinde ausgehende ACC am häufigsten. Maligne Phäochromozytome sind Tumoren des Nebennierenmarks und werden in bis zu 17% aller Phäochromozytome diagnostiziert. Eine präoperative Aussage über Malignität ist hier allerdings selbst am histologischen Präparat sehr schwierig. Eine eindeutige Festlegung ist nur im Falle von Lymphknoten- oder Fernmetastasen oder beim Nachweis einer Gefäßinvasion oder Organinfiltration etc. möglich.

Adrenokortikales Karzinom (ACC) Die Wahrscheinlichkeit eines ACC liegt, wenn ein NNI größer als 6 cm ist bei ca. 24%, wenn es kleiner als 4 cm ist bei nur 2%. Insgesamt ist aber die Inzidenz mit 1–2/1.000.000 Einwohnern sehr niedrig. Ungefähr 40% der Patienten haben nichtfunktionelle Tumoren, 60% weisen einen Hyperkortisolismus mit oder ohne Sekretion anderer Steroidhormone auf. Da auch vermeintlich nichtfunktionelle Tumoren Steroidvorstufen sezernieren können, ist eine Bestimmung von Androstendion, DHEA-S und 17-α-Hydroxyprogesteron erforderlich. Suspekt sind große Inzidentalome beim jungen Patienten, da hier Nebennierentumoren viel seltener sind als im Alter. Rücken- oder Flankenschmerzen, die nur teilweise auf verdrängendes Wachstum zurückgeführt werden, sollten ebenso an ein ACC denken lassen. Bei Verdacht auf ein ACC muss zum Tumor-Staging zusätzlich eine Spiral-CT des Thorax und bei Knochenschmerzen eine Knochenszintigraphie erfolgen. Das durchschnittliche 5-Jahres-Überleben variiert je nach Studie zwischen 18–36%, mit einem klaren Überlebensvorteil der Patienten in frühem Tumorstadium und nach vollständiger Resektion.

Malignes Phäochromozytom Klinische Indikatoren für Malignität sind neben einer Tumorgröße über 5 cm, ein extraadrenales Wachstum und ein frühes Manifestationsalter. Maligne Tumoren werden besonders häufig bei Mutationen im NF1-Gen (11%) und bei Mutationen im SDHB-Gen (50%) beobachtet.

Die 5-Jahres-Überlebensrate beträgt ungefähr 50%, jedoch kann der klinische Verlauf sehr variabel sein. Maligne Phäochromozytome metastasieren lymphogen und hämatogen, bevorzugt in Lymphknoten, Knochen, Lunge und Leber. Neben diesen primär malignen Phäochromozytomen entwickeln ca. 10% der Patienten mit einem als benigne eingestuften Phäochromozytom nach der Resektion im Verlauf Metastasen.

Nebennierenmetastasen Metastasen eines bisher nicht erkannten malignen Tumors sind bei NNT selten. Einen Hinweis darauf gibt der Befund eines beidseitigen Inzidentaloms, da Metastasen häufiger beide Nebennieren betreffen. Die häufigsten malignen Tumore, bei denen Metastasen der Nebennieren vorkommen, sind in absteigender Häufigkeit maligne Tumore von Mamma, Lunge, Niere, Magen, Pankreas, Ovar und Kolon. Bei beidseitigen nichtfunktionellen Raumforderungen der Nebenniere ohne Malignom in der Anamnese kann zur Sicherung der Entität eine CT-gesteuerte Probepunktion durchgeführt werden. Diese kann bei einseitigem NNT natürlich auch bei Malignom-Anamnese erfolgen.

> **Der vorherige Phäochromozytom-Ausschluss ist allerdings obligat.**

7.15.5 Chirurgische Therapie

Stellen der OP-Indikation

> **Grundsätzlich gilt folgender Leitsatz: Eine Indikation zur Operation besteht bei hormoneller Aktivität des NNT oder bei Malignitätsverdacht.**

Bei den klassischen funktionellen Tumoren (Conn-Adenom, Cushing-Adenom, Phäochromozytom) ist immer eine OP-Indikation gegeben. Das Ziel der Operation besteht in der Beseitigung der hormonellen Überfunktion mit seinen kardiovaskulären, metabolischen und anderen systemischen Auswirkungen.

Bei der beidseitigen makronodulären Hyperplasie (Cushing-Syndrom) und beim PHA mit beidseitigen Tumoren bzw. Hyperplasien besteht nur eine OP-Indikation, wenn sich eine Seitendominanz beweisen lässt (SVE).

> **Beim Morbus Cushing und nicht resektabler ACTH-Quelle sowie bei ektoper ACTH-Produktion bei metastasierenden Erkrankungen mit paraneoplastischem Syndrom kann in Ausnahmefällen eine Notfall-Indikation für eine beidseitige Adrenalektomie bestehen, um das Erfolgsorgan Nebenniere zu beseitigen.**

Der Malignitätsverdacht ergibt sich bei funktionell inaktiven Tumoren in 1. Linie aus der Größe und 2. aus dem radiologischen Bild. Alle Tumoren >5 cm Durchmesser und Tumoren mit nachgewiesener Wachstumstendenz müssen operativ entfernt werden.

> **Grundsätzlich gilt, dass bei jungen Patienten und heterogenem Bild des Tumors eher operiert werden sollte und vice versa.**

Wahl des Operationsverfahrens

> **Standardeingriff für nahezu alle NNT ist heutzutage die minimal-invasive videoassistierte Operation.**

Ob diese laparoskopisch (also durch die Peritonealhöhle) oder retroperitoneoskopisch erfolgt, bleibt dem Operateur überlassen. Konventionelle Verfahren kommen nur noch bei nachgewiesener Malignität oder bei sehr großen Tumoren (ca. > 8 cm) und dringendem Malignitätsverdacht zum Einsatz.

Praxisbox

Minimalinvasive Operation bei NNT

Der laparoskopische Zugang (3 Trokare rechts, 4 Trokare links) wird meist in Seitenlage durchgeführt, da man hierbei die Schwerkraft als Hilfe für die Präparation nutzen kann. Dies birgt den einzigen Nachteil gegenüber dem retroperitoneoskopischen Vorgehen, da dann bei beidseitig laparoskopischem Vorgehen umgelagert werden muss. Beim retroperitoneoskopischen Zugang wird in Bauchlage operiert, sodass bei beidseitiger OP das Umlagern entfällt. Abdominale Voroperationen stellen per se keine Kontraindikation für ein laparoskopisches Vorgehen mehr dar, da meist trotz evtl. bestehender Adhäsionen die Operation laparoskopisch beendet werden kann.

Leitstrukturen sind bei der Operation dabei auf der rechten Seite die Vena cava inferior. Sie wird nach Mobilisierung des rechten Leberlappens im Sulcus zwischen Gerota'scher Faszie und Duodenum aufgesucht und an ihrem rechtslateralen Rand nach kranial verfolgt. Dabei trifft man auf die Nebennierenvene, die dann meist mit Titanklipps verschlossen und durchtrennt wird. Auf der linken Seite wird im Sulcus zwischen Pankreasschwanz und Milz einerseits und der Gerota'schen Faszie andererseits zunächst die Nierenvene dargestellt und von ihr abgehend dann die Nebennierenvene. Nach Verschluss und Durchtrennung dieser Venen wird der Tumor mitsamt dem umgebenden Fett freipräpariert. Hierbel kommen heutzutage meist koagulierende Instrumente (z. B. Ultracision® oder Ligasure®) zum Einsatz. Die die Nebenniere versorgenden Arterien werden dabei im Fett koaguliert und durchtrennt, ohne dass der Operateur sie besonders wahrnimmt.

Bei ausgewählten Indikationen (Conn-Adenom, bilaterales Phäochromozytom) kann die Resektion parenchymerhaltend erfolgen. Bei der sog. **subtotalen Resektion** wird gesundes Gewebe der betroffenen Nebenniere erhalten. Das ist v. a. bei beidseitigem Befall oft wichtig, um den Patienten vor der lebenslang notwendigen Hormonsubstitution nach beidseitig kompletter Adrenalektomie zu bewahren, ◻ Abb. 7.219.

Große, >10 cm NNT werden bei begründetem Malignitätsverdacht offen operiert. Die bevorzugten Zugänge sind der klassische sog. Rippenbogenrand-Schnitt oder der thorakoabdominale Zugang, bei dem eine mediane Laparotomie schräg nach kranial in den 9. ICR verlängert wird. Durch das zusätzliche Eröffnen der Thoraxhöhle erreicht man einen besseren Zugang zum NNT und bessere Radikalität bei bösartigen Tumoren (vorzugsweise großes ACC und großes malignes Phäochromozytom).

Perioperative Behandlung

Bei NNT mit endokriner Aktivität ist eine entsprechende präoperative Vorbereitung mit **Ausgleich metabolischer Veränderungen** und **Gabe von Hormonantagonisten** wesentlich für den erfolgreichen Ablauf der Operation.

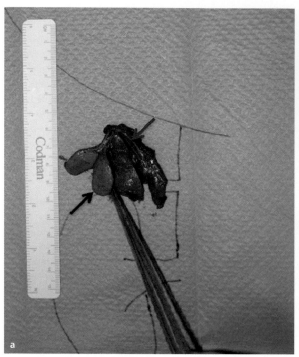
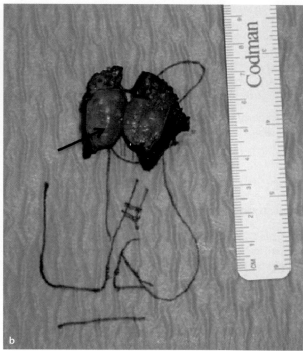
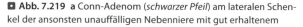

◻ Abb. 7.219 a Conn-Adenom (*schwarzer Pfeil*) am lateralen Schenkel der ansonsten unauffälligen Nebenniere mit gut erhaltenem medialem Schenkel (*roter Pfeil*). **b** Conn-Adenom (*schwarzer Pfeil*) nach subtotaler Resektion von einer linken Nebenniere

Die Relevanz dieser Maßnahmen wurde am Beispiel des **Phäochromozytoms** bereits erläutert und erklär.

> **Jedes Phäochromozytom erfordert eine prä- und perioperative α-Blockade.**

Bei Patienten mit **Cushing-Syndrom** bestehen oft Störungen des Elektrolythaushaltes mit prädiabetischer Stoffwechsellage oder bereits manifestem Diabetes mellitus. Ein Ausgleich der Elektrolyte sowie eine optimale Blutzucker-Einstellung sind anzustreben. Besonders schwere Verlaufsformen mit ausgeprägter Muskelschwäche und respiratorischer Insuffizienz können mit Steroidsyntheseinhibitoren (Ketokonazol 250–500 mg/Tag oral) vorbehandelt werden. Perioperativ sollte wegen erhöhter Infektgefahr und Thrombosegefahr eine verlängerte Antibiotikaprophylaxe und angepasste Antikoagulation erfolgen. Zudem muss unmittelbar peri- und postoperativ Kortison substituiert werden, um eine Addisonkrise zu vermeiden.

Patienten mit **Conn-Syndrom** und ausgeprägter klassischer Hypertonie-Hypokaliämie-Konstellation sollten mit Kaliumchlorid und Aldosteronantagonisten (Spironolakton, z. B. Aldactone, 100–300 mg/Tag oral) ggf. kombiniert mit weiteren Antihypertensiva vorbereitet werden.

Postoperativer Verlauf und Komplikationen

Chirurgische Komplikationen nach **laparoskopischen** und **retroperitoneoskopischen** Nebennierenoperationen sind äußerst selten. Ihre Häufigkeit liegt im 1%-Bereich. Dazu gehören vor allem Blutungen und Nachblutungen, Verletzungen der angrenzenden Organe (Milz, Pankreasschwanz, Leber) und Wundinfektionen. Die Letalität ist unter 1% anzusiedeln. Das ist auch der Grund, warum die Patienten nach diesen wenig traumatisierenden minimal-invasiven Operationen wenige Tage nach der Operation entlassen werden können. Meist ist aus rein medizinischer Sicht eine Entlassung am 1. oder 2. postoperativen Tag vertretbar.

Das trifft auf die **konventionellen** Operationen nicht zu. Hier sind allein durch das Ausmaß des Zugangs und den damit verbundenen Schmerzmittelbedarf längere Aufenthalte notwendig. Weiterhin können ausgeprägte präoperative endokrine Syndrome (z. B. Cushing) und deren medikamentöse Einstellung postoperativ einerseits Grund für Komplikationen, wie verzögerte Wundheilung mit Abszessbildung bei ausgeprägtem Cushing-Syndrom, und andererseits für längeren Krankenhausaufenthalt sein.

> **❶ Cave**
> **Die Situation des ausgeprägten Cushing-Syndroms mit notfallmäßiger Indikation zur beidseitigen Adrenalektomie (endokrin-chirurgischer Notfall) bei z. B. nicht resektablem Morbus Cushing ist ein letal bedrohliches Krankheitsbild!**

Nachsorge

Die Nachsorge nach Operationen der Nebenniere sollte, wie auch die präoperative Diagnostik in enger Kooperation mit dem Endokrinologen erfolgen. In der Praxis wird dies, abgesehen von der direkt postoperativen Nachsorge (Beurteilung der Wundheilungen) durch ihn alleine geschehen.

> ❗ **Cave**
>
> **Sehr wichtig ist allerdings, dass prinzipiell alle Patienten nach Adrenalektomie durch eine Addison[82]-Krise gefährdet sind. Diese ist gekennzeichnet durch Abgeschlagenheit, Müdigkeit, Übelkeit, Diarrhö und Fieber.**

Dies ist in der frühpostoperativen Phase (unklares Fieber, unklare Abgeschlagenheit) aber auch im langfristigen Verlauf wichtig. Hier gilt der wichtige Grundsatz: »**Daran denken!**«. In besonderem Maße sind beidseitig operierte Patienten und Patienten mit Cushing-Syndrom und entsprechender Suppression der kontralateralen gesunden Nebenniere gefährdet. Daher empfiehlt sich eine routinemäßige **perioperative Substitution** mit Hydrokortison 200 mg/Tag (i.v. als Kurzinfusion) intra- und postoperativ und danach rasch ausschleichender Dosierung bei Tumoren ohne Kortisolproduktion. Bei Cushing-Symptomatik und latenter Kortisolproduktion erfolgt ein langsames Ausschleichen je nach Erfordernis auf die Erhaltungsdosis (normaler Tagesbedarf 37,5 mg Hydrokortison) mit Substitutionsbedarf über Wochen bis zu 1 Jahr.

Beidseitig adrenalektomierte Patienten (hereditäre Syndrome, ausgeprägte beidseitige makronoduläre Hyperplasie) müssen eine **lebenslange Substitution** mit 37,5 mg Hydrokortison und einem Mineralokortikoid (z. B. Fludrokortison, 0,05–0,2 mg/d) erhalten und darüber aufgeklärt werden, dass in Stresssituationen (u. a. Infekt, Operation) die Dosis erhöht werden muss. Außerdem sollte ihnen ein Ausweis für Adrenalektomierte ausgehändigt werden, damit auch in unklaren Situationen (Bewusstlosigkeit) Informationen für Dritte zur Verfügung stehen.

> ❯ **Jeder adrenalektomierte Patient ist von einer Addison-Krise bedroht. Dies gilt nur selten bei einseitiger und nicht bei partieller einseitiger Adrenalektomie. Beidseitig adrenalektomierte Patienten brauchen eine lebenslange Substitution der Hormone sowie einen Ausweis für Adrenalektomierte.**

Fallbeispiel 1

Bei einem 21-jährigen Mann wird im Rahmen einer sportmedizinischen Untersuchung in der Sonographie ein 4,5 cm messender Nebennierentumor rechts identifiziert. Der Patient ist asymptomatisch, die endokrinologische Diagnostik ergibt keinen Nachweis einer hormonellen Überfunktion.
Weiteres Vorgehen?
A. Der Befund sollte mit halbjährlichen Sonographie- und CT-Kontrollen weiter beobachtet werden.
B. Es sollte eine Feinnadelpunktion erfolgen.
C. Der Tumor muss wegen Malignitätsverdacht operiert werden.
▼

Antwort:
Der Nebennierentumor ist in jedem Falle malignomverdächtig (ab einer Größe von 4 cm) und bedarf einer histologischen Abklärung. Es besteht eine klare Indikation zur Operation. Die Punktion ist nicht hilfreich, da sie die Dignität des Tumors nicht klären kann und der Tumor in jedem Fall operiert werden muss.

Fallbeispiel 2

Bei einem 78-jährigen Mann wird im Rahmen einer urologischen Ultraschall-Untersuchung wegen Prostatahyperplasie ein 3 cm messender Nebennierentumor der linken Seite identifiziert. Der Mann hatte bereits 2 Herzinfarkte und hat eine aortokoronare Bypass-Operation hinter sich. In der CT ist der Tumor glatt begrenzt und von homogener Struktur. Bezüglich des Nebennierentumors ist er beschwerdefrei und die endokrinologische Diagnostik ist ohne Hinweis auf eine Überfunktion der Nebenniere.
Weiteres Vorgehen?
A. Es kann abgewartet werden und eine Verlaufskontrolle in 3 Monaten erfolgen.
B. Um die Art des Tumors zu klären, muss der NNT CT-gesteuert punktiert werden.
C. Es könnte sich um einen malignen Tumor handeln und der Patient muss operiert werden.
Antwort:
Das hohe Alter und der glatt begrenzte Befund sprechen am ehesten für ein nichtfunktionelles Adenom der Nebenniere. Es kann abgewartet und der Verlauf beurteilt werden.

Fallbeispiel 3

Bei einer asymptomatischen 45-jährigen Frau wird ein 4 cm messender Schilddrüsenknoten rechts in einer ansonsten unauffälligen Schilddrüse diagnostiziert. Das Serum-Kalzitonin beträgt 2.300 pg/ml. Die Patientin nimmt bis auf 3 Antihypertensiva keine Medikamente und ist beschwerdefrei.
Weiteres Vorgehen?
A. Es sollte zügig eine Operation des Schilddrüsenknotens erfolgen, da es sich um ein medulläres Schilddrüsenkarzinom (MTC) handelt.
B. Es kann abgewartet werden, da ein Schilddrüsenknoten dieser Größe bei einer Frau dieses Alters in Jodmangelgebieten normal ist.
C. Es muss zügig eine erneute Evaluation der Familienanamnese sowie eine genauere Abklärung der Hypertonie inklusive der Bestimmung der Katecholamine im 24h-Sammel-Urin erfolgen.
▼

---

82 Sir Thomas Addison, Arzt, London, 1793–1860.

7

Antwort:
Bei dem Schilddrüsenknoten handelt es sich um ein medulläres Schilddrüsenkarzinom (MTC). Dieses kommt in 25% der Fälle familiär gehäuft vor. Häufige Konstellation ist ein MEN-IIa-Syndrom bei dem neben dem MTC sehr oft (bis zu 75%) bilaterale Phäochromozytome vorkommen. Sollte der Katecholaminspiegel im 24-h-Sammelurin erhöht sein, muss zunächst das Phäochromozytom behandelt werden, da die Patientin ansonsten bei der OP des MTC nicht therapierbare Blutdruckkrisen erleiden könnte.

In Kürze

Nebenniere
Nebennierentumoren (NNT): häufige Tumorerkrankungen, erfordern in besonderem Maße enge Kooperation mit Endokrinologen, werden immer häufiger identifiziert.

- Wenn asymptomatisch und nichtfunktionell (nicht hormonsezernierend), dann klassifiziert als Inzidentalom.
- Funktionelle Tumoren meist klein, auffällig durch Überproduktion bestimmter Hormone, wichtig in der Differenzialdiagnose der arteriellen Hypertonie.
- Nebennierenrindenkarzinom (ACC, adrenocortical cancer) sehr selten, sehr schlechte Prognose.
- Abgrenzung maligner/benigner NNT teilweise nach wie vor problematisch. Nebennierenmetastasen selten.

NNT können Teil hereditärer Syndrome sein, (z. B. multiple endokrine Neoplasie Typ I und II, von-Hippel-Lindau-Erkrankung), erfordern dann Mutationsdiagnostik, aber auch humangenetische Beratung betroffener Familien, ggf. regelmäßige Vorsorgeuntersuchungen der Mutationsträger.
Therapie: heute überwiegend laparoskopisch oder retroperitoneoskopisch. Konventionelle Operationsverfahren nur bei sehr großen NNT mit begründetem Malignitätsverdacht.

Weiterführende Literatur

Fassnacht M, Allolio B (2009) Clinical management of adrenocortical carcinoma. Best Pract Res Clin Endocrinol Metab. 23:273–89
Langer P, Waldmann J, Rothmund M (2007) Adrenal Incidentalomas. Chirurg. 78:721–8
Neumann HP, Bausch B, McWhinney SR et al. (2002) Germline mutations in non-syndromic pheochromocytoma. N Engl J Med 346: 1459–1466
Prager G, Heinz-Peer G, Passler C et al. (2002) Surgical strategy in adrenal masses. Eur J Radiol 41:70–77
Siewert HJ, Harder F, Rothmund M (Hrsg) (2007) Praxis der Viszeralchirurgie, Bd. III. Endokrine Chirurgie, Springer, Heidelberg
Young WF Jr. (2007) The Incidentally Discovered Adrenal Mass. N Engl J Med 356: 601–610

7.16 Milz

A. Busemann, Ch. Busemann, C.-D. Heidecke

Die chirurgische Pathologie der Milz umfasst hauptsächlich 2 große Gruppen: Hämatologische Erkrankungen und Milzverletzungen. Bei verschiedenen gutartigen und malignen hämatologischen Erkrankungen nimmt trotz moderner diagnostischen Verfahren und hochwirksamer Chemotherapeutika die Splenektomie auch weiterhin einen wichtigen Platz ein. Während früher bei einer Verletzung die ganze Milz entfernt wurde, wird heute wegen der unerwünschten Folgen des Milzverlustes – wann immer möglich – eine Erhaltung des Organs angestrebt. Die milzerhaltende Therapie (Naht, Klebung, Netz, Segmentresektion) stellt wegen der hohen operativ-technischen Anforderungen eine neue Herausforderung für den Chirurgen dar.

7.16.1 Chirurgische Anatomie

Die normale Milz des Erwachsenen misst etwa 7×4×11 cm und wiegt 120–200 g. Sie liegt intraperitoneal im linken Oberbauch und wird durch die 9.–11. Rippe gut geschützt. Bei Traumen kann sie dort allerdings durch Fragmente frakturierter Rippen leicht verletzt werden. Sie ist mit der Kapsel durch Peritonealfalten an Magen, Zwerchfell und linker Niere (Ligg. gastrosplenicum, phrenicosplenicum und splenorenale) fixiert. Die Milzkapsel ist zart und mit zunehmendem Alter sehr verletzlich.

Enge topographische Beziehungen bestehen zum Pankreasschwanz, Magen und zur linken Kolonflexur. **Nebenmilzen** werden bei 5–30% der Menschen beobachtet. Sie messen bis zu 2,5 cm und liegen in 80% der Fälle nahe des Milzhilus.

Die **Milzarterie** entspringt dem Truncus coeliacus und weist einen oft stark geschlängelten Verlauf, meist entlang des Pankreasoberrandes, auf. Nach dem Abgang der A. gastroepiploica verzweigt sie sich in mehrere segmentale Endäste, die innerhalb der Milz nicht mehr miteinander anastomosieren. Von dem kranialen Ast zweigen mehrere Aa. gastricae breves zum Magenfundus ab.

Die **Venen** verlaufen entsprechend der segmentalen Anatomie. Die Milzvene vereinigt sich mit der V. mesenterica superior zur Pfortader.

> **Die segmentale Gefäßversorgung der Milz ermöglicht Teilresektionen und somit die Organerhaltung bei Verletzungen.**

7.16.2 Physiologie und Pathophysiologie

Funktionell ist die Milz in 2 Kompartimente zu unterteilen:
- Rote Pulpa
- Weiße Pulpa

Die **weiße Pulpa** bildet das lymphatische Gewebe der Milz. Bei gesunden Erwachsenen enthält die Milz etwa 15% aller

Lymphozyten und ist somit das größte lymphatische Organ. Sie übernimmt immunologische Aufgaben. Die **rote Pulpa** hingegen umfasst mit 75% den größten Volumenanteil der Milz. Hier findet im engen Netz der Sinusoide eine Filtration von Partikeln und Antigenen statt, insbesondere werden veraltete Erythrozyten abgebaut.

Die Milz erfüllt nach heutigem Kenntnisstand 3 Aufgaben:

- **Blutreinigung** durch Sequestrierung überalterter Erythrozyten und Phagozytose durch Makrophagen, Clearance-Funktion für pathologische Zellen und Elimination von Chromatinresten (Howell[83]-Jolly[84]-Körper) aus den Erythrozyten.
- **Entfernung von Antigenen** aus der Blutbahn durch Phagozytose von Makrophagen und Retikulumzellen sowie Opsonisierung von Keimen. Die Phagozytose eingekapselter Bakterien (z. B. Pneumokokken und Meningokokken) erfolgt nur unter Mitwirkung spezifischer Serumfaktoren wie Opsonin (IgG, C3b) und Tuftsin (γ-Globulin). Die Bindung von Opsonin an Bakterien und des Tuftsin an Makrophagen erleichtert die Phagozytose. Die nach Splenektomie verminderte Immunabwehr gegenüber eingekapselten Bakterien ist v. a. auf das Fehlen des in der Milz synthetisierten Tuftsin zurückzuführen.
- **Interaktionen von T- und B-Lymphozyten** für die zelluläre und humorale immunologische Abwehr.

Die eigentliche immunologische Funktion der Milz bleibt allerdings ungeklärt, da komplexe Reaktionen wie die Transplantatabstoßung nach einer Splenektomie in ihrer Kinetik unverändert ablaufen.

> Andererseits steigt bei Erwachsenen ohne hämatologische Grunderkrankung die Inzidenz von Infektionen mit kapseltragenden Bakterien nach einer Splenektomie.

Hyperspleniesyndrom

Definition

Von einem Hyperspleniesyndrom spricht man bei qualitativer und quantitativer Zunahme aller oder einzelner Milzfunktionen, wobei eine Größenzunahme dabei nicht obligat, aber die Regel ist. Grundsätzlich kann ein Hypersplenismus bei jeder Form der Splenomegalie auftreten.

Eine Splenomegalie kann sich **sekundär**, als Folge einer ganzen Reihe von Krankheiten, entwickeln. Die häufigste Ursache bleibt die portale Hypertension bei Leberzirrhose. **Primäre**, idiopathische Hyperspleniesyndrome sind selten.

83 William H. Howell, Physiologe, Baltimore, 1860–1945.
84 Justin M. Jolly, Histologe, Paris, 1870–1950.

Ursachen der Splenomegalie

- Kongestive Splenomegalie: portale Hypertension
- Hämatologische Erkrankungen: Hämolyse, extramedulläre Blutbildung, Lymphome, Leukämien
- Infektionen: Malaria, Tbc, HIV
- Kollagenosen: Lupus erythematodes
- Speicherkrankheiten: Hämochromatose, Morbus Gaucher, Amyloidose
- Idiopathisch

■■ Symptomatik

Das übermäßige Vorhandensein von Milzgewebe führt zur Verminderung der Zellen einer oder mehrerer Blutzellreihen, so dass eine Anämie, Granulozytopenie oder Thrombopenie bzw. eine Kombination bis hin zur **Panzytopenie** resultiert. Gleichzeitig liegt in der Regel ein normozelluläres bzw. hyperregeneratorisches Knochenmark vor.

> Nach der Splenektomie normalisieren oder bessern sich die Blutbild- und Knochenmarkveränderungen meistens.

■■ Therapie

Die Therapie des Hypersplenismus richtet sich nach der Ursache. Bei hämatologischen und systemischen Erkrankungen ist die Splenektomie zum Teil sinnvoll.

> **Cave**
> Bei portaler Hypertension kann die Splenektomie schwere Konsequenzen haben (Zunahme der Hypertension mit Risiko einer fatalen portalen Venenthrombose) und ist daher zu meiden.

In Kürze

Physiologie und Pathophysiologie
Aufgaben: Blutreinigung, Entfernung von Antigenen, Interaktionen von T- und B-Lymphozyten.
Hyperspleniesyndrom: meist mit Splenomegalie, Anämie, Granulozytopenie und Thrombopenie, bis hin zur Panzytopenie.
Therapie: Splenektomie (**Cave:** schwere Komplikationen bei portaler Hypertension: fatale portale Venenthrombose). Nach einer Splenektomie höhere Inzidenz von Infektionen mit kapseltragenden Bakterien.

7.16.3 Diagnostik

Eine Splenomegalie kann in der Regel bereits durch die **klinische Untersuchung** diagnostiziert werden. Leicht vergrößerte Milzen werden am besten durch Palpation in rechter Seitenlage mit flektierter Hüfte ertastet. Da bei einigen Erkrankungen die Milz monströse Ausmaße annehmen kann, ist es sinnvoll, die Palpation in Höhe des kleinen Beckens zu beginnen, nach kranial fortzusetzen und den Patienten dabei tief einatmen zu lassen.

Auf dem **Abdomenleerbild** ist die Milz selten sichtbar. Verdrängungen der Nebenorgane sind indirekte Hinweise für eine Splenomegalie.

> ❯ Insbesondere die Sonographie, aber auch die Computertomographie sind die wichtigsten bildgebenden Untersuchungstechniken in der Milzdiagnostik.

Sonographisch lässt sich die Milz gut darstellen (Schallkopf von 3,5–5 MHz). Freie Flüssigkeit als Hinweis für eine intraabdominale Blutung wird neben oder dorsal der Milz gesucht. Frische intralienale Hämatome kommen als echoarme, runde oder ovale Bezirke mit unscharfen Randbegrenzungen zur Darstellung. Bei einer Milzruptur ist die Struktur der Milz inhomogen und die Konturen sind unregelmäßig.

In den meisten Traumazentren wird nach Unfällen mit zu erwartenden schweren Verletzungen (Hochrasanztrauma, Sturz aus großer Höhe, Autounfälle mit Fußgängern oder Fahrradfahrern etc.) eine sog. **Polytrauma-CT** durchgeführt. Ähnlich wie bei der Ultraschalluntersuchung wird hierbei nach einer Organruptur mit ggf. arterieller Blutung gesucht. Letztere kann durch ein KM-Extravasat diagnostiziert werden. Nach initialer Stabilisierung im Schockraum einschließlich Sonographie des Abdomens und Thorax erfolgt die weitere Diagnostik mittels Spiral-Computertomographie mit intravenösem Kontrastmittel durchgehend vom Schädel bis zum Becken.

> ❗ Cave
> Wenn sich bereits im Schockraum sonographisch viel freie Flüssigkeit zeigt und der Patient kreislaufinstabil ist, erfolgt die sofortige Laparotomie ohne vorherige CT (▶ Abschn. 7.16.8).

Die **MRT** kann bei Kontraindikation zur CT (Jodunverträglichkeit, Nierenversagen) oder bei Kindern als weiterführende Modalität verwendet werden. Für das Staging von Tumorerkrankungen mit möglichem lienalen Befall, z. B. Lymphom, Magen oder Pankreaskarzinom, wird die Durchführung einer CT oder MRT für den Nachweis bzw. Ausschluss von Milzmanifestationen entsprechend der jeweiligen Leitlinie empfohlen.

Die **Peritoneallavage** zum Nachweis von Blut in der freien Bauchhöhle wird heute so gut wie gar nicht mehr durchgeführt.

Bei hämatologischen Erkrankungen der Milz sind neben der bildgebenden Diagnostik eine ganze Reihe von weiteren Untersuchungen notwendig (Differenzialblutbild, Durchflusszytometrie, Knochenmarkpunktion). Häufig führen Biopsien von Beckenkamm, Lymphknoten oder Milz zur Diagnose. Letzteres ist wegen der Blutungsgefahr nicht unumstritten, insbesondere bei stark vaskularisierten Lokalbefunden.

Der Stellenwert des **PET-CT** in der Abklärung maligner Prozesse der Milz ist noch nicht abzuschätzen. Bei der **Szintigraphie** mit Tc^{99}-markierten Erythrozyten werden die Anreicherung durch die Milz sowie die Extraktionsrate aus dem Blut gemessen.

Als Ultima Ratio ist die **Splenektomie** als endgültiges diagnostisches Verfahren zu diskutieren. In der Literatur finden sich nach diagnostischer Splenektomie häufig Lymphome und Leukämien, seltener Metastasen solider Karzinome oder Sarkome, Zysten oder Gefäßneubildungen.

In Kürze

Diagnostik
Klinische Untersuchung (Palpation in rechter Seitenlage), Sonographie, CT/Polytrauma-CT, Laparotomie, Labor (Differenzialblutbild, Knochenmarkspunktion), Lymphknotenbiopsie, Szintigraphie, Milzbiopsie, diagnostische Splenektomie.

7.16.4 Lokal begrenzte Erkrankungen der Milz

Lokale Veränderungen der Milz sind selten:

Die häufigste lokale Veränderung ist die **Echinokokkuszyste** (CT, Serologie). Diese wird in der Regel durch eine Splenektomie behandelt. Nichtparasitäre Zysten werden nur bei Verdrängungssymptomen operiert, je nach Lokalisation mit einer partiellen Splenektomie.

Milzabszesse entstehen hämatogen im Rahmen einer Sepsis.

Milzmetastasen solider Tumore sind selten. Am ehesten werden sie bei Mamma- und Bronchialkarzinomen und beim malignen Melanom sowie bei kolorektalen und Ovarialkarzinomen beobachtet. Letztere sind die häufigste Ursache für solitäre Milzmetastasen. **Primärtumore** treten als Hamartome, Hämangiome und Angiosarkome in Erscheinung.

Zu den lokalen Veränderungen muss auch der **Milzinfarkt** gezählt werden. Dieser entsteht meist nach Embolie bei Herzkrankheiten, wird aber auch gelegentlich als Folge einer Milzvenenthrombose gesehen. Segmentale Infarkte werden auch bei massiver Splenomegalie unterschiedlicher Genese beobachtet. Die Splenektomie ist bei einem totalen Infarkt oder bei einer Superinfektion indiziert.

7.16.5 Hämatologische Erkrankungen

Als größtes sekundäres lymphatisches Organ ist die Milz häufig bei malignen Erkrankungen der Hämatopoese und des lymphatischen Systems beteiligt. Obwohl Leukämien und Lymphome in der Regel systemisch medikamentös mit Zytostatika oder Immuntherapeutika behandelt werden, ist in Einzelfällen auch eine lokale Therapie, z. B. chirurgisch oder strahlentherapeutisch, indiziert. Weitere Gründe für die Durchführung einer Splenektomie können gutartige Krankheiten wie die hämolytische Anämie oder die Immunthrombozytopenie sein.

Grundsätzlich ist die Durchführung einer **Splenektomie** angezeigt, wenn damit die zugrunde liegende Krankheit günstig beeinflusst werden kann (z. B. reduzierter Transfusionsbedarf, Absetzen der Steroidtherapie). Weitere Gründe können Schmerzen oder Beschwerden durch eine große Milz sein. Es muss im Vorfeld aber immer eine sehr sorgfältige Kosten-Nutzen-Analyse erfolgen. Neben der operationsbedingten Morbidität und Mortalität sind die eingeschränkte Immunitätslage und das erhöhte Risiko thrombembolischer Komplikationen nach einer Splenektomie zu bedenken. Riskant ist eine Entfernung oder Bestrahlung der Milz immer dann, wenn in ihr eine relevante extramedulläre Blutbildung stattfindet, z. B. bei Knochenmarkinsuffizienz durch eine Myelofibrose. Deshalb sollte die Indikation zur Splenektomie bei hämatologischen Erkrankungen durch den Abdominalchirurgen in enger Kooperation mit dem behandelnden Hämatoonkologen erfolgen.

Erkrankungen des erythrozytären Systems
Hereditäre Sphärozytose (Kugelzellanämie)
■ ■ Definition
Diese in Westeuropa häufigste hereditäre, autosomal-dominante hämolytische Anämie ist durch kugelförmig deformierte Erythrozyten als Folge eines Membrandefektes charakterisiert. Die abnormen Erythrozyten werden in der Milz vermehrt phagozytiert.

■ ■ Symptomatik
Es resultieren eine **Splenomegalie** und eine extravasale **Hämolyse** mit Anämie, Hyperbilirubinämie sowie in 30% der Fälle eine Cholezystolithiasis.

■ ■ Therapie
Die **Splenektomie** ist bei ausgeprägter Anämie und schweren hämolytischen Krisen die Therapie der Wahl und führt zur Normalisierung der Erythrozytenüberlebenszeit, hat aber keinen Einfluss auf die Form der Erythrozyten.

Bei nachgewiesenen Gallensteinen oder Grieß in der Gallenblase sollte gleichzeitig die **Cholezystektomie** erfolgen.

> ❯ Obwohl sich die hereditäre Sphärozytose häufig schon im Kleinkindesalter klinisch manifestiert, sollte die Splenektomie wegen des erhöhten Infektionsrisikos bis zum 5. oder 6. Lebensjahr aufgeschoben werden.

Hier wurden auch schon **partielle oder subtotale Splenektomien** durchgeführt, um so das Risiko vital bedrohlicher infektiöser Komplikationen zu verringern.

Ovalozytose Ovalozytose (Elliptozytose) ist eine ähnliche hereditäre Krankheit, wobei hier die Splenektomie nur bei deutlicher Splenomegalie (10% der Fälle) indiziert ist.

Hämolytische Anämie durch Enzymdefekt
In schweren Fällen von Anämien durch einen **Pyruvatkinasemangel** ist die Splenektomie die Therapie der Wahl zur Verbesserung der Anämie. Beim **Glukose-6-Phosphatdehydrogenasemangel** ist die Splenektomie nicht indiziert.

Gentherapeutische Ansätze könnten in der Zukunft erfolgversprechend sein.

Thalassämie (Mittelmeeranämie)
■ ■ Pathogenese, Symptomatik
Die Ursache dieser hereditären (autosomal-dominanten) hämolytischen Anämie ist eine quantitative Störung der **Hämoglobinsynthese**. Nach der betroffenen Globinkettensynthese unterscheidet man α- und β-Thalassämien. Im Verlauf der **homozygoten Form** (Thalassämia major) kommt es zum Hypersplenismus mit massiv vergrößerter Milz.

■ ■ Therapie
Die Indikation zur Splenektomie ist bei erhöhtem Transfusionsbedarf gegeben.

> ⓘ **Cave**
> Die Indikation sollte aber streng gestellt werden, da diese Patienten häufig auf Grund einer transfusionsbedingten Hämochromatose besonders infektanfällig sind.

Die Milz als Eisenspeicher schützt gegen diese Hämochromatose. Die Häufigkeit von Hämochromatose-bedingter Leberzirrhose ist bei splenektomierten Patienten größer als bei nicht splenektomierten. Deshalb die rechtzeitige Einleitung einer Eisenchelat-Therapie sehr wichtig.

Die **heterozygote Form** (Thalassämia minor) verläuft meistens asymptomatisch und ist somit meistens nicht therapiepflichtig.

Autoimmunhämolytische Anämie
Diese wird durch antierythrozytäre Auto-Antikörper verursacht. Man unterscheidet Wärme- und Kälteautoantikörper. Die **Kälteantikörper** verursachen eine intravasale Hämolyse, somit ist eine Splenektomie nutzlos. Dagegen fördern die **Wärmeantikörper** eine Sequestration von Erythrozyten in der Milz.

■ ■ Therapie
Von einer Splenektomie profitieren ca. 2/3 der Patienten. Die Indikation wird bei therapieresistenter behandlungspflichtiger chronischer Hämolyse (Versagen von Kortikosteroiden/Immunsuppressiva) oder als Notfall bei nicht beherrschbarer Autoimmunhämolyse gestellt.

Erkrankungen des thrombozytären Systems
Immunthrombozytopenie (ITP, Morbus Werlhof[85])
■ ■ Definition
Die ITP ist eine häufige Ursache für eine erworbene Thrombozytopenie. Es handelt sich um eine Autoimmunerkrankung, bei der es zur Bildung von **Autoantikörpern** kommt, die sich an die Oberfläche der Thrombozyten heften und deren Abbau in der Milz beschleunigen.

---

85 Paul G. Werlhof, Arzt, Hannover, 1699–1767.

■ ■ **Symptomatik**

Die Milz ist nicht obligat vergrößert. Man unterscheidet eine **akute** (häufig Kinder, meist 2–3 Wochen nach einem unspezifischen viralen Infekt, gute Prognose) von einer **chronischen** Form (Erkrankungsdauer >6 Monate, meist Erwachsene).

> ❯ **Das Risiko lebensbedrohlicher Blutungen ist wahrscheinlich <1%.**

■ ■ **Therapie**

Die Indikation zur Therapie der ITP wird heutzutage strenger gestellt, da in der Vergangenheit ein relevanter Anteil der Mortalität der immunsuppressiven Therapie, unabhängig von Blutungskomplikationen, geschuldet war.

Aktuelle Leitlinien empfehlen eine Therapieeinleitung bei einer **akuten ITP** bei relevanten Blutungszeichen oder aber, als relative Indikation, bei Thrombozyten <30.000/μl. Bei **chronischer ITP** gibt es keinen Konsens. Einige Empfehlungen orientieren sich alleine an Blutungskomplikationen (absolute Indikation: Blutungen WHO III/IV).

Der Standard in der Primärtherapie besteht in der Gabe von **Prednison**, dieses führt bei einem Großteil der Patienten zur Remission. Wenn eine rasche Anhebung der Thrombozytenzahlen erforderlich ist, z. B. bei vital bedrohlichen Blutungen oder vor Notfalloperationen, werden **Immunglobuline** eingesetzt. In einer solchen Situation ist eine Thrombozytensubstitution gerechtfertigt, bei Patienten mit unkomplizierter ITP ist sie kontraindiziert.

> ❯ **Bei Versagen dieser Therapie oder im behandlungspflichtigen 1. Rezidiv ist die Splenektomie die effektivste Methode mit den höchsten Remissionsraten.**

Splenektomie bei ITP
Durch die Splenektomie sind komplette Remissionen bei 2/3 der Fälle mit chronischer ITP zu erzielen, mehr als 20% erreichen eine partielle Remission, d. h. Thrombozytenzahlen >50.000/μl. Jüngere Patienten profitieren eher als ältere. Die Durchführung der Splenektomie sollte frühestens 6 Wochen nach Erstdiagnose erwogen werden, weil in diesem Intervall durchaus Spontanremissionen auftreten können. Präoperative Thrombozytenwerte >50.000/μl sind wünschenswert, bei laparoskopischer Splenektomie scheinen Thrombozyten >20.000/μl ausreichend. Generell treten Komplikationen nach laparoskopischer Splenektomie seltener auf, Morbidität und Mortalität sinken von 12,9% und 1% auf 9,6% und 0,2%.

Ob der Stellenwert der Splenektomie nach Einführung der **Thrombopoetinrezeptor-Agonisten** sinken wird, ist jetzt noch nicht absehbar.

Myeloproliferative Erkrankungen
Osteomyelofibrose

┌─ **Definition** ──────────────────
│ Die idiopathische Osteomyelofibrose ist durch zunehmende Fibrose des Knochenmarkes mit konsekutiver Panzytopenie und extramedullärer Blutbildung, v. a. in der Milz und in der Leber, gekennzeichnet.
└────────────────────────────

Sekundäre Formen der Myelofibrose treten u. a. nach malignen lymphatischen und myeloproliferativen Erkrankungen auf.

■ ■ **Symptomatik**

Im Verlauf führt diese Krankheit zu massiver Splenomegalie mit Kompressionsbeschwerden und Hypersplenismus.

■ ■ **Therapie**

Die **allogene Stammzelltransplantation** als einzig kurative Behandlungsoption kommt auf Grund der sehr hohen therapieassoziierten Mortalität nur für sehr wenige Patienten in Betracht.

Die Therapie der Wahl ist bei symptomatischer Splenomegalie eine milde **Chemotherapie**. Alternativ kann eine **Milzbestrahlung** durchgeführt werden. Voraussetzung ist hierbei das Vorhandensein einer Resthämatopoese im Knochenmark. Andernfalls droht im Falle einer Milzbestrahlung eine schwere Panzytopenie. Die **Splenektomie** ist lediglich als Ultima Ratio, als reine palliative Maßnahme indiziert. Die postoperative Mortalität ist mit bis zu 10% sehr hoch.

Chronische myeloische Leukämie (CML)
■ ■ **Definition**

Diese myeloproliferative klonale Erkrankung der hämatopoetischen Stammzelle präsentiert sich in der Regel bereits bei Diagnosestellung mit einer Splenomegalie, die monströse Ausmaße annehmen kann.

■ ■ **Therapie**

Pathogenetisch entscheidend ist eine durch das Fusionsgen bcr-abl kodierte Tyrosinkinase, die durch mittlerweile mehrere Substanzen spezifisch gehemmt werden kann. Diese Medikamente wie Imatinib oder Dasatinib haben die Therapie der CML revolutioniert und das Überleben mit dieser Erkrankung deutlich verlängert, so dass andere Behandlungsformen, auch die Splenektomie, deutlich an Bedeutung verloren haben. Eine Kuration ist allerdings nur durch eine allogene Stammzelltransplantation zu erzielen.

Lymphome
Morbus Hodgkin

Der Morbus Hodgkin[86] ist ein malignes Lymphom, das mit einer Chemotherapie, ggf. in Kombination mit einer Radiatio, in den allermeisten Fällen geheilt werden kann. Die Intensität der Therapie erfolgt stadien- und risikoadaptiert, so dass die Ausbreitung der Erkrankung möglichst gut erfasst werden sollte. Ein zu niedrig eingeschätztes Stadium würde bei dann nicht ausreichend intensiver Therapie zu einer erhöhten Rezidivwahrscheinlichkeit führen, Übertherapien müssen ebenfalls wegen der erhöhten Nebenwirkungsrate vermieden werden, hier sind die Sekundärmalignome noch ein großes Problem. In der Vergangenheit wurde deshalb regelmäßig bei gesicherter Krankheitsmanifestation oberhalb des Zwerchfells eine diagnostische Laparotomie incl. Splenektomie durchgeführt. Mittlerweile ist

---

86 Thomas Hodgkin, Pathologe, London, 1798–1866.

der Nachweis erbracht worden, dass, auch auf Grund moderner nichtinvasiver diagnostischer Methoden, diese Patientengruppe nicht von einem solchen Eingriff profitiert.

Non-Hodgkin-Lymphom (NHL)

Es sind inzwischen mehr als 40 Lymphom-Entitäten definiert, die zum Großteil sehr unterschiedlich behandelt werden. Im Folgenden sollen nur die Lymphome besprochen werden, bei denen eine diagnostische oder therapeutische Splenektomie indiziert sein kann.

1. **Splenisches Marginalzonen-Lymphom:** Dieses kleinzellige B-Zell Lymphom infiltriert neben Milz und Milzhiluslymphknoten in der Regel das Knochenmark und kann im peripheren Blut anhand seiner villösen Zytoplasmaausläufer in Kombination mit dem Immunphänotyp leicht diagnostiziert werden. Bei geringer Knochenmarkbeteiligung ist die Splenektomie mit guten Langzeitergebnissen die Therapie der Wahl.
2. **Haarzell-Leukämie:** Die Haarzell-Leukämie ist dem splenischen Marginalzonenlymphom morphologisch ähnlich. Sie manifestiert sich in der Regel mit einer Panzytopenie, Splenomegalie und Knochenmarkfibrose. Langzeitremissionen werden durch Zytostatikamonotherapien erreicht, Interferon-α und Splenektomie haben, obwohl wirksam, ihren Stellenwert allenfalls in der Behandlung von Krankheitsrezidiven bei Chemotherapieresistenz.
3. **Chronische lymphatische Leukämie (CLL):** Diese Krankheit gehört ebenfalls zu den niedrigmalignen B-Zell-Lymphomen und wird mit Chemo- und Immuntherapeutika behandelt. Die Splenektomie kann in chemorefraktären Fällen bei Hypersplenismus oder bei symptomatischer großer Milz sehr hilfreich sein.
4. **Hepatosplenisches T-Zell Lymphom:** Dieses aggressive Lymphom manifestiert sich in Milz, Leber und Knochenmark und ist teilweise nur durch eine diagnostische Splenektomie zu diagnostizieren. Die Prognose ist mit einem medianen Überleben von unter 2 Jahren sehr schlecht.

In Kürze

Hämatologische Erkrankungen

Indikation zur Splenektomie: meistens zur Beherrschung einer Splenomegalie mit Hyperspleniesyndrom (z. B. CML), bei erhöhtem Transfusionsbedarf (z. B. SAA, Thalassämie) oder nach Versagen einer medikamentösen Therapie (z. B. ITP).

1. **Erkrankungen des erythrozytären Systems**
   - **Hereditäre Sphärozytose (Kugelzellanämie):** Splenomegalie und Hämolyse.
     Therapie: ggf. Splenektomie.
   - **Hämolytische Anämie durch Enzymdefekt:** Glukose-6-Phosphatdehydrogenasemangel, Pyruvatkinasemangel.
   - **Thalassämie (Mittelmeeranämie):** Störung der Hämoglobinsynthese.

Therapie: bei Thalassämia major: Splenektomie (Cave: Gefahr einer Eisenüberladung durch Transfusionen → Transfusionshämochromatose).
   - **Autoimmunhämolytische Anämie:** Splenektomie nur bei Wärmeautoantikörper.
2. **Erkrankungen des thrombozytären Systems**
   - **Immunthrombozytopenie (ITP, Morbus Werlhof):** erworben, Autoantikörper, akute und chronische Form.
     Therapie: Prednison, alternativ Immunglobuline, Splenektomie, Thrombopoetinrezeptor-Agonisten.
3. **Myeloproliferative Erkrankungen**
   - **Osteomyelofibrose:** extramedulläre Blutbildung, Chemotherapie, Blutstammzelltransplantation, selten Splenektomie.
   - **Chronische myeloische Leukämie (CML):** molekularer Gen-Defekt, Tyrosinkinaseinhibitoren, Blutstammzelltransplantation.
4. **Lymphome**
   - **Morbus Hodgkin:** malignes Lymphom, Ann-Arbor-Klassifikation; Radio-/Chemotherapie.
   - **Non-Hodgkin-Lymphome(NHL):**
     - **Splenisches Marginalzonenlymphom:** therapeutische Splenektomie.
     - **Haarzell-Leukämie und chronische lymphatische Leukämie (CLL):** Chemotherapie.
     - **Hepatosplenisches T-Zell Lymphom:** diagnostische Splenektomie, aggressiver Verlauf.

Fallbeispiel

Ein 45-jähriger Mann ohne bekannte Vorerkrankung wird mit einer erheblichen Splenomegalie und isoliertem Milzinfarkt, sonographisch diagnostiziert bei der Abklärung von akuten heftigen linksseitigen Oberbauchschmerzen, zur Splenektomie eingewiesen.

Weiteres Vorgehen?

A. Splenektomie zur Symptomkontrolle und Diagnose der Grunderkrankung.
B. Echokardiographie zum Nachweis intrakardialer Thromben als Ursache eines embolischen Geschehens.
C. Blutbild mit Differenzialblutbild bei V. a. eine hämatologische Neoplasie.

Antwort: Eine diagnostische Splenektomie ist extrem selten indiziert. Die Ursache einer Splenomegalie lässt sich fast immer mit nicht (oder weniger) invasiven Maßnahmen eruieren. Die Schmerzbehandlung bei Milzinfarkt erfolgt primär mit Analgetika. Embolien sind häufig Ursache für Milzinfarkte, im vorliegenden Beispiel wird jedoch eine erhebliche Splenomegalie beschrieben. Hier sind Erkrankungen wie myeloproliferative Neoplasien (chronische myeloische Leukämie, Osteomyelofibrose) oder

▼

bestimmte Non-Hodgkin-Lymphome (Haarzellleukämie) am wahrscheinlichsten, bei denen es typischerweise auch zu Milzinfarkten kommen kann. Im vorliegenden Fall fand sich im Blutbild des Patienten eine erhebliche Leukozytose mit Linksverschiebung bis zum Myeloblasten, eine Basophilie sowie eine Thrombozytose. Mit dieser einfachen und schnellen Methode konnte somit eine chronische myeloische Leukämie diagnostiziert werden.

7.16.6 Maligne epitheliale Erkrankungen

Auch bei lokal fortgeschrittenen malignen Tumoren des Gastrointestinaltraktes kann aus Gründen der onkologischen Radikalität eine **Splenektomie** indiziert sein. Aufgrund der **Lymphknotenmetastasierung** wird in den AWMF-Leitlinien bei fortgeschrittenen Tumoren mit Einwachsen in oder engem Kontakt zur Milz, die Splenektomie unter Mitnahme der Lymphknoten am Pankreasoberrand empfohlen. Eine Routine-Splenektomie sollte vermieden werden (▶ Abschn. 7.6.6).

Weiterhin sollte aus onkologischer Indikation eine Splenektomie bei Malignomen im Pankreasschwanzbereich sowie im Rahmen von multiviszeralen Resektionen bei organüberschreitenden Tumoren im linken Oberbauch (z. B. Kolonkarzinom) erfolgen.

7.16.7 Milzverletzungen

Traumatische Milzruptur

■■ **Pathogenese**
Nach stumpfen Bauchtraumata ist die Milzverletzung die häufigste Ursache einer **intraabdominellen Blutung** (◘ Tab. 7.42,

Abb. 7.220). Hinsichtlich der Verletzungsart überwiegt die direkte Gewalteinwirkung von links vorn und seitlich (70% durch Verkehrsunfälle) oder der Sturz des Körpers (Gerüst, Leiter, Baum etc.). Prellmarken am linken Hemithorax oder Frakturen der 9.–11. Rippe links sollten an eine Milzruptur denken lassen. Über eine **Contre-coup-Wirkung** kann diese auch bei Krafteinwirkung auf die rechte Körperseite auftreten.

■■ **Symptomatik**
Klinisch zeigen sich, neben Zeichen der akuten Hypovolämie sowie abdomineller Beschwerden mit Peritonismus, evtl. in die linke Schulter ausstrahlende Schmerzen, infolge einer Zwerchfellreizung.

> ❶ **Cave**
> Bei linksseitiger Thoraxkontusion oder Rippenfrakturen ist immer an eine Milzverletzung zu denken.

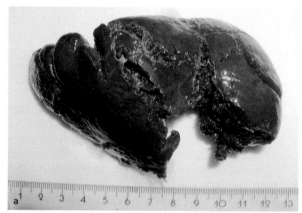

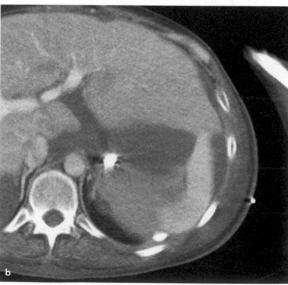

◘ **Abb. 7.220** Traumatische Milzruptur. **a** Milzruptur Grad 4–5 bei einer 21-jährigen polytraumatisierten Patientin (Verkehrsunfall), **b** CT-Bild einer Milzruptur mit Hämatom im Milzhilus nach Verkehrsunfall bei einer 20-jährigen Patientin

◘ Tab. 7.42 Einteilung der Milzverletzungen nach der American Association for the Surgery of Trauma (AAST, Moore et al. 1995)	
Grad	Klinik
Grad I	Subkapsuläres Hämatom <10% der Oberfläche
Grad II	Subkapsuläres Hämatom 10–50% der Oberfläche
	Kapselriss <1 cm
	Intraparenchymale Läsion <5 cm Durchmesser
Grad III	Subkapsuläres Hämatom >50% der Oberfläche
	Kapselriss <1–3 cm
	Intraparenchymale Läsion >5 cm Durchmesser
Grad IV	Ruptur mit Hilusbeteiligung
Grad V	Mehrfache Fragmentierung der Milz oder Devaskularisierung

■■ Diagnostik, Therapie

Um die Risiken des Verlustes der Milz (► Abschn. 7.16.9) zu umgehen, sollte ihre Erhaltung, total oder partiell, angestrebt werden.

> **Die nichtoperative Behandlung ist bei ungefähr 60% der Kinder und 15% der Erwachsenen möglich.**

Voraussetzungen für ein **konservatives Vorgehen** sind:
- Milzruptur ohne Verdacht auf andere schwerwiegende intraabdominelle Verletzungen, die einer operativen Versorgung bedürfen
- Stabile Hämodynamik
- Stabile Symptomatik

Der Patient muss auf einer Intensivstation überwacht werden. Durch regelmäßige Sonographiekontrollen, v. a. in den ersten 48 h, ist ein progredienter Blutverlust auszuschließen.

> **Cave**
> **Bei deutlicher Zunahme der freien Flüssigkeit oder klinischer Verschlechterung des Patienten muss kurzfristig laparotomiert werden.**

In Einzelfällen kann auch eine Laparoskopie indiziert sein. Zum rechtzeitigen Erkennen einer **zweizeitigen Milzruptur** sind die 1–2-tägigen sonographischen Kontrollen für mindestens 14 Tage fortzusetzen.

> **Definition**
> Von einer zweizeitigen Milzruptur spricht man, wenn ein zunächst stabil tamponiertes Milzhämatom sekundär rupturiert, in der Regel nach einem Intervall von wenigen Tagen bis zu 6 Wochen.

Die Möglichkeit einer Milzerhaltung hängt einerseits vom Ausmaß des Milzschadens und andererseits vom Allgemeinzustand des Verletzten und etwaigen Begleitverletzungen ab. Gegen eine eventuelle zeitaufwändige und hämostatisch nicht absolut zuverlässige Milzerhaltung sprechen u. a. eine Koagulopathie, schwere Begleitverletzungen wie Schädel-Hirn-Trauma, Thorax- oder Beckenverletzungen und hohes Alter.

Spontane Milzruptur

Eine Milzruptur ohne äußeres Trauma tritt v. a. bei abnormer Milz auf. Bestimmte Infektionskrankheiten wie Malaria, Typhus und infektiöse Mononukleose, maligne hämatologische Erkrankungen oder die Behandlung mit hämatopoetischen Wachstumsfaktoren sind Risikofaktoren für eine spontane Milzruptur.

> **Die Behandlung ist immer die Splenektomie.**

Iatrogene Milzverletzung

Unter einer iatrogenen oder akzidentellen Milzruptur wird die Organverletzung, meist Kapselrisse, im Rahmen eines Abdominaleingriffes verstanden, wie etwa bei Hemikolektomie links, Eingriffen an Magen, Pankreas und linker Niere. Stets sollte eine Milzerhaltung angestrebt werden. Durch eine scho-

nende Operationstechnik ohne Zug auf die lienalen Ligamente sollte diese Komplikation in der Regel vermeidbar sein.

> **In Kürze**
>
> **Milzverletzungen**
> - **Traumatische Milzruptur:** intraabdominelle Blutung, nach stumpfem Bauchtrauma, linksseitiger Thoraxkontusion oder Rippenfrakturen links (Schmerzausstrahlung in linke Schulter, Contre-coup-Wirkung). **Therapie:** konservatives Vorgehen, Milzerhaltung anstreben. Überwachung auf Intensivstation (Cave: zweizeitige Milzruptur).
> - **Spontane Milzruptur:** z. B. bei Malaria, Typhus. **Therapie:** Splenektomie.
> - **Iatrogene Milzverletzung:** Stets sollte eine Milzerhaltung versucht werden.

7.16.8 Chirurgie der Milz

Vorbereitung und Technik

Zwei Wochen vor einer elektiven Splenektomie erfolgt eine Immunisierung gegen Pneumokokken, Meningokokken und Haemophilus influenza (► Abschn. 7.16.9). Im Falle einer klinisch relevanten Anämie und massiver Thrombopenie sollten bereits präoperativ substituiert und entsprechende Blutprodukte bereit gestellt werden. Perioperativ wird eine Kurzzeitantibiotikaprophylaxe durchgeführt.

> **Praxisbox**
>
> **Operativer Zugang bei Milzruptur**
> Bei der Notfall-Laparotomie (z. B. bei Polytrauma) mit Milzruptur empfiehlt sich eine mediane Laparotomie, da diese eine optimale Revision des gesamten Abdomens erlaubt. Bei elektiver, primär offen geplanter Splenektomie wird meist der Rippenbogenrandschnitt links gewählt, der eine bessere Übersicht im linken Oberbauch – besonders bei Splenomegalie – gewährleistet. Zunehmend gewinnt v. a. bei elektiven Eingriffen die laparoskopische Splenektomie durch einen in dieser Technik erfahrenen Operateur an Bedeutung. In einer Metaanalyse (ca. 3.000 Patienten) fand sich zwar eine etwas längere OP-Dauer, allerdings waren sowohl Krankenhausverweildauer, als auch die Komplikationsrate (pulmonale Infekte, Wundinfektionen, postoperative Darmparalyse) zumindest bei nicht erheblich vergrößerter Milz signifikant geringer (Winslow u. Brunt 2003). Bei Patienten mit erheblicher Splenomegalie ist derzeit eine abschließende Bewertung des Zugangs nicht möglich. Die kritische Milzgröße, ab der die Komplikationsrate signifikant steigt, ist noch nicht determiniert (◘ Abb. 7.221).

> **Nebenmilzen sollten bei Milztrauma belassen, bei vorliegender hämatologischer Erkrankung dagegen entfernt werden.**

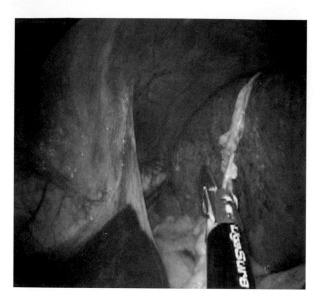

◘ Abb. 7.221 Laparoskopische Splenektomie bei einer Patientin mit ITP (Immunthrombozytopenie)

Eine Drainage der **Milzloge** ist nur bei gleichzeitiger Pankreasschwanzläsion indiziert.

Techniken zum (partiellen) Milzerhalt bei Verletzungen umfassen insbesondere den Einsatz von Fibrinklebern, den Argonbeamer, bzw. die Applikation von Elektrokoagulation bei Bedarf auch in Kombination mit hämostyptischen Auflagen. Des Weiteren kommen PGS- Netze zum Einsatz, in denen die verletzte Milz eingepackt und komprimiert werden kann. Als Alternative zur (partiellen) Erhaltung in situ wurde die Autotransplantation von Milzgewebe in eine Omentumtasche erforscht. Der Effekt hinsichtlich des Erhaltes der Immunfunktionen ist z. Zt. allerdings nicht gesichert.

Komplikationen

Die Morbidität und Letalität nach Splenektomie sind von der Grundkrankheit bzw. von Begleitverletzungen abhängig.

> **Die häufigsten Komplikationen nach Splenektomie sind pulmonale Komplikationen: Atelektasen, Pleuraerguss und Pneumonie treten in 10–20% der Fälle auf.**

Chirurgische Komplikationen umfassen v. a. subphrenische Abszesse und teilweise hartnäckige Pankreasfisteln.

In Kürze

Chirurgie der Milz
Präoperativ 3-fach-Impfung (Pneumokokken, Haemophilus und Meningokokken) sofern elektiver Eingriff. Mediane Laparotomie oder Rippenbogenrandschnitt links, partielle Milzerhaltung (Kapselnaht, Einsatz von Fibrinkleber, Kollagenvliesen u. a.).

7.16.9 Folgen des Milzverlustes

Thrombembolisch

Eine typische Folge einer Splenektomie ist die **Thrombozytose**, die ihr Maximum 7–20 Tage nach dem Eingriff erreicht und Werte von 1 Mio./µl überschreiten kann (◘ Tab. 7.43). In der Regel wird sich die Thrombozytenzahl innerhalb von Wochen bis Monaten normalisieren, kann aber über Jahre anhalten. Während eine reaktive Thrombozytose normalerweise nicht mit einer signifikant erhöhten Thrombembolie-Rate einhergeht, führt diese in der postoperativen Situation zu einer Häufung **thromboembolische Komplikationen**. Die postoperative Thromboseprophylaxe mit niedermmolekularem Heparin sollte mindestens 4 Wochen durchgeführt werden. Ob, gerade bei exzessiven Thrombozytenwerten, eine Thrombozytenaggregationshemmung (bei Ausschluss von Kontraindikation) sinnvoll ist, ist noch strittig. Bei Persistenz stark erhöhter Thrombozytenzahlen bei Vorliegen myeloproliferativen Erkrankungen kann die Gabe einer milden Chemotherapie zur Zytoreduktion indiziert sein.

Bei stark vergrößerten Milzen findet man häufig eine dilatierte Milzvene, die nach Splenektomie mitunter thrombosiert. Diese postoperative Milzvenenthrombose kann zu einer konsekutiven portalen Venenthrombose führen. Aus diesem Grund ist bei dicken Milzvenen eine **Ligatur** kurz vor der Mündung der V. mesenterica inferior empfehlenswert.

Ein Zusammenhang zwischen Postsplenektomiethrombozytose und Arteriosklerose ist in der Literatur sehr umstritten.

Hämatologisch

Milzverlust führt im peripheren Blut neben der Thrombozytose zum Auftreten abnormer erythrozytärer Zellformen und Einschlusskörper, wie z. B. **Howell-Jolly-Körper** (◘ Tab. 7.43). Diese Zellkernfragmente sind einfache Indikatoren fehlender Sequestrations- und Abbaufunktion der Milz. Ein ausbleibendes Auftreten nach Splenektomie deutet auf eine funktionell aktive Nebenmilz.

◘ Tab. 7.43 Hämatologische Veränderungen nach Splenektomie

Erythrozytenzahl	Normal
Erythrozytenform	Bis 50% abnormal
Hb-Wert	Normal
Neutrophilie	Frühe Phase (<3 Monate)
Lymphozytose	
Monozytose	Späte Phase (<3 Monate)
Eosinophilie	
Thrombozytose	Meist temporär, Maximum 5–14 Tage postoperativ

> Der Milzverlust führt zu typischen, meist vorübergehenden Veränderungen des peripheren Blutbildes.

Immunologisch

> Der Verlust der Milz ist charakterisiert durch eine erhöhte Infektanfälligkeit gegenüber kapseltragenden Bakterien.

Die **abgeschwächte Immunabwehr**, die v. a. Kinder <3 Jahren betrifft, hat mehrere Gründe. Zu nennen sind eine Reduktion des IgM im Serum durch eine erheblich Reduktion der Immunglobulin-produzierenden B-Zellen, die Verminderung an retikuloendothelialem Gewebe, eine Verzögerung der Antikörperbildung (vor allem IgM) sowie eine in vitro messbare Funktionseinschränkung der CD4- und CD8-positiven-T-Zellen.

! Cave
Die am meisten gefürchtete Komplikation nach Splenektomie ist die zwar äußerst seltene, aber bedrohliche fulminante Sepsis, die eine Mortalität von 20–50% aufweist.

In der Literatur gibt es sehr unterschiedliche Angaben über die Inzidenz des **OPSI-Syndroms (overwhelming post splenectomy infection)**. Sie reichen von einem Sepsisfall alle 14 Patientenjahre bis zu 1 Fall alle 500 Patientenjahre. Das Risiko ist bei Kindern <6 Jahren doppelt so groß wie bei Erwachsenen und hängt von der Grundkrankheit ab, die zur Splenektomie führte. Das geringste Risiko findet sich nach Splenektomie wegen Milzruptur, das größte nach Splenektomie wegen Thalassämie. Die Postsplenektomiesepsis tritt meistens innerhalb der ersten 2 Jahre nach Splenektomie auf. Die häufigsten Erreger sind die **Pneumokokken**. Auch Haemophilus influenzae und Meningokokken können schwere Infektionen verursachen. Andere Infektionen wie Pyelonephritis, Hepatitis und Malaria treten im Vergleich zur Normalbevölkerung häufiger auf und zeigen atypische, schwere Verläufe.

> Splenektomierten Patienten ist daher von einem Aufenthalt in Malariagebieten und in den Tropen abzuraten.

Immunprophylaxe

Der beste Schutz gegen den Pneumokokken-induzierten Postsplenektomieinfekt wird durch eine **Pneumokokken-Multivakzine** (Pneumovax) erreicht. Zusätzlich werden von der STIKO (ständige Impfkommission des Robert-Koch-Instituts) Impfungen gegen Meningokokken und Haemophilus sowie jährliche Immunisierungen gegen Influenzaviren empfohlen. Vor einer elektiven Splenektomie sollte die Impfung 2 Wochen vor dem Eingriff durchgeführt werden. Nach notfallmäßig durchgeführter Splenektomie ist unmittelbar postoperativ eine verminderte Immunantwort zu erwarten, darum sollte die Impfung erst nach 2 Wochen erfolgen. Nach Steroid- oder Chemotherapie sollte ein Intervall von 1–3 Monaten eingehalten werden. Der Zeitpunkt einer Wiederholung der Impfung ist abhängig von Alter des Patienten und Art der Impfung (Genaueres unter www.asplenie-net.org und www. rki.de/cln_178/nn_1493664/DE/Content/Infekt/Impfen/impfen__node.html?__nnn=true).

Die Langzeitantibiotikaprophylaxe mit Amoxicillin ist bei Kindern <6 Jahren und bei immunsupprimierten Patienten (je nach Schwere des Immunmangels mitunter lebenslang) zu empfehlen. Die rechtzeitige Diagnose und Behandlung eines jeden Infektes bei milzlosen Patienten (Blutkultur, sofortige Therapie mit Penicillin G oder Amoxicillin) ist für die Beherrschung schwerer septischer Komplikationen nach Splenektomie entscheidend.

> Bei Milzverletzungen sollte eine Milzerhaltung angestrebt werden, da mit Erhaltung von 30–40% des Gewebes eine intakte Immunfunktion gewährleistet werden kann.

Fallbeispiel
Bei einer 20-jährigen Patientin zeigt sich sonographisch nach einer Pferdetrittverletzung in den linken Oberbauch eine Milzruptur Grad IV–V sowie massiv freie Flüssigkeit. **Weiteres Vorgehen?**
A. Zunächst Durchführung einer Polytrauma-CT, um weitere Verletzungen zu diagnostizieren bzw. auszuschließen.
B. Sofortige Notfalllaparotomie, Splenektomie und Dreifachimpfung nach 14 Tagen.
C. Solange die Patientin kreislaufstabil ist kann abgewartet werden.
Antwort: Bei massiver freier Flüssigkeit und Vorliegen einer Milzruptur ist eine sofortige Notfalllaparotomie indiziert. Bei einer ausgedehnten Milzlazeration ist ein milzerhaltendes Vorgehen in der Regel nicht möglich. Postoperativ ist im Verlauf eine Immunprophylaxe (Impfung gegen Pneumokokken, Meningokokken und Haemophilus durchzuführen.

In Kürze

Folgen des Milzverlustes
Thrombembolisch: Thromboseprophylaxe, Milzvenenthrombose, Pfortaderthrombose.
Hämatologisch: Howell-Jolly-Körper, Thrombozytose.
Immunologisch: abgeschwächte Immunabwehr (**Cave:** fulminante Sepsis, OPSI-Syndrom Pneumokokken).
Immunprophylaxe: Pneumokokken-Multivakzine bei allen elektiven Splenektomien, Kinder <5 Jahren zusätzlich gegen Haemophilus influenzae, Früherfassung und Behandlung jedes Infektes bei milzlosen Patienten anstreben.

Weiterführende Literatur

AWMF-Leitlinie Magenkarzinom, AWMF-Leitlinienregister 032/009: http://www.leitlinien.net

Cuschieri A, Forbes CD (1994) Disorders of the spleen. Blackwell, London

Davidson RN, Wall RA (2001) Prevention and management of infections in patients without a spleen. Clin Microbiol Infect 7:657–660

George JN, Woolf SH, Raskob GE et al. (1996) Idiopathic thrombocytopenic purpura: a practice guideline developed by explicit methods for the American Society of Hematology. Blood 88:3–40

Haan J, Ilahi ON, Kramer M et al. (2003) Protocol-driven nonoperative management in patients with blunt splenic trauma and minimal associated injury decreases length of stay. J Trauma 55:317–322

Moore EE, Cogbill TH, Jurkovich GJ et al. (1995) Organ injury scaling: spleen and liver (1994 revision). J Trauma 38:323–324

7.17 Hernien und Hydrozelen

I. Leister, H. Becker

Hernien gehören zu den am meisten beobachteten Erkrankungen in der Allgemeinchirurgie. Die Inguinalhernie ist mit Abstand die häufigste Hernienform. Seltenere Hernien sind z. B. die Narbenhernie, die Nabelhernie oder die Femoralhernie. Zur Vermeidung von Komplikationen wie der Inkarzeration wird heute im Allgemeinen die Hernienoperation empfohlen. In der modernen Hernienchirurgie hat sich zunehmend die Implantation von Kunststoffnetzen zum spannungsfreien Bruchlückenverschluss durchgesetzt. Diese können offen oder auf laparoskopischem Weg eingebracht werden. Man kann heute nicht mehr von einem Standardverfahren in der Hernienchirurgie sprechen. Vielmehr werden in Anbetracht des Patientenrisikos und der Hernienform verschiedene Operationsverfahren in Lokal- oder Allgemeinanästhesie mit oder ohne Netzimplantation im Sinne einer differenzierten Indikation angewandt.

7.17.1 Grundlagen

> **Definition**
> Unter Hernie wird eine Ausstülpung des parietalen Bauchfells über eine präformierte oder sekundär entstandene Lücke verstanden.

Hierbei wird die Lücke als **Bruchpforte**, die ausgestülpte Bauchfelltasche als **Bruchsack** und die ausgestülpten Bestandteile des Bauchinnenraums als **Bruchinhalt** bezeichnet (◘ Abb. 7.222). Wölbt sich der Bruchsack durch die Bauchdecken nach außen vor, so spricht man von einer **äußeren Hernie**, liegt er innerhalb der Bauchhöhle oder im Thorax, so spricht man von einer **inneren Hernie**. (◘ Abb. 7.223).

> **Definition**
> Als **Gleithernie** bezeichnet man die Hernierung partiell retroperitonealer Organe (z. B. Zökum, Colon ascendens und descendens), d. h. das vorgefallene Organ ist Bestandteil der Bruchsackwand.

Pathogenese

> ❯ **Ursache äußerer und innerer Hernien ist entweder eine anatomisch präformierte Lücke oder ein Verlust der Gewebefestigkeit.**

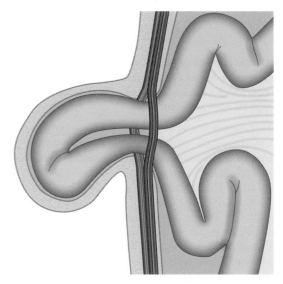

◘ **Abb. 7.222** Hernie

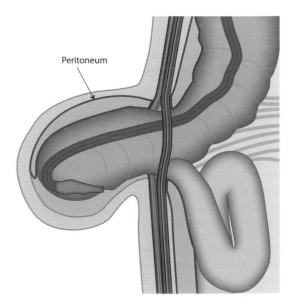

Peritoneum

◘ **Abb. 7.223** Gleithernie

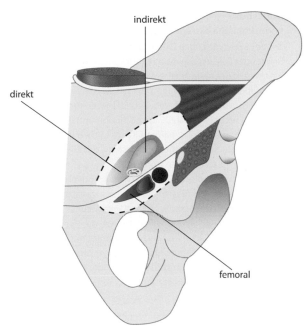

indirekt

direkt

femoral

◘ Abb. 7.224 Muskuloaponeurotische Lücke nach Fruchaud

Muskuloaponeurotische Lücke nach Fruchaud
Beispielsweise finden der erworbene Leistenbruch und auch der Schenkelbruch ihr anatomisches Korrelat in der von Fruchaud beschriebenen muskuloaponeurotischen Lücke, die lateral vom M. iliopsoas, kranial von der Transversusarkade, medial von der Rektusscheide und kaudal vom Schambein begrenzt wird (◘ Abb. 7.224). Durch diese Lücke ziehen dorsal des Leistenbandes die Femoralgefäße (Lacuna vasorum) und ventral des Leistenbandes beim Mann der Ductus deferens sowie die Vasa testicularis und bei der Frau das Lig. rotundum (Leistenkanal). Warum es an dieser Stelle bei einigen Menschen zur Entstehung einer Leisten- bzw. Schenkelhernie kommt, bei anderen jedoch nicht, ist nicht abschließend geklärt.

Aufgrund der unterschiedlichen Beckenform ist die muskuloaponeurotische Lücke beim Mann größer als bei der Frau, was die höhere Inzidenz der Leistenhernie beim Mann erklären kann. Grundsätzlich handelt es sich unabhängig von der Lokalisation bei der Entstehung von Hernien jedoch um ein multifaktorielles Geschehen bei dem Faktoren wie Bindegewebsschwächen, Stoffwechselstörungen (Ehlers-Danlos-Syndrom), Traumen oder auch Voroperationen (Narbenhernien) eine Rolle spielen.

Eine klinisch bedeutsame Sonderform der Hernie ist die **symptomatische Hernie**.

> **Definition**
>
> Bei der symptomatischen Hernie handelt es sich nicht etwa um eine Hernie, die Symptome macht, sondern um eine Hernie als Symptom einer anderen Erkrankung.

Insbesondere ist hier an eine **Erhöhung des intraabdominellen Drucks** zu denken, z. B. im Rahmen der chronischen Obstipation, eines (Sub-)Ileus, der erschwerten Miktion bei der Prostatahyperplasie oder krankhaften Zuständen, die mit einer Aszitesbildung vergesellschaftet sind. Bei solchen Patienten sind Tumoren des Kolons, Rektums oder der Prostata sowie Lebererkrankungen, die zur portalen Hypertension führen, auszuschließen.

Symptomatische Hernien sind selten. Gerade deshalb stellen sie für den behandelnden Arzt eine Herausforderung dar, um den betroffenen Patienten nicht symptomatisch, sondern kausal zu therapieren.

> ❯ **Die symptomatische Hernie ist Folge einer chronischen intraabdominellen Druckerhöhung. Sie muss vom behandelnden Arzt erkannt und kausal therapiert werden.**

Auch eine **Schwangerschaft** kann im Rahmen der intraabdominellen Druckerhöhung zur Manifestation einer symptomatischen Hernie führen. Hier ist, wenn keine Hernienkomplikationen auftreten, ein abwartendes Vorgehen indiziert, da bei einem hohen Prozentsatz der Patientinnen die Hernie nach der Entbindung ohne chirurgische Intervention spontan reversibel ist.

Narbenhernien entstehen durch vorangegangene chirurgische Eingriffe. Ätiologisch sind Wundhämatome, ein postoperativer Wundinfekt, der chirurgische Faszienverschluss (Nahtmaterial, Technik, Gewebespannung) oder endogene Faktoren wie die Adipositas wichtige Einflussgrößen.

7.17.2 Leistenhernie

▪▪ Anatomie
Die Leistenhernie ist mit ca. 75% aller Hernien die häufigste Bruchform in der Allgemeinchirurgie und betrifft zu 90% das männliche Geschlecht. Sie entsteht im Bereich der bereits erwähnten muskuloaponeurotischen Lücke der Bauchwand durch die beim Mann die Samenstranggebilde und bei der Frau das Lig. rotundum ziehen.

Man unterscheidet

- die **mediale** Leistenhernie, die medial der epigastrischen Gefäße verläuft und auf geradem Weg durch den äußeren Leistenring die Bauchwand penetriert (**direkte Leistenhernie**)
- von der **lateralen** Leistenhernie, die lateral der epigastrischen Gefäße dem Leistenkanal folgend schräg durch die Bauchdecke zieht (**indirekte Hernie**).

Die Bauchwand der Leistenregion besteht im Wesentlichen aus 3 muskuloaponeurotischen Ebenen (Externusebene, Internusebene, Transversusebene). Diese Bauelemente werden ergänzt durch den Rektusmuskel mit seiner aponeurotischen Hülle (Rektusscheide). Die spezielle Konfiguration dieser Bauelemente erzeugt den von dorsolateral nach ventromedial verlaufenden **Leistenkanal** (◘ Abb. 7.225).

Die **Externusebene** besteht aus dem M. externus abdominis, der mit seiner breiten Aponeurose medial das vordere Blatt der Rektusscheide bildet und kaudal zum Leistenband wird. Die Externusaponeurose bildet die Vorderwand des

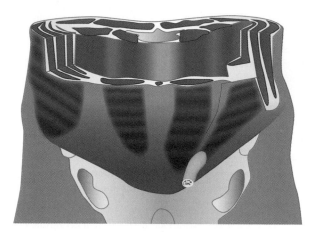

◘ Abb. 7.225 Anteriore Ansicht der Bauchwandanatomie

Leistenkanals. Sie formt medial eine schlitzförmige Lücke, den äußeren Leistenring.

> **Die äußere Durchtrittsstelle durch die Bauchwand sowohl für die mediale (direkte) als auch für die laterale (indirekte) Leistenhernie ist der äußere Leistenring, der aus dem Crus mediale und dem Crus laterale der Externusaponeurose gebildet wird.**

Unter der Externusebene befindet sich die **Internusebene**, bestehend aus dem M. internus abdominis, dessen Fasern annähernd horizontal von der Crista iliaca nach medial verlaufen. Seine kaudalen Fasern bilden im Leistenkanal den M. cremaster und seine Aponeurose verschmilzt medial mit dem vorderen Blatt der Rektusscheide.

Die innerste Schicht der 3 muskuloaponeurotischen Ebenen der Bauchwand ist die **Transversusebene**. Die Transversusmuskulatur verläuft quer bis etwa zur Leistenregion. Dort beginnt die Transversusaponeurose, die ebenfalls medial an der Rektusscheide inseriert. Die kaudalen Anteile der Transversusmuskulatur formen den inneren Leistenring.

> **Die innere Durchtrittsstelle der lateralen (indirekten) Leistenhernie durch die Bauchwand ist der innere Leistenring, der von den Fasern des M. transversus abdominis (Transversalschlinge) gebildet wird.**

Der kaudale Rand der Transversusaponeurose wird als **Transversusarkade** bezeichnet und ist die kraniale Begrenzung des sog. **Hesselbach-Dreiecks**. Hier findet sich als Hinterwand des Leistenkanals lediglich noch die innere Faszie der Transversusmuskulatur, die Fascia transversalis.

> **Die innere Durchtrittsstelle der medialen (direkten) Leistenhernie durch die Bauchwand ist das Hesselbach-Dreieck. Es wird kranial von der Transversusarkade, medial von der Rektusscheide, lateral von den epigastrischen Gefäßen und kaudal vom Leistenband begrenzt.**

Die modernen Verfahren der endoskopischen Leistenhernienreparation erfordern zusätzliche anatomische Kenntnisse der Leistenregion.

Praxisbox

Endoskopische extraperitoneale Hernioplastik (EEHP)
Bei der EEHP wird nach Durchtrennen des vorderen Blattes der Rektusscheide direkt unterhalb des Nabels hinter dem Rektusmuskel ein präperitonaler Raum (Spatium präperitoneale) zwischen der Fascia transversalis und Peritoneum gebildet (◘ Abb. 7.226). Dieser künstlich durch Dissektionstrokare, Gasinsufflation und endoskopische Präparation geschaffene Raum enthält in der Leistenregion die Samenstranggebilde bzw. das Lig. rotundum sowie Blutgefäße und Nerven.
Das Schaffen dieses Raumes ist nur möglich, weil das hintere Blatt der Rektusscheide in einem variablen Bereich unterhalb des Nabels endet (Linea arcuata = Linea semicircularis) und kaudal dieser Grenze das Peritoneum von der Rektusmuskulatur leicht abzupräparieren ist. Eine Erweiterung des präperitonealen Raumes über die Linea arcuata hinaus nach kranial ist nicht möglich, da das Peritoneum dort mit dem hinteren Blatt der Rektusscheide (Transversusaponeurose) fest verbacken ist (◘ Abb. 7.227).

Praxisbox

Transabdominelle präperitoneale Hernioplastik (TAPP)
Die TAPP unterscheidet sich von der EEHP nur durch den Zugangsweg zum präperitonealen Raum. Analog dem Vorgehen bei der konventionellen diagnostischen Laparoskopie führt der Chirurg im Bereich des Nabels eine Optik durch die gesamte Bauchwand in die Abdominalhöhle ein. Bei der transperitonealen Sicht sind nun bereits die wesentlichen anatomischen Strukturen in der Leistenregion, durch das Peritoneum durchscheinend und ohne die Notwendigkeit der Dissektion eines präperitonealen Raums, ersichtlich (◘ Abb. 7.228).
Im mittleren Unterbauch findet sich halbmondförmig das Schambein. Nach lateral folgt die Plica umbilicalis medialis, die die obliterierten Umbilikalarterien beinhaltet. Es folgen nach lateral das Hesselbach-Dreieck, das kranial von der Transversusarkade begrenzt wird sowie die epigastrischen Gefäße, die aus den Iliakalgefäßen entspringen und am Hinterrand des Rektusmuskels paramedian nach kranial verlaufen. In unmittelbarer Nachbarschaft zu den epigastrischen Gefäßen laufen beim Mann der Ductus deferens und die Vasa testicularis zusammen und bilden am inneren Leistenring den Samenstrang.

Die Kenntnis dieser anatomischen Strukturen als Voraussetzung für die endoskopische Leistenhernienchirurgie aus einem für die konventionelle Leistenhernienchirurgie ungewohnten posterioren Blickwinkel ermöglicht dem Chirurgen, zusammen mit den Erfahrungen des anterioren Zugangs, ein komplexes 3-dimensionales Verständnis der Leistenregion.

■■ **Klassifikation**

Die klassische Unterteilung der Leistenhernien in solche, die medial der epigastrischen Gefäße auf geradem Weg durch die

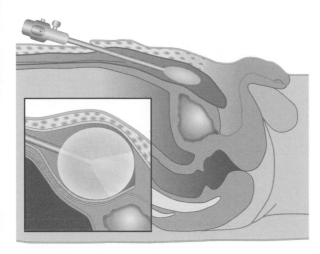

Abb. 7.226 Endoskopisch extraperitonealer Zugang, Ballon-distension

Tab. 7.44 Nyhus-Klassifikation		
Ohne Hinterwanddefekt		
Typ I	Indirekt	Innerer Leistenring normal
Typ II	Indirekt	Innerer Leistenring erweitert
Mit Hinterwanddefekt		
Typ IIIA	Direkt	Fasziendefekt oder Instabilität im Hesselbach-Dreieck
Typ IIIB	Indirekt	Innerer Leistenring nach medial (in das Hesselbach-Dreieck hinein) erweitert
Typ IIIC	Femoral	Femoralring erweitert
Typ IV	Rezidiv	

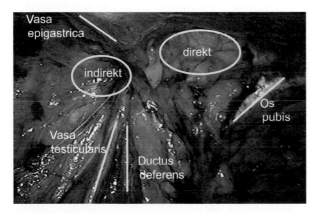

Abb. 7.227 Posteriore endoskopische extraperitoneale Ansicht der linken Leiste

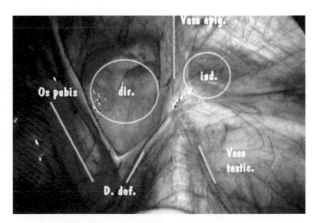

Abb. 7.228 Posteriore endoskopische transperitoneale Ansicht der rechten Leiste

Bauchdecke ziehen (**mediale = direkte Hernie**) und solche, die der Anatomie des Leistenkanals folgend von lateral, also indirekt in Richtung auf den äußeren Leistenring ziehen (**laterale = indirekte Hernie**) wurde bereits im Rahmen der Anatomie des Leistenkanals beschrieben. Modernere Einteilungen der Leistenhernien versuchen die Art und Qualität der Leistenhernien näher zu differenzieren, um anhand von Studien die Qualität des Leistenhernienverschlusses bei der Vielzahl der heute verwendeten Methoden differenzierter beurteilen zu können.

Hier hat sich insbesondere die **Einteilung der Leistenhernien nach Nyhus** bewährt. Er unterteilt die Hernien in solche ohne (Typ I und II) und solche mit Hinterwanddefekt (Typ III und IV). Bei den Hernien ohne Hinterwanddefekt, also den lateralen oder indirekten Hernien, unterscheidet er zwischen kindlichen bzw. kongenitalen Brüchen mit einem normalen inneren Leistenring (Typ I) und erworbenen Brüchen mit einem erweiterten inneren Leistenring (Typ II). Hernien mit Hinterwanddefekt sind demgegenüber charakterisiert durch eine Vorwölbung der Fascia transversalis im Bereich des Hesselbach-Dreiecks bei der direkten Hernie (Typ IIIA) oder bei der indirekten Hernie, wenn der innere Leistenring nach medial in das Hesselbach-Dreieck erweitert ist (Typ IIIB). Zu den Hernien mit Hinterwanddefekt zählt er zusätzlich die Femoralhernie (Typ IIIC) und die Rezidivhernie (Typ IV, **Tab. 7.44**).

■ ■ Symptomatik

Leistenhernien zeichnen sich im Allgemeinen durch eine eher dezente Symptomatik aus. Viele Patienten berichten über ein **unspezifisches Druckgefühl** in der Leiste mit gelegentlichen Schmerzen, v. a. bei körperlicher Belastung. Meist verschwinden die Symptome in Ruhe oder im Liegen. Oftmals berichten die Patienten über eine selbst bemerkte Vorwölbung in der Leiste.

7

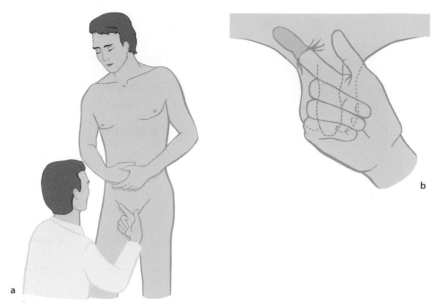

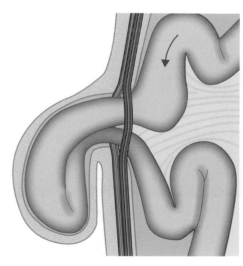

☐ **Abb. 7.229** Klinische Untersuchung. **a, b** Palpierender Finger im äußeren Leistenring

▪▪ Diagnostik

Die Leistenhernie ist eine klinische Diagnose. Nach entsprechender Anamnese erfolgt die klinische Untersuchung zunächst am stehenden Patienten. Der Untersucher ertastet transskrotal den äußeren Leistenring des Patienten und überprüft, ob Bruchsack und Bruchinhalt über den Rand des äußeren Leistenrings hinaus zu ertasten sind (☐ Abb. 7.229). Ist dies nicht der Fall, lässt der Untersucher den Patienten pressen oder husten, um eine Hernierung zu provozieren. Obligat ist die klinische Untersuchung der kontralateralen Seite, da die Weite des äußeren Leistenrings interindividuell sehr verschieden ist und ein beidseitiger Bruch nicht übersehen werden darf.

> ❯ **Die Leisten müssen immer im Seitenvergleich untersucht werden.**

Eine apparative Diagnostik zur Verifizierung einer Leistenhernie ist zumeist entbehrlich. Die **Sonographie** kann im Einzelfall bei unsicheren Tastbefunden hilfreich sein. Die Nativröntgenaufnahme des Abdomens im Stehen bzw. in Linksseitenlage sowie ggf. Kontrastmitteluntersuchungen sind lediglich bei Ileus- oder Subileuszuständen indiziert.

Manche Patienten leiden unter einem chronischen Leistenschmerz ohne eine entsprechende Vorwölbung. Bei solchen Patienten muss der behandelnde Arzt **differenzialdiagnostisch** auch z. B. an das Vorliegen einer Insertionstendopathie, einer Coxarthrose oder eines LWS-Syndroms denken. Bei fehlendem morphologischen Korrelat der vom Patienten hartnäckig über einen längeren Zeitraum angegebenen Beschwerden, wird sich der behandelnde Arzt, nach einer erfolglosen Phase der medikamentösen antiphlogistischen und analgetischen Therapie, ggf. unter der Diagnose unklarer therapieresistenter Leistenschmerzen, zur chirurgischen Exploration entschließen.

> ❯ **Verlegenheitsdiagnosen wie Hernia incipiens oder weiche Leiste sind unzureichend definiert und sollten in jedem Fall vermieden werden.**

Anhaltende Schmerzen in der Leiste bei Vorliegen eines Leistenbruchs ggf. in Kombination mit einem Stuhlverhalt weisen auf eine Bruchkomplikation hin. Hier ist an erster Stelle an eine **inkarzerierte Hernie** zu denken. Bei der inkarzerierten Hernie kommt es im Bruchsack zu einem Einklemmen von Organanteilen oder großem Netz mit der Folge einer Durchblutungsstörung (☐ Abb. 7.230).

> ❗ **Cave**
> **Die inkarzerierte Hernie stellt einen absoluten Notfall dar.**

☐ **Abb. 7.230** Inkarzerierte Hernie

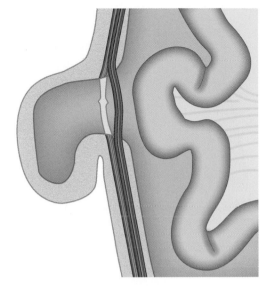

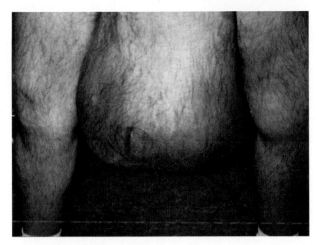

☐ **Abb. 7.233** Großer Skrotalbruch

sich dann der chirurgische Hernienverschluss mit oder ohne Netz an, entsprechend den Richtlinien der modernen Hernienchirurgie.

Nach erfolgreicher Reposition einer vormals inkarzerierten Hernie ist eine engmaschige klinische Untersuchung des Patienten nötig, um eine **Reposition en bloc** auszuschließen. Hierbei handelt es sich um eine Reposition des Bruchinhalts samt Bruchpforte, was zwar zu einem Verschwinden der Vorwölbung führt, jedoch nicht das Inkarzerat beseitigt (☐ Abb. 7.231, ☐ Abb. 7.232).

> ❗ Cave
> Bei anhaltender Schmerzsymptomatik nach Reposition mit dem klinischen Bild eines Ileus/Subileus ist daher ebenfalls die chirurgische Exploration indiziert.

Von der inkarzerierten Hernie ist die **akrete Hernie** zu differenzieren. Es handelt sich dabei um eine meist länger bestehende große Hernie mit einem Bruchinhalt, der nicht mehr reponibel ist, jedoch keine klinischen oder laborchemischen Zeichen einer Durchblutungsaffektion bietet. Hier ist die **elektive chirurgische Versorgung** indiziert. Neben der fehlenden klinischen Symptomatik hilft die bereits länger andauernde Anamnese mit chronischer, nichtreponibler Vorwölbung bei der Differenzialdiagnose zur inkarzerierten Hernie.

Bei der **Skrotalhernie** ist der am äußeren Leistenring ausgetretene Bruchsack samt Bruchinhalt bis in das Skrotalfach gewandert. Man findet hier z. T. monströse Brüche (☐ Abb. 7.233). Die Skrotalhernie ist mittels Diaphanoskopie von der Hydrozele abzugrenzen.

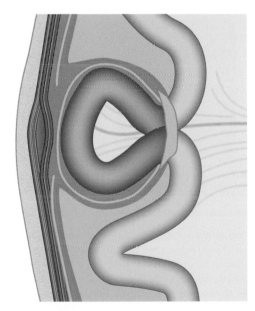

☐ **Abb. 7.232** Reposition en bloc

Im weiteren Verlauf kann es zur ischämischen Durchwanderung von Darmanteilen kommen, mit der Folge einer generalisierten Peritonitis.

> ❯ Ist die Reposition des Inkarzerats weder spontan noch nach entsprechender Analgesierung zeitnah, d. h. innerhalb weniger Stunden möglich, besteht die Indikation zur sofortigen chirurgischen Exploration.

Nekrotische Darmanteile müssen dann nach Herniotomie reseziert werden. Durchblutungsgestörte Areale ohne irreversible Schädigung können offen reponiert werden. Es schließt

■■ Therapie

> ❯ Mit der Diagnose Leistenhernie ist die Indikation zur Operation prinzipiell gestellt.

Eine spontane Ausheilung, z. B. durch eine Kräftigung der Bauchmuskulatur oder eine Gewichtsreduktion ist nicht möglich. Darüber hinaus besteht mit der Dauer der Leistenhernie ein zunehmendes Risiko von Bruchkomplikationen. Die dif-

7

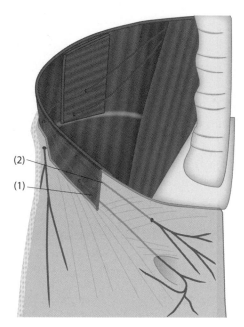

○ **Abb. 7.234** Verlauf des N. ilioinguinalis (*1*) und N. iliohypogastricus (*2*)

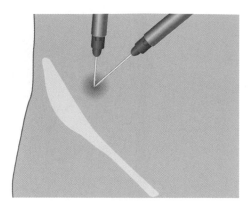

○ **Abb. 7.235** Leitungsanästhesie der Leistenregion

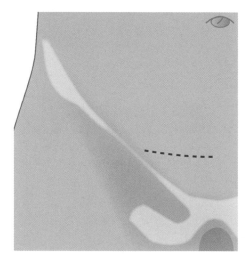

○ **Abb. 7.236** Infiltrationsanästhesie der Leistenregion

ferenzierte chirurgische Verfahrenswahl in der modernen Therapie der Leistenhernie berücksichtigt auch den alten oder multimorbiden Patienten. Nur in Ausnahmefällen, und wenn der Patient die Operation ablehnt, kommt heute noch das Tragen eines Bruchbandes zum Einsatz.

Die heutigen Leistenhernienoperationen unterscheiden sich prinzipiell in der Wahl des **Zugangs** (anterior, posterior) und darin, ob ein **Kunststoffnetz** (nichtresorbierbares Kunststoffnetz aus Polypropylen oder teilresorbierbares Kunststoffnetz) eingebracht wird oder nicht.

> **Die anterioren Verfahren (Lichtenstein, Shouldice) können in Lokalanästhesie durchgeführt werden, bei den posterioren Verfahren (EEHP, TAPP) ist eine Allgemeinnarkose erforderlich.**

Praxisbox

Lokalanästhesie bei der Leistenhernie

Die Lokalanästhesie eignet sich zur Versorgung von Leistenhernien über einen anterioren Zugang, also über einen Schnitt in der Leistenregion. Sie bietet beim wachen Patienten zum einen die Möglichkeit, durch Pressen oder Husten die Bruchpforten besser zu identifizieren, und ermöglicht zum anderen die Beurteilung der Suffizienz des Bruchlückenverschlusses. Gleichzeitig hilft sie pulmonale Komplikationen durch die Intubation gerade beim alten und multimorbiden Patienten zu vermeiden.

Die Lokalanästhesie bei der Leistenhernie besteht aus einer Leitungsanästhesie und einer zusätzlichen Infiltrationsanästhesie. Die Leitungsanästhesie wird etwa

▼

---

1 cm medial der Spina iliaca anterior superior gesetzt. Der Chirurg injiziert hier das Lokalanästhetikum (z. B. Lidocain 1% und Bubivacain 0,5% zu gleichen Teilen) fächerförmig unter die Externusaponeurose im Verlauf des N. ilioinguinalis und des N. iliohypogastricus (○ Abb. 7.234, ○ Abb. 7.235). Anschließend wird entlang der späteren Schnittführung zunächst subkutan, dann intradermal eine Infiltrationsanästhesie durchgeführt (○ Abb. 7.236). Diese wird nach Durchtrennen von Haut, Subkutis und Externusfaszie durch weitere Injektionen im Bereich des Tuberculum pubicum, an der Basis des Samenstrangs und am inneren Leistenring ergänzt. Zug und ausgedehnte Manipulationen am Peritoneum sollten vermieden werden, da dieses nur unzureichend mittels Lokalanästhesie zu betäuben ist. In Absprache mit dem Patienten kann die Lokalanästhesie durch intravenöse Gaben von Sedativa und Analgetika unterstützt werden. Das intraoperative Monitoring von Herzfrequenz, Blutdruck und Sauerstoffsättigung ist obligat.

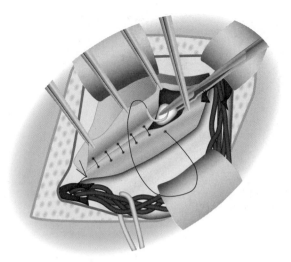

◘ Abb. 7.237 Anteriorer Zugang: Shouldice-Technik

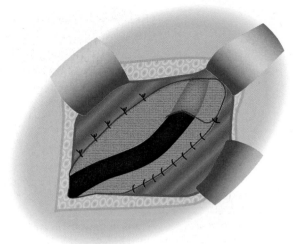

◘ Abb. 7.238 Anteriorer Zugang: Lichtenstein-Technik

┌─ Praxisbox ─────────────────────────────

Technik nach Shouldice[87]

Die Hernioplastik nach Shouldice erfolgt als anteriores Verfahren über einen inguinalen Hautschnitt. Die Schnittführung in der Leistenregion berücksichtigt dabei die Spaltlinien der Haut und verläuft annähernd horizontal. Nach Durchtrennen von Haut und Subkutis wird die Externusaponeurose schräg im Verlauf des Leistenkanals bis in den äußeren Leistenring hinein gespalten. Anschließend werden die Samenstranggebilde bzw. das Lig. rotundum angeschlungen. Direkter oder indirekter Bruchsack können nun meist mühelos isoliert und reponiert werden. Prinzip der Shouldice-Technik ist nun die Verstärkung der Leistenkanalhinterwand durch Doppelung der Fascia transversalis.

Nach Spalten der Fascia transversalis wird mittels fortlaufender Naht und von medial am Tuberculum pubicum beginnend die kaudale Lefze der Fascia transversalis unter die kraniale Lefze genäht. Hierbei wird kranial unter der Fascia transversalis die Transversusarkade, also der Unterrand der Transversusaponeurose (»white line«), als Nahtlager mitgestochen. Anschließend wird mit der gleichen Naht in umgekehrter Stichrichtung die kraniale Lefze auf die kaudale genäht. In einer 3. und 4. Nahtreihe adaptiert man ebenfalls fortlaufend den M. obliquus internus abdominis an den Unterrand des Leistenbandes. Abschließend erfolgen der Verschluss der Externusaponeurose, Subkutannähte und Hautnaht (◘ Abb. 7.237).

└───

❯ **Das Prinzip der Leistenkanalplastik nach Shouldice besteht in einer Verstärkung der Leistenkanalhinterwand durch Doppelung der Fascia transversalis.**

───────────

87 Edward Earle Shouldice, Chirurg, Toronto, 1890–1965.

┌─ Praxisbox ─────────────────────────────

Technik nach Lichtenstein

Die von Lichtenstein[88] 1984 beschriebene Technik zur Leistenkanalreparation erfolgt über den gleichen anterioren Zugang wie die Shouldice-Technik. Nach Präparation und Reposition des Bruchsacks sowie Darstellung der Samenstranggebilde erfolgt jedoch die Einnaht eines für den Samenstrang nach lateral geschlitzten, nichtresorbierbaren oder teilresorbierbaren Polypropylennetzes (7×11 cm). Dieses wird kranial-medial auf dem M. obliquus internus abdominis mittels Einzelknopfnähten fixiert und inferiorlateral fortlaufend an den Unterrand des Leistenbandes genäht. Zusätzlich erfolgt zur Vermeidung eines medialen Rezidivs inferior-medial eine Fixierung des Netzes auf dem Tuberculum pubicum mittels Einzelknopfnaht. Der Samenstrang wird durch das geschlitzte Netz geführt. Lateral der Samenstranggebilde werden die Lefzen des Netzes mit einer Naht adaptiert, die mediale Lefze hinter den Samenstranggebilden nach lateral umgeschlagen und überlappend ebenfalls am Leistenband fixiert (◘ Abb. 7.238).

Abschließend wird die Externusaponeurose, analog zur Shouldice-Technik, durch fortlaufende Naht über den Samenstranggebilden verschlossen. Die Philosophie des Netzimplantats ist ein spannungsfreier Bruchlückenverschluss (tension-free), da entgegen der Shouldice-Technik keine Muskelschicht nach kaudal zum Leistenband geführt und mittels Naht fixiert wird. Die niedrigen Rezidivraten unterstützen diesen theoretischen Vorteil des spannungsfreien Bruchlückenverschlusses.

└───

❯ **Das Prinzip der Lichtenstein Technik besteht in einem spannungsfreien Bruchlückenverschluss durch Einnaht eines Kunststoffnetzes zwischen M. obliquus internus abdominis und Leistenband.**

───────────

88 Irving Lester Lichtenstein, Chirurg, Los Angeles, 1920–2000.

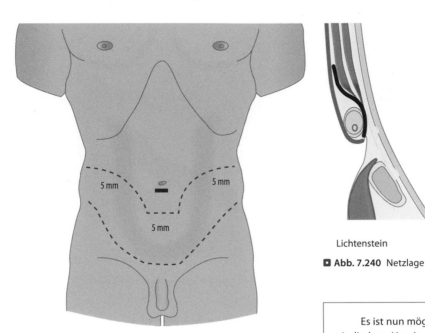

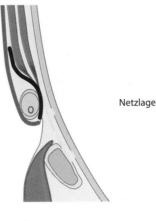

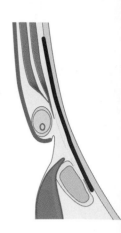

Netzlage

Lichtenstein   TAPP bzw EEHP

Abb. 7.240 Netzlage

Abb. 7.239 Bauchwand mit skizzierten Trokareinstichstellen für den endoskopischen Zugang zum Leistenkanal

---

Praxisbox

Endoskopische extraperitoneale Hernioplastik (EEHP)

Die endoskopischen Hernioplastiken bei der Leistenhernie haben ihren Ursprung in den heute nur sehr selten eingesetzten offenen posterioren Verfahren nach Nyhus und Stoppa. Beide Verfahren sind dadurch charakterisiert, dass der präperitoneale Raum über einen Hautschnitt kranial des Leistenkanals eröffnet wird. Nach Repostion des Bruchsacks wird dann nach Nyhus die Bruchpforte von dorsal mittels Einzelknopfnähten verschlossen, während beim Verfahren nach Stoppa immer bilateral eine große Netzprothese eingebracht wird.

Der gleiche präperitoneale Raum wird bei der endoskopischen extraperitonealen Hernioplastik über eine ca. 1,5 cm große Inzision am Nabel erreicht. Hierbei wird das äußere Blatt der Rektusscheide gespalten und auf dem hinteren Blatt der Rektusscheide, also unter dem Rektusmuskel, zunächst mittels aufblasbarem Dissektionstrokar, später mittels Optiktrokar und CO_2-Insufflation, ein ausreichend großer Raum präpariert (Abb. 7.226). Durch diesen Raum ziehen schräg von lateral nach medial die testikulären Gefäße und der Samenstrang sowie an der Dorsalfläche des Rektusmuskels, aus den Iliakalgefäßen kommend, von kaudal nach kranial die epigastrischen Gefäße (Abb. 7.227). Nach Setzen eines 5 mm Arbeitstrokars unterhalb des Nabels in der Mittellinie wird dieser Raum soweit nach lateral und kranial erweitert, bis dort ein weiterer 5 mm Arbeitstrokar etwa in Nabelhöhe platziert werden kann. Bei der bilateralen Hernie wird kontralateral ein zusätzlicher 5 mm-Arbeitstrokar gesetzt (Abb. 7.239).

▼

Es ist nun möglich den Bruchsack bimanuell – bei der indirekten Hernie von den Samenstranggebilden und bei der direkten Hernie von der Dorsalfläche der Fascia transversalis im Hesselbach Dreieck – zu mobilisieren und zu reponieren. Größere Defekte im Bereich der Leistenkanalhinterwand können durch eine lockere, die Fascia transversalis raffende endoskopische Naht adaptiert werden, um ein planes Nahtlager zu schaffen und ein Hineinrutschen des Netzes in den Defekt zu verhindern. Anschließend wird ein ca. 10×15 cm großes Netz in den präperitonealen Raum gelegt. Eine zusätzliche Netzfixierung ist bei der endoskopischen extraperitonealen Technik nicht notwendig.

> **Bei der endoskopischen extraperitonealen Hernioplastik wird die Leistenregion ohne Eröffnung des Bauchraums extraperitoneal dargestellt und der Bruch mittels Einlage eines Netzes verschlossen.**

Im Gegensatz zum anterioren Verfahren nach Lichtenstein, bei dem das Netz ventral auf die Bauchwandmuskulatur genäht wird, wird das Netz beim posterioren endoskopischen Verfahren also präperitoneal hinter die Bauchwandmuskulatur bzw. nach kaudal hinter die Fascia transversalis gelegt (Abb. 7.240).

Praxisbox

Transabdominelle präperitoneale Hernioplastik (TAPP)

Das transperitoneale laparoskopische Vorgehen unterscheidet sich vom endoskopisch extraperitonealen lediglich im Zugang zur Leistenkanalhinterwand. Das Auslösen des Bruchsackes, die Darstellung sämtlicher potenzieller inguinaler Bruchpforten sowie die Netzeinlage sind prinzipiell ähnlich.

▼

Beim transperitonealen Verfahren wird der Optiktrokar über einen kleinen Schnitt in der unteren Nabelgrube unmittelbar in die Bauchhöhle eingebracht, so dass im Gegensatz zur extraperitonealen Technik die Möglichkeit einer diagnostischen Laparoskopie bei unklaren präoperativen Befunden besteht und damit auch differenzialdiagnostische Aussagen möglich sind.

Nach Setzen zweier weiterer Trokare rechts und links pararektal in Nabelhöhe erfolgt die Präparation der Leistenregion (◘ Abb. 7.228). Die Unterscheidung, ob es sich um einen direkten oder indirekten Leistenbruch handelt, gelingt mühelos in Abhängigkeit von der Lage zu den epigastrischen Gefäßen (◘ Abb. 7.241). Das Peritoneum wird medial und lateral der Bruchpforte bogenförmig inzidiert. Nach Abschieben des präperitonealen Fettgewebes erfolgt die Darstellung des Schambeinastes mit dem Cooper'schen Band. Das Samenstrangbündel wird unter sicherer Identifizierung und Schonung von Ductus deferens und Plexus pampiniformis vom Peritoneum abgeschoben und dadurch der laterale Bruchsack in die Bauchhöhle reponiert. Die Bruchsackhülle eines medialen Bruches kann fakultativ ebenfalls nach intraperitoneal luxiert und hier an der ventralen Transversalfaszie fixiert werden, um einem postoperativen Serom vorzubeugen. Anschließend erfolgt die Einlage eines 10×15 cm großen, leichten und großporigen Kunststoffnetzes, welches die Bruchpforte nach medial und lateral ausreichend weit überlappt. Dieses wird in Abhängigkeit vom Befund mittels Titanklammern unter Aussparung des lateralen Dreieckes (Triangle of pain) oder mittels Fibrinkleber an der Transversalfaszie sowie am Cooper'schen Band fixiert. Anschließend erfolgt die Readaptation des Peritoneums ebenfalls mit Klammern oder aber mittels Naht.

❯ Bei der laparoskopischen transperitonealen Hernioplastik wird die Leistenregion von intraperitoneal aus dargestellt und der Bruch mittels Einlage eines Kunststoffnetzes verschlossen bzw. die hintere Wand des Leistenkanals verstärkt.

Verfahrenswahl In der modernen chirurgischen Therapie der Leistenhernie gibt es heute nicht mehr das Standardverfahren. Vielmehr muss der Chirurg anteriore und posteriore Verfahren beherrschen, um dem einzelnen Patienten das an seine spezielle Situation optimal angepasste Verfahren, im Sinne einer differenzierten Verfahrenswahl, anbieten zu können.

❯ Die moderne chirurgische Verfahrenswahl in der Therapie des Patienten mit Leistenhernie orientiert sich an der speziellen Hernienform (primär, Rezidiv, einseitig, beidseitig) und den Besonderheiten des einzelnen Patienten.

Patienten mit **primären einseitigen Leistenhernien** sind die Domäne der **Lichtenstein-Technik**. Dieses Verfahren zeichnet sich durch seine Einfachheit aus, in Kombination mit der

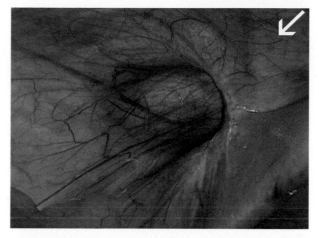

◘ **Abb. 7.241** Transtransperitonealer Blick in die linke Leistenregion mit Darstellung einer großen lateralen Leistenhernie (*Pfeil:* epigastrische Gefäße)

durch die Netzimplantation niedrigen Rezidivrate. Beim älteren oder multimorbiden Patienten stellt die Möglichkeit, den Eingriff in Lokalanästhesie durchzuführen, einen zusätzlichen Vorteil dar, um pulmonale Komplikationen zu vermeiden. Darüber hinaus sind bei ambulanten Operationen Eingriffe in Lokalanästhesie, neben der Kostenersparnis im Vergleich zur Vollnarkose, aufgrund der kürzeren Verweildauer des Patienten grundsätzlich von Vorteil.

Bei **jungen Patienten** (<18 Jahre) vermeiden wir die **Implantation von Kunststoffnetzen** aufgrund der letztlich ungeklärten Spätergebnisse. Ebenso wird man bei **Frauen** im gebärfähigen Alter einer Netzimplantation aufgrund der fehlenden Dehnbarkeit des Netzes in der Bauchdecke und eines möglicherweise später notwendigen Kaiserschnittes zurückhaltend gegenüberstehen. In beiden Fällen stellt die **Shouldice-Technik** in Lokalanästhesie eine sinnvolle Alternative zum anterioren Verfahren mit Netzimplantation dar.

Patienten mit einem **Leistenhernienrezidiv** nach initial anteriorem Verfahren eignen sich in besonderer Weise für die endoskopischen posterioren Verfahren, da hier in einem anatomisch unberührten Gebiet operiert wird. Komplikationen und erneute Rezidive aufgrund der schwierigen Präparation im voroperierten, vernarbten Gebiet können so vermieden werden.

Auch bei der **beidseitigen Leistenhernie** ist das endoskopische Verfahren vorteilhaft, da über wenige endoskopische Zugänge simultan beide Leisten versorgt werden können. Die Summe der Schnittlängen beim beidseitigen anterioren Zugang ist im Vergleich zum beidseitigen endoskopischen Vorgehen deutlich länger, was neben kosmetischen Aspekten auch Auswirkungen auf die postoperative Morbidität hat. Darüber hinaus entfällt häufig bei der simultanen Versorgung beidseitiger Hernien über einen anterioren Zugang der Vorteil der Lokalanästhesie, da die Maximaldosis von 50 ml Lokalanästhetika aufgrund der systemischen Toxizität nicht überschritten werden darf (◘ Tab. 7.45).

◧ Tab. 7.45 Differenzierte chirurgische Verfahrenswahl bei der Leistenhernie

Indikation	Verfahren
Primäre Leistenhernie beim jungen Patienten (<18 Jahre)	Technik nach Shouldice in Lokalanästhesie
Primäre Leistenhernie (>18 Jahre)	Technik nach Lichtenstein in Lokalanästhesie
Rezidivhernie nach anteriorem Verfahren oder beidseitige Hernie	Endoskopische Technik (EEHP oder TAPP)

❗ Cave
Patienten mit einer nichtreponiblen inkarzerierten Leistenhernie müssen zur Vermeidung einer ischämischen Durchwanderungsperitonitis umgehend chirurgisch exploriert werden.

Fallbeispiel
Ein 46-jähriger Patient kommt mit einer Vorwölbung im Bereich der rechten Leiste in Ihre Sprechstunde. Auf Befragen gibt er an, er sei bereits vor 10 Jahren an einer Leistenhernie rechts mittels Leistenschnitt und ohne Implantation eines Kunststoffnetzes operiert worden. Bei der klinischen Untersuchung finden Sie ein Leistenhernienrezidiv rechts sowie auch eine kleine primäre Leistenhernie links. Kardiopulmonale Vorerkrankungen oder weitere Voroperationen bestehen nicht.
Weiteres Vorgehen?
A. Operation nur der rechten Seite mit anteriorem Verfahren nach Lichtenstein in Lokalanästhesie.
B. Operation beider Seiten mit posteriorem endoskopischen Verfahren in Vollnarkose.
C. Operation beider Seiten mit anteriorem Verfahren nach Shouldice in Vollnarkose.
Antwort: Bei dem beschriebenen Patienten, dem Untersuchungsbefund und der Vorgeschichte bietet sich das endoskopische posteriore Verfahren (EEHP oder TAPP) zur Versorgung der Rezidivleistenhernie rechts sowie der primären Leistenhernie links in idealer Weise an. Dadurch können beide Seiten simultan endoskopisch über einen kleinen Zugang am Nabel operiert werden. Es entfällt die doppelte Schnittlänge des beidseitigen Leistenschnittes. Gleichzeitig wird das Leistenhernienrezidiv rechts von posterior versorgt. Es ist daher nicht notwendig durch das Narbengewebe mit der veränderten Anatomie zu präparieren. Offensichtlich bestehen keine Kontraindikationen gegen eine Vollnarkose (keine kardiopulmonalen Vorerkrankungen) oder gegen ein endoskopisches Vorgehen (keine mediane Laparotomie in der Vorgeschichte). Antwort B ist richtig.

In Kürze

Leistenhernie
Häufigste Bruchform, zu 90% Männer.
- Äußerer Leistenring: äußere Durchtrittsstelle durch die Bauchwand sowohl für die mediale (direkte) als auch für die laterale (indirekte) Leistenhernie
- Innerer Leistenring: innere Durchtrittsstelle der lateralen (indirekten) Leistenhernie (lateral der epigastrischen Gefäße dem Leistenkanal folgend schräg durch die Bauchdecke)
- Hesselbach-Dreieck: innere Durchtrittsstelle der medialen (direkten) Leistenhernie (medial der epigastrischen Gefäße auf geradem Weg durch die Bauchdecke)

Einteilung der Leistenhernien nach Nyhus (mit bzw. ohne Hinterwanddefekt), inkarzerierte Hernie (evtl. Reposition, **Cave:** Reposition en bloc), akrete Hernie, Skrotalhernie.
Symptomatik: unspezifisch, Schmerzen, v. a. bei Belastung.
Diagnostik: klinische Untersuchung (Seitenvergleich!), Sonographie.
Therapie:
- Prinzipiell Operation: Wahl des Zugangs (anterior, posterior). Zunehmende Implantation von Kunststoffnetzen zum spannungsfreien Bruchlückenverschluss (niedrige Rezidivraten)
- Anteriore Verfahren (Lichtenstein-Technik für primäre einseitige Leistenhernien, Shouldice-Technik für junge Patienten) in Lokalanästhesie
- Posteriore Verfahren: endoskopische extraperitoneale Hernioplastik (EEHP) und transabdominelle präperitoneale Hernioplastik (TAPP) mit Allgemeinnarkose

7.17.3 Schenkelhernie

▪▪ Definition, Epidemiologie

Die Schenkelhernie ist mit ca. 5% aller Hernien wesentlich seltener als die Leistenhernie. Sie betrifft zu 75% das weibliche Geschlecht, bevorzugt im fortgeschrittenen Lebensalter. Ihre Lokalisation ist die Lacuna vasorum, wo sie medial der Femoralgefäße unterhalb des Leistenbandes austritt (◧ Abb. 7.242).

▪▪ Symptomatik

Die Patienten geben häufig **uncharakteristische Schmerzen** in der Leistenregion an, mit Ausstrahlung in den Oberschenkel insbesondere nach körperlicher Belastung. Bei adipösen Patienten lässt sich meist keine Bruchgeschwulst ertasten. Die Diagnose Femoralhernie ergibt sich daher meist aus der sonographischen Untersuchung des Patienten.

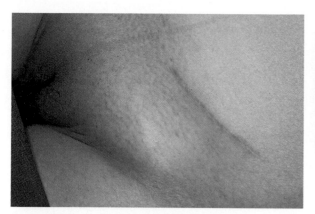

Abb. 7.242 Schenkelhernie präoperativ

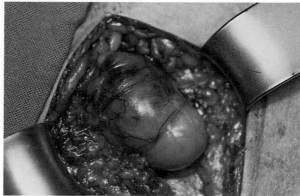

Abb. 7.243 Schenkelhernie intraoperativ, anteriorer Zugang

Praxisbox

Operative Therapie der Schenkelhernie

Liegt eine isolierte Schenkelhernie vor, kann diese ohne Eröffnung des Leistenkanals von einem kruralen Zugang aus unterhalb des Leistenbandes versorgt werden (◘ Abb. 7.243). Hierbei wird nach Reposition der Hernie die Schenkelbruchpforte durch Naht des Leistenbandes auf das Cooper-Ligament versorgt (Verfahren nach Fabrizius).

Liegt eine Kombination aus Femoralhernie und Leistenhernie vor, muss zur anterioren Versorgung beider Hernien der inguinale Zugang mit Eröffnung der Leistenkanalhinterwand, also der Fascia transversalis, gewählt werden. Die Schenkelbruchpforte wird dann durch Naht der Fascia transversalis und der Transversusarkade an das Cooper-Ligament verschlossen (Verfahren nach Lotheissen-McVay). Die Hinterwand des Leistenkanals ist somit, analog zur Shouldice-Technik bei der primären Leistenhernie, gleichzeitig mit verschlossen. Es ist bei allen anterioren Verfahren darauf zu achten, dass die Lacuna vasorum nicht zu sehr eingeengt wird, um postoperativ keine venöse Abflussbehinderung über die V. femoralis zu induzieren.

Bei präoperativ eindeutig diagnostizierten reponiblen Schenkelhernien bietet sich die Wahl des posterioren endoskopischen Zugangs zur Therapie in idealer Weise an. Hierdurch lässt sich, im Gegensatz zu den anterioren Verfahren, die Schenkelbruchpforte übersichtlich darstellen. Das analog zur Versorgung der Leistenhernie verwendete Netzimplantat deckt medial die Schenkelbruchpforte mit ab, ohne die V. femoralis einzuengen.

In Kürze

Schenkelhernie

Therapie: Operation sowohl vom kruralen als auch vom inguinalen Schnitt aus; entscheidend, ob Kombination mit Leistenhernie vorliegt. Alternativ Versorgung mittels posteriorem Verfahren endoskopisch (EEHP, TAPP).

7.17.4 Narbenhernie

▪▪ Pathogenese

Narbenhernien, d. h. Brüche nach operativem Faszienverschluss der Bauchdecke im Narbenbereich, machen ca. 10% aller Hernien in der Allgemeinchirurgie aus und können prinzipiell in jeder Lokalisation entstehen.

❯ **Eine Vermeidung von Narbenhernien durch eine spezielle Schnittführung ist nicht möglich.**

Der Chirurg orientiert sich im Hinblick auf die Schnittführung also in erster Linie an den Anforderungen an eine ausreichende Übersicht. Die Inzidenz von Narbenhernien beträgt je nach Studie zwischen 4–20%. Angesicht der Häufigkeit von Laparotomien von ca. 700.000/Jahr allein in Deutschland ist der sozioökonomische Aspekt des Narbenbruchs erheblich.

Die Entstehung einer Narbenhernie ist ein multifaktorielles Geschehen. Hierzu gehören vornehmlich Faktoren, die zu einer Beeinträchtigung der lokalen Wundheilung führen, sei es durch Beeinträchtigung der Perfusion und Sauerstoffversorgung (Anämie, Schock, Kachexie, Reinzision) oder durch Störung der Narbenbildung (Nikotinabusus, Kortikosteroidtherapie, Kollagenstoffwechselerkrankungen). Bei den Ursachen der Narbenhernienentstehung werden **endogene**, also im Patienten mit seiner Grund- sowie seinen Begleiterkrankungen begründete biologische Faktoren, von **exogenen** Faktoren, also solchen, die im chirurgisch-technischen Bereich zu suchen sind, unterschieden. Als nachgewiesene **endogene Faktoren**, die die Entstehung einer Narbenhernie begünstigen, gelten in der Literatur Adipositas, konsumierende Grunderkrankungen, Anämie (<10 g/dl), Nikotinkonsum und Rezidiveingriffe (◘ Tab. 7.46).

Häufig ist es nicht möglich endogene von exogenen Risikofaktoren exakt zu trennen. Dies wird am Beispiel der Adipositas besonders deutlich. Das Vorliegen einer Adipositas mit einem BMI >25 gilt als endogener Risikofaktor bei der Entstehung von Narbenhernien. Hier spielt z. B. der nachgewiesene erhöhte intraabdominelle Druck bei übergewichtigen Patienten eine Rolle. Gleichzeitig ist jedoch nicht auszuschließen, dass es bei adipösen Patienten, durch das die Faszienrän-

7

Tab. 7.46 Bewertung endogener Risikofaktoren für die Narbenhernienentwicklung in der Literatur	
Einflussfaktor	**Einschätzung in der Literatur**
Adipositas	Nachgewiesener Einfluss bei BMI >25
Konsumierende Grunderkrankung	Mehrheitlich als Risikofaktor bewertet
Anämie (Hb<10 g/dl)	Mehrheitlich als Risikofaktor bewertet
Nikotinkonsum	Negativeinfluss auf Wundheilung nachgewiesen
Rezidivinzision	Negativer Einfluss nachgewiesen
Geschlecht	Uneinheitlich, mehrheitlich männliches Geschlecht als Risikofaktor bewertet
Alter	Uneinheitlich, mehrheitlich Alter >45 Jahre als Risikofaktor bewertet
Diabetes mellitus	Uneinheitlich
Niereninsuffizienz	Uneinheitlich
Blutgruppenzugehörigkeit	Uneinheitlich
Obstruktive Atemwegserkrankung	Uneinheitlich
Hyperbilirubinämie	Uneinheitlich

Tab. 7.47 Bewertung exogener Risikofaktoren für die Narbenhernienentwicklung	
Einflussfaktor	**Einschätzung in der Literatur**
Operationsverfahren	Positiver Einfluss beim laparoskopischen Verfahren nachgewiesen
Nahttechnik	Positiver Einfluss durch die fortlaufende Nahttechnik nachgewiesen
Nahtmaterial	Uneinheitlich, mehrheitlich resorbierbares Nahtmaterial empfohlen
Schnittführung	Uneinheitlich, einzelne Hinweise für geringere Hernieninzidenz bei Querschnitten

> **Analog zur Leistenhernie besteht jedoch bei der Narbenhernie die Gefahr von Bruchkomplikationen, insbesondere der Inkarzeration von Darmanteilen.**

Darüber hinaus kommt es ohne chirurgische Therapie nach Jahren oftmals zur Ausbildung von monströsen Narbenhernien (Abb. 7.244, Abb. 7.245, Abb. 7.246), die dann nur mit einem entsprechend größeren Risiko für den Patienten zu versorgen sind.

Nur sehr kleine Narbenhernien (ca. 1 cm) werden noch mittels direkter Naht und ohne Implantation eines Kunststoffnetzes verschlossen.

> **Im Allgemeinen wird heute, unter Hinweis auf die niedrigeren Rezidivraten, die Implantation eines Kunststoffnetzes empfohlen.**

der maskierende Fettgewebe, zu einer weniger exakten Fasziennaht kommt.

> **Als exogene Einflussgrößen für die Entstehung von Narbenhernien konnten die Wahl des Operationsverfahrens, offen oder laparoskopisch, sowie die Nahttechnik identifiziert werden.**

Laparoskopische Techniken zeichnen sich, aufgrund der kleineren Schnittlängen, naturgemäß durch eine niedrigere Rate an Narben- bzw. Trokarhernien (1–4%) im Vergleich zur konventionellen Laparotomie aus. Darüber hinaus hat sich die fortlaufende allschichtige Nahttechnik mit einem nichtresorbierbaren oder langzeitresorbierbaren monofilen Nahtmaterial, mehrheitlich als Vorteil im Hinblick auf die Inzidenz von postoperativ auftretenden Narbenbrüchen erwiesen. Da nichtresorbierbare Fäden, aufgrund der bleibenden mechanischen Irritation des Gewebes, im Langzeitverlauf eine höhere Rate von Fadenfisteln und eine Zunahme postoperativer Wundschmerzen bedingen, wird heute im Allgemeinen der fortlaufende Faszienverschluss mit langzeitresorbierbarem Nahtmaterial favorisiert (Tab. 7.47).

Therapie
Die Diagnose Narbenhernie stellt beim **asymptomatischen Patienten** eine relative Operationsindikation dar.

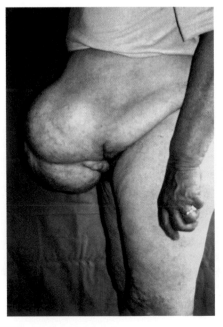

Abb. 7.244 Große Narbenhernie

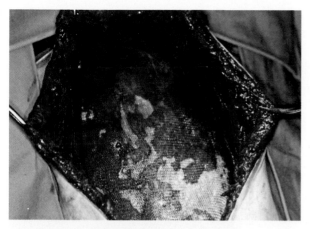

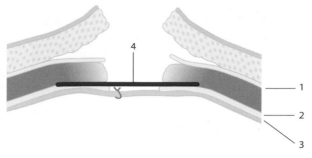

Abb. 7.247 Darstellung der Netzlage. Sublay. *1* Vorderes Blatt der Rektusscheide, *2* hinteres Blatt der Rektusscheide, *3* Peritoneum, *4* Netz

Abb. 7.245 Narbenhernie, intraoperativer Situs (Sublay-Technik)

> Eine definitive chirurgische Sanierung der Narbenhernie sollte grundsätzlich angestrebt werden.

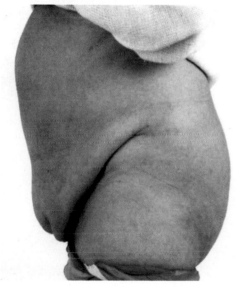

Abb. 7.246 Narbenhernie, postoperativer Befund

Es konkurriert dabei die bislang noch als Standardverfahren zu bezeichnende offene Implantation eines teilresorbierbaren Netzes unter die Bauchwandmuskulatur (Sublay-Technik) ohne Kontakt zum Darm mit der Implantation von beschichteten Kunststoffnetzen intraperitoneal, also mit Kontakt des Netzes zur Bauchwand auf der einen Seite und zum Darm auf der anderen Seite (IPOM = intraperitoneales onlay mesh). Die IPOM-Technik wurde erstmals 1993 durch K. A. LeBlanc beschrieben und kann offen oder laparoskopisch erfolgen. Kritiker der IPOM-Technik geben zu bedenken, dass trotz der Beschichtung der Kunststoffnetze Verwachsungen zum Darm nicht auszuschließen sind. Langzeitergebnisse stehen bislang noch aus.

Praxisbox ───

Narbenhernienverschluss in Sublay-Technik

Bei der Sublay-Technik werden zunächst die Faszienränder der Hernie dargestellt. Anschließend sucht der Chirurg bei medianer Schnittführung die medialen Ränder der Rektusmuskulatur auf. Von hier aus werden oberhalb der Linea arcuata das hintere Blatt der Rektusscheide und unterhalb der Linea arcuata das Peritoneum parietale nach dorsal vom Rektusmuskel abpräpariert und fortlaufend verschlossen. Das der Größe der Hernie angepasste Netz kann nun kranial auf dem hinteren Blatt der Rektusscheide und kaudal auf dem parietalen Peritoneum platziert werden. Das Netz wird lateral auf seiner gesamten Zirkumferenz mit vorgelegten nichtresorbierbaren Einzelknopfnähten im Abstand von 2–3 cm fixiert. Nahtlager für die Fixierungsnähte sind der laterale Faszienrand der Rektusscheide (Linea semilunaris), Rippenbogen und Xiphoid kranial bzw. Cooper-Ligament kaudal.

Es ergibt sich somit bei entsprechend großen Hernien kranial eine präfasziale und kaudal eine präperitoneale Position des Netzes. Schließlich wird das vordere Blatt der Rektusscheide fortlaufend verschlossen. Hierdurch wird die physiologische Funktion der Rektusscheide als ventrales stabilisierendes Element der Rumpfwand weitgehend wieder hergestellt. (■ Abb. 7.247).

7

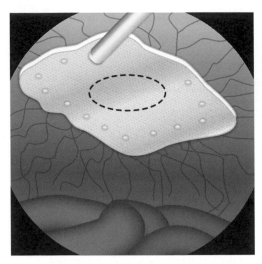

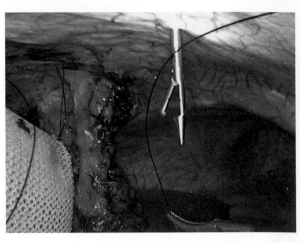

■ **Abb. 7.248** Schematische Darstellung nach laparoskopischer Versorgung einer Narbenhernie mittels Kunststoffnetz (MIC-IPOM), Bauchwand von innen

■ **Abb. 7.249** Intraoperativer Situs bei der MIC-IPOM-Technik. Blick in den Oberbauch. Das Lig. falciforme wurde z. T. von der Bauchwand abpräpariert. Das Netz wird anschließend an 4 Stellen mittels transfaszialer Naht fixiert, wobei die vorgelegten Fäden mit einem Fadenfänger durch die Bauchwand gezogen werden

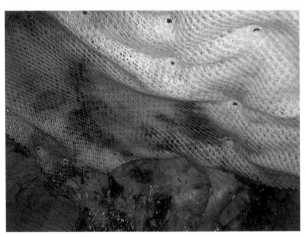

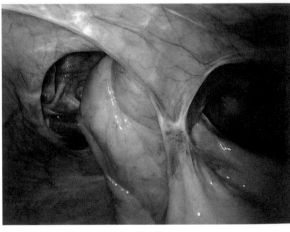

■ **Abb. 7.250** Intraoperativer Situs nach Fertigstellung der MIC-IPOM-Technik. Die Netzfixierung wird mittels Implantation von resorbierbaren Kunststofftackern komplettiert

■ **Abb. 7.251** Parastomale Hernie. Laparoskopische Sicht in den linken Unterbauch

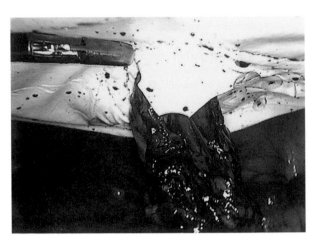

■ **Abb. 7.252** Versorgung der parastomalen Hernie mit einem beschichteten Kunststoffnetz in laparoskopischer Technik (MIC-IPOM)

Narbenhernienverschluss in IPOM-Technik (intra-peritoneales onlay mesh)

Durch die wachsende Erfahrung in der minimal-invasiven Technik werden Narbenhernien heute zunehmend auch laparoskopisch versorgt. Hierbei wird auf eine Separierung der Bauchwandschichten verzichtet und stattdessen nach laparoskopischer Präparation und Darstellung der Herni-enränder ein Kunststoffnetz von innen mit Kontakt zum Darm auf der einen Seite und zur Bauchwand auf der anderen Seite in die Bauchhöhle eingebracht (◘ Abb. 7.248, ◘ Abb. 7.249, ◘ Abb. 7.250). Bei dieser minimalinvasiven intraperitonealen Onlay-Mesh-Technik (MIC-IPOM-Technik) werden beschichtete Kunststoffnetze verwendet in der Hoffnung, dass sich dadurch Verwachsungen mit dem Darm minimieren oder sogar verhindern lassen. Sie wird auch zur Versorgung von parastomalen Hernien unter Ver-wendung von geschlitzten Kunststoffnetzen eingesetzt, zunehmend in Kombination mit einem nichtgeschlitzten Netz (Sandwich-Technik) (◘ Abb. 7.251, ◘ Abb. 7.252).

Bei ausgedehnten Bauchwanddefekten werden beschichtete Kunststoffnetze auch offen in die Bauch-höhle als Bauchwandersatz implantiert (offen IPOM). Langzeitergebnisse werden zeigen, ob diese Verfahren der etablierten offenen Sublay-Technik überlegen sind (◘ Abb. 7.247).

Narbenhernie
Therapie: Operation mit Implantation von Kunststoff-netzen, wenn es sich nicht um sehr kleine Fasziendehis-zenzen handelt. Platzierung der Netze subfaszial (Sublay-Technik) oder intraperitoneal (IPOM-Technik).

7.17.5 Nabelhernie

Die erworbene Nabelhernie ist eine Vorwölbung von Baucheingeweiden durch eine Lücke in der Bauchwand mit Einbeziehung des Nabelbereichs.

Es handelt sich meist um kleine Hernien mit Netzanteilen als Bruchinhalt.

▪▪ **Therapie**

❯ **Die Operationsindikation ist relativ.**

Kleine Nabelhernien bleiben häufig symptomlos. Bei Zeichen der Inkarzeration besteht die Indikation zur sofortigen Ope-ration. Zum offenen Bruchlückenverschluss wählt man einen halbmondförmigen Schnitt unterhalb des Nabels. Nach Dar-stellen der Faszienränder und Reposition des Bruchinhalts

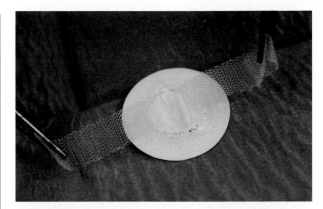

◘ **Abb. 7.253** Beschichtetes Kunststoffnetz zur intraperitonealen Implantation bei Nabelhernie

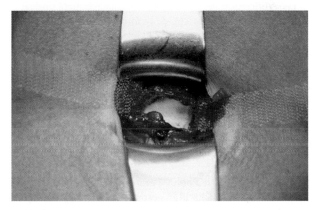

◘ **Abb. 7.254** Beschichtetes Kunststoffnetz zum Verschluss der Nabelhernie in situ

kann der kleine Bruch (ca. 1 cm) durch direkte Naht ver-schlossen werden. Größere Hernien erfordern die Implanta-tion von Kunststoffnetzen. Hierbei werden neben der etablier-ten Sublay-Technik zunehmend vorgefertigte beschichtete Kunststoffnetze in unterschiedlichen Größen intraperitoneal implantiert (◘ Abb. 7.253). Diese werden offen durch den Defekt eingebracht und mittels transfaszialer Nähte fixiert (◘ Abb. 7.254). Sie können, analog zur minimal-invasiven Versorgung der Narbenhernie, auch laparoskopisch implan-tiert werden (MIC-IPOM).

Nabelhernie
Therapie: Auch bei der chirurgischen Therapie der Nabel-hernien hat sich heute zunehmend die Implantation von Kunststoffnetzen durchgesetzt, wenn es sich nicht um sehr kleine (<1 cm) Bruchlücken handelt.

7.17.6 Epigastrische Hernie

Epigastrische Hernien sind zwischen Nabel und Xiphoid in der Linea alba lokalisiert. Differenzialdiagnostisch sind subkutane Lipome sonographisch abzugrenzen. Die chirurgische Versorgung über eine mediane Schnittführung oder laparoskopisch entspricht der der Nabelhernien.

7.17.7 Seltene Hernienformen

Spieghel-Hernie

▪▪ Definition

Die **Spieghel-Hernie**[89] ist eine seltene Form des vorderen Bauchwandbruchs. Sie wurde 1764 nach dem Anatomen Adrian van den Spieghel benannt. Unter der Spieghel-Faszie versteht man den Teil der Aponeurose des M. transversus abdominis, der sich zwischen Linea arcuata und lateralem Rand der Rektusscheide befindet. Hier tritt die Spieghel-Hernie an präformierten Lücken durch die vordere Bauchwand.

▪▪ Symptomatik, Therapie

Die Bedeckung der Bruchlücke durch Fasern der Internusfaszie lässt diesen Bruch oftmals lange Zeit klinisch inapparent erscheinen. Bei anhaltenden Schmerzen lateral der Rektusscheide ca. 3 Querfinger unterhalb des Nabels muss jedoch auch an diese seltene Bruchlokalisation gedacht werden.

Operativ wird über einen Pararektalschnitt die Externusaponeurose dargestellt und gespalten. Darunter kann der Bruch isoliert und reponiert werden. Die Bruchlücke wird anschließend durch Naht der Transversusaponeurose verschlossen. Alternativ stehen auch hier laparoskopische Verfahren mittels Netzimplantation zur Verfügung.

---

89 Adrian van den Spieghel, gen. Spighelius, Anatom/Botaniker, Venedig/Padua, 1578–1625.

Beckenbodenhernien

Die **Hernia obturatoria** ist eine seltene Form der Beckenbodenhernien mit Bruchaustritt entlang der Vasa obturatoria und des N. obturatorius in das Foramen obturatorium. Die oft weiblichen Patienten klagen über Schmerzen im Unterbauch mit Ausstrahlung zur Innenseite des Oberschenkels im Verlauf des N. obturatorius (Romberg-Zeichen).

Bei einer weiteren Form der Beckenbodenhernien, der **Hernia ischiadica**, kommt es zum Austritt des Bruchsacks durch das Foramen ischiadicum majus oder minus. Gelegentlich lässt sich der Bruch am Unterrand des M. glutaeus maximus ertasten.

Die **Hernia perinealis** tritt dagegen durch das Foramen ischiorectalis aus mit Manifestation am Damm oder in der Labia majora bei der Frau.

Die Therapie der vorgenannten sehr seltenen Beckenbodenhernien besteht in der laparoskopischen oder offenen Reposition mit Verschluss der Bruchlücke durch Naht oder Kunststoffnetzimplantation.

In Kürze

Spieghel-Hernie, Beckenbodenhernien
Therapie: Darstellung und Reposition des Bruchs, mit anschließendem Bruchlückenverschluss durch Naht oder Kunststoffnetzimplantation.

7.17.8 Hydrozele

▪▪ Pathogenese

Die Hydrozele hat ihren Ursprung, wie die angeborenen indirekten Hernien im Kindesalter, im Processus vaginalis peritonei. Der Processus vaginalis peritonei ist eine Ausstülpung des Peritoneums, die beim Deszensus des Hodens, bis auf die Bezirke, die die Tunica vaginalis testis bilden, obliteriert. Bei unvollständiger Obliteration resultieren indirekte angeborene Leistenhernien bzw. die verschiedenen Formen der Hydrozele (◘ Abb. 7.255).

▪▪ Symptomatik

> **Das Leitsymptom der Hydrozele ist eine schmerzlose Schwellung des Skrotums.**

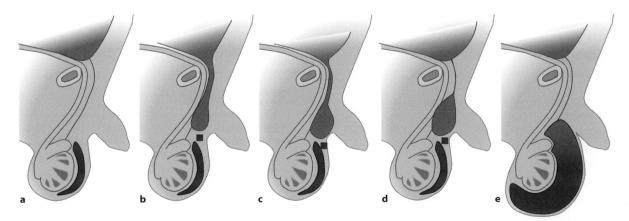

◘ **Abb. 7.255** Formen der Hydrozele und der angeborenen Leistenhernie: **a** Normalbefund, **b** indirekte Leistenhernie, **c** Hydrocele communicans, **d** Hydrocele funiculi, **e** Hydrocele testis

Bei der **Hydrocele communicans** als Sonderform der Hydrozele ist die Schwellung des Skrotalfachs von wechselnder Größe, da der skrotal gelegene Zelensack über einen schmalen, offenen Processus vaginalis testis mit der Bauchhöhle kommuniziert. Dadurch kommt es zu unterschiedlichen **Füllungszuständen** der Hydrozele, die üblicherweise morgens klein und abends groß ist.

▪▪ Diagnostik

Die Differenzialdiagnose zur Leistenhernie geschieht mittels **Diaphanoskopie**. Der Inhalt der Hydrozele besteht im Gegensatz zur Leisten- bzw. Skrotalhernie aus klarer Flüssigkeit. Hierdurch ist es möglich mit einer Lampe das Skrotum zu durchscheinen. Die Diaphanoskopie lässt eine Hydrozele kräftig aufleuchten.

▪▪ Therapie

> **Während mit der Diagnose angeborene Leistenhernie die elektive Operationsindikation gestellt ist, werden Hydrozelen im 1. Trimenon nicht operiert.**

Sie weisen im Säuglingsalter eine starke spontane Rückbildungstendenz auf. Persistierende oder an Größe zunehmende Hydrozelen werden analog der chirurgischen Therapie der kindlichen Leistenhernie operiert, wobei die Zele selbst gefenstert oder subtotal reseziert wird.

In Kürze

Hydrozele
Symptomatik: schmerzlose Schwellung des Skrotums (abends größer).
Diagnostik: Diaphanoskopie.
Therapie: keine Operation im 1. Trimenon, spontane Rückbildungstendenz, Fensterung oder subtotale Resektion.

Weiterführende Literatur

LeBlanc KA, Booth WV (1993) Laparoscopic repair of incisional abdominal hernias using expanded polytetrafluoroethylene: preliminary findings. Surg Laparosc Endosc 3:39–41

Lichtenstein IL, Shulman AG, Amid PK, Montllor MM (1989) The tension-free hernioplasty. Am J Surg 157:188–193

Nyhus LM (1993) Individualization of hernia repair: a new era. Surgery 114:1–2

Nyhus LM (2003) The posterior (preperitoneal) approach and iliopubic tract repair of inguinal and femoral hernias – an update. Hernia 7:63–67

Schumpelick V (1996) Hernien, 3. Aufl, Enke, Stuttgart

Shouldice EB (2003) The Shouldice repair for groin hernias. Surg Clin North Am 83:1163–1187

Stoppa R (2003) About biomaterials and how they work in groin hernia repairs. Hernia 7:57–60

Zieren J, Zieren HU, Jacobi CA, Muller JM. (1997) The plug and patch repair for managing the inguinal hernia of the adult. Zentralbl Chir 122:545–550

7.18 Organtransplantation

P. Neuhaus, R. Pfitzmann

Aufgrund der stetigen Fortschritte und verbesserten Ergebnisse hat sich die Organtransplantation bei terminaler Organerkrankung bzw. -insuffizienz sowie beim Gewebeersatz (Herzklappen, Knochen, Kornea etc.) mittlerweile zu einem chirurgischen Routineverfahren entwickelt. Somit ist es in den letzten Jahren durch Erweiterung der Indikationsstellungen zu einem steigenden Bedarf an Spenderorganen gekommen. Zentrales Problem ist die limitierte Verfügbarkeit von Spenderorganen. Verwandtentransplantationen können in Einzelfällen (Niere, Leber) den Engpass überbrücken, stellen jedoch letztendlich keine umfassende Lösung der Problematik dar.

Prinzipielle Kontraindikationen zur Organtransplantation sind Infektionen, schwerwiegende Erkrankungen anderer Organsysteme sowie ein malignes Tumorleiden. Die Indikationsstellung muss jedoch individuell erfolgen.

7.18.1 Geschichtlicher Abriss der Transplantationschirurgie

Wenngleich schon seit langem versucht wurde, Transplantationen zwischen verschiedenen Individuen durchzuführen, und die chirurgisch-technischen Voraussetzungen für Organtransplantationen deutlich verbessert wurden (A. Carrel 1908; Verbesserung der Gefäßnaht), waren diese durch die immunologischen Probleme zunächst zum Scheitern verurteilt. Erfolgreiche klinische Transplantationen konnten dann zuerst zwischen eineiigen Zwillingen erreicht werden, so für die

◻ Tab. 7.48 Erste erfolgreiche klinische Organtransplantationen

Jahr	Organ	Chirurg
1954	Niere	Murray
1963	Leber	Starzl
1963	Lunge	Hardy
1967	Herz	Barnard
1967	Pankreas	Lillehei/Kelly
1968	Herz und Lunge	Cooley
1983	Einzellunge (in Serie)[a]	Cooper
1984	Herz und Lunge (in Serie)[a]	Reitz
1985	Doppellunge (in Serie)[a]	Cooper
1988	Dünndarm	Deltz
1988	Leber und Dünndarm	Grant

[a] in Serie: kontinuierliches Transplantationsprogramm

Haut durch J. B. Brown 1937, für die Niere durch J. E. Murray 1954 und für das Knochenmark durch E. D. Thomas 1959.

Erst die Unterdrückung des Immunsystems (**Immunsuppression**) bei den transplantierten Patienten ermöglichte erste Erfolge der Organübertragung zwischen genetisch unterschiedlichen Individuen. Die initial eingesetzten Methoden waren jedoch wenig selektiv und schlecht steuerbar (Bestrahlung, Zytostatika, hochdosierte Kortikosteroide), sodass das Risiko von Komplikationen, insbesondere von lebensbedrohlichen Infektionen, sehr hoch war. Erst Anfang der 1960er-Jahre kam es mit der Entwicklung selektiverer Immunsuppressiva (Azathioprin und später Antilymphozytenglobuline) zur Zunahme klinischer Organtransplantationen. Den endgültigen Durchbruch brachte dann Anfang der 1980er-Jahre die Einführung des Immunsuppressivums Ciclosporin A, wodurch Organtransplantationen mit zunehmendem Erfolg und deutlich höheren Überlebensraten durchgeführt werden konnten (◘ Tab. 7.48).

7.18.2 Transplantationsimmunologie

Nomenklatur

Grundsätzlich wird zwischen Organ-, Gewebe- und Zelltransplantationen unterschieden:

- **Organtransplantate** besitzen eigene Gefäße, die anastomosiert werden müssen. Sie sind **primär vaskularisiert** (z. B. Herz, Leber, Niere etc.).
- **Gewebetransplantate** bestehen aus vitalen oder avitalen Geweben, d. h. Verbänden von Zellen und extrazellulärer Matrix. Hierzu zählen z. B. Langerhans-Inseln des Pankreas, Kornea und Herzklappen. Gewebe wie die Kornea oder Haut werden initial per diffusionem ernährt bzw. später über einsprossende Empfängerkapillaren ernährt.

Abhängig vom Grad der genetischen Differenzierung zwischen Spender und Empfänger werden die Transplantate in **autologe, syngene, allogene** oder **xenogene** untergliedert (◘ Tab. 7.49).

◘ Tab. 7.49 Immunologische Klassifikation der Transplantation	
Klassifikation	**Merkmal**
Autolog	Spender und Empfänger identisch, z. B. bei einer Nieren-Autotransplantation im Rahmen einer Tumoroperation oder Ex-situ-Resektion eines Lebertumors
Isolog (syngen)	Genetisch identische Individuen, d. h. eineiige Zwillinge. Immunologisches Verhalten wie autolog
Homolog (allogen)	Genetisch unterschiedliche Individuen der gleichen Spezies
Xenogen	Über Speziesbarrieren hinweg, z. B. Tierorgane auf Mensch

Orthotope und heterotope Transplantationen

Bei der **orthotopen** Transplantation wird das Transplantat nach Entfernung des empfängereigenen erkrankten Organs an derselben Stelle implantiert, wie dies bei der Leber, beim Herz sowie bei der Lungentransplantation der Fall ist.

Bei der **heterotopen** Transplantation erfolgt die Implantation an einer anderen, technisch günstigeren Stelle des Körpers. Dies wird routinemäßig bei der Nieren- und Pankreastransplantation praktiziert.

Hat das Organ des Empfängers noch eine Restfunktion, die durch das Transplantat lediglich unterstützt werden soll, so wird dies als **auxiliäre** Transplantation (z. B. Leber) bezeichnet.

Histokompatibilität

Genetisch unterschiedliche Individuen unterscheiden sich in einer Reihe von Gewebemerkmalen (Ausnahme: eineiige Zwillinge). Das bekannteste dieser Antigensysteme sind die **Blutgruppenantigene.** Da alle Körperzellen diese Blutgruppenantigene exprimieren, muss bei der Organtransplantation auf die Kompatibilität der Blutgruppen zwischen Spender und Empfänger geachtet werden.

> ❯ **Die wichtigste Rolle bei der Transplantation spielen die Antigene des Haupthistokompatibilitätskomplexes (MHC-Antigene), der beim Menschen als HLA-System (»human leucocyte antigens«) bezeichnet wird.**

Die Gene des HLA-Systems liegen auf dem kurzen Arm des Chromosoms 6 und umfassen die Genorte A, B und C (HLA-Klasse-I-Antigene) sowie DR, DP und DQ (HLA-Klasse-II-Antigene). Für jeden Lokus existieren eine Reihe von Allelen, woraus eine große Variabilität des Systems resultiert. Da bei doppeltem Chromosomensatz jeder Lokus in 2 Allelen vorliegt, exprimiert jedes Individuum mindestens 12 verschiedene HLA-Antigene. Bei der Zahl verschiedener Allele, die pro Lokus bekannt ist, ist somit eine zufällige HLA-Übereinstimmung zwischen nichtverwandten Individuen extrem selten.

Aufgrund einer starken T-Zell-vermittelten Immunantwort gegen fremde MHC-Antigene führt eine Transplantation über HLA-Differenzen hinweg ohne Immunsuppression zu einer ausgeprägten Immunreaktion und damit zur Abstoßung des Organs (◘ Abb. 7.256). Die HLA-Antigene werden deshalb als **starke Transplantationsantigene** bezeichnet. Für die Transplantation haben sich insbesondere die Antigene HLA A, B und DR als wesentlich erwiesen. Daneben existieren jedoch noch weitere Gewebsantigene, deren Immunogenität nicht so stark ist wie die des MHC. Sie werden als **schwache Transplantationsantigene** (»minor histocompatibility antigens«, **Non-MHC-Antigene**) bezeichnet. Hierzu gehören endothel- und monozytenspezifische Antigensysteme, Y-Chromosom-assoziierte Antigene, einige Blutgruppenantigene (z. B. das Lewis-System) sowie bestimmte gewebespezifische Polymorphismen.

Da die MHC-Antigene die primäre Zielstruktur der allospezifischen Immunantwort darstellen, ist es wünschenswert, eine möglichst gute HLA-Übereinstimmung zwischen Spenderorgan und Transplantatempfänger zu erreichen (**Kompatibilität**). Vor der Transplantation erfolgt daher eine HLA-Ty-

Transplantatüberleben [%]

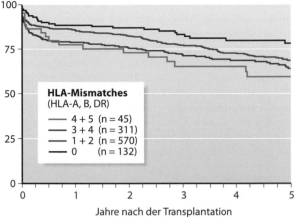

HLA-Mismatches
(HLA-A, B, DR)
—— 4 + 5 (n = 45)
—— 3 + 4 (n = 311)
—— 1 + 2 (n = 570)
—— 0 (n = 132)

Jahre nach der Transplantation

◨ **Abb. 7.256** Einfluss der HLA-Mismatches auf das Transplantatüberleben nach 1. Nierentransplantation

pisierung mit molekularbiologischen Methoden (PCR, Polymerasekettenreaktion). Diese ist der serologischen Typisierung an Genauigkeit überlegen und erfordert nur geringe Mengen an Zellmaterial.

❯ **Zum Ausschluss einer Vorsensibilisierung des Empfängers gegen spezifische Alloantigene des Transplantates wird vor einer Organtransplantation ein sog. Cross-match (Kreuzprobe) durchgeführt.**

Cross-match

Beim Cross-match wird Serum des Patienten mit Lymphozyten des Spenders inkubiert und nach Zugabe von Komplement auf Zytotoxizität überprüft. Ein positiver Cross-match-Befund weist auf die Anwesenheit spezifischer Antikörper gegen Antigene des Spenders und damit auf ein stark erhöhtes Risiko einer therapeutisch nicht beeinflussbaren hyperakuten Abstoßung hin. Aus diesem Grund darf bei positivem Cross-match-Ergebnis eine Nierentransplantation nicht durchgeführt werden. Bei der Lebertransplantation hat ein positives Cross-match nach bisherigen Ergebnissen im Gegensatz zur Niere keine so prognostische Bedeutung für das Transplantatüberleben.

Abstoßung

Nach dem zeitlichen Ablauf nach der Transplantation können eine **hyperakute**, eine **akute** und eine **chronische Abstoßung** unterschieden werden, nach dem histologischen Bild eine **interstitielle** und eine **vaskuläre Abstoßung** und nach dem immunologischen Mechanismus eine **zelluläre** und eine **humorale Abstoßung**. Am häufigsten treten akute und zellvermittelte Abstoßungen auf.

Hyperakute Abstoßung

Die hyperakute Abstoßung tritt wenige Stunden bis Tage nach Transplantation auf und ist überwiegend durch vorbestehende allospezifische Antikörper bei vorsensibilisierten Patienten oder durch blutgruppenspezifische Antikörper, also **humoral**, bedingt. Eine Sonderform ist die Xenotrans-

plantatabstoßung, die innerhalb von Minuten auftritt. Aufgrund des Pathomechanismus ist eine kausale Therapie praktisch nicht möglich, im Einzelfall kann eine Plasmapherese versucht werden.

Akute Abstoßung

Eine akute Abstoßung beginnt frühestens 5–7 Tage nach der Transplantation. Hier handelt es sich zumeist um eine **zelluläre (interstitielle Abstoßung)**, wobei es zu einer Infiltration des Organs v. a. durch T-Lymphozyten kommt. Therapeutisch ist dieser Abstoßungstyp in der Regel gut zu beeinflussen, wobei hochdosierte Steroide oder Antilymphozytenantikörper (ATG, ALG, OKT3) sehr wirkungsvoll sind. Akute Abstoßungen können neben der zellulären jedoch auch eine humorale, antikörpervermittelte Komponente aufweisen; Histologisch zeigt sich dabei eine **vaskuläre** Mitbeteiligung. Eine gemischt interstitiell-vaskuläre Abstoßung weist eine schlechtere Prognose auf.

❯ **Akute Abstoßungsepisoden können prinzipiell zu jedem Zeitpunkt nach der Transplantation auftreten, sind jedoch in den ersten postoperativen Wochen am häufigsten.**

Chronische Abstoßung

Im Gegensatz zum raschen Verlauf einer akuten Abstoßung führt die chronische Abstoßung meist zu einer langsam schleichenden Destruktion des Transplantates über Wochen, Monate oder Jahre. Histologisch finden sich meist keine oder nur diskrete Entzündungszeichen im Gewebe, die Veränderungen sind vorwiegend an den **Gefäßen** lokalisiert. Der Pathomechanismus ist noch nicht vollständig geklärt, humorale Mechanismen scheinen eine wichtige Rolle zu spielen.

Eine progrediente Funktionsverschlechterung des Transplantates kann aber auch als Ursache ein Rezidiv der Grunderkrankung oder eine chronische Medikamententoxizität haben. Eine Trennung zwischen den Prozessen ist auch histologisch in vielen Fällen nicht sicher möglich, sodass der Begriff der **chronischen Transplantatdysfunktion** verwendet wird. Je nach Ursache der Dysfunktion kann eine Erhöhung, Verminderung oder Umsetzung der Immunsuppression eine Besserung bringen. In vielen Fällen ist eine therapeutische Beeinflussung des Prozesses nicht möglich, so dass es zum progredienten Transplantatversagen kommt, was eine Retransplantation indiziert.

Immunsuppression

Das Spektrum der immunsuppressiven Substanzen, die nach der Transplantation eingesetzt werden, reicht von
- **unspezifisch proliferationshemmenden Substanzen**, v. a. **Azathioprin, Mycophenolatmofetil** und **Steroiden**
- über **aktivierungshemmende Substanzen mit hoher Spezifität für T-Lymphozyten**, v. a. **Ciclosporin A** und **Tacrolimus** (FK506)
- zu **poly- und monoklonalen Antikörpern** gegen T-Lymphozyten, ATG, ALG, anti-CD3 (OKT3) und **gegen Aktivierungsmarker**, Interleukin-2-Rezeptor-Antikörper.

7

In den letzten Jahren sind zunehmend neue Substanzen und Antikörper mit immunsuppressiver Wirkung entwickelt worden, z. B. Rapamycin, Basiliximab, Daclizumab, Rituximab (= anti-CD20-Antikörper) etc.

Klinisch ist eine **Basisimmunsuppression** (Erhaltungstherapie) von der initialen (vorübergehenden) **Induktions**- und der **Abstoßungstherapie** zu unterscheiden:

- Bei den meisten Organen stützt sich die **klinische Basisimmunsuppression** auf Ciclosporin A oder Tacrolimus, z. T. in Kombination mit proliferationshemmenden Substanzen wie Steroiden, Azathioprin oder Mycophenolatmofetil.
- Die **akute Abstoßungstherapie** erfolgt mit hochdosierten Steroiden, z. B. in Form von 500 mg Methylprednisolon i.v. pro Tag über 3 Tage, ggf. auch länger.

Darunter kommt es in den meisten Fällen zur Rückbildung des Abstoßungsprozesses mit Normalisierung der gestörten Transplantatfunktion. Persistiert die Abstoßung jedoch (**steroidresistente Abstoßung**), so ist der Einsatz potenterer Immunsuppressiva, z. B. eine antilymphozytäre Therapie (ATG, ALG, OKT3) erforderlich. Auch nach mehrjährigem unkompliziertem Verlauf kann es bei Absetzen der Immunsuppression immer noch zu schweren akuten Abstoßungsreaktionen kommen.

> **Daher ist eine lebenslange immunsuppressive Therapie bei transplantierten Patienten erforderlich.**

Über eine Toleranzentwicklung wurde bisher nur in Einzelfällen berichtet.

Kombinations- und Induktionstherapie

Kombinationstherapien mit mehreren Substanzen, von denen jede in einer relativ niedrigen Dosierung eingesetzt werden kann, haben sich aufgrund einer Minimierung der individuellen Nebenwirkungen bei Potenzierung der Hauptwirkung als besonders erfolgreich erwiesen. Zusätzlich ist eine blutspiegelorientierte Dosierung der Medikamente für eine effektive und sichere Therapie wichtig (Ciclosporin, Tacrolimus).

Eine **Induktionstherapie** ist auf die 1. Woche nach der Transplantation beschränkt. Ihr Ziel ist es, einerseits eine besonders hohe Immunsuppression in der immunologischen Risikophase früh nach der Transplantation zu erreichen, andererseits eine verzögerte oder niedrig dosierte Therapie mit Ciclosporin A und Tacrolimus zu ermöglichen, da diese Medikamente mit Nebenwirkungen wie z. B. Nephrotoxizität, Neurotoxizität oder arterieller Hypertonie assoziiert sind. Zur Induktionstherapie kommen häufig antilymphozytäre Antikörper (ATG, ALG, OKT3, Anti-IL-2-Rezeptor, Anti-CD20-Antikörper) zur Anwendung.

Infektionsrisiko

Die Hemmung des Immunsystems führt zu einem erhöhten Infektionsrisiko. Dabei weisen die verschiedenen Medikamente ein unterschiedlich hohes Risiko auf, da die Angriffspunkte im Immunsystem unterschiedlich sind. Aufgrund der T-Zell-spezifischen Hemmeffekte von Ciclosporin A und Tacrolimus treten unter dieser Medikation v. a. virale Infektionen vermehrt auf. Azathioprin und Steroide haben einen wesentlich unspezifischeren, z. T. myelosuppressiven Effekt, so dass hierdurch auch Granulozyten und Monozyten/Makrophagen in ihrer Funktion gestört sind und das Risiko bakterieller Infektionen steigt. Zumeist sind **endogene Infektionen** bzw. **Reinfektionen** und **opportunistische Infektionen** Ursachen einer Infektionserkrankung bei immunsupprimierten Patienten. Häufig finden sich Reaktivierungen von CMV-, EBV- und Herpesvirusinfektionen. Bei den bakteriellen Infektionen stehen gramnegative Bakterien, Staphylokokken und Enterokokken sowie Pneumocystis carinii im Vordergrund. Weiterhin treten selten Pilzinfektionen, vorwiegend mit Candida albicans, aber auch Aspergillosen, auf.

Tumorrisiko

 Cave
Unter langfristiger Immunsuppression ist auch das Tumorrisiko erhöht.

Nach Organtransplantation finden sich sowohl poly- als auch monoklonale Lymphome (überwiegend B-Zell-Lymphome), häufig mit dem Epstein-Barr-Virus assoziiert, als auch alle anderen Formen maligner Tumoren in höherer Inzidenz als in der Normalbevölkerung. Bei hoher Immunsuppression, v. a. mit antilymphozytären Antikörpern, scheint insbesondere das Lymphomrisiko zu steigen. Auch bei moderater Immunsuppression nimmt mit der Zeit das Risiko der Entstehung verschiedener maligner Tumoren kumulativ zu. Gegenüber nichtimmunsupprimierten Patienten ist es ca. um den Faktor 3 erhöht.

Nichtimmunologische Nebenwirkungen

Neben der Reduktion der immunologischen Funktionen haben Immunsuppressiva auch eine Reihe nichtimmunologischer Nebenwirkungen.

> **Die Nebenwirkungen beim Ciclosporin A sind v. a. arterielle Hypertonie, Nierenfunktionsstörungen, Hyperurikämie, neurologische Störungen und eine diabetogene Wirkung.**

ILangfristig können auch kosmetische Probleme wie Hypertrichose und Gingivahyperplasie auftreten. Ein ähnliches Spektrum an Nebenwirkungen, mit Ausnahme der beiden Letztgenannten, findet sich auch bei **Tacrolimus**. Eine blutspiegeladaptierte Therapie kann lediglich einen Teil der Nebenwirkungen verhindern, die Schwellendosen für die einzelnen Nebenwirkungen, v. a. bei langfristiger Einnahme, sind individuell sehr unterschiedlich.

Steroide verzögern die Wundheilung, können zu einer Muskelschwäche und zur Adipositas mit cushingoidem Habitus führen. Sie sind diabetogen, es kann zu aseptischen Knochennekrosen und zur Katarakt kommen. Weiterhin finden sich nicht selten gastrointestinale Nebenwirkungen, wie z. B. Ulzera.

 Cave
Vor allem bei Kindern kann es unter Steroidtherapie zu Wachstumsstörungen kommen.

Azathioprin kann vereinzelt hepatotoxisch sein und zu Haarausfall sowie zu einer erhöhten Hautfragilität führen.

In Kürze

Transplantationsimmunologie
Organ-, Gewebe- und Zelltransplantationen; autolog, syngen, allogen oder xenogen; orthotop oder heterotop.
Histokompatibilität: Blutgruppenantigene, HLA-System (starke Transplantationsantigene), Gewebsantigene (Non-MHC-Antigene), Kreuzprobe (Cross-match).
Abstoßung: hyperakut (humoral); akut (zellulär interstitiell): prinzipiell zu jedem Zeitpunkt nach der Transplantation, meist in den ersten postoperativen Wochen; chronisch: Transplantatdysfunktion.
Immunsuppression:
- Unspezifisch (Azathioprin, Mycophenolatmofetil, Steroide), aktivierungshemmend (Ciclosporin A, Tacrolimus) u. a.
- Basisimmunsuppression (Erhaltungstherapie), Induktions-, Abstoßungstherapie.
- Nebenwirkungen: erhöhtes Infektionsrisiko (meist endogene bzw. Reinfektionen), erhöhtes Tumorrisiko und nichtimmunologische Nebenwirkungen (arterielle Hypertonie, Diabetes mellitus, Niereninsuffizienz, Lymphome etc.).

7.18.3 Spender

Organspende ist die Voraussetzung für Organtransplantationen. Ungeachtet aller wirtschaftlichen oder sonstigen Überlegungen ist die Organspende nach wie vor der entscheidende limitierende Faktor in der Versorgung der auf eine Transplantation wartenden Patienten. Dies gilt seit vielen Jahren insbesondere für die Situation in Deutschland (zum Vergleich: Organspender/Mio. Einwohner 2009 in Deutschland 15; Belgien 25; Österreich 20; Spanien 34).

Die zahlenmäßig zu geringe Organspende ist Ursache weiterer gesellschaftlicher Probleme (Verteilungsgerechtigkeit bei knappen Ressourcen, Organhandel in Ländern der Dritten Welt etc.). Insgesamt hat der Bereich Organspende zu einer Diskussion über gesellschaftliche, gesundheitspolitische, weltanschauliche und religiös-fundamentalistische Fragen geführt, die nicht Gegenstand dieses Lehrbuches sind.

Formen der Organspende

Grundsätzlich ist zwischen der Organspende von lebenden und von verstorbenen Personen zu unterscheiden:

Die **Lebendspende** ist in Deutschland nur zwischen verwandten oder sich in »besonderer persönlicher Verbundenheit offenkundig nahe stehenden« Personen zulässig. Jede Lebendspende muss durch eine interdisziplinäre **Kommission** (im Allgemeinen die jeweils zuständige Ärztekammer) genehmigt werden. Hiermit soll möglicher Organhandel vermieden werden.

Bei der **Organspende von Verstorbenen** handelt es sich um hirntote Patienten auf Intensivstationen, bei denen die Beatmung und Herz-Kreislauf-Funktion noch aufrechterhalten werden (Hirntod). Die Organe werden, nachdem alle medizinischen, rechtlichen und organisatorischen Voraussetzungen geklärt sind, bei weiterhin aufrechterhaltenem Kreislauf und Beatmung im OP entnommen.

Im Prinzip ist auch eine Organentnahme nach Herz-Kreislauf-Stillstand möglich (sog. non-heart-beating-donor). Sie spielt in Europa praktisch keine Rolle. Die Gründe liegen in den vielfältigen Problemen dieser Situation: Irreversibilität des Kreislaufstillstandes, Sicherheit der Diagnostik, Zeitproblematik, Einwilligung, warme Ischämiezeit für die Organe mit Funktionseinschränkung/-verlust und organisatorische Probleme.

Medizinische Kriterien für Organspender

> Für alle Formen der Organspende ist entscheidend, ein funktionsfähiges Organ zu transplantieren, ohne dabei Krankheiten zu übertragen.

Da in der Regel davon auszugehen ist, dass ein Spenderorgan (bis zur Organspendesituation) funktionstüchtig gewesen ist, geht es bei der grundsätzlichen Beurteilung potenzieller Organspender nur um die Erkennung und den Ausschluss von Organen mit übertragbaren Krankheiten.

> **Cave**
> Absolute Kontraindikationen sind hierbei: Aids, Hepatitis B/C und Malignität.

Alle anderen Kriterien sind relativ, schließen das Organ nicht prinzipiell von einer Organspende aus und die Situation muss jeweils individuell beurteilt werden. Dies gilt insbesondere z. B. für das Alter, Infektionen oder i.v.-Drogenabusus.

Kriterien bei der Verwandten-/Lebendspende

Neben der Klärung der immunologischen Voraussetzungen sind hierbei besonders die Anatomie und die Funktion sowohl des beim Spender verbleibenden Organs als auch des zu transplantierenden Organs bzw. Organteils (Leber) genau zu klären. Eine umfassende Aufklärung sowie Evaluierung der psychisch-emotionalen Situation ist von erheblicher Bedeutung und vorgeschrieben.

Kriterien bei hirntoten Spendern

Hierbei müssen weder immunologische noch anatomische Voraussetzungen vor der Entnahme geklärt werden. Für die Funktion gilt oben Genanntes. Aufgrund von Entwicklungen und Erfahrungen der letzten Jahre kann festgestellt werden:

> Nahezu jeder hirntote Patient auf einer Intensivstation kommt als Organspender zunächst in Frage.

Außer Patienten mit Aids, Hepatitis B/C (i.v.-Drogenabusus) oder maligner Erkrankung, die grundsätzlich nicht in Frage kommen, scheiden auch Patienten mit **Sepsis** einschließlich Keimnachweis aus. Hingegen sind isolierte Infektionen, wie z. B. Pneumonie oder Harnwegsinfekt kein Hinderungsgrund.

Bei Patienten mit septiformem Kreislaufverhalten ohne Keimnachweis ist die Situation individuell zu entscheiden, da ein solcher Zustand häufig auch durch den Ausfall der Hirnstammfunktion herbeigeführt wird.

Von der Malignitätsregel ausgenommen sind Hirntumoren, da sie nicht systemisch metastasieren. Das Alter ist ein relatives Kriterium: Auch alte Organe können sehr gut funktionieren und erfolgreich auf zumeist ebenfalls ältere Empfänger transplantiert werden (»old-for-old«). Dies gilt nicht nur für die Nieren, sondern genauso für die Leber. Für beide Organe existieren keine oberen Altersgrenzen. Für das Herz liegt die obere Grenze bei **65 Jahren**. Bei alten Spendern muss die Funktion der Organe kritisch geprüft werden.

> **Insgesamt gilt grundsätzlich:**
> - **Es gibt keine obere Altersgrenze für die Organspende.**
> - **Nahezu jeder Organspender ist auch ein Mehrorganspender.**
> - **Alle Todesursachen, die zum Hirntod führen, kommen in Frage.**

Viele Organspender sind ältere Menschen. Die **häufigsten Todesursachen** sind Hirnblutung, Schädelhirntrauma, Hirninfarkt, Hypoxie (z. B. nach zu später, zunächst erfolgreich scheinender Reanimation, Ersticken, Status asthmaticus). Aufgrund dieses Ursachen- und Altersspektrums kommen auf jeder Intensivstation, besonders auch in den Krankenhäusern der Grund- und Regelversorgung, Organspender vor.

Ablauf der Organentnahme

Der Ablauf einer Organentnahme ist im Prinzip immer gleich (◘ Tab. 7.50). Entscheidend ist, die mögliche Organspende-situation als solche überhaupt zu erkennen und den potenziellen Organspender bei der zuständigen Koordinierungsstelle (DSO, Deutsche Stiftung Organtransplantation) zu melden.

Hirntod

> **Definition**
>
> Der **Hirntod** ist der vollständige und irreversible Funktionsausfall von Groß- und Stammhirn nach primärer oder sekundärer Hirnschädigung.

Ein solcher Zustand wird nach Auffassung der wissenschaftlichen Fachgesellschaften sowie des überwiegenden Teils unserer Gesellschaft als Tod des Individuums angesehen.

Klinische Symptome des Hirntodes
Gleichzeitiger Nachweis von
1. **Koma**
2. **Ausfall aller Hirnstammreflexe:**
   - Keine Pupillenreaktion auf Licht
   - Kein Kornealreflex
   - Keine Trigeminusschmerzreaktion
   - Kein Würgereflex
   - Kein okulozephaler Reflex (sog. Puppenkopfphänomen: Bei Drehbewegungen des Kopfes bleiben die Augen starr und geradeaus gerichtet)
   - Kein vestibulookulärer Reflex (kalorische Prüfung: Bei Eiswasserspülung des äußeren Gehörganges kommt es zu keiner Augenbewegung)
   - Kein Bulbovagalreflex (okulokardialer Reflex): Bei festem Druck auf die Augäpfel kommt es zu keiner Pulsverlangsamung
3. **Ausfall der Spontanatmung**
   (spezifische Prüfungsvorschriften)

Ablauf der Hirntoddiagnostik
1. **Ausschluss von Diagnosehindernissen**
   - Relaxation
   - Schock
   - Unterkühlung
   - Metabolisches und endokrines Koma
   - Vergiftung bzw. sedierende Medikamente (toxikologisches Gutachten erforderlich)
2. **Klinische Untersuchung**
   - Zwei Ärzte
   - Beide Ärzte unabhängig von der Transplantation
   - Beide Ärzte müssen in der Hirntoddiagnostik bzw. Intensivmedizin mehrjährige Erfahrungen besitzen
3. **Beobachtungszeit und Wiederholung der klinischen Untersuchung** (nach wenigstens 12 h, abhän-
   ▼

◘ Tab. 7.50	Organisatorischer Ablauf der Organspende	
1.	Erkennung	Symptome des Hirntodes
	Vorklärung	Medizinische Eignung, keine Altersgrenze, keine Ursacheneinschränkung (Kontraindikationen: Sepsis, HIV, Hepatitis B/C, Aids, Malignität)
2.	Hirntod	Diagnostik entsprechend Protokoll BÄK[1]
3.	Einwilligung	Spenderausweis, Gespräch mit den Angehörigen
4.	Staatsanwaltschaft	Bei unnatürlicher Todesursache: Rechtsmedizin
5.	Fortsetzung der intensiv-medizinischen Maßnahmen	Kreislauf, Beatmung, Homöostase (**Cave:** Diabetes insipidus, Hypernatriämie)
6.	Organentnahme	In der Regel im Krankenhaus des Spenders

[1] *BÄK*: Bundesärztekammer

gig von Alter und Todesursache) **oder Anwendung technischer Verfahren** (Beobachtungszeit entfällt)
- EEG
- Hirnszintigraphie
- Dopplersonographie
- Evozierte Potenziale (EVOP)
- Angiographie

Die biologische Tatsache des Hirntodes ist unumstritten und auch unbestreitbar, da es sich um einen von der Natur gegebenen Zustand handelt. Sorgfältig zu trennen hiervon sind weltanschaulich-philosophisch-religiöse Betrachtungen, die sich aus fundamentalen Ansätzen mit der Deutung dieses Zustands im Rahmen des Sterbens als Prozess beschäftigen. Die beiden großen Kirchen haben sich in einer gemeinsamen Schrift darauf festgelegt, dass der Hirntod den Tod des Individuums darstellt. Ebenfalls hat das Rabbinat in Jerusalem den Hirntod als Tod des Individuums bezeichnet.

An die **Diagnose** des Hirntodes werden höchste Anforderungen gestellt (siehe hierzu Literatur Bundesärztekammer). Diese Diagnose muss immer von 2 Ärzten gestellt werden. Sie müssen beide unabhängig von der Transplantation sein und Erfahrung in der Behandlung schwer schädelhirngeschädigter Patienten haben (keine Fachrichtung vorgeschrieben). Voraussetzungen, Ablauf und zugelassene Testverfahren sind genau vorgeschrieben. Die Diagnostik wird auf einem speziellen Formular dokumentiert.

Rechtslage

1997 hat der Bundestag das **Transplantationsgesetz** verabschiedet. Es gibt umfassende Rechtssicherheit einschließlich vieler Detailregelungen und schreibt eine intensive Qualitätssicherung vor. Die entscheidende Veränderung ist die 3-Teilung der Transplantationsmedizin in die Bereiche **Spende, Vermittlung** und **Transplantation**.

Die **Spende** muss durch eine unabhängige bundesweite Koordinierungsstelle (**DSO**) organisiert werden, die Organ verteilung wird durch eine unabhängige **Vermittlungsstelle** vorgenommen (**Eurotransplant**). Die **Transplantationszentren** sind ausschließlich für die **Transplantation** zuständig, ohne dabei auf die Zuteilung der Organe Einfluss nehmen zu können. Alle Krankenhäuser sind verpflichtet, mögliche Organspender an die Koordinierungsstelle zu melden. Rechtssicherheit besteht auch für alle Bürger bezüglich des eigenen Organspendewillens: Der eigene Wille ist entscheidend. Das sog. Persönlichkeitsrecht schützt diesen Willen über den Tod hinaus. Nur wenn kein Wille bekannt ist, werden die Angehörigen nach dem mutmaßlichen Willen befragt: Sie sollen im Sinne des Verstorbenen entscheiden (= erweiterte Zustimmungslösung).

Chirurgische Organentnahme

Die Organentnahme findet in der Regel in dem Krankenhaus statt, in dem der Tod des Spenders festgestellt wurde. Die chirurgische Technik ist weitgehend standardisiert und befolgt dieselben Prinzipien, wie sie auch bei jeder anderen Operation beachtet werden müssen (Infektionsschutz, vorsichtiges Präparieren, Blutstillung etc.). Ein solches Vorgehen dient sowohl dem optimalen Organfunktionserhalt als auch der Wahrung der Würde des Verstorbenen.

Wichtige Organisationen
Eurotransplant (ET): Die Eurotransplant Foundation hat ihren Sitz in Leiden (Niederlande). Die Daten aller Organempfänger in den ET-Mitgliedsländern Deutschland, Österreich, Niederlande, Belgien, Luxemburg, Slowenien und Kroatien werden hier gespeichert. Alle diese Länder melden jeden Organspender an ET, von wo die Organe nach festgelegten Kriterien (Blutgruppe, Histokompatibilität, Dringlichkeit, Wartezeit, Körpergröße, Gewicht etc.) verteilt werden. ET ist seit seiner Gründung 1967 als Vermittlungsstelle tätig.

Deutsche Stiftung Organtransplantation (DSO): Diese Organisation unterstützt die Transplantationszentren organisatorisch und administrativ bei der Durchführung der Organspende. Die DSO ist seit 2000 als offizielle Koordinierungsstelle in Deutschland verantwortlich, unterstützt hat sie die Organspende in Deutschland schon seit 1984. Sitz der Hauptverwaltung ist in Frankfurt/Main.

7.18.4 Nierentransplantation

Indikationen

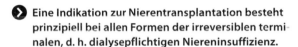 **Eine Indikation zur Nierentransplantation besteht prinzipiell bei allen Formen der irreversiblen terminalen, d. h. dialysepflichtigen Niereninsuffizienz.**

Die häufigsten **Ursachen** beim Erwachsenen sind die verschiedenen Formen des chronischen Nierenversagens, zumeist Glomerulonephritis, Pyelonephritis oder diabetische Nephropathie. Andere Ursachen der Niereninsuffizienz sind metabolische Erkrankungen (z. B. Oxalose), toxische Nierenschäden (z. B. Analgetikanephropathie), hereditäre Erkrankungen (z. B. Zystennieren, Alport-Syndrom), obstruktive Erkrankungen, irreversibles akutes Nierenversagen sowie Nierenversagen im Rahmen von Systemerkrankungen (z. B. Lupus erythematodes, Polyarteriitis, Amyloidose etc.). Eine terminale Niereninsuffizienz kann auch bei Kindern und Säuglingen auftreten, wobei hier kongenitale Nierenfunktionsstörungen bzw. -fehlbildungen (z. B. Nierenaplasie, Markschwammniere etc.) im Vordergrund stehen.

Die primäre Therapie der terminalen Niereninsuffizienz besteht in der **Dialysebehandlung** (Hämo- oder Peritonealdialyse). Diese »Nierenersatztherapie« kann die fehlende Nierenfunktion jedoch nur partiell ersetzen, sodass es zum Auftreten von Folgeerkrankungen (renale Anämie, sekundärer Hyperparathyreoidismus etc.) kommt. Darüber hinaus erfordert diese Behandlung von den Patienten eine sehr disziplinierte Lebensführung und einen hohen Zeitaufwand bei reduzierter Lebensqualität. Daher ist es wünschenswert, eine Nierentransplantation möglichst rasch nach Eintritt der terminalen Niereninsuffizienz durchzuführen.

Kontraindikationen für eine Transplantation sind akute oder chronische Infektionserkrankungen, ein malignes Tumorleiden und schwerwiegende kardiale, respiratorische oder vaskuläre Begleiterkrankungen. Bei Vorliegen schwerer kardiopulmonaler Probleme muss das Operationsrisiko im Einzelfall abgewogen werden. Ausgeprägte arteriosklerotische Gefäßveränderungen insbesondere der Beckengefäße können ebenfalls eine Kontraindikation darstellen bzw. erfordern vorbereitende gefäßchirurgische Interventionen.

Kriterien und Wartezeit

Die Nierentransplantation kann sowohl durch eine **postmortale Spende** als auch durch eine **Lebendspende** (derzeit ca. 22% Anteil in Deutschland) realisiert werden. Die Organe werden nach den Kriterien einer bestmöglichen HLA-Übereinstimmung transplantiert, das serologische Cross-match muss negativ sein.

Ende 2011 warteten in Deutschland rund 8.000 Patienten auf eine Nierentransplantation, ca. 20% davon auf eine Retransplantation. Im Jahr 2011 wurden rund 2.700 Nierentransplantationen (davon ca. 650 Lebendspenden) durchgeführt. Die mittlere **Wartezeit** auf ein Organ beträgt derzeit ca. 5–6 Jahre.

Technische Aspekte und Komplikationen

Die Transplantation einer Niere erfolgt grundsätzlich **heterotop**, wobei die Fossa iliaca die bevorzugte Lokalisation darstellt.

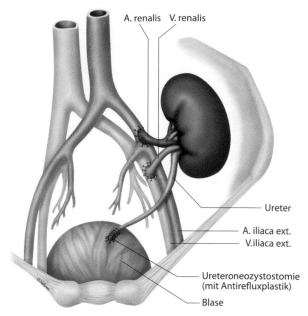

 Abb. 7.257 Operativer Situs der Nierentransplantation in die Fossa iliaca

---

Praxisbox

Operative Technik der Nierentransplantation

Die Eigennieren werden üblicherweise in situ belassen, wenn nicht bestimmte Gründe für ihre Entfernung sprechen (z. B. Infektionen bei Pyelonephritis oder renale Hypertonie). Die **Fossa iliaca** wird aufgrund der guten Zugänglichkeit bevorzugt. Sie erlaubt ein Zurückkürzen des ischämiegefährdeten distalen Ureters und ermöglich eine Palpation und einfache Biopsie des Organs durch die Bauchdecken. Über eine laterale, bogenförmige Inzision im Mittel-/Unterbauch erfolgt der **extraperitoneale** Zugang zu den Iliakalgefäßen (Abb. 7.257). Für den **arteriellen Gefäßanschluss** wird meist die Nierenarterie mit einem Aortenpatch End-zu-Seit mit der A. iliaca communis oder externa anastomosiert, die Vene stark gekürzt und ohne Patch End-zu-Seit mit der V. iliaca externa oder communis anastomosiert. Der gekürzte Ureter wird mit der Blasenschleimhaut anastomosiert **(Ureteroneozystostomie)** und mit einer Antirefluxplastik durch einen kurzen muskulären Tunnel versehen. Bei kleinen Kindern, die das Organ eines Erwachsenen erhalten, erfolgt die Gefäßanastomosierung – zumeist ebenfalls extraperitoneal von rechts – an Aorta und V. cava. Der Ureter kann dann End-zu-End oder End-zu-Seit mit dem Eigenureter oder ebenfalls direkt mit der Blase anastomosiert werden (Abb. 7.257, Abb. 7.258).

Chirurgisch-technische **Komplikationen** sind Gefäßstenosen mit folgender Ischämie des Organs, Stenose oder Insuffizienz der Ureteroneozystostomie, evtl. verbunden mit einer Ureternekrose sowie Lymphozelen. Bei verzögerter Diagnose vaskulärer Komplikationen kann das Organ irreversibel geschädigt werden, so dass hierbei nur eine rasche operative Revision

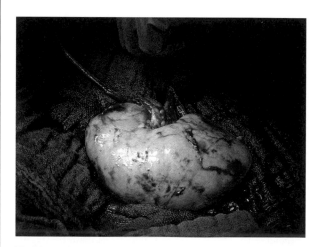

 Abb. 7.258 Nierentransplantation

erfolgversprechend ist. Auch die übrigen Komplikationen erfordern zumeist eine operative Revision. Im Falle einer persistierenden Lymphozele erfolgt eine Fensterung zum Peritoneum zur Entlastung der lokalen Kompressionssymptome.

> ❗ **Cave**
> Bei Vorliegen einer irreversiblen akuten Abstoßung kann es zum Auftreten von systemischen Krankheitserscheinungen mit Fieber und Unwohlsein sowie schmerzhafter Schwellung des Transplantates und Hämaturie kommen. Unter diesen Umständen ist eine sofortige Entfernung des Transplantates (Transplantatnephrektomie) indiziert.

Da nach einigen Wochen das Transplantat mit dem umgebenden Gewebe intensiv verwachsen ist, erfolgt die Transplantatnephrektomie ggf. unter Zurücklassen der Kapsel.

Verlaufsparameter und Diagnostik

Die entscheidenden Verlaufsparameter für die Transplantatfunktion bei nierentransplantierten Patienten sind die **Urinausscheidung** und die Konzentration der harnpflichtigen Substanzen, v. a. **Kreatinin** und **Harnstoff**, im Blut.

❗ **Cave**

Ein Rückgang der Diurese bzw. Anstieg der harnpflichtigen Substanzen (Kreatinin, Harnstoff) ist unverzüglich abzuklären und verdächtig auf das Vorliegen einer akuten Abstoßungsreaktion.

Als mögliche **Ursachen** kommen sowohl
- **parenchymale Probleme** (Abstoßung oder Nephrotoxizität durch Ciclosporin A bzw. Tacrolimus),
- **vaskuläre Probleme** (Arterienstenose oder -thrombose, Venenthrombose),
- als auch **Störungen am harnableitenden System** (Anastomosenstenose, Urinleck, komprimierende Lymphozele, Blasentamponade oder Harnverhalt) in Frage.

Bei den diagnostischen Möglichkeiten in der früh-postoperativen Phase kommt der **Sonographie** bzw. **Dopplersonographie** die größte Bedeutung zu. Die Analyse der **Urinelektrolyte** ist entscheidend bei der Differenzierung von prä- und infrarenalen Funktionsstörungen des Transplantates, die engmaschige **Blutspiegelbestimmung** von Ciclosporin A (und ggf. seinen Metaboliten) oder Tacrolimus liefert Informationen über eine mögliche Nephrotoxizität oder das Vorliegen einer unzureichenden Immunsuppression. Zur Differenzierung parenchymal bedingter Funktionsstörungen ist die **Biopsie** mit anschließender histologischer und/oder zytologischer Beurteilung die Methode der Wahl.

Fallbeispiel

Ein Patient, 2 Jahre nach Nierentransplantation, hat bei guter Diurese über die vergangenen 2 Wochen einen Kreatininanstieg von 120 µmol/l auf 260 µmol/l. Klinisch hat der Patient keine Beschwerden, der körperliche Untersuchungsbefund ist unauffällig.

Weiteres Vorgehen?
A. Erhöhen der Immunsuppression und Kontrolle des Kreatinins nach 1 Woche.
B. Gabe eines Antibiotikums bei Verdacht auf Harnwegsinfekt.
C. Sofortige Sonographie und Veranlassung bzw. Durchführung einer Nierenbiopsie.
Antwort: Bei einem plötzlichen, deutlichen Kreatininanstieg ist sofort eine adäquate Abklärung der Ursache der Dysfunktion erforderlich. In diesem Fall muss sehr rasch eine Ultraschalluntersuchung zum Ausschluss einer

▼

Harnabflussstörung und im negativen Fall eine Biopsie erfolgen, um eine adäquate Therapie sofort einleiten zu können. Die wahrscheinlichste Ursache ist eine Abstoßung, die jedoch nicht ohne histologischen Nachweis bzw. klinischen Verdacht behandelt werden sollte.

Ergebnisse

Die Ergebnisse der Nierentransplantation sind insgesamt sehr gut.

Die **1-Jahres-Überlebensrate** der Patienten liegt bei 97%, was der 1-Jahres-Überlebensrate nichttransplantierter Dialysepatienten entspricht. Die Todesfälle sind dabei v. a. auf perioperative kardiovaskuläre Komplikationen zurückzuführen.

Die **1-Jahres-Transplantatüberlebensrate** ersttransplantierter Patienten liegt bei 85–90% (Lebendspende ca. 95%). Etwa 10–15% der Organe gehen innerhalb des 1. Jahres, vorwiegend durch akute Abstoßungen, verloren. Nach dem 1. Jahr kommt es zu einem langsam progredienten Funktionsverlust bei einigen Transplantaten.

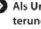 Als **Ursachen** der langfristigen Funktionsverschlechterung spielen sowohl chronische Abstoßungsprozesse, chronische Medikamententoxizität (insbesondere durch Ciclosporin A/Tacrolimus) als auch Rezidive der Grundkrankheit eine Rolle.

Die **5- bzw. 10-Jahres-Transplantatüberlebensraten** nach Ersttransplantation liegen dadurch bei 65–75% (Lebendspende ca. 85%) bzw. um 50%, d. h. nach dem 1. Jahr verlieren im Mittel 6% der Organe pro Jahr ihre Funktion.

Nach **Retransplantation** ist aufgrund des erhöhten immunologischen Risikos die Transplantatüberlebensrate geringer (1-Jahres-Transplantatüberlebensrate bei Zweittransplantation: etwa 80%, bei Drittransplantation um 70%).

In Kürze

Nierentransplantation
Grundsätzlich heterotop (Fossa iliaca).
Indikation: prinzipiell bei allen Formen der irreversiblen, terminalen, d. h. dialysepflichtigen Niereninsuffizienz.
Kontraindikationen: akute oder chronische Infektionserkrankungen, ein malignes Tumorleiden, schwerwiegende kardiale, respiratorische oder vaskuläre Begleiterkrankungen.
Verlaufsparameter: Kreatinin und Harnstoff in Blut und Urin, Sonographie bzw. Dopplersonographie, Urinelektrolyte, Biopsie, engmaschige Blutspiegelbestimmung von Ciclosporin A (und ggf. Metaboliten)/Tacrolimus. **Cave:** bei irreversibler akuter Abstoßung (Fieber, Schmerz, Hämaturie) sofortige Transplantatnephrektomie.

7.18.5 Lebertransplantation

Indikationen

> ❯ Eine Lebertransplantation ist bei allen Formen der fortgeschrittenen chronischen Leberinsuffizienz, bei einigen metabolischen Lebererkrankungen, beim akutem Leberversagen und im Einzelfall bei nichtresektablen Tumoren der Leber zu erwägen.

Beim Erwachsenen ist eine endgradige **Zirrhose** die häufigste Transplantationsindikation, wobei es sich zumeist um posthepatitische Zirrhosen nach Hepatitis B (evtl. +D) oder C, Autoimmunhepatitis, primär biliärer Zirrhose (PBC) oder primär sklerosierender Cholangitis (PSC) handelt. Weitere Indikationen sind ein Budd[90]-Chiari[91]-Syndrom sowie metabolische Erkrankungen (Morbus Wilson[92], Hämochromatose etc.).

> ❯ In Fällen einer alkoholtoxischen Leberzirrhose ist die Indikation zur Transplantation kritisch abzuwägen.

Bei absehbarer Progredienz der Lebererkrankung sollte eine Transplantation rechtzeitig erfolgen (**elektive Transplantation**), da bei deutlich reduziertem Allgemeinzustand des Patienten das Komplikationsrisiko deutlich ansteigt.

Weiterhin kann eine Transplantation bei bestimmten Tumorerkrankungen wie hepatozellulären Karzinomen (HCC) in einer zirrhotisch umgebauten Leber indiziert sein, die aufgrund der eingeschränkten Leberfunktion nicht resektabel sind. Voraussetzung ist jedoch ein klar lokal begrenztes Tumorwachstum ohne Hinweis für extrahepatische Metastasen. Lebermetastasen sind in der Regel keine Indikation zur Transplantation, Ausnahmen können bei neuroendokrinen Tumoren (NET; Karzinoidsyndrom) bestehen.

Bei **Kindern** sind die häufigsten Transplantationsindikationen **angeborene Missbildungen der** Gallenwege (Gallengangsatresie, Morbus Byler = progrediente familiäre intrahepatische Cholestase), bei Jugendlichen und jungen Erwachsenen metabolische Erkrankungen (α_1-Antitrypsin-Mangel, Morbus Wilson, Glykogenosen etc.). Häufige Ursachen eines akuten Leberversagens sind fulminante virale Hepatitiden sowie toxische Formen der Leberinsuffizienz (z. B. Paracetamol-, Knollenblätterpilzvergiftung). Die Indikationsstellung zur Transplantation beim akuten Leberversagen ist sehr schwierig und vom Verlauf der Erkrankung abhängig. Die **Verwandtentransplantation** mit Lebendspende des rechten Leberlappens oder des links-lateralen Leberlappens für kindliche Empfänger wird in einigen Zentren mit gutem Erfolg durchgeführt.

Wartezeit

Ende 2011 warteten in Deutschland mehr als 1.800 Patienten auf eine Lebertransplantation. 1.116 Transplantationen wurden 2011 durchgeführt (davon ca. 80 Lebendspenden). Die **Wartezeit** beträgt im Durchschnitt je nach Blutgruppe derzeit 12–18 Monate.

---

90 George Budd, Internist, London, 1808–1882.
91 Hans Chiari, Pathologe, Straßburg, 1851–1916.
92 Samuel A. Wilson, Neurologe, London, 1878–1937.

Technische Aspekte und Komplikationen

Die Transplantation der Leber erfolgt routinemäßig **orthotop**.

> ┌─ Praxisbox ─────────────────────────────
> **Operative Technik der Lebertransplantation**
> Nach im Allgemeinen querer Oberbauchlaparotomie mit medianer Schnittverlängerung bis zum Xiphoid wird zunächst die erkrankte Leber einschließlich des intrahepatischen Anteils der V. cava entfernt. Zur venösen Entlastung kann während dieser Phase ein **axillo-femoro-portaler Bypass** zum Einsatz kommen, der das venöse Blut der unteren Extremität und des teilweise unter hohem Druck stehenden portalvenösen Systems in den Bereich der oberen Hohlvene drainiert. Es erfolgt dann eine End-zu-End-Anastomosierung der **supra- und infrahepatischen V. cava** sowie der **Pfortader** (◻ Abb. 7.259, ◻ Abb. 7.260). Bei der sog. Piggy-back-Technik wird ohne venovenösen Bypass die Empfänger-Cava belassen und die Spender-Cava anastomosiert. Alle weiteren Anastomosen erfolgen in üblicher Weise.
> Die **arterielle Anastomose** erfolgt entweder mit der empfängereigenen Leberarterie, dem Truncus coeliacus oder direkt auf die Aorta. Schließlich wird der **Gallengang** End-zu-End oder Seit-zu-Seit mit dem Gallengang des Empfängers anastomosiert und in der Regel über eine T-Drainage geschient. Bei Vorliegen einer Gallenwegserkrankung (z. B. PSC) oder nicht ausreichender Länge des Gallenganges wird eine **Hepatikojejunostomie** mit einer nach Y-Roux ausgeschalteten Dünndarmschlinge angelegt.

Sonderformen

Da für die **Transplantation bei Kindern** und Säuglingen nur selten größenkompatible Organe zur Verfügung stehen, werden in diesen Fällen häufig Teile einer erwachsenen Spenderleber verwendet. Hierzu können – je nach Größenunterschied – entweder der rechte oder der linke Leberlappen oder nur die linkslateralen Segmente

▼

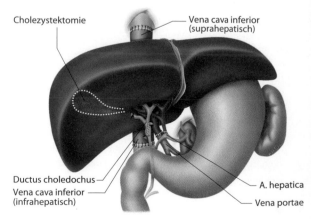

Cholezystektomie — Vena cava inferior (suprahepatisch) — Ductus choledochus — Vena cava inferior (infrahepatisch) — A. hepatica — Vena portae

◻ **Abb. 7.259** Operativer Situs der orthotopen Lebertransplantation

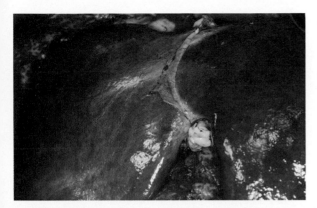

Abb. 7.260 Lebertransplantation: perfundierte Leber

(II und III) verwendet werden. Die Größenreduktion und Präparation der Leber erfolgen dabei vor der eigentlichen Transplantation ex situ am perfundierten und gekühlten Spenderorgan. Bei Verwendung von Lebersegmenten bei Kindern wird die empfängereigene V. cava bei der Hepatektomie belassen und die Vene des Lebertransplantates End-zu-Seit anastomosiert. Ein entsprechendes Vorgehen wird bei der **Verwandtenlebertransplantation** angewandt.

Aufgrund des Mangels an Spenderorganen kann eine Spenderleber für 2 Empfänger verwendet (**Split-Leber-Transplantation**) werden. Das Teilen der Leber kann dabei entweder in situ beim hirntoten Spender – ähnlich wie bei der Lebendspende – erfolgen oder ex situ unter Kühlung. Zumeist werden der linkslaterale oder der linke Leberlappen für ein Kind oder einen kleineren Erwachsenen verwendet, während der rechte Teil für einen normal großen Erwachsenen zur Verfügung steht.

Eine **auxiliäre** Lebertransplantation kann beim – potenziell reversiblen – akuten Leberversagen erwogen werden. Aufgrund der besseren Durchblutungssituation hat sich die orthotope Lage von auxiliären Transplantaten (auxiliäre partielle orthotope Lebertransplantation, APOLT) als besonders günstig erwiesen. Dazu wird der linkslaterale oder der linke Lappen der erkrankten Leber reseziert und an seine Stelle ein entsprechendes partielles Transplantat implantiert. Nach Erholung der eigenen Leber im Laufe von einigen Wochen oder Monaten kann die Immunsuppression abgesetzt und das Transplantat wieder entfernt werden.

Technische **Komplikationen** der Lebertransplantation sind v. a. Blutungen während der Entfernung der empfängereigenen Leber oder nach Anastomosierung des Spenderorgans und Freigabe der Perfusion. Postoperativ kann es – v. a. bei schlechter Initialfunktion – zu **Nachblutungen** kommen. Im Bereich der Anastomosen können **vaskuläre Stenosen** mit Durchblutungsstörungen bis hin zur kompletten **arteriellen** oder **portalvenösen Thrombose** auftreten. Insbesondere bei Kindern besteht aufgrund der relativ kleinen Leberarterie ein erhöhtes Risiko eines arteriellen Verschlusses.

Weitere Komplikationen betreffen die Gallengangsrekonstruktion, wobei es sowohl zu **Gallenleckagen** (v. a. in der Frühphase) als auch zu **Gallengangstenosen** (v. a. im Langzeitverlauf) kommen kann. Diese Komplikationen erfordern

meist eine endoskopische oder operative Intervention und Korrektur. Weitere schwerwiegende Komplikationen sind **lokale** oder **systemische Infektionen**.

 Cave
Das perioperative Risiko ist v. a. bei Patienten mit reduziertem Allgemeinzustand zum Zeitpunkt der Transplantation deutlich erhöht.

Verlaufsparameter und Diagnostik

Klinische Zeichen der Transplantatdysfunktion sind Ikterus und Gerinnungsstörungen. Wichtige laborchemische Parameter zur Beurteilung der Leberfunktion bzw. Leberschädigung sind die **Transaminasen** (ALAT, ASAT), die **GLDH**, das **Bilirubin**, die **Gerinnungsfaktoren**, die **Cholinesterase** (CHE) sowie **Ammoniak** und **Laktat**. Bei liegender T-Drainage kann außerdem die **Gallenproduktion**, -farbe und -viskosität beurteilt werden, wobei weniger die Menge, sondern mehr die Farbe der Galle einen Hinweis auf die Leberfunktion und ihren Verlauf gibt.

 Cave
Eine initiale Nichtfunktion (INF) des Organs (primäres Graft-Versagen) stellt eine der gefährlichsten Komplikationen der Lebertransplantation dar (in 2–10% der Fälle) und erfordert eine dringliche Retransplantation.

Ursache für eine INF können eine Vorschädigung (z. B. Verfettung) der Leber, ein ausgeprägter Konservierungsschaden oder eine Durchblutungsstörung (z. B. durch Gefäßthrombosen) sein.

Ein plötzlicher Transaminasenanstieg im weiteren Verlauf ist dringend abklärungsbedürftig. Ihm können eine **Abstoßungsreaktion**, eine Virusinfektion (CMV, Hepatitis-Rezidiv), eine Durchblutungsstörung oder eine Medikamententoxizität zugrunde liegen. Ein Anstieg des Bilirubins kann durch eine akute oder chronische Abstoßung, durch eine Galleabflussstörung, eine Cholangitis oder eine arterielle Durchblutungsstörung mit Gallengangsnekrosen bedingt sein. **Fieber** kann auf einer Abstoßung, einer Cholangitis oder einer sonstigen Infektion (Pneumonie, Abszess, Kathetersepsis etc.) beruhen.

> Für die Differenzialdiagnostik spielt die Sonographie bzw. Dopplersonographie eine entscheidende Rolle, da hiermit am Patientenbett sowohl Hinweise auf eine intrahepatische Cholestase und perihepatische Raumforderungen gewonnen als auch die Durchblutungssituation der Leber seitens der Pfortader und der Arterie beurteilt werden können.

Eine adäquate Aussage über intrahepatische Prozesse und parenchymale Veränderungen ist nur mittels **Biopsie** und nachfolgender histologischer und/oder zytologischer Auswertung möglich.

Fallbeispiel

Ein Patient, 4 Wochen nach Lebertransplantation wegen Hepatitis-C-Zirrhose, hat einen deutlichen Transaminasenanstieg über mehrere Tage. Klinisch hat der Patient keine Beschwerden, der körperliche Untersuchungsbefund ist unauffällig, der Stuhl nicht entfärbt.

Weiteres Vorgehen?

A. Erhöhen der Basisimmunsuppression und Kontrolle der Transaminasen im weiteren Verlauf.
B. Einleitung einer Abstoßungsbehandlung mit Methylprednisolon i. v. bei Verdacht auf eine akute Rejektion.
C. Sofortige Durchführung einer virologischen Untersuchung bei Verdacht auf eine HCV-Reinfektion.
D. Sofortige Durchführung einer Leberbiopsie bei Verdacht auf eine Rejektion.
E. Sofortige Durchführung einer Dopplersonographie der Lebergefäße zum Ausschluss einer arteriellen Thrombose.

Antwort: Bei einem deutlichen Transaminasenanstieg ist eine sofortige Abklärung der Ursache erforderlich. In diesem Fall müssen neben einer dopplersonographischen Untersuchung der Lebergefäße zum Ausschluss einer Thrombose der Leberarterie eine virologische Untersuchung zur Abklärung einer möglichen HCV-Reinfektion und eine Leberbiopsie zum Ausschluss einer akuten Rejektion erfolgen. Erst nach histologischem Nachweis einer akuten Rejektion sollte je nach Schweregrad eine adäquate Abstoßungsbehandlung eingeleitet werden, da die Gefahr einer HCV-Reinfektion unter einer Abstoßungsbehandlung hoch ist. Bei einer nachgewiesenen Arterienthrombose muss eine sofortige Thrombektomie oder eine lokale Lysetherapie erfolgen bzw. bei Misserfolg die sofortige Retransplantation. Bei HCV-Reinfektion muss die antivirale Therapie intensiviert werden (Peginterferon + Ribavirin).

Ergebnisse

❯ **Die Ergebnisse der Lebertransplantation hängen entscheidend von der Grunderkrankung und dem Zustand des Patienten zum Zeitpunkt der Transplantation ab.**

Bei Erwachsenen liegt insbesondere bei der PBC, der PSC, dem Budd-Chiari-Syndrom sowie den Autoimmunhepatitiden das **1-Jahres-Überleben** bei etwa 90% und nimmt auch über die folgenden Jahre nur geringfügig ab (>80 bzw. 70% nach 5 bzw. 10 Jahren, ◻ Abb. 7.261). Ebenso ist die Prognose bei Stoffwechselerkrankungen (Glykogenosen, α_1-Antitrypsinmangel, Morbus Byler etc.) sehr gut. Bei posthepatitischer Zirrhose ist die **Hepatitis B** mit einem hohen **Rezidivrisiko** im Transplantat verbunden. Hier kommt es unbehandelt in fast 100% zum symptomatischen Rezidiv der Erkrankung, was zur Zerstörung des Transplantates führen kann. Auch eine vorbestehende Hepatitis-C-Infektion rezidiviert fast immer, jedoch verläuft die Reinfektion hierbei klinisch milder. Bei der Transplantation aufgrund eines Malignoms in der Leber besteht ein

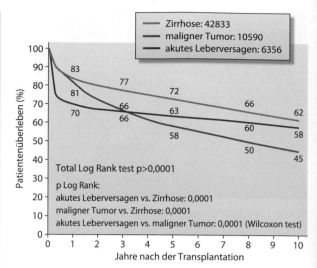

◻ **Abb. 7.261** Patientenüberleben nach Lebertransplantation bei verschiedenen Indikationen. Daten des European Liver Transplant Registry (ELTR, 01/1988–06/2009)

hohes Rezidivrisiko des Tumors in Abhängigkeit von der Tumorgröße und -anzahl (◻ Abb. 7.261).

In Kürze

Lebertransplantation
Indikation: fortgeschrittene chronische Leberinsuffizienz, akutes Leberversagen, meist Zirrhose (posthepatitische, PBC, PSC, alkoholtoxische Genese), bei Kindern oft angeborene Missbildungen der Gallenwege.
Transplantation: orthotop, möglichst elektiv. Verwandtenlebertransplantation, evtl. eine Spenderleber für 2 Empfänger (Split-Leber-Transplantation), auxiliäre Lebertransplantation.
Komplikationen: Nachblutungen, Thrombose, Gallenlecks (Frühphase), Gallengangstenosen (Spätphase), Infektionen.
Verlaufsparameter: Labor (Transaminasen, CHE, Gerinnung u. a.), Sonographie. **Cave:** initiale Nichtfunktion (INF) des Organs erfordert eine sofortige Retransplantation.

7.18.6 Herztransplantation

Indikationen

❯ **Eine Herztransplantation ist indiziert bei terminaler Herzinsuffizienz mit einer geschätzten Lebenserwartung von ca. 1 Jahr, entsprechend Stadium III oder IV nach der Klassifikation der New York Heart Association (NYHA), bei ausgeschöpfter konservativer und/oder chirurgischer Therapie.**

In den meisten Fällen liegt eine dilatative (ca. 59%) oder ischämische (ca. 35%) Kardiomyopathie vor.

Kontraindikationen für eine Transplantation sind ausgeprägte Erkrankungen anderer Organsysteme sowie bestehende Infektionen und maligne Erkrankungen. Eine weitere Kontraindikation ist eine fixierte pulmonale Hypertonie, da der rechte Ventrikel des Transplantates nach der Transplantation aufgrund des hohen pulmonalvaskulären Widerstandes versagen würde. In diesen Fällen ist eine kombinierte Herz-Lungen-Transplantation erforderlich.

Wartezeit

Ende 2011 warteten in Deutschland über 400 Patienten auf eine isolierte Herztransplantation (davon ca. 3% auf eine Retransplantation). 366 Herztransplantationen wurden 2011 in 24 Kliniken in Deutschland durchgeführt. Die mittlere Wartezeit auf ein Organ ist stark blutgruppenabhängig und beträgt derzeit ca. 1 Jahr.

Technische Aspekte und Komplikationen

Die Herztransplantation erfolgt **orthotop** über eine mediane Sternotomie mithilfe des hypothermen kardiopulmonalen Bypass (Herz-Lungen-Maschine, HLM).

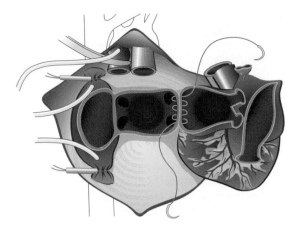

❏ **Abb. 7.262** Orthotope Herztransplantation. Beginn in fortlaufender Nahttechnik mit der linksatrialen Anastomose

---

Praxisbox

Operative Technik der Herztransplantation

Bei der Transplantation wird zunächst das erkrankte Herz exzidiert, wobei die Vorhöfe an der Atrioventrikulargrenze und die Gefäße knapp oberhalb der Klappenebene durchtrennt werden. Nach Präparation des Spenderherzens werden dann zunächst **linker** und **rechter Vorhof** und anschließend **Pulmonalarterie** und **Aorta** End-zu-End anastomosiert. Der Sinusknoten wird dabei geschont. Nach Entlüftung der Ventrikel und Wiedererwärmung des Kreislaufes kommt es meist zur spontanen Defibrillation des Transplantates und zur Aufnahme der Pumpleistung, sodass der kardiopulmonale Bypass wieder beendet werden kann (❏ Abb. 7.262).

Verlaufsparameter und Diagnostik

Im Gegensatz zur Transplantation von Niere und Leber geben nach Herztransplantation biochemische Marker im Serum keinen Hinweis auf eine Dysfunktion des Transplantates. Eine hämodynamisch fassbare Funktionsstörung tritt hingegen erst in einem sehr fortgeschrittenen Stadium der Herzmuskelschädigung auf. Für die morphologische Beurteilung des Myokardgewebes steht die transjuguläre **Endomyokardbiopsie** zur Verfügung.

Zur Abstoßungsüberwachung bzw. -diagnostik werden heutzutage jedoch überwiegend nichtinvasive Untersuchungsverfahren genutzt. Hierbei sind das **intramyokardiale EKG (IMEG)**, das über einen während der Transplantation implantierten Telemetrieschrittmacher abgeleitet wird und die **Echokardiographie** mit Detektion von Wandbewegungsstörungen führend. Ein Abfall der R-Amplitude und ein Frequenzanstieg im IMEG sowie eine Ventrikelwanddickenzunahme bzw. Relaxationsstörung in der Echokardiographie sind hierbei hoch verdächtig auf eine akute Abstoßungsreaktion.

Zusätzlich kann noch das **cytoimmunologische Monitoring (CIM)** zur Untersuchung der mononukleären Zellen im peripheren Blut eingesetzt werden. Im Langzeitverlauf findet sich bei vielen Patienten eine zunehmende Koronarsklerose, die die Manifestation eines **chronischen Abstoßungsprozesses** darstellt und als **Transplantatvaskulopathie (TVP)** bezeichnet wird. Zur Diagnose der Koronarveränderungen im Transplantat sind Verlaufsuntersuchungen mittels **Koronarangiographie** und ggf. eine Katheterintervention erforderlich.

Ergebnisse

Die Frühergebnisse nach Herztransplantation zeigen eine mittlere **1-Jahres-Überlebensrate** von 70–80%. An Todesursachen im 1. Jahr nach Transplantation stehen irreversible Abstoßungsreaktionen und schwerwiegende infektiöse Komplikationen im Vordergrund. Jenseits des 1. postoperativen Jahres kommt es jedoch zu einem langsamen, aber progredienten Verlust der Transplantate mit einer **5- bzw. 10-Jahres-Transplantatüberlebensrate** von 67% bzw. 40–45%. Dies ist v. a. bedingt durch eine zunehmende Transplantatvaskulopathie, die über eine Arteriosklerose der Koronargefäße zu ischämischen Veränderungen des Myokards führt und letztlich im Transplantatversagen enden kann.

In Kürze

Herztransplantation

Indikation: terminale Herzinsuffizienz (geschätzte Lebenserwartung <1 Jahr, NYHA-Stadium III oder IV), Kardiomyopathie.

Kontraindikationen: ausgeprägte Erkrankungen anderer Organsysteme, Infektionen, maligne Erkrankungen.

Transplantation: orthotop, mediane Sternotomie, Herz-Lungen-Maschine.

Verlaufsparameter: Endomyokardbiopsie, intramyokardiales EKG (IMEG), Echokardiographie, cytoimmunologisches Monitoring (CIM), Koronarangiographie.

Cave: Transplantatvaskulopathie (TVP).

7.18.7 Lungen- und Herz-Lungen-Transplantation

Indikationen

> ❯❯ **Indikationen zur Lungentransplantation sind endgradige Erkrankungen des Lungengerüstes bzw. der -gefäße.**

Bei der Lungenfibrose und dem Emphysem ist zumeist eine **Einzellungentransplantation** ausreichend. Erkrankungen der Lungengefäße wie die **primäre pulmonale Hypertonie** und das **Eisenmenger-Syndrom**[93] werden überwiegend mit einer **Doppellungentransplantation** behandelt. Bei irreversibler Schädigung von Herz und Lunge ist eine kombinierte **Herz-Lungen-Transplantation** notwendig. Eine weitere Indikationsgruppe stellen infizierte Erkrankungen wie die **zystische Fibrose** (Mukoviszidose) und Bronchiektasien dar. In diesen Fällen wird zumeist eine Doppellungentransplantation durchgeführt, da das Belassen einer erkrankten Eigenlunge unter Immunsuppression ein hohes Infektionsrisiko darstellt.

Maligne Erkrankungen der Lunge sind eine **Kontraindikation**, ebenso Lungenfibrosen im Rahmen von Kollagenosen, da die extrapulmonalen Manifestationen der Grunderkrankung zu einem progredienten Organversagen nach einer Lungentransplantation führen können.

Wartezeit

In Deutschland warteten Ende 2011 rund 400 Patienten auf eine Lungentransplantation, ca. 10% davon auf eine Herz-Lungen-Transplantation. 337 Lungentransplantationen wurden 2011 durchgeführt, davon rund 20 als Herz-Lungen-Transplantation. Die Wartezeit beträgt derzeit ca. 12–18 Monate.

Technische Aspekte und Komplikationen

> **Praxisbox**
>
> **Einseitige Lungentransplantation**
>
> Die einseitige Lungentransplantation erfolgt in Seitenlage des Patienten und unter seitengetrennter Beatmung über eine posterolaterale Thorakotomie. Nach Abklemmen der entsprechenden Lungengefäße und des Hauptbronchus werden die 3 Strukturen (Arterie, Vene, Bronchus) abgesetzt und die **Gefäße** und der **Bronchus** des Transplantates End-zu-End anastomosiert. Da im Rahmen der Transplantation die Bronchialarterien nicht anastomosiert werden, kann es auf dem Boden einer verminderten Bronchialdurchblutung, v. a. im Anastomosenbereich, zu postoperativen Heilungsstörungen der Anastomose kommen. Daher ist es wichtig, den Bronchus spender- und empfängerseitig möglichst kurz abzusetzen und mit optimaler Durchblutung zu erhalten. Bei inadäquater Funktion der kontralateralen Lunge oder grenzwertiger Herzleistung muss die Operation mithilfe der Herz-Lungen-Maschine vorgenommen werden.

> **Praxisbox**
>
> **Doppellungentransplantation**
>
> Die Doppellungentransplantation wird zumeist als sequenzielle beidseitige Lungentransplantation über eine bilaterale transsternale Thorakotomie in Rückenlage durchgeführt. Nach Pneumonektomie und Implantation auf der einen Seite erfolgt das gleiche Vorgehen kontralateral. Dadurch kann z. T. der Einsatz der Herz-Lungen-Maschine vermieden werden, zumal unter der dafür notwendigen Antikoagulation das Blutungsrisiko während der Präparation deutlich erhöht ist.

> **Praxisbox**
>
> **Herz-Lungen-Transplantation**
>
> Bei der kombinierten Herz-Lungen-Transplantation ist der Einsatz der Herz-Lungen-Maschine obligat. Bei der Präparation der empfängereigenen Organe müssen v. a. die Nn. phrenici geschont werden. Nach der Entfernung des erkrankten Herzens sowie der Lungen wird die **Trachea** knapp oberhalb der Karina anastomosiert, die Anastomosen von **rechtem Vorhof** und **Aorta** erfolgen wie bei der Herztransplantation.

Chirurgische Komplikationen betreffen v. a. die **bronchialen Anastomosen**, wobei es hier in der Frühphase zu einer **Insuffizienz**, in der Spätphase zu **Stenosen** kommen kann. Die Therapie besteht entweder in einer operativen Revision oder in einer Schienung der Anastomose mit einem endoluminalen Stent.

Verlaufsparameter und Diagnostik

> ❯❯ **Ein entscheidender und einfacher Parameter der Lungenfunktion, besonders in der Frühphase, ist die arterielle Blutgasanalyse.**

Eine frühe Dysfunktion kann nicht nur durch immunologische Prozesse (**Abstoßung**) verursacht sein, sondern auch durch Infektionen oder ein **Lungenödem** im Rahmen der Organschädigung durch Konservierung und Reperfusion. Der bakteriologischen und virologischen Diagnostik von **Infektionen** kommt eine zentrale Rolle zu, wobei die Sekretgewinnung meist über eine **Bronchoskopie** mit **bronchoalveolärer Lavage (BAL)** erfolgt. Offene oder transbronchiale **Lungenbiopsien** sind invasive Maßnahmen von teilweise eingeschränkter Aussagekraft.

Zusätzliche Informationen zur Differenzierung einer Transplantatdysfunktion können **Ventilations-/Perfusionsuntersuchungen** der Lunge liefern. Schließlich gibt auch die formelle Untersuchung der **Lungenfunktion** wichtige Hinweise auf den Zustand des Transplantates – forciertes exspiratorisches Einsekundenvolumen (FEV_1) und Vitalkapazität (VC). Vor allem im Langzeitverlauf ist dies eine effektive nichtinvasive Methode, um Hinweise auf chronische Veränderungen, d. h. die Entwicklung einer Bronchiolitis obliterans zu erhalten (Abnahme der FEV_1).

---

93 Victor Eisenmenger, Arzt, Wien, 1864–1932.

Ergebnisse

Die Ergebnisse der Lungentransplantation haben sich über die letzten Jahre mit zunehmender Erfahrung weltweit deutlich verbessert. **Die 1-Jahres-Überlebensrate** beträgt derzeit etwa 75%, nach 5 Jahren bei ca. 53%.

> **In Kürze**
>
> **Lungen- und Herz-Lungen-Transplantation**
> **Indikation:** endgradige Erkrankungen des Lungengerüstes bzw. der -gefäße (Lungenfibrose, Emphysem), meist Einzellungentransplantation. Primäre pulmonale Hypertonie, Eisenmenger-Syndrom, Mukoviszidose, Bronchiektasen: Doppellungentransplantation bzw. Herz-Lungen-Transplantation.
> **Komplikationen:** Abstoßung, Lungenödem, Infektionen.
> **Verlaufsparameter:** arterielle Blutgasanalyse, flexible Bronchoskopie mit bronchoalveolärer Lavage (BAL), Ventilations-/Perfusionsuntersuchungen, Lungenfunktion (FEV_1, VC).

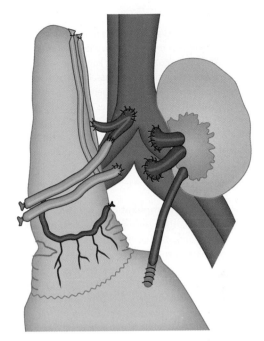

◻ **Abb. 7.263** Kombinierte Pankreas-Nieren-Transplantation

7.18.8 Pankreastransplantation

Indikationen

❯ Eine Indikation ist prinzipiell gegeben bei instabilem und mit einer Insulintherapie nur schwer einstellbarem Diabetes, insbesondere wenn die Patienten zu klinisch nicht manifesten Hypoglykämien neigen, die potenziell lebensbedrohlich sein können.

Die Pankreastransplantation erfolgt häufig in **Kombination mit einer Nierentransplantation**, entweder simultan oder sukzessiv. Aufgrund der erforderlichen Immunsuppression und der damit verbundenen Nebenwirkungen erscheint eine Pankreastransplantation nur akzeptabel bei Patienten, die aufgrund einer Nierentransplantation eine Immunsuppression erhalten müssen (◻ Abb. 7.263, ◻ Abb. 7.264). Eine erfolgreiche Pankreastransplantation kann die Ausbildung einer erneuten Nephropathie im Nierentransplantat verhindern oder zumindest deutlich verzögern. Eine bestehende Retinopathie und Neuropathie hingegen können trotz erfolgreicher Pankreastransplantation progredient sein.

Wartezeit
Ende 2011 warteten in Deutschland rund 185 Patienten auf eine Pankreas- bzw. Pankreas-Nieren-Transplantation. 171 Pankreastransplantationen, überwiegend mit einer Nierentransplantation kombiniert, wurden 2011 durchgeführt. Die Wartezeit beträgt je nach Blutgruppe ca. 12–18 Monate.

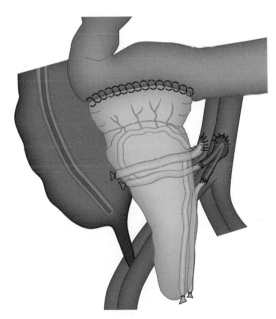

◻ **Abb. 7.264** Pankreastransplantation mit enteraler Drainage

Technische Aspekte und Komplikationen

Die Pankreastransplantation erfolgt **heterotop**, üblicherweise mit einem iliakalen Gefäßanschluss.

Praxisbox

Operative Technik der Pankreastransplantation
Aufgrund von Exsudationen des Transplantates im Rahmen von Entzündungen (Abstoßung, Pankreatitis) wird die **intraperitoneale** Lokalisation bevorzugt, da es hier zur Rückresorption des Sekretes durch das Peritoneum

▼

7

kommen kann. Für die Transplantation wird zumeist das komplette Pankreas mit einem Duodenalsegment verwendet (◘ Abb. 7.265), alternativ kann auch eine Segmenttransplantation des Pankreasschwanzes, der die meisten Inselzellen enthält, erfolgen. Neben den **Gefäßanastomosen** ist eine Drainage des exokrinen Sekretes erforderlich, die wahlweise in die Blase oder den Dünndarm erfolgen kann. Dazu wird das **Spenderduodenalsegment** an das entsprechende Organ anastomosiert (◘ Abb. 7.265).

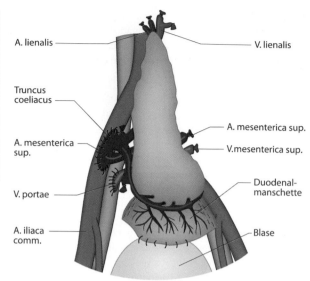

◘ **Abb. 7.265** Operativer Situs der heterotopen Pankreastransplantation mit Blasendrainage

Eine schwerwiegende **Komplikation** nach Pankreastransplantation ist die Transplantatpankreatitis. Das sehr manipulationsempfindliche Organ kann bereits auf das Trauma der Entnahme und die Konservierung sowie die Präparation und Transplantation mit einer Entzündung reagieren. Im Extremfall kann dies bis zum klassischen Vollbild einer nekrotisierenden Pankreatitis mit Kalkspritzern, Nekrosen und nachfolgender Superinfektion führen. In solchen Fällen ist eine frühzeitige Transplantatpankreatektomie erforderlich. Eine weitere schwerwiegende Komplikation ist die Venenthrombose des Transplantates, die nach Pankreastransplantationen häufiger als bei anderen Organen auftritt und eine intensivere Antikoagulation in der Frühphase erfordert.

Verlaufsparameter und Diagnostik

Als Verlaufsparameter der Funktion eines Pankreastransplantates sind v. a. die **Serum-** und **Urinamylase** und die **C-Peptid-Ausscheidung** im Urin von Bedeutung. Bei der Blasendrainage des exokrinen Pankreassekretes ist die Urinamylase sehr hoch und gibt Hinweise auf die funktionelle Aktivität des (exokrinen) Pankreas. Aufgrund der hohen Reservekapazität der endokrinen Funktion werden Störungen im **Glukosestoffwechsel** bei Transplantatdysfunktionen erst spät manifest.

Neben den biochemischen Parametern stehen bildgebende Verfahren wie die **Sonographie** und die **Dopplersonographie** und in Einzelfällen die Computertomographie zur Verfügung, mit denen Schwellungen des Organs (Abstoßung oder Pankreatitis), Abszesse und Durchblutungsstörungen frühzeitig und nichtinvasiv diagnostiziert werden können. Eine **Biopsie** des Transplantates wird aufgrund des relativ hohen Komplikationsrisikos selten durchgeführt, kann jedoch in Einzelfällen notwendig sein. Insgesamt stehen zur Abstoßungsdiagnostik fast nur indirekte Methoden zur Verfügung, sodass die Festlegung einer sicheren Diagnose schwierig sein kann.

Ergebnisse

Die **Transplantatfunktionsraten** nach 1 und 5 Jahren sind 75 bzw. 66%. Die **1- bzw. 10-Jahres-Überlebensraten** liegen bei >90 bzw. >80%.

In Kürze

Pankreastransplantation
Indikation: prinzipiell bei instabilem Diabetes (mit klinisch nicht manifesten lebensbedrohlichen Hypoglykämien), zumeist in Kombination mit einer Nierentransplantation.
Transplantation: heterotop, üblicherweise mit Gefäßanschluss iliakal.
Komplikationen: Transplantatpankreatitis, Venenthrombose.
Verlaufsparameter: Amylase (Serum und Urin), C-Peptid (Urin), Sonographie, Biopsie.

7.18.9 Dünndarmtransplantation

Indikationen

❯ **Indikationen zu einer Dünndarmtransplantation ergeben sich bei einem Kurzdarmsyndrom mit der Notwendigkeit einer totalen parenteralen Ernährung.**

Bei Kindern kann dem Kurzdarmsyndrom eine Fehlbildung (z. B. Gastroschisis oder Dünndarmatresie) oder auch eine nekrotisierende Enterokolitis zugrunde liegen. Bei Erwachsenen steht ein Dünndarmverlust infolge von arteriellen oder venösen Durchblutungsstörungen (z. B. Thrombose, Embolie, Thrombangiitis obliterans, etc.) oder nach ausgedehnten Resektionen bei entzündlichen Darmerkrankungen (z. B. Morbus Crohn) im Vordergrund. Bei progredienter **Leberschädigung** durch eine langfristige parenterale Ernährung kann die Indikation zur **kombinierten Leber- und Dünn-**

darmtransplantation gegeben sein. Aufgrund der relativ hohen Komplikationsraten der Dünndarmtransplantation muss die Indikation im Einzelfall abgewogen werden. Grundsätzlich besteht neben der postmortalen Spende auch die Möglichkeit der Lebendspende.

Technische Aspekte und Komplikationen

Die Dünndarm- bzw. kombinierte Dünndarm-Leber-Transplantation erfolgt **orthotop**.

┌─ Praxisbox ─────────────────────────────────

Operative Technik der Dünndarmtransplantation

Bei isolierter Dünndarmtransplantation wird die **A. mesenterica** des Spenderorgans auf die Aorta oder A. iliaca End-zu-Seit anastomosiert (◘ Abb. 7.266). Der Anschluss der **V. mesenterica** des Transplantates kann End-zu-Seit mit der V. cava inferior oder – metabolisch wesentlich günstiger – mit der V. mesenterica superior oder der Pfortader des Empfängers erfolgen. Das proximale und das distale Ende des Darmes werden zumeist initial als **Stomata** ausgeleitet, um eine einfache Inspektion, Endoskopie und Biopsie des Darmes zu ermöglichen (◘ Abb. 7.267, ◘ Abb. 7.268, ◘ Abb. 7.269). Der **Anschluss** des Transplantates in die Kontinuität des Gastrointestinaltraktes erfolgt dann erst nach Überstehen der risikoreichen Frühphase, zumeist nach 3 Monaten. Es kann jedoch auch eine direkte Anastomosierung des Transplantates mit dem Empfängerdarm erfolgen. Das im Tiermodell relativ hohe Risiko einer Graft-versus-Host-Reaktion nach Dünndarmtransplantation scheint unter klinischen Bedingungen ein eher untergeordnetes Problem darzustellen.

└───

Verlaufsparameter und Diagnostik

Die **Inspektion der Schleimhaut** im Bereich der Stomata ist ein einfacher und wichtiger Parameter für den Zustand des Transplantats. Eine detaillierte Diagnostik ist mithilfe endoskopisch gewonnener **Biopsien** möglich. Die Funktion der Darmschleimhaut kann durch **Resorptionstests** mit unterschiedlichen Substanzen abgeschätzt werden, die klinische Interpretation der Befunde ist aber schwierig. Weiterhin ist ein engmaschiges bakteriologisches und virologisches Monitoring notwendig, um Infektionen früh erfassen und behandeln zu können.

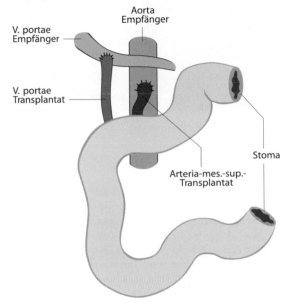

◘ **Abb. 7.267** Temporäre Ausleitung des Dünndarmtransplantats über Stomata

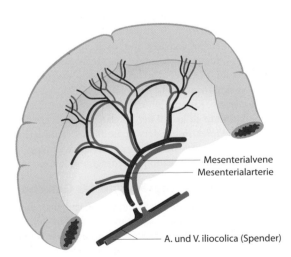

◘ **Abb. 7.266** Dünndarmtransplantat bei der Lebendspende

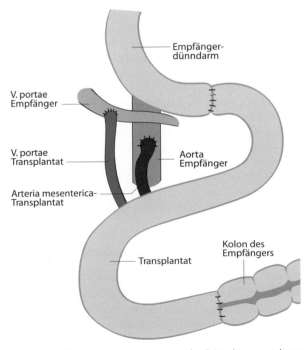

◘ **Abb. 7.268** Direkte Anastomosierung des Dünndarmtransplantats

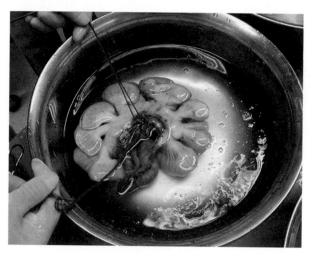

◘ Abb. 7.269 Dünndarmtransplantat

Ergebnisse

Weltweit wurden über 1.000 Dünndarmtransplantationen durchgeführt, in Deutschland insgesamt 66, davon 9 in 2011. Aufgrund der verbesserten Immunsuppression und des perioperativen Managements lassen sich derzeit **1-Jahres-Überlebensraten** von ca. 80–90% erreichen, nach **5 Jahren** noch ca. 50%. Hauptkomplikation sind Infektionen, deren Inzidenz aufgrund der intensiven Immunsuppression hoch ist. Ende 2011 warteten rund 10 Patienten auf eine Dünndarmtransplantation in Deutschland.

In Kürze

Dünndarmtransplantation
Indikation: Kurzdarmsyndrom mit der Notwendigkeit einer totalen parenteralen Ernährung. Bei Leberschädigung aufgrund langfristiger parenteraler Ernährung auch in Kombination mit einer Lebertransplantation.
Transplantation: orthotop, üblicherweise mit arteriellem Gefäßanschluss aortal oder iliakal; venös caval oder portal.
Komplikationen: Reperfusionsschaden (Barrieredysfunktion), akute Abstoßung, Infektion (Enteritis; Durchwanderungsperitonitis bei postoperativem ileus), Transplantatnekrose durch Gefäßverschlüsse.
Verlaufsparameter: Inspektion der Schleimhaut, biopsie, Resorptionstests.

7.18.10 Andere Organ- bzw. Gewebetransplantationen

Kombinierte Organtransplantationen

Einige Erkrankungen führen zur **irreversiblen Schädigung mehrerer Organsysteme gleichzeitig**. In diesen Fällen kann eine kombinierte Organtransplantation zum Ersatz aller schwer erkrankten Organe sinnvoll sein. Typische Erkrankungen sind u. a. die diabetische Nephropathie bei Typ-I-Diabetes (Niere/Pankreas), polyzystische Degeneration (Niere/Leber), die familiäre Hypercholesterinämie (Leber/Herz), ein α_1-Antitrypsinmangel (Leber/Lunge), die pulmonal bedingte endgradige Herzinsuffizienz (Herz/Lunge) und das Kurzdarmsyndrom mit nutritiv-toxischem Leberschaden durch die langfristige parenterale Ernährung (Dünndarm/Leber). Auch kann der Ersatz eines morphologisch gesunden Organs, z. B. einer enzymdefizienten Leber bei Oxalose und terminaler Niereninsuffizienz zur Verhinderung eines Rezidivs im Nierentransplantat notwendig sein.

Multiviszerale Transplantationen

Multiviszerale Transplantationen (z. B. Leber/Niere/Pankreas/Magen/Duodenum/Dünndarm), die v. a. bei schweren angeborenen Erkrankungen oder ausgedehnteren Tumoren in Einzelfällen durchgeführt werden, sind aufgrund des hohen Komplikationsrisikos sehr umstritten, wenngleich in Einzelfällen erfolgreich.

Hornhauttransplantation

> **Die wichtigsten Indikationen zur Korneatransplantation sind der Keratokonus, die Herpeskeratitis, degenerative Hornhauterkrankungen sowie Verletzungen der Hornhaut.**

Die Operation erfolgt fast ausschließlich als **partielle Keratoplastik**, d. h. nur der zentrale Teil der Hornhaut von 6–9 mm Durchmesser wird ersetzt. In Abhängigkeit von der Tiefe der Hornhautveränderung kann die Transplantation als **perforierende** (gesamte Dicke der Kornea) oder als **lamelläre Keratoplastik** durchgeführt werden. Das Transplantat wird mit sehr feinen Nylonnähten fixiert, die zumeist für 1 Jahr belassen werden. Postoperativ erfolgt eine lokale Therapie mit Steroiden und Antibiotika über einige Monate.

Ein Großteil der Hornhauttransplantationen erfolgt ohne HLA- oder Blutgruppenmatching, wobei abstoßungsfreie **1-Jahres-Transplantatfunktionsraten** um 90% erreicht werden. Aufgrund avaskulärer Verhältnisse ist im Bereich der vorderen Augenkammer grundsätzlich eine **immunologisch günstige Situation** gegeben, da immunkompetente Zellen keinen Kontakt zu dem Transplantat bekommen. Bei entzündlichen Vorerkrankungen und nach vorausgegangenen Operationen finden sich jedoch häufig Gefäßeinsprossungen in die Hornhaut. Entsprechend ist das **Abstoßungsrisiko bei stärkerer Vaskularisation** der Hornhaut deutlich erhöht. Andere postoperative Komplikationen einer Hornhauttransplantation sind **Infekte** aufgrund der lokalen Steroidbehandlung, ein **Rezidiv** bei infektiöser oder entzündlicher Grunderkrankung und ein **Astigmatismus** (Hornhautverkrümmung), der durch technische Komplikationen bedingt sein kann.

Transplantation kryopräservierter Gewebe

Hierzu zählen **Knochenteile** (Spongiosa, Kortikalis), die zur Rekonstruktion von Knochendefekten nach Unfällen oder nach Tumoroperationen verwendet werden, sowie **humane Herzklappen**. Bei diesen Transplantationen werden lediglich die Gewebe, jedoch **keine vitalen Zellen** übertragen, sodass akute Abstoßungsreaktionen nicht auftreten. Letztlich kommt es bei der Knochentransplantation über einige Monate zur Resorption des Transplantates und zum schrittweisen Ersatz durch eigene Knochen, sodass das Transplantat hier nur eine temporär überbrückende Funktion hat. Bei den Herzklappen finden langsam progrediente Zeichen der Degeneration mit Verkalkungen. Inwieweit hierbei auch immunologische Reaktionen eine Rolle spielen, ist unklar.

Inselzelltransplantation

Prinzipiell stellt die isolierte Übertragung von Langerhans-Inseln einen wesentlich besseren Ansatz zur Therapie des Diabetes dar, als die komplikationsträchtige Pankreastransplantation. Das entscheidende technische Problem ist die **Isolierung** von Inselzellen aus Pankreasgewebe von hirntoten Spendern in ausreichender Menge und Qualität. Die Transplantation selbst erfolgt als **Infusion in die Pfortader**, sodass sich die Inseln in der Leber ansiedeln. Weltweit sind mehr als 1.000 Inselzelltransplantationen (davon ca. 50 in Deutschland) durchgeführt worden. Eine längerfristige metabolische Stabilität ohne exogene Insulingabe konnte aber bisher nur in Einzelfällen erreicht werden.

Weitere Zelltransplantationen

Über die Transplantation von allogenem endokrinem Gewebe (Nebennieren, Nebenschilddrüsen, dopaminerge Zellen) liegen nur begrenzte klinische Erfahrungen vor. Auch bei diesen Zellen kommt es ohne Immunsuppression zur Abstoßung und einem raschen Funktionsverlust. Eine Intrazerebrale Transplantation embryonaler Substantia-nigra-Zellen wird bei Patienten mit fortgeschrittenem Morbus Parkinson[94] erprobt. Offensichtlich stehen hierbei immunologische Probleme nicht im Vordergrund.

In Kürze

Andere Organ- bzw. Gewebetransplantation
Indikation: kombinierte Organtransplantation bei Schädigung mehrerer Organsysteme (z. B. Niere/Pankreas, Niere/Leber, Herz/Lunge, Dünndarm/Leber etc.).
- Hornhaut bei Keratokonus, degenerativen Erkrankungen, Verletzungen, Herpesinfektion.
- Kryokonservierte Knochenteile/Herzklappen bei Knochendefekten bzw. Klappenvitien.
- Inselzelltransplantation bei schwer einstellbarem bzw. instabilem Diabetes Typ I; komplikationsarm gegenüber PTx.

Transplantation: orthotop (Herz, Lunge, Leber, Dünndarm, Hornhaut, Herzklappen); heterotop (Niere, Pankreas, Inselzellen, Knochen).
Komplikationen: akute Abstoßungen, Infektionen, Ischämie, Transplantatnekrose, Rezidiv.
Verlaufsparameter: entsprechend dem Transplantationsorgan (verweisen sei auf die einzelnen Organ-Kapitel).

---

94 James Parkinson, Chirurg, Paläontologe, London, 1755–1824.

Weiterführende Literatur

Deutsche Stiftung Organtransplantation (1998) Gesetz über die Spende, Entnahme und Übertragung von Organen, Transplantationsgesetz. Deutsche Stiftung Organtransplantation, Neu Isenburg. http://www.dso.de

Deutsche Stiftung Organtransplantation (2004) Handbuch Transplantation, 1. Ausgabe, mmi,- Medizinische Medien Informations GmbH

Hakim NH, Danovitch GM (Hrsg) (2001) Transplantation Surgery. Springer, Heidelberg

Krukemeyer MG, Lison AE (2006) Transplantationsmedizin. Ein Leitfaden für den Praktiker. De Gruyter Verlag, Berlin

Land W (1996) Transplantationschirurgie. In: Breitner (Hrsg) Chirurgische Operationslehre, Bd. XII. Urban & Schwarzenberg, München

Largiader F (2000) Checkliste Organtransplantation. Thieme, Stuttgart

Margreiter R (1999) Organentnahme – Logistisches und technisches Know-how. Viszeralchirurgie; 34:285–290

Neuhaus P, Pfitzmann R (Hrsg) (2005) Aktuelle Aspekte der Lebertransplantation, 2. Aufl. UNI-MED, Bremen

Pfitzmann R, Neuhaus P, Hetzer R (Hrsg) (2001) Organtransplantation: Transplantation thorakaler und abdomineller Organe, 1. Aufl, De Gruyter Verlag, Berlin

Scheld H, Hammel D, Schmid C, Deng MC (2000) Leitfaden Herztransplantation. Steinkopff-Verlag, Darmstadt

Welsh K, Male D (1996) Transplantation und Abstoßung. In: Roitt IM, Brostoff J, Male DK (Hrsg) Kurzes Lehrbuch der Immunologie, Thieme, Stuttgart, S 317

Wood K (1995) The handbook of transplant immunology. Med Science Publications

Humar A, Matas AJ, Payne WD (2009) Atlas of Organ Transplantation. Springer, London

7.19 Malignes Melanom

J. Göhl, W. Hohenberger

Das maligne Melanom zählt zu den Malignomen mit der höchsten Zuwachsrate in den letzten Jahrzehnten. Mittlerweile entwickelt etwa jeder 70. Mitteleuropäer im Laufe seines Lebens ein malignes Melanom. Die überwiegende Zahl dieser Tumoren ist primär an der Haut lokalisiert. Die Reihe der Differenzialdiagnosen ist vielfältig. Die aktuellen Therapiekonzepte sind stadienorientiert und risikoadaptiert.

7.19.1 Primärtumor

■ ■ **Diagnostik**

Tumortypen des Melanoms
- Superfiziell spreitendes Melanom (SSM)
- Noduläres Melanom (NM)
- Akro-lentiginöses Melanom (ALM)
- Lentigo-maligna-Melanom (LMM)

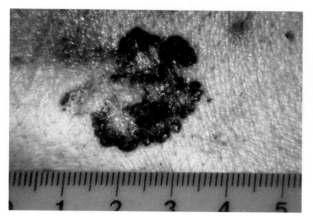

Abb. 7.270 Superfiziell spreitendes malignes Melanom

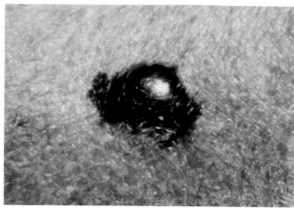

Abb. 7.271 Noduläres malignes Melanom

7

Das sog. superfiziell spreitende Melanom bildet mit 60–70% die größte Gruppe, gefolgt vom klinisch meist am schwierigsten zu erkennenden nodulären Melanom mit 20% und dem mit etwa 5–10% deutlich weniger häufigen akro-lentiginösen Melanom und den Lentigo-maligna-Melanomen in überwiegend chronisch lichtexponierten Hautregionen.

- **Superfiziell spreitendes Melanom (SSM):** Das SSM (Abb. 7.270) ist durch eine häufig langjährige horizontale Wachstumsphase gekennzeichnet. Auffallend sind die **Unregelmäßigkeit** der Gesamtbegrenzung mit zungenförmigen Ausläufern und die Variationen in der Farbgebung. Auch können zentrale Farbunterschiede im Laufe der Entstehung beobachtet werden. Zusätzliche Merkmale wie Bluten oder Juckreiz sind ausgesprochene Spätkriterien.

- **Noduläres Melanom (NM):** Das NM (Abb. 7.271) ist teilweise schwierig zu diagnostizieren, v. a. die amelanotischen Varianten. Relativ frühzeitig kann es zu **Ulzerationen** und Blutungen kommen, die auf ein aggressives Wachstum hinweisen. Sie finden sich am häufigsten am **Rumpf** lokalisiert.

- **Akro-lentiginöses Melanom (ALM):** Das akro-lentiginöse Melanom (Abb. 7.272) findet sich – worauf der Name bereits hinweist – vorwiegend an den **Akren** und **Fußsohlen**. Vor allem sub- oder paraunguale Tumoren werden oft spät erkannt und bedürfen einer frühzeitigen dringenden Abklärung.

- **Lentigo-maligna-Melanom (LMM):** Das LMM (Abb. 7.273) wächst bevorzugt an chronisch **lichtexponierten** und nicht von Kleidung bedeckten Arealen. Häufig weist dieser Tumor eine recht lange intraepidermale Wachstumsphase auf, bevor es zu einem vertikalen Wachstum kommt.

ABCD-Regeln Obwohl die definitive Diagnose eines malignen Melanoms ausschließlich histologisch gestellt werden kann, gibt es Frühwarnzeichen, die auf diesen Tumor hinweisen. Diese werden in den sog. **ABCD-Regeln** beschrieben (Asymmetrie, Begrenzung, Color, Durchmesser; Tab. 7.51).

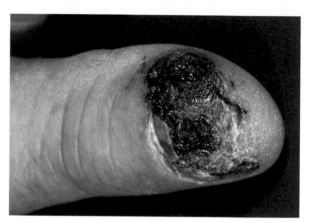

Abb. 7.272 Akro-lentiginöses Melanom

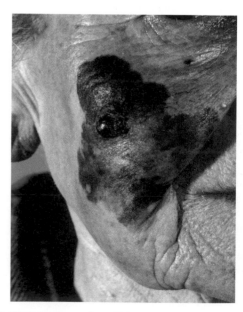

Abb. 7.273 Lentigo-maligna-Melanom

◘ Tab. 7.51 ABCD-Regeln

A = Asymmetrie	Richtungsbetontes Wachstum mit dadurch entstehender Asymmetrie
B = Begrenzung	Unregelmäßige äußere Begrenzung häufig zackig oder zungenförmig
C = Color	Farbunterschiede innerhalb der Läsion
D = Durchmesser	>5 mm, Größenveränderungen innerhalb kurzer Zeit

> **Die ABCD-Regeln beschreiben die klinischen Frühwarnzeichen, die auf ein malignes Melanom hinweisen.**

Neben der klinischen Untersuchung existieren derzeit nur wenige aussagekräftige klinisch-diagnostische Verfahren:

- **Auflichtmikroskopie (Dermatoskopie):** Hier wird der Tumor mit einem Lupenmikroskop nach vorherigem Einreiben der Läsion mit Öl analysiert. In den Händen Erfahrener kann mit dieser Untersuchungsmethode und einer exakten Anamneseerhebung in ca. 85% die Diagnose malignes Melanom klinisch gestellt werden.
- **Computergestützte Bildanalyse:** Mithilfe moderner Computertechnik ist in den letzten Jahren die computergestützte Bildanalysediagnostik etabliert worden, die in einigen Zentren zusätzlich klinisch zur Anwendung kommt. Die Detektionsrate ist mit den bisher zur Verfügung stehenden Methoden vergleichbar.

Generell besteht nach wie vor die Notwendigkeit der **Exzisionsbiopsie** bei suspektem Befund zur Sicherung oder zum Ausschluss der Verdachtsdiagnose malignes Melanom.

■ ■ **Pathohistologische Stadieneinteilung**

International anerkannt ist die **TNM-Klassifikation** (UICC 2009, ◘ Tab. 7.52). Die histologische Kategorisierung des Primärtumors (pT) erfolgt durch die Bestimmung des größten vertikalen Tumordurchmessers nach Breslow mithilfe des Okularmikrometers des Mikroskops, ferner nach der Einstufung der Infiltrationstiefe des Tumors (»Levels of invasion« nach Clark) sowie nach dem histologischen Nachweis der Ulzeration des Primärtumors.

Ab einer Tumordicke von 1,0 mm bestimmen der jeweilige größte vertikale Tumordurchmesser sowie die Ulzeration die pT-Kategorie.

■ ■ **Therapie des Primärtumors**

> **Bei Verdacht auf ein malignes Melanom ist die komplette Exzision der Läsion im Gesunden angezeigt.**

Hierbei sollte sich die Schnittführung der Exzisionsspindel an der **Lymphabflussrichtung** orientieren (◘ Abb. 7.274). Nach histologischer Bestätigung der Melanomdiagnose erfolgt das

◘ Tab. 7.52 pT-Kategorie (UICC 2009)

pT		Größter vertikaler Tumordurchmesser (Breslow)	Clark level	Ulzeration
pT1		≤1 mm		
	pT1a		II/III	Nein
	pT1b		IV/V	Ja
pT2		>1–2,0 mm		
	pT2a		Jedes	Nein
	pT2b			Ja
pT3		>2,0–4,0 mm		
	pT3a		Jedes	Nein
	pT3b			Ja
pT4		>4,0 mm		
	pT4a		Jedes	Nein
	pT4b			Ja
		Clark level	Tumorinfiltration	
		II	Stratum papillare	
		III	Bis Stratum reticulare	
		IV	Stratum reticulare	
		V	Subcutis	

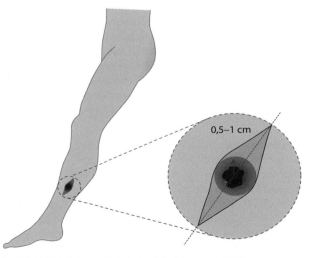

◘ Abb. 7.274 Schema der lokalen Primärtumorexzision

◻ Tab. 7.53 Sicherheitsabstände bei der lokalen Exzision des Primärtumors.

Tumordicke (Breslow)	Sicherheitsabstand insgesamt
Bis 2,0 mm	1 cm (–2 cm)[a]
>2 mm	2 cm

[a] Bei zusätzlichen Risikofaktoren (Ulzeration, Regressionszeichen, hohe Mitoserate)

weitere differenzierte Vorgehen anhand der Bestimmung des größten vertikalen Tumordurchmessers nach Breslow (◻ Tab. 7.53).

Bei Tumoren mit einem vertikalen Tumordurchmesser bis 2 mm ist eine lokale Exzision mit 1 cm **Sicherheitsabstand** nach dem aktuellen Kenntnisstand ausreichend. Ist der Tumor weiter fortgeschritten, so wird eine Nachexzision mit einem insgesamt minimalen Sicherheitsabstand von 2 cm empfohlen. Bei Vorliegen zusätzlicher Risikofaktoren bei bis zu 2 mm dicken Melanomen (z. B. Ulzeration, Regressionszeichen, hohe Mitoserate) sollte hier auch ein Sicherheitsabstand von 2 cm eingehalten werden.

Größere Sicherheitsabstände ergeben nach derzeitiger Datenlage keine weiteren Vorteile hinsichtlich der Prognose, da bei diesen sehr weit fortgeschrittenen Tumoren das hohe Risiko der bereits eingetretenen lymphogenen bzw. hämatogenen Metastasierung die Prognose entscheidend beeinflusst.

Entscheidend vor der **Nachexzision** des Tumors ist, außer der Orientierung der Schnittführungen an der anatomischen Lymphabflussrichtung, die Identifizierung und Markierung des Lymphabflusses und Pförtnerlymphknotens mittels **Lymphoszintigraphie** oder eines SPECT-CT's (v. a. bei Lokalisationen des Primärtumors im Kopf-Hals-Bereich) am Vortag der geplanten Operation, um die zusätzliche synchrone Durchführung einer **Sentinel-node-Biopsie** bei allen Tumoren >1 mm zu ermöglichen.

❯ **Für die technische Durchführung von Exzision und Nachexzision ist die senkrechte Schnittführung durch alle Hautschichten und das dazugehörige Subkutangewebe bis zur Faszie essenziell, um die komplette Entfernung des subkutanen Fettgewebes mit den darin befindlichen Lymphbahnen sicherzustellen.**

Besondere Situationen der Primärtumorexzision Primärtumoren in speziellen Lokalisationen (z. B. Gesicht, Akren) machen häufig eine Modifikation bzw. Abweichung von den Empfehlungen erforderlich. Vor allem bei ausgedehntem Befund im Gesicht (Lentigo-maligna-Melanome) kann hier die schrittweise **mikrographische Chirurgie** (nach Mohs) angewendet werden. Aufgrund der anatomischen Gegebenheiten sind hier die geltenden Sicherheitsabstände meist nicht einzuhalten.

An den **Akren**, v. a. bei subungualem Melanomverdacht, ist eine **Keil- oder Inzisionsbiopsie** zur histologischen Sicherung der Diagnose nach Nagelextraktion zu empfehlen. Das weitere chirurgische Vorgehen ist nach Bestimmung der pT-Kategorie die **Amputation** mit den empfohlenen Sicherheitsabständen an den Weichteilen und die Absetzung im End- oder Mittelgelenk. Eine Grundgelenksamputation ist im Allgemeinen bei entsprechender Planung der Schnittführung bei subungualer Lokalisation häufig vermeidbar. Bei interdigitaler Lokalisation ist jedoch eine aufwändige Exzision evtl. mit Amputation im Mittelstrahlbereich unter Einhaltung der notwendigen Sicherheitsabstände zu diskutieren.

7.19.2 Lymphknotenmetastasen

▪▪ **Häufigkeit**

❯ **Die Metastasierung beim malignen Melanom erfolgt in über 90% primär lymphogen. Die Häufigkeit korreliert direkt mit Zunahme des vertikalen Tumordurchmessers.**

Während die Rate histologisch nachweisbarer Lymphknotenmetastasen bei Tumoren <1,5 mm Tumordicke bei etwa 6% liegt, steigt diese bei Tumoren mit >1,5 mm Dicke auf über 15% an. Bei Tumoren >4 mm ist in etwa 1/3 aller Patienten zum Zeitpunkt der Primärtumordiagnose von einem Befall der regionären Lymphknoten auszugehen.

▪▪ **Diagnostik**

❯ **Bei Lokalisation der Primärtumoren an den Extremitäten ist die korrespondierende Lymphknotenstation in Axilla bzw. Leiste eindeutig definiert.**

Bei Lokalisation der Tumoren am Rumpf, v. a. im Mittellinienbereich bzw. in der Horizontalebene in Nabelhöhe, kommen entsprechend der anatomischen Lymphabflussverhältnisse mehrere Abflussregionen in Betracht. Bei den sog. **zentralen Mittellinientumoren** (5 cm von der horizontalen und vertikalen Schnittebene entfernt) kann es potenziell zu einem **Befall aller 4 Lymphknotenstationen** in Achselhöhlen und Leisten kommen.

Neben der klinischen Palpation ist als zusätzliche nichtinvasive und kostengünstige Untersuchungsmethode die **Sonographie** Standard. Weiterführende bildgebende diagnostische Verfahren wie CT oder MRT sind bei unauffälligem Palpations- bzw. Sonographiebefund nicht notwendig.

❯ **Bei klinischem Verdacht auf ein malignes Melanom ist die klinische Untersuchung der regionären Lymphknotenstationen obligat.**

▪▪ **Pathohistologische Stadieneinteilung**
Die Kategorisierung des **Lymphknotenstatus** (UICC 2009) ist in ◻ Tab. 7.54 wiedergegeben:

Bei der Kategorisierung werden neben dem klinisch-makroskopischen Befund das Ausmaß der Lymphknotenmetas-

◪ Tab. 7.54 Klassifikation regionärer Lymphknotenmetastasen (UICC 2009)

Stadium		Ausdehnung
N0		Keine regionären Lymphknotenmetastasen
N1		Metastase in *1* regionären Lymphknoten
	N1a	Nur mikroskopische Metastase (klinisch okkult)
	N1b	Makroskopische Metastase (klinisch apparent)
N2		Metastasen in *2 oder 3* Lymphknoten **oder** regionale Metastase (Satelliten-Intransitmetastase)
	N2a	Nur mikroskopische Lymphknotenmetastasen
	N2b	Makroskopische Lymphknotenmetstasen
	N2c	Satelliten- **oder** Intransitmetastasen **ohne** regionale Lymphknotenmetastasen
N3		Metastasen in *4 oder mehr* regionalen Lymphknoten **oder** konfluierend **oder** Satelliten- *oder* Intransitmetastasen **mit** regionalen Lymphknotenmetastasen

◪ Tab. 7.55 Stadiengruppierung maligner Melanome (UICC 2009)

Stadium 0	pTis	N0	M0
Stadium I	pT1	N0	M0
Stadium IA	pT1a	N0	M0
Stadium IB	pT1b	N0	M0
	pT2a	N0	M0
Stadium IIA	pT2b	N0	M0
	pT3a	N0	M0
Stadium IIB	pT3b	N0	M0
	pT4a	N0	M0
Stadium IIC	pT4b	N0	M0
Stadium III	Jedes pT	N1, N2, N3	M0
Stadium IIIA	pT1a–4a	N1a, 2a	M0
Stadium IIIB	pT1a–4a	N1b, 2b, 2c	M0
	pT1b–4b	N1a, 2a, 2c	M0
Stadium IIIC	pT1b–4b	N1b, 2b	M0
	Jedes pT	N3	M0
Stadium IV	Jedes pT	Jedes N	M1

tasierung bezüglich Anzahl sowie das Vorhandensein von Satelliten- bzw. Intransitmetastasen berücksichtigt.

Definition

Satellitenmetastasen sind definiert als kutane oder subkutane Absiedlungen in einem Abstand von maximal 2 cm vom Primärtumorrand.

Sind die Absiedlungen weiter davon entfernt bis zur regionären Lymphknotenstation, so handelt es sich definitionsgemäß um **Intransitmetastasen**.

Die pT-, pN- und pM-(Fernmetastasen)Kategorien bestimmen zusammen das **Tumorstadium** (◪ Tab. 7.55).

▪▪ Therapie
Therapeutische Lymphknotendissektion

❯ **Bei klinischem Verdacht auf das Vorliegen von regionären Lymphknotenmetastasen ist die radikale Dissektion das Therapieverfahren der Wahl.**

Diese sollte immer en bloc durch komplette Ausräumung des Lymphknotenfettpaketes der betroffenen Lymphknotenstation vorgenommen werden.

Praxisbox

Axilladissektion
Die Hautinzision erfolgt bevorzugt ventralseitig am Rand des M. pectoralis major oder durch die Axilla in den Spaltlinien der Haut. Nach Darstellen der V. axillaris erfolgt die komplette Ausräumung des Lymphknotenfettpaketes der Achselhöhle, der lateralen Thoraxwand, zwischen den Muskeln des M. pectoralis major und minor bis hin zur Apex axillae (Durchtrittsstelle der Axillarisgefäße an der Thoraxwand) unter Schonung des N. thoracicus longus und des thorakodorsalen Gefäßnervenbündels.

Praxisbox

Leistendissektion
Über einen bogenförmig verlaufenden Hautschnitt unterhalb des Leistenbandes, ca. 1 cm lateral der tastbaren A. femoralis nach distal medial Richtung V. saphena magna am proximalen Oberschenkel wird zunächst en bloc das Trigonum scarpae unter Resektion der V. saphena magna ausgeräumt. Sind Lymphknoten im Dissektat befallen, so erfolgt die Fortsetzung der Leistendissektion nach iliakal über das Leistenband hinaus unter retroperitonealer Freilegung der Gefäße und Dissektion der Lymphknoten bis in Höhe der A. iliaca communis sowie der Lymphknoten des Foramen obturatorium unter Schonung des N. obturatorius.

7

Halsdissektion

In der Regel wird eine sog. modifizierte Neck-Dissektion vorgenommen unter Erhaltung des M. sternocleidomastoideus und der V. jugularis interna. Ausgeräumt werden die zervikalen, medialen und lateralen Lymphknotenkompartimente. Die okzipitale, prä- und retroaurikuläre Dissektion ist von der Lokalisation des Primärtumors (Lokalisation am behaarten Kopf) abhängig.

Elektive Lymphknotendissektion Die prophylaktische radikale Ausräumung der regionären Lymphknotenstation ohne klinische Hinweise auf eine metastatische Absiedlung in den Lymphknoten kann nach Etablierung des Verfahrens der Sentinel-node-Biopsie (SNB) nicht mehr empfohlen werden.

Sentinel-node-Biopsie Unter Sentinel-node-Biopsie (SNB) versteht man die selektive Entfernung des sog. Pförtnerlymphknotens der regionären Lymphknotenstation.

Definition

Der **Pförtnerlymphknoten** ist definiert als erster, vom Primärtumor her gesehener Filterlymphknoten der Lymphknotenstation (◘ Abb. 7.275).

Praxisbox

Sentinel-node-Biopsie (SNB)

Voraussetzung für die selektive Identifikation und Entfernung dieses Pförtnerlymphknotens ist die Darstellung des Lymphabflusses vom Primärtumor aus mit radioaktiv markierten Technetiumkolloidpartikeln, die intradermal um den Primärtumor injiziert werden. Durch die **Lymphoszintigraphie** wird bei Rumpflokalisation die drainierende regionäre Lymphknotenstation identifiziert. Vor allem bei Melanomen in der Kopf-Hals-Region hat sich zur Detektion des Pförtnerlymphknotens die SPECT-CT-Untersuchung in den letzten Jahren als sehr exaktes bildgebendes Verfahren etabliert. Diese am Vortag der Operation durchgeführten Untersuchungen erlauben durch die Verwendung einer intraoperativen **Gammadetektionssonde** (Gammaprobe) über die im Pförtnerlymphknoten gespeicherte Radioaktivität außerdem die intraoperative Kontrolle und Identifikation zur selektiven Entfernung (◘ Abb. 7.276).

Zusätzlich erfolgt eine intraoperative Markierung des Lymphabflusses mit **Farbstofflösung** (Patentblau V, ◘ Abb. 7.277), die bei der Präparation die Lymphgefäße und den Pförtnerlymphknoten gefärbt zur Darstellung bringt (◘ Abb. 7.278, ◘ Abb. 7.279).

Die selektive Lymphknotenbiopsie wird seit über 15 Jahren in der Klinik angewendet und ist mittlerweile etabliert. Unter Zuhilfenahme beider Detektionsverfahren (Farbstoffmethode plus radioaktive Markierung) ist es möglich, in über 95%

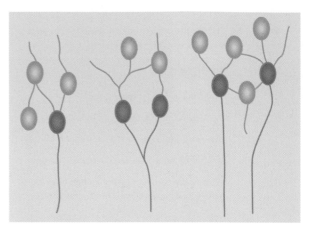

◘ **Abb. 7.275** Schematische Darstellung des Pförtnerlymphknotens mit Varianten des regionären Lymphabflusses

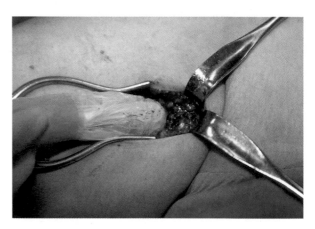

◘ **Abb. 7.276** Intraoperative Verwendung der Gammadetektionssonde während der SNB

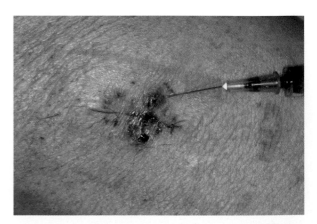

◘ **Abb. 7.277** Intradermale Farbstoffmarkierung mit Patentblau V

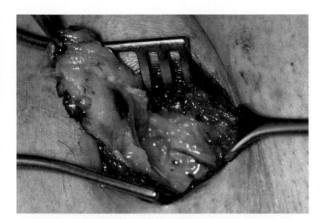

Abb. 7.278 Gezielte Präparation und Exstirpation des Pförtnerlymphknotens

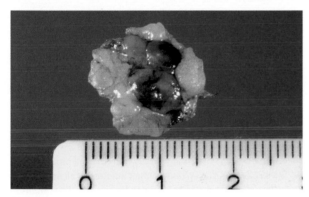

Abb. 7.279 Makroskopisches Präparat einer selektiven Lymphknotenbiopsie (Sentinel node)

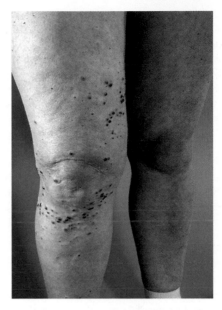

Abb. 7.280 Diffuse Intransitmetastasierung des rechten Beines

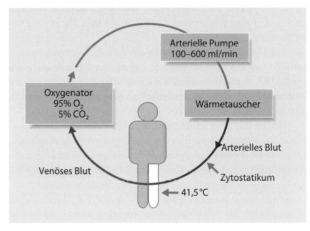

Abb. 7.281 Schaltschema einer isolierten Extremitätenperfusion

den Pförtnerlymphknoten in der Axilla und Leiste zu identifizieren.

> **Die selektive Lymphknotenbiopsie (SNB) erlaubt mit hoher Genauigkeit den Nachweis einer okkulten lymphogenen Metastasierung.**
> **Die Indikation zur SNB wird bei allen Tumoren mit einem vertikalen Tumordurchmesser >1,0 mm empfohlen.**

Liegt ein ausgedehnter Befall des Pförtnerlymphknotens histologisch vor, so ist die Indikation zur **radikalen Lymphknotendissektion** gegeben. Bei Minimalbefall des Lymphknotens (Mikrometastase <2 mm) wird die Indikation zur nachfolgenden Radikaloperation kontrovers beurteilt. Die Überprüfung wird aktuell im Rahmen von Studien vorgenommen. Ist keine Metastasenabsiedlung erkennbar, so sind keine weiteren chirurgischen Maßnahmen notwendig und der Patient wird im Rahmen der empfohlenen Tumornachsorge weiter beobachtet.

Isolierte hypertherme Zytostatikaperfusion der Extremitäten Bei Vorliegen von multiplen Satelliten- bzw. Intransitmetastasen an den Extremitäten ist in der Regel ein primär chirurgisches Vorgehen in kurativer Intention nicht möglich (Abb. 7.280). Die isolierte regionale hypertherme Zytostatikaperfusion der Extremität bietet hier die Möglichkeit der **lokoregionären Tumortherapie**.

Praxisbox ────────

Prinzip der isolierten hyperthermen Zytostatikaperfusion
Mithilfe einer Herz-Lungen-Maschine wird eine isolierte extrakorporale Zirkulation der Extremität durch Abriegelung vom Körperkreislauf hergestellt (Abb. 7.281). Unter Vermeidung systemischer Nebenwirkungen ist die Anwendung der zum Einsatz kommenden zytostatischen Medikamente (Melphalan, Actinomycin D) in bis zu 20-
▼

fach höherer Dosierung als systemisch tolerabel möglich. Als weitere wirkungspotenzierende Maßnahme wird aufgrund der bekannten Hitzeempfindlichkeit von Melanomzellen eine Erwärmung der Gliedmaße über den externen Herz-Lungen-Maschinen-Kreislauf auf maximal 41,5 °C vorgenommen. Die Einwirkzeit des Zytostatikums wird auf maximal 90 min beschränkt.

▪▪ Prognose
Mit diesem Verfahren können komplette Remissionsdaten in bis zu 75% erzielt werden. Die Langzeitüberlebensraten liegen bei etwa 45%.

7.19.3 Fernmetastasen

▪▪ Diagnostik
Das Risiko der Fernmetastasierung ist analog zu den Lymphknotenmetastasen ebenfalls direkt mit dem **vertikalen Tumordurchmesser** des Primärtumors korreliert. Während das Metastasierungsrisiko innerhalb der ersten 5 Jahre bei Breslow-Dicken <1,5 mm unter 10% liegt, steigt dieses bei sehr weit fortgeschrittenen Tumoren (>4 mm Dicke) auf bis zu 70% an.

Prädilektionslokalisationen der Fernmetastasierung sind Lunge, Gehirn, Skelettsystem, Leber, Gastrointestinaltrakt und Milz. Außerdem sind häufig ein Befall nichtregionärer Lymphknoten sowie Fernmanifestationen an der Haut und in der Subkutis zu beobachten.

Neben der klinischen **Diagnose** bei kutaner oder subkutaner Manifestation sind in der Regel bildgebende diagnostische Verfahren wie Sonographie des Abdomens und Thoraxröntgenuntersuchungen sowie CT bzw. Skelettszintigraphie notwendig. Moderne Untersuchungstechniken wie die Positronenemissionstomographie (PET oder PET-CT) haben sich mittlerweile für das Ganzkörperstaging beim Melanom etabliert.

▪▪ Therapie

> ⊳ Ein kurativer operativer Ansatz besteht in der Regel nur dann, wenn es sich um eine umschriebene Absiedlung oder eine Tumormanifestation handelt (◘ Abb. 7.282), **die sich chirurgisch durch eine radikale Entfernung des Tumors (R0-Situation) behandeln lässt.**

Liegt ein Mehrorganbefall oder eine disseminierte Tumoraussaat vor, so sind nur in Ausnahmefällen chirurgische Maßnahmen zu empfehlen. Diese beschränken sich lediglich in palliativer Intention auf die Beseitigung oder Prophylaxe tumorbedingter Komplikationen wie Exulzeration, gastrointestinale Obstruktion, Tumorperforation, Tumorblutung, Querschnittsprophylaxe sowie zerebrale Symptomatik durch Kompressionserscheinungen.

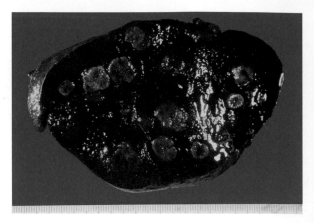

◘ Abb. 7.282 Milzpräparat mit diffuser Melanommetastasierung

▪▪ Prognose
Durch eine kurative R0-Resektion von Fernmetastasen kann eine 5-Jahresüberlebensrate von etwa 20% erreicht werden. Ist eine komplette Entfernung der Metastasen nicht möglich, so liegt die mediane Lebenserwartung bei ca. 6 Monaten.

7.19.4 Adjuvante und palliative Therapie

> ── **Definition** ──────────
> Unter **adjuvanter Therapie** versteht man eine Behandlung, die nach vollständig kurativ entferntem Primärtumor oder Metastasen ohne Anhalt auf Restbefall mit dem Ziel verfolgt wird, das Risiko einer erneuten Manifestation (Rezidiv oder metachrone Metastasierung) zu senken.
>
> Unter **palliativer Therapie** versteht man die Behandlung von Patienten, bei denen aufgrund eines sehr weit fortgeschrittenen disseminierten Tumorleidens keine Heilung mehr möglich ist, jedoch eine Verbesserung der Lebensqualität unter Besserung oder weitgehender Beseitigung von Symptomen erzielt werden kann.

Adjuvante Therapieverfahren
Prinzipiell kommen adjuvant medikamentöse Behandlungskonzepte einschließlich Immun- und Vaccinetherapie sowie radiotherapeutische Verfahren zur Anwendung.

Der Stellenwert der **adjuvanten medikamentösen** Therapie beim fortgeschrittenen malignen Melanom (>pT2, pN+) wird nach wie vor kontrovers beurteilt. Mit der Substanz Interferon α (IFN-α) konnte in mehreren multizentrischen Studien ein Effekt auf das rezidivfreie Intervall und das Überleben beobachtet werden. Nach derzeitigem Stand sollte diese Therapie allen Patienten mit erhöhtem Metastasierungsrisiko, wie z. B. ulzerierten Primärtumoren oder Primärtumoren >2 mm, adjuvant angeboten werden.

Neuere Therapieverfahren, z. B. Vaccinetherapie, Antikörpertherapie, sind z. Zt. im Rahmen von Studien in der Evaluation und zielen auf den Einsatz bei Hochrisiko-Melanompatienten (Stadium II und III) hin.

Ein Ansatz zur **adjuvanten Strahlentherapie** wird im klinischen Bereich nach radikaler Lymphknotendissektion bei weit fortgeschrittenem Metastasenstatus gesehen. Der Einsatz dieser Behandlungsmethode sollte nach kurativer Lymphknotendissektion bei ausgedehntem Lymphknotenbefall mit Nachweis von mehr als 3 befallenen Lymphknoten sowie Vorliegen von extrakapsulärem Tumorwachstum oder ausgedehnter Lymphknotenexulzeration mit fraglich radikaler Situation diskutiert werden. Eine Großflächenbestrahlung bei diffuser Metastasenabsiedlung kutan oder subkutan wird ebenfalls in einigen Zentren angewendet. Gesicherte Langzeitergebnisse vergleichbarer Patientenkollektive oder valide Daten aus prospektiv randomisierten Studien sind darüber jedoch nicht verfügbar.

Palliative Therapie

Patienten mit diffus metastasiertem malignen Melanom ohne chirurgische kurative Option stellen ein therapeutisches Problem dar. Die mediane Überlebenszeit dieser Patientengruppe liegt bei etwa 6–8 Monaten. Als Standardtherapeutikum kommt Dacabazin (DTIC) vielfach zur Anwendung, möglicherweise in Kombination mit anderen Chemo- bzw. Immuntherapeutika. Die Ansprechraten liegen bei etwa 20%. Mehrere prospektiv randomisierte Studien zur Verbesserung dieser Situation haben bisher noch keine gesicherten signifikanten Langzeitvorteile ergeben.

Ein weiterer Ansatz zur Verbesserung dieser ungünstigen Ausgangssituation ist die Entwicklung **immuntherapeutischer Behandlungsverfahren.** Unter anderem kommt vermehrt die Vaccinetherapie in verschiedenen Zentren unter Studienbedingungen zum Einsatz. Jedoch liegen Langzeitbeobachtungen und Langzeitergebnisse dieser als experimentelle Therapie angesehenen Methode nur begrenzt vor. Längerfristige Stable-disease-Verläufe sind beschrieben.

Auch wird aktuell der Stellenwert der **Antikörpertherapien** in mehreren Studien überprüft, nachdem erste vielversprechende Ergebnisse bezüglich der Ansprechraten vorliegen. Mittlerweile sind erste Medikamente für die Patientenbehandlung im Stadium IV zugelassen.

Palliative **radiotherapeutische** Behandlungskonzepte konzentrieren sich auf akut drohende oder bereits manifeste Komplikationen bei fortgeschrittenem malignen Melanom. Die Hauptindikation liegt in der Bestrahlung von Hirnmetastasen sowie Knochenmetastasen mit der Gefahr der spinalen Kompression und drohenden Querschnittssymptomatik.

Als Perspektive kann in palliativer Intention die Kombination aus Strahlentherapie und (Immun-)Chemotherapie durch Erhöhung der Ansprechraten die ungünstige Situation möglicherweise verbessern. In Einzelfällen konnte damit eine deutliche Verlängerung des sonst üblichen Verlaufes, in Ausnahmefällen sogar Langzeitüberleben beobachtet werden.

In Kürze

Malignes Melanom
1. **Primärtumor:** 4 Tumortypen (SSM, NM, ALM, LMM), Stadieneinteilung nach TNM-Klassifikation (UICC 2009).
   Diagnostik: ABCD-Regeln: Asymmetrie, Begrenzung, Color, Durchmesser. Auflichtmikroskopie (Dermatoskopie), computergestützte Bildanalyse, Exzisionsbiopsie.
   Therapie: operative Behandlung: komplette Exzision mit einem Sicherheitsabstand in Abhängigkeit von der Tumordicke, Exzisionsspindel nach der Lymphabflussrichtung, senkrechte Schnittführung durch alle Hautschichten mit Lymphoszintigraphie und SNB (bei Tumoren >1 mm).
2. **Lymphknotenmetastasen:** Satellitenmetastasen, Intransitmetastasen, lokoregionär.
   Diagnostik: klinische Palpation, Sonographie, Sentinelnode-Biopsie (SNB, Pförtnerlymphknoten) bei allen Tumoren mit einem vertikalen Tumordurchmesser >1,0 mm, zur Identifikation okkulter Lymphknotenmetastasen im regionären Lymphabflussgebiet, äußerst exakte Staging-Methode.
   Therapie: radikale Dissektion, Axilladissektion, Leistendissektion, Halsdissektion, isolierte regionale hypertherme Zytostatikaperfusion der Extremität.

Weiterführende Literatur

Garbe C, Göhl J (2010) Malignes Melanom des Viszerum . In: Siewert Onkologische Chirurgie 3. Aufl, Springer Verlag, S 753–772

Göhl J, Hohenberger W (2010) Malignes Melanom. In: Siewert/Brauer Basiswissen Chirurgie 2. Aufl, Springer Verlag, S 348–351

Göhl J, Meyer Th (2006a) Malignes Melanom der Haut. In: Therapie-Handbuch 5. Aufl, Urban & Fischer, München

Göhl J, Meyer Th (2006b) Operative Therapie des metastasierten Melanoms. In: Garbe, Management des Melanoms, Springer Heidelberg, S 254–259

Göhl J, von der Driesch P, Meyer T (2000) Zeitgemäße Diagnostik beim Malignen Melanom. Chir Praxis 57: 391–402

Göhl J, Meyer Th, Hohenberger W (2002) Sentinel-node-Biopsie beim malignen Melanom. Chir Praxis 60: 219–230

Göhl J, Hohenberger W, Merkel S (2009) Malignes Melanom. Chirurg 80: 559–567

Interdisziplinäre kurzgefasste Leitlinien der Deutschen Krebsgesellschaft und der Deutschen Dermatologischen Gesellschaft 02/2005, http://www.awmf-leitlinien.de

Knorr C, Melling N, Goehl J, Drachsler T, Hohenberger W, Meyer T (2008) Long-term functional outcome after hyperthermic isolated limb perfusion (HILP). Int J Hyperthermia 24: 409–14

Meyer Th, von der Driesch P, Grabenbauer GC, Göhl J (2000a) Aktuelle Therapiekonzepte beim Malignen Melanom. Chir Praxis 57: 579–593

Meyer Th, Merkel S, Goehl J, Hohenberger W (2000b) Surgical Therapy for Distant Metastases of Malignant Melanoma. Cancer 89: 1983–91

Meyer Th, Merkel S, Goehl J, Hohenberger W (2002) Lymph node dissection for clinically evident lymph node metastases of malignant melanoma. Eur J Surg Oncol 28: 424–30

Sobin LH, Gospodarowicz MK, Wittekind C (2009) UICC, TNM-Classification of Malignant Tumours, 7. Aufl, Wiley-Blackwell, New York

Unfallchirurgie

M. J. Raschke, N. P. Haas

Die Versorgung Unfallverletzter fordert vom Arzt solides Grundlagenwissen über Pathophysiologie und Therapie des Schocks, die Kenntnis der modernen diagnostischen Methoden für Traumapatienten sowie theoretisches und praktisches Wissen bei der Therapie der Verletzungen des Stütz- und Bewegungsapparates. Diese umfassen die Reposition, Retention und Fixation von Frakturen. Es gilt, sich innerhalb von Minuten ein Bild vom Verletzungsausmaß und den erforderlichen Therapieschritten zu machen und diese dann zielgerichtet einzuleiten. Standardisierungsbestrebungen haben besonders in der Unfallchirurgie zu einem vielfältigen Instrumentarium geführt, das technisches Verständnis und methodisches Grundlagenwissen fordert. Dabei kommt der Indikationsstellung mit sorgfältigem Abwägen der Vor- und Nachteile der verschiedenen Behandlungsmöglichkeiten große Bedeutung zu.

Die Durchführung von Osteosynthesen erfordert besonderes manuelles Geschick und ein hohes Maß an Abstraktionsvermögen. Durch intra- und postoperative Röntgenkontrollen und Bewegungsmessungen ist das Operationsergebnis, anders als in anderen chirurgischen Teilgebieten, gut nachvollziehbar. Früher als in anderen Gebieten der Chirurgie haben sich in der Unfallchirurgie minimal-invasive Operationsverfahren durchgesetzt. In den letzten Jahren hat die Rückbesinnung auf physiologische Grundlagen der Knochendurchblutung und -neubildung zu erheblichen Fortschritten in der Knochenbruchbehandlung geführt. Zuletzt ist jedoch eine gekonnte Osteosynthese oder die konservative Therapie ohne eine intensive und qualifizierte Nachbehandlung wertlos. Diese Faktoren machen die Unfallheilkunde zu einem der interessantesten Teilgebiete der Chirurgie.

8.1 Polytrauma

> **Definition**
>
> Das Polytrauma bezeichnet gleichzeitige Verletzungen mehrerer Körperregionen oder Organsysteme, von denen mindestens eine oder die Kombination aller Verletzungen für den Patienten lebensbedrohlich sind.

▪▪ Pathophysiologie

Auf den akuten Blutverlust reagiert der Körper mit der Ausschüttung von **Katecholaminen**, was zur Minderperfusion von bestimmten Organen (z. B. Niere, Darm) führt.

Blutverlust, Sauerstoffmangel der Gewebe, Wunden und deren Kontamination, Schmerz etc. bedeuten eine große Belastung der physiologischen Abwehrsysteme (sog. »host defense response«) des Körpers. Werden diese physiologischen Abwehrmechanismen überfordert, so kann es rasch zur Dekompensation kommen, die dann autodestruktive Folgen haben kann wie Versagen der Immunabwehr, Sepsis bzw. SIRS (systemic inflammatory response syndrome) und schließlich Multiorganversagen (MOV).

> ❯ Aus dem oben genannten physiologischen »host defense response« ist die »host defense failure disease« geworden.

Auslösendes Moment der inflammatorischen Akutphasenreaktion ist eine Wunde, wobei zunächst die unspezifische humorale Immunabwehr aktiviert wird. Mit geringer zeitlicher Verzögerung wird auch das zelluläre Immunsystem (Leukozyten sowie Monozyten-Makrophagen-Funktion) involviert. Dadurch werden verschiedene Mediatoren freigesetzt (Zytokine, Granuloproteasen, Sauerstoffradikale, Chemotaxine etc.), die einerseits totes Gewebe in der Wunde abbauen bzw. débridieren, andererseits die Wundheilung einleiten.

Im Bereich einer umschriebenen, lokalisierten Wunde ist diese **Akutphasenreaktion** sinnvoll. Bei ausgedehnter Verletzung, z. B. bei mehreren Organsystemen (Polytrauma) oder schweren Reperfusionsschäden (Gefäßverletzungen, Kompartment- oder Crush-Syndrom der Extremität, Darmwandischämien etc.) kann es zur Eskalation bzw. zum Zusammenbruch der Immunabwehrsysteme kommen, mit Überschießen der proinflammatorischen Mediatoren bzw. anhaltender Überstimulation des Monozyten-Makrophagen-Systems.

> ❯ Dies führt zu einem energetischen Ausbrennen oder zur Autodestruktion wichtiger Strukturproteine und kann schließlich in der Sepsis und im Multiorganversagen (MOV) enden.

Auf Grund der Vielfalt der möglichen Verletzungskombinationen ist der Verletzungsgrad polytraumatisierter Patienten schwer objektivierbar. Statistisch validierte Scoring-Systeme helfen, die Verletzungsschwere näher zu beschreiben:

- Von den verschiedenen Score-Systemen ist der Injury-Severity-Score (**ISS**) als summierendes Score-System beim Polytrauma am weitesten verbreitet.
- Der Polytrauma-Schlüssel (**PTS**) ist ein anatomisches Score-System und bewertet 5 Regionen (Schädel, Abdomen, Extremitäten, Thorax und Becken) sowie das Alter des Patienten.

Der Schweregrad des Verletzungsmusters, das erst nach Abschluss der Primärdiagnostik (Schockraumdiagnostik) bekannt ist, ermöglicht es den polytraumatisierten Patienten anhand der Score-Systeme zu klassifizieren. Sie dienen nicht nur der Qualitätskontrolle, sondern auch der Prognose und der Einschätzung der Belastung des Patienten durch das Trauma. Insbesondere die Anwendung des sog. **TRISS-Score** (Trauma Injury Severity Score), der abhängig vom Verletzungsmuster eine exakte Vorhersage der Überlebenswahrscheinlichkeit polytraumatisierter Patienten errechnet, ist geeignet, eine Qualitätskontrolle der Polytraumabehandlung zu gewährleisten.

▪▪ Präklinische Diagnostik

Die präklinische Beurteilung des Verletzungsmusters durch den erstbehandelnden Arzt wird neben ungünstigen örtlichen Gegebenheiten dadurch erschwert, dass die prognostisch relevanten Verletzungen an der Unfallstelle oft nur klinisch diagnostiziert werden können. Der **Notarzt** ist wesentlich auf seine **5 Sinne** angewiesen, um lebensbedrohliche Verletzungen zu erkennen und frühzeitig entsprechende therapeutische und organisatorische Maßnahmen einzuleiten.

Besonders in dicht besiedelten Ballungszentren, in denen der Notarzt bereits wenige Minuten nach dem Unfallereignis vor Ort sein kann, werden schwerstverletzte Patienten noch im kompensierten Stadium eines traumatisch-hämorrhagischen Schocks oder der beginnenden respiratorischen Insuffizienz gesehen und das Verletzungsmuster **häufig unterschätzt**.

> In die Erfassung und Beurteilung des Unfallmechanismus müssen neben der klinischen Untersuchung unbedingt die Anamnese (Eigen- oder Fremdanamnese) und die Art der eingewirkten Energie (z. B. Sturz aus großer Höhe) einbezogen werden.

Einen besonderen Stellenwert besitzt die Überprüfung der Bewusstseinslage. Der **Glasgow-Coma-Score (GCS)** ermöglicht die Objektivierung der Komatiefe (▶ Kap. 2).

Bei dem in Deutschland weit verbreiteten Rettungssystem mit kurzen Rettungszeiten (90% aller Unfälle werden innerhalb von 15 min nach Alarmierung durch Rettungssanitäter oder Notarzt erreicht), hat sich prinzipiell die Überlegenheit der ärztlichen Vor-Ort-Versorgung (**»stay and play«**) im Gegensatz zu der an Bergung und Transport orientierten Vorgehensweise (**»load and go«**) gezeigt. Bei der präklinischen Versorgung schwer verletzter Patienten setzt sich in den letzten Jahren zunehmend eine schnelle ärztliche Primärversorgung des Patienten mit der frühzeitigen Indikation zum Transport in ein Zentrum der Polytraumaversorgung durch (**»treat and go«**). Dies beruht darauf, dass es insbesondere bei lebensgefährlicher Blutung entscheidend für das Überleben sein kann, den Patienten einer schnellen chirurgischen Maßnahme zuzuführen.

> Bei der präklinischen Versorgung haben sich weiteren diagnostische Maßnahmen der Sicherung der Vitalfunktionen nach der ABC-Regel (Atemwege freimachen, Beatmung, Circulation) und der Schaffung der Transportfähigkeit des Patienten unterzuordnen.

In Abhängigkeit von der Verletzungsschwere muss die richtige Entscheidung über die anzusteuernde Klinik getroffen werden. Das Polytrauma sollte direkt und frühzeitig in ein Krankenhaus der **Maximalversorgung**, das über eine geeignete Infrastruktur (24-h-Bereitschaft operativer Spezialdisziplinen, OP- und Intensivkapazität) und die notwendige Erfahrung (100–200 polytraumatisierte Patienten/Jahr) verfügt, verlegt werden. Hierdurch können aufwändige und zeitraubende Sekundärverlegungen, die zudem den Patienten gefährden können, vermieden werden.

■ ■ **Klinische Versorgung des Polytraumas**
Diese orientiert sich an einem Stufenplan, bei dem **Diagnostik** und **Therapie** eng miteinander verschmolzen sind. Hier lassen sich verschiedene Phasen und nach Dringlichkeit gestaffelte Maßnahmen voneinander abgrenzen.

Stufenplan beim Polytrauma
Phase I: Akut- oder Reanimationsphase (1.–3. h)
Phase II: Stabilisierung (3.–72. h)
Phase III: Regeneration (3.–10. Tag)
Phase IV: Rehabilitation (ab dem 10. Tag)

Insbesondere der Beginn der klinischen Polytraumabehandlung geschieht in hohem Maße in interdisziplinärer Zusammenarbeit. In einem Traumazentrum werden Ärzte verschiedener Spezialdisziplinen (Neurochirurgie, Abdominalchirurgie, Thoraxchirurgie, MKG, HNO, Ophthalmologie etc.) von Beginn an in die Behandlung eingeschaltet. Die Leitung der Polytraumabehandlung (»trauma leader«) wird vom Unfallchirurgen in enger Zusammenarbeit mit dem Anästhesisten übernommen. Für das Funktionieren der Zusammenarbeit ist es nötig, dass die Prioritäten der Therapie und die Algorithmen von den Schlüsselpersonen der Behandlung eingehalten werden. Um eine Vereinheitlichung und damit Qualitätssteigerung der Behandlungsabfolge in der Akut- und Reanimationsphase zu erreichen, finden organisiert durch die Deutsche Gesellschaft für Unfallchirurgie (DGU) seit 2003 spezielle Kurse im sog. **Advanced Trauma Live Support (ATLS)** des American College of Surgeons statt. Dieses beinhaltet eine einfache Diagnostik- und Behandlungssystematik, die zeitlich stringent abzuarbeiten ist und gleichzeitig die Prioritäten der Behandlung festlegt.

Advanced Trauma Live Support (ATLS)
- **A – Airway:** v. a. Gewährleistung einer suffizienten Oxygenierung; Schaffung eines sog. »patent airway«)
- **B – Breathing:** v. a. Diagnose und Behandlung von Problemen des Gasaustausches
- **C – Circulation:** v. a. Erkennen von Schockzuständen, großen Blutungen und deren Primärbehandlung
- **D – Disability:** neurologische Diagnostik und Vermeidung von weiteren neurologischen Schäden
- **E – Environment:** Verhütung von weiteren schädigenden Einflüssen von außen, z. B. des Auskühlens

---

Prinzipien sind die schnelle Durchführung der Erstdiagnostik und Erstmaßnahmen (»time is from matter«) und die Vermeidung von zusätzlicher iatrogener Schädigung (»do no further harm«). Die jeweils nächste Stufe (A-B-C-D-E) darf erst dann durchgeführt werden, wenn die Probleme der vorhergehenden Stufe beseitigt sind. Ein weiteres Prinzip besteht in der Reevaluation des Patienten nach erfolgter therapeutischer Maßnahme.

> Besonderen Wert legt die ATLS-Systematik darauf, dass der/die behandelnde Arzt/Ärztin frühzeitig bei schwer verletzten Patienten die Verlegung in ein geeignetes Zentrum bedenkt und ggf. ohne Verzögerung einleitet.

Somit ist das ATLS-System nicht nur für die Anwendung im Traumacenter geeignet, sondern insbesondere auch für den Arzt, der ohne die geeignete Infrastruktur die wichtigsten und lebensrettenden Maßnahmen am schwerverletzten Patienten durchzuführen hat. Der ursprüngliche Grundgedanke hinter der Erstellung des ATLS -Algorithmus ging sogar auf die Qualitätssteigerung der Polytraumabehandlung in kleinen Krankenhäusern zurück und sollte auch den unerfahrenen, in seinen Mitteln begrenzten Arzt die Basisversorgung eines polytraumatisierten Patienten ermöglichen.

Ziel der Therapie polytraumatisierter Patienten ist es, die Verletzungsfolgen **rechtzeitig zu erkennen** und deren Auswirkung auf die oben beschriebene Traumakaskade zu verhindern bzw. zu minimieren. Hierzu gehören:

- Rascher großzügiger Volumenersatz (z. B. mit Ringer-Laktat)
- Wiederherstellung der Gewebeoxygenierung (Freimachen der Atemwege, Beatmung etc.)
- Effiziente Blutstillung
- Wunddébridement
- Schmerzstillung
- Adäquate parenterale Substitution im Rahmen der Intensivpflege

■■ Operative Therapie

> **Höchste Priorität haben Eingriffe, die eine akute Lebensbedrohung abwenden können.**

In der **1. Operationsphase** wird die Kontrolle von Massenblutungen (Abdomen – Thorax – Gefäße – Extremitäten), die Dekompression eines Spannungs- oder Hämatothorax und Perikardergusses und die Dekompression perakuter epiduraler Hämatome angestrebt.

Die **2. Operationsphase** beinhaltet folgende verzögerte Primäreingriffe:

- Verletzungen großer Stammgefäße (z. B. gedeckte Aortenruptur)
- Intrakranielle Blutungen
- Verletzungen von Hohlorganen
- Versorgung von Gefäßverletzungen, die zur Ischämie von Extremitäten führen
- Versorgung von Frakturen mit schwerem offenen und geschlossenen Weichteilschaden
- Instabile Wirbelsäulenverletzungen
- Stabilisierung von Frakturen langer Röhrenknochen (Femur – Tibia – Humerus)
- Reposition und Stabilisierung von Luxationen und Gelenkfrakturen

In der **3. Operationsphase** wird die **definitive operative Versorgung** des Schwerstverletzten durchgeführt. Hierunter fallen:

- Verfahrenswechsel (z. B. Fixateur externe – Marknagel)
- Gelenkrekonstruktionen
- Ergänzende Osteosynthesen (Becken – Wirbelsäule – MKG-Bereich – neurochirurgische Rekonstruktionen)
- Weichteilrekonstruktionen

Das Management des Polytraumas ist heute weitaus aggressiver als noch vor 10 Jahren. Im Gegensatz zur früher geübten Praxis der Stabilisierung von Vitalfunktionen auf der Intensivstation, wird dieser Teil der Therapie in die primäre operative Versorgung integriert. Dieses trägt entscheidend zu den verbesserten Ergebnissen der Behandlung von schwerstverletzten Patienten bei. Dennoch muss abgewogen werden, die Belastung des polytraumatisierten Organismus – die sog. »trauma load«– nicht zu erhöhen, sondern mit den primären operativen Eingriffen zu vermindern. So ist es allgemein anerkannt, dass z. B. die Stabilisierung von Extremitätenfrakturen zur Reduktion der »trauma load« führt.

Dies wird bei einem grenzwertig kompensierten polytraumatisierten Patienten bei einer Schaftfraktur primär genauso durch die Anlage eines Fixateur externe (minimal-invasiv) erreicht wie durch die definitive Osteosynthese (z. B. mit Nagel oder Platte). Das Prinzip, die «trauma load» des polytraumatisierten Patienten durch die Eingriffe der 2. operativen Phase (nach den lebensrettenden Eingriffen) zu reduzieren, wird als »damage control surgery« bezeichnet.

In Kürze

Polytrauma
Gleichzeitige Verletzungen mehrerer Körperregionen und Organsysteme mit Lebensgefahr für den Patienten.
Präklinische Diagnostik: Notarzt wesentlich auf seine 5 Sinne angewiesen, Unfallmechanismus (klinische Untersuchung, Eigen- und Fremdanamnese, Art der eingewirkten Energie, z. B. Sturz aus großer Höhe), Glasgow-Coma-Score, ABC-Regel (Atemwege freimachen, Beatmung, Circulation).
Klinische Versorgung: Stufenplan für Diagnostik und Therapie, Advanced Trauma Live Support (ATLS): Airway, Breathing, Circulation, Disability, Environment. 1. Operationsphase: Eingriffe zur Abwendung akuter Lebensbedrohung, 2. Operationsphase: verzögerte Primäreingriffe (»damage control surgery«), 3. Operationsphase: definitive operative Versorgung.

8.2 Frakturen, Gelenkverletzung und Luxationen des Halte- und Bewegungsapparates

8.2.1 Frakturen

Definition

Eine Fraktur ist eine Kontinuitätsunterbrechung des Knochens, die mit Schmerzen und einem Funktionsverlust einhergeht.

Ursachen für einen Knochenbruch sind:

- Die **direkte Fraktur** bei adäquater Gewalteinwirkung von außen auf den gesunden Knochen

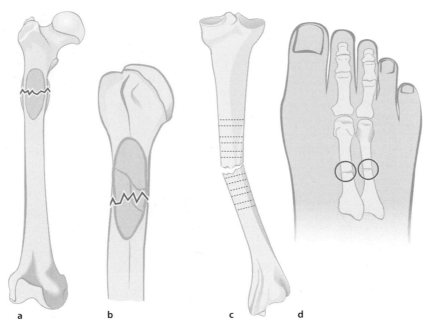

◘ Abb. 8.1 a Pathologische Fraktur bei Metastase, **b** Spontanfraktur bei juveniler Knochenzyste, **c** Refraktur nach Plattenentfernung, **d** Ermüdungsfraktur Metatarsalia II/III (Marschfraktur)

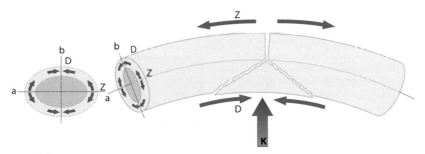

◘ Abb. 8.2 Schematische Darstellung der Entstehung einer Biegungsfraktur. *K* einwirkende Gewalt, *D* Druckspannung, *Z* Zugspannung. Druck- und Zugspannungen entstehen nicht nur in der Längsachse, sondern auch zirkulär

- Die **pathologische** oder **Spontanfraktur**: Hier tritt die Fraktur im krankhaft veränderten Knochen (z. B. Tumormetastasen, Knochenzysten, extreme Osteoporose) bereits bei inadäquater Gewalteinwirkung auf (◘ Abb. 8.1a–c)
- Die **Ermüdungsfraktur** nach lang andauernder mechanischer Überbeanspruchung des Knochens ohne eigentliches Unfallereignis (z. B. Marschfrakturen, ◘ Abb. 8.1d)

Entstehungsmechanismus und Frakturtyp

Die Form der aus mechanischer Überlastung entstandenen Fraktur hängt ab von der Art der eingewirkten und absorbierten Energie. Verschiedene Bruchformen werden nach **direkter** oder **indirekter Krafteinwirkung** beobachtet, wobei die Gesamtprognose sowohl vom Frakturtyp als auch vom Ausmaß der immer gleichzeitig vorliegenden Weichteilverletzung abhängt.

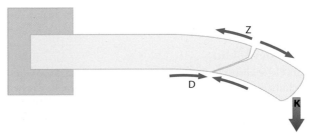

◘ Abb. 8.3 Entstehung einer Biegungsfraktur am einseitig fixierten Knochen

Biegungsbruch

Dieser entsteht durch einen indirekten Stoß auf den Knochen (◘ Abb. 8.2, ◘ Abb. 8.3). Auf der konkav deformierten Druckseite des Knochens wird typischerweise ein sog. **Biegungskeil** ausgesprengt, während die Zugkräfte auf der konvexen Seite zu einer queren Rissbildung führen. Bei sehr heftiger und ra-

8

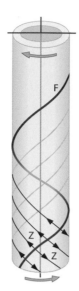

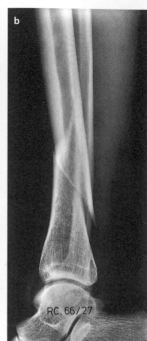

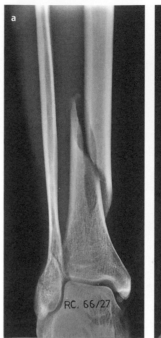

◘ **Abb. 8.4** Schematische Darstellung der Entstehung einer Torsionsfraktur. *Z* Richtung der Zugspannung, *F* Verlauf der Frakturlinie

scher Krafteinwirkung kann auch ein reiner Querbruch entstehen. Typisches Beispiel: Tibiafraktur des Fußballers durch direkten Stoß oder Kantenschlag.

Dreh- oder Torsionsbruch

Dieser entsteht durch indirekte Gewalt, indem durch den Torsionsmechanismus Zugspannungen (◘ Abb. 8.4, ◘ Abb. 8.5) im Knochen auftreten, die schließlich zu einer spiralförmigen Fraktur führen. Typisches Beispiel: Unterschenkelfraktur des Skifahrers bei blockierter Sicherheitsbindung (◘ Abb. 8.6).

Abrissfraktur

Diese entsteht durch Zugkräfte, die über ein Ligament oder einen Sehnenansatz auf den Knochen einwirken (◘ Abb. 8.7, ◘ Abb. 8.28). Hier verläuft die Bruchlinie quer zur Zugrichtung. Typische Beispiele: Olekranonfraktur, Supinationsbruch des Außenknöchels (Typ Weber A), Tuberculum-majus-Abriss am Humeruskopf.

Abscherfraktur

Bei Gelenkbrüchen wirken neben Zug- meist auch Scher- und Schubkräfte auf die Kondylen ein, so dass nicht selten neben einer Abrissfraktur oder Bandruptur einerseits, ein Abscherbruch andererseits entsteht. Der Bruchspalt der Abscherfraktur verläuft senkrecht zur Scherkraft (◘ Abb. 8.7). Typische Beispiele: Supinationsbruch des Sprunggelenkes mit Abrissfraktur des Außenknöchels und Abscherfraktur des Innenknöchels, Meißelfraktur des Radiusköpfchens, Abscherfraktur am hinteren Pfannenrand des Azetabulums.

Kompressions- oder Stauchungsbruch

Dieser entsteht v. a. im spongiösen Knochen der Epi- bzw. Metaphysen, der Wirbelkörper sowie der Hand- und Fußwurzelknochen. Durch Einstauchung der lockeren Wabenstruktur

◘ **Abb. 8.5** Torsionsfraktur beider Unterschenkelknochen, entstanden durch Drehung des Fußes von innen nach außen. **a** a.-p.-Projektion, **b** seitliche Aufnahme

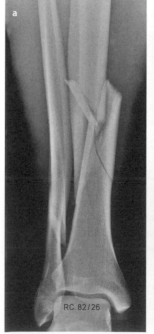

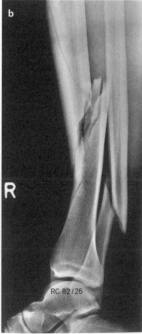

◘ **Abb. 8.6** Fraktur mit ventralem Drehkeil. **a** a.-p. und **b** seitlich

der Spongiosa kommt es im Allgemeinen zu einem irreversiblen Substanzverlust. Typisches Beispiel: Wirbelfraktur (► Abschn. 8.16), Tibiakopfimpressionsfraktur durch direkte Einstauchung (◘ Abb. 8.8).

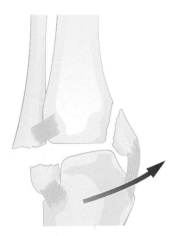

Abb. 8.7 Malleolarfraktur Typ Weber B. Fibula: quere Abrissfraktur auf Höhe des Sprunggelenkes oder distal davon, als Äquivalent Ruptur der fibularen Seitenbänder. Innenknöchel: intakt oder Abscherfraktur mit mehr horizontaler bis vertikaler Frakturebene, nicht selten mit ganz umschriebenen Impressionen an der Tibiakante. Dorsale Tibiakante: meistens intakt

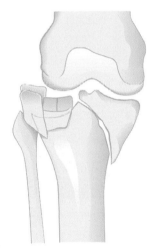

Abb. 8.8 Tibiakopfbruch mit Impression des lateralen Gelenkplateaus und Abscherung der medialen Gelenkfläche

Trümmerbruch

Dieser ist immer die Folge einer heftigen Krafteinwirkung, wobei meist verschiedene Mechanismen zusammenwirken und so zur Berstung bzw. Aufsplitterung des Knochens führen. Diese Frakturen gehen praktisch immer mit einer erheblichen Zusatzverletzung des Weichteilmantels einher. Typische Beispiele: Schussfraktur, Trümmerfrakturen nach Motorradunfall.

Luxationsfraktur

Hierbei handelt es sich um eine gelenknahe oder intraartikuläre Fraktur, bei der neben der eigentlichen Gelenkfraktur eine **Luxation** aufgetreten ist (◘ Abb. 8.7, ◘ Abb. 8.121). Diese auch als **Verrenkungsbrüche** bezeichneten Frakturen weisen eine hohe Instabilität und eine immer zusätzlich vorliegende

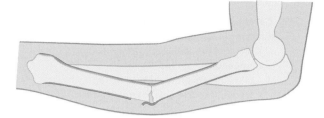

Abb. 8.9 Grünholzfraktur

Verletzung des Kapsel-Band-Apparates auf. Zusätzlich findet sich bei stattgefundener Luxation häufig eine begleitende Abscherverletzung des Knorpels (sog. »flake fracture«). Verletzungen dieser Art finden sich bei Luxationen der großen Gelenke (Sprunggelenk, Tibiakopf, Hüftgelenk, Humeruskopf, Ellenbogen). Die Erfassung und Therapie der Band- und Knorpelschäden beeinflussen die Prognose dieser schweren Verletzung.

Inkomplette Fraktur

Hierunter werden Fissuren und Knochenanrisse zusammengefasst, die nicht zu einer vollständigen Kontinuitätsunterbrechung geführt haben. Bestes Beispiel ist die sog. kindliche **Grünholzfraktur** (◘ Abb. 8.9), bei der der Periostschlauch noch einseitig intakt geblieben ist.

Klassifikation von Fraktur und Weichteilschaden
AO-Klassifikation von Frakturen

Auf die Erkennung einer Verletzung folgen unmittelbar therapeutische und prognostische Überlegungen. Dazu muss der Schweregrad des pathologischen Geschehens einschätzbar sein. Müller hat 1987 die sog. **AO-Klassifikation** (AO, Arbeitsgemeinschaft für Osteosynthesefragen) für alle Frakturen der langen Röhrenknochen aufgestellt, die auf dem Prinzip der Dreiteilung bzw. Aufzeichnung nach der Zahl 3 beruht (◘ Abb. 8.10).

Die **Lokalisation** der Fraktur wird mit Ziffern angegeben:
- Humerus : 1
- Radius/Ulna : 2
- Femur : 3
- Tibia/Fibula : 4

Einteilung der Schaftfrakturen (Frakturen der Diaphyse, ◘ Abb. 8.10a) nach der AO

- **A-Frakturen:** einfache Frakturen
  - A1: Spiralfraktur
  - A2: Schrägfraktur >30°
  - A3: Querfraktur <30°
- **B-Frakturen:** Frakturen mit Biegungskeil
  - B1: Spiralfraktur mit Biegungskeil
  - B2: Schrägfraktur mit Biegungskeil
  - B3: Querfraktur mit fragmentiertem Biegungskeil

▼

—   **C-Frakturen:** Trümmerfrakturen, bei denen der
        Kontakt der Hauptfragmente fehlt
        – C1: Trümmerfraktur mit 1–3 Intermediär-
          fragmenten
        – C2: Segmentfraktur
        – C3: komplexe Trümmerfraktur

**Einteilung der gelenknahen und intraartikulären
Frakturen (▫ Abb. 8.10b)**
—   **A-Frakturen:** extraartikuläre Fraktur
—   **B-Frakturen:** partielle Gelenkfraktur, teilweise erhal-
      tener Kontakt von Diaphyse zur Gelenkfläche
—   **C-Frakturen:** unterbrochener Kontakt der Diaphyse
      zum Gelenkfragment

Weitere Untergruppen der Frakturklassifikation ergeben sich
aus der Lokalisation der Fraktur und dem Frakturmuster
(A1–A3; B1–B3; C1–C3).

Für den **Schweregrad** einer Fraktur sind 4 Elemente ent-
scheidend:
—   Der **Verlust der Stabilität:** Dies betrifft einerseits das ossäre
      Gerüst für die willkürlich beherrschte Bewegung und Kraft,
      andererseits die Tragfunktion des Skelettgefüges.
—   Die **Vaskularität der Knochenfragmente** als Vorausset-
      zung für die Heilungsvorgänge des Knochens. Dazu gehö-
      ren nicht nur Art und Anzahl der Fragmente, sondern
      auch deren Dislokation (v. a. bei begleitender Luxation)
      sowie die zusätzlichen Schäden des den Knochen umge-
      benden Weichteilmantels (► Weichteilklassifikation). Am
      wachsenden Skelett sind die Verletzungen der Epiphysen-
      fugen und der Apophysen zu berücksichtigen.
—   Bei den Gelenkfrakturen besteht oft zusätzlich ein Knor-
      pelschaden. Bei reinen Spaltbrüchen mag er unbedeutend
      sein, bei den viel häufigeren Impressionsfrakturen ist
      er nur durch anatomische Reposition, Auffüllung des
      Defektes z. B. durch Spongiosaplastik und funktionelle
      Nachbehandlung reparabel. Bei bestimmten Trümmer-
      brüchen ist die Gelenkrekonstruktion technisch und bio-
      logisch nicht mehr möglich.
—   Die Verletzungen des **Kapsel-Band-Apparates** sind bei
      bestimmten artikulären und paraartikulären Frakturen
      obligat und meist aus der knöchernen Verletzung bzw.
      Unfallmechanismen weitgehend ableitbar.

Frakturzeichen

> Während der Spontan- und Bewegungsschmerz,
> ein Funktionsverlust sowie Schwellung zu den
> unsicheren Zeichen gehören, deuten Fehlstellung,
> falsche Beweglichkeit und Krepitieren mit großer
> Wahrscheinlichkeit auf eine Fraktur hin (sichere
> Zeichen).

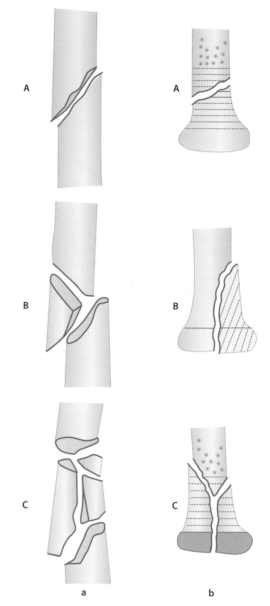

▫ **Abb. 8.10** Schematische Darstellung der Einteilung der Frakturen
der langen Röhrenknochen mit den Typen A, B und C im **a** Schaftbereich (Diaphyse) und im **b** gelenknahen Bereich (Metaphyse). *A* Einfache diaphysäre bzw. metaphysäre Fraktur. *B* Fraktur mit Keilaus-
bruch in der Diaphyse. Nach der Reposition erhaltener Kontakt zwischen den Hauptfragmenten. Im gelenknahen Bereich liegt eine
partielle Gelenkfraktur mit teilweise erhaltenem Kontakt zwischen
Gelenkfläche und Diaphyse vor. *C* Die Fraktur in der Diaphyse, bei
der jeder Kontakt zwischen den Hauptfragmenten fehlt. Beim Ge-
lenkbruch ist jede Verbindung zwischen Gelenkfläche und Schaft
gänzlich unterbrochen

Die **Anamnese** spielt bei der Diagnose eine entscheidende
Rolle. Allein die Beschreibung des Unfallhergangs lässt oft
schon den Verdacht auf einen Knochenbruch zu.

Bei der **Inspektion** können Fehlstellungen und Schwellungen erkannt werden.

Bei der **Palpation** sollte auf einen umschriebenen Druckschmerz, reflektorische Muskelspannung, falsche Beweglichkeit und Krepitieren geachtet werden.

> **Es sind immer Durchblutung (distale Pulse), Motorik (Finger und Zehen aktiv bewegen lassen) und Sensibilität zu prüfen.**

Zur genauen Sicherung der Diagnose und Lokalisation sowie Festlegung der therapeutischen Maßnahmen muss immer eine **Röntgenuntersuchung** in 2 Ebenen (a.-p. und seitlich) erfolgen. Gewisse Frakturen bedürfen danach noch zusätzlicher Untersuchungen zur Operationsplanung, z. B. der Computertomographie (◘ Abb. 8.94) mit 2- und 3-D-Rekonstruktion bei Becken- und Azetabulumfrakturen (◘ Abb. 8.93) sowie bei instabilen Wirbelbrüchen und Fersenbeinfrakturen, Schräg- oder Spezialaufnahmen (z. B. Skaphoidfrakturen).

Anhand von Röntgenbildern kann die **Dislokation** des distalen Fragmentes beschrieben werden:

- Dislocatio ad latus: Seitverschiebung
- Dislocatio cum contractione: Verkürzung
- Dislocatio cum distractione: Verlängerung
- Dislocatio ad axim: Achsenknickung
- Dislocatio ad peripheriam: Verdrehung

Geschlossene und offene Fraktur

--- **Definition** ---

Ist die Haut über dem Knochenbruch intakt geblieben, liegt eine geschlossene Fraktur vor. Ist die Haut über der Fraktur eröffnet, handelt es sich um einen offenen Bruch.

Einteilung geschlossener Frakturen nach Tscherne und Oestern

- **G0:** geringer Weichteilschaden – einfache Bruchform
- **G1:** oberflächliche Schürfung – einfache bis mittelschwere Bruchform
- **G2:** tiefe kontaminierte Schürfung, lokalisierte Haut- oder Muskelkontusion – alle Bruchformen
- **G3:** ausgedehnte Hautkontusion, Hautquetschung oder Zerstörung der Muskulatur, subkutanes Décollement (sog. Deglovement), Kompartmentsyndrom in Kombination mit allen Bruchformen

Geschlossene Frakturen können bei polytraumatisierten Patienten – hier sind Schmerzangaben unzuverlässig oder unmöglich – in ihrer Schwere unterschätzt werden.

Einteilung offener Frakturen nach Gustilo und Anderson

- **Grad I:** Hautwunde <1 cm, Durchspießung von innen zum Unfallzeitpunkt, geringe Muskelkontusion, einfache Frakturform

▼

- **Grad II:** Wunde >1 cm; ausgedehnter Weichteilschaden mit Lappenbildung und Décollement, schwere Muskelkontusion
- **Grad III:** ausgedehnter Weichteilschaden mit Zerstörung von Haut, Muskulatur und neurovaskulären Strukturen, schwere Gewebequetschung
  - **Grad IIIa:** ausgedehnte Weichteilwunden mit noch adäquater Bedeckung des Knochens
  - **Grad IIIb:** schwerer Weichteilschaden mit freiliegendem Knochengewebe und Deperiostierung, massive Kontamination, Wiederherstellung des Weichteilmantels nur mit gesonderten Eingriffen möglich (◘ Abb. 8.11)
  - **Grad IIIc:** alle oben genannten Frakturformen mit einer rekonstruktionspflichtigen Gefäß- und Nervenverletzung (◘ Abb. 8.12)

❗ **Cave**
Beim Polytraumatisierten muss besonders kritisch nach einem Kompartmentsyndrom gefahndet und dieses im Zweifel gespalten werden.

In Kürze

Frakturen
Direkte, pathologische (Spontan-) oder Ermüdungsfraktur. Biegungs-, Dreh(Torsions)-, Abriss-, Abscher-, Kompressions(Stauchungs)-, Trümmer-, Luxations- und inkomplette Fraktur.
Klassifikation von Frakturen der langen Röhrenknochen nach AO-Klassifikation: Lokalisation, Schweregrad, Stabilität, Vaskularität, Weichteilschaden, Knorpelschaden, Kapsel-Band-Apparat.
Frakturzeichen: sichere Zeichen (Fehlstellung, falsche Beweglichkeit, Krepitieren), unsichere Zeichen (Spontan- und Bewegungsschmerz, Funktionsverlust, Schwellung).
Diagnostik: Anamnese, Palpation, immer Durchblutung (distale Pulse), Motorik (Finger und Zehen aktiv bewegen lassen) und Sensibilität prüfen, Röntgenuntersuchung in 2 Ebenen, Dislokation, geschlossene und offene Fraktur.
Cave: Kompartmentsyndrom beim Polytraumatisierten (absolute Operationsindikation!)

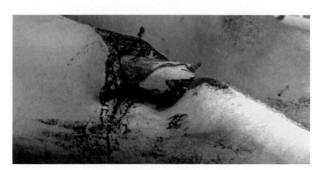

◘ **Abb. 8.11** Fraktur Grad IIIb: offene distale Femurfraktur rechts

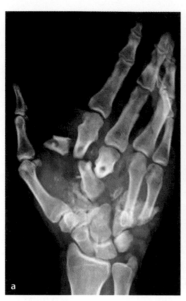
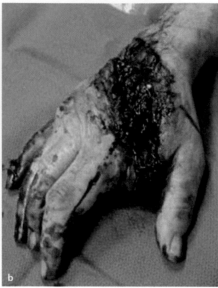

Abb. 8.12 Schwerstes Quetschtrauma der rechten Hand mit rekonstruktionspflichtiger Gefäß-Nerven-Rekonstruktion (Grad IIIc, offene Fraktur nach Gustilo und Anderson). **a** Röntgenbild, **b** Lokalbefund

8.2.2 Frakturheilung

Knochengewebe besitzt die Fähigkeit zur narbenlosen Ausheilung. Ziel der Frakturbehandlung ist die frühzeitige Wiederherstellung eines belastbaren Knochens mit anatomischen Achsenverhältnissen.

> Um eine rasche und ungestörte Knochenheilung zu gewährleisten, bedarf es der Reposition und Ruhigstellung sowie einer adäquaten Blutversorgung.

Abhängig von der Art der Behandlung (konservativ oder operativ) können unterschiedliche Verläufe beobachtet werden. Im Wachstumsalter verläuft die Frakturheilung schneller und es besteht noch die Fähigkeit, Achsenfehlstellungen und Verkürzungen zu korrigieren. Kindliche Frakturen werden daher häufiger konservativ behandelt.

Die Frakturheilung verläuft ähnlich der Wundheilung in 5 Phasen ab.

Phasen der Frakturheilung
- Verletzungsphase (Fraktur)
- Entzündungsphase
- Granulationsphase
- Phase der Kallushärtung
- Remodelingphase

Indirekte Frakturheilung

Die indirekte Frakturheilung, die bei der konservativen Knochenbruchbehandlung und bei der Stabilisierung mittels Marknagelosteosynthese und Fixateur externe beobachtet wird, ist gekennzeichnet durch die Ausbildung eines radiologisch sicht-

baren **Fixationskallus**. Die Knochenneubildung verläuft über endostale und periostale Kallusbildung (Abb. 8.13).

1. **Entzündungsphase** (0–4 Wochen): Diese ist gekennzeichnet durch Ausbildung des Frakturhämatoms mit lokaler Infiltration von Granulozyten, Mastzellen und Monozyten. Zusätzlich finden sich pluripotente Stammzellen als Vorläufer der Osteoblasten. Es kommt zu einer Freisetzung von Wachstumsfaktoren und Zytokinen, die für die spätere Zellinfiltration, Angiogenese und Zelldifferenzierung eine entscheidende Rolle spielen. Die Blutversorgung in dieser Phase stammt wesentlich aus den periostalen Gefäßen und steigt bereits in der 2. Woche auf ein Vielfaches der normalen Durchblutung an.

2. **Granulationsphase** (weicher Kallus, 3–8 Wochen): Gesteuert von lokal wirksamen Wachstumsfaktoren (TGF-β, IGF-1, IGF-2, FGF, PDGF und BMP) erfolgt der Aufbau eines Granulationsgewebes. Zusätzlich werden der Kalzium-, Parathormon- und Vitamin-D-Stoffwechsel in den Reparationsvorgang einbezogen. Es kommt zu einer gesteigerten Synthese von Kollagen Typ I durch Fibroblasten und Osteoblasten. Diese Phase der Kallusbildung verläuft von peripher (Bruchenden) nach zentral. Zusätzlich kommt es zu einer Ausschüttung von Matrixproteinen (Osteokalzin, Osteogenin und BMP) durch Makrophagen, die ihrerseits den Abbau nekrotischen Knochengewebes durch Osteoklasten und die Knochenneubildung durch Osteoblasten fördern.

3. **Phase der Kallushärtung** (6 Wochen – 4 Monate): Diese ist gekennzeichnet durch die zunehmende Mineralisation der Grundsubstanz. Der ausgebildete Geflechtknochen erfährt seine Orientierung in Richtung der Belastungsachse. Diese Phase dauert 3–4 Monate, der Knochen erreicht hier seine physiologische Steifigkeit.

a **Frakturhämatom und Entzündungsphase**
  – Kontinuität des Periostes, der Kortikalis und der Spongiosa ist unterbrochen
  – Hämatobildung im Frakturspalt und in den angrenzenden Weichteilen
  – Blutstillung und Resorption des Hämatoms
  – Abgrenzung der Fraktur von den Weichteilen durch Bindegewebsschicht aus dem Periost
  – Absterben zentraler Osteozyten
  – Beginn der Osteogenese aus unverletzten Havers-Kanälen

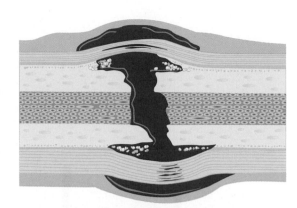

b **4 – 6 Wochen nach der Fraktur**
  – Auffüllung der Frakturhöhle durch Knorpelzellen von peripher nach zentral
  – Langsame Revaskularisation der Havers-Kanäle
  – Herstellung der medullären Durchblutung
  – Appositionale Knochenbildung im Grenzbereich
  – Verschluss der periostalen Bindegewebsschicht zu den angrenzenden Weichteilen

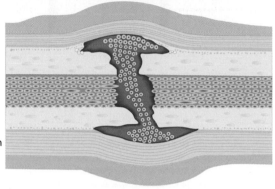

c **Heilungsverlauf nach 12 Wochen**
  – Enchondrale Ossifikation und Kalkausbildung
  – Abschluss der Längsüberbrückung der Fraktur im Markbererich
  – Beginn des Remodelings über Wiederherstellung durchgängiger Havers-Kanäle und Ossifikation im Kortikalisbereich

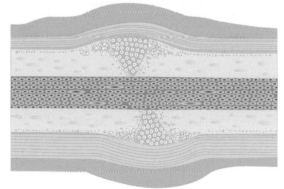

◻ **Abb. 8.13** Histomorphologischer Ablauf der Frakturheilung

4. **Remodelingphase** (3–24 Monate): Der Geflechtknochen wird in lamellären Knochen umgewandelt. Die Wiederherstellung der ursprünglichen Knochenstruktur bezieht sich auch auf die reguläre nutritive Versorgung des Knochens mit Havers[1]- und Volkmann-Kanalsystemen sowie auf die Ausbildung eines durchgehenden Markraumes.

Direkte Frakturheilung

Diese Form der Frakturheilung ist lediglich bei unter Kompression stehenden Frakturenden nach Plattenosteosynthesen oder Fissuren zu beobachten (◻ Abb. 8.14). Sie wurde früher als **primäre Knochenbruchheilung** bezeichnet und weist

keine Ausbildung von Geflechtknochen auf. Vielmehr kommt es zu einem direkten Eindringen der Havers-Systeme in das gegenüberliegende Frakturende. Radiologisch ist die Konsolidierung lediglich durch **verwaschene Bruchenden** ohne Zeichen einer sekundären Kallusbildung zu erkennen. Diese Form der Bruchheilung verläuft jedoch nicht schneller als die indirekte Frakturheilung.

Kallusdistraktion

▶ **Die Kallusdistraktion als Sonderform der Knochenbruchbehandlung wird zur Wiederherstellung langstreckiger Knochendefekte, Korrektur von Achsfehlstellungen und zur Verlängerung von Extremitäten eingesetzt.**

---

1 Clopton Havers, Anatom, London, 1650–1702

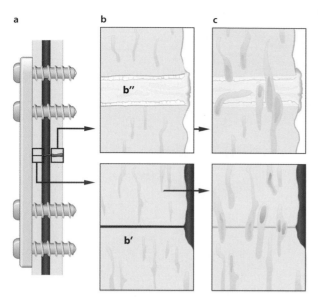

a b c

b″

b′

8

□ **Abb. 8.14 a** Primäre oder direkte Frakturheilung unter stabilen Osteosynthesebedingungen (am Hunderadius). Direkt unter der Zuggurtungsplatte ist die Kortikalis aufs Engste adaptiert. Die histomorphologischen Heilvorgänge, die hier stattfinden, bezeichnet man mit Kontaktheilung (b′). In der gegenüberliegenden Kortikalis zeigt sich eine feine Spaltlücke. Sie kam dadurch zustande, dass der leicht gebogene Röhrenknochen durch die Kompressionsplatte gestreckt wurde und die plattenferne Kortikalis etwas auseinanderwich. Die Knochenneubildungsvorgänge, die an solchen Stellen stattfinden, nennt man Spaltheilung (b″), **b** nach 3–4 Wochen, **c** nach 5–6 Wochen

Der Knochen wird an einer gut durchbluteten Region (meist metaphysär) schonend durchtrennt. Zusätzlich werden die Knochenenden mit externen Fixationssystemen stabilisiert. Nach einer Latenz von 5–10 Tagen, in der sich das Frakturhämatom organisiert und das Periost regeneriert, wird die »Fraktur« unter stabilen mechanischen Bedingungen kontinuierlich mit einer Geschwindigkeit von 0,5–1 mm/Tag distrahiert. Es resultiert eine intramembranöse knorpelfreie Ossifikation der Distraktionszone.

In Kürze

Frakturheilung
- Reposition und Ruhigstellung sowie adäquate Blutversorgung
- 5 Phasen: Verletzung (Fraktur), Entzündung 0–4 Wochen, Granulation: weicher Kallus 3–8 Wochen, Kallushärtung 6 Wochen–4 Monate, Remodeling 3–24 Monate
- Direkte Frakturheilung: ohne Zeichen einer sekundären Kallusbildung.
- Kallusdistraktion: Sonderform der Frakturbehandlung.

8.2.3 Behandlungsprinzipien bei Frakturen

Ziel der Frakturbehandlung ist die möglichst vollständige Wiederherstellung der Funktion und anatomischen Achsen- und Gelenkverhältnisse.
Voraussetzungen sind:
- Adäquate Reposition
- Adäquate Retention bzw. Fixation
- Möglichkeit der frühfunktionellen Nachbehandlung zur Vermeidung sekundärer Komplikationen

Um das oben angegebene Behandlungsziel zu erreichen, stehen grundsätzlich die **konservative** und die **operative** Knochenbruchbehandlung zur Verfügung. Bezüglich der Indikationsstellung, ob konservativ oder operativ vorgegangen werden soll, müssen verschiedene Faktoren mit einbezogen werden (□ Tab. 8.1):
- Lokalisation der Fraktur
- Frakturtyp (einfach, Trümmerfraktur)
- Weichteilzustand (offene oder geschlossene Fraktur)
- Risikofaktoren des Patienten (Diabetes, C_2H_5OH, Alter, Medikation, Tumor)
- Kooperation
- Mono- vs. Polytrauma

Für jeden Patienten muss eine **individuelle Therapie** gefunden werden. So gelten bei Hochleistungssportlern andere Regeln als beim geriatrischen Patienten.

In Kürze

Behandlungsprinzipien bei Frakturen
Ziele: adäquate Reposition, Retention bzw. Fixation, Möglichkeit der frühfunktionellen Nachbehandlung

8.2.4 Konservative Frakturbehandlung

Auch in der konservativen Behandlung von Frakturen besitzt die **frühfunktionelle Nachbehandlung** der betroffenen Extremität und der angrenzenden Gelenke einen hohen Stellenwert. Hierdurch können die Nachteile der konservativen Therapie (Inaktivitätsosteoporose, Muskelatrophie, Einsteifung benachbarter Gelenke) weitgehend vermieden werden. Zusätzliche Hilfsmittel stellen moderne Orthesen (anmodellierte Kunststoffschienen) dar.
Die konservative Therapie beinhaltet folgende Schritte:
- Reposition der Fraktur (geschlossen, unblutig)
- Ruhigstellung in Gipsschiene oder Orthese
- Funktionelle Nachbehandlung

Eingestauchte und stabile Brüche (z. B. einige Wirbelkörperfrakturen, unverschobene Radiusköpfchenfrakturen, Patellalängsfrakturen) können auf Grund hoher Primärstabilität konservativ mit einer frühfunktionellen Nachbehandlung therapiert werden.

◻ Tab. 8.1 Vergleich der konservativen Therapie mit der Osteosynthese

Konservative Therapie	Osteosynthese
Vorteile	
Kein Operations- und Narkoserisiko	Rekonstruktion der Knochenachsen und der Anatomie der Gelenke
Geringes Infektionsrisiko, speziell bei geschlossenem Bruch	Bewegungsstabile Fixation
Keine Narbenbildung	Sofortige Bewegungstherapie und Muskelstärkung und damit beste Prophylaxe der Frakturkrankheit
Keine Implantatentfernung bzw. 2. Operation	Kurze Bettlägerigkeit (0–7 Tage)
	Bessere Pflege beim Mehrfachverletzten
Nachteile	
Lange Bettlägerigkeit bei Extension (3–4 Wochen bei Unterschenkel, 6–8 Wochen bei Oberschenkelschaftbrüchen)	Infektionsgefahr
Inaktivitätsschäden am gesamten Bewegungsapparat	Allgemeines Operations- bzw. Narkoserisiko
»Frakturkrankheit« (fleckige Osteoporose, Ödem und Schmerzen, Gelenksteife)	Narbe
Ungenügende Reposition und Retentionsmöglichkeit beim Gelenkbruch	Evtl. Metallentfernung
Gefahr von Achsenfehler und Verkürzung bei Schaftfrakturen	
»Dauerrenten« (oft Folge der Frakturkrankheit)	
Thrombosen, Lungenembolien	

Frakturen mit geringer Dislokation werden in der Regel unter Analgesie (z. B. Bruchspaltnarkose bei distaler Radiusfraktur) reponiert und anschließend im Gips retiniert. Der **Gipsverband** umfasst die beiden der Fraktur benachbarten Gelenke (z. B. Knie- und Sprunggelenk bei Tibiaschaftfraktur). Neben der **guten Polsterung** zur Vermeidung von Drucknekrosen (z. B. Peroneusschaden bei Unterschenkelgips) muss der primär zirkulär angebrachte Gips **vollständig gespalten** werden.

> **Jeder Gips muss mit Diagnose, Datum und Namen des verantwortlichen Arztes beschriftet werden. Bei Schmerzen muss der Gips kontrolliert und ggf. vollständig entfernt werden.**

Der ambulant behandelte Patient muss sich in den ersten Tagen nach Trauma täglich zur Gipskontrolle wieder vorstellen. Schmerzen, die nach Ruhigstellung im Gips zunehmen, sind immer als Alarmzeichen zu sehen und bedürfen der ärztlichen Kontrolle rund um die Uhr (Gefahr der Ausbildung eines Kompartmentsyndroms, Volkmann-Kontraktur).

> **⊘ Cave**
> **Der Patient im Gips hat immer Recht!**

Wegen der Gefahr einer Thrombose bedarf es bei Ruhigstellung der unteren Extremität einer **Thromboseprophylaxe** (z. B. tägliche Injektion eines niedermolekularen Heparins).

Neben der Hochlagerung der verletzten Extremität und Kryotherapie (Eisbeutel) bieten sich als weitere **antiphlogis-** tische Maßnahmen die intermittierende Impulskompression (Fußpumpe, ◻ Abb. 8.15) mit Entleerung der plantaren Venenplexus an.

Fehler bei der Gipsanlage durch falsche Anpassung und insuffiziente Polsterung können bewirken:
- Zirkulationsstörungen
- Venöse Stase und Schwellung
- Sensibilitätsstörungen (z. B. Peroneusparese)
- Drucknekrosen
- Sekundäre Dislokationen (z. B. kein Gipswechsel nach Abschwellung)
- Frakturkrankheit/Algodystrophie/Sudeck[2]-Dystrophie (► Abschn. 8.2.7).

> **Spontankorrekturen von Achsfehlstellungen sind nur bei Kindern und offenen Epiphysenfugen zu erwarten, Rotationsfehler werden kaum ausgeglichen.**

Verletzungen und Frakturen des Schultergürtels werden häufig mit Stützverbänden (Desault[3], Gilchrist[4], Rucksackverband, ◻ Abb. 8.16) ruhiggestellt.

Die **Extensionsbehandlung** spielt in der modernen Unfallchirurgie nur noch eine untergeordnete Rolle und wird lediglich als temporäre Maßnahme zur Ruhigstellung eingesetzt (◻ Abb. 8.17).

---

2 Paul H. Sudeck, Chirurg, Hamburg, 1866–1946
3 Pierre-Jean Desault, Chirurg, Paris, 1744–1796
4 Thomas C. Gilchrist, Dermatologe, Baltimore, 1862–1927

8

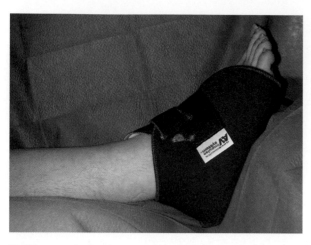

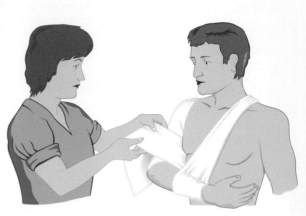

Abb. 8.15 Abschwellende Maßnahmen mittels intermittierender Impulskompression

Abb. 8.16 Gilchrist-Verband

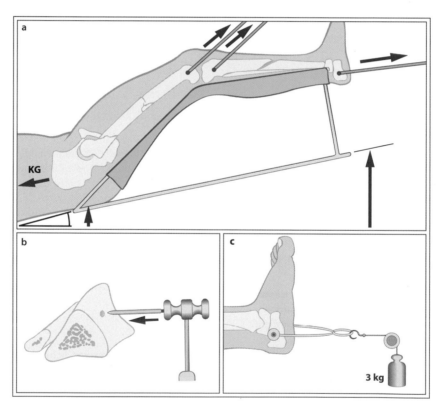

Abb. 8.17 Extensionsbehandlung. **a** Bei Femurschaftbruch Zug am Femurkondylus oder Tibiakopf, bei Unterschenkelbruch Zug am Kalkaneus. **b** Einbringen eines Steinmann-Nagels mittels Hammer in vorgebohrtes Loch. **c** Sofern über ein Gelenk extendiert wird: max. 3 kg

---

Indikationen zur konservativen Frakturbehandlung
- Schaftfrakturen des Armes im Wachstumsalter
- Rippenbrüche
- Stabile Frakturen am Beckenring

▼

- Stabile Wirbelkörperfrakturen ohne Einengung des Spinalkanals
- Frakturen der Klavikula und Skapula ohne Gelenkbeteiligung
- Wenig dislozierte Frakturen des Humeruskopfes und im Humerusschaftbereich

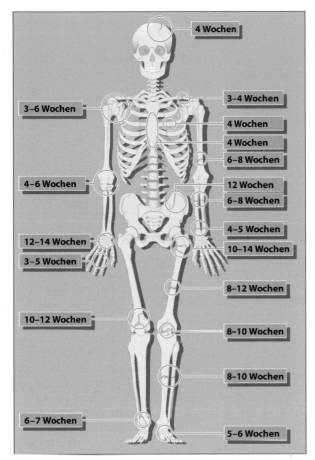

4 Wochen

3–6 Wochen

3–4 Wochen

4 Wochen

4 Wochen

6–8 Wochen

4–6 Wochen

12 Wochen

6–8 Wochen

4–5 Wochen

12–14 Wochen

10–14 Wochen

3–5 Wochen

8–12 Wochen

10–12 Wochen

8–10 Wochen

8–10 Wochen

6–7 Wochen

5–6 Wochen

Abb. 8.18 Mittlere Heilungsdauer in Wochen bei konservativer Behandlung von Frakturen

Zur mittleren Heilungsdauer bei konservativer Frakturbehandlung, **Abb. 8.18**.

In Kürze

Konservative Frakturbehandlung
- Frühfunktionelle Nachbehandlung, Reposition der Fraktur (geschlossen, unblutig), Ruhigstellung in Gipsschiene oder Orthese.
- Gipsverband: Polsterung, vollständige Spaltung eines zirkulär angebrachten Gipses, immer mit Diagnose, Datum und Namen des verantwortlichen Arztes, tägliche Gipskontrolle, bei Schmerzen ggf. vollständige Entfernung (Patient im Gips hat immer Recht!).
- Thromboseprophylaxe bei Ruhigstellung.

8.2.5 Operative Frakturbehandlung

Die operative Frakturstabilisierung mit Platten, Schrauben, Marknägeln etc. hat heute weltweit einen festen Platz in der Frakturbehandlung. Hier ist besonders die AO (Arbeitsgemeinschaft für Osteosynthesefragen) hervorzuheben, die bereits seit >50 Jahren einheitliche Methoden zur Behandlung von Frakturen entwickelt, fortwährend verfeinert und diese in weltweit stattfindenden Kursen verbreitet hat.

Bei richtiger Indikation sowie guter und weichteilschonender Operationstechnik kann mit der heute zur Verfügung stehenden Implantatauswahl praktisch jeder Knochenbruch rekonstruiert und stabilisiert werden. Zur Erzielung eines guten Resultates kommt neben der korrekten Indikation und Technik, der postoperativen Betreuung mit sofort einsetzender Bewegungstherapie eine fast ebenso große Bedeutung zu.

Auf zusätzliche ruhigstellende Verbände (z. B. Gips) kann meist verzichtet werden, der Patient ist somit schneller mobil, Komplikationen wie Pneumonien und Thrombembolien werden gemindert.

Verschiedene **Implantate** mit unterschiedlichen Funktionen der Stabilisierung stehen zur Verfügung und können miteinander kombiniert werden.

Implantate
- Schraubenosteosynthese
- Drahtspickung, Zerklage, Zuggurtung
- Plattenosteosynthese
- Marknagelung (ungebohrt, gebohrt, verriegelt)
- Fixateur externe (unilateral, ringförmig)
- Fixateur interne (dorsale Wirbelsäulenimplantate)
- Dynamische Schraubensysteme in Kombination mit Platte (dynamische Hüftschraube, DHS) oder Nagel (γ-Nagel)
- Winkelstabile Implantate (LISS-LCP-Systeme)
- Wirbelkörperersatz (sog. Cage)

Schraubenosteosynthese

Eine reine Verschraubung zweier Fragmente wird in der Regel im epi- und metaphysären Bereich angewandt (Malleolen, Tibiakopf, Femurkondylus, Tuberculum majus humeri etc.). Diese Schrauben müssen dabei die Fragmente zusammen- bzw. anpressen (**Abb. 8.19a**). Entsprechend dieser Funktion werden sie daher auch als **Kompressions-** oder **Zugschrauben** bezeichnet. Je nach Gewindegröße und -steigung unterscheiden wir zwischen sog. **Kortikalis- und Spongiosaschrauben**, wobei dem Knochendurchmesser angepasste Schrauben verschiedener Dimensionen (7,0/4,5/3,5/2,7/2,0/1,5 mm) zur Verfügung stehen. Mit beiden Schraubentypen (Spongiosa und Kortikalis) lässt sich das so wichtige Prinzip der interfragmentären Kompression (Zugschraube) verwirklichen. In der Kortikalis, die dem Schraubenkopf anliegt, muss das Durchtrittsloch (sog. Gleitloch) daher den ganzen Außendurchmesser der Schraube aufnehmen können.

> Wird eine Kortikalisschraube als Zugschraube eingesetzt, so ist dabei zu berücksichtigen, dass das Schraubengewinde nur in der gegenüberliegenden Kortikalis fassen darf (**Abb. 8.19b**).

8

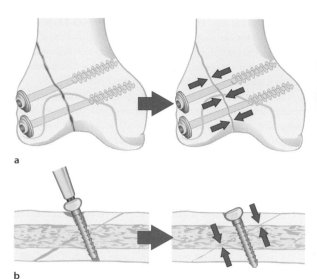

a

b

◘ **Abb. 8.19** Zugschraubenprinzip für interfragmentäre Kompression: **a** mit Schaftschraube (Spongiosaschraube) im epiphysären Bereich, **b** mit Kortikalisschraube im diaphysären Bereich: Gleitloch und Gewindeloch

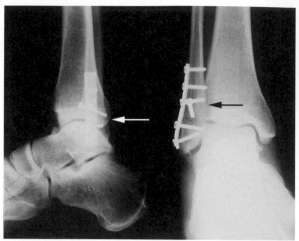

◘ **Abb. 8.20** Plattenosteosynthese einer Sprunggelenkfraktur Typ Weber B, die freie Schraube (*Pfeil*) dient als Zugschraube zur Stabilisierung der anatomischen Reposition, die Platte an der Fibula erhöht die Stabilität (Neutralisationsplatte)

Während früher ein präzises Vorschneiden des Gewindes in kortikalem Knochen mit einem speziellen Gewindeschneider als entscheidend für einen dauerhaften Halt der Schraube erachtet wurde, stehen heute sog. **selbstschneidende Kortikalisschrauben** zur Verfügung.

Plattenosteosynthese

Es existieren zahlreiche Platten der verschiedensten Größen, Dicken und Formen, die zur operativen Behandlung von Frakturen eingesetzt werden, so dass für praktisch jede Lokalisation und Indikation ein passendes Implantat verwendet werden kann.

Dieses kann unterschiedliche **Funktionen** ausüben:
- Ist eine Fraktur über eine Zugschraube bereits anatomisch reponiert, muss zur frühfunktionellen Nachbehandlung das Stellungsergebnis noch zusätzlich abgesichert werden. Eine Neutralisationsplatte erhöht die Stabilität zwischen den beiden Hauptfragmenten (◘ Abb. 8.20).
- Soll über die Platte Kompression auf die Fragmentenden ausgeübt werden, können Zugschrauben über ein Plattenloch eingebracht oder durch exzentrisches Besetzen der ovalen Schraubenlöcher eine interfragmentäre Kompression ausgeübt werden (◘ Abb. 8.19).
- Verhindert die Platte bei Gelenkfrakturen ein sekundäres Einsinken der Fraktur, wird diese als sog. Abstützplatte eingesetzt (◘ Abb. 8.21).
- Liegen größere Trümmerzonen vor, die mittels Plattenosteosynthese geschient werden sollen, wird die Trümmerzone nicht weiter tangiert und lediglich proximal und distal der Frakturzone stabilisiert. Derartige Platten werden als Überbrückungsplatten bezeichnet.
- Werden die Schraubenköpfe direkt in den Plattensystemen verankert, so sprechen wir von einer winkelstabilen Verankerung der Schrauben. Dieses Prinzip findet in

der modernen Unfallchirurgie zunehmend Verwendung. Hierzu gehören die LCP-Platten und das LISS (Less Invasive Stabilization System, ◘ Abb. 8.21b). Zusätzlich werden bei geeigneten Frakturen Plattensysteme in einer perkutanen Operationstechnik »eingeschoben«, um die kortikale Durchblutung in der Frakturzone nicht durch die Osteosynthese zusätzlich zu schädigen.

Marknagelosteosynthese

Diese Form der Osteosynthese wurde bereits 1940 von Küntscher[5] eingeführt und seitdem ständig weiterentwickelt. Das Prinzip beruht auf der »inneren Schienung« von Frakturen langer Röhrenknochen (Femur, Tibia, Humerus und Unterarm). Wurde in den Anfängen der Marknagelung der Markraum durch Aufbohren an die Form des Nagels angepasst und ein Verklemmen des Nagels im Markkanal erreicht, werden heute dünnere, an die Form des Markraumes angepasste Implantate verwendet und z. T. ohne schädigendes Aufbohren des Markkanals implantiert.

Um die Stabilität der intramedullären Kraftträger zu erhöhen, wurde in den 1970er-Jahren die sog. **Verriegelungsmarknagelung** eingeführt, bei der eine Sicherung der Rotation und Länge durch Verriegelungsbolzen erreicht wird, die oberhalb und unterhalb der Frakturzone durch den Nagel im kortikalen Knochen verankert werden. Ein wesentlicher Vorteil der Marknagelung ist die »gedeckte« Operationstechnik, bei der der Nagel frakturfern eingebracht und der Bruch über indirekte Repositionsmanöver aufgefädelt wird. Hierdurch bleibt die eigentliche Fraktur- und Problemzone unangetastet, die periostale Durchblutung wird geschont.

Ziel der Marknagelung ist eine weitgehende Wiederherstellung von Länge, Achse und Rotation der verletzten Extremität, ohne dass eine exakte anatomische Reposition einzelner

---

5 Gerhard Küntscher, Chirurg, Kiel, Hamburg, 1900–1972

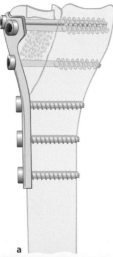

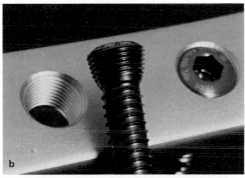

Fragmente angestrebt wird. Durch die **intramedulläre Schienung** in der neutralen Achse langer Röhrenknochen kann eine übungs- bis belastungsstabile Form der Osteosynthese erreicht werden, die eine frühfunktionelle Nachbehandlung der verletzten Extremität ermöglicht. Die geringen Infektionsraten, auch in der Anwendung bei offenen Frakturen, hat das Indikationsspektrum der Verriegelungsmarknagelung zusätzlich auf höhergradig offene Frakturen erweitert.

> **Bei Kindern muss die Epiphysenzone geschont werden. Hier können an Femur und Tibia elastische Nägel, die sich im Markraum verklemmen, eingesetzt werden** (◻ Abb. 8.22)**.**

Problematisch ist die Marknagelung beim Einsatz gelenknaher metaphysärer Frakturen und bei polytraumatisierten Patienten mit Thoraxtrauma, bei denen **pulmonale Komplikationen (Fettembolie)** beobachtet wurden.

Zuggurtung

Eine Zuggurtungsosteosynthese kommt überall dort zur Anwendung, wo Zugkräfte die Fragmente auseinander ziehen, z. B. Patella- oder Olekranonfraktur.

> **Das Prinzip der Zuggurtung besteht darin, dass das Implantat (in der Regel eine Drahtschlinge, seltener eine Platte) die Zugkräfte aufnimmt und in Druckkräfte umwandelt, die speziell bei der Beugung des Gelenkes auf den Knochen einwirken** (◻ Abb. 8.23)**.**

Fixateur externe

Die Behandlung von Frakturen mit einem externen Fixationssystem ist als minimal-invasives Bindeglied der operativen Behandlung von Frakturen zwischen der konservativen Extensionsbehandlung und der offenen Reposition von Frakturen (z. B. Plattenosteosynthese) einzuordnen. Die Veranke-

◻ **Abb. 8.21** Abstützplatte. **a** Beispiel: mediale Tibiakopffraktur mit Impressionen. Vorgehen: Rekonstruktion der tibialen Gelenkfläche durch Unterfütterung mit Spongiosa, durch Abbiegen wird die Platte der Knochenwölbung angepasst, Aufschrauben der Platte, in der Metaphyse mit Spongiosaschrauben, bei gleichzeitiger interfragmentärer Kompression. **b** Winkelstabile Verankerung von Schraubenköpfen im Plattensystem

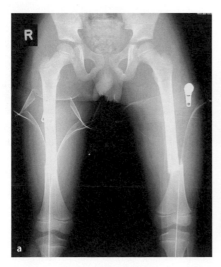

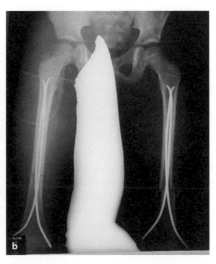

◻ **Abb. 8.22** 5-jähriges Kind mit beidseitigen Oberschenkelfrakturen: Stabilisierung mit retrograder Markraumschienung mit Schonung der Epiphysen (Prévot-Stifte)

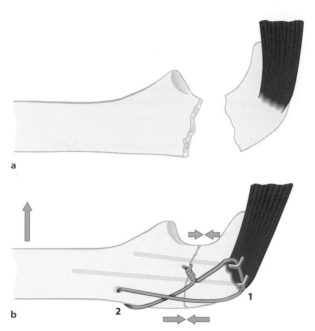

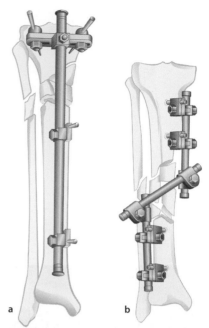

8

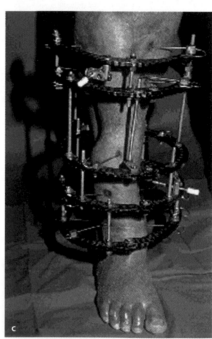

◻ **Abb. 8.23** Zuggurtung mit Drahtumschlingung. **a** Beispiel: Olekranonfraktur. Vorgehen: Nach exakter Reposition Einsetzen von 2 Bohrdrähten. **b** Ein kleines dorsales Bohrloch durch die Kortikalis (*2*) und die etwas hervorstehenden Drahtenden (*1*) bilden die Haltepunkte für die unter Spannung eingesetzte Drahtzerklage. Durch die Beugung des Unterarms gerät auch der gelenknahe Teil der Frakturfläche unter Druck

rung von Schanz[6]-Schrauben und gespannten Drähten erfolgt **frakturfern**, die Reposition erfolgt indirekt über die Weichteile (sog. **Ligamentotaxis**) durch Zug am Gelenk mit den ansetzenden Bändern. Hiermit lässt sich häufig eine deutliche Verbesserung der Stellung und Entspannung der Weichteile erzielen. Es werden **unilaterale** (◻ Abb. 8.24a,b), **ringförmige** (◻ Abb. 8.24c) und Kombinationen dieser beiden Fixationssysteme (sog. **Hybridfixateure**) angewendet.

> **In der täglichen Praxis wird der externe Fixateur vornehmlich zur stabilen Überbrückung von gelenknahen und instabilen Frakturen als primäres Stabilisierungsverfahren eingesetzt, bis die Weichteile abgeschwollen sind und die definitive Stabilisierung der Fraktur mit einem anderen Verfahren erfolgen kann.**

Eine Sonderform der externen Fixation stellt die **Beckenzwinge** dar, die bei instabilen Verletzungen des hinteren Beckenringes eingesetzt wird. Die ausgedehnten Blutungen aus den sakralen Venenplexus, die bei derartig schweren Verletzungen den Patienten vital gefährden, werden komprimiert. Hiermit gelingt es, eine Stabilisierung der Gesamtsituation herbeizuführen (◻ Abb. 8.25).

---

6 Alfred Schanz, Orthopäde, Dresden, 1868–1931

◻ **Abb. 8.24** Unilaterale Fixateur-externe-Montagen. **a** Bei proximaler Tibiafraktur, **b** Dreirohrfixation bei Tibiaschafttrümmerfraktur, **c** Ringfixateur

Dynamische Schraubensysteme – dynamische Hüftschraube (DHS), proximaler Femurnagel (PFN)

Diese Implantate werden bei pertrochanteren Frakturen eingesetzt (◻ Abb. 8.26). Zentrale, in den Femurkopf eingebrachte Schrauben können bei Belastung in der Schraubenhülse (DHS) oder im Nagel (PFN) gleiten.

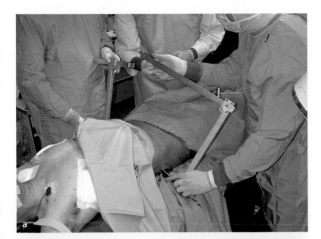

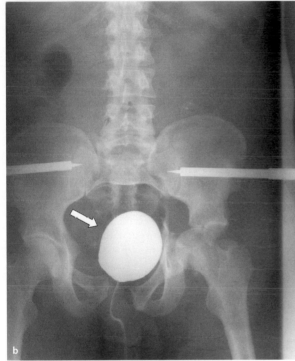

Abb. 8.25 Hämodynamisch instabiler, polytraumatisierter Patient mit Zerreißung des hinteren Beckenringes links und Symphysen-sprengung. **a** Stabilisierung der Gesamtsituation nach Anlage einer Beckenzwinge. **b** Beckenübersicht nach Anlage der Beckenzwinge, retrograde Darstellung der Blase (*Pfeil*)

> Die bei Belastung auftretenden Scherkräfte werden in Kompressionskräfte umgewandelt.

Verbundosteosynthese

Bei den sog. **pathologischen Frakturen**, z. B. bei osteolytischer Tumormetastase oder hochgradiger Osteoporose, kann die Knochensubstanz derartig aufgelockert sein, dass kein Implantat mehr ausreichenden Halt findet. Da es sich meist um schwer kranke oder alte Patienten handelt, wird in einigen Fällen zur besseren Verankerung, z. B. von Schrauben, **Kno-**

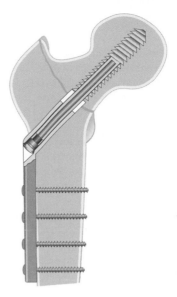

Abb. 8.26 Dynamische Hüftschraube (DHS) bei petrochantärer Femurfraktur

chenzement verwendet. Dieses wird dann als sog. Verbund-osteosynthese bezeichnet.

Indikation zur Osteosynthese

Es wird zwischen absoluten, dringlichen und relativen Operationsindikationen unterschieden.

> Bei jeder Indikationsstellung zur Operation muss genau zwischen dem Operationsrisiko und dem Operationsnutzen abgewogen werden.

Operationsindikationen
- Absolute Operationsindikationen
  - Frakturen beim Polytrauma
  - Offene Fraktur
  - Geschlossene Fraktur mit schwerem Weichteil-schaden (drohendes Kompartmentsyndrom)
  - Verschobene Gelenkfraktur
  - Wirbelsäulenfraktur mit spinaler Einengung
- Dringliche Operationsindikation
  - Luxationsfraktur (Sprunggelenk, Talus, Chopard-Gelenk, Humeruskopf, Ellenbogen)
  - Fraktur langer Röhrenknochen (Femur, Tibia, Unterarm)
  - Proximale Femurfraktur (Schenkelhals, pertrochantere Fraktur)
  - Beckenfraktur mit Dislokation
  - Instabile Wirbelkörperfraktur
- Relative Operationsindikation
  - Kindliche Fraktur
  - Tibiaschaft (stabil)
  - Gering verschobene Gelenkfraktur
  - Knöcherne Bandausrisse

Operative Frakturbehandlung
- **Schraubenosteosynthese:** Kompressions- oder Zug- schrauben, Kortikalis- und Spongiosaschrauben.
- **Plattenosteosynthese:** zur Neutralisation, Kompres- sion, Abstützung, Überbrückung, winkelstabilen Ver- ankerung.
- **Marknagelosteosynthese:** angepasste Implantate, Verriegelungsmarknagelung, bei Kindern elastische Nägel (Schonung der Epiphysenzone). **Cave:** Fett- embolie bei polytraumatisierten Patienten mit Thoraxtrauma.
- **Zuggurtungsosteosynthese:** meist Drahtschlinge.
- **Fixateur externe:** frakturfern, Reposition erfolgt indi- rekt über die Weichteile (Ligamentotaxis), unilaterale, ringförmige und Hybridfixateure. Sonderform: Beckenzwinge.
- **Dynamische Schraubensysteme:** dynamische Hüft- schraube (DHS), proximaler Femurnagel (PFN). Um- wandlung der Scherkräfte in Kompressionskräfte.
- **Verbundosteosynthese:** Knochenzement (z. B. bei Osteoporose).
- **Indikation zur Operation:** absolute, dringliche, rela- tive Operationsindikationen. Genaue Abwägung zwischen dem Operationsrisiko und dem Operations- nutzen.

8.2.6 Komplikationen bei Frakturen

Bandapparat

Bei vielen gelenknahen und intraartikulären Frakturen ist der Bandapparat mitbeteiligt (z. B. Luxationsfrakturen am obe- ren Sprunggelenk, einige Tibiakopffrakturen). Die Behand- lung dieser Verletzungen muss in das gesamte Therapie- konzept einfließen. Wichtig ist es, den Verletzungsmechanis- mus in die differenzialdiagnostischen Überlegungen einzu- beziehen.

> Bei Luxationsfrakturen ist immer nach begleitenden Bandverletzungen zu fahnden.

Bleiben diese unerkannt und somit inadäquat behandelt, kann es zu dauerhaften Folgeschäden trotz guter knöcherner Re- konstruktion kommen.

Blutverlust

Bei jedem Knochenbruch kommt es zu Begleitverletzungen der umgebenden Weichteile, wobei wiederum der Unfallme- chanismus (direkt oder indirekt) sowie die Verletzungsenergie über das Ausmaß entscheiden. Infolge Zerreißung von Blut- gefäßen im Knochen, im Periost und in der umgebenden Muskulatur entsteht regelmäßig ein Bluterguss (Frakturhäma- tom). Es kann dabei zu extremen Blutverlusten kommen (◻ Tab. 8.2).

◻ **Tab. 8.2** Blutverlust bei Frakturen

Lokalisation	Blutmenge
Humerus	200–1000 ml
Unterarm	bis 400 ml
Becken	500–5000 ml
Femur	1000–3000 ml
Unterschenkel	500–800 ml

> **Cave**
> Die Folgen sind Schwellungen, Schmerzen und bei größeren Blutverlusten Hypovolämie und hypo- volämischer Schock.

Haut- und Weichteilschaden

Der Zustand der Haut als Grenzfläche zwischen dem Indivi- duum und der Umgebung ist als wichtiges diagnostisches Fenster zur Beurteilung des Weichteilschadens zu sehen.

> Wurde noch vor wenigen Jahren der Behandlung von knöchernen Strukturen vermehrt Aufmerksam- keit geschenkt, ist die Behandlung des Weichteil- schadens als determinierender Faktor für die Frak- turheilung heute von vorrangigem Interesse.

Bei Frakturen mit Weichteilschaden bestimmt das initiale Management die Prognose (▶ Abschn. 8.2.1), da die Bruchhei- lung bei einem infektfreien und gut durchbluteten Weichteil- mantel in der Regel unproblematisch verläuft. Wichtig ist die exakte Evaluation von Ausmaß und Schweregrad der Weich- teilschädigung, die häufig erst nach chirurgischem Débride- ment erfolgen kann. Ziel ist es, die Gefahr einer irreversiblen Schädigung der Hautdurchblutung mit nachfolgender Ne- krose zu erkennen und sofort zu behandeln.

> **Cave**
> So ist die sofortige Reposition einer Luxationsfrak- tur (z. B. Sprunggelenkfraktur – bereits am Unfall- ort) eine dringliche Maßnahme, um eine Entlastung der gequetschten Weichteile und eine Reperfusion zu erzielen (◻ Abb. 8.27).

Bei der Wahl des Operationszeitpunktes frischer geschlos- sener Frakturen gilt, dass nicht in eine **Schwellung** hinein operiert werden darf, da ein spannungsfreier Weichteilver- schluss nicht erzielt werden kann. Lässt sich die Haut noch eindrücken und zeigt eine glänzende gespannte Konsistenz, sollten antiphlogistische Maßnahmen (▶ Abschn. 8.2.4, Hoch- lagerung, Kühlung) eingesetzt werden.

> Als klinisches Zeichen des korrekten Operationszeit- punktes dient der Nachweis einer Hautfältelung in der traumatisierten Region (Wrinkle-Test).

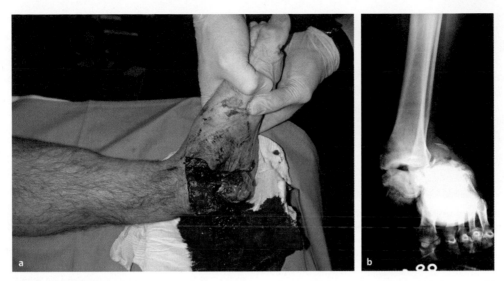

■ **Abb. 8.27 a** Offene Sprunggelenksluxationsfraktur **b** mit korrelierendem Röntgenbild. Die sofortige Reposition konnte auf Grund des hohen Instabilitätsgrades nicht gehalten werden

Kompartmentsyndrom (Logensyndrom)

■■ **Definition**

Als Folge der Schwellung und Hämatombildung in den kaum dehnbaren Muskellogen kommt es zu einem erhöhten Innendruck und unbehandelt zu invalidisierenden Muskelnekrosen und Kontrakturen (z. B. Volkmann[7]-Kontraktur am Unterarm).

🛇 **Cave**
Es muss deshalb bei jedem Bruch, ungeachtet der Behandlungsart, immer an ein Kompartmentsyndrom gedacht werden, insbesondere wenn der Patient über heftige bohrende und häufig therapieresistente Schmerzen klagt.

Am häufigsten sind die 4 Muskellogen am Unterschenkel betroffen (■ Abb. 8.28), insbesondere die **Tibialis-anterior-Loge**.

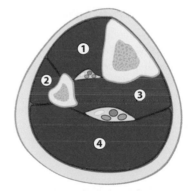

■ **Abb. 8.28** Die 4 Muskellogen (Kompartimente) am Unterschenkel. *1* Tibialis-anterior-Loge, *2* Peroneusloge, *3* tiefe Tibialis-posterior-Loge, *4* Gastrocnemius-/Soleusloge

Ursachen des Kompartmentsyndroms
- Direktes Trauma mit Muskelkontusion
- Frakturen mit einer ausgedehnten Trümmerzone
- Akute Ischämie
- Komprimierende Verbände und Gipse
- Reperfusionsschaden

■■ **Symptomatik, Diagnostik**

Am wachen Patienten ist ein stark progredienter Schmerz, der nicht in Einklang zum Verletzungsausmaß zu bringen ist, wegweisend. Leitsymptom ist der **passive Dehnungsschmerz** der betroffenen Muskulatur. **Sensibilitätsstörungen in der 1. Interdigitalfalte** des Fußes sind hinweisend auf ein Tibialis-anterior-Syndrom (N. peroneus profundus). Ein weiteres Zei-

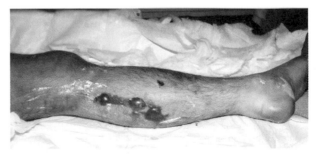

■ **Abb. 8.29** Unterschenkelmehretagenfraktur mit Kompartmentsyndrom: Deutlich erkennbar sind die Spannungsblasen und die Schwellung der gesamten Unterschenkelmuskulatur

chen ist die pralle Schwellung der gesamten Muskulatur und Spannungsblasen (■ Abb. 8.29).

Auch bei einem voll ausgebildeten Kompartmentsyndrom können die peripheren Pulse erhalten sein.

---

7 Richard von Volkmann, Chirurg, Halle, Greifswald, 1830–1889

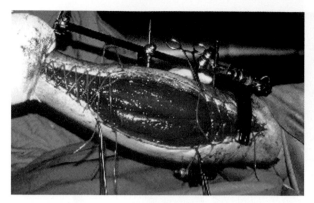

Abb. 8.30 Kompartmentspaltung bei Unterschenkelmehretagenfraktur stabilisiert mit Hybridfixateur. Deutlich erkennbare maximale Schwellung der Muskulatur. Der sekundäre Weichteilverschluss erfolgt über die vorgelegten Gummizügel nach ca. 2 Wochen

> **Beim bewusstlosen Patienten ist die Palpation des Gewebeturgors, insbesondere der Vergleich zur unverletzten Seite, ein klinisches Zeichen, das im Behandlungsverlauf mehrfach überprüft werden muss.**

Besonders beim polytraumatisierten Patienten im **Schock** besteht auf Grund der verminderten peripheren Perfusion ein stark erhöhtes Risiko zur Ausbildung eines manifesten Kompartmentsyndroms. Objektivieren lässt sich der Gewebedruck durch relativ einfache Messgeräte. Hier muss sichergestellt sein, dass die Druckmessung nicht nur in der betroffenen, sondern auch in den Nachbarlogen erfolgt.

■■ **Therapie**

❶ Cave
Besteht auch nur der geringste Verdacht auf ein Kompartmentsyndrom, ist die unverzügliche Spaltung aller Muskellogen (Dermatofasziotomie) einzuleiten (❏ Abb. 8.30).

Gefäße und Nerven

Begleitende Gefäß- und Nervenverletzungen, besonders bei Frakturen mit höhergradigen Weichteilschäden können die verletzte Extremität akut gefährden.

Zur initialen klinischen Untersuchung gehören neben der Inspektion des Weichteilschadens die Erhebung und Dokumentation des neurovaskulären Status. Lassen sich keine peripheren Pulse beim polytraumatisierten Patienten erheben, muss die Erfassung der Durchblutung zunächst mit der **Dopplersonographie** und dem **Pulsoxymeter** oder eines Gefäßabrisses mit einer **notfallmäßigen Angiographie** erfolgen. Bestimmte Frakturen sind häufig mit begleitenden Gefäß-Nerven-Läsionen vergesellschaftet, nach denen gezielt gefahndet werden muss:

- Humerusschaft, proximale Unterarmfraktur – N. radialis,
- Fibulaköpfchen- und Tibiakopffraktur – N. peroneus,
- Azetabulumfraktur und Hüftgelenkluxation – N. ischiadicus.

Bei Frakturen großer Gelenke werden oft Thrombosen oder begleitende Gefäßverletzungen (z. B. Tibiakopfluxationsfraktur → A. und V. poplitea-Thrombose) gesehen. Hier ist eine therapeutische Heparinisierung (z. B. PTT-gesteuerter Perfusor) bis zur definitiven Stabilisierung und der Möglichkeit der funktionellen Nachbehandlung angezeigt.

In Kürze

Komplikationen bei Frakturen
- **Bandverletzungen:** bei gelenknahen und intraartikulären Frakturen.
- **Blutverlust:** bis hin zum hypovolämischen Schock.
- **Haut- und Weichteilschaden:** Weichteilschaden als determinierender Faktor für die Frakturheilung, sofortige Reposition einer Luxationsfraktur (z. B. Sprunggelenkfraktur am Unfallort) als dringliche Maßnahme zur Entlastung der gequetschten Weichteile (Reperfusion), keine OP in eine Schwellung hinein. Klinisches Zeichen des korrekten Operationszeitpunktes: Hautfältelung in der traumatisierten Region (Wrinkle-Test).
- **Kompartmentsyndrom (Logensyndrom)**
  Bei jedem Bruch, ungeachtet der Behandlungsart, möglich.
  Symptomatik: heftige bohrende, häufig therapieresistente Schmerzen, am häufigsten: Unterschenkel, v. a. Tibialis-anterior-Loge.
  Diagnostik: passiver Dehnungsschmerz, Sensibilitätsstörungen in der 1. Interdigitalfalte des Fußes (N. peroneus profundus), Palpation des Gewebeturgors, v. a. beim polytraumatisierten Patienten oder im Schock.
  Therapie: Beim geringsten Verdacht auf ein Kompartmentsyndrom: unverzügliche Spaltung aller Muskellogen (Dermatofasziotomie).
- **Gefäß- und Nervenverletzungen:** Dopplersonographie, Pulsoxymeter, evtl. Angiographie (Gefäßabrisse). Bei Thrombosen evtl. therapeutische Heparinisierung.

8.2.7 Störungen und Komplikationen der Knochenheilung

Diese können sowohl nach konservativer als auch nach operativer Behandlung von Frakturen auftreten. Nach konservativer Frakturbehandlung überwiegen verzögerte Heilungen, Pseudarthrosen und Fehlstellungen als Komplikationen.

❶ Cave
Die gefürchtetste Komplikation der operativ behandelten Fraktur ist der Infekt, aus dem sich eine chronische Osteitis entwickeln kann.

Allerdings lassen sich bei inadäquater Operations- und Stabilisierungstechnik auch die bei der konservativen Frakturbehandlung angesprochenen Komplikationen beobachten.

Verzögerte Frakturheilung

Die Heilung einer Fraktur hängt ab von verschiedenen Faktoren, die eine Balance zwischen der Biologie (**Vaskularität**) und mechanischer Stabilität (**Osteosyntheseverfahren**) widerspiegelt. Sind Frakturen üblicherweise nach 4 Monaten knöchern konsolidiert, können kindliche Frakturen bereits nach 4–6 Wochen knöchern überbrückt sein und Frakturen mit schwerstem Weichteilschaden (z. B. III. Grades offene Unterschenkelfraktur) nach 9 Monaten noch einen radiologisch einsehbaren Frakturspalt aufweisen.

Zeigt sich das Bild einer verzögerten Frakturheilung (ausbleibende Kallusbildung nach 4 Monaten), gilt es, zusätzliche Maßnahmen zu ergreifen, um die Ausbildung einer Pseudarthrose oder eines Implantatversagens (z. B. Platten-, Nagelbruch) zu vermeiden. Hierzu gehört, neben der Verbesserung der mechanischen Rahmenbedingungen (z. B. Marknageldynamisierung), auch ein biologischer Stimulus wie die Anlagerung autologer Spongiosa.

Andere Methoden der Verbesserung der Frakturbehandlung wie die Applikation von niedrig gepulstem Ultraschall, die Stoßwellenbehandlung und die Gabe rekombinanter Wachstumsfaktoren (z. B. BMP, TGF-β, IGF-1, FGF, PDGF), Wachstumshormon (rh-GH), Parathormon (rh-PTH) finden nach strenger Indikationsstellung bereits Anwendung im klinischen Alltag. Der Gentransfer und die Anwendung beschichteter Implantate befinden sich noch im experimentellen Stadium.

Pseudarthrose (Falschgelenk)

> **Definition**
>
> Eine Pseudarthrose liegt vor, wenn nach **6 Monaten** weder klinisch, noch radiologisch eine verheilte Fraktur nachzuweisen ist und keine spontane Knochenheilung auftreten kann.

Der Begriff leitet sich aus der histomorphologischen Beschreibung ab, bei der die Knochenenden von Faserknorpel überzogen sind. Pseudarthrosen können an Diaphysen und Metaphysen langer Röhrenknochen, aber auch an kurzen Knochen (z. B. Skaphoid) nach operativer und konservativer Behandlung entstehen.

> **Ursachen der Pseudarthrose**
> - Ungenügende Blutversorgung der Fragmente
> - Mangelnder Kontakt der Fragmente (z. B. Osteosynthese auf Diastase)
> - Schweres initiales Weichteiltrauma
> - Mechanische Unruhe in der Frakturregion
> - Infekt
> - Systemische Faktoren (Diabetes, AVK, Steroide, Zytostatika, Bestrahlung)

Zwei Formen der Pseudarthrose werden unterschieden (◘ Abb. 8.31).

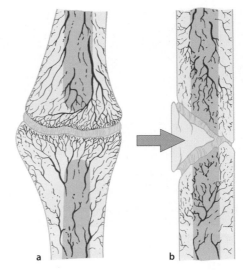

◘ **Abb. 8.31** Pseudarthrose: **a** vital, **b** devital

Hypertrophe vitale aktive Pseudarthrose

Histologisch findet man eine **gute Vaskularisierung** mit noch erkennbarem Frakturspalt, in dem sich eine breite Zone von Faserknorpel (»fibrous interzone«) befindet. Diese kann bei bestehender mechanischer Unruhe nicht spontan verknöchern. Es liegt aber eine **hohe osteogene Potenz** vor. Das Problem ist die **Instabilität**.

Therapeutisch genügt es in den meisten Fällen, die mechanischen Rahmenbedingungen zu verbessern (Kompressionsplattenosteosynthese, Marknagel, Ringfixateur), um eine knöcherne Konsolidierung zu erreichen.

Atrophe avitale Pseudarthrose

■■ Pathogenese

Diese ist ebenfalls Folge vermehrter mechanischer Unruhe in der Frakturregion, bei der sich klinisch jedoch eine verminderte Durchblutung zeigt. Ursächlich ist hier eine unterbrochene Zirkulation und die ausbleibende Revaskularisierung durch nekrotische Fragmente (◘ Abb. 8.32).

■■ Symptomatik, Diagnostik

Eine Pseudarthrose äußert sich klinisch durch Belastungsschmerz, Instabilität, zunehmende Deformität sowie Schonhaltung und Kraftlosigkeit.

Zur weiteren Diagnostik können radiologische Spezialuntersuchungen (Durchleuchtung, CT, konventionelle Tomographie, Szintigraphie, MRT) herangezogen werden.

■■ Therapie

Die Therapie derartiger Pseudarthrosen gestaltet sich aufwändiger. Neben der suffizienten Stabilisierung (Platte, Nagel, Fixateur) werden avitale und evtl. infizierte Knochenareale entfernt und der entstandene Knochendefekt mit weiteren Maßnahmen (Spongiosa-Knochen-Transplantation, Kallusdistraktion) wiederaufgebaut.

8

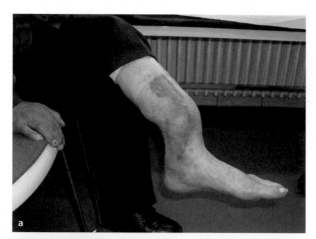

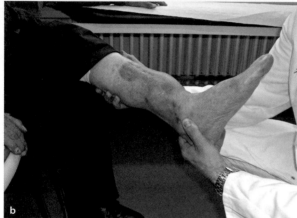

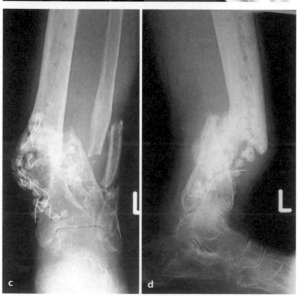

◘ **Abb. 8.32** Atrophe Infektpseudarthrose distaler Unterschenkel links mit Hypermobilität (**a, b**) und fehlender knöcherner Durchbauung der Fraktur (**c, d**)

Frakturkrankheit

▪▪ Definition, Pathogenese

Diese tritt auf als Folge einer lang andauernden Immobilisation und Entlastung der verletzten Extremität. Hierunter fallen auch Zustände wie die Dys- und Atrophie der Weichteile (Haut und Muskulatur) und Funktionseinschränkungen der Gelenke (Verklebungen, Kapselschrumpfungen). Heute sind derartige Zustände auf Grund der zunehmenden frühfunktionellen Nachbehandlung von Frakturen sowohl nach operativer, als auch nach konservativer Therapie selten geworden.

Unter dem Begriff der Frakturkrankheit wird auch das sog. **komplexe regionale Schmerzsyndrom (CRPS)** zusammengefasst. Synonym werden klinisch auch die Begriffe **Algodystrophie** oder **Sudeck-Reflexdystrophie** zusammengefasst.

> ❱ **Auslösend für die Frakturkrankheit ist eine persönliche Disposition und mehrfache schmerzhafte Repositionsmanöver (z. B. nach distaler Radiusfraktur) sowie Schmerzen im Gipsverband und längere Ruhigstellung.**

Je nach Klinik und Verlauf werden verschiedene Phasen unterschieden:

- ▬ **Akutphase (0–3 Monate):** diffuser Belastungs- und Ruheschmerz, Schwellung, Ödem, überwärmte Haut, Hyper- und Hypohidrosis, diffuse Entkalkungen
- ▬ **Intermediärphase (3–12 Monate):** anhaltender Schmerz, Glanzhaut, trockene Haut, blasse Zyanose, Muskelatrophie, eingeschränkte Beweglichkeit, Hyperhidrosis, zunehmende Entkalkungen
- ▬ **Endstadium (>1 Jahr):** Atrophie, Schmerzrückgang, Kontrakturen, Kraftlosigkeit

▪▪ Therapie

Bei noch ungeklärter Pathophysiologie wird z. Z. **symptomatisch** therapiert, mit dem Ziel der Durchblutungsverbesserung, Schmerzlinderung und Funktionserhalt (Antiphlogistika, Sympathikusblockade, Psychopharmaka und Physiotherapie).

Osteitis

> ┌─ **Definition** ──────────────────────
> Die posttraumatisch und postoperativ entstandene Entzündung des Knochens wird als **Osteitis** bezeichnet. Mit der oft synonym verwandten **Osteomyelitis** ist die meist bei Kindern vorkommende hämatogene Knochenmarkinfektion gemeint.

▪▪ Formen

Klinisch wichtig sind die 2 Formen der **akuten posttraumatischen** bzw. der **chronischen Osteitis**, die sowohl bei geschlossenen wie auch – weit häufiger – nach offenen Frakturen auftreten. Die Gefahr der Osteitis wird immer noch vielerorts als Hauptargument gegen die Osteosynthese angeführt. Früh erkannt und entsprechend behandelt hat sie allerdings viel von ihrem Schrecken verloren. Nach der operativen Behandlung geschlossener Frakturen sollte die Infektrate 1%, bei offenen Brüchen 10%, nicht übersteigen.

▪ ▪ Pathogenese

Die Ursachen für die Entwicklung einer Osteitis sind mannigfaltig und oft äußerst schwer erfassbar. Meist dürfte es sich um ein Missverhältnis zwischen körpereigener Abwehr und der Keimbesiedlung der Wunde handeln, weshalb die offenen, d. h. primär kontaminierten Brüche unabhängig von der Behandlung, besonders infektanfällig sind. Devitalisiertes Knochengewebe und Knochensplitter sowie Osteosynthesematerial sind Fremdkörper und beeinträchtigen an sich schon die Infektabwehr, während Hämatome und schlecht durchblutetes, zerquetschtes Muskelgewebe für Bakterien geradezu als idealer Nährboden dienen.

▪ ▪ Therapie

Entscheidend für die Behandlung der Osteitis ist die **Erkennung von Frühsymptomen** und die konsequente chirurgische Sanierung, um den fließenden Übergang zur chronischen Osteitis zu verhindern.

Offene Frakturen

In der Therapie offener Frakturen, die immer als potenziell kontaminiert gelten, erfolgt zunächst das radikale **Débridement** (Entfernung sämtlicher avitaler Weichteil- und Knochengewebes) mit einer ausgiebigen pulsierenden Wundspülung (Jet Lavage, ▫ Abb. 8.33), anschließend wird nach erneuter Abdeckung des Operationsfeldes die operative Stabilisierung durchgeführt. Wegen der geringen Kompromittierung der Frakturregion werden bevorzugt **externe Fixationsverfahren** oder die **ungebohrte Verriegelungsmarknagelung** (bei Schaftfrakturen) eingesetzt. Zukünftig werden bei kritischen Weichteilsituationen auch beschichtete Implantate eingesetzt, bei denen lokal wirksame Substanzen (z. B. Antibiotika) in die Beschichtung eingearbeitet werden. Diese werden dann kontinuierlich abgegeben und erzielen gerade in den kritischen Regionen hohe Konzentrationen. Die **Weichteile** werden offen gelassen und in einem Abstand von 24–48 h erneut unter **sterilen Operationsbedingungen** revidiert, bis der definitive Wundverschluss bei vitalen Weichteilen erfolgen kann.

Postoperativer Infekt

❶ Cave

Bei geringstem Verdacht auf eine postoperative Infektion (CRP-Anstieg, Leukozytose, Fieber, lokale Überwärmung und Rötung, Wundsekretion) ist die sofortige operative Wundrevision mit radikalem Débridement, Spülung sowie Ausräumung von Nekrosen und avitalen Fragmenten durchzuführen.

Weichteile, die nicht spannungsfrei verschlossen werden können, werden offen gelassen und mit einem temporären Hautersatz bedeckt. Lässt sich ein **spannungsfreier Weichteilverschluss** erzielen, muss die Wunde großzügig drainiert werden

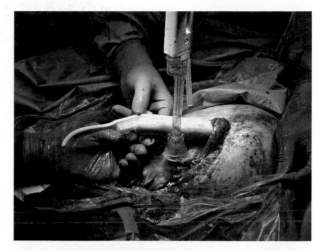

▫ **Abb. 8.33** Mechanische Reinigung einer offenen Oberschenkelschaftfraktur mit Frakturbürste und Jet-Lavage. Hier wird mittels intermittierender Impulskompression das verunreinigte Gewebe mit Spülflüssigkeit gesäubert

sowie engmaschige **Wundabstriche** entnommen werden. In der Regel werden mehrere operative Revisionen (alle 24–48 h) durchgeführt, bis sich die lokalen und systemischen Parameter gebessert haben. Lokal lässt sich eine hohe Antibiotikakonzentration durch Einbringen von antibiotikagetränkten Kollagenschwämmen oder -kugeln, die in die Infektregion eingelegt werden, erzielen. Zusätzlich erfolgt eine systemische Antibiose (gezielt nach intraoperativem Wundabstrich) mit dem Ziel, eine hämatogene Aussaat zu verhindern.

Die konsequente Therapie offener Frakturen und postoperativer Infekte mit wiederholten Débridements im Operationssaal ist für den Patienten und den Therapeuten belastend und verlangt ein konsequentes und kompromissloses Management mit wiederholten Eingriffen alle 24–72 h.

> ❯ **Nur durch diese Maßnahmen lässt sich die Ausbildung einer chronischen Infektion verhindern.**

Chronische Osteitis

┌─ **Definition** ────────────────────────────────
│ Die chronische Osteitis ist gekennzeichnet durch die Ausbildung eines **Sequesters** (Totenlade) und einer chronischen Fistelung aus dem Wundgebiet (▫ Abb. 8.34).
└──

Die Therapie derartiger Infektsituationen gestaltet sich als sehr aufwändig, kostenintensiv und patientenbelastend. Diese früher als chronisch rezidivierend eingestufte Form der Knocheninfektion galt als unheilbar. Durch die operativen Interventionen konnte lediglich zur Infektberuhigung beigetragen werden. Der Infekt konnte jedoch unter bestimmten Bedingungen (Stress, körperliche Überbeanspruchung, herabgesetzte Infektabwehr) jederzeit wieder reazerbieren.

Heute werden chronische Osteitiden nach »onkologischen Kriterien« radikal, mit einem **Sicherheitsabstand bis in vi-**

8

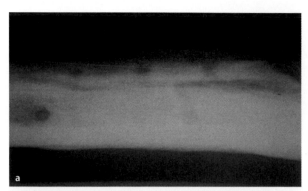

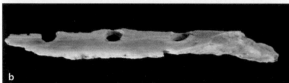

◨ Abb. 8.34 Avitaler Sequester am Unterschenkel mit chronischer Fistelung. **a** Der Sequester ist vollständig von Kallusgewebe umgeben. **b** Die Infektberuhigung tritt erst nach operativer Entfernung des Sequesters (Sequestrektomie) ein

tales Gewebe débridiert. Hieraus entstehen z. T. große Knochen- und Weichteildefekte. Mit den heute zur Verfügung stehenden Methoden der Mikrochirurgie (freie Lappenplastiken, vaskulär gestielte Knochentransplantate) sowie den verschiedenen Verfahren der Kallusdistraktion nach Ilizarov (Segment- und Weichteiltransport) mit Distraktionsosteogenese, gelingt es, derartig chronische Infekte definitiv zur Ausheilung zu bringen. Einschränkend muss angemerkt werden, dass diese Verfahren für Patienten vorbehalten sein sollten, die über den langen Behandlungsverlauf mit evtl. Rückschlägen voll aufzuklären sind, und lediglich in Zentren eingesetzt werden sollten, die über hinreichende Erfahrung mit diesen anspruchsvollen und komplikationsträchtigen Methoden verfügen.

In Kürze

Störungen und Komplikationen der Knochenheilung
Bei konservativer Frakturbehandlung: verzögerte Heilungen (>6 Monate), Pseudarthrosen und Fehlstellungen. Gefürchtetste Komplikation der operativ behandelten Fraktur: Infekt bis hin zur chronischen Osteitis.
— **Pseudarthrose (Falschgelenk)**
  Hypertrophe vitale aktive Pseudarthrose (Instabilität) und atrophe avitale Pseudarthrose: Belastungsschmerz, Instabilität, zunehmende Deformität sowie Schonhaltung und Kraftlosigkeit.
  Therapie: operative Stabilisierung, Knochenaufbau (Spongiosa-Knochen-Transplantation, Kallusdistraktion)

▼

— **Frakturkrankheit**
  Dys- und Atrophie, Funktionseinschränkungen. Algodystrophie (Sudeck-Reflexdystrophie). 3 Phasen: Schwellung, Ödem, anhaltender Schmerz, trockene und Glanzhaut; später Atrophie, Schmerzrückgang, Kontrakturen, Kraftlosigkeit.
  Therapie: meist symptomatisch.
— **Osteitis**
  Akut posttraumatisch bzw. chronisch. Erkennung von Frühsymptomen und konsequente chirurgische Sanierung wichtig.
— **Offene Frakturen**
  Débridement, Wundspülung, externe Fixationsverfahren oder ungebohrte Verriegelungsmarknagelung. Weichteile werden offen gelassen und in einem Abstand von 24–48 h erneut unter sterilen Operationsbedingungen revidiert.
— **Postoperativer Infekt**
  Sofortige operative Wundrevision bei geringstem Verdacht auf eine postoperative Infektion (CRP-Anstieg, Leukozytose, Fieber, lokale Überwärmung und Rötung, Wundsekretion). Spannungsfreier Weichteilverschluss. Großzügige Drainage und engmaschige Wundabstriche, mehrere operative Revisionen (alle 24–48 h).
— **Chronische Osteitis:** Ausbildung eines Sequesters (Totenlade), radikales Débridement, mit einem Sicherheitsabstand bis in vitales Gewebe.

8.2.8   Gelenkverletzungen und Luxationen

▪▪ Definition, Anatomie
Gelenke stellen die bewegliche Verbindung zweier Knochen dar. Neben den von hyalinem Knorpel überzogenen Knochenenden gehören zu jedem Gelenk eine zweischichtige Gelenkkapsel (Stratum synoviale und Stratum fibrosum), ein mehr oder weniger differenziert aufgebauter Band- und Stützapparat sowie evtl. Menisken, Disken etc.

Gelenkverletzungen können mit einem erheblichen Funktionsverlust ausheilen, die zu einer dauerhaften Funktionseinschränkung, einer Gelenkinstabilität und zu einer Fehlstellung mit Ausbildung einer posttraumatisch bedingten Arthrose führen können.

Vorrangige Ziele in der Behandlung von Gelenkverletzungen
– Exakte Rekonstruktion von Gelenkflächen und Kongruenz
– Wiederherstellung der anatomischen Achsen- und Längenverhältnisse
– Stabile Fixation von Gelenkfragmenten
– Frühfunktionelle Nachbehandlung

Die gelenkbildenden knöchernen Elemente haben in der Regel eine mehr oder weniger komplementäre Formgebung (Kopf und Pfanne, Kondylus und Plateau), wobei die Kontaktflächen mit unterschiedlich dicken Lagen von hyalinem Knorpel überzogen sind. Dort wo die Gelenkkongruenz bei unterschiedlicher Gelenkstellung mangelhaft ist, wird sie durch Menisken, Disken oder Limbusstrukturen ergänzt. Die passive Stabilität eines Gelenkes wird durch die fibröse Gelenkkapsel (Stratum fibrosum) und straffe Bandstrukturen gewährleistet, während gelenknahe Muskeln sich an der aktiven Stabilisierung beteiligen. Zahlreiche Propriorezeptoren in der Gelenkkapsel steuern die reibungslose Gelenkführung. Die von der Gelenksynovialis (Membrana synovialis) gebildete Gelenkflüssigkeit (Synovia) dient der »Schmierung« der Gelenkflächen und der Ernährung des Knorpels durch Diffusion. Die Synovialis hat zudem bei krankhaften Zuständen Abwehr- und Resorptionsfunktion, indem z. B. bei Entzündungsreaktionen Gelenkdetritus resorbiert wird.

Je nach Lokalisation und Verletzungsmechanismus werden

- **Bandzerrungen** und -rupturen,
- reine **Luxationen** (z. B. Schulter, Patella) sowie
- **Gelenkfrakturen** in Kombination mit Kapsel-Band-Läsionen unterschieden.

> Im Rahmen der klinischen Untersuchung muss bei einer Gelenkfraktur immer an begleitende Bandverletzungen gedacht werden.

Diese lassen sich meist anhand des Unfallmechanismus und der Röntgenbilder herleiten. Das Ausmaß derartiger Verletzungen wird häufig unterschätzt. Erst spezielle Zusatzinformationen ermöglichen die klare Diagnosestellung und eine gezielte Therapie. Weitere Informationen ergeben sich aus der klinischen Untersuchung im Verlauf, kernspintomographischen Untersuchungen, speziellen CT-Schichtungen und dynamischen Röntgenuntersuchungen unter Durchleuchtung im Bildwandlerverstärker.

■■ Diagnostik

Höchsten Stellenwert besitzt die **klinische Untersuchung**, nach der der Geübte in über 80% der Fälle die korrekte Diagnose stellen kann.

Überprüft wird die aktive und passive Beweglichkeit, Aufklappbarkeit des Gelenkes (Bandverletzungen), Ergussbildung und die Schmerzlokalisation bei gleichzeitiger exakter Erhebung des Unfallmechanismus. Die Verdachtsdiagnose wird durch **Standardröntgenbilder (2 Ebenen)**, Ziel- und gehaltene Röntgenaufnahmen, ggf. konventionelle Tomographie, CT und MRT erhärtet. Gehaltene Aufnahmen bedürfen spezieller Indikationsstellung und finden im klinischen Alltag nur noch in seltenen Fällen Anwendung. Bei Bandläsionen kann die Untersuchung nach Schmerzblockade (z. B. Peroneusblock) die Entscheidung zum weiteren therapeutischen Vorgehen vereinfachen. In vielen Fällen lassen sich Patienten mit frischen Gelenkverletzungen auf Grund von Schmerzen nur eingeschränkt untersuchen.

Röntgenaufnahmen (in 2 Ebenen) sind bei Verdacht auf eine ossäre Läsion, bei starkem Hämatom und Erguss anzufertigen, gehaltene Aufnahmen zur Festlegung von Bandschäden bzw. bei Arthrose zur Bestätigung des Vorschadens und als Ausgangsstatus.

> Die korrekte Diagnosestellung einer Gelenkverletzung ist oft schwierig. Immer muss die gesunde Gegenseite im Seitenvergleich untersucht werden.

In unklaren Fällen empfiehlt es sich, das Gelenk in Intervallen (innerhalb von Tagen) wiederholt zu untersuchen, um dann eine definitive Diagnose zu stellen oder weitere diagnostische Maßnahmen zu beschließen (z. B. CT, MRT, Sonographie, Arthroskopie).

Die **Untersuchung in Anästhesie**, schon in Lokalanästhesie, kann diagnostisch weiterhelfen. Sie kann eine scheinbar blockierte Beweglichkeit wieder befreien. In seltenen Fällen ist sogar die Prüfung in allgemeiner Anästhesie erforderlich.

Steht eine operative Intervention an, ist es erforderlich, alle möglichen Informationen vor dem geplanten Eingriff zu erhalten. Besonders die Kernspintomographie hat in den letzten Jahren dazu beigetragen, dass die früher häufig durchgeführte diagnostische Arthroskopie zur Befunderhebung lediglich in Ausnahmefällen durchgeführt werden muss. Meist kann die diagnostische Arthroskopie durch eine therapeutische Maßnahme ergänzt werden.

■■ Therapie

Die Therapie richtet sich nach dem Ausmaß der Verletzung. Liegt eine Distorsion oder eine isolierte Bandruptur vor, werden diese meist konservativ behandelt. Nach einem Intervall der Ruhigstellung erfolgt die frühfunktionelle Nachbehandlung mit einer Bewegungsorthese (Brace) oder die Schienung mit Stützschuhen oder Tape-Verbänden.

> Bei Luxationen ist eine sofortige schonende Reposition (ggf. in Narkose) durchzuführen.

Anschließend ist die Stabilität des Gelenkes bezüglich einer Reluxationstendenz zu überprüfen. Liegt eine hohe Instabilität vor, ist bei begleitendem schwerem Weichteilschaden die Naht verletzter Bandanteile und die effektive Ruhigstellung im Fixateur externe für 2–3 Wochen in Erwägung zu ziehen (◘ Abb. 8.141c).

Im weiteren Verlauf ist zu überprüfen, ob sich aus einer einmaligen traumatisch bedingten Luxation (z. B. vordere Schulterluxation, Patellaluxation) mit Einriss von Kapsel und Bandstrukturen eine rezidivierende Luxation mit nachfolgender OP-Indikation entwickelt.

> Liegt eine Luxationsfraktur vor, ist immer die begleitende Kapsel-Band-Verletzung in die Therapie mit einzubeziehen.

Distorsion

Diese ist, auch im engeren Sinne der Bezeichnung, keine Diagnose, sondern die Angabe über eine Verletzungsart, also ein Unfallmechanismus.

Gelenkluxation

Nach stattgefundener Luxationsverletzung kommt es meist zu einer **spontanen Reposition**.

> **Bleibt die Luxation bestehen, ist dies Ausdruck einer schwersten Kapsel-Band-Zerreißung, die der sofortigen Therapie (Reposition) bedarf.**

Die Reposition verletzter Gelenke führt nicht nur zu einer deutlichen **Schmerzlinderung**, sondern auch zur **Reperfusion** zuvor abgeknickter Gefäße und zur Vermeidung von Hautnekrosen.

> **Cave**
> Wenn sich bei dem Repositionsmanöver bei Längszug an der betroffenen Extremität eine Schmerzzunahme einstellt, die Fehlstellung aber federnd fixiert bleibt, ist von weiteren Repositionsmanövern abzusehen, da interponierte Fragmente ein Repositionshindernis darstellen können.

Hier ist die **gepolsterte Schienung** der verletzten Extremität und weitergehende Diagnostik vor weiteren Maßnahmen angezeigt.

Luxationsverletzungen bedingen zusätzlich die Ausbildung sog. **Taschen**, in die der luxierte Gelenkanteil wiederholt »hineinluxieren« kann, wenn diese nicht operativ verschlossen werden oder spontan vernarben (Humeruskopf, Hüfte, Patella, Radiusköpfchen). Aus dieser Taschenbildung können sich **sekundär rezidivierende Luxationen** entwickeln (Schulter, Patella, Ellenbogen).

Subluxationsstellungen weisen eine partielle Inkongruenz der Gelenkflächen auf. Sie können sich aus rezidivierenden Luxationen und nach instabilen Gelenkfrakturen einstellen.

Gelenknahe Sehnenluxationen

Zusammen mit den Bändern eines Gelenkes können auch die Halterungen von Sehnen, sog. **Retinakula**, reißen. Hier verlieren die Sehnen ihre Führung und schnellen subluxierend oder gar luxierend (Peronealsehnen hinter der Fibula, Bizepssehne im Sulcus intertubercularis an der Schulter) über Weichteile oder Knochenvorsprünge.

Bandverletzungen

▪▪ Definition

Unterschieden werden 3 Bandverletzungsgrade (Abb. 8.35):

- Die **Dehnung** (Grad I) entspricht einer Läsion mit Verlängerung des Bandes, in dessen mikroskopischen Aufbau die Faserstrukturen auseinandergezogen sind. Die kollagenen Fasern sind wie überdehnte Haare spiralfederartig zusammengezogen. Größere makroskopische Läsionen sind nicht vorhanden. Bei der Operation findet man solche Bänder ödematös geschwollen und mit Suffusionen durchsetzt.
- Die **Zerrung** (Grad II) bedeutet, dass die Bandkontinuität insgesamt noch erhalten ist. Das Band ist überdehnt und verlängert. Es weist eindeutig makroskopisch sichtbare Teilrupturen auf. Entsprechend finden sich makrosko-

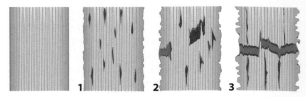

Abb. 8.35 Gradeinteilung der Bandverletzungen. *1* Erstgradige Bandschädigung (Dehnung), *2* zweitgradige Bandschädigung (Zerrung), *3* drittgradige Bandschädigung (Ruptur)

pisch gut sicht- und abgrenzbare Hämatome, die auch miteinander konfluieren können.
- Die **Ruptur** (Grad III) ist durch die eindeutige Kontinuitätstrennung mit mehr oder weniger großer Diastase gekennzeichnet. Die Hämatome sind meist groß, und das Gelenk ist nicht mehr stabil.

Die **Gelenkflüssigkeit** kann bei Grad I vermehrt und blutig tingiert sein. Bei Grad II kann blutige Flüssigkeit, selten ein praller Bluterguss im Gelenk vorhanden sein. Zu Grad III gehört ein Hämarthros, der aber in den meisten Fällen durch das entstandene Leck in der Kapsel ins periartikuläre Gewebe abfließt.

▪▪ Therapie

> **Die akute Therapie für alle Bandverletzungen sollte noch am Unfallort nach dem PECH-Schema (Pause-Eisanwendung-Compression-Hochlagerung) beginnen.**

Bei **Grad-I-Verletzungen** hat die Therapie im Prinzip wie oben beschrieben zu erfolgen. Als Bandage empfiehlt sich (wenn nötig) eine sog. Tape-Bandage aus gezielt angelegten elastischen Pflastertouren oder ähnlichen Verfahren. Diese dient der Limitierung von banddehnenden Extrembewegungen, die die Ausheilung stören, z. B. am oberen Sprunggelenk zur Verhinderung von Supination und Spitzfußstellung bei fibularen Bandläsionen.

Grad-II-Verletzungen sind im Prinzip gleich zu behandeln. In der Regel genügt primär eine Fixation mit Ruhigstellung in einer Schiene und schmerzadaptierter Belastung für 6 Wochen, ggf. mit anschließender Tape-Bandage. Bei Patienten mit chronischer Instabilität nach Grad-II-Verletzungen kann im Verlauf die operative Versorgung indiziert sein. Nach Möglichkeit soll auch hier aus der Schiene heraus funktionell mit Bewegung behandelt werden.

Die **Grad-III-Verletzung**, die Bandruptur, bedarf an manchem Gelenk der operativen Versorgung mit anschließendem Schutz durch eine Schiene für 3–6 Wochen. Auch dabei ist soweit wie möglich die limitierte funktionelle Bewegungstherapie wünschenswert. Bei älteren Patienten, oder wenn andere Umstände dazu zwingen bzw. wenn sich Patienten mit einem gemäßigten Leistungsbedarf auch leichter mit kleinen Abstrichen abfinden können, gilt die Therapie, wie sie für die Grade I und II Gültigkeit hat.

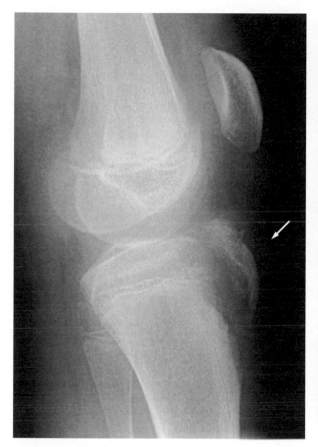

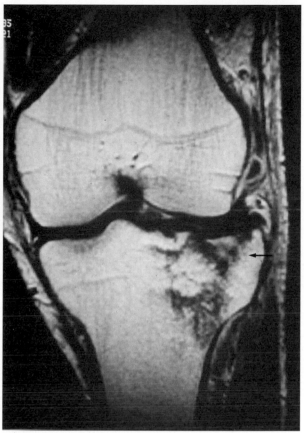

◻ Abb. 8.36 Apophysenausriss der Tuberositas tibiae bei einem 13-jährigen Jungen

◻ Abb. 8.37 MRT-Nachweis von Knochenmarködem (sog. bone bruise) nach Tibiakopffraktur ohne Dislokation der Gelenkfläche

Avulsionsfrakturen

Avulsionsfrakturen (knöcherne Bandausrisse) können bei überhöhter Zugbeanspruchung der Bandstrukturen entstehen (z. B. Ausriss des distalen Patellapols der Patellarsehne, ◻ Abb. 8.36). Je nach Lokalisation erfolgt die operative Refixation oder die Ruhigstellung in Funktionsstellung.

Knorpelverletzungen

▪▪ Definition, Anatomie

Der Knorpel besteht aus den 3 Bausteinen Kollagen, Knorpelzellen und einer weitgehend amorphen Grundsubstanz, in die die Zellen und die Kollagenfasern eingebettet sind.

Die Kollagenfasern halten mit ihrem arkadenartigen Gefüge und dem an der Oberfläche tangenzialen Verlauf die Chondrozyten in ihren Säulen zusammen. Die **Kontusion** des Knorpels führt zu einem Aufplatzen der Kollagenarkaden. Es gibt oft ein blasig anmutendes **Knorpelödem**. Können die aufgeplatzten Fasern die Zellen nicht mehr in ihrem Netz halten, kommt es zur Entstehung von Fissuren und mit der Zeit zur **Fibrillation** (Auffaserung) des Knorpels. Freigesetzte Knorpelzellen werden durch proteolytische Fermente abgebaut. Die Abbauprodukte führen zu einem entzündlichen Reizzustand der Lamina synovialis der Gelenkkapsel.

> **❶ Cave**
> **Diese Synovialitis chondrodetritica produziert Erguss, der seinerseits den Knorpelschaden noch negativ beeinflusst (Circulus vitiosus!).**

Es gelangen mit der Synovialitis mehr Leukozyten ins Gelenk, und unter Mithilfe ihrer lysosomalen Enzyme schreitet die **Knorpeldestruktion** voran.

▪▪ Symptomatik, Diagnostik

Knorpelverletzungen sind oft schwer zu diagnostizieren und werden erst nach Einsatz differenzierter Untersuchungsmethoden, z. B. MRT, konventionelle Tomographie, erkannt. Symptome werden häufig erst nach einem Intervall der Beschwerdefreiheit gesehen und deuten auf eine posttraumatisch bedingte Arthrose hin. Daher liegt die Bedeutung in der Früherkennung.

Folgende Knorpelläsionen lassen sich erfassen:

- **Mikroskopische Läsion** der Chondrozyten und Extrazellulärmatrix ohne makroskopisch erkennbare Knorpelschädigung. Eine verlässliche Methode zur klinischen und apparativen Erfassung der Schädigung des Gelenkknorpels ohne sichtbare Unterbrechung der Gelenkfläche gibt es bisher nicht. Tierexperimentell kann man eine Schädigung der Chondrozyten mit verminderter Kollagen- und Proteoglykansynthese sowie die vermehrte Hydratation und mikroskopische Desorganisation des Gelenkknorpels beobachten. Klinisch lassen sich derartige Zustände im Zusammenhang mit Bandläsionen (z. B. vordere Kreuzbandläsion im Kniegelenk) beobachten, bei denen sich trotz makroskopischer Unversehrtheit des Knorpels kernspintomographisch in 80% ein sog. **bone bruise (Knochenödem)** nachweisen lässt (◻ Abb. 8.37).

— Die partiellen und kompletten **chondralen Abscherverletzungen** sind wegen der fehlenden Blutversorgung in der Therapie problematisch. Kleinere Läsionen (<1 cm) können ohne weiteren Schaden für das betroffene Gelenk ausheilen. Bei größeren Arealen und der Mehrbelastung gesunder angrenzender Bezirke können sich daraus weitere Schäden entwickeln.

— Bei zunehmender Krafteinwirkung entstehen sog. **osteochondrale Läsionen.** Diese führen zu einer lokalen Blutung aus dem subchondralen Raum, aus der undifferenzierte mesenchymale Zellen einwandern. Es kommt zu einer Auffüllung des Knorpeldefektes mit Faserknorpel (Typ-I-Kollagen). Das im Vergleich zum hyalinen Knorpel (Typ-II-Kollagen) minderwertige Reparationsgewebe macht derartige Regionen unter physiologischen Belastungen anfälliger für weitere Verletzungen.

■■ **Therapie**
Begleitende Knorpelverletzungen im Rahmen von Gelenkfrakturen (z. B. Tibiakopffraktur) lassen sich nur durch die **Wiederherstellung der Gelenkfläche** behandeln. Nur eine exakte anatomische Reposition kann die Entstehung der posttraumatischen Arthrose verhindern. Zahlreiche Methoden wurden beschrieben, um Gelenkknorpel zu ersetzen bzw. zu regenerieren. Verschiedene Techniken werden in Abhängigkeit von Lokalisation und Tiefe der Läsion angewendet:

— Mit der sog. **Pridie-Bohrung** oder der »**Mikrofracture-Technik**« wird der subchondrale Raum eröffnet. Es kommt zur Blutung und somit zur Einwanderung mesenchymaler Stammzellen. Defekte werden durch Faserknorpel ersetzt.

— Frische Knorpelabscherungen können mit resorbierbaren (PDLLA-)Stiften refixiert werden.

— Knorpeldefekte können durch die sog. **osteochondrale Autograft-Transplantation (OATS)** ersetzt werden. Obwohl diese Technik nicht neu ist, wird sie erst seit 1993 arthroskopisch assistiert eingesetzt. Hier werden zylindrische osteochondrale Transplantate aus der wenig belasteten lateralen Femurkondyle entnommen und in identisch groß ausgefräste Defekte in der Hauptbelastungszone eingebracht. Defekte >2,5 cm scheinen wegen des großen Hebedefektes für dieses Verfahren nicht geeignet.

— **Autologe Knorpeltransplantation:** Bei diesem Verfahren wird autologer Knorpel aus einer belastungsarmen Zone entnommen. Anschließend werden Chondrozyten durch Gewebezüchtung (»tissue engeneering«) angereichert. In einem 2. Eingriff wird der Defekt mit den angereicherten Chondrozyten aufgefüllt und mit einem Periostlappen abgedichtet. Langzeitresultate nach Knorpeltransplantation zeigen vielversprechende Ergebnisse.

Meniskusverletzungen

■■ **Definition**
Die Menisken dienen am Knie dem Kongruenzausgleich zwischen dem abgeflachten Tibiaplateau und den abgerundeten Femurkondylen. Meniskusläsionen werden nach Form (Längs-, Korbhenkel-, Horizontal-, Radiärruptur) und Lokalisation unterteilt.

❯ **Bei jeder Meniskusläsion ist zu prüfen, ob ein adäquates Trauma vorgelegen hat. Nicht selten sind Meniskusläsionen Gegenstand von versicherungsrechtlichen Fragen, daher sollte bei jeder Arthroskopie die eindeutige Differenzierung zwischen einer frischen traumatischen Läsion und einem degenerativen Schaden histologisch untersucht werden.**

Meniskusverletzungen treten häufig in Kombination mit Kapsel-Band-Verletzungen des Kniegelenkes (frische oder alte vordere Kreuzbandläsion) auf, die sorgfältig abgeklärt werden müssen.

■■ **Therapie**
Liegt eine frische Meniskusläsion vor, sollte nach Möglichkeit die **erhaltende Therapie mit Refixation** erfolgen (◻ Abb. 8.38). Ansonsten wird der meist degenerativ veränderte Meniskusanteil partiell entfernt. Experimentelle Untersuchungen zeigen, dass in Abhängigkeit vom Resektionsausmaß die Kontaktfläche abnimmt und somit die Inkongruenz des tibiofemoralen Gelenkes als arthrosefördernder Faktor zunimmt.

Gelenkerguss

■■ **Definition, Pathogenese**
Bei jeder Gelenkverletzung kommt es in unterschiedlichem Ausmaß zum Gelenkerguss und damit zu einer Bewegungshinderung, was schmerzhaft ist und die Belastbarkeit einschränkt, während die Gelenkstabilität oft herabgesetzt wird. Gelenkerguss kommt durch eine traumatisch bedingte Synovialitis zustande.

❯ **Erguss kann bei erhöhtem Gelenkinnendruck die Kapillarzirkulation behindern und dadurch die Ernährungslage und die Stoffdiffusion im ganzen Gelenkinnenraum stören.**

Seröser Erguss Dieser Erguss ist bierfarben-klar und je nach Viskosität mehr oder weniger fadenziehend. Meist ist er wenig eiweißreich und enthält entsprechend auch wenig zelluläre Elemente (v. a. Leukozyten). Er tritt hauptsächlich bei Knorpelschäden, chronischer Meniskuspathologie und Instabilität auf.

Blutigseröser Erguss Dieser findet sich bei oder nach frischen Verletzungen vom Typus der wandständigen frischen Meniskusablösung, der leichten Kontusion des Gelenkes, der

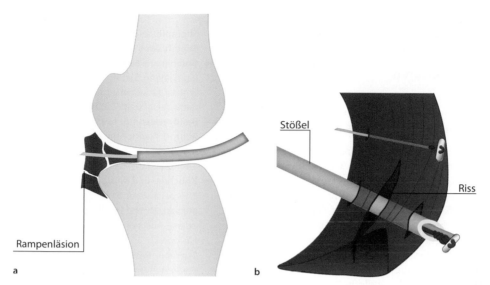

Abb. 8.38 Refixation einer zirkulären Meniskusläsion mit einem Fadenankersystem

geringgradigen Bandverletzung oder nach frischer Patellaluxation. Die Blutbeimengung bei diesem noch durchsichtigen Erguss ist gering.

Trüber seröser Erguss Dieser enthält viel Eiweiß und zelluläre Elemente. Manchmal sind Fibrinagglomerationen und Knorpeldetritus makroskopisch sichtbar. Es kann sich bei ihm um eine Abbauphase eines Hämarthros handeln, bei dem die Erythrozyten schon phagozytiert oder abgebaut sind. Es kann sich aber auch um eine destruktiv, abakteriell entzündliche Situation anderer Genese handeln, wie bei einem schweren Knorpelschaden, bei Arthrose oder bei einem rheumatischen Geschehen.

> **Ein rezidivierend-chronischer Erguss dieser Art ist kein günstiges Zeichen. Man sollte ihn rheumaserologisch, bakteriologisch und auf Zellen untersuchen.**

Eitriger Erguss Die Ergussflüssigkeit ist trüb, oft grau, und ihre Viskosität ist erhöht. Der Zellreichtum ist sehr groß, und zusammen mit den darin enthaltenen Bakterien wird der Knorpel in einer solchen Situation toxisch und fermentativ destruiert.

■■ Symptomatik
Klinisch macht sich der Gelenkerguss durch Schmerzen, eingeschränkte Beweglichkeit (Flüssigkeiten lassen sich nicht komprimieren) und eine verstrichene Kontur der Gelenkform bemerkbar.

■■ Diagnostik, Therapie
Radiologisch zeigen sich eine Verbreiterung des Gelenkspaltes (abgehobene Patella) und ein vermehrter Weichteilschatten. Im Frühstadium lassen sich keine Veränderungen an Knorpel und Knochen nachweisen.

Eine weitere, sehr genaue Untersuchungsmethode ist die **Sonographie**, durch die ein Gelenkerguss nachgewiesen und im Verlauf lokalisiert und quantifiziert werden kann. Bei unklarer Genese (arthrotischer, infektiöser, traumatischer, rheumatischer Erguss) ist die **Gelenkpunktion** unter sonographischer Kontrolle und streng aseptischen Bedingungen mit anschließender Nativuntersuchung des Punktates (Bakteriologie, Histologie, Rheumafaktoren) eine diagnostische und therapeutische Maßnahme.

> **Bei nachgewiesenem Gelenkerguss ist die Punktion nicht nur eine diagnostische, sondern auch eine therapeutische Maßnahme (Schmerzreduktion).**

Die diagnostische Punktion ist bei unklaren Gelenkergüssen gerechtfertigt (z. B. alte Läsion, fraglicher Infekt, Reizerguss). Da bei der Gelenkpunktion ein direkter Kontakt zwischen der Außenwelt und dem intraartikulären Raum entsteht, ist dieser Eingriff unter **streng aseptischen Bedingungen** durchzuführen. Bei frischen knöchernen Verletzungen ist dieser Eingriff wegen der potenziellen Infektgefährdung nur dann indiziert, wenn eine operative Intervention nicht angezeigt ist. Andere Maßnahmen zur Schmerzlinderung und Ergussrückbildung sind die Ruhigstellung des betroffenen Gelenkes, die lokale Kühlung und isometrische Anspannungsübungen (**Quadrizepstraining**).

Hämarthros
■■ Definition, Pathogenese
Ein blutiger Gelenkerguss ist Ausdruck einer **intraartikulären Verletzung** (Fraktur, osteochondrales Flake, Bandruptur, Kapselläsion) oder (selten) einer **vermehrten Blutungsneigung** (Marcumar- bzw. Hämophiliepatient). Die Einblutung dehnt die Synovialmembran. Es kommt durch den akuten intraartikulären Druckanstieg zum verminderten Substrataustausch. Zusätzlich üben die Blutzerfallsprodukte eine **knor-**

pelschädigende Wirkung aus. Knorpelschäden werden auch nach intraartikulären Injektionen (z. B. Kortison, Antiseptika, Antibiotika) beobachtet.

Offene Gelenkfrakturen

> ❗ **Cave**
> Bei offenen Gelenkfrakturen besteht, wie bei allen offenen Frakturen, eine absolute OP-Indikation.

Traumatisch eröffnete Kapselanteile werden débridiert und die Fraktur temporär mittels Fixateur externe überbrückt. Durch den Zug an den Weichteilen mit den anliegenden Kapsel- und Bandstrukturen (**Ligamentotaxis**), kommt es nach Transfixation mit Fixateur externe zu einer deutlichen Entspannung der Weichteile sowie zu einer Aufrichtung der Fraktur. Die Haut darf nie unter Spannung verschlossen werden. Es wird die temporäre Weichteildeckung mit einem synthetischen Hautersatz durchgeführt. Der entstandene Weichteilschaden wird durch **wiederholte Débridements** (alle 24–48 h) evaluiert und die Wunde erneut gereinigt. Die definitive operative Stabilisierung mit Rekonstruktion der Gelenkfläche erfolgt nach Konsolidierung der Weichteilverhältnisse und weitergehender Diagnostik (CT, konventionelle Tomographie).

Nach operativer Stabilisierung mit exakter anatomischer Rekonstruktion der Gelenkfläche und stabiler Fixation sind die Voraussetzungen geschaffen, eine funktionelle Nachbehandlung durchzuführen. Hierzu gehört die Verwendung motorgetriebener Bewegungsschienen, intensive Physiotherapie und die Mobilisation des Patienten. Auch bei schwersten Trümmerfrakturen wird – statt des primären endoprothetischen Gelenkersatzes – die Rekonstruktion des Gelenkes der Versteifung des Gelenkes (Arthrodese) vorgezogen.

In Kürze

Gelenkverletzungen und Luxationen
Bandzerrungen und -rupturen, reine Luxationen (z. B. Schulter, Patella), Gelenkfrakturen in Kombination mit Kapsel-Band-Läsionen (Luxationsfrakturen).
Symptomatik: Funktionseinschränkung, Gelenkinstabilität, Fehlstellung, evtl. Ausbildung einer posttraumatisch bedingten Arthrose.
Diagnostik: im Seitenvergleich. Klinische Untersuchung führt in 80% zur Diagnose. Standardröntgenbilder (2 Ebenen), Ziel- und gehaltene Röntgenaufnahmen, ggf. konventionelle Tomographie, CT und MRT, ggf. Untersuchung in Anästhesie.
Therapie: meist konservativ, absolute OP-Indikation bei offenen Gelenkfrakturen (Fixateur externe, wiederholte Débridements alle 24–48 h). Bei Luxationsfrakturen immer die begleitende Kapsel-Band-Verletzung in die Therapie einbeziehen, funktionelle Nachbehandlung.
- **Gelenkluxation:** evtl. rezidivierende Luxationen (Schulter, Patella, Ellenbogen)

▼

Therapie: sofortige Reposition (Schmerzlinderung, Reperfusion), ggf. in Narkose.
- **Gelenknahe Sehnenluxationen:** Retinakula, Knorpel (Fibrillation), Synovialitis chondrodetritica produziert Erguss, der seinerseits den Knorpelschaden noch negativ beeinflusst (Circulus vitiosus!).
- **Bandverletzungen:** 3 Grade (Dehnung, Zerrung, Ruptur). Avulsionsfrakturen (knöcherne Bandausrisse).
  Therapie: Tape-Bandage, operative Versorgung.
- **Knochen- und Knorpelverletzungen:** Bedeutung der Knorpelläsionen in der Früherkennung (Arthrose). Mikroskopische Läsion sog. bone bruise (Knochenödem), Abscherverletzungen, osteochondrale Läsionen.
  Therapie: Wiederherstellung der Gelenkfläche, Pridie-Bohrung, Mikrofracture-Technik, PDLLA-Stifte, osteochondrale Autograft-Transplantation (OATS), autologe Knorpeltransplantation.
- **Meniskusverletzung:** histologische Differenzierung zwischen frischer traumatischer Läsion und degenerativem Schaden: erhaltende Therapie mit Refixation.
- **Gelenkerguss:** Synovialitis, (blutig-)seröser Erguss, Hämarthros. Bei trübem serösen rezidivierenden, chronischen oder eitrigen Erguss: rheumaserologische und bakteriologische Untersuchung.
  Therapie: Ergusspunktion als diagnostische und therapeutische Maßnahme (Schmerzreduktion), unter streng aseptischen Bedingungen, Quadrizepstraining.

8.2.9 Frakturen im Wachstumsalter

Der kindliche Knochen ist charakterisiert durch seine hohe – mit zunehmendem Alter allerdings abnehmende – Wachstumspotenz und dem damit verbundenen Korrekturvermögen sowie der vergleichsweise raschen Bruchheilung.

> ❯ **Kindliche Frakturen werden in der Regel konservativ behandelt.**

Auf die Ausnahmen und speziellen Indikationen für eine operative Therapie wird in den entsprechenden Kapiteln hingewiesen.

Während das **Längenwachstum** in den Wachstumsfugen (Epiphysenfugen) erfolgt, ist das sehr kräftige Periost für das **Dickenwachstum** und die Frakturheilung verantwortlich. Im epimetaphysären Abschnitt des wachsenden Knochens liegt die besonders verletzliche **Wachstumsfuge**, deren Aufbau im Wesentlichen 4 Zonen beinhaltet (Abb. 8.39):
- Zone des Wachstums
- Zone der knorpeligen Umwandlung
- Verknöcherungszone
- Metaphyse

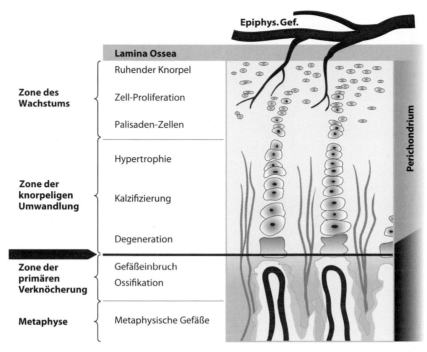

Abb. 8.39 Epiphyse, Epiphysenfuge und Lyse. Gezeigt wird die normale Anatomie der Epiphyse und Epiphysenfuge. Die Lyse erfolgt im Bereich der primären enchondralen Ossifikation und der degenerierten Knorpelzellen. Dabei ist lediglich die Arteriole aus dem Perichondrium unterbrochen, die metaphyseale Arterie und die epiphyseale Arterie bleiben intakt. Die Fraktur (*Pfeil*) findet zwischen der Zone der primären Verknöcherung und der Zone der Degeneration der Knorpelsäulen statt. Keine Schädigung der Wachstumszone, das Stratum germinativum bleibt intakt

Frakturen der langen Röhrenknochen

Die gute Schienung des kindlichen Knochens durch den dicken Periostschlauch bedingt, dass letzterer vielfach trotz Fraktur nur einseitig einreißt (sog. Grünholzfraktur, ☐ Abb. 8.9), oder intakt bleibt, was gleichzeitig ein Repositionshindernis darstellen kann.

> **Definition**
>
> Beim metaphysären **Wulstbruch** wird aufgrund einer Stauchung die Spongiosa nur aufgeworfen, beim **Knickbruch liegt** eine Achsenknickung ohne Periostzerstörung vor.

Korrekturmechanismen des wachsenden Skeletts

Durch Remodellieren im Rahmen der Frakturheilung sowie durch ungleichmäßiges Längenwachstum im Bereich der Epiphysenfugen besitzt das kindliche Skelett die Fähigkeit, Fehlstellungen im Verlauf des weiteren Wachstums spontan auszugleichen und eine korrekte Belastungsebene wiederherzustellen.

- **Korrektur von Seit-zu-Seit-Verschiebungen:** Hier liegt eine rein periostale Korrektur durch An- und Abbau vor, bei der durch periostales Remodeling die ursprüngliche Form bis zum 11. Lebensjahr meist vollständig korrigiert werden kann.
- **Korrektur von Achsabweichungen in der Frontal- und Sagittalebene:** Diese Korrekturen erfolgen sowohl durch periostalen An- und Abbau als auch durch die Epiphyse, die sich während des Wachstums senkrecht zur Belastungsebene einstellt. Das Ausmaß der Korrekturpotenz richtet sich einerseits nach dem Alter des Kindes, der Lokalisation der Fraktur und dem Anteil des Längenwachstums der entsprechenden Epiphysenfuge. In der Regel werden Spontankorrekturen bis zum 10. Lebensjahr ausgeglichen (☐ Abb. 8.40).
- **Korrektur von Verkürzungsfehlstellungen:** Hier liegt ein rein epiphysärer Korrekturmechanismus vor, bei dem die umgebenden Wachstumsfugen bis zum 10. Lebensjahr in der Lage sind, Verkürzungen durch vermehrtes Längenwachstum auszugleichen.
- **Korrektur von Rotationsfehlern:** Diese sind lediglich im Rahmen von physiologischen Distorsionsvorgängen (Femur, Humerus) nachweisbar.

> ❯ **Rotationsfehler werden bei kindlichen Frakturen am wenigsten spontan ausgeglichen.**

Frakturformen

Beim Kind treten alle Bruchformen wie beim Erwachsenen auf, wobei für die spätere Therapie zwischen stabilen und instabilen Frakturen unterschieden werden muss:

- Bei **stabilen Frakturen** stehen die Fragmentenden aufeinander. Es kann ein Achsenfehler, jedoch keine Verkürzung vorliegen, z. B. Torsionsbruch der Tibia.

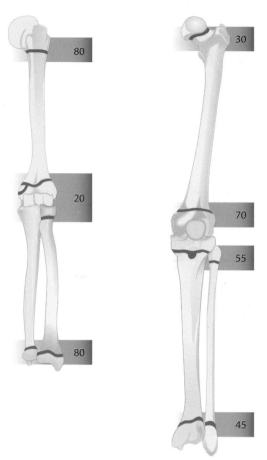

■ **Abb. 8.40** Wachstumsanteil der einzelnen Epiphysenfugen am Längenwachstum der zugehörigen Knochen in Prozenten. Der Wachstumsanteil der einzelnen Epiphysenfugen ist an den oberen Extremitäten exzentrischer verteilt als an den unteren Extremitäten

eine Kortikalis vollständig, die Gegenkortikalis jedoch unvollständig gebrochen. Dieses ist durch den dicken kindlichen **Periostschlauch** bedingt, der trotz Fraktur einseitig erhalten bleiben kann. Eingeschlagenes Periost kann ein Repositionshindernis darstellen. Bei Reposition derartiger Frakturen kommt es an der Konkavseite der Fraktur, bei der lediglich eine inkomplette Fraktur vorliegt, zu einer schnellen Frakturheilung, wogegen an der Konvexseite (komplette Fraktur) eine zeitliche Verzögerung der Durchbauung festzustellen ist.

❶ **Cave**
Dieses birgt die Gefahr der Refraktur innerhalb des 1. Jahres nach Trauma mit sich.

Frakturen der Metaphysen

Metaphysäre **Wulstbrüche** treten im spongiösen Bereich der Metaphyse an der hier dünner werdenden Kortikalis auf. Diese Frakturen weisen eine Einstauchung der Spongiosa mit Wulstbildung auf.

Auch hier können **metaphysäre Biegungsbrüche (Grünholzfrakturen)** entstehen. Bei der Frakturheilung kommt es zur gleichzeitigen Stimulation der Wachstumsfuge, was ein vermehrtes Längenwachstum der verletzten Extremität nach sich ziehen kann.

❱ **Komplette metaphysäre Frakturen sind meist am distalen Humerus (suprakondyläre Frakturen) zu beobachten. Um Drehfehler zu vermeiden, wird hier die Indikation zum offenen operativen Vorgehen großzügig gestellt.**

Gelenknahe und Gelenkfrakturen

Bei Frakturen im Kindesalter ist die Beziehung der Fraktur zur Wachstumsfuge entscheidend. Die gebräuchlichsten Einteilungen von Epiphysenfrakturen sind die nach **Aitken** und die nach **Salter Harris** (■ Abb. 8.41, Aitken I–III, Salter Harris I–V).

— Die Epiphysenfraktur nach **Aitken I** beinhaltet eine Epiphysenlösung unter Ausbildung eines metaphysären Biegekeils (■ Abb. 8.41, A1). Da das Stratum germinativum (Wachstumszone) unversehrt bleibt, kommt es bei diesem Frakturtyp zu keinen Wachstumsstörungen.

— Bei **instabilen Schaftfrakturen** liegt eine komplette Dislokation der Frakturenden sowie eine Verkürzungstendenz vor.

Eine Sonderform kindlicher Frakturen sind **diaphysäre Biegungsbrüche (Grünholzfrakturen, ■ Abb. 8.9). Hier ist die

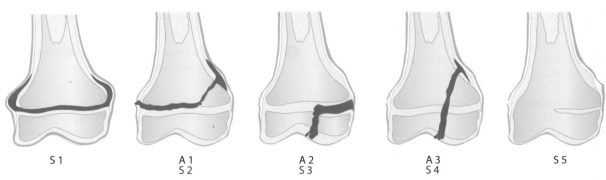

| S 1 | A 1
S 2 | A 2
S 3 | A 3
S 4 | S 5 |

■ **Abb. 8.41** Klassifikation der Epiphysenverletzungen nach Salter und Aitken

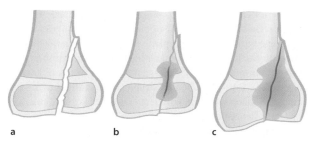

Abb. 8.42 Die Frakturheilung nach epiphysärer Fugenfraktur. **a** Dislokation im Bereich des Stratum germinativum. **b** Kallusbrücke zwischen Metaphyse und Epiphyse. Zerstörung des Stratum germinativum in diesem Bereich. **c** Partielle Epiphyseodese. Vorerst normales Wachstum des nicht verletzten Fugenanteils, allmähliches Schiefwachstum mit Verkürzung

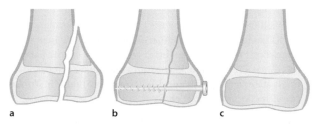

Abb. 8.43 Behandlungsprinzip der Frakturen Typus Aitken II und III. **a** Fraktursitus. **b** Zugschraubenosteosynthese, womit der Frakturspalt nur noch virtuell vorhanden ist. Kein Platz für Brückenkallus, »wasserdichte« Reposition«. **c** Nach Frakturheilung normales Wachstum, da keine lokale Epiphyseodese auftreten kann

- Bei der **Aitken-II-Fraktur** (■ Abb. 8.41, A2) handelt es sich um eine Epiphysenfraktur ohne metaphysäre Beteiligung.
- Kommt es aufgrund zusätzlicher Biegekräfte zum Ausbilden eines metaphysären Biegekeils (■ Abb. 8.41, A3) handelt es sich um eine **Aitken-III-Fraktur**. Diese hat aufgrund der Durchquerung bzw. Einstauchung der Wachstumszone häufig Wachstumsstörungen zur Folge. Das verletzte Stratum germinativum hat die Tendenz, vorzeitig zu verknöchern bzw. eine umschriebene Kallusbrücke zwischen Epi- und Metaphyse zu bilden (■ Abb. 8.42). Da dabei der nicht verletzte Fugenanteil meist weiter wächst, kommt es zu allmählichem Schiefwachstum und schließlich Fehlstellung im Gelenk.

■ ■ Therapie

Aitken I (einfache Epiphysenlösung) lässt sich konservativ therapieren. Bei einem zusätzlichen metaphysären Keil muss wie bei der Grünholzfraktur die Fehlstellung zunächst wieder verstärkt werden, um sie dann zu reponieren.

> Bei epiphysären Fugenfrakturen (Aitken II und III) ist die exakte anatomische Einstellung der Gelenkfläche z. B. mit epiphysär platzierten Zugschrauben (■ Abb. 8.43, ■ Abb. 8.44) erforderlich, um spätere Wachstumsstörungen (■ Abb. 8.42c) zu vermeiden.

Übergangsfrakturen

Diese betreffen Frakturen der Epiphysenregion im Adoleszentenalter, bei **partiell verknöcherter** Fuge. Scherverletzungen, die bei erhaltenen Epiphysenfugen zur Epiphysiolyse führen

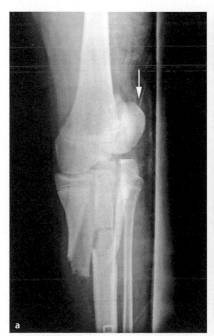
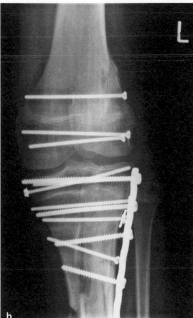
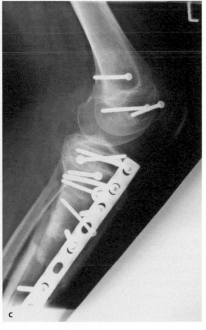

Abb. 8.44 Offene Trümmerfraktur III. Grades des linken Kniegelenkes bei einem 14-jährigen Jungen. **a** Ausgedehnte Trümmerzone im Tibiaplateau und Fraktur der lateralen Femurkondyle (*Pfeil*, Aitken III). **b, c** Offene Reposition mit epiphysärer und metaphysärer Verschraubung der Fraktur unter Wiederherstellung der Epiphysenfuge. Das Osteosynthesematerial schont die Epiphysenfugen

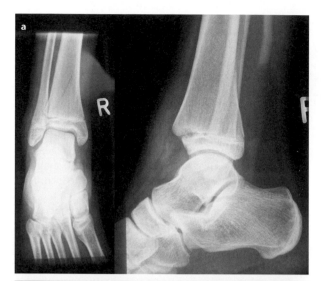

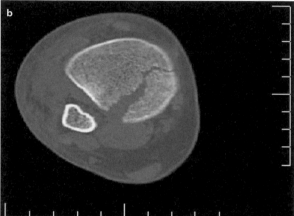

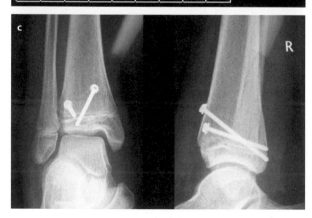

◘ Abb. 8.45 Triplane-Fraktur eines 15-jährigen Jungen. **a** Konventionelle Röntgenaufnahme in 2 Ebenen. **b** Die axiale CT- Schichtaufnahme zeigt das wahre Ausmaß der Dislokation. **c** Postoperative Kontrolle in 2 Ebenen nach geschlossener Reposition und perkutaner Schraubenosteosynthese.

würden, bedingen eine Ablösung der Epiphyse am mechanisch schwächsten Teil. Der noch nicht verknöcherte Anteil der Fuge wird gelöst (»two-plane-Fraktur«). Bei zusätzlichen Biegemomenten kann ein metaphysärer Keil mit ausbrechen (»tri-plane-Fraktur«). Übergangsfrakturen werden häufig übersehen. Bei Verdacht sind dringend Zielaufnahmen oder eine CT-Untersuchung indiziert. Diese Frakturen müssen operativ behandelt werden, um eine spätere Arthrose und Fehlstellungen zu vermeiden (◘ Abb. 8.45).

Management kindlicher Frakturen

Die speziellen Formen kindlicher Frakturen werden in den einzelnen Abschnitten abgehandelt. Müssen kindliche Frakturen reponiert werden, so muss dieses immer in Allgemeinnarkose erfolgen. Das Repositionsergebnis muss intraoperativ überprüft (Bildwandler) und ggf. auf eine perkutane oder offene Reposition umgestiegen werden (**OP-Bereitschaft**). Dieses vermeidet mehrmalige Repositionsmanöver in Narkose. Wird Osteosynthesematerial eingebracht, so erfolgt dieses im Allgemeinen mit Kirschner-Drähten oder kleinen Zugschrauben. Die Epiphysenfugen werden nur in Ausnahmefällen durchkreuzt, um Wachstumsstörungen zu vermeiden. Implantate werden nach Konsolidierung der Fraktur (4–6 Wochen) wieder in Narkose entfernt.

Komplikationen

Durchblutungsstörungen werden durch Einklemmung eines Gefäß-/Nervenbündels, Gefäßspasmus bei hypotoner Kreislauflage oder einen Gefäßabriss bedingt. Tritt nach Reposition keine Erholung der peripheren Pulse auf, ist das Gefäß nach weiterer Diagnostik (Duplex-Sonographie, Angiographie) notfallmäßig freizulegen.

Nervenläsionen werden in ca. 3% der kindlichen suprakondylären Frakturen gesehen und sind meist die Folge der akuten Überdehnung beim Unfallereignis. Sie sind genau neurologisch zu dokumentieren, bilden sich jedoch im weiteren Verlauf meist spontan zurück.

Die **Volkmann-Kontraktur** als Folge eines abgelaufenen Kompartmentsyndroms (meist am Unterarm) kann nach Fraktur bedingt durch ein großes Frakturhämatom entstehen. Hauptursache sind jedoch abschnürende Verbände (zirkulärer Gips, ► Abschn. 8.2.4), die zunächst zu einer venösen Abflussstörung führen.

❶ Cave

Aus dieser kann sich im weiteren Verlauf über das sich entwickelnde Ödem und Anstieg des Gewebedruckes eine arterielle Durchblutungsstörung mit zunehmender Hypoxie und irreversibler Schädigung der Muskulatur (manifestes Kompartmentsyndrom) entwickeln.

Werden die Warnzeichen (Parästhesien, Schmerzen, erhöhter Kompartmentdruck mit glänzender Haut und vermehrtem Turgor) übersehen, entsteht das Vollbild der Volkmann-Kontraktur mit ausgedehnten **Beugekontrakturen** der Finger und der Hand sowie bei zusätzlichen Nervenschädigungen bleibende **Sensibilitätsausfälle** und Atrophie der kleinen Handmuskeln.

Frakturen im Wachstumsalter

- In der Regel konservative Therapie der kindlichen Frakturen
- Frakturen der langen Röhrenknochen: dicker Periostschlauch (Grünholzfraktur), evtl. Repositionshindernis
- Korrekturmechanismen des wachsenden Skeletts (Remodeling): oft vollständige Spontankorrekturen bis zum 11. Lebensjahr (Rotationsfehler am wenigsten)
- Management kindlicher Frakturen: reponieren immer in Allgemeinnarkose mit OP-Bereitschaft
- Komplikationen: Durchblutungsstörungen, Nervenläsionen, Volkmann-Kontraktur (nach Kompartmentsyndrom): Beugekontrakturen, Sensibilitätsausfälle

Frakturformen

Schaftfrakturen: stabile und instabile, diaphysäre Biegungsbrüche (Grünholzfrakturen), Periostschlauch (Gefahr der Refraktur innerhalb des 1. Jahres).
Frakturen der Metaphysen: Wulst- und Biegungsbrüche (Grünholzfrakturen). Komplette metaphysäre Frakturen, meist am distalen Humerus (suprakondyläre Frakturen): großzügige Indikation zum offenen operativen Vorgehen.
Gelenknahe und Gelenkfrakturen: Aitken I–III, Salter Harris I–V. Übergangsfrakturen Aitken I (einfache Epiphysenlösung): konservative Therapie. Epiphysäre Fugenfrakturen (Aitken II und III, mögliche Wachstumsstörungen): operative Therapie (Zugschrauben).
Übergangsfrakturen (Adoleszentenalter), partiell verknöcherte Fuge.

8.3 Verletzungen der Schulter

Das Schultergelenk ist das beweglichste Gelenk des menschlichen Körpers. Die gute Beweglichkeit wird durch eine komplexe Anatomie gewährleistet, die andererseits die hohe **Verletzungsanfälligkeit** dieses Gelenkes erklärt. So ist die Gelenkfläche des Humeruskopfes 3-mal größer als die der Pfanne. Dieses begünstigt die Luxationsanfälligkeit. Die Schulter ist, im Gegensatz zu anderen Gelenken, wesentlich durch Muskeln, Sehnen und Bänder geführt. Die Sehnen können sich im Laufe des Lebens degenerativ verändern und rupturieren. Zusätzlich ist die Fixation des Schultergelenkes zum Thorax nur durch kleine Gelenke gewährleistet, die ebenfalls verletzungsanfällig sind.

8.3.1 Untersuchung der Schulter

> **Definition**
>
> Die Schulter ist eine komplexe funktionelle Einheit, die aus Schultergürtel, Schultergelenk und proximalem Armbereich besteht.

Inspektion

Sie erfolgt am stehenden und am sitzenden Patienten, von vorn, von der Seite, von hinten und bei Bewegung der Schulter.

Die **Klavikula** zieht normalerweise von medial in einem Winkel von 30° nach dorsal. Bei schlechter Haltung mit hochgezogener Thorakalkyphose liegen die Klavikulae in der Frontalebene.

Die **Skapula** liegt dem Thorax flach an. Ihre Margo vertebralis steht senkrecht und verläuft parallel zur Wirbelsäule. Die Spina scapulae trennt die beiden Fossae, die mit dem M. supraspinatus und dem M. infraspinatus gefüllt sind.

Pathologischer Skapulastand

Die **Scapula alata** weist einen abstehenden Angulus caudalis auf. Sie kommt vor bei thorakalen Skoliosen, muskelschlaffer Haltung und bei einer Lähmung des M. serratus anterior. Als **Scapula alta** steht sie zu hoch, z. B. beim seltenen angeborenen Schulterhochstand, der sog. **Sprengel[8]-Deformität**, bei der die proximale omovertebrale Muskulatur durch eine Fehlanlage der Schulter zu weit kranial an die Wirbelsäule fixiert ist. Exostosen an der Skapula können ebenfalls ein Abstehen derselben bewirken. Häufig verursachen solche Exostosen bei Bewegungen ein Schulterblattknacken.

Am Schultereck sind Form und Prominenz des Akromions ein wichtiger Anhaltspunkt zur Beurteilung der Schulterblattposition. Ebenso die Stellung des lateralen Klavikulaendes. Asymmetrische Bewegungen bei passiver und aktiver Schulterfunktion (Vergleich mit der Gegenseite) sind Zeichen von Störungen im Bewegungsapparat dieser Region (auch Tumoren).

Palpation

Bei der Palpation wird die **Hauttemperatur** im Vergleich erfühlt. Ebenso Schwellungen und Verhärtungen. Die Erfassung der **Knochenform** ist wichtig für die Feststellung von Frakturen, Luxationen und Tumorveränderungen.

Die **Muskulatur** ist abzusuchen auf Atrophien (M. deltoideus bei Axillarislähmung, M. supraspinatus bei Sehnenrupturen im Bereich des Schultercuffs). Nicht selten finden sich Kontrakturen der Schulteraufhängemuskulatur und typische Myogelosen, besonders im M. levator scapulae.

Von den **Gelenken** sind das Sternoklavikulargelenk und das Akromioklavikulargelenk auf Schwellung und Fehlstellung hin zu untersuchen (**Klaviertastenphänomen** beim Akromioklavikulargelenk). Das Tuberculum majus als Insertionsstelle des M. supraspinatus kann bei Läsionen oder Abrissen besonders schmerzhaft sein.

---

8 Otto G. Sprengel, Chirurg, Braunschweig, 1852–1915

8

Am Processus coracoideus gibt es Tendinosen der dort inserierenden Korakobrachialmuskulatur. Eine intraartikuläre **Krepitation** bleibt sowohl bei passiver als auch bei aktiver Bewegung spürbar, während extraartikulär bedingte Krepitationen bei passiver Bewegung verschwinden.

Das Lager der langen **Bizepssehne** kann schmerzhaft sein. Die Sehne liegt zwischen Tuberculum majus und Tuberculum minus in einer Scheide. Krepitationen wie bei Tendovaginitis sind möglich. Ebenso kommt es bei einer traumatisch bedingten Läsion der Sehnenscheide zu Subluxationsmöglichkeiten der Sehne aus ihrem Bett, was v. a. bei physisch stark geforderten Individuen Schwierigkeiten verursachen kann. Ein vergleichsweise mit der Gegenseite tiefstehender Bizepsbauch bei Flexion im Ellenbogen spricht für einen Abriss dieser Sehne im Bereich der Schulterpassage. Ein Hochstand des Bizepsbauches wird bei Abriss der Bizepssehne am Radius festgestellt.

Prüfung der Beweglichkeit

Diese erfolgt nach der Neutral-Null-Methode (◘ Abb. 8.46). Die Beweglichkeit, einschließlich der Bewegung im Schultergürtel beträgt für die Ab-/Adduktion 180–0–40°, für Ante-/Retroversion 170–0–40°, für die Innen-/Außenrotation 95–0–60°. Wichtig ist bei der Erfassung der Beweglichkeit der Schulter die Untersuchung der kontralateralen Seite sowie die Untersuchung in Innen- und Außenrotation, bei der individuelle Unterschiede besonders deutlich werden.

Wichtige Funktionsbegriffe

> **Definition**
>
> **Nackengriff:** Die Hand wird auf den Nacken gelegt, der Daumen weist nach kaudal (Flexion/Abduktion/Außenrotation).
>
> **Schürzengriff:** Die Hand wird auf die LWS gelegt, der Daumen weist nach kranial (Schürze binden). Diese Bewegung umfasst Extension/Abduktion/Innenrotation.

Bei diesen beiden Griffstellungen kann man als Maß für die Beurteilung des Verlaufs nach Trauma und Therapie den Abstand vom Daumen bis zur Spina der Vertebra prominens (C7) messen.

> ❯ Bei diesen Bewegungen muss das Mitgehen des Schulterblatts genau beobachtet werden. Ein vorzeitiges Mitgehen ist ein Hinweis auf die eingeschränkte Beweglichkeit im eigentlichen Skapulohumeralgelenk.

Die Bewegungen im Schultergelenk erfolgen in 2 Gleitschichten:

- **Glenohumerales Gelenk:** Der Humeruskopf dreht gegen die Schultergelenkpfanne und die umfassende Gelenkkapsel.
- **Subakromiale Verschiebeschicht:** Die Kapsel mit der integrierten Rotatorensehnenmanschette dreht gegen das Akromion und das Lig. coracoacromiale. Dabei wird die Bursa subacromialis als 2. Verschiebeschicht benutzt.

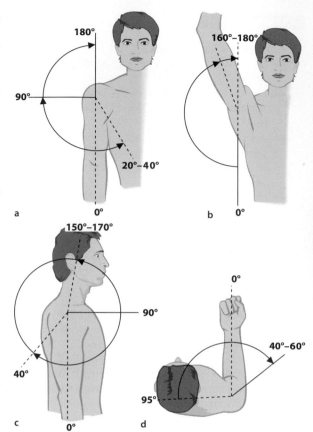

◘ **Abb. 8.46** Schultergelenkbeweglichkeit. **a** Abduktion/Adduktion, **b** Hochhalten des Armes, **c** Flexion (Vorheben), Extension (Rückheben), **d** Rotationsbewegung bei hängendem Arm und flektiertem Ellenbogengelenk

Bei Läsionen oder Verkalkungen im ansatznahen Bereich oder im muskulären Verlauf der **Supraspinatussehne** im sog. Rotatorensehnencuff ist deshalb die Bewegung in typischer Weise limitiert. Es fehlt die normale Verschieblichkeit und schon bei 60° aktiver Abduktion des Armes kommt es zu einer subakromialen Einengung und daraus resultierender typischer Schmerzen, die sich bei weiterer aktiver Abduktion verschlechtern. Hilft man passiv über diesen »toten Punkt« nach, dann kann von 120° an der Arm mit vollem Ausmaß wieder durch eigene Kraft abduziert werden. Bewegungseinschränkungen anderer Art können osteogenen, arthrogenen, desmogenen oder myogenen Ursprungs sein. Zur Differenzierung hilft die genaue **Palpation mit Funktionsprüfung** der einzelnen Schultermuskeln.

Umfangmessungen am Oberarm

10 und 15 cm oberhalb des Epicondylus radialis humeri bei rechtwinklig gebeugtem Arm. Die Oberarmlänge wird gemessen von der Akromionspitze bis zum Epicondylus ulnaris humeri.

Apparative Diagnostik

Röntgenuntersuchung: Schultergelenk a.-p. innenrotiert, a.-p. außenrotiert und axial. Skapula a.-p. und tangential (Raum zwischen Thoraxwand und Skapula, z. B. bei Exostosen).

Die **Sonographie** ermöglicht die dynamische Untersuchung der Rotatorenmanschette und die Erfassung von Rupturen in dieser Region. Weitergehende Diagnostik (z. B. Labrumläsionen, Verletzungen der Rotatorenmanschette) sind durch spezielle kernspintomographische Untersuchungen zu erfassen und in Spezialfällen indiziert.

In Kürze

Untersuchungen der Schulter
Palpation: Hauttemperatur, Knochenform, Muskulatur, Gelenke: Schwellung, Fehlstellung (Klaviertastenphänomen beim AC-Gelenk), Tuberculum majus, Bizepssehne, Prüfung der Beweglichkeit (Neutral-Null-Methode, Nackengriff, Schürzengriff: Mitgehen des Schulterblatts inneres Gelenk, äußeres Gelenk), Umfangmessungen am Oberarm
Apparative Diagnostik: Röntgenuntersuchung, Sonographie

8.3.2 Klavikula

Frakturen

■■ Definition

Frakturen der Klavikula entstehen durch Sturz auf den ausgestreckten Arm oder auf die Schulter.

Entsprechend der Lokalisation werden Frakturen des medialen, mittleren und lateralen Drittels unterschieden. Über 70% der Klavikulafrakturen liegen im mittleren Drittel, wogegen sternumnahe mediale Frakturen oder sternoklavikuläre Luxationen selten vorkommen. Laterale Klavikulafrakturen werden wegen der gleichzeitigen Verletzungen der korakoklavikulären Bänder gesondert klassifiziert.

■■ Therapie

Klavikulaschaftfrakturen wurden lange Zeit konservativ mittels Ruhigstellung im Rucksackverband behandelt. Die typische kraniale Fehlstellung des medialen Fragmentes wird durch Zug an beiden Schultern nach hinten und anschließende Ruhigstellung mit einem **Rucksackverband** ausgeglichen. Dieser Verband muss so straff sitzen, dass es für den Patienten gerade noch angenehm ist und darf bei herabhängendem Arm keine neurologischen Störungen oder venöse Stauungen hervorrufen. Der Verband muss regelmäßig nachgezogen werden. Die Ruhigstellung erfolgt für ca. 4 Wochen mit begleitender aktiver Schultermobilisation nach Abklingen der Schmerzen.

Bei Dislokation um eine Schaftbreite zeigen osteosynthetische Techniken (Plattenosteosynthese oder intramedulläre Schienung) nach neueren Veröffentlichungen ein besseres funktionelles Ergebnis.

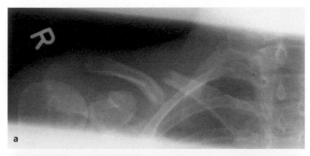

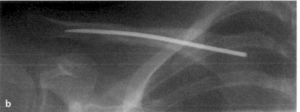

◨ Abb. 8.47 a Fraktur der Klavikula im Schaftbereich. **b** Ausheilungsbild nach intramedullärer Schienung mittels Titan-Elastic-Nagel (TEN)

Bei drohender Hautperforation durch Fragmente, offene Fraktur, neurologische Ausfälle oder Pseudarthrose ist ebenfalls die operative Stabilisierung derartiger Frakturen angezeigt (◨ Abb. 8.47).

> **Bei Frakturen im medialen Drittel und Luxationsverletzungen im Sternoklavikulargelenk besteht die Indikation zur Operation.**

Derartige Verletzungen werden häufig sekundär erkannt und sind klinisch durch einen Druckschmerz in der Fraktur-Luxations-Region, evtl. mit Krepitation zu diagnostizieren. Radiologisch sind sie durch spezielle Röntgenaufnahmen oder CT-Untersuchungen zu verifizieren.

Laterale Klavikulafrakturen werden nach der Einteilung von Breitner, an der Lokalisation der Fraktur zu den korakoklavikulären Bändern klassifiziert und die erforderliche Therapie abgeleitet (◨ Abb. 8.48).

- Bei **Typ-I-Frakturen** (Fraktur lateral der korakoklavikulären Bänder) sind die Bänder erhalten. Es liegt eine relativ stabile Situation ohne Luxationstendenz vor. Diese Frakturen werden konservativ (**Gilchrist-Verband**) behandelt.
- **Typ-II-Frakturen** werden operativ (**Zuggurtungsosteosynthese**, Kleinfragmentplättchen) behandelt, da das mediale Fragment keine intakte Bandverbindung besitzt.
- **Typ-III-Frakturen** können wie Frakturen des mittleren Klavikuladrittels konservativ im **Rucksackverband** behandelt werden.
- **Typ-IV-Frakturen** sind Verletzungen im Kindes- und Jugendalter. Hier handelt es sich meist um Epiphysenlösungen mit Dislokation des medialen Fragmentes nach unten oder nach oben mit Luxation aus dem Periostschlauch heraus. Die Therapie ist in der Regel konservativ (**Rucksackverband**).

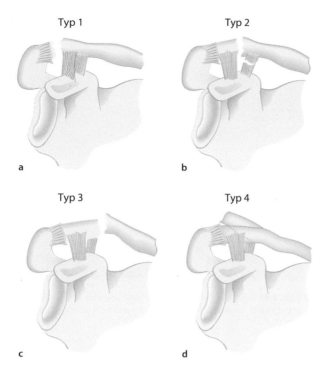

Typ 1   Typ 2

a   b

Typ 3   Typ 4

c   d

Abb. 8.48 Klassifikation der lateralen Klavikulafrakturen nach Jäger und Breitner **a** Fraktur lateral der korakoklavikulären Bänder (stabile Fraktur). **b** Partielle Ruptur der korakoklavikulären Bänder (Dislokation des medialen Fragments. **c** Fraktur medial der korakoklavikulären Bänder (entspricht Klavikulafraktur im mittleren Drittel). **d** Ausschälung des lateralen Klavikulaendes aus Periostschlauch (Verletzung von Kindern und Jugendlichen)

In Kürze

Klavikula
Frakturen des medialen, mittleren (>70%) und lateralen Drittels.
Therapie:
- Klavikulaschaftfrakturen in der Regel konservativ: Rucksackverband (4 Wochen) mit begleitender aktiver Schultermobilisation nach Abklingen der Schmerzen.
- Bei Frakturen im medialen Drittel und Luxationsverletzungen im Sternoklavikulargelenk besteht die Indikation zur Operation.
- Laterale Klavikulafrakturen werden nach der Einteilung von Breitner (Lokalisation der Fraktur zu den korakoklavikulären Bändern): Gilchrist-Verband, operativ (Zuggurtungsosteosynthese, Kleinfragmentplättchen), Rucksackverband

---

8.3.3 Skapula

Frakturen

■ ■ **Definition**

Schulterblattfrakturen sind in 5–7% an Verletzungen der Schulterregion beteiligt. Da die Skapula von einem dicken Weichteilmantel und dem Thorax geschützt ist, ist eine Skapulafraktur immer Ausdruck einer hohen Gewalteinwirkung. Mögliche **Zusatzverletzungen** (A. und N. axillaris, N. suprascapularis in der Incisura scapulae, Plexus brachialis) müssen besonders beachtet werden.

Es lassen sich intraartikuläre (Glenoid) von extraartikulären Frakturen unterscheiden. In der klinischen Praxis werden 5 Gruppen unterschieden
- Skapulakörperfrakturen
- Skapulafortsatzfrakturen
  - Akromion
  - Korakoid
  - Spina scapulae
- Skapulahalsfrakturen
- Glenoidfrakturen
- Skapulafrakturen in Kombination mit Humeruskopffrakturen

■ ■ **Diagnostik**

❯ **Besonders in der Behandlung polytraumatisierter Patienten auftretende Skapulafrakturen werden häufig initial übersehen und erst sekundär diagnostiziert.**

Hinweise geben die **klinische Untersuchung** (Kontusionsmarken) und die **Thoraxübersichtsaufnahme**. Weitere spezielle Aufnahmen sind die Schulter a.-p. (Beurteilung des Glenoids) und die Y-Aufnahme nach Neer (Beurteilung des Korpus und Akromions). Zur genauen Operationsplanung empfiehlt sich die **CT-Untersuchung** mit 2- oder 3-dimensionaler Rekonstruktion (**Abb. 8.49**).

■ ■ **Therapie**

Skapulakörperfrakturen werden in der Regel durch Ruhigstellung und Mobilisation der Schulter nach Abklingen der Beschwerden konservativ behandelt. **Skapulafortsatzfrakturen** werden, je nach Dislokationsgrad und Schwere der Begleitverletzungen operativ oder konservativ behandelt.

Glenoidfrakturen mit Dislokation (>2 mm) werden operativ (Schraubenosteosynthese) behandelt (**Abb. 8.49**). **Skapulahalsfrakturen** werden bei starker Dislokation und begleitender Klavikulafraktur operativ behandelt (Plattenosteosynthese), da bei dieser schweren Verletzungskombination jede knöcherne Verbindung mit dem Stammskelett unterbrochen ist.

Luxationen der Skapula

Hierbei handelt es sich um schwerste Verletzungen, bei denen das Schulterblatt aus dem bedeckenden Muskelmantel ausgehülst wird. Unterschieden wird die **intrathorakale Dislokation**, bei der die Skapula zwischen 2 Rippen hinein luxiert

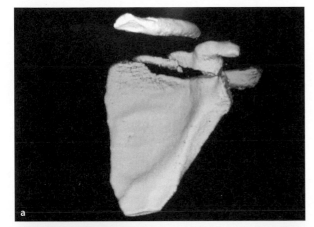

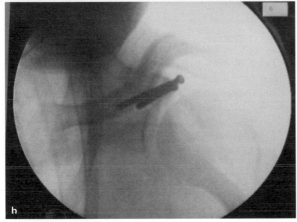

Abb. 8.49 Glenoidfraktur im oberen Drittel. **a** 3-dimensionale CT-Darstellung, **b** offene Reposition und Schraubenosteosynthese

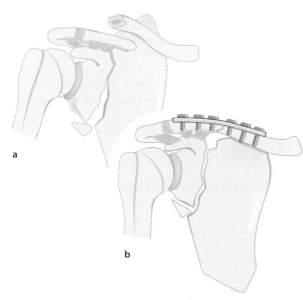

Abb. 8.50 a Instabile Skapulafraktur mit Schlüsselbeinbruch. **b** Dank Osteosynthese des Schlüsselbeins reponiert sich die Skapulafraktur in der Regel

(sog. **geschlossene oder Four-quarter-Amputation**) von der **skapulothorakalen Dissoziation**. Hier ist die Dissoziation der Skapula vom Rumpfskelett von klaffenden Zerreißungen des Akromioklavikulargelenkes oder dehiszenten Klavikulafrakturen begleitet. Plexusschäden unterschiedlicher Schweregrade sind die Regel.

> **Ist die Erhaltung des Armes möglich, ist die Stabilisierung der Klavikula oder des Akromions angezeigt** (**Abb. 8.50**).

In Kürze

Skapula
Frakturen: bei großer Gewalteinwirkung, Zusatzverletzungen (Nerven, Gefäße). **Luxationen:** intrathorakale (geschlossene oder Four-quarter-Amputation) und skapulothorakale Dislokation (Plexusschäden).
Diagnostik: Kontusionsmarken, Thoraxübersichtsaufnahme, CT.
Therapie: je nach Dislokationsgrad und Schwere der Begleitverletzungen operativ oder konservativ.

8.3.4 Sternoklavikulargelenk

■■ Anatomie
Die Articulatio sternoclavicularis stellt als bewegliche Verbindung zwischen Schlüsselbein und Brustbein die einzige Skelettverbindung der oberen Extremitäten mit dem Rumpf dar. Die Gelenkflächen und der konstant vorhandene Discus articularis, der das Gelenk in 2 gesonderte Gelenkhöhlen aufteilt, bestehen aus Faserknorpel. Die Bandverbindungen, die das Gelenk mit seiner flachen Pfanne am Sternum festhalten, sind Ligg. sternoclaviculare und costoclaviculare. Das Gelenk ist in allen Ebenen beweglich. Die Klavikula kann sich auf einem Kegelmantel bewegen.

■■ Verletzungsformen
Die mediale Gelenkverbindung des Schlüsselbeins wird viel seltener als die laterale verletzt. Am häufigsten ist hier die sternoklavikulare **Luxation** zu beobachten, die oft durch direkte Gewalteinwirkung auf die mediale Partie des Schlüsselbeins, seltener indirekt, ausgelöst wird. Meist kommt es dabei zu einer Verschiebung des medialen Klavikularendes nach vorn/unten über die 1. Rippe und das Sternum. Seltener gibt es die Dislokation hinter das Brustbein ins Mediastinum.

■■ Symptomatik, Diagnostik
Bei der **vorderen Luxation** lässt sich das Klavikulaende über dem Sternum palpieren, bei der **hinteren** tastet man eine entsprechende Delle. Die gezielte **Röntgenaufnahme** ergibt eine Überschneidung zwischen Manubrium sterni und dem kolbigen medialen Klavikulaende. Bei einer gelegentlichen hinteren Verrenkung kann es zu **Verletzungen der großen Ge-**

fäße, ja sogar der Trachea und bei linksseitiger Luxation des Ductus thoracicus kommen.

■■ **Behandlungsgrundsätze und Spätfolgen**

❯❯ **Schwierigkeiten bereitet weniger die Reposition als vielmehr die Fixierung des Gelenkes in der anatomisch richtigen Lage.**

Dies ist praktisch nur operativ möglich, indem die Ligamente genäht werden und die Reposition durch temporäre Transfixation des Gelenkes oder durch eine Drahtschlinge zwischen Sternum und Klavikula gesichert wird. Oft bleibt das Gelenk stark verdickt, was kosmetisch (v. a. bei Frauen) sehr störend sein kann. Spätfolgen mit Beschwerden wegen Instabilität und chronischer Subluxierbarkeit und entsprechender Kraftverminderung im Arm sind möglich. Die sekundär-plastischen Eingriffe sind delikate Spezialeingriffe.

In Kürze

Sternoklavikulargelenk
Luxation, meist lateral, evtl. Begleitverletzungen.
Therapie: operative Reposition und Fixierung.

8.3.5 Akromioklavikulargelenk (Schultereckgelenk, AC-Gelenk)

■■ **Verletzungsformen**

Verletzungen des Akromioklavikulargelenkes sind typische Sportverletzungen (Kontaktsportarten) und entstehen durch Sturz auf die Schulter mit direkter Krafteinwirkung auf das Akromion. Dieses wird nach vorne und unten verschoben, wobei die mediale Klavikula nach kranial luxiert.

■■ **Diagnostik**

Auf Grund von Anamnese, Inspektion, Schmerzlokalisation und der Palpation wird bereits die Verdachtsdiagnose einer Verletzung des AC-Gelenkes gestellt. Die Untersuchung erfolgt bei vollständig entkleidetem Oberkörper mit Vergleich der unverletzten Seite. Charakteristisch ist das sog. **Klaviertastenphänomen**, bei dem die laterale Klavikula durch leichten »Tastendruck« reponiert werden kann. Funktionell steht der Arm wegen der Bandverletzung jedoch tiefer, so dass der Effekt der Reposition auch durch ein Anheben des Oberarmes erzielt werden kann.

┌─ **Praxisbox** ──────────────────

Schulterpanoramaaufnahmen
Um die verschiedenen Formen der Verletzungen zu unterscheiden, werden sog. Schulterpanoramaaufnahmen unter konstantem Zug (10 kg) an beiden Armen angefertigt. Hierbei ist darauf zu achten, dass die Gewichte nicht in der Hand gehalten (Bizepsanspannung), sondern am

▼

Handgelenk aufgehängt werden. Das Ausmaß der Bandläsion wird anhand der Abstandsdifferenz zwischen dem Oberrand des Korakoids und Oberrand der Klavikula im Seitenvergleich bestimmt.

■■ **Klassifikation, Therapie**

Zur Erfassung der Verletzungsschwere und Planung der weiteren Therapie hat sich die Klassifikation nach **Tossy** (Typ I–III) bzw. die Einteilung nach **Rockwood** (Typ I–VI) bewährt (◘ Abb. 8.51). Während der Schweregrad I–III in beiden Klassifikationen identisch ist, beschreibe die Rockwood-IV- und -VI-Läsionen seltenere Verletzungen. Rockwood V ist häufig (◘ Abb. 8.52).

- **Typ-I-Verletzung:** Zerrung mit Läsion im Lig. acromioclaviculare und der Gelenkkapsel ohne Höhertreten der peripheren Klavikula: konservative Therapie mit kurzfristiger Ruhigstellung der Schulter.
- **Typ-II-Verletzung:** Ruptur des Lig. acromioclaviculare und der Gelenkkapsel, Teilruptur des Lig. coracoclaviculare, Höhertreten der lateralen Klavikula bis zu halber Schaftbreite: konservative Therapie mit Klebe- oder Rucksackverband und Filzpelotte an lateraler Klavikula für 3–4 Wochen.
- **Typ-III-Verletzung:** Alle Bandverbindungen zwischen lateraler Klavikula und Skapula sind zerrissen. Höhertreten der lateralen Klavikula über halbe Schaftbreite: operative Therapie, über 30 verschiedene Verfahren sind beschrieben. Die häufigsten Verfahren sind die Versorgung per Hakenplatte, PDS-Zerklage, temporärer K-Draht-Transfixation sowie als arthroskopisches Verfahren die Stabilisierung etwa per Tight Rope (Flaschenzugtechnik). Es schließt sich eine Ruhigstellung der Schulter für 3 Wochen an.

Erweiterung der Klassifikation:

- **Typ-IV-Verletzung:** zusätzlich horizontale Instabilität, ggf. Verhakung der lateralen Klavikula im M. trapezius.
- **Typ-V-Verletzung:** Deutliche Dislokation der lateralen Klavikula um mindestens 2 Schaftbreiten mit zusätzlichen Abrissen der Muskelansätze des M. deltoideus und M. trapezius von der Klavikula. Die Therapie erfolgt wie bei den Typ-III-Verletzungen.
- **Typ-VI-Verletzungen:** Diese Form der Luxation, bei der die laterale Klavikula unter dem Korakoid eingehakt ist, ist selten.

Spätstörungen bei inadäquater Therapie oder nach ungünstigem Operationsresultat sind möglich. Die Hauptgründe sind residuelle Instabilität, die zu einer echten Arthrose führen kann, und posttraumatische Ossifikationen im Bereich der korakoklavikularen Verbindung. Selten kann sich aus dem Diskus ein schmerzhaftes myxoiddegeneratives Ganglion bilden.

❯❯ **Sekundäreingriffe mit Ligamentplastik bei nichtoperativ behandelten Grad-III-Läsionen haben eine weniger gute Erfolgsquote als rekonstruktive Eingriffe bei der frischen Verletzung.**

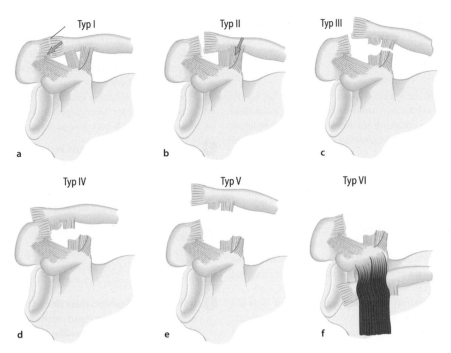

Abb. 8.51 Akromioklavikuläre Luxation, Einteilung nach Rockwood. **a–c** Entspricht den Verletzungstypen Tossy I–III. **d** Alle Bandverbindungen zwischen Klavikula und Skapula sind zerrissen. Zusätzliche Verrenkung des lateralen Klavikulaendes nach dorsal oder Verhakung im M. trapezius. **e** Durch besondere Gewalteinwirkung kommt es neben der Zerreißung aller Bandverbindungen zwischen Klavikula und Skapula auch zur Zerreißung von Muskelansätzen (M. deltoideus, M. trapezius) mit massivem Klavikulahochstand. **f** Zerreißung aller Bandverbindungen zwischen Klavikula und Skapula mit Verrenkung des lateralen Klavikulaendes unter den Processus coracoideus

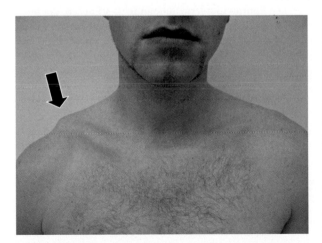

Abb. 8.52 Klinisches Bild einer AC-Gelenkssprengung (Rockwood V) mit Klaviertastenphänomen

Notlösungen, wie die Resektion des lateralen Klavikulaendes in stark schmerzhaften Situationen, erbringen nicht immer die gewünschte Beschwerdefreiheit und die uneingeschränkte Leistungsfähigkeit.

In Kürze

Akromioklavikulargelenk
Klassifikation nach Tossy (Typ I–III) und Rockwood (Typ I–VI). Sog. Klaviertastenphänomen, Schulterpanoramaaufnahmen.
Therapie: Typ III operativ, über 30 verschiedene Verfahren.

8.3.6 Skapulohumeralgelenk (Schultergelenk)

Das Schultergelenk ist das beweglichste der großen Gelenke des menschlichen Körpers. Der Humeruskopf wird nur von einer kleinen **Pfanne** (Cavitas glenoidalis) gegen den Rumpf abgestützt. Diese Pfanne erhält durch das Labrum glenoidalis eine elastische Erweiterung. Die für die Führung des Humeruskopfes wichtige Verbindung des Gelenkes wird durch die Gelenkkapsel und v. a. durch die in die Gelenkkapsel praktisch mit integrierten, ineinander übergehenden platten Sehnen der **Rotatorenmanschette** gewährleistet. Diese setzt sich aus 4 Muskeln zusammen: M. supraspinatus, M. infraspinatus, M. subscapularis und M. teres minor. Am Oberrand der Gelenkpfanne setzt die lange Bizepssehne an, die durch das

Gelenk zieht und dieses durch den Sulcus intertubercularis in Richtung Humerusschaft verlässt.

Schulterluxation

■■ Definition
Die Luxation ist wohl die spektakulärste Verletzung der Schulter. Nach Luxationsrichtung unterscheidet man 4 Formen, wobei die **vordere Luxation** mit bis zu 90% die häufigste Form der Luxation ist. Die **hintere Luxation** tritt nur in ca. 5% der Fälle auf.

⊕ Cave
Die hintere Schulterluxation gehört zu den am häufigsten übersehenen Gelenkluxationen überhaupt.

Die hinteren Luxationen erfolgen meist durch körpereigene Muskelkräfte wie bei einem spontanen Ruck bzw. Zug des ganzen Armes nach hinten bei Krampfanfällen oder elektrischen Unfällen mit plötzlichem maximalem Muskelzug auf der dorsalen Körperseite.

Die vorderen und unteren Verrenkungen ereignen sich bei einem Abduktions-Außenrotations-Mechanismus der Schulter, wie z. B. Hängenbleiben mit dem Skistock beim Skilaufen und dadurch bewirkter Abduktions-Außenrotations-Bewegung. Bei der Luxation wird das Labrum glenoidale mit der vorderen unteren Gelenkkapsel vom Knochen des Glenoid abgeschert, wodurch die sog. **Bankart-Läsion** entsteht (◘ Abb. 8.53).

Der Humeruskopf erhält als Folge der Luxationsverletzung eine Impressionsfraktur von der vorderen oder hinteren Glenoidkante.

Bei **vorderer Luxation** (häufig) wird von einer **Hill-Sachs-Läsion**, bei **hinterer Luxation** (selten) von einer **Reversed-Hill-Sachs-Läsion** gesprochen.

Definition

Kommt es als Folge der Erstluxation mit Kapsel- und Labrumeinriss zu Rezidivluxationen wird von einer **posttraumatischen rezidivierenden Schulterluxation** gesprochen.

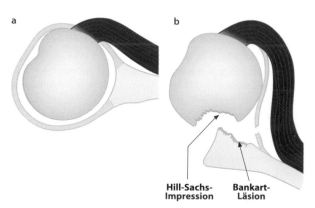

◘ **Abb. 8.53** Schulterluxation links

Nebenverletzungen Selten ist eine Läsion der langen Bizepssehne oder ihrer intertubekularen Sehnenscheide. Häufiger sind Abrisse der Tuberkula, die sich nach der Reposition des Gelenkes in der Regel auch spontan wieder an die Humerusmetaphyse reponieren.

Als wichtige Nebenverletzung ist die Läsion des **N. axillaris** zu bedenken. Der Nerv liegt der Innenseite des M. deltoideus auf und kann leicht verletzt werden.

❯ Der Ausfall des N. axillaris verursacht eine Lähmung des M. deltoideus und einen sensiblen Ausfall auf der Außenseite des proximalen Oberarms. Dies soll bei jeder Luxation vor einem Repositionsmanöver und nachher geprüft werden.

■■ Symptomatik
Der Arm bleibt in der Luxationsstellung fixiert. Die Muskulatur ist verspannt, Bewegungen sind sehr schmerzhaft (Differenzialdiagnose: subkapitale oder Luxationsfraktur).

❯ Unter dem Akromion lässt sich oft die Delle spüren, weil der Kopf diesen Raum nicht mehr ausfüllt. Eine falsche Beweglichkeit spricht für Fraktur.

■■ Diagnostik
Die Diagnosestellung erfolgt im a.-p.-Röntgenbild und ggf. in einer zusätzlichen Skapulaseitaufnahme (nach Neer). Hier dominiert der radiologische Verlust der Kontaktfläche zwischen Humeruskopf und Glenoid. Charakteristisch ist zusätzlich die Impression des dorsalen Humeruskopfes am Glenoidvorderrand.

Die **Röntgenuntersuchungen** in 2–3 Ebenen, die unter regulären Verhältnissen immer angefertigt werden sollten, schaffen Klarheit, ob eine Dislokation oder eine Fraktur vorliegt.

■■ Therapie

Praxisbox

Reposition der Schulter

Die Luxation kann zum einen nach **Hippokrates**[9] reponiert werden. Der Arzt legt seine Ferse als Hypomochlion in die Axilla des Verunglückten und zieht mit seinen Händen langsam zunehmend und stetig am Unterarm, bis der Humeruskopf unter steigerndem Zug mit Ab-/Adduktions- und vorsichtigen Rotationsbewegungen des Armes einspringt.

Sie kann zum anderen nach **Kocher** erfolgen, v. a. bei vorderer Luxation. Der Oberarm und der dazu rechtwinklig flektierte Unterarm werden mit beiden Händen gehalten. Ein dosiert sorgfältiger Zug reduziert die Schmerzen und führt zu einer Entspannung der Muskulatur. Dann erfolgt eine langsam zunehmende Außenrotation, wobei der Humeruskopf meist schon über den Glenoidrand

▼

---

9 Hippokrates, griech. Arzt und Begründer der wissenschaftlichen Medizin, Insel Kos, ca. 460 v. Chr.–ca. 370 v. Chr.

zurückspringt. Genügt das nicht, dann wird in der Außen-rotationsstellung der Arm zusätzlich adduziert und schließlich durch ein Nach-vorn-Umschlagen des nach wie vor gebeugten Unterarms innenrotiert.

Wichtig ist es, bei der Reposition keine ruckartigen Manöver durchzuführen, die einerseits den Schmerz ver-stärken und die Reposition erschweren (die Muskulatur des Patienten hat immer einen günstigeren Hebel als die des Arztes). Oft gelingt die Reposition der Schulter beim entspannten Patienten unter kontinuierlichem Zug bei leichter Abduktionsstellung des Armes. Ist dieses nicht möglich, muss die Reposition in Narkose erfolgen. Nach der Reposition sind die Durchblutung, Sensibilität (Cave: N. axillaris) und die Motorik zu überprüfen und die korrekte Stellung radiologisch (in 2 Ebenen!) zu doku-mentieren.

Die Ruhigstellung kann in verschiedenen Verbänden erfolgen (Mitella-, Gilchrist-, Desault- oder Velpeau[10]-Verband). In neueren klinischen Ergebnissen zeigt sich eine geringe Relu-xationsrate nach Ruhigstellung in einer Außenrotationsorthe-se. Da >50% der Patienten mit einem Alter <30 Jahren bei Erstluxation ein Rezidiv erleiden, muss die Möglichkeit der **arthroskopischen Refixation** des Labrum-Kapsel-Komplexes eingehend mit dem Patienten besprochen werden. Patienten, die aufgrund der beruflichen und sportlichen Aktivität eine sichere Stabilität des Schultergelenkes wünschen, wird diese Operation bereits nach Erstluxation empfohlen.

Habituelle Schulterluxation

Definition

Kommt es nach traumatischer Schulterluxation zu einer erneuten Luxation, spricht man von einer **rezidivie-renden** Schulterluxation. Fehlt ein adäquates Trauma, spricht man von einer **habituellen** Schulterluxation.

Einige Patienten können ihre Schulter willkürlich luxieren und auch spontan wieder reponieren. Bei traumatischer Erst-luxation reißt in >90% der Labrum-Kapsel-Komplex ein. Zu-sätzlich tritt in vielen Fällen ein Defekt am vorderen Pfannen-rand (Bankart-Läsion) und eine Impression des Humerus-kopfes auf (Hill-Sachs-Läsion). Wiederholte Luxationen füh-ren zu einer Ausweitung des Kapsel-Band-Apparates und zu einer vermehrten Knorpel- und Pfannenrandschädigung. Die-se stellen prädisponierende Faktoren zur Ausbildung einer späteren **Omarthrose** (Arthrose im Schultergelenk) dar. Je jünger der Patient ist, umso eher kommt es nach traumatischer Schulterluxation zu rezidivierenden Luxationen: <20 Jahre in 90%, 20–40 Jahre in 60%, >40 Jahre in ca. 10%.

---
10 Alfred A. Velpeau, Chirurg, Paris, 1796–1867

Luxationsrichtungen und Häufigkeiten

Vordere Luxation: nach vorne unten in 90%
Hintere Luxation: nach hinten unten in 5%
Untere Luxation: in die Axillarregion in 5%

Weiter wird zwischen **unidirektionalen (vorderen) und multi-direktionalen Instabilitäten** unterschieden. Die Erste ist meist Folge einer traumatisch bedingten Luxation, letztere Ausdruck einer habituellen (anlagebedingten) Luxation.

> **❯** **Häufigste Luxation ist die nach vorne unten.**

▪▪ Symptomatik
Symptome der Luxation sind:
- schmerzhafte, federnde Fixation des Armes in Außenro-tation,
- Humeruskopf meist unter dem Akromion tastbar,
- Pfanne leer.

▪▪ Therapie
Zur **Reposition**.
  Die **operative Therapie** besteht in:
- arthroskopischer Refixation des abgerissenen Labrum-Kapsel-Komplexes,
- offener Refixation des Bankart-Fragmentes,
- Vergrößerung der Gelenkpfanne durch Knochenspan-interposition bei Pfannenranddefekt.

Rotatorenmanschettenruptur
▪▪ Anatomie
Die Rotatorenmanschette besteht aus den konvergierenden Sehnenanteilen des M. subscapularis, Mm. supra- und infra-spinatus und M. teres minor. Funktion der Rotatorenman-schette ist einerseits die Stabilisierung des Glenohumeralge-lenkes mit Zentrierung des Kopfes in der relativ kleinen Pfan-ne, andererseits Einzelfunktionen der Sehnenanteile für die Beweglichkeit des Schultergelenkes (M. teres minor und M. infraspinatus – Außenrotation; M. subscapularis – Innen-rotation; M. supraspinatus – Außenrotation und Abduktion mit M. deltoideus). Die Verletzlichkeit der Rotatorenman-schette ist bedingt durch die exponierte Lage zwischen Hume-ruskopf und Akromion (v. a. M. supraspinatus bei Abduktion) und eine Minderdurchblutung.

▪▪ Symptomatik
Klinisch wird unterschieden zwischen der häufigen degenera-tiv bedingten Rotatorenmanschettenruptur und der seltenen frischen, traumatisch bedingten Rotatorenmanschettenrup-tur. Die akute Rotatorenmanschettenruptur ist durch eine Kraftminderung sowie akut starke Schmerzen gekennzeich-net. Im Verlauf kommt es zu einer muskulären Atrophie. In der klinischen Untersuchung kann, bedingt durch einen Hu-meruskopfhochstand, der sog. **schmerzhafte Bogen** (»pain-ful arc«) durch einen Engpass im subakromialen Raum und Einklemmung (**Impingement-Syndrom**) der rupturierten Supraspinatussehne (◘ Abb. 8.54, ◘ Abb. 8.55) auftreten.

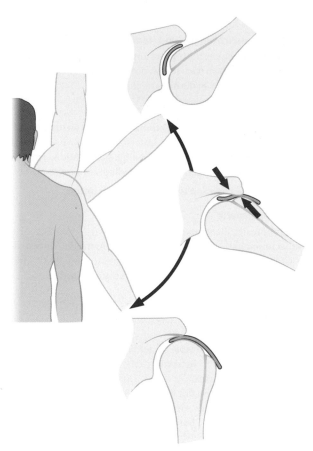

◨ Abb. 8.54 Der sog. schmerzhafte Bogen. Von etwa 40–130°-Abduktion werden Bursa subacromialis und Supraspinatussehne zwischen Humeruskopf und Akromion eingeklemmt

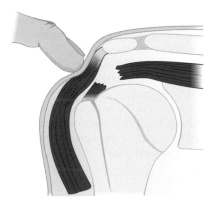

◨ Abb. 8.55 Ruptur der Sehne des M. supraspinatus: Stelle stärkster Druckschmerzhaftigkeit

■■ Diagnostik

Sie besteht aus
- klinischer Untersuchung mit Abduktionsschwäche und »painful arc«,
- sonographischem und kernspintomographischem Nachweis der Ruptur,

---

- Arthrographie (heute selten indiziert) mit Kontrastmittelaustritt in Bursa subacromialis,
- radiologische Zeichen des Humeruskopfhochstandes und Sklerosierung am Tuberculum majus (Enthesiopathiezeichen).

■■ Therapie

> ❱ **Die Therapie der Rotatorenmanschettenruptur ist operativ.**

Operative Naht der Rotatorenmanschettenruptur und gleichzeitige Erweiterung des subakromialen Raumes sowie Spaltung des Lig. coracoacromiale (OP nach Neer). Anschließende Abduktionsstellung des Armes (4–6 Wochen) zur Entlastung der Naht.

Bei **Impingement-Syndrom**: offene oder (häufiger) arthroskopische Erweiterung des subakromialen Raumes. Es existieren unterschiedliche operative Verfahren, wobei im klinischen Alltag die mini-open und arthroskopischen Rekonstruktionsverfahren die offenen Verfahren überwiegen.

Schultersteife (frozen shoulder)

■■ Pathologische Anatomie

Kapselretraktion, v. a. im Recessus inferior als Folge einer Kapsulitis, intraartikuläre Adhärenzen, z. B. nach Synovitis bei chronischer Polyarthritis.

■■ Ätiologie

Entzündungen, sehr oft spontan, Durchbruch eines Kalkherdes ins Schultergelenk, lang dauernde Immobilisation (länger als 2–3 Wochen, Fixation des Ellenbogens am Körper. **Mitella: »Leichentuch der Schulter«!**), insuffiziente Nachbehandlung von Schulterverletzungen, disponiert sind v. a. ältere Patienten.

■■ Symptomatik

Hauptsymptom ist die in der Regel schmerzhafte Versteifung des Schultergelenkes.

■■ Therapie

Folgende Maßnahmen stehen zur Verfügung:
- Krankengymnastik (Mobilisation),
- physikalische Therapie (antiphlogistisch), im akuten Stadium durch Kälteapplikation
- Medikamente: Antiphlogistika, Analgetika (sehr wichtig!), ggf. kurzfristige orale Kortisonstufentherapie,
- arthroskopische Lösung von intraartikulären Verklebungen und Mobilisation der Schulter in Narkose.

Bei Erfolglosigkeit der erwähnten Maßnahmen intraartikuläre Injektion von Kortikosteroiden. Zur intensiven Nachbehandlung wird der Patient am besten hospitalisiert.

> ❶ **Cave**
> **Kontraindikation der Mobilisation in Narkose: schmerzhafte Schulter bei alten Leuten mit starker Osteoporose.**

Zur operativen Therapie steht die Tenotomie der Sehne des M. subscapularis zur Verfügung. Auf arthroskopischem Weg können intraartikuläre Verklebungen gelöst werden.

In Kürze

Skapulohumeralgelenk (Schultergelenk)

- **Schulterluxation:** hintere Schulterluxation (häufig übersehen, Bankart-Läsion), vordere Luxation (häufig, Hill-Sachs-Läsion), posttraumatisch rezidivierende Schulterluxation.
  Diagnostik: klinische Untersuchung (Delle unter Akromion), Röntgen (Verlust des knöchernen Kontaktes der Gelenkfläche).
  Therapie: Reposition der Schulter nach Hippokrates oder nach Kocher (keine ruckartigen Manöver!), Prüfen und Dokumentation der Durchblutung, Sensibilität (**Cave:** N. axillaris), Motorik und Röntgen (in 2 Ebenen!), Ruhigstellung in AR für 3 Wochen, evtl. arthroskopische Refixation.
- **Habituelle Schulterluxation:** Gefahr der Omarthrose, unidirektionale (vordere) und multidirektionale Instabilitäten, häufigste Luxation ist die nach vorne unten.
  Therapie: arthroskopische oder offene Refixation, evtl. Vergrößerung der Gelenkpfanne.
- **Rotatorenmanschettenruptur:** schmerzhafter Bogen (painful arc), Impingement-Syndrom.
  Diagnostik: klinische Untersuchung, Sonographie, MRT, Röntgen (Akromion-outlet-Aufnahme).
  Therapie: operativ, Abduktionsstellung des Armes (4–6 Wochen) zur Entlastung.
- **Schultersteife (frozen shoulder):** Kapselretraktion, Entzündungen, Immobilisation (länger als 2–3 Wochen, Fixation des Ellenbogens am Körper. Mitella: »Leichentuch der Schulter«!).
  Therapie: Krankengymnastik (Mobilisation), physikalische Therapie, arthroskopische Lösung. Operative Therapie: Tenotomie der Sehne des M. subscapularis, Lösung der Verklebungen.

8.4   Verletzungen des Humerus

8.4.1   Humeruskopffrakturen

Frakturen am proximalen Oberarm machen 4–5% aller Frakturen aus. Im Alter sind diese Frakturen häufig, beim Jugendlichen spricht eine Fraktur in dieser Region für eine erhebliche Gewalteinwirkung. Mit zunehmender Verletzungsschwere (stabile vs. stark dislozierte Fraktur) steigt das Risiko der **Humeruskopfnekrose**, bedingt durch die schlechte Gefäßversorgung des gelenktragenden Kalottenfragmentes.

▪▪ Klassifikation

Die gebräuchlichste Einteilung von Oberarmkopffrakturen ist die nach Neer (◘ Abb. 8.56), der den proximalen Humerus in 4 Hauptfragmente unterteilt:

- Kalottenkopffragment
- Tuberkulum majus
- Tuberkulum minus
- Humerusschaft

Abhängig von der Anzahl der an der Fraktur beteiligten Fragmente, wird zwischen 2–4-teiligen Frakturen unterschieden, wobei der Dislokationsgrad der einzelnen Fragmente (keine Dislokation bis Luxationsfraktur) über die weitere Therapie und Prognose entscheidet (◘ Abb. 8.57).

Begleitverletzungen Mit zunehmender Verletzungsschwere (3–4-Teile-Frakturen, Luxationsfrakturen) steigt das Risiko der Humeruskopfnekrose (90% bei Luxationsfrakturen). Zusätzlich können bei schweren Frakturformen begleitende Gefäß- und Nervenschäden (A. und N. axillaris: periphere Pulse, Dysästhesie über M. deltoideus), Interposition der langen Bizepssehne als Repositionshindernis und weitere Frakturen (sog. **Kettenfrakturen**) auftreten, nach denen gesucht werden muss.

▪▪ Diagnostik

Nach typischer Anamnese mit Sturz auf die Schulter oder den ausgestreckten Arm, Bewegungsunfähigkeit, verstrichenen Schulterkonturen und Hämatombildung sowie Schmerzen im Oberarmkopfbereich, müssen exakte **Röntgenbilder** im a.-p.-, axialen und tangentialen transskapulären Strahlengang angefertigt werden, um die Verdachtsdiagnose zu bestätigen. Bei geringem Dislokationsgrad kann die Stabilität der Kopffragmente unter Durchleuchtung und vorsichtiger Abduktion (bis 80°) überprüft werden. Die Beziehung der einzelnen Fragmente kann auch durch weitergehende **CT-Untersuchungen** zur eingehenden präoperativen Planung geklärt werden.

▪▪ Therapie

Eingestauchte Frakturen mit geringer Dislokation werden nach einer kurzen Phase der Ruhigstellung (Gilchrist-, Desault-Verband) zunächst mit Pendelübungen, nach 2–3 Wochen mit aktiven und passiven Bewegungsübungen behandelt.

Abrissfrakturen des Tuberkulum majus mit Dislokation nach proximal sind häufig mit traumatischen Schulterluxationen kombiniert. Hier wird die Refixation des dislozierten Tuberkulum majus empfohlen (◘ Abb. 8.58).

> ❯ Bei unverschobenen Frakturen der Tuberkula wird die aktive Muskelanspannung wegen der sekundären Dislokationsgefahr erst nach 3 Wochen begonnen.

Instabile Frakturen mit starker Dislokation sowie **Luxationsfrakturen** werden operativ behandelt. Ziel ist es, die Anatomie des Humeruskopfes so zu rekonstruieren und zu fixieren, dass eine funktionelle Nachbehandlung angeschlossen werden

8

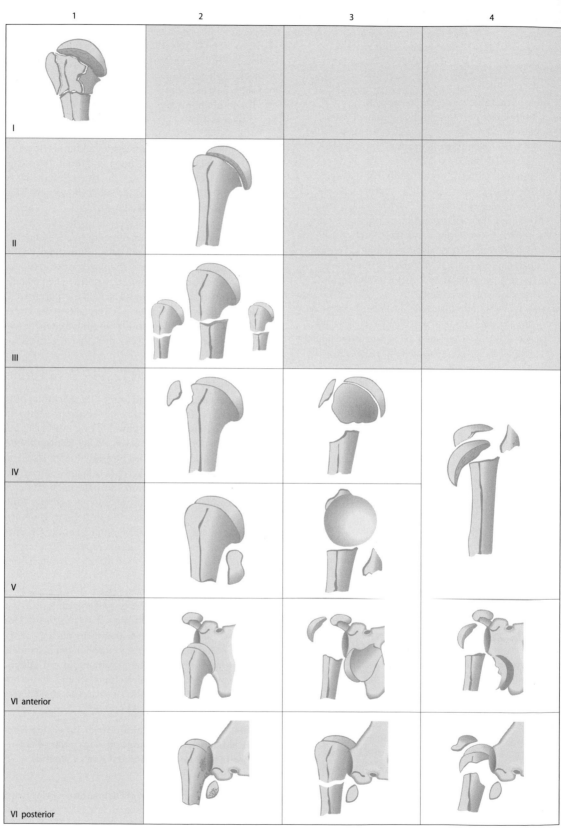

Abb. 8.56 Klassifikation der Humeruskopffrakturen nach Neer

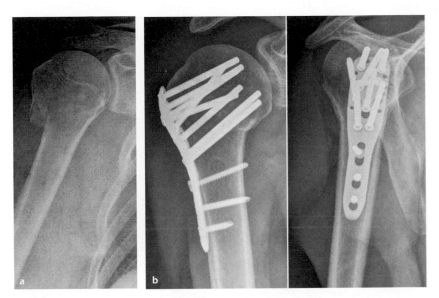

⬛ Abb. 8.57 a Humeruskopffraktur, **b** postoperativ mit winkelstabilem Plattensystem

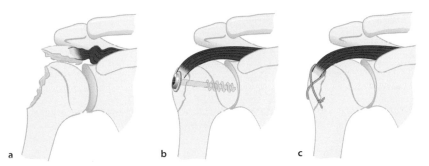

⬛ Abb. 8.58 Abrissfraktur des Tuberculum majus (oft mit Schulterluxation kombiniert). **a** Dislozierte Fragmente müssen **b** mit Schraube oder **c** mit Zuggurtung reponiert und fixiert werden

kann. Bei den verschiedenen Operationsverfahren werden perkutane Methoden mit indirekten Repositions- und Fixationstechniken (Kirschner-Draht-Fixation, retrograde Markraumdrahtschienung, ⬛ Abb. 8.59), von offenen Verfahren (Platten-, Schrauben-, Zuggurtungsosteosynthese) unterschieden (⬛ Abb. 8.60). Ist das Kalottenfragment nicht mehr durchblutet, muss bei instabilen 4-Teile-Frakturen auch eine primäre Implantation einer Humeruskopfprothese in Erwägung gezogen werden.

> **! Cave**
> **Eine längerdauernde Ruhigstellung des Schultergelenkes muss unbedingt vermieden werden wegen der Gefahr der sog. frozen shoulder.**

8.4.2 Humerusschaftfrakturen

Indirekte Gewalteinwirkung führt zu Torsionsfrakturen, direkte Krafteinwirkung bedingt, je nach Rasanz, Quer-, Biegungs- und Stückfrakturen. Zusätzlich werden am Oberarm häufig pathologische Frakturen (juvenile Knochenzysten, Metastasen) beobachtet.

■ ■ Klassifikation, typische Begleitverletzungen
Die Klassifikation dieser Frakturen richtet sich nach der AO-Einteilung (⬛ Abb. 8.10), wobei klinisch zwischen relativ **stabilen Frakturen** (Torsionsbrüche) und **instabilen Frakturen** (Querfrakturen, Brüchen mit Biegungskeil und Trümmerfrakturen) unterschieden wird.

Zusätzlich müssen bei der Beurteilung des Weichteilschadens (gering bis schwer; Schussfrakturen), die Verletzung benachbarter Nerven (N. radialis) sowie Gefäßverletzungen in die weitere Therapieplanung mit einbezogen werden. Häufig ist die primäre (unfallbedingte) **Radialisparese** (Fallhand in 10–15% der Fälle), die unbehandelt eine gute Prognose hat.

> **❯ Tritt eine Radialisparese postoperativ auf oder liegt die Fraktur in Höhe des mittleren Schaftdrittels und wird eine Nerveninterposition befürchtet, ist die operative Freilegung des Nerven angezeigt** (⬛ Abb. 8.61)**.**

8

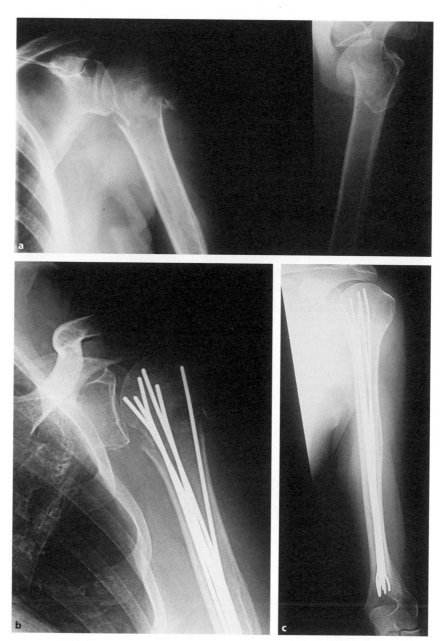

◻ Abb. 8.59 Dislozierte Humeruskopffraktur (3 Teile-Fraktur nach Neer: Kopf, Tuberculum majus, Schaft). **a** Geschlossene Reposition und **b** retrograde Markraumdrahtschienung. **c** Ausheilungsbild nach 12 Monaten

■■ **Therapie**

Bei Oberarmschaftfrakturen reicht die Palette der möglichen Therapieformen von der konservativ-frühfunktionellen Behandlung bis zu operativen Verfahren (Plattenosteosynthese, intramedulläre Schienung mit Verriegelungsmarknagel, Behandlung im Fixateur externe).

Die **konservative Therapie** war bislang noch die Standardbehandlung von Humerusschaftfrakturen. Bedingt durch den großzügigen zirkulären Weichteilmantel heilen Oberarmschaftbrüche bei konservativer Therapie rasch und mit gutem funktionellem Ergebnis aus. Nach primärer Reposition (Bildwandler) erfolgt die Ruhigstellung im gipsverstärkten Gilchrist-Verband. Nach 2–3 Wochen kann bei noch plastischer Verformbarkeit des Kallus und deutlich geringerer Schmerzen die weitere Therapie in einer Kunststoffmanschette (nach Sarmiento) eingeleitet werden. Wichtig ist neben der Ruhigstellung die frühfunktionelle Behandlung der angrenzenden Gelenke (Schulterpendelübungen, Ellenbogen- und Handgelenk).

Bei den Schaftfrakturen werden überwiegend intramedulläre Stabilisierungstechniken eingesetzt, bei gelenknahen

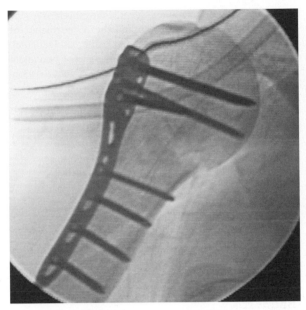

Abb. 8.60 Stabilisierung einer Humeruskopffraktur mit winkelstabiler Plattenosteosynthese

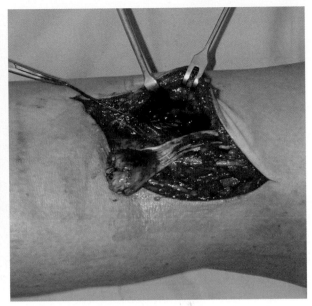

Abb. 8.62 Intraoperativer Situs der Ellenbeuge mit einer frischen distalen Bizepssehnenruptur

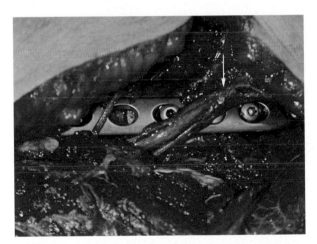

Abb. 8.61 Intraoperativer Situs bei offener Humerusschaftfraktur, die Platte wird unter den N. radialis (*Pfeil*) hindurch geschoben

Frakturen werden die Plattenosteosynthesen und bei Frakturen mit schwerem Weichteilschaden die externe Fixation als Erstmaßnahme bevorzugt.

■■ **Prognose**

Die Prognose von Oberarmschaftfrakturen ist relativ gut, auch Frakturen mit mäßiger Fehlstellung und Rotationsfehler zeigen ein gutes funktionelles Behandlungsergebnis. Bei Frakturen mit schwerem Weichteilschaden und bei instabilen Osteosynthesen sind verzögerte Frakturheilungen und Pseudarthrosen zu beobachten, die weiterer Interventionen bedürfen.

8.4.3 Bizepssehnenruptur

Eine Bizepssehnenruptur kann akut traumatisch oder im Rahmen des **Bizepssehnensyndroms** (Reizzustände des Peritendineums) schleichend durch allmähliche Auffaserung der Sehne auftreten.

Bei schleichender Ruptur der langen Sehne im proximalen Bereich ist der Funktionsausfall gering, da das abgetrennte Sehnenende in der Knochenrinne wieder verwächst und die kurze Bizepssehne die Funktion übernimmt. Bei traumatischem Riss im distalen Bereich ist der Funktionsausfall größer – hier kann eine operative Refixation der Sehne angezeigt sein (■ Abb. 8.62).

■■ **Diagnostik**

Schleichende Rupturen werden oft nicht erkannt, ansonsten erkennt man beim Versuch, den Muskel anzuspannen, den Bauch des retrahierten Bizepsmuskels als dicken Wulst.

■■ **Therapie**

Meist konservativ. Indikationen für operatives Vorgehen sind jüngere Patienten und der frische distale Abriss der Bizepssehne, damit Beugung und Supination des Unterarms nicht eingeschränkt werden.

In Kürze

Verletzungen des Humerus
- **Humeruskopffrakturen**
  Klassifikation nach Neer, 4 Hauptfragmente, Luxationsfrakturen, Risiko der Humeruskopfnekrose (90% bei Luxationsfrakturen), Gefäß- und Nervenschäden (N. axillaris) Kettenfrakturen.
  Diagnostik: typische Anamnese, klinische Untersuchung, Röntgen.
  Therapie:
  - ei unverschobenen Frakturen der Tuberkula konservativ (aktive Muskelanspannung wegen der sekundären Dislokationsgefahr erst nach 3 Wochen).
  - Instabile Frakturen mit starker Dislokation sowie Luxationsfrakturen: operativ (perkutan oder offene Verfahren; Humeruskopfprothese).
  - Eine längerdauernde Ruhigstellung des Schultergelenkes muss unbedingt vermieden werden wegen der Gefahr der sog. frozen shoulder.
- **Humerusschaftfrakturen**
  AO Klassifikation, stabile (Torsionsbrüche) und instabile Frakturen (Querfrakturen, Brüche mit Biegungskeil und Trümmerfrakturen, Radialisparese!).
  Therapie: Standardbehandlung: konservativ-frühfunktionell. Indikation zur Osteosynthese je nach Lokalisation, Weichteilschaden und Begleitverletzungen.
- **Bizepssehnenruptur**
  Akut traumatisch oder schleichend (Bizepssehnensyndrom: Auffaserung).
  Diagnostik: klinische Untersuchung, bei akutem Riss größerer Funktionsausfall (dicker Wulst bei Anspannung), schleichende Rupturen oft nicht erkannt.
  Therapie: meist konservativ, evtl. operative Refixation der Sehne.

8.5 Verletzungen des Ellenbogens und des Unterarmes

8.5.1 Ellenbogen

Anatomie

Das Ellenbogengelenk ist eines der kompliziertesten Gelenke des menschlichen Körpers, bestehend aus 3 Kompartimenten, in denen Humerus, Ulna und Radius miteinander artikulieren:
- Das **Humeroulnargelenk** ist funktionell ein **Scharniergelenk** in dem die Flexions-/Extensionsbewegung des Ellenbogens erfolgt.
- Das **proximale Radioulnargelenk** vermittelt die Drehbewegungen des Unterarmes und ist ein **Zapfen- oder Radgelenk**.
- Das **Humeroradialgelenk** ist ein **Kugelgelenk**. Hier artikuliert das Radiusköpfchen mit dem Capitulum radii. Bei

Frakturen und Luxationen des Ellenbogengelenkes sind beugeseitig der N. medianus und die A. brachialis, die durch die Fossa cubitalis verlaufen, gefährdet. Der N. ulnaris kann bei Verletzungen des medialen Epicondylus humeri, der N. radialis in seinem Verlauf zwischen M. brachialis und M. brachioradialis in der Ellenbeuge geschädigt werden.

Verletzungen des Ellenbogengelenkes
- Frakturen des distalen Humerus
- Frakturen von Olekranon und Radiusköpfchen
- Bandläsionen und knöcherne Bandausrisse
- Luxationen
- Luxationsfrakturen
- Verletzungen der angrenzenden Nerven und Gefäße mit den charakteristischen Funktionsausfällen und der Gefahr eines Kompartmentsyndroms

Diagnostik

Die klinische Untersuchung des Ellenbogengelenkes umfasst die Funktionseinschränkung, Stabilität des Gelenkes und die Erfassung des neurovaskulären Status.

Inspektion und Palpation

Beim Mann besteht bei gestrecktem Ellenbogen und Supination des Unterarms ein physiologischer **Cubitus valgus** (Armwinkel) von durchschnittlich 6,5°, bei der Frau von 13°. Palpatorisch sind die Bewegungen des Radiusköpfchens bei Pronation/Supination fühlbar. Sie geben Aufschluss über die Kongruenz des proximalen Radioulnar- und des Humeroradialgelenkes. **Weichteilschwellungen** am Ellenbogen können verursacht sein durch Blutung, Gelenkerguss sowie Entzündung der Bursa olecrani.

Bewegungsausmaß

Diese wird gemessen nach der Neutral-Null-Methode: Flexion/Extension: 150–0–10°, Pronation/Supination: 80–0–80° (◻ Abb. 8.63). Die Fähigkeit zur Extension über die Mittelstellung hinaus fehlt besonders bei Männern häufig, sie kann bis zu 15° normal sein.

Bildgebende Verfahren

Die **röntgenologische Untersuchung** erfolgt bei Streckung a.-p. und bei 90°-Flexion seitlich, beides bei mittlerer Rotation des Unterarms. Nützlich für die Beurteilung der Reposition suprakondylärer Humerusfrakturen ist der Winkel zwischen der Senkrechten zur Humerusschaftachse und der Orientierungsgeraden durch die Epiphysenfuge des Capitulum humeri (**Baumann-Winkel**) im a.-p.-Röntgenbild. Er ist normalerweise 5° größer als der Armwinkel (Gegenseite kontrollieren) und soll 12–20° betragen.

Zusätzlich können weitere Zusatzuntersuchungen bei Ellenbogengelenkverletzungen zur genaueren Erfassung der Verletzung erforderlich sein (CT, konventionelle Tomographie, MRT, dynamische Untersuchung unter Durchleuchtung).

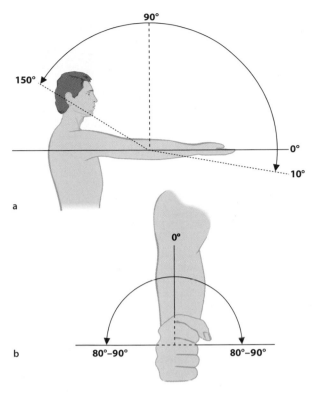

 Abb. 8.63 Ellenbogengelenkbeweglichkeit. **a** Flexion/Extension, **b** Pronation/Supination des Unterarms

Komplikationen

❗ **Cave**
Zirkulationsstörungen im Ellenbogenbereich führen zur gefürchteten Volkmann-Kontraktur, meist als Folge einer arteriellen Zirkulationsstörung oder eines übersehenen Kompartmentsyndroms mit nachfolgenden Muskelnekrosen.

Treten nach Reposition oder Operation im Bereich des Ellenbogens Zeichen einer peripheren Zirkulationsstörung auf, ist eine sofortige Therapie erforderlich, im Fall eines Kompartmentsyndroms durch ausgedehnte Spaltung der Muskelfaszien zur Druckentlastung.

Weitere Probleme ergeben sich durch die Ausbildung sog. **heterotoper Ossifikationen** am Ellenbogengelenk, die sich bereits nach 2–4 Wochen durch eine »wolkenartige« Kallusbildung im Gelenkbereich bemerkbar machen. Ursächlich wird, neben einer bestimmten Veranlagung, ein ausgedehntes Weichteiltrauma mit Einblutung in die Muskulatur, forcierte Physiotherapie mit Schmerzen und ein begleitendes Schädel-Hirn-Trauma mit evtl. Langzeitintubation verantwortlich gemacht. Diese Ossifikationen können zu einer völligen Einsteifung des Ellenbogengelenkes führen und spätere aufwendige Arthrolysen erforderlich machen.

❯ Prophylaktisch wird bei schweren Gelenkverletzungen (v. a. Ellenbogen und Hüftgelenk) die systemische Gabe von Antiphlogistika (Indometacin 2-mal 50 mg/Tag über 6 Wochen) oder die einmalige Bestrahlung des Operationsfeldes innerhalb von 24 h post OP (5 Gy) empfohlen.

8.5.2 Frakturen des distalen Humerus

Kindliche Frakturen der Ellenbogenregion

Suprakondyläre Humerusfrakturen sind die häufigsten kindlichen Frakturen überhaupt und machen 10% aller kindlichen Frakturen aus. Unfallmechanismus ist meist ein Hyperextensionstrauma mit Sturz auf die ausgestreckte Hand bei leicht gebeugtem oder gestrecktem Ellenbogen.

Diese Frakturen werden unter Durchleuchtung in Narkose und Operationsbereitschaft reponiert. Die exakte Durchleuchtung im seitlichen Strahlengang zeigt, ob ein Rotationsfehler (sog. Nase oder Rotationssporn) nach erfolgter Reposition verblieben ist. Da spätere Rotationsfehler kaum korrigiert werden und Anlass für Deformitäten im weiteren Wachstum darstellen können, wird die Indikation zur offenen Reposition derartiger Frakturen und Retention mit Kirschner-Drähten großzügig gestellt. Die anschließende Ruhigstellung erfolgt in der Blount-Schlinge (»cuff and collar«) oder nach operativem Vorgehen in einem Oberarmspaltgips für 3–4 Wochen.

Frakturen des Condylus radialis humeri entstehen bei Sturz auf die gestreckte Hand bei supiniertem Unterarm. Diese partiell intraartikulären Frakturen (Typ-B-Frakturen) werden meist operativ angegangen und exakt anatomisch reponiert und refixiert.

Die kindliche **Radiushalsfraktur** kann bei Stauchungen und Luxationen im Ellenbogengelenk entstehen. Gelingt keine suffiziente Reposition in Narkose, wird diese mit perkutanen Techniken unter Zuhilfenahme von Kirschner-Drähten (z. B. intramedulläre Schienung) durchgeführt.

Die Behandlung der kindlichen **Ellenbogenluxation** erfolgt durch Reposition durch Zug und Gegenzug in weitgehender Streckstellung in Narkose. Nach Überprüfung der Seitenbandinstabilität erfolgt die Ruhigstellung in einer Oberarmgipsschiene in Supination und Funktionsstellung des Handgelenkes für 2–3 Wochen.

Die **Radiusköpfchensubluxation** (»pronation douloreuse Chassaignac« oder »nurse elbow«) wird im Kleinkindesalter sehr häufig gesehen. Ursächlich ist ein ruckartiger Zug am Arm des Kindes bei fehlender muskulärer Stabilisierung. Hierbei kommt es zu einer Subluxation des Radiusköpfchens unter das Lig. anulare. Klinisch imponiert die blockierte Pronation des Unterarmes, der schmerzbedingt hängen gelassen wird.

Die Therapie ist die sofortige Reposition bereits bei der klinischen Untersuchung durch Druck auf das Radiusköpfchen und Extension des gebeugten Ellenbogens in Supinationsstellung. Eine Ruhigstellung im Gips ist nur bei rezidivierenden Subluxationen erforderlich.

8

Frakturen des Ellenbogengelenkes beim Erwachsenen

Distale Humerusfrakturen werden nach der AO-Klassifikation (◘ Abb. 8.10) eingeteilt in:

- Extraartikuläre Typ-A-Frakturen mit metaphysärem einfachem (A1 und A2) und mehrfragmentärem Frakturmuster (A3)
- Partielle Gelenkfrakturen: Typ-B-Frakturen (treten vermehrt im Wachstumsalter auf)
- Vollständige Gelenkfrakturen: Typ-C-Frakturen

Zu den **Begleitverletzungen** zählen Kompression, Anspießung oder Zerreißung der A. cubitalis, besonders beim Kind. Seltener sind Nervenverletzungen (Nn. medianus, ulnaris). Gelegentlich artikuläre Interposition von Abrissfragmenten.

▪▪ Diagnostik
Sie ist gekennzeichnet durch:
- Fehlstellung und Schwellung mit Hämatom am distalen Humerus
- Sicherung der Diagnose durch Röntgenaufnahmen in 2 Ebenen (evtl. zusätzliche Schrägaufnahmen)
- Weitere Informationen (knöcherne Bandausrisse, Stellung der Gelenkfragmente) ergeben sich mit der konventionellen Tomographie und CT-Untersuchungen

▪▪ Therapie

> **Frakturen des distalen Humerus stellen eine Operationsindikation dar.**

Die Technik der Fixation richtet sich nach Art und Lokalisation der Fraktur:
- **Extraartikuläre (Typ-A-)Frakturen** werden mittels Plattenosteosynthese behandelt.
- Liegt eine **intraartikuläre (Typ-B- oder Typ-C-)Fraktur** vor, ist präoperativ oft die weitergehende CT oder konventionelle Tomographie erforderlich, um den korrekten operativen Zugang zu wählen. Diese Frakturen werden häufig auch in mehreren Schritten versorgt: Bei instabilen knöchernen und Weichteilverhältnissen erst gelenküberbrückende Transfixation mit Fixateur externe. Anschließend weitergehende Diagnostik und Weichteilpflege, definitive operative Versorgung nach Konsolidierung der Weichteile unter elektiven Bedingungen.
- Bei **intraartikulären Typ-C-Trümmerfrakturen** ist häufig eine zusätzliche Osteotomie des Olekranons erforderlich, um eine gute Übersicht über das Gelenk zu erhalten (◘ Abb. 8.64). Liegt eine zusätzliche Bandinstabilität vor, werden diese genäht und zusätzlich ein gelenküberbrückender Fixateur externe für 2–3 Wochen montiert.

Olekranonfraktur

▪▪ Verletzungsformen
Es handelt sich um eine häufige Fraktur, die vorwiegend durch Sturz auf den gebeugten Ellenbogen oder durch direkten Schlag entsteht. Sie ist infolge Zugwirkung des M. triceps praktisch immer instabil und disloziert.

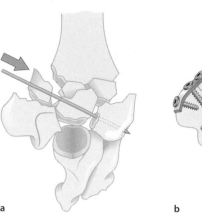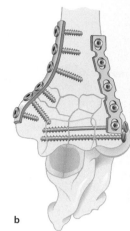

a   b

◘ **Abb. 8.64** Intraartikuläre distale Humerusbrüche sind immer eine Indikation zur Osteosynthese mittels Schrauben und Platten. **a** Zur besseren Übersicht wird das Olekranon osteotomiert und die Rekonstruktion mit provisorischen Drähten bewerkstelligt. **b** Fertige Montage

Meist handelt es sich um Querfrakturen oder Mehrfragmentfrakturen. Seltener sind Kombinationsverletzungen mit Radiusköpfchen oder Epicondylus humeri bzw. Processus coronoideus humeri. **Hinzu können Begleitverletzungen des N. ulnaris, seltener des N. medianus oder der Ellenbogengefäße bei Luxation kommen.**

▪▪ Diagnostik
Schwellung und Palpation des Frakturspaltes und Schmerzen beim Strecken des Armes.

▪▪ Therapie
Einfache Frakturen werden mit einer **Zuggurtungsosteosynthese** behandelt (◘ Abb. 8.23) mit weiterer frühfunktioneller Nachbehandlung. Bei Trümmerfrakturen kann eine Plattenosteosynthese (◘ Abb. 8.65) erforderlich sein.

Radiusköpfchenfrakturen

▪▪ Verletzungsformen, Einteilung
Die Frakturen entstehen meist durch Sturz auf die ausgestreckte Hand, seltener durch direkten Schlag. Dislozierte Frakturen beeinträchtigen Pronation/Supination oder Flexion/Extension. Dabei kommt es zur Teilabscherung der Gelenkfläche am gegenüberliegenden Kondylus (sog. **Meißelfraktur**), zu Impressionsfrakturen der Gelenkfläche oder einer Halsfraktur (◘ Abb. 8.66). Die Einteilung der Fraktur erfolgt nach **Mason**, wobei
- Typ I eine nichtdislozierte **Fraktur**,
- Typ II eine Dislokation und
- Typ III die Radiushalsfraktur beschreibt.

Mögliche Kombinationen sind ulnare Kollateralbandrisse, Luxationen im Ellenbogen, distale Humerus- und proximale Ulnafrakturen.

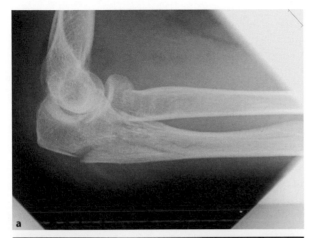

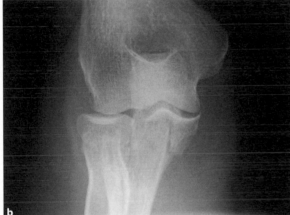

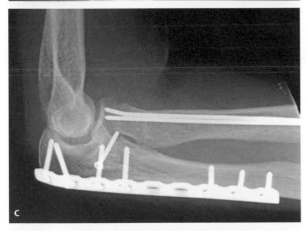

Abb. 8.65 a, b Olekranontrümmerfraktur mit gleichzeitiger Radiushalsfraktur. **c** Plattenosteosynthese des Olekranons und retrograde Markraumdrahtung mit Aufrichtung des Radiushalses

■■ Diagnostik

Schmerzhafte Unterarmdrehbewegung; Druckschmerz auf Radiusköpfchen. Oft sind gezielte **Röntgenaufnahmen** in verschiedenen Ebenen zur Beurteilung der Dislokation, evtl. Tomographie notwendig. Charakteristisch ist das »**fad pad sign**« in der lateralen Projektion, das durch eine Abhebung der Kapsel vom Knochen entsteht und bedingt ist durch einen intraartikulären Erguss.

■■ Therapie

Bei der **Radiushalsfraktur des Kindes** ist meistens die unblutige Reposition möglich. Bei gröberer Fehlstellung können Wachstumsstörungen auftreten.

Bei **nichtdislozierten Meißelfrakturen** des Erwachsenen: frühfunktionelle Behandlung (insbesondere Pronation und Supination) aus abnehmbarer Schiene und nach Punktion des Hämarthros.

Irreponible kindliche Frakturen und dislozierte Frakturen des Erwachsenen sind Operationsindikationen: beim Kind Fixation mit Kirschner-Draht oder resorbierbaren Stiften, beim Erwachsenen durch kleine Schrauben. Möglichst frühe funktionelle Nachbehandlung aus abnehmbarer Schiene.

> Bei Trümmerbrüchen muss evtl. das Radiusköpfchen reseziert werden. Nicht jedoch beim Kind, da sich sonst ein Cubitus valgus entwickeln kann. Komplikationen: Gelenksteife, sekundäre Arthrose.

Luxationen des Ellenbogens

■■ Verletzungsformen

Luxationen des Ellenbogens sind beim Erwachsenen nach der Schulterluxation die **zweithäufigste Verrenkung**. Sie kommen als dorsale Verrenkung (ca. 85%), seltener als seitliche, vordere oder divergierende Form vor. Eine Besonderheit ist die kindliche Subluxation des Radiusköpfchens (Chassaignac), die bereits klinisch erkannt werden kann (► Abschn. 8.5.2).

■■ Diagnostik

Nach Durchführung der obligatorischen **Röntgendiagnostik** (in 2 Ebenen) lässt sich die **Luxationsrichtung** einfach erfassen. Zusätzlich ist auf begleitende Gefäß-/Nervenläsionen und auf radiologisch erkennbare knöcherne Abscherverletzungen (Processus coronoideus ulnae) zu achten (◘ Abb. 8.67).

■■ Therapie

Die **Reposition** erfolgt in Narkose unter Bildwandlerverstärker. Nach erfolgter Reposition des Gelenkes erfolgt die Stabilitätsprüfung der Kollateralbänder und der Reluxationsneigung.

> Je leichter die Reposition, desto höher ist die Reluxationsneigung.

Liegt ein großes Abscherfragment bei hoher Reluxationsneigung vor, muss dieses operativ refixiert werden.

8

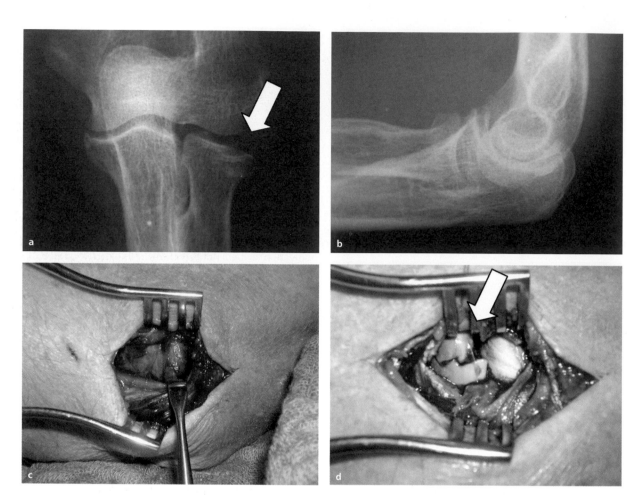

☐ **Abb. 8.66** Radiusköpfchenfraktur. **a, b** Röntgenaufnahme a.-p. (*Pfeil*: Frakturspalt) und lateraler Strahlengang. **c** Intraoperativer Befund mit Hämarthros. **d** Intraoperativer Befund nach Entlastung des Hämarthros mit deutlich erkennbarem Frakturspalt (*Pfeil*)

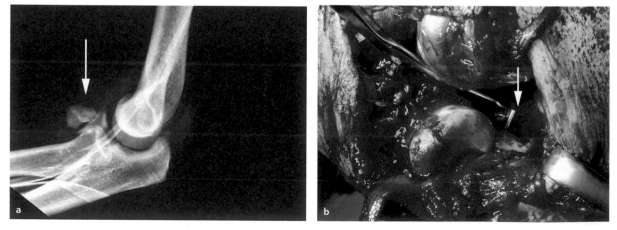

☐ **Abb. 8.67** **a** Ellenbogenluxationsfraktur mit Abriss des Processus coronoideus ulnae (*Pfeil*). **b** Intraoperativer Situs vor Refixation, zusätzliche Radiusköpfchenfraktur ohne große Dislokation

Verletzungen von Ellenbogen und Unterarm
Ellenbogen: 3 Kompartimente (Scharnier-, Zapfen- oder Radgelenk, Kugelgelenk).
Diagnostik: Inspektion, Palpation, Bewegungsausmaß, Röntgen (Baumann-Winkel).
- Kindliche Frakturen der Ellenbogenregion
  - **Suprakondyläre Humerusfrakturen:** häufigste kindliche Frakturen
    Diagnostik: Durchleuchtung in Narkose und Operationsbereitschaft.
    Therapie: Reponation mit Röntgen (Rotationsfehler: »Nase«, Rotationssporn), Ruhigstellung in Blount-Schlinge; großzügige Indikation zur offenen Reposition (Retention mit Kirschner-Drähten), in (»cuff and collar«), Oberarmspaltgips für 3–4 Wochen
  - **Frakturen des Condylus radialis humeri:** meist operativ.
  - **Kindliche Radiushalsfraktur:** meist unblutige Reposition evtl. perkutan.
  - **Ellenbogenluxation:** Reposition in Narkose.
  - **Radiusköpfchensubluxation:** »nurse elbow«, sofortige Reposition bei klinischer Untersuchung.
- Frakturen des Ellenbogengelenkes beim Erwachsenen
  - **Distale Humerusfrakturen:** AO-Klassifikation, Fehlstellung, Schwellung, Röntgen, konventionelle Tomographie, CT. Begleitverletzungen: A. cubitalis.
    Therapie: operativ: Plattenosteosynthese bei Typ-A-Frakturen. Bei intraartikulären (Typ-B- oder Typ-C-) Frakturen häufig in mehreren Schritten.
  - **Olekranonfraktur:** häufig, meist Quer- oder Mehrfragmentfrakturen. Schwellung, Palpation des Frakturspaltes, Schmerzen beim Strecken des Armes. Begleitverletzungen: N. ulnaris, seltener N. medianus.
    Therapie: operativ: Zuggurtungsosteosynthese mit früh funktioneller Nachbehandlung, bei Trümmerfrakturen: Plattenosteosynthese-
  - **Radiusköpfchenfrakturen:** Sturz auf die ausgestreckte Hand, Meißelfraktur. Schmerzhafte Unterarmdrehbewegung, Röntgen.
    Therapie: nichtdislozierte Meißelfrakturen: Punktion des Hämarthros und frühfunktionelle Behandlung aus abnehmbarer Gipsschiene. Irreponible dislozierte Frakturen sind Operationsindikationen: kleine Schrauben. Bei Trümmerbrüchen evtl. Radiusköpfchenresektion (nicht beim Kind wegen der Gefahr des Cubitus valgus!). Komplikationen: Gelenksteife, sekundäre Arthrose.
  - **Luxationen des Ellenbogens:** zweithäufigste Verrenkung, Röntgen (Luxationsrichtung).
    Therapie: Reposition in Narkose unter Bildwandlerverstärker (je leichter die Reposition, desto höher die Reluxationsneigung); evtl. operative Refixation.
    Cave: Zirkulationsstörungen bis hin zur Volkmann-Kontraktur, heterotope Ossifikation, Arthrose

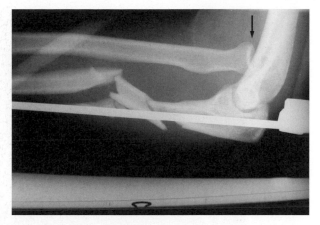

◘ **Abb. 8.68** Monteggia-Verletzung mit Stückfraktur der Ulna und ventraler Luxation des Radiusköpfchens (*Pfeil*)

8.5.3 Unterarmfrakturen

■ ■ **Verletzungsformen, Einteilung**
Unterarmfrakturen und isolierte Schaftbrüche von Radius und Ulna sind meist Folge einer direkten Gewalteinwirkung (Parierverletzung der Ulna).

Besonders hervorzuheben sind die **Luxationsfrakturen** am Unterarm:
- **Monteggia[11]-Verletzung:** proximale Ulnafraktur mit ventraler Luxation des Radiusköpfchens (◘ Abb. 8.68);
- **Galeazzi[12]-Verletzung:** Kombination der distalen Radiusschaftfraktur mit einer Luxation der Ulna im distalen Radioulnargelenk (◘ Abb. 8.69).

Bei diesen Verletzungen konzentriert sich die Diagnostik auf die Fraktur, während die meist gravierendere Luxationsverletzung in bis zu 50% der Fälle übersehen wird.

❯ Daher ist bei jeder Fraktur des Unterarmes die vollständige Abbildung des proximalen und distalen Radioulnargelenkes in 2 Ebenen zu fordern.

■ ■ **Therapie**
Bei **kindlichen** Unterarmfrakturen erfolgt die Reposition in Narkose mit anschließender Ruhigstellung in gespaltener Oberarmgipsschale (unter Einschluss des Hand- und Ellenbogengelenkes) in Funktionsstellung (Supination). Gelingt keine suffiziente Reposition, erfolgt die intramedulläre Schienung des Markraumes mit flexiblen Drähten.

Bei **Unterarmfrakturen des Erwachsenen** erfolgt die offene anatomische Reposition der Fraktur und Schienung mit Plattenosteosynthese (◘ Abb. 8.70, ◘ Abb. 8.71) oder die intramedulläre Schienung. Anschließend wird eine frühfunktionelle Bewegungstherapie mit Pro- und Supinationsübungen durchgeführt.

---

11 Giovanni B. Monteggia, Chirurg, Mailand, 1762–1815
12 Riccardo Galeazzi, Chirurg, Orthopäde, Mailand, 1866–1952

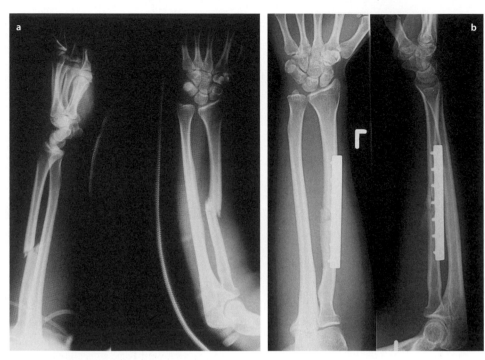

Abb. 8.69 Galeazzi Fraktur links. **a** Vor und **b** nach Versorgung mit einer winkelstabilen Plattenosteosynthese

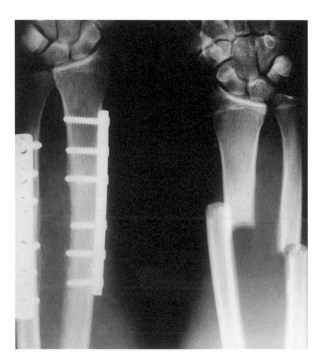

Abb. 8.70 Vorderarmschaftbrüche sind eine absolute Indikation zur Osteosynthese mit Neutralisations- oder Überbrückungsplatten

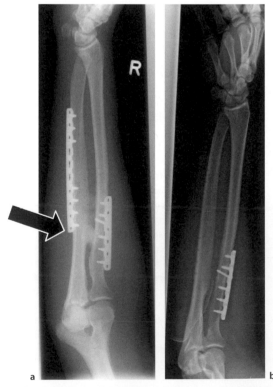

Abb. 8.71 Synostose des Unterarmes mit kompletter Aufhebung der Pro- und Supination nach Unterarmfraktur rechts und **a** Plattenosteosynthese von Radius und Ulna mit winkelstabilen Platten. **b** Nach operativer Entfernung der Knochenbrücke, die Platte am Radius wurde belassen

Monteggia- und Galeazzi-Frakturen des Erwachsenen und des Kindes werden durch **Osteosynthese** des gebrochenen Einzelknochens behandelt. Die Luxation reponiert sich nach anatomischer Reposition der Fraktur in der Regel spontan und muss nur in Ausnahmefällen operativ angegangen werden. Persistierende Subluxationen, z. B. infolge Gewebeinterposition, müssen operativ beseitigt und durch Bandnähte ergänzt werden (z. B. Lig. anulare radii). Nach Galeazzi-Fraktur Gipsschiene für 6 Wochen.

■■ Komplikationen
Pseudarthrose, Ischämie, Gelenksteife wegen Immobilisierung, Einschränkung Pro-/Supination durch Vernarbung der Membrana interossea und Achsenfehlstellung des Radius.

> **In Kürze**
>
> **Unterarmfrakturen**
> Oft mit Luxation (Monteggia, Galeazzi), daher Abbildung des proximalen und distalen Radioulnargelenkes in 2 Ebenen bei **jeder** Fraktur des Unterarmes
> **Therapie:** bei Kindern Reposition in Narkose mit anschließender Ruhigstellung in gespaltener Oberarmgipsschale (mit benachbarten Gelenken). Bei Erwachsenen offene Reposition und Plattenosteosynthese oder intramedulläre Schienung. Komplikationen: Pseudarthrose, Ischämie.

8.5.4 Distale Radiusfrakturen

■■ Verletzungsformen, Einteilung
Die distale Radiusfraktur ist der häufigste Bruch im Erwachsenenalter und macht bis zu 25% aller Frakturen aus. Sie entsteht beim Sturz auf die abfangende Hand. Je nach Stellung der Hand beim Unfallereignis werden Biegemomente, axiale Stauchung oder exzentrische Abscherfrakturen gesehen.

> **❯** Distale Radiusfrakturen an typischer Stelle führen zu einer Verkürzung und Achsabknickung des Radius mit charakteristischem Ulnavorschub und einer Subluxation im Radioulnargelenk.

Unterschieden wird zwischen
- Hyperextensionsfrakturen (Typ Colles[13]) und den selteneren
- Flexionsfrakturen (Typ Smith[14]).
- Kantenabbrüche (partielle Gelenkfrakturen) werden in dorsale Abbruchfrakturen (Barton) und volare Abbrüche (»reversed Barton«) eingeteilt.

Von den zahlreichen Klassifikationssystemen, hat sich die Einteilung der AO (Arbeitsgemeinschaft für Osteosynthesefragen) durchgesetzt:

---

13 Abraham Colles, Chirurg, Dublin, 1773–1843
14 Sir Robert W. Smith, Chirurg, Dublin, 1807–1873

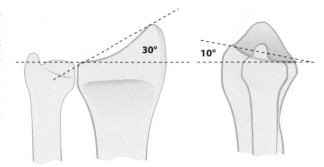

◘ Abb. 8.72 Die Winkel der Radiusgelenkfläche nach Böhler. a.-p.-Ansicht 25–30°, in seitlicher Ansicht ca. 10°-Volarflexion. Zusammen mit der Wiederherstellung der Länge des Radius sind diese Winkel das Maß für die Qualität der Reposition

- Bei **Typ-A-Frakturen** (rein extraartikuläre Brüche) sind weder das radiokarpale, noch das radioulnare Gelenk betroffen.
- Bei **Typ-B-Frakturen** (partiell intraartikuläre Brüche) sind lediglich Teile der Gelenkfläche betroffen, während ein Segment noch in Verbindung zu der Diaphyse steht.
- Bei **Typ-C-Frakturen** (intraartikuläre Brüche) ist die Gelenkfläche komplett von dem diaphysären Anteil unterbrochen. Die Schwere dieser Verletzung hängt davon ab, ob die gelenktragenden oder metaphysären Fragmente einfach oder multipel frakturiert sind.

■■ Diagnostik
Die Diagnose der Colles-Fraktur lässt sich bereits klinisch anhand der charakteristischen »Fourchette«– (bedingt durch Dorsalneigung der Gelenkfläche) und der »Bajonett-Fehlstellung« des Handgelenkes (Ulnavorschub und Radialabweichung) stellen.

■■ Therapie
Aus der AO-Klassifikation können Hinweise für die geeignete Therapieform hergeleitet werden. Früher eher konservativ ausgerichtete Behandlungsschemata sind inzwischen von wesentlich differenzierteren Verfahren abgelöst worden. Ziel ist die möglichst anatomische Wiederherstellung der Gelenkfläche und Achsenverhältnisse (◘ Abb. 8.72), was einen direkten Einfluss auf die Funktion hat. Diese Prinzipien gelten insbesondere auch für den alten Patienten, der bei eingeschränkter Mobilität auf eine gute Funktion der oberen Extremität angewiesen ist.

Die Wiederherstellung der anatomischen Achsen bei **extraartikulären Frakturen** mit dorsaler metaphysärer Stauchungszone wird durch **Reposition** mit Zug und Gegenzug in Bruchspalt- oder Leitungsanästhesie durchgeführt. Anschließend erfolgt die Retention der Fraktur in einer dorsovolaren Gipsschiene (◘ Abb. 8.73) oder mit perkutan eingebrachten Kirschner-Drähten (◘ Abb. 8.74).

Dieser Eingriff kann **ambulant** durchgeführt werden und verhindert die sekundäre Dislokation der dorsalen Trümmerzone. Wird eine sekundäre Dislokation der Fraktur befürchtet,

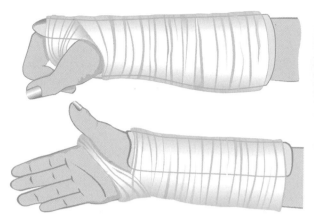

◘ Abb. 8.73 Fixation einer reponierten stabilen Radiusfraktur mit Gipsschiene. Handgelenk in leichter Dorsalflexion, Hand in Ulnaradduktion, Daumen frei. Gipsschiene dorsal, nach radial -palmar umfassend, Daumen frei. In der Daumenkommissur breite Bandage. Der Verband muss bei Kompressionserscheinungen oder Schmerzen jederzeit geöffnet werden können

8

sind weitere Maßnahmen, wie die externe Transfixation des Gelenkes mittels Fixateur externe erforderlich. Beim geriatrischen Patienten ist bei alleiniger Gipsruhigstellung häufig mit einer sekundären Fragmentdislokation und Komplikationen, die durch den Gips verursacht sind, zu rechnen. Bei kritischen Weichteilen ist die stabilere externe Fixation gegenüber dem Gips zu bevorzugen. Üblicherweise erfolgt die Ruhigstellung des Handgelenkes für 4 Wochen. Kirschner-Drähte werden für 5–6 Wochen belassen. Anschließend ist eine intensive Physiotherapie zur Wiederherstellung der Beweglichkeit erforderlich.

Bei **intraartikulären Frakturen** erfolgt in einigen Fällen das **stufenweise Vorgehen** mit primärer Reposition und Retention im Gips (◘ Abb. 8.73) oder Fixateur externe (Ligamentotaxis) und Umsteigen auf ein anderes Verfahren (zusätzliche offene Kirschner-Draht-Spickung, Plattenosteosynthese). Neuere Techniken mit sog. **Bewegungsfixateuren** mit eingebautem Gelenk und **kleinen Platten mit winkelstabiler Schraubenverankerung**, scheinen eine frühere funktionelle Therapie zu ermöglichen.

> **⟩** Wichtig ist es, die jeweilige Therapie neben der Frakturform auch von der Compliance des Patienten abhängig zu machen.

Begleit- und Nachbehandlung In der Anfangsphase werden abschwellende Maßnahmen (Hochlagerung, Kryotherapie) eingesetzt. Nach Abschwellung erfolgen aktive Bewegungsübungen der Nachbargelenke (Finger/Ellenbogen/Arm). Diese werden zum frühestmöglichen Zeitpunkt begonnen und sind die beste Prophylaxe vor der gefürchteten **CRPS** (► Abschn. 8.2).

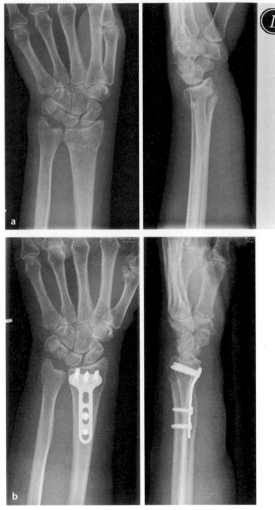

◘ Abb. 8.74 a Distale Radiusfraktur, **b** postoperativ mit Plattenosteosynthese

▪▪ Komplikationen
Zu den möglichen Komplikationen nach Radiusfraktur zählen:

— Das traumatisch oder postoperativ aufgetretene Kompressionssyndrom des N. medianus (**akutes Karpaltunnelsyndrom**) macht die notfallmäßige Spaltung des Karpaltunnels erforderlich.

— **Sekundäre Repositionsverluste** bei konservativer Therapie (schlechte Gipstechnik, gelockerter Gips) treten in bis zu 50% auf. Daher müssen diese Patienten engmaschig kontrolliert werden.

— Wiederholte und schmerzhafte Repositionsmanöver, Schmerzen im Gips sowie eine gewisse Veranlagung sind Auslöser des **CRPS** (► Abschn. 8.2).

— Komplikationen nach Kirschner-Draht-Spickung sind die Verletzung des R. superficialis, N. radialis und die Drahtwanderung bei Osteoporose.

In Kürze

Distale Radiusfrakturen
Häufigster Bruch im Erwachsenenalter (ca. 25%), meist Hyperextensionsfrakturen (Typ Colles), AO-Klassifikation in Typ-A-, Typ-B- und Typ-C-Frakturen (nach Gelenkbeteiligung).
Diagnostik: Klinik, Röntgen, Kantenabbrüche, Fourchette- (Dorsalneigung der Gelenkfläche) und Bajonett-Fehlstellung des Handgelenkes (Ulnavorschub und Radialabweichung).
Therapie:
- Abhängig von Frakturform und Compliance des Patienten
- Abschwellende Maßnahmen, bei extraartikulären Frakturen ambulante Reposition möglich
- Evtl. stufenweises Vorgehen (Reposition, Retention im Gips, Fixateur externe oder Kirschner-Draht, Plattenosteosynthese), neuere Techniken mit sog. Bewegungsfixateuren
- Aktive Bewegungsübungen, Gipskontrolle (Gipslockerung)

Komplikationen: Schmerzen im Gips (**Cave:** Sudeck-Reflexdystrophie), Nervenschäden: N. medianus (akutes Karpaltunnelsyndrom), N. radialis (bei Kirschner-Draht-Spickung)

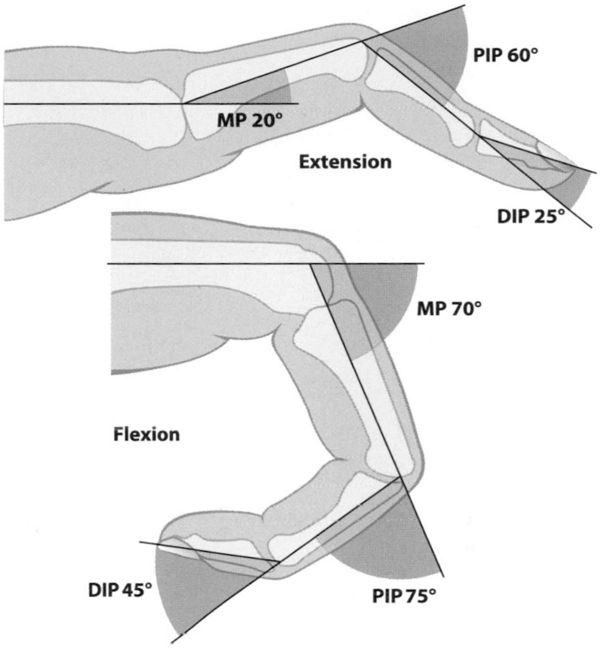

Abb. 8.75 Prüfung der Beweglichkeit der Fingergelenke. Extension (oben): 20° Hyperextension im MP-Gelenk, 60° Streckausfall im PIP-Gelenk, 25° Hyperextension im DIP-Gelenk. Flexion (unten): MP-Gelenk 20–0–70°, PIP-Gelenk 0–60–75°, DIP-Gelenk 25–0–45°

8.6 Verletzungen der Hand

8.6.1 Diagnostik

Die **Inspektion** sollte im Seitenvergleich mit der Gegenhand erfolgen. Dabei sind die Form und Spontanhaltung der Hand, die Hautfarbe, der Verlauf und Zustand alter Narben sowie die Beschwielung der Handunterseite und die Beschaffenheit der Fingernägel zu erfassen.

Palpatorisch erhalten wir Aufschluss über den Turgor, die Temperatur sowie die Beschaffenheit der Hautoberfläche von tumorösen Veränderungen, Schmerzempfindungen sowie die **Durchblutungsverhältnisse** durch Prüfung des arteriellen Pulses bzw. Kapillarpulses.

Die Funktionsausmaße werden nach der **Neutral-Null-Methode** bestimmt (**Abb. 8.75**).

Die **Sensibilität** wird grob-klinisch durch Spitz-stumpf-Unterscheidung, genauer durch 2-Punkte-Diskrimination (Büroklammer) geprüft. Ausfälle der motorischen Nerven sind durch den Ausfall der zugehörigen Muskelgruppen herauszufinden.

Die Durchgängigkeit des Hohlhandbogens (A. radialis, A. ulnaris) kann durch Abdrücken beider Arterien mit anschließendem wechselseitigen Öffnen einer der beiden Arterien und Überprüfung der Durchblutungsverhältnisse der Finger und der Hand überprüft werden. Weitere Untersuchungen sind:

- Röntgenstandard- und -spezialaufnahmen,
- CT und Kernspintomogramm,
- Szintigraphie,
- Arthrographie des Handgelenkes,
- Arthroskopie des Handgelenkes,
- ggf. Elektromyographie und
- Neurographie bei Neuropathien.

Operation

Operationen an der Hand erfordern profunde anatomische Kenntnisse sowie eine gute Übersicht, um die komplexen Strukturen nicht zu gefährden.

> Daher werden die meisten handchirurgischen Operationen in Blutsperre oder sogar in Blutleere durchgeführt.

Zur Standardausrüstung gehört, neben einem speziellen Handinstrumentarium auch das Arbeiten mit der **Lupenbrille** oder dem **Operationsmikroskop**. Wegen der Gefahr der Narbenkontrakturen, besonders im Gelenkbereich, sind senkrechte, das Gelenk überschreitende Längsinzisionen an der Hand kontraindiziert. Weiterhin ist die Blutversorgung der Hautlappen in der Schnittführung zu berücksichtigen. Daher werden zick-zack-förmige sowie mediolaterale Längsschnitte an den Fingern bevorzugt (**Abb. 8.76**, **Abb. 8.77**).

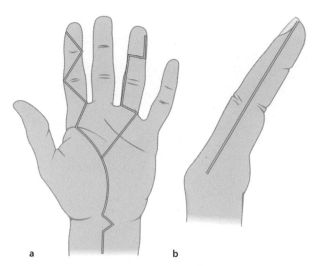

8

a   b

◘ **Abb. 8.76 a** Erlaubte« Schnittführungen, **b** sog. Fingerkantenlinie

---

┌─ **Praxisbox** ─────────────────────────
│
│ **Blutleere**
│
│ Die Extremität wird ausgewickelt und mit einer Esmarch[15]-
│ Gummibinde in Verbindung mit einer pneumatischen,
│ druckkontrollierten Manschette zur Absperrung der Blut-
│ zufuhr am Oberarm versehen. Der Druck der pneuma-
│ tischen Manschette beträgt 70–100 mmHg über dem sys-
│ tolischen Blutdruck des Patienten. Diese kann für 1,5–2 h
│ belassen werden.
│
└─────────────────────────────────────

---

15 Johann F. Esmarch, Chirurg, Kiel, 1823–1908

Bei s**eptischen Eingriffen** darf wegen der Gefahr der Keimverschleppung kein Auswickeln erfolgen, hier sollte die Zeit
der Blutsperre möglichst kurz gehalten werden.

Anästhesie

Bei handchirurgischen Operationen können in erster Linie
Verfahren der Regionalanästhesie angewendet werden. Es
handelt sich dabei um Infiltrationsanästhesie, Leitungsblockaden in verschiedener Höhe der Hauptnerven sowie die
intravenöse Regionalanästhesie (Bier-Anästhesie).

> ❶ **Cave**
> **Bei Infektionen der Hand ist jegliche Form der
> Regionalanästhesie (Oberst-Leitungsanästhesie,
> Handblock, Bier-Block) wegen der Gefahr der
> Keimverschleppung und der verminderten Wirk-
> samkeit von Lokalanästhetika im sauren Milieu
> kontraindiziert.**

Die einfachste Art der Anästhesie ist die sog. **Fingerleitungs-
anästhesie nach Oberst**[16], die von dorsal im Bereich der
Zwischenfingerfalte appliziert wird. Im Metakarpalbereich
wird die sog. **Mittelhandblockade** ausgeführt, im Bereich
des Handgelenkes der sog. **Handblock**. Eine weitere Möglichkeit stellt die sog. i.v.-Anästhesie nach Bier dar. Die häufigste und günstigste Betäubung ist die sog. axilläre oder
supraklavikuläre Plexusanästhesie. Sie ermöglicht das Anlegen einer Blutleeremanschette und das Operieren über
längeren Zeitraum mit einer guten postoperativen Anästhesie des Armes.

---

16 Maximilian Oberst, Chirurg, Halle, 1849–1925

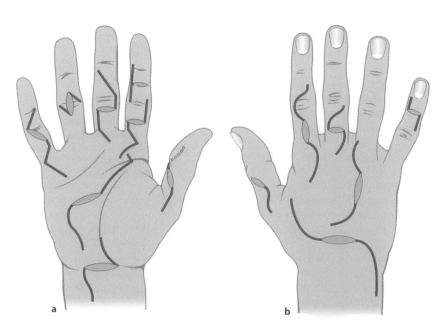

a   b

◘ **Abb. 8.77** Mögliche Erweiterungsschnitte bei offenen Handverletzungen: **a** palmar, **b** dorsal

> Bei länger andauernden Eingriffen und bei operativem Vorgehen an mehreren Lokalisationen, z. B. Beckenspanentnahme, sowie bei Kindern, ist eine Intubationsnarkose unabdingbar.

Postoperative Maßnahmen

Verbandstechniken

Der postoperative Verband hat nicht nur die Aufgabe, den Wundbereich steril abzudecken, sondern er soll zusätzlich eine leichte Kompression ausüben. Dafür muss er nichtklebend, saugfähig und luftdurchlässig sein. Unnötige Bewegungseinschränkungen sind zu vermeiden.

> Eingelegte Blutungsdrainagen werden in der Regel nach 24–48 h entfernt.

Ruhigstellung und Frühmobilisation

Nicht betroffene Finger sollten nach Möglichkeit weder in den Verband noch in eine Ruhigstellung eingeschlossen werden. Postoperative Ruhigstellungen erfolgen durch eine Metallschiene mit guter Polsterung, Gips- oder Kunststoffverbände. Dabei ist auf eine gesicherte Durchblutung zu achten. Zirkuläre Verbände kommen erst nach entsprechender Abschwellung zur Anwendung. Wichtig sind die Stellungen der einzelnen Gelenke, aus denen heraus später eine gute Beweglichkeit resultiert. Nach Möglichkeit sollte die **Intrinsic-plus-Stellung** verwendet werden.

> **!** Cave
> Dringend zu vermeiden sind Immobilisationen in Streckstellung der Fingergrundgelenke.

Eine Fixation der Gelenke sollte zu Gunsten einer Frühmobilisation nur so lange aufrechterhalten werden wie unbedingt nötig (**◘** Abb. 8.78).

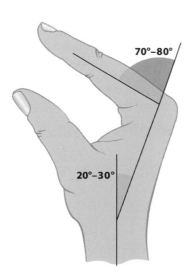

◘ Abb. 8.78 Intrinsic-plus-Stellung der Finger

70°–80°

20°–30°

In Kürze

Handverletzungen
Diagnostik: Inspektion, Palpation (Durchblutung, Sensibilität). Röntgenstandard- und -spezialaufnahmen, CT, MRT, Szintigraphie, Arthrographie, Arthroskopie des Handgelenkes, ggf. Elektromyographie und Neurographie bei Neuropathien.
Operation: meistens in Blutsperre oder sogar in Blutleere. Mit Lupenbrille oder Operationsmikroskop.
Anästhesie: Regionalanästhesie: Infiltrationsanästhesie, Leitungsblockaden in verschiedener Höhe der Hauptnerven (Oberst-Leitungsanästhesie, Handblock) sowie die intravenöse Regionalanästhesie (Bier-Block). **Cave:** jegliche Form der Regionalanästhesie bei Infektionen der Hand wegen der Gefahr der Keimverschleppung und der verminderten Wirksamkeit von Lokalanästhetika im sauren Milieu.
Bei länger andauernden Eingriffen und bei operativem Vorgehen an mehreren Lokalisationen, z. B. Beckenspanentnahme, sowie bei Kindern, ist eine Intubationsnarkose unabdingbar.
Postoperative Maßnahmen: Ruhigstellung (keine Streckstellung der Fingergrundgelenke!) und Frühmobilisation.

8.6.2 Defektwunden der Hand

Freie Hauttransplantate

Die einfachste Möglichkeit, Hautdefekte im Handbereich zu decken, stellen die freien Transplantate dar. Hier werden ausgedünnte Vollhaut- oder Spalthauttransplantate verwendet. Voraussetzung ist ein **gut durchbluteter Untergrund**, um ein Einwachsen transplantierter Haut zu gewährleisten. Bevorzugt wird die mechanisch stabilere Vollhaut, die sich mit höherer mechanischer Eigenstabilität funktionell dem Empfängergebiet besser anpassen kann. Diese werden vorzugsweise an unbehaarten Hautarealen (Leiste, Ellenbeuge) entnommen. Das Transplantat wird nach Hebung von dem anhängenden subkutanen Fettgewebe befreit, die Entnahmestelle primär verschlossen und das Transplantat in die Defektregion locker eingenäht.

> Freie Hauttransplantate sind nicht auf freiliegendem Knochen oder bei Sehnen mit zerstörtem Gleitlager angezeigt.

Schwenk- und Verschiebelappen
Lokale Lappenplastiken

Tiefere Defekte, die nicht nur die Haut betreffen, müssen mit gut durchbluteten, ausreichend gepolsterten Lappen gedeckt werden. Der dadurch entstandene Sekundärdefekt wird mit einem Vollhauttransplantat verschlossen.

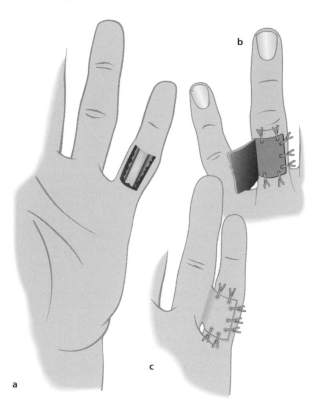

8

○ **Abb. 8.79** Cross-Finger-Flap. **a** Defekt an der Beugeseite des Kleinfingergrundgliedes. **b** Dorsal am benachbarten Ringfinger gehobener Lappen. In den Hebedefekt ist ein Vollhauttransplantat eingenäht. **c** In den Kleinfingerdefekt eingenähtes Crossläppchen

Gestielte Lappenplastiken

Hierzu gehört z. B. der **Cross-finger-flap** (○ Abb. 8.79). Nach 3 Wochen kann der bestehende Stiel durchtrennt und die beiden Lappenenden können eingenäht werden. Der Fähnchenlappen kann sowohl für Defekte desselben Fingers als auch für den Nachbarfinger verwendet werden. Der Thenar-Lappen eignet sich in erster Linie für Fingerkuppendefekte.

Neurovaskulär gestielte Lappen

Diese können vom Nachbarfinger entnommen werden oder auch von demselben Finger als VY-Plastik, als Visierlappen oder Lappen vom Unterarm, gestielt an der A. radialis oder der A. interossea posterior.

Fernlappen

Hierzu gehört der **Leistenlappen**, gestielt an der A. iliaca circumflexa superficialis zur Deckung von großen Defekten.

Freie Hautlappen

Unter Zuhilfenahme von mikrochirurgischen Techniken können freie Hautlappen durch Anastomosierung der Gefäße übertragen werden. Es besteht die Möglichkeit, neben Fettschicht auch Faszien, Muskeln, Sehnen und Knochen zu verpflanzen. Spenderbezirke hierfür sind der palmare, radiale und ulnare Unterarm, der Fußrücken, die Leiste, Schulter-

blattregion, lateraler Oberarm sowie der Latissimus-dorsi-Lappen.

In Kürze

Defektwunden der Hand
Freie Hauttransplantate: gut durchbluteter Untergrund, nicht auf freiliegendem Knochen oder bei Sehnen mit zerstörtem Gleitlager.
Schwenk- und Verschiebelappen: lokale Lappenplastiken, gestielte Lappenplastiken (Cross-finger-flap, Thenar-Lappen); neurovaskulär gestielte Lappen, Fernlappen (Leiste), freie Hautlappen.

8.6.3 Verbrennungen und Erfrierungen

Die Einschätzung der Tiefe einer thermischen oder chemischen Verletzung (► Kap. 10) kann besonders an der Hand schwierig sein. Die Beurteilung beruht auf dem Lokalbefund und der Anamnese.

Verbrennungen
■ ■ **Einteilung**
Sie werden in 3 Schweregrade eingeteilt:
– Grad I: Rötung, Begleitödem
– Grad II: Blasenbildung bei erhaltener Sensibilität
– Grad III: Vollhautschaden mit Sensibilitätsverlust

■ ■ **Therapie**
Erstmaßnahme am Unfallort ist die sofortige Kühlung (30 min) in kaltem Wasser. Besonders bei tiefer gehenden Schäden sind folgende Gefahren gefürchtet:
– Infektion,
– Ödemkomplikation mit zusätzlicher Beeinträchtigung der Blutzirkulation,
– Einsteifung von Gelenken,
– Ausbildung narbiger Kontrakturen.

Abhängig vom Grad der Verbrennung, kommt es besonders an der Hand häufig zu **derben Narben mit Keloidbildung**, die zu Bewegungseinschränkungen bis hin zur funktionellen Versteifung von Gelenken führen können. Derartige Narben werden mit Exzision behandelt, Defekte anschließend mit lokalen Verschiebelappen oder freien Hauttransplantaten gedeckt.

Erfrierungen
■ ■ **Einteilung**
Unterschieden wird zwischen:
– Blässe mit Sensibilitätsstörung,
– Blasenbildung,
– Totalnekrose mit Demarkierung.

■ ■ **Therapie**
Bei akralen Erfrierungen wird versucht, eine Ausdehnung der Gewebsschädigung durch einmalige Erwärmung in warmem Wasser (30°C) zu begrenzen.

Nach Demarkation und Mumifikation der irreversibel geschädigten peripheren Teile wird die **Grenzzonenamputation** durchgeführt. Spätschäden, wie die gestörte Kältetoleranz und Schmerzen, können mit lokaler Sympathikusblockade beeinflusst werden.

Komplikationen

Als Folge thermischer Verletzungen können periphere Ödeme mit Störung der Kapillarpermeabilität und nachfolgendem **Kompartmentsyndrom** (▶ Abschn. 8.2.6) auftreten. Die bei drittgradigen Verbrennungen und Erfrierungen auftretenden **Nekrosen** werden frühzeitig abgetragen und mit Hauttransplantationen gedeckt. Um der drohenden Einsteifung der Gelenke vorzubeugen, muss eine frühzeitige intensive **Physiotherapie**, ggf. mit Analgesie, durchgeführt werden.

In Kürze

Verbrennungen und Erfrierungen
Verbrennungen: 3 Schweregrade Rötung, Blasen mit erhaltener Sensibilität, Vollhautschaden mit Sensibilitätsverlust.
Therapie: Erstmaßnahme am Unfallort ist die sofortige Kühlung. Gefahren: Infektion, Ödemkomplikation mit zusätzlicher Beeinträchtigung der Blutzirkulation, Einsteifung von Gelenken, Ausbildung narbiger Kontrakturen.
Erfrierungen: Blässe mit Sensibilitätsstörung, Blasenbildung, Totalnekrose (irreversibel).
Therapie: Erwärmung in warmem Wasser, Grenzzonenamputation der Nekrosen. Komplikationen: Ödeme mit Störung der Kapillarpermeabilität (**Cave:** Kompartmentsyndrom), frühzeitige intensive Physiotherapie.

8.6.4 Frakturen der Hand

Phalanx-Frakturen

Frakturen im Bereich der Fingerendglieder gehen häufig mit einem subungualen Hämatom einher, das zusätzlich einer Trepanation bedarf. Die Therapie ist hierbei meist konservativ mit der sog. Stack-Schiene.

Mit der Mallet-Fingerschiene werden kleine **Strecksehnenausrisse** behandelt. Bei großen **Fragmenten** kommt es häufig zur Subluxation, so dass eine operative Versorgung mit temporärer transartikulärer Fixation notwendig wird.

> **Schaftfrakturen der Phalangen bedürfen häufig einer osteosynthetischen Versorgung, da Torsion und Verkürzung drohen.**

Querfrakturen neigen durch den Muskelzug zu nach palmar oder dorsal offenen Winkeln. Diese lassen sich in der Regel gut im Standardgips reklinieren (◘ Abb. 8.80).

Frakturen der Ossa metacarpalia

Frakturen im **Schaftbereich** der Metakarpalknochen entstehen meist durch direkte Gewalteinwirkung (Quetschung,

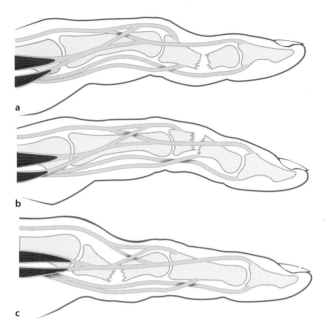

◘ **Abb. 8.80** Achsenabweichungen bei Fingerfrakturen. **a** Mittelgliedfrakturen peripher des Ansatzes der oberflächlichen Beugesehne dislozieren durch den Zug der oberflächlichen Beugesehne und der Streckaponeurose in einem nach dorsal offenen Winkel. **b** Mittelgliedfrakturen proximal des Ansatzes zeigen einen Achsenknick nach palmar. **c** Die typische Frakturdislokation bei Frakturen der Grundphalanx

Hammerschlag) oder als offene Kreissägen- oder Fräsverletzung. Indirekte Gewalteinwirkung wie Hyperextension oder axiale Stauchung führen häufig zu gelenknahen, **metaphysären Brüchen** mit oder ohne Gelenkbeteiligung.

Die häufigste Lokalisation ist der **Kopf des Metakarpale V**. Es kommt hierbei zu einer mehr oder minder stark ausgeprägten Palmarkippung. Durch eine korrekte Röntgenaufnahme in seitlichem Strahlengang kann diese Palmarkippung realisiert und nach Reposition im Böhler[17]-Gips oder durch eine Kirschner-Draht-Osteosynthese fixiert werden. Schaftfrakturen im Mittelhandbereich können konservativ behandelt werden. Operationsindikation ist nur bei erheblicher Achsabweichung gegeben.

Basisfrakturen des 1. Mittelhandknochens
Bennett-Luxationsfraktur

Die häufigste Verletzung der Basis des 1. Mittelhandknochens ist die intraartikuläre Luxationsfraktur des **Daumen-Sattelgelenkes**. Bei dieser nach Bennett[18] benannten Fraktur disloziert das große Schaftfragment, während das kleinere ulnare Fragment, vom Bandapparat gehalten, meist in situ verbleibt. Durch den Zug des M. abductor pollicis longus wird das Hauptfragment nach dorsal luxiert (◘ Abb. 8.81). Eine operative Behandlung ist meist nötig.

---

17 Lorenz Böhler, Chirurg, Wien, 1885–1973
18 Edward H. Bennett, Chirurg, Dublin, 1837–1907

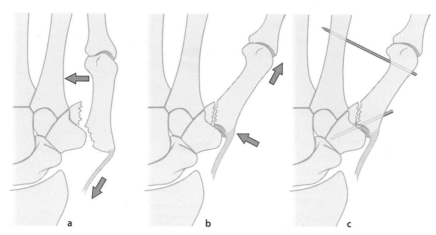

a   b   c

☐ Abb. 8.81 Luxationsfraktur des 1. Karpometakarpalgelenkes (Bennett-Fraktur). **a** Dislokation durch Zug des M. abductor pollicis longus nach proximal (*Pfeil nach unten*) und des M. abductor pollicis gemeinsam mit weiteren Daumenballenmuskeln in Richtung Hohl-hand (*Pfeil nach links*). **b** Reposition durch axialen Zug am Daumen (*Pfeil nach oben*) und durch Druck auf die Basis des 1. Mittelhand-knochens (*Pfeil nach links*). **c** Mögliche Art der Stabilisierung mit per-kutanen Kirschner-Drähten

Rolando-Fraktur[19]

Die **proximale Gelenkfläche** des 1. Mittelhandknochens ist T- oder Y-förmig frakturiert, es kommt zu erheblichen Dislo-kationen. Die Therapie erfolgt meist operativ.

Pseudo-Bennett-Fraktur

Es handelt sich hierbei um eine **basisnahe Quer- oder Schräg-fraktur**, die ebenfalls oft eine Operationsindikation darstellt.

Frakturen des Karpus

Handwurzelbrüche entstehen bei Sturz auf die hyperflektierte Hand. Die Skaphoidfraktur ist mit bis zu 90% die häufigste Fraktur im Bereich der Handwurzelknochen.

▪▪ Symptomatik, Diagnostik

Symptomatisch sind ein **Schwellungszustand** des Handge-lenkes und ein **Druckschmerz in der Tabatière**.

❶ Cave
Häufig wird auf den ersten Röntgenaufnahmen die Fraktur nicht erkannt.

Bei entsprechender Symptomatik sollte jedoch trotzdem die Behandlung wie bei einer Fraktur durchgeführt werden. Eine Kontrolle des Befundes ist nach 1–2 Wochen angezeigt. Sollte sich bei fortbestehender klinischer Symptomatik kein patho-logisches Röntgenergebnis zeigen, kann z.B. die häufig über-sehene Skaphoidfraktur neben Zielaufnahmen (Stecher) auch kernspintomographisch nachgewiesen werden.

▪▪ Therapie
Bei **konservativer** Therapie ist eine Ruhigstellung für 6–8 Wo-chen im Navikularegips (Unterarmgips mit Daumenein-schluss) angezeigt.

---

19 Luigi R. Rolando, Anatom, Turin, 1773–1831

> **❯ Wünscht der Patient die operative Therapie mit der Möglichkeit einer frühfunktionellen Nachbehand-lung oder liegt eine dislozierte Fraktur vor, ist die operative Stabilisierung indiziert.**

Diese kann mit speziellen Schrauben mit einem Doppelge-winde, über das eine interfragmentäre Kompression ausgeübt werden kann (**Herbert-Schraube**, ☐ Abb. 8.82), durchgeführt werden. Diese Art der Verschraubung kann auch bei Pseud-arthrosen des Skaphoid, bei denen ein kortikospongiöser Span interponiert wird (sog. **Operation nach Matti-Russe**), verwendet werden. Skaphoidpseudarthrosen kommen je nach Lokalisation sehr häufig vor.

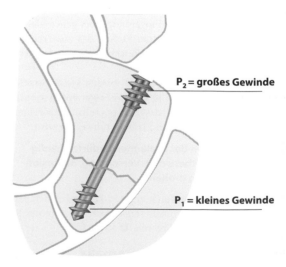

P_2 = großes Gewinde

P_1 = kleines Gewinde

☐ Abb. 8.82 Implantation einer Herbert-Schraube bei Skaphoid-fraktur (*P1*: kleines Gewinde, *P2*: großes Gewinde

Distale Radiusfraktur

Zur distalen Radiusfraktur, ▸ Abschn. 8.5.4

In Kürze

Frakturen der Hand
1. **Phalanx-Frakturen:** Fingerendglieder.
   Therapie: meist konservativ (Stack-Schiene, Mallet-Fingerschiene).
2. **Schaftfrakturen:**
   Therapie: häufig Osteosynthese.
3. **Frakturen der Ossa metacarpalia:** häufigste Lokalisation: Kopf des Metakarpale V. Röntgen.
   Therapie: Böhler-Gips, Osteosynthese.
4. **Basisfrakturen des 1. Mittelhandknochens:** Bennett-Luxationsfraktur (intraartikuläre Luxationsfraktur des Daumen-Sattelgelenkes), Rolando-Fraktur, Pseudo-Bennett-Fraktur.
   Therapie: operativ.
5. **Frakturen des Karpus:** bei Sturz auf die hyperflektierte Hand.
   Diagnostik: Schwellungszustand des Handgelenkes und Druckschmerz in der Tabatière, Röntgen, Skaphoidfraktur auch MRT.
   Therapie: häufig wird auf den ersten Röntgenaufnahmen die Fraktur nicht erkannt, trotzdem Therapie wie bei einer Fraktur (Kontrolle des Befundes nach 1–2 Wochen). Bei konservativer Therapie: Ruhigstellung für 6–8 Wochen im Navikularegips (Unterarmgips mit Daumeneinschluss), operativ: Herbert-Schraube, Operation nach Matti-Russe.

8.6.5 Luxationen und Bandverletzungen

Luxationen

■ ■ **Verletzungsformen**

Durch kräftige direkt einwirkende Gewalt kann es zu Luxationen, vorzugsweise in den Langfingermittelgelenken (proximales Interphalangealgelenk, PIP) oder den Endgelenken (distales Interphalangealgelenk, DIP), kommen. Hierbei treten Überdehnungen und Rupturen der Seitenbänder und der palmaren Platte auf, die mit zusätzlichen knöchernen Absprengungen einhergehen können.

Bei der sog. **perilunären Luxation** luxieren bei einer Hyperextension im Handgelenk alle Handwurzelknochen bis auf das Os lunatum, das besonders feste Bandverbindungen zum Radius aufweist, nach dorsal. Bei der spontanen Reposition der Handwurzelknochen nach palmar wird auch das Os lunatum nach palmar verschoben.

Ein ähnlicher Unfallmechanismus ist auch bei der sog. **De-Quervain[20]-Luxationsfraktur** zu sehen, bei der die Bandverbindungen zwischen Os lunatum und Os scaphoideum erhalten bleiben, es aber zu einer Kahnbeinfraktur kommt.

---

20 Fritz de Quervain, Chirurg, Bern, 1868–1940

■ ■ **Therapie**

Therapeutisch erfolgt die Reposition der Luxation mit anschließender Immobilisation in Streckstellung der Mittel- und Endgelenke. Nach 1 Woche kann der betroffene Finger am Nachbarfinger fixiert werden (Twin-tape-Verband) oder durch eine sog. Bewegungsschiene mit entsprechender Einschränkung des Bewegungsausmaßes versorgt werden.

Die Therapie der perilunaren Luxation besteht in der sofortigen Reposition des Os lunatum (Gefahr des Druckschadens des N. medianus) sowie in der Naht des zerrissenen Kapsel-Band-Apparates zwischen Os lunatum und Os scaphoideum sowie zwischen Os lunatum und Os triquetrum und der temporären Ruhigstellung mit transfixierenden Kirschner-Drähten.

Die **Therapie** der De-Quervain-Luxationsfraktur erfolgt durch die Stabilisierung des Kahnbeines und temporäre Transfixation der gerissenen Bandanteile mit Kirschner-Drähten.

Bandverletzungen

■ ■ **Verletzungsformen**

Die bekannteste Bandverletzung stellt der sog. **Skidaumen** dar. Hier ist es zur Ruptur des schräg verlaufenden ulnaren Kollateralbandes des Daumengrundgelenkes gekommen. Problematisch für die Heilung ist die Ausbildung der sog. **Stener-Läsion**, bei der sich das proximale Ende des Bandes auf die Ansatzsehne des M. adductor pollicis legt und damit keinen Anschluss mehr an das distale Bandende an der Grundphalanx findet.

Ausgedehnte Bandverletzungen der **Handwurzel** entstehen durch Sturz auf die ausgestreckte und maximal dorsal extendierte oder palmar flektierte Hand. Sie treten meist in der proximalen Handwurzelreihe auf und gruppieren sich um das zentral gelegene Mondbein.

■ ■ **Therapie**

Eine konservative Therapie des Skidaumens ist nicht möglich.

❯ Bei knöchernem Ausriss des ulnaren Kollateralbandes an der Grundphalanx mit Rotation oder Dislokation des Fragmentes muss eine operative Versorgung erfolgen. Grundsätzlich muss der Skidaumen bei Aufklappbarkeit von mehr als 20° als Operationsindikation gelten.

In Kürze

Luxationen und Bandverletzungen
1. **Luxationen und Bandverletzungen des proximalen (PIP) oder distalen Interphalangealgelenks (DIP)**
   Therapie: Reposition, Twin-tape-Verband, OP.
2. **Skidaumen:** Ruptur des schräg verlaufenden ulnaren Kollateralbandes des Daumengrundgelenkes.
   Therapie: operativ bei Stener-Läsion (knöchernem Ausriss) oder Aufklappbarkeit von mehr als 20°.

▼

3. Perilunäre Luxation
Therapie: sofortige Reposition des Os lunatum (Cave: Druckschaden des N. medianus) sowie Naht des zerrissenen Kapsel-Band-Apparates.

4. De-Quervain-Luxationsfraktur
Therapie: operativ: Stabilisierung des Kahnbeines und temporäre Transfixation.

8.6.6 Sehnenverletzungen

Hauptaugenmerk bei der Versorgung von Sehnenverletzungen ist nicht nur auf die Adaptation der Sehnenstümpfe, sondern auch auf die Erhaltung der Gleitfähigkeit zu richten. Sehnen werden nicht nur durch Diffusion, sondern auch direkt über Vincula ernährt. Deswegen sind letztere unbedingt zu erhalten. Die Heilungstendenz der Strecksehnen ist deutlich besser als die der Beugesehnen. Die Wiederherstellung der Funktion ist im Streckbereich jedoch ähnlich problematisch.

Strecksehnenverletzungen
■ ■ Verletzungsmuster, Therapie
Der Strecksehnenapparat besteht aus 2 Hauptanteilen: dem extrinsischen System (lange Strecksehnen vom Unterarm) und dem intrinsischen System (Handbinnenmuskulatur).

> **Grundsätzlich werden alle offenen Sehnendurchtrennungen operativ und nach Möglichkeit primär versorgt.**

Eine Besonderheit stellt hier die Durchtrennung des Tractus intermedius im Bereich des Mittelgelenkes dar. Es kommt zum Abrutschen der seitlichen Zügel nach seitlich und palmar. Damit wird das Mittelgelenk gebeugt und durch die erhöhte Spannung der Seitenzügel entsteht eine Überstreckung im Endgelenk (**Knopfloch-** oder **Boutonnière-Deformität**). In der Anfangsphase kann der Patient den Finger zwar häufig noch strecken, jedoch nicht gegen Widerstand. Später entsteht eine fixierte Deformität. Die Therapie besteht in Naht des Strecksehnenzügels und einer temporären Arthrofixation für insgesamt 6 Wochen. Bei geschlossener Knopflochläsion kann eine konservative Behandlung mittels spezieller Schiene oder Spickdrahttransfixation durchgeführt werden.

Bei Durchtrennung der **Strecksehne im Mittelhandbereich** proximal des Connexus intertendineus kann der Ausfall der Strecksehne durch Übernahme der Streckung der benachbarten Sehne kaschiert werden. Hier ist eine operative Revision angezeigt. Die Therapie besteht hier in Sehnennaht und dynamischer Schienenbehandlung für insgesamt 4–6 Wochen.

Die häufigste Strecksehnenverletzung ist die subkutane Ruptur über dem Endgelenk des betroffenen Fingers (**Drop-Finger**). Bei sehr kleinen nichtdislozierten knöchernen Ausrissen ist eine Behandlung mit der Stack-Mallet-Fingerschiene für 6 Wochen angezeigt.

Beugesehnenverletzungen
■ ■ Symptomatik
Das Ausmaß der Beugesehnenverletzung lässt sich bei **klinischer Untersuchung** gut erkennen. Sind beide Beugesehnen durchtrennt, kann der betroffene Finger weder im Mittel- noch im Endgelenk aktiv gebeugt werden. Ist nur die tiefe Beugesehne durchtrennt, fällt die aktive Beugung im Endgelenk aus. Ist nur die oberflächliche Beugesehne durchtrennt, fällt die aktive Beugung des betroffenen Fingers bei Streckung der übrigen Langfinger aus (◘ Abb. 8.83). **Anamnestisch** sollte erfragt werden, ob die Verletzung in Streck- oder Beugestellung der Finger und bei welcher Kraftanstrengung erfolgte, um die abgeglittenen Stümpfe leichter auffinden zu können.

■ ■ Therapie

> **Wichtig ist eine korrekte Wunderweiterung durch sog. Zick-zack-(Bruner-)Inzisionen, wobei die ursprüngliche Wunde in die Schnittführung einbezogen werden sollte.**

Eine **primäre Versorgung** von Beugesehnendurchtrennungen sollte die Regel sein.

In Ausnahmefällen kann eine **postprimäre Naht** nach einigen Tagen erfolgen. Bei der Operation sollte darauf geachtet werden, die Ringbänder zu erhalten, um ein sog. Bogensehnenphänomen zu vermeiden. Auch im sog. Niemandsland nach Bunnell, d. h. vom Mittelglied bis zum Grundgelenk des Fingers, sind primäre Sehnennähte erlaubt (◘ Abb. 8.84). Die Nahttechnik der Wahl stellt die sog. Kirchmayr-Naht, modifiziert nach Zechner, dar.

Einen Fortschritt stellt die von Kleinert initiierte **dynamische Nachbehandlung** dar (◘ Abb. 8.85). Ziel ist die Verhinderung eines Verklebens der Sehnen mit der Umgebung. Derzeit wird eine Kombination aus der Kleinert-Behandlung und passiver Mobilisierung in protektiver Stellung von Hand und MCP-Gelenk favorisiert.

Kommt es dennoch zu Verwachsungen der Sehnen, sollte frühestens nach 3–4 Monaten eine sog. **Tendolyse** durchgeführt werden. Bei erheblichen Verwachsungen oder Re-Rup-

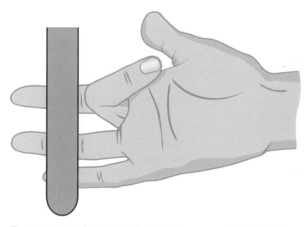

◘ **Abb. 8.83** Prüfung der Funktion der Flexor-superficialis-Sehne

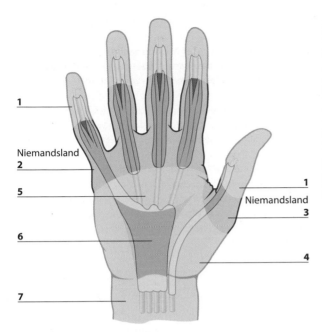

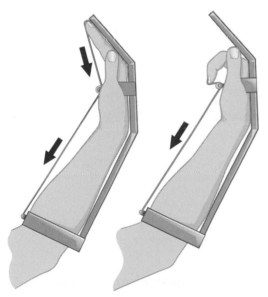

Abb. 8.84 Übersicht über die Beugesehnenverhältnisse mit Einteilung in Zonen (*1–7*). Die Zonen 2 und 3 entsprechen dem sog. Niemandsland, in dem früher keine primäre Sehnennaht durchgeführt werden sollte

Abb. 8.85 Dorsale Schiene mit Gummizug zur Nachbehandlung von Beugesehnennähten nach Kleinert

tur der Sehnen mit ausgeprägter Narbenbildung ist eine **Sehnentransplantation** erforderlich. Dies kann einzeitig oder auch zweizeitig nach Entfernung der Sehnen und nach Neubildung eines Sehnenlagers durch einen eingelegten Silikonstab erfolgen.

In Kürze

Sehnenverletzung

1. **Strecksehnenverletzungen:** Offene Verletzungen: grundsätzlich operativ und nach Möglichkeit primär.
    - **Knopfloch- oder Boutonnière-Deformität:** Durchtrennung des Tractus intermedius im Bereich des Mittelgelenkes.
    Therapie: Naht des Strecksehnenzügels, temporäre Arthrofixation (6 Wochen).
    - **Drop-Finger:** häufigste Strecksehnenverletzung, subkutane Ruptur über dem Endgelenk.
    Therapie: Stack-Mallet-Fingerschiene für 6 Wochen oder operativ.
2. **Beugesehnenverletzungen:** Ausmaß durch klinische Untersuchung.
    Therapie: operativ, primäre Versorgung von Beugesehnendurchtrennungen sollte die Regel sein. Wunderweiterung durch sog. Zick-zack-(Bruner-)Inzisionen, Erhaltung der Ringbänder (Bogensehnenphänomen), Kirchmayr-Naht, modifiziert nach Zechner, dynamische Nachbehandlung. Bei Verwachsungen: Tendolyse nach 3–4 Monaten, evtl. Sehnentransplantation.

8.6.7 Nervenverletzungen

Am Unterarm verlaufen 3 Hauptnerven:
- N. medianus
- N. ulnaris
- N. radialis

Zusammen bewirken sie die motorische und sensible Versorgung der Hand.

▪▪ Definition

Neurapraxie ist eine Unterbrechung der Leitfähigkeit ohne Veränderung der Nervenstruktur. Die Ausfälle gehen nach einigen Tagen bis wenigen Wochen zurück.

Bei der **Axonotmesis** erfolgt eine Läsion der Axone bei erhaltener peri- bzw. epineuraler Bindegewebshülle. Es kommt hier zu einem kompletten Nervenausfall. Da das Hüllgewebe noch vorhanden ist, kann es zu einer Regeneration durch Wachstum von 1 mm/Tag kommen.

Bei der **Neurotmesis** besteht eine komplette Durchtrennung aller Nervenstrukturen. Dies ist nur durch eine korrekte Nervennaht zu korrigieren.

▪▪ Diagnostik

Zur Diagnose einer Nervenläsion dienen die Angaben des Patienten sowie die Prüfung der motorischen Funktionen und der Sensibilität. Eine Unterscheidung zwischen Axonotmesis und einer vollständigen Nervendurchtrennung ist nur operativ möglich.

8

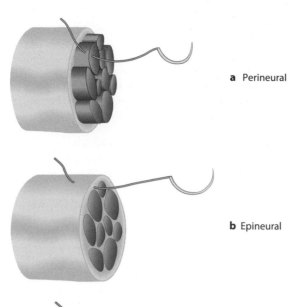

a Perineural

b Epineural

c Interfaszikulär

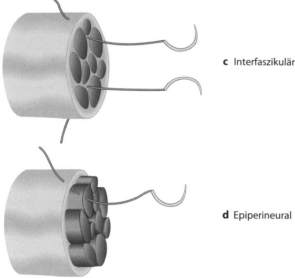

d Epiperineural

○ **Abb. 8.86** Mögliche Nervennahttechniken. **a** Perineurale Naht: Mehrere korrespondierende Faszikel werden mit Nähten, die das Perineurium erfassen, miteinander adaptiert. In peripheren Bereichen können die Perineuralnähte zusätzlich das Epineurium mitfassen. Der Vorteil dieser Naht ist eine exakt mögliche Adaption korrespondierender Faszikelgruppen. Der Nachteil besteht in dem größeren präparativen Aufwand als bei den unter b und c abgebildeten Nahttechniken. **b** Epineurale Naht: Hierbei wird nur das periphere Epineurium genäht. Der Vorteil dieser Naht liegt in einem geringen Präparationstrauma, der Nachteil in der Gefahr, dass bei polyfaszikulären Nerven die Faszikelquerschnitte nicht oder nur unzureichend aufeinander kommen. **c** Interfaszikuläre Naht: Durch eine zentralere Nahtführung zwischen korrespondierenden Faszikelbündeln ohne Naht des Perineuriums wird versucht, eine möglichst exakte Adaptation der Faszikelquerschnitte zu erreichen und dabei Verdrehungen oder Verwerfungen zu vermeiden. Ergänzend wird eine epineurale Feinadaption durchgeführt. **d** Epiperineurale Naht

■ ■ **Therapie**

> **Bei Neurapraxie oder Axonotmesis ist eine spontane Regeneration abzuwarten. Bei vollständiger Durchtrennung ist eine primäre Nervennaht anzustreben.**

Notwendig ist die Benutzung eines Mikroskops. Wichtig ist eine spannungsfreie Adaptation der Nervenenden (○ Abb. 8.86). Danach ist eine Ruhigstellung für etwa 10 Tage in Entlastung des Nervens angezeigt. Liegt primär ein Defekt vor, muss zu einem späteren Zeitpunkt eine Nerventransplantation angeschlossen werden. Dazu dienen autologe Transplantate von Spendernerven wie der N. suralis am Unterschenkel oder N. cutaneus antebrachii ulnaris oder radialis. Eine eindeutige Zuordnung von motorischen und sensiblen Faszikeln ist nicht möglich.

> **Wie bei den Sehnenverletzungen ist die primäre Nervennaht der Transplantation überlegen.**

Die Ergebnisse verschlechtern sich mit dem Alter des Patienten, der Länge der Defektstrecke und dem Intervall zwischen Verletzung und Therapie.

❗ **Cave**
Eine Hand ohne Sensibilität ist wertlos.

In Kürze

Nervenverletzungen am Unterarm
N. medianus, N. ulnaris und N. radialis, motorisch und sensibel.

Therapie:
- spontane Regeneration bei Neurapraxie oder Axonotmesis.
- Bei vollständiger Durchtrennung (Neurotmesis) primäre Nervennaht mit Mikroskop. Ruhigstellung für etwa 10 Tage, evtl. Transplantation.
- Primäre Nervennaht ist der Transplantation überlegen.

Cave: Eine Hand ohne Sensibilität ist wertlos.

8.6.8 Replantation vs. Amputation

Replantation
Mit Hilfe der mikrochirurgischen Techniken ist es möglich, abgetrennte Glieder und Gliederteile wieder an die Zirkulation arteriell und venös im Sinne einer Replantation anzuschließen.

Indikationen zur Replantation

- Amputation mehrerer Langfinger
- Amputation bei gleichzeitiger Verletzung mehrerer Langfinger
- Amputation des Daumens
- Amputation der Mittelhand
- Amputation der Hand
- Amputationsverletzungen bei Kindern

Relative Indikationen sind:
- Isolierte Langfinger bei intakten Nachbarfingern
- Einzelne Endglieder
- Einzelne Langfinger mit zerstörten Grund- oder Mittelgelenken

Voraussetzung für eine Replantation ist eine adäquate Erstversorgung. Die Amputate müssen dem Patienten immer mitgegeben werden.

 Der Amputationsstumpf sollte immer mit einem Druckverband versorgt werden. Klemmen sind kontraindiziert.

In jedem Ambulanz- oder Notarztwagen befindet sich ein **Amputatbeutel**, der aus 2 Schichten besteht. Die äußere Schicht enthält schmelzendes Eis in Eiswasser und die innere wasserdicht abgeschlossene Schicht enthält das Amputat. Der Beutel ist steril und verschlossen. Es darf keine Berührung zwischen Amputat und Eiswasser entstehen. Ein rascher Transport in das nächste Replantationszentrum ist angezeigt. Nach ausführlichen Aufklärungsgesprächen im Replantationszentrum wird über die Indikation zur Replantation entschieden. Hierbei werden Kriterien wie Alter des Patienten, Beruf sowie Bereitschaft zur längerdauernden Arbeitsunfähigkeit und Behinderungsgrad abgewogen.

Die **Prognose** für eine Einheilung ist relativ gut. Es besteht eine Erfolgsrate zwischen 60 und 80%. Allerdings sind häufig Korrektureingriffe, insbesondere Tendolysen, notwendig. Eine 100%ige Wiederherstellung kann nicht erreicht werden.

Amputation

Sollte eine Replantation nicht möglich sein, muss eine Nachamputation durchgeführt werden. Dabei ist unbedingt darauf zu achten, dass ein stoßfester, schmerzfreier, gut gepolsterter Stumpf erzielt wird.

 Nervenstümpfe sollten nachreseziert werden, um Neurome zu vermeiden.

Die Deckung geschieht mit angrenzendem Weichteilgewebe. Eine gute Möglichkeit ist auch die sofortige **Strahlresektion**, mit der nicht nur ein gutes funktionelles, sondern auch kosmetisches Ergebnis erzielt werden kann.

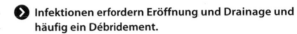
In Kürze

Replantation vs. Amputation
Replantation: Voraussetzung für eine Replantation ist eine adäquate Erstversorgung. Amputate müssen dem Patienten immer mitgegeben werden (Amputatbeutel). Amputationsstumpf sollte immer mit einem Druckverband versorgt werden (Klemmen sind kontraindiziert).
Amputation: Nachamputation: stoßfester, schmerzfreier, gut gepolsterter Stumpf. Nervenstümpfe sollten nachreseziert werden, um Neurome zu vermeiden. Strahlresektion.

8.6.9 Infektionen der Hand

> **Infektionen erfordern Eröffnung und Drainage und häufig ein Débridement.**

Antibiotika sind nur flankierend indiziert. Anamnestisch ist von Interesse, ob früher schon Infektionen bestanden, ob ein Diabetes mellitus, Gicht, Blutgerinnungsstörungen, Alkohol- oder Drogenabusus und Allergien vorliegen. Zu inspizieren ist nicht nur der lokale Befund, sondern auch die gesamte Gliedmaße hinsichtlich fortgeleiteter Entzündung. Insbesondere bei länger andauernden Infektionen sollte ein Röntgenbild angefertigt werden (**indirekte Bissverletzungen**), um knöcherne Infektionen auszuschließen.

Panaritium parunguale und Paronychie
◾ Definition
Es handelt sich hierbei um eine häufige Infektion des periungualen Gewebes. Der Infekt kann sich hier bis in den subungualen Raum oder auch in die gesamte Fingerkuppe ausdehnen.

◾ Therapie
Die **Paronychie** kann im Frühstadium durch Anhebung des Eponychiums, Antibiotika und Bäder behandelt werden. Bei Ausbildung eines **Abszesses** ist die **Inzision** jedoch meist unumgänglich. In der Regel reicht die Drainage des Abszesses durch Anheben des Nagelrandes. Bei Fortschreiten der Infektion ist ein Teil des Nagels zu entfernen. Inzisionen durch den Nagelwall sind zu vermeiden. Wenn nicht zu umgehen, sollten diese im Abstand von etwa 5 mm parallel zum Nagelwall erfolgen.

Panaritium subcutaneum
◾ Definition
Es handelt sich hierbei um einen tiefen Infekt der Fingerbeere. Auch hier ist der häufigste Keim der Staphylococcus aureus.

◾ Symptomatik, Therapie
Die Patienten klagen über einen intensiven, pulsierenden Schmerz in der Fingerkuppe.

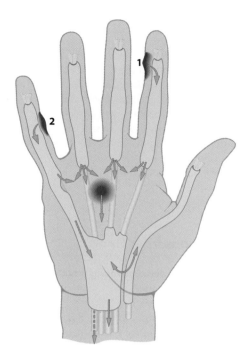

Abb. 8.87 Ausbreitungswege (*1*) von Infektionen der Langfinger über die Sehnenscheiden in die tiefe Hohlhand, von wo die Entzündung über den Karpaltunnel den Sehnenscheidensack erreichen und auf den Unterarm (Parona-Raum) übergreifen kann. *2* Entstehung der sog. V-Phlegmone bei Infektionen am Kleinfinger oder Daumen über die durchgehenden Sehnenscheiden ihrer Beugesehnen und den Sehnenscheidensack im Handgelenkbereich, aus dem ebenfalls ein Durchbruch zum Unterarm möglich ist

Die **Therapie** besteht in einer einseitigen länglichen Inzision, möglichst an der weniger gebrauchten Seite, um den Gegengriff zum Daumen oder die Außenseite des Kleinfingers in Anbetracht nicht zu vermeidender Narbenbildung zu erhalten. Die Wunde sollte nach Möglichkeit mit einem Gummidrain offen gehalten werden.

Beugesehnenscheideninfektion

■ ■ **Definition**

Infekte der Beugesehnenscheiden sind relativ häufig. Eine Sonderform der Beugesehnenscheidenphlegmone ist die heute selten gewordene sog. **V-Phlegmone**, da eine Verbindung zwischen den Beugesehnenscheiden des Daumens und des Kleinfingers im Bereich des Handgelenkes besteht (◘ Abb. 8.87).

■ ■ **Diagnostik**

Zur Diagnostik dienen 4 pathognomonische Zeichen, als **Kanavel-Zeichen** bekannt:

- Schwellung entlang der Beugesehnenscheide
- Druckschmerzhaftigkeit und Rötung entlang des Beugesehnenscheidenverlaufs
- Leicht gebeugte Stellung des betroffenen Fingers
- Außerordentliche Schmerzhaftigkeit bei passiver Streckung des DIP-Gelenkes

■ ■ **Therapie**

> Frühzeitige Erkennung des Infektes und sofortige chirurgische Intervention mit Drainage der Sehnenscheide vom proximalen als auch vom distalen Ende her ist die geforderte Therapie.

Ein eingeführter Katheter dient während der Operation, aber auch postoperativ, zum Spülen der Sehnenscheide. Nur eine kurzfristige Ruhigstellung ist angezeigt. Eine **möglichst frühzeitige Handtherapie** kann eine weitgehende Einsteifung der betroffenen Finger vermeiden (◘ Abb. 8.88).

Tiefe Infekte

Diese können sowohl als Folge perforierender Verletzungen in der Hohlhand und dem Thenarbereich als auch nach verschleppten Bagatellverletzungen der Finger entstehen (◘ Abb. 8.87).

■ ■ **Symptomatik, Diagnostik**

Diese Infektionen können anfangs verschleiert sein, da die dicke Palmarfaszie eine Schwellung der Hohlhand verhindert. Symptomatisch werden diese schweren Formen der Infektion durch massive, klopfende Schmerzen in der Hohlhand oder dem Thenarbereich, einer Rötung und der begleitenden Schwellung des Handrückens. Zusätzlich können eine begleitende Lymphangitis und Lymphadenitis (Axilla) sowie laborchemisch eine Leukozytose und ein CRP-Anstieg gesehen werden.

■ ■ **Therapie**

Therapeutisch sind im Anfangsstadium die hochdosierte systemische antibiotische Abdeckung, die engmaschige Kontrolle des Patienten sowie die Hochlagerung der Hand und Ruhigstellung in »Intrinsic-plus-Stellung« angezeigt. Liegt eine **manifeste Hohlhandphlegmone** vor, ist die sofortige operative Entlastung angezeigt.

> Septische Eingriffe an der Hand sollten wegen der Gefahr der Infektausbreitung immer in Vollnarkose erfolgen.

Praxisbox

Operatives Vorgehen

Die Schnittführung verläuft entlang der Hohlhandfurchen mit vollständiger Durchtrennung der Palmaraponeurose sowie des Retinaculum flexorum. Nach sorgfältiger lokaler Spülung werden derartige Wunden nicht verschlossen und erst nach täglicher Inspektion, Spülung der Wunde (Handbad mit Antiseptika) und Abschwellung wieder sekundär genäht.

Nekrotisierende Fasziitis

■ ■ **Definition**

Eine gefürchtete, fulminant verlaufende und lebensbedrohliche Infektion der Hand ist die nekrotisierende Fasziitis (◘ Abb. 8.89). Sie kann bei Patienten mit chronischen Erkran-

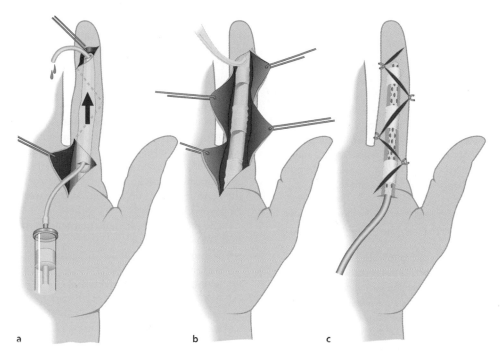

a　　　　　　　　　b　　　　　　　　　c

□ Abb. 8.88 **a** Spülbehandlung einer infizierten Sehnenscheide. **b, c** Entfernung der Beugesehne bei eingetretener Nekrose und Einlegung einer Redon-Drainage unter die erhalten gebliebenen Ringbänder

kungen (z. B. Diabetes), unter Immunsuppression oder nach unterschätzten Bagatellverletzungen auftreten. Die nekrotisierende Fasziitis wird durch **β-hämolysierende Streptokokken der Gruppe A** ausgelöst. Es kann aber auch eine Mischinfektion vorliegen.

▪ ▪ Symptomatik
Klinisch imponiert eine diffuse Weichteilschwellung mit Blasen- und Nekrosenbildung bis hin zur kutanen Gangrän und eine zunehmende Gefäßthrombosierung, begleitet von einer sich dramatisch entwickelnden, septischen Kreislaufsituation.

▪ ▪ Therapie

❶ Cave
Das Überleben dieses fulminanten Krankheitsbildes hängt entscheidend von der frühzeitigen Diagnosestellung und vom aggressiven chirurgischen Vorgehen ab.

Die Therapie beinhaltet das ausgedehnte chirurgische Débridement mit radikaler Faszienspaltung. Intraoperativ müssen Abstriche zur Erreger- und Resistenzbestimmung und Gewebeproben zum Keimnachweis entnommen werden. Revisionseingriffe nach 6 h zur Beurteilung des Verlaufes sind obligatorisch. Bei Befundverschlechterung ist die Amputation oder Exartikulation des Armes die einzig lebensrettende Maßnahme. Trotzdem beträgt die Letalität bis zu 70%.

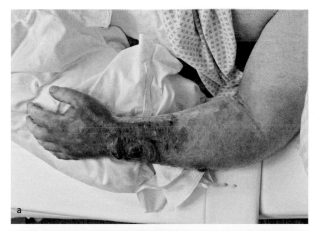

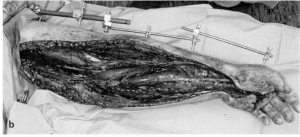

□ Abb. 8.89 **a** Vollbild einer nekrotisierenden Fasziitis des linken Armes nach Bagatellverletzung bei einem immunsupprimierten Patienten. Typisch sind Spannungsblasen, die marmorierte Haut und die fehlende akrale Durchblutung. **b** Die Therapie besteht in der sofortigen Spaltung aller Muskellogen des gesamten Armes

8

Infektionen der Hand

- **Panaritium parunguale, Paronychie:** Abszess: Inzision, Drainage evtl. Entfernen eines Teils des Nagels.
- **Panaritium subcutaneum:** Infekt der Fingerbeere: einseitige längliche Inzision, Drainage.
- **Beugesehnenscheideninfektion:** häufig. Kanavel-Zeichen: Schwellung, Druckschmerz, Rötung, leicht gebeugte Stellung des betroffenen Fingers, außerordentliche Schmerzhaftigkeit bei passiver Streckung des DIP-Gelenkes (**Cave:** V-Phlegmone).
  Therapie: sofortige chirurgische Intervention mit Drainage der Sehnenscheide vom proximalen als auch vom distalen Ende her, möglichst frühzeitige Handtherapie.
- **Tiefe Infekte:** massive, klopfende Schmerzen.
  Therapie: hochdosiert systemische Antibiotika, engmaschige Kontrolle, Hochlagerung der Hand und Ruhigstellung in »Intrinsic-plus-Stellung«.
- **Hohlhandphlegmone:** sofortige operative Entlastung. Septische Eingriffe an der Hand sollten wegen der Gefahr der Infektausbreitung immer in Vollnarkose erfolgen.
- **Nekrotisierende Fasziitis:** gefürchtete, fulminant verlaufende und lebensbedrohliche Infektion der Hand (Letalität bis zu 70%). Überleben hängt entscheidend von frühzeitiger Diagnosestellung und aggressivem chirurgischen Vorgehen ab: ausgedehntes chirurgisches Débridement mit radikaler Faszienspaltung. Revisionseingriffe nach 6 h zur Beurteilung des Verlaufes sind obligatorisch.

8.6.10 Dupuytren-Kontraktur

Definition

Bei der Dupuytren[21]-Kontraktur (Palmarfibromatose) bestehen anfangs knotige und flächenhafte Veränderungen im hohlhandseitigen Bindegewebe, die in späteren Stadien derbe Kontraktursträange bis in die Finger hinein ausbilden.

◾◾ Ätiologie

Eine familiäre Häufung über mehrere Generationen hinweg und eine Bevorzugung der kaukasischen Rasse ist zu beobachten. Zur Ätiologie und Prädispositionen werden alkoholtoxische Lebererkrankungen, Nikotinabusus, v. a. aber genetische Faktoren diskutiert.

Gleichartige Veränderungen im Bereich der Fußsohle werden als **Morbus Ledderhose**[22] bezeichnet. An der Streckseite über den Mittelgelenken der Finger können Fingerknö-

chelpolster, sog. **Garrod-Knoten** auftreten. Zur Dupuytren-Diathese (Dupuytren, Ledderhose, Garrod-Knoten) wird auch die **Induratio penis plastica** (Morbus Peyronie) gezählt. Kein Zusammenhang ist mit einer mechanischen Überbeanspruchung der Hand zu sehen.

◾◾ Symptomatik, Einteilung

Bevorzugte Lokalisation ist der 4. und 5. Finger, aber auch die übrigen können betroffen sein. Man unterscheidet knotige sowie strangförmige und eher flächenhaft indurative Formen. Es können dünne und sehnenartig mit der Haut wenig zusammenhängende Stränge, die leicht zu präparieren sind, oder dick und mit Teilen der Subkutis eng verwachsene Veränderungen vorkommen.

Die gebräuchlichste **Stadieneinteilung ist** die nach Iselin und Tubiana:

- Stadium I: Knoten in der Hohlhand ohne Streckbehinderung (Streckdefizit 0°)
- Stadium II: Beugekontraktur im Grundgelenk (Streckdefizit bis 45°)
- Stadium III: Beugekontraktur im Grund- und Mittelgelenk (Streckdefizit bis 90°)
- Stadium IV: Beugekontraktur im Grund- und Mittelgelenk, Überstreckhaltung im Endgelenk (Streckdefizit über 90°)

Es handelt sich hierbei immer um Gradangaben des gesamten Fingers. Der **Krankheitsverlauf** ist individuell sehr unterschiedlich; er reicht von rascher Progredienz bis zum jahrzehntelangen langsamen Fortschreiten.

◾◾ Therapie

Sämtliche **konservative Maßnahmen** wie Röntgenbestrahlung, Anwendung von Ultraschall, Kortisoninjektionen sowie Einnahme von Vitamin E haben bisher keine nachweisbaren Erfolge gebracht.

Bei der Indikation zur **operativen Behandlung** ist grundsätzlich zu bedenken, dass es sich einerseits um eine gutartige Erkrankung handelt, es zum anderen selten zu erheblichen Komplikationen wie Wundrandnekrosen, Hämatomen, sympathischen Reflexdystrophien, Verletzungen von Nerven und Gefäßen bis zum Fingerverlust kommen kann.

Drei Operationsverfahren stehen zur Verfügung: die begrenzte Strangexzision und die partielle bzw. totale Fasziektomie. Hierbei wird entweder der betroffene Teil oder die gesamte Palmaraponeurose einschließlich der strangförmigen Ausläufer zu den Fingern entfernt. Meist ist wegen der vorausgegangenen Schrumpfung der Haut die Anwendung von Z-Plastiken, Hauttransplantaten oder Hautlappen erforderlich. Eine Conditio sine qua non ist die Verwendung einer Lupenbrille bzw. des Mikroskops zur Auslösung der Gefäß-Nerven-Bündel.

> ▶ **Regelmäßige Wundkontrollen mit frühzeitiger krankengymnastischer bzw. ergotherapeutischer Übungsbehandlung sind Voraussetzung für ein gutes Behandlungsergebnis.**

---

21 Baron Guillaume Dupuytren, Chirurg, Paris, 1777–1836
22 Georg Ledderhose, Chirurg, München, Straßburg, 1856–1926

Rezidive bzw. Progressionen sind nicht zu vermeiden, deswegen sollte nicht zu früh operiert werden. Innerhalb von 5 Jahren ist bei jüngeren Patienten mit einem erneuten Auftreten von Kontrakturen in bis zu 40% der Fälle zu rechnen. Eine Prophylaxe ist nicht möglich.

> **Entscheidend ist eine nicht zu frühe, aber auch nicht zu späte operative Behandlung.**

In Kürze

Dupuytren-Kontraktur
Palmarfibromatose, familiäre Häufung, Stadieneinteilung nach Iselin und Tubiana (nach Streckdefizit), Krankheitsverlauf individuell sehr unterschiedlich.
Therapie: konservative Maßnahmen bisher keine nachweisbaren Erfolge, operative Behandlung (grundsätzlich abzuwägen), nicht zu früh, aber auch nicht zu spät (Rezidivneigung). Drei Operationsverfahren: begrenzte Strangexzision, partielle bzw. totale Fasziektomie (immer mit Lupenbrille bzw. Mikroskops

---

8.6.11 Nervenkompressionssyndrome

N.-medianus-Kompressionssyndrom
Karpaltunnelsyndrom (KTS)

▪▪ Definition

Das häufigste Nervenkompressionssyndrom an der oberen Extremität ist das Karpaltunnelsyndrom, bei dem der N. medianus in seinem Verlauf durch den Karpaltunnel eingeengt wird (**▫** Abb. 8.90).

▪▪ Ätiologie, Symptomatik

Die Patienten klagen darüber, dass ihre Hand einschläft, sie nachts häufig mit Taubheitsgefühl, Schmerzen und Kribbeln im gesamten oder teilweisen Versorgungsgebiet des N. medianus (Daumen, Zeige- und Mittelfinger sowie Radialseite des Ringfingers) aufwachen (**Brachialgia paraesthetica nocturna**). Ein spätes Zeichen ist die **Atrophie** der Medianus-innervierten **Thenarmuskulatur**. Die Ursache dafür ist eine Druckerhöhung durch Volumenzunahmen des Tunnelinhaltes oder durch Einengung des Tunnels. Oft bestehen Symptome an beiden Händen. Manchmal tritt das KTS während einer Schwangerschaft auf, gewöhnlich verschwindet es jedoch nach der Geburt. Bei Diabetes und Schilddrüsenerkrankungen ist eine Häufung zu sehen, ebenso bei verstärkter Arbeitsbelastung der Hände. Die größte Gruppe stellen jedoch die idiopathischen Fälle dar.

▪▪ Diagnostik

Neben elektrophysiologischen Messungen kommt der klinischen Untersuchung die größte Bedeutung zu. Hier ist der **Phalen-Test** (Verstärkung der Parästhesien innerhalb 1 min bei einer maximalen Handgelenkbeugung) und das **Hoffmann-Tinel-Klopfzeichen** (Beklopfen des N. medianus am

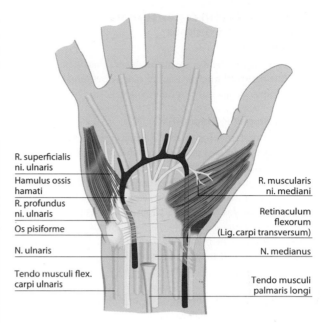

▫ Abb. 8.90 Situs der Nervenengpässe am Handgelenk. Der N. medianus durchläuft den Karpaltunnel unter dem Retinaculum flexorum. Der N. ulnaris tritt in die Guyon-Loge gemeinsam mit der A. ulnaris ein

distalen Unterarm löst elektrisierende Parästhesien aus) von besonderem Wert.

▪▪ Therapie

Im Frühstadium kann eine **Ruhigstellung** des Handgelenkes in Neutral- oder leichter Extensionsstellung die Symptomatik bessern, manchmal auch beseitigen.

Die definitive Behandlung besteht in einer Dekompression des Inhaltes des Karpaltunnels, evtl. mit einer Synovialektomie verbunden. Die Spaltung des Retinaculum flexorum kann auch endoskopisch (Ein-Portal-Methode nach Agee, Zwei-Portal-Methode nach Chow) durchgeführt werden.

N.-pronator-teres- und N.-interosseus-anterior-Syndrom

┌─ **Definition** ──────────────────────────
│ Dabei handelt es sich um eine Kompression des N. medianus beim Durchtritt durch den M. pronator teres am proximalen Unterarm.
└──────────────────────────────────────

Die Ursachen sind eine Muskelhypertrophie oder Anomalien.

▪▪ Symptomatik

Die Symptomatik ist ähnlich dem Karpaltunnelsyndrom, allerdings zusätzlich mit Schwäche der Beugemuskulatur am Unterarm. Beim N. interosseus anterior entsteht Flexionsausfall im Daumen- und Zeigefingerendgelenk.

▪▪ Therapie

Die **Therapie** besteht in der operativen Dekompression.

8

N.-ulnaris-Kompressionssyndrom
Sulcus-ulnaris-Syndrom
■■ Definition

Relativ häufig ist die Kompression des N. ulnaris im Ellenbogen (**Musikantenknochen**) durch einen direkten Schlag oder chronischen Druck auf den Ellenbogen.

■■ Symptomatik, Diagnostik

Als Symptome finden sich ein Taubheitsgefühl an der ulnaren Hälfte des Ringfingers und im Bereich des gesamten Kleinfingers sowohl auf der palmaren als auch der dorsalen Seite einschließlich einer Schwäche der Mm. interossei, des M. adductor pollicis, M. flexor carpi ulnaris und der Mm. flexor digitorum profundi des Ring- und Kleinfingers. Geprüft wird bei der Untersuchung die vom N. ulnaris innervierte intrinsische Muskulatur, indem man dem Patienten die Finger kreuzen, abduzieren und adduzieren lässt.

■■ Therapie

Zur definitiven **Behandlung** ist die operative Lösung und ggf. die Verlagerung des Nerven notwendig.

Ulnaris-Kompression in der Loge de Guyon
■■ Definition

Sehr selten kommt es zur Kompression auf Höhe des Handgelenkes in der sog. Loge de Guyon. Die Ursache findet sich auch bei der Operation häufig nicht. Seltene Gründe hierfür können eine Thrombose oder ein Aneurysma der A. ulnaris, eine Dislokation des Ulnakopfes, ein Ganglion oder Frakturen des Hamulus ossis hamati sein.

■■ Therapie

Auch hier ist die Behandlung in erster Linie operativ.

In Kürze

Nervenkompressionssyndrome
- **N.-medianus-Kompressionssyndrom (Karpaltunnelsyndrom KTS):** Brachialgia paraesthetica nocturna, später Atrophie der Thenarmuskulatur.
  Diagnostik: Phalen-Test, Hoffmann-Tinel-Klopfzeichen.
  Therapie: operativ, Dekompression des Inhaltes des Karpaltunnels, evtl. mit Synovialektomie, auch endoskopisch.
- **N.-pronator-teres- und N.-interosseus-anterior-Syndrom:** Muskelhypertrophie oder Anomalien, Karpaltunnelsyndrom und Schwäche der Unterarmbeugemuskulatur.
  Therapie: operative Dekompression.
- **N.-ulnaris-Kompressionssyndrom (Sulcus-ulnaris-Syndrom):** Kompression des N. ulnaris im Ellenbogen (Musikantenknochen), Taubheitsgefühl.
  Therapie: operative Lösung.
- **Ulnaris-Kompression in der Loge de Guyon:** operative Therapie.

8.6.12 Erkrankungen der Sehnen und Sehnenscheiden

Digitus saltans
■■ Definition

Das Schnellen eines Fingers kann überall dort auftreten, wo ein Band des Führungssystems existiert. An den Fingern finden sich 5 halbringförmige Bänder (A1–A5). Findet sich eine Auflagerung auf der Sehne oder ein zu enges Führungsband, kann das Sehnengleiten behindert sein. Die Veränderung ist häufig kombiniert mit einem Karpaltunnelsyndrom.

■■ Symptomatik

Die Patienten beklagen Bewegungsunfähigkeit, Schnappen, Blockieren oder Springen des betroffenen Fingers bzw. Daumens. Der Schmerz wird gelegentlich auf der Streckseite lokalisiert, liegt aber meist immer am Beginn der Beugesehnenscheide am A1-Ringband. Bei der klinischen Untersuchung findet sich eine umschriebene Schmerzhaftigkeit über der proximalen Sehnenscheide in Höhe des Metakarpalkopfes.

■■ Therapie

Der Versuch einer konservativen Behandlung mit einer Steroidinjektion kombiniert mit einem Lokalanästhetikum ist erlaubt. Führt die konservative Therapie nicht zum gewünschten Erfolg, ist die Operation mit Durchtrennung des Ringbandes (A1) erforderlich.

Tendovaginits stenosans de Quervain

┌─ Definition ─────────────────────────
│ Hier liegt eine Einengung im 1. Strecksehnenfach (M. ab
│ ductor pollicis longus und M. extensor pollicis brevis) vor,
│ das auf Grund der Synovialitis der Strecksehnen funktio
│ nell zu eng ist.
└──────────────────────────────────────

■■ Symptomatik, Diagnostik

Bei der Palpation findet sich z. T. eine Verdickung und Druckschmerzhaftigkeit. Ein sicheres Prüfzeichen ist der **Finkelstein-Test**, bei dem der Patient den Daumen beugt, mit den anderen Fingern umfasst und gleichzeitig die Hand nach ul-

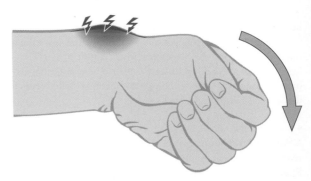

◨ **Abb. 8.91** Finkelstein-Test bei Tendovaginitis stenosans (de Quervain)

nar bewegt (◘ Abb. 8.91). Dabei treten Schmerzen über dem Processus styloideus radii auf.

■■ Therapie

Die konservative Behandlung besteht in einer Ruhigstellung in einem Gips. Bei akutem Auftreten evtl. in lokaler Steroid-applikation. Sollte dies nicht zum Erfolg führen und bei chronischen Veränderungen ist die **operative Spaltung** oder die z-förmige Erweiterung des 1. Strecksehnenfaches notwendig.

Spezifische und unspezifische Tendosynovialitis

Definition

Es handelt sich hierbei um Entzündungs- und Reizzustände des Sehnengleitgewebes, die im Bereich der Strecksehnenscheiden über dem Handgelenk, weniger im Bereich der Beugesehnen zu finden sind.

Bei Patienten mit chronischer Polyarthritis können auch durch Befall der Beuge- und Strecksehnenscheiden die beschriebenen Symptome wie Schwellung und Schmerzhaftigkeit, aber auch Ruptur auftreten.

■■ Therapie

Die Therapie ist in allen Fällen eine Ruhigstellung und antiphlogistische Maßnahmen. Bei den oben erwähnten Patienten mit chronischer Polyarthritis ist in vielen Fällen eine operative **Tendosynovialektomie** angezeigt. Sollten die Sehnen gerissen sein, müssen diese wieder rekonstruiert werden.

In Kürze

Erkrankungen der Sehnen und Sehnenscheiden
- **Digitus saltans:** konservativer Behandlungsversuch: Steroidinjektion kombiniert mit einem Lokalanästhetikum. Operation mit Durchtrennung des Ringbandes.
- **Tendovaginits stenosans de Quervain:** Palpation, Finkelstein-Test.
  Therapie: Ruhigstellung (Gips), evtl. lokale Steroide. Operative Spaltung oder die z-förmige Erweiterung.
- **Spezifische und unspezifische Tendosynovialitis:** meist im Bereich der Strecksehnenscheiden über dem Handgelenk.
  Therapie: Ruhigstellung und antiphlogistische Maßnahmen, oft operative Tendosynovialektomie.

8.6.13 Erkrankungen der Knochen und Gelenke

Arthrosen
Rhizarthrose
■■ Definition

Die Rhizarthrose, d. h. die degenerative Veränderung des Daumensattelgelenkes, ist v. a. bei Frauen im Alter zwischen 50 und 70 Jahren zu beobachten. Differenzialdiagnostisch ist eine Tendosynovialitis stenosans de Quervain abzugrenzen.

■■ Symptomatik

Die axiale Kompression des 1. Metakarpalknochens ist schmerzhaft, der Daumen steht häufig in einer Adduktionsfehlstellung mit einem hervorstehenden Buckel am Grundgelenk mit Hyperextension des MCP-Gelenkes.

■■ Therapie

Die **Therapie** der **Daumensattelgelenkarthrose** im Frühstadium besteht in der Gabe von Antiphlogistika, unterstützt durch die Anlage einer halbsteifen Stützmanschette.

Im Spätstadium und bei starker Schmerzhaftigkeit ist die sog. Resektions-, Aufhänge- und Interpositionsarthroplastik (Operation nach Epping) die Methode der Wahl.

Praxisbox

Operation nach Epping
Dabei wird das Os trapezium exzidiert und der 1. Mittelhandknochen am 2. Mittelhandknochen mit einem Streifen der M.-flexor-carpi-radialis-Sehne angehängt, wobei der Rest des gewonnenen Sehnenstreifens im Defekt interponiert wird.

Eine Arthrodese zwischen 1. Mittelhandknochen und Trapezium ist angezeigt, wenn die volle Kraft der Hand bereits frühzeitig wiederhergestellt werden soll.

Handgelenkarthrose
■■ Ätiologie

Häufiges Ergebnis vorausgegangener Handgelenkverletzungen, wie distale Radiusfrakturen, Skaphoidpseudarthrosen (SNAC-wrist, scaphoid-nonunion-advanced collapse), skapholunäre Bandläsionen (SLAC-wrist, scapholunate advanced collapse), Mondbeinnekrosen (Morbus Kienböck), ist die karpalen Instabilität die Handgelenkarthrose.

■■ Therapie

Die Therapie richtet sich individuell am Alter, Lokalbefund des Handgelenkes, Beruf und persönlichen Ansprüchen des Patienten aus. Eine **Denervierung** des Handgelenkes kann dem Patient für einige Jahre Schmerzfreiheit bringen, verhindert aber nicht die fortschreitende Arthrose des Handgelenkes. Sind einzelne Gelenkflächen noch voll erhalten, können Teilarthrodesen des Handgelenkes (4-corner-fusion) oder die Entfernung der proximalen Reihe der Handwurzelknochen (proximal row carpectomy) noch eine schmerzfreie Beweglichkeit schaffen. In vielen Fällen ist aber nur noch eine **Handgelenkarthrodese** möglich. Die Implantation einer Handgelenkprothese ist nur für Patienten angezeigt, die keine schwere körperliche Tätigkeit mit diesem Handgelenk durchführen.

In Kürze

Erkrankungen der Knochen und Gelenke
Rhizarthrose: Daumensattelgelenkarthrose, meist Frauen im Alter zwischen 50 und 70 Jahren.
Therapie: Antiphlogistika, halbsteife Stützmanschette. Operativ: Resektions-, Aufhänge- und Interpositionsarthroplastik (Operation nach Epping).
Handgelenkarthrose: evtl. nach Handgelenkverletzungen.
Therapie: (individuell nach Alter, Lokalbefund des Handgelenkes, Beruf und persönlichen Ansprüchen des Patienten) Denervierung, Teilarthrodese, Handgelenkarthrodese.

8.6.14 Fehlbildungen

Handfehlbildungen treten in sehr vielfältigen Formen auf und lassen sich in 7 Kategorien einteilen.

- Die **transversalen Defekte** imponieren wie angeborene Amputationsverletzungen. Bei den **longitunalen Defekten** unterscheidet man radiale Strahldefekte (Klumphand), zentrale Strahldefekte (Spalthand) und ulnare Strahldefekte.
- Bei den **Differenzierungsstörungen** von Geweberteilen sind u. a. die Syndaktylie, die Kamptodaktylie und die Klinodaktylie zu nennen. Bei der Syndaktylie sind 2 oder mehrere Finger seitlich zusammengewachsen.
- **Doppelbildungen**, wie ein Doppeldaumen oder ein 6. (Klein-)Finger (Polydaktylie) werden operativ so entfernt, dass keine funktionellen Probleme zurückbleiben.
- **Überentwicklungen** von Gewebsteilen finden sich bei der Makrodaktylie, bei der einzelne Finger (häufig Daumen, Zeigefinger und Mittelfinger grotesk vergrößert sind).
- **Unterentwicklungen** finden sich bei der Brachydaktylie und der Daumenhypoplasie.
- **Schnürringsyndrome** können am gesamten Körper vorkommen und haben ihre Ursache in intrauterinen Fibrinbändern, die Teile der Extremitäten zirkulär abschnüren können. Bei akuten venösen oder lymphatischen Abflussstörungen direkt nach der Geburt muss sofort, ansonsten aus kosmetischen Gründen später operiert werden.
- Zu den **generalisierten Fehlbildungen** zählen u. a. die Madelung-Deformität, das Marfan-Syndrom mit einer Arachnodaktylie und Chondrodysplasien.

8.6.15 Sudeck-Dystrophie

Zu ausführlicheren Information, ▶ Abschn. 8.2.

8.7 Verletzungen des Beckens

■ ■ **Definition**
Beckenfrakturen entstehen meist durch Hochrasanztraumen. Patienten mit Beckenverletzungen sind in >60% polytraumatisiert und weisen zusätzlich Verletzungen anderer Regionen auf.

Verletzungen anderer Körperregionen bei Beckenfrakturen

- Frakturen langer Röhrenknochen 69%
- Schädel-Hirn-Trauma 40%
- Thoraxverletzungen 36%
- Intraabdominelle Verletzungen (Milz-, Leberruptur) 25%
- Wirbelsäulenverletzungen 15%
- Urogenitalverletzungen 8%

■ ■ **Klassifikation**
Beckenverletzungen werden in Verletzungen des Beckenringes und des Azetabulums eingeteilt. Die Klassifikation von Beckenringverletzungen richtet sich nach der Richtung der eingewirkten Energie und der daraus resultierenden Form der Instabilität.

Es werden 3 Typen von Beckenringverletzungen unterschieden (◨ Abb. 8.92):
- **Typ-A-Verletzungen** (stabil): Hierunter werden Beckenringverletzungen ohne Stabilitätsverlust subsumiert. Es handelt sich um Frakturen des Beckenrandes (Typ-A1-Frakturen), isolierte Frakturen des vorderen Beckenringes (Typ-A2-Frakturen) sowie um Querfrakturen des Os sacrum und des Os coccygeum (◨ Abb. 8.93).
- **Typ-B-Verletzungen** (rotatorisch instabil – vertikal stabil): Hierunter werden Beckenverletzungen mit Beteiligung des vorderen und hinteren Beckenringes mit rotatorischer Instabilität bei erhaltener vertikaler Stabilität verstanden. Derartige Verletzungen sind häufig Folge von lateraler oder anteroposteriorer Gewalteinwirkung.
  - B1: Symphysensprengung (»Open-book-Verletzung«)
  - B2: laterale Kompressionsverletzung
  - B3: beidseitige B-Verletzung
- **Typ-C-Verletzungen** (rotatorisch instabil – vertikal instabil): Bei Typ-C-Verletzungen weist die betroffene Beckenhälfte sowohl eine rotatorische als auch eine vertikale Instabilität auf. Es kommt zu einer kompletten Zerreißung des hinteren Beckenrings infolge vertikaler Scherkräfte. Weiter unterschieden werden:
  - C1: Pathologie im Sakrum, Ilium oder Iliosakralgelenk. Zusätzlich Symphysenruptur und/oder vordere Beckenringfraktur
  - C2: eine Seite C-, andere Seite B-Verletzung
  - C3: beidseitige C-Verletzung (◨ Abb. 8.94)

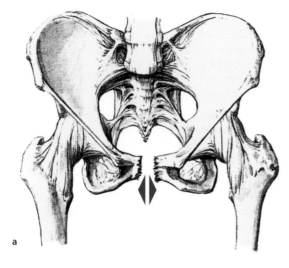

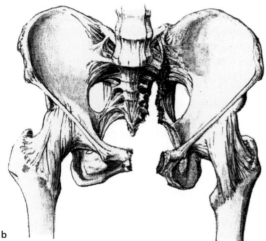

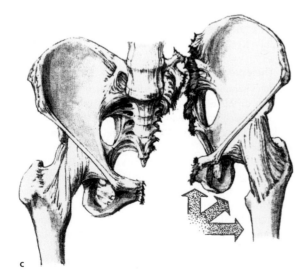

◘ Abb. 8.92 Verletzungen des Beckens: **a** Typ-A-Verletzungen mit erhaltener Stabilität des Beckenringes. **b** Typ-B-Verletzungen mit rotatorischer Instabilität bei erhaltener vertikaler Stabilität. **c** Typ-C-Verletzungen mit rotatorischer und vertikaler Instabilität

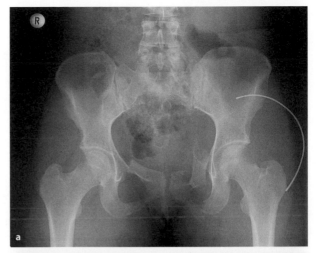

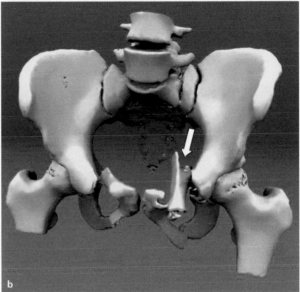

◘ Abb. 8.93 a Konventionelle Beckenübersichtsaufnahme nach frontalem Anpralltrauma (Typ-A-Verletzung mit stabilem hinterem Beckenring). **b** Dreidimensionale CT-Rekonstruktion mit beidseitiger Scham- und Sitzbeinastfraktur. Der linksseitige Schambeinast (*Pfeil*) ragt weit in den Beckeneingang und stellt bei dieser jungen Patientin ein Geburtshindernis dar (mit freundlicher Genehmigung vom Institut für Klinische Radiologie, Universitätsklinikum Münster)

Sakrumfrakturen treten häufig kombiniert mit Beckenverletzungen auf. Nach **Denis** werden Sakrumlängsfrakturen in Frakturen **lateral** der Foramina **transforaminale und medial** der Foramina gelegen unterteilt. Sakrumlängsfrakturen sind immer mit Beckenringfrakturen kombiniert. Diese Klassifikation ist hinsichtlich der Häufigkeit neurologischer Schäden, die von lateral nach medial zunehmen (6% auf >50%), bedeutsam (◘ Abb. 8.95).

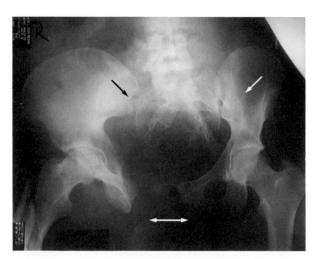

◘ Abb. 8.94 Typ-C-Verletzung des Beckens nach suizidalem Sturz mit Symphysenzerreißung (*Pfeil unten*) und beidseitiger Instabilität des hinteren Beckenringes (*bds. schräge Pfeile*). Zusätzliche Fraktur des proximalen Femur rechts

8

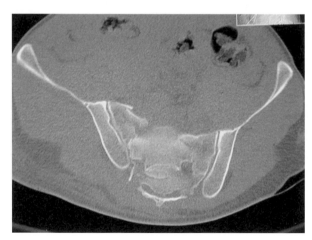

◘ Abb. 8.95 Transforaminale Sakrumtrümmerfraktur (hinterer Beckenring mit vertikaler und rotatorischer Instabilität) bei polytraumatisiertem Patienten

▪ ▪ Diagnostik

Die **Anamnese** mit Erhebung des Unfallmechanismus, Art und Intensität der einwirkenden Gewalt gibt bereits Hinweise auf das Verletzungsmuster.

Bei der **Inspektion** der Beckenregion (ventral und dorsal) muss auf **Kontusionsmarken** geachtet werden.

❶ Cave
Wichtig ist die zusätzliche rektale Untersuchung (Dammzerreißung).

Im Rahmen der klinischen **Stabilitätsprüfung** können Krepitationen und abnorme Beweglichkeit des Beckens erfasst und als Zeichen für knöcherne Verletzungen und Instabilität ge-

wertet werden. Hierzu wird ein dosierter Druck auf die Beckenschaufel nach innen bzw. außen ausgeübt. Die Palpation der Symphyse gibt bereits klinische Hinweise auf eine Symphysensprengung.

Beim wachen Patienten ist die **neurologische Untersuchung** zur Erfassung von Plexusschäden unabdingbar.

❯ **Die obligatorische Röntgendiagnostik beinhaltet die Beckenübersichtsaufnahme:**
 — **Unverzichtbarer Bestandteil der Primärdiagnostik**
 — **Primäre Unterscheidung von stabilen und instabilen Beckenverletzungen**

Bei Verdacht auf eine hintere Beckenringfraktur sind zusätzliche **Schrägaufnahmen** erforderlich:
 — **Inlet-Projektion:** Strahlengang 60° zur Beckeneingangsebene gekippt. Genaue Beurteilung der Beckeneingangsebene. Dorsale oder ventrale Dislokationen sind gut zu beurteilen, Rotationsinstabilität erkennbar (◘ Abb. 8.96).
 — **Outlet-Projektion:** Strahlengang in 45° zur Röntgenplatte auf die Symphyse gerichtet, das Sakrum senkrecht zu seiner Ventralfläche getroffen. Vertikalverschiebungen des Beckenringes lassen sich so gut beurteilen (◘ Abb. 8.97).

Die **Computertomographie** erlaubt die exakte Evaluation des dorsalen Beckenringes sowie die genaue Diagnostik von Sakrumfrakturen (◘ Abb. 8.95) und des Sakroiliakalgelenkes. Zusätzlich ist die Beurteilung der Weichteile (z. B. die Ausdehnung des retroperitonealen Hämatoms) bei komplexen Beckenverletzungen möglich.

Die **Angiographie** kann bei arteriellen Blutungen die Blutungsquellen aufzeigen, die durch selektive Embolisation gestillt werden können. Da die Mehrzahl der Massenblutungen im Beckenbereich jedoch durch die Frakturflächen und die präsakralen Venenplexus verursacht sind, ist die Angiographie erst dann indiziert, wenn auch nach Stabilisierung des Beckens und Ausschluss anderer Blutungsquellen weiterhin instabile Kreislaufverhältnisse bestehen.

▪ ▪ Therapie

Bei der Therapie von Beckenverletzungen muss zwischen dem lebensbedrohlichen Notfall mit hämodynamischer Instabilität und der knöchernen oder ligamentären Verletzung ohne akute Auswirkung auf den Gesamtzustand des Patienten unterschieden werden.

Stabile Beckenverletzungen mit intaktem Beckenring (A-Verletzungen) können **konservativ** behandelt werden. Nach einer Ruhigstellung für wenige Tage erfolgt die schmerzadaptierte Mobilisierung. Bei dislozierten apophysären Abrissfrakturen erfolgt die elektive Refixation der Muskelansätze. Sakrumquerfrakturen werden bei Vorliegen von neurologischen Schäden reponiert und stabilisiert.

Bei der **operativen Therapie** richten sich Zeitpunkt und Art der Versorgung nach der Verletzungsschwere und dem Zustand des Patienten

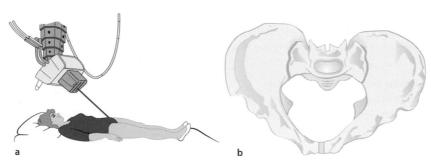

Abb. 8.96 Inlet-Projektion

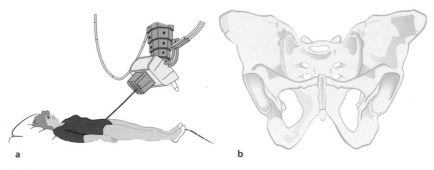

Abb. 8.97 Outlet-Projektion

> **❗ Cave**
> Droht eine hämodynamische Instabilität, ist eine
> effektive Stillung der massiven Blutungen aus den
> präsakralen Venenplexus und den Frakturflächen
> nur durch die sofortige operative Intervention mit
> Kompression der Frakturzone möglich.

Ziel ist die frühestmögliche Stabilisierung, um durch Verkleinerung des intrapelvinen Volumens die lebensbedrohliche Blutung zu reduzieren oder zu stoppen und eine Stabilisierung des Gesamtzustandes zu erreichen. Bevorzugt werden der ventrale Fixateur externe (supraazetabulär) und die Beckenzwinge zur notfallmäßigen Stabilisierung des dorsalen Beckenrings eingesetzt (■ Abb. 8.98). Bei Trümmerzonen im Sakrumbereich wird aufgrund der Gefahr weiterer Nervenläsionen der ventrale Fixateur vorgezogen.

Häufige zusätzliche intraabdominelle Verletzungen (Milz-, Leberruptur) werden durch **notfallmäßige Laparotomie** versorgt. Das ausgedehnte retroperitonale Hämatom wird eröffnet und mit Bauchtüchern tamponiert. Liegt zusätzlich eine Symphysenruptur vor, kann diese mit einer Plattenosteosynthese stabilisiert werden.

Ziel ist die **anatomische Rekonstruktion** als Voraussetzung für gute funktionelle Ergebnisse. Nach Stabilisierung der Gesamtsituation (5–10 Tage) und weitergehender Diagnostik (CT) werden unterschiedliche Techniken der operative Stabilisierung (perkutane Verschraubungen des hinteren Beckenringes oder offene Verplattungen) durchgeführt. Neuerdings wird auch die computerassistierte Navigation (Bild-wandler- oder CT-gesteuert) als Hilfsmittel zur Stabilisierung eingesetzt.

■ ■ Komplikationen
Massive retroperitoneale Blutung durch Gefäßzerreißungen, die in 80% venösen Ursprungs sind, aus dem Plexus sacralis dorsal oder Plexus prostaticus ventral. Verletzungen von Blase

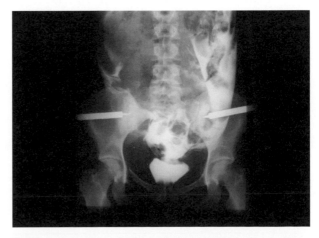

Abb. 8.98 Becken-C-Verletzung: bei massiver Blutung aus retroperitonealem Venenplexus primäre Stabilisierung des hinteren Beckenringes mit Beckenzwinge. Die retrograde Kontrastmitteldarstellung der Blase zeigt eine Ruptur des Blasendaches mit Kontrastmittelaustritt in die freie Bauchhöhle

und Harnröhre (relativ häufig) sowie Vagina und Mastdarm (selten). Nervenschädigungen (N. obturatorius) sind selten, dagegen können Symphysensprengungen Impotenz zur Folge haben.

> Beim Beckentrauma ist immer auch an eine begleitende Zwerchfellruptur zu denken, zudem besteht eine erhebliche Thromboemboliegefahr (Prophylaxe!).

In Kürze

Beckenverletzungen
Meist Folge von Rasanztraumen, >60% bei polytraumatisierten Patienten, interdisziplinäre Herausforderung wegen der typischen Begleitverletzungen (SHT, Thorax, Abdomen, Wirbelsäule, Urogenitaltrakt), sofortige und adäquate Therapie. Klassifikation: nach Instabilität (Beckenringes und Azetabulum).
Diagnostik: Anamnese (Unfallmechanismus, Art, Intensität), Inspektion (Kontusionsmarken), rektale Untersuchung (Dammzerreißung), klinische Stabilitätsprüfung, neurologische Untersuchung, Röntgen (Beckenübersichts- und Schrägaufnahmen), CT, Angiographie.
Therapie:
- Wichtig ist die Unterscheidung zwischen dem lebensbedrohlichen Notfall und der knöchernen bzw. ligamentären Verletzung.
- Konservative Therapie bei A-Verletzungen möglich, sonst operative Therapie, Zeitpunkt und Art der Versorgung je nach Verletzungsschwere und Zustand des Patienten.
- Bei hämodynamischer Instabilität Volumensubstitution (Schocktherapie) mit der Stabilisierung der Massenblutung aus den Frakturflächen und präsakralen Venenplexus (z. B. Beckenzwinge), notfallmäßige Laparotomie bei zusätzlichen intraabdominellen Verletzungen.
- Aufgabe des Unfallchirurgen: Management im Schockraum, die Koordination der Diagnostik sowie die Indikationsstellung und Reihenfolge der lebensrettenden operativen Interventionen.

Komplikation: Möglichkeit der Zwerchfellruptur, zudem erhebliche Thromboemboliegefahr (Prophylaxe!)

8.8 Verletzungen des Azetabulums und des Hüftgelenkes

8.8.1 Azetabulum

■■ Anatomie
Das Azetabulum wird von allen 3 Bestandteilen des Hüftbeines, Os ilium, Os ischii und Os pubis, gebildet. Wie bei einem umgedrehten Y verschmelzen sie in der Hüftpfanne,

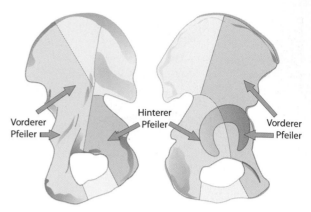

Vorderer Pfeiler   Hinterer Pfeiler   Vorderer Pfeiler

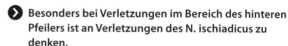
Abb. 8.99 Anatomie des Azetabulums und typische Frakturen

wobei der eine Schenkel den vorderen Pfeiler und der andere den hinteren Pfeiler bildet (■ Abb. 8.99).

Typischer Unfallmechanismus ist das direkte Anpralltrauma (laterale Kompression auf den Trochanter major) oder die indirekte, durch den Femurkopf weitergeleitete Gewalteinwirkung (Dashboard-Trauma).

■■ Diagnostik
Bei der **klinischen Untersuchung** zeigen sich die schmerzhafte Bewegungseinschränkung des Hüftgelenkes, die federnde Fixation des Beines (Luxationsfraktur), die Verkürzung oder die Rotationsfehlstellung.

> Besonders bei Verletzungen im Bereich des hinteren Pfeilers ist an Verletzungen des N. ischiadicus zu denken.

Im Rahmen der **Röntgendiagnostik** werden eine Beckenübersichtsaufnahme sowie Schrägaufnahmen (Ala-Obturator-Projektion) und eine Computertomographie (2-mm-Schichten oder Spiral-CT) angefertigt.

■■ Therapie
Ziel ist die kongruente Wiederherstellung des Gelenkes, wobei sich Zeitpunkt und Art der operativen Versorgung nach dem Gesamtzustand des Patienten und der Frakturlokalisation richten. In der Regel werden Azetabulumfrakturen 3–8 Tage nach Trauma stabilisiert. Da es sich hierbei um technisch anspruchsvolle Operationen handelt, sollte die operative Therapie in speziellen Zentren durchgeführt werden (■ Abb. 8.100).

 Cave
Luxationsfrakturen werden notfallmäßig in Narkose reponiert.

Bei **instabilen Frakturen** kann eine suprakondyläre Femurextension notwendig sein, um die Reposition zu halten. Nach Reposition erfolgt die CT, um eine Fragmentinterposition auszuschließen bzw. nachzuweisen und das Ausmaß der Frakturimpression darzustellen. Die **Fragmentinterposition**, die eine Reposition verhindert, bedeutet eine dringliche OP-Indikation.

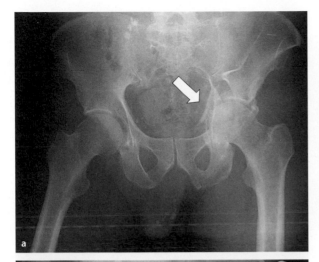

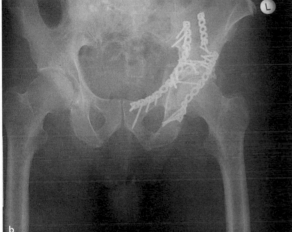

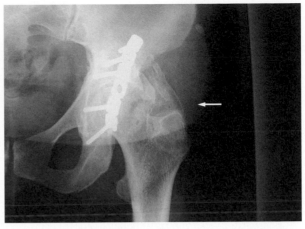

Abb. 8.101 Heterotope Ossifikationen (*Pfeil*) mit Einsteifung des Hüftgelenkes nach operativer Stabilisierung einer Azetabulumfraktur (Fraktur des hinteren Pfeilers)

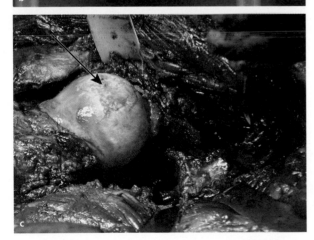

Abb. 8.100 Azetabulum. **a** 2-Pfeiler-Fraktur links nach Fahrradsturz mit zentraler Protrusion des Femurkopfes. **b** Postoperatives Ergebnis mit Rekonstruktion des Gelenkes. **c** Intraoperativer Situs nach Azetabulumfraktur mit zentraler Dislokation des Femurkopfes. Deutlicher Knorpelschaden (*Pfeil*) des Femurkopfes im gelenktragenden Anteil

Die **postoperative Mobilisierung** richtet sich nach Knochenfestigkeit und Stabilität der Osteosynthese. Im Allgemeinen erfolgt der Beginn der Mobilisierung mit 15 kg Teilbelastung ab dem 3. postoperativen Tag. Nach entsprechenden Röntgenkontrollen bei einfachen Frakturen Vollbelastung nach 6–8 Wochen, bei komplexen Frakturen mit aufwändigen Rekonstruktionen nicht vor der 12. Woche.

■ ■ **Komplikationen**

Traumatisch und operationsbedingt besteht die Gefahr von **Nerven- und Gefäßläsionen**. Diese machen die exakte Erhebung des neurologischen Status prä- und postoperativ notwendig.

Zusätzlich können venöse **Thrombosen** (10–20%) auftreten. Daher ist eine konsequente Thromboembolieprophylaxe bis zur vollen Mobilisation des Patienten erforderlich.

Das Ausmaß der **posttraumatischen Arthrose** ist größtenteils abhängig von der Schwere der unfallbedingten Knorpelläsion (■ Abb. 8.100c), der Gelenkzerstörung und der Rekonstruktion der Gelenkfläche.

Besonders nach Frakturen des hinteren Pfeilers und dorsalen Operationszugängen besteht die Gefahr der Ausbildung **heterotoper Ossifikationen** (■ Abb. 8.101), die später zu einer deutlichen Bewegungseinschränkung, bis hin zur Einsteifung des Gelenkes führen können. Prophylaktisch können das OP-Gebiet einmalig mit 7 Gy innerhalb von 24 h bestrahlt bzw. nichtsteroidale Antirheumatika (z. B. Indometacin 3-mal 25 mg/Tag) für 6 Wochen verabreicht werden.

Die Rate von **Femurkopfnekrosen** ist abhängig von der Intensität des Traumas der Restdurchblutung des Femurkopfes und der Dauer der Femurkopfluxation (nach Luxationsfrakturen >6 h bis zu 50%). Die Mehrzahl der Femurkopfnekrosen entwickelt sich innerhalb der ersten 2 Jahre nach dem Unfall.

■■ Prognose

Nach dislozierten Azetabulumfrakturen ist das Schicksal des Gelenkes – neben nicht beeinflussbaren Faktoren (Alter des Patienten, Knochenqualität und Ausmaß der Knorpelzerstörung) – von der Wiederherstellung der Gelenkkongruenz und dem Zeitpunkt der Reposition abhängig.

In Kürze

Azetabulum
Direktes Anpralltrauma (laterale Kompression) oder indirekte, durch den Femurkopf weitergeleitete Gewalteinwirkung (Dashboard-Trauma).
Diagnostik: klinische Untersuchung: schmerzhafte Bewegungseinschränkung, federnde Fixation des Beines (Luxationsfraktur), Verkürzung oder Rotationsfehlstellung (N. ischiadicus). Röntgen, CT.
Therapie: operative Stabilisierung 3–8 Tage nach Trauma, technisch anspruchsvolle Operation (spezielle Zentren). Luxationsfrakturen werden notfallmäßig in Narkose reponiert, CT-Kontrolle (Fragmentinterposition als absolute OP-Indikation). Mobilisierung mit 15 kg Teilbelastung ab dem 3. postoperativen Tag.
Komplikationen: Nerven- und Gefäßläsionen, Thromboembolie, posttraumatischen Arthrose, heterotoper Ossifikationen, Femurkopfnekrose. Prophylaxe: Bestrahlung.

8.8.2 Hüftgelenk

Hüftgelenkluxation

■■ Definition

Traumatisch bedingte Hüftgelenkluxationen ohne begleitende Azetabulum- oder Hüftkopffrakturen sind extrem seltene Verletzungen. Dieses liegt in der Stabilität des Hüftgelenkes, das weit von der Pfanne umschlossen ist und an dem kräftigen Labrum acetabulare. Zusätzlich liegen eine dicke Gelenkkapsel und ein gut ausgebildeter Muskelapparat vor. Beim Auftreten einer Hüftgelenkluxation kommt es zum Einreißen des Limbus und der Gelenkkapsel. Häufiger sind jedoch Hüftgelenkluxationen in Kombination mit Frakturen des Azetabulums (zentrale Luxationsfraktur) und der hinteren Wand.

■■ Symptomatik

Klinisch kann eine Adduktion, Innenrotation und Flexion des Hüftgelenkes bei den **hinteren Luxationen** (Luxatio iliaca, Luxatio ischiadica) sowie eine Abduktion, Außenrotation und Flexion bei den **vorderen Luxationen** (Luxatio pubica, Luxatio obturatoria) beobachtet werden.

Hüftgelenkverrenkungsfrakturen (sog. Pipkin-Frakturen)

■■ Definition

Hier liegt die Kombination einer (meist hinteren) Hüftluxation mit einer Femurkopffraktur vor (■ Abb. 8.102). Verletzungsmechanismus ist das Dashboard-Trauma mit großer

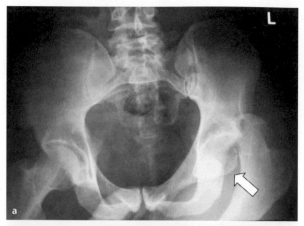
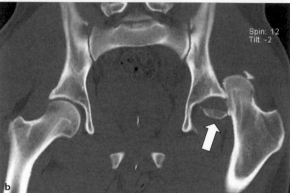
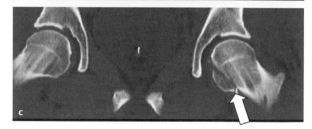

■ **Abb. 8.102** Pipkin-1-Luxationsfraktur. **a** In der Beckenübersichtsaufnahme liegt das abgesprengte Femurkopffragment noch in der Hüftpfanne (*Pfeil*). **b** Ausschnitt aus dem CT zur Differenzierung einer Femurkopffraktur mit oder ohne Azetabulumbeteiligung, markiert ist das abgesprengte Femurkopffragment (*Pfeil*). **c** CT-Ausschnitt nach geschlossener Reposition, das Frakturfragment hat sich annähernd anatomisch wieder eingestellt (*Pfeil*)

Krafteinwirkung über das Femur auf das gebeugte Hüftgelenk.

■■ Therapie

❯ **Entscheidend für die Prognose (Gefahr der Hüftkopfnekrose) dieser schweren Verletzungen ist das sog. therapiefreie Intervall (Zeitpunkt der Luxation bis zur Reposition).**

Therapeutisch ist die sofortige notfallmäßige geschlossene Reposition durchzuführen. Anschließend ist radiologisch die korrekte Stellung des Hüftkopfes in der Pfanne zu überprüfen. Liegt der Kopf nicht zentral in der Pfanne, besteht der Verdacht auf eine **Fragmentinterposition**. Dieses wird in offener oder arthroskopischer Technik reponiert und fixiert oder entfernt. Nach Reposition sollte das Hüftgelenk für 3 Monate entlastet werden. Besteht der Verdacht auf eine Vitalitätsstörung des Femurkopfes, kann dieser kernspintomographisch dokumentiert werden.

In Kürze

Hüftgelenk
- **Hüftgelenkluxation:** meist in Kombination mit Frakturen des Azetabulums (zentrale Luxationsfraktur), hintere Luxationen (Luxatio iliaca, Luxatio ischiadica) und vordere Luxationen.
- **Hüftgelenkverrenkungsfrakturen** (sog. Pipkin-Frakturen): Dashboard-Trauma. Entscheidend für die Prognose (Gefahr der Hüftkopfnekrose) ist das therapiefreie Intervall (Zeitpunkt der Luxation bis zur Reposition).
Therapie: sofortige notfallmäßige geschlossene Reposition (Fragmentinterposition), Entlastung für 3 Monate.

8.9 Verletzungen des Femur

8.9.1 Hüftgelenknahe Frakturen

■■ Definition
Hüftgelenknahe Frakturen (proximale Femurfrakturen) sind die typischen Frakturen des alten Menschen und machen 70% aller Femurfrakturen aus. Unfallmechanismus ist der meist häusliche Sturz bei osteoporotischem Knochen.

■■ Symptomatik, Diagnostik
Die Diagnose proximaler Femurfrakturen lässt sich anhand folgender Symptome bereits klinisch stellen:
- Verkürzung
- Außenrotation des betroffenen Beines
- Stauchungsschmerz
- Schmerzen in der Leiste

Kann die sofortige Wiederherstellung der Mobilität mit der Möglichkeit der Vollbelastung nicht erreicht werden, drohen einschneidende Veränderungen im sozialen Umfeld (Wohnungsauflösung, Pflegebedürftigkeit etc.).

■■ Therapie
In den letzten Jahren hat sich das Spektrum der Stabilisierungsverfahren so verändert, dass sowohl für Osteosynthesen, als auch für den Hüftgelenkersatz neue Implantate verfügbar sind, die eine frühzeitige Vollbelastung mit rascher Wiedereingliederung des Patienten in sein gewohntes Umfeld erlauben.

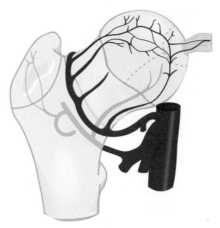

◘ Abb. 8.103 Blutversorgung des Femurkopfes in der Ansicht von dorsal

Schenkelhalsfrakturen
■■ Definition, Einteilung

> Auf Grund der Gefäßversorgung des Femurkopfes, dessen Gefäße von dorsal und kaudal in die Kapsel einstrahlen (◘ Abb. 8.103), besteht bei Frakturen innerhalb der Gelenkkapsel (Schenkelhalsfrakturen) die Gefahr einer Femurkopfnekrose bei abgerissenen Kapselgefäßen.

Nach Unfallmechanismus wird zwischen den meist **stabilen Abduktions-** und den häufigeren, **instabilen Adduktionsfrakturen** unterschieden (◘ Abb. 8.104).

Die Klassifikation nach **Pauwels**[23] erfolgt entsprechend dem Neigungswinkel der Frakturebene zur Horizontalebene in Typ I–III.

Klassifikation nach Pauwels
- Typ I: Frakturwinkel <30°. Valgus-/Abduktionsbruch, günstige Prognose
- Typ II: Frakturwinkel 30–70°. Abduktionsbruch
- Typ III: Frakturwinkel >70°. Adduktionsbruch, große Hüftkopfnekroserate und Pseudarthroserate

Mit zunehmender Steilheit der Fraktur nehmen die Scherkräfte bei axialer Belastung und damit die Gefahr der weiteren Dislokation zu. Je steiler der Frakturverlauf, umso höher ist die Gefahr der Hüftkopfnekrose und von Pseudarthrosen.

Eine andere Klassifikation der Schenkelhalsfrakturen bezeichnet die Einteilung nach **Garden**, in der die Dislokation der radiologisch ermittelten Trabekelstruktur eine **Prognose** über den späteren Verlauf erlaubt (◘ Abb. 8.105).

So weist die eingestauchte stabile Abduktionsfraktur (Garden I) und die nichtdislozierte Fraktur (Garden II) eine geringe Rate posttraumatischer Femurkopfnekrosen auf. Hin-

---

23 Friedrich Pauwels, Chirurg, Aachen

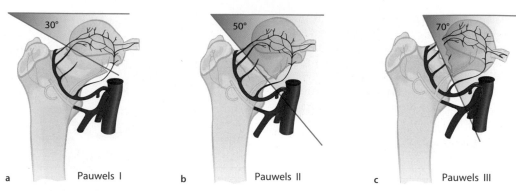

a   Pauwels I   b   Pauwels II   c   Pauwels III

◘ **Abb. 8.104** Klassifikation nach Pauwels. Pauwels I: Die Fraktur-linie verläuft <30° zur Horizontalen und endet weit distal von der Gefäßeintrittsstelle. Pauwels II: Der Winkel zwischen Frakturlinie und

Horizontalen beträgt 30–50°. Die Fraktur endet kranial nahe der Ge-fäßeintrittsstelle. Pauwels III: Winkel >70°. Die Fraktur endet kranial proximal der Gefäßeintrittsstelle

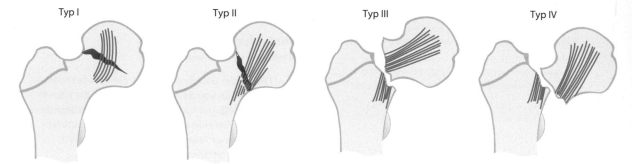

Typ I   Typ II   Typ III   Typ IV

◘ **Abb. 8.105** Klassifikation nach Garden. Typ I: Abduktionsfraktur. Typ II: nicht dislozierte Fraktur. Typ III: inkomplett dislozierte Adduktions-fraktur. Typ IV: vollständig dislozierte Fraktur

gegen zeigt die Adduktionsfraktur mit inkompletter (Garden III) und kompletter Dislokation (Garden IV) eine hohe Nekroserate.

▪▪ Diagnostik
Die Fraktur wird durch Röntgen der Hüfte in 2 Ebenen veri-fiziert. Lässt sich bei fortgeschrittener Osteoporose und beste-hender klinischer Symptomatik keine Fraktur eindeutig nach-weisen, erfolgt zum Frakturausschluss die CT-Untersuchung oder die konventionelle Tomographie.

▪▪ Therapie
Die Behandlung von Schenkelhalsfrakturen stellt nach wie vor ein therapeutisches Problem dar und erfordert ein differen-ziertes Vorgehen.

> **Die konservative Therapie ist nur bei eingestauch-ten Abduktionsfrakturen mit geringer Schmerz-symptomatik und einer hohen Patientencompliance gerechtfertigt. Liegt diese nicht vor, sollte wegen der Gefahr der sekundären Fragmentdislokation die prophylaktische Verschraubung des Femurkopfes erfolgen (◘ Abb. 8.106).**

Sog. »**kopferhaltende**« **Operationen** besitzen hinsichtlich der Frakturheilung und dem funktionellen Ergebnis eine höhere

Komplikationsrate, hingegen ist der **prothetische Ersatz** mit einer (leicht) höheren operativen Morbidität verbunden. Er-folgt die Operation, muss zwischen den beiden Verfahren ab-gewogen werden. In die Überlegungen fließen biologisches Alter und Frakturtyp mit ein.

Die kopferhaltenden Osteosynthesen erfolgen durch Verschraubung des Femurkopfes mit durchbohrten (kanülier-ten) Schrauben oder der dynamischen Hüftschraube (DHS, ◘ Abb. 8.107).

> **Wichtig ist hier die frühzeitige Operation (Notfall), um das intrakapsuläre Frakturhämatom rasch (bis 8 h post Trauma) zu entlasten und die Rate der Femurkopfnekrose zu vermindern.**

Wird die Indikation zur Endoprothese gestellt, wird zwischen dem **Ersatz des Femurkopfes** (Hemiarthroplastik) und der **Totalendoprothese** (Ersatz von Femurkopf und Hüftpfanne) unterschieden. Totalendoprothesen werden bei präexistenter Coxarthrose implantiert (◘ Abb. 8.108).

> **Ziel der Behandlung von Schenkelhalsfrakturen ist die rasche Wiederherstellung der Gehfähigkeit unter Vollbelastung.**

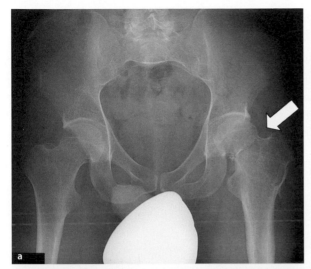

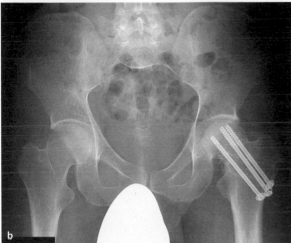

Abb. 8.106 Mediale Schenkelhalsfraktur, **a** vor und **b** nach Versorgung mit einer 3-fachen Verschraubung. Um ein Nachsintern der Fraktur zu erlauben, müssen die Gewindegänge der Schrauben proximal der Fraktur liegen

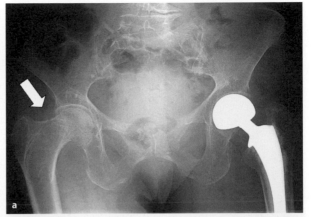

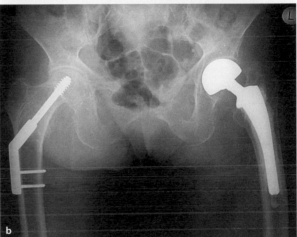

Abb. 8.107 Mediale Schenkelhalsfraktur rechts: **a** vor und **b** nach Versorgung mit einer dynamischen Hüftschraube (DHS). Links Zustand nach medialer Schenkelhalsfraktur und Versorgung mit einer zementierten Duokopfprothese

■ ■ Komplikationen

Diese können bestehen in
- sekundärer Dislokation des Kopffragmentes bei konservativer Therapie
- aseptischer Femurkopfnekrose
- Pseudarthrose

Schenkelhalsfraktur beim jugendlichen Patienten

Schenkelhalsfrakturen beim jugendlichen Patienten sind die Folge von **Hochrasanztraumen** und stellen unfallchirurgische Notfälle dar, die eine sofortige operative Stabilisierung erfordern. Sie sind häufig kombiniert mit anderen Verletzungen (Femurschaftfraktur, Azetabulumfraktur). Trotz sofortiger Stabilisierung (DHS/kanülierte Verschraubung) und Entlastung des intrakapsulären Frakturhämatoms, wird die Rate der

posttraumatischen **Femurkopfnekrose** mit bis zu 50% angegeben.

Frakturen des Trochanterbereiches

■ ■ Definition, Einteilung

Pertrochantere Frakturen des proximalen Femur besitzen die gleiche Häufigkeit von Schenkelhalsfrakturen und machen 40–45% der proximalen Femurfrakturen aus. Die zunehmende Osteoporose der Trabekelstruktur im Alter lässt die Gefahr einer Fraktur in diesem Bereich ansteigen. Der Unfallmechanismus und das klinische Erscheinungsbild entsprechen dem der Schenkelhalsfrakturen. Die Frakturen werden nach der **AO-Klassifikation** (**☐** Abb. 8.10) in einfache, mehrfragmentierte und inter- bis subtrochantere Frakturen eingeteilt.

■ ■ Therapie

Pertrochantere Frakturen werden **operativ** stabilisiert (**☐** Abb. 8.109).

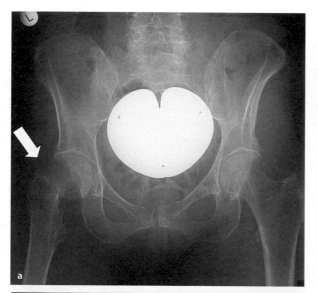

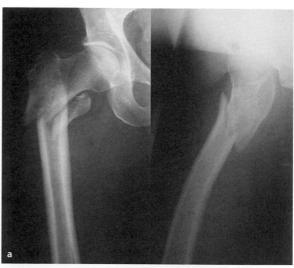

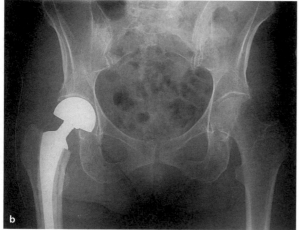

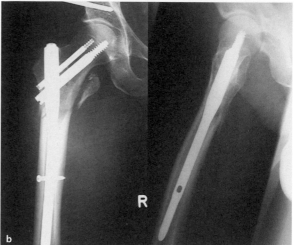

◘ **Abb. 8.108** Mediale Schenkelhalsfraktur rechts: **a** vor und **b** nach Versorgung mit einer Duokopfprothese

◘ **Abb. 8.109 a** Subtrochantere Femurfraktur mit Abriss des Trochanter minor. **b** Belastungsstabile operative Stabilisierung mit proximalem Femurnagel (PFN)

┌─ Praxisbox ─────────────────────────────────

Operative Stabilisierung der pertrochanteren Frakturen

Zur Anwendung kommen Systeme, bei denen dynamische Schrauben im Femurkopf verankert werden. Die Schrauben sind in einer Platte (DHS) oder einem Nagel (PFN) winkelstabil verankert, über einen Gleitmechanismus wird bei Belastung Kompression auf die Fraktur ausgeübt. Derartige Osteosynthesen werden heute nach geschlossener Reposition im Extensionstisch in sog. gedeckter, minimal-invasiver Operationstechnik implantiert, so dass es im Frakturbereich zu keiner wesentlichen zusätzlichen Kompromittierung der Weichteile kommt.

└───

In der Regel kann auch bei hochgradig instabilen Situationen postoperativ eine volle Belastungsfähigkeit erzielt werden.

8.9.2 Femurschaftfrakturen

▪ ▪ Anatomie

Das Femur ist zirkulär von einem kräftigen Weichteilmantel umgeben, bestehend aus der Quadrizepmuskulatur ventralseitig, der ischiokruralen Muskulatur dorsalseitig sowie der medialseitig gelegenen Adduktorengruppe. Bedingt durch die verschiedenen Muskelgruppen kommt es je nach Lokalisation der Fraktur zu typischen Fragmentdislokationen. Bei proximalen Frakturen wird das proximale Fragment durch den Muskelzug des Iliopsoas flektiert und durch die Glutealmuskulatur außenrotiert. Zusätzlich zieht die Adduktorenmuskulatur das distale Fragment nach medial. Bei distal gelegenen Frakturen wird das proximale Fragment durch die Adduktoren nach medial gezogen, das distale Fragment durch den Zug der Gastrocnemiusmuskulatur nach dorsal verschoben (◘ Abb. 8.110).

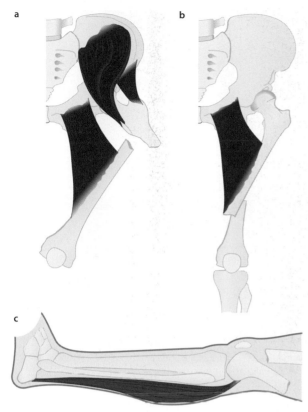

a   b

c

Abb. 8.110 Typische Fragmentdislokationen in Abhängigkeit von der Frakturlokalisation

▪▪ Unfallmechanismus, Klassifikation

Alle Frakturformen können beobachtet werden. Direkte Gewalteinwirkung bei Hochrasanztraumen führen in der Regel zu einfachen Frakturformen, jedoch mit starker Dislokation. Breitflächige Krafteinwirkung bedingt Etagen- oder Trümmerfrakturen. Frakturen mit indirekter Gewalteinwirkung führen zu Dreh- und Drehkeilfrakturen oder Frakturen mit Biegungskeil. Schussfrakturen sind durch große Knochendefekte und ein erhebliches Weichteiltrauma charakterisiert. 20% der Femurfrakturen treten bei polytraumatisierten Patienten auf, daher nehmen Femurfrakturen im Management des Polytraumas einen hohen Stellenwert ein. Sie werden nach der **AO-Klassifikation** (▶ Abschn. 8.2.1) eingeteilt. Die Weichteilschäden werden nach Gustilo und Anderson bzw. Tscherne und Oestern klassifiziert.

▪▪ Diagnostik

Eine Fraktur im Schaftbereich ist klinisch leicht anhand der Schmerzen, Verkürzung und Fehlstellung, der Instabilität und der Unfähigkeit, das Knie zu beugen und den Unterschenkel anzuheben, zu diagnostizieren.

> **Neben der Überprüfung des neurovaskulären Status ist die Beurteilung des bei einer traumatisch bedingten Fraktur immer begleitenden Weichteilschadens erforderlich** (▶ Abschn. 8.2.1).

Nach **primärer Schienung** und **vorsichtigem Längszug** (bereits am Unfallort) schließt sich an bildgebender Diagnostik das **Röntgen** des Oberschenkels (mit angrenzenden Gelenken) in 2 Ebenen an. Bei Trümmer- oder Defektfrakturen kann zur weiteren Therapieplanung die **Vergleichsaufnahme** der Gegenseite hilfreich sein.

Besteht der Verdacht auf eine begleitende Gefäßverletzung, können die **Dopplersonographie** oder die **Angiographie** indiziert sein. Zusätzlich muss nach typischen Begleitverletzungen (Azetabulumfrakturen, zusätzliche Schenkelhalsfraktur, Bandverletzungen des Kniegelenkes) gefahndet werden.

▪▪ Therapie

Ziel der Behandlung von Schaftfrakturen des Femurs ist die Wiederherstellung der anatomischen Verhältnisse (Länge, Achse und Rotation) ohne Funktionsverlust. Meist wird die primäre und definitive Stabilisierung angestrebt. Bei Frakturen mit schwerstem Weichteilschaden und begleitendem Thoraxtrauma muss gelegentlich zur Vermeidung verfahrensspezifischer Systembelastungen (**Fettembolie**) auf ein biomechanisch weniger leistungsfähiges Verfahren (z. B. Fixateur externe, Abb. 8.111a) zurückgegriffen werden und später die definitive Versorgung erfolgen. Im Vordergrund steht heute bei Schaftfrakturen die geschlossene Verriegelungsmarknagelung in unaufgebohrter Technik. Intraoperativ muss nach Stabilisierung der Fraktur die Stabilität des Kniegelenkes untersucht werden (Lachman-Test).

> **Cave**
> Die Rate der übersehenen – meist hinteren – Kreuzbandverletzungen, besonders bei Femurfrakturen jüngerer Patienten (Hochrasanztraumen) beträgt >30%!

Diese kann von anterograd über die Fossa piriformis oder bei distalen Frakturen und gleichseitigen Unterschenkelfrakturen von retrograd (Zugang über das Kniegelenk) eingebracht werden (◻ Abb. 8.112). Schwachpunkt der sonst sehr eleganten Technik der **Marknagelosteosynthese** ist das Auftreten von Rotationsfehlern, die jedoch bei korrekter Operationstechnik (intraoperative Rotationsmessung) vermeidbar sind. Bei Kindern muss die **Epiphysenzone** geschont werden. Hier werden an Femur und Tibia elastische Nägel, die sich im Markraum verklemmen, eingesetzt (◻ Abb. 8.22). Die früher oft eingesetzte Plattenosteosynthese, mit dem Nachteil der Eröffnung der Frakturzone, verliert bei Schaftfrakturen zunehmend an Bedeutung.

> **Ziel der operativen Stabilisierung von Femurschaftfrakturen ist die frühfunktionelle Nachbehandlung mit Teilbelastung des betroffenen Beines.**

Beim Polytrauma mit gleichzeitig vorliegender Thoraxkontusion sollte primär auf die Marknagelung verzichtet werden. Hier werden Frakturen meist mit einem Fixateur externe temporär stabilisiert und nach einigen Tagen auf ein geschlossenes Osteosyntheseverfahren umgestiegen (◻ Abb. 8.111).

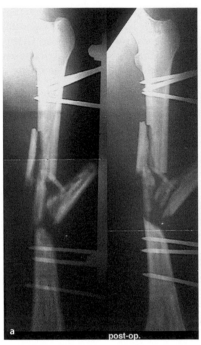
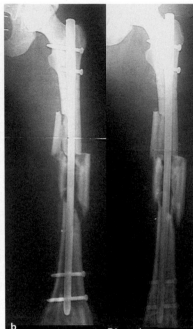
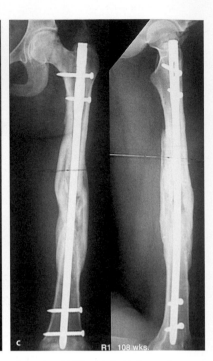

◘ Abb. 8.111 Femurschaftfraktur bei einer polytraumatisierten Patientin. **a** Initiale Stabilisierung mit Fixateur externe. **b** Nach Stabilisierung der Gesamtsituation sekundäre anterograde ungebohrte Verriegelungsmarknagelung ohne Eröffnung der Frakturregion. **c** Ausheilungsbild >1 Jahr post OP

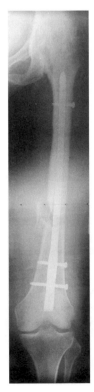

◘ Abb. 8.112 Retrograde ungebohrte Verriegelungsmarknagelung bei Femurschaftfraktur und gleichzeitig vorliegender Arthrodese der Hüfte

---

┌─ Praxisbox ──────────────────────────────

Nachbehandlung bei Femurschaftfrakturen

Postoperativ wird die verletzte Extremität bis zur Entfernung der Redon-Drainagen auf einer Schaumstoffschiene gelagert. Ab dem 2. postoperativen Tag erfolgt die passive Bewegungstherapie mit der CPM-Bewegungsschiene. Die Mobilisation und der Belastungsaufbau richten sich nach dem Frakturtyp, den Begleitverletzungen und der Art der operativen Versorgung. Die Kallusbildung wird durch regelmäßige Röntgenkontrollen überprüft, nach denen sich die Belastungssteigerung richtet.

└──

▪▪ Prognose

Die Prognose von Femurschaftfrakturen ist sehr gut, 90% heilen innerhalb von 3–4 Monaten ohne weitere Funktionseinbuße der angrenzenden Gelenke aus. Bei verzögerter Frakturheilung bietet sich bei Marknagelosteosynthesen die **sekundäre Dynamisierung** mit Entfernung eines Verriegelungsbolzens an, weiterhin kann durch die Anlagerung autologer Spongiosa ein Reiz zur Knochenheilung ausgeübt werden. Alternative Verfahren zur Behandlung von Frakturheilungsstörungen, wie der Einsatz von niederenergetischem Ultraschall, lokalen und systemischen Wachstumsfaktoren, befinden sich noch in der präklinischen Erprobung.

▪▪ Komplikationen

Diese betreffen einerseits Faktoren, die in direktem Zusammenhang mit der Verletzung stehen (**Blutung, Weichteil-**

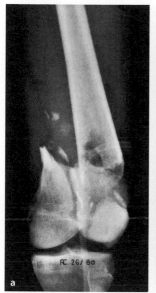
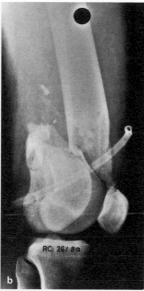
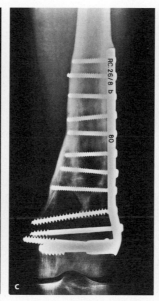
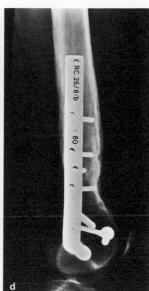

Abb. 8.113 a, b Distale intraartikuläre Femurkondylenfraktur. **c, d** mit Kondylenschraube (DCS) versorgt

schaden, Gefahr der Fettembolie etc.), sowie späte Frakturheilungsstörungen, Infektionen, Gelenkkontrakturen und posttraumatische Fehlstellungen (Varus-, Valgus- und Rotationsfehler), die sich im Verlauf der Behandlung einstellen können.

❗ **Cave**
Bei Oberschenkelfrakturen können Blutverluste von 1–2 l auftreten.

8.9.3 Distale Femurfrakturen

■■ **Unfallmechanismus, Klassifikation**

Distale Femurfrakturen entstehen einerseits als Folge von **Rasanztraumen**, dabei werden vermehrt komplexe Frakturmuster mit einer ausgedehnten Trümmerzone und Gelenkbeteiligung sowie begleitenden Kapsel- und Bandläsionen gesehen. Andererseits treten diese Frakturen zunehmend im geriatrischen Patientengut mit **Osteoporose** auf, dabei handelt es sich überwiegend um einfache Frakturformen. Distale Femurfrakturen werden nach der AO-Klassifikation (◻ Abb. 8.10) eingeteilt. Die Weichteilschäden werden nach Gustilo und Anderson bzw. Tscherne und Oestern klassifiziert (▶ Abschn. 8.2.1). Auf Grund der Zugwirkung des M. gastrocnemius ergibt sich die typische Dorsalflexion des distalen Fragmentes (◻ Abb. 8.110c, ◻ Abb. 8.113b).

■■ **Therapie**

Bei gelenknahen, suprakondylär gelegenen Frakturen und Frakturen mit Beteiligung der Gelenkfläche (diakondyläre Frakturen) ist die anatomische **Reposition** der Gelenkfläche und die Wiederherstellung der Achsenverhältnisse Vorausset-

zung für ein gutes funktionelles Ergebnis. Verschiedene Osteosyntheseverfahren zur operativen Stabilisierung dieser Frakturen können verwendet werden. Neben den konventionellen Stabilisierungsverfahren mit Winkelplatten und der dynamischen Kondylenschraube (DCS, ◻ Abb. 8.113) scheinen sich neuere Entwicklungen mit reduziertem Operationstrauma zunehmend durchzusetzen.
Zu nennen sind hier

— retrograde Techniken der Marknagelosteosynthese (◻ Abb. 8.112)
— »eingeschobene« Plattensysteme mit winkelstabiler Verankerung der Schrauben in der Platte (»Less Invasive Stabilization System«, LISS; ◻ Abb. 8.114).

Im Rahmen der operativen Versorgung dieser z. T. äußerst komplexen Frakturen muss die Versorgung von Begleitverletzungen (Gefäß-, Nervenläsionen, Kreuzbänder, Kollateralbänder, Knorpelläsionen) mit berücksichtigt werden. Besonders beim polytraumatisierten Patienten wird das Konzept der temporären, effektiven Ruhigstellung mit externer Fixation (kniegelenküberbrückend) und exakter präoperativer Diagnostik (CT, MRT) vor der definitiven Stabilisierung eingesetzt.

■■ **Nachbehandlung**

Die Nachbehandlung richtet sich nach den Empfehlungen bei Frakturen des Femurschaftes. Die Mobilisation der Patienten kann durch zusätzliche Verletzungen (Patellafraktur, Meniskusnaht, Kreuzbandruptur) erschwert sein.

8

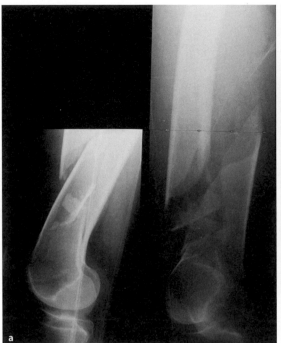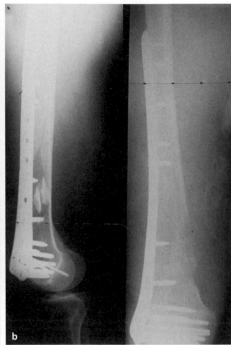

Abb. 8.114 a Distale Femurfraktur, **b** postoperativ mit LISS-System

---

Verletzungen des Femur

1. **Proximale Femurfrakturen:** typische Fraktur des alten Menschen, 70% aller Femurfrakturen.

   Diagnostik: Verkürzung, Außenrotation des betroffenen Beines, Stauchungsschmerz, Schmerzen in der Leiste.

   - **Schenkelhalsfrakturen:** Klassifikation nach Pauwels (nach Neigungswinkel der Frakturebene) und nach Garden (nach Dislokation, erlaubt Prognose). Beim jugendlichen Patienten: Hochrasanztraumen, posttraumatische Femurkopfnekrose bis zu 50%.

   Diagnostik: Röntgen, CT.

   Therapie: konservativ nur bei eingestauchten Abduktionsfrakturen mit geringer Schmerzsymptomatik und einer hohen Patientencompliance. Operative Therapie: prophylaktische Verschraubung des Femurkopfes (wegen Gefahr der sekundären Fragmentdislokation). »Kopferhaltende« Operationen (dynamische Hüftschraube, DHS): wichtig ist die frühzeitige Operation (Notfall, bis 8 h post Trauma), Entlastung des intrakapsulären Frakturhämatoms (Femurkopfnekrose). Prothetischer Ersatz: Hemiarthroplastik oder Totalendoprothese.

   - **Frakturen des Trochanterbereiches:** Osteoporose, AO-Klassifikation.

   Therapie: operative Stabilisierung der pertrochanteren Frakturen (DHS, PFN).

2. **Femurschaftfrakturen:** 20% der Femurfrakturen bei polytraumatisierten Patienten.

   Diagnostik: klinische Untersuchung, Überprüfung des neurovaskulären Status und Weichteilschadens (Blutverlust bis 2 l möglich!), Röntgen (Vergleichsaufnahme der Gegenseite), ggf. Dopplersonographie, Angiographie. Typische Begleitverletzungen (Azetabulumfrakturen, zusätzliche Schenkelhalsfraktur, Bandverletzungen des Kniegelenkes).

   Therapie: operativ: primäre und definitive Stabilisierung, evtl. zweizeitig mit Fixateur externe und späterer definitiver Versorgung. Geschlossene Verriegelungsmarknagelung (Marknagelosteosynthese) in unaufgebohrter Technik. Intraoperative Untersuchung des Kniegelenkes (Lachman-Test). Bei Kindern Schonung der Epiphysenzone (elastische Nägel). Frühfunktionelle Nachbehandlung mit Teilbelastung, evtl. sekundäre Dynamisierung.

   Komplikationen: Blutung, Weichteilschaden, Fettembolie, späte Frakturheilungsstörungen, Infektionen, Gelenkkontrakturen und posttraumatische Fehlstellungen.

3. **Distale Femurfrakturen:** Osteoporose, Rasanztraumen.

   Therapie: Reposition, Osteosynthese: Winkelplatten, dynamische Kondylenschraube (DCS), retrograde Techniken, »eingeschobene« Plattensysteme (LISS).

8.10 Verletzungen der Patella

8.10.1 Patellafrakturen

Kniescheibenbrüche sind fast immer Folge eines direkten Traumas (Anprallverletzung), die oft mit einer schweren Weichteilverletzung einhergehen. In 6–10% liegen offene Frakturen vor. Die Patella ist als größtes Sesambein des menschlichen Körpers in den Streckapparat des Kniegelenkes integriert, Frakturen weisen meist eine begleitende Schädigung des Streckapparates auf.

■■ Diagnostik

Klinisch zeigt sich ein **Hämarthros** mit der oft tastbaren **Delle**. Bei der 1. klinischen Untersuchung muss überprüft werden, ob das Bein gestreckt angehoben werden kann. Meist sind Standardröntgenaufnahmen in seitlicher und a.-p.-Projektion ausreichend. Bei Längsfrakturen wird zusätzlich eine axiale Aufnahme durchgeführt. Differenzialdiagnostisch ist die Fraktur von einer Patella bipartita (abgerundete Ränder) abzugrenzen.

■■ Therapie

Nichtdislozierte Frakturen mit intaktem Streckapparat können **konservativ** behandelt werden, wobei wegen der Gefahr einer sekundären Dislokation das Bewegungsausmaß des Kniegelenkes mit einem **Brace** limitiert wird (0–3. Woche 30°; 3.–6. Woche 60° mit Teilbelastung).

> **Dislozierte Frakturen (Frakturspalt >2 mm) werden operativ behandelt, wobei verschiedene Osteosyntheseverfahren (auch in Kombination) verwendet werden.**

Bei der **Zuggurtungsosteosynthese** (▶ Abschn. 8.2.6, ◻ Abb. 8.115) werden die bei der Beugung des Kniegelenkes entstehenden Zugkräfte in Druckkräfte umgewandelt. **Schraubenosteosynthesen** eignen sich besonders bei Querfrakturen und zur Fixation kleinerer Fragmente. Ist bei ausgedehnten Trümmerfrakturen die übungsstabile Rekonstruktion nicht möglich, erfolgt die partielle oder die totale Patellektomie mit Reinsertion des Streckapparates.

8.10.2 Patellaluxationen

■■ Definition

Patellaluxationen sind meist Folge eines inadäquaten Traumas bei prädisponierenden Faktoren wie Patelladysplasien, ligamentäre Laxizität, Genu valgum und Genu recurvatum. Hierbei kommt es fast ausschließlich zu einer Luxation der Patella nach **lateral**. Als Folge der Luxation kann es zu einer chondralen oder osteochondralen Läsion am lateralen Femurkondylus und der Patellarückfläche kommen. Zusätzlich reißt das mediale Retinakulum ein, das klinisch als druckdolente Lücke tastbar ist.

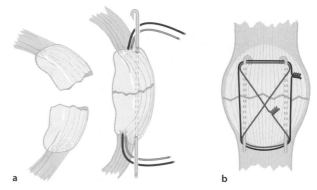

◻ **Abb. 8.115 a** Patellaquerfraktur. **b** Typische Zuggurtungsosteosynthese mit Kirschner-Draht und doppelter Drahtschlinge

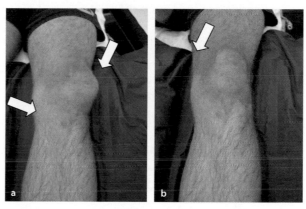

◻ **Abb. 8.116** Patellaluxation linkes Knie (**a**) vor und nach Reposition (**b**)

Akute Patellaluxation Die Patienten berichten über eine plötzliche »Verrenkung« des Kniegelenkes mit Herausspringen der Kniescheibe. Die **umgehende Reposition** erfolgt unter vorsichtiger Streckung des Kniegelenkes mit lateralem Druck auf die Patella (◻ Abb. 8.116).

Rezidivierende Patellaluxation Diese können sich in 20–40% der Fälle nach erstmaliger Luxation entwickeln und treten nach Bagatelltraumen ohne erhebliche Krafteinwirkung auf.

■■ Therapie

Die akute Patellaluxation galt lange als die Domäne der konservativen Therapie mit 3–6 Wochen Ruhigstellung. Wegen der hohen Rezidivraten werden rezidivierende Patellaluxationen heute frühzeitig operativ behandelt. Hier kommen zunehmend arthroskopische Rekonstruktionsverfahren, aber auch offene Eingriffe an den Weichteilen mit **medialer Raffung des Kapsel-Band-Apparates** und einem **lateralen Release** sowie die Korrektur knöcherner Fehlstellungen zur Anwendung.

8

Verletzungen der Patella

1. **Patellafrakturen:** Anprallverletzung, Hämarthros, oft tastbare Delle, Röntgen.
   Therapie: konservativ bei nichtdislozierten Frakturen (Brace für 6 Wochen). Dislozierte Frakturen (Frakturspalt >2 mm) operativ: verschiedene Osteosyntheseverfahren (Zuggurtungs- und Schraubenosteosynthese).
2. **Patellaluxationen:** fast ausschließlich nach lateral, akute Patellaluxation: in 20–40% zur rezidivierenden Patellaluxation.
   Therapie: konservative Therapie (umgehende Reposition mit Ruhigstellung für 3–6 Wochen). Wegen der hohen Rezidivraten heute frühzeitig operativ arthroskopische Rekonstruktionsverfahren, aber auch offene Eingriffe (mediale Raffung des Kapsel-Band-Apparates, laterales Release, Korrektur von Fehlstellungen)

8.11 Verletzungen des Kniegelenkes

8.11.1 Allgemeiner Teil

Anatomie und Biomechanik

Das menschliche Kniegelenk ist ein komplex aufgebautes Gelenk, das seine Stabilität über Band-, Sehnen- und Muskelstrukturen erhält.

Das Kniegelenk gewährleistet Rotationsbewegungen (Beugung und Streckung, Innen- und Außenrotation sowie Ab-

und Adduktion des Unterschenkels) und Translationsbewegungen, von denen die Vor- und Rückwärtsverschiebung von besonderer Bedeutung ist. Der Knochen absorbiert in Verbindung mit den Menisken v. a. axiale Stauchungskräfte. Die Muskulatur sorgt mithilfe des Bandapparates für Gelenkbewegungen. Einige Bänder spannen sich nur in bestimmten Gelenkstellungen an (z. B. das hintere Schrägband). Die ligamentäre Stabilität verhindert Extrembewegungen und garantiert die regelrechte Stellung der Gelenkflächen zueinander.

> **Die wichtigste stabilisierende Aufgabe im Kniegelenk erfüllen die Kreuzbänder** (◘ Abb. 8.117).

Das **vordere Kreuzband** (etwas schwächer und kürzer als das hintere) verhindert die Schienbeinkopfsubluxation nach vorne, hemmt die Überstreckung und sichert das Gelenk gegen Innen- und Außenrotation bei Flexion.

Das **hintere Kreuzband** verhindert analog die Schienbeinkopfsubluxation nach hinten und blockiert das Nachvorngleiten des Oberschenkels an der fixierten Tibia beim Stehen, Laufen und Gehen.

Die Kreuzbänder werden dabei von weiteren Stabilisatoren unterstützt (Menisken und Bänder), so dass bei Ausfall eines Stabilisators zunächst eine Kompensation möglich ist. Jedoch kommt es in der Regel durch sekundäre Überbeanspruchung der stützenden Bandstrukturen zu fortschreitender Instabilität und Leistungsverlust des Kniegelenkes.

Da die Bandstrukturen eine Vielzahl von Mechanorezeptoren aufweisen, kommt es über deren Mitverletzung bzw. Ausfall der Rezeptorenkette zur Störung des neuromuskulären Systems und nachfolgend zu weiteren Schädigungen (Meniskusrisse, Knorpelverschleiß, Muskelabbau) mit einer Minderung der Gebrauchsfähigkeit des betroffenen Beines.

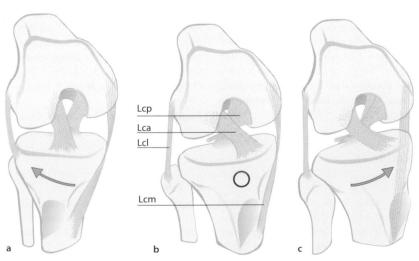

a   b   c

◘ **Abb. 8.117** Die Kreuzbänder und die Seitenbänder haben neben synergistischen Funktionen eine antagonistische Grundfunktion bei den Rotationen. **a** In Außenrotation sind es die Seitenbänder, die sich wegen ihrer zueinander gekreuzten Lage anspannen und ein Ausdrehen verhindern. Das Lig. collaterale mediale läuft von dorsal proximal am Femur nach ventral distal an der Tibia und das Lig. collaterale laterale in kreuzender Richtung von ventral proximal am Fe-mur nach dorsal distal zum Fibulaköpfchen. **b** In Neutralstellung wird keine der 4 Ligamentstrukturen besonders gefordert. **c** Innenrotation sind die Seitenbänder mehr längs als diagonal orientiert und verlaufen mehr parallel zueinander. Sie werden dadurch entspannt, während die Kreuzbänder quirlartig gewunden und stark gespannt werden. *Lcm* Lig. collaterale mediale, *Lcl* Lig. collaterale laterale, *Lca* Lig. cruciatum anterior, *Lcp* Lig. cruciatum posterior

Unfallmechanismus und typische Begleitverletzungen

Einzelheiten werden bei den speziellen Verletzungen besprochen.

> **Klassifikation der Kniegelenkverletzungen**
> — Verletzung der Muskeln und Sehnen (v. a. Streckapparat)
> — Verletzungen des Kapsel-Band-Apparates
> — Meniskusverletzungen
> — Knorpelverletzungen
> — Frakturen

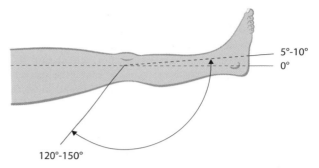

◘ Abb. 8.118 Beweglichkeitsprüfung des Kniegelenkes: Flexion/Extension

Symptomatik
Anamnese

Wichtig ist die genaue Kenntnis des Unfallherganges mit Art, Stärke und Richtung des Traumas:
- Hat es sich um ein direktes (Anprall), indirektes (Verdrehung) oder ein kombiniertes Trauma gehandelt?
- Wann sind Schmerzen welcher Art aufgetreten?
- War der Patient in der Lage, alleine aufzustehen und zu gehen?
- Liegt eine Schwellung oder Ergussbildung vor?
- Hat der Patient ein Geräusch gehört oder ein plötzliches Instabilitätsgefühl verspürt?

Körperliche Untersuchung

Diese besteht wie allgemein üblich in Inspektion, Palpation, Kontrolle von Durchblutung, Motorik und Sensibilität sowie Funktions- und Stabilitätstests.

> ❿ Der Patient muss beide Beine freimachen. Der Arzt steht bei der Untersuchung des rechten Beines auf der rechten und bei der Untersuchung des linken Beines auf der linken Seite der Liege! Die unverletzte Seite soll immer zuerst untersucht werden.

Bei der Untersuchung des Kniegelenkes wird die Beweglichkeit nach der Neutral-Null-Methode (◘ Abb. 8.118) gemessen (Normal: 0–0–135°). Verschieblichkeit und Schmerzhaftigkeit der Kniescheibe werden beurteilt. Bei Vorliegen eines Ergusses zeigt sich die sog. **tanzende Patella** (◘ Abb. 8.119). Häufig kann ein Andruck- und Verschiebeschmerz der Patella bei Quadrizepskontraktion ausgelöst werden (positives **Zohlen-Zeichen**).

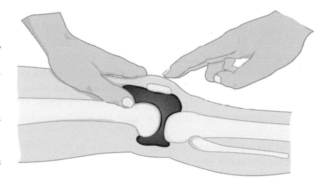

◘ Abb. 8.119 Nachweis eines intraartikulären Ergusses im Kniegelenk: »Tanzen der Patella«

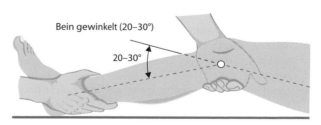

Bein gestreckt

Bein gewinkelt (20–30°)

20–30°

◘ Abb. 8.120 Prüfung der Seitenstabilität bei gestrecktem und 20°- sowie 30°-flektiertem Knie

Die Bandstrukturen werden im Seitenvergleich bei gestrecktem und leicht gebeugtem Knie geprüft (◘ Abb. 8.120). Dokumentiert wird die Art der Instabilität, die Schmerzhaftigkeit, ob ein harter oder weicher Anschlag vorliegt sowie der Grad der Instabilität (◘ Tab. 8.3).

Grad	Kürzel	Ausmaß	Verschiebung der Rotation
◘ Tab. 8.3 Abschätzen des Ausmaßes einer Instabilität			
I	+	Leicht	<5 mm oder <5
II	++	Mittel	6–10 mm oder 6–10
III	+++	Schwer	>10 mm oder >10

Diagnostik
Bildgebende Verfahren:

- **Konventionelle Röntgenaufnahmen** werden bei jeder Kniegelenkverletzung angefertigt (a.-p., seitlich und ggf. Patella axial). Bei weiterem Verdacht können Schrägaufnahmen oder Tunnelaufnahmen (nach Frick) hilfreich sein.
- Achsenfehler werden mittels **langer Aufnahmen** (Achsaufnahmen im Stehen) unter Belastung verifiziert.
- Die **konventionelle Tomographie** in 2 Ebenen erfolgt bei unklaren Frakturen oder Osteochondrosis dissecans.
- Die **CT** ist indiziert bei angeborenen Veränderungen der Patella oder der Femurkondylen, bei Defekten und Frakturen (besonders im Bereich des Schienbeinkopfes, dann mit 2- und 3-dimensionaler Rekonstruktion).
- Die **MRT** bietet eine gute Darstellung des Knochens, der Bandstrukturen, des Gelenkknorpels und der Menisken. Deshalb ist es besonders geeignet bei unklaren osteochondralen Läsionen (Größe? Verlauf?), bei Tumoren, okkulten Frakturen (dann sog. »bone bruise«) und nicht zuletzt bei unklaren Verletzungen der Kreuzbänder und Menisken. Wegen der fehlenden Strahlenbelastung sollte die Kernspintomographie insbesondere bei kindlichen Gelenkverletzungen angewendet werden.
- Die **Sonographie** ist wichtig zum Nachweis von Gefäßveränderungen (Aneurysma, Venenthrombosen), Darstellung einer Poplitealzyste (Baker[24]-Zyste) und bei der Sofortdiagnostik im Rahmen der Knieluxation (möglichst mit Duplex-Sonographie).
- Die **Szintigraphie** hat als Screening-Untersuchung nur ihren Stellenwert bei entzündlichen Veränderungen, Tumoren und zum Aktivitätsnachweis von posttraumatischen periartikulären Ossifikationen.

Invasive Verfahren:

- Die **Angiographie** wird angewendet zum Ausschluss bzw. zur Darstellung von Gefäßverletzungen oder Gefäßverdrängungen, sei es durch Tumoren oder Ossifikationen. Bei eindeutigen Verletzungen der Gefäße ist selbstverständlich die sofortige gefäßchirurgische Intervention obligat.
- Die **Arthrographie** wird kaum noch angewendet, da das MRT eindeutig überlegen ist. Damit entfallen die Gefahren der (jodhaltigen) Kontrastmittel und die Strahlenbelastung.
- Die **Kniegelenkpunktion** sollte nur unter Einhaltung strengster Asepsis durchgeführt werden.

Praxisbox

Kniegelenkpunktion

Der Standardzugang (strengste Asepsis) ist von lateral im oberen äußeren Quadranten. Das Kniegelenk wird leicht gebeugt gelagert, desinfiziert und steril abgedeckt. Bei Verdacht auf einen blutigen Gelenkerguss sollte eine
▼

---

großkalibrige Kanüle verwendet werden. Nach vollständiger Entleerung des Gelenkes erfolgt nochmalige Desinfektion und Anlegen eines Kompressionsverbandes für 20 min. Das Punktat wird makroskopisch beurteilt nach Art, Menge, Aussehen und Farbe (z. B. Fettaugen bei Frakturen) und zur histologischen, bakteriologischen und ggf. auch serologischen Untersuchung versandt.

Operative Verfahren

Die **Arthroskopie** zur reinen Diagnostik verliert mehr und mehr an Bedeutung, da die Aussagekraft der Kernspintomographie und der mehrdimensionalen Computertomographie immer besser wird. Die Arthroskopie wird heutzutage fast nur noch therapeutisch eingesetzt.

In Kürze

Verletzungen des Kniegelenkes
Untersuchung
Anamnese: Unfallhergang: Art, Stärke und Richtung des Traumas: direkt (Anprall), indirekt (Verdrehung) oder kombiniert, Schmerzen, Beweglichkeit, Schwellung, Erguss, Geräusch, Instabilitätsgefühl
Körperliche Untersuchung: von der verletzten Seite, die unverletzte Seite soll immer zuerst untersucht werden (Beweglichkeit nach der Neutral-Null-Methode, tanzende Patella, Zohlen-Zeichen, Bandstrukturen: Seitenvergleich bei gestrecktem und leicht gebeugtem Knie (Art und Grad der Instabilität, Schmerzhaftigkeit, harter oder weicher Anschlag)
Diagnostik: Bildgebende Verfahren: konventionelle Röntgenaufnahmen, lange Aufnahmen, konventionelle Tomographie, CT, MRT, Sonographie, Szintigraphie. Invasive Verfahren: Angiographie, Kniegelenkpunktion (strengste Asepsis!). Operative Verfahren: Arthroskopie.

8.11.2 Vorderes Kreuzband

■ ■ Anatomie, Biomechanik

Das **vordere Kreuzband (VKB)** durchzieht die Fossa intercondylaris von femoral dorsal lateral nach tibial ventral medial (wie die Hand in der Hosentasche, ◨ Abb. 8.117). Es hat eine Länge von ca. 2,7–3,2 cm und ist somit kürzer als das hintere Kreuzband (HKB; ca. 3,8 cm). Seine Reißfestigkeit liegt mit ca. 2000 N knapp unterhalb der des HKB. Das VKB verhindert das übermäßige Ventralgleiten des Tibiakopfes gegenüber dem Femur. Es ist 2-strängig. Der stärkere Anteil, das anteromediale Bündel (Leitbündel), stabilisiert das Knie in Streckung und Beugung, wogegen das posterolaterale Bündel fast ausschließlich in Streckung stabilisiert (»functional recruitment«).

---
24 William M. Baker, Chirurg, London, 1839–1896

▪▪ Unfallmechanismus

In ca. 80% der Fälle resultiert eine Ruptur des VKB aus einem **Innenrotationstrauma** der Tibia **gegenüber dem Femur** (Drehbewegung während des Laufens oder beim Springen) oder einem kombiniertem Valgus-/Außenrotationstrauma (Skifahren). Letzteres ist meist mit Verletzungen des medialen Kollateralbandes verbunden. Seltener ist die VKB-Ruptur nach Hyperextensionstrauma.

▪▪ Begleitverletzungen

In Abhängigkeit von der Verletzungsschwere (z. B. Knieluxation) können prinzipiell alle kniegelenknahen Strukturen mitverletzt sein. Häufig sind Verletzungen des **medialen Kollateralbandes** und der Menisken (bis zu 50%). Beim typischen Valgus-/Außenrotationstrauma tritt gehäuft die Kombinationsverletzung aus VKB, medialem Kollateralband und medialem Meniskus (veralteter Begriff: »unhappy triad«) auf. Bei komplexeren Verletzungen (Polytrauma) ist dezidiert nach einer Mitverletzung der Kreuzbänder zu suchen, da diese häufig übersehen werden und die Prognose des VKB/HKB-Ersatzes wesentlich beeinflussen. Weiterhin ist nach **knöchernen Begleitverletzungen** zu suchen. Neben knöchernen Bandausrissen können subchondrale Spongiosaimpression (»bone bruise«) oder Impressionsfrakturen an Tibiakopf oder Femurkondylen vorkommen.

▪▪ Klassifikation

Grundsätzlich werden **akute** und **chronische Kreuzbandverletzungen** voneinander abgegrenzt, da sie sich hinsichtlich Therapie, Rehabilitation und besonders der Prognose unterscheiden. Der Grad der Instabilität wird durch begleitende Kapselbandverletzungen mitbestimmt.

▪▪ Anamnese

Nach **akuten Verletzungen** können die Patienten gelegentlich über ein hörbares Knallen berichten, meist wird jedoch nur ein unspezifisches reißend/krachendes Gefühl angegeben. Wichtig sind Angaben über eine zunehmende Gelenkschwellung (Hämarthros) innerhalb der ersten 2 h nach dem Trauma, die in den meisten Fällen auf eine VKB-Ruptur hinweist (ca. 70%).

 Cave
Schwere Kniebinnenverletzungen können auch ohne wesentliche Ergussbildung einhergehen, wenn zusätzliche Kapselverletzungen vorliegen.

In jedem Fall nach Vorunfällen zu fragen, da einigen Patienten eine vorbestehende VKB-Insuffizienz nicht bekannt bzw. gut kompensiert ist. Hier kann ein schweres »giving way« (spontanes Wegknicken), bei meist inadäquatem Trauma, eine frische Ruptur vortäuschen.

▪▪ Diagnostik

An erster Stelle der Diagnostik steht die **klinische Untersuchung**, die bei exakter und geübter Durchführung alle relevanten pathologischen Befunde aufdecken sollte und nur bei Unklarheiten durch weitere apparative Diagnostik (z. B. MRT) erweitert wird.

> **Die Diagnose einer Kreuzbandläsion muss nicht am 1. Tag der Verletzung gestellt werden: Es empfiehlt sich jedoch, die exakte Diagnose, inklusive der Begleitverletzungen, innerhalb der ersten 10 Tage nach Trauma zu stellen.**

Das akut verletzte Knie ist oft durch Erguss und schmerzbedingte Muskelverspannung schwer zu untersuchen. Daher sollte zunächst der Erguss, wenn er sehr ausgeprägt ist und die klinische Untersuchung beeinträchtigt, unter sterilen Bedingungen punktiert werden und der Patient durch vorbereitende Worte, behutsames Vorgehen und »sich Zeit lassen« entspannt werden. Nach Abschwellung empfiehlt es sich, den Patienten nach einigen Tagen erneut zu untersuchen, da eine kräftige Abwehrspannung häufig die klinische Untersuchung verschleiert.

Im Untersuchungsgang sollte zunächst das gestreckte Bein im Seitenvergleich angehoben werden. Eine Überstreckbarkeit des Kniegelenkes deutet auf eine Ruptur des VKB oder der hinteren Kapsel hin, ein Streckdefizit auf eine Meniskusverletzung. Die totale a.-p.-Translation wird im **Schubladentest** in 90°-Flexion bestimmt (◻ Abb. 8.121).

> **Wegen der leichten Verwechselbarkeit von hinterer und vorderer Schublade ist eine vordere Schubladenbewegung nur dann eine echte vordere Schublade, wenn der Beweis erbracht ist, dass es sich nicht um eine hintere handelt.**

Im Schubladentest bei 20–25°-Flexion wird der sog. vordere Anschlag des VKB geprüft (sog. **Lachman-Test**). In dieser Position ist das VKB entspannt und die vordere Schublade nicht durch den Türstoppereffekt des Innenmeniskushinterhorns und den Tonus der ischiokruralen Muskulatur gemindert.

> **Der Lachman-Test ist beim akut verletzten Knie die aussagefähigste (ca. 90%) Untersuchung (Cave: falsch-positiver Test durch den ungeübten Untersucher).**

Als letzte Untersuchung wird der **Pivot-shift-Test** durchgeführt, da er oft schmerzhaft sein kann. Beim akut verletzten Knie ist dieser Test oft nicht durchführbar und bei vielen Patienten auch nur in Narkose eindeutig beurteilbar. Beim Pivot-shift-Test wird das gestreckte Knie unter leichtem Valgusstress und Innenrotation gebeugt. Dieser Test bewirkt in 20–8°-Beugung eine schnappende Reposition des nach anterolateral subluxierten Tibiakopfes. Der Grad der Subluxationstendenz, also von gleitend bis grob schnappend, korreliert am besten mit der Instabilitätssymptomatik des Patienten.

🅗 **Cave**
Voraussetzungen für einen positiven Pivot-shift-Test sind ein insuffizientes VKB, ein intaktes mediales Seitenband und ein intakter Tractus iliotibialis.

Die **konventionellen Röntgenaufnahmen** in 2 Ebenen dienen in erster Linie dem Ausschluss von knöchernen Begleitverletzungen. Für die Beurteilung degenerativer Vorschäden (laterales Kompartiment und patellofemoral) und besonders

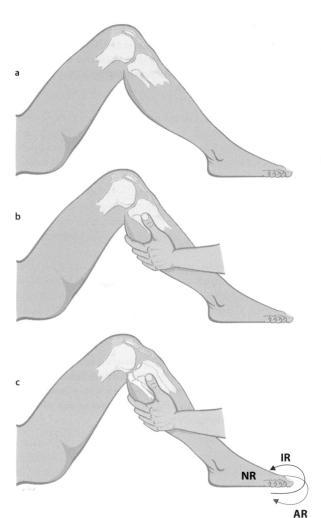

IR

NR

AR

◨ **Abb. 8.121** Untersuchungspositionen zur Prüfung der vorderen Instabilität. **a** In der Ausgangslage wird das Tibiaplateau durch das intakte hintere Kreuzband in seiner regulären Position gehalten. **b, c** Die Hand des Untersuchers zieht die Tibia gegen die Schwerkraft und den Tonus der Flexoren bei einem insuffizienten Kreuzband nach vorn. Diese Prüfung des sog. Schubladenphänomens hat zuerst in NR, dann in IR und schließlich in AR zu erfolgen

zur Verlaufsbeobachtung sind 45°-posterior-anterior-Belastungsaufnahmen empfehlenswert.

Die **MRT** hat hinsichtlich der Diagnostik von Kniebinnenläsionen eine sehr hohe Aussagekraft. Für Meniskusverletzungen besteht eine Konkordanz zwischen Arthroskopie und MRT von 90–96%, für VKB- und HKB-Rupturen von 95–97%. Zur Darstellung von okkulten knöchernen Läsionen (»bone bruise«) ist die MRT besonders geeignet. Die MRT gehört bei postoperativen Komplikationen und zur Planung von Revisionseingriffen zu den Standarduntersuchungen. Sie ist jedoch bei Erstverletzungen durch eine gute Anamnese und klinische Untersuchung ersetzbar und sollte nur bei Unklarheiten zu Rate gezogen werden.

Durch die **arthroskopische Untersuchung** können alle wesentlichen Kniebinnenläsionen bei adäquater Untersu-

chungstechnik beurteilt werden. Durch die Kombination von klinischer Untersuchung und neuerer MRT-Technik ist die diagnostische Arthroskopie heute jedoch deutlich in den Hintergrund getreten und nur noch in Ausnahmefällen indiziert. Es sollte nach Möglichkeit nur noch mit der Option einer möglichen operativen Intervention (z. B. VKB-Ersatz, Meniskusnaht, Meniskusvoll- oder -teilresektion) arthroskopiert werden.

■ ■ **Therapie**

Das Ziel der **konservativen Therapie** ist es, das VKB-insuffiziente Knie durch Muskelaufbautraining (Quadrizeps und ischiokrurale Muskulatur), Koordinationstraining und »Anpassungsstrategien« (Feedback) an die Anforderungen des täglichen Lebens anzupassen. In einigen Fällen kann eine zusätzliche Schienen- oder Bandagenstabilisierung während sportlicher Aktivitäten vorteilhaft sein. Dies dient jedoch eher dem positiven Feedback als einer eigentlichen äußeren Stabilisierung.

Die **operative Rekonstruktion** des VKB war initial jungen (<30 Jahre), sportlich sehr aktiven Patienten vorbehalten. Durch die Verbesserung der operativen Techniken, speziell unter minimal-invasiven Aspekten und neuer Rehabilitationskonzepte, konnte die Prognose der VKB-Rekonstruktion deutlich verbessert werden. Eine rigide Altersgrenze existiert nicht mehr. Grundsätzlich müssen die Bedürfnisse und die Symptomatik des Patienten unter prognostischen Gesichtspunkten abgewogen und eingehend mit dem Patienten besprochen werden.

Die folgenden Punkte sollen Richtlinien für den Entschluss zur Operation geben:
- Athletischer, aktiver Patient mit dem Wunsch, die vor dem Unfall bestehende sportliche Aktivität (z. B. Leistungssport) beizuhalten
- Aktiver Patient mit rupturiertem VKB und reparierbarem Meniskusriss
- Aktiver Patient mit rupturiertem VKB und Ruptur einer weiteren größeren ligamentären Struktur (HKB, mediales oder laterales Kollateralband)
- Patienten, deren tägliche Aktivität durch Instabilität eingeschränkt ist.

Die Ziele der **operativen Rekonstruktion des VKB** lassen sich wie folgt zusammenfassen:
- Schutz des Kniegelenkes vor sich wiederholenden Verletzungen bei verbleibender Instabilität
- Beim Leistungssportler das Kniegelenk wieder so zu stabilisieren, dass das sportliche Aktivitätsniveau erhalten werden kann
- Vorbeugung der posttraumatischen Arthrose, bedingt durch sich wiederholende Meniskus- und Knorpelverletzungen

Nach Möglichkeit sollte zwischen Verletzung und Operation ein Intervall von **mindestens 2 Wochen** liegen. Das Timing hängt jedoch auch von den begleitenden Meniskusverletzungen ab.

> **Ein eingeklemmter, nicht reponierbarer Meniskusriss bedarf einer sofortigen arthroskopischen Intervention.**

Eine präoperative Ruhigstellung des verletzten Kniegelenkes ist nicht zwingend erforderlich. Ausnahmen stellen höhergradige Instabilitäten (anteromedial) und die temporäre, schmerzbedingte Ruhigstellung dar. Eine intensive präoperative Physiotherapie ist für die postoperative Rehabilitation sehr wichtig. Neben Muskelaufbau- und Koordinationstraining dient sie dazu, den Patienten zu schulen und die Compliance für die spätere Nachbehandlung zu verbessern. Im Idealfall sollte präoperativ die Muskelkraft (Oberschenkelumfang) der verletzten Seite größer sein als die der unverletzten. Dies ist jedoch in einigen Fällen durch begleitende Meniskusverletzungen oder bei komplexen Bandverletzungen nur schwer möglich.

Praxisbox

Verschiedene operative Techniken

In den letzten Jahrzehnten wurde eine große Vielzahl verschiedener operativer Techniken zur Rekonstruktion des VKB beschrieben. Diese variieren von extraartikulären Stabilisierungsmaßnahmen, über die VKB-Naht mit und ohne Augmentation (Verstärkung), bis hin zum kompletten Ersatz mit und ohne Augmentation. Auch der Zugang zum Kniegelenk (offen, halb offen oder arthroskopisch) und die Auswahl der geeigneten Transplantate (Auto- vs. Allotransplantat), befinden sich im laufenden Fluss der Diskussion. Heute hat sich gezeigt, dass die alleinige Naht des VKB nicht die gewünschten Resultate liefern konnte. Auch die Augmentation des genähten oder reinserierten VKB, ob mit synthetischem resorbierbarem oder nichtresorbierbarem Nahtmaterial oder mit autologem Gewebe (Semitendinosus-, Grazilissehnen) hat sich nicht langfristig durchsetzten können. Synthetische Bandersatzmaterialien (LAD, Goretex etc.) zur Augmentation oder zum alleinigen Ersatz werden heute nur sehr zurückhaltend eingesetzt, da durch synthetische Abriebpartikel schwere Fremdkörperreaktionen mit Synovitiden entstehen können.

> **Heute hat sich der VKB-Ersatz durch autologe Transplantate durchgesetzt.**

Bevorzugt werden hierbei das arthroskopische Vorgehen, da es weniger invasiv ist, und die postoperative Rehabilitation beschleunigt. Die Transplantatauswahl erfolgt nach den Kriterien Reißfestigkeit, erreichbare Verankerungsfestigkeit und -steifigkeit, der Einheilungszeit und hinsichtlich der Entnahmekomplikationen und -mobilität.

Bevorzugt verwendet werden heute das mittlere Patellarsehnendrittel mit anhängenden Knochenblöcken, Semitendinosus-/Grazilissehnentransplantate (◘ Abb. 8.122) und der mittlere Anteil der Quadrizepssehne. Der Einsatz von Allotransplantaten (Patellarsehne, Achillessehne etc.) sollte Revisionsoperationen (Kreuzband-Re-Ruptur) oder Kombinationsverletzungen (z. B. VKB und HKB) vorbehalten bleiben.

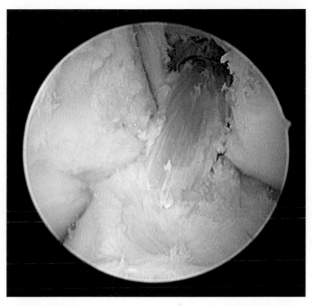

◘ **Abb. 8.122** VKB-Ersatzplastik mit autologer Semitendinosus-Grazilis-Plastik

> **Die Transplantatverankerung hat an den physiologischen anatomischen VKB-Insertionsstellen zu liegen.**

■■ **Nachbehandlung**

Die postoperative Rehabilitation hat die Gradwanderung zwischen Überbelastung und Überprotektion des Transplantates zu bewältigen, da beide Situationen zu einer Schwächung des Bandersatzes führen können. Zusätzlich darf die Transplantatverankerung, als limitierender Faktor der ersten postoperativen Wochen, bis zur Einheilung (Patellarsehne ca. 4–6 Wochen, Semitendinosus-/Grazilissehnen 8–12 Wochen) nicht überlastet werden. Andererseits besteht das große Risiko der postoperativen Bewegungseinschränkung (Arthrofibrose) bei einer zu zaghaften Rehabilitation.

Ziele und Maßnahmen der Rehabilitation nach VKB-Ersatz

— Innerhalb der ersten 2 Wochen:
  – Ziele: volle passive Extension, gesicherte Wundheilung, minimale Schwellung, Beugung bis 90°, muskuläre Kontrolle des Beins
  – Maßnahmen: Extensionsbehandlung (mehrfach täglich, ggf. mit Sandsack), Kryotherapie, isometrisches Muskeltraining, Patellamobilisation, Teilbelastung an Gehstützen, Bewegungsschiene (CPM)
— Woche 3–5:
  – Ziele: Vollbelastung, Normalisierung der Beugung und der Oberschenkelkraft, Beibehaltung der Streckung, sichere Koordination

▼

– Maßnahmen: Bewegungsübungen, propriozeptive Übungen, Elektrotherapie, Muskelaufbau durch Übungen in der »geschlossenen Kette« (z. B. Kniebeugungen 20–100°, Wassertraining)
– Ab Woche 6:
  – Ziele: Quadrizepskraft ca. 80% der Gegenseite, volles Bewegungsausmaß, normales und sicheres Gangbild
  – Maßnahmen: intensivierter Muskelaufbau (Krafttraining), Laufband, intensiviertes Koordinationstraining
– Ab Woche 12:
  – Ziele: Normalisierung der Quadrizepskraft, Einbeinhüpftest ca. 80% der Gegenseite, Eingliederung in spezifische sportliche Aktivitäten

Eine **Orthesenimmobilisation (Brace)** des betroffenen Kniegelenkes ist nicht unbedingt nötig. Sie ist jedoch hinsichtlich Feedback und Einhalten des Beugelimits vorteilhaft. Im Falle einer gleichzeitig durchgeführten Meniskusnaht sollte das betroffene Knie in den ersten 4 Wochen unter Belastung nicht weiter als 45° gebeugt werden. Eine Teilmeniskektomie bedarf keiner Modifikation des Nachbehandlungsregimes.

Die schrittweise **Sportfreigabe** kann ab dem (3.)–6.–9. Monat erfolgen. Der Patient sollte jedoch darauf hingewiesen werden, dass es in der frühen Phase zu einer Elongation des Transplantates kommen kann. Voraussetzung für die Rückkehr zu sportlichen Aktivitäten ist die volle Beweglichkeit, gute Kraft (ca. 80% der Gegenseite), sichere Koordination und ein stabiles, schmerzfreies Knie.

▪ ▪ Prognose

> ❯ **Die Prognose des konservativ behandelten VKB-insuffizienten Kniegelenkes hängt vom Grad der Instabilität und der Belastung ab.**

Bis zu 50% der Patienten können dynamische Sportarten ohne Einschränkungen ausüben. Von besonderer Bedeutung ist jedoch die stetige Zunahme von Meniskusschäden (nur ca. 15% intakte Innenmenisken nach 10 Jahren). Zusätzlich kommt es zu einer kontinuierlichen Zunahme der Instabilität durch »Lockerung« anderer stabilisierender Strukturen (5-Jahres-Untersuchung: 80% stabile Knie nach VKB-Ersatz vs. 90% instabile Knie nach konservativer Therapie).

Die Entwicklung einer **Gonarthrose** (lateral) ist nach Kreuzbandersatz zwar deutlich reduziert (ca. 35%, 20-Jahres-Untersuchung), verglichen mit konservativ behandelten Patienten (ca. 65%), die Progression lässt sich jedoch nicht ausschalten. Heutzutage ist der Kreuzbandersatz noch nicht dazu in der Lage, die Kniekinematik und -biologie komplett wiederherzustellen.

> ❯ **Nach VKB-Ersatz geben 80% der Patienten eine Verbesserung der präoperativen Situation an (80–90% gute oder sehr gute Resultate nach Kreuzbandersatz).**

Die Ursache für ein frühes Transplantatversagen liegt in 60–80% in einer fehlerhaften Operationstechnik und nur in 20–40% der Fälle in einem adäquaten Retrauma oder in einer Störung der Transplantateinheilung.

> ❯ – **Keine Kreuzbandchirurgie ohne Meniskuschirurgie.**
> – **Das VKB ist das mediale Kollateralband des lateralen Kompartiments.**

In Kürze

Verletzungen des vorderen Kreuzbandes (VKB)
Akut und chronisch, Innenrotationstrauma (Drehbewegung während des Laufens oder beim Springen), Valgus-/Außenrotationstrauma (Skifahren). Begleitverletzungen: mediales Kollateralband und Menisken (bis zu 50%), gehäuft die Kombinationsverletzung aus VKB, medialem Kollateralband und medialem Meniskus (»unhappy triad«), subchondrale Spongiosaimpression (»bone bruise«). Schwere Kniebinnenverletzungen auch ohne wesentliche Ergussbildung bei zusätzlicher Kapselverletzung.
Diagnostik: klinische Untersuchung, Seitenvergleich, Schubladentest (leichte Verwechselbarkeit von hinterer und vorderer Schublade), Lachman-Test, Pivot-shift-Test, Röntgen, MRT, Arthroskopie.
Therapie:
– Konservativ oder operative Rekonstruktion. Abwägung und eingehende Besprechung mit Patienten, Operation frühestens 2 Wochen nach Verletzung (Timing abhängig von begleitenden Meniskusverletzungen).
– Sofortige arthroskopische Intervention bei eingeklemmtem, nicht reponierbarem Meniskusriss.
– Verschiedene operative Techniken, VKB-Ersatz durch autologe Transplantate.
– Postoperative Rehabilitation: Gradwanderung zwischen Überbelastung und Überprotektion des Transplantates (12 Wochen), Orthesenimmobilisation (Brace), Beugelimit, schrittweise Sportfreigabe.

Prognose: beim konservativ behandelten VKB-insuffizienten Kniegelenkes abhängig vom Grad der Instabilität und der Belastung. Komplikation: Gonarthrose (lateral).

8.11.3 Hinteres Kreuzband

▪ ▪ Anatomie und Biomechanik
Das hintere Kreuzband (HKB) durchzieht die Fossa intercondylaris, ansetzend an ihrem Dach, von femoral ventral lateral nach tibial dorsal medial (Abb. 8.117). Das HKB verhindert das übermäßige Dorsalgleiten des Tibiakopfes gegenüber dem Femur (bei Beugung >30°).

Es ist ähnlich dem VKB 2-strängig aufgebaut. Der stärkere Anteil, das anterolaterale Bündel, verläuft gerade und setzt

femoralseitig breitbasig am ventralen Dach der Fossa intercondylaris an. Das schwächere posteromediale Bündel verläuft schräg. Das anterolaterale Bündel zeigt eine vergleichbar
hohe Reißfestigkeit wie das VKB.

> **Die isolierte HKB-Ruptur ist selten.**

Da viele symptomatische Patienten meist eine posterolaterale
Instabilität zeigen, muss der Begriff des **posterolateralen
Komplexes (PLK)** erwähnt werden. Dieser umfasst die dorso-
laterale Kapsel (Popliteusdreieck) und das laterale Kollateralband.

▪▪ Unfallmechanismus
Nur ca. 30% der HKB-Rupturen sind Sportverletzungen, verglichen mit dem VKB (ca. 80%). Häufig sind Verkehrsunfälle
ursächlich.

❶ **Cave**
Im Rahmen von Mehrfachverletzungen (z. B. Femurfrakturen) werden HKB-Rupturen häufig übersehen.

Typische Verletzungsursache ist die dorsale tibiale Translation
in Beugung wie z. B. beim vorderen Knieanpralltrauma (»dashboard injury«) oder beim Sturz auf das gebeugte Knie. Hyper-
flexions- oder Hyperextensionstrauma (Knieluxation) führen
zur Ruptur durch Überdehnung.

▪▪ Begleitverletzungen
Isolierte Rupturen des HKB sind mit ca. 3–5% selten.

> **In ca. 45% der Fälle liegt eine Kombinationsverlet-
> zung von HKB und VKB vor, in ca. 40% von HKB und
> PLK.**

Nicht selten wird ein knöcherner Ausriss des HKB beobachtet,
oft mit einem großen Fragment des dorsalen Tibiaplateaus.
Wichtig ist die Unterscheidung zwischen akuter und chronischer Instabilität und zwischen isolierter HKB und kombinierter HKB/PLK-Verletzung.

▪▪ Diagnostik
Hinsichtlich sportlicher Ambitionen, Instabilitätsgefühl, degenerativer Zeichen und des Unfallmechanismus entspricht
die **Anamnese** wesentlich der bei VKB-Verletzungen. Speziell
für das HKB sind nach vorderem Knieanpralltrauma und
Kniekehleneinblutungen zu fragen.

Im Rahmen der **klinischen Untersuchung** muss bei der
frischen Läsion zunächst nach Kontusionsmarken an der ventralen proximalen Tibia (»dashboard injury«) und nach Einblutungen in der Kniekehle gesucht werden. Der Schubladentest in 80–90°-Beugung ergibt eine vermehrte dorsale Translation der Tibia (◘ Abb. 8.121).

❶ **Cave**
Sowohl die vordere als auch die hintere Instabilität
kann sich als eine vermehrte ventrale Translation
der Tibia äußern. Jede vordere Schublade ist nur
dann eine vordere Schublade, wenn eine hintere
Schublade ausgeschlossen werden kann.

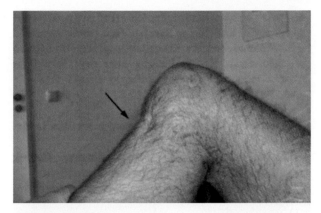

◘ **Abb. 8.123** Dorsales Durchhangzeichen bei HKB-Ruptur

Grund hierfür sind verschiedene Ausgangspunkte der Schubladenbewegung. Wichtig ist es auch, die vermehrte Außenrotation in 30- und 90°-Beugung zu beurteilen.

- **Dorsales Durchhangzeichen:** Beide Knie werden parallel in 90°-Beugung gehalten. Bei seitlicher Inspektion zeigt
  sich im Seitenvergleich, der Schwerkraft entsprechend,
  ein nach dorsal durchhängender Tibiakopf (◘ Abb. 8.123).
- **Quadrizepskontraktionstest:** Bei 90°-gebeugtem Knie
  wird der dorsal subluxierte Tibiakopf durch Quadrizepskontraktion zunächst in Ruheposition gebracht (Ausgleich des »posterior sag«). Erst dann erfolgt das Abheben
  des Fußes von der Unterlage.
- **»Reverse pivot shift«:** Der Untersucher beugt das Knie
  unter gleichzeitiger Außenrotation des Fußes bis 90° und
  streckt es dann schnell unter gleichzeitigem Valgusstress.
  Bei vorhandener posterolateraler Instabilität reponiert
  sich der nach dorsal subluxierte Tibiakopf bei 20–30° in
  die Neutralstellung.

Zur Differenzierung zwischen isolierter HKB und kombinierter HKB/PLK-Insuffizienz dienen die folgenden Befunde:
- Isoliertes HKB:
  - hintere Schublade <10 mm,
  - hintere Schublade, die in Innenrotation der Tibia ab-
    nimmt,
  - keine laterale Instabilität,
  - vermehrte Außenrotation der Tibia (<5°) in 30°-Beu-
    gung.
- Kombination HKB/PLK:
  - hintere Schublade >10 mm,
  - hintere Schublade, die in Innenrotation der Tibia
    gleich bleibt oder zunimmt,
  - laterale Instabilität (30°-Beugung),
  - vermehrte Außenrotation der Tibia (>15°) in 30-90°-
    Beugung.

Das konventionelle **Röntgen** dient der Beurteilung der degenerativen Veränderungen (mediales Kompartiment und patellofemoral) und dem Ausschluss knöcherner Begleitverlet-

8

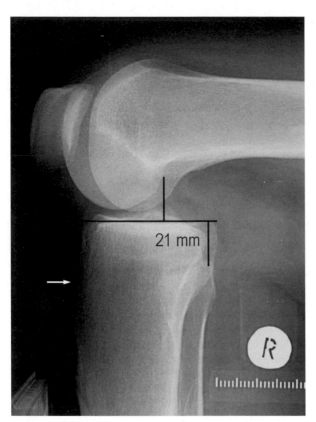

◘ Abb. 8.124 Gehaltene Aufnahme des rechten Kniegelenkes bei 90° zeigt eine dorsale Translation der Tibia zum Femur von 21 mm und ist im Seitenvergleich (5 mm) beweisend für eine hintere Kreuzbandruptur

zungen, speziell dem tibialen knöchernen Ausriss des HKB. Die graduelle Beurteilung der hinteren Instabilität ist oft schwierig, daher werden von einigen Autoren gehaltene Aufnahmen in 90°-Beugung empfohlen (◘ Abb. 8.124).

Entsprechend der Ausführungen zum VKB dient die **MRT** zur Abklärung bei Unklarheiten, die erfahrungsgemäß für das HKB häufiger auftreten.

■ ■ **Therapie**

Die früher initial eher zurückhaltende Einstellung zur operativen Intervention ist heute einer etwas großzügigeren Indikationsstellung gewichen. Neben prognostischen Kriterien, Compliance und Bedürfnissen des Patienten sollten folgende Punkte für die Indikationsstellung berücksichtigt werden.

> **Therapie der HKB-Verletzungen**
> ▬ Konservative Therapie akuter HKB-Verletzungen:
> – isolierte Verletzung (**Cave:** okkulte Begleitverletzungen: PLK, Knorpel, Menisken)
> – <10 mm hintere Schublade
>
> ▼

> ▬ Operative Therapie akuter HKB-Verletzungen:
> – knöcherner Ausriss (**Cave:** okkulte intraligamentäre Schädigung: plastische Deformierung mit resultierender Laxität)
> – >10 mm hintere Schublade
> – Begleitverletzungen (VKB, laterale Instabilität: PLK, Meniskus)
> ▬ Konservative Therapie chronischer HKB-Verletzungen:
> – Patient asymptomatisch
> ▬ Operative Therapie chronischer HKB-Verletzungen:
> – Patient wird symptomatisch bei einer isolierten HKB-Insuffizienz

Die prinzipiellen Ziele der HKB-Rekonstruktion entsprechen den Ausführungen zum VKB-Ersatz.

Bei der **konservativen Therapie** steht bei der frischen Verletzung zunächst die Ruhigstellung in Extension mit Bewegungsübungen im Vordergrund. Nachfolgend ist ein intensiver Muskelaufbau (Quadrizeps) essenziell. Der asymptomatische Patient sollte Muskelaufbautraining durchführen und engmaschig kontrolliert werden (okkulte Begleitverletzungen, zunehmende Instabilität).

Bei der **operativen Therapie** steht heute der Ersatz des HKB im Vordergrund. Die alleinige Naht mit oder ohne Augmentation hat nicht die gewünschten Resultate gezeigt. Ausnahme ist der tibiale knöcherne Ausriss, der mit Osteosynthese zu versorgen ist. Dies geschieht durch den **direkten dorsalen Zugang** nach »Trickey«.

> ❯ Es ist wichtig, alle begleitenden Verletzungen zu identifizieren. Dies gilt besonders für das VKB und den PLK.

Bei der posterolateralen Instabilität müssen alle verletzten Strukturen rekonstruiert werden.

Heute wird der arthroskopische HKB-Ersatz bevorzugt. Bevorzugt verwendete Transplantate sind die Quadrizepssehne, die Patellarsehne, 4-strängige Semitendinosus-/Grazilissehnen oder die Achillessehne (Allograft). Die Verankerung erfolgt in entsprechend anatomisch platzierten Bohrkanälen mit Interferenzschrauben und/oder zusätzlicher Fadenfixierung.

■ ■ **Nachbehandlung**

Initial wird das operierte Bein in Streckstellung immobilisiert. Die Schiene wird mehrmals täglich für Bewegungsübungen (0–90°) und Quadrizepsanspannungsübungen abgenommen, bis der Patient das gestreckte Bein von der Unterlage abheben kann. Eine Orthese wird nach ca. 1–2 Wochen angelegt (0–90°). Gehstützen sollten bis zum Erreichen eines symmetrischen Gangbildes verwendet werden. Dann erfolgt ein erstes Muskelaufbautraining (Kniebeugen 0–45°) und vorsichtiges Koordinationstraining. Auch bei gutem Funktionszustand sollte die Rückkehr zum Sport erst nach 9–12 Monaten erfolgen.

Jedes vordere Knieanpralltrauma ist bis zum Beweis des Gegenteils hochgradig verdächtig auf eine Läsion des HKB.

In Kürze

Verletzungen des hinteren Kreuzbandes (HKB)
45% Kombinationsverletzung von HKB und VKB, ca. 40% aus HKB und posterolateralem Komplex (PLK), isolierte HKB-Ruptur selten. Verkehrsunfälle (vorderes Knieanpralltrauma, »dashboard injury«), Mehrfachverletzungen (z. B. Femurfrakturen).
Diagnostik: häufig übersehen. Hintere Schubladenbewegung, dorsales Durchhangzeichen, Quadrizepskontraktionstest, »reverse pivot shift«, bei PLK vermehrte Außenrotation der Tibia und laterale Instabilität (30°-Beugung), Röntgen, evtl. gehaltene Aufnahmen, MRT.
Therapie: heute etwas großzügigere Indikationsstellung zur operativen Intervention. Konservative Therapie: isolierte Verletzung (**Cave:** okkulte Begleitverletzungen), <10 mm hintere Schublade, bei asymptomatischen chronischen HKB-Verletzungen: Ruhigstellung in Extension mit Bewegungsübungen, intensiver Muskelaufbau (Quadrizeps). Operative Therapie: Ersatz des HKB über direkten dorsalen Zugang nach »Trickey«

8.11.4 Mediales Seitenband

■■ Anatomie

Das mediale Seitenband besteht aus langen Faserzügen, die von der medialen Oberschenkelrolle bis an die Medialseite des Schienbeinschaftes unter den Pes anserinus ziehen. Darunter liegen die kurzen Faserzüge des **Lig. meniscofemorale und meniscotibiale** (Kapselbänder), die jedoch von den langen Fasern durch eine Gleitschicht getrennt sind. Besonders belastet werden diese Bandstrukturen beim Valgus- und/oder Rotationsstress.

■■ Unfallmechanismus und typische Begleitverletzungen

Die mediale Seitenband-/Kapselbandruptur gehört zu den häufigsten Sportunfällen und wird durch Valgusstress des Kniegelenkes hervorgerufen. Häufige Begleitverletzungen sind knöcherne Bandausrisse (meist am femoralen Ansatz), vordere Kreuzbandrupturen und Innenmeniskusrisse. Bei Verletzung aller 3 Strukturen spricht man von einem »**unhappy triad**«. Fußballer und Skifahrer sind stark betroffen.

■■ Klassifikation

Die Bandverletzungen werden in 3 Schweregrade eingeteilt:
- **Bandverletzung Grad 1 (+):** lokalisierter Gelenkschmerz, Druckdolenz, keine Aufklappbarkeit
- **Bandverletzung Grad 2 (++):** nachweisbare Aufklappbarkeit, Druckdolenz, lokalisierter Schmerz
- **Bandverletzung Grad 3 (+++):** totale Bandzerreißung, hochgradige Gelenkinstabilität

■■ Symptomatik und Diagnostik

Richtungweisend ist die **Anamnese**, die entsprechend gründlich erhoben werden sollte.

Die Patienten beklagen Schmerzen im Bereich des medialen Kniegelenkes und ggf. ein Instabilitätsgefühl. Lokal finden sich Schwellung, Hämatom und ein Druckschmerz, der genau lokalisiert werden kann (meniskotibial oder meniskofemoral). Bei Grad-2- oder -3-Läsionen zeigt sich eine **Aufklappbarkeit** des Gelenkes. Der erforderliche Valgusstress muss immer in Streckstellung und 30°-Kniebeugung durchgeführt werden, da in Streckstellung das hintere Kreuzband anspannt und eine Seitenbandruptur maskiert (● Abb. 8.120). Nur die Aufklappbarkeit in 30°-Beugestellung spricht für eine isolierte Seitenbandruptur. Bei Instabilität in Streckstellung, positiver Schublade oder Ergussbildung müssen zusätzliche Kreuzbandrisse und Meniskusverletzungen ausgeschlossen werden.

Bildgebende Verfahren sind z. B. konventionelle Röntgenaufnahmen des Kniegelenkes in 2 Ebenen zur Erkennung von Frakturen oder knöchernen Ausrissen. Ein Kernspintomogramm ist ggf. indiziert bei Verdacht auf zusätzliche Kreuzbandruptur oder Meniskusriss.

■■ Therapie

Isolierte Seitenbandverletzungen der Schweregrade 1 und 2 sollten stets **konservativ** behandelt werden.
- Frühfunktionelle Therapie mit Orthese für 6 Wochen, davon 3 Wochen 0–30° und 3 Wochen 0–60°. Zusätzlich Antiphlogistika, Kryotherapie, isometrische Spannungsübungen, aktive und passive Bewegungsübungen, Muskelaufbau und Elektrotherapie.
- Eine Behandlung mit starren Schienen oder eine Gipsruhigstellung sollte wegen der schlechteren Spätergebnisse nicht mehr erfolgen.
- Auch Läsionen Grad 3 können erfolgreich konservativ frühfunktionell behandelt werden. Jedoch muss hierbei eine Ausschlussdiagnostik intraartikulärer Verletzungen erfolgen (Kreuzbänder, Menisken).

Die **operative Therapie** mit Naht des medialen Bandkomplexes ist bei knöchernen Ausrissen mit Fragmentdiastase >3 mm indiziert.

 Cave
Die starre Ruhigstellung ist auch nach operativer Versorgung einer Innenbandruptur obsolet!

■■ Prognose

Die isolierte mediale Seitenbandruptur hat eine sehr gute Prognose, da sie fast immer zur Ausheilung kommt. Chronische Instabilitäten entstehen bei nicht sachgerechter Behandlung bei bestehenden Beinachsenfehlern oder übersehenen Kreuzbandverletzungen, weil hierdurch die Seitenbandinstabilität zum Tragen kommt.

In Kürze

Verletzungen des medialen Seitenbandes
Begleitverletzungen: knöcherne Bandausrisse (meist am femoralen Ansatz), vordere Kreuzbandrupturen und Innenmeniskusrisse: Alle 3 Strukturen: »unhappy triad« (Fußballer, Skifahrer), 3 Schweregrade.
Diagnostik: Anamnese, Schwellung, Hämatom, Druckschmerz, der genau lokalisiert werden kann (meniskotibial oder meniskofemoral), Aufklappbarkeit des Gelenkes (Valgusstress), Röntgen, ggf. MRT.
Therapie:
- Stets konservativ bei isolierten Seitenbandverletzungen der Schweregrade 1 und 2: frühfunktionelle Therapie mit Orthese für 6 Wochen.
- Operative Therapie mit Naht des medialen Bandkomplexes bei knöchernen Ausrissen mit Fragmentdiastase >3 mm.
- Starre Ruhigstellung ist auch nach operativer Versorgung einer Innenbandruptur obsolet.

8.11.5 Laterales Seitenband

■■ Anatomie
Es handelt sich um eine runde Bandstruktur, die von der lateralen Oberschenkelrolle zum Wadenbeinköpfchen zieht. Das laterale Seitenband schützt das Kniegelenk bei Varustraumen. Der etwas weiter ventral liegende Tractus iliotibialis ist ein weiterer Stabilisator.

■■ Unfallmechanismus, typische Begleitverletzungen
Erhebliche Gewalteinwirkungen auf das Kniegelenk, die einen Varusstress ausüben, führen in der Regel zu einer kombinierten Verletzung des **lateralen Kapsel-Band-Apparates** und der Kreuzbänder. Betroffen sind typischerweise das laterale Seitenband, der Tractus iliotibialis, die Popliteussehne und das hintere Kreuzband. Reine Seitenbandläsionen sind ausgesprochen selten.

■■ Symptomatik
Da es sich in der Regel um eine Kombinationsverletzung handelt, besteht meist ein ausgeprägtes Instabilitätsgefühl. Die Funktion des **N. peroneus** muss zusätzlich exakt untersucht werden. Die Stabilitätsprüfung erfolgt sowohl in Streckstellung als auch in 30°-Beugung. Bei erheblicher Aufklappbarkeit besteht der Verdacht auf eine zusätzliche Kreuzbandruptur.

■■ Klassifikation und Diagnostik
Zu Klassifikation und Diagnostik, ▶ Abschn. 8.11.4.

■■ Therapie
Die **konservative Therapie** ist nur bei der sehr seltenen isolierten Seitenbandruptur mit frühfunktioneller Nachbehandlung angezeigt. Da es sich bei Verletzungen des lateralen Sei-

tenbandes in der Regel um **komplexe Verletzungen** handelt, ist meist ein **operatives Vorgehen** mit Versorgung der Begleitverletzungen (Kreuzbänder, dorsale Kapsel, Meniskusverletzungen) erforderlich.

In Kürze

Verletzungen des lateralen Seitenbandes
Kombinierte Verletzung des lateralen Kapsel-Band-Apparates, typischerweise das laterale Seitenband, der Tractus iliotibialis, die Popliteussehne und das hintere Kreuzband, bei Varusstress.
Klassifikation und Diagnostik: ▶ Abschn. 8.11.4, ausgeprägtes Instabilitätsgefühl, zusätzlich exakte Untersuchung des N. peroneus.
Therapie: konservative Therapie nur bei der sehr seltenen isolierten Seitenbandruptur mit frühfunktioneller Nachbehandlung. Meist ein operatives Vorgehen mit Versorgung der Begleitverletzungen.

8.11.6 Knieluxation

■■ Definition
Knieluxationen entstehen im Rahmen von Gewalt- bzw. Rasanztraumen, vorzugsweise bei Verkehrsunfällen durch Anprall des Kniegelenkes an das Armaturenbrett oder beim Sport. Die Knieluxation umfasst einen ausgedehnten Weichteilschaden im Bereich des Kniegelenkes.

■■ Klassifikation, Begleitverletzungen

Beteiligte Strukturen
- Ruptur des vorderen und hinteren Kreuzbandes
- Riss des Tractus iliotibialis und der Popliteussehne
- Innen- und/oder Außenmeniskusverletzung
- Ruptur des meniskofemoralen/-tibialen Kapselbandes
- Ruptur des medialen Seitenbandes sowie des lateralen Seitenbandes am Wadenbeinköpfchen (häufig knöchern ausgerissen)
- Weiterhin ist auch eine Ruptur der Bizepssehne und eine Läsion des N. peroneus (Traktionsschaden) möglich
- Häufig werden die Kniekehlengefäße verletzt

Es handelt sich um einen ausgesprochen **schwerwiegenden Notfall**, der die sofortige notfallmäßige Behandlung erfordert, da sonst die Gefahr besteht, das betroffene Bein zu verlieren.

Klassifikation (nach der Stellung der Tibia gegenüber dem Femur)

- Vordere Luxation, d. h. die Tibia steht vor dem Femur
- Hintere Luxation, d. h. die Tibia steht hinter dem Femur
- Mediale Luxation, d. h. die Tibia steht medial vom Femur
- Laterale Luxation, d. h. die Tibia steht lateral vom Femur
- Kombinationsluxation, z. B. anteromedial, posterolateral

Verletzungen der Gefäße sind bei der **ventralen Luxation** am häufigsten, da die Trifurkation der A. poplitea an der Durchtrittsstelle der A. tibialis anterior durch die Membrana interossea an das Bein fixiert ist und heftig gedehnt wird. **Verletzungen des N. peroneus** treten meist bei posterolateraler Luxation auf.

> In 20–30% der traumatischen Kniegelenkluxationen treten Verletzungen des N. peroneus und in ca. 25% der Fälle Schädigungen der A. poplitea auf!

■ ■ **Symptomatik, Diagnostik**

Bei der noch bestehenden Luxation handelt es sich um eine Blickdiagnose. Bei spontaner Reposition kann die Schwere der Verletzung übersehen werden, besonders da die betroffenen Patienten oftmals polytraumatisiert sind. Zudem findet sich wegen der ausgedehnten Kapselzerreißung kein klassischer Gelenkerguss. Es findet sich eine diffuse Schwellung der Knieweichteile und eine teils heftige Schmerzsymptomatik. Bei der klinischen Untersuchung ist das Gelenk hochgradig instabil und neigt zur spontanen Luxation. Besteht der Verdacht auf eine stattgehabte Luxation müssen folgende Untersuchungen erfolgen:

- Palpation und Dopplersonographie der Beinarterien,
- Beurteilung von Motorik und Sensibilität,
- Ausschluss des häufig bei der Knieluxation auftretenden Kompartmentsyndroms.

Weitere Hinweise sind die **ausgeprägte Überstreckbarkeit** und eine Varus-/Valgusinstabilität in Streckstellung des Kniegelenkes.

Konventionelle **Röntgenaufnahmen** in 2 Ebenen zum Ausschluss einer Fraktur oder knöcherner Begleitverletzungen. **CT** und **MRT** sind meist in dieser Phase noch nicht erforderlich – außer sekundär bei unklarem Bänderschaden (MRT) und begleitenden Frakturen (CT).

Eine **Farbdopplersonographie** wird im Vergleich mit der Gegenseite durchgeführt – bei positivem Befund muss eine notfallmäßige Revision der Gefäße erfolgen.

> Tastbare Fußpulse schließen eine Intimaläsion nicht aus!

Die **Angiographie** ist bei geringstem Verdacht auf eine Gefäßverletzung indiziert, um auch Intimaläsionen zu erfassen. Sie erfolgt ggf. prä-, intra- und postoperativ.

■ ■ **Therapie**

Bei Eintreffen des Verletzten mit noch bestehender Luxation wird nach Erheben des neurovaskulären Status die **notfallmäßige Reposition** durchgeführt. Nach Reposition wird der Gefäßstatus nochmals überprüft. Gleichzeitig erfolgen die Kontrolle der exakten Gelenkstellung mittels Bildwandler sowie eine Stabilitätsprüfung. Zur sicheren Ruhigstellung des Gelenkes und der Weichteile kann ein gelenküberbrückender **Fixateur externe** angelegt werden.

> Die konservative Therapie mit spezieller Sperrorthese für 8–12 Wochen hinterlässt meist eine bleibende Instabilität. Daher wird zunehmend die operative Versorgung aller verletzten Strukturen durchgeführt.

Gefäßverletzungen müssen sofort operativ versorgt werden. Es erfolgt eine Rekonstruktion der A. poplitea ggf. mit einem Veneninterponat. Bei einer Gefäßrekonstruktion mit temporärer Ischämie oder den kleinsten Verdacht auf ein Kompartmentsyndrom muss immer eine **Kompartmentspaltung** des Unterschenkels erfolgen.

Eine offene Luxation muss sofort versorgt werden. Bei geschlossenen Luxationen empfiehlt es sich, bis zur Abschwellung der Weichteile zu warten. Die Versorgung erfolgt dann ebenfalls in 1 oder 2 Sitzungen. Es hat sich bewährt, im Rahmen der 1. Operation Meniskusläsionen, Verletzungen der Seitenbänder, der Kapsel und Kapselbänder sowie Rupturen der Popliteussehne und des Tractus iliotibialis zu versorgen. Die Kreuzbandersatzplastik wird nach Abheilung der zuerst versorgten Strukturen vorgenommen.

■ ■ **Nachbehandlung**

Bei der Knieluxation ist die Nachbehandlung wie bei kaum einer anderen Verletzung stark von der Schwere der Zerstörung und dem Ausmaß der Rekonstruktion (Gefäße, Bänder, Menisken) abhängig und muss in jedem Einzelfall vom Operateur festgelegt werden. Für die ersten 2 Wochen postoperativ empfiehlt sich der **Fixateur externe**, damit die Weichteile abheilen und gepflegt werden können. Daran schließt sich die frühfunktionelle Therapie mit einer **Sperrorthese** an, wobei der Bewegungsumfang über 0–30° und 0–60° gesteigert wird. Sollte eine Meniskusnaht oder Refixation erfolgt sein, muss eine längerfristige **Teilbelastung** eingehalten werden.

■ ■ **Prognose**

Die Prognose ist abhängig von einer etwaigen Gefäßverletzung und deren adäquater Versorgung. Der Verlust des Beines ist oftmals eine vermeidbare Komplikation, weshalb der Patient bereits primär in eine entsprechend ausgestattete Abteilung gebracht werden sollte. Die sekundären Folgen der Luxation wie die frühzeitig einsetzende schmerzhafte Arthrose, die Instabilität und die manchmal erforderliche Arthrodese bestimmen den Langzeitverlauf nach dieser stets schweren Verletzung.

Ein gutes Ergebnis nach der Knieluxation ist abhängig von:
- schneller Reposition und sicherer Retention,
- sofortiger Erkennung und Behandlung einer Gefäßverletzung,
- der Rekonstruktion aller betroffenen Strukturen und einer langen funktionellen Nachbehandlung und Rehabilitation.

In Kürze

Knieluxation
- Bei Verkehrsunfällen durch Anprall des Kniegelenkes an das Armaturenbrett oder beim Sport,
- ausgesprochen schwerwiegender Notfall mit Gefahr betroffenes Bein zu verlieren

Klassifikation: vordere, hintere, mediale, laterale Luxation und Kombination. 25% Schädigungen der A. poplitea (am häufigsten bei der ventralen Luxation), 20–30% Verletzungen des N. peroneus (meist bei posterolateraler Luxation).
Diagnostik: Blickdiagnose, bei spontaner Reposition kann die Schwere der Verletzung übersehen werden (oft polytraumatisiert), diffuse Schwellung, Palpation und Dopplersonographie der Beinarterien, Beurteilung von Motorik und Sensibilität, Ausschluss des häufig bei der Knieluxation auftretenden Kompartmentsyndroms, Röntgen, Farbdopplersonographie, Angiographie.
Therapie: notfallmäßige Reposition und nochmalige Überprüfung des Gefäßstatus. Sofortige operative Versorgung von Gefäßverletzungen, ggf. Kompartmentspaltung des Unterschenkels. Rekonstruktion aller betroffenen Strukturen, evtl. zweizeitige operative Therapie, Fixateur externe, Sperrorthese, Teilbelastung, lange funktionelle Nachbehandlung und Rehabilitation.

8.11.7 Meniskusverletzungen

▪▪ Anatomie

Bei den Menisken handelt es sich um aus Faserknorpel bestehende Gelenkscheiben, die gleichzeitig als Gelenkflächen und Stoßdämpfer wirken. Zudem tragen sie zur Stabilisierung und zur Gleitfähigkeit des Kniegelenkes bei. Innen- und Außenmeniskus unterscheiden sich in Form und Größe sowie in der Art ihrer Verankerung. Der **Innenmeniskus** ist halbmondförmig, im hinteren Anteil breiter als im vorderen. Er ist mit der Kapsel bzw. dem Lig. meniscofemorale und Lig. meniscotibiale fest verwachsen. Der **Außenmeniskus** ist fast ringförmig und im Bereich des Hiatus popliteus nicht mit der Kapsel verwachsen. Zudem bestehen Verbindungen untereinander (Lig. transversum genus), zu den Kreuzbändern und zu Tibia und Femur.

▪▪ Unfallmechanismus und typische Begleitverletzungen

Typisch für den Meniskusriss ist das Rotationstrauma des Kniegelenkes, ggf. mit axialer Stauchung. Durch die auftretenden Scherkräfte wird der Meniskus zwischen Femurkondylus und Tibiaplateau eingeklemmt und reißt ein.

Isolierter Meniskusriss

Der isolierte traumatische Meniskusriss erfordert ein erhebliches Knietrauma und wird deshalb zunehmend und von vielen Autoren angezweifelt. Diese vertreten die Auffassung, dass eine auf ein Kniegelenk wirkende Gewalt, die einen Meniskusriss bewirken würde, so groß ist, dass auch weitere Strukturen verletzt werden müssen. Mit den neueren diagnostischen Verfahren ist man zunehmend in der Lage diese Begleitverletzungen auch zu erfassen.

Risse der Menisken im Rahmen von degenerativen Veränderungen sind die Regel und entstehen nach Überlastung, Arthrose, Achsfehlstellungen und Folgen einer chronischen Instabilität.

▪▪ Klassifikation

Da es keine allgemein gebräuchliche und akzeptierte Klassifikation der Meniskusverletzungen gibt, werden die Schäden an den Menisken nach 3 Hauptkriterien eingeteilt:
- Entstehungsmechanismus (traumatisch, degenerativ)
- Lokalisation (Vorderhorn, Pars intermedia, Hinterhorn)
- Art der Meniskusverletzung (Längsriss, Querriss, Korbhenkelriss, Horizontalriss)

▪▪ Symptomatik

Typisch sind ein Druckschmerz über dem Gelenkspalt, ein Gelenkerguss, Bewegungsblockaden bei Einklemmung sowie Schmerzen bei Bewegung und Belastung. Nach Ausschluss einer Bandverletzung wird mit den sog. Meniskustests gezielt nach einer Verletzung gefahndet.

▪▪ Diagnostik

Meniskustests
- Test nach McMurray: Innen- und Außenrotation des Unterschenkels bei im Hüft- und Kniegelenk 90°-gebeugtem Bein. Bei Druck auf den Meniskus werden Schmerzen angegeben.
- Test nach Apley-Grinding: Der Test wird in Bauchlage durchgeführt. Beugung von 90° im Kniegelenk. Rotation des Unterschenkels und Druck auf den Meniskus über eine axiale Stauchung führen zur Schmerzangabe.
- Test nach Steinmann[25] I: Schmerzen bei Rotation des Unterschenkels
- Test nach Steinmann II: Mit zunehmender Beugung im Kniegelenk wandert der Druckschmerz am Gelenkspalt von ventral nach dorsal

---

25 Fritz Steinmann, Chirurg, Bern 1932–1972

Bildgebende Verfahren sind:

- **Konventionelle Röntgenbilder** des Kniegelenkes in 2 Ebenen (a.-p und seitlich). p.-a. 45° im Stehen, Patella axial. Nachgewiesen werden dabei degenerative Veränderungen, Frakturen, freie Gelenkkörper, die Osteochondrosis dissecans sowie benigne und maligne Veränderungen.
- **Kernspintomographie** bei unklaren Befunden. Die Treffsicherheit, v. a. bei Meniskusverletzungen, beträgt >90%. Die Untersuchungsmethode ist jedoch so sensitiv, dass nicht alle im MRT dargestellten Läsionen bei einer Arthroskopie gesehen werden können. Die Kernspintomographie hat die invasive Arthrographie inzwischen vollständig ersetzt. Sie besitzt eine höhere Treffsicherheit und größere Aussagekraft. Besonders bei Kindern ist sie wegen der fehlenden Strahlenbelastung indiziert.
- Die Wertigkeit der **Sonographie** bei Meniskusverletzungen ist umstritten und nur bei einem sehr erfahrenen Untersucher aussagekräftig.

> **Als wenig invasives Verfahren bietet die Arthroskopie gleichzeitig die Möglichkeit der Therapie und ist deshalb Methode der Wahl in der Behandlung des klinisch eindeutigen Meniskusrisses.**

■■ **Therapie**

Nicht alle Meniskusrisse erfordern eine operative Therapie. Weitgehend symptomlose kleine Rissbildungen und auch Risse in der vaskularisierten Zone der Menisken heilen ohne operative Therapie ab. Vor allem kleine degenerative Risse sollten erst dann reseziert werden, wenn der Patient Schmerzen oder andere Symptome aufweist. Therapeutisch zur Anwendung kommen kühlende Maßnahmen, kurzfristige Gabe von Antiphlogistika, intensive Krankengymnastik und vorübergehendes Sportverbot.

Die **Meniskuschirurgie** ist inzwischen eine Domäne der Arthroskopie geworden, da alle Anteile der Menisken gut eingesehen und mit Instrumenten erreicht werden können (□ Abb. 8.125).

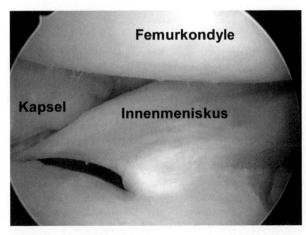

Femurkondyle

Kapsel

Innenmeniskus

□ **Abb. 8.125** Intraoperativer Situs einer Innenmeniskusresektion

Praxisbox

Operatives Vorgehen

Arthroskopische Meniskusnaht: Bei jungen Patienten mit Rissbildung im vaskularisierten kapselnahen Drittel sowie bei frischen Längsrissen und Korbhenkelrissen sollte die Meniskusnaht mit resorbierbaren Materialien oder nichtresorbierbaren Materialien durchgeführt werden. Das Hinterhorn von Innen- und Außenmeniskus kann arthroskopisch mit konventionellen Nahttechniken schwer zu erreichen sein, da die Fäden durch die Gelenkkapsel in das Gelenk (outside in) oder vom Gelenk nach außen geleitet werden. Zur Meniskusrefixation in diesem Bereich eignen sich Implantate aus bioresorbierbarem Material (Meniskusanker), die von der Gelenkinnenseite in den Meniskus geschoben werden und das Gewebe dann über Widerhaken zusammenhalten (z. B. Meniskus Arrow). Nachteile dieser starren Ankersysteme sind die Gefahr von Knorpelverletzungen bei unvollständiger Implantation und geringere biomechanische Eigenschaften im Vergleich zur konventionellen Naht.

Arthroskopische Teilresektion: Eignet sich eine Meniskusläsion nicht zur Refixation (degenerative Läsion, komplexe Ruptur in der avaskulären Zone) sollte der eingerissene Meniskusanteil reseziert werden. Mit speziellen Zangen werden die Risse begradigt bzw. die Korbhenkelverletzung abgetragen.

> **Es sollte bei jeder Resektion so sparsam wie möglich reseziert werden.**

Eine **offene Meniskusresektion** oder Meniskusnaht sollte nur noch im Rahmen von größeren Eingriffen am Kniegelenk (Tibiakopffraktur) und nebenbefundlichen Läsionen vorgenommen werden.

■■ **Nachbehandlung**

Die arthroskopische Meniskusteilresektion erlaubt die postoperative Mobilisierung unter schmerzadaptierter Vollbelastung. Ein intensives physiotherapeutisches Programm mit isometrischen Spannungsübungen, aktiven und passiven Bewegungsübungen, Muskelaufbau, Kryotherapie, Elektrotherapie und Lymphdrainage sollte im Einzelfall angeordnet werden.

In Kürze

Meniskusverletzungen
Innenmeniskus und Außenmeniskus, Meniskusriss (Rotationstrauma), Einteilung nach 3 Hauptkriterien: Entstehung (Trauma, Degeneration), Lokalisation, Art (längs, quer, Korbhenkelriss, horizontal).
Diagnostik: Druckschmerz über dem Gelenkspalt, Gelenkerguss, Bewegungsblockaden, Test nach McMurray, Apley-Grinding, Steinmann I und II; konventionelle Röntgenbilder, MRT bei unklaren Befunden, Sonographie, Arthroskopie.

▼

Therapie:
- Konservativ bei weitgehend symptomlosen kleinen Rissbildungen und Risse in der vaskularisierten Zone.
- Bei klinisch eindeutigem Meniskusriss: Domäne der Arthroskopie: arthroskopische Meniskusnaht oder Teilresektion (Resektion so sparsam wie möglich).

8.11.8 Knorpelverletzungen

■■ Anatomie und Biomechanik

Der Knorpelbelag des Kniegelenkes unterliegt genauso wie der Knorpel anderer Gelenke einer erheblichen Beanspruchung und altersbedingten Veränderungen. Am Kniegelenk kommt erschwerend hinzu, dass die Schutzfunktion der Menisken durch deren Verschleiß und/oder deren Entfernung gemindert wird und der Alterungsprozess des Knorpels sich dadurch beschleunigt. Da es sich bei hyalinem Knorpel um ein sehr bradytrophes Gewebe handelt, ist der Zellumsatz gering und mit zunehmendem Alter nimmt die schlechte Regenerationsfähigkeit des Knorpels weiter ab.

> **Ein einmal in Gang gekommener arthrotischer Gelenkprozess bekommt mit zusätzlichen Rissbildungen und der damit verbundenen Enzymfreisetzung die Fähigkeit, sich selbst zu unterhalten und verschlimmert sich stetig.**

■■ Unfallmechanismus und typische Begleitverletzungen

Der Gelenkknorpel kann durch direkte Einflüsse (traumatisch), durch indirekte Veränderungen und durch Ernährungsstörungen geschädigt werden. Häufig geschieht dies durch Unfälle (Distorsionen, Patella-/Knieluxationen, Gelenkfrakturen) und durch Überlastung (Sport, Adipositas, körperliche Schwerstarbeit). Aber auch Erkrankungen des subchondralen Knochens (Osteochondrosis dissecans) oder biomechanische Fehlstellungen (Genu varum/Genu valgum) können zu Knorpelschäden führen.

■■ Klassifikation

Klinisch werden Knorpelverletzungen in folgende Gruppen eingeteilt:
- Knorpelverletzung bei Gelenkfrakturen,
- osteochondrale Frakturen,
- Osteochondrosis dissecans (OD),
- Chondromalacia patellae.

■■ Symptomatik

Typisch für die traumatische Knorpelverletzung ist der akute Schmerz nach einem Trauma, der sich langsam bessert, um sich später bei Auftreten einer Synovialitis mit Reizerguss wieder zu verstärken. Bei der OD finden sich Blockierungen durch freie Gelenkkörper, bei osteochondralen Läsionen und Gelenkfrakturen ist ein Hämarthros vorzufinden.

■■ Diagnostik

Konventionelle **Röntgenaufnahmen** werden immer in 2 Ebenen angefertigt. Es lassen sich Frakturen, osteochondrale Läsionen, die Osteochondrosis dissecans, eine Verschmälerung des Gelenkspaltes, Osteophyten sowie eine subchondrale Sklerosierung erkennen. Eine **CT** ist bei unklaren Frakturverläufen und ggf. auch bei osteochondralen Läsionen angezeigt.

> **Die MRT ist Methode der Wahl zum Nachweis von Knorpelläsionen und subchondralen Veränderungen.**

Die **Arthroskopie** ist heute zum Standardverfahren der erweiterten Diagnostik und Therapie geworden. Mit ihrer Hilfe gelingt es, sowohl die Lage der Verletzung als auch die Verletzungsschwere exakt zu bestimmen. Gleichzeitig ist eine Therapie möglich (Entfernung von freien Gelenkkörpern, Knorpelglättung, Mikrofrakturierung, Anbohren des Knochens). Im Rahmen der Arthroskopie wird der Gelenkknorpel mit einem Tasthaken untersucht und der Schaden in Schweregrade eingeteilt:

Klassifikation nach der ICRS (International Cartilage Repair Society)
- 0: Intakter Knorpel
- I: Schädigung der oberflächlichen Schichten
- II: Schädigung von 25% der Knorpelmatrix
- III: Schädigung von 50% der Knorpelmatrix
- IV: Der Defekt reicht bis auf den subchondralen Knochen

Diese Einteilung ist unter biologischen Gesichtspunkten sinnvoll, da das Regenerationspotenzial von Knorpelläsionen mit zunehmender **Defekttiefe** steigt. Bei Defekten, die bis an den subchondralen Knochen heranreichen, können Stammzellen aus dem Markraum in den Defekt hinein wandern und ein **Faserknorpelregenerat** induzieren. Auch die Größe eines Defektes ist für die Regenerationsfähigkeit bedeutsam. Je kleiner der Defekt, desto besser wird das Regenerat durch den umgebenen intakten Knorpel vor Drucklast geschützt.

■■ Therapie

Oberflächliche und tiefe Knorpeldefekte Oberflächliche Knorpeldefekte heilen nicht. Mechanisch störende Anteile können arthroskopisch mit kleinen Fräsen oder thermisch (Radiofrequenzgeräte) abgetragen werden (oberflächliche Knorpelglättung). Da die Knorpelglättung kein kausaler Therapieansatz ist, sollte sie sparsam angewendet werden. Bei tieferen Defekten größerer Ausdehnung im Belastungsbereich können regeneratfördernde Techniken zum Einsatz kommen. Bei diesen Verfahren wird der Markraum dann mit feinen Stößeln eröffnet (**Mikrofrakturierung**).

Oberflächliche Knorpelschäden kommen häufig an der Patella vor (**Chondromalacia patellae**). Bei traumatischer Genese empfiehlt sich ein Vorgehen entsprechend der Ursache (z. B. Behandlung der rezidivierenden Patellaluxation).

Bei der nichttraumatischen Chondromalazie ist der Knorpelschaden die Folge von Sehnenaffektionen, Muskelverkürzungen, muskulärer Imbalance oder Tendinitis am Kniegelenk.

Diese nichttraumatischen Fälle werden als **femoropatellares Schmerzsyndrom** bezeichnet und haben eine Vielzahl von Ursachen. Sie besitzen eine hohe Selbstheilungsrate und sollten dementsprechend zunächst konservativ behandelt werden.

Osteochondrale Defekte Osteochondrale Defekte können durch Frakturen (z. B. bei Patellaluxation) oder durch Erkrankungen des subchondralen Knochens (z. B. Osteochondrosis dissecans) entstehen. Die Patellaluxation ist meist verbunden mit einem Hämarthros und einem freien Gelenkkörper.

> **Die frische Patellaluxation sollte schnellstmöglich operativ versorgt werden, um die Chance der Refixation größerer Knorpelfragmente nicht zu versäumen.**

Verwendet werden hierfür **Fibrinkleber, resorbierbare Stifte** oder **Schrauben** (◻ Abb. 8.126). Bei der operativen Versorgung sollten gleichzeitig Schäden am **Streckapparat** (Riss des medialen Retinakulums) versorgt werden, ggf. mit korrigierenden Eingriffen am Streckapparat (Raffung des medialen Retinakulums, laterales Release, Medialisierung der Tuberositas tibiae, Trochleaplastik).

Osteochondrosis dissecans (OD) Die Ursache der OD ist bis heute nicht eindeutig geklärt. Angeschuldigt werden Traumen, Ischämie und konstitutionellen Faktoren. Es liegt eine lokalisierte aseptische Knochennekrose mit der Gefahr der Abstoßung als freier Gelenkkörper (**Gelenkmaus**) vor. Üblicherweise tritt sie an der medialen Femurrolle auf, seltener an der lateralen Femurrolle und an der Patellarückfläche, in 25% der Fälle beidseits. Die OD macht sich in der Regel gegen Ende der Wachstumsphase durch belastungsabhängige Knieschmerzen bemerkbar. Nach dem Abstoßen des Dissekates kann es zu plötzlichen rezidivierenden Einklemmungen kommen.

Üblicherweise teilt man die OD nach dem Röntgenbild in Stadien ein.

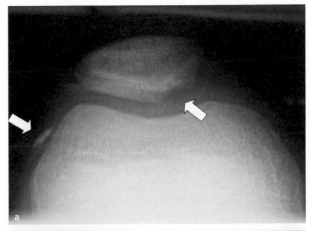

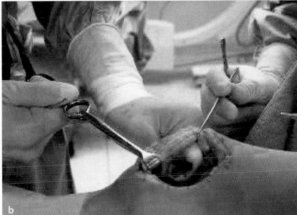

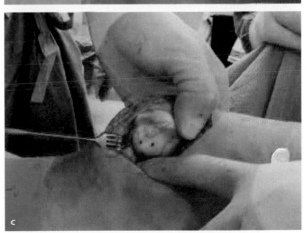

◻ **Abb. 8.126** **a** Tibiakopfplateaufraktur mit verbreitertem lateralen Tibiakopf. **b** Präoperatives CT mit 3-dimensionaler Rekonstruktion zur Darstellung der Frakturgeometrie. **c** Postoperatives Ergebnis nach Schraubenosteosynthese

---

Klassifikation der Osteochondrosis dissecans
- Stadium I: Schlummerstadium (Pathologie nur in der Tomographie und MRT zu erkennen)
- Stadium II: Deutliche Aufhellung
- Stadium III: Demarkierung durch Sklerosewall
- Stadium IV: Abstoßung (freier Gelenkkörper)

Eine **konservative Therapie** ist in den Stadien I und II gerechtfertigt. Besonders bei jungen Patienten mit offenen Epiphysenfugen kommt es unter intensiver krankengymnastischer Therapie und 8–10-wöchiger Entlastung zur Heilung.

Eine MRT-Kontrolle sollte nach 3–6 Monaten durchgeführt werden.

Alternativ kommt im Stadium II der OD eine **operative Therapie** in Betracht. Bei intakter Gelenkfläche können sog. Pridie-Bohrungen (Anbohren des Knochens) oder eine retrograde Spongiosaplastik vorgenommen werden. Im Stadium III und IV ist ein operatives Vorgehen erforderlich.

Praxisbox

Operatives Vorgehen die OD

Im Stadium III hat es sich bewährt, das Mausbett anzufrischen und das Dissekat mit resorbierbaren Stiften und/oder Fibrinkleber zu refixieren. Größere Fragmente können verschraubt werden. Kleine Dissekate außerhalb der Belastungszone dürfen entfernt werden.

Nach Abstoßung (Stadium IV) wird je nach Größe und Vitalität des Herdes eine Replantation oder Defektauffüllung mit autologer/homologer Spongiosa oder eine Knorpel-Knochen-Transplantation vorgenommen. Die autologe Chondrozytentransplantation ist eine neue Methode mit der große Defekte rekonstruiert werden können.

8

■■ **Nachbehandlung**

Zur Verlaufskontrolle eignet sich die MRT.

❯❯ **Zwingend notwendig ist eine Entlastung der betroffenen Extremität für 6–12 Wochen (15 kg Teilbelastung).**

■■ **Prognose**

Bei vollständiger Wiederherstellung und jungen Patienten ist die Prognose gut. Insbesondere bei Kindern und Jugendlichen findet sich eine hohe Heilungsrate von ca. 60%. Bei Erwachsenen verschlechtert sich die Langzeitprognose mit zunehmendem Alter: Es werden sekundäre Arthrosen in einer Häufigkeit um die 80% gesehen.

■■ **Unterstützende Eingriffe zur Korrektur der Biomechanik**

Bei **Fehlstellungen** der unteren Extremität (Genu varum, Genu valgum) hat die lokale Therapie des Knorpelschadens eine schlechte Prognose, wenn die Fehlstellung bestehen bleibt. In diesen Fällen muss die Beinachse durch einen operativen Eingriff korrigiert werden (valgisierende oder varisierende Korrekturosteotomie).

In Kürze

Knorpelverletzungen
- Beanspruchung, altersbedingte Veränderungen (Unfälle, Überlastung, Erkrankungen, Fehlstellungen); Knorpelverletzung bei Gelenkfrakturen, osteochondrale Frakturen, Osteochondrosis dissecans (OD), Chondromalacia patellae.
- Ein einmal in Gang gekommener arthrotischer Gelenkprozess bekommt mit zusätzlichen Rissbildungen und der damit verbundenen Enzymfreisetzung die Fähigkeit, sich selbst zu unterhalten und verschlimmert sich stetig.

▼

Diagnostik: klinische Untersuchung: Schmerz im akuten Stadium, später Auftreten einer Synovialitis mit Reizerguss, Röntgen (2 Ebenen), CT, MRT ist Methode der Wahl, Arthroskopie. Klassifikation nach der ICRS (Defekttiefe).
- **Oberflächliche und tiefe Knorpeldefekte:** Therapie: Knorpelglättung, Mikrofrakturierung.
- **Osteochondrale Defekte:** Fraktur (z. B. bei Patellaluxation) oder durch OD.
 Therapie: schnellstmögliche operative Versorgung bei frischer Verletzung, um die Chance der Refixation größerer Knorpelfragmente nicht zu versäumen (Fibrinkleber, resorbierbare Stifte, Schrauben) und Schäden am Streckapparat (mediales Retinakulum).
- **Osteochondrosis dissecans (OD):** nach dem Röntgenbild in 4 Stadien: Schlummerstadium Aufhellung, Demarkierung durch Sklerosewall, Abstoßung als freier Gelenkkörper (Gelenkmaus).
 Therapie: konservative Therapie in den Stadien I und II. Ab Stadium II operative Therapie. Bei intakter Gelenkfläche Pridie-Bohrungen oder retrograde Spongiosaplastik. In Stadium IV je nach Größe und Vitalität des Herdes eine Replantation oder Defektauffüllung. Verlaufskontrolle mit MRT. Bei Fehlstellungen Entlastung zwingend notwendig (valgisierende oder varisierende Korrekturosteotomie der Beinachse)

8.12 Verletzungen des Unterschenkels

8.12.1 Tibiakopffraktur

■■ **Definition**

Schienenbeinkopfbrüche sind meist die Folge von axialen Krafteinwirkungen in Kombination mit horizontalen Biegekräften. Wegen der physiologischen Valgusstellung der Beinachse und der dünneren lateralen Trabekelstruktur am Tibiakopf sind laterale Tibiakopffrakturen weitaus häufiger als mediale Frakturen (◘ Abb. 8.127).

Es existieren zahlreiche **Klassifikationssysteme**, wobei die Unterscheidung von
- Plateaufrakturen (Frakturen ohne Bandläsion) und
- Luxationsfrakturen (Frakturen mit ligamentären Verletzungen)

von praktischer Bedeutung ist.

■■ **Diagnostik**

Klinisch imponieren bei einer Tibiakopffraktur der Gelenkerguss und die schmerzhafte Bewegungseinschränkung. Nach Überprüfung des neurovaskulären Status (**Cave:** N. peroneus) erfolgt die konventionelle **Röntgendiagnostik** (Knie in 2 Ebenen und ggf. 45°-Schrägaufnahmen). Zusätzliche bildgebende Verfahren (**CT, konventionelle Tomographie, MRT**) geben Aufschluss über die Frakturmorphologie und begleitende Bandläsionen (◘ Abb. 8.128b).

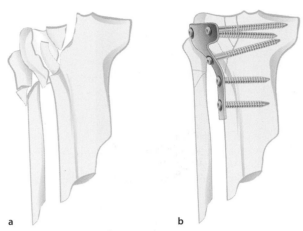

■ **Abb. 8.127** Laterale Tibiakopfimpressionsfraktur: **a** vor und **b** nach Aufrichtung der Gelenkfläche, Spongiosaunterfütterung und Stabilisierung mit Abstützplatte

❯ Liegen komplexe Frakturen vor, ist neben der Beurteilung des Weichteilschadens (Gefahr eines Kompartmentsyndroms) die effektive Ruhigstellung vor der definitiven Stabilisierung erforderlich.

Diese erfolgt meist mit Lagerung in einer Schiene. Bei hochgradiger Instabilität sowie bei mehrfach verletzten Patienten sollte die Indikation zur Anlage eines gelenküberbrückenden Fixateur externe großzügig gestellt werden. Hierdurch lässt sich eine deutliche Schmerzreduktion, Weichteilentlastung sowie die sekundäre gute Adaptation der Fragmente über die Ligamentotaxis erzielen.

■■ **Therapie**

Nur wenige Tibiakopffrakturen werden **konservativ** behandelt, jedoch können unverschobene Frakturen (Frakturspalt <1 mm) mit Orthesen, deren Bewegungsausmaß an die Fraktur angepasst sind und einer Teilbelastung für 6–12 Wochen konservativ behandelt werden.

❯ **Dislozierte und instabile Frakturen werden im Interesse einer vollständigen Wiederherstellung der Achsen- und Kniefunktion sowie der Vermeidung der posttraumatischen Arthrose operativ behandelt.**

Die Stabilisierung erfolgt mit speziellen, an die Form des Tibiaplateaus angepassten Plattensystemen. Knochendefekte werden durch Spongiosatransplantate oder Knochenersatzmaterialien aufgefüllt. In einzelnen Fällen werden arthroskopische Operationstechniken, die eine exakte Darstellung der Gelenkfläche und die Therapie evtl. Zusatzverletzungen (Menisken, Kreuzbänder) erlauben, eingesetzt.

■■ **Nachbehandlung**

Die Nachteile einer längeren Immobilisation von Gelenken, besonders des operierten Kniegelenkes, sind hinreichend bekannt, daher sollte eine **frühfunktionelle Nachbehandlung** mit Teilbelastung des Beines, Bewegungsschiene (CPM-Schiene) und aktivem Muskelaufbautraining erfolgen. Sie richtet sich nach dem Frakturmuster, evtl. vorliegenden Begleitverletzungen und der erzielten Stabilität der operativen Versorgung.

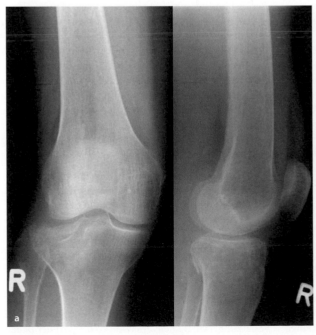
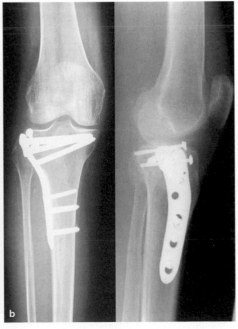

■ **Abb. 8.128 a** Tibiakopffraktur AO 41 B1, **b** postoperativ mit Platten-/Schraubenosteosynthese

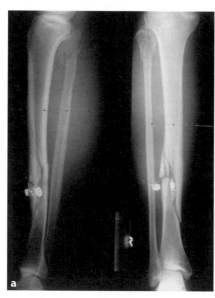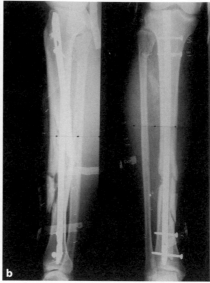

◙ Abb. 8.129 a Unterschenkelschussbruch (III. Grades, offene Fraktur) rechts, **b** Stabilisierung mit einem unaufgebohrt eingebrachten, statisch verriegelten Marknagel und Entfernung der Projektile

8.12.2 Unterschenkelschaftfrakturen

■ ■ Definition, Klassifikation

Knöcherne Verletzungen der Tibia gehören zu den schwerwiegenden Frakturen, bedingt durch die asymmetrische Anordnung der Weichteile und die exponierte Position der Tibia.

> **Definition**
>
> Bleibt die Fibula intakt, liegt eine **isolierte Tibiafraktur** vor. Ist zusätzlich die Fibula frakturiert, liegt eine **komplette Unterschenkelfraktur** vor.

Tibiafrakturen können sowohl durch niedrige kinetische Kräfte (Torsionsfrakturen) mit geringem Weichteiltrauma als auch durch hohe Energieeinwirkung mit komplexen Frakturmustern und ausgedehnten Weichteilschädigungen entstehen.

Frakturen der Tibia werden nach der **AO-Klassifikation** eingeteilt. Die Weichteilschäden (offene oder geschlossene Frakturen) werden nach Gustilo und Anderson bzw. Tscherne und Oestern klassifiziert (▶ Abschn. 8.2.1).

■ ■ Therapie

Bei kindlichen Frakturen und Frakturen mit geringer Dislokation kann die **konservative Therapie** angezeigt sein. Nach einer temporären Ruhigstellung (3 Wochen) im Oberschenkelliegegips wird auf eine Brace-Behandlung (Sarmiento-Brace) umgestiegen, die die Freigabe der Beweglichkeit der angrenzenden Gelenke und eine Teilbelastung erlauben. Die konservative Therapie verlangt e**ngmaschige Kontrollen** und einen kooperativen Patienten, um sekundäre Dislokationen oder Fehlstellungen rechtzeitig zu erkennen. Es können lokale Komplikationen wie Druckulzera, Thrombosen, Embolien, die durch schlecht sitzende Orthesen oder Gipsverbände ausgelöst werden können, auftreten.

> ❯ Bei instabilen Frakturen sowie Brüchen mit schwerem Weichteilschaden ist die operative Therapie indiziert.

Gelenknahe, metaphysäre Frakturen werden bevorzugt mit der Plattenosteosynthese (eingeschobene Platten oder winkelstabile Implantate, z. B. LISS) oder der externen Fixation (monolateral oder ringförmig), Schaftfrakturen in der Regel mit der Verriegelungsmarknagelung stabilisiert (◙ Abb. 8.129).

Bis vor ca. 15 Jahren galt die **Marknagelosteosynthese** in der Versorgung von höhergradig offenen Unterschenkelfrakturen als kontraindiziert. Bedingt durch schonende Operationstechniken (geschlossenes Einbringen des Nagels in unaufgebohrter Technik) und verbessertes Design der Implantate (solide Nägel, Titanimplantate, statische Verriegelung) hat sich dieses inzwischen grundlegend geändert.

> ❯ Das jeweilige Stabilisierungsverfahren richtet sich nach Art und Lokalisation der Fraktur, begleitendes Weichteiltrauma und der Compliance des Patienten.

Ziel der Behandlung von Unterschenkelschaftfrakturen ist die Wiederherstellung der anatomischen Verhältnisse (Länge, Achse und Rotation) ohne Funktionsverlust.

■ ■ Nachbehandlung

Diese wird durch das Ausmaß der knöchernen und Weichteilverletzung, evtl. Begleitverletzungen und Art der Behandlung (operativ/konservativ) bestimmt.

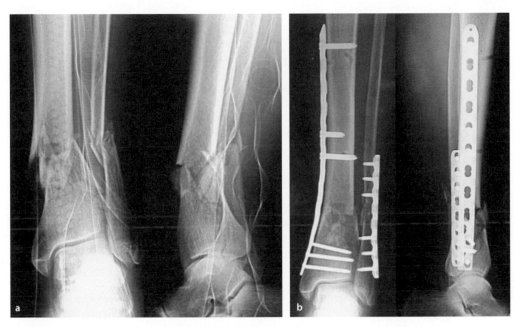

◨ Abb. 8.130 Distale Unterschenkelfraktur. **a** Vor und **b** nach Versorgung mit einer doppelten winkelstabilen Plattenosteosynthese

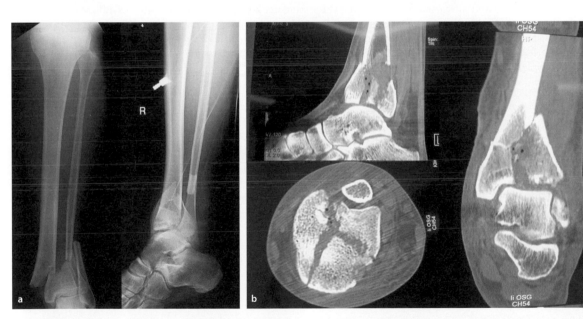

◨ Abb. 8.131 Pilon-tibiale-Fraktur: **a** Konventionelle Aufnahme in 2 Ebenen des gesamten Unterschenkels zum Ausschluss weiterer Frakturen (z. B. Maisonneuve-Fraktur). **b** Erweiterte Diagnostik mittels CT und axialer, koronarer und sagittaler Rekonstruktion zur exakten Evaluation des Frakturausmaßes und operativer Planung

> ❯ Nach operativer Stabilisierung ist die funktionelle Nachbehandlung mit Teilbelastung (15 kg) fester Bestandteil der Therapie.

Die **frühfunktionelle Nachbehandlung** erhält die Beweglichkeit der angrenzenden Gelenke, beugt einer vermehrten Muskelatrophie vor und hilft das Auftreten der sog. »Frakturkrankheit« zu vermeiden. Die weitere Belastungssteigerung richtet sich nach Stabilität der Osteosynthese, dem radiologisch erkennbaren Kallusformation, der Weichteilschwellung und den Schmerzen des Patienten. Bei Marknagelosteosynthesen kann nach 4–6 Wochen die sekundäre Dynamisierung (Entfernung von Verriegelungsbolzen) erforderlich sein, um weitere Kompression auf die Frakturenden bei Belastung zu erzielen. Die Implantatentfernung erfolgt nach 18–24 Monaten.

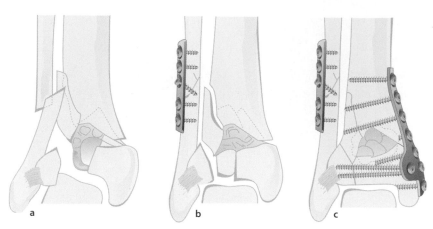

⬛ Abb. 8.132 Distale intraartikuläre Tibia- und Fibulafraktur (Pilon tibial). **a** Vor Osteosynthese. **b** Nach Stabilisierung der begleitenden Fibulafraktur. **c** Nach Rekonstruktion der Anatomie der Tibia und stabiler Osteosynthese

8.12.3 Distale Unterschenkelfrakturen

▪▪ Definition
Es wird zwischen extraartikulären Frakturen in der Metaphysenregion (⬛ Abb. 8.130) und intraartikulären Frakturen (Pilon-tibiale-Frakturen, (⬛ Abb. 8.131) unterschieden. Unfallmechanismus ist meist das axiale Stauchungstrauma, zusätzlich können Begleitverletzungen vorliegen (Kalkaneus, Talus, Becken, Wirbelsäule), nach denen gezielt gesucht werden muss.

▪▪ Therapie
Ziel ist die anatomische Rekonstruktion der Achsenverhältnisse (Varus-/Valgusfehlstellung) und der Gelenkfläche zur Vermeidung einer posttraumatischen Arthrose. Daher wird bei distalen Unterschenkelfrakturen die ursprüngliche Länge

zunächst durch **Osteosynthese** der mitbeteiligten Fibula wiederhergestellt. Die Rekonstruktion der Gelenkfläche erfolgt meist mit Schraubenosteosynthese und einer Abstützplatte (⬛ Abb. 8.132). Liegen schwere Weichteilschäden vor, wird statt der konventionellen Plattenosteosynthese ein winkelstabiles und anatomisch präformiertes **Implantat** bevorzugt, das auch in »gedeckter« eingeschobener Technik implantiert wer-

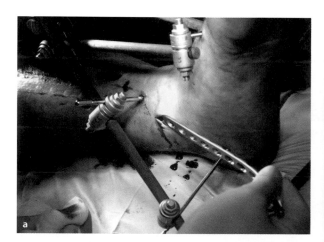

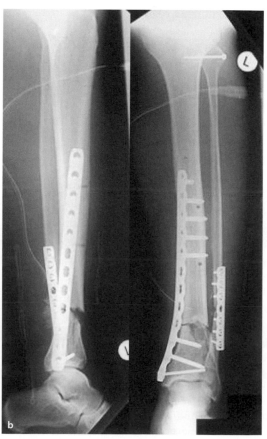

⬛ Abb. 8.133 a Perkutane Implantation einer vorgebogenen winkelstabilen Platte über eine Stichinzision am Innenknöchel zur Stabilisierung einer distalen Unterschenkelfraktur mit kritischen Weichteilverhältnissen. **b** Postoperatives Röntgenbild mit Wiederherstellung der Achsenverhältnisse und entferntem Fixateur externe

den kann (◘ Abb. 8.133). In einigen Fällen sind die Weichteile jedoch so kritisch, dass lediglich eine Stabilisierung mittels externer Fixation erfolgt.

■ ■ Nachbehandlung

Hier gelten die bei Tibiakopffrakturen angegebenen Prinzipien mit frühfunktioneller Nachbehandlung und Belastungssteigerung je nach Weichteilschaden und Kallusformation.

In Kürze

Verletzungen des Unterschenkels

- **Tibiakopffraktur:** häufiger laterale als mediale Tibiakopffrakturen, Plateaufrakturen (Frakturen ohne Bandläsion) und Luxationsfrakturen (Frakturen mit ligamentären Verletzungen).
  Diagnostik: Röntgen, CT, konventionelle Tomographie, MRT.
  Therapie:
  - Bei komplexen Frakturen: neben der Beurteilung des Weichteilschadens (Gefahr eines Kompartmentsyndroms) ist die effektive Ruhigstellung vor der definitiven Stabilisierung erforderlich (Lagerung in einer Schiene, Fixateur externe). Deutliche Schmerzreduktion, Weichteilentlastung sowie die sekundäre gute Adaptation der Fragmente über die Ligamentotaxis.
  - Operativ bei dislozierten und instabilen Frakturen, zur Vermeidung der posttraumatischen Arthrose. Stabilisierung mit angepassten Plattensystemen, Spongiosatransplantate, Knochenersatzmaterialien; frühfunktionelle Nachbehandlung.
- **Unterschenkelschaftfrakturen:** schwerwiegende Frakturen, AO-Klassifikation.
  Therapie:
  - Konservative Therapie bei kindlichen Frakturen und Frakturen mit geringer Dislokation: Ruhigstellung (3 Wochen) im Oberschenkelliegegips, Sarmiento-Brace, engmaschige Kontrollen.
  - Operative Therapie: bei instabilen Frakturen sowie Brüchen mit schwerem Weichteilschaden: Plattenosteosynthese, Verriegelungsmarknagelung.
  - Jeweilige Stabilisierungsverfahren richtet sich nach Art und Lokalisation der Fraktur, begleitendes Weichteiltrauma und der Compliance des Patienten.
  - Funktionelle Nachbehandlung mit Teilbelastung (15 kg)
- **Distale Unterschenkelfrakturen:** extraartikuläre und intraartikuläre Frakturen (Pilon-tibiale-Frakturen).
  Therapie: Rekonstruktion der Achsenverhältnisse (Varus-/Valgusfehlstellung) und der Gelenkfläche zur Vermeidung einer posttraumatischen Arthrose: Osteosynthese, Schraubenosteosynthese, Abstützplatte, Implantat, externe Fixation. Frühfunktionelle Nachbehandlung und Belastungssteigerung.

8.13 Malleolarfrakturen

■ ■ Definition

Im oberen Sprunggelenk (OSG) artikulieren Tibia, Fibula und Talus miteinander.

> **Definition**
>
> Die sog. **Sprunggelenkgabel** wird von der distalen Fibula (lateral) und der Tibia (medial) gebildet, die den Talus als Gelenkpartner einschließen.

Eine entscheidende Rolle in der exakten Führung des Talus und dem Auseinanderweichen der Sprunggelenkgabel z. B. bei Dorsalflexion des Fußes übernehmen komplexe ossäre und ligamentäre Strukturen:

- Außenknöchel mit lateralem Bandkomplex (Lig. fibulotalare anterius, Lig. fibulotalare posterius, Lig. fibulocalcaneare),
- Innenknöchel mit Lig. deltoideum,
- vordere Syndesmose,
- hintere Syndesmose,
- Membrana interossea (zwischen Fibula und Tibia).

Je mehr stabilisierende Faktoren verletzt sind, desto höher ist die resultierende Instabilität. Sprunggelenkfrakturen sind häufige Verletzungen und treten vermehrt bei Sportunfällen, jedoch auch zunehmend bei älteren Patienten auf. Unfallmechanismus sind Pronations- und Supinationstraumen, kombiniert mit Eversions- und Inversionskräften.

■ ■ Morphologie, Klassifikation

Hauptmerkmal von Malleolarfrakturen ist die Kombination einer knöchernen mit einer Bandläsion. Die heute gebräuchlichste Klassifikation nach **Weber**[26] orientiert sich an der Frakturlokalisation im Bezug zur Höhe der Syndesmose und unterscheidet 3 Gruppen (◘ Abb. 8.134):

Klassifikation nach Weber

Typ-A-Verletzung: Fraktur des Außenknöchels unterhalb der Syndesmose (auf Höhe oder distal des Gelenkspaltes)

Typ-B-Verletzung: Fraktur der distalen Fibula in Höhe der Syndesmose mit fakultativer Verletzung der Syndesmose (zusätzlich Verletzung des Innenknöchels und des hinteren Kantenfragmentes möglich)

Typ-C-Verletzung: Fraktur der distalen Fibula oberhalb der Syndesmose mit Verletzung der Syndesmose

---

Eine Fraktur distal der Syndesmose entspricht einer Abrissfraktur bei einem Supinationsmechanismus. Der identische Unfallmechanismus kann auch zu den weitaus häufigeren Bandläsionen am Außenknöchel führen. **Typ-A-Verletzungen** zeigen intakte Syndesmosenbänder, jedoch können weiterge-

---

26 Wilhelm Weber, Chirurg, 1872–1926

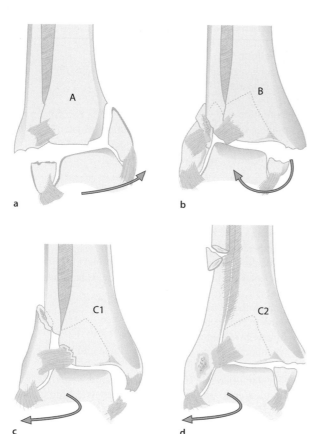

□ Abb. 8.134 Malleolarfrakturen. **a** Typ-Weber-A-Fraktur durch Supination des Talus mit Abriss des Außen- und Abscherung des Innenknöchels. **b** Typ-Weber-B-Fraktur durch Pronation/Eversion des Fußes: Abrissfraktur des Innenknöchels und Drehbruch des Wadenbeins auf Höhe des Gelenkes. **c, d** Typ-Weber-C-Fraktur: wie B, aber mit Fibulafraktur oberhalb des Gelenkes und deshalb mit Zerreißung der tibiofibulären Syndesmosen

hende Verletzungen mit Beteiligung des Innenknöchels und des hinteren Kantenfragmentes vorliegen.

Frakturen innerhalb der Syndesmosenregion (**Typ-B-Verletzungen**) können eine Verletzung der Syndesmose im Sinne einer Ruptur oder eines knöchernen Syndesmosenausrisses (Tubercule de Chaput) aufweisen. Zusätzlich können knöcherne Verletzungen am Innenknöchel und am hinteren Kantenfragment (sog. Volkmann-Dreieck) vorhanden sein.

Bei **Typ-C-Verletzungen** ist immer von einer Verletzung der Syndesmose auszugehen, weiterhin ist die Membrana interossea bis zur Fraktur ebenfalls zerrissen.

Eine Sonderform der Typ-C-Frakturen stellt die sog. **Maisonneuve**[27]**-Fraktur** dar, bei der eine hohe Fibulafraktur vorliegt. Hier ist die Membrana interossea auf ganzer Länge eingerissen, Schmerzen werden auf Frakturhöhe (proximale Fibula) und am Außenknöchel bei Druck angegeben. Häufig liegen eine Verkürzung und eine Subluxationsstellung der distalen Fibula vor.

---

27 Jacques G. Maisonneuve, Chirurg, Paris, 1809–1897

▪▪ Diagnostik

Neben der Anamnese (Unfallmechanismus), klinischen Untersuchung und Beurteilung des Weichteilschadens ist die Beurteilung der **Stabilität des oberen Sprunggelenkes** zur weiteren Therapieplanung von Bedeutung. Hierzu erfolgt die Standardröntgenuntersuchung im a.-p. (15°-Innenrotation) und seitlichen Strahlengang. Zusätzlich können 45°-Schrägaufnahmen wertvolle Zusatzinformationen über den Frakturverlauf geben. Beim Vorliegen einer Gelenktrümmerzone, ist die zusätzliche CT-Untersuchung zur Erfassung der Frakturgeometrie und exakten präoperativen Planung indiziert. Besteht der Verdacht auf eine hohe Fibulafraktur, ist das gesamte Wadenbein in 2 Ebenen radiologisch abzuklären.

> ❗ **Cave**
> Die notfallmäßige geschlossene Reposition und Retention in einer geeigneten Schiene sollte bereits am Unfallort erfolgen (Weichteilschaden). Röntgenbilder vom Luxationszustand sind ein dokumentierter Behandlungsfehler.

▪▪ Therapie

Unabhängig von der definitiven Therapieform müssen starke Dislokationen oder Luxationen durch eine primäre Reposition als **notfallmäßige Sofortmaßnahme** und geeignete Retention (Schiene) am Unfallort behandelt werden.

Die anatomische Rekonstruktion der beteiligten Gelenkflächen, die Wiederherstellung der normalen Stellung aller Gelenkpartner zueinander, die Refixation oder Entfernung osteochondraler Fragmente und die Rekonstruktion des Bandapparates, mit einem möglichst übungsstabilem Verfahren, stellt jedoch die Methode der Wahl dar.

Die **konservative** Behandlung von Sprunggelenkfrakturen ist bei **stabilen, unverschobenen Frakturen** angezeigt. Diese können bei Typ-A-Verletzungen und einfachen Typ-B-Frakturen vorliegen. In der Regel erfolgt die Ruhigstellung bis zur Abschwellung mit einem gespaltenen Unterschenkelliegegips, der anschließend in einen zirkulären Gips, Kunststoffschiene oder eine Spezialorthese (z. B. Vacoped) umgewandelt wird. Die Ruhigstellung erfolgt für 6 Wochen mit 15 kg Teilbelastung, eine suffiziente Thromboseprophylaxe sollte über den gesamten Zeitraum der Immobilisation erfolgen.

Da bereits kleinste Inkongruenzen im oberen Sprunggelenk zur posttraumatischen Arthrose führen können, stellt die exakte (**operative**) anatomische Reposition den Regelfall der Behandlung von Sprunggelenkfrakturen dar.

> ▶ Der günstigste Zeitpunkt der Operation ist innerhalb der 6–8 h-Grenze, wenn sich noch keine maximale Schwellung ausgebildet hat.

Bei geschwollenen Weichteilen sollte das Sprunggelenk in einem vollständig gespaltenen und gut gepolsterten Unterschenkelliegegips ruhiggestellt und bis zur Abschwellung hochgelagert werden.

Praxisbox

Operatives Vorgehen bei Sprunggelenkfrakturen

Luxationsfrakturen, die im Gips nicht suffizient ruhiggestellt werden können und zur erneuten Dislokation neigen, sowie Frakturen mit schwerem Weichteilschaden
und polytraumatisierte Patienten, werden zunächst mit
einem gelenküberbrückenden Fixateur externe trans-
fixiert. Dieser erlaubt einerseits die effektive schmerzfreie
Ruhigstellung des Sprunggelenkes mit Reposition der
Fragmente über die Ligamentotaxis (Fragmentreposition
über die erhaltenen Bandstrukturen) und den erleich-
terten Zugang zu den Weichteilen für abschwellende
Maßnahmen (Kryotherapie, Impulskompression, Hochlagerung).

Begleitende Kapsel- und Bandverletzungen werden
genäht, relevante Knorpelfragmente werden refixiert,
kleinere Fragmente werden entfernt. Meist erfolgt die
operative Stabilisierung der Fibula durch Verschraubung
(Zugschrauben, ▶ Abschn. 8.2.5, ◪ Abb. 8.19, ◪ Abb.
8.135) und Sicherung der erzielten Reposition durch eine
zusätzliche Neutralisationsplatte (◪ Abb. 8.20, ▶ Abschn.
8.2.5). Frakturierte Innenknöchel werden direkt verschraubt oder bei kleineren Fragmenten mit einer Zuggurtung stabilisiert.

Fibulafrakturen werden bis zur Mitte des Unterschenkels durch direkte Stabilisierung versorgt. Liegt eine hohe
Fibulafraktur (sog. Maisonneuve-Fraktur) vor, ist die
exakte Einstellung der Sprunggelenkgabel mit Wiederherstellung von Länge und Rotation erforderlich (◪ Abb.
8.136). Rotationsfehler lassen sich im Vergleich zur kontralateralen Seite im CT exakt darstellen. Die Fibula wird
dann indirekt mit einer sprunggelenknahen Stellschraube zwischen Fibula und Tibia (ohne Kompression) für
6 Wochen in der korrekten Position gehalten. Zusätzlich
erfolgt die Naht der vorderen Syndesmose mit resorbierbarem Nahtmaterial. Frakturen des hinteren Kantenfragmentes (Volkmann-Dreieck) werden entweder indirekt
von vorne oder direkt über einen gesonderten dorsalen
Zugang verschraubt.

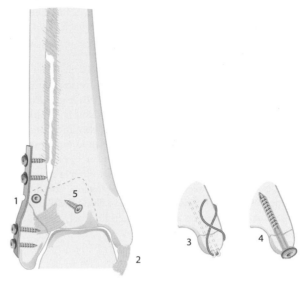

◪ **Abb. 8.135** Verschiedene Osteosynthesearten bei Knöchelbrü-
chen: *1* Verplattung der Fibula mit Zugschraube, *2* Naht des Lig. deltoideum, *3* Zuggurtung, *4* Verschraubung einer Abrissfraktur des Innenknöchels, *5* Verschraubung des Volkmann-Dreiecks

■■ **Nachbehandlung**

Ziel der Osteosynthese ist die übungsstabile, anatomische
Wiederherstellung der Sprunggelenkgabel mit der Möglichkeit der funktionellen Nachbehandlung. Unmittelbar postoperativ erfolgt die Ruhigstellung im Unterschenkelspaltgips
oder das Belassen des Fixateur externe in Rechtwinkelstellung
des Sprunggelenkes (**Spitzfußprophylaxe**). Nach Abschwellen der Weichteile werden, je nach Stabilität der Osteosynthese
und begleitender Bandverletzung (Verletzung der Syndesmose?) sowie der Patientencompliance, eine gipsfreie funktionelle Nachbehandlung, ein abnehmbarer Spezialschuh (Vacoped) oder ein zirkulärer Gips für 4–6 Wochen verwendet.
In der Regel wird die Teilbelastung (15–20 kg) für 4–6 Wochen empfohlen, Belastungssteigerung, je nach Röntgenbefund und begleitendem Knorpelschaden, nach 6–10 Wochen.
Die Implantatentfernung erfolgt nach 10–12 Monaten bei auf-

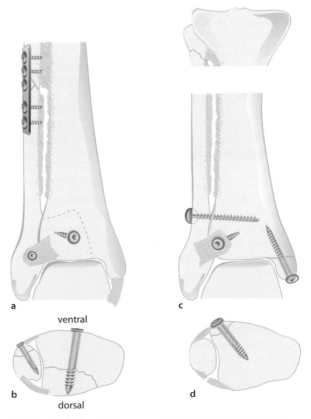

◪ **Abb. 8.136** Typ-C-Maisonneuve-Fraktur. **a** Verplattung des Wadenbeins und Verschraubung der ausgerissenen vorderen Syndesmose bzw. des Volkmann-Dreiecks. **b** Im Querschnitt. **c** Verschraubung des Tubercule de Chaput an der Tibia und temporäre Ruhigstellung der Fibula der Stellschraube. **d** Im Querschnitt

8

tragenden Implantaten (Platte an der Fibula, Schrauben am medialen Malleolus). Stellschrauben werden nach 6 Wochen entfernt.

▪▪ Prognose
Konservativ behandelte Luxationsfrakturen weisen in großen Sammelstatistiken nur in etwa der Hälfte der Fälle gute Ergebnisse auf, während übungsstabil versorgte und frühfunktionell nachbehandelte Brüche in ca. 80% ein einwandfreies Resultat zeigen. Hierbei besteht eine Korrelation zur Frakturschwere von der A-Fraktur mit 95% bis zur C-Fraktur mit etwa 75% guten und sehr guten Ergebnissen. Eine Früharthrose ist meist auf eine unvollständige Reposition des Volkmann-Fragmentes, fehlende anatomische Einstellung der Fibula in der Inzisur oder auf den traumatischen Knorpelschaden zurückzuführen.

8.13.1 Achillessehnenruptur

▪▪ Definition
Man unterscheidet **traumatische** (direkt: Schlag, Tritt, Schnitt) von Spontanrupturen aufgrund von **Degenerationsvorgängen** bei rezidivierenden Mikrotraumen (Sportler), Immunsuppression (Kortisontherapie) und Infektionen wie z. B. Lues oder Gonorrhö.

▪▪ Diagnostik
Die Diagnose wird gestellt durch **Anamnese** (Patient berichtet über ein »knallendes Geräusch«), **Palpation** (Fühlen der Dellenbildung am Übergang vom Muskel zur Sehne) und **Sonographie**. Hier kann die Rupturstelle genau dargestellt werden und die Indikation zur OP oder konservativem Vorgehen gestellt werden. Zusätzlich eignet sich die Sonographie sehr gut zur Verlaufsbeurteilung.

Beim **Thompson-Test** versucht der Untersucher durch Zusammendrücken der Wadenmuskulatur des auf dem Bauch liegenden Patienten eine Plantarflexion des Fußes auszulösen. Gelingt dies nicht, könnten eine Achillessehnenruptur und zusätzlich eine Ruptur der Sehne des M. plantaris vorliegen (Thompson-Test positiv **Cave:** hohe Falsch-negativ-Rate, falls Plantarissehne noch intakt). Der Zehen- und Ballenstand ist unmöglich.

▪▪ Therapie
Operativ durch Sehnennaht (offen oder minimal-invasiv gedeckt), Immobilisierung in Spitzfußstellung (bis 30°). Einige Zentren behandeln bestimmte Formen der Achillessehnenruptur konservativ.

▪▪ Nachbehandlung
Spitzfußstellung in Oberschenkelgips oder (eher) abnehmbarer Unterschenkelorthese (z. B. Vacoped) mit 30°- und anschließend 15°-Fersenerhöhung für insgesamt 6 Wochen. Orthese für weitere 3 Wochen ohne Fersenerhöhung (Sportverbot >3 Monate).

In Kürze

Malleolarfrakturen
Kombination einer knöchernen mit einer Bandläsion, Klassifikation nach Weber (A–C, Beteiligung der Syndesmose), Sonderform: Maisonneuve-Fraktur.
Diagnostik: Anamnese (Unfallmechanismus), klinische Untersuchung, Beurteilung des Weichteilschadens und der Stabilität, Röntgen nach der notfallmäßig geschlossenen Reposition und Retention in einer geeigneten Schiene bereits am Unfallort (Weichteilschaden). **Cave:** Röntgenbilder vom Luxationszustand sind ein dokumentierter Behandlungsfehler.
Therapie:
━ Konservativ als notfallmäßige Sofortmaßnahme und bei stabilen, unverschobenen Frakturen. Ruhigstellung, zirkulärer Gips, Kunststoffschiene oder Spezialorthese.
━ Operative Therapie: exakte (operative) anatomische Reposition, günstigster Zeitpunkt (innerhalb 6–8 h), Fixateur externe, Ligamentotaxis, vollständig gespaltener und gut gepolsterter Unterschenkelliegegips.
━ Nachbehandlung: Spitzfußprophylaxe, Teilbelastung, Belastungssteigerung.

Achillessehnenruptur: Traumatische (direkt: Schlag, Tritt, Schnitt), Spontanrupturen (Degeneration).
Diagnostik: Anamnese (»knallendes Geräusch«), Palpation (Delle), Sonographie, Thompson-Test.
Therapie: operativ durch Sehnennaht (offen oder minimal-invasiv gedeckt), Immobilisierung in Spitzfußstellung (bis 30°), bestimmte Formen auch konservativ.

8.14 Bandverletzungen des Sprunggelenkes

▪▪ Definition
Supinationsverletzungen des oberen Sprunggelenkes gehören zu den häufigsten Sportverletzungen und gehen in über 50% der Fälle mit einer Bandverletzung einher. Besonders häufig ist das Lig. fibulotalare anterius (FTA) betroffen.

▪▪ Diagnostik
Die **klinische Untersuchung** bezieht sich auf die genaue Erhebung des Unfallherganges, evtl. Vorschäden und das Suchen nach verletzungstypischen Zeichen wie Schwellung, Schmerz und Hämatom. Der Bewegungsumfang wird nach der Neutral-Null-Methode ermittelt (◻ Abb. 8.137, ◻ Abb. 8.138, ◻ Abb. 8.139, ◻ Abb. 8.140).

❶ Cave
Die klinische Überprüfung der Stabilität des Sprunggelenkes (Talusvorschub, laterale Aufklappbarkeit) darf erst nach Frakturausschluss erfolgen.

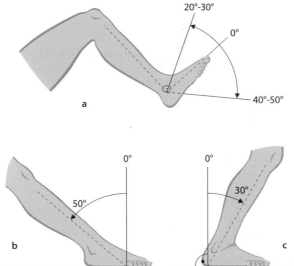

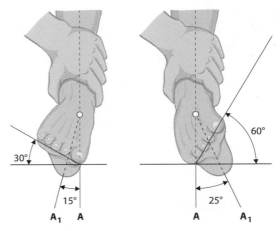

■ Abb. 8.137 Prüfung der Beweglichkeit im oberen Sprunggelenk. a Am hängenden Fuß, b und c bei aufgestelltem Fuß (Plantarflexion/Dorsalextension)

■ Abb. 8.140 Summe der Bewegungsmöglichkeiten in allen Gelenken vom Rückfuß bis und mit Lisfranc-Gelenk, d. h. Summe der Beweglichkeit im unteren Sprunggelenk, im Chopart-Gelenk und in den Mittelfußgelenken bis und mit Lisfranc-Gelenk. Diese Summationsbewegungen entsprechen einer Eversion/Inversion. Die Kalkaneusachse A1 bewegt sich jeweils um 15° bzw. 25° in die Stellung A1 wie bei der reinen Bewegung im unteren Sprunggelenk

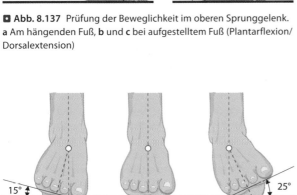

■ Abb. 8.138 Reine Ab-/Adduktionsbewegung im unteren Sprunggelenk. Die Kalkaneusachse kann 15° im Sinne der Abduktion und 25° im Sinne der Adduktion jeweils von A nach A1 bewegt werden

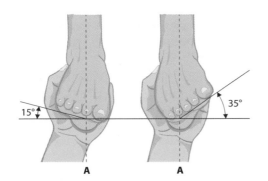

■ Abb. 8.139 Drehung im Chopart-Gelenk und im Mittelfuß mit Lisfranc-Gelenk bei festgestelltem Talokalkaneargelenk im Sinne der reinen Pronation/Supination. Die Kalkaneusachse A bewegt sich nicht

Bei chronischer Instabilität ist die **Anamnese** wegweisend. **Die bildgebende Diagnostik** umfasst einerseits die konventionelle **Röntgenuntersuchung** des Sprunggelenkes in 2 Ebenen sowie radiologische Stabilitätsprüfung durch Erfassung von **Taluskippung** und **Talusvorschub** (sog. **gehaltene Aufnahme**). Die Beurteilung erfolgt im Seitenvergleich unter Schmerzblockade (Leitungsanästhesie des N. peroneus superficialis – sog. **Peroneusblockade**). Liegt eine Taluskippung von mehr als 10° im Seitenvergleich vor (■ Abb. 8.141), muss von einer Bandläsion ausgegangen werden. Die **Kernspintomographie** ist bei Verdacht auf Knorpelläsionen indiziert. Bei frischer vorderer Syndesmosenruptur findet sich ein lokaler Druckschmerz mit Hämatom und Schmerzen bei Außenrotations-und Dorsalextensionsstress. Bei chronischer Instabilität beklagt der Patient ein Unsicherheitsgefühl und häufig Schmerzen, die den ventralen Unterschenkel aufwärts ziehen (z. B. beim Treppensteigen). Hier kann in einer Stressaufnahme die Diagnose gesichert werden.

■■ Therapie

Bei der Therapie **frischer Außenbandläsionen** müssen die **Vor- und Nachteile** der konservativen und operativen Therapie gegeneinander abgewogen werden. Das Therapiekonzept richtet sich nach Alter, sportlichen Aktivitäten und Schwere der Verletzung.

Isolierte Einbandverletzungen werden **funktionell konservativ** behandelt. Die Patienten erhalten entsprechende Orthesen, die Supinationsbewegungen über 6 Wochen einschränken.

Entsprechend der Aufklappbarkeit, werden 2- und 3-Bandverletzungen dann **operiert**, wenn eine Taluskippung um mehr als 25° nachweisbar ist. Eine zusätzliche OP-Indikation besteht bei radiologisch erkennbaren chondralen Läsionen, die entweder refixiert oder entfernt werden.

8

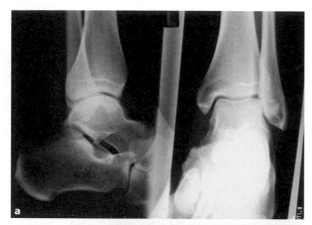

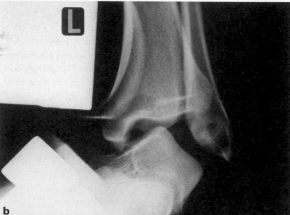

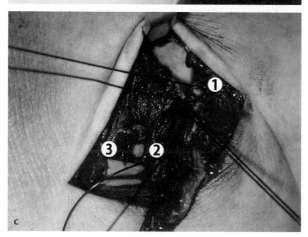

◘ Abb. 8.141 a Supinationstrauma mit unauffälliger konventioneller Röntgenaufnahme des linken Sprunggelenkes. **b** Die gehaltene Aufnahme (Supinationsstress) zeigt eine vermehrte Aufklappbarkeit von 50° mit Talusluxation (Luxatio talo cum pedis). **c** Der intraoperative Befund zeigt eine ausgedehnte Ruptur der Gelenkkapsel und des Lig. fibulotalare anterius (*1*) und Lig. fibulocalcaneare (*2*). Das Lig. fibulotalare posterius stellt sich intraoperativ als unversehrt dar. Die Peronealsehnenscheide (*3*) ist zusätzlich rupturiert

Vorteile der operativen Versorgung bei frischen Außenbandverletzungen:
- Anatomische Adaptation der Bandstümpfe (ggf. transossäre Refixation bei knöchernen Bandausrissen)
- Entlastung des Gelenkhämatoms
- Gelenkinspektion mit Option der Refixation oder Entfernung chondraler Läsionen

Nachteile der operativen Versorgung bei frischen Außenbandverletzungen:
- Bei 1- und 2-Bandrupturen keine besseren Endergebnisse in der Literatur
- Verlängerte Rehabilitation
- Längerer Arbeitsausfall
- Höhere Kosten (stationärer Aufenthalt etc.)
- Infektionsgefahr
- Narbenbildung und Granulome
- Mögliche Irritation des N. peroneus superficialis

■■ Chronische Bandinstabilität

Zunächst erfolgt nach eindeutiger Diagnosestellung mit Stressaufnahmen und entsprechenden Beschwerden (wiederholtes Umknicken bei Bagatellverletzungen) die konservative Behandlung mit Training der Propriozeption und Reflextraining, v. a. im Bereich der Peronealmuskulatur. Zusätzlich ist auf stabiles Schuhwerk (keine Plateausohlen) zu achten. Verbleibt die Instabilität trotz dieser Maßnahmen, besteht die operative Therapie in der sekundären anatomischen Wiederherstellung eines stabilen Kapsel-Band-Apparates mit ortsständigem Gewebe. Hier sind zahlreiche OP-Verfahren beschrieben (z. B. Periostlappenplastik, Peroneus-brevis-Sehnenplastik).

■■ Nachbehandlung

Die postoperative Ruhigstellung erfolgt primär in einer gespaltenen Unterschenkelgipsschiene, die 6-wöchige Immobilisierung, je nach Patientencompliance, im Gips, Kunststoffcast, Vacopedschuh oder einer anderen Orthese. Nach konservativer und operativer Therapie muss eine intensive krankengymnastische Behandlung mit Schulung der Propriozeption (Eigenreflextraining, Peroneus-Muskel-Therapie) angeschlossen werden. Die Sportfähigkeit ist in der Regel nach 12–16 Wochen erreicht.

■■ Prognose

Konservativ behandelte höhergradige Rupturen zeigen in 25–50% schlechte oder nur befriedigende Resultate. Bei 5–10% verbleiben Instabilitäten. Nach operativer Stabilisierung weisen 90% der Patienten gute bis sehr gute Ergebnisse auf.

In Kürze

Bandverletzungen
Supinationsverletzungen des oberen Sprunggelenkes (häufigste Sportverletzungen), >50% mit Bandverletzung, häufig Lig. fibulotalare anterius (FTA).
Diagnostik: klinische Untersuchung, Überprüfung der Stabilität des Sprunggelenkes (Talusvorschub, laterale Aufklappbarkeit) erst nach Frakturausschluss, Röntgen (gehaltene Aufnahmen), Peroneusblockade, MRT.
Therapie: Bei frischer Außenbandläsionen Abwägen der Vor- und Nachteile der konservativen und operativen Therapie. Operative Therapie bei Aufklappbarkeit, Taluskippung >25°. Chronische Bandinstabilität: konservative Behandlung mit Training der Propriozeption und Reflextraining, v. a. im Bereich der Peronealmuskulatur, stabiles Schuhwerk (keine Plateausohlen), evtl. operative Therapie

8.15　Fußverletzungen

8.15.1　Talusfrakturen

■■ Anatomie, Verletzungsformen

Die Talusoberfläche ist zu 3/5 mit Gelenkknorpel überzogen. Die Gelenkflächen artikulieren einerseits mit der Tibia und der Fibula, andererseits mit dem Kalkaneus und dem Kahnbein. Am Talus setzen keine eigenen Muskeln und Sehnen an.

Talusfrakturen sind seltene Verletzungen (ca. 0,5% aller Frakturen), die durch axiale Stauchung, Scher- und Biegekräfte eintreten können. Sie werden daher gehäuft bei Kettenverletzungen der unteren Extremität gesehen. Sonderformen sind sog. **Flake-Frakturen**, die bei Sprunggelenkluxationen und -frakturen als osteochondrale Läsionen auftreten können.

■■ Diagnostik

Diese umfasst konventionelle **Röntgenaufnahmen** in seitlicher, dorsoplantarer und a.-p.-Aufnahme des oberen Sprunggelenkes. Die **CT** mit 2- und 3-dimensionalen Rekonstruktionen erlaubt die genaue Darstellung der Frakturgeometrie.

■■ Klassifikation

Unterschieden werden die **zentralen** Frakturen, die den Taluskopf, -hals oder -körper betreffen, von den **peripheren** Frakturen. Die gebräuchlichste Klassifikation der zentralen Talushalsfrakturen nach **Hawkins** bezieht sich auf die mit der Talusfraktur einhergehende Luxation im oberen und unteren Sprunggelenk bzw. auf den betroffenen Talusanteil und dessen Zerstörungsgrad.

Klassifikation der zentralen Talushalsfrakturen nach Hawkins

- Typ Hawkins I: keine Luxation im oberen oder unteren Sprunggelenk
- Typ Hawkins II: Luxation des Talus im Subtalargelenk (unteres Sprunggelenk), meist nach dorsal, bzw. ventrale Luxation des Fußes
- Typ Hawkins III: Luxation des Talus im oberen und unteren Sprunggelenk, meist nach dorsal
- Typ Hawkins IV: Typ-III-Läsion mit zusätzlicher Instabilität im Talonavikulargelenk (◘ Abb. 8.142)

> **❯** Je schwerwiegender die Frakturform, desto höher die Gefahr der posttraumatischen Talusnekrose.

■■ Therapie

Unverschobene oder gering dislozierte Frakturen können **konservativ** im Unterschenkelspaltgips mit Teilbelastung von 15–20 kg für 6–8 Wochen behandelt werden. Soll jedoch eine frühfunktionelle Behandlung erfolgen oder besteht ein klaffender Frakturspalt, ist die **operative Therapie** empfehlenswert. Wegen der kritischen Perfusion des Talus, der Subluxationen bei dislozierten Frakturen und des Weichteilschadens besteht bei allen verschobenen Talusfrakturen eine dringende OP-Indikation. Postoperativ schließt sich eine Teilbelastung von 15 kg für 3 Monate an.

■■ Komplikationen und Prognose

> **❶** Cave
> Die typischen Komplikationen nach Talusfraktur sind die avaskuläre Talusnekrose (über 50% bei Hawkins IV), die posttraumatische Arthrose und der Infekt.

Bei Talushalsfrakturen Typ Hawkins III/IV muss man davon ausgehen, dass der Talus unfallbedingt völlig aus seinem Gefäßbett herausgerissen wurde. Im Verlauf lässt sich die **Durchblutungssituation** gut anhand von szintigraphischen und kernspintomographischen Untersuchungen beurteilen. Tritt eine symptomatische posttraumatische Arthrose am oberen oder unteren Sprunggelenk auf, ist eine **Versteifungsoperation** des betroffenen Gelenkanteils indiziert.

8.15.2　Kalkaneusfrakturen

■■ Anatomie, Verletzungsformen

Das Fersenbein ist der größte Fußknochen mit 4 Gelenkflächen zu Talus bzw. Kuboid. Das untere Sprunggelenk (USG) bildet mit dem OSG eine funktionelle Einheit und führt eine zusammenhängende komplexe Bewegung aus. Die Kalkaneusfraktur (2% aller Frakturen) ist meist Folge von Stürzen aus großer Höhe und von Verkehrsunfällen.

8

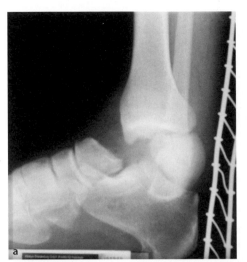

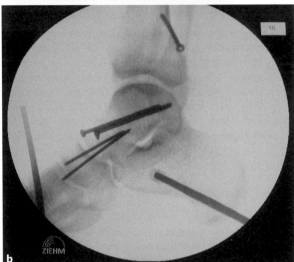

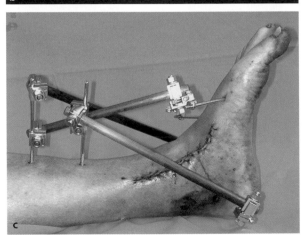

◻ Abb. 8.142 Hawkins-IV-Fraktur. **a** Der Taluskörper ist aus dem oberen und dem unteren Sprunggelenk nach dorsal herausgebrochen. **b** Direkt postoperatives Bild mit Reposition und Verschraubung des Taluskörpers sowie temporärer Transfixation des instabilen Talonavikulargelenkes. **c** Transfixation des oberen und unteren Sprunggelenkes bei kritischen Weichteilen

▪▪ Diagnostik und Klassifikation

Bei der **klinischen Untersuchung** zeigen sich die Belastungsunfähigkeit, eine Schwellung mit Hämatomverfärbung und eine Fehlstellung des Rückfußes. Zur konventionellen **Röntgendiagnostik** gehört neben dem konventionellen Röntgen des Fersenbeines in 2 Ebenen der Frakturausschluss des Vor-/Mittelfußes und des OSG. Bei intraartikulären Frakturen ist zur Therapieplanung eine CT-Untersuchung des Kalkaneus obligat.

> ❶ **Cave**
> Ein bei ca. 2–5% der Patienten auftretendes Fußkompartmentsyndrom muss durch Eröffnung aller Fußkompartimente behandelt werden.

Weiterhin müssen Begleitverletzungen (ca. 1/3 der Patienten sind polytraumatisiert) ausgeschlossen werden, ▶ Abschn. 8.15.1.

> **Klassifikation der Kalkaneusfrakturen**
> — Periphere extraartikuläre Frakturen, je nach beteiligter Struktur (Korpus/Processus anterius/Tuber, z. B. Entenschnabelfrakturen)
> — Periphere intraartikuläre Frakturen (z. B. Beteiligung des Sustentaculum tali)
> — Intraartikuläre Frakturen, die das Subtalargelenk einbeziehen

Die intraartikulären Frakturen werden aus differenzialtherapeutischen Überlegungen und prognostischen Gründen je nach Anzahl der beteiligten Gelenke bzw. dem Zerstörungsgrad des Subtalargelenkes (Anzahl bzw. Dislokationsgrad der Gelenkfragmente) weiter unterteilt. Bei der heute obligaten CT-Diagnostik hat sich ein daran orientierendes Klassifikationssystem nach **Sanders** durchgesetzt.

▪▪ Therapie

Ziel der Behandlung ist eine übungsstabile Wiederherstellung der äußeren Fersenbeinform, die Rekonstruktion aller Gelenkflächen und die frühfunktionelle Nachbehandlung.

Eine **OP-Indikation** wird daher bei dislozierten Gelenkfrakturen und bei deutlicher Höhenminderung, Verkürzung bzw. Verbreiterung des Rückfußes und bei Achsfehlstellungen gesehen. Der Weichteilschaden bestimmt das Timing.

— **Offene Frakturen** müssen notfallmäßig mit minimalinvasiven Verfahren (Kirschner-Draht-Fixation/Schrauben und Fixateur externe) und entsprechendem Weichteilmanagement (Débridement, Etappenlavage, plastische Deckung) versorgt werden.
— **Geschlossene, unverschobene Brüche** werden nach dem Abschwellen konservativ frühfunktionell mit 15 kg Teilbelastung für 6–8 Wochen behandelt.
— **Periphere und einfache subtalare dislozierte** Frakturen können meist mit Schraubenosteosynthesen übungsstabil versorgt werden.
— Bei den häufigen **intraartikulären Frakturen** sind eine **offene Reposition und Plattenosteosynthese**, zuneh-

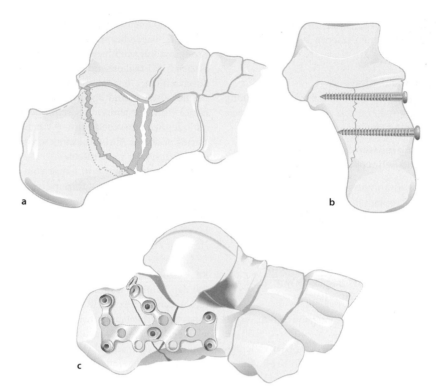

❏ **Abb. 8.143 a** Kalkaneusfraktur mit Einstauchung der dorsalen Gelenkfacette (»joint-depression type«). **b** Osteosynthese der Kalkaneusfraktur von lateral mit Zugschrauben und Platten. **c** Frakturen des Fersenbeines werden in der Regel über einen lateralen Zugang versorgt, der einen guten Einblick in das Subtalargelenk ermöglicht. Nach Reposition der Fraktur kann diese mit speziell vorgeformten Platten stabilisiert werden

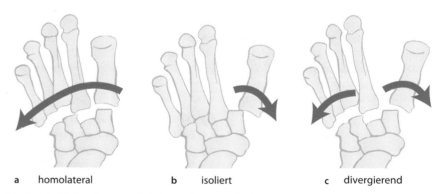

| a homolateral | b isoliert | c divergierend |

❏ **Abb. 8.144** Klassifikation der Lisfranc-Luxationsfrakturen (nach Quenu und Küss): **a** homolateral, **b** isoliert, **c** divergierend

mend werden winkelstabile Systeme eingesetzt, erforderlich (❏ Abb. 8.143). Postoperativ erfolgt eine funktionelle Behandlung mit »Abrollen« des Fußes und Teilbelastung für etwa 12 Wochen.

■■ **Komplikationen und Prognose**
Die unfallbedingte **subtalare Arthrose** ist die häufigste Folge von Kalkaneusfrakturen. Weitere mögliche Probleme können sich aus Korrekturdefiziten infolge Osteonekrose/Pseudarthrosen mit Implantatbruch und nachfolgender Fehlstellung, mechanisch induzierten Anschlussarthrosen, Muskeldysba-

lancen und Sehnenimpingement/Tendovaginitiden und dem Weichteilschaden (Fußsohle) ergeben.

8.15.3 Osteoligamentäre Mittel- und Rückfußverletzungen

■■ **Verletzungsformen**
Stürze aus großer Höhe sowie Verkehrsunfälle (Fußpedale) verursachen schwere Luxationsfrakturen der Chopard- und Lisfranc-Reihe (ca. 1% aller Frakturen; ❏ Abb. 8.144). Direkte

Überrolltraumen führen neben den knöchernen Verletzungen meist zu 3.-gradig geschlossenen/offenen Weichteilschäden (»degloving«).

Diagnostik und Klassifikation

Die **klinische Untersuchung** lässt initial die Fehlstellung meist sehr gut erkennen, später erschwert die häufig massive Schwellung die klinischen Details.

> **Besonders sorgfältig müssen der Weichteilschaden sowie die Nerven- und Sehnenschäden erfasst werden.**

Die **Standardröntgenaufnahmen** werden immer in 3 Ebenen (Fuß streng seitlich, dorsoplantar mit kraniokaudal um 20–30° gekippter Röhre und dorsoplantar-schräg mit ca. 45°-Fußaußenrandanhebung) angefertigt.

> **Wichtig ist die Beurteilung von nur in exakten Röntgenbildern zu erkennenden Subluxationsstellungen, ggf. die Stabilitätsdiagnostik mit gehaltenen Aufnahmen in Analgesie.**

8

Zur OP-Planung ist ein **CT** v. a. bei Kompressionsfrakturen des Chopart-Gelenkes hilfreich.

Die **Instabilitäten** des USG- und des Chopart-Gelenkes werden je nach dem Verlauf der einwirkenden Kräfte unterteilt. Die Lisfranc-Luxationsfrakturen werden meist nach der Dislokation in isolierte (Dislokation eines/zweier Metatarsalia) und komplette homolaterale bzw. divergierende (alle Metatarsalia luxieren in eine bzw. in divergierende Richtungen) Typen eingeteilt (◘ Abb. 8.144). Bei indirektem Unfallmechanismus können Abrissfrakturen (z. B. Metatarsale-V-Basisfraktur, knöcherner Bifurkatumausriss/Tuberositasabrissfraktur des Os naviculare) sowie Retinakulumrupturen mit Dislokation der Sehnen aus ihrem Gleitlager (z. B. Peronealsehnenluxation) entstehen.

Liegen **pathologischen Frakturen**, wie die Ermüdungsfrakturen der **d**iabetisch-**n**europathischen **O**steo**a**rthro**p**athie (DNOAP) oder den Knochentumoren vor, ist eine weitergehende bildgebende Diagnostik mit MRT, Szintigraphie oder Angiographie notwendig.

Therapie

Behandlungsziel ist die Wiederherstellung eines schmerzfrei vollbelastbaren plantigraden Fußes. Die **operative Therapie** beinhaltet deshalb eine optimale weichteilschonende Behandlungsform ggf. mit plastischer Deckung (▶ Kap. 9), Rekonstruktion der geometrischen Form der knöchernen Elemente und eine stabile physiologische Gelenkstellung mit möglichst freier Funktion im Talonavikulargelenk. Der Zeitpunkt zur definitiven Versorgung richtet sich nach der Weichteilschädigung und dem Grad der Instabilität.

Offene Frakturen, Kompartmentsyndrome und geschlossen nicht reponierbare bzw. nicht retinierbare Luxationen müssen notfallmäßig mit Kirschner-Draht-Osteosynthese, ggf. Verschraubung und/oder Fixateur externe stabilisiert werden.

Alle anderen Frakturen werden bei gegebener OP-Indikation unter optimalen Bedingungen nach Abschwellung stabilisiert. Ziel ist es, die Länge der lateralen und medialen Fußsäule wiederherzustellen. Trümmerzonen werden mit Spongiosa aufgefüllt und je nach Fragmentgröße eine Miniplatten-, Schrauben- oder Kirschner-Draht-Osteosynthese durchgeführt.

Bei überwiegend ligamentärem Verletzungsmuster (Lisfranc) wird eine temporäre Arthrodese mit Kirschner-Drähten oder Stellschrauben für 6–8 Wochen angewendet. Dislozierte knöcherne Abrissfrakturen werden transossär mit Nähten refixiert oder verschraubt.

Die **Nachbehandlung** hängt vom ligamentären Schädigungsgrad und vom osteochondralen Schaden (Trümmerzone, Spongiosaplastik, Knorpelflakes/-kontusion) ab. Sie erfordert zumeist mit Immobilisierung über 6–8 Wochen im US-Spaltgips (USG-Chopart) oder im Lopresti-Gipsschuh (Lisfranc) und erfordert eine 6–12-wöchige Teilbelastung.

Komplikationen und Prognose

Bei den häufigen traumatischen Knorpelschäden ist die spätere Arthrose trotz regelhafter Therapie vielfach nicht zu verhindern. Verbleibende Instabilitäten und Fehlstellungen sind oft Folge einer primär insuffizienten Diagnostik (**übersehene Frakturen**), einer schlechten Reposition (geschlossene Einrichtung bei Weichteilinterponat) oder instabiler Osteosynthese (reine Spickdrahtosteosynthesen). Funktionelle Einschränkungen sind bei Arthrosen/Ankylosen oder bei schwerem Weichteilschaden (Narben/Sehnenverklebungen) nicht immer zu verhindern.

8.15.4 Vorfußverletzungen

Diagnostik

Schmerzen, sichtbare Fehlstellung und Hämatom lassen meist eine genaue topographische Eingrenzung der Schädigung mit klinischen Mitteln zu. Im Zweifel sollte jedoch die genaue Untersuchung mittels **CT** erfolgen.

> **Die CT-Untersuchung bei Verdacht auf Frakturen im Fußbereich ist besonders bei späteren versicherungsrechtlichen Fragen von besonderer Bedeutung, da Fußverletzungen heute zu den am häufigsten verbleibenden Schäden nach Polytrauma gehören.**

Therapie

Diese Verletzungen sind eine Domäne der **konservativen/semioperativen** Therapie. Behandlungsziel ist die exakte Einstellung der Metatarsalia (insbesondere des relativ mobilen 1. und 5. Mittelfußknochens) in der Horizontal- und Sagittalachse bzw. der Länge und Rotation (Wiederherstellung des Fußlängsgewölbes) und Gelenkkongruenz im Großzehengrundgelenk (und den übrigen Metatarsophalangealgelenken), um eine physiologische Kraftübertragung beim **Abrollen** mit freier Dorsalextension zu erzielen. Nicht oder gering verschobene Brüche werden konservativ im **Gipsschuh** (Mittelfuß- und Grundglied-I-Frakturen) bzw. im Tape funktionell behandelt. Stärker dislozierte Frakturen oder Luxationen können meist geschlossen reponiert und mit ante-/retrograder Kirschner-Draht-Osteosynthese und Ruhigstellung versorgt werden. Nur selten ist bei Trümmerzonen des I./V. Strahles ein adjuvanter Mini-Fixateur externe zum Längenerhalt erforderlich. Nach ca. 4 Wochen sind diese Verletzungen meist konsolidiert.

▪▪ Komplikationen und Prognose

– Fußverletzungen bestimmen maßgeblich das funktionelle Endresultat und die MdE (Minderung der Erwerbsfähigkeit) von polytraumatisierten Patienten.

– Frakturen des Mittelfußes (vom Taluskopf bzw. Processes anterior calcanei bis zu den Ansätzen der Metatarsalia) sind meist Ausdruck einer komplexen osteoligamentären Verletzung und werden häufig übersehen.

In Kürze

Fußverletzungen
1. **Talusfrakturen:** selten, Sonderformen: Flake-Frakturen.
   Diagnostik: Röntgen, Klassifikation: zentrale (Taluskopf, -hals oder -körper, Klassifikation nach Hawkins) und periphere Frakturen. Je schwerwiegender die Frakturform, desto höher die Gefahr der posttraumatischen Talusnekrose.
   Therapie: konservativ bei unverschobenen oder gering dislozierten Frakturen: Unterschenkelspaltgips mit Teilbelastung. Operative Therapie: zur frühfunktionellen Behandlung, bei klaffendem Frakturspalt. Dringende OP-Indikation bei dislozierten Frakturen (kritische Perfusion des Talus).
2. **Kalkaneusfrakturen:** unteres Sprunggelenk (USG), Schwellung, Hämatomverfärbung, Fehlstellung des Rückfußes.
   Diagnostik: Röntgen (**Cave:** Fußkompartmentsyndrom). Periphere extraartikuläre (Entenschnabelfrakturen) und intraartikuläre Begleitverletzungen.
   Therapie: konservativ bei geschlossenen, unverschobenen Brüchen. OP-Indikation bei dislozierten Gelenkfrakturen und bei deutlicher Höhenminderung, Verkürzung bzw. Verbreiterung des Rückfußes und bei Achsfehlstellungen. Der Weichteilschaden bestimmt das Timing, offene Frakturen notfallmäßig mit minimal-invasiven Verfahren, frühfunktionell offene Reposition, Plattenosteosynthese, zunehmend winkelstabile Systeme. Subtalare Arthrose ist die häufigste Folge von Kalkaneusfrakturen.
3. **Osteoligamentäre Mittel- und Rückfußverletzungen:** Luxationsfrakturen der Chopard- und Lisfranc-Reihe nach Stürzen aus großer Höhe oder Verkehrsunfällen (Fußpedale).
   Diagnostik: klinische Untersuchung (Weichteil-, Nerven- und Sehnenschäden, Stabilität), Röntgen (Standard immer in 3 Ebenen, ggf. gehaltene Aufnahmen in

▼

Analgesie), Subluxationsstellungen. Bei Instabilitäten oder pathologischen Frakturen: CT, MRT, Szintigraphie, Angiographie.
   Therapie:
   – Operativ, weichteilschonende Behandlungsform mit plastischer Deckung. Kirschner-Draht-Osteosynthese, ggf. Verschraubung und/oder Fixateur externe.
   – Spätere Arthrose trotz regelhafter Therapie vielfach nicht zu verhindern.
   – Verbleibende Instabilitäten und Fehlstellungen sind oft Folge einer primär insuffizienten Diagnostik (»übersehene Frakturen«).
4. **Vorfußverletzungen:** am häufigsten verbleibende Schäden nach Polytrauma (maßgeblich für funktionelles Endresultat und MdE), häufig übersehen, CT auch für versicherungsrechtliche Fragen wichtig.
   Therapie: Domäne der konservativen/semioperativen Therapie, exakte Einstellung der anatomischen Funktionen (Abrollen), funktionelle Behandlung (Gipsschuh, Tape). Geschlossene Reponation, evtl. mit ante-/retrograder Kirschner-Draht-Osteosynthese.

8.16 Verletzungen der Wirbelsäule

8.16.1 Allgemeiner Teil

> **Wirbelsäulenverletzungen werden häufig nicht oder zu spät erkannt.**

Die Diagnosesicherung wird dann verbessert, wenn der Untersucher sich den **Verletzungsmechanismus** vor Augen führt (Sturz aus hoher Höhe, Verkehrsunfälle, Polytrauma, Schleudertrauma, Auffälligkeiten beim neurologischen Status) und die damit verbundenen anatomischen Strukturen gezielt untersucht. Weiterhin hilft die korrekte Durchführung der **Röntgenuntersuchung** (Darstellung des Dens in 2 Ebenen, seitliche Abbildung des zervikothorakalen Überganges, gute Beurteilbarkeit der Aufnahmen im a.-p.-Strahlengang, Zentrierung der Röntgenaufnahme auf den fraglich verletzten Wirbelsäulenabschnitt): kompromisslose Abklärung der schlecht einsehbaren Areale (untere HWS) mittels **CT**.

Klassische Ausgangssituationen einer Traumatisierung der Wirbelsäule

– Beckengurtverletzungen (»seat belt injuries«) führen oft zur Kombination intraabdomineller Läsionen mit Wirbelfrakturen

– Kombination einer Kalkaneusfraktur mit einem Kompressionstrauma der Brust- (BWS) und Lendenwirbelsäule (LWS) beim Sturz aus hoher Höhe

▼

- Diskoligamentäre Läsionen der Halswirbelsäule (HWS) bei schweren Dezelerationstraumen
- Sturz auf die degenerativ vorgeschädigte Wirbelsäule mit reduzierten Kompensationsmechanismen (Osteophyten, Morbus Bechterew)
- Densfraktur des alten Menschen bei Sturz auf das Gesicht

> **Da etwa 10% aller Wirbelsäulenverletzungen mit neurologischen Schäden einhergehen, kommt der frühen Diagnosestellung gerade bei diesen Unfallfolgen eine große Bedeutung zu.**

Stabilität/Instabilität

Die wichtigste Frage, die bei jeder Wirbelverletzung – gleich welcher Lokalisation – zu stellen ist, lautet, ob es sich um eine **stabile** oder eine **instabile** Situation handelt.

Definition

Eine **Instabilität** liegt dann vor, wenn der verletzte Wirbelsäulenabschnitt gegen Kräfte, die von unterschiedlichen Richtungen einwirken, deformiert werden kann. Derartige Kräfte können in axialer Richtung, in Flexionsrichtung, in Hyperextensionsrichtung und/oder im Sinne einer Rotation einwirken.

Beispielsweise ist eine einfache axiale Kompressionsfraktur **stabil**. Hier ist der Wirbelkörper durch die Einstauchung der Spongiosa gegenüber axialen Kräften stabil, ebenso ist er stabil gegen Kräfte in Flexionsrichtung. Bei einer Zerreißung der Bänder und des Diskus (z. B. an der HWS oder LWS) besteht hingegen eine **Instabilität** gegenüber allen einwirkenden Kräften, so dass es sich hier um eine instabile Verletzung handelt.

Man unterscheidet weiterhin eine vorübergehende von einer bleibenden Instabilität.

Definition

Vorübergehende Instabilitäten liegen bei überwiegend ossären Verletzungen, **bleibende** Instabilitäten bei überwiegend diskoligamentären Läsionen vor.

Zur Beurteilung einer Stabilität müssen die anamnestischen Angaben (Unfallhergang), die klinischen und die radiologischen Befunde insgesamt gewertet werden.

Entstehungsmechanismus

Die Mehrzahl der Wirbelfrakturen entsteht durch eine **indirekte** Krafteinwirkung auf die Wirbelsäule. Direkte Verletzungen sind ebenso selten wie offene Frakturen (z. B. Schussverletzungen).

Klassifikation

Eine Klassifikation der Wirbelsäulenverletzungen sollte folgende Ziele haben:
- Sie soll so einfach wie möglich sein und sie muss auch von einem Ungeübten reproduzierbar sein.
- Die Zuordnung einer Wirbelfraktur sollte in der Mehrzahl der Fälle aufgrund konventioneller Röntgenbilder möglich sein. Nur ausnahmsweise sollte die Klassifizierung durch zusätzliche diagnostische Maßnahmen wie CT, Myelographie, MRT oder durch einen intraoperativen Befund korrigiert werden müssen.
- Der größte Teil der Verletzungen im traumatologischen Alltag sollte erfasst werden können.
- Die Klassifizierung soll das therapeutische Vorgehen implizieren und prognostische Aussagen zulassen.

Um diese Ziele erreichen zu können, ist eine Klassifikation sinnvoll, die morphologische und funktionelle Kriterien, aber auch den Entstehungsmechanismus berücksichtigt.

Klassifikation der Wirbelsäulenverletzungen

- Typ A: Kompressionsverletzungen (meist ventrale Pathologie)
- Typ B: Distraktionsverletzungen (zusätzliche dorsale Pathologie)
- Typ C: Rotationsverletzungen

In Kürze

Verletzungen der Wirbelsäule
Wirbelsäulenverletzungen werden häufig nicht oder zu spät erkannt (Mehrzahl durch indirekte Krafteinwirkung). Klassifikation: Kompressions-, Distraktions-, Rotationsverletzungen. Wichtigste Frage: Stabilität/Instabilität, vorübergehende oder bleibende Instabilität (anamnestische Angaben, Unfallhergang, klinische und radiologische Befunde).
Diagnostik: Verletzungsmechanismus (klassische Ausgangssituationen), Röntgen, kompromisslose Abklärung der schlecht einsehbaren Areale (untere HWS) mittels CT, evtl. Myelographie, MRT.

8.16.2 Halswirbelsäule

Wegen der anatomischen Unterschiede zwischen oberer und unterer Halswirbelsäule müssen Verletzungen des Atlas und des Axis von solchen des 3.–7. Halswirbelkörpers unterschieden werden.

Verletzungen des Atlas
■■ **Definition**

Isolierte Frakturen des vorderen und hinteren Atlasbogens oder des Processus transversus atlantis sind sehr selten, häufiger sind einfache oder komplexe Atlasringfrakturen (vorderer und hinterer Bogen einfach oder doppelt frakturiert). Die kombinierte Fraktur des vorderen und hinteren Atlasbogens wird als sog. **Jefferson[28]-Fraktur** bezeichnet (◻ Abb. 8.145).

■ ■ Therapie

Atlasringfrakturen werden fast immer konservativ behandelt. Mithilfe einer Extension kann versucht werden, eine eventuelle Verbreiterung des Atlasringes zu beheben, anschließend erfolgt die Ruhigstellung im Halo-Fixateur. Stabile Frakturen des Atlasringes können mit einer harten Zervikalstütze für 4–6 Wochen behandelt werden.

> ❯ Liegt jedoch nach Repositionsversuch (Extension) weiterhin eine ausgedehnte Dislokation vor, wird diese mit einer atlantoaxialen Spondylodese (Versteifungsoperation von C1 mit C2) behandelt.

Verletzungen des Axis
Isthmusfrakturen

■ ■ Einteilung, Verletzungsformen

Isthmusfrakturen können in Bezug auf den Entstehungsmechanismus in 2 Gruppen unterteilt werden.

— Die »hanged man's fracture« entsteht durch ein Hyperextensions-Distraktions-Trauma mit konsekutiver Zerreißung der Medulla oblongata.

— Die traumatische Spondylolisthese C2 hingegen ist Folge eines Hyperextensions-(seltener Hyperflexions-)Kompressions-Traumas. Derartige Frakturen entstehen heute fast ausschließlich bei Schleudertraumen und im Rahmen von Verkehrsunfällen und sind mit einer niedrigen Inzidenz an neurologischen Ausfällen verbunden.

■ ■ Therapie

Einfache, nicht oder wenig dislozierte Isthmusfrakturen des Axis können **konservativ** im Halo-Fixateur oder gelegentlich im Philadelphia-Kragen behandelt werden. Die Konsolidierung der Fraktur benötigt 8–12 Wochen.

Stark dislozierte Frakturen oder Luxationsfrakturen müssen **operativ** behandelt werden. Die Reposition erfolgt entweder geschlossen oder offen von ventral oder dorsal. Die operative Therapie kann mittels ventraler Spondylodese zwischen C2 und C3 unter Verwendung eines Knochenspans mit ventraler Platte und/oder durch Bogenverschraubung von dorsal erfolgen.

Densfrakturen

Diese werden nach **Anderson und Alonso** in 3 Typen (◻ Abb. 8.146) unterteilt:

— Anderson Typ I: knöcherne Ausrissfraktur der Ligg. alaria der Densspitze
— Anderson Typ II: Fraktur im Bereich der Densbasis
— Anderson Typ III: Fraktur im Axiskörper (Korpusfraktur)

---

28 Sir Geoffrey Jefferson, britischer Chirurg, 1886–1961

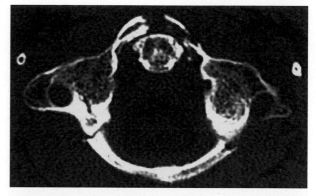

◻ **Abb. 8.145** CT-Darstellung einer Fraktur des vorderen und hinteren Atlasbogens (Jefferson-Fraktur)

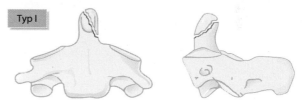

Typ I

Fraktur (meist Schrägfraktur) des oberen Densanteils – stabil

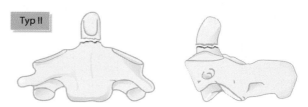

Typ II

Querfraktur durch die Densbasis – instabil

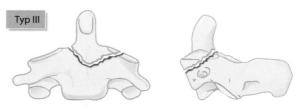

Typ III

Fraktur durch die Densbasis mit Ausdehnung in den Axiskörper – stabil

◻ **Abb. 8.146** *Typ I*: Fraktur (meist Schrägfraktur) des oberen Densanteils: stabil. *Typ II*: Querfraktur durch die Densbasis: instabil. *Typ III*: Fraktur durch die Densbasis mit Ausdehnung in den Axiskörper: stabil

Frakturen vom Typ I sind extrem seltene Verletzungen und bedürfen **keiner speziellen Therapie**. Die Halswirbelsäule wird lediglich temporär (2 Wochen) mit einer Zervikalstütze (z. B. Philadelphia-Kragen) ruhiggestellt.

Frakturen vom Typ II sind hochgradig instabile Verletzungen. Meist liegt eine Verschiebung der Densspitze nach dorsal vor.

8

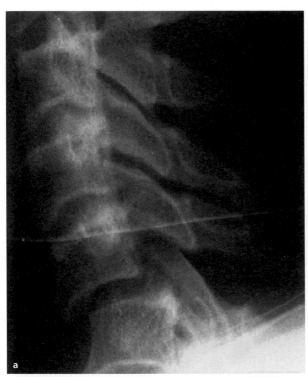

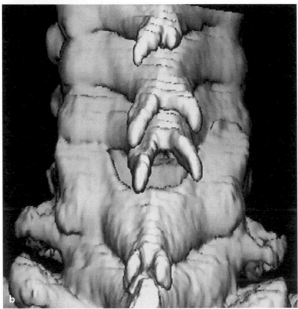

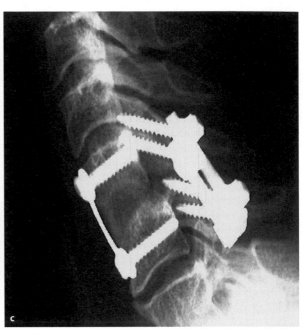

⬛ **Abb. 8.147** Einseitig verhakte HWK-6/7-Luxationsfraktur. **a** Konventionelle seitliche Röntgenaufnahme mit Luxationsstellung der oberen HWS nach ventral. **b** CT, 3-dimensionale Rekonstruktion: Ansicht von dorsal mit luxierter Gelenkfacette *(Pfeil)*. **c** Postoperatives Röntgenbild nach dorsoventraler Fusion mit autologem Beckenkammspan *(Pfeil)*

❯ **Unbehandelt weisen diese Frakturen eine hohe Pseudarthroserate auf. Daher erfolgt in den meisten Fällen die Schraubenosteosynthese.**

Nach operativer Stabilisierung wird die Halswirbelsäule für weitere 6–8 Wochen mit einer Zervikalstütze ruhiggestellt. Bestehen allgemeine Kontraindikationen zur Operation, müssen diese instabilen Verletzungen mit einem Halo-Fixateur für 3–4 Monate immobilisiert werden. Der Nachweis der knöchernen Konsolidierung erfolgt mit der konventionellen Tomographie oder der CT-Untersuchung.

Frakturen vom Typ III werden überwiegend konservativ im Halo-Fixateur behandelt. Die knöcherne Heilung benötigt 3–4 Monate. Liegt eine starke Dislokation vor oder toleriert der Patient die langwierige Therapie im Halo-Fixateur nicht, werden Schraubenosteosynthesen oder ventrale Abstützplatten eingesetzt. Auch hier ist die Nachbehandlung mit einer Zervikalstütze erforderlich.

Kombinationsverletzungen von Atlas und Axis

Sämtliche Kombinationen der Frakturen des 1. oder 2. Halswirbelkörpers sind denkbar, die Prognose ist durch die führende Läsion bestimmt, häufig aber auch durch das Auftreten von posttraumatischen Arthrosen beeinträchtigt.

Verletzung der unteren Halswirbelsäule

■ ■ **Einteilung, Verletzungsformen**
Hier unterscheidet man:
– rein knöcherne Verletzungen,
– diskoligamentäre Verletzungen,
– Kombinationsformen aus knöchernen und diskoligamentären Verletzungen.

Beim Unfallmechanismus sind Hyperflexions-, Hyperextensions-, Kompressions-, Distraktions- und Rotationstraumen möglich.

Bei allen Verletzungstypen können Gelenkluxationen auftreten. Diese können einseitige oder beidseitige, unvollständige oder vollständige Gelenkluxationen sein (◘ Abb. 8.147).

> **⊗ Besonders gefährlich hinsichtlich neurologischer Komplikationen (Querschnittslähmung) sind Luxationen ohne Bogenfraktur (fehlender »rettender Bogenbruch« nach Böhler).**

▪▪ Therapie

Wegen der Gefahr einer bleibenden Instabilität werden reine diskoligamentäre Verletzungen heute meist operativ versorgt (ventrale Spondylodese mit Knochenspan und Platte), ossäre Verletzungen können operativ oder konservativ behandelt werden, kombinierte osteodiskoligamentäre Verletzungen werden in den meisten Fällen mit Spondylodese behandelt.

Distorsion der Halswirbelsäule (»Schleudertrauma«)

Diese häufige Verletzung entsteht in aller Regel bei Verkehrsunfällen (Auffahrunfall). Die Folge sind häufig langwierige schmerzhafte Zustände, für die nur in den seltensten Fällen morphologisch fassbare Veränderungen (Diskusverletzung, Dehnung der Bänder oder Gelenkkapseln) nachzuweisen sind.

▪▪ Diagnostik

Zum Ausschluss von diskoligamentären Verletzungen beim Schleudertrauma werden im Rahmen der diagnostischen Abklärung Funktionsaufnahmen der Halswirbelsäule angefertigt. Besteht der Verdacht auf eine weitergehende Verletzung, müssen die eingehende Untersuchung der HWS-Funktion unter **Röntgendurchleuchtung** (C-Bogen) sowie eine **MRT** erfolgen.

> **⊗ Die gute Dokumentation von Schleudertraumen (MRT bei persistierenden Beschwerden >5 Tage) ist von besonderer Bedeutung, da später häufig versicherungsrechtliche Fragen in diesem Zusammenhang beantwortet werden müssen.**

▪▪ Therapie

Sie besteht in einer kurzfristigen Ruhigstellung der Halswirbelsäule, in der Verabreichung von Analgetika und Muskelrelaxanzien und der krankengymnastischen Übungsbehandlung.

In Kürze

Halswirbelsäule

- **Verletzungen des Atlas:** Jefferson-Fraktur. **Therapie:** Atlasringfrakturen fast immer konservativ, bei Dislokation nach Repositionsversuch (Extension): atlantoaxiale Spondylodese (Versteifungsoperation von C1 mit C2).
- **Verletzungen des Axis:** Isthmusfrakturen (»hanged man's fracture«). **Therapie:** Densfrakturen: Anderson Typ I: Zervikalstütze (z. B. Philadelphia-Kragen für 2 Wochen), Dens-Basisfrakturen (Typ II), hochgradig instabil: Schraubenosteosynthese. Frakturen im Axiskörper (Typ III): überwiegend konservativ im Halo-Fixateur.
- **Kombinationsverletzungen von Atlas und Axis:** oft posttraumatische Arthrosen..
- **Verletzung der unteren Halswirbelsäule:** rein knöcherne, diskoligamentäre Verletzungen und Kombinationsformen, evtl. mit Gelenkluxationen. Besonders gefährliche Luxationen ohne Bogenfraktur (fehlender »rettender Bogenbruch« nach Böhler): neurologische Komplikationen (Querschnittsläsion). **Therapie:** bei diskoligamentären Verletzungen meist operativ (ventrale Spondylodese mit Knochenspan und Platte), ossäre Verletzungen operativ oder konservativ.
- **Distorsion der Halswirbelsäule (Schleudertrauma): Therapie:** Ruhigstellung der Halswirbelsäule, Analgetika und Muskelrelaxanzien, Röntgen (C-Bogen), MRT mit guter Dokumentation (MRT bei persistierenden Beschwerden >5 Tage, häufig versicherungsrechtliche Fragen).

Allgemeine Therapie von Wirbelsäulenverletzungen, ▶ Abschn. 8.16.3.

8.16.3 Brust- und Lendenwirbelsäule

▪▪ Klassifikation

Voraussetzung für das Verständnis der Klassifikation ist die Kenntnis des 3-Säulen-Modells nach **Denis**:

- Vordere Säule: vordere 2 Drittel des Wirbelkörpers und der Bandscheibe und vorderes Längsband.
- Mittlere Säule: Beinhaltet das hintere Drittel des Wirbelkörpers und der Bandscheibe sowie das hintere Längsband.
- Hintere Säule: Bogenwurzeln, Gelenkfortsätze, Gelenkkapseln, Dornfortsätze, Lig. flavum, Ligg. intraspinalia und Ligg. supraspinalia (◘ Abb. 8.148).

Wir unterscheiden nach **Magerl** 3 verschiedene Verletzungsformen:

- Typ A: Kompressionsverletzungen
- Typ B: Distraktionsverletzungen
- Typ C: Rotationsverletzungen

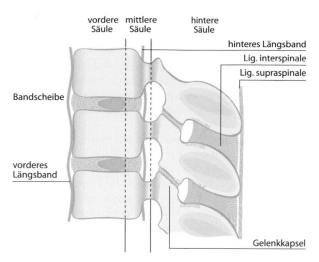

◘ Abb. 8.148 3-Säulen-Modell nach Denis

bung vorliegen, bei den meisten Typen dieser Gruppe besteht aber zumindest ein hohes Risiko für eine Translation. Das Risiko für einen **neurologischen Schaden** ist relativ hoch. Er kann bedingt sein durch eine translatorische Verschiebung oder durch nach dorsal in den Spinalkanal dislozierte Hinterkantenfragmente. Wegen der translatorischen Instabilität bleibt das Risiko der neurologischen Verschlechterung für längere Zeit, evtl. auch auf Dauer fortbestehen (◘ Abb. 8.149b).

Distraktion kombiniert mit Flexion: Dieser Mechanismus führt immer zu einer Distraktion in der hinteren Säule mit Zerreißung des dorsalen Ligamentkomplexes. Die Bandscheiben- oder ossäre Läsion der vorderen und mittleren Säule kann in 3 Varianten vorliegen:
- reine Ruptur,
- Ruptur mit Kompression,
- reine Kompression.

Die Verletzungen der vorderen 2 Säulen sind ähnlich – oft sogar identisch – mit denen der Kompressionsverletzungen. Deshalb ist die exakte Diagnosestellung der Distraktionsverletzungen häufig schwierig.

> **❶ Cave**
> **Es ist deshalb wichtig, alle klinischen und radiologischen Zeichen für eine dorsale ligamentäre Ruptur zu identifizieren.**

Klinische Zeichen für eine dorsale Bandruptur
- Unfallmechanismus (z. B. Beckengurtverletzung, »seat belt injury«)
- Schmerzen im Dornfortsatzbereich
- Dorsales Hämatom
- Tastbare Delle zwischen den Dornfortsätzen

Radiologische Zeichen einer dorsalen Bandruptur
- Vergrößerung der Dornfortsatzdistanz im a.-p., evtl. auch im seitlichen Röntgenbild
- Fehlende Erniedrigung oder sogar Höhenzunahme der Wirbelkörperhinterwand bei gleichzeitiger Keilwirbelbildung im seitlichen Röntgenbild
- Abrissfrakturen der Dornfortsatzspitzen
- Sonographisch nachweisbare Einblutungen im Bereich der interspinalen Bandstrukturen

Typ A: Kompressionsverletzungen Eine axiale Krafteinwirkung alleine oder in Kombination mit Flexion führt zu einer Kompressionsverletzung der vorderen und mittleren oder aller 3 Säulen in unterschiedlicher Ausprägung. Das Verletzungsmuster im Wirbelkörper kann in einer Impaktion des Knochens, in einer Berstung oder in einer Spaltung des Wirbels bestehen. Die Verletzung der hinteren Säule besteht – wenn überhaupt vorhanden – immer in einem vertikalen Spaltbruch der Lamina. Der dorsale Ligamentkomplex ist in Einzelfällen gedehnt, aber nicht gerissen.

> **❶ Cave**
> **Neurologische Schäden werden durch in den Spinalkanal dislozierte Knochenfragmente der Wirbelkörperhinterwand verursacht. Neurologische Spätschäden können durchaus auftreten und sind von schweren, meist thorakal gelegenen Kyphosen verursacht (◘ Abb. 8.149a).**

Typ B: Distraktionsverletzungen Eine Distraktion kann entweder mit einer Flexion oder – sehr viel seltener – mit einer Hyperextension kombiniert sein. Es handelt sich **ausnahmslos** um Verletzungen aller 3 Säulen, die in den meisten Fällen **hochgradig instabil** sind. Es kann eine Translationsverschie-

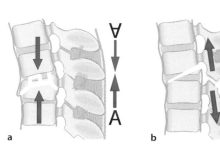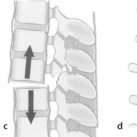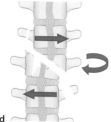

◘ Abb. 8.149 Charakteristische Merkmale der 3 Frakturtypen. **a** Typ A: Kompressionsverletzung der vorderen und mittleren Säule, die hintere Säule ist intakt. **b, c** Typ B: 3-Säulen-Verletzung mit querer Zerreißung. **d** Typ C: 3-Säulen-Verletzung mit Rotation (Translation)

Distraktion kombiniert mit Hyperextension: Diese Verletzung tritt im lumbalen Bereich selten auf. In diesem Fall wirkt die distrahierende Kraft ventral, wodurch eine Ruptur durch die Bandscheibe eintritt, Abrissfrakturen des Wirbelkörpers sind dabei möglich. Die Distraktion in Kombination mit Extension bewirkt dorsal eine Kompression. Bei diesen Verletzungen sind immer alle 3 Säulen betroffen, so dass es sich immer um instabile Verletzungen handelt.

Typ C: Rotationsverletzungen Wirbelverletzungen, die durch isolierte Rotationskräfte verursacht werden, sind extrem selten. In der Mehrzahl der Fälle muss man davon ausgehen, dass die Torsion in Kombination mit allen vorher beschriebenen Mechanismen auftritt. Daraus resultiert eine Vielzahl von Frakturmustern. Die Klassifizierung der Torsionsverletzungen basiert aber auf den vorgenannten 2 Haupttypen. Allerdings können die primären Läsionen von Kompressions- und Distraktionstypen, auf die eine Torsion aufgesetzt ist, fast immer erkannt werden. Torsionsverletzungen sind immer Verletzungen aller 3 Säulen. Der kräftige dorsale Ligamentkomplex ist ebenso gerissen wie das hintere Längsband.

> ❯❯ **Torsionsverletzungen sind instabil, die Mehrzahl der Verletzungen sogar hochgradig instabil.**

Bei Torsionsverletzungen entsteht immer eine Translation, die sehr häufig eindeutig zu erkennen ist. Sie kann aber auch spontan reponiert sein und dann leicht übersehen werden. Ein neurologischer Schaden ist häufig, er kann durch die Translation aber auch durch nach dorsal in den Spinalkanal dislozierte Knochenfragmente bedingt sein (◨ Abb. 8.149c).

Hinweise für das Vorliegen einer Torsionsverletzung
- Klinische Zeichen einer exzentrischen Krafteinwirkung in Form von lateralen Kontusionsmarken oder Abschürfungen.
- Jedes Ausmaß einer lateralen Translation oder einer Wirbeldrehung, wie sie sich im a.-p.- Röntgenbild darstellt.
- Einseitig oder beidseitig, aber auf verschiedenem Niveau aufgetretene Querfortsatzfrakturen und/oder Rippenfrakturen/-luxationen.
- Einseitige Subluxationen oder Luxationen von Wirbelgelenken.
- Einseitige Gelenkfortsatzfrakturen.

▪▪ Allgemeine Therapie bei Wirbelsäulenverletzungen

Bei der **konservativen Therapie** kann die Fraktur entweder funktionell – ohne jegliche Reposition oder Stabilisierung – oder mit einer äußeren Fixation – ohne Reposition oder nach einer geschlossenen Reposition – behandelt werden. Die HWS kann mit einem weichen Kragen (Schanz-Krawatte), einem harten Kragen (Philadelphia-Kragen), einem Minerva-Gips oder einem Halo-Fixateur ruhiggestellt werden. An der BWS und LWS kennen wir das 3-Punkte-Korsett oder das Gips-(Kunststoff-)Korsett.

Bei der operativen Behandlung unterscheidet man Osteosynthesen von Spondylodesen.

Osteosynthesebehandlungen der Wirbelsäule
- Schraubenosteosynthese einer Densfraktur
- Schraubenosteosynthese der beidseitigen Bogenfraktur C2 (Isthmusfrakturen)
- Segmentüberbrückende Osteosynthese von dorsal bei Frakturen der BWS und LWS ohne Bandscheibenläsion (Fixateur interne)

Spondylodesebehandlungen der Wirbelsäule
- Diskoligamentäre und osteodiskoligamentäre Verletzungen der HWS mit ventraler oder dorsaler Plattenosteosynthese mit Spanplastik (◨ Abb. 8.147c)
- Kompressionsverletzungen der BWS und LWS mit Gibbus über 20° und ausgeprägten Bandscheibenzerstörungen mit dorsoventralen möglichst unisegmentalen Fusionsoperationen
- Distraktions- und Torsionsverletzungen der BWS und LWS mit dorsoventralen Fusionsoperationen

---

Pathologische Wirbelfrakturen

Pathologische Wirbelfrakturen können bei folgenden Grunderkrankungen auftreten:
- Osteoporose (◨ Abb. 8.150),
- primäre Tumoren (selten),
- Metastasen,
- Plasmozytom,
- entzündliche Veränderungen (Spondylitis).

▪▪ Therapie

Die **Therapie** der osteoporotischen Wirbelfrakturen erfolgt in den meisten Fällen konservativ, selten treten bei diesen Frakturen neurologische Ausfälle auf. In den vergangenen Jahren haben sich zunehmend Verfahren durchgesetzt, bei denen der zusammengesinterte Wirbelkörper aufgerichtet und mit Knochenzement aufgefüllt wird (Vertebroplastie/Kyphoplastie). Indikationen sind osteoporosebedingte Sinterungsfrakturen und (selten) Wirbelkörpermetastasen mit schweren Schmerzzuständen (◨ Abb. 8.150).

In seltenen Fällen treten **primäre Knochentumoren** in der Wirbelsäule auf. Die Therapie unterscheidet sich nicht von der Behandlung am peripheren Knochen.

> ❯❯ **Eine radikale Tumorresektion und eine dauerhafte Stabilisierung des Wirbelsäulenabschnittes muss angestrebt werden.**

Die bekannten multimodalen Behandlungsstrategien gelten wie bei den Tumoren der Extremitäten.

Behandlung von Wirbelmetastasen Wirbelmetastasen können auftreten bei: Mammakarzinom, Prostatakarzinom, Schilddrüsenkarzinom, Nierenkarzinom (◨ Abb. 8.151), Bronchialkarzinom und gastrointestinalen Tumoren (nach Häufigkeit).

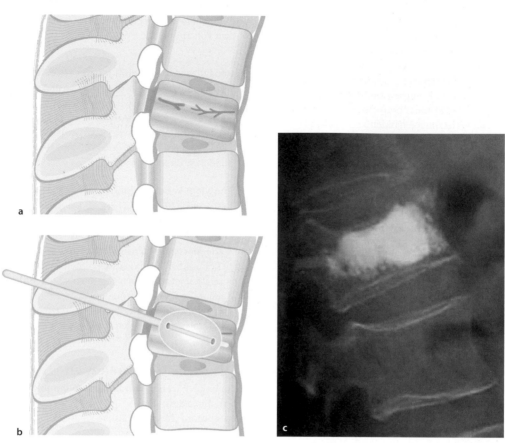

◘ **Abb. 8.150** Aufrichtung der Kyphose (Ballon) und Verstärkung des osteoporotischen Wirbelkörpers durch Einspritzen von Knochenzement (Kyphoplastie)

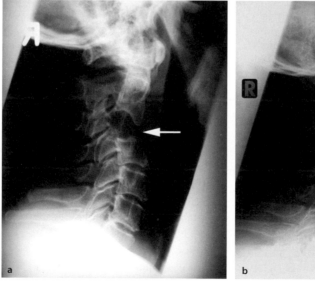
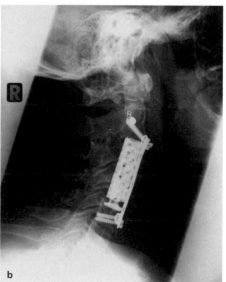

◘ **Abb. 8.151 a** Osteolytische Hypernephrom-Metastase des 3. und 4. Halswirbelkörpers (*Pfeil*). **b** Wirbelkörperersatz und Stabilisierung nach Tumorausräumung mit expandierbarem Titan-Wirbelkörperersatz und ventraler Plattenosteosynthese

Die Behandlung der Metastasen an der Wirbelsäule muss von der Diagnose des Primärtumors abhängig gemacht werden und im **onkologischen Gesamtkonzept** der Tumorerkrankung erfolgen. Sofern therapieresistente Schmerzen, neurologische Ausfälle (radikuläre Syndrome, Querschnittssyndrom) oder zunehmende Fehlstellungen auftreten, muss die Indikation zur operativen Stabilisierung gestellt werden. Die Operation besteht in:

- größtmöglicher Tumorresektion,
- interkorporeller Fusion zur Defektüberbrückung,
- Stabilisierung von ventral und/oder dorsal.

Das Ziel der operativen Behandlung muss sein:
- Dekompression der betroffenen neurologischen Strukturen,
- stabile Spondylodese, die keine äußere Fixation notwendig macht,
- Schmerzbefreiung.

Entzündliche Veränderungen an der Wirbelsäule müssen nach denselben Kriterien behandelt werden, wie Entzündungen am peripheren Skelettsystem. In den meisten Fällen wird eine operative Ausräumung des infizierten Knochen- und Bandscheibengewebes erfolgen müssen. Da der Infekt fast immer von der Bandscheibe ausgeht, muss die entzündlich veränderte Bandscheibe reseziert werden und eine interkorporelle Spondylodese erfolgen. Zusätzliche lokale und systemische antibiotische Behandlungen sind meist notwendig.

In Kürze

Verletzung der Brust- und Lendenwirbelsäule
- Verschiedene klinische und radiologische Zeichen der Frakturtypen hinsichtlich der Stabilität oder Instabilität und der Indikationsstellung zur (sofortigen) Therapie müssen sicher erkannt werden.
- Gravierende Folgezustände können, wenn inadäquat therapiert, zu irreversiblen Folgezuständen (Para-, Tetraplegie) führen.

3-Säulen-Modell nach Denis: vordere, mittlere hintere Säule; Einteilung in Typ A (Kompressionsverletzungen, neurologische Schäden), Typ B (Distraktionsverletzungen, ausnahmslos Verletzungen aller 3 Säulen, meist hochgradig instabil, relativ hohes Risiko für neurologische Schäden), Typ C (Rotationsverletzungen, meist in Kombination, hochgradig instabil), Kombinationen: Distraktion kombiniert mit Hyperextension oder Flexion.
Diagnostik: klinische Zeichen (dorsale Bandruptur!), Röntgen, Sonographie.
Konservative Therapie: Ruhigstellung der HWS: weicher Kragen (Schanz-Krawatte), harter Kragen (Philadelphia-Kragen), Minerva-Gips, Halo-Fixateur; bei BWS und LWS: 3-Punkte-Korsett oder Gips-(Kunststoff-)Korsett.

▼

Operative Therapie: Osteosynthese (Schraubenosteosynthese, segmentüberbrückende Osteosynthese), Spondylodese (Plattenosteosynthese, Fusionsoperationen).
Pathologische Wirbelfrakturen: je nach Grunderkrankung. Therapie der osteoporotischen Wirbelfrakturen meist konservativ. Bei primären Knochentumoren: radikale Tumorresektion und dauerhafte Stabilisierung, Wirbelmetastasen im onkologischen Gesamtkonzept.

8.17 Verletzungen des zentralen Nervensystems, inklusive Schädel-Hirn-Trauma

Zu Verletzungen des zentralen Nervensystems (ZNS) und dem Schädel-Hirn-Trauma, ► Kap. 2.

Weiterführende Literatur

Beaty JH (Hrsg) (1999) Orthopaedic knowledge update, Vol. 6. American Academy of Orthopaedic Surgeons

Breitner B, Hertel P (Hrsg) (1991) Chirurgische Operationslehre Band X, Traumatologie 3 Schulter und obere Extremität, Urban & Schwarzenberg, München

Hansen ST, Swiontkowski MF (1993) Orthopaedic trauma protocols. Raven, New York

Hoppenfield S, de Boer P (1984) Surgical exposures in orthopaedics. Lippincott, Philadelphia

Levine AM (Hrsg) (1996) Orthopaedic knowledge update – Trauma. American Academy of Orthopaedic Surgeons

Letournel E, Judet R (1993) Fractures of the acetabulum, 2. Aufl, Springer, Heidelberg

Meffert RH, Wamsler O (2003) Biokompatible Osteosynthesen beim Kind. In: Meffert, RH, Langer M (Hrsg) Biokompatible Operationstechniken in der Unfall- und Handchirurgie. Marseille, München, S 381–399

Mutschler W, Haas NP (1998) Unfallchirurgie. Thieme, Stuttgart

Müller ME, Allgöwer M, Schneider R, Willenegger H (1991) Manual of internal fixation, 3. Aufl, S 123, Springer, Heidelberg

Pfeil J, Grill F, Graf R (1995) Extremitätenverlängerung – Deformitätenkorrektur – Pseudarthrosenbehandlung. Springer, Heidelberg

Rüter A, Kohn D, Correll J, Brutscher R (1998) Kallusdistraktion. Urban & Schwarzenberg, München

Rüter A, Trenz O, Wagner M (1995) Unfallchirurgie. Urban & Schwarzenberg, München

Strobel M, Stedtfeld HW, Eichhorn HJ (1995) Diagnostik des Kniegelenkes, 3. Aufl. Springer, Heidelberg

Tscherne H, Blauth M (1998) Unfallchirurgie – Wirbelsäule. Springer, Heidelberg

Tscherne H, Pohlemann T (1998) Becken und Acetabulum, S 41, Springer, Heidelberg

von Laer L (1996) Frakturen und Luxationen im Wachstumsalter, 3. Aufl. Thieme, Stuttgart

Zwipp H (1994) Chirurgie des Fußes. Springer, Heidelberg

Plastische Chirurgie

R. E. Horch, U. Kneser

Die Bezeichnung Plastische Chirurgie leitet sich aus dem griechischen Wort »plastein« (bilden, formen, gestalten) her. Das in Deutschland seit 1995 eigenständige Fachgebiet befasst sich im Wesentlichen mit der Herstellung und Wiederherstellung der Form und der Funktion des gesamten menschlichen Körpers in jedem Lebensalter, vom Säuglings- bis in das Greisenalter. Im Gegensatz zu anderen Spezialdisziplinen in der Chirurgie ist die Plastische Chirurgie deshalb weder auf einzelne Organe oder Funktionssysteme noch auf einzelne Körperregionen beschränkt.

Standen früher für viele Erkrankungen und Verletzungsfolgen nur resektive Verfahren zur Verfügung, so gewinnen die modernen Wiederherstellungsmethoden in der Plastischen Chirurgie unter dem Gesichtspunkt der Lebensqualität heute immer mehr an Bedeutung. Viele der modernen Verfahren, insbesondere die Mikrochirurgie, wurden von Plastischen Chirurgen entwickelt und haben als Routineverfahren mittlerweile Einzug in viele andere Fachgebiete gehalten. Bedingt durch zahlreiche Fortschritte auch in anderen medizinischen Bereichen, werden die Anforderungen an komplexe interdisziplinäre Rekonstruktionen immer höher, so dass das Zusammenwirken verschiedener chirurgischer Disziplinen bessere Behandlungsergebnisse möglich macht. Der Plastischen Chirurgie als interdisziplinärer Schnittstelle kommt dabei eine wesentliche Bedeutung bei der Weiterentwicklung neuer Methoden und Therapiemodalitäten zu.

Die interdisziplinäre Ausrichtung moderner rekonstruktiver und onkologischer Konzepte – nicht nur mit anderen Fachgebieten – sondern besonders auch innerhalb der verschiedenen chirurgischen Disziplinen, führt außerdem zu weiteren Herausforderungen und wiederum zu neuen Entwicklungen der Rekonstruktion, die einen Wissenszuwachs zum Nutzen der Patienten nach sich ziehen. Erkenntnisse aus der Regenerativen Medizin und dem »Tissue Engineering« werden dabei die tägliche Praxis der Chirurgischen Rekonstruktion zunehmend bereichern. Die Plastische Chirurgie besteht im Prinzip aus den 5 unterschiedlichen Säulen: Rekonstruktive Chirurgie, Verbrennungschirurgie, Handchirurgie und Ästhetische Chirurgie sowie (hauptsächlich im angelsächsischen Raum) Kraniofazialchirurgie. Der Übergang zwischen rekonstruktiver Plastischer Chirurgie und Ästhetischer Chirurgie ist stets fließend.

9.1 Geschichte

Eine der ältesten überlieferten plastisch-chirurgischen Techniken findet sich bereits in der indischen Ayurweda Schrift (Sushruta Samhita Epos, zwischen 1200 und 700 v. Chr.), einem Lehrbuch über schwere chirurgische Operationen, und zwar für die Wiederherstellung der verlorenen Nase. Die grundlegende Technik dieser »Indischen Nasenplastik« zur Wiederherstellung der Nase durch einen vaskulär gestielten Schwenklappen aus der Stirn wird auch heute noch angewandt (◻ Abb. 9.1).

Das Prinzip der sog. **Fernlappenplastik** wurde von Gaspare Tagliacozzi im 16. Jahrhundert zur Nasenrekonstruktion beschrieben (◻ Abb. 9.2). Die Verwendung von derartigen Gewebelappen zur Verschiebung und Defektdeckung ohne eine

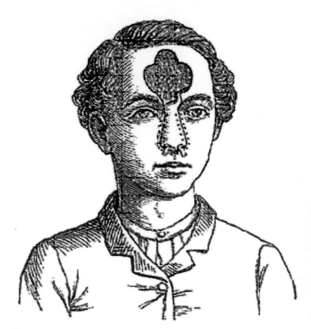

◻ **Abb. 9.1** Prinzip der »Indischen Nasenplastik« mit vaskulär gestieltem Stirnlappen. Die sog. Indische Methode beschreibt ein Verfahren zur Wiederherstellung der Nase mit einem vaskulär gestielten Stirnlappen (modifiziert nach Meyers Konversationslexikon, 4. Aufl., 1885–90)

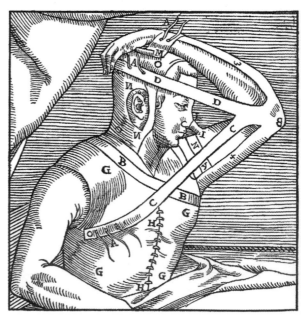

◻ **Abb. 9.2** Prinzip der mehrzeitigen Fernlappenplastik, hier bei der sog. Italienischen Nasenplastik nach Tagliacozzi

zielgerichtete Blutversorgung (»Random Pattern Flaps« mit zufallsverteiltem Durchblutungsmuster) war lange Zeit eines der wichtigsten Verfahren der Plastischen Chirurgie. Die freie Hautverpflanzung wurde etwa 1870 durch Reverdin und durch Thiersch entwickelt und seither in verschiedenen Variationen für die Wunddeckung von großen und kleinen Hautdefekten bei gut durchbluteten Wunduntergründen genutzt.

Zu Beginn des 20. Jahrhunderts entwickelte sich die Plastische Chirurgie rasant auf der Grundlage dieser beiden Verfahren. Durch die Entdeckung von definierten Achsengefäßen für einzelne Gewebeblöcke (axiale Durchblutung) und die Entwicklung der Mikrogefäßchirurgie wurde es in der 2. Hälfte des 20. Jahrhunderts möglich, nahezu alle Defekte mit körpereigenem Gewebe zu ersetzen. Fortschritte in der Regenerativen Medizin und die Entwicklung des Tissue Engineering werden bei der Weiterentwicklung des Gewebeersatzes in Kombination mit plastisch-rekonstruktiven Techniken eingesetzt.

Typische **Indikationsgebiete der Plastischen Chirurgie** sind:

1. Angeborene oder erworbene Fehlbildungen bzw. Veränderungen durch Tumorbefall oder operative Eingriffe bei benignen oder malignen Erkrankungen oder als Folge von Traumata
   - Sämtliche Haut-, Knochen- und Weichteildefekte und ihre Spätfolgen
   - Wundheilungsstörungen und chronische Wunden
   - Verbrennungen und ihre Spätfolgen
   - Verletzungen des peripheren Nervensystems, Plexuschirurgie
   - Defekte im Rahmen der Tumorchirurgie, z. B. Weichteilsarkome, Rektumkarzinome, Mammakarzinome (sowohl bei Teilresektionen als auch bei Ablatio mammae), Folgen von Strahlentherapie
   - Chirurgie des Lymphödems
2. Ästhetisch-plastische Eingriffe
3. Formverändernde Eingriffe bei angeborenen, postbariatrischen oder altersbedingten Veränderungen
   - Bei Hyperplasie, Hypoplasie, Ptosis oder Asymmetrie der Mamma
   - Überschüssiges Fettgewebe (Fettschürze, hängender Bauch oder überschüssiges Fettgewebe an den Extremitäten, insbesondere nach Gewichtsabnahme)
   - Augenlider, abstehende Ohren
   - Nasendeformitäten
   - Faltenbildungen im Gesichtsbereich (Facelift-Operation), an Augen

---

Typische Einsatzfelder der Plastischen Chirurgie

- Angeborene Missbildungen im Bereich des Gesichts, Schädels, des Rumpfes oder der Extremitäten
- Asymmetrie, Hypo- oder Hyperplasie der Mamma
- Transsexualismus
- Hämangiome, Lymphangiome, primäre und sekundäre Lymphödeme
- Haut-, Knochen- oder Weichteildefekte nach Trauma oder Tumorresektion
- Chronische Wunden und Dekubitalulzera
- Rekonstruktion nach Verbrennungen

9.2 Techniken

Die Plastische Chirurgie ist ein stark technikabhängiges operatives Fachgebiet, welches besonderen Wert auf atraumatische Behandlung des Gewebes legt. Spezielle Nahttechniken wie etwa die geschickte anatomische Platzierung von intrakutan fortlaufenden Nähten vermeiden die ansonsten übliche strickleiterartige Narbenbildung und führen zur Gestaltung möglichst unauffälliger Narben. Sehr eindrucksvoll zeigt sich das in der höchst anspruchsvollen Mikrogefäßchirurgie und Mikronervenchirurgie. Dort werden sehr feine Strukturen wie einzelne Faszikel der Nerven und kleinste Blutgefäße mit einem Durchmesser um etwa 1 mm funktionell miteinander verbunden. Dazu bedient man sich eines speziellen Operationsmikroskopes (◘ Abb. 9.3) und spezieller Arbeitslupenbrillen. Bestimmte Operationsverfahren erfordern auch Endoskope, um mit möglichst kleinen Zugängen die Narbenbildung zu minimieren.

Zur Defektdeckung kommt bei der Rekonstruktion eine Vielzahl von verschiedenen Varianten und Kombinationen im Einzelfall zur Anwendung.

Die **Transplantation** von Fett stellt eine sog. freie Verpflanzung dar, die ohne einen verbleibenden Stiel des Gewebes zur Umgebung auskommt. Im Gegensatz hierzu basiert die sog. **Lappenplastik** auf einer Stielbildung, über die die Blutversorgung auf unterschiedliche Weise gewährleistet wird. Die freie mikrochirurgische Lappentransplantation ist insofern eigentlich eine Sonderform, als sie ein Gewebe frei ohne Stiele verpflanzt, aber mittels mikrogefäßchirurgischer Technik wieder einen neuen Gefäßanschluss am Empfängerort (also eine Art Stielbildung) künstlich herstellt (► Abschn. 9.4).

9.2.1 Transplantation

> **Definition**
>
> Unter Transplantation versteht man in der Plastischen Chirurgie die Übertragung von Gewebe mit oder ohne eigene Gefäßversorgung.

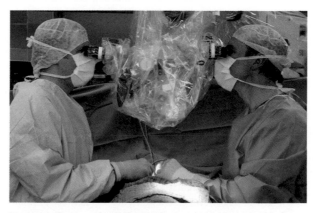

◘ **Abb. 9.3** Mikrochirurgische Gefäßanastomosen bei Gewebetransplantationen unter einem Operationsmikroskop

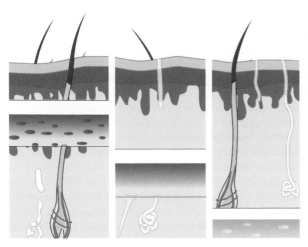

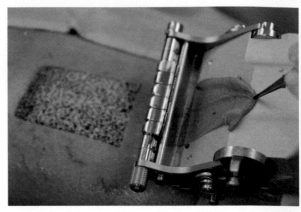

Abb. 9.5 Spalthautentnahme mit einem Akkudermatom

Abb. 9.4 Unterschiedliche Dicke von Hauttransplantaten: Von dünner Spalthaut (links) bis hin zur Vollhaut (rechts) werden unterschiedlich viele Anteile der Haut als Transplantat gehoben

Bei Spalthaut- oder Vollhauttransplantaten erfolgt die Ernährung während der ersten Tage zunächst nur durch Diffusion bis ein Gefäßanschluss in das Transplantat erfolgt ist. Hierzu ist ein gut durchbluteter Wundgrund erforderlich. Um die Einheilung von Vollhaut- oder Spalthauttransplantaten zu gewährleisten und das Einwachsen der Kapillaren zu ermöglichen, müssen Hauttransplantate für einige Tage durch sog. Überknüpfverbände auf die Unterlage angepasst werden. Durch neuere Verfahren wie die Vakuumversiegelung (▶ Abschn. 9.7) wird neben einer gleichmäßigen Druckverteilung auch die Entfernung von einem Serom oder Hämatom unter der Spalthaut gewährleistet und dadurch die Einheilungsrate verbessert.

> ❯ Serome, Hämatome oder Infekte unter einem Transplantat verhindern das Anwachsen.

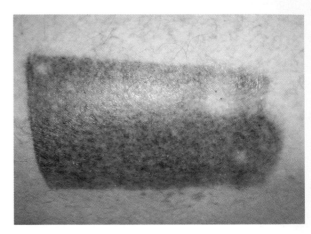

Abb. 9.6 Abgeheilte Spalthaut-Entnahmestelle

Spalthaut

Spalthauttransplantate können unterschiedlich dick sein und schließen die Epidermis und unterschiedlich dicke Anteile der Dermis mit ein (□ Abb. 9.4). Die Entnahme erfolgte mit fein zu justierenden **Dermatomen** (□ Abb. 9.5). Hautanhangsgebilde wie Talgdrüsen und Haarbälge bleiben dabei an der Spenderstelle zurück, so dass durch deren Aussprossung die spontane Abheilung gesichert ist (□ Abb. 9.6). Wie bei einer Schürfwunde heilen daher die Spalthautentnahmestellen ab, ohne selbst einer weiteren Defektdeckung zu bedürfen. Nach ausgedehnten Verbrennungen wird daher der gesamte Körper als Spenderregion herangezogen.

Wegen der geringeren Diffusionsstrecke sind die Anforderungen an den Untergrund für die Einheilung etwas geringer als bei der Vollhaut. Um z. B. bei großflächigen Verbrennungen mit möglichst kleinen Spenderregionen möglichst große Trennungsflächen wieder decken zu können, wurden sog. Maschentransplantate (**Meshgraft**, □ Abb. 9.7) entwickelt. Dabei wird die Spalthaut maschinell im Verhält-

nis 1:5 bis hin zu 6:1 in ein Maschengitter (netzartige Struktur) umgewandelt. Das Aussprossen von Epithelzellen aus den Maschen heraus in die offenen Lücken im Maschengitter führt dazu, dass die gesamte Wunde sekundär rasch verschlossen wird.

Vollhaut

Beim Vollhauttransplantat wird die gesamte Hautschicht mit Oberhaut und Dermis gehoben. In der großen Diffusionsstrecke gelingt die Einheilung nur auf einer völlig infektfreien und sehr guten Granulationsfläche. Ästhetisch führt sie zu günstigeren Resultaten als Spalthaut und besitzt auch eine geringere sekundäre Kontraktion. Da durch die Entnahme von Vollhaut ein allschichtiger Defekt entsteht, der durch Verschiebung aus dem Nachbargewebe oder selbst wiederum durch ein Spalthauttransplantat gedeckt werden muss, ist die Anwendung besonderen Indikationen vorbehalten (□ Abb. 9.4).

Composite-Graft:

Eine Variation der freien Transplantation ist das sog. Composite Graft zur Deckung mehrschichtiger Gewebedefekte. So werden beispielsweise kleinere vollschichtige Defekte an der

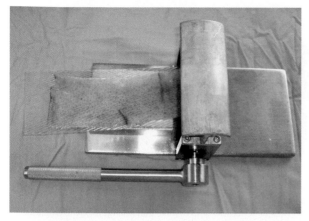

Abb. 9.7 Herstellung eines Maschentransplantates (Meshgraft) aus Spalthaut

Nase mit einem vollschichtigen Gewebetransplantat aus der Ohrmuschel rekonstruiert. Wegen der Entnahmedefekte kommen nur kleinere Defekte dafür in Frage.

Durch die Entwicklung der mikrochirurgischen freien Gewebetransplantation mit einem Gefäßanschluss unter dem Mikroskop können unterschiedlich komplexe Gewebe- und auch Hautlappen frei transplantiert werden.

In Kürze

Transplantation
Freie Hauttransplantation erfordert eine durchblutete Fläche (Granulationsgewebe, Aussprossen der Kapillarknospen).
Spalthaut, Vollhaut: Dermatome, Maschentransplantat (Meshgraft), Überknüpfverbände, Vakuumversiegelung. Serome, Hämatome oder Infekte verhindern das Anwachsen.
Composite-Grafts: Variante der freien Transplantation, z. B. bei Defekten an der Nase, Haut- und Knorpelanteilen von der Ohrmuschel.

9.2.2 Lappenplastiken

Die funktionelle und ästhetische Rekonstruktion von Gewebedefekten erfordert eine Vielzahl verschiedener operationstechnischer Verfahren. Von Bedeutung im Hinblick auf die Wahl des jeweiligen technischen Verfahrens sind die Gewebequalität in der Empfängerregion sowie die rekonstruktive Zielsetzung. Defekte der Haut können bei intakten tiefer liegenden Strukturen mittels einer einfachen Hauttransplantation verschlossen werden. Tiefere Substanzdefekte, welche u. a. neben Haut Muskelgewebe, Sehnengewebe oder auch Knochen- und Nervengewebe umfassen können, erfordern insbesondere bei lokaler Infektsituation oder Zustand nach Radiatio mitunter komplexe Lappenplastiken zur stabilen Rekonstruktion.

Definition
Als Lappenplastik wird eine körpereigene Gewebeeinheit bezeichnet, welche eine autonome Blutversorgung besitzt.

Im Gegensatz zu einem Hauttransplantat, das anfänglich lediglich über die Diffusion versorgt wird, verfügt die Lappenplastik über eine entweder zufällige (»random pattern«, ◘ Abb. 9.8) oder axiale (»axial pattern«, ◘ Abb. 9.9) Gefäßversorgung.

Eine Lappenplastik kann dabei viele verschiedene Gewebekomponenten umfassen. So ist die Verschiebung von reinen Haut- bzw. Hautfettlappenplastiken im Gesicht ein häufig angewandtes rekonstruktives Verfahren. Ausgedehnte Substanzdefekte werden oft mittels Lappenplastiken, welche Haut-, Fettgewebe und Muskulatur umfassen (sog. **myokutane Lappenplastiken**) rekonstruiert (◘ Abb. 9.10, ◘ Abb. 9.11, ◘ Abb. 9.12).

Bezüglich des Transfers der Lappenplastik in den Defekt kann bei Random-pattern-Lappen zwischen der Nahlappen- und Fernlappenplastik unterschieden werden:

– Bei der **Nahlappenplastik** wird die Lappenplastik aus der unmittelbar defektangrenzenden Region gehoben und durch eine Rotations- bzw. Vorschub- oder Transpositionsbewegung in die Defektregion eingebracht. Der entstandene Entnahmedefekt kann entweder unter Ausnutzung von lokalen Gewebeüberschüssen oder mittels Hauttransplantaten verschlossen werden.

– **Fernlappenplastiken** (◘ Abb. 9.2) werden weit entfernt von der Defektrekonstruktion gehoben. Die Lappen werden in die Defektregion eingebracht, bleiben jedoch mit der Entnahmestelle noch verbunden und beziehen initial ihre Durchblutung aus der Entnahmestelle. Nach mehreren Wochen besteht dann eine stabile Einheilung in der Defektregion und die bestehende Hautbrücke kann durchtrennt werden. Dieses Verfahren wurde mit wenigen Ausnahmen in der Hand- und Gesichtsrekonstruktion weitestgehend durch den **mikrochirurgischen freien Gewebetransfer** abgelöst, da zum einen die Ausheilungsergebnisse nicht immer stabil sind und zum anderen der Transfer der Lappenplastik mit lang andauernder Ruhigstellung in Zwangshaltung und multiplen Narben verbunden ist.

Das zunehmende Verständnis der (Mikro)-Gefäßanatomie von Haut und Muskulatur führte insbesondere in der 2. Hälfte des letzten Jahrhunderts zur Entwicklung einer Vielzahl von Lappenplastiken. Diese axial gestielten Gewebeeinheiten wurden zunächst als **gestielte Lappenplastiken** unter Beibehaltung der ursprünglichen Blutversorgung in die Defektregion transferiert.

Die Entwicklung entsprechender mikrochirurgischer Techniken, welche die zuverlässige Naht von Gefäßen mit einem Durchmesser <1 mm ermöglichten, erlaubte letztendlich auch die Verpflanzung von axial durchbluteten Gewebeeinheiten zur entfernten Körperregionen, wobei die Lappengefäße unter Verwendung mikrochirurgischer Techniken an entsprechende Empfängergefäße anastomosiert werden. **Freie mikrochirurgische Lappenplastiken** ermöglichen die Rekons-

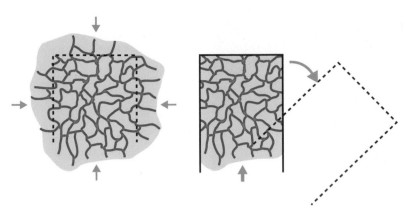

Abb. 9.8 Bei der sog. Random-pattern-Lappenplastik besteht **keine** direkte (axiale) Orientierung der Blutgefäßversorgung. Die Lappenplastik wird über einen Gefäßplexus durchblutet und die Perfusion der Lappenspitze ist bei einem ungünstigen Verhältnis (>2:1) zwischen Lappenlänge und Basisbreite gefährdet

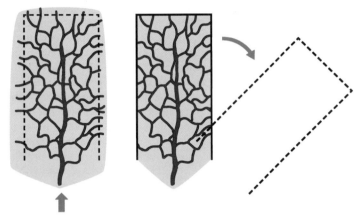

Abb. 9.9 Bei der axial vaskularisierten Lappenplastik tritt eine definierte Gefäßachse in den Lappen ein und erlaubt die sichere Verpflanzung der Gewebseinheit auch bei schmalerer Lappenbasis. In dieser Konfiguration ist auch die mikrochirurgische Verpflanzung technisch durchführbar

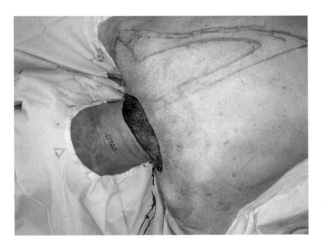

Abb. 9.10 11x6 cm allschichtiger Hautdefekt mit exponierten Dornfortsätzen nach Resektion eines exulzerierten malignen Melanoms. Eine sog. 2-blättrige myokutane Lappenplastik basierend auf den kaudalen Anteilen des Trapeziusmuskels wurde geplant

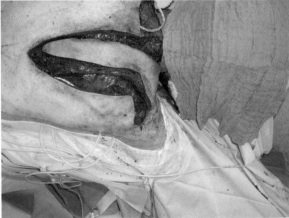

Abb. 9.11 Die Lappenplastik ist komplett umschnitten und mobilisiert

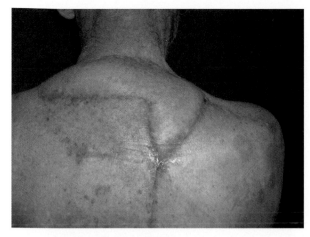

Abb. 9.12 Stabil eingeheilte Lappenplastik nach 4 Monaten. Der horizontale (rechts) und Teile des vertikalen Hebedefekts sind primär verschlossen worden. Die Lappenplastik wurde um 90° mit dem Uhrzeigersinn in den kranialen Haut-Weichteildefekt eingedreht

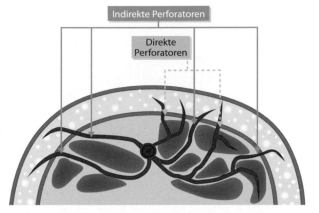

Abb. 9.13 Schematische Darstellung verschiedener Verlaufsarten von Perforans-Gefäßen

truktion von Defekten mit nicht kompromittiertem sicher durchblutetem Gewebe nahezu unabhängig von lokalen Gegebenheiten. Dabei kann die Rekonstruktion in einem einzeitigen Eingriff durchgeführt werden, die Fixierung von Gelenken bzw. Extremitäten in Zwangshaltung, wie sie bei Fernlappenplastiken erforderlich war, ist nicht mehr notwendig. Auch ermöglicht der mikrochirurgische, freie Gewebetransfer die Rekonstruktion mehrerer betroffener funktioneller Strukturen, wie z. B. auch Knochen, Nerven etc.

Detaillierte anatomische Studien über die Durchblutung von einzelnen Hautarealen führten in den letzten 20 Jahren zu der Entwicklung eines neuartigen Typus von Lappenplastik, der sog. **Perforator-Lappenplastik** (Abb. 9.13). Hierbei wird eine durchblutete Gewebeeinheit (meistens Haut und darunter liegendes Fettgewebe) basierend auf einem Perforansgefäß, welches entweder direkt durch die in der Tiefe liegende Muskulatur in die Lappenplastik eintritt oder in einem Septum verläuft, gehoben.

Die Präparation von Perforator-Lappenplastiken erfordert neben atraumatischer mikrochirurgischer Operationstechnik auch profunde Kenntnisse bezüglich der Mikrogefäßanatomie der Haut und der zugrunde liegenden Strukturen. Hierdurch lassen sich große Lappenplastiken heben, ohne die in der Tiefe liegende Muskulatur oder sonstige funktionelle Strukturen signifikant zu schädigen. Neben optimalen funktionellen Ergebnissen ist häufig auch eine ästhetisch sehr zufriedenstellende Rekonstruktion möglich. Perforator-Lappenplastiken können als gefäßgestielte lokale Lappenplastiken zur Anwendung kommen. Hierbei kann bei der **Propellor-Lappenplastik** der Entnahmedefekt meist primär verschlossen werden. Die Verpflanzung von Perforator-Lappenplastiken ist jedoch auch unter Verwendung mikrochirurgischer Techniken als freie Lappenplastik möglich. Diese Verfahren finden insbesondere Anwendung in der **Extremitätenrekonstruktion** (Abb. 9.14, Abb. 9.15, Abb. 9.16, Abb. 9.17, Abb. 9.18, Abb. 9.19, Abb. 9.20) und der **rekonstruktiven Brust-** chirurgie (Abb. 9.21, Abb. 9.22, Abb. 9.23, Abb. 9.24, Abb. 9.25, Abb. 9.26, Abb. 9.27).

Hautdehnung durch Expander

Die Entnahme von Lappenplastiken zur Rekonstruktion von flächigen Hautdefekten führt mitunter an der Entnahmestelle zu einem Gewebsdefizit, so dass der Wundverschluss hier primär nicht möglich ist und ein Hauttransplantat eingesetzt werden muss. Vor allem bei der Therapie von Verbrennungsnarben hat sich hier das Einbringen von sog. Expandern bewährt.

> **Definition**
>
> **Gewebeexpander** sind Silikonballons, welche mit einem Portsystem verbunden sind.

Diese sind vorkonfektioniert, in verschiedenen Geometrien und Größen erhältlich und werden meist in das subkutane Lager eingebracht (Abb. 9.28, Abb. 9.29). Über das Portsys-

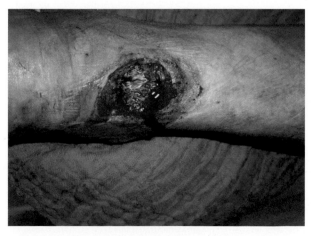

Abb. 9.14 Ulcus über Achillessehne bei Zustand nach Achillessehnen-Ruptur, operativer Versorgung und Wundheilungsstörung

9

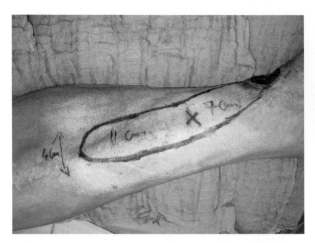

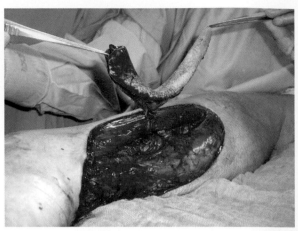

Abb. 9.15 Bestimmung des dominanten Perforans-Gefäßes mittels Dopplerultraschall und Anzeichnen einer Propeller-Lappenplastik an der Außenseite des Unterschenkels

Abb. 9.16 Die komplett gehobene Lappenplastik mit mikrochirurgisch langstreckig skelettiertem Perforans-Gefäß wird um 180° gedreht, so dass die proximale Lappenspitze über dem distal lokalisierten Defekt zu liegen kommt

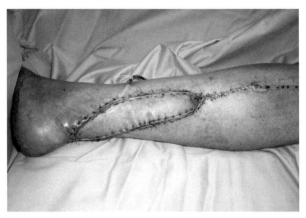

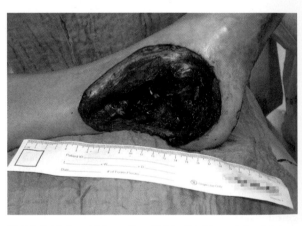

Abb. 9.17 Am Ende der Operation ist die Lappenplastik um 180° auf dem Perforans-Gefäß rotiert und bedeckt den ganzen Defekt. Der Hebedefekt wurde primär verschlossen

Abb. 9.18 Ausgedehnter Haut-Weichteildefekt nach Resektion eines Sarkoms am Malleolus medialis. Der N. tibialis posterior und die A. tibialis posterior sind im Resektat enthalten

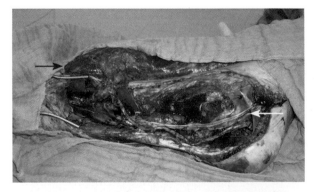

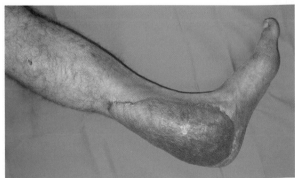

Abb. 9.19 Ein Latissimus-dorsi-Muskellappen (schwarzer Pfeil) wurde gehoben und mikrochirurgisch frei auf den proximalen Stumpf der A. tibialis posterior angeschlossen. Die distale A. tibialis posterior wurde mit einem Venentransplantat (V. saphena parva), der N. tibialis posterior mit einem Nerventransplantat (N. suralis) rekonstruiert (weißer Pfeil)

Abb. 9.20 Stabile Abheilung nach 6 Monaten

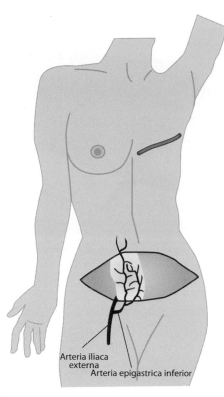

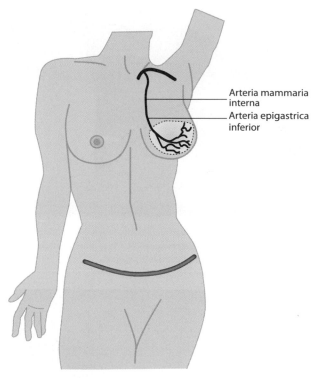

Abb. 9.21 Eine große Haut-Fett-Lappenplastik wird von der A. und V. epigastrica inferior versorgt und kann für den Brustaufbau mit Eigengewebe genutzt werden. Dieses Verfahren ist inzwischen das Standardverfahren zur plastisch-chirurgischen Brustrekonstruktion ohne Silicongelimplantate

Abb. 9.22 Der Gefäßstiel wird an die Mammaria-Gefäße mikrochirurgisch anastomosiert. Die Entnahmestelle wird im Sinne einer Abdominoplastik mittels Vorschub des kranialen Weichteillappens und Neu-Einpflanzung des Bauchnabels verschlossen

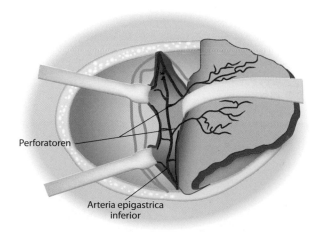

Abb. 9.23 Durch mikrochirurgische Techniken lässt sich diese Lappenplastik meist ohne Kompromittierung der Rectus-Muskulatur heben. Hierzu müssen die kaliberstärksten Perforans-Gefäße durch die Muskulatur bis zum Eintritt in die Stielgefäße des Lappens verfolgt werden

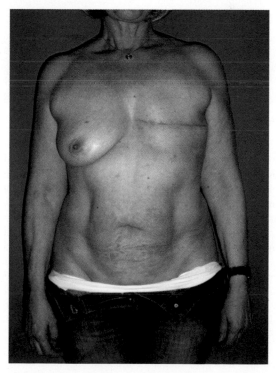

Abb. 9.24 Patientin mit Zustand nach Ablatio mammae links bei Mammakarzinom. Es besteht eine ausreichende Gewebsverfügbarkeit

9

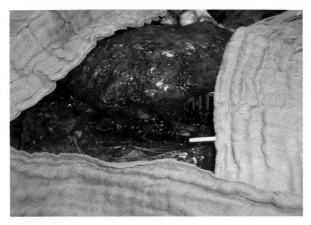

Abb. 9.25 Das vordere Blatt der Rectus-Scheide ist eröffnet und das Perforansgefäß komplett dargestellt. Die segmentalen Nerven der Rectus-Muskulatur sind komplett geschont

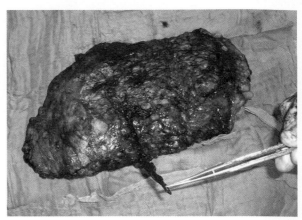

Abb. 9.26 Die Lappenplastik ist fertig für die mikrochirurgische Anastomose

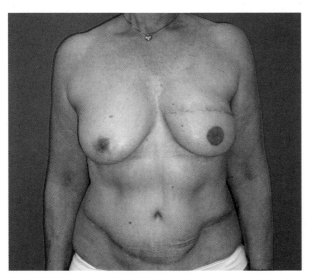

Abb. 9.27 Ergebnis nach Rekonstruktion der Brustwarze

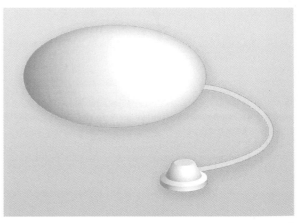

Abb. 9.28 Typischer Gewebeexpander mit elastischer Expansions-blase und Distanzport zur Injektion des Füllmediums

tem wird eine sukzessive Aufdehnung der über der Expander-blase lokalisierten Haut erreicht. Dabei kommt es zu einer Dehnung der Haut, jedoch nicht zu einer echten Zellvermehrung. Vergleichbar ist diese Hautaufdehnung mit der Dehnung der Bauchdecke im Rahmen einer Schwangerschaft.

Nach einer Expansionsphase, die mehrere Monate dauern kann, wird der Gewebsexpander entfernt. Im Anschluss kann das überschüssige Gewebe in die Defektregion eingebracht werden. Dies geschieht meist als Nahlappenplastik durch eine Vorschub- oder Transpositionsbewegung. Jedoch sind auch die Aufdehnung von Haut und der anschließende Transfer als mikrochirurgische freie Lappenplastik unter Einschluss einer definierten Gefäßachse möglich.

Die Technik der Gewebsexpansion erfordert eine infekt-freie Spenderregion mit guter Durchblutungssituation. Neben der Rekonstruktion von **Verbrennungsnarben** finden Expander auch in der **Mammarekonstruktion** Anwendung. Hierbei

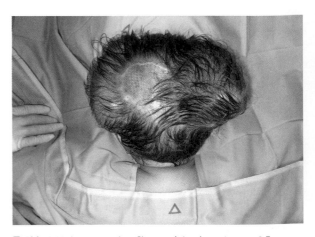

Abb. 9.29 Intraoperativer Situs nach Implantation von 2 Expandern am behaarten Kopf zur Exzision eines Spalthaut-Areals

wird bei Zustand nach Mastektomie der Hautmantel mittels eines Expanders aufgedehnt, im folgenden Operationsschritt wird dann eine Silikongelprothese implantiert. Die perioperative Antibiotikaprohylaxe ist dabei erforderlich.

9.2.3 Vakuumtherapie in der Plastischen Chirurgie

Verbandstechniken spielten in der Plastischen Chirurgie naturgemäß seit jeher eine große Rolle. Seit nunmehr 20 Jahren stehen geschlossene Verbandssysteme, welche die kontrollierte topische Applikation von Unterdruck im Wundgebiet erlauben, zur Verfügung. Der Unterdruck leitet zum einen Wundexsudate ab und führt somit auch zu einer Reduktion der Keimzahl. Zum anderen wird die Durchblutung im Wundbereich angeregt und das Umgebungsödem reduziert. Derartige Vakuumverbände (◘ Abb. 9.30) werden zur Vorbereitung des Wundgrundes vor Lappenplastiken oder Hautübertragungen genutzt. Eine weitere Anwendung besteht in der konservativen Behandlung von Problemwunden, bei denen so die Bildung von Granulationsgewebe angeregt werden kann.

9.3 Mikrogefäßchirurgie

> **Definition**
>
> Als Mikrogefäßchirurgie wird die Chirurgie der Gefäße bezeichnet, welche nur mittels optischer Hilfsmittel und spezifischer mikrochirurgischer Instrumente durchführbar ist.

Im Allgemeinen weisen diese Gefäße einen Durchmesser von <2,5 mm auf. Die Anwendung der in der Augenheilkunde und Hals-Nasen-Ohrenheilkunde längst etablierten Operationsmikroskope bei der Naht von Blutgefäßen (◘ Abb. 9.31) ermöglichte seit den 60er-Jahren des letzten Jahrhunderts die sichere Anastomosierung von kleinsten Blutgefäßen. Neben der Optimierung von optischen Hilfsmitteln waren für die erfolgreiche Etablierung mikrogefäßchirurgischer Verfahren auch die Entwicklung eines spezifischen Instrumentariums und insbesondere auch die Entwicklung von feinstem atraumatischem Nahtmaterial erforderlich.

Mikrogefäßchirurgische Techniken finden in vielen chirurgischen Disziplinen Anwendung. In der Plastischen Chirurgie werden Mikrogefäßnähte insbesondere in der **Replantationschirurgie** und der **freien Gewebetransplantation** verwendet.

Die stetige Weiterentwicklung von Instrumenten und die Einführung höchst vergrößernder Operationsmikroskope erlaubt inzwischen die Naht von Gefäßen mit einem Innendurchmesser von deutlich kleiner als 0,5 mm. Dieser Bereich der Mikrochirurgie wird als **Supramikrochirurgie** bezeichnet.

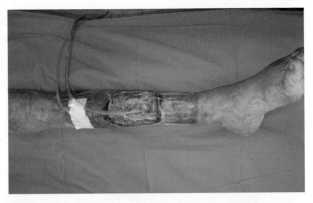

◘ **Abb. 9.30** Ausgedehntes Ulcus am linken Unterschenkel bei Vaskulitis und langjähriger Steroid-Therapie. Nach einem Wunddebridement wird ein Vakuumverband bestehend aus einem offenporigen Kunststoffschwamm und einer luftdichten Folie angelegt. Über eine mikroprozessorgesteuerte Pump-Einheit wird ein kontrollierter Unterdruck gewährleistet

9.3.1 Replantationschirurgie

Die Entwicklung geeigneter mikrochirurgischer Verfahren zur Naht von durchtrennten Blutgefäßen ermöglichte die Replantation von abgetrennten Gliedmaßen (◘ Abb. 9.32, ◘ Abb. 9.33, ◘ Abb. 9.34, ◘ Abb. 9.35, ◘ Abb. 9.36, ◘ Abb. 9.37). Vor dem Hintergrund der technischen Durchführung und des Schädigungsausmaßes wird zwischen der Mikro- und Makroreplantation unterschieden.

> **Definition**
>
> Als **Makroreplantation** wird die Anfügung von Gliedmaßen proximal des Handgelenkes bzw. Sprunggelenkes bezeichnet.

Hierbei ist zu berücksichtigen, dass große Anteile von Muskelgewebe, welches eine geringe Ischämietoleranz hat, reperfundiert werden. Makroreplantationen müssen aufgrund der geringen Ischämietoleranz innerhalb weniger Stunden nach dem Traumaereignis durchgeführt werden und erfordern häufig wegen des Blutverlustes bzw. Gewebsreperfusionsschadens eine intensiv-medizinische Betreuung.

> **Definition**
>
> Die **Mikroreplantation** umfasst neben Amputationsverletzungen im Bereich der Finger, der Mittelhand und des distalen Fußes auch die Replantation von Ohrmuschel, Nase, Zunge, Penis und Skalpanteilen.

Von größter Bedeutung für die erfolgreiche Replantation von abgetrennten Körperteilen ist direkt nach dem traumatischen Ereignis die sachgerechte **Lagerung des Amputates**. Das Amputat sollte auf 4°C gekühlt, vor Austrocknung geschützt und steril verpackt sein. Keinesfalls darf das Amputat direkt

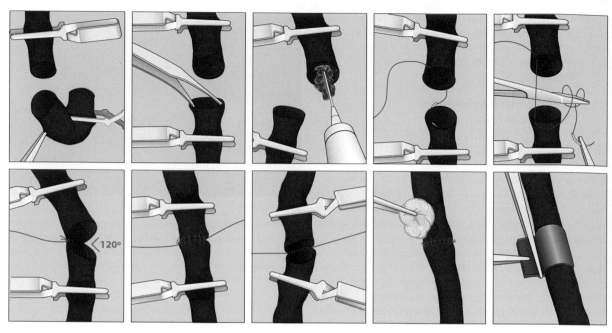

<120°

⬛ **Abb. 9.31** Mikrochirurgische Gefäßnaht: End-zu-End

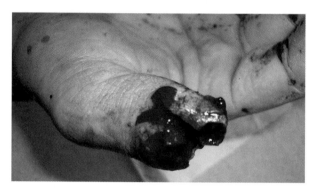

⬛ **Abb. 9.32** Kreissägenverletzung mit Amputation des Daumenendgliedes

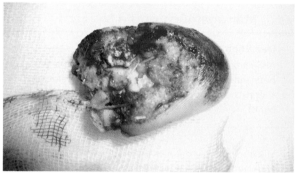

⬛ **Abb. 9.33** Amputat mit destruiertem Interphalangealgelenk

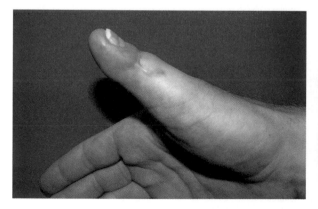

⬛ **Abb. 9.34** Ergebnis 8 Monate nach erfolgreicher Replantation mit Versteifung im Interphalangealgelenk

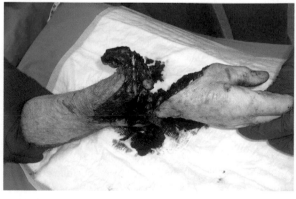

⬛ **Abb. 9.35** Subtotale Amputation der rechten Hand nach Kreissägenverletzung. Die Hand ist nicht mehr durchblutet und nur noch über eine schmale ellenseitige Haut-Weichteilbrücke mit dem Unterarm verbunden

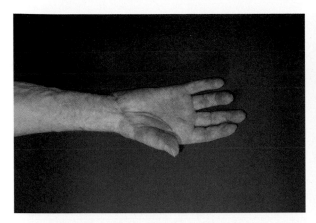

Abb. 9.36 7 Monate nach Replantation ist die Perfusion normal. Es besteht noch eine gewisse Bewegungseinschränkung im Bereich der Langfinger

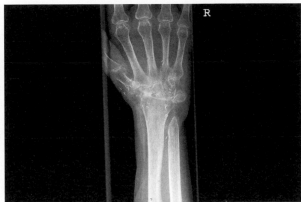

Abb. 9.37 Aufgrund der kompletten Destruktion des Handgelenkes wurde eine Arthrodese im Rahmen der Primärversorgung durchgeführt

auf Eis gelagert werden. Als optimal hat sich das Einpacken des Amputates in eine Kompresse und einen Plastikbeutel, der in einen weiteren Plastikbeutel mit Wasser und Eiswürfelfüllung gelegt wird, erwiesen. Während bei Makroamputation die Ischämiezeit keinesfalls länger als 6 h sein darf, besteht bei Mikroamputation eine etwas höhere Ischämietoleranz. Jedoch sollte auch hier die Ischämiezeit möglichst kürzer als 12 h sein, da es sonst zu einem deutlichen Absinken der Erfolgsquote kommt. Bei korrekter Indikationsstellung und chirurgischer Technik kann die Erfolgsaussicht einer Mikroreplantation in spezialisierten Zentren größer als 90% sein.

In Deutschland gibt es spezielle Replantationszentren, die im Rahmen einer 24-Stunden-Bereitschaft ein mikrochirurgisches Team zur zeitnahen Replantation von abgetrennten Körperteilen vorhalten.

9.4 Chirurgie der peripheren Nerven

Auch die Chirurgie der peripheren Nerven wurde durch die Entwicklung entsprechender mikrochirurgischer Techniken und die Einführung von optischen Hilfsmitteln revolutioniert. Zwar wurden auch zuvor schon durchtrennte Nerven mittels Naht rekonstruiert, jedoch war bei dieser Epineuralnaht die anatomisch korrekte Zuordnung der einzelnen durchtrennten Faszikel nicht möglich. Das funktionelle Ergebnis war entsprechend schlecht. Unter dem Operationsmikroskop lässt sich bei verletzten stammnahen polyfaszikulären Nerven nach Anfrischung der Nervenenden mittels einer **Perineuralnaht** oder einer **Periepineuralnaht** eine anatomisch korrekte Adaptierung der einzelnen Faszikel erzielen. Dabei muss die mikrochirurgische Nervennaht stets spannungsfrei erfolgen, da es sonst unweigerlich aufgrund von Vernarbungsprozessen zur ausbleibenden Nervenregeneration kommt. Als Nahtmaterial wird meist monofile, nichtresorbierbare Naht mit der Stärke 9–0 oder 10–0 verwendet.

Wurde anfangs in der Mikrochirurgie der peripheren Nerven die interfaszikuläre Neurolyse mit anschließender anatomischer Naht aller einzelnen Nervenfaszikel durchgeführt, zeigte sich im Verlauf, dass dies zu einer deutlichen **Narbenreaktion** im Bereich der Nerven führt. Heute wird in der Regel bei der Rekonstruktion von verletzten peripheren Nerven ein Kompromiss zwischen atraumatischem Vorgehen mit möglichst limitierter Präparation und Mobilisation der Nerven und adäquater anatomischer Adaptierung der verletzten Strukturen eingegangen (**Abb. 9.38**).

Im Falle von Defektverletzungen der Nerven oder langstreckiger Vernarbung ist die **Transplantation** von Nerven möglich (**Abb. 9.39**). Die Nerventransplantate werden dabei aus einer Spenderregion gewonnen, die einen tolerablen Hebedefekt aufweist. Klassischerweise kann dies z. B. der N. suralis aus dem Unterschenkel sein. Nerventransplantate werden häufig bei der Rekonstruktion des Plexus brachialis verwendet.

Die **Regeneration** von verletzten Nerven findet ausgehend von der Traumazone unter idealen Bedingungen mit einer Geschwindigkeit von 1 mm/Tag statt. Dies bedeutet, dass bei proximalen Nervenläsionen mehr als 1 Jahr bis zur Regeneration der verletzten Nerven vergehen kann. Es ist somit mit einer langen Rehabilitationsphase zu rechnen. Die Degeneration der von den entsprechend verletzten Nerven versorgten Muskeln kann bei verzögerter Regeneration sogar irreversibel sein.

Im Falle von irreversibler Degeneration der gelähmten Muskeln ist mitunter ein **funktioneller Muskeltransfer** möglich. Hierbei kann ein Spendermuskel unter Verwendung von mikrochirurgischen Techniken in die Defektregion transplantiert werden, welcher an einen lokalen motorischen Nerv angeschlossen wird. Insbesondere bei der Chirurgie der Fazialisparese hat sich dieses Verfahren bewährt. Eine weitere Möglichkeit sind sog. **motorische Ersatzoperationen**, bei denen lokale, nicht von der Nervenverletzung betroffene, Muskeln verlagert werden.

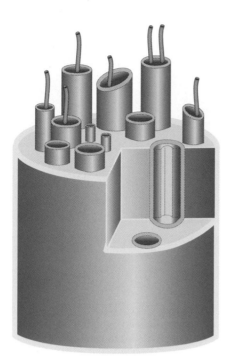

Nach entsprechender präoperativer Diagnostik werden die funktionell relevanten Lymphgefäße proximal der Schädigungszone markiert. Es besteht dann die Möglichkeit, eine Verbindung zwischen dem Lymphgefäßsystem und dem venösen System als sog. lymphovenöse Anastomose zu schaffen. Eine weitere Option stellt die Transplantation von Lymphgefäßen dar. Diese werden in der Regel im Bereich des medialen Oberschenkels entnommen. Es erfolgt sodann die lympholymphatische Anastomose distal und proximal der Engstelle. In der Regel sind hierbei 2 oder 3 Transplantate erforderlich.

Die Ergebnisse der rekonstruktiven Lymphgefäßchirurgie können bei adäquater technischer Durchführung teilweise überzeugend sein. In mehr als 50 % der Fälle besteht eine deutliche Besserung der subjektiven Beschwerden. Häufig ist jedoch eine lebenslange Fortsetzung konservativer entstauungstherapeutischer Verfahren notwendig.

❒ **Abb. 9.38** Mikroanatomie eines peripheren Nerven. Die einzelnen Faszikel sind im Perineurium eingebettet und sollten bei einer mikrochirurgischen Nervenkoaptation möglichst adäquat zugeordnet werden

9.6 Spezielle Rekonstruktionsverfahren – interdisziplinäres Vorgehen

Die technischen Entwicklungen auf dem Gebiet der rekonstruktiven Chirurgie ermöglichen heutzutage die Rekonstruktion auch von ausgedehnten und funktionell relevanten Gewebsdefekten. Dabei ist häufig zur Erzielung des optimalen rekonstruktiven Ergebnisses ein interdisziplinäres Vorgehen erforderlich. Die Zusammenarbeit mit benachbarten chirurgischen Disziplinen ist ein essenzieller Bestandteil der klinischen Tätigkeit in der Plastischen Chirurgie (❒ Abb. 9.40, ❒ Abb. 9.41, ❒ Abb. 9.42, ❒ Abb. 9.43).

9.5 Mikrolymphatische Chirurgie

Eine weitere Anwendungsmöglichkeit der mikrochirurgischen Techniken besteht in der Rekonstruktion von Lymphgefäßen. Indikation ist hierbei das **sekundäre Lymphödem**, welches bei isolierter Schädigung des Lymphabflusssystems eintritt. Als Beispiel kann hier das Lymphödem im Bereich der oberen Extremität nach axillärer Lymphknotendissektion bei Mammakarzinom angeführt werden.

9.7 Ästhetisch-Plastische Chirurgie

Unter der Ästhetisch-Plastischen Chirurgie fasst man formverändernde Eingriffe zusammen, die lediglich eine Verbesserung des Erscheinungsbildes zum Ziel haben. Sie werden umgangssprachlich auch als »Schönheitsoperationen« benannt.

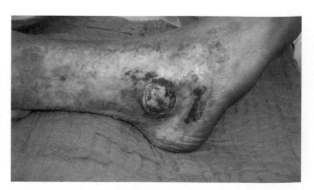

❒ **Abb. 9.39** Rekonstruktion eines langstreckigen Defektes des N. femoralis nach Tumorresektion mit Transplantaten des N. suralis vom Unterschenkel

❒ **Abb. 9.40** Ulcus arteriosum Malleolus lateralis bei 4.-gradiger AVK. Zustand nach multiplen Hauttransplantationen. Keine Option für lokale Lappenplastiken oder einen ortsständigen mikrochirurgischen Gefäßanschluss. Gemeinsames Vorgehen mit Gefäßchirurgen zum Extremitätenerhalt

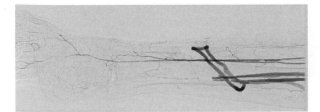

Abb. 9.41 Anlage einer arteriovenösen Gefäßschleife durch Gefäßchirurgen zur Schaffung einer adäquaten Situation für den mikrochirurgischen Gewebetransfer

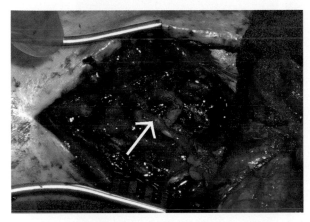

Abb. 9.42 Im Intervall mikrochirurgische Transplantation eines Latissimus-dorsi-Lappens mit Anschluss auf der arteriovenösen Schleife End-zu-End (→ Gefäßschleife)

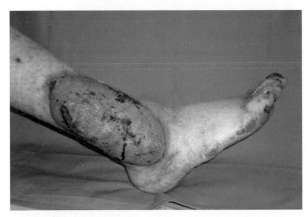

Abb. 9.43 Stabile Abheilung 3 Monate post operationem. Die Lappenplastik wird unter kontinuierlicher Entstauungsbehandlung noch weiter abschwellen

Typische Indikationen für Ästhetisch-Plastische Chirurgie
- Kopf: Augenlidkorrekturen, Korrektur von Nasendeformitäten, Gesichtsstraffungen (Facelifting, Stirnlifting)
▼

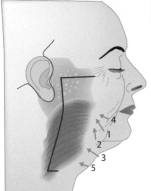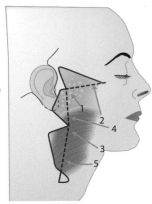

Abb. 9.44 Gesichtsstraffung durch Facelift-Operation, Schema der Zugvektoren (graue Linie = Schnittführung im Hautniveau; rote Linie = Straffung der tiefen Strukturen)

- Rumpf: Dermolipektomien (z. B. nach Gewichtsreduktionen oder Schwangerschaft), Körperformung (z. B. Fettabsaugung), Mammakorrekturen (Augmentation, Reduktionsplastik, Wiederaufbau nach Ablatio mammae)
- Extremitäten: Dermolipektomien, Körperformung (z. B. Fettabsaugung, Eigenfett-Transfer/Liposculpturing)

Die Nachfrage nach körpermodellierenden und anderen ästhetisch-plastischen Eingriffen nimmt weltweit in den letzten Jahrzehnten stetig zu. Sowohl die permanente Weiterentwicklung und ständige Verfeinerung von neueren Techniken (Ultraschall-/Laser-/Hydrojet-/Vibrations-Fettabsaugung) als auch die allgegenwärtige Präsenz von Schönheitsidealen in den Medien spielen hierbei eine Rolle. Schönheit und jugendliches Aussehen wird dabei mit Erfolg und Können gleichgesetzt. Neue Methoden wie die mehrschichtige Gesichtsstraffung (»composite face lift«), endoskopisches Stirnlift, oder Hautstraffungen durch unterschiedliche Laser (»resurfacing«) erlauben immer zuverlässigere und bessere Ergebnisse (Abb. 9.44).

> Bei ästhetischen Operationen sind die Anforderungen an eine sorgfältige und umfangreiche präoperative Aufklärung unter Darstellung aller Komplikationsmöglichkeiten besonders hoch!

9.7.1 Fettabsaugung (Liposuktion)

Das Verfahren der Fettabsaugung entwickelte sich in der jetzigen Form seit den 1980er-Jahren. Heutzutage werden dabei zunächst spezielle Tumeszenzlösungen in das Gewebe infiltriert. Dann wird mit 2–3 mm dünnen Spezialkanülen in vielen Schichten und mit vielen verschieden ausgerichteten Kanälen (Multi-layer-multi-channel-Technik), meistens mit

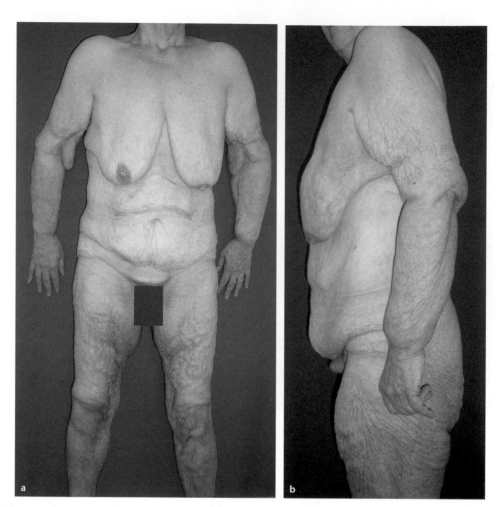

Abb. 9.45 Status nach 125 kg Gewichtsabnahme nach Gastric-bypass-Operation mit funktionellem Hautüberschuss. **a** Von vorne, **b** von seitlich

einer maschinellen Hochleistungs-Saugpumpe oder mit manuell bedienten Saugspritzen, über kleine Hautschnitte das vorbehandelte Fettgewebe abgesaugt. Das schwammartige abgesaugte Gewebe wird dann mit Kompressionsmiedern für einen Zeitraum von etwa 4–6 Wochen komprimiert. Kleinere Mengen bis zu 1000 ml Fett können in Lokalanästhesie, größere Mengen sollten in Allgemeinnarkose abgesaugt werden.

9.7.2 Dermolipektomie

Bedingt durch die zunehmende Problematik der Adipositas in den Industrieländern gewinnt die Dermolipektomie insbesondere nach starken Gewichtsabnahmen (diätetisch oder nach sog. bariatrischer Chirurgie, ☐ Abb. 9.45, ☐ Abb. 9.46) immer mehr an Bedeutung.

9.7.3 Brustvergrößerung (Mamma-Augmentationsplastik)

Durch Einsetzen eines alloplastischen Silikonimplantates entweder unter (subpektoral) oder über (epipektoral) dem Pectoralis-major-Muskel über verschiedene Inzisionen wird eine Vergrößerung und Formung der Brust erzielt. Während die Hüllen immer aus Silikon bestehen, benutzt man aktuell für die Füllung entweder Silkongele unterschiedlichen Vernetzungsgrades (kohäsiv) oder Kochsalzlösungen (☐ Abb. 9.47).

Die wichtigste Komplikation stellt die konstriktive Kapselbildung, sog. **Kapselfibrose** dar. Sie führt zu einer Verhärtung, Schmerzen und zunehmender Verformung der augmentierten Brust und wird durch eine Fremdkörperreaktion des Körpers, die der Organismus um jedes Implantat herum unterschiedlich stark ausbildet, verursacht. Durch die Verwendung von texturierten Prothesen wird das Risiko der ätiologisch bislang nicht genau geklärten Kapselfibrose vermindert. Die Therapie besteht in der Kapselinzision oder -resektion verbunden mit einem Implantatwechsel.

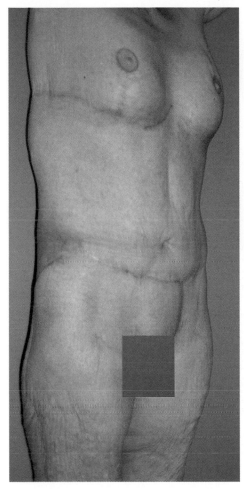

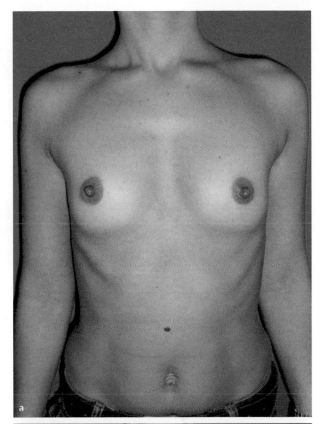

◨ **Abb. 9.46** Nach zirkumferentieller Dermolipektomie (»body lift«) und Reduktionsplastik mit Autoaugmentation der Brüste nach der Erlanger Methode

Üblicherweise erfolgt der Zugang über die Submammär falte, periareolär und transaxillär (meistens endoskopisch unterstützt).

9.7.4 Brustverkleinerung (Mamma-Reduktionsplastik)

Die Verkleinerung der besonders großen Brust (Mammahypertrophie) ist einer der häufigsten medizinisch indizierten Eingriffe in der ästhetischen Chirurgie, da sie zur Linderung von Sekundärbeschwerden (z. B. HWS Probleme) beiträgt. Bei der rein ptotischen Brust handelt es sich um eine typische ästhetische Indikation.

Im Prinzip beruhen die modernen Verfahren der Reduktionsplastik (◨ Abb. 9.48) auf der Ausbildung eines mamillentragenden vaskulären Stiels unterschiedlicher Ausprägung. Dieser Stiel erlaubt es, den zirkulär umschnittenen und in der Umgebung deepithelialisierten Mamillen-Areola-Komplex

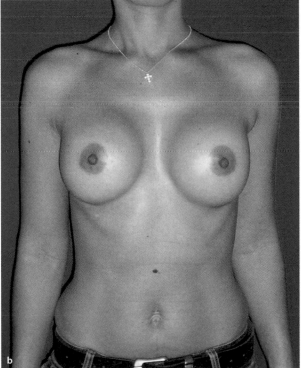

◨ **Abb. 9.47** Mamma-Augmentation. **a** Präoperativer Befund mit Mammahypoplasie. **b** Korrektur mit subpektoralen Silikonimplantaten

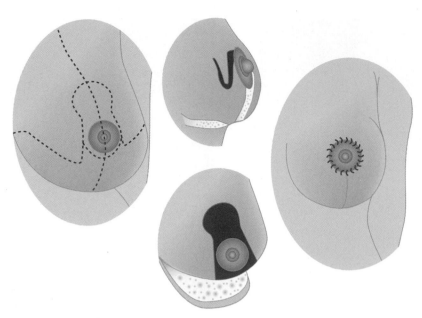

⬚ Abb. 9.48 Schematische Darstellung des Prinzips einer Mamma-Reduktionsplastik

9

(Desepithelialisierung = Entfernung der Epidermis und des Stratum papillare der Dermis) nach Resektion des überschüssigen Gewebes und Formung zu transponieren und neu einzusetzen. Die Durchblutung und meistens auch die Nervenversorgung des MAK bleiben auch bei großen Geweberesektionen dabei erhalten. Deshalb lassen sich mit den modernen und zunehmend standardisierten Reduktionsverfahren heutzutage sehr gute ästhetische und funktionelle (Erhaltung der Stillfähigkeit) Resultate erzielen.

In Kürze

Ästhetisch-Plastische Chirurgie (»Schönheitschirurgie«)
- z. B. Fettabsaugung (Liposuktion)
- Mammaplastik (Brustvergrößerung und -verkleinerung)
- Besonders intensive Risikoaufklärung erforderlich!

Kinderchirurgie

S. Berger, P. Schweizer

Kinderchirurgie ist Chirurgie am Patienten im Wachstum mit altersspezifischen biologischen, pathophysiologischen und psychologischen Merkmalen. Die Patienten der Kinderchirurgie sind deshalb Neugeborene, Säuglinge, Kleinkinder und Schulkinder bis zum Abschluss des Wachstums. Kinderchirurgie befasst sich daher mit kongenitalen Fehlbildungen und postnatal erworbenen Krankheiten fast aller Organe, ausgenommen der Sinnesorgane, des zentralen Nervensystems und des Herzens. Sie befasst sich mit Lungen- und Trachealchirurgie, mit Viszeralchirurgie, Traumatologie, Urologie, Onkologie und chirurgischen Infektionen. Hinzu kommen fakultativ die Hydrozephalus- und Meningomyelozelenchirurgie sowie die Chirurgie der Lippen-Kiefer-Gaumenspalten.

Das umfassende Spektrum kinderchirurgisch relevanter Erkrankungen setzt neben profunden pädiatrischen Kenntnissen seit der Organspezialisierung vieler chirurgischer Bereiche konstitutiv die Kooperation der Kinderchirurgen mit vielen chirurgischen Fachgebieten voraus. Separatismus, Fundamentalismus und Monopolismus können der »Sache« nicht dienen, da eine weitere Fragmentierung des Faches wegen fehlender finanzieller Ressourcen nicht sinnvoll ist. Diese Feststellung gilt sowohl für die operative Arbeit als auch die Weiterbildung, also das Trainingsprogramm. Der Kinderchirurg muss aber als Chirurg des Kindes die Pathophysiologie aller relevanten Krankheiten kennen und sachgemäß in die diagnostische, therapeutische und prognostische Arbeit einbringen. Die operative Arbeit des Kinderchirurgen beginnt spätestens bei der Beurteilung der Korrektur- und Resektionsfähigkeit, also der Indikationsstellung.

10.1 Merkmale der Kinderchirurgie

10.1.1 Anatomie

Körperproportionen des wachsenden Menschen, Wachstumsfugen am Knochen, Größe, Lage, Struktur und Funktionsreife der inneren Organe, biologische Gewebseigenschaften, das Vorkommen spezieller Erkrankungen nur in einer bestimmten Altersphase, Variabilität und Anomalien der Befunde sind einige typische Merkmale, die in der Kinderchirurgie berücksichtigt werden müssen.

10.1.2 Pathophysiologie

Unterschiedliche Stoffwechselreaktionen, unterschiedliche Immunitätseigenschaften, großer Energieverbrauch, Empfindlichkeit auf Sauerstoffmangel, besonders des ZNS, unterschiedlicher Flüssigkeits- und Elektrolytstoffwechsel, große Empfindlichkeit gegenüber Blutverlust, das unterschiedliche Verhalten im Schock und die Tendenz zu hypertropher Narbenbildung setzen spezielle Kenntnisse in der prä- und postoperativen Behandlung, besonders in der Infusionstherapie und parenteralen Ernährung voraus.

Diese pathophysiologischen Eigenschaften bedeuten eine mangelhafte Infektabwehr im 1. Trimenon, einen täglichen Flüssigkeitsumsatz beim Kind von 1/5 des Wasserbestandes gegenüber 1/17 beim Erwachsenen, eine Urinmenge beim Säugling von 2–18 ml/h im Vergleich zu 40–50 ml/h beim Erwachsenen.

 Cave
Beim Kind besteht bei Flüssigkeitsverlusten die Gefahr der rasch eintretenden Exsikkose und Intoxikation sowie der Entstehung eines Hirn- und Lungenödems bei schon geringer Überinfusion.

Das Blutvolumen eines Neugeborenen beträgt 300 ml, eines 3-jährigen Kindes 800 ml, eines 8-Jährigen 2.000 ml und eines 14-Jährigen 4.000 ml wie beim Erwachsenen. 50 ml Blutverlust beim Neugeborenen entsprechen 1.000 ml Blutverlust beim Erwachsenen.

Vorteile in der Pathophysiologie des Kindes sind dagegen die bessere und schnellere Wundheilung, die geringere Infektionsgefahr einer Wunde und das verminderte Thromboembolie- sowie Dekubitusrisiko.

10.1.3 Psychologische Merkmale

Kinder können in der Regel nicht ausreichend aufgeklärt werden, ein »informed consent« kann nicht erreicht werden. Daraus entstehen positive und negative Folgen für einen Krankenhausaufenthalt. In der Regel bringen Kinder eine positive Einstellung zur Krankheit mit: Sie akzeptieren Krankheiten und Krankheitsfolgen erstaunlich leichter und schneller als Erwachsene. Hospitalismus ist in entsprechend gestaltetem Milieu, bei einer Betreuung durch einfühlsames Personal und bei Mitaufnahme einer vertrauten Person selten. Ärzte und Personal haben dabei eine 2-dimensionale Aufgabe zu erfüllen:

- die Betreuung des kranken Kindes und
- die Betreuung seiner besorgten Eltern.

> **Das Alpha und Omega der Betreuung ist aber die absolute Gewährleistung der Schmerzfreiheit in jeder Phase der Behandlung.**

10.1.4 Operative Technik

Kinderchirurgie kann die standardisierten Techniken der Erwachsenenchirurgie wegen der gegebenen pathophysiologischen Eigenschaften nicht 1:1 kopieren. Organdimensionen, Gewebsmerkmale, häufige Variabilitäten im Befund und in den Anomalien müssen respektiert und im operativen Programm berücksichtigt werden. Resezierende Verfahren müssen zugunsten der Organerhaltung im Hinblick auf den noch wachsenden Organismus oft zurückgestellt werden.

Die **minimal-invasive Chirurgie (MIC)** ist im Vergleich zur sog. konventionellen oder offenen Chirurgie ein anderes Verfahren sowohl im Hinblick auf den Zugang als auch die Präparation. Das wesentliche Ziel ist die Traumareduktion. Die Ergebnisse dieses Verfahrens müssen zumindest die Ergebnisse erreichen, die mit den konventionellen Operationsverfahren erreicht werden. Sie sind der Goldstandard, an dem gemessen wird.

Die Besonderheiten der Kinderchirurgie kommen in den beengten Räumen des Körpers, in denen operiert werden muss, und in der Toleranz eines (im Vergleich zum Erwachsenen) geringeren intraabdominalen Insufflationsdruckes während der Operation zum Ausdruck. Das Kind, besonders der Säugling, atmet im Vergleich zum Erwachsenen vorwiegend mit dem Zwerchfell. Der Überdruck in der Bauchhöhle darf das Zwerchfell während der Operation nicht zu weit nach oben drängen, sonst entstehen Beatmungsprobleme. Zudem wirkt sich der Überdruck negativ auf die Herz-Kreislauf-Tätigkeit aus. Die MIC in der Kinderchirurgie muss daher im Hinblick auf den Insufflationsdruck ein Maß finden, das auf der einen Seite die genannten Nebenwirkungen gering hält und auf der anderen Seite durch die Reduzierung des Drucks den freien chirurgischen Arbeitsraum in Körperhöhlen nicht übermäßig reduziert.

In Kürze

Merkmale der Kinderchirurgie
Kinderchirurgie befasst sich mit den chirurgisch relevanten Krankheiten in den verschiedenen Phasen des Wachstums.
Anatomie: Andere Körperproportionen, Wachstumsfugen am Knochen, Größe, Lage, Struktur und Funktionsreife der inneren Organe müssen in der Chirurgie des Kindes berücksichtigt werden.
Pathophysiologie:
- Mangelhafte Infektabwehr im 1. Trimenon
- Gefahr der rasch eintretenden Exsikkose und Intoxikation bei Flüssigkeitsverlusten
- Gefahr des Hirn- und Lungenödems bei schon geringer Überinfusion

Psychologische Merkmale: Absolute Schmerzfreiheit muss in jeder Phase der Behandlung gewährleistet sein.

10.2 Klassische (viszerale) Neugeborenenchirurgie

Fortschritte in der Kinderchirurgie
Die epochalen Fortschritte in der Korrektur angeborener Fehlbildungen sind das Resultat klinischer und wissenschaftlicher Arbeit der Kinderchirurgengeneration der letzten 30 Jahre. Sie sind das Ergebnis konsequenter Früherkennung und Frühbehandlung. Die Mortalität konnte auf eine Restmortalität bei sehr komplexen Fehlbildungen gesenkt werden und Morbidität ist nur noch Folge außergewöhnlich komplexer Pathologien. Bei klassischen, singulären Fehlbildungen gibt es fast keine Mortalität mehr. Zum epochalen Fortschritt haben auch pathophysiologisch begründete, standardisierte Operationsverfahren, bessere Nahtmaterialien, optimierte Infusionstherapien, günstigere venöse Zugänge, rationale medikamentöse Therapien, die Zentralisation der Behandlung in kinder-

▼

chirurgischen Zentren, ein optimierter Anästhesiedienst und die verbesserte postoperative Intensivpflege beigetragen. Die Prognose hinsichtlich Mortalität und Morbidität hängt heute weniger als früher vom Gewicht eines Neugeborenen ab, sondern von Begleitpathologien und der Komplexität der primären Fehlbildung. Minimal-invasive Methoden in allen Bereichen der Kinderchirurgie haben die Verweildauern der Patienten im Krankenhaus verkürzt, ein großer Teil der kleineren Operationen kann heute ambulant durchgeführt werden.

10.2.1 Ösophagusatresie

Definition und Pathogenese
Die Ösophagusatresie wird als angeborener Verschluss des Lumens der Speiseröhre definiert. Ihre Inzidenz wird mit 1:2.000–3.000 angegeben. Im Hinblick auf die Embryologie werden verschiedene Entwicklungsstörungen diskutiert. Kein Modell wurde bisher schlüssig bewiesen. Im Prinzip dürfte es sich um eine fehlerhafte Unterteilung des Vorderdarmes in Trachea und Ösophagus handeln. Sie ist Folge einer gestörten Entwicklung des Septum oesophagotracheale in der 4.–5. Embryonalwoche. Das Septum entwickelt sich unvollständig, sowohl in vertikaler als auch in horizontaler Richtung. Die Folge ist eine **unvollständige Lumenbildung** der Speiseröhre (horizontale Septierungsstörung) und eine **Fistelbildung** zwischen Trachea und Ösophagus (vertikale Septierungsstörung).

Formen und Klassifikation
Pathomorphologisch und klinisch werden kurz- und langstreckige Atresien, jeweils mit und ohne Fistel zwischen Trachea und Ösophagus, unterschieden (◘ Abb. 10.1). Mit Abstand am häufigsten (90%) wird der Typ IIIc beobachtet. Eine Sonderform stellt die H-Fistel dar, bei der zwar eine Fistelverbindung zwischen Trachea und Ösophagus besteht, jedoch keine Atresie der Speiseröhre. Eine Vielzahl weiterer, seltener Formen ist bekannt, die auch unter dem Begriff der bronchopulmonalen Vorderdarm-Malformationen zusammengefasst werden.

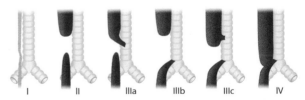

◘ **Abb. 10.1** Formen der Ösophagusatresie. Am häufigsten kommt der Typ IIIc vor. Der seltenste Typ ist I. Typ II ist meistens mit einer großen Distanz der Ösophagusstümpfe verbunden. Beim Typ III und IV besteht das Risiko, dass die obere ösophagotracheale Fistel übersehen wird

Leitsymptome der Ösophagusatresie

- Hydramnion in der Schwangerschaft
- Schaumiger Speichel vor Mund und Nase des Neugeborenen
- Hustenanfälle, Zyanoseattacken und zunehmende Dyspnoe bis zur Asphyxie

■■ Diagnostik

Bei der direkt nach der Geburt durchgeführten Sondierung des Ösophagus stößt die Sonde nach 8–10 cm auf einen Widerstand. Sie lässt sich nicht in den Magen vorführen. Ein Röntgenbild zeigt, dass sich eine röntgendichte Sonde im oberen Ösophagusblindsack aufrollt.

 Cave

Eine Kontrastmitteldarstellung erübrigt und verbietet sich, weil sie mit der Gefahr der Kontrastmittelaspiration verbunden ist, die tödlich sein kann.

Luft im Magen/Darm zeigt eine ösophagotracheale Fistel an. Luft gelangt aus der Trachea über die Fistel in den Magen. Das luftleere Abdomen ist umgekehrt ein deutlicher Hinweis auf das Fehlen einer Fistel.

■■ Präoperative Komplikationen

Das Überlaufen von Speichel und Schleim oder sogar Nahrung in die Trachea kann zur gefürchteten **Aspirationspneumonie** führen. Durch Überfließen von Magensaft über die Fistel in die Trachea kommt es zur chemischen Pneumonie, zum sog. Mendelsohn-Syndrom.

 Das Kind schluckt in die Lunge, atmet in den Magen und regurgitiert Magensaft in die Bronchien.

Diesen Satz sollten sich Studenten und junge Ärzte einprägen. Er beschreibt die gesamte Pathophysiologie der Ösophagusatresie.

■■ Therapie

Während eines Transportes und bis zur Operation muss ständig Speichel aus dem Mund abgesaugt und das Kind mit erhöhtem Oberkörper auf die rechte Seite gelagert werden. Zur kontinuierlichen Schleimabsaugung kann eine sog. Schlürfsonde (2-lumig) in den Blindsack eingelegt werden.

> **Praxisbox**
>
> **Prinzipien der Operation der Ösophagusatresie**
>
> 1. Rechtsseitige, (streng) extrapleurale Thorakotomie
> 2. Präparation und Verschluss einer ösophagotrachealen Fistel
> 3. End-zu-End-Anastomose der Ösophagusstümpfe
> 4. Schienung der Anastomose mit einer dünnen und weichen, transnasal bis in den Magen vorgeführten Sonde

Postoperativ kann die enterale Ernährung über die eingelegte Schienungssonde bald begonnen werden. In der Regel erfolgt nach etwa 10 Tagen eine radiologische Breischluckuntersuchung um Dichtigkeit und Durchgängigkeit der Anastomose nachzuweisen. Danach erfolgt der orale Nahrungsaufbau.

Die thorakoskopische Operation der Ösophagusatresie ist möglich, wird jedoch bisher nur in wenigen spezialisierten Zentren durchgeführt.

Bei langstreckiger Ösophagusatresie (Distanz der Stümpfe mehr als 4 cm) ist in der Regel eine primäre **Anastomosierung** nicht möglich. Verschiedene Methoden zur Elongation der beiden Ösophagusstümpfe können präoperativ oder intraoperativ zum Einsatz kommen. Gelingt keine ausreichende Elongation, die eine Anastomose erlaubt, müss die Indikation zum Ösophagusersatz durch intrathorakalen Magenhochzug oder mit Dickdarminterponat gestellt werden. Der Zeitpunkt zur **Ösophagusersatzplastik** muss individuell gewählt werden. Der geübte Chirurg kann sie bei einem ansonsten gesunden Kind schon im Neugeborenenalter durchführen. Der Magen muss (mit verschiedenen Verfahren) zu einem Schlauch umgeformt werden. Die Morbidität der Ösophagusersatzplastiken ist beträchtlich.

▪▪ Postoperative Komplikationen
Die Mortalität ist inzwischen auf 1% gefallen, sie ist ausschließlich (noch) Folge von Begleitpathologien. Postoperative Komplikationen können die Anastomoseninsuffizienz (1%), Rezidivfisteln (1–4%), ein Pneumothorax (10%) und Anastomosenstenosen (10–15%) sein.

Eine Tracheomalazie ist ein häufiger Begleitbefund bei Patienten mit Ösophagusatresie. Diese äußert sich in den ersten Lebensjahren oft als bellender Husten. Gerade bei der Notwendigkeit einer Mobilisation des Ösophagus zur Anastomose und wenn diese unter leichter Spannung erfolgen muss, sind Symptome eines gastroösophagealen Reflux häufig, die meist medikamentös zu behandeln sind und bei der Mehrzahl der Kinder nach einigen Jahren verschwinden. Das Steckenbleiben von Nahrungsboli wird auch bei nur geringer Stenose im Anastomosenbereich beobachtet, sobald die Kinder feste Nahrung zu sich nehmen und diese ungenügend kauen. Gelegentlich müssen diese in Narkose endoskopisch entfernt werden.

▪▪ Prognose
Beim Fehlen zusätzlicher Begleitpathologien liegt die Mortalität nahezu bei 0%. Bougierungsbehandlungen zur Beseitigung einer postoperativen Anastomosenstenose sind bei 10–15% notwendig. Häufig genügen 1–2 Bougierungen im Abstand von 2–4 Wochen. Bei genügend weitem Lumen verschwinden Schluckstörungen bis ins 3. Lebensjahr. Nur 3% klagen auch später noch über Schluckstörungen unterschiedlicher Art.

> **In Kürze**
>
> **Ösophagusatresie**
> **Symptomatik:** Charakteristische Symptome sind Hydramnion, Speichel und Schaum vor Mund und Nase, Hustenanfälle und Zyanose, zunehmende Dyspnoe und Asphyxie.
> **Diagnostik:** Eine durch den Mund eingeführte Sonde stößt auf Widerstand und erreicht den Magen nicht. Röntgen: im oberen Ösophagusstumpf verfangene röntgendichte Magensonde. **Cave:** Kontrastmitteldarstellung!
> **Therapie:** Rechtsseitige extrapleurale Thorakotomie: End-zu-End-Anastomose, Verschluss einer ösophagotrachealen Fistel. Bei langstreckigen Atresien: Ösophagusersatz mit Magen oder Darm.
> **Prognose:** Entscheidend ist die rasche Erkennung nach der Geburt.

10.2.2 Ösophagotracheale H-Fistel

▪▪ Pathogenese
Auch die H-Fistel ist Folge einer gestörten Entwicklung des den Vorderdarm in vertikaler Richtung trennenden Septum ösophagotracheale. Meistens besteht eine von der Trachea nach kaudal zum Ösophagus verlaufende H-Fistel im Halsbereich. Die Form und Lokalisation der Fistel spricht für eine gestörte Fusion des aus mehreren Anlagen sich entwickelnden Septum transversum.

> **Fallbeispiel**
> Bei einem 2 Monate alten (oder älteren) Kind treten während des Trinkens gehäuft Hustenanfälle und Zyanoseattacken auf. Zudem fällt eine Blähung (Meteorismus) des Bauches auf. Nach einigen Hustenattacken tritt eine chronische Bronchitis, später eine Bronchopneumonie auf. Nach Behandlung dieser Bronchopneumonie entwickelt sich ein asthmaähnliches Beschwerdebild, das über 4 Monate medikamentös behandelt wird. Im Verlauf treten weiter Zyanoseattacken auf. Der Kinderarzt überweist das Kind zur Abklärung in die Klinik.
> **Weiteres Vorgehen?**
> A: Ösophagus-Breischluck-Röntgenuntersuchung
> B: Tracheobronchoskopie
> C: Ösophagoskopie
> **Antwort:**
> Bei Verdacht auf das Vorliegen einer tracheoösophagealen H-Fistel erfolgt zunächst eine Ösophagus-Breischluckuntersuchung. Nicht immer lässt sich hiermit die Fistel nachweisen. Bei fehlendem Fistelnachweis in der Röntgenuntersuchung ist eine Tracheobronchoskopie in Narkose indiziert, ggf. erfolgt simultan eine Ösophagoskopie und die Sondierung der Fistel mit einem dünnen Katheter. Antwort A, B, C sind richtig (in dieser Reihenfolge).

Leitsymptome der ösophagotrachealen H-Fistel
- Hustenanfälle und Zyanoseattacken während des Trinkens
- Meteorismus (Luft gelangt über die H-Fistel in den Magen)
- Das häufige Verschlucken führt oft zu Bronchopneumonien oder/und asthmaähnlichen Symptomen

▪▪ Diagnostik
Die Darstellung der Fistel ist sowohl endoskopisch als auch röntgenologisch möglich – aber schwierig – (◘ Abb. 10.2a). Auch das MRT versagte bisher in der sicheren Diagnostik. Die höchste Trefferquote weist die **simultane Ösophagoskopie** und **Tracheoskopie** auf. Bei Unmöglichkeit der Darstellung muss nach differenzialdiagnostischem Ausschluss anderer Ursachen der Symptomentrias die Diagnose unbewiesen bleiben, aber vernünftigerweise angenommen werden.

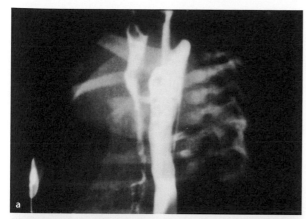

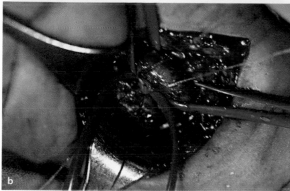

◻ **Abb. 10.2** Ösophagotracheale H-Fistel. **a** Röntgenologische Darstellung. **b** Intraoperatives Bild: Die kurze Fistel ist mit einem Bändchen angeschlungen. Cave: Verletzung des N. recurrens

▶ **Die Indikation zur Operation kann dann nur auf der vernünftigen Annahme gründen.**

■ ■ **Therapie**

Der Zugang zu einer **kollaren** Fistel erfolgt durch einen rechtsseitigen, knapp oberhalb der Klavikula geführten schrägen Hautschnitt und ein Vorgehen ventral des M. sternocleidomastoideus (◻ Abb. 10.2b). Bei einer **thorakalen** H-Fistel muss eine rechtsseitige laterale Thorakotomie durchgeführt werden.

❗ **Cave**

Die Fisteln sind nur 1–2 mm lang, so dass sowohl eine nach beiden Seiten hin durchzuführende suffiziente Unterbindung als auch die Durchtrennung unter Schonung des N. recurrens schwierig ist. Ein mikroskopisches Vorgehen ist daher zwingend erforderlich.

■ ■ **Komplikationen**

Gefährdet ist der **N. recurrens**. Eine Rezidivfistel tritt nur in 1–2% auf.

In Kürze

Ösophagotracheale H-Fistel
Tritt kollar oder thorakal auf.
Symptomatik: Hustenanfälle und Zyanoseattacken während des Trinkens, Meteorismus, Bronchopneumonie, asthmaähnliche Symptome.
Diagnostik: schwierig mit Endoskopie, Röntgen oder MRT, Operationsindikation bei begründetem Verdacht.
Therapie: Operation, zwingend mit Mikroskop/Lupenbrille (N. recurrens).

10.2.3 Duodenalatresie

■ ■ **Definition und Pathogenese**

Eine Duodenalatresie ist als angeborener intraluminärer Verschluss des Duodenums definiert. Sie ist Folge der ausbleibenden, normalerweise in der 6.–7. Embryonalwoche stattfindenden Rekanalisation des Duodenallumens nach einer Phase der Epithelproliferation.

▶ **Die Duodenalatresie ist – wie die Ösophagusatresie – eine Hemmungsmissbildung.**

■ ■ **Klassifikation**

In formaler Hinsicht werden membranöse Duodenalatresien von solchen mit kurz- oder langstreckiger Kontinuitätsunterbrechung unterschieden. Die querstehenden Membranen können mit oder ohne (zentrale) Perforationsöffnung auftreten (◻ Abb. 10.3a). Selten ist eine Duodenalatresie mit einem Pancreas anulare vergesellschaftet. Eine hochgradige Stenosierung des Duodenums durch Ladd'sche Bänder, die bei einer Malrotation des Darmes über das Duodenum hinwegziehen, ist möglich und kann präoperativ nicht von einer Duodenalatresie oder einem Pancreas anulare unterschieden werden.

Fallbeispiel

Ein Neugeborenes, das am errechneten Termin spontan geboren wurde, erbricht 14 h nach der Entbindung grüngallig. Der epigastrische Bauch ist gebläht, der Unterbauch jedoch auffallend klein. Die Hebamme berichtet, dass wenig und nur hellgefärbtes Mekonium entleert worden sei. Bei der nochmaligen Betrachtung der pränatalen Sonographiebilder fällt ein mäßiges Hydramnion auf, das bisher nicht bemerkt worden war.

Weiteres Vorgehen?
A: Röntgen-Abdomenleeraufnahme
B. Kontrastmittel-Magendarmpassage
C. Kontrastmittel-Einlauf
D: CT Abdomen

▼

Antwort:

Das gallige Erbrechen, die Blähung nur des Oberbauches, das helle Mekonium und das Hydramnion sprechen für einen angeborenen Verschluss des Darmes. Je weiter proximal ein sicherer Verschluss liegt, umso ausgeprägter ist das Hydramnion und umso früher tritt eine Symptomatik postnatal auf. Die Diagnostik der Wahl ist eine Röntgenaufnahme des Abdomens. Hier zeigt sich bei einem Verschluss im Duodenum das typische Bild eines »double bubble« (luftgefüllter Magen und eine 2. Luftblase im Duodenum). Eine Kontrastmittelgabe ist für die Diagnose der Verschlüsse des oberen Magen-Darmtraktes nicht notwendig. Ein Kontrastmittel-Einlauf kann indiziert sein bei Verdacht auf einen distalen Verschluss des Darmes (Mekoniumileus, Kolonatresie, Morbus Hirschsprung). Eine CT des Abdomens ist beim Neugeborenen fast nie indiziert und sollte alleine wegen der Strahlenbelastung vermieden werden.

Antwort A ist richtig.

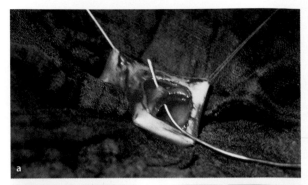

Leitsymptome der Duodenalatresie
- Grün-galliges Erbrechen 12–18 h nach der Entbindung
- Blähung des epigastrischen Bauches bei kleinem Unterbauch

▪▪ Diagnostik

Pränatal können ein gefüllter Magen und eine typische Flüssigkeitsansammlung im Duodenum bei sonst leerem Darm im Ultraschall imponieren und den Verdacht auf eine obere intestinale Obstruktion lenken. Charakteristisch ist nach der Geburt das **Double-bubble-Phänomen** im Abdomenübersichtsbild (◪ Abb. 10.3b). Es ist Ausdruck der beiden Spiegel im Magenfundus und im hochstehenden oberen Duodenalknie. Das übrige Abdomen ist (weitgehend) luftleer.

▪▪ Therapie

Bei membranösen Duodenalatresien reicht die Exzision der Membran aus, wobei die Papilla Vateri im dorsomedialen Bereich der Membran beachtet und geschont werden muss. Duodenalatresien mit sehr dicker Membran oder Kontinuitätsunterbrechung müssen durch eine Duodenoduodenostomie Seit-zu-Seit behoben werden (◪ Abb. 10.4b–d). Eine innere Schienung, transnasal oder via Gastrostomie, ist nicht erforderlich, erlaubt aber einen frühen enteralen Nahrungsaufbau, der sonst wegen der Dilatation des Magens schwierig sein kann.

▪▪ Komplikationen

Nahtinsuffizienzen mit Gallenleck und galliger Peritonitis sind ebenso selten (geworden) wie Stenosen oder die Verletzung der Papilla Vateri.

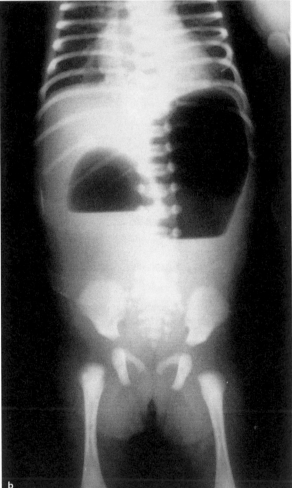

◪ **Abb. 10.3** Duodenalatresie. **a** Durch die Membranöffnung einer membranösen Duodenalatresie ist eine Sonde gelegt. **b** Röntgenbild bei Duodenalatresie mit dem typischen Double-bubble-Zeichen

▪▪ Prognose

Die Prognose ist gut. Mortalität und Morbidität hängen ausschließlich von Begleitpathologien ab. Bei isolierter Duodenalatresie liegt die Mortalität <1%. Kombinationen der Duodenalatresie mit anderen Atresien des Darmtraktes oder mit einer Trisomie 21 sind typisch.

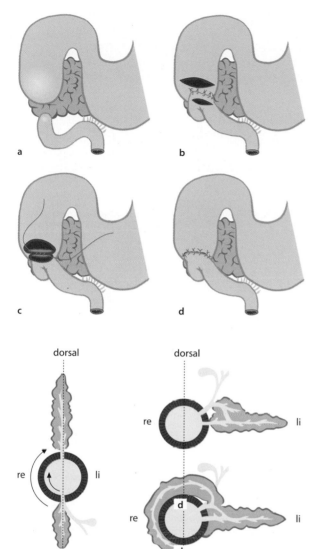

Abb. 10.4 Pancreas anulare. **a** Schematische Darstellung des Pankreasringes. **b** Inzisionen am prä- und postpankreatischen Duodenum. **c** Fertigung der Seit-zu-Seit-Anastomose. **d** Fertige Duodenoduodenostomie. **e** Entstehung des Pankreasringes bei der physiologischen Darmdrehung

10.2.4 Pancreas anulare

■■ Definition
Nach abgeschlossener partieller Vereinigung der beiden Pankreasanlagen bilden diese einen kompletten, schnürenden Ring (◘ Abb. 10.4a,e) um das Duodenum.

■■ Pathogenese
Das embryonale Pankreas besteht zunächst aus 2 Anlagen, einer vorderen und einer hinteren (◘ Abb. 10.4e). Diese beiden Anlagen sind wie das Duodenum ventrodorsal ausgerichtet. Bei der Drehung des Duodenums in eine Rechts-links-Position drehen sich auch die beiden Pankreasanlagen. Die ventrale Anlage fusioniert mit einem Teil der dorsalen zum definitiven Pankreaskopf.

Wenn die ventrale Anlage aber ventral fixiert ist, dann kann sie sich nicht oder nur unvollständig mitdrehen und »umringt« nach der Darmdrehung das Duodenum.

■■ Symptomatik und Diagnostik
Sie unterscheiden sich nicht vom Befund und Vorgehen bei der Duodenalatresie.

■■ Therapie
Wie bei der Duodenalatresie behebt eine Duodenoduodenostomie Seit-zu-Seit vor dem Pankreasring die Passagestörung. Bei einem sehr breiten Pankreasring kann eine Duodenojejunostomie erforderlich werden, sofern die ausgedehnte Lösung des Duodenums aus den Ladd-Bändern eine Duodenoduodenostomie nicht erlaubt.

■■ Komplikationen und Prognose
Identisch zur Duodenalatresie. Liegt als Ursache für eine äußere Einengung des Duodenums nicht ein Pancreas anulare, sondern eine Kompression durch Ladd'sche Bänder vor, werden diese in allen Schichten durchtrennt und es wird eine Nonrotation des Darmes hergestellt. In dieser Situation ist keine Duodenoduodenostomie erforderlich.

10.2.5 Dünndarmatresie

■■ Pathogenese
Angenommen, aber nicht endgültig bewiesen, wird eine ischämische Ursache und Genese.

■■ Klassifikation
Unterschieden werden
- langstreckige vs. kurzstreckige,
- membranöse vs. strangartig noch verbundene Atresien,

– Formen mit totaler Kontinuitätsunterbrechung und einem V-förmigen Defekt des zugehörigen Mesenterium.

Dünndarmatresien können auch multipel vorkommen, meistens sind die atretischen Segmente dann perlschnurartig mit V-förmigen Mesenterialdefekten aufgereiht.

> **Grundsätzlich ist das Lumen des prästenotischen Darmes dilatiert und mekoniumgefüllt, das Lumen des poststenotischen Darmes dagegen eng und leer (sog. Hungerdarm, ◘ Abb. 10.5).**

Fallbeispiel

In der 32. SSW werden bei der pränatalen sonographischen Diagnostik erweiterte Darmschlingen im gesamten Bauch gesehen. Zwei Wochen vor dem errechneten Termin werden die Kindsbewegungen spärlicher. Die Mutter wird zur Beobachtung stationär aufgenommen. Schon in derselben Nacht wird eine Bradykardie beim Kind beobachtet. Deshalb Entschluss zur Entbindung via Kaiserschnitt. Der Bauch des Kindes ist gebläht, röntgenologisch werden geblähte Dünndarmschlingen und 12 Spiegel gesehen. Das Kind entleert nur wenig hellgefärbtes Mekonium, das Fruchtwasser ist aber stark mekoniumgefärbt. Wegen einer erheblichen Dyspnoe bei hochgedrängten Zwerchfellen muss das Kind intubiert und beatmet werden. Nach 7 h Behandlung sind die Herztätigkeit, der Kreislauf, die Serumelektrolyte und Säure-Basen-Werte anhaltend stabilisiert, so dass das Risiko einer Operation reduziert ist. Eine Stunde vor der geplanten Operation erbricht das Kind grün-gallig.

Weiteres Vorgehen?

A: Laparotomie, Exzision des atretischen Darmabschnittes, End-zu-End-Anastomose
B: Laparotomie, Anlage von Enterostomien proximal und distal der Atresie

Antwort:

Die pränatal beobachtete Dilatation der Darmschlingen lenkt den Verdacht auf eine Darmatresie. Die Symptomatik 2 Wochen vor der Geburt (weniger Kindsbewegungen, Bradykardie) und das grüne Fruchtwasser sprechen für einen intrauterinen Ileus. Nach initialer Stabilisierung des Kindes ist die baldige Laparotomie indiziert. Findet sich hier eine Darmatresie, ist in aller Regel die Ausleitung des Darmes proximal und distal der Atresie angezeigt. Eine primäre Anastomose ist in den meisten Fällen aufgrund des deutlichen Lumenunterschiedes zwischen dem präatretisch dilatierten und postatretisch hypotrophierten Dünndarm nicht sinnvoll.
Antwort B ist richtig.

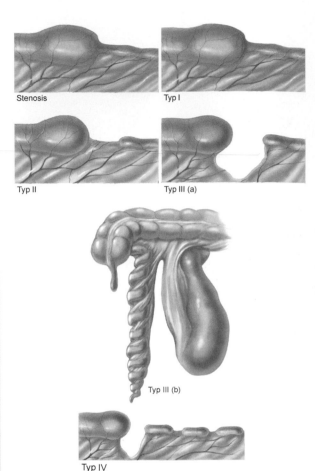

◘ **Abb. 10.5** Anatomische Formen der Dünndarmatresie, Stenose, Typ I Atresie mit membranösem Verschluss, Typ II mit bindegewebigem Strang zwischen den Darmenden, Typ III mit Lücke (gap) im Mesenterium und zwischen den Darmenden, der Typ IIIb mit girlandenförmig verdrehtem Dünndarm (apple-peel), Typ IV mit multiplen Dünndarmatresien

Leitsymptome der Dünndarmatresie
– Pränataler sonographischer Nachweis von dilatierten, flüssigkeitsgefüllten Darmschlingen
– Geblähter Bauch nach der Entbindung
– Entleerung von nur wenigem, hellgefärbtem Mekonium
– 6–24 h nach der Entbindung: grün-braunes, gallig-kotiges Erbrechen

■■ Diagnostik

Sonographisch können dilatierte, flüssigkeitsgefüllte Darmschlingen nachgewiesen werden. Röntgenologisch ist in der Abdomenübersichtsaufnahme nicht das für den Duodenalverschluss typische Double-bubble-Zeichen zu sehen, vielmehr kommen **mehrere Spiegel** in einem sonst luftfreien Unterbauch zur Darstellung.

▪▪ Therapie

Ob eine primäre **End-zu-End-Anastomose** durchgeführt werden kann, hängt von der prästenotischen Dilatation und besonders der Wandhyperplasie des Darmes ab. Bei nicht zu großem Unterschied im Lumen und in der Wanddicke kann nach (sehr sorgfältiger) antimesenterialer Kalibermodellage des prästenotischen Darmes eine End-zu-End-Anastomose durchgeführt werden.

> ❯❯ Ausgedehnte Resektionen des dilatierten proximalen Darms müssen vermieden werden, weil sonst ein Kurzdarmsyndrom entstehen könnte.

Bei großem Kaliberunterschied und erheblicher fibröser Wandhyperplasie kann befundabhängig entweder eine **Bishop-Koop-Anastomose** (🗖 Abb. 10.7c) oder ein **doppelläufiger Kunstafter** angelegt werden. Die (einfache) Resektion des endständig ausgeleiteten Bishop-Koop-»Schornsteins« oder die Resektion des Kunstafters mit End-zu-End-Anastomosierung kann befundabhängig 4–6 Wochen später durchgeführt werden. In dieser Zeit bildet sich die Dilatation und Wandhyperplasie des proximalen Darmes meistens zurück (Wir bevorzugen die Bishop-Koop-Anastomose, weil der Zweiteingriff wesentlich einfacher und risikoärmer ist.).

❶ **Cave**
Vor der Anastomosierung oder Ausleitung des Darmes muss gesichert sein, dass distal keine weiteren Atresien vorliegen (multiple Atresien, 🗖 Abb. 10.5 unten), d. h. der distale Darm muss bis zum Anus durchspülbar sein.

▪▪ Komplikationen

Gelegentlich treten temporär (wahrscheinlich als Folge der fibrösen Wandhyperplasie) Malabsorption und Gedeihstörungen auf. Problematisch ist auf lange Sicht nur ein Kurzdarmsyndrom bei primär oder sekundär-iatrogen zu kurzem Dünndarm.

▪▪ Prognose

Die Prognose ist gut, sofern primär kein Kurzdarmsyndrom vorliegt und sekundär, operationsbedingt, keines geschaffen worden ist. Ein früher oder später auftretender postoperativer Adhäsionsileus kommt nach Literaturangaben in 2–4% vor.

In Kürze

Dünndarmatresie
Wahrscheinliche ischämische Genese.
Symptomatik: aufgetriebener Bauch, Störungen der Kindsbewegungen in den letzten 2 Schwangerschaftswochen, evtl. Bradykardien und grün-braunes, gallig-kotiges Erbrechen binnen 24 h nach der Geburt.
Diagnostik: Sonographie: sowohl prä- als auch postnatal dilatierte, flüssigkeitsgefüllte Darmschlingen. Röntgen: je nach Höhe der Atresie mehrere bis viele Spiegel, der Unterbauch dagegen (milchglasartig) luftleer.

▼

Therapie: operatives Vorgehen muss sich nach dem Ausmaß der prästenotischen Dilatation und Wandhyperplasie richten, Bishop-Koop-Anastomose mit sog. Schornsteinbildung.
Prognose: gut bei frühzeitiger operativer Korrektur. **Cave:** Erbrechen und Aspiration bei zu lange aufgeschobener Operation, multiple Atresien!

10.2.6 Anal- und Rektumatresie

▪▪ Pathogenese

Die Pathogenese der Anal- und Rektumatresien ist noch nicht schlüssig geklärt. Wahrscheinlich sind sie Folge einer fehlerhaften Aufteilung der inneren Kloake in einen ventralen Sinus urogenitalis und einen dorsalen Enddarm aufgrund einer gestörten vertikalen Septierung. Als Residuen der früheren Verbindung und ungenügenden Septierung bestehen Fisteln zwischen dem Enddarm, der Blase, Urethra und Vagina, Organe, die sich aus dem Sinus urogenitalis gebildet haben. Verbunden ist mit Enddarmfehlbildungen immer eine mehr oder weniger stark ausgeprägte Hypoplasie der Kontinenzmuskulatur sowie eine kaudale Regression (Fehlen von Kokzygeal-/Sakralwirbeln).

▪▪ Klassifikation

Im Hinblick auf prognostische Relevanz und die Anatomie werden hohe (supralevatorische) Atresien von intermediären und tiefen (infralevatorischen, auch translevatorisch genannten) unterschieden. Alle 3 voneinander durch ihre Beziehung zur Levatorplatte unterscheidbaren Atresieformen können mit und ohne Fistel zum Damm, beim Mädchen zum Vestibulum vaginae oder zur Vagina, beim Jungen zur Harnröhre oder selten auch zum Blasenhals auftreten (🗖 Abb. 10.6a–f).

Die **hohe Atresie** ist häufig mit Anomalien des Os sacrum und des Os coccygeum, der Beckenboden- und Sphinktermuskulatur sowie entsprechenden neurologischen Störungen (des Beckenbodens und der Harnblase) kombiniert.

Bei der **intermediären Atresieform** reicht der Rektumblindsack bis in die Ebene der Puborektalisschlinge. Die Beckenboden- und Sphinktermuskulatur ist unterschiedlich gut entwickelt. Hohe und intermediäre Atresien sind häufig mit einer Fistel in die hintere Harnröhre, das Vestibulum vaginae, den Damm oder das Skrotum, selten auch in den Blasenhals kombiniert. Fisteln sind von mehr oder weniger gut entwickelten Muskelfasern umgeben, die auch kontraktile Eigenschaften aufweisen.

Bei **tiefen (infra- oder translevatorischen) Atresien** reicht der Rektumblindsack bis knapp vor die Haut des Analgrübchens.

▪▪ Kloakenfehlbildungen

Die schlimmste Störung der Aufteilung der inneren Kloake führt zu Kloakenfehlbildungen, die durch eine einzige Kloakenöffnung (nach außen) gekennzeichnet sind. In die Kloake

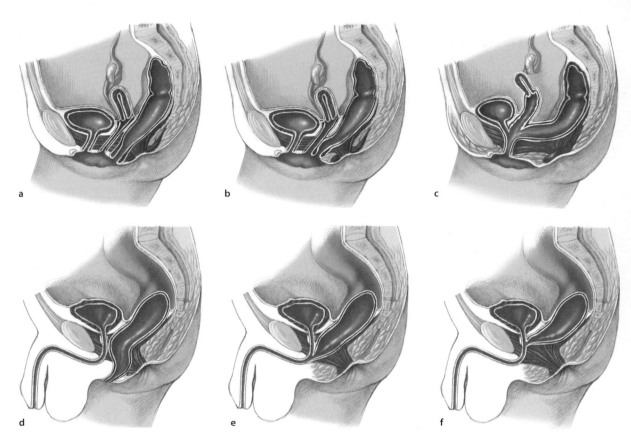

◘ Abb. 10.6 Grundformen der Anal- und Rektumatresien.
– beim Mädchen mit **a**) rektoperinealer Fistel, **b**) rektovestibulärer Fistel, **c**) kloakaler Fehlbildung
– beim Jungen mit **d**) perineoskrotaler Fistel, **e**) rektourethraler Fistel, **f**) rektoprostatischer Fistel

münden mehr oder weniger breite Fisteln der Urethra, Vagina und des Rektums. Häufig bestehen zusätzliche, pathogenetisch jedoch dazugehörige Fehlbildungen, z. B. eine Vagina duplex, ein Uterus duplex, eine Vaginalatresie oder eine Atresie/Stenose der meistens sehr kurzen Urethra.

> **Die Diagnose einer Anal- oder Rektumatresie ist eine Sichtdiagnose, d. h. die fehlende Analöffnung kann gesehen werden.**

■ ■ Symptomatik
Die Analöffnung im meistens eutop liegenden Analgrübchen fehlt. Wenn eine Fistel ins Vestibulum vaginae, zum Damm oder Skrotum (◘ Abb. 10.6e) besteht, kann sie in der Regel auch gesehen und sondiert werden. Bei einer Fistel in die Urethra wird oft die Entleerung von Mekonium mit dem Urin beobachtet.

■ ■ Diagnostik
Beim Fehlen einer Analöffnung muss die Höhe des Rektumblindsackes **sonographisch** dargestellt werden. Wenn eine sichtbare Fistelöffnung vorhanden ist, kann die Höhe des Blindsackes zusätzlich **röntgenologisch mit Kontrastmittel** dargestellt werden. Nicht sichtbare Fisteln und der Verlauf des Fistelganges können oft mit einer **MCU (Miktionszystourographie)** nachgewiesen werden, das ohnehin angezeigt ist, um Auskunft über assoziierte urogenitale Fehlbildungen zu bekommen. Ein MRT kann zwar die Beckenbodenmuskulatur und ihre Beziehung zum Rektumblindsack sowie der Fistel präsentieren, eine entscheidende Hilfe für das operative Vorgehen stellt dieses Verfahren jedoch nicht dar.

■ ■ Therapie
Die einzeitige Korrektur unter Vermeidung eines temporären Kunstafters ist bei allen 3 Atresieformen ohne weiteren Funktionsverlust mit **mikroskopischer Operationstechnik** möglich.

Bei der tiefen membranösen Atresie mit eutoper Lage des Rektumblindsackes kann die normale Anatomie durch (einfache) Öffnung der Analhaut des Analgrübchens unter Schonung der unmittelbar darunter liegenden Schließmuskelfasern hergestellt werden. Bei tiefer Atresie mit sichtbarer Fistel kann statt der primären Operation eine Bougierung der Fistel für die ersten Lebensmonate ausreichend sein und die Operation dann im Alter von ca. 6 Monaten erfolgen. Die übliche Operation ist hier die **posteriore sagittale Ano(rekto)plastik**

(PSARP), wobei die Mobilisation des Darmes nur soweit erfolgt, wie die Länge der Fistel und die Verwachsung des Rektums mit Vaginalhinterwand oder Urethra dies erfordert.

Bei der intermediären Atresie mit und ohne Fistel lässt sich die normale Anatomie mit einem **perinealen Rektumdurchzug** herstellen. Ob ein hinterer (posteriorer) perinealer Zugang nach Pena oder ein (modifizierter) vorderer (anteriorer) nach Mollard gewählt wird, entscheidet die Erfahrung des Operateurs. Nach unserer Erfahrung lässt sich mit dem vorderen Zugang die Fistel exakter darstellen und schonender präparieren als mit einem hinteren. In gleicher Weise kann auch die Beckenboden- und Sphinkteretage schonend Schicht für Schicht und unter Schonung von Nervenfasern korrigiert werden.

> **Bei hoher Atresie mit und ohne Fistel muss nach Klärung der neurologischen Befunde und der urologischen Begleitfehlbildungen in der Regel ein abdominoperinealer Darmdurchzug durchgeführt werden.**

Ein perinealer Durchzug über einen posterior-sagittalen Zugang ist sowohl im Hinblick auf die Kontinenzmuskeln als auch die zugehörigen Nervenfasern riskanter. Bei einem abdominoperinealen Vorgehen wird die abdominale Darmmobilisation minimal-invasiv laparoskopisch durchgeführt. Von perineal her kann, geleitet durch die laparoskopische Darstellung des Beckenbodens und das intraabdominale Licht, der transsphinktäre Weg gesucht und der Durchzug des Darmes transsphinktär vorgenommen werden.

■■ **Komplikationen**

Bei kompetenter Kenntnis der Beckenbodenanatomie und der Pathologie der Fehlbildung können außer einer sehr selten auftretenden Infektion des Operationsgebietes Komplikationen vermieden werden. Bei ungenügender Kompetenz kann es zur Verletzung von Nerven kommen, die die Harnblase und die Sphinktermuskulatur versorgen. Blasenentleerungsstörungen und ungenügende Kontinenz sind die Folge. Sehr selten kommt es zu einer Verletzung der Harnröhre oder des linken Harnleiters.

■■ **Prognose**

In dieser Hinsicht muss besonders zwischen tiefen und hohen Atresien unterschieden werden. Nach der Korrektur einer **tiefen Atresie** kann eine komplette Kontinenz erwartet werden. Bei einer **hohen Atresie** hängt der Erfolg individuell von den oben beschriebenen Vorbedingungen ab: Agenesie, Hypoplasie und Spaltbildungen des Os sacrum oder des Os coccygeum mit den entsprechenden primären neurologischen Defekten signalisieren eine schlechte, niemals annähernd normale Kontinenz. Wenn solche Sakralmissbildungen und neurologischen Defekte fehlen, kann mit dem kombinierten abdominoperinealen Vorgehen eine weitgehend normale sensorische und motorische Kontinenz in 70% erreicht werden. Bei intermediären Atresien kann eine normale Kontinenz in 85% erreicht werden. Oft ist jedoch über viele Jahre eine Obstipationsbehandlung notwendig, sonst kommt es zum Stuhlschmieren.

In Kürze

Anal- und Rektumatresie
Formen: hohe, intermediäre, tiefe Atresien (je nach Lage zur Levatorplatte), mit und ohne Fistel, Kloakenfehlbildungen.
Symptomatik, Diagnostik: Sichtdiagnose, Sonographie, Röntgen, MCU.
Therapie:
- Einzeitige Korrektur mit mikroskopischer Operationstechnik, unterschiedlicher Zugang je nach Atresieform (**Cave:** Blasenentleerungs- und Kontinenzstörungen).
- Hohe Atresien sind oft mit Fehlbildungen des Os sacrum und zugehörigen neuralen Defekten sowie mit anderen Fehlbildungen, besonders der urogenitalen Organe assoziiert. Die primären neuralen Störungen bestimmen die Prognose.
- Bei Rektumatresien muss erst am Tag nach der Geburt die einzeitige Korrekturoperation erfolgen. Manchmal kann der Stuhl sogar mühelos aus einer anorektalen Fistel entleert werden, sodass kein akuter Handlungsbedarf besteht und die Operation erst im Alter von 3–6 Monaten erfolgen kann.

10.2.7 Mekoniumileus

┌─ **Definition** ─────────────────────────
│ Der Mekoniumileus ist ein Obturationsileus, der durch
│ eingedicktes, zähes Mekonium hervorgerufen wird, das
│ wegen seiner hohen Viskosität nur bis ins untere Ileum
│ transportiert werden konnte.
└──

■■ **Pathogenese**

In 70–90% (unterschiedliche Angaben) ist er Folge einer **Mukoviszidose**. Der (echte) Mekoniumileus muss vom sog. Pseudomekoniumileus abgegrenzt werden, der sich zwar unter demselben klinischen Bild manifestiert, dem pathogenetisch aber keine Mukoviszidose zugrunde liegt. Der Mekoniumileus ist die 1. Manifestation der rezessiv-autosomal vererbbaren Mukoviszidose unter dem Bild eines Obturationsileus oder bei intrauteriner Perforation sogar einer Mekoniumperitonitis. Das Mekonium ist eingedickt, kaugummiartig zäh, haftet fest an der Darmschleimhaut und bleibt vor der Bauhin-Klappe stecken (◘ Abb. 10.7a–c). Ursache ist ein Enzymmangel (Defekt im CFTR-Gen = Cystic Fibrosis Transmembrane Regulator Gen) mit einer Fehlfunktion der Chlorionenkanäle. Daraus resultiert eine Dysfunktion aller exokrinen Organe (besonders des Pankreas, der Darmschleimhaut, der Bronchialmukosa).

Die Inzidenz dieses Enzymmangelsyndroms liegt in Europa bei 1:2.500. Schleimproduzierende Zellen, besonders des Darmes, des Pankreas und der Bronchien produzieren (nur) Sekrete mit hoher Viskosität. Diese Sekrete verstopfen die

10

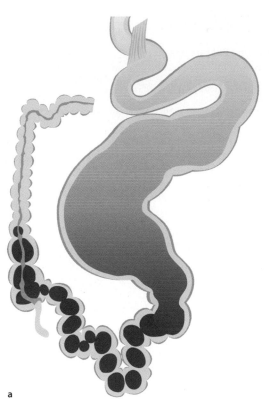

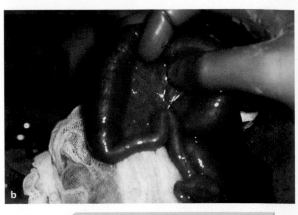

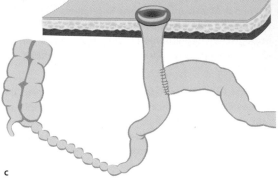

a

c

 Abb. 10.7 Mekoniumileus. **a** Das eingedickte, zähe Mekonium staut sich im Endileum und Zökum. **b** Operationsdokument bei Mekoniumileus. **c** Prinzip der Koop-Fistel/Anastomose. Die Fistel dient als Ventil. Wenn der Darminhalt nicht durch das Endileum transportiert werden kann, fließt er durch die Darmfistel ab. Die Fistel kann auch zur Spülung mit detergenzienhaltiger Flüssigkeit genutzt werden

Ausführungsgänge des Pankreas und führen zur zystischen Pankreasfibrose, verlegen (später) die Bronchien und führen zu obstruktionsbedingten strukturellen Veränderungen der Lunge. Sie verkleben (beim Frischgeborenen) das Mekonium zu kaugummiartigen Massen.

■■ **Formen**

Die Unterscheidung in Mekoniumileus und Pseudomekoniumileus ist nicht nur aus pathogenetischer, sondern auch aus therapeutischer und prognostischer Hinsicht notwendig.

> ⊗ **Cave**
> **Bei pränataler Darmperforation im Rahmen eines Mekoniumileus entsteht das Bild einer Mekoniumperitonitis.**

Fallbeispiel
In der 32. SSW werden sonographisch dilatierte Darmschlingen ohne Spiegel im Oberbauch gesehen. Der Abstand der dilatierten Darmschlingen voneinander ist an manchen Stellen sehr weit, die Darmwände erscheinen verdickt. Zwischen den Darmschlingen liegen flächige
▼

Verdichtungen, die sich deutlich vom Lumen der Darmschlingen abheben. Der Bauch ist aufgetrieben. 3 Wochen vor dem errechneten Termin spürt die werdende Mutter weniger Kindsbewegungen. Im Rahmen einer stationären Beobachtung wird wiederholt eine Bradykardie beim Kind festgestellt. Die Mutter entwickelt prä-eklamptische Zeichen. Aus mütterlicher und kindlicher Indikation wird der Kaiserschnitt veranlasst. Am entbundenen Kind fallen teigige, verdickte, gerötete und glänzende Bauchdecken auf. Das Skrotum ist verschwollen und gerötet. Bei der Perkussion des Bauches wird im Oberbauch Meteorismus, im Unterbauch eine Dämpfung festgestellt. Darmgeräusche können nicht auskultiert werden. Aus dem Mund und Rachen wird reichlich grün-braunes Fruchtwasser abgesaugt. Wegen schlechter Apgar-Werte und mehrerer CO_2-Anstiege muss das Kind intubiert und beatmet werden.
Weiteres Vorgehen?
A: Röntgen-Abdomenleeraufnahme
B: Kolon-Kontrasteinlauf
C: Genetische Abklärung auf zystische Fibrose
D: Laparotomie, Anlage Ileostomie, Spülung und Drainage der Bauchhöhle
▼

Antwort:
Die pränatalen sonographischen Befunde und das postnatale Bild mit Ileuszeichen und auffälligen Bauchdecken und Skrotum sprechen für eine intrauterine Darmperforation. Eine Abdomenübersichtsaufnahme ist sinnvoll, um die Darmgasverteilung zu beurteilen und evtl. vorliegende Verkalkungen im Abdomen als Hinweis auf eine länger bestehende Mekoniumperitonitis nachzuweisen. Bei der anschließenden Laparotomie wird die Mekoniumgefüllte Höhle ausgespült und drainiert, der Darm proximal hiervon ausgeleitet. Die genetische Abklärung ist in den ersten Lebenstagen noch nicht notwendig, sollte aber bei jedem Mekoniumileus erfolgen, da häufig eine Mukoviszidose als Grunderkrankung vorliegt. Ein Kolonkontrasteinlauf ist bei Zeichen einer Mekoniumperitonitis nicht angezeigt, kann aber bei Vorliegen nur eines Mekoniumileus (ohne Perforation) differenzialdiagnostisch wertvoll sein (M. Hirschsprung, Kolonatresie), bei Vorliegen eines Mekoniumpfropfes auch therapeutisch sein (abführende Wirkung des hypertonen Kontrastmittels). Antwort A ist richtig, danach D.

Leitsymptome des Mekoniumileus
- Pränataler, sonographischer Befund
- Aufgetriebener Bauch und fehlende Mekoniument-
  leerung in den ersten Lebenstagen
- Beim Vorliegen einer **Mekoniumperitonitis** zeigen
  sich verdickte, teigige, gerötete, glänzende Bauchdecken und in gleicher Weise veränderte Labien oder
  ein verändertes Skrotum.

▪▪ Symptomatik
Zudem liegt das typische Bild eines **Dünndarmileus** beim Frischgeborenen mit Meteorismus, Erbrechen, möglicherweise tastbaren Resistenzen im Bauch vor.

▪▪ Diagnostik
Das klinische Bild veranlasst eine Röntgenaufnahme des **Abdomens im Hängen**. Es zeigt milchglasartig eingedickte Mekoniummassen im Dünndarm, jedoch wegen der fehlenden Flüssigkeit im Darm nicht die für den Dünndarmileus charakteristischen Spiegel. Manchmal werden fleckige, von kleinen Bläschen durchsetzte Verschattungen, vorwiegend in der Flanke des Unterbauches, gesehen. Es handelt sich um Gaseinlagerungen in den zähen Mekoniummassen. Verkalkungen sind ein Hinweis auf eine Perforation mit Mekoniummassen in der freien Bauchhöhle. Der **Kontrastmitteleinlauf** kann ein Mikrokolon, einen sog. Hungerdarm darstellen (◘ Abb. 10.7a,b).

Im Hinblick auf die Pathogenese ist eine gezielte Familienanamnese erforderlich. Später sind auch ein Schweißtest und eine Stuhluntersuchung auf Pankreasenzyme diagnostisch hilfreich.

> Molekularbiologische Testverfahren (Polymerase-kettenreaktion) können die Diagnose endgültig sichern. Im Hinblick auf die Diagnose eines Mekoniumileus sind diese diagnostischen Verfahren jedoch nicht hilfreich, aber für die Diagnosestellung der Mukoviszidose unerlässlich.

▪▪ Therapie
Manchmal gelingt es, das zähe Mekonium mit einem (hyperosmolaren) Gastrografineinlauf, dem zusätzlich Detergenzien (Azetylzystein) beigemischt sind, zu lösen und auszuspülen.

> Meistens, und dabei handelt es sich um die schweren Krankheitsfälle, ist jedoch eine Laparotomie erforderlich.

In der Regel gelingt es intraoperativ, durch transmurale Injektion von detergenzienhaltiger physiologischer Kochsalzlösung das Mekonium zu lösen, das gelöste und verflüssigte Mekonium ins Kolon zu drängen und aus dem Enddarm auszuspülen. Wenn diese Maßnahmen nicht zur Lösung führen, ist die Eröffnung des Darmes an einer Injektionsstelle und das Anlegen einer Bishop-Koop-Anastomose (◘ Abb. 10.7c) notwendig. Eine Darmresektion ist nur notwendig, wenn bei einer Darmperforation mit Mekoniumperitonitis beschädigter, durchblutungsgestörter Darm nicht belassen werden darf.

▪▪ Prognose
Beim **Pseudomekoniumileus** ist die Prognose sehr gut: Nach dem einzigen Ereignis im Neugeborenenalter stellen sich keine weiteren Ileusepisoden ein.

Die unmittelbare postoperative Prognose ist auch beim **(echten) Mekoniumileus** gut: Auf lange Sicht wird die Prognose jedoch durch die Komplikationen der Mukoviszidose geprägt. Nur selten sind pulmonale Komplikationen auf dem Boden der Grundkrankheit bereits in der postoperativen Phase therapie- und prognosebestimmend. Ein distales intestinales Obstruktionssyndrom (DIOS) kann bei diesen Kindern auch später im Verlauf relativ akut auftreten und kann meist mit mehrfachen Darmspülungen und Gabe von Azetylzystein erfolgreich behandelt werden.

In Kürze

Mekoniumileus
Folge einer rezessiv-autosomal vererbbaren Mukoviszidose: echter Mekoniumileus.
Symptomatik: pränataler sonographischer Befund, aufgetriebener Bauch mit verdickten, teigigen, geröteten, glänzenden Bauchdecken, Labien oder Skrotum.
Diagnostik: Röntgen (Abdomen im Hängen): milchglasartig eingedickte Mekoniummassen im Dünndarm, keine Spiegel. Differenzialdiagnostische Abgrenzung von anderen Ileusformen, Dünndarmatresien, nekrotisierender Enterokolitis.
Therapie: Darmspülung mit Detergenzien, meistens Laparotomie erforderlich.

Anatomische Strukturen   **Angeborene Bruchpforten**

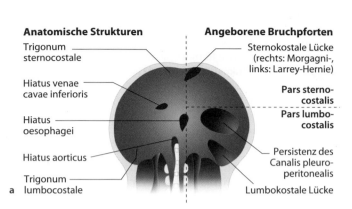

Trigonum sternocostale

Hiatus venae cavae inferioris

Hiatus oesophagei

Hiatus aorticus

Trigonum lumbocostale

Sternokostale Lücke (rechts: Morgagni-, links: Larrey-Hernie)

Pars sterno-costalis

Pars lumbo-costalis

Persistenz des Canalis pleuro-peritonealis

Lumbokostale Lücke

a

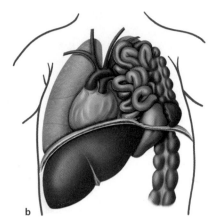

b

■ **Abb. 10.8** Zwerchfellanatomie. **a** Darstellung der Bruchpforten. **b** Zwerchfelldefekt. Darmschlingen und Milz sind in den Brustraum verlagert. Das Mediastinum wird nach rechts verdrängt. Die Lunge ist hypoplastisch

10.2.8 Angeborene Zwerchfelldefekte

> **Definition**
>
> Unterschieden werden prinzipiell: der **Zwerchfelldefekt**, eine Lücke im Zwerchfell ohne Bruchsack, und die **(echte) Zwerchfellhernie**, die zusätzlich zur Lücke einen Bruchsack aus Pleuroperitoneum (der früheren Membrana pleuroperitonealis) hat.

■ ■ **Pathogenese**

Der angeborene Zwerchfelldefekt ist das Paradebeispiel einer Hemmungsfehlbildung. Er entsteht im 2. Embryonalmonat, wenn Bauch- und Brustraum getrennt werden sollen. Die mangelhafte Mesenchymausstattung der Membrana pleuroperitonealis kann zu verschiedenen muskulären Defekten des Zwerchfells führen.

Beim angeborenen Zwerchfelldefekt handelt es sich also um einen unvollständigen muskulären Verschluss der Zwerchfellplatte, die Brust- und Bauchraum voneinander trennen soll. Die Inzidenz beträgt 1:2.500 Lebendgeburten.

Klassifikation der Lücken und Hernien nach der Lokalisation (■ Abb. 10.8a)
- Sternokostale Lücke/Hernie
  - Linksseitig: Morgagni-Lücke/Hernie
  - Rechtsseitig: Larrey-Lücke/Hernie/Spalte
- Pleuroperitoneale Lücke/Hernie: Bochdalek-Hernie
- Posterolaterale, pleuroperitoneale Lücke/Hernie

10.2.9 Pleuroperitoneale Lücken/Hernien

■ ■ **Definition**

Persistenz des Canalis pleuroperitonealis mit pleuroperitonealer Zwerchfellhernie, **Bochdalek-Hernie**.

■ ■ **Pathogenese**

Die Bochdalek-Hernie ist mit 95% die häufigste angeborene Zwerchfellhernie.

Es handelt sich um eine verschieden große Lücke im anatomischen Trigonum lumbocostalis mit und ohne pleuroperitonealem Überzug. Meistens sind muskuläre Säume verschiedener Breite vorhanden, nur selten handelt es sich um eine Aplasie des ganzen Zwerchfells. In 90% der Fälle liegt der Defekt links, in 10% rechts oder in beiden Zwerchfellhälften.

Bei pleuroperitonealen Zwerchfellhernien liegen oft der gesamte Dünn- und Dickdarm, die Milz, der linke Leberlappen und sogar die linke Niere im Brustraum (■ Abb. 10.8b).

> **Fallbeispiel**
>
> Schon in der 28. SSW werden sonographisch flüssigkeitsgefüllte, rundflächige Verdichtungen in der linken Brusthöhle gesehen. Die Bauchhöhle ist weitgehend leer, es kann nur der Leberschatten eindeutig beschrieben werden. Der Bauch wirkt im Vergleich zum Brustkorb sehr klein. Das Kind kommt am errechneten Termin komplikationsfrei spontan auf die Welt. Es ist asphyktisch und bleibt es auch nach dem Absaugen von Mund und Rachen. Die miserablen Apgarwerte zwingen zur Intubation und Beatmung. Die Perkussion des Brustkorbes ergibt rechts einen normalen Klopfschall, links jedoch eine erhebliche Dämpfung. Der Bauch ist palpatorisch leer, nur über dem rechten Oberbauch kann die Dämpfung durch die große Leber festgestellt werden. Trotz intensiver Behandlung mit Beatmung können die Säure-Basen-Werte und eine respiratorische Azidose nur schwer ausgeglichen und stabilisiert werden, es kommt immer wieder zu CO_2-Anstiegen.
> **Weiteres Vorgehen?**
> A: Schnellstmögliche Operation mit Verschluss des Zwerchfelldefektes
>
> ▼

B: Verlegung des Kindes in ein Zentrum mit ECMO (extrakorporale Membranoxigenierung)
C: Operation erst nach Stabilisierung unter oszillierender Beatmung und Gabe von NO-Gas
Antwort:
Die rasche Operation eines noch instabilen Kindes mit Oxygenationsproblemen infolge persistierender pulmonaler Hypertension ist nicht sinnvoll. Die Stabilisierung muss vor der Operation erfolgen. Die oszillierende Beatmung und die Beatmung mit Beimengung von NO (nitric oxide) können hier hilfreich sein. Ist eine Stabilisierung nicht möglich, kann eine Operation unter ECMO in einem hierfür ausgerichteten Zentrum erwogen werden. Meist wird der Transport eines unter allen anderen Maßnahmen instabilen Kindes in ein ECMO-Zentrum jedoch kaum möglich sein. Kann ein Kind weder stabilisiert noch transportiert werden, verbessert eine Operation die Prognose nicht.
Antwort C ist richtig, ggf. B.

Pleuroperitoneale Zwerchfellhernien sind mit einer **Entwicklungsstörung der Lunge** verbunden. Experimentelle Untersuchungen zeigen, dass der Schweregrad der Lungenfehlbildung direkt proportional zur gestörten Zwerchfellentwicklung ist. Je früher die Zwerchfellentwicklung gestört ist, desto schwerwiegender ist die Lungenfehlbildung. Ob die Lungenentwicklung durch komprimierende Abdominalorgane beeinträchtigt wird, kann bisher nicht eindeutig belegt werden.

Die nicht oder unterentwickelte Lunge weist neben einer Größen- und Gewichtsreduktion eine verminderte Zahl von Bronchien mit ungenügend entwickelten Knorpelspangen auf. Außerdem ist die Zahl der Alveolen bei normaler Azinuszahl vermindert.

Von Geburt an besteht ein **Atemnotsyndrom** als Folge der Lungenhypoplasie und der gestörten Atemmechanik. Der CO_2-Anstieg bei verminderter Ventilation führt zur respiratorischen Azidose. Aufgrund der daraus resultierenden Gewebshypoxie, verstärkt durch die Persistenz des fetalen Kreislaufes mit der rigiden Wandhyperplasie der Pulmonalarterien, zusätzlich verstärkt durch hämodynamische und kardiovaskuläre Störungen, kommt es auch zur metabolischen Azidose. Azidose und Hyperplasie der Lungengefäßwände verhindern die postnatale physiologische Erweiterung der Lungengefäße und halten so den fetalen Kreislauf aufrecht.

Folge ist eine nur schwache Lungendurchblutung und ein Rechts-links-Shunt im Bereich des offenen Foramen ovale und des persistierenden Ductus arteriosus. Trotz der schwachen Lungendurchblutung führen die rigide Wandhyperplasie der Gefäße und die daraus resultierende Verminderung des Pulmonalarteriendurchmessers zu einer pulmonalen Hypertonie mit Rechtsherzüberlastung.

> **Die konsekutive Myokardinsuffizienz und die azidosebedingte Minderdurchblutung der Nieren bestimmen den (fatalen) Verlauf und die Prognose.**

▪▪ Symptomatik

Leitsymptome der pleuroperitonealen Hernien
— Pränataler sonographische Befund
— Kleiner Bauch sowie das Atemnotsyndrom von Geburt an bis hin zur Asphyxie

Weiterhin bestimmen die perkutorische Dämpfung über einer Brustkorbseite, asymmetrische Thoraxexkursion, CO_2-Anstieg, respiratorische und metabolische Azidose, persistierender fetaler Kreislauf, Myokardinsuffizienz, Oligurie und Hyperkaliämie die Symptomatik.

▪▪ Diagnostik

Die Verlagerung der Baucheingeweide in den Brustraum ist schon **pränatal** sonographisch zu erkennen. Aus dem Verhältnis zwischen einem standardisierten sonographischen Schnitt des Kopfes und der rechten Lunge kann die sog. lung-to-head-ratio (LHR) bestimmt werden. Genauer ist dies mit einem pränatalen MRT möglich. Ist dieser Wert <1.0, ist die Prognose der Patienten eher ungünstig und es kann eine pränatale Intervention mit fetoskopischer Blockung der Trachea durch Einlage eines Ballons erwogen werden. Die Blockierung der Trachea induziert eine Volumenzunahme der Lunge, was wahrscheinlich die postnatale Lungenfunktion verbessert. Der Ballon muss entweder pränatal fetoskopisch wieder entfernt werden oder das Kind muss mit einer sog. EXIT-Prozedur entbunden werden, bei der die Nabelschnur erst nach Entfernung des Ballons abgeklemmt wird.

Postnatal lässt sich neben den beschriebenen Symptomen durch Perkussion und Auskultation (Darmgeräusche im Brustraum) sowie durch Sonographie die Verlagerung nachweisen. Ein Röntgenbild des Thorax bestätigt die Diagnose. Röntgenologische Merkmale sind:
— die Verdrängung des Mediastinums zur Gegenseite (in der Regel nach rechts),
— der Enterothorax (in den Brustraum verlagerte Darmschlingen, ◻ Abb. 10.8b),
— Verdichtungen, die auf verlagerte parenchymatöse Organe hinweisen.

▪▪ Therapie

Zunächst muss mit **nichtoperativen Maßnahmen** eine anhaltende Stabilisierung erreicht werden. Dies bedeutet: Intubation und Beatmung, Magensonde, Ausgleich der Elektrolyte, besonders der Hyperkaliämie und Ausgleich der Azidose. Eine Oszillationsbeatmung kann das Barotrauma der hypoplastischen Lunge durch die Beatmung reduzieren, weiterhin können Medikamente (Sildenafil) und der Zusatz von NO zum Atemgas helfen, die pulmonale Hypertonie zu vermindern, um die Kinder präoperativ zu stabilisieren. Die Anwendung von ECMO (extrakorporale Membranoxigenierung) kann in schweren Fällen eine Option zur prä- oder postoperativen Stabilisierung sein.

Die Definitionen einer »anhaltenden Stabilisierung« gehen zwar deutlich auseinander, treffen sich aber in einer zeitlichen Festlegung: Wenn das Kind ausgeglichene Elektrolyte hat, die Azidose behoben ist, Urin produziert werden kann, der Blutdruck normalisiert ist, der notwendige Beatmungsdruck und die O_2-Gabe sich Normalwerten nähern und dieser Zustand mindestens 3 h angehalten hat, darf operiert werden.

> ❗ **Cave**
> **Dabei sind wichtig:**
> - Ohne Intubation darf nicht beatmet werden, sonst wird der im Brustraum liegende Magen und Darm überbläht.
> - Es darf weder in die Azidose, noch in die Hyperkaliämie hineinoperiert werden.

> ── **Praxisbox** ──────────────
> **Operatives Vorgehen bei pleuroperitonealen Hernien:**
> Der Zugang erfolgt transperitoneal über eine linkseitige, quere Laparotomie. Die Reposition von Magen und Darm gelingt immer ohne Schwierigkeiten. Die Reposition des geschwollenen linken Leberlappens und der plumpen Milz kann bei kleiner Lücke schwierig werden. Trotzdem ist eine (in der Literatur empfohlene) Inzision des Zwerchfells nie notwendig, die Zwerchfellsäume können nach sanfter Dehnung immer ausreichend angehoben werden. Bei breiten Zwerchfellsäumen kann ein direkter muskulärer Zwerchfellverschluss hergestellt werden. Wenn das muskuläre Material nicht ausreicht, wird z. Z. eine Goretexfolie als Zwerchfellersatz eingenäht. Ein vorhandener pleuroperitonealer Brucksack wird nicht entfernt. Auf die Drainage des Brustraumes wird aus beatmungsphysikalischen Gründen verzichtet.

▪▪ Prognose

Die Prognose wird durch die Lungenhypoplasie, die Wandverdickung der Lungenarterien und das Ausmaß des Rechtslinks-Shunts bestimmt. 40% der Kinder können (selbst mit ECMO-Therapie) nicht in einen operationsfähigen Zustand gebracht werden.

Die postoperative Letalität von Kindern, die zunächst anhaltend stabilisiert und operiert werden konnten, beträgt 15%. Obduktionsbefunde zeigen, dass sich die Wandhyperplasie der Lungenarterien bei diesen Kindern nicht zurückbildete und eine medikamentöse Beeinflussung der Wandhyperplasie nicht möglich war. Sie sterben in der Azidose, Nieren- und Herzinsuffizienz.

> **In Kürze**
>
> **Pleuroperitoneale Hernien**
> Bochdalek-Hernie: häufigste angeborene Zwerchfellhernie (95%).
> **Symptomatik:** pränataler sonographischer Befund, der kleine Bauch, Atemnotsyndrom von Geburt an bis hin zur Asphyxie.
> **Diagnostik:** Sonographie, Röntgen.
> ▼

> **Therapie:** linkseitige, quere Laparotomie: Reposition, Zwerchfellverschluss.
> - Operation erst nach sog. anhaltender Stabilisierung. Es darf weder in die Azidose, noch in eine Hyperkaliämie hineinoperiert werden.
> - Ohne Intubation darf nicht beatmet werden.
> - Prognose ist durch die Lungenhypoplasie, die Wandhyperplasie der Pulmonalarterien und das Ausmaß des Rechts-links-Shunts bestimmt.

10.2.10   Omphalozele

> ── **Definition** ──────────────
> Omphalozele bedeutet Nabelschnurbruch (ex omphalos), der Abdominalorgane enthält und dessen Wand aus Peritoneum und Amnionhüllen besteht.

▪▪ Pathogenese

Das extraperitoneale Zölom persistiert über die 10. Embryonalwoche hinaus und die 4 mesodermalen seitlichen Bauchwandfalten entwickeln sich nur unvollständig aufeinander zu. Sie fusionieren nicht, so dass sich der Nabelring nicht wie üblich in der 10.–12. Embryonalwoche schließen kann. Der physiologische Nabelschnurbruch persistiert und wird zur Omphalozele.

Begleitdefekte
Der Einfluss der Entwicklungshemmung der seitlichen Bauchwandfalten kommt auch in den Begleitdefekten der vorderen Bauch- und Thoraxwand zum Ausdruck. Die Omphalozele kann mit Zwerchfelldefekten (häufig sternalen Spalten), einer Ektopia cordis, einer Cantrell-Pentalogie (supraumbilikaler Bauchwanddefekt, Zwerchfelldefekt, Perikarddefekt, Sternumdefekt, angeborene Herzfehler), einer Blasenexstrophie und einer vesikointestinalen Spalte kombiniert sein (▶ Abschn. 10.10). Es wird angenommen, dass eine Entwicklungshemmung der Somatopleura der beiden kranialen mesodermalen Bauchwandfalten, die mit dem Septum transversum, dem mesenchymalen Gewebsmaterial für das definitive Zwerchfell, und dem Mesenchym für die Herzentwicklung in morphologischer und funktioneller Verbindung steht, zu einer Spalte im Epigastrium und an der Thoraxwand führen kann, so dass neben einer Omphalozele auch sternale Spalten, andere Zwerchfelldefekte, eine Ektopia cordis und eine Cantrell-Pentalogie entstehen können.

In gleicher Weise können Entwicklungsstörungen der beiden kaudalen mesodermalen Bauchwandfalten zu Spaltbildungen im Hypogastrium führen, wodurch Blasenexstrophien und vesikointestinale Spalten kombiniert mit Omphalozelen entstehen können.

Die Nabelgefäße laufen bei der Omphalozele immer vom Ansatz der Nabelschnur am Omphalozelensack radiär zur Bauchwand. Obligat besteht eine Darmlageanomalie, eine Nonrotation, eine Malrotation oder ein Mesenterium commune.

❯ Kombiniert können auch Zwerchfelldefekte, Herzfehler, Darmatresien, ein persistierender Ductus omphaloentericus und ein Meckel-Divertikel vorhanden sein. Auf solche assoziierten Fehlbildungen muss bei der Versorgung einer Omphalozele geachtet werden.

■■ Klassifikation

In operationstechnischer und prognostischer Hinsicht werden kleine und große Omphalozelen unterschieden. Die Unterscheidung in eine geschlossene oder rupturierte Omphalozele ist prognostisch nicht mehr wichtig, legt aber den Zeitpunkt der Operation fest.

■■ Diagnostik

❯ In der Regel wird die Diagnose pränatal sonographisch gestellt.

Postnatal ist die Omphalozele nicht zu verkennen: Es handelt sich um eine unverwechselbare Sichtdiagnose (deshalb erübrigt sich hier die Beschreibung der Symptomatik). In der postnatalen Lebensphase müssen assoziierte **Begleitfehlbildungen** möglichst schon präoperativ ausgeschlossen werden. Das Augenmerk gilt dabei den häufig assoziierten Herz- und Nierenfehlbildungen, die meistens auch schon pränatal sonographisch erkannt worden sind und den Chromosomenaberrationen (Trisomien).

Eine Sonderform der Omphalozele ist das **Wiedemann-Beckwith-Syndrom (EMG-Syndrom)**, das durch die Trias Exomphalos, Makroglossie und Gigantismus gekennzeichnet ist. Bei einem solchen Kind stehen Hypoglykämien im Vordergrund der Aufmerksamkeit und der therapeutischen Notwendigkeiten.

■■ Therapie

Bei einer geschlossenen Omphalozele (◻ Abb. 10.9a) muss nicht unmittelbar nach der Entbindung operiert werden. Große geschlossene Omphalozelen bedürfen aber immer eines operativen Bauchwandverschlusses, kleine können sich durch Schrumpfung des Omphalozelensackes spontan verschließen.

❗ Cave
Eine rupturierte Omphalozele (◻ Abb. 10.9b) muss zur Vermeidung von Austrocknung und Infektion bald nach der Geburt operativ korrigiert werden.

Präoperativ muss jedoch der Flüssigkeits-, Elektrolyt- und Säure-Basen-Haushalt ausgeglichen worden sein. Der Magen muss über eine Magensonde entlastet, Mekonium mit körperwarmer Kochsalzlösung zur Verringerung des intestinalen Volumens aus dem Dickdarm ausgespült werden. Intraoperativ muss über die Machbarkeit eines primären Verschlusses entschieden werden.

Bei großen Omphalozelen kann durch Aufhängen des Omphalozelensackes an der Nabelschnur und externe Kompression durch täglich unter sterilen Bedingungen angelegte elastische Binden meist innerhalb von 5–7 Tagen eine drastische Verkleinerung des Omphalozelenvolumens und eine langsame Redression der Leber in die Bauchhöhle erreicht werden. Der

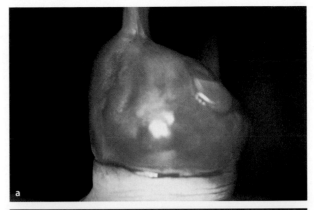

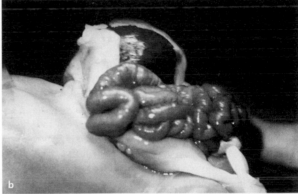

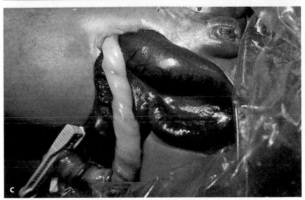

◻ **Abb. 10.9** Fehlbildungen der Bauchwand. **a** Geschlossene Omphalozele. **b** Rupturierte Omphalozele. Die Intestinalorgane sind im Gegensatz zur Laparoschisis nicht miteinander verklebt und verknotet. **c** Laparoschisis: Die intestinalen Organe sind mit Mekonium- und Fibrinmembranen belegt, untereinander verklebt und verknotet. Das Darmkonvolut tritt in einer Lücke lateral vom Nabelschnuransatz aus der Bauchdecke. **Cave:** Der Darm ist durchblutungsgestört, aber nicht nekrotisch

Verschluss der Bauchwand oder zumindest der Haut wird dann meist ohne Einbringung von Fremdmaterial möglich.

Primärer Verschluss Nach Resektion des Omphalozelensackes und anatomischer Lagerung der Eingeweide in die Bauchhöhle kann die Bauchwandlücke primär und in Schichten verschlossen werden.

Cave

Ein erzwungener primärer Verschluss kann zur Kompression und zur Abknickung der V. cava inferior führen, sodass der venöse Rückfluss des Blutes aus den Beinen, den Beckenorganen und Nieren gedrosselt wird.

Der Operateur muss schon intraoperativ entscheiden, ob ein intraabdominaler Druck auftritt, der nicht gebilligt werden kann. Im Zweifel muss er sich für ein sekundäres Verschlussverfahren entscheiden. Eingelegte Drucksonden können die Frage nach einem zu hohen intraabdominalen Druck intraoperativ nicht ausreichend sicher beantworten, sie erübrigen sich daher.

> **Praxisbox**
>
> **Bauchwandersatz und sekundärer Verschluss der Omphalozele**
>
> Wenn bei großem extraperitonealem Eingeweidekonvolut und kleiner Bauchhöhle nach Reposition der Organe in die Bauchhöhle eine gesicherte venöse Abflussstörung zu erkennen ist, wenn eine Druckerhöhung vermutet oder befürchtet wird, wenn eine große Leber nach Reposition zur Kompression des Duodenums, der Gallenwege und des Ductus Wirsungianus führt, wenn das Zwerchfell hochgedrängt und die Atmung behindert wird, dann darf kein primärer Verschluss erzwungen werden. Nur der hocherfahrene Chirurg hat ausreichende Urteilskraft und kann die Entscheidung herbeiführen.
>
> Als Material für einen künstlichen Bauchdeckenersatz und für die extraabominale Lagerung von Eingeweiden in einer »Tüte« sind Silastik- oder Goretexfolien geeignet. Goretexfolien haben allerdings den Nachteil, dass in ihre Poren Gewebe einwachsen kann, sodass die Entfernung der Tüte schwierig oder sogar traumatisierend werden kann.
>
> Die Bauchdecke wird täglich durch sanfte Verkleinerung der Tüte gerafft und damit auch gedehnt, die primär gestaute Leber wird innerhalb von 10 Tagen deutlich kleiner, sodass in der Regel die Bauchwandlücke nach 10–14 Tagen, zumindest die Haut, verschlossen werden kann. Die muskulären Ränder können zu einem späteren Zeitpunkt vernäht werden.

▪▪ Prognose

Mortalität und Morbidität werden bei Kindern mit Omphalozelen (nur noch) von den Begleitfehlbildungen, besonders Herzfehlern, bestimmt.

In Kürze

Omphalozele

Nabelschnurbruch, oft mit Zwerchfelldefekten, Herzfehler (bestimmen Mortalität und Morbidität), Darmatresien, persistierendem Ductus omphaloentericus, Meckel-Divertikel. Sonderform: Wiedemann-Beckwith-Syndrom (EMG-

▼

Syndrom): Exomphalos, Makroglossie und Gigantismus (Hypoglykämien!).

Diagnostik: schon pränatal sonographisch, unverwechselbare Sichtdiagnose.

Therapie:

- Evtl. spontaner Verschluss bei kleinen Omphalozelen, sonst immer operativer Bauchwandverschluss.
- Korrektur der rupturierten Omphalozelen bald nach der Geburt (Austrocknung, Infektion). Präoperativ Ausgleich von Flüssigkeits-, Elektrolyt- und Säure-Basen-Haushalt.
- Primärer Verschluss nach externer Kompression und Verkleinerung der Omphalozele (**Cave:** Kompression und Abknickung der V. cava inferior) oder Bauchwandersatz und sekundärer Verschluss.

10.2.11 Laparoschisis

> **Definition**
>
> Die Laparoschisis (Syn.: Gastroschisis) ist ein Bauchwanddefekt rechts des normal lokalisierten Nabels mit ungeschützter Eventeration von Eingeweiden, die daher verschwollen, durchblutungsgestört, mit Membranen belegt und untereinander verklebt sind (Abb. 10.9c).

▪▪ Pathogenese

Die Pathogenese der Entstehung der Bauchwandspalte ist noch nicht schlüssig bewiesen. Ungeklärt ist auch, wie bei Laparoschisis die starke Verdickung und Verkürzung des Darmes entsteht. Es wird angenommen, dass kleine Mengen Mekonium im Fruchtwasser in den letzten Wochen der Schwangerschaft die Entwicklung der entzündlichen Darmveränderungen (**Peel-Phänomen**) begünstigen. Regelhaft liegt eine Rotationsstörung des Darmes vor (▪ Abb. 10.5e).

▪▪ Symptomatik

Da die Darmschlingen ungeschützt im Fruchtwasser schwammen, sind sie aufgequollen, von Membranen aus Lanugohaaren und Käseschmiere überzogen, untereinander verklebt, verknotet und oft abgeknickt. Diese Verklebungen, Verknotungen und Abknickungen können zusammen mit Lageanomalien zu Durchblutungsstörungen führen, sodass die Darmschlingen düsterrot bis schwarz aussehen.

 Cave

Die Darmschlingen sind aber nur selten gangränös. Die falsche Beurteilung führt nicht selten zu überflüssigen, ausgedehnten Resektionen.

Die genannten Veränderungen können auch zu Darmpassagestörungen führen.

▪▪ Diagnostik

Die Verwechslung mit einer Omphalozele ist nicht möglich. In der Regel wurde die Diagnose bereits pränatal sonographisch gestellt. Postpartal handelt es sich um eine unverwechselbare Sichtdiagnose. **Begleitfehlbildungen**, besonders Lageanomalien, müssen intraoperativ ausgeschlossen werden. Im Gegensatz zur Omphalozele sind Herz- und Nierenfehlbildungen selten. In der Regel konnten sie schon pränatal sonographisch ausgeschlossen werden. Sekundäre Veränderungen am Darm (Atresien) sind dagegen häufig.

▪▪ Therapie
Unmittelbar nach der Geburt, die meist als geplanter Kaiserschnitt um die 36. SSW erfolgt, wird das Kind von den Füßen bis zur Axilla in einen sterilen Plastiksack gesteckt, der oben mit einem Schnurzug versehen ist. Dadurch werden die eventerierten Darmschlingen steril bedeckt und sind auch vor Austrocknung und Auskühlung geschützt. Präoperativ kann durch einen hohen Einlauf das Mekonium aus dem Dickdarm gespült und damit das Volumen in der relativ zu kleinen Bauchhöhle vergrößert werden. Bezüglich der Korrektur gelten die gleichen Regeln und Verfahren wie für die Omphalozele, die Operation erfolgt normalerweise am Tag der Geburt und besteht in einer Reposition der vorgefallen Darmanteile und einem vollständigen Verschluss der Bauchwandspalte mit Erhalt des Nabels

▪▪ Prognose
Wenn die initiale postoperative Darmatonie, die manchmal hartnäckig über mehrere Wochen anhalten kann, behoben ist und keine Passagestörungen durch Adhäsionen auftreten, ist die Prognose gut, zumal Begleitfehlbildungen selten sind. In dieser Phase ist eine parenterale Ernährung über einen zentralvenösen Katheter notwendig. Die postoperative Letalität liegt <1%. Sofern ein primär kurzer Darm vorliegt, können Verlauf und Prognose vom mehr oder weniger ausgeprägten Kurzdarmsyndrom bestimmt sein.

> **In Kürze**
>
> **Laparoschisis (Gastroschisis)**
> Evtl. mit Darmverkürzung oder Atresie.
> **Symptomatik:** düsterrote, verdickte Darmschlingen. Die Darmschlingen sind aber nur selten gangränös. **Cave:** iatrogener Kurzdarm: falsche Beurteilung führt nicht selten zu überflüssigen, ausgedehnten Resektionen.
> **Diagnostik:** pränatal sonographisch, unverwechselbare Sichtdiagnose.
> **Therapie:** operativer Verschluss am Tag der Geburt.

10.2.12 Lageanomalien des Darmes

▪▪ Pathogenese
Lageanomalien des Darmes sind die Folge eines Drehfehlers der fetalen Nabelschleife.

Fetale Entwicklung
Als Nabelschleife wird eine fetale Darmschlinge bezeichnet, die sich bis zur 8. Embryonalwoche extraabdominal in sagittaler Ebene in der Nabelschnur befindet. Zwischen der 4. und 8. Embryonalwoche

kommt es (von ventral betrachtet) zu einer Drehung der Nabelschleife von 90° gegen den Uhrzeigersinn aus der Sagittal- in die Transversalebene. Der Ductus omphaloentericus (später das Meckel-Divertikel) bildet dabei die Drehachse. Der kranial der Drehachse liegende Darmanteil entwickelt sich zum Duodenum, Jejunum und oberen Ileum, der kaudale Teil zum unteren Ileum und Kolon bis einschließlich Querkolon. Nach der 5. Embryonalwoche wächst die Nabelschleife im Zölom der Nabelschnur in die Länge.

In der 10. Embryonalwoche kommt es zu einer 2. Drehung der Nabelschleife um nochmals 90° im Gegenuhrzeigersinn. Im Laufe dieser 2. Drehung wird der Darm in die Bauchhöhle gelagert, wobei gleichzeitig das zunächst in der Transversalebene noch links liegende Zökum in den rechten (epigastrischen) Oberbauch wandert. Zwischen der 10. und 12. Embryonalwoche findet dann noch eine 3. Darmdrehung um wiederum 90° im Gegenuhrzeigersinn statt (insgesamt findet also eine Drehung der Nabelschleife um 270° statt). In den folgenden Wochen wird das Zökum durch Wachstum des Kolons in den rechten Unterbauch verlagert.

Im Verlauf dieser Drehungen und Wachstumsvorgänge wird das Duodenum retroperitoneal so fixiert, dass die C-Schlinge nach links offen ist und an der Flexura duodenojejunalis im linken Oberbauch ins nicht retroperitoneal fixierte Jejunum übergeht. Zudem wird auch das Colon ascendens retroperitoneal fixiert und die rechte sowie linke Kolonflexur gebildet. Von der Flexura duodenojejunalis bis zum Zökum verläuft nach den Dreh- und Fixierungsvorgängen die lineare Radix mesenterii, in der die mesenterialen Gefäße zum Darm verlaufen.

Lageanomalien des Darmes kommen also durch 3 Störungen zustande:
1. durch eine Störung der fetalen Darmdrehung,
2. durch eine Störung des Wachstums einzelner Darmabschnitte,
3. durch eine Störung der retroperitonealen Fixierung des Mesenteriums einzelner Darmabschnitte ans dorsale parietale Peritoneum.

▪▪ Klassifikation
Die verschiedenen Formen sind Ausdruck der Entwicklungshemmung in verschiedenen fetalen Altersstufen. Am wichtigsten sind die Nonrotation, die Malrotation I und die Malrotation II (◘ Abb. 10.10a–e). Hinzu kommen noch die inverse Darmdrehung und mesokolische Hernien.

> **Fallbeispiel**
>
> Ein 2 Monate alter Säugling, der bisher kerngesund war, verweigert 2 Mahlzeiten hintereinander. Als ihn die Mutter zum 3. Mal stillen will, erbricht er gallig. Der Bauch ist nicht gebläht, der Allgemeinzustand des Kindes ist deutlich reduziert, kein Fieber, kein Durchfall. Die Palpation verursacht offensichtlich Schmerzen. Der Schmerz kann aber nicht lokalisiert werden. Während der Untersuchung durch den Kinderarzt erbricht das Kind zum 2. Mal gallig. Bei einer Abdomensonographie kann außer mäßig geblähten Darmschlingen kein pathologischer Befund gesehen werden.
>
> ▼

▼

Weiteres Vorgehen?
A. Häusliche Beobachtung, bei Verdacht auf Gastroenteritis
B: Schmerzmittelgabe, Infusionsbehandlung, klinische Verlaufs-Untersuchung in 6 h
C: Röntgen-Abdomenleeraufnahme, Laboruntersuchung (Entzündungswerte, Laktat)
D: Explorative Laparotomie bzw. Laparoskopie
Antwort:
Bei aus völliger Gesundheit und nach kurzer Anamnese auftretendem galligem Erbrechen im Säuglingsalter ist der Volvulus eine wichtige Differenzialdiagnose. Zeichen für eine Gastroenteritis oder eine Invagination fehlen. Galliges Erbrechen bei fehlender Distension des Abdomens spricht für eine proximale Passagestörung. Die Abklärung ist dringlich, das Röntgenbild kann hinweisend auf einen Volvulus sein, diesen jedoch nicht ausschließen. Die Laktatwerte können bereits nach kurzer Beschwerdedauer deutlich erhöht sein. Eine definitive Abklärung ist nur durch eine Laparoskopie bzw. explorative Laparotomie möglich. Diese sollte zügig erfolgen, da die Prognose bei längerer Darmischämie schlecht ist.
Antwort C und D sind richtig.

Leitsymptom der Lageanomalien des Darms
Ileussymptomatik

▪▪ Symptomatik

Die meisten Lageanomalien bleiben symptomlos. Sie können aber jederzeit zum **Volvulus** und zu mesokolischen inneren Hernien führen. Je nach der Höhe des Volvulus oder der Lumeneinengung bei inneren Hernien kommt es zu Passagestörungen mit Erbrechen vom Typ des Duodenalverschlusses (grün, gallig) oder vom Typ des mittleren bis unteren Dünndarmverschlusses (bräunlich). Beim hohen Volvulus, typisch für das Neugeborene, ist das Abdomen nicht gebläht, weil die Verdrehung schon in Höhe der Mesenterialwurzel am Treitz-Punkt auftritt. Ist der Darm jedoch weiter distal des Treitz-Bandes verdreht oder komprimiert, wie beim Dünndarmvolvulus oder den mesokolischen Hernien, dann ergibt sich ein Bild wie bei der Dünndarmatresie (▶ Abschn. 10.2.3) mit mehr oder weniger ausgeprägtem Meteorismus (der Ausdruck multipler Spiegel ist).

Chronische oder rezidivierende Verlaufsform Sofern keine totale Passagebehinderung auftritt, wie beim Volvulus, können rezidivierende Darmkoliken, Völlegefühl, gelegentliches Erbrechen und Brechreiz den Verdacht auf eine Lageanomalie des Darmes aufkommen lassen.

Ursachen des Ileus oder Subileus sind neben dem Volvulus embryonale Bänder, z. B. Ladd-Bänder, die als Relikte aus frustranen Fixationsversuchen des nicht vollständig gedrehten Darmes in der Phase der Darmdrehungen und -fixierungen entstanden sind. Ladd-Bänder (▣ Abb. 10.10f) ziehen vom

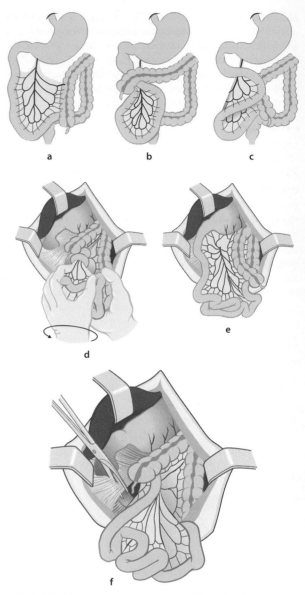

▣ **Abb. 10.10** Lageanomalien des Darms. Malrotationsformen: **a** Nonrotation, **b** Malrotation I, **c** Malrotation II. **d, e** Lösen eines Volvulus durch Drehen des Darms im Gegenuhrzeigersinn bis zur Entstehung einer Nonrotation. **f** Durchtrennung der Ladd-Bänder

Duodenum fächerförmig zum dorsalen parietalen Peritoneum oder über Darmschlingen hinweg zum Peritoneum und Mesenterium, wobei Duodenum und andere Darmschlingen verzogen, geknickt oder komprimiert werden können.

▪▪ Diagnostik

Ein röntgenologisches Abdomenübersichtsbild (im Hängen) kann unterschiedliche Befunde zeigen. Bei einem hohen Ileus (häufigste Form des Volvulus bei Malrotation) wird eine große Magenblase oder ein Double-bubble-Zeichen bei sonst weitgehend luftleerem Abdomen dargestellt. Eine Kolonkontrastdarstellung zeigt bei Darmdrehfehlern meistens eine Verziehung des Colon ascendens und des Zökums nach rechts oben oder nach links. Die Laktatkonzentration im Blut kann bei Ischämie des Darmes rasch ansteigen. Im Ultraschall kann das **Whirlpool-Phänomen** beobachtet werden mit Blutgefäßen, die um die Mesenterialachse wirbelförmig angeordnet sind und eine vertauschte Lage von A. und V. mesenterica superior. Keine dieser Untersuchungen schließt einen Volvulus sicher aus, so dass im klinischen Verdachtsfall unverzüglich operiert werden muss.

▪▪ Therapie

> ❯ **Der akute Volvulus muss chirurgisch gelöst werden.**

Nach Eröffnung des Bauches muss zunächst der Malrotationstyp festgestellt werden. Dazu ist 1. die komplette Durchtrennung sämtlicher sichtbarer embryonaler Bänder, besonders der Ladd-Bänder, und danach 2. die Drehung des Darmes im Gegenuhrzeigersinn notwendig. Nach **Detorquierung** sind meistens noch weitere Adhäsionen zu erkennen, die ebenfalls komplett gelöst werden müssen. Nach dieser (nicht ganz einfachen) Prozedur muss der Darm in **Nonrotationsposition** liegen, d. h. das Mesenterium muss ganz entfaltet sein, das Dünndarmkonvolut muss im rechten Abdomen, das Zökum im linken Oberbauch, das Kolon im linken Abdomen liegen. Zudem muss die Durchblutungsstörung vollständig behoben sein.

Für spezielle Details zur Korrektur der verschiedenen Malrotationsformen, des Mesenterium commune und der inneren Hernien wird auf Bücher der Kinderchirurgie und entsprechende Kapitel dieses Buches verwiesen.

Bei chronischer Symptomatik müssen der klinische Befund und der Leidensdruck des Patienten die Argumente für eine Operationsindikation hergeben. Diese Argumente müssen gegen die Risiken des operativen Eingriffs und der Narkose abgewogen werden.

▪▪ Prognose

Sie hängt vom Ausmaß der nicht mehr reversiblen Durchblutungsstörung des Darmes ab. Wenn keine Darmresektion notwendig war, ist die Prognose gut, in der Regel entsteht keine postoperative Morbidität. Wenn wegen nicht reversibler Ischämie primär oder sekundär (im Second Look) eine Darmresektion erforderlich war, entsteht meistens ein mehr oder weniger ausgeprägtes Kurzdarmsyndrom, das dann prognosebestimmend ist.

In Kürze

Lageanomalien des Darms
Darmdrehfehler durch gestörte Darmdrehung, -fixation oder Wachstum einzelner Darmabschnitte; Nonrotation, Malrotation I und II, inverse Darmdrehung, mesokolische Hernien.
Symptomatik: Ileussymptomatik, Volvulus, innere Hernien, Erbrechen, Meteorismus, Darmkoliken.
Diagnostik: Röntgen (Abdomenübersichtsbild im Hängen).
Therapie: rasche operative Lösung des akuten Volvulus

▼

(**Cave:** irreversible Ischämie des Darmes und damit Kurzdarmsyndrom). Prinzipien der operativen Korrektur eines Darmdrehfehlers:

- komplette Durchtrennung aller embryonalen Bänder, v. a. der Ladd-Bänder,
- vollständige Detorquierung des Darmes und des Mesenteriums,
- Lagerung des Darmes in Nonrotationsposition.

10.2.13 Nekrotisierende Enterokolitis (NEC)

▪▪ Definition

Die nekrotisierende Enterokolitis ist eine schwere entzündliche Darmerkrankung des Frühgeborenen, selten auch reifen Neugeborenen, die meist in den ersten Wochen nach der Geburt auftritt.

▪▪ Pathogenese

Risikofaktoren sind Frühgeburtlichkeit, kardiopulmonale Erkrankungen (Vitium cordis, offener Ductus arteriosus, Atemnotsyndrom des Neugeborenen), perinatale Asphyxie. Die Erkrankung entsteht wahrscheinlich erst, wenn eine unreife Immunabwehr in der Mukosa, eine verzögerte Darmpassage, eine Besiedlung des Darmes mit Bakterien und ein Substrat (Nahrung) im Darm zusammentreffen.

▪▪ Symptomatik, Diagnostik

- Die Erkrankung verläuft in 3 Stadien (nach Bell):
- Im Stadium 1 werden die Kinder auffällig durch vermehrte Bradykardien und Apnoen, eine Distension des Abdomens tritt auf, ggf. Magenreste, das Röntgenbild zeigt eine unspezifische Passagestörung.
- Im Stadium 2 wird häufig zusätzlich der Abgang von Blut und Schleimhaut mit dem Stuhl beobachtet, die Distension des Abdomens nimmt zu. Im Labor werden oft ein CRP-Anstieg, eine Leukozytose und eine zunehmende Thrombopenie gesehen. Radiologisch tritt in diesem Stadium charakteristisch eine Pneumatosis intestinalis auf. Diese kann den Kolonrahmen oder diffus den Dünndarm betreffen.
- Das Stadium 3 ist durch eine deutliche Verschlechterung des Allgemeinzustandes geprägt, die Kinder sind in der Regel beatmungspflichtig, kreislaufinstabil, die Gerinnung kann sich verschlechtern und es entwickelt sich das Vollbild des septischen Schocks im Rahmen einer jetzt auch radiologisch nachweisbaren Darmperforation.

▪▪ Therapie

Die Therapie der NEC besteht im Stadium 1 (Verdacht auf NEC) in der Gabe von Antibiotika, Nahrungskarenz, Ableitung mit Magensonde und Infusionsbehandlung. Unter engmaschigen klinischen und laborchemischen sowie radiologischen Kontrollen wird zugewartet, ein großer Teil der Kinder wird sich unter dieser Behandlung stabilisieren.

Trotzdem entwickelt sich nicht selten das Bild einer NEC Stadium 2 (definitive NEC) mit den beschriebenen radiologischen Zeichen. Hier wird zunächst weiter konservativ behandelt unter enger Kontrolle. Besteht über längere Zeit ein Ileusbild mit zunehmender Distension oder verschlechtert sich der Allgemeinzustand weiter, ist auch ohne Vorliegen einer Darmperforation die Indikation zur Operation gegeben.

> Während im Stadium 1 keine und im Stadium 3 immer die Indikation zur Laparotomie vorliegt, besteht die Kunst darin, Kinder im Stadium 2 nicht zu früh (spontane Erholung unter konservativer Therapie möglich), aber auch nicht zu spät (erst nach einer Darmperforation oder nach Auftreten eines langstreckigen Darmbefalles) zu operieren.

Die Operation besteht in einer **Revision** des gesamten Dünn- und Dickdarmes, Anlage von **Stomien** proximal des Befalls und **ggf. Resektion** von eindeutig nekrotischen oder perforierten Arealen sowie der Drainage des Abdomens. Primäre Anastomosierung nach Resektion ist bei NEC in der Regel nicht indiziert. Falls große Anteile des Dünndarmes betroffen sind, sollte ähnlich wie beim Volvulus keine primäre ausgedehnte Darmresektion erfolgen, sondern lediglich die Ausleitung mit Stomien proximal und die Entscheidung über die Darmresektion auf die Reevaluation im Rahmen eines Second-look-Eingriffes verschoben werden. Bei sehr kleinen, instabilen Extremfrühgeborenen, kann die isolierte Drainage ohne Laparotomie eine Behandlungsoption darstellen, oft ist im Verlauf dann bei diesen Patienten doch noch eine Laparotomie notwendig.

Die **Enterostomie-Rückverlagerung** kann nach Erholung des Patienten im Alter von 2–3 Monaten erfolgen, sofern nicht z. B. eine hohe Jejunostomie zu einer früheren Wiederherstellung der Darmpassage zwingt.

■■ **Komplikationen**
Fortschreiten der Erkrankung trotz Operation, mit septischem Schock und Multiorganversagen (Letalität der NEC im Stadium 3 ca. 30 %). Kurzdarmsyndrom bei hoher Enterostomie oder ausgedehnter Resektion, starke Adhäsionen und Ileus, Re-NEC, Strikturbildung, Probleme der Enterostomie (Stenose, Prolaps, Retraktion).

■■ **Prognose**
Die Prognose ist bei frühzeitiger Operation besser als nach Perforation und Entstehung einer Gerinnungsstörung bei Sepsis. Grad der Frühgeburtlichkeit, Ausmaß der Darmresektion und mögliche Begleitschäden wie Hirnblutungen und Lungenschädigung bestimmen den Verlauf. Nicht selten wird eine neuropsychologische Entwicklungsverzögerung beobachtet.

In Kürze

Nekrotisierende Enterokolitis (NEC)
Symptomatik: Distension des Abdomens, Nahrungsintoleranz, Bradykardien, Apnoen, blutige Stuhlbeimengungen beim Frühgeborenen.
▼

Diagnostik: Abdomen-Röntgen, Labor (Entzündungsparameter).
Therapie: zunächst konservativ mit Nahrungskarenz, Antibiotika. Bei Verschlechterung oder in Stadium 3: Laparotomie mit Anlage von Enterostomien, ggf. Resektion nekrotischer Darmabschnitte, Drainage der Bauchhöhle.
Prognose: hohe Letalität und Morbidität im Stadium 3. Frühzeitige Laparotomie mit Dekompression des Darmes durch Enterostomie verhindert Perforation und Fortschreiten der Erkrankung. Schlechte Prognose, wenn bereits Gerinnungsstörungen aufgetreten sind und wenn der Dünndarm ausgedehnt betroffen ist (Kurzdarmsyndrom nach ausgedehnter Darmresektion)

10.3 Typische (viszeral-)chirurgische Erkrankungen im Säuglingsalter

10.3.1 Hypertrophe Pylorusstenose

Definition
Es handelt sich um eine Einengung des Pyloruskanals durch eine Hypertrophie des Pylorusmuskels mit der Folge einer Magenentleerungsstörung.

■■ **Pathogenese**
Ätiologie und Pathogenese sind bisher nicht bekannt. Genetische, morphologische und endokrinologische Untersuchungen führten bisher zu keinem Ergebnis. Hereditäre Formen sind bekannt, es gibt eine familiäre Häufung und eine Häufung bei eineiigen Zwillingen. Zudem sind Knaben 4–5-mal häufiger betroffen als Mädchen (»Knabenwendigkeit«). In Europa und Nordamerika kommt sie in einer Inzidenz von 1:3.000 Lebendgeburten vor, bei Afrikanern und Asiaten ist sie selten.

Fallbeispiel
Ein bisher gesunder 3 Wochen alter Säugling erbricht während des Trinkens abrupt schwallartig. Dieses Ereignis wiederholt sich auch bei den beiden nächsten Mahlzeiten. Das Erbrochene ist hell und schaumig, nicht gallig, es riecht leicht säuerlich. Der Kinderarzt beobachtet das Kind während des nächsten Fütterungsversuches und sieht eine kurze peristaltische Welle im rechten Oberbauch. Bei der Palpation tastet er hier einen kugeligen, walnussgroßen Tumor.
Weiteres Vorgehen?
A. Kontrastmittel-Magen-Darm-Passage
B. Abdomensonographie
C: Laboruntersuchung (Blutgas, Elektrolyte)
D: Pyloromyotomie
▼

Antwort:
Das schwallartige, nicht gallige Erbrechen und das Alter des Kindes sind typisch für eine hypertrophe Pylorusstenose. Deren Nachweis gelingt durch eine Abdomensonographie, in der sich die Pylorusmuskulatur verdickt zeigt. Eine Röntgenuntersuchung ist hierzu in der Regel nicht notwendig. Vor einer Operation sollte der Elektrolyt- und Säure-Basen-Haushalt des Kindes normalisiert werden, welcher infolge rezidivierenden Erbrechens entgleist sein kann.
Antwort B, C und D sind richtig.

Leitsymptom der hypertrophen Pylorusstenose
Schwallartiges Erbrechen

▪▪ Symptomatik
Nach initialer Beschwerdefreiheit kommt es in der 2.–4. Lebenswoche (selten später) schon während oder kurz nach der Mahlzeit zum **schwallartigen Erbrechen**. Das Erbrochene ist nicht gallig. Der erfahrene Kliniker kann kurz vor dem Erbrechen eine Peristaltik im Oberbauch erkennen und den verdickten Pylorusmuskel im rechten Oberbauch tasten.

❱ **Wenn die Krankheit längere Zeit nicht operativ beseitigt wird, entwickelt sich das charakteristische kummervolle, greisenhafte Aussehen mit Stirnrunzeln, eingefallenen Augen und (bei häufigem und anhaltendem Erbrechen) eingefallener Fontanelle.**

Wenn nicht frühzeitig operiert wird, können Dehydratation, hypochlorämische Alkalose und oberflächliche Atmung hinzukommen.

▪▪ Diagnostik
In der Regel können der verdickte Pylorusmuskel und das wandverdickte Magenantrum **sonographisch** dargestellt werden. Röntgenuntersuchungen erübrigen sich (heute). Differenzialdiagnostische Schwierigkeiten treten dank der Sonographie nicht mehr auf.

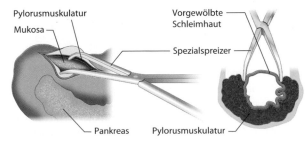

◻ Abb. 10.11 Pyloromyotomie nach Weber-Ramstedt. Kleiner querer Oberbauchschnitt rechts, durch den gerade der verdickte Pylorus hindurchpasst und hervorluxiert wird. Die Serosa wird längs inzidiert, die wulstförmige Muscularis propria mit einem Spezialspreizer gespreizt und die Mukosa geschont. Der gespaltene Pylorusmuskel wird nicht vernäht

▪▪ Therapie
Erst nach der Korrektur der hyperchlorämischen Alkalose, nach Elektrolytbilanzierung und Rehydratation wird eine **Pyloromyotomie nach Weber-Ramstedt** (Abb. 10.11) durchgeführt. Die Operation ist damit kein nächtlicher Notfalleingriff. Die Operation erfolgte früher über eine kleine quere Oberbauchlaparotomie, ist technisch etwas schwieriger jedoch auch über eine Inzision im oberen Nabelwall möglich (Vorteil: keine sichtbare Narbe) oder laparoskopisch. Nach 6 h kann mit dem Nahrungsaufbau begonnen werden.

▪▪ Komplikationen

❗ **Cave**
Eine Peritonitis als Folge einer übersehenen Schleimhautverletzung darf nicht (mehr) vorkommen.

Die Flüssigkeitsdichtigkeit der Myotomiewunde muss intraoperativ überprüft werden. Wenn die Schleimhaut eröffnet wurde, muss der Defekt übernäht und 24 h-Nahrungskarenz eingehalten werden.
Restenosen, die zu erneuter Operation zwingen, kommen in 0,5-1% vor.

▪▪ Prognose
Die Prognose ist gut, jedoch wird in der Literatur noch über eine Mortalitätsrate von 0,5% berichtet. Wir selbst mussten in einer fortlaufenden Serie mit 173 Pyloromyotomien keinen einzigen Todesfall verzeichnen.

In Kürze

Hypertrophe Pylorusstenose
Symptomatik: beginnt (erst) zwischen der 2. und 4. Lebenswoche. Charakteristisches Symptom: schwallartiges, gallefreies Erbrechen.
Diagnose: Sonographie.
Therapie: (konventionelle) Pyloromyotomie nach Weber-Ramstedt.

10.3.2 Hiatushernie und Refluxkrankheit

Definition
Die axiale oder paraösophageale Verlagerung von Kardia und weiteren Magenanteilen durch den Hiatus ösophagei ins Mediastinum wird als **Hiatushernie** bezeichnet.

Folge ist die **Refluxkrankheit**, die klinisch durch ihre Symptomatik und morphologisch durch säurebedingte Schleimhautveränderungen im Ösophagus definiert ist.

▪▪ Klassifikation
Morphologisch werden 3 Formen unterschieden:
– **Axiale** (nichtfixierte oder fixierte) **Hiatushernie:** Kardia und weitere Magenanteile schlüpfen axial durch den Hiatus

ösophagei ins Mediastinum. Bei der nichtfixierten axialen Hiatushernie liegt die Kardia in der Inspiration im Mediastinum, also epiphrenisch, in der Exspiration unterhalb des Zwerchfells (= axiale Hiatusgleithernie). Bei der fixierten Hiatushernie (im Kindesalter die häufigste Form) kann keine atemabhängige Verlagerung (mehr) festgestellt werden.

- **Paraösophageale Hiatushernie:** Die Kardia ist im Hiatus ösophagei fixiert, daneben befindet sich aber noch oberhalb des Zwerchfells eine sog. Magentasche (im Kindesalter selten).

- **Upside-down-stomach:** Der gesamte Magen liegt im Mediastinum, die große Kurvatur zeigt nach kranial.

▪▪ Pathogenese

Im Zusammenhang mit der Entstehung eines (zu) weiten Hiatus ösophagei entsteht auch eine Verkürzung des intraabdominalen Ösophagusanteils. Es kommt zur Mediastinalverlagerung der Kardia und weiterer Magenabschnitte. Dadurch streckt sich der His-Winkel, so dass eine Schlussunfähigkeit der Kardia entsteht. Als Folge des dadurch möglichen Säurerefluxes entsteht die Refluxkrankheit, die morphologisch durch eine mehr oder weniger tiefe erosive oder ulzerierende Ösophagitis gekennzeichnet und zu erkennen ist.

> **Beim angeborenen Brachyösophagus (im Kindesalter häufig) liegt die Kardia immer (schon) angeboren im Mediastinum.**

Ein Großteil der Patienten mit Hiatushernie und Refluxkrankheit gehört zu einer Patientengruppe mit **zerebraler Behinderung** und **Brachyösophagus**. Die Pathogenese der Hiatushernie dieser Kindern ist noch nicht im Detail bewiesen, hängt aber wahrscheinlich mit dem erhöhten intraabdominellen Druck bei Spastizität zusammen.

Ein gewisser gastroösophagealer Reflux ist im Neugeborenen- und frühen Säuglingsalter physiologisch und tritt z. B. im Rahmen des Aufstoßens von kleineren Nahrungsmengen nach dem Stillen in Erscheinung. Dieser Reflux stellt selbstverständlich keine Operationsindikation dar.

Fallbeispiel

Als Folge einer perinatalen Asphyxie kam es zu einer schweren zerebralen Behinderung, Tetraspastik und erheblichen Schluckstörungen. Die Ernährung des Kindes ist deshalb von Anfang an erschwert. Während des Schluckens kommt es, besonders beim Trinken, regelmäßig zur Regurgitation mit Erbrechen und oft auch zur Aspiration. Schon Ende des 1. Lebensjahres erkennt die Mutter im Erbrochenen Spuren frischen Blutes. Dieses Hämatinerbrechen verschwindet bald wieder, tritt aber rezidivierend in unterschiedlicher Intensität auf. Der Schlaf des Kindes ist gestört, weil es offensichtlich Brustschmerzen hat. Schließlich erkennt die Mutter, dass Trinken und Nahrungsaufnahme im Sitzen besser gelingen als im Liegen. Seit sie das Kind nur noch in sitzender Position füttert, ist die Ernährung leichter und das Kind ▼

beginnt zu gedeihen. Im 3. Lebensjahr entwickelt sich aber ein Asthma, das besonders nachts auftritt. Das Asthma wird 1 Jahr lang (bis zur Revision dieser Diagnose) ohne erkennbare Besserung medikamentös behandelt. Nach 2 schweren Aspirationsattacken, jeweils in der Nacht, im 4. Lebensjahr, entschließt sich der Kinderarzt zur Röntgendiagnostik.
Weiteres Vorgehen?
A: Ösophagus-Breischluck-Untersuchung mit Refluxprüfung
B: 24-h-Ösophagus-pH-Metrie
C: Ösophagoskopie
D: Lagerung mit erhöhtem Oberkörper, Andicken der Nahrung, Omeprazolgabe
E: Fundoplikatio und Anlage einer Gastrostomie
Antwort:
Das inzwischen 4-jährige Kind mit Tetraspastik zeigt alle Zeichen eines gastroösophagealen Refluxes. Die Asthmasymptomatik entsteht durch rezidivierende Mikroaspiration. Die Abklärung erfolgt zunächst durch eine Ösophagus-Breischluck-Untersuchung, welche den Grad des Refluxes zeigt und Hinweise auf einen evtl. bereits vorliegenden Brachyösophagus bzw. eine Hiatushernie geben kann. Der Reflux kann ebenfalls mit einer Langzeit-pH-Metrie im Ösophagus nachgewiesen und quantifiziert werden. In der Ösophagoskopie kann die refluxbedingte Veränderung der Ösophagusschleimhaut makroskopisch sowie in Schleimhautbiopsien beurteilt werden. Der Beginn einer konservativen Therapie mit Oberkörperhochlagerung, Andicken der Nahrung und Gabe eines Protonenpumpenblockers ist sicher indiziert. Bei Kindern mit einer Tetraspastik wird jedoch oft ein hochgradiger Reflux beobachtet, der nicht ausreichend konservativ behandelt werden kann und eine operative Therapie mit Fundoplikatio erforderlich macht. Diese Kinder benötigen dann wegen ihrer Schluckstörung meist auch eine Gastrostomie, um ausreichend ernährt werden zu können.
Antwort A–E sind richtig.

Leitsymptom der Refluxkrankheit
Schluckstörungen und Hämatinerbrechen (besonders beim zerebral geschädigten Kind)

▪▪ Symptomatik

Charakteristisch ist das **chronische Erbrechen** seit Geburt. Die Patienten erbrechen schon während der Nahrungsaufnahme oder kurz danach. Bei fortgeschrittener Refluxkrankheit ist das Erbrochene mit Hämatin vermischt. Manchmal kann es sogar zur Hämatemesis kommen. Folgen sind Dystrophie, Blutungs- und hypochrome Eisenmangelanämie, Aspiration und häufige Bronchitiden. Sofern kein primärer Brachyösophagus vorhanden war, kann durch Narbenbildung bei wanddurchgreifender, säureprovozierter Entzündung ein sekundärer Brachyösophagus entstehen.

❯ **Bei älteren Kindern steht im Vordergrund der klinischen Symptomatik das retrosternale epigastrische Sodbrennen.**

▪▪ Diagnostik

In der Diagnostik muss zwischen der Erkennung der Hiatushernie (morphologisch) und der Erkennung der Refluxkrankheit (funktionell) unterschieden werden.

Die Morphologie der **Hiatushernie** wird röntgenologisch festgestellt, wobei Röntgenaufnahmen in Inspiration und Exspiration ebenso obligat sind wie Aufnahmen in Kopftieflage und mit Provokation intraabdominaler Druckerhöhung durch Druck auf das Epigastrium. Röntgenologisch können besonders ein weiter kardioösophagealer His-Winkel, eine epiphrenische «Magentasche» und ein Reflux verschiedenen Ausmaßes dargestellt werden. Zudem kann die Form der Hernie definiert werden.

Die **Refluxkrankheit** und ihr Ausmaß werden dagegen endoskopisch festgestellt. Ösophagoskopisch können die Zeichen der hämorrhagischen, der erosiven und der ulzerierenden Ösophagitis erkannt werden. Zusätzliche Untersuchungen, wie die szintigraphische Refluxdarstellung und die 24-h-pH-Metrie sind in ihrer diagnostischen Aussagekraft zweifelhaft und nicht (unbedingt) erforderlich.

▪▪ Therapie

Grundsätzlich wird beim gastroösophagealen Reflux mit Refluxkrankheit ein konservativer Behandlungsversuch unternommen. Geeignete Maßnahmen sind:

- das Hochlagern des Oberkörpers im Liegen und bei der Nahrungsaufnahme, bei rollstuhlpflichtigen, behinderten Kindern das Sitzen in möglichst geringer Beugehaltung,
- häufige, kleine Mahlzeiten,
- die Andickung der Nahrung,
- die Säurepufferung mit Antazida (Omeprazol).

Ein konservativer Therapieversuch sollte nicht zu früh abgebrochen, sondern wenigstens 1/4 Jahr lang durchgehalten werden.

❯ **Erst bei eindeutigem Versagen der konservativen Therapie, gekennzeichnet durch anhaltende Nahrungsverweigerung, fortschreitende Dystrophie, Zunahme der Aspirationspneumonien und progrediente endoskopische, morphologische Veränderungen muss die Indikation zur operativen Refluxbeseitigung gestellt werden.**

Bei behinderten Kindern scheitert der konservative Therapieversuch häufig, so dass aus dieser Patientengruppe die meisten operationsbedürftigen Patienten kommen.

Praxisbox

Operative Korrektur der Hiatushernie

Die operative Korrektur des Hiatus oesophagei und der Kardia ist durch 3 Schritte gekennzeichnet:
- das sorgfältige und komplette Aushülsen des im Mediastinum fixierten Magenanteils zusammen mit dem abdominalen Teil des Ösophagus,

▼

- die Hiatoplastik (Verschluss des Hiatus oesophagei auf normale Weite),
- die Rekonstruktion des His-Winkels durch eine Fundoplikatio oder (Hemi-)Fundoplikatio und rechtsgerichtete diaphragmale Fundopexie.

❯ **In der Regel wird die operative Korrektur des Hiatus ösophagei und der Kardia (heute) minimal-invasiv durchgeführt. Starke Verwachsungen im Bereich der Kardia und eine schwere Skoliose mit Verlagerung der gesamtem Anatomie können zu einem offenen Vorgehen zwingen.**

Die **minimal-invasive Präparation** bedient sich der Techniken, die auch bei der konventionellen Operation zur Hiatoplastik und Fundoplikatio führen. Die Übersicht im Operationsgebiet ist bei der Laparoskopie meistens besser als beim konventionellen Verfahren. Erste Untersuchungen weisen auch darauf hin, dass nach laparoskopischem Vorgehen weniger Adhäsionen im Bauch entstehen als bei konventionellem Vorgehen. Erste prospektive Serien zeigen, dass der postoperative Schmerzmittelbedarf deutlich geringer ist als beim konventionellen Verfahren.

Ein wesentliches Argument für die minimal-invasive Operation ist auch das kosmetische Resultat: Die bekannte große Narbe der Bauchdecke wird vermieden. Bei allen diesen Vorteilen muss aber noch abgewartet werden, ob das minimal-invasive Vorgehen den Goldstandard im Hinblick auf die anhaltende Beseitigung des Refluxes und der Rezidivrate, v. a. beim Brachyösophagus, erreicht.

Das Aushülsen und Verlagern eines Brachyösophagusanteils aus dem Mediastinum ins Abdomen kann zwar sehr schwierig werden, ist aber zur Vermeidung eines postoperativ persistierenden oder rezidivierenden Refluxes zwingend notwendig. Wenn sich zeigt, dass der Brachyösophagus nicht ausreichend aus dem Mediastinum gelöst werden kann, muss das minimal-invasive Vorgehen zugunsten der konventionellen Prozedur konvertiert werden. Die Aushülsung des Brachyösophagus aus dem Mediastinum und das Verlagern ins Abdomen gelingen bei konventionellem Zugang, trotz präparatorischer Schwierigkeiten, immer.

In Kürze

Hiatushernie und Refluxkrankheit
Formen: axiale Hiatusgleithernie, fixierte Hiatushernie (häufigste Form), paraösophageale Hernie, Upside-down-stomach, angeborener Brachyösophagus (häufig).
Symptomatik: Schluckstörungen und Hämatinerbrechen (besonders beim zerebral geschädigten Kind), bei älteren Kindern: retrosternales epigastrisches Sodbrennen.

▼

Diagnostik:
- Hiatushernie: Röntgen (in In- und Exspiration, Kopf-tieflage): weiter His-Winkel, epiphrenische »Magen-tasche«, Reflux
- Refluxkrankheit: Endoskopie

Therapie:
- Grundsätzlich konservativer Behandlungsversuch: Hochlagern des Oberkörpers, häufige, kleine Mahl-zeiten, »Andickung«, Säurepufferung mit Antazida für 3 Monate.
  Erst bei eindeutigem Versagen der konservativen Therapie (anhaltende Nahrungsverweigerung, fort-schreitende Dystrophie, zunehmende Häufigkeit der Aspirationspneumonien und progrediente endosko-pische, morphologische Veränderungen): Indikation zur operativen Refluxbeseitigung.
- Minimal-invasive operative Korrektur des Hiatus öso-phagei und der Kardia in 3 Schritten [Aushülsen des fixierten Magenanteils, Hiatoplastik, (Hemi-)Fundopli-katio und Fundopexie].

10.3.3 Invagination

■■ Definition

Eine Invagination entsteht bei isoperistaltischer Einstülpung eines Darmsegmentes in das Lumen des aboral liegenden Darmes.

■■ Pathogenese

Am häufigsten kommt eine ileozökale oder ileokolische Inva-gination vor. Daneben gibt es noch die ileoileale und selten die kolokolische Einstülpung. Als Inzidenz wird 1,5–4:1.000 Le-bendgeborene angegeben.

> **Die Invagination ist die häufigste Ileusursache im Kindesalter überhaupt.**

Im Hinblick auf die Pathogenese werden 2 Gruppen vonei-nander unterschieden: Bei der 1. Gruppe wird die Einstülpung durch ein präformiertes Leitgebilde, beispielsweise ein Meckel-Divertikel, eine ileale Duplikatur, ein ileales Rhabdomyosar-kom bewirkt. Bei der 2. Gruppe führen geschwollene mesen-teriale Lymphknoten – wahrscheinlich durch eine virale, inte-stinale Infektion hervorgerufen – zur Invagination.

Fallbeispiel

Ein 3 Jahre altes Mädchen bekommt aus völligem Wohlbefin-den heraus (aus heiterem Himmel) eine Bauchkolik, wird lei-chenblass, bedrohlich kollaptisch. 10 min später geht es dem Kind aber wieder gut, es erholt sich und fängt an zu spielen. »Es geht ihm schon wieder gut« sagt die Mutter dem herbei-gerufenen Hausarzt. 10 min danach tritt eine 2. Kolikattacke

▼

unter demselben klinischen Bild auf. Jetzt erbricht das Kind angedaute, grün-braune Nahrung. Nach einem erneuten, allerdings nur wenige Minuten dauernden schmerzfreien Intervall tritt die 3. Attacke mit Erbrechen auf. Der Hausarzt weist das Kind mit der Diagnose Ileus in eine Klinik ein.

Weiteres Vorgehen?
A: Laboruntersuchung
B: Kolonkontrast-Röntgenuntersuchung
C: Abdomensonographie
D: Laparotomie und Desinvagination
E: Pneumatische/hydrostatische Desinvagination

Antwort:
Zur Abklärung des Verdachtes auf eine Invagination ist die Sonographie die Diagnostik der Wahl, hier zeigt sich typi-scherweise im rechten Oberbauch eine Kokarde. Eine Labor-untersuchung ist nach kurzer Anamnese nicht zielführend, eine Röntgenuntersuchung nicht notwendig. Nach kurzer Beschwerdedauer erfolgt immer ein Versuch der pneuma-tischen oder hydrostatischen Desinvagination ohne Laparo-tomie. Die Operation ist nur bei langer Anamnese oder Un-möglichkeit der konservativen Desinvagination erforderlich. Antwort C und E sind richtig.

Leitsymptom der Invagination
- Heftige Bauchkolik aus völligem Wohlbefinden mit beängstigenden Zeichen eines Kollapses
- Danach schmerzfreies Intervall
- Nach kurz aufeinanderfolgenden weiterer Kolik-attacken mit Zeichen des Kollapses entwickelt sich das Bild eines mechanischen Ileus

■■ Symptomatik

Oft kann der Arzt einen Tumor im rechten Mittel- bis Ober-bauch tasten. Himbeergeleeartiger Schleim am Stuhl oder rektal tastenden Finger des Untersuchers ist kein Früh-, son-dern ein Spätzeichen, es ist Ausdruck der venösen Stauung der Gefäße des Invaginates und der beginnenden Darmschädi-gung. Die Diagnose sollte daher schon zu einem früheren Zeitpunkt gestellt worden sein.

■■ Diagnostik

> **Sonographisch kann die typische Kokarde darge-stellt werden, oft im rechten Oberbauch gelegen.**

Sie ist der sonographische Ausdruck der quer getroffenen Inva-ginatwand und der ebenfalls quer getroffenen Wand des das Invaginat umgebenden Darmes. Mit einer Röntgenaufnahme, die aber nicht obligat ist, kann festgestellt werden, wie weit das Invaginat (schon) analwärts gewandert ist. Im Rahmen eines konservativen Lösungsversuches kann die Röntgenaufnahme gebilligt werden. Wenn allerdings befundbedingt (lange Dauer bis zur Erkennung der Invagination, hellrotes Blut auf Stuhl und tastendem Finger, >3-jähriges Kind) die Indikation zur primä-

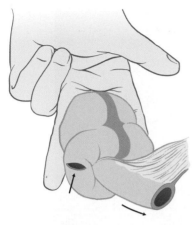

◨ Abb. 10.12 Das Invaginat muss axial in Richtung Dünndarm vorsichtig ausgestrichen werden. Zug am Invaginat führt zu seromuskulären Einrissen (Pfeil)

ren Operation gestellt werden muss (das Risiko einer Darmperforation wäre bei konservativer Lösung wegen der bereits eingetretenen Darmschädigung zu groß und beim über 3-jährigen Kind liegt meistens ohnehin ein invaginierendes Gebilde vor, das entfernt werden muss), sollte aus Gründen unnötiger Strahlenbelastung auf eine Röntgenaufnahme verzichtet werden.

▪▪ Therapie
Sofern noch keine blutigen Stühle entleert worden sind oder am rektal tastenden Finger kein Blut erkennbar ist, sofern also das Invaginationsereignis nicht mehr als12 h zurück liegt, kann zunächst ein konservativer Desinvaginationsversuch indiziert sein (**retrograde hydrostatische Desinvagination**): Unter sonographischer Kontrolle wird mit körperwarmer Ringerlaktatlösung unter mäßigem Druck (Irrigator 1 m über dem Patienten) ein rektaler Einlauf durchgeführt. Alternativ kann eine pneumatische Desinvagination unter Durchleuchtungskontrolle erfolgen. Die Erfolgsrate beider Verfahren liegt bei >80%.

❶ Cave
Dabei besteht allerdings die Gefahr, dass invaginierende Leitgebilde, z. B. ein Rhabdomyosarkom in der Wand des Ileums oder ein Meckel-Divertikel, übersehen werden.

Wenn das Invaginationsereignis aber schon länger als 12 h zurückliegt oder bereits himbeergeleeartiger Blutabgang bemerkt wurde, und wenn das Invaginat mit 2 konservativen Desinvaginationsversuchen nicht vollständig desinvaginiert werden konnte, muss unverzüglich operiert werden.

┌─ **Praxisbox** ──────────────
Operatives Vorgehen bei Invagination
Das Invaginat wird von aboral nach oral aus dem Kolon »ausgestrichen« (◨ Abb. 10.12). Zug am Invaginat ist gefährlich, weil dabei Einrisse am Darm entstehen können. Nach Desinvagination muss ein Leitgebilde ausgeschlossen und, wenn
▼

vorhanden, entfernt werden. Danach wird der Invaginatdarm, meistens das Endileum, an eine Taenie des Colon ascendens fixiert. Bei schwerer hämorrhagischer Infarzierung oder bereits eingetretener Gangrän und bei nicht reponierbarem Invaginat muss (nach Möglichkeit unter Erhaltung der Bauhin-Klappe) reseziert und die Darmkontinuität durch End-zu-End-Anastomose wiederhergestellt werden.

▪▪ Prognose
Die Prognose ist gut. Die Letalität liegt bei Erkennung der Invagination vor dem Eintritt einer Darmgangrän (Regel: 12 h) unter 1%. Nach konservativer Desinvagination tritt in 5–10% der Fälle eine Re-Invagination ein, die Hinweis auf ein invaginierendes Leitgebilde ist und damit zur Operation zwingt.

In Kürze

Invagination
Meist ileozökal oder ileokolisch (häufigste Ileusform überhaupt).
Symptomatik: plötzliche heftige, kurz aufeinanderfolgende Bauchkoliken mit beängstigenden Zeichen des Kollapses, danach Zeichen eines mechanischen Ileus.
Diagnostik: evtl. Palpation eines Tumors im rechten Mittel- bis Oberbauch, himbeergeleeartiger Schleim am Stuhl oder rektal tastenden Finger als Spatzeichen. Sonographie (typische Kokarde), Röntgen (nur bei Bedarf).
Therapie: konservativer Desinvaginationsversuch (wenn die Invagination <12 h besteht), sonst unverzügliche Operation (>12 h, himbeergeleeartiger Blutabgang, nicht vollständige Desinvagination): Ausstreichen (ohne Zug) des Invaginats, evtl. Entfernung eines Leitgebildes.

10.3.4 **Megacolon congenitum**

┌─ **Definition** ──────────────
Mit Megacolon congenitum (Syn.: Morbus Hirschsprung, Aganglionose, Achalasie) wird die kongenitale Dilatation des Kolons vor einem verschieden langen, immer am Anorektum beginnenden, aganglionären und deshalb engen Darmabschnitt bezeichnet.

▪▪ Pathogenese
Die Aganglionose des Plexus myentericus und submucosus beginnt immer an der Linea anorectalis und reicht unterschiedlich weit nach kranial. Daraus ergeben sich verschiedene Formen (► Klassifikation), die unterschiedliche chirurgische Relevanz haben und auch in der Prognose zum Ausdruck kommen.

In der Übergangszone zum normoganglionären Darm besteht immer eine **neuronale Dysplasie**, die sich morphologisch in Hypoganglionosen, Dysganglionosen und Heteroto-

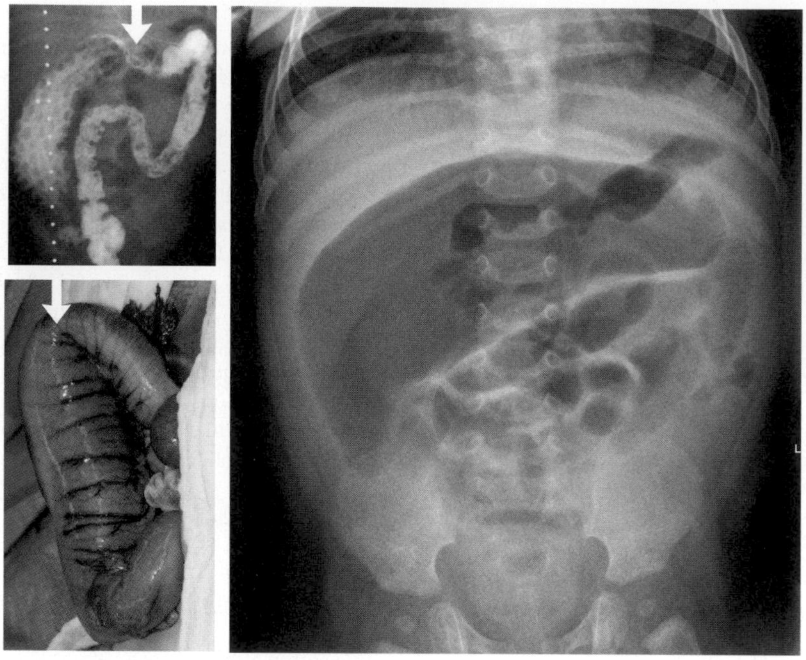

◘ **Abb. 10.13** Blähbauch bei langstreckigem M. Hirschsprung, Pfeil an Übergangszone im Colonkontrasteinlauf (links oben) und intraoperativ (links unten)

pien der nervalen Strukturen ausdrückt. Die Aganglionose ist immer mit einer Hyperplasie der präganglionären parasympathischen Nervenfasern in der Lamina propria mucosae, der Muscularis mucosae und den zirkulären Muskelfasern verbunden. Diese hyperplasierten Nervenfasern sezernieren vermehrt das Enzym **Azetylcholinesterase**, so dass eine vermehrte Azetycholinesteraseaktivität gemessen werden kann.

In funktioneller Hinsicht handelt es sich um eine **Achalasie** (Öffnungsstörung) des engen, kontrahierten, aganglionären Segments. Der Erschlaffungs- oder Öffnungsreflex des Sphincter ani internus, der manometrisch gemessen werden kann, ist aufgehoben (= fehlender Internussphinkterreflex). Folge dieser Öffnungsstörung ist die Dilatation und Wandhyperplasie des dem aganglionäen Darmsegment vorgeschalteten Darmes (in unterschiedlicher kranialer Längenausdehnung). Der Übergangsbereich (Übergangszone) vom aganglionären Darm zum normoganglionären, also vom engen (kontrahierten) zum dilatierten (weiten) sieht trichterförmig aus.

Embryonale Entwicklung

Die embryologischen Vorgänge sind noch nicht endgültig geklärt. Angenommen wird eine Hemmung der Einwanderung von Ganglienzellen in den (später aganglionären) kaudalen Darmabschnitt, während der kranial davon liegende Darm mit Ganglienzellen versorgt wird.

Bei ungestörter embryonaler Entwicklung wandern die Ganglienzellen in kraniokaudaler Richtung in den Darm ein. In der 12. Embryonalwoche ist der Darm in ganzer Länge bis zur Linea anorectalis mit Ganglienzellen besiedelt. Bei gestörter Entwicklung bleibt ein aganglionärer Darmabschnitt unterschiedlicher Länge bestehen. Je früher der Vorgang der Ganlienzelleinwanderung gestoppt wird, desto länger bleibt der aganglionäre Darmabschnitt. Im Extremfall ist das gesamte Kolon oder sogar das Ileum aganglionär.

Beim typischen Morbus Hirschsprung, bei dem (nur) der rektosigmoidale Darm nicht mit Ganglienzellen versorgt wurde, kommt es in der 6.–9. Embryonalwoche zur Einwanderungshemmung der Ganglienzellen in den Plexus myentericus und den Plexus submucosus.

Das Megakolon kommt in einer Inzidenz von 1:3.000–5.000 Lebendgeburten vor. Knaben sind 4-mal häufiger betroffen als Mädchen.

▪▪ Klassifikation

Nach der Länge des aganglionären Segments in kranialer Richtung ab Linea anorectalis werden verschiedene Formen unterschieden:

- **Anale Form:** Megakolon bei ultrakurzem, aganglionärem Segment von 2–4 cm Länge.
- **Rektosigmoidale Form:** typischer oder klassischer Morbus Hirschsprung. Megakolon bei Aganglionose des Anorektums und des Colon sigmoideum.
- **Langstreckige Form:** Megakolon bei Aganglionose bis zur linken Kolonflexur.
- **Subtotale kolische Form:** Megakolon bei Aganglionose, mit kranialer Überschreitung der linken Kolonflexur.
- **Totale kolische Form:** Kein Megakolon, da die Aganglionose das gesamte Kolon betrifft. Diese Form wird als **Morbus Zuelzer-Wilson** bezeichnet.

> Leitsymptom des Megacolon congenitum
> Hartnäckige Stuhlentleerungsstörung mit Obstipation bei balloniertem Bauch (◘ Abb. 10.13)

▪▪ Symptomatik

Abhängig vom Alter des Kindes und der Länge des aganglionären Darmabschnittes können aber andere Symptome führen:

- Beim Neugeborenen kann das 1. Zeichen ein verzögerter Mekoniumabgang sein.
- Blutig-schleimige Darmentleerungen als Ausdruck einer beginnenden Enterokolitis bei meteoristischem Bauch können (außer bei mit Muttermilch ernährten Kindern) schon in den 1. Lebenstagen und -wochen Hinweise geben.
- Ab der 3. Woche, spätestens aber nach dem Abstillen oder dem gleichzeitigen Zufüttern anderer Nahrung, macht sich die Dyskinese des Rektums durch Stuhlentleerungsstörungen und Obstipation bemerkbar. Zudem können jetzt schon Subileussymptome auftreten.

▪▪ Diagnostik

Differenzialdiagnosen Im Neugeborenenalter muss bei Entleerung blutig-schleimiger Stühle und Meteorismus besonders die nekrotisierende Enterokolitis (NEC) von einer Enterokolitis bei Morbus Hirschsprung abgegrenzt werden. Wenn der Meteorismus führendes Zeichen ist, dann muss im Neugeborenenalter auch eine Dünndarmatresie, ein Mekoniumileus und eine Malrotation differenzialdiagnostisch ausgeschlossen werden. Differenzialdiagnostische Schwierigkeiten können beim Meteorismus des Neugeborenen auch die Neugeborenensepsis, eine Meningitis oder eine Hirnblutung bereiten, weil sie zum paralytischen Ileus und Megakolon führen können.

Rektale Untersuchung Bei der rektalen Untersuchung, die beim Neugeborenen erschwert sein kann, wird das typische leere Rektum getastet. Das beschriebene »Handschuhfingerlinggefühl«, das Ausdruck des engen, kontrahierten, aganglionären Rektums ist, kann nur bei älteren Kindern mit Morbus Hirschsprung nachgewiesen werden. Die Erkennung benötigt fortgeschrittene Erfahrung.

Rektummanometrie Mit diesem Untersuchungsverfahren kann der erhöhte Ruhedruck im engen (= aganglionären) Darm und der fehlende Relaxationsreflex des M. sphincter ani internus nachgewiesen werden. Der reproduzierbare Nachweis einer Relaxation des Internus schließt eine Aganglionose des Darmes aus. Gelingt dieser Nachweis nicht, ist die weitere Abklärung mit Biopsie und Röntgen indiziert.

Die Verlässlichkeit der Verfahren wird in der Literatur für die Kolonkontrastdarstellung mit 65%, für die Manometrie mit 95% und für die Azetylcholinesterase-Aktivitäts-Bestimmung mit 98% angegeben.

Kolonkontrastdarstellung Der adäquate diagnostische Schritt zur Erkennung der Übergangszone und damit der Längenausdehnung eines Morbus Hirschsprung ist die Darstellung des Dickdarms mit einem Röntgenkontrasteinlauf (◻ Abb. 10.14).

Es zeigt das enge, kontrahierte, aganglionäre Segment, die trichterförmige Übergangszone, das gas-, sowie stuhlgefüllte,

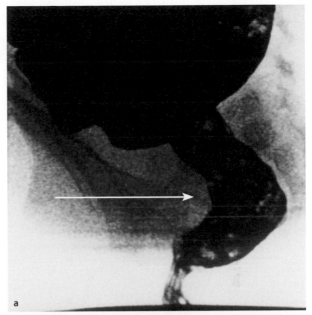

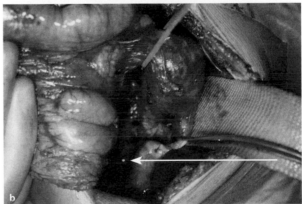

◻ **Abb. 10.14** Megacolon congenitum Hirschsprung. **a** Röntgenbild mit Darstellung eines kurzen engen Segments (Pfeil) sowie vorgeschaltetem Megacolon. **b** Operationsdokument

dilatierte Kolon und möglicherweise auch die Wandhypertrophie des Megakolons. Röntgenologisch nicht fassbar ist jedoch das »ultrakurze« Segment. Die Kolonkontrastdarstellung muss obligat am nicht entleerten (nicht abgeführten) Darm erfolgen.

Rektumschleimhautbiopsie und immunhistochemische Untersuchung Bei der histochemischen Untersuchung von Rektumschleimhautbiopsien, die Mukosa, Lamina submucosa und Lamina muscularis mucosae erfassen müssen, kann der erhöhte Gehalt an **Azetylcholinesterase** (▶ Pathogenese) in den Nervenfasern nachgewiesen werden. Dieser indirekte Befund (die Aganglionose ist ja noch nicht nachgewiesen worden) ist pathognomonisch und damit beweisend, kann aber bei einer Enterokolitis des betreffenden Darmabschnitts sowie bei Entnahme vor der 6. Lebenswoche falsch-positiv

10

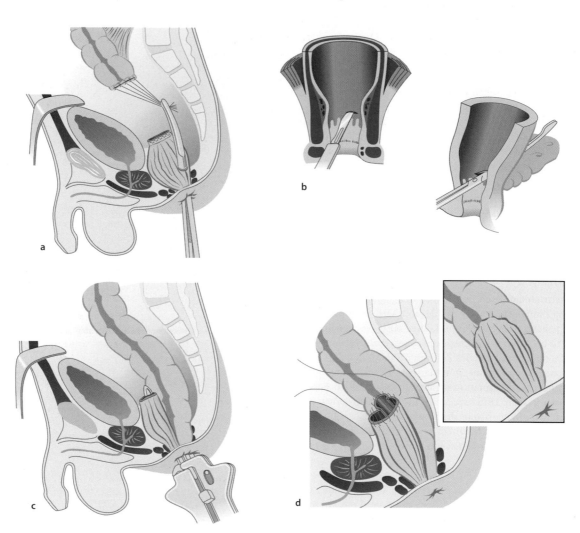

Abb. 10.15 Schematische Darstellung des Kolondurchzugverfahrens nach Duhamel, Tübinger Modifikation. **a** Präsakraler, retrorektaler, transanaler Kolondurchzug nach Resektion des aganglionären, intraabdominalen Darmabschnittes. **b** Inzision der Hinterwand des Anorektums oberhalb der Linea dentata zur Eröffnung des retrorektalen, präsakralen Raums. **c** Seit-zu-Seit-Anastomose mit dem automatischen Näh-Schneide-Gerät. **d** Anastomose zwischen dem dorsal liegenden durchgezogenen Kolon und dem offenen, oberen Ende des ventral liegenden anorektalen Stumpfes durch Einzelnähte

sein. **Schleimhautbiopsien** des Rektums können ohne Narkose mit einem speziellen Biopsiegerät (Schleimhaut wird angesaugt und abgeschnitten) entnommen werden. Der direkte histologische Nachweis von Ganglienzellen oder einer Aganglionose kann nur durchgeführt werden, wenn eine Biopsie auch den Plexus myentericus enthält. Zu seiner Erfassung ist allerdings eine wanddurchgreifende Biopsie erforderlich, die (logischerweise) riskanter und nur in Narkose durchführbar ist. Transanal gelingen in der Regel nur Ganzwandbiopsien bis in eine Höhe von 6–8 cm oberhalb der Anokutanlinie, also in dem Rektumanteil, der sich unterhalb der peritonealen Umschlagsfalte befindet. Die Ganzwandbiopsie beweist damit zwar das Vorliegen, aber meist nicht die Ausdehnung der Aganglionose. Sind Biopsien im Kolon oder Ileum erforderlich, können diese nur laparoskopisch oder durch Laparotomie entnommen werden.

▪▪ Therapie
Im Hinblick auf die Therapie müssen 2 Verlaufsformen unterschieden werden:

- Einerseits der (übliche) **chronische** Verlauf, der durch die oben beschriebene hartnäckige Obstipation, verbunden mit Meteorismus, gekennzeichnet ist,
- und andererseits der **fulminante** Verlauf in den 1. Lebenstagen und Lebenswochen, der von einem toxischen, enterokolitischen Megakolon gekennzeichnet ist.

Dieser Befund fordert notfallmäßig die Anlage eines entlastenden Stomas, befundabhängig am Ileum oder Kolon. Nach Erholung des schwerkranken Kindes kann der definitive (von uns modifizierte) Kolondurchzug (▪ Abb. 10.15a–d) durchgeführt werden. Entscheidend für den Erfolg sind bei allen Operationsverfahren die vollständige Resektion des aganglionären Segmentes und die Mitentfernung des dysganglionären Übergangssegmentes sowie die Schonung der perirektalen Anatomie.

Praxisbox

Tübinger Kolondurchzug nach Duhamel

Nach gründlicher Darmreinigung wird einzeitig, ohne Kunstafterschutz, der (modifizierte) Kolondurchzug nach Duhamel durchgeführt: Die Mobilisation des Darmes kann über einen minimal-invasiven abdominalen Zugang erfolgen. Der retrorektale, transanale Durchzug muss kombiniert, minimal-invasiv von abdominal her und unter direkter Sicht transanal kontrolliert durchgeführt werden. Die Resektion des Darmes nach Durchzug und die Anastomosierung des Kolons mit dem tiefen Rektum werden transanal verwirklicht.

TERPT Neben dem modifizierten retrorektalen, präsakralen, transrektalen Kolondurchzug nach Duhamel etabliert sich z. Zt. ein Verfahren, das De la Torre entwickelt hat und abgekürzt als TERPT = Transanal Endorectal Pull Through bezeichnet wird. Das Verfahren ist besonders für die rektosigmoidalen Hirschsprung-Formen geeignet. Es hat den Vorzug, dass der Bauch nicht eröffnet werden muss, sondern der Hirschsprung-Darm transanal mobilisiert und reseziert werden kann. So können Verwachsungen in der Bauchhöhle und an der Bauchwand vermieden werden. Im Hinblick auf die Entwicklung der Kontinenz- und Sexualfunktion sowie die narbige Einengung des durchgezogenen Darmes im kleinen Becken können noch keine definitiven Aussagen gemacht werden. Deshalb ist auch noch kein Vergleich mit dem Verfahren nach Duhamel möglich.

Therapie spezieller Formen Bei ultrakurzem engem Segment genügt oft die **partielle Spaltung** des M. sphincter ani internus.

Bei totaler Kolonaganglionose (Morbus Zuelzer-Wilson) muss ein Großteil des Kolons reseziert und mit dem belassenen 20 cm langen Rektokolonstumpf eine langstreckige Ileokolorektostomie Seit-zu-Seit bis hinunter zur Linea anorectalis durchgeführt werden (**Martin-Operation**).

■ ■ **Prognose**

Die Prognose ist gut, sowohl im Hinblick auf die Stuhlentleerung als auch die sensorische und motorische Kontinenz, sofern das Übergangssegment total entfernt worden ist. Sonst persistieren Obstipation und Meteorismus und erfordern eine Revisionsoperation mit vollständiger Resektion des betroffenen Darmabschnittes.

In Kürze

Megacolon congenitum

Aganglionärer, enger Darmabschnitt; anale, rektosigmoidale (Morbus Hirschsprung) und langstreckige oder (sub)totale kolische Form.

▼

Symptomatik:
- (Üblicher) chronischer Verlauf: hartnäckige Stuhlentleerungsstörung und Obstipation bei balloniertem Bauch, Meteorismus.
- Beim Neugeborenen blutig-schleimige Darmentleerungen.
- In den 1. Lebenstagen und Lebenswochen kann sich der Morbus Hirschsprung unter dem Bild eines toxischen, enterokolitischen Megakolons manifestieren.

Diagnostik:
- Rektale Untersuchung (beim Neugeborenen evtl. erschwert): typisches leeres Rektum, bei älteren Kindern: »Handschuhfingerlinggefühl«, danach explosionsartige Stuhlentleerung.
- Röntgenkontrasteinlauf des nicht abgeführten Dickdarms: enges Segment, trichterförmige Übergangszone, vorgeschaltetes Megakolon.
- Rektumschleimhautbiopsie mit Nachweis erhöhter Azetylcholinesteraseaktivität, Ganzwandbiopsie mit Nachweis der Aganglionose (beweisend für Morbus Hirschsprung).
- Anorektale Manometrie: erhöhter Ruhedruck im Rektum und fehlender Relaxationsreflex des M. sphincter ani internus.

Therapie:
- Notfallmäßige Anlage eines entlastenden Stomas beim fulminant verlaufenden toxischen, enterokolitischen Megakolon.
- Bewährtes Operationsverfahren (hinsichtlich Stuhlentleerung und Kontinenz): modifizierter Tübinger Kolondurchzug nach Duhamel, TERPT.

10.4 Akutes (nichttraumatisches) Abdomen im Kindesalter

Definition

Von einem akuten Abdomen wird in der Chirurgie gesprochen, wenn Bauchschmerzen (unterschiedlicher Qualität) akut auftreten und (lebens-)bedrohlich erscheinen.

Die häufigsten Erkrankungen, die zu einem akuten Abdomen führen, sind die Appendizitis, das Meckel-Divertikel und der Volvulus bei einem persistierenden Ductus omphaloentericus. Der Volvulus bei Darmdrehfehlern, die Invagination und die akuten Erkrankungen des Neugeborenenalters wurden in ▶ Abschn. 10.1, ▶ Abschn. 10.2 aufgeführt. Das akute Abdomen bei Zysten und Tumoren sowie bei Torsion der Adnexe wird im ▶ Abschn. 10.8 beschrieben.

10.4.1 Appendizitis im Kindesalter

■■ Pathogenese

Die Pathogenese ist nicht geklärt. Appendizitiden kommen jedoch vermehrt nach Gastroenteritis oder bei chronischer Obstipation vor. Der Häufigkeitsgipfel liegt zwischen dem 6. und 12. Lebensjahr.

 Cave

> Je jünger ein Kind, desto rascher kommt es zur Perforation: beim 6-jährigen Kind schon nach 12 h, beim 12-jährigen nach 18–24 h.

■■ Klassifikation

Nach histologischen Befunden wird zwischen einer katarrhalischen, hämorrhagischen, fibrinös-eitrigen, phlegmonösen und gangränösen Appendizitis unterschieden. Der Kliniker beurteilt die Appendizitis nach dem makroskopischen Befund und teilt in gleicher Weise ein wie der Pathologe. Darüber hinaus beschreibt er noch die Ausdehnung und den Schweregrad der Peritonitis: Er definiert eine nichtperforierte sowie perforierte Appendizitis und grenzt eine regionale von einer generalisierten Peritonitis ab. Hinzu kommt noch der **perityphlitische Abszess** (ein regionales Abszesskonglomerat, das aus Abszessmembranen, großem Netz und Darmschlingen besteht und die perforierte Appendix umschließt).

■■ Symptomatik

> **Die Symptomatik lässt sich nicht mit einem Leitsymptom beschreiben. Fast immer können jedoch 5 Verlaufsphasen erkannt werden, die jeweils ungefähr 6 h dauern.**

Die **1. Phase** beginnt mit unbestimmtem Unwohlsein, Übelkeit, Brechreiz und initialem, meist nur einmaligem Erbrechen. Charakteristisch ist der nicht näher definierbare dumpfe Schmerz.

Die **2. Phase:** Nach 6 h steht der sog. wandernde Schmerz im Vordergrund (Schmerzen werden zeitverschoben in den verschiedenen Regionen des Bauches angegeben). Auch in dieser Phase können Übelkeit und Brechreiz vorhanden sein, zum Erbrechen kommt es aber in der Regel nicht mehr. Im Verlaufe dieser Phase nehmen die Bauchschmerzen allmählich an Intensität zu.

Die **3. Phase:** Nach weiteren 6 h kommt es zur Lokalisation der Schmerzen im rechten Unterbauch (der Schmerz ist jetzt nicht mehr wandernd, sondern lokalisierbar). In dieser Phase steigt die Temperatur allmählich an (von Phase 1, gekennzeichnet durch normale bis subfebrile Temperaturen zur Phase 3 mit Fieber um 38°C).

Die **4. Phase** ist durch Abwehrspannung im rechten Unterbauch, Loslassschmerz und Psoasschmerz gekennzeichnet. Diese Symptome sind Ausdruck der bereits eingetretenen regionalen Peritonitis (das parietale Peritoneum ist gereizt und tut weh). Deshalb versucht der Patient auch Bewegungen und Erschütterungen (Loslassschmerz) zu vermeiden

(= Schonhaltung: Der Patient geht nach rechts gekrümmt und besteigt die Untersuchungsliege mit Schmerzen und ungern). Die Temperatur beträgt in diese Phase ungefähr 38,5°C.

Eine **5. Phase** ist durch den Anstieg der Temperatur auf 39°C und darüber sowie eine Zunahme der Schmerzen, selten auch durch eine vorübergehende Erleichterung der Schmerzen, geprägt. Hinzu kommt progredienter Meteorismus und erneutes Erbrechen. Diese Zeichen signalisieren die jetzt eingetretene Perforation der Appendix.

■■ Diagnostik

> **Die Appendizitis wird durch ihre typische phasenorientierte Symptomatik erkannt.**

Die rektale Untersuchung (in den Lehrbüchern immer noch als diagnostische Hilfe beschrieben) ist im Kindesalter unbrauchbar, weil (fast) jedes Kind bei dieser Untersuchung Schmerzen angibt. Auch die Differenz zwischen rektal und axial gemessener Temperatur (= rektal-axiale Temperaturdifferenz) ist unbrauchbar, weil sie bei verschiedenen akuten Erkrankungen des Bauches festgestellt werden kann, also keineswegs für die Appendizitis typisch ist.

Diagnostisch hilfreich ist dagegen die Bestimmung des **Verlaufs der Leukozyten.** Ihre Zahl steigt analog zum allmählichen Anstieg der Temperatur phasenhaft von Normalwerten bis auf Werte von >20.000 in der Phase der regionalen Peritonitis oder Abszessbildung (perityphlitischer Abszess). Manchmal kann ein (irritierender) Abfall der Leukozytenzahl beobachtet werden, der Ausdruck und Signal ist, dass die Leukozyten in den sich entwickelnden perityphlitischen Abszess »gewandert« und im peripheren Blut nicht mehr vorhanden sind. Hilfreich in der Abgrenzung der Appendizitis zu viral verursachten Erkrankungen des Bauches ist auch die Beachtung der Linksverschiebung.

Ein weiteres diagnostisches Hilfsmittel ist die abdominale **Sonographie.** Wenn eine verdickte Appendix und ein periözkales Odem nachgewiesen werden kann, bietet dieser Befund einen Baustein in der Appendizitisdiagnostik. Wenn dieser Nachweis nicht gelingt, spricht der negative Befund nicht gegen eine Appendizitis. Die Sonographie dient vorwiegend zum Ausschluss anderer, differenzialdiagnostisch in Frage kommender abdominaler Erkrankungen, z. B. urogenitaler Pathologien. Sie gehört daher obligat zur Appendizitisdiagnostik.

Wenn keine klassische Symptomatik mit Abwehrspannung und Schonhaltung vorliegt, muss der Befund engmaschig (wenigstens in 6-h-Intervallen) kontrolliert werden.

> **Die häufigste Differenzialdiagnose ist die Gastroenteritis.**

Sie ist (meistens) mithilfe ihrer charakteristischen Symptome, dem (schon) initial hohen Fieber, der vermehrten, spritzenden Darmtätigkeit sowie Quatschen bei Palpation des Bauches, möglich. Ein wichtiger Hinweis ist die Progredienz der Symptome bei Appendizitis im Gegensatz zur Symptompersistenz oder -abnahme bei der Gastroenteritis.

> Weitere Differenzialdiagnosen sind die Otitis media, eine basale Pleuritis, Erkrankungen der inneren Genitalorgane und des Harntrakts sowie die Leukämie.

■■ Therapie

Appendektomie. Diese kann konventionell offen oder laparoskopisch erfolgen. Bei schon längerem Verlauf einer perforierten Appendizitis ist ein offenes Vorgehen unumgänglich. Nach bisher vorliegenden Untersuchungen bietet die laparoskopische Appendektomie gegenüber der konventionellen Appendektomie im Hinblick auf die Traumatisierung der Bauchdecken und des Bauchraumes, der postoperativen Schmerzen, der Dauer des stationären Aufenthaltes und der postoperativen Mobilität sowie der postoperativen Morbidität keinen Vorteil. Da die Appendektomie im Kindesalter im Allgemeinen durch einen sehr kleinen Bauchdeckenschnitt durchgeführt werden kann, bietet die MIC auch im Hinblick auf das kosmetische Ergebnis kaum Vorteile.

Die strenge Indikation und damit die Beschränkung auf die notwendigen Appendektomien wurde mancherorts dem Verfahren geopfert. Eine begründbare Indikation zur minimal-invasiven Appendektomie reduziert sich daher auf die Entfernung einer nicht oder nur gering veränderten Appendix anlässlich einer **diagnostischen Laparoskopie**. Wenn bei rezidivierenden oder chronischen Bauchschmerzen, also bei einem sog. unklaren Abdomen die Ursache gesucht werden muss, die mit anderen Untersuchungsmethoden nicht zu finden ist, ergänzt die Laparoskopie das diagnostische Spektrum hervorragend. Eine diagnostische Laparotomie (meistens mit großem Bauchschnitt) ist heute nicht mehr angezeigt

■■ Prognose

Die Prognose ist gut. Mortalität gibt es (fast) nicht mehr. Die postoperative Morbidität kommt in der Möglichkeit des Entstehens eines Adhäsionsileus bei Briden oder eines Bauchwandabszesses zum Ausdruck. Nach perforierter Appendizitis können intraabdominelle Abszesse auftreten, die meist auf eine antibiotische Behandlung ansprechen. Bilanzen zeigen, dass ein Bridenileus nach Appendektomie in einer Inzidenz von 1:200 auftritt.

In Kürze

Appendizitis
Verschiedene histologische und intraoperative Befunde, Peritonitis, Perforation, perityphlitischer Abszess.
Symptomatik:
Typisch für die Appendizitis ist die (phasenhaft verlaufende) Progredienz der Befunde innerhalb von 18–24 h. Fast immer 5 Verlaufsphasen (jeweils ca. 6 h):
1. Unbestimmtes Unwohlsein, Übelkeit, initiales, meist nur einmaliges Erbrechen, dumpfer Schmerz
2. Wandernder Schmerz
3. Lokalisierte Schmerzen im rechten Unterbauch, Fieber
▼

4. Abwehrspannung im rechten Unterbauch, Schonhaltung
5. Hohes Fieber, Meteorismus

Je jünger ein Kind, desto rascher kommt es zur Perforation: beim 6-jährigen Kind schon nach 12 h, beim 12-jährigen nach 18–24 h
Diagnostik: Leukozytose, Linksverschiebung, Sonographie (obligat zur Differenzialdiagnose), Loslassschmerz, Psoasschmerz, Schonhaltung, Abwehrspannung.
Therapie: Appendektomie.

10.4.2 Persistierender Ductus omphaloentericus und Meckel-Divertikel

■ Definition

Embryologisch definiert handelt es sich um Überreste des Dottersackes, morphologisch definiert um ein zystisches, gangartiges oder strangförmiges Relikt des Dottersackes, das den Darm und den Nabel verbindet oder sich am Darm als Divertikel ausstülpt.

■■ Pathogenese

Wenn der **Ductus omphaloentericus**, der den Dottersack mit dem Ileum verbindet, in der 7. Embryonalwoche nicht obliteriert, kann er partiell oder in ganzer Ausdehnung persistieren. Daraus resultieren verschiedene Relikte des Ductus omphaloentericus (◘ Abb. 10.16). Sofern nur das darmnahe Ende persistiert, entsteht ein **Meckel-Divertikel** (◘ Abb. 10.17). Es kommt bei 0,5–3% der Menschen vor (unterschiedliche Angaben in der Literatur) und befindet sich am Ileum, etwa 1 m oral der Bauhin-Klappe. Entwicklungsgeschichtlich erklärbar kann es in 5% der Fälle dystope Magenschleimhaut oder/und Pankreasgewebsinseln enthalten. Wenn der Ductus omphaloentericus am nabelseitigen Ende offen bleibt, entsteht ein nässender Nabel oder eine sichtbare Nabelfistel (nicht zu verwechseln mit dem urinentleerenden, persistierenden, offenen Urachusgang).

Wenn sich der Ductus omphaloentericus sowohl darmwärts als auch nabelwärts verschließt, entsteht die **Dottersackzyste**.

Persistierender Ductus omphaloentericus

■■ Symptomatik

> Entleerung von Stuhl und Darmschleim im Nabel weist auf einen persistierenden (offenen) Ductus omphaloentericus hin.

Ein Obliterationsstrang zwischen Darm und Nabel oder ein nicht zum Nabel hin offener Gang wird meistens erst im Rahmen eines Ileus (◘ Abb. 10.16) intraoperativ entdeckt. Manchmal handelt es sich um einen (asymptomatischen) Zufallsbefund, der anlässlich eines aus anderem Grunde indizierten

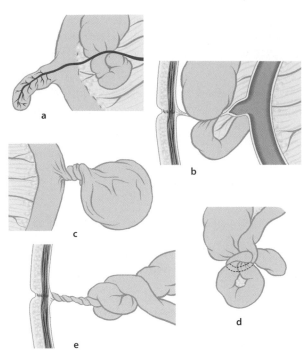

Abb. 10.16 Entstehung eines Ileus beim Meckel-Divertikel oder persistierenden Ductus omphaloentericus. Die Formen **a–e** wurden in 30-jähriger kinderchirurgischer Tätigkeit dokumentiert

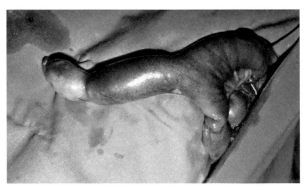

Abb. 10.17 Meckel-Divertikel (Operationsbefund). Beachte den antimesenterialen Ansatz

operativen Eingriffs, meistens einer Appendektomie, entdeckt wird.

▪▪ Diagnostik
Ein Fistelgang kann manchmal sonographisch dargestellt werden. Der mit einer Fistel im Nabel endende Gang kann mit wasserlöslichem Kontrastmittel röntgenologisch dargestellt werden.

▪▪ Therapie
Operative Resektion durch einen halbzirkulären, infraumbilikalen Zugang: Dieser Schnitt verschwindet postoperativ im Hautnabel.

Meckel-Divertikel

▪▪ Symptomatik
Meistens handelt es sich um einen Zufallsbefund, der anlässlich einer Appendektomie entdeckt wird. Die Symptome eines entzündeten Meckel-Divertikels lassen sich nicht von denen der Appendizitis trennen, so dass die »Appendizitissymptome« die Operationsindikation begründen.

Ulkusbildung im Meckel-Divertikel als Folge dystoper Magenschleimhaut und dystoper Pankreasgewebsinseln führt oft zu mehr oder weniger starken (manchmal sogar lebensbedrohlichen) Blutungen mit rektaler Entleerung frischroten oder schwarzen Blutes. Manchmal führt das Meckel-Divertikel, wenn es noch fibrös mit dem Nabel verbunden ist, zum Strangulationsileus. Schon erwähnt wurde, dass das Meckel-Divertikel auch Ursache einer ileokolischen Invagination sein kann (▶ Abschn. 10.3.3).

▪▪ Diagnostik
Die spezifische Diagnose ergibt sich aus den Komplikationen: der Invagination, des Strangulationsileus, der Ulkusbildung mit Blutung und Perforation. Wenn bei unterer intestinaler Blutung ein Meckel-Divertikel vermutet wird, kann diagnostisch eine **Technetium-Szintigraphie** weiterhelfen, sofern das Ulkus (wenigstens) 2 ml Blut/min verliert.

▪▪ Therapie
Divertikelresektion mit ovaler Umschneidung an seiner Basis und querem Verschluss des Darmes (**Abb. 10.17**).

Die Entfernung eines Meckel-Divertikels anlässlich einer Laparoskopie zur Ursachensuche bei rezidivierenden oder chronischen Bauchschmerzen wird zwar praktiziert, bedarf aber fortgeschrittener Laparoskopie-technischer Erfahrung. Leichter ist es, den divertikeltragenden Darmabschnitt durch die leicht erweiterte Trokaröffnung am Nabel vor die Bauchwand zu verlagern und dort die eigentliche Resektion durchzuführen.

▪▪ Prognose
Die Prognose ist gut. Postoperative Bridenbildung ist möglich.

In Kürze

Persistierender Ductus omphaloentericus und Meckel-Divertikel
- **Persistierender Ductus omphaloentericus:** Entleerung von Stuhl und Darmschleim im Nabel weist auf einen persistierenden (offenen) Ductus omphaloentericus hin, dieser wird meistens aber erst im Rahmen eines Ileus intraoperativ entdeckt, evtl. auch sonographisch oder röntgenologisch darstellbar. **Therapie:** operative Resektion (halbzirkulärer, infraumbilikaler Zugang).
- **Meckel-Divertikel:** Zufallsbefund, evtl. Appendizitissymptome. Komplikationen: Invagination, Strangu-

▼

lationsileus, Ulkusbildung mit Blutung und Perforation.

Therapie: Divertikelresektion. Auch das nicht entzündete, als Zufallsbefund entdeckte Meckel-Divertikel muss im Hinblick auf die möglichen Komplikationen im Kindesalter entfernt werden.

10.5 Erkrankungen der Gallenwege

10.5.1 Extrahepatische Gallengangsatresie (EHGA)

Definition

Die **extrahepatische Gallengangsatresie (EHGA)** bezeichnet den angeborenen (oder perinatal erworbenen), segmentalen oder den gesamten Gallengang betreffenden Verschluss der extrahepatischen Gallengänge.

Intrahepatische Gallengangshypoplasien sind durch numerische und morphologische Veränderungen der interlobulären Gallengangsabschnitte charakterisiert und können mit einer extrahepatischen Atresie assoziiert sein, aber auch isoliert, syndromal vorkommen.

Gallengangsatresien kommen in einer Inzidenz von 1:10.000–15.000 Lebendgeburten vor.

■■ Klassifikation
Die wesentlichen Erscheinungsformen sind in ◘ Abb. 10.18 dargestellt. Bei 65% der Patienten ist isoliert der Ductus hepaticus mit den leberpfortennahen Gallengängchen obliteriert, bei 32% der gesamte extrahepatische Gallengang und in 3% der Fälle isoliert der Ductus choledochus.

■■ Pathogenese
Die Pathogenese ist noch nicht widerspruchsfrei geklärt. Diskutiert werden 5 Theorien: eine embryonale Hemmungsfehlbildung mit ungeklärter Ursache, eine virale Genese, eine prä-

oder perinatale Ischämie, immunologische Defizite oder ein genetischer Defekt.

Hemmungsfehlbildung und Ischämietheorie
Am wahrscheinlichsten ist aufgrund von Untersuchungen an Rattenfeten in verschiedenen Entwicklungsstadien die embryonale Hemmungsfehlbildung. Die experimentellen Befunde, die auf den Menschen (zweifelsfrei) übertragen werden dürfen, stehen am wenigsten im Widerspruch zur Zwillingsforschung und zu den Ergebnissen der HLA-Forschung. Die Zwillingsforschung zeigt, dass bei eineiigen und zweieiigen Zwillingen immer nur ein Zwilling erkrankt ist. Damit werden sowohl ein genetischer Defekt als auch eine postulierte intrauterine oder perinatal erworbene virale Infektion sehr unwahrscheinlich. Auch die HLA-Forschung und die Epidemiologie lassen keine Erblichkeit und Familiarität erkennen.

Zur Theorie der Hemmungsfehlbildung passt lückenlos auch die Ischämietheorie: Untersuchungen an Rattenembryonen zeigen, dass eine Gallengangsatresie Folge einer Differenzierungsstörung des embryonalen Mesenchyms der Leberpforte ist. Da sich auch die Gefäße der Leberpforte mesenchymal induziert entwickeln, ist es wahrscheinlich, dass Gallengangsatresie und verminderte Gefäßversorgung des sich entwickelnden Gallenganges zusammen gehören.

Fallbeispiel

Nach komplikationsloser Schwangerschaft wird ein auf den 1. Blick gesundes Kind am errechneten Termin spontan geboren. Es entwickelt ab dem 2. Lebenstag den üblichen Neugeborenenikterus mit einem höchsten Gesamtbilirubinwert von 12 mg/dl am 11. Tag. Danach klingt der Ikterus sicht- und messbar ab. Am 16. Tag erkennt die Mutter, dass ihr Kind erneut gelb wird. Sie bemerkt auch einen entfärbten Stuhl. Der Kinderarzt diagnostiziert einen physiologischen Ikterus beim voll gestillten Kind und beruhigt die Mutter. In den folgenden Tagen verstärkt sich der Ikterus rasch. Am 20. Tag wimmert das Kind fast unaufhörlich. Es verweigert auch die Nahrung. Am 21. Tag erbricht das Kind mehrmals, krampft tonisch und wird somnolent. Der Mutter fällt auch eine Pupillendifferenz auf. Jetzt weist der Kinderarzt das Kind in eine Klinik ein.

Weiteres Vorgehen?
A: Bestimmung der Cholestaseparameter (Leberenzyme, Bilirubin, alkalische Phosphatase) im Blut
B: Sonographie der Gallenwege
C: Leberbiopsie
D: Laparoskopie
E: Kontrolle der Gerinnungsparameter, Schädelsonographie, Vitamin-K-Gabe

Antwort:
Das Kind zeigt einen klassischen Verlauf mit sekundärem Wiederanstieg des (direkten) Bilirubins durch eine Gallengangsatresie, nachdem die primäre physiologische postnatale (indirekte) Hyperbilirubinämie abgeklungen ist. Für einen Verschluss der Gallenwege spricht auch der acholische Stuhl. Bei Ankunft im Krankenhaus besteht Verdacht auf eine Hirnblutung bei Vitamin-K-Blutung.

▼

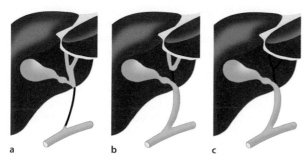

a   b   c

◘ **Abb. 10.18** Extrahepatische Gallengangsatresie. Schematische Darstellung der Formen. **a** Atresie des Ductus choledochus, **b** Atresie des Ductus hepaticus communis, **c** Atresie des Ductus hepaticus communis, Ductus hepaticus dexter et sinister

Deshalb hat eine Schädelsonographie, Kontrolle der Gerinnungsparameter und Vitamin-K-Gabe erste Priorität. Die anschließende Abklärung der Ursache beginnt mit einer Laboranalyse (A) und Sonographie (B) und wird fortgesetzt durch eine Laparoskopie (D) mit Leberbiopsie (C) und ggf. intraoperativer Cholangiographie.
Antwort E ist richtig, danach A–D.

■■ **Symptomatik**

Die EHGA ist klinisch durch eine Cholestase im Neugeborenenalter gekennzeichnet.

Leitsymptom der EHGA

Progredienter Ikterus, der nach einem ikterusfreien Intervall (nach Abklingen des Neugeborenenikterus) als Folge der Cholestase erneut auftritt.

> **Jeder Ikterus, der über den 18. Lebenstag hinaus anhält, gilt so lange als Gallengangsatresie, bis das eindeutige Gegenteil bewiesen ist.**

■■ **Diagnostik**

Bei einem progredienten Ikterus, der über den 18. Lebenstag hinaus anhält, müssen algorithmisch mehrere Krankheitsbilder mit dem Leitsymptom Cholestase gegeneinander abgegrenzt werden.

> **Cave**
> Die Differenzialdiagnose muss spätestens am Beginn der 6. Lebenswoche abgeschlossen sein, sonst treten, sofern eine EHGA Ursache der Cholestase ist, irreversible strukturelle fibrotische Veränderungen der Leber ein.

Diagnostischer Algorithmus bei Cholestase

- Ausschluss von Stoffwechselerkrankungen, v. a. einer Galaktosämie
- Ausschluss endokriner Erkrankungen, v. a. einer Hypothyreose und eines Hypopituitarismus
- Ausschluss infektiöser Erkrankungen, v. a. aus der TORCH-Gruppe (Toxoplasmose, Masern, Mumps, Coxsackie-Viren, Rubella, Zytomegalie, Herpes simplex)

Wenn keine dieser Erkrankungen als Ursache der Cholestase gesichert werden kann, müssen zusätzlich weitere Untersuchungen durchgeführt werden:

1. Prüfung der Galleausscheidung in den Darm mit dem **Hepatobida-Szintigramm**.
2. **Leberbiopsie** in der 4. Lebenswoche (entspricht in der Regel auch der 4. Cholestasewoche) zum histologischen Nachweis der typischen intrahepatischen Merkmale einer EHGA: marginale Gallengangsproliferate, Gallenpfröpfe in den Gallenkanaliuli und in den interlobulären Gallengangsabschnitten, Vermehrung des Bindegewebes in den interlobären Räumen.
3. Wenn die vorhergehenden beiden Untersuchungen eine EHGA wahrscheinlich machen, wird in der 5. Lebenswoche (=5. Cholestasewoche) eine **Laparoskopie** oder **Laparotomie** durchgeführt, um die Sicherung der Diagnose herbeiführen und bei Bestätigung der Diagnose die Abflussstörung korrigieren zu können.
4. Sollte die Leberbiopsie in der 4. Lebenswoche aber keine eindeutigen histologischen Hinweise auf eine EHGA bringen und die Cholestase bestehen bleiben, muss in der 5./6. Lebenswoche eine **2. Biopsie** durchgeführt werden.
5. Wenn auch diese Biopsie keinen Beweis bringen kann, muss zur Vermeidung eines irreversiblen Leberstrukturumbaus trotzdem unverzüglich die diagnostische, und bei intraoperativer Bestätigung der EHGA, auch therapeutische **Operation** erfolgen.

■■ **Therapie**

Korrigierbare Formen (nur segmentaler Verschluss des Ductus hepaticus communis oder des Ductus choledochus) sind so selten, dass sie hier nicht im Detail dargestellt werden müssen. Ihre operative Korrektur wird mit einer **Hepatikojejunostomie** erreicht.

Die nichtkorrigierbaren Formen (◘ Abb. 10.18) und die bildlich nicht dargestellte Atresie des gesamten extrahepatischen Gallengangs werden mit der **Hepatoportojejunostomie (HPE) nach Kasai** oder der **Extended HPE nach Schweizer** korrigiert (beide Operationsverfahren haben eine ähnliche, aber nicht identische pathoanatomische Grundlage).

Nach kompletter, extensiver Exzision der bindegewebig veränderten Leberpforte bis in die lateralen Regionen der Gefäße (◘ Abb. 10.19 a, b) wird die Leberpforte mit einer ausgeschalteten Jejunumschlinge (**Roux-Y**) verbunden.

■■ **Prognose**

Unter günstigen Bedingungen kann mit diesem Operationsverfahren (noch) ein Gallenfluss erreicht und die weitere Progredienz des fibrotischen Leberstrukturumbaus vermieden werden. Die Cholestase bildet sich (weitgehend) zurück, das Serumbilirubin normalisiert sich.

> **Günstige Bedingungen sind mäßige Fibrose der Leber zum Zeitpunkt der Operation und ausreichend lumenweite Gallengangsrudimente in der Leberpforte.**

Patienten mit diesen günstigen Bedingungen (45%) profitieren von der Operation. Sie erreichen auch das Erwachsenenalter, sind aber ständig von Cholangitiden bedroht, die das initial gute Operationsergebnis jederzeit vernichten können. 15% der Patienten mit zunächst gutem Verlauf kommen im Alter von 18–22 Jahren, wahrscheinlich wegen gehäufter, nicht rechtzeitig erkannter und behandelter Cholangitiden, in die Leberinsuffizienz und werden Kandidaten für eine **Lebertransplantation**. Besteht zum Zeitpunkt der Operation schon ein fortgeschrittener Leberstrukturumbau oder sogar eine

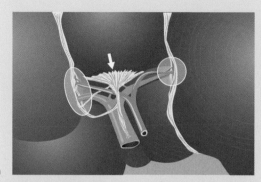

a

Exploration der Leberpforte

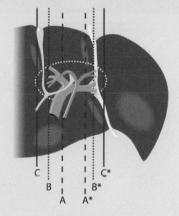

Explorationsgrenzen der Leberpforte
A-A*: nach KASAI, B-B*: nach ITO, C-C*: nach SCHWEIZER

b

◻ **Abb. 10.19** Hepatoportoenterostomie nach Schweizer. Die Exploration der Leberpforte zur Durchführung einer HPE nach Schweizer beschränkt sich nicht auf die Region der fibrösen Leberpfortenplatte wie beim Verfahren nach Kasai, vielmehr wird die Exzision der Leberpforte über die rechte und linke laterale Leberpfortenfissur weitergeführt. Dort können größere Gallengangsrudimente des rechten und linken Leberlappens gefunden werden. Relevante Gallengangsrudimente können erst im Bereich der Ein-/Austrittsstellen der hepatischen Gefäße, rechts in der Ebene des Gallenblasenbettes, links lateral des Lig. teres gefunden werden. Der Pfeil in **a** kennzeichnet die Leberpforte nach Kasai. Der Kreis (links) und das Oval (rechts) kennzeichnen die Leberpforte nach Schweizer

Zirrhose (bei 55% der Patienten), dann kann zwar in 50% noch ein Gallenfluss bewirkt werden, der Leberumbau ist aber nicht mehr zu stoppen, der Point of no Return ist überschritten, sodass der Gallenfluss früher oder später wieder versiegt.

Die Bilanzierung von 215 in unserer Klinik operierten Patienten, von denen einige schon älter als 26 Jahre sind und auch schon Kinder geboren haben, lässt erkennen, dass 23% geheilt werden konnten.

In Kürze

Extrahepatische Gallengangsatresie (EHGA)
Die Atresie betrifft den Ductus hepaticus (65%), den gesamten extrahepatischen Gallengang (32%), den Ductus choledochus (3%).
Symptomatik: progredienter Ikterus, der nach einem ikterusfreien Intervall (nach Abklingen des Neugeborenenikterus) durch die Cholestase erneut auftritt.
Diagnostik:
- Jede Cholestase, die über den 18. Tag hinaus anhält, ist so lange eine Gallengangsatresie, bis das Gegenteil bewiesen ist.
- Differenzialdiagnose muss spätestens am Beginn der 6. Lebenswoche abgeschlossen sein (**Cave:** fibrotischer Umbau der Leber).
- Diagnostischer Algorithmus bei Cholestase: Prüfung der Galleausscheidung (Szintigramm), Leberbiopsie in der 4. Woche, bei eindeutigem Befund Laparotomie in der 6. Woche, bei nicht eindeutigem Befund 2. Biopsie in der 5./6. Woche, unabhängig vom Befund diagnostische, und bei intraoperativer Bestätigung der EHGA, auch therapeutische Operation.
Therapie:
- Nichtkorrigierbare Formen werden mit der Hepatoportojejunostomie (HPE) nach Kasai oder der »Extended HPE« nach Schweizer operiert.
- Die Operation muss am Ende der 5. Woche oder (spätestens) am Beginn der 6. Lebenswoche durchgeführt werden, sonst droht ein irreversibler, progredienter, fibrotischer Leberstrukturumbau

10.5.2 Gallengangszysten, speziell Choledochuszysten

Definition

Als Gallengangszysten werden angeborene Erweiterungen der intra- und extrahepatischen Gallengänge bezeichnet.

■ ■ **Klassifikation**
Zur Übersicht der verschiedenen morphologischen Formen, ◻ Tab. 10.1. Die weitaus häufigste und wichtigste Form ist die **Choledochuszyste**, eine fusiforme oder zystische Erweiterung des extrahepatischen Gallengangs (◻ Abb. 10.20). Eine Sonderform zystischer Erweiterung des Gallengangs ist die **Choledochozele**.

Leitsymptom der Gallengangszysten
Cholestase im Neugeborenenalter (Differenzialdiagnose zur EHGA)

◧ Tab. 10.1 Typisierung der Gallengangszysten nach Todani[1]

Typ	Definition
I	Segmentale oder totale Erweiterung des Ductus choledochus (80–90%)
II	Echtes Gallengangsdivertikel
III	Zusätzlich zur Erweiterung des Ductus choledochus auch Erweiterung des intraduodenalen Gallengangsabschnitts (also Kombination mit einer Choledochozele
IV A	Multiple extra- und intrahepatische Zysten der Gallenwege
IV B	Multiple extrahepatische Zysten
IV C	Erweiterung der intrahepatischen Gallengänge
V	Caroli-Syndrom

[1] Diese Einteilung definiert das Caroli-Syndrom nicht exakt und berücksichtigt nicht, dass Choledochozelen auch isoliert, ohne Erweiterung des Ductus choledochus, vorkommen können. Die Choledochozele hat wahrscheinlich eine andere Pathogenese als die Choledochuszysten

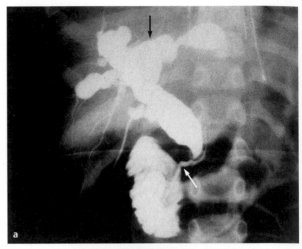

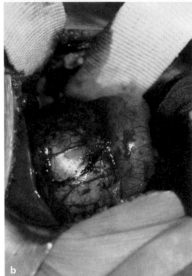

◧ Abb. 10.20 Choledochuszyste. **a** Kontrastmitteldarstellung, **b** Operationsfoto. Der weiße Pfeil in **a** markiert den sog. long common channel (gemeinsames präpapilläres Endstück des Gallen- und Pankreasganges)

■ ■ **Symptomatik**

Die Erweiterung der Gallengänge wird entweder zufällig sonographisch (oft schon pränatal) oder erst im symptomatischen Stadium sonographisch entdeckt.

Symptome sind im symptomatischen Stadium rezidivierende Oberbauchschmerzen, Hepatomegalie und Zeichen der Cholestase, jedoch selten mit völlig acholischen Stühlen. Bei 30% der Patienten weist aber eine Pankreatitis auf die Erkrankung hin.

■ ■ **Diagnostik**

Die **Sonographie**, in Einzelfällen ergänzt durch ein CT oder MRCP, sichert die Diagnose. Eine ERCP, die aber nicht obligat durchgeführt werden muss, kann die pathologische pankreatikobiliäre Verbindung und den Zystentyp darstellen. Bei der Indikationsstellung muss das Risiko einer dabei akquirierbaren Pankreatitis sorgfältig bewertet werden.

■ ■ **Therapie**

Resektion der Zyste und Wiederherstellung des Galleabflusses durch eine Anastomose zwischen dem Stumpf des Ductus hepaticus oder beider Ductus hepatici und einer nach Roux ausgeschalteten Jejunumschlinge (= **Hepatikojejunostomie**). Bei günstiger Anatomie kann auch eine **Hepatikoduodenostomie End-zu-Seit** angefertigt werden.

> ❯ Die Anastomose zwischen dem Stumpf des Ductus hepaticus und dem Darm muss zur Vermeidung einer Stenose mikroskopisch streng mukomukös genäht werden.

Die postoperative Cholangitisrate ist nach Literaturangaben und eigenen Bilanzen nicht unterschiedlich und liegt für beide Verfahren bei 2-3%.

■ ■ **Prognose**

Die Prognose ist gut. Postoperative Cholangitiden sind (überraschend) selten. Anastomosenstenosen treten bei mikroskopisch (streng) mukomukös genähten Anastomosen nicht (mehr) auf.

In Kürze

Choledochuszysten
Sonderform: Choledochozele (zystische Erweiterung des Gallengangs ins Duodenallumen).
Symptomatik: Cholestase im Neugeborenenalter (Differenzialdiagnose zur EHGA), Oberbauchschmerzen, Hepatomegalie, Pankreatitis.
Diagnostik: Sonographie (manchmal zufällig, oft schon pränatal), evtl. CT, MRCP.
Therapie: Resektion der Zyste, Hepatikojejunostomie. Die Anastomose zwischen dem Stumpf des Ductus hepaticus und dem Darm muss zur Vermeidung einer Stenose mikroskopisch streng mukomukös genäht werden.

10.5.3 Caroli-Syndrom

Definition

Das Caroli-Syndrom ist durch multiple, segmentale, perlschnurartig angeordnete Erweiterungen der intrahepatischen Gallengangsabschnitte definiert.

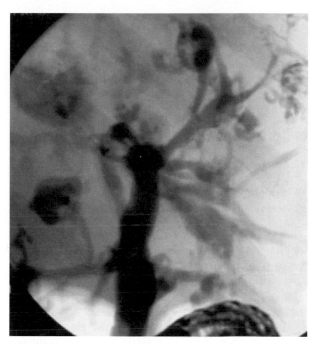

◘ Abb. 10.21 Cholangiogramm eines Patienten mit Caroli-Syndrom

Es entspricht formal dem Typ V nach Todani (◘ Tab. 10.1).

▪▪ Pathogenese
Angenommen wird ein autosomal-rezessiver Erbgang. 75% der Patienten sind männlich.

▪▪ Symptomatik
Die Symptome werden durch die Galleabflussstörung bedingt, die jedoch nur selten zur Cholestase führt, so dass sie nicht als Leitsymptom beschrieben werden kann.

Leitsymptome des Caroli-Syndroms
- Hepatomegalie, verbunden mit Oberbauchschmerzen
- Rezidivierendes hohes, manchmal sogar septisches, intermittierendes Fieber

Fieberschübe werden häufig von **Ikterusschüben** begleitet. In den Zysten können sich Steine bilden, die jedoch nicht zu Koliken, sondern zu dumpfen, drückenden Oberbauchschmerzen führen.

▪▪ Diagnostik
Die zystischen Erweiterungen können **sonographisch**, manchmal ergänzt durch ein CT, nachgewiesen werden (◘ Abb. 10.21).

▪▪ Therapie
Cholangitisschübe müssen breit antibiotisch behandelt werden. Wenn die antibiotische Behandlung nicht anspricht, muss eine **Pilzinfektion** durch Punktion des Abszesses oder eines großen intrahepatischen Gallenganges unter sonographischer Führung ausgeschlossen werden. Beim Nachweis einer Pilzcholangitis muss antimykotisch behandelt werden.

> **Bei Erweiterungen, die auf ein Segment oder einen Leberlappen begrenzt sind, kommen Resektionsverfahren zur Anwendung. Abszesse, die unter antibiotischer Therapie nicht ausheilen, müssen inzidiert und drainiert werden.**

Symptomatische **Steine** können unter intraoperativ-sonographischer Führung exzidiert werden, die endoskopische Entfernung gelingt nur ausnahmsweise.

Beim nichtsymptomatischen Stein kann eine Chemolitholyse (Ursodesoxycholsäure) versucht werden, sie benötigt aber wenigstens ein halbes Jahr bis zum Erfolg.

Die Therapie der **Spätfolgen**, der biliären, cholangitischen Leberzirrhose oder des cholangiozellulären Karzinoms (CCC), orientiert sich an resezierenden Operationsverfahren und der Notwendigkeit, sowie prognostisch sinnvollen Machbarkeit, einer Lebertransplantation.

In Kürze

Caroli-Syndrom
Perlschnurartig angeordnete Erweiterungen der intrahepatischen Gallengangsabschnitte, meist bei Jungen (75%).
Symptomatik: Hepatomegalie, dumpfe, drückende Oberbauchschmerzen, rezidivierendes hohes intermittierendes Fieber und Ikterus.

▼

Diagnostik: sonographisch, evtl. CT.
Therapie: Cholangitisschübe: antibiotisch. Pilzcholangitis: antimykotisch. Zystische Erweiterungen: Resektion. Abszesse: antibiotisch, Inzision und Drainage. Steine: Exzision, evtl. Chemolitholyse. Spätfolgen: biliäre Zirrhose, cholangiozelluläres Karzinom.

10.5.4 Gallensteine

▪▪ Symptomatik

Gallensteine können auch bei Kindern gefunden werden, sind aber oft asymptomatisch.

▪▪ Diagnostik und Therapie

Asymptomatische Gallensteine werden in der Regel sonographisch kontrolliert, aber nicht chirurgisch therapiert, solange sie in der Gallenblase liegen. Es besteht die Möglichkeit, diese medikamentös mit Ursodesoxycholsäure zu therapieren.

Bei **symptomatischen Gallenwegskonkrementen** ist die Suche nach einer Ursache wie metabolischen Erkrankungen, hämatologischen Krankheiten oder anatomischen Varianten (Darstellung im MRCP möglich) indiziert. Muss ein Konkrement chirurgisch entfernt werden und besteht kein Anhalt für eine zugrunde liegende Erkrankung, so kann eine Cholezystotomie erwogen werden, andernfalls ist die Cholezystektomie indiziert. Beide Verfahren können laparoskopisch erfolgen.

Vorzüge der MIC bei diesen Eingriffen sind der geringere postoperative Schmerzmittelbedarf, die frühere Wiedererlangung der Motilität und das bessere kosmetische Ergebnis. Im Hinblick auf die operative Sicherheit bestehen nach ersten Bilanzen keine Unterschiede. Die Dauer des stationären Aufenthaltes ist oft 1–2 Tage kürzer, die Kosten des Eingriffes sind dagegen deutlich höher.

In Kürze

Gallensteine
Symptomatik: oft asymptomatisch.
Diagnostik: Suche nach einer Grunderkrankung. Sonographie zur Diagnose und Kontrolle. Bei Vorliegen einer Pankreatitis oder Dilatation des Ductus choledochus, evtl. auch MRCP.
Therapie: Laparoskopische Cholezystotomie und Steinentfernung bei fehlender Grunderkrankung, laparoskopische Cholezystektomie bei vorliegender Grunderkrankung.

10.6 Kinderchirurgische Operationen am Hals

10.6.1 Mediane Halszysten

Definition

Als mediane Halszysten und -fisteln werden Zysten und speichelsezernierende Fisteln bezeichnet, die aus Rudimenten des Ductus thyreoglossus entstehen und vom Foramen coecum linguae bis zum Jugulum in der Medianlinie des Halses liegen können.

▪▪ Pathogenese

Beim Herabwandern der Schilddrüsenanlage aus dem Zungengrund in ihre definitve Position kaudal des Kehlkopfes entsteht der mit Schleimhaut ausgekleidete **Ductus thyreoglossus**. Er bildet sich danach in der Regel komplett zurück. Bei Persistenz entwickelt sich eine schleimhautausgekleidete Zyste oder ein Fistelgang nach außen. Der persistierende Ductus thyreoglossus läuft grundsätzlich durch den **Zungenbeinkörper**, der sich um den Ductus bildet.

Im Gegensatz zur Annahme, Fisteln würden erst sekundär nach einer Entzündung entstehen, steht die Beobachtung, dass Kinder bereits mit einer speichelsezernierenden Fistel geboren werden können.

▪▪ Symptomatik

Streng in der Medianlinie des Halses lokalisierter prall-elastischer Tumor (◘ Abb. 10.22), der meistens in der Nähe des Zungenbeins, aber auch kranial und kaudal davon liegt. Er bewegt sich beim Schlucken mit. Mediane Halszysten und -fisteln können sich entzünden, sogar abszedieren.

▪▪ Diagnostik

Beim typischen klinischen Befund kann die mediane Halszyste sonographisch bestätigt werden. Differenzialdiagnostisch muss eine ektope Schilddrüse, die sog. **Zungen- oder Kugelstruma**, ausgeschlossen werden.

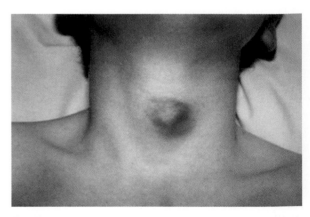

◘ **Abb. 10.22** Mediane Halszyste. Beachte die Lage in der Mittellinie des Halses

❶ Cave
Sie repräsentiert manchmal das einzige Schild-
drüsengewebe, so dass die Entfernung fatal wäre.

Eine mediane Halszyste kann auch mit der selten vorkommenden **Laryngozele** verwechselt werden. Wenn die Abgrenzung dieser Pathologika sonographisch nicht gelingt, muss die
Sonographie durch ein MRT oder ein Szintigramm ergänzt
werden. Eine weitere Differenzialdiagnose ist die **Dermoid-**
zyste. Ihre Verwechslung mit einer medianen Halszyste bleibt
aber ohne Konsequenzen, beide müssen entfernt werden. Eine
mediane Halsfistel muss präoperativ nicht mit einer Kontrast-
mittelinjektion dargestellt werden, denn der Fistelverlauf lässt
sich mikroskopisch während der Operation problemlos darstellen.

▪▪ Therapie
Exstirpation der Zyste und des Fistelganges unter Mitnahme
des Zungenbeinkörpers.

▪▪ Prognose
Die Prognose ist gut. Wenn der Zungenbeinkörper (wirklich)
mit entfernt wurde, treten keine Rezidive auf.

In Kürze		

Mediane Halszyste
Zysten und speichelsezernierende Fisteln.
Diagnostik: Sichtdiagnose, Sonographie, MRT, Szintigramm. Präoperativ muss grundsätzlich eine ektope
Schilddrüse, die sog. Zungengrund- oder Kugelstruma
ausgeschlossen werden (**Cave:** fatale Entfernung des
einzigen Schilddrüsengewebes).
Therapie: Exstirpation grundsätzlich mit Zungenbeinkörper.

10.6.2 Laterale Halszysten und -fisteln

┌─ **Definition** ─────────────────────────────
│ Laterale Halszysten und -fisteln sind Zysten und speichel-
│ sezernierende Fisteln am Vorderrand des M. sternocleido-
│ mastoideus.
└───

▪▪ Pathogenese
Sie entstehen als Rudimente unvollständig sich zurückbilden-
der Kiemenbögen oder Schlundtaschen. Wenn sie sich überhaupt nicht zurückbilden, entsteht ein schleimhautausgeklei-
deter Gang vom Rachenraum, meistens der Tonsillenbucht,
bis zur Haut des Halses. Das Gangrelikt der kranialsten
Schlundtasche kann im Gehörgang münden. Bei partieller
Rückbildung endet der Gang blind und hat keine Verbindung
mehr zum Rachenraum oder nach außen.

Die Gangrelikte verlaufen im Allgemeinen durch die Ga-
belung der Aa. carotis interna und externa.

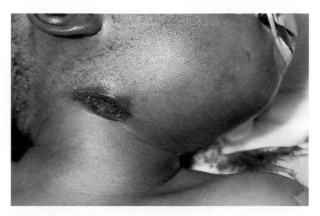

❑ Abb. 10.23 Laterale Halsfistel. Sie entspricht dem 1. Kiemengang
und ist entzündet

▪▪ Symptomatik
Laterale Halszysten liegen als prall-elastische Geschwülste im
vorderen Halsdreieck. Aus der kollaren Fistelöffnung entleert
sich spontan oder auf Druck tröpfchenartig Speichel (wenn
eine Verbindung zum Rachenraum besteht). Sekundärinfek-
tionen sind möglich, sodass es zur eitrigen Sekretion kommt
(**❑** Abb. 10.23).

▪▪ Diagnostik
Bei einer Fistel ist die Diagnose eine **Sichtdiagnose**. Bei Zysten müssen differenzialdiagnostisch zystische Lymphangiome
und Lymphome entzündlicher oder maligner Genese abgegrenzt werden. Die wichtigste diagnostische Maßnahme ist
die **Sonographie** mit dem Nachweis einer flüssigkeitsgefüllten
Zyste.

▪▪ Therapie

❯ **Exstirpation der gesamten Zyste oder des gesamten**
Fistelganges. Besonders müssen dabei die Karotis-
gabel und der N. hypoglossus beachtet werden.

▪▪ Prognose
Die Prognose ist gut, sofern kein Zysten- oder Gangrelikt zurückgelassen wurde und der N. hypoglossus sowie die Karotisgabel beachtet wurden. Beim Zurücklassen von Zysten-
oder Gangresten kommt es zum Rezidiv.

In Kürze		

Laterale Halszysten und -fisteln
Diagnostik: Sichtdiagnose, Sonographie.
Therapie: Exstirpation der gesamten Zyste oder des gesamten Fistelganges (**Cave:** Karotisgabel und N. hypoglossus)

10.6.3 Lymphangioma colli (Hygroma colli)

Definition

Das Lymphangioma colli (Syn.: Hygroma colli) ist ein multizystischer Tumor unterschiedlicher Größe im seitlichen Halsdreieck zwischen M. sternocleidomastoideus und V. jugularis.

■■ Pathogenese
Lymphangiome entstehen aus embryonal abgeschnürten Zellverbänden der Lymphgefäßanlagen am Hals. Bei entsprechender Größe kann der zystische Tumor bis in die Axilla, ins Mediastinum und ins Gesicht reichen (◘ Abb. 10.24).

■■ Symptomatik
Der zystisch imponierende **Tumor** am Hals hat eine weiche bis prall-elastische Konsistenz. Bei einer Ausdehnung ins Mediastinum oder bei Kompression der kollaren Trachea und Halsgefäße kann **Zyanose** des Gesichts und Dyspnoe auftreten.

■■ Diagnostik
Sichtdiagnose. Bei großen Lymphangiomen ist die Diagnose eindeutig. Bei kleineren muss ein subkutanes Hämangiom ausgeschlossen werden. In der Regel kann die Diagnose sonographisch bestätigt werden. Präoperativ muss auch die Beziehung des Lymphangioms zur V. jugularis, zur A. carotis, zur Trachea, zum Ösophagus und zu den mediastinalen Organen dargestellt werden.

■■ Therapie
Wenn keine Kompressionserscheinungen zur raschen Entlastung zwingen, kann eine konservative Verkleinerung mit systemisch und lokal verabreichtem Decortin versucht werden. Lokal injiziertes Decortin kann ein weiteres Wachstum ver-

hindern und in 15% der Fälle zur Schrumpfung des Lymphangioms führen. Ein vollständiges Verschwinden ist aber nicht erreichbar.

> ❯ **Der Rest muss operativ beseitigt werden. Eine operative Entfernung ist auch bei Lymphangiomen angezeigt, die konservativ nicht beeinflussbar sind.**

Meistens sind zur totalen oder subtotalen Entfernung mehrere Operationsschritte erforderlich. Im Intervall kann jeweils wieder lokal Decortin appliziert werden.

Im Hinblick auf die Beziehungen zu lebens- und funktionswichtigen Strukturen des Halses, Gesichtes und Mediastinums kann das Lymphangioma colli primär oft nicht radikal entfernt werden.

■■ Prognose
Rezidive sind bei fehlender Radikalität die Regel. Selbst nach vermeintlich radikaler Entfernung sind Rezidive möglich, sie können noch Jahre später auftreten.

In Kürze

Lymphangioma oder Hygroma colli
Multizystischer Tumor, weich bis prallelastisch.
Diagnostik: Sichtdiagnose, Sonographie.
Therapie:
- Konservativer Verkleinerungsversuch (Decortin), operative Entfernung.
- Vor einer Operation müssen die Beziehungen des Lymphangioms zu den Nachbarorganen und -strukturen sonographisch dargestellt werden.
- Wegen der lebens- und funktionswichtigen Strukturen des Halses, Gesichtes und Mediastinums kann der Tumor primär oft nicht radikal entfernt werden, sodass Rezidive auftreten und Folgeoperationen notwendig werden.

10.7 Kinderchirurgische Operationen an der Brustwand

10.7.1 Trichterbrust

Definition

Als Trichterbrust wird die trichterförmige Einziehung des unteren Teils des Brustbeines zusammen mit den angrenzenden knorpeligen Rippenanteilen in der Frontal- und Sagittalebene bezeichnet.

■■ Pathogenese
Ursache ist wahrscheinlich eine angeborene Wandschwäche der sternokostalen Rippenabschnitte auf dem Boden einer Störung im Mukopolysaccharidstoffwechsel.

◘ **Abb. 10.24** Beispiel eines Lymphangioma colli

■■ **Symptomatik**

Außer der sichtbaren, kosmetisch störenden Trichterbildung sind in der Regel keine Beeinträchtigungen der Lungen- und Herzfunktion sowie der Hämodynamik zu erkennen. Allerdings werden im EKG unspezifische Veränderungen, z. B. ein inkompletter Rechtsschenkelblock, beschrieben.

Der Abstand zwischen vorderer Wirbelkörperkante und der Rückfläche des Brustbeins ist beträchtlich verkleinert. Sekundär kann eine Kyphose und Kyphoskoliose der Brustwirbelsäule entstehen. Röntgenologisch ist zudem eine Verdrängung der mediastinalen Organe, meistens von links nach rechts, zu erkennen.

■■ **Diagnostik**

Sichtdiagnose.

■■ **Therapie**

❯ Meistens ergibt sich die Operationsindikation nicht aus Funktionsstörungen, sondern aus psychischen Gründen. Eine Operationsindikation kann sich auch aus der Entwicklung einer Kyphose oder Kyphoskoliose ergeben.

Das Prinzip der Operation ist die Anhebung und Stabilisierung des Brustbeins sowie der sternokostalen Rippenabschnitte mit einem retrosternal eingeführten Metallbügel. Das z. Zt. bevorzugte Verfahren ist die (technisch einfach durchführbare und elegante) Anhebung und Stabilisierung der Brustwand mit dem sog. **Nuss-Bügel**.

■■ **Prognose**

Das kosmetische Ergebnis befriedigt besonders bei mageren Kindern oft nicht, weil die Form der Brustwand nicht gleichmäßig gestaltet ist. Rezidive sind möglich, selbst wenn die Stabilisierung mit dem Metallbügel 1,5–2 Jahre durchgehalten wurde.

10.7.2 Hühnerbrust

Definition

Das Brustbein springt asymmetrisch kielförmig vor, so dass der Sagittaldurchmesser des Brustkorbes vergrößert ist (Syn.: Kielbrust, Pectus carinatum).

■■ **Pathogenese**

Ursache und Entstehung sind nicht bekannt, früher wurde die Rachitis als Ursache angeschuldigt. Außer der sichtbaren Veränderung des Brustbeines gibt es keine weiteren Symptome.

■■ **Therapie**

❯ Eine Operationsindikation kann nur aus der psychischen Beeinträchtigung abgeleitet werden.

Das am häufigsten angewandte Operationsverfahren ist die Resektion eines Brustbeinanteils und der angrenzenden Rip-

penknorpel nach Ravitch. Ein konservativer Behandlungsversuch mit Tragen einer Pelotte ist möglich.

10.7.3 Pubertätsgynäkomastie

Definition

Vorübergehende, in der Regel zunächst einseitig auftretende Brustdrüsenvergrößerung bei Jungen im Pubertätsalter.

■■ **Symptomatik**

Bei der Pubertätsgynäkomastie kommt es zu einer sichtbaren Vergrößerung der Brust. Die Patienten werden dem Arzt aus Angst vor einer malignen Erkrankung vorgestellt. Zudem kann die psychische Belastung zum Arztbesuch führen.

■■ **Diagnostik**

Sichtdiagnose. Bei fehlender physiologischer, pubertärer Hodenvergrößerung ist ein Klinefelter-Syndrom mit einem Chromosomensatz XXY möglich.

■■ **Therapie**

Meistens bildet sich eine Pubertätsgynäkomastie am Ende der Pubertät wieder zurück. Wenn sie persistiert oder wenn psychische Gründe zur Operation zwingen, ist die Entfernung des gesamten Brustdrüsenkörpers angezeigt.

In Kürze

Kinderchirurgische Operationen an der Brustwand
Trichterbrust: Operationsindikation aus psychischen Gründen, bei Kyphose oder Kyphoskoliose: Anhebung und Stabilisierung mit Nuss-Bügel.
Hühnerbrust (Kielbrust): Operationsindikation nur wegen der psychischen Beeinträchtigung.
Pubertätsgynäkomastie: meist vorübergehend, evtl. Klinefelter-Syndrom.

10.8   Lungenchirurgie im Kindesalter

Typische, chirurgisch relevante Lungenerkrankungen im Kindesalter sind: das kongenitale lobäre Emphysem, kongenitale Lungenzysten, die zystisch-adenomatöse Malformation der Lunge, die Pneumatozele, die Lungensequestration und Lungenmetastasen.

Praxisbox

Thorakoskopie

Thorakoskopisch können schonend Biopsien entnommen und Resektionen an der Lunge durchgeführt werden. Die operative Übersichtlichkeit ist gut. Geeignet ist die Thora-
▼

koskopie auch zur Kontrolle des Mediastinums beim Einführen eines Nuss-Bügels zur Korrektur einer Trichterbrust.

Ist im Rahmen einer Pleuropneumonie die Einlage
einer Thoraxdrainage in Narkose erforderlich, kann meist
über einen einzigen Trokar mit dem Thorakoskop eine
Lösung von Septen und Adhäsionen an der Lunge erfolgen. Nach Entfernung des Trokars kann über die gleiche
Öffnung die Thoraxdrainage platziert werden.

10.8.1 Kongenitales lobäres Emphysem

> **Definition**
> Als kongenitales lobäres Emphysem wird die angeborene
> oder postnatal auftretende Überblähung eines Lungen-
> lappens mit typischen röntgenologischen und histologi-
> schen Veränderungen bezeichnet.

▪▪ Pathogenese
Die Überblähung wird durch eine Bronchusverengung mit
Behinderung der Exspiration als Folge bronchialer Schleimhautfalten, Bronchialklappen, weicher, unvollständig ent-
wickelter bronchialer Knorpelspangen, bronchialer oder intrapulmonaler Gefäßanomalien hervorgerufen. Meistens ist
der **rechte Oberlappen**, seltener zugleich der rechte Mittellappen und noch seltener der linke Oberlappen betroffen. Nur
selten sind mehrere Lungenlappen gleichzeitig emphysematisch verändert.

▪▪ Symptomatik
Das kongenitale lobäre Emphysem wird in den ersten 6 Lebensmonaten, zu 50% sogar schon im Neugeborenenalter
manifest.

> ❱ **Zunehmende Dyspnoe, Zyanose, Tachypnoe, Tachy-
> kardie, inspiratorische Einziehungen des Sternums,
> im Jugulum und Epigastrium, Nasenflügeln und
> keuchende Atemgeräusche weisen auf die er-
> schwerte Atmung hin.**

Oft ist die Thoraxwand der betroffenen Seite balloniert. Ein
sonorer Klopfschall und die Verdrängung des Herzens auf die
Gegenseite sind typische Perkussions- und Auskultationszei-
chen. Über der befallenen Seite kann nur ein schwaches oder
gar kein Atemgeräusch auskultiert werden.

> ❱ **Die Zufuhr von Sauerstoff bessert die Symptome
> nicht.**

▪▪ Diagnostik
Diagnostisch entscheidend ist eine **Thoraxübersichtsaufnahme**, ergänzt durch ein CT der Lungen. Röntgenbild und CT
zeigen die Überblähung des betroffenen Lungenlappens, eine
Verdrängung des Herzens und Mediastinums sowie der kontralateralen Lunge zur Gegenseite, manchmal auch eine sog.

Lungenhernie des betroffenen Lungenlappens zur Gegenseite
und einen Zwerchfelltiefstand. In 40% der Fälle sind Atelektasen der benachbarten Lungenareale erkennbar. Die Rippen sind
horizontal gestellt, die Interkostalräume meistens verbreitert.

Differenzialdiagnostisch kommt besonders ein Pneumothorax in Frage, jedoch zeigt eine Röntgenaufnahme beim
Pneumothorax fehlende Lungenzeichnung im aufgehellten
Lungenbezirk. Differenzialdiagnostisch müssen auch kongenitale Zysten abgegrenzt werden, die jedoch meistens septiert
sind und, sofern es sich um bronchogene Zysten handelt,
gelegentlich Flüssigkeitsspiegel aufweisen. Verwechslungen
kommen auch mit pleuroperitonealen Zwerchfellhernien und
Fremdkörperaspirationen mit der Folge einer Lungenüberblä-
hung vor.

▪▪ Therapie
Die Verdrängung der benachbarten Lungenareale führt zu
Atelektasen und der Ventilmechanismus bietet die Basis für
pulmonale Infektionen. Zudem können im emphysematischen Lungenlappen arteriovenöse Kurzschlussverbindungen entstehen.

> ❱ **Somit ergibt sich die Indikation zur entsprechenden
> Lappenresektion.**

▪▪ Prognose
Die Prognose ist gut, sofern andere Lungenlappen nach operativer Dekompression nicht emphysematisch werden. Der Verlust eines Lungenlappens wird im Allgemeinen problemlos
kompensiert.

> **In Kürze**
>
> **Kongenitales lobäres Emphysem**
> **Symptomatik:** erschwerte keuchende Atmung mit zu-
> nehmender Dyspnoe und Zyanose.
> **Diagnostik:** Perkussion, Auskultation, Röntgen (Differen-
> zialdiagnose: Pneumothorax), CT. Die Zufuhr von Sauer-
> stoff bessert die Symptome nicht.
> **Therapie:** Lappenresektion.

10.8.2 Kongenitale, bronchogene Zysten und Lungenparenchymzysten

> **Definition**
> Kongenitale Lungenzysten sind zystische Erweiterungen
> bronchogenen Ursprungs oder zystisch-adenomatöse
> Veränderungen des Lungenparenchyms.

▪▪ Pathogenese
Bronchogene Zysten entstehen durch Abspaltung bronchogenen Materials in der Embryonalzeit. Die zystisch-adenomatösen Lungenzysten sind Folge einer Differenzierungsstörung der Lunge: Aufgrund einer Proliferationsstörung der

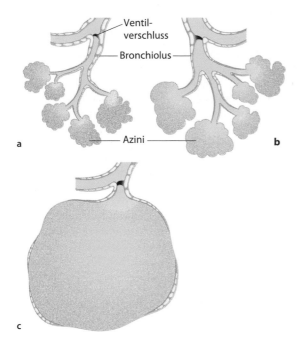

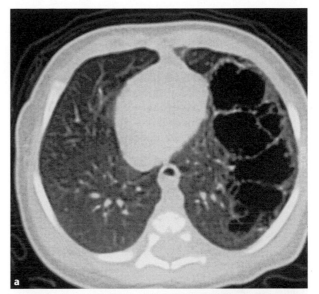

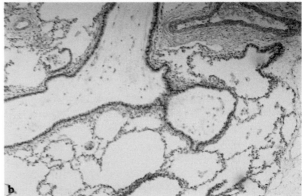

◘ Abb. 10.25 Pathogenese angeborener Lungenzysten. **a** Der Ventilverschluss in einem Bronchiolus behindert bereits beim Embryo die Entleerung der Lungenazini und postnatal die Exspiration. **b** Beginnende Überblähung. Lungenazini und periphere Bronchioli werden überbläht und an der normalen Entwicklung behindert. **c** Lungenzyste mit Bronchuselementen in der Wand (Knorpel, Flimmerepithel, Muskulatur)

terminalen Bronchiole können sich die Alveolen nicht (richtig) entwickeln (◘ Abb. 10.25).

Klassifikation der kongenitalen Lungenzysten

(nach morphologischen und histologischen Kriterien)
- Bronchioläre Zysten mit der Variante »Wabenlunge«
- Solitäre alveoläre Zysten endothelialen oder mesothelialen Ursprungs
- Zystisch-adenomatöse Lungenmalformation
- Bullöses Emphysem bei Spannungszysten

◘ Abb. 10.26 Zystische adenomatöse Malformation der Lunge. **a** Dargestellt in der CT, **b** histologisches Bild

❯ **Wenn eine Zyste rupturiert, kann auch eine akute Pneumothoraxsymptomatik auftreten.**

■ ■ **Diagnostik**

Röntgenbild und CT zeigen bei **bronchogenen Zysten** lufthaltige, meistens kugelige, solitär-zystische Strukturen (lufthaltige Rundherde) mediastinal, paratracheal, paraösophageal, hilär und intrapulmonal.

Bei der **zystisch-adenomatösen Malformation** der Lunge sind diese Strukturen dagegen polyzystisch (◘ Abb. 10.26). Zwischen den zystischen Veränderungen liegen solide Formationen. Bei Infektion können in den zystischen Gebilden Flüssigkeitsspiegel auftreten.

Differenzialdiagnostisch müssen das lobäre Emphysem, die pleuroperitoneale Zwerchfellhernie, sackförmige Bronchiektasen und der Spannungspneumothorax abgegrenzt werden.

■ ■ **Symptomatik**

Lungenzysten (besonders die kleinzystischen Formen) bleiben oft lange Zeit unbemerkt und unerkannt. Möglich ist jedoch eine Spannungssymptomatik bei der primär großzystischen Form, bei Größenzunahme einer Zyste und bei sekundärem Anschluss der Zyste an das Bronchialsystem. Wenn eine Infektion der Zyste auftritt, kommt es zur Pneumoniesymptomatik.

Deshalb werden im Hinblick auf die Symptomatik 2 Formen unterschieden:
- Die **Spannungssymptomatik** bei sog. Spannungszysten, die dem klinischen Bild des kongenitalen lobären Emphysems entspricht, und
- die **Pneumoniesymptomatik** bei Infektion einer Zyste.

■■ **Therapie**

Zufällig entdeckte, asymptomatische bronchogene oder auch alveoläre Lungenzysten sollten zunächst klinisch (evtl. auch röntgenologisch) beobachtet werden.

> **Wenn es jedoch zu einer Größenzunahme oder Infektion kommt, wenn Verdrängungserscheinungen mit der Ausbildung von Atelektasen auftreten oder Ventilmechanismen erkennbar werden, dann besteht eine Operationsindikation.**

Bronchogene Zysten können befundabhängig enukleiert werden. Bei zystisch-adenomatöser Malformation ist dagegen befundabhängig eine Segmentresektion oder Lobektomie angezeigt.

■■ **Prognose**

Die Prognose ist gut. Der entfernte Lungenanteil wird im Allgemeinen kompensiert.

In Kürze

Kongenitale, bronchogene Zysten und Lungenparenchymzysten
Bronchioläre (»Wabenlunge«), solitäre alveoläre Zysten, zystisch-adenomatöse Lungenmalformation, bullöses Emphysem.
Symptomatik: oft lange Zeit unbemerkt, Spannungssymptomatik bei Spannungszysten, Pneumoniesymptomatik bei Infektion, Pneumothoraxsymptomatik bei Zystenruptur.
Diagnostik: Röntgen, CT.
Therapie: zunächst Beobachtung, ggf. Enukleation, Segmentresektion oder Lobektomie.

10.8.3 Pneumatozele

Definition
Eine Pneumatozele ist eine erworbene (abgeschlossene) Pseudozyste, die nach einer Staphylokokkenpneumonie entstehen kann.

■■ **Pathogenese**

Ursache ist ein **entzündungsbedingter** Untergang von Alveolarsepten, so dass Alveolen fusionieren und eine mehr oder weniger große Zyste entsteht. Die Luft kann aus der Pseudozyste, deren Wand eine Entzündungsmembran ist, und deren Bronchus entzündlich obliterierte, nicht mehr entweichen. Entzündungsflüssigkeit und Luft bilden in der Zyste einen **Spiegel** (◘ Abb. 10.27).

Fallbeispiel

Ein 5 Jahre alter Junge erholt sich nach einer hochfieberhaften Grippe nicht. Nach einem subfebrilen Intervall zwischen dem 12. und 14. Krankheitstag bekommt er erneut hohes, intermittierendes Fieber, begleitet von einem hartnäckigen Reizhusten. Der Patient sagt selbst, er habe das Gefühl, dass er etwas aushusten müsse. Er klagt außerdem über Schmerzen in der linken Brust. Dem Kinderarzt fallen verminderte Atemexkursionen der linken Thoraxhälfte auf. Auskultatorisch stellt er teils feuchte, teils trockene RG fest. Perkutorisch kann er keinen pathologischen Befund erkennen. Fieber und Reizhusten sind auch nach 10-tägiger antibiotischer Behandlung nicht verschwunden. Deshalb veranlasst er eine Röntgenaufnahme der Lungen, welche eine Pneumatozele links zeigt.
Weiteres Vorgehen?
A: CT-Diagnostik des Thorax
B: Bronchoskopie
C: EKG
D: Langfristige antibiotische Behandlung und Verlaufskontrolle
E: Schnellstmögliche Lobektomie
Antwort:
Bei der vorliegenden Anamnese sprechen die Symptomatik und der klinische sowie der radiologische Befund für eine Pneumatozele. Eine weitergehende Diagnostik ist in dieser Situation noch nicht erforderlich. Die Behandlung erfolgt zunächst konservativ mit Langzeit-Antibiotikagabe. Erst wenn hierunter keine Besserung eintritt, ist eine Resektion des Befundes indiziert.
Antwort D ist richtig.

Leitsymptome der Pneumatozele
Persistenz von Fieber und Husten nach einer Grippe.

■■ **Diagnostik**

Röntgenologisch wird im Lungenparenchym eine kleine oder große Luftblase, oft mit einem Spiegel nachgewiesen, die von mehr oder weniger breiten infiltrativen Bereichen umgeben ist (◘ Abb. 10.27).

Differenzialdiagnostisch müssen von einer Pneumatozele v. a. kongenitale Lungenzysten und Zwerchfellhernien abgegrenzt werden. Führend in der Differenzialdiagnostik ist die Anamnese.

■■ **Therapie**

Kleine Pneumatozelen können unter antibiotischer Langzeitbehandlung noch ausheilen.

> **Eine Operation ist erforderlich, wenn eine differenzialdiagnostische Unterscheidung des (großen) Rundherdes nicht möglich ist, Verdrängungserscheinungen auftreten oder die Pneumatozele trotz antibiotischer Langzeitbehandlung nicht ausheilt.**

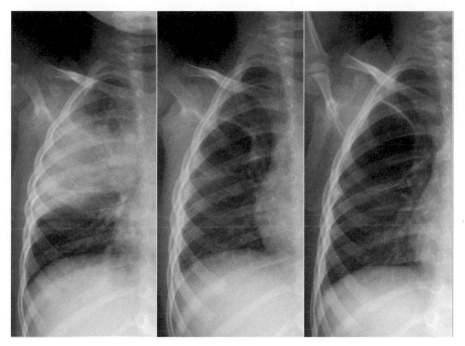

■ **Abb. 10.27** Pneumatocele. Röntgenbilder während der Pneumonie, nach 3 und 5 Monaten

In der Regel ist wegen erheblicher Verwachsungen eine **Lobektomie** notwendig. Nur selten kann eine Pneumatozele durch typische oder atypische Segmentresektion beseitigt werden.

> ❯ **Bei zentral liegender Pneumatozele ist das Risiko der Verletzung großer Gefäße und Bronchien zu groß, sodass man sich ausnahmsweise zur temporären Drainage entschließen muss.**

■ ■ **Prognose**

Die Prognose ist im Allgemeinen gut. Bronchusfisteln nach innen und außen können jedoch zur Reoperation zwingen. Sie kommen bei drainierenden Verfahren häufiger vor als nach resezierenden.

In Kürze

Pneumatozele
Symptomatik: Persistenz von Fieber und Husten nach einer Grippe.
Diagnostik: Röntgen (Luftblase), Anamnese.
Therapie: antibiotisch, ggf. Lobektomie.

10.8.4 Lungensequester

Definition

Ein Lungensequester ist ein akzessorischer, von der Lunge deutlich abgegrenzter, mit eigener Pleura überzogener dysgenetischer Lungenlappen (= **extralobäre Sequestration**) oder ein in ein Lungensegment oder einen Lungenlappen integrierter, nicht abgegrenzter dysgenetischer Lungenanteil (= **intralobäre Sequestration**) mit eigener Gefäßversorgung direkt aus der Aorta thoracica oder abdominalis, manchmal auch aus dem Truncus coeliacus oder aus Interkostalarterien (■ Abb. 10.28).

■ ■ **Pathogenese**

Ätiologie und Pathogenese sind nicht geklärt. Assoziiert mit einem **dysgenetischen** Lungensequester können Ösophagus-, Trachea-, Herz- und Zwerchfellfehlbildungen auftreten. Bronchiale Verbindungen des Sequesters zur Trachea, zum Ösophagus und Magen legen zudem einen gemeinsamen Fehlbildungsmechanismus nahe.

Histologisch werden neben einer atypischen arteriellen Gefäßversorgung auch Bronchusanomalien und ein dysgenetisches Parenchym nachgewiesen. Der venöse Abfluss erfolgt bei intralobären Sequestern meistens über die Lungenvenen, bei extralobären über die V. azygos, V. hemiazygos oder auch V. portae.

■ ■ **Klassifikation**

Nach morphologischen und anatomischen Merkmalen wird zwischen intra- und extralobären Sequestern unterschieden.

10

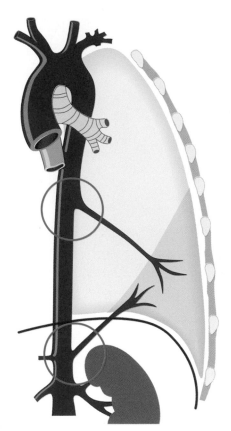

Abb. 10.28 Schematische Darstellung eines Lungensequesters. Dargestellt ist ein extralobärer Sequester mit arterieller Versorgung aus der Aorta thoracica und der Aorta abdominalis.

Röntgenologisch können diese beiden Formen, die auch operative Konsequenz haben, unterschieden werden. Ergänzende Befunde kann bei unklarer Röntgenmorphologie ein CT liefern.

■■ Symptomatik

Symptome treten erst auf, wenn sich ein Sequester infiziert. Rezidivierende Bronchopneumonien, Pleuraergüsse und Hämoptoe können die Folgen sein.

■■ Diagnostik

Röntgenaufnahmen im a.-p. und seitlichen Strahlengang demonstrieren eine Verdichtung, meistens retro- oder parakardial in Projektion auf den rechten Unterlappen. Manchmal können in dieser Verdichtung luft- oder auch flüssigkeitsgefüllte zystische Formationen gesehen werden. Wenn der röntgenologische Befund keine sichere Diagnose erlaubt, bestätigt ein CT die Pathologie der Fehlbildung.

Ergänzende Untersuchungen, die aber nicht obligat sind, stellen das Ösophagogramm zum Ausschluss bronchialer Verbindungen zum Ösophagus und das Szintigramm (oder die Angiographie) zur Darstellung der atypischen arteriellen Gefäßversorgung dar. Der erfahrene Chirurg kann auf diese Untersuchungen verzichten.

■■ Therapie

> Die Operationsindikation ist mit der Diagnose gegeben und begründet sich einerseits aus dem Risiko der Herzinsuffizienz wegen der atypischen Gefäßversorgung mit arteriovenösen Kurzschlüssen und andererseits aus dem Risiko der Infektion mit Abszedierung.

Extralobäre Sequester werden exstirpiert, bei intralobären empfiehlt sich die Lobektomie, die eine risikoärmere Gefäßpräparation erlaubt als die Segmentresektion.

■■ Prognose

Die Prognose ist gut. Das Risiko der Operation besteht in der Darstellung, Unterbindung und Durchtrennung des kurzen, atypisch aus der Aorta kommenden arteriellen Gefäßes. Diese Arterie muss sicher unterbunden werden, da es sonst postoperativ zu einer lebensbedrohlichen Blutung aus der Aorta kommen kann.

In Kürze

Lungensequester
Mit eigener Gefäßversorgung, intra- und extralobäre Sequester.
Symptomatik: erst bei Infektion eines Sequesters.
Diagnostik: Röntgen, CT, evtl. Ösophagogramm, Angiogramm.
Therapie:
- Extralobäre Sequester: Exstirpation. Intralobäre Sequester: Lobektomie.
- Operationsindikation, da Lungensequester häufig infizieren und abszedieren und atypische Gefäßversorgungen mit arteriovenösen Kurzschlüssen zur Herzinsuffizienz führen können.
- Sichere Unterbindung und Durchtrennung der atypisch direkt aus der Aorta kommenden, den Sequester versorgenden Arterie (**Cave:** postoperative lebensbedrohliche Blutung aus der Aorta)

10.8.5 Lungenaplasie

Definition
Eine Lungenaplasie wird diagnostiziert, wenn angeboren ein ganzer Lungenlappen oder ein ganzer Lungenflügel fehlen.

■■ Pathogenese

Die Pathogenese und Ätiologie sind unbekannt. In der Regel endet der zum Lungenlappen oder zum Lungenflügel gehörende Bronchus in einer mehr oder weniger großen soliden oder zystischen Knospe.

Symptomatik

Die klinischen Zeichen sind Ausdruck des Ausmaßes der Aplasie. Wenn nur ein Lungenlappen fehlt, kann die Fehlbildung asymptomatisch bleiben. Ist dagegen ein ganzer Lungenflügel nicht angelegt oder fehlen 2–3 Lungenlappen, dann fallen die Kinder bald nach der Geburt durch **Dyspnoe, Zyanose** und geringe Belastbarkeit auf.

Wenn beim Fehlen (nur) eines Lungenlappens zunächst Asymptomatik besteht, können entzündliche (abszedierende) Symptome und ein Pleuraerguss auftreten, sobald sich die Bronchusknospe infiziert.

Therapie

Eine kurative Therapie gibt es (selbstverständlich) nicht. Die Behandlung muss palliativ bleiben und erschöpft sich in der Vermeidung von Bronchopneumonien und Pneumonien sowie nichtkompatibler Belastungen.

Prognose

Sie ist von der Ausdehnung der Aplasie abhängig.

> **In Kürze**
>
> **Lungenaplasie**
> **Symptomatik:** vom Ausmaß der Aplasie abhängig: Dyspnoe, Zyanose und geringe Belastbarkeit, evtl. entzündliche (abszedierende) Symptome, Pleuraerguss.
> **Therapie:** Palliativ.

10.8.6 Lungenhypoplasie

> **Definition**
>
> Eine Lungenhypoplasie wird diagnostiziert, wenn außer der bei der Lungenaplasie bereits erwähnten Bronchusknospe noch ein mehr oder weniger großes Konglomerat (dysgenetischer) Lungenbläschen nachgewiesen werden kann.

Pathogenese

Die Pathogenese ist unbekannt.

Symptomatik

Bei geringer Ausdehnung bleibt eine Lungenhypoplasie asymptomatisch, es sei denn, dass sich die hypoplastische Lunge infiziert und abszediert. Wenn ein großes Areal oder gar ein ganzer Lungenflügel betroffen ist, prägen **Dyspnoe** und **geringe Belastbarkeit** das klinische Bild.

Diagnostik

Röntgenaufnahme der Lunge in 2 Ebenen und Bronchoskopie. Röntgenologisch kann eine Mediastinalverschiebung nachgewiesen werden.

Therapie

Sofern eine hypoplastische Lunge zu verstärkter Sekretretention mit rezidivierenden Bronchopneumonien führt, muss die hypoplastische Lunge zur Vermeidung von Abzedierungen entfernt werden.

Prognose

Die Prognose ist gut, sofern nicht zu viel Lungengewebe hypoplastisch ist und reseziert werden musste.

> **In Kürze**
>
> **Lungenhypoplasie**
> Hypoplastische Lungen sind strukturell nicht vollständig entwickelt und neigen zur Abszedierung.
> **Symptomatik:** Dyspnoe, geringe Belastbarkeit, Bronchopneumonien.
> **Diagnostik:** Röntgen (Mediastinalverschiebung), Bronchoskopie.
> **Therapie:** bei häufigen Infekten: Resektion.

10.9 Onkologische Chirurgie im Kindesalter

Das Spektrum der Tumoren im Kindesalter umfasst eine Vielzahl benigner und maligner Neubildungen, die systematisch nur in speziellen Kompendien dargestellt werden können. In diesem Kapitel werden aus diesem breiten Spektrum (nur) 4 Tumoren nach ihrer Häufigkeit und Bedeutung ausgewählt. Es handelt sich im Wesentlichen um blastomatöse Tumoren (Blastem = frühembryonale Organanlage in Form einer undifferenzierten Mesenchymverdichtung), die im Erwachsenenalter nicht mehr vorkommen.

10.9.1 Tumoren des Mediastinums

Definition

Mediastinaltumoren können Dermoidzysten, Teratome, bronchogene und enterogene Zysten, neurogene Tumoren und Thymustumoren sein.

Pathogenese

Ein Teil der Tumoren entsteht als Fehlbildung, ein anderer Teil als (echte) Neoplasie.

> **Fallbeispiel**
>
> Ein 12 Jahre altes, bisher gesundes Mädchen bekommt Schluckstörungen und einen inspiratorischen sowie exspiratorischen Stridor. Es wird auch heiser. Der Kinderarzt misst einen Blutdruck von 170/90 mmHg. Einen Tumor kann er nicht tasten.
>
> ▼

Weiteres Vorgehen?
A: 24-h-Blutdruckmessung
B: Ultraschall der Schilddrüse
C: Röntgenthorax
D: CT oder MRT des Thorax
Antwort:
Schluckstörungen und Stridor weisen auf eine Raumforderung in der Nähe des Ösophagus und der Trachea hin. Eine Struma, die solche Symptome auslöst, wäre wohl tastbar. Nachdem ein zervikaler Tumor nicht tastbar ist, muss eine mediastinale Ursache vermutet werden. Die Heiserkeit kann Ausdruck einer Kompression des N. laryngeus recurrens sein. Der hohe Blutdruck kann Folge einer vermehrten Hormonproduktion (Katecholamine) im Tumorgewebe sein. Ein intrathorakaler Tumor muss daher gesucht werden, zunächst durch eine Röntgenaufnahme des Thorax ap und seitlich, dann durch eine Schnittbilddiagnostik.
Antwort C und D sind richtig.

Leitsymptome der Mediastinaltumoren
– Schluckstörungen
– Inspiratorischer und exspiratorischer Stridor, ggf. Heiserkeit

■■ Symptomatik
Obwohl es sich um unterschiedliche Tumoren handelt, ist ihre Symptomatik gleich. Meistens werden diese Tumoren als Zufallsbefund entdeckt. Typische Symptome können ösophageale und tracheale Kompressionserscheinungen sein. Gelegentlich manifestiert sich ein mediastinaler Tumor durch anhaltende Heiserkeit.

■■ Diagnostik
Zur Sicherung der Diagnose sind unterschiedliche Verfahren notwendig: Ultraschall, Röntgenaufnahme des Thorax in 2 Ebenen, MRT. Bei Verdacht auf einen neurogenen Tumor führen die Bestimmung der Katecholamine und der neuronspezifischen Enolase (NSE) sowie ein MIBG-Szintigramm zur Diagnose.

■■ Therapie
Bei Symptomfreiheit (Zufallsbefund) und Ausschluss von Malignität kann beobachtend abgewartet werden.

> **Bei Symptomen, wie sie oben beschrieben wurden, ist die Indikation zur Exstirpation gegeben.**

Als Zugang ist am besten eine mediane Sternotomie geeignet. Minimal-invasive, thorakoskopische Zugänge haben ihren Stellenwert und ihre Sicherheit noch nicht ausreichend unter Beweis gestellt.

■■ Prognose
Sie hängt vom histologischen Befund und bei malignen Tumoren auch von der Tumorbiologie sowie vom Radikalitätsgrad der Exstirpation ab.

In Kürze

Tumoren des Mediastinums
Symptomatik: Schluckstörungen, in- und exspiratorischer Stridor, ggf. Heiserkeit.
Diagnostik: Zufallsbefund, Ultraschall, Röntgen, MRT. Bei Verdacht auf einen neurogenen Tumor: Katecholamine, neuronspezifische Enolase (NSE), MIBG-Szintigramm (MIBG: Meta-Iodbenzylguanidin).
Therapie: bei Symptomen: Exstirpation (mediane Sternotomie).

10.9.2 Neuroblastoma sympathicum

Definition
Neuroblastome sind maligne, embryonale Tumoren der Neuralleiste oder der Nebenniere.

■■ Pathogenese
Die maligne Proliferation geht von der Stufe der Sympathogonien und Sympathoblasten aus, den Vorläuferzellen der späteren Ganglienzellen und des N. sympathicus. Die Weiter- und Ausdifferenzierung der Sympathoblasten im Tumor zu Ganglienzellen führt zu den **benignen Ganglioneuromen**. Zwischen den benignen Ganglioneuromen und den Neuroblastomen liegen die **Ganglioneuroblastome**, die sowohl reife als auch nicht differenzierte unreife Zellen enthalten.

> **Neuroblastome können zu benigneren Typen, bis hin zum (benignen) Ganglioneurom ausreifen.**

Es gibt Hinweise, dass Neuroblastome pränatal in einer höheren Häufigkeit vorkommen, als postnatal bei Säuglingen und Kleinkindern. Daraus wird der Schluss abgeleitet, dass zumindest kleine In-situ-Neuroblastome pränatal und auch noch im Säuglings- und Kleinkindesalter ausreifen.

■■ Pathophysiologie
Die meisten Neuroblastome entstehen entlang des sympathischen Grenzstrangs (◼ Abb. 10.29). 60% liegen retroperitoneal, 20% mediastinal, nur selten treten sie am Grenzstrang des Halses auf. 30% der retroperitonealen Neuroblastome gehen von der Nebenniere aus.

Neuroblastome **metastasieren früh** auf dem Blut- und Lymphweg, besonders in die Leber und ins Skelett, spät jedoch in die Lunge. Hautmetastasen und retrobulbäre Metastasen (◼ Abb. 10.29d) sind bekannt, treten aber nur selten auf.

Neuroblastome sind abhängig vom Differenzierungsgrad **hormonell aktiv**: Sie produzieren Katecholamine, besonders Vanillinmandelsäure und Homovanillinmandelsäure, Meta-

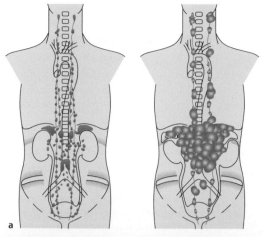

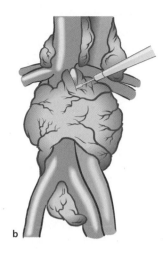

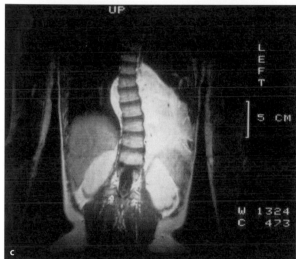

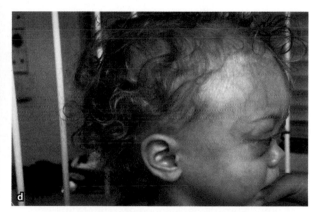

Abb. 10.29 Neuroblastoma sympathicum. **a** Paravertebrale Lokalisation im Verlauf des N. sympathicus und in der Region der Nebennieren. **b** Typisches, paravertebrales vom N. sympathicus ausgehen-des, große abdominale Gefäße umfassendes Neuroblastom (Operationsskizze). **c** Darstellung eines paravertebralen Neuroblastoms im CT. **d** Retrobulbäre Metastasen beim Neuroblastom

bolite der Katecholamine, die im 24-h-Urin gemessen werden können. Im Serum kann zudem eine Erhöhung der neuronspezifischen Enolase (NSE) gemessen werden. Die meisten Neuroblastome exprimieren auch das Ganglosid GD2.

Fallbeispiel

Ein 3 Jahre altes Mädchen sieht seit einiger Zeit auffallend blass aus. Es schläft unruhig, schwitzt sehr viel, ist unruhiger als früher und hat wiederholt Durchfall. Der Kinderarzt misst einen Blutdruck von 170/90 mmHg, ein Hb von 9 g/dl und stellt eine mittelschwere Mikrohämaturie fest. Zwei Tage nach der Vorstellung des Kindes beim Arzt bemerkt die Mutter am Samstagabend beim Abfrottieren ihrer Tochter einen Tumor im linken Ober- bis Mittelbauch.

▼

Weiteres Vorgehen?

A: Abdomensonographie
B: 24-h-Sammelurin
C: MRT Abdomen
D: MIBG-Szintigraphie
E: Weitere Diagnostik zum Tumorstaging (Röntgenthorax, Knochenmarksuntersuchung)

Antwort:

Das Kind zeigt eine B-Symptomatik, die auf einen Tumor hinweist: Blässe (Anämie), Schwitzen, Durchfall, Unruhe. Kurz darauf ist ein Tumor im Abdomen auch tastbar. Die Hypertonie kann durch einen hormonproduzierenden Tumor bedingt ein, die Hämaturie durch einen Tumor im Bereich der Harnwege. Dies sollte den Verdacht auf ein Neuroblastom lenken.

Antwort A–E in der aufgeführten Reihenfolge sind richtig.

■■ **Symptomatik**

Bei entsprechender Größe und Lokalisation kann der **Tumor** palpiert werden. Die meisten Neuroblastome werden von den Eltern entdeckt (tastbarer Tumor wird beim Abfrottieren des Kindes bemerkt). Gelegentlich werden sie als Zufallsbefund bei einer sonographischen Untersuchung aus anderer Begründung entdeckt.

Wenn der Tumor in die Intervertrallöcher wächst, kommt es zur Kompression und Irritation von Spinalnerven mit Präsenz entsprechender **neurologischer Symptome**. In 20% der Fälle wird das Neuroblastom erst im Stadium der Metastasierung entdeckt, wenn Knoten in der Haut oder am Schädel getastet werden können oder eine pathologische Spontanfraktur auftritt.

Manchmal sind es **Allgemeinsymptome** wie Bauchschmerzen, Appetitlosigkeit, Übelkeit, Erbrechen, Fieber, Müdigkeit, Anämie und auffallend häufig Durchfall, die als erste Zeichen auftreten. Als Zeichen der übermäßigen Katecholaminproduktion (und der Katecholaminderivate) wird als erstes Symptom oft eine **Hypertonie** bemerkt.

■■ **Diagnostik**

Abdomensonographie und CT zur Bestimmung der Lokalisation und Ausdehnung des Tumors sowie seiner Beziehungen zu Nachbarorganen sind die ersten diagnostischen Untersuchungsschritte. Die Bestätigung des Neuroblastoms ergibt sich aus der Bestimmung der **Katecholaminmetaboliten** Vanillinmandelsäure und Homovanillinmandelsäure im 24-h-Sammelurin sowie durch die Bestimmung der **neuronspezifischen Enolase (NSE)** im Serum. Hinzu kommt das 123-J-MIBG-Szintigramm (Meta-Iodbenzylguanidin) und (nicht obligat) eine PET-Untersuchung.

> ❯ Obligat sind eine Lungenaufnahme, ein Skelett-szintigramm (das im Rahmen des MIBG-Szinti-gramms durchgeführt wird) und eine Knochenmarks-punktion (typisch sind rosettenförmig angeordnete Tumorzellen) zum Nachweis oder Ausschluss von Metastasen.

Im Hinblick auf die Therapiestratifizierung ist auch die Bestimmung des Nmyc-Genproduktes im Tumorgewebe erforderlich. Das Nmyc ist ein normales (N) Protoonkogen, dessen Amplifikation in Neuroblastomgewebe stark vermehrt sein kann und dann eine prognostisch ungünstige Form anzeigt.

■■ **Therapie**

Die Behandlung ist abhängig vom Patientenalter, Tumorstadium, Status der biologischen Marker, v. a. der **Nmyc-Amplifikation**, von der chirurgischen Beurteilung der Resektabilität und vom Ausmaß der möglichen Tumorresektion, also der postoperativen Stadieneinteilung (◘ Tab. 10.2).

> ❯ Die Therapiestratifizierung sieht eine merkmal-abhängige Kombination von primärer, sekundärer und tertiärer Operation, Chemotherapie, Radio-therapie, Stammzelltransplantation und Immun-therapie mit monoklonalen Antikörpern vor.

◘ **Tab. 10.2** Stadieneinteilung der Neuroblastome (Internationales Neuroblastomstadien-System INSS)

Stadium	Definition
I	Lokalisierter Tumor mit makroskopisch kompletter Entfernung, repräsentative Lymphknoten sind tumorfrei
II	UnilateralerTumor mit makroskopisch inkompletter Entfernung, regionale ipsilaterale Lymphknoten positiv, weitere Lymphknotengruppen tumorfrei
III	Bilateraler, nichtresektabler Tumor mit oder ohne Lymphknotenbefall oder unilateraler Tumor mit kontralateralem Lymphknotenbefall
IV	Disseminierung des Tumors im Knochenmark, in Knochen, in entfernten Lymphknoten, Leber, Haut und/oder anderen Organen
IV S	Wie Stadium I und II, jedoch Disseminierung in Leber, Haut und/oder Knochenmark. Nur Säuglinge haben dieses Tumorstadium. Trotz Befall mehrerer Organe ist die Prognose im Vergleich zum Stadium IV günstiger

Die Beschreibung der Tumorstadien wird hier in gekürzter Form dargestellt

Alternative Therapieverfahren (Mit experimentellem) Charakter sind die MIBG-Therapie, die Tumorzell-Lyse mit CD2-Antikörpern, die Aktivierung zytotoxischer Effektorzellen mit Interleukin 2 und die Nutzung von chimären Antikörpern. Diese Therapieverfahren werden besonders bei Zytostatikaresistenzen und infausten Prognosen im »Heilversuch« eingesetzt.

■■ **Prognose**

Kinder <1 Jahr mit mediastinalen Neuroblastomen und geringer Nmyc-Amplifikation haben eine gute Prognose. Diese Neuroblastome können zu einem Ganglioneurom ausdifferenzieren oder spontan verschwinden. Bilanzen ergeben eine Überlebensrate von 85%. Bei dieser Konstellation muss entschieden werden, ob beobachtend abgewartet oder primär operiert wird.

Günstig ist die Prognose auch, wenn der Tumor primär oder sekundär unter adjuvanter Chemotherapie total entfernt werden konnte (RO-Resektion). Die Überlebensraten werden mit 70% angegeben. Eine günstige Prognose wird auch für das Stadium IV S beschrieben.

> ❯ Eine schlechte Prognose haben Neuroblastome im Stadium IV.

Die Remissionsrate ist im Wesentlichen vom prä- und postoperativen Stadium abhängig. In der Literatur wird berichtet, dass das »ereignisfreie Überleben nach 5 Jahren« von nahezu 100% im Stadium I auf 30% im Stadium IV sinkt.

Die Altersabhängigkeit der Prognose drückt sich in der Feststellung aus, dass sie günstiger ist, je jünger der Patient ist (Säuglinge haben im Allgemeinen eine günstigere Prognose). Für die Bestimmung der Nmyc-Amplifikation im Tumorgewebe gilt die pauschale Feststellung, dass die Prognose umso schlechter ist, je höher die Amplifikationsrate ist.

> **In Kürze**
>
> **Neuroblastome**
> Maligne embryonale Tumoren, können zu benigneren Typen ausreifen.
> **Symptomatik:** tastbarer Tumor, neurologische Symptome, häufig Durchfall, hormonell aktiv, Hypertonie, frühe Metastasen.
> **Diagnostik:** Abdomensonographie, CT, Vanillin- und Homovanillinmandelsäure im 24-h-Urin, neuronspezifische Enolase (NSE). Metastasensuche (Lungenaufnahme, Skelettszintigramm, Knochenmarkspunktion). Zur Therapieplanung: Nmyc-Antigen.
> **Therapiestratifizierung:** merkmalabhängige Kombination von primärer, sekundärer und tertiärer Operation, Chemotherapie, Radiotherapie, Stammzelltransplantation und Immuntherapie mit monoklonalen Antikörpern.
> **Prognose:** abhängig vom Alter des Patienten, vom Tumorstadium, vom Ausmaß der Tumorentfernung und von der Rate der Nmyc-Amplifikation.

10.9.3 Nephroblastom (Wilms-Tumor)

▪▪ Definition
Obwohl der **Wilms-Tumor** nur ein Typus der Nephroblastome ist, wird diese Bezeichnung oft synonym zum Nephroblastom benützt. Wilms-Tumoren sind blastomatöse Nierentumoren des Kindesalters, die histologisch definiert sind.

▪▪ Pathogenese
Wilms-Tumoren entstehen aus nicht oder fehlerhaft differenziertem, persistierendem, metanephrogenem Blastem. Der Differenzierungsfehler geht auf einen Allelverlust des Chromosoms 11 mit konsekutivem Verlust der beiden Tumorsuppressorgene WT-1 und WT-2 zurück. Deshalb besteht eine assoziierte Bereitschaft zur Entwicklung von Mehrfachtumoren und urogenitalen Fehlbildungen.

Histologisch werden 3 Komponenten unterschieden:
- die **epitheliale** Komponente (glomerulumähnlich angeordnete Zellelemente unterschiedlichen Reifegrades und tubuläre Strukturen),
- die **blastemische** Komponente (primitive, zytoplasmaarme mesenchymale Formationen mit undifferenzierten, sarkomähnlichen Spindelzellen, glatten und quergestreiften Muskelzellen sowie Knorpel)
- die **Stromakomponente** (fibrös-myxoides Matrixgewebe).

> **Definition**
>
> Wenn alle 3 histologischen Komponenten vorhanden sind, wird pathologisch von einem triphasischen Nephroblastom gesprochen, das dem Wilms-Tumor entspricht.

Das Überwiegen der epithelialen Gewebselemente ist mit einer geringeren Metastasierungstendenz verbunden als das Überwiegen eines hohen Anteils sarkomatöser oder sogar anaplastischer Elemente.

▪▪ Pathophysiologie
Wilms-Tumoren wachsen expansiv. Die Nierenkapsel wird früh durchbrochen, der Tumor wächst breit in die Nachbarschaft, z. B. in die Lendenmuskulatur und den Nierenhilus sowie in die Wand der V. cava inferior, ein.

Die Metastasierung erfolgt:
- **Lymphogen** in die regionalen Lymphknoten des Nierenhilus und die paraaortalen Lymphknoten. Zum Zeitpunkt der Operation sind sie schon zu 30% befallen.
- **Hämatogen** in 80% der Fälle in die Lungen. Zum Zeitpunkt der Diagnosestellung bestehen schon bei 20% der Patienten pulmonale Metastasen.

In 3% der Fälle kann ein Tumorthrombus in der V. cava inferior, in 30% in der V. renalis nachgewiesen werden. Sekundärmetastasen entstehen in der Leber (19%) und im Knochen (13%), selten in anderen Organen.

> **Fallbeispiel**
>
> Ein 2,5 Jahre alter, bisher gesunder Junge klagt seit 1 Woche über Bauchschmerzen und Übelkeit. Mehrmals hat er auch Brechreiz. Der Kinderarzt misst einen altersgemäß normalen Blutdruck, aber ein Hb von 8 g/dl. Eine Hämaturie stellt er nicht fest. Die Mutter bemerkt beim Abfrottieren nach dem Duschen einen Tumor im linken Ober- bis Mittelbauch. Sie stellt ihren Sohn erneut beim Kinderarzt vor. Er stellt Fieber von 38°C fest.
> **Weiteres Vorgehen?**
> A: Abdomensonographie
> B: Laboruntersuchung (Entzündungswerte)
> C: Urinuntersuchung
> **Antwort:**
> Typischerweise sind die Symptome eines Wilms-Tumors anfangs unspezifisch und erst bei einer raschen Größenzunahme wird der Tumor im Abdomen bemerkt. Die deutliche Anämie beim sonst vorher gesunden Kind ist allerdings abklärungsbedürftig. Die hier geschilderten initialen Symptome passen z. B. auch zu einem Harnwegsinfekt, der später tastbare Tumor jedoch nicht. Antwort A ist richtig.

▪▪ Symptomatik
Allgemeine Zeichen wie Fieber, Bauchschmerzen, Übelkeit, Brechreiz und Erbrechen führen selten zum Tumorverdacht.

Ein Teil der Wilms-Tumoren wird im Rahmen der Diagnostik einer Anämie entdeckt, ein anderer Teil im Rahmen der Untersuchung wegen einer Bauchumfangvermehrung (tastbarer Tumor).

> **40% der Wilms-Tumoren werden zufällig (beim Abfrottieren des Kindes) oder anlässlich einer, aus anderem Grunde durchgeführten Sonographie entdeckt!**

Eine **Makrohämaturie** tritt erst im Spätstadium ein, weil der Tumor erst spät ins Nierenbeckenkelchsystem einbricht. Eine Mikrohämaturie kann dagegen schon im frühen Stadium nachgewiesen werden.

Gelegentlich führt der Nachweis einer Varikozele zur Diagnose. Selten ist eine arterielle Hypertonie oder eine Polycythaemia vera (Folge der verstärkten Erythropoietinproduktion der Nephroblastome) oder eine Gerinnungsstörung das erste hinweisende Symptom. Assoziierte Befunde sind die Aniridie, die Hemihypertrophie, das Beckwith-Wiedemann-Syndrom und Pigmentnävi.

▪▪ Diagnostik

> **⊘ Cave**
> Bei grober abdominaler Untersuchung kann ein Wilms-Tumor rupturieren. Aus demselben Grund ist eine Tumorbiopsie vor Therapiebeginn verboten.

Sonographie und **CT** demonstrieren die Lokalisation, die Ausdehnung, die Tumorbeziehung zu Nachbarorganen und hiläre sowie paraaortale Lymphknoten. Angio- und Kavographie sind (heute) nicht mehr erforderlich, denn ein Tumorthrombus in der V. cava inferior und eine Nierenvenenthrombose lassen sich mit **Dopplersonographie** und **MRT** nachweisen.

Obligat ist eine **Lungenaufnahme** zum Ausschluss oder Nachweis von Lungenmetastasen. Eventuell muss die Lungenaufnahme durch ein CT ergänzt werden.

Aus den derart erhobenen Befunden kann das Tumorstadium definiert werden, das die Grundlage für die Therapieentscheidung ist (◻ Tab. 10.3).

▪▪ Therapie

Grundlage für die Therapieentscheidung ist das Stadium und die Erkenntnis, dass Wilms-Tumorzellen sowohl chemo- als auch radioempfindlich sind. Deshalb kommt der **Chemotherapie** eine wichtige Rolle zu.

> **Unter dem Verdacht schon vorhandener (mikroskopischer) Mikrometastasen in der Lunge zum Zeitpunkt der Tumorerkennung wird der Operation eine neoadjuvante Chemotherapie vorgeschaltet.**

Postoperativ wird die Chemotherapie adjuvant fortgesetzt. Eine Bestrahlung bleibt (wegen der Strahlenfolgen an der noch wachsenden Wirbelsäule) besonderen lokalen Tumorkonstellationen vorbehalten oder wird bei Zytostatikaresistenz eingesetzt. Bei kleinen Tumoren des Stadium I kann von diesem Therapiekonzept abgewichen werden, da von einer primären R0-Resektion ausgegangen werden kann.

◻ **Tab. 10.3** Stadieneinteilung des Wilms-Tumors (Stadieneinteilung nach der National-Wilms-Tumor-Study, NWTS)

Stadium	Definition
I	Tumor ist auf eine Niere beschränkt, die Nierenkapsel ist tumorfrei und komplett reseziert
II	Tumor überschreitet die Nierengrenze, ist aber vollständig resezierbar
III	Tumor überschreitet die Nierenkapsel oder das Nierenparenchym, Tumor rupturiert bei der Resektion, peritoneale Absiedlungen oder paraaortale Lymphknotenmetastasen, der Tumor kann nicht vollständig entfernt werden, weil er in lebenswichtige Strukturen infiltriert ist, die nicht reseziert werden können
IV	Hämatogene Metastasen in der Lunge, der Leber, im Knochen, Hirn und/oder anderen Organen
V	Bilaterale Wilms-Tumoren

▪▪ Prognose

Die Prognose ist vom postoperativ definierten Tumorstadium und vom histologischen Befund abhängig. Mit dem beschriebenen kombinierten Therapiekonzept kann auch noch trotz Lungenmetastasen (Stadium IV) Heilung erreicht werden.

In Kürze

Nephroblastom (Wilms-Tumor)
- Beim Verdacht auf einen Wilms-Tumor darf nur vorsichtig palpiert werden, sonst könnte es zur fatalen Tumorruptur kommen. Aus demselben Grund ist eine Tumorbiopsie vor Therapiebeginn verboten.
- Triphasisches Nephroblastom (epitheliale, blastemische und Stromakomponente).
- Expansives Wachstum, Nierenkapsel wird früh durchbrochen, lymphogene und hämatogene Metastasierung.

Symptomatik: unspezifische Symptome, Bauchumfangvermehrung (tastbarer Tumor), Anämie, Mikrohämaturie.
Diagnostik: vorsichtige Palpation (**Cave:** Ruptur bei grober abdominaler Untersuchung), Sonographie, CT, Lungenröntgenaufnahme.
Therapie: Operation mit neoadjuvanter und adjuvanter Chemotherapie.

10.9.4 Hepatoblastom (Lebertumoren)

> **Definition**
>
> Das Hepatoblastom ist ein blastomatöser embryonaler Lebertumor, der histologisch definiert ist.

Zu den malignen Lebertumoren im Kindesalter gehören das Hepatoblastom, das hepatozelluläre Karzinom, das fibrolamelläre Leberkarzinom, maligne Mesenchymome, maligne Hamartome, biliäre Rhabdomyosarkome und angiosarkomatöse Lebertumoren. Am häufigsten sind Hepatoblastome. Die hepatozellulären Karzinome – typisch fürs Erwachsenenalter – und die anderen genannten Tumoren sind dagegen selten.

Histologisch wird (im Wesentlichen) eine epitheliale Form von einer gemischten Form unterschieden. Die **epitheliale** Form ist durch fetale und embryonale Leberzellen charakterisiert. Hinzu kommen bluthaltige Räume, die von Tumorzellen wandartig umgeben werden. Die **gemischte** Form enthält neben epithelialen Elementen auch mesodermale Zellen und Gewebsformationen, bis hin zu differenziertem Knorpel, Knochen, Muskel- und Sehnenfasern.

In prognostischer Hinsicht werden ein rein **fetaler Subtyp** mit der besten, ein **embryonaler** mit einer schlechteren, ein **makrotrabekulärer** mit einer noch schlechteren und ein **undifferenzierter kleinzelliger** mit einer infausten Prognose unterschieden (▶ Prognose).

■■ Pathogenese
Angenommen wird ein genetischer Defekt. Bis heute ist diese Genese aber noch nicht bewiesen, da sich aus den zahlreichen Gendefekten, die im Gewebe exstirpierter Hepatoblastome nachgewiesen wurden, noch kein einheitliches Ergebnis abgrenzen lässt. Es besteht derzeit der Eindruck, dass kein einziges Chromosom und kein einziges Gen ausgespart bleiben.

> **Fallbeispiel**
>
> Die Mutter bemerkt bei ihrem bisher gesunden 6 Jahre alten Sohn eine Vergrößerung des Bauchumfanges und eine Asymmetrie des Bauches mit eindeutiger Vorwölbung des rechten Oberbauches. Sie bemerkt im Rückblick auf die vergangenen 3 Wochen, dass ihr Sohn weniger Appetit zeigte und fast 1,5 kg an Gewicht verlor. Der Kinderarzt tastet den Tumor im rechten Oberbauch, misst einen Blutdruck von 90/60 mmHg und ein Hb von 7 g/dl. Bei der Auswertung des Blutbildes stellt er eine Thrombozytose von 1.200.000 fest.
>
> **Weiteres Vorgehen?**
> A. Weitere Laboruntersuchungen
> B: Abdomensonographie
> C: CT Abdomen mit Kontrastmittel
>
> ▼

> **Antwort:**
> Der Patient zeigt einen Tumor in abdomine, auf den rechten Oberbauch lokalisiert mit Gewichtsverlust und Anämie. Der 1. Abklärungsschritt ist hier die am schnellsten verfügbare und am wenigsten invasive Bildgebung: die Abdomensonographie. Danach kann die weitere Bildgebung mit einem Schnittbildverfahren erfolgen, hierfür ist beim Vorschulkind meist eine Narkose notwendig. Wenn immer möglich und medizinisch sinnvoll, sollte bei Kindern anstelle eines CT (deutliche Strahlenbelastung) eine MRT-Untersuchung geplant werden.
> Antwort B ist richtig.

Leitsymptom des Hepatoblastoms
Bauchumfangvermehrung und Asymmetrie des Bauches

■■ Symptomatik
Neben der Zunahme des Bauchumfangs und der Asymmetrie des Bauches mit einer Vorwölbung des rechten Oberbauches treten oft Appetitlosigkeit und Gewichtsverlust auf. Sie sind Zeichen, die frühzeitig auf einen Lebertumor hinweisen können. Charakteristisch ist eine **Thrombozytose**. Da Hepatoblastome ektop Hormone produzieren können, können **endokrinologische Zeichen** auftreten: eine Pubertas praecox, ein Hyperparathyreoidismus, Cushing- und Hypoglykämiesyndrome. Das Hepatoblastom kann auch mit einer Hemihypertrophie assoziiert sein.

■■ Diagnostik
Zur Diagnostik gehören:
- Spezielle Laborwerte: Leberwerte (Bilirubin, Transaminasen, Albumin, Ammoniak), Gerinnungswerte einschließlich der Thrombozyten; Tumormarker AFP (α-Fetoprotein), HCG, Ferritin, LDH, CEA (karzinoembryonales Antigen) und der NSE (neuronspezifischen Enolase), Hepatitisserologie (Hepatitis A, B und C) und Serologie der TORCH-Gruppe (Toxoplasmose, Masern, Mumps, Coxsackie-Viren, Rubella, Zytomegalie, Herpes simplex)
- Bestimmung der Organzugehörigkeit, Tumorausdehnung und der Beziehungen zu Nachbarorganen mit Sonographie in 3-dimensionaler Vermessung
- Metastasensuche mit Sonographie, MRT oder CT des Abdomens, mit einer Röntgenaufnahme der Lunge in 2 Ebenen, evtl. ergänzt durch ein thorakales CT

■■ Stadieneinteilung
Es existieren mehrere Klassifikationen. Die folgende ist einfach, betrachtet jedoch nur den postoperativen Zustand:
- Stadium 1: komplette Resektion möglich
- Stadium 2: mikroskopischer Resttumor
- Stadium 3: makroskopischer Resttumor
- Stadium 4: Fernmetastasen, nicht resektabel

▪▪ Therapie

❯ **Die Therapie besteht in der primären Resektion, wenn gesichert davon ausgegangen werden kann, dass eine R0-Resektion durchgeführt werden kann.**

Sonst wird zunächst nur (zur Diagnosesicherung) eine **Probebiopsie** entnommen und eine **chemotherapeutische Tumorverkleinerung** (Down Staging) versucht.

Nach Tumorverkleinerung wird die verzögerte **2. Operation** durchgeführt. Wenn präoperativ keine sichere Aussage zur Resektabilität gemacht werden konnte, wird nach Baucheröffnung initial exploratorisch die Resektionsfähigkeit geprüft. Bei gegebener Resektionsfähigkeit wird befundabhängig entweder eine linksseitige oder rechtsseitige Hemihepatektomie oder eine erweiterte Leberresektion durchgeführt. Wenn der Tumor mit diesen Verfahren nicht reseziert werden kann, wird vor einer 3. Operation das Chemotherapieregime gewechselt und nochmals eine medikamentöse Tumorverkleinerung versucht. In der **3. Operation** muss der Tumor (endgültig) entweder mit einem erweiterten Resektionsvorgehen reseziert, oder möglichst verkleinert werden.

❯ **Bei Säuglingen und Kleinkindern mit primär metastasierendem Lebertumor und erhöhtem AFP ist eine primär explorative diagnostische Laparotomie nicht notwendig, weil die Diagnose als gesichert gelten kann.**

Entfernung von Metastasen

❯ **Da Heilung bei Metastasen ohne ihre operative Entfernung nicht möglich ist, müssen sie entfernt werden, sofern der Primärtumor im Gesunden entfernt werden konnte.**

▪▪ Prognose

Eine prognostisch günstige Gruppe ist durch 3 Merkmale gekennzeichnet: Tumor komplett resezierbar, keine Metastasen vorhanden und purer fetaler Subtyp.

Eine prognostisch ungünstige Gruppe schließt Patienten des Stadium I und II mit anderer Histologie und mit den Stadien III und IV, unabhängig von ihrer Histologie, ein.

In Kürze

Hepatoblastom (Lebertumoren)
Verschiedene histologische Formen (epithelial, gemischt) und Subtypen (fetal, embryonal) mit unterschiedlicher Prognose.
Symptomatik: asymmetrische Bauchumfangvermehrung.
Diagnostik: Labor: Leberwerte, AFP, HCG, Ferritin, LDH, CEA, NSE. Sonographie. Metastasensuche: Röntgen, CT, MRT.

▼

Therapie:
- Die Therapie des Hepatoblastoms wird befundabhängig festgelegt (Tumorstadium, Resektabilität, histologischer Subtyp).
- Primäre Resektion (wenn R0-Resektion möglich) und operative Entfernung von Metastasen.
- Bei Säuglingen und Kleinkindern mit primär metastasierendem Lebertumor und erhöhtem AFP ist eine primär explorative diagnostische Laparotomie nicht notwendig, weil die Diagnose als gesichert gelten kann.

10.10 Kinderurologie

Fallbeispiel
(Typisch für alle Krankheiten der Kinderurologie): Eine Mutter stellt bei ihrer bisher gesunden 2 Jahre alten Tochter Appetitlosigkeit, unruhigen Schlaf und Unzufriedenheit fest. Sie klagt seit 4 Wochen oft über Bauchschmerzen. Als sie die Temperatur misst, stellt sie Fieber von 39°C fest, das über 4 Tage intermittierend auftritt. Deshalb geht sie zum Kinderarzt. Er stellt ein klopfschmerzhaftes Nierenlager rechts und weniger deutlich auch links fest.
Weiteres Vorgehen?
A. Bactrimgabe
B: Laboruntersuchung auf Entzündungszeichen
C: Urindiagnostik (Stix, Urinstatus)
D: Abdomensonographie
Antwort:
Die unspezifischen Zeichen mit Verschlechterung des Allgemeinzustandes und Fieber zusammen mit Bauchschmerzen und klopfschmerzhaftem Nierenlager beim Kleinkind sind hoch verdächtig auf das Vorliegen eines Harnwegsinfektes. Die Diagnostik sollte mit einer Urinuntersuchung beginnen, ergänzt durch eine Sonographie des Abdomens (Suche nach Pyelonephritis, Nierenfehlbildungen) und Blutuntersuchung. Bevor eine antibiotische Behandlung begonnen wird, muss Urin zur mikrobiologischen Untersuchung asserviert werden.
Antwort C ist richtig.

Leitsymptome kinderurologisch relevanter Krankheiten
- Appetitlosigkeit
- Rezidivierende Bauchschmerzen
- Fieber
- Klopfschmerzhafte Nierenlager

Wichtige Regeln in der Kinderurologie
- 1. Regel: Bei jedem unklaren Fieber besteht der Verdacht auf einen Harnwegsinfekt, deshalb muss der Urin untersucht werden.
- 2. Regel: Bei jedem gesicherten symptomatischen und asymptomatischen Harnwegsinfekt muss eine sonographische Untersuchung der Harnwege durchgeführt werden.
- 3. Regel: Sofern die Ursache des Harnwegsinfektes nicht geklärt werden kann, muss eine erweiterte Harnwegsdiagnostik durchgeführt werden; die Ursache muss unbedingt definiert werden können.

10.10.1 Ureterabgangsstenose

Definition
Die Ureterabgangsstenose ist eine segmentale Enge am Übergang des Nierenbeckens zum Harnleiter, die zur Urinabflussstörung führt.

▪▪ Pathogenese
Es gibt Hinweise, dass sich das Lumen des Harnleiters zwischen dem 37. und 41. Embryonaltag verschließt und danach wieder rekanalisiert wird.

Die Rekanalisation beginnt im mittleren Harnleiterabschnitt und schreitet nach beiden Seiten hin fort. Wenn diese Rekanalisation am pelvoureteralen Übergangssegment des Harnleiters nicht komplett erfolgt, resultiert eine segmentale Enge. Morphologisch und histologisch wird eine ungeordnete, hyperplastische glatte Muskulatur und Fibrose gefunden, die eine Störung der Wandtextur bewirkt. Die Wand des vorgeschalteten Nierenbeckens ist hypertrophiert. Funktionell kann Retroperistaltik nachgewiesen werden.

Andere Ursachen, die aber mit der embryonal entstandenen Wandtexturstörung verbunden sein können, sind der hohe Ureterabgang, aberrierende Gefäße und embryonale Briden am pelvoureteralen Übergang, die eine Kompression des Harnleitersegments von außen bewirken.

▪▪ Symptomatik
Zwei Symptome kennzeichnen die Ureterabgangsstenose: **rezidivierende Bauchschmerzen** und **fieberhafte Harnwegsinfekte** (häufig unter dem Bilde einer Urosepsis). Im Säuglingsalter kann oft zusätzlich ein palpabler Tumor erkannt werden.

▪▪ Diagnostik
Sonographie zum Nachweis der Pyelonerweiterung, seitengetrennte Sequenzszintigraphie zum Nachweis der Nierenleistung (Clearance).

▪▪ Therapie
> **Pyeloplastik nach Anderson-Hynes:** Resektion des stenotischen Segmentes und Reanastomosierung des Harnleiters mit dem verkleinerten Nierenbecken.

Eine perkutane Nephrostomie sollte die Ausnahme bei schwer kranken Säuglingen und/oder Pyonephrose sein.

▪▪ Prognose
Im Hinblick auf die Funktion hängt die Prognose vom Grad der präoperativen Nierenschädigung/Nierenfunktion ab. Im Hinblick auf postoperative Komplikationen müssen in 2–3% Restenosen erwartet werden.

In Kürze

Ureterabgangsstenose
Symptomatik: rezidivierende Bauchschmerzen, fieberhafte Harnwegsinfekte (häufig Urosepsis).
Diagnostik: Sonographie, seitengetrennte Sequenzszintigraphie.
Therapie: Pyeloplastik nach Anderson-Hynes: Resektion des stenotischen Segmentes und Reanastomosierung des Harnleiters mit dem verkleinerten Nierenbecken.

10.10.2 Uretermündungs- oder Ostiumstenose

Definition
Die **Uretermündungsstenose** ist eine Enge am Eintritt des Harnleiters in die Blasenwand oder/und eine Enge des intramuralen Uretersegments. Selten ist die Enge Folge einer persistierenden Chavall-Membran, die das Ureterostium direkt verschließt (= **echte Ureterostiumstenose**).

▪▪ Pathogenese
Im Hinblick auf die Pathogenese wird derselbe embryologische Mechanismus angenommen, wie für die Ureterabgangsstenose. Es fehlt die ausreichende Rekanalisation des intramuralen Uretersegments. Histologisch besteht eine intramurale Fibrose, die muskulären Elemente der Ureterwand fehlen.

▪▪ Symptomatik
Bei der Symptomatik stehen **rezidivierende Bauchschmerzen** und **fieberhafte Harnwegsinfekte** (nicht selten unter dem Bilde einer Urosepsis) im Vordergrund.

> **Sonographie und Szintigraphie sichern die Diagnose.**

10

◾◾ Therapie

Die Therapie besteht in der Resektion des stenotischen Abschnittes und der antirefluxiven Neueinpflanzung des Harnleiters in die Blasenwand.

◾◾ Prognose

Im Hinblick auf die Nierenfunktion hängt die Prognose vom Grad der präoperativen Nierenschädigung ab. Im Hinblick auf postoperative Komplikationen müssen Restenosen in 3% und ein vesikoureteraler Reflux in 5% erwartet werden.

> **In Kürze**
>
> **Uretermündungs- oder Ostiumstenose**
> **Symptomatik:** rezidivierende Bauchschmerzen, fieberhafte Harnwegsinfekte (evtl. Urosepsis).
> **Diagnostik:** Sonographie, Szintigraphie.
> **Therapie:** Resektion des stenotischen Abschnittes und antirefluxive Neueinpflanzung des Harnleiters in die Blasenwand.

10.10.3 Primärer und sekundärer Megaureter

> **Definition**
> Als Megaureter wird eine unmittelbar vor der Blase beginnende und den Harnleiter in ganzer Länge betreffende starke Erweiterung, Elongation und Schlängelung des Harnleiters bezeichnet.

In der Regel ist auch das Nierenbeckenkelchsystem dilatiert.

◾◾ Klassifikation

Primärer (oder auch atoner) **Megaureter**: Es handelt sich um einen Megaureter mit einem aperistaltischen (atonen) prävesikalen Ureterabschnitt. Histologisch liegt ihm eine Wanddysplasie (ungeordnete Fibrose und Mangel an muskulären Elementen) zugrunde.

Sekundärer Megaureter: Die Ursache für die Megaureterbildung liegt entweder in einer infravesikalen Stenose (z. B. Harnröhrenklappen), einer intramuralen/prävesikalen Stenose oder in einer neurogenen Blasenentleerungsstörung (z. B. idiopathische, neurogene Blasenentleerungsstörung oder Myelodysplasie).

◾◾ Symptomatik

Rezidivierende Bauchschmerzen und fieberhafte Harnwegsinfekte.

◾◾ Diagnostik

Sonographie zur Darstellung der Morphologie und **seitengetrennte Sequenzszintigraphie** zur Feststellung der Nierenfunktion (Clearance).

> ❯ **Die beiden Megaureterformen müssen streng voneinander differenziert werden, weil sie unterschiedliche therapeutische Konsequenzen haben.**

Dynamische Sonographien und Ureterszintigraphien zur Messung der Ureterperistaltik lassen meistens eine Unterscheidung herbeiführen.

◾◾ Therapie

> ❯ **Beim primären (atonen) Megaureter besteht keine Operationsindikation.**

Die Resektion des mutmaßlich auf das untere Harnleitersegment beschränkten atonen Harnleiteranteils führt zu keiner Verbesserung der Abflussverhältnisse und nicht zur Beseitigung des Megaureters.

> ❯ **Eine Operation ist aber beim sekundären obstruktiven Megaureter indiziert, weil die obstruierende Ursache beseitigt werden muss.**

Die Indikation zur Operation beim sekundären, neurogen verursachten Megaureter kann aus einem hochgradigen vesikoureteralen Reflux und häufigen therapierefraktären Harnwegsinfekten abgeleitet werden.

> **In Kürze**
>
> **Primärer (atoner) und sekundärer Megaureter**
> **Symptomatik:** rezidivierende Bauchschmerzen, fieberhafte Harnwegsinfekte.
> **Diagnostik:** Sonographie, Szintigraphie.
> **Therapie:** beim primären (atonen) Megaureter: konservativ; beim sekundären Megaureter: Operationsindikation (Beseitigung von Obstruktion bzw. Reflux).

10.10.4 Vesikoureteraler Reflux (VUR)

> **Definition**
> Beim vesikoureteralen Reflux (VUR) handelt es sich um ein Zurückfließen des Urins in den Harnleiter und das Nierenbeckenkelchsystem infolge einer Insuffizienz des ureterovesikalen Verschlussmechanismus.

◾◾ Pathogenese

Die Voraussetzungen für einen funktionierenden ureterovesikalen Verschlussmechanismus sind:
- der schräge Eintritt des Harnleiters in die Blasenwand,
- ein ausreichend langer, schräger Verlauf des Harnleiters durch die Blasenwand mit einem ausreichend langen submukösen Tunnel, verbunden mit einer eutopen Lage des Harnleiterostiums und
- eine physiologisch normale Verankerung des intramuralen Harnleiters im Detrusor und Trigonum der Blase.

Diese Voraussetzungen sind beim **primären VUR** nicht gegeben. In der Regel klafft das Ostium.

Der **sekundäre VUR** ist dagegen Folge eines zu hohen infravesikal bewirkten Druckes bei der Miktion (z. B. bei Harnröhrenklappen und neurogener Blasenentleerungsstörung) oder Folge der Zerstörung des antirefluxiven Mechanismus sowie des Ureterostiums durch häufig rezidivierende Harnwegsinfekte.

> **Folge des VUR mit Infekten ist eine Refluxnephropathie unterschiedlichen Ausmaßes mit den Zeichen: Narbenbildung in der Niere, renal-arterielle Hypertonie und Funktionsverlust.**

■■ **Klassifikation**

Unterschieden wird bezüglich der Refluxentstehung zwischen einem primären und einem sekundären Reflux. In therapeutischer und prognostischer Hinsicht wird der Reflux in 5 Grade eingeteilt (◘ Abb. 10.30, ◘ Abb. 10.31, ◘ Tab. 10.4).

■■ **Symptomatik**

Rezidivierende Harnwegsinfekte mit/ohne Bauch- und Flankenschmerzen sowie mit/ohne Fieber. Flankenschmerzen sprechen für einen renalen Reflux mit Parenchymbeteiligung.

■■ **Diagnostik**

> **Die entscheidende Untersuchung ist die MCU (Miktionszystourographie).**

Die **Zystoskopie** dient der Beurteilung der Ostiumlage und -form. Gleichzeitig kann unter sterilen Bedingungen Urin abgenommen werden, um eine Aussage zum tatsächlichen Vorliegen eines Harnwegsinfektes und zum Erregernachweis zu bekommen. Die **seitengetrennte Sequenzszintigraphie** kann mit der Bestimmung der Clearance eine Aussage zur Nierenfunktion machen.

■■ **Therapie**

Der **VUR I. und II. Grades** kann in der Regel konservativ behandelt werden. Spontanheilungen sind in 90% möglich, sofern Harnwegsinfekte vermieden oder effektiv behandelt werden können.

> **Wenn allerdings therapierefraktäre Harnwegsinfekte vorliegen oder Infekte trotz Langzeittherapie mit Antibiotika häufig rezidivieren oder Harnwegsinfekte nach Absetzen der Langzeittherapie rasch wieder auftreten, muss der VUR operativ korrigiert werden.**

Der **VUR III. Grades** kann unter strenger klinischer Beobachtung und Langzeittherapie mit Antibiotika auch (noch) konservativ behandelt werden. Die Spontanheilungsrate liegt allerdings nur noch bei 20%, wenn Harnwegsinfekte vermieden oder wirksam behandelt werden können.

> **Der Reflux IV. und V. Grades stellt grundsätzlich eine Operationsindikation dar. Die Chance für eine spontane Ausheilung liegt altersabhängig nur noch bei 2%.**

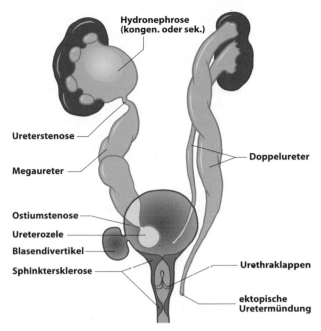

◘ **Abb. 10.30** Angeborene Fehlbildungen der ableitenden Harnwege

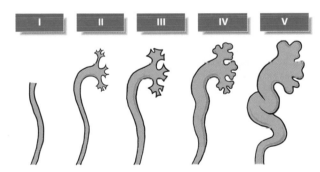

◘ **Abb. 10.31** Internationale Gradeinteilung des vesikoureteralen Refluxes (VUR)

◘ **Tab. 10.4** Internationale Gradeinteilung des vesikoureteralen Reflux

Grad	Definition
I	Kontrastmittelfüllung des Ureters
II	Kontrastmittelfüllung des Ureters, des Pyelons und der Kelche ohne Dilatation
III	Wie Grad II, aber mit geringgradiger Dilatation des Ureters und des Pyelons
IV	Wie Grad III, aber mit stärkerer Dilatation bis in die Papillen, die jedoch noch konvex sind
V	Massive Dilatation und Schlängelung des Ureters, Papillen konkav

Das Grundprinzip der operativen Korrektur ist die Herstellung eines normalen, antirefluxiven Mechanismus, indem der Harnleiter schräg durch die Blasenwand eingeführt, durch einen langen submukösen Tunnel zum Trigonum geleitet und dort in der trigonalen Muskulatur verankert wird.

Die **zystoskopisch kontrollierte Unterspritzung** des Ureterostium mit Deflux oder Kollagen hat die Refluxchirurgie der Harnwege zu einem großen Teil ersetzt, da sich hiermit häufig die antirefluxive Funktion wiederherstellen lässt.

▪▪ Prognose

Im Hinblick auf die Nierenfunktion hängt die Prognose vom bereits präoperativ eingetretenen Funktionsverlust ab. Infektfreiheit kann durch die Operation in 95% erreicht werden, Uretermündungsstenosen und Rezidivreflux treten jeweils in 3% auf.

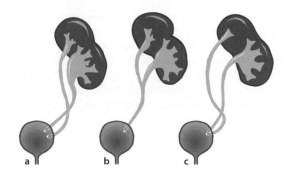

◻ **Abb. 10.32** Doppelnierensysteme. **a** Kreuzung der Ureteren mit separater Mündung, **b** Ureter fissus, **c** intramurale Vereinigung der Ureteren mit einer gemeinsamen Mündung

---

In Kürze		

Vesikoureteraler Reflux (VUR)
Primärer und sekundärer Reflux, 5 Schweregrade, Refluxnephropathie mit Narbenbildung in der Niere, renal-arterieller Hypertonie und Funktionsverlust.
Symptomatik: rezidivierende Harnwegsinfekte, Schmerzen, Fieber. Flankenschmerzen sprechen für einen renalen Reflux mit Parenchymbeteiligung.
Diagnostik: MCU (entscheidende Untersuchung), Zystoskopie, Sequenzszintigraphie.
Therapie: I. und II. Grad in der Regel konservativ, operative Korrektur nur bei therapierefraktären Harnwegsinfekten, grundsätzlich beim IV. und V. Grad, meist durch Unterspritzung der Ureterostien möglich.

10.10.5 Doppelureter

▪▪ Definition

Doppelureter sind durch komplett voneinander getrennte Nierenbecken mit jeweils einem zugehörigen Ureter gekennzeichnet.

▪▪ Pathogenese

Der Doppelureter entsteht embryonal durch 2 getrennte Ureterknospen aus dem Wolff-Gang. Nach Verbindung der von kaudal ins Nierenblastem vorwachsenden Ureteranlage mit dem Nierenblastem entstehen 2 getrennte Nierenbecken. Nach der Weigert-Meyer-Regel erreicht die kaudale Ureteranlage den oberen und die kraniale Ureteranlage den unteren Blastemanteil der Niere. Der zum oberen Nierenanteil gehörende Harnleiter mündet weiter kaudal als normal in die Blase, oft ektop in den Blasenhals, die Urethra, die Samenblasen, die Vagina. Der Ureter des unteren Nierenbeckens mündet weiter kranial als normal, oft oberhalb des Trigonums dystop in die Blase.

Die dystope Mündung der Harnleiter führt oft zur Entstehung einer **Ureterozele** (▶ Abschn. 10.10.6). Zystoskopisch

werden mit Ausnahme des Ureter fissus 2 Harnleiterostien gesehen (◻ Abb. 10.30, ◻ Abb. 10.32).

> ❯ **Doppelureteren sind oft mit mehr oder weniger gravierenden Nierendysplasien verbunden, die bei der Festlegung der operativen Therapie beachtet werden müssen.**

▪▪ Klassifikation

Unterschieden werden folgende 4 Formen:
- **Ureter fissus** (◻ Abb. 10.32b),
- **Ureter duplex** mit gekreuzten Harnleitern und getrennter Mündung der beiden Uretern in die Blase (◻ Abb. 10.32a)
- **Ureter duplex** mit gekreuzten Ureteren und gemeinsamer Mündung der beiden Uretern in die Harnblase (◻ Abb. 10.32c),
- **Ureter duplex** mit gekreuzten Ureteren und ektoper Mündung eines Harnleiters (◻ Abb. 10.30, rechte Hälfte des Bildes).

▪▪ Symptomatik

Häufig handelt es sich um einen (symptomlosen) sonographischen Zufallsbefund. Rezidivierende Harnwegsinfekte mit/ohne Fieber dominieren nicht und treten nur bei einem VUR, einer ektopen Mündung oder einer Ureterozele auf (▶ Abschn. 10.10.6). Bei ektoper Mündung tritt als Leitsymptom Harnträufeln auf.

▪▪ Diagnostik

Sonographie, Zystoskopie und MCU sichern die Diagnose und erlauben eine Aussage zu den Mündungsverhältnissen sowie zum VUR.

▪▪ Therapie

Beim symptomlosen Zufallsbefund ist nach Ausschluss eines VUR durch das MCU keine Therapie notwendig. Beim Vorliegen eines VUR wird nach den Bestimmungen zur Behandlung des VUR vorgegangen (▶ Abschn. 10.10.4).

> ❯ **Bei symptomatischem Doppelureter mit deutlichem Reflux ist die Indikation zu einem chirurgischen Eingriff gegeben.**

Wenn beim symptomatischen refluxiven Ureter duplex ein Nierenpol (meistens der obere) szintigraphisch nachgewiesen funktionslos ist, oder (nur noch) eine Funktion <15% nachgewiesen wird, ist die Heminephrektomie sowie Ureterektomie des zugehörigen Harnleiters, ggf. auch die Resektion der Ureterozele (▶ Abschn. 10.10.6), und die antirefluxive Neueinpflanzung des verbleibenden Harnleiters angezeigt.

Bei guter Funktion beider Nierenhälften ist eine antirefluxive En-bloc-Ureteroneostomie oder ausnahmsweise eine Pyelopyelostomie mit Entfernung des refluxiven Harnleiters unter Belassung des nichtrefluxiven angezeigt. Die Pyelopyelostomie ist ein brauchbares Verfahren, weil der in der Literatur beschriebene Jo-Jo-Reflux nur selten auftritt.

■■ **Prognose**
Nach antirefluxiver Ureteroneostomie, besonders nach einer En-bloc-Neostomie, muss in 4–5% ein Refluxrezidiv und in 2–3% eine Mündungsstenose erwartet werden.

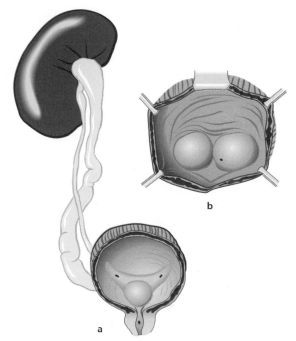

■ **Abb. 10.33** Ureterozele (Operationsskizzen). **a** Mündung der Harnleiter in die Blase mit Darstellung der Ureterozele. **b** doppelseitige Ureterozele, Blick in die Blase

> **In Kürze**
>
> **Doppelureter**
> Oft mit Nierendysplasien verbunden. 4 Formen (Ureter fissus, 3 Arten des Ureter duplex mit unterschiedlichen Mündungskonstellationen).
> **Symptomatik:** sonographischer Zufallsbefund, Harnträufeln.
> **Diagnostik:** Sonographie, Zystoskopie, MCU.
> **Therapie:** chirurgischer Eingriff bei symptomatischem Doppelureter mit deutlichem Reflux, ggf. Heminephrektomie, Ureterektomie, En-bloc-Ureteroneostomie.

10.10.6 Ureterozele

> **Definition**
>
> Eine Ureterozele ist eine zystische Vorwölbung des von Blasenschleimhaut bedeckten intravesikalen Ureteranteils mit einem (nur) punktförmigen, engen Ureterostium (■ Abb. 10.33).

■■ **Pathogenese**
Unterschieden werden 2 Formen, eine embryonale und eine adulte Ureterozele.

Die **embryonale** Form ist grundsätzlich mit einem Doppelureter (▶ Abschn. 10.10.5) kombiniert und pathogenetisch eine Fehlbildung. Zur Ureterozele gehört immer ein mehr oder weniger dysplastischer, in der Funktion stark eingeschränkter Nierenanteil (meistens der obere). Embryologisch handelt es sich wahrscheinlich um eine ungenügend zurückgebildete Chavall-Membran des Ureterostiums. Die Wand der Ureterozele besteht außen aus Blasenschleimhaut und innen aus Ureterepithel (■ Abb. 10.34). Dieser Wandaufbau unterscheidet sie eindeutig vom (im Kindesalter nur selten vorkommenden) Ureterprolaps.

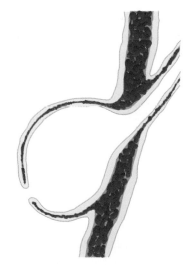

■ **Abb. 10.34** Morphologischer Aufbau der Ureterozele

Bei der **adulten** Form, die aber auch schon bei älteren Kindern gefunden werden kann, besteht kein Doppelureter. Pathogenetisch handelt es sich um eine erworbene Veränderung.

■■ **Symptomatik**
Fieberhafte Harnwegsinfekte infolge der Urinabflussstörung aus einem oder beiden Harnleitern einer Blasenseite oder sogar zusätzlich aus dem/den Harnleitern der Gegenseite domi-

nieren das klinische Bild. Gelegentlich verlegt eine Ureterozele den Blasenausgang und führt ventilartig zum Harnverhalt oder zu Miktionsstörungen.

Beim Mädchen kann eine große Ureterozele auch durch die Harnröhre nach außen prolabieren.

■■ **Diagnostik**

> **Sonographie und MCU demonstrieren die typische Aussparungsfigur im unteren Blasenbereich, die mit einem Kobrakopf vergleichbar ist.**

Eine Zystoskopie lässt die charakteristische zystische Vorwölbung erkennen. Das MCU dient zum Nachweis des VUR. Zur Feststellung der Funktion des zur Ureterozele gehörenden Nierenanteils wird ein Nierenszintigramm durchgeführt.

■■ **Therapie**

Die Ureterozele kann interventionell **lasertechnisch** geöffnet werden. Danach kann sich infizierter Urin entleeren. Wenn der obere Nierenanteil, zu dem die Ureterozele gehört, noch funktionsfähig ist, muss er erhalten werden.

Nach Resektion der Ureterozele muss eine **antirefluxive En-bloc-Ureteroneostomie** (Antirefluxplastik, ARP) durchgeführt werden. Bei funktionslosem oder funktionsarmem Nierenanteil ist die Heminephrektomie, Ureterektomie zusammen mit der Zelektomie und die antirefluxive Ureteroneostomie des verbleibenden Ureters angezeigt.

■■ **Prognose**

Postoperativ müssen in einer Größenordnung von jeweils 5% intramurale Ureterstenosen und 5% vesikoureterale Refluxe erwartet werden. Nach Beseitigung der Ureterozele, Heminephrektomie und ARP ist in 96% Infektfreiheit erreichbar. In 3% tritt nach Heminephrektomie eine ischämische Nekrose des oberen Kelchs des belassenen Nierenanteils auf, sodass ein Urinparavasat und sogar eine Urinphlegmone auftreten können.

In Kürze

Ureterozele
Oft mit eingeschränkter Nierenfunktion (meist oberer Anteil).
Symptomatik: fieberhafte Harnwegsinfekte, ggf. Miktionsstörungen.
Diagnostik: Sonographie, MCU (typische Aussparungsfigur im unteren Blasenbereich: Kobrakopf), Zystoskopie.
Therapie: interventionell lasertechnische Öffnung der Ureterozele. Später: Resektion der Zele und antirefluxive En-bloc-Ureteroneostomie, evtl. Hemiureteronephrektomie.

10.10.7 Angeborene Harnröhrenklappen

Definition

Harnröhrenklappen sind angeborene, segelförmige Schleimhautfalten in der hinteren Harnröhre unterhalb des Colliculus seminalis, die zur obstruktiven, subvesikalen Harnabflussstörung mit Sekundärfolgen am oberen Harntrakt führen.

■■ **Pathogenese**

Die embryologische Entstehung von Harnröhrenklappen ist ätiologisch und pathogenetisch noch nicht schlüssig geklärt. Bekannt sind dagegen die Folgen am vorgeschalteten Harntrakt:

- Druckerhöhung, besonders während der Miktion,
- Erweiterung der hinteren Harnröhre,
- Hypertrophie der Blasenwand mit Entwicklung einer Balkenblase,
- Ummauerung sowie Einengung des intramuralen Uretersegments,
- Extravesikalisation des intramuralen Uretersegments und des Ostiums mit Entstehung eines VUR, eines Megaureters und einer Erweiterung sowie Hypertrophie der Wand des Nierenbeckenkelchsystems,
- bereits embryonal entstehende Nierendysplasie unterschiedlichen Ausmaßes.

■■ **Symptomatik**

Miktionsstörungen bis hin zum Harnverhalt, Harnträufeln, Enuresis diurna et nocturna unterschiedlichen Ausmaßes und gehäufte Harnwegsinfekte weisen auf Harnröhrenklappen hin.

■■ **Diagnostik**

In zunehmendem Maße werden Harnröhrenklappen schon intrauterin festgestellt. Sie können bereits ab der 20. SSW sonographisch an den indirekten Zeichen erkannt werden. Postnatal werden Harnröhrenklappen ebenfalls sonographisch diagnostiziert. Die Diagnostik wird durch MCU und Urethrozystoskopie ergänzt.

■■ **Therapie**

Transurethrale, endoskopische Abtragung der Klappen mit dem Elektroresektoskop oder lasertechnische Evaporisation. Wenn die Harnröhre beim Neugeborenen für das Resektoskop oder das dünnlumigste Zystoskop noch zu eng ist, muss interventionell, befundabhängig, eine Entlastung des oberen Harntraktes über eine **Zystostomie** (nur erfolgreich, wenn keine Abflussstörung am Harnleiter besteht) oder über eine **Nephrostomie** erfolgen, die perkutan, sonographisch gesteuert, eingelegt werden kann.

> **Die Korrektur eines VUR oder einer Uretermündungsstenose kann erst erfolgreich durchgeführt werden, wenn sich die Blasenwandhypertrophie zurückgebildet hat.**

■■ Prognose

Die Prognose ist abhängig vom Ausmaß der bereits präoperativ eingetretenen Nierenschädigung. Bei hochgradiger Nierenschädigung und hochgradiger Balkenblase ist die Prognose selbst bei unverzögerter Erkennung und frühzeitiger, adäquater Therapie schlecht.

In Kürze

Angeborene Harnröhrenklappen
Symptomatik: Miktionsstörungen bis hin zum Harnverhalt, mit Harnträufeln, Enuresis, gehäufte Harnwegsinfekte, evtl. Nierenschädigung, sog. Balkenblase.
Diagnostik: Sonographie (oft schon intrauterin ab der 20. SSW, MCU, Urethrozystoskopie.
Therapie: transurethrale, endoskopische Abtragung der Klappen mit dem Elektroresektoskop oder lasertechnische Evaporisation. Erst nach Rückbildung der Blasenwandhypertrophie Durchführung einer indizierten ARP.

10.10.8 Urolithiasis im Kindesalter

Definition

Unter Urolithiasis versteht man eine Steinbildung im Harntrakt aus unterschiedlicher Ursache mit Sekundärfolgen.

■■ Pathogenese

- Ursächlich für die Steinbildung sind meistens chronische Harnwegsinfektionen bei kongenitalen Fehlbildungen und Urinabflussstörungen. Die qualitative Steinanalyse ergibt in der Regel Kalziumoxalat-, Kalziummagnesiumphosphat und Harnsäuresteine.
- Weitere Ursachengruppen stellen Stoffwechselkrankheiten dar: die Oxalose, die Zystinurie und der Diabetes mellitus.
- Eine 3. Ursachengruppe ist eine prolongierte Exsikkose, z. B. bei NEC (nekrotisierender Enterokolitis) oder Kurzdarmsyndrom im Neugeborenen- und Säuglingsalter.
- Eine 4. Ursachengruppe ist eine falsche Ernährung.

■■ Symptomatik

Hämaturie, Harnwegsinfekte, Koliken und andere Bauchschmerzen, Brechdurchfall und Meteorismus beim Säugling prägen das klinische Bild.

■■ Diagnostik

Zur Diagnostik gehören:
- Sonographie und Abdomenübersichtsaufnahme,
- IVP (i.v.-Pyelographie) und MCU, wenn sich die Ursache der Abflussstörung nicht definieren lässt,
- Stoffwechseluntersuchungen.

■■ Therapie

> Eine absolute Indikation zur Steinentfernung ergibt sich nur bei einer Steinsymptomatik.

Bei asymptomatischen Steinen muss die Indikation individuell mit dem Patienten gemeinsam gesucht werden, eine prophylaktische Steinentfernung muss mit den prozeduralen Risiken abgewogen werden.

Praxisbox

Prozeduren zur Steinentfernung
Stoßwellenlithotrypsie, sofern Ureterabgangs-, Uretermündungs- und infravesikale Stenosen (sicher) ausgeschlossen sind. Sonst können sich nach Steinzertrümmerung Restkonkremente in den Kelchhälsen, dem Nierenbecken oder in der Harnleitermündung verfangen.

Wenn eine Steinzertrümmerung nicht gelingt oder eine Kontraindikation für die Lithotrypsie besteht, muss bei symptomatischen Steinen im NBKS (Nierenbeckenkelchsystem) eine **Pyelotomie** durchgeführt werden. Die Steinentfernung kann sehr schwierig werden, wenn sich der Stein hirschgeweihförmig in die Kelchhälse und Kelche verzweigt. Manchmal ist dann zur Steinentfernung eine sonographisch gesteuerte **Nephrotomie** an der Konvexität der Niere erforderlich.

Die endoskopischen Verfahren zur Steinentfernung sind noch nicht derart ausgereift, dass sie für die klinische Routine im Kleinkindalter empfohlen werden können.

Bei nachgewiesener Stoffwechselerkrankung als Ursache für die Steinbildung kommt ihrer Behandlung (selbstverständlich) Priorität zu.

> Grundsätzlich muss nach Steinen, die entzündlich verursacht worden sind, eine Langzeitbehandlung mit Antibiotika zur Vermeidung neuer Infekte durchgehalten werden.

■■ Prognose

Abhängig von der Grundkrankheit besteht Rezidivhäufigkeit in einer Größenordnung bis 5%. Bei stoffwechselbedingten Steinen können auch die Behandlung der Grundkrankheit und diätetische Maßnahmen Steinrezidive nicht verhindern.

In Kürze

Urolithiasis
Steinbildung durch kongenitale Fehlbildungen, Urinabflussstörungen, Stoffwechselkrankheiten, prolongierte Exsikkose, Ernährung.
Symptomatik: Hämaturie, Harnwegsinfekte, Koliken, Brechdurchfall und Meteorismus beim Säugling.
Diagnostik: Sonographie, Röntgen, IVP, MCU, Stoffwechseluntersuchungen.

▼

Therapie:

- Absolute Indikation zur Steinentfernung nur bei einer Steinsymptomatik: Stoßwellenlithotrypsie, Pyelotomie, Behandlung der Stoffwechselerkrankung.
- Nach entzündlich verursachten Steinen: Langzeitbehandlung mit Antibiotika.
- Angeborene Fehlbildungen, die zur Urinabflussstörung, Infektion und damit Steinbildung führen, müssen beseitigt werden.

10.10.9 Blasenexstrophie

Definition

Die Blasenexstrophie ist eine angeborene Spaltbildung der Harnblase, der Harnröhre, der unteren vorderen Bauchwand und des Beckenrings (■ Abb. 10.35).

■■ Pathogenese

Die Ursache für die Entstehung einer derartigen Spaltbildung ist noch nicht schlüssig geklärt. Ein Baustein dürfte die gestörte Entwicklung der beiden kaudalen Bauchwandfalten sein (► Abschn. 10.2.10). Ein 2. Baustein ist wahrscheinlich das fehlende Einwachsen von Mesoderm zwischen das Ektoderm der vorderen unteren Bauchwand und der Allantois. Ektoderm und Entoderm bleiben in Kontakt und brechen (spalten) ein. Die Folge ist, dass der untere Bauchwanddefekt von der Blasenhinterwand ausgefüllt wird. Zugleich schließen sich die Mm. recti, die Symphyse und die Penisanlage nicht. Deshalb ist die Blasenexstrophie immer mit einer dorsalen Penisspalte, also einer Epispadie, verbunden.

Bei Mädchen ist, analog zur Pathologie des Knaben, außer der Blase und Harnröhre, auch die Klitoris gespalten. Die Blasenexstrophie hat eine Inzidenz von 1:30.000–50.000. Bei Knaben kommt sie 4-mal häufiger vor als bei Mädchen.

■■ Symptomatik und Diagnostik

Sichtdiagnose (■ Abb. 10.35a). Keine Diagnostik zur Erkennung notwendig. Sonographie zum Ausschluss von Nierenfehlbildungen.

■■ Therapie

Die Therapie besteht in der Rekonstruktion der Blase und der epispadischen Harnröhre sowie dem Verschluss des Symphysenrings.

Praxisbox

Operatives Vorgehen bei Blasenexstrophie
Bei der Rekonstruktion der Blase müssen die am gut sichtbaren Übergang des Blasenfeldes zum Penisfeld lokalisierten, seitlichen, stark mit der Umgebung verwachsenen, schwer erkennbaren Rudimente der Schließ-
▼

muskulatur gesucht, befreit und zum Sphinkter rekonstruiert werden.

Der Symphysenverschluss gelingt meistens ohne Lösung der hinteren Synchondrose und ohne Durchtrennung der Symphysenäste.

Sofern ein VUR besteht, muss er, abhängig vom Schweregrad, später operativ korrigiert werden. Für die Operationsindikation gelten dieselben Bedingungen wie für den VUR per se (► Abschn. 10.10.4). Uretermündungsstenosen sind selten: Wenn sie bestehen, müssen sie reseziert und der Ureter antirefluxiv wieder eingepflanzt werden.

■■ Prognose

Bilanzen ergeben, dass in 20% eine (weitgehend) normale und in 40% der Fälle eine befriedigende Kontinenz (gelegentliches Harnträufeln, Notwendigkeit zum ständigen Tragen von Einlagen) erreicht werden kann. 40% bleiben aber inkontinent. Bei 35% müssen wegen Blasenhals- und Urethrastenosen, Ureterstenosen und vesikoureteralen Refluxen sowie Insuffizienzen der rekonstruierten epispadischen Harnröhre mehrere Reoperationen durchgeführt werden.

Bei Patienten mit Inkontinenz kommen suprapubische Urinableitungen mit Pouch-Blasen in Frage.

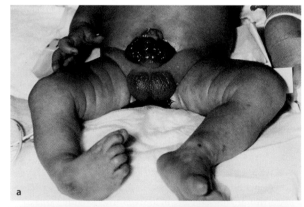
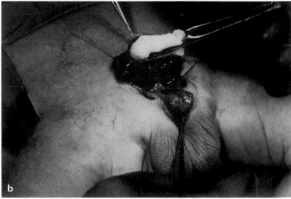

■ **Abb. 10.35** Blasenexstrophie (Operationsfotos)

Blasenexstrophie
Angeborene Spaltbildung, Sichtdiagnose.
Therapie: Rekonstruktion der Blase und der epispadischen Harnröhre sowie Verschluss des Symphysenrings.

Vesikointestinale Fissur
Komplexe Fehlbildung, Sichtdiagnose.
Therapie: Verschluss der Spalten und Rekonstruktion der Blase, der Harnröhre und des Penis. Ausleitung des Kolons (ggf. mehrzeitig), evtl. primäre, suprapubisch ableitende Pouch-Bildung.

10.10.10 Vesikointestinale Fissur

Definition
Diese Fehlbildung ist derart komplex, dass hier nur die wichtigsten Merkmale dargestellt werden sollen. Es handelt sich um eine embryonale Entwicklungsstörung (mit ähnlicher Pathogenese, wie sie für die Blasenexstrophie beschrieben wurde), die zu folgenden Defekten führt:
- Blasenexstrophie mit Spaltung des Blasenfeldes in 2 Hälften,
- Epispadie oder Separation des Penis in 2 Hälften,
- Spaltung des Symphysenrings,
- Omphalozele (nicht obligat),
- Spaltung des Perineums mit Exstrophie der Kloakenorgane,
- Unterentwicklung des Kolons, das prolabiert ist (meistens besteht außer dem Zökum nur noch ein wenige Zentimeter langes Kolonsegment, das mit den Rändern der gespaltenen Bauchwand, dem gespaltenen Blasenfeld und der evtl. vorhandenen Omphalozele unübersichtlich verwachsen ist),
- Atresie des Anus,
- hochgradige Hypo- oder sogar Aplasie des Beckenbodens mit Fehlen der Kontinenzetage.

Diagnostik
Die Diagnose ist eine Sichtdiagnose.

Therapie
Verschluss des Blasenfeldes und Rekonstruktion der Blase, Rekonstruktion des meist nur stummelförmigen, gespaltenen Phallus zu einem späteren Zeitpunkt, Ausleitung des kurzen Kolons durch Einpflanzung in die Bauchwand und Adaptation der Symphyse.

Prognose
Ungünstig. Die Neugeborenenmortalität wird in der Literatur mit 30% angegeben. Das kosmetische Resultat ist (für alle Beteiligten) unbefriedigend. Stuhl- und Urininkontinenz können nicht beseitigt werden, sodass die Tendenz zur primären, suprapubisch ableitenden Pouch-Bildung und nicht zur Organrekonstruktion favorisiert wird.

10.10.11 Hodenhochstand

Definition
Bis zum Ende des 1. Lebensjahres sollten beide Hoden den Descensus abgeschlossen haben und im Skrotum liegen. Ist dies nicht der Fall, kann es sich um einen **Pendelhoden** oder **Gleithoden** handeln, sofern ein Hoden tastbar ist.

> Der Hodenhochstand oder Kryptorchismus ist eine der häufigsten kinderchirurgischen Diagnosen.

Symptomatik
Der **Pendelhoden** liegt spontan im Skrotum und pendelt bei Auslösung des Kremasterreflexes in die Leiste oder kann aus der Leiste in das Skrotum geschoben werden und bleibt dort liegen. Der **Gleithoden** dagegen liegt spontan immer in der Leiste, kann zwar in das Skrotum hinabgezogen werden und rutscht dann aber sofort wieder zurück in die Leiste. Ein eigentlicher Leistenhoden lässt sich nicht in das Skrotum verlagern, ist aber tastbar.

Diagnostik
Ein sog. Bauchhoden kann allenfalls mit Sonographie, MRT oder Laparoskopie gefunden werden.

Therapie

> Ein Pendelhoden ist keine Indikation zur Hodenverlagerung, ein Gleit-, Leisten- oder Bauchhoden dagegen schon.

Die **Laparoskopie** ist beim echten Kryptorchismus, dem also nicht tastbaren Hoden sowohl im Hinblick auf die Hodensuche als auch die operative Mobilisation des Hodens im Vorteil. Sonographie und MRT sind für die Darstellung des Ductus deferens und die A. sowie V. testicularis zu ungenau. Die diagnostische Laparoskopie kann in gleicher Narkose mit der Mobilisation des Hodens, des Ductus deferens und der Gefäße verbunden werden. In der Regel werden nach kompletter Mobilisation die Gefäße in der Vorstellung durchtrennt, dass die Kollateraldurchblutung über die A. ductus deferentis und die sog. Polgefäße des Hodens ausreicht und stimuliert wird (**Operation nach Fowler-Stevens**). Nach ca. 1 Monat kann der vorher laparoskopisch mobilisierte und in die Leiste gelagerte Hoden konventionell ins Skrotum verlagert werden. Dieses Verfahren ist derzeit auch (schon) Goldstandard.

Hodenhochstand
Unvollständiger Descensus testis mit Lage des Hodens im Bauch oder im Leistenkanal.
Symptomatik: ein- oder beidseitig leeres Skrotum.
Diagnostik: Palpation. Wenn kein Hoden palpabel: Sonographie, evtl. MRT, evtl. Laparoskopie.
Therapie: Hodenverlagerung vor Ende des 1. Lebensjahres.

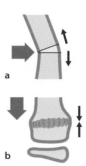

◨ **Abb. 10.36 a** Grünholzfraktur, **b** Stauchungsfraktur oder Wulstfraktur

10.10.12 Erkrankungen des weiblichen inneren Genitale

Die Abklärung von Bauchschmerzen beim Mädchen schließt immer die Sonographie des Genitale mit ein. Hier lassen sich nicht selten Zysten und andere Raumforderungen am Ovar finden. Kleine Zysten werden kontrolliert, solide Raumforderungen zum Ausschluss eines Ovarialteratoms abgeklärt. Unklare oder große Befunde sowie der V. a. das Vorliegen einer Ovarialtorsion stellen die Operationsindikation. Die Laparoskopie hat sich bei Operationen am inneren Genitale des Mädchens bewährt. Bei der laparoskopischen Diagnostik des intersexuellen Genitale können Biopsien entnommen und Streakgonaden sowie Gonadenanlagen exstirpiert werden.

Ovarialzysten, kleinere Ovarialtumoren und Paraophoronzysten können laparoskopisch mit gleicher Sicherheit entfernt werden wie bei konventionellem Vorgehen. Allerdings gibt es Hinweise, dass das Restovar beim konventionellen Vorgehen wegen der mikroskopisch durchführbaren Blutstillung besser geschont werden kann.

10.11 Traumatologie im Kindesalter

10.11.1 Allgemeines

Pathophysiologische Unterschiede zum Erwachsenen

1. Frakturen im Kindesalter betreffen den noch wachsenden Knochen mit offenen Epiphysen- und Apophysenfugen.
2. Das Endost und Periost des noch wachsenden Knochens ist reparationsfähiger als das Endost und Periost des ausgewachsenen Knochens.
3. Offene Wachstumsfugen und reparationsfähiges Periost/ Endost können belassene Fehlstellungen bis zu einem definierbaren Grade spontan korrigieren.
4. Eine Fraktur kann Anlass zu einem verstärkten, überschüssigen Längenwachstum geben.
5. Die Entstehung einer Pseudarthrose ist im Kindesalter selten.
6. Die Gefäßversorgung des Schenkelhalses ist bis zum 7. Lebensjahr im Vergleich zum Erwachsenen und älteren Kind vermindert.
7. Temporär durch Ruhigstellung bewirkte Schrumpfungen von Gelenkkapseln, Bändern und Sehnen können durch Bewegung rasch wieder beseitigt werden.
8. Die Sudeck-Dystrophie durch lange Ruhigstellung ist selten.
9. Gelenkkapseln sind im Kindesalter reißfest; dies gilt besonders für die Gelenkkapsel des Hüftgelenks. Ein intraartikulär entstandenes Hämatom kann sich daher nicht entleeren und deshalb zur Kompression periostal verlaufender arterieller Gefäße mit der Gefahr der Knochenischämie führen.

❯ Daraus resultieren folgende Grundregeln:
- Epiphysenfugenfrakturen können zu einem Wachstumsschaden führen.
- Epiphysenfugenfrakturen müssen daher möglichst »wasserdicht« reponiert und fixiert werden.
- Frakturen des medialen und lateralen Schenkelhalses können, wenn keine frühzeitige Entleerung des die Gefäße des Schenkelhalses komprimierenden Hämarthros und keine frühzeitige Reposition erfolgen, zu **Hüftkopfnekrosen** führen.

Grundbegriffe in der Kindertraumatologie Grünholzfraktur

Biegungsbruch bei erhaltenem Periost mit durchgebrochener Kortikalis auf der einen und angebrochener Kortikalis auf der anderen Seite (◨ Abb. 10.36a).

Stauchungsfrakturen oder Wulstbrüche

Die weiche Kortikalis der Metaphyse wird eingetaucht, die Stauchung führt zu einem Wulst des Knochens und des Periosts (◨ Abb. 10.36b).

Apophysen- und knöcherne Bandausrisse

Apophysen sind formbildende Knochenbereiche an den Metaphysen, die sich aber nicht am Längenwachstum beteiligen. An ihnen setzen Sehnen und Bänder an, die bei einem entsprechenden Trauma zu Apophysenabrissen führen können. Ein typisches Beispiel ist der Ausriss des Epicondylus ulnaris humeri (◨ Abb. 10.37). Die Seitenbänder der Gelenke inserieren teils epiphysär, teils metaphysär-apophysär, teils kombi-

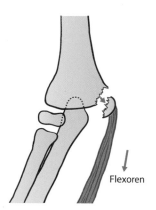

Abb. 10.37 Abrissfraktur des Epicondylus ulnaris humeri bei Ellbogenluxation

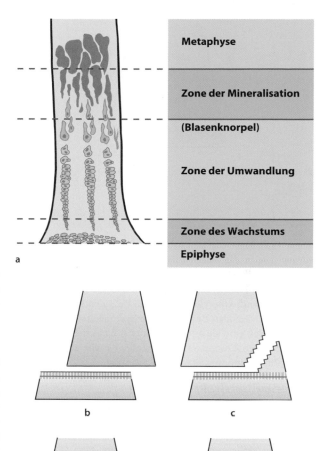

Abb. 10.38 Epiphysenlösungen und Epiphysenfugenfrakturen. **a** Morphologischer Aufbau. **b** Epiphysenlösung ohne metaphysäres Ausbruchfragment, **c** mit metaphysärem Ausbruchfragment (Salter I und II). **d** Epiphysenfugenfraktur ohne metaphysäres Ausbruchfragment, **e** mit metaphysärem Ausbruchfragment (Salter III und IV)

niert. Ein typisches Beispiel für einen knöchernen Bandausriss ist der periostale, knorpelige oder knöcherne Seitenbandausriss am Knie- oder Sprunggelenk bei einem Supinationstrauma.

Epiphysenlösungen

Epiphysenlösungen (■ Abb. 10.38a) kommen mit und ohne Ausbruch eines metaphysären keilförmigen Fragments vor. Unfallmechanismen sind horizontal wirkende Scherkräfte. Die Epiphysenlösung entsteht in der metaphysärwärts gelegenen Schicht der Epiphysenfuge, der Schicht des Blasenknorpels (■ Abb. 10.38a). Epiphysenlösungen kommen besonders häufig im 12./13. Lebensjahr vor. Deshalb treten nach Epiphysenlösungen meistens keine Wachstumsstörungen mehr auf. Zudem erfolgt die Lösung nicht in der Zone des wachsenden Epiphysenknorpels, dem Stratum germinativum.

Epiphysen- und Epiphysenfugenfrakturen

Solche Frakturen (■ Abb. 10.38c-e) sind grundsätzlich Gelenkfrakturen. Wie die Epiphysenlösungen entstehen sie mit und ohne metaphysärem Ausbruchfragment. Epiphysen- und Epiphysenfugenfrakturen entstehen durch Scher- und/oder Stauchungsmechanismen. Grundsätzlich liegt eine Schädigung des Stratum germinativum vor, sodass die Gefahr einer Wachstumsstörung besteht. Außerdem handelt es sich um Gelenkfrakturen, die bei Dislokation zu Stufenbildungen in der Gelenkfläche führen.

In prognostischer Hinsicht werden 2 Typen unterschieden:

- **Epiphysenfugenfrakturen ohne Dislokation** (ohne Fragmentverschiebung, Fragmentkippung, Fragmenttorsion, Gelenkstufe). Eine Wachstumsstörung tritt nur selten auf. Die konservative Behandlung ist im Allgemeinen erfolgreich. Operationen könnten zur weiteren Schädigung der Epiphysenfuge führen und sollten deshalb vermieden werden.
- **Epiphysenfugenfrakturen mit Dislokation** des distalen Fragments und somit auch mit Gelenkstufe: Wachstumsstörungen sind häufig. Zur Vermeidung einer weiteren Schädigung und Verwerfung des Stratum germina-

tivum muss ein »wasserdichter« Verschluss herbeigeführt und die Gelenksstufe exakt beseitigt werden. Beide Ziele können nur operativ erreicht werden.

Flake fracture

Epiphysenfraktur ohne Fugenbeteiligung (■ Abb. 10.39) und somit ohne Gefahr einer Wachstumsstörung. Flake fractures kommen als Begleitverletzung bei Luxationen oder Seitenbandläsionen vor. Da in der Regel eine Dislokation und eine Seitenbandläsion besteht, muss die Stufe zum Gelenk operativ beseitigt werden. Gleichzeitig wird dadurch auch das Band anatomiegerecht refixiert.

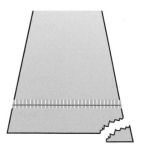

Abb. 10.39 Flake fracture (Epiphysenfraktur ohne Fugenbeteiligung)

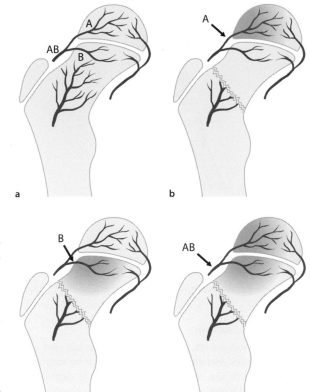

Abb. 10.40 Schenkelhalsfraktur. Arterielle Versorgung des Schenkelhalses und Hüftkopfes beim Kind. **a** Normale Gefäßversorgung: Der hintere kraniale und hintere kaudale Ast aus der A. circumflexa femoris medialis sowie interossär verlaufende Gefäße aus dem Femurschaft versorgen Schenkelhals und Hüftkopf (hinteres kraniales Gefäß: *A* Ast für die Versorgung des Epiphysenzentrums, *B* Ast für die Versorgung des Schenkelhalses). **b–d** Entstehung der 3 Nekroseformen

Übergangsfrakturen

Diese Frakturart tritt auf, wenn der Knochen aus der Wachstumsphase in die adulte Phase übergeht, also am Ende der Wachstumsphase. Wachstumsstörungen müssen nicht mehr befürchtet werden, weil die Epiphysenfugen weitgehend geschlossen sind. Übergangsfrakturen befinden sich im Allgemeinen im dorsalen Bereich der gelenknahen distalen Tibia. Diagnostisch sind sie oft erst in einer CT zu erkennen. Wenn Dislokationen, besonders Gelenkstufen bestehen, ist eine operative Reposition und Fixation notwendig.

Schenkelhalsfrakturen

Diese Fraktur soll hier detailliert beschrieben werden, weil sie gravierende Unterschiede zu dem Frakturtyp im Erwachsenenalter aufweist. Alle anderen Frakturtypen werden in den folgenden Abschnitten (nur) zusammengefasst dargestellt. Für Details wird auf spezielle Kapitel der Traumatologie verwiesen.

■■ Pathogenese

Vier anatomische Merkmale unterscheiden die Traumatologie des Schenkelhalses und Hüftkopfes von der Pathologie der Schenkelhalsfrakturen beim Erwachsenen:

1. **Schenkelhals und Hüftkopf** werden beim Erwachsenen von 3 Arterien versorgt, beim Kind nur von **2 Arterien**. Zwischen den 3 Arterien bestehen beim Erwachsenen ausgiebige Anastomosen. Beim Kind sind diese Anastomosen noch nicht entwickelt. Bei einer Fraktur können die beiden Arterien am Schenkelhals des Kindes in verschiedenen Bereichen unterbrochen werden (**Abb. 10.40**). Die Verletzung des hinteren Astes (*A*) aus der hinteren kranialen Arterie (*AB*) führt zur Nekrose des Epiphysenzentrums. Der kaudale Ast allein reicht für eine ausreichende Blutversorgung nicht aus. Die Verletzung des Astes (*B*) verursacht eine Nekrose des Schenkelhalses. Zudem sind die im Knochen verlaufenden metaphysären Arterien an der Frakturspalte unterbrochen. Aus der Verletzung des Arterienstammes (*AB*) resultiert eine Nekrose des Hüftkopfes und Schenkelhalses.

2. Die **Gelenkkapsel** ist beim Kind im Gegensatz zum Erwachsenen **reißfest**.
Ein Bluterguss kann daher nicht in die Weichteile der Nachbarschaft abfließen, es kommt zum Hämarthros, das

nicht zerrissene Arterien komprimieren kann. Die Ischämie wird dadurch noch verstärkt.

3. Die **Knochenhaut** ist beim Kind **fest** mit dem Knochen **verwachsen**.
Deshalb hebt sie sich beim Knochenbruch nicht wie beim Erwachsenen vom Knochen ab, sie weicht dem (ankommenden) Frakturspalt nicht aus, sondern zerreißt zusammen mit dem Knochen und den im Periost verlaufenden arteriellen Gefäßen.

4. Die **Wachstumsfuge** des Schenkelhalses ist **noch offen**, daher muss die Schenkelhalsfraktur auch unter dem Gesichtspunkt der Epiphysenfugenfraktur betrachtet werden.

■■ Symptomatik

> **Leitsymptom der Schenkelhalsfrakturen**
> — Schmerzen im Hüftgelenk nach Trauma
> — Abduktionsstellung des betroffenen Beines

■■ Diagnostik

Sonographie und Röntgenaufnahme der betroffenen Hüfte in 2 Ebenen.

■■ Therapie

 Cave

Es besteht eine Notfallindikation zur Entlastung des Hämarthros.

Die operative Therapie umfasst die Fensterung der Gelenkkapsel, schonende Reposition der Fragmente unter Bildwandlerkontrolle und Fixation mit 1 Zugschraube und 2 Kirschner-Drähten, alternativ ohne Zugschraube, aber mit 3 Kirschner-Drähten. Entlastung für mindestens 6 Monate. Die ischämischen Bezirke dürfen keinem Druck und keinen Scherkräften ausgesetzt werden, damit sie sich erholen und wieder aufbauen können. Sonst droht die Hüftkopfnekrose.

■■ Prognose

Bilanzen zeigen, dass Hüftkopfnekrosen (nur) in 7% auftreten, wenn binnen 2 h nach dem Unfall operiert wurde, aber in 20%, wenn die Operation um 6 h verzögert wurde, und in 30–40%, wenn die Verzögerung >6 h betrug.

Richtlinien zur Frakturbehandlung im Kindesalter
Spontankorrekturmechanismen

Nach einer Reposition verbliebene Fehlstellungen können von den Epiphysenfugen und vom Periost bis zu einem bestimmten Grade spontan korrigiert werden. Das Ausmaß hangt vom Alter, vom Ort der Fraktur und vom Frakturtyp ab.

❯ **Die epiphysäre Korrektur beruht auf dem Prinzip, dass sich eine Epiphyse grundsätzlich senkrecht zur Belastungsrichtung einstellt.**
Die periostale Korrektur beruht auf dem Prinzip, dass Knochen auf der Seite der größeren Druckbeanspruchung angebaut, auf der Seite der geringeren Druckbeanspruchung abgebaut wird.

Mit diesen beiden Korrekturmechanismen können Seitverschiebungen bis zur Schaftbreite (fast immer) vollständig korrigiert werden. Auch Achsenknicke in der Sagittalebene werden mit diesen Mechanismen gut korrigiert, Achsenknicke in der Frontalebene dagegen in einem geringeren Ausmaß. Selbst Rotationsfehler von 10° können noch ausgeglichen werden, besonders am Oberarm und am Oberschenkel. Verkürzungen werden ebenfalls ausgebessert, oft sogar überkorrigiert. Eine daraus resultierende Verlängerung kann spontan jedoch nicht mehr verändert werden.

Posttraumatische Wachstumsstörungen
Verschluss der Epiphysenfuge

Ein totaler vorzeitiger Fugenverschluss ist selten. Er kann jedoch nach einer axialen Kompression der gesamten Wachstumsfuge auftreten. Folge ist die Verkürzung der betroffenen Extremität. Bei teilweiser Schädigung entsteht in der Region der geschädigten Wachstumsfuge eine Verknöcherungsbrü-

cke, die im weiteren Wachstum zur Klammer und damit altersabhängig zum Fehlwachstum führt. Resultat ist meistens eine Varus- oder Valgusfehlstellung.

Stimulation der Epiphysenfuge

Vermehrte Durchblutung in der Heilungsphase kann zum vermehrten Wachstum führen. Besonders häufig wird eine Längenvermehrung bei Femurschaftfrakturen beobachtet. Im Gegensatz zur Stimulation der gesamten Epiphysenfuge treten partielle Stimulationen sehr selten auf. Gelegentlich können sie bei Kondylenbrüchen des distalen Humerus beobachtet werden.

Häufige Frakturen im Kindesalter

Häufige und gleichzeitig typische Frakturen im Kindesalter sind:
- Frakturen des distalen Radius,
- suprakondyläre Humerusfrakturen,
- Femurschaftfrakturen,
- proximale Oberarm- und Oberarmkopffrakturen,
- Unterarmfrakturen,
- Speichenköpfchenfrakturen,
- Unterarmschaftfrakturen.

Die anderen, hier nicht einzeln aufgezählten Frakturen sind selten. Im Hinblick auf Details der Behandlung wird auf die speziellen Bücher der Traumatologie verwiesen.

■■ Symptomatik

In der Regel ist die Diagnose sehr einfach, weil Schmerzen und Deformation sowohl auf die Fraktur, als auch auf die Frakturart hinweisen.

Wenn aber eine Deformation, also eine Achsenabweichung fehlt, kann sowohl die Erkennung der Fraktur, als auch die Erkennung der Frakturart schwierig werden. Solche Schwierigkeiten treten z. B. bei epiphysären Stauchungsfrakturen, bei Fissuren am Schaft langer Röhrenknochen und am Schenkelhals, sowie beim Ausriss des langen Knieaußenbandes auf.

❯ **Bei jeder Fraktur, besonders bei der suprakondylären Humerusfraktur müssen Puls, Motorik und Sensibilität in der Peripherie geprüft und dokumentiert werden.**

■■ Diagnostik

Röntgenaufnahme in 2 oder situationsabhängig auch mehreren Ebenen, stets mit angrenzenden Gelenken. Fast nie muss zusätzlich eine seitenvergleichende Aufnahme angefertigt werden. In der Beurteilung des Bildes müssen Kenntnisse über Knochenkerne in Gelenknähe, über Epi- und Apophysenfugen sowie Gefäßkanäle in der Knochenkortikalis berücksichtigt werden. Wenn das Röntgenbild beim Frakturverdacht keine zweifelsfreie Aussage zulässt, kann ein CT weiterhelfen.

▪▪ Therapie

Zunächst muss entschieden werden, ob eine konservative oder operative Behandlung notwendig ist. In der konservativen Behandlung wird die postrepositionelle Fixation der Fragmente im Allgemeinen mit Gips- oder Kunststoffverbänden durchgeführt.

Bei operativer Behandlung erfolgt die Fixation der Fragmente nach Reposition mit Kirschner-Drähten, intramedullären elastischen Marknägeln (ESIN), oder kanülierten Schrauben. Plattenosteosynthesen und die Versorgung mit einem Fixateur externe sind weitgehend der Versorgung mit intramedullären elastischen Marknägeln gewichen, sie kommen (fast nur noch) bei Trümmerfrakturen oder aus pflegerischen Gründen bei ausgedehnten Weichteilverletzungen zum Einsatz.

Indikationen für die operative Behandlung
- **Dislozierte Epiphysenfugenfrakturen:** Ziel der operativen Reposition und Osteosynthese ist der anatomische »wasserdichte« Verschluss der Epiphysenfuge zur Vermeidung einer knöchernen Brücke im lädierten Bereich und zur Beseitigung einer Gelenkstufe. Als Osteosynthesematerial werden im Allgemeinen Kirschner-Drähte benutzt, selten Zugschrauben
- **Dislozierte Epiphysenfrakturen:** Ziel ist die Beseitigung einer Gelenkstufe. Diese Frakturen gehören zu den Distraktionsbrüchen, einem Frakturtyp, bei dem das reponierte Fragment durch starke Muskelkräfte, die über Band- und Sehnenansätze am Fragment wirken, ohne Osteosynthese wieder disloziert wird. Das geeignete Osteosynthesematerial sind Kirschner-Drähte und (dünne) Zugschrauben bzw. Zuggurtungsosteosynthesen (Olekranon, Patella).
- **Übergangsfrakturen der distalen Tibia:** Ziel ist die Beseitigung einer Gelenkstufe oder Spalte ins Gelenk
- **Dislozierte Apophysenabrisse:** bleiben nur bei operativer Fixation in ihrer anatomischen Position. Auch sie gehören zu den Distraktionsbrüchen. Sie werden adäquat mit Kirschner-Drähten, bei größeren Kindern mit Zugschrauben, fixiert. Eine typische Apophysenabrissfraktur ist der Ausriss des Epicondylus ulnaris humeri
- **Dislozierte Fraktur des Condylus radialis humeri:** Ziel ist die Vermeidung einer Wachstumsstörung bei nicht exakt und »wasserdicht« fixiertem distalen Fragment
- **Schaftfrakturen im metaphysären und diaphysären Bereich,** die sich konservativ nicht reponieren lassen
- **Multiple Frakturen eines Knochenschaftes** (Mehrfragmentbrüche), die sich konservativ nie achsengerecht fixieren lassen
- **Schaftfrakturen bei Kindern über 10 Jahren,** weil die Spontankorrekturmechanismen eine nichtreponible Fehlstellung nicht mehr spontan korrigieren können
- **Frakturen mit Gefäß- und Nervenverletzungen,** weil diese Strukturen nur bei stabiler Fraktur heilen können
- **Frakturen mit ausgedehnten Weichteilverletzungen,** weil sie nur bei stabilisierten Fragmenten heilen und ausreichend behandelt werden können

- Aus **pflegerischen Gründen,** wenn z. B. ein polytraumatisierter Patient nur bei stabiler Fraktur ausreichend versorgt werden kann
- Bei **zerebral geschädigten Patienten mit Krampfanfällen,** weil eine nichtstabile Fraktur bei jedem Krampfanfall aufs Neue dislozieren würde

> ❯ **Die Dauer der Belassung des Osteosynthesematerials, die Bewegungs- und Belastungsstabilität muss individuell nach einem Röntgenbild beurteilt werden.**

Indikationen zur konservativen Knochenbruchbehandlung Indikationen zur konservativen Knochenbruchbehandlung sind alle nichtdislozierten Frakturen und alle dislozierten Schaftfrakturen, die entweder achsengerecht reponiert, oder wenigstens so weit reponiert werden können, dass mit einer Spontankorrektur nicht reponibler und daher belassener Fehlstellungen gerechnet werden darf. Zudem müssen die Repositionsergebnisse stabil mit Gips- oder Kunststoffverbänden fixierbar sein. Die Fixation in Streckverbänden sollte vermieden werden. Eine Ausnahme kann jedoch bei Femurschaftbrüchen des Säuglings gemacht werden, die in der Overhead-Extension behandelt werden können.

> ❯ **Nach jeder Fixation einer Fraktur im Gips- oder Kunststoffverband müssen Durchblutung, Motorik und Sensibilität laufend überprüft und dokumentiert werden.**

Ständig muss auf die Entstehung von Druckstellen geachtet werden. Auftretende Schmerzen müssen durch Änderungen des Verbandes (z. B. Gipsfenster, Gipsspaltung) beseitigt werden. Die Dauer der Ruhigstellung, die Bewegungs- und Belastungsstabilität müssen mithilfe von Röntgenbildern beurteilt werden.

Pathologische Frakturen

▪▪ Definition

Unter pathologischen Frakturen versteht man Knochenbrüche mit/ohne Trauma bei vorbestehenden Knochenerkrankungen.

> ❯ **Häufige Knochenerkrankungen sind: die Osteogenesis imperfecta, Knochenzysten und benigne sowie maligne Knochentumoren und die chronische Osteomyelitis.**

▪▪ Therapie

Sie richtet sich nach der Grundkrankheit. Bei Frakturen, die durch **juvenile Knochenzysten** verursacht worden sind, ist entweder eine primäre Osteosynthese aus Stabilitätsgründen erforderlich oder es wird bei stabilen Verhältnissen abgewartet, ob die Fraktur zur Abheilung der Zyste führt. Ist dies nicht der Fall, führt eine ESIN-Marknagelung meist innerhalb von 2 Jahren zur Ausheilung der Zyste.

Bei der **Osteogenesis imperfecta** sollte nach rezidivierenden Frakturen an einem Röhrenknochen und der sich dann meist ergebenden Fehlstellung die Marknagelung mit ESIN oder expandierbaren Bailey-Nägeln erfolgen. Hierzu ist unter Umständen die mehrfache Osteotomie des gekrümmten Knochens notwendig. Frakturen bei **zerebral geschädigten Kindern**, die wegen der mit der Grunderkrankung verbundenen Immobilisation und Osteopenie öfter Frakturen erleiden müssen, ist meist eine konservative Therapie möglich, Spastik oder Sensibilitätsstörungen (MMC, Meningomyelocele) können Kontraindikationen zu einer Gipsbehandlung sein.

Bei pathologischen Frakturen im Rahmen einer **chronischen Osteomyelitis** muss der osteomyelitische Herd ausgeräumt werden und der entstehende Defekt z. B. mittels Fixateur externe überbrückt werden bis diese Region infektfrei ist. Dann kann bei belassenem Periostanteil eine spontane Knochenregeneration eintreten, andernfalls der Defekt durch autologes Knochenersatzmaterial oder per Knochentransfer aufgefüllt werden.

In Kürze

Kindertraumatologie

1. **Pathophysiologische Unterschiede zum Erwachsenen:** noch wachsender Knochen, reparationsfähiger, Fehlstellungen z. T. spontan korrigierbar, ggf. überschüssiges Längenwachstum, Bewegung kann durch Ruhigstellung bewirkte Schrumpfungen von Gelenkkapseln, Bändern und Sehnen rasch beseitigen, Gelenkkapseln reißfest (Hüftgelenk).

2. **Epiphysenfugenfrakturen**
   - Ohne Dislokation: konservative Behandlung,
   - mit Dislokation des distalen Fragments und somit auch mit Gelenkstufe: Wachstumsstörungen sind häufig, unbedingt operative Therapie: anatomiegerechte «wasserdichte» Reposition und Fixierung.

3. **Schenkelhalsfrakturen**
   Im Gegensatz zum Erwachsenen: reduzierte Gefäßversorgung, reißfeste Gelenkkapsel, Knochenhaut fest mit dem Knochen verwachsen, Wachstumsfuge des Schenkelhalses noch offen (Epiphysenfugenfraktur).
   Symptomatik, Diagnostik: Schmerzen im Hüftgelenk nach Trauma mit Abduktionsstellung des betroffenen Beines; Sonographie, Röntgen.
   Therapie: Notfallindikation zur Entlastung des Hämarthros (**Cave:** Hüftkopfnekrose), akute operative Therapie (Fensterung der Gelenkkapsel, schonende Reposition der Fragmente unter Bildwandlerkontrolle, Fixation).

4. **Richtlinien zur Frakturbehandlung im Kindesalter**
   - Spontankorrekturmechanismen: epiphysäre Korrektur grundsätzlich senkrecht zur Belastungsrichtung; periostale Korrektur: Knochenanbau auf der Seite der größeren Druckbeanspruchung, Knochenabbau auf der Seite der geringeren Druckbeanspruchung.
   - Posttraumatische Wachstumsstörungen (Verschluss oder Stimulation der Epiphysenfuge).
   Symptomatik: Schmerzen, Deformation.

▼

Diagnostik: Prüfung von Puls, Motorik und Sensibilität (v. a. bei der suprakondylären Humerusfraktur) und Dokumentation. Röntgenaufnahme (in 2 oder mehreren Ebenen), stets mit angrenzenden Gelenken, seitenvergleichende Aufnahmen nur selten notwendig.

Therapie:
- **Konservative Behandlung:** postrepositionelle Fixation mit Gips- oder Kunststoffverband, regelmäßige Überprüfung und Dokumentation von Durchblutung, Motorik und Sensibilität. Ständiges Achten auf die Entstehung von Druckstellen (Gipsfenster, Gipsspaltung), Röntgenkontrolle.
- **Operative Behandlung:** Fixation durch Kirschner-Drähte, Zugschrauben und intramedulläre elastische Nägel, z. B. bei Dislokation, Epiphysen- und Epiphysenfugenfrakturen, Distraktionsbrüchen, Gelenkstufen, Gefäß-und Nervenverletzungen, ausgedehnten Weichteilverletzungen, aus pflegerischen Gründen und bei Krampfanfällen.
- Röntgenkontrolle und individuelle Beurteilung der Dauer bis zur Bewegungs- und Belastungsstabilität.

10.11.2 Luxationen im Kindesalter

Subluxation des Radiusköpfchens

Definition

Syn: Chassaignac-Syndrom, Pronation douloureuse. Subluxation des (kleinen) Radiusköpfchens aus dem Lig. anulare radii beim abrupten Hochziehen des Kleinkindes am Arm. Das subluxierte Radiusköpfchen klemmt sich in Pronationsstellung im Lig. anulare radii ein.

■■ **Symptomatik**

Der betroffene Arm wird nicht mehr bewegt, er hängt im Allgemeinen in Pronationsstellung schlaff am Körper herunter. Bei fehlender Schwellung und Druckschmerzhaftigkeit am Ellenbogengelenk ist keine Röntgenaufnahme erforderlich.

■■ **Therapie**

Flexion unter leichtem Zug und gleichzeitiger Supination des Unterarmes führt zu einem hörbaren (typischen) Knacken, als Zeichen, dass die Reposition gelungen ist. Die meisten Kinder können unmittelbar danach den Arm frei bewegen. Eine Ruhigstellung ist nicht erforderlich.

Ellbogenluxation

Bei einem Unfallmechanismus, der zum Abriss des Epicondylus ulnaris humeri führt, kann es auch zur Luxation des Unterarms im Ellbogengelenk kommen.

■■ Therapie

Die Reposition erfolgt bei der operativen Versorgung der Epikondylusfraktur.

Luxation des Speichenköpfchens

Die Luxation des Speichenköpfchens ist meistens mit einer Monteggia-Fraktur kombiniert.

Definition

Als **Monteggia-Fraktur** wird eine (hohe) Ulnaschaftfraktur, kombiniert mit einer Luxation des Speichenköpfchens, bezeichnet.

> Wegen der möglichen Luxation muss bei allen Unterarmfrakturen obligat das zugehörige Ellbogengelenk mit geröntgt werden.

Die Achse des Radiusendes muss nach der Reposition in allen Ebenen zentral auf das Capitulum humeri gerichtet sein.

■■ Therapie

Meistens ist eine Reposition und Fixation der Ulnafraktur durch ESIN-Nagelung erforderlich. Das Speichenköpfchen wird bei der Reposition der Ulnafragmente im Allgemeinen spontan mitreponiert. Eine offene Reposition und Fixation ist selten notwendig. Eine intraoperativ angefertigte Röntgenaufnahme muss die erfolgte Reposition beweisen (und dokumentieren).

Die Fixation der Ulnafragmente wird nach achsengerechter Reposition in der Regel mit einem elastischen intramedullären Nagel durchgeführt.

Schulterluxation

Eine Schulterluxation kommt bei kleinen Kindern selten, bei älteren häufiger vor.

Röntgenologisch, manchmal ergänzt durch CT, muss nach einem Abriss des Pfannenlimbus gesucht werden. Wenn er abgerissen und disloziert ist, muss er operativ reponiert und mit Kirschner-Drähten fixiert werden. Zur Ausheilung der überdehnten oder eingerissenen Gelenkkapsel und damit auch zur Prophylaxe gegen eine rezidivierende Schulterluxation sollte 3 Wochen im Desault- oder Gilchrist-Verband ruhiggestellt werden.

Hüftluxation

Eine traumatische Luxation des Hüftgelenks ist beim Kind nur durch massive Gewalteinwirkung möglich. Häufig liegt begleitend eine Fraktur des Acetabulumrandes vor, eine Epiphyseolyse der Hüftkopfes und Durchblutungsstörung desselben ist möglich und darf nicht übersehen werden.

Fingerluxationen

Luxationen in den Fingergelenken können meist in Leitungsanästhesie reponiert werden, selten gelingt dies nicht und eine Narkose wird zur Reposition nötig. Ist auch in Narkose keine geschlossene Reposition möglich, muss eine offene Reposition erfolgen, um die manchmal wie durch ein Knopfloch die Sehnenplatte perforierenden Knochenstrukturen mobilisieren zu können.

In Kürze

Luxationen im Kindesalter
1. **Subluxation des Radiusköpfchens** (Chassaignac-Syndrom, Pronation douloureuse): beim abrupten Hochziehen des Arms.
   Therapie: konservative Reposition.
2. **Ellbogenluxation**
   Therapie: operative Reposition falls Epikondylen-Abriss.
3. **Luxation des Speichenköpfchens:** meist in Kombination mit Monteggia-Fraktur, deswegen muss bei allen Ulnafrakturen obligat das zugehörige Ellbogengelenk mit geröntgt werden (evtl. seitenvergleichend).
   Therapie: operative Reposition und Fixation der Ulnafragmente.
4. **Schulterluxation:** häufiger bei älteren Kindern.
   Therapie: Reposition, Ruhigstellung für 3 Wochen im Desault-Verband als Prophylaxe gegen eine rezidivierende Schulterluxation.
5. **Hüftluxation: Cave** Durchblutungsstörung des Hüftkopfes, Acetabulumfrakturen.

10.11.3 Traumatologie innerer Organe

■■ Definition

Unterschieden wird zwischen einer geschlossenen Verletzung innerer Organe (keine gewebsdurchtrennende Verletzung der Bauchwand) und einer offenen (mit perforierender Verletzung der Bauchwand). Die geschlossene Form wird als **stumpfes Bauchtrauma** bezeichnet.

Unfallmechanismen: Sturz auf den Treppen (besonders nach üppiger Mahlzeit), Sturz auf den Fahrradlenker, Sturz an Turngeräten, heftige Schläge in den Bauch können zu Organrupturen und -Zerreißungen führen.

Zu häufigen Organverletzungen, ◘ Tab. 10.5. (Die prozentualen Häufigkeiten wurden aus einer fortlaufenden Serie registrierter Organverletzungen bei stumpfem Bauchtrauma bei 500 Kindern ermittelt).

Milzruptur

■■ Pathogenese

Eine Milzruptur ist die Folge eines stumpfen Bauchtraumas, sehr selten einer penetrierenden Verletzung. Milzrupturen treten besonders häufig bei einem Sturz nach einer üppigen Mahlzeit auf, weil die Milz wegen des prall gefüllten Magens dem Stoß nicht ausweichen kann oder auf den prall gefüllten Magen gedrückt wird.

■■ Symptomatik

Schmerzen im linken Oberbauch und im linken Rücken, Schluckauf, Kontusionsmarken an der Bauch- und Thoraxwand, Schocksymptomatik führen zum Verdacht.

Tab. 10.5 Relative Häufigkeit abdominaler Organverletzungen im Kindesalter, abgeleitet aus einer fortlaufenden Reihe, die Organverletzungen bei 500 Kindern mit einem stumpfen Bauchtrauma registrierte (die %-Zahlen wurden auf- bzw. abgerundet)

Organ	Häufigkeit	
	n	(%)
Milz	232	47
Leber	101	20
Niere	94	18
Pankreas	20	4
Harnblase	15	3
Harnleiter	13	3
Zwölffingerdarm	10	2
Abdominale Gefäße (v. a. retrohepatische Gefäße)	10	2
Dickdarm	3	<1
Dünndarm	1	<1
Magen	1	<1

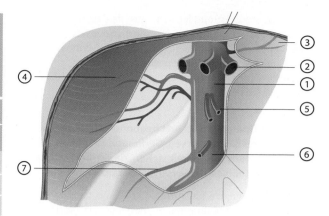

Abb. 10.41 Retrohepatisches Venensystem, das bei Leberrupturen beachtet werden muss: *1* V. cava inferior, *2* V. hepatica sinistra, V. hepatica media, V. hepatica dextra, *3* V. phrenica inferior sinistra, *4* Vv. phrenicae inferiores dextrae, *5* Vv. lobi caudati, *6* Vv. hepatici dorsales, *7* Anastomosen zur V. suprarenalis dextra

Leberruptur

■■ Pathogenese

Leberrupturen sind im Allgemeinen Folge eines stumpfen Bauchtraumas, nur selten einer penetrierenden Bauchverletzung (z. B. Stichverletzung). Oft sind sie Teil eines Polytraumas.

> **Im Kindesalter sind Leberrupturen sehr häufig mit Ab- und Einrissen der retrohepatischen Venen, auch der retrohepatischen V. cava inferior verbunden** (**Abb. 10.41**).

Oft ist die Blutung aus diesen Venen (viel) stärker als aus der Leberrupturspalte. Todesfälle müssen fast immer auf die Verletzung dieser Venen und nicht auf die Leberruptur selbst zurückgeführt werden. Abrisse der Lebervenen sind ebenso wie die Verletzung intra- und extrahepatischer Gallewege sowie der V. portae selten.

■■ Diagnostik

Sonographie zur Erfassung freier Flüssigkeit und zur Darstellung der Parenchymläsion sowie Verlaufskontrolle. Eine CT wird notwendig, sobald sich sonographisch >1 cm freie Flüssigkeit im Douglasraum befindet. Nur in der CT ist ein verlässliches Staging der Organläsion (Stadium 1–5 der Organ Injury Scale) möglich. Nach dem Staging richten sich Dauer und Ort der weiteren Überwachung.

■■ Symptomatik

Kontusionsmarken am Oberbauch und der unteren Thoraxwand, Schmerzen im rechten Oberbauch und Rücken, Schluckauf, beeinträchtigte Atemexkursion und Schocksymptome zwingen zur Diagnostik.

■■ Diagnostik

Sonographie und CT mit Kontrastmittelgabe lassen im Allgemeinen die Diagnose sichern und das Ausmaß der Ruptur (Organ Injury Scale) beurteilen. Für weitere Untersuchungsschritte bleibt bei lebensbedrohlicher Blutung ohnehin keine Zeit. Die Schocksymptome zwingen zur raschen Schockbehandlung und Operation.

■■ Therapie

Wenn Schocksymptome fehlen, besteht keine Operationsindikation. Über 90% der Milzrupturen können beim Kind konservativ beherrscht werden.

> **Anhaltende Schocksymptome trotz Infusion/Transfusion ergeben eine Indikation zur Laparotomie.**

Ziel ist es, einen Teil der Milz zu erhalten.

■■ Prognose

Die Prognose ist gut, sowohl nach indizierter konservativer als auch operativer Therapie. Nach konservativer Therapie treten gelegentlich Milzzysten oder Milzabszesse auf. Nach Splenektomie muss solange eine antibiotische Behandlung mit Penicillin erfolgen, bis die Pneumokokken-Impfung wirkt, die einen partiellen Schutz gegen das befürchtete **OPSI-Syndrom** (overwhelming postsplenectomy infection) bietet.

■■ Therapie

Wenn Schocksymptome fehlen, kann beobachtend abgewartet werden. 90% der Leberrupturen können im Kindesalter konservativ wirksam behandelt werden. Zeigt das CT durch sichtbaren Kontrastmittelaustritt aus den Gefäßen (blush) eine aktive arterielle Blutung bei sonst ausreichend stabilem Patienten an, ist die frühe radiologisch-interventionelle Embolisation eine Behandlungsoption.

Wenn Schocksymptome anhalten, muss zwingend die Laparotomie durchgeführt werden.

 Cave

Mit der Operation darf erst begonnen werden, wenn genügend Blutkonserven, Gerinnungspräparate und ein Autotransfusor bereit stehen, da sich bei Eröffnung der Bauchhöhle Blutmassen in Fontänen entleeren.

Nach Eröffnung der Bauchhöhle fehlt die tamponierende Wirkung des intraabdominalen Blutvolumens (schlagartig) und bisher tamponierte, verletzte Gefäße beginnen erneut (oft lebensbedrohlich) zu bluten.

Praxisbox

Perihepatische Tamponade

Die perihepatische Tamponade, die auch den retrohepatischen Raum und den Raum zwischen dem Rippenthorax und der Leber tamponieren muss, führt rasch zur Blutstillung. Nach dieser Maßnahme kann ein Schock wirksam und anhaltend beseitigt und der übrige Bauchraum nach weiteren Verletzungen abgesucht werden.

In der postoperativen Phase kann eine Leberszintigraphie durchgeführt werden, die über Restblutungen, ein Gallenleck und das Ausmaß der Leberzerstörung Auskunft geben kann. Am 3./4. Tag muss die perihepatische Tamponade entfernt werden: Im Allgemeinen steht die Blutung inzwischen vollständig. Eine Drainage ist danach nicht erforderlich, weil eine Nachblutung auch sonographisch erkannt werden kann. Die perihepatische Tamponade ist in 97% erfolgreich, selbst beim Einriss der retrohepatischen V. cava inferior. Auf eine Naht der Rupturspalten an der Leber kann verzichtet werden: Die Erfolge der perihepatischen Tamponade beweisen den Verzicht.

Praxisbox

Versorgung der Leberruptur

Wenn eine perihepatische Tamponade nicht zur wirksamen Blutstillung aus der Rupturspalte führt (3%), muss die Blutungsquelle direkt an der Leber versorgt werden. Dazu sind mehrere Bedingungen notwendig:

- Es muss ein erfahrener Chirurg vorhanden sein.
- Es müssen ausreichend Blutkonserven und Gerinnungspräparate verfügbar sein.
- Die Blutgerinnung muss kontrolliert werden können.
- Ein Autotransfusor ist eine conditio sine qua non.

Bevor die Rupturspalten versorgt werden, muss der retrohepatische Raum sicher tamponiert sein, damit während des Eingriffes keine lebensbedrohliche Blutung aus den verletzten Venen dieses Raumes eintreten kann.

▼

Zudem müssen vorher die A. hepatica und die V. portae im Lig. hepatoduodenale dargestellt und mit Tourniquets angeschlungen werden (**Pringle-Manöver**), so dass diese Gefäße temporär gedrosselt sind. Hilfreich ist eine zusätzliche Drosselung der V. cava inferior knapp oberhalb der Nierenvenenmündungen und eine Drosselung der supradiaphragmalen V. cava inferior. Die derart vaskulär isolierte Leber lässt sich danach sicher und blutungsarm revidieren, Rupturspalten müssen mehrschichtig dicht vernäht werden.

Bei ausgedehnter Zerreißung oder erheblich kontusioniertem Organ muss in der Regel eine anatomiegerechte Leberteilresektion durchgeführt werden.

■■ Prognose

In der postoperativen Phase muss auch bei unverletzten äußeren Gallewegen auf das Auftreten einer Hämobilie (Blut in den Gallewegen) geachtet werden. Eine nach der Operation auftretende intestinale Blutung kann auf diese Komplikation hinweisen. Umgekehrt kann auch aus einem verletzten Gallengang Blut oder Galle in ein verletztes Gefäß übertreten. Eine postoperativ auftretende Hämolyse muss deshalb differenzialdiagnostisch geklärt werden (Transfusionsikterus? Bilihämie? Cholestase?).

Die intraoperative und postoperative Mortalität beträgt bei isolierter Leberruptur zusammengefasst 2%. Bei einem Polytrauma hängt die Prognose von der Art der Begleitverletzungen ab.

Nierenruptur

■■ Pathogenese

Nieren können beim Kind leichter und daher auch häufiger verletzt werden als beim Erwachsenen, weil sie wegen einer geringeren Fettkapsel und weicherer 11. und 12. Rippe weniger geschützt sind. Folgen eines meist stumpfen Traumas sind: die Nierenkontusion, Parenchymeinrisse, Kapselzerreißungen bis hin zur Dekapsulierung, die Ruptur des Pyelons, Kelch- und Ureterabrisse, Abrisse der Nierenhilusgefäße.

■■ Symptomatik

Kontusionsmarken an der Bauchwand, in den Flanken, am Rücken, an der unteren Thoraxwand, Druck- und Klopfschmerzhaftigkeit des Nierenlagers der betroffenen Seite, evtl. tastbarer Flankentumor, Makro- oder Mikrohämaturie.

■■ Diagnostik

Sonographie und **CT mit Kontrastmittel**, selten ergänzt durch ein IVP sind die adäquaten Untersuchungsverfahren. Gesucht wird nach Deformierungen der Niere, Paravasaten, sichtbaren Rupturspalten an der Niere, Deformierungen des NBKS.

Beim Verdacht auf einen **Ureterabriss**, der sich nicht obligat in einer Hämaturie manifestieren muss, ist das IVP, besser noch die retrograde Ureterdarstellung, das geeignetste Verfahren.

Beim Verdacht auf einen **Gefäßabriss** hilft meistens die Dopplersonographie zur indirekten Darstellung der Gefäßverletzung. Nur ausnahmsweise ist eine CT-gesteuerte Angiographie notwendig.

▪▪ Therapie
Sofern kein Urinparavasat besteht, ist keine Operationsindikation gegeben. Meistens besteht bei fehlendem Urinparavasat auch keine sog. unstillbare Blutung. 85% der Nierenverletzungen im Kindesalter können konservativ behandelt werden.

❯ **Beim Nachweis eines Urinparavasates und/oder eines massiven pararenalen Hämatoms sowie bei unstillbarer Blutung mit Schocksymptomatik muss die Indikation zur Operation gestellt werden.**

Die **Operation** ist notwendig, weil
- ein **Urinparavasat** Ausdruck einer Kelch- oder Nierenbeckenverletzung ist und zur Urinphlegmone führen kann,
- ein massives **pararenales Hämatom** zur Kompression der Nierenvene und dadurch zur Verstärkung der Blutung durch venösen Stau führen kann,
- die Ausheilung eines nicht ausgeräumten massiven Hämatoms eine pararenale Fibrosierung hinterlassen kann, die zu Einmauerung der Niere mit konsekutiver renal-arterieller Hypertonie führt, ein Ureterabriss operativ durch Reanastomosierung des Ureters mit dem Pyelon versorgt werden muss,
- ein Gefäßabriss befundabhängig korrigiert werden muss.

Bei tiefreichenden Nierenparenchymwunden mit Zerreißung eines Nierenkelches muss der Kelch vernäht und das Parenchym adaptiert werden. Zum Verschluss der Parenchymwunde kann die Verklebung mit Fibrinkleber hilfreich sein.

Der pararenale Raum muss drainiert werden, damit Urinparavasate, die durch kleine Lecks am vernähten Kelch entstehen können, und Nachblutungen zur Vermeidung einer pararenalen Fibrosierung drainiert werden können.

Beim Gefäßabriss muss befundabhängig entschieden werden, ob eine Gefäßrekonstruktion machbar oder die Nephrektomie notwendig ist. Manchmal kann bei kurzen Gefäßstummeln eine Autotransplantation mit Gefäßanschluss an die iliakalen Gefäße zur Nierenerhaltung führen.

▪▪ Prognose
Sie ist befundabhängig. Bei Kelchverletzungen können Kelchhalsstenosen auftreten, die zur Heminephrektomie zwingen. Zudem ist bei Kelch- und Pyelonverletzungen Steinbildung möglich. Bei rekonstruierten Gefäßen können noch spät Thrombosierungen, Stenosen und eine renal-arterielle Hypertonie auftreten.

In Kürze

Traumatologie innerer Organe
Geschlossene (stumpfes Bauchtrauma« und offene (Perforation der Bauchwand) Verletzungen.
Diagnostik: Sonographie, CT.
Therapie:
- Ohne Schocksymptomatik: konservativ bei Milz-, Leber- und Nierenverletzungen möglich.
- Mit Schock: operative Therapie nach Bereitstellung genügender Blutkonserven, Gerinnungspräparate und eines Autotransfusors unter laufender Schockbehandlung.

1. **Milzruptur:** v. a. bei Sturz nach üppiger Mahlzeit, Schmerzen im linken Oberbauch und Rücken, Schluckauf, Schocksymptomatik.
   Therapie: >90% konservativ. Anhaltende Schocksymptome ergeben jedoch eine Indikation zur Laparotomie, möglichst Erhaltung eines Milzanteils.
2. **Leberruptur:** sehr häufig mit Ab- und Einrissen der retrohepatischen Venen, auch der retrohepatischen V. cava inferior verbunden (**Cave:** lebensbedrohliche Blutungen), Schocksymptome.
   Therapie: ggf. Embolisation der Blutungsquelle. Bei anhaltenden Schocksymptomen zwingende Laparotomie. Operation erst, wenn genügend Blutkonserven, Gerinnungspräparate und ein Autotransfusor bereit stehen (Entleerung von Blutmassen in Fontänen nach Eröffnung der Bauchhöhle). Perihepatische Tamponade, evtl. Leberteilresektion. In der postoperativen Phase: Leberszintigraphie.
3. **Nierenruptur:** beim Kind häufiger, Druck- und Klopfschmerzhaftigkeit des Nierenlagers der betroffenen Seite, evtl. tastbarer Flankentumor, Makro- oder Mikrohämaturie, evtl. mit Ureter- oder Gefäßabriss.
   Therapie: ohne Urinparavasat ist in 85% die konservative Therapie erfolgreich. Bei Urinparavasat, Hämatom und unstillbarer Blutung mit Schocksymptomatik: Operation, Naht des NBKS, Drainage, bei Gefäßabriss evtl. Nephrektomie oder Autotransplantation.

10.11.4 Verbrühungen und Verbrennungen

▪▪ Unterschiede zum Erwachsenen
Bei Säuglingen und Kleinkindern ist der Flüssigkeitsverlust bezogen auf das Körpergewicht wegen der größeren Körperoberfläche größer. Deshalb entwickelt sich bei inadäquater Flüssigkeitszufuhr häufiger ein Nierenversagen als beim Erwachsenen.

❶ Cave

Wegen der höheren Permeabilität der Blut-Hirn-Schranke beim Säugling und Kleinkind besteht aber in der Behandlungsphase, in der große Flüssigkeitsvolumina infundiert werden, erhöhte Bereitschaft zum Hirnödem und auch zum Lungenödem.

Verbrühungen reichen beim Säugling (geringere Hautdicke) meist tiefer als beim Erwachsenen, sodass ein größerer Flüssigkeitsverlust entsteht. Keloidbildungen und die Entwicklung von Kontrakturen sind beim Kind häufiger als beim Erwachsenen.

▪▪ Therapie

Hier sollen nur Richtlinien erwähnt werden, denn in allen kinderchirurgischen Abteilungen, in denen thermisch traumatisierte Kinder behandelt werden, sind altersadaptierte Therapiepläne vorhanden.

Eine **effektive Schmerztherapie** ist insbesondere initial und bei jeder Intervention unabdingbar. Die Schätzung der betroffenen Körperoberfläche kann am einfachsten und sichersten mit folgender Formel erfolgen: Die Handfläche des Kindes (Handgelenksbeugefalte bis Fingerspitzen) entspricht 1 % seiner Körperoberfläche.

Die Indikation zur **Infusionsbehandlung** und stationären Therapie ergibt sich bei einer betroffenen Fläche (Grad 2 und 3) von >5% beim Säugling, >10% beim Klein- und Schulkind und wenn Gesicht, Hände, Anogenitalregion, große Gelenke betroffen sind sowie bei Inhalationsverletzungen.

Infusionsvolumen in den ersten 24 h Zusätzlich zum Basisbedarf erfolgt ein Flüssigkeitsersatz mit 4–6 ml/kgKG je Prozent verbrannter Körperoberfläche (Parkland-Formel). Im Allgemeinen soll von diesem Infusionsvolumen/Tag unter laufender Kontrolle der Urinausscheidung, des Hämatokrits und der Elektrolyte im Serum die Hälfte in den ersten 8 h der Behandlung infundiert werden. Die 2. Hälfte wird auf die folgenden 16 h verteilt. Keine Albumingabe in den ersten 24 h.

Der Basisbedarf (das Flüssigkeitsvolumen, das der Patient auch ohne Verbrühungswunden benötigen würde) beträgt im Allgemeinen 1.800 ml/m² Körperoberfläche. Geeignet ist eine Infusionslösung aus physiologischer Kochsalz- oder Ringerlaktatlösung.

Oral zugeführte Flüssigkeitsvolumina müssen, sofern sie nicht erbrochen werden, zur Vermeidung einer Überinfusion vom berechneten Gesamtvolumen abgezogen werden.

Lokalbehandlung Sie unterscheidet sich von der Behandlung beim Erwachsenen (▶ Kap. 10). In den ersten Tagen sind regelmäßige Verbandswechsel (Silbersulfadiazin-Salben) notwendig. Die Einschätzung der Verbrennungstiefe ist vor dem 5. Tag meist nicht sicher möglich. Zeigen sich dann 3.-gradig betroffene Hautstellen, sollte die tangentiale Exzision des nekrotischen Gewebes erfolgen. Pro Sitzung können wegen des Blutverlustes nur 10–5 % der Körperoberfläche nekrosektomiert werden. Ggf. ist eine temporäre Deckung mit lyophilisierter Leichenhaut erforderlich. Nach 2 Tagen kann die Spalthautdeckung, in der Regel nach Entnahme dünner Spalthauttransplantate (0.2 mm) vom behaarten Kopf erfolgen. An Händen und Füssen, insbesondere in den gelenknahen Arealen, ist die Verwendung von Vollhauttransplantaten (Entnahme aus Leiste, Ellenbeuge, Innenseite Oberarm) zu bevorzugen, um späteren Gelenkskontrakturen vorzubeugen. Wenn nötig, erfolgt eine antibiotische Behandlung, jedoch keine Prophylaxe.

Keloide und hypertrophe Narben können oft mit Kompressionsverbänden vermieden oder verringert werden. Die Einlage von Silikonplatten in den Kompressionsverband ist ebenfalls wirksam. Wenn sich Kontrakturen entwickeln, müssen rechtzeitig passende Kompressions- und Schienenverbände angewandt werden. Sofern sich Kontrakturen damit nicht vermeiden lassen, muss frühzeitig operativ korrigiert werden.

❯ Die Infusionstherapie kann zwar nach altersadaptierten Tabellen berechnet werden, muss aber nach den jeweils individuellen Messdaten korrigiert werden.

In Kürze

Verbrühungen und Verbrennungen
Besonders großer Flüssigkeitsverlust bei Säuglingen und Kleinkindern (**Cave:** Nierenversagen, Hirnödem, Lungenödem).
Infusionen: in den ersten 24 h (Hälfte in den ersten 8 h) Flüssigkeitsersatz nach Parkland-Formel, jeweils nach individuellen Messdaten korrigiert (laufende Kontrolle der Urinausscheidung, des Hämatokrits und der Elektrolyte).
Lokalbehandlung: regelmäßige Verbandswechsel, Nekrosektomie ab 5. Tag, Spalthauttransplantation, Vollhauttransplantation, zur Verringerung von Keloiden und hypertrophen Narben, Langzeitnachbehandlung (1–2 Jahre) mit Kompressionsverbänden und Silikon, Physiotherapie und Ergotherapie.

10.12 Hämatogene Osteomyelitis und septische Arthritis

▪▪ Pathogenese

Osteomyelitiden nach Osteosynthesen sind im Kindesalter selten. Sie werden nach denselben Richtlinien behandelt wie im Erwachsenenalter (▶ Abschn. 1.6.8). Auch die chronischen Osteomyelitiden, z. B. die plasmazelluläre Osteomyelitis und das SAPHO-Syndrom (Synovitis, Akne, Pustulosis, Hyperostosis, Osteitis) sind selten (im Hinblick auf ihre Behandlung wird auf die spezielle Literatur verwiesen).

Typisch für das Kindesalter ist jedoch die **akute, hämatogene Osteomyelitis**, v. a. bei Säuglingen und Kleinkindern. Sie manifestiert sich in diesem (typischen) Alter meistens als septische Arthritis, weil sie im Allgemeinen im metaphysären und epiphysären Bereich entsteht. Ursache ist eine hämatogene Streuung von pyogenen Infektionen der Haut und der Weichteile, der Tonsillen, der Zähne oder auch Atemwege ins Knochenmark der markreichen Metaphysen und Epiphysen mit Übertritt in die benachbarten Gelenke.

Unterhalb des 3. Lebensjahres umfasst das Erregerspektrum sämtliche Erreger, besonders häufig verursacht aber eine Infektion mit **Haemophilus influenzae** eine Osteomyelitis. Jenseits des 3. Lebensjahres wird in der Regel **Staphylococcus aureus**, in zunehmendem Maße auch Staphylococcus epidermidis nachgewiesen.

Häufig betroffen sind in beiden Altersgruppen wegen der starken Blutversorgung die Metaphysen und Epiphysen der Röhrenknochen.

> **Besonders beim Säugling** werden entsprechend der starken Blutversorgung bevorzugt die Epiphysen befallen. Ein Übertritt der Infektion ins Gelenk ist die Regel und führt zur Entstehung einer septischen Arthritis.

Beim **älteren Kind** stellt die gefäßlose Epiphyse eine Barriere dar, sodass sich selten eine septische Arthritis entwickelt, vielmehr breitet sich die Entzündung in die Markhöhle oder durch die dünne Kortikalis der Metaphyse nach paraossär aus. Deshalb entstehen beim älteren Kind die typischen periostalen Abszesse oder paraossären Weichteilabszesse.

> **Erhöhter Druck im verschwollenen Markraum und Druck im verschwollenen Periost sowie Druck im Pyarthros können zusammen mit Thrombosierungen der Gefäße die Blutzufuhr zur Epiphyse und Metaphyse unterbrechen und eine Knochennekrose bewirken.**

■■ Symptomatik
Fieber bis hin zu septischen Temperaturen zwingen zur Differenzialdiagnose. Hinzu kommen lokale Schmerzen, lokale Hautüberwärmung, Schwellung und Rötung sowie nachweisbarer Gelenkerguss. Die allgemeinen Entzündungszeichen »rubor, tumor, calor, dolor und functio laesa« sind (fast) immer mehr oder weniger präsent. Bei sehr starker intraartikulärer Druckentwicklung ist die Haut über dem betroffenen Gelenk jedoch nicht gerötet, sondern gespannt und fahl.

> **Typisch ist auch, dass die Kinder schwer krank wirken**

■■ Diagnostik
Gelenkerguss, positives Punktat und **positive Blutkultur** sind beweisend. Erhöhte Blutsenkung und erhöhtes CRP sowie Leukozytose und Linksverschiebung passen zwar zum Bild der Osteomyelitis, sind aber unspezifisch. Sonographisch kann oft eine Periostabhebung durch Eiter gesehen werden, diese Flüssigkeitsansammlung kann diagnostisch punktiert werden.

Ein **Röntgenbild** kann in den ersten 10 Tagen der Erkrankung oft keinen osteomyelitischen Herd nachweisen (obwohl er schon vorhanden ist). Später kann jedoch sowohl der peri-

ostale Abszess als auch ein osteolytischer Herd nachgewiesen werden. Ein 3-Phasen-Szintigramm kann die Osteomyelitis früher bestätigen. In der Beurteilung muss jedoch berücksichtigt werden, dass der Befund bei einer hochgradigen entzündungsbedingten Durchblutungsstörung negativ bleibt. Besonders bei platten Knochen kann das intraossäre Ödem zur Durchblutungsstörung führen. Die sensitivste Untersuchung zum Nachweis entzündlicher Knochenveränderungen ist das MRT.

■■ Differenzialdiagnose
Coxitis fugax, rheumatisches Fieber, lokales Trauma mit unsichtbarer Frakturlinie, primär chronische Polyarthritis, Weichteil- und Knochentumoren, v. a. das Ewing-Sarkom, gelegentlich auch Thrombophlebitiden sowie Histiozytosen müssen symptomabhängig gegen die akute hämatogene Osteomyelitis abgegrenzt werden.

> **Bei osteomyelitischen Herden in den Wirbeln muss an eine Wirbelkaries, eine tuberkulöse Osteomyelitis gedacht werden.**

■■ Therapie
Wenn eine akute hämatogene Osteomyelitis (ohne Gelenkerguss, ohne subperiostalem Abszess, ohne röntgenologisch nachweisbaren osteolytischen Herd) in den ersten 24 h der aufgetretenen Beschwerden erkannt wird, kann im Allgemeinen eine intravenöse antibiotische Behandlung zum Erfolg führen. Jenseits des 3. Lebensjahres muss ein staphylokokkenwirksames, unterhalb des 3. Lebensjahres ein hämophiluswirksames Antibiotikum angewandt werden.

Beim Nachweis eines Gelenkergusses mit positivem Punktat (Eiter) muss zusätzlich zur parenteralen Antibiotikatherapie das betroffene Gelenk eröffnet, »gefenstert«, und ausgespült werden. Befundabhängig muss die Gelenkfensterung und -spülung um eine periartikuläre Drainage erweitert werden. Bei einem periostalen Abszess gilt analog dieselbe Therapieempfehlung. Zusätzlich zur Abszessspaltung muss die Metaphyse trepaniert werden, damit Entzündungsflüssigkeit aus der Markphlegmone zur Drainage hin abfließen kann. Die Dauer einer periartikulären oder periossären Drainage muss befundabhängig festgelegt werden, die antibiotische Therapie muss bis zur sicheren Normalisierung der Blutsenkung, des CRP und des weißen Blutbildes fortgeführt werden.

> **Trotz Beschwerdefreiheit muss die antibiotische Therapie bis zum 3-maligen Nachweis normaler Entzündungsparameter in 2-wöchigen Abständen weitergeführt werden, sonst droht ein Rezidiv.**

Das Skelettszintigramm eignet sich als Verlaufsparameter nicht, weil es nicht zwischen Reparationsvorgängen und persistierenden/rezidivierenden Herden unterscheiden kann.

Eine Sonderform der akuten hämatogenen Osteomyelitis, aber keinesfalls selten, ist die **multilokale Verlaufsform**. Die Therapie ist identisch mit der einer unilokalen Form. Allerdings muss an mehreren Stellen operiert werden.

Die Behandlung der primär chronischen Osteomyelitis richtet sich nach dem jeweiligen Befund. Im Prinzip müssen die osteolytisch destruierten Herde operativ ausgeräumt werden.

In Kürze

Hämatogene Osteomyelitis und septische Arthritis
Typisch für das Kindesalter: akute, hämatogene Osteomyelitis (hämatogene Streuung), führt beim Säugling oft zur septischen Arthritis, beim älteren Kind zu typischen periostalen Abszessen oder paraossären Weichteilabszessen (**Cave:** Knochennekrose).
Symptomatik: rubor, tumor, calor, dolor und functio laesa. Die Kinder sind schwer krank.
Diagnostik: Gelenkerguss, positives Punktat und Blutkultur, Röntgen, Szintigramm, MRT.
Therapie:
- Wenn eine hämatogene Osteomyelitis binnen 24 h nach dem Beginn der Beschwerden erkannt und die antibiotische Therapie begonnen wird, können operative Maßnahmen oft vermieden werden.
- Bei Persistenz der klinischen Befunde trotz antibiotischer Behandlung und/oder beim Nachweis eines Gelenkempyems und/oder eines subperiostalen Abszesses besteht die Indikation zur Operation mit Gelenkfensterung, Gelenkspülung, periartikulärer Drainage, Abszessspaltung mit Trepanation der Metaphyse und periartikulären/periostalen Drainagen.
- Antibiotische Therapie trotz Beschwerdefreiheit bis zur sicheren Normalisierung der Blutsenkung, des CRP und des weißen Blutbildes (3-mal in 2-wöchigem Abstand).

Weiterführende Literatur

Bettex M, Genton N, Stockmann N (1982) Kinderchirurgie, 2. Aufl, Thieme, Stuttgart

Dietz HG, Schmittenbecher PP, Slongo Th, Wilkins KE (2006) Elastic stable intramedullary nailing (ESIN) in children. AO publishing/ Thieme

Holschneider AM, Hutson JM (2006) Anorectal Malformations in Children. Springer, Heidelberg

Marzi I (2006) Kindertraumatologie, Steinkopf Verlag, Darmstadt

Schweizer P (1998) Kinderchirurgische Notfalleingriffe. In: Durst J, Rohen J (Hrsg) Bauchchirurgie - Operationslehre. Schattauer, Stuttgart

Spitz L, Coran AG (2006) Operative Pediatric Surgery, 6. Aufl., Hodder Arnold, London

Zachariou Z (2008) Pediatric Surgery Digest. Springer, Heidelberg

Abkürzungsverzeichnis

AAA	abdominelles Aortenaneurysma	CCT	kraniale Computertomographie
ABPI	Perfusionsverschlussdruckindex, »ankle: brachial pressure index«	CDD	chemisch definierte (oder niedermolekulare) Diät
		CDT	Karbohydrat-Deficient-Transferase
AC	Akromioklavikulargelenk	CEA	karzinoembryonales Antigen
ACTH	adrenokortikotropes Hormon	CHE	Cholinesterase
ADH	antidiuretisches Hormon	CIM	zytoimmunologisches Monitoring
AEG	Adenokarzinom des gastroösophagealen Übergangs	CJD	Creutzfeldt-Jakob-Krankheit
AFP	α-Fetoprotein	CLI	kritische Extremitätenischämie, »critical limb ischemia«
AFS	A. femoralis superficialis		
AGS	adrenogenitales Syndrom	CLL	chronisch lymphatische Leukämie
AGW	Atemgrenzwert	CME	kontinuierliche, professionelle medizinische Fortbildung
AHA	American Heart Association		
ALAT	Alaninaminotransferase (= GPT)	CML	chronische myeloische Leukämie
ALM	akrolentiginöses Melanom	CMV	Zytomegalievirus
AMS	A. mesenterica superior	COLD	chronisch-obstruktive Lungenerkrankung
ANV	akutes Nierenversagen	CPAP	»continuous positive airway pressure«
AO	Arbeitsgemeinschaft für Osteosynthesefragen	CPP	»cerebral perfusion pressure«
APF	A. profunda femoris	CRP	C-reaktives Protein
APOLT	auxiliäre partielle orthotope Lebertransplantation	CT	Computertomographie, Computertomogramm
APT	Aminopyrinatemtest	CTA	CT-Angiographie
aPTT	aktivierte partielle Thromboplastinzeit	CTS	Karpaltunnelsyndrom
APUD-Zellen	neuroendokrine Zellen (»amine precursor uptake and decarboxylation«)	CVI	chronisch-venöse Insuffizienz
		DCIS	duktales In-situ-Karzinom (Mamma-Ca)
AR	Außenrotation	DCS	»dorsal column stimulation«, Rückenmarkstimulation
ARDS	»acute respiratory distress syndrome«	DCS	dynamische Kondylenschraube
ARI	akute respiratorische Insuffizienz	DHS	dynamische Hüftschraube
ARP	Antirefluxplastik	DIC	disseminierte intravasale Blutgerinnung
ARR	absolute Risikoreduktion	DIP	distales Interphalangealgelenk
ASAT	Aspartataminotransferase (= GOT)	DNOAP	diabetisch-neuropathische Osteoarthropathie
ASD	Vorhofseptumdefekt	DREZ	»dorsal root entry zone«
ASS	Azetylsalizylsäure	DSA	digitale Subtraktionsangiographie
ATLS	Advanced Trauma Live Support	DSO	Deutsche Stiftung Organtransplantation
AVM	arteriovenöse Missbildung	EBA	extrahepatische biliäre Atresie
AVSD	atrioventrikulärer Septumdefekt	EBV	Epstein-Barr-Virus
AZ	Allgemeinzustand	ECMO	extrakorporale Membranoxygenation (zur Lungenunterstützung)
B II-Resektion	Billroth-II-Resektion		
		EEG	Elektroenzephalogramm
BAL	bronchoalveoläre Lavage	EEHP	endoskopische extraperitoneale Hernioplastik
BAO	basale Säuresekretion	EGF	»epidermal growth factor«
BG	Berufsgenossenschaft	EHGA	extrahepatische Gallengangsatresie
BGA	Blutgasanalyse	EK	Erythrozytenkonzentrat
BMP	rekombinanter Wachstumsfaktor	EKZ	extrakorporale Zirkulation
BSE	bovine spongiforme Enzephalopathie	EMG	Elektromyogramm, -graphie
BSG	Blutkörperchensenkungsgeschwindigkeit	EPU	elektrophysiologische Untersuchung
BWS	Brustwirbelsäule	ERA	Evoked-response-Audiometrie
BZ	Blutzucker	ERC	endoskopische retrograde Cholangiographie
CA	Carbohydrate-Antigen (z. B. CA 19–9)	ERCD	endoskopische retrograde Cholangiodrainage
CAPD	kontinuierliche ambulante Peritonealdialyse	ERCP	endoskopische retrograde Cholangiopankreatikographie
CAS	computerassistierte Chirurgie		
CAT	computerisierte axiale Tomographie (auch CT)	ESBL	Extended-spectrum-β-Laktamase
CAVSD	kompletter AVSD	EST	endoskopische Sphinkterotomie
CCC	cholangiozelluläres Karzinom	ET	Eurotransplant
CCK	Cholezystokinin	EUS	Endosonographie (endoluminaler Ultraschall)

EVAR	Endovascular Aortic Repair	IR	Innenrotation
EVOP	evozierte Potenziale	ISS	Injury-Severity-Score
EZ	Ernährungszustand	ITP	idiopathische thrombozytopenische Purpura
FAP	familiäre adenomatöse Polyposis	IVC	inspiratorische Vitalkapazität
FEV	forciertes exspiratorisches Einsekundenvolumen, Atemstoß	IVP	i.v.-Pyelographie
		J-MIBG	Meta-Iodbenzylguanidin
FFP	Fresh Frozen Plasma	KBR	Komplementbindungsreaktion
FGF	»fibroblast growth factor«	KHK	koronare Herzkrankheit
FMD	fibromuskuläre Dyplasie	KTS	Karpaltunnelsyndrom
FMTC	familiäres medulläres Schilddrüsenkarzinom	LAC	Linea anocutanea
FNAB	Feinnadelaspirationsbiopsie	LCIS	lobuläres Carcinoma in situ
FNH	fokale noduläre Hyperplasie	LGL	Lown-Ganong-Levine-Syndrom
FRC	funktionelle Residualkapazität	LH	luteinisierendes Hormon
FSH	follikelstimulierendes Hormon	LISS	Less Invasive Stabilization System
FT_3	freies Trijodthyronin	LKG-Spalten	Lippen-Kiefer-Gaumen-Spalten
FT_4	freies Thyroxin		
FTA	Lig. fibulotalare anterius	LLM	Lentigo-maligna-Melanom
FTA-Abs-Test	»fluorescent treponemal antibody absorption test«	LPH	lipotropes Hormon
		LPS	Lipopolysacharid
GCS	Glasgow-Coma-Scale	LWS	Lendenwirbelsäule
GE	Gastroenterostomie	MALT	»mucosa-associated-lymphatic-tissue«
GEP-System	gastroenteropankreatisches System	MAO	maximale Säuresekretion
		MAP	mittlerer arterieller Blutdruck
GFP	gefrorenes Frischplasma	MCU	Miktionszystourographie
GFR	glomeruläre Filtrationsrate	MdE	Minderung der Erwerbsfähigkeit
GH	Wachstumshormon (»growth hormone«)	MDF	»myocardial depressant factor«
GIP	Gastrointestinal inhibitory Polypeptid	MDP	Magen-Darm-Passage
GIST	gastrointestinale Stromatumoren	MEN	multiple endokrine Neoplasien
GI-Trakt	Gastrointestinaltrakt	MET	metabolische Äquivalenzstufe
GLDH	Glutamatdehydrogenase	MGS	multifaktorielles genetisches System
GOT	Glutamat-Oxalacet-Transaminase (= ASAT)	MH	maligne Hyperthermie
GPT	Glutamat-Pyruvat-Transaminase (= ALAT)	MIC	minimal-invasive Chirurgie
GvHD	Graft-vs.-host-disease	MIVAT	minimal-invasive videoassistierte Thyreoideachirurgie
Hb	Hämoglobin		
HCC	hepatozelluläres Karzinom	MMR	Mismatch-repair-Gene
HCG	»human chorionic gonadotropine«	MOF	»multiple organ failure«
HCV	Hepatitis-C-Virus	MOV	Multiorganversagen
HGH	Human-growth-Hormon	MRCP	Magnetresonanz-Cholangiopankreatikographie
HIT	heparininduzierte Thrombozytopenie	MRT	Magnetresonanztomographie, Magnetresonanz-tomogramm (MRI: Magnetic Resonance Imaging)
HIV	human immunodeficiency virus		
HKB	hinteres Kreuzband	MSH	melanozytenstimulierendes Hormon
HLA	»human leucocyte antigen«	MTBE	Methylbutyläther
HLM	Herz-Lungen-Maschine	NAST	Nierenarterienstenose
HNPCC	hereditäres nichtpolypöses kolorektales Karzinom	NAT	Nukleinsäureamplifikationstechnik
HPE	Hepatoportojejunostomie	NDD	nährstoffdefinierte (oder hochmolekulare) Diät
HTA	Health Technology Assessment	NEC	nekrotisierende Enterokolitis
HU-Test	Ureasetest	NET	neuroendokriner Tumor
HWS	Halswirbelsäule	NHL	Non-Hodgkin-Lymphom
IABP	intraaortale Ballonpumpe (Gegenpulsation)	NM	noduläres Melanom
ICP	»intracranial pressure«	NMH	niedermolekulares Heparin
IFSG	Infektionsschutzgesetz	NNH	Nasennebenhöhlen
IL-2	Interleukin 2	NNM	Nebennierenmark
IMEG	intramyokardiales EKG	NNR	Nebennierenrinde
INF	initiale Nichtfunktion	NOMI	nichtokklusive mesenteriale Ischämie
INR	International Normalized Ratio	NR	Neutralrotation
IOUS	intraoperative Sonographie	NSAID	nichtsteroidale, entzündungshemmende Medikamente
IPPB	»intermittent positive pressure breathing«		
		NSE	neuronspezifische Enolase

NYHA	New York Heart Association	SHT	Schädel-Hirn-Trauma
OATS	osteochondrale Autograft-Transplantation	SI	Schockindex
OD	Osteochondrosis dissecans	SIADH	Syndrom der inappropriaten ADH-Sekretion
ÖGD	Ösophagogastroduodenoskopie	SIRS	»systemic inflammatory response syndrome«
OGI	oberer Gastrointestinaltrakt	SNB	Sentinel-node-Biopsie (Sentinel-Lymphknoten-
OPG	Orthopantomogramm		Biopsie)
OPSI	»overwhelming post-splenectomy infection«	SSEP	somatosensorisch evozierte Potenziale
OSG	oberes Sprunggelenk	SSM	superfiziell spreitendes Melanom
PAD	perkutane Abszessdrainage	T_3	Trijodthyronin
PAES	arterielles popliteales Entrapmentsyndrom	T_4	Thyroxin
pAVK	periphere arterielle Verschlusskrankheit	TAA	thorakales Aortenaneurysma
PAVSD	partieller AVSD	TAAA	thorakoabdominelles Aortenaneurysma
PBC	primär biliäre Zirrhose	TAPP	transabdominelle präperitoneale Hernioplastik
PCA	Patienten-kontrollierte Analgesie	TCD	transkranielle Dopplersonographie
PCR	Polymerasekettenreaktion	TEA	Thrombendarteriektomie
PDA	persistierender Ductus arteriosus	TEM	transanal endoskopische Mikrochirurgie
PDGF	»platelet derived growth factor«	TEE	transösophageale Echokardiographie
PE	Probeexzision	TEN	Titan-Elastic-Nagel
PEEP	»positive end-exspiratory pressure«	TEPT	Transanal Endorectal Pull Through
PEG	perkutane endoskopische Gastrostomie	Tg	Thyreoglobulin
PET	Positronenemissionstomographie	TGA	Transposition der großen Arterien
PFN	proximaler Femurnagel	TGF-β	»transforming growth factor β«
PGV	proximal-gastrische Vagotomie	TgG	thyroxinbindendes Globulin
PIF	Prolactin-inhibiting-Faktor	TIA	transitorisch ischämische Attacke
PIP	proximales Interphalangealgelenk	TIPP	transinguinale präperitoneale Netzplastik
PLK	posterolateraler Komplex	TIPSS	transjugulare intrahepatische portosystemische
pM	Fernmetastasierung		Stent-Shunt
PMN	polymorphkernige Granulozyten	TIS	»thoracic inlet Syndrom«
pN	Lymphknotenmetastasierung	TK	Thrombozytenkonzentrat
PNP	Polyneuropathie	TLC	totale Lungenkapazität
PP	pankreatisches Polypeptid	TNF-α	Tumornekrosefaktor α
PPI	Protonenpumpeninhibitoren	TNM-	Ausdehnung des Tumors (Tumor, Lymphknoten,
PSA	prostataspezifisches Antigen	System	Metastasen)
PSC	primär sklerosierende Cholangitis	TOF	Fallot-Tetralogie
pT	Infiltrationstiefe des Primärtumors	TOS	Thoracic-outlet-Syndrom
PTA	perkutane transluminale Angioplastie	TPCD	transpapillär eingeführte Choledochusdrainage
PTC	perkutane transhepatische Cholangiographie	tPDA	thorakale Periduralanästhesie
PTCA	perkutane transluminale Koronarangioplastie	TPPA	Treponema-pallidum-Partikelagglutinationstest
PTCD	perkutane transhepatische Cholangiodrainage	TRAM	»transverse rectus abdominis myocutaneus flap«
PTS	Polytrauma-Schlüssel	TRH	»thyreotropin releasing hormone«
PTT	Plasmathrombinzeit	TSH	thyreoideastimulierendes Hormon
PVR	pulmonaler Widerstand	TSS	Toxic-shock-Syndrom
R	Residualtumor	TTP	thrombotische thrombozytopenische Purpura
R_{aw}	Atemwegswiderstand	TV	trunkuläre Vagotomie
rCBF	regionaler zerebraler Blutfluss	TVP	Transplantatvaskulopathie
RES	retikuloendotheliales System	TVT	tiefe Venenthrombose
RFA	Radiofrequenzsonden	UICC	Union internationalis contra cancrum
rhEPO	rekombinant hergestelltes humanes Erythropoetin	UFH	unfraktioniertes Heparin
rh-GH	rekombinantes Wachstumshormon	USG	unteres Sprunggelenk
rh-PTH	rekombinantes Parathormon	USP	»United States Pharmakopoc« (Einheit)
RST-Linien	»relaxed skin tension lines«, Spannungslinien der	UTN	ungebohrter Tibianagel
	Haut	V.A.C.	Vacuum Assisted Closure (Vakuumverbände in der
rt-PA	rekombinanter Gewebeplasminogenaktivator		Plastischen Chirurgie)
RV	Residualvolumen	VBI	vertebrobasiläre Insuffizienz
SAB	Subarachnoidalblutung	VC	Vitalkapazität
SD	Schilddrüse	VEGF	»vascular endothelial growth factor«
SGV	selektiv-gastrale Vagotomie	VHL	von-Hippel-Lindau-Erkrankung

VIP	vasoaktives intestinales Polypeptid
VKB	vorderes Kreuzband
VMS	Vanillinmandelsäure
VOD	»venous occlusive disease«
VRAM	»vertical rectus abdominis myocutaneus flap«
VSD	Ventrikelseptumdefekt
VSM	V. saphena magna
VSP	V. saphena parva
VUR	vesikoureteraler Reflux
WDHH	»watery diarrhea, hypocalcaemia, hypochlorhydria«
WHO	World Health Organization
ZES	Zollinger-Ellison-Syndrom
ZNS	zentrales Nervensystem
ZVD	zentraler Venendruck

Stichwortverzeichnis

Printing and Binding: Stürtz GmbH, Würzburg